Coordenadores de Seção

Alexandra Rodrigues de Freitas

Médica Emergencista. Residência Médica em Medicina de Emergência pelo Hospital das Clínicas da Universidade Federal de Minas Gerais. Médica assistente do Centro de Terapia Intensiva da Santa Casa de Lavras. Coordenadora do Departamento de Emergência da UPA Lavras. Pós-graduada em Cuidados Paliativos pelo Hospital Albert Einstein.

Amanda Steil

Médica Emergencista. Médica pela Universidade do Vale do Itajaí (UNIVALI). Residência médica em Medicina de Emergência pela Escola Paulista de Medicina (EPM/UNIFESP). Pós-graduada em Gestão e Inovação de Serviços de Saúde. Supervisora médica do Pronto-socorro Hospital São Camilo Pompeia. Médica assistente do Pronto-socorro Hospital Alemão Oswaldo Cruz.

Ana Paula da Rocha Freitas

Residência, Título de Especialista e Título Superior em Medicina de Emergência. Residência em Clínica Médica pela Universidade Federal de Ciências da Saúde de Porto Alegre (UFCSPA). Mestre em Ciências Médicas pela Universidade Federal do Rio Grande do Sul (UFRGS). Coordenadora da Residência em Medicina de Emergência HPS-Porto Alegre. Coordenadora do Comitê de Trauma da ABRAMEDE. Presidente da ABRAMEDE-RS. Membro da Câmara Técnica de Medicina de Emergência CFM e CREMERS. *Liaison* do American College of Emergency Physicians (ACEP) pelo Brasil.

Anna Luiza Dutra Poloni

Médica Emergencista. Título de Especialista em Medicina de Emergência pela ABRAMEDE. Título Superior em Medicina de Emergência pela ABRAMEDE (TSME). Pós-graduação em Cuidados Paliativos pelo Instituto Pallium Latinoamerica. MBA em Gestão em Saúde. Médica Assistente do Centro de Atendimento de Intercorrências Oncológicas (CAIO) do Hospital das Clínicas da Faculdade de Medicina da Universidade de São Paulo (HCFMUSP). Coordenadora do Estágio de Emergências Oncológicas do 3º ano da Residência Médica em Medicina de Emergência do HCFMUSP. Médica consultora do Projeto "Lean nas Emergências" - PROADI-SUS. Médica das Unidades de Pronto Atendimento e Unidade Móvel de Emergência do Hospital Israelita Albert Einstein, SP.

Ariane Coester

Médica Emergencista. Residência Médica em Medicina de Emergência pelo Hospital de Pronto Socorro de Porto Alegre. Médico Assistente da Unidade de Emergência do Hospital de Clínicas de Porto Alegre (HCPA). Médico Assistente da Emergência do Hospital de Pronto Socorro de Porto Alegre (HPS). Preceptora do Programa de Residência Médica em Medicina de Emergência do HPS. Preceptora do Programa de Residência Médica em Medicina de Emergência do HCPA. Mestre em Epidemiologia pela Universidade Federal do Rio Grande do Sul (UFRGS). Título Superior em Medicina de Emergência pela ABRAMEDE (TSME). Especialista em Medicina de Emergência pela AMB/ABRAMEDE.

Bianca Domingues Bertuzzi

Médica Emergencista. Residência Médica em Medicina de Emergência pelo Hospital de Pronto Socorro de Porto Alegre. Preceptora da Residência de Emergência do Hospital de Clínicas de Porto Alegre. *Fellowship in Emergency Medicine Ultrasound* - Massachusetts General Hospital - Boston, USA. Título Superior em Medicina de Emergência pela ABRAMEDE (TSME). Especialista em Medicina de Emergência pelo CFM e pela ABRAMEDE.

Claudio Roberto Scolari Pilon Filho

Médico pela Universidade Federal de Rondônia (UNIR). Residência Médica de Clínica Médica pela Faculdade de Ciências Médicas da Universidade Estadual de Campinas (FCM-UNICAMP). Título de Especialista em Medicina de Emergência. Título Superior em Medicina de Emergência. *Fellow* da ABRAMEDE. Título de Especialista em Medicina Intensiva. Presidente do Comitê de Neuroemergência da ABRAMEDE. Doutorando em Fisiopatologia Médica pela FCM-UNICAMP.

Daniel Fontana Pedrollo

Médico Emergencista. Supervisor da Residência de Medicina de Emergência do Hospital de Clínicas de Porto Alegre. Chefe do Serviço de Emergência do Hospital de Clínicas de Porto Alegre.

Denise Leite Chaves

Médica contratada da Emergência Pediátrica do Hospital de Clínicas de Porto Alegre. Título de Especialista em Pediatria - SBP/AMB. Título de Especialista em Terapia Intensiva Pediátrica - SBP/AMIB/AMB. Título de Especialista em Emergência Pediátrica - AMB/SBP/ABRAMEDE.

Diego Adão

Cirurgião Geral e do Aparelho Digestivo pela Escola Paulista de Medicina da Universidade Federal de São Paulo (EPM-UNIFESP). Doutorado em Saúde Baseada em Evidências pela EPM-UNIFESP e Cochrane. Especialização em Educação em Saúde – Título de Especialista em Cirurgia Geral pelo Colégio Brasileiro de Cirurgiões (CBC). Título de Especialista em Trauma pelo CBC. Médico coordenador e diarista do Pronto-socorro de Cirurgia Geral do HU da EPM-UNIFESP. Médico assistente do Grupo de Parede e Trauma da Disciplina de Gastroenterologia Cirúrgica da EPM-UNIFESP. Preceptor do Programa de Residência Médica em Cirurgia Geral da EPM-UNIFESP. Supervisor do Programa de Residência Médica em Medicina de Emergência da EPM-UNIFESP. Professor Adjunto do Departamento de Cirurgia da EPM-UNIFESP.

Eliana Almeida de Oliveira

Médica Reumatologista e Internista. Título de Especialista em Clínica Médica e Reumatologia . Plantonista do Hospital de Pronto Socorro de Porto Alegre.

Francisco Eduardo Silva

Cirurgião Geral. Rotina do Serviço de Cirurgia Geral e Supervisor do Programa de Residência Médica em Medicina de Emergência do Hospital Municipal Souza Aguiar. Cirurgião Geral do Centro de Trauma do Hospital Estadual Alberto Torres. Professor do Departamento de Cirurgia do Instituto de Ciências Médicas da Universidade Federal do Rio de Janeiro. Residência Médica em Cirurgia Geral e Coloproctologia pelo Hospital Federal de Ipanema. Mestre em Saúde Baseada em Evidência pela Escola Paulista de Medicina da Universidade Federal de São Paulo (UNIFESP). Titular do Colégio Brasileiro de Cirurgiões.

Fabiane Yumi Ogihara Kawano

Médica Referência da Unidade de Pronto Atendimento do Hospital Israelita Albert Einstein. MBA Executivo em Gestão de Saúde – Einstein. Residência em Medicina Interna no Hospital das Clínicas da Faculdade de Medicina da Universidade de São Paulo. Residência em Clínica Médica – Santa Casa de São Paulo.

Frederico Carlos de Sousa Arnaud

Fundador da ABRAMEDE. Emergencista - ABRAMEDE. Título Superior em Medicina de Emergência (TSME) – ABRAMEDE. Médico Intensivista – AMIB. Residência em Clínica Médica pela Universidade Federal do Ceará (UFC). Residência em Anestesiologia pela UFC. Professor de Medicina de Emergência da Universidade de Fortaleza (UNIFOR). Mestre em Ciências Médicas pela UNIFOR. Doutor em Saúde Coletiva pela UNIFOR. Fundador e Coordenador da Residência de Medicina de Emergência do Ceará. CEO do Instituto Emergência Brasil-IEB. Médico assistente do Instituto José Frota. Especialidade em Neurointensivismo – Sírio-Libanês. Presidente da ABRAMEDE Regional Ceará. CEO do Emergência já, Amor pra sempre. Autor do livro *A História da Medicina de Emergência no Brasil* (IEB).

Ivan de Mattos Paiva Filho

Médico Emergencista, Cirurgião Geral. Título Superior e *Fellow* em Medicina de Emergência (ABRAMEDE). Mestrado em Gestão de Tecnologia e Inovação em Saúde pelo Instituto de Ensino e Pesquisa do Hospital Sírio-Libanês. Doutorando em Medicina e Saúde pela Escola de Medicina e Saúde Pública. Supervisor do Programa de Medicina de Emergência do Hospital Municipal de Salvador. Gerente Executivo do SAMU 192 Salvador.

Jorge Michel Ribera

Diretor GRAU Grupo de Resgate SP. Médico pela Faculdade de Medicina de Jundiaí. Cirurgia Geral e Vascular Hospital Ipiranga. Medicina do Esporte Universidade Federal de São Paulo. MBA Gestão em Saúde pela Fundação Getulio Vargas. Emergencista e Intensivista. Cirurgião Vascular. *Fellow* Hospital BELLVITGE – Barcelona. Instrutor BREC (busca e resgate em estruturas colapsadas). Membro Medical

Team F1 SP. Diretor Médico de Estádio SP: Copa do Mundo 2014, Olimpíada 2016, Copa América 2019.

Jacques Cassidori Couto
Especialista em Medicina de Emergência pela ABRAMEDE. Título Superior em Medicina de Emergência pela ABRAMEDE. Especialista em Clínica Médica pela Sociedade Brasileira de Clínica Médica (SBCM). Supervisor do PRME do Hospital da Cruz Vermelha de Curitiba/PR. Coordenador do Pronto-socorro Adulto do Hospital Santa Cruz de Curitiba/PR.

João Carlos Batista Santana
Médico Pediatra, Intensivista e Emergencista. Professor do Departamento de Pediatria da Faculdade de Medicina da Universidade Federal do Rio Grande do Sul (UFRGS). Chefe do Departamento de Pediatria. Representante da Comissão de Extensão (Comex) da Faculdade de Medicina (FAMED). Conselheiro da Editora da UFRGS. Chefe da Unidade de Emergência Pediátrica do Hospital de Clínicas de Porto Alegre (HCPA). Grupo Executivo do Programa de Vigilância Epidemiológica do HCPA.

José Leão de Souza Júnior
Médico Cardiologista. Doutor em Medicina pela Universidade de São Paulo. *Associate Fellow of American College Cardiology. Fellow* ABRAMEDE (FABRAMEDE). Gerente médico das unidades de pronto atendimento do Hospital Israelita Albert Einstein.

Jule R. O. G. Santos
Médica Emergencista titulada pela ABRAMEDE. Especialista em Clínica Médica pelo Hospital Regional do Gama da SES/DF. Supervisora da Residência de Medicina de Emergência do Programa em Rede pela Secretaria de Saúde do Distrito Federal e Supervisora da Residência de Medicina de Emergência do Hospital Santa Lúcia Sul/DF.

Juliana Sartorelo Carneiro Bittencourt Almeida
Médica com residência médica em Clínica Médica pelo Hospital João XXIII. Especialista em Medicina de Emergência e Toxicologia Médica. Mestre em Infectologia e Medicina Tropical e Doutoranda em Urgência e Emergência pela Universidade Federal de Minas Gerais (UFMG). Preceptora da Residência de Toxicologia Médica do Hospital João XXIII, Plantonista do Centro de Assistência Toxicológica de Minas Gerais.

Kaile de Araújo Cunha
Médico Emergencista, Médico Intensivista e Presidente ABRAMEDE Maranhão. *Fellow* ABRAMEDE (FABRAMEDE) e Título Superior em Medicina de Emergência (TSME). MBA Gestão Saúde (FGV) e MBA Gestão Negócios (FDC). Coordenador do Programa de Residência em Medicina de Emergência da UDI Rede D'Or. Instrutor Cursos AHA (ACLS e ACLS EP). Neurointensivista pelo Hospital Sírio-Libanês. Especialista ECMO/ELSO. Coordenador Nacional das Ligas Acadêmicas em Medicina Intensiva da AMIB (LIGAMIB). CEO Medical Students.

Karina Turaça
Médica pela Faculdade de Medicina da Universidade de São Paulo (FMUSP). Emergencista pelo Hospital das Clínicasda FMUSP (HCFMUSP). Assistente e Supervisora do Pronto-socorro de Clínica Médica do HCFMUSP. Médica do Pronto Atendimento e da Unidade Móvel de Emergência do Hospital Israelita Albert Einstein (HIAE).

Khalil Feitosa de Oliveira
Médico Emergencista. Especialista em Medicina de Emergência pela Escola de Saúde Pública do Ceará - ESP/CE. Título Superior em Medicina de Emergência pela ABRAMEDE. Chefe do Departamento de Emergência do Hospital Geral de Fortaleza.

Leonardo Goltara Almeida
Supervisor da Residência em Medicina de Emergência - MULTIVIX. Título Superior em Medicina de Emergência - ABRAMEDE. Editor-chefe @emergenciaraiz. Titulado em Medicina Intensiva pela Associação de Medicina Intensiva Brasileira (AMIB). Titulado em Geriatria pela Sociedade Brasileira de Geriatria e Gerontologia (SBGG). Mestre em Gestão Pública pela Universidade Federal do Espírito Santo (UFES). Coordenador da UTI Vila Velha Hospital (ES).

Luca Silveira Bernardo
Médico Emergencista pela Universidade Federal de São Paulo (UNIFESP). Emergencista no Hospital Israelita Albert Einstein (HIAE) e Hospital Municipal Dr. Moysés Deutsch (M'Boi Mirim). Coordenador do Grupo Médico Assistencial de Medicina de Emergência do HIAE.

Marcus Vinicius Melo de Andrade
Médico especialista em Medicina de Emergência, Medicina Intensiva e Clínica Médica. Professor Titular da Faculdade de Medicina da Universidade Federal de Minas Gerais (UFMG). Coordenador do Programa de Residência Médica em Medicina de Emergência do Hospital das Clínicas da UFMG. Coordenador do Núcleo de Medicina de Emergência da Faculdade de Medicina da UFMG, Coordenador do Centro de Relações Internacionais da FMUFMG. Pós-doutorado no National Heart and Lung Institute, National Institutes of Health, EUA. Membro da Câmara Técnica de Medicina de Emergência do Conselho Federal de Medicina.

Mário José Bueno
Médico Rotina – Emergência Adulto - Hospital Quinta D'Or – Rede D'Or São Luiz. Coordenador Médico – Emergência Adulto – Hospital Caxias D'Or. Preceptor da Residência de Medicina de Emergência - Rede D'Or/São Luiz. MBA Saúde - IBMEC. Instructor and Instructor - Trainner dos Cursos de Ressuscitação – AHA. Titulo de Especialista em Ginecologia e Obstetrícia - CRM. Título de Especialista em Medicina de Emergência – TEME – AMB/ABRAMEDE. Título Superior de Medicina de Emergência - TSME-ABRAMEDE. *Fellow* da ABRAMEDE.

Patrícia Lopes Gaspar
Médica Emergencista - Residência em Medicina de Emergência Instituto Dr. José Frota/CE. Pós-graduação em Medicina Intensiva pela Associação de Medicina Intensiva Brasileira (AMIB). Pós-graduação em Gestão em Saúde (Hospital Albert Einstein). *Fellowship Ultrasound Leadership Academy*. Coordenadora da Emergência do Hospital São Camilo – Fortaleza. Título Superior em Medicina de Emergência (TSME). Médica assistente do Hospital Geral de Fortaleza/CE.

Patricia Miranda do Lago
Pediatra Emergencista (ABRAMEDE/SBP). Chefe do Serviço de Medicina Intensiva e Emergência Pediátrica do Hospital de Clínicas de Porto Alegre (HCPA). Professora Adjunta do Departamento de Pediatria da Universidade Federal do Rio Grande do Sul (UFRGS). Vice-presidente pediátrica da ABRAMEDE.

Rafael Arruda Alves
Médico Emergencista especialista em Emergências Pediátricas, Administração em Saúde e Medicina Intensiva. Médico do SAMU Bauru e Médico assistente da UTI Adulto do Hospital das Clínicas da Universidade de São Paulo de Bauru. *Fellow* pela ABRAMEDE com Título Superior em Medicina de Emergência pela ABRAMEDE (TSME).

Rafael Matos Hortegal
Médico pela Universidade Federal do Maranhão. Médico Emergencista pela Associação Brasileira de Medicina de Emergência com Título Superior de Medicina de Emergência.

Ricardo Galesso Cardoso
Especialista em Medicina de Emergência pela ABRAMEDE. Área de Atuação em Medicina Aeroespacial pela SBMA. Especialista em Segurança de Aviação pelo Instituto Tecnológico de Aeronáutica (ITA). Mestre pela Disciplina de Cirurgia do Trauma da Universidade Estadual de Campinas (UNICAMP). Coordenador da Unidade Móvel Einstein (UME), Serviço de APH do Hospital Israelita Albert Einstein.

Rodrigo Silva de Quadros
Titulado em Medicina de Emergência pela ABRAMEDE. *Fellow* em Medicina de Emergência pela ABRAMEDE. Especialista em Clínica Médica pela Universidade Federal do Mato Grosso do Sul (UFMS). Coordenador da Residência de Medicina de Emergência da Santa Casa de Campo Grande. Coordenador do SOS Unimed Campo Grande. Chefe do Pronto-socorro da Santa Casa de Campo Grande.

Thamyres de Carvalho Rufato
Médica Emergencista. Residência Médica em Medicina de Emergência pelo Hospital de Clínicas da Universidade Federal de Minas Gerais. Gerente do Serviço de Emergência do Hospital Odilon Behrens em Belo Horizonte. Médica reguladora e intervencionista do SAMU/BH. Mestranda em Saúde do Adulto - urgência e emergência pela Universidade Federal de Minas Gerais e com especialização em preceptoria de residência médica. Pós-graduada em gestão e saúde.

Vivakanand Satram
Graduado em Medicina pela Universidade Federal de Santa Maria (UFSM). Residência em Medicina Interna Boston University School of Medicine. Especialização em Medicina de Emergência FACISA. Especialização em Medicina de Terapia Intensiva Fundação Educacional Lucas Machado. Chefe do Setor de Paciente Crítico do Hospital Universitário de Santa Maria (HUSM/EBSERH). Coordenador da Residência Médica de Medicina de Emergência HUSM-UFSM. Médico Emergencista Pronto-socorro HUSM/EBSERH. Médico Assistente Complexo Hospitalar Astrogildo de Azevedo SM/RS. Médico Assistente UTI Hospital São Francisco de Assis SM/RS.

Welfane Cordeiro Júnior
Especialista em Terapia Intensiva. Especialista em Medicina de Emergência. Especialista em Nutrição Parenteral e Enteral. MBA Gestão de Serviços de Saúde pela Fundação Getulio Vargas (FGV) e Ohio University. Presidente GBCR (Brazilian Triage Group). Mestre (MSc) em Gestão de Tecnologia e Inovação em Saúde pelo Hospital Sírio-Libanês. Coordenador Médico do Projeto Lean nas emergências Proadi SUS Hospital Moinhos de Vento. *Fellow* em Medicina de Emergência – Abramede.

Autores

Adara Saito Góes
Médica Residente de Medicina de Emergência no Hospital das Clínicas da Faculdade de Medicina da Universidade de São Paulo (HCFMUSP). Graduada pela FMUSP.

Adenilton Mota Rampinelli
Médico Emergencista e Intensivista do Hospital Israelita Albert Einstein. Título Superior em Medicina de Emergência pela ABRAMEDE (TSME). Título de Especialista em Medicina Intensiva pela Associação de Medicina Intensiva Brasileira (AMIB). Mestre em Educação em Saúde pela Faculdade Israelita Albert Einstein.

Ahmed Abdallah Mohamad El Assaad
Residência médica em Medicina de Emergência pelo Hospital das Clínicas da Faculdade de Medicina da Universidade de São Paulo (HCFMUSP). Graduação em Medicina pela Faculdade de Medicina de São José do Rio Preto.

Alan dos Santos Moreira
Médico Infectologista pelo Hospital das Clínicas da Faculdade de Medicina da Universidade de São Paulo (HCFMUSP). Residência médica em Medicina Tropical no HCFMUSP. Médico infectologista na Policlínica Municipal de Florianópolis.

Alexandra Rodrigues de Freitas
Médica Emergencista. Residência Médica em Medicina de Emergência pelo Hospital das Clínicas da Universidade Federal de Minas Gerais. Médica assistente do Centro de Terapia Intensiva da Santa Casa de Lavras. Coordenadora do Departamento de Emergência da UPA Lavras. Pós Graduada em Cuidados Paliativos pelo Hospital Albert Einstein.

Alexandre Botelho de Paula
Médico Emergencista. Médico pela Universidade Federal de São Carlos (UFSCar). Residência médica em Medicina de Emergência pela Universidade Estadual de Campinas (UNICAMP). Médico Preceptor em Emergências Clínicas pelo Hospital das Clínicas da Universidade Estadual de Campinas (UNICAMP).

Alexandre de Almeida Parisi Filho
Médico clínico pelo Hospital João XXIII. Pós-graduado em Cuidados Paliativos pela Faculdade Albert Einstein. Médico intervencionista e regulador SAMU-BH. Médico assistente do CTI Hospital João XXIII. Head de Educação e Inovação startup CareOn.

Alexandre Gonçalo Pereira Reche
Engenheiro Civil e Tenente Coronel do Corpo de Bombeiros do Estado de São Paulo. Mestre em Ciências Policiais de Segurança e Ordem Pública pela Academia de Polícia Militar do Barro Branco. Especialista em Gerenciamento de Riscos. Sócio fundador e Diretor Técnico da Safety2U – Gestão de Riscos de Incêndio e Engenharia.

Alice Eloisa Szlachta
Médica residente em Medicina de Emergência pelo Hospital de Clínicas de Porto Alegre (HCPA). Médica pela Universidade Federal de Ciências da Saúde de Porto Alegre (UFCSPA).

Aline Agatha Lima de Oliveira
Médica residente em Medicina de Emergência pela Escola Paulista de Medicina da Universidade Federal de São Paulo (EPM-UNIFESP). Médica pela Universidade Federal do Amazonas (UFAM).

Aline Bigatão Simplício Garotti
Cirurgiã Vascular. Residência médica em Cirurgia Geral e Cirurgia Vascular pelo Hospital do Servidor Municipal de São Paulo. *Fellow* de Cirurgia Endovascular no Hospital Israelita Albert Einstein. Título de Especialista em Cirurgia Vascular pela Sociedade Brasileira de Angiologia e de Cirurgia Vascular (SBACV) e Título de Especialista em Ecografia Vascular pelo Colégio Brasileiro de Radiologia.

Aline Portelinha R. Cunha
Médica Ginecologista e Obstetra. Residência Médica em Ginecologia e Obstetrícia e Pós-graduação em Medicina Fetal pelo Instituto Nacional de Saúde da Mulher, da Criança e do Adolescente Fernandes Figueira (IFF/FIOCRUZ). Mestrado em Saúde da Criança e da Mulher pelo IFF/FIOCRUZ. Médica Assistente do IFF/FIOCRUZ e Hospital Maternidade Maria Amélia Buarque de Hollanda.

Álisson Carvalho de Freitas
Médico Residente em Medicina de Emergência pelo Hospital de Clínicas de Porto Alegre. Mestrando em Ciências Cardiovasculares pelo Programa de Pós-graduação da Universidade Federal do Rio Grande do Sul. Médico pela Universidade Positivo.

Álvaro Luiz Teixeira de Freitas
Médico Emergencista. Residência médica em Medicina de Emergência pelo Hospital Cruz Vermelha – Filial do Paraná. Médico Horizontal do Pronto-socorro Clínico do Hospital Evangélico Mackenzie. Médico Plantonista da Sala de Politrauma do Hospital Universitário Cajuru. Médico Intervencionista do SAMU Curitiba.

Amanda Castilho de Souza Balbino
Graduação em Medicina pela Faculdade de Medicina de São José do Rio Preto (FAMERP). Residente de Medicina de Emergência no Hospital das Clínicas da Faculdade de Medicina da Universidade de São Paulo (HCFMUSP).

Amanda Ferreira Santa Bárbara
Médica Emergencista. Residência médica em Medicina de Emergência pela Escola Paulista de Medicina da Universidade Federal de São Paulo (EPM-UNIFESP).

Amanda Luíza Aguiar Taquary Alvarenga
Médica Emergencista. Residência em Medicina de Emergência pela SES-DF. Coordenadora Médica – Emergência e Médica assistente do Hospital Santa Luzia – Rede D'or. Docente do internato de Emergência do Centro Universitário de Brasília (UniCEUB).

Amanda Steil
Médica Emergencista. Médica pela Universidade do Vale do Itajaí (UNIVALI). Residência médica em Medicina de Emergência pela Escola Paulista de Medicina da Universidade Federal de São Paulo (EPM-UNIFESP). Pós-graduada em Gestão e Inovação de Serviços de Saúde. Supervisora médica do Pronto-socorro do Hospital São Camilo Pompeia. Médica assistente do Pronto-socorro do Hospital Alemão Oswaldo Cruz.

Ana Carolina Bugin
Médica formada pela Universidade Federal de Ciências da Saúde de Porto Alegre. Residente de Medicina de Emergência no Hospital de Pronto Socorro de Porto Alegre.

Ana Carolina da Silva Sousa Costa
Médica Pediatra e Toxicologista. Residência médica em Pediatria pelo Hospital Metropolitano Odilon Bherens. Residência médica em Toxicologia pelo Hospital João XXIII. Médica assistente do Hospital João XXIII – FHEMIG, em Belo Horizonte.

Ana Clara Fachinello Laudelino
Médica Emergencista. Residência Médica pela Secretaria de Saúde do Distrito Federal (SES-DF). Médica assistente no Pronto-socorro do Hospital Santa Luzia – Rede D'or. Coordenadora do internato em Medicina de Emergência do Centro Universitário de Brasília (UniCeub).

Ana Cláudia Leite da Silva Ferreira
Médica Emergencista pelo Hospital das Clínicas da Universidade Federal de Minas Gerais. Médica assistente da Unidade de Emergência do Hospital Odilon Behrens. Médica reguladora e intervencionista do SAMU de Belo Horizonte. Médica de bordo da Unimed Aeromédica. Pós-graduada em Medicina Aeroespacial e MBA em Gestão de Serviços de Emergência.

Ana Cristina Murai
Médica com Título de Especialização em Ginecologista e Obstetrícia e Habilitação em Ultrassonografia. Diretora Técnica do Hospital Maternidade Maria Amélia Buarque de Hollanda (RJ). Pós-graduação em Auditoria em Sistema de Saúde e em Controle de Infecção Hospitalar. Graduada pela Pontifícia Universidade Católica de Campinas (SP).

Ana Flávia Godoy Fernandes
Médica Emergencista. Coordenadora da Residência de Medicina de Emergência do Hospital Regional Hans Dieter Schmidt de Joinville. Médica intervencionista do Samu. Coordenou a Comissão Hospitalar de Transplantes do HRHDS Joinville. Graduada pela Univille.

Ana Paula da Rocha Freitas
Residência, Título de Especialista e Título Superior em Medicina de Emergência. Residência em Clínica Médica Universidade Federal de Ciências da Saúde de Porto Alegre (UFCSPA). Mestre em Ciências Médicas pela Universidade Federal do Rio Grande do Sul (UFRGS). Coordenadora da Residência em Medicina de Emergência HPS-Porto Alegre. Coordenadora do Comitê de Trauma – ABRAMEDE. Presidente da ABRAMEDE-RS. Membro da Câmara Técnica de Medicina de Emergência CFM e CREMERS. Liaison do American College of Emergency Physicians (ACEP) pelo Brasil.

Ana Paula Pereira da Silva
Médica Intensivista e Emergencista Pediátrica certificada pela AMIB e ABRAMEDE. Médica assistente da Emergência Pediátrica do Hospital de Clínicas de Porto Alegre e da Unidade de Cuidados Intensivos de Trauma Pediátrico do HPS de Porto Alegre. Mestre em Pediatria pela Pontifícia Universidade Católica do Rio Grande do Sul (PUC-RS). Instrutora do PALS (*Pediatric Advanced Life Suport*). Vice-Presidente da ABRAMEDE-RS gestão 2024-2025.

Ana Paula Silva Gontijo
Médica Emergencista pelo Grupo Hospitalar Conceição. Médica assistente de transporte aeromédico na Uniair. Médica assistente do Ghc. Médica assistente do Hospital São Lucas – PCRS.

André Abou Haidar
Médico Emergencista. Residência Médica em Medicina de Emergência pelo Hospital das Clínicas da Faculdade de Medicina da Universidade de São Paulo (HCFMUSP). Mestrado e Doutorado pela Universidade Federal de São Paulo (UNIFESP).

André Mello Gerhardt
Médico Cardiologista UPA Hospital Israelita Albert Einstein (HIAE). Médico assistente do Setor de Coronariopatias Crônicas do Instituto Dante Pazzanese de Cardiologia (IDPC). Especialista em Aterosclerose pelo Instituto do Coração do Hospital das Clínicas da Faculdade de Medicina da Universidade de São Paulo (InCor-HCFMUSP). Cardiologista pelo Instituto Dante Pazzanese de Cardiologia (IDPC). Residência em Clínica Médica pelo Hospital das Clínicas da Faculdade de Medicina de Ribeirão Preto da USP (HC-FMRP-USP). Graduação em Medicina pela FMRP-USP.

Andrea Beatrice Santos da Silva
Residente de Medicina de Emergência do Hospital das Clínicas da Faculdade de Medicina da Universidade de São Paulo. Graduação em Medicina pela Universidade Estadual do Maranhão (UEMA).

Andréia Kist Fernandes
Médica pela Faculdade de Medicina da Universidade Federal do Rio Grande do Sul (UFRGS). Residência em Medicina de Emergência pelo Hospital de Pronto Socorro de Porto Alegre. Mestrado em Pneumologia pela UFRGS. Médica do Serviço de Emergência do Hospital de Clínicas de Porto Alegre (HCPA).

Andressa Pi Rocha Reis
Médica Emergencista. Residência médica pelo Hospital das Clínicas da Universidade Federal de Minas Gerais. Pós-graduada em Medicina Aeroespacial. Pós-graduanda em Medicina Intensiva. Médica horizontal, médica assistente e preceptora do estágio de Emergência no Hospital Risoleta Tolentino Neves (Fundep) em Belo Horizonte/MG. Médica assistente e preceptora do estágio de Emergência em Hospital Metropolitano Odilon Behrens.

Anna Luiza Dutra Poloni
Médica Emergencista. Título de Especialista em Medicina de Emergência pela ABRAMEDE. Título Superior em Medicina de Emergência pela ABRAMEDE (TSME). Pós-graduação em Cuidados Paliativos pelo Instituto Pallium Latinoamerica. MBA em Gestão em Saúde. Médica assistente do Centro de Atendimento de Intercorrências Oncológicas (CAIO) do Hospital das Clínicas da Faculdade de Medicina da Universidade de São Paulo (HCFMUSP). Coordenadora do Estágio de Emergências Oncológicas do 3º ano da Residência Médica em Medicina de Emergência do HCFMUSP. Médica consultora do Projeto Lean nas Emergências – PROADI-SUS. Médica das Unidades de Pronto Atendimento e Unidade Móvel de Emergência do Hospital Israelita Albert Einstein, SP.

Annelise Passos B. Wanderley Vargens
Médica emergencista. Residência em Medicina de Emergência pelo Hospital das Clínicas da Faculdade de Medicina da Universidade de São Paulo. *POCUS Internship* no *Mater Hospital Emergency Department*. Pós-graduação em Gestão de Emergências e Desastres pela UNYLEYA. Instrutora do TDAC RE Brasil.

Anselmo Alves Souza
Médico Intensivista e Diretor Clínico UDI Rede D'Or. Preceptor do Programa de Residência em Medicina de Emergência e Medicina Intensiva da UDI Rede D'Or. Coordenador da UTI Hospital Ilha São Luís – MA . Instrutor Cursos AHA (ACLS e ACLS EP)/Neurointensivista pelo Hospital Sírio-Libanês/Especialista ECMO/ELSO.

Coordenador Nacional LIGAMIB (Ligas Acadêmicas em Medicina Intensiva da AMIB). CEO MedBR (Telesaúde).

Antonio De Biase Cabral Wyszomirski

Graduado em Medicina pelo Centro Universitário CESMAC, Maceió – Alagoas. Residência médica em Medicina de Emergência pelo Hospital das Clínicas da Faculdade de Medicina da Universidade de São Paulo (HCFMUSP). *Fellowship* em Emergências Cardiovasculares pelo Instituto do Coração do Hospital das Clínicas da Faculdade de Medicina da Universidade de São Paulo (InCor – HCFMUSP). Médico assistente da Sala de Choque da UPA Vila Santa Catarina e Pronto-socorro Adulto do Hospital Samaritano Higienópolis.

Ariane Coester

Médica Emergencista. Residência Médica em Medicina de Emergência pelo Hospital de Pronto Socorro de Porto Alegre. Médica Assistente da Unidade de Emergência do Hospital de Clínicas de Porto Alegre (HCPA). Médica Assistente da Emergência do Hospital de Pronto Socorro de Porto Alegre (HPS). Preceptora do Programa de Residência Médica em Medicina de Emergência do HPS. Preceptora do Programa de Residência Médica em Medicina de Emergência do HCPA. Mestre em Epidemiologia pela Universidade Federal do Rio Grande do Sul (UFRGS). Título Superior em Medicina de Emergência pela ABRAMEDE (TSME). Especialista em Medicina de Emergência pela AMB/ABRAMEDE.

Armando Henrique Ramos Minucci

Graduação em Medicina pela Universidade Estadual de Campinas (UNICAMP). Residente de Medicina de Emergência no Hospital das Clínicas da Faculdade de Medicina da Universidade de São Paulo (HCFMUSP).

Armando Pinto Monteiro Neto

Médico pela Universidade Federal de Minas Gerais (UFMG). Emergencista e Cirurgião Geral. Plantonista e Coordenador do Programa de Residência Médica de Medicina de Emergência do Hospital de Pronto-socorro João XXIII/FHEMIG em Belo Horizonte. Diretor da ABRAMEDE MG. Professor do Internato de Medicina de Emergência e Laboratório de Simulação Realística (Labsim) da Faculdade de Medicina das Ciências Médicas de Minas Gerais e da FASEH.

Arthur Amaral Nassaralla

Médico Oftalmologista pelo Centro Oftalmológico de Minas Gerais. *Fellowship* em Retina e Vítreo pelo Centro Oftalmológico de Minas Gerais. Mestrando em Ciências da Saúde pela Faculdade de Medicina da Universidade Federal de Minas Gerais (UFMG).

Arthur de Campos Soares

Médico emergencista pelo Hospital das Clínicas da Faculdade de Medicina da Universidade de São Paulo (HCFMUSP). Médico assistente da Unidade de Emergência Referenciada (UER) do HCFMUSP.

Auro Ambrósio Sperandio

Médico emergencista. Residência médica em Medicina de Emergência pelo Hospital Cruz Vermelha Brasileira – PR. Médico na Unidade de Emergência do HUEM. Médico pela Pontifícia Universidade Católica de Campinas (PUC-PR) Curitiba.

Bárbara Canto Estevam

Médica Residente de Medicina de Emergência no Hospital das Clínicas da Faculdade de Medicina da Universidade de São Paulo (HCFMUSP). Graduação em Medicina pela Universidade São Francisco.

Bárbara Victória dos Santos Nascimento

Médica Emergencista. Residência Médica em Medicina de Emergência pelo Hospital João XXIII (FHEMIG). Residência Médica em Emergência Pediátrica pelo Hospital Infantil João Paulo II (FHEMIG). Médica plantonista no Hospital João XXIII e Hospital Infantil João Paulo II. Médica Emergencista na UPA Leste (PBH). Médica Emergencista no Hospital Madre Teresa.

Beatriz Soletti Pereira

Médica Residente de Medicina de Emergência no Hospital das Clínicas da Faculdade de Medicina da Universidade de São Paulo (HCFMUSP). Graduada pela Universidade Estadual de Londrina (UEL).

Bianca Domingues Bertuzzi

Médica Emergencista. Residência Médica em Medicina de Emergência pelo Hospital de Pronto Socorro de Porto Alegre. Preceptora da Residência de Emergência do Hospital de Clínicas de Porto Alegre. *Fellowship in Emergency Medicine Ultrasound* – Massachusetts General Hospital – Boston, USA. Título Superior em Medicina de Emergência pela ABRAMEDE (TSME). Especialista em Medicina de Emergência pelo CFM e pela ABRAMEDE.

Bianca Zandoná

Médica Emergencista Pediátrica. Residência médica em Emergência Pediátrica pelo Hospital de Clínicas de Porto Alegre (HCPA). Mestre em Saúde da Criança e do Adolescente pela Universidade Federal do Rio Grande do Sul (UFRGS). Médica assistente da Emergência Pediátrica do HCPA.

Breno de Almeida Moura
Médico – UNIC. Farmacêutico – UNIC. Residência Médica em Medicina de Emergência – Hospital das Clínicas da Universidade Federal de Minas Gerais (UFMG). MBA em Gestão de Serviços de Emergência – Unyleya. Pós-graduado em Medicina Aeroespacial – FMP. Pós-graduado em Farmacoterapia Clínica – FAUC. OSM BOA-MG e PRF-MG.

Breno Douglas Dantas Oliveira
Médico Emergencista pela Escola de Saúde Pública do Ceará (ESP-CE) e titulado pela ABRAMEDE/AMB. Título Superior de Medicina de Emergência pela ABRAMEDE. *Fellow* da ABRAMEDE. PhD em Saúde Coletiva pela Universidade de Fortaleza (UNIFOR). Especialista em Gestão de Negócios da Saúde pela Fundação Dom Cabral. Membro da Diretoria da ABRAMEDE Seção Ceará. Supervisor da Residência de Medicina de Emergência da ESP-CE. Docente do curso de Medicina da UNIFOR. Médico Consultor do Hospital Sírio-Libanês. Chefe de Equipe do Instituto Dr. José Frota.

Bruna Bandeira de Mello Oliveira
Médica pela Universidade Federal do Estado do Rio de Janeiro (UNIRIO). Residente de Medicina de Emergência do Hospital das Clínicas da Faculdade de Medicina da Universidade de São Paulo (HCFMUSP).

Bruna de Sousa Frazão de Almeida
Médica Emergencista UDI Rede D'Or. Preceptora do Programa de Residência em Medicina de Emergência da UDI Rede D'Or. Instrutora AMLS e PHTLS (NAEMT).

Bruna Pessoa
Médica Endocrinologista pelo Hospital das Clínicas da Faculdade de Medicina da Universidade de São Paulo (HCFMUSP). Preceptora de Endocrinologia HCFMUSP. Título de Especialista em Endocrinologia e Metabologia pela Sociedade Brasileira de Endocrinologia e Metabologia. Médica Pesquisadora Clínica em Obesidade e Diabetes.

Bruna Silva Leão Praxedes
Médica residente em Medicina de Emergência pelo Hospital Alemão Oswaldo Cruz (HAOC), São Paulo.

Bruno Augusto Goulart Campos
Docente da Disciplina de Emergência da Faculdade de Ciências Médicas da Universidade Estadual de Campinas (UNICAMP). Mestre e Doutor em Ciências pela UNICAMP. Médico assistente da UTI de Emergências Clínicas do HC-UNICAMP. Chefe da área de Emergência e coordenador do Programa de Residência Médica do Departamento de Clínica Médica da FCM-UNICAMP. Associado ABRAMEDE e AMIB.

Bruno Normandia Castro e Silva
Residência Médica em Infectologia pelo Instituto de Infectologia Emílio Ribas (SP). Atuação como médico plantonista da Unidade de Pronto Atendimento e Infectologista do Hospital Israelita Albert Einstein (SP).

Bruno Santos Campos Gomes
Médico pela Universidade Federal de Santa Catarina. Residente de Medicina de Emergência pelo Hospital Israelita Albert Einstein. Oftalmologista pela Irmandade Santa Casa de Misericórdia de São Paulo.

Bruna Souza Marques
Médica pela Universidade Federal de Santa Catarina (UFSC). Residente de Medicina de Emergência no Hospital das Clínicas da Faculdade de Medicina da Universidade de São Paulo (HCFMUSP).

Caio Aguiar Caires
Médico pela Pontifícia Universidade Católica de Minas Gerais (PUC Minas). Especialista em Medicina de Emergência pelo Hospital das Clínicas da Universidade Federal de Minas Gerais (UFMG). Emergencista Horizontal no Hospital Risoleta Tolentino Neves. Professor na Disciplina de Urgências e Emergências Médicas na PUC Minas.

Caio Godoy Biazim Rodrigues
Graduação em Medicina pela Universidade Estadual de Campinas (UNICAMP). Residência em Clínica Médica pelo Hospital das Clínicas da Faculdade de Medicina da Universidade de São Paulo (HCFMUSP). Ex-preceptor da Disciplina de Emergências Clínicas do Departamento de Clínica Médica da FMUSP.

Caio Gonçalves Nogueira
Emergencista pelo Hospital das Clínicas da Universidade Federal de Minas Gerais (HCU-FMG). Operador Aeromédico do Corpo de Bombeiros Militar de Minas Gerais (CBMMG). Plantonista da Toxicologia do Hospital João XIII. Efetivo e Preceptor na Emergência do Hospital Odilon Behrens (HOB).

Camila Aparecida Terra Hama
Residência em Medicina de Emergência pelo Hospital das Clínicas da Faculdade de Medicina da Universidade de São Paulo (HCFMUSP). Graduação em Medicina pela Universidade Estadual de Campinas (UNICAMP).

Camila de Castello Branco Boccato
Residência em Medicina de Emergência pelo Hospital das Clínicas da Faculdade de Medicina da Universidade de São Paulo (HCFMUSP). Graduação em Medicina pela Pontifícia Universidade Católica de Campinas (PUCCAMP).

Camila Magioni Figueira
Médica Emergencista. Residência Médica em Medicina de Emergência pela MULTIVIX. Médica Reguladora e Intervencionista do SAMU-192 ES. Médica Assistente da Emergência da UPA de Carapina, da Sala Vermelha do HEJSN e da Emergência Pediátrica do HEIMABA.

Camila Ribas Stefanello
Médica Emergencista. Residência Médica em Medicina de Emergência pelo Grupo Hospitalar Conceição. Médico Assistente no Hospital Nossa Senhora da Conceição em Porto Alegre.

Camilo Molino Guidoni
Farmacêutico. Mestre e Doutor em Ciências Farmacêuticas pela Faculdade de Ciências Farmacêuticas de Ribeirão Preto – Universidade de São Paulo. Professor-Associado da Universidade Estadual de Londrina (UEL). Coordenador do Centro de Informação e Assistência Toxicológica do Hospital Universitário da UEL (CIATox-Londrina).

Carla Castro Rodrigues
Médica Residente em Medicina de Emergência UDI Rede D'Or.

Carlos Alberto de Camargo Junior
Graduado pela Academia de Polícia Militar do Barro Branco em Ciências Policiais de Segurança e Ordem Pública. Mestrado e Doutorado em Ciências Policiais de Segurança e Ordem Pública pelo Centro de Altos Estudos de Segurança. Graduado em Administração de Empresas pela Universidade Presbiteriana Mackenzie e em Engenharia Civil pela Universidade Guarulhos. Desde 1995 atua no Corpo de Bombeiros Militar do Estado de São Paulo quando concluiu o Curso de Bombeiros para Oficiais. Está a frente do Comando de Bombeiros Metropolitano que engloba o município de São Paulo e outros 38 municípios da região metropolitana.

Carlos Roberto do Amaral Lemos Netto
Médico Emergencista. Graduado em Medicina pela Faculdade de Medicina de Marília (FAMEMA). Residência Médica em Medicina de Emergência pela Universidade de São Paulo (FMUSP).

Carlos Roberto Lima da Silva
Médico Emergencista. Residência Médica em Medicina de Emergência pela Escola Superior de Ciências da Saúde/SES-DF. Médico Assistente da Unidade de Emergência do Hospital Santa Helena – Rede D'or. Médico Assistente da Unidade de Emergência do Hospital Brasília – Unidade Águas Claras – Rede DASA.

Carolina Monte Santo Burdman Pereira
Médica formada pela Universidade de Vassouras, Rio de Janeiro. Residente de Medicina de Emergência pela Universidade Federal de São Paulo (UNIFESP).

Caroline Chandler Pedrozo
Médica Emergencista. Residência Médica em Medicina de Emergência pelo Hospital de Clínicas de Porto Alegre (HCPA). Médica assistente da Unidade de Emergência do HCPA. Preceptora da residência de Medicina de Emergência do HCPA.

Célia Raiany Ferreira de Farias
Médica Emergencista pelo Hospital das Clínicas da Faculdade de Medicina da Universidade de São Paulo (HCFMUSP). Graduada pela Universidade Potiguar (UnP).

Clara Carvalho
Médica Emergencista pelo Hospital das Clínicas da Faculdade de Medicina da Universidade de São Paulo (HCFMUSP). *Academic Inovation in Medical Education Fellowship*. Cofundadora da Escola de Emergência.

Cláudio Ricachinevski
Emergencista Pediátrico. Pneumologista Pediátrico. Membro do Serviço de Emergência Medicina Intensiva Pediátrica (SEMIP-HCPA).

Christian Kazuo Akuta
Médico Emergencista. Residência Médica em Medicina de Emergência pela Universidade Estadual de Campinas (UNICAMP). Médico assistente do Pronto-socorro do Hospital das Clínicas e do Centro de Controle de Intoxicações de Campinas. Preceptor da residência de Medicina de Emergência da UNICAMP.

Cynthia Rothschild
Graduação e Residência Médica em Medicina, com especialização em Hematologia, pela Faculdade de Ciências Médicas da Santa Casa de São Paulo (FCMSCSP). Mestrado em Clínica Médica/Hematologia pela Faculdade de Medicina da Universidade de São Paulo (FMUSP). Médica hematologista da equipe de Hemostasia do Hospital das Clínicas da FMUSP e responsável pela equipe de Trombose e Hemostasia do Instituto do Câncer do Estado de São Paulo (ICESP-HCFMUSP) . Membro do Comitê de Ética e ex-membro do Guidelines and Guidance Committee da Sociedade Internacional de Trombose e Hemostasia (ISTH). Membro do Advisory Council da International Initiative in Thrombosis and Cancer – Continuous Medical Education (ITAC-CME).

Daniel Ferraz de Oliveira Barros
Médico graduado pela Faculdade de Medicina de Ribeirão Preto da Universidade de São Paulo (USP). Residência em Medicina de Emergência pela Universidade de São Paulo (FMUSP). Médico intervencionista do SAMU de São Paulo e da SC Inter-hospitalar. Médico preceptor da Sala de Emergência do Hospital Regional de São José Dr Homero de Miranda Gomes (SC).

Daniel Ujakow Correa Schubert
Médico Emergencista. Professor de Medicina de Emergência da Universidade do Estado do Rio de Janeiro (UERJ). Mestre em Ciências Médicas pela UERJ. Título Superior de Medicina de Emergência pela ABRAMEDE. Residência em Medicina de Emergência pelo Instituto D'or de Pesquisa e Ensino. Preceptor do PRM de Medicina de Emergência do Hospital Municipal Souza Aguiar – SMS-RJ. Co-fundador da ECME Brasil.

Daniela Goulart de Menezes
Médica residente de Medicina de Emergência pelo Hospital da Cruz Vermelha Brasileira – Paraná. Médica pela Universidade do Extremo Sul Catarinense (UNESC).

Danilo Martins
Médico internista. Formação e residência médica em Clínica Médica Geral pela Universidade Estadual Paulista Júlio de Mesquita Filho. Membro da disciplina de Clínica Médica Geral da Faculdade de Medicina de Botucatu (FMB) e membro do Time de Resposta Rápida do Hospital das Clínicas da FMB.

Danyelle Rocha da Silva
Médica Emergencista UDI Rede D'Or. Preceptora do Programa de Residência em Medicina de Emergência da UDI Rede D'Or. MBA Gestão Saúde Hospital Israealita Albert Einstein. Instutora AMLS e EPC (NAEMT)

David Provenzale Titinger
Médico Cardiologista. Médico assistente da Unidade de Ambulatório Geral do Instituto do Coração do Hospital das Clínicas da Faculdade de Medicina da Universidade de São Paulo (InCor-HCFMUSP). Formado pela Universidade de Mogi das Cruzes. Cardiologista pelo InCor-HCFMUSP. Especialização na Unidade de Valvopatias do InCor-HCFMUSP. Título de Especialista pela Sociedade Brasileira de Cardiologia (SBC).

David Szpilman
Secretário Geral da Sociedade Brasileira de Salvamento Aquático – Sobrasa. Ten Cel BM Médico RR – Corpo de Bombeiros Militar do Rio de Janeiro. Médico do Município do Rio de Janeiro. Membro Fundador – International Drowning Research Alliance – IDRA. Membro da comissão de prevenção e médica da International Lifesaving Federation – ILS.

Déborah Dellabianca Bento
Médica formada pela Faculdade Brasileira Multivix ES. Residente de Medicina de Emergência pela Faculdade Brasileira Multivix ES. Médica Emergencista de Unidade de Pronto Atendimento Carapina e Castelândia e Sala Vermelha do Hospital Estadual Jayme Santos Neves.

Déborah Silveira König
Ortopedista e traumatologista. *Fellow* em cirurgia do quadril. Médica assistente HPS Porto Alegre, HPS Canoas, Hospital Militar de Área de Porto Alegre. Preceptora de Cirurgia do Quadril do Hospital Universitário da ULBRA Canoas. Membro da Sociedade de Ortopedia e Traumatologia, Sociedade do Trauma Ortopédico e Sociedade de Cirurgia do Quadril.

Denise Leite Chaves
Médica contratada da Emergência Pediátrica do Hospital de Clínicas de Porto Alegre. Título de Especialista em Pediatria – SBP/AMB. Título de Especialista em Terapia Intensiva Pediátrica – SBP/AMIB/AMB. Título de Especialista em Emergência Pediátrica – AMB/SBP/ABRAMEDE.

Diego Adão
Cirurgião Geral e do Aparelho Digestivo pela Escola Paulista de Medicina da Universidade Federal de São Paulo (EPM-UNIFESP). Doutorado em Saúde Baseada em Evidências pela EPM-UNIFESP e Cochrane. Especialização em Educação em Saúde – Título de Especialista em Cirurgia Geral pelo Colégio Brasileiro de Cirurgiões (CBC). Título de Especialista em Trauma pelo CBC. Médico coordenador e diarista do Pronto-socorro de Cirurgia Geral do HU da EPM-UNIFESP. Médico assistente do Grupo de Parede e Trauma da Disciplina de Gastroenterologia Cirúrgica da EPM-UNIFESP. Preceptor do Programa de Residência Médica em Cirurgia Geral da EPM-UNIFESP. Supervisor do Programa de Residência Médica em Medicina de Emergência da EPM-UNIFESP. Professor Adjunto do Departamento de Cirurgia da EPM-UNIFESP.

Diego Ciotta de Castro
Médico Residente de Medicina de Emergência no HCFMUSP. Graduado pela Universidade Estadual de Maringá (UEM).

Diogo Persilva Araújo
Residente em Medicina de Emergência da Escola Paulista de Medicina da Universidade Federal de São Paulo

(EPM-UNIFESP). Médico pela Universidade Federal de Ouro Preto (UFOP).

Dóris Lazzarotto

Médica de Cirurgia Geral e Cirurgia do Trauma. Graduação em Medicina pela UFSM. Residência em Cirurgia Geral Hospital São Lucas da PUC. Residência em Cirurgia do Trauma Hospital de Pronto Socorro de Porto Alegre. Professora de Cirurgia Geral e Trauma – UNISC – RS. Titular do Colégio Brasileiro de Cirurgiões (CBC). Mestre do CBC – Capítulo RS, Diretora. SBAIT, Coordenadora COBRALT. Coordenadora da COMISSÃO de Residências Médicas do Hospital Santa Cruz. Preceptora da Residência em Cirurgia Geral APESC – HSC. Coordenadora do Internato de Cirurgia Geral do Curso de Medicina da UNISC.

Eduarda Baccarin Ferrari

Graduação em Medicina pela Universidade Estadual Paulista "Júlio de Mesquita Filho" (UNESP). Médica residente em Medicina de Emergência no Hospital das Clínicas da Faculdade de Medicina da Universidade de São Paulo (HCFMUSP).

Eduarda Campos Menegaço

Residência em Medicina de Emergência pelo Hospital das Clínicas da Faculdade de Medicina da Universidade de São Paulo (HCFMUSP). Graduação em Medicina pela Faculdade de Medicina de Marília (FAMEMA).

Eduardo Mariani Pires de Campos

Médico pela Faculdade de Medicina de Ribeirão Preto da Universidade de São Paulo (FMRP-USP). Médico Emergencista formado pelo Hospital das Clínicas da Faculdade de Medicina da Universidade de São Paulo (HCFMUSP). Médico Plantonista da UPA Vila Santa Catarina. Médico Regulador da Central de Ofertas de Serviços de Saúde do Estado de São Paulo (CROSS).

Eliana Almeida de Oliveira

Médica Reumatologista e Internista. Título de Especialista em Clínica Médica e Reumatologia. Plantonista do Hospital de Pronto Socorro de Porto Alegre.

Emilly Cristina Tavares

Médica Emergencista. Residência Médica em Medicina de Emergência pela Secretaria de Estado de Saúde (SES-DF). Médica Assistente no Pronto-socorro da Unidade Avançada Santa Lúcia Taguatinga e Hospital Santa Lúcia Sul. Médica Responsável Técnica pela Unidade Avançada Santa Lúcia Taguatinga. Médica preceptora da Residência Médica em Medicina de Emergência do Hospital Santa Lúcia Sul.

Emmanuella Passos Chaves Rocha

Médica Emergencista. Residência Médica em Medicina de Emergência pelo Instituto Doutor José Frota. Médica plantonista da Sala de Parada e Chefia de Equipe do Hospital do Coração Dr. Carlos Alberto S. Gomes. Médica plantonista da UTI pediátrica do SOPAI – Hospital Infantil Filantrópico.

Erica Okazaki

Médica Hematologista. Residência Médica em Hematologia e Hemoterapia na Faculdade de Medicina da Universidade de São Paulo (FMUSP). Médica Assistente do Serviço de Hematologia, Hemoterapia e Terapia Celular do Hospital das Clínicas da FMUSP. Médica Hematologista do Núcleo de Medicina Avançada do Hospital Sírio-Libanês.

Ester Sena Gomes de Almeida

Médica Emergencista. Residência Médica em Medicina de Emergência pelo Hospital das Clínicas da Universidade Federal de Minas Gerais. Médica reguladora e intervencionista no SAMU/BH. Médica Preceptora do Serviço de Emergência do Hospital Odilon Behrens em Belo Horizonte.

Eugênio Santana Franco Filho

Pós-graduado em *Cannabis* Medicinal (Inspirali). Pós-graduado em *Cannabis sativa* (Sociedade Brasileira de Estudo da Cannabis sativa). Certificação Internacional em Medicina Endocanabinoide (Wecann Academy). Coordenador do Serviço OTO de Medicina Assistencial e Resposta Rápida – Hospital OTO Aldeota.

Eusébio Lino dos Santos Júnior

Médico Infectologista. Residência Médica em Infectologia pelo Hospital das Clínicas da Faculdade de Medicina da Universidade de São Paulo (HCFMUSP). Médico Preceptor da Residência Médica de Infectologia do HCFMUSP e da Subcomissão de Controle de Infecção Hospitalar do Instituto Central do HCFMUSP. Médico Assistente do Hospital Santa Catarina Paulista e do Instituto Brasileiro de Controle do Câncer.

Felipe Carvalhaes Pôssas

Residência em Clínica Médica pela Santa Casa de Misericórdia de Belo Horizonte (SCMBH). Toxicologista Titulado pela Associação Médica Brasileira (AMB). Médico Assistente e Preceptor da Residência de Clínica Médica da SCMBH – Unidade de Estabilização Clínica, e do Centro de Informação e Assistência Toxicológica de Minas Gerais (CIATox-MG) do Hospital João XXIII. Professor do Curso de Medicina da Faculdade da Saúde e Ecologia Humana (FASEH).

Felipe Liger Moreira
Médico Emergencista pela Faculdade de Medicina da Universidade de São Paulo (FMUSP). Professor Auxiliar da Faculdade de Medicina Santo Agostinho/BA.

Felipe Mateus Teixeira Bezerra
Médico pela Universidade Federal do Ceará. Cardiologista e Cardiologista Intervencionista pelo Instituto do Coração do Hospital das Clínicas da Faculdade de Medicina da Universidade de São Paulo (InCor-HCFMUSP). *Fellowship* em Intervenção Cardíaca Complexa pelo Hospital Israelita Albert Einstein (HIAE). Médico do Pronto Atendimento, Cardiologista e Cardiologista Intervencionista do HIAE.

Felipe Melo Nogueira
Médico hematologista pelo Hospital das Clínicas da Faculdade de Medicina da Universidade de São Paulo (HCFMUSP). Especialização em Hemoterapia e Terapia Celular pelo HCFMUSP. Médico assistente do Serviço de Hematologia do HCFMUSP. Médico do corpo clínico do Hospital Sírio-Libanês.

Felipe Muriel Cardoso Rocha
Médico Emergencista. Residência Médica em Medicina de Emergência pelo Hospital de Clínicas da Universidade Federal de Minas Gerais (UFMG). Médico assistente da Unidade de Emergência do Hospital Risoleta Tolentino Neves em Belo Horizonte/MG. Médico Assistente na Unidade de Terapia Intensiva do Complexo Hospitalar Valdemar de Assis Barcelos em Brumadinho/MG. Médico Horizontal na Policlínica Dr. Elias Salim Mansur em Mariana/MG.

Felipe Schwenck Galvão
Médico Cardiologista. Residência Médica em Cardiologia pelo Instituto do Coração do Hospital das Clínicas da Faculdade de Medicina da Universidade de São Paulo (InCor-HCFMUSP). Residência em Clínica Médica pela Escola Paulista de Medicina da Universidade Federal de São Paulo (EPM-UNIFESP). Médico do Pronto Atendimento do Hospital Israelita Albert Einstein.

Fernanda Leite de Barros Wendel
Médica de Família e Comunidade pela Faculdade de Medicina da Universidade de São Paulo (FMUSP). Médica assistente de Emergências Clínicas do Hospital das Clínicas da FMUSP.

Fernanda Luisa Bolanho Fais
Médica pela Faculdade de Medicina de Mogi das Cruzes. Residente do Programa de Residência Médica em Medicina de Emergência pelo Hospital Israelita Albert Einstein.

Fernanda Moreira Ballaris
Médica Emergencista. Residência Médica em Medicina de Emergência pelo Hospital das Clínicas da Universidade Federal de Minas Gerais. Médica Assistente da Sala de Trauma do Hospital Municipal Souza Aguiar e do Politrauma do Hospital Público Municipal de Macaé. Pós-graduanda em Medicina de Desastre pela UNYLEYA e em Cuidados Paliativos pelo Hospital Israelita Albert Einstein.

Fernanda Silveira Nunes
Médica Emergencista. Residência Médica em Medicina de Emergência pelo Hospital da Cruz Vermelha – Paraná. Médica assistente no setor de Terapia Intensiva Adulta do Hospital de Clínicas do Paraná. Médica Assistente do Setor de Emergência do Hospital Evangélico do Paraná.

Fernanda Vargas Gonçalves
Médica graduada pelo Centro Universitário de Brasília. Residente em Medicina de Emergência na Universidade de São Paulo (FMUSP).

Filipe Ramos Monteiro
Residente em Medicina de Emergência da Escola Paulista de Medicina da Universidade Federal de São Paulo (EPM-UNIFESP). Médico pela Faculdade de Medicina do ABC (FMABC).

Flávia Bartolleti
Médica Infectologista. Residência Médica em Infectologia e em Medicina Tropical pelo Hospital das Clínicas da Faculdade de Medicina da Universidade de São Paulo. Mestre em Ciências pela Universidade de São Paulo.

Francielly Carine Marques Lauer
Médica formada pela Universidade Regional de Blumenau (FURB). Residente em Medicina de Emergência pelo Hospital Regional Hans Dieter Schmidt de Joinville.

Francisco Bruno
Doutor pelo Programa de Pós-graduação em Saúde da Criança e do Adolescente da Universidade Federal do Rio Grande do Sul (UFRGS). Médico rotineiro da UTI Pediátrica do HCPA. Especialista em Terapia Intensiva Pediátrica e Emergência Pediátrica.

Francisco Eduardo Silva
Cirurgião Geral. Rotina do Serviço de Cirurgia Geral e Supervisor do Programa de Residência Médica em Medicina de Emergência do Hospital Municipal Souza Aguiar. Cirurgião Geral do Centro de Trauma do Hospital Estadual Alberto Torres. Professor do Departamento de Cirurgia do Instituto de Ciências Médicas da Universidade Federal

do Rio de Janeiro. Residência Médica em Cirurgia Geral e Coloproctologia pelo Hospital Federal de Ipanema. Mestre em Saúde Baseada em Evidência pela Escola Paulista de Medicina da Universidade Federal de São Paulo (EPM-UNIFESP). Titular do Colégio Brasileiro de Cirurgiões.

Frederico Carlos de Sousa Arnaud

Fundador da ABRAMEDE. Emergencista – ABRAMEDE. Título Superior em Medicina de Emergência (TSME) – ABRAMEDE. Médico Intensivista – AMIB. Residência em Clínica Médica pela Universidade Federal do Ceará (UFC). Residência em Anestesiologia pela UFC. Professor de Medicina de Emergência da Universidade de Fortaleza (UNIFOR). Mestre em Ciências Médicas pela UNIFOR. Doutor em Saúde Coletiva pela UNIFOR. Fundador e Coordenador da Residência de Medicina de Emergência do Ceará. CEO do Instituto Emergência Brasil-IEB. Médico assistente do Instituto José Frota. Especialidade em Neurointensivismo – Sírio-Libanês. Presidente da ABRAMEDE Regional Ceará. CEO do Emergência já, Amor pra sempre. Autor do livro *A História da Medicina de Emergência no Brasil* (IEB).

Gabriel Curubeto Lona de Miranda

Médico emergencista. Residência Médica em Medicina de Emergência pelo Hospital de Clínicas de Porto Alegre (HCPA). Médico assistente da emergência do Hospital Nossa Senhora da Conceição (HNSC). Preceptor e supervisor do Programa de Residência Médica de Medicina de Emergência do Grupo Hospitalar Conceição (GHC).

Gabriel Kleucius Reis Araujo

Médico Emergencista. Médico Assistente e rotineiro da emergência do Hospital Estrela da Rede de Saúde da Divina Providência. Auditor médico do Hospital Ouro Branco. MBA executivo em Administração e Gestão de Saúde pela Fundação Getulio Vargas (FGV). Preceptor do Programa de Residência Médica Clínica Médica do Hospital Estrela. Professor de Semiologia da faculdade de medicina da Univates e Preceptor do internato de Urgência e Emergência da Univates. Especialista em Medicina de Emergência pela AMB/ABRAMEDE.

Gabriel Martinez

Médico Emergencista. Residência médica em Medicina de Emergência pelo Hospital das Clínicas da Faculdade de Medicina da Universidade de São Paulo (HCFMUSP). Médico assistente da Unidade de Emergência do HCFMUSP. Médico intervencionista e atual Diretor Clínico do Serviço de Atendimento Móvel de Urgência (SAMU) do município de São Paulo. Título de Especialista em Medicina de Emergência pela ABRAMEDE (TEME).

Gabriel Prado Araújo

Médico Especialista em Clínica Médica. Médico Assistente do Departamento de Emergência do Hospital Municipal São José de Joinville-SC. Pós-graduado em Medicina de Emergência pelo Instituto Terzius de Campinas-SP.

Gabriela Fontanella Biondo

Médica Emergencista Pediátrica. Residência médica em Emergência Pediátrica pelo Hospital de Clínicas de Porto Alegre (HCPA). Especialista em POCUS Pediátrico pelo Hospital de Clínicas de Porto Alegre. Mestre em Saúde da Criança e do Adolescente pela Universidade Federal de Ciências da Saúde de Porto Alegre (UFCSPA). Médica assistente da emergência pediátrica do HCPA.

Gabriela Fontoura Lana Nascimento de Alvarenga

Enfermeira. Mestre em Pesquisa Clínica pelo Hospital de Clínicas de Porto Alegre (HCPA). Doutoranda em Ciências Médicas pela Universidade Federal do Rio Grande do Sul (UFRGS). Black Belt Lean Six Sigma e SCRUM. Tutora do Protocolo de Manchester pelo Grupo Brasileiro de Classificação de Risco e Manchester Triage Group.

Gabriela Paiva

Médica Ginecologista e Obstetra. Residência médica em Ginecologia e Obstetrícia pela Universidade Federal do Rio de Janeiro (UFRJ). Mestre em Saúde Perinatal pela UFRJ. Especialista em Ultrassonografia Obstétrica e Ginecológica pela UFRJ. Doutoranda em Ciências Médicas na Universidade Federal Fluminense. Preceptora da Universidade Estácio de Sá. Pós-graduada pela Pontifícia Universidade Católica do Rio de Janeiro.

Gabriela Stefanescu Silva

Médica pela Faculdade de Medicina de Catanduva (FAMECA). Residência Médica em Medicina de Emergência pela Santa Casa de Misericórdia de Barretos. Médica Assistente e preceptora no Departamento de Emergência no Hospital Municipal Dr. José de Carvalho Florence em São José dos Campos. Pós-graduada em Medicina Intensiva pela Ensin.e.

Gabriella Erine Moretti Dos Santos

Médica pela Faculdade de Medicina do ABC. Residente do Programa de Residência Médica em Medicina de Emergência pelo Hospital Israelita Albert Einstein.

Geovane Wiebelling

Médico pela Universidade Federal de Santa Catarina (UFSC). Residência em Medicina de Emergência pelo Hospital das Clínicas da Faculdade de Medicina da Universidade de São Paulo (HCFMUSP). Médico Assistente do Pronto-socorro do HCFMUSP. Médico Diarista do Pronto-socorro do Hospital Samaritano Higienópolis.

Getúlio Ferreira Júnior

Graduado em Medicina pela Faculdade Evangélica Mackenzie do Paraná. Residente de Medicina de Emergência Hospital Regional Hans Dieter Schmidt.

Giórgia Souza Franco

Médica residente de Medicina de Emergência no Hospital Cruz Vermelha Brasileira – Paraná.

Giovani Florencio Scarpelli Junior

Graduado em Medicina pela Universidade Federal do Rio de Janeiro (UFRJ). Mestre em Medicina pela Universidade de Lisboa. Residente de Medicina de Emergência pelo Hospital das Clínicas da Faculdade de Medicina da Universidade de São Paulo (HCFMUSP).

Giovanna Babikian Costa

Médica residente em Medicina de Emergência no Hospital das Clínicas da Faculdade de Medicina da Universidade de São Paulo (HCFMUSP). Graduada pela FMUSP.

Giulio Milanez Marcello

Formado em Medicina pela UNESC-SC. Médico Emergencista pelo Programa de Residência Médica do HCV – PR. Coordenador do Departamento de Emergência do Hospital da Cruz Vermelha Brasileira PR. Médico Líder do Pronto-socorro no Hospital Santa Cruz – Rede D'or. Coordenador da residência de Medicina de Emergência do HCV – PR.

Guido Cezar Schuartz Bergamin

Médico pela Faculdade de Medicina da Universidade Federal do Paraná (UFPR). Médico Emergencista pelo Hospital Universitário Cajuru. Pós-graduado em Emergências Pediátricas IBCMED. Membro do Comitê de Toxicologia da ABRAMEDE Nacional. Coordenador Acadêmico da Residência em Medicina de Emergência do Hospital Universitário Cajuru

Guilherme Almeida Maia

Médico Assistente do Serviço de Hematologia, Instituto do Câncer do Estado de São Paulo (ICESP), Hospital das Clínicas da Faculdade de Medicina da Universidade de São Paulo (HCFMUSP), São Paulo. Mestrado em Ciências Aplicadas à Saúde do Adulto pela Faculdade de Medicina da Universidade Federal de Minas Gerais (UFMG). Residência em Hematologia e Hemoterapia pelo Hospital das Clínicas da UFMG.

Guilherme Diogo Silva

Médico Neurologista do Grupo de Emergências Neurológicas do Hospital das Clínicas da Faculdade de Medicina da Universidade de São Paulo. Membro Titular da Academia Brasileira de Neurologia.

Guilherme Fagundes Nascimento

Graduação em Medicina e Mestrado pela Universidade Federal de Minas Gerais (UFMG). Residências em Clínica Médica pela Santa Casa de Belo Horizonte e em Medicina de Urgência pelo Hospital Odilon Behrens. Médico da Gerência de Governança Clínica da Santa Casa de BH. Médico Coordenador do Pronto-socorro e Diretor Clínico do Hospital da Unimed-BH. Professor na Faculdade Ciências Médicas-MG.

Guilherme Pozueco Zaffari

Médico Emergencista. Residência médica em Medicina de Emergência pelo Hospital de Clínicas de Porto Alegre. Título de especialista em Medicina de Emergência pela ABRAMEDE.

Gustavo Arruda Braga

Residência em Clínica Médica pelo Hospital de Clínicas da UFPR. Residência em Cardiologia pelo Instituto Nacional de Cardiologia. Residência em Transplante Cardíaco pelo Instituto do Coração do Hospital das Clínicas da Faculdade de Medicina da Universidade de São Paulo (InCor-HCFMUSP). MBA em Gestão em Saúde pelo Instituto Israelita de Ensino e Pesquisa Albert Einstein. Plantonista clínico da UPA do Hospital Israelita Albert Einstein.

Gustavo Fernandes Moreira

Médico emergencista pelo Hospital Santa Marcelina (SP). Título de especialista em Medicina de Emergência pela ABRAMEDE. *Fellow* em Medicina de Emergência pela ABRAMEDE. Supervisor do Programa de Residência Médica em Medicina de Emergência do Hospital de Urgências de Goiás (HUGO). Coordenador médico do Departamento de Emergência do HUGO.

Gustavo Lamos Checoli

Médico pela Faculdade de Medicina da Universidade de São Paulo (FMUSP). Residência em Clínica Médica pelo Hospital das Clínicas da Faculdade de Medicina da Universidade de São Paulo (HCFMUSP). Residência em Cardiologia pelo Instituto do Coração do HCFMUSP (InCor-HCFMUSP). Médico do Pronto-Atendimento do Hospital Israelita Albert Einstein.

Gustavo López Orozco
Especialista en Medicina de Urgencias, Certificado y Re-Certificado por el CMMU (Consejo Mexicano de Medicina de Urgencias). Alta Especialidad en Toxicologia Clínica egresado del Hospital Juárez de México. Vicepresidente de la Sociedad Mexicana de Medicina de Emergencias. Ex-Presidente de la Sociedad Michoacana de Medicina de Urgencias y Emergencias. Director del Centro Toxicológico del Hospital Ángeles Morelia. Jefe de Urgencias y Jefe de Enseñanza del Hospital Ángeles Morelia. Coordinador Clínico de la RedTox Michoacan (Red Toxicológica Michoacana).

Hannah de Castro Almeida
Médica emergencista. Residência Médica em Medicina de Emergência pelo Hospital João XXIII. Residente de Medicina de Emergência Pediátrica no Hospital Metropolitano Odilon Behrens.

Helena Muller
Médica intensivista pediátrica do Hospital de Clínicas de Porto Alegre e do Hospital Moinhos de Vento. Mestre em Pediatria pela Universidade Federal do Rio Grande do Sul. Coordenadora do Programa de Qualificação em Reanimação Cardiorrespiratória do Hospital de Clínicas de Porto Alegre.

Helena Ribeiro Aiello Amat
Graduada em Medicina pela Universidade Estadual Paulista Júlio de Mesquita Filho (Unesp). Residente de Medicina de Emergência no Hospital das Clínicas da Faculdade de Medicina da Universidade de São Paulo (HCFMUSP).

Heli Samuel Pinto Souza
Graduação em Medicina na Faculdade de Medicina da Universidade de São Paulo (FMUSP). Residências Médicas de Clínica Médica e Pneumologia no Hospital das Clínicas da FMUSP. Complementação especializada em Neoplasias Pulmonares no Instituto do Câncer do Estado de São Paulo.

Hélio de Andrade Pimentel Neto
Médico Oftalmologista pelo Centro Oftalmológico de Minas Gerais. *Fellowship* em Retina e Vítreo pelo Centro Oftalmológico de Minas Gerais.

Hsu Po Chiang
Residência Médica em Cardiologia e Ecocardiografia pela Escola Paulista de Medicina – Universidade Federal de São Paulo. Título de Especialista em Cardiologia e Certificado de Atuação na Área de Ecocardiografia pela Sociedade Brasileira de Cardiologia. PhD em Ciências da Saúde pela Faculdade de Medicina da Universidade de São Paulo. Cardiologista do Hospital Israelita Albert Einstein, e Ecocardiografista do Fleury Medicina e Saúde.

Hugo Brito de Carvalho
Médico Oftalmologista pelo HCUFMG. Preceptor da residência médica em Oftalmologia do HCUFMG. Preceptor do *Fellow* de Retina do Centro Oftalmológico de Minas Gerais. Coordenador da Oftalmologia do Complexo Hospitalar de Urgência da rede FHEMIG.

Hugo Mourão Oliveira
Médico graduado pela Faculdade de Medicina da Universidade Federal de Minas Gerais (UFMG). Especialista em Clínica Médica pela Santa Casa de Belo Horizonte, Especialista em Medicina Paliativa pelo Hospital Felício Rocho. Médico plantonista no Centro de Informações e Assistência Toxicológica de Minas Gerais.

Igor Veiga Silvério
Médico graduado pela Universidade Estadual de Londrina (UEL). Médico Residente de Medicina de Emergência no Hospital das Clínicas da Faculdade de Medicina da Universidade de São Paulo (HCFMUSP).

Isabel Cristina da Motta
Médica pela Pontifícia Universidade Católica do Rio Grande do Sul e Residente de Medicina de Emergência no Hospital Regional Hans Dieter Schimidt (Joinville/SC).

Isabela Lazzarotto Swarowsky
Estudante de Medicina do sexto ano do curso de Medicina da Universidade de Santa Cruz do Sul (UNISC). Membra acadêmica do Colégio Brasileiro de Cirurgiões (CNC) e membro do Núcleo Acadêmico do CBC – capítulo do Rio Grande do Sul.

Isabella Cristina do Carmo
Residência de Clínica Médica, plantonista do CIATOXMG.

Isis Carvalho Miranda
Médica pelo Centro Universitário Tiradentes – Alagoas. Médica Residente de Medicina de emergência pelo Hospital Alemão Oswaldo Cruz (HAOC) – São Paulo.

Jacqueline Ahrens
Médica pelo Centro Universitário Ingá (UNINGÁ). Residente de Medicina de Emergência pelo Hospital Cruz Vermelha do Paraná (HCV-PR).

Jacques Cassidori Couto
Especialista em Medicina de Emergência pela ABRAMEDE. Título Superior em Medicina de Emergência pela ABRAMEDE. Especialista em Clínica Médica pela SBCM. Supervisor do PRME do Hospital da Cruz Vermelha de Curitiba/PR. Coordenador do Pronto-socorro Adulto do Hospital Santa Cruz de Curitiba/PR.

Janaína Aparecida Baragão Moretoni
Médica pela Universidade Federal de Pernambuco (UFPE--Recife). Residente de Medicina de Emergência no Hospital das Clínicas da Faculdade de Medicina da Universidade de São Paulo (HCFMUSP).

Janine Margutti Lanzanova
Emergencista Pediátrica. Membro do Serviço de Emergência e Medicina Intensiva Pediátrica do Hospital de Clínicas de Porto Alegre (SEMIP-HCPA). Membro do Serviço de Emergência Pediátrica do Hospital Materno Infantil Presidente Vargas (HMIPV).

João Alfredo Lenzi Miori
Médico Emergencista. Residência médica pela Escola Paulista de Medicina. Preceptor Coordenador da Residência de Medicina de Emergência da Escola Paulista de Medicina.

João Carlos Batista Santana
Médico Pediatra, Intensivista e Emergencista. Professor do Departamento de Pediatria da Faculdade de Medicina da Universidade Federal do Rio Grande do Sul (UFRGS). Chefe do Departamento de Pediatria. Representante da Comissão de Extensão (Comex) da Faculdade de Medicina (Famed). Conselheiro da Editora da UFRGS. Chefe da Unidade de Emergência Pediátrica do Hospital de Clínicas de Porto Alegre (HCPA). Grupo Executivo do Programa de Vigilância Epidemiológica do HCPA.

João Gabriel Ognibeni Porto
Acadêmico de Medicina da Universidade Federal do Rio Grande do Sul. Ex-Diretor de Extensão e Eventos do Núcleo de Cirurgia Torácica da Liga de Medicina Respiratória da UFRGS. Bolsista de iniciação científica do Serviço de Patologia do Hospital de. Clínicas de Porto Alegre. Bolsista de iniciação científica do Serviço de Cardiologia Intervencionista e Hemodinâmica do Hospital de Clínicas de Porto Alegre.

João Mendes Vasconcelos
Médico Especialista em Clínica Médica. Residência em Clínica Médica pela Escola Paulista de Medicina – Universidade Federal de São Paulo (UNIFESP). Médico Assistente do Pronto Socorro do Hospital São Paulo (UNIFESP). Médico Assistente do Pronto Atendimento do Hospital Israelita Albert Einstein (HIAE).

João Pedro Beloti Caldonazo
Médico residente em Medicina de Emergência do Hospital Alemão Oswaldo Cruz (HAOC). Médico pela Universidade Nove de Julho (UNINOVE).

João Roberto Resende Fernandes
Médico Clínico na Unidade de Pronto Atendimento do Hospital Israelita Albert Einstein, São Paulo, Brasil. Residência em Clínica Médica e Pós-graduação em Cuidados Paliativos pelo Hospital Israelita Albert Einstein.

Joelma Gonçalves Martin
Professora Assistente Doutora da Disciplina de Medicina Intensiva E Emergências Pediátricas da Faculdade de Medicina de Botucatu-UNESP. Emergencista e intensivista pediátrica. Chefe acadêmica do Pronto-socorro de Pediatria do Hospital das Clínicas da Faculdade de Medicina de Botucatu. Vice-presidente do Departamento De Emergências Pediátricas da Sociedade Paulista de Pediatria e membro do Departamento De Emergências da SBP. Membro da ABRAMEDE.

Jordana Vaz Hendler Bertotto
Médica Emergencista Pediátrica com Residência Médica em Pediatria e Medicina de Emergência Pediátrica pelo Hospital de Clínicas de Porto Alegre (HCPA). Mestre em Saúde da Criança e do Adolescente pela Universidade Federal do Rio Grande do Sul (UFRGS). Médica na Unidade de Emergência Pediátrica do HCPA.

Jorge Lucas Andrade Reis Carvalho
Médico Emergencista pelo Hospital das Clínicas da Faculdade de Medicina da Universidade de São Paulo. Médico pela Universidade Federal de Minas Gerais. Médico Emergencista do Pronto Socorro Hospital Risoleta Tolentino Neves. Médico Emergencista concursado Hospital João XXIII (FHEMIG).

Jorge Michel Ribera
Diretor GRAU Grupo de Resgate SP. Médico pela Faculdade de Medicina de Jundiaí. Cirurgia Geral e Vascular Hospital Ipiranga. Medicina do Esporte Universidade Federal de São Paulo. MBA Gestão em Saúde pela Fundação Getulio Vargas. Emergencista e Intensivista. Cirurgião Vascular. *Fellow* Hospital BELLVITGE – Barcelona. Instrutor BREC (busca e resgate em estruturas colapsadas). Membro Medical Team F1 SP. Diretor Médico de Estádio SP: Copa do Mundo 2014, Olimpíada 2016, Copa América 2019.

José Gustavo Oliva Gresele
Graduação em Medicina pela Pontifícia Universidade Católica do Rio Grande do Sul (PUCRS). Residência em Medicina de Emergência pelo Hospital de Pronto Socorro de Porto Alegre (HPS). Título de Especialista em Medicina de Emergência e Título Superior em Medicina de Emergência pela Associação Brasileira de Medicina de Emergência (ABRAMEDE). Preceptor da Residência em Medicina de Emergência do Hospital de Pronto Socorro de Porto Alegre.

José Henrique Cordeiro e Silva
Médico Emergencista pelo Hospital das Clínicas da Faculdade de Medicina da Universidade de São Paulo (HC-FMUSP). Médico pela Universidade Federal de Santa Catarina (UFSC). Residente em Emergências Pediátricas pelo Hospital Pequeno Príncipe - Curitiba PR.

José Henrique Pereira Pinheiro
Médico e Mestrando na Faculdade de Medicina de Bauru da Universidade de São Paulo. Médico do Departamento de Emergência do Hospital das Clínicas de Bauru.

José Leão de Souza Júnior
Médico Cardiologista. Doutor em Medicina pela Universidade de São Paulo. *Associate Fellow of American College Cardiology*. *Fellow* ABRAMEDE (FABRAMEDE). Gerente médico das Unidades de Pronto Atendimento do Hospital Israelita Albert Einstein.

Jose Leudo Xavier Júnior
Residência em Clínica Médica pela Faculdade de Medicina da Universidade de São Paulo de Ribeirão Preto. Residência em Cardiologia no Instituto do Coração do Hospital das Clínicas da Faculdade de Medicina da Universidade de São Paulo (InCor-HCFMUSP). Residência em Transplante e Insuficiência Cardíaca no InCor-HCFMUSP.

José Miguel Assis Borges
Médico Emergencista. Residência médica em Medicina de Emergência pelo Hospital das Clínicas da Universidade Federal de Minas Gerais (UFMG). Médico horizontal e assistente da Unidade de Emergência do Hospital Metropolitano Odilon Behrens. Preceptor do estágio de Urgência e Emergência dos residentes e acadêmicos na Unidade de Emergência do Hospital Metropolitano Odilon Behrens. Professor da Disciplina de Urgência e Emergência da Faculdade de Medicina da UNIFENAS/BH.

José Nunes de Alencar
Cardiologista e Eletrofisiologista no Instituto Dante Pazzanese de Cardiologia.

José Victor Bortolotto Bampi
Médico Infectologista pelo Hospital das Clínicas da Faculdade de Medicina da Universidade de São Paulo (HCFMUSP). Doutorando em Doenças Infecciosas e Parasitárias pela Universidade Federal do Mato Grosso do Sul (UFMS).

Joyce Nomura Hanyu
Médica residente em Medicina de Emergência no Hospital Alemão Oswaldo Cruz (HAOC) . Médica pela Universidade de Ribeirão Preto (UNAERP).

Jule R. O. G. Santos
Médica Emergencista titulada pela ABRAMEDE. Especialista em Clínica Médica pelo Hospital Regional do Gama da SES/DF. Supervisora da Residência de Medicina de Emergência do Programa em Rede pela Secretaria de Saúde do Distrito Federal e Supervisora da Residência de Medicina de Emergência do Hospital Santa Lúcia Sul/DF.

Júlia Alcântara Costa
Médica formada pela Faculdade de Medicina de Barbacena (FUNJOBE) – MG. Residência Médica em Clínica Médica pelo Hospital João XXIII. Médica Plantonista da Toxicologia do Hospital João XXIII (CiaTOX-MG). Médica Reguladora do SAMU-BH.

Julia Dullius Oliveira
Médica Emergencista. Residência Médica em Medicina de Emergência pelo Hospital de Pronto Socorro de Porto Alegre. Médica Assistente do Grupo Hospitalar Conceição (GHC). Médica Plantonista do Serviço de Emergência do Hospital Moinhos de Vento (HMV).

Julia Magalhães Dorn de Carvalho
Médica pela Faculdade de Ciências Médicas da Santa Casa de São Paulo (FCMSCSP). Residente de Medicina de Emergência no Hospital das Clínicas da Faculdade de Medicina da Universidade de São Paulo (HCFMUSP).

Juliana Costa de Oliveira Galvão
Médica Emergencista. Residência médica em Medicina de Emergência no Hospital das Clínicas da Faculdade de Medicina da Universidade de São Paulo (HCFMUSP). Especialização em Cuidados Paliativos em andamento pelo Hospital Sírio-Libanês – SP.

Juliana Hegedus Baroni
Médica Emergencista. Residência médica em Medicina de Emergência pelo Hospital Israelita Albert Einstein. Formada pela Faculdade de Medicina do ABC. Médica Emergencista do Pronto Atendimento Hospital Israelita Albert Einstein, Unidade móvel Einstein, Hospital Municipal Moyses Deutsch. Preceptora Residência de Medicina de Emergência Hospital Israelita Albert Einstein.

Juliana Meireles do Nascimento Macedo
Médica graduada pela Faculdade do Grande Rio Professor José de Souza Herdy (UNIGRANRIO). Residente de Medicina de Emergência pela Faculdade de Medicina da Universidade de São Paulo (FMUSP).

Juliana Ritondale Sodré de Castro
Médica Emergencista Pediátrica. Residência Médica em Pediatria pela Irmandade da Santa Casa de Misericórdia

de Porto Alegre e em Medicina de Emergência Pediátrica pelo Hospital de Clínicas de Porto Alegre (HCPA).

Juliana Sartorelo Carneiro Bittencourt Almeida

Médica com residência médica em Clínica Médica pelo Hospital João XXIII. Especialista em Medicina de Emergência e Toxicologia Médica. Mestre em Infectologia e Medicina Tropical e Doutoranda em Urgência e Emergência pela Universidade Federal de Minas Gerais (UFMG). Preceptora da Residência de Toxicologia Médica do Hospital João XXIII. Plantonista do Centro de Assistência Toxicológica de Minas Gerais.

Juliana Silveira Zanettini

Médica Emergencista. Residência Médica em Medicina de Emergência pelo Hospital de Pronto Socorro de Porto Alegre. Médica Assistente do Serviço de Emergência do Hospital de Clínicas de Porto Alegre. Médica Assistente do Pronto Socorro de Porto Alegre. Gerente Médica do Serviço de Emergência do Hospital de Clínicas de Porto Alegre. Mestre em Assistência Farmacêutica pela Universidade Federal do Rio Grande do Sul.

Juliette Valadão Leite Souza

Residente de Infectologia pelo Hospital Universitário Cassiano Antônio de Moraes. Pós-graduada em Terapia Intensiva pelo Hospital Israelita Albert Einstein. Médica Emergencista do Serviço de Atendimento Móvel de Urgência do Espírito Santo (SAMU ES).

Julio Boriollo Guerra

Médico Emergencista pela Universidade Federal de Minas Gerais (UFMG). Pós-graduado em Medicina de Urgência e Emergência pelo Hospital Israelita Albert Einstein. Pós-graduando em Medicina Aeroespacial e Medicina de Desastres pela Unyleya. Médico regulador e intervencionista do SAMU de Belo Horizonte e de Contagem/MG. Médico de voo da PRF.

Julio César Garcia de Alencar

Médico emergencista pela ABRAMEDE. Doutor em Ciências pela Universidade de São Paulo (USP). Professor da USP. Diretor de assistência à saúde do Hospital das Clínicas de Bauru. Médico Emergencista, Doutor em Ciências pela Faculdade de Medicina da USP. Diretor de Assistência à Saúde do Hospital das Clínicas de Bauru.

Julio Flávio Meirelles Marchini

Doutor em Ciências pela Faculdade de Medicina de Ribeirão Preto da USP (FMRP-USP). Pós-doutorado no Brigham & Women's Hospital – Harvard Medical School. Médico Assistente do Pronto-socorro do Hospital das Clínicas da Faculdade de Medicina da Universidade de São Paulo (HCFMUSP).

Kaile de Araújo Cunha

Médico Emergencista. Médico Intensivista e Presidente ABRAMEDE Maranhão. *Fellow* ABRAMEDE (FABRAMEDE). Título Superior em Medicina de Medicina de Emergência (TSME). MBA Gestão Saúde (FGV) e MBA Gestão Negócios (FDC). Coordenador do Programa de Residência em Medicina de Emergência da UDI Rede D'Or. Instrutor Cursos AHA (ACLS e ACLS EP)/Neurointensivista pelo Hospital Sírio-Libanês/Especialista ECMO/ELSO. Coordenador Nacional das Ligas Acadêmicas em Medicina Intensiva da AMIB (LIGAMIB). CEO Medical Students.

Kalynne Kátyla Lima Fonseca

Graduação em Medicina pela Universidade José do Rosário Vellano, Campus Alfenas (UNIFENAS). Residente de Medicina de Emergência no Hospital das Clínicas da Faculdade de Medicina da Universidade de São Paulo (HCFMUSP).

Karen Lopes Cunha

Médica pela Universidade Federal do Ceará. Emergencista pela Escola de Saúde Pública do Ceará. Residente de Emergência Pediátrica pela Escola de Saúde Pública do Ceará. Médica Militar do Exército Brasileiro. Instrutora de Suporte Básico e Avançado de Vida Cardiovascular pela American Heart Association. Médica do Hospital Geral de Fortaleza. Preceptora da Residência de Medicina de Emergência do Ceará. Mestranda em Gestão de Saúde Pública pela Universidade Estadual do Ceará.

Karina Oliani

Médica pela Faculdade de Medicina do ABC. Membro honorária da WEM (World Extreme Medicine – UK). *Fellow* da WMS (World Extreme Medicine – USA). Nutróloga pela Santa Casa de São Paulo. Pós-graduação em Medicina de Urgência e Emergência pelo Hospital Albert Einstein de São Paulo. Médica fundadora e primeira presidente da ABMAR. Cofundadora do Instituto Dharma.

Karina Turaça

Médica pela Faculdade de Medicina da Universidade de São Paulo (FMUSP). Emergencista pelo Hospital das Clínicas da FMUSP (HCFMUSP). Assistente e Supervisora do Pronto-socorro de Clínica Médica do HCFMUSP. Médica do Pronto Atendimento e da Unidade Móvel de Emergência do Hospital Israelita Albert Einstein (HIAE).

Karla Schauenberg Garcia

Médica Emergencista. Residência Médica em Medicina de Emergência pelo Hospital Regional Hans Dieter Schmidt. Médica Assistente na Unidade de Emergência do Hospital

Universitário da Universidade Federal de Santa Catarina (UFSC). Médica Intervencionista no Serviço de Transporte SC Inter-Hospitalar.

Kelly Danielle de Araújo
Médica Cirurgiã Plástica. Residência Médica em Cirurgia Geral no Hospital das Clínicas da Universidade Federal de Minas Gerais (HC-UFMG). Residência médica em Cirurgia Plástica no HC-UFMG. Vice-presidente da Sociedade Brasileira de Queimaduras. Coordenadora do Centro de Tratamento de Queimados Professor Ivo Pitanguy, HJXXIII, FHEMIG – Belo Horizonte.

Keytty Anny Santos Oliveira
Médica Emergencista. Residência médica em Medicina de Emergência pelo Hospital das Clínicas da Universidade Federal de Minas Gerais. Médica assistente do Pronto-socorro do Hospital Risoleta Tolentino Neves. Médica reguladora e intervencionista do Samu Contagem/MG.

Klicia Duarte Amorim
Médica Emergencista pelo Hospital das Clínicas da Faculdade de Medicina da Universidade de São Paulo (HC-FMUSP). Médica Assistente da Residência de Medicina de Emergência do HCFMUSP. Instrutora da Pós-graduação de Medicina de Emergência da Sanar.

Laís Giometti Carneiro
Graduada em Medicina pela Faculdade de Ciências Médicas de Santos (FCMS). Residente em Medicina de Emergência no Hospital das Clínicas da Faculdade de Medicina da Universidade de São Paulo (HCFMUSP).

Laís Mathias Penna de Gouvêa
Médica pela Universidade de Taubaté. Emergencista pelo Hospital Alemão Oswaldo Cruz. Médica na UPA Morumbi e na Unidade Móvel do Hospital Israelita Albert Einstein. Preceptora da Residência em Medicina de Emergência no Hospital Alemão Oswaldo Cruz.

Lara Miranda Rodrigues Da Cunha
Médica Emergencista. Residência Médica em Medicina de Emergência pelo Hospital das Clínicas da Universidade Federal de Minas Gerais. Emergencista Horizontal do Hospital Risoleta Tolentino Neves. Médica Reguladora e Intervencionista do SAMU de Belo Horizonte.

Larissa Senna Rodrigues
Residente em Medicina de Emergência MULTIVIX. Médica pela Universidade Federal do Rio de Janeiro.

Laura Mitie Hirono
Residente em Medicina de Emergência do Hospital Regional Hans Dieter Schmidt de Joinville, Santa Catarina.

Leonardo Comerlatto
Médico Ortopedista e Traumatologista. Especialista em Cirurgia do Quadril. Coordenador da Equipe de Pelve/Acetábulo do Hospital de Pronto Socorro de Porto Alegre. Membro da Sociedade Brasileira de Ortopedia e Traumatologia (SBOT), Sociedade Brasileira do Quadril (SBQ) e Sociedade Brasileira do Trauma Ortopédico (SBTO).

Leonardo Goltara Almeida
Supervisor da Residência em Medicina de Emergência – MULTIVIX. Título Superior em Medicina de Emergência – ABRAMEDE. Editor-chefe @emergenciaraiz. Titulado em Medicina Intensiva – AMIB . Titulado em Geriatria – SBGG. Mestre em Gestão Pública – UFES. Coordenador da UTI Vila Velha Hospital (ES).

Leonardo Gomes Menezes
Médico graduado pela Escola Bahiana de Medicina e Saúde Pública (EBMSP). Chefe do Serviço de Urologia do Hospital São Marcos – Rede D'Or São Luiz. Diretor Geral do SAMU Metropolitano do Recife-PE. Operador de Suporte Médico do SAMU Recife-PE. Urologista Assistente do Memorial São José e Memorial STAR – Rede D'Or São Luiz.

Leonardo Lucena Borges
Médico Emergencista e Internista. Residência em Medicina de Emergência pelo Hospital Municipal de Pronto Socorro e em Medicina Interna pelo Hospital Nossa Senhora da Conceição de Porto Alegre. Médico assistente do Hospital Municipal de Pronto Socorro (HPS) e do Hospital de Clínicas de Porto Alegre (HCPA).

Leticia Rego Dalvi
Médica Emergencista. Residência Médica em Medicina de Emergência pela MULTIVIX-ES. Médica da Qualidade e do Aeromédico do SAMU-ES. Médica Assistente da UPA de Castelândia. Pós Graduanda em Gestão da Qualidade e Segurança das Organizações de Saúde pelo Hospital Israelita Albert Einstein.

Lisiane Segato Kruse
Residência em Pediatria no Hospital de Clínicas de Porto Alegre. Residência em Otorrinolaringologia no Hospital de Clínicas de Porto Alegre. Mestrado em Cirurgia pela Universidade Federal do Rio Grande do Sul. Médica Otorrinolaringologista do Hospital de Pronto Socorro de Porto Alegre.

Luana Malczewski
Médica Emergencista. Residência Médica em Medicina de Emergência pelo Hospital Cruz Vermelha – Filial do Paraná. Médica Plantonista do Pronto-socorro do Hospital Evangélico Mackenzie. Médica Plantonista do setor de Emergência do Pronto Atendimento Adulto do Hospital Santa Cruz-PR. Médica Intervencionista do SAMU Curitiba.

Luca Silveira Bernardo
Médico emergencista pela Universidade Federal de São Paulo (UNIFESP). Emergencista no Hospital Israelita Albert Einstein (HIAE) e Hospital Municipal Dr. Moysés Deutsch (M'Boi Mirim). Coordenador do Grupo Médico Assistencial de Medicina de Emergência do HIAE.

Lucas Ávila de Souza
Residente de Medicina de Emergência no Hospital de Pronto Socorro João XXIII.

Lucas Giustra Valente
Médico Psiquiatra. Residência médica em Psiquiatria pelo Hospital das Clínicas da Faculdade de Medicina de Botucatu – UNESP. Médico assistente do mesmo hospital, Coordenador do Ambulatório de Transtornos Ansiosos e Obsessivos-compulsivos e do Ambulatório de Transtornos Afetivos Bipolares da mesma instituição.

Lucas Leopoldino Resende de Oliveira
Médico pela Faculdade de Medicina de Barbacena. Residente de Medicina de Emergência no Hospital das Clínicas da Faculdade de Medicina da Universidade de São Paulo (HCFMUSP).

Lucas Odacir Graciolli
Médico emergencista. Residência médica em Medicina de Emergência pelo Hospital de Clínicas de Porto Alegre. Coordenador médico do Serviço de Emergência Adulto do Hospital Tacchini Bento Gonçalves.

Lucas Oliveira de Medeiros
Médico Emergencista. Residência Médica em Medicina de Emergência pela Escola de Saúde Pública do Ceará. Médico Assistente Diarista e Coordenador Médico do Pronto-socorro OTO Meireles – Rede OTO Kora Ceará.

Lucas Oliveira J. e Silva
Professor Adjunto de Medicina de Emergência da Universidade Federal do Rio Grande do Sul (UFRGS). Residência Médica em Medicina de Emergência pelo Hospital de Clínicas de Porto Alegre (HCPA). Médico Plantonista do Serviço de Emergência do Hospital Moinhos de Vento (HMV). Pesquisador Colaborador do Departamento de Emergência da Mayo Clinic (Rochester, Minnesota).

Lucas Rodrigues de Oliveira
Residência Médica em Medicina de Emergência no Hospital das Clínicas de Porto Alegre (HCPA-RS). Emergencista Samaritano Higienópolis e IGESP Paulista. Plantonista Preceptor da residência de Emergência do HIAE (sede M'boi Mirim) e Hospital Geral do Grajaú.

Lucas Rossetto
Médico residente do Hospital de Clínicas de Porto Alegre (HCPA).

Lucas Soares Coelho Marrocos
Médico Emergencista. Residência Médica em Medicina de Emergência pelo Instituto Doutor José Frota. Médico plantonista da Emergência do Hospital Madre Theodora.

Lúcia Eneida Rodrigues
Médica graduada pela Universidade Estadual de Londrina (UEL). Infectologista graduada UEL/Intensivista AMIB. Médica socorrista/Operadora de Suporte Médico Aéreo BPMOA/Pr. Médica Hiperbarista pela UHMS/NOAA/SBMH/ATMO. Especialista em acidentes de mergulho pela UHMS/NOAA. Médica *off shore* (*on board* e aéreo). Médica Voluntária da DAN (*Emergency Hotline* em português) Naui Rescue/Master Diver. Membro ABRAMEDE/AMIB/SBMH/ABMAR. Diretora de Ciência e Saúde da SOBRASA. Diretora Médica da Foundation Recompression Chamber Bonaire.

Ludhmila Abrahão Hajjar
Professora Titular da Disciplina de Emergências Clínicas da Faculdade de Medicina da Universidade de São Paulo (FMUSP). Título de Especialista em Medicina de Emergência pela ABRAMEDE. Título de Especialista em Cardiologia pela Sociedade Brasileira de Cardiologia. Título de Especialista em Medicina Intensiva pela AMIB. Diretora da Cardio-Oncologia no Instituto do Coração do Hospital das Clínicas da FMUSP. Coordenadora da Cardio-Oncologia no Instituto do Câncer do Estado de São Paulo (ICESP). Coordenadora do Programa de Pós-graduação em Cardiologia da FMUSP. Coordenadora da Cardiologia no Hospital Vila Nova Star – Rede D'Or. Coordenadora das UTIs Cardiológica e Cirúrgica do Hospital DF Star – Rede D'Or.

Luís Augusto Ferreira
Médico emergencista pelo Hospital das Clínicas da Universidade Federal de Minas Gerais (UFMG). *Fellow* da Associação Brasileira de Medicina de Emergência – FABRAMEDE. MBA em Gestão de Saúde pela Fundação Getulio Vargas. Professor-Coordenador do internato de emergência da Universidade Prof. Edson Antônio Velano/Fundação de Ensino e Tecnologia de Alfenas (UNIFENAS/

FETA), Campus Belo Horizonte/MG. Coordenador do departamento de Emergência do Hospital Margarida, de João Monlevade/MG. Médico regulador e intervencionista no SAMU de Itabira/MG.

Luis Felipe Lopes Prada

Médico Pneumologista. Residência Médica em Clínica médica e Pneumologia e Tisiologia pelo Hospital das Clínicas da Faculdade de Medicina da Universidade de São Paulo (FMUSP). Título de especialista em Pneumologia e Tisiologia pela Sociedade Brasileira de Pneumologia e Tisiologia (SBPT). Médico do corpo clínico e do pronto atendimento da Unidade Avançada Ibirapuera do Hospital Israelita Albert Einstein.

Luis Felipe Maya Amador

Médico Pediatra/Neonatologista formado pelo Hospital de Clínicas de Porto Alegre. Título de especialista como Neonatologista pela AMB/SBP. Título de Especialista como Pediatra pela AMB/SBP. Revalidação como Médico no Brasil pela Universidade Federal do Rio Grande do Sul (UFRGS). Médico formado na FUJNC Bogotá-Colômbia.

Luis Paulo Kruse

Residência em Medicina Geral Comunitária no Hospital Nossa Senhora Conceição. Residência em Medicina Interna no Hospital Nossa Senhora Conceição. Médico do Serviço de Emergência do Hospital de Pronto Socorro de Porto Alegre. Médico do Serviço de Emergência do Hospital Nossa Senhora Conceição.

Luiz Gonçalves Foernges

Trauma Acute Care Surgery, Geisinger Medical Center, Danville, Pennsylvania Assistant Professor of Surgery, Geisinger Commonwealth School of Medicine, Scranton, Pennsylvania.

Luiz Gustavo Ribeiro de Carvalho Murad

Médico Emergencista. Residência em Medicina de Emergência MULTIVIX. Docente de Medicina MULTIVIX. Médico Socorrista e Operador de Suporte Médico SAMU 192 – Espírito Santo.

Luiz Henrique Dóro Pereira

Médico pela Universidade do Oeste de Santa Catarina (UNOESC). Residente em Medicina de Emergência pelo Hospital de Clínicas de Porto Alegre (HCPA).

Luiz Jorge Moreira Neto

Médico Infectologista pela Universidade Estadual de Londrina. Certificado de Atuação em Infectologia Hospitalar pela SBI/AMB. Mestre em Doenças Infecciosas e Parasitárias pela Universidade Estadual de Maringá. Membro da European Society for Immunodeficiencies.

Luiz Rodolfo Egydio de Cerqueira César

Graduação em Medicina pela Universidade Estadual de Campinas (UNICAMP). Residente de Medicina de Emergência no Hospital das Clínicas da Faculdade de Medicina da Universidade de São Paulo (HCFMUSP).

Luiza Alencar Moura

Médica formada pela Universidade Federal do Cariri. Residente do terceiro ano de Medicina de Emergência pela Escola de Saúde Pública do Ceará.

Luiza Braun Lirio Nascimento Cadorini

Médica pela Universidade Vila Velha (UVV). Residência em Medicina de Emergência MULTIVIX . Médica Reguladora e Intervencionista do SAMU-Espírito Santo.

Luiza Foschiera

Médica Emergencista Pediátrica com Residência Médica em Pediatria e Medicina de Emergência Pediátrica pelo Hospital de Clínicas de Porto Alegre (HCPA). Título de Especialista em Pediatria pela Sociedade Brasileira de Pediatria (SBP). Título de especialista em emergência pediátrica pela ABRAMEDE. Médica Rotineira na Unidade de Emergência Pediátrica do Hospital Moinhos de Vento de Porto Alegre. Médica assistente da emergência pediátrica do HCPA.

Marcela Curci

Médica Emergencista. Residência Médica em Medicina de Emergência pelo Hospital das Clínicas da Faculdade de Medicina de Ribeirão Preto da Universidade de São Paulo (HCFMRP-USP). Médica Responsável pela Sala Vermelha da Unidade de Emergência do HCFMRP-USP. Preceptora do Programa de Residência Médica em Medicina de Emergência no HCFMRP-USP. Doutora em Ciências Médicas pela FMRP-USP. Título em Medicina de Emergência pela ABRAMEDE.

Marcela Schimalesky

Médica Emergencista. Residência médica em Medicina de Emergência pelo Hospital Cruz Vermelha – Filial do Paraná. Médica plantonista no Pronto-socorro clínico do Hospital Universitário Evangélico Mackenzie. Médica concursada e plantonista da sala de emergência na Unidade de Pronto Atendimento de Fazenda Rio Grande – PR.

Marcelo Pavese Porto

Pediatra e Neonatologista. Mestre em Pediatria pela Universidade Federal do Rio Grande do Sul (UFRGS). Professor de Pediatria e Neonatologia da Universidade do Vale dos Sinos (Unisinos). Vice-Presidente da Sociedade de Pediatria do Rio Grande do Sul. Coordenador Estadual (RS) do Programa de Reanimação Neonatal da Sociedade Brasileira de Pediatria.

Marcos Eduardo Grüdtner

Graduação em Medicina pela UNISUL-PB SC. Médico Emergencista pela Associação Brasileira de Medicina de Emergência.

Marcos Nakamura Pereira

Médico do Instituto de Saúde da Mulher, da Criança e do Adolescente Fernandes Figueira (IFF/FIOCRUZ). Doutor em Epidemiologia pela Escola Nacional de Saúde. Pública Sergio Arouca (ENSP/FIOCRUZ). Coordenador de Obstetrícia do Hospital. Maternidade Maria Amélia Buarque de Hollanda (SMS/RJ).

Marcus Vinicius Briani

Graduação e Residência em Clínica Médica pela Faculdade de Ciências Médicas da Santa Casa de São Paulo (FCMSCSP). Residência em Cardiologia e Especialização em Valvopatias pelo Instituto do Coração do Hospital das Clínicas da Faculdade de Medicina da Universidade de São Paulo (InCor-HCFMUSP). Médico da Unidade de Pronto Atendimento do Hospital Israelita Albert Einstein. Professor da FCMSCSP.

Marcus Vinicius Melo de Andrade

Médico especialista em Medicina de Emergência, Medicina Intensiva e Clínica Médica. Professor Titular da Faculdade de Medicina da Universidade Federal de Minas Gerais (UFMG). Coordenador do Programa de Residência Médica em Medicina de Emergência do Hospital das Clínicas da UFMG. Coordenador do Núcleo de Medicina de Emergência da Faculdade de Medicina da UFMG, Coordenador do Centro de Relações Internacionais da FMUFMG. Pós-doutorado no National Heart and Lung Institute, National Institutes of Health, EUA. Membro da Câmara Técnica de Medicina de Emergência do Conselho Federal de Medicina.

Maria Beatriz dos Santos Faeti

Médica pela Emescam – ES. Residência de Infectologia no Hospital Universitário Cassiano Antônio Moraes.

Maria Camila Lunardi

Médica especialista em Medicina Intensiva pela Associação de Medicina Intensiva Brasileira (AMIB) e Medicina de Emergência pela ABRAMEDE. *Fellow* em Medicina de Emergência e TSME pela ABRAMEDE. Membro titular-colaboradora do Colégio Brasileiro de Cirurgiões (CBC). Docente de Medicina de Emergência na Faculdade Santa Marcelina. Médica assistente da UTIDMED no HSP. Médica assistente de Emergências Clínicas do Hospital das Clínicas da Faculdade de Medicina da Universidade de São Paulo (HCFMUSP). Membro das Câmaras Técnicas de Medicina de Emergência do CREMESP e CFM. Presidente da ABRAMEDE gestão 2024-2025.

Maria Claudia Borges Ladeira

Médica pela Universidade Federal de São João Del Rei (UFSJ). Residente em Medicina de Emergência pelo Hospital Regional Hans Dieter Schmidt. Médica intervencionista do SAMU.

Maria do Carmo Paixão Rausch

Médica e Epidemiologista pela Universidade Federal de Minas Gerais. Residência Médica em Pediatria pela Fundação Benjamin Guimarães. Gerente da Programação Pactuada Integrada (PPI) na Secretaria de Estado de Saúde de Minas Gerais. Coordenadora Estadual de Regulação Assistencial da Secretaria de Estado da Saúde de Minas Gerais. Referência Técnica Médica da pediatria na Secretaria de Estado de Saúde de Minas Gerais. Consultora Médica na área de regulação assistencial pelo Ministério da Saúde. Consultora Técnica Médica pela Fundação São Francisco Xavier na área de atenção primária. Consultora Técnica Médica no projeto LEAN nas Emergências pelo Hospital Sírio-Libanês – PROADI SUS – Ministério da Saúde. Diretora Técnica Médica do Grupo Brasileiro de Classificação de Risco e Membro do Grupo Internacional de Referência do Sistema Manchester de Classificação de Risco.

Maria Eduarda Guelfi Pinto

Graduanda em Medicina – Universidade de Marília.

Maria Fernanda Arantes Martins

Médica formada pelo Centro Universitário de Votuporanga (UNIFEV). Residente do PRM de Medicina de Emergência da Irmandade da Santa Casa de Misericórdia de São Paulo (ISCMSP). Pós graduada em Medicina de Emergência pelo Albert Einstein Instituto Israelita de Ensino e Pesquisa. Instrutora do *The Difficult Airway Course*® (TDAC). Membro ligante da Associação Brasileira de Medicina de Áreas Remotas e Esporte de Aventura (ABMAR).

Maria Lorraine Silva de Rosa

Graduação em medicina pela Universidade Federal de Santa Catarina (UFSC). Residência em Medicina de Emergência pelo Hospital das Clínicas da Faculdade de Medicina da Universidade de São Paulo (HCFMUSP). Preceptoria da Disciplina de Emergências Clínicas FMUSP. Pós-graduação em Gestão de Saúde Albert Einstein. Médica assistente da Unidade de Emergência HCFMUSP. Médica coordenadora da Unidade de Pronto Atendimento Vila Maria.

Mariana Felice Machado
Médica Emergencista. Residência Médica em Medicina de Emergência pelo Hospital das Clínicas da Universidade Federal de Minas Gerais (UFMG). Médica horizontal e assistente da unidade de Emergência do Hospital Metropolitano Odilon Behrens. Supervisora do estágio de Urgência e Emergência da residência médica e dos acadêmicos na Emergência no Hospital Metropolitano Odilon.

Mariana Kumaira Fonseca
Cirurgiã Geral e Trauma. Residência Médica pelo Hospital de Pronto Socorro de Porto Alegre. Preceptora do Serviço de Cirurgia Geral e do Trauma do Hospital de Pronto Socorro de Porto Alegre. Médica assistente do serviço de Cirurgia do Trauma do Hospital Cristo Redentor/Grupo Hospitalar Conceição. Mestre em Ciências Cirúrgicas pela Universidade Federal do Rio Grande do Sul.

Mariana Pessini
Médica pela Universidade do Vale do Taquari. Residente em Medicina de Emergência pelo Hospital de Pronto Socorro de Porto Alegre.

Mariana Pezzute Lopes
Medicina pela Faculdade de Ciências Médicas da Universidade Estadual de Campinas (FCM-UNICAMP). Residência de Clínica Médica pelo Hospital das Clínicas da Faculdade de Medicina da Universidade de São Paulo (HCFMUSP). Residência de Cardiologia pelo Instituto do Coração (InCor-HCFMUSP). Médica Assistente da Unidade de Valvopatias do InCor. Cardiologista do Corpo Clínico do Hospital Israelita Albert Einstein e colaboradora da pós-graduação.

Mariana Rodrigues Kisling Ávila
Médica Emergencista. Graduada pelo Centro Universitário das Faculdades Associadas de Ensino (FAE). Residência em Medicina de Emergência pelo Hospital das Clínicas da Faculdade de Medicina da Universidade de São Paulo (HCFMUSP). Médica Assistente da Unidade de Emergência do HCFMUSP. Preceptora do Internato e Residência de Emergência do HCFMUSP.

Mariana Sandrin Toni
Médica Cirurgiã Pediátrica. Residência Médica em Cirurgia Geral pelo Hospital de Pronto Socorro de Porto Alegre e em Cirurgia Pediátrica pelo Hospital São Lucas – PUCRS. Médico assistente do Serviço de Cirurgia Pediátrica do Hospital Criança Conceição. Médica assistente do Serviço de Cirurgia Pediátrica do Hospital Materno Infantil Presidente Vargas. Médica reguladora do SAMU Porto Alegre. Professora do curso de Medicina da Universidade FEEVALE.

Marina Heller
Médica pelas Faculdades Pequeno Príncipe. Residente de Medicina de Emergência do Hospital da Cruz Vermelha PR.

Marissa Bárbara Eduardo Souza
Médica formada pela Uniderp-MS. Residente do terceiro ano de Medicina de Emergência pela Escola de Saúde Pública do Ceará.

Marjurye Gross Ramos Pereira
Médica Emergencista. Residência Médica em Medicina de Emergência pelo Hospital de Pronto Socorro de Porto Alegre. Médica atuante na Emergência do Hospital de Pronto Socorro de Porto Alegre. Médica atuante na UPA Moacyr Scliar. Médica atuante na Emergência do Hospital São Lucas da PUCRS.

Marconi Alves Conserva
Médico do GRAU – Grupo de Resgate e Atendimento às Urgências-Secretaria de Estado da Saúde -SP. Médico Intensivista do Hospital Municipal Dr. Cármino Caricchio -Centro de Tratamento de Queimaduras- Prefeitura do Município de São Paulo. Título de Especialista em Medicina Intensiva pela AMIB.

Mateus de Almeida Oliveira
Médico formado pela Universidade de Taubaté (Unitau). Médico residente de Medicina de Emergência na Universidade Federal de São Paulo (Unifesp).

Mateus de Castro dos Santos
Graduado em Medicina pela Faculdade de Medicina de Ribeirão Preto da Universidade de São Paulo (FMRP-USP). Residência Médica em Medicina de Emergência pelo Hospital das Clínicas da Faculdade de Medicina da Universidade de São Paulo (HCFMUSP).

Mateus Lopes Moreira
Médico residente em Medicina de Emergência pelo Instituto Dr. José Frota. Médico plantonista do Hospital Geral de Fortaleza.

Matheus Burkot Alves de Araújo
Médico formado pela Faculdade Evangélica Mackenzie do Paraná. Residente em Medicina de Emergência pelo Hospital Cruz Vermelha do Paraná.

Matheus Camargo Cunha
Residente em Medicina de Emergência na Escola Paulista de Medicina da Universidade Federal de São Paulo (EPM-UNIFESP). Médico pela Faculdade de Medicina de Jundiaí (FMJ).

Matheus de Oliveira Laterza Ribeiro
Médico Cardiologista. Residência em Clínica Médica pelo Hospital das Clínicas da Faculdade de Medicina da Universidade de São Paulo. Residência de Cardiologia pelo Instituto do Coração do HCFMUSP (InCor-HCFMUSP). *Fellow* em Aterosclerose pelo InCor-HCFMUSP. PhD em Ciências da Saúde pela FMUSP. Corpo Clínico do Hospital Israelita Albert Einstein.

Mathias Antonio Haruno de Vilhena
Residência em Clínica Médica pela Irmandade Santa Casa de Misericórdia de São Paulo (ISCMSP). Residência em Cardiologia pelo Instituto Dante Pazzanese de Cardiologia (IDPC). Especialista em Cardiologia pela Sociedade Brasileira de Cardiologia (SBC). Médico assistente Pronto Atendimento Unidade Morumbi – Hospital Israelita Albert Einstein (HIAE).

Mayara Sousa da Silva Serejo
Médica residente em Medicina de Emergência UDI Rede D'Or.

Michelle Garcia Ferreira de Oliveira
Médica pela Universidade de Vassouras. Residente de Medicina de Emergência no Hospital das Clínicas da Faculdade de Medicina da Universidade de São Paulo (HCFMUSP).

Michelle Novack Margarida
Médica pela Universidade Federal de Santa Catarina. Residente de Medicina de Emergência pela Escola de Saúde Pública de Florianópolis. Médica Assistente da Unidade de Emergência do Hospital Regional Hans Dieter Schmidt (HRHDS).

Milene Bastos Ferreira
Médica Emergencista. Residência Médica em Medicina de Emergência pelo Hospital João XXIII de Belo Horizonte – MG. Médica intervencionista e reguladora do SAMU Belo Horizonte – MG. Médica intervencionista do SAMU de Nova Lima – MG. Médica Assistente na UPA Dr Jose Adelson Pires Moreira de Nova Lima – MG. Instrutora do Curso de Emergências Clínicas pela ABRAMED MG.

Mirian Gonçalves Costa
Médica emergencista. Residência médica em Medicina de Emergência pelo Hospital João XXIII de Belo Horizonte. Médica socorrista e supervisora da residência de Medicina de Emergência do SAMU Contagem. Médica assistente no Hospital Municipal de Contagem e UPA Ressaca. Instrutora do Curso de Emergências Clínicas pela ABRAMED MG.

Morgana Tavares Dantas Sousa
Médica Residente de Medicina de Emergência pela Escola de Saúde Pública do Ceará (ESP/CE). Médica Assistente da Reanimação do Hospital Regional do Cariri em Juazeiro do Norte – Ceará.

Natália Dias do Nascimento
Médica formada pela Universidade Federal de Ouro Preto. Especialista em Clínica Médica. Pós graduada em Urgência e Emergência pelo Hospital Albert Einstein. Especialista em Toxicologia Médica pela Associação Médica Brasileira (AMB). Toxicologista do Centro de Informação e Assistência Toxicológica do Estado de Minas Gerais (CIATOX-MG).

Natascha Kokay Nepomuceno
Médica Emergencista. Graduada pela Escola Superior de Ciências da Saúde do Distrito Federal. Residência em Medicina de Emergência pelo Hospital de Clínicas de Porto Alegre. Médica Plantonista do Hospital São Lucas da Pontifícia Universidade Católica do Rio Grande do Sul (PUCRS). Médica plantonista e preceptora no Hospital Bruno Born em Lajeado. Coordenadora residente Sul I da Associação Brasileira de Educação Médica.

Nathalia Campos Rodrigues
Médica pelo Centro Universitário das Faculdades Associadas de Ensino (Unifae). Atual Residente em Medicina de Emergência pelo Hospital das Clínicas da Faculdade de Medicina de São Paulo (HCFMUSP).

Nathália Soares Meier
Médica residente em Medicina de Emergência pelo Hospital de Clínicas de Porto Alegre (HCPA). Médica pela Universidade Federal do Rio Grande do Sul (UFRGS).

Nayara Tamires Marques de Freitas
Residente de Medicina de Emergência pela Escola Paulista de Medicina da Universidade Federal de São Paulo (EPM-UNIFESP). Graduada em Medicina pela EPM- UNIFESP. Médica intervencionista do SAMU Alto Vale Do Paraíba e SAMU São Paulo.

Nicole Luize Bremer
Médica Infectologista Hospital Pillar – PR. Professora de Medicina do ciclo clínico do internato na Universidade Positivo.

Osmar Colleoni
Residência em Medicina de Emergência pelo HPS de Porto Alegre e em Emergência Pediátrica pela Universidade Federal de Ciências da Saúde de Porto Alegre (UFCSPA). Rotineiro do Hospital de Trauma Cristo Redentor (GHC). Preceptor do PRM em Medicina de Emergência do GHC.

Título Superior em Medicina de Emergência (TSME) e *Fellow* pela ABRAMEDE.

Oswaldo Alves Bastos Neto

Médico Ortopedista e Traumatologista. Residência em Ortopedia e Traumatologia no Instituto de Assistência Médica ao Servidor Público Estadual de São Paulo (IAMSPE). Médico Emergencista. (TEME ABRAMEDE) Médico Intervencionista do SAMU 192 Salvador. Título Superior em Medicina de Emergência (TSME ABRAMEDE). *Fellow* ABRAMEDE

Paola Isabelle Mariano

Médica emergencista. Residência médica em medicina de emergência pelo Hospital das Clínicas de Minas Gerais. Médica assistente no SAMU BH. Médica assistente no Pronto-socorro do Hospital Risoleta Tolentino Neves.

Patrícia Albuquerque de Moura

Fisioterapeuta Assistencial na Unidade de Emergência Referenciada do Instituto Central do Hospital das Clínicas (HC) da Faculdade de Medicina da Universidade de São Paulo (FMUSP). Supervisora e Docente em programas de Pós-graduação da Divisão de Fisioterapia do Hospital das Clínicas da FMUSP. Mestre em Ciências pela Universidade de São Paulo (USP).

Patricia Drumond

Médica graduada pela Universidade Federal de Minas Gerais (UFMG). Especialista em Clínica Médica com área de atuação em Toxicologia e plantonista do CIATox-MG (Centro de Informação e Assistência Toxicológica de Minas Gerais)/Hospital João XXIII desde 2008. Referência Técnica em Gerenciamento de Catástrofe do Hospital João XXIII na Copa das Confederações em 2013, Copa do Mundo 2014 e Olimpíadas 2016. Diretora Assistencial do Hospital João XXIII 2018-2019. Supervisora do programa de residência de Medicina de Emergência do Hospital João XXIII 2020-2024.

Patrícia Lopes Gaspar

Médica Emergencista – Residência Medicina de Emergência Instituto Dr. José Frota/CE. Pós-graduação em Medicina Intensiva(AMIB). Pós-graduação em Gestão em Saúde (Hospital Albert Einstein). Fellowship Ultrasound Leadership Academy. Coordenadora Emergência Hospital São Camilo Fortaleza. Título Superior em Medicina de Emergência (TSME). Médica Assistente do Hospital Geral de Fortaleza/CE.

Patricia Miranda do Lago

Pediatra Emergencista (ABRAMEDE/SBP). Chefe do Serviço de Medicina Intensiva e Emergência Pediátrica do Hospital de Clínicas de Porto Alegre (HCPA). Professora Adjunta do Departamento de Pediatria da Universidade Federal do Rio Grande do Sul (UFRGS). Vice-presidente pediátrica da ABRAMEDE.

Paula Tássia Barbosa Rocha

Enfermeira graduada pela Pontifícia Universidade Católica de Minas Gerais. Especialista em Urgência e Emergência pela Faculdade Ciências Médicas de Minas Gerais. Membro do Grupo Internacional de Referência do Sistema Manchester de Classificação de Risco. Membro efetivo do Grupo Brasileiro de Classificação de Risco. Enfermeira responsável pelo Sistema Manchester de Classificação de Risco no Brasil.

Pedro Alves do Amaral Mansur

Médico Residente em Medicina de Emergência do Hospital de Clínicas de Porto Alegre (HCPA).

Pedro Henrique de Oliveira Queiroz

Médico graduado pela Universidade Federal de Juiz de Fora. Especialista em Clínica Médica e Medicina Intensiva. Horizontal da UTI do Pronto-socorro do Hospital Municipal Odilon Behrens (HMOB). Plantonista do Hospital Madre Teresa. Plantonista do Centro de Informação e Assistência Toxicológica do Estado de Minas Gerais (CIATOX-MG).

Pedro Henrique de Santana

Médico Cardiologista Clínico. Graduação em Medicina pela Universidade Federal do Triângulo Mineiro. Residência em Clínica Médica pelo Hospital das Clínicas da Faculdade de Medicina de Ribeirão Preto da Universidade de São Paulo (HCFMRP-USP). Residência em Cardiologia pelo Instituto do Coração do Hospital das Clínicas da Faculdade de Medicina da USP (InCor-HCFMUSP). *Fellowship* pela Unidade Clínica de Aterosclerose do InCor-HCFMUSP. Doutorando InCor-HCFMUSP. Médico Assistente da Unidade de Emergência do Hospital Israelita Albert Einstein. Cardiologista assistente da Beneficência Portuguesa de São Paulo.

Pedro Henrique Ribeiro Brandes

Médico Clínico na unidade de Pronto Atendimento do Hospital Israelita Albert Einstein, Residência em Clínica Médica pela Universidade São Paulo.

Pedro Ivo De Marqui Moraes

Médico II da Unidade de Pronto Atendimento do Hospital Israelita Albert Einstein. Doutor em Ciências e Supervisor do Programa de Residência Médica em Cardiologia da Escola Paulista de Medicina da Universidade Federal de São Paulo.

Pedro Mazzilli Suplicy

Médico Emergencista. Graduação em Medicina pela Faculdade de Medicina do ABC. Residência Médica em Medicina de Emergência pelo Hospital das Clínicas da Faculdade de Medicina de São Paulo (HCFMUSP). Médico Assistente da Unidade de Emergência do HCFMUSP.

Pedro Paulo Silva de Figueiredo

Médico Emergencista. Título de Especialista pela Associação Brasileira de Medicina de Emergência (ABRAMEDE). Título Superior em Medicina de Emergência pela ABRAMEDE (TSME). Residência Médica em Clínica Médica pelo Hospital Estadual Dr. Jayme Santos Neves. Assistente no Hospital Santa Rita de Cássia (HSRC). Mestre em Ensino em Saúde pelo Instituto Israelita Albert Einstein.

Polianna Lemos Moura Moreira Albuquerque

Médica Nefrologista. Docente do Curso de Medicina da Universidade de Fortaleza. Coordenadora do Centro de Informação e Assistência Toxicológica do Instituto Dr. José Frota, Fortaleza, Ceará. PhD e Mestre em Ciências Médicas pela Universidade Federal do Ceará.

Rafael Arruda Alves

Médico Emergencista especialista em Emergências Pediátricas, Administração em Saúde e Medicina Intensiva. Médico do SAMU Bauru e Médico assistente da UTI Adulto do Hospital das Clínicas da USP de Bauru. *Fellow* pela ABRAMEDE com Título Superior em Medicina de Emergência pela ABRAMEDE (TSME).

Rafael De Biase Abt

Médico Cardiologista. Residência Médica em Cardiologia pela Universidade Estadual de Campinas (UNICAMP). Residência Médica em. Eletrofisiologia Invasiva pela Universidade Federal de São Paulo (UNIFESP). Médico do Centro de Arritmias do Hospital Israelita Albert Einstein. Título de Especialista em Cardiologia pela Sociedade Brasileira de Cardiologia (SBC)/Associação Médica Brasileira (AMB).

Rafael de Oliveira Matoso

Médico pela Universidade Federal de Minas Gerais (UFMG). Residência em Clínica Médica pelo Hospital Odilon Behrens e área de atuação em Toxicologia Clínica pela AMB. Plantonista do Centro de Informação e Assistência Toxicológica de Minas Gerais do Hospital João XXIII. Supervisor do Programa de Residência em Clínica Médica do Hospital Metropolitano Dr. Célio de Castro.

Rafael Lima Mc Gregor von Hellmann

Médico Emergencista pelo Hospital de Clínicas de Porto Alegre. Hospital Medical Officer – Emergency Department – Monash Health, Australia.

Rafael Matos Hortegal

Médico pela Universidade Federal do Maranhão e Médico Emergencista pela Associação Brasileira de Medicina de Emergência com Título Superior de Medicina de Emergência.

Rafaela Elizabeth Bayas Queiroz

Médica Emergencista titulada pela Associação Brasileira de Medicina de Emergência. Professora do Curso de Medicina da UNIFOR. Médica chefe de equipe (Instituto Dr. José Frota/ IJF). Supervisora da residência de Medicina de Emergência (Instituto Dr. José Frota/ IJF). Doutora em Ciências Médicas pela Faculdade de Medicina da Universidade de São Paulo. Título Superior de Medicina de Emergência pela ABRAMEDE(TSME). *Fellow* da Associação de Medicina de Emergência pela ABRAMEDE.

Raphael Paris Rosan

Médico Cardiologista. Residência em Clínica Médica pela Santa Casa de São Paulo. Residência de Cardiologia pelo Instituto Dante Pazzanese de Cardiologia (IDPC). Mestre em Ciências pela Universidade de São Paulo/IDPC. Médico do Corpo Clínico do Hospital Israelita Albert Einstein.

Rebeca Tamara Milan

Médica Emergencista. Residência Médica em Medicina de Emergência pela Secretaria Municipal de Saúde de Curitiba – PR. Médica Assistente do Hospital Universitário Cajuru, do Hospital Universitário Evangélico Mackenzie e do Hospital Municipal do Idoso Zilda Arns

Renata Esteves Alves Jordão

Médica pela Faculdade de Medicina de Jundiaí (FMJ). Residente em Medicina de Emergência pela Escola Paulista de Medicina da Universidade Federal de São Paulo (EPM-UNIFESP).

Renata Silva Duarte dos Santos

Pediatra, Intensivista Pediátrica e Mestre em Saúde da Criança e do Adolescente pela Universidade Federal do Rio Grande do Sul (UFGRS). Especialista em Pediatria pela Sociedade Brasileira de Pediatria (SBP) e em Terapia Intensiva Pediátrica pela SBP e Associação de Medicina Intensiva Brasileira (AMIB). Médica rotineira da UTI Pediátrica do Hospital Santo Antônio da Santa Casa de Porto Alegre. Médica plantonista do Hospital da Criança Conceição. Professora de graduação, na Disciplina de Pediatria ,na Universidade Vale do Rio dos Sinos (UNISINOS).

Richard Diego de Moraes

Médico graduado pela Faculdade de Medicina da Universidade de São Paulo (FMUSP). Especialista em Clínica Médica pela AMB/SBCM. *Fellow* em Cardiogeriatria pelo

Instituto do Coração do Hospital das Clínicas da Faculdade de Medicina da Universidade de São Paulo (InCor-HCFMUSP). Médico assistente do Instituto do Câncer do Estado de São Paulo, do Hospital Nipo Brasileiro e do Hospital Sancta Maggiore Paris.

Rodrigo Antonio Brandão Neto

Médico Supervisor do Pronto-socorro do Hospital das Clínicas da Faculdade de Medicina da Universidade de São Paulo (HCFMUSP) e do Programa de Residência de Medicina de Emergência do HCFMUSP. Responsável Técnico da Emergência do Hospital Moyses Deutsch (Hospital M'Boi Mirim) em São Paulo/SP. Docente de Medicina de Emergência da Faculdade Israelita Albert Einstein. Doutorado em Ciências Médicas pelo HCFMUSP.

Rodrigo Ganem Sugino

Médico Emergencista. Residência Médica em Medicina de Emergência pela Universidade Federal de São Paulo (UNIFESP). Preceptor da cadeira de Emergência da Faculdade de Ciências Médicas de Santos, Médico, assistente do Hospital Nove de Julho.

Rodrigo Matheus Santos Alves

Médico graduado pela Universidade Federal do Maranhão. Residência Médica em Medicina de Emergência pelo Hospital das Clínicas da Faculdade de Medicina da Universidade de São Paulo (HCFMUSP). Médico assistente da Unidade de Emergência e do Time de Resposta Rápida do HCFMUSP.

Rodrigo Moraes Cançado da Silva

Médico formado pela Faculdade de Medicina de Barbacena. Médico emergencista formado pelo Hospital João XXIII. Vice-supervisor do Programa de Residência Médica em Medicina de Emergência do Hospital João XXIII.

Rodrigo Rossini

Médico graduado pela Universidade de São Paulo (FMUSP), Residência em Medicina de Emergência pela Universidade de São Paulo (FMUSP); Advogado graduado pela Faculdade de Direito do Largo de São Francisco (USP); MBA em Gestão de Saúde pelo Hospital Israelita Albert Einstein.

Rodrigo Silva de Quadros

Titulado em Medicina de Emergência pela ABRAMEDE. *Fellow* em Medicina de emergência pela ABRAMEDE. Especialista em Clínica Médica pela UFMS. Coordenador da Residência de medicina de emergência da Santa Casa de Campo Grande. Coordenador do SOS Unimed Campo Grande. Chefe do Pronto-Socorro da Santa Casa de Campo Grande.

Samer Heluany Khoury

Médico Emergencista com residência médica pela Escola de Saúde Pública do Estado do Ceará (ESP/CE). Médico Emergencista no Hospital Dr. Carlos Alberto Studart Gomes (Hospital do Coração de Messejana). Preceptor da residência médica em Medicina de Emergência do estado do Ceará. Professor do Curso de Medicina da Universidade de Fortaleza (UNIFOR).

Sara Yumi Motoike

Médica Emergencista. Formada pela Faculdade de Medicina da Universidade de São Paulo (FMUSP). Residência médica em Medicina de Emergência pelo Hospital das Clínicas da FMUSP. Preceptora da Residência Médica de Medicina de Emergência do Hospital das Clínicas da FMUSP.

Sérgio Luís Amantéa

Professor Adjunto do Departamento de Pediatria da Universidade Federal de Ciências da Saúde de Porto Alegre (UFCSPA) e da Pontifícia Universidade Católica do Rio Grande do Sul (PUC-RS). Coordenador do Programa de Pós-graduação Atenção à Saúde da Criança e do Adolescente da UFCSPA. Coordenador de Ensino da Emergência Pediátrica do Hospital da Criança Santo Antônio/Irmandade Santa Casa de Misericórdia de Porto Alegre (ISCMPA). Doutor em Medicina – Pneumologia – pela Universidade Federal do Rio Grande do Sul (UFRGS). Presidente do Departamento Científico (DC) de Emergência da Sociedade Brasileira de Pediatria (SBP). Presidente da Sociedade de Pediatria do Rio Grande do Sul (SPRS).

Silvia Guimarães Sakamoto

Médica Emergencista. Residência médica pelo Hospital das Clínicas da Faculdade de Medicina da Universidade de São Paulo (HCFMUSP). Graduada pela Escola Paulista de Medicina da Universidade Federal de São Paulo (EPM-UNIFESP).

Stefânia Villela Moreira Reis

Médica com especialização em Clínica Médica pelo Hospital Biocor. Médica plantonista do Centro de Informações e Atendimentos Toxicológicos de Minas Gerais (CIATox-MG) , no Hospital João XXIII, Belo Horizonte, MG.

Suelen Cristina Pereira do Nascimento de Freitas

Médica pelo Centro Universitário São Lucas Porto Velho-RO. Especialista em Medicina de Emergência pela Associação Brasileira de Medicina de Emergência (ABRAMEDE).

Suzi Emiko Kawakami

Médica Cardiologista. Residência em Clínica Médica pela Universidade Federal de São Paulo. Residência em

Cardiologia pela Universidade Federal de São Paulo. Mestrado e Doutorado em Ciências pela Universidade Federal de São Paulo. Médica plantonista na Unidade de Pronto Atendimento do Hospital Israelita Albert Einstein.

Tainá Serena Mottin

Residência de Medicina de Emergência pelo Hospital Regional Hans Dieter Schmidt – Joinville SC. Médica pela Universidade São Francisco – Bragança Paulista – SP.

Tâmea Aparecida Linhares Pôssa Oliveira

Médico Infectologista. Residência Médica em Infectologia pelo Instituto de Assistência Médica ao Servidor Público Estadual de São Paulo (IAMSPE-SP). Mestre em Infectologia pela Universidade Federal do Espírito Santo. Médico Assistente do Hospital UNIMED – Vitoria ES. Professora – Coordenadora do Módulo de Emergência da Universidade Vila Velha.

Tauani dos Santos Cordeiro

Médica formada pela Universidade Regional de Blumenau. Residente em Medicina de Emergência pelo Hospital das Clínicas da Faculdade de Medicina da Universidade de São Paulo.

Thaisa Melara

Residente em Medicina de Emergência pelo Hospital Regional Hans Dieter Schmidt. Médica Assistente da Unidade de Emergência do HRHDS.

Thaiz Carolina Colognese Boldrin

Medicina Interna. Residência Médica em Clínica Médica pela Universidade Estadual de Campinas (UNICAMP). Médica assistente da Unidade de Pronto Atendimento do Hospital Israelita Albert Einstein. Médica Assistente da Sala de Emergência do Hospital do Servidor Público Estadual (HSPE).

Thales Vassoler Mendes da Silva

Médico Emergencista. Graduado pela Universidade Federal do Espírito Santo (UFES). Residência de Medicina de Emergência pelo Hospital das Clínicas da Faculdade de Medicina da Universidade de São Paulo. Coordenador do Pronto Socorro Adulto do Hospital Modelo, Sorocaba-SP. Médico assistente na Emergência do Hospital Geral do Grajaú, São Paulo-SP.

Thamyres de Carvalho Rufato

Médica Emergencista. Residência Médica em Medicina de Emergência pelo Hospital de Clínicas da Universidade Federal de Minas Gerais. Gerente do Serviço de emergência do Hospital Odilon Behrens em Belo Horizonte. Médica reguladora e intervencionista do SAMU/BH. Mestranda em Saúde do Adulto – Urgência e Emergência pela Universidade Federal de Minas Gerais e com especialização em preceptoria de residência médica. Pós-graduada em gestão e saúde.

Thiago Barth Bertotto

Médico Cirurgião Pediátrico. Residência Médica em Cirurgia Geral e Cirurgia Pediátrica pelo Hospital de Clínicas de Porto Alegre. Médico da Unidade de Neonatologia do Hospital Fêmina de Porto Alegre. Médico Assistente do Hospital Moinhos de Vento de Porto Alegre. Título de Especialista em Cirurgia Pediátrica pela Associação Brasileira de Cirurgia Pediátrica.

Thiago Lipari Vicente Pereira

Médico Cardiologista formado pelo Instituto do Coração do Hospital das Clínicas da Faculdade de Medicina da Universidade de São Paulo (InCor-HCFMUSP). Foi Preceptor de Emergências Clínicas e Cardiologia pela mesma Instituição. Faz parte do corpo clínico da Unidade de Pronto-Atendimento do Hospital Israelita Albert Einstein.

Thiago Ximenes Ferraz

Médico residente em Medicina de Emergência no Hospital das Clínicas da Faculdade de Medicina da Universidade de São Paulo (HCFMUSP). Graduado pela Faculdade de Medicina de Taubaté.

Túlio Couto Medeiros

Médico pela Universidade Federal do Mato Grosso (UFMT), Campus Sinop. Residente de Medicina de Emergência do Hospital das Clínicas da Faculdade de Medicina da Universidade de São Paulo (HCFMUSP).

Ubirajara Amaral Vinholes Filho

Médico Emergencista com residência pelo Hospital de Pronto Socorro de Porto Alegre. Médico Plantonista da Unidade de Emergência do Hospital Cristo Redentor do Grupo Hospitalar Conceição e do HPS de Porto Alegre. Professor coordenador do Departamento de Medicina de Emergência da Unisinos. Mestrando do PPG de Ensino na Saúde da Universidade Federal do Rio Grande do Sul.

Ursula Gramiscelli Hasparyk

Médica formada pela Universidade Federal de Minas Gerais.

Victor Cezar de Azevedo Pessini

Médico pela Universidade Federal do Paraná (UFPR). Residente de Medicina de Emergência no Hospital das Clínicas da Faculdade de Medicina da Universidade de São Paulo (HCFMUSP).

Victor Göttems Vendrusculo
Médico pela Universidade de Santa Cruz do Sul (UNISC). Presidente do Comitê Brasileiro de Ligas do Trauma – CoBraLT (2023-2023). Diretor da Liga Acadêmica do Trauma da Universidade de Santa Cruz do Sul (2020-2024).

Victor Navarro Jordão
Médico Emergencista. Residência Médica em Medicina de Emergência pelo Hospital das Clínicas da Faculdade de Medicina da Universidade de São Paulo (HCFMUSP). Médico Assistente da Unidade de Emergência do HCFMUSP.

Victor Paro da Cunha
Médico pela Universidade Estadual do Piauí (Uespi). Emergencista pela Residência em Medicina de Emergência da Faculdade de Medicina da Universidade de São Paulo (FMUSP). Médico Assistente da Unidade de Emergência Referenciada (UER) do Hospital das Clínicas da FMUSP. Professor da Disciplina de Urgências e Emergências Médicas da Universidade Federal do Piauí (UFPI).

Victor Van Vaisberg
Médico Assistente da Disciplina de Emergências Clínicas do Hospital das Clínicas da Faculdade de Medicina da Universidade de São Paulo (HCFMUSP). Graduação em Medicina pela FMUSP. Residência em Clínica Médica pelo HCFMUSP. Foi Preceptor da Disciplina de Emergência Clínicas da FMUSP.

Victória Oliveira Prados
Médica residente de Medicina de Emergência pela SES-DF. Médica assistente nos hospitais da Rede D'or e Rede Santa Lúcia. Instrutora do curso SIMULACER – Simulação em emergências das vias aéreas.

Vidal Haddad Junior
Professor Titular de Dermatologia da Faculdade de Medicina de Botucatu da Universidade Estadual Paulista.

Viktoria Weihermann
Médica graduada pela Universidade Federal do Paraná (UFPR). Residência em Clínica Médica pelo Hospital das Clínicas da Faculdade de Medicina da Universidade de São Paulo (HCFMUSP). Residente de Hematologia, Hemoterapia e Terapia Celular do HCFMUSP.

Vinícius Fernandes Oliveira
Médico graduado pela Faculdade de Medicina de Ribeirão Preto da Universidade de São Paulo (FMRP-USP). Médico residente em Medicina de Emergência pela Faculdade de Medicina da Universidade de São Paulo (FMUSP).

Vinícius Guerra Garcia
Médico pela Universidade do Estado do Pará. Cirurgião Geral pela Irmandade Santa Casa de Misericórdia de São Paulo. Endoscopista pela Faculdade de Medicina do ABC. Médico do Núcleo de Fisiologia Gastrointestinal – NIFIG do Hospital Israelita Albert Einstein. Médico e Diretor Operacional do Grupo de Resgate – GRAU SP.

Vinicius Ortigosa Nogueira
Médico pela Universidade Federal de Rondônia (UNIR). Especialista em Medicina de Emergência pela Associação Brasileira de Medicina de Emergência (ABRAMEDE/AMB). Título Superior de Medicina de Emergência (TSME). Mestrado em Ensino em Ciências da Saúde pela Universidade Federal de Rondônia. Professor Adjunto de Medicina de Emergência da Universidade Federal de Rondônia.

Vitor Luchi Binda
Médico pela Escola Superior de Ciências da Santa Casa de Misericórdia de Vitória. Residência em Medicina de Emergência MULTIVIX.

Vitor Machado Benincá
Mestre em Ciências da Saúde pela Universidade do Extremo Sul Catarinense (UNESC). Especialista em Medicina de Emergência/Emergência Pediátrica. Médico pela UNESC. Coordenador do Departamento de Emergência do Hospital Materno Infantil Santa Catarina e diarista do Hospital Unimed Criciúma/SC.

Vitor Ramalho Arruda Silva
Médico pelo Centro Universitário Maurício de Nassau – Pernambuco, Brasil. Residente de Medicina de Emergência pela Escola Paulista de Medicina da Universidade Federal de São Paulo (EPM-UNIFESP).

Vittoria Crepaldi Fares
Médica pela Universidade Federal de Alfenas. Residente de Medicina de Emergência pela Universidade Federal de São Paulo (UNIFESP).

Vivakanand Satram
Graduado em Medicina pela Universidade Federal de Santa Maria (UFSM). Residência em Medicina Interna Boston University School of Medicine. Especialização em Medicina de Emergência FACISA. Especialização em Medicina de Terapia Intensiva Fundação Educacional Lucas Machado. Chefe do Setor de Paciente Crítico do Hospital Universitário de Santa Maria (HUSM/EBSERH). Coordenador da Residência Médica de Medicina de Emergência HUSM-UFSM. Médico Emergencista Pronto-socorro HUSM/EBSERH. Médico Assistente Complexo Hospitalar Astrogildo de

Azevedo SM/RS. Médico Assistente UTI Hospital São Francisco de Assis SM/RS.

Wanli Ho
Médico Assistente e ex-coordenador (2022-2024) do Hospital-dia e do Centro de Atendimento de Intercorrências Oncológicas do Instituto do Câncer do Estado de São Paulo (ICESP). Formado pela Faculdade de Medicina de Ribeirão Preto da Universidade de São Paulo, com MBA em Gestão em Saúde pela EEP do Hospital das Clínicas da Faculdade de Medicina da Universidade de São Paulo.

Welfane Cordeiro Júnior
Especialista em Terapia Intensiva. Especialista em Medicina de Emergência. Especialista em Nutrição Parenteral e Enteral. MBA Gestão de Serviços de Saúde pela Fundação Getulio Vargas (FGV) e Ohio University. Presidente GBCR (Brazilian Triage Group). Mestre (MSc) em Gestão de Tecnologia e Inovação em Saúde pelo Hospital Sírio-Libanês. Coordenador Médico do Projeto Lean nas emergências Proadi SUS Hospital Moinhos de Vento. *Fellow* em Medicina de Emergência – Abramede.

Weverson de Abreu Lima
Médico Emergencista. Residência em Medicina de Emergência pelo Instituto Doutor Jose Frota (Fortaleza-CE). Pós-graduação em Gestão Pública nos Serviços de Saúde pelo Instituto Israelita Albert Einstein. Médico Servidor Público da Secretaria Estadual de Saúde do Estado do Ceará e Coordenador Médico da Unidade de Emergência do Hospital de Messejana Dr. Carlos Alberto Studart Gomes. Preceptor da Residência Médica em Medicina de Emergência no Ceará.

William Botteon Cortezi
Médico generalista pela Escola Paulista de Medicina da Universidade Federal de São Paulo (EPM-UNIFESP). Médico Residente do Programa de Medicina de Emergência da EPM-UNIFESP.

William Rangel
Médico graduado pela Universidade Federal do Rio de Janeiro (UFRJ). Médico Residente em Medicina de Emergência pela Universidade de São Paulo (FMUSP).

Yan Pedro Pagnard
Residente de Medicina de Emergência pelo Hospital das Clínicas da Faculdade de Medicina da Universidade de São Paulo (HCFMUSP). Graduação em Medicina pela FMUSP.

Yarlen Siebra de Sá
Médico graduado pelo Centro Universitário Santa Maria. Operador de Suporte Médico pela Sociedade Brasileira de Medicina Aeroespacial. Médico regulador e intervencionista do SAMU 192 PB e do Complexo Regulador Estadual da PB. Professor universitário da disciplina de atendimento pré-hospitalar e preceptor do internato médico em medicina de emergência.

Yuri de Albuquerque Pessoa dos Santos
Residência em Medicina Intensiva pelo Hospital das Clínicas da Faculdade de Medicina da Universidade de São Paulo (HCFMUSP). Titulado pela AMIB, ECMO especialista pela ELSO. Doutorando pela USP. Intensivista do Hospital Sírio-Libanês e Samaritano Paulista.

Yuri Gomes Carneiro Machado
Médico formado pela Universidade Vila Velha. Médico Emergencista. Residência médica em Medicina de Emergência pela Faculdade Brasileira – MULTIVIX. Médico Emergencista assistente de Unidade Pronto Atendimento Carapina – ES

Yury Tavares de Lima
Médico Emergencista. Residência médica em Medicina de Emergência pela Escola de Saúde Pública – ESP/Ceará. Titulado Médico Emergencista pela ABRAMEDE/AMB. Mestre em Ciências Médicas pela UNIFOR. Diretor de Educação Permanente do SAMU 192 CE. Preceptor da residência médica de Medicina de Emergência ESP/IJF. Pós-graduando em Gestão de Negócios da Saúde pela FDC (Fundação Dom Cabral). Docente do curso de graduação em Medicina na disciplina de urgências médicas. Coordenador e professor do módulo de simulação em medicina de emergência.

Sumário

SEÇÃO III – TRAUMA

Coordenadoras da Seção: Ana Paula da Rocha Freitas, Ariane Coester

SEÇÃO IV – ACIDENTES COM ANIMAIS E QUÍMICOS

Coordenadora da Seção: Juliana Sartorelo Carneiro Bittencourt Almeida

SEÇÃO V – INTERVENÇÕES E PROCEDIMENTOS

Coordenadores da Seção: Luca Silveira Bernardo, Amanda Steil, Diego Adão

SEÇÃO VI – EMERGÊNCIAS NEUROLÓGICAS E PSIQUIÁTRICAS

Coordenador da Seção: Rafael Matos Hortegal

SEÇÃO VII – EMERGÊNCIAS CARDIOVASCULARES

Coordenadores da Seção: José Leão de Souza Júnior, Fabiane Yumi Ogihara Kawano

SEÇÃO XI – EMERGÊNCIAS GINECOLÓGICAS E OBSTÉTRICAS

SEÇÃO XII – EMERGÊNCIAS ENDOCRINOLÓGICAS E METABÓLICAS

SEÇÃO XIII – EMERGÊNCIAS HEMATOLÓGICAS E ONCOLÓGICAS

SEÇÃO XIV – EMERGÊNCIAS INFECCIOSAS

SEÇÃO XV – EMERGÊNCIAS OFTALMOLÓGICAS E OTORRINOLARINGOLÓGICAS

Coordenador da Seção: Khalil Feitosa de Oliveira

SEÇÃO XVI – EMERGÊNCIAS EM DERMATOLOGIA E IMUNOLOGIA

Coordenadores da Seção: Rodrigo Silva de Quadros, Alexandra Rodrigues de Freitas

SEÇÃO XVII – EMERGÊNCIAS REUMATOLÓGICAS

Coordenadores da Seção: Eliana Almeida de Oliveira, Vivakanand Satram

SEÇÃO XVIII – INTOXICAÇÃO EXÓGENA

Coordenadoras da Seção: Juliana Sartorelo Carneiro Bittencourt Almeida, Thamyres de Carvalho Rufato

SEÇÃO XIX – ULTRASSONOGRAFIA PARA O EMERGENCISTA

Coordenadores da Seção: Bianca Domingues Bertuzzi, Daniel Fontana Pedrollo

SEÇÃO XX – EMERGÊNCIAS PEDIÁTRICAS

Coordenadores da Seção: João Carlos Batista Santana, Denise Leite Chaves, Patricia Miranda do Lago

Conteúdo complementar

Capítulos adicionais estão disponíveis em uma plataforma digital exclusiva (https://conteudo-manole.com.br/cadastro/tratadomedicinadeemergenciaabramede).

Utilize o QR code abaixo, digite o voucher **tratadoabramede** e cadastre seu login (e-mail) e senha para ingressar no ambiente virtual.

Voucher: tratadoabramede

O prazo para acesso a esse material limita-se à vigência desta edição.

Prefácio

Cada dia mais acredito que tudo tem seu tempo. Apesar de sempre questionarmos um atraso gigantesco quanto ao reconhecimento da Medicina de Emergência como especialidade médica no Brasil, vemos que hoje, ao nos compararmos com muitos países cujo reconhecimento já ocorreu há décadas, nossa Medicina não deixa a desejar.

Além de termos as mesmas capacidades, as mesmas angústias, as mesmas alegrias, os mesmos problemas, os mesmos desafios, nossos emergencistas também já confeccionam obras riquíssimas com conteúdo baseado em evidências e seguindo preceitos de boas práticas médicas.

Já produzimos literatura de grande repercussão não só no Brasil, mas internacionalmente, assim, faltava uma produção literária no mesmo porte produzido agora pela associação que representa todos os médicos emergencistas de nosso país, a ABRAMEDE.

Dentro de nossas responsabilidades, como sociedade de especialidade, a educação continuada, a atualização de nossos pares e o incentivo à pesquisa são pilares fundamentais; há muitos anos, a ABRAMEDE já se dedica à produção de material educativo para embasar todos aqueles que atuam nos departamentos de emergência, mas ainda precisávamos de algo que englobasse todo o vasto conteúdo de conhecimento que nossa especialidade contempla.

Próximo a completarmos dez anos deste reconhecimento, e com o destaque cada vez maior da ABRAMEDE, com certeza chegamos no tempo de também produzirmos um livro que possa orientar não só os emergencistas, mas também trazer o melhor da Medicina de Emergência a todos os médicos que diariamente enfrentam desafios com pacientes críticos.

Tenho a honra de neste momento estar à frente deste projeto junto a grandes nomes da Medicina de Emergência, o empenho, a dedicação e a *expertise* destes colegas refletem em um conteúdo robusto e muito bem amparado dentro do melhor que a medicina discute no mundo. Agradeço a cada um destes emergencistas que se dedicaram e tiveram a generosidade de dividir conosco todo conhecimento técnico que possuem.

Estamos em um momento muito próspero de nossa especialidade, e a ABRAMEDE está cada dia mais empenhada a levar a Medicina de Emergência ao patamar de reconhecimento de uma grande especialidade médica, ainda com muitos desafios, mas com a certeza de que uma sociedade forte é feita de médicos fortes que têm como grande objetivo levar aos nossos pacientes o que de melhor a medicina atual está aplicando.

Que esta obra seja mais uma de muitas que ainda nossos emergencistas deixarão de legado para a Medicina. O tempo do *Tratado de Medicina de Emergência ABRAMEDE* chegou!

Maria Camila Lunardi

Presidente da Associação Brasileira de Medicina de Emergência (ABRAMEDE)

Apresentação

O *Tratado de Medicina de Emergência ABRAMEDE* é uma iniciativa da Associação Brasileira de Medicina de Emergência, destinada a construir uma literatura nacional que sirva de referência para a formação dos emergencistas no Brasil. A estrutura da obra foi cuidadosamente planejada para abordar as principais patologias e condições clínicas que levam pacientes aos departamentos de emergência no país, oferecendo uma abordagem rápida, focada e precisa sobre os aspectos mais relevantes para o médico emergencista, sem comprometer a profundidade na discussão das evidências científicas mais recentes. Ao longo dos capítulos, o pensamento crítico e prático do emergencista é desenvolvido, considerando as particularidades e os desafios da prática da Medicina de Emergência no Brasil. O tratado aborda temas prevalentes nas emergências nacionais, como acidentes com animais peçonhentos, toxicologia, arboviroses, tuberculose, e a abordagem à violência sexual, todos alinhados com as últimas diretrizes do Ministério da Saúde. Além disso, inclui a utilização do ultrassom *point-of-care* e a realização de inúmeros procedimentos essenciais na rotina do emergencista, assegurando a abrangência e a utilidade da obra. É com grande satisfação que a Medicina de Emergência brasileira passa a contar com uma literatura própria, em português, criada por médicos emergencistas brasileiros para médicos emergencistas brasileiros.

Associação Brasileira de Medicina de Emergência

Seção I

Aspectos gerais: sinais, sintomas e síndromes

COORDENADOR DA SEÇÃO:

Victor Paro da Cunha

1

Abordagem inicial do paciente crítico

Adara Saito Góes
Célia Raiany Ferreira de Farias
Juliana Meireles do Nascimento Macedo
Sara Yumi Motoike
Victor Paro da Cunha

PONTOS PRINCIPAIS

- O manejo do paciente potencialmente crítico no departamento de emergência (DE) é complexo e deve ser tido como prioridade.
- Identificar e estabilizar esse paciente é uma das habilidades básicas do médico emergencista.
- Triagem ou classificação de risco é importantíssima para selecionar o uso de recursos durante a identificação desses pacientes.
- A estratégia ABCDE é a mais utilizada para esse fim e tem como base fisiopatológica o ciclo do oxigênio corporal.
- O uso do ultrassom *point-of-care* (POCUS) tornou-se uma etapa fundamental durante esse processo.
- Suspeitar de outras disfunções orgânicas, que devem ser avaliadas no DE.
- Após avaliação inicial, uma estratégia sistematizada ajuda a semiologia clássica a identificar etiologias para possíveis emergências médicas.
- Deve também fazer parte da avaliação no DE a indicação de unidade de terapia intensiva para esses pacientes.

INTRODUÇÃO

O departamento de emergência e o médico emergencista

O departamento de emergência (DE) pode ser definido como uma área do hospital dedicada a fornecer atendimento de emergência em diferentes níveis de gravidade, composto por várias salas e áreas especializadas, como a sala de emergência, salas de observação médica, sala de medicação e realização de exames complementares, triagem, entre outras, disponíveis 24 horas por dia. Essa definição ainda não é bem estabelecida pela legislação brasileira, sendo comuns variações importantes em termos, conceitos e recursos disponíveis em diferentes serviços no Brasil.

O DE é uma área de interações complexas com vários profissionais envolvidos em inúmeros processos com recursos díspares. Trata-se de um dos principais setores, sendo responsável por admissões hospitalares, grande parte delas em unidades de terapia intensiva. Os pacientes que procuram o DE geralmente têm expectativa de receber um atendimento rápido que vai resolver todos os seus problemas de saúde, muitas vezes não resolvidos em outras unidades de saúde por deficiências do sistema de saúde. Pela sua característica única de não poder recusar atender pacientes, o DE funciona como uma "rede de segurança" da sociedade, sendo também muitas vezes usado pelo próprio sistema de saúde como válvula de escape pela pressão de atendimento.

Há, portanto, uma clara expectativa por parte da sociedade sobre o que o DE deve fazer, o que ele efetivamente pode fazer e o que ele acaba fazendo. Excesso de demanda, leitos hospitalares e macas ocupadas, prolongado tempo de espera, equipe insuficiente e sobrecarregada, e falta de insumos são cenários comuns em vários DE pelo Brasil.

Nesse contexto de alta demanda, complexidade de casos e necessidade de padronização de cuidado é que o médico emergencista é treinado. A medicina de emergência é, portanto, uma especialidade baseada em conhecimentos e habilidades necessárias para prevenção, diagnóstico e manejo de doenças agudas que afetam todas as faixas etárias e com diversas apresentações, em que o tempo é crítico.

O emergencista deve ser capaz de realizar a avaliação inicial de qualquer paciente no DE, atendendo pacientes com as queixas mais diferentes possíveis e muitas vezes inespecíficas, em qualquer momento do dia, tomando decisões rápidas. Além disso, o médico emergencista deve ter a capacidade de liderança em situações estressoras sem afetar a performance e o atendimento ao paciente, como também habilidade técnica de realizar diferentes procedimentos necessários para a estabilização. A prática do emergencista engloba o atendimento pré-hospitalar, triagem hospitalar, ressuscitação, atendimento crítico e manejo de diversas situações indiferenciadas de emergências até o momento da alta hospitalar ou o encaminhamento para o médico assistente primário, dentro do departamento de emergência

O *mindset* do emergencista começa com manter a segurança da cena e pessoal, principalmente no contexto do pré-hospitalar, sempre imaginando o pior cenário possível, além de reconhecer situações que precisarão de ajuda, tomar decisões rápidas, estabelecer planos e passo a passo do que deve ser realizado para a estabilização dos pacientes, priorizando as medidas mais críticas, estabelecer um diagnóstico sindrômico e diferenciais a serem considerados, tomar a decisão dos recursos necessários para o paciente, tais como internação hospitalar, leito de terapia intensiva, sistematização de condutas, sempre reavaliando o paciente, trabalhando em equipe e com boa comunicação.

A sala de emergência

A sala de emergência (ou sala de choque, sala de estabilização, sala vermelha, sala de trauma) é um espaço dentro de um DE destinado a fornecer atendimento imediato e adequado a pacientes que apresentam quadros agudos, graves ou potencialmente fatais, comumente equipados com materiais destinados ao suporte das funções orgânicas corporais, e exigindo uma equipe multiprofissional treinada e habilitada para fornecer cuidados eficazes em situações críticas[1].

A sala de emergência, segundo as normas regulamentadoras do CFM 2.077/2014[2], deve disponibilizar o mínimo de dois leitos por médico no local, podendo o número de leitos e médicos ser maior, sempre nessa proporção, considerando a demanda de pacientes que utilizarão este setor, em que os pacientes deverão permanecer no máximo por 4 horas.

Além da presença de médicos e equipe multiprofissional especializados em manejo de pacientes potencialmente críticos, a sala de emergência é o local com maior densidade de recursos disponíveis em um DE, sejam recursos diagnósticos como os monitores multiparamétricos, aparelhos de ultrassonografia *point-of-care* (POCUS), sejam materiais associados ao tratamento e manejo de suporte orgânico, como material para manipulação de via aérea e carrinhos de parada cardiorrespiratória. Isso torna a sala o lugar mais "nobre" do DE, sendo importante a delimitação dos pacientes que terão mais benefício do uso desses recursos específicos[3].

Outros setores do departamento de emergência

No Brasil, os consultórios médicos são os ambientes mais utilizados para a avaliação inicial de pacientes sem sinais de alarme e, portanto, com menor risco de complicações. O tempo de espera é o fator mais crítico envolvido durante esse atendimento; e manejar múltiplos pacientes, focando em resolução de problemas e identificação de sinais de alarme, é a parte mais crítica. Para isso, esses ambientes costumam apresentar uma política dinâmica de ação, com movimentação rápida e eficaz de pacientes dentro e fora do consultório, em que é esperada a presença de mínimos recursos necessários para a realização da avaliação médica. Pelas normas regulamentadoras do CFM, devem ser considerados para a delimitação do número de médicos e de consultórios em um DE cerca de três atendimentos médicos por hora.

Em associação aos consultórios, muitos serviços apresentam unidades de internação ou observação, chamadas frequentemente de salas verdes, amarelas ou unidades de observação. Segundo o CFM, deve-se disponibilizar, para esses setores, no mínimo um médico para oito leitos, considerando a demanda de pacientes que utilizarão este setor, em que poderão permanecer no máximo 24 horas[4].

Outros setores auxiliares, como setores de radiologia, salas de sutura, salas de medicação, salas de inalação, setores de enfermagem, laboratório e coleta de exames também são necessários na maioria dos DE.

Por fim, é esperado que os DE apresentem também salas de apoio para as demandas dos profissionais de saúde, como repousos, confortos, banheiros e copas, em que condições mínimas de trabalho sejam alcançadas.

DEFININDO O PACIENTE CRÍTICO

A definição de um paciente crítico é polêmica e bem divergente na literatura médica; o conceito mais comumente utilizado envolve a avaliação da perda das suas funções orgânicas primárias. Dessa maneira, um paciente crítico pode ser definido como aquele com uma disfunção orgânica primária estabelecida ou potencial para fazê-lo.

O conceito de disfunção orgânica mais utilizado na prática clínica envolve o ciclo do oxigênio corporal, considerando que as células humanas são células aeróbias, ou seja, necessitam de oxigênio para produzirem energia e sobreviver, devem ser consideradas funções orgânicas primárias, todas aquelas diretamente envolvidas com a cascata do oxigênio corporal. Nesse contexto, o gás oxigênio da atmosfera precisa ser transferido por uma via aérea pérvia, até a zona de troca pulmonar na via aérea inferior, daí um sistema respiratório funcionante é necessário para garantir o processo de hematose com troca de gases, levando à difusão do oxigênio à circulação sanguínea. Ele então é levado aos tecidos por meio dos efeitos hemodinâmicos do sistema cardiovascular, perfundido as células corporais, tornando-se então disponível às mitocôndrias para a respiração celular e produção de energia e calor. Todo esse processo precisa ser continuamente modulado e regulado, função essa do sistema nervoso central, especialmente nos centros reguladores do tronco encefálico. Qualquer bloqueio nessa cascata de eventos pode impedir a chegada de oxigênio às mitocôndrias e induzir morte celular[5].

Identificação inicial do paciente crítico e escalas de triagem

O atendimento ao paciente crítico deve começar antes mesmo da chegada desse paciente ao DE. Diversos estudos já têm demonstrado o benefício de um sistema de atendimento organizado e com boa comunicação, sendo imprescindível, por exemplo, um contato direto entre os serviços de atendimento pré-hospitalar e os DE com a intenção de permitir preparação e organização das equipes para o recebimento de casos complexos. Ainda assim, estar preparado para receber pacientes graves chegando por qualquer meio de transporte, a qualquer hora, sem avisos prévios, é um dos princípios básicos do ambiente de emergência. Para isso, manter um serviço organizado, equipado, com profissionais treinados é fundamental[6].

A identificação do paciente potencialmente crítico tem início assim que ele chega ao DE. Dependendo de como ocorreu sua chegada, seja por meio de uma equipe do pré-hospitalar, por meios próprios ou por transeuntes, serão obtidas informações genéricas sobre o caso, permitindo um entendimento preliminar da situação. Essa função de rastreio ou triagem é feita no setor do DE descrito como classificação de risco, geralmente liderado por um enfermeiro, mas pode contar com a presença de um profissional médico.

Em algumas situações, como em uma parada cardiorrespiratória, pacientes em rebaixamento importante do nível de consciência, vítimas de trauma grave, a identificação de possível gravidade é mais simples e o paciente será conduzido imediatamente à sala de emergência, onde receberá prontamente o primeiro atendimento. Na ausência de sinais como estes o paciente passará por um processo de identificação de fatores de risco e gravidade, por fim, segmentando seu fluxo de atendimento dentro do DE.

O modelo de triagem atual é usado desde a década de 1980, tendo sido melhorado desde então. O objetivo básico das escalas de triagem é otimizar e adequar o tempo de espera ao atendimento às necessidades e gravidade da condição médica que afeta os pacientes. O modelo ideal de uma escala de triagem deve ter uma boa sensibilidade; dessa maneira, englobaria todos os pacientes que potencialmente sejam graves, mesmo que isso aconteça às custas de uma baixa especificidade, tudo isso agindo de maneira eficaz e rápida. A realidade é que o desempenho das escalas no geral não é bom, com uma sensibilidade um pouco maior que 50%, o que se traduz em muitos erros de *over* e de *undertriage*; mesmo considerando esse dado, manter uma classificação de risco funcionante ainda é a melhor opção disponível para reduzir o tempo até os pacientes críticos receberem o recurso minimamente necessário. Isso é corroborado em literatura, já que existem vários estudos publicados relacionados a diferentes escalas de triagem, mostrando que há diminuição do tempo de espera para paciente com síndrome coronariana aguda, diminuição do tempo de espera para pacientes com doenças mais graves, sem diminuição do tempo de espera geral com classificação e triagem.

Triagem é um conceito amplo e dinâmico. Em diversos serviços a classificação de risco costuma ser baseada no conhecimento, experiência e avaliação da equipe de enfermagem, porém alguns estudos já mostraram certa superioridade da triagem feita por meio de escalas padronizadas. Mundialmente as mais utilizadas são a escala americana, *Emergency Severity Index* (ESI), que divide os níveis de prioridade com base na demanda de recursos; a escala britânica de Manchester, que utiliza fluxogramas baseados em queixas principais; além de outras como a australiana e canadense. Elas têm em comum serem descritas como sistemas de classificação em cinco níveis, de muito baixo risco até muito alto risco. Existem também escalas de até três níveis de classificação de baixo até alto risco, porém estudos recentes descreveram certa superioridade das escalas de cinco níveis, especialmente em serviços grandes, com alto volume de pacientes.

A triagem não só classifica o tempo alvo de atendimento, ela classifica também o local de espera do paciente. Se ultrapassar o tempo que é recomendado para o atendimento conforme a classificação dada, em geral isso implica piora de prognóstico. Nesses casos, pode ser necessário reclassificação de risco, conceito não bem estruturado em literatura.

Após a classificação de risco, cada serviço estabelece seu processo de segmentação de fluxo do paciente dentro dos diferentes setores do DE.

A classificação de risco é mais útil quando a demanda é superior aos recursos disponíveis. A razão entre esses fatores é comumente descrita como taxa de utilização (TU). Valores elevados de TU são associados a piores desfechos e tempos elevados de espera. No DE onde a taxa de utilização é baixa, ou seja, há uma demanda reduzida em relação à capacidade disponível; ou, ainda, quando existe uma abundância de recursos, a classificação de risco pode ser desnecessária, já que todos os pacientes são atendidos prontamente pela equipe médica. Uma realidade mais próxima a essa existe no sistema de saúde privado brasileiro.

Uma vez que o paciente é direcionado para a sala de emergência, será realizada, em conjunto com a equipe multiprofissional, uma avaliação inicial, seguindo um atendimento sistematizado, com uma abordagem simultânea, com diversas intervenções ao mesmo tempo, conforme será explanado adiante.

ESTRATÉGIA "MOVED", OS PRIMEIROS PASSOS

O atendimento inicial de um paciente grave no departamento de emergência é uma etapa fundamental para garantir a assertividade de um tratamento efetivo o mais precocemente possível. A primeira etapa envolve avaliação de responsividade e de pulso central. Se o paciente não responde e não apresenta pulso, é necessário iniciar imediatamente as manobras de reanimação cardiopulmonar. No entanto, se o paciente responde ou apresenta pulso, a abordagem deve começar pela monitorização e avaliação de sinais vitais (frequência cardíaca, frequência respiratória, pressão arterial sistêmica, temperatura corporal e saturação de oxigênio), seguida da administração de oxigênio – se necessário –, estabelecimento de acesso vascular, coleta de exames e verificação da glicemia capilar. Todas essas etapas são representadas didaticamente pelo mnemônico "MOVED".

- M: Monitorização.
- O: Oxigênio.
- V: Veia.
- E: Examinar.
- D: Dextro® ou glicemia capilar.

Embora essa abordagem não tenha sido validada na literatura, ela é amplamente utilizada como uma maneira de sistematizar o contato inicial do paciente potencialmente crítico.

MONITORIZAÇÃO EM DEPARTAMENTO DE EMERGÊNCIA

A monitorização dos sinais vitais é um procedimento importante realizado no atendimento inicial no departamento de emergência. Em um cenário ideal, um monitor multiparamétrico deve ser utilizado, pois indica em tempo real os sinais vitais do paciente, possibilitando o acompanhamento e evolução do quadro clínico de maneira dinâmica, por meio de informações quantitativas, gerando alarmes em condições fora da normalidade. Existem diversos parâmetros que podem ser mensurados, como:

- Temperatura: métodos periféricos de monitorização da temperatura (membrana timpânica, temporal, axilar e termometria oral) não são tão precisos quanto os métodos centrais (cateter de artéria pulmonar, cateter vesical, esôfago e termometria retal), porém os métodos centrais são menos práticos do que os métodos periféricos. Dentro do departamento de emergência, a temperatura axilar é a mais utilizada e nos auxilia na identificação de quadros de hipertermia e hipotermia. Ambos associados à maior morbimortalidade em doentes críticos[7].
- Oximetria de pulso: é uma ferramenta rápida e não invasiva que usa a espectrofotometria para determinar a porcentagem de hemoglobina saturada com oxigênio (oxi-hemoglobina) no sangue arterial periférico, apresentando boa correlação com a gasometria arterial, principalmente se $SaO_2 > 90\%$. A oximetria de pulso é acurada entre valores de 70 a 100%, com variabilidade de 2 a 3% do valor real. Geralmente, a oximetria de pulso vem associada a uma leitura de pletismografia que representa de maneira gráfica a

onda de pulso em extremidades corporais, sendo um marcador importante da perfusão orgânica; na ausência de uma curva bem desenhada os resultados da oximetria não devem ser considerados. A oximetria de pulso tem também outras limitações e pode apresentar leituras errôneas em casos de meta-hemoglobinemia, carboxi-hemoglobina, hiperbilirrubinemia, *shunt* óptico e na presença de certos compostos químicos na circulação. A Tabela 1 demonstra os principais erros na avaliação de oximetria de pulso, que tornam seus valores não confiáveis[8,9].

- Cardioscopia: forma simplificada do eletrocardiograma, a atividade elétrica do coração é representada por meio do traçado isolado na derivação DII nos monitores convencionais, disponibilizando também a leitura da frequência cardíaca baseada no número de complexos QRS. Tem a sua importância na identificação imediata de condições ameaçadoras à vida, como taquiarritmias, bradiarritmias, dentre outros. Apesar de muito útil, assim como os monitores de oximetria, os monitores de cardioscopia tendem a ser altamente sensíveis a pequenas mudanças nos eletrodos e seu alarme vem de maneira padronizada com limites de normalidade, sendo sempre necessário que cada paciente receba uma modulação dos valores de alarme dos monitores com base em suas características individuais, reduzindo os efeitos da chamada "monitorite", termo coloquial, que descreve a poluição sonora dentro das salas de emergências associadas a alarmes ativos de maneira desnecessária, efeito esse já associado com piores desfechos em DE e UTI.
- Pressão arterial não invasiva (PANI): a maioria dos monitores hospitalares utiliza o método oscilométrico para determinação dos valores de pressão arterial sistêmica de modo não invasivo. Os métodos oscilométricos tendem a superestimar a pressão arterial sistólica e subestimar a pressão arterial diastólica, enquanto estimam com mais precisão a pressão arterial média quando comparados com a monitorização invasiva da pressão arterial (padrão-ouro). A Tabela 2 demonstra os principais erros de aferição pela PANI[10,11].
- Frequência respiratória: os monitores multiparamétricos utilizam a distensão dos eletrodos cardíacos para aferir de maneira indireta a expansão da parede torácica e, portanto, a frequência respiratória. Essa aferição tende a ser pouco confiável e é geralmente recomendado que o profissional de saúde conte os ciclos respiratórios dos pacientes, especialmente durante a primeira avaliação.

TABELA 1 Avaliações não confiáveis de oximetria de pulso

Erro do sensor	Artefatos por movimento	Disfunção do sinal	Disfunção fisiológica	Disfunção hemoglobina	Corantes intravasculares
Exposições à luz externa	Movimentação física	Hipotermia	PAS < 80 mmHg	Carboxi-hemoglobina	Azul de metileno
Sensor grande em crianças	RCP	Hipotensão	SaO_2 < 75%	Meta-hemoglobinemia	Verde de indocianina
Sensor pequeno em adultos	Crise convulsiva	Hipoperfusão	Anemia		
	Tremores	Vasoconstrição periférica			
	Transporte APH	Esmalte			

Fonte: adaptada Brown III et al., 2023[12].

TABELA 2 Principais erros associados à aferição da pressão arterial não invasiva

Variáveis fisiológicas	Erro esperado	Variáveis de tamanho	Erro esperado	Variáveis de posição	Erro esperado
Crianças pequenas	Erros de aferição no antebraço	Manguitos grandes**	Subestimam	PA em membro inferior	Superestima*
		Manguitos pequenos	Superestimam	Sobre manga de roupas	Não modifica
				PA em punhos	Subestima à PA

* Divergente em literatura médica. ** Deve ser considerada mais importante a delimitação de um manguito de tamanho correto do que IMC, localização ou método específico para garantir a aferição mais correta.
Fonte: Emergency Nurses Association, 2018[13].

- Capnografia: alguns monitores possuem módulos para a mensuração de maneira química da concentração parcial de dióxido de carbono (CO_2) que é expirada pelo paciente, duas variações são mais utilizadas: as formas colorimétricas que modificam a escala de cores na presença da substância, ou seja, realizam apenas uma avaliação qualitativa da presença de gás carbônico, e os capnógrafos de onda, que avaliam de maneira dinâmica esse fluxo, produzindo uma representação gráfica e quantitativa do fluxo de CO_2. Mais utilizada para confirmação de intubação orotraqueal e para avaliação de efetividade de compressões torácicas durante reanimação cardiopulmonar, seu maior empecilho envolve a necessidade de uma vedação da via respiratória para adquirir valores fidedignos. Por esse motivo seu uso costuma ser limitado a pacientes sob ventilação invasiva por via aérea avançada, pacientes acoplados à ventilação não invasiva ou sob ventilação por dispositivo bolsa válvula máscara. Estratégias mais novas têm sido desenvolvidas para permitir o uso da capnografia em outras situações clínicas. A Figura 1 demonstra uma curva de capnografia de onda fisiológica em um paciente sob ventilação mecânica invasiva[14].

Oxigenoterapia suplementar

No departamento de emergência, a oxigenoterapia suplementar deve ser administrada para o tratamento de hipoxemia e deve ser vista como uma intervenção adicional na terapia de suporte do paciente crítico. Vale ressaltar que a causa da hipoxemia deve ser sempre investigada e tratada de acordo. A administração de oxigênio estará indicada nos casos de insuficiência respiratória aguda, quando a PaO_2 for inferior a 60 mmHg ou a SaO_2 inferior a 90%. Nos casos de insuficiência respiratória crônica, em que a tolerância à hipoxemia é maior, pode-se utilizar uma PaO_2 limiar de 55 mmHg.

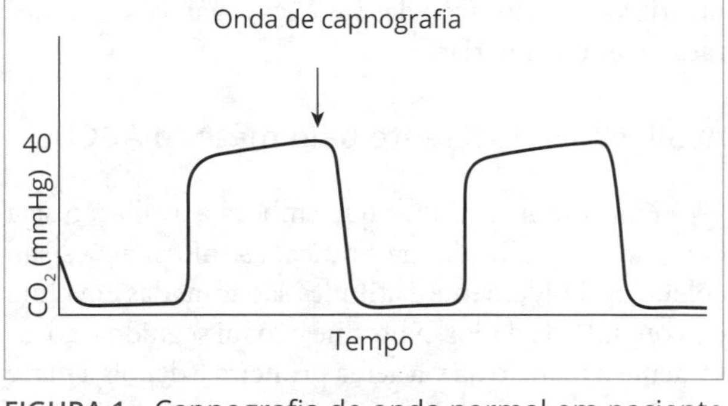

FIGURA 1 Capnografia de onda normal em paciente sob ventilação mecânica Invasiva.
Fonte: Amaral et al., 1992[14].

Existem diversos dispositivos fornecedores de oxigênio utilizados na prática clínica, cada um com características específicas para atender às necessidades dos pacientes em diferentes situações clínicas. Alguns desses dispositivos fornecem uma fração inspirada de oxigênio (FiO_2) fixa, o que significa que a concentração de oxigênio fornecida permanece constante, independentemente do padrão respiratório do paciente. Exemplos disso incluem máscaras de oxigênio com reservatórios e cânulas nasais. Por outro lado, há dispositivos que podem fornecer uma FiO_2 variável, adaptando-se à regulação do fluxo de gás e às mudanças no padrão respiratório do paciente, como a máscara de Venturi. Mais detalhes sobre isso podem ser encontrados nas seções específicas a respeito desse assunto.

Acesso vascular no DE

No paciente potencialmente crítico, o uso de medicações parenterais pode ser fundamental para garantir o restabelecimento das funções orgânicas. Por vezes, a instalação de um acesso venoso periférico (AVP) calibroso será o suficiente para iniciar a estabilização do paciente e garantir a continuidade do atendimento. Em um cenário ideal, é recomendado o estabelecimento de dois acessos venosos calibrosos, sendo preferencialmente com agulhas de calibre 18G ou maiores. No entanto, a punção venosa se torna um desafio na presença de fatores individuais como obesidade ou má perfusão. Nessas situações, é recomendado o uso de ultrassom à beira do leito para orientar a punção venosa; e o uso de dispositivos intraósseos ou passagem de cateteres venosos centrais também deve ser cogitado. Maiores detalhes podem ser encontrados no Capítulo "Acessos vasculares"[15,16].

Glicemia capilar

Deve-se realizar a aferição de glicemia capilar, pois o estado de hipoglicemia pode mimetizar déficits neurológicos agudos e é uma complicação grave facilmente revertida. Por outro lado, se muito elevada, pode sinalizar uma emergência hiperglicêmica, acelerando a realização de um diagnóstico frequentemente complexo.

ESTRATÉGIA "ABCDE" E A IDENTIFICAÇÃO DE DISFUNÇÕES ORGÂNICAS

Existem diversos protocolos para abordagem inicial de um paciente crítico, sendo o mais consagrado o *"ABCDE"*. Trata-se de uma abordagem sistematizada que prioriza o tratamento dos problemas que representam risco à vida de maneira organizada, garantindo assim tempo e uma estruturação de um cenário complexo que é o contexto do paciente crítico indiferenciado. Acredita-se que uma estratégia simplificada como essa pode auxiliar na tomada de decisões complexas, reduzindo a carga cognitiva sobre o profissional[17,18].

As etapas seguem a seguinte ordem:

- A – *(airway)* vias aéreas.
- B – *(breathing)* ventilação.
- C – *(circulation)* circulação.
- D – *(disability)* neurológico.
- E – *(exposure)* exposição.

Essas etapas devem ser repetidas quantas vezes forem necessárias até que o paciente esteja estabilizado. Se forem encontradas alterações ameaçadoras à vida durante o exame físico em cada etapa, elas devem ser abordadas imediatamente.

História e origem do ABCDE

Acredita-se que o primeiro embrião do método tenha suas raízes em 1958 com a sistematização da abordagem da via aérea pelo Dr. Safar, que consistia no mnemônico "A – *airway*" e "B – *breathing*". Posteriormente, em 1960, o Dr. Kouwenhoven adicionou a etapa *"C" de circulação* ao descrever a massagem cardíaca em tórax fechado. Em 1980, sua forma final foi proposta pelo Dr. Styner, que se tornou a base do atendimento inicial do paciente traumatizado dos cursos do ATLS.

Evidência científica para o uso do ABCDE

Atualmente o ABCDE é amplamente utilizado em diversos cenários agudos, tanto traumáticos como clínicos, abrangendo tanto o ambiente intra-hospitalar quanto o pré-hospitalar. Pode ser utilizado em todas as faixas etárias e é adotado por diversos profissionais de saúde, garantindo uma abordagem e linguagem universal para o atendimento inicial do paciente crítico.

Embora a base de evidências para sua utilização seja fundamentada em consenso de especialistas, seu uso é consagrado e ensinado em diversos cursos, como o ATLS, PALS, ACLS, PHTLS, dentre outros[19].

O benefício mais cogitado para a abordagem sistematizada do problema em conjunto com o treinamento da equipe é a redução da carga cognitiva, que é naturalmente alta durante o manejo de um paciente crítico, proporcionando decisões mais adequadas, além de acelerar o diagnóstico das situações de risco, permitindo o alcance mais rápido do estado de estabilidade clínica[20].

Racional fisiopatológico do ABCDE

A ordem do atendimento é estabelecida por meio de uma lógica do que "mataria mais rápido" caso não fosse abordado.

Para compreender a lógica do ABCDE é necessário analisar o funcionamento da unidade básica do corpo humano, a célula. A morte celular é a consequência final de uma lesão celular progressiva e representa o evento crucial na evolução de qualquer doença. Essa morte pode ser resultado de várias causas, incluindo hipóxia, isquemia, infecção e toxinas.

Dentre essas causas, destacam-se a hipóxia e a isquemia, que afetam diretamente o fornecimento de oxigênio e glicose necessários para a produção de energia e funcionamento celular. Portanto, ao não garantir a permeabilidade das vias aéreas, estamos condenando a célula à morte por falta de oxigênio. Da mesma forma, se não proporcionarmos fluxo adequado de ar ou garantirmos o transporte de oxigênio às células estaremos privando a mitocôndria de substrato adequado, levando à morte celular. A morte de múltiplas células leva à disfunção orgânica, que por sua vez leva à disfunção de sistemas orgânicos e, por fim, à morte do organismo.

Essas funções básicas são necessárias para garantir a entrega de oxigênio aos tecidos, mas para que isso ocorra de maneira eficaz é preciso uma regulação corporal minuciosa. Para isso, o sistema nervoso central possui diversos conjuntos de mecanismos reguladores, especialmente distribuídos pelo tronco encefálico, controlando via aérea, respiração e hemodinâmica. Identificar uma quebra nessa regulação também será fundamental para garantir a respiração celular.

Por fim, a exposição e observação de sinais óbvios de lesões, como estigmas de trauma, lesões cutâneas importantes e sangramentos ativos, é importante para definir emergências médicas específicas, cujo tratamento precoce irá modular o prognóstico e a sobrevida do paciente.

A Figura 2 resume o racional fisiopatológico que prioriza a identificação das funções orgânicas consideradas como primárias.

Avaliação do paciente pelo método ABCDE

É importante ressaltar que embora a avaliação seja compartimentalizada, na prática, as informações são coletadas rapidamente e atitudes são tomadas em cima do conjunto de dados. Note que não foi seguido rigorosamente o manejo da via aérea primeiro e depois a parte circulatória. Embora a segmentação do atendimento

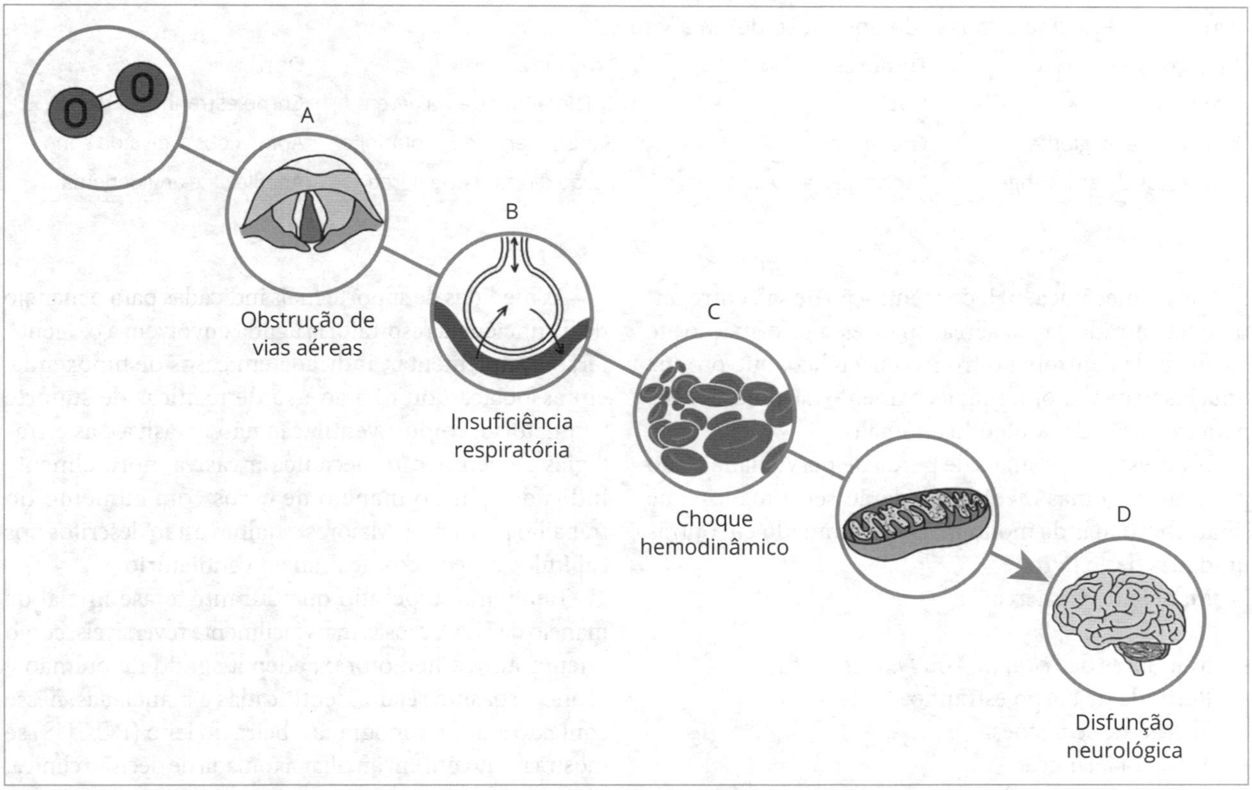

FIGURA 2 Ciclo do oxigênio corporal e as disfunções orgânicas primárias.

nos dê um norte no manejo do paciente, é importante ressaltar que a abordagem do ABCDE é apenas uma ferramenta e não um princípio irrevogável. A tomada de decisões deve levar em conta o cenário dinâmico e suas nuances como um todo. Exige-se, portanto, treinamento e exposição a diversas situações para a aplicação do ABCDE com discernimento. Uma maneira de reduzir essa dificuldade é a avaliação inicial realizada por uma equipe. Assim é realizada uma abordagem horizontalizada em que todas as funções orgânicas primárias são investigadas ao mesmo tempo pelos diversos membros da equipe. Isso se mostrou uma forma de acelerar a introdução das medidas de suporte ao paciente crítico, especialmente em um contexto de vítimas de trauma.

Além disso, vale ressaltar que em alguns cenários específicos, especialmente na parada cardiorrespiratória, outras prioridades podem ser estabelecidas, como o início das manobras de ressuscitação cardiopulmonar, diferindo dos princípios do ABCDE.

Apesar dessas particularidades citadas anteriormente, a abordagem ABCDE ainda é uma potente ferramenta para a abordagem inicial do paciente crítico. A seguir serão abordados detalhes importantes em cada etapa do ABCDE e algumas medidas iniciais que podem ser tomadas. Mais detalhes estão presentes em capítulos específicos de cada uma dessas principais disfunções orgânicas.

A: Via aérea (*Airway*)

A via aérea pode ser definida como um conjunto de estruturas anatômicas que formam uma coluna de ar conectando o ar atmosférico até a região de troca pulmonar inferior. Para que sua função se mantenha ativa, essa coluna precisa se manter sempre pérvia, ou seja, desobstruída. Na Tabela 3 estão descritos os sinais classicamente associados à obstrução parcial da via aérea; e na Tabela 3 estão as principais patologias associadas a essa complicação.

Sinais de perda de perviedade parcial ou completa:

- Avaliar presença de corpo estranho.
- Edema importante em orofaringe.
- Salivação ou secreção intensa.
- Estridor.
- Disfonia e voz em "batata".
- Redução do nível de consciência.
- Disfagia e perda da capacidade de tossir.

Para garantir sua perviedade, a via aérea também possui uma função específica de proteção, especialmente contra a entrada de substâncias sólidas, como corpos estranhos ou substâncias líquidas, como suco gástrico durante o processo de broncoaspiração. Essa característica é garantida pelo reflexo de proteção de via aérea: um conjunto de receptores sensitivos avalia

TABELA 3 Principais causas de obstrução de via aérea

Infecções	Tumores	Trauma	Outros
Crupe viral	Língua	Queimadura de via aérea	Corpo estranho na VA
Traqueíte e epiglotite	Orofaringe	Sangramento de orofaringe	Apneia obstrutiva do sono
Abscessos de orofaringe	Laringe e traqueia	Lesão direta da via aérea	Anafilaxia e angioedema

distensão mecânica, pH, concentração de sal, entre outros; na entrada da via aérea, envia essa informação até o centro de controle no tronco encefálico, que produz uma resposta motora, com fechamento da glote, e tosse, para expulsão do conteúdo anômalo.

Na presença de sinais de perda de perviedade e não proteção, algumas medidas poderão ser tomadas, que serão abordadas de modo mais aprofundado em outras unidades deste livro.

Manejo de via aérea:

- Manobras de "*chin lift*" ou "*jaw thrust*".
- Retirada de corpo estranho.
- Sucção de secreções.
- Máscara laríngea.
- Intubação traqueal.
- Cricotireoidostomia.

B: Respiração (*Breathing*)

Nessa etapa estamos procurando principalmente sinais de insuficiência respiratória aguda (IRpA), definida por uma perda na capacidade de trocas gasosas pulmonares, seja manifestada como redução dos níveis de oxigênio no sangue, aumento nos níveis de gás carbônico ou uma forma mista com ambas as situações. Também deve ser avaliada no contexto de insuficiência respiratória a presença de marcadores de aumento de trabalho pulmonar, desde desconforto respiratório até uso de musculatura acessória e possíveis pistas que nos levem ao diagnóstico de causas possivelmente reversíveis de maneira aguda (como um pneumotórax ou hemotórax)[21]. Para mais detalhes quanto ao manejo da insuficiência respiratória recomendamos a leitura de seu respectivo capítulo.

Sinais de insuficiência respiratória:

- Taquipneia ou bradipneia.
- Hipoxemia.
- Uso de musculatura acessória.
- Movimentação assimétrica de caixa torácica.
- Movimentos paradoxais em caixa torácica.
- Percussão maciça ou timpânica.
- Alteração na ausculta.

As medidas de suporte mais indicadas para o manejo de insuficiência respiratória aguda envolvem a oxigenoterapia suplementar, indicada em casos de hipoxemia, em associação ou não ao uso de técnicas de suporte ventilatório, como a ventilação não invasiva e as estratégias de ventilação mecânica invasiva, normalmente indicadas para o manejo de casos com aumento do trabalho pulmonar. Maiores detalhes estão descritos nos capítulos específicos de manejo ventilatório.

Também é esperado que durante a fase inicial de manejo da IRpA causas mais facilmente reversíveis, como pneumotórax, hemotórax, edema agudo de pulmão e broncoespasmo sejam identificadas e manejadas, nesse contexto a ultrassonografia à beira do leito (POCUS) se mostra muito útil em auxiliar a tomada de decisão clínica.

C: Circulação (*Circulation*)

A avaliação da circulação poderá ser dividida em duas etapas:

- Avaliação da presença de choque circulatório e início das medidas de suporte hemodinâmico.
- Identificação do tipo de choque e início de medidas específicas para as causas de choque.

A identificação do estado de choque pode ser muito desafiadora no contexto de medicina de emergência, sendo comum a apresentação ao DE de quadros inespecíficos, especialmente nas fases mais iniciais da disfunção. Nesse contexto o médico emergencista deve estar sempre em alta suspeição para esse diagnóstico, utilizando-se de estratégias mais sensíveis, como os protocolos de rastreio em sepse[22].

Dentre os principais sinais encontrados nesses pacientes são observados:

- Pulsos centrais e periféricos com amplitude reduzida c.
- Prolongamento do tempo de enchimento capilar (> 3 segundos).
- Em casos específicos, o tempo de enchimento capilar em *flush*, ou seja, acelerado, com menos de 2 segundos.

- Elevações na frequência cardíaca, achado comumente precoce nesse quadro.
- Valores altos de *shock index*.
- Diminuição da diurese (< 0,5 mL/kg/h).
- Estado mental alterado ou rebaixado.
- Extremidades com pele fria, cianótica ou pálida.
- Presença de livedo reticular bilateral (*mottling*), achado tardio, porém relativamente específico para choque.

O manejo inicial do choque é muito variável em relação à etapa do sistema hemodinâmico que se encontra disfuncionante, desde o uso de expansão volêmica com cristaloides ou hemoderivados até o uso de drogas vasoativas e inotrópicas e em alguns pacientes o uso de medidas específicas, como trombólise, pericardiocentese e toracocentese pode ser necessário[23].

Por esse motivo, a identificação do tipo de choque é uma etapa crucial para o manejo desses pacientes. Na prática essa decisão costuma ser baseada no contexto clínico do paciente. Por exemplo, um doente com queixas infecciosas e choque provavelmente apresenta um componente de vasodilatação e hipovolemia, já um paciente vítima de trauma provavelmente tem a perda sanguínea como seu principal mecanismo. Para auxiliar nessa decisão, o uso do POCUS também tem sido muito difundido, como o uso do protocolo RUSH e outras variações. Mais informações podem ser obtidas no Capítulo "Choque"[24,25].

D: Disfunção neurológica (*Disability*)

A avaliação sistemática da função neurológica tem como intenção a identificação de perda da função reguladora do sistema nervoso central, em especial, perda da capacidade de proteção de via aérea, já descrita anteriormente, assim como identificação de complicações neurológicas de alto risco para óbito, como o TCE grave, a hipertensão intracraniana, o estado de mal epiléptico e os pacientes em perspectiva morte encefálica. Por fim, doenças com cunho tempo-sensíveis, com potencial de evoluir com desfechos neurológicos ruins se não manejadas precocemente, como o AVE e o TRM, devem ser cogitadas nessa etapa.

Um modelo proposto perpassa pelas seguintes etapas:

1. Avaliação do nível de consciência: a Escala de Coma de Glasgow (GCS) é a mais utilizada para essa tarefa, mesmo tendo sido inicialmente desenvolvida para manejo de trauma, atualmente seu uso costuma ser expandido para qualquer contexto crítico. Ela possui algumas limitações e deve ser avaliada com crítica, principalmente em paciente com algum déficit prévio, como surdez, afasia ou imobilidade. Na presença de flexões anormais considere a possibilidade de hipertensão intracraniana. Se a escala for de 3 e o paciente não estiver sedado ou bloqueado deve ser considerada possível lesão de SNC catastrófica.
2. Avaliação das pupilas: devem ser analisadas assimetrias, tamanho das pupilas e seu reflexo à luz. A avaliação da pupila poderá dar pistas quanto à etiologia do quadro de intoxicações ou herniações cerebrais. Recentemente a avaliação pupilar foi adicionada à avaliação da escala de Glasgow padrão, descrita como GCS-P, em que a avaliação pupilar aumentou o valor prognóstico da escala.
3. Avaliação da sensibilidade, avaliação da força motora e reflexos: especialmente importantes na identificação de patologias tempo-sensíveis, como o AVE. Uma forma muito difundida de padronizar esses achados, nesse contexto, é por meio da escala de AVE do Instituto Nacional de Saúde Americano (NIHSS). Mais detalhes sobre esse conceito são apresentados nos capítulos de manejo de acidentes vasculares encefálicos.
4. Avaliação da coluna: priorizada nos pacientes vítimas de trauma ou com queixas dorsais, geralmente feita ao virar o paciente em bloco e procurando pontes de dor ou crepitação na linha média da coluna.
5. Avaliação dos pares cranianos: com a intenção de identificar sinais que podem sugerir lesão de tronco encefálico, como a paralisia facial, disfagia, disartria, surdez, distúrbios do movimento ocular e nistagmo.

Mais detalhes sobre essa avaliação são descritos em capítulos específicos, como o Capítulo "Rebaixamento do nível de consciência".

E: Exposição (*Exposure*)

Por fim, procure ativamente por lesões na pele ou nas mucosas. É importante controlar a temperatura do paciente e afastar corpos estranhos.

A avaliação minuciosa poderá nos fornecer mais informações, permitindo estreitar nossa hipótese diagnóstica.

Particularidades do método ABCDE em populações específicas

Algumas populações específicas têm características únicas que levam a mudanças no racional da avaliação inicial. É esperado que o profissional da emergência seja capaz de modular a investigação primária para as demandas daquela população. Seguem alguns exemplos:

- Pacientes críticos na idade pediátrica apresentam valores de referência de sinais vitais comumente diferentes dos adultos; além disso, crianças muito pequenas possuem menor reserva fisiológica, sendo comum descompensação clínica rápida com perda das funções orgânicas[26].

- Mulheres apresentam causas específicas de choque hemorrágico, desde causas ginecológicas, como ruptura de cistos ovarianos, até causas obstétricas, como a gravidez ectópica rota e os sangramentos de segunda metade. Infecções específicas, como endometrite e doença inflamatória pélvica, também entraram no diagnóstico diferencial da mulher criticamente enferma[27].
- Idosos apresentam risco elevado de complicações clínicas, especialmente doenças cardiovasculares, como AVE e IAM, assim como sepse e delirium; a suspeição de perda de função orgânica nesses pacientes deve ser sempre elevada.
- Alguns pacientes, em especial aqueles com doenças crônicas avançadas e disfunção cognitiva crônica, frequentemente não são candidatos a medidas avançadas de suporte à vida. Saber quando iniciar ou suspender essas medidas deve sempre ser um foco do médico emergencista nesse contexto.
- Outro contexto em que é esperada uma adaptação do método ABCDE é durante a avaliação de vítimas de intoxicações por produtos químicos ou voláteis. Nesse contexto a descontaminação torna-se prioridade, antes mesmo de qualquer avaliação clínica, já que o próprio paciente se torna um vetor de contaminação do DE e dos profissionais de saúde, podendo levar ao surgimento de outros vítimas.

AVALIAÇÃO DE OUTRAS FUNÇÕES ORGÂNICAS

Apesar do racional já descrito que valoriza a identificação das perdas de funções respiratória, hemodinâmica e neurológica como sendo a prioridade inicial ao manejo dos pacientes no DE, outras funções orgânicas agem como reguladores e mantenedores das funções primárias. Também deve ser valorizado pelo médico emergencista a identificação e suspeição das perdas de funções chamadas como "secundárias".

Uma grande dificuldade encontrada para sua identificação durante a avaliação inicial é o fato de que a maioria das disfunções orgânicas secundárias demanda exames complementares para seu diagnóstico confirmatório.

A Tabela 4 descreve as principais funções orgânicas tidas como secundárias, principais padrões clínicos que indicam sua suspeita ainda no DE e os exames complementares necessários para seu diagnóstico.

Avaliação secundária no DE

A anamnese e o exame físico bem feitos, apesar de menor prioridade do que a avaliação inicial, continuam sendo a base do diagnóstico médico específico, mesmo no paciente potencialmente crítico. No departamento de emergência, eles são realizados de maneira direcionada e objetiva, considerando a gravidade e o volume de pacientes, mas garantindo que o máximo de informações necessárias para identificação de sinais de alarme

TABELA 4 Disfunções orgânicas secundárias

Disfunção orgânica	Suspeita clínica	Exame complementar
Injúria renal aguda	Oligúria, anúria ou retenção urinária Emergências dialíticas	Creatinina e ureia séricas Potássio sérico Gasometria
Disfunção hematológica	Anemia sintomática Febre em imunossuprimidos Sangramentos ativos	Hemograma completo Provas de coagulação
Disfunção hepática aguda	Síndrome ictérica Encefalopatia aguda Sangramentos agudos	Transaminases Bilirrubinas total e frações Proteínas total e frações
Distúrbios endócrinos	Choque indiferenciado Abdome agudo "clínico" Disfunção neurológica	Função tireoidiana Hormônios adrenais Glicemia, gasometria e osmolaridade
Distúrbios do metabolismo eletrolítico e ácido básico	Arritmias cardíacas Disfunção neurológica Crises convulsivas	Níveis séricos de sódio, potássio, cálcio, magnésio, fósforo e cloro Gasometria

e de patologias com possíveis tratamentos redutores de morbimortalidade seja obtido.

Entretanto, diversos obstáculos se impõem na aplicação das técnicas clássicas no DE, desde o ambiente físico, que costuma ser barulhento e movimentado, dificultando a coleta da anamnese ou procedimentos como a ausculta cardíaca e pulmonar, até possível escassez de aparatos necessários para manobras semiológicas, como o espéculo vaginal, otoscópio, oftalmoscópio, importantes para a realização de várias etapas do exame físico. Por fim, a natureza do departamento de emergência, como um serviço verticalizado, com médicos plantonistas de escala variável, que acaba por dificultar a formação de vínculos com os pacientes e com isso a própria relação médico-paciente, tão importante para o processo diagnóstico.

Outro percalço comumente encontrado nas salas de emergência é a impossibilidade de a anamnese ser realizada com o próprio paciente (p. ex., obstrução de via aérea, inconsciência, desconforto respiratório), sendo necessária a coleta de informações com familiares conhecidos ou algum observador do evento. A depender do serviço e da disponibilidade dos profissionais, um membro da equipe pode ser direcionado para essa função, enquanto os demais membros prestam o atendimento inicial.

O objetivo do médico emergencista durante a coleta da história é identificar possíveis sinais de alarme e tentar excluir causas graves relacionadas à queixa principal do paciente e, quando possível, realizar o diagnóstico específico. Dessa forma, eventualmente o diagnóstico final não será realizado no DE, porém com causas críticas potenciais descartadas aquele paciente pode ser encaminhado para investigação ambulatorial e seguimento. Por exemplo, uma queixa muito comum no PS é a dor torácica, sendo a grande maioria associada a condições de baixo risco. A minoria dos casos são condições de alto risco; entretanto, elas possuem uma elevada morbimortalidade, como síndromes coronariana e aórtica agudas. De acordo com o estado clínico do paciente, estratificação de risco e avaliação do profissional, poderão ser solicitados exames complementares ou não, para o descarte ou confirmação dessas hipóteses.

A anamnese no DE geralmente funciona conforme os padrões clássicos. Inicia-se com a apresentação do profissional e identificação do paciente, seguida pela história da doença atual (HDA). Um mnemônico que pode ser utilizado, relatado nos livros didáticos da graduação; é o "OPQRST" *(onset, provocative/ palliative, quality, region, radiation, severity, timing, temporal relationships, therapeutics)*, que corresponde ao início, fatores desencadeantes, de melhora ou piora, qualidade do sintoma, localização, irradiação, intensidade, cronologia e frequência/recorrência e tratamentos realizados, não necessariamente nesta ordem. Outras informações também são importantes, como comorbidades, uso de medicações, alergias, exposição ou uso de substâncias, história social e familiar.

Outro método de abordagem muito difundido no departamento de emergência é o SAMPLA (ou *SAMPLE*, em inglês), que consiste em: sinais e sintomas; alergias; uso de medicações; passado médico ou doenças prévias relevantes; última ingesta de líquidos e alimentos; e ambiente. Este método é pouco validado na literatura em relação à melhora do cuidado ao paciente, porém é muito utilizado pelos profissionais com o intuito de sistematizar e padronizar coleta de informações relevantes.

S: Sinais e sintomas

Esse tópico corresponde às queixas relatadas pelo paciente, quando possível, e os sintomas, como desconforto respiratório, má perfusão tecidual.

A: Alergias

Neste item, é avaliada a presença de alergias a medicações, alimentos, insetos ou outras substâncias e se houve exposição a alguma substância.

M: Medicações

Questionar quais medicações o paciente faz uso, a posologia e se ele faz o uso adequado.

P: Passado médico

Corresponde às doenças atuais e prévias apresentadas pelo paciente, geralmente são relevantes para estratificação de risco para determinados diagnósticos.

L: Líquidos e alimento

Neste tópico, questiona-se quando foi a última refeição, além do uso de álcool, tabaco ou outras substâncias.

A: Ambiente

Este item avalia a cronologia do adoecimento ou mecanismo de lesão do paciente. Por exemplo, é frequente pacientes procurarem atendimento com relato de perda de consciência associada a trauma, porém saber se houve perda de consciência seguida de queda ou houve um trauma seguido de perda de consciência é imprescindível para investigação deste paciente.

POCUS COMO SUPORTE À AVALIAÇÃO INICIAL NO DE

O uso da ultrassonografia *point-of-care* (POCUS) no DE tem se tornado uma realidade cada vez mais presente. Sua importância nos pacientes críticos tem sido amplamente destacada, resultando em um aumento no número de médicos treinados para utilizá-lo. No DE, o POCUS deve ser considerado uma extensão do exame físico, sendo realizado de maneira simultânea na avaliação primária e secundária. Dessa forma, ele se torna uma ferramenta complementar que proporciona uma avaliação mais abrangente e precisa do paciente. A aplicação do POCUS no DE é focada em responder a perguntas direcionadas à beira do leito. Essa abordagem possibilita respostas rápidas e no geral com boa acurácia, auxiliando no diagnóstico e na tomada de decisão. O exame é seguro, ágil e eficaz, além de oferecer orientação para condutas a serem adotadas no atendimento ao paciente. Contudo, é importante ressaltar que a principal limitação reside no treinamento adequado do operador, muito embora o exame físico tenha as mesmas limitações.

Alguns estudos referem que o uso do POCUS, além de mais econômico, é mais eficiente do que a ultrassonografia tradicional, em especial ao diminuir o tempo de permanência do paciente no DE. Alguns exemplos clássicos do uso do POCUS na identificação e manejo do paciente crítico:

- Protocolo BLUE para manejo de dispneia e insuficiência respiratória.
- Protocolo RUSH para manejo de choque indiferenciado.
- Aferição do diâmetro da bainha de nervo óptico no diagnóstico de hipertensão intracraniana.
- POCUS como guia de procedimentos; cateter venoso central, linhas arteriais, intubação orotraqueal, RCP, pericardiocentese etc.

Em conclusão, a incorporação da ultrassonografia *point-of-care* no DE representa um avanço significativo na medicina de emergência, proporcionando benefícios valiosos no atendimento aos pacientes críticos. Com o treinamento apropriado, essa ferramenta pode ser utilizada de maneira segura e eficiente, melhorando a qualidade do diagnóstico e o cuidado prestado aos pacientes[28,29].

ENCAMINHAMENTO À UNIDADE DE TERAPIA INTENSIVA

A unidade de terapia intensiva (UTI) consiste em um setor provido de terapias específicas, suporte avançado de vida, métodos invasivos de monitorização e uma abordagem multidisciplinar e integrada do cuidado do paciente grave ou com potencial de gravidade[30].

Cabe ao departamento de emergência, como porta de entrada dos pacientes ao serviço de saúde, identificar os pacientes que terão benefício da admissão em ambiente de terapia intensiva[3,31]. Diversos estudos já demonstraram que manter pacientes críticos no DE está diretamente associado a piores desfechos, inclusive aumento progressivo da mortalidade. Um estudo de coorte de 2016, com 269 pacientes, observou que os pacientes que permaneciam mais de 5 horas no DE tinham uma probabilidade de óbito 2,5 vezes maior quando comparados aos de tempo menor que 5 horas. Nesse contexto, indicar e cobrar o encaminhamento desses pacientes à UTI deve sempre fazer parte do conjunto de medidas do médico emergencista[32,33].

A necessidade de admissão em UTI considera fatores como necessidade de suporte avançado de vida, diagnóstico, condição clínica do paciente, sinais vitais, idade, prognóstico e potencial benefício de um leito crítico. Além disso, é ideal que sejam levados em consideração também a funcionalidade prévia e os desejos do paciente em relação às possíveis intervenções e a sua condição clínica. Segundo o Guideline da Society of Critical Care Medicine (SCCM), "a UTI deve ser reservada para pacientes com condições médicas reversíveis e uma perspectiva razoável de recuperação significativa"[34].

O Conselho Federal de Medicina, segundo a Resolução n. 2.156/2016, publicada no dia 17/11/2016, no Diário Oficial da União, propôs um sistema de priorização das indicações de UTI, descrito a seguir:

- Prioridade 1: pacientes graves que necessitam de suporte avançado de vida, monitorização invasiva, em uso de drogas vasoativas e terapias que requerem leito crítico (p. ex., TSR contínua, ECMO, balão intra-aórtico), que não possuem limite de suporte terapêutico e com bom prognóstico de melhora.
- Prioridade 2: pacientes que possuem alguma disfunção orgânica que precisam de monitorização invasiva e não estão dependentes de suporte avançado de vida, porém possuem um risco significativo de deterioração clínica (p. ex., insuficiência respiratória em uso de VNI, AVE com risco de rebaixamento do nível de consciência).
- Prioridade 3: pacientes em condições clínicas semelhantes às descritas anteriormente, porém com baixa probabilidade de recuperação ou não candidatos a RCP (p. ex., pacientes com câncer metastático em choque séptico e insuficiência respiratória por uma pneumonia); isto é, pacientes com prognóstico reservado, que têm uma intercorrência aguda, potencialmente reversível e que necessitam de algum suporte avançado.
- Prioridade 4: pacientes com quadro clínico semelhante ao descrito acima, porém com menor probabilidade de sobrevivência ou melhora e que não são candidatos a suporte avançado de vida (p. ex., IOT, RCP).

- Os pacientes de prioridade 2 e 4 são possíveis candidatos a uma unidade intermediária, caso disponível no serviço.
- Prioridade 5: pacientes em fase final de vida ou fase ativa de morte. Em geral, não são candidatos a leito de UTI, a menos que sejam possíveis doadores de órgãos.

REFERÊNCIAS

1. Biley FC. Effects of noise in hospitals. Br J Nurs. 1994;3(3):110-3.
2. Conselho Federal de Medicina. Resolução CFM n. 2.077/2014. Dispõe sobre a normatização do funcionamento dos Serviços Hospitalares de Urgência e Emergência, bem como do dimensionamento da equipe médica e do sistema de trabalho. Disponível em: https://portal.cfm.org.br/images/PDF/resolucao2077.pdf
3. Moretti MA, Cesar LA, Nusbacher A, Kern KB, Timerman S, Ramires JA. Advanced cardiac life support training improves long-term survival from in-hospital cardiac arrest. Resuscitation. 2007;72(3):458-65.
4. Conselho Federal de Medicina (CFM). Resolução n. 2.156/2016: Conselho define critérios para melhorar fluxo de atendimento médico em UTIs | [Internet]. [citado 15 de novembro de 2023]. Disponível em: https://portal.cfm.org.br/noticias/resolucao-cfm-no-2-156-2016-conselho-define-criterios-para-melhorar-fluxo-de-atendimento-medico-em-utis/
5. Wald DA. Emergency medicine clerkship primer: a manual for medical students. CreateSpace Independent Publishing Platform; 2012. 142 p. Disponível em: https://play.google.com/store/books/details?id=_VzdjgEACAAJ
6. Marik PE. Evidence-based critical care, 3rd.ed. Philadelphia: Springer; 2014. 835 p.
7. Niven DJ, Gaudet JE, Laupland KB, Mrklas KJ, Roberts DJ, Stelfox HT. Accuracy of peripheral thermometers for estimating temperature: a systematic review and meta-analysis. Ann Intern Med. 2015;163(10):768-77.
8. Milner QJ, Mathews GR. An assessment of the accuracy of pulse oximeters. Anaesthesia. 2012;67(4):396-401.
9. Lipnick MS, Feiner JR, Au P, Bernstein M, Bickler PE. The accuracy of 6 inexpensive pulse oximeters not cleared by the Food and Drug Administration: The Possible Global Public Health Implications. Anesth Analg. 2016;123(2):338-45.
10. Kallioinen N, Hill A, Horswill MS, Ward HE, Watson MO. Sources of inaccuracy in the measurement of adult patients' resting blood pressure in clinical settings: a systematic review. J Hypertens. 2017;35(3):421-441.
11. Wax DB, Lin HM, Leibowitz AB. Invasive and concomitant noninvasive intraoperative blood pressure monitoring: observed differences in measurements and associated therapeutic interventions. Anesthesiology. 2011;115(5):973-8.
12. Brown III CA, Sakles JC, Mick NW. The Walls manual of emergency airway management, 6. ed. Wolters Kluwer; 2023.
13. Emergency Nurses Association. Clinical practice guidelines: non invasive blood pressure monitoring; 2018.
14. Amaral JLG, Ferreira, ACP, Ferez D, Geretto P. Respiration monitoring: oximetry and capnography. Rev Bras Anest. 1992;42(1):51-8.
15. Stolz LA, Stolz U, Howe C, Farrell IJ, Adhikari S. Ultrasound-guided peripheral venous access: a meta-analysis and systematic review. J Vasc Access. 2015;16(4):321-6.
16. Luck RP, Haines C, Mull CC. Intraosseous access. J Emerg Med. 2010;39(4):468-75.
17. Young J, Sewell J. Applying cognitive load theory to medical education: construct and measurement challenges. Perspect Med Educ. 2015;4(3):107-9.
18. Burgess D. Are providers more likely to contribute to healthcare disparities under high levels of cognitive load? How features of the healthcare setting may lead to biases in medical decision making. Med Decis Making. 2010;30:246-57.
19. American College of Surgeons. Committee on Trauma. ATLS: Advanced Trauma Life Support: student course manual. Am Coll Surg. 2018. 474 p.
20. Featherstone P, Smith GB, Linnell M, Easton S, Osgood VM. Impact of a one-day inter-professional course (ALERT) on attitudes and confidence in managing critically ill adult patients. Resuscitation. 2005;65(3):329-36.
21. Pádua AI, Alvares F, Martinez JAB. Insuficiência respiratória. Medicina (Ribeirão Preto). 2003;36(2/4):205-13.
22. Rivers E, Nguyen B, Havstad S, et al. Early goal-directed therapy in the treatment of severe sepsis and septic shock. N Engl J Med. 2001;345(19):1368-77.
23. Reddick AD, Ronald J, Morrison WG. Intravenous fluid resuscitation: was Poiseuille right? Emerg Med J. 2011;28(3):201-2.
24. Rose JS, Bair AE, Mandavia D, et al. The UHP ultrasound protocol: a novel ultrasound approach to the empiric evaluation of the undifferentiated hypotensive patient. Am J Emerg Med. 2001;19:299-302.
25. Weekes AJ, Zapata RJ, Napolitano A. Symptomatic hypotension: ED stabilization and the emerging role of sonography. EM Practice. 2007;9:1.
26. Lin MJ, Neuman M, Rempell R, Monu- teaux M, Levy J. Point-of-care ultrasound is associated with decreased length of stay in children presenting to the emergency department with soft tissue infec- tion. J Emerg Med. 2018;54:96-101.
27. Panebianco NL, Shofer F, Fields JM, et al. The utility of transvaginal ultrasound in the ED evaluation of complications of first trimester pregnancy. Am J Emerg Med. 2015;33:743-8.
28. Jones AE, Tayal VS, Sullivan DM, et al. Randomized, controlled trial of immediate versus delayed goal-directed ultrasound to identify the cause of nontraumatic hypotension in emergency department patients. Crit Care Med. 2004;32:1703-8.
29. Hernandez C, Shuler K, Hannan H, et al. C.A.U.S.E.: Cardiac arrest ultrasound exam – a better approach to managing patients in primary non-arrhythmogenic cardiac arrest. Resuscitation. 2008;76:198-206.
30. Donchin Y, Seagull FJ. The hostile environment of the intensive care unit. Curr Opin Crit Care. 2002;8(4):316-20.
31. García-Gigorro R, de la Cruz Vigo F, Andrés-Esteban EM, Chacón-Alves S, Morales Varas G, Sánchez-Izquierdo JA, et al. Impact on patient outcome of emergency department length of stay prior to ICU admission. Med Intensiva. 2017;41(4):201-208.
32. Valley TS, Admon AJ, Zahuranec DB, Garland A, Fagerlin A, Iwashyna TJ. Estimating ICU Benefit: A Randomized Study of Physicians. Crit Care Med. 2019;47(1):62-8.
33. Nates JL, Nunnally M, Kleinpell R, Blosser S, Goldner J, Birriel B, et al. ICU Admission, Discharge, and Triage Guidelines: a framework to enhance clinical operations, development of

institutional policies, and further research. Crit Care Med. 2016;44(8):1553-602.

34. Guidelines for intensive care unit admission, discharge, and triage. Task Force of the American College of Critical Care Medicine, Society of Critical Care Medicine. Crit Care Med. 1999;27(3):633-8.
35. Conselho Federal de Medicina. Página 138 do Diário Oficial da União – Seção 1, número 220, de 17/11/2016 – Imprensa Nacional. [citado 17 ago. 2023]. Disponível em: http://pesquisa.in.gov.br/imprensa/jsp/visualiza/index.jsp?jornal=1&pagina=138&data=17/11/2016
36. Atkinson PR, Milne J, Diegelmann L, et al. Does point-of-care ultrasonography improve clinical outcomes in emergency department patients with undifferentiated hypotension? An international randomized controlled trial from the SHoC-ED Investigators. Ann Emerg Med. 2018;72:478-89.
37. Hilsden R, Leeper R, Koichopolos J, et al. Point-of-care biliary ultrasound in the emergency department (BUSED): implications for surgical referral and emergency department wait times. Trauma Surg Acute Care Open. 2018;3(1):e000164.
38. Metzler IS, Smith-Bindman R, Mogha-Dassi M, Wang RC, Stoller ML, Chi T. Emergency department imaging modality effect on surgical management of nephro-lithiasis: a multicenter, randomized clinical trial. J Urol. 2017;197:710-4.

2

Choque circulatório

Arthur de Campos Soares
Beatriz Soletti Pereira
Juliana Costa de Oliveira Galvão
Victor Cezar de Azevedo Pessini
Victor Paro da Cunha

PONTOS PRINCIPAIS

- Estado de choque circulatório é uma disfunção orgânica primária que pode levar o paciente rapidamente ao óbito se não manejado de maneira eficaz.
- O estado fisiopatológico básico envolvido é um desbalanço da oferta e da demanda de oxigênio aos tecidos.
- Diversos mecanismos diferentes são indutores de estados de choque: hipovolemia, disfunção cardíaca, vasoplegia e obstrução do débito cardíaco são os mecanismos mais importantes.
- O diagnóstico pode ser desafiador e o uso do exame físico é a ferramenta mais importante para alcançar esse fim; outras estratégias, como coleta de lactato e gasometria arterial, podem auxiliar nesse processo.
- Estratégias para o manejo desses pacientes passam por otimização do débito cardíaco, otimização do conteúdo arterial de oxigênio, redução do consumo de oxigênio, assim como as medidas específicas para os diferentes mecanismos.
- Choque refratário é uma complicação grave desses pacientes, com alta mortalidade e pouca evidência científica de qualidade guiando seu tratamento.

INTRODUÇÃO

O choque circulatório é uma síndrome clínica caracterizada pela incapacidade do sistema circulatório em manter a perfusão tecidual. Ocorre por desbalanço entre oferta (DO_2) e demanda (VO_2) de oxigênio, seja por falhas na oferta de oxigênio (local ou sistêmica) ou na utilização dele em nível celular, resultando em hipóxia com disfunção mitocondrial. Inicialmente, essa hipoperfusão tecidual pode ser menos danosa devido ao funcionamento de mecanismos compensatórios fisiológicos.

A partir do momento em que os mecanismos compensatórios começam a falhar, eles se tornam insuficientes para manter a homeostase. A não reversão desse quadro é capaz de gerar cascatas celulares irreversíveis que resultarão em disfunção celular progressiva, falência de tecidos e órgãos e, consequentemente, óbito[1-3].

Pacientes que se apresentam em choque hemodinâmico no departamento de emergência (DE) possuem níveis considerados de mortalidade associados aos seus desfechos, a depender da causa inicial relacionada. De modo geral, as taxas de mortalidade podem superar 20%, independentemente da causa associada. Dessa forma, o choque circulatório é uma emergência médica e faz-se necessário o precoce e correto reconhecimento dessa condição a fim de iniciar brevemente a terapia de suporte indicada para tal[2-5].

Para identificação desta síndrome, deve-se combinar a análise de dados multimétricos obtidos por meio de anamnese e exame físico. A suspeita deve ser feita no atendimento inicial e poderá ser corroborada posteriormente pelos resultados de exames complementares, como do lactato sérico e dosagem de *base excess* (BE).

Deve-se destacar que pacientes em choque circulatório podem se apresentar com valores normais de pressão arterial, principalmente em choques hemorrágicos. Isso acontece devido ao bom funcionamento dos mecanismos compensatórios de tamponamento químico (BE e lactato) e respiratório (pCO_2) que inicialmente são capazes de manter valores adequados de pressão sistólica apesar dos desbalanços em curso. Dessa forma, a análise clínica do paciente deverá ir além dos valores numéricos de pressão arterial, devendo utilizar outras ferramentas para análise qualitativa de perfusão tecidual, como janelas clínicas de pele, sistema nervoso central e rins, que serão abordadas com maiores detalhes no momento do diagnóstico[5,6,7].

FISIOPATOLOGIA

O sistema hemodinâmico é composto por diversos mecanismos fisiológicos capazes de modular e organizar a oferta e entrega de oxigênio pelo corpo. Durante o processo de choque esses mecanismos são ativados, produzindo uma resposta compensatória.

Para entendimento do que engloba a oferta e demanda de oxigênio, deve-se analisar de maneira detalhada a fórmula apresentada a seguir (Figura 1).

$$DO_2 = DC \times (Hb \times SaO_2 \times 1{,}34 + (PaO_2 \times 0{,}003))$$

FIGURA 1 Oferta e demanda de oxigênio.
DC: débito cardíaco; DO_2 entrega/oferta de O_2; Hb: hemoglobina; PaO_2: pressão parcial de O_2 (O_2 dissolvido no sangue); SaO_2: saturação arterial de O_2.

Percebe-se que a distribuição adequada de oxigênio pelos tecidos depende diretamente do funcionamento cardíaco, da quantidade de hemoglobina disponível e sua taxa de saturação de oxigênio (SaO_2), além da quantidade de oxigênio disponível no sangue para captação e liberação nos tecidos. Em casos nos quais alguma dessas variáveis esteja prejudicada, é possível que a oferta (DO_2) não consiga superar a demanda (VO_2), gerando uma situação de desbalanço circulatório. O principal objetivo do organismo nesses casos é conseguir manter a perfusão do coração e cérebro, ambos considerados órgãos vitais, mesmo que para isso seja necessário comprometer a perfusão tecidual de outros órgãos, como rins, pele ou trato gastrointestinal.

Inicialmente, a nível celular, a disfunção mitocondrial secundária ao desbalanço energético entre DO_2 e VO_2 resulta em hipóxia, com produção e acúmulo de substância indesejadas e nocivas, com destaque para o lactato e citocinas pró-inflamatórias. O sistema de tamponamento químico e respiratório é então ativado na tentativa de manter níveis adequados de pH: a presença de substâncias ácidas como o lactato promove utilização do bicarbonato produzido pelo sistema tampão na tentativa de reduzir a acidose local; do ponto de vista respiratório, a acidemia ativa quimiorreceptores capazes de aumentar volume minuto respiratório, promovendo assim redução dos valores de PCO_2 a fim de diminuir a quantidade de íons H^+ livres[8-11].

A partir do momento em que os mecanismos compensatórios de tamponamento começam a falhar, eles se tornam insuficientes para manter a homeostase, resultando em acidose metabólica e ativação do eixo hipotálamo-hipófise-adrenais para liberação de mediadores que serão necessários para otimização circulatória. A liberação de substâncias adrenérgicas (epinefrina, norepinefrina) e hormônios vasoativos (dopamina e cortisol) é capaz de aumentar o tônus simpático por meio de vasoconstrição arteriolar, redistribuindo o sangue de órgãos não vitais como pele, músculos esqueléticos, rins e baço e pela vasoconstrição de vênulas, gerando

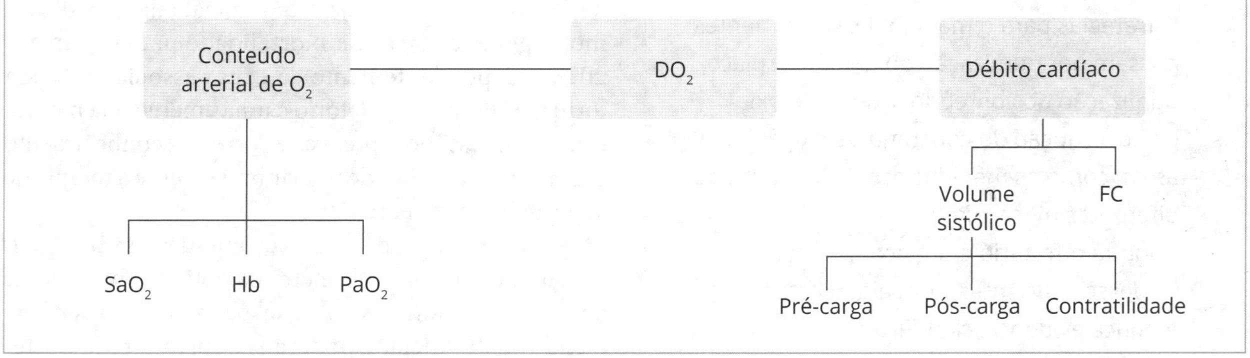

FIGURA 2 Componentes da oferta de oxigênio (DO_2).
FC: frequência cardíaca; Hb: hemoglobina; SaO_2: saturação arterial de O_2; PaO_2: pressão parcial de O_2 arterial; VO_2: consumo de O_2.

aumento do retorno venoso. Ademais, ocorre liberação de hormônio antidiurético (ADH) e consequente ativação do sistema renina-angiotensina-aldosterona, visando à retenção de sódio e água para incrementar o volume intravascular.

Com o intuito de otimizar o volume sistólico, a interação da noradrenalina com receptores cardíacos beta-2 gera maior quantidade de monofosfato cíclico de adenosina, com aumento do cronotropismo e sequestro de cálcio. Esse processo resulta em aumento da frequência cardíaca (FC) e contratilidade miocárdica, gerando consequentemente aumento do débito cardíaco (DC).

Já a nível metabólico, as catecolaminas são capazes de ativar vias anaeróbias de glicogenólise e lipólise na tentativa de aumentar o fornecimento energético. Porém, esses processos combinados resultarão em produção de lactato, radicais livres e liberação de citocinas pró-inflamatórias. A partir do momento em que o organismo não consiga se compensar, a acidose metabólica persistente pode acarretar redução da força de contratilidade cardíaca e consequentemente quedas em valores de débito cardíaco e pressão arterial. Por esse motivo, pacientes que se apresentam ao DE com choque circulatório já com sinais de hipotensão arterial e taquicardia possuem maior morbidade e mortalidade associadas, uma vez que tais sinais refletem quadros com evolução considerável, já com importante falência de seus mecanismos compensatórios[11,15].

Em situações nas quais haja prolongamento desse quadro de hipóxia tecidual, ocorre perda da homeostase e integridade da membrana celular, levando à morte das células e consequente liberação de produtos intracelulares, podendo resultar em hipercalemia, hiponatremia, azotemia, hiper ou hipoglicemia e acidose láctica. Diante da morte de um número considerável de células, torna-se possível a evolução para cenários de disfunção de múltiplos órgãos com disfunção renal, insuficiência respiratória, insuficiência hepática, depressão miocárdica e alterações hematológicas como coagulação intravascular disseminada.

Baseando-se em características fisiopatológicas mencionadas e de modo a facilitar o entendimento dessa síndrome, pode-se dividir o choque circulatório em quatro principais mecanismos indutores: hipovolêmico, cardiogênico, obstrutivo e vasoplégico. Essa classificação foi estabelecida por Blalock em 1934 e utilizada até os dias atuais. Recentemente, outra classificação de choque circulatório surgiu, o choque por alteração mitocondrial[16-19].

Apesar de esta classificação do choque ser amplamente difundida na literatura, sua divisão tem fins didáticos. Na prática, comumente o paciente se apresentará com choque misto, com sobreposição de causas para a hipoperfusão tecidual. Como exemplo, no choque séptico, o paciente pode apresentar choque hipovolêmico associado – seja por perdas gastrointestinais ou perdas insensíveis, como suor ou taquipneia – ou choque cardiogênico pela depressão miocárdica gerada pela sepse ou choque vasoplégico pela atividade inflamatória exacerbada. Essa informação deverá ser considerada para a instituição de medidas terapêuticas adequadas.

MECANISMOS DE CHOQUE

De maneira simplificada, o choque hipovolêmico ocorre por diminuição da pré-carga por redução do volume intravascular. Já no choque cardiogênico, há diminuição do inotropismo (contratilidade cardíaca). No choque obstrutivo, por outro lado, há aumento súbito da pós-carga ou diminuição da pré-carga. Em todos, a consequência será a mesma: diminuição do débito cardíaco. A exceção ocorre no choque vasoplégico, em que a alteração mais precoce ocorre, principalmente, em pequenos vasos. Neste caso, a resposta inicial é de aumento do débito cardíaco, embora este possa reduzir com a progressão do choque, principalmente pela depressão miocárdica associada e pela perda de tônus das artérias de calibre maior, comum nas fases avançadas do choque vasoplégico[20,21].

Já o choque por alteração do metabolismo mitocondrial é secundário a intoxicações por monóxido de carbono (CO), por cianeto ou sulfeto de hidrogênio, além de meta-hemoglobinemia. Na intoxicação por cianeto, por exemplo, o paciente possui níveis adequados de oxigênio na corrente sanguínea, mas não consegue utilizá-lo por bloqueio da fosforilação oxidativa gerada pela toxina[22,23]. Em contrapartida, na intoxicação por CO, há baixa entrega de oxigênio para os tecidos devido à diminuição da ligação do oxigênio com a hemoglobina, uma vez que o grupo heme possui 250 vezes mais afinidade com o CO do que o O_2.

Uma forma de racionalizar os mecanismos de choque circulatório é por meio da comparação do sistema circulatório a um sistema de bomba hidráulica, conforme pode ser observado na Figura 3. Nesta comparação, o coração cumpre a função de bomba, sendo a volemia circulante representada pelo reservatório de fluido, e o sistema venoarterial pelos canos do sistema de bombeamento.

Choque hipovolêmico

Este tipo de choque ocorre por diminuição do volume intravascular, seja por perda sanguínea ou não, levando à diminuição da pré-carga, com menor volume sistólico e, consequentemente, menor débito cardíaco. Didaticamente, há duas categorias de choque hipovolêmico: hemorrágico e não hemorrágico[24,25].

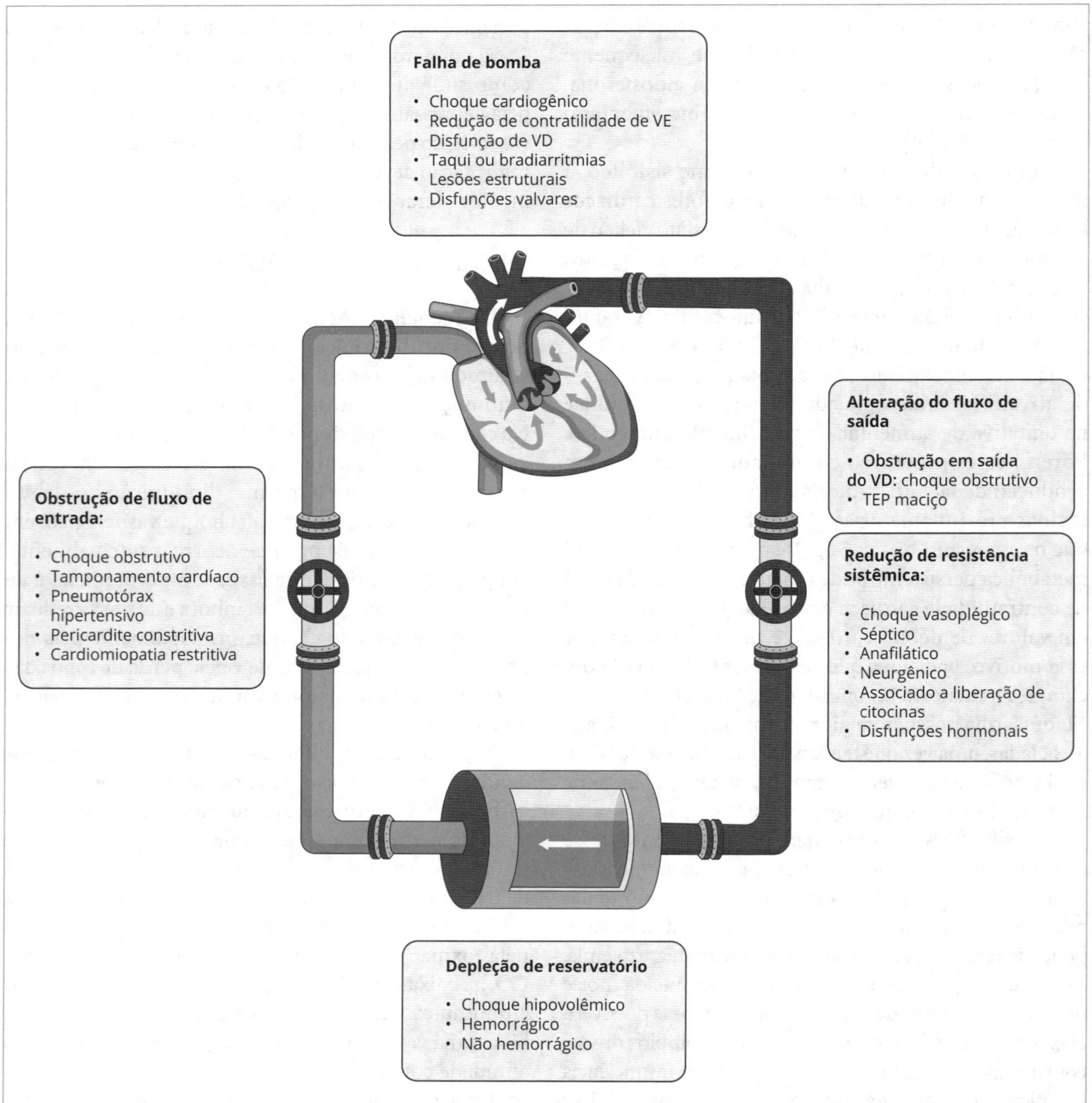

FIGURA 3 Sistema circulatório como um sistema de bombeamento hidráulico.

A principal causa em todo o mundo de choque hipovolêmico hemorrágico é o trauma. Estudos demonstram que a hipotensão secundária ao choque hemorrágico prediz mortalidade maior que 50%. Outras causas menos comuns de choque hipovolêmico hemorrágico são sangramentos de trato gastrointestinal, como hemorragia varicosa e úlcera péptica, além de aneurisma de aorta roto, causas ginecológicas e obstétricas e causas iatrogênicas[26,27].

Com a perda sanguínea aguda, haverá aumento compensatório da frequência cardíaca e do inotropismo, seguidas de vasoconstrição periférica com o intuito de manutenção da perfusão tecidual. O aumento da resistência vascular sistêmica, que se inicia antes da diminuição do débito cardíaco, diminui a perfusão tecidual de órgãos não vitais, levando a anaerobiose e maior produção de ácidos. Para manter o pH sanguíneo estável, o corpo utiliza o sistema tampão de bicarbonato, tornando o déficit de bases (*base excess*) mais negativo. O achado de *base excess* mais negativo que o esperado pode auxiliar na diferenciação de uma perda sanguínea inócua de um choque hemorrágico em fase inicial[28,29,30].

Com a progressão da hemorragia, pode haver diminuição da perfusão cardíaca, com consequente redução da capacidade de contratilidade cardíaca, contribuindo para a redução do volume sistólico. Quando os mecanismos compensatórios não são mais suficientes, ocorre diminuição do débito cardíaco, com consequente hipotensão arterial.

Já o choque hipovolêmico não hemorrágico, por sua vez, ocorre por redução do volume intravascular por perda de sódio e água. Inclui as perdas gastrointestinais (vômitos, diarreia), desidratação por perdas insensíveis, como suor ou taquipneia ou perdas de líquidos para o terceiro espaço. Os mecanismos compensatórios e a progressão do choque se assemelham ao choque hipovolêmico hemorrágico; apesar disso, frequentemente demandam maior tempo de perdas (horas a dias) até que formas graves se estabeleçam, sendo crianças pequenas e idosos de maior risco para essa complicação[31].

Choque cardiogênico

O choque cardiogênico resulta da hipoperfusão tecidual secundária à insuficiência do ventrículo esquerdo, com diminuição do volume sistólico e, por conseguinte, diminuição do débito cardíaco. Dentre as causas mais comuns, encontram-se o infarto agudo do miocárdio (IAM) extenso, IAM acometendo ventrículo direito e exacerbação de insuficiência cardíaca.

Nestes casos, o débito cardíaco avaliado pelo ultrassom *point-of-care* (POCUS) será diminuído, com aumento de pressões de enchimento ventricular e aumento da resistência vascular periférica. Contudo, em alguns pacientes, pode haver diminuição da resistência vascular periférica por resposta inflamatória sistêmica, com um perfil hemodinâmico semelhante ao encontrado na sepse. No *Shock Trial*, estudo randomizado multicêntrico de 1999, 18% dos pacientes com choque cardiogênico apresentaram febre ou leucocitose, com suspeita de sepse associada[32,33,34].

O choque cardiogênico ocorre tanto por diminuição da contratilidade quanto por aumento na pré-carga, pós-carga e alteração da função de ventrículo direito. Além disso, pacientes com choque cardiogênico podem apresentar infecção associada em quase 50% dos casos[30-35].

Outras causas de choque cardiogênico incluem as taquiarritmias instáveis, em que o aumento da frequência cardíaca resulta em falha do enchimento ventricular, com redução de volume sistólico final, e as bradiarritmias, com redução do débito cardíaco por diminuição importante da frequência cardíaca. Também pode ocorrer na overdose de medicamentos inotrópicos negativos (como betabloqueadores e bloqueadores de canais de cálcio) e nas lesões cardíacas estruturais (traumática, ruptura de músculos papilares, ruptura de septo ventricular ou disfunções valvares).

Choque obstrutivo

Este tipo de choque ocorre por uma barreira mecânica ao fluxo sanguíneo, seja ele pulmonar ou sistêmico, diminuindo o débito cardíaco por enchimento ventricular inadequado. Surge quando há aumento da resistência do fluxo de saída do ventrículo esquerdo ou diminuição significativa da pré-carga, culminando em falência do ventrículo direito, ou por obstrução direta ao débito do VD. Diferentemente do choque cardiogênico, neste tipo de choque hemodinâmico a causa para a diminuição abrupta do débito cardíaco é extracardíaca. Para melhor compreensão das etiologias, elas podem ser divididas em dois grupos: mecânica e vascular pulmonar.

Nas causas mecânicas, o mecanismo fisiopatológico é semelhante ao do choque hipovolêmico, em que o distúrbio primário é a diminuição da pré-carga, com redução do retorno venoso ao átrio direito ou falha de enchimento ventricular direito. Dentre as causas mais comuns, há o tamponamento cardíaco e o pneumotórax hipertensivo. Outras causas incluem a pericardite constritiva e a cardiomiopatia restritiva[32-35].

No tamponamento cardíaco, há acúmulo de líquido entre as lâminas parietal e visceral do pericárdio seroso, com aumento da pressão intrapericárdica. Como o pericárdio fibroso, mais externo, possui consistência mais resistente e menos elástica, ocorre aumento concêntrico do pericárdio, levando à compressão cardíaca. Com isso, as câmaras cardíacas não realizam adequado relaxamento na diástole, levando a uma diminuição do volume diastólico final. Por consequência, haverá diminuição do débito cardíaco.

A instalação do tamponamento cardíaco depende de dois fatores principais: volume e velocidade de instalação do derrame pericárdico. Nas instalações insidiosas, grandes volumes são tolerados, pois apesar de pouco elástico, o pericárdio parietal possui capacidade de se distender lenta e gradualmente. Por outro lado, em casos agudos, menos de 200 mL de derrame pericárdico pode ser o suficiente para levar a um colapso hemodinâmico[35-39].

O pneumotórax hipertensivo ocorre por mecanismo de válvula unidirecional, em que o aumento progressivo de volume de ar no espaço intrapleural gera aumento da pressão intratorácica unilateralmente. Por conseguinte, haverá desvio das estruturas torácicas para o lado oposto, com estrangulamento da veia cava inferior na altura do forame da veia cava inferior – ponto fixo de passagem desse vaso sanguíneo pelo diafragma. Nesta situação, o retorno venoso fica comprometido, com diminuição do débito cardíaco. A causa mais comum é a ventilação com pressão positiva em pacientes com pneumotórax simples.

Já nas causas de alteração vascular pulmonar, que têm por principais representantes o tromboembolismo pulmonar significativo e a hipertensão pulmonar grave (HP), ocorre falha de enchimento do ventrículo direito por aumento importante da resistência vascular pulmonar. Esse aumento da pós-carga do VD leva à dilatação aguda desta câmara cardíaca, com consequente redução do débito cardíaco de VD, hipotensão e diminuição da perfusão das artérias coronárias e, por fim, isquemia cardíaca. Para mais, o desvio do septo interventricular pela dilatação súbita do VD diminuirá o enchimento do VE, promovendo disfunção de VE, com diminuição do volume sistólico e, consequentemente, do débito cardíaco. A diminuição do débito cardíaco leva a piora do enchimento de VD, levando a um ciclo vicioso de piora da funcionalidade das câmaras cardíacas direitas.

A principal etiologia de choque obstrutivo por alteração vascular pulmonar é o tromboembolismo pulmonar maciço em que há obstrução significativa da circulação pulmonar, seja diretamente por coágulos sanguíneos ou indiretamente por meio de agentes vasoconstritores, como tromboxano A2 e serotonina. Além disso, a alteração da circulação pulmonar leva a distúrbios de troca gasosa, com consequente hipoxemia, que aumenta o nível de resistência vascular pulmonar. Estudos sugerem que estas causas ocorrem simultaneamente, todas predispondo ao aumento súbito da pós-carga do VD[35-41].

Choque vasoplégico

O choque vasoplégico, comumente descrito como distributivo, é caracterizado por depleção do conteúdo intravascular secundário à vasodilatação periférica desproporcionada, que resulta em redução da resistência vascular sistêmica. Como resposta compensatória, há aumento da frequência e da contratilidade cardíacas na tentativa de manter valores adequados de débito cardíaco. Contudo, com a progressão da vasodilatação, haverá diminuição do débito cardíaco pela diminuição importante da pré-carga[40-45]. Dentre as causas mais comuns, destacam-se o choque séptico, o choque anafilático, o choque neurogênico e a overdose de algumas drogas. Outras causas incluem insuficiência adrenal e coma mixedematoso.

A forma mais comum de choque distributivo é o choque séptico, com mortalidade que ultrapassa 30% nos departamentos de emergência do Brasil, conforme o estudo SPREAD-ED, publicado em 2023. É definido como sepse com hipotensão (PAM < 65 mmHg) ou necessidade de terapia vasopressora e presença de níveis elevados de lactato (> 2 mmol/L ou > 18 mg/dL), apesar de ressuscitação volêmica adequada[40-45].

Apesar de o choque séptico ser entendido como um choque vasoplégico, atualmente sabe-se que ele também possui outros componentes que induzem hipoperfusão tecidual. Dentre eles, há a hipovolemia, tanto relativa como absoluta, depressão miocárdica e indução de resposta inflamatória sistêmica, com progressão para disfunção microvascular e mitocondrial.

Entre as outras causas, há o choque neurogênico, que ocorre por perda do controle autonômico do sistema nervoso simpático sobre o parassimpático. Geralmente decorre de traumatismo cranioencefálico grave ou de lesões da medula espinhal, sobretudo se acima de T6, com interrupção das vias simpáticas e exacerbação do tônus vagal, que permanece intacto. É tipicamente reconhecido como um choque vasoplégico associado à bradicardia. Contudo, pode apresentar diferentes formas, com estudos evidenciando taquicardia associada ao choque neurogênico precoce, possivelmente decorrente de liberação de catecolaminas pós-trauma.

Outra etiologia de choque vasoplégico é o choque anafilático, forma crítica da anafilaxia que, por sua vez, é definida como uma reação de hipersensibilidade sistêmica grave potencialmente fatal. É causada pela liberação de mediadores inflamatórios de basófilos e mastócitos que desencadeiam vasodilatação periférica, podendo levar à hipoperfusão tecidual e morte.

Outras etiologias inflamatórias associadas à liberação maciça de citocinas são bem descritas, como os pacientes com quadros de pancreatite aguda grave, grandes queimados e com pneumonite química, quadros que costumam se assemelhar ao padrão da sepse.

Há também o choque por disfunções no controle hormonal do sistema hemodinâmico, como a insuficiência adrenal devido à deficiência de mineralocorticoides, chamada de crise addisoniana. Nesta, o choque circulatório se estabelece devido à alteração do tônus vascular associada à hipovolemia secundária à deficiência de aldosterona.

DIAGNÓSTICO

O diagnóstico de choque circulatório é, fundamentalmente, um diagnóstico sindrômico. Assim sendo, a suspeição do choque deve ser feita de maneira empírica, mesmo sem a pronta identificação de uma etiologia específica. A suspeita diagnóstica é levantada a partir da identificação de fatores clínicos e laboratoriais que apontem para um estado de hipoperfusão tecidual.

Uma vez identificada a síndrome de choque, a etiologia pode ser direcionada, por sua vez, a partir da história clínica associada ao uso do POCUS. Nesse contexto, nenhum achado, isoladamente, é capaz de confirmar ou excluir o choque circulatório; alguns achados comuns, listados a seguir, devem ser vistos de maneira conjunta (Tabela 1).

TABELA 1 Critérios empíricos para o diagnóstico de choque

Aparência doente ou alteração do estado mental
Hipotensão arterial > 30 minutos contínuos
Frequência cardíaca > 100 bpm
Frequência respiratória > 20 irpm ou $PaCO_2$ < 32 mmHg
Débito urinário < 0,5 mL/kg/h
Lactato arterial > 4 mmol/L ou > 32 mg/dL ou excesso de bases < –4 mEq/L

Manifestações clínicas

As principais manifestações clínicas que apontam para um estado de choque são as alterações em sinais vitais, como frequência cardíaca, pressão arterial, índice de choque ou *shock index* (SI), frequência respiratória e saturação de oxigênio. Além destas, outros sinais clínicos de hipoperfusão tecidual são as chamadas "janelas de perfusão", que indicam a instalação do choque hemodinâmico, sendo elas: pele, sistema nervoso central e rins[44,45].

Avaliação dos sinais vitais

Frequência cardíaca

Frequência cardíaca (FC) encontra-se usualmente aumentada (taquicardia), sendo um achado precoce no choque, visto que o aumento do cronotropismo é um dos primeiros mecanismos compensatórios para aumento do DC em um contexto de redução da DO_2. Algumas situações de choque, no entanto, podem incorrer com FC normal ou bradicardia, como uso de medicamentos inotrópicos negativos (p. ex., betabloqueadores), IAM com bloqueio atrioventricular total (BAVT), trauma raquimedular, dentre outros.

Pressão arterial

As alterações na pressão arterial (PA), especialmente a hipotensão arterial, são usualmente associadas ao choque; entretanto, é importante ressaltar que o choque pode ocorrer sem hipotensão, assim como a hipotensão pode estar presente sem choque. Arbitrariamente, consideramos como hipotensão arterial uma PA sistólica (PAS) < 90 mmHg ou uma PA média (PAM) < 65-70 mmHg. Entretanto, a magnitude da hipotensão pode ser leve em diversos quadros de choque, especialmente em quadros nos quais não há queda tão acentuada na RVP, como em pacientes portadores de hipertensão arterial sistêmica.

Além disso, a queda da PA ocorre em um contexto mais tardio no curso do desenvolvimento do choque devido à resposta adrenérgica compensatória que aumenta a RVP, dificultando uma abordagem tempo-dependente para a condição; essa situação é especialmente evidente em quadros de choque hipovolêmico na população pediátrica. Por esses motivos, a hipotensão arterial é um marcador pouco sensível para a hipoperfusão global, não devendo ser considerado isoladamente.

Outro fator importante referente à avaliação do choque pela PA envolve sua aferição. A medida não invasiva da PA (PANI) pode ser imprecisa na hipotensão grave, e a inserção de cateter arterial para monitorização invasiva da PA (PAI) melhora a capacidade de acompanhar a resposta às terapias instituídas, especialmente se forem administradas drogas vasoativas.

Índice de choque

O índice de choque (*shock index* – SI) refere-se à razão entre a frequência cardíaca e a pressão arterial sistólica (SI = FC / PAS) e é utilizado como preditor de desfechos clínicos nos mais diversos tipos de choque. Considera-se como padrão um valor de SI entre 0,5 e 0,7 bpm/mmHg. Entretanto, como mencionado anteriormente, conforme a hipoperfusão se instala, o mecanismo compensatório inicial do organismo é a taquicardia (aumento da FC); assim, a perpetuação do estado de choque resulta posteriormente em hipotensão, com queda da PAS. Nesse sentido, ocorre aumento da FC e queda da PAS, com consequente aumento do SI para níveis acima de 0,7 bpm/mmHg, caracterizando um estado de choque. Níveis acima de 0,9 bpm/mmHg foram, inclusive, associados a maior mortalidade em pacientes vítimas de trauma.

Frequência respiratória

O estado de hipoperfusão global presente no choque também resulta em taquipneia, com o intuito de aumentar a saturação arterial (SaO_2) e a pressão parcial arterial de oxigênio (PaO_2) visando restabelecer a DO_2. Nesse contexto, a taquipneia é um achado precoce em pacientes em choque circulatório.

A monitorização da saturação periférica de O_2 (SpO_2) é um desafio em pacientes com choque, visto que a própria hipoperfusão periférica dificulta a leitura do aparelho, podendo resultar em falsos-positivos, isto é, indicar dessaturação pela diminuição do volume de sangue lido pelo oxímetro e não por uma menor saturação das hemácias. Nestes casos, a verificação da curva do oxímetro no monitor indica se a leitura do aparelho é real e confiável.

Avaliação das "janelas de perfusão"

O *status* perfusional do organismo também pode ser avaliado clinicamente no exame físico a partir do exame de sistemas específicos, os quais, por apresentarem essa característica de espelharem a perfusão do organismo, foram intitulados "janelas de perfusão": pele, sistema nervoso central e rins.

Avaliação da pele

A avaliação da microcirculação na pele pode ser realizada mediante a inspeção e palpação. As alterações cutâneas refletem a vasoconstrição periférica secundária ao estímulo adrenérgico resultante da queda da DO_2 e visando aumentar o DC, desviando o sangue da periferia para a circulação central. Assim, pode-se evidenciar palidez cutaneomucosa, cianose, sudorese, pulsos periféricos fracos e filiformes, aumento do tempo de enchimento capilar (TEC) e livedo reticular (ou *mottling*).

O tempo de enchimento capilar (TEC), ou tempo de reenchimento capilar, é uma manobra semiológica realizada a partir do esvaziamento do leito capilar, conseguido por meio da aplicação de pressão por alguns segundos (o tempo varia conforme a literatura, mas geralmente vai de 5-14 segundos) na face ventral da falange distal do dedo indicador, patela ou esterno e posterior cronometragem do retorno do preenchimento do leito capilar (perfusão). Considera-se como adequado um TEC ≤ 3 segundos. É importante ressaltar, no entanto, que quadros de choque vasoplégico podem apresentar TEC adequado ou, inclusive, acelerado (em *flush*) mesmo na vigência de hipoperfusão. Além de ferramenta diagnóstica, o TEC também pode ser utilizado para guiar tratamento em quadros de choque séptico, com valores preditivos de complicações semelhantes ao lactato sérico[45-49].

O livedo reticular refere-se ao aspecto rendilhado que surge na pele resultante de um distúrbio da microcirculação cutânea, que gera áreas de vasoconstrição (que assumem tonalidade pálida) entremeadas a áreas de vasodilatação (que assumem tonalidade hiperemiada), remetendo a um aspecto marmóreo. A partir desse achado, criou-se *o* escore de *mottling*, o qual gradua o livedo em cinco graus a partir da patela (Figura 4). A presença de *mottling* é um critério independente de mortalidade em pacientes sépticos, e quanto maior o grau do escore de *mottling,* maior a mortalidade; de igual forma, a regressão do escore de *mottling* durante a ressuscitação do choque também se associou a melhores desfechos.

A combinação de tempo de enchimento capilar > 2 segundos, livedo e diminuição da temperatura da pele pode predizer baixo índice cardíaco (IC) e, em última

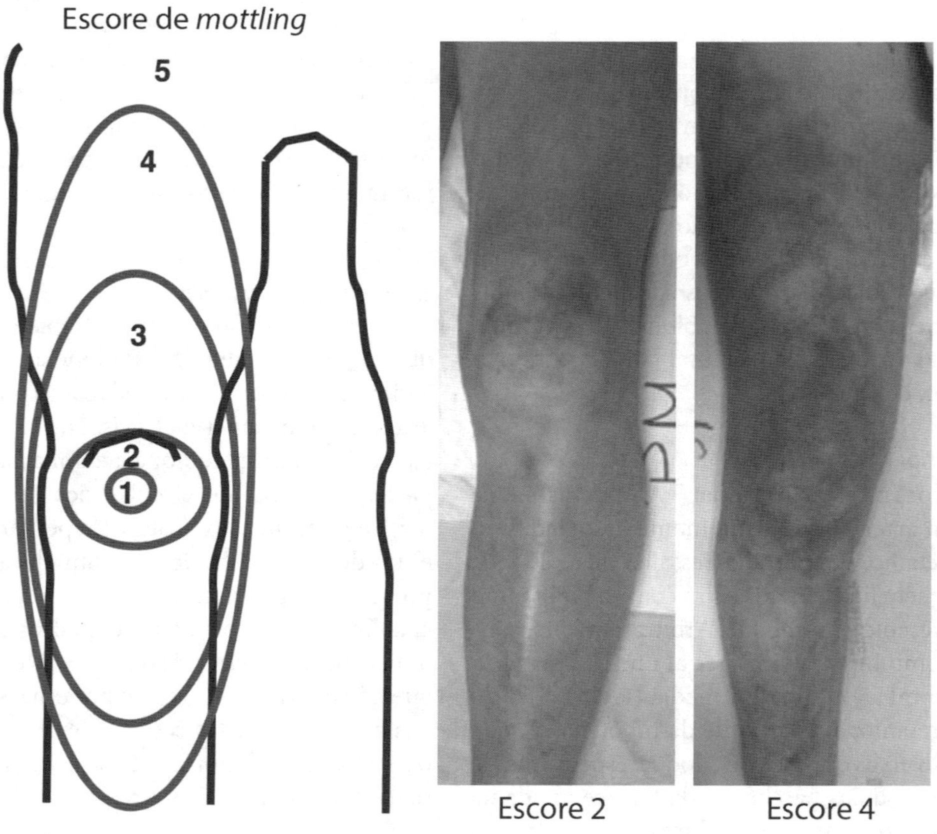

FIGURA 4 Livedo reticular e escore *de mottling*.
Fonte: Ait-Oufella et al., 2011.

análise, choque, com elevada especificidade (E = 98%). Outros estudos mostraram que o tempo de enchimento capilar > 3 segundos é associado com piora de perfusão tecidual (*mottling*) e pior prognóstico.

Avaliação do sistema nervoso central

A hipoperfusão do sistema nervoso central (SNC) também pode ser avaliada clinicamente a partir do achado de alteração do estado mental, que pode se apresentar com um espectro que vai desde agitação e desorientação até rebaixamento do nível de consciência com torpor, confusão mental e coma.

Avaliação da perfusão renal

A última "janela de perfusão" envolve a avaliação da perfusão renal, cujo principal parâmetro é o débito urinário. A diurese oferece um excelente indicador de perfusão de órgãos vitais, permitindo determinar precisamente se é normal (> 1 mL/kg/h), reduzida (0,5-1 mL/kg/h) ou intensamente reduzida (< 0,5 mL/kg/h). O DU é facilmente verificado com a introdução de uma sonda vesical de demora; a medida da diurese, no entanto, requer 30 a 60 minutos para ser aferida, além de ser um parâmetro tardio, influenciado por outros mecanismos compensatórios neuro-humorais e podendo apresentar diversas outras etiologias como base[50-55].

Outros

Vale ressaltar a importância da análise de outras disfunções orgânicas não avaliadas pelas três janelas descritas, visto que refletem também as consequências da hipoperfusão (que é global) no organismo (Tabela 2).

TABELA 2 Manifestações clínicas do choque em outros sistemas

Sistema avaliado	Manifestações clínicas
Respiratório	Dispneia, uso de musculatura respiratória acessória
Cardiovascular	Hipotensão, taquicardia, hiperlactatemia
Hepático	Encefalopatia, aumento de bilirrubinas
Hematológico	Hemorragias, petéquias, alargamento de RNI

Avaliação complementar

Em termos laboratoriais, a concentração arterial ou venosa de lactato e o déficit de base (BD) proporcionam uma avaliação mais precisa do estado de perfusão global. Uma concentração de lactato acima de 4 mMol/L ou um déficit de base mais negativo que –4 mEq/L indica insuficiência circulatória grave suficiente para causar falência múltipla de órgãos subsequentes.

O ácido láctico é um subproduto da respiração celular anaeróbica. Dessa forma, a elevação dos níveis de lactato sérico caracterizaria o estado de hipoperfusão, marcado pela oferta insuficiente de substratos (DO_2) às células. No entanto, pesquisadores têm proposto que a produção de lactato retarda, e não causa a acidose. Nessa teoria, a acidose seria causada por reações que não são a produção de lactato. Por exemplo, toda vez que o ATP é dividido em ADP e fosfato, um próton H^+ é liberado. Quando a demanda de ATP é atendida pela respiração mitocondrial, não há acúmulo de prótons na célula, pois os prótons são usados pela mitocôndria. Em condições de hipóxia, o ATP que é fornecido a partir de fontes não mitocondriais aumenta a liberação de prótons e causa a acidose. A produção de lactato aumenta nessas condições celulares para evitar o acúmulo de piruvato e fornecer o NAD^+ necessário para a glicólise. Assim, teoriza-se que o aumento da produção de lactato coincide com a acidose celular e permanece como um bom marcador indireto para condições metabólicas celulares que induzem a acidose metabólica.

Entretanto, a hiperlactatemia pode ser resultado de diferentes condições. Assim, podemos classificar as causas de acidose láctica em tipo A e tipo B. A hiperlactatemia tipo A é aquela relacionada a estados de hipoperfusão (p. ex., diferentes tipos de choque). A hiperlactatemia tipo B, por sua vez, ocorre em um contexto no qual a hipoperfusão não é aparente: malignidades, etilismo, intoxicações (p. ex., álcoois tóxicos), alguns fármacos (p. ex., biguanidas, beta-agonistas (como a adrenalina), antirretrovirais), disfunções mitocondriais (p. ex., doenças hereditárias, deficiência de tiamina, disfunção mitocondrial induzida por fármacos) etc. Por fim, outra forma de hiperlactatemia é a acidose D-láctica, a qual ocorre em pacientes com síndrome do intestino curto ou com outras síndromes malabsortivas, nas quais a metabolização de glicose e amido em excesso (fermentação) resultam na produção de inúmeros ácidos orgânicos, incluindo o D-lactato.

Outros parâmetros laboratoriais tradicionalmente utilizados na avaliação do choque são o *base excess*, gradiente venoarterial de CO_2 e saturação venosa central de O_2.

O *base excess* (BE), ou excesso de bases, refere-se a um excesso ou déficit de bases presentes no sangue, com valores de referência entre –2 e +2 mEq/L. Reflete o componente metabólico do equilíbrio ácido-básico sanguíneo. Há diversas bases presentes na corrente sanguínea que, somadas, formam o *buffer base*. Quando este valor não se encontra dentro de uma faixa pré-determinada, o excesso ou déficit encontrado fornece o valor do BE. No choque hemodinâmico, em vigência de uma acidose metabólica, o BE tende a ficar negativo devido ao acúmulo de ácidos na circulação, seja por excesso de produção devido à má perfusão ou por redução no *clearance* (nas disfunções renais ou hepáticas).

Alguns estudos demonstraram não haver correlação direta entre o valor de lactato sérico com o valor de BE no trauma, não sendo o *base excess* um preditor direto isolado do valor do lactato. Contudo, em outros estudos, houve correlação inversamente proporcional entre o valor de lactato sérico com o BE, podendo este predizer choque no trauma antes da instalação de hipotensão arterial ou outras alterações ao exame clínico.

De modo geral, a redução do BE é multifatorial, mas tem correlação direta com morbimortalidade, principalmente em estudos em terapia intensiva. Não deve ser utilizado de maneira isolada para predizer choque hemodinâmico, mas contribui para seu reconhecimento e pode predizer mortalidade.

O gradiente venoarterial de CO_2, também chamado de *gap* de CO_2, é definido pela diferença entre a pressão parcial de CO_2 venoso ($pvCO_2$) e a pressão parcial de CO2 arterial ($paCO_2$). Este valor depende do débito cardíaco e da produção global de CO_2. Entretanto, estudos indicam que o *gap* de CO_2 não é um bom parâmetro para avaliação de hipóxia tecidual e deve ser reservado para avaliação do fluxo sanguíneo adequado para lavar o CO_2 produzido pela periferia tecidual.

A saturação venosa central de oxigênio ($ScvO_2$), por sua vez, é obtida pela análise gasométrica de sangue coletado de cateter venoso central. Historicamente, é considerado um marcador de hipoxia tecidual e, quando seu valor é ≥ 70%, indica equilíbrio entre oferta e consumo de oxigênio. Estudos prévios observaram diminuição da mortalidade intra-hospitalar em pacientes com sepse ou choque séptico que receberam reanimação volêmica baseada em $ScvO_2$. Contudo, em ensaios clínicos randomizados posteriores, tal benefício não foi demonstrado. Desta forma, seu uso vem diminuindo nos últimos anos.

Diagnóstico etiológico

Uma vez realizado o diagnóstico sindrômico de choque circulatório, a próxima etapa diagnóstica envolve a investigação da etiologia do choque. Os pacientes que se apresentam com choque geralmente não têm uma causa óbvia. Nesse contexto, a história clínica e os achados de exame físico vão direcionar o raciocínio clínico etiológico (p. ex., mucosas secas sugerem desidratação; turgência jugular sugere sobrecarga de câmaras direitas etc.).

Nesse contexto, a utilização da ultrassonografia à beira do leito (POCUS) ganha destaque por permitir uma avaliação rápida e direcionada de diferentes causas de choque: pneumotórax hipertensivo, tamponamento cardíaco, função cardíaca, sobrecarga de câmaras direitas, trombose venosa profunda em membros inferiores, *status* da aorta, líquido livre abdominal, *status* volêmico etc. Diversos protocolos foram propostos com o intuito de padronizar o atendimento.

O exame *Rapid Ultrasound in SHock* (RUSH) baseia-se em uma abordagem sequencial das principais etiologias no choque indiferenciado. O protocolo divide as causas de choque em três compartimentos: uma "bomba" (*status* cardíaco), um "tanque" (*status* volêmico) e "canos" (*status* dos grandes vasos)[35-40]. A Tabela 3 resume os principais achados e o raciocínio envolvidos com o uso do Protocolo RUSH para identificação de mecanismo/causa de choque.

MANEJO

O manejo do paciente em choque se inicia pela alocação do paciente em sala de emergência, avaliação primária completa e monitorização apropriada. O paciente deve ser acoplado a monitorização cardíaca (cardioscopia), oximetria de pulso e aferição de pressão arterial não invasiva (PANI), inicialmente. Como discutido anteriormente, há limitações quanto à aferição de PANI e oximetria de pulso no choque, devendo ser considerada a inserção de cateter arterial para monitorização de PA invasiva em situações de choque persistente após medidas iniciais[50-55]. A monitorização rotineira de pressão venosa central e saturação venosa central de O_2 não é mais recomendada.

Devem também ser obtidos acessos venosos periféricos de calibre adequado para idade. Deve ser dar preferência para acessos proximais e mais calibrosos, evitando intermediários (p. ex., dispositivos "clave") por grande redução da velocidade de infusão. Na impossibilidade de acesso venoso periférico, para situações críticas *de extremis*, considerar obter acesso intraósseo, preferível em relação a acesso venoso central no contexto de ressuscitação inicial (maior taxa de sucesso em primeira tentativa e menor tempo para procedimento, com fluxo obtido de até 100 mL/min em dispositivo 15G com pressurização). O início de drogas vasoativas vasoconstritoras em acesso periférico é seguro, tornando a obtenção de acesso venoso central no atendimento inicial restrito à falha de obtenção de outros acessos; ele deve ser obtido, contudo, no caso de necessidade persistente de vasopressores[55-59]. Mais detalhes serão abordados nos capítulos específicos.

O tratamento de suporte do choque deve ser iniciado em paralelo à investigação etiológica, devendo ser posteriormente adequado às hipóteses diagnósticas[55-59]. Já em

TABELA 3 Protocolo RUSH

Bomba (coração)	1. Avaliação do saco pericárdico	"Derrame ao redor da bomba"	Tamponamento cardíaco
	2. Avaliação do ventrículo esquerdo (contratilidade global)	"Contração da bomba"	Choque cardiogênico
	3. Avaliação da relação volumétrica entre as câmaras (VD/VE)	"Pressão da bomba"	Sobrecarga de VD por TEP
Tanque (VCI, tórax, abdome)	4. Avaliação da VCI e VJI	"Enchimento do tanque"	Choque hipovolêmico
	5. Avaliação do tórax	"Vazamentos no tanque"	Pneumotórax Congestão pulmonar
	6. Avaliação do abdome (FAST)		Choque hemorrágico
Canos (aorta, veias profundas)	7. Avaliação da aorta torácica e abdominal	"Ruptura dos tubos"	Aneurisma ou dissecção de aorta
	8. Avaliação das v. femoral e veia poplítea	"Obstrução dos tubos"	Trombose venosa profunda

RUSH: Rapid Ultrasound in SHock.

primeiro momento deve-se considerar iniciar suporte de O_2 (mais extensamente abordado a seguir), bem como coleta de exames laboratoriais básicos para investigação etiológica (como já discutido anteriormente).

É possível organizar a abordagem geral do tratamento de suporte do choque da perspectiva do conceito fisiopatológico de desequilíbrio entre oferta de O_2 (DO_2) e consumo de O_2 (VO_2), e seus componentes (Figura 2). Em um contexto de choque, não há necessariamente grande aumento do consumo de O_2, porém há queda da oferta de O_2, concentrando-se então aqui as principais medidas de suporte.

Medidas para otimização de débito cardíaco

Otimização da pré-carga

Uma das medidas que pode auxiliar no aumento de débito cardíaco na maioria dos mecanismos de choque é o aumento da pré-carga por meio da expansão volêmica[60,61,62]. Ela se torna particularmente relevante no contexto de choque hipovolêmico (hemorrágico ou não hemorrágico).

Em primeiro lugar, devemos conhecer os tipos de soluções e fluidos utilizados, para nortear a decisão sobre sua escolha:

- Cristaloides – soluções aquosas, divididas em duas categorias básicas: solução salina clássica (solução fisiológica) e soluções balanceadas (com concentrações de sódio, potássio e cloreto mais próximas ao plasma – Ringer lactato, PlasmaLyte). A Tabela 4 resume as características dos principais cristaloides utilizados.
  A partir da observação de sua composição, cabem algumas ressalvas – a solução fisiológica, apesar do nome consagrado, não possui concentrações iônicas fisiológicas, sendo hipertônica e hiperosmolar em relação ao plasma; e o ringer lactato, apesar de possuir lactato em seu sistema tampão, não eleva de maneira significativa o lactato sérico (devido ao rápido metabolismo hepático).
- Coloides – representados pela albumina (coloide natural) e coloides semissintéticos (gelatinas, dextran e amidos).
- Hemocomponentes – os principais utilizados no manejo do choque hemorrágico são concentrado de hemácias, concentrado de plaquetas (unitário ou por aférese), plasma fresco congelado e crioprecipitado. No contexto de expansão volêmica, o foco se volta para o concentrado de hemácias.

Escolha de soluções para expansão volêmica

Para essa definição, primeiro devemos entender se o choque é hemorrágico (com perda sanguínea aguda), uma vez que neste caso a escolha preferencial é por hemocomponentes. Nesse contexto, a infusão de cristaloides deve ser limitada a 1 L (devido ao risco de coagulopatia por hemodiluição, hipotermia e perpetuação de baixa DO_2, pois soluções cristaloides não são carreadoras de O_2). Deve ser considerado o acionamento de protocolos de transfusão maciça, e não se deve aguardar a dosagem dos valores de hemoglobina (Hb) para engatilhar a ressuscitação com hemocomponentes. Este tema é mais detalhadamente abordado no capítulo de abordagem ao trauma.

Em outras situações, o uso preferencial é de cristaloides. O uso de coloides deve ser evitado; seu racional (menor extravasamento extravascular e manutenção

TABELA 4 Características das principais soluções cristaloides utilizadas na expansão volêmica, em comparação com o plasma humano (mmol/L, exceto osmolaridade - mOsm/L)

Solução	Osmolaridade*	Sódio**	Cloreto**	Potássio**	Cálcio**	Magnésio**	Lactato**
Solução fisiológica (NaCl 0,9%)	308	154	154	-	-	-	-
Ringer lactato	273	130	109	4	3	-	28
Plasmalyte	295	140	98	5	-	1.5	-
Plasma humano	275-295	136-145	98-106	3,5-5	2,2-2,6	0,8-1	< 2

* Valores em mOsm/L. ** Valores em mmol/L.

de volemia efetiva) manteve-se apenas como benefício teórico, uma vez que múltiplos ensaios clínicos e metanálises falharam em comprovar sua superioridade, com demonstração evidente de malefício em alguns casos (aumento de mortalidade e lesão renal aguda). No DE, o uso de albumina restringe-se talvez a pacientes cirróticos, porém sem evidências robustas.

Entre os cristaloides, não há evidência de superioridade do uso de soluções balanceadas na reanimação inicial do paciente crítico, em relação a mortalidade ou incidência de lesão renal aguda. Existe plausibilidade biológica para o uso de soluções balanceadas em expansões volêmicas agressivas (> 2 L), com a intenção de reduzir a evolução para acidose metabólica hiperclorêmica, típica da solução fisiológica.

Escolha de volume a ser infundido

Tão importante quanto a escolha de fluidos é a determinação do volume infundido. A quantidade proposta em *guidelines* como o *Surviving Sepsis*, de 30 mL/kg em 3 horas, não deve ser seguida cegamente, sendo mais apropriado guiar a expansão por meio da resposta a pequenas alíquotas (250-500 mL) no lugar de grandes volumes predefinidos, guiando-se por parâmetros como fluidotolerância e fluidorresposivide, a serem descritos abaixo.

Fluidorresponsividade e fluidotolerância

Apesar de a estratégia de aumento da pré-carga por meio da expansão volêmica ser plausível para aumento de volume sistólico e débito cardíaco, considerando as curvas de Frank-Starling, nem todos os pacientes terão esse aumento (isto é, serão respondedores). Para um mesmo volume infundido, o paciente pode estar em diferentes pontos da curva, e apresentar diferentes aumentos de volume sistólico; além disso, se há disfunção ventricular prévia, esse aumento é ainda menos significativo (Figura 5). Há vantagem, então, em buscar identificar quais pacientes serão respondedores (fluidorresponsivos) de modo a minimizar infusão de grandes volumes, já correlacionado com piores desfechos.

Para esta avaliação há vários testes descritos, podendo ser divididos entre avaliações estáticas (pressão venosa central, diâmetro de veia cava inferior, entre outros) e avaliações dinâmicas (variação da pressão de pulso, variação de diâmetro da VCI, variação de débito cardíaco/volume sistólico com diferentes intervenções). Entretanto, poucos são padronizados ou adequadamente validados, sendo alguns já não recomendados (como a avaliação de PVC ou diâmetro da VCI); e poucos conseguem ser realizados com pacientes em respiração espontânea. Um resumo dos principais métodos de avaliação se encontra na Tabela 5.

Deve-se dar preferência na prática clínica para avaliações dinâmicas, que possuem maior acurácia. O teste com melhor performance diagnóstica é o de variação do volume sistólico e débito cardíaco com elevação passiva das pernas (*passive leg raising*) a 45º; para tal, é preciso saber calcular o débito cardíaco com USG/ecocardiograma à beira do leito ou dispor de monitor invasivo de débito cardíaco.

É importante também considerar o conceito de fluidotolerância – se o paciente irá suportar infusões subsequentes sem edema tecidual ou lesão orgânica. É possível que o paciente ainda seja fluidorresponsivo, porém apresente características de sobrecarga de fluidos, tornando impeditivas grandes expansões sem efeitos deletérios. Um balanço hídrico excessivamente positivo possui correlação bem delimitada com aumento de mortalidade em ARDS e sepse, bem como falha de desmame de ventilação mecânica. Deve haver reavaliação constante de sinais de congestão pulmonar e sistêmica, clínicos e por meio de exames complementares (p. ex., USG à beira do leito).

Otimização da pós-carga

Outra estratégia para aumento de débito cardíaco e normalização da pressão arterial é a otimização da pós-carga. A depender do mecanismo de choque, isso pode significar aumentar a pós-carga (choque com componente vasoplégico) ou reduzi-la (choque cardiogênico).

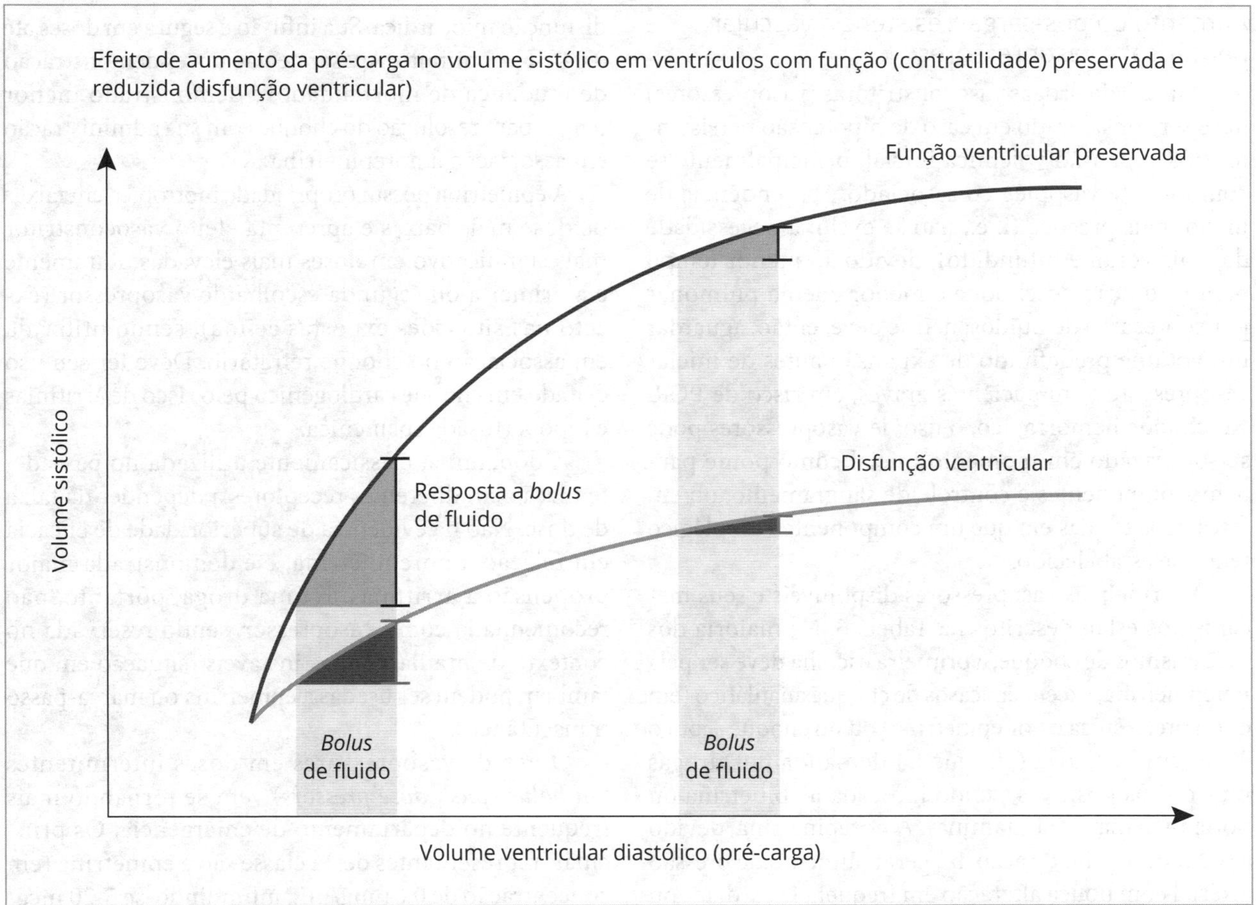

FIGURA 5 Curvas de Frank-Starling. Demonstra-se que o aumento de volume sistólico dado um aumento de pré-carga por meio de *bolus* de fluido depende da função ventricular/contratilidade e pré-carga anterior.
Fonte: adaptada de Bentzer et al., 2016.

TABELA 5 Métodos de avaliação de fluidorresponsividade e principais limitações

Método	Variação esperada	Principais limitações
Variação da pressão de pulso/ volume sistólico	12%	Padronizado para pacientes em ventilação mecânica controlada; não pode ser usado em arritmias cardíacas, ou baixo volume corrente/complacência pulmonar.
Variação do diâmetro da VCI	15%	Padronizado para pacientes em ventilação mecânica controlada; sofre interferências por baixo volume corrente/complacência pulmonar e pressão intra-abdominal; melhor correlação com função de câmaras direitas e sobrecarga de fluidos do que com fluidorresponsividade.
Variação do débito cardíaco com elevação passiva de pernas	10%	Requer mensuração de débito cardíaco (USG ou invasiva).
Variação do débito cardíaco com desafio de fluido ("minifluido" – 100 mL, ou "convencional" – 500 mL)	6-15%	Requer mensuração de débito cardíaco (USG ou invasiva); avaliação retrospectiva (fluido já administrado).

Aumento da pós-carga (resistência vascular periférica) - vasopressores

O início de drogas vasoconstritoras (vasopressores) deve ser considerado em caso de hipotensão persistente após expansão volêmica inicial, principalmente se componente vasoplégico associado. Há tendência de início mais precoce (i. e., não se exclui a necessidade de mais volume infundido), devido ao menor tempo para resolução do choque e menor edema pulmonar por sobrecarga de fluidos; não se deve, então, aguardar um volume predefinido de expansão antes de iniciar vasopressores, em pacientes graves, em risco de PCR. No choque hemorrágico, o uso de vasopressores pode ser priorizado em momento inicial como ponte para hemocomponentes e controle de sangramento, ou em fases mais tardias em que um componente vasoplégico tenha se estabelecido.

Os principais vasopressores disponíveis e seus mecanismos estão descritos na Tabela 6. Na maioria dos mecanismos de choque, a primeira escolha deve ser pela norepinefrina, exceto em casos de choque anafilático (em que a preferência é por epinefrina) ou no choque séptico "frio" em pediatria (em que há demanda por drogas inotrópicas positivas, sendo indicada a epinefrina ou norepinefrina + dobutamina). A norepinefrina, devido a seu mecanismo de ação, irá gerar aumento de pressão arterial com pouca alteração em frequência cardíaca ou débito cardíaco, tendo menor índice de complicações arrítmicas conforme o estudo SOAP 2[55-60].

A vasopressina, com mecanismo de ação em outro sistema de receptores (V1), entra como segunda escolha de vasopressor, sob a lógica de que os receptores adrenérgicos podem estar esgotados no choque refratário, principalmente no choque vasoplégico e na ausência de disfunção miocárdica. Sua infusão é segura em doses até 0,04 UI por minuto. Apesar de não haver demonstração de mudança de mortalidade, é demonstrado menor tempo para resolução do choque com sua administração em associação à norepinefrina.

A epinefrina possui propriedade inotrópica em faixas de dose mais baixas e apresenta efeito vasoconstritor mais significativo em doses mais elevadas. Raramente é a primeira ou segunda escolha de vasopressor (exceto nas situações expostas acima), sendo utilizada em associação no choque refratário. Deve ter seu uso evitado em choque cardiogênico pelo risco de arritmias e hipoperfusão esplâncnica.

A dopamina, classicamente utilizada no passado, tem ação em diferentes receptores a depender da faixa de dose. Não há evidência de superioridade de eficácia em relação à norepinefrina, e é demonstrada maior propensão a arritmias. É uma droga, portanto, não recomendada como vasopressor, sendo reservada no contexto de bradiarritmias instáveis (situação em que também podem ser usadas a epinefrina ou marca-passo transcutâneo).

O uso de vasopressores em doses intermitentes em *bolus* (*push dose pressors*) vem se tornando mais frequente no departamento de emergência. Os principais representantes desta classe são a epinefrina (em concentração de 0,01 mg/mL, infundindo-se 5-20 mcg/dose a cada 3-5 minutos), metaraminol e fenilefrina. Seu uso possui pouca validação, podendo caber como ponte até terapia definitiva ou infusão contínua de vasopressor (p. ex., no atendimento pré-hospitalar, porém não é isento de risco de erros de administração ou eventos adversos (arritmias, hipertensão excessiva, bradicardia reflexa).

TABELA 6 Principais vasopressores e suas características

Droga	Dose usual	Ação	Comentários
Norepinefrina	0,05-2 mcg/kg/min 2-100 mcg/min	alfa-1 (principal – vasoconstrição) e beta-1	Primeira escolha na maioria das situações. EA: taquiarritmias.
Epinefrina	1-20 mcg/min	Receptores adrenérgicos (não seletivo, porém ação alfa-1 maior do que beta)	Primeira escolha em choque anafilático e choque séptico "frio" em pediatria; pode ser útil em bradicardia instável ou choque refratário. EA: taquiarritmias, hipoperfusão esplâncnica, hiperlactatemia.
Vasopressina	0,01-0,04 UI/min	Receptores V1 (vasoconstritor)	Primeira associação em choque séptico refratário a norepinefrina. EA: bradicardia, isquemia de extremidades.
Dopamina	5-20 mcg/kg/min	Dose 5-10 efeito beta (crono e inotropismo); dose 10-20 efeito alfa-1 (vasoconstritor)	Não recomendado; risco de taquiarritmias e difícil titulação.

Redução da pós-carga – vasodilatadores

No contexto de choque cardiogênico, é necessária a redução da pós-carga para melhora do débito cardíaco. Sua abordagem será mais bem detalhada em capítulo específico. De modo geral, para administração de vasodilatadores frequentemente é necessária uma pressão arterial segura (em geral, PA sistólica acima de 90), devido ao risco de hipotensão reflexa importante; podem ser usados vasopressores inicialmente, apesar de diversos *guidelines* recentes de manejo de IC aguda/descompensada questionarem essa estratégia. As principais opções de vasodilatadores são o nitroprussiato de sódio (que gera vasodilatação mediada pelo óxido nítrico) e a nitroglicerina (que gera vasodilatação mediada por GMP cíclico) (Tabela 7). O nitroprussiato não deve ser utilizado em gestantes devido ao risco de intoxicação do feto por cianeto (cruza a barreira placentária). A nitroglicerina, primariamente venodilatadora, foi historicamente considerada de efeito menos potente em comparação com o nitroprussiato; há base fisiológica para tal, porém não há evidência de mudança de desfecho se usada dose apropriada[60-63]. Ela possui também a vantagem teórica de vasodilatação coronariana, embora esteja embasada em baixo nível de evidência.

Outra forma de redução da pós-carga e otimização da perfusão coronariana é o suporte mecânico através do balão intra-aórtico. Seu uso rotineiro no choque cardiogênico não é recomendado no departamento de emergência, e será mais bem abordado em capítulo específico.

Otimização da contratilidade cardíaca

A terceira estratégia que age sobre o débito cardíaco é a otimização da contratilidade cardíaca por meio da administração de drogas inotrópicas positivas ou de suporte mecânico. Esta estratégia faz sentido se há componente de disfunção sistólica evidente (choque cardiogênico, disfunção miocárdica no choque séptico).

A droga mais utilizada neste contexto é a dobutamina, que possui efeito sobre receptores adrenérgicos beta-1 e beta-2. Sua dose usual é de 2 a 20 mcg/kg/min, e doses acima deste teto não possuem efeito adicional. Como provoca aumento da contratilidade, gera aumento de consumo miocárdico de O_2. Devido ao efeito beta-2, pode causar vasodilatação e hipotensão reflexa, devendo ser administrada após assegurar pressão arterial em nível adequado (preferencialmente PA sistólica acima de 80-90), com uso de vasopressores – se necessário –, conduta também comumente questionada nos *guidelines* mais atuais. Outra precaução é em relação à precipitação de taquiarritmias, principalmente com doses ascendentes.

Outras drogas inotrópicas positivas são milrinone e levosimendan, porém menos disponíveis no departamento de emergência.

Em situações de refratariedade de otimização de contratilidade e débito cardíaco, uma opção é o suporte mecânico (ECMO V-A), como ponte para transplante cardíaco no choque cardiogênico ou como terapia de suporte no choque obstrutivo por TEP. Entretanto, é pouco disponível, e deve ser considerada como medida de exceção.

Controle de frequência cardíaca

Por último, pode ser necessário o controle de frequência para otimização do débito cardíaco, em casos de bradiarritmias e taquiarritmias instáveis. Este tópico será mais bem abordado nos capítulos de bradiarritmias e taquiarritmias. Cabe ressaltar que é importante a diferenciação entre taquicardia compensatória no choque e a instabilidade hemodinâmica gerada pela taquiarritmia.

Otimização do conteúdo arterial de oxigênio

Outra abordagem para aumento da oferta de oxigênio é otimizar o conteúdo arterial de O_2. Seus principais componentes são a saturação arterial de O_2 e a concentração de hemoglobina. A pressão parcial arterial de O_2 é um fator de menor magnitude, e sobre o qual não se consegue intervir.

Otimização da oxigenação

O racional por trás desta estratégia é aumentar a disponibilidade de O_2 para a zona de troca pulmonar e consequente aumento do fornecimento de O_2 aos tecidos, bem como evitar hipertensão pulmonar secundária à hipóxia. Isso não significa que todo paciente em choque receberá O_2 suplementar, mas que o parâmetro de oxigenação deve ser monitorado e se necessário instituída terapêutica apropriada.

No paciente crítico, a interface de escolha para o início da oxigenoterapia suplementar deve ser máscara

TABELA 7 Principais drogas vasodilatadoras

Droga	Dose usual	Ação	Comentários
Nitroprussiato de sódio	0,5-10 mcg/kg/min	Vasodilatador arterial e venoso, mediado pelo NO	Contraindicado na gestação
Nitroglicerina	5-200 mcg/min	Vasodilatador principalmente venoso, mediado por GMPc	Vantagem teórica de melhora de perfusão coronariana

não reinalante a 15 L/min ou dispositivo bolsa-válvula-máscara bem acoplado. Em pacientes em circulação espontânea e oximetria de pulso confiável, o suporte pode ser descalonado rapidamente para um alvo de saturação de 94 a 98%. Em pacientes com DPOC ou outros fatores de risco para hipercapnia, o alvo de saturação pode ser posteriormente ajustado para 88 a 92% com uso de dispositivos de FiO_2 ajustável.

A ventilação não invasiva (VNI) tem utilidade limitada no choque, por risco de falha ou fadiga e subsequente necessidade de abordagem imediata de via aérea; porém pode ser considerada se presentes outras indicações para seu uso.

Em casos de dispneia grave, hipoxemia persistente, alteração de nível de consciência ou previsão de piora clínica importante, pode ser indicada IOT. Além de permitir a otimização da oxigenação, o acoplamento à ventilação mecânica reduz o consumo de O_2 por redução de trabalho respiratório. A pressurização torácica, entretanto, pode provocar queda da PA, por redução súbita da pré-carga e aumento da pós-carga de VE. Esse efeito é mais exacerbado com uso de drogas indutoras cardiodepressoras, como midazolam ou propofol. Portanto, é importante antes do procedimento haver otimização hemodinâmica e de oxigenação apropriadas, e dar preferência a indutores cardioestáveis (etomidato ou cetamina). Há recomendação de ajuste de dose (redução de dose do indutor e aumento de dose do bloqueador neuromuscular) em casos de instabilidade hemodinâmica em livros-texto da área, porém evidências atuais vêm trazendo maior incerteza quanto à indicação e ao efeito deste ajuste. Em relação ao receio do uso de etomidato por risco de insuficiência adrenal e piora hemodinâmica, há controvérsias sobre o impacto clínico de supressão com dose única, não devendo ser este fator de decisão na escolha do indutor.

Suporte transfusional

Apesar do racional fisiológico, não foi evidenciado benefício com suporte transfusional para concentrações de Hb acima de 7 a 8, devendo ser este considerado o alvo de manutenção e indicação de hemotransfusão. Em pacientes cardiopatas ou com síndrome coronariana aguda, é razoável um alvo mais alto, entre 8 e 8,5.

No contexto de choque hemorrágico/perda sanguínea aguda, não se deve aguardar a queda de níveis de Hb para indicação de transfusão, uma vez que essa queda é tardia em relação ao momento da reanimação inicial.

Redução do consumo de oxigênio

Outro ponto a se destacar é a redução do consumo periférico de O_2 (VO_2). Para tal, deve-se evitar hipertermia e tremores, controlar a dor, reduzir ansiedade e agitação, bem como diminuir o trabalho respiratório conforme a possibilidade.

Tratamento do mecanismo de choque

Além do tratamento de suporte, deve ser instituído tratamento etiológico específico, prontamente, conforme hipóteses diagnósticas. Um resumo das principais etiologias e de seu tratamento encontra-se na Tabela 8.

TABELA 8 Tratamento específico por mecanismo

Tipo de choque		Tratamento específico
Hipovolêmico	Hemorrágico	Controle do foco de sangramento
	Não hemorrágico	Controle das perdas hídricas (diarreia, CAD etc.).
Vasoplégico	Séptico	ATB e controle do foco de infecção
	Anafilático	Epinefrina, exclusão do alérgeno
	Adrenal	Corticoides
	Neurogênico	Estabilização cervical e descompressão de fatores lesivos
Cardiogênico	Isquemia	Terapia de reperfusão
	Arritmias	Controle de ritmo/ frequência
	Valvopatia	Intervenção cirúrgica
Obstrutivo	TEP	Anticoagulação, trombólise química
	Tamponamento cardíaco	Pericardiocentese
	Pneumotórax hipertensivo	Toracocentese/ drenagem

Avaliação de resposta ao tratamento

O objetivo primordial do tratamento do choque é o restabelecimento da perfusão e metabolismo celular adequado. Para tal, alguns alvos fisiológicos já foram propostos, devendo ser usados de maneira conjunta e complementar.

Em primeiro lugar, destaca-se a restauração da pressão arterial, essencial para manutenção de perfusão sistêmica. Um alvo de pressão arterial média (PAM) de 65 a 70 é um objetivo inicial adequado na maioria das situações, porém ele deve ser guiado pela avaliação de janelas de perfusão tecidual (estado mental, pele e diurese). Uma PAM inferior a 65 pode ser aceitável no choque hemorrágico (desde que sem patologias neurológicas), dentro do conceito de hipotensão permissiva. Por outro lado, um alvo de PAM maior pode ser necessário no TCE/hipertensão intracraniana (para manejo de pressão de perfusão cerebral) ou pacientes com HAS crônica.

Outro parâmetro bem consolidado como alvo de tratamento é a medida seriada de lactato (*clearance* de lactato). Fisiologicamente, espera-se redução conforme há melhora de *status* de perfusão. Apesar de apresentar mudança mais lenta em relação à pressão arterial ou aferição de débito cardíaco, sua redução em um período de horas de terapêutica eficaz se correlaciona com menor mortalidade. Deve ser sempre considerado o contexto clínico e outras causas para hiperlactatemia, conforme abordado previamente.

Em comparação com o *clearance* de lactato, a avaliação seriada de perfusão periférica e tempo de enchimento capilar (TEC) parece ser equivalente, não sendo demonstrada diferença em mortalidade quando utilizada para guiar medidas terapêuticas no choque. Assim, é possível ter como alvo de tratamento a normalização de perfusão periférica/TEC, útil também em contextos de indisponibilidade de avaliação laboratorial rápida.

Parâmetros como saturação venosa central de O_2, pressão venosa central ou delta de pCO_2 não são recomendados como alvos de tratamento no departamento de emergência, por baixa acurácia e falha de demonstração de superioridade em relação aos outros parâmetros citados.

Choque persistente ou refratário

Diante da ausência de melhora do choque a despeito de terapêutica instituída, deve-se primeiro confirmar a adequação da monitorização (tamanho apropriado de manguito de PA, curva de oximetria sem artefatos, curva de PAi sem amortecimento) e de equipamentos (desconexão de circuitos, mau funcionamento de bombas infusoras, diluição e doses adequadas).

Uma vez descartada alteração factícia de sinais vitais, nos deparamos com o choque refratário. Não há consenso sobre sua definição, sendo as mais frequentes falha em atingir PA alvo apesar de vasopressores otimizados, a necessidade de altas doses/doses ascendentes de vasopressor ou uso prolongado de vasopressores sem que seja conseguido desmame. Seu mecanismo envolve alteração do metabolismo do NO, hiperprodução de espécies reativas de oxigênio, disfunção endotelial e mitocondrial, redução de resposta a catecolaminas e em última instância vasodilatação refratária.

O primeiro passo no manejo do choque refratário é a avaliação de intervenções para etiologias reversíveis, conjuntamente à avaliação de débito cardíaco e fluidor-responsividade. A associação de múltiplos vasopressores não é incomum e pode minimizar eventos adversos em relação a doses excessivas de um único vasopressor. Após medidas iniciais, casos que necessitam de terapias de resgate possuem desfechos muito negativos mesmo com sua aplicação. Alguns exemplos de terapias de resgate para choque vasoplégico são a administração de corticoides, correção agressiva de acidemia e azul de metileno intravenoso (inibidor de síntese de NO), entre outros[60-64].

Avaliação prognóstica

O prognóstico do paciente em choque circulatório é bastante diverso, variando com a causa de choque (e sua reversibilidade) e com quadro clínico prévio do paciente. Em geral, observa-se melhora progressiva de desfechos com diagnóstico e tratamento precoce do choque, especialmente no choque séptico. A presença de hipotensão persistente é associada a piores desfechos.

Acompanhamento

Para pacientes com suspeita ou com diagnóstico confirmado de choque hemodinâmico, internação

TABELA 9 Medidas para choque refratário

Medida	Dose usual	Ação	Eventos adversos
Hidrocortisona	50 mg EV 6/6h ou 200 mg/24h em infusão contínua	Aumento de resposta vascular a catecolaminas	Hiperglicemia, hipernatremia, infecção secundária
Bicarbonato de sódio	1-2 mEq/kg EV	Reversão de acidose metabólica	Hipernatremia, hipocalcemia iônica, acidose respiratória
Azul de metileno	1-2 mg/kg EV 6/6h ou 0,25 mg/kg/h em infusão contínua	Inibição de síntese de NO	Síndrome serotoninérgica, hipoxemia, hipertensão pulmonar
Cloreto de cálcio	1-2 g *bolus* + 20-50 mg/kg/h em infusão contínua	Aumento de sinalização vascular mediada pelo cálcio	Hipercalcemia, inibição de efeitos beta-adrenérgicos
Hidroxicobalamina	5 g EV	Inibição de NO por retirada da circulação	Interferência com sensores de hemodiálise, acúmulo em pacientes com disfunção renal

hospitalar em ambiente de unidade de terapia intensiva é sempre indicada.

Idealmente, o paciente que necessita de intervenções devido ao choque circulatório deve ser admitido em leito de terapia intensiva em até 6 horas. Entretanto, esta não é a realidade na maior parte dos departamentos de emergência, o que destaca a importância do conhecimento além do manejo imediato pelo emergencista. Não há definição precisa sobre o tempo de estabilidade hemodinâmica ou após quais intervenções o paciente pode ser transferido a ambiente não monitorizado.

REFERÊNCIAS

1. Holler JG, Henriksen, DP, Mikkelsen S, et al. Shock in the emergency department; a 12 year population based cohort study. Scand J Trauma Resusc Emerg Med. 2016;24:87.
2. Blalock A. Shock. Archives of surgery. 1934;29(5):837.
3. 3.Vincent JL, Ince C, Bakker J. Clinical review: circulatory shock – an update: a tribute to professor max harry weil. Crit Care. 2012;16(6):239.
4. Graham J, Traylor J. Cyanide toxicity. Treasure Island: Statpearls; 2023.
5. Rose JJ, Wang L, Xu Q, McTiernan CF, Shiva S, Tejero J, et al. Carbon monoxide poisoning: pathogenesis, management, and future directions of therapy. Am J Respir Crit Care Med. 2017;195(5):596-606.
6. Cocchi MN, Kimlin E, Walsh M, Donnino MW. Identification and resuscitation of the trauma patient in shock. Emerg Med Clin North Am. 2007;25(3):623-42.
7. Walls RM, et al. (eds.). Rosen's emergency medicine: concepts and clinical practice. Philadelphia: Elsevier; 2022.
8. Kohsaka S. Systemic inflammatory response syndrome after acute myocardial infarction complicated by cardiogenic shock. Arch Intern Med. 2005;165(14):1643.
9. Shah M, Patnaik S, Patel B, Ram P, Garg L, Agarwal m, et al. Trends in mechanical circulatory support use and hospital mortality among patients with acute myocardial infarction and non-infarction related cardiogenic shock in the united states. Clin Res Cardiol. 2017;107(4):287-303.
10. Hajjar LA, Brandão Neto RA, Marino LO, Marchini JFM, Alencar JCG, Turaça K, et al. Medicina de emergência: abordagem prática. 18. ed. Barueri: Manole; 2024.
11. Zotzmann V, Rottmann Fa, Müller-Pelzer K, Bode C, Wengenmayer T, Staudacher dL. Obstructive shock, from diagnosis to treatment. Rev Cardiovasc Med. 2022;23(7):248.
12. Porto CC, Porto AL, eds. Semiologia médica, 8. ed. Rio de Janeiro: Guanabara Koogan; 2019.
13. Smulders Y. Pathophysiology and treatment of haemodynamic instability in acute pulmonary embolism: the pivotal role of pulmonary vasoconstriction. Cardiovasc Res. 2000;48(1):23-33.
14. Machado FR, Cavalcanti AB, Braga MA, Tallo FS, Bossa A, Souza JL, et al. Sepsis in Brazilian Emergency Departments: a prospective multicenter observational study. Intern Emerg Med. 2023;18(2):409-21.
15. Singer M, Deutschman Cs, Seymour CW. The third international consensus definitions for sepsis and septic shock (sepsis-3). JAMA. 2016;315(8):801-10.
16. Durand A, Duburcq T, Dekeyser T, Neviere R, Howsam M, Favory R, et al. Involvement of mitochondrial disorders in septic cardiomyopathy. Oxidative medicine and cellular longevity. 2017;2017:4076348.
17. Taylor MP, Wrenn P, O'Donnell AD. Presentation of neurogenic shock within the emergency department. Emerg Med J. 2016;34(3):157-62.
18. Guly HR, Bouamra O, Lecky FE. The incidence of neurogenic shock in patients with isolated spinal cord injury in the emergency department. Resuscitation. 2008;76(1):57-62.
19. Soar J, Pumphrey R, Cant A, Clarke S, Corbett A, Dawson P, et al. Emergency treatment of anaphylactic reactions: guidelines for healthcare providers. Resuscitation. 2008;77(2):157-69.
20. Vincent JL, Ince C, Bakker J. Clinical review: circulatory shock – an update: a tribute to professor max harry weil. Crit Care. 2012;16(6):239.
21. Vincent JL, Ince C, Bakker J. Clinical review: circulatory shock – an update: a tribute to professor Max Harry Weil. Crit Care. 2012;16(6):239.
22. Chameides L, Samson RA, Schexnayder SM, Hazinski MF (eds). Pediatric advanced life support provider manual. Dallas: American Heart Association, 2016. p. 176.
23. Tseng J, Nugent K. Utility of the shock index in patients with sepsis. The American Journal of the Medical Sciences. 2015;349(6):531-5.
24. Cannon CM, Braxton CC, Kling-Smith M, Mahnken JD, Carlton E, Moncure M. Utility of the shock index in predicting mortality in traumatically injured patients. J Trauma. 2009;67(6):1426-30.
25. Hernández G, et al. Effect of a resuscitation strategy targeting peripheral perfusion status vs serum lactate levels on 28-day mortality among patients with septic shock. JAMA. 2019;321(7):654.
26. Ait-Oufella H, et al. Mottling score predicts survival in septic shock. Intens Care Med. 2011;5:801-807.
27. Odom SR, et al. Lactate clearance as a predictor of mortality in trauma patients. J Trauma Acute Care Surg. 2013;74(4):999-1004.
28. Mikulaschek A, Henry SM, Donovan R, Scalea TM. Serum lactate is not predicted by anion gap or base excess after trauma resuscitation. J Trauma Acute Care Surg. 1996;40(2):218.
29. Caputo ND, Kanter M, Fraser R, Simón R. Comparing biomarkers of traumatic shock: the utility of anion gap, base excess, and serum lactate in the ed. Am J Emerg Med. 2015;33(9):1134-9.
30. Kofstad J. Base excess: a historical review – has the calculation of base excess been more standardised the last 20 years? Clin Chimica Acta. 2001;307(1-2):193-5.
31. Mallat J. Use of venous-to-arterial carbon dioxide tension difference to guide resuscitation therapy in septic shock. World J Critical Care Med. 2016;5(1):47.
32. Park M, Azevedo LCP, Maciel AT, Pizzo VR, Noritomi DT, da Cruz Neto LM. Evolutive standard base excess and serum lactate level in severe sepsis and septic shock patients resuscitated with early goal-directed therapy: still outcome markers? Clinics. 2006;61(1):47-52.
33. Reddick AD, Ronald J, Morrison WG. Intravenous fluid resuscitation: was poiseuille right? Emerg Med J. 2010;28(3):201-2.
34. Leidel BA, Kirchhoff C, Bogner V, Braunstein V, Biberthaler P, Kanz KG. Comparison of intraosseous versus central venous vascular access in adults under resuscitation in the emergency department with inaccessible peripheral veins. Resuscitation. 2012;83(1):40-5.

35. Cardenas-Garcia J, Schaub KF, Belchikov YG, Narasimhan M, Koenig SJ, Mayo PH. Safety of peripheral intravenous administration of vasoactive medication. J Hospital Med. 2015;10(9):581-5.
36. Joosten A, Alexander B, Cannesson M. Defining goals of resuscitation in the critically ill patient. Crit Care Clin. 2015;31(1):113-32.
37. Reddy S, Weinberg L, Young P. Crystalloid fluid therapy. Crit Care. 2016;20(1).
38. Lewis SR, Pritchard MW, Evans DJ, Butler AR, Alderson P, Smith AF, et al. Colloids versus crystalloids for fluid resuscitation in critically ill people. Cochrane Database of Systematic Reviews. 2018;8(8).
39. Saline or albumin for fluid resuscitation in patients with traumatic brain injury. New Engl J Med. 2007;357(9):874-84.
40. Evans L, Rhodes A, Alhazzani W, Antonelli M, Coopersmith CM, French C, et al. Surviving sepsis campaign: international guidelines for management of sepsis and septic shock 2021. Crit Care Med. 2021; 47(11):1181-247.
41. Hammond NE, Zampieri FG, Di Tanna GL, Garside T, Adigbli D, Cavalcanti AB, et al. Balanced crystalloids versus saline in critically ill adults – a systematic review with meta-analysis. NEJM Evidence. 2022;1(2).
42. Finfer S, Micallef S, Hammond N, Navarra L, Bellomo R, Billot L, et al. Balanced multielectrolyte solution versus saline in critically ill adults. New Engl J Med. 2022.
43. Douglas IS, Alapat PM, Corl KA, Exline MC, Forni LG, Holder AL, et al. Fluid response evaluation in sepsis hypotension and shock: a randomized clinical trial. Chest. 2020;158(4).
44. Kattan E, Ospina-Tascón GA, Teboul JL, Castro R, Cecconi M, Ferri G, et al. Systematic assessment of fluid responsiveness during early septic shock resuscitation: secondary analysis of the andromeda-shock trial. Critic Care. 2020;24(1).
45. Bentzer P, Griesdale de, Boyd J, Maclean K, Sirounis D, Ayas NT. Will this hemodynamically unstable patient respond to a bolus of intravenous fluids? JAMA. 2016;316(12):1298.
46. Cavallaro F, Sandroni C, Marano C, La Torre G, Mannocci A, De Waure C, et al. Diagnostic accuracy of passive leg raising for prediction of fluid responsiveness in adults: systematic review and meta-analysis of clinical studies. Intens Care Med. 2010;36(9):1475-83.
47. Kattan E, Castro R, Miralles-Aguiar F, Hernández G, Rola P. The emerging concept of fluid tolerance: a position paper. J Crit Care. 2022;71:154070.
48. Argaiz ER, Rola P, Haycock KH, Verbrugge FH. Fluid management in acute kidney injury: from evaluating fluid responsiveness towards assessment of fluid tolerance. Eur Heart J Acute Cardiovasc Care. 2022.
49. Shi R, Hamzaoui O, De Vita N, Monnet X, Teboul JL. Vasopressors in septic shock: which, when, and how much? Ann Translational Med. 2020;8(12):794-4.
50. Permpikul C, Tongyoo S, Viarasilpa T, Trainarongsakul T, Chakorn T, Udompanturak S. Early use of norepinephrine in septic shock resuscitation (censer). A randomized trial. Am J Respiratory and Crit Care Med. 2019;199(9):1097-105.
51. Shi R, Hamzaoui O, De Vita N, Monnet X, Teboul JL. Vasopressors in septic shock: which, when, and how much? Ann Translational Med. 2020;8(12):794-4.
52. Banothu KK, Sankar J, Kumar UV, Gupta P, Pathak M, Jat KR, et al. A randomized controlled trial of norepinephrine plus dobutamine versus epinephrine as first-line vasoactive agents in children with fluid refractory cold septic shock. Crit Care Explor. 2022;5(1):e0815.
53. De Backer D, Biston P, Devriendt J, Madl C, Chochrad D, Aldecoa C, et al. Comparison of dopamine and norepinephrine in the treatment of shock. New Engl J Med. 2010;362(9):779-89.
54. Russell JA, Walley KR, Singer J, Gordon AC, Hébert PC, Cooper DJ, et al. Vasopressin versus norepinephrine infusion in patients with septic shock. New Engl J Med. 2008;358(9):877-87.
55. Holden D, Ramich J, Timm E, Pauze D, Lesar T. Safety considerations and guideline-based safe use recommendations for "bolus-dose" vasopressors in the emergency department. Ann Emerg Med. 2018;71(1):83-92.
56. Cole JB, Knack SK, Karl ER, Horton GB, Satpathy R, Driver BE. Human errors and adverse hemodynamic events related to "push dose pressors" in the emergency department. Journal of Medical Toxicology. 2019;15(4):276-86.
57. Ranadive SM, Eugene AR, Dillon G, Nicholson WT, Joyner MJ. Comparison of the vasodilatory effects of sodium nitroprusside vs. nitroglycerin. J Appl Physiology. 2017;123(2):402-6.
58. O'Driscoll BR, Howard LS, Earis J, Mak V. BTS guideline for oxygen use in adults in healthcare and emergency settings. Thorax. 2017;72(1).
59. Carson JL, Stanworth SJ, Dennis JA, Trivella M, Roubinian N, Fergusson DA, et al. Transfusion thresholds for guiding red blood cell transfusion. Cochrane database of systematic reviews. 2021;2022(1).
60. Asfar P, Meziani F, Hamel JF, Grelon F, Megarbane B, Anguel N, et al. High versus low blood-pressure target in patients with septic shock. New Engl J Med. 2014;370(17):1583-93.
61. Dutton RP, Mackenzie CF, Scalea TM. Hypotensive resuscitation during active hemorrhage: impact on in-hospital mortality. J Trauma. 2002;52(6):1141-6.
62. Masyuk M, Wernly B, Lichtenauer M, Franz M, Kabisch B, Muessig JM, et al. Prognostic relevance of serum lactate kinetics in critically ill patients. Intens Care Med. 2018;45(1):55-61.
63. Castro R, Kattan E, Ferri G, Pairumani R, Valenzuela ED, Alegría L, et al. Effects of capillary refill time-vs. Lactate-targeted fluid resuscitation on regional, microcirculatory and hypoxia-related perfusion parameters in septic shock: a randomized controlled trial. Ann Intens Care. 2020;10(1).
64. Jentzer JC, Vallabhajosyula S, Khanna AK, Chawla LS, Busse LW, Kashani KB. Management of refractory vasodilatory shock. Chest. 2018;154(2):416-26.

3
Cefaleias

Bárbara Canto Estevam
Fernanda Vargas Gonçalves
Helena Ribeiro Aiello Amat
Tauani dos Santos Cordeiro
Victor Paro da Cunha

PONTOS PRINCIPAIS

- A cefaleia é uma queixa comum no departamento de emergência, associada a causas potencialmente graves e causas associadas à redução importante da qualidade de vida.
- Diferenciar as causas primárias e secundárias, assim como os sinais de alarme para esses pacientes, é a medida inicial mais importante no departamento de emergência.
- Os múltiplos diferentes mecanismos fisiopatológicos envolvidos na sensação de cefaleia tornam seu manejo diagnóstico e terapêutico potencialmente complexo.
- A anamnese e o exame físico direcionados para os sinais de alarme são as armas mais importantes na investigação inicial desses pacientes. Mesmo assim, exames complementares são comumente necessários.
- Mesmo nos pacientes sem causas graves de cefaleia, o manejo sintomático no departamento de emergência ainda pode ser complexo e demanda uma abordagem multimodal.

INTRODUÇÃO

A cefaleia é uma das queixas mais comuns no departamento de emergência (DE). Estudos epidemiológicos estimam que 94% dos homens e 99% das mulheres irão apresentar pelo menos um episódio durante a vida. As cefaleias primárias são os principais tipos de cefaleia mais atendidos no DE, sendo a cefaleia tensional e migrânea as mais comuns. Dada sua elevada prevalência, grande potencial de prejuízo à qualidade de vida e possíveis etiologias graves subjacentes, é indispensável que o médico emergencista saiba reconhecer os principais padrões de cefaleia e instituir o tratamento adequado a cada caso. Para identificar os possíveis tipos, o profissional deve conhecer ferramentas disponíveis para seu diagnóstico, como a Classificação Internacional de Cefaleias (*The International Classification of Headache Disorders* – ICHD), documento publicado pela International Headache Society e que está em sua terceira edição (ICHD-3).

Usualmente, as cefaleias são divididas em primárias ou secundárias. Cefaleias primárias são aquelas em que a dor corresponde à própria doença ou síndrome. Nesses casos, não há lesão tecidual que justifique a dor, mas disfunções de modulações sensitivas. Por outro lado, cefaleias secundárias são consequências de distúrbios locais ou sistêmicos, os quais podem ou não estar associados a lesões estruturais. No ICHD-3, além das cefaleias primárias e secundárias, cujas subclassificações se encontram na Tabela 1, há menção a um terceiro grupo, que corresponde às neuropatias, às dores faciais e a outras cefaleias.

No DE, é de extrema importância o reconhecimento de fatores que sugerem causas graves, os quais estão associados a maior mortalidade, como neoplasias intracranianas, acidentes vasculares cerebrais (isquêmicos ou hemorrágicos), hemorragia subaracnoide (HSA), trombose venosa cerebral (TVC), dissecção cervical ou intracraniana, emergências hipertensivas, neuroinfecções, trauma e distúrbios de circulação liquórica, como a hidrocefalia aguda. Sempre que um sinal de alarme

TABELA 1 Classificação das cefaleias

Cefaleias primárias	Migrânea
	Cefaleia tensional
	Cefaleias trigeminoautonômicas
	Outros distúrbios primários
Cefaleias secundárias	Cefaleia associada a trauma ou à injúria de cabeça ou pescoço
	Cefaleia atribuída à desordem vascular intracraniana ou cervical
	Cefaleia atribuída à desordem intracraniana não vascular
	Cefaleia associada ao abuso de substâncias ou à abstinência
	Cefaleia associada à infecção
	Cefaleia associada a um distúrbio da homeostase
	Cefaleia associada à desordem em olhos, nariz, orelhas, seios paranasais, dentes, orofaringe ou qualquer outra estrutura facial ou cervical
	Cefaleia associada à desordem psiquiátrica
Neuropatias, dores faciais e outras cefaleias	Lesões dolorosas de nervos cranianos e outras dores faciais

Fonte: adaptado de Headache Classification Committee of the International Headache Society, 2018.

for identificado (Tabela 2), também chamado de *reg flag*, o paciente deverá ser observado ou seguir para investigação complementar.

FISIOPATOLOGIA

A dor é definida como uma experiência repulsiva, relacionada ao dano tecidual concretizado ou em potencial. Aqui, precisamos compreender dois tipos de dor: a nociceptiva, desencadeada pela lesão de tecidos musculares, tendíneos ou ósseos, que é percebida pela ativação de receptores; e a neuropática, causada por uma adaptação inadequada da plasticidade neuronal, em que os mecanismos álgicos são exacerbados ou propiciam a persistência da dor. Esta pode ser de duração prolongada, persistindo após período de cura ou cicatrização, e ter sintomas positivos, como parestesia e alodinia, ou negativos, como anestesia ou hipoestesia. A cefaleia pode ter componente neuropático ou nociceptivo e pode ser secundária a uma dor intracraniana ou extracraniana. Em geral, o encéfalo é indolor, porém o seu envolto, as meninges e bainhas de nervos craniano, são capazes de

TABELA 2 Lista de sinais de alarme (*red flags*) e possíveis diagnósticos ameaçadores à vida ou com potencial de causar importante prejuízo funcional

Sinais sistêmicos (febre, *rash*, perda ponderal, doenças reumatológicas)	Infecções
	Neoplasia
História atual ou pregressa de neoplasia	Acometimento primário ou secundário por neoplasia
Déficit neurológico focal	Doenças intracranianas vasculares (AVCi, AVCh)
	Doenças intracranianas avasculares
Início súbito ou abrupto	Doenças intracranianas vasculares (AVCi, AVCh)
	Hemorragia subaracnóidea
	Emergências hipertensivas
	Trombose venosa cerebral (TVC)
	Dissecção cervical ou intracraniana
Início após os 50 anos	Doenças intracranianas vasculares (AVCi, AVCh)
	Arterite de células gigantes
Mudança de padrão recente	Neoplasias
	Doenças intracranianas vasculares
	Doenças intracranianas não vasculares
Mudança de posição corporal	Cefaleias associadas à hipertensão ou à hipotensão liquórica
Associada a papiledema	Neoplasias
	Emergências hipertensivas
	Hipertensão intracraniana
	Pseudotumor cerebral
Puerpério ou gestação	Emergências hipertensivas gestacionais
	Trombose venosa cerebral
	Cefaleia pós-punção
	Anemia
	Síndrome de Sheehan
Associada à trauma	Hemorragia subdural
	Hemorragia epidural
Pacientes imunossuprimidos	Doenças infecciosas oportunistas
	Neoplasias primárias ou secundárias
Cefaleia associada à dor ocular e à sinais autonômicos	Pode ser cefaleia primária, mas devem ser excluídas causas secundárias

AVCh: acidente vascular cerebral hemorrágico; AVCi: acidente vascular cerebral isquêmico.

transmitir os sinais e desencadear a sensação dolorosa. Assim, pode ser resultado de uma série de alterações, como estiramento da dura-máter ou de vasos sanguíneos, da vasodilatação venosa, irritação tóxica (como pode ocorrer após a ingesta alcoólica), variação entre distensão e relaxamento da parede do vaso. Irritação de estruturas intranasais, espasticidade de músculos da região cervical ou couro cabeludo e dificuldade em acomodar o cristalino podem causar cefaleia de origem extracraniana[1,3].

A maior parte da dor associada à cefaleia, principalmente na enxaqueca e na cefaleia vascular, é transmitida pelo quinto nervo craniano e costuma ser difícil de localizar. O mecanismo mais aceito para justificar a dor neuropática é a geração ectópica de impulsos nervosos que sensibilizam as fibras de pequeno calibre. Após a lesão neural, os pacientes podem apresentar alteração nos canais iônicos, causando aumento da excitabilidade axonal das fibras finas. Essa excitabilidade, muitas vezes, é gerada longe do foco inicial da lesão[2].

APRESENTAÇÃO CLÍNICA

Visto que a cefaleia é um sintoma e há vasta possibilidade de etiologias, neste capítulo, após descrever aspectos básicos da anamnese e do exame físico necessários para que uma boa e segura hipótese diagnóstica seja aventada, serão discutidos os critérios diagnósticos das principais cefaleias, tomando por base o ICHD-3 e sua abordagem principal, incluindo fisiopatologia, exames complementares e tratamento direcionado[4,6].

História clínica

A história clínica deve ser realizada para caracterizar a cefaleia. Os achados podem ser mínimos e inespecíficos, mesmo em casos graves. Para isso, onze elementos devem ser investigados:

- Presença de sinais de alarme (Tabela 2).
- Natureza: a cefaleia é em pontada? Facada? Pulsátil? Pressão? Queimação? Alguns estudos indicam que a dor em trovoada tem sido mais associada a casos de sangramento intracraniano.
- Localização: é holocraniana? Hemicraniana? Migrou de um lado para o outro? Tem alguma localização especial (ex.: retro-orbitária)?
- Temporalidade: há quanto tempo se instalou a cefaleia? Vem piorando com o passar do tempo? Se foi de início agudo e intenso, fora do padrão habitual das cefaleias anteriores pode indicar um quadro de HSA, mesmo que a dor esteja melhorando no momento da avaliação.
- Frequência: quantas vezes na semana/mês/ano você apresenta essa cefaleia? É crônica? É recorrente?
- Periodicidade: há um período no dia em que a dor piora ou ocorre?
- Duração: a cefaleia durou quanto tempo? A cefaleia costuma durar quanto tempo? A cefaleia está presente neste momento?
- Sintomas associados: há fotofobia, fonofobia, náuseas ou vômitos?
- Fatores de melhora: existe algo que alivia/retira a dor?
- Fatores de piora: existe algo que piora a dor, como tosse e espirros, atividade física, atividade sexual ou estímulos no território do trigêmeo?
- Irradiação: a dor é restrita a algum ponto ou irradia para outro local?

Elementos fundamentais

- Determinar o início e o padrão da dor; uma variação acentuada do padrão de dores crônicas pode indicar um problema grave ou novo. Um início agudo e rápido pode indicar cefaleia de origem cerebrovascular.
- Verificar o que o paciente estava fazendo no momento do início da cefaleia pode ser bastante útil. Dores que se iniciam com esforço físico têm relação com hemorragia intracraniana. Sabe-se que a síndrome da cefaleia pós-coito é bem conhecida e pode ser confundida com HSA, contudo esta pode estar relacionada com coito. Nesse contexto, é frequente a necessidade de descartar esse diagnóstico crítico.
- Caso haja traumatismo cranioencefálico, deve-se fazer o diagnóstico diferencial de hematoma subdural e epidural, além de HSA traumática, hemorragia intraparenquimatosa, traumas cranianos fechados, como concussão e lesão axonal difusa, e fraturas cranianas[17].

Exame físico

- Sinais vitais anormais: a presença de febre torna o diagnóstico de enxaqueca e cefaleia tensional improvável. Nesse contexto, deve-se pensar em infecção e inflamação do sistema nervoso central (SNC). Raramente, elevações na pressão arterial devem ser consideradas causas de cefaleia, em especial a presença de outros fatores, como confusão mental, déficits focais e hipertensão intracraniana, são necessárias para que se faça a suspeita de encefalopatia hipertensiva. Muito mais comum é a elevação dos níveis pressóricos associados ao quadro de dor, e geralmente o manejo do sintoma é eficaz em reduzir os níveis tensionais.
- Aparência toxêmica: pacientes que adoecem de forma aguda e apresentam sinais como estado mental

alterado, letargia, perfusão prejudicada, palidez e febre, associados a dor de cabeça, podem estar apresentando uma doença sistêmica ou infecção do SNC.

- Alteração do nível de consciência: mudança do estado mental não ocorre em cefaleias benignas, e quando há alteração aumenta a probabilidade de encefalite, meningite, HSA ou lesões no SNC.
- Sinais meníngeos: o meningismo pode indicar tanto infecções quanto HSA, podendo ser úteis esses sinais no diagnóstico diferencial. Contudo, em pacientes com mais de 60 anos, são menos sensíveis e específicos. A tríade clássica de meningite ocorre em 41% dos pacientes, que consiste em febre (74%), rigidez nucal (74%) e mudança do estado mental (71%), na maioria das vezes súbito. Além disso, há dor de cabeça (84%). A rigidez nucal deve ser avaliada em pacientes com cefaleia, e o sinal clássico é o Brudzinski, que é a flexão espontânea dos quadris durante a tentativa de flexão passiva do pescoço. Outro sinal é o de Kernig, que se refere à incapacidade ou relutância em permitir a completa extensão do joelho quando o quadril é flexionado a 90°.
- Alterações oftalmológicas: avaliar os olhos em alguns casos de cefaleia pode ajudar no diagnóstico diferencial. O papiledema pode indicar aumento da pressão intracraniana, por um tumor ou alguma outra anormalidade estrutural. Diminuição da acuidade visual ou perda dela pode ocorrer nos casos de comprometimento vascular na arterite de células gigantes ou dissecção da carótida; além disso, é possível que aconteça em glaucoma agudo fechado angular, e em casos assim o exame pode revelar córnea edematosa, rubor ciliar e resposta pupilar lenta. Hemorragia de retina pode ocorrer em casos de hipertensão arterial sistêmica. Defeitos de campo visual podem significar um processo envolvendo o nervo óptico, radiações ópticas ou córtex occipital, sendo PRESS ou AVCi posterior causas possíveis.

Exame neurológico

A presença de uma anormalidade neurológica focal associada à cefaleia tem sido correlacionada a maior probabilidade de alterações no exame de imagem, sendo esse o maior preditor de doenças neurológicas graves. Os achados podem ser bastante sutis e, muitas vezes, podem passar despercebidos pelo paciente, como leve assimetria pupilar, déficit de campo visual, resposta plantar extensora ou mais pronunciados, como perda de visão unilateral, ataxia ou convulsão.

Os achados neurológicos focais podem indicar diversas causas secundárias de dor de cabeça, como AVCi e AVCh, além de hemorragias intracranianas, tumor cerebral, glaucoma agudo fechado angular, abscesso cerebral e dissecção de artéria carótida ou vertebral. Sinais como disartria, disfagia, diplopia, ataxia e vertigem podem indicar problemas de circulação posterior.

As alterações não focais do estado mental, como redução do nível neurológico, podem indicar HSA, processos infecciosos como encefalite e meningite, tóxicos como monóxido de carbono e desbalanços metabólicos como hipóxia. Além disso, é importante verificar a glicemia capilar, já que, em caso de hipoglicemia, pode-se ter alteração do nível neurológico até sinais focais. A Tabela 3 descreve importantes achados no exame físico e sua correlação com possíveis causas de cefaleia.

TABELA 3 Achados no exame físico neurológico e possíveis causas

Achados	Causas possíveis
Alterações não focais do nível de consciência	Encefalite, meningite, HSA, hematoma subdural, anóxia, aumento da pressão intracraniana, intoxicação por monóxido de carbono
Alterações focais e do nível de consciência	Hemorragia intraparenquimatosa, herniação transtentorial, acidente vascular cerebral
Pupila midriática com paralisia do terceiro nervo	Cone de pressão tentorial, efeito de massa (aneurisma, sangramento, abscesso ou tumor)
Déficit sensorial ou motor lateralizado	Acidente vascular cerebral, hematoma subdural, hematoma epidural, enxaqueca hemiplégica ou anestésica (rara), síndrome de vasoconstrição cerebral reversível, trombose venosa central
Déficits de equilíbrio e coordenação	Dissecção da artéria cervical, hemorragia cerebelar aguda, cerebelite aguda (principalmente crianças), intoxicação química de vários tipos
Déficits da motricidade extraocular (NC III, IV e VI)	Lesão expansiva, neuropraxia (cefaleia pós-traumática), HII

HII: hipertensão intracraniana idiopática; HSA: hemorragia subaracnoide; NC: nervo craniano. Fonte: adaptado de Walls et al., 2022.

No caso das cefaleias primárias, como enxaqueca, pode ocorrer déficit de campo visual bilateral dentro do mesmo hemicampo associado a escotomas positivos, caracterizando-se a aura visual. Contudo, déficits focais não devem ser associados a enxaqueca, a não ser que o mesmo sinal tenha ocorrido em casos de enxaqueca; assim, faz-se necessário investigar qualquer sinal focal novo ou atípico no DE. Uma forma de diferenciar os sinais de enxaqueca de outras alterações mais graves são os fenômenos positivos e negativos descritos na Tabela 4. Os achados positivos geralmente indicam uma etiologia de enxaqueca ou convulsão, e os sinais negativos sugerem etiologias secundárias, como isquemia e sangramentos. Em alguns casos de enxaqueca, os sintomas positivos são mais comuns, mas podem mudar para negativos, diante disso é necessária uma boa história clínica para auxílio no diagnóstico[9,10].

TABELA 4 Fenômenos neurológicos "positivos" versus "negativos" com dor de cabeça

Sinal	Positivos	Negativos
Visual	Escotomas	Cegueira
Motor	Movimento involuntário dos músculos	Diminuição de força
Sensorial	Parestesia em membros (formigamento)	Hipoestesia
Discurso	Palavras sem sentido	Disartria

Fonte: adaptado de UpToDate, 2023.

EXAMES COMPLEMENTARES

Pacientes que apresentem sinais de alarme ou outros sinais sugestivos de cefaleia secundária possivelmente irão necessitar de avaliação com exames complementares[4].

Tomografia de crânio e ressonância magnética

Os exames de imagem são indicados a pacientes que apresentam cefaleia de início recente e sem critérios diagnósticos para cefaleias primárias ou com presença de sinais de alarme. Quando se optar pela realização de exame complementar, o paciente também deve ser informado de que achados incidentais, provavelmente não relacionados à dor de cabeça, podem ser observados e que nem sempre possuem tratamento específico.

A escolha do tipo de exame de imagem e a necessidade de contraste intravenoso dependem do quadro clínico e da suspeição diagnóstica. No DE, a tomografia de crânio (TC) apresenta uma série de vantagens em comparação com a ressonância magnética (RM). A TC está amplamente disponível nos grandes centros e leva apenas alguns minutos, possibilitando a realização do exame em pacientes com risco de instabilização clínica e que necessitam de monitoramento/suporte vital. Além disso, a maioria das causas de cefaleia potencialmente fatais, como hemorragia intracraniana e tumores, é facilmente detectada nesse método. A TC é altamente sensível para hemorragia, cujos sinais são geralmente evidentes para o radiologista geral e para o emergencista.

A *Subarachnoid Hemorrhage Rule* é uma ferramenta de decisão clínica que foi validada como 100% sensível a captar todos os pacientes com essa patologia e pode ser aplicada em pacientes ≥ 15 anos com nova cefaleia de forte intensidade não traumática e que atinge intensidade máxima em 1 hora. Os pacientes necessitam de investigação se um ou mais dos seguintes critérios estejam presentes: idade ≥ 40 anos, dor ou rigidez cervical, perda de consciência presenciada, início durante esforço, dor de cabeça "em trovoada" (com pico instantâneo da dor) ou flexão limitada do pescoço no exame.

Já a RM como exame inicial é indicada em casos muito reservados, como gestantes com cefaleias com sinais de alarme. Usualmente, é realizada quando avaliação mais específica é necessária após avaliação inicial com TC que não evidenciou substratos anatômicos para cefaleias ou em casos de pacientes com neoplasias intracranianas já conhecidas, pacientes com sinais indiretos de hipertensão intracraniana, sintomas sugestivos de dor trigeminal, cefaleia crônica com novas características e imunossuprimidos.

Os critérios de adequação do American College of Radiology fornecem orientação geral para muitos cenários clínicos comuns de dor de cabeça, e, quando a decisão não é óbvia, a consulta com o radiologista pode ser útil para facilitar a tomada de escolha. Quando se faz necessária a avaliação de vasos, a angiografia cerebral e cervical usando TC ou a angiografia por ressonância podem ser realizadas como exames complementares. Entretanto, para avaliação de cefaleia no DE, raramente é necessário esse tipo de estudo, exceto quando há alta suspeição de cefaleia secundária à dissecção de vasos cervicais e intracranianos.

Punção liquórica

A punção liquórica é indicada com urgência em pacientes com cefaleia quando há suspeita clínica de HSA no contexto de uma TC de crânio normal ou quando há suspeita clínica de etiologia infecciosa, inflamatória ou neoplásica para análise do líquido cefalorraquidiano ou em casos de suspeita de hipertensão intracraniana idiopática (pseudotumor cerebral) para aferição da pressão de abertura.

Ultrassonografia *point-of-care*

No contexto da cefaleia, a ultrassonografia *point-of-care* (POCUS) pode fornecer informações sobre a presença de sinais indiretos de hipertensão intracraniana através da avaliação da bainha do nervo óptico. Esse exame pode ser realizado com maior facilidade e menos limitações em relação à avaliação da fundoscopia, já que para o segundo é necessário midríase farmacológica e um ambiente com iluminação reduzida. O exame pode ser feito na suspeição de cefaleia secundária a massas expansivas, pseudotumor cerebral, infecções do SNC e sangramentos. Em caso de positividade, pode ser associado a outros métodos, como TC de crânio e punção liquórica, a depender da suspeição diagnóstica, fazendo que estes exames, não inócuos, sejam feitos de maneira mais criteriosa.

Quando solicitar exames laboratoriais?

Quando há alta suspeição de cefaleia secundária, a depender da possível etiologia, faz-se necessária a solicitação de exames laboratoriais complementares. Em casos de suspeita de neuroinfecção, a análise do líquido cefalorraquidiano será primordial para o diagnóstico diferencial, assim como a solicitação de sorologias. Em caso de detecção de HIV, também é possível investigar outros tipos de cefaleia secundárias, como as decorrentes de tumores do SNC[8].

Migrânea/enxaqueca

Principais causas de cefaleia primária

A migrânea típica é marcada por quatro fases: pródromo, aura, cefaleia e pósdromo. No passado, postulava-se que a cefaleia migranosa era causada por vasodilatação cerebral e que a presença de aura ocorreria na presença de vasoconstrição. Contudo, essa teoria está ultrapassada e acredita-se que a migrânea ocorra por distúrbios de processamento neural e inflamação neurogênica, podendo levar à sensibilização, ou seja, à redução do limiar de resposta dos neurônios aos estímulos nociceptivos e não nociceptivos. O destaque na fisiopatologia da doença é a ocorrência da depressão alastrante cortical, que representa uma onda de despolarização neuronal e glial autopropagada pelo córtex seguida por supressão da atividade neuronal, a qual altera a permeabilidade da barreira hematoencefálica e ativa aferentes do nervo trigêmeo. É a ativação trigeminal que leva à produção de neuropeptídeos associados à inflamação neurogênica, marcada por vasodilatação e extravasamento de proteínas localmente. Dentre os neuropeptídeos vasoativos, destacam-se a substância P e o peptídeo relacionado ao gene da calcitonina (CGRP). Estudos demonstraram que pacientes com história de migrânea tiveram crises de dor desencadeadas pela infusão de CGRP e que a administração de sumatriptana, medicação amplamente usada atualmente para controle de migrânea, reduziu os níveis de CGRP. Dessa forma, sugere-se atualmente que a migrânea se deva a uma disfunção neuronal primária e não a um puro distúrbio vascular. A aura, anteriormente associada à vasoconstrição, hoje é associada à percepção consciente da onda de despolarização cortical. Por outro lado, acredita-se que, na migrânea sem aura, a despolarização cortical ocorra em áreas em que ela não é conscientemente percebida.

Atualmente, a existência de gatilhos para a crise de dor também está sendo questionada, já que o que era conhecido como gatilho, na verdade, pode ser consequência da fase prodrômica, marcada por alterações hipotalâmicas: irritabilidade, problemas de concentração, distúrbios do sono, fadiga, alteração de sensibilidade ao som e à luz, desejos alimentares e fraqueza muscular. O pródromo é descrito em até 77% dos pacientes e costuma preceder a dor em 24 a 48 horas.

A segunda fase da migrânea, a aura, dura de 5 a 60 minutos, acomete de 20 a 25% dos pacientes e pode ser marcada por sintomas neurológicos positivos ou negativos, sendo as alterações visuais as mais comuns. Dentre as alterações possíveis, estão descritas alterações visuais positivas (*flash*, fosfenas, espectros de fortificação), visuais negativas (escotomas, hemianopsias), sensitivas (hipoestesia, hiperestesia, alterações de paladar e olfato), motoras (enxaqueca hemiplégica), distúrbios de linguagem e distúrbios de tronco (disartria, vertigem, zumbido, coordenação). Apesar de normalmente durar até 60 minutos, alguns pacientes podem ter aura prolongada e, ainda que costuma preceder a cefaleia, a aura pode estar presente antes, durante e após a dor.

A terceira fase é a de cefaleia, tipicamente marcada por dor cefálica unilateral, pulsátil, associada à fotofobia e à fonofobia e acompanhada de náuseas e vômitos. É descrita como intensa e dura de 4 a 72 horas. Raramente casos graves podem prolongar sua duração, com descrições superiores a 72 horas; esse aspecto costuma ser referido como *status migrainosus* e pode estar associado a importante morbidade.

No pósdromo, a fase que sucede a cefaleia, os pacientes podem descrever de 1 a 2 dias de dificuldade de concentração, fadiga, depressão, esgotamento e, em alguns casos, euforia[11,12].

Tratamento da crise de migrânea

Como primeira linha de manejo, para pacientes com crise leve a moderada, estão indicados anti-inflamatórios não hormonais ou analgésicos. Caso a crise seja moderada a grave, é recomendado um triptano associado a um anti-inflamatório não hormonal.

Se o paciente apresentar náuseas e vômitos, estará indicado o uso de antieméticos, preferencialmente a metoclopramida, por ser um antagonista dopaminérgico, e a ondansetrona deve ser evitada. A metoclopramida deve ser considerada uma droga isoladamente antimigranosa que pode ser usada de maneira sinérgica em pacientes com enxaqueca, mesmo na ausência de sintomas eméticos.

Triptanos são agonistas dopaminérgicos e a classe de medicamentos mais específica para tratamento de migrânea. Atualmente são subutilizados. No DE, o triptano mais prescrito é a sumatriptana, na dose de 6 mg via subcutânea. Caso o paciente não apresente melhora, uma nova dose pode ser administrada após 2 horas.

Guidelines internacionais e nacionais de manejo de cefaleia desencorajam o uso de opioides no tratamento da migrânea, pois essas medicações são pouco eficazes no manejo de uma dor com cunho predominantemente neuropático, como a enxaqueca, além de serem associadas a importantes efeitos colaterais, em especial a cefaleia associada ao abuso de analgésicos[15].

Outra medicação frequentemente indicada para o manejo de crises de enxaqueca é dexametasona, na dose única de 10 mg, IM ou IV, no DE. Alguns estudos demonstraram benefício nos casos moderados a graves, especialmente em situações de crises prolongadas com duração superior a 48-72 horas, reduzindo a procura do DE pelo paciente durante aquela mesma crise. Para casos refratários, são possibilidades de uso a clorpromazina (12,5 mg em 500 mL de SF 0,9% em infusão lenta), o haloperidol e o bloqueio anestésico de nervos periféricos.

Clorpromazina é uma droga antipsicótica típica associada à modulação de diversos neurotransmissores cerebrais, sendo uma medicação eficaz no manejo de dores neuropáticas, porém seu efeito sobre receptores diversos justifica a presença de efeitos colaterais múltiplos. São bem descritas hipotensão arterial e arritmias cardíacas, por esse motivo sua infusão é indicada sobre monitorização hemodinâmica contínua com reavaliações dos valores pressóricos em até 2-3 horas após a sua infusão.

Realizar o bloqueio de nervos periféricos pode ser uma opção de tratamento em pacientes com crise grave e prolongada, com destaque para o bloqueio do nervo occipital maior e do gânglio esfenopalatino.

Para realizar o bloqueio do nervo occipital maior, utilizam-se a proeminência occipital e o processo mastoide como marcos anatômicos. Para a administração do anestésico, imagina-se uma linha que conecte essas duas regiões, dividindo-a em três partes iguais. A injeção do anestésico deve ser feita no terço proximal à proeminência occipital, uni ou bilateralmente. O volume de anestésico deve ser de 1,5 a 3 mL, e a profundidade, de 3 a 4 mm. O bloqueio esfenopalatino, por sua vez, é realizado ipsilateralmente a partir da introdução intranasal de uma haste de algodão embebida em lidocaína.

De forma geral, é recomendado, independentemente do bloqueio, que antes da injeção de anestésico seja realizada aspiração, a fim de evitar que a administração do fármaco ocorra no intravascular. Além disso, após a injeção do anestésico, a sensibilidade cutânea deve ser testada. O teste deve ser feito após 5 minutos da administração de lidocaína e após 15 minutos se o anestésico escolhido for a bupivacaína.

TABELA 5 Anti-inflamatórios não hormonais e analgésicos simples

Paracetamol	1 g VO
Dipirona	1 g VO ou IV
Ibuprofeno	400-600 mg VO
Cetorolaco	10 mg SL, 30 mg IV, 60 mg IM
Naproxeno	275-825 mg VO
Cetoprofeno	100 mg VO ou IV
Tenoxicam	20 mg IM ou IV

TABELA 6 Triptanos

Sumatriptana	Comprimidos de 25, 50 e 100 mg (dose máxima VO: 300 mg); injeção subcutânea: 6 mg (dose máxima: 12 mg)
Zolmitriptana	Comprimidos de 2,5 mg; dose máxima: 10 mg
Rizatriptana	Comprimidos de 10 mg; dose máxima: 20 mg
Naratriptana	Comprimidos de 2,5 mg; dose máxima: 5,0 mg

TABELA 7 Antieméticos bloqueadores de receptores de dopamina

Metoclopramida	10 mg VO ou IV
Clorpromazina	12,5 mg IV em infusão lenta (velocidade máxima: 1 mg/minuto; dose máxima: 25 mg)

Além de orientações medicamentosas, os pacientes devem ser orientados quanto a medidas não farmacológicas que podem ser úteis, como repouso em local escuro e silencioso, higiene do sono, compressas frias no local da dor, hidratação, mudanças de estilo de vida (alimentação saudável, exercícios físicos, meditações guiadas, psicoterapia, exercícios de respiração), *biofeedback* e encaminhamento para acompanhamento em atenção primária[7].

Cefaleia tensional

A cefaleia do tipo tensional é muito comum, com prevalência ao longo da vida na população geral variando em diferentes estudos entre 30 e 78%, gerando um alto impacto socioeconômico. É caracterizada por uma dor leve a moderada, usualmente bilateral, constante e não latejante, frequentemente descrita pelos pacientes como uma sensação de aperto ou pressão. Não piora com a atividade física e não está associada a náuseas, apesar de poder estar associada sensibilidade à luz ou ao som, o que a distingue da migrânea. Acredita-se que a sensibilidade aumentada das vias da dor no SNC e talvez no sistema nervoso periférico desempenhe um papel crítico na sua patogênese. Evidências firmes para anormalidades periféricas não estão disponíveis, mas fatores musculares podem ser importantes, especialmente na cefaleia tensional episódica. Indivíduos acometidos com essa patologia demonstram maior número de pontos-gatilhos ativos e latentes, menor limiar de dor nos troncos nervosos e menor mobilidade do pescoço. O aumento da sensibilidade muscular é o achado mais pronunciado e consistente no exame físico desses pacientes e provavelmente representa a ativação de nociceptores periféricos. Além disso, o exame neurológico não traz anormalidades.

Diagnóstico

É importante observar que o diagnóstico da cefaleia tensional é principalmente clínico, baseado na história fornecida pelo paciente e na avaliação dos sintomas. O exame físico pode ajudar a descartar outras causas de dor de cabeça, mas os achados nem sempre são altamente sensíveis ou específicos para a cefaleia tensional.

Segundo o ICHD-3, para caracterizar cefaleia tensional do tipo episódica, faz-se necessário que o paciente apresente ao menos 10 episódios de cefaleia ocorrendo em < 1 dia/mês em média (< 12 dias/ano) e que apresente duração de 30 minutos a 7 dias e ao menos duas das quatro seguintes características: localização bilateral, qualidade em pressão ou aperto (não pulsátil), intensidade fraca ou moderada e que não seja agravada por atividade física rotineira como caminhar ou subir escadas – somados à ausência de náusea e vômitos e apenas fotofobia ou fonofobia presentes.

Tratamento

Analgésicos de venda livre como dipirona, acetaminofeno e anti-inflamatórios não esteroidais podem fornecer alívio para a cefaleia tensional leve a moderada. Deve-se orientar aos pacientes modificações no estilo de vida, como controle do estresse com exercícios regulares, higiene do sono, técnicas de relaxamento e terapia cognitivo-comportamental. Se a cefaleia tensional for frequente ou crônica, pode-se realizar encaminhamento ambulatorial para atenção primária ou serviço de especialidade em neurologia para a prescrição de tratamentos profiláticos[13,14].

Cefaleia trigeminoautonômica

As cefaleias trigeminoautonômicas (TAC) constituem um grupo de cefaleias primárias compartilhando semelhantes características clínicas, incluindo intensa dor de cabeça e sintomas autonômicos correlacionados. A fisiopatologia subjacente a essas cefaleias ainda não é totalmente compreendida; várias teorias tentam esclarecer os mecanismos envolvidos. Uma teoria amplamente aceita implica a ativação desorganizada do sistema trigeminovascular, associada à influência de áreas cerebrais do tronco que regulam os sistemas autonômicos.

Algumas delas exibem predisposição genética e são precipitadas por fatores como alterações no sono, consumo de álcool ou tabaco e estresse. O diagnóstico dessas condições repousa principalmente na clínica, com padrões específicos de cefaleia e sintomas associados orientando o diagnóstico. Exames complementares podem auxiliar na exclusão de outras causas possíveis, enquanto as opções terapêuticas variam de acordo com o tipo exato de cefaleia autonômica trigeminal, englobando medidas como oxigenoterapia, triptanos, bloqueadores de canais de cálcio e, em determinados cenários, bloqueios nervosos.

Dentre as TAC, a cefaleia em salvas e a hemicrania paroxística são as mais frequentemente observadas. Embora ambas se caracterizem por dor intensa e sintomas autonômicos, elas se distinguem quanto à duração, frequência e opções terapêuticas.

Cefaleia em salvas

Predominando no sexo masculino, essa cefaleia atinge seu auge entre a terceira e quinta décadas de vida. A manifestação clínica consiste em uma dor de cabeça extremamente intensa, muitas vezes descrita como lancinante e aguda. Essa dor é unilateral, afetando a região periorbitária e temporal. Sintomas autonômicos ipsilaterais, como hiperemia conjuntival, lacrimejamento, ptose, congestão nasal unilateral e rubor facial, acompanham a dor. A agitação ou inquietação durante as crises é comum, e cada episódio é breve, entre 15 e 180 minutos.

Segundo o ICHD-3, para caracterizar cefaleia em salvas, faz-se necessário que o paciente apresente pelo menos cinco ataques caracterizados por dor orbital, supraorbital e/ou temporal unilateral intensa ou muito intensa, com duração de 15 a 180 minutos quando não tratada e durante parte (mas menos da metade) do período ativo da cefaleia em salvas. Os ataques podem ser menos graves e/ou de duração mais curta ou mais longa – somados a pelo menos um dos seguintes sintomas ou sinais ipsilaterais à dor de cabeça: injeção conjuntival e/ou lacrimejamento, congestão nasal e/ou rinorreia, edema palpebral, sudorese na testa e face e miose e/ou ptose e/ou sensação de inquietação ou agitação. Além de os ataques terem uma frequência entre um em dias alternados e oito por dia, durante parte (mas menos da metade) do período ativo da cefaleia em salvas os ataques podem ser menos frequentes.

Na crise aguda, as principais opções de tratamento incluem oxigênio com FiO_2 a 100% geralmente obtido por meio do uso de máscara não reinalante a 15 L/min por 10-20 minutos e/ou sumatriptana, 6 mg subcutâneo ou 20 mg em *spray* nasal – a forma oral tem eficácia reduzida. Lidocaína intranasal (ipsilateral aos sintomas) 4% a 10% é uma alternativa para refratários.

Hemicrania paroxística

A cefaleia do tipo hemicrania paroxística, subtipo ainda mais raro, caracteriza-se por ataques de dor de cabeça extremamente intensa e de curta duração, semelhantes à cefaleia em salvas, mas com maior prevalência em mulheres. Os episódios, de 2 a 30 minutos, ocorrem repetidamente ao longo do dia, frequentemente mais de 10 vezes ao dia, impactando significativamente na qualidade de vida. O diagnóstico baseia-se nas características clínicas e exclusão de outras condições.

Conforme os critérios do ICHD-3, para caracterizar cefaleia em salvas, faz-se necessário que o paciente apresente ao menos 20 crises preenchendo os critérios seguintes critérios: dor forte unilateral, orbital, supraorbital e/ou temporal, de 2-30 minutos, somada a um dos ou ambos os seguintes: ao menos um dos seguintes sintomas ou sinais, ipsilaterais à cefaleia: injeção conjuntival e/ou lacrimejamento, congestão nasal e/ou rinorreia, edema palpebral, sudorese frontal e facial, miose e/ou ptose e sensação de inquietude ou de agitação. Deve-se ocorrer mais de cinco episódios por dia, e as crises devem ser prevenidas de forma absoluta por doses terapêuticas de indometacina.

Vale frisar que, por definição, a hemicrania paroxística responde completamente à indometacina, um anti-inflamatório não esteroidal. Encaminhamento para tratamentos preventivos é recomendado após a alta, devido à natureza incapacitante dessas cefaleias, apesar de sua raridade.

ACOMPANHAMENTO

Paciente com cefaleias secundárias e sinais de alarme, em sua maioria, serão hospitalizados para manejo do quadro. Sangramentos intracranianos, trombose venosa central, tumores causando hipertensão intracraniana e meningites com rebaixamento do nível de consciência são exemplos de patologias que requerem unidade de terapia intensiva para acompanhamento. Além das cefaleias secundárias, pacientes com cefaleia primária refratários ao esquema analgésico inicial podem requerer hospitalização para manejo da crise.

Aqueles que possuem cefaleias primárias, com controle álgico adequado sem sinais de alarme, não precisam ser hospitalizados e devem receber alta com analgesia otimizada e encaminhamento para acompanhamento ambulatorial. Devemos lembrar que opioides não são a primeira escolha para cefaleia, sendo analgésicos simples e anti-inflamatórios não esteroidais os mais indicados. Pacientes que já tenham um diagnóstico de cefaleia, ou que tenham recebido esse diagnóstico no DE, que possam ter recorrência do episódio, devem ser encaminhados ao especialista para acompanhamento e controle do quadro[16].

REFERÊNCIAS

1. Miranda CCV, Seda Junior LF, Pelloso LRCA. Nova classificação fisiológica das dores: o atual conceito de dor neuropática. Dor. 2016;17:2-4.
2. Hall JE, Hall ME, Guyton AC, Casanova XG, Comes N, Soto D. Guyton y Hall tratado de fisiología médica. Barcelona: Elsevier; 2021.
3. Schestatsky P. Definição, diagnóstico e tratamento da dor neuropática. Revista HCPA. 2008;28(3):177-87.
4. Walls R, Hockberger R, Gausche-Hill M, Erickson TB, Wilcox SR. Rosen's emergency medicine: concepts and clinical practice. Philadelphia: Elsevier; 2022.
5. Locker TE, Thompson C, Rylance J, Mason SM. The utility of clinical features in patients presenting with nontraumatic headache: an investigation of adult patients attending an emergency department. Headache. 2006;46(6):954-61.
6. Beck S, Kinnear FB, Kelly AM, Chu K, Win SK, Gerben K, et al. Clinical presentation and assessment of older patients presenting with headache to emergency departments: a multicentre observational study. Australas J Ageing. 2022;41(1):126-37.
7. Torelli P, Campana V, Cervellin G, Manzoni GC. Management of primary headaches in adult Emergency Departments: a literature review, the Parma ED experience and a therapy flow chart proposal. Neurol Sci. 2010;31(5):545-53.
8. Cutrer FM, Wippold FJ, Edlow JA. Evaluation of the adult with nontraumatic headache in the emergency department. Waltham: UpToDate; 2023.
9. Louis ED, Mayer SA, Rowland LP. Merritt's neurology. Philadelphia: Lippincott, Williams & Wilkins; 2016.
10. Thaler AI, Thaler MS. Neurologia essencial. Porto Alegre: Artmed; 2023.

11. Bertolucci PHF, Ferraz HB, Barsottini OGP, Pedroso JL. Neurologia: diagnóstico e tratamento. 3. ed. Barueri: Manole; 2021.
12. Friedman B, Lipton R. Headache emergencies: diagnosis and management. Neurol Clin. 2012;30(1):43-59, vii.
13. Bendtsen L, Fernández-de-la-Peñas C. The role of muscles in tension-type headache. Curr Pain Headache Rep. 2011;15(6):451-8.
14. Ashina M. Neurobiology of chronic tension-type headache. Cephalalgia. 2004;24(3):161-72.
15. Speciali J, Kowacs F, Jurno M, Silvestre Bruscky I, Freitas De Carvalho J, Goreth F, et al. Protocolo nacional para diagnóstico e manejo das cefaleias nas unidades de urgência do Brasil – 2018. Academia Brasileira de Neurologia, Departamento Científico de Cefaleia, Sociedade Brasileira de Cefaleia; 2018.
16. Hajjar LA, Brandão Neto RA, Marino LO, Marchini JFM, Alencar JCG, Turaça K, et al. Medicina de emergência: abordagem prática. 18. ed. Barueri: Manole; 2024.
17. Headache Classification Committee of the International Headache Society (IHS) The International Classification of Headache Disorders, 3rd ed. Cephalgia. 2018;38(1):1-211.

4

Síncope

Victor Navarro Jordão
Rodrigo Matheus Santos Alves
Pedro Mazzilli Suplicy
Ahmed Abdallah Mohamad El Assaad
Victor Paro da Cunha

PONTOS PRINCIPAIS

- Quadros de síncope são muito prevalentes no departamento de emergência (DE).
- Quadros de pré-síncope devem ser manejados de modo semelhante ao quadro de síncope.
- Diversos mecanismos são comumente descritos, entre eles as síncopes reflexas, associadas à hipotensão ortostática e secundárias à disfunção cardíaca.
- Definir o mecanismo de síncope é fundamental para prevenir o risco de complicações graves a longo prazo.
- Frequentemente é necessária a diferenciação entre quadros de síncope ou de crise convulsiva, o que pode ser complexo e demanda cautela médica.
- Exames complementares, como eletrocardiograma (ECG), ecocardiograma e exames laboratoriais são comumente utilizados nos pacientes com síncope.
- Escores clínicos podem auxiliar na tomada de decisão no DE em pacientes com síncope.
- Síncopes cardiogênicas quase sempre demandam internação para manejo.
- Síncopes secundárias à hipotensão ortostática e neuromediadas geralmente são manejadas ambulatorialmente.

INTRODUÇÃO

A síncope pode ser definida como uma perda transitória da consciência em que o indivíduo apresenta perda do tônus postural e evolui com melhora espontânea e completa de maneira relativamente rápida, sem sequelas remanescentes. De modo geral, a recuperação da consciência e tônus postural ocorre entre segundos a minutos.

Quadros sincopais representam 1 a 3% de todas as visitas ao departamento de emergência, podendo englobar pacientes de todas as idades. Deve-se salientar que a distribuição de casos de síncope é bimodal, tendo um primeiro pico de incidência na adolescência e/ou vida adulta e um segundo pico de incidência na população idosa. Cerca de 20 a 40% da população irá apresentar um episódio de síncope na vida, sendo estes mais frequentes em mulheres. À medida que a população envelhece a probabilidade de um quadro de síncope estar atrelado a uma causa cardiogênica se torna maior; consequentemente, o risco e necessidade de estratificação e investigação internado também são maiores nessa faixa etária.

A perda de consciência transitória é frequentemente definida como síncope, apesar de existirem diversas outras causas possíveis para tal acontecimento, nem sempre satisfazendo os critérios para ser classificado como tal. Dessa maneira, deve sempre se questionar acerca de sintomas imediatamente antes ou após o episódio de perda de consciência, assim como avaliar o paciente para definir se ele retornou ao seu estado basal.

Em muitos pacientes, o estado de pré-síncope é descrito; geralmente sintomas semelhantes aos pródromos de síncope são descritos. Na ausência de perda de consciência, geralmente sensação de "desmaio", com perda de sentidos e tônus motor costuma ser relatada. Assim como na síncope, gatilhos típicos como a mudança posicional e tempo maior de ortostase são frequentemente relatados pelos pacientes, assim como outras queixas como sudorese, náuseas, vômitos e escurecimento visual, podendo sugerir baixo débito cardíaco. Assim como na síncope, é esperada a conservação das funções respiratórias e cardíacas após o evento inicial. Nesses casos a investigação e abordagem deve ser a mesma empregada para quadros de síncope, uma vez que possuem os mesmos desfechos e/ou complicações em 30 dias[1].

FISIOPATOLOGIA

O mecanismo mais aceito para justificar a perda de consciência e tônus postural presente em casos de síncope seria a hipoperfusão cerebral, seja essa de ambos os hemisférios cerebrais de maneira difusa ou do tronco cerebral, em que temos o acometimento do sistema de ativação reticular ascendente. Em ambos os casos a hipoperfusão transitória, geralmente 6 a 10 segundos, acaba por provocar a perda de consciência. Tal hipoperfusão central tende a ser consequência de uma redução do débito cardíaco ou de uma queda abrupta da pressão arterial sistólica, em geral, acima de 60 mmHg, que podem ser decorrentes de diversos fatores, como redução da resistência vascular periférica e/ou redução da frequência cardíaca.

Existem outros possíveis mecanismos de interrupção abrupta da perfusão cerebral, como os acidentes vasculares cerebrais e outras causas neuromediadas; porém, na maior parte desses episódios, o paciente apresenta achados no exame neurológico ou achados clínicos transitórios que impedem sua classificação como síncope propriamente dita, uma vez que não há retorno ao estado basal prévio.

Diversos mecanismos fisiopatológicos atrelados a casos de síncope podem ser vistos na Tabela 1.

TABELA 1 Mecanismos de síncope conforme diversos mecanismos fisiopatológicos possíveis

Mecanismo	Fisiopatologia associada
Reflexa e/ou neuromediada	Diversos gatilhos são capazes de estimular as vias do sistema nervoso autônomo, ocasionando uma maior atividade parassimpática como resultado, o que gera a bradicardia e/ou hipotensão, ambas capazes de gerar a perda transitória de consciência. Inclui o reflexo vasovagal, síndrome do seio carotídeo e a síncope situacional.
Hipersensibilidade de seio carotídeo	Estimulação mecânica do seio carotídeo pode acabar por deflagrar a atividade parassimpática, podendo gerar uma bradicardia e períodos de assistolia de até 3 segundos e/ou hipotensão, com queda da pressão arterial sistólica de até 50 mmHg.
Hipotensão ortostática	Pacientes com prejuízo de atividade simpática eferente crônica ou das vias de sensibilidade autonômica de maneira que, ao se levantarem, existe uma incapacidade de resposta imediata de tônus simpático para direcionar o sangue retido nas extremidades pela gravidade ao cérebro por meio da vasoconstrição, gerando a perda transitória da consciência.
Cardiogênica	Ocorrem por diversos fatores que têm como via final a redução do débito cardíaco, seja esse por meio de arritmias, alterações estruturais ou insultos cardiopulmonares agudos que prejudiquem a capacidade funcional do coração de alguma maneira.

DIAGNÓSTICO DIFERENCIAL

Existem diversas causas para a perda transitória da consciência, devendo-se distinguir inicialmente entre as causas traumáticas e não traumáticas, uma vez que o trauma pode ocasionar concussões cerebrais significativas, o que justificaria uma perda transitória da consciência. Dentre as causas mais frequentes de síncope não traumática temos as ilustradas na Tabela 2, conforme retirado do *Framingham Heart Study*. De maneira geral, as síncopes têm etiologias benignas, porém existe uma parcela de até 10% em que temos uma causa cardiovascular subjacente. A prevalência e probabilidade de uma síncope ter uma etiologia maligna, ou seja, cardiovascular, se torna maior conforme a população envelhece, o que pode ser visto quando se considera que na população abaixo dos 40 anos as causas reflexas ou neuromediadas representam a maioria das síncopes, sendo as causas cardíacas responsáveis por apenas 1% dos casos; enquanto na população acima dos 75 anos de idade as causas cardíacas podem representar até 16% das síncopes, devendo-se salientar ainda que as demais causas de perda transitória de consciência também se tornam mais prevalentes nessa população devido à maior fragilidade do sistema nervoso autonômico e mecanismos adaptativos do organismo como um todo.

Apesar dos avanços em métodos diagnósticos ao longo dos anos, até 40% dos casos de síncope irão permanecer sem diagnóstico preciso, o que significa que deve sempre se considerar a população analisada e o risco de uma possível causa maligna deflagradora quando se avalia um episódio de perda transitória da consciência. Recentemente, modalidades diagnósticas vêm incluindo dispositivos implantáveis com maior tempo de monitorização cardíaca, o que facilitaria a detecção de arritmias cardíacas responsáveis por quadros sincopais, porém faltam estudos robustos para recomendação de implantação e investigação por meio destes dispositivos de maneira rotineira.

Quando se avalia a perda de consciência transitória, deve-se ainda considerar outras causas que não a síncope que justifiquem sua ocorrência, como ilustrado na Tabela 3. Dentre os principais diagnósticos diferenciais da síncope, temos as crises convulsivas, devendo-se reforçar que podem ocorrer abalos tônico-clônicos nas síncopes convulsivas, não sendo critério de exclusão para a consideração diagnóstica de maneira isolada. Achados que reforçam a possibilidade de um episódio convulsivo incluem a mordedura de língua, liberação esfincteriana, desvio da cabeça e postura não usual durante os abalos tônico-clônicos, além de um período prolongado de confusão e sonolência após a perda de consciência. Ademais, deve-se salientar que, na maior parte dos casos, pacientes com episódios de convulsão permanecem com os olhos abertos, podendo exibir ainda desvios conjugados do olhar.

Apesar de o principal fator de risco para a ocorrência de novos episódios de síncope serem episódios prévios de síncope, pacientes com número elevado de síncopes possuem maior probabilidade de exibirem causas psicogênicas deflagradoras, sendo as principais os transtornos depressivo e/ou de ansiedade. Tais diagnósticos, no entanto, são sempre de exclusão.

A determinação da causa da síncope tem profunda importância prognóstica. Pacientes com síncopes cardiogênicas possuem um risco de morte duas vezes maior do que a população geral, conforme o *Framingham Heart Study*, enquanto aqueles com causas neurológicas ou desconhecidas possuem um risco 50% e 30% maior de morte, respectivamente. Pacientes com síncopes reflexas não apresentaram um incremento em mortalidade quando comparados à população geral.

TABELA 2 Causas de perda transitória da consciência, conforme retiradas do *Framingham Heart Study*

Etiologia	Frequência
Síncopes reflexas	21%
Síncopes cardiogênicas	10%
Hipotensão ortostática	9%
Induzida por medicamentos	7%
Síncopes neuromediadas	4%
Perda transitória de consciência sem critérios de síncope	9%
Desconhecido	37%
Outras causas	3%

TABELA 3 Possíveis diagnósticos diferenciais a serem aventados na perda transitória de consciência

Diagnósticos diferenciais de perda transitória de consciência
Crise convulsiva
Hipoglicemia
Hipoxemia
Queda da própria altura
Concussão cerebral
Intoxicações exógenas
Acidente vascular transitório vertebrobasilar
Cataplexia
Pseudossíncope psicogênica

APRESENTAÇÃO CLÍNICA

Durante o atendimento inicial, a avaliação de sintomas é crucial para investigar a causa da síncope. Isso envolve obter informações sobre a história clínica do evento, como atividades realizadas no momento, idade, uso de medicações, histórico prévio de síncope, história familiar e antecedentes pessoais.

A análise das medicações é importante para verificar se há uso de vasodilatadores que possam ocasionar hipotensão ortostática. Outros aspectos relevantes são histórico familiar de morte súbita, síncope recorrente, arritmias ou doença arterial coronariana, que podem sugerir síncope cardíaca. Essas informações, juntamente com os sinais e sintomas apresentados, ajudam a identificar a possível causa da síncope (cardiogênica, ortostática, situacional ou vasovagal).

Os sinais e sintomas que acompanham a síncope podem variar e incluir dor torácica, dispneia, palpitações, dor abdominal ou lombar, sangramento vaginal, cefaleia ou sintomas neurológicos associados. A presença de cianose, hipotensão, sopros cardíacos, turgência jugular, edema nos membros inferiores e estertores respiratórios, entre outros, também pode fornecer pistas sobre a causa subjacente do evento, como síndrome coronariana aguda, tromboembolismo pulmonar, insuficiência cardíaca, arritmias, entre outras.

Existem outras condições que podem apresentar sintomas semelhantes à síncope e devem ser diferenciadas para uma abordagem adequada. Alguns exemplos incluem quedas devido a fatores mecânicos, intoxicação, hipoglicemia, trauma cranioencefálico e convulsões.

Para auxiliar na avaliação inicial, a Tabela 4 mostra características clínicas de cada tipo de síncope, adaptado do *guideline* da Sociedade Europeia de Cardiologia de 2018, e pode ser utilizado como um guia para sugestão de diagnóstico[2].

TABELA 4 Características clínicas que podem sugerir um diagnóstico na avaliação inicial

Síncope reflexa
História de síncopes recorrentes, principalmente em < 40 anos
Período em pé prolongado
Durante alimentação
Lugares superlotados ou quentes
Ativação autonômica antes da síncope: sudorese, palidez, náuseas ou vômitos
Com rotação da cabeça ou pressão no seio carotídeo (como em tumores, ao se barbear, uso de colarinhos apertados)
Ausência de doença cardíaca
Síncope secundária a hipotensão ortostática
Enquanto se levanta ou após ficar em pé
Ficar em pé após o esforço
Hipotensão pós-prandial
Início recente ou mudança nas doses de drogas vasodilatadoras ou diuréticos que levam a hipotensão
Presença de neuropatia autonômica ou parkinsonismo
Síncope cardiogênica
Durante o esforço ou em decúbito dorsal
Palpitação de início súbito seguida imediatamente por síncope
História familiar de morte súbita inexplicável em idade jovem
Presença de doença cardíaca estrutural ou doença coronariana
Achados de eletrocardiograma sugerindo síncope arrítmica

A avaliação inicial de um episódio de síncope na emergência tem como foco a exclusão de causas graves que possam representar risco para o paciente. Uma causa preocupante é a síncope cardiogênica, na qual a redução do débito cardíaco é secundária a doenças cardiopulmonares, como arritmias, doenças cardíacas estruturais ou tromboembolismo pulmonar, resultando em diminuição da perfusão cerebral.

SÍNCOPE CARDIOGÊNICA

A síncope cardiogênica pode ocorrer em repouso ou durante esforço físico, quando o paciente não consegue aumentar o débito cardíaco para atender à demanda do corpo. Antes da perda de consciência, pode haver sintomas como dor torácica, respiração superficial ou palpitações, e o paciente pode apresentar cianose. Após recuperar a consciência, sintomas cardíacos persistentes podem estar presentes, como anormalidades na frequência cardíaca, alterações no exame físico cardiopulmonar, anormalidades no eletrocardiograma ou níveis elevados de troponina ou BNP.

Uma revisão sistemática do JAMA, de 2019, avaliou as principais associações de história, exame físico e exames complementares que corroboram com o diagnóstico de síncope cardiogênica. Na Tabela 5, adaptada da revisão, apresenta-se o número de pacientes avaliados, sensibilidade, especificidade, *likelihood ratio* positivo e *likelihood ratio* negativo. A tabela completa pode ser visualizada no artigo original[3].

Por essa revisão sistemática, o diagnóstico de síncope cardiogênica é sugerido pela presença de um escore *Evaluation of Guidelines in Syncope Study* (EGSYS score) ≥ 3, escore vasovagal (VVS ou *Calgary Score*) < –2, idade do paciente > 35 anos, história de doença cardíaca estrutural, fibrilação atrial/*flutter* atrial, hipertensão, insuficiência cardíaca e anormalidade no eletrocardiograma, sendo características que sugerem maior probabilidade de etiologia cardíaca.

Os achados que sugerem síncope reflexa envolvem um escore EGSYS < 3, um VVS escore de –2 ou mais, história de rotação da cabeça ou pressão cervical prévia ao evento, episódio de tosse ou espirros prévios, ou um ECG e exame cardíaco sem alterações.

CRISE CONVULSIVA OU SÍNCOPE

Nessa revisão de Albassam et al., publicada no JAMA, também foram avaliados os sinais e sintomas que ajudam a diferenciar um episódio de síncope de um episódio de convulsão (Tabela 6). As principais características são perda de consciência após período prolongado sentado ou em pé, dispneia antes da perda de consciência, palpitações antes da perda de consciência e presença de doença coronariana. Já os achados que sugerem convulsão envolvem rotação da cabeça durante o evento, postural atípica prévia ao evento, incontinência urinária, ausência de pré-síncope, lesão cortante na língua ou incapacidade de relembrar aspectos prévios ao evento[3].

TABELA 5 Característica dos pacientes em estudo de revisão da precisão do exame clínico para detectar síncope cardíaca

Achados		Nº dos pacientes (Nº síncope cardíaca)	Sensibilidade (95% IC)	Especificidade (95% IC)	LR+ (IC 95%)	LR– (IC 95%)
Aspectos demográficos	Fibrilação atrial ou *flutter* atrial	323 (88)	0,13 (0,06-0,20)	0,98 (0,96-1,0)	7,3 (2,4-22)	0,89 (0,82-0,97)
	Doença cardíaca estrutural grave	222 (98)	0,35-0,51	0,84-0,93	3,3-4,8	0,58-0,70
	História de IC	1633 (299)	0,16-0,41	0,88-0,94	2,7-3,4	0,39-0,78
	Idade da primeira síncope > 35 anos	323 (88)	0,91 (0,85-0,97)	0,72 (0,66-0,78)	3,3 (2,6-4,1)	0,13 (0,06-0,25)
Precipitantes ou fatores predisponentes	Durante o esforço	421 (122)	0,12-0,14	0,92-0,99	1,4-15	0,88-0,96
	Em pé	421 (122)	0,06-0,14	0,94-0,97	1,1-4,9	0,89-1,0
	Período em pé prolongado	323 (88)	0,38 (0,28-0,48)	0,31 (0,25-0,37)	0,54 (0,41-0,72)	2,0 (1,6-2,6)
	No caminho para o banheiro	323 (88)	0,05 (0-0,09)	0,84 (0,79-0,89)	0,28 (0,10-0,76)	1,1 (1,1-1,2)
Sintomas prévios ao evento	Dispneia	699 (176)	0,18 (0,08-0,36)	0,95 (0,80-0,99)	3,5 (1,5-9,1)	0,87 (0,74-0,94)
	Dor torácica ou angina	1680 (255)	0,06-0,19	0,95-0,98	3,4-3,8	0,71-0,79
	Palpitações	2836 (581)	0,13 (0,09-0,19)	0,93 (0,82-0,98)	1,9 (0,86-4,5)	0,94 (0,89-1,0)
	Ausência de pródromos	1031 (353)	0,43 (0,35-0,51)	0,73 (0,55-0,86)	1,6 (1,0-2,6)	0,79 (0,69-0,96)
Durante e após o episódio	Cianose durante a síncope	323 (88)	0,08 (0,02-0,14)	0,99 (0,98-1,0)	6,2 (1,6-24)	0,93 (0,88-0,99)
	Ferimentos	1533 (241)	0,16-0,25	0,80-0,86	1,13-1,28	0,90-0,98
	Dormência ou formigamento	323 (88)	0,06 (0,01-0,11)	0,82 (0,77-0,87)	0,31 (0,13-0,76)	1,2 (1,1-1,2)
Combinação dos achados	Doença cardíaca, ECG anormal ou ambos	198 (115)	0,88 (0,82-0,94)	0,61 (0,51-0,71)	2,3 (1,7-3,0)	0,20 (0,12-0,33)
	Escore EGSYS ≥ 3	456 (150)	0,89-0,91	0,69-0,73	2,8-3,3	0,12-0,17
	Escore vasovagal < –2	703 (116)	0,32-0,91	0,81-0,89	1,7-8,6	0,10-0,84

Fonte: adaptada de Albassam et al., 2019.

AVALIAÇÃO DIAGNÓSTICA

São inúmeras as causas de síncope, e elas podem ser categorizadas de acordo com seu mecanismo originário. Relativamente à abordagem diagnóstica diferencial, a primeira consideração a se fazer é distinguir síncope de outras causas de uma aparente perda súbita de consciência, como a convulsão e a cataplexia. Quando a síncope é, efetivamente, estabelecida como diagnóstico, a tarefa mais importante do médico no departamento de emergência é identificar condições que ofereçam risco iminente de vida e diferenciar entre pacientes seguros para alta e aqueles que necessitam de uma investigação imediata, bem como tratamento hospitalar.

Determinar a causa da síncope em pacientes que se apresentam no pronto-socorro pode ser difícil. Usando uma história detalhada do evento, exame físico adequado e um ECG, juntamente com testes auxiliares seletivos com base na história clínica, os médicos podem identificar a causa de apenas cerca de 50% dos pacientes

TABELA 6 Distinção entre convulsão e síncope

Achados	Razão de verossimilhança (IC 95%)			
	Quando achado presente		Quando achado ausente	
	Convulsão	Síncope	Convulsão	Síncope
Sintomas				
Ao virar a cabeça	14 (8,2-23)	0,07 (0,04-0,12)	0,59 (0,50-0,70)	1,7 (1,4-2,0)
Postura incomum	13 (7,6-24)	0,08 (0,04-0,13)	0,67 (0,58-0,77)	1,5 (1,3-1,7)
Enurese noturna	6,7 (3,8-12)	0,15 (0,08-0,26)	0,79 (0,71-0,88)	1,3 (1,1-1,4)
Cor azul observada ao caminhar	5,8 (3,7-8,9)	0,17 (0,11-0,27)	0,72 (0,63-0,82)	1,4 (1,2-1,6)
Movimentos bruscos de membros observados por outros	5,6 (4,3-7,2)	0,18 (0,14-0,23)	0,36 (0,27-0,48)	2,8 (2,1-3,7)
Tremor prodrômico	4,9 (3,2-7,7)	0,2 (0,13-0,31)	0,75 (0,66-0,85)	1,3 (1,2-1,5)
Preocupação prodrômica	4,5 (1,8-11)	0,22 (0,09-0,56)	0,94 (0,89-0,99)	1,1 (1,0-1,1)
Alucinações prodrômicas	4,5 (1,8-11)	0,22 (0,09-0,56)	0,94 (0,89-0,99)	1,1 (1,0-1,1)
Qualquer pré-síncope	0,27 (0,19-0,39)	3,7 (2,6-5,3)	5,6 (4,4-7)	0,18 (0,14-0,23)
Calor antes do evento	0,23 (0,12-0,46)	4,3 (2,2-8,3)	1,4 (1,3-1,5)	0,71 (0,67-0,77)
Qualquer dor no peito	0,22 (0,12-0,39)	4,5 (2,6-8,3)	1,7 (1,5-1,8)	0,59 (0,56-0,67)
Náusea antes do evento	0,21 (0,1-0,47)	4,8 (2,1-10)	1,3 (1,2-1,4)	0,77 (0,71-0,83)
Perda de consciência lembrada	0,21 (0,12-0,35)	4,8 (2,9-8,3)	2,1 (1,8-2,3)	0,48 (0,43-0,56)
Pré-síncope com posição sentada/em pé prolongada	0,18 (0,08-0,4)	5,6 (2,5-13)	1,4 (1,3-1,5)	0,71 (0,67-0,77)
Diaforese antes do evento	0,17 (0,08-0,37)	5,9 (2,7-13)	1,4 (1,3-1,6)	0,71 (0,63-0,77)
Dor no peito antes do evento	0,15 (0,04-0,61)	6,7 (1,6-25)	1,1 (1,1-1,2)	0,91 (0,83-0,91)
Palpitações antes da perda de consciência	0,12 (0,04-0,31)	8,3 (3,2-25)	1,5 (1,4-1,6)	0,67 (0,63-0,71)
Dispneia antes da perda de consciência	0,08 (0,02-0,03)	13 (3,0-50)	1,3 (1,2-1,4)	0,77 (0,71-0,83)
Perda de consciência na posição prolongada sentada/em pé	0,05 (0,01-0,19)	20 (5,3-100)	1,6 (1,5-1,7)	0,63 (0,59-0,67)
Doença coronariana	0,08 (0,02-0,31)	13 (3,2-50)	1,3 (1,2-1,4)	0,77 (0,71-0,83)
Sinais				
Cortar a língua	17 (9,9-29)	0,06 (0,03-0,10)	0,56 (0,47-0,67)	1,8 (1,5-2,3)
Comportamentos não lembrados	4 (3-5,3)	0,25 (0,19-0,33)	0,54 (0,44-0,67)	1,8 (1,5-2,3)

Fonte: adaptada de Sheldon et al. 2015[28].

que se apresentam no departamento de emergência. Mesmo com testes intensivos de pacientes internados e ambulatoriais, a causa da síncope permanece incerta em muitos pacientes[4,5].

Ainda assim, nesse cenário, possuímos ampla variedade de testes diagnósticos para tentar identificar a causa base subjacente de um episódio de síncope:

Eletrocardiograma

As diretrizes práticas sugerem que todos os pacientes que apresentem síncope devem ser submetidos a eletrocardiograma (ECG). Um ECG anormal sugere algum problema cardíaco subjacente, sendo necessária uma investigação mais aprofundada. Embora somente 2 a 7% dos ECGs revelem alguma anormalidade significativa, o teste possui ótimo custo-benefício e está incluído na maioria das ferramentas de estratificação de risco.

Os *guidelines* de 2018 da Sociedade Europeia de Cardiologia listam as seguintes causas de síncope relacionadas a arritmias: bradicardia sinusal persistente com FC < 40 bpm ou pausas sinusais > 3 s em pacientes acordados; bloqueio atrioventricular de 2º grau – Mobitz II; bloqueio atrioventricular total (3º grau); bloqueios bifasciculares (alternância entre bloqueio de ramo esquerdo e direito); taquicardia ventricular ou taquicardia supraventricular paroxística; taquicardia ventricular polimórfica não sustentada, com intervalo QT longo ou curto; mau funcionamento de marca-passo ou cardiodesfibrilador implantável[23].

Monitorização cardíaca

Enquanto estiverem no pronto-socorro, os pacientes devem ser acoplados a uma monitorização cardíaca. Numerosos estudos sugerem que o monitoramento cardíaco, além do ECG de 12 derivações, é útil para identificar disritmias enquanto o paciente está no departamento de emergência.

Ecocardiograma

Quando se suspeita de doença cardíaca estrutural, uma ecocardiografia transtorácica deve ser realizada para avaliar a presença de possíveis alterações. Essa abordagem é condizente com grande parte dos *guidelines*, que recomendam a realização do exame nesse perfil de pacientes.

Alguns achados são altamente sugestivos de causas de síncope, tais como: mixoma atrial esquerdo, estenose severa de válvula aórtica, cardiomiopatia hipertrófica com significativa obstrução ao fluxo de saída do ventrículo esquerdo, hipertensão arterial pulmonar, tamponamento cardíaco e alguns tipos de cardiopatias congênitas.

Apesar disso, as evidências não mostram benefício do uso da ecocardiografia à beira leito em casos de síncope inexplicável em pacientes sem fatores de risco.

Teste de inclinação/teste de estresse postural (*Tilt-test*)

O teste de inclinação é usado para avaliar a resposta cardiovascular a uma mudança de posição postural. O paciente é inclinado em uma mesa especial enquanto monitorado para detectar uma resposta anormal da pressão arterial e da frequência cardíaca, que pode sugerir síncope vasovagal ou ortostática. Geralmente essa avaliação é feita em locais que possuem a mesa específica para isso. Em caso de negatividade do teste, descarta-se causa neuromediada. O teste será positivo se houver resposta vasodepressora (queda de pressão arterial sistólica > 30 mmHg), resposta cardioinibitória (assistolia > 3 s ou bloqueio atrioventricular associado à queda pressórica) ou resposta mista (queda de pressão arterial sistólica > 30 mmHg associada a alteração significativa de frequência cardíaca)[17,21].

Avaliação laboratorial

Exames de sangue e de urina possuem limitada utilidade na avaliação da síncope e não devem ser utilizados de maneira rotineira. Episódios hipoglicêmicos podem, raramente, explicar um evento agudo de síncope, devendo o teste ser realizado em todos os pacientes com estado mental alterado.

A avaliação de distúrbios eletrolíticos pode ser benéfica em pacientes gravemente enfermos ou com anormalidades eletrolíticas decorrentes de causas como hipovolemia, uso inadequado de diuréticos e disfunções renais. A avaliação do hematócrito, bem como estudos de coagulação, pode ser útil na avaliação de pacientes com sangramentos ativos ou com suspeita de anemia (pacientes com síncope com HT < 30% possuem risco aumentado de eventos adversos em curto prazo e são candidatos à hemotransfusão).

Peptídeos natriuréticos (BNP ou pró-BNP) e troponina são marcadores, respectivamente, para insuficiência cardíaca e doença isquêmica do coração, ambos fatores de risco estabelecidos para eventos adversos pós-síncope. Em revisão sistemática envolvendo 11 estudos (4.246 pacientes), avaliou-se o valor preditivo de biomarcadores cardíacos em adultos com síncope, sendo concluído que peptídeos natriuréticos e troponina altamente sensível foram úteis em identificar pacientes que desenvolveram eventos cardíacos adversos após episódio de síncope.

Em relação aos biomarcadores avaliados na síncope (troponina ultrassensível, BNP e NT-pró-BNP), quanto maior a alteração dos valores, maior a associação com etiologia cardíaca. No entanto, esses valores são variáveis dependendo do estudo avaliado pela revisão e do kit utilizado na avaliação, principalmente no uso da troponina ultrassensível.

Estudos neurológicos

Pacientes com histórico ou exame físico suspeito de acidente isquêmico transitório, acidente vascular cerebral ou convulsão de início recente precisam de avaliação adicional. Excetuando-se a convulsão e hemorragia intracraniana, eventos neurológicos primários raramente são a causa aparente da síncope, ficando a tomografia computadorizada de crânio indicada somente quando a hemorragia intracerebral for uma suspeita com base em síncope abrupta acompanhada de cefaleia, particularmente de início súbito, ou na presença de anormalidades no exame neurológico[8].

Escores clínicos

Os escores de avaliação de síncope são ferramentas desenvolvidas para auxiliar os médicos na estratificação de risco, na decisão de admissão hospitalar e na orientação do tratamento. A seguir, apresentaremos uma lista incluindo os principais escores utilizados na avaliação da síncope[10-12].

Escore de OESIL (*Osservatorio Epidemiologico sulla Sincope nel Lazio*)

O Escore de OESIL foi desenvolvido para estimar a mortalidade por todas as causas em 12 meses, de pacientes que se apresentam com queixa de síncope no departamento de emergência. Ele é simples de calcular e baseia-se em fatores clínicos atuais e patológicos pregressos.

TABELA 7 *Osservatorio Epidemiologico sulla Sincope nel Lazio* (OESIL)

Parâmetros	Pontuação
Idade ≥ 65 anos	1
Histórico de doença cardiovascular*	1
Síncope sem pródromos	1
ECG anormal**	1

* Inclui: Doença cardíaca estrutural, insuficiência cardíaca, doença arterial periférica, AVC, AIT. ** Inclui: Arritmias, distúrbios de condução atrioventriculares ou intraventriculares, hipertrofia ventricular direita ou esquerda, desvio de eixo para a esquerda, IAM prévio, anormalidades em segmento ST ou onda T relacionados a isquemia.

- 0 a 1 ponto: Baixo risco – Alta com investigação ambulatorial.
- 2 pontos: Moderado risco – Internação hospitalar para investigação.
- 3 a 4 pontos: Alto risco – Internação hospitalar para investigação.

Escore de EGSYS (*Evaluation of Guidelines in Syncope Study*)

O EGSYS para avaliação do doente com síncope em contexto de urgência utiliza variáveis de ordem clínica e foi validado para diferenciar entre síncope de etiologia cardíaca e não cardíaca.

TABELA 8 *Evaluation of Guidelines in Syncope Study* (EGSYS)

Parâmetros	Pontuação
ECG alterado e/ou doença cardíaca*	3
Palpitações antes da síncope	4
Síncope durante esforço	3
Síncope em posição supina	2
Pródromos autonômicos	–1
Fatores precipitantes**	–1

* Inclui: ECG – bradicardia sinusal, BAV > 1º grau, bloqueio de ramo, IAM novo ou antigo, sobrecarga ventricular esquerda, pré-excitação ventricular, QT longo, padrão de Brugada / Doença cardíaca – doença isquêmica, valvar, estrutural e insuficiência cardíaca. ** Inclui: locais quentes ou com muitas pessoas, ortostase prolongada, além de medo, dor e outros fatores emocionais.

- Escore < 3: provável síncope não cardíaca.
- Escore ≥ 3: provável síncope cardíaca.

Escore de CSRS (*Canadian Syncope Risk Score*)

O Escore de CSRS foi desenvolvido para estratificar o risco de eventos adversos no paciente com síncope. É indicado para a avaliação inicial de todos os pacientes com síncope no serviço de emergência, a fim de prever o risco de eventos adversos dentro de 30 dias.

TABELA 9 *Canadian Syncope Risk Score* (CSRS)

Parâmetros	Pontuação
Predisposição a sintomas vasovagais	–1
Histórico de insuficiência cardíaca	1
Pressão arterial sistólica < 90 ou > 180 mmHg	2
Troponina elevada (> percentil 99)	2
Eixo cardíaco alterado (< -30º ou > 100º)	1
QRS > 130 ms	1
Intervalo QT corrigido > 480 ms	2
Síncope vasovagal	–2
Síncope cardíaca	2

- –3 a 2 pontos: Muito baixo risco – Alta com investigação ambulatorial.
- –1 a 0 pontos: Baixo risco – Alta com investigação ambulatorial.
- 1 a 3 pontos: Médio risco – Considerar alta com investigação ambulatorial ou internação hospitalar para investigação.
- 4 a 5 pontos: Alto risco – Internação hospitalar para investigação.
- 6 a 11 pontos: Muito alto risco – Internação hospitalar para investigação.

Escore *San Francisco Syncope Rule*

O Escore de San Francisco é uma ferramenta que pode ser utilizada para identificar pacientes com síncope de baixo risco, que não se beneficiariam de hospitalização e investigação agressiva no ambiente intra-hospitalar. O escore busca predizer o risco de eventos adversos graves nos 7 dias subsequentes ao episódio de síncope.

TABELA 10 Escore de San Francisco

Parâmetros
História de insuficiência cardíaca
Hematócrito < 30%
ECG anormal (alteração ou qualquer ritmo não sinusal)
Sintomas de falta de ar
PAS < 90 mmHg

- Nenhum critério: alta com investigação ambulatorial.
- Um ou mais critérios: internação hospitalar para investigação.

A decisão final de internação hospitalar ou alta ambulatorial deve levar em consideração a avaliação clínica completa do paciente, sua condição médica geral, disponibilidade de recursos e a preferência do próprio paciente, quando possível. É fundamental que o médico considere esses escores como uma ferramenta auxiliar para orientar a conduta, mas nunca deve substituir o julgamento clínico para a tomada de decisões.

TABELA 11

Escore	Sensibilidade	Especificidade
OESIL	97%	73%
EGSYS	92%	69%
CSRS	97,8%	44,3%
San Francisco	86%	46%

CSRS: *Canadian Syncope Risk Score*; EGSYS: *Evaluation of Guidelines in Syncope Study*; OESIL: *Osservatorio Epidemiologico sulla Sincope nel Lazio*.

MANEJO

No geral, o manejo desses pacientes geralmente é baseado na avaliação de risco e na identificação dos mecanismos específicos sempre que possível, identificando e tratando em ambiente hospitalar apenas aquelas condições ameaçadoras à vida. No entanto, na maioria dos pacientes, principalmente naqueles de baixo risco, o tratamento será ambulatorial e se baseará em diminuir a recorrência dos sintomas e episódios de síncope.

A eficácia da terapia para prevenir a recorrência da síncope está intrinsecamente ligada ao mecanismo fisiopatológico subjacente, não à causa específica. Assim, muitas vezes, o tratamento para evitar recorrências difere da abordagem para a doença subjacente que causou a síncope. Por exemplo, a bradicardia, comum em várias etiologias de síncope, pode ser tratada efetivamente com o implante de marca-passo cardíaco para prevenir novos episódios. No entanto, o tratamento para síncope relacionada ao reflexo vasovagal ou hipotensão ortostática é mais desafiador, pois as terapias específicas para esses casos apresentam menor eficácia, devendo a educação sobre a doença e a mudança de estilo de vida serem os principais pilares para o manejo dela[13,14,16].

É relevante ressaltar que as recorrências de síncope frequentemente diminuem espontaneamente após avaliação médica, mesmo sem tratamento específico. Em geral, menos de 50% dos pacientes apresentam recorrência de síncope em um período de 1 a 2 anos. Essa melhora é mais notável em casos de síncope reflexa sem causa anatômica clara. Embora a razão para essa melhoria ainda não seja completamente compreendida, diversas explicações clínicas, estatísticas e até psicológicas têm sido sugeridas, todas possivelmente desempenhando um

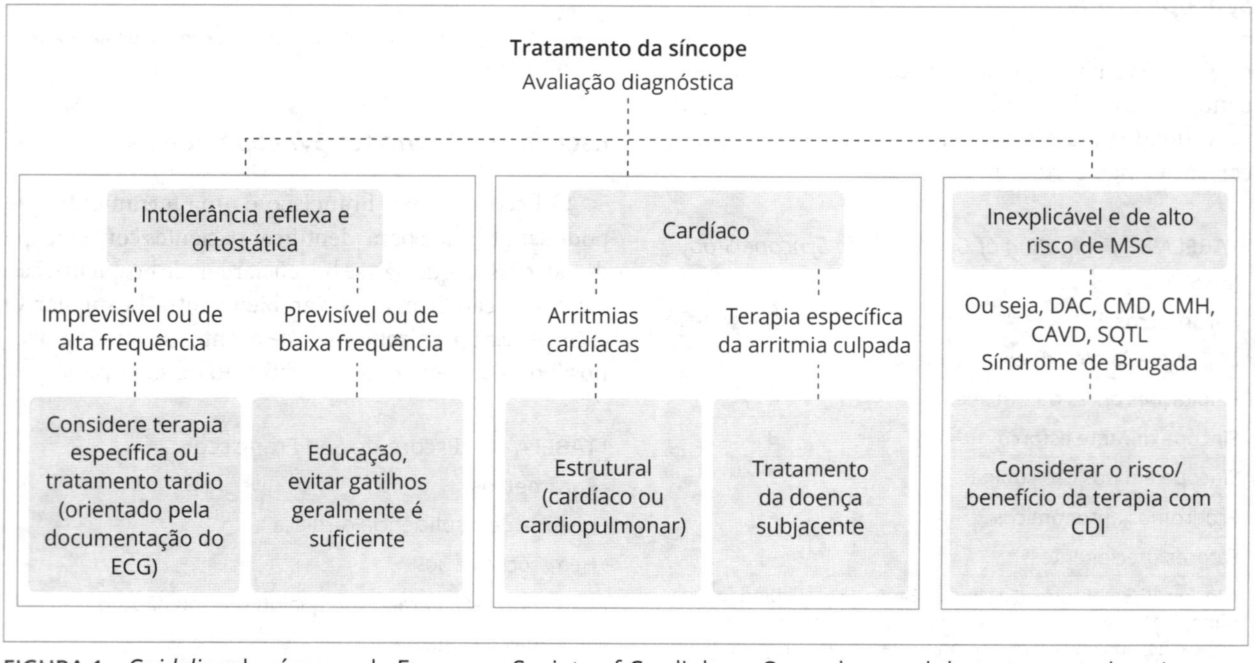

FIGURA 1 *Guideline* de síncope da European Society of Cardiology. O quadro geral do tratamento baseia-se na estratificação de risco e na identificação de mecanismos específicos, quando possível.

CAVD: cardiomiopatia arritmogênica do ventrículo direito; DAC: doença arterial coronariana; CMD: cardiomiopatia dilatada; ECG: eletrocardiograma; CMH: cardiomiopatia hipertrófica; CDI: cardioversor desfibrilador implantável, SQTL: síndrome do QT longo; MSC: morte súbita cardíaca.

Fonte: Brignole et al., 2018.

papel nesse fenômeno. Independentemente da causa, o fato de que a melhoria pode ocorrer espontaneamente tem grande importância no tratamento, permitindo adiar intervenções em pacientes de menor risco.

Manejo específico da síncope reflexa no DE

Recomendações para o tratamento da síncope vasovagal (VVS)/síncope reflexa:

- Educação do paciente: é fundamental educar o paciente sobre o diagnóstico e prognóstico da VVS, fornecendo informações a respeito dos possíveis gatilhos e medidas para evitar desmaios. Explicar que a condição é benigna e que os episódios podem ser controlados.
- Evitar gatilhos: pacientes devem evitar situações que possam desencadear a síncope, como ficar em pé por longos períodos, permanecer em ambientes quentes e aglomerações em locais fechados.
- Redução da terapia hipotensiva: em pacientes com suscetibilidade à hipotensão, pode ser considerada a interrupção ou redução da terapia hipotensiva, buscando alcançar uma pressão arterial sistólica de 140 mmHg para reduzir as recorrências de síncope.
- Manobras de contrapressão física: pacientes com sintomas reconhecíveis de pródromo de longa duração devem aprender a realizar manobras como cruzar as pernas, contração dos membros e/ou abdominais, agachamento, para evitar desmaios[15].
- Fludrocortisona: em casos de resposta inadequada à ingestão de sal e líquidos, o uso de fludrocortisona pode ser considerado, especialmente em pacientes jovens com valores ligeiramente baixos de pressão arterial e sem comorbidades. Deve ser avaliado por especialista em ambiente ambulatorial.
- Midodrina: pacientes com síncope vasovagal recorrente podem considerar o uso de midodrina, que ajuda a reduzir o fluxo neural simpático periférico responsável pelos desmaios. Deve ser avaliado por especialista em ambiente ambulatorial.
- Marca-passo cardíaco: em pacientes com mais de 40 anos e correlação estabelecida entre os sintomas e o ECG, com síncopes recorrentes, o implante de marca-passo pode ser considerado para reduzir a recorrência de síncope. Em pacientes com CSS de predominância cardioinibitória, o implante de marca-passo cardíaco pode ser considerado para reduzir as recorrências de síncope[27].

Embora alguns tratamentos apresentem evidências mais robustas do que outros, é importante ressaltar que a educação do paciente e a identificação dos gatilhos são componentes essenciais para o manejo eficaz da síncope vasovagal. Pesquisas adicionais podem trazer maior confiança nas estimativas e diretrizes para o tratamento dessa condição.

Manejo específico da hipotensão ortostática no DE

Recomendações para o tratamento da hipotensão ortostática:

- Educação e mudança de estilo de vida: a educação sobre a condição e a adoção de medidas de estilo de vida, como aumentar a ingestão de líquidos e sal, podem melhorar os sintomas ortostáticos, mesmo com um aumento relativamente pequeno na pressão arterial. Dormir com uma inclinação de 10° pode ajudar a melhorar a tolerância ortostática. O uso de roupas de compressão pode ser benéfico para pacientes com hipotensão ortostática.
- Ressuscitação com líquidos: em casos de síncope devido à desidratação aguda, a ressuscitação com líquidos por via oral ou intravenosa é recomendada.
- Ingestão aguda de água: em casos de hipotensão ortostática neurogênica, a ingestão rápida de água pode aliviar temporariamente os sintomas.
- Eliminação de agentes causadores: na falência autonômica induzida por medicamentos, a principal estratégia é eliminar o agente causador.
- Manobras de contrapressão: encorajar pacientes a realizar manobras de contração isométrica, como cruzar as pernas e agachar-se, para aumentar a pressão sanguínea.
- Fludrocortisona: em casos selecionados como síncopes refratárias, a fludrocortisona pode ser considerada. O uso deve ser avaliado por especialista em ambiente ambulatorial.

Manejo específico da síncope cardiogênica

Pacientes com ou em risco de disritmias potencialmente fatais devem ser tratados conforme a arritmia identificada.

Posteriormente, após a avaliação do cardiologista, durante a internação ou em ambiente ambulatorial podem ser tratados com antiarrítmicos, marca-passos ou até desfibriladores automáticos implantáveis, conforme indicado pelo especialista.

ACOMPANHAMENTO

O manejo da síncope no departamento de emergência é realizado com base em uma cuidadosa análise do

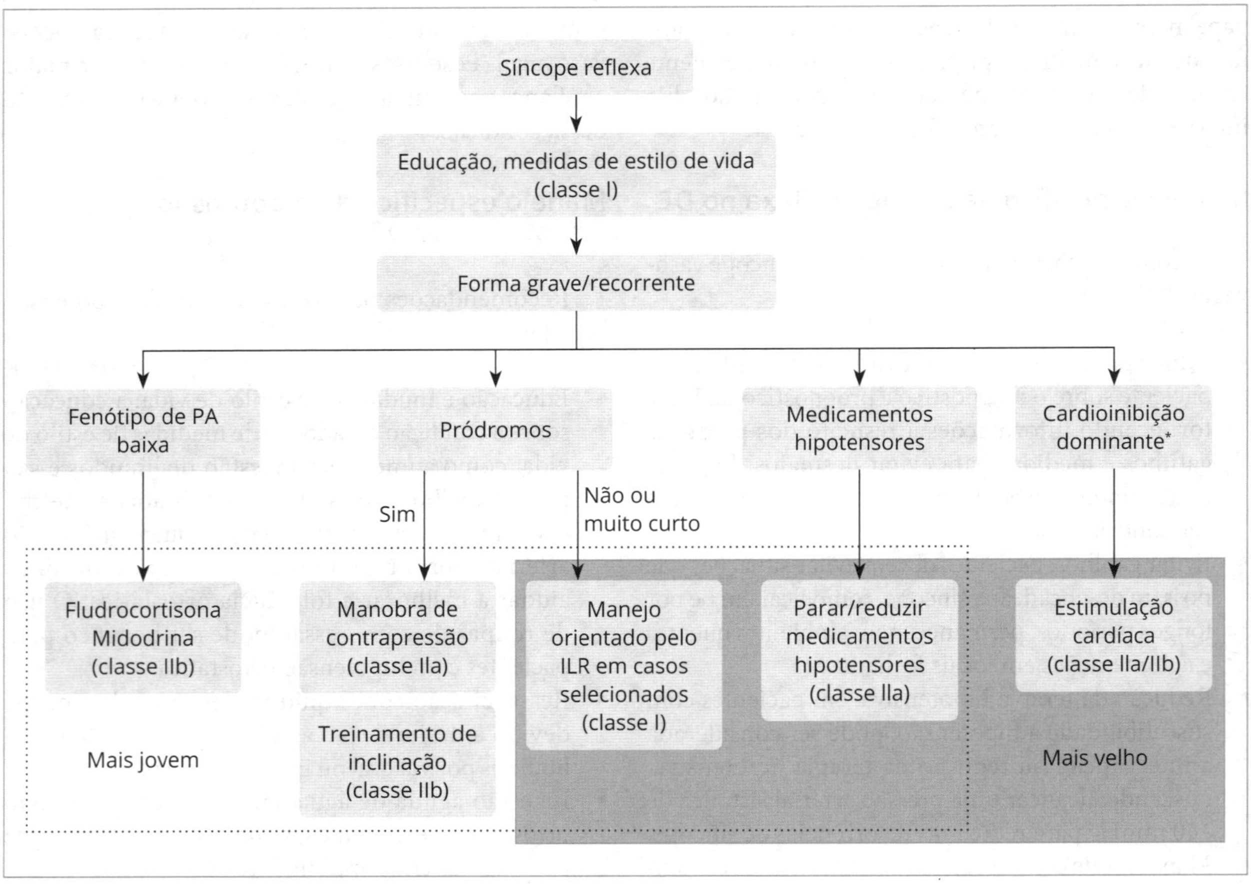

FIGURA 2 Fluxograma de decisão prática para o manejo de primeira linha da síncope reflexa (com base na história e nos exames do paciente) de acordo com a idade, gravidade da síncope e formas clínicas. Pacientes mais jovens são aqueles com idade < 40 anos, enquanto pacientes mais velhos têm idade > 60 anos, com sobreposição entre 40 e 60 anos. A duração do pródromo é amplamente subjetiva e imprecisa. Um valor < 5 s distingue a síncope arrítmica da reflexa; em pacientes sem doença cardíaca estrutural, uma duração > 10 s pode distinguir a síncope reflexa da síncope cardíaca. Na prática, o pródromo é "ausente ou muito curto" se não permitir aos pacientes tempo suficiente para agir, como sentar-se ou deitar-se. O título "fenótipo de PA baixa" identifica pacientes com valores baixos crônicos de PA (em geral, sistólica em torno de 110 mmHg, que apresentam história clara de intolerância ortostática e VVS ortostática). O grupo "cardioinibição dominante" identifica pacientes nos quais as características clínicas e os resultados dos testes sugerem que a cardioinibição súbita é a principal responsável pela síncope. Uma dessas pistas é a falta de pródromos, portanto pacientes sem pródromos podem, após análise, entrar nesta categoria.

Observação: a sobreposição entre subgrupos é esperada. Em casos selecionados, a estimulação pode ser utilizada em pacientes com idade < 40 anos. Em casos selecionados, a fludrocortisona pode ser utilizada em pacientes com idade > 60 anos. A midodrina pode ser usada em qualquer idade, mesmo que os estudos existentes tenham sido realizados em pacientes jovens. Pacientes com pródromo curto ou sem pródromo devem continuar as investigações para identificar o mecanismo subjacente e orientar a terapia subsequente. Às vezes, uma estratégia ILR também deve ser considerada em pacientes com idade < 40 anos.

PA: pressão arterial; ILR: gravador de *loop* implantável, VVS: síncope vasovagal. *Espontâneo ou provocado sequencialmente por massagem do seio carotídeo, teste de inclinação ou ILR.

diagnóstico, e se ele é presumido ou confirmado. Por se tratar de um sintoma, a síncope, por si só, não constitui uma condição passível de tratamento. Assim, é essencial identificar a sua etiologia mais provável, a fim de direcionar as abordagens terapêuticas de maneira adequada.

Diante da ocorrência de síncope, há uma série de diagnósticos associados que requerem intervenção imediata no ambiente hospitalar, destacando-se condições potencialmente ameaçadoras à vida, tais como arritmias cardíacas graves, hemorragias gastrointestinais, infarto agudo do miocárdio e embolia pulmonar. É por meio de uma resposta rápida e eficaz que essas emergências são manejadas, buscando preservar a saúde e a segurança do paciente.

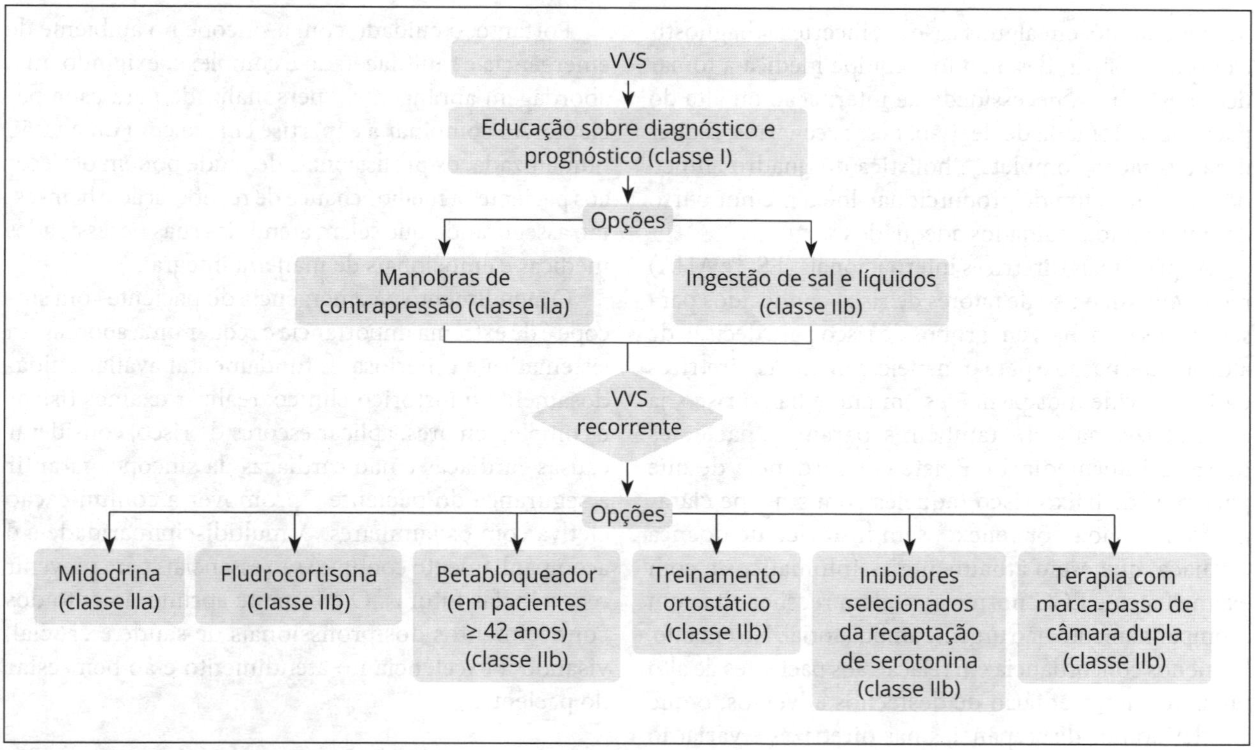

FIGURA 3 Fluxograma de tratamento da síncope vasovagal.
VVS: síncope vasovagal.

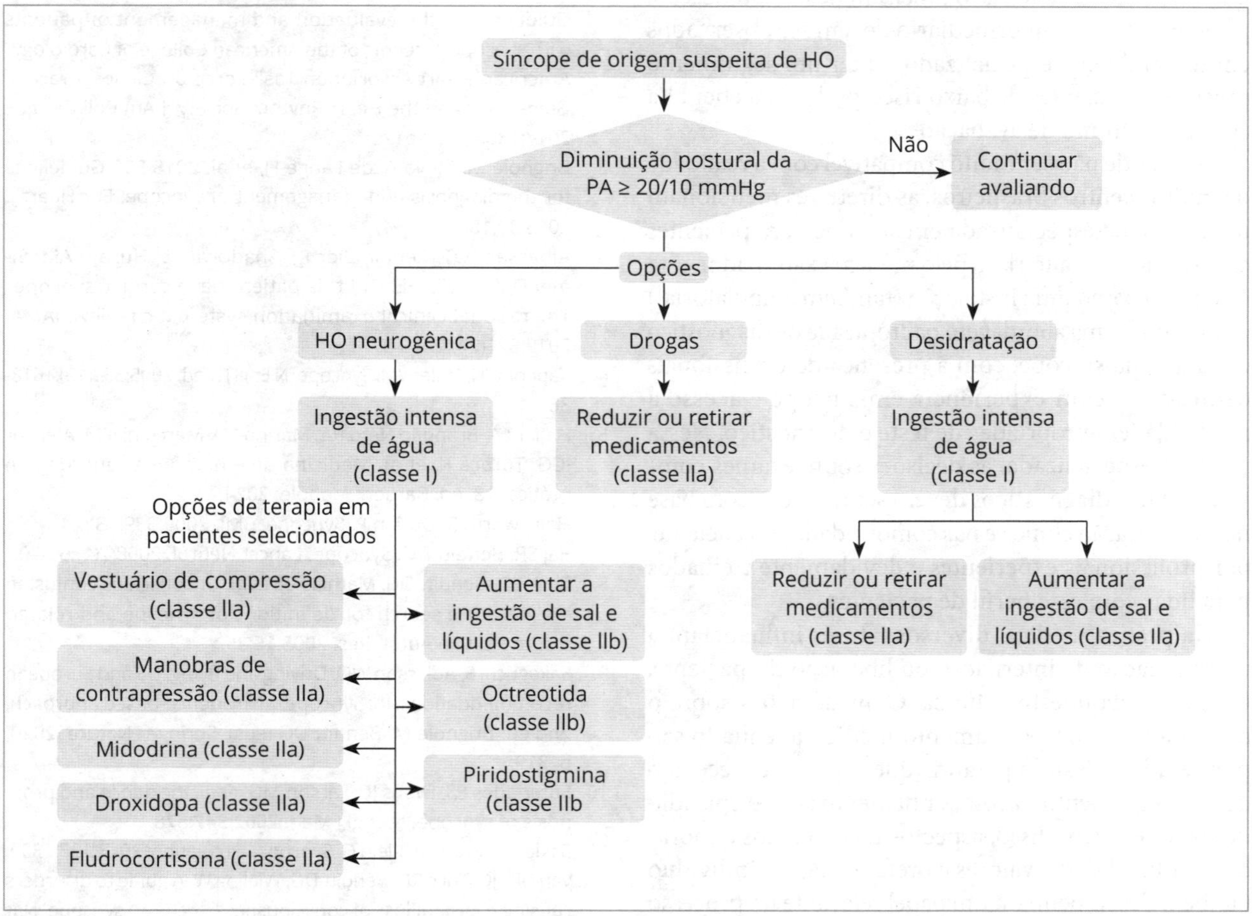

FIGURA 4 Fluxograma de tratamento da hipotensão ortostática (HO).

No entanto, em alguns casos, a incerteza diagnóstica pode persistir, desafiando a equipe médica a tomar decisões sobre a necessidade de internação ou alta do paciente. A tomada de decisão, nesses cenários, requer uma avaliação completa e holística do quadro clínico do paciente, a fim de proporcionar-lhe o melhor curso de tratamento e cuidados adequados[26].

As principais diretrizes internacionais (ESC e AHA) recomendam o uso de fatores de risco conhecidos para separar os pacientes em grupos de risco para decisão de alta ou internação e para o manejo clínico. As diretrizes da ESC dividem os pacientes em alto e baixo risco, já as diretrizes da AHA também separam os pacientes de risco intermediário. Existe concordância de que pacientes de baixo risco (aqueles com síncope claramente mediada por reflexo, sem histórico de doença cardíaca, que estão atualmente assintomáticos e com exame físico e ECG normais) podem receber alta com acompanhamento não urgente ambulatorial. No entanto, há menos concordância em relação aos pacientes de alto ou risco intermediário de desfechos adversos, o que é refletido por discrepâncias nas diretrizes e variação regional. Apesar dessas diferenças, ambas as diretrizes declaram com variados pontos fortes de recomendação que: pacientes de alto risco precisam de hospitalização; pacientes de risco intermediário devem ser observados em um ambiente especializado ou ter um seguimento precoce; e pacientes de baixo risco podem receber alta com um mínimo de avaliação.

Apesar de não ser muito compatível com a realidade de muitos centros brasileiros, as diretrizes mencionam uma unidade especializada em síncope para pacientes considerados de alto risco pelo médico examinador, esta é definida como uma instalação (também ambulatorial) que permite uma abordagem padronizada de diagnóstico e manejo da síncope, com a presença de profissionais dedicados e com experiência em síncope e acesso a modalidades apropriadas de teste e diagnóstico. Nessa unidade especializada, as decisões sobre exames complementares diagnósticos devem ser tomadas com base na apresentação clínica e nas comorbidades do paciente, por profissionais experientes e devidamente treinados para lidar com esse perfil de pacientes.

Na prática médica, diversos fatores influenciam a determinação de internação ou liberação do paciente, indo além da questão clínica. Considerações sobre o acesso a um acompanhamento médico adequado são ponderadas, visando garantir que o paciente receba o devido seguimento e acompanhamento após o episódio de síncope. Além disso, aspectos relacionados a moradia, confiabilidade, valores e preferências do indivíduo também desempenham um papel relevante no processo decisório.

Portanto, o cuidado com a síncope no ambiente de emergência é multifacetado e complexo, exigindo uma abordagem abrangente e personalizada para cada paciente. Ao combinar a expertise clínica com uma visão humanizada, os profissionais de saúde podem oferecer aos pacientes a melhor chance de recuperação e bem-estar, assegurando que sejam atendidas suas necessidades médicas e emocionais de maneira integral.

O atendimento na emergência do paciente com síncope é de extrema importância e requer uma abordagem sistemática e criteriosa. É fundamental avaliar cuidadosamente o histórico clínico, realizar exames físicos e complementares, aplicar escores de risco, considerar causas cardíacas e não cardíacas da síncope, garantir a segurança do paciente e promover a comunicação efetiva com os familiares. A multidisciplinaridade e o acompanhamento contínuo são essenciais para prevenir recorrências futuras. O constante aprimoramento dos conhecimentos dos profissionais de saúde é crucial, visando à excelência no atendimento e ao bem-estar do paciente.

REFERÊNCIAS

1. Shen WK, Sheldon RS, Benditt DG, et al. 2017 ACC/AHA/HRS Guideline for the evaluation and management of patients with syncope: a report of the American College of Cardiology/American Heart Association Task Force on Clinical Practice Guidelines, and the Heart Rhythm Society. J Am Coll Cardiol. 2017;136(5):e60-e122.
2. Brignole M, Moya A, de Lange FJ, et al. 2018 ESC Guidelines for the diagnosis and management of syncope. Eur Heart J. 2018;39:1883.
3. Albassam OT, Redelmeier RJ, Shadowitz S, Husain AM, Simel D, Etchells EE. Did this patient have cardiac syncope? The rational clinical examination systematic review. JAMA. 2019;321(24):2448-57.
4. Kapoor WN, Miller VM. Syncope. N Engl J Med. 2005;353(15):1618-36.
5. Hajjar LA, Brandão Neto RA, Marino LO, Marchini JFM, Alencar JCG, Turaça K, et al. Medicina de emergência: abordagem prática. 18. ed. Barueri: Manole; 2024.
6. Hainsworth R, Dorian P. Syncope. BMJ. 2009;339:b3224.
7. Raj SR, Benditt DG. Syncope. Lancet Neurol. 2008;7(1):60-70.
8. Thijs RD, Benditt DG, Mathias CJ, et al. Unconscious confusion - a literature search for definitions of syncope and related disorders. Clin Auton Res. 2005;15:35.
9. Sakaguchi S, Adkisson WO. Driving and flying: US and European recommendations. In: Syncope: an evidence-based approach, 2nd ed. Brignole M, Benditt DG (eds), Springer Nature. 2020; p. 319.
10. Soteriades ES, Evans JC, Larson MG, et al. Incidence and prognosis of syncope. N Engl J Med. 2002;347:878.
11. Saklani P, Krahn A, Klein G. Syncope. Circulation. 2013;127:1330.
12. van Dijk JG, Thijs RD, Benditt DG, Wieling W. A guide to disorders causing transient loss of consciousness: focus on syncope. Nat Rev Neurol. 2009;5:438.

13. Parry SW, Tan MP. An approach to the evaluation and management of syncope in adults. BMJ. 2010;340:c880.
14. Krediet CT, van Dijk N, Linzer M, et al. Management of vasovagal syncope: controlling or aborting faints by leg crossing and muscle tensing. Circulation. 2002;106:1684.
15. van Dijk N, Quartieri F, Blanc JJ, Garcia-Civera R, Brignole M, Moya A, et al; PCTrial Investigators. Effectiveness of physical counterpressure maneuvers in preventing vasovagal syncope: the Physical Counterpressure Manoeuvres. Trial (PC-Trial). J Am Coll Cardiol. 2006;48:1652-1657.
16. Rybarczyk MM, Kivlehan SM. Rosen's emergency medicine: Concepts and Clinical Practice. 9. ed. Philadelphia: Elsevier; 2022.
17. Soeiro SG, Leal RP, Soares AO (eds.). Manual de condutas práticas da emergência do InCor: cardiologia – pneumologia. 3. ed. Santana de Parnaíba: Manole; 2023.
18. Tintinalli JE, Ma OJ, Yealy DM, Meckler GD, Stapczynski JS, Cline DM. Tintinalli's emergency medicine: a comprehensive study guide. 9th ed. New York: McGraw-Hill Education; 2020.
19. Smith AB, Jones CD. Diagnostic approaches to syncope in the emergency department. J Emerg Med. 2018;25(3):123-36.
20. Garcia EF, Rodriguez MJ, Perez L. Evaluation of syncope: a comprehensive review. Crit Care Med. 2019;40(5):567-578.
21. Brown KL, White JM. Utility of head-up tilt testing in the emergency department for syncope diagnosis. Am J Emerg Med. 2020;15(2):89-95.
22. Patel S, Kumar A. Syncope in the elderly: challenges and management strategies. Geriatr Emerg Med J. 2017;8(4):210-218.
23. Lee R, Wang H. Electrocardiographic predictors of adverse outcomes in syncope patients. J Cardiovasc Emerg. 2021;12(1):45-52.
24. Miller C, Taylor G. Role of biomarkers in syncope risk stratification. Ann Emerg Med. 2016;32(6):789-97.
25. Garcia LM, Hernandez P. Impact of syncope protocols on emergency department length of stay. J Clin Med Res. 2019;14(4):201-8.
26. Turner S, Adams R. Cost-effectiveness of different diagnostic approaches for syncope in the emergency department. Health Econ Rev. 2022;19(1):35-42.
27. Carter B, Foster D. Syncope in patients with cardiac implantable electronic devices: a review. Pacing Clin Electrophysiol. 2017;28(2):75-82.
28. Sheldon R. How to differentiate syncope from seizure. Cardiol Clin. 2015;33(3):377-85.

5

Vertigem

Igor Veiga Silvério
Lucas Leopoldino Resende de Oliveira
Luiz Rodolfo Egydio de Cerqueira César
Vinícius Fernandes Oliveira
Victor Paro da Cunha

PONTOS PRINCIPAIS

- Define-se vertigem como percepção ilusória do movimento e/ou do ambiente na ausência de movimento verdadeiro.
- A abordagem da vertigem por meio de sua definição mostrou-se inadequada para diferenciar causas periféricas das centrais. Atualmente, prefere-se o modelo centrado em "Time and Trigger" – duração e desencadeante dos sintomas.
- Queixas de vertigem e "outros sintomas" devem levantar alerta para causas secundárias da queixa, como: anemia, hipovolemia, infecção, hipotensão postural, causas vasculares, causas abdominais ou medicamentosas.
- Idoso, hipertensão, diabetes, coronariopatia, história de acidente vascular cerebral (AVC) prévio ou fibrilação atrial são fatores de risco importantes para vertigem de origem central.
- Os achados do exame físico associados a AVC na vertigem advêm do comprometimento da circulação posterior, e o *National Institute of Health Stroke Scale* (NIHSS) não apresenta boa sensibilidade para avaliá-los. A presença de sintomas como: diplopia, disartria, disfagia, disfonia, dismetria ou disestesia aumenta a probabilidade de estarmos diante de uma vertigem de causa central.
- Exames de imagem como tomografia computadorizada ou ressonância magnética dificilmente são a primeira linha diagnóstica para distinguir etiologia central de periférica.
- A abordagem sistemática do paciente com vertigem facilita a interpretação dos achados da história e exame físico e diminui a possibilidade de deixarmos de diagnosticar uma causa central no paciente com essa queixa.

INTRODUÇÃO

Vertigem é um sintoma comum do departamento de emergência (DE), porém complexo e, muitas vezes, desafiador. Reflete uma perturbação da percepção normal do equilíbrio e/ou da orientação espacial, sendo definida pela percepção ilusória do movimento e/ou do ambiente na ausência de movimento verdadeiro. Dados internacionais estimam que vertigem aguda pode corresponder de 2,1 a 3,6% das visitas por ano no DE, gerando altos custos e com diagnóstico diferencial importante e tempo-dependente, como o acidente vascular cerebral (AVC) de fossa posterior[1-3].

A vertigem é o sintoma mais comum associado a um diagnóstico errado de AVC; e a falta ou atraso no diagnóstico pode levar ao aumento de mortalidade aguda, sendo que não raramente esses pacientes podem se apresentar com *National Institute of Health Stroke Scale* (NIHSS) de zero[2-4].

Pacientes, quando chegam ao DE, podem utilizar outros termos para descrever o que seria vertigem, como o termo genérico tontura, ficando a cargo do profissional emergencista entender, classificar e categorizar o sintoma que abrange os diversos diagnósticos diferenciais.

Por vários anos, a abordagem sugerida foi a de tentar caracterizar junto ao paciente a "qualidade do sintoma" ou "tipo" de tontura (vertigem, pré-síncope, síncope, desequilíbrio) para orientar a investigação, porém não obteve dados validados prospectivamente, não sendo representativa para pacientes do DE; além de apresentar utilidade clínica limitada, frequentemente, quando reavaliados, mesmo após alguns minutos, muitos pacientes mencionam vários descritores, prejudicando a lógica de um paradigma baseado na qualidade dos sintomas. Portanto, a abordagem sugerida e que será apresentada neste capítulo está baseada no "*Time and Trigger*" - duração e desencadeante dos sintomas. A duração se refere ao início, tempo e evolução da tontura; e os desencadeantes se referem a posições, movimentos ou situações que provocam o aparecimento de vertigem em pacientes que apresentam sintomas episódicos.

A maioria dos pacientes que se apresentam no DE com vertigem e que não têm uma causa secundária evidente (anemia, distúrbios cardíacos, infecções sistêmicas, distúrbios metabólicos, hipotensão postural, efeitos adversos de medicamentos, desidratação) vão apresentar-se, principalmente, dentro de três possíveis síndromes descritas a seguir:

- Síndrome vestibular aguda.
- Vertigem episódica espontânea.
- Vertigem episódica desencadeada.

O desafio para o emergencista será identificar o paciente com uma doença potencialmente fatal e/ou com alta taxa de morbidade de outras causas benignas e saber indicar o paciente que terá mais benefício de ser internado e receber avaliação de outros especialistas para seguimento.

FISIOPATOLOGIA

Vários mecanismos, com interação dos sistemas visual, proprioceptivo e vestibular, irão manter o equilíbrio e a consciência do corpo em relação ao meio. A vertigem pode surgir de lesões periféricas no ouvido interno (p. ex., labirinto ou nervo vestibular) ou lesões centrais (p. ex., tronco cerebral ou cerebelo).

Os três sistemas têm vias aferentes conectadas ao cerebelo por meio de núcleos vestibulares no tronco encefálico. Qualquer doença que cause incompatibilidade de informações de dois dos três sistemas pode causar sintomas de vertigem.

O sistema vestibular, localizado no ouvido interno e alojado na porção petrosa do osso temporal, ajuda a manter a posição e estabilizar o movimento da cabeça, realizando a transdução do movimento e posição da cabeça em informação neural. Nele contém três canais semicirculares (anterior, lateral e posterior) e duas estruturas otolíticas, os órgãos otolíticos (utrículo e o sáculo). Os canais semicirculares e o utrículo estão conectados entre si. Os canais semicirculares fornecem informações sobre aceleração rotacional (angular), à medida que o fluido (endolinfa) se move em um canal semicircular, ele desloca a cúpula, o que gera a sensação de movimento, enquanto os órgãos otolíticos (contendo partículas de carbonato de cálcio ligadas às células ciliadas) fornecem informações de movimentos translacionais da cabeça (aceleração linear) ou a orientação/inclinação da cabeça em relação à gravidade.

Os impulsos sensitivos deixam o ouvido interno pelo componente vestibular do nervo vestibulococlear (NC VIII), entram no crânio através do canal acústico interno (associados ao nervo facial e a artéria labiríntica) e no tronco encefálico logo abaixo da ponte e anterior ao cerebelo e prosseguem para os quatro núcleos vestibulares do tronco encefálico e para o cerebelo. A partir daí, os impulsos percorrem duas vias que contribuem para as manifestações clínicas da vertigem: (1) o fascículo longitudinal medial (FLM) e (2) o trato vestibuloespinal, que se conecta aos neurônios motores que suprem os músculos das extremidades.

Os núcleos vestibulares têm extensas conexões com o cerebelo, sistema oculomotor, córtex e medula espinhal. As conexões entre os núcleos vestibulares e o sistema autônomo são responsáveis pela transpiração, náusea e vômito que comumente acompanham um ataque de vertigem. As conexões entre os núcleos vestibulares e o cerebelo são responsáveis pela influência moduladora desse órgão na atividade motora. As conexões com o sistema oculomotor são feitas através de um arco reflexo - o reflexo vestíbulo-ocular (VOR) - que ajuda a manter o olhar quando a cabeça está em movimento.

O nistagmo ocorre quando a informação vestibular sincronizada se torna desequilibrada. Ele pode ser definido como um movimento ocular involuntário caracterizado por oscilações rítmicas dos olhos. Pode ser classificado em nistagmo fisiológico e nistagmo patológico, com base em suas características clínicas e fisiopatológicas. Nistagmo fisiológico, também conhecido como nistagmo de posição ou *end-gaze nystagmus*, refere-se a um movimento ocular normal que ocorre em determinadas posições extremas do olhar. Geralmente é de baixa amplitude, curta duração e desencadeado apenas quando os olhos são movidos para as extremidades do campo visual. É considerado um achado benigno e não está associado a anormalidades neurológicas ou oculares significativas. Por outro lado, o nistagmo patológico está associado a condições médicas subjacentes e é considerado anormal. Apresenta características distintas, como maior amplitude, duração prolongada e presença em diferentes posições do olhar, não apenas nas extremidades. Pode ser causado por distúrbios do sistema vestibular, lesões neurológicas, distúrbios oculares ou outras condições médicas. Por convenção, a direção do nistagmo é denotada pela direção do componente "cortical" rápido.

A insuficiência vertebrobasilar descreve um conjunto temporário de sintomas devido à isquemia na circulação posterior do cérebro, que supre o bulbo, a ponte, o mesencéfalo e o cerebelo. As principais artérias da circulação posterior incluem a artéria cerebelar posterior inferior (ACPI ou PICA em inglês), que é um ramo da artéria vertebral, e a artéria cerebelar anterior inferior (ACAI ou AICA em inglês), que é um ramo da artéria basilar.

ABORDAGEM DIAGNÓSTICA

O atendimento ao paciente com queixa de vertigem pode ser desafiador. Queixas subjetivas como: tontura, sensação de "cabeça vazia", desmaio, desequilíbrio ou perda de noção espacial podem estar relacionadas a essa queixa.

Formalmente, definimos vertigem como a ilusão de movimentação ao repouso ou distorção distúrbio na percepção espacial. Essa definição mostra-se importante, pois, num passado não tão distante, a abordagem da vertigem no departamento de emergência baseia-se em definir, a partir da anamnese, se a queixa que o paciente apresentava era de fato característica de vertigem.

Estudos recentes demonstraram a fragilidade desse tipo de abordagem centrado na definição da vertigem, uma vez que, após coleta da anamnese, observou-se que passados em média 6 minutos, numa nova coleta da história clínica, 50% dos pacientes tendiam a mudar a definição da sensação à qual estavam descrevendo.

Diante disso, faz-se necessário mudar esse paradigma centrado em definições para o que foi descrito como abordagem "*Time and Trigger*".

Nesse modelo, seguimos o padrão de anamnese que já estamos acostumados a realizar, de modo semelhante ao que faríamos em relação a uma dor abdominal ou uma dor torácica, ou seja, perguntaremos: início dos sintomas, características associadas, fatores de alívio, fatores de agravo, duração dos sintomas, intensidade e se o paciente consegue descrever fatores desencadeantes.

Seguindo essa sistemática, conseguimos enquadrar os pacientes em quatro síndromes clínicas, quais sejam:

- Vertigem secundária.
- Síndrome vestibular aguda.
- Vertigem episódica espontânea.
- Vertigem episódica desencadeada.

Fique atento para outros elementos presentes na história clínica. Um paciente com queixa de vertigem, porém que apresente febre e sintomas localizadores, como disúria ou diarreia, pode apresentar uma etiologia infecciosa, por exemplo, ou então um paciente que tenha histórico de abuso de anti-inflamatórios associado a quadro recente de tontura e fezes escurecidas pode sugerir quadro de hemorragia digestiva como etiologia.

Em resumo, diante da anamnese, deve-se aventar outras hipóteses para a etiologia da vertigem que não afecções do sistema labiríntico ou um evento vascular cerebral.

Quadros de hipovolemia, infecção, uso de medicações (anti-hipertensivos ou anticonvulsivantes), traumas, abdome agudo, síndrome aórtica aguda, síndrome coronariana aguda ou tromboembolismo pulmonar também entram na miríade dos diagnósticos diferenciais.

Destaca-se que o objetivo dessa abordagem sistemática é, no fim, conseguir identificar etiologias neurovasculares associadas à queixa de vertigem, visto que o quadro de insuficiência vertebrobasilar pode ser oligossintomático e é frequentemente associado a piores desfechos clínicos.

Deve-se ter uma maior atenção para com pacientes idosos, homens, diabéticos, hipertensos, história de evento cardiovascular ou cerebrovascular prévio ou portadores de fibrilação atrial, já que estes possuem maior probabilidade de apresentar vertigem de origem central.

Ademais, a presença de sinais como diplopia, disartria, disfagia, disfonia, dismetria ou disestesia é sugestiva de insuficiência vertebrobasilar e deve nos deixar alerta para maior probabilidade de etiologia central da vertigem. Por outro lado, caso não possam ser identificados outros sinais e sintomas de um AVC clássico ou de causas secundárias, deve-se prosseguir com o algoritmo, levando em consideração a duração e a persistência dos sintomas, bem como se há ou não fator desencadeante para eles.

A abordagem *"Time and Trigger"* classifica como tendo síndrome vestibular aguda (AVS) aquele paciente com vertigem contínua, com duração de dias a semanas, muitas vezes acompanhada de sintomas como náuseas, vômitos ou instabilidade de marcha. Geralmente esses pacientes apresentam-se sintomáticos no momento da consulta. Diante dessa síndrome, os principais diagnósticos diferenciais serão neurite vestibular (periférico) ou acidente vascular cerebral (central).

Para fazer essa distinção, começaremos realizando a estratégia *Head Impulse - Nystagmus - Test of Skew* (HINTS). Apesar de o acrônimo iniciar com o teste do impulso cefálico, começaremos nosso exame observando se há ou não a presença de nistagmo, uma vez que, caso ausente, não realizaremos os outros dois testes, isso se dá pelo fato de que a descrição original da estratégia foi feita em pacientes que se apresentavam necessariamente com algum padrão de nistagmo descrito[3-8].

Nessa avaliação é observado se o nistagmo apresenta componente vertical puro ou muda de direção com a mudança do olhar, se há desvio *skew* e se não ocorre a correção sacádica do olhar à manobra de impulso cefálico, características que apontam para causa central da AVS.

Por fim, para a tomada de decisão, levamos em conta presença de sinais e sintomas que apontam para etiologia central ou se o paciente se apresenta com dificuldade de marcha, pois, para estes, provavelmente terá benefício o início de investigação e manejo de pacientes com suspeita de acidente vascular cerebral, em especial se início recente dos sintomas. Caso não seja encontrada nenhuma característica citada acima, provavelmente trata-se de um quadro de neurite vestibular e é indicado manejo conforme tal. Por outro lado, caso o paciente relate que seus sintomas acontecem repetidamente, sendo cada episódio de curta duração, é possível caracterizar uma síndrome de vertigem episódica (EVS). Tais episódios podem apresentar um gatilho caracterizando uma vertigem episódica desencadeada (t-EVS) ou não, determinando uma vertigem episódica espontânea (e-EVS).

O paciente com e-EVS geralmente apresentar-se-á assintomático no momento da consulta. Nesse contexto, iremos nos preocupar com dois principais diagnósticos:

- Acidente vascular cerebral isquêmico transitório (central).
- Migrânea vestibular (periférico).

Por definição, os pacientes mostram-se assintomáticos no momento da avaliação, não indicando, portanto, realização da estratégia HINTS. Aqui a história e o exame físico serão a pedra angular. Caso o paciente descreva história de cefaleia, sintomas visuais, fotofobia ou fonofobia compatíveis com crises de enxaqueca, o diagnóstico de migrânea vestibular deve ser considerado. Por outro lado, se o paciente apresentar sinais focais ou seu exame físico neurológico deixar dúvidas, tratar como causa central conforme suspeita de AVC. A presença de fatores de risco cardiovasculares significativos também deve ser considerada nessa decisão. Outra possibilidade diagnóstica de causa periférica, embora rara no DE, é a doença de Ménière, a qual pode ser caracterizada por perda auditiva, tinido e tontura. Portanto, diante do quadro de e-EVS faz-se necessário examinar rapidamente a audição com a simples fricção do polegar com o indicador próximo ao ouvido testado.

No tocante à síndrome vestibular episódica desencadeada (t-EVS), estaremos diante de um paciente que conta história de vertigem, associada a um gatilho evidente. Esses episódios geralmente são repetitivos e rápidos, desencadeados pela mudança da posição da cabeça ou do corpo. Dessa forma, o paciente pode apresentar-se assintomático no momento da anamnese, porém pode ter seus sintomas exacerbados durante o exame físico no leito.

Nesse caso, por se tratar de um episódio desencadeado, é menos provável que a t-EVS tenha etiologia central e, nesse caso, o teste de Dix-Hallpike pode ser usado para diagnóstico e, subsequentemente, realizar a manobra de Epley para o tratamento da etiologia periférica mais comum – vertigem posicional paroxística benigna (VPPB).

O principal diagnóstico diferencial secundário nesse caso seria a hipotensão ortostática caracterizada pela queda > 20 mmHg da PAS ou > 10 mmHg da PAD ao assumir posição ortostática, geralmente associada à descrição de perda transitória da consciência ou síncope, porém a sensação de desmaio ou pré-síncope frequentemente é interpretada como tontura[9,10].

Por fim, mesmo que raro, a t-EVS pode apresentar causa central e mimetizar a VPPB, descrevendo uma vertigem central paroxística posicional (CPPV). Algumas características que devem ser associadas a esse diagnóstico são presença de cefaleia, diplopia, alterações em pares cranianos ou cerebelares, nistagmo atípico ou resposta atípica às manobras de Dix-Hallpike.

DIAGNÓSTICOS ESPECÍFICOS

Neurite vestibular

A neurite vestibular, também conhecida como vestibulopatia periférica aguda unilateral, é uma condição clínica caracterizada por uma inflamação aguda do nervo vestibular, resultando em vertigem intensa e desequilíbrio. É considerada uma das causas mais comuns de vertigem periférica aguda, afetando principalmente adultos jovens e de meia-idade.

O quadro clínico típico envolve algumas características, como: início súbito de uma vertigem descrita como rotatória, podendo apresentar-se com náuseas e vômitos, duração variável de dias a semanas, geralmente diminuindo gradualmente com o tempo.

No exame físico pode-se encontrar: nistagmo horizontal e unidirecional com batimento para um lado específico no olhar neutro, que se torna mais pronunciado ao olhar para esse lado e desaparece ao olhar para o lado oposto. O teste do impulso cefálico (*head impulse test*) é anormal quando a cabeça é rapidamente virada para o lado oposto em que o nistagmo se torna mais pronunciado. Desvio vertical do olhar (*test of skew*) não está presente. Os testes dos nervos cranianos, cerebelares e da marcha são normais.

Segundo a diretriz mais nova da Sociedade Americana de Medicina de Emergência (GRACE 3), em pacientes com diagnóstico clínico de neurite vestibular, a tomada de decisão deve ser compartilhada com o paciente, em relação ao tratamento com corticoterapia por curto período, avaliando os riscos e benefícios para aqueles pacientes que se apresentem dentro de 72 horas do início dos sintomas. Caso se opte pelo tratamento, pode ser realizado com prednisona 60 a 80 mg 1 vez por dia durante 5 a 7 dias.

Vertigem posicional paroxística benigna

A vertigem posicional paroxística benigna (VPPB) é caracterizada por breves mas intensos episódios de vertigem, desencadeados por mudanças específicas na posição da cabeça. Esses episódios são causados pela presença de otólitos (partículas de carbonato de cálcio) deslocados dentro do canal semicircular do labirinto, principalmente do canal posterior, interferindo no movimento normal do líquido endolinfático e estimulando erroneamente os receptores vestibulares.

O quadro clínico típico é de vertigem rotatória intensa, que ocorre com maior frequência ao deitar-se, rolar na cama, levantar da cama ou olhar para cima. Na VPPB de canal semicircular horizontal, o sintoma mais característico é a presença de nistagmo horizontal geotrópico (fases rápidas direcionadas para o ouvido afetado) ao se posicionar o paciente com a cabeça em um plano horizontal. O diagnóstico é baseado na história clínica, nos achados do exame vestibular e em manobras provocativas, como a manobra de Dix-Hallpike, que induz nistagmo característico ao posicionar o paciente deitado com a cabeça virada em determinada direção.

O tratamento, apesar de ser uma doença autolimitada, consiste na reposição dos otólitos pela manobra de Epley (canal posterior), manobra de Lempert, manobra de Gufoni ou pelo *supine roll* (canal horizontal), em decorrência da associação a uma maior resolução completa da vertigem em uma semana (razão de chances (RC) 7,19; intervalo de confiança (IC) 95% 1,52 a 33,98). Além disso, a manobra de Epley também foi associada a uma maior conversão para o teste de Dix-Hallpike negativo após 1 semana (RC 6,67; IC 95% 1,52 a 33,98). O número necessário para tratar (NNT) foi de 3. Na alta, é recomendado encaminhar os pacientes para um especialista apropriado.

MANOBRAS PARA DIAGNÓSTICO

Estratégia *HINTS plus*

Teste do impulso cefálico (*head impulse test* [HIT])

O paciente é instruído a fixar o olhar em um objeto distante enquanto sua cabeça é girada rapidamente para a esquerda e depois para a direita pelo examinador. Em uma resposta normal, os olhos do paciente permanecem fixos no alvo durante todo o movimento. No entanto, em uma resposta anormal, os olhos são desviados do alvo e, em seguida, rapidamente se readaptam para se fixarem novamente no alvo[10-12]. Essa resposta anormal indica uma possível alteração no sistema vestibular periférico, especificamente no lado oposto à direção do movimento anormal dos olhos. Atenção: pode ser falsamente tranquilizador em pacientes com infartos da artéria cerebelar anterior inferior (AICA) ou infartos labirínticos. Foi validado apenas em pacientes com SVA e nistagmo presente.

Nistagmo

A avaliação das características do nistagmo no exame neurológico envolve a observação cuidadosa dos movimentos oculares anormais que ocorrem durante o exame. Para determinar o tipo de nistagmo, é necessário considerar a direção do movimento ocular (horizontal, vertical ou rotatória), a presença de movimentos conjugados ou desconjugados, a presença de movimentos pendulares ou sacádicos, a presença de componente rápido e lento, entre outros parâmetros.

Deve-se observar os movimentos oculares tanto em posição primária do olhar quanto em diferentes direções do olhar, como olhar para a direita, esquerda, para cima e para baixo. Além disso, pode ser útil

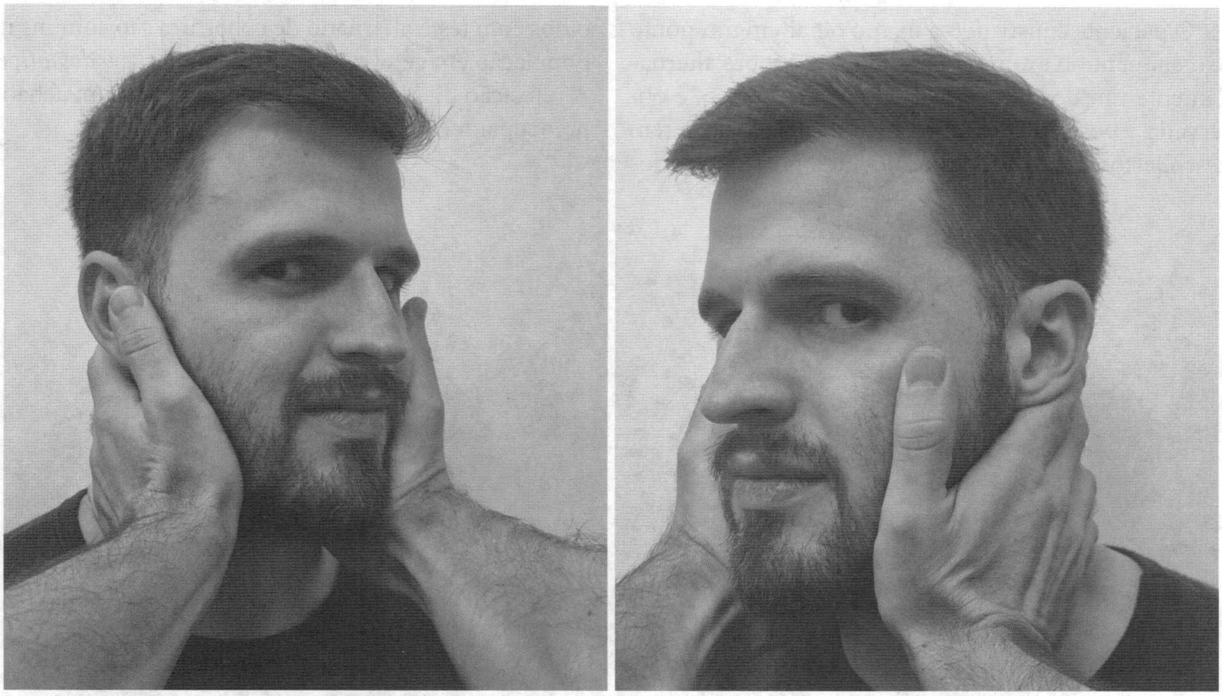

FIGURA 1 Teste do impulso cefálico.

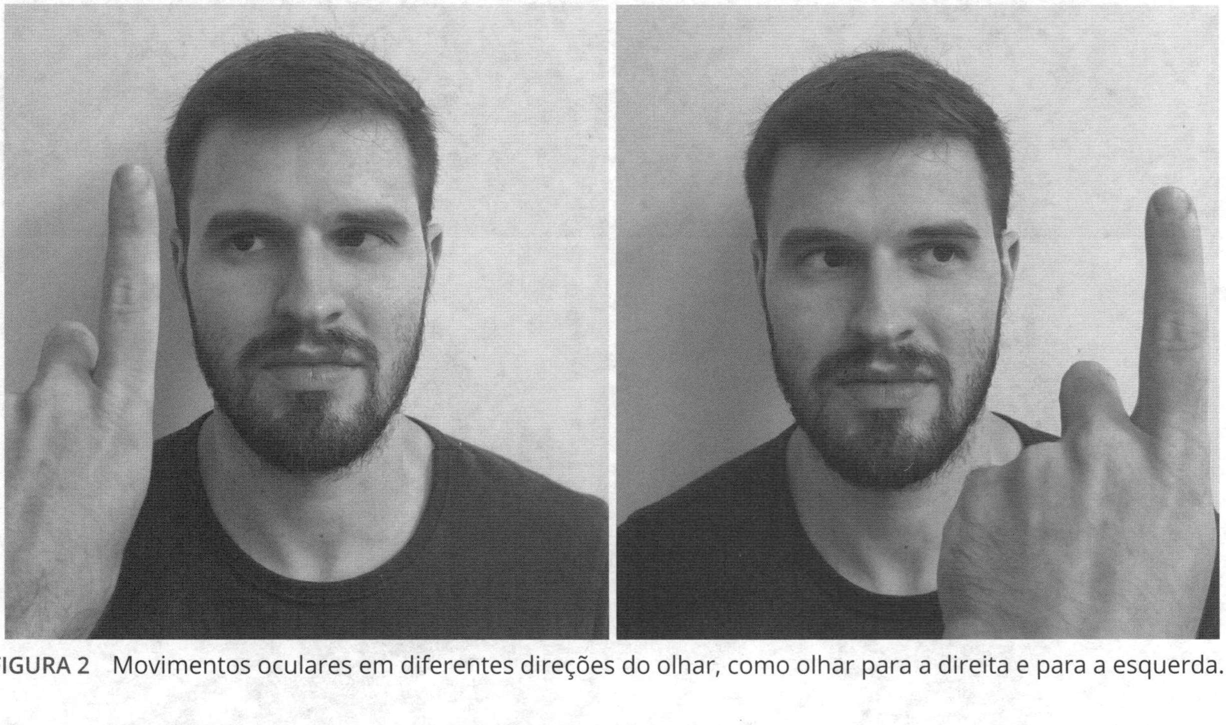

FIGURA 2 Movimentos oculares em diferentes direções do olhar, como olhar para a direita e para a esquerda.

realizar manobras específicas, como o teste de fixação ocular, o teste de sacadas e a manobra de supressão visual, para auxiliar na identificação e caracterização do nistagmo. Atenção: casos de etiologia central podem mimetizar o padrão de nistagmo da neurite vestibular. Por exemplo, pacientes com nistagmo unilateral evocado pelo olhar e sem nistagmo espontâneo ou sem nistagmo quando olha para o outro lado podem ter etiologia tanto periférica quanto central.

Test of skew

É um exame utilizado para avaliar a presença de assimetria vertical dos olhos durante o movimento de cobertura e descobertura dos olhos.

O paciente é instruído a fixar o olhar em um ponto fixo enquanto o examinador cobre e descobre alternadamente um dos olhos. Durante esse processo, é observada a posição vertical relativa dos olhos ao serem descobertos. Atenção: deslocamentos horizontais dos olhos com teste alternado de cobertura são comuns na população em geral e não representam *skew deviation*. A refixação diagonal pode ser considerada um achado preocupante.

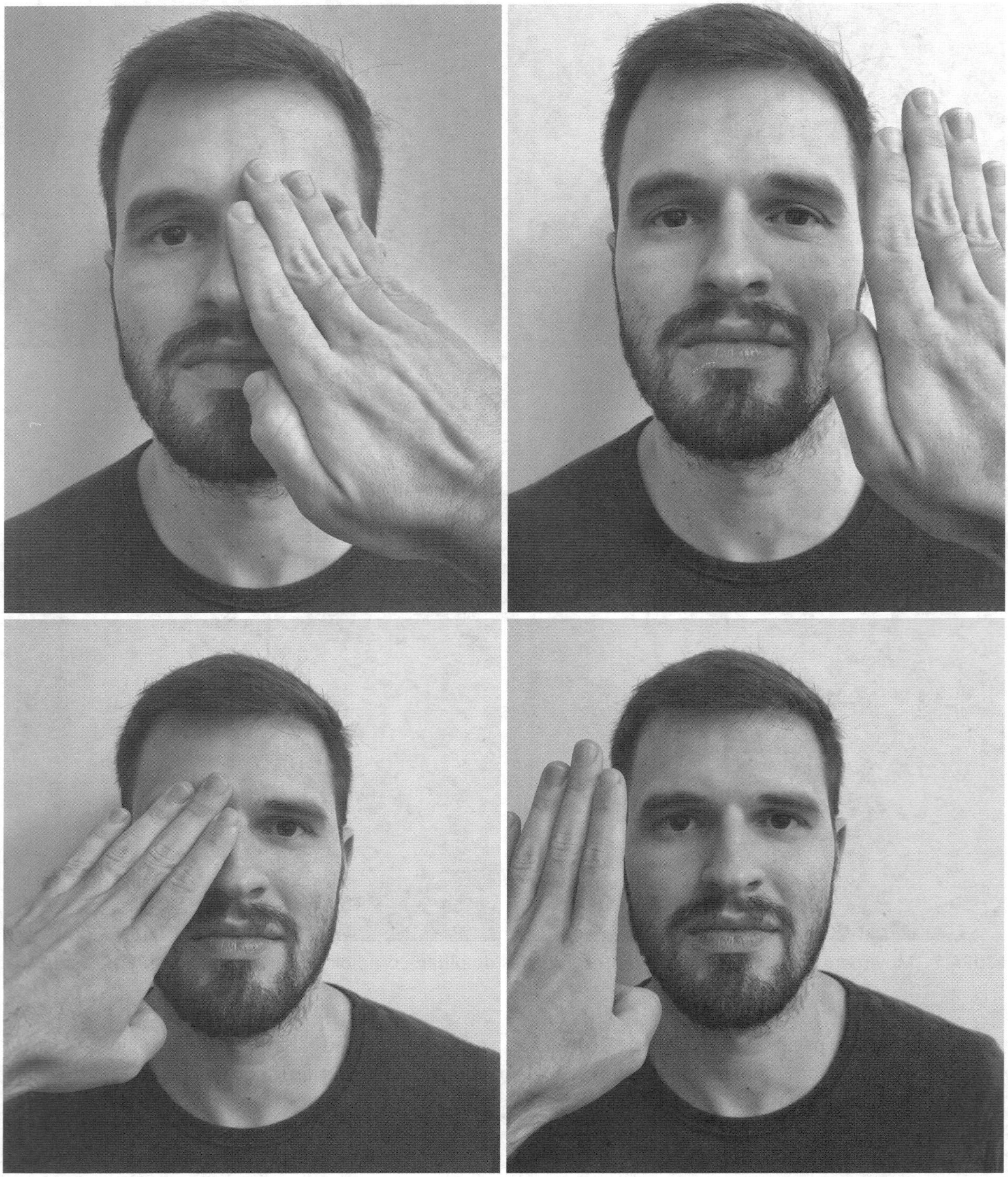

FIGURA 3 Exame para avaliar a presença de assimetria vertical dos olhos durante o movimento de cobertura e descobertura dos olhos.

Perda de audição

É avaliada a perda unilateral aguda pelo teste auditivo por fricção dos dedos. Ajuda a identificar infartos da artéria cerebelar anteroinferior (AICA) ou labirínticos.

Manobra de Dix-Hallpike

Manobra realizada para identificação de pacientes com VPPB. É mais eficaz quando aplicada de maneira mais ampla a paciente sem uma causa clara de vertigem e sem nistagmo espontâneo ou nistagmo provocado pelo olhar, sendo que pacientes com nistagmo espontâneo sem movimentação da cabeça não possuem VPPB.

Para realizá-la, orienta-se o passo a passo e a necessidade de manutenção do olho aberto durante a realização de toda a manobra; orienta-se também sobre a probabilidade de experimentar sensação intensa de tontura rotatória com duração de alguns segundos. Pode ser necessária a prescrição de antieméticos antes da realização da manobra. Senta-se o paciente na posição vertical, a cabeça é girada 45° para a direita do paciente; instrui-se novamente quanto à necessidade de manter os olhos abertos durante o teste e observa-se os movimentos oculares durante a realização da manobra; move-se o paciente da posição sentada para a posição supina com a cabeça pendendo abaixo do topo da maca de exame em um ângulo de aproximadamente 20°.

Observa-se o aparecimento de nistagmo de VPPB direita com características ascendente, torsional e fatigável, com os polos superiores (12 horas) dos olhos batendo em direção ao ouvido inferior (direito) para o componente torsional.

Realiza-se o teste de Dix-Hallpike esquerdo, de modo semelhante, mas com uma rotação da cabeça de 45° para a esquerda; o nistagmo resultante da VPPB esquerda também é ascendente, torsional e fatigável, mas o componente torsional bate em direção ao ouvido esquerdo.

Caso nada aconteça ou o paciente apresenta sensação de tontura de ambos os lados, sem nistagmo ou sensação de tontura unilateral, sem nistagmo, provavelmente ele não apresenta VPPB, mas outra causa de tontura. Esse resultado pode também ocorrer em paciente com VPPB se as partículas se moverem para fora do canal (resolução espontânea) ou estiverem amplamente dispersas dentro do canal, ou se a manobra de Dix-Hallpike não foi realizada corretamente (seja muito lenta ou sem inclinação adequada da cabeça).

Caso sensação de tontura unilateral e nistagmo transitório do tipo ascendente e torsional aconteçam, quadro clássico de VPPB do canal posterior foi diagnosticado e deve ser tratado com a manobra de Epley.

Caso a sensação de tontura unilateral e nistagmo horizontal sejam desencadeados pela manobra, provavelmente trata-se de VPPB de canal horizontal, que pode ser tratada com várias manobras de reposicionamento de canal (incluindo a manobra de Lempert ou a manobra de Gufoni). Alguns pacientes com VPPB do canal horizontal também podem responder à manobra de Epley.

Caso sensação de tontura unilateral e nistagmo transitório do tipo ascendente e torsional sejam identificados, provavelmente essa é a apresentação de VPPB de canal anterior (rara), quando desencadeado e transitório, sem outras características focais ou causa central, resolvida por meio da manobra de Epley; ou caso paciente mantenha-se com nistagmo persistente e/ou outras características focais, é mais segura a avaliação de um neurologista, que poderá indicar a realização de uma RNM para análise de causas incomuns.

Manobra de Epley

Manobra realizada para reposicionamento de otólitos dos pacientes diagnosticados com VPPB de canal posterior, principalmente. Estudos demonstraram que esta manobra está associada a uma maior resolução completa da vertigem em uma semana, com número necessário para tratar (NNT) de 3[9-14]. Pode ser repetida até alívio dos sintomas.

Deve ser realizada sentando o paciente em posição vertical e virando a cabeça 45° para o lado afetado. Mantém-se a cabeça virada, deitando o paciente com a cabeça pendendo para fora da maca, estendendo o pescoço a aproximadamente 20º além da horizontal, apoiado pelo examinador. Mantém-se essa posição por 30 segundos, até que o nistagmo e a vertigem desapareçam.

Em seguida, mantém-se a cabeça estendida, gira-se a cabeça para o outro lado em um ângulo de 45°. Mantém-se essa posição por 30 segundos, até que o nistagmo e a vertigem desapareçam.

Por fim, mantendo a cabeça virada a 45° para o lado contralateral afetado, vira-se todo o corpo do paciente para esse lado, de modo que ele fique olhando para o chão. Mantém-se essa posição por 30 segundos, até que o nistagmo e a vertigem desapareçam.

Mantendo a cabeça virada a 45° para o mesmo lado, faz-se o paciente sentar-se. Volta-se a cabeça para a posição central e inclina-a para a frente em cerca de 30°, de modo que o paciente esteja olhando levemente para baixo.

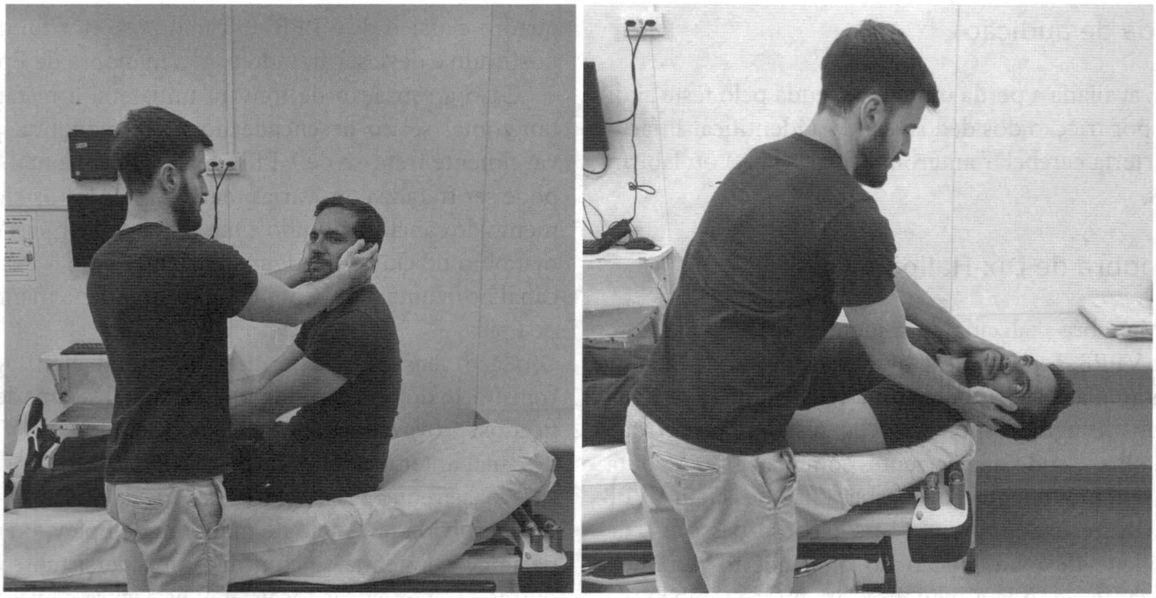

FIGURA 4 Manobra de Dix-Hallpike.

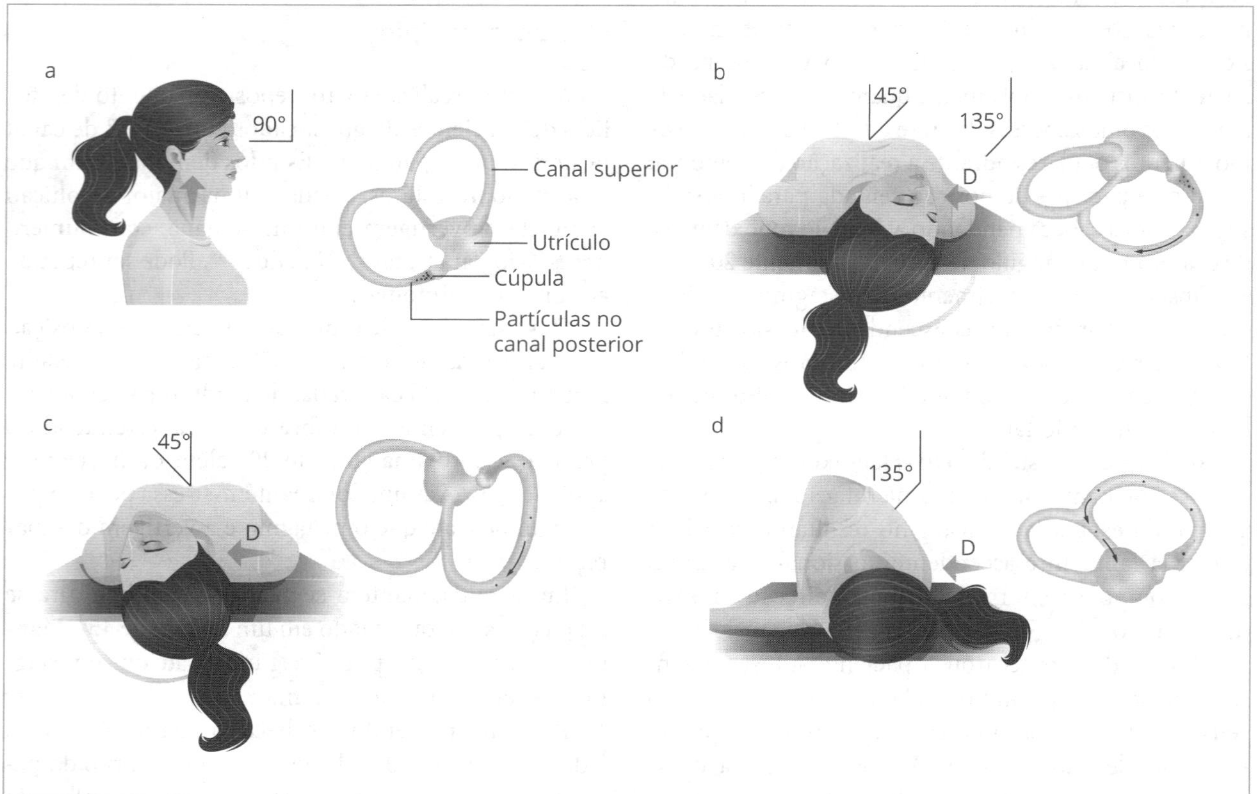

FIGURA 5 Manobra de Epley.

Manobra de Lempert

Manobra realizada para o reposicionamento de otólitos dos pacientes diagnosticados com VPPB de canal horizontal.

Deita-se o paciente de lado (lado afetado) e aguarda-se por 30 segundos. Volta-se para a posição supina e aguarda-se por 30 segundos, após. Deita-se para o outro lado e espera-se 30 segundos. Inclina-se o queixo ligeiramente para baixo e vira-se de barriga para baixo, apoiando-se nos cotovelos. Aguarda-se, então, mais 30 segundos. Novamente deita-se do lado afetado (lado em que se deitou inicialmente) e aguarda-se por 30 segundos. Por último, volta-se à posição sentada, mantendo o queixo nivelado.

Manobra de Gufoni

Manobra realizada para o reposicionamento de otólitos dos pacientes diagnosticados com VPPB de canal horizontal.

Para pacientes com VPPB geotrópico (nistagmo bate em direção ao chão) de canal horizontal:

Deita-se de lado (no lado "bom", não afetado) por 1 minuto. Gira-se 45 graus a cabeça do paciente em direção ao chão e o paciente é mantido nessa posição por 2 minutos. Ajuda-se o paciente a voltar à posição inicial sentada, mantendo a cabeça inclinada em 45 graus.

Para pacientes com VPPB apogeotrópico (nistagmo bate afastando do chão) de canal horizontal: deita-se de lado (no lado afetado) por 1 minuto. Gira-se 45 graus a cabeça do paciente em direção ao céu (ao contrário do chão) e o paciente é mantido nessa posição por 2 minutos. Ajuda-se o paciente a voltar à posição inicial sentada, mantendo a cabeça inclinada em 45 graus.

Supine Roll Test

Manobra realizada para o diagnóstico de VPPB de canal horizontal.

Para realizar deve-se posicionar o paciente em uma maca ou superfície plana, deitado de costas em decúbito dorsal. Certifica-se de que o ambiente esteja bem iluminado para facilitar a observação do nistagmo. Mantém-se a cabeça do paciente alinhada com o tronco durante todo o procedimento. Vira-se, rapidamente, a cabeça do paciente para o lado direito, mantendo-a no plano horizontal (paralela ao chão). Observa-se atentamente os olhos do paciente em busca de movimentos oculares involuntários (nistagmo). Caso o paciente apresente nistagmo, observa-se a direção dos movimentos dos olhos.

Repete-se o mesmo procedimento, mas agora virando a cabeça do paciente para o lado esquerdo, novamente mantendo-a no plano horizontal. Registra-se os achados do nistagmo, incluindo a direção, duração e intensidade dos movimentos oculares.

AVALIAÇÃO COMPLEMENTAR

Na grande maioria das avaliações no DE de pacientes com queixa de vertigem conseguimos fechar um diagnóstico sem uso de propedêutica laboratorial e/ou radiológica complementar. Dessa forma, devemos sempre realizar uma anamnese e exame físico direcionado porém detalhado, visando definir em qual grupo de síndrome de vertigem aguda o paciente se enquadra. Entretanto, em alguns casos, podemos e devemos solicitar exames complementares para elucidar ou descartar hipóteses diagnósticas críticas ainda no DE.

Exames laboratoriais na investigação de vertigem no DE são úteis nos pacientes em que suspeitamos de alguma etiologia secundária levando ao quadro de tontura, como: hipoglicemia, sangramento do trato gastrointestinal, anemia, desidratação, entre outros. Geralmente uma propedêutica laboratorial básica, guiada por nossas hipóteses diagnósticas, costuma ser indicada.

Hemograma completo pode auxiliar na identificação de anemia e sangramentos como diferenciais. Eletrólitos e provas de função renal são importantes para auxiliar no diagnóstico de desidratação e distúrbios metabólicos induzindo tontura; e frequentemente a obtenção de um eletrocardiograma costuma ser benéfica em auxiliar a identificar possíveis arritmias cardíacas como indutores de sintomas síncope-*like*.

Exames de imagem

Por ser uma queixa comum no DE, com possíveis diagnósticos graves associados a ela, o uso de neuroimagem é comum e vem cada vez mais crescendo, porém o número de diagnósticos fechados a partir desses exames vem caindo nos Estados Unidos. Dados brasileiros ainda são muito escassos, porém é possível transpor esses números para o Brasil, tendo em vista o aumento da disponibilidade da realização desses exames em nosso meio. Além disso, o uso indiscriminado e sem indicação, principalmente da TC de crânio, pode levar a um aumento no tempo de permanência dos pacientes no DE em até 77 minutos[8-11]. Por conta disso, devemos compreender em quais cenários o uso da neuroimagem é mais útil.

Este capítulo é baseado nas últimas diretrizes da Sociedade Americana de Medicina de Emergência para as indicações de neuroimagem na avaliação da vertigem aguda no DE[3].

A Tabela 1 aponta as recomendações de neuroimagem a partir da síndrome vertiginosa avaliada.

Tomografia de crânio

De acordo com a última diretriz internacional sobre manejo das síndromes vestibulares agudas no DE, o GRACE-3, não há espaço para a realização de tomografia de crânio para auxiliar no diagnóstico etiológico nas síndromes vestibulares. Já existem alguns estudos que

TABELA 1 Indicação de uso de neuroimagem para avaliação de casos de vertigem

	Ressonância magnética de crânio	Ângio-TC/RM de crânio e cervical	Tomografia computadorizada de crânio
Síndrome vestibular aguda	Se HINTS central ou duvidoso: indica-se realização	Se HINTS central ou duvidoso: indica-se realização	Uso não recomendado de rotina
Síndrome vestibular episódica espontânea	Uso não recomendado de rotina	Indicados em caso de suspeita de acidente isquêmico transitório	Uso não recomendado de rotina
Síndrome vestibular episódica desencadeada	Uso não recomendado de rotina	Uso não recomendado de rotina	Uso não recomendado de rotina

HINTS: *Head Impulse – Nystagmus – Test of Skew.*

mostram que a sensibilidade desse método para avaliar patologias de circulação posterior é muito baixa e que a solicitação de TC de crânio pode aumentar o tempo de permanência no DE em até 77 min, sem agregar novas informações ao caso e, pelo contrário, é capaz de gerar uma falsa sensação de segurança para descartar etiologias centrais. Por conta de sua baixa sensibilidade não podemos utilizar a TC para excluir a causa central.

Apesar de não ser o melhor exame de neuroimagem em casos de síndromes vestibulares agudas, a TC de crânio pode ser importante em alguns casos, principalmente para excluir contraindicações absolutas (como hemorragia intracraniana) rapidamente, nos casos de pacientes candidatos a terapêuticas agudas específicas, como as terapias de reperfusão em AVCi, sobretudo a trombólise química intravenosa.

Ressonância magnética de encéfalo

A ressonância magnética (RM), principalmente com janela de difusão, tem um importante papel no manejo e investigação dos pacientes com SVA com suspeita de AVC como etiologia, porém, principalmente quando solicitada muito precocemente (< 48 horas do início dos sintomas) e em AVC de fossa posterior pequenos, pode apresentar uma baixa sensibilidade e inclusive ter uma menor sensibilidade quando comparada ao uso do HINTS +. Dessa forma, em caso de pacientes com SVA com HINTS central ou duvidoso deve-se solicitar RM (difusão e angiorressonância) de preferência após 48 a 72 horas do início dos sintomas, idealmente conforme protocolos hospitalares específicos e discussão com equipe de neurologia[11-15].

Exames neurovasculares (angiorressonância de encéfalo e angiotomografia de crânio)

Em pacientes que se enquadram como vertigem episódica vestibular espontânea em que, de acordo com anamnese e exame físico detalhado, suspeita-se de ataque isquêmico transitório (AIT), o uso de angiotomografia/angiorressonância de crânio e cervical para descartar patologias da circulação vascular posterior está bem indicado (GRACE-3).

MANEJO SINTOMÁTICO

O manejo sintomático dos pacientes com tontura intensa e/ou náuseas e vômitos inclui o uso de medicamentos supressores do sistema vestibular e antieméticos.

Os supressores do sistema vestibular reduzem a sensação de vertigem e o nistagmo evocado pelo desequilíbrio do sistema vestibular ou associado a movimentação (cinetose), com três principais classes de drogas: anti-histamínicos, benzodiazepínicos e anticolinérgicos. Destes, os anti-histamínicos com alvos em receptores H1 e H3 são os mais utilizados, como a meclizina, o dimenidrinato e a difenidramina, com boa eficácia no controle de sintomas. Benzodiazepínicos como o diazepam, lorazepam e clonazepam geralmente são utilizados quando não houve resposta eficaz no controle sintomático com o uso dos anti-histamínicos e antieméticos, mas não são recomendados para uso domiciliar após a alta do paciente[15-17].

Apesar de boa eficácia no controle sintomático de quadros agudos de vertigem, um efeito colateral comum a essas drogas é a sedação e sonolência excessiva. Ademais, recomenda-se que o uso de supressores vestibulares não seja estendido por mais de 3 dias pelo risco de prejuízo na resposta fisiológica adaptativa do sistema nervoso central à alteração vestibular do paciente[14-18].

A Tabela 2 indica os principais fármacos utilizados no manejo sintomático, sua classe, posologia e vias de administração.

ACOMPANHAMENTO

Idealmente todos os pacientes com vertigem que não são candidatos a internação hospitalar devem ser referenciados para um especialista em distúrbios vestibulares (otorrinolaringologista ou neurologista) e ao seu médico da atenção primária para acompanhamento do quadro. Pacientes com confirmação ou suspeição de causas centrais (vascular ou estrutural) devem ser admitidos para terapêutica/investigação do quadro e devem seguir fluxos já determinados da instituição, sejam fluxo AVC/AIT ou de doenças estruturais do SNC.

TABELA 2 Principais medicamentos para manejo de vertigem

Medicamento	Classe	Dosagem recomendada	Vias de administração
Meclizina	Anti-histamínico H1	25 mg de 8/8 ou 6/6h	VO
Dimenidrato	Anti-histamínico H1	50 mg de 8/8 ou 6/6h	EV, VO
Difenidramina	Anti-histamínico H1	50 mg de 6/6h	EV, IM
Ondansetrona	Antiemético	4-8 mg de 8/8h	EV, IM, VO, SL
Metoclopramida	Antiemético	10 mg de 8/8h	EV, IM, VO
Lorazepam	Benzodiazepínico	1-2 mg	VO
Diazepam	Benzodiazepínico	2,5-5 mg	EV, VO

EV: endovenosa; IM: intramuscular; SL: sublingual; VO: via oral.

TABELA 3 Principais causas de vertigem central e periférica

Central	Periférica
Insuficiência artéria vertebrobasilar	Vertigem paroxística posicional benigna
Infarto ou hemorragia cerebelar	Neurite vestibular
Esclerose múltipla	Doença de Ménière
Neoplasia	Corpo estranho no conduto auditivo
Migrânea vestibular	Otite média aguda
Trauma (fratura de osso temporal, síndrome pós concussão)	Fístula perilinfática
Infecção (encefalite, meningite, abscessos cerebrais)	Trauma (contusão do labirinto)
Epilepsia de lobo temporal	Cinetose
Síndrome de "roubo subclávio"	Neuroma acústico

Fonte: adaptada de Walls, 2022[4].

TABELA 4 Principais fatores de risco associados à vertigem de origem central

Idoso
Sexo masculino
Hipertensão
Doença coronariana
Diabetes
Acidente vascular cerebral prévio
Fibrilação atrial

Fonte: adaptada de Walls, 2022[4].

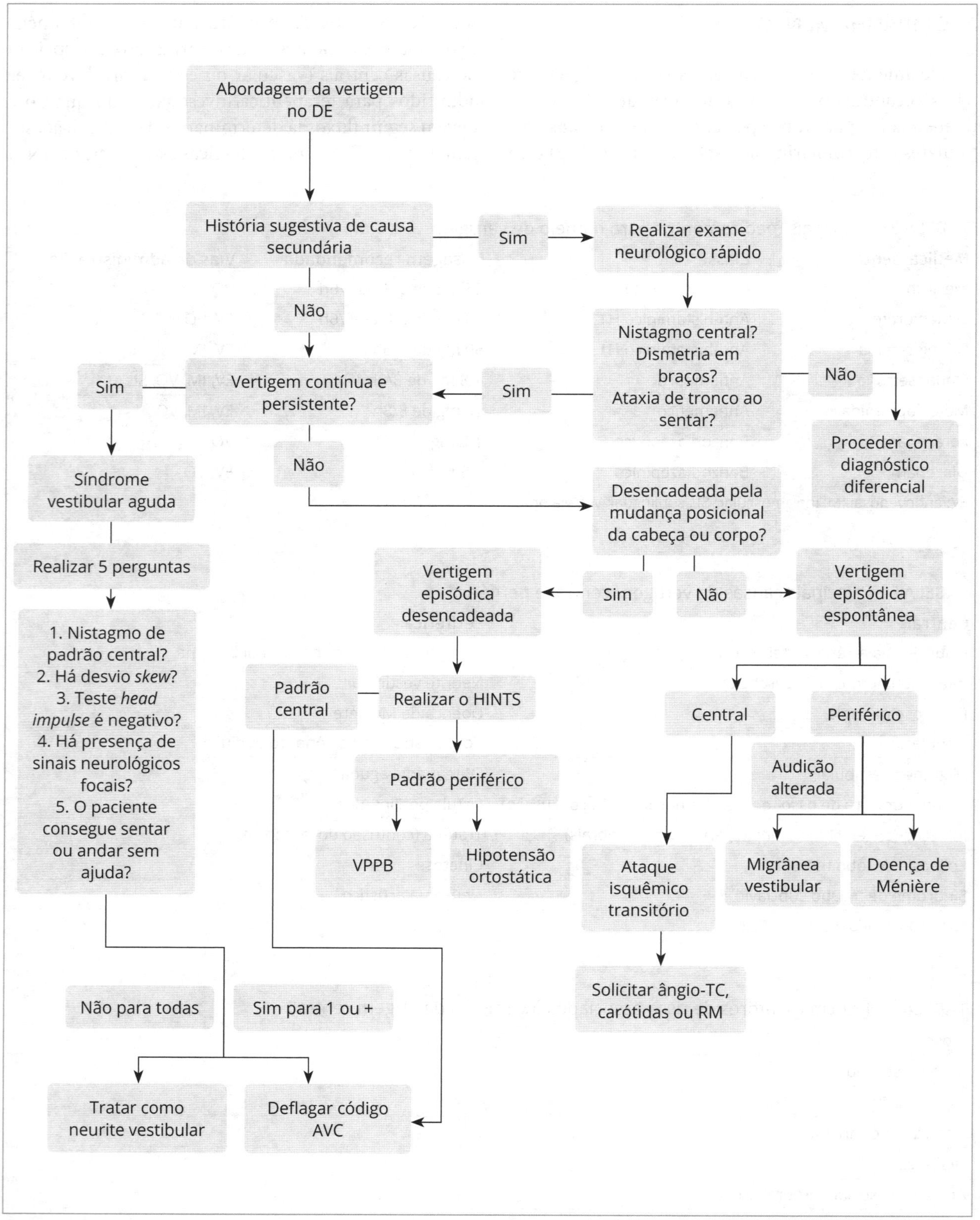

FIGURA 6 Fluxograma de abordagem diagnóstica da vertigem no departamento de emergência. AVC: acidente vascular cerebral; DE: departamento de emergência; HINTS: *Head Impulse – Nystagmus – Test of Skew*; RM: ressonância magnética; TC: tomografia computadorizada; VPPB: vertigem posicional paroxística benigna.

TABELA 5 Tabela rápida de interpretação do nistagmo durante a manobra de Dix- Hallpike para causas periféricas

Latência de 3-10 segundos para início do nistagmo quando a cabeça assume a posição pendente. Em raras situações, esse atraso pode chegar a 30 segundos.
Há exacerbação dos sintomas vestibulares (náuseas, vômitos) durante a manobra.
A sensação de vertigem e o nistagmo apresentam padrão "crescendo- decrescendo", sendo exacerbados nos primeiros 5-30 segundos da manobra e desaparecendo paulatinamente.
O nistagmo torna-se fatigável ao longo da repetição da manobra.
Durante a manobra paciente pode apresentar nistagmo vertical com fase rápida apontando para a fronte. Não confundir com nistagmo vertical espontâneo, pois este é de característica central.

Fonte: adaptada de Walls, 2022.

REFERÊNCIAS

1. Shah VP, Oliveira JE, Silva L, Farah W, Seisa MO, Balla AK, Christensen A, et al. Diagnostic accuracy of the physical examination in emergency department patients with acute vertigo or dizziness: a systematic review and meta-analysis for GRACE-3. Acad Emerg Med. 2023;30(5):552-78.
2. Lotstein J. A Simplified approach to the patient with dizziness. Emergency Medicine Education – emDOCs.net. [Internet] [citado 10 de agosto de 2023]. Disponível em: http://www.emdocs.net/8488-2/
3. GRACE-3 Dizziness – Emergency Medicine Clinical Practice Guideline. SAEM. www.saem.org [citado 10 de agosto de 2023]. Disponível em: https://www.saem.org/publications/grace/grace-3
4. Walls R, Hackberger R, Gausche-Hill M, Erickson TB, Wilcox SR. Rosen's emergency medicine: concepts and clinical practice: 2-Volume Set. 10th edition. Elsevier; 2022. 2712 p.
5. SGEM#403: Unos, dos, tres – vertigo: The GRACE-3 guidelines – The Skeptics Guide to Emergency Medicine [Internet]. 2023 [citado 10 de agosto de 2023]. Disponível em: https://thesgem.com/2023/05/sgem403-unos-dos-tres-vertigo-the-grace-3-guidelines/
6. Vanni S, Pecci R, Casati C, Moroni F, Risso M, Ottaviani M, et al. STANDING, a four-step bedside algorithm for differential diagnosis of acute vertigo in the Emergency Department. Acta Otorhinolaryngol Ital. dezembro de 2014;34(6):419-26.
7. Newman-Toker DE, Edlow JA. TiTrATE: a novel approach to diagnosing acute dizziness and vertigo. Neurol Clin. 2015;33(3):577-99.
8. Newman-Toker DE. H.I.N.T.S. to diagnose stroke in the acute vestibular syndrome – three-step bedside oculomotor exam more sensitive than early MRI DWI. Stroke. 2009;40(11):3504-10.
9. Kerber KA, Schweigler L, West BT, Fendrick AM, Morgenstern LB. Value of computed tomography scans in ED dizziness visits: analysis from a nationally representative sample. Am J Emerg Med. 2010;28(9):1030-6.
10. Lawhn-Heath C, Buckle C, Christoforidis G, Straus C. Utility of head CT in the evaluation of vertigo/dizziness in the emergency department. Emerg Radiol. 2013;20(1):45-9.
11. Hwang DY, Silva GS, Furie KL, Greer DM. Comparative sensitivity of computed tomography vs. magnetic resonance imaging for detecting acute posterior fossa infarct. J Emerg Med. 2012;42(5):559-65.
12. Kerber KA, Schweigler L, West BT, Fendrick AM, Morgenstern LB. Value of computed tomography scans in ED dizziness visits: analysis from a nationally representative sample. Am J Emerg Med. 2010;28(9):1030-6.
13. Kabra R, Robbie H, Connor SE. Diagnostic yield and impact of MRI for acute ischaemic stroke in patients presenting with dizziness and vertigo. Clin Radiol. 2015;70(7):736-42.
14. Tintinalli JE, et al. Tintinalli's emergency medicine: a comprehensive study Guide. Eighth edition. New York: McGraw-Hill; 2016.
15. Dyhrfjeld-Johnse J, Attali, P. Management of peripheral vertigo with antihistamines: new options on the horizon. Br J Clin Pharmacol. 2019.
16. Kerber KA. Vertigo and dizziness in the emergency department. Emerg Med Clin North Am. 2009;27(1): 39-viii.
17. Ropper AH, Samuels MA, Klein JP, Prasad S. eds. Deafness, dizziness, and disorders of equilibrium. Adams and Victor's principles of neurology, 12e. McGraw Hill; 2023. Disponível em: https://accessmedicine.mhmedical.com/content.aspx?bookid=3313&sectionid=276732154
18. Ganti L. Atlas of emergency medicine procedures. New York: Springer; 2022.

6

Rebaixamento do nível de consciência

Camila de Castello Branco Boccato
Mateus de Castro dos Santos
Michelle Garcia Ferreira de Oliveira
Nathalia Campos Rodrigues
Victor Paro da Cunha

PONTOS PRINCIPAIS

- Rebaixamento do nível de consciência (RNC) é o sinal mais importante associado ao quadro de disfunção neurológica.
- RNC é altamente prevalente entre os doentes críticos.
- O sistema ativador ascendente representa a porção neuroanatômica mais comumente associada ao nível de consciência.
- A encefalopatia tóxico-metabólica, em associação com as emergências neurológicas, é a principal causa de RNC.
- Escalas clínicas são importantes para definir o nível inicial e para o seguimento desses pacientes.
- Em pacientes com RNC importante é frequente a necessidade de manejo da via aérea. Essa decisão é complexa e demanda diversos cuidados.

INTRODUÇÃO

A consciência humana é tema de profunda discussão, desde os primeiros filósofos até os mais modernos especialistas em neurociência. De modo prático e operacional, para o meio médico, definimos simplificadamente a consciência como a capacidade de um indivíduo conhecer adequadamente a si mesmo e ao ambiente que o rodeia, sendo a consciência dividida didaticamente em dois polos principais: o nível (que compreende o estado de alerta e vigília) e o conteúdo (que se remete à adequada expressão de seus domínios cognitivos superiores). Neste capítulo abordaremos o rebaixamento do nível de consciência (RNC), síndrome clínica caracterizada por alterações no nível de consciência (não sendo incomum a concomitância de alteração no conteúdo), de etiologias multifatoriais e com grande potencial de gravidade – haja vista que os mecanismos neurofisiológicos e estruturas neuroanatômicas responsáveis pela manutenção do nível de consciência por vezes correlacionam-se com a manutenção de funções vitais, tais quais ventilação e proteção de vias aéreas.

Trata-se de uma síndrome de alta prevalência em pacientes no departamento de emergência (DE), de diagnóstico diferencial etiológico difícil e com alta morbidade e mortalidade, sendo, portanto, uma afecção desafiadora ao médico emergencista e equipe multidisciplinar, demandando abordagem sistematizada, adequada terapia de suporte, raciocínio clínico pormenorizado e, na grande maioria dos casos, propedêutica armada ampla.

NEUROFISIOLOGIA DA CONSCIÊNCIA

Não há como falar em RNC sem antes uma compreensão global da neurofisiologia por trás do estado de vigília, uma vez que, direta ou indiretamente, o processo patológico que está inferindo a disfunção no estado de vigília o faz a partir da interferência em um ou mais dos mecanismos centrais responsáveis pela manutenção da consciência – seja de modo direito, com lesão anatômica, seja de modo indireto, por meio de insultos a níveis de processos metabólicos diversos.

Do ponto de vista filogenético e embriológico, a evolução do sistema nervoso central entre as espécies ocorre de maneira ascendente no neuroeixo, respectivamente, do mais antigo ao mais atual: rombencéfalo (dividido em metencéfalo e mielencéfalo), mesencéfalo e prosencéfalo (dividido por sua vez em diencéfalo e telencéfalo). O mielencéfalo dá origem ao bulbo, enquanto o metencéfalo origina o cerebelo e a ponte, e a junção do diencéfalo e telencéfalo compreende o que simplificadamente é chamado de cérebro[1,2]. Enquanto o córtex cerebral é responsável pelas funções cognitivas superiores, mais recentes no processo evolutivo, o tronco encefálico (que compreende a combinação de mesencéfalo, ponte e bulbo), mais antigo na escala evolutiva, coordena funções vegetativas primordiais para sobrevivência das espécies, sobretudo o estado de alerta e vigília, com destaque ao papel da formação reticular neste processo.

Formação reticular

Trata-se de uma região muito antiga localizada na parte central do tronco encefálico, sendo um complexo grupo de núcleos neuronais, recebendo e emitindo conexões tanto para a parte mais alta da medula, em sentido caudal, quanto ao cerebelo, diencéfalo e telencéfalo, em sentido cranial, estendendo suas conexões para todo o córtex cerebral em ambos os hemisférios, além de receber aferências de muitos pares cranianos - multiplicidade de conexões que nos mostra o quão importante é essa região. É uma estrutura heterogênea tanto em citoarquitetura quanto no aspecto bioquímico, tendo grupos de neurônios com diferentes tipos de neurotransmissores, com destaque para as monoaminas, a saber: noradrenalina, dopamina e serotonina. A formação reticular tem como funções principais o controle da atividade elétrica cortical, ciclo sono-vigília, integração de reflexos, centro respiratório e vasomotor, controle eferente da sensibilidade e dar dor, controle do sistema nervoso autônomo, controle neuroendócrino e diversas outras funções, que não cabem ao propósito do capítulo; focaremos em sua atuação no estado de vigília, que se dá por três principais grupamentos de núcleos:

- Núcleos da rafe: conjunto de 9 núcleos (com destaque ao núcleo magno da rafe), dispostos ˆem toda linha mediana pela extensão do tronco encefálico; são núcleos com neurônios ricos em serotonina.
- *Locus ceruleus*: localizado no assoalho do quarto ventrículo, tem neurônios ricos em noradrenalina.
- Área tegmentar ventral: localizada da parte ventral do tegmento do mesencéfalo, medial à substância nigra, tem grupos de neurônios ricos em dopamina.
- Núcleos pedunculopontino e tegmentar laterodorsal: contém neurônios colinérgicos.

Sistema ativador ascendente (SAA)

Em 1949, Giuseppi Moruzzi e Horace Magoun demonstraram em experimentos com gatos que lesões na região da formação reticular no tronco encefálico levavam à perda da vigília. Por sua vez, a estimulação da formação reticular convertia imediatamente o eletroencefalograma (EEG) de um gato adormecido para o EEG de um gato acordado; achados esses que não se reproduziam ao se realizar lesões ou estimulações em regiões distintas do tronco encefálico, de modo que os autores teorizaram que tal região exercia uma função de ativação geral para todo o encéfalo, denominando as conexões dessa região de sistema reticular ativador ascendente (SARA)[1-5]. Hoje é denominado mais precisamente sistema ativador ascendente (SAA), pois identificamos que, embora com predominância de núcleos do sistema reticular, há também conexões de outras estruturas importantes fora do sistema reticular que compõe esse sistema, a saber: o núcleo tuberomamilar localizado no hipotálamo, com projeções de neurônios histaminérgicos; e o núcleo basal de Meynert no prosencéfalo basal, com projeções de neurônios colinérgicos.

Sistema ativador ascendente
- Formação reticular (SARA)
  - *Lócus ceruleus*: noradrenalina
  - Núcleo da rafe: serotonina
  - N. pedúnculo-pontino: acetilcolina
- Hipotálamo
  - Núcleo tuberomamilar: histamina
- Prosencéfalo basal
  - Núcleo basal de Meynert: acetilcolina

FIGURA 1 Sistema ativador ascendente.
Fonte: adaptada Machado e Haertel , 2014.

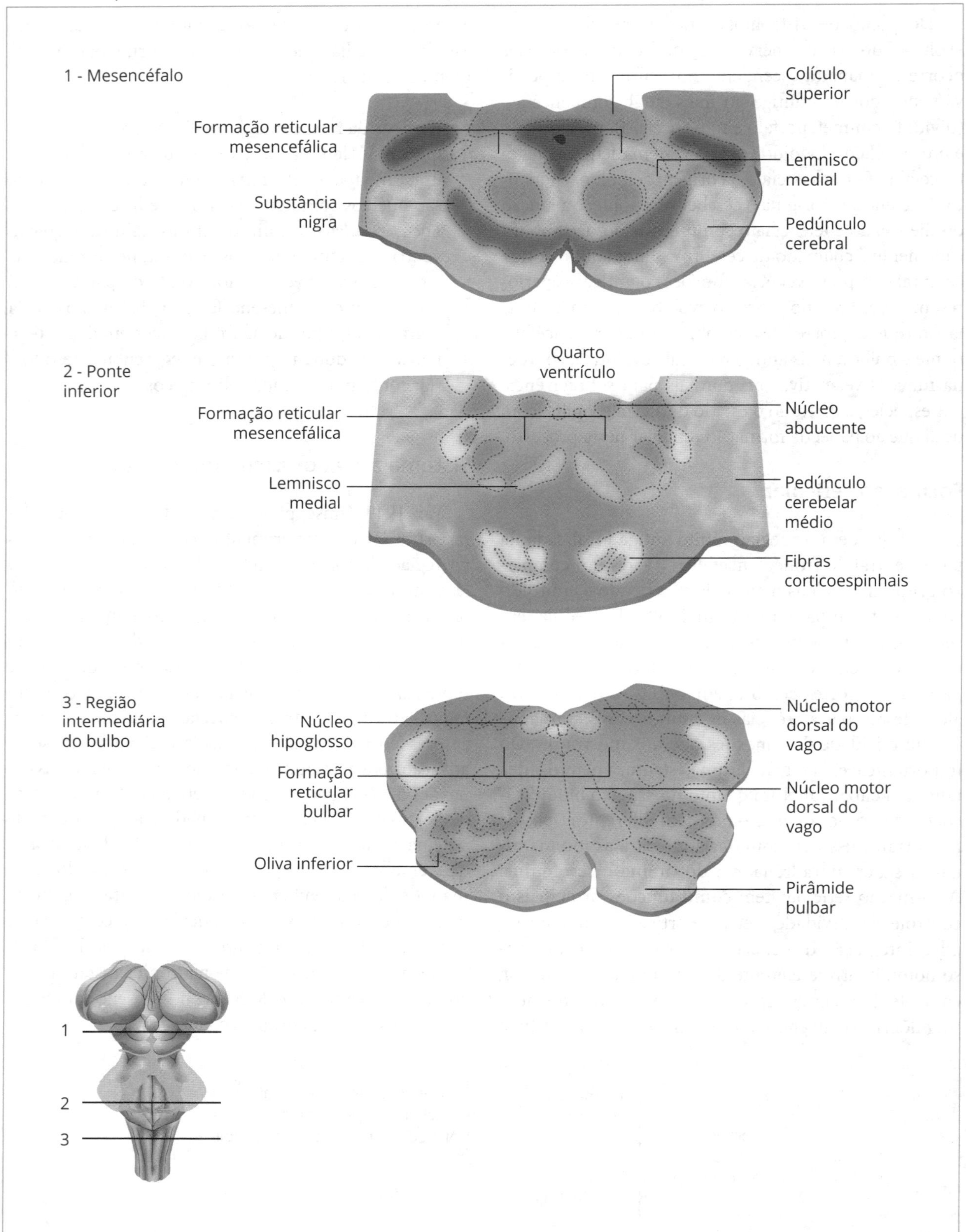

FIGURA 2 Anatomia.
Fonte: adaptada de Purves, 2010.

Toda essa intrincada trama de conexões do SAA mantém o estado de alerta e vigília do dia a dia, e lesões ou interferências em qualquer ponto desse sistema estão na gênese da síndrome do RNC. São vistas múltiplas projeções de neurônios monoaminérgicos, colinérgicos e histaminérgicos, o que explica, por exemplo, o RNC em condições de intoxicações e/ou como efeito adverso de várias classes medicamentosas, como anti-histamínicos, antidepressivos e antipsicóticos, por exemplo.

Encefalopatia tóxico-metabólica (ETM)

Uma vez apresentado o sistema neural básico responsável pelo estado de consciência, temos que, evidentemente, qualquer lesão anatômica direta em componentes deste sistema pode e provavelmente irá comprometer o nível de consciência; por sua vez, vemos que os principais responsáveis – em termos fisiopatológicos – pelo RNC não são as lesões estruturais diretas, mas sim uma disfunção multifatorial a nível celular dos componentes desta cadeia, a qual denominamos encefalopatia tóxico-metabólica (ETM) – termo que designa uma entidade nosológica ainda pouco esclarecida, com muitas teorias embasadas por mecanismos fisiopatológicos, porém que carecem de evidências robustas. Dentre as teorias que explicam a gênese da ETM, considera-se que conexões polissinápticas que se estendem do tronco encefálico até o córtex podem ter sua função prejudicada na presença de fatores que alteram a homeostase e o ambiente metabólico adequado para a função neuronal, a saber: fluxo sanguíneo adequado, normotermia, normóxia, pH em níveis fisiológicos, osmolaridade sanguínea e equilíbrio na composição eletrolítica do meio intra e extracelular, além de um balanço adequado de aminoácidos específicos, neurotransmissores excitatórios e inibitórios e substratos metabólicos.

É possível identificar em muitos pacientes com ETM um distúrbio na barreira hematoencefálica (BHE), levando ao aumento de sua permeabilidade e acúmulo de toxinas diversas e mesmo substâncias constituintes comuns do plasma, que ao se acumularem no líquido cefalorraquidiano (LCR) e SNC podem induzir a disfunção neuronal. Em estudos recentes, aminoácidos neutros de cadeia larga, como leucina, isoleucina, valina, tirosina e triptofano foram identificados em grande concentração no LCR de paciente intubados na UTI, e foi constatada alta correlação com a ocorrência de *delirium* neles. Sobretudo na sepse, secundário a atividade de múltiplas citocinas inflamatórias e demais mediadores, identifica-se o aumento na permeabilidade da BHE, além de alterações microcirculatórias, lesão isquêmica secundária e redução da concentração de neurotransmissores monoaminérgicos, concomitantemente ao aumento do falso neurotransmissor octopamina.

Edema cerebral é um achado comum e frequente em várias etiologias de ETM, classicamente na encefalopatia hepática (secundário, entre outros fatores, pela hiperamonemia, lesão citotóxica neuronal e aumento da permeabilidade da BHE), mas também na encefalopatia urêmica e distúrbios hidroeletrolíticos, sobretudo disnatremias. O tecido neuronal tem uma taxa metabólica alta e predominância por consumo de glicose e metabolismo aeróbio; assim, é extremamente sensível à hipoglicemia e à hipóxia, em vigência dos quais responde inicialmente com disfunção reversível, que pode progredir em curto período para lesões irreversíveis. Por fim, deficiências vitamínicas (destaque para tiamina, responsável pela encefalopatia de Wernicke-Korsakoff), toxinas exógenas e polimorfismos específicos levando à maior expressão de receptores para determinadas drogas (p. ex., maior expressão de glicoproteína-P em alguns indivíduos, sobretudo idosos) fazem parte do que se entende por mecanismos para ocorrência de ETM.

APRESENTAÇÃO CLÍNICA INICIAL

Como em todo paciente crítico, a avaliação e manejo inicial do indivíduo com rebaixamento do nível de consciência deve ser iniciada pela identificação e pelo tratamento, na medida do possível, das situações ameaçadoras à vida (hipoxemia, choque, hipoglicemia), seguida de um exame físico e anamnese detalhados, pesquisando por estigmas de trauma, meningismo, além de antecedentes pessoais que justifiquem as alterações. Nos pacientes rebaixados, a presença de familiares, acompanhantes ou profissionais de atendimento pré-hospitalar pode ajudar muito na construção da história e na investigação etiológica do quadro. Dividiremos, didaticamente, a avaliação neurológica inicial em quatro grandes grupos, discutidos em detalhes a seguir.

Avaliação do nível de consciência

Avaliação subjetiva

Os pacientes podem ser avaliados quanto à capacidade de direcionar e fixar o olhar, obedecer a comandos simples, sustentar atenção e manter um discurso coerente. De modo geral, o nível de consciência varia de vigil até coma profundo, passando por obnubilação, torpor, sopor e coma. Há, ainda, a possibilidade de classificação em estupor, quando, apesar da consciência preservada, nota-se déficit de psicomotricidade, e em *delirium*, quando há um quadro de desorganização flutuante do nível de consciência e/ou da atenção e organização de pensamentos. Conforme descrito por Dalgalarrondo, podemos definir alguns desses termos conforme:

- Obnubilação: paciente apresenta lentidão de compreensão e dificuldade de atenção.
- Torpor: o paciente acorda somente ao estímulo vigoroso e não se sustenta acordado por muito tempo.
- Sopor: sonolência intensa, com quase nenhuma resposta ao estímulo vigoroso, com retorno em poucos segundos à ausência de atividade consciente.
- Coma: perda completa da consciência, incapacidade de responder a qualquer estímulo ou comando.

Avaliação objetiva

Diversas escalas podem ser utilizadas para avaliar o nível de consciência. Aqui, discutiremos as principais utilizadas no departamento de emergência (DE).

Escalas clínicas de alteração do nível de consciência

Escala de Coma de Glasgow (ECG)

Descrita inicialmente em 1974 para avaliar o nível de consciência de pacientes vítimas de trauma, a Escala de Coma de Glasgow leva em consideração a melhor resposta do paciente à avaliação ocular, verbal e motora, variando de 3 a 15. No geral, considera-se inconsciente o paciente com Glasgow ≤ 8 e sem resposta ocular. Recentemente, adicionou-se a avaliação pupilar: a ausência de resposta de ambas as pupilas subtrai 2 pontos do valor inicial, a resposta anormal unilateral, 1 ponto, e a resposta preservada de ambas mantém o resultado obtido na avaliação inicial. Ou seja, é possível chegar a uma ECG modificada de 1 ponto (paciente com pontuação mínima nas respostas ocular, verbal e motora, e sem nenhuma reatividade pupilar). Ainda assim, o comprometimento de resposta verbal (seja por sedação, seja por ventilação mecânica) e ausência de avaliação de reflexos de tronco é um fator limitante considerável para a avaliação do nível de consciência pela ECG.

Escala *Full Outline of Unresponsiveness* (FOUR)

Validada em 2005, em Minnesota, para avaliação de pacientes em terapia intensiva, a escala avalia resposta ocular, motora, reflexos de tronco e padrão respiratório, de modo que acaba sendo mais detalhada do que a escala de coma de Glasgow[4-8]. Seus resultados variam de 0 (totalmente sem resposta) a 4 (melhor resposta) em cada parâmetro.

Os estudos comparativos demonstraram os resultados da escala FOUR como mais específicos para lesões graves de SNC, com maior correlação especialmente com a presença de lesão no tronco encefálico.

Richmond Agitation-Sedation Scale (RASS)

Desenvolvida, inicialmente, para avaliar o grau de agitação em pacientes em unidade de terapia intensiva, a escala RASS é tida como de fácil aplicação por diferentes profissionais da equipe multidisciplinar. Sua validação é tanto para pacientes clínicos quanto cirúrgicos, sedados ou não, em ventilação mecânica ou espontânea. Foi descrita como sendo especialmente útil para avaliação de nível de consciência durante o desmame de ventilação mecânica invasiva.

Avaliação dos pares cranianos

Embora a avaliação completa dos pares cranianos possa auxiliar na investigação diagnóstica, atenção especial deve ser dada à reatividade, ao tamanho e à simetria das pupilas, bem como à posição e à motricidade ocular.

A presença de pupilas puntiformes e bradi ou não reagentes é sugestiva de afecções pontinas ou intoxicação exógena por opiáceos, enquanto midríase com anisocoria apontam para a presença de herniação transtentorial.

Pupilas médio-fixas, por outro lado, salvo no contexto de pós-PCR imediata, podem sugerir lesões cerebrais graves e, por vezes, são comumente a primeira manifestação clínica de morte encefálica.

Quanto à motricidade ocular, desvios horizontais e conjugados do olhar podem ser vistos em pacientes com intoxicações exógenas, alterações metabólicas importantes ou sedados. O desvio conjugado vertical (desvio *skew*), por outro lado, pode sugerir lesões cerebelares.

Quando disponíveis, a avaliação fundoscópica e a ultrassonografia de nervo óptico (para medição da bainha) auxiliam no diagnóstico de hipertensão intracraniana.

Avaliação da motricidade apendicular

É importante avaliar a capacidade de responder aos comandos diretos, assim como as respostas reflexas (como decorticação ou descerebração). Além disso, a presença de déficits neurológicos focais/unilaterais é sugestiva de lesões estruturais, enquanto a presença de alterações bilaterais ou movimentos involuntários sugere correção com causas metabólicas.

TABELA 1 Interpretação e Pontuação da Escala de Coma de Glasgow

Abertura ocular			
Critério	**Verificado**	**Classificação**	**Pontuação**
Olhos abertos previamente à estimulação		Espontânea	4
Abertura ocular após ordem em tom de voz normal ou em voz alta		Ao som	3
Abertura ocular após estimulação da extremidade dos dedos		À pressão	2
Ausência persistente de abertura ocular, sem fatores de interferência		Ausente	1
Olhos fechados devido a fator local		Não testável	NT
Resposta verbal			
Critério	**Verificado**	**Classificação**	**Pontuação**
Resposta adequada relativamente ao nome, local e data		Orientada	5
Resposta não orientada mas comunicação coerente		Confusa	4
Palavras isoladas inteligíveis		Palavras	3
Apenas gemidos		Sons	2
Ausência de resposta audível, sem fatores de interferência		Ausente	1
Fator que interfere na comunicação		Não testável	NT
Melhor resposta motora			
Critério	**Verificado**	**Classificação**	**Pontuação**
Cumprimento de ordens com 2 ações		A ordens	6
Elevação da mão acima do nível da clavícula ao estímulo na cabeça ou pescoço		Localizadora	5
Flexão rápida do membro superior ao nível do cotovelo, padrão predominante não anormal		Flexão normal	4
Flexão do membro superior ao nível do cotovelo, padrão predominante claramente anormal		Flexão anormal	3
Extensão do membro superior ao nível do cotovelo		Extensão	2
Ausência de movimentos dos membros superiores/inferiores, sem fatores de interferência		Ausente	1
Fator que limita a resposta motora		Não testável	NT

Fonte: adaptada de Royal College of Physicians and Surgeons of Glasgow, 2024.

Avaliação do padrão respiratório

Ao avaliar o padrão respiratório em um paciente com rebaixamento do nível de consciência, é essencial utilizar parâmetros adequados para determinar se a via aérea está aberta e desobstruída. A presença de sinais ou sintomas que sugiram obstrução ou não proteção de via aérea deve gerar respostas imediatas do examinador. Nesse sentido, devemos observar:

- Obstrução física visível: realize uma inspeção visual da boca e garganta do paciente em busca de obstruções físicas, como corpos estranhos, vômito, sangue ou secreções. Verifique se há objetos ou alimentos alojados na via aérea, e remova-os caso possível. Se o objeto parecer de difícil alcance ou sua retirada for arriscada, é preferível que não se tente a remoção.
- Respiração espontânea: verifique se o paciente está respirando espontaneamente e se é capaz de falar. Observe o movimento do tórax, ausculte os sons respiratórios e sinta o fluxo de ar nas narinas e boca. A presença de respiração espontânea e fonação indica uma via aérea desobstruída, embora não exclua a possibilidade de obstrução parcial.
- Ausculta: utilize um estetoscópio para auscultar os ruídos respiratórios. Sons anormais como estridor (sons agudos durante a inspiração) ou ruídos de obstrução podem indicar uma via aérea parcialmente obstruída.

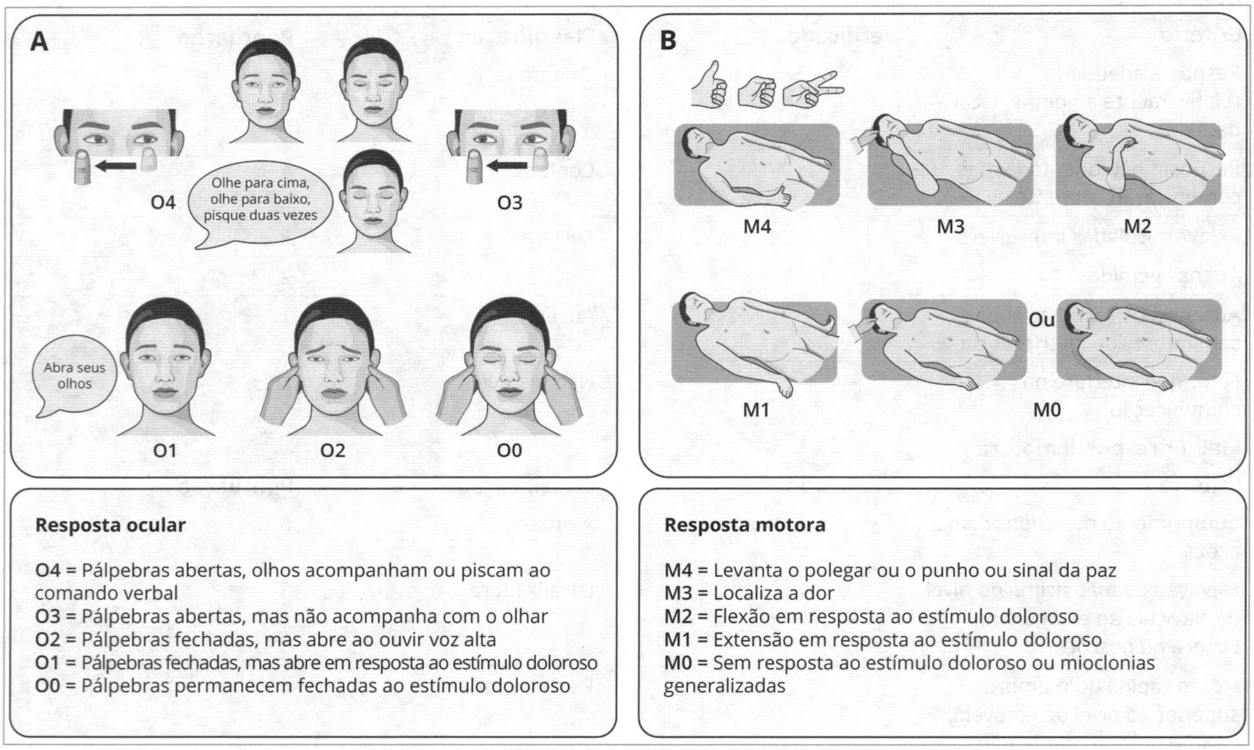

FIGURA 3 Escala *Full Outline of UnResponsiveness* – versão para o português brasileiro. A: Resposta ocular (O): Uma pontuação de O4 indica pelo menos três excursões voluntárias. Se as pálpebras estiverem fechadas, o examinador deve abri-las e realizar o exame mediante movimentação com um dedo ou objeto. A avaliação com a abertura de uma pálpebra será suficiente em casos de edema palpebral ou trauma facial. Uma pontuação de O3 indica a ausência de movimentação voluntária com os olhos abertos. Uma pontuação de O2 indica pálpebras se abrindo mediante voz alta. Uma pontuação de O1 indica pálpebras abertas com estímulo de dor. Uma pontuação de O0 indica ausência de abertura palpebral mesmo com dor. B: Resposta motora (M): Uma pontuação de M4 indica que o paciente evidenciou pelo menos uma das três posições da mão (polegar para cima, punho ou sinal de paz) com ambas as mãos. Uma pontuação de M3 (localização) indica que o paciente tocou a mão do examinador após um estímulo doloroso comprimindo a articulação temporomandibular ou nervo supraorbital. Uma pontuação de M2 indica qualquer movimento de flexão dos membros superiores. Uma pontuação de M1 indica resposta extensora à dor. Uma pontuação de M0 indica que não há resposta motora à dor (*continua*).
Fonte: Bernardinelli et al., 2022.

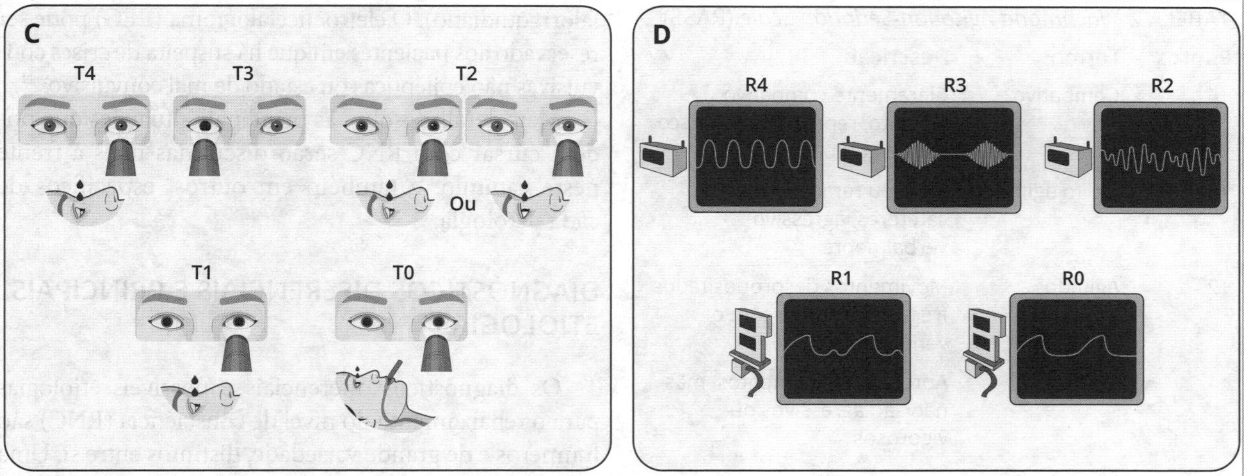

Reflexos tronco-encefálicos

T4 = Reflexos pupilares e corneanos presentes
T3 = Uma pupila dilatada e fixa
T2 = Reflexos pupilares ou corneanos ausentes
T1 = Reflexos pupilares e corneanos ausentes
T0 = Reflexos pupilares, corneanos e de tosse ausentes

Padrão respiratório

R4 = Não intubado, padrão respiratório regular
R3 = Não intubado, padrão respiratório de Cheyne-Stokes
R2 = Não intubado, padrão respiração irregular
R1 = Respira acima da frequência do ventilador
R0 = Apneia ou respira na frequência do ventilador

FIGURA 3 (*continuação*) Escala *Full Outline of UnResponsiveness* – versão para o português brasileiro. C: Reflexos do tronco encefálico (T): Examine os reflexos das pupilas e das córneas. De preferência, os reflexos das córneas são testados incluindo entre duas e três gotas de solução salina estéril na córnea a uma distância de 10 a 15 cm (isso minimiza o trauma da córnea resultante de repetidas análises). Também podem ser utilizados cotonetes esterilizados. O reflexo da tosse para a aspiração traqueal é testado somente quando ambos os reflexos estão ausentes. Uma pontuação de T4 indica a presença de reflexos das pupilas e das córneas. Uma pontuação de T3 indica uma pupila dilatada e fixa. Uma pontuação de T2 indica que os reflexos das pupilas ou os reflexos das córneas estão ausentes. Uma pontuação de T1 indica que tanto os reflexos das pupilas como os das córneas estão ausentes. Uma pontuação de T0 indica ausência dos reflexos das pupilas e das córneas, assim como do reflexo da tosse (usando aspiração traqueal). D: Padrão respiratório (R): determina o padrão de respiração espontânea em um paciente sem intubação e classifica simplesmente como regular (R4) ou irregular (R2), ou ainda respiração de Cheyne-Stokes (R3). Em pacientes submetidos à ventilação mecânica, avaliar o formato da onda de pressão do padrão de respiração espontânea ou o acionamento do ventilador pelo paciente (R1). O monitor do ventilador que exibe padrões respiratórios pode ser usado para identificar os ciclos respiratórios gerados pelo paciente no ventilador. Não se devem fazer quaisquer ajustes no ventilador enquanto o paciente estiver sendo classificado, porém a classificação é feita preferencialmente com $PaCO_2$ dentro dos limites normais. Um teste padrão de apneia pode ser necessário quando o paciente respira na frequência do ventilador (R0).
Fonte: Bernardinelli et al., 2022.

- Obstrução de vias aéreas superiores (OVAS): verifique a presença de sinais clínicos como estridor inspiratório, retrações subcostais, tiragem intercostal ou supraclavicular e cianose perioral. Esses sinais podem indicar uma obstrução parcial ou completa das vias aéreas superiores.
- Manobra de abertura das vias aéreas: a abertura das vias aéreas pode ser feita inclinando a cabeça para trás e elevando o queixo (manobra de extensão do pescoço e elevação do mento) ou realizando tração mandibular para anteriorizar o osso hióideo e a língua.
- Saturação de oxigênio: meça a saturação de oxigênio por meio de oximetria de pulso. Uma saturação de oxigênio abaixo de 92% pode indicar uma obstrução ou insuficiência da ventilação e pode requerer intervenções adicionais.

TABELA 2 *Richmond Agitation-Sedation Scale* (RASS)

Pontos	Termo	Descrição
+4	Combativo	Claramente combativo, violento, representando risco para a equipe
+3	Muito agitado	Puxa ou remove tubos ou cateteres, agressivo verbalmente
+2	Agitado	Movimentos despropositados frequentes, briga com o ventilador
+1	Inquieto	Apresenta movimentos, mas não são agressivos ou vigorosos
0	Alerta e calmo	
1	Sonolento	Adormecido, mas acorda ao ser chamado (estímulo verbal) e mantém os olhos abertos por mais de 10 segundos
–2	Sedação leve	Despertar precoce ao estímulo verbal, mantém contato visual por menos de 10 segundos
–3	Sedação moderada	Movimentação ou abertura ocular ao estímulo verbal (mas sem contato visual)
–4	Sedação intensa	Sem resposta ao ser chamado pelo nome, mas apresenta movimentação ou abertura ocular ao toque (estímulo físico)
–5	Não desperta	Sem resposta ao estímulo verbal ou físico

Fonte: Massaud-Ribeiro et al., 2021.

AVALIAÇÃO DIAGNÓSTICA

A aferição da glicemia capilar é o primeiro exame a ser realizado na investigação inicial do rebaixamento do nível de consciência, uma vez que a neuroglicopenia é uma causa comum e rapidamente reversível de alterações neurológicas. Uma vez descartada a hipoglicemia, deve-se pesquisar outras etiologias para o RNC, como alterações infectometabólicas, distúrbios ácido-básicos e patologias centrais.

A realização de exame de imagem (como tomografia computadorizada ou ressonância magnética) pode ser reservada aos pacientes cuja etiologia do RNC não é encontrada após a investigação laboratorial inicial, naqueles em que há suspeita ou estigmas de traumatismo craniano/politrauma e nos que se suspeita de neuroinfecção (nesses casos, precedendo a coleta de amostra de líquido cefalorraquidiano). O eletroencefalograma (EEG) pode ser reservado aos pacientes em que há suspeita de crises convulsivas não epilépticas ou estado de mal convulsivo[9-11].

Mais detalhes sobre as principais situações que podem cursar com RNC serão discutidas mais à frente neste capítulo, e também em outros, específicos de cada patologia.

DIAGNÓSTICOS DIFERENCIAIS E PRINCIPAIS ETIOLOGIAS

Os diagnósticos diferenciais e possíveis etiologias para o rebaixamento do nível de consciência (RNC) são inúmeros e de grande variedade, distintos entre si. Uma das classificações propostas para ser usada durante a avaliação primária do paciente leva em conta três grupos distintos, sendo eles os seguintes: 1) causas tóxicas; 2) causas metabólicas; 3) causas anatômicas. O objetivo é, durante a avaliação inicial, formular hipóteses diagnósticas que se enquadrem em uma dessas três grandes síndromes – a princípio de modo geral, e em seguida conforme se aprofunda a investigação, de maneira mais direcionada. As três síndromes citadas e as etiologias por elas abrangidas estão descritas na Tabela 5.

Uma das formas de diferenciar qual síndrome clínica é mais compatível com o quadro apresentado pelo paciente é levando em conta dados relevantes da anamnese e do exame físico. Dentre as informações importantes para essa análise, há a idade, em que o paciente mais jovem, se não tiver sido vítima de trauma, provavelmente apresenta o rebaixamento por causa tóxico-metabólica, ao passo que pacientes idosos estão mais comumente relacionados a etiologias anatômicas. Quadros de início insidioso e progressivo têm maior correlação com etiologias metabólicas, enquanto aqueles súbitos geralmente estão presentes nos quadros de origem anatômica ou tóxica.

Outra forma de classificar as etiologias é por grandes sistemas. Essa forma nem sempre fornecerá informações rapidamente durante a avaliação primária, porém é descrita e pode ser usada durante o aprofundamento da investigação e na ampliação do leque de diagnósticos diferenciais. A proposta, neste caso, é avaliar de acordo com os sistemas fisiológicos uma provável causa para o rebaixamento. Alguns exemplos a seguir ilustram essa forma de raciocínio, como o sistema neurológico englobando etiologias que incluem AVE, convulsões ou infecções; o sistema cardiovascular responsável por causas como síncope e arritmias e assim por diante.

Assim, após formular a hipótese diagnóstica sindrômica e iniciar a investigação do quadro, a fim de selar o diagnóstico etiológico, será possível realizar o

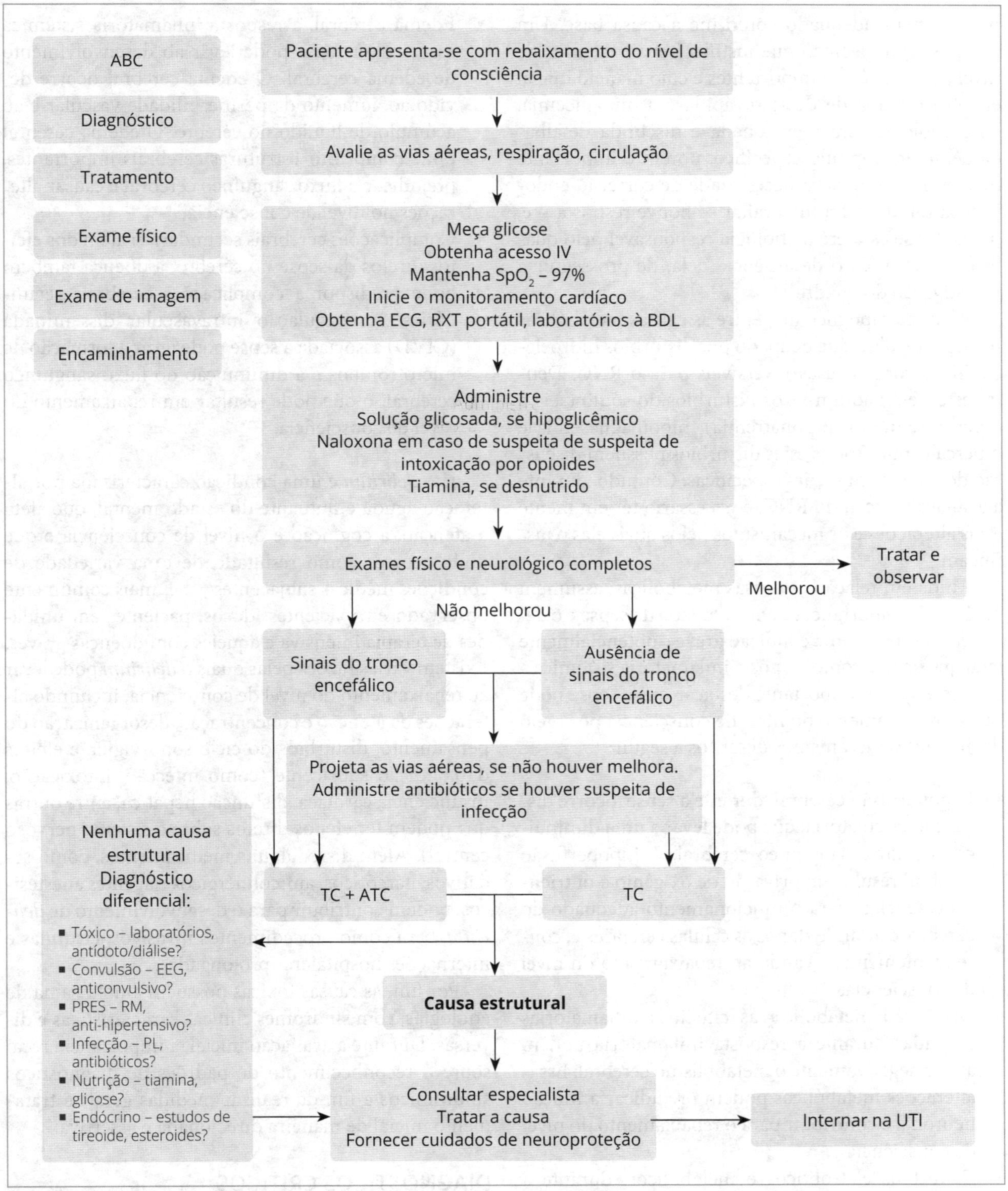

FIGURA 4 Fluxograma sugerido para avaliação e abordagem inicial do paciente com rebaixamento no nível de consciência no departamento de emergência. ABC: vias aéreas, respiração, circulação; ATC: angiografia por tomografia computadorizada; BDL: à beira do leito; ECG, eletrocardiograma; EEG: eletroencefalograma; IV: intravenosa; PL: punção lombar; PRES: síndrome de encefalopatia posterior reversível; RM: ressonância magnética; RXT: radiografia torácica; SpO_2: saturação de oxigênio; TC: tomografia computadorizada; UTI: unidade de terapia intensiva.
Fonte: Marx, Hockberger e Walls, 2018.

manejo mais adequado conforme a causa base. Um diagnóstico específico que justifica rebaixamentos de nível de consciência importantes e cujo manejo inicial envolve tomada de decisão rápida é a hipoglicemia. Essa etiologia será mencionada e discutida detalhadamente em capítulo específico, porém é importante mencioná-la e frisar a necessidade de correção endovenosa rápida, a fim de avaliar se houve resposta – e, portanto, se essa era a etiologia responsável pelo quadro – ou, em caso de ausência dela, de prosseguir a investigação do quadro[11,12].

Além da hipoglicemia, entre as causas metabólicas há papel de destaque ocupado por distúrbios hidroeletrolíticos como causas reversíveis para o RNC. Dentre estes, enquadram-se os distúrbios do sódio (seja a hipernatremia ou hiponatremia), hipomagnesemia e hipercalcemia. Todos estes distúrbios possuem discussão detalhada em seções específicas. Contudo, durante a avaliação inicial do RNC, é necessário ter em mente estas alterações e os mecanismos pelos quais elas o justificam.

Ainda em relação às causas metabólicas, assumem posição de importância a encefalopatia da sepse e o *delirium*. A sepse é uma condição grave e potencialmente fatal que ocorre como resposta inflamatória sistêmica a uma infecção. É importante destacar que a sepse pode causar rebaixamento do nível de consciência por meio de diferentes mecanismos descritos a seguir:

- Hipoperfusão cerebral: durante a sepse, ocorre disfunção circulatória, que pode levar a uma diminuição do fluxo sanguíneo cerebral. A hipoperfusão cerebral resulta em privação de oxigênio e nutrientes essenciais para o funcionamento adequado do cérebro, causando danos às células cerebrais e, consequentemente, levando ao rebaixamento do nível de consciência.
- Disfunção metabólica: as citocinas inflamatórias liberadas durante a resposta inflamatória podem afetar negativamente o metabolismo cerebral. Essas alterações metabólicas podem prejudicar a função neuronal e contribuir para o rebaixamento do nível de consciência.
- Distúrbios eletrolíticos e metabólicos: durante a sepse, ocorrem alterações significativas nos níveis de eletrólitos e metabólitos no organismo. A hiponatremia, hipoglicemia, acidose metabólica e desequilíbrios de outros eletrólitos podem afetar diretamente o funcionamento do sistema nervoso central. Essas alterações podem resultar em sintomas neurológicos, incluindo rebaixamento do nível de consciência.
- Edema cerebral: a resposta inflamatória sistêmica associada à sepse pode levar ao desenvolvimento de edema cerebral. O edema cerebral ocorre devido ao aumento da permeabilidade vascular e ao acúmulo de líquido no cérebro. O edema cerebral pode comprimir estruturas cerebrais importantes, prejudicar o fluxo sanguíneo cerebral e causar alterações no nível de consciência.
- Complicações cerebrais secundárias: além dos efeitos diretos da sepse no cérebro, a doença também pode predispor a complicações cerebrais secundárias. A coagulação intravascular disseminada (CIVD) associada à sepse pode levar à formação de microtrombos e à diminuição do fluxo sanguíneo cerebral, o que pode resultar em rebaixamento do nível de consciência.

Já o *delirium* é uma condição caracterizada por alteração aguda e flutuante do estado mental, que afeta a atenção, a cognição e o nível de consciência e que pode ocorrer como resultado de uma variedade de condições médicas subjacentes[12-14]. É mais comumente observado em pacientes idosos, pacientes em unidades de terapia intensiva e aqueles com doenças graves. Existem várias razões pelas quais o *delirium* pode levar ao rebaixamento do nível de consciência, incluindo alterações da atenção e concentração, desorganização do pensamento, distúrbios do ciclo sono-vigília e efeitos da condição subjacente (como infecção, intoxicação, insuficiência cardíaca, disfunção hepática, entre outras que podem ter efeitos diretos sobre o sistema nervoso central). Além disso, alguns medicamentos, como sedativos, narcóticos, anticolinérgicos e agentes anestésicos, podem contribuir para o desenvolvimento de *delirium*, bem como procedimentos invasivos, cirurgias e internações hospitalares prolongadas.

Por fim, as causas tóxicas possuem ampla gama de etiologias, com síndromes clínicas características e diversas. Durante a avaliação inicial, a importância recai sobre o reconhecimento de padrões de diagnósticos sindrômicos a fim de realizar medidas gerais e tratamento inicial de maneira direcionada e assertiva.

DIAGNÓSTICOS CRÍTICOS

No cenário da medicina de emergência, o rebaixamento do nível de consciência é um achado clínico crucial que demanda uma avaliação imediata e precisa. A capacidade de diagnosticar corretamente as condições subjacentes é essencial para iniciar o tratamento adequado e melhorar os desfechos dos pacientes. Aqui, discutiremos os principais diagnósticos críticos associados ao rebaixamento do nível de consciência, explorando suas características clínicas, abordagem diagnóstica e manejo inicial.

HIPOGLICEMIA

A hipoglicemia é considerada um diagnóstico crítico de rebaixamento do nível de consciência devido aos efeitos diretos da glicose no cérebro. Quando seus níveis no sangue caem abaixo de um limite crítico, ocorre diminuição da sua disponibilidade para o cérebro. Essa privação pode levar a uma disfunção cerebral progressiva e, eventualmente, ao rebaixamento do nível de consciência. Os mecanismos que levam a alterações deletérias incluem a redução da função cerebral, comprometimento metabólico, aumento da excitabilidade neuronal e alterações de perfusão cerebral.

É importante destacar que o cérebro é altamente sensível à hipoglicemia e pode sofrer danos irreversíveis se a condição não for tratada prontamente. O rebaixamento do nível de consciência é um sinal de alerta crítico e indica que a oferta de glicose ao cérebro está comprometida.

Causas cardiorrespiratórias

As condições cardiorrespiratórias constituem uma das principais categorias a serem consideradas no diagnóstico de rebaixamento do nível de consciência. Essas condições incluem:

Parada cardiorrespiratória

A parada cardiorrespiratória é uma emergência médica crítica caracterizada pela cessação abrupta do funcionamento do coração e dos pulmões. A reanimação cardiopulmonar (RCP) imediata é essencial para melhorar as chances de sobrevivência e de melhores desfechos neurológicos.

RNC prolongado é muito comum em pacientes que sobreviveram a PCR, podendo ser passageiro e melhorar de maneira progressiva após estabilização clínica, porém em pacientes com quadros sustentados por mais de 24 horas a hipótese de encefalopatia hipóxico-isquêmica deve ser considerada.

Insuficiência respiratória

- Hipoxemia e rebaixamento do nível de consciência: a hipoxemia resulta em uma diminuição dos níveis de oxigênio no sangue arterial, comprometendo o suprimento de oxigênio para o cérebro. À medida que os níveis de oxigênio caem, ocorre uma redução da atividade neuronal normal, afetando diretamente o estado de consciência e causando rebaixamento do nível de consciência. Pode ocorrer devido a problemas como pneumonia grave, edema pulmonar, embolia pulmonar maciça, doenças pulmonares obstrutivas crônicas avançadas, síndrome do desconforto respiratório agudo (SDRA) e atelectasia.
- Hipercapnia e rebaixamento do nível de consciência: a hipercapnia ocorre quando os níveis de dióxido de carbono no sangue arterial aumentam significativamente. Quando há um acúmulo excessivo de CO_2 no sangue, ocorre uma alteração no equilíbrio ácido-base, levando à acidose respiratória. A acidose respiratória pode afetar o funcionamento normal do sistema nervoso central, causando alterações no nível de consciência, sonolência e até mesmo coma, conceito frequentemente referido como carbonarcose. Pode ser causada por condições que afetam a ventilação pulmonar, como doenças neuromusculares, como a esclerose lateral amiotrófica (ELA), lesões na medula espinhal, síndrome de Guillain-Barré e intoxicações, além da hipoventilação.

Hipotensão

A hipotensão, especialmente quando grave ou prolongada, pode resultar em diminuição do fluxo sanguíneo cerebral, levando ao rebaixamento do nível de consciência. As causas de hipotensão devem ser investigadas, em especial associadas aos estados de choque hemodinâmico.

Distúrbios neurológicos específicos

- Hipertensão intracraniana: o aumento da pressão intracraniana devido a uma lesão cerebral, tumor cerebral ou edema cerebral pode levar ao rebaixamento do nível de consciência. É importante considerar a possibilidade de hipertensão intracraniana em casos de cefaleia grave, vômitos, alterações neurológicas focais e sinais de irritação meníngea.
- Acidente vascular cerebral (AVC) hemorrágico: o AVC hemorrágico ocorre quando há ruptura de um vaso sanguíneo cerebral, resultando em sangramento no tecido cerebral. Isso pode levar a aumento da pressão intracraniana, diminuição do fluxo sanguíneo cerebral e rebaixamento do nível de consciência. Os pacientes com AVC hemorrágico podem apresentar cefaleia intensa, alterações neurológicas focais, como hipoestesia ou paresia, convulsões e vômitos. A hemorragia subaracnóidea (HSA) é uma forma de sangramento que ocorre no espaço subaracnóideo. Geralmente, a HSA pode ser considerada espontânea ou traumática; na au-

TABELA 5 Diagnósticos sindrômicos e suas respectivas etiologias para o rebaixamento do nível de consciência

Diagnóstico sindrômico	Possíveis causas etiológicas
Anatômico	Lesão cerebral traumática
	AVC isquêmico ou hemorrágico
	Massas intracranianas como neoplasias ou infecções
	Síndrome de encefalopatia posterior reversível (PRES)
	Hipertensão intracraniana (HIC)
	Hidrocefalia
	Edema cerebral
	Trombose venosa cerebral
	Estenose ou oclusão de artéria basilar ou vertebral
	Crises convulsivas e estados de mal epiléptico
Tóxico	Intoxicações por drogas ilícitas ou efeito adverso de medicamentos ocupam papel de destaque. A seguir estão alguns exemplos de possíveis substâncias envolvidas: ▪ Agentes hipoglicemiantes ▪ Opioides ▪ Monóxido de carbono ▪ Cianeto (como agente causador de hipóxia histotóxica) ▪ Metemoglobinemia ▪ Agentes sedativos ▪ Álcool ▪ Medicamentos psicotrópicos ▪ Anticonvulsivantes ▪ Anticolinérgicos ▪ Betabloqueadores ▪ Salicilatos
	Síndrome neuroléptica maligna
	Síndrome serotoninérgica
Metabólico	Hipoglicemia
	Anemia grave
	Hipovolemia
	Hipotermia
	Cetoacidose diabética
	Estado hiperglicêmico hiperosmolar
	Deficiência de tiamina (ou vitamina B1 – beribéri)
	Crise adrenal
	Apoplexia hipofisária
	Sepse
	Infecção de sistema nervoso central
	Encefalopatia de Wernicke
	Distúrbios hidroeletrolíticos (distúrbios do sódio em geral, hipercalcemia, hiperamonemia e hipomagnesemia)
	Uremia
	Encefalopatia hepática
	Crise tireotóxica
	Coma mixedematoso
	Insolação
	Edema cerebral de altitude

TABELA 6 Diagnósticos sindrômicos nas intoxicações e suas etiologias, com outras manifestações associadas ao rebaixamento do nível de consciência

Síndrome	Quadro clínico	Agentes envolvidos
Anticolinérgica	Hipertermia, síncope, midríase, pele e mucosas ressecadas, arritmias, retenção urinária e rabdomiólise	Atropina, anti-histamínicos e antipsicóticos
Colinérgica	Síncope, alterações pupilares variáveis, lacrimejamento, hipersalivação, vômitos, broncorreia, bradicardia, incontinência esfincteriana, fasciculações e fraqueza	Inseticidas, sejam eles carbamatos ou organofosforados
Serotoninérgica	Taquicardia, hipertensão, hiperreflexia, hipertonia, clônus e tremores periféricos	Inibidores seletivos da recaptação da serotonina (ISRS), inibidores da enzima monoamina-oxidase (IMAO), antidepressivos tricíclicos e anfetaminas
Simpatomimética	RNC menos comumente associado a síncope, taquicardia e hiperreflexia	Anfetaminas e cocaína
Extrapiramidal	Hiper-reflexia, rigidez muscular, contrações involuntárias, espasmos musculares e convulsões	Antipsicóticos, típicos ou não, como risperidona e haloperidol
Etanol	Ataxia e disartria	Bebidas alcoólicas no geral
Opioides	Hipotermia, miose, depressão ou insuficiência respiratória e bradicardia	Morfina, codeína e heroína
Salicilatos	Taquipneia, taquicardia, hiperreflexia, náusea, vômitos, alcalose respiratória e acidose metabólica	Ácido acetilsalicílico (AAS)
Sedativos e hipnóticos	Ataxia, disartria, depressão ou insuficiência respiratória e bradicardia	Benzodiazepínicos e anticonvulsivantes barbitúricos

sência de injúrias traumáticas, ruptura espontânea de um aneurisma cerebral é a causa mais comum e deve sempre ser considerada. A HSA é considerada uma emergência médica, pois pode levar a complicações graves, como vasoespasmo cerebral, aumento da pressão intracraniana e danos neurológicos.

- Traumatismo cranioencefálico (TCE) grave: um TCE grave, como uma lesão por aceleração-desaceleração ou um traumatismo penetrante, pode resultar em danos extensos ao cérebro e ao tecido nervoso. Isso pode levar ao rebaixamento agudo do nível de consciência. Dependendo da gravidade e localização da lesão, os pacientes podem apresentar sinais de herniação cerebral, como pupilas dilatadas e não fotorreagentes, assimetria da resposta motora e alterações respiratórias. O tratamento inicial inclui estabilização das vias aéreas, controle da pressão intracraniana e possível intervenção cirúrgica.
- Encefalopatia hipóxico-isquêmica: a encefalopatia hipóxico-isquêmica ocorre devido à privação de oxigênio e fluxo sanguíneo para o cérebro. Pode ocorrer em casos de parada cardiorrespiratória, asfixia, afogamento ou eventos de choque grave. A diminuição do fornecimento de oxigênio ao cérebro resulta em danos celulares e rebaixamento do nível de consciência. Os pacientes podem apresentar convulsões, rigidez de nuca, alterações respiratórias e sinais de lesão cerebral difusa. O tratamento envolve medidas de suporte respiratório, otimização hemodinâmica e tratamento da causa subjacente.
- Estado de mal epiléptico: o estado de mal epiléptico é uma condição em que uma crise convulsiva prolongada ou repetida ocorre sem recuperação completa entre as crises. Isso pode resultar em rebaixamento do nível de consciência devido à atividade elétrica cerebral anormal e desequilíbrio metabólico. Os pacientes podem apresentar convulsões contínuas, dificuldade em respirar, cianose e comprometimento neurológico progressivo. O tratamento envolve a administração imediata de medicamentos antiepilépticos e suporte respiratório, se necessário.

- Meningoencefalite: a meningoencefalite é a inflamação do cérebro e das meninges, geralmente causada por infecções virais, bacterianas ou fúngicas. Essa inflamação pode levar a rebaixamento do nível de consciência devido à irritação cerebral e aumento da pressão intracraniana. Os pacientes podem apresentar febre, rigidez de nuca, cefaleia intensa, convulsões, além de outros sintomas sistêmicos. O tratamento envolve o uso de antibióticos ou antivirais, dependendo da etiologia, e medidas de suporte.

Intoxicações e envenenamentos

No DE, existem várias intoxicações que podem causar rebaixamento do nível de consciência e exigem atenção imediata. Algumas das mais graves incluem:

- Intoxicação por opioides: a heroína e os analgésicos opiáceos em altas doses podem causar uma diminuição acentuada do nível de consciência, bradipneia e coma, geralmente associados à miose. O tratamento envolve a administração de antagonistas de opioides, como a naloxona.
- Intoxicação por sedativos/hipnóticos: medicamentos sedativos e hipnóticos, como benzodiazepínicos e barbitúricos, podem resultar em sonolência profunda, confusão mental e rebaixamento da consciência. O tratamento inclui medidas de suporte e, em casos específicos, o uso do agente antagonista, flumazenil.
- Intoxicação por álcool: o consumo excessivo de álcool pode levar a um estado de embriaguez grave, caracterizado por diminuição da consciência, desorientação, letargia e até mesmo coma. O tratamento visa manter as vias aéreas desobstruídas, monitorar os sinais vitais e fornecer suporte adequado, além de correção de possíveis distúrbios associados, como hipoglicemia e hipomagnesemia.
- Intoxicação por antidepressivos tricíclicos: os antidepressivos tricíclicos podem causar efeitos anticolinérgicos e cardiotoxicidade, levando a sintomas como diminuição da consciência, delírio, convulsões e arritmias cardíacas. O tratamento envolve medidas de suporte e, em casos graves, o uso de tratamentos específicos, como bicarbonato de sódio para corrigir a acidose e estabilizar o ritmo cardíaco.
- Intoxicação por monóxido de carbono: a inalação de monóxido de carbono (CO) pode levar à intoxicação grave e ao rebaixamento do nível de consciência. Os sintomas iniciais podem incluir dor de cabeça, náusea, vômito e confusão, progredindo para sonolência profunda e coma. O tratamento envolve a remoção da fonte de CO, a administração de oxigênio suplementar e, em casos graves, a terapia hiperbárica.
- Intoxicação por organofosforados: os organofosforados são compostos químicos encontrados em pesticidas e agentes de guerra química. A exposição a essas substâncias pode levar a sintomas graves, incluindo rebaixamento do nível de consciência, convulsões, parada respiratória e coma. O tratamento envolve a descontaminação adequada, o uso de antídotos específicos, como atropina e pralidoxima, e o suporte respiratório.

MANEJO

Apesar de já terem sido elencadas as causas críticas de rebaixamento do nível de consciência, sabemos que, no momento de chegada do paciente ao DE, nem sempre fica claro o que levou àquele quadro. A seguir, são descritas algumas "*red flags*", com o intuito de ajudar no raciocínio diagnóstico desse paciente que é admitido sem maiores informações clínicas.

- Mudança súbita no nível de consciência: uma diminuição aguda no nível de consciência, como coma, sonolência grave ou incapacidade de responder a estímulos, é uma "*red flag*" importante que sugere um diagnóstico crítico. Pode indicar lesão cerebral grave, hemorragia intracraniana, intoxicação grave ou outros problemas neurológicos agudos.
- Sinais neurológicos focais: a presença de sinais neurológicos focais, como fraqueza em um lado do corpo, perda de sensibilidade, alterações na fala ou comprometimento da visão, é uma "*red flag*" que indica uma possível lesão cerebral, síndrome neurovascular aguda ou outra condição neurológica aguda.
- Instabilidade hemodinâmica: hipotensão persistente ou hipertensão grave, juntamente com rebaixamento do nível de consciência, pode indicar uma emergência cardiorrespiratória, choque séptico, insuficiência cardíaca descompensada ou outro problema hemodinâmico crítico.
- Estigmas de trauma: em pacientes com rebaixamento do nível de consciência após um trauma na cabeça, sinais como deformidades no crânio, sangramento pelo nariz ou ouvidos, fraturas ósseas no crânio ou sinais de base do crânio fraturada são "*red flags*" que sugerem uma lesão cerebral grave.
- Alterações respiratórias graves: respiração anormal, como respiração lenta (bradipneia), respiração rápida e superficial (taquipneia), respiração irregular ou esforço respiratório aumentado podem

indicar insuficiência respiratória grave, hipoxemia ou hipercapnia, levando ao rebaixamento do nível de consciência.

- Episódios convulsivos: a presença de convulsões, seja antes ou durante a apresentação no departamento de emergência, é uma "*red flag*" que sugere uma causa neurológica aguda, como epilepsia, *status epilepticus* ou lesão cerebral traumática.

DISFUNÇÃO NEUROLÓGICA AGUDA E MANEJO DE VIA AÉREA (VA)

Durante a avaliação de pacientes com RNC, além de um marcador isolado de gravidade, também deve ser elencada a possibilidade de o sistema nervoso central estar tão acometimento ao ponto de o paciente perder a habilidade de sustentar os seus reflexos habituais.

Dentre os reflexos mais acometidos pela disfunção neurológica aguda encontra-se o reflexo de proteção da via aérea, mecanismo intrínseco à via respiratória que tem a intenção de monitorar a entrada de substâncias exógenas e não desejáveis à VA – em especial substâncias sólidas ou líquidas, ácidas ou com grande conteúdo de sal – e, caso presentes, induzir uma série de respostas fisiológicas capazes de expulsar aquela substância potencialmente prejudicial ao processo de troca gasosa pulmonar. Esse reflexo costuma ser diretamente relacionado ao processo de deglutição e manejo de secreções em via aérea superior[16,17].

Dentre os sinais e sintomas mais comumente associados a essa perda de proteção encontra-se:

- Rebaixamento importante do nível de consciência.
- Ausência da habilidade de deglutir.
- Respiração ruidosa com roncos de transmissão.
- Obstrução parcial da via aérea.
- Acúmulo de secreções em orofaringe.
- Perda do reflexo de tosse.

Dentre as possíveis complicações da perda do reflexo de proteção de via aérea, a mais conhecida são os efeitos da broncoaspiração de conteúdo gástrico, comum em pacientes neurocríticos. Os efeitos deletérios desse evento costumam ser significativos e associados a valores elevados de morbimortalidade; dentre esses efeitos os mais descritos são a chamada síndrome de Mendelson, que ocorre de 6 até 72 horas após evento e se caracteriza pelo processo de pneumonite química induzida pela broncoaspiração de substâncias tóxicas ao epitélio respiratório. O quadro clínico pode variar desde efeitos leves, como dispneia e hipoxemia, além de maneiras graves com síndrome do desconforto respiratório agudo, síndrome da resposta inflamatória sistêmica e disfunção de múltiplos órgãos. Mais tardiamente, após 72 horas do evento, é descrita também uma incidência maior de pneumonias bacterianas, provenientes do TGI, processo patológico também envolvido em aumento de morbimortalidade, necessidade de ventilação mecânica e sepse.

Nesse contexto é opinião de especialistas que em quadros graves de RNC seja indicada a manipulação de via aérea, por meio da passagem de uma prótese artificial, sempre que possível associada a um balonete insuflado após as cordas vocais, garantindo de maneira artificial a proteção da via aérea. Valores isolados de escores clínicos, como a escala de coma de Glasgow, não são sensíveis nem específicos o suficiente para serem usados isoladamente nessa tomada de decisão.

Freund et al. publicaram um estudo randomizado em 2023 explorando o impacto de uma abordagem conservadora que evitava a intubação rotineira em pacientes comatosos em decorrência da intoxicação aguda. A pesquisa, realizada em 20 departamentos de emergência e uma UTI na França, entre maio de 2021 e abril de 2023, incluiu 225 pacientes com uma pontuação na Escala de Coma de Glasgow inferior a 9.

Os pacientes foram divididos em dois grupos: um que seguiu uma estratégia conservadora, em que a intubação era evitada, e outro que seguiu a prática padrão de intubação. Os resultados foram surpreendentes. O grupo que evitou a intubação teve uma taxa significativamente menor de intubação (16% contra 58% no grupo-controle) e apresentou melhores desfechos clínicos, com menos eventos adversos e menor incidência de pneumonia. Além disso, essa abordagem conservadora foi associada a benefícios significativos no desfecho composto que incluía mortalidade hospitalar, tempo de permanência na UTI e duração da internação hospitalar.

Este estudo traz à tona uma importante reflexão sobre a prática de intubação em pacientes comatosos com suspeita de intoxicação aguda. A abordagem tradicional, que frequentemente prioriza a intubação como medida de segurança, pode não ser sempre a melhor escolha. Ao contrário, uma estratégia mais conservadora pode resultar em melhores desfechos clínicos, sugerindo que, em determinados casos, menos pode ser mais[18].

Na prática esse diagnóstico costuma ser complexo, e normalmente é indicado que para essa tomada de decisão múltiplos fatores clínicos sejam levados em conta, desde conhecimento sobre as potenciais causas do rebaixamento e sua reversibilidade, assim como o prognóstico a longo prazo e perspectiva de dependência de cuidados ao final do processo.

ACOMPANHAMENTO

No contexto de RNC de instalação aguda, mesmo que em casos leves, com sonolência e confusão mental, é quase sempre indicado internação hospitalar, pela necessidade de investigação etiológica e pelos riscos envolvidos na evolução do processo de rebaixamento.

Ambiente de enfermaria pode ser indicado para pacientes estáveis, com causas de menor morbimortalidade associada, como *delirium* e algumas intoxicações, porém é muito frequente que esses pacientes sejam mais bem alocados em ambiente de terapia intensiva, especialmente indicado para pacientes com causas graves, como aqueles com síndromes neurovasculares e intoxicações por xenobióticos de alta toxicidade. Também são uma clássica indicação de UTI os pacientes que apresentarem risco importante de perda de proteção de via aérea, ou aqueles que forem submetidos à ventilação mecânica invasiva ainda no DE.

RNC é uma manifestação clínica de patologias com uma ampla gama de mecanismos e com desfechos múltiplos. Suporte de outros especialistas, especialmente neurologistas e neurocirurgiões, é frequentemente indicado, mesmo na ausência de um diagnóstico neurológico específico.

Principais indicações de avaliação por especialistas do SNC ainda no DE:

- Rebaixamento importante do nível de consciência.
- Estado de mal epiléptico.
- Déficits focais ao exame neurológico.
- Sinais de hipertensão intracraniana.
- RNC persistente.
- Suspeita de síndrome neurovasculares.

REFERÊNCIAS

1. Machado A, Haertel LM. Neuroanatomia funcional, 3. ed. São Paulo: Ateneu; 2014. p. 195-203.
2. Kandel ER, Schwartz JH, Jessell TM, Siegelbaum AS, Hudspeth AJ. Princípios de Neurociências, 5. ed. Porto Alegre: AMGH; 2014. p. 901-917.
3. Chalela JA, Aminoff, MJ, Wilterdink, JL. Acute toxic-metabolic encephalopathy in adults. UptoDate, 2023. Disponível em: www.uptodate.com. Acesso em: 23 jul. 2023.
4. Guennec LL, Marois C, Demeret S, Wijdicks EFM, Weiss N. Toxic-metabolic encephalopathy in adults: Critical discussion and pragmatical diagnostic approach. Revue Neurologique. 2022;178:93-104.
5. Stevens RD, Sharshar T. Neurological Emergencies. In: Vincent JL, Abraham E, Moore FA, Kochanek PM, Fink MP, eds. Textbook of critical care. 7th ed. Philadelphia: Elsevier; 2017. p. 1715-30.
6. Marx JA, Hockberger RS, Walls RM, et al., eds. Rosen's emergency medicine: concepts and clinical practice. 9th ed. Philadelphia: Elsevier; 2018.
7. Adams JG, Barton ED, Collings JL, et al. Emergency medicine: clinical essentials. 2nd ed. Philadelphia: Elsevier; 2013.
8. Tintinalli JE, Stapczynski JS, Ma OJ, et al., eds. Tintinalli's emergency medicine: a comprehensive study guide. 8th ed. New York: McGraw-Hill Education; 2016.
9. National Institute for Health and Care Excellence (NICE). Head injury: assessment and early management. Clinical guideline [CG176]. 2017.
10. Brain Trauma Foundation, American Association of Neurological Surgeons, Congress of Neurological Surgeons, et al. Guidelines for the management of severe traumatic brain injury, 4th ed. Neurosurgery. 2017;80(1):6-15.
11. Dalgalarrondo P. Psicopatologia e semiologia dos transtornos mentais, 2. ed. Porto Alegre: Artmed; 2008.
12. Oliveira DM da P, Pereira CU, Freitas ZM. da P. Escalas para avaliação do nível de consciência em trauma cranioencefálico e sua relevância para a prática de enfermagem em neurocirurgia. Arq Bras Neuroc. 2014;33(1):22-32.
13. Massaud-Ribeiro L, et al. Adaptação transcultural para o Brasil da Richmond Agitation-Sedation Scale para avaliação da sedação em terapia intensiva pediátrica. Rev Bras Terapia Intens. 2021;33(1):102-10.
14. Bernardinelli FCP, Amorin GC de, Haas VJ, Campanharo CRV, Barbosa MH, Chavaglia SRR. Translation, adaptation and validation of the full outline of unresponsiveness scale into brazilian portuguese. Texto & Contexto – Enfermagem. 2022;31:e20210427. https://doi.org/10.1590/1980-265X-TCE-2021-0427en. Acesso em: 7 ago. 2023.
15. Gentleman D, Dearden M, Midgley S, Maclean D. Guidelines for resuscitation and transfer of patients with serious head injury. BMJ. 1993;307(6903):547-52.
16. Purves D, et al. Neurociências, 4. ed. Porto Alegre: Artmed; 2010.
17. Royal College of Physicians and Surgeons of Glasgow. The Glasgow structured approach to assessment of the Glasgow Coma Scale; 2024. Disponível em: https://www.glasgowcomascale.org/.
18. Freund Y, Viglino D, Cachanado M, et al. Effect of noninvasive airway management of comatose patients with acute poisoning: a randomized clinical trial. JAMA. 2023;330(23):2267-74.

7

Dor torácica

Antonio De Biase Cabral Wyszomirski
Daniel Ferraz de Oliveira Barros
Rodrigo Rossini
Thales Vassoler Mendes da Silva
Victor Paro da Cunha

PONTOS PRINCIPAIS

- Dor torácica é uma queixa muito prevalente e de alta relevância para o departamento de emergência, comumente associada a patologias graves.
- Avaliação padronizada dos pacientes com dor torácica é importante para aumentar o diagnóstico de patologias críticas com alta sensibilidade.
- O uso de protocolos bem estruturados é fundamental para o manejo desses pacientes.
- Os diagnósticos diferenciais são amplos e variam desde causas cardíacas, pulmonares, vasculares, associadas ao trato gastrintestinal e psicogênicas.
- Exames complementares, em especial o eletrocardiograma e a dosagem de troponinas, são de suma importância no manejo desses pacientes.
- O controle sintomático desses casos vai variar conforme a causa e a intensidade da dor, com uma gama de fármacos extensos sendo opções terapêuticas para esses pacientes.

INTRODUÇÃO

A dor torácica é uma das queixas principais com maior relevância para o atendimento no departamento de emergência (DE), uma queixa-chave para diagnósticos diferenciais importantes, incluindo doenças tempo-sensíveis com alta morbimortalidade[1,2].

Não há estatística robusta brasileira quanto à epidemiologia da dor torácica. Estudos americanos trazem a dor torácica como responsável por algo em torno de 5% de todos os atendimentos no DE nos Estados Unidos[1].

Entre os diagnósticos diferenciais, temos doenças cardiovasculares, pulmonares, gastrintestinais e psicogênicas. Destas, destacamos diagnósticos tempo-sensíveis, como: síndromes coronarianas agudas; síndromes aórticas agudas; tromboembolismo pulmonar (TEP); doenças do pericárdio; síndrome de takotsubo; síndrome de Boerhaave. E também diagnósticos de menor criticidade, mas que podem trazer morbimortalidade aos pacientes, como pneumonia, câncer, doenças musculoesqueléticas, doença do refluxo gastroesofágico (DRGE), ansiedade.

O I*TRACS (*The Internet Tracking Registry of Acute Coronary Syndromes*) foi um estudo tipo coorte, multicêntrico, conduzido nos EUA entre 1999 e 2001, buscando os dados epidemiológicos, suspeição inicial e diagnóstico final dos pacientes maiores de 18 anos em que foi cogitada a possibilidade de síndrome coronariana aguda (SCA)[12]. Dor torácica foi a queixa principal em 71% dos casos; o mesmo paciente poderia ter mais de um diagnóstico e ser incluído no estudo mais de uma vez (a cada visita)[12].

Para fins de protocolo, muitos locais utilizam a definição de dor em qualquer região entre mandíbula e cicatriz umbilical para abrir o Protocolo de Dor Torácica e encaminhar o paciente para a sala de emergência.

FISIOPATOLOGIA

A dor torácica decorre de estímulo de fibras somáticas e viscerais presentes nos diferentes órgãos que

TABELA 1 Diagnósticos diferenciais finais do estudo I*TRACS

Diagnósticos finais	Número de casos	Porcentagem dos pacientes admitidos
Infarto com supra de ST	291	1,89%
Infarto sem supra de ST	171	1,11%
Angina instável	1225	7,95%
Angina estável	204	1,32%
Pericardite	49	0,32%
Dissecção de aorta	10	0,06%
Insuficiência cardíaca congestiva	715	4,64%
Pneumonia	265	1,72%
Embolia pulmonar	76	0,49%
Dor torácica não específica	7.384	47,94%
Outras	5.013	32,55%
Total	15.403	100%

I*TRACS: *The Internet Tracking Registry of Acute Coronary Syndromes.*

TABELA 2 Dados brasileiros segundo o DATASUS, do último ano disponível sobre doenças que podem se correlacionar com dor torácica

CID que pode se relacionar com dor torácica	Internações em 2022	%	Óbitos em 2021	%
Infarto agudo do miocárdio	150.471	1,30%	95.812	5,23%
Outras doenças isquêmicas do coração	125.028	1,08%	115.689	6,31%
Embolia pulmonar	11.038	0,10%	Não consta	-
Outras doenças do coração	32.697	0,28%	75.027	4,09%
Outras doenças vasculares	14.702	0,13%	17.109	0,93%
Pneumonia	604.695	5,21%	66.774	3,64%
Úlceras gástricas e duodenais	10.210	0,09%	4.106	0,22%
Gastrite e duodenite	19.381	0,17%	Não consta	-
Somatório	968.222	8,35%	374517	20,44%
Total	11.596.018		1.832.648	

compõem o tórax. O coração, o pulmão, o esôfago, os grandes vasos e a pleura visceral são inervados por fibras aferentes viscerais que adentram a medula pelo mesmo gânglio torácico dorsal, gerando uma mesma síndrome álgica de difícil descrição e mal localizada. A dor visceral pode ser descrita como desconforto, peso, aperto, queimação ou ardência.

A parede torácica, caracterizada como o que fica compreendido entre a derme e a pleura parietal, é inervada por fibras somáticas que adentram a medula em níveis específicos correspondentes aos dermátomos, gerando síndrome álgica de fácil descrição, localização precisa e normalmente descrita como em pontada. Irradiação da dor é causada por fibras aferentes somáticas que fazem sinapse no mesmo gânglio torácico dorsal que as fibras viscerais dos órgãos torácicos, causando uma percepção equivocada de que a dor é proveniente dos braços, ombros, mandíbula ou pescoço.

Fatores como idade, sexo, comorbidades (como hipertensão arterial sistêmica e *diabetes mellitus*), medicações, uso de drogas ou álcool podem interagir com fatores culturais e psicológicos e alterar a percepção e comunicação da dor.

AVALIAÇÃO INICIAL

A avaliação inicial no paciente com dor torácica tem por objetivo identificar e intervir precocemente em condições ameaçadoras à vida e pesquisar sinais e sintomas que indiquem diagnósticos específicos com alta morbimortalidade e/ou tempo-sensíveis. Pacientes que se apresentem ao DE com queixa de dor torácica devem ter um eletrocardiograma (ECG) realizado e interpretado em até 10 minutos de sua chegada[1-3].

A alocação inicial do paciente com dor torácica dentro do DE costuma ser desafiadora, já que muitos pacientes serão admitidos sem sinais de gravidade imediata, mesmo assim teriam benefício de manejo em setores críticos pelo risco de complicações súbitas, como arritmias cardíacas. Nesse contexto, uma classificação de risco bem-feita, associada a um protocolo padronizado de cuidado, já foi descrita em literatura médica como essencial para o manejo desses pacientes. Alguns critérios admissionais costumam ser valorizados nessa alocação, entre eles: alterações de sinais vitais, alterações eletrocardiográficas sugestivas de isquemia ou lesão miocárdica, sinais de choque, dispneia ou desconforto respiratório; dor torácica intensa, súbita ou nova; doença arterial coronariana prévia ou alto risco cardiovascular. Esses pacientes devem ser priorizados para o manejo em leitos críticos, com monitorização, avaliação primária imediata e acesso venoso periférico. Concomitantemente, devem-se procurar, através de anamnese e exame físico, dados que direcionam o diagnóstico etiológico para doenças de alta mortalidade e que requerem intervenção precoce como infarto agudo do miocárdio (IAM), dissecção aórtica aguda, pneumotórax hipertensivo, pneumonia grave, ruptura esofágica[4].

A avaliação primária em pacientes com dor torácica deve ser feita de maneira eficaz e cautelosa, levando em conta as possíveis complicações das patologias de maior risco.

- Disfunção da via aérea em pacientes com dor torácica é incomum; um possível diagnóstico associado à obstrução da via aérea é a angina de Ludwig, que deve ser suspeitada em pacientes com queixas em orofaringe e dor torácica associada.
- Durante a avaliação de insuficiência respiratória, alguns achados devem ser considerados:
  - Presença de desconforto respiratório pode sugerir patologias pulmonares graves, como pneumonia e pneumotórax, mas a presença de edema agudo de pulmão é a complicação mais associada a patologias do sistema cardiovascular e deve ser valorizada.
  - Presença de enfisema subcutâneo pode estar relacionada à síndrome de Boerhaave ou mesmo ao pneumotórax.
  - Ausculta respiratória é importante na avaliação de dor torácica. Presença de estertores crepitantes bilaterais ou sibilos podem estar relacionados ao edema pulmonar; estertores em apenas um foco podem estar relacionados a pneumonia ou TEP; sibilos relacionados a asma; ausência de sons em bases, podendo ser relativa a derrame pleural, que pode ser relacionada a IAM, pneumonia ou TEP, ou mesmo a ausência de sons ser em um hemitórax completo e estar relacionada a um pneumotórax.
- Durante a avaliação hemodinâmica, diversos achados são críticos no manejo de pacientes com dor torácica. Seguem os principais.
  - Sinais de choque devem sempre ser investigados. Etiologias cardiogênica e séptica são os mecanismos mais associados ao choque em pacientes com dor torácica; mais raramente, o choque obstrutivo associado ao TEP, tamponamento cardíaco e pneumotórax hipertensivo devem ser valorizados.
  - Assimetria em pulsos periféricos e de pressões arteriais deve ser valorizada como suspeita de síndromes aórticas agudas, porém é um achado pouco sensível e não deve ser utilizado isoladamente.
  - A turgência de jugular pode estar presente sobretudo nos choques obstrutivos (TEP e tamponamento cardíaco), mas também pode estar presente em pacientes com história prévia de insuficiência cardíaca.
  - A ausculta cardíaca pode estar abafada ou com atrito no caso de pericardite/derrame pericárdico/tamponamento cardíaco; as bulhas podem estar hiper ou hipofonéticas, ou mesmo com aparecimento de B3 ou B4 no caso de insuficiência cardíaca prévia ou de IAM; pode haver sopro aórtico de estenose ou mais grave, de insuficiência no caso de síndromes aórticas agudas, e pode haver sopro de insuficiência tricúspide no caso de um TEP.
  - Frequência cardíaca: pode estar aumentada devido a dor; espera-se que esteja aumentada no caso de um TEP, e pode estar diminuída no caso de um bloqueio atrioventricular por IAM ou por dissecção aórtica.
  - À palpação do abdômen: podemos encontrar um fígado palpável e rebaixado no caso de um choque obstrutivo, como causado por TEP ou por tamponamento cardíaco. Dor torácica também pode ser referida de maneira inespecífica como toracoabdominal. Nesse contexto, patologias abdominais também devem ser incluídas no diagnóstico diferencial, presença de peritonite, massa pulsátil; Murphy positivo pode sugerir patologias intra-abdominais potencialmente graves.
- A disfunção neurológica é relativamente incomum nos pacientes com dor torácica. Síndrome de choque cardiogênico com baixo débito deve sempre ser valorizada em pacientes com dor torácica e rebaixamento

do nível de consciência. Patologias vasculares, como a síndrome aórtica aguda (SAA), também podem ser associadas a acometimento de vasos cerebrais. Portanto, síndromes isquêmicas neurovasculares são descritas.

ANAMNESE E DIAGNÓSTICO DIFERENCIAL

A caracterização da dor é de suma importância para diferenciar entre uma dor somática e uma dor visceral. As síndromes que merecem mais atenção são descritas como dor visceral; já as provavelmente benignas são descritas como dor somática, dessa maneira a descrição típica de dor somática terá uma boa razão de verossimilhança negativa para SCA, SAA, takotsubo, Boerhaave, TEP, pericardite.

Deve-se perguntar a característica da dor, intensidade, fatores desencadeantes, fatores de melhora ou piora, início abrupto ou gradual, se a dor desde o início é muito intensa, se o paciente tomou alguma medicação para a dor e o efeito, se já sentiu a mesma dor e, se sim, qual foi o diagnóstico, consumo de substâncias de abuso (cocaína em específico), tabagismo, etilismo, uso de inibidores da fosfodiesterase (sildenafila, tadalafila, vardenafila, avanafila), doenças preexistentes, cirurgias preexistentes, alergias, medicações, última refeição e se já fez estratificação de risco para doença cardiovascular e, se sim, quando e resultado. Além de história familiar de risco para doenças cardiovasculares.

Dor em pressão, esmagamento ou aperto são mais classicamente descritas correlacionadas a IAM, assim como em "rasgada" e irradiada para o dorso com dissecção aórtica aguda, e em queimação ou "estufamento", ou com indigestão mais correlacionada com patologias gastrintestinais. A dor em facada ou "aguda" tende a ser mais descrita como somática, o que é mais correlacionado com musculoesquelética, ou pulmonar com acometimento de pleural parietal.

A dor que começou com exercício ou que piora ao exercício tende a ser correlacionada com doença coronariana, assim como a dor progressiva que se iniciou em repouso. Dor abruptamente muito intensa tende a ser relacionada a dissecção aórtica, pneumotórax ou TEP.

O local da irradiação da dor também pode ser de auxílio; mandíbula e braços são classicamente descritos como relacionados a SCA, e dorso mais relacionado com dissecção aórtica aguda e com patologias gastrintestinais como úlcera posterior e colecistite. O IAM inferoposterior também pode se apresentar com dorsalgia.

A dor que permanece há alguns dias similar tende a não se correlacionar com os diagnósticos emergenciais, enquanto, mesmo no decorrer dos dias, flutua, ou em crescendo tem maior correlação com os diagnósticos emergenciais.

Entre os sinais e sintomas que mais devem chamar a atenção para as patologias emergenciais está a diaforese. "Se o seu paciente está suando, você também deve suar". Normalmente não está correlacionada com patologias musculoesqueléticas ou benignas, a menos que de grande intensidade, como uma fratura de costela.

TABELA 3 *Likelihood ratio* dos achados clínicos nas síndromes coronarianas agudas

Sinal ou sintoma	LR+	LR-
Dor torácica irradiada em ambos os braços	9,7	-
Dor torácica irradiada no braço esquerdo	2,2	-
Dor torácica irradiada no ombro direito	2,9	-
Presença de B3	3,2	-
Hipotensão (pressão arterial sistólica ≤ 80 mmHg)	3,1	-
Estertores pulmonares	2,1	-
Náusea ou vômito	1,9	-
História de infarto agudo do miocárdio	1,5-3	-
Diaforese	2	
Dor pleurítica	-	0,2
Dor aguda ou facada	-	0,3
Dor posicional	-	0,3
Reprodutível à palpação	-	0,2

TABELA 4 *Likelihood ratio* dos achados clínicos em dissecção aórtica aguda

Sinal ou sintoma	LR+	LR-
História de hipertensão	1,6	0,5
Dor torácica súbita	1,6	0,3
Dor rasgando*	11	0,4
Dor irradiada para dorso*	7,6	0,6
Déficit de pulso	5,7	0,7
Déficit neurológico focal*	33	0,87
Murmúrio diastólico	1,4	0,9
Aorta alargada ou mediastino alargado	2	0,9

* Fonte: von Kodolitsch et al., 2000.

Diversos protocolos de estratificação de risco são importantes para auxiliar na investigação e avaliação de pacientes com quadros de dor torácica; serão discutidos agora os principais algoritmos diagnósticos utilizados no DE.

Para a SCA, foi criado o HEART, um escore que possui cinco itens, classificando história da dor, fatores de risco, ECG, idade e o valor da troponina inicial, pontuando de 0 a 10 para classificar o paciente em risco leve, moderado ou alto de MACE (mortalidade por todas as causas, IAM ou revascularização coronariana) em 6 semanas.

Na dissecção de aorta, existe o ADD-RS (*Aortic Dissection Detection - Risk Score*), que traz a descrição de achados na história e de exame físico que mais estão correlacionados com dissecção aórtica aguda[1-4]. De acordo com a pontuação, certa conduta diagnóstica é sugerida: se > 1, indica angiotomografia de aorta; caso contrário, D-dímero pode ser utilizado. Também pode auxiliar nesse processo o uso de POCUS, que será descrito a seguir.

No TEP temos diversos escores já validados. O *gestalt* clínico de médicos experientes pode ser superior inclusive a esses escores, mas recomenda-se a utilização de um deles, o escore de Wells, simplificado para ser mais prático – subdividindo os pacientes em risco alto, moderado ou baixo e indicando estratégias conforme. Caso o resultado seja de baixo risco, pode ser aplicada a PERC-RULE para exclusão da necessidade de solicitação de D-dímero[2,3].

Para a síndrome de Boerhaave, a história de vômitos incoercíveis deve levantar a suspeição, porém essa história não é obrigatória; é uma afecção extremamente incomum, porém de morbimortalidade elevada. Em poucas horas o paciente pode apresentar febre e abrir um quadro de sepse, e o enfisema pode demorar cerca de 1 hora para aparecer.

Na pericardite/miocardite, podemos ter uma dor pleurítica, que pode aumentar com o decúbito e reduzir com a flexão do tronco, podendo ter uma história prévia de infecção viral. O pneumotórax deve ser considerado especialmente em vítimas de trauma; fora desse contexto, ele pode ser induzido de maneira espontânea, especialmente em pacientes jovens longilíneos ou com doença pulmonar obstrutiva crônica admitidos com quadro súbito de dor torácica e dispneia.

ULTRASSONOGRAFIA *POINT-OF-CARE* (POCUS)

O ultrassom em sua modalidade beira-leito pode ser muito útil para o auxílio diagnóstico em pacientes com quadros de dor torácica importantes.

O POCUS pulmonar pode complementar a propedêutica desses pacientes. A presença de achados compatíveis de pneumotórax como *lung-point* e ausência de *lung sliding* pode fechar o diagnóstico de pneumotórax no contexto clínico adequado, assim como sua ausência pode afastar esse diagnóstico. Encontrar um padrão B bilateral aumenta a probabilidade de SCA, assim como um derrame pleural pode ser correlacionado com SCA, TEP e pneumonia. Pode ser utilizado também para procura de pneumonia, onde o ultrassom pode chegar a uma sensibilidade superior a 95% caso realizado em 12 pontos ou mais. Uma abordagem simplificada como pelo protocolo BLUE provavelmente será mais factível, porém estamos utilizando em um contexto distinto do qual foi validado e precisamos ser mais cuidadosos com o fechamento de diagnósticos na ausência de insuficiência respiratória aguda.

O POCUS cardíaco pode ser utilizado para diagnóstico de derrame pericárdico e de tamponamento cardíaco, tendo uma sensibilidade de 96% e especificidade de 98%. Em mãos treinadas, pode ser usado também para a procura de sinais de sobrecarga do ventrículo direito, que nesse contexto aumentaria consideravelmente a probabilidade de TEP. Em pacientes hemodinamicamente estáveis, o POCUS tem aproximadamente 55% de sensibilidade e 69% de especificidade, já nos pacientes hemodinamicamente instáveis a sensibilidade é de aproximadamente 90%, e realizado por emergencistas treinados chega a uma concordância maior que 90% com ecocardiografistas sobre o *strain* do ventrículo direito. Ademais, uma acinesia ou hipocinesia segmentar pode ser indicativa de SCA e auxilia na estratificação de risco do paciente, porém não é validada para *rule-in* ou *rule-out*.

O POCUS pode ser também utilizado nos pacientes de baixo risco pelo escore ADD-RS para dissecção aórtica aguda. Caso achemos sinais diretos como *flap* de íntima, hematoma intramural ou úlcera penetrante, podemos pular a solicitação de D-dímero e encaminhar o paciente com prioridade à angiotomografia de aorta, e, em caso de sinais indiretos (ectasia de aorta ascendente, derrame pericárdico, regurgitação aórtica) aumenta a probabilidade de ser uma dissecção[5-7]. Pode ser prudente mantê-lo em ambiente monitorizado inicialmente.

EXAMES COMPLEMENTARES

É razoável, custo-efetiva e bem descrita em literatura a solicitação de ECG para todo paciente com queixa de dor torácica. É um exame de baixo custo, não invasivo e de fácil execução, e atualmente é uma pedra angular no atendimento da SCA, que é a mais incidente emergência no DE que se apresenta com dor torácica. O ECG, quando realizado apenas uma vez, tem baixa sensibilidade para detecção de oclusão coronariana aguda. Em pacientes com risco de SCA considerável, mesmo sem supradesnivelamento do segmento ST, é aconselhável repetir o ECG algumas vezes, o que tem demonstrado aumentar a sensibilidade.

A solicitação de radiografia de tórax também pode ser considerada em todo paciente. Esse é um exame que é incluído em alguns protocolos de dor torácica, mas pode ser usado também como um exame de entrada, como um "padrão" no caso de uma internação prolongada, e, embora tenha sensibilidade baixa, pode trazer alterações que aumentariam a probabilidade de algumas doenças.

A dosagem de troponinas, junto ao ECG, são os exames mais comumente indicados para o manejo de dor torácica no DE, porém seu uso rotineiro e indiscriminado pode acarretar riscos aos pacientes. Em pacientes de baixo risco, o uso das proteínas cardíacas pode aumentar o tempo de permanência em DE sem adicionar maiores benefícios aos pacientes, e uma estratégia bem descrita associada a esses casos envolve informar e compartilhar as decisões com os pacientes. Pacientes com escores de HEAR* < 2 provavelmente não terão benefício do uso de troponinas, sendo este frequentemente um bom corte, porém pacientes de risco maior terão benefício especialmente na chamada curva de troponinas, em que múltiplas dosagens sequenciais observando aumentos e reduções do nível sérico serão bons preditores de IAM.

Com *kits* específicos apresentando valores de corte específicos, a ESC traz algoritmos de 0-1 hora e 0-2 horas, além do clássico 0-3 horas acelerando a alta hospitalar em pacientes com curva negativa. Por fim, as troponinas, apesar de relativamente específicas, não estão aumentadas apenas em SCA, sendo comuns a diversos estados clínicos, como no takotsubo, no miopericardite, no TEP e até na dissecção. É um exame extremamente sensível para lesão miocárdica, e sua alteração não é patognomônica de SCA. Mais detalhes estão descritos nos capítulos específicos sobre manejo de doenças coronarianas.

A CK-MB tem menor especificidade que as troponinas e é produzida em músculos esqueléticos, intestino delgado útero e próstata, situações com inflamação e destruição celular. Nesses tecidos e órgãos, pode elevar a CK-MB, e a solicitação em conjunto com a CK (CPK) pode auxiliar na diferenciação da lesão muscular cardíaca com a lesão muscular esquelética. Tem meia-vida menor que as troponinas e pode ser útil também no diagnóstico de infarto na indisponibilidade de troponina, e no de reinfarto na ausência de troponinas ultrassensíveis. Demora em torno de 4 a 8 horas para se alterar após a lesão, com o pico de concentração ocorrendo de 12 a 24 horas, e retorna ao valor normal de 48 a 72 horas após.

Mioglobina também tem menor especificidade que a troponina, sendo encontrada em tecido muscular esquelético além do miocárdio. Pode ser detectada 1 hora após a lesão, com pico de 4 a 12 horas, com retorno ao normal em até 24 horas.

D-dímero pode auxiliar tanto na propedêutica do TEP quanto na dissecção de aorta; para TEP, seu maior benefício ocorre no descarte da patologia em pacientes com baixo risco pré-teste, sendo pouco útil para o manejo de casos com alta probabilidade ou naqueles em que o risco é tão baixo que pode ser descartado pelo escore PERC. Para a dissecção de aorta, o ADD-RS negativo (sem inclusão de D-dímero) não foi estudado para a exclusão do diagnóstico de dissecção, porém, tendo uma incidência quase 1.000 x menor que a da SCA, por dados epidemiológicos, o risco de um paciente com ADD-RS negativo provavelmente é bem menor que um HEART/HEAR baixo risco, e não parece razoável a solicitação de D-dímero para todos os pacientes que se apresentam no PS com dor torácica, especialmente aqueles com dor claramente somática. O diagnóstico diferencial de dissecção de aorta deve ser considerado por todo emergencista em atendimento de dor torácica, porém não é prudente seguir esse *pathway* para todo paciente; individualizar sempre é uma boa escolha nesse contexto.

Idealmente a angiocoronariografia percutânea deve ser solicitada em urgência (tempo de porta balão < 90 minutos, considerando a transferência do paciente; < 60 minutos se for no mesmo centro) em todo paciente com dor torácica provavelmente anginosa e com elevação do segmento de ST em duas derivações contíguas (mesma parede) – ou com dor torácica provavelmente anginosa, e alguma das características que aumentam a probabilidade de ser um oclusão coronariana aguda, mesmo na ausência de supradesnivelamento do segmento ST, como: dor torácica refratária (não melhorou mesmo com nitroglicerina em infusão contínua); critérios de Sgarbossa modificados por Smith positivos; padrão De Winter; ondas T hiperagudas. Para mais detalhes, consultar o capítulo de IAM. Esse exame também pode ser diagnóstico para síndrome de takotsubo.

A tomografia de tórax no protocolo TEP, ou angiotomografia pulmonar, é o exame de escolha para a investigação de pacientes com TEP e deve ser solicitada para todo paciente com risco intermediário a alto de TEP (≥ 4 pontos). Para mais detalhes, consultar o capítulo de TEP.

A angiotomografia protocolo triplo (*triple rule out protocol*) é um protocolo mais recente que, junto a investigação vascular tanto de TEP quanto de aorta e de maneira mais complexa de coronárias, é um protocolo isoladamente pouco estabelecido, com muita discordância em literatura especialmente pela taxa alta de imagens não diagnósticas, e pela incidência comparativamente menor das demais doenças.

A ecocardiografia bidimensional transtorácica com Doppler (ECOTT) é o exame de escolha para avaliação da função cardíaca, mas pode ser útil para estratificação diagnóstica de causas etiológicas; na síndrome de takotsubo, é esperada hipocontratilidade apical, sendo

TABELA 5 Principais diagnósticos diferenciais em pacientes com dor torácica

Doença	Síndrome coronariana aguda	Síndromes aórticas agudas	Tromboembolismo pulmonar	Pneumonia comunitária	Síndrome de Boerhaave	Pneumotórax	Pericardite	Síndrome de takotsubo
Localização da dor	Retroesternal, hemitórax esquerdo ou epigástrica	Retroesternal, hemitórax esquerdo ou epigástrica	Focal, bem localizada, qualquer local da caixa torácica	Focal, bem localizada, qualquer local da caixa torácica	Retroesternal	Torácico unilateral	Retroesternal	Retroesternal
Característica	Em aperto/ pressão; piora ao esforço; início abrupto	"Rasgando", "cortando", máxima intensidade desde o início	Pleurítica, início abrupto e máxima desde o início	Pleurítica	Abrupta, intensa, após vômitos	Abrupto, lancinante, pleurítica	Constante, pleurítica, piora com decúbito	Em aperto/ pressão; início abrupto; relacionado a estresse emocional ou físico
Irradiação	Qualquer um dos ombros, braços, mandíbula	Dorso	-	-	Dorso	Ombro ipsilateral, dorso	Dorso, cervical, ombro	Qualquer um dos ombros, braços, mandíbula
Queixas associadas	Dispneia, náusea	Pode se associar com queixas neurológicas	Dispneia, tosse, hemoptise (menos de 20% dos casos), síncope	Dispneia, tosse, febre	Dispneia, tosse, diaforese, febre	Dispneia, pode vir com história de trauma	Febre, história recente de infecção viral	Dispneia, náusea, síncope
Incidência no DE	Comum	Rara	Idosos, comórbidos, oncológicos, imobilizados	Comum	Rara	Incomum	Incomum	Incomum
Exame físico	Não característico, pode haver diaforese, edema pulmonar	Pressões/pulsos divergentes, hipertensão, déficit neurológico, diferença de perfusão entre extremidades	Taquipneia, taquicardia, hipóxia	Taquipneia, hipóxia, estertores focais	Taquipneia, enfisema subcutâneo, choque séptico	Taquipneia, hipóxia, ruídos abolidos ipsilaterais, possível deslocamento de traqueia contralateral, sinais de choque obstrutivo	Atrito pericárdico	Choque cardiogênico ou edema agudo pulmonar

(continua)

TABELA 5 Principais diagnósticos diferenciais em pacientes com dor torácica (*continuação*)

Doença	Síndrome coronariana aguda	Síndromes aórticas agudas	Tromboembolismo pulmonar	Pneumonia comunitária	Síndrome de Boerhaave	Pneumotórax	Pericardite	Síndrome de takotsubo
Complementares	ECG: alterações na repolarização, aparecimento de ondas Q/ troponinas em ascensão	ECG, hipertrofia ventricular esquerda, isquemia em parede inferior; RX com alargamento de mediastino; POCUS pode mostrar derrame pericárdico; diagnóstico: angiotomografia de aorta	ECG strain de VD, taquicardia; RX com oligoemia, ou uma consolidação em forma de cunha; D-dímero aumentado; angiotomografia pulmonar é diagnóstica	ECG: sem alterações; RX: consolidação e infiltrados; POCUS: com diversos padrões; hemocultura positiva	ECG: sem alterações; RX: enfisema subcutâneo; POCUS: enfisema subcutâneo, derrame pleural pode ser visto	ECG sem alterações; RX com região hipertransparente sem parênquima pulmonar (ausência de vasos); POCUS com ausência de deslizamento pleural e lung point	ECG: supra de PR e infra de ST em avr/v1; infra de PR com supra difuso nas demais, taquicardia; pode haver alternância elétrica ou baixa voltagem; POCUS: derrame pericárdico; troponina pode vir elevada	ECG: baixa voltagem, alterações na repolarização, ondas Q/ troponinas em ascensão; POCUS: disfunção de VE, hipocinesia, acinesia ou discinesia de parede; ausência de obstrução coronariana no CATE
Escore de risco diagnóstico	HEART; HEAR; EDACS	ADD-RS	Wells, Geneva	-	-	-	-	-
Escore de risco para gravidade	TIMI; GRACE	-	PESI	PSI/PORT; CURB-65	-	-	-	-

ADD-RS: *Aortic Dissection Detection Risk Score*; ECG: eletrocardiograma; EDACS: *Emergency Department Assessment of Chest Pain Score*; GRACE: *Global Registry of Acute Coronary Event*; PESI: *Pulmonary Embolism Severity Index*; POCUS: *ultrassonografia point of care*; PSI/PORT: *pneumonia severity index*; RX: radiografia; TIMI: *Thrombolysis in Myocardial Infarction risk score*; VD: ventrículo direito; VE: ventrículo esquerdo.

útil também para a diferenciação de uma takotsubo com ou sem obstrução dinâmica na via de saída do ventrículo esquerdo, porém o diagnóstico final será dado apenas na exclusão de SCA. A presença de derrame pericárdico deve levantar a suspeita de pericardites, disfunções segmentares específicas (correspondendo à parede suspeita no ECG) e auxilia na investigação de SCA. Já a presença de disfunções valvares cardíacas pode justificar alguns pacientes apresentarem queixa de dor torácica. Na presença de SAA, o ecocardiograma pode facilitar o diagnóstico, além de avaliar possíveis complicações, em especial a progressão da dissecção para o pericárdico e para a valva aórtica.

OUTROS DIAGNÓSTICOS DIFERENCIAIS

Dor por acometimento da parede torácica

Costocondrite é o diferencial mais comum. Sua clínica envolve uma dor somática, intensa, aguda/em facada, focal, bem delimitada, normalmente correlacionada com movimentos específicos e respiração, reprodutível à palpação, possivelmente decorrente de inflamação de alguma articulação costal e esternal. Diagnóstico é muito comum.

Dor associada ao acometimento do trato gastrointestinal

A dor associada ao trato gastrintestinal costuma ser descrita com padrão visceral, normalmente em queimação e com relação à alimentação. Síndromes dispépticas são os diagnósticos mais comuns, e na DRGE a dor costuma ser retroesternal, melhorando com antiácidos/inibidores da bomba de prótons (IBP). Úlcera péptica também melhora com antiácidos/IBP, porém está mais relacionada com alimentação (pior durante ou após, dependendo da localização da úlcera); a dor normalmente se localiza no epigástrio, e também é visceral. As patologias da via biliar também podem ser descritas como dor na transição toracoabdominal, epigástrica e hipocôndrio, podendo ter irradiação subescapular ou até o ombro. Tem relação com alimentação, principalmente de comidas gordurosas, sendo uma dor intensa contínua de duração de horas. Na cólica biliar, tende a reverter em até algumas horas e, na colecistite, costuma ser mais intensa, associada a febre e queda do estado geral. Mais detalhes em capítulo específico desta obra.

Ataque de pânico

Representa a etiologia da dor torácica em até 1/3 da população em alguns estudos[12]. Comumente há alguma comorbidade psiquiátrica associada, como ansiedade. Pode ser recorrente, é inesperada e é definida como um curto período de medo e/ou desconforto intenso, com pelo menos quatro destes sintomas: dor torácica, dispneia, palpitação, diaforese, náusea, tremor, engasgo, tontura, medo de perder controle ou de morrer, parestesias, calafrios, onda de calor. Mais comum em jovens, com uma idade mediana de acometimento em 24 anos, a incidência diminui com a idade, principalmente após os 60 anos. É presumido como um diagnóstico de exclusão, especialmente considerando que sua descrição costuma acontecer concomitantemente a patologias orgânicas, como as SCA.

Manejo sintomático

A analgesia é um importante passo no atendimento de toda dor. Sua eficiência e agilidade se correlacionam com a satisfação do paciente. Recomendamos a utilização de uma escala para a intensidade da dor para avaliação e escolha da analgesia, assim como reavaliação se a analgesia foi eficiente.

O uso dos nitratos (nitroglicerina intravenosa, ou dinitrato de isossorbida, ou mononitrato de isossorbida) tende a aliviar a dor ocasionada pela SCA, porém não tem valor como informação para classificar o risco de a dor torácica ser uma SCA (LR de 1,2 se positivo). Também classicamente melhoram a dor ocasionada por espasmo esofágico. Devem ser evitados em suspeita de SCA em território de ventrículo direito, pelo alto risco de hipotensão e choque associado.

A dipirona é um analgésico de efeito moderado e pode ser suficiente para o controle analgésico do paciente. É segura para todas as causas de dor torácica. Os anti-inflamatórios não esteroides estão correlacionados com aumento de mortalidade em SCA, porém são as medicações mais efetivas em dores musculoesqueléticas.

A morfina, um opioide forte, tem seu uso controverso na SCA. Existem boas evidências de que diminui a eficácia dos antiplaquetários P2Y12, e possui correlação com aumento de mortalidade nos estudos observacionais, porém com um grande confundidor de que o paciente que tem dor necessitando de morfina possivelmente tem maior gravidade e os RCT conduzidos têm resultados não conclusivos. Nas demais causas de dor torácica, pode ser necessária e até mandatória para um bom manejo do paciente, como na SAA[13,14].

O uso de ansiolíticos pode ser necessário em caso de um ataque de pânico de intensidade grave. Dentre eles se destaca o clonazepam sublingual, com início de ação rápido (20 a 40 minutos) e tempo de meia-vida considerado moderado dentre os benzodiazepínicos.

Os antiácidos são eficazes na resolução de sintomas relacionados à DRGE, como a pirose e a regurgitação ácida. Agem neutralizando a acidez do estômago e reduzindo a presença de ácido no duodeno. Normalmente são compostos de algum sal de magnésio, carbonato de cálcio ou hidróxido de alumínio. O início de ação é rápido, cerca de 5 minutos. Deve-se lembrar, porém, que seu efeito é limitado aos sintomas, e sua duração é de apenas cerca de 30 a 60 minutos, sendo necessária a utilização de outras classes de fármacos como os IBP (ex.: omeprazol, pantoprazol) para o tratamento da DRGE. O uso em gestantes e na lactação é seguro, mas deve-se evitar o uso de antiácidos que sejam compostos por bicarbonato de sódio ou trissilicato de magnésio. O uso em pacientes com doença renal crônica também exige cautela, pelo risco de hipercalcemia, hipermagnesemia e alcalose.

REFERÊNCIAS

1. Tintinalli JE, Ma OJ, Yealy D, Meckler GD, Stapczynski JS, Cline DM, et al. Tintinalli's emergency medicine: a comprehensive study guide. 9. ed. New York: McGraw Hill; 2019.
2. Walls RM, Hockberger RS, Gausche-Hill M, Bakes KM. Rosen's emergency medicine: concepts and clinical practice. 9. ed. Philadelphia: Elsevier; 2018.
3. Bassan R, Pimenta L, Leães PE, Timerman A, Volschan A, Polanczyk C, et al. I Diretriz de Dor Torácica na Sala de Emergência. Arq Bras Cardiol. 2002;79:1-22.
4. Brasil. Ministério da Saúde. DATASUS. [acesso em maio de 2024]. Disponível em: https://datasus.saude.gov.br/
5. Silva dos Santos E, Timerman A. Dor torácica na sala de emergência: quem fica e quem pode ser liberado? Rev Soc Cardiol Estado de São Paulo. 2018;28(4):394-402.
6. Simel DL, Rennie D, Keitz SA. The rational clinical examination: evidence-based clinical diagnosis. Nova Iorque: McGraw-Hill Medical; 2009.
7. Ding W, Shen Y, Yang J, He X, Zhang M. Diagnosis of pneumothorax by radiography and ultrasonography. Chest. 2011;140(4):859-66.
8. Nagdev A, Stone MB. Point-of-care ultrasound evaluation of pericardial effusions: Does this patient have cardiac tamponade? Resuscitation. 2011;82(6):671-3.
9. Vaishnav M, Sedgwick J. Point-of-care echocardiography: a road to future or a step backwards. Australas J Ultrasound Med. 2019;22(1):26-31.
10. Nazerian P, Mueller C, Vanni S, Soeiro A de M, Leidel BA, Cerini G, et al. Integration of transthoracic focused cardiac ultrasound in the diagnostic algorithm for suspected acute aortic syndromes. Eur Heart J. 2019;40(24):1952-60.
11. Loscalzo J, Fauci AS, Kasper DL, Hauser SL, Longo DL, Jameson JL. Harrison's principles of internal medicine. 21. ed. New York: McGraw Hill; 2022.
12. Lindsell CJ, Anantharaman V, Diercks D, Han JH, Hoekstra JW, Hollander JE, et al. The Internet Tracking Registry of Acute Coronary Syndromes (i*trACS): a multicenter registry of patients with suspicion of acute coronary syndromes reported using the standardized reporting guidelines for emergency department chest pain studies. Ann Emerg Med. 2006;48(6):666-77, 677.e1-9.
13. Grailey K, Glasziou PP. Diagnostic accuracy of nitroglycerine as a "test of treatment" for cardiac chest pain: a systematic review. Emerg Med J. 2011;29(3):173-6.
14. Duarte GS, Nunes-Ferreira A, Rodrigues FB, Pinto FJ, Ferreira JJ, Costa J, et al. Morphine in acute coronary syndrome: systematic review and meta-analysis. BMJ Open. 2019;9(3):e025232.

8
Dispneia

Bruna Bandeira de Mello Oliveira
Bruna Souza Marques
Eduarda Campos Menegaço
Eduarda Baccarin Ferrari
Victor Paro da Cunha

PONTOS PRINCIPAIS

- Dispneia é uma das principais queixas no departamento de emergência, com uma alta taxa de internação hospitalar associada.
- Definir a presença de insuficiência respiratória aguda é a prioridade inicial no manejo desses pacientes.
- Definir a gravidade e as características semiológicas da dispneia é importante para definir um diagnóstico específicos.
- Normalmente a dispneia é classificada em aguda, crônica ou crônica agudizada.
- Diversas patologias, tanto cardíacas, pulmonares quanto com outros acometimentos orgânicos, se apresentam como dispneia.
- O manejo sintomático da dispneia é importante, variando desde oxigenoterapia, suporte ventilatório e estratégias farmacológicas como o uso de opioides.

INTRODUÇÃO

Dispneia é o termo utilizado para denominar a sensação de falta de ar. Esse sintoma, que pode acometer até 50% dos pacientes no departamento de emergência, pode ser referido como dificuldade para respirar, opressão torácica, cansaço, sufocamento ou "fome de ar"[1].

A dispneia pode ser a manifestação clínica de uma ampla variedade de patologias, agudas ou crônicas, ameaçadoras à vida ou não. Disfunções cardiopulmonares, infecções, distúrbios metabólicos, doenças neuromusculares, trauma e quadros psicogênicos são algumas das principais causas de dispneia[1,2]. É papel do médico emergencista, no atendimento inicial, fornecer a terapia de suporte adequada ao paciente e excluir etiologias potencialmente fatais.

A American Thoracic Society (ATS) define dispneia como sensação subjetiva de desconforto respiratório. Tratando-se de percepção individual, por definição, a mensuração da dispneia é difícil. Nesse sentido, algumas ferramentas foram desenhadas para tornar a avaliação desse sintoma mais objetiva. Dentre elas, a classificação do Medical Research Council (MRC) é a mais utilizada (Tabela 1)[1-3]. Esse artifício pode ser interessante, também, para determinar a resposta às medidas terapêuticas instituídas.

TABELA 1 Classificação do Medical Research Council

Grau de dispneia	Esforço físico
0	Dispneia durante exercício físico extenuante, como subir ladeira íngreme ou correr.
1	Dispneia aos esforços, como andar apressadamente ou subir escadas.
2	Dispneia ao caminhar. Anda mais devagar que indivíduos da mesma idade.
3	Dispneia ao caminhar menos de 100 metros no plano.
4	Dispneia aos mínimos esforços, como tomar banho, vestir-se ou pentear os cabelos.

A dispneia é um preditor independente de mortalidade. Entretanto, a severidade do sintoma não tem boa correlação com a gravidade da condição subjacente.

A semiologia clássica é fundamental na avaliação do paciente com dispneia, uma vez que, em grande parte dos casos, a anamnese e o exame físico são suficientes para determinar o diagnóstico, sem necessidade de qualquer exame complementar. Nesse sentido, julgamos apropriado reforçar alguns termos que fazem parte da propedêutica médica:

- Taquipneia: aumento da frequência respiratória. Em adultos, podemos considerar normal até 24 incursões respiratórias por minuto.
- Hiperventilação: aumento do volume-minuto que ultrapassa a demanda metabólica.
- Ortopneia: dispneia desencadeada ou exacerbada pelo decúbito dorsal. A ortopneia pode ser "quantificada" pelo número de travesseiros utilizados pelo paciente para se deitar de maneira confortável.
- Dispneia paroxística noturna: dispneia súbita durante o sono, que provoca o despertar. O paciente relata acordar com falta de ar e ter necessidade de se levantar para aliviar o sintoma.
- Trepopneia: dispneia provocada pelo decúbito lateral. Não ocorre quando o paciente assume o decúbito contralateral. É observada em doenças com acometimento pulmonar e/ou pleural unilateral.
- Platipneia: dispneia que piora ao sentar ou entrar em ortostase e melhora com o decúbito dorsal.

Embora a semiologia da dispneia seja muito exuberante, na sala de emergência a avaliação inicial deve ser rápida e objetiva, de modo que as condições imediatamente ameaçadoras à vida sejam prontamente identificadas e as intervenções adequadas possam ser realizadas[4,5]. A anamnese deve ser explorada detalhadamente na avaliação secundária, após a estabilização do paciente. Nas próximas seções deste capítulo, discutiremos com mais detalhes a abordagem do paciente com dispneia no departamento de emergência.

APRESENTAÇÃO CLÍNICA

A fisiopatologia da dispneia é complexa e ainda não completamente elucidada, envolvendo vias neurais e receptores periféricos que, uma vez ativados, resultam em alteração da mecânica respiratória. A ativação do córtex sensorial gera a consciência da dispneia e pode ser influenciada por fatores cognitivos e emocionais.

A função primária do sistema respiratório, em associação ao sistema cardiovascular, é garantir a oferta de oxigênio às células, por meio da captura atmosférica, passando pelos alvéolos até atingir a circulação sanguínea e, por fim, eliminar o dióxido de carbono proveniente do metabolismo celular.

A dispneia pode surgir por meio de quatro mecanismos principais:

- Quando há acometimento do sistema respiratório em si, com alterações nas trocas gasosas, levando a hipóxia ou hipercapnia, gerando estimulação de quimiorreceptores e do centro respiratório no sistema nervoso central.
- Quando há estimulação dos receptores sensoriais nas vias aéreas, na parede torácica ou na vasculatura, como, por exemplo, nos pacientes com obstruções da via aérea.
- Quando há alterações mecânicas nas vias aéreas, como aumento de resistência ou alteração da complacência pulmonar, o que acontece, por exemplo, na asma e na doença pulmonar obstrutiva crônica.
- Quando há fraqueza ou fadiga muscular, alterando a mecânica ventilatória, observada em doenças como a síndrome de Guillain-Barré e a miastenia gravis.

As alterações relacionadas à ventilação, às pressões arteriais de oxigênio e dióxido de carbono e ao equilíbrio ácido-básico sanguíneo influenciam a atividade das regiões do tronco encefálico que comandam a respiração e, por sua vez, geram alterações na mecânica respiratória, desencadeando, por exemplo, taquipneia e modificação do volume corrente, a fim de manter a homeostase. Distúrbios nesse processo induzem os quadros de insuficiência respiratória aguda comumente manifestos pela presença de dispneia.

O sistema nervoso central é o principal responsável pela regulação do processo ventilatório e três fatores majoritários contribuem para a fisiopatologia da dispneia: sinais aferentes, sinais eferentes e processamento central de informações.

Os sinais aferentes geram estímulo do sistema respiratório ao sistema nervoso central e incluem:

- Quimiorreceptores periféricos, no corpo carotídeo e no arco aórtico, e quimiorreceptores centrais no bulbo, que são ativados por acidemia, hipoxemia e, mais pronunciadamente, hipercapnia, estimulando o tronco cerebral ao ajuste da mecânica respiratória e ao equilíbrio ácido-básico.
- Mecanorreceptores distribuídos nas vias aéreas superiores e inferiores e na caixa torácica, que detectam alterações na mecânica pulmonar, isto é, alterações de pressão, fluxo e volume, e, dessa forma, desencadeiam a sensação de falta de ar. São eles:

- As terminações nervosas amielínicas: fibras C pulmonares, fibras justacapilares ou receptores J: ativados por inflamação, contato com produtos químicos, toxinas inalatórias ou aumento das pressões nos capilares, ou seja, congestão pulmonar, como no caso da insuficiência cardíaca congestiva.
- Receptores de estiramento (irritativos): respondem a substâncias irritativas inalatórias e às alterações de volume pulmonar, seja esvaziamento pulmonar ou insuflação, como no caso das atelectasias ou da hiperinsuflação pulmonar que ocorre no broncoespasmo.
- Receptores de pressão – presentes na vasculatura pulmonar e nas câmaras cardíacas direitas. Podem estar associados à dispneia gerada pelos casos de tromboembolismo pulmonar e na insuficiência cardíaca.
- Receptores de fluxo – receptores de temperatura das vias aéreas.
- Metaborreceptores – localizados nos músculos e estimulados pelo baixo fornecimento de oxigênio aos tecidos, resultando em mudança metabólica local, como o que ocorre durante o exercício físico vigoroso.

O sistema eferente é composto por sinais neuronais do sistema nervoso central (córtex motor e tronco encefálico) aos músculos envolvidos na respiração, sendo o mais significativo deles o diafragma.

A dispneia ativa várias áreas cerebrais, incluindo o tálamo, a ínsula anterior direita, o vérmis cerebelar, a amígdala e o córtex cingulado posterior. Algumas dessas áreas são ativadas também quando há dor, náusea e sede.

O córtex sensorial é ativado juntamente com os sinais motores destinados à caixa torácica, em um processo denominado descarga corolária, o que resulta na consciência da dispneia e na percepção do aumento do esforço respiratório pelo paciente[5,6].

A chamada teoria da dissociação eferente-aferente tenta explicar a dispneia como o processo resultante do desequilíbrio entre os sinais enviados pelas vias aferentes, através dos receptores presentes nas vias aéreas, pulmões e na caixa torácica, e a resposta executada pelas vias eferentes, representadas pelos neurônios motores localizados no sistema nervoso central, gerando atividade motora dos músculos respiratórios, alterando fluxo, volume e pressão nos pulmões. Em resumo, a dispneia acontece quando há uma incompatibilidade entre o impulso ventilatório gerado pelo sistema nervoso central e a magnitude da ventilação produzida.

Uma melhor compreensão dos processos fisiopatológicos associados à dispneia é fundamental para o surgimento de novas terapias para o controle da "falta de ar" nas diferentes patologias que a envolvem.

ABORDAGEM DIAGNÓSTICA

O diagnóstico diferencial da dispneia pode ser dividido em causas agudas, crônicas agudizadas e crônicas. Essas causas abrangem uma ampla gama de sistemas, incluindo condições cardíacas, metabólicas, infecciosas, neuromusculares, traumáticas, hematológicas e psiquiátricas.

A abordagem diagnóstica da dispneia envolve avaliação minuciosa da história clínica e exame físico associados a exames complementares, destacando-se ultrassonografia *point-of-care* (POCUS), tendo em vista tratar-se de queixa com amplo diagnóstico diferencial.

A avaliação inicial, porém, deve se concentrar na identificação de sinais de gravidade clínica que necessitem de intervenção imediata. Geralmente associada aos quadros de dispneia, está a insuficiência respiratória aguda, disfunção orgânica primária e principal causa de óbito nesses pacientes. Dessa forma, a identificação e o tratamento de suporte dessa manifestação é o pilar básico do manejo inicial da dispneia. É importante estar atento a sinais de parada respiratória iminente e de desconforto respiratório grave. Estes incluem taquipneia, hipopneia, estridor, uso de musculatura acessória, alteração do estado mental, diaforese profusa, incapacidade de falar devido à falta de ar ou movimentos anormais do tórax. Nesse contexto, o paciente deve ser encaminhado à sala de emergência, colocado sob monitorização e a terapia de suporte deve ser iniciada, considerando os principais diagnósticos críticos, conforme sugerido na Figura 1.

Após as medidas iniciais de estabilização do quadro de insuficiência respiratória, é necessário pensar nos principais diagnósticos diferenciais críticos, potencialmente ameaçadores à vida, para o manejo específico de cada problema, conforme ilustrado na Tabela 3.

História e exame físico são essenciais na identificação da etiologia da dispneia, e testes complementares, como oximetria de pulso, eletrocardiograma, POCUS e exames laboratoriais são aliados valiosos. A diferenciação entre causas cardíacas e pulmonares pode ser desafiadora: sinais como galope S3, edema com cacifo, distensão venosa jugular, história de ortopneia, peptídeo natriurético cerebral (BNP) elevado e alterações ecocardiográficas no POCUS podem apontar para causas cardíacas[7,8,9]. O diagnóstico e, principalmente, o diagnóstico diferencial da dispneia podem ser desafiadores, mas uma abordagem sistemática pode ajudar a identificar a causa subjacente e orientar o tratamento apropriado.

A qualidade dos sintomas oferece pistas valiosas para diagnósticos específicos: a sensação de aperto no

TABELA 2 Classificação da dispneia por cronicidade

	Aguda	Crônicas-agudizadas	Crônicas
Condições cardíacas	Infarto do miocárdio Insuficiência cardíaca Arritmias Pericardite	Insuficiência cardíaca descompensada em pacientes com doença cardíaca preexistente	Insuficiência cardíaca crônica Doenças valvulares cardíacas.
Condições pulmonares	Embolia pulmonar Pneumotórax Exacerbação aguda da asma Anafilaxia	Exacerbações da doença pulmonar obstrutiva crônica (DPOC)	Doença pulmonar obstrutiva crônica (DPOC) Doenças pulmonares intersticiais Asma
Causas infecciosas	Pneumonia Bronquiolite Influenza Sepse	Infecções respiratórias agudas em indivíduos com doenças pulmonares subjacentes	
Causas traumáticas	Fraturas de costelas Trauma torácico		
Condições metabólica	Cetoacidose diabética Acidose metabólica Tempestade tireoidiana		Obesidade Síndrome metabólica
Causas psiquiátricas	Ataques de pânico Ansiedade Distúrbios de somatização		Ansiedade crônica Transtorno de pânico
Condições hematológicas	Anemia Policitemia		Anemia crônica Policitemia vera
Condições neuromusculares			Esclerose lateral amiotrófica (ELA) *Miastenia gravis*
Fatores ambientais			Exposição crônica a poluentes

peito, por exemplo, é distintamente associada a broncoconstrição e estimulação de receptores das vias aéreas.

A duração e o início da dispneia são cruciais na diferenciação de sua etiologia. Dispneia crônica sugere doença cardíaca, pulmonar ou neuromuscular, enquanto o início súbito do sintoma direciona a atenção para condições agudas como embolia pulmonar, pneumotórax ou infarto do miocárdio.

Mudanças de posição, como ortopneia e dispneia paroxística noturna, podem indicar insuficiência cardíaca ou doença pulmonar obstrutiva crônica (DPOC). Sintomas ao esforço, por sua vez, associam-se a DPOC, reserva cardíaca inadequada e obesidade.

A sensação de ansiedade, principalmente antes do início da dispneia, pode indicar ataque de pânico ou dispneia psicogênica. Contudo, estes são diagnósticos de exclusão e causas orgânicas devem ser consideradas, uma vez que a dispneia por si só pode provocar ansiedade, especialmente em casos de hipóxia ou ventilação inadequada.

Quanto aos sinais físicos, a febre aponta para causas infecciosas, enquanto sonolência, obnubilação e agitação podem sugerir hipercarbia ou hipóxia.

Sinais e sintomas individuais são insuficientes para o diagnóstico da maioria das patologias, embora forneçam pistas, conforme ilustrado na Tabela 4. Se a definição diagnóstica é necessária para tratamento de paciente com suspeita de pneumonia, por exemplo, exame de imagem deve ser realizado.

A doença pulmonar obstrutiva crônica (DPOC) possui forte correlação com o tabagismo, sendo o histórico de fumar um fator de risco predominante no seu desenvolvimento e sua ausência praticamente exclui o diagnóstico. É importante ressaltar que, na realidade brasileira, também estão em maior risco pessoas expostas a fogão à lenha. Embora os sibilos sejam achados comuns nesses pacientes, não são suficientes para inclusão ou exclusão do diagnóstico. Nesse contexto, cabe ressaltar que o diagnóstico da insuficiência cardíaca congestiva, um dos principais diferenciais, também não pode ser estabelecido apenas com base em sinais e sintomas clínicos, tornando imperativa a realização de exames complementares para uma diferenciação precisa. Nesse sentido, a utilização do ultrassom *point-of-care* assume um papel de grande relevância na avaliação. Nessa doença, o "*gestalt*" clínico parece estar mais relacionado ao diagnóstico correto que achados isolados do exame físico.

Outra patologia importante e crítica que requer uso de ferramentas diagnósticas é a embolia pulmonar. Nessa patologia, a avaliação pré-teste após a suspeição

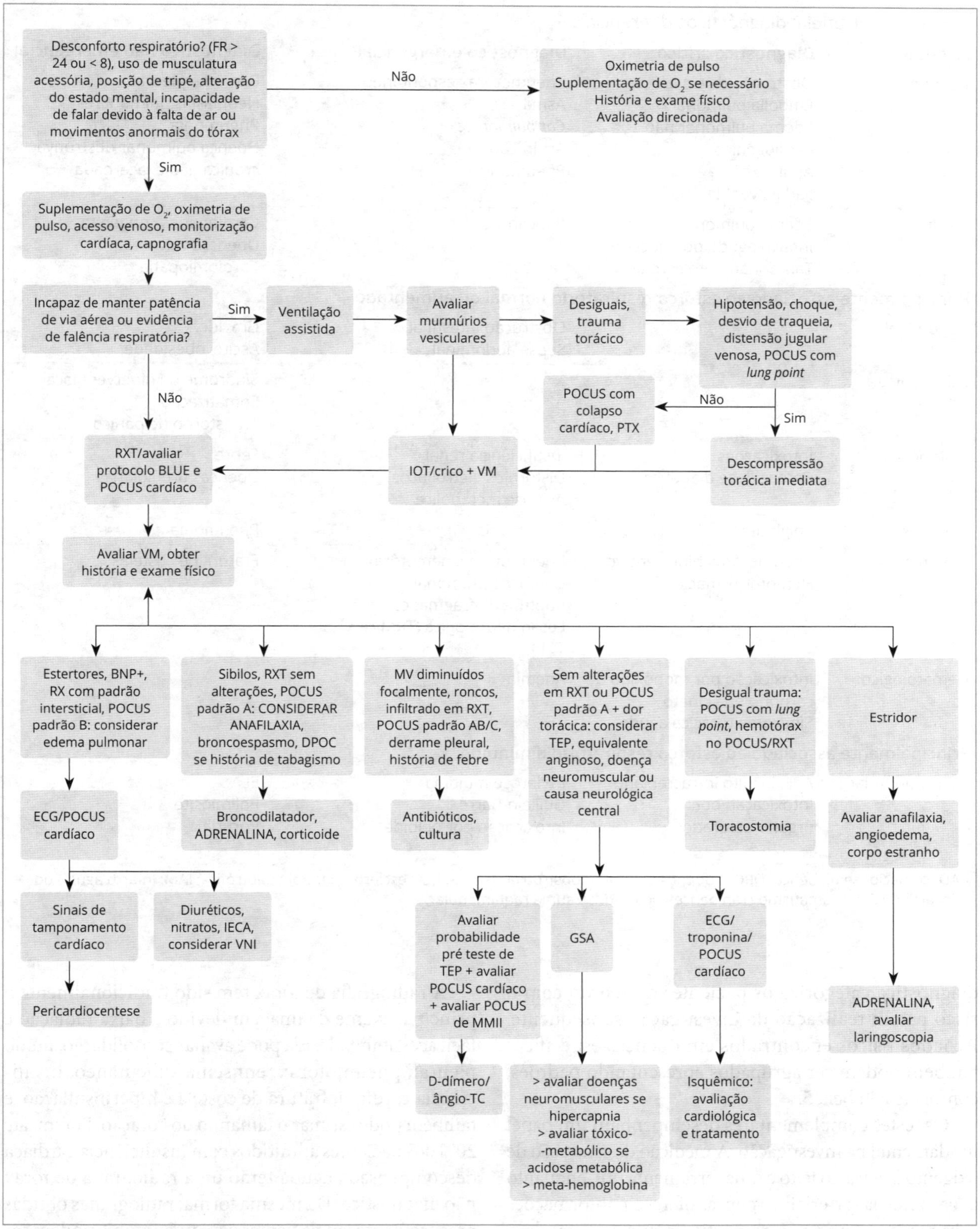

FIGURA 1 Avaliação inicial e manejo de paciente dispneico.

DPOC: doença pulmonar obstrutiva crônica; ECG: eletrocardiograma; IECA: inibidores da enzima conversora da angiotensina; IOT: intubação orotraqueal; MMII: membros inferiores; POCUS: ultrassom *point-of-care*; PTX: paratireoidectomia; RXT: radiografia de tórax; TEP: tromboembolismo pulmonar; VM: ventilação mecânica; VNI: ventilação não invasiva.

Fonte: adaptada de Marx et al., 2022.

TABELA 3 Dispneia: diagnósticos diferenciais

Sistema	Diagnóstico crítico	Diagnóstico emergencial	Diagnóstico não emergencial
Pulmonar	Obstrução de via aérea Embolia pulmonar Edema pulmonar não cardiogênico Anafilaxia Fadiga ventilatória	Pneumotórax espontâneo Asma *Cor pulmonale* Aspiração Pneumonia	Derrame pleural Neoplasias pulmonares Pneumonia Doença pulmonar obstrutiva crônica não exacerbada
Cardíaco	Edema pulmonar Infarto agudo do miocárdio Tamponamento cardíaco	Pericardite	Cardiopatias congênitas Doenças valvares Cardiomiopatia
Principalmente associado ao esforço respiratório normal ou aumentado			
Abdominal		Obstrução intestinal Sepse abdominal	Gravidez Ascite, obesidade
Psicogênico			Síndrome de hiperventilação Somatização Transtorno de pânico
Metabólico	Intoxicações Cetoacidose diabética	Insuficiência renal Distúrbios eletrolíticos Acidose metabólica	Febre Doenças tireoidianas
Infeccioso	Epiglotite	Pneumonia	Pneumonia
Traumático	Pneumotórax hipertensivo Hemotórax maciço	Pneumotórax, hemotórax Contusão pulmonar Ruptura diafragmática Lesão neurológica (TRM cervical, TCE)	Fratura de costelas
Hematológico	Intoxicação por monóxido de carbono ou cianeto Síndrome torácica aguda	Anemia	
Principalmente associado ao esforço respiratório diminuído			
Neuromuscular	AVE, insulto intracraniano Intoxicação por organofosforados	Esclerose múltipla Guillain-Barré Intoxicação por opioide	ELA Polimiosite Porfiria

CAD: cetoacidose diabética; DPOC: doença pulmonar obstrutiva crônica; ELA: esclerose lateral amiotrófica; IAM: infarto agudo do miocárdio; TCE: traumatismo cranioencefálico; TRM: trauma raquimedular.

diagnóstica categoriza os pacientes de acordo com o risco para a realização da investigação subsequente. Achados físicos encontrados em doenças específicas também podem ser agrupados apresentando padrões, conforme a Tabela 5.

Os testes complementares desempenham um papel fundamental na investigação. A medição da saturação de oxigênio à beira do leito é uma ferramenta útil, enquanto as gasometrias arteriais e venosas oferecem informações sobre oxigenação e pH, respectivamente, facilitando o diagnóstico de intoxicações e alterações metabólicas[10,11].

A forma de onda da capnografia, mais comumente utilizada em pacientes sob ventilação mecânica invasiva, auxilia na avaliação ventilatória, fornecendo pistas sobre a causa subjacente da dispneia.

A radiografia de tórax tem sido tradicionalmente o principal exame de imagem devido à baixa radiação e fácil acessibilidade. Ela pode avaliar consolidação, fluido pleural, pneumotórax, enfisema subcutâneo, insuficiência cardíaca, fratura de costela e hiperinsuflação, e também pode estimar o tamanho do coração. Porém, até 20% dos pacientes admitidos com insuficiência cardíaca descompensada aguda terão uma radiografia de tórax não diagnóstica. Da mesma forma, radiografias obtidas precocemente em pacientes com pneumonia podem ser não diagnósticas, e a concordância na interpretação do exame de imagem entre médicos de pronto-socorro e radiologistas pode ser baixa[12].

A tomografia computadorizada de tórax tem alta sensibilidade e especificidade para diagnosticar várias

TABELA 4 Principais achados do exame físico

	Exame físico	Diagnósticos diferenciais
Sinais vitais	Taquipneia	Pneumonia, pneumotórax, acidose metabólica
	Hipopneia	Lesão intracraniana, drogas, intoxicações
	Taquicardia	TEP, trauma torácico, sepse, ansiedade
	Hipotensão	Pneumotórax, tamponamento cardíaco, sepse
	Febre	Pneumonia, TEP
Ectoscopia	Caquexia, perda de peso	Malignidade, doença imune adquirida, infecção por micobactéria, DPOC
	Obesidade	Hipoventilação, apneia do sono, TEP
	Gravidez	TEP
	Tórax em tonel	DPOC
	Posição "*sniffing*"	Epiglotite
	Posição em tripé	DPOC, exacerbação de asma
	Lesão traumática	Pneumotórax, fratura de costelas, lesão diafragmática, tórax instável, hemotórax, contusão pulmonar
Pele e unhas	Manchas ou odor de cigarro	DPOC, malignidade, infecção
	Baqueteamento digital	Hipoxemia crônica, *shunts* intracardíacos, anormalidades vasculares pulmonares
	Pele ou conjuntivas pálidas	Anemia
	Atrofia muscular	Doença neuromuscular, malignidade, DPOC
	Hematoma	Parede torácica: fratura de costelas, pneumotórax
	Difuso: trombocitopenia, uso crônico de corticoide, anticoagulação	
	Enfisema subcutâneo	Fratura de costelas, pneumotórax, lesão traqueobrônquica
	Urticária, *rash*	Reação alérgica, infecções
Pescoço	Estridor	Edema ou infecção de vias aéreas superiores, corpo estranho, lesão traumática, anafilaxia, discinesia de cordas vocais
	Ingurgitamento veia jugular	Pneumotórax hipertensivo, excesso de fluidos, ICC, tamponamento cardíaco
Avaliação pulmonar	Sibilos	Broncoespasmo (asma, DPOC, anafilaxia, IC)
	Estertores	ICC, pneumonia
	MV diminuídos unilateralmente	Pneumotórax, derrame pleural, consolidação, lesão de costelas, contusão pulmonar
	Hemoptise	Malignidade, infecção, TEP, discrasia sanguínea, IC
	Produção de escarro	Infecção, IC
	Atrito pleural	Pleurite
	Padrão respiratório anormal	Lesão intracraniana, IC, intoxicações
Avaliação torácica	Dor à palpação	Fratura de costela ou esterno
	Enfisema ou crepitação subcutânea	Pneumotórax, lesão traqueobrônquica
	Assincronia toracoabdominal	Lesão diafragmática com herniação, trauma cervical
	Segmento instável	Tórax instável, contusão pulmonar
Avaliação cardíaca	Sopro	Disfunção valvar / IC
	B3 ou B4	TEP, IC
	Acentuação de B2	TEP
	Hipofonese de bulhas	Tamponamento cardíaco, derrame pericárdico
Extremidades	Edema ou dor unilateral	TVP / TEP
	Edema bilateral	IC
Avaliação neurológica	Déficit focal	AVC, hemorragia intracraniana
	Déficit simétrico	Doença neuromuscular
	Fraqueza difusa	Anormalidade eletrolítica ou metabólica
	Hiporreflexia	Hipermagnesemia
	Fraqueza ascendente	Síndrome de Guillain-Barré

AVC: acidente vascular cerebral; DPOC: doença pulmonar obstrutiva crônica; IC: insuficiência cardíaca; TEP: tromboembolismo pulmonar.

TABELA 5 Principais patologias e seus achados

Doença	História	Sintomas	Sinais	Exames complementares
Tromboembolismo pulmonar	HDA: início abrupto, dor pleurítica, imobilidade (viagem longa, cirurgia recente) HPP: malignidade, TVP, TEP prévio, terapia hormonal, obesidade, uso de tabaco, gravidez	Dor pleurítica, dor ou edema em membro inferior unilateral	Taquicardia, taquipneia, febre baixa	Oximetria de pulso, GSA, d-dímero ECG: taquicardia, arritmias, *strain* de VD RXT: corcova de Hampton, sinal de Westermark POCUS/USG: TVP, aumento de câmaras cardíacas direitas, *strain* de VD Ângio-TC de tórax e angiografia: Parada de contraste arterial sobre a vasculatura pulmonar
Pneumonia	HDA: Febre, tosse produtiva, dor torácica, dor pleurítica	Anorexia, calafrios, náusea, vômitos, tosse	Febre, taquicardia, taquipneia, estertores ou diminuição de murmúrios vesiculares focalmente	RXT: consolidação e infiltrados POCUS: padrão AB, padrão C, derrame pleural Laboratório com padrão de infecção Culturas de escarro e sangue positivas
Pneumotórax	HDA: início abrupto, trauma, dor torácica Homens magros são mais propensos a pneumotórax espontâneo	Dor torácica localizada	MV diminuídos, hipertimpanismo, enfisema subcutâneo, lesões em parede torácica	RXT: Ausência de trama pulmonar justapleural, desvio contralateral da traqueia e do mediastino POCUS: ausência de "*lung sliding*", presença de "*lung point*"
Pneumotórax hipertensivo	HDA: início abrupto, trauma, dor torácica Dispneia/choque após punção de acesso central cervical	Dor torácica localizada Diaforese	Hipertensivo: distensão de veia jugular, desvio de traqueia, hipofonese de bulhas cardíacas, choque obstrutivo	RXT: Ausência de trama pulmonar justapleural, Desvio contralateral da traqueia e do mediastino POCUS: ausência de "*lung sliding*", presença de "*lung point*"
Broncoespasmo	Hábitos: tabagismo, fogão a lenha, má adesão medicamentosa HPP: atopias HFam: asma	Dispneia e opressão torácica	Retrações costais, uso de musculatura acessória, posição em tripé, cianose	RXT: sinais de hiperinsuflação (arcos costais e diafragma retificados, aumento espaço retroesternal); exclui infiltrados, pneumotórax, atelectasia POCUS: padrão; distinguir de IC Capnografia em barbatana de tubarão
Tumores malignos de pulmão	HDA: perda de peso Hábitos: tabagismo, história ocupacional	Disfagia, fraqueza geral	Hemoptise	RXT TC de tórax: massa, adenopatia hilar, atelectasia focal
Congestão pulmonar	HDA: início gradual HPP: IAM recente, diabetes, IC Hábitos: má adesão medicamentosa ou de dieta	Ortopneia, dispneia paroxística noturna	Distensão de veia jugular, edema periférico, B3 ou B4, arritmia nova, refluxo hepatojugular	RXT: cefalização de trama vascular, cardiomegalia, derrame pleural, linhas B de Kerley POCUS: padrão B, derrame pleural, disfunção de VE ECG: sinais de isquemia, arritmias BNP elevado
Anafilaxia	HDA: início abrupto, exposição a alérgeno	Disfagia, náusea/ vômitos, dor abdominal, prurido	Angioedema, estridor, sibilos, urticária	POCUS: padrão A

Ângio-TC: angiotomografia; BNP: peptídeo natriurético cerebral; ECG: eletrocardiograma; GSA: gasometria arterial; HDA: história da doença atual; HFam: história familiar; HPP: história patológica prévia; IC: insuficiência cardíaca; MV: murmúrios vesiculares; PCR: *polymerase chain reaction*; POCUS: *point-of-care ultrasound*; RXT: radiografia de tórax; TEP: tromboembolismo pulmonar; TVP: trombose venosa profunda; VD: ventrículo direito; USG: ultrassonografia.

doenças, incluindo embolia pulmonar, malignidade, pneumonia, pneumotórax, edema pulmonar, fraturas de costela e contusão pulmonar. Tendo em vista tratar-se de exame mais dispendioso e menos disponível, deve ser utilizado com discrição.

A ultrassonografia pulmonar tem se mostrado tão ou mais precisa que os métodos tradicionais na avaliação de condições associadas à dispneia aguda. Comparada à radiografia de tórax, a ultrassonografia apresenta maior sensibilidade para detectar derrame pleural e alto valor preditivo negativo para insuficiência cardíaca, permitindo descartá-la como principal causa de dispneia. O protocolo BLUE, desenvolvido por Lichtenstein em 2008, é particularmente confiável, envolvendo avaliação sistemática de "*lung sliding*", "*A-lines*" e "*B-lines*" em pontos específicos do tórax, demonstrando alta precisão na identificação da causa da insuficiência respiratória aguda, mais detalhes no capítulo específico para seu manejo[12-15]. As informações obtidas pela ultrassonografia pulmonar devem ser integradas com as fornecidas pela ecocardiografia (como fração de ejeção do ventrículo esquerdo, dimensões do ventrículo direito e anormalidades do movimento da parede cardíaca) e ultrassonografia venosa para aumentar a precisão e confiabilidade do diagnóstico.

MANEJO

O manejo inicial da dispneia deve ser direcionado ao tratamento da etiologia do sintoma. O tratamento específico de cada patologia está detalhado em seu respectivo capítulo deste livro. Em casos nos quais a causa da dispneia não foi esclarecida ou em casos refratários ao tratamento otimizado, algumas medidas podem ser adotadas visando ao seu alívio. Tais medidas têm como princípio intervir nos mecanismos fisiopatológicos da dispneia e, muitas vezes, requerem uma abordagem multifatorial.

Pacientes com queixa de dispneia e alteração de sinais vitais devem, idealmente, ser monitorizados e conduzidos em sala de emergência.

Primeiros socorros

Posicionar um ventilador na frente do paciente e direcionar ar frio ao seu rosto é uma ferramenta barata e simples para alívio da dispneia. Seu mecanismo de ação consiste na ativação de receptores faciais inervados pelo nervo trigêmeo que atuam na percepção da dispneia. Sua fisiopatologia possivelmente está relacionada ao reflexo de mergulho, que é ativado pelo estímulo de receptores faciais e nasofaríngeos e faz que animais permaneçam embaixo d'água por longos períodos sem respirar. A sensação descrita pelos pacientes é similar à melhora da sensação de dispneia ao colocar-se em frente a uma janela aberta, que pode ser explicada pelo mesmo mecanismo.

O ventilador deve ser colocado a cerca 15 a 20 cm da face do paciente, com o fluxo de ar direcionado ao nariz e à boca, que correspondem à área de inervação do trigêmeo. Os pacientes devem ser orientados sobre a forma correta de utilizar a ferramenta e seu mecanismo de ação, oferecendo autonomia para o manejo do dispositivo conforme a necessidade.

Em pacientes com doenças obstrutivas, como DPOC, há aumento do trabalho respiratório em decorrência do remodelamento das vias aéreas, que levam a uma carga resistiva, e da hiperinsuflação com limitação do fluxo, que resulta em uma carga elástica adicional. Algumas técnicas, como a respiração com os lábios franzidos e a respiração diafragmática, podem atenuar esses mecanismos ao prolongar a expiração e reduzir a hiperinsuflação dinâmica.

Na técnica da respiração com os lábios franzidos, deve-se pedir ao paciente que inspire pelo nariz e expire pela boca, com os lábios parcialmente franzidos; dessa

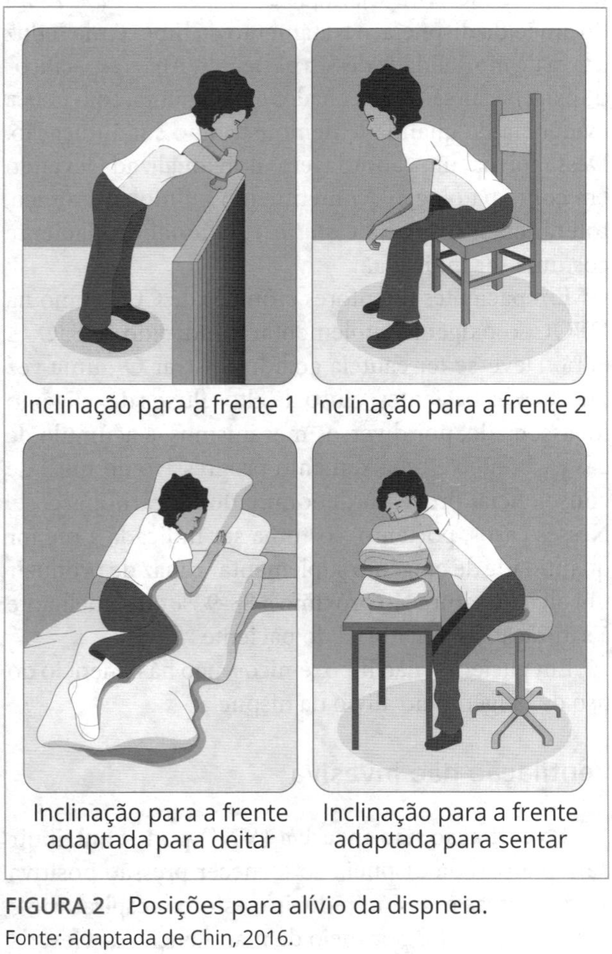

FIGURA 2 Posições para alívio da dispneia.
Fonte: adaptada de Chin, 2016.

forma, a expiração costuma demorar o dobro do tempo habitual. Já na respiração diafragmática, o paciente deve ser ensinado a expandir sua parede abdominal durante a inspiração; a realização correta pode ser constatada ao colocar uma mão sobre o abdome e outra sobre o tórax durante a inspiração.

Tais técnicas possuem benefícios também a longo prazo, quando incorporadas à rotina de exercícios do paciente.

Algumas posições corporais otimizam a função pulmonar e podem contribuir para o alívio da dispneia. Muitas vezes, os pacientes assumem essas posições de modo inconsciente como forma de reduzir o desconforto respiratório.

Inclinar o corpo para a frente permite que o diafragma adquira um formato de abóbada, o que aumenta a capacidade e a força ventilatória. Colocar as mãos no quadril ou elevar os membros superiores com auxílio de apoios leva a abertura da cintura escapular e maior eficiência da musculatura respiratória.

Oxigenoterapia

Deve-se fornecer oxigênio suplementar para pacientes hipoxêmicos, ou seja, aqueles com $SaO_2 \leq 92\%$. Além do alívio da dispneia, o tratamento da hipoxemia reduz a taxa de mortalidade desses pacientes. Alvos específicos de oxigenação são questionados em literatura, com pouca evidência de qualidade demonstrando sua indicação. Dessa forma, uma abordagem individualizada levando em conta patologia, acometimento pulmonar crônico, tolerância à dispneia e *status* funcional do paciente costuma ser indicada.

Em pacientes retentores crônicos de CO_2, como na DPOC, o oxigênio suplementar é indicado se $SaO_2 \leq 88\%$. Deve-se ter cautela ao administrar O_2, uma vez que, nesses pacientes, o uso de altos fluxos de oxigênio foi associado, por diversos mecanismos, a acúmulo de gás carbônico e rebaixamento progressivo do nível de consciência, processo denominado de carbonarcose. Nesses casos, portanto, costuma ser indicada a menor quantidade de oxigênio suplementar capaz de produzir um alvo de saturação próximo a 88-92% ou semelhante à saturação ambulatorial do paciente[16].

Em pacientes não hipoxêmicos, não há benefício do uso de oxigênio no alívio da dispneia.

Ventilação não invasiva

A ventilação não invasiva (VNI) pode contribuir para o alívio da dispneia ao fornecer pressão positiva às vias aéreas e, assim, reduzir o esforço respiratório e a fadiga muscular por meio da manutenção de elevada pressão expiratória final e da facilitação da inspiração pela pressão de suporte.

A VNI pode ser utilizada para o manejo de um episódio de insuficiência respiratória aguda por causa reversível no qual há o desejo de evitar a ventilação invasiva, porém seu real benefício ainda costuma ser questionado em literatura; e estudos mais novos estão em desenvolvimento para criar protocolos mais bem estabelecidos para seu uso. Atualmente, a indicação mais comumente associada à VNI é baseada em etiologias específicas de IRpA, existindo evidência de benefício de seu uso em pacientes com DPOC exacerbado, edema agudo de pulmão, insuficiência respiratória em imunocomprometidos e pacientes com doenças neuromusculares.

Um fator limitante da VNI é a obrigatoriedade de o paciente estar consciente durante a sua realização, não devendo ser utilizada em pacientes com rebaixamento do nível de consciência e incapacidade de proteção da via aérea.

Opioides

Em pacientes que cursam com dispneia refratária, opioides são uma opção segura para o manejo do sintoma. Dentre os opioides, a morfina é a droga mais estudada e com maior nível de evidência.

Os opioides são depressores respiratórios e agem modulando a percepção da dispneia ao diminuir a intensidade do comando ventilatório central e a atividade cortical. Dessa forma, a sensibilidade do paciente à sensação de dispneia é reduzida, causando alívio do sintoma.

Em pacientes com doenças obstrutivas, a taquipneia secundária à sensação de dispneia pode levar a hiperinsuflação dinâmica, piora da dispneia, ansiedade e, consequentemente, piora da taquipneia, o que pode levar à necessidade de intubação e ventilação invasiva. Pequenas doses de opioides reduzem a frequência respiratória, diminuindo a hiperinsuflação e evitando a evolução para ventilação mecânica.

Diversas metanálises demonstraram o benefício do uso da morfina na dispneia, assim como corroboram a sua segurança. O uso de doses baixas do opioide não possui impacto na pressão arterial, saturação de oxigênio ou pressão parcial de CO_2, assim como seu uso não está associado a aumento de mortalidade, especialmente em pacientes sob cuidados paliativos.

Atenção especial deve ser dada aos pacientes com edema agudo pulmonar, no qual o uso de morfina pode estar relacionado a piores desfechos, incluindo maior necessidade de ventilação invasiva, uso de inotrópicos e maior mortalidade. Seu uso também deve ser questionado em pacientes com infarto agudo do miocárdio, em que estudos recentes demonstram aumento de desfechos desfavoráveis.

A dose a ser utilizada varia de acordo com a patologia de base, comorbidades associadas e resposta do paciente; porém, estudos demonstram que a maioria dos indivíduos apresenta boa resposta com baixas doses de morfina (cerca de 20 a 30 mg via oral por dia).

As sugestões de doses de morfina de acordo com o *guideline* para manejo de dispneia do Centro Oncológico de Ontário encontram-se nas Tabelas 6 e 7.

Se duas doses são bem toleradas mas falham em reduzir a dispneia, pode-se dobrar a próxima dose. Após controle do sintoma com *bolus*, deve-se continuar a administração com doses regulares guiadas pela dose em *bolus* utilizada.

O pico de ação da morfina administrada por via endovenosa ocorre em 10 a 15 minutos e se dá por via subcutânea em cerca de 30 minutos. Apesar de ser uma droga segura quando utilizada em baixas doses, o paciente deve ser mantido em ambiente monitorizado durante o tratamento. Deve-se ter maior cautela com pacientes com apneia do sono, uso concomitante de benzodiazepínicos e retentores de CO_2.

Náuseas, constipação e vertigem são os efeitos adversos mais comuns e podem ser manejados de acordo com a necessidade.

TABELA 6 Doses sugeridas para manejo de dispneia em pacientes que não fazem uso regular de morfina

	Via oral	Via subcutânea ou endovenosa	Dose de resgate
Dispneia leve a moderada	5 mg VO 4/4h	3 mg SC 4/4h	Morfina 2,5 mg VO 2/2h ou 1,5 mg SC 1/1h
Dispneia intensa	-	2,5 mg EV ou SC	2,5 mg EV a cada 15-30 min ou 2,5 mg SC a cada 30-60 min

TABELA 7 Dose sugerida para manejo de dispneia em pacientes que fazem uso de morfina regularmente

Pacientes que fazem uso de morfina regularmente			
	Via oral	Via subcutânea ou endovenosa	Resgate
Dispneia moderada a grave	Dose de uso diário + 25% (incluir no cálculo também as doses de resgate nas últimas 24h)	Dose de uso diário + 25% (incluir no cálculo também as doses de resgate nas últimas 24h)	VO: 10% da dose total nas últimas 24h, a cada 2h SC/EV: 5% da dose total nas últimas 24h, a cada 1h*

* Em pacientes que já usam opioide enteral regularmente, a dose de resgate será 10% da dose diária de opioide do paciente, administrada via subcutânea (SC) ou endovenosa (EV).

TABELA 8 Relação entre característica da dispneia, fisiologia e tratamento sintomático

Característica da dispneia	Fisiologia	Tratamento sintomático
"Fome de ar", urgência para respirar, necessidade de mais ar	Estimulação do centro ventilatório via quimiorreceptores, receptores pulmonares e receptores vasculares	Oxigênio suplementar, fluxo de ar direcionado ao rosto, opioides
Aperto no peito	Estimulação de receptores ventilatórios	Broncodilatadores inalatórios
Não conseguir uma inspiração profunda	Estimulação do centro respiratório, hiperinsuflação dinâmica	Exercícios respiratórios
Esforço respiratório aumentado	Sobrecarga mecânica do sistema respiratório, fraqueza muscular	Ventilação não invasiva, treinamento de músculos inspiratórios
Necessidade de respirar mais	Ventilação aumentada, estimulação de receptores musculares	Exercícios respiratórios
Todas as características	Alteração da percepção central	Reabilitação pulmonar, morfina

Fonte: adaptada de Schwartzstein e Adams, 2022.

Benzodiazepínicos

Não há evidências que suportem o uso de benzodiazepínicos no manejo da dispneia. Em casos selecionados, nos quais um componente de ansiedade esteja sabidamente presente, como em ataques de pânico, seu uso pode ser considerado.

ACOMPANHAMENTO E ALOCAÇÃO

Os critérios para internação hospitalar, UTI ou alta devem ser seguidos de acordo com a patologia causadora da dispneia. De maneira geral, pacientes com sintomas moderados a graves, com necessidade de medicação endovenosa, ou realização de procedimentos para alívio da dispneia devem ser internados, assim como os pacientes com demanda de oxigenoterapia para manter alvos de saturação para aquela patologia pulmonar. Pacientes com disfunções orgânicas graves devem ser encaminhados à UTI. Pacientes com bom controle do sintoma após compensação da patologia de base no DE e possibilidade de terapia medicamentosa por via oral são elegíveis à alta hospitalar.

REFERÊNCIAS

1. Andrewes T. The management of breathlessness in palliative care. Nursing Standard. 2002;17(5):43-52.
2. Chin C, Booth S. Managing breathlessness: a palliative care approach. Postgrad Med J. 2016;106(1):32-6.
3. Coccia CB, Palkowski GH, Ntusi NAB, Schweitzer B, Motsohi T. Dyspnoea: Pathophysiology and a clinical approach. South African Med J. 2016.
4. Fukushi I, Pokorski M, Okada Y. Mechanisms underlying the sensation of dyspnea. Respiratory Investigation. 2021;59(1):66-80.
5. Hui D, Bohlke K, Bao T, Campbell TC, Coyne PJ, Currow DC, et al. Management of dyspnea in advanced cancer: ASCO Guideline. J Clin Oncol. 2021;39(12):1389-411.
6. Koeppen BM, Stanton BA. Berne e Levy. Fisiologia. Philadelphia: Elsevier; 2018.
7. Martinez JAB, Padua AI, Terra Filho J. Dispnéia. Medicina (Ribeirão Preto), 2004;37(3/4): 199-207.
8. Nishino T. Dyspnoea: underlying mechanisms and treatment. Br J Anaesthesia. 2011;106(4):463-74.
9. Parshall MB, Schwartzstein RM, Adams L, Banzett RB, Manning HL, Bourbeau J, ATS Committee on Dyspnea. An official American Thoracic Society statement: update on the mechanisms, assessment, and management of dyspnea. Am J Respiratory Crit Care Med. 2012;185(4):435-52.
10. Marx JA, Hockberger RS, Walls RM, et al., eds. Rosen's emergency medicine: Concepts and Clinical Practice. 10. ed. Philadelphia: Elsevier; 2022.
11. Schwartzstein RM, Adams L. Dyspnea. In: Broaddus VC. Murray & Nadel's Textbook of respiratory medicine. 7. ed. Philadelphia: Elsevier; 2022. p. 497-507.
12. Tintinalli JE, ed. Tintinalli's emergency medicine: a comprehensive study guide, 9th ed. New York: McGray Hill; 2020.
13. Santus P, Radovanovic D, Saad M, Zilianti C, Coppola S, Chiumello DA, et al. Acute dyspnea in the emergency department: a clinical review. J Emerg Crit Care Med. 2023;7:18.
14. Lichtenstein DA, Mezière GA. Relevance of lung ultrasound in the diagnosis of acute respiratory failure: The BLUE Protocol. Chest. 2008;134(1):117-25.
15. Hendrikse C, Ngah V, Kallon II, Thom G, Leong TD, Cohen K, et al. Signal of harm in morphine use in adults with acute pulmonary oedema: a rapid systematic review. South African Med J. 2023;113(8):39-43.
16. Lee SW, Kuo N, Hou SK, Kang YN. Effects of morphine and P2Y inhibitor amongst patients with acute coronary syndrome: a meta-analysis of comparative studies. Am J Emerg Med. 2023;70:119-26.

9

Dor abdominal aguda

Andrea Beatrice Santos da Silva
Mariana Rodrigues Kisling Ávila
Silvia Guimarães Sakamoto
Victor Paro da Cunha
Yan Pedro Pagnard

PONTOS PRINCIPAIS

- Dor abdominal é uma queixa muito frequente no departamento de emergência (DE).
- A quantidade de causas graves que evoluem com dor abdominal é extensa e envolve desde patologias que evoluem com dor visceral até aquelas com acometimento parietal.
- Anamnese e exame físico completos são a base do atendimento desses pacientes, mas é frequente a necessidade de exames complementares para descartar causas graves.
- Abordagem sindrômica, baseada em etiopatogenia do abdome agudo, é a forma mais comumente utilizada para o raciocínio diagnóstico e terapêutico desses pacientes.
- Diversos diagnósticos graves de patologias não abdominais se manifestam como dor abdominal, é sempre necessário que o médico emergencista tenha esses diferenciais em mente durante a avaliação desses pacientes.
- Nem todos os pacientes precisam de avaliação cirúrgica ou complementar avançada no DE. Cabe ao médico emergencista fazer essa distinção, especialmente após descartar sinais de gravidade.

INTRODUÇÃO

A dor abdominal é uma das principais razões de visita ao departamento de emergência no Brasil, representando de 5 a 10% da procura, sendo comumente um desafio de manejo por incluir condições com prognóstico benigno até patologias potencialmente ameaçadoras à vida; portanto, sua condução deve ser de domínio do médico emergencista[1,2].

O objetivo na medicina de emergência é reconhecer a dor abdominal de instalação aguda, identificando as causas que requerem intervenção imediata, tanto clínicas quanto cirúrgicas. lembrando sempre de possíveis diagnósticos diferenciais e considerando sempre as causas chave, desde apendicite, síndrome coronariana aguda, pneumonia de base pulmonar e cetoacidose diabética.

A dor abdominal, em geral, é causada por alterações no trato digestório, urinário e/ou reprodutivo, pode ainda ser manifestação de doenças extra-abdominais, como do tórax ou medula espinal, ou ainda estar associada a doenças sistêmicas. Na sua avaliação é comum o uso de exames laboratoriais, imagens e admissões hospitalares, porém muitos dos casos recebem alta sem diagnóstico etiológico, a chamada dor abdominal não específica.

A dor abdominal não específica consiste numa dor abdominal aguda, cuja etiologia não pode ser definida após uma investigação diagnóstica, seja ela com história clínica, exame físico, na presença ou ausência de exames complementares.

Além de toda a complexidade da região abdominal, com seus vários órgãos e tecidos, juntam-se a essa miríade de desafios as características individuais e socioculturais das populações atendidas, o que dificulta a caracterização da queixa e, muitas vezes, uma coleta confiável da história. A topografia do quadro álgico, a clínica associada, as características individuais e a impressão médica estão entre os fatores que mais pesarão para o diagnóstico. Por exemplo, a dor na fossa ilíaca esquerda no idoso sugere diverticulite, mas não exclui a possibilidade de apendicite, tudo dependerá dessas quatro esferas citadas.

A abordagem inicial dos pacientes com dor abdominal aguda engloba um conjunto extenso de patologias e diagnósticos, culminando com uso excessivo de exames complementares e avaliações de especialistas. Cabe ao médico emergencista, portanto, realizá-la sempre guiada por um raciocínio clínico baseado em evidências científicas.

ANATOMIA E FISIOLOGIA DA DOR ABDOMINAL

Princípios da embriologia e da neuroanatomia permitem dividir a dor abdominal em três espectros: dor visceral, parietal (somática) e referida, que mantêm entre si uma lógica evolutiva.

A dor visceral é conduzida por fibras nervosas autônomas que se inserem nas paredes de órgãos ocos ou na cápsula de órgãos sólidos, e chegam à medula espinal bilateralmente em diversos níveis. Geralmente, é percebida na linha média e mal localizada, podendo indicar isquemia, inflamação ou distensão da parede dos órgãos acometidos.

A dor visceral pode ser topografada de acordo com a região do intestino embrionário que originou cada órgão. A dor abdominal alta está relacionada a estruturas do intestino anterior: estômago, duodeno, fígado, vesícula biliar e pâncreas. A dor periumbilical está relacionada ao acometimento do intestino médio: delgado, cólon ascendente e apêndice. A dor em baixo ventre está relacionada a estruturas do intestino posterior: cólon distal e trato genitourinário.

A dor parietal é conduzida para o gânglio dorsal ipsilateral da raiz dorsal correspondente ao dermátomo no nível que originou a dor. É bem caracterizada, às vezes em pontada, podendo indicar isquemia, inflamação, estiramento e/ou irritação do peritônio parietal. A grande maioria dos quadros inflamatórios abdominais inicia-se como uma dor visceral e com o progredir do acometimento peritoneal predomina uma dor mais localizada.

Já a dor referida é caracterizada por dor no sítio distante do foco primário da patologia, entretanto é ipsilateral, fenômeno esse justificado pela inervação comum de alguns órgãos desde a divisão zigótica. Alguns exemplos são o sinal de Kehr, definido como dor no ombro devido à irritação diafragmática por uma patologia no abdome superior, como hematoma esplênico pós-trauma, e a dor epigástrica que pode ser manifestação atípica de infarto agudo do miocárdio.

Diante de um quadro de dor abdominal aguda, além de identificar suas características, é importante ter em mente a epidemiologia das principais causas dessa queixa no departamento de emergência. No Brasil, os dados epidemiológicos são escassos e dispersos entre poucos artigos científicos; portanto, é difícil descrever o panorama geral brasileiro, principalmente do ponto de vista estatístico.

Na Figura 1 está proposto um esquema sobre os tipos de apresentação clínica da dor abdominal e as principais etiologias encontradas no departamento de emergência brasileiro, sendo os dados muito similares aos encontrados nos serviços de saúde estrangeiros.

APRESENTAÇÃO CLÍNICA

Uma anamnese bem feita é a base do raciocínio do emergencista na dor abdominal aguda, pois pode permitir a descoberta do diagnóstico etiológico, mas sabemos que nem sempre, porém consegue definir o mais importante, se existe ou não gravidade na queixa apresentada[3].

Existem algumas informações que são essenciais na construção da história clínica, dentre elas:

- Idade, sexo, antecedentes pessoais, incluindo cirúrgicos, medicamentos de uso contínuo (p. ex., anti-inflamatórios não esteroidais – AINEs, anticoagulantes, antiagregantes).
- Data da última menstruação, métodos contraceptivos.
- Antecedentes familiares (p. ex., doença inflamatória intestinal).

Diferenciar a dor aguda da crônica também é fundamental. Temporalmente não há consenso que defina dor abdominal aguda, mas um ponto de corte aleatório, proposto em algumas literaturas americanas, é o de uma dor nova de até duas semanas, mas sempre prevalecendo a impressão clínica. Deve-se atentar, também, para identificar a dor crônica que está agudizada, apresentação que também pode ser sinal de alarme, a depender da etiologia. Dor, como os demais sinais vitais, pode também não estar associada à criticidade do quadro clínico, especialmente em imunossuprimidos. Dessa forma, a caracterização completa da queixa álgica por meio de uma adequada semiologia da dor é fundamental para prosseguir na investigação clínica[4]:

- Características: cólica, pontada, pressão, queimação.
- Intensidade.
- Irradiação: para ombro, dorso, tórax.

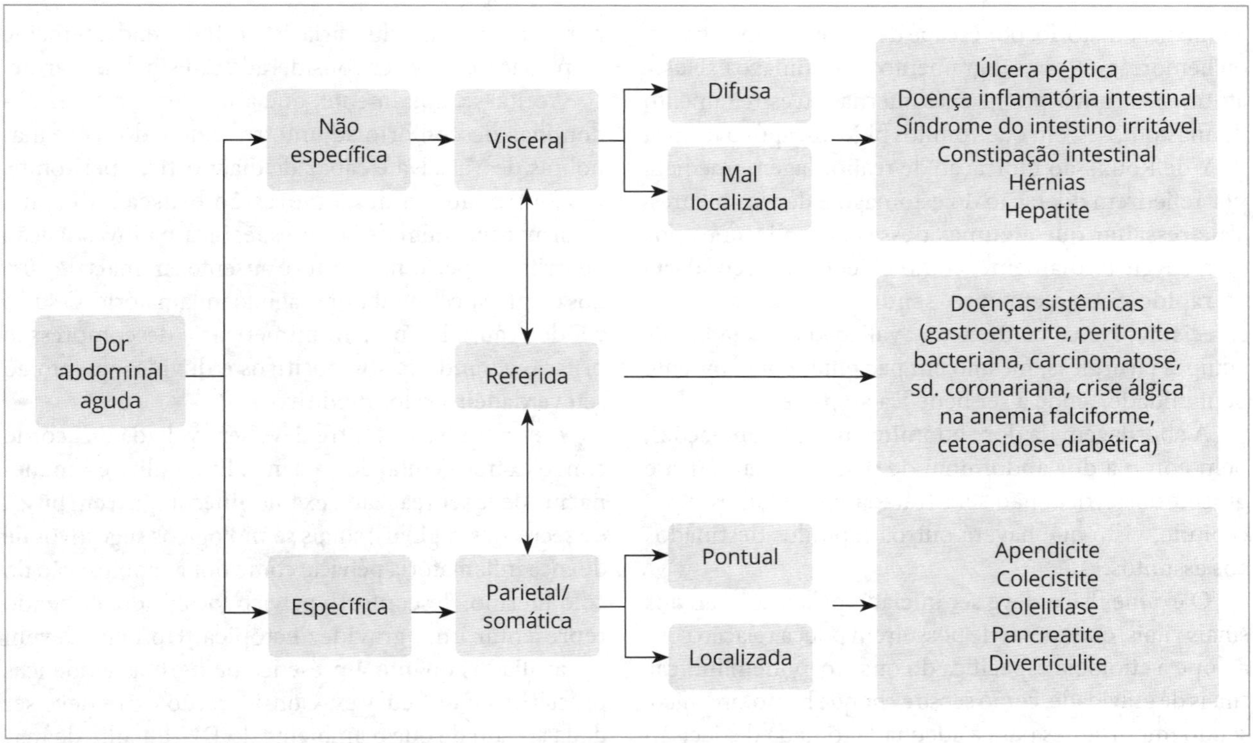

FIGURA 1 Tipos de apresentação clínica da dor abdominal e as principais etiologias encontradas no departamento de emergência.

- Localização: em determinado quadrante ou difusa.
- Duração: horas ou semanas; contínua ou intermitente.
- Evolução.
- Fatores de melhora: posição genupeitoral melhora a dor?
- Fator de piora: alimentação piora a dor?
- Sintomas associados: alteração do nível de consciência, náuseas e vômitos, diaforese, intolerância via oral, hiporexia, diarreia ou constipação, sangramentos, eliminação de flatos, corrimento vaginal, disúria, dispneia, febre e tosse.
- Relação com as funções orgânicas.

Na coleta da história e no exame físico é importante se atentar para fatores de risco como idade, manipulação prévia do trato gastrointestinal, dor constante, comorbidades que possam agregar maior risco e/ou gerar apresentações atípicas de quadros graves que incluem imunossupressão, etilismo, diabetes, falências renal e hepática, desnutrição e doenças oncológicas. Questionar o quadro clínico semelhante no passado é fundamental para diferenciar queixas crônicas exacerbadas de recentes[5].

Como exceção à regra geral, existem algumas populações especiais em que os sintomas clássicos podem não aparecer, dando lugar a sinais e sintomas atípicos que são desafiadores a qualquer médico da emergência. Nessa população englobamos os idosos, imunossuprimidos, pacientes com antecedentes cirúrgicos abdominais, e mulheres na idade reprodutiva.

Os idosos também são uma população importante, pois possuem maior chance de apresentar doenças graves, como aneurisma de aorta roto, isquemia mesentérica, câncer de cólon, cujas prevalências aumentam a partir dos 50 anos de idade. São pacientes para os quais o limiar para a solicitação de exames complementares sempre será mais baixo, uma vez que têm quadros oligossintomáticos, duvidosos, singulares, com manifestações retardadas e sem ferramentas precisas que suportem uma decisão clínica confiável. Diante da incerteza diagnóstica com ou sem acompanhamento médico considera-se sempre mantê-los em observação e expandir ferramentas de investigação. A dor abdominal na população idosa é sempre relevante e potencialmente grave. Não há na literatura critérios bem estabelecidos para uma tomada de decisão segura nos maiores de 65 anos, já que podem ter morbimortalidade significativa na presença de parâmetros clínicos normais: leucograma normal, ausência de febre, entre outros[6].

Atenção deve ser dada aos pacientes em pós-operatório, como em gastroplastias, que podem apresentar complicações precoces de ampla sintomatologia e alta gravidade, com quadros que podem ser de abdome agudo inflamatório, por escape de secreções intestinais, ou hemorrágico por sangramento do estômago excluso, até um obstrutivo, por hérnias internas ou estreitamento de anastomoses, em que vômitos biliosos, após a técnica de Y de Roux, são indicação de reabordagem imediata por refletirem dilatação do estômago e de vias biliares. Vale ressaltar que algumas dessas complicações podem surgir tardiamente, como colelitíase, secundária ao rápido emagrecimento, sendo fator de risco para colecistite. Nesse contexto, a avaliação associada por equipes cirúrgicas, mesmo em pacientes com aparente benignidade, tende a ser benéfica ao paciente.

A abordagem da dor abdominal nessas populações, bem como a dor abdominal de origem traumática e gineco-obstétrica, não será tratada em detalhes neste capítulo, visto que haverá outros capítulos destinados aos assuntos.

O exame físico deve ser iniciado pela avaliação dos sinais vitais, que apesar de possuírem pouca relação com a dor e a etiologia específica do quadro, podem indicar sinais de gravidade, como sepse e choque hemodinâmico, sendo importantes para a adequada tomada de decisão sobre o local onde este paciente será manejado.

Uma ferramenta que demonstrou ser mais sensível na avaliação hemodinâmica de pacientes com sepse, incluindo foco abdominal, é o "*shock index*", que é formado pela razão da frequência cardíaca pela pressão arterial sistólica, sendo valores maiores e/ou iguais 0,7, mais sensíveis para predizer mortalidade.

A taquipneia pode estar associada a dor abdominal intensa, porém em alguns casos representa compensação da acidose metabólica lática decorrente de sepse de foco pulmonar, abdominal ou até mesmo choque hipovolêmico hemorrágico.

Na temperatura, a febre ou hipotermia são sempre sinais de alarme, mas podem estar ausentes em alguns casos, principalmente nos idosos.

A dor é considerada o quinto sinal vital, geralmente está presente nos pacientes jovens; todavia, com a idade o peritônio se torna menos sensível, podendo a peritonite ser ausente ou aparecer mais tardiamente no exame físico.

Ao palpar o abdome, deve-se suprimir a contração voluntária produzida pelo paciente (a defesa voluntária), distraindo-o ou realizando a flexão de joelhos. Também é possível examinar por cima da própria mão do paciente, naqueles que seguem com antecipação de defesa ao exame. A localização da dor em um dos quatro quadrantes abdominais é um auxílio diagnóstico imprescindível. Já a defesa muscular involuntária, com rigidez abdominal, bem como a dor adjacente referida, sugere quadros de maior gravidade, com peritonite.

Vale lembrar que a defesa abdominal, quando voluntária, é uma resposta ao medo, ansiedade ou mãos frias; porém quando involuntária, isto é, independentemente da palpação, deve ser considerada um sinal de alarme.

Aceita-se, atualmente, que a tríade de rigidez abdominal, desconforto adjunto referido e dor com manobras de Valsalva é capaz de diagnosticar peritonite. Por outro lado, a descompressão brusca não soma informação. Além de ser inespecífica na investigação de irritação peritoneal, esteve ausente em mais de 30% dos diagnósticos de abdome agudo inflamatório. O susto e a dor causados podem mimetizar a descompressão brusca, gerando falsos-positivos e dúvidas quanto ao seu verdadeiro valor preditivo.

A dor em baixo ventre deve ser avaliada de acordo com o exame genital do paciente. Em mulheres no menacme deve ser realizado exame ginecológico em busca de secreções vaginais, sinais semiológicos sugestivos de doença inflamatória pélvica, como dor à mobilização do colo uterino, desconforto pélvico localizado, podendo representar uma gravidez ectópica. Homens devem ser avaliados quanto à presença de hérnias e doenças prostáticas e testiculares. Consideração extra deve ser dada ao fato de que o ambiente do DE dificulta de maneira relativa à realização de exames anogenitais, seja por falta de aparatos, seja pelo ambiente cheio e com pouca privacidade. Cabe ao profissional da emergência saber indicá-los e realizá-los de maneira a abrandar essas dificuldades.

Alguns sinais e sintomas aumentam a suspeita para dor abdominal com potencial gravidade, como dor com duração igual ou maior que 6 horas, febre, vômitos incoercíveis, pré-síncope ou síncope e sangramento do trato gastrointestinal.

A realização do exame retal pode ser útil de modo importante na avaliação de pacientes com queixas abdominais, em especial nos pacientes com suspeitas de quadro de hemorragia digestiva, porém em pacientes com queixa de constipação e dor anorretal essa avaliação também traz informações valiosas.

Inicialmente, deve-se identificar a classificação do quadro: paciente instável *versus* estável. O paciente instável segue o fluxo ABC do paciente crítico, com atendimento em ambiente de sala de emergência, monitorização, oxigênio se necessário, acesso venoso, exames laboratoriais (hemograma, função renal, eletrólitos, coagulograma, tipo sanguíneo); se possibilidade de hemorragia grave, considere prova cruzada, avaliação primária ABCDE e POCUS (*point-of-care ultrasound*).

O POCUS é uma ferramenta que ganhou mais espaço nos últimos tempos no departamento de emergência; é uma extensão do exame físico, auxiliando na tomada rápida de decisões importantes e assertivas. É um método de avaliação e diagnóstico fácil de ser realizado, barato, com capacidade de avaliação rápida, não

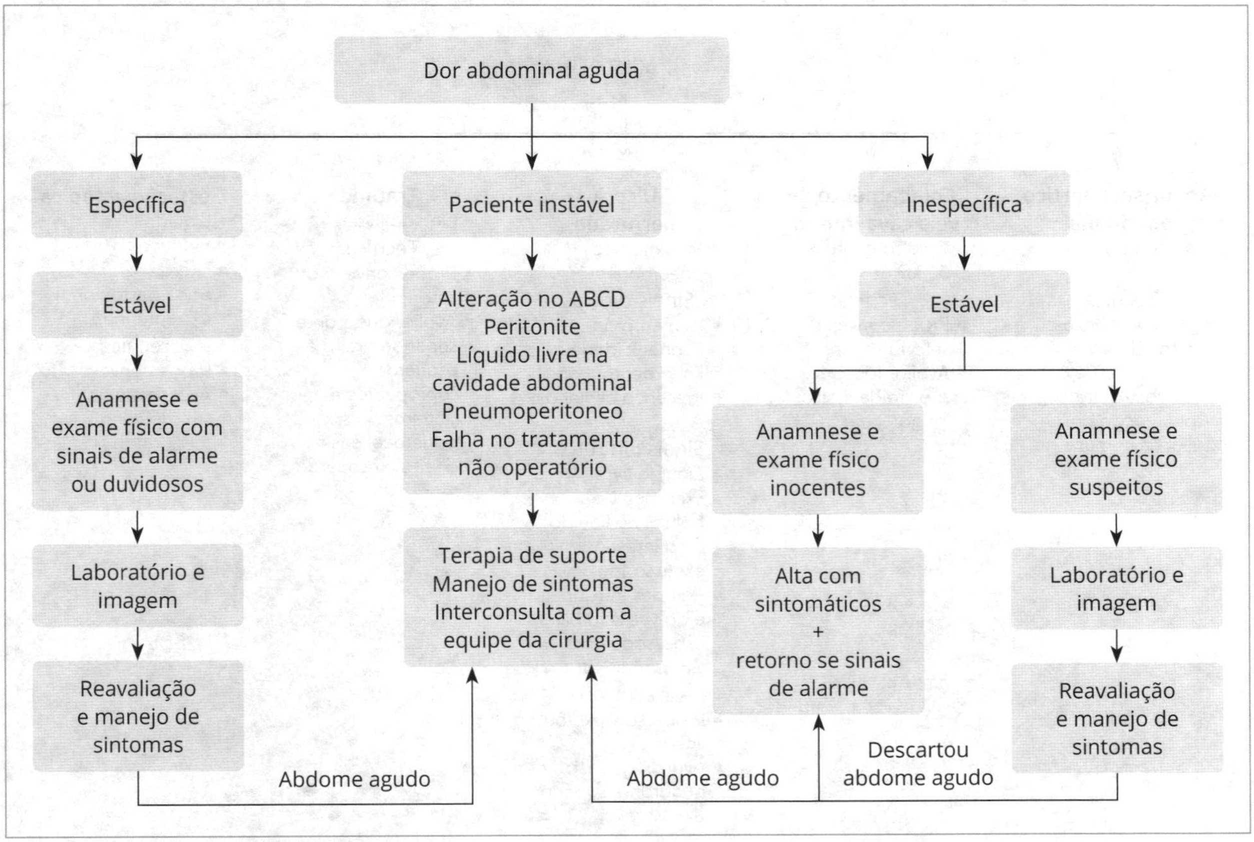

FIGURA 2 Dor abdominal aguda.

invasiva, versátil e que pode diferenciar, em alguns casos, o paciente com dor abdominal aguda que necessita de investigação mais profunda daqueles que não precisam de exames adicionais.

O ultrassom à beira do leito é sempre realizado com foco em responder perguntas centrais. Nas queixas abdominais se destaca a busca de alterações do trato biliar e complicações urinárias. Também pode ser usado para identificação do componente do choque circulatório, incluso nos protocolos FAST e RUSH, evidenciando se há líquido livre em cavidade abdominal, como na gravidez ectópica rota. Também é útil no diagnóstico de *flapping* na aorta em patologias como dissecção ou aneurisma íntegro ou roto.

O protocolo ACUTE ABDOMEN consiste numa forma sistemática de avaliação ultrassonográfica do paciente com dor abdominal indiferenciada e deve ser aplicado após obtenção de anamnese e exame físico adequado[1].

O segmento ACUTE deve ser aplicado inicialmente para identificação de achados compatíveis com patologias de maior morbimortalidade. Esse mnemônico remete à avaliação da aorta abdominal em busca de aneurisma; do colabamento da veia cava, exame que possui suas limitações, mas que pode ajudar a indicar que o paciente está hipovolêmico; da cavidade abdominal em busca de pneumoperitônio, líquido livre e, em mulheres, sinais de gestação ectópica.

O segmento ABDOMEN é aplicado em avaliação secundária, auxiliado por dados da história e exame físico com objetivo de determinar outras patologias abdominais de maior prevalência. As patologias destacadas nesta parte são a apendicite, que possui maior desafio diagnóstico devido às variações anatômicas da localização do apêndice; a colecistite, que já possui a utilização do ultrassom bem consolidada; a obstrução intestinal, cujo segmento de melhor aplicabilidade é o intestino delgado; a uropatia obstrutiva, em que o achado de maior relevância é a hidronefrose e as torções de testículo e ovário que se beneficiam do Doppler ultrassonográfico para avaliação de perfusão. Vale ressaltar que, por se tratar de um exame operador-dependente, o treinamento adequado do médico emergencista é necessário para obtenção dos melhores desfechos; e que em vários os casos a realização do POCUS não dispensa a necessidade de outros exames de maior complexidade, como a tomografia computadorizada.

ACUTE

Aneurisma aórtico abdominal
- Aorta abdominal > 3 cm?

Técnica:
- Probe convexo ou setorial
- Avaliar desde o epigastro até bifurcação das ilíacas comuns

Colabamento de veia cava inferior
- Colabamento > 50%?

Técnica:
- Probe convexo ou setorial
- Avaliar foco subxifoide e eixo longo

Úlcera perfurada
- Presença de pneumoperitônio?

Sinais diretos:
- Aumento da ecogenicidade da linha peritoneal
- Presença de linhas A

Sinais indiretos:
- Líquido livre
- Presença de bolhas no líquido
- Alça intestinal espessada
- Paredes intestinais e da vesícula biliar espessado com íleo paralítico

Técnica:
- Probe convexo ou linear
- Avaliar epigastro e quadrante superior direito

Trauma
- Líquido livre?

Técnica:
- Probe convexo ou setorial
- Avaliar quadrante superior direito e esquerdo, suprapúbico e goteiras parietocólicas direita e esquerda

Gestação ectópica
- Líquido livre hipoecoico?
- Útero vazio?
- Saco gestacional extrauterino?

Técnica:
- Probe convexo
- Avaliar região suprapúbica

ABDOMEN

Apendicite
- Não compressível
- Diâmetro > 6 mm

Técnica:
- Probe linear
- Avaliar quadrante inferior esquerdo

Trato biliar
- Líquido precístico
- Murphy sonográfico
- Cálculo biliar
- Coledocolitiase
- Ducto biliar comum > 6 mm

Técnica:
- Probe convexo ou setorial
- Avaliar quadrante superior direito

Alça abdominal distendida
- Presença obstrução intestinal?
- Alça de intestino delgado > 3 cm
- Peristalse diminuída

Técnica:
- Probe convexo ou linear
- Avaliar epigastro, goteiras parietocólicas e região suprapúbica

Uropatia obstrutiva
- Hidronefrose
- Cálice renais dilatados
- Presença de cálculo renal em ureter

Técnica:
- Probe convexo
- Avaliar linha axilar média a direita e axilar posterior esquerda em região lombar

Torção testicular
- Testículo hipoecoico
- Redução da perfusão testicular

Técnica:
- Probe linear
- Avaliar escroto com inclusão de Doppler

Torção ovariana
- Massa anexial > 4 cm
- Líquido pélvico livre
- Redução de fluxo sanguíneo

Técnica:
- Probe convexo
- Avaliar regiões suprapúbica e anexiais

FIGURA 3 Protocolo ACUTE ABDOMEN.

ABORDAGEM SINDRÔMICA DA DOR ABDOMINAL

Abdome agudo inflamatório

Abdome agudo inflamatório é o subtipo de síndrome álgica abdominal mais frequente em todo o mundo, e ocorre devido a um insulto inflamatório de órgãos intra-abdominais.

A principal causa é a apendicite aguda, que consiste na inflamação do apêndice cecal cursando com dor abdominal por obstrução do apêndice seguida de distensão, evoluindo para invasão bacteriana secundária, hipersecreção e posterior isquemia[7].

O quadro álgico costuma ser o primeiro sintoma e se inicia ao redor da cicatriz umbilical, migrando para a fossa ilíaca direita (ponto de McBurney) com o pico da dor ocorrendo em torno de 4 horas. Porém, devido a variações anatômicas, a dor pode localizar-se no flanco direito. Dentre os sintomas associados estão febre, hiporexia, náuseas e vômitos. No exame físico, observamos dor a palpação do quadrante inferior direito associada ou não a defesa involuntária e descompressão brusca positiva. O sinal do psoas, apesar de ser bem conhecido, apresenta baixa sensibilidade, porém é altamente específico e com ótimos valores de razão de verossimilhança. A maioria dos pacientes irá procurar atendimento médico em 12 a 48 horas do início dos sintomas. Para a estratificação de risco, o escore Alvarado é o mais conhecido, mas os escores AIR (*appendicitis inflammatory response*) e AAS (*adult appendicitis score*) possuem melhor acurácia para predizer apendicite, são mais sensíveis para excluir o diagnóstico e promovem menor taxa de exames de imagem e internação hospitalar de pacientes de baixo risco[8]. Diante de uma suspeita clínica baixa a moderada, está indicada a investigação com ultrassonografia de abdome total. Na presença de alta suspeita clínica, o exame de imagem de escolha é a tomografia computadorizada do abdome e pelve com contraste endovenoso. Na suspeita e/ou confirmação diagnóstica, o cirurgião geral deve ser convocado e o antibiótico iniciado na sala de emergência, sendo mantido até acabar a cirurgia; contudo, nos casos complicados, pode ter seu curso estendido por mais 3 a 5 dias. A principal complicação da apendicite aguda é a sepse de foco abdominal, muitas vezes causada por ruptura do apêndice, com taxas de complicações entre 20 e 60%[9].

Outra etiologia, que dependendo do centro é mais frequente que a apendicite aguda, é a colecistite aguda, uma inflamação da vesícula biliar, geralmente por litíase biliar, porém pode ser alitiásica, sendo esta mais comum em pacientes críticos. O quadro clínico é formado por febre, dor no quadrante superior direito do abdome, vômitos e/ou hiporexia. No exame físico, o sinal de Murphy possui maior especificidade do que sensibilidade. O diagnóstico é clínico-radiológico realizado pela ultrassonografia de abdome superior, que possui sensibilidade 81% e especificidade 83%. Os achados do exame de imagem incluem: espessura da parede da vesícula ≥ 4 mm, aumento do tamanho da vesícula biliar

TABELA 1

	Sensibilidade	Especificidade	Valor preditivo +	Valor preditivo –
Ultrassonografia de abdome total	66%	94%	100%	92%
Tomografia computadorizada de abdome total	95%	94%	95%	99%

Fonte: WSES, EBMEDICINE, DOVEPRESS.

TABELA 2

	Sensibilidade	Especificidade	*Likelihood ratio* +	*Likelihood ratio* –
Dor abdominal na fossa ilíaca direita	64%	82%	3,2 (2,4-4,2)	0,50 (0,42-0,59)
Febre	67%	79%	1,9 (1,6-2,3)	0,58 (0,51-0,67)
Dor a palpação do quadrante inferior direito	84%	90&	7,3-8,5	0-0,28
Defesa abdominal involuntária	73%	52%	1,7-1,8	0-0,54
Descompressão brusca positiva	63%	69%	1,1-6,3	0-0,86
Sinal do psoas	16%	95%	2,4 (1,2-2,7)	0,90 (0,83-0,98)
Adult Appendicitis Score (AAS) Score	94%	60%	2,37	0,09
Appendicitis Inflammatory Response (AIR) Score	92%	63%	2,18 (1,01-4,68)	0,22 (0,09-0,51)

Fonte: WSES Jerusalem Guidelines, Scandinavian Journal of Surgery, International Journal of Applied and Basic Medical Research.

(eixo longo ≥ 8 cm, eixo curto ≥ 4 cm), debri e pedras (sensibilidade 88%, especificidade 99%, para colelitíase), acúmulo de líquido ao redor da vesícula biliar, sombras lineares no tecido adiposo ao redor da vesícula biliar e ducto biliar comum > 6 mm. A estratificação de risco é baseada nos critérios de Tokyo 2013/2018 (Tabela 3)[10]. O tratamento indicado para pacientes estáveis é antibioticoterapia, colecistectomia dentro de 7 a 10 dias do início dos sintomas. Para pacientes instáveis, é indicado antibioticoterapia e drenagem percutânea, reservando a abordagem cirúrgica num segundo momento após estabilização clínica. As principais complicações da colecistite aguda são a pancreatite ou a coledocolitíase, que evolui para colangite[11].

Já a diverticulite aguda se estabelece quando ocorre inflamação de um divertículo intestinal, principalmente na região do cólon sigmoide, que cursa com dor abdominal aguda, constante, no quadrante inferior esquerdo do abdome associada a febre e ausência de vômitos. A combinação de dor no quadrante inferior esquerdo, ausência de vômito e proteína C-reativa > 5 mg/dL está correlacionada a uma boa razão de verossimilhança positiva (LR+ 18) e negativa (LR– 0,65). O diagnóstico é clínico-radiológico, sendo a tomografia computadorizada do abdome e pelve com contraste endovenoso o exame de imagem de escolha. Os achados do exame de imagem incluem: presença de divertículos, espessamento da parede do cólon, aumento da densificação de gordura pericólica, gás extraluminal, abscesso e líquido livre na cavidade abdominal. Para estratificação de risco e determinação do tratamento, está indicada a utilização do escore de Hinchey (Tabela 6). A principal complicação da diverticulite aguda é o abdome agudo perfurativo[12].

Outras causas de abdome agudo inflamatório estão resumidas na Tabela 7.

Abdome agudo obstrutivo

O abdome agudo obstrutivo é a interrupção do fluxo intraluminal normal do intestino delgado (75%) ou grosso (25%). Sua origem pode ser mecânica, por obstrução intraluminal ou compressão extrínseca, ou funcional, por causa metabólica. Esse bloqueio gera dor, secundária a dilatação da víscera oca, e inflamação local, podendo evoluir para isquemia e em alguns casos perfuração[13].

Clinicamente, pode ser caracterizado pelo aumento do peristaltismo com dor abdominal em cólica (LR+ 2,8, LR– 0,8), a qual diminui após o vômito (LR+ 4,5, LR– 0,8), parada da eliminação de gases, constipação (LR+ 8,8, LR– 0,6) e distensão do abdome (LR+ 5,7, LR– 0,4). A apresentação é dicotômica: na interrupção alta predomina o quadro de vômitos; na baixa ganha destaque o aumento abdominal associado a vômitos de conteúdo biliar ou fecaloide[14].

A obstrução mecânica do intestino delgado pode ser total (alça fechada) ou parcial, sendo que as aderências são responsáveis por 60 a 75% dos casos, principalmente se o paciente tiver antecedentes de cirurgia abdominal (LR+ 2,7 // LR– 0,4). Outras etiologias são o corpo estranho, tumores, hérnia interna, volvo e intussuscepção. Já o cólon obstrui mais frequentemente devido a torções

TABELA 3 Estratificação de risco

	Sensibilidade	Especificidade	*Likelihood ratio +*	*Likelihood ratio –*
Febre	35%	80%	1,5 (1,0-2,3)	0,9 (0,8-1,0)
Dor no quadrante superior direito	81%	67%	1,5 (09-2,5)	0,7 (0,3-1,6)
Vômitos	71%	53%	1,5 (1,1-2,1)	0,6 (0,3-0,9)
Hiporexia	65%	50%	1,1-1,7	0,5-0,9
Sinal de Murphy	65%	87%	2,8 (0,8-8,6)	0,5 (0,2-0,10)

Fonte: Tokyo Guidelines 2018, EBMEDICINE, JAMA.

TABELA 4 Estratificação de risco da colecistite aguda

Grau I	Pacientes saudáveis, sem disfunção orgânica e com inflamação leve
Grau II	Leucocitose > 18.000/mm³ ou
	Massa palpável no QSD do abdome ou
	Sintomas > 72 horas ou
	Inflamação local (colecistite gangrenosa ou enfisematosa, abscesso pericolecístico ou hepático
Grau III	Presença de disfunção orgânica

TABELA 5

	Sensibilidade	Especificidade	*Likelihood ratio* +	*Likelihood ratio* –
Febre	–	–	1,4	0,8
Dor no quadrante inferior esquerdo (QIF)	–	–	10,4	0,7
Ausência de vômitos	–	–	1,4	0,2
Dor QIF + ausência de vômitos + PCR > 5 mg/DL	–	–	18	0,65
TC abdome total	79-99%	99%	94	0,1
Achados de imagem				
Divertículos	91%	67%	2,8	0,13
Espessamento da parede do cólon	96%	91%	11	0,04
Aumento da densidade da gordura pericólica	95%	90%	9,5	0,06
Gás extraluminal	30%	100%	60	0,7
Abscesso	8%	99%	8	0,93
Líquido livre do abdome	45%	97%	15	0,57

Fonte: Tokyo Guidelines 2018, EBMEDICINE, JAMA, WJES, DOVEPRESS.

TABELA 6 Estratificação de risco para diverticulite aguda pelo escore de Hinchey

Hinchey	Característica	Terapêutica
Estágio 0	Diverticulite não complicada	▪ Alta com sintomáticos, dieta e reavaliação em 7 dias
Estágio 1	Abscesso pericólico	▪ Internar ▪ Antibioticoterapia ▪ Avaliar tamanho do abscesso < 5 cm = conservador ≥ 5 cm = drenagem cirúrgica percutânea
Estágio 2	Abscesso retroperitoneal, intrapélvico	Vide acima
Estágio 3	Peritonite purulenta generalizada	Internar + ATB + abordagem cirúrgica de urgência
Estágio 4	Peritonite fecal generalizada	Internar + ATB + abordagem cirúrgica de urgência

ATB: antibioticoterapia.

TABELA 7 Principais etiologias de abdome agudo inflamatório

Patologia	Clínica mais característica	Avaliação complementar	Tratamento
Apendicite	Dor na fossa ilíaca direita + febre + hiporexia + vômitos	TC de abdome com contraste	ATB + cirurgia
Colecistite	Dor no hipocôndrio direito + febre + náuseas e vômitos	USG de andar superior	ATB + cirurgia
Colangite	Dor no hipocôndrio direito + febre + icterícia + alteração no nível de consciência + choque	USG de andar superior + marcadores colestase	ATB + cirurgia
Pancreatite	Dor abdominal súbita em faixa + náuseas e vômitos	TC de abdome com contraste + enzimas pancreáticas	Hidratação e monitorização
Diverticulite	Dor na fossa ilíaca esquerda + febre + ausência de vômitos	TC de abdome com contraste	ATB + cirurgia
Apendagite	Dor abdominal no quadrante inferior esquerdo + afebril + aumento da frequência de evacuações	TC de abdome com contraste	ATB

ATB: antibioticoterapia; TC: tomografia computadorizada; USG: ultrassonografia.

do intestino sobre a sua base, os chamados volvos, ou por câncer.

No abdome agudo obstrutivo a radiografia ainda tem aplicação. A presença de níveis hidroaéreos pode indicar o mecanismo físico, e a diminuição de ar distal, o ponto de obstrução. O acometimento do delgado é identificado por meio da distensão central, pregas coniventes e o aspecto de empilhamento de moedas. No cólon, os sinais radiográficos são distensão periférica e haustrações colônicas. A tomografia computadorizada do abdome total com contraste, no entanto, é o exame de escolha na investigação, com sensibilidade de 87% e especificidade de 90%. Os achados de imagem incluem edema do mesentério, líquido livre, fezes entremeadas com bolhas de gás na alça dilatada, ausência de outras causas e identificação de uma zona de transição. A estratificação de risco é baseada nos antecedentes pessoais do paciente, sendo os principais: aderência congênita, cirurgia abdominal, malignidades, radioterapia, inflamação abdominal, pélvica e/ou endometriose.

Nas causas metabólicas temos o íleo adinâmico, comum em distúrbios metabólicos e em pós-operatórios, com uma diminuição das atividades intestinais; neste caso por efeito local de manuseio em cirurgia ou efeito das medicações anestésicas, observando-se retorno das funções em até 72 horas. O diagnóstico é de exclusão, uma vez que as manifestações são as mesmas da etiologia mecânica (êmese, aumento abdominal, timpanismo, dor e parada de evacuação). No raio X há aumento de todo o intestino, que está paralisado, com presença de ar em ampola retal. A terapia é de suporte, com controle de fatores desencadeantes e/ou perpetuadores.

Na síndrome de Ogilvie, acontece uma obstrução funcional que acomete o cólon e ocorre em um contexto de pacientes graves. A abordagem é semelhante ao íleo, exceto pelo tratamento, em que pode ser considerada a administração de neostigmina e realização de colonoscopia.

O tratamento das obstruções intestinais é inicialmente conservador, deve ser realizado com o paciente internado. Inclui jejum e sonda nasogástrica aberta para descompressão gastrointestinal até que o débito esteja reduzido, reposição volêmica com meta de euvolemia e controle de distúrbios hidroeletrolíticos. A antibioticoterapia só deve ser considerada na suspeita de perfuração ou bacteremia. A abordagem cirúrgica é destinada aos casos com acometimento de toda a luz ou complicados devido a peritonite, rupturas, infecções, estrangulamento, isquemia de alça e/ou falha no tratamento não operatório. As principais complicações do abdome agudo obstrutivo são distúrbios hidroeletrolíticos, sepse de foco abdominal e o abdome agudo perfurativo.

Abdome agudo perfurativo

O abdome agudo perfurativo ocorre devido à perfuração de víscera oca intra-abdominal, dentre elas estômago, intestino delgado, cólon, ureteres ou bexiga, levando a um quadro séptico decorrente de peritonite química, por ação dos sucos entéricos, e bacteriana da flora intestinal[15].

As causas de abdome agudo perfurativo variam conforme a faixa etária, sendo a enterocolite necrotizante comum nos recém-nascidos, a apendicite aguda em crianças e adolescentes, úlcera péptica e diverticulite na idade adulta, malignidade e abdome agudo vascular nos pacientes idosos.

A doença ulcerosa péptica é definida pela acidificação da mucosa gastroduodenal, levando a sua erosão. Existem alguns fatores de risco que contribuem para o estabelecimento da doença, sendo o mais comum o uso indiscriminado de anti-inflamatórios não esteroidais e a infecção pela *H. pylori*, que caso não tratados podem evoluir para complicações como sangramento e perfuração da mucosa gástrica e/ou duodenal.

O quadro clínico consiste na dor abdominal súbita, intensa, inicialmente na linha média, localizando-se no epigástrio associado a taquicardia e peritonite. Alguns pacientes podem ter o sinal de Kehr, dor referida em ombros, como já explicado anteriormente. Um exame laboratorial que pode apresentar valores elevados é a amilase, somando dados que corroboram a suspeita diagnóstica.

A radiografia de abdome agudo nesse contexto é moderadamente sensível (S: 60-75%) para identificação de pneumoperitônio, por isso vem sendo menos utilizado nos últimos anos. A tomografia é o exame de escolha, podendo identificar líquido livre, pneumoperitônio, espessamento da parede do intestino e alteração na gordura mesentérica.

O manejo consiste em ressuscitação volêmica devido ao sequestro líquido que ocorre no abdome, com meta de manter estabilidade hemodinâmica, considerando até mesmo transfusão sanguínea; dose de ataque e manutenção de inibidor de bomba de prótons; analgesia otimizada; antibioticoterapia com cobertura para microrganismos entéricos, decorrente da contaminação da cavidade; além de referenciar esse paciente para uma avaliação e abordagem emergencial pelo cirurgião geral.

Abdome agudo vascular

O abdome vascular é a síndrome que ocorre devido à interrupção total ou parcial do suprimento de sangue, venoso ou arterial, para os órgãos intra-abdominais. Pode ter origem oclusiva, por trombose ou embolia de veia ou artéria mesentérica superior, ou não oclusiva, como em condições de baixo fluxo intestinal (choque circulatório; desidratação grave). Na isquemia mesentérica aguda temos a interrupção abrupta de sangue para o intestino, levando a necrose, geralmente por embolia da artéria mesentérica (50%)[16].

O diagnóstico dessa condição é um desafio no departamento de emergência por apresentar sintomatologia inespecífica, rápida evolução, sendo uma doença com alta taxa de mortalidade.

Fatores de risco como tabagismo, fibrilação atrial, cardiopatia dilatada, infarto agudo do miocárdio prévio, aneurisma, doença arterial obstrutiva periférica, uso de drogas vasoativas em altas doses, neoplasias e trombofilias aumentam a suspeita diagnóstica.

O quadro clínico inclui dor abdominal intensa e súbita, náuseas, vômitos e diarreia, esta última principalmente na população idosa (30% dos casos). Em pacientes críticos é muito difícil observar esses sinais e sintomas; portanto, na presença de queda do estado geral, nova disfunção orgânica, aumento de droga vasoativa e intolerância à nutrição devemos suspeitar do diagnóstico. No exame físico, o paciente está em mau estado geral, com dor abdominal desproporcional ao observado pelo examinador, taquicardia, sudorese e pode existir sangue tipo "geleia de framboesa" no toque retal.

O exame de imagem de escolha é a angiotomografia de abdome total, que possui sensibilidade 93%, especificidade 100%, valor preditivo positivo 100% e negativo 94%. Os achados do exame de imagem incluem dilatação e/ou espessamento da parede intestinal, redução ou ausência do realce do intestino, gás na veia porta, pneumoperitônio, trombose, hemorragia intramural, líquido livre, calcificação vascular e/ou infarto de algum órgão.

O tratamento é baseado na ressuscitação volêmica com cristaloides e/ou hemoconcentrado, antibioticoterapia e sonda nasogástrica para descompressão gastrointestinal. Caso seja necessário o uso de drogas vasoativas, deve-se optar por dobutamina ou milrinone em baixas doses com o intuito de evitar diminuição da perfusão mesentérica.

O tratamento cirúrgico está indicado em pacientes com peritonite para a pesquisa de alças viáveis e a ressecção de alças inviáveis. No caso de isquemia mesentérica oclusiva (trombose de veia ou artéria mesentérica) deve-se iniciar anticoagulação plena com heparina não fracionada (manter TTPa entre 40 e 60) se existir proposta cirúrgica, ou heparina de baixo peso molecular, caso a proposta seja tratamento conservador. Na isquemia mesentérica não oclusiva devemos identificar e tratar a causa, sendo possível a cirurgia de controle de danos como tratamento adjunto. A principal complicação da isquemia mesentérica é a síndrome compartimental abdominal.

Outra causa importante de cunho vascular levando à dor referida como abdominal são as torções ovarianas e testiculares; mais informações sobre essas patologias podem ser encontradas nas respectivas seções deste livro.

Abdome agudo hemorrágico

É caracterizado pela presença de sangue livre na topografia abdominal, representado pelo aneurisma de aorta roto, gravidez ectópica rota e o cisto de ovário hemorrágico.

A história de dor abdominal súbita, intensa, acompanhada de instabilidade hemodinâmica, deve levantar a suspeita do diagnóstico. O POCUS pode auxiliar na identificação de líquido livre na cavidade abdominal com alta especificidade; contudo, diante de um FAST negativo e mantida a suspeita, devemos prosseguir na investigação com a tomografia contrastada. Especialmente no contexto de aneurismas de aorta rotos, que quando admitidos ao DE provavelmente sobreviveram ao evento inicial por apresentarem sangramento ao retroperitônio, sítio esse cego ao FAST.

O primeiro passo é a suspeição do quadro e manutenção da estabilidade hemodinâmica. Vários são os protocolos institucionais para iniciar uma transfusão maciça, mas em geral temos como base uma soma de dados que são: *shock* índice maior que 1,3; excesso de bases menor que menos 10, entre outros parâmetros.

É importante lembrar que dor abdominal ou lombar em maiores de 50 anos deve ser avaliada quanto à possibilidade de aneurisma de aorta abdominal e sua ruptura. Antes de quaisquer outros diagnósticos, pense e descarte aneurisma da aorta abdominal, tanto por sua fatalidade intrínseca quanto pela baixa sensibilidade e acurácia do exame abdominal, principalmente na população com obesidade. Na suspeita, priorize encaminhamento ao especialista.

A população do sexo feminino requer atenção especial, uma vez que a etiologia da dor abdominal pode incluir os órgãos do sistema reprodutivo; logo, sempre que a queixa for uma dor abdominal aguda, considere gestação até que um teste de gravidez seja comprovadamente negativo. Se a paciente evoluir para instabilidade, terá como diagnóstico diferencial ruptura de gestação ectópica. Estudos mostram que o relato pessoal de uma impossibilidade de gestação teve falha entre 8 e 11% dos casos. Um exame clínico bem feito associado ao exame ginecológico fornece informações suficientes para uma impressão médica confiável e direcionar a melhor investigação diagnóstica. Para mais detalhes sobre o manejo da gravidez ectópica, consulte o capítulo específico.

DIAGNÓSTICOS DIFERENCIAIS: DORES "NÃO ABDOMINAIS" REFERIDAS NO ABDOME

Diante da dor abdominal aguda é importante sempre pensarmos em diagnósticos diferenciais não associados às vísceras abdominais, para uma melhor conduta sem vieses cognitivos. Dentre os principais. podemos citar:

- Cetoacidose diabética: dor abdominal intensa associada a vômitos, sinais de desidratação. É diagnosticada pela presença de hiperglicemia, acidose metabólica e cetonúria. Cuidado importante deve ser dado a pacientes com quadros de cetoacidose euglicêmica.
- Síndrome coronariana aguda: dor epigástrica com ou sem irradiação, associada a vômitos, diaforese e taquicardia. O eletrocardiograma é mandatório, principalmente na população idosa, mulheres em idade reprodutiva, diabéticos, renais crônicos e/ou pessoas incapazes de se comunicarem por algum motivo. Eletrocardiograma é um exame útil para avaliação inicial de pacientes com dor abdominal alta.
- Pneumonia: nos casos em que a consolidação e/ou derrame pleural é mais inferior, a dor abdominal pode estar associada ao quadro respiratório devido à inflamação pleurítica adjacente. Quadro especialmente comum em crianças. Radiografia de tórax associado ao protocolo de abdome agudo pode auxiliar nesse diagnóstico em um contexto clínico suspeito.
- Hipercalcemia: geralmente presente devido a causas neoplásicas ou doenças granulomatosas; apresenta-se como dor abdominal associada a náuseas e vômitos, constipação intestinal, desidratação e alteração do nível de consciência.
- Herpes zoster: é uma dor restrita a um dermátomo, devido ao acometimento cutâneo, e, em geral, unilateral e acompanhada de pústulas ou bolhas. O quadro pode ser precedido por prurido, vermelhidão e hipersensibilidade local. Despir o paciente procurando por possíveis achados cutâneos é uma boa estratégia em pacientes com quadros de dor abdominal.
- Crise álgica no paciente falciforme: ocorre devido à síndrome vaso-oclusiva na crise falciforme. O que ajuda a sugerir o diagnóstico é o antecedente pessoal aliado ao aumento dos marcadores de hemólise intravascular.
- Endometriose: é comum na mulher em idade reprodutiva; é caracterizada por dor pélvica crônica cíclica associada a dismenorreia e dispareunia. O histórico de infertilidade nos antecedentes pessoais também é algo comum. É comum a procura do DE por mulheres com quadros de *flare up* da doença, manejo que pode ser complexo nesse ambiente.
- Uremia: os pacientes com doença renal crônica e *clearance* de creatinina < 20 mL/min são os mais acometidos, os sintomas mais comuns são náuseas e vômitos, hiporexia, espasmos musculares, prurido e encefalopatia. Avaliação de função renal é importante em pacientes com quadros inespecíficos de dor abdominal.
- Retenção urinária aguda: é causa frequente de dor abdominal, principalmente em pacientes idosos internados, com dificuldade de comunicação e/ou em estado grave. Nesse cenário, uma ferramenta que fornece o diagnóstico é o POCUS da bexiga por meio do cálculo do volume vesical, obtido da multiplicação das três dimensões da bexiga (profundidade × largura × altura), obtidas dos cortes transversal e longitudinal, com uma constante (0,75). Os valores definidores de retenção urinária aguda são bem variados na literatura, indo de maiores de 150 mL a 250 mL, volumes menores contraindicam a passagem da sonda vesical.
- Síndrome do intestino irritável: é responsável por mais de 10% das queixas de dor abdominal em adultos, possui curso clínico flutuante e um importante componente psicossocial associado. Apresenta-se como um desconforto abdominal evacuatório recorrente, irregularidade do trânsito intestinal com períodos de diarreia intercalados com períodos de constipação intestinal; o diagnóstico é baseado nos critérios de Roma IV. Muitas vezes subdiagnosticada no departamento de emergência, seja pelo desconhecimento ou por requerer uma investigação de causas orgânicas. É um diagnóstico de exclusão, com tratamentos farmacológicos amplos e boa resposta às mudanças de estilo de vida; além disso, o acompanhamento ambulatorial é indispensável[17].

AVALIAÇÃO DIAGNÓSTICA

Exames complementares

Os exames laboratoriais pouco ajudam a diferenciar uma dor abdominal aguda autolimitada de curso benigno de uma dor abdominal decorrente de algo grave e/ou potencialmente fatal. Por outro lado, os exames de imagem (Figura 4) são potenciais modificadores de conduta terapêutica, dada sua acurácia e menor chance de erro de diagnóstico[18].

É desafio de todo emergencista estabelecer com assertividade os pacientes que necessitam de exames complementares, visto que é escassa a literatura médico-científica que determine critérios padronizados para solicitação de exames complementares nesse tipo de paciente. Afinal, nem toda dor abdominal requer investigação laboratorial e/ou radiológica[19].

Dentre os exames laboratoriais mais solicitados na investigação diagnóstica encontramos o hemograma, que pode estar normal ou apresentar leucocitose, porém seu resultado não é específico, sendo, portanto, mais útil na avaliação prognóstica.

A proteína C-reativa indica qualquer inflamação inespecífica, pode ser normal nas primeiras 12 horas do quadro; portanto, independentemente do seu resultado não é capaz de descartar ou confirmar patologias agudas. Apesar de tradicionalmente valorizada, os valores utilizados em escores têm uma interpretação prognóstica, não se podendo extrapolar o raciocínio para a primeira avaliação[20].

A amilase não é sensível nem específica e geralmente está elevada em pacientes etilistas sem pancreatite aguda. Por outro lado, a lipase é mais acurada, principalmente se estiver com valor três vezes acima do limite superior de normalidade; todavia, valores normais de lipase na primeira avaliação não são suficientes para descartar o diagnóstico, visto que elevações posteriores podem acontecer. Caso necessário, a curva desses exames pode auxiliar na confirmação diagnóstica de pacientes com apresentações precoces da doença.

A gasometria fornece uma visão geral do metabolismo e das trocas gasosas do paciente, e quando associada ao lactato, auxilia na identificação de pacientes com choque e/ou sepse; entretanto, é ainda muito inespecífica, e seu valor pode não estar relacionado a injúria abdominal aguda em pacientes renais crônicos e hepatopatas. Nos pacientes com abdome agudo vascular decorrente de isquemia mesentérica aguda, o lactato tem valores variáveis, com até um quarto dos pacientes apresentando valores normais na entrada.

A urina I é um exame que pode ajudar ou atrapalhar quando mal indicada, pois pode vir alterada e não ser necessariamente uma infecção do trato urinário (ITU). Cerca de 30% dos pacientes com apendicite aguda podem apresentar leucocitúria, hematúria ou bactérias na urina. Além disso, na presença de hematúria e dor no flanco, podemos estar diante de uma ruptura de aneurisma de aorta abdominal, ao invés de uma ITU. Sua utilidade principal é para o manejo de pacientes que não apresentem queixa típica de ITU e apresentarem anamnese não confiável, como crianças pequenas e idosos[8].

Dependendo da localização da dor abdominal aguda, o eletrocardiograma é um exame que deve fazer parte da avaliação complementar, visto que pode representar um quadro de síndrome coronariana aguda, principalmente na população de apresentação atípica.

Diante de uma queixa abdominal em mulheres com idade fértil, o teste beta-HCG é fundamental mesmo na baixa probabilidade de gestação, pois auxilia no diagnóstico diferencial com causas gineco-obstétricas.

Por fim, reforçamos que vários são os exemplos que respaldam a evidência de que os exames não devem ser interpretados de maneira dicotômica, confirmando ou excluindo hipóteses, mas sim complementando sua suspeita clínica.

Quanto aos exames de imagem na avaliação da dor abdominal aguda, estes não devem ser indicados para todos os pacientes; contudo, são mandatórios na presença de instabilidade clínica, sinais de alarme e/ou com provável abordagem cirúrgica. Existem diversas modalidades de imagem, cada uma com sensibilidade e especificidade distintas.

A radiografia do abdome agudo (abdome em pé, deitado e transição toracoabdominal) é um exame cuja solicitação vem diminuindo ao longo dos tempos devido ao avanço da tecnologia para os exames de imagem. Possui sensibilidade variável e 30 a 77% e especificidade 75 a 88%; apesar de valores baixos na avaliação da dor abdominal aguda, tem papel importante na detecção de abdome agudo obstrutivo, perfurativo e identificação de corpo estranho, porém nunca será capaz de descartar diagnósticos. Mesmo na presença de doença o exame pode apresentar-se normal em até 50% dos casos de obstrução de delgado e 70% dos casos com pneumoperitônio pequeno. Dentre as vantagens, é um exame mais disponível nos serviços de saúde e rápido de ser realizado, até mesmo na sala de emergência, em pacientes instáveis que não estão aptos ao transporte para o setor de radiologia.

A ultrassonografia de abdome e pelve total (sensibilidade 65% e especificidade 72%) é um exame não invasivo, operador-dependente, que tem certa limitação na avaliação do abdome, seja pela presença de gás intestinal que atrapalha a qualidade da imagem ou características individuais do paciente. É uma ferramenta muito útil em serviços de saúde com recursos limitados. Pode ser uma opção para o rastreamento de patologias abdominais, principalmente quando localizada no quadrante superior direito/esquerdo (patologias hepatobiliares e genitourinárias), andar inferior do abdome (patologias gineco-obstétrico) e centro do abdome (síndromes aórticas). Porém, devido à baixa sensibilidade, exames normais não devem ser considerados como tranquilizadores e uma estratégia observacional, mantendo o paciente sob cuidados hospitalares por 24 a 48 horas, é normalmente considerada uma conduta aceitável em serviços com poucos recursos e pacientes estáveis.

A tomografia computadorizada do abdome e pelve é o exame padrão ouro na avaliação inicial do abdome, pois fornece dados como localização e extensão da doença, com alta sensibilidade e especificidade (LR+ 9,20 // LR- 0,09).

Existem vários protocolos de contraste para uso na tomografia computadorizada (TC): simples, com contraste oral, retal e/ou endovenoso. De fato, há controvérsias de qual seria o melhor método, principalmente diante das diversas etiologias de dor abdominal aguda. Em geral, o uso de contraste endovenoso é um denominador comum; entretanto, em alguns casos, como na litíase renal, a TC simples é suficiente para o diagnóstico, uma vez que o uso do contraste pode dificultar a identificação dos cálculos. Mesmo em casos tradicionalmente contrastados, por exemplo, na apendicite aguda, tem-se evidência de especificidade de 97% para o diagnóstico no exame sem contraste.

O Colégio Americano de Radiologia (American College of Radiologists - ACR) orienta que o uso do contraste irá depender da suspeita diagnóstica, mas reforça que sua utilização pode aumentar a sensibilidade do exame. Em contrapartida, o Colégio Americano de Médicos Emergencistas (American College of Emergency Physicians - ACEP) orienta que o contraste adicionaria pouca sensibilidade no exame, visto o advento da tomografia computadorizada multislice, da mesma forma que aumentaria o risco de efeitos colaterais gastrointestinais, o tempo de permanência do paciente no serviço de saúde sem benefício adicional e a grande exposição à radiação, equivalente a doses de dez radiografias. O uso venoso está contraindicado em casos de alergias ao contraste e/ou a iodo[21].

Lembramos que o potencial de toxicidade renal não é contraindicação para infusão de contraste, uma vez que o benefício do diagnóstico precoce de doenças de alta morbimortalidade suplanta quaisquer efeitos adversos de alterações renais transitórias e facilmente manejáveis com os atuais recursos médicos disponíveis. Portanto, a solicitação do exame de imagem com contraste não deve ser postergada ou desconsiderada até a disponibilidade do resultado da função renal; se houver necessidade, realize e depois prossiga com vigilância renal. O que a literatura desaconselha é o uso de contraste, em casos não ameaçadores à vida, em pacientes de baixo risco, se a creatinina for maior que 1,5 mg/dL ou TFG menor que 60 mL/min/1,73m^2.

MANEJO

Quando referenciar para o cirurgião geral?

Nos casos em que existe dúvida diagnóstica ou na suspeita de necessidade da abordagem cirúrgica, a interconsulta com o cirurgião ou a referência para um serviço com o especialista deve ser solicitada o quanto antes. As principais indicações são pneumoperitônio, peritonite, patologias cirúrgicas (p. ex., colecistite, estrangulamento de alça intestinal) e refratariedade ao tratamento clínico (p. ex., abdome agudo obstrutivo após 48 horas de tratamento clínico). Outro ponto significativo envolve o fato de que exames de imagem nem sempre são necessários antes desse encaminhamento. Em pacientes com quadros compatíveis com emergências abdominais, como os aneurismas rotos, perfuração de vísceras intestinais e sepse de foco abdominal, o tempo até o centro cirúrgico é um preditor isolado de mortalidade; na alta suspeita, enviar ao serviço com a especialidade é mais importante do que a confirmação diagnóstica pelo exame.

Abordagem farmacológica

O controle dos sintomas e a definição da necessidade de abordagem cirúrgica são o cerne do tratamento da síndrome abdominal. O foco é controlar a dor e os sinais e sintomas gastrointestinais. A analgesia otimizada deve ser prioridade; e na suspeita de abdome agudo cirúrgico devemos solicitar a avaliação da cirurgia geral ou especializada, o quanto antes[22].

Segundo a International Association for the Study of Pain (IASP), estabelecida em 2020, a dor é uma experiência individual que vai além da própria lesão tecidual real ou potencial em si; sempre deve ser valorizada, mesmo na ausência do seu relato. As escalas de intensidade da dor possuem o propósito de objetivar e facilitar o seu entendimento pelos profissionais de saúde, pois evidências mostram que existe tendência em subestimar a dor dos pacientes. Fornecer analgesia precoce é fundamental, um direito humano, como já estabelecido em 2010. Nessa abordagem, partimos do relato verbal da intensidade da dor pelo paciente, que sempre deve ser respeitado, tratando-o de acordo com a escala proposta pela OMS.

É possível afirmar que caiu por terra a ideia de que o tratamento da dor com analgésicos poderia mascarar o diagnóstico de algo potencialmente fatal; na verdade, o tratamento do sintoma não somente alivia a dor do paciente, como também facilita a realização do exame físico, auxiliando na identificação de pistas diagnósticas. Entretanto, segundo a revisão sistemática do Jornal Europeu da Dor (*European Journal of Pain*), a analgesia da dor abdominal não traumática ainda é uma meta que precisa ser estabelecida, dada a demora (período maior e/ou igual a 1 hora) na administração de analgésicos, impactando negativamente a satisfação e o cuidado desse paciente no departamento de emergência.

O manejo da dor deve ser multimodal, utilizando diversas rotas para o tratamento, desde medidas farmacológicas até as não farmacológicas, baseado-se no tipo de dor, intensidade (escala verbal, numérica e/ou analógica), via de administração endovenosa, e seguida

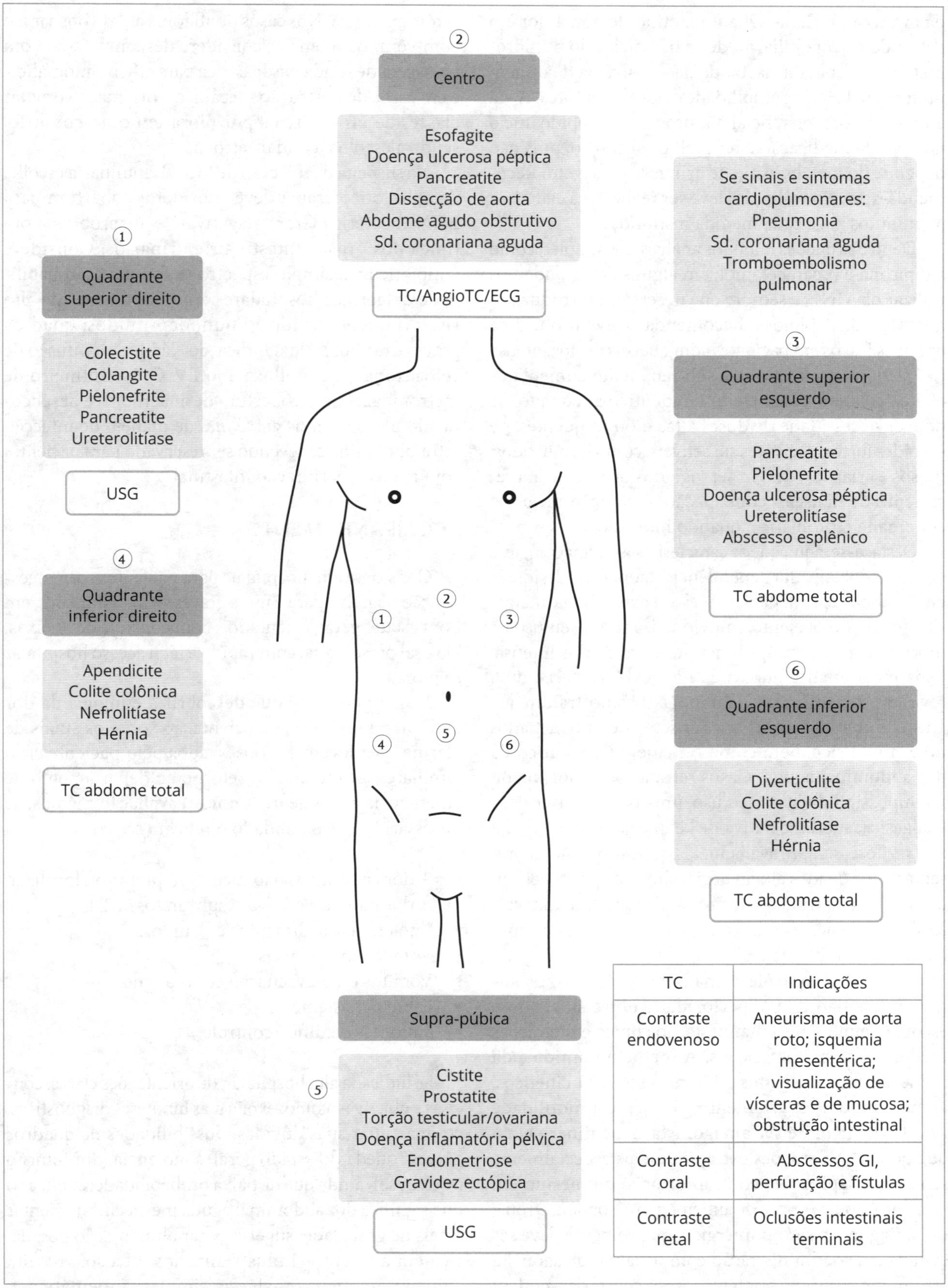

TC	Indicações
Contraste endovenoso	Aneurisma de aorta roto; isquemia mesentérica; visualização de vísceras e de mucosa; obstrução intestinal
Contraste oral	Abscessos GI, perfuração e fístulas
Contraste retal	Oclusões intestinais terminais

FIGURA 4 Exames complementares.

da avaliação seriada. Quanto ao tipo de dor, a dor em cólica de origem biliar pode se beneficiar do butilbrometo de escopolamina, o que não ocorre na de origem ureteral, pela indisponibilidade desses receptores. A via endovenosa é preferencial por promover o rápido início de ação da medicação e ter melhor absorção, pois não depende do metabolismo de primeira passagem. Recomenda-se que a avaliação deve ser realizada a cada 15 a 30 minutos após cada medida instituída.

Dentre as opções temos os analgésicos simples, como a dipirona e o paracetamol; em alguns casos podemos utilizar os AINE, e sempre que necessário introduzir, o quanto antes, opioides. Recomenda-se evitar o uso de opioides fracos em pacientes com queixas de dor intensa (> 7/10), uma vez que esse subtratamento aumenta os efeitos colaterais sem efeito terapêutico adequado. Se houver necessidade de doses altas e/ou frequentes, de opioides fortes, pacientes suscetíveis, como desnutridos, idosos e crianças, devem ser vigiados quanto ao aparecimento de náuseas, constipação e retenção urinária, com manejo profilático, quando indicado.

Destaca-se, aqui, que as características farmacológicas do tramadol têm alta dependência daquelas individuais de metabolização hepática. Acesse a experiência analgésica prévia do paciente, individualizando o seu uso. A morfina é a melhor opção na presença de dor intensa. Uma meta-análise publicada no JAMA (2006) e uma revisão sistemática da Cochrane (2011) mostraram que o uso de opioides controla a dor sem alterar os achados do exame físico, bem como o manejo terapêutico da dor abdominal aguda. Casos refratários à morfina ou na impossibilidade do seu uso, uma opção é usar dose analgésica, subdissociativa de ketamina com 0,15 a 0,3 mg/kg/dose, sempre avaliando o paciente quanto à apresentação de quadro alucinatório, abortada por repetição da dose ou doses baixas de propofol ou midazolam; vale lembrar que, nesse contexto, o paciente deve estar num ambiente monitorizado.

Quanto ao controle de náuseas e vômitos, os antieméticos não têm superioridade entre si, sendo a escolha definida pela manifestação clínica e interações medicamentosas potenciais. A metoclopramida é da classe dos medicamentos que têm efeitos pró-cinéticos, aumentando o esvaziamento gástrico e a motilidade intestinal, além de ser antagonista dopaminérgico, o que pode gerar reações extrapiramidais especialmente se infusão rápida. Na contraindicação ou mesmo em associação, outra opção de antiemético é a ondansetrona, um antagonista serotoninérgico, que somente deve ser evitada em coadministração com o tramadol, agonista serotoninérgico, que por terem ações contrárias, podem prejudicar a resposta individual a cada medicamento, bem como precipitar, em alguns casos raros, a síndrome serotoninérgica. Nos casos de abdome agudo obstrutivo com vômitos intensos, considere descompressão com passagem de sonda nasogástrica para alívio sintomático, e em casos de obstrução mecânica a orientação é evitar classes de procinéticos por piorarem o desconforto, sendo a escolha a ondansetrona.

Na suspeita de infecção de foco abdominal, a escolha da antibioticoterapia deve considerar cobertura para BGN (bactérias Gram-negativas) e anaeróbios, flora típica dos órgãos intestinais e urinários. Considere antibióticos de amplo espectro se for alta a probabilidade de germes hospitalares e/ou populações de alto risco (policomórbidos; imunodeprimidos; quadros graves e tardios). Uma indicação clássica é a infusão de ceftriaxona ou ciprofloxacino EV. O uso rotineiro de metronidazol para cobertura de anaeróbios é desencorajado pelos últimos *guidelines* de manejo de infecção intra-abdominais, devendo ser reservado para pacientes com risco de perfuração intestinal.

ACOMPANHAMENTO

Considere alta hospitalar para pacientes com investigação negativa para causas graves, sem disfunções, em bom estado geral, orientados, com controle de queixas, via oral preservada, com rápido e fácil acesso hospitalar se piora.

Mais importante que descobrir a etiologia da dor abdominal talvez seja a orientação sobre os sinais de alarme que devem ser observados pelo paciente e/ou familiares estimulando o retorno ao departamento de emergência a fim de uma nova reavaliação médica, se necessário. É recomendado o retorno se:

- A dor abdominal não melhorar, piorar ou localizar.
- A dor piora a Valsalva (espirrar, tossir...).
- Intolerância a alimentos e líquidos.
- Vômitos incoercíveis.
- Vômitos e/ou evacuação com sangue.
- Febre persistente.
- Sintomas de difícil controle.

Se indicada alta hospitalar, dê orientações claras, concisas e objetivas, como: explicar as hipóteses diagnósticas; compartilhar suas dúvidas, possibilidades de quadros graves (queda do estado geral, sonolência, diminuição de diurese), ainda que de baixa probabilidade; explicar o que significa dor abdominal aguda inespecífica; orientar sinais de gravidade; sugerir evitar alimentação pesada, rica em alimentos industrializados, oleosos; receita com sintomáticos (analgesia simples, antieméticos). Sugerimos não prescrever uso domiciliar de opioides, uma vez que a dor intensa pode ser um sinal de alarme.

TABELA 8 Controle de sintomas no departamento de emergência

Escala de dor	1-3	4-5			6-7		≥ 8	
	Dipirona, paracetamol, AINE, adjuvantes							
		Opioide fraco (codeína, tramadol)						
					Opioide forte (morfina, fentanil)			
	Dipirona	Paracetamol	AINE	Tramadol	Morfina	Fentanil	Adjuvantes: Escopolamina	Adjuvantes: Quetamina
Indicações	Analgésico, antipirético, antiespasmódico	Febre, efeito analgésico sinérgico com AINEs	Dor de origem inflamatória, como cólica renal, menstrual	Ação analgésica muito variável entre as pessoas e pode causar náuseas e vômitos; não Indicado como primeira escolha	Devem ser utilizados em associação a outras drogas para aumentar o poder analgésico e diminuir a necessidade de doses adicionais		Dor tipo espasmo (cólica renal e biliar)	Dor refratária às demais drogas
Mecanismo de ação	Pouco conhecido	Inibição da síntese de prostaglandina e da atividade da cicloxigenase	Bloqueia a atividade COX1 e COX2, levando à inibição da síntese de prostaglandinas	Bloqueia a percepção da dor através da ligação ao receptor opioide μ, e impede a Recaptação de norepinefrina e serotonina	Antagonista dos receptores opioides do sistema nervoso central		Bloqueia a ação da acetilcolina na musculatura lisa	Antagonista do receptor NMDA e glutamato
Dose	1.000-2.000 mg Dose máxima 5.000 mg/dia	500-1000 mg Dose máxima 4.000 mg/dia	Ibuprofeno 400 mg Diclofenaco 50 mg Naproxeno 500 mg Cetorolaco 10 mg	50-100 mg Dose máxima 400 mg/dia	0,10-0,15 mg/kg, inclusive p/ pacientes obesos	1 mcg/kg	10-20 mg Dose máxima 60 mg/dia	0,2-0,3 mg/kg diluída em soro fisiológico, EV, 15 minutos
Início de ação	20-30 minutos	10-15 minutos	30-60 minutos	1 hora	1-2 minutos	1-2 minutos	15 minutos	Segundos
½ vida	1,8-4,6 horas	1-2 horas	2 horas, exceto naproxeno que são 12 horas	6,5 horas	30-60 minutos	30-60 minutos	5 horas	45 minutos
Náuseas e vômitos	Ondansetrona: bloqueio central do receptor de serotonina 5HT3 // dose 4-8 mg // T1/2 vida 3.2-3.5 horas Metoclopramida: inibidor central do receptor de dopamina e serotonina 5TH3 // dose 10 mg (máxima 30 mg) // T 1/2 vida 2,6-4,6 horas							

Fonte: EPJ, EBMEDICINE, Uptodate.

A literatura disponível mostra que, dos pacientes que recebem alta hospitalar com dor abdominal indiferenciada, quase 88% apresentam curso benigno e evoluem com resolução da dor em até 3 semanas.

A internação hospitalar é indicada para pacientes cirúrgicos e aqueles não cirúrgicos de alto risco: instabilidade clínica, sintomas refratários ou intensos, imunodeficientes, idosos, compreensão dificultada, ausência de um suporte familiar e social adequados, dificuldade de acesso à saúde de maneira rápida e precoce, se surgimento de sinais de alarme, impossibilidade de acompanhamento em 12 a 24 horas nos casos de dor abdominal não especificada.

Em conclusão, a dor abdominal aguda é uma queixa frequente no departamento de emergência, com diversas etiologias e um amplo espectro de gravidade. É papel do emergencista diferenciar prontamente os pacientes com doenças potencialmente fatais, direcionando-os para os tratamentos de suporte e definitivo adequados, daqueles de baixo risco, que são candidatos a medidas conservadoras e orientações adequadas, visto que esses últimos são os casos mais prevalentes nos prontos-socorros.

REFERÊNCIAS

1. Lemos CM, Alem M, Campos T de. Evolution of incidence, mortality and cost of nontraumatic abdominal emergencies treated in Brasil in a period of nine years. Rev AMB. 2018;64:374-8.
2. Magalhães BS, Azevedo AR, Cunha AG. Perfil clínico-epidemiológico dos pacientes acometidos por abdome agudo em um hospital de referência em Salvador. Medicina (Ribeirão Preto On-line). 2019;52(3):193-200.
3. Broder JS, Oliveira J, Silva L, Bellolio F, Freiermuth CE, Griffey RT, et al. Guidelines for Reasonable and Appropriate Care in the Emergency Department 2 (GRACE-2): low-risk, recurrent abdominal pain in the emergency department. Acad Emerg Med. 2022;29(5):526-60.
4. Buttaravoli PM, Leffler SM. Minor emergencies. Philadelphia: Elsevier/Saunders; 2012.
5. Cartwright SL, Knudson MP. Evaluation of acute abdominal pain in adults. American Family Physician. 2008;77(7):971-8.
6. EB Medicine [Internet]. www.ebmedicine.net. Disponível em: https://www.ebmedicine.net/topics/abdominal/abdominal-pain
7. Di Saverio S, Podda M, De Simone B, Ceresoli M, Augustin G, Gori A, et al. Diagnosis and treatment of acute appendicitis: 2020 update of the WSES Jerusalem guidelines. World J Emerg Surg. 2020;15(1).
8. Sammalkorpi HE, Mentula P, Savolainen H, Leppäniemi A. The introduction of Adult Appendicitis Score reduced negative appendectomy rate. Scandinavian J Surg. 2017;106(3):196-201.
9. Gupta M, Gupta V, Gupta P, Gill C. Appendicitis inflammatory response score in acute appendicitis: A study at a tertiary care center in North India. International J Appl Basic Med Res. 2022;12(4):234.
10. Yokoe M, Hata J, Takada T, Strasberg SM, Asbun HJ, Wakabayashi G, et al. Tokyo Guidelines 2018: diagnostic criteria and severity grading of acute cholecystitis (with videos). J Hepato-Biliary-Pancreatic Sciences. 2018;25(1):41-54.
11. Pisano M, Allievi N, Gurusamy K, Borzellino G, Cimbanassi S, Boerna D, et al. 2020 World Society of Emergency Surgery updated guidelines for the diagnosis and treatment of acute calculus cholecystitis. WJES. 2020;15(1).
12. Sartelli M, Weber DG, Kluger Y, Ansaloni L, Coccolini F, Abu-Zidan F, et al. 2020 update of the WSES guidelines for the management of acute colonic diverticulitis in the emergency setting. WJES. 2020;15(32).
13. Amara Y, Leppaniemi A, Catena F, Ansaloni L, Sugrue M, Fraga GP, et al. Diagnosis and management of small bowel obstruction in virgin abdomen: a WSES position paper. World J Emerg Surg. 2021;16(1).
14. Catena F, De Simone B, Coccolini F, Di Saverio S, Sartelli M, Ansaloni L. Bowel obstruction: a narrative review for all physicians. World J Emerg Surg. 2019;14(1).
15. Hafner J, Tuma F, Hoilat GJ, Marar O. Intestinal Perforation [Internet]. PubMed. Treasure Island: StatPearls; 2022.
16. Bala M, Catena F, Kashuk J, De Simone B, Gomes CA, Weber D, et al. Acute mesenteric ischemia: updated guidelines of the World Society of Emergency Surgery. World J Emerg Surg. 2022;17(1).
17. Mertz HR. Irritable bowel syndrome. Wood AJJ, editor. N Engl J Med. 2003;349(22):2136-46.
18. Falch C, Vicente D, Häberle H, Kirschniak A, Müller S, Nissan A, et al. Treatment of acute abdominal pain in the emergency room: a systematic review of the literature. Eur J Pain. 2014;18(7):902-13.
19. Kilesse CTSM, Brito J da S, Faria JL de, Silva LTC, Bomfim F dos AS, Souza NB, et al. Abdome agudo no departamento de emergência: uma revisão. Brasília Médica. 2022;59.
20. Schafascheck GS, Filho AS, Linhalis BS, Possi BLMLF, De Andrade EBC, Campeão JS, et al. Avaliação da dor abdominal aguda no departamento de emergência. Braz J Health Rev. 2021;4(5):19350-6.
21. Tintinalli JE, John O, Yealy D, Meckler GD, Stapczynski SS, Cline DM, et al. Tintinalli's emergency medicine: a comprehensive study guide, 9th ed. McGraw Hill Professional; 2019.
22. Guidelines for the management of acute pain in emergency situations; 2020. Disponível em: https://www.eusem.org/images/EUSEM_EPI_GUIDELINES_MARCH_2020.pdf.
23. Al Ali M, Jabbour S, Alrajaby S. ACUTE ABDOMEN systemic sonographic approach to acute abdomen in emergency department: a case series. Ultrasound J. 2019;11(1).
24. Wolfe C, Halsey-Nichols M, Ritter K, McCoin N. Abdominal pain in the emergency department: how to select the correct imaging for diagnosis. Open Access Emerg Med. 2022;14:335-45.

10

Lombalgia

Jorge Lucas Andrade Reis Carvalho
José Henrique Cordeiro e Silva
Victor Paro da Cunha

PONTOS PRINCIPAIS

- Dor lombar é uma queixa importante no departamento de emergência (DE), sendo uma manifestação de diversos diagnósticos de risco para complicações graves.
- Diversos sinais de alarme, ou *red flags*, são descritos na avaliação desses pacientes.
- Exame físico, incluindo avaliação neurológica, é peça-chave durante a abordagem inicial desses pacientes.
- A principal causa de lombalgia no DE é a forma mecânica inespecífica, porém seu diagnóstico costuma ser de exclusão.
- Causas graves podem evoluir com síndrome de compressão medular, manifesta pela presença de déficits neurológicos graves de instalação aguda ou subaguda.
- Manejo tempo-sensível das síndromes de compressão medular é fundamental, sendo função do médico emergencista o encaminhamento rápido do paciente para a avaliação cirúrgica.
- O manejo da maioria dos casos sem complicações é geralmente sintomático e não demanda uso de recursos diagnósticos mais avançados como exames de imagem.

INTRODUÇÃO

A atuação no DE leva ao encontro de uma série de queixas recorrentes que, sem a abordagem adequada, causam frustração tanto nos pacientes como nas equipes de saúde. Um dos quadros mais prevalentes é a dor lombar, lombalgia ou dor nas costas, responsável por cerca de 3% de todos os atendimentos, sendo a 5ª queixa mais comum, e a principal queixa osteomuscular. Algumas estimativas apontam que mais de 80% dos adultos vão manifestar essa entidade em algum momento de suas vidas e cerca de 85% não apresentam confirmação de diagnóstico específico, recuperando-se completamente em 4 a 6 semanas. Isso mostra que aproximadamente 10 a 15% dos pacientes apresentam quadros que merecem tratamentos direcionados e em alguns casos mais graves, até mesmo tratamentos emergenciais[1].

Além disso, o impacto socioeconômico é profundo, o GBDS 2021 (*Global Burden of Disease*) estimou a presença de 620 milhões de pessoas com dor lombar mundialmente, representando a principal causa de anos vividos com incapacidade globalmente.

DEFINIÇÕES

Para fins didáticos é possível definir a dor lombar em relação a sua cronologia. Aguda é a lombalgia que cursa com até 4 a 6 semanas de duração, subaguda com 6 a 12 semanas e acima de 12 semanas definida como crônica. Vale lembrar que essas definições não são estáticas, variam a depender da literatura. Em relação à etiologia, classicamente é definida como mecânica, inflamatória e visceral. A mecânica vai englobar todas as etiologias que causam dor por compressão, distorção e contraturas; como exemplos temos as fraturas, hérnia de disco, distensão lombar. Inflamatória compreende as dores geradas por processos inflamatórios espinhais, como infecções regionais, neoplasias e artrites de grandes articulações. Finalmente, as viscerais dizem respeito às doenças que por estarem próximas à coluna ou pela inervação visceral apresentam dores refletidas no dorso, exemplos clássicos são cólica nefrética, pancreatite e aneurisma de aorta. A Tabela 1 enumera as principais causas de dor lombar de acordo com essa divisão[11,12].

TABELA 1 Diagnóstico diferencial de dor lombar

Dor lombar mecânica
Distensão lombar
Doença degenerativa ▪ Discos (espondilose) ▪ Articulações facetárias (osteoartrite)
Espondilolistese
Hérnia de disco
Estenose espinal
Osteoporose
Fraturas
Doença congênita ▪ Cifose grave ▪ Escoliose grave ▪ Possível vértebra de transição tipo II ou tipo IV*
Possível espondilólise
Possível assimetria articular facetária
Doença não mecânica da coluna
Neoplasia ▪ Mieloma múltiplo ▪ Carcinoma metastático ▪ Linfoma e leucemia ▪ Tumores da medula espinhal ▪ Tumores retroperitoneais
Infecção ▪ Osteomielite ▪ Discite séptica ▪ Abscesso paraespinhoso ▪ Abscesso epidural
Artrite inflamatória (frequentemente associada ao HLA-B27) ▪ Espondilite anquilosante ▪ Espondilite psoriática ▪ Artrite reativa ▪ Doença inflamatória intestinal
Doença de Scheuermann (osteocondrose)
Doença de Paget
Doença visceral
Órgãos pélvicos ▪ Prostatite ▪ Endometriose ▪ Doença inflamatória pélvica crônica
Doença renal ▪ Nefrolitíase ▪ Pielonefrite ▪ Abscesso perinéfrico

(continua)

TABELA 1 Diagnóstico diferencial de dor lombar (*continuação*)

Aneurisma da aorta
Doença gastrointestinal ▪ Pancreatite ▪ Colecistite ▪ Úlcera penetrante

HLA: antígeno leucocitário humano. *Uma vértebra de transição é uma anomalia congênita na qual há uma articulação natural ou fusão óssea entre os processos transversos de L5 e o sacro, mas ainda há um pequeno espaço discal remanescente entre L5 e o sacro. Tipo II significa que um ou ambos os processos transversos parecem formar uma articulação diartrodial com o sacro, mas não há fusão óssea. Tipo IV significa que há uma anormalidade tipo II em um lado e uma fusão óssea completa no lado oposto. Fonte: adaptada de Deyo e Weinstein, 20014.

ANATOMIA E FISIOPATOLOGIA

A dor lombar é um sintoma complexo que pode estar associado a diversas doenças. A região lombar engloba várias estruturas anatômicas, como ossos, vísceras e sistema nervoso, cada uma responsável por diferentes manifestações de dor. A dor localizada ocorre quando há acometimento da musculatura e ligamentos paravertebrais, frequentemente relacionada a atividades físicas. A dor irradiada ou radicular, por sua vez, resulta do comprometimento dos nervos espinhais devido a processos inflamatórios e/ou compressivos. Por fim, a dor referida lombar é causada por processos que acometem as vísceras, podendo envolver o abdome e a região retroperitoneal.

A coluna vertebral apresenta três tipos de vértebras: cervicais, torácicas e lombares. As vértebras lombares apresentam o corpo mais robusto e as angulações das saídas dos ramos espinhais mais estreitos. São responsáveis pela sustentação do peso do corpo como um todo, tendo mobilidade mais limitada em relação aos segmentos cervicais e torácicos.

A musculatura do dorso é complexa e pode ser dividida em músculos extrínsecos e intrínsecos à coluna. As lesões do sistema muscular costumam estar associadas a movimentos prejudiciais, especialmente em pacientes com hábitos sedentários. Os músculos extrínsecos superficiais das costas são músculos axioapendiculares que servem o membro superior. Com exceção do trapézio – inervado pelo CN XI – os músculos extrínsecos das costas são inervados pelos ramos anteriores dos nervos espinhais. Os músculos intrínsecos profundos das costas conectam elementos do esqueleto axial, são inervados principalmente por ramos posteriores dos nervos espinhais e estão dispostos em três camadas: superficial (músculos esplênios), intermediário (músculos eretores da espinha) e profundo (músculos transversoespinhais). Os músculos intrínsecos fornecem primariamente extensão e propriocepção para a postura e trabalham sinergicamente com os músculos da parede abdominal anterolateral para estabilizar e produzir movimentos do tronco.

Aquecimento, alongamento adequado e exercícios para aumentar o tônus dos "músculos do *core*" (músculos da parede anterolateral do abdome – especialmente o transverso do abdome – determinados a desempenhar um papel na estabilização lombar) previnem muitas distensões e entorses nas costas, causas comuns de dor lombar. A entorse lombar é uma lesão em que apenas o tecido ligamentar, ou a fixação do ligamento ao osso, está envolvido, sem luxação ou fratura. Resulta de contrações excessivamente fortes relacionadas a movimentos da coluna vertebral, como extensão ou rotação excessiva. A tensão nas costas é uma lesão comum em pessoas que praticam esportes; resulta de contração muscular excessivamente forte. A distensão envolve algum grau de estiramento ou ruptura microscópica das fibras musculares. Os músculos geralmente envolvidos são aqueles que produzem movimentos das articulações lombares, especialmente os eretores da espinha. Se o peso não estiver adequadamente equilibrado na coluna vertebral, haverá tensão nos músculos.

"Usar as costas" como alavanca ao levantar peso coloca uma enorme pressão sobre a coluna vertebral e seus ligamentos e músculos. As tensões podem ser minimizadas se o levantador se agachar, mantiver as costas o mais retas possível e usar os músculos das nádegas e dos membros inferiores para auxiliar no levantamento.

Como mecanismo de proteção, os músculos dorsais entram em espasmo após uma lesão ou em resposta à inflamação (p. ex., de ligamentos). Um espasmo é uma contração involuntária repentina de um ou mais grupos musculares. Os espasmos são acompanhados de câibras, dor e interferência na função, produzindo movimentos involuntários e distorções. Esse é o mecanismo básico da maioria dos pacientes com queixas de lombalgia.

Já as dores com irradiação cutânea seguem o padrão dermatomal (segmentar) de inervação da pele que é mantido ao longo da vida, mas é distorcido pelo alongamento do membro e pela torção do membro que ocorre durante o desenvolvimento. Isso acaba por gerar uma complicada relação entre as fibras de inervação e sua correspondência cutânea nos membros inferiores. As dores irradiadas para a região podem seguir os dermátomos e indicar a localização de uma herniação discal. Além da correlação entre a sensibilidade cutânea, é importante o conhecimento da movimentação do membro inferior e sua correspondência com as raízes lombares, como evidenciado nas Figuras 1 e 2, uma vez que fraquezas ou dificuldades nesses movimentos podem ajudar a delimitar compressões subclínicas.

Fisiopatologia da dor

Além de conhecer a anatomia e os mecanismos envolvidos nas principais causas de dor lombar, também é importante ao médico emergencista o entendimento de como a dor é processada no SNC, conceito fundamental para o tratamento sintomático desses pacientes.

A associação internacional para o estudo da dor deu a seguinte definição para dor: uma experiência sensorial e emocional desagradável associada a real ou potencial lesão tecidual. Classicamente são descritos três padrões bem definidos de interpretação da dor, o padrão nociceptivo, neuropático e total.

Nociceptiva

O tecido lesado libera moléculas, incluindo bradicinina, prostaglandina e leucotrienos, que diminuem o limiar de ativação dos nociceptores. As fibras C lesadas também iniciam os reflexos axônicos, por meio dos quais a substância P ± CGRP (peptídeo relacionado ao gene da calcitonina) é liberada no tecido adjacente, causando a liberação de histamina dos mastócitos. Os receptores de histamina podem se desenvolver nos terminais nervosos e produzem ácido araquidônico pela hidrólise dos fosfolipídios da membrana. A enzima ciclo-oxidase converte o ácido araquidônico em uma prostaglandina. (A principal ação da aspirina e de outros analgésicos anti-inflamatórios não esteroides é inativar a enzima, reduzindo assim a síntese de prostaglandinas.) O resultado líquido é a ativação sustentada de grande número de neurônios de fibra C e sensibilização de nociceptores mecânicos, manifestada por alodinia, em que mesmo toques suaves na área podem provocar dor; e por hiperalgesia, em que estímulos moderadamente nocivos são percebidos como muito dolorosos.

Neuropática

Quando um nervo periférico é lesado e os cotos proximal e distal são separados por tecido cicatricial em desenvolvimento, os axônios em regeneração presos formam bolas semelhantes a fios, chamadas neuromas, que são extremamente sensíveis à pressão. A ativação repetitiva pode prolongar o sofrimento da vítima, gerando um estado de dor central.

Total ou disfuncional

Conceito mais complexo que envolve o papel da consciência humana na interpretação e limiar de dor e abrange não só a dimensão física da dor, mas também os efeitos morais, biográficos e emocionais do estado

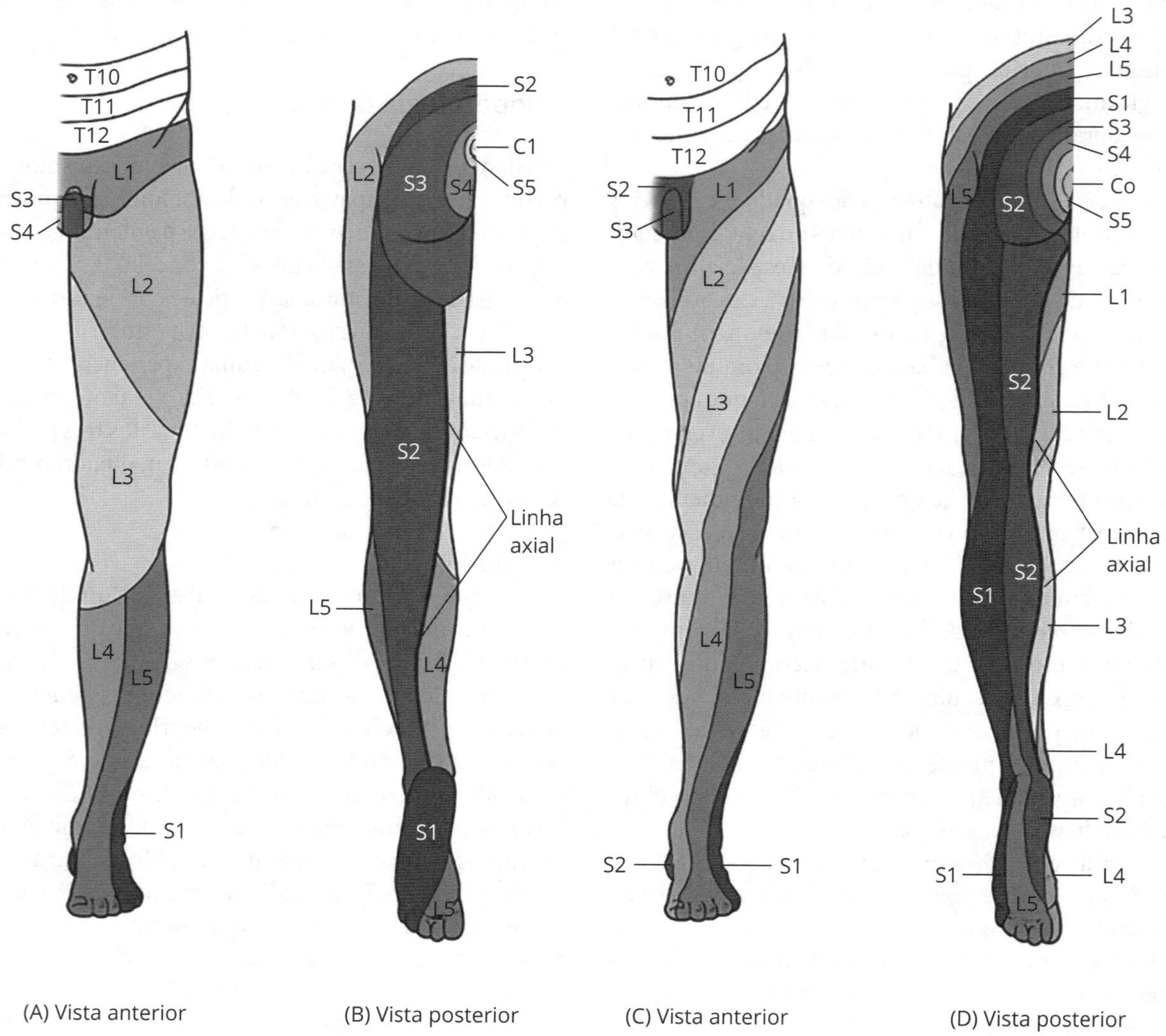

FIGURA 1 Dermátomos de membro inferior. O padrão de distribuição dermatomal ou segmentar das fibras nervosas sensoriais persiste apesar da fusão dos nervos espinhais na formação do plexo durante o desenvolvimento. Dois mapas de dermátomos diferentes são comumente usados. A e B: O padrão de dermátomo do membro inferior de acordo com Foerster é preferido por muitos em decorrência de sua correlação com os achados clínicos. C e D: O padrão dermátomo do membro inferior de acordo com Keegan e Garrett é preferido por outros por sua uniformidade estética e correlação óbvia com o desenvolvimento. Embora representados como zonas distintas, os dermátomos adjacentes se sobrepõem consideravelmente, exceto ao longo da linha axial.

álgico. Esse conceito é muito importante no manejo da dor lombar, já que diversas patologias associadas a queixas importantes de lombalgia têm sabidamente um cunho significativo de dor total associada, exemplo clássico são os pacientes com fibromialgia.

AVALIAÇÃO INICIAL DA DOR LOMBAR

A abordagem e o manejo da dor lombar são, classicamente, baseados em observação de sinais de alarme, chamados de *"red flags"*, e condução do caso de acordo com sua presença ou ausência[13,14]. No entanto, a ausência desses achados de risco não exclui patologias graves, assim como a presença delas não significa que o paciente tem emergências a serem resolvidas. Algumas referências indicam que 80% dos pacientes que apresentavam pelo menos um fator de risco não tinham patologia grave. Além disso, uma revisão sistemática de 2016 observou que os fatores tidos como de alto risco para dores lombares variam consideravelmente entre diretrizes de instituições diferentes, tornando a acurácia dessa estratégia ainda mais questionável. Os achados clássicos

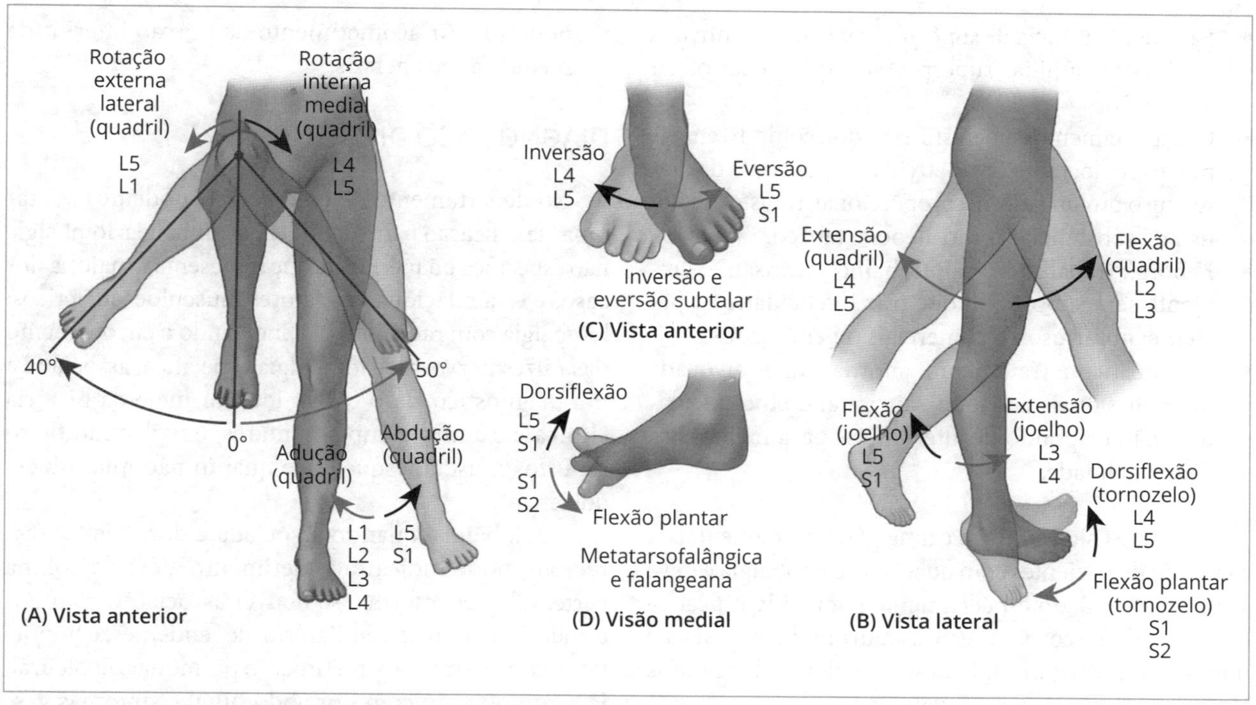

FIGURA 2 Miótomos: inervação segmentar de grupos musculares e movimentos de membros inferiores. O nível de lesão medular ou impacto nervoso pode ser determinado pela força e capacidade de realizar movimentos específicos.

são apresentados sem a referência ao seu potencial de diagnóstico ou de descarte de condições de risco; além disso, são descritos como dados bastante inespecíficos da história do doente, como dor noturna, história de câncer e febre.

Estão descritos abaixo alguns dos *"red flags"* mais descritos em literatura e suas principais correlações patológicas:

- Febre: infecções e neoplasias.
- Extremos de idade: lesões traumáticas e oncológicas.
- Trauma: fraturas e hematomas.
- Alterações esfincterianas: lesões medulares.
- Alterações neurológicas: lesões medulares.
- História de câncer: fraturas patológicas e metástases sintomáticas.
- Imunocompetência: infecções, como osteomielite e espondilodiscite.
- Medicações/drogas: infecções, em especial espondilodiscite.

Durante a coleta da anamnese também é esperado que as características da dor sejam descritas: duração, intensidade, irradiação, fatores de melhora/piora, sintomas associados e medicações utilizadas na tentativa de interromper o sintoma.

A seguir estão descritos alguns aspectos mais importantes da história clínica a serem coletados.

- Duração.
- Intensidade.
- Irradiação.
- Fatores de melhora.
- Fatores de piora.
- Sintomas associados.
- Uso de medicações.

Um conceito mais moderno durante a avaliação da dor lombar envolve as chamadas *"yellow flags"*, fatores de risco intermediários, associados especialmente com cronificação da dor e evolução para incapacidade física; serão descritos agora os principais fatores amarelos e sua correlação patológica.

- Atitudes e crenças negativas: passividade em relação à doença/ao tratamento; medo da dor e por isso evita o movimento e o retorno às atividades; catastrofização, interpretando que a dor sempre vai ser raiz de alguma doença grave.
- Emocional: medo de aumento ou manutenção da dor com o retorno às atividades; depressão; sensação de incapacitação.

- Familiar: ausência de suporte social que incentiva as atividades; familiar superprotetor que catastrofizar a situação.
- Comportamento: superestimar a dor, como 10 em 10, por exemplo; redução de atividades por conta da dor; repouso prolongado, desproporcional; transtorno por uso de substância, como álcool e tabaco.
- Laboral: trabalho braçal; trabalho estressante; ambiente sem suporte ou que traz infelicidade ao paciente; horários não comerciais ou em turnos.
- Diagnóstico e tratamento: abordagem equivocada de profissionais de saúde, sancionando incapacidade e não dispondo de alternativas para melhorar a funcionalidade.

O exame físico também é uma parte fundamental da avaliação de pacientes com quadros de lombalgia e deve ser amplo e guiado especialmente para a identificação de sinais de risco para lesões neurológicas, ósseas e musculares. A seguir estão descritos alguns dos pontos mais importantes a serem avaliados.

- Avaliação inicial de estado de gravidade, procurando sinais de perdas importantes de funções orgânicas, assim como sinais que sugerem gravidade, como queda do estado geral, febre alta e sinais de sepse.
- Avaliação de outros sistemas, em especial patologias toracoabdominais que justifiquem irradiação ou descrição da dor como lombar, estarão sempre indicadas, ou seja, palpação abdominal procurando massas e dor, assim como ausculta respiratória e teste de Giordano, são importantes para a avaliação de diferenciais como pancreatite, pneumonia, aneurismas de aorta e calculose ureteral.
- A avaliação da coluna deve se iniciar com a inspeção da postura do paciente, exposição do dorso com busca de sinais de contratura, abaulamentos ou sinais de trauma evidente. Pode-se inspecionar, se possível, a marcha do paciente e eventuais limitações à mobilização da coluna, como flexão, extensão e rotação. A palpação da coluna deve ser realizada em toda a sua extensão possível, com a palpação da musculatura paravertebral em conjunto – buscando pontos de gatilho álgico. A percussão pode ser realizada em casos selecionados, como na suspeita de infecção.
- Presença de déficits motores e sensitivos deve sugerir um acometimento neurológico, assim como a presença de reflexos tendinosos reduzidos. A identificação de possíveis dermátomos e miótomos acometidos é importante.
- Em associação, o achado de incontinência fecal e urinária, assim como redução do tônus esfincteriano anal e abolição do reflexo cremastérico em homens, pode sugerir acometimento da porção inferior da medula e seus nervos.

DIAGNÓSTICO DIFERENCIAL

No departamento de emergência, podemos adotar uma classificação para identificar a lombalgia: lombalgia não específica ou mecânica, que representa a maioria dos casos e está relacionada a fatores musculoesqueléticos; lombalgia com radiculopatia, indicando o envolvimento das raízes nervosas; e lombalgia específica, associada a um diagnóstico claro e definido por meio da história clínica e exames complementares, envolvendo tanto aspectos musculoesquelético quanto não musculoesquelético[3].

A lombalgia, quando associada a dores em outras regiões, pode indicar acometimento além da coluna vertebral. Dessa forma, se houver associação com dor torácica e sintomas ventilatório-dependentes, é importante considerar o acometimento pulmonar ou pleural. Já a combinação com dor abdominal e sintomas gastrointestinais, como náuseas, vômitos ou diarreia, pode nos conduzir à possibilidade de pancreatite, colecistite, apendicite, entre outros tipos de abdome agudo[4].

A presença de dor de forte intensidade, com irradiação para dorso, diaforese e assimetria de pulsos, deve nos lembrar de aneurisma de aorta, bem como dissecção de aorta, condições graves que podem surgir no DE. O acometimento renal é outro diagnóstico diferencial importante que temos que considerar em pacientes com lombalgia. A presença de dor em cólica, geralmente unilateral, associada a hematúria, pode indicar litíase renal, enquanto a combinação com disúria, febre e dor lombar podem estar associadas à pielonefrite[10].

Nesse contexto, o histórico médico desempenha papel fundamental na orientação para alguns diagnósticos,

TABELA 2 Diagnósticos diferenciais musculoesqueléticos

Lombalgia não específica/ mecânica	Espondilose
Herniação discal aguda	Mielite transversa aguda
Estenose espinhal	Fraturas vertebrais (estresse ou traumáticas)
Síndrome da cauda equina	Neoplasia ou metástase de coluna vertebral
Discite	Mieloma múltiplo
Osteomielite	Espondilite anquilosante
Tuberculose vertebral	Artrite reativa
Abscesso epidural	Artrite psoriásica
Hematoma epidural	Doença de Paget

TABELA 3 Diagnósticos diferenciais não musculoesqueléticos

Neoplasias	Abdominal	Torácica	Renal	Geniturinário	Outras
Pulmão	Pancreatite	Pneumonia	Nefrolitíase	Prostatite	Herpes zoster
Pâncreas	Colelitíase/colecistite	Derrame pleural	Pielonefrite	Torção de ovário	Hemorragia retroperitoneal
Próstata	Diverticulite e apendicite	Dissecção de aorta	Abscesso perirrenal	Endometriose	
	Úlcera péptica			Doença inflamatória pélvica	
	Aneurisma de aorta			Gravidez ectópica rota	

assim como o conhecimento sobre o uso de medicações contínuas, como anticoagulantes que podem estar associados a hematoma epidural ou hemorragias retroperitoneais, e o uso de corticoides, associados a fraturas vertebrais e infecções. Além disso, ao avaliarmos mulheres em idade fértil com sintomas relacionados ao período menstrual ou sintomas genitais, devemos estar atentos à possibilidade de gestação, doença inflamatória pélvica, endometriose, entre outras condições relevantes a serem consideradas nessa população[15].

Portanto, a história clínica e o raciocínio clínico, englobando uma avaliação cuidadosa dos sinais e sintomas apresentados, é essencial para uma abordagem abrangente e eficiente na investigação e diagnóstico da dor lombar e suas possíveis causas[5].

EXAMES COMPLEMENTARES

A realização rotineira de exames complementares em pacientes com lombalgia não é recomendada, pois a maioria dos pacientes que buscam atendimento no DE apresentam um quadro não complicado, autolimitado e benigno de dor lombar. Dessa forma, caso a história clínica e o exame físico não revelem sinais de alarme indicativos de uma condição grave, não há indicação de realizar exames complementares. É importante ressaltar que entre 15 e 30% dos exames de imagem realizados no DE para pacientes com dor lombar são desnecessários, o que resulta em aumento de custos, aumento do tempo de permanência do paciente e riscos iatrogênicos. Portanto, devemos solicitar exames complementares apenas em situações específicas, tais como suspeita de patologias graves (quando há sinais de alarme na história ou exame físico), quando há dor persistente e sem melhora após pelo menos 4 semanas de tratamento clínico ou quando o exame tem potencial para alterar a conduta médica – na suspeita de câncer, infecção ou síndrome da cauda equina[9].

Nos últimos anos, tem-se observado um aumento na realização de exames de imagem em pacientes com lombalgia, apesar das recomendações estabelecidas. O desafio do médico emergencista consiste em identificar as patologias graves que realmente possuem a indicação de realizar exames de imagem. A combinação de sinais e sintomas, histórico médico do paciente e exame físico desempenha um papel crucial na identificação de fatores de risco, permitindo a detecção de sinais de alarme e evitando a solicitação desnecessária de exames de imagem.

A realização de radiografias da coluna lombossacra raramente é útil no diagnóstico ou no direcionamento terapêutico de pacientes que apresentam lombalgia aguda não complicada no departamento de emergência. Apesar da baixa sensibilidade, quando solicitadas, radiografias em incidências anteroposterior e lateral são suficientes, permitindo a avaliação da altura dos discos intervertebrais, do alinhamento, tamanho e forma dos corpos vertebrais, bem como a identificação de possíveis lesões ósseas. Portanto, podem ser o primeiro passo na investigação de infecções, na suspeita de fraturas, tumor ou comprometimento neurológico. Incidências adicionais são indicadas apenas quando há suspeita de espondilolise ou espondilolistese. É fundamental ressaltar que, em situações em que haja uma forte suspeita de uma condição grave, a radiografia não é capaz de descartar algumas condições. Dessa forma, o médico emergencista deve prosseguir com a investigação por meio de outros exames de imagem, independentemente do resultado obtido na radiografia.

A tomografia computadorizada é superior à radiografia convencional na avaliação de fraturas vertebrais e outros acometimentos ósseos, fornecendo uma boa resolução para avaliação dos corpos vertebrais, No entanto, sua capacidade de visualização do canal medular e medula espinhal é limitada. Em pacientes vítimas de trauma, a tomografia é o exame de escolha. Porém, em pacientes sem histórico de trauma, a ressonância magnética deve ser realizada, desde que não haja contraindicações. Caso a ressonância não esteja disponível, a tomografia com mielografia é uma alternativa excelente para avaliação de abscessos epidurais ou compressão medular, com sensibilidade equivalente à da ressonância. É importante ressaltar que cerca de 50% das tomografias de coluna lombossacra realizadas em paciente acima de 40 anos revelam algum tipo de alteração, mesmo que essas não justifiquem os sintomas apresentados. Além disso, aproximadamente 40% dos pacientes assintomáticos também apresentam alterações na tomografia, o que ressalta a importância de uma solicitação criteriosa desse exame de imagem.

A ressonância magnética é a modalidade de escolha quando se trata de avaliar condições que se beneficiam de intervenção cirúrgica. Além disso, é o exame com a melhor resolução na avaliação de tecidos moles, medula espinhal, raízes nervosas e discos intervertebrais, sendo especialmente indicada na suspeita de infecções, radiculopatias e mielopatias relacionadas a tumores ou compressão medular. Na suspeita de acometimento metastático, abscessos, osteomielites ou doenças inflamatórias, o uso de contraste endovenoso com gadolíneo é recomendado.

No entanto, é preciso ter cautela, pois devido a sua alta sensibilidade, a ressonância pode ocasionalmente detectar alterações que não sejam as responsáveis pela dor lombar. Doenças envolvendo os discos intervertebrais são inerentes ao processo de envelhecimento e podem ser achados inespecíficos. Cerca de 25% das pessoas com menos de 60 anos e 66% das pessoas com mais de 60 anos podem apresentar algum tipo de herniação discal. Um estudo demonstrou que 50% dos pacientes assintomáticos apresentavam algum abaulamento discal, enquanto 21% de pacientes assintomáticos acima de 60 anos apresentaram estenose de canal espinhal. Atualmente, aproximadamente 30% das ressonâncias magnéticas são solicitadas de maneira equivocada no DE. Portanto, uma possibilidade é restringir o uso da ressonância no departamento de emergência a pacientes com "*red flags*" e pacientes com queixas progressivas e graves de déficits neurológicos.

Outro exame de imagem útil na avaliação de dor lombar é a ultrassonografia. Com base na história clínica, o ultrassom pode ser uma ferramenta essencial para avaliação de diagnósticos diferenciais. Condições como pneumonias em lobo inferior com derrame pleural, colelitíase, aneurisma de aorta abdominal e dissecção de aorta abdominal, nefrolitíase, torção de ovário e prostatite podem se manifestar com dor lombar, tornando possível a avaliação por meio da ultrassonografia.

Assim como os exames de imagem, os exames laboratoriais não devem ser solicitados de maneira rotineira para avaliação de dor lombar. Exames como hemograma completo, velocidade de hemossedimentação (VHS) e proteína C-reativa (PCR) são indicados quando há suspeita de infecções, neoplasias ou condições reumatológicas. A presença de leucocitose com desvio à esquerda pode sugerir infecção, mas sua ausência não descarta essa possibilidade. Tanto o VHS como o PCR são altamente sensíveis (84% a 100%) para identificação de infecções, bem como para casos de osteomielite e abscesso epidural. A presença de infecção em paciente com VHS < 20 mm/h é improvável. Além disso, o VHS desempenha um papel importante na detecção de neoplasias ocultas, com sensibilidade de 78% e especificidade de 67%, além de ser um marcador relevante em condições reumatológicas. Os níveis de PCR se elevam rapidamente e diminuem rapidamente com a melhora do quadro clínico, tornando-se útil na avaliação da resposta ao tratamento. Além disso, em casos suspeitos de infecção, é fundamental a obtenção de hemoculturas, com o crescimento do patógeno identificado em até 50% dos pacientes.

Outro exame relevante na avaliação dos diagnósticos diferenciais é a urina tipo 1/EAS/Sumário de urina, especialmente em situações suspeitas de infecção do trato urinário. Além disso, é imprescindível solicitar o teste de beta-HCG para mulheres em idade fértil. Outros exames, como ureia, creatinina, fosfatase alcalina, cálcio, potássio, eletroforese de proteínas e coagulograma podem ser considerados, a depender do quadro clínico apresentado. Dessa forma, ao utilizarmos os exames laboratoriais de maneira seletiva e adequada, é possível obter informações valiosas que auxiliam na elucidação dos diagnósticos relacionados à dor lombar, contribuindo para uma abordagem diagnóstica mais precisa.

CAUSAS E SITUAÇÕES ESPECÍFICAS DE DOR LOMBAR

Nesta seção iremos discutir os principais diagnósticos de quadros de dor lombar, suas apresentações clínicas e manejo específico inicial.

Lombalgia mecânica isolada/inespecífica

Trata-se do diagnóstico mais comum dos pacientes que apresentam quadros de dor lombar no DE, considerado de exclusão após sinais de alarme serem descartados.

A história típica é o paciente adulto jovem entre 40 e 60 anos, apresentando quadro de dor lombar moderada a importante, sem irradiação para os membros inferiores, com dor reprodutível a palpação da musculatura paravertebral, geralmente induzida após atividade física não supervisionada por profissionais ou por movimento intenso da musculatura em pacientes sedentários, como ao levantar grandes quantidades de peso.

Não costuma ser necessário o uso de exames complementares para seu diagnóstico e o manejo geralmente é focado em medidas sintomáticas farmacológicas e não farmacológicas, com autolimitação do processo em até 6 semanas do início dos sintomas. Na seção a seguir são descritos maiores detalhes.

Dor lombar e infecções

Diversos quadros infecciosos são descritos com lombalgia como a queixa inicial, dentre os fatores mais importantes de risco estão os usuários de drogas EV, assim como pacientes com outras infecções já diagnosticadas. Nesse contexto, disseminação hematogênica para a coluna deve ser considerada, até 40% das infecções vertebrais diagnósticas têm esse mecanismo fisiopatológico envolvido.

A dor lombar nestes pacientes pode ser indiferenciável de um quadro de lombalgia mecânica isolada, sendo importante a suspeição diagnóstica quando a presença de outros fatores existir.

A febre é um marcador de gravidade importante para esse diagnóstico. É largamente recomendada como bandeira vermelha, como exemplo alguns estudos demonstram sensibilidade de 0,27 para osteomielite tuberculosa; 0,5, para osteomielite piogênica e 0,83 para abscessos epidurais.

Ao exame físico a presença de percussão espinhal dolorosa não é patognomônica de infecções lombares, porém apresenta uma sensibilidade de 0,86, apesar da especificidade de 0,6. É realizada como punhopercussão dos corpos vertebrais na topografia suspeita.

Dentre as mais importantes infecções vertebrais devem ser citadas as osteomielites agudas e as espondilodiscites, ambas de controle e tratamento complexo geralmente indicando internação hospitalar e acompanhamento com especialistas focais.

Pacientes com abscesso epidural têm a indicação de antibioticoterapia endovenosa e, na maioria dos casos, intervenção cirúrgica. O tratamento para discite é prolongado, envolvendo o uso de antibióticos e cirurgia reservada para situações de compressão medular ou instabilidade mecânica. Já a abordagem da osteomielite é predominantemente clínica, com pelo menos 6 semanas de antibioticoterapia. Portanto, como orientação geral, esses pacientes necessitam de avaliação da equipe cirúrgica, e todas as suspeitas devem ser tratadas com antibióticos endovenosos, direcionados empiricamente contra os germes mais prevalentes, como estafilococos (incluindo MRSA), estreptococos e bacilos Gram-negativos. Como opção de antibióticos de amplo espectro, uma combinação de ceftriaxona e vancomicina pode ser iniciada, até os resultados das culturas[2].

Dor lombar e câncer

É comum que pacientes sabidamente oncológicos procurem o DE com uma queixa de dor lombar nova, porém também é comum que o diagnóstico de câncer seja dado a partir de uma queixa de dor lombar representando uma metástase óssea sintomática, tumores de partes moles ou até fraturas patológicas com compressão medular aguda "espontânea".

Oitenta por cento dos pacientes com malignidade e dor lombar terão mais de 50 anos. Em um estudo realizado com 2.000 pacientes, com idade inferior a 50 anos, sem história de câncer, sem perda de peso ou falha em tratamento conservador, nenhum paciente com malignidade foi identificado.

As principais neoplasias que acometem a coluna são próstata, mamas e pulmão; portanto, devem ter maior peso na suspeita diagnóstica.

A apresentação clínica varia substancialmente, pacientes acima de 50 anos, com quadro de dor lombar nova e persistente, que não melhora com tratamento habitual, podendo evoluir com manifestações de compressão medular, são aqueles em que a suspeição diagnóstica de câncer deve sempre ser ponderada.

O manejo geralmente envolve o uso de exames de imagem e na maioria das vezes é indicado acompanhamento, seja hospitalar ou ambulatorial com equipes de especialistas focais.

Fraturas vertebrais

Fraturas são causas comuns de dor lombar no DE, seu diagnóstico em pacientes vítimas de trauma com mecanismo importante costuma ser feito durante a avaliação secundária em pacientes com história de risco. Nesse contexto, a especificidade chega a 0,85, porém também são descritas em pacientes idosos e portadores de osteoporose secundárias a microtraumas ou "espontâneas", sendo comum que o paciente negue histórico de trauma durante a avaliação; nesse contexto, suspeição maior por parte do médico emergencista deve ser tida.

Para pacientes em uso de corticoide por tempo prolongado, a presença de dor lombar é indicativa de fratura compressiva até prova em contrário, uma vez que a especificidade desse achado é 0,99.

O manejo desses pacientes é complexo, envolve analgesia e investigação de possíveis causas patológicas; e avaliação de especialistas focais costuma ser indicada de rotina, sendo essa de emergência quando associada a sintomas de compressão medular aguda.

Espondilite anquilosante e espondiloartrites

Apesar de não ser uma doença que cause comprometimento agudo da função da coluna ou seja ameaçadora à vida, trata-se de uma doença grave e, sobretudo no contexto de saúde pública, é importante aproveitar a janela de oportunidade para suspeitar do diagnóstico.

As melhores evidências apontam que quatro respostas positivas para as seguintes perguntas têm uma sensibilidade superior a 0,9:

- Existe rigidez matinal?
- O desconforto melhora com exercício?
- O início da dor foi com menos de 40 anos?
- O problema começou de maneira insidiosa?
- A dor persiste por mais de 3 meses?

Mesmo com uma sensibilidade relevante, em se tratando de uma doença rara o valor preditivo positivo é baixo devido à baixa prevalência da doença. Outros achados da história e do exame físico podem complementar a avaliação, porém apresentam desempenhos diagnósticos apenas moderados.

O manejo dos casos suspeitos, sem complicações, envolve analgesia e encaminhamento para acompanhamento ambulatorial com profissional reumatologista.

Hematomas espinhais

Hematomas espinhais são complicações hemorrágicas raras do espaço espinhal, geralmente induzidas após procedimentos invasivos, sendo também descritos de maneira espontânea. Portadores de coagulopatias são de especial risco para essa complicação.

A evolução clássica é um quadro de dor lombar/cervical súbita de elevada intensidade, frequentemente com sintomas radiculares, rápida evolução para compressão e déficits neurológicos são típicos, culminando com uma síndrome de compressão medular. RNM costuma ser usada para confirmar o diagnóstico.

Pacientes com hematoma epidural espinhal em uso de anticoagulantes devem ter a ação anticoagulante revertida, e na presença de coagulopatia, essa deve ser corrigida. Além disso, pacientes com déficits neurológicos progressivos devem ser avaliados por um cirurgião e, geralmente, requerem abordagem cirúrgica, com laminectomia e descompressão do hematoma. A intervenção cirúrgica precoce é essencial para reduzir os riscos de sequelas e melhorar o prognóstico neurológico. Paciente com déficits neurológicos estáveis ou pequenos sangramentos podem ser manejados clinicamente com bons desfechos[18,19].

Hérnias de disco intervertebral

Hérnias de disco são um dos diagnósticos mais comumente dados e manejados em DE em pacientes com queixa de dor lombar. O médico emergencista deve ser atento para evitar o *overdiagnosis* dessa patologia que frequentemente leva a um viés de ancoragem tanto em outros profissionais de saúde quanto do paciente.

A lombociatalgia, definida como dor lombar associada à irradiação pela face posterior da coxa, podendo chegar até o pé, é o sintoma mais importante em quadros de herniações lombares. É tão sensível que a sua ausência faz que hérnia seja uma condição improvável (sensibilidade 0,95), sendo que a probabilidade de herniação cirurgicamente relevante é de 1 em 1.000 na ausência de ciatalgia. Outros achados, como piora da dor à flexão da coluna, e piora com manobra de Valsalva, também são comumente descritos.

Ao exame físico a elevação passiva da perna (teste de Lasèg), em que a herniação sintomática comprime a raiz nervosa e o estiramento dela reproduz a dor, é o teste mais apropriado na suspeita de herniações em L5-S1. É realizado colocando o calcanhar em 1 mão e mantendo o joelho totalmente estendido com a outra. A perna reta é levantada lentamente da mesa de exame até que a dor ocorra. A tensão é transmitida às raízes nervosas, uma vez que a perna é elevada além de 30 graus, mas após 70 graus o movimento adicional do nervo é insignificante. Se positivo é moderadamente sensível, porém pouco específico. O teste positivo típico ocorre quando a ciatalgia é reproduzida entre 30 e 60 graus. A realização do teste no lado contralateral à queixa do paciente pode reproduzir a dor no sítio inicial, tendo uma especificidade maior para herniação.

Alterações neurológicas são também um dos marcos das compressões por hérnias de disco intervertebral, 98% das herniações ocorrem em topografia de L4 a S1, causando alterações motoras e sensitivas em seus territórios correspondentes que apresentam moderada eficácia diagnóstica. As alterações mais comuns são fraqueza nos flexores do tornozelo e nos flexores do hálux (L5), reflexos aquileu reduzido (S1) e perda da sensibilidade do pé (L5 e S1). A dorsiflexão é mais bem estimada se realizada em posição supina contra resistência do examinador, isso é verdadeiro para dorsiflexão do hálux. No entanto, a flexão plantar não apresenta a mesma acurácia diagnóstica, só sendo detectada como déficit em condições mais graves. O andar na ponta dos pés não é um bom exame para estimar essa função. O exame do reflexo aquileu pode ser obtido em posição prona, supina ou de joelhos com moderada concordância interexaminador (K 0,5). É realizada percussão com martelo no tendão aquileu ou no calcanhar e espera-se a contração do músculo gastrocnêmio. O exame sensorial leva tempo e pode ser pouco útil, sua acurácia é maior próximo aos limites distais dos dermátomos – uma estratégia é checar simetria de sensibilidade nesses locais. Herniações acima da topografia mencionada geralmente são suspeitas quando a irradiação da dor deixa de ser tipicamente posterior para assumir uma posição anterior da coxa. A Tabela 4 mostra os principais achados do exame neurológico dos membros inferiores e suas respectivas compressões medulares.

Na ausência de complicações, como compressão medular aguda, o manejo das prováveis hérnias de disco deve ser feito com analgesia potencializada, fisioterapia e acompanhamento com equipes de especialistas focais, como ortopedistas e neurocirurgiões[20].

Estenose de canal medular

Dentre as causas graves que potencialmente são associadas a pior prognóstico neurológico a longo prazo pode ser destacada a estenose de canal medular. Poucos dados demonstram acurácia para diagnóstico dessa condição. Dor lombar que se irradia para as pernas e déficits neurológicos após ortostase prolongada ou deambulação. Essa claudicação neurogênica tem pouca sensibilidade 0,6, mas é provavelmente bem específica.

Compressão medular aguda e síndrome da cauda equina

Independentemente das diversas causas de dor lombar, a principal complicação associada à maioria dessas patologias, como fraturas, hérnias, estenose, infecções e hematomas, é a compressão medular aguda, incluindo sua forma específica, acometendo a porção mais inferior da medula, chamada de síndrome da cauda equina.

Dentre as manifestações clínicas dessa complicação, a presença de dor lombar associada a déficits neurológicos de instalação aguda ou subaguda, como perda importante de força motora e de sensibilidade, é a mais importante. Lombociatalgia unilateral ou bilateral, déficits sensitivos ou motores, dependendo da altura da compressão, e teste de Lasègue positivo têm sensibilidade em torno de 0,8.

Déficits sensitivos geralmente acontecem na região de glúteo, inguinal e perianal; classicamente descrita como anestesia em sela, apresenta sensibilidade de 0,75, sendo a manifestação típica da síndrome de cauda equina.

Alterações esfincterianas, principalmente a retenção urinária, têm uma alta sensibilidade (0,9) para detecção de síndrome da cauda equina. O valor preditivo negativo é consideravelmente alto, ou seja, na ausência de retenção urinária o paciente provavelmente não apresenta a síndrome.

A compressão medular aguda deve sempre ser considerada uma emergência médica, compressões em níveis mais altos, como cervical e torácica são associadas à disfunção orgânica primária, como insuficiência respiratória tipo II, assim como choque neurogênico. Nesses casos o risco à vida é elevado e cuidados intensivos e terapia de suporte são costumeiramente indicados.

Mesmo nos casos de baixo risco para complicações orgânicas agudas, as compressões medulares em níveis mais baixos são associadas à importante morbimortalidade, em especial sequelas neurológicas graves, como

TABELA 4

Raiz	Dor	Perda sensorial	Fraqueza	Perda do reflexo de estiramento
L1	Região inguinal	Região inguinal	Raramente flexão do quadril	Nenhum
L2-L3-L4	Costas, irradiando para a parte anterior da coxa e, às vezes, para a parte inferior medial da perna	Coxa anterior, ocasionalmente parte inferior da perna medial	Flexão do quadril, adução do quadril, extensão do joelho	Tendão patelar
L5	Costas, irradiando para as nádegas, lateral da coxa, lateral da panturrilha e dorso do pé, dedão do pé	Panturrilha lateral, dorso do pé, espaço entre o primeiro e o segundo dedo do pé	Abdução do quadril, flexão do joelho, dorsiflexão do pé, extensão e flexão dos dedos do pé, inversão e eversão do pé	Tendão semitendinoso/ semimembranoso (isquiotibiais internos)
S1	Costas, irradiando para as nádegas, coxa lateral ou posterior, panturrilha posterior, pé lateral ou plantar	Panturrilha posterior, aspecto lateral ou plantar do pé	Extensão do quadril, flexão do joelho, flexão plantar do pé	Tendão de Aquiles
S2-S3-S4	Dor sacral ou nas nádegas irradiando para a face posterior da perna ou períneo	Região medial das nádegas, perineal e perianal	A fraqueza pode ser mínima, com incontinência urinária e fecal, bem como disfunção sexual	Bulbocavernoso, piscadela anal

Fonte: UpToDate, 2023.

paraparesia, paraplegia e anestesia, assim como bexiga neurogênica e disfunção do TGI, todas levando a importante redução da qualidade de vida e riscos tardios de complicações ameaçadoras à vida, como infecções urinárias e úlceras por pressão.

É válido descrever também que a compressão medular aguda e a síndrome da cauda equina são consideradas complicações tempo-sensíveis, ou seja, quanto mais demorado for o acesso a manejo específico da compressão, maior o risco de morte ou o risco de sequelas graves a longo prazo. Esse valor prognóstico é muito importante na definição de fluxos e protocolos de avaliação desses pacientes por especialistas focais.

O manejo dessas lesões envolve, além da estabilização clínica, encaminhamento imediato a serviços com suporte ortopédico e/ou neurocirúrgico, assim como exames avançados de imagem, como ressonância nuclear magnética de coluna total de emergência com a intenção de identificar a lesão etiológica. Nesse contexto geralmente a descompressão medular cirúrgica de emergência (idealmente nas primeiras 24 horas) é indicada.

MANEJO

Como já foi explorado anteriormente, a dor lombar pode ser a expressão de diversas condições, e o tratamento está relacionado à causa subjacente da lombalgia. Dessa forma, será discutida predominantemente a abordagem da lombalgia mecânica ou não específica, não associadas a traumas diretos, bem como para outros diagnósticos que envolvam o sistema musculoesquelético[6,7].

O objetivo mais importante no manejo da lombalgia é o de promover analgesia de maneira eficaz, reduzindo a dor e suas consequências. Apesar de inúmeros estudos, poucos tratamentos se provaram eficazes no manejo da dor lombar mecânica. É notório que as expectativas do paciente exercem influência na eficácia do tratamento, e esse processo pode ter início com o médico emergencista. Informações claras sobre o tratamento instituído, seja ele farmacológico ou não farmacológico, a respeito da ausência de sinais de alarme, da natureza benigna do quadro, bem como o estabelecimento de metas para a melhora da dor, ao invés da resolução completa dos sintomas, podem influenciar positivamente o desfecho clínico. Dessa forma, a educação em saúde emerge como um dos pilares substanciais para atenuar os sintomas do paciente com lombalgia.

Atualmente as principais recomendações no tratamento da lombalgia mecânica incluem orientações ao paciente, mudanças comportamentais, atividades físicas e analgesia. Pacientes sem sinais de alarme devem ser orientados quanto à evolução clínica esperada, e incentivados a manter as atividades básicas, desde que toleradas, evitando exercícios extenuantes, bem como o repouso absoluto. Portanto, considerando que os pacientes com lombalgia aguda tendem a melhorar dos sintomas independentemente do tratamento instituído, é apropriado considerar inicialmente métodos não farmacológicos ou mesmo tratamentos tópicos[16,17].

A aplicação de calor local demonstrou uma moderada redução da dor em cinco dias, com evidências de qualidade moderada. Massagem local, fisioterapia e acupuntura podem ser consideradas, porém não há evidências claras de sua superioridade em relação a outras terapias. No âmbito das terapias tópicas, há relativa escassez de evidências robustas quanto ao uso de emplastros de lidocaína. No entanto, eles são seguros, não sedativos, apresentam baixa incidência de eventos adversos e podem ser uma alternativa, particularmente em pacientes idosos com polifarmácia. Além disso, os anti-inflamatórios não esteroidais (AINEs) em gel demonstraram significativa redução na intensidade da dor quando comparados ao placebo, e também podem ser uma alternativa. Por fim, derivados de capsaicina também demonstraram alívio dos sintomas, especialmente em dores neuropáticas, incluindo radiculopatias[8].

Caso o tratamento farmacológico seja necessário, os AINEs devem ser a medicação de escolha, desde que não haja contraindicações. Evidências de qualidade moderada demonstraram uma discreta melhora da intensidade da dor ao comparar o uso de AINEs com o placebo, enquanto evidências de baixa qualidade também indicam uma melhora da funcionalidade. É importante destacar que os AINEs tradicionais e os seletivos da COX-2 demonstraram equivalência, porém com menor taxa de efeitos adversos associados aos AINEs seletivos da COX-2. Além disso, não há superioridade no uso parenteral, com equivalência na mesma dose no uso enteral. Portanto, recomenda-se o uso enteral como preferencial. O uso isolado do paracetamol demonstrou pouco benefício no alívio da dor ou na funcionalidade, e sua associação com o AINEs também contribui de maneira limitada na melhora da dor. Não são bem descritos estudos relacionados ao uso da dipirona para pacientes com dor lombar. Apesar disso, pelo seu uso histórico, pode ser considerada como um analgésico, principalmente para pacientes com contraindicações ao uso de AINEs.

Para pacientes que não podem usar AINEs em decorrência de contraindicações, outra alternativa são os relaxantes musculares. Evidências de qualidade moderada apontam para um alívio da dor em curto tempo, quando comparados ao placebo. Entretanto, essas evidências são mais fracas quando comparadas às que encontramos para os anti-inflamatórios. Além disso, a combinação dessas medicações não oferece benefícios significativos. É importante o cuidado na prescrição de relaxantes musculares, especialmente em idosos, devido a potenciais interações medicamentosas e aos efeitos adversos associados, como sonolência e tontura, que podem aumentar os riscos de queda. Portanto, o uso de relaxantes musculares deve ser limitado a pacientes com contraindicações ao uso de AINEs, e por um curto período de tempo, com orientações detalhadas sobre os possíveis efeitos colaterais, sendo considerada uma boa prática o compartilhamento da decisão terapêutica junto ao paciente, sobre risco benefício dessa medicação.

Como última linha de analgesia temos os opioides. São indicados para pacientes com dor intensa e refratária ao tratamento inicial, bem como para aqueles com perda funcional. Inicialmente pode-se tentar o uso de opioides de menor potência, como tramadol ou codeína, e, se necessário, recorrer a opioides de maior potência, como a morfina. No entanto, o uso de opioides deve ser restrito, com prescrição da menor dose pelo menor período de tempo possível para o alívio dos sintomas. É essencial garantir um acompanhamento ambulatorial precoce para reavaliação desses pacientes. Não há um efeito sinérgico ao combinar opioides com AINEs, não oferecendo benefícios funcionais dentro de 7 dias. Além disso, é crucial fornecer orientações sobre os efeitos adversos do uso prolongado de opioides, como constipação, náuseas, vômitos, confusão e sedação, principalmente em pacientes idosos. Embora eficazes no alívio da dor, os opioides não promovem uma melhora funcional significativa nos pacientes e seu uso prolongado acarreta maiores custos hospitalares, riscos de dependência e pode retardar a melhora funcional do paciente.

Não há evidências que justifiquem o uso de benzodiazepínicos para pacientes com lombalgia. Os extensos efeitos adversos, bem como risco de dependência, juntamente com a ausência de evidências comparadas ao placebo, indicam que não devem ser prescritos rotineiramente. Apesar disso, os efeitos ansiolíticos e sedativos dos benzodiazepínicos podem melhorar a qualidade do sono e, consequentemente, aliviar a intensidade da dor. Caso sejam prescritos, devem ser utilizados durante o período noturno, não havendo evidências de melhores desfechos a longo prazo.

Outra medicação que não deve ser usada rotineiramente em pacientes com lombalgia sem sinais de alarme são os corticosteroides. Tanto a via oral quanto a parenteral não demonstraram melhora da dor em comparação ao placebo, mesmo em paciente com radiculopatias. Porém, nos casos de compressão medular aguda a evidência se torna algo questionável, atualmente a maioria dos *guidelines* sugere que sua indicação seja feita em conjunto com as equipes de especialistas focais da coluna vertebral; doses recomendadas de dexametasona são 10 mg por via IM/IV, seguida da aplicação de 4 mg de 6/6 horas.

Pacientes com suspeita de herniação discal sem complicações devem ter seus sintomas manejados similarmente aos pacientes com lombalgia mecânica. Não há indicação para o uso de corticosteroides por via oral ou parenteral, bem como não deve ser rotineira a administração por via epidural. A cirurgia descompressiva de emergência é necessária apenas em pacientes que apresentam compressão medular aguda, enquanto a abordagem cirúrgica em paciente sem déficits neurológicos graves ou progressivos permanece controversa e na maioria das vezes uma decisão a ser tomada em ambiente ambulatorial.

A Tabela 5 resume os principais tratamentos indicados para o manejo sintomático de pacientes com quadros de lombalgia.

TABELA 5 Manejo sintomático de lombalgia aguda

Medicação	Indicação	Posologia
Mudanças comportamentais	Todos	–
Cetoprofeno (AINEs)	Maioria dos pacientes sem contraindicação	VO, 100 mg, 12/12h
Diclofenaco gel (AINEs tópicos)	Se contraindicação aos AINEs	Transdérmico, 3-4x por dia
Dipirona	Se contraindicação aos AINEs	VO, 1 g, 6/6h
Ciclobenzaprina (relaxantes musculares)	Se ausência de contraindicação	VO, 5 mg, 1x/dia
Tramadol (opioides fracos)	Dor leve-moderada refratária	VO, 100 mg, 8/8h
Morfina (opioides fortes)	Dor intensa refratária	EV, 3 mg, 4/4h conforme dor
Benzodiazepínicos	Não utilizar	–
Dexametasona (corticosteroides)	Compressão medular, após discussão Especialista focal	EV/IM, 10 mg ataque, seguido de 4 mg 6/6h

AINEs: anti-inflamatórios não esteroidais; EV: endovenoso; IM: intramuscular.

ACOMPANHAMENTO

Grande parte dos pacientes que procuram o DE com dor lombar chegam com expectativas elevadas em relação ao diagnóstico e à realização de exames complementares. Por vezes, essas expectativas não são correspondidas, comprometendo a adesão ao tratamento instituído. É importante ressaltar que a maioria dos pacientes apresenta quadros de lombalgia sem gravidade, com a possibilidade de tratamento ambulatorial. No entanto, infelizmente, esses pacientes têm recebido uma abordagem médica equivocada, incluindo o uso excessivo de opioides, solicitação desnecessária de exames complementares e até mesmo internação hospitalar sem indicação. Um estudo australiano revelou que 34% dos pacientes com lombalgia atendidos no departamento de emergência foram hospitalizados, sendo que 60% deles não apresentavam indicação.

Para os pacientes em que se suspeita de uma condição grave como causa da dor lombar, como dissecção de aorta, aneurisma de aorta roto, compressão medular, abscesso epidural ou qualquer outra situação em que se exija intervenção cirúrgica, a internação hospitalar é, de fato, necessária. No entanto, apenas uma pequena parcela dos pacientes com lombalgia atendidos no departamento de emergência apresenta uma condição ameaçadora. Além disso, pode ser considerada uma medida prudente a internação de pacientes com controle inadequado de dor e daqueles com déficits neurológicos progressivos e significativos.

Não existem evidências que sustentem a necessidade de internação de pacientes sem sinais de alarme e cujo tratamento seja apenas sintomático, uma vez que o tratamento não será diferente do realizado em ambiente domiciliar. Esses pacientes podem ser tratados de maneira conservadora e reavaliados entre 4 e 6 semanas de tratamento sintomático, visto que 85 a 90% dos pacientes se recuperam durante esse período. Caso algum sinal de alarme seja identificado ou os sintomas persistam, exames complementares podem ser indicados. É importante ressaltar que cerca de 40% dos pacientes podem apresentar recorrência de lombalgia mecânica dentro de 6 meses, sem a necessidade de investigação complementar, desde que não haja sinais de alarme.

Portanto, é de extrema importância estabelecer uma comunicação clara e direta com o paciente, deixando-o ciente da natureza benigna do quadro, da ausência da necessidade de exames complementares e até mesmo dos riscos associados a procedimentos e exames desnecessários. Garantir que o paciente compreenda que a lombalgia é um sintoma comum e que a dor não necessariamente indica uma condição grave. Deve-se esclarecer sobre o tratamento sintomático instituído e a evolução esperada dos sintomas. Além disso, as orientações de alta são fundamentais. Os pacientes devem ser orientados a manter suas atividades rotineiras, evitando, contudo, a prática de atividades físicas vigorosas, bem como o repouso absoluto. Além do mais, foi observado que o retorno precoce ao trabalho tem demonstrado desfechos favoráveis. Por fim, é essencial informar aos pacientes sobre os sinais de alarme que exigem um retorno imediato ao departamento de emergência, tais como déficits neurológicos motores ou fraqueza nas pernas, retenção urinária, incontinência fecal, anestesia em sela e febre persistente. Uma comunicação clara e a educação em saúde do paciente são essenciais, pois promovem a redução de medos e preocupações, minimizando a procura desnecessária por atendimento de emergência.

REFERÊNCIAS

1. Patrick N, Emanski E, Knaub MA. Acute and chronic low back pain. Med Clin. 2014;98(4):777-89.
2. Darouiche RO. Spinal epidural abscess. N Engl J Med. 2006;355(19):2012-20.
3. Amirdelfan K, McRoberts P, Deer TR. The differential diagnosis of low back pain: a primer on the evolving paradigm. Neuromodulation. 2014;17:11-7.
4. Deyo RA, Weinstein JN. Low back pain. N Engl J Med. 2001;344(5):363-370.
5. Corwell BN. The emergency department evaluation, management, and treatment of back pain. Emergency Medicine Clinics. 2010;28(4):811-39.
6. Oliveira CB, Amorim HE, Coombs DM, Richards B, Reedyk M, Maher CG, et al. Emergency department interventions for adult patients with low back pain: a systematic review of randomised controlled trials. EmergMedi J. 2021;38(1):59-68.
7. Della-Giustina D. Evaluation and treatment of acute back pain in the emergency department. Emerg Med Clin. 2015;33(2):311-26.
8. Machado GC, Rogan E, Maher CG. Managing non-serious low back pain in the emergency department: Time for a change?. Emergency Medicine Australasia. 2018;30(2):279-82.
9. Min A, Chan VW, Aristizabal R, Peramaki ER, Agulnik DB, Strydom N, Ramsey D, et al. Clinical decision support decreases volume of imaging for low back pain in an urban emergency department. J Am Coll Radiol. 2017;14(7):889-99.
10. Thiruganasambandamoorthy V, Turko E, Ansell D, Vaidyanathan A, Wells GA, Stiell IG. Risk factors for serious underlying pathology in adult emergency department nontraumatic low back pain patients. J Emerg Med. 2014;47(1):1-1.
11. Waterman BR, Belmont Jr PJ, Schoenfeld AJ. Low back pain in the United States: incidence and risk factors for presentation in the emergency setting. Spine J. 2012;12(1):63-70.
12. Edwards J, Hayden J, Asbridge M, Magee K. The prevalence of low back pain in the emergency department: a descriptive study set in the Charles V. Keating Emergency and Trauma Centre, Halifax, Nova Scotia, Canada. BMC Musculoskeletal Disorders. 2018;19:1-0.
13. Verhagen AP, Downie A, Popal N, Maher C, Koes BW. Red flags presented in current low back pain guidelines: a review. Eur Spine J. 2016;25:2788-802.

14. Galliker G, Scherer DE, Trippolini MA, Rasmussen-Barr E, LoMartire R, Wertli MM. Low back pain in the emergency department: prevalence of serious spinal pathologies and diagnostic accuracy of red flags. Am J Med. 2020;133(1):60-72.
15. Maher C, Underwood M, Buchbinder R. Non-specific low back pain. Lancet. 2017;389(10070):736-47.
16. Qaseem A, Wilt TJ, McLean RM, Forciea MA; Clinical Guidelines Committee of the American College of Physicians. Noninvasive treatments for acute, subacute, and chronic low back pain: a clinical practice guideline from the American College of Physicians. Ann Intern Med. 2017;166(7):514-30.
17. Chou R, Deyo R, Friedly J, Skelly A, Weimer M, Fu R, et al. Systemic pharmacologic therapies for low back pain: a systematic review for an American College of Physicians clinical practice guideline. Ann Internal Med. 2017;166(7):480-92.
18. Lawton MT, Porter RW, Heiserman JE, Jacobowitz R, Sonntag VK, Dickman CA. Surgical management of spinal epidural hematoma: relationship between surgical timing and neurological outcome. J Neurosurg. 1995;83(1):1-7.
19. Chou R, Loeser JD, Owens DK, Rosenquist RW, Atlas SJ, Baisden J, et al. Interventional therapies, surgery, and interdisciplinary rehabilitation for low back pain: an evidence-based clinical practice guideline from the American Pain Society. Spine. 2009;34(10):1066-77.
20. Chou R, Hashimoto R, Friedly J, Fu R, Bougatsos C, Dana T, Sullivan SD, et al Epidural corticosteroid injections for radiculopathy and spinal stenosis: a systematic review and meta-analysis. Ann Intern Med. 2015;163(5):373-81.

11

Febre

André Abou Haidar
Carlos Roberto do Amaral Lemos Netto
Túlio Couto Medeiros
Victor Paro da Cunha
William Rangel

PONTOS PRINCIPAIS

- Febre é um sintoma/sinal muito prevalente em departamento de emergência, seja como queixa principal, seja como sintoma associado.
- Definir e aferir corretamente a temperatura corporal é importante para o cuidado desse paciente.
- Mecanismos diferentes são descritos para justificar o aumento da temperatura corporal, desde resposta inflamatória até exposição exógena a elevadas temperaturas.
- Diversas etiologias podem justificar um quadro de febre no departamento de emergência (DE). Infecções são as causas agudas mais importantes e devem sempre ser a primeira suspeita em pacientes com quadros febris.
- A conduta inicial no DE para quadros de febre é a exclusão das formas mais graves de complicações, em especial na suspeita de sepse e choque hemodinâmico.
- Exames complementares são frequentemente necessários para investigação e definição etiológica dos quadros de febre.
- Manejo farmacológico é a primeira escolha para controle de febre, porém nem todos os pacientes irão responder a essas medidas.

INTRODUÇÃO

A febre é um sintoma comum no departamento de emergência (DE), seja como um fator isolado ou associado a um quadro clínico mais exuberante, e representa um desafio ao médico que presta o primeiro atendimento do doente potencialmente grave, tanto em um serviço de atendimentos de porta com recursos escassos quanto em uma sala vermelha de um hospital terciário. A incidência e importância desta queixa no DE varia segundo a faixa etária, como observado em alguns estudos realizados nestes setores, podendo variar de 5% em adultos a 15% em idosos, lembrando que, na população pediátrica, também apresenta importante variabilidade sazonal[1,2].

Apesar de a primeira hipótese etiológica da febre comumente ser um foco infeccioso, deve-se lembrar que tal sintoma também pode ocorrer devido a um grande número de outras causas, como doenças autoimunes, neoplasias, afecções intrínsecas do sistema nervoso central e fatores externos. Os principais conceitos e abordagens diante do paciente febril no DE serão abordados nesse capítulo. As particularidades da população pediátrica e condutas específicas diante de um paciente com neutropenia febril serão abordadas em seus capítulos específicos[3,4].

A febre representa a elevação dos níveis de temperatura corporal de uma pessoa, que naturalmente já pode apresentar diferenças conforme o peso, o sexo, a idade, a presença de patologias crônicas, dentre outros fatores. Vários destes podem contribuir para menores (como idade avançada e hipotireoidismo) ou maiores (como doenças oncológicas) níveis de temperaturas corporais basais. O horário de aferição também é um fator influenciador, sendo, em indivíduos saudáveis, temperaturas normalmente mais baixas pela manhã e maiores no fim da tarde. Além disso, vale lembrar que à medida que se avança na idade, a capacidade do corpo de elevar a temperatura diante das adversidades, principalmente infecciosas, normalmente diminui.

DEFINIÇÕES E AFERIÇÕES DE TEMPERATURA

Não há definições universalmente aceitas no quesito de valor específico, porém, para maior padronização do tema, neste capítulo será considerado como temperatura normal quando ela estiver entre 35-35,3°C e 37,7°C, sendo, então, a febre definida como valores acima dessa faixa da normalidade. Tal situação ocorre, principalmente, devido a alterações no "ponto de ajuste" termorregulador do corpo, processo fisiopatológico que será explicado posteriormente[6].

Diversos métodos de aferição da temperatura corporal são descritos, podendo ser descritas aferições da temperatura periférica, como a axilar, e aferições centrais, como a esofageana. A medida da temperatura corporal central, que está mais relacionada a temperatura do SNC e demais órgãos internos, é de difícil aferição exata, exigindo normalmente meios mais invasivos para sua realização, como o uso de termômetros esofágicos, de artéria pulmonar ou de membrana timpânica, porém é a medida que apresenta menor influência de fatores do meio externo. Devido a tais dificuldades, ela geralmente é estimada de maneira indireta, principalmente pelas vias oral ou axilar. A temperatura retal e intravesical podem, em condições e meios específicos de realização, ser consideradas temperaturas centrais. Entretanto, em situações cujo controle fino da temperatura é indicado, como nos pacientes neurocríticos e em pacientes com hipotermia acidental, podem-se fazer necessárias aferições centrais[7].

Outras definições importantes são os conceitos de hiperpirexia e hipertermia. A primeira é quando o indivíduo apresenta uma temperatura extremamente alta (geralmente acima de 41-41,5°C), que tende a causar danos celulares diretos, principalmente no sistema nervoso central, podendo ser rapidamente fatal. Já a hipertermia é quando a temperatura se eleva sem alterações no centro termorregulador cerebral, o que geralmente é desencadeado por fatores externos, como na exposição a ambientes muito quentes, ou em decorrência de efeitos colaterais possíveis de alguns medicamentos e do uso de algumas drogas de recreação, como o ecstasy, ou seja, hipertermia tem um componente exógeno como gatilho. Apesar de tais diferenças conceituais, muitas vezes estes termos são erroneamente utilizados como sinônimos. A importância desse conhecimento se dá no fato de que tais condições possuem tratamentos diferentes. Enquanto no caso da febre normalmente se utiliza terapêuticas farmacológicas, na hipertermia estas geralmente não são eficazes devido ao diferencial fisiopatológico, necessitando de uma abordagem baseada no resfriamento exógeno ativo[8].

Um quadro particularmente desafiador é quando um paciente se apresenta com febre sem uma causa aparente, muitas vezes definido como febre de origem obscura ou febre sem etiologia, descrições amplamente utilizadas no dia a dia de um hospital. A nomenclatura correta nestes casos, entretanto, é a de febre de origem indeterminada (FOI), e possui critérios específicos para sua definição. Ela se aplica aos casos em que o paciente apresenta em vários momentos, e por pelo menos três semanas, episódios febris, e que se tenha realizado testes diagnósticos por pelo menos uma semana em regime hospitalar, sem uma conclusão diagnóstica concreta[9].

A febre pode ser dividida, segundo sua duração, em três grandes grupos, que podem auxiliar na investigação etiológica do quadro. É definida como aguda quando possui duração menor que 7 dias, subaguda quando se apresenta entre 7 e 14 dias, e crônica quando > 14 dias[10].

FISIOPATOLOGIA

Para compreender os mecanismos responsáveis pela febre e entender como realizaremos o tratamento de tal condição, é necessário lembrar que o controle da temperatura corporal normal se dá por meio de um equilíbrio entre mecanismos de produção e perda de calor. A sua produção depende do metabolismo celular basal, da atividade das células musculares, da participação hormonal (principalmente da tiroxina), da ação simpática e de certas substâncias como adrenalina e noradrenalina no organismo, do calor produzido nas diversas etapas de digestão e armazenagem de alimentos, assim como o próprio aumento de temperatura corporal, que tende a aumentar o metabolismo dele. Já a redução da temperatura acontece por perda de calor para o meio externo, que irá ser limitada pela própria pele e tecido subcutâneo, e o fluxo sanguíneo neste local, controlado principalmente pelo sistema nervoso simpático, com a vasoconstrição arteriolar tendendo a diminuir a condução para o meio externo[5,10].

Um conceito importante é que o nosso organismo possui um "ponto de ajuste" para controle de temperatura, nível que normalmente está em torno de 37,1°C, e todos os mecanismos de controle de temperatura tentam se aproximar desse valor. O controle central desse ponto se localiza no hipotálamo, por mecanismos de *feedback* provenientes de sensores térmicos centrais (presentes na área hipotalâmica anterior pré-óptica) e "periféricos" (presentes na pele, medula espinhal, algumas vísceras abdominais e no entorno dos grandes vasos da região do tronco corporal). Os principais mecanismos efetores do hipotálamo, para a diminuição da temperatura, são: a vasodilatação, a sudorese e a diminuição da taxa metabólica. Já os mecanismos para aumento da temperatura mais importantes são: a vasoconstrição periférica e o aumento da termogênese, tanto pelo aumento metabólico (realizado, por exemplo, pela promoção de calafrios) quanto pela excitação simpática. A ação de hormônios como a tiroxina, para aumento da termogênese, possui menor importância em situações agudas[12].

Para entender os mecanismos envolvidos no desenvolvimento da febre é necessária, primariamente, a compreensão das principais substâncias desencadeadoras do estado febril, conhecidas como pirogênios, que podem ser endógenos ou exógenos. Os pirogênios endógenos são algumas citocinas, sendo as de maior importância a IL-1, IL-2, fator de necrose tumoral, interferon alfa e fator neutrofílico ciliar, enquanto os exógenos, mais comumente de origem bacteriana ou fúngica, são geralmente produtos da parede de tais organismos, ou mesmo toxinas bacterianas[13].

Tais pirogênios causam febre por estimular a produção de prostaglandina E2 (PGE2) no sistema vascular próximo ao hipotálamo, e esta substância, por sua vez, eleva o "ponto de ajuste" de temperatura por uma cascata de eventos que também envolve alguns neurotransmissores, desencadeando todo o processo de aumento de temperatura previamente explicado. A PGE2 também é produzida em tecidos periféricos, que é um dos pontos que justificam a mialgia e artralgia que podem acompanhar o quadro febril.

Outro mecanismo é a chamada febre de origem central, que é quando um insulto cerebral direto, como infecções, hemorragias ou mesmo cirurgias intracranianas, estimula o tecido cerebral a produzir diretamente alguns pirógenos endógenos. Este efeito é ainda mais importante quando o insulto ocorre diretamente no hipotálamo[14].

EPIDEMIOLOGIA DA FEBRE NO DE

Apesar da comum associação entre infecção e febre, as evidências direcionadas ao departamento de emergência (DE) demonstram prevalência de causas não infecciosas entre 20 e 40%, incluindo patologias cirúrgicas, reumatológicas, neoplásicas, descompensação de doenças crônicas, fenômenos tromboembólicos, entre outras. Dessa forma, sempre que estivermos à frente de um paciente febril, devemos, antes de definir a etiologia, tentar diferenciar entre causas infecciosas e não infecciosas (Tabela 1).

TABELA 1 Causas infecciosas e não infecciosas de febre no departamento de emergência (DE)

Causas infecciosas de febre no DE	
Sistema nervoso central	Meningite, encefalite, abscesso cerebral, abscesso epidural
Cardíaca	Pericardite, endocardite, miocardite
Respiratória	Pneumonia, epiglotite, abscesso retrofaríngeo, sinusite, faringoamigdalite, pneumonite
Gastrointestinal	Apendicite, colecistite, colangite, diverticulite, abscesso intra-abdominal, colite, peritonite
Geniturinária	ITU, gangrena de Fournier, doença inflamatória pélvica, epididimite, prostatite
Pele e partes moles	Celulite, erisipela, abscesso, fasceíte necrotizante
Corrente sanguínea	Bacteremia, HIV, malária
Causas não infecciosas de febre no DE	
Tromboembolismo venoso	Hemorragia intracraniana
Síndrome neuroléptica maligna	Crise tireotóxica
Doenças reumatológicas	Neoplasias
Insuficiência adrenal aguda	Infarto agudo do miocárdio
Pancreatite	Insuficiência cardíaca descompensada

IVAS: infecção de via aérea superior; ITU: infecção do trato urinário.

Infelizmente, nenhum achado da propedêutica isoladamente possui acurácia suficiente para diferenciar entre causas infecciosas e não infecciosas. Sendo assim, é necessário somar elementos da anamnese, exame físico e exames complementares, quando necessários, de modo a evitar o fechamento precoce da investigação, sobretudo nos casos com apresentações atípicas.

Pacientes idosos, imunocomprometidos e crianças são os que possuem, em maior proporção, apresentações atípicas no departamento de emergência; soma-se a isso o fato de os dois primeiros grupos também apresentarem maior mortalidade, principalmente quando se trata de causas infecciosas. Ainda, idosos estão mais suscetíveis a infecções; por exemplo, pessoas acima de 65 anos possuem um risco 4 a 11 vezes maior de pneumonia quando comparadas com pacientes mais jovens. Essa maior prevalência se justifica por mudanças fisiológicas do sistema imune, comorbidades associadas, alterações mecânicas, uso de imunossupressores, dentre outras alterações. Entretanto, apesar de mais suscetíveis, estas populações podem se apresentar oligossintomáticas e/ou afebris, mesmo que na presença de infecção grave. Esse conjunto de fatores deve aumentar a suspeição do médico emergencista para causas graves e seus diagnósticos diferenciais.

Por fim, o achado de hiperpirexia, definida como temperatura acima dos 41ºC, deve levar o médico a outro grupo de diagnósticos diferenciais, como exemplificado na Tabela 2.

TABELA 2 Diagnósticos diferenciais de hiperpirexia

Sepse	Hemorragia intracraniana
Insolação	Crise tireotóxica
Síndrome neuroléptica maligna	Síndrome anticolinérgica
Hipertermia maligna	Síndrome simpaticomimética
Síndrome serotoninérgica	

Fonte: adaptada de DeWitt, 2017.

PRINCIPAIS ETIOLOGIAS DA FEBRE NO DE

A febre pode ser causada por uma ampla variedade de condições, incluindo infecções, inflamações, neoplasias, distúrbios autoimunes e medicamentos. Etiologias comuns incluem infecções respiratórias, do trato urinário, gastrointestinal, virais, bacterianas, fúngicas e parasitárias[11].

Infecções

As infecções são uma das causas mais frequentes de febre, sendo que os agentes etiológicos, como bactérias, vírus, fungos e parasitas, podem desencadear uma resposta febril. A febre é uma manifestação do sistema imunológico, que aumenta a temperatura corporal para inibir o crescimento do microrganismo invasor. Alguns exemplos comuns de infecções que causam febre incluem:

- Infecções respiratórias: causadas por vírus (como influenza) ou bactérias (como *Streptococcus pneumoniae*), essas infecções frequentemente apresentam febre, dor de garganta e tosse, dentre outros sintomas associados.
- Infecções urinárias: infecções do trato urinário, frequentemente causadas por bactérias como a *Escherichia coli*, podem levar a febre, dor lombar e sintomas urinários.
- Infecções gastrointestinais: doenças como a gastroenterite viral e infecções bacterianas podem causar febre, além de diarreia e vômitos.
- Infecções de pele e tecidos moles: as infecções cutâneas, como celulite ou furúnculos, podem provocar febre localizada.

Doenças inflamatórias e autoimunes

Doenças autoimunes, como a artrite reumatoide, lúpus e a doença de Crohn, podem causar febre devido à inflamação crônica do organismo. Nesses casos, o sistema imunológico "ataca" erroneamente os tecidos, desencadeando uma resposta febril.

Neoplasias

Alguns tipos de neoplasias, particularmente linfomas e leucemias, podem levar à febre inexplicada. A febre paraneoplásica ocorre como resultado da produção e liberação de substâncias, como citocinas inflamatórias, entre outras, produzidas pelas células cancerígenas.

Medicamentos e reações adversas

Alguns medicamentos podem causar febre como reação adversa. É essencial estar ciente dos efeitos colaterais dos medicamentos e monitorar os pacientes quanto a sinais de febre associados ao uso de determinados fármacos.

Outras causas

- Doenças infecciosas emergentes: a febre também pode ser causada por doenças emergentes, como a covid-19, que se tornou uma pandemia global. A febre é um dos sintomas mais comuns associados ao vírus SARS-CoV-2.
- Doenças tropicais: em regiões tropicais, doenças como a malária, a dengue e a febre amarela são causas comuns de febre.

AVALIAÇÃO INICIAL NO DE

Anamnese

Entre os principais desafios para o médico que presta o primeiro atendimento do paciente que se apresenta com o sintoma de febre, e que tentaremos elucidar ao longo deste capítulo, estão: a investigação etiológica, com foco nas causas mais comuns e nas potencialmente graves; a decisão de quando instituir antibioticoterapia, que será auxiliada pelo exame clínico e, quando necessário, com exames complementares; e lembrar das particularidades de populações especiais, como idosos e imunossuprimidos.

Um dos objetivos principais é facilitar a identificação dos pacientes de maior risco de mortalidade que apresentam febre no DE, auxiliar no tratamento de suporte inicial e definir os próximos passos a serem realizados, assim como delimitar onde será feita a investigação do quadro, seja na sala vermelha monitorizado, em ambiente de enfermaria ou em regime ambulatorial.

A avaliação clínica de um paciente com febre é uma etapa crucial no estabelecimento do diagnóstico e no planejamento do tratamento. A anamnese cuidadosa, aliada a um exame físico minucioso, permite a identificação da causa subjacente da febre e a determinação da abordagem apropriada. A interpretação dos dados obtidos na anamnese e no exame físico é essencial para fornecer cuidados de qualidade e tomar decisões clínicas informadas. A investigação da febre deve ser sempre orientada pela suspeita clínica, levando em consideração a epidemiologia, as características clínicas e os fatores de risco individuais do paciente.

A anamnese é a primeira etapa na avaliação de um paciente com febre e desempenha um papel crítico na identificação do diagnóstico sindrômico. Aqui estão os principais pontos a serem considerados durante a entrevista clínica:

Determinar o início e a duração da febre, se é aguda (menos de 7 dias) ou crônica (mais de 3 semanas), estabelecer a temperatura máxima alcançada pelo paciente e identificar se a febre é contínua, intermitente ou remitente.

É no questionamento por sistemas que a atenção deve ser tomada. Uma orientação geralmente que costuma ser dada nesse contexto é que frequentemente o paciente não valoriza determinado sintoma de instalação novo como importante. Cabe ao médico questionar ativamente sobre a presença de sintomas localizatórios durante a avaliação de um paciente com febre ou suspeita de infecção. Dentre os sintomas que devem ser investigados inclui-se odinofagia, tosse, dispneia, dor abdominal, diarreia, vômitos, artralgia, erupções cutâneas, disúria, polaciúria e sintomas urinários baixos, cefaleia nova, entre outros. É importante avaliar também a presença de sintomas sistêmicos, como fadiga, mialgia, perda de peso, sudorese noturna e calafrios.

- Perguntar ao paciente sobre viagens recentes, especialmente para áreas endêmicas de doenças infecciosas, como malária, dengue, febre amarela ou outras doenças tropicais.
- Avaliar exposições ocupacionais, ambientais ou a animais que possam ter contribuído para desencadear febre.
- Questionar o paciente sobre seu histórico médico pessoal, incluindo condições médicas preexistentes, cirurgias anteriores e alergias a medicamentos.
- Investigar a presença de doenças crônicas, como diabetes, HIV, doenças autoimunes e neoplasias, que podem predispor o paciente a infecções ou febres recorrentes.
- Verificar o uso de medicamentos que o paciente tenha feito recentemente, incluindo doses e duração. Neste tópico é importante perguntar sobre possíveis alergias a medicamentos, pois algumas reações alérgicas podem apresentar febre como sintoma.
- Questionar sobre casos de doenças infecciosas na família ou exposições recentes a doenças transmissíveis.

Exame físico

O exame físico é a segunda etapa fundamental na avaliação de um paciente com febre, pois ele fornece informações cruciais para o diagnóstico e a identificação de sinais de alarme. Durante o exame físico, atenção aos seguintes aspectos deve ser dada:

- Inicialmente deve-se avaliar os sinais vitais do paciente, como frequência cardíaca, frequência respiratória, pressão arterial, e medir a temperatura, observando a presença de febre.
- A temperatura axilar ou oral é a mais comum, mas em casos específicos a temperatura retal ou timpânica pode ser mais precisa.
- Dentro do exame físico geral, devemos avaliar todos os sítios possíveis de foco infeccioso, realizando um exame físico detalhado quando o paciente não apresenta uma queixa localizatória.
- Verificar a orofaringe do paciente, quanto a sinais de inflamação, tonsilas palatinas hipertróficas ou com presença de exsudado faríngeo.
- Dentro do exame pulmonar, avaliar a ausculta pulmonar para detectar sinais de pneumonia ou outras doenças respiratórias.
- Escutar os sons cardíacos em busca de sopros ou arritmias, é indicado para identificar sinais que podem direcionar para diagnóstico diferencial importante e potencial grave, como endocardite.
- Realizar um exame abdominal completo para identificar possíveis causas abdominais de febre, como apendicite, colecistite ou abscessos intra-abdominais.
- Palpar linfonodos para determinar se estão aumentados e se há características específicas, como dor, aspecto ou aderência a planos profundos.

- Durante a inspeção, procurar por erupções cutâneas, petéquias, púrpura ou qualquer alteração na cor ou textura da pele, que possa sugerir uma patologia cutânea justificando a febre.

Ultrassonografia *point-of-care* (POCUS)

O ultrassom *point-of-care* é uma ferramenta valiosa na investigação do paciente febril, permitindo uma avaliação rápida e direcionada das possíveis causas da febre. Seu uso na identificação de condições abdominais, urinárias, pulmonares e na avaliação da sepse oferece informações importantes para guiar o tratamento e melhorar os desfechos dos pacientes. No entanto, é crucial que os profissionais médicos sejam devidamente treinados e cientes das limitações do POCUS para garantir um uso ético e eficaz dessa tecnologia.

EXAMES COMPLEMENTARES

A avaliação diagnóstica de um paciente com febre é um processo complexo que requer uma abordagem abrangente. Os exames complementares desempenham um papel crucial na diferenciação das causas subjacentes da febre, fornecendo informações vitais para o diagnóstico e tratamento adequados.

A solicitação de exames pela equipe médica deve ser baseada e guiada nos dados coletados pela história e exame físico, levando-se em conta as peculiaridades de cada paciente (como idade, histórico de imunossupressão, gestação etc.). De maneira geral, os exames laboratoriais têm como função direcionar o raciocínio para possíveis deflagradores, devendo ser interpretados junto ao caso e nunca isoladamente, visto que boa parte dos exames carece de sensibilidade e especificidade para determinar um diagnóstico específico.

O hemograma é um dos exames iniciais mais importantes na avaliação da febre. Pode revelar leucocitose, leucopenia, neutrofilia, linfocitose ou anormalidades nas séries vermelha e plaquetária, sugerindo diferentes condições, como infecções bacterianas, virais, parasitárias ou doenças hematológicas. O hemograma e os marcadores de inflamação, como proteína C-reativa (PCR), velocidade de hemossedimentação (VHS) e procalcitonina, têm correlação com processo infeccioso deflagrador da febre, porém carecem de boa acurácia para uma análise isolada, especialmente em ambiente de departamento de emergência; e sua solicitação de rotina frequentemente culmina com aumento dos custos sem associação de benefício direto à investigação e a desfechos clínicos.

Coleta de culturas, apesar de baixa sensibilidade em algumas situações clínicas, ou após a infusão de antibioticoterapia parenteral, costuma ser considerada custo-efetiva, e pode ser realizada de rotina, em especial para pacientes que serão submetidos à internação hospitalar, já que quando positivas modificam de maneira significativa a conduta médica, reduzindo o uso de antibióticos de largo espectro e acelerando a alta hospitalar.

Em algumas situações o PCR (reação em cadeia da polimerase) para microrganismos e as sorologias são técnicas sensíveis e específicas para identificar presença de diversas infecções em amostras clínicas, seja viral, bacteriana ou fúngica. Sua indicação varia muito conforme a suspeita clínica. Atenção especial deve ser dada aos exames específicos para HIV, já que a presença da infecção pelo vírus da imunodeficiência humana modifica de maneira significativa a conduta assistencial de pacientes com suspeita de infecção, sua indicação também é complexa e envolve aspectos éticos e legais.

Outros exames laboratoriais frequentemente indicados para a investigação de febre são os marcadores de dano e de função orgânica, além daqueles associados ao metabolismo corporal, entre os mais indicados estão creatinina, ureia, transaminases, bilirrubinas total e frações, gasometria e eletrólitos séricos. Esses exames não demonstram maior benefício na sua coleta de rotina em pacientes com queixa isolada de febre sem sinais de alarme, porém na presença de marcadores de gravidade como desidratação, taquicardia, hipotensão, dessaturação ou queda do estado geral, ou na suspeita de sepse, são fundamentais na tomada de decisão clínica.

A análise de liquor deve ser destinada a pacientes que apresentam, junto à febre, alterações de estado mental ou sintomas neurológicos não explicados por outra causa, com sua coleta de preferência não atrasando o estabelecimento do tratamento direcionado à infecção de sistema nervoso central. Nesse grupo específico de pacientes, a obtenção de uma tomografia computadorizada de crânio antes do procedimento é comumente feita, a fim de se excluir a presença de massas ou tumores/abscessos cerebrais ou hipertensão intracraniana que possam estar associados a complicações do procedimento de obtenção do material biológico; na ausência de sinais de alarme, a coleta pode e deve ser feita o mais rápido possível, antes mesmo da tomografia computadorizada.

A radiografia de tórax é importante na avaliação de pacientes com febre e sintomas respiratórios, podendo auxiliar na identificação de pneumonia, tuberculose, abscessos pulmonares ou outras condições pulmonares, mas com menor sensibilidade para pneumonias virais. Por vezes será necessário lançar mão da tomografia, exame de imagem com maior sensibilidade e especificidade que a radiografia, para investigar doenças mais complexas, como tumores, infecções disseminadas ou em pacientes imunossuprimidos.

Ainda dentre os exames de imagem, a tomografia de abdome com contraste é o exame de escolha no contexto de febre associada à dor abdominal, especialmente na suspeita de etiologias inflamatórias ou obstrutivas. Causas mais graves, como perfurações de vísceras ocas, com ou sem peritonite, também podem ter seu diagnóstico confirmado com a obtenção desse exame de imagem. Em casos de diarreia, o exame de imagem não costuma trazer maiores informações, exceto no contexto de diarreias invasivas ou associadas ao quadro de sepse. O ultrassom pode ser útil na avaliação de alguns quadros infecciosos abdominais, em especial nas suspeitas de infecções biliares e nos quadros de infecções do sistema reprodutor feminino, com maior sensibilidade obtida por meio do probe transvaginal.

Avaliação de outros líquidos corporais se torna necessária para investigação de acometimentos infecciosos específicos como a análise do líquido sinovial, líquido pleural e do líquido ascítico, exames esses que frequentemente modificam de maneira significativa a conduta clínica de pacientes febris ou com suspeita de infecção.

PRINCIPAIS COMPLICAÇÕES EM PACIENTES COM FEBRE

Diversas complicações são descritas em pacientes febris, desde crises convulsivas em crianças até sepse nos casos infecciosos. Alguns detalhes dessas complicações serão descritos a seguir.

Síndrome resposta inflamatória sistêmica (SIRS)

A síndrome inflamatória sistêmica (SIRS) representa uma resposta complexa do organismo a diferentes estímulos, exigindo uma abordagem cuidadosa e multidisciplinar. Ela é uma resposta complexa do organismo a uma variedade de insultos, como infecções, traumas, queimaduras, isquemia ou processos inflamatórios graves.

O diagnóstico de SIRS é tido como um marcador de complicações na maioria das suas etiologias e sua manifestação clínica mais característica tende a ser a febre.

O reconhecimento precoce, a identificação da causa subjacente e o tratamento adequado são essenciais para melhorar o prognóstico do paciente. A gestão da SIRS exige uma abordagem integrada, focada na estabilização do paciente, identificação da etiologia e tratamento direcionado, sempre com monitoramento rigoroso para prevenir complicações graves.

A SIRS é diagnosticada quando dois ou mais dos seguintes critérios estão presentes:

- Febre ou hipotermia (temperatura > 38°C ou < 36°C).
- Frequência cardíaca elevada (FC < 90).
- Frequência respiratória aumentada (FR > 20/min ou $PaCO_2$ < 32 mmHg).
- Leucocitose ou leucopenia (< 4.000 ou > 12.000 ou > 10% bastões).
- SIRS pode ser desencadeada por uma variedade de condições, dentre elas podemos citar:
- Infecções: pneumonia, sepse, infecções do trato urinário, entre outras.
- Traumas graves: lesões físicas, queimaduras extensas, politraumatismos.
- Doenças inflamatórias: pancreatite, colite ulcerativa, artrite reumatoide grave.
- Isquemia e choque: insuficiência cardíaca, choque séptico, embolia pulmonar.

Pelo potencial de gravidade, a identificação precoce da SIRS é crucial para o tratamento eficaz e melhora do prognóstico no desfecho do paciente. Na abordagem inicial, inclui estabilização clínica e avaliação etiológica, incluindo exames laboratoriais e de imagem, além de suporte nutricional.

Sepse

Considerando que a principal causa de febre no DE é infecciosa, sepse é outro diagnóstico crítico que deve ser levantado toda vez que um paciente for admitido no departamento com queixa de febre.

O rastreamento e a identificação precoce da sepse são fundamentais para a redução da morbimortalidade associada a essa condição grave. A utilização de ferramentas de rastreio, biomarcadores, protocolos clínicos e a capacitação das equipes médicas são estratégias essenciais para garantir uma intervenção rápida e adequada. A educação contínua e o aprimoramento das práticas clínicas são fundamentais para melhorar os desfechos dos pacientes com sepse.

A sepse é uma condição médica emergencial, caracterizada por uma resposta inflamatória sistêmica grave a uma infecção. O diagnóstico precoce e o tratamento imediato são cruciais para melhorar os desfechos clínicos dos pacientes.

Prestar atenção a alterações significativas nos sinais vitais, como febre, hipotermia, taquicardia, taquipneia e hipotensão, é essencial para aventar a hipótese de estar diante de um paciente séptico, além do estado geral do paciente.

Deve-se avaliar a presença de alterações na função de órgãos, como confusão mental, dificuldade respiratória, redução no débito urinário, acidose metabólica ou níveis anormais de lactato. Assim, identifica-se a origem da infecção subjacente ou suspeita, como infecções respiratórias, urinárias, intra-abdominais, cutâneas ou outras fontes possíveis.

Febre em pacientes neutropênicos

Diante da população neutropênica, é importante ressaltar que, por vezes, a febre pode ser o único sinal de possível infecção subjacente, devendo-se pontuar também que a ausência de outros sinais ou sintomas não deve levar a equipe médica a descartar essa etiologia. Além disso, o processo de imunossupressão associado à redução de neutrófilos aumenta de maneira exponencial o risco de complicações, como sepse e disfunção de múltiplos órgãos, nesses pacientes. A obtenção de culturas, em sítios diferentes, é o único motivo plausível para que se justifique o atraso no estabelecimento da terapia antimicrobiana empírica. Diante da frequente atenuação do processo inflamatório nessa população, novamente, ressalta-se a importância de exame físico e história clínica detalhada, levando-se em conta outras comorbidades presentes, internações recentes, histórico de colonização ou dispositivos que o paciente possa ter para a elucidação correta do quadro. Exame detalhado de pele, orofaringe e genitália também não pode ser ignorado, devendo-se aqui relembrar a contraindicação ao toque retal para esse grupo de pacientes.

MANEJO INICIAL

A abordagem ao paciente febril dependerá de dois pontos principais: gravidade e etiologia suspeita. O paciente grave ou instável exigirá avaliação da via aérea, monitorização cardíaca, antibioticoterapia de amplo espectro e, na ausência de foco infeccioso claro, investigação liberal buscando a origem da infecção. Apesar de a febre estar presente em causas não infecciosas, dificilmente este paciente se apresentará de modo grave, tendo a alteração de temperatura como achado principal. Diagnóstico de sepse deve sempre ser questionado em pacientes com sinais de acometimento das funções orgânicas, estratégias de rastreio devem ser incluídas e com uma baixa suspeição as medidas iniciais devem ser estabelecidas.

Em contrapartida, pacientes estáveis podem ser abordados de maneira parcimoniosa com obtenção de história e exame físico completos, exames complementares escalonados e, eventualmente, alta do DE para seguimento ambulatorial.

Tratamento da febre

Apesar de não existir evidência de malefício ao tratar a febre, este é um sinal vital importante e que pode auxiliar no manejo do paciente, por exemplo, avaliando resposta à terapia antimicrobiana ou na investigação diagnóstica ao determinar o padrão temporal da febre.

Por outro lado, na população geral, reduzir a temperatura corporal também não possui associação com melhores desfechos brutos, como mortalidade ou tempo de internação, mas influencia diretamente no bem-estar por reduzir sintomas como cefaleia e mialgia, que frequentemente estão associados à febre, fator este de extrema importância para uma boa experiência do paciente dentro do DE.

O uso de drogas com dinâmica antipirética é o tratamento sintomático de escolha para o manejo de febre; diversos grupos de medicamentos são descritos para essa função.

Seguem as principais medicações disponíveis:

- Dipirona: seu mecanismo de ação principal é por meio da inibição, por diversas vias, da síntese de prostaglandina, esta responsável por aumentar o limiar de temperatura do hipotálamo. Dose: 500 mg a 1 g de 6/6h, podendo ser utilizada por via oral, intravenosa ou intramuscular.
- Paracetamol: atua como antipirético por dois mecanismos, inibição da ciclo-oxigenase no sistema nervoso central e por meio da vasodilatação com consequente dissipação do calor. Dose: 500 a 750 mg de 3 a 5x/dia, dose máxima de 4 g/dia.
- Anti-inflamatórios não esteroidais (AINEs): inibem as enzimas ciclo-oxigenase 1 e ciclo-oxigenase 2 e, consequentemente, reduzem a síntese de prostaglandina. Existem diversos AINEs no mercado, cada um com as suas particularidades. A droga mais utilizada no contexto de febre é o ibuprofeno na dose de 200-400 mg/dia em até 8/8 horas por via oral.
- Ácido acetilsalicílico: também pode ser classificado como um AINE e atua por meio da inibição seletiva e irreversível da ciclo-oxigenase 1. Posologia: 500 a 1.000 mg a cada 4 a 6 horas, dose máxima de 4 g/dia. Associado a complicações específicas em crianças, perdendo a popularidade como medicação antipirética no Brasil.

Atenção especial deve ser dada aos casos de hipertermia exógena, pois a maioria das causas não respeita a fisiopatologia mediada por pirógenos; logo, o uso dos medicamentos mencionados terá pouco benefício.

Nestes casos, medidas físicas como compressas geladas, resfriamento do ambiente, retirada de roupas etc. apresentaram maior eficácia.

ACOMPANHAMENTO

Considerando que as causas não infecciosas englobam uma grande variedade de etiologias de diferentes gravidades, será abordado apenas o destino do paciente com etiologia infecciosa. Isso porque, como mencionado anteriormente, a febre se apresentará como adjuvante nas causas não infecciosas e terá pouca influência sobre a decisão de manejo do paciente. A exemplo, um caso de tromboembolismo pulmonar sintomático demandará internação devido à própria patologia, independentemente de o paciente estar febril ou não.

Antes de determinar qual paciente pode ir para casa e qual exige internação, é importante ter ciência de que a temperatura é um sinal vital e, portanto, deve ser reavaliada antes de definir o destino do paciente. A presença de febre no momento da alta é o segundo sinal vital mais associado com retorno ao DE e readmissão, atrás apenas da hipotensão. Além disso, quanto mais sinais alterados e quanto maior for a discrepância em relação ao valor normal, maior é a associação com readmissão.

Pacientes estáveis, imunocompetentes, sem infecção grave, sem comorbidades importantes e com o foco infeccioso identificado normalmente podem ser liberados. Por outro lado, pacientes instáveis demandam internação, antibioticoterapia empírica e medidas de suporte.

Pacientes estáveis, porém sem foco infeccioso definido, demandam ao menos uma curta observação no DE para tratamento sintomático e frequentemente realização de exames complementares. É preciso ter ciência de que, dependendo da etiologia e do momento da apresentação, a febre pode ser o único achado presente. Nestes casos, o julgamento clínico do médico emergencista é essencial para determinar quem deve permanecer internado, quem pode continuar a investigação ambulatorialmente e quem deve retornar precocemente ao departamento de emergência. Fatores a serem considerados são: capacidade de ingesta oral, adesão ao tratamento e recomendações, prejuízo cognitivo, fragilidade social e comorbidades associadas.

REFERÊNCIAS

1. DeWitt S, Chavez SA, Perkins J, Long B, Koyfman A. Evaluation of fever in the emergency department. Am J Emerg Med. 2017;35(11):1755-8.
2. Muth M, Statler J, Gentile DL, Hagle ME. Frequency of fever in pediatric patients presenting to the emergency department with non-illness-related conditions. J Emerg Nurs. 2013;39(4):389-92.
3. Winter J, Waxman MJ, Waterman G, et al. Pediatric patients discharged from the emergency department with abnormal vital signs. West J Emerg Med. 2017;18(5):878-883.
4. Sherman SC, Weber JM, Schindlbeck MA, Rahul GP (Eds.). Clinical emergency medicine. New York: McGraw-Hill Education; 2014.
5. Cunha BA, Lortholary O, Cunha CB. Fever of unknown origin: a clinical approach. Am J Med. 2015;128(10):1138.e1-1138.e15.
6. Holgersson J, Ceric A, Sethi N, et al. Fever therapy in febrile adults: systematic review with meta-analyses and trial sequential analyses. BMJ. 2022; 378:e069620.
7. Obermeyer Z, Samra JK, Mullainathan S. Individual differences in normal body temperature: longitudinal big data analysis of patient records. BMJ. 2017;359:j5468.
8. Mackowiak PA, Wasserman SS, Levine MM. A critical appraisal of 98.6 degrees F, the upper limit of the normal body temperature, and other legacies of Carl Reinhold August Wunderlich. JAMA. 1992;268(12):1578-80.
9. Roghmann MC, Warner J, Mackowiak PA. The relationship between age and fever magnitude. Am J Med Sci. 2001;322(2):68-70.
10. McGrath JL, Bachmann DJ. Vital signs measurement. In: Roberts JR, Custalow CB, Thomsen TW, eds. Roberts and Hedges' clinical procedures in emergency medicine and acute care. 7th ed. Philadelphia: Elsevier; 2019: chap 1.
11. Dinarello CA. Infection, fever, and exogenous and endogenous pyrogens: some concepts have changed. J Endotoxin Res. 2004;10(4):201-22.
12. Atkins E. Pathogenesis of fever. Physiol Rev. 1960;40:580-646.
13. Dinarello CA. Cytokines as endogenous pyrogens. J Infect Dis. 1999;179 Suppl 2:S294-304.
14. Guyton AC, Hall JE. Tratado de fisiologia médica, 13ª ed. Rio de Janeiro: Elsevier; 2017.

Seção II

Medicina pré-hospitalar

COORDENADORES DA SEÇÃO:

Jorge Michel Ribera
Ricardo Galesso Cardoso
Ivan de Mattos Paiva Filho

1

Princípios da medicina pré-hospitalar

Gabriel Martinez
Vinícius Guerra Garcia

PONTOS PRINCIPAIS

- Cabe às centrais de regulação organizar a relação entre os vários serviços e qualificar o fluxo de pacientes, redirecionando-os aos centros adequados para continuar o tratamento de acordo com o agravo que apresentaram.
- De maneira geral, cada sistema de atendimento pré-hospitalar define os materiais de acordo com a necessidade e a epidemiologia dos casos da região que atua.
- As medicações nas mais diversas regiões devem ser adaptadas de acordo com o perfil dos atendimentos, além da distância e do tempo de transporte aos hospitais e serviços de referência.

INTRODUÇÃO

O atendimento pré-hospitalar (APH) se refere àquele prestado por um profissional de saúde fora do ambiente hospitalar a uma vítima que sofreu um agravo à sua saúde de qualquer natureza (clínica, traumática etc.), com necessidade de estabilização e posterior transporte a um serviço de saúde hierarquizado que contenha os recursos necessários para garantir a melhor assistência àquela vítima.

O APH difere em vários aspectos do atendimento intra-hospitalar. Entre eles, estão a tomada de decisão em ritmo acelerado, cenas com potenciais perigos a toda a equipe, condições de trabalho isoladas, clima ambiental variável e limitação de recursos. Em virtude dessas peculiaridades, este capítulo retrata princípios fundamentais de legislação, regulação e atendimento no ambiente pré-hospitalar, com ênfase no APH móvel.

BREVE HISTÓRICO

A primeira visão sobre o atendimento pré-hospitalar remete à parábola bíblica do Bom Samaritano: "Foi até ele e enfaixou suas feridas, derramando óleo e vinho. Então, colocou o homem em seu próprio jumento, levou-o para uma hospedaria e cuidou dele" (Lucas 10:34, NVI). Por volta de 1500 a.C., a invenção da carruagem permitiu que gregos e romanos removessem soldados feridos do campo de batalha, o que muitos autores consideram a própria origem da transferência pré-hospitalar de pacientes.

Contudo, o primeiro sistema coordenado de APH foi instituído em 1797 por Dominique Jean Larrey, cirurgião-chefe do exército de Napoleão. Esse sistema dispunha de serviço de ambulância, triagem e hospitais de campanha. Assim, era capaz de fornecer atendimento imediato aos soldados feridos no campo e evacuá-los rapidamente para a área em que havia assistência médica. Seu sistema era bem organizado, incluindo médicos e soldados de infantaria para escolta da ambulância, e foi o primeiro a priorizar o atendimento por necessidade clínica, e não por patente ou nacionalidade.

Em 1865, os primeiros serviços de ambulância civil nos Estados Unidos foram iniciados em Cincinnati, seguidos pelo serviço de Nova York fornecido pelo Bellevue Hospital, que começou em 1869, com ambulâncias operadas por um cirurgião e equipadas com bisturis, serras, talas, láudano (um opiáceo) e conhaque. Já o uso do rádio bidirecional se tornou disponível somente após a Primeira Guerra Mundial, fornecendo um eficiente envio de ambulâncias para muitas áreas.

No Brasil, os primeiros serviços públicos de APH se iniciaram no fim da década de 1980 com os resgates do Corpo de Bombeiros do Estado do Rio de Janeiro, seguido posteriormente pelo Estado de São Paulo. Em 1998, o Conselho Federal de Medicina, por meio da Resolução n. 1.529, normatiza a atividade médica no APH; ressalta-se que essa normativa foi influenciada pelo Serviço de Atendimento Móvel de Urgência (SAMU) francês, no qual a presença de médico é obrigatória, ao contrário do serviço norte-americano, que é exercido pelos paramédicos. Contudo, a normatização dos serviços de atendimento pré-hospitalar móvel já existentes no Brasil ocorreu somente com a promulgação da Portaria GM/MS n. 814, de 1º de junho de 2001.

Essa portaria foi revogada posteriormente pela Portaria GM/MS n. 2048, de 5 de novembro de 2002, estabelecendo os princípios e as diretrizes dos Sistemas Estaduais de Urgência e Emergência, seguidos até a publicação deste livro. Mais tarde, foi publicada a Portaria GM/MS n. 1864, de 29 de setembro de 2003, que instituiu o componente pré-hospitalar móvel previsto na Política Nacional de Atenção às Urgências por meio da implantação de Serviços de Atendimento Móvel de Urgência (SAMU-192) em municípios e regiões de todo o Brasil.

LEGISLAÇÃO E ATRIBUIÇÕES DA REGULAÇÃO MÉDICA

De acordo com a Portaria GM/MS n. 2048, de 5 de novembro de 2002, a regulação médica é o elemento ordenador e orientador dos Sistemas Estaduais de Urgência e Emergência. Cabe às centrais de regulação organizar a relação entre os vários serviços e qualificar o fluxo de pacientes, redirecionando-os aos centros adequados para continuar o tratamento de acordo com o agravo que apresentaram.

A regulação médica deve ser exercida por um médico capacitado para a respectiva função, contando com o auxílio de profissionais Técnicos Auxiliares de Regulação Médica (TARM). Assim, as principais atribuições do médico regulador são:

- Julgar e decidir a gravidade de um caso que lhe está sendo comunicado por rádio ou telefone.
- Enviar os recursos necessários ao atendimento, de acordo com a gravidade do caso e dos recursos disponíveis.
- Monitorar e orientar o atendimento realizado por médico intervencionista ou outro profissional de saúde habilitado (enfermeiro, técnico de enfermagem, bombeiro militar etc.), além de orientar também leigos que se encontram no local da situação de urgência.
- Definir e acionar o serviço do destino do paciente de acordo com a gravidade do caso, além de informar as condições e a previsão de chegada.
- Julgar a necessidade ou não do envio de ambulâncias. Caso opte por não enviar, o médico deve explicar sua decisão e esclarecer o demandante do socorro quanto a outras medidas a serem adotadas, por meio de orientação ou conselho médico, que permita ao solicitante assumir cuidados ou buscá-los em local definido pelo médico regulador.
- Reconhecer que, como a atividade do médico regulador envolve o exercício da telemedicina, impõe-se a gravação contínua das comunicações, o correto preenchimento das fichas médicas de regulação e o acompanhamento de protocolos institucionais consensuados e normatizados que definam os passos e as bases para a decisão do regulador.
- Estabelecer claramente, em protocolo de regulação, os limites do TARM, o qual não pode, em hipótese alguma, substituir a prerrogativa de decisão médica e seus desdobramentos, sob pena de responsabilização posterior do médico regulador.
- Submeter-se à capacitação específica e habilitação formal para a função de regulador e acumular, também, capacidade e experiência na assistência médica em urgência, inclusive na intervenção do pré-hospitalar móvel.
- Participar de programa de educação continuada para suas tarefas.
- Velar para que todos os envolvidos na atenção pré-hospitalar observem, rigorosamente, a ética e o sigilo profissional, mesmo nas comunicações radiotelefônicas.

CLASSIFICAÇÃO DAS AMBULÂNCIAS E SUAS TRIPULAÇÕES

As ambulâncias são veículos (terrestre, aéreo ou aquaviário) que se destinam exclusivamente ao transporte de enfermos. As dimensões e outras especificações do veículo terrestre devem obedecer às normas da Associação Brasileira de Normas Técnicas (ABNT) – NBR 14561/2000, de julho de 2000.

Quanto aos tipos de ambulâncias, elas são classificadas em:

- Tipo A: ambulância de transporte: veículo destinado ao transporte em decúbito horizontal de pacientes que não apresentam risco à vida, para remoções simples e de caráter eletivo.

- Tipo B: ambulância de suporte básico: veículo destinado ao transporte inter-hospitalar de pacientes com risco à vida conhecido e ao atendimento pré-hospitalar de pacientes com risco à vida desconhecido, não classificado com potencial de necessitar de intervenção médica no local e/ou durante o transporte até o serviço de destino.
- Tipo C: ambulância de resgate: veículo de atendimento de urgências pré-hospitalares de pacientes vítimas de acidentes ou em locais de difícil acesso, com equipamentos de salvamento (terrestre, aquático e em alturas).
- Tipo D: ambulância de suporte avançado: veículo destinado ao atendimento e transporte de pacientes de alto risco em emergências pré-hospitalares e/ou de transporte inter-hospitalar que necessitam de cuidados médicos intensivos.
- Tipo E: aeronave de transporte médico: aeronave de asa fixa ou rotativa utilizada para transporte inter-hospitalar de pacientes e aeronave de asa rotativa para ações de resgate, dotada de equipamentos médicos homologados pelo Departamento de Aviação Civil (DAC).
- Tipo F: embarcação de transporte médico: veículo motorizado aquaviário, destinado ao transporte por via marítima ou fluvial. Deve possuir os equipamentos médicos necessários ao atendimento de pacientes conforme sua gravidade.

Os veículos de intervenção rápida são utilizados para transporte de médicos com equipamentos que possibilitam oferecer suporte avançado de vida nas ambulâncias dos tipos A, B, C e F.

Já as tripulações de cada ambulância também são predefinidas de acordo com a Portaria GM/MS n. 2048, de 5 de novembro de 2002, seguindo o seguinte padrão:

- Ambulância do tipo A: dois profissionais, sendo um motorista e um técnico ou auxiliar de enfermagem.
- Ambulância do tipo B: dois profissionais, sendo um motorista e um técnico ou auxiliar de enfermagem.
- Ambulância do tipo C: três profissionais militares, policiais rodoviários, bombeiros militares e/ou outros reconhecidos pelo gestor público, sendo um motorista e outros dois profissionais com capacitação e certificação em salvamento e suporte básico de vida.
- Ambulância do tipo D: três profissionais, sendo um motorista, um enfermeiro e um médico.
- Aeronaves: o atendimento feito por aeronaves deve ser sempre considerado como de suporte avançado de vida, devendo contar com o piloto, um médico e um enfermeiro.
- Embarcações: a equipe deve ser composta por dois ou três profissionais, de acordo com o tipo de atendimento a ser realizado, contando com o condutor da embarcação e um auxiliar/técnico de enfermagem em casos de suporte básico de vida, e um médico e um enfermeiro em casos de suporte avançado de vida.

MATERIAIS NO ATENDIMENTO PRÉ-HOSPITALAR

Os materiais necessários para o atendimento pré-hospitalar devem estar alocados na ambulância e nas mochilas das equipes de forma prática e de rápido acesso para o atendimento dos casos.

De maneira geral, cada sistema de atendimento pré-hospitalar define os materiais de acordo com a necessidade e a epidemiologia dos casos da região que atua. A Portaria GM/MS n. 2048, de 5 de novembro de 2002, define que cada tipo de ambulância deve conter o mínimo de materiais e equipamentos ou similares com eficácia semelhante. Os equipamentos da ambulância de suporte avançado (tipo D) são:

Equipamentos da ambulância

- Sinalizador óptico e acústico.
- Equipamento de radiocomunicação fixo e móvel.
- Maca com rodas e articulada.
- Dois suportes de soro.
- Cadeira de rodas dobrável.
- Cones para sinalização de vias.
- Instalação de rede portátil de oxigênio com quantidade de oxigênio que permita ventilação mecânica por, no mínimo, duas horas.

Equipamentos de via aérea e ventilação

- Respirador mecânico de transporte.
- Oxímetro não invasivo portátil.
- Máscaras laríngeas e cânulas endotraqueais de vários tamanhos.
- Circuito de respirador estéril.
- Cateteres e sondas para aspiração traqueal de vários tamanhos de aspiração.
- Cateteres nasais.
- Seringa de 20 mL.
- Bolsa-válvula-máscara manual adulto/infantil com reservatório.
- Lidocaína geleia e *spray*.
- Cadarços para fixação de cânula.
- Laringoscópio infantil/adulto com conjunto de lâminas.

- Cânulas orofaríngeas adulto/infantil.
- Fios-guia para intubação.
- Pinça de Magill.
- Bisturi descartável.
- Cânulas para traqueostomia e material para cricotireoidostomia.

Equipamentos de monitorização hemodinâmica

- Monitor cardioversor com bateria e instalação elétrica disponível.
- Estetoscópio.
- Esfigmomanômetro adulto/infantil.
- Eletrodos descartáveis.

Equipamentos de acesso venoso e infusão

- Recipiente de algodão com antisséptico.
- Pacotes de gaze estéril.
- Esparadrapo e ataduras.
- Material para punção de vários tamanhos, incluindo agulhas metálicas, plásticas e agulhas especiais para punção óssea.
- Garrote.
- Equipos de macro e microgotas.
- Lâminas de bisturi.
- Seringas de vários tamanhos.
- Torneiras de três vias.
- Equipo de infusão.
- Frascos de soro fisiológico, ringer lactato e soro glicosado.
- Bomba de infusão com bateria e equipo.

Equipamentos de proteção individual

- Óculos.
- Máscaras e aventais.
- Almotolias com antisséptico.
- Luvas de procedimento.

Equipamentos para atendimento de vítimas de trauma e gestantes

- Manta aluminizada para conservação do calor do corpo.
- Conjunto de colares cervicais de vários tamanhos para restrição do movimento de coluna.
- *Head block* e cintos.
- Prancha longa para transporte.
- Capa protetora para eviscerados e queimados.
- Talas para imobilização de fraturas.
- Maleta de parto.

Ressalta-se que a lista da Portaria GM/MS n. 2048 não contém o torniquete para o tratamento de hemorragias exsanguinantes de membros que não foram contidas com compressão direta. É de suma importância que esse equipamento faça parte dos *checklists*.

Alguns serviços de emergência pré-hospitalar de outros países possuem equipamentos mais avançados para situações específicas, como, por exemplo, o uso de ECMO (oxigenação por membrana extracorpórea) e balão intra-aórtico em pacientes vítimas de trauma (REBOA).

PRINCIPAIS MEDICAMENTOS NO ATENDIMENTO PRÉ-HOSPITALAR

A Portaria GM/MS n. 2048 determina 24 medicações obrigatórias em veículos de suporte avançado. Ressalta-se que algumas estão em desuso, como, por exemplo, a dopamina, a aminofilina e o lanatosídeo C.

As medicações nas mais diversas regiões devem ser adaptadas de acordo com o perfil dos atendimentos, além da distância e do tempo de transporte aos hospitais e serviços de referência. Para ilustrar, segue a lista que o município de São Paulo disponibiliza para urgência e emergência móvel em 2023 por meio do REMUME:

Analgésicos e anti-inflamatórios

- Dipirona sódica (solução injetável 500 mg/mL).
- Paracetamol (solução oral 200 mg/mL).
- Sulfato de morfina (solução injetável 10 mg/mL).
- Trometamol cetorolaco (solução injetável 30 mg/mL).
- Dexametasona (solução injetável 4 mg/mL).
- Hidrocortisona (pó para solução injetável 500 mg).
- Fentanil (solução injetável 0,05 mg/mL).

Sedativos e hipnóticos

- Escetamina (solução injetável 50 mg/mL).
- Etomidato (solução injetável 2 mg/mL).
- Diazepam (solução injetável 5 mg/mL ou comprimido 5 mg).
- Midazolam (solução injetável 5 mg/mL).

Bloqueador neuromuscular

- Suxametônio (pó para solução injetável 100 mg).

Anestésicos locais

- Lidocaína (solução injetável 20 mg/mL e gel 20 mg/g).

Anticonvulsivantes e antipsicóticos

- Fenitoína (solução injetável 50 mg/mL).
- Fenobarbital (solução injetável 100 mg/mL).
- Haloperidol (solução injetável 5 mg/mL).

Medicamentos usados em intoxicações

- Atropina (solução injetável 0,25 mg/mL).
- Azul de metileno (solução injetável 10 mg/mL).
- Flumazenil (solução injetável 0,1 mg/mL).
- Naloxona (solução injetável 0,4 mg/mL).
- Hidroxicobalamina (pó para solução injetável 2,5 g).
- Nitrito de sódio (solução injetável 30 mg/mL).
- Tiossulfato de sódio (solução injetável 250 mg/mL).

Medicamentos utilizados em parada cardiorrespiratória e outras emergências cardiovasculares

- Epinefrina (solução injetável 1 mg/mL).
- Norepinefrina (solução injetável 2 mg/mL).
- Amiodarona (solução injetável 50 mg/mL).
- Metoprolol (solução injetável 1 mg/mL).
- Adenosina (solução injetável 3 mg/mL).
- Ácido acetilsalicílico (comprimido 100 mg).
- Dinitrato de isossorbida ou propatilnitrato (comprimidos 5 e 10 mg, respectivamente).
- Tenecteplase (pó para solução injetável 40 e 50 mg).
- Captopril (comprimido 25 mg).
- Hidralazina (solução injetável 20 mg/mL).
- Furosemida (solução injetável 10 mg/mL).

Medicamentos antieméticos

- Dimenidrato (solução injetável 3 mg/mL).
- Ondansetrona (solução injetável 2 mg/mL).

Medicamentos utilizados em crise asmática e exacerbação de DPOC

- Salbutamol (aerossol 100 microgramas/dose).
- Brometo de ipratrópio (solução inalante 0,25 mg/mL).

Demais medicações

- Ácido tranexâmico (solução injetável 50 mg/mL).
- Escopolamina (solução injetável 20 mg/mL).
- Omeprazol (pó para solução injetável 40 mg).
- Sulfato de magnésio (solução injetável 500 mg/mL).
- Glicose (solução injetável 500, 100 e 50 mg/mL).
- Ringer lactato (solução injetável 500 mL).
- Gluconato de cálcio (solução injetável 100 mg/mL).
- Cloreto de sódio (solução injetável 0,9% 10, 100, 250 e 500 mL).
- Tiamina (solução injetável 100 mg/mL).
- Prometazina (solução injetável 25 mg/mL).

ETAPAS DO ATENDIMENTO PRÉ-HOSPITALAR

As etapas do atendimento pré-hospitalar baseiam-se essencialmente no símbolo que identifica as ambulâncias, a estrela da vida. Esse símbolo foi patenteado pela National Highway Traffic Safety Administration em 1977, nos Estados Unidos. O símbolo, representado pela estrela azul de seis pontas com o Bastão de Asclépio no seu interior, denota cada uma das etapas do atendimento, sendo elas:

- Acionamento: realizado via telefone geralmente por um cidadão que apresentou um agravo à saúde ou que presenciou o agravo em outra pessoa. Algumas vezes, as equipes de pré-hospitalar se deparam com um agravo durante os deslocamentos.
- Regulação: o médico regulador recebe o chamado e avalia a situação e classifica a gravidade do ocorrido apresentada via telefone.
- Despacho: após a avaliação e a análise da gravidade, o médico regulador autoriza o despacho de ambulâncias necessárias para a ocorrência. Também pode-se pedir apoio de outros órgãos públicos, como, por exemplo, o corpo de bombeiros e a polícia militar.
- Atendimento local: refere-se ao atendimento realizado pelas equipes quando chegam no local da ocorrência, sempre após garantir que a cena esteja segura para prosseguir com a abordagem necessária.
- Transporte: nesta etapa, o médico regulador decide qual o melhor recurso e serviço após interpretar o atendimento das equipes que estão na cena. O transporte também pode ser feito por helicóptero a depender da disponibilidade e da necessidade de recursos que a vítima necessita.
- Transferência de cuidados: refere-se à passagem de caso da equipe pré-hospitalar à equipe de saúde do serviço regulado.

PRINCÍPIOS, PREFERÊNCIAS E ÉTICA NO ATENDIMENTO PRÉ-HOSPITALAR

Entre os principais aspectos na tomada de decisão no ambiente pré-hospitalar, estão os conceitos de princípios e preferências. Os princípios nada mais são que os fundamentos científicos que definem os deveres do profissional que está atendendo o paciente para melhorar sua sobrevida e seu desfecho, enquanto as preferências são as maneiras que o profissional utilizará para alcançar os princípios. Estas últimas dependem de muitos fatores, como a situação do local da ocorrência, a condição do paciente, a base de conhecimentos teóricos, protocolos locais e equipamentos disponíveis.

Por fim, mas não menos importantes, estão os princípios éticos. Esses princípios também devem ser seguidos em todo atendimento pré-hospitalar, sendo:

- Autonomia: tomada de decisão relacionada aos cuidados de saúde, desde que possua a capacidade de tomar decisão, comunicar e compreender o diagnóstico e o prognóstico.
- Beneficência: realizar uma ação para beneficiar o outro.
- Não maleficência: ato de não realizar ações que possam causar dano ao paciente.
- Justiça: refere-se à distribuição adequada de recursos médicos para os que mais necessitam.

ACOMPANHAMENTO

Em outros países, a medicina de emergência pré-hospitalar tornou-se uma subespecialidade da medicina de emergência, anestesiologia ou medicina intensiva, como é o caso no Reino Unido.

No Brasil, apesar da primeira residência em medicina de emergência ter sido criada em 1996, em Porto Alegre, a especialidade só foi reconhecida pelo CFM em 2015. Fato é que desde então tem-se multiplicado pelos estados brasileiros e incluído no programa de estágio em serviços de atendimento pré-hospitalar. Isso acarreta grande impacto positivo na qualidade desse tipo de atendimento no país.

REFERÊNCIAS

1. Sanjay M, Abhilash KP. History of prehospital care. Curr Med Issues. 2019;17:42-3.
2. Seligman W, Ganatra S, Parker T, Masud S. Pre-hospital emergency medicine at a glance. New York: John Wiley & Sons, 2018.
3. van Schuppen H, Bierens J. Understanding the prehospital physician controversy. Step 2: analysis of on-scene treatment by ambulance nurses and helicopter emergency medical service physicians. Eur J Emerg Med. 2014.
4. Bredmose PP, Lockey DJ, Grier G, Watts B, Davies G. Pre-hospital use of ketamine for analgesia and procedural sedation. Emerg Med J. 2009;26:62-64.
5. Brenner ML, Moore LJ, DuBose JJ, et al. A clinical series of resuscitative endovascular balloon occlusion of the aorta for hemorrhage control and resuscitation. J Trauma Acute Care Surg. 2013;75:506–11.
6. Lockey D, Crewdson K, Weaver A, Davies G. Observational study of the success rates of intubation and failed intubation airway rescue techniques in 7256 attempted intubations of trauma patients by pre-hospital physicians. Br J Anaesth. 2014;113:220-25.
7. Shields A, Flin R. Paramedics' non-technical skills: a literature review. Emerg Med J. 2013;30:350-54.
8. College of Paramedics. Historical perspectives of paramedic development. In: Paramedic curriculum guidance. 4.ed. College of Paramedics, 2017.
9. Dick WF. Anglo-American vs. Franco-German emergency medical services system. Prehosp Disaster Med. 2003;18:29-37.
10. Zink B. Anything, anytime: a history of emergency medicine. Mosby, 2005.
11. Mackenzie R, Bevan D. For debate...: a license to practise pre--hospital and retrieval medicine. Emerg Med J. 2005;22:286-93.
12. Clements R, Mackenzie R. Competence in prehospital care: evolving concepts. Emerg Med J.2005;22:516-9.
13. National Academy of Sciences. Accidental death and disability: The neglected disease of modern society. Washington: National Academies Press, 1966.
14. Brasil. Ministério da Saúde. Portaria GM/MS n. 2048, de 5 de novembro de 2002. Aprova o Regulamento Técnico dos Sistemas Estaduais de Urgência e Emergência. Diário Oficial da União, Brasília, 12 nov. 2002. Seção 1, p. 32-54.
15. Brasil. Ministério da Saúde. Portaria GM/MS n.1864, de 20 de setembro de 2003. Institui o componente pré-hospitalar móvel da Política Nacional de Atenção às Urgências, por intermédio da implantação do serviço de Atendimento Móvel de Urgência em municípios e regiões de todo o território brasileiro: SAMU-192. Diário Oficial da União, Brasília, 6 out. 2003. Seção 1, p. 57-9.
16. Prehospital Trauma Life Support (PHTLS) atendimento pré--hospitalar ao traumatizado. 9.ed. NAEMT & ACS. Porto Alegre: Artmed, 2020.
17. Prefeitura Municipal de São Paulo. Secretaria Municipal de Saúde. Relação Municipal de Medicamentos (REMUME). 4.ed.; 2023. Disponível em: https://www.prefeitura.sp.gov.br/cidade/secretarias/upload/saude/REMUME_2023_Dezembro_final.pdf.

2

Atuação de profissionais de saúde em incidentes envolvendo múltiplas vítimas e desastres

Carlos Alberto de Camargo Júnior
Jorge Michel Ribera
Alexandre Gonçalo Pereira Reche

PONTOS PRINCIPAIS

- Emergências complexas, como os incidentes com múltiplas vítimas (IMV), exigem sempre um gerenciamento de forma objetiva, demandando dedicação, capacitação e conhecimento técnico do Comandante do Incidente e de todos os respondedores.
- A integração e a atuação no contexto de um sistema de comando são fundamentais para a atuação dos profissionais de saúde no IMV.
- É importante que os profissionais de saúde conheçam os papéis que devem desempenhar em ocorrências dessa natureza, bem como recursos designados, principalmente nas funções que demandem supervisão e tomadas de decisão.
- Quanto mais alinhados com as premissas do sistema, maiores os ganhos em tempo, eficiência e eficácia no salvamento de vidas humanas.
- As áreas de concentração de vítimas são os locais de maior atuação dos profissionais de saúde no atendimento pré-hospitalar em IMV.
- Os profissionais de saúde também devem atuar dentro das estruturas hospitalares durante os IMV. Hierarquias de comando são fundamentais nesse contexto, assim como a ampliação dos serviços e recursos disponíveis.

INTRODUÇÃO

Profissionais de saúde, frequentemente, integram cenários de emergências que envolvem múltiplas vítimas. Essas emergências, em sua maioria, se caracterizam pelo fato de que os recursos disponíveis no local do acidente, principalmente no período inicial, não atendem à demanda requerida para o devido tratamento e transporte das vítimas. A atuação nesses cenários exige certo grau de preparo de todos os profissionais destacados na resposta para que os recursos disponíveis, humanos e materiais, sejam empregados com a máxima eficiência, de modo que não haja desperdício de tempo nem de materiais, pois qualquer falha poderá acarretar a redução de chances e do potencial de salvar vidas.

Outro agravante é a presença de várias agências, mormente prestadoras de serviço público, com missões afins ou distintas que, com métodos, equipamentos e níveis de treinamento diferentes, devem se complementar para o alcance do bem-comum. O Corpo de Bombeiros Militar é uma dessas agências destacadas para ocorrências dessa natureza, sendo a integração com esse órgão de resposta fator fundamental para o sucesso nos atendimentos.

Para uma gestão eficiente de emergências envolvendo múltiplas vítimas, há a necessidade de adoção de procedimentos que visem ao entendimento global do fato ocorrido e de todas as necessidades; à formulação e à operacionalização de um plano de ação que contemple objetivos, estratégias e recursos necessários; que priorizem as ações; que possibilitem que cada agência cumpra o seu papel definido em legislação com a devida segurança para respondedores e vítimas. O Sistema de Comando de Incidentes (SCI) é uma ferramenta que possibilita esse gerenciamento objetivo de emergências e que oferece todas essas possibilidades procedimentais de forma padronizada.

Especificamente, para incidentes com múltiplas vítimas (IMV), o SCI conta com uma organização prévia com formulários, planilhas de controle e instalações pré-projetadas de fácil operacionalização, como é o caso do posto de comando, da área de espera (E) e da área de concentração de vítimas (ACV). Dentro das instalações consagradas do SCI, a ACV é a instalação utilizada para recepcionar múltiplas vítimas de um eventual acidente e se faz imprescindível para garantir a priorização e a triagem, conforme a gravidade das lesões, bem como o tratamento inicial, a devida estabilização das vítimas e o transporte roteado para os hospitais de referência com as devidas especialidades de atendimento.

O objetivo deste capítulo é exaltar a atuação de profissionais de saúde no SCI, principalmente em IMV, bem como apresentar breves conceitos, princípios, características do sistema de comando e as vantagens e formas propostas de operacionalização de uma ACV. Serão apresentados os papéis e as responsabilidades de algumas funções exercidas dentro de uma ACV e, de forma específica, dos profissionais de saúde. Tal conhecimento favorece a atuação desses profissionais em qualquer cenário onde sua atuação seja relevante ou imprescindível, permitindo uma integração efetiva com os demais órgãos envolvidos e potencializando as chances de salvar vidas.

Incidentes envolvendo múltiplas vítimas e desastres – conceitos iniciais

IMV são eventos em que o número de vítimas exceda, consideravelmente, as capacidades locais de atendimento e os recursos disponíveis, mesmo que em um curto período, sobrecarregando os sistemas de resposta às emergências e de saúde com jurisdição na área afetada. De acordo com a Organização Mundial da Saúde (OMS)[1], um IMV pode ser definido como um evento que gera mais vítimas ao mesmo tempo do que os recursos locais disponíveis podem gerenciar, com a utilização de procedimentos de rotina e que, por sua vez, requerem medidas excepcionais de emergência e de assistência. A definição ainda é complementada como qualquer evento que resulte em uma quantidade de vítimas grande o suficiente para interromper o curso normal dos serviços de emergência e de saúde de uma localidade.

Os IMV são eventos de ação antrópica ou natural, caracterizados por uma baixa frequência, porém com um alto impacto gerado à população e à estrutura local de resposta e que podem ocorrer, inicialmente, em situações de acidentes em geral e de desastres que, por sua vez, podem evoluir para casos de situações de emergência e de calamidade pública declarados pelas autoridades competentes.

Para o Ministério da Integração e do Desenvolvimento Regional (MIDR), conforme legislação, a definição de desastre envolve os resultados de eventos adversos decorrentes de ação natural ou antrópica sobre cenário vulnerável que causem danos humanos, materiais ou ambientais e prejuízos econômicos e sociais. Em instrução técnica, o MIDR complementa que, conforme a intensidade, os desastres podem ser classificados em três níveis – I, II e III, respectivamente de pequena, média e grande intensidade. A magnitude dos desastres, no mesmo sentido explanado nas definições de IMV, está diretamente relacionada às capacidades locais de resposta, de recuperação e de apoio necessário para o restabelecimento da situação de normalidade[2,3].

Nos casos de IMV, uma rápida determinação da quantidade de vítimas envolvidas é fundamental para a ativação de planos de contingência, caso as capacidades locais de resposta sejam excedidas. Muitos planos de contingência definem níveis de IMV conforme a quantidade de vítimas, porém essas classificações costumam variar em função da jurisdição do órgão emissor em função da população fixa, população flutuante e estruturas de atendimento e recursos disponíveis da região sob responsabilidade.

Um bom exemplo de classificação de IMV é o adotado pelo estado americano da Flórida[4]: IMV nível 1 (5-10 vítimas); IMV nível 2 (11-20 vítimas); IMV nível 3 (21-100 vítimas); IMV nível 4 (101-1.000 vítimas); IMV nível 5 (+1.000 vítimas). Esse modelo é seguido por vários outros estados e cidades nos Estados Unidos.

Com a classificação de gravidade definida, podem ser estabelecidos protocolos para regular ações e procedimentos em cada nível, como a quantidade de pacientes por ambulância, a priorização de vítimas, a forma de transporte, o tratamento despendido no local do acidente e a destinação dos pacientes.

No caso, o IMV nível 1 (5-10v.) caracteriza-se pelo emprego de recursos e de agências de resposta locais, podendo requisitar apoio adicional externo. Já o IMV nível 2 (11-20v.) se caracteriza pelo emprego de recursos e de agências de resposta locais, com alta possibilidade de requisição de apoio adicional dentro de uma região definida. A partir desse nível, recomenda-se que os hospitais sejam avisados da situação para que possam se preparar para o recebimento dos pacientes.

O IMV nível 3 (21-100v.), por sua vez, caracteriza-se pela necessidade de emprego de vários recursos e a atuação de agências de resposta regionais e regiões adjacentes. Nesse nível, a extrapolação de recursos locais e a saturação dos hospitais próximos com vítimas que se deslocaram por meios próprios já são certas, de modo que um plano para transporte de vítimas por ambulâncias para hospitais de outras regiões se faz necessário.

Os níveis IMV nível 4 (101-1.000v.) e IMV nível 5 (+1.000v.) caracterizam-se pela necessidade de recursos diversos e de agências de resposta de várias regiões do estado e até de âmbito federal. A necessidade de profissionais de saúde e de um rápido transporte das vítimas aos hospitais limita as ações de tratamento a ser despendido no local da ocorrência, e o escoamento de vítimas com uma estabilização mínima passa a ser prioridade, inclusive estimulando o uso de meios particulares para vítimas de menor gravidade. A Tabela 1 representa um resumo de características orientativas para protocolos e marca os diferentes aspectos a serem observados para proporcionar segurança, padronização e fluidez no atendimento de vítimas em um IMV.

Na Tabela 1, algumas instalações pré-projetadas e funções preestabelecidas do SCI foram indicadas e serão explicadas no decorrer do texto. É importante ressaltar que, além da quantidade de vítimas, outros fatores podem dificultar o atendimento e/ou gerar riscos adicionais para vítimas e respondedores. Mesmo em cenários classificados como IMV nível 1 ou 2, provenientes de acidentes em geral e desastres em que a situação de normalidade possa ser restabelecida com os recursos locais ou complementados com pequeno aporte de recursos externos, diversos são os fatores que podem ocasionar um cenário potencialmente mais crítico, entre os quais podem ser citados aqueles que requerem a atuação de uma grande quantidade de agências e aqueles que envolvem riscos inerentes à natureza do fato ocorrido, a fatores climáticos e/ou a dificuldades atreladas à localidade afetada, como:

- Eventuais complicações de acesso e saída da área sinistrada, pela distância de deslocamento de equipes e de recursos especializados, pela densidade do tráfego ou por condições das vias.
- Probabilidade de deslizamentos de terra e desabamento de estruturas, incêndios, presença de produtos perigosos, explosivos, agressores ativos ou outros riscos envolvidos.
- Existência de condições meteorológicas desfavoráveis e severas.
- Intercorrência de atendimentos simultâneos, mesmo que de menor gravidade, porém que consumam parte dos recursos que estavam em prontidão.

TABELA 1 Sugestão de orientações protocolares para atendimento a incidentes com múltiplas vítimas (IMV)

IMV	Nível 1	Nível 2	Nível 3	Nível 4	Nível 5
Vítimas	5-10	11-20	21-100	101-1.000	+1.000
Priorização	Priorização START	START JumpSTART MTV Trauma	START JumpSTART MTV Trauma	START JumpSTART MTV Trauma	START JumpSTART MTV Trauma
Notificação aos hospitais	Via C. Com. Emergências	via C. Com. Emergências Canal técnico	Via C. Com. Emergências Canal técnico	Via secretarias de saúde	Via secretarias de saúde
Tratamento	Controle externo de hemorragias; transporte imediato; suporte básico de vida (SBV); suporte avançado de vida (SAV) quando aplicável; descompressão; restrição de movimento da coluna vertebral			Controle externo de hemorragias; transporte imediato; SBV	
Transporte	Ambulâncias; aeromédico	Ambulâncias; aeromédico	Ambulâncias; aeromédico; ônibus	Ambulâncias; aeromédico; ônibus; veículos particulares e outros	Ambulâncias; aeromédico; ônibus; veículos particulares e outros
Pacientes por ambulância	1-2	1-3	2-4	4	4
Destinação (hospitais)	Locais; cidades vizinhas	Locais; cidades vizinhas	Locais; cidades vizinhas; região	Locais; cidades vizinhas; região; estado	Locais; cidades vizinhas; região; estado
Funções SCI	CI minimamente	CI; Enc E, Enc ACV minimamente	Todas as necessárias	Todas as necessárias	Todas as necessárias
Instalações SCI	PC minimamente	PC; E; ACV minimamente	PC; E; ACV minimamente	Todas as necessárias	Todas as necessárias

START: *Simple Triage And Rapid Treatment*. Fonte: adaptado do modelo de County of Santa Clara, Califórnia[5].

- Isolamento de recursos devido a problemas de cobertura de comunicação na área afetada ou entre os órgãos de resposta.
- O quantitativo definido para este condado (County of Santa Clara) é específico para ele no que tange à grandeza de vítimas a atender e quando acionar o seu plano de contingência, pois, para vários municípios do nosso país, 10 vítimas vermelhas/amarelas extrapolam todos os recursos disponíveis, configurando um nível 4, determinando a necessidade de utilização de leitos de outro município, o que significa dizer que cada município deve ajustar a sua classificação diante da sua capacidade resolutiva e contatar seus municípios vizinhos para um plano mútuo de resposta.
- Outra condição importante e notória é que, ao alcançarmos o número de centenas de vítimas (nível 4 e 5), o desastre assume configuração de "vítimas em massa" que transcende o atendimento habitual, protocolar. Faltarão profissionais e insumos.

Considerando as peculiaridades de cada nível de classificação dos IMV e os fatores elencados, verifica-se que a atuação de profissionais da saúde e outros respondedores, independentemente da agência de origem, se faz mais segura e eficiente quando inserida no contexto de um sistema de comando. Dessa forma, todos os respondedores são enxergados e a eles providos segurança, materiais, equipamentos e apoio quando necessário para o cumprimento de suas missões institucionais.

Eventuais falhas no estabelecimento do comando da emergência, seja ele único ou unificado, e em seu reconhecimento por todos os envolvidos, certamente prejudicam o cumprimento de princípios básicos de gerenciamento, podendo ocasionar na ineficiência no atendimento, mesmo com relevantes recursos disponíveis. Um exemplo disso é o autodespacho de ambulâncias sem o controle de centros de comunicação de emergências, do posto de comando local ou da área de espera, quando estabelecidos, e do eventual socorro de vítimas sem a priorização, com exposição de equipes ao risco, e sem a regulação médica e os controles de roteamento necessários.

Um exemplo de complicações de autodespacho em grandes ocorrências pode ser conferido no compêndio de lições aprendidas no ataque às torres gêmeas do *World Trade Center* (WTC) encomendado pelo Fire Department of New York à empresa McKinsey & Company, no qual fato de autodespacho é relatado como crítico. O estudo relata que diversas unidades de serviço foram instruídas a fazer o *check-in* nas áreas de espera designadas perto do WCT, contudo muitas não se reportaram e, em vez disso, seguiram diretamente para os *lobbies* das torres ou outras partes da área do incidente. Como resultado, não foi possível acompanhar com precisão o paradeiro de todas as unidades, o que impediu que obtivessem informações, orientações e mensagens de segurança necessárias ao acesso às torres. A ocorrência resultou na morte de 343 bombeiros.

Sistema de Comando de Incidentes

O SCI é uma ferramenta de gerenciamento de operações e de emergências, utilizada por vários órgãos responsáveis pela pronta-resposta a emergências no Brasil e no mundo. Conforme Pronasci, o SCI é uma ferramenta padronizada de gerenciamento de incidentes, para todos os tipos de sinistros, que permite a seus usuários a adoção de uma estrutura organizacional integrada para suprir as complexidades e demandas de incidentes únicos ou múltiplos, independentemente das barreiras jurisdicionais.

SCI é a tradução de *Incident Command System* (ICS), sistema que nasceu na Califórnia (Estados Unidos), na década de 1970, sob o nome inicial de *Firescope*, como ferramenta eficiente de gerenciamento das ações de combate a incêndios florestais que, historicamente, são causa de devastação de grandes áreas, causando mortes e grandes prejuízos econômicos.

O *Firescope* foi aperfeiçoado e, sob a denominação de ICS, foi adotado pelo Governo dos Estados Unidos como modelo para todos os estados americanos. Antes de sua implantação, os prejuízos e as perdas de vidas humanas eram maiores, apesar da disponibilidade de recursos e da participação de várias agências com objetivos afins. Estudos posteriores atribuíram os resultados negativos, entre outros fatores, à falta de coordenação e de gestão integrada de todos os recursos disponíveis, além da inobservância aos princípios fundamentais, hoje declarados na doutrina do sistema implantado. Com o tempo e grandes exemplos de resultados positivos, diversos países recepcionaram esse modelo.

O termo SCI é o mais utilizado no Brasil, porém, mesmo com nomenclaturas diferentes, como é o caso do Sistema de Comando de Operações e Emergências (SiCOE), difundido pelo Corpo de Bombeiros Militar no Estado de São Paulo, e do Sistema de Comando de Operações (SCO), difundido pela Defesa Civil na esfera federal, os princípios adotados são praticamente os mesmos em todos os órgãos. Segundo Souza[6], todos os sistemas de gerenciamento de emergências adotados no Brasil têm princípios análogos e são originários da mesma fonte, o ICS, diferindo apenas em algumas adaptações regionais.

No Brasil, na década de 1990, surgiram os primeiros esboços de gestão de grandes emergências baseadas nesse sistema. Diversas emergências utilizaram os princípios e a pré-organização proporcionada pelo SCI, sendo o atendimento às vítimas da explosão do Osasco Plaza Shopping um marco na utilização da citada doutrina no estado de São Paulo. Mais tarde, operações programadas como os grandes eventos, como a Copa do Mundo FIFA de 2014, os Jogos Olímpicos de 2016 e a Copa América de 2018, e as grandes emergências atendidas em todo o território nacional, praticamente consolidaram o sistema. Ocorrências como a ruptura de barragens na cidade de Brumadinho-MG e a recente missão humanitária da força-tarefa brasileira em apoio às vítimas das enchentes no Rio Grande do Sul no uso do SCI.

O SCI pode ser empregado em operações e emergências de qualquer natureza, mesmo nas mais simples, como atropelamentos e acidentes de trânsito com vítimas, porém sua relevância fica explícita no atendimento de eventos complexos como grandes operações e desastres, especialmente aqueles caracterizados pela multiplicidade de vítimas e de riscos. Os benefícios são muitos, destacando-se a viabilidade para o alcance dos objetivos traçados para a solução da ocorrência; a segurança dos respondedores; e o uso eficiente de todos os recursos.

A flexibilidade e a abrangência do SCI em resposta a variáveis diversas, segundo CBPMESP[7], são fundamentais para sua aplicação tanto em ocorrências com apenas uma unidade de serviço, como em desastres de grande magnitude onde atuam diversos profissionais de diferentes agências.

Apesar de o SCI ser um modelo norteador, o aperfeiçoamento da organização na resposta deve ser fruto de providências pré-incidentes, como já foi dito, como capacitações individuais, simulados envolvendo agências, aquisição de equipamentos e estabelecimento de processos. Conforme FEMA[8], o sucesso na gestão de emergências está diretamente relacionado à preparação, ao treinamento prévio e ao respeito aos princípios e fundamentos do SCI por todos os envolvidos no cenário da ocorrência, independentemente de a qual agência pertençam. No mesmo sentido, o próprio MIDR[9], em seu *Manual de gerenciamento de desastres*, indica a utilização de Planos de Contingência na fase de preparação para as emergências e desastres com a definição das responsabilidades de cada organização, das prioridades, das medidas iniciais a serem tomadas pelos primeiros respondedores e da forma como os recursos serão empregados de forma integrada.

Os responsáveis pelas agências prestadoras de serviços públicos e privados e órgãos potencialmente envolvidos no atendimento de emergências devem ter a consciência de que a soma dos esforços visando ao salvamento de vidas e ao melhor atendimento possível resultará no aumento das chances de sobrevivência das vítimas. Nesse sentido, todas as providências adotadas devem ter um objetivo maior, o de dispor de todos os recursos necessários, pessoal e material, para a solução de uma ocorrência, no local do incidente, no menor período possível. A Figura 1 demonstra o ponto de equilíbrio que retrata o exato momento em que os recursos necessários atendem às demandas da emergência.

Na Figura 1, pode-se observar o tempo decorrido para que o ponto de equilíbrio entre as necessidades locais e os recursos adequados fosse alcançado. A redução desse tempo deve ser o objetivo de todos os órgãos de resposta às emergências. Nos casos de IMV, todos os profissionais envolvidos deverão ser treinados para lidar com a escassez inerente ao atendimento inicial de qualquer ocorrência, mesmo que momentaneamente,

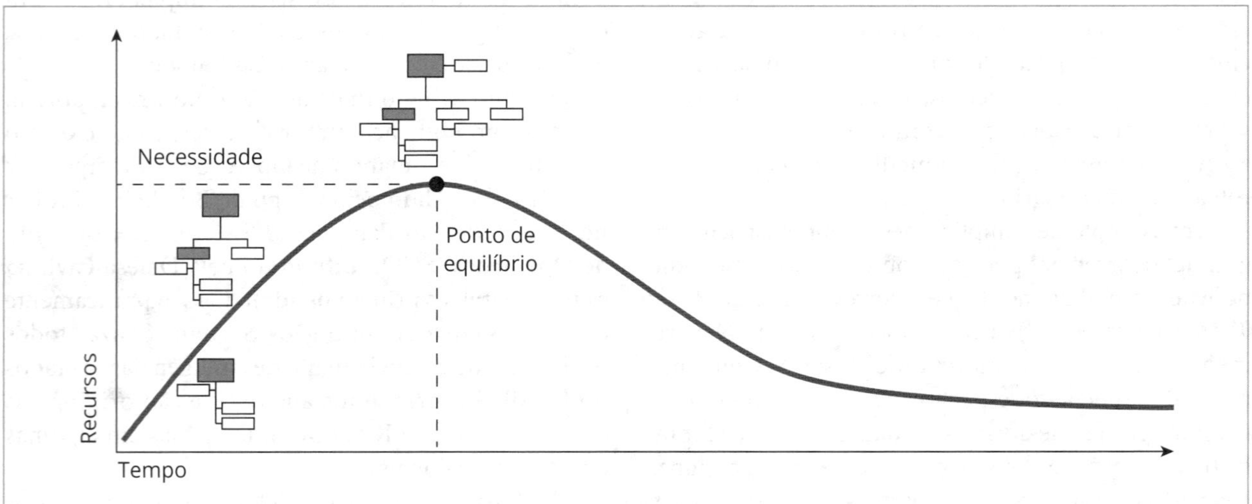

FIGURA 1 Ponto de equilíbrio.
Fonte: arquivo de imagens do autor.

ou melhor, devem ser capacitados para mitigar os efeitos negativos e dar condições para que o maior número possível de vítimas seja salvo. Segundo Rodríguez et al.[10], a principal missão em um IMV é a otimização da utilização de recursos para absorver e controlar a desorganização inicial inerente a toda a emergência, para então ter condições de salvar o maior número de vidas. O treinamento de profissionais para a utilização dos princípios do ICS e a atuação em ocorrências em que o ICS já tenha sido implantado favorecerá a possibilidade de uma rápida análise situacional, da formulação de objetivos gerais e estratégias coerentes e da definição de recursos necessários.

Princípios e estruturação

O conhecimento dos princípios de operacionalização do SCI por parte dos profissionais envolvidos no atendimento de emergências é essencial para assegurar a eficiência do atendimento. A inobservância ou a má interpretação desses princípios podem gerar confusão e retrabalho. Os princípios do SCI são:

- Estabelecimento e transferência de comando.
- Cadeia de comando e unidade de comando.
- Comando unificado.
- Gerenciamento por objetivos.
- Plano de ação da emergência (PAE).
- Terminologia comum.
- Organização modular.
- Conjunto de controle administrável com 3 a 7 subordinações para cada função, sendo 5 o número ideal.
- Controle integral dos recursos.
- Instalações e áreas padronizadas.
- Comunicação integrada.

Analisando-se os princípios elencados, ressalta-se que, em regra, cada emergência deve ter um único comandante estabelecido, que é denominado comandante do incidente ou comandante da emergência. É o profissional responsável por todas as ações desenvolvidas no atendimento de uma emergência, que deve pertencer à agência com maior afinidade com a temática da ocorrência a ser resolvida, com jurisdição e com competência legalmente estabelecida e possuir treinamento e conhecimento técnico sobre as missões a serem desenvolvidas.

O comandante do incidente, pessoalmente ou por meio do seu estafe designado, deve, após uma minuciosa análise da situação, estabelecer e gerenciar os objetivos, as estratégias e os recursos necessários para a solução da ocorrência, consubstanciando assim um PAE, na forma mental ou escrita. Deve ainda ativar os módulos organizacionais e funções necessários para o gerenciamento, recepcionando todas as agências prestadoras de serviço e atuando como um facilitador para que a ocorrência seja resolvida, considerando as prioridades, para que todos os órgãos cumpram suas missões estabelecidas em legislação. Em adição, na medida do necessário, cabe também ao comando do incidente a operacionalização das instalações pré-projetadas para o suporte adequado à operação: posto de comando (PC); acampamento (C); base (B); área de concentração de vítimas (ACV); área de espera (E); heliporto (H); heliponto (H1).

As agências, por sua vez, devem integrar-se à estrutura e às comunicações e adotar a terminologia comum padronizada, respeitando sempre a cadeia de comando e colocando seus recursos à disposição da emergência para um controle integral por parte do comando do incidente em prol do salvamento de vítimas e patrimônio.

Independentemente se o comando foi estabelecido pela agência mais adequada ou pelo primeiro respondedor, todo comandante do incidente deve estar preparado para a transferência de comando. Esse procedimento engloba um relato da situação inicial e da situação atual, das providências adotadas e dos recursos solicitados. A transferência de comando deve acontecer sempre que:

- Um profissional de uma agência com competência estabelecida em lei chegue ao local da emergência e assuma o comando do primeiro respondedor na função.
- Um profissional mais qualificado da mesma agência assuma o comando.
- Haja a necessidade de substituir o comandante na troca de turno de serviço ao fim de um período operacional.
- Ocorra o aumento ou diminuição do nível de complexidade de atendimento, ocasionando consequentes mobilizações ou desmobilizações de agências.

Ainda em se tratando de princípios, em alguns casos, cabe o estabelecimento do comando unificado. Trata-se de um colegiado formado por representantes de uma ou mais agências com afinidade, jurisdição e competência legal sobre os assuntos em pauta. Esse colegiado, representado por agências obrigatoriamente prestadoras de serviço público, passa a ser responsável por todas as ações ligadas à emergência. Nesses casos, todas as decisões são tomadas em conjunto.

Cabe ao comandante do incidente originário implantar o comando unificado sempre que a complexidade exigir, considerando aspectos técnicos demandados para o estabelecimento e gerenciamento dos objetivos, jurisdições coincidentes ou níveis governamentais.

No tocante à estrutura do SCI, seja qual for o tamanho da emergência, segundo a U.S. Coast Guard[11], cinco funções devem ser exercidas para que se consiga gerenciar adequadamente uma emergência. São elas: comando, operações, planejamento, logística e administração/finanças. A Figura 2 apresenta um organograma contendo as funções essenciais do SCI.

Além da função de comando, já amplamente explicada no presente capítulo, outras quatro funções se fazem essenciais na medida em que haja complexidades na ocorrência e compõem o estafe geral. Segundo CBPMESP[12], o estafe geral constitui-se no conjunto de funções do SCI que têm missões específicas de gerenciamento e se reportam diretamente com o comandante do incidente para, além de subsidiá-lo na tomada de decisões, permitir que ele tenha uma maior concentração na gestão do incidente.

A seção de operações tem o dever de operacionalizar o PAE definido pelo comandante do incidente, coordenando as equipes em campo e definindo as melhores táticas para alcançar os objetivos definidos. Já a Seção de Planejamento é responsável por coletar e avaliar as informações da emergência e, com base nelas, preparar o PAE.

A seção de logística, por sua vez, é responsável por fornecer o suporte necessário de material e serviços para o suporte de toda a operação, e a Seção de Administração/Finanças tem sua função destinada ao controle dos custos da operação, que incluem pessoal, equipamentos e serviços.

De acordo com FEMA[13], as funções de operações, de planejamento, de logística e de administração/finanças compõem o quadro do estafe geral, responsável pelo apoio direto ao comando do incidente e pela funcionalidade de toda a estrutura de comando.

Cabe ressaltar que todas as demais funções do SCI estão ligadas a uma dessas quatro funções gerenciais ou diretamente ao comando e que, em uma emergência em que não haja pessoas designadas para todas as funções, o comandante é quem deverá exercê-las. Para retratar a complexidade que pode ser abrangida pelo SCI, a Figura 3 expõe o organograma do SCI com grande parte dos módulos e das funções que poderão ser ativadas.

RESPONSABILIDADES ESPECÍFICAS DOS PROFISSIONAIS DE SAÚDE EM INCIDENTES COM MÚLTIPLAS VÍTIMAS NO CONTEXTO DO SISTEMA DE COMANDO DE INCIDENTES

A importância dos profissionais de saúde em incidente com múltiplas vítimas

Nas ações de resposta às emergências, cabe ao comandante do incidente o estabelecimento do controle, do posicionamento e das prioridades de utilização de cada recurso disponível, após a realização de uma minuciosa análise situacional, principalmente em função das vítimas a salvar. Segundo Rodríguez et al.[10], a principal missão de uma gestão de emergências com múltiplas vítimas é a otimização do uso de recursos para absorver e controlar a desorganização inicial, inerente a toda a emergência, para então salvar o maior número de vidas.

Embora o ímpeto inicial de qualquer profissional seja ingressar na zona quente e iniciar o atendimento aos feridos no local mais crítico, é justamente essa atitude que se demonstra menos eficiente, pois, além da exposição a riscos em ambientes para os quais, muitas vezes, não há treinamento básico e equipamentos de proteção individual apropriados, há o risco de desperdício de capacitações vitais com desempenho de funções que outros profissionais poderiam desempenhar em prejuízo daquelas que exigem a atuação exclusiva de um grupo, como é o caso dos profissionais da saúde.

A presença de profissionais de saúde como médicos, enfermeiros e socorristas em um IMV é de extrema importância, e seu emprego deve ser criterioso para que o maior número de vidas possa ser salvo. Por possuírem um conhecimento ímpar e uma capacitação diferenciada, devem ser empregados exclusivamente em funções nas quais possam utilizar seu potencial.

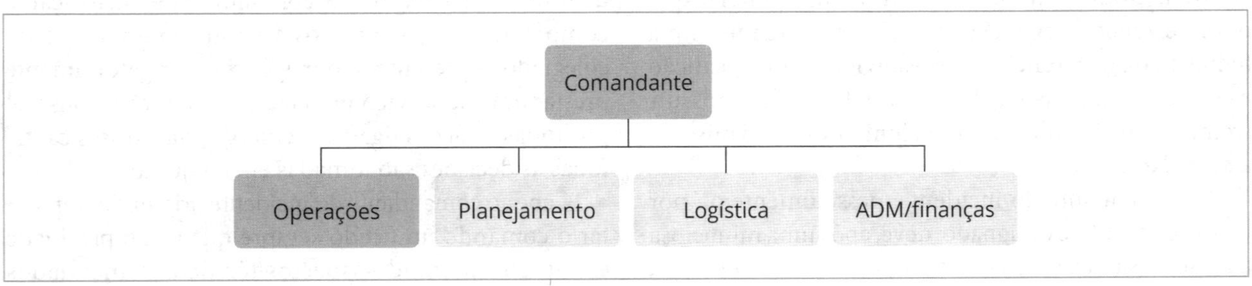

FIGURA 2 Funções essenciais do sistema de comando de incidentes.
Fonte: arquivo de imagens do autor.

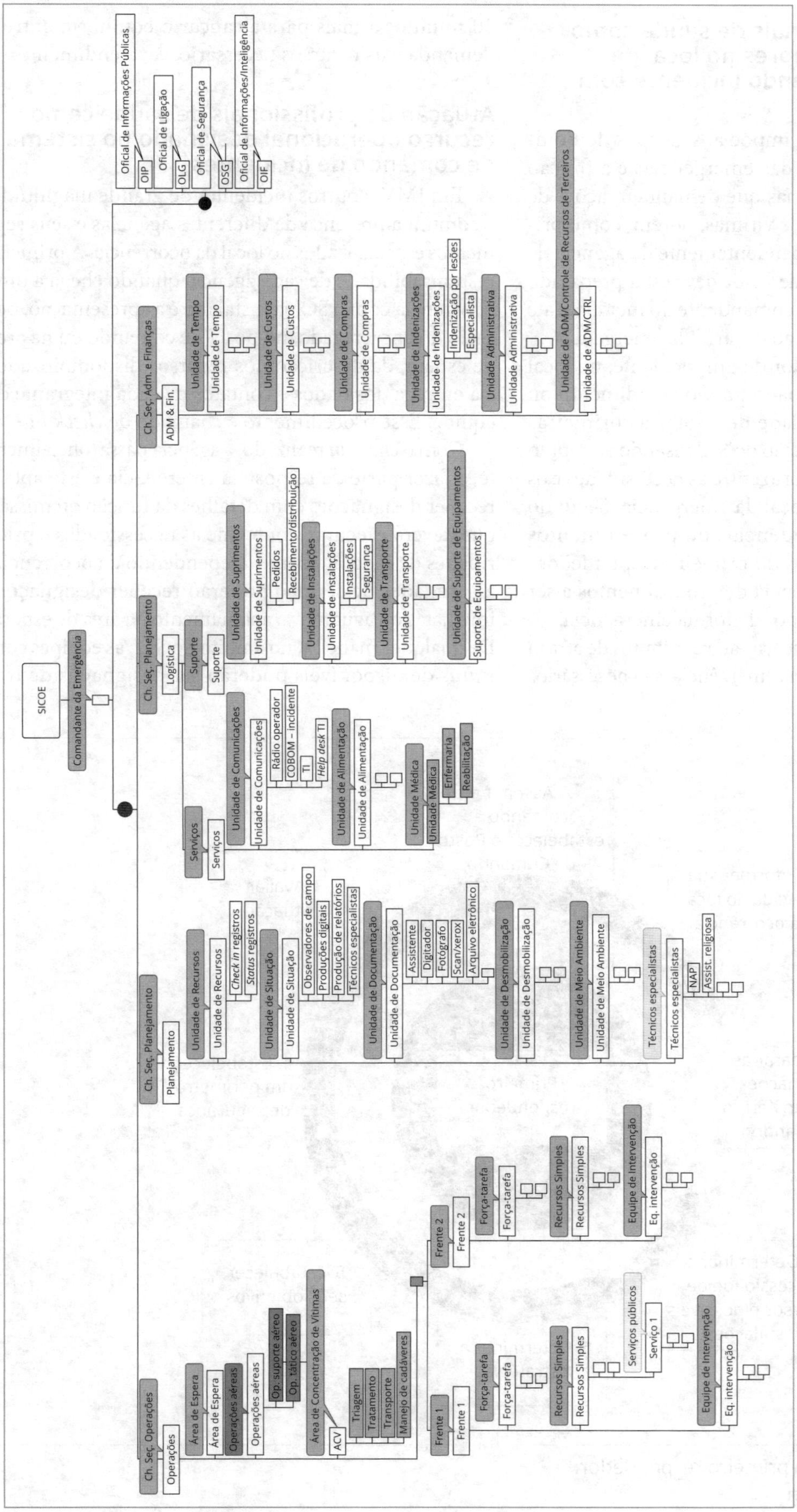

FIGURA 3 Organograma do sistema de comando de incidentes.

Voucher: tratadoabramede

Atuação de profissionais de saúde como primeiros respondedores no local de emergências envolvendo incidente com múltiplas vítimas

A legislação brasileira impõe aos Corpos de Bombeiros Militares a gestão das emergências e a função de comando em ocorrências que demandem ações de salvamento e de socorro de vítimas, porém, como primeiro respondedor, independentemente da agência de origem, cada profissional de saúde deve estar preparado para atuar como primeiro comandante do incidente até a chegada dos bombeiros ao cenário da emergência.

O primeiro respondedor de um incidente, no local dos fatos, seja ele despachado para o atendimento ou não, tem a responsabilidade de adotar as primeiras providências para a instalação do SCI visando ao rápido estabelecimento do equilíbrio entre as necessidades e os recursos disponíveis no local da emergência. Segundo CBPMESP[14], essas providências ou procedimentos constituem os "oito passos do primeiro respondedor". A Figura 4 ilustra a sequência de procedimentos a ser seguida pelo primeiro respondedor na emergência.

Especialistas afirmam que, a cada 5 minutos de atraso na instalação do SCI em uma emergência, são necessários 30 minutos a mais para alcançar o equilíbrio entre a demanda e os recursos necessários ao atendimento.

Atuação de profissionais de saúde como recurso operacional designado no sistema de comando de incidentes

Em IMV e outros incidentes de grande magnitude, é comum a presença de diferentes agências e seus segmentos especializados no local da ocorrência. A primeira responsabilidade de cada agência quando chega a uma ocorrência com o SCI já instalado é a apresentação, por meio do encarregado, no posto de comando ou na área de espera, da descrição dos recursos disponibilizados e a entrega dos dados e contatos de cada integrante da equipe. Esse procedimento é chamado de *check in*.

Com o *check in* realizado, a agência passa, oficialmente, a fazer parte da resposta à emergência e está apta a receber designações com detalhes da função ou missão que deverá executar, conforme as necessidades e prioridades de cada incidente. Dependendo da ocorrência, as unidades de serviço poderão receber designações imediatas ou aguardar o acionamento na área de espera. De qualquer maneira, no âmbito do SCI, as equipes com *status* de disponíveis poderão ser designadas de três

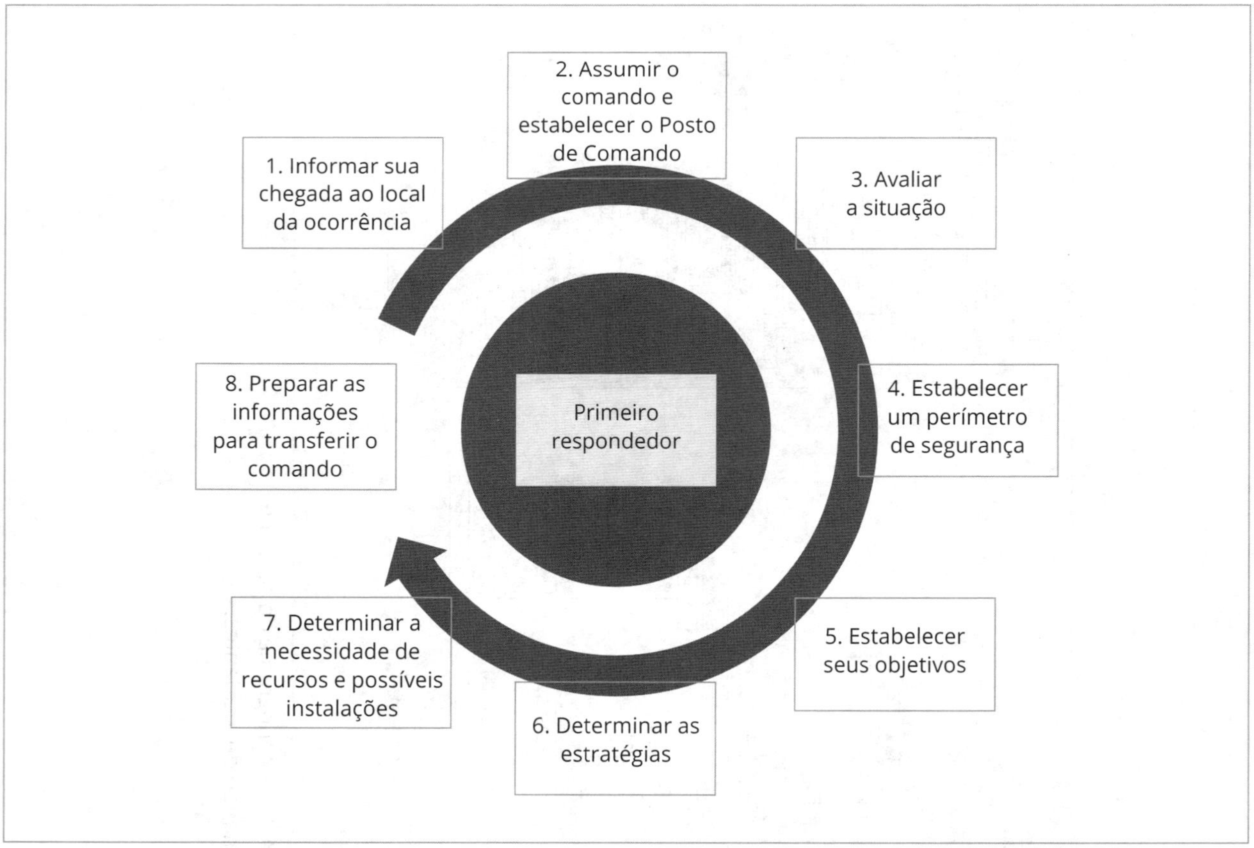

FIGURA 4 Oito passos do primeiro respondedor.
Fonte: arquivo de imagens do autor.

formas: como recurso único, compondo uma equipe de intervenção ou compondo uma força-tarefa.

Considerando então as formas previstas de emprego de recursos, em um IMV, os profissionais de saúde, individualmente ou em equipes, poderão ser designados para atuar dentro do sistema.

No caso de recurso único, uma equipe de atendimento pré-hospitalar móvel, de suporte básico ou avançado poderá ser designada para realizar atendimentos específicos no cenário da emergência e transportes de vítimas já estabilizadas até hospitais cadastrados, geralmente partindo da área de espera. Em ambos os casos, após o cumprimento de cada ação tática definida, as equipes deverão cientificar ao supervisor imediato no SCI do cumprimento da missão para o recebimento de nova designação. Considera-se recurso único a composição de pessoal, viatura e/ou equipamento destinada ao cumprimento de uma ação tática no incidente, geralmente constituída como unidade de serviço, independentemente da agência de que faz parte.

Em casos de equipe de intervenção, unidades de atendimento pré-hospitalar móvel, de suporte básico ou avançado, com um líder nomeado, podem ser designadas para realizar a triagem de vítimas em locais com risco controlado. Uma equipe de intervenção é uma combinação específica de dois ou mais recursos únicos, de mesma classe e tipo, com comunicações comuns e um líder, designada para o cumprimento de uma ação tática no incidente. Já a força-tarefa é caracterizada por uma combinação de recursos únicos, de diferentes classes e tipos, reunidos para uma necessidade tática particular com comunicações comuns e um líder.

Combinações de equipes multidisciplinares destinadas para o cumprimento de missões específicas, com profissionais de saúde, bombeiros e outros profissionais especializados, com comunicação integrada e um líder definido, caracterizam uma força-tarefa. Tanto as equipes de intervenção quanto as forças-tarefas, ao findarem suas missões para que foram designadas, serão dissolvidas e os recursos únicos que a compunham poderão ser designados a outras missões. De acordo com FEMA[15], a designação para funções subsequentes deve ser prevista e treinada entre as equipes de resposta, para os casos de escassez de pessoal especializado. A Figura 5 mostra a designação de recursos empregados na Seção de Operações.

Atuação de profissionais de saúde como recurso de assessoramento na seção de planejamento no sistema de comando de incidentes

É papel da seção de planejamento assessorar o comando do incidente nas decisões de ordem estratégica da operação. O chefe da seção de planejamento assessora o comandante do incidente ou comando unificado na definição dos objetivos do incidente e das estratégias para atingi-los.

Em eventos de grande complexidade que envolvem grande quantidade de vítimas ou questões de saúde pública, é fundamental que o comando estabelecido, por meio da seção de planejamento, tenha à sua disposição profissionais da saúde para contribuir com conhecimento técnico específico e auxiliar na definição de estratégias exequíveis e relevantes. De forma mais específica, os

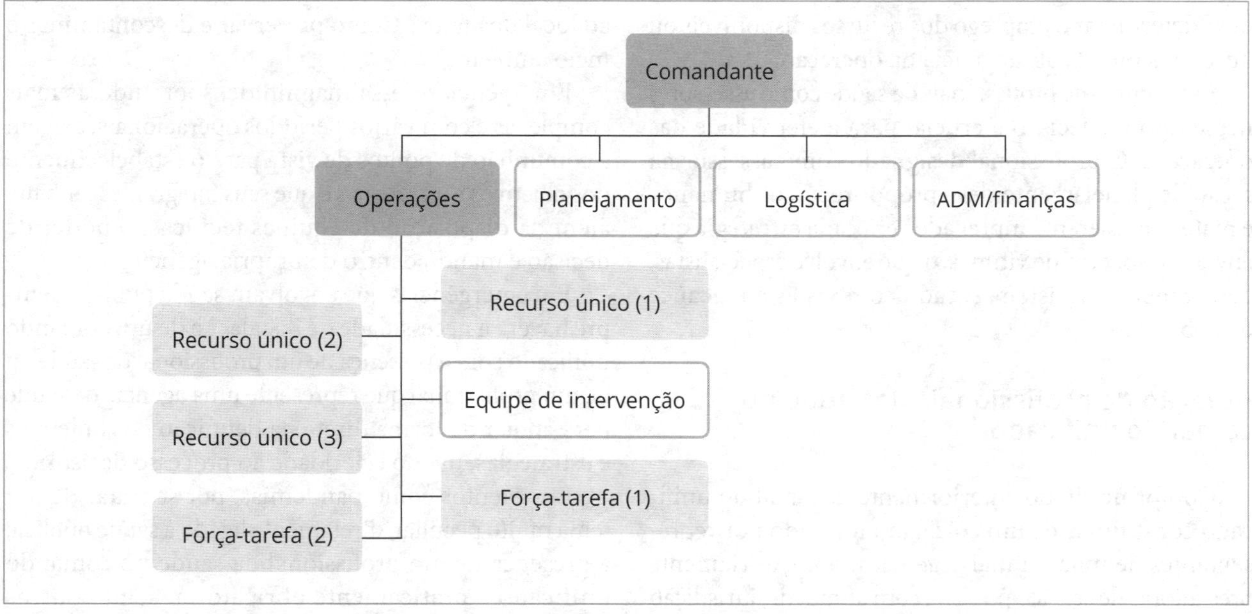

FIGURA 5 Organograma da designação de recursos nas seções de operações.

profissionais de saúde na função de assessoramento na seção de planejamento podem atuar em três momentos importantes: análise da situação, definição de estratégias e definição de recursos.

Durante a análise de situação, a seção de planejamento tem por missão expor e acompanhar o cenário atual da emergência, sua evolução e seus direcionamentos ao comando estabelecido e aos demais membros do estafe. Quanto maior a complexidade da situação, maior a quantidade de variáveis que devem ser processadas, devendo os temas que envolvem a saúde pública ser debatidos por profissionais que os conheçam em profundidade.

Quando designado para atuar na seção de planejamento, o profissional da saúde deve contribuir com seu conhecimento para auxiliar o chefe da seção de planejamento na análise do cenário e exposição de variáveis que possam contribuir ou prejudicar o andamento da operação.

Estabelecidos os objetivos pelo comando do incidente visando à solução da emergência, é importante que se definam estratégias para que as equipes designadas possam atingi-los de forma eficiente. Na formulação de estratégias vinculadas ao tema de saúde pública, o profissional de saúde deve sugerir adequações de forma a otimizar o emprego de recursos, a celeridade das ações e a mitigação de riscos.

Estratégias mal definidas podem contribuir para o retardamento dos resultados e para a exposição a riscos variados, tanto de pessoas em situação de vulnerabilidade quanto de respondedores.

Por fim, com o estabelecimento das estratégias, a definição dos recursos necessários para a devida operacionalização passa a ter fundamental importância. Para cada estratégia definida o comando do incidente deve determinar o emprego dos recursos disponíveis ou buscá-los fora da abrangência da operação.

O concurso de profissionais da saúde como assessores nesse tipo de decisão é crucial para a efetividade das operações. O profissional designado como assessor na seção de planejamento deve propor recursos humanos e materiais a serem empregados em cada estratégia que envolva o socorro de vítimas, o que envolve especialistas, equipamentos e sistemas, tudo com vistas ao alcance dos objetivos.

Atuação de profissionais de saúde no comando unificado

Conforme citado anteriormente, o comando unificado constitui-se de um colegiado formado por representantes de uma ou mais agências, obrigatoriamente prestadoras de serviço público, com afinidade, jurisdição e competência legal sobre os assuntos em pauta, que passa a ser responsável por todas as decisões inerentes ao gerenciamento da emergência.

Considerando que IMV que demandem ações de combate a incêndio, de salvamento e de resgate fazem parte das missões impostas por legislação aos Corpos de Bombeiros Militares, bem como a devida gestão das emergências e a função de comando, cabe ao comandante do incidente originário, nesses casos, implantar o comando unificado sempre que a complexidade exigir. Para tal, deve considerar sempre os aspectos técnicos envolvidos para o estabelecimento e gerenciamento dos objetivos, as jurisdições coincidentes ou os diferentes níveis governamentais envolvidos.

Estabelecer o comando unificado ao invés de delegar toda a autoridade ao crivo de uma só agência é bastante razoável em ocorrências de grande complexidade que exijam conhecimentos técnicos apurados de muitas áreas de conhecimento, cujos objetivos extrapolam a esfera de capacitação de uma única agência. Um bom exemplo para essa situação seria uma ocorrência que requeira ações de salvamento e resgate envolvendo produtos radioativos em que seria necessária a formação de um colegiado composto pelo Corpo de Bombeiros, por órgãos de saúde com especialistas, por órgãos especializados em emergências envolvendo radioatividade e por órgãos responsáveis pelo meio ambiente.

No exemplo citado, por mais técnica que seja a agência individualmente, sempre necessitará de conhecimento técnico externo para definir os objetivos da ocorrência: como realizar o salvamento das vítimas e com que estrutura? Como descontaminar e tratar possíveis vítimas? Quais hospitais poderão recebê-las? Como medir os níveis de radiação do ambiente, das vítimas e dos respondedores? Como restringir a contaminação ao local dos fatos? Como preservar e descontaminar o meio ambiente?

Emergências dessa magnitude, sobretudo as mais complexas e com vários períodos operacionais, exigem a comunhão de pontos de vista para o estabelecimento dos objetivos e estratégias e que seus integrantes tenham, além da disposição de equipes técnicas, o poder de decisão e mando dentro da própria agência.

Em emergências que envolvam saúde pública, sempre haverá a necessidade de instalação de um comando unificado com a presença de um profissional da saúde ou de um profissional que represente uma agência de saúde para apoiar de forma direta na definição dos objetivos e estratégias, dando celeridade ao processo decisório.

Em eventos como pandemias, por se tratar de um tema muito peculiar, diretamente ligado à saúde pública, a presença de um profissional da saúde no comando unificado é praticamente obrigatória, sendo outros integrantes definidos conforme as necessidades. Nesses casos, a escolha desse profissional exigirá, além de conhecimento técnico, o conhecimento do sistema de saúde local e todos os seus recursos.

Atuação de profissionais de saúde na unidade médica do sistema de comando de incidentes

A unidade médica é uma instalação pré-projetada do SCI responsável pelo monitoramento da saúde dos respondedores e pelos atendimentos emergenciais em casos de acidentes de trabalho. Deve ser estabelecida nos grandes incidentes com períodos prolongados exclusivamente para a prestação de atendimento médico aos profissionais em serviço no incidente, independentemente da agência a que pertençam. A unidade médica está diretamente ligada ao setor de serviços da seção de logística.

O líder da unidade médica deve ser um médico designado com a missão de elaborar o plano médico a partir dos riscos levantados pelo oficial de segurança designado, expressos no plano de segurança do incidente. O plano médico deve registrar os procedimentos a serem adotados para acidentes, considerando os riscos mais prováveis, a gravidade, os meios de transporte e as rotas definidas para cada hospital de referência. A Figura 6 retrata a disposição em organograma da unidade médica.

As principais responsabilidades do líder da unidade médica são:

- Estabelecer a unidade médica.
- Conhecer o plano de segurança e elaborar o plano médico.
- Participar das ações da seção de logística, provendo suporte para a formulação de estratégias nos temas afetos à segurança e saúde do efetivo empregado.
- Coordenar com o oficial de segurança, chefe da seção de operações e especialistas designados o estabelecimento de procedimentos de monitoramento das condições de saúde do efetivo empregado, incluindo condições de estresse excessivo.
- Preparar procedimentos e estratégias para cada risco monitorado, estabelecendo rotas e meios de transporte para o socorro de respondedores feridos.
- Acompanhar a evolução dos feridos deslocados para hospitais, mantendo o chefe da seção de logística e o comandante do incidente informados.
- Prover reabilitação ao efetivo nos casos em que seja possível (estresse físico, desidratação, estresse mental etc.).
- Manter atualizados todos os registros de atendimentos médicos e hospitais de destino.

Atuação de profissionais de saúde na área de concentração de vítimas do SCI

A ACV é a instalação padronizada do SCI, ativada em IMV e destinada a receber as vítimas triadas em

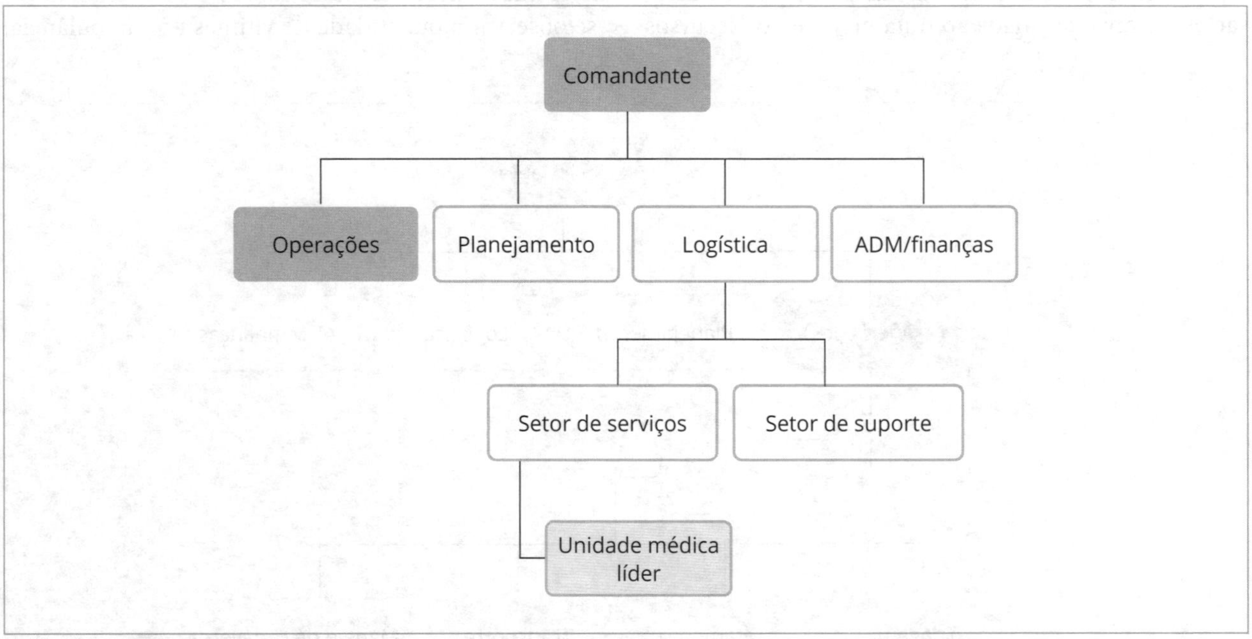

FIGURA 6 Organograma de subordinação da unidade médica.
Fonte: arquivo de imagens do autor.

campo para que recebam, em local seguro, o tratamento pré-hospitalar e a destinação adequada. As principais atividades da ACV, ligadas diretamente aos profissionais de saúde, são a triagem, o tratamento, o transporte das vítimas e o manejo de cadáveres.

A ACV deve ficar sob o encargo de um coordenador designado, geralmente um integrante da agência que tenha maior gestão sobre os recursos e que se encarregará de todo suporte necessário, auxiliares, materiais e equipamentos, para que a equipe médica possa dedicar-se exclusivamente às vítimas. A Figura 7 retrata a disposição em organograma das funções na ACV.

A ACV deve estar organizada de modo que possa recepcionar as vítimas triadas em campo, confirmar a triagem e estabelecer cartões de controle com as informações de cada paciente, prover o tratamento necessário para a estabilização dos pacientes e regular o transporte aos hospitais de referência com todos os registros de roteamento necessários.

Para tal, é necessário que se estabeleça um fluxo único e obrigatório, devendo haver uma única entrada e uma única saída dispostas na ACV para que as vítimas percorram seus setores na ordem estabelecida, ou seja: triagem, tratamento e transporte.

Nesse sentido, é necessário que a equipe de triagem de campo transmita uma estimativa da quantidade de vítimas triadas por cor/prioridade; no Brasil, o método START é o mais usado para esse fim. Conforme o FEMA[16], essa informação se faz de grande valia para o dimensionamento de ambulâncias, dos espaços necessários, da área destinada ao tratamento e dos recursos necessários. Ressalta-se que as equipes em campo, por diversos motivos, não devem utilizar cartões e sim fitas coloridas que devem ser afixadas nos punhos ou nos tornozelos das vítimas triadas.

Recomenda-se que cada paciente seja disposto nos espaços dimensionados e reservados, preferencialmente identificados por lonas coloridas (vermelha, amarela e verde), conforme sua prioridade de triagem, respeitando-se a distância de 1 metro entre cada um, para que possam receber assistência de ambos os lados e todos os pacientes possam ser atendidos pelas equipes, principalmente no setor de tratamento.

Outra medida importante é a instalação de um ponto de recepção das vítimas na ACV, com uma equipe capacitada para realizar a retriagem, os registros e as anotações em cartões que acompanharão os pacientes até os hospitais de destino e fornecerão o histórico e informações relevantes para a equipe médica, e o rápido encaminhamento ao setor de tratamento.

No setor de tratamento, cabe à equipe médica o estabelecimento das condutas a serem executadas, devendo-se observar protocolos preestabelecidos. Tão logo o paciente apresente condições de transporte, deverá ser encaminhado para o referido setor, onde a destinação será definida em função das lesões apresentadas e os dados de registro e de roteamento serão acrescentados.

A partir daí, um contato com a área de espera deve ser realizado solicitando uma ambulância para transporte. Nos casos de emergências com grande número de vítimas e necessidade de rápido escoamento, deve-se observar a quantidade de vítimas por ambulância,

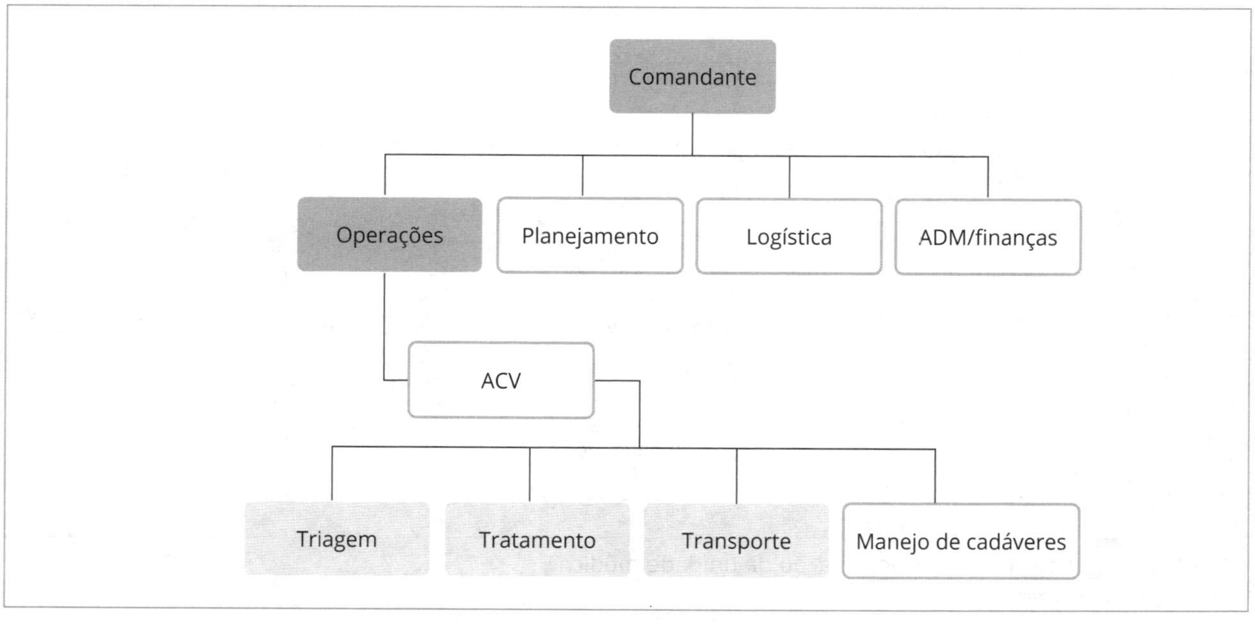

FIGURA 7 Emprego de equipes médicas na área de concentração de vítimas.
Fonte: arquivo de imagens do autor.

recomendando-se, nos casos possíveis e viáveis, o transporte de 1 paciente com priorização vermelha, 1 paciente com priorização amarela e 2 pacientes com priorização verde.

As ambulâncias designadas, com registros, roteamentos e destinações, devem conduzir os pacientes aos hospitais de referência e, tão logo possível, retornar à área de espera para novas designações, formando uma espécie de carrossel até que todos os pacientes sejam socorridos.

Setor de Triagem - ACV

O Setor de Triagem de vítimas na ACV é responsável pelo processo de retriagem de vítimas provindas da zona quente com o objetivo de atualizar ou ratificar a prioridade para o tratamento pré-hospitalar. Conforme Lord Fairfax EMS Council[17], a triagem secundária ou retriagem é um método de avaliação mais aprofundado, que deve ser realizado em todos os pacientes que chegam à ACV a partir da cena do incidente. A referida agência cita ainda que, mesmo na ACV, os pacientes devem ser continuamente reavaliados durante toda a sua permanência.

Nessa triagem, em ambiente controlado e muitas vezes protegido de intempéries, são aplicados os cartões de triagem e inicia-se o processo de registro de pacientes e seus históricos que devem acompanhar o paciente até o hospital, de modo a garantir o controle de roteamento e a transmissão de importantes informações aos centros hospitalares. Todos esses procedimentos devem ser supervisionados por um profissional designado, geralmente médico ou enfermeiro, conforme a disponibilidade.

O supervisor do grupo de triagem deve supervisionar todo o pessoal empregado na triagem de vítimas, reportando-se diretamente ao coordenador da ACV para atualizações e solicitações de recursos. São responsabilidades do supervisor do setor de triagem:

- Recepcionar as vítimas triadas pelas equipes de campo.
- Organizar o ponto de recepção de pacientes com ações de retriagem, de forma a atender às necessidades do incidente, de acordo com padrões adotados. Manter equipe capacitada e em número suficiente para garantir o fluxo.
- Certificar-se de que os cartões de triagem sejam preenchidos e afixados nos pacientes de forma visível e correta, bem como sejam removidos os indicadores da triagem de campo.
- Supervisionar a descontaminação dos pacientes, quando se aplicar, estabelecendo áreas específicas para esses casos.
- Em coordenação com o grupo de tratamento, orientar a movimentação de pacientes do setor de triagem para o setor de tratamento.

Setor de tratamento - ACV

O setor de tratamento de vítimas na ACV é responsável pelo atendimento direto aos pacientes, obedecendo à priorização estabelecida, com vistas à devida estabilização e à preparação deles para o transporte aos hospitais. Esses procedimentos devem ser supervisionados por um profissional designado, geralmente médico, denominado supervisor do grupo de tratamento, que se reporta diretamente ao coordenador da ACV. São responsabilidades do supervisor do setor de tratamento:

- Recepcionar os pacientes do setor de triagem.
- Supervisionar o deslocamento dos pacientes triados para os locais específicos de tratamento, de acordo com a prioridade estabelecida na triagem.
- Certificar-se de que as áreas de tratamento estejam identificadas e que a distância de um metro entre os pacientes seja respeitada.
- Certificar-se de que os cartões de triagem sejam preenchidos com as respectivas informações do tratamento efetuado.
- Solicitar ao coordenador da ACV os suprimentos médicos necessários para a realização da missão, acondicionando e mantendo o controle dos suprimentos recebidos.
- Manter o coordenador da ACV e o supervisor do grupo de transporte informados sobre a quantidade e categoria dos pacientes.
- Em coordenação com o supervisor do grupo de transporte, orientar a movimentação de vítimas da área de tratamento para a área de transporte.

Setor de transporte - ACV

O setor de transporte da ACV é responsável pelo preparo dos pacientes para o embarque nas ambulâncias e contato com a área de espera, pela definição dos hospitais destinatários e pelo controle do roteamento de todos os pacientes. Está diretamente relacionado com a regulação médica, que pode, de acordo com as características da ocorrência, ser realizada a partir do local do incidente ou por meio de centrais regionais de regulação médica.

O supervisor do setor de transporte é o responsável pela coordenação do transporte dos pacientes até a rede hospitalar. Deve se reportar diretamente ao coordenador da ACV e manter contato constante com o supervisor do setor de transporte e o supervisor da área de espera. A localização e o roteamento de todos os pacientes atendidos dependem das ações de registro dos dados relativos às vítimas transportadas que se iniciam com a colocação dos cartões de triagem e se encerram com a chegada aos hospitais. São responsabilidades do supervisor do setor de transporte:

- Recepcionar os pacientes do setor de tratamento.
- Estabelecer comunicação com os hospitais, centrais de regulação médica e/ou médico regulador da região do incidente, a fim de direcionar os pacientes aos hospitais com capacidades e especialidades necessárias.
- Estabelecer canal de comunicação com a área de espera e, se disponível, com o Heliponto, solicitando ao encarregado da ACV o apoio de ambulâncias para o transporte aos hospitais ou ao heliponto, quando necessário.
- Definir um local seguro para o estacionamento das ambulâncias designadas e coordenar o deslocamento dos pacientes até as ambulâncias.
- Registrar informações dos pacientes e seus respectivos destinos.
- Organizar os equipamentos e suprimentos médicos trazidos pelas ambulâncias no regresso da rede hospitalar, mantendo-os disponíveis para emprego pelo supervisor do setor de tratamento, quando necessário.

A capacitação e o treinamento de equipes médicas para o exercício das funções na ACV e dos demais integrantes do sistema nas funções de campo e apoio garantirão que toda a estrutura proporcionada pelo SCI priorize o salvamento de vidas em uma emergência envolvendo múltiplas vítimas, resultando no sincronismo desejado entre todas as agências envolvidas.

A Figura 8 dá ênfase no sincronismo entre a área de espera e o setor de transporte da ACV com a designação de recursos necessários no tempo estabelecido. Note que esse sincronismo só é possível com a aplicação dos princípios estabelecidos pelo SCI e descritos no presente capítulo.

Observe que o uso de terminologia comum, o respeito à cadeia de comando, o gerenciamento por objetivos com priorização ao salvamento de vidas, a ampla gestão de

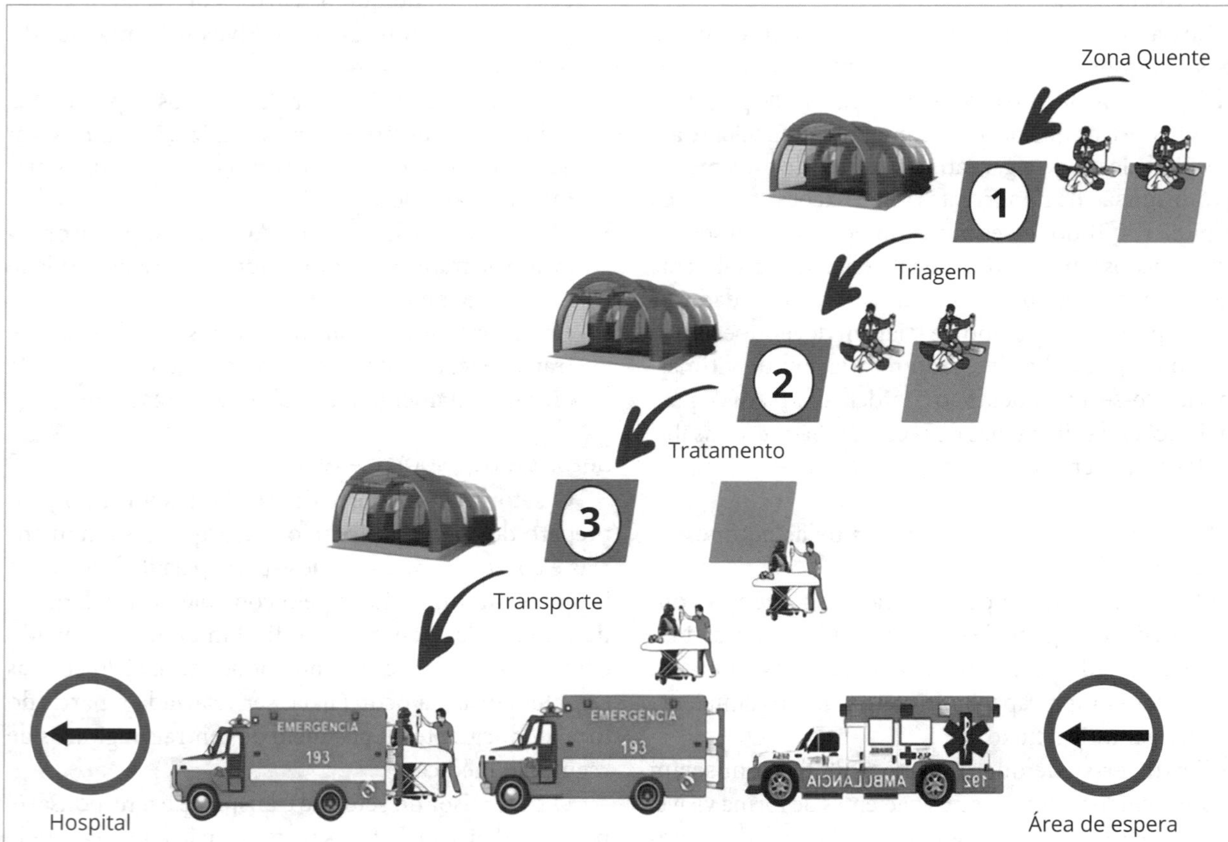

FIGURA 8 Sincronismo entre o setor de transporte da área de concentração de vítimas e a área de espera da área de concentração de vítimas.
Fonte: arquivo de imagens do autor.

recursos, a utilização de instalações e áreas padronizadas e principalmente a comunicação integrada proporcionam a soma de todos os esforços em prol do socorro adequado e eficiente das vítimas na ocorrência.

ATUAÇÃO MÉDICA NOS DESASTRES E INCIDENTES COM MÚLTIPLAS VÍTIMAS

Área de concentração de vítimas

Definido seu posicionamento pelo SCI, existem formas de sinalização das suas áreas vermelha, amarela, verde e preta. Comumente aplicam-se lonas ao solo, com as respectivas cores, porém com frequência não atendem a grande volume de vítimas e por vezes podem ser sinalizados por bandeiras, o que facilita a visualização à distância e principalmente quando a zona quente está em nível inferior.

Convém posicionar a área "amarela" próxima à área "vermelha", facilitando o embarque nas ambulâncias. Convém atentar, desde o início, em posicionar as pranchas paralelamente, em fila dupla, "pé com pé" para o centro da lona, ficando a via aérea voltada para a borda externa, facilitando seu acesso e respeitando um espaço mínimo de 50 cm entre os pacientes, para que outras manobras, como punções e outras, sejam possíveis.

A área verde deve ser posicionada distante das demais áreas, pela frequente dificuldade de conter essas vítimas. Convém posicionar um ou dois elementos da equipe de enfermagem e um bombeiro ao menos, para conter esse grupo e rever as lesões que possam ter sido subestimadas por vestes ou na triagem.

Em um desastre, quanto mais próximo ao epicentro do acidente, maior a gravidade, justamente por receber a maior energia. As "pretas" são as vítimas mais próximas ao epicentro, depois se seguem as "vermelhas", as "amarelas" e as "verdes", estas geralmente as mais distantes. Por isso, são as primeiras vítimas a se mobilizar e fogem da cena, alcançando os hospitais próximos, inundando os centros de saúde mais próximos, o que denominamos de efeito geográfico, que, a depender do volume de verdes, compromete o atendimento de vítimas vermelhas e amarelas nesse local.

Por isso é importante reter as vítimas na ACV e, assim que possível, direcionar as verdes para uma unidade de pronto atendimento ou outro estabelecimento de saúde, mais simples, para curativos, revisão e observação.

As vítimas devem ser retriadas antes de entrar na ACV, pois é muito comum haver falhas na triagem da zona quente, com uma maior tendência a *over triage*, "errar para mais", fruto da condição da zona "quente", proporcionando pânico e suas correspondentes respostas psicogênicas nos triadores. A *under triage* é menos frequente nesse contexto, mas ocorrem casos em que durante a triagem o sangramento, comprometimento respiratório ou neurológico é imperceptível ao método de triagem aplicado. O bombeiro posicionado na Zona Quente aplica o método START (*Simple Triage And Rapid Treatment*) e o JUMP START para crianças pequenas.

Essa triagem não deve ultrapassar 10 segundos por vítima, devido ao risco do ambiente, bem como a celeridade preconizada para o IMV, sinalizando as vítimas com maior prioridade a serem transportadas a ACV.

Método START Simplificando para a triagem na Zona Quente:

- As vítimas capazes de se movimentar sem ajuda são "verdes" e devem ser orientadas a sair da Zona Quente por meios próprios.
- A vítima que apresenta nível de consciência alterado ("rebaixado") e/ou perfusão tecidual reduzida (pulsos periféricos ausentes ou tempo de enchimento prolongado) e/ou frequência respiratória alterada (para mais ou para menos), é "vermelha".
- Quem não for "vermelho", mas não consegue sair por meios próprios, somente com ajuda, é "amarelo".
- A vítima que respira mesmo após desobstrução da via aérea é "preta".
- Para crianças, aplica-se o JUMP START, porém em nossa cultura com frequência observamos que o socorrista irá retirá-la da Zona Quente, independentemente da triagem.

Excepcionalmente, os socorristas da Zona Quente podem solicitar a presença de um médico, geralmente em casos em que a vítima está "presa" por um ou mais membros, ou outra demanda relevante em que se faça necessário analgesia ou mesmo um procedimento invasivo para a liberação da vítima. Porém, cabe ao bombeiro avaliar a situação/risco e prover o devido equipamento de proteção individual e segurança ao médico para o procedimento.

Após a triagem, as vítimas serão conduzidas à ACV e, antes de adentrarem a sua área, serão retriadas pela equipe de saúde, como ilustra a Figura 10. Aí sim o cartão será colocado (posicionar a vítima sobre um cavalete ou mesa agiliza ergonomicamente a reavaliação, mas não é imprescindível).

As equipes médicas, tanto da área vermelha quanto da amarela, realizaram os procedimentos emergenciais e priorizaram a ordem de saída aos de maior gravidade, informando ao chefe da ACV que orientará a ordem de embarque e o destino ofertado pela regulação. É importante a figura de um "anotador", junto ao chefe da ACV, identificando a vítima/destino/AM.

Alguns protocolos utilizam cartões destacáveis de identificação das vítimas graves; pela experiência dos

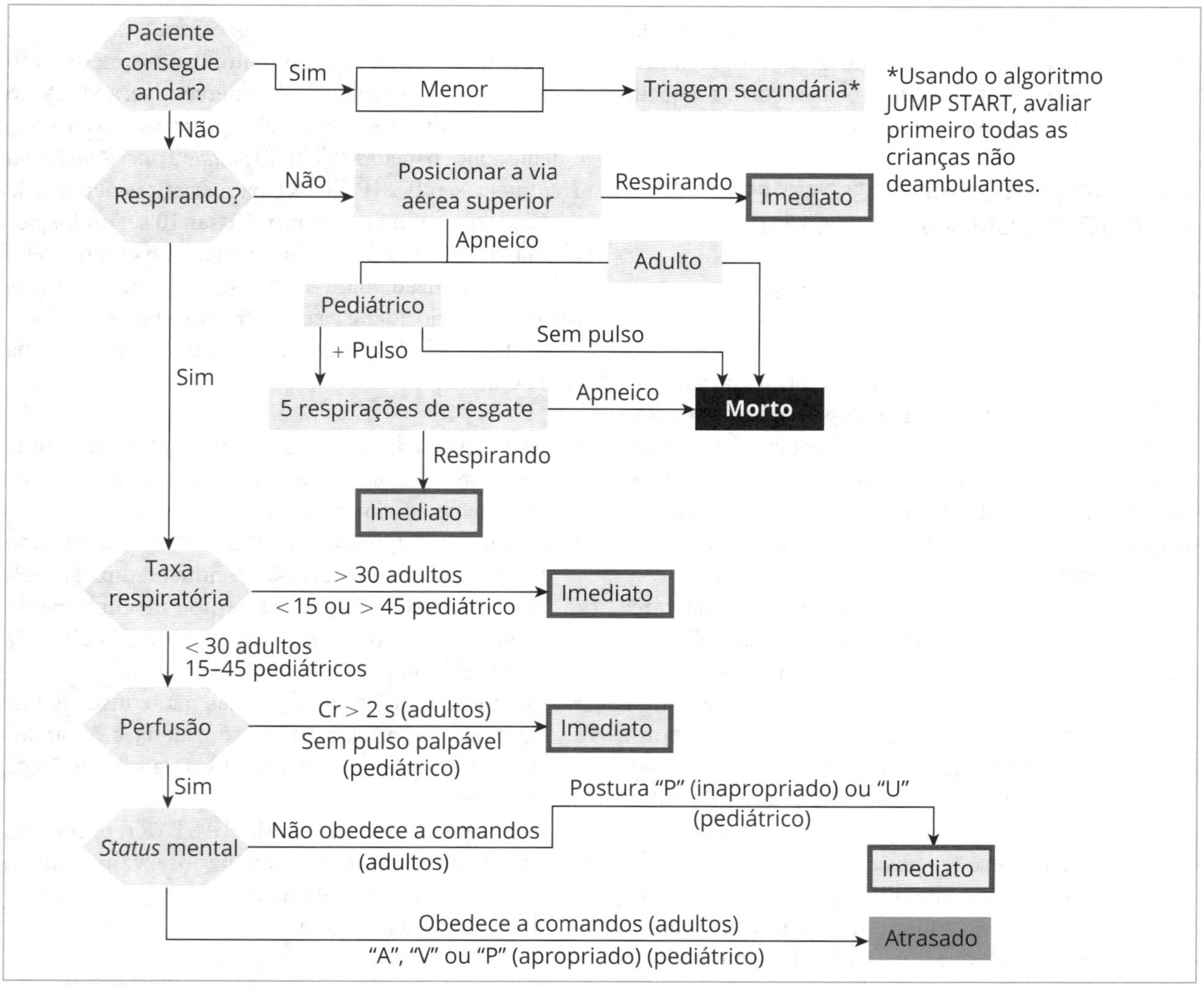

FIGURA 9 Método de triagem START (*Simple Triage And Rapid Treatment*).
A: alerta; V: responde a estímulos verbais; P: responde a estímulos dolorosos; U: não responde a estímulos nocivos.

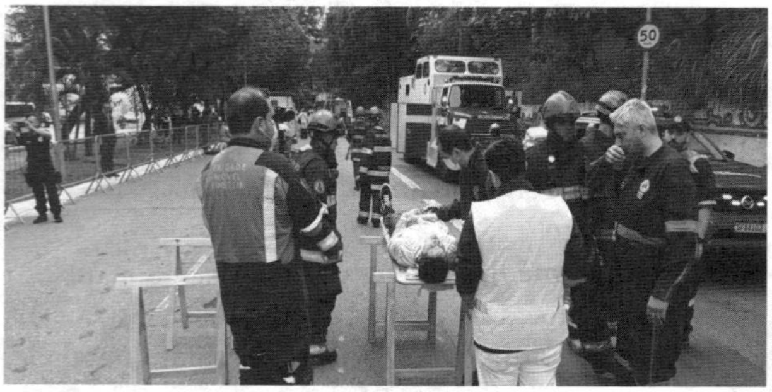

FIGURA 10 Uso de cavaletes para retriagem em incidente com múltiplas vítimas.

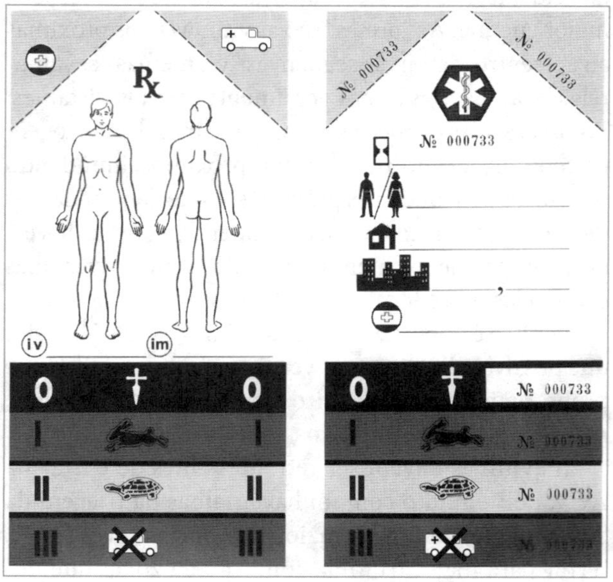

FIGURA 11 Cartões de Identificação usados em incidente com múltiplas vítimas.

autores deste capítulo, essa estratégia não costuma ser efetiva na realidade brasileira de manejo de IMV. A prioridade de cuidados da equipe da ACV está nas vítimas vermelhas, que deverão idealmente alcançar o tratamento hospitalar em até 1 hora do início do evento.

Resposta hospitalar ao evento

Os hospitais devem montar seu plano para resposta a desastres. Isso engloba uma série de ações, treinadas e doutrinadas previamente. A título de exemplo, mediante a chegada súbita de inúmeras vítimas graves, algumas ações:

- Priorizar o atendimento por médicos emergencistas experientes na zona de entrada das vítimas, a fim de otimizar a identificação de vítimas graves e priorizar vermelhos e amarelos.
- Suspensão das cirurgias e internações eletivas.
- Suspensão das consultas ambulatoriais e disponibilização dos profissionais normalmente atuantes nos setores eletivos de saúde ao gabinete de crise ou chefia hospitalar.
- Organizam-se áreas vermelha e amarela no departamento de emergência, transferindo internamente os casos menos emergenciais para outras unidades do hospital.
- Aciona-se um plano de chamada aos profissionais que se encontram em descanso, fora do hospital.
- O banco de sangue aciona doadores e, se necessário, a mídia, com a finalidade de convocar doadores, e informa o estoque e a disponibilidade de recursos ao gabinete de crise.
- Serviços de imagem e laboratório devem otimizar os resultados de exames.
- Setores de segurança e limpeza devem ser hipertrofiados. Seguranças devem isolar o acesso ao hospital para garantir a chegada das vítimas com maior efetividade.
- A assessoria de imprensa centraliza a informação e atende os órgãos de imprensa longe da operação, além de emitir notas de demandas e de doações de sangue.
- Assistentes sociais identificam vítimas e acolhem familiares em áreas afastadas do fluxo de atendimento.
- Alta ou remanejamento dos pacientes previamente presentes no serviço conforme seu *status* clínico.
- As equipes de Terapia Intensiva também devem ser hipertrofiadas, com *surge* de equipamentos, profissionais e leitos extras, conforme a demanda esperada de vítimas em estado crítico.

4 pilares do atendimento hospitalar em casos de acidentes com múltiplas vítimas:

- Otimização de recursos.
- Produtividade contra o relógio.
- Interatividade entre setores.
- Transferências inter-hospitalares por via aérea/terrestre.

A Tabela 2 resume as funções de cada coordenador de equipe, no intuito de centralizar as decisões e sistematização do fluxo de atendimento:

A partir do acionamento hospitalar do Plano de Desastres, é estabelecida uma série de ações em cascata, denominadas a seguir:

1. Disparo do plano de chamada em cascata:
   - Inicia-se o processo com o acionamento do plano de chamada em cascata em situações críticas, em que as chefias imediatas dos setores entrarão em ação para garantir a otimização dos recursos do hospital para o recebimento das vítimas.

TABELA 2 Profissionais supervisores no ambiente intra-hospitalar durante um incidente com múltiplas vítimas

Função	Área responsável	Atividades principais
Chefia institucional	Centralização de informações	Coordenação das ações institucionais
		Comunicação entre diferentes setores
		Demandas à Secretaria de Saúde
Chefia médica	Ordenamento médico	Remanejamento de equipes médicas
		Reorganização de setores e transferências
		Estabelecimento de prioridades médicas
Chefia de enfermagem	Remanejamento de enfermagem	Coordenação do corpo de enfermagem
		Priorização de atividades e transferências
		Garantia da qualidade no atendimento enfermeiro
Chefia engenharia/logística	Centralização de recursos	Gerenciamento de equipamentos e materiais
		Controle de medicamentos
		Manutenção e logística hospitalar

2. Informação à chefia de enfermagem:
   - O sistema notifica a chefia de enfermagem sobre a disponibilidade de leitos vagos.
   - A chefia de enfermagem avalia a capacidade de acomodação e ocorrências de leitos livres.
3. Informação à chefia médica:
   - Alinhada com as informações da chefia de enfermagem, a chefia médica é informada sobre leitos provavelmente liberados devido a altas médicas.
   - Analisa as condições clínicas dos pacientes e autoriza a liberação dos leitos.
4. Informação à chefia de logística:
   - A logística é notificada sobre a disponibilidade de macas vazias após a liberação dos leitos.
   - Avalia a quantidade de macas disponíveis e prontidão para realocação.
5. Informação à chefia de logística/engenharia:
   - Avalia sobre a disponibilidade de equipamentos essenciais, como monitores, bombas de infusão e respiradores.
   - Verifica o estado operacional e a quantidade de equipamentos disponíveis.

Por fim, existe a necessidade, de acordo com cada instituição hospitalar, de redesenhar o sistema de atendimento e transferência, a fim de otimizar o fluxo aumentado de vítimas. Algumas medidas que devem ser consideradas são:

- Otimizar a comunicação e o sistema de transferência e reconhecimentos de óbitos para o Instituto Médico Legal. Avaliar a necessidade de caminhão frigorífico para eventos com múltiplas vítimas.
- Considerar atendimento em unidades de pronto atendimento de pacientes com menor complexidade, como fraturas menores e fechadas.
- Considerar atendimentos de pacientes de classificação verde em postos de saúde para reduzir a demanda de unidades hospitalares.
- Otimizar espaços dentro do próprio hospital que poderiam ser convertidos em unidades de terapia intensiva, com réguas de oxigênio e local para monitorização efetiva.
- Considerar transferências aéreas e terrestres para centros mais capacitados para atender determinadas vítimas.

REFERÊNCIAS

1. World Health Organization. Mass casualty management systems: strategies and guidelines for building health sector capacity. Genebra: WHO; 2007.
2. Brasil. Decreto n. 10.593, de 24 de dezembro de 2020. Dispõe sobre a organização e o funcionamento do Sistema Nacional de Proteção e Defesa Civil e do Conselho Nacional de Proteção e Defesa Civil e sobre o Plano Nacional de Proteção e Defesa Civil e o Sistema Nacional de Informações sobre Desastres. Brasília: Diário Oficial da União; 2020.
3. Brasil. Instrução Normativa n. 36, de 4 de dezembro de 2020.
4. Florida State. Florida field operations guide; 2012. [acesso em maio de 2024]. Disponível em: https://www.floridadisaster.org/globalassets/importedpdfs/chapter10b-masscasualty.pdf
5. County of Santa Clara. Multiple Casualty Incident Plan. A comprehensive operational plan for the management of Multi-casualty events occurring in the County of Santa Clara, California. 2019. [acesso em maio de 2024]. Disponível em: https://emsagency.sccgov.org/sites/g/files/exjcpb266/files/General/811MCI.pdf
6. Souza LL. Proposta Estratégica para Difusão e Emprego do Sistema de Comando de Operações e Emergências (SiCOE) na Região Metropolitana de São Paulo. Dissertação – Centro de Altos Estudos de Segurança "Cel PM Nelson Freire Terra" como parte dos requisitos para a aprovação no Doutorado em Ciências Policiais de Segurança e Ordem Pública. São Paulo; 2015.
7. Corpo de Bombeiros da Polícia Militar do Estado de São Paulo (CBPMESP). Sistema de Comando de Operações e Emergências – SiCOE, Diretriz n. CCB-004/931/14. São Paulo: CBPMESP; 2014.
8. Federal Emergency Management Agency (FEMA). ICS Review Document. Washington: FEMA; 2018.
9. Programa Nacional de Segurança Pública com Cidadania. Curso de Sistema de Comando de Incidentes. Brasília: SENASP, 2008.
10. Rodríguez FC, Rodríguez FM, García MCA, Carabantes JCD, Puente ERM. Manual de asistencia sanitaria en accidentes múltiples víctimas. Junta de Castilla y León: Consejería de Sanidad; 2007.
11. U.S. Coast Guard. Incident management handbook. Washington: U.S. Coast Guard; 2014.
12. Corpo de Bombeiros da Polícia Militar do Estado de São Paulo (CBPMESP). Guia de bolso do Sistema de Comando de Operações e Emergências. 3. ed. São Paulo: CBPMESP; 2015.
13. Federal Emergency Management Agency (FEMA). Incident command system for emergency medical services. Washington: United States Fire Administration, National Fire Academy; 1999.
14. Corpo de Bombeiros da Polícia Militar do Estado de São Paulo (CBPMESP). Manual de fundamentos. 2. ed. São Paulo: CBPMESP; 2019.
15. Federal Emergency Management Agency (FEMA). Intermediate incident command system for expanding incidents, ICS 300. Washington: FEMA; 2018.
16. Federal Emergency Management Agency (FEMA). Incident action planning guide. Washington: FEMA; 2012.
17. Lord Fairfax EMS Council. Mass casualty incident and disaster response plan. Winchester: Lord Fairfax EMS Council; 2017.
18. Los Angeles County Emergency Medical Services Agency. 15'til 50: mass casualty incident guide for heathcare entities. 2016.
19. Northern Virginia Fire and Rescue Departments. EMS Multiple casualty incident manual. 2. ed. Virginia: Northern Virginia EMS Operations Board; 2013.
20. Delaidde J. Management et commandement au sein des services d'incendie et de secours. Aix-en-Provence: ENSOSP; 2012.

Seção III

Trauma

COORDENADORAS DA SEÇÃO:
Ana Paula da Rocha Freitas
Ariane Coester

1
O paciente politraumatizado

Ana Paula da Rocha Freitas
Victor Paro da Cunha

PONTOS PRINCIPAIS

- A avaliação inicial das vítimas de trauma deve ser feita ainda no ambiente extra-hospitalar.
- A avaliação inicial da via aérea busca determinar se há comprometimento de sua permeabilidade, procurando por corpos estranhos ou fraturas maxilofaciais que possam resultar em obstrução.
- Quando existe assimetria ou ausência de sons respiratórios no paciente intubado, deve-se tracionar o tubo endotraqueal para resolver a seletividade, ou realizar a reintubação.

INTRODUÇÃO

Trauma é o termo utilizado para um conjunto extenso de patologias que têm em comum um mecanismo fisiológico em que uma força/energia externa ao corpo induz perda e destruição de tecido biológico.

Epidemiologicamente, as vítimas de trauma têm um perfil único. Esses eventos são mais comuns em populações jovens, porém os eventos em mulheres idosas têm aumentado nos últimos anos[1-4]. Até dois terços das vítimas de trauma são homens, porém a violência contra a mulher tem elevado a estatística desses eventos[2-4]. Por diversos fatores, incluindo o menor acesso aos cuidados hospitalares de qualidade, a população que sofre de riscos mais elevados de morte é a faixa de mais baixa renda da sociedade[4].

Outra correlação epidemiológica muito crítica no contexto de trauma é a associação com o uso de álcool. Diversos estudos realizados nas últimas décadas mostraram correlação importante com o uso de álcool, em especial associado a acidentes automobilísticos e situações de violência interpessoal, sendo que, isoladamente, o uso concomitante de álcool foi relacionado a um aumento de até 1,4 vez a mortalidade em vítimas de trauma[3-6].

O trauma continua sendo a principal causa de morte entre crianças e adultos com menos de 45 anos, sendo responsável por quase metade de todas as mortes nessas faixas etárias e a terceira principal causa de morte entre pessoas de 45 a 64 anos, depois do câncer e das doenças cardiovasculares[1-5]. Ele é responsável por quase 6 milhões de mortes a cada ano no mundo, e estima-se que possa se tornar a quinta principal causa de morte até 2030. Além disso, a mortalidade quase triplica com o aumento dos índices de pobreza da população[4,5]. Nos Estados Unidos, acidentes com arma de fogo, asfixia e afogamento são as principais causas de morte por trauma[2-4].

As mortes por trauma acontecem principalmente em decorrência de lesões cerebral, torácica e de grandes vasos. Para os pacientes que sobrevivem ao trauma inicial, a morbidade associada às lesões subsequentes pode ser um fator considerável de limitação funcional, como lesão cerebral, paralisias ou dor persistente[2].

O atendimento ao trauma deve ser organizado de acordo com os conceitos de avaliação rápida, triagem, reanimação, diagnóstico e intervenção terapêutica. O ATLS (*Advanced Trauma Life Support*), criado pelo Colégio Americano de Cirurgiões na década de 1970, é uma estrutura eficaz para avaliação e tratamento inicial ao paciente vítima de trauma, e demonstrou aumentar a eficiência e a qualidade do atendimento. Ele é destinado àqueles que não são treinados no cuidado a pacientes vítimas de trauma de maneira regular, mas define alguns conceitos importantes. Uma avaliação primária começando pelas vias aéreas, respiração e circulação é uma prática padrão e deve ser seguida.

O ATLS prioriza as vias aéreas como o primeiro sistema a ser abordado, e essa abordagem faz sentido em pacientes com comprometimento evidente das vias aéreas, como hematoma cervical em expansão ou trauma facial. No entanto, observou-se que pacientes politraumatizados e hemodinamicamente comprometidos que são intubados antes de serem ressuscitados possuem taxas de mortalidade mais altas do que aqueles que foram transfundidos primeiro para corrigir o choque. A indução para intubação pode ser arriscada em pacientes em choque hemorrágico e pode precipitar um colapso cardiovascular, assim como a ventilação mecânica por pressão positiva, que é instituída após a garantia da via aérea avançada.

Estudos recentes sugerem que a circulação deve ser priorizada em detrimento das vias aéreas no cenário de hemorragia grave e hipotensão. Considerando os dados disponíveis hoje, a melhor abordagem provavelmente priorizará a estabilização do processo com maior risco de morte[4-9].

Após a avaliação primária completa, uma avaliação secundária deve ser realizada. A avaliação secundária é um exame detalhado "da cabeça aos pés", realizado para garantir que nenhuma lesão deixe de ser diagnosticada, associada a um inventário descritivo de todas as lesões diagnosticadas ou suspeitas.

FISIOPATOLOGIA E MECANISMO DE TRAUMA

Como descrito anteriormente, diversos tipos de energia estão associados aos eventos traumáticos, desde mecânica, elétrica, térmica, química e radiação ionizante. Até três quartos dos traumas no mundo são decorrentes de emergência mecânica/cinética, sendo o gatilho da destruição tecidual. Dentre esses, acidentes automobilísticos são responsáveis por até 30% dos eventos, e traumas penetrantes por armas brancas ou de fogo por cerca de 18% dos casos[3-9]. O restante dos eventos envolve uma miríade de situações, desde violência interpessoal a acidentes esportivos.

O princípio básico que rege a cinemática de trauma envolve a transformação da energia envolvida em pressão sobre as estruturas corporais, produzindo redução do seu volume comprometendo a tensão superficial e culminando com a deformidade da estrutura. Quanto mais massa tiver o objeto em movimento ou quanto maior for a sua aceleração/velocidade, maior será o impacto sobre o corpo humano e maior será a deformidade produzida.

Também é digno de nota que a forma como o corpo humano vai responder ao trauma também varia por diversos fatores, como o ângulo de contato, a estrutura atingida e o formato do objeto.

Velocidade por si só é o fator exponencialmente importante no contexto de trauma penetrante. Em velocidades muito elevadas, como aquelas associadas com projéteis de arma de fogo, energia cinética intensa é produzida. Essa energia é dissipada no corpo humano como deformidade, tal qual energia térmica, produzindo os orifícios de entrada e saída, assim como os conceitos de cavidade temporária ou permanente.

SISTEMAS DE ATENDIMENTO AO TRAUMA

É necessária uma abordagem sistemática para reduzir a morbidade e a mortalidade relacionadas ao trauma. Em todo o mundo, ainda existem poucos países ou regiões que possuem sistemas abrangentes de atendimento ao trauma, desde pré-hospitalar até a reabilitação, e que incorporem estratégias de prevenção.

Reconhecendo a importância dos serviços de emergência na assistência à saúde, a crescente demanda por esse setor, bem como a necessidade de aperfeiçoamento do atendimento às emergências em todo o país, com a consolidação de uma política nacional de atendimento às emergências em uma área territorial de grande extensão e diversidade como a do Brasil, o Ministério da Saúde publicou a Portaria n. 2.048 em 2002, regulamentando os sistemas estaduais de urgência e emergência no que tange, principalmente, à estruturação física, aos recursos técnicos, ao financiamento e à organização hierárquica[10].

Essa lei prevê o desenvolvimento de uma rede de atendimento às emergências, com hierarquização de modelos de atendimento conforme a complexidade instalada, e institui definitivamente o atendimento pré-hospitalar organizado e uniforme em todo o país.

Um sistema de trauma que funcione bem define centros de trauma com critérios de triagem específicos, para que os pacientes possam ser inicialmente transportados pelo pré-hospitalar móvel para esses centros ou transferidos para centros de trauma de outros hospitais após a estabilização. O sistema americano de níveis de centros de trauma é o mais estudado internacionalmente, e com frequência é usado como referência na construção de sistemas no mundo.

Classicamente, são definidos quatro níveis de centros de trauma. A seguir, estão descritas as características mínimas os diferenciam:

- Nível I: desenhado para o cuidado virtualmente especializado de todas as vítimas de trauma, geralmente distribuídas em grandes centros urbanos. Tem como diferencial a grande quantidade de atendimentos, além de ações em educação e em pesquisa no tema.
- Nível II: também tem estrutura assistencial para o manejo de todas as vítimas de trauma, porém sem necessariamente apresentar programas de educação e pesquisa dedicados à traumatologia.
- Nível III: funciona como a porta de entrada das vítimas de trauma em locais menores e menos populosos. Assistencialmente, o principal definidor é a presença de um cirurgião dedicado ao manejo de vítimas de trauma em todos os horários de funcionamento do DE. Deve ser capaz de realizar atendimento inicial, estabilização clínica e controle de hemorragia, permitindo a transferência ao centro de trauma mais complexo *a posteriori*.
- Nível IV: com centros presentes em zonas geográficas mais isoladas e esparsamente povoadas, funciona como primeiro acesso ao sistema de saúde para vítimas de trauma, porém não demanda a presença contínua de um cirurgião dedicado ao cuidado de vítimas traumatizadas. Também deve ser capaz de realizar atendimento inicial a essas vítimas.

AVALIAÇÃO PRIMÁRIA À VÍTIMA DE TRAUMA

A avaliação inicial das vítimas de trauma deve ser feita ainda no ambiente extra-hospitalar. Medidas de estabilização inicial, como passagem de torniquete, controle de sangramentos, infusão de ácido tranexâmico, toracocentese de alívio, dentre outras, são comprovadamente mais eficazes quando iniciadas ainda pela equipe de atendimento pré-hospitalar (APH) na cena ou na ambulância. Detalhes sobre esse atendimento estão dispostos nos capítulos específicos de atendimento pré-hospitalar deste livro.

Antes da chegada do paciente ao hospital, o serviço pré-hospitalar deve fazer contato telefônico para informar ao departamento de emergência (DE) sobre o mecanismo do trauma, quais as lesões suspeitas, os sinais vitais e os sintomas apresentados pelo paciente, e eventuais exames e tratamentos já realizados. Isso deve ser especialmente válido em um contexto de incidentes com múltiplas vítimas, mas diversos trabalhos observacionais demonstraram que estratégias padronizadas de *hand-off*, como o mnemônico MIST (*mechanism, injuries, sign and symptoms, treatments*), devem ser usadas mesmo em contextos rotineiros. Então, o serviço deve se preparar para a chegada do paciente com a revisão dos equipamentos disponíveis e o aviso a eventuais equipes colaboradoras.

Classicamente, o algoritmo da avaliação primária do ATLS é ensinado com o mnemônico ABCDE: Vias aéreas – respiração – circulação – incapacidade – exposição (*airway – breathing – circulation – disability – exposition*), para que sequencialmente seja diagnosticada e abordada alguma situação ameaçadora à vida antes de passar para a avaliação do próximo sistema. Essa sequência de avaliações reflete uma progressão linear ou longitudinal de eventos, mas, em uma situação clínica real, muitas delas ocorrem simultaneamente. Na Tabela 1 são descritas as principais etapas da avaliação primária clássica e quais critérios costumam ser avaliados nesse contexto.) Mais detalhes sobre cada uma dessas etapas estão descritos nas seções seguintes[10-15].

TABELA 1 Avaliação primária em vítimas de trauma

Etapa	Exame físico
A – Via aérea e estabilização cervical	Avaliação da capacidade de fala Avaliação da presença estridor Avaliação da presença de otorragia Estabilização profilática da cervical
B – Respiração	Avaliação da presença de IRpA Oximetria, FR, uso de MM acessória Avaliação das causas traumáticas de IRpA Ausculta respiratória, percussão, POCUS
C – Circulação	Avaliação da presença de choque hemodinâmico FC, PA, pulsos periféricos, TEC Avaliação de sítios de sangramento Palpação abdominal, palpação pélvica, palpação de membros inferiores, POCUS
D – Disfunção neurológica	Avaliação do nível de consciência Avaliação pupilar e do reflexo fotomotor Avaliação de força e sensibilidade
E – Exposição	Exposição completa, avaliação de estigmas de trauma, prevenção de hipotermia

FR: frequência respiratória; IRpA: insuficiência respiratória aguda; PA: pressão arterial; POCUS: ultrassonografia *point-of-care*; TEC: tempo de enchimento capilar.

O atendimento do paciente traumatizado sempre começa com uma avaliação inicial para excluir lesões potencialmente graves. Realiza-se uma avaliação rápida do paciente com o objetivo de identificar e tratar imediatamente condições potencialmente fatais, como obstrução das vias aéreas, pneumotórax hipertensivo, sangramento externo exsanguinante, pneumotórax aberto, tórax instável e insuficiência cardíaca por tamponamento. A Tabela 2 descreve as principais lesões

TABELA 2 Principais lesões traumáticas ameaçadoras à vida

Lesão traumática	Sinais e sintomas	Diagnóstico	Medidas de estabilização
Obstrução das vias aéreas	Disfonia, afonia, dispneia, ororragia, estridor	Clínico	Aspiração e intubação orotraqueal
Pneumotórax hipertensivo	Ausência de MV, assimetria de expansibilidade, desvio traqueal, turgência jugular	Clínico + POCUS	Toracocentese de alívio, toracostomia digital e drenagem torácica
Tórax instável e contusão pulmonar	IRpA, respiração paradoxal	Clínico + radiológico	Oxigenoterapia, suporte ventilatório, analgesia e fisioterapia respiratória
Hemotórax maciço	IRpA e/ou choque hemodinâmico Ausência de MV, desvio traqueal, colabamento jugular	Clínico + POCUS	Drenagem torácica e toracotomia exploradora
Tamponamento cardíaco traumático	Choque obstrutivo ou PCR, trauma penetrante precórdio, abafamento de bulhas, pulso paradoxal e turgência jugular	Clínico + POCUS	Toracotomia exploradora ou de reanimação
Choque hemorrágico traumático	Choque, trauma contuso grave e trauma penetrante Estigmas em tórax ou abdome Pelve instável, fraturas bilaterais de ossos longos	Clínico + POCUS	Expansão volêmica com hemoderivados, transfusão maciça, ácido tranexâmico, DVA com hipotensão permissiva e controle de sítio de sangramento
Hipertensão intracraniana	TCE grave (GCS < 8), anisocoria, edema de papila bilateral, tríade de Cushing	Clínico + radiológico	Medidas de neuroproteção, terapia osmótica e outras medidas ponte, cateter de PICC e avaliação neurocirúrgica de emergência
Choque neurogênico	Déficit neurológico em nível Choque vasoplégico Choque medular associado	Clínico + radiológico	DVA, avaliação neurocirúrgica de emergência

TCE: traumatismo cranioencefálico; GCS: Escala de Coma de Glasgow; IRpA: Insuficiência respiratória aguda.

traumáticas ameaçadoras à vida, seus principais sinais e sintomas, seu diagnóstico e as medidas mais comumente estabelecidas para sua estabilização clínica.

AVALIAÇÃO DA VIA AÉREA E ESTABILIDADE CERVICAL

A avaliação inicial da via aérea busca determinar se há comprometimento de sua permeabilidade, procurando por corpos estranhos ou fraturas maxilofaciais que possam resultar em obstrução. Em geral, pede-se ao paciente que diga seu nome, avaliando simultaneamente sua capacidade de falar e, também, de obedecer a comandos. Se o paciente for capaz de pronunciar seu nome facilmente sem esforço respiratório significativo e não houver comprometimento iminente e óbvio das vias aéreas, como um hematoma cervical em expansão ou trauma facial significativo, a via aérea é considerada patente.

Se o paciente não conseguir dizer seu nome ou se estiver inconsciente, mas respirando adequadamente e sem sinais de colapso iminente das vias aéreas, como ronco, secreção ou até obstrução total ou parcial pela queda da língua, elas podem ser monitoradas e a avaliação primária continuada. Na situação do paciente traumatizado que está com a via aérea obstruída e hipoventilando, é importante considerar se há indicação de intubação imediata ou se o paciente necessita de suporte das vias aéreas e reanimação adicional.

Algumas estratégias menos invasivas podem ser utilizadas antes da intubação nesse contexto, aspiração de orofaringe pode facilitar a retirada de sangue da entrada da via aérea, assim como a manobra de tração da mandíbula com a estabilização simultânea da coluna cervical, que deve ser realizada para manter uma via aérea aberta quando existe sinal de comprometimento de permeabilidade. Pode-se prosseguir com uma posterior inserção de cânula oro ou nasofaríngea como parte da primeira resposta a um paciente com esforço respiratório inadequado. Esses dispositivos de abertura de via aérea devem ser utilizados com cautela em pacientes com reflexo de vômito preservado. Também se deve evitar cânula nasofaríngea em pacientes com suspeita de fratura da base do crânio ou com trauma facial grave.

Manejo de via aérea frequentemente exige certa manipulação cervical, o que pode ser prejudicial em um contexto de trauma com suspeita de lesões vertebrais agudas. Sempre que possível, deve-se utilizar a técnica de estabilização da coluna vertebral com duas pessoas, em que uma dedica atenção total à imobilização da coluna, impedindo seu movimento excessivo, enquanto a outra cuida das vias aéreas. Se o paciente vomitar, ele deve ser rodado em bloco para o lado, e uma aspiração faríngea deve ser realizada posteriormente se necessário.

O comprometimento agudo das vias aéreas, como hematoma cervical em expansão ou trauma facial que causa sangramento nas vias aéreas, deve ser tratado imediatamente com intubação de emergência. Pacientes com rebaixamento importante do nível de consciência (Escala de Glasgow menor do que 9) geralmente possuem seu reflexo de tosse e capacidade de manutenção da permeabilidade das vias aéreas comprometidos, e necessitarão de uma via aérea definitiva para prevenir obstrução e lesão cerebral secundária por hipoxemia. Pacientes traumatizados agitados, com traumatismo cranioencefálico, hipóxia ou delírio induzido por drogas ou álcool, também podem estar em risco de lesão autoinfligida.

A via aérea de pacientes com trauma é considerada anatômica, fisiológica e psicologicamente difícil por diversos motivos, entre eles a necessidade de manter imobilização da coluna cervical, presença de sangue ou secreções, lesão de vias aéreas superiores e alto risco de regurgitação e aspiração de conteúdo gástrico. A técnica de intubação por sequência rápida é a mais indicada nesse cenário, pois garante adequada visualização na primeira tentativa, minimizando os riscos de aspiração e falha. O uso da videolaringoscopia (VL) é útil nesses casos, pois auxilia na visualização das cordas vocais, minimizando a manipulação da coluna. Em 2021, Brown III e os investigadores do NEAR (*National Emergency Airway Registry*) descreveram um aumento importante da chance de sucesso na primeira tentativa com o uso da VL em vítimas de trauma (OR 2,0 IC 1,6-2,6). Se a anatomia ou uma lesão maxilofacial grave impedir a intubação endotraqueal, uma via aérea cirúrgica (cricotireoidostomia) pode ser indicada[16].

Em relação às medicações usadas para auxílio à indução em sequência rápida (ISR), não existe um fármaco indicado especificamente para casos de trauma. Os fármacos de indução frequentemente utilizados incluem cetamina, etomidato e propofol. A cetamina tem a vantagem de preservar o movimento respiratório, tornando-a preferida para intubação acordada ou de sequência tardia. Os riscos de elevação da pressão intracraniana associados com o uso de cetamina no trauma já foram refutados em vários estudos ao longo dos anos. O etomidato possui a vantagem de início de ação rápido e meia-vida curta, com mínima instabilização hemodinâmica[15-20]. O propofol é um fármaco com início de ação rápido e potencial proteção neurológica, sendo muito utilizado em pacientes neurocríticos, mas possui a desvantagem de causar instabilidade hemodinâmica e potencial lesão secundária em trauma cranioencefálico, devendo ser utilizado com cautela e em casos selecionados, nos quais o benefício supere os riscos.

Os bloqueadores neuromusculares mais utilizados para intubações em trauma são a succinilcolina e o rocurônio. A succinilcolina tem a vantagem de ter início mais rápido e meia-vida mais curta do que o rocurônio, mas deve ser evitada em casos de hipercalemia, lesões por esmagamento ou rabdomiólise, distrofia muscular e em pacientes queimados há mais de 24 horas. O uso do rocurônio possui a característica de um bloqueio de duração mais prolongada, devendo haver atenção especial na sedação imediata e efetiva após o procedimento para evitar sofrimento desnecessário do paciente.

Se a intubação não for bem-sucedida, pode ser necessário um resgate de oxigenação com a inserção de via aérea supraglótica, como uma máscara laríngea. Se isso permitir ventilação e oxigenação adequadas, a avaliação primária pode ser continuada e a intubação definitiva, realizada novamente quando o paciente estiver mais estabilizado. No caso de não ser possível ventilar e oxigenar efetivamente o paciente após tentativa de intubação malsucedida ("não intubo e não ventilo"), uma cricotireoidostomia cirúrgica deve ser realizada para obter uma via aérea e garantir a ventilação do paciente[17-23].

OXIGENAÇÃO E VENTILAÇÃO

Uma vez que as vias aéreas estejam controladas, deve-se inspecionar, auscultar e palpar o tórax e o pescoço para detectar anormalidades. As condições que devem ser diagnosticadas nessa fase são pneumotórax hipertensivo, hemotórax maciço, tamponamento cardíaco e tórax instável. A identificação de uma dessas condições deve levar à estabilização imediata antes de prosseguir com a avaliação.

Sinais como desvio de traqueia, turgência jugular, crepitação, movimento paradoxal de um segmento da parede torácica, ferida torácica soprante, fratura de esterno ou ausência de sons respiratórios em algum lado do tórax devem ser procurados. Qualquer uma dessas descobertas justifica intervenção imediata, incluindo toracocentese de alívio ou toracostomia digital para pneumotórax hipertensivo, drenagem torácica para aliviar o hemopneumotórax e aplicação de curativo oclusivo de três pontas em ferimento soprante torácico (pneumotórax aberto).

Quando existe assimetria ou ausência de sons respiratórios no paciente intubado, deve-se tracionar o tubo endotraqueal para resolver a seletividade, ou realizar a reintubação. Nesse contexto, a confirmação do posicionamento com capnografia pode ser uma estratégia muito útil. Se nenhum som respiratório for ouvido e se houver suspeita de hemotórax maciço ou lesão vascular (como drenagem torácica inicial maior do que 1.500 mL, ou débito maior do que 200 mL/h), uma toracotomia exploradora ou cirurgia torácica videoassistida deve ser indicada para identificar e controlar a origem do sangramento.

CIRCULAÇÃO

Pacientes vítimas de trauma estão sob risco de choque hemorrágico, uma causa comum de morte no trauma. A avaliação da circulação se concentra principalmente em identificar a presença de choque hemodinâmico, por meio da avaliação de pulsos periféricos, FC, PA, TEC; assim como identificar potenciais sítios de sangramento e realizar o controle da perda de sangue. O foco principal durante essa fase da avaliação primária deve ser o controle da hemorragia e a ressuscitação volêmica. Tem sido proposto, inclusive, como discutido anteriormente, que a correção do choque deve preceder a intubação traqueal. O controle da hemorragia e a ressuscitação volêmica podem normalizar o estado mental do paciente, melhorando a perfusão e eliminando a necessidade de intubação, ou, no mínimo, diminuindo as complicações decorrentes da intubação traqueal em pacientes com via aérea fisiologicamente difícil.

Identificação da causa de choque

A determinação da causa do choque, se presente, deve ser um dos passos iniciais na reanimação. Todos os pacientes traumatizados com instabilidade hemodinâmica devem inicialmente ser presumidos como estando em choque hemorrágico até prova do contrário, e ressuscitados adequadamente. O diagnóstico alternativo de choque deve ser feito após a hemorragia ser controlada ou descartada. Além disso, devemos lembrar que pode haver duas (ou mais) diferentes causas simultâneas contribuindo para o choque no politraumatizado. O protocolo *eFAST* é muito eficaz em auxiliar na tomada dessa decisão e deve ser utilizado rotineiramente por todos os serviços habilitados ao manejo de vítimas de trauma grave.

Tipos de choque no trauma

- Choque hipovolêmico hemorrágico: tipo de choque mais comum, decorre da perda aguda de sangue; extremidades frias, pulsos filiformes, tempo de enchimento capilar alargado.
- Choque neurogênico: geralmente identificável por hipotensão e bradicardia em um paciente com lesão medular conhecida ou suspeita. O tempo de enchimento capilar pode estar alargado e as extremidades podem estar aquecidas.
- Choque obstrutivo: secundário a tamponamento cardíaco ou pneumotórax hipertensivo; associado com turgência jugular, desvio da traqueia, bulhas abafadas e pulso paradoxal.
- Choque cardiogênico: estado de choque secundário à insuficiência da bomba cardíaca; geralmente secundário à contusão miocárdica ou cardiopatia associada.
- Choque distributivo: secundário à vasodilatação e hipovolemia; mais comumente associado a situações clínicas concomitantes ao trauma.

Fisiopatologia do choque hemorrágico traumático

A fisiopatologia do choque hemorrágico traumático é complexa e envolve diversos mecanismos de perpetuação da lesão. A perda de sangue total pelo paciente é associada à perda de fatores de coagulação, que, por sua vez, reduz a capacidade corporal de formar coágulos de sangue, dificultando o controle endógeno do sangramento. A hipovolemia absoluta começa a se estabelecer, o que reduz o retorno venoso e, secundariamente, o débito cardíaco, induzindo o estado de hipoperfusão generalizada. A indisponibilidade de oxigênio para as mitocôndrias teciduais que se estabelece culmina com o desvio do metabolismo para reações anaeróbicas, que possuem como metabólito o ácido láctico, que se liberado em grandes quantidades pode agir como um ácido e desregular o pH sanguíneo. A acidose, por sua vez, reduz a sensibilização dos receptores catecolaminérgicos, piorando a resposta fisiológica ao choque e induzindo ainda mais hipoperfusão. Também associadas a esse mecanismo ocorrem a exposição de cavidades e a da vítima traumatizada ao ambiente frio da cena, o corpo reduz a sua capacidade de transmissão de calor, o que pode induzir um estado de hipotermia, que também contribuirá para reduzir a ação enzimática corporal e piorar a coagulopatia no trauma. Por fim, em um contexto de ressuscitação volêmica o consumo de cálcio endógeno se torna intenso, reduzindo ainda mais a capacidade de coagulação endógena. Esse efeito de perpetuação do choque hemorrágico é conhecido como "diamante letal do trauma", representado por coagulopatia, hipotermia, acidose metabólica e hipocalcemia. O manejo moderno do choque hemorrágico traumático consiste na correção da hipovolemia absoluta, na correção dos fatores do diamante do trauma e no controle do sítio de sangramento.

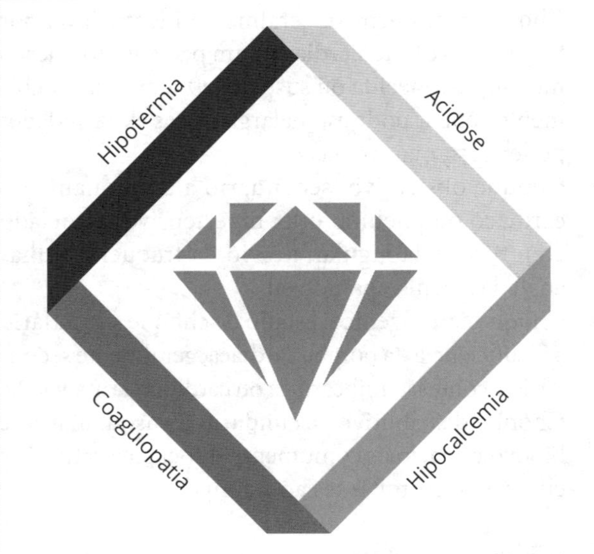

FIGURA 1 Fisiopatologia do choque hemorrágico traumático.
Fonte: Arthur Campos.

Manejo do choque hemorrágico traumático

O manejo de vítimas de choque hemorrágico traumático inicia pelo conceitos de ressuscitação com controle de danos (*damage control resuscitation* – DCR), conceito relativamente novo que identifica como prioridades a rápida identificação de vítimas de choque hemorrágico, seguida do manejo agressivo da hipovolemia e da coagulopatia do trauma, em associação a outros dois conceitos também valorizados: a hipotensão permissiva, em que alvos menores de PAS são estabelecidos, assim como o foco em cirurgias de controle de danos, em que apenas os focos de sangramento ameaçadores à vida do paciente são manejados inicialmente e cirurgias definitivas mais extensas são postergadas até o paciente encontrar-se fisiologicamente balanceado. Nas seções abaixos são explorados em maiores detalhes esses conceitos.

Expansão volêmica e terapia transfusional

Expansão volêmica é a etapa inicial do manejo do choque hemorrágico. Sistemas especialmente usados para classificar o grau de hemorragia (Tabela 3) e definir a quantidade de volume a ser infundido nunca foram validados. Além disso, há grande variabilidade na resposta individual à hipovolemia. Hemorragia e choque acontecem de maneira dinâmica, e alguns pacientes podem compensar perdas sanguíneas significativas melhor do que outros. Hemorragia de até 30% do volume total de sangue pode estar associada apenas com taquicardia leve e diminuição da pressão de pulso, mas pode progredir rapidamente para hipoperfusão profunda e choque descompensado se não for reconhecida de modo precoce[22-26]. Além disso, alguns medicamentos, como betabloqueadores, podem mascarar indicadores hemodinâmicos precoces de choque.

A melhor maneira de avaliar a gravidade do choque no trauma é utilizando o índice de choque (*Shock Index*) e o índice de choque modificado. O índice de choque é calculado dividindo a frequência cardíaca do paciente pela pressão arterial sistólica (FC/PAS). O índice de choque modificado é calculado dividindo a frequência cardíaca do paciente pela sua pressão arterial média (FC/PAM). Um índice de choque maior do que 0,9 está associado com maior mortalidade, e um índice de choque modificado menor do que 0,7 ou maior do que 1,3 é capaz de predizer uma taxa de mortalidade mais elevada do que outros valores.

Todos os pacientes politraumatizados devem ter dois acessos endovenosos periféricos de grande calibre (calibre 18 ou maior), e amostras de sangue ou para estudos laboratoriais, especialmente tipo sanguíneo e provas de coagulação, devem ser obtidas. O acesso intraósseo é a segunda opção de acesso em pacientes politraumatizados chocados quando não se consegue obter acesso venoso periférico, porque é rápido, fácil e pode receber infusão de grandes volumes. A maioria dos medicamentos, incluindo hemoderivados, pode ser administrada por essa via.

A reanimação volêmica dos pacientes traumatizados pode iniciar com a administração de cristaloide balanceado (solução fisiológica ou ringer lactato), preferencialmente aquecido, de 1.000 a 1.500 mL. A administração intravenosa de cristaloides pode exacerbar a tríade letal (acidose, hipotermia, coagulopatia) e contribuir para a hemodiluição. A ressuscitação volumosa com cristaloides está associada a aumento da morbidade, maior tempo de permanência na UTI, desenvolvimento de síndrome do desconforto respiratório agudo (SDRA), aumento do risco de disfunção orgânica e aumento do tempo de ventilação mecânica em vítimas de trauma.

A decisão por início da transfusão de hemoderivados pode ser complexa na prática. Dentre os quadros mais bem descritos incluem-se pacientes chocados já hipotensos, pacientes que não melhoram apesar da reposição volêmica inicial e aqueles com sinais de sangramento ativo importante de difícil controle. Os conceitos atuais de respondedores completos, transitórios ou não respondedores podem auxiliar nessa tomada de decisão.

Em um contexto de transfusão maciça de múltiplas bolsas, a melhor proporção entre os hemoderivados parece ser de 1:1:1 de concentrado de hemácias, plasma fresco congelado (PFC) e plaquetas, respectivamente. Dados da experiência civil e militar revelam que pacientes

TABELA 3 Classificação das vítimas de trauma conforme resposta à ressuscitação volêmica

	Rápida resposta	Resposta transitória	Resposta mínima ou nenhuma
Sinais vitais	Normalizados após ressuscitação	Recorrência de taquicardia e/ou hipotensão	Sem modificações
Perda estimada	< 15%	15-40%	> 40%
Necessidade de hemoderivados	Baixa	Moderada a alta	Imediata
Testes pré- transfusão	Tipagem e prova cruzada	Tipo específico	"Extrema urgência"
Necessidade de abordagem	Possível	Provável	Muito provável
Presença do cirurgião	Sim	Sim	Sim

Fonte: ATLS 10.

que recebem mais de dez unidades de concentrado de hemácias apresentam diminuição da mortalidade quando recebem simultaneamente plasma fresco congelado em uma proporção de concentrado de glóbulos vermelhos para plasma fresco congelado de 1:1 em vez de 1:4 (26% vs. 87,5% de mortalidade, respectivamente). Além disso, evidências crescentes sugerem vantagens em administrar sangue total ao invés de hemoderivados, especialmente ainda no ambiente extra-hospitalar, em que a terapia transfusional com múltiplas bolsas é tecnicamente complexa. O sangue total está associado à melhor sobrevida em 24 horas, melhor sobrevida hospitalar e menores índices de complicações. Estudos adicionais apoiam a ideia de que a transfusão de sangue total do grupo O de baixa titulação é segura no ambiente pré-hospitalar e no departamento de emergência e pode diminuir os volumes totais transfundidos[21].

Em um contexto de choque hemorrágico, o sangue doador universal tipo O deve ser administrado enquanto se aguardam a tipagem específica e a prova cruzada, e mulheres em idade fértil devem receber preferencialmente sangue RH negativo. A maioria dos bancos de sangue brasileiros utiliza a denominação "extrema urgência" para descrever a solicitação de bolsas assim. Protocolos institucionais específicos para esse cuidado são eficazes em reduzir eventos adversos transfusionais e devem ser implementados em todos os serviços hospitalares referência para o manejo de vítimas de trauma grave.

Correção da coagulopatia e uso do ácido tranexâmico

As terapias de transfusão de múltiplos hemoderivados são as principais estratégias para o manejo da coagulopatia do trauma. O uso de tromboelastometria rotacional ou tromboelastografia para guiar essa decisão é incentivado, se disponível, para orientar as necessidades de transfusão de maneira equilibrada, com base no perfil de coagulação específico do paciente. K. Brohi, et al., em 2021 publicaram um estudo randomizado em que não foi demonstrado aumento de sobrevida ou redução da necessidade de transfusão maciça em até 24 horas quando foram comparadas as estratégias utilizadas na avaliação por elastografia em relação à avaliação de coagulopatia pelos exames convencionais de contagem total de plaquetas, TAP e TTPA[22].

Outras medidas para modificar o diamante letal do trauma são indicadas em associação:

- Correção da acidose metabólica hiperlactatêmica com bicarbonato EV em vítimas de trauma é questionada pela literatura, mas uma ressuscitação focada em induzir o clareamento do lactato sérico parece ser uma estratégia eficaz em reduzir a mortalidade.
- Correção da hipocalcemia de maneira empírica deve ser indicada em pacientes com quadros importantes de hemorragia, especialmente se múltiplas (> 4) bolsas de hemoderivados foram transfundidas, além da perda de cálcio diretamente associada à ativação maciça do sistema de coagulação, a presença de citrato e quelante de cálcio das bolsas é sabidamente um fator redutor dos níveis séricos de cálcio. Em um contexto empírico, uma a duas ampolas de gluconato de cálcio EV em 20 a 30 minutos costumam ser indicadas a cada quatro bolsas de hemoderivados transfundidos. Após a estabilização inicial, manter valores normais de calcemia é uma medida fundamental no manejo desses pacientes.
- Prevenção e reversão da hipotermia também são críticas no cuidado desses pacientes. Ainda no APH, cobrir o paciente de mantas térmicas, retirar roupas molhadas e protegê-lo rapidamente dos efeitos do clima são medidas importantes. No intra-hospitalar, a infusão de soluções aquecidas, a cobertura de cavidades expostas e o controle da temperatura da sala de emergência também podem ser eficazes em reduzir esse efeito. Em casos de hipotermia estabelecida (temperaturas centrais < 34°C), o aquecimento ativo com meios físicos deve ser indicado.

Por fim, também deve ser considerado o uso do ácido tranexâmico em todas as vítimas de hemorragia grave, ele é um agente antifibrinolítico que classicamente reduz a perda de sangue pós-operatória. Ele age impedindo a clivagem da plasmina e a degradação da fibrina, aumentando o tempo de duração do coágulo sanguíneo. Clássico estudo CRASH-2 publicado em 2010 descreveu mais de 20 mil pacientes e mostrou redução do risco de morte por sangramento no trauma em até 15% quando administrado dentro de 3 horas após a lesão, sem risco aumentado de eventos adversos, incluindo eventos tromboembólicos. A administração dentro de 1 hora após a lesão pode diminuir o risco relativo de morte por sangramento em até 32% e dentro de 1 a 3 horas, em até 21%. A administração de ácido tranexâmico depois de 3 horas após a lesão é menos eficaz e potencialmente prejudicial. Outros estudos mais recentes demonstraram que ele pode ser administrado já no pré-hospitalar a fim de atender ao requisito de tempo da administração precoce, potencializando seu efeito clínico. A dose mais estudada é de 1 grama de ácido tranexâmico IV em *bolus* durante 10 minutos, seguido por 1 grama, IV, durante 8 horas[22-28].

Hipotensão permissiva e drogas vasoativas

Outro conceito importante utilizado durante a ressuscitação em sala de emergência das vítimas de trauma grave é a hipotensão permissiva, com meta de PAS próxima a 90 mmHg. Esse conceito é relativamente antigo e se baseou em alguns estudos, entre eles a descrição de Bickell e Mattox et al., em 1994, que provou que em pacientes que apresentam hemorragia ativa decorrente de lesões penetrantes de torso, quando submetidos à reanimação tardia com fluidos, observa-se maior sobrevivência e menor tempo de estadia hospitalar. O modelo biológico proposto para a eficácia da hipotensão permissiva explica que na vigência de valores menores de pressão arterial sistêmica a velocidade de fluxo sanguíneo reduziria, o que por sua vez facilitaria a agregação plaquetária no vaso lesionado, assim como a ativação dos fatores de coagulação.

Dentro do conceito de hipotensão, alguns estudos mais recentes têm sugerido o uso de drogas vasopressoras para o manejo de vítimas de trauma. Fisiopatologicamente, na fase inicial do trauma a perda volêmica costuma ser o mecanismo mais importante para a redução do débito cardíaco e da pressão de perfusão tecidual, classicamente drogas vasoativas (DVA) não são usadas para o manejo desse tipo de choque. A diretriz europeia para manejo de coagulopatia do trauma publicada em 2023 descreve que em pacientes que tenham dificuldade em alcançar os valores-alvo de PA, vasopressores, como noradrenalina, podem ser utilizados em conjunto à expansão volêmica. Especial atenção costuma ser dada ao risco de hipertensão associado com essas medicações, o que pode quebrar o princípio de hipotensão permissiva descrito anteriormente.

Controle do sítio de sangramento

A ressuscitação volêmica agressiva não substitui o controle definitivo da hemorragia. Pacientes que necessitam de transfusões maciças geralmente necessitam de intervenção cirúrgica para controlar o foco de sangramento. O foco pode ser evidente no exame clínico, na avaliação da drenagem torácica, na ultrassonografia à beira do leito (exame FAST estendido) ou na tomografia de tórax ou abdome. Também deve ser considerada a perda de sangue no trauma contuso da pelve e dos membros.

O mnemônico SCALPER é classicamente usado para auxiliar no raciocínio dos principais sítios de sangramento que justificam choque hemorrágico. A Tabela 4 utiliza o mnemônico para resumir alguns conceitos deste tópico.

O controle de sangramento proveniente do couro cabeludo pode ser difícil, por sua potencial quantidade

TABELA 4 Mnemônico SCALPeR

Mnemônico	Sítio	Detalhes	Diagnóstico
***S**calp/ **S**treet*	Couro cabeludo Rua/cena	Sangramentos ativos de Couro cabeludo ou sangramentos já contidos na cena	Ectoscopia e/ou relato de sangramento importante na cena
***C**hest*	Tórax	Hemotórax maciço	Exame clínico, *eFAST*
***A**bdome*	Abdome	Hemoperitônio	Exame clínico, *eFAST*
***L**ong Bones*	Ossos longos	Fraturas fechadas bilateral de fêmur, tíbia e úmero	Exame clínico e radiografia
***Pe**lvis*	Pelve	Fraturas Instáveis de pelve, lesão de plexo venoso sacral	Exame clínico e *eFAST*
***R**etroperitoneum*	Retroperitônio	Hemorragia retroperitoneal	TC de abdome total

elevada e anatomia desfavorável, compressão direta pode ser usada, dispositivos como o iTClamp® podem ser indicados, assim como suturas.

O controle do sangramento decorrente da região torácica abdominal pode ser difícil, dada a frequente incapacidade de manter pressão direta na fonte do sangramento. Esses pacientes podem necessitar de intervenção cirúrgica imediata, incluindo toracotomia de emergência para pinçamento cruzado da aorta, geralmente em situações de hemorragia intra-abdominal com risco de morte iminente. Outra ferramenta no manejo da hemorragia de tronco não compressível é a oclusão de balão endovascular de ressuscitação da aorta (REBOA – *resuscitative endovascular balloon occlusion of the aorta*). O REBOA é potencialmente indicado para casos de hemorragia traumática abaixo do diafragma em pacientes em choque hemorrágico grave que não respondem à ressuscitação inicial, sendo considerado como opção à toracotomia de emergência com pinçamento da aorta. O REBOA deve ser considerado uma terapia de ponte para a cirurgia definitiva. A técnica não deve atrasar a cirurgia definitiva e é adequada apenas para um número limitado de pacientes. É importante notar que nenhuma evidência de alto nível demonstra claramente que REBOA melhora a sobrevida em comparação com o tratamento padrão de hemorragia grave. As complicações do REBOA incluem ruptura arterial, hematoma, tromboêmbolos, dissecção e isquemia de extremidades.

No departamento de emergência, a contenção do sangramento de fraturas pélvicas deve ser realizada envolvendo a pelve em um lençol ou aplicando uma cinta pélvica. A instabilidade do anel pélvico juntamente com a instabilidade hemodinâmica é uma indicação para a aplicação de um curativo pélvico (*packing* pré-peritoneal) a fim de diminuir o sangramento, causando tamponamento dos vasos sanguíneos lesionados. No entanto, o *packing* pré-peritoneal exige conhecimento de técnicas cirúrgicas específicas, sendo esta uma competência direcionada ao cirurgião do trauma[22-25].

Pacientes com compressão anteroposterior, padrões de fratura vertical do tipo cisalhamento ou tipo de fratura pouco claro devem ser colocados imediatamente em uma cinta pélvica ou lençol. Essa contenção deve ser colocada sobre os trocânteres maiores bilateralmente, nunca sobre as asas ilíacas, pois isso alargará a sínfise púbica e poderá aumentar o sangramento. O objetivo é fechar o anel pélvico e unir a sínfise púbica para tamponar o sangramento. Uma vez aplicada a contenção, ela não deve ser removida até que a fixação definitiva seja realizada.

Lesões de extremidades podem causar ou colaborar com a perda sanguínea e a instabilidade hemodinâmica no contexto de trauma. Os ferimentos sangrantes são geralmente passíveis de controle pelo uso de pressão direta ou até mesmo pela aplicação de torniquete. A compressão externa manual ou a aplicação de curativos pressurizados deve ser o passo inicial para o controle da hemorragia por ferimentos.

O uso de dispositivos comerciais para controlar a exsanguinação por ferimentos em membros nos campos de batalha resultou em redução considerável nas mortes por exsanguinação de extremidades. As guerras anteriores viram os torniquetes caírem em desuso em decorrência do atraso na evacuação e subsequente perda de membros por causa de isquemia, mas nos conflitos atuais, os tempos de cena foram drasticamente reduzidos e a perda de membros decorrente de isquemia é rara. Curativos hemostáticos tópicos avançados também foram introduzidos para controlar a exsanguinação de membros e articulações. À medida que os combatentes voltavam para casa, esses avanços, entre outros, tornaram-se popularizados para uso em lesões cotidianas, estimulado em parte por incidentes com vítimas em massa.

Os torniquetes devem ser aplicados proximamente sobre o braço ou coxa, mesmo que a lesão seja distal, pois existe maior taxa de sucesso no controle da hemorragia quando a pressão é aplicada sobre um único osso, em vez de sobre dois ossos. Um segundo torniquete pode ser adicionado caso não haja controle adequado do sangramento.

O uso universal de torniquetes comerciais projetados para controlar a exsanguinação dos membros ainda não foi implementado em todos os protocolos. Contudo, dados indicam que todos os socorristas devem adotar essa estratégia agressiva para controlar a hemorragia no local da lesão.

O horário de aplicação do torniquete deve ser documentado. Uma vez que o torniquete é aplicado no pré-hospitalar civil, ele deve permanecer apertado até poder ser retirado com segurança para a avaliação em um hospital com capacidade cirúrgica.

A redução de fraturas com grande deslocamento muitas vezes pode ajudar a diminuir o sangramento. As fraturas expostas devem ser alinhadas e imobilizadas para tamponar sangramentos dos ossos fraturados. Se existir hemorragia contínua e não controlada, um torniquete deve ser aplicado enquanto se prepara a intervenção cirúrgica. Os torniquetes são rápidos e fáceis de aplicar (mesmo para praticantes inexperientes) e eficazes para controlar sangramentos tanto em extremidades superiores quanto em inferiores.

O tratamento emergencial de fraturas deve se concentrar em garantir a perfusão da extremidade distal, reduzir fraturas deslocadas e tratar fraturas expostas. As fraturas deslocadas requerem redução, e essa etapa é especialmente crítica em extremidades sem pulso. Perfusão distal, pulsos e função neurológica das extremidades fraturadas devem ser sempre avaliados e documentados.

AVALIAÇÃO NEUROLÓGICA (*DISABILITY*)

Uma vez que as vias aéreas, a respiração e a circulação tenham sido abordadas e estabilizadas, deve-se proceder a uma avaliação neurológica focada que inclui avaliar nível de consciência, tamanho e reatividade pupilar e função motora e sensibilidade grosseira. Causas alternativas de alteração do sensório devem ser consideradas nessa fase, incluindo medição do nível de glicemia capilar e toxinas. Apesar do concomitante uso de drogas e álcool ser muito comum em pacientes traumatizados, a alteração do estado mental nunca deve ser atribuída somente à intoxicação. Sempre deve ser levado em conta que pacientes etilistas são de especial risco para hemorragias intracranianas.

A Escala de Coma de Glasgow (GCS) é um instrumento amplamente utilizado para a avaliação do nível de consciência no trauma, e ajuda a monitorar o progresso ou a deterioração durante o tratamento. A GCS consiste nos seguintes três componentes: abertura ocular (pontuação de 1 a 4), resposta verbal (pontuação de 1 a 5) e resposta motora (pontuação de 1 a 6). As pontuações em cada um desses componentes são somadas para obter o valor total[25,26].

Pacientes com traumatismo cranioencefálico e com estado mental alterado (GCS < 15) devem ser considerados portadores de lesão intracraniana significativa até prova do contrário. Uma pontuação de Glasgow menor do que 9 geralmente sugere um prognóstico pior do que pontuações maiores, e deve-se considerar garantir uma via aérea definitiva para proteger contra aspiração ou asfixia. Porém, na presença de outros sinais de perda de proteção da via aérea, como disfagia importante e retenção de secreções em orofaringe, manejo definitivo de via aérea deve ser considerado mesmo em paciente com GCS maior que 8. A avaliação do GCS não tem boa sensibilidade para determinar se há ou não lesão em pacientes com pontuação 14 ou 15 e, portanto, não exclui a presença de lesão cerebral traumática.

Após a avaliação da disfunção encefálica, o paciente também deve ser avaliado quanto a alterações sugestivas de trauma raquimedular. Deve-se ter alto índice de suspeita de possível lesão na coluna cervical em pessoas com:

- Mecanismo de alta velocidade (colisão de veículo motorizado).
- Queda da altura.
- Traumatismo cranioencefálico ou fraturas faciais.
- Fraturas pélvicas.
- Idade > 40 anos.

Dentre as avaliações iniciais mais utilizadas no rastreio de TRM estão a avaliação de força de maneira simplificada (capacidade de apertar as mãos e realizar o movimento de flexão plantar e dorsiflexão dos pés) e a sensibilidade superficial (capacidade de sentir/tocar as solas dos pés, o abdome, o tórax e os braços).

A avaliação da retirada do colar cervical rígido deve ser postergada até a avaliação secundária, depois que a estabilidade clínica já tiver sido alcançada.

O tratamento do comprometimento neurológico agudo deve ser feito antes da continuação da avaliação primária.

O objetivo do tratamento de pacientes com lesão cerebral traumática é evitar o dano secundário, com o foco em manter a oxigenação e a perfusão cerebral normais. Os níveis séricos de glicose devem ser monitorados para manter a euglicemia. A hiperventilação leve pode reduzir a pressão intracraniana, embora à custa da vasoconstrição e da hipoperfusão cerebral. Deve-se evitar a hiperventilação durante as primeiras 24 horas após a lesão, quando o fluxo sanguíneo cerebral é frequentemente reduzido de forma crítica. A hiperventilação (pressão parcial de dióxido de carbono arterial de 25 mmHg ou menos) profilática não é recomendada.

Em pacientes com sinais clássicos de hipertensão intracraniana, incluindo anisocoria (pupilas midriática e normal) e/ou tríade de Cushing (bradicardia, hipertensão e ritmos respiratórios anormais), medidas de neuroproteção devem ser intensificadas, medidas de ponte como hiperventilação e terapia osmótica devem ser consideradas e avaliação neurocirúrgica de emergência deve ser priorizada.

O tratamento de pacientes com suspeita de aumento da pressão intracraniana inclui:

- Elevação a cabeceira da cama ≥ 30° ou mais, mantendo o alinhamento da coluna cervical.
- Administração de 250 a 500 mL de cloreto de sódio a 3% por via intravenosa durante 15 a 30 minutos (a uma taxa de 1.000 mL/hora) (dose máxima: 500 mL) ou manitol 1 g/kg em *bolus* intravenosos.
- Evitar hiperventilação. Ela deve ser reservada para o paciente com sinais de herniação iminente, como uma ponte para o tratamento definitivo (intervenção cirúrgica), e não como uma estratégia de tratamento. A meta de PCO_2 na hiperventilação é 26 a 30 mmHg.
- Tratar crises convulsivas com anticonvulsivantes, sendo os benzodiazepínicos os agentes de primeira linha. A intubação pode ser necessária para manejo

e estabilização das vias aéreas, especialmente no cenário de estado de mal epiléptico.

Por fim, o choque neurogênico decorrente de lesão medular deve ser tratado com suporte hemodinâmico, incluindo fluidos intravenosos e agentes vasopressores, geralmente noradrenalina para suporte da frequência cardíaca e da pressão arterial. A fenilefrina pode ser usada em lesões abaixo de T5 sem bradicardia.

EXPOSIÇÃO

O exame inicial ou primário termina quando o paciente é completamente despido para um exame cuidadoso em busca de hematomas ocultos, lacerações, corpos estranhos empalados e fraturas expostas. Isto é especialmente importante em vítimas de trauma penetrante, pois pode haver ferimentos escondidos entre as pernas ou sob os braços. Toda a superfície da pele do paciente deve ser examinada em busca de sinais de lesão, com atenção às axilas e ao períneo, bem como às áreas cobertas por grande quantidade de pelos, como o couro cabeludo.

Se houver preocupação com uma lesão na coluna cervical, é importante manter a restrição do movimento da coluna vertebral durante a avaliação do dorso e o paciente deve ser virado em bloco, com um membro da equipe designado para manter o alinhamento e a estabilização cervical. Os processos espinhosos da região torácica e lombar devem ser palpados em busca de sensibilidade ou deformidade e, em seguida, o paciente deve ser cuidadosamente virado de volta para uma posição neutra. O toque retal de rotina não é indicado, mas pode ser útil para identificar sangramento ou perda do tônus retal em pacientes com suspeita de lesão medular.

O exame deve ser feito de maneira a evitar perda de calor, cobrindo o paciente com cobertores assim que possível.

A profilaxia contra o tétano deve ser fornecida para quaisquer lacerações ou traumas penetrantes, conforme indicado com base no histórico de imunização anterior do paciente.

OUTRAS LESÕES ESPECÍFICAS

As lesões a seguir podem ser rapidamente fatais se não forem prontamente reconhecidas e tratadas. Devem, portanto, receber cuidados especiais durante a avaliação primária.

Parada cardiorrespiratória traumática

Aproximadamente um terço dos pacientes que sofrem parada cardíaca traumática (TCA – *traumatic cardiac arrest*) morre antes de chegar a um hospital. A sobrevivência aumenta com etiologias selecionadas que são rapidamente reversíveis, como pneumotórax hipertensivo e tamponamento cardíaco. Os preditores de sobrevivência à TCA incluem o mecanismo do trauma, a localização da lesão e a presença de sinais de vida na chegada ao hospital. Embora seja importante reconhecer que existe possibilidade de sobrevivência ao TCA, também é importante identificar preditores de mortalidade, quando os esforços de ressuscitação deveriam ser descontinuados ou mesmo nem iniciados. Existem várias diretrizes para não iniciar ou encerrar a ressuscitação no TCA, uma vez que é uma doença diferente da parada cardiorrespiratória de causa clínica.

Embora sujeita a grandes variações regionais, a hemorragia permanece uma das principais causas de morte traumática. O mecanismo e a localização da hemorragia são importantes preditores de resultado após TCA. Trauma penetrante está associado a melhores resultados em relação a trauma contuso, mas a localização da lesão afeta muito a sobrevida. A sobrevida global após ferimentos penetrantes é de aproximadamente 10%, mas pode chegar a quase 16% se considerarmos somente ferimentos por arma branca, contra aproximadamente 7% dos pacientes com ferimentos por arma de fogo. A sobrevida dos pacientes com TCA por trauma contuso gira em torno de 2%[24-28].

Para pacientes em parada traumática na chegada ao DE, uma decisão crítica deve ser tomada em relação ao nível apropriado de intervenção e, especificamente, ao uso de toracotomia de emergência. A recomendação mais forte para a realização de toracotomia no DE pode ser feita para pacientes com trauma torácico penetrante com sinais de vida durante o transporte para/ou no pronto-socorro e pelo menos atividade elétrica miocárdica na chegada. Qualquer recomendação para o término dos esforços de ressuscitação (tanto trauma penetrante quanto contuso) deve se basear em uma decisão imediata de procurar causas prontamente reversíveis. A ultrassonografia à beira do leito pode identificar algumas dessas causas, incluindo tamponamento cardíaco, pneumotórax, hemoperitônio maciço e presença ou ausência de contratilidade cardíaca.

A Figura 2 mostra algoritmo sugerido para essa tomada de decisão pelo European Resuscitation Council.

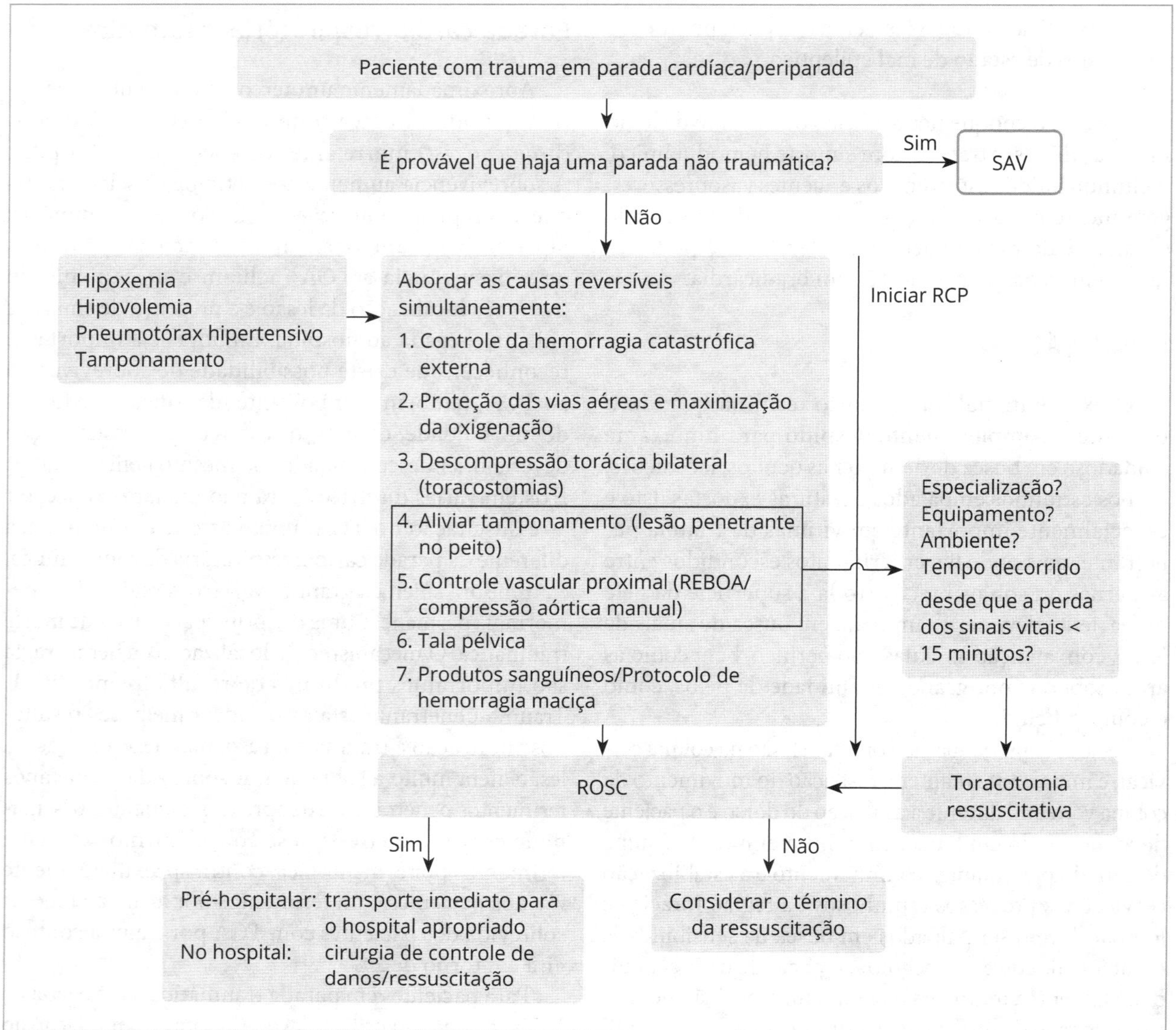

FIGURA 2 Algoritmo de parada cardíaca traumática/periparada.

Fonte: European Resuscitation Guideline para casos especiais de parada cardiorrespiratória.

RCP: ressuscitação cardiopulmonar; REBOA: *resuscitative endovascular balloon occlusion of the aorta*; ROSC: retorno à circulação espontânea; SAV: suporte avançado de vida.

Pneumotórax hipertensivo, aberto ou hemotórax maciço

Pneumotórax hipertensivo, pneumotórax aberto e hemotórax maciço devem ser identificados durante a avaliação primária. O pneumotórax hipertensivo pode causar colapso cardiovascular à medida que o ar se acumula entre a pleura visceral e a pleura parietal. Em geral, o paciente se apresenta hipotenso, com ausência de sons respiratórios unilateralmente e distensão venosa jugular. Se houver suspeita clínica de pneumotórax hipertensivo, a descompressão com agulha pode ser uma medida de estabilização. Essa descompressão é feita com a inserção de um cateter venoso periférico longo no espaço pleural do lado afetado (toracostomia com agulha). Em geral, essa inserção é feita entre o 4º e 5º espaços intercostais na linha axilar anterior. Em pacientes obesos, o uso do segundo espaço intercostal na linha hemiclavicular costuma ter melhores taxas de sucesso, dada a menor massa corporal nesse local. Em pacientes muito graves ou em parada cardiorrespiratória, a toracostomia digital tem sido considerada uma estratégia rápida e mais eficaz do que a toracocentese de alívio, em especial ao dar certeza ao médico de que o espaço pleural foi alcançado. Logo após a estabilização, deve-se realizar imediatamente a drenagem torácica, sem esperar por exames confirmatórios.

Atrasos no diagnóstico e no tratamento (incluindo a espera de radiografias torácicas confirmatórias) podem resultar em piora hemodinâmica e colapso cardiovascular. Em casos duvidosos, o POCUS pode confirmar a presença de pneumotórax e justificar a intervenção emergencial (ausência de deslizamento pleural sugere fortemente pneumotórax). A drenagem torácica pode ser realizada oportunamente em pacientes com pneumo ou hemotórax significativo, após diagnóstico feito por POCUS, radiografia de tórax ou tomografia.

A drenagem torácica é o tratamento de escolha para pneumotórax ou hemotórax moderado a grande de origem traumática. O ATLS 10 recomenda drenos de tamanhos entre 28 e 32 french. No entanto, há um corpo crescente de literatura sugerindo que drenos torácicos *pigtail* 14 french funcionam tão bem quanto drenos torácicos maiores para hemotórax traumático e hemopneumotórax com menores complicações associadas.

A autotransfusão de sangue coletado de drenagem de hemotórax não é praticada rotineiramente, a menos que haja equipamento avançado de autotransfusão disponível e equipe treinada. Sabe-se que o sangue proveniente do hemotórax tem concentrações de hemoglobina, proteínas e fatores de coagulação menores do que o sangue total, tornando-o menos ideal para transfusão.

Tamponamento cardíaco traumático

É causado pelo acúmulo de sangue dentro do saco pericárdico, levando à compressão do miocárdio e à redução da sua contratilidade, e é mais comumente observado em trauma penetrante do que em trauma contuso. O tamponamento cardíaco pode causar comprometimento cardiovascular significativo. Ele pode ser rapidamente diagnosticado com o POCUS pela identificação de derrame pericárdico com comprometimento hemodinâmico.

A administração de cristaloides ou sangue para corrigir a instabilidade hemodinâmica decorrente do tamponamento pode ser usada como terapia temporária até o tratamento definitivo cirúrgico. O manejo cirúrgico desses pacientes é complexo. Pericardiocentese ou janela pericárdica cirúrgica são classicamente indicadas fora de um contexto de trauma, porém a toracotomia de emergência pode ser considerada se a lesão cardíaca for potencialmente reparável.

Trauma abdominal penetrante

Pacientes com ferimento abdominal penetrante que apresentam dor à palpação ou distensão abdominal podem necessitar de uma laparotomia exploradora de emergência, principalmente se houver instabilidade hemodinâmica concomitante. Uma pronta intervenção cirúrgica em pacientes com trauma abdominal penetrante que estão em choque resulta em melhores resultados. Colocação de sondas nasogástricas, urinárias e cateteres intravenosos só deve ser realizada no DE se não atrasarem a intervenção operatória. Caso contrário, esses procedimentos deverão ocorrer no centro cirúrgico.

Vítimas de empalamento

Objetos profundamente empalados no tórax e abdome devem ser deixados no lugar e o paciente, transportado rapidamente ao centro cirúrgico para a remoção cirúrgica sob visualização direta, a fim de garantir o controle vascular e a hemostasia. O objeto empalado pode ser cortado ou encurtado fora da pele para facilitar o transporte.

AVALIAÇÃO SECUNDÁRIA

Depois de avaliar as vias aéreas, a respiração, a circulação, o padrão neurológico e a exposição do paciente, garantindo sua estabilidade, a etapa secundária de avaliação deve ser iniciada. Dentre as etapas dessa fase, a coleta de uma anamnese detalhada deve ser feita, em associação com um exame físico mais extenso com a intenção de formular um inventário completo das lesões produzidas pelo trauma e de potenciais medidas necessárias para a correção definitiva delas.

Uma história específica obtida do paciente, familiares, testemunhas ou prestadores pré-hospitalares pode fornecer informações importantes em relação às circunstâncias da lesão (p. ex., colisão de um único veículo, queda de altura, exposição ambiental, inalação de fumaça, presença de outras vítimas, uso de EPI), ingestão de intoxicantes, condições médicas preexistentes (p. ex., diabetes, depressão, doenças cardíacas, gravidez) e uso de medicamentos (p. ex., corticosteroides, betabloqueadores, anticoagulantes) que podem sugerir certos padrões de lesão ou a resposta fisiológica à lesão.

Na avaliação secundária, o exame físico deve ser feito detalhadamente, "da cabeça aos pés", dando principal ênfase aos sítios em que o paciente descreve dor ou desconforto, assim como às porções corporais em que possam ser identificados estigmas de trauma, como equimoses, hematomas e perda de continuidade da pele.

Nessa etapa, também é comum o uso de avaliação de propedêutica armada para aumentar a acurácia diagnóstica. Otoscopia, oftalmoscopia, rinoscopia, toque retal e toque vaginal podem ser utilizados dependendo do contexto clínico em que o paciente se apresente.

As lacerações no couro cabeludo podem sangrar profundamente, e o sangramento pode ser controlado com clipes ou suturas. As membranas timpânicas devem ser avaliadas quanto à presença de hemotímpano, e o exame dos globos oculares deve incluir novamente o exame da pupila. Quando houver trauma facial ou evidência de fratura da base do crânio, a sonda gástrica não deve ser inserida pelo nariz, e sim pela boca. O exame do pescoço e do tórax deve ser repetido, para detectar quaisquer alterações ainda não diagnosticadas.

O meato urinário, o escroto e o períneo devem ser inspecionados quanto à presença de sangue, hematoma ou lacerações. Se houver suspeita de lesão uretral, deve-se realizar uma uretrografia retrógrada antes de inserir um cateter de Foley. Se houver sangramento vaginal, um exame manual e especular pode identificar uma possível laceração vaginal na presença de fratura pélvica. As extremidades devem ser avaliadas quanto à fratura e à lesão de tecidos moles, com atenção aos pulsos periféricos.

Nessa fase de avaliação, um exame neurológico mais completo deve ser realizado, verificando cuidadosamente as funções motora e sensitiva.

Nesse contexto, avaliação clínica e retirada do colar cervical rígido devem ser feitas. A liberação da imobilização da coluna cervical envolve uma avaliação clínica cuidadosa, com ou sem imagens radiológicas auxiliares. *Nem todos os pacientes necessitam de exames de imagem complementares. O National Emergency X-Radiography Utilization Study* (NEXUS) (Tabela 5) e o Canadian Cervical Spine Rule (Tabela 6) são ferramentas úteis[26-28] para avaliar essa necessidade, mas devem ser utilizadas apenas em pacientes alertas, e não substituem o bom julgamento clínico. Existem algumas evidências que sugerem que essas ferramentas perdem a sensibilidade em pacientes idosos. Pacientes que atendem aos critérios NEXUS ou Canadian de baixo risco de lesão da coluna cervical devem ser submetidos a exame clínico completo, incluindo testes de amplitude de movimento em todas as direções, juntamente com um exame neurológico. Quando indicada, a tomografia da coluna cervical é a modalidade de imagem inicial preferida.

Pacientes com déficits neurológicos ao exame clínico necessitam de exames de imagem de emergência e consulta neurocirúrgica. Mesmo quando radiografias simples ou imagens de tomografia computadorizada não mostram anormalidades, ainda é possível que o paciente tenha lesões ligamentares instáveis. Pacientes com lesão alta ou incompleta da medula cervical têm risco de evolução rápida para comprometimento respiratório, decorrente de fadiga pela respiração diafragmática ou desenvolvimento de edema ou hemorragia dentro da medula, e necessitam monitoração contínua.

Uma revisão sistemática da Cochrane feita por Kwan I, em 2001, não encontrou estudos de qualidade suficientes para apoiar ou refutar as práticas tradicionais de imobilização da coluna vertebral, incluindo colares cervicais. As decisões sobre a restrição do movimento da coluna vertebral devem incorporar uma avaliação dos riscos e dos benefícios de qualquer processo específico de restrição do movimento da coluna vertebral para cada paciente individual.

TABELA 5 Critérios NEXUS (*National Emergency X-Radiography Utilization Study*) para omitir imagens da coluna cervical*

Nenhuma sensibilidade na linha média posterior da coluna cervical
Nenhuma evidência de intoxicação
Estado mental alerta
Sem déficits neurológicos focais
Sem lesões dolorosas que distraiam

*O não cumprimento de qualquer critério indica a necessidade de exames de imagem da coluna cervical.
Fonte: Tintinalli et al., 2019.

TABELA 6 *Canadian Cervical Spine Rule*

Algum fator de alto risco que exija radiografia? (Idade >64 anos ou mecanismo perigoso ou parestesias nas extremidades) Não	Se sim, a radiografia indicou
Algum fator de baixo risco que permita uma avaliação segura da amplitude de movimento? (Colisão traseira simples ou posição sentada no pronto-socorro ou ambulatório a qualquer momento ou início tardio de dor no pescoço ou ausência de sensibilidade na linha média da coluna cervical) Sim	Se não, a radiografia indicou
É capaz de girar o pescoço ativamente? (45 graus para a esquerda e para a direita) Sim	Se não, a radiografia indicou
Nenhuma radiografia indicada se todos os critérios forem atendidos	

Fonte: Tintinalli et al., 2019.

Certas condições normalmente não são evidentes durante a pesquisa secundária, a menos que sejam especificamente procuradas. Lesões no esôfago, diafragma e intestino delgado muitas vezes permanecem sem diagnóstico, mesmo com exame detalhado, e podem ter apresentação tardia em exames de imagem ou durante observação hospitalar. As condições mais frequentemente ignoradas são ortopédicas. A consideração cuidadosa das lesões ortopédicas nas extremidades é essencial nos pacientes com trauma multissistêmico. Uma pesquisa terciária tem sido recomendada em pacientes com trauma multissistêmico nas primeiras 24 horas, para diminuir o risco de lesão não diagnosticada.

EXAMES COMPLEMENTARES

A ultrassonografia à beira do leito é uma ferramenta de triagem rápida e eficaz para identificar sítios de sangramento, tamponamento pericárdico e pneumotórax como causas de choque, e deve ser considerada em todos os pacientes com trauma, independentemente do mecanismo. Quase 20 a 40% dos pacientes com sangue intraperitoneal terão um exame físico normal, tornando a avaliação com ultrassonografia particularmente importante. Além disso, pode ter maior sensibilidade e valor preditivo negativo para pneumotórax do que a radiografia. A ultrassonografia é 100% sensível e específica para trauma abdominal fechado. Em pacientes com ferimentos precordiais, a ultrassonografia tem sensibilidade de 99,3% e especificidade de 100%. Pacientes hemodinamicamente instáveis com líquido livre na cavidade abdominal devem ser levados à cirurgia para avaliação transoperatória. Exames de imagem pós-operatórios devem ser considerados para avaliar lesões adicionais inicialmente perdidas em decorrência da instabilidade hemodinâmica do paciente. Pacientes hemodinamicamente estáveis com avaliação positiva para líquido na cavidade abdominal devem ser submetidos à tomografia computadorizada. Os resultados no manejo de vítimas de trauma após a introdução do protocolo *eFAST* têm se mostrado tão eficazes e pouco dispendiosos que diversos serviços pelo Brasil e pelo mundo têm utilizado a ferramenta de maneira rotineira em todos os pacientes politraumatizados; isso é feito especialmente em grandes centros universitários.

A tomografia computadorizada com contraste intravenoso é o exame de imagem definitivo para trauma torácico e abdominopélvico. Pacientes com trauma devem realizar tomografia computadorizada contrastada quando indicado, sem hesitação ou preocupação com disfunção renal subjacente. No cenário de trauma grave, uma abordagem liberal ao uso de tomografia computadorizada tem sido recomendada por alguns, pois pode ser feita rapidamente e tem o potencial de detectar lesões clinicamente não aparentes. Os benefícios dessa abordagem *pan scan*, ou tomografia de corpo inteiro (TCCI), como é conhecida em algumas partes do país, precisam ser equilibrados pelas consequências indesejáveis do aumento da exposição à radiação ionizante. Estudos são divergentes em relação a essa abordagem de *pan scan*. O REACT-2 (*Randomized Study of Early Assessment by CT-2*), de 2016, não encontrou diferença significativa na mortalidade hospitalar em pacientes com trauma grave submetidos à tomografia computadorizada imediata de corpo inteiro em comparação com a avaliação-padrão com radiografia convencional e tomografia computadorizada seletiva, porém mostrou tempos menores de permanência na unidade de trauma[25-30].

Em um contexto de recursos menos disponíveis, imagens radiográficas simples podem auxiliar no diagnóstico de lesões de maneira menos dispendiosa. Uma radiografia torácica portátil à beira do leito deve ser considerada para pacientes com trauma significativo. Uma radiografia pélvica portátil deve ser considerada para pacientes que estão instáveis ou com pouca probabilidade de serem submetidos a uma tomografia de abdome e pelve.

As radiografias de tórax e pelve geram imagens de regiões fora da cavidade peritoneal que podem acomodar volumes de sangue suficientemente grandes para produzir instabilidade hemodinâmica. Em pacientes com ferimentos por arma de fogo no tronco, uma radiografia de tórax, com ou sem radiografias abdominais dependendo do local dos ferimentos, pode ser útil para determinar o trajeto e potenciais lesões associadas ao projétil.

Qualquer suspeita de fratura deve ser radiografada assim que o paciente tiver sido adequadamente ressuscitado. Quando houver suspeita de envolvimento de cápsula articular, deve-se solicitar avaliação do ortopedista.

Em pacientes comatosos ou com trauma multissistêmico, exames de imagem de toda a coluna devem ser considerados, de acordo com o mecanismo de trauma. Imagens contrastadas das artérias vertebrais e carótidas podem identificar lesões específicas, especialmente em pacientes com traumatismo cranioencefálico, trauma cervical ou torácico. A maioria dos DEs realiza tomografia da coluna cervical juntamente com a tomografia de crânio quando a última for indicada. Caso tomografias de tórax e abdome sejam realizadas, imagens tomográficas da coluna torácica e lombar podem ser reconstruídas na procura por potenciais fraturas concomitantes.

Os estudos laboratoriais de rotina geralmente incluem tipo sanguíneo e exames laboratoriais como hemograma e provas de coagulação. Em mulheres em idade fértil, deve-se realizar um teste de gravidez. O nível de glicemia capilar em pacientes com estado mental alterado ou história de diabetes mellitus deve ser avaliado. Em pacientes com mais de 55 anos, deve-se considerar a obtenção de um eletrocardiograma e a medição dos níveis de marcadores de isquemia cardíaca, como a troponina ultrassensível.

Outros exames complementares podem ser indicados conforme mecanismo de trauma, manifestações clínicas e fatores de risco individuais.

DISPOSIÇÃO E ACOMPANHAMENTO

Os pacientes com instabilidade hemodinâmica e sangramento não controlado devem ir para o centro cirúrgico, ou devem ser estabilizados e transferidos para outra instituição com recursos ou cuidados intensivos apropriados. O processo de transferência deve ser iniciado imediatamente se o paciente apresentar lesões graves que excedam imediatamente as capacidades da instalação receptora inicial. A avaliação primária deve ser realizada em todos os pacientes antes da transferência para garantir que as condições imediatas de risco de morte tenham sido estabilizadas.

Na maioria dos centros de trauma urbanos de referência, é possível ter um cirurgião do trauma presente durante as avaliações primárias e secundárias. Em hospitais secundários que transferem os pacientes traumatizados mais graves, o médico responsável pelo primeiro atendimento deve relatar todos os achados físicos descobertos durante as avaliações primária e secundária ao médico que receberá o paciente. Resultados laboratoriais, estudos de imagem e registro cronológico dos sinais vitais do paciente, bem como quantidade e tipo de volume administrado, débito urinário e gástrico, escala de coma de Glasgow e achados neurológicos devem acompanhar o paciente. O paciente deve ser transportado por equipe capacitada até outra unidade.

Exames seriados são essenciais para pacientes sem indicações claras de cirurgia após a avaliação inicial. Os pacientes devem ser internados no hospital conforme os achados da avaliação. Aqueles com insuficiência respiratória aguda, choque hemodinâmico ou rebaixamento do nível de consciência devem ser encaminhados à UTI independentemente das lesões associadas.

Lesões abdominais contusas que envolvem o pâncreas e o intestino podem não ser facilmente identificadas na tomografia inicial, tornando-se clinicamente aparentes após exames seriados. Além disso, deve-se considerar a admissão ou observação para pacientes com traumatismo cranioencefálico fechado que apresentam níveis normais de consciência e necessitam de exames neurológicos repetidos, bem como para pacientes em risco de pneumotórax tardio ou contusão pulmonar que exijam repetir radiografia de tórax.

REFERÊNCIAS

1. King DR. Initial care of the severely injured patient. Campion EW (ed.). N England Journal of Medicine. 2019;380(8):763–70.
2. Fischer A, Fitzgerald M, Curtis K, Balogh ZJ. The Australian Trauma Registry (ATR): a leading clinical quality registry. Eur J Trauma Emerg Surg. 2023;49(4):1639-45.
3. Baksaas-Aasen K, Gall LS, Stensballe J, Juffermans NP, Curry N, Maegele M, et al. Viscoelastic haemostatic assay augmented protocols for major trauma haemorrhage (ITACTIC): a randomized, controlled trial. Intensive Care Medicine. 2020;47(1):49-59.
4. Melendez JJ, Caicedo Y, Guzman M, Serna JJ, Ordoñez J, Angamarca E, et al. Prehospital damage control: The management of volume, temperature... and bleeding! Colombia Medica. 2020;51(4):e4024486.
5. Seo D, Heo I, Choi D, Jung K, Jung H. Efficacy of direct-to-operating room trauma resuscitation: a systematic review. World J Emerg Surg. 2024;19(1).
6. Ferrada P, García A, Duchesne J, Brenner M, Liu C, Ordóñez C, et al. Comparing outcomes in patients with exsanguinating injuries: an Eastern Association for the Surgery of Trauma (EAST), multicenter, international trial evaluating prioritization of circulation over intubation (CAB over ABC). World J Emerg Surg. 2024;19(1).
7. U.S. Department of Health and Human Services. Model trauma system planning and evaluation. 2006.
8. Schöchl H, Schmitt FCF, Maegele M. Pathophysiology of trauma-induced coagulopathy. Hämostaseologie. 2024;44(01):31-9.
9. Trent SA, Kaji AH, Carlson JN, McCormick T, Haukoos JS, Brown CA. Video laryngoscopy is associated with first-pass success in emergency department intubations for trauma patients: A propensity score matched analysis of the National Emergency Airway Registry. Ann Emerg Med. 2021;78(6):708-19.
10. CRASH-2 trial collaborators. Eff ects of tranexamic acid on death, vascular occlusive events, and blood transfusion in trauma patients with signifi cant haemorrhage (CRASH-2): a randomised, placebo-controlled trial CRASH-2 trial collaborators*. The Lancet.2010.
11. Bickell WH, Wall MJ, Pepe PE, Martin RR, Ginger VF, Allen MK, et al. Immediate versus delayed fluid resuscitation for hypotensive patients with penetrating torso injuries. N Engl J Med. 1994;331(17):1105-9.
12. Leibner E, Andreae M, Galvagno SM, Scalea T. Damage control resuscitation. Clin Exper Emerg Med. 2020;7(1):5-13.
13. Rossaint R, Afshari A, Bouillon B, Cerny V, Cimpoesu D, Curry N, et al. The European guideline on management of major bleeding and coagulopathy following trauma: sixth edition. Critical Care. 2023;27(1).
14. Lott C, Truhlář A, Alfonzo A, Barelli A, González-Salvado V, Hinkelbein J, et al. European Resuscitation Council Guidelines 2021: Cardiac arrest in special circumstances. Resuscitation. 2021;161:152-219.
15. Gondek S, Schroeder ME, Sarani B. Assessment and resuscitation in trauma management. Surg Clin North Am. 2017;97(5):985-98.
16. Harris T, Davenport R, Mak M, Brohi K. The evolving science of trauma resuscitation. Emerg Med Clin North Am. 2018;36(1):85-106.
17. Holcomb JB, Jenkins D, Rhee P, Johannigman J, Mahoney P, Mehta S, et al. Damage control resuscitation: Directly addressing the early coagulopathy of trauma. J Trauma. 2007;62(2):307-10.
18. Pandor A, Essat M, Sutton A, Fuller G, Reid S, Smith JE, et al. Cervical spine immobilisation following blunt trauma in pre-hospital and emergency care: A systematic review. Oteir A (ed.). PLOS ONE. 2024;19(4):e0302127.
19. Kwan I, Bunn F, Roberts IG. Spinal immobilisation for trauma patients. Cochrane Database of Systematic Reviews. 2001.
20. Malkin M, Nevo A, Brundage SI, Schreiber M. Effectiveness and safety of whole blood compared to balanced blood components in resuscitation of hemorrhaging trauma patients: a systematic review. Injury. 2021;52(2):182-8.
21. Galbraith CM, Wagener BM, Chalkias A, Siddiqui S, Douin DJ. Massive trauma and resuscitation strategies. Anesthesiology Clinics. 2023;41(1):283-301.

22. Ferrada P, Callcut RA, Skarupa DJ, Duane TM, Garcia A, Inaba K, et al. Circulation first – the time has come to question the sequencing of care in the ABCs of trauma; an American Association for the Surgery of Trauma multicenter trial. World Journal of Emergency Surgery. 2018;13(1).
23. Wray JP, Bridwell RE, Schauer SG, Shackelford SA, Bebarta VS, Wright FL, et al. The diamond of death: hypocalcemia in trauma and resuscitation. Am J Emerg Med. 2021;41:104-9.
24. Monchal T, Hornez E, Prunet B, Beaume S, Marsaa H, Bourgouin S, et al. Hospital care in severe trauma: Initial strategies and life-saving surgical procedures. J Visceral Surg. 2016;153(4):3-12.
25. Sayce AC, Neal MD, Leeper CM. Viscoelastic monitoring in trauma resuscitation. Transfusion. 2020;60(S6).
26. Brill JB, Brenner M, Duchesne J, Roberts D, Ferrada P, Horer T, et al. The role of TEG and ROTEM in damage control resuscitation. Shock. 2021;56(1S):52-61.
27. Kronstedt S, Roberts N, Ditzel R, Elder J, Steen A, Thompson K, et al. Hypocalcemia as a predictor of mortality and transfusion. A scoping review of hypocalcemia in trauma and hemostatic resuscitation. Transfusion. 2022;62(S1).
28. Sperry JL, Cotton BA, Luther JF, Cannon JW, Schreiber MA, Moore EE, et al. Whole blood resuscitation and association with survival in injured patients with an elevated probability of mortality. Journal of the American College of Surgeons. 2023;237(2):206-19.
29. Teeter W, Haase D. Updates in traumatic cardiac arrest. Emerg Med Clin North Am. 2020;38(4):891-901.
30. Tintinalli JE, Ma OJ, Yealy D, Meckler GD, Stapczynski S, Cline DM, et al. Tintinalli"s emergency medicine: a comprehensive study guide, 9th.ed. New York: McGraw Hill; 2019.

2

Trauma cranioencefálico

Caroline Chandler Pedrozo
Lucas Rodrigue de Oliveira
Ariane Coester

PONTOS PRINCIPAIS

- A Escala de Coma de Glasgow deve ser aplicada na sala de emergência, logo após a ressuscitação do paciente e na ausência de sedação
- É fundamental estar atento às fraturas que atravessam o canal da carótida, pois estas podem acarretar lesões vasculares significativas como dissecção, pseudoaneurisma e trombose das artérias carótidas.
- A identificação precoce e o manejo de elevações na pressão intracraniana (PIC), bem como de complicações que possam requerer intervenção cirúrgica, são cruciais.

INTRODUÇÃO

O traumatismo cranioencefálico (TCE) é uma condição caracterizada por disfunção cerebral ou evidências clínicas, visuais, radiológicas e/ou laboratoriais de lesão cerebral resultante de forças externas, incluindo impactos, penetrações, explosões, torções ou desacelerações. Suas manifestações clínicas abrangem um amplo espectro, variando desde confusão e amnésia parcial até coma. Esses sintomas podem se manifestar imediatamente após o trauma ou surgir de modo mais tardio[1].

Determinar a incidência exata do TCE é desafiador, pois muitos pacientes, sobretudo aqueles com lesões leves, não buscam atendimento médico. No entanto, estima-se que a incidência global seja de aproximadamente 27,08 milhões de casos por ano[1,2]. O TCE é uma das principais causas de morte e está associado a comprometimentos neurológicos e funcionais frequentemente debilitantes, resultando em significativo impacto econômico[3].

As quedas representam uma das principais causas de lesões relacionadas ao TCE, com mais da metade dos casos ocorrendo em extremos de idade, ou seja, em crianças com menos de 4 anos e em adultos com 75 anos ou mais. Já em adultos jovens, na faixa etária de 15 a 24 anos, existe uma prevalência maior de acidentes automobilísticos e violência[1-3].

A fisiopatologia das lesões cerebrais relacionadas ao TCE pode ser dividida em duas categorias: primária e secundária. A lesão cerebral primária ocorre no momento do trauma e pode incluir contusões focais, hematomas e lesões axonais difusas (LAD), além de edema cerebral focal e global. Por outro lado, a lesão cerebral secundária resulta de respostas inflamatórias e excitotoxicidade desencadeadas pelo trauma, persistindo por horas ou até dias. Essas respostas levam à morte celular neuronal, ao agravamento do edema cerebral, à isquemia secundária ao vasoespasmo, à oclusão microvascular focal e ao aumento da pressão intracraniana (PIC), amplificando ainda mais a lesão cerebral primária[4].

O fluxo sanguíneo cerebral é determinado pela autorregulação cerebral, que o mantém adequado com oscilações de pressão arterial média (PAM) entre 50 e 150 mmHg. A autorregulação cerebral é interrompida em um terço dos pacientes com TCE grave. Nesses pacientes, um aumento na PAM pode levar a um aumento da pressão intracraniana (PIC), assim como uma diminuição na PAM pode levar à hipoperfusão e isquemia. Por esse motivo, nesses pacientes é importante monitorar e controlar a PAM para manter a PIC e a pressão de perfusão cerebral (PPC) adequadas (Tabela

1). Hipertensão, hipercarbia e alcalose podem resultar em vasoconstrição cerebral, prejudicando a perfusão cerebral em áreas já afetadas. O cérebro lesionado é particularmente vulnerável a insultos secundários nas primeiras 24 horas após o trauma, como episódios de hipóxia ($PaO_2 < 60$ mmHg), hipotensão (pressão arterial sistólica < 90 mmHg) ou hiperventilação iatrogênica inadvertida. Esses fatores estão associados a desfechos adversos tanto em adultos quanto em crianças; uma PA sistólica de admissão < 90 mmHg triplica a chance de óbito, enquanto uma PA sistólica < 100 mmHg dobra essa chance. Aumento da PIC (que reduz a pressão de perfusão cerebral), febre, convulsões (que podem aumentar a demanda metabólica) e hiperglicemia (que pode agravar os mecanismos de lesão em curso) também contribuem para insultos secundários que pioram o prognóstico da lesão primária.

TABELA 1 Pressão de perfusão cerebral

PAM = PAD + [(PAS – PAD)/3]
PPC = PAM – PIC

PPC: pressão de perfusão cerebral; PAD: pressão arterial diastólica; PAS: pressão arterial sistólica: PIC: pressão intracraniana.

Portanto, é de suma importância que o médico emergencista esteja bem preparado para manejar pacientes com TCE, identificando as lesões primárias e aplicando os tratamentos adequados para evitar insultos secundários. Isso contribui para minimizar a piora neurológica e reduzir o risco de sequelas[4].

CLASSIFICAÇÃO DO TRAUMA CRANIOENCEFÁLICO

A Escala de Coma de Glasgow (ECG) é amplamente reconhecida como uma ferramenta essencial para a classificação do TCE em razão de sua simplicidade, reprodutibilidade, valor preditivo para o prognóstico global e eficácia na aferição da recuperação ou da resposta ao tratamento ao longo do tempo. Deve ser aplicada na sala de emergência, logo após a ressuscitação do paciente e na ausência de sedação. A ECG atribui pontos com base na melhor resposta do paciente em três áreas: abertura ocular, resposta verbal e resposta motora (Tabela 2), o que resulta na classificação do TCE como leve (Glasgow 14 a 15), moderado (Glasgow 9 a 13) ou grave (Glasgow 3 a 8).

É importante ressaltar que o resultado da ECG pode ser influenciado por outros fatores além do próprio TCE, como uso de drogas, álcool, hipoxemia, medicamentos, paralisias ou lesões oculares. No entanto, não devemos

TABELA 2 Escala de Coma de Glasgow

Sinal	Escala de Coma de Glasgow	Pontuação
Abertura ocular	Espontânea	4
	Ao comando	3
	A dor	2
	Ausente	1
Resposta verbal	Orientada	5
	Confusa, desorientada	4
	Palavras inapropriadas	3
	Sons incompreensíveis	2
	Ausente	1
Resposta motora	Obedece a comandos	6
	Localiza dor	5
	Retirada ao estímulo doloroso	4
	Movimento anormal de flexão	3
	Movimento anormal de extensão	2
	Ausente	1

descartar a possibilidade de um TCE apenas porque o paciente apresenta uma pontuação baixa na ECG por conta de intoxicação ou sedação. Na verdade, esses fatores aumentam a suspeita de TCE e podem atrasar o diagnóstico adequado[5].

Recentemente, houve uma proposta de modificação da Escala de Coma de Glasgow que incluía a avaliação da reatividade das pupilas à luz (ECG-pupilas) com o intuito de torná-la mais apropriada para quantificar a gravidade e determinar o prognóstico em casos de TCE grave. No escore de reatividade pupilar, o número de pupilas não reativas (0, 1 ou 2) é subtraído da ECG original, fornecendo um valor ECG-P com escores variando de 1 a 15 (Tabela 3).

TABELA 3 Escala de Coma de Glasgow e avaliação pupilar

Escore pupilar	ECG-P
Pupilas reativas = 0	Escore ECG – 0
Uma pupila reativa = 1	Escore ECG -1
Duas pupilas não reativas = 2	Escore ECG -2

Outra escala alternativa para avaliar pacientes com TCE é o escore *Full Outline of UnResponsiveness* (FOUR), apresentado na Tabela 4. Ele oferece algumas vantagens em relação à ECG, como a capacidade de graduar a lesão em pacientes intubados e avaliar a função do tronco cerebral. No entanto, o FOUR não possui o mesmo histórico da ECG em termos de prever o prognóstico e pode ser um pouco mais complexo de aplicar. Estudos comparativos prospectivos entre o FOUR e a ECG em pacientes com TCE têm sugerido uma capacidade equivalente de prever desfechos a longo prazo.

TABELA 4 Escala FOUR (*Full Outline of UnResponsiveness*)

Resposta ocular
4 = pálpebras abertas, rastreia ou pisca ao comando
3 = pálpebras abertas, mas não pisca ao comando
2 = pálpebra fechada, mas abre ao comando de voz
1 = pálpebra fechada, mas abre ao estímulo de dor
0 = pálpebra fechada mesmo com estímulo de dor
Resposta motora
4 = polegar para cima, ou sinal de paz
3 = localiza a dor
2 = flexão em resposta a dor
1 = extensão em resposta a dor
0 = não responde à dor ou status de mioclônus
Reflexo de tronco
4 = reflexos pupilar e da córnea presentes
3 = uma pupila dilatada e fixa
2 = reflexo pupilar ou da córnea ausente
1 = reflexo pupilar e da córnea ausente
0 = ausência de reflexos pupilar, da córnea e de tosse
Respiração
4 = não intubado, padrão respiratório regular
3 = não intubado, padrão respiratório de Cheyne-Stokes
2 =não intubado, padrões respiratórios irregulares
1 = respiração acima da taxa de ventilação
0 = respiração na taxa de ventilação ou apneia

ATENDIMENTO PRÉ-HOSPITALAR AO TRAUMATISMO CRANIOENCEFÁLICO

O objetivo principal do tratamento pré-hospitalar para TCE moderado e grave é a prevenção e o tratamento imediatos da hipotensão e da hipóxia, visando melhorar o prognóstico dos pacientes. Para isso, é fundamental a monitorização adequada. Os pacientes devem receber oxigênio suplementar conforme necessário, com o objetivo de manter a saturação de oxigênio no sangue (SaO_2) acima de 90 a 93%. Se essa meta não for alcançada, ou se o paciente apresentar ECG menor que 9 ou não conseguir proteger as vias aéreas, a intubação endotraqueal deve ser realizada. É importante conduzir a intubação utilizando a técnica de sequência rápida e evitando tanto a hipoventilação quanto a hiperventilação após a intubação. A ventilação deve ter como objetivo manter níveis normais de dióxido de carbono ($EtCO_2$ de 35 a 40), o que pode ser monitorado por meio de capnografia. A hiperventilação só deve ser realizada de forma breve em pacientes com sinais de herniação cerebral.

A hipotensão, seja por hemorragia ou pós-intubação, deve ser prontamente corrigida com a administração de cristaloides isotônicos. Além disso, em pacientes com TCE grave que apresentem sinais de aumento da pressão intracraniana (PIC), pode ser considerado o uso de fluido hipertônico na ressuscitação[5].

Quando necessário, deve-se providenciar imobilização cervical. O estado neurológico do paciente deve ser avaliado com frequência, pois a deterioração é comum nas primeiras horas após a lesão.

No caso de pacientes pediátricos com suspeita de TCE, é fundamental encaminhá-los para centros de trauma pediátrico. Da mesma forma, pacientes adultos com suspeita de TCE moderado a grave devem ser encaminhados para centros que disponham de tomografia computadorizada (TC) e cuidados neurocirúrgicos intensivos.

AVALIAÇÃO NO DEPARTAMENTO DE EMERGÊNCIA

Anamnese

Na coleta de informações, é essencial obter dados relacionados ao mecanismo do trauma, como a altura da queda, as condições da superfície de impacto, os danos ao veículo, o acionamento do *airbag*, o uso do cinto de segurança e qualquer relato de ejeção do veículo, bem como informações sobre óbitos de passageiros envolvidos. Além disso, é importante investigar a história médica pregressa do paciente, incluindo a presença de coagulopatias, hemofilia, uso de medicamentos (especialmente anticoagulantes e agentes antiplaquetários) e consumo de drogas e/ou álcool.

Presença de desorientação, confusão, amnésia, perda de consciência, ou relatos de déficit neurológico focal, convulsões, vômitos, rebaixamento do nível de consciência ou deterioração na Escala de Coma de Glasgow aumentam a suspeita de uma possível lesão cerebral subjacente. É fundamental coletar todos esses dados para orientar a decisão clínica em relação à realização de uma tomografia de crânio (TC), conforme discutido a seguir.

Exame físico

Trinta e cinco por cento dos pacientes com traumatismo cranioencefálico moderado ou grave apresentam outras lesões traumáticas associadas, como lesões intra-abdominais, pulmonares, medulares e/ou em membros. A não identificação precoce dessas lesões pode aumentar o risco de dano cerebral secundário, uma vez que elas têm o potencial de causar hipotensão e hipóxia. Nesse contexto, é de extrema importância realizar um exame físico inicial de forma sistematizada, com enfoque em trauma, e executar procedimentos simultâneos de salvamento conforme necessário. Durante essa avaliação, é essencial proteger a coluna cervical, visto que a prevalência de fraturas cervicais em pacientes comatosos chega a 8%[8].

Todos os pacientes com traumatismo cranioencefálico moderado ou grave devem ser reavaliados com escore de Glasgow e exame neurológico a cada 15 a 30 minutos para identificar precocemente deterioração neurológica ou risco de herniação. Os sinais de herniação variam conforme o tipo de herniação (Tabela 5) e incluem assimetria pupilar (diferença de > 1 mm de diâmetro entre as pupilas), pupilas dilatadas e fixas, tanto unilateral quanto bilateralmente, postura de decorticação ou descerebração, depressão respiratória e tríade de Cushing (hipertensão, bradicardia e respiração irregular). É crucial lembrar que a midríase traumática, que resulta de lesão direta no olho e nas estruturas periorbitais, bem como hipóxia ou efeitos de drogas e medicamentos (como opioides e atropina) podem dificultar a avaliação da reatividade pupilar[7]. No entanto, a avaliação das pupilas continua sendo uma ferramenta valiosa para prever o prognóstico, por meio da avaliação da reatividade pupilar, que também é aplicada no ECG-P. Uma alteração na resposta pupilar ou na ECG é mais indicativa de patologia intracraniana do que os achados do exame inicial. É fundamental calcular a ECG antes de submeter o paciente à sedação ou intubação orotraqueal. Se não for possível obter um escore formal em razão de comorbidades ou fatores de confusão, o estado neurológico do paciente deve ser descrito com o máximo de detalhes possível. Além disso, é importante avaliar sinais e sintomas associados à fratura de base do crânio, que incluem perda de liquor (otorreia ou rinorreia), equimose mastoide (sinal de Battle), equimose periorbital (olhos de guaxinim), hemotímpano, vertigem, diminuição da acuidade auditiva ou surdez, e paralisia do sétimo par craniano.

Exame motor

O exame motor tem como objetivo avaliar a força muscular e sua simetria. Deve ser realizado, sempre que possível, antes da administração de sedativos e/ou bloqueadores neuromusculares. Alterações no exame motor podem indicar lesões intracranianas, medulares ou de nervos periféricos. Nos casos em que o paciente não estiver cooperativo ou estiver comatoso, a resposta motora pode ser avaliada por meio da aplicação de estímulo doloroso. A decorticação, caracterizada pela flexão dos membros superiores e extensão dos membros inferiores, indica uma lesão intracraniana grave acima do nível do mesencéfalo. Já a postura de descerebração, que envolve a extensão dos membros superiores com rotação interna do braço, punho e dedos, juntamente com a extensão dos membros inferiores, sugere uma lesão mais caudal. Nos casos em que o paciente não apresenta nenhuma resposta motora, o padrão respiratório e os movimentos oculares podem fornecer informações sobre a função do tronco cerebral.

Exames laboratoriais

Normalmente, exames laboratoriais de rotina não são necessários, com exceção do hemoglicoteste, uma vez que a hipoglicemia é uma das possíveis causas reversíveis de alteração no nível de consciência e faz parte

TABELA 5 Principais tipos de herniação

Tipo de herniação	Causa	Achados clínicos e características
Transtentorial uncal	Lesão em expansão do lobo temporal ou fossa média causa a herniação do uncus do lobo parietal pelo tentório. Compressão do terceiro par craniano (oculomotor).	É a mais comum. Pupila dilatada e fixa ipsilateral à lesão. A evolução da herniação leva à compressão do trato piramidal e à paralisia motora contralateral.
Transtentorial central	Associada à lesão de estruturas da linha média, como lobo occipital, lobo frontal ou vértex.	Pupilas mióticas bilateralmente, Babinski bilateral e aumento do tônus muscular. Evolui para pupilas médias fixas, hiperventilação prolongada e decorticação.
Cerebelo tonsilar	Herniação das tonsilas cerebelares pelo forame magno	Pupilas puntiformes, paralisia flácida e morte súbita
Transtentorial ascendente	Resulta de lesão na fossa posterior	Desvio conjugado do olhar para baixo com ausência de movimento vertical dos olhos e pupilas puntiformes

do diagnóstico diferencial. Além disso, a realização de estudos de coagulação é indicada para pacientes com suspeita de coagulopatias, doença hepática ou em uso de anticoagulantes. Outros exames, como hemograma, avaliação da função renal e eletrólitos, podem fornecer informações relevantes sobre comorbidades e ser úteis no acompanhamento a longo prazo do paciente, uma vez que desequilíbrios eletrolíticos são comuns em pacientes com traumatismo cranioencefálico.

Exames de imagem

Tomografia computadorizada de crânio não contrastada

A tomografia computadorizada (TC) de crânio sem contraste destaca-se como o exame primário para a detecção de lesões intracranianas, sendo crucial para discernir entre pacientes que demandam, ou não, intervenção neurocirúrgica imediata (Tabela 6). A decisão pela realização da TC deve ser norteada por uma avaliação criteriosa do indivíduo, considerando o mecanismo do trauma, histórico clínico, comorbidades e manifestações clínicas presentes.

TABELA 6 Indicações de neurocirurgia no trauma cranioencefálico

Hemorragias extra-axiais (extradurais ou subdurais) ou massas > 1 cm de espessura
Desvio de linha média > 5 mm
Hemorragias intracranianas > 20 cm^3
Lesões penetrantes
Fraturas cranianas com afundamento, especialmente aquelas com deslocamento maior do que a espessura da tábua óssea, expostas e as que atingem seios venosos
Hipertensão intracraniana refratária

É imperativo não postergar a realização da TC de crânio e ponderar intubação orotraqueal em pacientes que se apresentem agitados ou combativos. É indicada a solicitação de tomografia da coluna cervical associada à de crânio quando o paciente tem comprometimento do estado mental.

Para otimizar a utilização da TC e evitar exames desnecessários, diversas regras de tomada de decisão clínica foram estabelecidas. Nos pacientes com TCE leve e moderado, essas regras auxiliam na identificação daqueles com risco significativo de lesões intracranianas e de potencial necessidade de intervenção cirúrgica. O Colégio Americano de Medicina de Emergência (ACEP) atualmente endossa a aplicação da *Canadian CT Head Rule* (CCHR) (Tabela 7), em detrimento de outras ferramentas, como a *Emergency X-Radiography Utilization Study* (NEXUS) ou os Critérios de Nova Orleans (NOC). Isso se dá pela maior especificidade da CCHR, reduzindo assim o número de TC sem indicação. Contudo, é importante ressaltar que essas regras não se aplicam a pacientes com coagulopatias ou distúrbios da coagulação, usuários de anticoagulantes ou antiagregantes plaquetários ou a idosos que, de acordo com as evidências atuais, têm indicação de TC de crânio. As regras para determinar a necessidade de TC em crianças são outras.

TABELA 7 *Canadian CT Head Rule* (Glasgow 13-15)*

Glasgow < 15 após 2 horas do trauma
Suspeita de fratura exposta ou afundamento do crânio
Idade ≥ 65 anos
Mais de um episódio de vômito
Amnésia retrógrada > 30 minutos
Mecanismo perigoso (queda > 1 metro, pedestre atingido por veículo motorizado ou ocupante ejetado de veículo motorizado)
Qualquer sinal de fratura de base de crânio

*A presença de qualquer achado indica necessidade de tomografia computadorizada. Fonte: adaptada de Wright e Merck, 2020.

Deve-se repetir a TC frente a qualquer sinal de deterioração neurológica do paciente ou, como prática de rotina, 24 horas após uma contusão intraparenquimatosa frontal/temporal, particularmente em pacientes anticoagulados ou idosos[9].

Ressonância magnética

A ressonância magnética (RM) é útil na avaliação de pacientes com lesões penetrantes causadas por madeira e outros materiais não magnéticos. Seu emprego é especialmente relevante para o diagnóstico de lesão axonal difusa (LAD), uma vez que tem sensibilidade superior à TC, particularmente quando utilizada sequência de difusão, e é realizada precocemente após o trauma (sensibilidade diminui com o passar do tempo).

Contudo, a RM geralmente não é selecionada como modalidade de imagem de primeira linha no contexto do TCE agudo, principalmente pelo maior tempo necessário para a aquisição das imagens.

Angiotomografia

A angiotomografia é um exame indicado para abordagem diagnóstica e terapêutica em pacientes com alto risco de lesões nas artérias supra-aórticas e intracranianas (Tabela 8).

TABELA 8 Fatores de risco para dissecção traumática da região supra-aórtica ou artérias intracranianas

Presença de fratura da coluna cervical
Déficit neurológico focal que não pode ser explicado pela imagem cerebral
Síndrome de Claude Bernard-Horner
Fraturas faciais tipo Lefort II e III
Fratura de base de crânio
Lesão de partes moles do pescoço

LESÕES DE CRÂNIO ESPECÍFICAS

Fraturas de crânio

As fraturas cranianas podem ser classificadas de acordo com suas características morfológicas e clínicas em lineares, cominutivas (fragmentadas), abertas, fechadas ou com afundamento. As fraturas abertas são aquelas em que há laceração do tecido sobrejacente, expondo o crânio, enquanto as fechadas não apresentam tal característica[9].

Um aspecto relevante é a presença de fístulas liquóricas associadas a essas fraturas, que aumentam significativamente o risco de meningite. Nessas situações, é mandatória a profilaxia antibiótica, e pode haver a necessidade de reparo por meio de intervenção neurocirúrgica ou otorrinolaringológica.

No manejo das lesões no couro cabeludo, é imprescindível uma abordagem cuidadosa para evitar agravar possíveis lesões cerebrais subjacentes em casos de fratura craniana. Fraturas lineares occipitais ou que interceptam o trajeto da artéria meníngea média ou, ainda, que envolvem o seio venoso estão associadas a maiores taxas de complicações.

É fundamental estar atento às fraturas que atravessam o canal da carótida, pois estas podem acarretar lesões vasculares significativas como dissecção, pseudoaneurisma e trombose das artérias carótidas. Em tais circunstâncias, é indicada a realização de exames de imagem especializados, como angiotomografia ou angiografia cerebral, para avaliação detalhada e plano de tratamento apropriado.

Ferimento penetrante

Todos os pacientes com trauma craniano penetrante devem ser hospitalizados e receber profilaxia antibiótica para minimizar o risco de infecções secundárias.

Quanto aos ferimentos provocados por projéteis de armas de fogo, é essencial compreender a extensão do dano: o projétil pode gerar uma cavidade cerebral com volume até três vezes superior ao seu diâmetro. Pacientes que apresentam ECG inferior a 5 têm taxa de mortalidade que se aproxima de 100%. Contudo, se o ECG for maior que 8, a taxa de mortalidade pode ser reduzida para cerca de 25%.

É de particular importância a avaliação de ferimentos penetrantes que afetem a região orbitofacial e pterional, onde deve ser realizada uma angiografia. Esse exame é crucial para a detecção de possíveis complicações como aneurismas intracranianos traumáticos ou fístulas arteriovenosas, que exigem intervenção imediata.

No tratamento de ferimentos menores causados por armas de fogo, que apresentam lesões de entrada pequenas e sem patologia intracraniana significativa, a conduta pode ser conservadora. Nesses casos, o fechamento do ferimento pode ser suficiente, evitando-se assim procedimentos neurocirúrgicos mais invasivos.

Por outro lado, ferimentos penetrantes causados por objetos pontiagudos como facas, machados ou fragmentos de madeira tendem a provocar dano restrito à área de contato direto com o objeto[10]. É uma recomendação crítica que tais objetos não sejam removidos do crânio antes de uma avaliação neurocirúrgica detalhada. A remoção precipitada pode exacerbar o dano cerebral, criando lesões adicionais em comparação ao momento da penetração inicial do objeto.

LESÕES INTRACRANIANAS ESPECÍFICAS

As lesões intracranianas constituem um espectro de danos cerebrais que podem ser classificados em lesões focais e/ou difusas, embora não seja raro que ambas coexistam em um mesmo paciente.

Lesões intracranianas focais

Contusões cerebrais focais e hematomas intraparenquimatosos (Figura 1)

As contusões cerebrais representam as lesões mais comuns observadas em pacientes acometidos pelo TCE e, com frequência, estão associadas à hemorragia subaracnóidea[10-12]. Tipicamente, as regiões frontais e temporais do cérebro são as mais vulneráveis ao impacto direto; no entanto, lesões na área occipital também podem ocorrer de forma ocasional. Essas contusões se manifestam tanto no ponto de impacto quanto, por um mecanismo de contragolpe, na região cerebral oposta ao trauma. Sua incidência é elevada em casos de traumas penetrantes e na síndrome do bebê chacoalhado.

É possível que uma TC inicial não evidenciou alterações, mas existe a possibilidade de sangramento tardio, especialmente em indivíduos anticoagulados ou com coagulopatias. Dada a potencial evolução dessas

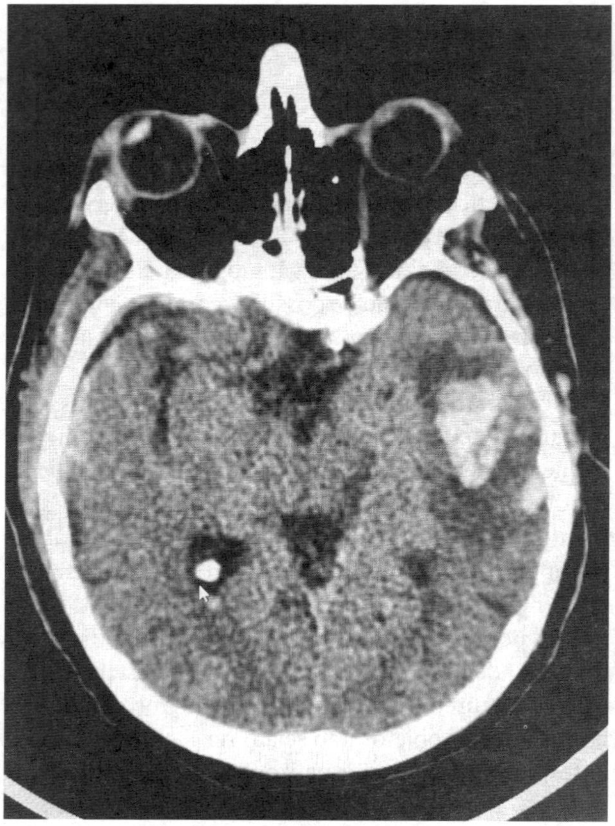

FIGURA 1 Contusão cerebral em vítima de trauma cranioencefálico.

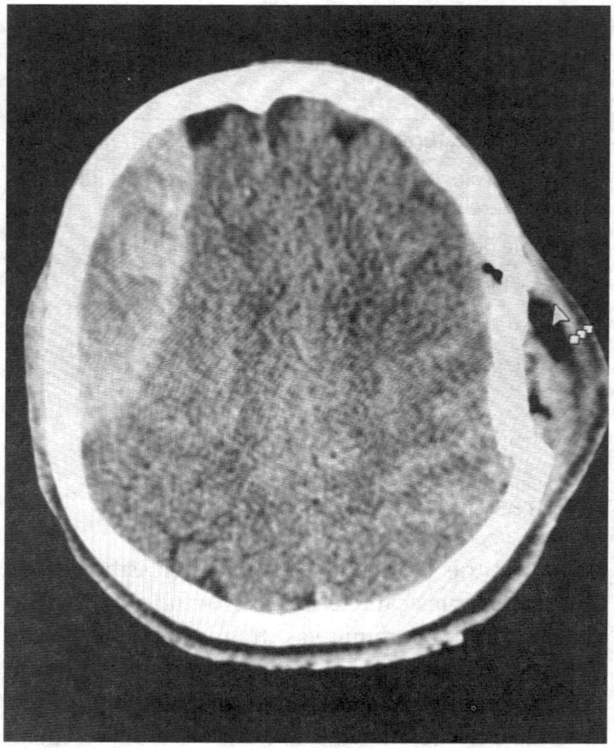

FIGURA 2 Hematoma epidural em vítima de trauma cranioencefálico.

contusões para hematomas intraparenquimatosos com efeito de massa, que podem requerer intervenção cirúrgica, é recomendada a reavaliação por meio de TC em um intervalo de 24 horas em pacientes diagnosticados com contusão cerebral[13].

Hematomas extra-axiais

São tipicamente identificados quando as forças traumáticas se distribuem para a abóbada craniana e atingem as camadas mais superficiais do cérebro. Essa categoria inclui os hematomas epidural, subdural e subaracnoide, cada um com características distintas e implicações clínicas específicas.

Hematomas epidurais (HED) (Figura 2)

Apresentam menor prevalência em pacientes idosos e naqueles com idade inferior a 2 anos. Caracterizam-se por episódios em que o paciente pode experienciar perda de consciência inicial, seguida de um intervalo de lucidez antes da potencial deterioração neurológica. Ocorrem predominantemente na região temporoparietal, muitas vezes em associação com fraturas lineares do crânio e ruptura de vasos meníngeos, como a artéria meníngea média, embora possam ocasionalmente ter origem venosa. O acúmulo sanguíneo se dá no espaço potencial entre o crânio e a dura-máter, resultando na formação de uma coleção biconvexa ou lenticular[14]. Quando envolve a artéria meníngea média, o risco de herniação intracraniana é significativamente elevado. Esses hematomas habitualmente não estão associados a lesões cerebrais subjacentes significativas, razão pela qual tendem a ter prognóstico mais favorável em comparação a outros tipos de hemorragias traumáticas, desde que não ocorra herniação.

Hematomas subdurais (HSD) (Figura 3)

São entidades clínicas mais prevalentes em comparação aos hematomas epidurais (HED). Comuns entre idosos, indivíduos com histórico de abuso de álcool e crianças menores de dois anos, os HSD resultam tipicamente de mecanismos de aceleração-desaceleração, que provocam a ruptura das veias ponte – estruturas vasculares que ligam as superfícies corticais cerebrais aos seios venosos durais – ou são secundários à evolução de contusões corticais superficiais. Nos idosos e alcoolistas, a atrofia cerebral provoca o estiramento das veias, tornando-as mais suscetíveis à ruptura mesmo em traumas leves[15]. Os HSD acumulam (geralmente de forma lenta) sangue venoso no espaço subdural, situado entre a dura-máter e a aracnoide, formando uma coleção sanguínea que segue o contorno cerebral de um lado e a convexidade do crânio no outro, com aspecto de foice

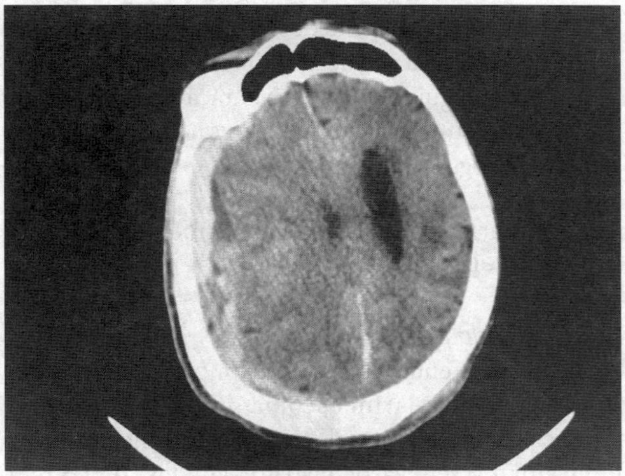

FIGURA 3 Hematoma subdural em paciente vítima de trauma cranioencefálico.

ou semelhante a uma meia-lua nas imagens radiológicas. Na fase aguda, definida como os primeiros 14 dias após o trauma, o hematoma é hiperdenso, ou seja, mais branco nas tomografias computadorizadas (TC). Em contraste, na fase crônica, que se estabelece após duas semanas do evento traumático, o hematoma se apresenta hipodenso, mais escuro nas TC. O HSD crônico é caracterizado por uma alteração progressiva do estado mental e um declínio gradual do nível de consciência. O prognóstico e as indicações para intervenção cirúrgica são estabelecidos com base em múltiplos fatores, incluindo o volume do hematoma, o impacto sobre o parênquima cerebral e a presença de lesões parenquimatosas associadas, que são muito comuns.

Hemorragia subaracnóidea (HSA)

Esse tipo de hemorragia constitui o achado mais comum em traumas cranioencefálicos contusos de moderados a graves, e pode ocorrer em pacientes de qualquer idade. O mecanismo frequentemente envolvido é a aceleração seguida de desaceleração, que leva à ruptura das veias subaracnoides. Como resultado, o sangue se acumula nas cisternas basais e nos sulcos corticais.

Clinicamente, a HSA manifesta-se por sintomas que incluem sinais de irritação meníngea (meningismo), cefaleia intensa e fotofobia. A presença de HSA na primeira tomografia computadorizada pós-trauma é um marcador de gravidade, estando associada a uma mortalidade até três vezes maior em comparação com pacientes que não apresentam esse achado radiológico.

Hemorragia intraventricular

É uma condição que pode ocorrer de duas formas principais: pode ser resultante da ruptura das veias subependimárias (encontram-se situadas sob o epêndima – a camada de células que forra os ventrículos cerebrais) ou surgir secundariamente, como uma complicação evolutiva de outras hemorragias intracranianas, em particular quando uma hemorragia intraparenquimatosa ou subaracnóidea se estende aos ventrículos.

Lesões intracranianas difusas

As lesões intracranianas difusas constituem um espectro que varia desde concussões, com achados tomográficos normais, até lesões graves que, em geral, resultam de hipóxia e isquemia secundárias a choque prolongado ou apneia. Nesses casos mais severos, a tomografia computadorizada inicial pode não revelar alterações ou exibir somente edema cerebral, sem a diferenciação habitual entre substância cinzenta e branca.

Edema cerebral

Pode ser celular, também conhecido como citotóxico, ou extracelular. O edema citotóxico decorre de anormalidades nas trocas iônicas e comprometimento da integridade da membrana celular. Já o edema extracelular é causado por danos diretos à barreira hematoencefálica, que levam a uma perturbação nas trocas hídricas normais. Ambos os tipos de edema têm o potencial de aumentar a pressão intracraniana, o que pode resultar em isquemia, herniação de parênquima encefálico e, nos casos mais graves, morte cerebral.

Lesão axonal difusa (LAD)

É comumente associada a mecanismos de desaceleração e à síndrome do bebê chacoalhado. Essa condição envolve o rompimento de fibras axonais e é evidenciada por hemorragias puntiformes disseminadas ao longo dos hemisférios cerebrais, especificamente na junção entre a substância cinzenta e a branca cortical. O quadro clínico apresentado pelos pacientes é diretamente proporcional à extensão do dano axonal e, lamentavelmente, o prognóstico pode ser desfavorável. É importante ressaltar que, mesmo em casos graves de LAD, a tomografia computadorizada inicial pode não revelar anormalidades. Pacientes com LAD grave podem evoluir para coma, mesmo sem evidência de elevação da pressão intracraniana (PIC). Esse fato reforça a necessidade de vigilância neurológica em pacientes com ECG alterada e com tomografia inicial sem alterações evidentes.

MANEJO DO PACIENTE VÍTIMA DE TCE

O manejo do paciente com traumatismo cranioencefálico (TCE) tem como objetivos prioritários a preservação da perfusão cerebral e a manutenção da oxigenação adequada. Isso é alcançado por meio da otimização do volume intravascular e da ventilação apropriada. É essencial evitar fatores que possam precipitar dano cerebral secundário, o qual pode acelerar a cascata neurotóxica e, consequentemente, agravar o prognóstico. Dentre esses fatores, destacam-se hipotensão, hipoxemia e hipo ou hiperglicemia.

A identificação precoce e o manejo de elevações na pressão intracraniana (PIC), bem como de complicações que possam requerer intervenção cirúrgica, são cruciais. Em situações de herniação cerebral iminente ou já instaurada, devem ser instituídas imediatamente medidas de salvamento. As metas para o tratamento inicial do trauma cranioencefálico seguem na Tabela 9.

TABELA 9 Alvos terapêuticos em pacientes críticos com traumatismo cranioencefálico

Parâmetros clínicos	Temperatura = 36-38°C
	Oximetria de pulso ≥ 90%
	PAS ≥ 100 mmHg
Parâmetros laboratoriais	$PaCO_2$ = 35-45 mmHg
	pH = 7,35-7,45
	Glicemia = 80-180 mg/dL
	Sódio entre 135 e 140 mEq/L
	INR ≤ 1,4
	Plaquetas ≥ 75 × 10^3 mm^3
	Hemoglobina ≥ 7g/dL

Manejo de via aérea e ventilação

Abordagem inicial

Nos pacientes que estão respirando espontaneamente, a via aérea deve ser monitorizada enquanto se mantém a imobilização da coluna vertebral. A saturação-alvo deve ser maior que 90% e a PaO_2, > 60mmHg, se necessário com oferta suplementar de oxigênio. A pCO_2 deve ficar entre 35 e 45 mmHg, preferencialmente com auxílio do capnógrafo para monitorização. É essencial o monitoramento da pressão arterial durante o procedimento.

As principais causas que levam a considerar a necessidade de via aérea definitiva são: pacientes com Escala de Coma de Glasgow ≤ 8; necessidade de proteção da via aérea; abolição do reflexo de tosse; perda do *drive* ventilatório; fraqueza da musculatura respiratória; ineficiência na troca gasosa, lesões extracranianas graves, agitação, intoxicação e risco de rebaixamento do estado mental.

Quando necessária, a intubação em sequência rápida é o método de escolha, pois protege o paciente da resposta simpática reflexa à laringoscopia e a possíveis aumentos da PIC. Deve-se evitar intubação nasotraqueal em pacientes com suspeita de fratura de base de crânio. A presença de coma não deve ser interpretada como uma indicação de seguir sem a administração de agentes farmacológicos ou apenas bloqueadores neuromusculares, sem uma droga sedativa indutora.

Agentes farmacológicos para intubação orotraqueal

Otimização da pré-intubação

A fim de atenuar a resposta simpática reflexa desencadeada pela laringoscopia, pode-se recorrer a fármacos como o fentanil, em dose de 3 mcg/kg, ou a Lidocaína 2% sem vasoconstritor, em dose de 1,5 mg/kg, ambos administrados por via endovenosa cerca de 3 minutos antes dos agentes indutores de anestesia e do bloqueador neuromuscular. É importante ressaltar que essas medicações não devem ser empregadas em pacientes com hipotensão ou naqueles cuja pressão sanguínea dependa do estímulo simpático para manter a perfusão cerebral. Uma vez que não há evidência de melhoria nos desfechos clínicos associada a essas substâncias, o seu uso só se justifica caso não implique atraso da intubação.

Indução

Na fase de indução da intubação orotraqueal, o etomidato é destacado por seu efeito protetor cerebral e pela manutenção da estabilidade hemodinâmica, sendo a dose recomendada de 0,3 mg/kg EV. Pesquisas recentes apontam que a cetamina também pode ser segura para uso em vítimas de TCE, com um perfil de segurança particularmente favorável em pacientes hipotensos, recomendando-se uma dose de 1,5 mg/kg EV. Em pacientes hipertensos, no entanto, o etomidato permanece como a medicação de escolha em razão de sua capacidade de preservar a pressão arterial.

Paralisia

A succinilcolina, embora possa provocar um aumento leve e passageiro na PIC, não é contraindicada. A dose sugerida é de 1,5 mg/kg EV. Já o rocurônio não está associado ao risco de elevação da PIC e possui duração de ação mais longa. Na dose recomendada de 1 mg/kg, proporciona condições adequadas para a intubação em aproximadamente 60 segundos.

Sedação, analgesia e bloqueio neuromuscular

A sedação e a analgesia cuidadosamente administradas são fundamentais na redução da demanda metabólica cerebral e, por conseguinte, na diminuição da pressão intracraniana (PIC). Além disso, ajudam a prevenir incrementos dessa pressão durante episódios de agitação, tosse ou no processo de intubação. Nos casos em que há significativo aumento da PIC, é imperativa a utilização de um sedativo potente em conjunto com opiáceos em infusão. Enquanto a sedação leve é geralmente almejada, em pacientes com PIC elevada, pode-se necessitar de sedação mais intensa, atingindo RASS (Escala de Richmond de Agitação-Sedação) de –4 a –5.

Quanto ao uso de agentes anestésicos, sedativos e analgésicos, é crucial uma aplicação criteriosa para evitar o mascaramento da evolução da lesão cerebral e a depressão respiratória. É recomendável o uso de doses mínimas efetivas de narcóticos ou benzodiazepínicos, que têm a vantagem de reversão com naloxone ou flumazenil, respectivamente. A despeito disso, o propofol, que não possui agente reversor específico, é indicado no manejo da PIC em razão de sua capacidade de reduzir tanto a demanda metabólica cerebral quanto a PIC. Esse agente sedativo é particularmente valorizado pela sua curta duração de ação, que permite a realização de avaliações neurológicas periódicas. Contudo, o propofol pode induzir hipotensão, exigindo a administração concomitante de vasopressores e fluidos para preservar a pressão de perfusão cerebral (CPP). Além disso, deve-se atentar para a síndrome da infusão do propofol, que é um evento adverso grave, mas raro, e usualmente associado a infusões de alto volume por períodos prolongados[14,15].

O emprego de bloqueadores neuromusculares tem o benefício de reduzir potenciais aumentos da PIC decorrentes de tosse ou de dissincronias com o ventilador. No entanto, seu uso prolongado deve ser evitado para prevenir a fraqueza muscular e interferências no processo de desmame do suporte ventilatório.

Ventilação mecânica

No manejo inicial de pacientes com TCE grave, frequentemente é necessária a sedação e a assistência respiratória mecânica. A regulação cuidadosa da ventilação é crítica, pois tanto a hipercarbia quanto a hipocarbia podem ter consequências adversas – a primeira pode elevar a pressão intracraniana (PIC), enquanto a segunda pode precipitar isquemia cerebral. Portanto, é recomendável o uso do capnógrafo, se disponível, para otimizar a ventilação. A hipóxia também é uma condição a ser evitada, mantendo a PaO_2 acima de 60 mmHg.

Na fase aguda, a ventilação com volume controlado é aconselhada para minimizar as flutuações no volume de ar corrente (VAC), que deve ser estabelecido entre 6 e 8 mL/kg do peso ideal do paciente. A fração inspirada de oxigênio (FiO_2) deve iniciar em 100%, reduzindo-se progressivamente até o mínimo necessário para sustentar uma saturação de oxigênio (SpO_2) superior a 94%, preferencialmente com FiO_2 inferior a 50%. O intuito é evitar tanto a hipoxemia quanto a hiperóxia, uma vez que ambas são prejudiciais.

Quanto à pressão expiratória final positiva (PEEP), pode-se iniciar com um ajuste de 5 cmH_2O, mas pode ser necessário elevar em pacientes com TCE que apresentem insuficiência respiratória hipóxica aguda, chegando a um nível de 15 a 20 mmHg, se necessário. Isso porque a elevação da PEEP, até os limites mencionados, não tem demonstrado aumentos estatisticamente significativos na PIC. Além disso, o aumento da PEEP pode ser seguro em pacientes com lesão cerebral e síndrome da angústia respiratória aguda (SARA), contanto que a normovolemia seja mantida. A pressão de platô deve ser monitorada para não exceder 30 mmHg.

A frequência respiratória deve ser ajustada com cautela. Embora a hiperventilação possa diminuir a $PaCO_2$ e levar à vasoconstrição cerebral – reduzindo assim o volume sanguíneo cerebral e a PIC –, seu uso não é recomendado nas primeiras 24 horas após o TCE. Isso se deve ao risco de vasoconstrição induzida, que pode causar isquemia secundária, exacerbando os danos. Além disso, a hiperventilação pode elevar os níveis extracelulares de lactato e glutamato, potencializando a lesão cerebral secundária. A hiperventilação aguda deve ser reservada para situações de aumento comprovado da PIC como medida temporária enquanto outras terapias são instituídas, e seu uso deve ser o mais breve possível. O objetivo é manter uma normocapnia, com $PaCO_2$ entre 35 e 45 mm Hg. Para isso, recomenda-se o monitoramento contínuo do CO_2 por capnografia e, na sua ausência, a realização frequente de gasometrias para garantir a manutenção desses valores durante a fase aguda.

Manejo circulatório

Hipotensão

Em pacientes com TCE, a autorregulação cerebral pode estar significativamente comprometida, o que torna o cérebro muito vulnerável a alterações na pressão arterial sistêmica. A redução da pressão arterial média (PAM) está associada à hipoperfusão, hipóxia e isquemia cerebral, e o aumento pode contribuir para elevações na pressão intracraniana (PIC), em razão do incremento do volume sanguíneo cerebral e da hiperemia. Portanto, a ressuscitação inicial deve ser eficiente e adequada, buscando a normovolemia, com alvos pressóricos ajustados de acordo com a faixa etária do paciente:

- Em crianças com menos de 12 meses: PAM > 60 mmHg.

- Em crianças com mais de 12 meses: PAM > 5º percentil para a idade, considerando a fórmula: 70 mmHg + (idade em anos x 2).
- Adultos entre 50 e 69 anos: PAM ≥ 100 mmHg.
- Adultos de 15 a 49 anos e aqueles com mais de 70 anos: PAM ≥ 110 mmHg.

É pertinente destacar que, em geral, o TCE isolado raramente provoca hipotensão, exceto como evento pré-terminal. Dessa forma, caso haja hipotensão, é mandatório investigar e tratar outras possíveis causas. Na ressuscitação volêmica inicial, a solução salina isotônica é preferível, dado que soluções cristaloides balanceadas podem ser relativamente hipotônicas e potencialmente exacerbam o edema cerebral. Em cenários de politrauma, pode ser necessária a administração de hemoderivados e a iniciação precoce de vasopressores para assegurar a PAM adequada[16]. A hipotensão permissiva é contraindicada em pacientes com TCE pelo risco de comprometimento adicional do fluxo sanguíneo cerebral.

Agentes hemostáticos

Estima-se que até um terço dos pacientes com TCE grave agudo desenvolva coagulopatia. Essa condição resulta da liberação sistêmica de fator tecidual e fosfolipídios cerebrais, que desencadeiam coagulação intravascular disseminada e coagulopatia consumptiva. Esses fenômenos estão associados ao agravamento da hemorragia, a piores desfechos neurológicos e à elevada mortalidade. A coagulopatia pode também ser secundária ao uso crônico de medicamentos anticoagulantes, como a varfarina ou agentes antiplaquetários. Por essa razão, os parâmetros de coagulação devem ser aferidos em todos os pacientes com TCE moderado a grave admitidos no departamento de emergência, com a correção imediata de qualquer distúrbio hemostático identificado.

Para os pacientes em terapia com varfarina, o manejo inclui a administração de complexo protrombínico, plasma fresco congelado ou vitamina K. Uma razão normalizada internacional (INR) inferior a 1,4 é uma meta adequada, embora arbitrariamente estabelecida.

Não há evidências suficientes que suportam a transfusão rotineira de plaquetas em pacientes vítimas de TCE em uso de antiagregantes plaquetários. Mesmo assim, alguns centros optam por manter uma contagem de plaquetas > 75.000/μL com transfusões de plaquetas, se necessário. O uso de idarucizumab é aconselhado para a reversão do efeito da dabigatrana em casos de sangramento intracraniano significativo.

Pacientes que sofreram TCE leve e estão em uso de anticoagulantes ou antiplaquetários, apresentando tomografia computadorizada (TC) de crânio inicial sem sinais de hemorragia e que não preenchem nenhum outro critério para monitorização prolongada, não precisam ser admitidos ou observados rotineiramente.

No estudo CRASH-3, que randomizou 9.202 pacientes com TCE com ECG inferior a 13 ou qualquer evidência de sangramento intracraniano na TC realizada até três horas pós-trauma, observou-se que o ácido tranexâmico reduziu a mortalidade nos casos de TCE leve a moderado, mas não entre os pacientes graves, especialmente naqueles com pupilas não reagentes. Dessa forma, pacientes com TCE moderado (ECG entre 9 e 12) devem receber ácido tranexâmico o mais precocemente possível, dentro do período de três horas após o evento traumático. A administração desse agente para outros perfis de pacientes com TCE ainda é uma área com benefício incerto, mas pode ser considerada em situações como TCE grave com pupilas reativas e em pacientes com TCE leve (ECG maior que 12) que apresentem sangramento intracraniano. Quando indicado, o ácido tranexâmico deve ser administrado inicialmente em um *bolus* de 1 g infundido em 10 minutos, seguido de uma infusão IV contínua de 1 g ao longo de oito horas.

Monitorização e controle da pressão intracraniana

A monitorização e o controle da pressão intracraniana (PIC) são fundamentais, dado que a sua elevação está vinculada a um aumento da mortalidade e a um prognóstico desfavorável. Recomenda-se a adoção de estratégias específicas para o manejo da PIC elevada, com o objetivo de manter a pressão de perfusão cerebral (PPC) entre 60 e 70 mmHg. Essa recomendação é especialmente relevante em pacientes com autorregulação cerebral comprometida e PPC subótima, nos quais o incremento da pressão arterial média (PAM) por meio de vasopressores pode induzir a hipertensão e a exacerbação do edema cerebral. Medidas simples, como a elevação da cabeceira do leito em 30° e a manutenção do pescoço em posição neutra, são essenciais para promover a drenagem venosa cerebral adequada e devem ser implementadas precocemente no curso do tratamento.

A monitorização da PIC e da PPC tem papel fundamental na redução da morbidade e da mortalidade intra-hospitalar e no seguimento até duas semanas após um TCE grave. Tal monitorização é especialmente indicada em pacientes cujo exame neurológico não é confiável por conta da sedação prolongada ou anestesia nas primeiras 48 horas após a lesão, bem como em pacientes com GCS entre 3 e 8 acompanhada por alterações na TC de crânio. Além disso, a monitorização também deve ser considerada em pacientes com TC de crânio normal que apresentem dois ou mais dos seguintes fatores de risco: idade superior a 40 anos, pressão arterial sistólica inferior a 90 mmHg ou presença de postura motora anormal, seja unilateral ou bilateral. Na ausência de um cateter intracraniano para medir a pressão, recomenda-se um exame clínico seriado e atento aos sinais e sintomas sugestivos de aumento da PIC. Entre eles, incluem-se alterações do estado mental, anisocoria ou midríase, déficit neurológico focal e posturas anormais, como descerebração ou decorticação.

No manejo da elevação refratária da PIC, após a falha da terapia inicial, existem alternativas que incluem craniectomia descompressiva, indução de coma barbitúrico e hipotermia induzida. É fundamental reconhecer que pacientes submetidos a essas intervenções têm um prognóstico reservado. A tomada de decisão para procedimentos adicionais deve envolver uma análise detalhada dos riscos e benefícios, sempre em diálogo com os familiares do paciente.

O coma induzido por barbitúricos é uma opção terapêutica secundária a ser considerada quando as estratégias de primeira linha – como terapia hiperosmolar e sedação profunda com propofol – não conseguem controlar a PIC e não há indicação cirúrgica imediata. Os barbitúricos podem ser eficazes na redução da PIC que não responde a outras medidas. Contudo, seu uso deve ser evitado em situações de hipotensão ou hipovolemia, uma vez que essas drogas podem agravar a hipotensão, sendo, portanto, contraindicadas durante a fase de ressuscitação aguda.

No cenário de uma suspeita de uma herniação cerebral iminente – indicada pelo exame físico – decorrente de uma PIC elevada, recomenda-se a adoção de intervenções empíricas. Estas incluem a intubação endotraqueal para proteção das vias aéreas e controle da respiração, a elevação da cabeceira do leito em 30 graus para favorecer o retorno venoso e a hiperventilação controlada. A hiperventilação, uma medida transitória, visa atingir uma pressão parcial de dióxido de carbono (pCO_2) em torno de 30 mmHg, o que equivale a um volume final de dióxido de carbono entre 25 e 30 mmHg. Além disso, é prudente a administração de uma dose em *bolus* de cloreto de sódio a 23,4% ou manitol, com o objetivo de reduzir a PIC enquanto se aguarda a realização de uma TC e a medição da PIC. Essas estratégias são pontes para estabilização temporária até que o paciente possa ser avaliado para procedimentos definitivos, que incluem a realização de ventriculostomia ou a inserção de um cateter de PIC para monitorização contínua e adequada da pressão intracraniana.

A terapia hiperosmolar é frequentemente empregada em pacientes com TCE que apresentam edema cerebral e elevação documentada da PIC não responsiva à analgesia, sedação e drenagem de líquido cefalorraquidiano (LCR). Embora essa terapia possa atenuar a PIC, a literatura atual não fornece evidências robustas quanto ao seu impacto em desfechos clínicos a longo prazo.

Manitol e solução salina hipertônica são os agentes hiperosmolares comumente utilizados, sem que haja comprovação de superioridade de um sobre o outro em termos de diminuição da mortalidade ou melhora da recuperação funcional. O pico do efeito osmótico ocorre entre 10 e 15 minutos após a administração, mantendo-se por 2 a 4 horas.

Algumas diretrizes recomendam que o uso de manitol sem monitorização da PIC seja reservado para situações de herniação cerebral e deterioração neurológica aguda que não sejam atribuíveis a outras causas. Uma indicação específica para o uso de manitol é quando o paciente euvolêmico apresenta deterioração neurológica aguda com pupilas dilatadas ou hemiparesia. A dose recomendada de manitol a 20% é de 0,5 a 1 g/kg, administrada em *bolus* a cada 4 a 6 horas por via periférica, produzindo efeito em cerca de 30 minutos. É fundamental monitorar a função renal, a osmolalidade sérica (não excedendo 320 mOsm/L) e os níveis de sódio, em virtude dos riscos associados ao seu efeito diurético, particularmente em pacientes hipotensos. Em tais casos, é essencial a reposição adequada do volume intravascular e pode ser prudente a colocação de uma sonda vesical para controle rigoroso da diurese.

A solução salina hipertônica pode ter algumas vantagens teóricas sobre o manitol, como não causar depleção de volume e menor risco de causar hipovolemia e extravasamento para o tecido cerebral. Contudo, seus efeitos adversos incluem sobrecarga de cloro, congestão e edema pulmonar. Após início da terapia, os níveis séricos de sódio devem ser verificados a cada 4 a 6 horas, evitando-se níveis superiores a 160 mmol/L, uma vez que não há benefícios adicionais e podem existir riscos de complicações, como insuficiência renal, mielinólise pontina e aumento rebote da PIC. Ademais, a eficácia da terapia hiperosmolar pode declinar com o tempo em razão do ajuste compensatório da osmolaridade cerebral.

As doses e as concentrações recomendadas de solução salina hipertônica podem ser consultadas na Tabela 10.

Quando a terapia hiperosmolar é utilizada por períodos prolongados, sua retirada deve ser gradual, a fim de evitar o fenômeno de rebote do gradiente osmótico e a subsequente indução de edema cerebral.

Profilaxia de crises convulsivas

Em pacientes com TCE grave, a incidência de convulsões pós-traumáticas precoces – definidas como aquelas que se manifestam na primeira semana após o evento – pode alcançar 30%. Adicionalmente, relatos de casos indicam que entre 15 e 25% dos pacientes

TABELA 10 Doses e concentrações recomendadas de solução salina hipertônica

Concentração de NaCl	Preparação	Dose	Tempo de infusão	Via de administração
NaCl 3%	▪ 150 mL de NaCl a 20% em 850 mL de água destilada ou ▪ 30 mL de NaCl a 20% em 220 mL de solução salina a 0,9%	Adultos: 2 a 4 mL/kg Crianças: 5 a 10 mL/kg	10 minutos	Acesso venoso periférico ou central
NaCl 23,4%	Sem diluição	30 mL	5 a 10 minutos	Acesso venoso central

em coma decorrente de TCE grave exibirão crises não convulsivas, as quais podem ser detectadas por meio de monitorização eletroencefalográfica (EEG) contínua. Essas convulsões impactam negativamente a oxigenação e o fluxo sanguíneo cerebral, aumentando a PIC e agravando o dano cerebral secundário. O uso de benzodiazepínicos, como lorazepam e diazepam, é essencial durante a crise convulsiva, prevenindo também o estado de mal epiléptico, que está associado a uma alta taxa de mortalidade em tais pacientes.

TABELA 11 Fatores de risco para crise convulsiva após traumatismo cranioencefálico

Escala de Coma de Glasgow ≤ 11
Convulsões dentro de 24 horas após o trauma
Amnésia pós-traumática com duração > 30 minutos
Fratura craniana linear ou deprimida
Ferimento penetrante
Hematoma subdural, epidural ou intracraniano
Contusão cortical

A profilaxia anticonvulsivante é recomendada sempre que os benefícios do tratamento justificarem os riscos de efeitos colaterais. Fatores de risco para crises convulsivas pós-TCE são detalhados na Tabela 11. Embora as diretrizes correntes frequentemente prefiram a fenitoína para profilaxia no período inicial de sete dias pós-trauma, o levetiracetam vem sendo considerado uma alternativa em razão dos achados de ensaios clínicos e metanálises. Estudos apontam que a fenitoína, especialmente em doses cumulativas elevadas, pode estar associada a desfechos funcionais e cognitivos adversos no longo prazo. Por outro lado, o levetiracetam demonstrou, em um ensaio clínico randomizado com pacientes em UTIs neurocirúrgicas (dos quais 89% apresentavam TCE), eficácia comparável à fenitoína na prevenção de convulsões, mas melhores resultados funcionais após seis meses. Uma metanálise subsequente também apontou incidência menor de eventos adversos medicamentosos com o uso de levetiracetam.

Embora o levetiracetam seja uma opção terapêutica a ser considerada, a fenitoína continua sendo um tratamento válido, especialmente pela sua ampla disponibilidade em serviços de emergência no Brasil. A administração deve iniciar-se com uma dose de ataque de 15 a 20 mg/kg, diluída em solução salina a 0,9% e infundida a uma velocidade máxima de 50 mg/min, seguida de uma dose de manutenção diária de 100 mg, administrada três vezes ao dia. A profilaxia deve ser interrompida após sete dias caso não se observe atividade convulsiva, seja clínica ou eletroencefalográfica.

É importante ressaltar que o uso profilático de anticonvulsivantes no manejo agudo do TCE reduz a incidência de convulsões precoces, mas não impede o desenvolvimento subsequente de epilepsia e pode, potencialmente, inibir a recuperação cerebral[13-16]. Portanto, seu uso deve ser criteriosamente indicado. Pacientes com TCE que apresentam convulsões exigem terapia anticonvulsivante contínua, embora a duração ótima dessa terapia em casos de TCE grave ainda não esteja claramente estabelecida.

Indicações cirúrgicas

A abordagem cirúrgica do TCE grave, incluindo a evacuação de hematoma, craniotomia descompressiva ou a inserção de dispositivos para monitorização PIC, requer a avaliação criteriosa de múltiplos fatores clínicos e radiológicos. Essa decisão, crucial no manejo do TCE, deve ser tomada em estreita colaboração com a equipe de neurocirurgia (ver Tabela 5 para mais detalhes).

Já discutimos previamente as indicações para o monitoramento da PIC. Quanto à craniectomia descompressiva, esta é uma intervenção eficaz para o manejo da pressão intracraniana (PIC) elevada que não responde a tratamentos médicos, sendo recomendada não apenas para diminuir a mortalidade, mas também por estar vinculada a melhores desfechos clínicos nesses pacientes. Conforme as diretrizes atuais, ela é indicada em pacientes com TCE grave cuja PIC permanece acima do limiar estabelecido por um período que varia de 1 a 12 horas, apesar do tratamento clínico intensivo[17]. O procedimento também é indicado de maneira profilática, particularmente em casos em que um hematoma é drenado ou quando as imagens radiológicas indicam a possibilidade de uma hipertensão intracraniana grave.

Outros cuidados

Posicionamento da cabeceira

A cabeceira da cama deve ser mantida entre 30 e 45 graus, uma estratégia que otimiza o retorno venoso cerebral e, por conseguinte, o fluxo sanguíneo encefálico. Em pacientes sob ventilação mecânica, esse ângulo também diminui a influência da PEEP sobre a PIC. Deve-se atentar para manter a pressão arterial média (PAM) acima de 80 mmHg, pois a elevação da cabeceira pode reduzir a pressão de perfusão cerebral, especialmente em casos de hipotensão.

Controle de temperatura

A febre é um fator de risco no manejo do paciente com traumatismo cranioencefálico (TCE), dada sua associação com o aumento da PIC por intensificar a demanda metabólica, o fluxo sanguíneo e a volemia cerebral, potencializando o dano cerebral secundário. A manutenção da temperatura corporal deve estar na faixa de 36,0 a 38,3°C, utilizando-se, se necessário, antipiréticos e/ou dispositivos de resfriamento externo. A hipotermia terapêutica não é recomendada como medida de rotina, uma vez que não demonstrou benefícios nos desfechos neurológicos ou na mortalidade de pacientes com TCE grave, além de aumentar o risco de complicações como coagulopatia, imunossupressão, sepse, distúrbios eletrolíticos, arritmias cardíacas e até óbito[16,17].

Antibioticoterapia profilática

A profilaxia com antibióticos de amplo espectro, administrados por via endovenosa, está indicada exclusivamente para casos de TCE com mecanismos penetrantes que resultem em fraturas expostas do crânio, envolvimento de seios paranasais ou pneumoencéfalo, ou quando há perda de liquor manifestada por otorreia ou rinorreia, condições essas associadas a um maior risco de meningite. Comumente, a administração de cefazolina 2 g a cada 6 horas ou ceftriaxona 2 g diários é suficiente. Entretanto, para ferimentos altamente contaminados, a adição de metronidazol 500 mg a cada 8 horas é aconselhada e, em situações específicas, pode-se considerar o uso de vancomicina para uma cobertura antibiótica mais ampla.

Controle de glicemia e nutrição

O manejo da glicemia é crucial no tratamento de pacientes com TCE, pois tanto a hiperglicemia quanto a hipoglicemia estão relacionadas a desfechos clínicos adversos, incluindo o potencial agravamento de lesões cerebrais secundárias. Entre os mecanismos implicados nesse agravamento, estão o aumento da acidose tecidual mediante o metabolismo anaeróbico, a produção de radicais livres e a alteração da permeabilidade da barreira hematoencefálica. A glicemia deve ser mantida entre 140 e 180 mg/dL para evitar extremos que podem ser prejudiciais. Estratégias de insulinoterapia intensiva visando níveis glicêmicos entre 80 e 110 mg/dL não são recomendadas por conta da associação com menores níveis de glicose cerebral e da elevação da relação lactato:piruvato, fatores estes ligados a um aumento na mortalidade. No que concerne à nutrição, deve-se iniciar a alimentação enteral tão logo seja possível, idealmente com metas nutricionais atingidas entre o quinto e o sétimo dia após o evento traumático. A dieta por sonda nasoentérica deve ser considerada para minimizar o risco de pneumonia associada à ventilação mecânica. É importante salientar que a inserção de sondas nasogástricas ou nasoentéricas deve ser cautelosamente evitada em casos de suspeita de fratura da lâmina cribiforme, em razão do risco de lesões intracranianas decorrentes da passagem da sonda. Embora não existam evidências conclusivas de que a nutrição enteral precoce atue na redução das complicações infecciosas, há estudos que sugerem sua eficácia na redução da incidência de pneumonia e na mortalidade após TCE.

Profilaxia de trombose venosa profunda (TVP)

Pacientes com TCE têm risco aumentado de desenvolver TVP. Ocorre que as drogas utilizadas para profilaxia constituem anticoagulação em baixas doses, que tem o potencial de resultar em expansão da hemorragia intracraniana principalmente nas primeiras 24 a 48 horas pós-trauma. O uso de profilaxia mecânica com compressão pneumática surge como alternativa segura e deve ser iniciada o mais precocemente possível. Em relação à profilaxia farmacológica, o uso de heparina não fracionada (5.000 unidades três vezes ao dia) ou enoxaparina (40 mg ao dia) deve ser considerado após 24 a 48 horas do trauma, desde que a lesão cerebral esteja estável, conforme verificado por imagens seriadas, e os benefícios superem os riscos[14].

Corticosteroides

O uso de corticosteroides em pacientes com TCE não é recomendado, uma vez que estudos não demonstram benefícios e associam o seu uso a efeitos adversos, incluindo aumento de infecções, sangramento gastrointestinal e mortalidade[15].

Procedimentos cirúrgicos

Devem-se evitar procedimentos cirúrgicos eletivos que possam levar a sangramento ou hipotensão em pacientes com sinais de hipertensão intracraniana, pois esses eventos podem exacerbar a condição neurológica.

Hiperatividade simpática paroxística (HSP)

A HSP manifesta-se em cerca de 10% dos pacientes com TCE grave, caracterizando-se por episódios súbitos de hipertensão, taquicardia, taquipneia, hipertermia, sudorese e aumento do tônus muscular, podendo ser precipitados por estímulos externos. Após excluir outras causas potenciais, como embolia pulmonar, o manejo inclui a eliminação de estímulos desencadeantes e o uso de uma combinação de medicamentos preventivos.

ACOMPANHAMENTO

Pacientes com TCE moderado devem permanecer em observação, mesmo quando a TC inicial não mostra anormalidades. É recomendável repetir o exame de imagem se houver deterioração clínica ou ausência de melhora dentro de 48 horas após o evento traumático. Tais pacientes, assim como aqueles com TCE grave, se beneficiam de manejo em centros especializados, onde possam receber tratamento intensivo e intervenções neurocirúrgicas imediatas, se necessárias.

Em relação ao TCE leve, os pacientes podem ser liberados se apresentarem um exame neurológico normal, após um período de observação de 4 a 6 horas ou uma TC craniana sem anormalidades[12-15]. Contudo, se estiverem em terapia anticoagulante, recomenda-se um período de observação mais extenso, de até 12 horas, podendo haver necessidade de repetir a TC. É importante salientar que, mesmo assintomáticos do ponto de vista neurológico, indivíduos com TCE leve podem experimentar sintomas cognitivos como dificuldades de atenção, amnésia, alterações de memória ou orientação e prejuízo no tempo de reação. Sinais e sintomas físicos, como cefaleia, tontura, insônia, fadiga, náusea, vômitos, visão turva e convulsões, além de mudanças comportamentais, incluindo irritabilidade, depressão, ansiedade, distúrbios do sono, labilidade emocional, perda de iniciativa e dificuldades na vida laboral ou escolar, podem persistir por dias ou semanas após o trauma. Aconselha-se repouso aos pacientes até a resolução dos sintomas. Atletas, em particular, devem ser advertidos sobre o perigo de déficits cognitivos e danos cerebrais permanentes mediante concussões repetitivas e sobre os riscos associados à síndrome do segundo impacto – uma condição grave que pode surgir em indivíduos que sofrem um novo TCE antes da completa recuperação do episódio anterior, levando a edema cerebral e morte súbita.

No momento da alta, é importante orientar pacientes e cuidadores sobre sinais de alerta que demandam retorno imediato ao serviço de emergência, como: incapacidade de despertar o paciente, cefaleias intensas ou piora progressiva da dor, sonolência, confusão, agitação, convulsões, problemas visuais, vômitos, febre, rigidez nucal e incontinência urinária ou intestinal, assim como fraqueza ou parestesia em qualquer parte do corpo. Para pacientes em terapia anticoagulante, devem-se fornecer orientações detalhadas na alta sobre sintomas indicativos de hemorragias tardias. Ademais, considere o encaminhamento ambulatorial para avaliação tanto do risco de quedas quanto do risco-benefício da continuidade da terapia anticoagulante.

REFERÊNCIAS

1. Wright DW, Merck LH. Head trauma. In: Tintinalli JE, Stapczynski JS (orgs.). Tintinalli's emergency medicine: a comprehensive study guide. 9.ed. Philadelphia: McGraw-Hill; 2020. p. 1695-707.
2. Almenawer SA, Bogza I, Yarascavitch B, Sne N, Farrokhyar F, Murty N, et al. The value of scheduled repeat cranial computed tomography after mild head injury: single-center series and meta-analysis. Neurosurgery. 2013;72(1):56-62-4.
3. Garvin R, Mangat HS. Emergency neurological life support: Severe traumatic brain injury. Neurocrit Care. 2017;27(S1):159-69.
4. Barbas CSV, Isola AM, Farias AM de C. Diretrizes brasileiras de ventilação mecânica. Associação de Medicina Intensiva Brasileira e Sociedade Brasileira de Pneumologia e Tisiologia, 2013. p. 1-140.
5. Asehnoune K, Roquilly A, Cinotti R. Respiratory management in patients with severe brain injury. Crit Care. 2018;22(1):76.
6. Stevens RD, Shoykhet M, Cadena R. Emergency neurological life support: Intracranial hypertension and herniation. Neurocrit Care [Internet]. 5 de dezembro de 2015 [citado 11 de abril de 2018];23(S2):76–82. Disponível em: http://www.ncbi.nlm.nih.gov/pubmed/26438459.
7. Cadena R, Shoykhet M, Ratcliff JJ. Emergency neurological life support: Intracranial hypertension and herniation. Neurocrit Care [Internet]. 14 de setembro de 2017 [citado 11 de abril de 2018];27(S1):82–8. Disponível em: http://www.ncbi.nlm.nih.gov/pubmed/28913634.
8. Esposito DP, Walker JB. Contemporary management of penetrating brain injury. Neurosurg Q. 1 de dezembro de 2009;19(4):249-54.
9. Lulla A, et al. Prehospital Guidelines for the management of traumatic brain injury. 3.ed. Prehosp Emerg Care. 2023.
10. Centers for Disease Control and Prevention. National Center for Health Statistics: Mortality Data on CDC WONDER. Disponível em: https://wonder.cdc.gov/mcd.html. Acesso em: 2022.
11. Spaite DW, Bobrow BJ, Keim SM, et al. Association of statewide implementation of the prehospital traumatic brain injury treatment guidelines with patient survival following traumatic brain injury: The excellence in prehospital injury care (EPIC) Study. JAMA Surg. 2019;154(7):e191152.
12. July J, Pranata R. Tranexamic acid is associated with reduced mortality, hemorrhagic expansion, and vascular occlusive events in traumatic brain injury: meta-analysis of randomized controlled trials. BMC Neurol. 2020;20(1):119.
13. Rowell SE, Meier EN, McKnight B, Kannas D, May S, Sheehan K, Bulger EM, et al. Effect of out-of-hospital tranexamic acid

vs placebo on 6-month functional neurologic outcomes in patients with moderate or severe traumatic brain injury. JAMA. 2020;324(10):961-74. Erratum in: JAMA. 2020;324(16):1683.

14. CRASH-3 trial collaborators. Effects of tranexamic acid on death, disability, vascular occlusive events and other morbidities in patients with acute traumatic brain injury (CRASH-3): a randomised, placebo-controlled trial. Lancet. 2019;394(10210):1713-23. Erratum in: Lancet. 2019;394(10210):1712.
15. Carney N, Totten AM, O'Reilly C, Ullman JS, Hawryluk GW, Bell MJ, et al. Guidelines for the management of severe traumatic brain injury. 4.ed. Neurosurgery. 2017;80(1):6-15.
16. Valente JH, Anderson JD, Paolo WF, Sarmiento K, Tomaszewski CA, Haukoos JS, Diercks DB; Members of the American College of Emergency Physicians Clinical Policies Committee (Oversight Committee); Clinical Policy: Critical Issues in the Management of Adult Patients Presenting to the Emergency Department With Mild Traumatic Brain Injury: Approved by ACEP Board of Directors, February 1, 2023 Clinical Policy Endorsed by the Emergency Nurses Association (April 5, 2023). Ann Emerg Med. 2023;81(5):e63-e105.
17. Hawryluk GWJ, Lulla A, Bell R, Jagoda A, Mangat HS, Bobrow BJ, Ghajar J. Guidelines for prehospital management of traumatic brain injury. 3.ed. Executive Summary. Neurosurgery. 2023.

3

Trauma de coluna vertebral e trauma raquimedular

Andréia Kist Fernandes
Leonardo Lucena Borges
Ariane Coester

PONTOS PRINCIPAIS

- A biomecânica do traumatismo raquimedular pode envolver compressão, distorção, rotação ou uma combinação desses mecanismos sobre os elementos anatômicos da coluna vertebral.,
- Em uma lesão medular completa haverá a ausência total de função motora e sensitiva caudais à lesão, incluindo todos os segmentos sacrais.
- Pacientes com trauma penetrante, sem déficit neurológico, não devem ser submetidos à imobilização vertebral.

INTRODUÇÃO

Definições e epidemiologia

O trauma de coluna pode envolver a coluna vertebral e/ou a medula espinhal. Pode-se definir o traumatismo raquimedular (TRM) como uma lesão osteoligamentar, com ou sem comprometimento neurológico associado, resultante de forças externas sobre a coluna *vertebral*[1,2].

De acordo com o *National Spinal Cord Injury Database* (NSCID), define-se lesão medular como a ocorrência de lesão traumática aguda dos elementos do canal medular (medula espinhal ou cauda equina), resultando em déficits neurológicos temporários e/ou permanentes. Excluem-se de tal definição as doenças do disco vertebral, as avulsões de raízes nervosas fora do canal vertebral e outras doenças medulares não traumáticas, como câncer.

O TRM tem importantes repercussões físicas, psicológicas e sociais na vida de um indivíduo. Estima-se que a incidência global de TRM esteja entre nove e 50 casos/milhão de habitantes/ano. No Brasil, a incidência é de 40 casos/milhão de habitantes/ano, sendo nove vezes mais prevalente em homens do que em mulheres. No maior perfil epidemiológico de trauma de coluna da América Latina, realizado no sul do Brasil, a idade média dos pacientes foi de 47,9 (± 19,0), com incidência de 16,7% de lesão raquimedular[1,2]. Os mecanismos mais comuns relacionados ao TRM são acidente de trânsito, queda de altura e mergulhos, seguidos por ferimentos por armas de fogo (FPAF). Vinte e cinco por cento dos TRM estão associados ao uso de álcool. Condições congênitas, instabilidade atlantoaxial e algumas doenças, como espondilite anquilosante, osteoporose e artrite reumatoide, podem deixar os pacientes mais suscetíveis ao TRM[1,2].

Anatomia da coluna vertebral

A coluna vertebral é composta por 33 vértebras: sete cervicais, 12 torácicas, cinco lombares, cinco sacrais fusionadas e quatro coccígeas (usualmente fusionadas). A anatomia peculiar das vértebras axiais (C1 e C2) é diferente de todos os outros níveis da coluna, com o processo odontoide e seus prolongamentos interarticulares constituindo a articulação atlantoaxial que, sustentada pelo ligamento transverso, possibilita a rotação do pescoço (Figura 1). As outras vértebras são anatomicamente semelhantes, e a variação de suas articulações ao longo da coluna, juntamente com sua disposição em "S", permite extensos movimentos multidirecionais e lhe confere resistência[3,4]. Os ligamentos longitudinais anterior e posterior correm em paralelo com a coluna e, junto com outros ligamentos, mantêm a coluna alinhada. Entre os corpos vertebrais adjacentes estão os discos intervertebrais, com sua formação em anel fibroso com núcleo pulposo, capazes de absorver o impacto e distribuí-lo (Figura 2).

Quando a força compressiva excede a absortiva, o disco se rompe e o núcleo pulposo pode extravasar para o canal vertebral, podendo causar compressão medular ou do nervo. A medula espinhal, que é contínua com o bulbo, localizada dentro do canal vertebral, estende-se desde o forame magno até a primeira ou segunda vértebra lombar[4]. Da medula emergem, através do forame correspondente, 31 pares de nervos: oito cervicais, doze torácicos, cinco lombares, cinco sacrais e um coccígeo[3,4,5]. Na região distal de L1, as raízes nervosas formam a cauda equina. Do ponto de vista anatômico, também é importante lembrar que as artérias vertebrais que abastecem a porção posterior do cérebro passam por orifícios separados nas vértebras cervicais, geralmente com entrada em C6. No caso de deslocamento ou fratura significativa, essas artérias podem ser afetadas, provocando sintomas semelhantes a um acidente vascular cerebral. Embora a maior incidência de fraturas de vértebras seja na transição toracolombar, em decorrência do alargamento do canal medular nessa região, elas frequentemente ocorrem sem déficit neurológico associado ou com lesões medulares parciais ou incompletas. É na coluna cervical, em razão de sua maior mobilidade, a maior incidência de TRM.

Cinquenta por cento das fraturas cervicais envolvem o segmento subaxial (C3 a C7), 36% são fraturas do áxis (C2) e 13% são fraturas do atlas (C1)[3-8]. Já a flexibilidade reduzida da coluna torácica (em decorrência das costelas e da caixa torácica) faz com que fraturas nessa região sejam menos frequentes, mas, como há um estreitamento do canal medular nessa região, quando ocorrem, o risco de TRM não só é maior como geralmente a lesão é completa. A região lombar (L3-L5), por sua vez, possui mobilidade maior do que a região torácica, mas, em decorrência do alargamento do canal, a incidência de TRM é menor nessa região. Quando ocorrem lesões neurológicas na região coccígea, geralmente são lesões da cauda equina ou déficits associados a raízes nervosas isoladas.

FISIOPATOLOGIA

A biomecânica do TRM pode envolver compressão, distorção, rotação ou uma combinação de tais mecanismos sobre os elementos anatômicos da coluna vertebral, gerando lesões como fraturas por compressão, fraturas por explosão (podem projetar fragmentos ósseos para o canal medular), subluxação e lesão disco ligamentar (resulta do superestiramento ou rompimento de ligamentos e músculos que estabilizam a coluna) que podem comprometer

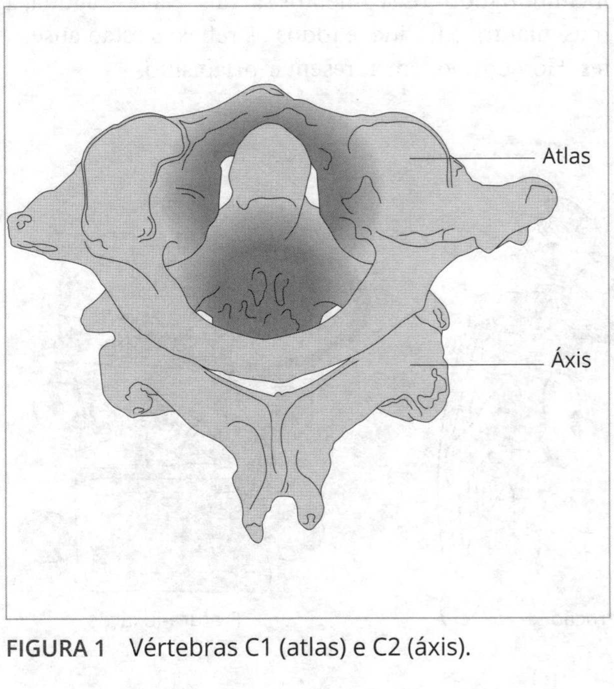

FIGURA 1 Vértebras C1 (atlas) e C2 (áxis).

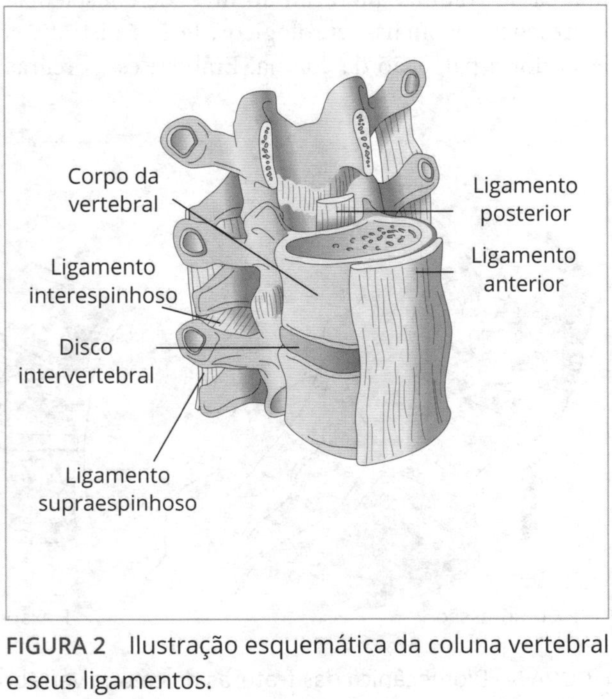

FIGURA 2 Ilustração esquemática da coluna vertebral e seus ligamentos.

a capacidade da coluna vertebral de proteger a medula espinhal (Figura 3).

A maioria das lesões vertebrais em adultos envolve fratura e deslocamento. A lesão primária, gerada pelo insulto mecânico tecidual no local do impacto, inicia uma série de processos bioquímicos e vasculares que se prolongam por dias antes de se estabilizar e resulta no mecanismo secundário de lesão. Ocorre a formação de edema, hemorragias e isquemias medulares no local da lesão e no tecido circunjacente. O edema da medula espinhal ocorre horas após o trauma (atinge seu volume máximo de três a seis dias após a lesão primária) e, dependendo de sua extensão, pode comprometer ainda mais o fluxo sanguíneo e aumentar a área de sofrimento isquêmico, gerando a liberação de mais enzimas e mediadores inflamatórios. Além disso, o fluxo sanguíneo local é diminuído por causa do vasoespasmo e da trombose de arteríolas. Aproximadamente 5% dos indivíduos com lesão da coluna terão deterioração neurológica relacionada a sangramento, isquemia ou edema[8,9,10].

A proteção contra novos danos mecânicos (colunas instáveis) e a limitação da progressão da lesão secundária por medidas neurointensivas de suporte fundamentam, em conjunto com o processo diagnóstico, a abordagem inicial do TRM pelo emergencista.

HISTÓRIA E APRESENTAÇÃO CLÍNICA

Na história e na avaliação inicial do paciente é importante focar em informações utilizadas nas regras de tomada de decisão clínica (Figura 4), como cinemática do trauma, alteração do nível de consciência e presença de sinais neurológicos, lesões distrativas e/ou dor à palpação da coluna. Embora essas regras tenham sido desenvolvidas para estabelecer a necessidade de exame de imagem, são boas ferramentas para estratificação de risco (têm boa sensibilidade para excluir lesões de coluna clinicamente significativas) e para definição de necessidade de restrição da mobilidade[11].

Um paciente com lesão medular tipicamente queixa-se de dor no local da fratura da coluna. Outros sintomas possíveis são descritos na Tabela 1. É importante destacar que os sinais e os sintomas descritos nem sempre são confiáveis para a exclusão de TRM e que, embora a presença de boa resposta motora e sensorial nos membros indique que a medula espinhal está íntegra, a ausência de déficit neurológico não exclui danos a vértebras e/ou ligamentos que tornem a coluna instável[12]. Além disso, alterações do sensório por intoxicação alcoólica e/ou por traumatismo cranioencefálico (TCE) associadas ou não a politrauma com outras lesões distrativas podem limitar a avaliação inicial dos sintomas e dos sinais de TRM.

CLASSIFICAÇÃO E LOCALIZAÇÃO NEUROANATÔMICA DAS LESÕES MEDULARES

As lesões medulares podem ser classificadas em incompletas ou completas, o que, dependendo do nível da lesão, pode determinar tetraplegia ou paraplegia. A frequência de lesão completa e incompleta, assim como de tetraplegia e paraplegia, é semelhante.

Em uma lesão medular completa haverá a ausência total de função motora e sensitiva caudais à lesão, incluindo todos os segmentos sacrais. Na fase aguda, a musculatura é flácida, e todos os reflexos estão ausentes. Homens podem apresentar priapismo.

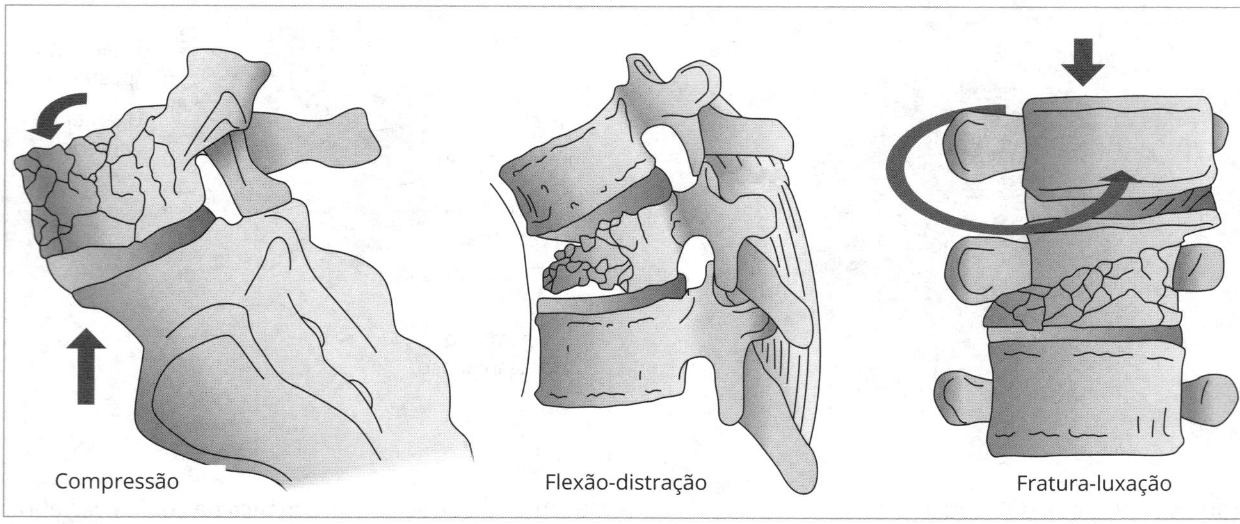

FIGURA 3 Biomecânica das fraturas de coluna vertebral.

Em lesões medulares incompletas, há preservação parcial da função motora ou sensitiva em níveis caudais à lesão. A presença do reflexo bulbocavernoso (contração reflexa do esfíncter anal quando se pressiona a glande/clitóris ou realiza uma leve tração na sonda vesical), de tônus retal e sensibilidade perianal (contração anal após estímulo da região com objeto pontiagudo) e do reflexo cremastérico (tração superior do testículo quando se estimula suavemente a parte interna da coxa) denota uma lesão incompleta da medula espinhal, mesmo que o paciente tenha perda sensorial e motora completas.

Existem três síndromes medulares incompletas e a síndrome da cauda equina (não é uma síndrome medular, porque ela é composta por raízes nervosas lombares, sacrais e coccígeas, produzindo lesões de nervos periféricos) que podem ser identificadas pelo exame físico, apesar de alguns achados poderem se sobrepor (Tabela 2).

Para a localização neuroanatômica da lesão medular é importante considerar algumas peculiaridades de três tratos medulares (demonstrados na Figura 4 e na Tabela 3): corticoespinhal, espinotalâmico e dorsal posterior[12]. O trato corticoespinhal é uma via motora descendente que se origina no córtex cerebral e passa pela cápsula interna e pedúnculo. Noventa por cento de suas fibras cruzam para o lado contralateral ao nível da decussação das pirâmides, tornando-se o trato corticoespinhal lateral, enquanto o resto se torna o trato corticoespinhal anterior. Lesões do trato corticoespinhal provocam fraqueza muscular, espasticidade, aumento de reflexo tendinoso profundo e sinal de Babinski ipsilateral. Os tratos espinotalâmico e dorsal posterior são ascendentes e transmitem informações sensoriais. No trato espinotalâmico, que transmite sensação de dor e temperatura, o segundo axônio da via ascendente cruza a linha média e, por isso, quando há lesão do trato espinotalâmico, a perda da sensação de dor e temperatura ocorre no lado contralateral do corpo, geralmente um ou dois segmentos abaixo do nível da lesão. Já os neurônios do trato dorsal posterior, que transmitem vibração e propriocepção, só cruzam a linha média ao nível do núcleo cuneado da medula, provocando perda de propriocepção e vibração ipsilateral no nível da lesão.

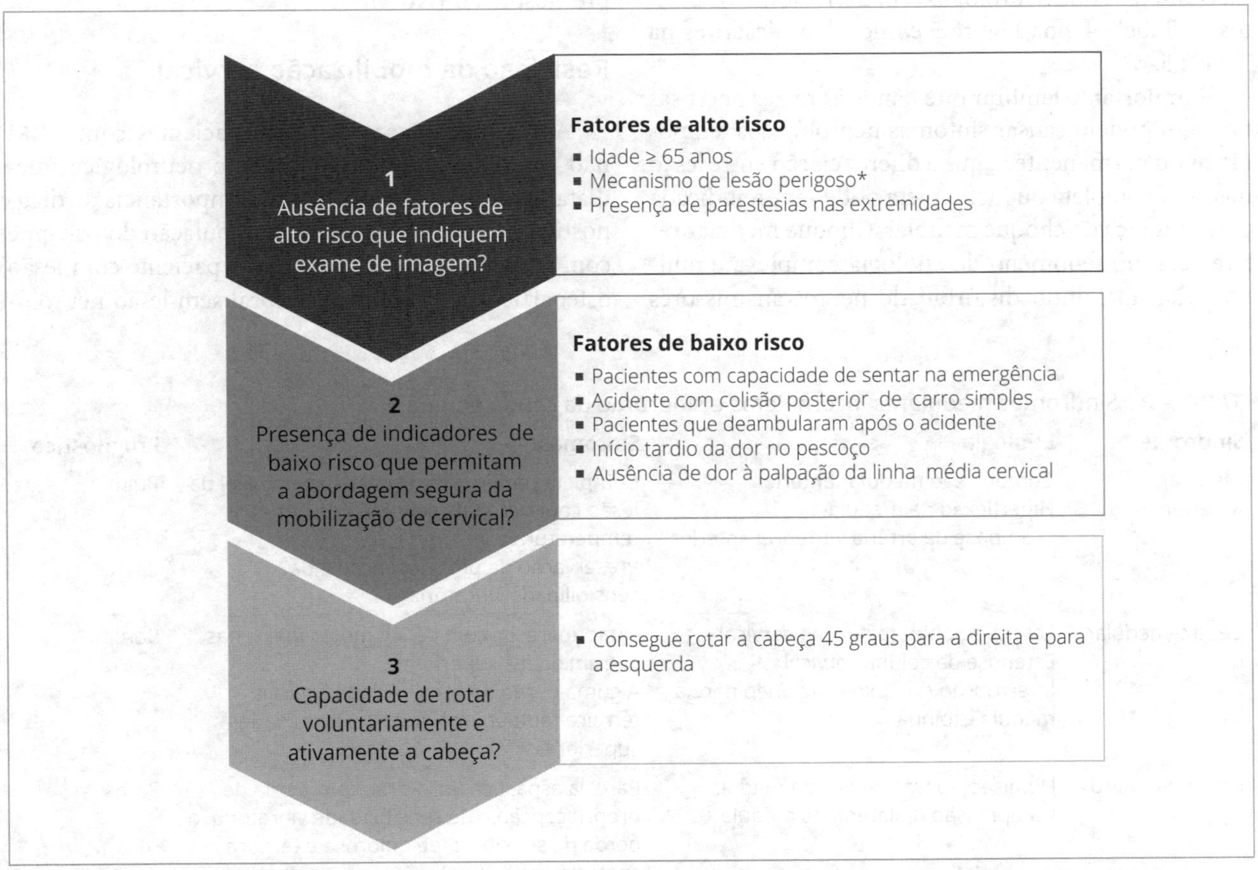

FIGURA 4 Regra *Canadian C-Spine*. Não é necessário realizar exame de imagem em pacientes que preenchem esses três critérios.

*Definido como queda de mais de 1 m de altura, acidente em alta velocidade, queda axial sobre a cabeça, capotamento, ejeção, colisão de veículo recreacional ou colisão com bicicleta.

TABELA 1 Sinais e sintomas de trauma raquimedular

Dor extrema ou pressão no pescoço, região occipital ou dorso
Parestesias, formigamento ou anestesia em mão, dedos, pés
Perda parcial ou completa de controle sobre qualquer parte do corpo
Urgência, incontinência ou retenção urinária
Priapismo
Dificuldade de marcha ou equilíbrio
Sensações em faixa no tórax de dor, pressão, queimação ou hiperestesia
Dispneia
Respiração abdominal ("diafragmática")
Curvaturas não usuais em cabeça ou coluna

O toque leve é transmitido pelo trato espinotalâmico e pelo dorsal posterior, por isso só é perdido se os dois tratos forem lesionados. O nível da lesão pode ser estimado usando ferramentas e tabelas que sistematizam o exame neurológico em dermátomos descritos na Tabela 4 e na Figura 5 e miótomos descritos na Tabela 5.

É importante lembrar que danos às raízes nervosas também podem causar sintomas neurológicos temporários ou permanentes e que a diferenciação entre lesão medular completa ou incompleta pode ser prejudicada pela presença de choque medular. Choque medular refere-se a um fenômeno de etiologia complexa e multifatorial, incluindo distúrbio de neurotransmissores que resulta em arreflexia transitória, com posterior retorno gradual dos reflexos caudais à lesão medular. Sua duração estimada, assim como os critérios para definir sua resolução, ainda são motivo de controvérsia. Em razão de tal fenômeno, alguns autores acreditam que é preciso aguardar 72 horas para se estimar a gravidade da lesão medular[12-16]. Normalmente, o ressurgimento do reflexo bulbocavernoso sinaliza o retorno da atividade neurológica. Lesões medulares completas têm chance mínima de recuperação motora, enquanto lesões incompletas ou das raízes costumam ter recuperação pelo menos parcial.

MANEJO INICIAL DO PACIENTE COM LESÃO MEDULAR

Atendimento pré-hospitalar

Suporte ventilatório e à circulação (*airway + breathing + circulation* – ABC), assim como alívio da dor, mantendo a melhor manutenção de proteção axial possível (quando indicada), formam o cerne do atendimento ao paciente vítima de trauma no atendimento pré-hospitalar (APH).

Restrição da mobilização cervical

Aproximadamente 40% dos pacientes com TRM não apresentam comprometimento neurológico imediatamente após o acidente. Daí a importância do diagnóstico precoce e da correta manipulação do paciente com suspeita de TRM, para que o paciente com lesão osteoarticular da coluna vertebral sem lesão neuroló-

TABELA 2 Síndromes medulares incompletas e síndrome da cauda equina

Síndrome	Etiologia	Sintomas	Prognóstico
Medular anterior	Compressão medular anterior Hiperflexão da medula Trombose da artéria vertebral anterior	Completa paralisia motora abaixo do nível da lesão com perda da sensação de dor e temperatura Preservação da propriocepção e da sensibilidade vibratória	Ruim
Centro-medular	Lesões por hiperextensão cervical Estenose da coluna cervical Interrupção do fluxo sanguíneo para a medula espinhal	Quadriparesia, com déficit motor maior nas extremidades superiores Alguma perda da sensibilidade álgica e térmica também maior nas extremidades superiores	Bom
Brown-Séquard	Hemisecção transversal da medula Compressão unilateral da medula	Paresia espástica unilateral, com perda de propriocepção e de sensibilidade vibratória, e perda de sensibilidade dolorosa e térmica contralateral	Bom
Cauda equina	Lesão de nervos periféricos da cauda equina em trecho medular Fraturas lombares	Perda de força e de sensibilidade variável em membros inferiores, alterações esfincterianas, "anestesia em sela"	Bom

gica não sofra lesão em função do manuseio. A movimentação da coluna pode contribuir com dano secundário, mas o uso inapropriado de tábuas rígidas e de colar cervical também não é inócuo. Segundo a nona edição do *PreHospital Trauma Life Support* (PHTLS), um dos principais objetivos da atenção pré-hospitalar é reconhecer indicações para restringir o movimento da coluna vertebral. Vários estudos com baixo poder de evidência identificaram efeitos adversos da estabilização da coluna, como: aspiração gástrica, desenvolvimento de úlcera de pressão, aumento do tempo de permanência na emergência, aumento do número de dias internado, aumento no número de exames radiológicos, aumento na dificuldade de exame clínico, aumento do tempo na cena, limitação na ventilação adequada, aumento dos custos, dificuldade de manejo

TABELA 3 Neuroanatomia da lesão medular/tratos espinhais

Trato	Localização	Função	Avaliação
Corticoespinhal	Face posterolateral da medula	Força motora ipsilateral	Contratura voluntária ou involuntária aos estímulos dolorosos
Espinotalâmico	Face anterolateral da medula	Sensação dolorosa e de temperatura contralateral	Estímulo com agulha
Colunas dorsais	Face posteromedial da medula	Propriocepção, vibração e sensação de toque suave ipsilateral	Sensação de posição dos dedos do pé ou da mão, ou pela sensação de vibração causada por diapasão

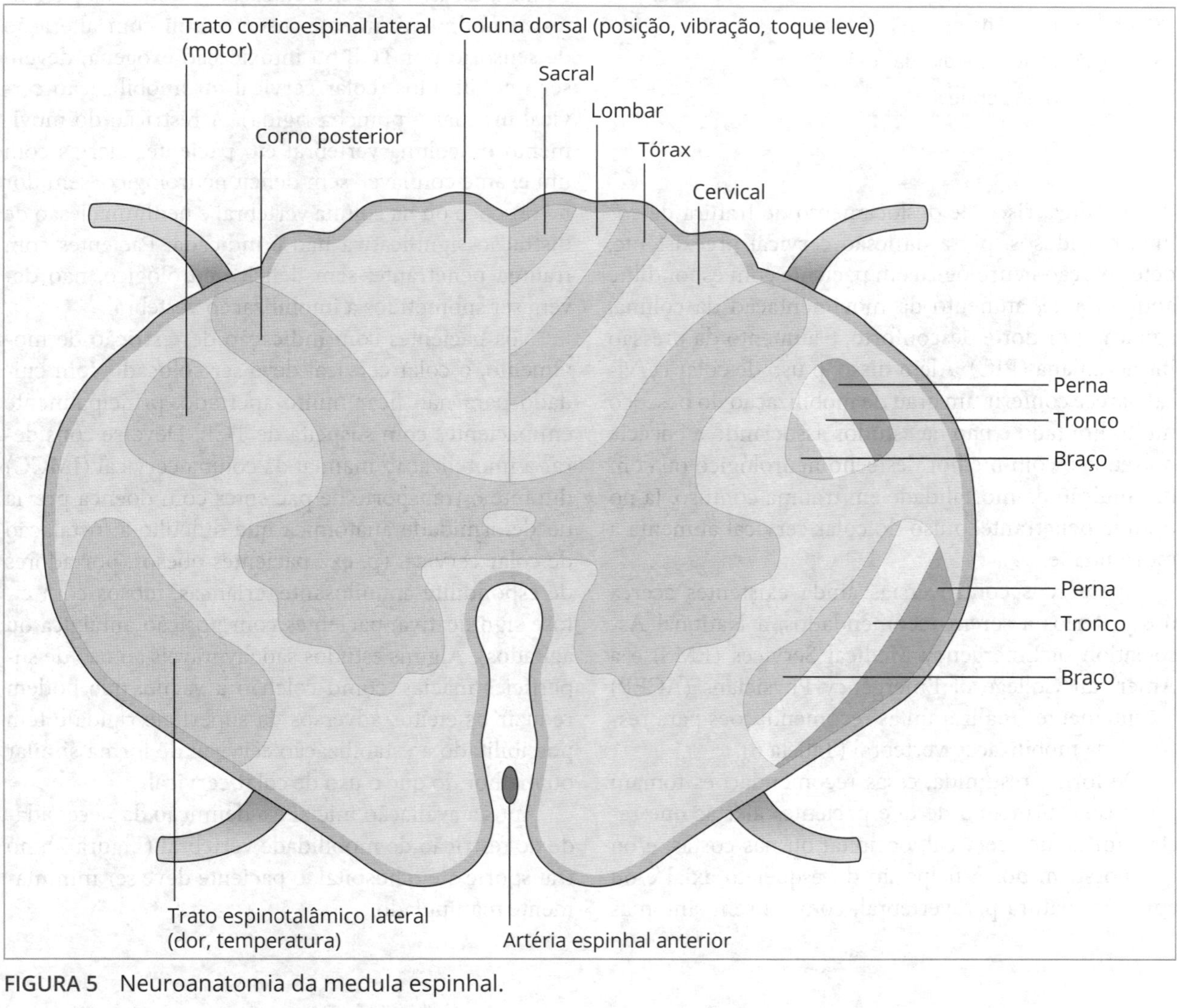

FIGURA 5 Neuroanatomia da medula espinhal.

TABELA 4 Principais dermátomos corporais

Segmentos cervicais
C5 - região anterolateral do ombro
C6 - polegar
C7 - dedo médio
C8 - quinto dedo
Segmentos torácicos
T1 - região medial do braço
T3 - 3º e 4º espaço intercostal
T4 - linha mamilar, 4º e 5º espaço intercostal
T6 - processo xifoide
T10 - cicatriz umbilical
T12 - púbis
Segmentos lombares
L2 - região medial da coxa
L3 - região medial do joelho
L4 - lesão medial do tornozelo e primeiro dedo do pé
L5 -dorso do pé
Segmentos sacrais
S1 - região lateral do pé
S2 - região posteromedial da coxa
S3, S4, S5 - área perineal

TABELA 5 Principais miótomos corporais

C5	Abdução do deltoide
C6	Extensão do punho (extensor do carpo, radial longo e curto)
C7	Extensão do cotovelo (tríceps)
C8	Flexão do polegar ao terceiro dedo (flexor profundo do polegar)
T1	Abdução do quinto dedo
L2	Flexão do quadril (iliopsoas)
L4	Extensão do joelho (quadríceps)
S5	Reflexo anal

de via aérea, risco de deslocamento de fratura de coluna em idosos, piora da lesão cervical preexistente, deterioração neurológica em paciente com espondilite anquilosante, aumento da movimentação da coluna, agitação por dor e desconforto, e aumento da pressão intracraniana (PIC). Além disso, o uso de colar cervical parece conferir um grau de mobilização do pescoço muito limitado e não há estudos associando a eficácia do seu uso com melhor desfecho neurológico ou com diminuição da mortalidade em trauma contuso. Já no trauma penetrante, o uso do colar cervical aumenta a mortalidade.

Apesar das controvérsias ainda existentes acerca dos critérios a serem recomendados, a National Association of Emergency Medical Services (EMS) e a American College of Emergency Physicians (ACEP) recentemente atualizaram as recomendações para restrição da mobilização vertebral (Tabela 6).

De forma resumida, essas recomendações tomam por base o princípio de que pacientes alertas que reclamam de dor cervical, occipital ou nas costas, e/ou que possuem dor à palpação do esqueleto axial e/ou em musculatura paravertebral, com ou sem sintomas neurológicos focais, devem ter como presumida a existência de TRM, devendo, portanto, ser imobilizados, independentemente da inexistência de outros achados expressivos. Alguns serviços de APH também incluem a existência de mecanismo perigoso, lesões distrativas, ou extremos de idade (p. ex.: < 16 ou > 65 anos) como indicativos de imobilização[17]. Todos os pacientes hemodinamicamente instáveis, ou com alteração de sensório por TCE ou intoxicação exógena, devem ser imobilizados (colar cervical ou imobilização cervical manual + prancha rígida). A restrição do movimento da coluna vertebral em pacientes alertas com um exame confiável, sem déficit neurológico, sem dor no pescoço ou na coluna vertebral e nenhuma lesão de distração significativa não é indicada. Pacientes com trauma penetrante, sem déficit neurológico, não devem ser submetidos à imobilização vertebral.

Nos pacientes com indicação de restrição de movimento, o colar cervical deve ser colocado com cuidado para não ficar muito apertado, principalmente em pacientes com suspeita de TCE. Deve-se considerar a imobilização manual da coluna cervical (IMCC) durante o transporte de pacientes com doença prévia ou deformidade anatômica que dificulte a instalação de colar cervical (p. ex.: pacientes obesos, portadores de espondilite anquilosante, crianças, idosos com cifose significativa, pacientes com posição antálgica ou agitados). Alguns estudos são favoráveis ao uso de superfícies macias, como colchão a vácuo, que podem reduzir os efeitos adversos da superfície rígida e têm possibilitado a estabilização cervical de forma similar ou melhor do que o uso de colar cervical.

Após a avaliação inicial e a definição da necessidade de restrição de mobilidade vertebral (Figura 7), no transporte até o hospital, o paciente deve ser minimamente manipulado.

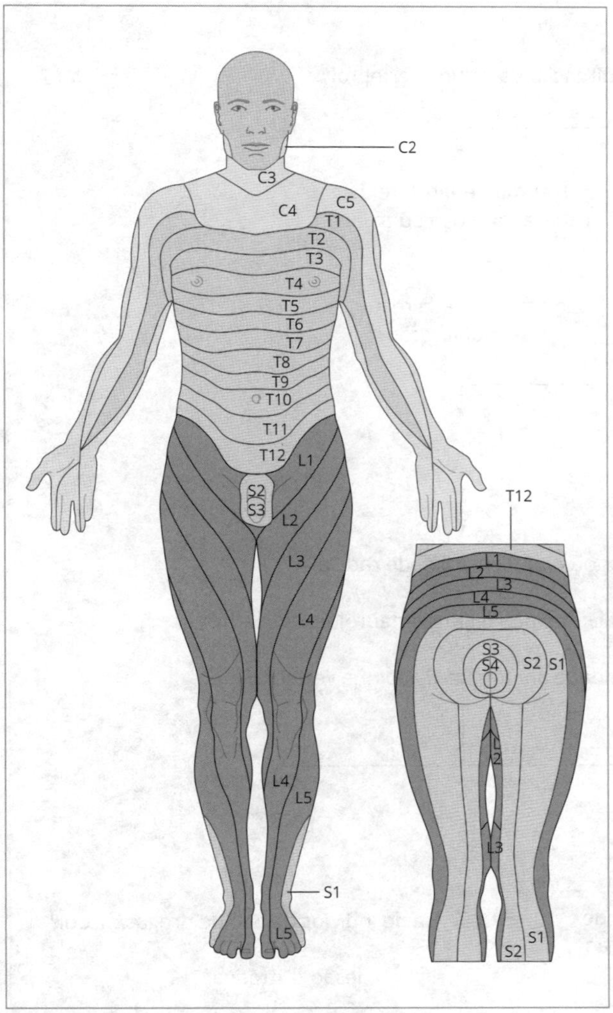

FIGURA 6 Dermátomos corporais.

Avaliação e estabilização no departamento de emergência

A estabilização no serviço de emergência tem como metas o suporte ventilatório e hemodinâmico do paciente, a busca de lesões ameaçadoras à vida (hemo/pneumotórax, tamponamento cardíaco, focos de sangramento oculto, lesões intracranianas) e a manutenção dos cuidados de proteção à coluna vertebral inerentes aos pacientes com risco de TRM enquanto eles forem necessários. É importante ressaltar que a incapacidade de perceber estímulos dolorosos pode mascarar lesões potencialmente graves em qualquer outra parte do corpo, como os sinais clássicos de abdome agudo ou dor pélvica associada com fraturas da bacia. Sempre que possível, principalmente naqueles pacientes que serão intubados, realizar um exame neurológico detalhado e registrá-lo para que seja possível identificar deterioração neurológica caso ela ocorra.

TABELA 6 Recomendações sobre restrição de coluna da EMS e da ACEP

Recomenda-se restrição da mobilidade da coluna vertebral quando houver um mecanismo de lesão concussiva associado a um ou mais itens da lista a seguir
Hipersensibilidade e/ou dor à palpação da linha média vertebral, incluindo dor subjetiva ou com movimento, hipersensibilidade de ponto ou defesa de estruturas na área vertebral
Alteração do grau de consciência ou envenenamento (p. ex., TCE ou intoxicação por álcool ou drogas)
Paralisia e/ou sintomas ou sinais neurológicos focais (p. ex., dormência e/ou déficit motor, priapismo)
Deformidade anatômica da coluna vertebral. Inclui qualquer alteração estrutural da coluna vertebral detectada no exame físico do paciente
Presença de lesão distrativa
Incapacidade de se comunicar

ACEP: American College of Emergency Physicians; EMS: National Association of Emergency Medical Services.

Os manejos ventilatório e hemodinâmico adequados no TRM são fundamentais, uma vez que insuficiência ventilatória hipercápnica, hipoxemia (SaO_2 < 90%) e hipotensão (PA sistólica < 90 mmHg) são importantes fatores contribuintes ao agravo da lesão secundária na área medular em sofrimento adjacente à lesão primária[16-19].

Suporte ventilatório deve ser conferido a todos os pacientes com lesões cranianas à C5, uma vez que as raízes dos nervos frênicos, que suprem o diafragma, emergem em C3, C4 e C5. Tais pacientes chegam à emergência com padrão ventilatório alterado (uso da musculatura intercostal e/ou respiração abdominal), habitualmente entrando em fadiga ventilatória algum tempo após a admissão [insuficiência ventilatória (IrPa) hipercápnica]. O uso de capnografia não invasiva deve ser considerado como método de monitorização para a identificação precoce de paciente em risco de insuficiência respiratória tipo II. É prudente considerar tal conduta também em pacientes com lesões caudais à C5, visto que a evolução cranial do edema pela medula pode atingir as origens do nervo frênico.

Durante a intubação, a estabilização e o alinhamento da coluna devem ser feitos manualmente (por um auxiliar), o que confere menor mobilidade cervical e melhor visualização da glote do que a manutenção do colar cervical. Técnicas de intubação orotraqueal que facilitem tal procedimento e aumentam a taxa de sucesso, como o uso Bougie ou videolaringoscopia, devem ser consideradas. Deve-se estar preparado para

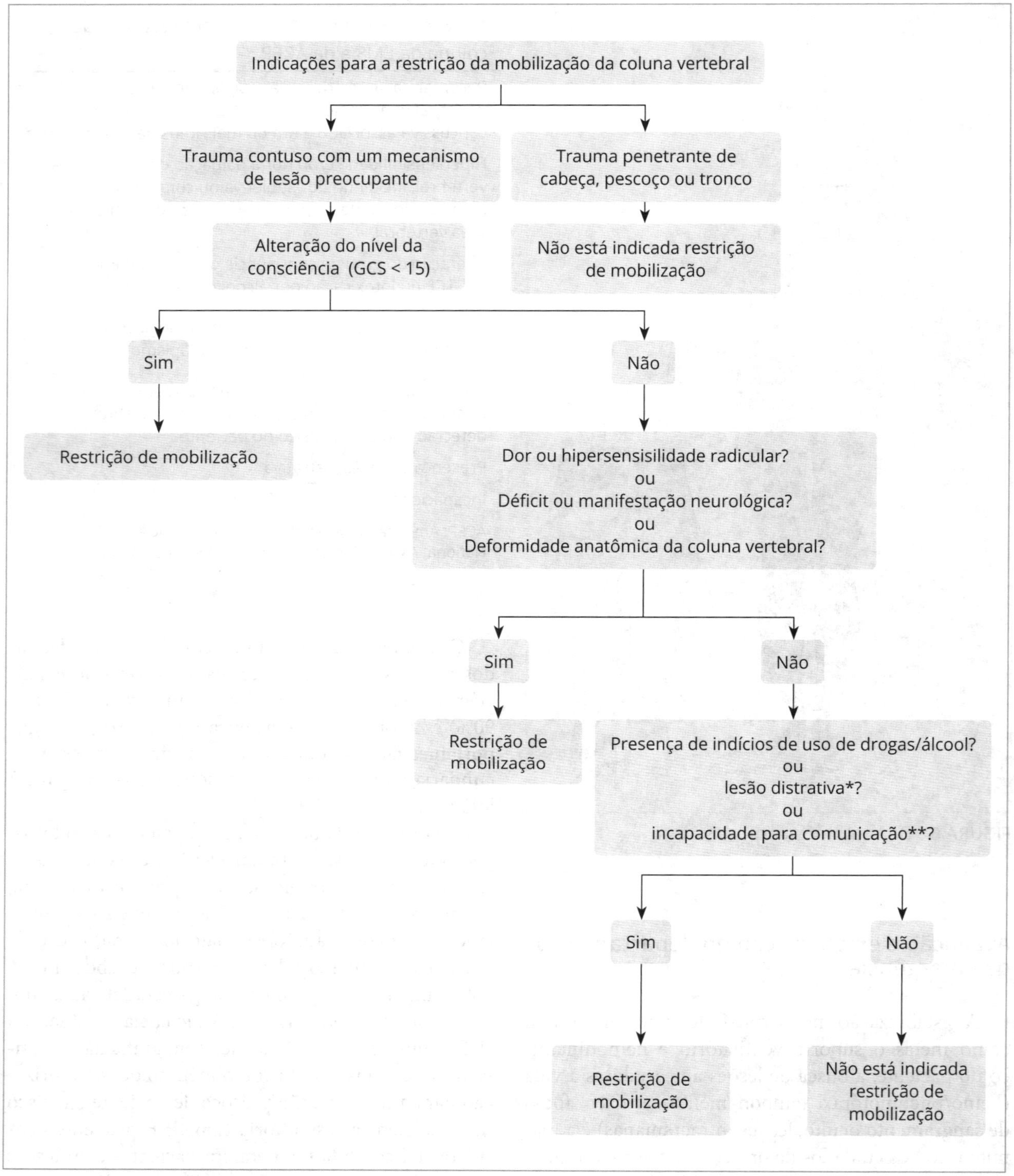

FIGURA 7 Avaliação da necessidade de restrição de coluna vertebral em vítimas de trauma.
*Lesões distrativas: qualquer lesão que pode afetar a capacidade do paciente de valorizar outras queixas (p. ex.: fratura de fêmur, queimadura extensa). **Incapacidade de comunicação: deficiência auditiva, crianças pequenas, alterações de fala, entre outros.

a possibilidade de bradicardia sinusal durante a laringoscopia e para instabilidade hemodinâmica após a indução anestésica e/ou a instalação de ventilação por falta de atividade simpática (disautonomia). Para a indução, deve-se preferir agentes com melhor perfil de estabilidade hemodinâmica (p. ex.: cetamina, etomidato), em conjunto com o uso de bloqueadores neuromusculares. Em razão do risco de hipercalemia, evitar uso de succinilcolina em pacientes imobilizados por mais de 72 horas.

A hipotensão no TRM possui um efeito deletério importante, uma vez que o suprimento sanguíneo da medula espinhal é parcialmente determinado pela pressão de perfusão medular que, por sua vez, está relacionada à pressão arterial média (PAM) e à pressão extrínseca exercida sobre a medula (p. ex.: edema, hematoma). Apesar de polêmicos resultados em literatura médica, recomenda-se manter a pressão arterial sistólica maior que 90 mmHg, com a pressão arterial média entre 85 e 90 mmHg. Para o manejo hemodinâmico adequado do paciente é imprescindível fazer o diagnóstico da causa da hipotensão. Pacientes em choque medular podem apresentar disautonomias da fase aguda que resultam em vasodilatação periférica, incapacidade de adaptação vasomotora e ausência de taquicardia reflexa, podendo causar instabilidade hemodinâmica (choque neurogênico). Embora o choque neurogênico esteja presente em até 40% dos pacientes com TRM, seus sinais clássicos (hipotensão e bradicardia relativas) também podem ser decorrentes de sangramento (30% dos casos TRM possuem múltiplas lesões associadas e sangramento) e de uso de medicações (bloqueadores de canal de cálcio ou β-bloqueadores). Por esse motivo, a hipotensão no paciente traumatizado nunca deve ser relacionada diretamente a choque neurogênico até que outras causas possíveis de hipotensão (hemorrágicas) tenham sido excluídas.

Nessa linha, a ressuscitação volêmica do politrauma com sangramento, mesmo se suspeita de TRM ou TCE, deve primar pelo uso de hemoderivados, sendo importante ressaltar que está contraindicada a hipotensão permissiva nesses pacientes. Nos casos em que o diagnóstico de choque neurogênico for firmado por exclusão de outras causas de hipotensão, a ressuscitação volêmica deve ser iniciada com uso de cristaloides com parcimônia, pois esses pacientes têm risco aumentado de edema agudo de pulmão e insuficiência cardíaca e, por esse motivo, deve-se considerar o uso de agentes inotrópicos positivos para melhorar o débito cardíaco e aumentar a pressão de perfusão. Não há evidência sobre a superioridade de um vasopressor sobre outro e os potenciais benefícios não devem ser extrapolados para ferimentos penetrantes. Em um estudo envolvendo pacientes com síndrome da medula central, a administração de vasopressores foi associada com complicações cardiovasculares em cerca de 75% deles[16].

A bradicardia, acompanhada ou não por instabilidade hemodinâmica, deriva da perda de inervação simpática do coração (com origem de T1 a T4), ao mesmo tempo em que a inervação parassimpática, via nervo vago, é mantida sem oposição. Ela pode ter início poucas horas ou dias após a admissão, usualmente nas primeiras 2 semanas após o evento, acometendo indivíduos com TRM cervical ou torácico alto. Quando a bradicardia tem repercussão hemodinâmica, pode ser necessário o uso de atropina ou, nos raros casos de bloqueio atrioventricular com bradicardia significante, pode ser indicado o uso de marca-passo.

A habilidade de contrair a bexiga e descontrair o esfíncter miccional é perdida após o TRM. Retenção urinária ocorre, mesmo em lesões incompletas, devendo ser abordada de forma precoce com a instalação de sonda vesical de demora (SVD), a fim de evitar a formação de "globo vesical". A coexistência de priapismo não contraindica a instalação de SVD[3,14,15].

Alterações na termorregulação (lesões acima de T6) podem surgir em razão da perda de controle vasomotor pela disfunção simpática. Poiquilotermia ocorre (corpo tende a assumir a temperatura do ambiente), com o paciente podendo enfrentar tanto hipotermia quanto dificuldade em dissipar o calor corpóreo.

Gastroparesia decorre da ausência de motilidade colônica por disfunção autonômica, podendo ter como fatores contribuintes dor, uso de opiáceos e imobilidade. Os ruídos hidroaéreos do paciente com TRM devem ser monitorizados, e ele deve ser mantido em jejum até que a motilidade gastrintestinal seja restaurada, sob pena de apresentar distensão abdominal, náusea e vômitos.

Ferimentos por arma de fogo com trajetória transabdominal ou transintestinal devem receber antibióticos de largo espectro.

Restrição de mobilização no departamento de emergência

Como já dito, a restrição de movimentação não é inócua e deve ser suspensa o quanto antes nos pacientes elegíveis para tal. Não há necessidade de manter o paciente em prancha rígida até avaliação radiológica complementar (mesmo nos casos de TRM confirmado), é suficiente posicionar o paciente em uma maca acolchoada de forma supina, com a coluna alinhada e com o colar cervical. Todo paciente com suspeita de lesão de coluna tem indicação de restrição de movimentação (Figura 7) e deve ser manipulado em bloco. Embora estudos em cadáveres tenham demonstrado que a manobra de rotação lateral em bloco para retirar o paciente da maca rígida gera maior mobilização da coluna vertebral do que manobras alternativas, ainda não há estudos demonstrando desfecho clínico negativo associado ao uso dessa técnica e ela segue sendo a mais utilizada por necessitar de menos pessoas para ser executada e permitir o exame do dorso do paciente. A manobra em que o paciente é erguido em bloco 10 a

20 cm acima da tábua por sete pessoas (uma estabiliza o pescoço e a cabeça, duas o tórax, duas a pelve, uma o membro inferior direito e uma o esquerdo), enquanto uma oitava pessoa retira a tábua rígida, mobiliza menos a coluna, mas necessita de várias pessoas para ser realizada e impossibilita o exame do dorso.

A décima edição do ATLS[3] e vários *guidelines* preconizam a retirada do colar cervical logo que possível e em concordância com as ferramentas de tomada e decisão clínica (com base na história e no exame físico) para exclusão de lesões importantes de coluna cervical já validadas, como *Canadian C-Spine Rule* (CCR) (100% sensibilidade e 42,5% de especificidade) e *National Emergency X-Radiography Utilization Study* (NEXUS) (99,6% sensibilidade e 12,9% especificidade)[3,12,13]. A CCR foi desenvolvida para ser aplicada em pacientes alertas e estáveis e compreende três questionamentos que são respondidos de forma sequencial. Para prosseguir para a pergunta seguinte, a resposta da pergunta anterior tem de ser "sim". Se a resposta for "não" o paciente deve ser submetido a exame de imagem. Já no NEXUS, se os pacientes não preenchem todos os critérios estabelecidos, devem ser submetidos a exame de imagem (Tabela 7).

TABELA 7 Critérios de NEXUS (*National Emergency X Radiography Utilization Study Criteria*)

Exame radiológico é desnecessário em pacientes que preenchem TODOS os seguintes critérios:
Nível de consciência preservado
Ausência de dor à palpação de linha média cervical
Sem evidências de intoxicações
Ausência de déficits neurológicos focais
Ausência de dor distrativa*

*Qualquer lesão, a critério do emergencista, que tenha o potencial de atrapalhar a habilidade do paciente de apreciar outras lesões (p. ex.: grandes queimaduras ou lacerações, fraturas de ossos longos).

Ambas as regras foram validadas inicialmente com o uso da radiografia, que atualmente foi suplantado pelo uso da tomografia computadorizada (TC) na avaliação dos pacientes com suspeita de trauma de coluna. Novos estudos comparando NEXUS e CCR usando a TC como padrão-ouro na identificação de lesões clinicamente significativas demonstraram que a CCR tem sensibilidade de 100% e especificidade de 60% e é superior ao Nexus, com sensibilidade de 82,8% e especificidade 45,7%[7,11,13]. Embora exista evidência da superioridade da CCR sobre o NEXUS, ela tem sido criticada pela sua complexidade e, por esse motivo, algumas sociedades seguem indicando o uso do NEXUS. Em ambas as regras, as partes subjetivas (ausência de dor distrativa, evidência de intoxicação, mecanismo do trauma e amplitude do trauma) são mal interpretadas e comprometem o uso das regras. A sensibilidade tanto do NEXUS quanto da CCR diminui em pacientes idosos que, em razão de alterações degenerativas, possuem maior incidência de lesões cervicais graves mesmo com mecanismos de baixo impacto, como queda da própria altura. Além disso, vários estudos têm demonstrado que exames de imagem detectam fraturas cervicais entre 34 e 55% dos pacientes idosos que não tinham dor à palpação cervical e, por esse motivo, recomenda-se exame de imagem cervical para pacientes com mais de 65 anos. Da mesma forma, deve-se ter um menor limiar para se realizar avaliação radiológica cervical em portadores de doenças degenerativas (síndrome de Down, portadores de artrite reumatoide ou espondilite anquilosante previamente existente). Tanto a CCR quanto o NEXUS têm baixa especificidade e os resultados falsos-positivos dessas duas ferramentas indicam que muitas pessoas ainda vão continuar realizando exames de imagem desnecessários. Todos os pacientes com suspeita de trauma de coluna cervical com alteração do sensório ou que não preencham os critérios estabelecidos pela CCR ou NEXUS para serem liberados da restrição de mobilidade devem ser submetidos a exame de imagem. O achado de fraturas ou luxações na coluna cervical infere na complementação da avaliação radiológica de toda a coluna, pois cerca de 10 a 15% dos pacientes com lesão cervical também possuem fraturas em segmentos toracolombares.

Um estudo prospectivo observacional constatou que o exame físico da coluna toracolombar tem apenas 78,6% de sensibilidade para fraturas clinicamente significativas e que seria necessário desenvolver um método de estratificação de risco confiável. Um estudo prospectivo, multicêntrico, da associação americana para cirurgia de trauma toracolombar (AAST TL-spine) avaliou a aplicação de regras de tomada de decisão clínica para exame de imagem em trauma torácico e lombar contuso (Tabela 8) e apresentou sensibilidade e especificidade semelhantes à CCR, mas ainda carece de validação. De modo geral, os *guidelines* estabelecem que na avaliação do paciente com suspeita de trauma de coluna toracolombar a TC é o exame de escolha, e os critérios para realizar ou não TC são os mesmos do trauma de coluna cervical (dor referida na coluna, dor à palpação da coluna toracolombar, déficit neurológico atribuível à coluna toracolombar, alteração do estado mental, intoxicação, dor distrativa ou mecanismo de alto impacto).

TABELA 8 Regras de tomada de decisão clínica do grupo de estudo multicêntrico da associação americana para cirurgia de trauma toracolombar (AAST TL-spine)

É indicado exame de imagem da coluna lombar e torácica em politraumas contusos que preencham qualquer um dos critérios a seguir
Idade ≥ 60 anos
Alteração do estado mental ou dor distrativa
Dor, dor à palpação, deformidade ou déficit neurológico
Cinemática de alto risco como queda de altura (não incluindo queda da própria altura ou ≤ cinco degraus), esmagamento, capotamento ou ejeção do veículo e atropelamento
A regra não pode ser aplicada em pacientes com < 15 anos, que tenham paraplegia/tetraplegia prévia, e lesão cervical concomitante com déficit neurológico, com mais de 24 horas de evolução da lesão.

Exames de imagem no trauma de coluna

A TC de cervical com reconstrução sagital e coronal é mais sensível e mais específica do que a radiografia de coluna e se tornou o exame de escolha nos pacientes com suspeita de lesão da coluna vertebral. Se não houver TC disponível: radiografia lateral, anteroposterior de coluna cervical e transoral de odontoide devem ser realizados. Entretanto, é importante ressaltar que, se o paciente tiver dor cervical e áreas suspeitas na radiografia, frequentemente necessitará de TC para excluir lesões cervicais e remover o colar cervical. A prevalência de lesão cervical em paciente com trauma cranioencefálico é de 6,5% e, por isso, havia certa controvérsia quanto à retirada do colar cervical em pacientes comatosos com TC de cervical normal. Atualmente, com a melhora da qualidade das TC, a sensibilidade desse exame é de 98,5% para lesões significativas de coluna, permitindo a retirada do colar cervical sem realização de ressonância magnética (RM). Por conta do risco de lesões ligamentares não percebidas, embora raro, persistem controvérsias acerca da liberação da imobilização cervical em pacientes alertas e cooperativos, com dor cervical persistente, sem sintomas neurológicos e com TC de coluna cervical normal. Atualmente, alguns autores sugerem que tais pacientes possam ser liberados da imobilização após radiografia de coluna cervical em flexão e extensão (realizado de forma assistida e cautelosa) demonstrar a ausência de alterações, devendo-se, no momento da alta, prescrever o uso de colar rígido (Philadelphia), com plano de reavaliação ambulatorial em 3 a 5 dias. A maioria terá melhora dos sintomas. Pacientes com dor persistente ou em agravo após esse período deverão ser submetidos à RM no momento da reavaliação, ou antes da alta, conforme a disponibilidade de cada serviço. Pacientes com TC normal e presença de déficits neurológicos devem ter RM solicitada (Figura 8).

A RM é mais sensível que a TC para lesões ligamentares e traumas de partes moles, mas o uso desse exame implica aumento de custo e desafios logísticos, além do risco de submeter um paciente crítico à RM e dos riscos inerentes à imobilização cervical prolongada. Tudo isso deve ser ponderado antes da solicitação de RM como complementação diagnóstica de urgência, e deve ser abordado individualmente, sendo limitada a circunstâncias específicas, como no paciente com TC normal e com déficit neurológico ou dor persistente. Também é apropriado solicitar RM para paciente com TC positiva para avaliar melhor os ligamentos e a medula espinhal. Nos casos em que há suspeita de lesão ligamentar ou dor cervical persistente em vigência de TC normal, pedir para a TC ser revisada por um segundo radiologista e consultar um neurocirurgião para retirar a imobilização ou definir a necessidade de RM.

Avaliação de estabilidade da fratura

A estabilidade da coluna é definida como a habilidade de limitar padrões de deslocamento sob cargas fisiológicas sem causar dano à medula óssea e às raízes nervosas. Os critérios clínicos e radiológicos de instabilidade são complexos, e determinar a estabilidade da coluna após uma lesão aguda na emergência é particularmente difícil. A teoria das três colunas de Denis é suficiente para uma avaliação inicial. Essa teoria divide a coluna em três colunas: anterior, média e posterior (Figura 9).

Uma lesão de coluna é considerada instável se pelo menos duas colunas de determinada região estão envolvidas. Considerando-se um corte axial, a primeira coluna é composta pela metade anterior do corpo vertebral, juntamente com o ligamento longitudinal anterior; a metade posterior do corpo vertebral, juntamente com o ligamento longitudinal posterior, compõe a segunda coluna; e terceira coluna é composta pelos elementos do arco posterior. Caso duas ou mais colunas estejam danificadas, a lesão deverá ser considerada instável. Fraturas com compressão (redução da altura) em um corte sagital > 25% dos corpos de C3 a C7, ou > 50% dos corpos vertebrais torácicos ou lombares são também considerados instáveis. Na Tabela 9 são listados os tipos de lesões mais frequentes e sua correlação com o tipo de estabilidade. É mais seguro assumir que qualquer fratura da coluna é instável até a avaliação do especialista.

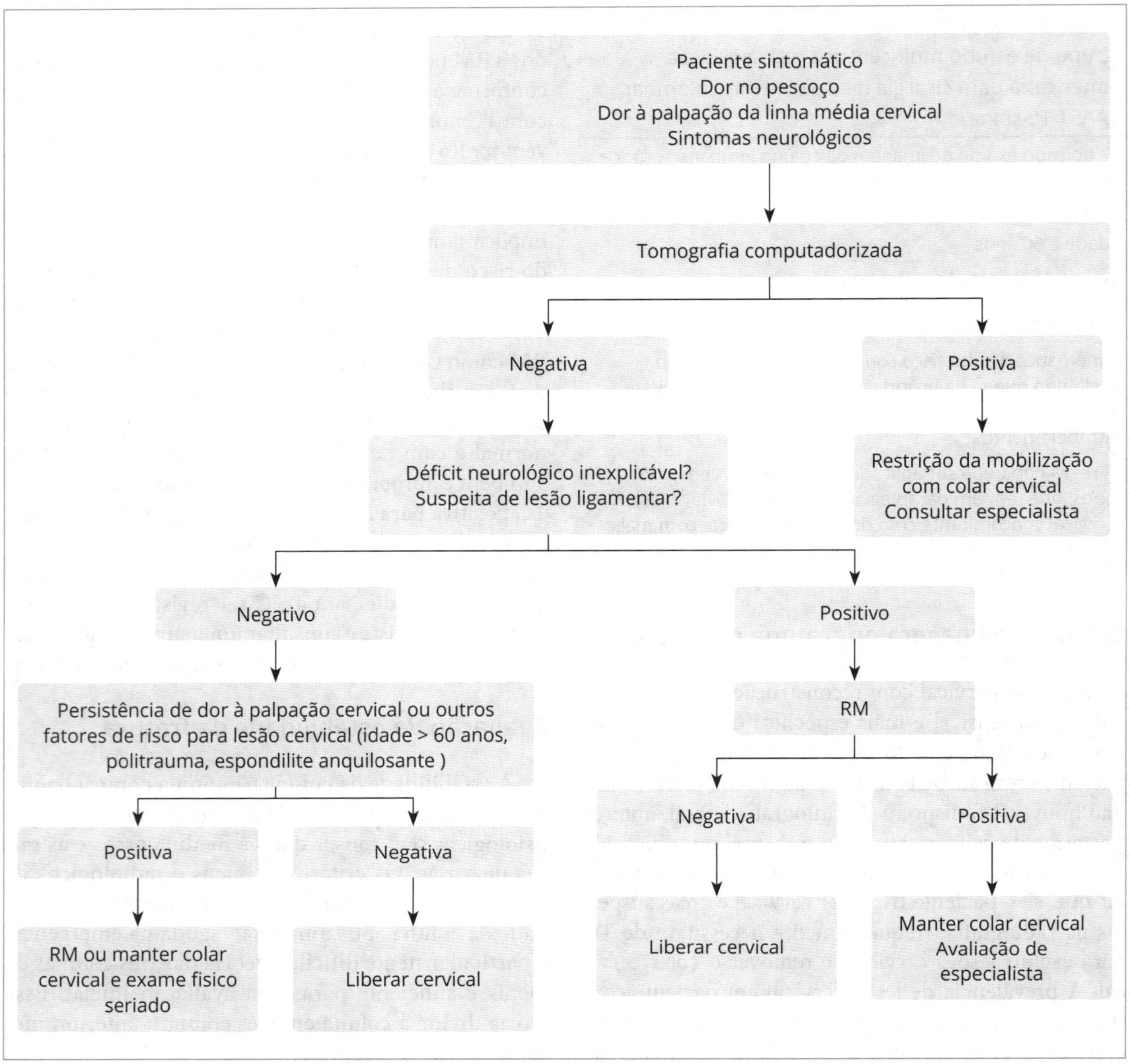

FIGURA 8 Avaliação da cervical do paciente vítima de trauma contuso, sem alteração do estado mental e sintomático.

MANEJO DAS FRATURAS

O tratamento das fraturas tem como meta prevenir dano secundário, aliviar compressão e estabilizar a coluna. Obter consulta de neurocirurgião ou ortopedista dependendo do fluxo do hospital para todas as fraturas de coluna ou lesão ligamentar independentemente de comprometimento neurológico.

Fratura da coluna cervical

A maioria das fraturas cervicais requer internação para tratamento definitivo ou o tratamento de lesões associadas. Até o paciente ser transferido aos cuidados do cirurgião, deve-se manter as precauções com a medula com estabilização e monitorização da deterioração respiratória ou neurológica.

Fraturas torácicas e lombares

Estas podem estar associadas a lesões aórticas, intratorácicas ou visceral intra-abdominal. A maioria das fraturas de coluna torácica e lombar necessita de internação. As fraturas por compressão anterior (resultantes da hiperflexão com esmagamento anterior da porção da vértebra) com perda de 25 a 30% da altura da coluna são consideradas instáveis[18,19]. É importante certificar-se de que a fratura por compressão vista na

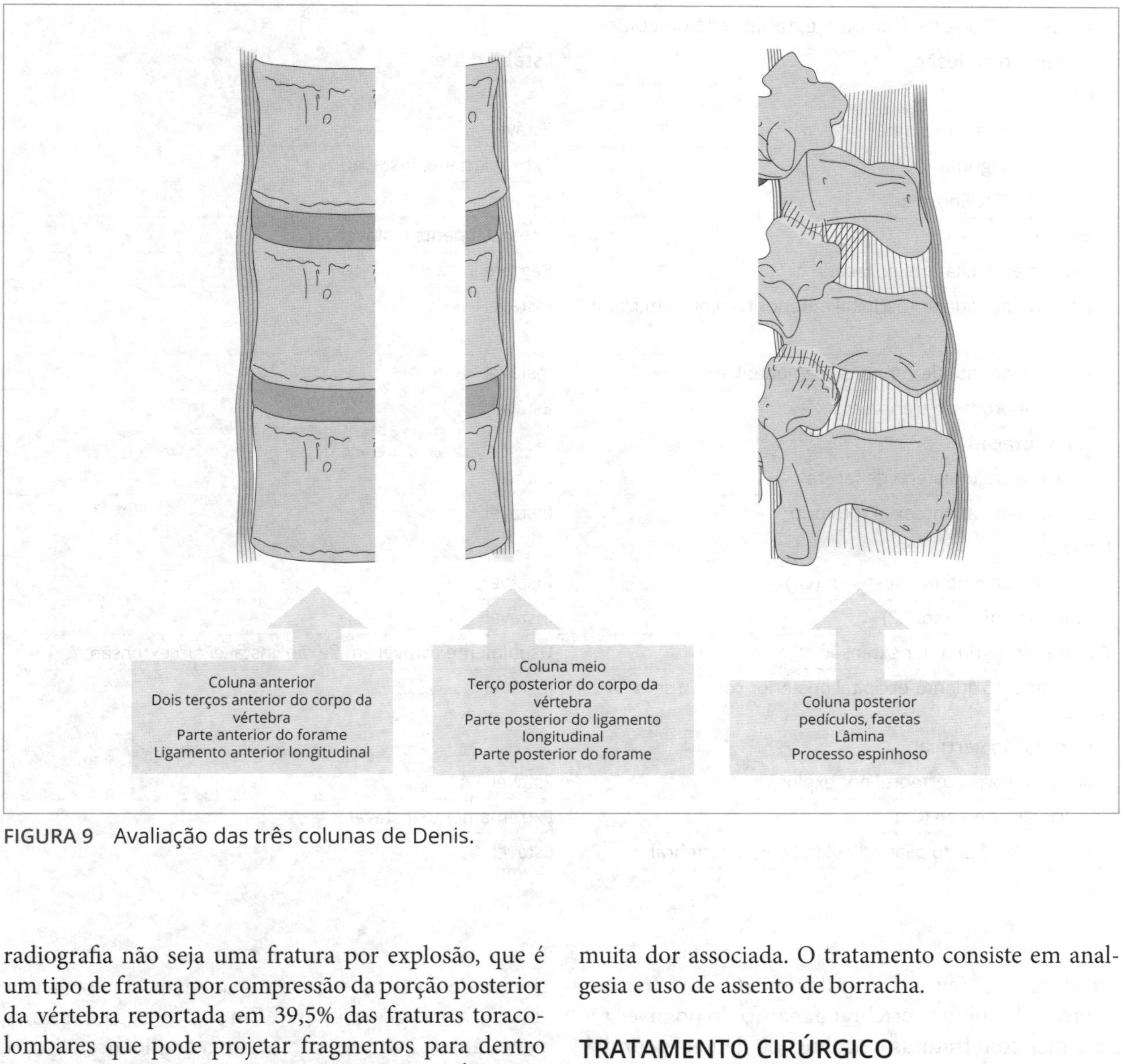

FIGURA 9 Avaliação das três colunas de Denis.

radiografia não seja uma fratura por explosão, que é um tipo de fratura por compressão da porção posterior da vértebra reportada em 39,5% das fraturas toracolombares que pode projetar fragmentos para dentro do canal medular, causando lesão medular[4-6]. É importante lembrar que traumas leves a moderados podem causar fraturas patológicas secundárias a neoplasia, infecção ou osteoporose na coluna. Se, após a avaliação, uma fratura por compressão for estável e não houver comprometimento neurológico, o paciente pode ser liberado com analgesia, calor local, massagem, repouso e acompanhamento com fisioterapia.

Fraturas de sacro e cóccix

Fraturas do sacro não são usuais e estão geralmente associadas a fraturas de pelve. Em geral, fraturas transversas do corpo do sacro são mais significativas, pois podem causar lesão de parte ou toda a cauda equina. Lesões sacrais, que envolvem o canal sacral, podem produzir disfunção intestinal e da bexiga. As lesões de cóccix geralmente resultam de quedas sentado, com muita dor associada. O tratamento consiste em analgesia e uso de assento de borracha.

TRATAMENTO CIRÚRGICO

O tratamento cirúrgico tem como meta a descompressão dos elementos neurais e a restauração da estabilidade da coluna para prevenir novas lesões neurológicas. Segundo o *Spinal Trauma Study Group,* as 24h iniciais oferecem a janela de oportunidade mais promissora para que a descompressão cirúrgica possa oferecer neuroproteção. A estabilização precoce da coluna vertebral (< 72 horas) de pacientes gravemente lesados é benéfica e encurta os tempos de intubação, internação hospitalar na UTI e permanência hospitalar geral, sem diferenças em termos de taxa de mortalidade[3-6]. São indicações de cirurgia de urgência a luxação bilateral de facetas em pacientes com tetraplegia incompleta e a progressão da deterioração neurológica. Embora alguns pacientes possam necessitar de um atraso no tratamento por conta da estabilização médica necessária, todos os esforços razoá-

TABELA 9 Tipos de fratura e estabilidade da coluna

Mecanismo da lesão	Estabilidade
Flexão	
Fratura anterior em cunha	Estável
Fratura em lágrima	Extremamente instável
Fratura de Clay Shoveler	Estável
Subluxação	Potencialmente instável
Deslocamento bilateral de faceta	Sempre instável
Deslocamento atlanto-occipital anterior com ou sem fratura	Instável
Fratura de odontoide com deslocamento lateral	Instável
Fratura de processo transverso	Estável
Flexão rotação	
Deslocamento unilateral de faceta	Estável
Deslocamento atlantoaxial rotatório	Instável
Extensão	
Fratura do arco neural posterior (C1)	Instável
Fratura do enforcado (C2)	Instável
Fratura em lágrima por extensão	Usualmente estável em flexão, instável em extensão
Deslocamento atlanto-occipital posterior com ou sem fratura	Instável
Compressão vertical	
Fratura do corpo vertebral por explosão	Estável
Fratura de Jefferson (C1)	Extremamente instável
Fraturas isoladas do pilar articular e corpo vertebral	Estável

veis devem ser feitos para tratar aqueles com fraturas instáveis da coluna vertebral o mais cedo possível. Os pacientes com fraturas de coluna ou déficits neurológicos devem ser transferidos para um centro capaz de realizar o tratamento definitivo.

OUTRAS CONSIDERAÇÕES GERAIS

Corticoesteroides

O uso de corticoides nos pacientes com TRM por trauma contuso segue controverso e não deve ser feito de rotina. Na maioria das evidências atuais, o tratamento com metilprednisolona em altas doses, em comparação aos controles, não tem impacto na recuperação neurológica e aumenta o risco de eventos adversos. No entanto, alguns estudos (incluindo uma revisão da Cochrane) encontraram um pequeno benefício quando a metilprednisolona foi iniciada dentro de 8 horas após a lesão. Por esse motivo, não é recomendado o uso rotineiro de corticoide, a menos que haja concordância do neurocirurgião para isso. Em pacientes com trauma penetrante e naqueles com trauma cranioencefálico, o uso de corticoide é contraindicado.

Profilaxia de trombose venosa profunda

Alta incidência, início insidioso e potenciais consequências letais, além de importantes implicações clínicas da embolia arterial pulmonar, fazem desta uma das maiores causas de morbidade e mortalidade do paciente com TRM. Atualmente, recomenda-se que o início precoce de compressão pneumática intermitente dos membros inferiores em pacientes com alto risco de sangramento, ou onde o risco de sangramento ativo ainda exista (p. ex.: TCE com sangramento intracraniano), em pacientes que não possuem contraindicações ortopédicas nos membros inferiores. O uso de heparina de baixo peso molecular (LMWH) deve ser iniciado assim que não houver evidências de sangramento ativo (p. ex.: TC de crânio sem evidências de piora após 48 a 72 horas). *Guidelines* recentes não recomendam o uso de heparina não fracionada. A dose recomendada de LMWH é de enoxaparina 40 mg/dia, subcutânea.

REFERÊNCIAS

1. Finger G, Cecchin TPB, Gripa MEC, Nascimento TBL, Cecchini FML, Sfredo E, et al. Spine trauma epidemiological profile in a tertiary neurosurgery hospital in south Brazil/Columna. 2021.
2. Fehlings MG, Tetreault LA, Wilson JR, Kwon BK, Burns AS, Martin AR, et al. A clinical practice guideline for the management of acute spinal cord injury: Introduction, rationale, and scope. Global Spine J. 2017;7(3_suppl):84S-94S.
3. ATLS Subcommittee, American College of Surgeons' Committee on Trauma, International ATLS working group. Advanced trauma life support (ATLS®): the tenth edition. 2018;7:142.
4. Stochetti N, Carbonara M, Citerio G, Ercole A, Skrifvars MB, Smielewski P, et al. Severe traumatic brain Injury: targeted management in the intensive care unit. Lancet Neurol. 2017;16:452-64.
5. Núñez-Patiño RA, Rubiano AM, Godoy DA. Impact of cervical collars on intracranial pressure values in traumatic brain injury: A systematic review and meta-analysis of prospective studies. Neurocrit Care. 2019.
6. Inaba K, Byerly S, Bush LD, Martin MJ, Martin DT, Peck KA, et al. Cervical spinal clearance: a prospective Western Trauma Association multi-institutional trial. J Trauma Acute Care Surg. 2016;81(6):1122.
7. Michaleff ZA, Maher CG, Verhagen AP, et al. Accuracy of the Canadian C-spine rule and NEXUS to screen for clinically important cervical spine injury in patients following blunt trauma: a systematic review. CMAJ. 2012;184(16):E867-E876.
8. National Clinical Guideline C. National Institute for Health and Care Excellence: Guidelines. Spinal Injury: Assessment and Initial Management. London: National Institute for Health and Care Excellence (NICE) Copyright © National Clinical Guideline Center, 2016.
9. Maung AA, Johnson DC, Barre K, et al. Cervical spine MRI in patients with negative CT: A prospective, multicenter study of the Research Consortium of New England Centers for Trauma (ReCONECT). J Trauma Acute Care Surg. 2017;82:2.
10. Maschmann C, Jeppesen E, Rubin MA, Barfod C. New clinical guidelines on the spinal stabilization of adult trauma patients: consensus and evidence based. Scandin J Trauma Resusc Emerg Med. 2019;27:77.
11. Gesu E, Bellone P, Bonzi M, Bertani GA, Brignolo Ottolini B, Bosco P, et al. Management of patients with cervical spine trauma in the emergency department: a systematic critical appraisal of guidelines with a view to developing standardized strategies for clinical practice. Intern Emerg Med. 2021;16(8):2277-2296.
12. Kornhall DK, Jørgensen JJ, Brommeland T, Hyldmo PK, Asbjørnsen H, Dolven T, et al. The Norwegian guidelines for the prehospital management of adult trauma patients with potential spinal injury. Med Scand J Trauma Resusc Emerg. 2017;25(1):2.
13. Vazirizadeh-Mahabadi M, Yarahmadi M Tehran. Canadian C-spine Rule versus NEXUS in Screening of Clinically Important Traumatic Cervical Spine Injuries; a systematic review and meta-analysis. Arch Acad Emerg Med. 2023;11(1):e5.
14. Jeanmonod R, Varacallo M. Geriatric Cervical Spine Injury. StatPearls. Treasure Island: StatPearls; 2022.
15. Cline D, Cydulka R, Tintinalli JE, Stapczynski SJ, John O. Tintinalli's emergency medicine: a comprehensive study guide. 9.ed. New York: McGraw-Hill; 2020.
16. Vaccaro AR, Oner C, Kepler CK, Dvorak M, Schnake K, Bellabarba C, et al. AOSpine thoracolumbar spine injury classification system: fracture description, neurological status, and key modifiers. Spine. 2014;39(9):783.
17. Fehlings MG, Vaccaro A, Wilson JR, Singh A, Cadotte DW, Harrop JS, et al. Early versus delayed decompression for traumatic cervical spinal cord injury: Results of the surgical timing in acute spinal cord injury study (STASCIS). Di Giovanni S (org.). PLoS One. 2012;7(2):e32037.
18. Evaniew N, Dvorak M. Cochrane in CORR®: steroids for acute spinal cord injury (review) Clin Orthop Relat Res. 2016;474(1):19-24.
19. Liu Z, Yang Y, He L, Pang M, Luo C, Liu B, Rong L. High-dose methylprednisolone for acute traumatic spinal cord injury: a meta-analysis. Neurology. 2019;93(9):e841-e850.

4

Trauma torácico

Victor Gottems Vendrusculo
Isabela Lazaroto Swarowsky
Luiz Gonçalves Foernges
Dóris Lazzarotto

PONTOS PRINCIPAIS

- Lesões das vias aéreas levam ao escape de ar para tecidos adjacentes, propiciando a formação de enfisema subcutâneo, que pode ou não se espalhar para outras regiões.
- O trauma torácico gerado por armas brancas nem sempre é penetrante, visto que pode produzir apenas lesões na parede torácica.
- O diagnóstico de tamponamento cardíaco se baseia fundamentalmente na apresentação clínica do paciente.

INTRODUÇÃO

Em pacientes politraumatizados, o trauma torácico e suas complicações representam 50% da taxa de mortalidade. As lesões torácicas são complexas e apresentam alta morbidade e mortalidade[1]. Contusão pulmonar, pneumotórax, hemotórax e fratura de costelas são as mais comuns.

Contudo, quando reconhecidas as lesões precocemente, o manejo é fácil e se baseia em procedimentos simples, definitivos ou de suporte, cuja finalidade imediata é a estabilização do paciente e a prevenção de complicações[2]. O conhecimento do evento traumático pode ser de grande valia para o diagnóstico e o tratamento de lesões previsíveis, que podem passar muitas vezes despercebidas em uma primeira avaliação[3].

MECANISMO E FISIOPATOLOGIA DO TRAUMA TORÁCICO

O trauma torácico pode ser dividido em contuso e penetrante. Apesar de o primeiro ser mais comum, as lesões penetrantes apresentam mortalidade 2,6 vezes maior em comparação às contusas. A principal causa de trauma torácico são os acidentes automobilísticos, seguidos por quedas[4].

Trauma torácico contuso

No trauma contuso, o mecanismo primário envolve o impacto direto sobre a parede torácica. Lesões musculoesqueléticas e ósseas dependem do grau de deformação do tórax e são secundárias à compressão que resulta em tensão sobre o tecido. Os órgãos sólidos absorvem maior energia cinética do trauma, que aumenta exponencialmente com a elevação da velocidade, sendo, por isso, mais lesionados do que as vísceras ocas nesse tipo de trauma[3,5].

A presença de fraturas de costelas pode indicar lesões de órgãos sólidos, sendo que as costelas da 3ª a 9ª são as mais frequentemente fraturadas. Lesões de fígado, baço e rins podem estar associadas a fraturas da 10ª e 11ª costelas. Fraturas de 1ª costela, achado comumente isolado, escápula e junção esternoclavicular (rara) são indicadores de trauma grave e, em geral, de alta energia. Estão relacionadas com lesão de grandes vasos, via aérea, pulmões e esôfago[1,6].

Lesões de vias aéreas levam ao escape de ar para tecidos adjacentes, propiciando a formação de enfisema subcutâneo, que pode ou não se espalhar para outras regiões. O aumento da pressão nas vias aéreas, associado ao fechamento da glote e esmagamento do tórax, à compressão torácica ou à hiperextensão cervical, pode acarretar lesão de brônquios e traqueia[7-9].

Ademais, a laceração da pleura mediastinal pode permitir a entrada do ar na cavidade pleural e evoluir para um pneumotórax em até 70% dos casos. Em 70% das lesões traqueais localizadas no tórax, predominantemente causadas por traumas contusos, há presença de pneumomediastino[9].

Os pulmões são órgãos menos lesados pelo impacto inicial, sofrendo ação da energia de maior gravidade absorvida e transmitida pela parede torácica. Os efeitos decorrentes desse mecanismo são a ruptura alveolar (*spalling*), resultado da energia sobre tecidos de diferentes densidades, e a implosão, a distensão e a destruição alveolar, consequência do aumento de ar interalveolar decorrente de ondas de pressão originadas pela compressão do parênquima, resultando em contusão pulmonar[5].

Esse processo de destruição alveolar e intersticial é comumente seguido por um processo inflamatório exacerbado e produção de muco que leva à obstrução brônquica e atelectasias de áreas não lesadas. Ar e/ou sangue escapam dessas lesões e podem se acumular no espaço pleural vazio ou, quando este estiver obliterado por aderências, no subcutâneo. Pode ocorrer a formação de pneumotórax, hemotórax e/ou enfisema subcutâneo nessas situações. Além disso, a diminuição dos mecanismos de eliminação de microrganismos predispõe a infecções pulmonares[10].

A desaceleração súbita pode causar lesões de vasos mediastinais e aorta torácica, além de contusão pulmonar. O pulmão, relativamente flexível e móvel, gera um movimento assíncrono com suas estruturas adjacentes, anatomicamente fixas, criando uma força de estiramento e transecção traqueobrônica[3].

Trauma penetrante

O trauma penetrante de tórax, cervical inferior e abdome superior comprime e desloca o tecido em seu percurso, criando cavidades permanentes. As cavidades, inicialmente com grande pressão negativa em seu interior, colabam em decorrência do rápido aumento da pressão interna, o que resulta em contusão pulmonar com ruptura de alvéolos e capilares alveolares. Esse fenômeno é mais acentuado em traumas por projéteis de média e alta velocidade[3].

A pressão hidrostática, gerada pelo projétil à medida que se move através do tecido, rompe estruturas adjacentes e forma cavidades temporárias, alongando-as. Essas ondas de pressão são responsáveis pela caracterização do orifício de saída do projétil, maior e mais irregular do que o de entrada. Ainda, a forma do projétil acarreta alterações em seu trajeto quando atinge o tecido por diferentes mecanismos, dentre eles tombamento, expansão e fragmentação. As diferentes densidades dos tecidos pelos quais o projétil pode passar tornam sua trajetória menos preditiva. Por essa razão, o ferimento por arma de fogo pode acometer qualquer região do tórax[3,7-9].

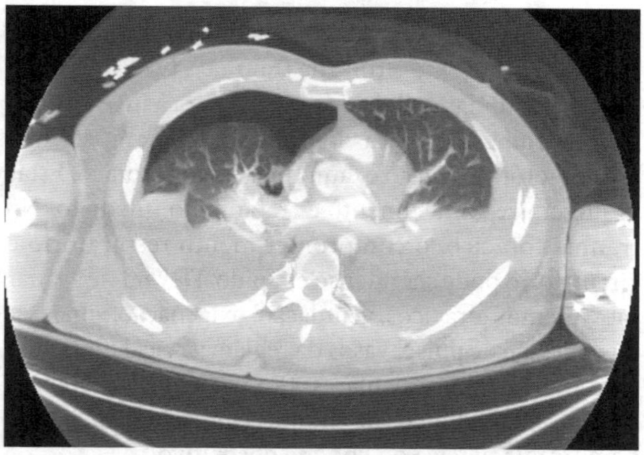

FIGURA 1 Paciente vítima de trauma torácico, com tomografia computadorizada de tórax com achados sugestivos de hemopneumotórax e contusão pulmonar.

Já em relação ao trauma torácico gerado por armas brancas, é relevante destacar que nem sempre é penetrante, visto que pode produzir apenas lesões na parede torácica. Sua gravidade depende do tipo de arma utilizada, seu formato e gume, local de entrada, profundidade alcançada e quais as estruturas lesionadas. Os pulmões são os órgãos mais acometidos, com predomínio do lado esquerdo. Quanto aos ferimentos cardíacos, o ventrículo direito é mais acometido por sua localização anterior[3].

Populações especiais

Pacientes nos extremos de idade – idosos e pediátricos – possuem algumas especificidades anatômicas, fisiológicas e epidemiológicas que devem ser consideradas para um manejo adequado. Os idosos possuem maior mortalidade, maior risco de complicações, sobretudo infecciosas e pulmonares, maior permanência intra-hospitalar e maiores custos em saúde quando comparados a populações mais jovens[11]. Já os pacientes pediátricos possuem paredes torácicas mais flexíveis quando comparados aos adultos, mediastino mais móvel e menor reserva pulmonar. Tais condições predispõem a uma deterioração mais rápida[12].

ASSISTÊNCIA PRIMÁRIA E SECUNDÁRIA

Avaliação e estabilização de via aérea, ventilação e circulação são prioridades em pacientes com trauma torácico, devendo ser avaliados e manejados como qualquer outro paciente vítima de trauma[13]. O exame físico de tórax é fundamental, em especial para a investigação de lesões ameaçadoras à vida: pneumotórax hipertensivo, hemotórax maciço e tamponamento cardíaco. Estas requerem reconhecimento e tratamento imediato. No trauma torácico, o comprometimento respiratório e circulatório pode ser intenso e rápido. Devem-se avaliar movimentos torácicos, ventilação, oxigenação, sinais vitais, pressão de pulso, vasos da região cervical e ausculta com murmúrios vesiculares. Em pacientes hipotensos ou com sinais clínicos de choque, é preciso suspeitar de hemorragia maciça ou choque obstrutivo[14].

Após o atendimento inicial, um exame completo deve ser realizado. Em pacientes estáveis com trauma torácico grave e/ou achados clínicos relevantes, como dor torácica intensa, hipóxia, dispneia, alteração de nível de consciência ou presença de lesões distrativas, recomenda-se a realização de tomografia computadorizada (TC). A radiografia de tórax é mandatória em pacientes instáveis, tendo em vista que as suas vantagens incluem rápida identificação de lesões torácicas e ausência de necessidade de transporte. Nos traumas torácicos contusos, é comum a apresentação de achados radiológicos sugestivos de contusão pulmonar somente 4 a 6 horas após o evento traumático, podendo aparecer em até 24 horas. Apenas 47% das lesões são detectadas por radiografia na admissão, enquanto 92% são observadas em 24 horas. Assim, a repetição do exame deve ser realizada para guiar a conduta terapêutica[10].

Outra ferramenta que vem sendo cada vez mais utilizada como método de avaliação complementar é a ultrassonografia à beira-leito. O E-FAST (*Extended Focused Assessment Sonography for Trauma*) consiste em um exame rápido e de fácil execução, que pode ser realizado à beira do leito e fornecer informações cruciais e imediatas para a tomada de decisões e manejo do caso, especialmente em pacientes instáveis[55]. Esse método avalia pulmões e coração, além do abdome já contemplado no FAST original, sendo de grande utilidade para o diagnóstico de lesões como pneumotórax, hemotórax e derrame pericárdico. Trata-se de um exame com especificidade comparável à da radiografia de tórax, porém com maior sensibilidade para detecção de pneumotórax ocultos[49,55]. O ultrassom é ferramenta crucial no diagnóstico de tamponamento cardíaco, uma vez que os achados clínicos apresentam baixa sensibilidade, além de auxiliar também no tratamento caso seja necessário realização de uma pericardiocentese. Como limitação, vale ressaltar que este é um exame operador-dependente, sendo que há necessidade de treinamento adequado para interpretação correta dos exames. Além disso, a presença de enfisema subcutâneo limita a utilização dessa ferramenta, uma vez que a presença de ar gera artefatos de imagem que impedem a visualização das estruturas a seguir[15].

Durante o atendimento de pacientes vítimas de trauma torácico grave, deve-se ponderar a necessidade de solicitar avaliação precoce de um cirurgião, pois frequentemente em pacientes em *extremisis* há necessidade de procedimentos cirúrgicos de emergência, incluindo toracotomia. Em traumas penetrantes, pode ser necessária a intervenção cirúrgica imediata, que não deve ser atrasada por exames de imagem ou laboratoriais. O atendimento e a tomada de decisão conjunta do emergencista com o cirurgião devem ser sempre encorajados de maneira a definir necessidade de intervenção na sala de emergência ou encaminhamento ao bloco cirúrgico. O tratamento cirúrgico imediato reduz a quantidade de toracotomias de emergência desnecessárias em pacientes politraumatizados[2].

PRINCIPAIS LESÕES TORÁCICAS TRAUMÁTICAS

Pneumotórax

O pneumotórax é a lesão mais comum nos traumas contusos, podendo também ocorrer em traumas penetrantes. Consiste no acúmulo de ar no espaço pleural, resultado de uma lesão à parede torácica, ao pulmão, à árvore traqueobrônquica ou ao esôfago. Ele pode se apresentar de forma localizada, quando associado à presença de aderências pleurais, ou uniformemente distribuído. Pode ser classificado em quatro tipos: aberto, simples, hipertensivo e oculto.

Pneumotórax hipertensivo

O pneumotórax hipertensivo é consequência da inexistência de uma via de saída do ar acumulado, causando um aumento da pressão intrapleural, culminando no colapso pulmonar e deslocamento de traqueia, mediastino, coração e diafragma para o hemitórax contralateral. Tais alterações geram uma redução do retorno venoso às câmaras direitas, sendo uma das causas de choque obstrutivo possíveis no paciente politraumatizado com instabilidade hemodinâmica.

O diagnóstico é fundamentalmente clínico. O paciente pode se apresentar agitado, dispneico, taquipneico, com uso de musculatura acessória e cianótico. Hipotensão pode estar presente, as veias jugulares, dilatadas, o murmúrio vesicular costuma estar reduzido/abolido, e o enfisema subcutâneo pode ser observado ou palpado[14]. O protocolo E-FAST pode auxiliar muito no diagnóstico, de maneira que uma clínica compatível e a ausência de

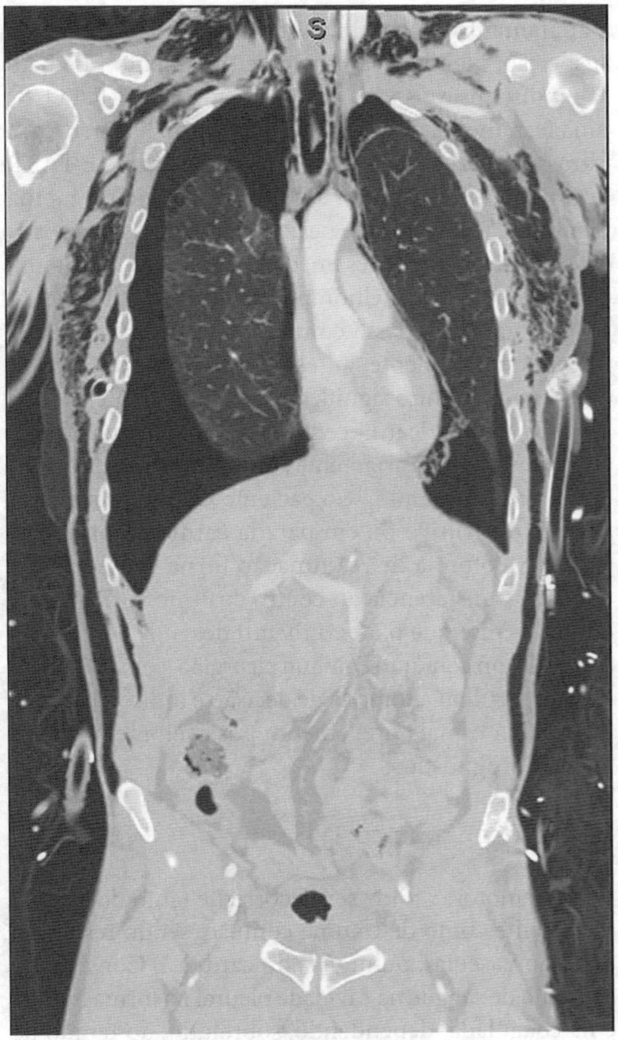

FIGURA 2 Tomografia computadorizada de tórax com contraste evidenciando pneumotórax hipertensivo à direita com desvio de mediastino para a esquerda e pneumotórax simples à esquerda.

deslizamento pleural no ultrassom indicam presença de pneumotórax.

Em caso de instabilidade hemodinâmica, a realização de exames de imagem (exceto o ultrassom à beira do leito) é dispensável, uma vez que a conduta deve ser imediata. Deve-se proceder com a inserção de uma agulha de grosso calibre (28 a 36 French) no 5º espaço intercostal, logo anterior à linha axilar média do hemitórax afetado. A agulha deve ficar no local enquanto a drenagem pleural é realizada para prevenir recidiva e tratar definitivamente a lesão[13,16].

Pneumotórax aberto

No pneumotórax aberto, o ar entra e sai livremente da cavidade pleural através de um defeito na parede torácica decorrente de trauma penetrante. Essa condição compromete a expansão do pulmão ou ocasiona o seu colapso completo, em razão do equilíbrio das pressões intratorácica e atmosférica. O paciente pode apresentar-se assintomático ou com grave dispneia, dependendo de fatores como o tamanho da lesão, a gravidade da lesão pulmonar, comorbidades prévias e presença de aderências no espaço pleural[13].

O diagnóstico é clínico, resumindo-se à inspeção do tórax e à presença de ruídos aéreos produzidos pela entrada e saída de ar do tórax através da lesão. A radiografia pode evidenciar a presença de pneumotórax. O tratamento provisório na sala de emergência se dá com a realização de um curativo estéril de três pontos. Fixa-se o curativo com fita adesiva em três de seus lados para produzir um efeito de válvula unidirecional, de maneira a permitir que o ar dentro da cavidade pleural saia durante a expiração. Durante a inspiração, o curativo fixado em três pontos colaba contra o ferimento, impedindo a entrada de ar adicional da cavidade. A fixação errônea dos quatro lados do curativo (oclusão completa do ferimento) é contraindicada, pois pode causar pneumotórax hipertensivo por impedir a saída de ar para o meio externo[14].

O tratamento definitivo consiste na drenagem da cavidade pleural com posterior sutura e fechamento do ferimento.

Pneumotórax simples e oculto

A maioria dos pacientes com pneumotórax simples é assintomática. Contudo, podem apresentar dispneia, taquipneia, taquicardia, cianose e ausência de murmúrios vesiculares ipsilaterais. A ultrassonografia (US) torácica tem sensibilidade e especificidade de 98,4 e 78,6%, respectivamente, e pode confirmar diagnóstico melhor do que a radiografia de tórax. O uso da US por profissional experiente combinado com a radiografia de tórax é recomendado. Ainda assim, o exame padrão-ouro para pacientes estáveis é a TC de tórax, pois permite quantificação de volume e localização do pneumotórax[1,17,18].

Pacientes com pneumotórax simples menor, unilateral e assintomático podem ter tratamento com base em observação cautelosa e repetição de radiografia em 12 horas, sem necessidade de medidas invasivas.

Em pacientes estáveis com pneumotórax maior, recomenda-se inserção de dreno de tórax, tamanho 18 a 24 French. Quando o pneumotórax for localizado, o dreno deve ser inserido no local identificado, guiado por US ou TC. Após a drenagem, pode haver pneumotórax residual, que em geral é progressivamente absorvido através da pleura parietal durante os dias seguintes[2,19].

Preconiza-se a antibioticoprofilaxia (geralmente cefazolina) durante 24 a 48 horas nos procedimentos de colocação de dreno de tórax por conta do trauma penetrante, pois essa medida reduz o risco de empiema e pneumonia nesses pacientes. Em traumas contusos, o uso ainda é controverso[2].

Mais recentemente, com a maior disponibilidade da TC, um novo conceito foi implementado: pneumotórax oculto (PO), uma condição em que o pneumotórax não é previamente identificado por radiografia de tórax simples. O principal fator de risco em trauma grave é a presença de enfisema subcutâneo. Sua incidência varia de 5 a 64%, dependendo da população estudada[20,21].

O tratamento do pneumotórax oculto é ainda bastante dividido, uma vez que, na sua maioria, não implica repercussão clínica quando volume pequeno. Geralmente se indica drenagem quando paciente é submetido à ventilação mecânica com pressão positiva, transporte aeromédico, ou caso haja progressão do volume do pneumotórax ou repercussão sintomática. Mesmo em pacientes em ventilação mecânica, a indicação de drenagem deve ser individualizada, podendo a conduta expectante ser indicada. Quando o paciente está assintomático, sem uso de ventilação mecânica e com pneumotórax estabilizado, a observação clínica é a melhor opção[2].

Tamponamento cardíaco

O tamponamento cardíaco é uma condição grave de alta mortalidade na qual o saco pericárdico é preenchido por algum fluido, aumentando a pressão intrapericárdica e comprimindo as câmaras cardíacas, o que culmina no prejuízo do retorno venoso e na redução do débito cardíaco. Em cenários de trauma, por conta de lesões cardíacas ou vasculares, o fluido que se acumula é sangue e o acúmulo pode ser rápido, podendo ser fatal se não tratado depressa. O tamponamento cardíaco ocorre mais frequentemente em traumas penetrantes, mas também pode ocorrer nos traumas contusos – nesses casos, está relacionado a impactos de alta energia e, comumente, existem outras lesões torácicas associadas, como fratura de esterno[22].

Esta é uma lesão de alta mortalidade e rápida evolução, sendo que a maior parte dos pacientes que morrem por essa causa não chega até o hospital. Configura-se como uma emergência médica, visto que cursa com comprometimento hemodinâmico, choque circulatório, parada cardíaca e morte[23]. O diagnóstico se baseia fundamentalmente na apresentação clínica do paciente. A tríade sintomatológica clássica, apesar de presente apenas na minoria dos casos, é conhecida como tríade de Beck, e é composta por: hipotensão, turgência jugular e abafamento das bulhas cardíacas[23]. Alto índice de suspeição, identificação rápida e tratamento imediato são indispensáveis para o manejo adequado. Para isto, uma ferramenta de grande utilidade é, mais uma vez, a ultrassonografia à beira do leito, com o exame E-FAST, que ajuda a confirmar a suspeita por meio da rápida identificação de derrame pericárdico. Com isto, é possível realizar intervenções imediatas, antes que haja piora clínica do quadro, melhorando as taxas de sobrevida[22].

O tratamento dessa condição é cirúrgico. Se reconhecida rapidamente, antes de o paciente apresentar deterioração clínica significativa, o manejo inicial pode ser feito com pericardiocentese, com o objetivo de descomprimir temporariamente até o tratamento cirúrgico definitivo. Entretanto, se o paciente já se apresentar em choque obstrutivo ou em parada cardiorrespiratória, uma toracotomia de reanimação torna-se necessária antes da transferência ao centro cirúrgico[50]. Portanto, é interessante que o atendimento desss pacientes seja realizado em conjunto com um cirurgião, com o objetivo de compartilhar a tomada de decisão e indicar a terapia de escolha o mais brevemente possível, melhorando assim o prognóstico.

Hemotórax maciço

O hemotórax pode ser decorrente tanto de trauma penetrante como de trauma contuso, sendo resultado de lesão vascular, pulmonar ou cardíaca. Consiste no acúmulo de sangue na cavidade pleural na forma líquida e na coagulada, dependendo, sobretudo, do tempo de sangramento. Hemotórax maciço é a condição em que o volume acumulado de sangue é superior a 1.500 ou 200 mL de sangue drenado por hora, por pelo menos 4 horas[14].

A sintomatologia é dependente do volume de sangue acumulado. Grandes volumes podem representar comprometimento cardiorrespiratório, incluindo sinais como dispneia e hipotensão. Pacientes com empiema e atelectasias pulmonares podem apresentar febre. Ao exame físico, a caixa torácica é maciça à percussão e não apresenta murmúrios vesiculares na ausculta. O diagnóstico é definido por meio de radiografia de tórax nas posições supina e ereta ou TC[1,25].

O tratamento consiste em drenagem completa do hemotórax e reposição volêmica por autotransfusão, transfusão de concentrado de hemácias ou infusão de cristaloides. Recomenda-se a drenagem de qualquer coleção estimada em mais de 500 mL por meio da inserção de um dreno de tórax, usualmente de calibre grosso (28 a 32 Fr), no quinto espaço intercostal, anterior à linha axilar média. O dreno mais calibroso é necessário para evitar hemotórax retido, associado com alta incidência de complicações precoces[26]. Em pacientes estáveis, entretanto, existem evidências mais recentes indicando que drenos de calibres menores (14 Fr) podem ser adequados para drenagem de hemotórax, com desfechos e taxa de complicações semelhantes a drenos mais calibrosos, e ainda com experiência mais tolerável reportada pelos pacientes[51]. As complicações ocorrem em torno de 20 a 25% e incluem hemotórax retido, lesões diafragmáticas, empiema e vazamento de ar persistente[26].

Hemotórax retido

Entende-se por hemotórax retido o sangue residual presente na cavidade pleural após a colocação de um tubo de toracostomia e drenagem do hemotórax. Pode ser visualizado em RX de tórax, TC ou US. Alguns pacientes podem apresentar febre, em geral decorrente de infecção do conteúdo acumulado ou formação de atelectasia pulmonar[27]. O tratamento de pacientes com hemotórax retido é controverso. Alguns estudos recomendam tratamento observacional, principalmente em pacientes cujas coleções são menores que 300 mL estimados por TC. Em outros, a colocação de outro dreno de tórax é uma opção. O hemotórax retido é fator de risco para desenvolvimento de empiema, ocorrendo em aproximadamente 30% dos traumas graves[26,27].

Fratura de costelas e tórax instável

Fratura de costelas é a lesão torácica mais comum, com incidência que varia de 7 a 40%. A gravidade do trauma, a morbidade e a mortalidade aumentam com o número de costelas fraturadas[28,29].

A fratura de duas ou mais costelas adjacentes, em pelo menos dois locais, ou em um local com separação costocondral ou de esterno resulta em uma condição denominada tórax instável[30]. Durante a respiração, o movimento do segmento lesionado é paradoxal ao da parede torácica, ou seja, em direção contrária[31,32].

O movimento contínuo de fragmentos das costelas fraturadas exacerba a dor, o processo inflamatório, os sangramentos e o desalinhamento da caixa torácica, levando à insuficiência respiratória, hipoventilação da área lesionada e inabilidade de excretar secreções[33].

A dor no local do impacto, acentuada por inspiração profunda e movimentos abruptos da parede torácica, é a principal queixa do paciente[31]. Sinais de insuficiência respiratória também podem estar presentes. No exame físico, pode haver sons crepitantes. Idosos podem apresentar sintomas tardiamente[1,6]. O diagnóstico é confirmado por radiografia simples de tórax, embora até 75% dos casos possam ser subdiagnosticados[1,4,34]. A TC apresenta maior sensibilidade e a US, maior acurácia.

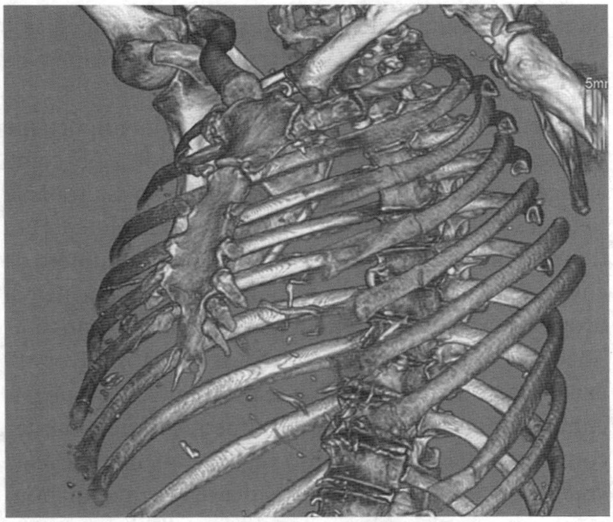

FIGURA 3 Tomografia computadorizada de tórax com reconstrução 3D evidenciando fraturas de múltiplos arcos costais à esquerda.

Achados de contusão pulmonar geralmente são tardios[2]. Em caso de tórax instável, o movimento paradoxal da caixa torácica confirma o diagnóstico[1,31].

O controle do quadro álgico de forma otimizada é fundamental para a melhora da capacidade vital e a limpeza de secreções, representando um ponto-chave para a prevenção de complicações, além de melhorar a cooperação na fisioterapia e a dinâmica respiratória. A recomendação é de que seja adotada uma estratégia multimodal[2,54]. A analgesia epidural (AE) é preconizada para pacientes graves ou sem melhora da dor após 12 horas com tratamento apropriado, pois apresenta maior eficácia que drogas orais ou intravenosas e menor efeito sedativo, cujo excesso provoca diminuição das excursões respiratórias e aumento de retenção secretória. Entretanto, essa abordagem deve ser realizada por profissional anestesiologista e é pouco disponível para pacientes do departamento de emergência[53,54].

Uma alternativa cada vez mais disponível na emergência, e com bons resultados no controle analgésico de pacientes com fraturas de costelas, é a realização de bloqueios de nervos periféricos guiados por ultrassonografia. Este é um método que além de oferecer boa analgesia e reduzir a necessidade de opioides, possui evidências de bons desfechos quando realizado por médicos emergencistas[52,55]. Para fraturas anteriores e laterais, o bloqueio do plano serrátil anterior costuma ser uma opção eficaz, enquanto o bloqueio do plano eretor da espinha pode ser a escolha para fraturas das porções posteriores de arcos costais[53]. Para pacientes com lesões mais severas e com comprometimento ventilatório, outras opções incluem as infusões contínuas de anestésicos intrapleural ou intercostal, mas ainda não há evidência suficiente para embasar essas estratégias[54], que não fazem parte das diretrizes atuais de manejo da dor no trauma torácico.

Além disso, a analgesia sistêmica é uma importante estratégia em trauma de tórax. Embora medicações como analgésicos simples, anti-inflamatórios não esteroides e opioides fracos possam ser utilizadas, especialmente em traumas menores e acometimento de menor número de costelas, a morfina ainda permanece como a principal droga de escolha. Entretanto, considerando a possibilidade de dependência e o risco de eventos adversos, existe a recomendação de se realizar outras estratégias conjuntamente a esta[54]. A administração de opioides controlada pelo paciente (do inglês, *patient-controlled analgesia* – PCA) pode ser considerada, sendo um bom complemento para bloqueios paravertebrais[2].

Suporte de oxigênio, fisioterapia pulmonar e observação complementam o manejo[11,28,31]. O tratamento cirúrgico pode ser realizado em casos de tórax instável ou quando houver complicação decorrente da fratura, porém demanda grande técnica cirúrgica. É recomendado que o procedimento seja feito dentro de 72 horas após o trauma[30,34,35].

Contusão pulmonar

A primeira manifestação da contusão pulmonar, geralmente, é a hipóxia. Dor torácica, dispneia, taquipneia, roncos ou sibilos, hipercapnia e hemoptise podem estar presentes, assim como sinais de pneumotórax ou hemopneumotórax. Pacientes com contusões leves podem se manter assintomáticos, enquanto lesões mais severas costumam apresentar redução da concentração arterial de oxigênio[19].

O diagnóstico consiste na história de trauma contuso ou penetrante e exames de imagem. Achados de consolidação do parênquima pulmonar podem estar presentes na radiografia. A US apresenta alta sensibilidade e especificidade e a TC é capaz de predizer quais pacientes apresentarão hipoxemia grave[36].

O tratamento se baseia no manejo de pneumotórax, hemotórax, enfisema subcutâneo, contusão ou lesão cavitária, quando presentes. Fisioterapia pulmonar e restauração volêmica parcimoniosa na maioria dos casos são capazes de estabilizar o paciente. Pode ser feito o uso de analgésicos e sedativos para controle da dor e da dinâmica respiratória e de suporte ventilatório, invasivo ou não, sobretudo quando $PaO_2 < 60$ mmHg. Uso de ventilação com pressão positiva deve ser evitado em traumas penetrantes em razão do risco de embolização arterial sistêmica[2,10].

Em casos de hipóxia persistente associada com contusão é indicada a realização de toracotomia, reparo e hemostasia de áreas lesadas; em última instância, considera-se ressecção dessas áreas, podendo inclusive ser realizada pneumonectomia em casos extremos. A oxigenação por membrana extracorpórea (ECMO) e a ventilação a jato são ferramentas efetivas para superar temporariamente a insuficiência cardiorrespiratória aguda e devem ser consideradas, uma vez que estão associados com menor taxa de mortalidade[37].

Enfisema subcutâneo

O enfisema subcutâneo é uma condição benigna e autolimitada. Sua apresentação clínica mais comum é um abaulamento súbito e indolor dos tecidos moles, sobretudo na parte superior do tórax, pescoço e face. O diagnóstico é confirmado mediante exame físico, com crepitantes à palpação, ou radiografia simples de tórax. Uma complicação rara, mas bastante grave dessa patologia é a ocorrência de síndrome compartimental[38].

Na maioria dos casos o tratamento é conservador, variando conforme a sua origem e/ou etiologia. Quando essa condição ocorre mediante barotrauma pulmonar, a redução das pressões ventilatórias, a monitorização adequada e medidas de suporte são eficazes. Em caso de síndrome compartimental ou insuficiência respiratória, a descompressão cirúrgica – a partir da colocação de um dreno subcutâneo e incisões de orifício com terapia de pressão negativa – é uma opção. Contudo, em razão da falta de estudos comparativos nesse assunto, a escolha do método utilizado ainda depende muito de cada caso e da experiência do médico com o manejo dessa condição[38,39].

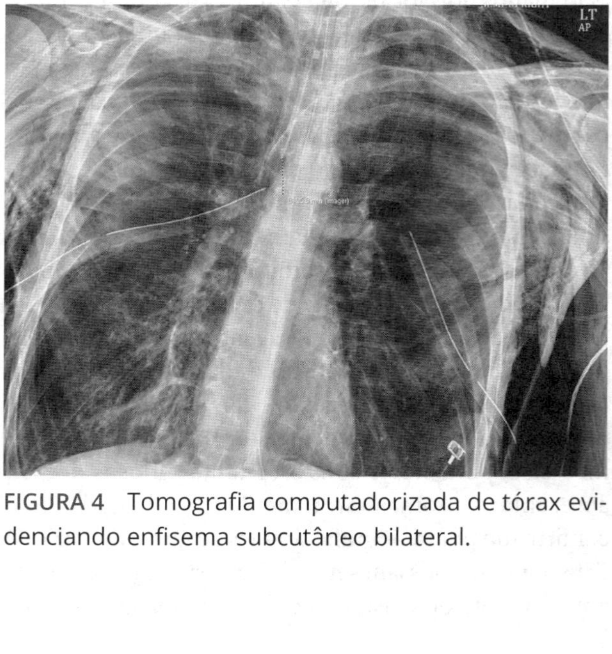

FIGURA 4 Tomografia computadorizada de tórax evidenciando enfisema subcutâneo bilateral.

Trauma cardíaco

Trauma cardíaco contuso deve ser considerado em todos os pacientes com trauma torácico grave e naqueles que não respondem à ressuscitação. É difícil estimar a real incidência de trauma cardíaco contuso. Os casos podem variar desde pacientes assintomáticos até ruptura ventricular. A causa mais comum de trauma cardíaco contuso são os acidentes de trânsito, em decorrência da rápida desaceleração[40]. A literatura atual sustenta que todos os pacientes com trauma de tórax grave devem ser triados para trauma cardíaco. Segundo a EAST (Eastern Association for the Surgery of Trauma), o eletrocardiograma é o exame de escolha para pacientes com suspeita de trauma cardíaco contuso. Pacientes com novas alterações no eletrocardiograma (isquemia, arritmias, elevação de ST) devem ser admitidos em unidade com monitorização cardíaca contínua. Ecografia cardíaca transtorácica ou transesofágica deve ser obtida em pacientes hemodinamicamente instáveis ou com arritmias persistentes. Pacientes com eletrocardiograma normal e níveis normais de troponina T excluem trauma cardíaco contuso. A elevação de troponina T indica necessidade de admissão em unidade com monitorização cardíaca contínua. TC ou RM cardíaca podem auxiliar no diagnóstico diferencial com infarto agudo do miocárdio. Fraturas de esterno não estão necessariamente associadas com trauma cardíaco contuso[41].

Trauma de aorta torácica

Trauma contuso de aorta é a segunda causa mais comum de mortalidade em pacientes traumatizados. A lesão da aorta ocorre mais frequentemente no istmo aórtico[42]. Metade dos pacientes com lesão contusa de aorta que chegam vivos à sala de emergência acaba morrendo em 24 horas. O alto índice de mortalidade está relacionado à gravidade das lesões associadas. O mecanismo mais comum de trauma aórtico são os acidentes automobilísticos e de motocicleta, quedas de altura, atropelamentos e esmagamento torácico. Recomenda-se, fortemente, a realização de angiotomografia de tórax em pacientes com suspeita de trauma contuso de aorta. Aqueles com lesões de aorta devem ser submetidos a reparo com *stents* endovasculares, mas esse tratamento pode ser retardado em politraumatizados graves que necessitem de ressuscitação e reparo de outras lesões potencialmente fatais[43].

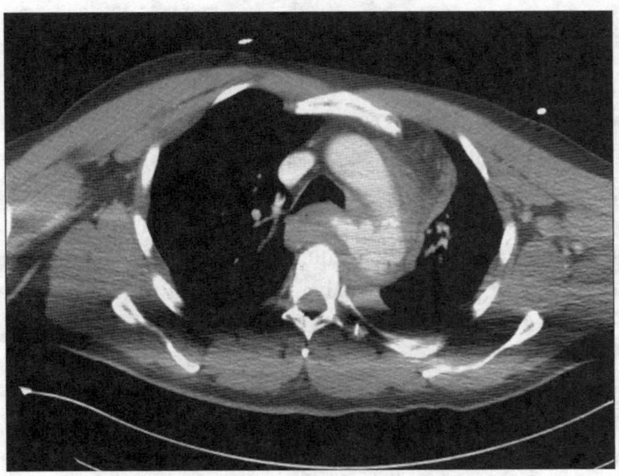

FIGURA 5 Tomografia computadorizada de tórax contrastada com presença de lesão de aorta torácica.

TRAUMA DIAFRAGMÁTICO

Lesões diafragmáticas decorrentes de trauma toracoabdominal penetrante e contuso são incomuns, e seu diagnóstico é frequentemente complexo. Não raro, são lesões que passam despercebidas e estão associadas com aumento na morbidade e na mortalidade[44,45].

A lesão diafragmática é mais frequente à esquerda, sendo que o defeito que ocorre na região é geralmente muito maior no trauma contuso em comparação ao que é observado em traumas penetrantes[45]. Destaca-se que não é comum a lesão do diafragma de forma isolada, sendo essencial a investigação de lesões associadas, as quais variam conforme o tipo de trauma[44].

O primeiro passo para o diagnóstico de lesões diafragmáticas é a suspeição. No caso de hérnia diafragmática, os pacientes podem apresentar dor no ombro, dor epigástrica ou dispneia. Ao exame físico, é possível notar a presença de ruídos hidroaéreos no tórax ou a ausência de murmúrios vesiculares, por conta da compressão pulmonar pela hérnia[44]. A radiografia de tórax pode ser útil durante a avaliação inicial. A TC pode ser necessária com uso de contraste duplo ou triplo (oral, intravenoso, retal)[45].

O tratamento é cirúrgico. A abordagem varia de acordo com critérios do paciente, do tipo de lesão e do cirurgião, sendo opções terapêuticas: laparoscopia, laparotomia, toracotomia e cirurgia toracoscópica videoassistida[45]. O acompanhamento da vítima de trauma após a alta hospitalar é recomendado para avaliar a possibilidade de lesão diafragmática oculta ou potencial hérnia[46].

Trauma esofágico

O trauma esofágico não iatrogênico é uma condição rara que, além de possuir um diagnóstico frequentemente desafiador, apresenta elevadas morbidade e mortalidade. Lesões no esôfago cervical são duas vezes mais incidentes do que no esôfago torácico, por causa de sua localização anatômica próxima de estruturas vitais e maior exposição[47,48]. Entretanto, lesões do esôfago torácico estão associadas com maiores morbidade e mortalidade, principalmente por conta da proximidade a outras estruturas vitais e do risco de sepse mediastinal grave[48].

Os principais sinais e sintomas de lesão esofágica são: disfagia, náuseas ou vômitos, hemoptise, hematêmese, rouquidão, odinofagia, dor no peito e enfisema subcutâneo[47]. A tríade de Mackler (enfisema subcutâneo, dor torácica e vômito) é considerada patognomônica para perfuração esofágica[48]. A radiografia lateral do pescoço pode evidenciar ar subcutâneo fora da traqueia ou do esôfago, e a radiografia de tórax pode mostrar pneumomediastino, mediastino alargado, pneumotórax ou derrame pleural. A TC do pescoço, do tórax e do abdome deve ser obtida no paciente estável. Pode-se, ainda, utilizar esofagografia ou endoscopia digestiva alta. Em casos de pacientes assintomáticos com resultados negativos de imagem e endoscopia, a exploração cirúrgica pode ser utilizada para melhor investigação da lesão esofágica, mas não deve ser realizada de rotina[47].

O manejo dessa condição consiste em observação, desbridamento, drenagem, desvio esofágico, abordagens endoscópicas ou esofagectomia[47]. Em relação aos cuidados pós-operatórios, destaca-se o monitoramento adequado (em UTI inicialmente), o reconhecimento e o tratamento precoces de complicações cardiovasculares e/ou sepse e o suporte nutricional apropriado (nutrição parenteral total ou alimentação por jejunostomia)[48].

LESÃO TRAQUEOBRÔNQUICA

A traqueia tem aproximadamente 11 cm e se estende do nível da sexta vértebra cervical até a borda inferior da quinta vértebra torácica. Origina os brônquios principais direito e esquerdo, sendo o direito menor e mais verticalizado, costumando ser lesionado com mais frequência no trauma quando comparado ao esquerdo[9]. Anatomicamente, possui relação com coluna cervical, esôfago, grandes vasos e esqueleto torácico. Embora rara, em razão de seu suporte cartilaginoso, mobilidade e características elásticas, além de relações com a mandíbula, esterno e coluna vertebral, a lesão traqueobrônquica está associada com alta mortalidade na cena (80%) e nas primeiras 24 horas do trauma, e também com lesões a estruturas próximas adjacentes, como esôfago e grandes vasos.

A ruptura traqueobrônquica é geralmente transversal, envolvendo os anéis cartilaginosos por completo. Quando longitudinal, acomete sobretudo o lado direito membranoso. Oitenta por cento ou mais das rupturas ocorrem cerca de 2,5 cm acima da carina[9]. Lesões brônquicas associadas com lesões de grandes vasos costumam ser fatais.

As vítimas que chegam ao atendimento hospitalar podem ser assintomáticas em razão da natureza inespecífica dos sintomas e do fato de que a lesão permite ventilação quase normal. Dentre os sintomas estão tosse, escarro sanguinolento, hemoptise, dispneia, taquipneia, rouquidão, angústia respiratória e cianose. Pneumotórax hipertensivo e enfisema subcutâneo são comuns com lesão de traqueia torácica e de brônquios principais[8]. A presença de acometimento cardiorrespiratório e pneumotórax sem melhora após inserção de um ou dois drenos de tórax é indicativo de lesão de via aérea.

O escape de ar observado no local da lesão é considerado diagnóstico. Exames de imagem podem evidenciar transecção parcial ou completa da traqueia ou brônquios, presença de pneumomediastino e enfisema subcutâneo, assim como complicações como pneumotórax hipertensivo. Na transecção completa do brônquio principal, embora rara, ocorre desenvolvimento de atelectasia ipsilateral e colapso pulmonar em direção ao diafragma e à inserção hilar, o que pode ser observado em radiografia de tórax e denomina-se *sinal do pulmão caído*. O diagnóstico é confirmado por traqueobroncoscopia, sendo esse procedimento também terapêutico. Achados comuns incluem ruptura da parede da traqueia ou brônquios, presença de sangue na via aérea e colapso da via aérea, sem visualização distal da lesão.

Após a identificação da lesão, um tubo endotraqueal deve ser inserido com o auxílio de um broncoscópio, a fim de evitar o aumento do vazamento de ar, a transecção e a obstrução completa das vias aéreas, e seu *cuff* deve ser insuflado distal à lesão. Pode-se tentar tratamento conservador, retirando-se o tubo 24 a 48 horas após em caso de estabilidade clínica e indicações precisas, descritas a seguir. Caso contrário, o reparo primário da lesão deve ser realizado imediatamente. O tubo deve ser retirado assim que o paciente conseguir respirar por conta própria. Corticosteroides devem ser administrados imediatamente antes da retirada do tubo e até 24 horas depois para prevenção de edema excessivo na linha de sutura.

Para tratamento conservador, são pré-requisitos: lacerações menores que 2 cm, tubo endotraqueal com balonete insuflado distalmente à lesão, ventilação adequada com pressão positiva expiratória final e baixos volumes correntes, evacuação de ar da cavidade torácica por meio de dreno de tórax e ausência tanto de progressão do enfisema subcutâneo quanto de sinais de infecção em curso[8].

Traqueostomia somente deve ser realizada em casos de lesões significativas laringotraqueais com obstrução completa ou pendente de via aérea e quando intubação é considerada imprudente ou não segura, como na presença de lesão craniomaxilofacial concomitante. Ademais, em pacientes com trauma penetrante cervical, a inserção de um tubo de traqueostomia no local da ferida é a melhor maneira de assegurar a via aérea e poupar tecido para um futuro possível reparo[8].

CONSIDERAÇÕES FINAIS

O trauma torácico é uma doença de morbidade e mortalidade altas cujo diagnóstico precoce é fundamental. Para isto, é essencial que o médico emergencista possua amplo conhecimento sobre as principais lesões e como manejá-las, além de entendimento sobre os mecanismos de trauma, importante para a suspeição e a avaliação adequadas. O rápido reconhecimento de lesões associadas com trauma torácico e a tomada de decisão imediata são capazes de alterar significativamente os prognósticos desses pacientes.

Algumas lesões associadas com trauma de tórax, como o pneumotórax hipertensivo e o tamponamento cardíaco, apresentam alta taxa de mortalidade se não tratadas com brevidade, mas também possuem possibilidades de tratamento imediato capazes de salvar a vida do paciente ainda na sala de emergência. Por isso, é fundamental ao médico não só o reconhecimento destas lesões, mas também a habilidade de realizar os procedimentos necessários de forma rápida e segura.

Em grande parte das lesões torácicas decorrentes de trauma, o manejo é de suporte e multidisciplinar. A avaliação individualizada de cada caso para definição da melhor estratégia é importante, pois depende de fatores como a cinemática do trauma, a condição hemodinâmica e a característica da lesão. Os médicos emergencista e cirurgião do trauma são atores fundamentais no atendimento desses pacientes, devendo trabalhar em conjunto desde a admissão, com o objetivo de cuidado integral e realização de terapêutica definitiva precoce, contribuindo assim para um melhor desfecho.

REFERÊNCIAS

1. Dogrul BN, Kiliccalan I, Asci ES, Peker SC. Blunt trauma related chest wall and pulmonary injuries: An overview. Chinese Journal of Traumatology - English Edition. 2020;23(3):125-38.
2. Bouzat P, Raux M, David JS, Tazarourte K, Galinski M, Desmettre T, et al. Chest trauma: First 48 hours management. Anaesth Crit Care Pain Med. 2017;36(2):135-45.
3. Mattox KL, Moore EE, Feliciano DV, Demetriades D. Trauma. 8.ed. McGraw-Hill Education, 2017. 01-1264 p.
4. Chrysou K, Halat G, Hoksch B, Schmid RA, Kocher GJ. Lessons from a large trauma center: Impact of blunt chest trauma in polytrauma patients-still a relevant problem? Scand J Trauma Resusc Emerg Med. 2017;25(1):1–6.
5. Karmy-Jones R, Namias N, Coimbra R, Moore EE, Schreiber M, McIntyre R, et al. Western trauma association critical decisions in trauma. Journal of Trauma and Acute Care Surgery. 2014;77(6):994-1002.
6. Raab S, Grieser T, Sturm M, Beyer M, Reindl S. Management of rib fractures. Zentralblatt fur Chirurgie - Zeitschrift fur Allgemeine, Viszeral- und Gefasschirurgie. 2019;144(3):305-21.
7. Balci A. Surgical treatment of post-traumatic tracheobronchial injuries: 14-year experience. Eur J Cardio-Thoracic Surg. 2002;22(6):984-9.
8. Prokakis C, Koletsis EN, Dedeilias P, Fligou F, Filos K, Dougenis D. Airway trauma: A review on epidemiology, mechanisms of injury, diagnosis and treatment. J Cardiothorac Surg. 2014;9(1):1-8.
9. Shemmeri E, Vallières E. Blunt tracheobronchial trauma. Thorac Surg Clin. 2018;28(3):429-34.
10. Cohn SM, DuBose JJ. Pulmonary contusion: An update on recent advances in clinical management. World J Surg. 2010;34(8):1959-70.
11. Birse F, Williams H, Shipway D, Carlton E. Blunt chest trauma in the Elderly: An expert practice review. Emerg Med J. 2019;1-6.
12. Hegde S, Bawa M, Kanojia R, Mahajan J, Menon P, Samujh R, et al. Pediatric trauma: Management and lessons learned. J Indian Assoc Pediatr Surg. 2020;25(3):142.
13. American College of Surgeons Committee on Trauma. Advanced Trauma Life Support - ATLS: Student Course Manual. 10.ed. 2018.
14. Dennis BM, Bellister SA, Guillamondegui OD. Thoracic Trauma. Surg Clin North Am. 2017;97(5):1047-64.
15. Platz JJ, Fabricant L, Norotsky M. Thoracic trauma. Surgical Clinics of North America. 2017;97(4):783-99.
16. Molnar TF. Thoracic trauma: Which chest tube when and where? Thorac Surg Clin. 2017;27(1):13-23.
17. Jönck L, Rodolfo R, Biscaro M, Kaszubowski E, Maurici R. Chest ultrasonography for the emergency diagnosis of traumatic pneumothorax and haemothorax: A systematic review and. Injury. 2018.
18. Chan KK, Joo DA, McRae AD, Takwoingi Y, Premji ZA, Lang E, et al. Chest ultrasonography versus supine chest radiography for diagnosis of pneumothorax in trauma patients in the emergency department. Cochrane Database of Systematic Reviews. 2020;2020(7).
19. Rendeki S, Molnár TF. Pulmonary contusion. J Thorac Dis. 2019;11(Suppl 2):S141-51.
20. Roberts DJ, Leigh-Smith S, Faris PD, Blackmore C, Ball CG, Robertson HL, et al. Clinical presentation of patients with tension pneumothorax: A systematic review. Ann Surg. 2015;00:1-11.
21. Wilson H, Ellsmere J, Tallon J, Kirkpatrick A. Occult pneumothorax in the blunt trauma patient: Tube thoracostomy or observation? Injury.2009;40(9):928–31.
22. Pendleton AC, Leichtle SW. Cardiac tamponade from blunt trauma. Am Surg. 2022;88(6):1319-21.
23. Adler Y, Ristić AD, Imazio M, Brucato A, Pankuweit S, Burazor I, et al. Cardiac tamponade. Nat Rev Dis Primers. 2023;9(1):36.
24. Alerhand S, Adrian RJ, Long B, Avila J. Pericardial tamponade: A comprehensive emergency medicine and echocardiography review. Am J Emerg Med. 2022;58:159-74.
25. Zeiler J, Idell S, Norwood S, Cook A. Hemothorax: A review of the literature. Clin Pulm Med. 2020;27(1):1-12.
26. Patel NJ, Dultz L, Ladhani HA, Cullinane DC, Klein E, McNickle AG, et al. Management of simple and retained hemothorax: A

practice management guideline from the Eastern Association for the Surgery of Trauma. The American J Surg. 2020.
27. Chou YP, Lin HL, Wu TC. Video-Assisted thoracoscopic surgery for retained hemothorax in blunt chest trauma. Curr Opin Pulm Med. 2015;21(4):393-8.
28. Baker EJ, Lee GA. A retrospective observational study examining the effect of thoracic epidural and patient controlled analgesia on short-term outcomes in blunt thoracic trauma injuries. Medicine (United States). 2016;95(2):1-8.
29. Kani KK, Mulcahy H, Porrino JA, Chew FS. Thoracic cage injuries. Eur J Radiol. 2019;110(2019):225-32.
30. Majercik S, Pieracci FM. Chest wall trauma. Thorac Surg Clin. 2017;27(2):113-21.
31. Marro A, Chan V, Haas B, Ditkofsky N. Blunt chest trauma: classification and management. Emerg Radiol. 2019;26(5):557-66.
32. Simon JB, Wickham AJ. Blunt chest wall trauma: an overview. Br J Hosp Med. 2019;80(12):711–5.
33. Schuurmans J, Goslings JC, Schepers T. Operative management versus non-operative management of rib fractures in flail chest injuries: a systematic review. Eur J Trauma Emerg Surg. 2016;43(2):163-8.
34. Mitchell JD. Blunt chest trauma: Is there a place for rib stabilization? J Thorac Dis. 2017;9(22):S211-7.
35. Pieracci FM, Rodil M, Stovall RT, Johnson JL, Biffl WL, Mauffrey C, et al. Surgical stabilization of severe rib fractures. J Trauma Acute Care Surg. 2015;78(4):883-7.
36. Schulz-drost S, Finkbeiner R, Lefering R, Langenbach A, Dgu T, Grosso M, et al. Lung contusion in polytrauma: an analysis of the trauma register DGU. Thoracic and Cardiovascular Surgeon. 2019.
37. Beshay M, Mertzlufft F, Kottkamp HW, Reymond M, Schmid RA, Branscheid D, et al. Analysis of risk factors in thoracic trauma patients with a comparison of a modern trauma centre: a mono-centre study. World J Emerg Surg. 2020;15(1):1-10.
38. Hyzy RC, Taha AR. Diagnosis, management, and prevention of pulmonary barotrauma during invasive mechanical ventilation in adults. Uptodate. 2023.
39. Peña Pérez CA, Carrillo Esper R, Meza Márquez JM, Martínez Baltazar YI. Enfisema subcutáneo extenso. Medicina Crítica. 2021;35(2):101–5.
40. Nair L, Winkle B, Senanayake E. Managing blunt cardiac injury. J Cardiothorac Surg. 2023;18(1):71.
41. Clancy K, Velopulos C, Bilaniuk JW, Collier B, Crowley W, Kurek S, et al. Screening for blunt cardiac injury. Journal of Trauma and Acute Care Surgery. 2012;73(5):S301-6.
42. Serra R, de Franciscis S, Grande R, Butrico L, Perri P, Indolfi C, et al. Endovascular repair for acute traumatic transection of the descending thoracic aorta: experience of a single centre with a 12-years follow up. J Cardiothorac Surg. 2015;10(1):171.
43. Fox N, Schwartz D, Salazar JH, Haut ER, Dahm P, Black JH, et al. Evaluation and management of blunt traumatic aortic injury. Journal of Trauma and Acute Care Surgery. 2015;78(1):136-46.
44. Hanna WC, Ferri LE. Acute traumatic diaphragmatic injury. Thorac Surg Clin. 2009;19(4):485-9.
45. Sekusky AL, Lopez RA. StatPearls Publishing. 2023. Diaphragm Trauma.
46. Bartzak PJ. Identification of delayed traumatic diaphragmatic injury: a concise review. J Trauma Nursing. 2022;29(1):47–50.
47. Schraufnagel DP, Mubashir M, Raymond DP. Non-iatrogenic esophageal trauma: a narrative review. Mediastinum. 2022;6:23-23.
48. Mubang RN, Sigmon DF, Stawicki SP. Esophageal Trauma. 2023.
49. Kirkpatrick AW, Sirois M, Laupland KB, Liu D, Rowan K, Ball CG, et al. Hand-held thoracic sonography for detecting post-traumatic pneumothoraces: the Extended Focused Assessment with Sonography for Trauma (EFAST). J Trauma. 2004;57(2):288-95.
50. Platz JJ, Fabricant L, Norotsky M. Thoracic trauma: injuries, evaluation, and treatment. Surg Clin North Am. 2017;97(4):783-99.
51. Kulvatunyou N, Bauman ZM, Zein Edine SB, de Moya M, Krause C, Mukherjee K, et al. The small (14 Fr) percutaneous catheter (P-CAT) versus large (28-32 Fr) open chest tube for traumatic hemothorax: a multicenter randomized clinical trial. J Trauma Acute Care Surg. 2021;91(5):809-813.
52. Surdhar I, Jelic T. The erector spinae plane block for acute pain management in emergency department patients with rib fractures. CJEM. 2022;24(1):50-54.
53. Luftig J, Mantuani D, Herring AA, Dixon B, Clattenburg E, Nagdev A. Successful emergency pain control for posterior rib fractures with ultrasound-guided erector spinae plane block. Am J Emerg Med. 2018;36(8):1391-6.
54. Galvagno SM Jr, Smith CE, Varon AJ, Hasenboehler EA, Sultan S, Shaefer G, et al. Pain management for blunt thoracic trauma: a joint practice management guideline from the Eastern Association for the Surgery of Trauma and Trauma Anesthesiology Society. J Trauma Acute Care Surg. 2016;81(5):936-51.
55. Ultrasound Guidelines: Emergency, point-of-care, and clinical ultrasound guidelines in medicine. Ann Emerg Med. 2023;82(3):e115-e155.

5
Trauma abdominal

Ariane Coester
Leonardo Lucena Borges
Andréia Kist Fernandes

PONTOS PRINCIPAIS

- Em acidentes de trânsito, a difusão de energia coloca todos os órgãos em risco.
- As lesões por arma de fogo ou por arma branca são determinadas pelo trajeto do objeto (p. ex., faca, projétil) à medida que ele perfura o tecido.
- O exame físico e o manejo inicial do trauma de abdome seguem o padrão de avaliação: vias aéreas, respiração, circulação, estado neurológico e exposição.

INTRODUÇÃO

No Brasil, em 2015, mais de 150.000 pessoas perderam a vida por causas externas. Trauma abdominal (TA) é responsável por 15 a 20% dos óbitos relacionados ao trauma[1,2]. Tais óbitos são inicialmente consequência de hemorragia e tardiamente relacionados à septicemia. Lesões abdominais podem ser classificadas de acordo com o mecanismo do trauma em contusas ou penetrantes. As lesões penetrantes podem decorrer de lesões por arma branca/laminados (FPAB)/empalamento ou por projétil de arma de fogo (FPAF).

Os traumas abdominais por FPAF têm maior mortalidade associada (7%), enquanto os traumas abdominais contusos (TAC) são mais prevalentes, sendo responsáveis por 80% das lesões abdominais atendidas na emergência[1,2,3]. No Brasil, em 2017, 75% dos traumas contusos decorreram de acidentes de trânsito, 15% de agressões e 10% quedas. Estima-se que 13% das vítimas de trauma abdominal contuso apresentem lesão intra-abdominal (LIA)[2,3]. O baço e o fígado são os órgãos mais comumente acometidos A probabilidade de uma lesão necessitar de correção cirúrgica é maior para FPAF abdominais (80-95%) do que por FPAB (25-33%)[2-5]. Os órgãos mais comumente afetados são intestino delgado, fígado, cólon e diafragma.

O objetivo principal do atendimento ao trauma abdominal pelo emergencista é, em conjunto com o cirurgião do trauma, identificar a existência de LIA, mantendo a avaliação dos parâmetros clínicos do paciente, definindo prioridades e realizando intervenções que visem ao suporte clínico desde o início da avaliação, até o tratamento definitivo.

TRAUMA ABDOMINAL CONTUSO

Biomecânica e história

O tipo de LIA no TAC está fortemente associado com o biomecanismo e a ação das forças de compressão, distensão, aceleração/desaceleração ou cisalhamento exercidas sobre a cavidade abdominal e suas estruturas. Forças contundentes exercidas contra a parede abdominal anterior podem comprimir as vísceras abdominais contra a caixa torácica posterior ou a coluna vertebral, causando lesões em órgãos sólidos (p. ex., baço e fígado) e estruturas retroperitoneais (duodeno ou o pâncreas). Idosos e pacientes alcoolistas geralmente apresentam paredes abdominais frágeis e são mais propensos a LIA por TAC. As forças de cisalhamento criadas pela desaceleração súbita podem causar lacerações de órgãos sólidos e ocos em seus pontos de fixação ao peritônio. Zonas de transição entre órgãos móveis e fixos são particularmente vulneráveis (p. ex., meso, intestino delgado junto ao ângulo de Treitz). Rupturas nos pedículos vasculares ou lesões por estiramento na íntima e média das artérias (resultando em infarto do órgão) acometem mais frequentemente o rim[5,6]. Além disso, costelas fraturadas ou ossos pélvicos podem lacerar o tecido intra-abdominal.

Em acidentes de trânsito, a difusão de energia coloca todos os órgãos em risco. Uma desaceleração brusca, por exemplo, pode causar grande ruptura vascular e dano parenquimatoso a rins e bexiga. Já nas quedas, a lesão gerada depende da altura da queda, da superfície de impacto e da forma do impacto (p. ex., quando o paciente cai de pé, a transmissão de energia se dá através do esqueleto axial e pode gerar lesões potencialmente graves nos vasos retroperitoneais). Nos pedestres, a magnitude das lesões varia com a velocidade e o tamanho do veículo que os atinge. A apresentação mais frequente nestes pacientes é uma tríade: lesões nas pernas, tronco e crânio; lesões em qualquer um desses locais deve levar a uma avaliação cuidadosa dos outros dois. Nesse contexto, é importante tomar conhecimento do mecanismo do trauma e de algumas características da cena que podem auxiliar a determinar a potência e a forma de dissipação da força à qual o paciente foi submetido. Fatores como: presença de óbito na cena, tipo e velocidade do veículo, história de capotamento, localização do paciente dentro do carro em relação ao impacto da colisão, extensão dos danos ao veículo, deformidade do volante, uso de cinto de segurança, acionamento do airbag, altura da queda, superfície e forma de impacto da queda, tipo e velocidade do veículo que provocou o atropelamento, além do local do impacto no pedestre, são essenciais para estimar a gravidade do trauma e, consequentemente, a probabilidade de lesão intra-abdominal. As informações obtidas do pré-hospitalar, incluindo sinais vitais, resultados de testes diagnósticos (p. ex., ultrassom) e conhecimento de condições médicas subjacentes também auxiliam no diagnóstico.

Exame físico

Algumas alterações no exame físico também aumentam a possibilidade de LIA. A marca do cinto de segurança abdominal acima da espinha ilíaca anterossuperior está associada a um aumento de quatro vezes no risco de lesão intra-abdominal ou lombar. A distensão abdominal pode decorrer de pneumoperitônio e/ou irritação peritoneal. Ruídos intestinais auscultados no tórax sugerem a presença de ruptura diafragmática. É importante palpar todos os quadrantes abdominais registrando sensibilidade e sinais de abdome agudo (rigidez, rebote, defesa). Lesões esplênicas com sangramento adjacente ao hemidiafragma esquerdo podem provocar dor referida no ombro esquerdo (sinal de Kehr), enquanto um fenômeno semelhante associado à lesão hepática pode causar dor referida no ombro direito. O exame retal digital tem baixa sensibilidade para lesões intestinais e não deve ser realizado rotineiramente, mas é justificado em casos em que há suspeita de lesão uretral ou retal penetrante[2-6].

Embora a probabilidade de LIA seja pequena em um paciente acordado, hemodinamicamente estável, sem outros traumas importantes associados e sem dor ou desconforto abdominal, é importante considerar que o exame clínico após TAC é frequentemente pouco fidedigno. Em análise retrospectiva, até 35% dos pacientes com TAC com LIA tinham um abdome inocente descrito na avaliação inicial. Hemoperitônio comumente não produz sinais de peritonismo e a presença de suco gástrico/biliar pode demorar horas para apresentar manifestações clínicas. Lesões pancreáticas ou duodenais podem manifestar-se com vômitos recorrentes, demorando às vezes dias para apresentar outros sintomas (daí a importância de se orientar pacientes e familiares sobre sinais de alerta para reavaliação médica no momento da alta hospitalar). Alguns fatores, como alteração do nível de consciência (trauma cranioencefálico, intoxicação por álcool ou outras substâncias), lesões medulares ou outras lesões distrativas (fratura de fêmur) diminuem ainda mais a sensibilidade do exame físico. Até 10% dos pacientes com traumatismo cranioencefálico aparentemente isolado podem ter lesões intra-abdominais concomitantes e 7% dos pacientes com trauma contuso com lesões extra-abdominais distrativas apresentam lesão abdominal sem dor ou desconforto abdominal associado. Embora a hipotensão (pressão arterial sistólica < 90 mmHg) na chegada à emergência ou no pré-hospitalar seja um dos marcadores clínicos de maior poder preditivo de LIA, pacientes jovens e saudáveis podem compensar hemorragia intra-abdominal antes que os sinais clínicos se tornem evidentes[5,6,7]. Já os idosos que tomam anticoagulantes ou anti-hipertensivos (betabloqueadores ou bloqueadores dos canais de cálcio) podem ter resposta fisiológica limitada. Os achados do exame físico mais fortemente associados à LIA após TAC (de acordo com uma revisão sistemática com 10.757 pacientes) estão listados na Tabela 1 (Achados ao exame físico mais fortemente associados com a presença de lesões intra-abdominais)[5].

O atraso ou o não diagnóstico de LIA é uma importante causa prevenível de morbidade e mortalidade. Daí a necessidade de que a avaliação do trauma seja feita de uma forma metódica, compreensiva e organizada, complementada por testes radiológicos e por avaliação clínica seriada. Na Tabela 2 estão listadas características das vítimas de trauma contuso que requerem avaliação abdominal estruturada na emergência, frequentemente com exames laboratoriais, exames de imagem, reanimação adicional e reavaliação.

TABELA 1 Achados ao exame físico mais fortemente associados com a presença de lesões intra-abdominais

Sinal do cinto de segurança em abdome
Dor à descompressão súbita (incomum, porém com grande poder preditivo positivo se presente
Hipotensão (pressão arterial sistólica < 90 mmHg)
Distensão abdominal
Defesa involuntária abdominal
Fratura de fêmur concomitante

TABELA 2 Características de pacientes vítimas de trauma contuso que requerem avaliação estruturada mínima para exclusão de lesões abdominais

Dor, defesa ou distensão abdominal
Mecanismo de trauma com alta probabilidade de lesões abdominais
Suspeita de lesões em arcos costais inferiores, dorso ou em pelve
Hematúria macroscópica
Colisões em alta velocidade ou deformidade significativa do veículo
Acidentes envolvendo motociclistas/ciclistas
Pacientes vulneráveis (idosos, pacientes com outras comorbidades significativas, anticoagulados, cirróticos)
Presença de lesões distrativas, especialmente fraturas de fêmur
Alteração do nível de consciência/exame físico abdominal duvidoso (p. ex., intoxicação exógena, etilizados, coexistência de lesões medulares, trauma cranioencefálico)
Uso de altas doses de analgésicos

Diagnóstico/exames de imagem

A escolha do exame diagnóstico nos pacientes com TAC depende do estado hemodinâmico do paciente.

Pacientes hemodinamicamente instáveis

Em pacientes hemodinamicamente instáveis, a avaliação rápida do abdome na sala de ressuscitação é mandatória. O E-FAST (*Extended Focused Abdominal Sonography for Trauma*) é usado para determinar a presença ou não de líquido livre intra-abdominal por ser sensível, rápido, não invasivo, reprodutível, portátil e não envolver material de contraste nefrotóxico ou radiação ionizante. E-FAST positivo para líquido livre na cavidade, na ausência de fatores confundidores (p. ex., ascite prévia), torna a presença de lesões intra-abdominais muito provável. Um FAST normal (ausência de líquido livre) diminui a probabilidade de uma LIA, mas, em virtude de as imagens poderem ser subótimas ou de o sangue intra-abdominal poder estar coagulado, não tem poder de exclusão de LIA. A principal desvantagem da US em relação à tomografia computadorizada de abdome com contraste endovenoso (TCAC) é a incapacidade de identificar a fonte exata de líquido intraperitoneal livre, além de não ser adequada para avaliar o retroperitônio. O FAST também é operador-dependente, de difícil execução em pacientes obesos, com ar no subcutâneo ou gases intestinais excessivos, e não distingue hemorragia intraperitoneal de ascite. Por esses motivos, deve-se considerar TCAC em pacientes que eventualmente estabilizem (ver manejo do paciente estável) mas, em pacientes persistentemente instáveis, exames diagnósticos complementares não devem retardar a laparotomia exploradora, pois atrasos no controle da hemorragia aumentam a mortalidade.

Embora o lavado peritoneal diagnóstico (LPD) tenha sido suplantado pelo FAST, ele deve ser considerado para diagnóstico em ambientes com poucos recursos, em que a TC ou a US não estão prontamente disponíveis. Também é uma opção em pacientes chocados com enfisema subcutâneo maciço ou com história prévia de ascite nos quais o uso da ultrassonografia é limitado. A possibilidade de complicações relacionadas à LPD (até 2%) deve ser considerada. Um LPD positivo isoladamente não é mais uma indicação absoluta de laparotomia exploradora; a quantidade de hemorragia e o estado hemodinâmico do paciente são fatores determinantes[8,9].

Pacientes hemodinamicamente estáveis

Determinar quais pacientes não precisam realizar exame de imagem é um dos principais desafios nos casos com trauma hemodinamicamente estáveis, uma vez que a cinemática e o exame clínico estimam a probabilidade, mas não têm poder estatístico para excluir o risco de LIA. Uma boa estratégia, nos pacientes com baixa probabilidade de LIA, com o intuito de reduzir custos e exposição desnecessária à radiação, é a observação e o exame físico seriado de 8 a 9 horas, uma vez que a maioria dos pacientes apresenta clínica de LIA nesse período. Nessa mesma linha, vítimas de trauma contuso de torso, dentro de um período de observação mínimo (8 horas), que não apresentam nenhum dos achados da Tabela 3, possuem risco de LIA muito baixo (valor preditivo negativo de 98,6%) e não costumam ter benefício na realização de exame de imagem. Já pacientes com risco aumentado de LIA e/ou em que exista limitações para realização do exame abdominal seriado, como paciente com intubação orotraqueal no PH ou na emergência, trauma raquimedular associado e/ou alteração do nível de consciência, possuem indicação de exame de imagem[10,11]. A tomografia abdominal helicoidal contrastada multicanal com contraste EV (TCAC) é o exame radiológico padrão ouro para o diagnóstico de lesões intra-abdominais com sensibilidade de 98% e especificidade de 97 a 99%. O uso de contraste oral não é necessário, pois raramente aprimora a acurácia diagnóstica e pode atrasar a realização do exame de imagem[12]. A TC de fase excretora ajuda a identificar o sistema urinário (bexiga e ureteres distais) e a diferenciar pacientes com sangramento ativo daqueles com lesões vasculares contidas. As principais vantagens da TCAC sobre outras modalidades de diagnóstico são a identificação do local específico das lesões, tanto intra-abdominais como retroperitoneais (duodeno, pâncreas e sistemas vascular e renal), além da quantificação e diferenciação do líquido livre intra-abdominal. Radiografia de tórax pode ser útil para avaliar a coexistência de fraturas em arcos inferiores (que aumentam a chance de lesões abdominais) ou revelar a existência de uma ruptura diafragmática ou de pneumoperitônio[13]. Achados torácicos, como hemotórax, também aumentam a chance de o paciente apresentar lesões intra-abdominais em TAC. No entanto, a ausência de alterações na radiografia de tórax ou pelve, isoladamente, não diminui de forma estatisticamente significativa a chance de o paciente ter lesão intra-abdominal.

TABELA 3 Critérios para identificação de pacientes com baixo risco de lesão intra-abdominal

Ausência de todos os critérios indica baixo risco de lesão intra-abdominal
GCS < 14
Dor à palpação dos rebordos costais
Dor à palpação abdominal
Fratura de fêmur
Hematúria (≥ 25 hemácias/c)
Hematócrito < 30%
Radiografia de tórax anormal (pneumotórax, fratura de arcos costais)

GCS: Escala de Coma de Glasgow.

TRAUMA ABDOMINAL PENETRANTE (TAP)

Biomecânica, história e exame físico

As lesões por arma de fogo ou por arma branca são determinadas pelo trajeto do objeto (p. ex., faca, projétil) à medida que ele perfura o tecido. No caso dos projéteis de arma de fogo, a energia transmitida por ele ou os fragmentos gerados pelo seu trajeto (p. ex., fragmentos de ossos) podem provocar danos adicionais. O comprimento, a trajetória e a fragmentação do objeto penetrante não são necessariamente conhecidos durante a avaliação inicial e, nesse contexto, é importante ressaltar que ferimentos em outras regiões do corpo, como tórax e nádegas, também podem causar LIA. Aproximadamente 30% dos pacientes com FPAF em nádegas irão precisar de cirurgia por lesão do trato gastrointestinal, do trato urinário ou vascular. Portanto, assuma sempre que houve penetração da cavidade abdominal, até que se prove o contrário[13].

A abordagem do TAP é feita com base no mecanismo do trauma (ferimento por arma de fogo [FPAF] ou ferimento por laminados/arma branca/empalamento [FPAB]) e na localização da lesão (abdome anterior, transição toracoabdominal, flancos, dorso e nádegas) (Figura 1). O abdome anterior é definido pela área entre as margens costais superiormente, os ligamentos inguinais e a sínfise púbica inferiormente, e as linhas axilares anteriores lateralmente. Transição toracoabdominal é definida como a região limitada pela linha intermamilar (4º espaço intercostal) superiormente, e as margens costais inferiormente; posteriormente, o limite superior dela é definido como a linha que une ambos os ângulos inferiores da escápula, sendo o limite inferior limitado também às margens costais[14].

Qualquer ferimento penetrante inferiormente à linha dos mamilos (ou quarto espaço intercostal) anteriormente, ou à linha traçada entre o ângulo inferior de ambas as escápulas posteriormente, até as nádegas inferiormente, pode gerar lesões intraperitoneais. Ferimentos localizados na região toracoabdominal (devido à presença das costelas) e em dorso (devido à espessura da musculatura), podem ter lesão diafragmática, lesões torácicas associadas (toracoabdominal) e/ou lesões em estruturas do retroperitônio (no caso do dorso), e merecem especial atenção em sua avaliação diagnóstica.

Flanco é a área entre a linha axilar anterior e posterior, sendo limitada do sexto espaço intercostal até a crista ilíaca. Também pode gerar lesões em estruturas do retroperitônio, por vezes de difícil diagnóstico, pois nem sempre apresentam sinais ou sintomas iniciais de peritonismo.

Dorso é a área limitada entre as linhas axilares posteriores, tendo como limite superior a linha que une

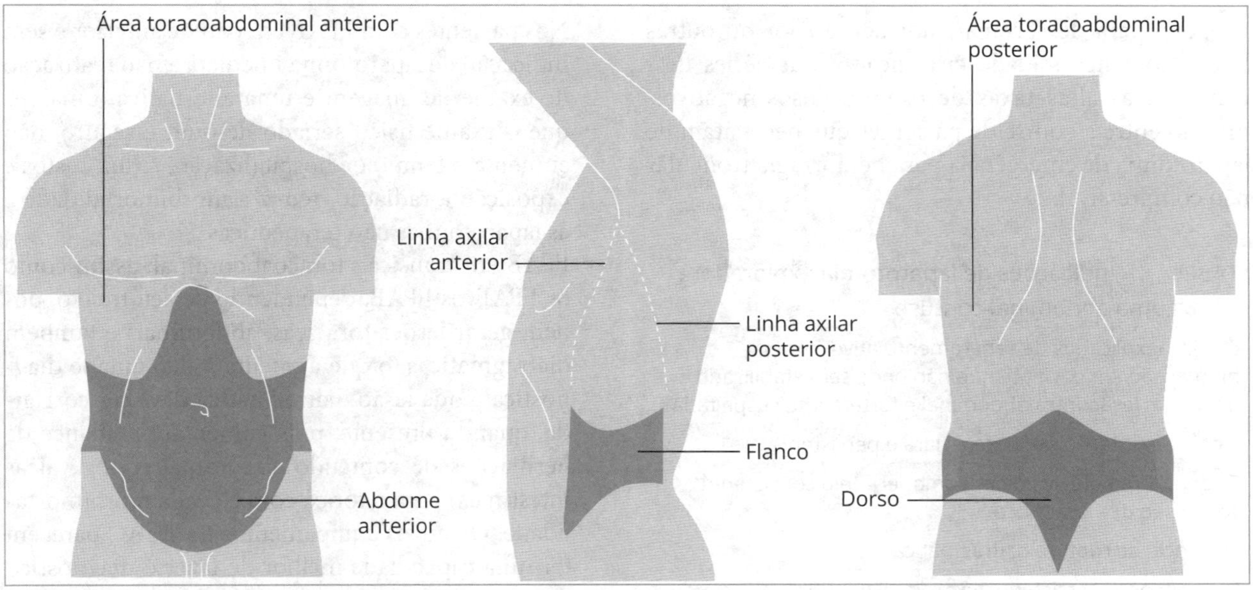

FIGURA 1 Zonas anatômicas da cavidade abdominal.

ambos os ângulos inferiores escapulares e o limite inferior às cristas ilíacas, incluindo a região toracoabdominal posterior. A região das nádegas é limitada cranialmente pelas cristas ilíacas[15].

A exploração local do ferimento, para verificação de penetração abdominal, é adequada apenas para ferimentos em abdome anterior e não deve ser realizada quando o FPAB for em transição toracoabdominal, flanco ou dorso. Em casos em que há a necessidade de se transferir o paciente eviscerado para centros com cirurgião disponível, aplica-se sobre o ferimento compressa estéril umidificada com solução fisiológica, tomando-se o cuidado para não posicionar o órgão protruído (p. ex., alças, omento) de volta para a cavidade. Em seguida, a compressa estéril é coberta com material oclusivo (p. ex., filme plástico) para retenção de umidade e calor. Evitar uso de papel laminado (pois pode lacerar os órgãos expostos).

Em pacientes empalados que também precisem de transferência, o curativo para controle de sangramento deve ser realizado no entorno do ferimento. Em seguida, o objeto deve ser estabilizado com ataduras e bandagens para prevenir movimentos. O objeto empalado deve sempre ser retirado em bloco cirúrgico, durante laparotomia, nunca em ambiente pré-hospitalar ou em sala de emergência, sob o risco de expor cavidade à contaminação e a descontrole hemostático.

Diagnóstico/exames de imagem

A presença de LIA por TAP pode ser evidente, como nos casos em que ocorre evisceração ou lesão obscura, uma vez que na maioria das vezes não sabemos a trajetória da penetração e o exame abdominal desses pacientes não é muito fidedigno pelos mesmos motivos que não o é no TAC. Sinais de hemorragia em trato gastrointestinal (p. ex., hematêmese, hematoquezia), assim como eviscerações, sugerem a presença de lesão em trato gastrointestinal, e em geral é indicada laparotomia sem a necessidade de exames complementares[16]. A escolha do método diagnóstico é feita com base no estado hemodinâmico do paciente, tipo e local do ferimento.

Pacientes hemodinamicamente instáveis

Instabilidade hemodinâmica, sinais de irritação peritoneal, presença de sangue em sonda nasogástrica e/ou toque retal e pneumoperitônio são indicações imediatas de laparotomia exploradora em ferimentos penetrantes do abdome (Tabela 5). Pacientes que preenchem um ou mais desses critérios têm 80% ou mais de incidência de lesões operatórias na exploração. O foco primário no paciente hipotenso com trauma abdominal penetrante deve ser minimizar os atrasos na laparotomia e no controle da hemorragia operativa, pois mesmo atrasos curtos têm sido associados ao aumento da mortalidade. O E-FAST deve ser utilizado para avaliar possíveis lesões cardíacas e/ou tamponamento nos FPAF. O uso de E-FAST no TAP para evidenciar penetração peritoneal, estimar e localizar volume de qualquer líquido abdominal livre ainda vem sendo questionado. Uma limitação importante do exame E-FAST que deve ser apreciada é a confiabilidade de um exame negativo para descartar hemorragia maior ou outras lesões com necessidade cirúrgica. Várias séries descreveram as altas taxas de exames falsos-negativos, mesmo entre a coorte de pacientes que necessitam de laparotomia de emergência para hemorragia troncular não compressível.

TABELA 4 Indicações de laparotomia exploradora em trauma abdominal contuso

Sinais inexplicados de sangramento ativo, como hipotensão em paciente que não pode ser estabilizado e em quem lesão intra-abdominal é fortemente suspeitada
Sinais de irritação peritoneal clara e persistente
Evidência radiológica de pneumoperitônio consistente com lesão de víscera oca
Evidência de ruptura diafragmática
Sangramento persistente gastrointestinal visto por sonda nasogástrica ou vômito

TABELA 5 Indicações de laparotomia exploradora em trauma abdominal penetrante

Lesão abdominal, dorsal ou flanco com hipotensão
Dor a palpação abdominal
Evisceração gastrointestinal
Alta suspeição de trajetória transabdominal após ferimento penetrante por arma de fogo (FPAF)
Diagnóstico de lesão com indicação cirúrgica em tomografia computadorizada

Pacientes hemodinamicamente estáveis

A conduta nos pacientes com TAP varia conforme o mecanismo da lesão.

Ferimento penetrante por arma branca (FPAB)

Em pacientes estáveis, a avaliação diagnóstica depende da local do ferimento:

- FPAB em parede anterior: está indicada a exploração do local do ferimento com a ampliação discreta dele e, caso não seja constatada penetração da fáscia anterior, o paciente pode ter alta hospitalar após cuidado local com o ferimento (limpeza, sutura se tiver transcorrido menos de 6 horas da lesão e curativo). Caso haja sinais de comprometimento da fáscia anterior, ou alterações que dificultam a avaliação clínica do paciente (p. ex., traumatismo craniano; intoxicação), as opções incluem exame físico seriado, testes adicionais (TC abdominal com contraste EV ou LPD) ou laparotomia exploradora, de acordo com a experiência cirúrgica da instituição. Nos pacientes com FPAB em parede anterior e sem indicação de laparotomia imediata a não realização de exame de imagem é uma alternativa, uma vez que o exame físico seriado de 6/6h é seguro, não aumenta o tempo de hospitalização, reduz custos e exposição a radiação, reduz a morbimortalidade e as laparotomias não terapêuticas.
- FPAB em transição toracoabdominal: assim como os FPAF, os FPAB, dependendo de seu trajeto, podem gerar lesões torácicas, abdominais e também diafragmáticas, o que aumenta a dificuldade diagnóstica. Toda lesão diafragmática deve ser corrigida, quando presente, pois aumentam a chance de herniações de conteúdo abdominal (p. ex., alças intestinais) para o tórax, com elevada morbimortalidade. Os novos equipamentos de TCAC parecem ter uma capacidade melhor de fazer o diagnóstico de lesões diafragmáticas; no entanto, caso uma suspeita de lesão diafragmática não seja confirmada por TCAC, deve ser realizada a videolaparoscopia diagnóstica (exame padrão ouro).
- FPAB em flanco e dorso: possuem risco de penetração retroperitonial, assim como de penetração peritoneal. Estudos descritivos referem a presença de lesões internas em até 40% das vítimas de FPAB em flanco. A TCAC permite uma estratificação de risco segura para manejo não cirúrgico (não se excluindo, contudo, em testes negativos, a necessidade de avaliação clínica seriada por 12-24 horas)[11-15]. Em casos em que após TCAC com contraste EV ainda permanece indefinida a presença de lesão de trato gastrointestinal pode-se usar contraste VO ou retal para tentar elucidar a presença de lesão.

Pacientes com lesão isolada em quadrante superior direito (parte da transição toracoabdominal) que persistem hemodinamicamente estáveis, sem dor abdominal, e com exame físico confiável (não intoxicados), podem ser manejados sem laparotomia. TC de abdome é realizada na maioria dos centros para confirmar e determinar a extensão dos ferimentos hepáticos e para avaliar a coexistência de potencial lesão colônica.

Ferimento penetrante por arma de fogo (FPAF) (Figura 4)

Pacientes que não preenchem critérios para laparotomia têm indicação de exame de imagem que variam com a localização e o número de FPAF. Determinar a trajetória é a chave para a identificação de lesões. Exames radiológicos simples (radiografia de tórax, abdome e pelve), quando se visualiza o projétil retido, podem ajudar neste contexto, assim como a contagem do número de orifícios (um número ímpar sugere projétil retido). O FAST possui papel limitado nos pacientes com FAPF e é útil apenas para afastar coexistência de pneumotórax, ou hemopericárdio, pericárdio ou auxiliar no planejamento cirúrgico de pacientes hipotensos com lesões em múltiplas cavidades. Os *guidelines* recomendam no mínimo uma radiografia de tórax, para qualquer FPAF abdominal superior ou toracoabdominal, com o intuito de identificar qualquer ar livre, hemotórax ou pneumotórax associado e a localização de quaisquer mísseis/fragmentos retidos. A TCAC tem especificidade e sensibilidade de 96 e 90,5%, respectivamente, para identificar lesões que necessitam de laparotomia e tem melhorado significativamente a sua sensibilidade para identificar lesões diafragmáticas[16].

Exames laboratoriais no trauma abdominal

São geralmente de valor limitado no manejo do paciente com trauma agudo, mas podem ser úteis na identificação de pacientes com baixo risco de lesões significativas. EB menor que –6, hematúria (definida como > ou = 25 hemácias/campo) e Hct < 30% já foram descritos como fatores preditivos positivos da presença de LIA[12]. O hemograma deve ser interpretado considerando o contexto clínico, incluindo a extensão da hemorragia, o tempo desde a lesão e o volume de fluidos administrados. Um hemograma completo repetido em intervalos pode permitir a avaliação do sangramento contínuo e da tendência da contagem de glóbulos brancos, mas há pouco papel para qualquer teste laboratorial de rotina adicional. Quando é menor que 30%, aumenta a probabilidade de lesão intra-abdominal, mas quando é normal não exclui a possibilidade de hemorragia. A contagem de leucócitos é inespecífica e de pouco valor. A liberação de catecolaminas decorrente do trauma pode provocar leucocitose de 12.000 a 20.000/mm3 com desvio moderado à esquerda. Lesões em vísceras sólidas ou ocas podem causar elevações comparáveis. Pacientes em uso de antiplaquetários e anticoagulantes devem coletar provas de coagulação e plaquetas. Amilase e lipase podem ser normais, mesmo em portadores de lesão intestinal ou pancreática. Se houver suspeita de lesão pancreática, serão necessários estudos confirmatórios (p. ex., tomografia computadorizada). Provas de função hepática elevadas estão relacionadas a trauma hepático quando o paciente não possui comorbidades, como doença hepática induzida por álcool ou hepatite (concentrações elevadas de transaminases prévias ao trauma). A hematúria macroscópica sugere lesão renal grave e exige investigação adicional. Um teste negativo para hematúria diminui, mas não exclui risco de trauma intra-abdominal. Em mulheres em idade fértil, com período menstrual desconhecido ou com uso irregular de anticoncepcional, deve-se obter um teste de gravidez, pois uma gestação em fase inicial pode não ser percebida e a paciente pode precisar de tratamento com imunoglobulina.

MANEJO INICIAL DO TRAUMA ABDOMINAL

O exame físico e o manejo inicial do trauma de abdome seguem o padrão de avaliação: vias aéreas, respiração, circulação, estado neurológico e exposição (inspecione o abdome em busca de sinais externos de trauma [escoriações, lacerações, marcas de cintos de segurança e equimoses, FPAB, FPAF]) (vide capítulo de atendimento inicial ao trauma). Deve-se buscar a identificação de patologias ou lesões que apresentem risco imediato de vida ou que exijam MC imediato[17]. De um modo geral, tanto a escolha de exame diagnóstico quanto o manejo do paciente com trauma abdominal são feitos com base na estabilidade hemodinâmica, na presença de lesões associadas e nos recursos humanos e tecnológicos da instituição. (p. ex., centros extremamente ocupados talvez não disponham de pessoal suficiente para realizar exame físico seriado de forma regular, enquanto instituições menos movimentadas podem não possuir exames complementares prontamente disponíveis, como tomografia, mas possuem um volume de atendimentos por profissional que permita a reavaliação clínica seriada com maior facilidade). Em pacientes com indicação de laparotomia, o uso de antibióticos profiláticos se faz indicado.

Tratamento não operatório (TNO) vs. manejo cirúrgico (MC)

A instabilidade hemodinâmica com sinais de choque (evidência de perfusão inadequada de órgãos-alvo) é um sinal de alerta para hemorragia maciça e, quando não há resposta a ressuscitação inicial, leva à laparotomia exploradora imediata. Felizmente, a evolução dos exames diagnósticos e das técnicas endovasculares para o tratamento de sangramentos relacionados ao trauma permitiu que o tratamento não operatório (TNO) tenha se tornando padrão para a maioria dos pacientes com LIA penetrante ou contusa, estáveis hemodinamicamente e que não tenham potenciais indicações cirúrgicas listadas nas tabelas 4 e 5. Para que o TNO seja realizado com segurança, é necessário que o serviço tenha disponibilidade imediata de cirurgiões treinados, sala de cirurgia, monitoramento contínuo em UTI ou na sala de emergência, acesso a angiografia, angioembolização, sangue e hemoderivados e/ou possua um sistema para transferência rápida para centros com os recursos necessários. A decisão de MC ou TNO deve ser tomada em conjunto com a equipe de cirurgia do trauma e deve levar em consideração número, local e tipo de energia do TAP, presença de lesões associadas, grau anatômico da lesão (hepática, renal ou esplênica), presença de condições neurológicas associadas (TCE, TRM), além da idade e comorbidades do paciente. Trauma cranioencefálico e raquimedular (que impossibilitam um exame clínico acessível) e redução significativa da hemoglobina (necessidade de > 4 unidades de transfusão sanguínea nas primeiras 8h) têm sido sugeridos como critérios preditivos de falha de TNO. O TNO em paciente hemodinamicamente estável com trauma abdominal contuso já é consolidado e está inserido nos protocolos assistenciais (Figura 2). No TAP o maior risco de TNO é não ser feito o diagnóstico de uma LIA, principalmente de víscera oca. No entanto, não foi relatado aumento nas taxas de mortalidade nos pacientes que não tinham peritonismo na admissão e em que a identificação da perfuração de víscera oca foi tardo. A taxa de sucesso de TNO FPAB no abdome anterior e posterior é de 50% e 85%, respectivamente. Múltiplos FPAF abdominais e/ou FPAF de alta energia são menos passíveis de TNO e, em 90% dos casos, MC é necessário[15]. O TNO é contraindicado em FPAF se houver ar livre intra ou retroperitoneal, líquido livre intraperitoneal na ausência de lesão de órgão sólido, espessamento localizado da parede intestinal, trajeto balístico próximo à víscera oca com hematoma circundante e trauma penetrante de alta energia forem detectados na TC. Um critério frequentemente usado para não realizar TNO é um estado mental alterado, porque compromete o exame abdominal. Razões comuns para um nível de alerta comprometido nessa população de pacientes incluem intoxicação por álcool e/ou drogas, doença psiquiátrica grave, medicamentos analgésicos/sedativos, lesão medular com perda da sensibilidade à dor abdominal ou traumatismo cranioencefálico coexistente. No entanto, se nesses pacientes o exame inicial e as imagens forem sugestivas de FPAF superficial com baixa probabilidade de penetração na cavidade abdominal ou se o estado mental alterado for leve e provavelmente de curta duração, como pode ser visto entre os pacientes que estão intoxicados, e eles forem capazes de se comportar adequadamente no exame abdominal, é possível realizar TNO de forma segura. É importante ressaltar que vários estudos de TNO em trauma abdominal penetrante incluíram pacientes intoxicados, sem aumento relatado de resultados adversos ou exames físicos falsos-negativos. Nos pacientes com FPAF os dois subgrupos mais submetidos ao TNO são aqueles em que o trajeto do míssil atravessa uma área focal da cavidade abdominal que não contém estruturas críticas, ou aqueles com uma lesão penetrante isolada em um órgão sólido (fígado, rim, baço). É necessário que os critérios de TNO em FPAF sejam refinados, uma vez que em torno de 25% das laparotomias por FPAF não são terapêuticas, o que aumenta a morbidade desses pacientes.

Até o momento, nenhum estudo abordou especificamente o TNO de lesões de órgãos sólidos abdominais no paciente neurocrítico (TCE e TRM), e vários autores o consideram critério de exclusão para TNO, uma vez que a baixa perfusão está associada a um aumento de mortalidade. No entanto, partindo da premissa de que o paciente tem que estar estável hemodinamicamente para realizar TNO, naqueles pacientes em que as metas hemodinâmicas indicadas para pacientes neurocríticos são atingidas (PAS > 110 mmHg e/ou DPC entre 60 e 70 mmHg no caso de TCE moderado/se e PAM > 80 mmHg no caso de TRM) não há justificativa para não tentar o TNO[17].

Uma TCAC deve sempre ser realizada em todos os pacientes submetidos a TNO, à exceção dos pacientes em que a lesão intra-abdominal é muito pouco provável ou nos pacientes com FPAB em parede anterior e sem indicação de laparotomia imediata. Nesses últimos, o exame físico seriado de 6/6h é seguro, não aumenta o tempo de hospitalização, reduz custos e exposição a radiação, reduz a morbimortalidade e as laparotomias não terapêuticas. A laparoscopia diagnóstica, com o objetivo de identificar a penetração peritoneal, é relativamente simples e tem se mostrado altamente precisa e confiável, reduzindo significativamente as taxas de laparotomia não terapêutica nos traumas contusos e penetrantes, podendo ser considerada como uma extensão do TNO e um meio de planejar o manejo do paciente. A laparoscopia também é uma ferramenta útil a ser considerada em pacientes obesos ou na presença de um trajeto longo e tangencial do ferimento, ou quando o trajeto é difícil de terminar na TCAC. Nos ferimentos em transição toracoabdominal a incidência de lesão diafragmática traumática oculta (IDT) é relativamente alta. O padrão-ouro para identificar e tratar o IDT é a laparoscopia, com a toracoscopia como uma alternativa razoável, particularmente na presença de patologia coexistente que exija intervenção. No entanto, há um corpo crescente de literatura sobre a melhor sensibilidade da tomografia computadorizada moderna como uma opção para identificar sinais de IDT, tornando a exploração rotineira com laparoscopia para diagnóstico de IDT cada vez mais reservada para ferimentos na transição toracoabdominal esquerda. Angioembolização (AE) pode ser considerada como uma intervenção de primeira linha

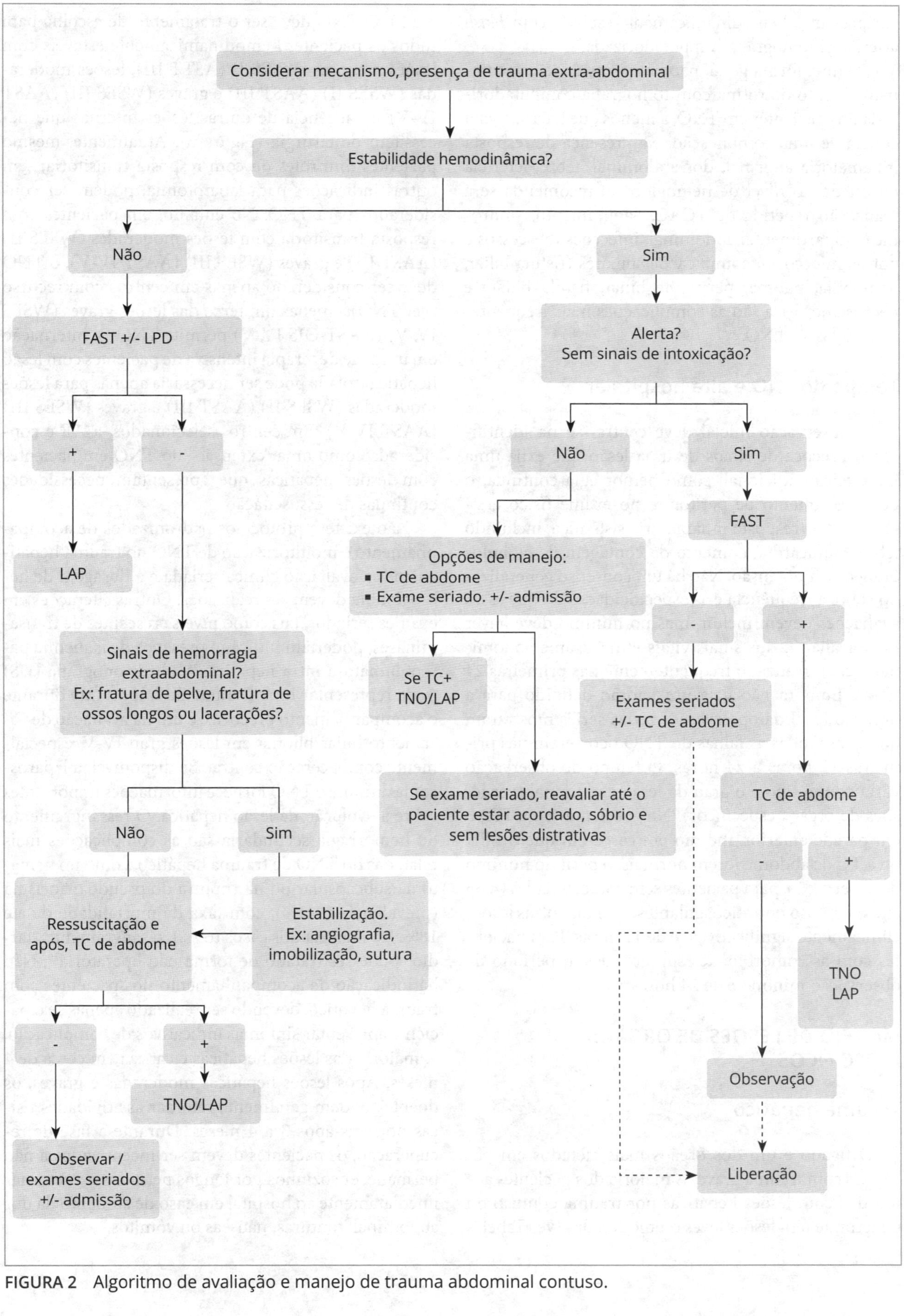

FIGURA 2 Algoritmo de avaliação e manejo de trauma abdominal contuso.

em pacientes hemodinamicamente estáveis com *blush* arterial na tomografia computadorizada.

De uma forma geral, não há necessidade de acompanhamento de rotina com tomografia computadorizada dos pacientes em TNO, a menos que haja suspeita clínica de uma complicação. Na presença de resposta inflamatória anormal, dor abdominal, febre, icterícia ou queda do nível de hemoglobina, recomenda-se a realização repetida de TCAC. Sangramento, síndrome compartimental abdominal, infecções (abscessos e outras infecções), complicações biliares (fístula biliar, hemobilia, biloma, peritonite biliar, fístula biliar) e necrose hepática são as complicações mais frequentes associadas ao TNO.

Tempo do TNO e alta hospitalar

A observação inicial deve centrar-se na identificação precoce de sinais de uma lesão que exija uma intervenção adicional, como hemorragia contínua, o desenvolvimento de peritonite no exame físico e sinais de uma resposta inflamatória sistémica, incluindo febre, taquicardia, aumento da contagem de glóbulos brancos e hipotensão. Não há um consenso generalizado sobre a frequência e as especificidades do que essas avaliações devem incluir, mas no mínimo deve haver uma avaliação dos sinais vitais e um exame abdominal focado realizado frequentemente nas primeiras 24 horas. Embora não haja um padrão definido para a duração ideal da observação, várias séries mostraram que quase todas as falhas do TNO ocorreram nas primeiras 12 horas a 24 horas. O tempo de observação varia com o tipo e o grau da lesão abdominal (ver lesões de órgãos específicos). Nos pacientes com FPAB em parede anterior, mesmo em casos em que o LPD ou a TC de abdome forem normais, o período mínimo de observação, para pacientes sem comorbidades (< 65 anos, sem uso de anticoagulantes, DM ou outras lesões clinicamente significativas) é de 12 horas. Para pacientes com as comorbidades supracitadas, o período de observação mínimo é de 24 horas[16-19].

MANEJO DE LESÕES DE ÓRGÃOS ESPECÍFICOS

Trauma hepático

O fígado é um dos órgãos mais afetados em pacientes com trauma grave. A maioria dos pacientes admitidos com lesões hepáticas por trauma contuso ou penetrante têm lesões leves ou moderadas (ver Tabelas 6 e 7). O TNO deve ser o tratamento de escolha para todos os pacientes hemodinamicamente estáveis com lesões menores (WSES I) (ASTT III), lesões moderadas (WSES II) (AAST III) e graves (WSES III) (AAST IV-V) na ausência de outras lesões internas que necessitem de cirurgia (Figura 3). Atualmente, mesmo pacientes limítrofes ou com resposta transitória, sem outras indicações para laparotomia, podem ser considerados para TNO. No entanto, em pacientes com resposta transitória com lesões moderadas (WSES II) (AAST III) e graves (WSES III) (AAST IV-V), o TNO deve ser considerado apenas em centros com recurso (ver TNO). Apenas um terço das lesões graves (WSES IV, V) (AAST-OIS IV, V) permite TNO. A internação em unidade de terapia intensiva de pacientes com lesão hepática isolada pode ser necessária apenas para lesões moderadas (WSES II) (AAST III) e graves (WSES III) (AAST IV-V). Em centros selecionados, a AE é considerada como uma "extensão" do TNO em pacientes com lesões hepáticas que apresentam necessidades contínuas de ressuscitação.

Não existem protocolos padronizados de acompanhamento e monitorização de TNO no trauma hepático, mas a avaliação clínica seriada e a dosagem de hemoglobina devem ser realizadas. Outras alterações em exames seriados, tais como níveis crescentes de transaminases, poderiam indicar a presença de isquemia parenquimatosa intra-hepática. A ultrassonografia (US) pode representar uma ferramenta importante durante o acompanhamento precoce e é útil na avaliação de vazamento biliar/biloma em lesões grau IV-V, especialmente com laceração central. Se disponível, a laparoscopia durante o TNO fornece informações importantes sobre a evolução da lesão hepática. O ressangramento ou hemorragia secundária são as complicações mais relatadas do TNO de trauma hepático, como no hematoma subcapsular ou na ruptura do pseudoaneurisma (prevalência de 1%), com taxa de mortalidade de até 18%. Na maioria dos casos (69%), o sangramento "tardio" pode ser tratado de forma não operatória[20]. Não há indicação de acompanhamento nos pacientes com trauma hepático, devendo ser realizado apenas se o paciente apresentar sintomas indicativos de complicação. A maioria das lesões hepáticas cicatriza em cerca de 4 meses. Após lesões hepáticas moderadas e graves, os doentes podem geralmente retomar as atividades físicas normais após 3 a 4 meses. Durante a fase de recuperação, os pacientes devem ser incentivados a não permanecer sozinhos por longos períodos e a retornar imediatamente ao hospital em caso de aumento da dor abdominal, tonturas, náuseas ou vômitos.

TABELA 6 Classificação de lesão hepática da Sociedade Mundial de Cirurgia de Emergência (WSES)

	Grau WSES	AAST	Hemodinâmica
Menor	I	I-II	Estável
Moderada	II	III	Estável
Grave	III IV	IV-V I-VI	Estável Instável

Trauma esplênico

O baço é o órgão sólido mais comumente lesado no trauma abdominal fechado. Atualmente, 85 a 90% dos pacientes com lesão esplênica traumática recebem TNO, enquanto o restante tem esplenectomia imediata por choque hemorrágico ou instabilidade hemodinâmica. A taxa de sucesso do TNO é de até 95%, e a efetividade do

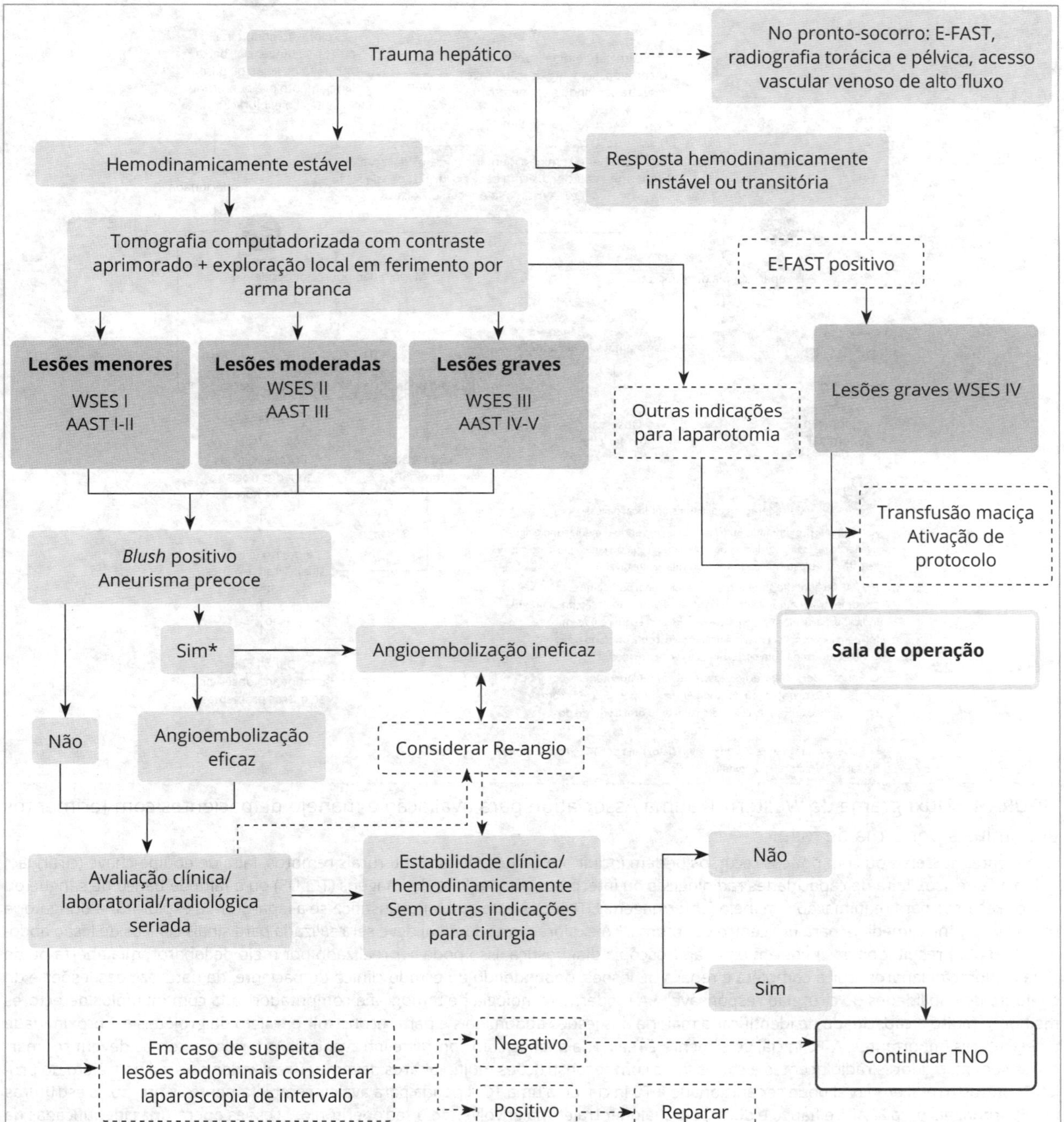

FIGURA 3 Fluxograma de manejo de trauma hepático. * Angioembolização deve ser sempre considerada para adultos, apenas em pacientes selecionados e em centros selecionados para pediatria. AAST: The American Association for the Surgery of Trauma; E-FAST: *Extended Focused Abdominal Sonography for Trauma*; ; TNO: tratamento não operatório; WSES: World Society of Emergency Surgery.

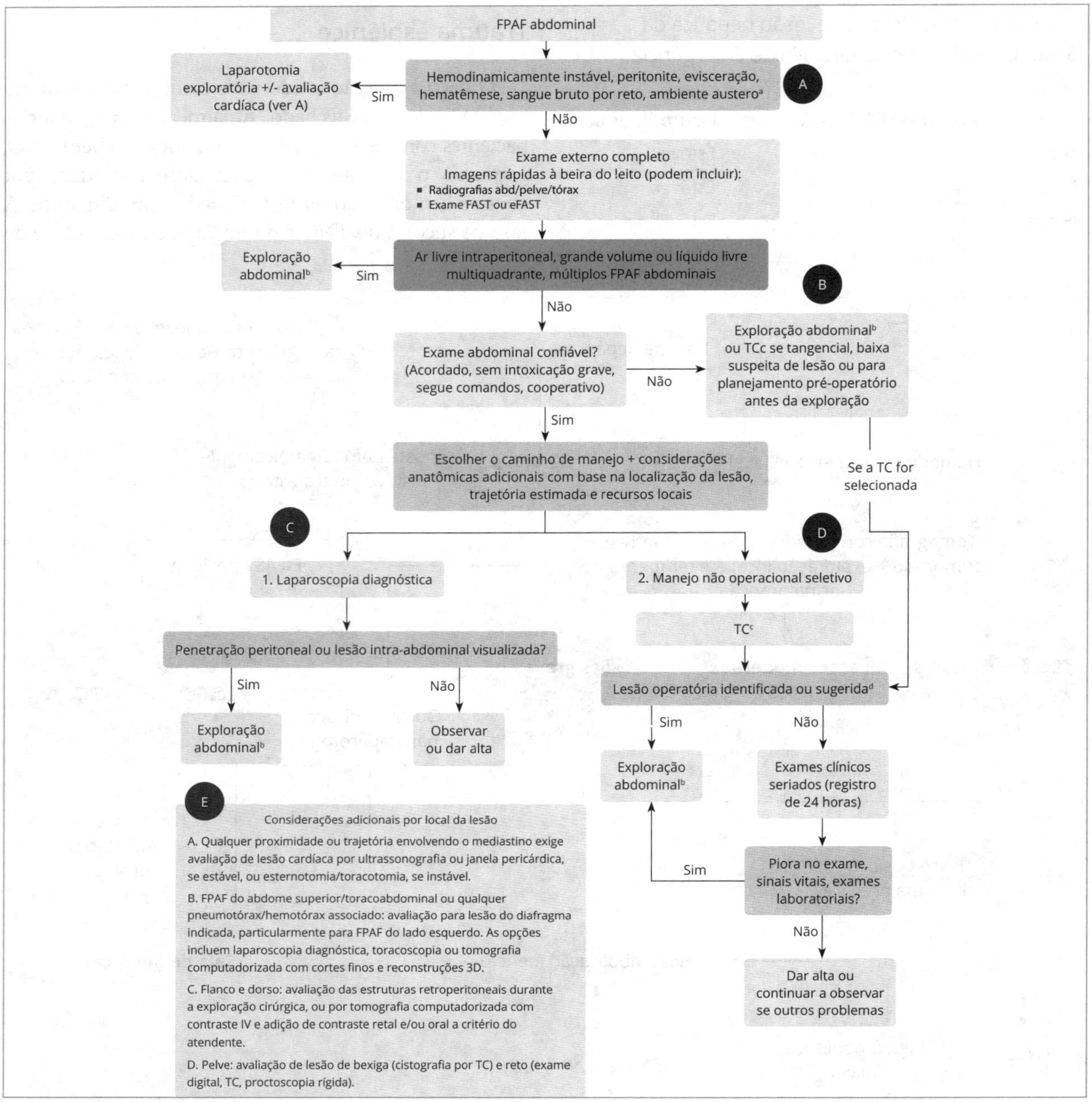

FIGURA 4 Fluxograma da Western Trauma Association para avaliação e manejo de pacientes com ferimentos abdominais por arma de fogo.

[a] Ambientes austeros ou com poucos recursos podem incluir ambientes militares ou rurais remotos, falta de equipe-chave (cirurgião, apoio anestésico), falta de capacidades radiológicas ou interpretação imediata de imagens (TC, US) ou a falta de banco de sangue ou outros recursos para reanimação e manejo (enfermagem, UTI etc.). Neste ambiente, justifica-se a laparotomia exploratória obrigatória ou a transferência imediata para um centro de trauma. [b] A exploração abdominal deve ser realizada para sinais clínicos de lesão abdominal ou para resultados positivos em uma laparoscopia diagnóstica. Isso pode ser realizado por meio de laparotomia aberta ou de uma exploração laparoscópica completa e reparo de lesões, dependendo do estado clínico do paciente, da natureza das lesões e do conjunto de habilidades do cirurgião responsável. [c] A moderna tecnologia de tomografia computadorizada com múltiplos detectores melhorou muito a capacidade de identificar a maioria das lesões abdominais e para reconstruir o trajeto de projéteis e a proximidade de estruturas importantes. A TC inicial geralmente é realizada apenas com contraste intravenoso. As feridas externas devem ser marcadas com marcadores radiolucentes e cortes finos com reconstruções multiplanares devem ser realizados na área do trajeto do projétil. Contraste retal e/ou oral pode ser adicionado à TC inicial ou a uma TC repetida para avaliar completamente as principais estruturas retroperitoneais para FPAF de flanco e dorso, ou qualquer trajetória envolvendo o retroperitônio. [d] Lesões operatórias identificadas na tomografia computadorizada geralmente incluem lesão de víscera oca comprovada ou suspeita, lesão vascular importante, lesão de diafragma ou lesão operatória de órgão sólido. Observe que lesões isoladas de órgãos sólidos (fígado, baço, rins) sem evidência clínica ou radiológica de uma lesão operatória associada podem ser tratadas de acordo com as diretrizes padrão de tratamento não cirúrgico de lesões contundentes de órgãos sólidos.

FPAF: ferimento penetrante por arma de fogo. Fonte: Martin et al., 2019[20].

tratamento conservador diminui à medida que o grau da AAST (American Association for the Surgery of Trauma) (Tabela 8) aumenta: a taxa de falha do TNO (sem embolização da artéria esplênica – EAS –) é relatada como sendo de 2-10% para AAST graus I-II, 10-20% para AAST grau III, 40-43% para lesões AAST grau IV e até 70-75 para lesões AAST grau V. Pacientes em TNO para lesões esplênicas de alto grau (WSES classes II-III, AAST grau ≥ III) devem ficar monitorizados (pressão de pulso, frequência cardíaca e saturação periférica de O_2) e é recomendada a aferição do hematócrito/hemoglobina a cada 8 h. O TNO para trauma esplênico geralmente consiste em observação clínica, mas pode incluir o uso de angioembolização (AE) para tratar lesões da artéria esplênica em caso de sangramento ativo e lesões não hemorrágicas, como pseudoaneurisma (PSA) e fístula arteriovenosa. A AE das lesões esplênicas graves tem sido amplamente associada à diminuição da falência do TNO e à menor incidência de esplenectomia, com taxa de preservação esplênica superior a 90% em todos os graus de lesão e superior a 80% nas lesões mais graves. A maioria das falhas de TNO ocorre precocemente, sobretudo nas primeiras 24 horas. O risco de falha do TNO é maior nas primeiras 24-72 h de admissão, com apenas 3% das esplenectomias ocorrendo após esse período. Recomenda-se 1 dia (para lesões esplênicas de baixo grau – WSES classe I, AAST graus I-II) a 3 dias (para lesões esplênicas de alto grau – WSES classes II-II, AAST graus III-V) de admissão hospitalar, com o tempo de internação baseado no estado hemodinâmico, estabilidade da hemoglobina e hematócrito, e resultados do exame de TC de controle em 48-72 horas. Embora limitada pela falta de pesquisas de alta qualidade, uma TC de controle parece ser justificada apenas em pacientes com WSES classe II (AAST grau III) ou lesões esplênicas de alto grau para identificar anormalidades vasculares pós-trauma esplênico. O retorno às atividades físicas em adultos com trauma esplênico tratados com TNO pode ser em 3 a 5 semanas em lesões esplênicas de baixo grau (WSES classe I, AAST graus I-II) e até 2 a 4 meses em lesões de alto grau (WSES classes II-III, AAST grau III-V) (Tabela 9). Sugere-se um acompanhamento por TC antes do retorno às atividades completas para confirmar a cicatrização.

Trauma renal/aparelho urinário

O trauma genitourinário tem uma incidência cumulativa de 10 a 20%, e o rim está envolvido em 65 a 90% das vezes[17]. As lesões renais são mais frequentes após trauma contuso do que o penetrante. A lesão da bexiga ocorre em menos de 2% dos casos de trauma abdominal fechado, e lesões mais graves são frequentemente associadas a fraturas pélvicas. TAP com lesão renal isolada é raro; frequentemente está associada a lesões graves, envolvimento de múltiplos órgãos e instabilidade hemodinâmica, sendo necessário MC em 75% dos ferimentos por arma de fogo e 50% dos ferimentos por arma branca. Já as lesões ureterais traumáticas são raras (menos de 1%), e a maioria (dois terços) associada a trauma penetrante (FPAF). A lesão vesical está presente em 3,6% das lesões abdominais por arma de fogo e em 20% das lesões penetrantes nas nádegas. A macro ou micro-hematúria está frequentemente presente (88-94%) nos traumas renais/urogenitais, mas não predizem o grau da lesão, embora a macro-hematúria esteja mais frequentemente associada a lesões renais mais graves. Como em outras lesões abdominais, o uso de manejo não operatório (TNO) tem aumentado significativamente nas últimas décadas, particularmente devido à introdução de salas híbridas e ao controle endovascular de trauma e sangramento (EVTM) associado aos modernos procedimentos urológicos mini-invasivos, o que vem ga-

TABELA 7 Classificação de trauma hepático da Associação Americana de Cirurgia do Trauma (AAST)

Grau	Tipo de lesão	Descrição da lesão
I	Hematoma	Subcapsular < 10% da superfície
	Laceração	Ruptura capsular < 1 cm de profundidade no parênquima
II	Hematoma	Subcapsular 10-50% da superfície; intraparenquimatoso < 10 cm diâmetro
	Laceração	1-3 cm de profundidade parenquimatosa, < 10 cm de comprimento
III	Hematoma	Subcapsular > 50% da superfície ou expandindo, ruptura subcapsular ou hematoma parenquimatoso. Hematoma intraparenquimatoso > 10 cm
	Laceração	> 3 cm de profundidade parenquimatosa
IV	Laceração	Ruptura de 25-75% do parênquima do lobo hepático
V	Laceração	Ruptura de > 75% do parênquima do lobo hepático
	Vascular	Lesão hepática justavenosa (p. ex., veia cava/central retro-hepática)
VI	Vascular	Avulsão hepática

TABELA 8 Classificação de trauma esplênico da Associação Americana de Cirurgia do Trauma (AAST)

Grau de esplênica	Descrição da lesão	
I	Hematoma	Subcapsular < 10% da área
	Laceração	Cápsula < 1 cm de profundidade
II	Hematoma	Subcapsular 50% da área ou em expansão Subcapsular roto com sangramento ativo Intraparenquimatoso > 2 cm de diâmetro ou em expansão
	Laceração	Na cápsula, sangramento ativo,1 a 3 cm de profundidade no parênquima que não envolve vasos trabeculares
III	Hematoma	Ruptura de hematoma intraparenquimatoso com sangramento ativo
	Laceração	> 3 cm de profundidade no parênquima envolvendo vasos trabeculares
IV	Laceração	Envolvendo vasos segmentares e hilares produzindo grande descascularização (25% do baço) Explosão esplênica
V	Vascular	Lesão do hilo com desvascularização do baço

TABELA 9 Classificação de lesão esplênica da Sociedade Mundial de Cirurgia de Emergência (WSES)

	Grau WSES	AAST	Hemodinâmica
Menor	I	I-II	Estável
Moderada	II	III	Estável
	III	IV-V	Estável
Grave	IV	I-5	Instável

rantindo uma maior taxa de preservação renal, menor tempo de internação hospitalar e uma taxa de complicações comparável à MC. A Classificação WSES (Tabela 10) divide as lesões renais em quatro classes, considerando a classificação AAST (Tabela 11) e o estado hemodinâmico. Com base na presente classificação, WSES e AAST sugerem um algoritmo de manejo para lesão renal (Figura 5) e para lesões do trato urogenital (Figura 6). O TNO deve ser o tratamento de escolha para todas as lesões renais em pacientes hemodinâmicas estáveis ou estabilizados. O E-FAST tem baixa sensibilidade e especificidade no trauma renal. Portanto, a TCAC associada à fase excretora tardia é o padrão-ouro em adultos estáveis ou estabilizados hemodinamicamente após trauma penetrante e/ou contuso. A ressonância magnética pode ser utilizada para diagnosticar trauma renal em mulheres grávidas, em casos de alergia ao iodo. A cistografia retrógrada da bexiga (radiografia convencional ou tomografia computadorizada) representa o procedimento diagnóstico de escolha nas lesões vesicais. O extravasamento urinário isolado, por si só, não é uma contraindicação absoluta ao TNO na ausência de outras indicações para laparotomia. A presença de tecido inviável (rim desvascularizado) não é uma indicação para MC no quadro agudo na ausência de outras indicações para laparotomia. A taxa de sucesso do reparo arterial renal é de 25 a 35% e deve ser tentado em pacientes com apenas um rim ou naqueles com lesão renal bilateral[16-20]. Alguns casos de lesão renal resultam em significativa desvascularização do órgão, o que pode provocar uma resposta em cascata renina-angiotensina-aldosterona, causando hipertensão persistente que não responde aos anti-hipertensivos. Nesses casos raros, e quando um rim contralateral é funcional, a nefrectomia pode ser a única opção, se todas as outras estratégias de manejo falharem. Em pacientes hemodinamicamente estáveis ou estabilizados com trauma renal grave com lesão do tronco da artéria renal, dissecção ou oclusão, a angioembolização e/ou revascularização percutânea com *stent* ou endoprótese está indicada em centros especializados e em pacientes com tempo de isquemia quente limitado (< 240 minutos). A oclusão seletiva endovascular da artéria renal com balão pode ser utilizada como ponte para a hemostasia definitiva. Na lesão grave da veia renal principal com sangramento ativo, a angioembolização não é indicada. As indicações para angiografia e eventual angioembolização seletiva incluem extravasamento de contraste arterial na TC em pacientes hemodinamicamente estáveis ou com resposta transitória, hematúria macroscópica não autolimitada, fístula arteriovenosa, pseudoaneurisma, hematoma perirrenal estendido e diminuição progressiva da concentração de hemoglobina durante o TNO. A taxa global de sucesso de AE no trauma renal fechado varia de 63 a 100% e parece conferir melhores resultados em termos de função renal e tempo de internação na UTI em comparação com a nefrectomia, mostrando necessidade de transfusão e taxas de ressangramento semelhantes[17]. A taxa de sucesso de AE relatada após ferimentos por arma branca renal com lesões vasculares é de 82 a 88%[20]. A embolização deve ser realizada da forma mais subseletiva possível para limitar o infarto parenquimatoso associado. Alto grau de lesão, grande necessidade de transfusão de sangue e hemodinâmica, além de instabilidade, são preditivos da necessidade de nefrectomia.

Na ausência de outras indicações de laparotomia, a maioria das lesões ureterais de baixo grau (contusão ou transecção parcial) pode ser tratada de forma conservadora e/ou implante de *stent* ureteral. Transecções ureterais parciais e completas ou avulsão não adequadas para TNO podem ser tratadas com reparo primário associado a um *stent* duplo J ou reimplante ureteral na bexiga em caso de lesões distais. As lesões ureterais devem ser reparadas cirurgicamente quando identificadas durante a laparotomia ou nos casos em que o manejo conservador falhou. Nos casos de transecção completa do ureter, a correção cirúrgica está indicada. A incapacidade ou dificuldade de urinar pode ser um sinal de perfuração da bexiga. As rupturas extraperitoneais da bexiga são mais comuns (55%), seguidas pelas intraperitoneais (38%) e rupturas combinadas intra/extraperitoneais (5 a 8%)[21]. As rupturas intraperitoneais sempre requerem cirurgia e reparo cirúrgico. As rupturas extraperitoneais geralmente podem ser trata-

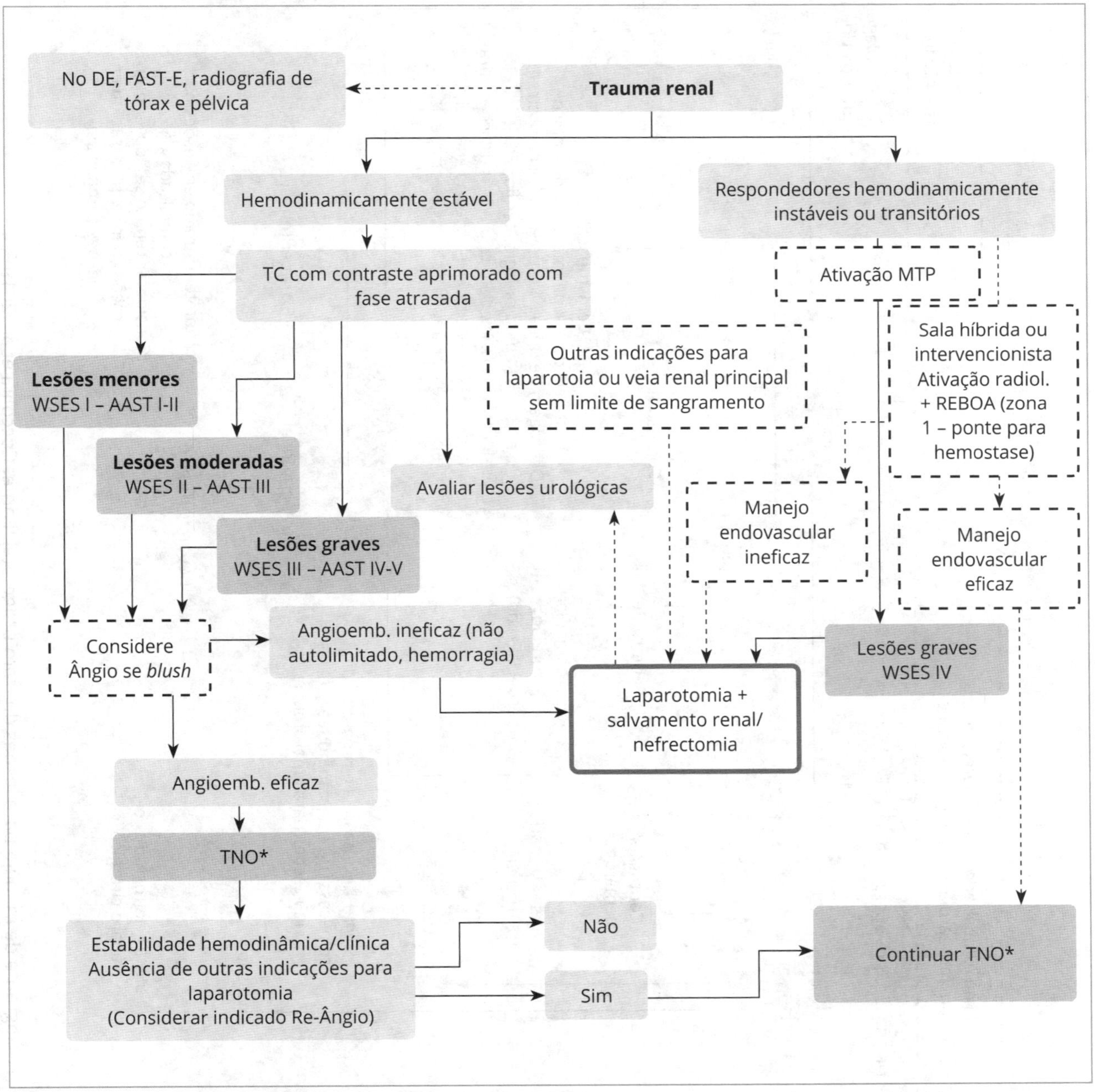

FIGURA 5 Fluxograma de manejo para lesão renal. AAST: The American Association for the Surgery of Trauma; E-FAST: *Extended Focused Abdominal Sonography for Trauma*; MTP: protocolo de transfusão maciça; TNO: tratamento não operatório; WSES: World Society of Emergency Surgery. Fonte: Coccolini et al., 2019[22].

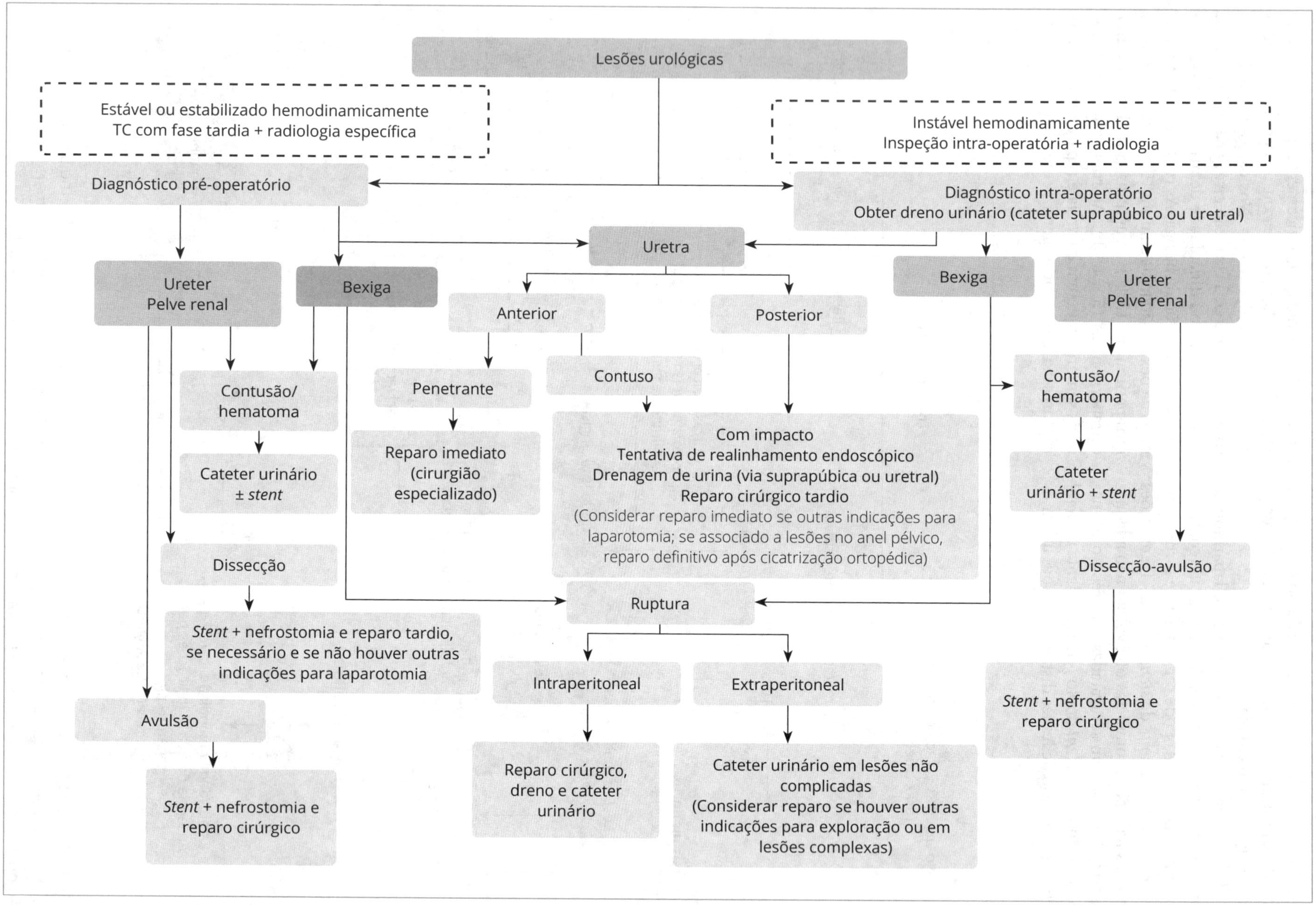

FIGURA 6 Fluxograma de manejo para lesões do trato urogenital. Fonte: Coccolini et al., 2019[22].

TABELA 10 Classificação de lesão renal da Sociedade Mundial de Cirurgia de Emergência (WSES)

	Grau WSES	AAST	Hemodinâmica
Menor	I	I-II	Estável
Moderada	II	III ou lesões vasculares segmentares	Estável
Grave	III	IV-V ou qualquer grau de lesão parenquimal com dissecção/ oclusão	Estável
	IV	Qualquer	Instável

TABELA 11 Classificação de trauma renal da Associação Americana de Cirurgia do Trauma (AAST)

Grau	Tipo de lesão	Descrição da lesão
I	Contusão	Hematúria macro ou microscópica. exames urológicos normais
	Hematoma	Subcapsular, não expansivo, sem laceração de parênquima
II	Hematoma	Não expansivo, hematoma perirrenal restrito ao retroperitônio renal
	Laceração	< 1 cm de profundidade do parênquima do córtex renal, sem extravasamento urinário
III	Laceração	>1 cm de profundidade do parênquima do córtex renal, sem extravasamento urinário
IV	Laceração	Laceração do parênquima comprometendo córtex, medula e sistema coletor
	Vascular	Lesão da artéria ou veia renal principal com hemorragia contida
V	Laceração	Destruição total do rim
	Vascular	Avulsão do hilo renal com desvascularização renal

das apenas com drenagem por sonda vesical. A ruptura intraperitoneal pode causar ascite urinária, abscesso, peritonite ou sepse. Rupturas simples têm menos probabilidade de produzir complicações, mas podem ocasionalmente estar associadas a divertículo vesical persistente, diminuição do volume da bexiga ou infecção do trato urinário. Como a ruptura da bexiga está frequentemente associada a outras lesões, é recomendado admitir o paciente para intervenção cirúrgica ou drenagem por sonda vesical.

Não é necessário imagem de controle para lesões renais menores (AAST I-II) tratadas não cirurgicamente. Nas lesões renais moderadas (AAST III) e graves (AAST IV-V), a necessidade de imagem de controle é guiada pelas condições clínicas dos pacientes. Nas lesões graves (AAST IV-V), sugere-se tomografia computadorizada com contraste na fase excretora (nos casos com extravasamento urinário possível ou documentado) nas primeiras 48 horas após o trauma. O retorno às atividades esportivas só deve ser permitido após a resolução da hematúria microscópica. Lesões leves e moderadas costumam ter uma taxa de complicações muito baixa. Em geral, recomenda-se repouso no leito ou atividade reduzida até a resolução da hematúria macroscópica.

As complicações que podem resultar de trauma renal incluem sangramento tardio, extravasamento urinário, urinoma, abscesso perinéfrico e hipertensão, lesão e insuficiência do rim afetado. Sangramento tardio pode ocorrer até um mês após a lesão e é mais comumente decorrente de uma fístula arteriovenosa que se desenvolveu após uma laceração parenquimatosa profunda. Fístula arteriovenosa ocorre em até 25% dos casos de lesões grau III ou IV que são tratados de forma conservadora. A maioria pode ser tratada com AE, mas pode ser necessária renorrafia ou nefrectomia.

Tromboprofilaxia, mobilização e alimentação

Pacientes traumatizados apresentam alto risco de tromboembolismo venoso profundo (TVP) e tromboembolismo pulmonar (TEP) e, sem profilaxia antitrombótica, mais de 50% dos pacientes podem apresentar complicações trombóticas. O TEP é a terceira causa de morte em pacientes vítimas de trauma. Estudos tromboelastográficos identificaram uma transição da coagulopatia induzida por trauma para um estado de hipercoagulabilidade em 48 h em pacientes com lesão contusa de órgãos sólidos, sugerindo que 48 horas poderia fornecer o equilíbrio ideal para minimizar o risco de sangramento e TEP/TVP. Não foram demonstradas diferenças na taxa de complicações, mortalidade e falha do TNO quando a tromboprofilaxia foi administrada dentro e após 48 e 72h da lesão inicial em pacientes sem TCE ou com contraindicações. A mobilização precoce não está relacionada à falência do TNO e a sangramento secundário. A profilaxia mecânica para TVP/TEP é segura e deve ser considerada em todos os pacientes sem contraindicação absoluta. Na ausência de contraindicações relacionadas a lesões ou condições associadas, como hemorragia intracraniana, diátese hemorrágica ou pacientes sob terapia de anticoagulação, as melhores evidências disponíveis sugerem pacientes com lesões esplênicas contundentes tratados com TNO com/sem angioembolização da artéria esplênica (EAS); na ausência de complicações específicas, inicia-se a profilaxia para TVP e TEV com HBPM dentro de 24 horas da admissão hospitalar para pacientes com WSES classe I (AST graus I-II) e dentro de 48-72 horas para aqueles com lesões esplênicas classe II-III (AAST graus III-V) sem preocupação com exacerbação de sangramento ou falha do TNO. Deve-se permitir a mobilização precoce dentro de 24 horas em pacientes com lesões esplênicas de baixo grau (WSES classe I, AAST graus I-II) tratadas com TNO. Pacientes com lesões esplênicas classe II (AAST grau III) podem ser mobilizados após 2 dias do trauma se não houver outras contraindicações. Em pacientes com lesões esplênicas graves (WSES classe III, AAST graus IV-V), se não houver outras contraindicações para a mobilização precoce, o paciente pode ser mobilizado com segurança após 2 dias do trauma, quando três hemoglobinas sucessivas com 8h de diferença entre si estiverem a 10% uma da outra, e se os parâmetros clínicos permanecerem estáveis.

Na ausência de contraindicações, a alimentação enteral deve ser iniciada o mais rápido possível. O tromboembolismo venoso periférico (TVP) é um dos grandes riscos das vítimas de trauma, pois os pacientes entram em estado de hipercoagulação em até 48h após a lesão. Mais de 50% dos pacientes sem tromboprofilaxia podem desenvolver trombose venosa profunda (TVP) e embolia pulmonar (TEP), o que acarreta uma taxa de mortalidade de até 50%. No entanto, as taxas de TVP parecem ser mais de quatro vezes mais altas quando HBPM é administrada após 72 horas da admissão. Em pacientes em uso de anticoagulantes, é importante avaliar a eventual necessidade de terapia de reversão, considerando o risco *vs.* benefício de complicações trombóticas prévias[2].

A alimentação enteral precoce está associada a melhores resultados clínicos quando administrada nas primeiras 72 horas da admissão na UTI, e deve ser retardada apenas em casos de choque não controlado, uso de terapia vasopressora, hipoxemia e acidose não controladas, hemorragia digestiva alta não controlada, aspirado gástrico > 500 mL/6h, isquemia intestinal, obstrução intestinal, síndrome compartimental abdominal e fístula de alto débito sem acesso alimentar distal. A ingestão oral, quando possível, deve ser iniciada após 24 a 48h do evento traumático[22].

ACOMPANHAMENTO

Os critérios para alta hospitalar após TNO variam com a gravidade do trauma e com os órgãos acometidos. Consideram-se critérios para alta após o período de observação: capacidade de entender orientações, exame clínico normal (com a exceção de discreta dor no local da lesão), sinais vitais estáveis (sem febre, hipotensão, taquicardia e taquipneia), urinando espontaneamente, tolerando líquidos, caminhando espontaneamente e ambiente social seguro. Em pacientes nos quais a alta do PS é considerada, deve-se discutir o acompanhamento apropriado e instruções cuidadosas para o retorno. Pacientes que desenvolvem febre, vômito, aumento da dor ou sintomas sugestivos de perda de sangue (p. ex., tontura, fraqueza, fadiga) devem retornar prontamente para reavaliação. Admissão para observação.

REFERÊNCIAS

1. Brasil MDS. Indicadores de mortalidade: óbitos por causas externa. 2015. 2015. Recuperado de: http://tabnet.datasus.gov.br/cgi/tabcgi.exe?sim/cnv/ext10uf.def
2. French LK, Gordy S, Ma OJ. Chapter 263 : Abdominal Trauma. In: Tintinalli`s emergency medicine: a comprehensive study guide, 9ed. 2020 p. 1-14.
3. Helena Coelho Bordoni P. Óbitos por trauma abdominal: análise de 1888 autopsias médico-legais Deaths from abdominal trauma: analysis of 1888 forensic autopsies. Rev Col Bras Cir. 2017;44(6):582-95.
4. Allen TL, Cummins BF, Bonk RT, Harker CP, Handrahan DL, Stevens MH. Computed tomography without oral contrast solution for blunt diaphragmatic injuries in abdominal trauma. Am J Emerg Med. 2005;23(3):253-8.
5. Arikan S, Kocakusak A, Yucel AF, Adas G. A prospective comparison of the selective observation and routine exploration methods for penetrating abdominal stab wounds with organ or omentum evisceration. J Trauma. 2005;58(3):526-32.
6. Nishijima DK, Simel DL, Wisner DH, Holmes JF. Does this adult patient have a blunt intra-abdominal injury? JAMA – J Am Med Assoc. 2012;307(14):1517-27.
7. Blum FC, Foltin GL, Cooper A. Chapter 25: Abdominal trauma. In: Current Diagnosis & Treatment: abdominal trauma. 2008. p. 225-45.
8. Ferrera PC, Verdile VP, Bartfield JM, Snyder HS, Salluzzo RF. Injuries distracting from intraabdominal injuries after blunt trauma. Am J Emerg Med. 1998;16(2):145-9.
9. Diercks DB, Clarke S. Initial evaluation and management of blunt abdominal trauma in adults. UpTodate. Grayzel J, Moreira ME, organizadores. Uptodate (acessado em 19-01-2018); 2018.
10. Jones EL, Stovall RT, Jones TS, Bensard DD, Burlew CC, Johnson JL, et al. Intra-abdominal injury following blunt trauma becomes clinically apparent within 9 hours. J Trauma Acute Care Surg. 2014;76(4):1020-3.
11. Moura FHB, Parreira JG, Mattos T, Rondini GZ, Below C, Perlingeiro JAG, et al. Ruling out intra-abdominal injuries in blunt

trauma patients using clinical criteria and abdominal ultrasound. Rev Col Bras Cir. 2017;44(6):626-32.

12. Holmes JF, Wisner DH, McGahan JP, Mower WR, Kuppermann N. Clinical prediction rules for identifying adults at very low risk for intra-abdominal injuries after blunt trauma. Ann Emerg Med. Elsevier; 2009;54(4):575-84.
13. Coccolini F, Coimbra R, Ordonez C, Kluger Y, Vega F, et al. Liver trauma: WSES 2020 guidelines. World J Emerg Surg. 2020;15:24
14. Júnior OM. Trauma abdominal penetrante. In: Martins HS, Damasceno MC de T, Awada SB, organizadores. Pronto-socorro: diagnóstico e tratamento em emergências. 2. ed. Barueri: Manole; 2008. p. 619-23.
15. Martin MJ, Brown CVR, Shatz DV, Alam HB, Brasel KJ, Hauser CJ, et al. Evaluation and management of abdominal stab wounds: A Western Trauma Association critical decisions algorithm. J Trauma Acute Care Surg. 2018;85(5):1007-15.
16. Colwell C, Moore EE. Initial evaluation and management of abdominal stab wounds in adults. In: Grayzel J, Moreira ME, organizadores. UpToDate. Waltham, MA: UpTodate; 2018.
17. Mistovich JJ, Karren JK, Werman HA. Prehospital emergency care. 10 ed. New Jersey: Pearson; 2014.
18. Spahn DR, Bouillon B, Cerny V, Coats TJ, Duranteau J, Fernández-Mondéjar E, et al. Management of bleeding and coagulopathy following major trauma: an updated European guideline. Crit Care. 2013;17(2):1-45.
19. Breigeron R, Breitenbach TC, Zanini LAG, Corso LC. Comparation between isolated serial clinical examination and computed tomography for stab wounds in the anterior abdomen wall. Rev Col Bras Cir. 2017;44(6):596-602.
20. Martin MJ, Brown CVR, Shatz DV, Alam H, Brasel K, Hauser CJ, et al. Evaluation and management of abdominal gunshot wounds: a Western Trauma Association critical decisions algorithm. J Trauma Acute Care Surg. 2019;87(5):1220-7.
21. Podda et al. Follow-up strategies for patients with splenic trauma managed non-operatively: the 2022 World Society of Emergency Surgery consensus document. World J Emerg Surg. 2022;17:52.
22. Coccolini F, Moore EE, Kluger Y, Biffl W, Leppaniemi A, Matsumura Y, et al. Kidney and uro-trauma: WSES-AAST guidelines. World J Emerg Surg. 2019;14:54.

6

Trauma de extremidades

Ubirajara Amaral Vinholes Filho
Déborah Silveira König

PONTOS PRINCIPAIS

- Avaliar a energia cinética do trauma e as lesões associadas, bem como o comprometimento vascular.
- Focar na avaliação das extremidades após priorização e estabilização das demais partes do ABCDE.
- Realizar analgesia do paciente com medicação intravenosa ou bloqueios locorregionais.
- Redução ou alinhamento do membro acometido associando a imobilização provisória para redução de danos secundários.
- Exames complementares para diagnóstico da lesão classificando quanto ao local acometido e ao grau de exposição, se houver.
- Antibioticoprofilaxia precoce para as fraturas expostas.
- Atentar para complicações precoces e tardias das lesões (choque hipovolêmico, síndrome compartimental e síndrome da resposta metabólica ao trauma, rabdomiólise e infecção).
- Planejamento do destino do paciente após estabilização e manejo inicial.

INTRODUÇÃO

As lesões de extremidades são aquelas que acometem os membros apendiculares, ou seja, os que se não se incluem no esqueleto axial (crânio, coluna e tronco). Podemos citar como seus componentes os elementos anatômicos da cintura escapular, membros superiores, cintura pélvica e membros inferiores.

Nos pacientes politraumatizados, são frequentes o acometimento de extremidades e os traumas musculoesqueléticos. Os traumas de extremidades mais graves ou maiores – por exemplo, amputações, fraturas diafisárias de fêmur em pacientes jovens previamente hígidos – têm uma relação diretamente proporcional com a energia cinética do trauma.

A despeito da aparência dramática, poucas vezes esses traumas podem ameaçar isoladamente a vida do paciente. Contudo, são causas frequentes de perda de funcionalidade e capacidade laboral nessa população, devendo o emergencista ser capaz tanto de identificar e tratar as situações de risco à vida dos pacientes como de reduzir a possível perda de funcionalidade das extremidades a longo prazo nas vítimas de trauma[1,2].

Além do acometimento em si das lesões musculoesqueléticas de extremidades, desde o primeiro atendimento o médico deve ser capaz de identificar os riscos das complicações relacionadas a esses traumas, bem como diagnosticá-las e tratá-las. A morbidade e a mortalidade, algumas vezes, apesar de não ocorrerem relacionadas à lesão primária, podem ocorrer por situações como rabdomiólise, complicações neurovasculares, embolia gordurosa, entre outras[2].

Dessa forma, este capítulo visa instrumentalizar o leitor para a adequada assistência, identificação e manejo das lesões musculoesqueléticas primárias, bem como de suas potenciais complicações.

CLASSIFICAÇÕES E NOMENCLATURA

A classificação e a nomenclatura das lesões de extremidades são importantes para compreender a gravidade do quadro atual, bem como para a ciência do prognóstico. Além disso, possibilitam uma adequada comunicação com os demais especialistas, para que estes sejam capazes de gerenciar seus recursos humanos e de infraestrutura.

Ao longo da história médica, diversas lesões ortopédicas foram batizadas com os nomes dos médicos que as descreveram, surgindo diversos epônimos para lesões específicas. Ainda que por vezes utilizada, atualmente essa prática não é estimulada, e é mais relevante a adequada identificação e classificação frente aos elementos anatômicos.

As primeiras definições que serão trazidas são básicas, mas são o ponto de partida para o entendimento e a sequência do estudo[2-6]:

- Fratura: quebra da integridade óssea.
- Luxação: perda de integridade entre duas superfícies articulares.
- Entorse: rompimento de fibras de um ligamento de apoio de uma articulação. Apesar de haver pouca ou nenhuma representação clínica, as entorses podem ser classificadas em:
- de primeiro grau: ruptura ligamentar mínima com pequena hemorragia e edema perilesional, sem movimentação articular anormal.
- de segundo grau: ruptura ligamentar parcial com hemorragia e edema perilesional moderados, com tendência à instabilidade articular e à recorrência de lesão.
- de terceiro grau: ruptura ligamentar completa, com movimentação articular anormal.
- Contusão: impacto de objeto contra estruturas ósseas, articulares e ligamentares ou destas contra anteparo sem lesão estrutural.

A partir dessas definições, devemos caracterizar as lesões frente à exposição ao meio externo de seus componentes:

- Lesões fechadas: estruturas ósseas e articulares não tiveram exposição ao meio externo.
- Lesões abertas ou expostas: estruturas ósseas, articulares ou hematoma fraturário em contato com o meio externo. As luxações são classificadas apenas de forma dicotômica como expostas ou fechadas. Por sua vez, as fraturas podem ser classificadas em subtipos de exposição, com o objetivo de organização, comunicação e definição de condutas iniciais. Há três sistematizações habituais para a classificação das fraturas expostas:
- Gustilo e Anderson: é a mais conhecida e mais utilizada na prática clínica. Apesar de não avaliar o prognóstico tardio, ela é muito difundida e facilita a comunicação entre as equipes no atendimento inicial. A Tabela 1 descreve as características específicas da classificação de Gustilo-Anderson, e as Figuras 1 a 3 descrevem exemplos de fraturas classificadas conforme esse padrão.
- Tscherne e Südkamp: considera o acometimento ósseo e de partes moles, com ou sem exposição. Destaca-se por levar em consideração lesões sem exposição óssea, mas que apresentem comprometimento de partes moles e, em muitos casos, devem ser tratadas como fraturas expostas. Melhor para avaliação do prognóstico e retorno funcional. A Tabela 2 descreve a classificação conforme Tscherne e Südkamp.
- AO: descrição alfanumérica minuciosa que classifica a lesão óssea, o comprometimento neurovascular e de tendões e músculos. Assim como a anterior, contempla fraturas abertas e as fechadas com comprometimento de partes moles. Apesar de mais complexa, apresenta boa reprodutibilidade entre profissionais, porém acaba sendo mais utilizada para fins de pesquisa. A Tabela 3 descreve a classificação AO.

TABELA 1 Classificação de Gustilo e Anderson

Tipo	Ferida	Contaminação	Partes moles	Ósseo
I	< 1 cm	Limpo	Mínimo	Simples
II	> 1 cm	Moderado	Moderado (acometimento muscular)	Moderada cominuição
III A	> 10	Alto	Severo, com cobertura adequada de partes moles	Alto grau de cominuição com cobertura óssea inadequada
III B	> 10	Alto	Perda moderada, com cobertura parcial de partes moles	
III C	> 10	Alto	Lesão vascular que necessita de reparo	

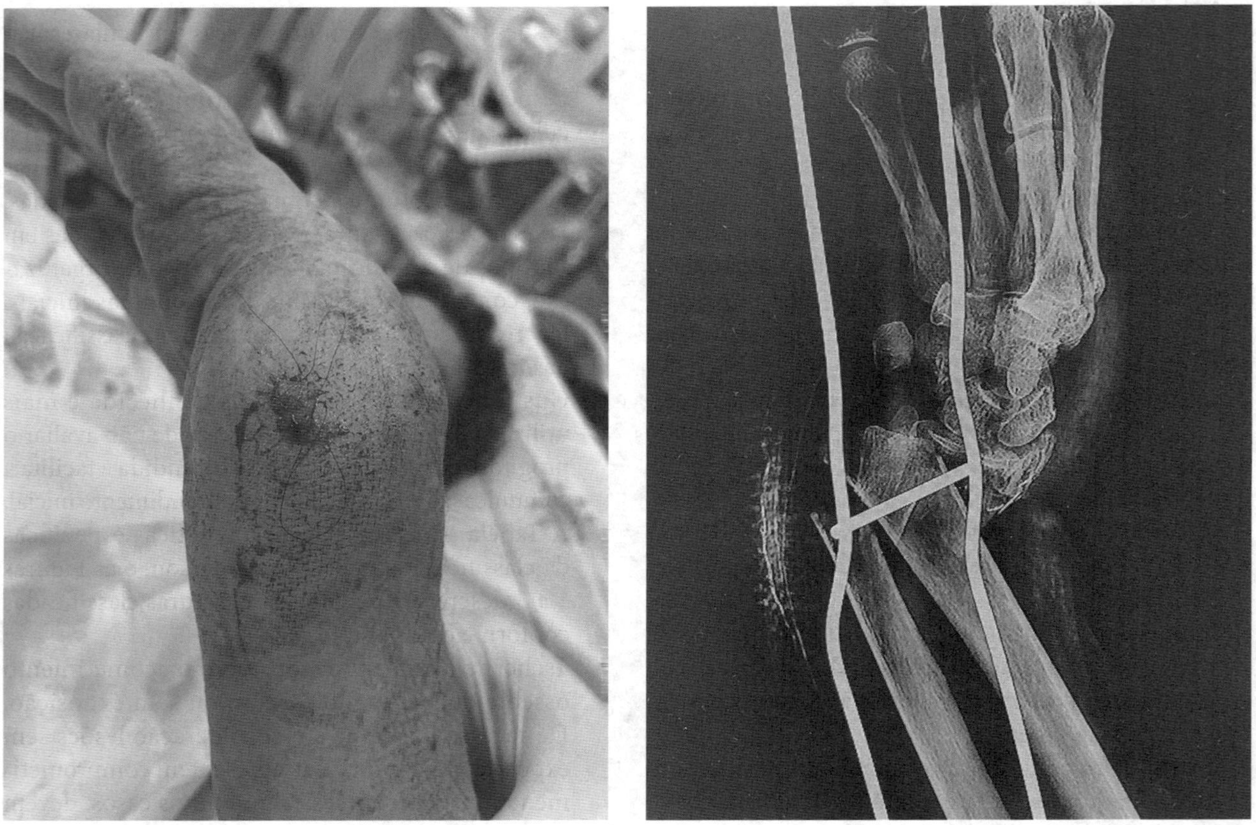

FIGURA 1 Fratura Gustilo-Anderson 1: paciente idosa com trauma de baixa energia. Fratura exposta com exposição ulnar puntiforme.

TABELA 2 Classificação de Tscherne e Südkamp

Classificação		Definição
Fechadas	Grau 0	Fechada e sem lesão de partes moles
	Grau I	Trauma indireto, laceração superficial
	Grau II	Trauma direto com abrasão profunda ou com cinemática grave, ocasionando bolhas ou edema importante, com síndrome compartimental iminente
	Grau III	Trauma direto com contusão extensa, esmagamento, dano vascular ou síndrome compartimental
Abertas	Grau I	Exposição puntiforme, fratura simples
	Grau II	Ferimento corto-contuso circunscrito com lesão de partes moles associada e contaminação moderada
	Grau III	Amputação total ou subtotal; lesão vascular que necessite de reparo
	Grau IV	Danos graves às partes moles, com lesão vasculonervosa associada; ocorrida em ambientes rurais ou com contaminação grosseira; síndrome compartimental associada

Após sua definição frente à exposição dos componentes da fratura em relação ao meio externo, as lesões devem ser denominadas em relação à região anatômica acometida. Os ossos longos terão três regiões anatômicas que podem ser utilizadas como referência – epífise, diáfise e metáfise –, contudo, o mais usual é dividir em relação ao eixo central do paciente: proximal, média e distal.

Busca-se sempre ser o mais anatômico e preciso possível. Dessa forma, caso alguma estrutura óssea específica tenha sido acometida, o mais adequado é descrevê-la (p. ex.: fratura do colo cirúrgico do úmero; fratura de processo estiloide da ulna).

Por fim, caso haja prática clínica, é interessante a descrição do traço de fratura, porém a descrição exata algumas vezes não é fácil e ficará a cargo do

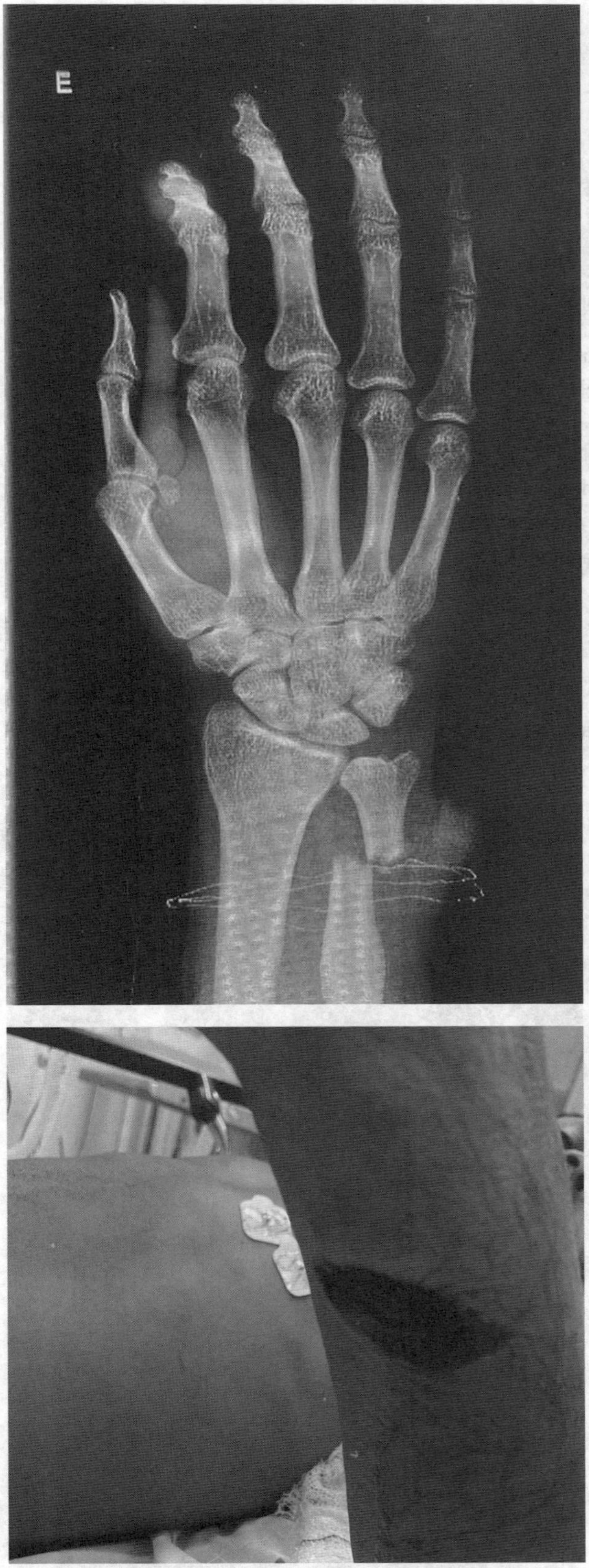

FIGURA 2 Fratura Gustilo-Anderson 2: paciente com ferimento por arma branca em região ulnar, ferimento com cerca de 5 cm, com moderada sujidade, e adequado fechamento de partes moles.

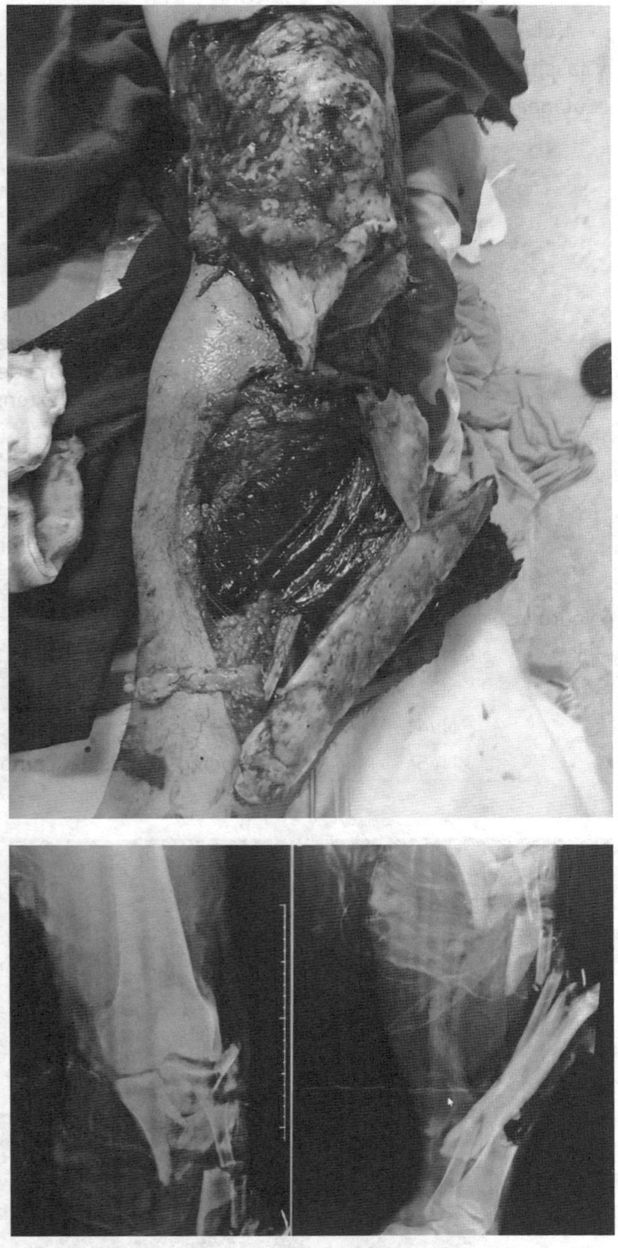

FIGURA 3 Fratura Gustilo-Anderson 3: paciente politraumatizado, vítima de acidente de moto. Fratura exposta Gustilo 3B – lesão de partes moles sem condições de cobertura adequada de partes moles.

TABELA 3 Classificação AO

Classificação		Definição
Cutânea	IC – pele fechada	
	▪ IC1	Sem lesão cutânea
	▪ IC2	Contusão sem laceração
	▪ IC3	Desenluvamento circunscrito
	▪ IC4	Desenluvamento extenso
	▪ IC5	Necrose por contusão
	IO – pele aberta	
	▪ IO1	Perfuração de dentro para fora
	▪ IO2	Perfuração de fora para dentro < 5 cm
	▪ IO3	Perfuração de fora para dentro > 5 cm, bordas desvitalizadas
	▪ IO4	Contusão em toda a extensão de pele, desenluvamento extenso aberto, perda de pele
Musculo-tendínea	MT1	Sem lesão
	MT2	Circunscrita, um compartimento
	MT3	Considerável, dois compartimentos
	MT4	Contusão extensa ou defeito muscular, laceração de tendão
	MT5	Sd. compartimental, Sd. esmagamento, contusão muito extensa
Neurovas-cular	NV1	Nenhuma lesão
	NV2	Lesão nervosa isolada
	NV3	Lesão vascular localizada
	NV4	Lesão vascular segmentar
	NV5	Lesão neurovascular combinada; amputação

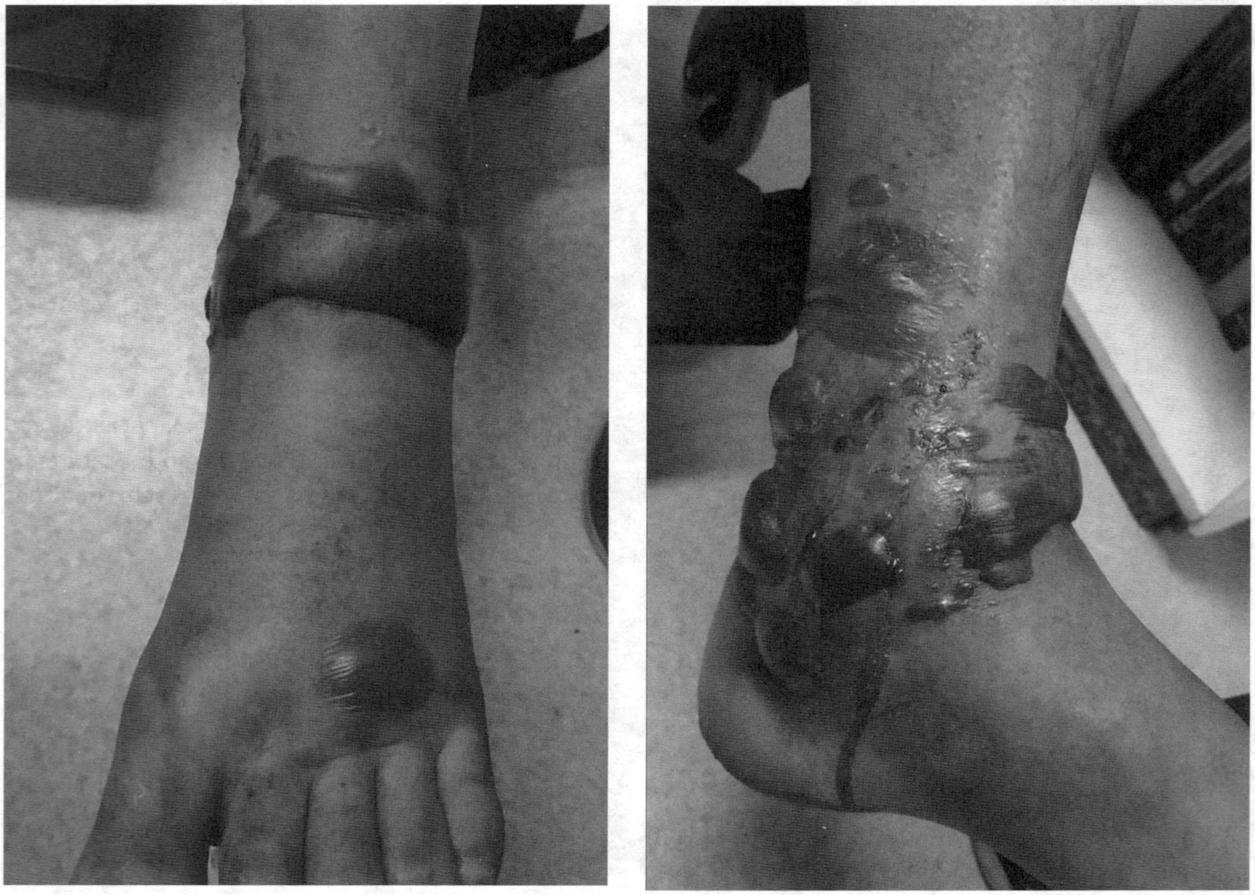

FIGURA 4 Exemplo de fratura fechada com importante acometimento de partes moles, que deve ser tratada como fratura exposta com fixação externa para controle de danos até condições de tratamento cirúrgico definitivo.

traumatologista. A classificação frente ao padrão do traço de fratura pode ser:

- Transversal: traço simples com angulação menor do que 30°.
- Oblíqua: traço simples com angulação maior do que 30°.
- Espiral: circunda a diáfise do osso longo, ocorrendo em forças rotacionais.
- Cominutiva: quando há três ou mais fragmentos decorrentes da lesão.
- Segmentar: quando há segmento ósseo intermediário e não há comunicação entre os fragmentos proximal e distal.

Por fim, existem algumas terminologias complementares às fraturas que são importantes para a decisão clínica do paciente. Dentre elas:

- Alinhada ou desalinhada: diz-se desalinhada a fratura quando os componentes fraturados têm seu eixo diferente do anatômico esperado.
- Completa ou incompleta: diz-se incompleta a fratura que mantém continuidade de uma das corticais ósseas.
- Patológica: fratura que ocorre no osso com alteração morfoestrutural de base, usualmente sob cinemática leve e que não justificaria a lesão em osso competente.

No que diz respeito às luxações, há uma abordagem diferente. Em geral, nomeia-se a luxação em relação a sua articulação principal, por exemplo, a luxação glenoumeral é nomeada frequentemente como luxação de ombro; a femoroacetabular como de quadril, entre outros exemplos. As articulações que envolvem três ossos são nomeadas conforme a articulação principal – luxação femorotibial é a luxação de joelho –, porém, quando o osso menor foi o luxado, nomeamos conforme este, como na luxação de patela.

De modo complementar, busca-se classificar em relação à posição neutra da articulação, por exemplo, luxação anterior ou posterior de ombro. Quando se associa uma descontinuidade óssea à luxação, a nomeamos como fratura-luxação. E quando há exposição da superfície articular com o meio externo por perda de continuidade da pele lesada, nomeamos como luxação exposta.

Por fim, entorses e contusões não apresentam nomenclaturas específicas.

APRESENTAÇÃO CLÍNICA

A apresentação clínica clássica ocorre dentro de um contexto de história clínica de trauma. Algumas vezes, o relato vem de forma mais evidente, como uma queda com impacto do punho contra o solo ou um tropeço com trauma em região coxofemoral. Porém, outras vezes, a queixa não vem de forma tão clara, como nos pacientes com cinemática complexa e/ou grave, bem como os com comprometimento neurológico. Nestes, deve-se ter alta suspeição para abordar e investigar possíveis traumas em extremidades, realizando exame físico mais detalhado por meio de busca ativa por deformidades, edema ou ferimentos nos membros dos pacientes, em especial naqueles com incapacidade de fala, a fim de evitar sequelas posteriores em lesões inicialmente negligenciadas. Em pacientes com traumas complexos e/ou com fraturas expostas associadas é frequente a equipe focar no trauma de maior gravidade ou com maior deformidade e negligenciar traumas menores que, futuramente, possam vir a ter consequências ou sequelas tão importantes no funcionamento quanto lesões mais complexas.

Clinicamente, a principal queixa dos pacientes com qualquer acometimento de extremidades (fratura, luxação, entorse, contusão) é a dor no local acometido. Nas fraturas fechadas, encontram-se tipicamente três achados clínicos: edema, equimose e limitação funcional (Figuras 5 e 6), sendo, algumas vezes, evidente a deformidade e a

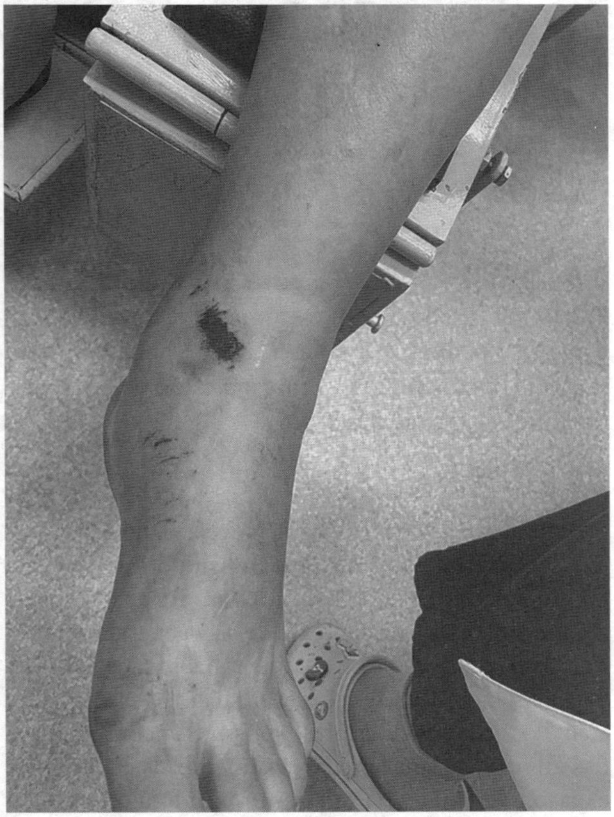

FIGURA 5 Sinais clínicos de fratura – edema, equimose e limitação funcional (incapacidade de apoiar o membro).

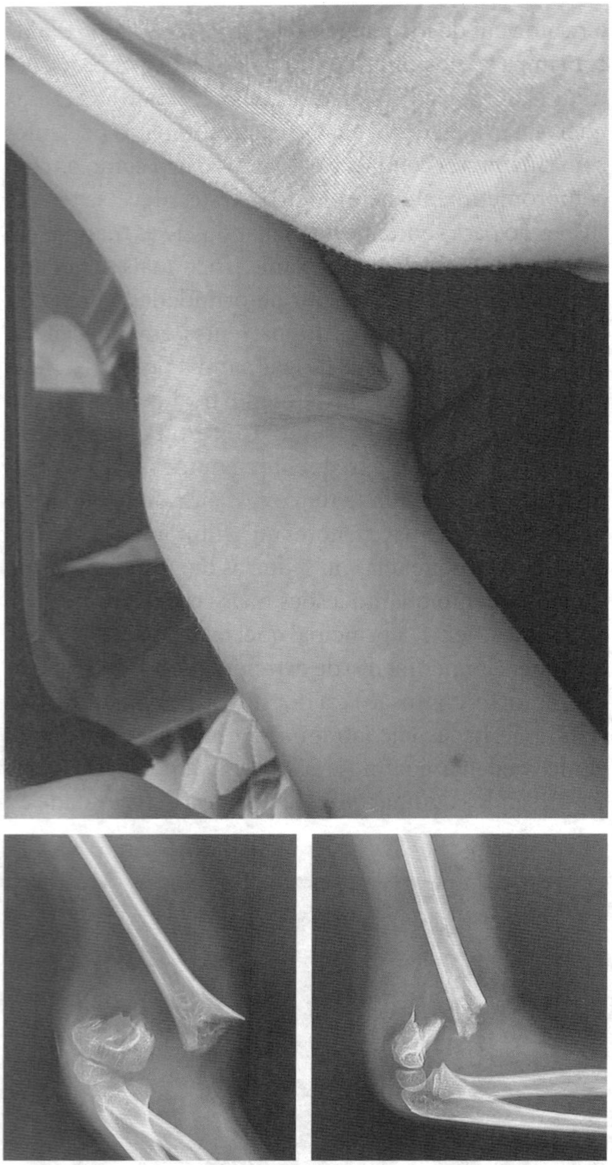

FIGURA 6 Criança com fratura supracondiliana do úmero com sinal da prega cutânea (pinçamento do músculo braquial). Fratura com indicação de tratamento cirúrgico de urgência.

descontinuidade do membro afetado, fazendo o diagnóstico ser mais intuitivo. Claro, o indivíduo não necessita apresentar os três componentes para suspeitarmos de alguma lesão, mas no contexto de baixa energia cinética e ausência desses três achados, a probabilidade pré-teste para existência de fratura é muito baixa. Ao exame físico, além dos achados anteriores, é possível encontrar perda das angulações anatômicas dos membros acometidos e, caso a dor não seja impeditiva, poderá ser sentido crepitação à avaliação do membro fraturado.

A apresentação clínica das fraturas expostas por vezes é clara, sendo evidente o contato do osso com o meio externo. Porém, em outras é mais desafiador. Em alguns casos, ocorre pela descontinuidade da pele não ser na mesma altura da fratura, ainda que, no mecanismo de trauma, o osso tenha entrado em contato com o meio externo. Por exemplo, imagina-se um indivíduo que tenha passado por uma queda de altura. Ele pode ter sido acometido por uma fratura distal de tíbia que, pela energia do evento, tome uma trajetória em direção proximal ao membro e perfure a pele em posição mais alta do que o local de fratura. Porém, ao decúbito, o fragmento ósseo pode tomar posição mais anatômica, tornando-se distante do local de exposição.

Situações como a descrita podem ser de diagnóstico difícil e, para tal, podemos usar algumas estratégias propedêuticas. Primeiramente, não se estimula a exploração digital desses ferimentos apenas para diagnóstico de exposição ou não. Isso aumenta o risco de infecção da própria fratura ou das partes moles afetadas, caso não haja fratura diagnosticável ao toque ou, no pior dos cenários, cria-se exposição em uma fratura até então fechada. O que podemos utilizar de forma indireta para aumentar a suspeição de contato da fratura com o meio externo é a evidência de descontinuidade ou a presença ar nas partes moles, desde a descontinuidade óssea até o meio externo, alterações estas vistas algumas vezes na radiografia simples e ainda melhor na tomografia[6].

Por sua vez, as luxações costumam apresentar-se com uma deformidade evidente e mais fixa da articulação acometida. Nesses pacientes, é importante questionar a recorrência da lesão, bem como o tempo. Há pacientes com susceptibilidade a tais lesões, com risco de lesão ligamentar e necessidade de abordagem diferente após a redução e, por sua vez, o tempo interfere diretamente na dificuldade de redução da lesão, em razão do aumento da contração muscular e da reação inflamatória decorrente da luxação. É importante salientar que existem luxações que não são tão evidentes tanto no exame físico quanto na radiografia. A luxação posterior de ombro é o maior exemplo, ocorre muitas vezes sem trauma direto em pacientes com episódio de contração muscular intensa, como nas convulsões ou choques elétricos (Figura 7).

As entorses têm, muitas vezes, apresentação clínica semelhante às fraturas. Ocorrem tipicamente em pacientes com história de trauma ou durante esforço físico. Algumas vezes, inclusive, há o relato de ser ouvido um estalo ou um estouro no momento da lesão. Podem apresentar, bem como as fraturas, dor, edema, equimose e limitação funcional; contudo, ao exame de imagem, não apresentam lesão óssea[7,8]. Nesses casos, exames mais detalhados do que a radiografia simples serão necessários para o diagnóstico exato do acometimento ligamentar.

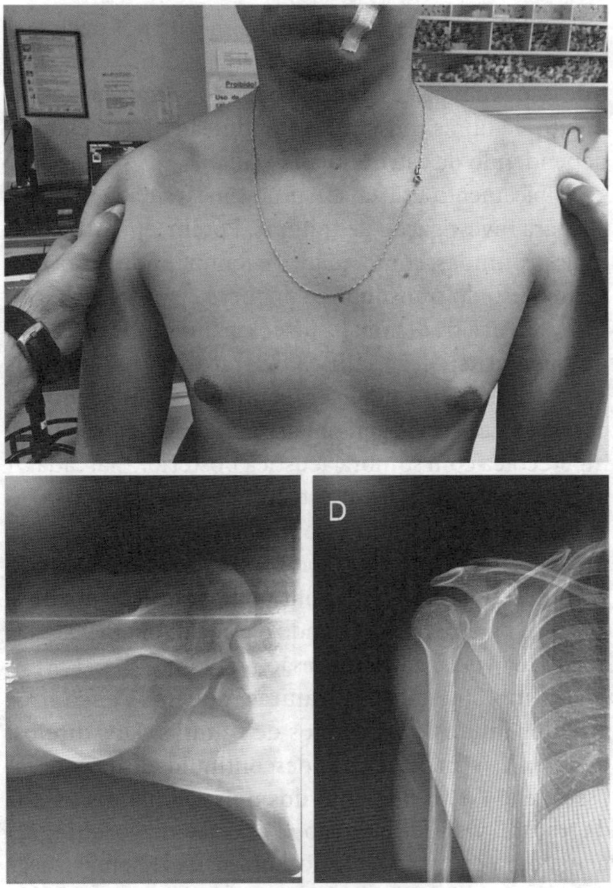

FIGURA 7 Paciente com episódio de convulsão, referindo dor no ombro direito. Ao exame físico atento, pode-se observar discreta alteração do contorno do ombro (diferente da luxação anterior do ombro, na qual a deformidade fica muito mais evidente). Na radiografia, especialmente na incidência anteroposterior, pode passar despercebido em mais de 50% dos casos. É importante a realização de incidências complementares (axial ou incidência de Velpeau), em que é possível observar com mais precisão a incongruência da articulação glenoumeral.

AVALIAÇÃO DIAGNÓSTICA

O primeiro ponto a ser ressaltado na abordagem diagnóstica das lesões de extremidades é o momento em que a faremos durante o atendimento ao paciente. Após a correção de lesões potencialmente ameaçadoras à vida – o "X" do XABCDE –, como uma amputação traumática, a abordagem às lesões de extremidades ficará reservada como parte do exame físico da avaliação secundária. Isto ainda que fraturas expostas ou com desvitalização importante de partes moles possam gerar bastante comoção e preocupação para os pacientes e, inclusive, para a equipe assistencial. Essa máxima mantém-se para pacientes graves e não graves, porém, nos com trauma isolado de partes moles e cinemática não complexa, o restante das avaliações primária e secundária é abreviado[7-10].

Agora que foi estabelecido o momento de abordar as lesões de extremidades, deve-se saber como abordar. O primeiro ponto desse tópico é decidir quais membros e lesões devem ser estudados. Os membros que apresentam os sinais clínicos descritos na seção anterior – dor, edema, equimose e limitação funcional – devem ser estudados. Pacientes lúcidos, com cinemática leve e simples apenas com escoriações e/ou dor leve no membro via de regra não necessitarão de imagem. Por outro lado, naqueles com cinemática grave ou comprometimento neurológico por trauma ou uso de substância psicoativa, deve-se ser mais permissivo, pois terão sintomatologia mais frusta. Isto fica ainda mais importante quando o tempo decorrido do trauma até o atendimento é curto, pois, ainda que o estímulo do trauma seja grande, o processo fisiopatológico é dinâmico, com os sinais e os sintomas da apresentação clínica típica podendo demorar algumas horas para tornarem-se evidentes, em especial nas fraturas fechadas.

O segundo ponto sobre como abordar é a decisão de qual exame subsidiário escolher. Classicamente, o exame a ser solicitado é a radiografia simples, pois tem acurácia aceitável para o diagnóstico de fraturas e luxações, consideradas as principais urgências ortopédicas. As aquisições imagiológicas devem ser feitas, no mínimo, em duas incidências ortogonais – anteroposterior e perfil –, contudo é aceitável a aquisição de uma única incidência quando se trata de pacientes graves e exames adquiridos no leito. Caso se suspeite de lesão adjacente a uma articulação, devemos acrescentar uma incidência oblíqua. Caso a suspeição de fratura seja alta e as primeiras imagens negativas, podem-se acrescentar incidências oblíquas adicionais.

Na radiografia simples, a fratura aparecerá como uma linha radiotransparente com perda de continuidade da cortical óssea, associada ou não a desalinhamento entre os fragmentos ósseos. Algumas situações podem ser confundidas na avaliação das fraturas. Com certa frequência, as placas metafisárias nos pacientes que ainda estão em fase de crescimento podem confundir o examinador, contudo, estas têm alguns pontos diferentes das fraturas, como manutenção da integridade de cortical óssea e alinhamento adequado com o restante da estrutura óssea. Aliado a isso, o exame físico é fundamental. Se vemos uma imagem sugestiva de fratura, mas o paciente não tem dor à compressão do local acometido, a mobilidade está preservada, não há edema ou equimose, dificilmente haverá fratura.

Ossículos acessórios e sesamoides também podem ser confundidos com elementos fraturados, em especial com as fraturas de avulsão. A diferença principal destes com os fragmentos fraturados é o padrão morfológico. A fração avulsionada da fratura possui contornos irregulares, bem como deixa um padrão patológico no osso principal que foi afetado. Por outro lado, os ossículos acessórios e sesamoides possuem contorno e angulações suaves, bordos arredondados. Uma outra situação que pode passar despercebida são as fraturas por compressão. Estas, ao contrário da apresentação clássica, apresentam-se na radiografia com redução da altura óssea e uma linha mais hiperdensa do que o restante do osso.

As luxações são bem diagnosticadas com a radiografia simples nas incidências adequadas. Deve-se objetivar a realização das imagens antes e após as reduções, em especial nas primoluxações e nas luxações complicadas. Contudo, caso haja comprometimento neurovascular e a obtenção das radiografias possa atrasar demasiadamente o tratamento, pode-se obter a imagem apenas após a redução.

As entorses na radiografia simples não demonstraram alterações ósseas. Porém, pode-se identificar edema nas partes moles ao redor das lesões. A avaliação ligamentar exige outros métodos propedêuticos que, na maioria dos casos, não necessitam ser realizados no atendimento de emergência.

Em situações de dúvida, deve-se solicitar incidências adicionais, como descrito anteriormente. Outra possibilidade é solicitar incidências radiográficas do membro contralateral para comparação, especialmente útil em crianças.

Ainda que a radiografia simples mantenha seu papel como base da avaliação das lesões traumáticas de extremidades, em razão de preço, praticidade e disponibilidade, há outros métodos mais sensíveis e específicos para avaliação de suspeita de fraturas. Um dos métodos de imagem complementares especialmente útil na situação de dúvida diagnóstica em fraturas e luxações é a tomografia computadorizada (TC) sem contraste. Esta é bastante acurada para a avaliação de fraturas e luxações, possibilitando visualização tridimensional e reconstruções da lesão, otimizando a avaliação do deslocamento e da complexidade das lesões.

Para melhor avaliação das entorses com possíveis lesões ligamentares, o exame complementar de predileção é a ressonância nuclear magnética sem contraste. Ainda que seja capaz de avaliar com detalhes fraturas e luxações, ela acaba ficando em segundo plano nesses casos, por conta de seu alto custo, baixa disponibilidade e longo tempo de realização em relação à radiografia e à TC.

Por fim, a ultrassonografia vem ganhando espaço na avaliação das lesões de extremidades nos últimos anos, por sua boa acurácia, fácil execução, baixo preço e possibilidade de ser realizada à beira leito nos pacientes graves e instáveis. Ela é útil para o diagnóstico de fratura e de lesões em partes moles, podendo visualizar rompimento de fibras musculares, tendíneas e ligamentares, dependendo da estrutura analisada.

Tipicamente, utiliza-se o probe linear de alta frequência para investigação de fraturas. Porém, em estruturas mais profundas, como quadril e fêmur, pode ser necessário o uso do transdutor semicurvo.

A técnica tradicional é posicionar o probe na região de maior suspeição clínica de fratura – região mais edemaciada, tensa, dolorosa, equimótica – e encontrar a cortical óssea, a qual apresentar-se-á como uma estrutura hiperecoica com sombra acústica posterior marcada. A partir da identificação da estrutura e do adequado posicionamento, faz-se um escaneamento proximal, distal, medial, lateral, anterior e posterior da região. Quando encontrar uma região suspeita, pode-se realizar a análise também no eixo curto, girando o transdutor em 90° para adequada visualização da lesão.

Na investigação das fraturas, podemos encontrar achados diretos ou indiretos de fraturas. Dos diretos, temos (1) a visualização de descontinuidade da cortical óssea; e (2) o afastamento dos dois segmentos ósseos da fratura. Os indiretos são (1) bolsão de gordura; (2) hematoma próximo à cortical óssea; e (3) hemartrose.

Algumas situações podem confundir o examinador frente aos achados ultrassonográficos de fratura, como a (1) placa metafisária em pacientes pediátricos; (2) a inserção do tendão no osso, quando se perde a adequada visualização da cortical; (3) achados inflamatórios, como em quadro de artrite, sem relação com o trauma. Para ultrapassar essas armadilhas, podemos checar a placa metafisária contralateral, para comparação com o local lesionado; avaliar outros achados paralelos e pedir para o paciente mobilizar o membro, vendo a contração da musculatura próxima à inserção tendinosa no osso; e analisar o contexto clínico nos casos de achados inflamatórios; contudo, neste caso, talvez será necessário lançar mão de outros exames complementares.

ABORDAGEM TERAPÊUTICA

O tratamento das lesões de extremidades inicia-se no pré-hospitalar, desde o primeiro atendimento. A terapia inicial para evitar lesões secundárias é a imobilização provisória. Todas as suspeitas de lesões ortopédicas devem ser imobilizadas para o transporte ao cuidado hospitalar, assim, (1) evitando a piora da lesão e do comprometimento neurovascular; (2) dificultando a transformação de lesão fechada em exposta; (3) reduzindo a dor do paciente; (4) facilitando a mobilização para o transporte e o manuseio no departamento de

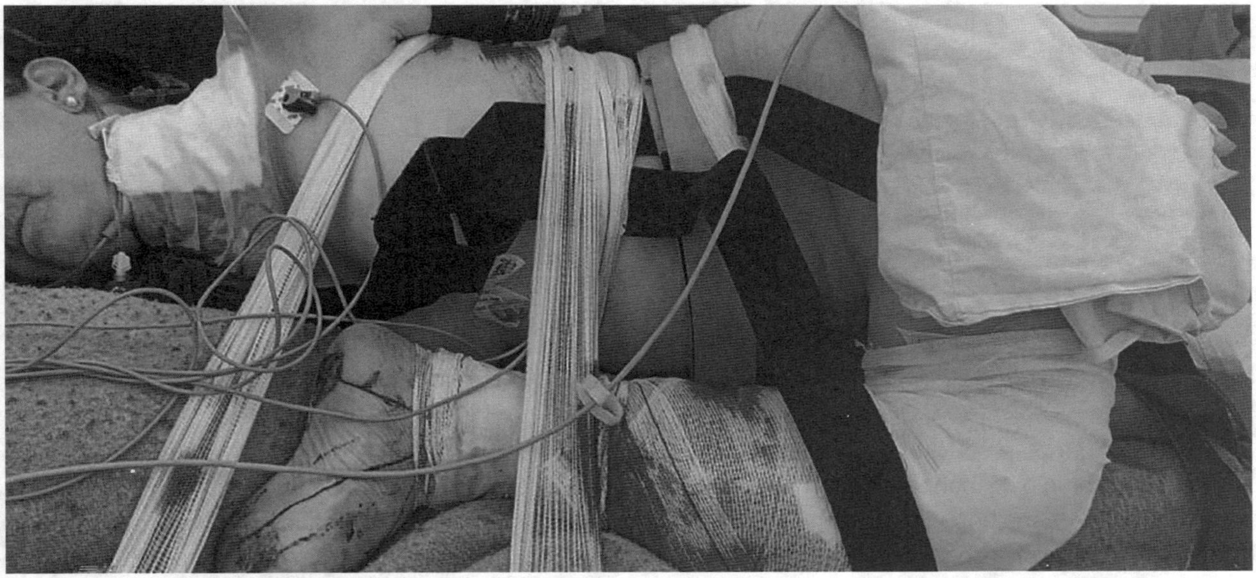

FIGURA 8 Paciente vítima de acidente de moto *vs.* carro com imobilização inicial completamente inadequada, agravando a isquemia do membro e causando lesões secundárias.

emergência. Todas as deformidades grosseiras, bem como as deformidades ocasionando comprometimento neurovascular devem ser reduzidas ou, no mínimo, deve ser realizado um alinhamento com melhora da deformidade grosseira antes da imobilização para evitar situações como a da Figura 8.

Existem diversos dispositivos de imobilização provisória tanto no APH quanto no atendimento inicial do serviço hospitalar, desde dispositivos simples como base de papelão e EVA aramado (Figura 9) até itens mais sofisticados com acolchoamento e velcro.

No manejo das fraturas e luxações inicialmente realizadas pelo médico emergencista, as principais intervenções que este deverá realizar na prática sem suporte ou auxílio do ortopedista são alinhamento de membro com deformidade seguido por imobilização provisória (Figura 10), redução de luxação de ombro (Figura 11), redução de luxação de patela (Figura 12), redução de luxação de dedo e redução ou melhora de alinhamento e perfusão do membro grosseiramente desalinhado.

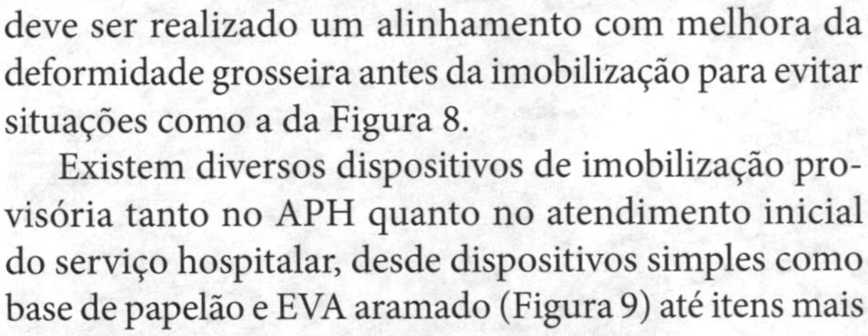

FIGURA 9 Tala aramada revestida de EVA para imobilização provisória. A tala é moldável para o membro a ser imobilizado e fixada com ataduras.

Para algumas fraturas dos dedos da mão ou do pé sem desalinhamento, é possível realizar imobilização inicial e encaminhamento para avaliação ambulatorial com ortopedista (Figura 13).

Em todas as reduções citadas existe a possibilidade de realização de bloqueios regionais ou analgesia intravenosa para alívio da dor. Por exemplo, para alinhamento ou redução do tornozelo, é possível a realização do pentabloqueio, que pode ser realizado guiado por ultrassonografia ou com base nas referências anatômicas. Para redução de luxação do ombro, pode ser realizado um bloqueio intra-articular no ombro também guiado por ultrassonografia ou com base nas estruturas anatômicas. Já para as fraturas dos dedos, podemos realizar o bloqueio troncular com alívio da dor, inclusive para a realização dos exames radiográficos.

No intra-hospitalar, devemos, conforme prioridade, expor as imobilizações e reavaliar as lesões, procurando por alguma solução de continuidade com o meio externo ou risco de síndrome compartimental. Após abertas, mobilizar da forma menos traumática e mais anatômica possível. A despeito desse objetivo, o posicionamento ideal será o mais confortável para o paciente.

Após a recepção e a avaliação inicial, um dos tratamentos primordiais para o paciente é a analgesia adequada. Podemos escalonar a partir da analgesia simples e anti-inflamatórios não esteroidais (AINEs) e analgésicos mais fortes, como os opioides. Caso não atrasem o tratamento definitivo, os bloqueios locorregionais guiados por ultrassom são ótimas alternativas analgésicas, reduzindo a necessidade do uso de analgésicos endovenosos e, consequentemente, dos seus efeitos

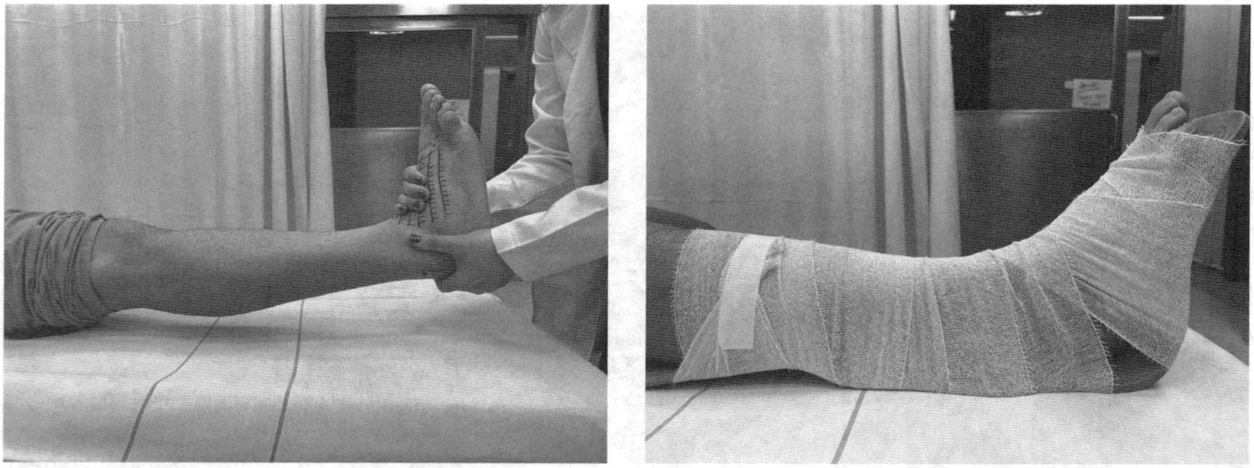

FIGURA 10 Exemplo de manobra no tornozelo – imagem demonstrando manobra de "descalçar a bota" realizada para redução e/ou melhor alinhamento de deformidades ao redor do tornozelo seguida por imagem sugerindo imobilização provisória do tornozelo demonstrando imobilização à base de EVA aramado com possibilidade de moldagem conforme necessidade.

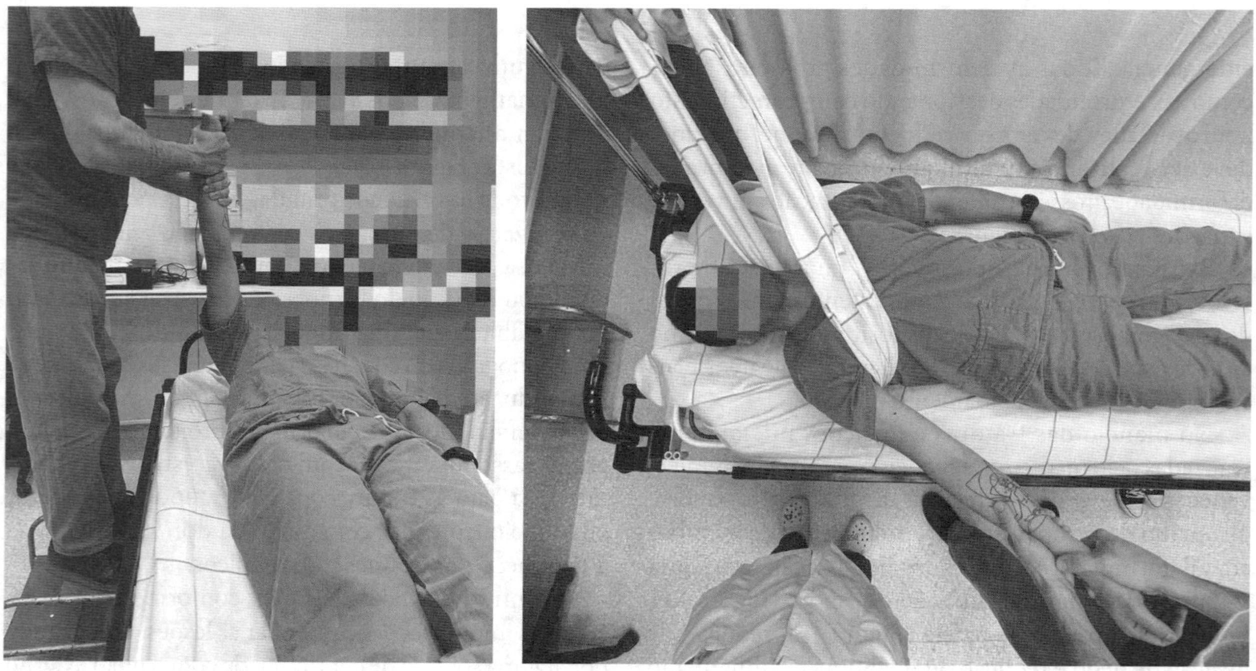

FIGURA 11 Exemplo das duas manobras mais utilizadas na redução da luxação do ombro. Tração contra tração, em que é passado um lençol sobre o tronco e sob o pescoço do paciente, em uma angulação de 45° com o corpo, e é realizada manobra de tração contra tração. Outra manobra muito utilizada é a de Spaso, que consiste em tração em um ângulo de 90° de flexão do ombro. Ambas são seguras para realização, sem risco aumentado de fratura do membro durante a manobra. É importante ressaltar que um ponto-chave para sucesso das manobras é o relaxamento do paciente (medicamentoso ou por meio de diálogo e orientação do médico).

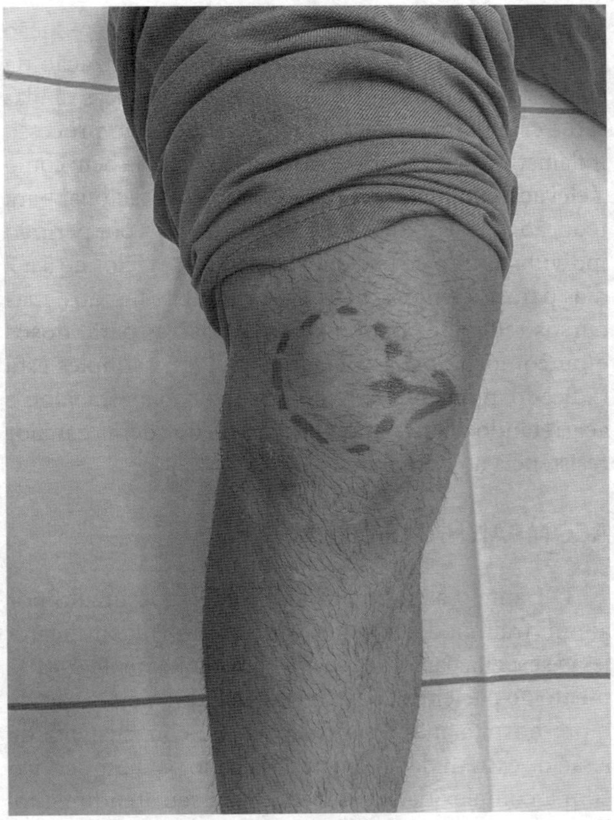

FIGURA 12 A luxação da patela em geral ocorre para a lateral, e a manobra de redução consiste em realizar digitopressão de lateral para medial. Em muitos casos, o membro chega em flexão e apenas a simples manobra de extensão dele já é suficiente para redução da luxação.

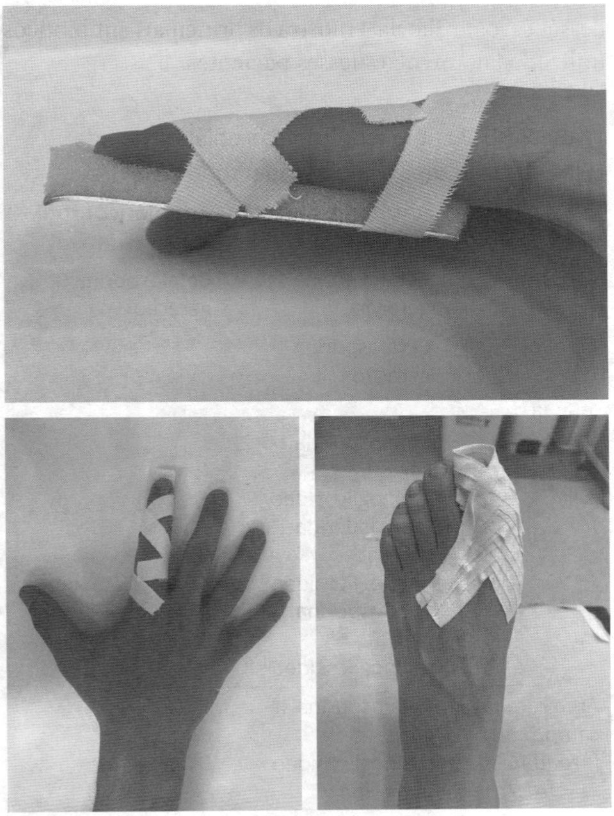

FIGURA 13 Imobilização-padrão para fratura de falange (tala de Zimmer). Na ausência dessa imobilização, ela pode ser realizada também com abaixador de língua. Para as fraturas dos dedos do pé, a imobilização-padrão é a Spica, que consiste em esparadrapagem e pode ser tanto realizada para um dedo isolado quanto incluindo dois ou mais dedos.

adversos. Pode ser realizado também bloqueio troncular para ferimentos, luxações ou lesões ósseas acometendo os dedos das mãos e dos pés.

Após a analgesia inicial, devemos prosseguir com a avaliação diagnóstica, conforme as necessidades e indicações. Ao diagnosticar a fratura, a decisão da terapêutica definitiva, se cirúrgica ou conservadora, e o tipo de imobilização serão uma decisão conjunta com o traumatologista.

Ao diagnóstico da luxação, está indicada a redução incruenta desta o mais brevemente possível. A luxação é considerada uma urgência médica, em razão do estiramento de sua cápsula com o risco de comprometimento de estruturas nobres para o membro, como, por exemplo, o que ocorre na luxação de quadril com a possibilidade de necrose avascular da cabeça do fêmur. Da mesma forma, o adequado controle álgico do paciente só será atingido com a redução da luxação, pois o estiramento ou ruptura da cápsula articular com o consequente comprometimento dos receptores álgicos capsulares causa dor importante para o paciente, só sendo controlado adequadamente com o cessar do estímulo. E, por fim, com o passar do tempo a reação inflamatória e o espasmo muscular só tornam mais difícil a correção da lesão.

Alguns casos complexos, refratários e de grandes articulações podem necessitar de sedação procedimental para a redução incruenta, devendo ser realizada na sala de emergência, em caso de impossibilidade de centro cirúrgico breve. Os casos refratários a todas as tentativas devem ser levados à sala cirúrgica para redução cruenta da lesão.

Caso seja diagnosticada a solução de continuidade com o meio externo, seja na fratura ou na luxação, devemos iniciar o mais precocemente possível a antibioticoprofilaxia. Muitas vezes, ainda sem exames de imagem comprobatórios, já podemos clinicamente realizar o diagnóstico de fratura e administrar a antibioticoprofilaxia de modo precoce. Essencialmente, a classificação de Gustilo e Anderson é usada para definir a abordagem desses casos; a Tabela 4 mostra os principais antibióticos utilizados no manejo desses pacientes.

TABELA 4 Antibioticoterapia profilática guiada: Classificação de Gustilo e Anderson

Classificação	Antibioticoprofilaxia 1ª linha	Antibioticoprofilaxia alternativa
Tipo I	Cefalosporina 1ª geração	Cefalosporina 3ª geração
Tipo II	Cefalosporina 1ª geração	
Tipo III ▪ III A ▪ III B ▪ III C	Cefalosporina 1ª geração + aminoglicosídeo Cefalosporina 1ª geração + aminoglicosídeo Cefalosporina 1ª geração + aminoglicosídeo	
Área rural, campo, fazenda	Cefalosporina 1ª geração + aminoglicosídeo + penicilina	

Não há consenso quanto ao tempo e ao agente antimicrobiano de escolha. Alguns serviços optam por seguir protocolo próprio elaborado pelo Centro de Controle de Infecção Hospitalar local. O objetivo principal é a cobertura de Gram-positivos de microbiota de pele e, em casos em área rural ou feridas com grande desvitalização e sujidade, deve-se associar a cobertura de anaeróbios. Tendo isso em vista, alguns serviços utilizam penicilinas com espectro estendido, cefalosporina de 3ª ou 4ª geração.

A sugestão dos autores deste capítulo acerca da antibioticoprofilaxia no trauma exposto é:

TABELA 5 Antibioticoprofilaxia do trauma de extremidades

Classificação	Antibioticoprofilaxia 1a linha	Antibioticoprofilaxia alternativa
GA I, II e III	Cefazolina 1 g, EV, 8/8h 3 a 5 dias	Clindamicina 600 mg, EV, 6/6h 3 a 5 dias
Área rural, desvitalização, sujidade	Cefazolina 1 g, EV, 8/8h + Metronidazol 400 mg, 8/8h, 3 a 5 dias	

O foco principal da abordagem terapêutica das entorses é a analgesia e o adequado encaminhamento para acompanhamento ambulatorial. A imobilização nas primeiras 48 a 72 horas é aceitável, com vistas à redução de mobilidade da região acometida e otimização da analgesia[11,12]. Outras medidas não farmacológicas válidas são a crioterapia, como meio de redução do processo inflamatório secundário à ruptura ligamentar, bem como a elevação do membro, para auxílio gravitacional para redução do edema. Por fim, o uso de AINEs por período individualizado ao paciente (sugerem-se ciclos de 5 a 7 dias para pacientes jovens e previamente hígidos, mas cursos reduzidos com doses mais baixas para idosos e/ou comórbidos) associado à analgesia simples está indicado, reduzindo o tempo de retorno ao trabalho e acarretando decréscimo mais rápido do edema e maior resistência ao exercício.

ACOMPANHAMENTO

Durante o atendimento ao paciente vitimado por algum trauma de extremidade, devemos identificar a lesão suspeita para o adequado encaminhamento e tratamento do paciente. O destino adequado inicia-se desde o pré-hospitalar, devendo o paciente com suspeita de lesão de extremidade ser encaminhado para um serviço com a complexidade suficiente para seu atendimento. Entende-se, pois, a possibilidade de exame radiográfico e serviço de traumatologia presente, de sobreaviso ou conveniado.

Iniciando pela abordagem das fraturas fechadas, todos os casos devem ser discutidos com o traumatologista do serviço. Caso não haja tal especialista no local onde o indivíduo esteja em atendimento, ele deve ser referenciado para algum serviço conveniado com a possibilidade dessa avaliação. A decisão de internação ou não do paciente com fratura fechada será realizada em conjunto com o traumatologista. Caso trauma único de extremidade com indicação de internação e o paciente sem outras demandas de especialidades ou fragilidades clínicas, a internação tende a ocorrer aos cuidados do traumatologista sem delongas. Quando sem indicação de internação, a imobilização será indicada pelo especialista, bem como a orientação de encaminhamento para acompanhamento ambulatorial e o plano cirúrgico em segundo tempo, se for o caso.

As fraturas expostas comumente necessitarão de internação, uma vez que demandam lavagem extenuante, a qual, geralmente, é realizada em bloco cirúrgico, além de antibioticoterapia endovenosa. Contudo, casos específicos ficarão a cargo da decisão da equipe da traumatologia. Essas lesões, assim como as fechadas, quando únicas e sem outras demandas ou pendências clínicas ou cirúrgicas internaram aos cuidados dessa especialidade.

A decisão acerca das luxações, por outro lado, dependerá do tempo esperado até o atendimento especializado.

A necessidade de avaliação com o traumatologista e indicação de encaminhamento, caso seja a situação, não se altera. Contudo, em casos em que a previsão desse atendimento demore mais do que seis horas a partir do trauma, a redução incruenta deve ser realizada no serviço de origem.

As luxações expostas seguem lógica semelhante às fraturas expostas. Geralmente, elas demandam internação para adequada higienização e antibioticoterapia endovenosa. Esta ocorrerá, salvo contraindicações, para a equipe da traumatologia.

As entorses, por sua vez, raramente necessitarão de avaliação traumatológica de urgência. Esta só será necessária caso haja suspeita clínica elevada de fratura, a despeito dos métodos diagnósticos empregados. A ausência de fratura na tomografia torna tal diagnóstico extremamente improvável. No caso desses indivíduos, devemos encaminhá-los ao traumatologista ambulatorial com vistas à complementação diagnóstica e investigação de lesão ligamentar.

Por fim, destaca-se que todas as diretrizes expostas no capítulo são proposições de abordagens. Não obstante, cada serviço poderá ter seu fluxo de internação e cuidados a esses pacientes.

COMPLICAÇÕES

As lesões de extremidades podem ocasionar complicações relacionadas com riscos de perda do membro ou mesmo de vida. Algumas vezes, a morbidade e a mortalidade dessas patologias estão mais relacionadas com as complicações do que com as lesões primárias. Serão discutidas as seguintes situações:

- Hemorrágicas.
- Vasculares.
- Neuronais.
- Síndrome de embolia gordurosa.
- Síndrome compartimental.
- Rabdomiólise.
- Infecção.

Virtualmente, todas podem ocorrer em qualquer momento da evolução da lesão. Contudo, geralmente as lesões vasculares, neuronais e a síndrome de esmagamento são precoces em relação ao tempo do trauma, com a compartimental, a rabdomiólise e as infecções sendo um pouco mais tardias na evolução e a embolia gordurosa podendo ocorrer em qualquer momento da evolução. Analisaremos mais a fundo cada uma delas a seguir.

Hemorrágicas

As complicações hemorrágicas geralmente ocorrem no momento do trauma. Os ossos são ricamente vascularizados e podem ocasionar perdas volêmicas relevantes ao paciente, ainda que, em todo paciente vitimado por trauma e em choque hemorrágico, a culpabilização das extremidades seja um diagnóstico de exclusão. Ainda assim, devemos saber a capacidade de perda de cada estrutura óssea principal:

- Rádio, ulna e úmero: até 250 mL.
- Tíbia e fíbula: até 500 mL.
- Fêmur: até 1.000 mL.

O cuidado ao paciente não difere daquele com choque hemorrágico já discutido nos capítulos anteriores. Os cuidados específicos incluem a compressão local, caso seja uma fratura exposta, seguida da redução, seja aberta ou fechada, para o mais próximo da posição anatômica, diminuindo, dessa forma, o sangramento da medula óssea e facilitando a formação de coágulo.

Vasculares

As lesões vasculares ocorrem em decorrência do cisalhamento arterial ou da compressão extrínseca do vaso por um fragmento ósseo. Algumas fraturas são classicamente relacionadas com certas lesões vasculares, por exemplo, lesões de joelho ou tíbia proximal com acometimento da artéria poplítea e lesões de diáfise proximal de úmero com artéria braquial. Nas luxações de quadril, a redução é urgente em razão do risco de necrose avascular da cabeça de fêmur, associada à redução do suprimento sanguíneo para a região secundária à deformidade articular.

Clinicamente, os membros avaliados e que apresentarem ausência de pulso distal, redução do tempo de enchimento capilar e da temperatura, dor e paralisia são suspeitos de lesão vascular. Esses pacientes devem ser priorizados e são considerados portadores de uma urgência médica com correção da situação em até seis horas. Caso ocorram os achados apresentados, a deformidade deve ser prontamente reduzida e, se ainda houver ausência de perfusão, é solicitada a avaliação do cirurgião vascular com urgência ou encaminhamento para local com possibilidade de tal avaliação.

Neuronal

As lesões neuronais podem ser classificadas em três tipos:

- Neuropraxia: trata-se de uma disfunção transitória do nervo, com pouca ou nenhuma alteração anatômica. A disfunção tende a ser temporária e a recuperação de função se dá em semanas a meses.
- Axoniotmese: há rompimento de algumas fibras neuronais, mas mantendo integridade do epineuro. A recuperação de função é possível, mas mais prolongada.
- Neurotmese: há rompimento total do nervo. Geralmente, necessitará de reparo cirúrgico para tentativa de recuperação de função.

Tais classificações são eminentemente anatômicas e, na prática clínica, a diferenciação é difícil e retrospectiva.

Todos os pacientes com suspeita de lesão neuronal devem ser encaminhados para um centro com complexidade suficiente para seu cuidado. Contudo, em nossa realidade, essa disponibilidade é bastante limitada. Tais pacientes acabam, habitualmente, sendo encaminhados para avaliação no momento de alta de maneira ambulatorial.

SÍNDROME DE EMBOLIA GORDUROSA

Especula-se que a embolia gordurosa, ou seja, a circulação de gotículas de gordura ocasionando oclusão de vasos sanguíneos, sempre aconteça nas vítimas de fraturas de ossos longos. Isso ocorre em razão do rompimento de vasos pela fratura, possibilitando a comunicação da medula óssea com o espaço intravascular. Contudo, na maioria das vezes, são casos assintomáticos e sem necessidade de manejo específico.

A síndrome de embolia gordurosa, por sua vez, decorre do acometimento vascular grave secundário à embolia gordurosa. Em geral, ocorre entre 1 e 2 dias do trauma, tipicamente em pacientes com lesão em tíbia, fêmur ou quadril, e comumente em pacientes mais jovens. Os sintomas são multissistêmicos e incluem:

- Geral: febre, mal-estar, icterícia.
- Cerebral: rebaixamento do nível de consciência, convulsão, agitação, *delirium*.
- Pulmonar: insuficiência ventilatória, com distúrbios de troca semelhantes aos do tromboembolismo pulmonar, podendo evoluir com síndrome do desconforto respiratório agudo (SDRA).
- Cardiovascular: taquicardia e instabilidade hemodinâmica.
- Hematológica: plaquetopenia, podendo evoluir com coagulação intravascular disseminada.

O principal fator de risco para o seu desenvolvimento é a presença de fraturas de ossos longos, como fêmur e tíbia, que não recebam cuidados de alinhamento, imobilização e fixação adequados e precoces. O tratamento dessa situação é basicamente de suporte. Não há evidência de eficácia em qualquer abordagem específica proposta.

SÍNDROME COMPARTIMENTAL

A síndrome compartimental é uma complicação grave das lesões de extremidades. Pode ocorrer em qualquer extremidade com osteofascial fechado, seja por fraturas abertas ou expostas. Acontece basicamente em decorrência de um descompasso do conteúdo e do continente do membro, com aumento das pressões do conteúdo intrafascial, reduzindo a circulação arteriovenosa para o membro acometido. Como resposta, há liberação de mediadores que aumentam o fluxo para o membro acometido, bem como a permeabilidade vascular, ocasionando maior extravasamento de fluido para o terceiro espaço e aumentando ainda mais a pressão compartimental.

A suspeita e o diagnóstico são clínicos, não havendo necessidade de exames complementares. O primeiro sinal clínico presente é a dor, seguida de parestesia, paralisia, palidez e pulso ausente (mnemônico de 5 Ps: *pain, paresthesia, paralysis, pallor, pulseless*). A despeito do quadro clínico clássico, devemos manter alto grau de suspeição, em especial quando há evolução de dor crescente e não explicável pelo quadro do paciente, ou dor que não alivia com medicações. Um dos sinais de maior sensibilidade para o diagnóstico é a piora da dor à mobilização passiva do membro, por exemplo, síndrome compartimental na perna à mobilização dos dedos do pé/tornozelo gera dor intensa, pois o movimento aumenta a distensão e a pressão no compartimento.

Ainda que não sejam necessários exames complementares, alguns métodos diagnósticos podem ser usados como adjuvantes na avaliação, como a obtenção de níveis de creatinofosfoquinase (CPK), em razão do risco de evolução do quadro para rabdomiólise. Há mecanismos para aferição da pressão intracompartimental, sendo o mais conhecido o mecanismo de monitor Stryker; contudo, não é habitual o seu uso, bem como seu achado isolado não gera alteração de conduta. A pressão intracompartimental considerada normal é até 30 mmHg; contudo, se estiver abaixo disso e com sinais de comprometimento compartimental, devemos manejar ativamente o paciente, bem como, caso esteja acima daquele valor, mas sem sinais clínicos, pode-se tomar conduta expectante atenta.

O tratamento definitivo da síndrome compartimental é a fasciotomia, que deve ser realizada o mais precocemente possível. O atraso no tratamento em poucas horas pode ocasionar dano muscular e neuronal permanente.

Idealmente, deve ser feito pelo ortopedista ou cirurgião vascular, porém, na ausência destes, pode ser feito por outro médico com aptidão, por conta da grave sequela funcional ou mesmo perda do membro que a evolução dessa síndrome pode causar.

RABDOMIÓLISE

A rabdomiólise é a síndrome clínica decorrente da lesão muscular com consequente extravasamento intravascular de componentes intracelulares, marcadamente potássio e mioglobina. A clínica clássica é:

- Fraqueza muscular.
- Elevação de CPK (valores específicos são questionáveis pela literatura).
- Urina escura (decorrente da mioglobinúria).

A despeito da apresentação clássica, metade dos pacientes não se apresenta com todos os sinais e sintomas. Dessa forma, um paciente com causa provável e elevação de CPK acima de 10 vezes o limite superior da normalidade pode ser manejado como portador de rabdomiólise. A CPK eleva-se a partir de 12 horas do trauma, mantendo a tendência a elevar-se a despeito de cessado o trauma por 2 a 3 dias, atingindo um platô e começando a cair após 3 a 5 dias.

Na confirmação do quadro, deve-se vigiar a função renal e o perfil ácido-base e eletrolítico do paciente, incluindo sódio, potássio, magnésio, fósforo e potássio séricos. A hipocalcemia é um achado usual no quadro inicial da rabdomiólise, por conta da deposição desse eletrólito no intracelular dos miócitos lesados. Devem-se também vigiar disfunções orgânicas e de coagulação do paciente. Ainda que possa evoluir com lesão hepática aguda, a elevação das transaminases pode se dar pela própria lesão muscular, devendo levar em conta as provas de função hepática.

Nos pacientes com quadro confirmado, deve-se hidratar vigorosamente, salvo exceções específicas. A proposição inicial é de 1 a 2 L de salina em *bolus*, seguida da infusão contínua suficiente para obtenção de diurese de 200 a 500 mL/h; o mecanismo proposto envolve o aumento da produção de urina diluindo a mioglobina liberada pelo músculo, reduzindo efeito tóxico do metabólito[9-12]. A despeito da ausência de estudo demonstrando superioridade entre as salinas, há predileção pelas balanceadas, como o Ringer lactato, em razão de sua menor tendência à acidose metabólica hiperclorêmica. As demais medidas por vezes propostas, como diurético de alça e alcalinização da urina, não possuem evidência de melhora no desfecho dos pacientes e devem ser evitadas. Da mesma forma, não há evidência de redução da evolução do risco de progressão da rabdomiólise para lesão renal aguda.

REFERÊNCIAS

1. Brown MJV, Falat C. Rhabdomyolysis. In: Mattu A, Swadron S (ed.). CorePendium. Burbank: CorePendium, 2022.
2. Filomeno LTB, Carelli CR, da Silva NCLF, Barros Filho TEPB, Amatuzzi MM. Embolia gordura: uma revisão para a prática ortopédica atual. Acta Ortopédica Brasileira. 2005;13(5):196-208.
3. Garfinkel E, Margolis A. Field amputation. In: Mattu A, Swadron S (ed.). CorePendium. Burbank: CorePendium, 2022.
4. Geiderman JM, Katz D. Princípios gerais das lesões ortopédicas. In: Hockberger RS, Gausche-Hill M, Bakes K, Baren JM, Erickson TB, Jagoda AD, Kaji AH, VanRooyen M, Zane RD (ed.). Rosen's Medicina de Emergência: conceitos e prática. Rio de Janeiro: Elsevier, 2019. p.823-66.
5. Haight S, Le NN. Tutorial: Ultrasound for bone injuries. In: Mattu A, Swadron S (ed.). CorePendium. Burbank: CorePendium, 2023.
6. Hitchner L. Extremity compartment syndrome. In: Mattu A, Swadron S (ed.). CorePendium. Burbank: CorePendium, 2021.
7. Ibiapina SLC, Linhares JPT, Cavalcante JCC, Rezende LGRA. Manejo de fraturas expostas decorrentes de trauma: revisão de literatura. Arch Health Invest. 2022;11(5):858.
8. Lourenço PRB, Franco JS. Atualização no tratamento das fraturas expostas. Rev Bras Ortopedia. 1998;33(6):436-46.
9. Marchiori E, Hochhegger B, Zanetti G. Fat embolism syndrome causing a crazypaving pattern on CT. J Bras Pneumologia. 2023;49(3):e20230149.
10. Nickson C. Extremity injuries. Life in the fastlane, 2020.
11. Paccola CA. Fraturas expostas. Rev Bras Ortopedia. 2001;36(8): 283-91.
12. Rocha KNS, Delicato LS, de Oliveira NHG, Bernardinho FP, de Oliveira AL, Katayama GY, Shimazaki V, Almim ACMA. Princípios gerais de gerenciamento de fraturas: Complicações precoces e tardias. Braz J Health Rev. 2022;5(1):302-2014.

7

Trauma no paciente idoso

Mariana Pessini
Lucas Oliveira J. e Silva
Alice Eloisa Szlachta
Ariane Coester

PONTOS PRINCIPAIS

- Um paciente que apresenta queda da própria altura secundária a uma síncope deve receber uma avaliação específica para essa queixa,
- O exame do estado mental em idosos pode ser dificultado por comorbidades prévias como demência, comprometimento cognitivo e sequelas neurológicas de acidente vascular cerebral prévio.
- A consulta neurocirúrgica precoce é indicada para avaliar a necessidade e a utilidade da monitorização cirúrgica da pressão intracraniana (PIC) e da descompressão

INTRODUÇÃO

Os idosos representam uma parcela cada vez maior da população mundial. No Brasil, a população com mais de 60 anos cresceu 18% em 5 anos, chegando à marca de 30,2 milhões de indivíduos em 2017[1,2]. De modo geral, considera-se trauma geriátrico o que acomete pessoas com 65 anos ou mais, embora muitas vezes haja discrepância entre idade e capacidade fisiológica do paciente. Os traumas mais prevalentes nessa população são os de cinemática mais leve, como a queda da própria altura, e apresentam morbidade e mortalidade importantes, embora a principal causa de mortalidade seja decorrente de acidente automobilístico. Nessa população, as quedas cursam principalmente com traumatismo cranioencefálico (TCE) e fraturas ósseas, sendo a fratura de quadril/fêmur a mais prevalente. Essas lesões têm como consequências a piora da mobilidade, distúrbios depressivos e perda da independência, entre outros[3].

A fisiopatologia do envelhecimento associada às comorbidades e ao uso de medicações contínuas atenua os mecanismos compensatórios do estresse pós-trauma, aumentando o risco de instabilidade hemodinâmica sem alterações precoces de sinais vitais. Esse mecanismo pode retardar o diagnóstico de lesões potencialmente fatais e aumentar os riscos de complicações durante o tratamento e a recuperação. Por esses motivos, é fundamental que o emergencista esteja ciente das peculiaridades do trauma no paciente idoso para realizar o manejo adequado.

ALTERAÇÕES FISIOPATOLÓGICAS DO ENVELHECIMENTO E RESPOSTA AO TRAUMA

O envelhecimento causa alterações na postura, no equilíbrio, na força motora, na coordenação e no tempo de reação, deixando os idosos mais suscetíveis a traumas e, principalmente, a quedas[2,3]. Com a idade, a diminuição do volume cerebral aumenta a mobilidade do cérebro dentro do crânio e a tensão nos vasos sanguíneos que passam do cérebro para os seios durais, tornando-os mais suscetíveis a cisalhamento. Essa atrofia também faz com que ocorra um aumento do espaço livre intracraniano, permitindo um acúmulo maior de sangue antes do aparecimento de sinais ou sintomas neurológicos. Além disso, independentemente de doenças coronarianas, ao longo dos anos os miócitos perdidos são substituídos por células de colágeno, o que causa uma diminuição da contratilidade e da complacência miocárdica reduzindo, consequentemente, o débito cardíaco. A deterioração do sistema de condução cardíaco leva a bloqueios de ramo, à fibrilação atrial e à diminuição da frequência cardíaca máxima. O coração do idoso tem uma diminuição da resposta cronotrópica a catecolaminas e é dependente da pré-carga[4]. Esses fatores resultam em menor resposta à hemorragia, ocasionando alterações menos bruscas na frequência cardíaca e na pressão arterial. O avanço da idade também causa redução da complacência da caixa torácica, da força dos músculos respiratórios e da capacidade de troca gasosa, o que diminui a capacidade do paciente de compensar traumas torácicos. A resposta à hipoxemia pode cair 50%, de tal forma que o paciente pode entrar em insuficiência ventilatória sem sinais de sofrimento ventilatório significativo[5]. O declínio da função renal relacionado com a idade deixa os pacientes mais suscetíveis à desidratação e à lesão renal aguda[5].

ATENDIMENTO PRÉ-HOSPITALAR

No ambiente pré-hospitalar, a taxa de subtriagem é maior em pacientes idosos acima de 65 anos. Estudos demonstraram maior mortalidade em pacientes vítimas de trauma quando maiores de 70 anos, sendo considerado um bom ponto de corte para atendimento em centros de referência em trauma. É fundamental reduzir o limiar de gravidade, guiando o atendimento inicial para essa faixa etária[6]. Durante o transporte, pode ser necessário o uso de acolchoamento na maca, pelo risco aumentado de lesões por pressão.

HISTÓRIA E ESCALAS DE FRAGILIDADE

É imprescindível obter as informações sobre o mecanismo do trauma, preferencialmente de mais de uma fonte, como acompanhantes ou equipe que presenciou o ocorrido. A história e a sintomatologia imediatamente antes também auxiliam a guiar o manejo em cada cenário. Um paciente que apresenta queda da própria altura secundária a uma síncope deve receber uma avaliação específica para essa queixa, tornando-se um paciente diferente do que apresenta o mesmo trauma por desequilíbrio, por exemplo.

Além disso, é necessário obter informações sobre história médica pregressa e medicações de uso contínuo, porque diversos medicamentos podem precipitar distúrbios metabólicos, arritmias cardíacas e sonolência. Medicamentos como digoxina, betabloqueadores e bloqueadores dos canais de cálcio comprometem a taquicardia que acontece em resposta às catecolaminas e, consequentemente, a capacidade do organismo de compensar a hemorragia, tornando a taquicardia um preditor não confiável de hipovolemia[7].

Os fatores de risco relacionados ao trauma podem ser visualizados na Tabela 1. Investigar a causa da queda pode revelar patologias e/ou prevenir traumas futuros. Deve-se suspeitar de abuso e negligência em pacientes com má higiene, úlceras de decúbito não tratadas, lesões não compatíveis com o mecanismo do trauma e lesões em vários estágios de cicatrização.

A diminuição da reserva fisiológica e da resistência a estressores no idoso vem sendo denominada fragilidade.

TABELA 1 Fatores contribuintes para lesões em idosos[4]

Condições médicas crônicas	Fatores ambientais	Condições médicas agudas	Outros
Osteoartrite	Tapetes	Síncope	Idade avançada
Osteoporose	Iluminação	Arritmias	Sexo feminino
Acidente vascular cerebral	Escadas	Acidente vascular cerebral	Uso de álcool ou drogas
Cardiopatia isquêmica	Banheiras/boxe do banheiro	Acidente isquêmico transitório	Abuso de idosos
Anemia	Tipo de calçados	Infarto agudo do miocárdio	
Diabetes mellitus	Chão desnivelado	Convulsões	
Hipertensão arterial sistêmica	Clima	Lesão renal aguda	
Distúrbios hidroeletrolíticos	Bengalas	Infecções	
Redução da acuidade visual		Hipoglicemia	
Depressão		Aneurisma de aorta abdominal	
Polifarmácia		Uso de medicações novas	
Doença de Parkinson		Desidratação	
Demência		Fraturas agudas	
		Lesões autoprovocadas	

A fragilidade clínica do paciente prévia ao evento externo é um excelente preditor de morbidade e pode ser aferida com ferramentas como o Índice de Fragilidade Específica do Trauma (*Trauma-Specific Frailty Index* – TSFI), discriminada na Tabela 2, e o Escore de Fragilidade de Rockwood/Escala de Fragilidade Clínica (*Rockwood Frailty Score* – RFS), representada na Figura 1[5-8].

AVALIAÇÃO E MANEJO INICIAL

A avaliação inicial do trauma no idoso deve seguir a mesma sistemática de outros adultos, porém com nuances específicas que consideram as alterações fisiológicas de base do idoso. Quando se pensa no manejo da via aérea em paciente idoso, deve-se buscar ativamente anomalias que possam prejudicar a intubação e técnicas de resgate de via aérea difícil, como a limitação da abertura bucal e a tendência de os lábios e a mucosa oral serem ressecados e, consequentemente, mais friáveis. Também se deve atentar à presença de cicatrizes de cirurgia cervical, radiação ou tumores cervicais, que distorcem a anatomia e podem tornar tanto a intubação como a cricotireoidostomia mais complexas, bem como o uso de anticoagulantes, por aumentar o risco de sangramento durante a manipulação da via aérea[7-9]. Deve-se avaliar se há prótese dentária e, nos casos positivos, avaliar se não está obstruindo a via aérea.

A ventilação pode ser dificultada em pacientes que não possuem dentes, de tal forma que dentaduras intactas devem ser mantidas na cavidade oral caso ventilação com bolsa-válvula-máscara seja necessária e retiradas somente no momento da intubação orotraqueal. Sempre que disponível, recomenda-se o uso de videolaringoscopia, pois a laringoscopia direta é mais difícil em idosos

TABELA 2 Índice de Fragilidade Específica do Trauma (TSFI)

Comorbidades					
História de câncer	Sim (1)	Não (0)			
História de doença coronariana	Infarto agudo do miocárdio (1)	Cirurgia de revascularização do miocárdio (0,75)	Intervenção coronária percutânea (0,5)	Medicação (0,25)	Não (0)
Demência	Severa (1)	Moderada (0,5)	Leve (0,25)	Não (0)	
Atividades diárias					
Ajuda com autocuidado	Sim (1)	Não (0)			
Ajuda com lidar com dinheiro	Sim (1)	Não (0)			
Ajuda com tarefas em domicílio	Sim (1)	Não (0)			
Ajuda com higiene após ir ao banheiro	Sim (1)	Não (0)			
Ajuda para caminhar	Cadeira de rodas (1)	Andador (0,75)	Bengala (0,5)	Não (0)	
Atitude com saúde					
Sentimento de menor utilidade	Maior parte do tempo (1)	Às vezes (0,5)	Nunca (0)		
Sentimento de tristeza	Maior parte do tempo (1)	Às vezes (0,5)	Nunca (0)		
Sentimento esforço para fazer tudo	Maior parte do tempo (1)	Às vezes (0,5)	Nunca (0)		
Queda	Último mês (1)	Presente, mas não no último mês (0,5)	Nenhuma (0)		
Sentimento de solidão	Maior parte do tempo (1)	Às vezes (0,5)	Nunca (0)		
Função					
Atividade sexual	Sim (0)	Não (1)			
Nutrição					
Albumina	< 3 (1)	> 3 (0)			
Pontuação final: 15 (se > 0,25 = frágil)					

Fonte: adaptada de Hamidi et al., 2019[7].

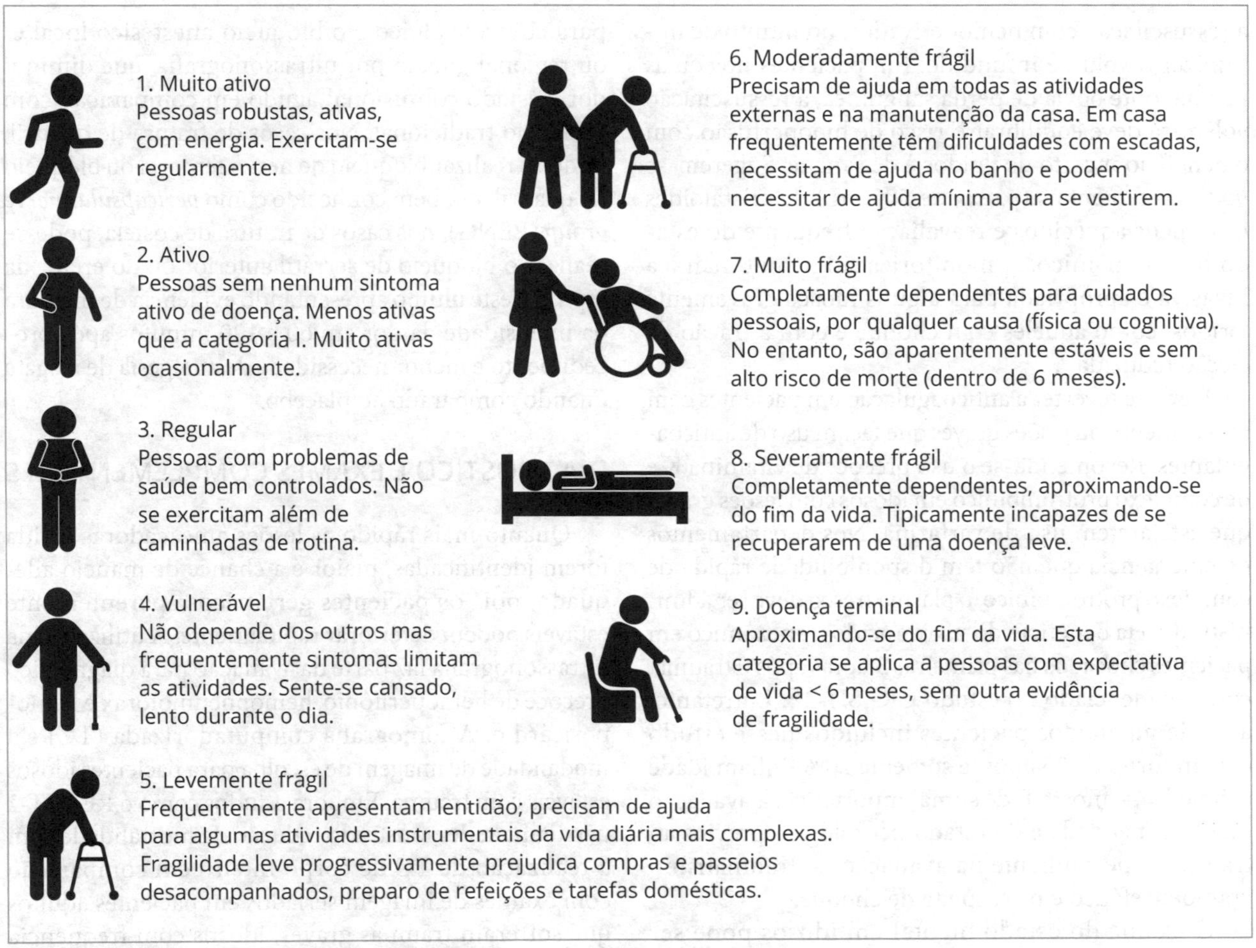

FIGURA 1 Escore de Fragilidade Clínica/Escala de Fragilidade de Rockwood.
Fonte: Hamidi, 2019[7].

em razão da mobilidade cervical limitada e da menor mobilidade na articulação temporal mandibular[10,12]. Pacientes idosos podem apresentar respostas atenuadas à hipóxia, à hipercapnia e à acidose metabólica. Um padrão ventilatório com frequência respiratória abaixo de dez incursões por minuto se associa a maior mortalidade. Além disso, é importante salientar que o trauma torácico cursa com maiores índices de complicação quando comparado aos pacientes mais jovens[13].

O padrão circulatório e a avaliação do choque em pacientes idosos costumam ser mais difíceis de se reconhecer, uma vez que sinais vitais "normais" não excluem lesões significativas. Frequência cardíaca acima de 90 batimentos por minuto e pressão arterial sistólica menor que 110 mmHg já estariam associadas com aumento da mortalidade. Além disso, pela alta prevalência de hipertensão arterial sistêmica na população idosa, sinais vitais na faixa da normalidade podem representar hipotensão relativa, sendo que uma queda de 30 mmHg na pressão em relação à pressão basal do paciente também pode ser um sinal de instabilidade. O uso corriqueiro de betabloqueadores pode gerar mudanças na frequência cardíaca basal e atenuar uma resposta de taquicardia reflexa ao choque hipovolêmico[14]. Tendo isso em vista, é necessário buscar outros sinais de choque mais sutis, como, por exemplo: confusão leve, sonolência, agitação, taquipneia, enchimento capilar retardado e baixo débito urinário (menos sensível para avaliar perfusão renal em idosos), que podem refletir choque precoce. Na avaliação inicial de choque, também é necessário o uso de exames laboratoriais, especialmente lactato e gasometria para medida do excesso de base.

O tratamento do choque hipovolêmico no idoso deve levar em consideração distúrbios cardíacos e renais preexistentes passíveis de limitar o volume de cristaloide a ser infundido, havendo uma tendência na literatura de fazer a expansão volêmica de forma mais cautelosa para prevenir sobrecarga hídrica, edema pulmonar e insuficiência respiratória. Por esse motivo, sempre que o idoso apresentar sangramento significativo, sinais de instabilidade hemodinâmica ou de lesões significativas (p. ex., fratura pélvica instável), deve-se optar por iniciar a ressuscitação com hemoderivados, no intuito de minimizar o volume infundido. Em pacientes nos quais não há fonte óbvia de perda sanguínea, a ressuscitação volêmica deve equilibrar o risco de hipoperfusão com o benefício incerto de fluidos e de sangue. Sugerem-se *bolus* incrementais (p. ex., de 500 mL) de cristaloides isotônicos aquecidos e reavaliação frequente do estado hemodinâmico. A monitorização hemodinâmica invasiva é apropriada para alguns idosos gravemente feridos, como aqueles com choque e com a fração de ejeção reduzida[10].

Deve-se reverter a anticoagulação em pacientes com sangramento ou lesões graves que façam uso de anticoagulantes. Recomenda-se o uso precoce de vitamina K e de complexo protrombínico em idosos com lesões graves que estejam em uso de varfarina. Nos departamentos de emergência que não têm disponibilidade rápida de complexo protrombínico, o plasma fresco deve ser administrado. Há benefício do uso de ácido tranexâmico em pacientes chocados nas primeiras 3 horas após o trauma, como evidenciado no estudo CRASH-2[22]. Entretanto, a idade média dos pacientes incluídos nesse estudo era em torno de 35 anos, e somente 20% tinham idade acima de 44 anos[22]. É de suma importância a avaliação da funcionalidade e do estado neurológico prévios ao trauma, especialmente na avaliação de traumatismo cranioencefálico e na suspeita de choque.

O exame do estado mental em idosos pode ser dificultado por comorbidades prévias como demência, comprometimento cognitivo e sequelas neurológicas de acidente vascular cerebral prévio. O *delirium* pode ser a causa de lesões traumáticas, como quedas, ou surgir como consequência delas. Nesse contexto, é importante não atribuir alterações do estado mental somente como prévias.

Idosos apresentam a percepção da dor reduzida e, muitas vezes, têm dificuldade em explicar suas queixas, o que aumenta o risco de lesões ocultas, exigindo do emergencista uma avaliação secundária minuciosa. O controle da dor pode ser realizado conforme protocolos institucionais locais ou a experiência do emergencista, podendo ser iniciado com analgesia simples e, nos casos de dor significativa, sugere-se o uso de fentanil, pelo menor risco de hipotensão, em comparação aos outros medicamentos da mesma classe, considerando-se os princípios do uso seguro dessa medicação. A associação de anti-inflamatório não esteroide pode ser necessária para um manejo álgico adequado inicial, mas deve-se evitar o uso prolongado, pelo risco de comprometimento da função renal e complicações gastrointestinais[16]. O controle inadequado da dor aumenta o risco de *delirium* e de morbidade relacionada com o trauma. Uma estratégia que vem crescendo no departamento de emergência para controle álgico é o bloqueio anestésico local e/ou regional guiado por ultrassonografia, que diminui dor e estado confusional agudo em comparação com o manejo tradicional. Nos casos de fratura de quadril, pode-se realizar bloqueio de nervo femoral ou bloqueio do quadril, também conhecido como *pericapsular nerve group* (PENG); nos casos de fratura de costela, pode-se realizar o bloqueio de serrátil anterior ou do eretor da espinha, este último apresentando evidência de melhora da intensidade da dor em 60 e 120 minutos após procedimento e menor necessidade de analgesia de resgate quando comparado ao placebo.

DIAGNÓSTICO E EXAMES COMPLEMENTARES

Quanto mais rápido as lesões ameaçadoras à vida forem identificadas, maior é a chance de manejo adequado, pois os pacientes geriátricos aparentemente estáveis podem deteriorar rapidamente. A utilização da ultrassonografia faz parte da avaliação para diagnóstico precoce de hemoperitônio, hemopneumotórax e hemopericárdio. A tomografia computadorizada (TC) é a modalidade de imagem de escolha para pacientes idosos estáveis com trauma. Embora estudos como o REACT-2 não tenham demonstrado redução da mortalidade com a realização de TC de corpo inteiro em comparação com exames de imagem seriados em pacientes adultos que sofreram traumas graves, idosos com frequência apresentam lesões potencialmente graves oligossintomáticas ou ocultas. Nesse sentido, deve-se considerar um limiar menor para a realização da TC de corpo inteiro no contexto de traumas graves na população idosa, sem maiores consequências relativas ao efeito a longo prazo da radiação recebida.

Em relação ao uso de contraste, pacientes com trauma abdominal se beneficiam da TC contrastada para aumentar a sensibilidade do exame. Estudos recentes não corroboram a existência da associação entre uso de contraste e subsequente nefropatia com a utilização dos novos contrastes[15-19].

Acidose metabólica, déficit de base e lactato são marcadores de hipoperfusão e preditores de gravidade no trauma em idosos. O aumento do lactato está relacionado com o aumento dos dias de internação e a mortalidade. Déficit de base moderado (–6 a –9) também está associado a maior mortalidade. Considerando que o uso de anticoagulantes e antiagregantes aumenta a probabilidade e a gravidade da hemorragia, devem-se solicitar provas de coagulação para avaliação de discrasias sanguíneas.

Em pacientes com história de permanência prolongada na cena é importante a solicitação de eletrólitos e creatinofosfoquinase para identificação de desidratação e rabdomiólise. Também é fundamental a solicitação da função renal para avaliar comorbidades prévias.

Nos casos com suspeita de causa cardiológica que possa ter precipitado o trauma, como infarto agudo do miocárdio, síncope ou arritmias, é fundamental a solicitação de eletrocardiograma e troponina.

TRAUMAS ESPECÍFICOS

Trauma cranioencefálico no idoso

A idade é um preditor de morbidade e mortalidade independente em pacientes com TCE moderado ou grave. Alterações sutis no estado mental, como confusão e diminuição do estado de alerta, ou sintomas como dor de cabeça podem ser os únicos sinais de TCE. A responsividade pupilar anormal ou a função motora devem levantar preocupações quanto à hemorragia intracraniana significativa. Nenhuma combinação de características históricas e achados físicos demonstrou predizer de forma confiável a ausência de lesões intracranianas na população idosa de trauma.

Atualmente, é recomendada a realização de TC de crânio para todos os pacientes com trauma cranioencefálico com idade igual ou maior que 65 anos, independentemente da presença de outros fatores de risco. Essa conduta é tomada, porque foram considerados como fatores de risco independente na elaboração de escores de tomada de decisão amplamente usados, como *National Emergency X-Radiography Utilization Study* (NEXUS) e Critério de TC de Crânio do Canadá, sem maior detalhamento de dados ou estudo específico para essa faixa etária. Recentemente, Wit et al.[18], em um estudo de coorte canadense, avaliou a incidência de sangramento intracraniano e suas variáveis clínicas em pacientes idosos que sofreram quedas, evidenciando incidência de 5% em um ano e não encontrando associação significativa entre o uso de antiagregantes plaquetários ou anticoagulantes e a hemorragia intracraniana, reforçando a mesma informação encontrada em estudos anteriores[18].

O hematoma subdural é o tipo de lesão mais prevalente no TCE e o tratamento inclui cuidados de suporte, rápida reversão da anticoagulação e avaliação para intervenção cirúrgica descompressiva. Os cuidados de suporte visam evitar a hipóxia cerebral e a hipoperfusão, que são preditores significativos de desfechos adversos. A prevenção da hipoperfusão cerebral requer monitoramento rigoroso dos parâmetros hemodinâmicos, incluindo pressão arterial e débito urinário, e os pacientes podem se beneficiar da monitorização hemodinâmica invasiva.

A consulta neurocirúrgica precoce é indicada para avaliar a necessidade e a utilidade da monitorização cirúrgica da pressão intracraniana (PIC) e da descompressão. As diretrizes atuais para o manejo da PIC não foram estudadas em idosos com TCE. A administração imediata do complexo protrombínico está associada a uma reversão mais rápida e a menor crescimento do hematoma do que a vitamina K e o plasma fresco em pacientes em uso de varfarina. Em pacientes com TC normal e em uso de varfarina, é prudente realizar TC de controle após 24h, uma vez que 1 a 8% desses pacientes podem apresentar sangramento tardio.

Pacientes idosos que sofreram TCE podem ser liberados para o domicílio após uma TC de crânio negativa para sangramento e INR normal, desde que acompanhados por um responsável no momento da alta e com orientações de observação em domicílio por 24 horas.

Trauma raquimedular no idoso

Idosos são mais propensos a sofrer lesões de coluna vertebral em razão das alterações ósseas degenerativas, que elevam a incidência de fraturas vertebrais, lesões de discos intervertebrais e de lesões medulares, mesmo em traumas com cinemáticas leves. Um mecanismo importante de lesão é a hiperextensão cervical, e o local mais comum de fratura é na articulação de C1 e C2. Essa população apresenta maior risco de lesão medular (LM) pela maior prevalência de achados como estenose medular, cifose cervical ou estenose do canal vertebral, e as manifestações neurológicas podem ser quadros clínicos incompletos de mielopatia. A estenose do canal vertebral e a consequente compressão medular manifestam-se clinicamente como mielopatia (comprometimento da coordenação, marcha, função intestinal ou vesical e motor) ou função sensorial, ou ambas. Pacientes geriátricos com lesões vertebrais e LM são mais propensos a sofrer lesões neurológicas incompletas de menor gravidade do que pacientes mais jovens, e apresentam maior risco de LM sem anormalidades radiográficas óbvias.

As ferramentas para decisão da realização de exame de imagem em pacientes com lesões cervicais – o *Canadian Cervical Spine Rule* e o NEXUS – não possuem sensibilidade e/ou especificidade adequadas para excluir lesões cervicais em pacientes com idade acima de 65 anos; no NEXUS, pacientes com 65 anos ou mais tinham risco relativo de 2,1 (IC, 1,8–2,6) para lesão significativa da coluna cervical[16-19]. Outros estudos mostraram que apenas 45% dos pacientes idosos com fraturas da coluna cervical apresentaram dor na coluna cervical ao exame; portanto, a ausência de dor não pode ser usada para descartar lesão da coluna cervical em pacientes mais velhos, tornando o uso de TC necessário para exclusão de lesões cervicais nessa população[13-18]. Além disso, diversos casos de TCE contuso possuem trauma cervical associado, sendo razoável realizar TC de cervical além da TC de crânio nesses pacientes.

Caso haja fratura na coluna cervical, está indicada a realização de TC de toda a coluna vertebral. Os principais tipos de lesões medulares são: síndrome medular central (relacionada com a hiperextensão com estenose do canal, caracterizando-se por fraqueza desproporcionalmente maior nos braços), lesões por distração cervical em extensão (relacionada com a hiperextensão com redução da amplitude de movimento cervical, resultando em movimento antes não presente, com compressão de raízes nervosas ou lesão medular grave) e fraturas do odontoide (relacionada com o impacto na cabeça e com sintomatologia variando do local de fratura da C2).

É indicada imobilização com colar rígido na fratura de odontoide e na síndrome medular central, podendo esta última ter indicação de descompressão cirúrgica de emergência. No caso da lesão por distração cervical em extensão, é considerada instável e necessita de fixação cirúrgica.

As fraturas de coluna toracolombar também são prevalentes do trauma nessa população, estando relacionadas com a presença de osteoporose. As principais localizações são em T7-T8 e T12-L1, e o método diagnóstico de imagem de escolha é a TC.

Trauma torácico no idoso

A lesão mais comum no trauma torácico do idoso é a fratura de costelas, estando relacionada com maior morbidade e pior prognóstico quando comparada a outras lesões intratorácicas, sendo a mortalidade proporcional ao número de costelas fraturadas. Mais da metade dos casos de fratura de costela é decorrente de quedas. Esse tipo de lesão apresenta pior desfecho clínico por estar associada à contusão pulmonar seguida do desenvolvimento de processo infeccioso. A chance de óbito após fratura de costelas é cinco vezes maior na população idosa em comparação com jovens, e isso se dá provavelmente pela capacidade reduzida do idoso de compensar as lesões. Nesse sentido, a TC de tórax é útil para estimar a extensão da lesão pulmonar que, às vezes, não é evidente na radiografia simples[20].

A dor das fraturas de costelas pode levar à ventilação superficial, imobilização e atelectasia, que aumentam o risco de pneumonia. Pacientes geriátricos com dor intensa decorrente de fraturas de costelas devem ser hospitalizados para controle álgico de forma adequada e segura. A tolerância diminuída ao uso de opioides nos idosos pode levar à hipoventilação, hipotensão e a alterações neurológicas, e devem-se considerar outras analgesias potentes, como os bloqueios periféricos (serrátil ou eretor da espinha) guiados por ultrassonografia. Em traumas torácicos graves com múltiplas fraturas de costelas ou contusões pulmonares, o paciente pode necessitar de tratamento na UTI, sendo importante considerar a intubação precoce por predição de curso clínico desfavorável e a terapia pulmonar.

Trauma abdominal no idoso

Como já citado, o exame físico no idoso não é confiável, o que justifica baixar o limiar para solicitar exames de imagem. A Avaliação Focada Estendida com Ultrassonografia no Trauma (E-FAST) tem papel essencial na avaliação primária do trauma no idoso, identificando a presença de líquido livre na cavidade abdominal. Mesmo que o exame físico inicial não sugira alterações, é importante manter a suspeição de lesões, principalmente nos traumas pélvicos e nas fraturas de costelas baixas. Estando estável hemodinamicamente, é indicada a TC de abdome, a qual deve ser contrastada para melhor avaliação de possíveis sangramentos com curso ativo e lesões em órgãos sólidos.

Apesar de haver menos evidências do que na população adulta, há uma tendência atual em realizar tratamento não operatório (TNO) em lesões de órgãos sólidos em idosos, principalmente em trauma esplênico, que tem taxas de sucesso entre 62 e 85% quando a lesão é grau I ou II. Lesões esplênicas grau III são mais propensas a falha do tratamento não operatório, e aquelas de graus IV e V têm indicação cirúrgica. O TNO também pode ser indicado em traumas hepáticos em idosos, semelhante ao tratamento no adulto, porém ainda há necessidade de mais estudos corroborando essa indicação.

Trauma pélvico e de quadril no idoso

As fraturas de pelve e quadril estão entre as lesões mais prevalentes no trauma de idosos, e a mortalidade geral varia de 9 a 30% em 1 ano. Estão relacionadas com alta morbidade, longos períodos de imobilidade e de reabilitação, além de aumento da fragilidade, redução significativa da funcionalidade pós-trauma e maior índice de institucionalização. Isso é reflexo das alterações fisiopatológicas já citadas, que acarretam fraturas, muitas vezes instáveis, em trauma com mecanismos de baixa intensidade, como quedas da própria altura.

A radiografia de quadril (sensibilidade de aproximadamente 90%) deve ser realizada o mais breve possível, de preferência na sala de trauma, em razão do alto risco de rápida evolução desfavorável[21]. Entretanto, esse método de imagem pode não identificar fraturas posteriores, sendo a TC de pelve e quadril um método mais sensível. A literatura ainda traz que em casos de persistência dos sintomas a despeito dos exames já citados serem negativos, está indicada a ressonância de pelve, por conta de sua maior sensibilidade. A sensibilidade da TC é menor nos pacientes com fraturas sem deslocamento, que são mais frequentes em pacientes com fatores de risco para osteoporose e quedas da própria altura. Aqueles com fraturas significativas devem ser submetidos à angiografia, mesmo na ausência de instabilidade hemodinâmica.

O tratamento das fraturas pélvicas consiste em monitorização hemodinâmica, ressuscitação com hemoderivados quando necessário, estabilização da fratura com envoltório ou fixação externa e controle do sangramento, com consideração de embolização para tratamento de hemorragia retroperitoneal. Para manejo da dor, pode ser feito bloqueio periférico guiado por ultrassonografia, conforme citado na seção "Avaliação e manejo inicial". O tempo cirúrgico ideal para abordagem da fratura de fêmur em idosos permanece controverso na literatura, mas a recomendação atual é de operar dentro de 24 a 48 horas da admissão hospitalar.

Trauma de extremidades no idoso

As lesões de extremidades mais comuns são as fraturas, principalmente as de rádio distal (fraturas de Colles), as de úmero proximal e as de cotovelo. Essas fraturas geralmente estão associadas com quedas e osteoporose.

CONSIDERAÇÕES DE FIM DE VIDA

Os emergencistas são confrontados com decisões difíceis em relação ao prognóstico, à efetividade do cuidado agressivo e às decisões de fim de vida no trauma geriátrico. Pacientes mais velhos com trauma têm um prognóstico uniformemente pior do que adultos. No entanto, a lesão inicial no DE não prediz perfeitamente o prognóstico a longo prazo de um paciente.

Embora a idade isoladamente não seja uma indicação para suspender o tratamento agressivo, medidas de conforto podem ser mais apropriadas quando o prognóstico for ruim e os objetivos do cuidado do paciente são conhecidos. Devem-se discutir decisões de fim de vida, como intubação, ressuscitação cardiopulmonar, transferência e cirurgia, com pacientes, familiares, cuidadores e consultores cirúrgicos.

ACOMPANHAMENTO

Avaliação por equipes especializadas em cada tipo de trauma, em um centro de trauma de referência, além de uma equipe de geriatria, está relacionada com menor morbidade em idosos. Em casos com indicação de UTI, a admissão breve reduz a mortalidade. Deve-se considerar manter em observação ou internar pacientes que necessitam de otimização de analgesia ou que possuem exames alterados mesmo que tenham aparentemente sinais vitais normais em um primeiro momento. A perda da qualidade de vida após o trauma costuma ser marcante em pacientes idosos, aproximadamente a metade deles após internação acaba sendo institucionalizada.

REFERÊNCIAS

1. Caterino JM, Valasek T, Werman HA. Identification of an age cutoff for increased mortality in patients with elderly trauma. Am J Emerg Med. 2010;28(2):151-8.
2. Jiang L, Zheng Z, Zhang M. The incidence of geriatric trauma is increasing and comparison of different scoring tools for the prediction of in-hospital mortality in geriatric trauma patients. World J Emerg Surg. 2020;15(1):59.
3. Atinga A, Shekkeris A, Fertleman M, Batrick N, Kashef E, Dick E. Trauma in the elderly patient. Br J Radiol. 2018;91(1087):20170739.
4. Aschkenasy MT, Rothenhaus TC. Trauma and falls in the elderly. Emerg Med Clin North Am. 2006;24(2):413-32, vii.
5. Martin JT, Alkhoury F, O'Connor JA, Kyriakides TC, Bonadies JA. 'Normal' vital signs belie occult hypoperfusion in geriatric trauma patients. Am Surg. 2010;76(1):65-9.
6. Uribe-Leitz T, Jarman MP, Sturgeon DJ, Harlow AF, Lipsitz SR, Cooper Z, et al. National study of triage and access to trauma centers for older adults. Ann Emerg Med. 2020;75(2):125-35.
7. Hamidi M, Haddadin Z, Zeeshan M, Saljuqi AT, Hanna K, Tang A, et al. Prospective evaluation and comparison of the predictive ability of different frailty scores to predict outcomes in geriatric trauma patients. J Trauma Acute Care Surg. 2019;87(5):1172-80.
8. Boulton AJ, Peel D, Rahman U, Cole E. Evaluation of elderly specific pre-hospital trauma triage criteria: a systematic review. Scand J Trauma Resusc Emerg Med. 2021;29(1):127.
9. Knudson MM, Lieberman J, Morris JA Jr, Cushing BM, Stubbs HA. Mortality factors in geriatric blunt trauma patients. Arch Surg. 1994;129(4):448-53.
10. Gioffrè-Florio M, Murabito LM, Visalli C, Pergolizzi FP, Famà F. Trauma in elderly patients: a study of prevalence, comorbidities and gender differences. G Chir. 2018;39(1):35-40.
11. Brooks SE, Peetz AB. Evidence-based care of geriatric trauma patients. Surg Clin North Am. 2017;97(5):1157-74.
12. Johnson KN, Botros DB, Groban L, Bryan YF. Anatomic and physiopathologic changes affecting the airway of the elderly patient: implications for geriatric-focused airway management. Clin Interv Aging. 2015;10:1925-34.
13. Sadro CT, Sandstrom CK, Verma N, Gunn ML. Geriatric trauma: A radiologist's guide to imaging trauma patients aged 65 years and older. Radiographics. 2015;35(4):1263-85.
14. Kelemen JA, Kaserer A, Jensen KO, Stein P, Seifert B, Simmen HP, et al. Prevalence and outcome of contrast-induced nephropathy in major trauma patients. Eur J Trauma Emerg Surg. 2022;48(2):907-913.
15. Quattromani E, Normansell D, Storkan M, Gerdelman G, Krits S, Pennix C, et al. Oligoanalgesia in blunt geriatric trauma. J Emerg Med. 2015;48(6):653-9.
16. Guay J, Kopp S. Peripheral nerve blocks for hip fractures in adults. Cochrane Database Syst Rev. 2020;11(11):CD001159.

17. Ramesh S, Manu Ayyan S, Rath DP, Melepurakkal Sadanandan D. Efficacy and safety of ultrasound guided erector spinae plane block compared to sham procedure in adult patients with rib fractures presenting to the emergency department: A randomized control trial. Acad Emerg Med. 2023.
18. Wit K, Parpia S, Varner C, Worster A, McLeod S, Clayton N, Kearon C, Mercuri M. Clinical predictors of intracranial bleeding in older adults who have fallen: A cohort study. J Am Geriatr Soc. 2020;68(5):970-976.
19. Banierink H, Ten Duis K, de Vries R, Wendt K, Heineman E, Reininga I, IJpma F. Pelvic ring injury in the elderly: Fragile patients with substantial mortality rates and long-term physical impairment. PLoS One. 2019;14(5):e0216809.
20. O'Connor MI, Switzer JA. AAOS Clinical Practice Guideline Summary: Management of hip fractures in older adults. J Am Acad Orthop Surg. 2022;30(20):e1291-e1296.
21. Raines A, Garwe T, Adeseye A, Benham E, Worrell V, Havron W. Traumatic liver injuries in the elderly as compared to younger adults. J Okla State Med Assoc. 2014;107(11):594-7.
22. Roberts I, Shakur H, Coats T, et al. The CRASH-2 trial: a randomised controlled trial and economic evaluation of the effects of tranexamic acid on death, vascular occlusive events and transfusion requirement in bleeding trauma patients. Health Technol Assess. 2013;17(10):1-79.

8

Trauma na gestação

Juliana Silveira Zanettini

Ana Carolina Bugin

PONTOS PRINCIPAIS

- O aumento da congestão venosa, em especial na pelve e extremidades inferiores, eleva o risco de sangramento retroperitoneal quando o trauma ocorre nestas regiões.
- O atendimento pré-hospitalar no contexto de trauma da paciente gestante deve preconizar os princípios iniciais do atendimento ao politraumatizado.
- A circulação uteroplacentária é altamente sensível aos vasopressores, os quais podem diminuir a perfusão placentária.
- Em casos de descolamento placentário, se o feto estiver vivo e viável, o parto deve ser imediato.

INTRODUÇÃO

A gestação por si só é um período que apresenta alterações anatômicas e fisiológicas muito peculiares, e essas peculiaridades causam impacto direto no manejo do trauma nesse grupo de pacientes. Dentre as mulheres que chegam à emergência por trauma, 1,5% são gestantes, e em 11% dessas a gestação é um achado incidental[1,2].

Algumas fontes estimam que a incidência do trauma grave na gestação pode chegar a 6-8%, chegando a uma taxa de hospitalização de 3-4/1.000 gestantes, com 60% dessas evoluindo para parto[1-3]. O trauma representa a principal causa de mortalidade materna de origem não obstétrica no mundo. As mulheres gestantes sofrem mais traumas graves que as mulheres não gestantes e um risco 1,6 vezes maior de evoluir para morte. Os traumas contusos, incluindo os acidentes automobilísticos e quedas, correspondem a 88 a 92% dos traumas, enquanto os traumas penetrantes chegam a 2 a 7% e as queimaduras a 4% do total[2-5].

Os principais mecanismos de trauma em mulheres gestantes são violência doméstica, acidentes de carro, quedas, traumas penetrantes, homicídios, queimaduras e inalação de substâncias tóxicas. Alguns achados específicos podem ser encontrados em cada um desses mecanismos de trauma.

Nos casos de violência doméstica, são muito comuns os traumatismos cranioencefálicos e os traumas de região de dorso e lombar, com relato de morte fetal, prematuridade, restrição de crescimento fetal, ruptura prematura de membranas e descolamento de placenta.

Nos acidentes de carro (200-300 gestantes/100.000 nascidos vivos), o trauma contuso direto ao feto é incomum, mas pode ocorrer descolamento de placenta, podendo chegar a 40% dos casos de trauma automobilístico grave[2-4]. Nas gestantes com mais de 35 semanas de período gestacional, a ocorrência de trauma esplênico e hepático é mais comum, dada a grande congestão destes órgãos neste período.

As quedas são muito comuns entre as gestantes, devido a um aumento de instabilidade ligamentar nas articulações e, embora frequentes, não conferem grande risco ao feto. Frequentemente, as quedas são da própria altura, e com um predomínio de fraturas de membros inferiores. Podem ocorrer em alguns cenários: nascimento prematuro, descolamento placentário, sofrimento fetal, hipóxia fetal e morte fetal.

Em relação às queimaduras, o impacto irá depender da profundidade e da extensão, e quando a área afetada excede 40%, a mortalidade fetal pode atingir 100%. Vários são os mecanismos envolvidos com queimaduras: injúria térmica direta, injúria pulmonar por inalação, acúmulo de substâncias tóxicas no sangue. A inalação de monóxido de carbono também aumenta a mortalidade fetal, pois ele atravessa livremente a barreira placentária se ligando à hemoglobina fetal e levando à hipóxia tecidual. Nesses casos, deve-se lembrar de oferecer oxigenoterapia a 100% para diminuir a afinidade do CO com a hemoglobina. A inalação de cianeto também é deletéria, e o tratamento, assim como nas mulheres não gestantes, é a administração de hidroxicobalamina.

Os traumas penetrantes (2-3 gestantes/100.000 nascidos vivos), tanto por arma de fogo quanto por arma branca, são incomuns durante a gestação e associados com baixas taxas de mortalidade materna, atribuíveis ao deslocamento das vísceras abdominais. Entretanto, a mortalidade fetal pode atingir 40% como resultado de prematuridade ou de trauma fetal direto.

MUDANÇAS FISIOLÓGICAS DURANTE A GESTAÇÃO

Muitas mudanças fisiológicas durante a gestação podem influenciar no cuidado e no manejo da gestante que sofreu trauma. Em especial, as mudanças do sistema respiratório e cardiovascular ocorrem com o objetivo de aumentar a oferta de oxigênio ao feto.

A principal modificação anatômica ocorre em relação ao crescimento do útero e à modificação do posicionamento dos órgãos intra-abdominais. Quanto à estimativa da idade gestacional e ao posicionamento do útero, podemos estimar que quando o útero se encontra na altura da cicatriz umbilical, a idade gestacional é de 20 semanas; quando se encontra próximo ao rebordo costal, a idade gestacional é de cerca de 34 semanas[3-6].

Algumas dessas mudanças podem simular condições patológicas, causando por vezes confusão durante o atendimento destas pacientes. Elas são decorrentes da influência dos hormônios placentários, do óxido nítrico, e mesmo do crescimento uterino, especialmente após a vigésima semana.

Sistema cardiovascular

Os principais achados são o aumento da frequência cardíaca e o aumento do volume plasmático, o qual eleva progressivamente o débito cardíaco. O aumento do volume plasmático já se inicia por volta da sexta à oitava semana, levando o débito cardíaco em até 45%[4-6]. Ocorre também uma redução da resistência vascular periférica, determinando uma diminuição da pressão arterial, em especial a partir do segundo trimestre. A pressão diastólica média cai 10 a 15 mmHg e a pressão média sistólica, 5 a 10 mmHg. A partir da vigésima semana o útero gravídico impede o retorno venoso adequado, em especial quando a gestante está na posição supina, determinando compressão da veia cava inferior e diminuindo o retorno venoso em 10 a 30% Essa situação é minimizada quando a paciente assume a posição de decúbito lateral esquerdo.

A instabilidade hemodinâmica tende a ser de difícil identificação, pois são necessárias perdas de cerca de 2.000 mL para exibir hipotensão. No contexto do atendimento do trauma, é importante alternar a posição da paciente, idealmente a colocando em decúbito lateral esquerdo em um ângulo de 20° ou com a descompressão manual do útero para a esquerda[4-6]. Especial atenção deve ser dada às pacientes que têm comprometimento da coluna vertebral, com necessidade de mobilização em bloco, assim como se faz em outros pacientes vítimas de trauma.

Outro aspecto importante é que o aumento da congestão venosa, em especial na pelve e extremidades inferiores, eleva o risco de sangramento retroperitoneal quando o trauma ocorre nestas regiões.

A hemodiluição, por sua vez, ocorre devido a um aumento plasmático maior em relação ao volume eritrocitário, o qual não aumenta na mesma proporção. A esse fenômeno dá-se o nome de anemia fisiológica da gestação, com quedas de hemoglobina de níveis usuais de 12 a 14 g/dL para 10 a 11 g/dL já no primeiro trimestre. Logo, mais do que resultados laboratoriais, devemos atentar para os parâmetros hemodinâmicos. A quantificação de diurese é um importante indicador do estado hemodinâmico de pacientes vítimas de trauma, em especial nas gestantes.

Sistema respiratório

As modificações envolvem o aumento de aproximadamente 2 cm dos diâmetros anteroposterior e transverso do tórax e uma elevação diafragmática de mais de 4 cm. Logo, se houver necessidade de drenagem torácica, deve-se atentar para essas alterações anatômicas, reforçando a necessidade de exploração digital, a qual pode contribuir para reduzir a colocação acidental de dreno na cavidade abdominal. A orientação usual é de que se introduza o dreno de 1 a 2 espaços intercostais acima do quinto espaço. Devemos atentar para o fato de que um suposto trauma torácico penetrante pode, em função da idade gestacional avançada, ter o seu trajeto real dentro da cavidade abdominal.

O volume de ar corrente, por sua vez, se encontra aumentado durante a gestação por conta da ação da progesterona no centro respiratório, e causa um aumento de cerca de 40% (mais ou menos cerca de 200 mL) do valor basal[4-8]. O aumento de volume corrente determina hiperventilação, facilitando a troca gasosa durante a gestação, mas também provocando alcalose respiratória fisiológica, com pCO_2 atingindo níveis inferiores a 30 mmHg. Essa alteração é naturalmente compensada por excreção de bicarbonato, cuja concentração plasmática diminui no plasma, e esse contrabalanço mantém o pH estável.

Além das mudanças descritas acima, na gestação ocorre uma diminuição da capacidade residual funcional, redução da complacência pulmonar e aumento da resistência na via aérea. Essas mudanças tornam as gestantes menos adaptáveis a condições de baixa oxigenação e apneia, fazendo que tolerem períodos menores de apneia.

Outra modificação importante na gestação é um maior edema das vias aéreas, o que exige cuidado redobrado no manejo da via aérea. Na intubação orotraqueal, deve-se optar por tubos de menor diâmetro (número 6 a 7). Além disso, dadas as mudanças fisiológicas, a pré-oxigenação com alto fluxo deve ser realizada antes de iniciar procedimento de intubação, assim como se deve realizar oxigenação apneica durante o procedimento de intubação. A via aérea da gestante deve sempre ser considerada uma via aérea potencialmente difícil[5].

Sistema renal

Com o aumento do débito cardíaco e a diminuição da resistência periférica, ocorre uma elevação do fluxo renal e da taxa de filtração glomerular, o que se dá principalmente a partir da vigésima sexta semana. A excreção renal de bicarbonato está aumentada para compensar a alcalose respiratória, levando à diminuição dos níveis séricos de bicarbonato, chegando a 18 a 20 mEq/L. Essa diminuição dos níveis séricos de bicarbonato aumenta a suscetibilidade à acidose. A concentração plasmática de creatinina atinge valores de 0,5 a 0,8 mg/dL, enquanto a concentração de ácido úrico cai abaixo de 3 mg/dL no primeiro trimestre, aumentando levemente no terceiro trimestre de gestação.

O deslocamento da bexiga, anterior e superiormente, a deixa mais suscetível ao trauma, e hidronefrose e hidroureter podem estar presentes. Deve-se salientar que o aumento do fluxo sanguíneo não somente para o útero, mas também para a bexiga durante a gestação, eleva ainda mais o risco de hemorragia materna quando de trauma direto abdominal e pélvico.

Sistema de coagulação

A gestação transcorre em um estado de hipercoagulabilidade, com um aumento do nível de fibrinogênio que pode atingir 400 a 600 mg/dL, um aumento nos fatores de coagulação (fatores I, VII, VIII, X, XII) e uma diminuição de fatores trombolíticos. Embora essas alterações sejam importantes para evitar perda sanguínea excessiva no parto e no puerpério, elas determinam um risco tromboembólico elevado para as gestantes, especialmente nos traumas com fraturas, sangramento e/ou traumas com períodos prolongados de imobilização. Os valores normais dos exames laboratoriais e o esperado na gestação se encontram na Tabela 1.

Sistema gastrointestinal

O sistema gastrointestinal tende à hipotonia durante a gestação devido à ação hormonal, particularmente a progesterona. A progesterona atua causando relaxamento da musculatura lisa do esôfago, estôma-

TABELA 1 Resumo das diferenças hematopoiéticas na gravidez

Exames laboratoriais (unidades)	Não gestantes	Gestantes	
	Faixa	Variação	Faixa
Hemoglobina (g/dL)	12-15,8	↓	9-11
Hematócrito (%)	36-47	↓	31-35
Contagem de glóbulos brancos (× 103/mm3)	3,5-9,1	↑	14-16[a]
Plaquetas (× 109/L)		↓	213[b]
Fibrinogênio (mg/dL)		↑	473[b]
Fator VII (%)		↑	181.4[b]
Fator X (%)		↑	144,5[b]

[a] Pico de 25 durante o parto. [b] Valor médio.

go, vesícula biliar e intestino. A lentificação do sistema gastrointestinal também está associada com o útero gravídico, que causa compressão mecânica. O aumento da pressão intra-abdominal e o relaxamento do esfíncter gastroesofágico favorecem o refluxo gastroesofágico e em situações de trauma eleva o risco de aspiração de conteúdo gastrintestinal.

Sistema musculoesquelético

A principal mudança é a alteração do centro de gravidade, o que modifica a marcha e o equilíbrio da gestante. Outra mudança importante é a hiperlassidão ligamentar que ocorre no período gestacional. Essas duas mudanças predispõem as grávidas a quedas da própria altura, assim como de escadas e outros tipos de anteparos.

RELAÇÃO ANATÔMICA E FISIOLÓGICA MATERNO-FETAL E IMPLICAÇÕES RELACIONADAS AO TRAUMA

Com o prosseguimento da gestação, a demanda por oxigênio aumenta progressivamente, o que influencia diretamente o fluxo sanguíneo uterino. O fluxo sanguíneo uterino e placentário é diretamente proporcional à pressão sanguínea materna e inversamente proporcional à resistência vascular uterina, o que torna a perfusão útero-placentária suscetível à hemorragia materna. O descolamento placentário pode causar exsanguinação materno-fetal sem exteriorizacão. O mesmo pode acontecer com a laceração ou ruptura uterina[7,8]. A hemoglobina fetal e a acidemia relativa do feto em relação à mãe permite que o feto consiga preservar a oxigenação a despeito do nível de paO_2 materno, o que não garante proteção completa se hipóxia materna prolongada.

CUIDADOS PRÉ-HOSPITALARES

O atendimento pré-hospitalar no contexto de trauma da paciente gestante deve preconizar os princípios iniciais do atendimento ao politraumatizado, contendo inicialmente contenção de sangramentos esxanguinantes, monitorização hemodinâmica e ventilatória, escala de coma de Glasgow e glicemia capilar.

Na investigação da cinemática do trauma é importante atentar-se à possibilidade de trauma abdominal e torácico direto ou indireto. Devido à maior pressão intratorácica nas gestantes no segundo e terceiro trimestre, é possível que ocorra trauma abdominal indireto ao trauma torácico, além de menor tolerância a disfunções ventilatórias. Relacionado a esse tópico deve atentar-se à elevação diafragmática quando necessária intervenção de urgência, como descompressão de pneumotórax hipertensivo, por exemplo, se comparado à paciente não gestante.

No contexto de gestação em segundo ou terceiro trimestre, a principal alteração na fase de imobilização, se necessária, será o decúbito dorsal lateralizado, seja com coxins triangulares específicos ou com o material disponível, desde que haja suficiente redução de pressão intra-abdominal à direita e liberação do retorno venoso pela veia cava.

Após monitorizada e imobilizada, se houver necessidade, avalia-se necessidade de medidas medicamentosas, seja para analgesia ou até indução procedural. Nesses casos não há contraindicação de analgesia comum ou com opioides e até anti-inflamatórios não esteroidais (AINEs) em caso de dose única, visando ao conforto da paciente e concomitantemente ao bem-estar fetal. Em casos de parada cardiorrespiratória durante o atendimento pré-hospitalar, deve-se avaliar a possibilidade de cesárea *perimortem*, que será discutida a seguir.

É importante, no contexto de atendimento pré-hospitalar à gestante, avaliar com anamnese e exame físico a possibilidade de trabalho de parto concomitante ao trauma; em caso de trabalho de parto iminente e com paciente hemodinamicamente estável com trauma de cinemática leve, pode ser assistido anteriormente ao transporte a centro de maior complexidade. Pacientes que apresentem gestação acima de 20 semanas devem ser triadas para hospitais que contemplem centros obstétricos, além de atendimento ao trauma.

AVALIAÇÃO DA PACIENTE GESTANTE VÍTIMA DE TRAUMA NA EMERGÊNCIA

A avaliação completa inclui a história pregressa da paciente, inclusive história obstétrica prévia se houver, exame físico, testes laboratoriais, estudos de imagem e procedimentos diagnósticos invasivos quando indicado. Especial atenção deve ser dada para a avaliação fetal quando a idade gestacional for maior ou igual a 23 semanas.

História

Em relação à história, deve-se buscar o mecanismo do trauma, informação sobre história obstétrica prévia (cicatriz uterina, complicações obstétricas prévias) e informação sobre o curso da atual gestação. Algumas complicações vão implicar modificações na maneira como se tratam as lesões relacionadas ao trauma. Por exemplo, pacientes com pré-eclâmpsia podem ter o volume intravascular reduzido e são extremamente sensíveis à hipovolemia e à anemia. Essas pacientes têm acometimento da função renal e aumento da permeabilidade capilar com propensão ao edema pulmonar. Essas considerações devem ser levadas em conta em especial quanto ao tipo de reposição e quanto à taxa de reposição de fluidos.

Exame físico

Em relação ao exame físico, deve-se fazer exposição e exame físico completo, considerando os princípios da avaliação ABCDE. Os sinais vitais apresentam peculiaridades, e a taquicardia e hipotensão no contexto de hemorragia podem aparecer tardiamente na gestante.

Especial atenção deve ser dada ao exame abdominal. Aumento da distensão abdominal pode indicar hemorragia intra-abdominal ou perfuração de víscera oca. A localização da entrada e saída de ferimentos penetrantes é de fundamental importância, em especial se abaixo do quarto espaço intercostal anteriormente ou se no ângulo da escápula posteriormente, pois pode haver lesão toracoabdominal penetrante. São fatores de risco associados à mortalidade materna: lesões de abrasão em abdome, pelve e região lombar; fraturas pélvicas, trauma intra-abdominal confirmado e trauma penetrante torácico ou abdominal. Achados clínicos de irritação peritoneal são menos evidentes em gestantes. Entretanto, sensibilidade sobre o útero pode indicar descolamento placentário, e irregularidades abdominais podem corresponder ao feto em casos de ruptura uterina traumática. Peritonite pode ser difícil de avaliar, pois o peritônio estirado pela gestação vai perdendo sua sensibilidade.

O exame especular pode ser realizado para determinar o grau de dilatação cervical, para verificar se há apagamento cervical, para verificar a apresentação fetal e o estágio do parto, caso a paciente entre em trabalho de parto. Entretanto, em casos de sangramento vaginal em gestação com mais de 23 semanas, os exames especular e de toque devem ser realizados apenas após a exclusão de placenta prévia através de ultrassonografia prévia ou atual. O exame especular pode ajudar a determinar se há sangramento vaginal, perda de líquido amniótico, dilatação cervical, laceração cervical ou vaginal ou expulsão de tecido gestacional.

RESSUSCITAÇÃO MATERNA NO TRAUMA

A sequência de atendimento da gestante vítima de trauma deve seguir a mesma sequência e princípios do atendimento de trauma de mulheres não gestantes, o preconizado ABCDE do *Advanced Trauma Life Support* (ATLS).

Via aérea

A via aérea da gestante deve sempre ser considerada uma via aérea difícil, tanto anatômica quanto fisiologicamente. A via aérea da gestante é mais edemaciada, hiperemiada e distorcida, o que torna difícil a visualização através da laringoscopia. A escolha do tubo endotraqueal também deve ser menor para evitar complicações durante o procedimento. Como dito anteriormente, o número do tubo endotraqueal deve ser de 6 a 7 preferencialmente, e o Bougie deve estar prontamente disponível. Sempre que possível, dá-se preferência ao uso do videolaringoscópio. A via aérea avançada é um fator de risco independente de mortalidade em pacientes gestantes vítimas de trauma, com um risco relativo de 6. Sempre manter material para via aérea cirúrgica prontamente disponível.

Hiperventilação excessiva e alcalose materna podem levar à vasoconstrição uterina, levando à injúria fetal. Hipóxia materna prolongada também é deletéria ao feto. Logo, ao se definir por via aérea definitiva, deve-se realizar pré-oxigenação e oxigenação apneica otimizadas. Deve-se sempre visar à saturação de oxigênio acima de 95%.

O posicionamento da paciente deve ter por objetivo a posição de "*sniffing*", podendo-se colocar na paciente um coxim em rampa, assim como o usado em pacientes obesos, em especial nas gestantes com idade gestacional avançada. Há a possibilidade de realização de algumas manobras, tais como o deslocamento do útero para a esquerda manualmente ou com um coxim embaixo do quadril direito com um ângulo de 30°, para reduzir a compressão aorto-cava especialmente se gestação com mais de 20 semanas. A pressão cricoide (manobra de Sellick) pode ser realizada, dado o risco elevado de aspiração de conteúdo gástrico, em especial nas gestações com mais de 20 semanas, mas com muito cuidado para não atrapalhar a visualização da via aérea e sempre se considerando suspendê-la se visualização não adequada.

A intubação por sequência rápida é o método de escolha para se garantir a via aérea também em mulheres gestantes. Dentre os agentes usados como indutores, nenhum apresenta contraindicações absolutas de uso em gestantes. O propofol e o etomidato são os agentes de escolha; entretanto, em gestantes instáveis ou hipovolêmicas, deve-se dar preferência à cetamina. Todos esses agentes são lipofílicos e podem atravessar a barreira placentária, chegando ao feto. Visto que a maioria das parturientes não recebe pré-medicação e dado

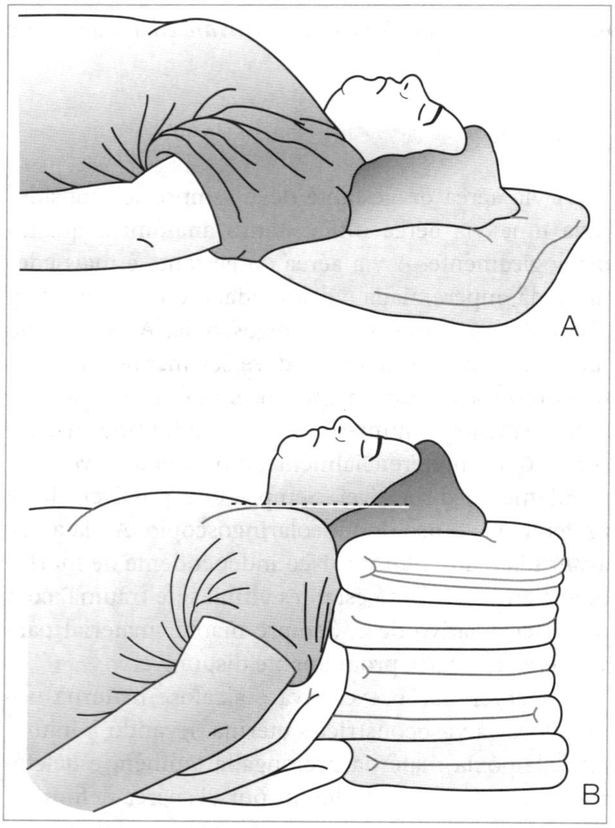

FIGURA 1 Na posição de rampa, a cabeça e o tronco do paciente são elevados de modo que o conduto auditivo externo e a fúrcula esternal fiquem alinhados horizontalmente (linha preta). Esta posição permite uma melhor visualização da glote em pacientes com obesidade e deve ser utilizada a menos que haja contraindicações (por exemplo, possível lesão na coluna cervical).

o elevado volume de distribuição nessas pacientes, as doses totais dos indutores devem ser administradas. Os agentes indutores mais usados estão listados a seguir, com o tempo de início de ação e duração respectivos:

- Propofol 2-2,5 mg/kg, IV – início de ação 30-45 segundos – duração 5-10 minutos.
- Etomidato 0,3-0,5 mg/kg, IV – início de ação 30-45 segundos – duração 5-15 minutos.
- Cetamina 1-2 mg/kg, IV – início de ação 30-45 segundos – duração 5-10 minutos.
- A administração de pré-medicação não é mandatória, mas pode-se lançar mão dos seguintes medicamentos, a depender da indicação de intubação e/ou condição concomitante:
- Fentanil 3 mcg/kg, IV – pressão intracraniana elevada, isquemia cardíaca, dissecção aórtica.
- Lidocaína 1,5 mg/kg, IV ou tópico – pressão intracraniana elevada, broncoespasmo, asma.

Os bloqueadores neuromusculares, despolarizantes (succinilcolina) e não despolarizantes (rocurônio, atracúrio, vecurônio, pancurônio) podem ser usados nas gestantes, pois pouco atravessam a barreira placentária, dados o caráter lipofílico e a alta afinidade proteica. Na sequência rápida, normalmente são usados o rocurônio (0,9-1,6 mg/kg, IV; início de ação 1-3 minutos; duração 30-45 minutos) e a succinilcolina (1-1,5 mg/kg, IV; início de ação 45-60 segundos; duração 5-9 minutos).

Não há preferência absoluta por um agente específico, mas algumas considerações devem ser feitas. A succinilcolina pode ter seu tempo de ação prolongado na gestação, pois até 6 meses após o parto, há uma redução na concentração de colinesterase plasmática, responsável pela hidrólise da molécula de succinilcolina. Já o rocurônio atualmente é o bloqueador mais usado na gestação. Ele não está associado ao risco de hipertermia maligna, hipercalemia, e não aumenta a pressão intracraniana ou intraocular, condições que podem ocorrer com o uso de succinilcolina. Uma consideração importante que se deve lembrar é que o sulfato de magnésio aumenta o tempo de ação dos bloqueadores neuromusculares não despolarizantes.

Opiáceos e benzodiazepínicos ultrapassam a barreira placentária e causam depressão cardíaca e respiratória no feto. Devem ser evitados na mulher gestante, mas se imprescindível seu uso, deve-se cuidar pelo bem-estar fetal.

Os medicamentos usados na gestação são classificados quanto ao seu risco de teratogenicidade. A seguir, trazemos as categorias de risco de teratogenicidade dos principais medicamentos usados em sedoanalgesia e algumas características farmacológicas:

Morfina (categoria C):

- Liberação de histamina e venodilatação, levando à hipotensão.
  - Metabolismo hepático e excreção renal – deve ser evitado em mulher com lesão renal aguda ou doença renal crônica – acúmulo do metabólito ativo, sedação residual prolongada.
  - Não é considerado teratogênico, porém como atravessa barreira placentária pode causar depressão sensória e depressão respiratória no neonato, especialmente se usado na mãe um pouco antes da fase de expulsão no parto.
- Fentanil (categoria C):
  - Não tem liberação de histamina.
  - Metabolismo hepático.
  - Não tem metabólito ativo que requer excreção renal – preferido em relação à morfina em pacientes com doença renal.
  - Síndrome de tórax rígido.
  - Não é considerado teratogênico.

- Midazolam (categoria D):
  - Depressão respiratória.
  - Metabolismo hepático e excreção renal - deve ser evitado uso contínuo na insuficiência renal.
  - Não tem relação clara com teratogenicidade, mas dado seu efeito depressor neurológico e respiratório no feto e no neonato, deve ser evitado.
- Propofol (categoria B):
  - Vasodilatação - evitar na instabilidade hemodinâmica.
  - Síndrome da infusão de propofol - ocorre em infusões prolongadas - disfunção mitocondrial, bradiarritmias, diminuição do débito cardíaco, acidose metabólica, esteatose hepática, pancreatite, hipercalemia, lesão renal aguda, rabdomiólise - mortalidade chega a 33%.
  - Não há evidência de anomalias congênitas.
- Dexmedetomidina (categoria C)
  - Efeito simpaticolítico - não induz depressão respiratória.
  - Metabolismo hepático.
  - Não deve ser usado em pacientes com bradicardia e instabilidade hemodinâmica.
  - Dexmedetomidina *vs.* midazolam - o primeiro é associado a menos dias de ventilação, menor incidência de *delirium* e menos infecções nosocomiais.
  - Não é teratogênico.
- Cetamina (categoria B)
  - Não se mostrou teratogênico em estudos animais.
  - Contrações uterinas dose-dependente - mais de 2 mg/kg e nos estágios iniciais da gestação.
  - Aumento da pressão arterial e da FC em 30-40% - não recomendado usar em pacientes previamente hipertensas.
  - Depressão neonatal quando administrada próximo ao parto.

Os parâmetros da ventilação mecânica devem ser semelhantes aos definidos para mulheres não gestantes, devendo evitar alcalose respiratória, a qual pode causar queda do fluxo uteroplacentário. Pode-se considerar passagem de tubo nasogástrico dado o elevado risco de refluxo gastroesofágico, mas tal procedimento não pode postergar o procedimento de aquisição de via aérea no contexto de insuficiência respiratória ou de necessidade de proteção de via aérea no contexto de trauma. Deve-se cuidar também das contraindicações à sua passagem, em especial quando há suspeita de fratura de base de crânio.

A sedação contínua para gestantes após a intubação pode ser feita com os seguintes medicamentos:

- Fentanil 1 a 1,5 mcg/kg em bolus, seguido de 1 a 1,5 mcg/kg/h em infusão contínua. Os opioides têm sido historicamente administrados após o clampeamento do cordão umbilical em uma tentativa de evitar a depressão respiratória neonatal. Há também consenso de que a gestante pode experimentar hipotensão com altas doses de fentanil. Entretanto, em cenário de pré-eclâmpsia, eventos cardíacos ou eventos neurológicos, o fentanil é uma excelente escolha, pois evita flutuações hemodinâmicas excessivas. Há um risco de depressão respiratória neonatal associada, mas a naloxona pode ser usada logo após o parto para reverter essa situação.
- Propofol 20 a 40 mg em *bolus*, seguido de 20-40 mcg/kg/min em infusão contínua. O propofol deve ser usado com cuidado em pacientes instáveis hemodinâmicas, mas pode fazer parte do esquema de sedação após a intubação, desde que em uma dose baixa. A transferência placentária do propofol depende do fluxo sanguíneo placentário e do gradiente de concentração entre mãe e feto.
- Cetamina 10 a 80 mcg/kg/min em infusão contínua. A cetamina é um excelente agente indutor, com perfil de segurança adequado. No cenário de comprometimento hemodinâmico e de trauma, a cetamina é o agente de escolha para sedação contínua.
- Dexmedetomidina 1 mcg/kg EV em *bolus* e infusão em 10-20 minutos, seguido de 0,2 a 1,4 mcg/kg/h em infusão contínua. A dexmedetomidina é considerada um agonista seletivo do receptor alfa 2 adrenérgico, com efeito analgésico e sedativo, e mínimo efeito depressor respiratório. É considerada categoria C. Tem mínima transferência placentária e modula a liberação de catecolaminas, com algum efeito no controle da pressão sanguínea em pacientes com eclâmpsia.

Respiração

A reserva de oxigênio materna é reduzida devido às mudanças anatômicas e fisiológicas, o que pode causar rápido desenvolvimento de hipoxemia. A oximetria deve ser mantida acima de 95% para manter a paO_2 maior que 70 mmHg, como dito anteriormente. As alterações fisiológicas da gestação também provocam níveis de $paCO_2$ mais baixos que os valores normais, como visto anteriormente. Dessa forma, níveis de $paCO_2$ de 35-40 mmHg podem indicar ventilação inadequada em uma gestante. A monitorização dos níveis de pCO_2 pode ser verificada através da $ETCO_2$ e devem ser mantidos entre 30-32 mmHg. Valores abaixo de 30 podem causar diminuição do fluxo sanguíneo uterino, enquanto a hipercapnia está associada com acidose fetal[8-14].

Ainda em relação ao manejo da respiração, quando houver necessidade de colocação de dreno de tórax, seja por pneumotórax seja por hemotórax, deve-se cuidar das alterações anatômicas provocadas pelo útero gravídico. O posicionamento de agulha na toracocentese descompressiva, assim como a colocação, devem ser realizados acima do quarto espaço intercostal.

Circulação

Assim como no atendimento de outros grupos de pacientes vítimas de trauma, na mulher gestante devem ser colocados dois acessos venosos periféricos (14-16 gauge) para a rápida infusão de cristaloides, expansão volêmica e transfusão de hemocomponentes. Acessos de extremidades inferiores devem ser evitados, dada à congestão vascular pélvica aumentada, assim como nos membros inferiores secundariamente à compressão venosa pelo útero gravídico. No cenário de choque hemorrágico ou com hemorragia de grande monta, a transfusão de hemocomponentes deve ser prioritária e protocolo de transfusão maciça com liberação imediata de sangue tipo O negativo deve ser prontamente realizado. Além disso, quaisquer medidas de contenção do sangramento, se passíveis de realização, devem ser executadas: torniquetes, compressão direta ou estabilizadores pélvicos.

A circulação uteroplacentária é altamente sensível aos vasopressores, os quais podem diminuir a perfusão placentária. Além disso, a administração de bicarbonato para correção de acidose deve ser feita com cautela, pois a rápida correção da acidose materna pode reduzir a hiperventilação compensatória.

Assim como disposto anteriormente, a manobra de deslocamento uterino para a esquerda, principalmente após a vigésima semana de gestação, é mandatória, a fim de melhorar o retorno venoso e o débito cardíaco.

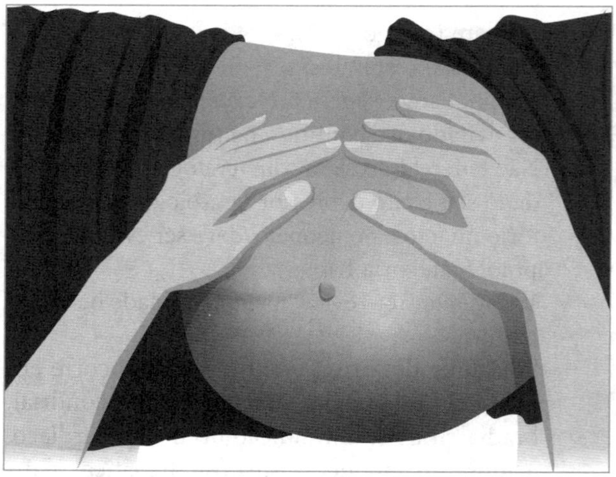

FIGURA 2 Deslocamento uterino esquerdo manual

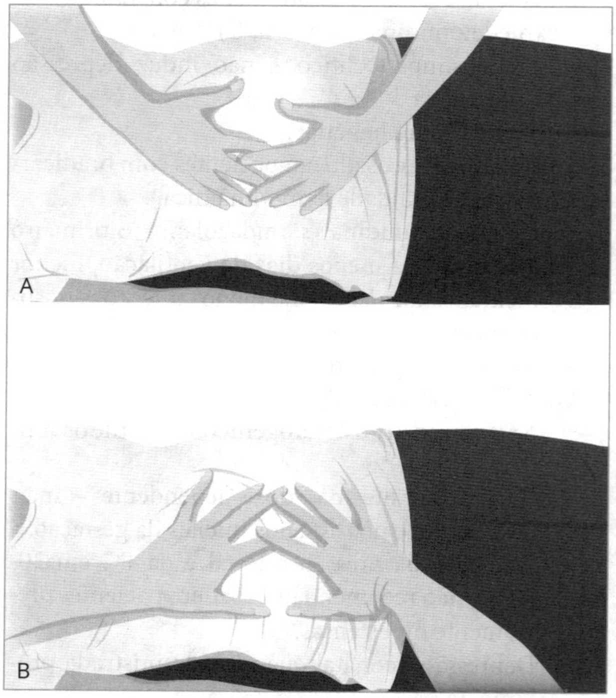

FIGURA 3 Deslocamento uterino manual do lado esquerdo (A) e do lado direito (B) da paciente.

Tratamento do choque

O choque hemorrágico na gestante vítima de trauma deve se iniciar sob os mesmos princípios da paciente não gestante vítima de trauma – dois acessos periféricos calibrosos, fluidoterapia e transfusão de hemocomponentes. Pode-se começar com 20 a 30 mL/kg de cristaloides, usando-se como parâmetros gerais clínicos a pressão arterial, a frequência cardíaca, o tempo de enchimento capilar e a diurese. Podemos lançar mão também de parâmetros de perfusão laboratoriais, tais como o lactato e o excesso de base. O objetivo final deve ser contrabalançar a administração de fluidos, pois o excesso pode causar edema pulmonar e piorar a hemorragia. A hipotensão permissiva advogada para o tratamento de lesões traumáticas abdominais, entretanto, pode ser deletéria ao bem-estar fetal; logo, a ressuscitação deve ocorrer preferencialmente com a avaliação do traçado cardíaco fetal. A alteração da frequência cardíaca fetal pode ser a primeira manifestação de hemorragia materna significativa. As etapas do tratamento do choque incluem:

Controle da hemorragia

Torniquetes podem ser usados em extremidades exsanguinantes; pode se usar contenção pélvica nas fraturas pélvicas em livro aberto e curativos compressivos sobre ferimentos/lacerações com sangramento ativo. O uso do REBOA (*Resuscitative endovascular balloon occlusion of the aorta*) ainda necessita de estudo nessa população, mas já há relato de caso em que foi feito uso do dispositivo após ferimento penetrante abdominal por arma de fogo com ruptura uterina e perda fetal. A embolização de vasos uterinos, quando estes estiverem acometidos, pode ser uma opção para o controle de sangramento associado a lesões do aparelho reprodutor[8-11].

De uma maneira geral, a gestação não é impeditivo para a realização de laparotomia quando essa se fizer necessária no contexto tanto de trauma abdominal/pélvico contuso quanto penetrante.

Protocolo de transfusão maciça

Hemocomponentes devem ser transfundidos na presença de instabilidade hemodinâmica ou de estresse fetal. Deve ser realizada a transfusão de concentrado de hemácias, plasma fresco e plaquetas, na concentração de 1:1:1, a mesma concentração utilizada no protocolo de tratamento de hemorragia pós-parto. Se não houver possibilidade de tipagem sanguínea ou se houver necessidade de manejo rápido da instabilidade, dar preferência por sangue tipo O negativo[12-14].

Coagulopatia

Se houver evidência de coagulopatia, deve-se fazer a administração de plasma fresco, plaquetas, crioprecipitado e fibrinogênio. Deve-se manter um RNI menor que 1,5, e para isso podem ser feitas de 2 a 4 unidades de plasma adicionais. Pode-se fazer uso também do complexo protrombínico para reverter a coagulopatia no caso de pacientes com RNI prolongado, seja por CIVD seja por uso de anticoagulantes de forma crônica. As plaquetas devem ser administradas com o objetivo de deixar a contagem acima de 50.000/L. Se o fibrinogênio for inferior a 200 mg/dL, deve-se administrar fibrinogênio 1-2 g ou crioprecipitado 10 unidades. O uso de tromboelastograma está indicado.

Ácido tranexâmico

Não foi estudado na gestante vítima de trauma, mas faz parte do protocolo de tratamento da hemorragia pós-parto, e não há evidência de que tenha aumentado a incidência de eventos tromboembólicos venosos. Deve ser usado conforme protocolo de uso de ácido tranexâmico no trauma já definido para outras populações.

Vasopressores

Os vasopressores podem causar insuficiência uteroplacentária pelo efeito no tônus e na vasculatura uterina, como descrito anteriormente. Durante a parada cardiorrespiratória devem ser usados, conforme preconizado pelo ACLS. Em um cenário de hipotensão peri-intubação, pode-se lançar mão do uso de fenilefrina ou efedrina. Esses dois agentes já têm seu uso consagrado no contexto de hipotensão induzida pela anestesia raquimedular na cesárea. A noradrenalina, a dobutamina e a vasopressina são agentes categoria C, assim como a efedrina e a fenilefrina, e embora haja o receio de vasoconstrição na circulação uterina, o tratamento da instabilidade hemodinâmica materna se sobrepõe ao risco imposto ao feto. Entretanto, de maneira geral, quando se trata de choque hemorrágico, a conduta primordial deve ser a ressuscitação volêmica.

Devemos também considerar a hipotensão permissiva (pressão arterial média em torno de 55-60 mmHg) quando a fonte de sangramento não está controlada, desde que monitorização fetal intensiva, para que não haja prejuízo ao bem-estar fetal.

PRINCIPAIS INTERCORRÊNCIAS OBSTÉTRICAS EM SITUAÇÃO DE TRAUMA

As principais intercorrências obstétricas encontradas em situações de trauma são:

- Aborto.
- Prematuridade.
- Descolamento placentário.
- Ruptura de membranas ovulares.
- Ruptura uterina.
- Morte fetal.

Essas intercorrências variam de acordo com a idade gestacional, o mecanismo de trauma, a gravidade do trauma e o grau de instabilidade materna após o trauma.

Descolamento placentário

Geralmente, ocorre no segundo trimestre de gestação, e pode ocorrer nos mais diversos tipos de trauma mecânico, desde o mais simples até o mais grave. Está presente em 40% dos acidentes de carro, e mesmo em traumas pouco graves ocorre em 3% dos casos. Forças de cisalhamento entre a placenta e o útero causam o descolamento placentário que por vezes pode ocorrer não imediatamente; logo, a vitalidade fetal deve ser monitorada de perto. O diagnóstico do descolamento placentário é clínico e se caracteriza por dor abdominal não rítmica, aguda e intensa, associada à irritabilidade uterina com mais de três contrações por hora. Entretanto, se há acometimento neurológico materno, a clínica não é um parâmetro plausível. Sangramento súbito de volume variável, aumento da sensibilidade uterina, hipertonia, taquissistolia, hipotensão materna e mudanças na vitalidade fetal, culminando em morte fetal, podem estar presentes na apresentação clínica. A ultrassonografia tem baixa sensibilidade (25-60%) para a identificação de hematoma retroplacentário na fase inicial.

Em todos os casos de morte fetal identificada nos primeiros minutos de atendimento do trauma, descolamento placentário grave deve ser fortemente suspeito, com descolamento geralmente maior que 50% da superfície placentária. Nos casos de descolamento placentário grave, 20% deles podem estar associados à coagulação intravascular disseminada. Sangramentos maciços podem ser ocultos, com pouco sangramento ou praticamente nenhuma exteriorização vaginal, dificultando ainda mais o diagnóstico. A morte fetal serve como um alerta de gravidade da hemorragia no contexto do trauma materno.

A ocorrência de útero de Couvelaire também é um achado que indica preocupação no cenário de trauma na gestação. O útero de Couvelaire, ou apoplexia útero-placentária, é uma infiltração sanguínea do miométrio uterino devido à formação de um enorme hematoma retroplacentário. A infiltração sanguínea altera a ativação das fibras miometriais, fazendo que a resposta às drogas para corrigir a atonia seja menos efetiva. O útero de Couvelaire é uma das complicações mais graves do descolamento prematuro da placenta; aparece em 0,4 a 1% das gestações de uma maneira geral. Não há dados de incidência específica desta complicação no deslocamento placentário secundário ao trauma, mas é importante saber da possibilidade de ocorrência desta complicação e que ela se associa à coagulação intravascular disseminada, hipotensão e insuficiência renal aguda.

Após a estabilização materna, monitorização cardiotocográfica contínua deve ser estabelecida por no mínimo 4-8 horas. A cardiotocografia permite detectar a deterioração do feto rapidamente. O padrão de taquissistolia é um preditor de descolamento placentário. Quando são registradas 6 ou mais contrações por hora, sugere-se monitorização fetal por pelo menos 24 horas.

Em casos de descolamento placentário, se o feto estiver vivo e viável, o parto deve ser imediato. Não só para evitar sua morte, mas também impedir que o organismo da mãe consuma todos os seus fatores de coagulação na tentativa de controlar o sangramento. Isso pode piorar o quadro e fazer com que haja sangramentos em outros locais. Em fetos mortos, pode-se aguardar até 4 horas para o nascimento espontâneo, mas desde que a mãe esteja estável e não seja registrado o consumo intenso de fatores de coagulação, de modo que exames e vigilância estreita serão necessários. Para áreas de descolamento placentário, em especial quando a inserção da placenta é próxima ao colo do útero, observado o bem-estar materno e fetal, a conduta é expectante. Uma vez que não tenha sangramento ativo, não há necessidade de antecipação do parto – podendo aguardar o momento mais oportuno para ele. Salienta-se que na maioria dos casos em que há áreas de descolamento, em especial no primeiro trimestre, o quadro se reverte com o crescimento placentário. Essas decisões sempre devem ser tomadas em conjunto entre equipe multiprofissional – emergencista, cirurgião do trauma e obstetra.

Ruptura uterina

É um evento raro associado ao trauma, atingindo menos de 1% dos casos. Pode ser secundário a perfurações causadas por fragmentos ósseos de fraturas pélvicas. As fraturas pélvicas, por sua vez, estão associadas a trauma de alto impacto; e a ruptura uterina mais comumente ocorre no terceiro trimestre, quando associada a este tipo de trauma. Embora incomum, dada a congestão pélvica presente nas gestantes, a ruptura uterina costuma ser muito grave. Sintomas típicos incluem choque, distensão abdominal, contorno uterino irregular, partes fetais palpáveis, mudança súbita de padrão de frequência cardíaca fetal e irritação peritoneal. Esse tipo de complicação demanda cesárea de emergência, e a mortalidade fetal é praticamente universal.

Trabalho de parto prematuro

Qualquer trauma está relacionado com um risco duas vezes maior de trabalho de parto prematuro, o qual pode se apresentar com contrações, sensação de

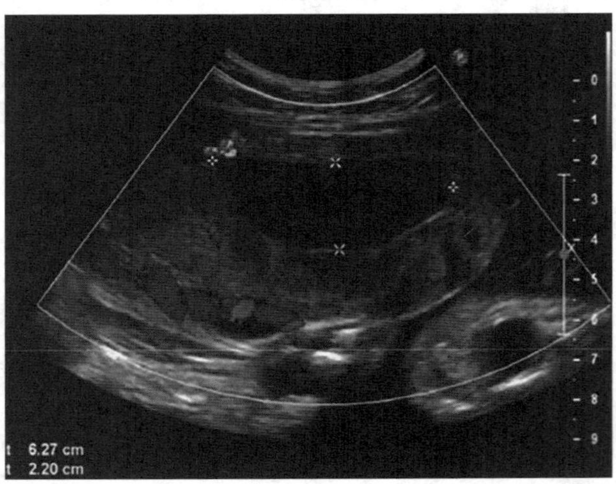

FIGURA 4 Ultrassom mostrando área anecoica (escura) atrás da placenta, compatível com um hematoma em função do descolamento prematuro da placenta.

peso em baixo ventre, sangramento ou perda de líquido pela vagina e dores tipo cólica menstrual, sem dilatação significativa do colo do útero. O risco é maior em estágios iniciais da gestação e em traumas com gravidade elevada. Descolamento de placenta pode acabar em trabalho de parto prematuro em 20% dos casos. Quando contrações regulares são percebidas, o teste de fibronectina fetal e a avaliação da espessura da cérvice uterina são importantes para determinar o risco de trabalho de parto prematuro. A fibronectina pode ser detectada através de um teste simples, indolor e não invasivo, na vagina ou no colo do útero. Em condições normais, após 22 semanas de gestação, não se detecta a fibronectina. O teste para detecção da fibronectina fetal nas secreções vaginais e do colo do útero ajuda a identificar a mulher que tem maior risco de dar à luz prematuramente.

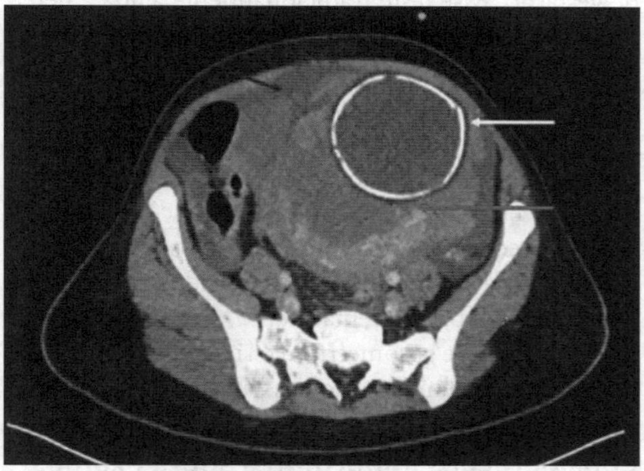

FIGURA 5 Corte sagital de uma tomografia computadorizada com contraste na fase venosa portal destacando uma descontinuidade substancial na parede uterina ao nível do fundo uterino (seta vermelha), um grande hemoperitônio (seta preta) e um feto imediatamente abaixo da parede abdominal anterior (seta branca).
Fonte: Azouz et al., 2024[8].

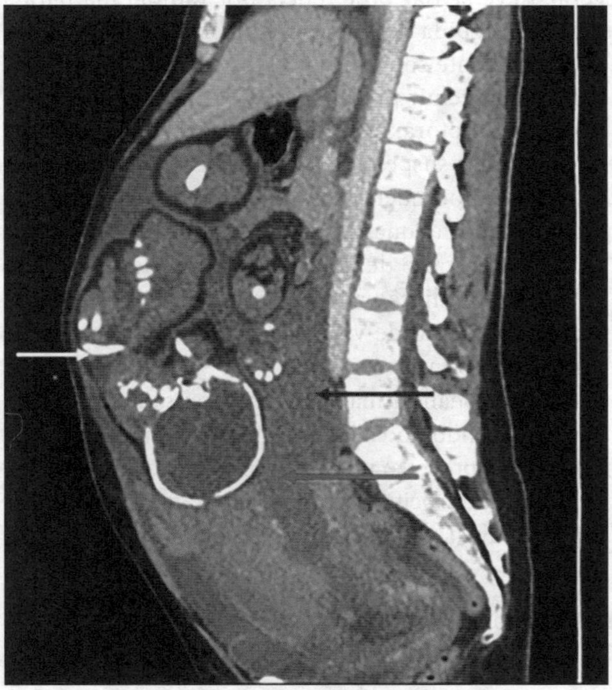

FIGURA 6 Corte axial de tomografia computadorizada com contraste na fase da veia porta confirmando defeito na parede uterina (seta vermelha), feto localizado na cavidade abdominal com parede abdominal anterior (seta branca) junto com hemoperitônio (seta preta).
Fonte: Azouz et al., 2024[8].

Quando há suspeita de ruptura de membrana, deve-se fazer o teste com papel de nitrazina ou teste de padrão de "*ferning*" ou samambaia. O teste com papel de nitrazina avalia o pH de secreção colhida na vagina. O pH da secreção vaginal varia entre 4 e 4,5 e o do líquido amniótico, entre 7,1 e 7,3. Ou seja, se o teste for positivo, isto é, detectar pH maior que 6, significa que provavelmente há presença de líquido amniótico. O teste em aproximadamente 1% pode dar resultado falso-positivo se houver presença de sêmen, sangue, vaginose bacteriana, agentes antissépticos ou contaminação por urina infectada. O papel de nitrazina é amarelo e o teste será positivo se a fita ficar azul. No teste de cristalização da secreção cervicovaginal (*Fern test* ou teste de *ferning*), por sua vez, coloca-se a secreção cervicovaginal em uma lâmina e ao secar (espera-se 10 minutos); observa-se se irá formar cristais semelhantes a folhas de samambaia (arborização) visualizadas no microscópio. Pode dar resultado falso-positivo na presença de impressão digital, contaminação com sêmen ou muco cervical e falso-negativo por erro técnico ou contaminação com sangue. Ambos os testes devem ser feitos com cautela no contexto de trauma, pois podem apresentar resultados falsos-positivos na presença de sangue.

Lesão fetal direta

A lesão fetal direta é rara, dada a capacidade de proteção do útero e do líquido amniótico, e é fatal em menos de 1% dos traumas contusos. Geralmente envolve o crânio e o cérebro fetal e está relacionada com mecanismo de trauma envolvendo fratura pélvica. Injúria por desaceleração também pode ocorrer.

Embolia por líquido amniótico

Embora rara, essa condição apresenta elevada morbidade e mortalidade, tanto materna quanto fetal. Ela pode se dar durante o trabalho de parto, no parto e no puerpério imediato (primeiros trinta minutos), mas pode ocorrer também após trauma com a entrada de pequenas quantidades de líquido amniótico na corrente sanguínea materna, funcionando como uma endotoxina que levaria a um quadro de resposta inflamatória sistêmica, coagulipatia, CIVD, insuficiência respiratória, choque e morte. O tratamento é de suporte com reposição de hemocomponentes, fatores de coagulação, suporte ventilatório e hemodinâmico. A mortalidade pode chegar a mais de 60%, e nas sobreviventes as sequelas neurológicas são muito comuns.

Coleta de exames laboratoriais

Devem ser coletados os seguintes exames laboratoriais – gasometria arterial, hemograma completo, coagulograma, tipagem sanguínea, lactato e fibrinogênio, este o melhor preditor de coagulopatia, em especial entre as gestantes. No início da hemorragia, entretanto, os achados laboratoriais podem não refletir de forma confiável a perda sanguínea aguda. O nível do fibrinogênio é o que melhor se correlaciona com a gravidade do choque, com níveis menores que 200 mg/dL, apresentando um valor preditivo positivo de 100% na identificação de condições graves. Os alvos esperados no tratamento da gestante vítima de trauma são:

- Hemoglobina > 8 g/dL.
- Hematócrito de 21-24%.
- Plaquetas > 50.000.
- Fibrinogênio > 200 mg/dL.
- TP e KTTP < 1,5 vezes o valor controle.

O leucograma nas gestantes tende a apresentar valores por vezes superiores ao intervalo de normalidade, podendo chegar a 20 mil leucócitos totais, sem haver infecção associada. Entretanto, deve-se associar a outros achados clínicos e de história para descartar ou não infecção. A fosfatase alcalina de gestantes também chega a ser 2 vezes maior que o valor normal de não gestante, dada a produção de fosfatase alcalina pela placenta.

O teste de Kleihauer-Betke (KB) usa um esfregaço de sangue para quantificar a quantidade de hemoglobina fetal na circulação materna. Como muitas hemorragias materno-fetais são subclínicas, as diretrizes do American College of Obstetricians and Gynecologists (ACOG) defendem a realização deste teste em todas as pacientes grávidas com trauma e mais de 12 semanas de gestação. Esse teste tradicionalmente ajuda a determinar corretamente a dose de imunoglobulina Rh a ser administrada nas pacientes com Rh negativo para evitar hidropsia fetal causada pela sensibilização pelo fator Rh do feto. Algumas hemoglobinopatias maternas, como a anemia falciforme, podem dar teste falso-positivo. Citometria de fluxo e imunofluorescência microscópica parecem ser os melhores métodos. O teste de KB e a citometria são indicadores de gravidade e preditores de trabalho de parto prematuro.

Os valores de gasometria arterial em pacientes gestantes e não gestantes estão descritos na Tabela 2.

Considerações importantes sobre exames radiológicos em gestantes

O nível aceitável de radiação a que o feto se expõe está em torno de 50 mGy ou 5 rad. A maioria dos exames que são realizados no contexto de trauma tem níveis de radiação abaixo do máximo permitido, como se observa na Tabela 3. Entretanto, de maneira geral, deve-se dar preferência por radiografia para a avaliação rápida do tórax no contexto de instabilidade, juntamente com o E-FAST, este um excelente método para excluir presença de líquido livre, hemotórax e pneumotórax. A radiografia também é o exame de escolha na suspeita de fraturas de pelve e nos traumas musculoesqueléticos. As tomografias, por sua vez, em especial quando suspeita de lesão de sistema nervoso central e de coluna vertebral. Isso também vale para a avaliação abdominal e pélvica, quando da suspeita de lesão de vísceras, para a investigação de sangramento intracavitário.

Já a ressonância magnética não causa risco ao feto, não se devendo, todavia, usar gadolínio, por este estar associado a processo inflamatório e risco de morte fetal.

Ainda a respeito da ultrassonografia, embora seja útil para avaliação da idade gestacional, não é muito

TABELA 2 Gasometria arterial em pacientes gestantes e não gestantes

	Não gestantes	Gestantes
PO_2 (mmHg)	75 a 100	105 ↑
PCO_2 (mmHg)	37 a 40	27 a 32 ↓
pH arterial	7.35 a 7.40	7,40 a 7,45 ↑
Bicarbonato (mmol/L)	22 a 26	18 to 21 ↓

Fonte: adaptada de Maganha et al., 2023[3].

sensível para diagnosticar descolamento placentário. Cerca de 50 a 80% dos descolamentos traumáticos não são diagnosticados. A cardiotocografia é mais sensível que a ultrassonografia para descartar descolamento placentário, mas também para avaliar o bem-estar fetal. De qualquer forma, a US pode ajudar:

- Na determinação da idade gestacional.
- Na demonstração da frequência cardíaca fetal e no ritmo cardíaco.
- Na localização da placenta e exclusão de placenta prévia.
- Na avaliação do volume do fluido amniótico.
- Na avaliação do comprimento da cérvice.
- Na avaliação do perfil biofísico fetal.
- Na detecção de anemia fetal por meio da avaliação do pico de fluxo sistólico na artéria cerebral média.
- Na determinação de possível injúria fetal.
- Na confirmação de perda fetal.

A realização de US de acompanhamento duas semanas após a alta da admissão hospitalar da paciente por trauma, seja por complicação materna seja por complicação fetal, é recomendada.

AVALIAÇÃO FETAL E MATERNA CONCOMITANTE NA EMERGÊNCIA

Já no contexto intra-hospitalar deve ser realizada avaliação, não só materna, mas também fetal, com as ferramentas que estiverem à disposição. A avaliação materna, como já citado, não difere, no sentido de monitorização, da paciente não gestante. Já a avaliação fetal deve ser realizada minimamente pelo batimento cardíaco fetal, e, em serviços com disposição de radiologista experiente, análise ultrassonográfica completa do feto. A avaliação fetal deve ocorrer em paralelo ao exame físico da gestante já estabilizada, pois o descolamento placentário ocorre geralmente logo após o insulto. Os objetivos dessa avaliação são:

- Identificar morte fetal ou achados que sugerem hipoxemia fetal.
- Detectar descolamento placentário, parto prematuro ou ruptura prematura de membranas.
- Avaliar o grau de hemorragia fetal materna.
- Delinear injúria fetal.
- Identificar hipovolemia materna compensada por diminuição da perfusão placentária.

Para uma melhor avaliação é necessário estimar adequadamente a idade gestacional, além de um exame apropriado da altura do fundo uterino, palpação do tônus e de contrações uterinas.

A análise de batimento cardíaco fetal (BCF) preconiza um número de batimentos entre 110 e 160 batimentos por minuto, tendo sua variação correlacionada com os episódios de contração uterina se estes estiverem presentes. A melhor forma de avaliar essas variações e prováveis causas é com a cardiotocografia (realizada apenas após a vigésima semana de gestação) e deve ser realizada em todas as gestantes vítimas de trauma com idade gestacional maior que 20 semanas[10,11].

Já a análise puramente do BCF não exige ferramenta especializada e pode ser realizada com aparelho sonar, que é específico para essa finalidade ou com aparelho de ultrassom que esteja disponível no serviço, tanto com modo M quanto com USG Doppler e posteriormente contabilizado o batimento em um minuto no total.

Se em qualquer forma de avaliação os batimentos fetais apresentarem-se inferiores a 120 bpm, pode-se diagnosticar algum grau de sofrimento fetal. Nesse caso é importante preconizar a estabilização materna concomitantemente com a avaliação do médico obstetra, se disponível. Uma consideração importante a

TABELA 3 Doses de radiação fetal em exames de imagem de trauma comuns

Exame de imagem	Dose de radiação fetal (mGy)
TC de cabeça ou pescoço	0,001-0,01
Radiografia de qualquer extremidade	< 0,001
Radiografia de tórax (duas vistas)	0,0005-0,01
Radiografia abdominal/pélvica	0,1-3,0
TC de tórax	0,01-0,66
Radiografia da coluna lombar	1,0-10
TC abdominal	1,3-35
TC pélvica	10-50

TC: tomografia computadorizada. Fonte: Sakamoto et al., 2019[1].

se fazer é que a redução da frequência cardíaca fetal em geral é combinação de uma redução na perfusão e na oxigenação maternas, e em contexto de trauma, pode ser um marcador precoce de comprometimento hemodinâmico materno.

Outro aliado importante dessa avaliação é o ultrassom para observação de movimentação fetal, líquido livre abdominal extrauterino, determinando potencial foco hemorrágico abdominal e até intrauterino, como em casos de descolamento placentário, em que, para examinador experiente, é possível identificar sítios de descolamento e aumentar a suspeita ou até firmar o diagnóstico.

De forma geral, em contexto de instabilidade materna e fetal – a não ser que haja trauma diretamente ao feto – a estabilização clínica da mãe levará a estabilização do feto. Logo, devemos realizar uma avaliação primária materna com medidas de suporte agressivas e prevendo possíveis complicações. Oxigenoterapia e até intubação precoce em gestantes com indícios de falência respiratória são medidas essenciais, assim como rápida reposição volêmica, incluindo hemoderivados, se assim for necessário. A tipagem sanguínea, mesmo em casos de paciente sem sinais claros de choque hemorrágico em primeiro atendimento, deve ser priorizada.

Avaliação obstétrica a *posteriori* na gestante vítima de trauma

A avaliação da vitalidade fetal deve ser feita após a estabilização materna. O método de escolha, em especial após a 24 a 26 semanas de gestação (em algumas literaturas a partir da vigésima até a vigésima terceira semana), é cardiotocografia contínua, sobretudo após acidente automobilístico pelo elevado risco de descolamento de placenta. Deve ser realizada assim que estabilizada a paciente e em até 6 horas após a admissão hospitalar e mantida até a gestante não apresentar sangramento e/ou contrações uterinas. O tempo seguro de avaliação é incerto, mas a maioria dos serviços sugerem um acompanhamento de pelo menos 4 a 8 horas, podendo chegar até 24 a 48 horas. principalmente nos casos de suspeita de descolamento de placenta e/ou de perda de fluido/sangue.

No guideline da Sociedade de Obstetras e Ginecologistas do Canadá de 2015, é sugerida a seguinte rotina para monitorização[14]:

- Toda gestante vítima de trauma deve ser monitorizada por no mínimo 4 horas e poderá ser liberada se contrações ausentes ou se menos que uma contração a cada 15 minutos.
- Deve-se estender a monitorização para cerca de 24 horas para um grupo específico de pacientes de alto risco para perda fetal, trabalho de parto prematuro e descolamento placentário. Esse grupo de pacientes inclui:
- Hipersensibilidade uterina, dor abdominal significativa, sangramento vaginal.
- Frequência de contração uterina maior que 1 a cada 15 minutos durante a monitorização de 4 horas.
- Ruptura de membranas.
- Cinemática grave: as vítimas de acidente de moto, atropelamento, colisões automobilísticas de alta velocidade (> 60 km/h), aquelas ejetadas do veículo independentemente da velocidade.
- Taquicardia materna.
- Padrão de frequência cardíaca fetal anormal (taquicardia, bradicardia, desaceleração).
- Com escore de gravidade de trauma (*injury severity score, index shock score*) elevados.
- Fibrinogênio sérico < 200 mg/dL.

É importante salientar que contrações uterinas ocasionais são o achado mais comum após trauma na gestação, ocorrendo em 40% dos casos e resolvendo em 90% sem efeitos adversos ao feto. Entretanto, a intensidade e a frequência das contrações são preditores de complicações como o descolamento placentário e o trabalho de parto prematuro. Um tônus uterino basal aumentado também aumenta a suspeita de descolamento placentário.

Traçados anormais na cardiotocografia após o trauma, entretanto, não são confiáveis em predizer desfecho obstétrico adverso, pois apresentam uma sensibilidade de 62% e uma especificidade de 49%. Por sua vez, a combinação de um traçado normal e um exame físico normal tem um valor preditivo negativo de 100% em excluir um desfecho fetal adverso.

Desaceleração, bradicardia, taquicardia e ausência de variabilidade exigem mais testes *in utero*, ressuscitação com suplementação de oxigênio materno, fluidoterapia endovenosa, posicionamento em decúbito lateral esquerdo ou realização do parto, dependendo da gravidade da anormalidade do padrão da cardiotocografia, da causa presumida e da idade gestacional. Cerca de 2,4 a 7,2% das gestantes vítimas de trauma vão necessitar de cesárea logo após o trauma, e isso é um fator de risco para morte materna[8-13].

São indicações de cesárea de emergência:

- Gestações viáveis (> 23 semanas) ou próximas do termo.
- Pacientes vítimas de trauma com tempo de parada cardíaca incerto.

- Perda do bem-estar fetal.
- Ruptura uterina irreparável.
- Hemorragia maciça/choque.
- Ameaça à vida por sangramento de qualquer causa.
- Limitação mecânica uterina causando irreversibilidade de instabilidade hemodinâmica materna.
- Lesão da coluna toracolombar instável.

Cesárea *perimortem* ou histerotomia ressuscitativa

A cesárea *perimortem* é considerada um procedimento de ressuscitação na gestante. Para o máximo benefício do desfecho, o procedimento deve ser iniciado não mais do que 4 minutos após a parada cardiorrespiratória. Embora dados a respeito de tempo ótimo para o parto pós-parada sejam limitados, em um cenário hospitalar, a sobrevivência diminui drasticamente quando o tempo da morte materna até o parto alcança 5 minutos. Portanto, uma regra de 4 minutos tornou-se padrão: parada cardiorrespiratória materna por 4 minutos, cesárea de reanimação no quinto minuto. Se a mãe tem lesões claramente não compatíveis com a vida, não é necessário esperar para indicar o procedimento. Em todos os casos, só deve ser realizada se o fundo uterino estiver acima da cicatriz umbilical. Quando o útero se encontra nessa altura temos maior possibilidade de viabilidade fetal, e nesse momento o útero passa a ser um importante fator de compressão sobre a veia cava inferior, interferindo no retorno venoso. As taxas de sobrevivência fetal são excelentes, com uma taxa de sobrevivência fetal de 70%. Recomenda-se uma secção vertical da linha média uterina para evitar lesões no útero.

Medidas adicionais no manejo materno-fetal

O uso de corticoides ou sulfato de magnésio pode ser considerado quando o nascimento prematuro for uma possibilidade, pois são benéficos em termos de morbidade e mortalidade das crianças nascidas prematuramente. Entretanto, o parto nunca deve ser postergado para administrar esses medicamentos, quando a situação materna for grave e exigir a realização imediata do parto, tanto em situações de trauma quanto em situações clínicas. Quando houver estabilidade materna e ela demonstrar sinais de trabalho de parto prematuro, o sulfato de magnésio ($MgSO_4$) é o tocolítico de escolha, dado seu menor efeito hemodinâmico e metabólico. Usualmente, nesta indicação, o $MgSO_4$ é administrado na dose de 6 g, IV, durante 20 minutos, seguida de infusão contínua de 2 g/h. Contudo, tal indicação deve ocorrer por no máximo 48 horas.

A hemorragia materno-fetal ocorre em 10 a 30% das gestantes vítimas de trauma com lesão placentária traumática[8-12]. A maioria das hemorragias transplacentárias pós-traumáticas são pequenas e subclínicas. Gestantes que forem fator Rh negativo devem receber imunoglobulina anti-D em situações de trauma com risco de troca de sangue materno-fetal, especialmente quando trauma contuso abdominal, com ou sem descolamento palcentário. A dose padrão é de 300 mcg, a qual irá proteger aproximadamente 30 mL de sangue fetal, que é o volume estimado de sangue fetal que atinge a circulação materna em situações de trauma. Em traumas abdominais, entretanto, pode haver mais de 30 mL de sangue fetal na circulação materna, o que indica a necessidade de pelo menos mais uma dose de imunoglobulina anti-D. Uma forma de se avaliar a necessidade de dose adicional de imunoglobulina é fazendo o teste de Kleihauer-Betke, capaz de quantificar a hemorragia materno-fetal. A administração da imunoglobulina deve ocorrer nas primeiras 72 horas após o evento traumático. Pode ser feita mesmo tardiamente, embora apresente menor efetividade.

CONDIÇÕES ESPECIAIS NA GESTANTE VÍTIMA DE TRAUMA

Gestantes vítimas de queimadura

Em gestantes vítimas de queimadura, especial atenção se deve dar à oxigenação. Essas pacientes podem apresentar choque distributivo e pode haver aumento da permeabilidade capilar, o que por sua vez pode diminuir a perfusão placentária. Por isso, recomenda-se que todas as gestantes vítimas de queimaduras com mais de 25% da superfície corporal recebam suplementação de oxigênio, mesmo na ausência de lesões por inalação.

Ainda no cenário de queimaduras, o aumento do volume plasmático fisiológico na gestante, além da diminuição da resistência vascular sistêmica, pode elevar o risco de uma ressuscitação volêmica subestimada quando se usa a fórmula de Parkland, tornando ainda mais significativa a ressuscitação guiada pelo débito urinário, pelos sinais vitais e pela frequência cardíaca fetal.

Em relação à intoxicação por monóxido de carbono (CO), o tratamento com oxigenoterapia através de máscara não reinalante a 100% deve ser feito por um período mais longo de tempo a fim de resolver a COHb fetal. Em estudos com animais, esse período de tempo foi cinco vezes maior que o tempo necessário para resolver o COHb materno. Pode-se usar um período semelhante nas gestantes. A toxicidade por CO é associada a malformações fetais ou a alterações neurológicas.

Quanto mais precoce o tratamento das queimaduras, mais rapidamente se obtém estabilidade materna, o que está associado com melhores desfechos maternos e fetais. Logo, debridamento, escarotomia, excisão cirúrgica e enxerto de pele não devem ser postergados.

Gestantes vítimas de traumatismo cranioencefálico

A mortalidade de gestantes vítimas de traumatismo cranioencefálico (TCE) é maior que a de mulheres não gestantes vítimas de TCE. De uma maneira geral, hipóxia, hipercapnia e hipocapnia pioram a injúria cerebral materna, assim como são deletérios ao feto. Deve-se evitar hipotensão, pois ela piora a injúria cerebral e também causa dano ao feto.

Algumas modificações fisiológicas neurológicas durante a gestação devem ser levadas em consideração; a principal delas é a diminuição do limiar convulsivo, sendo o levetiracetam o anticonvulsivante de escolha nesse cenário.

A pressão intracraniana (PIC) normal não difere da não gestante, e uma PIC maior que 20 mmHg já é considerada alterada. Isso inclui elevar a cabeceira da cama 30°, evitando hipotensão, hipertensão, hipertermia, hiperglicemia, hipóxia, anemia e hiponatremia e manutenção da normocapnia. O uso de manitol foi relatado em casos de hipertensão intracraniana secundários a tumores intracranianos, e doses mais baixas (0,25-0,5 g/kg) parecem seguras. A hiperventilação e a hipocarbia devem ser evitadas – se possível –, pois podem diminuir o fluxo sanguíneo para a placenta. Os barbitúricos devem ser evitados – se possível –, mesmo em casos de hipertensão intracraniana refratária. Hipotermia terapêutica pode ser considerada. O TCE pode causar declínio na produção materna de progesterona, o que aumenta o risco de trabalho de parto prematuro ou aborto espontâneo.

Gestantes vítimas de traumatismo raquimedular

Algumas mulheres experimentam uma osteoporose relativa durante a gestação, o que as torna mais propensas a fraturas mesmo com traumas menores, como queda da própria altura. As lesões raquimedulares estão associadas a aborto quando ocorrem no início da gestação. Malformação fetal também pode ocorrer.

Uma desregulação do sistema nervoso simpático pode levar ao choque neurogênico, caracterizado por vasodilatação (pele quente) e bradicardia paradoxal. O choque neurogênico pode causar diminuição da perfusão fetal. Pacientes com lesões medulares mais altas, além do choque neurogênico, podem experimentar disreflexia autonômica, resultando em hipertensão intermitente, o que na mulher gestante se deve distinguir de pré-eclâmpsia.

Dado o estado de hipercoagulabilidade associado à gravidez e o alto risco de tromboembolismo venoso na vigência de lesão raquimedular, a profilaxia com heparina de baixo peso molecular deve ser iniciada assim que for seguro. Deve-se lembrar que, dependendo do nível e da gravidade da lesão raquimedular, a gestante pode ser incapaz de sentir contrações e não perceber quando o trabalho de parto se iniciou.

REFERÊNCIAS

1. Sakamoto J, Michels C, Eisfelder B, Joshi N. Trauma in pregnancy. Emerg Med Clin North Am. 2019;37(2):317-338.
2. Jain V, Chari R, Maslovitz S, Farine D; Maternal Fetal Medicine Committee; Bujold E, et al. Guidelines for the management of a pregnant trauma patient. J Obstet Gynaecol Can. 2015;37(6):553-74.
3. Maganha CA, Ribeiro MAF Júnior, Mattar R, Godinho M, Souza RT, Ferreira EC, et al. Trauma and pregnancy. Rev Bras Ginecol Obstet. 2023;45(10):622-32.
4. Soskin PN, Yu J. Resuscitation of the pregnant patient. Emerg Med Clin North Am. 2019;37(2):351-63.
5. Radkowski P, Jacewicz M, Podhorodecka K. The use of muscle relaxants in pregnancy and puerperium period. Int J Gen Med. 2023;16:859-64.
6. Genc S, Ozalp M, Aydın E, Sahin F, Bademler N, Toplu Mİ, et al. Trauma in pregnancy: An analysis of the adverse perinatal outcomes and the injury severity score. Ulus Travma Acil Cerrahi Derg. 2023;29(9):1039-50.
7. Petrone P, Jiménez-Morillas P, Axelrad A, Marini CP. Traumatic injuries to the pregnant patient: a critical literature review. Eur J Trauma Emerg Surg. 2019;45(3):383-92.
8. Azouz I, Souissi B, Ayadi M, Hakim H, Gassara H, Talbi S, Mahfoudh KB. Traumatic uterine rupture: A rare complication of vehicle accidents. Radiol Case Rep. 2024;19(5):1994-7.
9. Rajput MZ, Mellnick VM. The role of magnetic resonance in evaluating abdominopelvic trauma – Part 2: Trauma in pregnancy, vascular, and genitourinary injuries. Can Assoc Radiol J. 2022;73(4):689-96.
10. Raptis CA, Mellnick VM, Raptis DA, Kitchin D, Fowler KJ, Lubner M, et al. Imaging of trauma in the pregnant patient. Radiographics. 2014;34(3):748-63.
11. Lucas AN, Tay-Lasso E, Zezoff DC, Fierro N, Dhillon NK, Ley EJ, et al. Significant variation in computed tomography imaging of pregnant trauma patients: a retrospective multicenter study. Emerg Radiol. 2024;31(1):53-61.
12. Downing J, Sjeklocha L. Trauma in pregnancy. Emerg Med Clin North Am. 2023;41(2):223-245.
13. Soar J, Becker LB, Berg KM, Einav S, Ma Q, Olasveengen TM, et al. Cardiopulmonary resuscitation in special circumstances. Lancet. 2021;398(10307):1257-68.
14. Rubí-Palacios FM, Duarte-Pineda AJ, Barón-Salgado AL, Vásquez-Tercero IH, Zelaya-Guido CJ. Útero de Couvelaire, consecuencia del desprendimiento prematuro de placenta normoinserta. Reporte de un caso. Ginecología y obstetricia de México. 2019;86(5):351-356.

9

Trauma na criança

Osmar Colleoni
Mariana Sandrin Toni

PONTOS PRINCIPAIS

- Com relação à estrutura do esqueleto, crianças possuem ossos mais flexíveis – absorvendo menos energia –, com calcificação incompleta e múltiplos centros de crescimento ósseo ativos.
- A identificação de fraturas, em geral, representa traumas de grande energia associados a graves lesões orgânicas subjacentes.
- Durante a avaliação primária e a secundária, a observação do formato e da simetria das pupilas, bem como da Escala de Coma de Glasgow, possui papel fundamental na avaliação do paciente pediátrico.

INTRODUÇÃO

Trauma é uma das maiores causas de morbidade e mortalidade infantil e entre adolescentes mundialmente. Nos Estados Unidos, é a principal causa de morbidade e mortalidade na população entre 1 e 21 anos. No Brasil, é responsável por aproximadamente 20% das mortes que ocorrem entre 1 e 4 anos de idade, aumentando sua taxa conforme o grupo etário, alcançando próximo de 70% das mortes entre 10 e 19 anos[1-3].

Acidentes de trânsito, incluindo atropelamentos, são responsáveis pela maior parte dos traumas nessa população, sendo a principal causa de morte traumática no Brasil. A partir dos 10 anos, ainda que os acidentes de trânsito continuem sendo a principal causa de morte, a incidência de vítimas de violência interpessoal aumenta de forma dramática, alcançando altas taxas acima dos 15 anos de idade. Outros traumas como queimaduras, quedas (principalmente de altura), afogamento, choques elétricos, ingestão de substância tóxicas, quedas de objetos sobre a vítima, violência doméstica, lesões não acidentais e abuso representam também causas importantes na população pediátrica e com alta morbidade e mortalidade[3-5].

A maioria dos traumas pediátricos ocorre no domicílio. Quedas acidentais correspondem a mais de 50% das lesões em pacientes menores de 1 ano. A maior parte dos pacientes é vítima de quedas de móveis, como cama e sofá, seguido de queda do colo do cuidador. A incidência de quedas tem importante aumento por volta dos 6 meses de vida, quando o bebê ganha força e mobilidade.

Diferentemente da população adulta, os traumas contusos correspondem a mais de 80% dos casos de trauma pediátrico e podem levar a lesões multissistêmicas, uma vez que a energia envolvida nesse tipo de trauma é distribuída pelo corpo relativamente pequeno da criança[2-4]. Uma análise do *National Trauma Data Bank* dos Estados Unidos demonstrou que o trauma contuso, apesar de apresentar um *Injury Severity Score* (ISS) discretamente maior, está relacionado a um menor tempo de internação, menor número de intervenções cirúrgicas, menor número de transfusão de hemoderivados e menor mortalidade (1,3 *versus* 7,1%) quando comparado com traumas penetrantes[48].

Infelizmente, a ocorrência de trauma não acidental é comum e deve sempre ser considerada, pois mais de 40% das mortes em crianças vítimas de maus-tratos ocorrem em menores de 1 ano e, em geral, associados a traumatismo cranioencefálico (TCE)[4-8]. Alguns padrões de apresentação podem sugerir lesões não acidentais, como demora em procurar o serviço de emergência após o trauma, história discrepante com o trauma apresentado, visitas repetidas ao departamento de emergência, múltiplas lesões e com tempos de evolução diferentes em partes do corpo diversas, traumas genitais, fraturas ósseas em lactentes, queimaduras atípicas e lesões neurológicas ou abdominais sem evidência de trauma contuso (síndrome do bebê sacudido)[9-13].

PARTICULARIDADES ANATÔMICAS E FISIOLÓGICAS DO PACIENTE PEDIÁTRICO

Quando avaliamos a biomecânica e a cinemática do trauma na população pediátrica, devemos lembrar que as crianças possuem diferenças anatômicas e fisiológicas que, aliadas à sua natureza curiosa e facilmente sujeita a distrações, bem como às características do seu desenvolvimento neuropsicomotor, as tornam mais vulneráveis ao trauma, principalmente pela incapacidade de responder rapidamente ao perigo[2,5,8]. A combinação desses fatores leva a diferentes padrões de lesões quando comparadas aos adultos, necessitando de equipes com treinamento especializado nessa população.

Ao longo da infância, as proporções entre os diferentes segmentos do corpo vão se modificando, com mudanças substanciais no centro de gravidade e na composição da massa corporal. A cabeça da criança é relativamente grande quando comparada aos demais segmentos do corpo, e inversamente proporcional à idade do paciente, sendo um dos primeiros segmentos corporais a completar seu desenvolvimento, motivos estes que, aliados à musculatura cervical fraca, corroboram a alta incidência de TCE em pré-escolares.

Além da menor massa corporal que causa maior proporção entre a energia transferida por unidade de peso corporal quando comparamos um mesmo trauma entre adultos e crianças, há também diferença entre a composição da massa corporal. Em lactentes, há menor massa muscular em comparação aos adultos (20 *versus* 40%) e maior proporção de peso dos órgãos, principalmente fígado, rins, coração e cérebro (18% *versus* 5%)[9-13]. A maior proximidade entre os órgãos e a menor distribuição de gordura e tecido conjuntivo permite que estes sejam mais móveis e suscetíveis a lesões por desaceleração e lesões ligamentares, tornando essa população especialmente vulnerável a traumas multissistêmicos.

Com relação à estrutura do esqueleto, crianças possuem ossos mais flexíveis – absorvendo menos energia –, com calcificação incompleta e múltiplos centros de crescimento ósseo ativos. Além de um arcabouço ósseo mais complacente, os órgãos intratorácicos (como coração, pulmão e demais estruturas do mediastino), bem como os órgãos abdominais maciços (como fígado e baço) são pouco protegidos pela parede torácica, aumentando o risco de lesões contusas sem a identificação de fraturas contíguas. Contusões pulmonares são frequentes em pacientes vítimas de trauma torácico contuso, já as fraturas de arcos costais são incomuns em pediatria. A identificação de fraturas, em geral, representa traumas de grande energia associados a graves lesões orgânicas subjacentes[14-19]. Lesões ósseas que acometem núcleos de crescimento podem levar a alterações e deformidades ao longo do crescimento, bem como por efeitos da exposição à radiação ionizante.

Após o TCE, lesões cutâneas e de partes moles são as mais prevalentes no trauma pediátrico. Tal dado se relaciona com o fato de apresentarem uma pele menos espessa para cobrir maior superfície corporal quando comparado à população adulta (800 *versus* 300 cm^2/kg)[7-9]. Por conta da desproporção entre superfície corporal e peso, as crianças são mais suscetíveis à hipotermia durante a avaliação e o manejo inicial, que é extremamente deletéria tendo em vista sua participação na chamada "tríade da morte do trauma" e na coagulopatia do trauma.

Além disso, escoriações e fraturas podem ser lesões sentinelas em pacientes vítimas de lesões não intencionais. Devemos sempre avaliar lesões que não são compatíveis com a história clínica como, por exemplo, petéquias, lesões periorbitárias e retroauriculares. O mnemônico "TEN-4 FACES P" auxilia na avaliação de escoriações suspeitas. Os achados do mnemônico possuem 96% de sensibilidade e 87% de especificidade para distinguir entre lesões acidentais e não acidentais em crianças pequenas[8].

Crianças vítimas de trauma podem apresentar graves alterações metabólicas resultantes de uma grande variedade de causas, sendo as principais a acidose pela baixa perfusão tecidual, anormalidades secundárias à ingestão de substâncias tóxicas, hipotermia, transfusão maciça e TCE; todas estas contribuindo para a ocorrência de coagulopatia[7-9].

ATENDIMENTO AO TRAUMA PEDIÁTRICO

De modo geral, as bases da avaliação e manejo do paciente pediátrico traumatizado seguem as diretrizes do programa *Advanced Trauma Life Support* (ATLS) desenvolvido pelo Comitê de Trauma do Colégio Americano de Cirurgiões, sendo seus princípios básicos o atendimento baseado em prioridades (mnemônico ABCDE), com a prerrogativa de tratar primeiramente lesões com maior ameaça à vida de forma ágil e sem causar mais danos. Recentemente, o PHTLS (*Prehospital Trauma Life Support*) incluiu o item "X" (de hemorragias exsanguinantes), transformando o mnemônico em "X-ABCDE", como uma maneira de reforçar a importância de prevenção e manejo do choque hemorrágico e da coagulopatia[10-12].

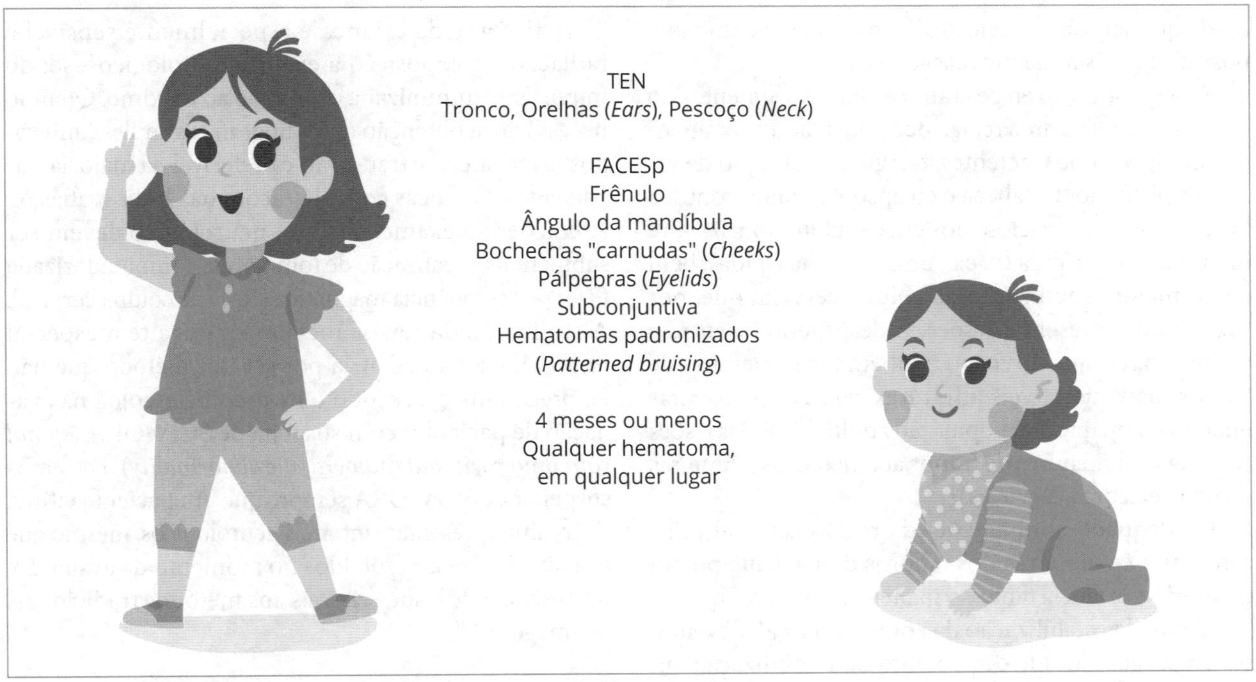
TEN
Tronco, Orelhas (*Ears*), Pescoço (*Neck*)
FACESp
Frênulo
Ângulo da mandíbula
Bochechas "carnudas" (*Cheeks*)
Pálpebras (*Eyelids*)
Subconjuntiva
Hematomas padronizados
(*Patterned bruising*)
4 meses ou menos
Qualquer hematoma,
em qualquer lugar

FIGURA 1 TEN-4 FACES P para auxiliar na avaliação de escoriações suspeitas.
Fonte: American College of Emergency Physicians (ACEP)

As prioridades no atendimento são as mesmas para todas as faixas etárias: A (via aérea e proteção da coluna cervical), B (ventilação), C (circulação), D (avaliação neurológica sumária) e E (exposição e controle da hipotermia). Medidas auxiliares podem ser realizadas concomitantemente à avaliação primária e ser reavaliadas com frequência. No paciente pediátrico, uma monitorização básica deve incluir oximetria de pulso, frequência cardíaca, pressão arterial, eletrocardiograma contínuo e temperatura[13-18].

Via aérea e avaliação da coluna cervical

O manejo da via aérea pediátrica segue os mesmos princípios do adulto, porém o conhecimento das particularidades anatômicas da via aérea pediátrica exerce fundamental importância para o tratamento adequado. A desproporção craniofacial e maior tamanho da língua em relação à cavidade oral, bem como a presença de uma via aérea curta, mais estreita – sendo o seu menor diâmetro ao nível de cartilagem cricoide –, anteriorizada e uma epiglote proporcionalmente maior, podem dificultar o manejo da via aérea e facilitar a ocorrência de complicações, como a intubação seletiva.

Durante a avaliação inicial da via aérea, se a criança apresenta choro forte, responde a perguntas simples ou chama por seus pais, com a voz clara, não há obstrução de via aérea e deve-se mantê-la em posição que facilite a entrada de ar. No entanto, se a criança não responder, apresentar respiração ruidosa ou com estridor, potencialmente há obstrução de via aérea. Deve-se realizar manobras de abertura da via aérea protegendo a coluna cervical, aspirar secreções visíveis na boca, avaliar presença de corpo estranho e fornecer oxigênio em alto fluxo (idealmente por máscara facial com reservatório). Se não houver resposta a essas medidas iniciais ou se estiver inconsciente, há necessidade de via aérea definitiva.

A primeira opção de via aérea definitiva é a intubação orotraqueal, com uso de drogas da sequência rápida de intubação. Durante a laringoscopia direta, algumas dificuldades podem ser encontradas, em virtude das diferenças anatômicas em relação à via aérea do adulto. Em geral, a abertura do anel traqueal se dá ao nível da vértebra C1 em lactentes, ao nível de C3 a C4 próximo dos 7 anos e em C5 a C6 em adultos, além de um formato de funil da orofaringe que propicia acúmulo de secreções na retrofaringe, dificultando a visualização das estruturas da via aérea[18-21].

O tamanho do tubo orotraqueal pode ser estimado pela fórmula idade/4 + 4, ou rapidamente comparando o diâmetro do tubo com o quinto dedo da criança. Usualmente, preconiza-se o uso de tubos endotraqueais sem balonete em crianças menores de 8 anos. Entretanto, em 2005, a American Heart Association (AHA) atualizou seus protocolos, permitindo o uso de tubos com balonete em circunstâncias de baixa complacência pulmonar, alta resistência de vias aéreas ou grande vazamento de ar, desde que seja dada atenção ao tamanho ideal do tubo, posição e pressão de insuflação.

A desproporção entre crânio e demais segmentos do corpo associada a uma região occipital mais proeminente, em especial nos lactentes, facilita a obstrução de via aérea por flexão da cabeça e colapso da língua contra a faringe quando posicionados em decúbito dorsal sobre uma superfície rígida (p. ex., uma prancha rígida), bem como maior mobilização da coluna cervical que, por vezes, pode apresentar lesões. A desproporção entre o crânio e o restante do corpo também torna menores de 8 anos mais suscetíveis a fraturas cervicais mais altas quando comparados à população adulta (75% das lesões cervicais em menores de 8 anos acometem as primeiras quatro vértebras cervicais)[21-25].

O adequado alinhamento da região cervical utilizando um coxim atrás dos ombros do paciente possui grande importância tanto no manejo da via aérea quanto na adequada estabilização da coluna cervical, devendo ser empregado desde o momento da imobilização em prancha rígida no ambiente extra-hospitalar[26-30].

Em relação à avaliação de lesões de coluna cervical em pacientes pediátricos, não há um algoritmo validado quanto à decisão de realizar exames de imagem. Algumas evidências demonstram a presença de critérios de baixo risco, já descritos nos escores empregados na população adulta (NEXUS e *Canadian C-Spine Protocol*). Dentre os critérios de baixo risco estão a presença de GCS ≥ 14, ausência de déficits neurológicos, ausência de dor cervical ou à palpação de linha média, ausência de torcicolo ou redução da amplitude de movimento, ausência de lesões em torso, não envolvimento de mecanismos de alto risco (mergulho ou acidente automotivo de alto risco), ausência de condições que predispõem à instabilidade (como síndrome de Down, pelo alto risco de luxação atlanto-axial, e doenças do colágeno, como a síndrome de Marfan), bem como ausência de lesões de torso. Esses critérios podem ser utilizados para reduzir a necessidade de obtenção de um exame radiológico da coluna cervical. Tanto o NEXUS quanto o *Canadian C-Spine Protocol* podem ser utilizados em adolescentes com maturidade óssea, porém tais escores não são sensíveis nem específicos na população mais jovem[31-36].

A tireoide da criança é especialmente sensível à radiação e à exposição a exames radiológicos, sendo importante minimizar a exposição ao máximo. Quando necessário, a obtenção de radiografias simples (anteroposterior, lateral e transoral) é preferível na maioria dos pacientes. Crianças com alterações nas radiografias ou alterações ao exame físico ou neurológico devem ser submetidas à realização de tomografia computadorizada (TC) ou ressonância magnética (RM) de coluna cervical. A realização da ressonância magnética tem especial importância na pediatria por ser um método que não emprega radiação, sendo o método de escolha na avaliação de pacientes com suspeita de SCIWORA *(spinal cord injury without radiographic abnormality)*. Devemos suspeitar de SCIWORA sempre que um paciente vítima de trauma apresentar sintomas neurológicos, mesmo que transitórios ou já resolvidos no momento da avaliação, na ausência de lesões visíveis aos métodos tradicionais de imagem[35-40].

Respiração e avaliação do trauma torácico

Alterações ventilatórias devem ser prontamente reconhecidas e manejadas, uma vez que os pacientes pediátricos toleram pouco a hipóxia. Sinais clássicos de insuficiência respiratória devem ser buscados de forma ativa durante o exame físico, como: taquipneia, balanço de cabeça, roncos, estridor, tiragem intercostal, retração de fúrcula, batimento de asas de nariz e cianose perioral. A frequência respiratória varia de acordo com a faixa etária, sendo recomendável ter fácil acesso a tabelas com os valores de referência para as diferentes idades (Tabela 1). Em geral, crianças são muito receptivas à ventilação com sistema bolsa-válvula-máscara, porém sua ventilação pode estar comprometida por um traumatismo de parede torácica (contuso ou penetrante), apresentando fraturas de costelas, tórax instável ou lesões intratorácicas, como contusões pulmonares e hemo/pneumotórax. Tais condições devem ser tratadas da mesma forma que na população adulta, lembrando sempre que as crianças são mais suscetíveis à dessaturação e ao colapso hemodinâmico, por exemplo, causado pelo aumento de pressão intratorácica por um pneumotórax hipertensivo.

TABELA 1 Valores de referência do peso e de sinais vitais de acordo com a faixa etária

Idade	Peso (kg)	FC (bpm)	FR (irpm)	PAS
0-1 ano	0-10	90-160	30-60	> 60
1-2 anos	10-14	80-150	20-40	> 70
3-5 anos	14-18	70-120	20-35	> 75
6-12 anos	18-36	60-110	16-30	> 80
> 12 anos	> 36	60-100	12-20	> 90

Ar deglutido, choro, distensão gástrica por ventilação com bolsa-válvula-máscara e pneumoperitônio são importantes fatores de restrição ventilatória. Medidas como o emprego de sondas gástricas para aliviar a distensão gástrica podem facilitar a ventilação.

Atualmente na literatura, não há evidências robustas que avaliem a sensibilidade do protocolo FAST estendido (E-FAST), que avalia a presença de pneumotórax e hemotórax, sendo seu emprego extrapolado de dados da população adulta. No diagnóstico do pneumotórax, o ultrassom *point-of-care* possui maior sensibilidade quando comparado à radiografia de tórax (90,9 *versus* 50,2%) com equivalente especificidade (98,2 *versus* 99,4%). No diagnóstico de hemotórax, o uso do ultrassom pode detectar volumes de apenas 20 mL, volume muito menor quando comparado à radiografia de tórax, cerca de 175 mL.

A radiografia de tórax está indicada quando o exame físico apresentar achados sugestivos de lesão torácica, na presença de instabilidade hemodinâmica, em pacientes vítimas de mecanismo de injúria grave e após a realização de procedimentos invasivos como intubação endotraqueal e drenagem torácica.

A tomografia computadorizada (TC) de tórax raramente é indicada no trauma pediátrico. A maioria das lesões que necessitam de manejo imediato poderá ser observada na radiografia de tórax. Pequenas contusões pulmonares ou pequenas fraturas de arcos costais sem desvio podem não ser identificadas nesse primeiro momento, porém estas não necessitam de manejo imediato. Lesões de aorta torácica e de outras estruturas mediastinais em crianças são raras (~0,015% em trauma contuso), e outras lesões que são vistas na TC, mas não na radiografia, raramente irão necessitar de manejo de urgência. O índice de diagnósticos de lesões de aorta é de 1,8/10 mil exames; a realização de um *screening* para lesão de aorta possui risco estimado muito maior de neoplasias do que a sua probabilidade de diagnosticar uma lesão.

De forma concisa, podem se beneficiar da realização de TC de tórax crianças com trauma torácico maciço, traumas graves de múltiplos sistemas com suspeita de lesão vascular torácica ou traqueobrônquica e aquelas que apresentam alterações na radiografia de tórax sugestivas de lesão grave. Devemos lembrar que pacientes com alterações do colágeno possuem risco aumentado de pneumotórax espontâneo e lesões de aorta. Na suspeita de trauma cardíaco contuso, eletrocardiograma, troponinas e ecocardiograma devem ser obtidos.

Circulação

De modo semelhante à população adulta, o controle de hemorragias, a prevenção e o tratamento do choque devem ser agressivos. Crianças possuem mecanismos de compensação do choque muito eficientes e, em geral, só apresentam sinais de hipovolemia após perderem em torno de 20 a 30% do volume circulante (volemia em mL = 80 × peso em kg).

Em razão de um sistema cardiovascular com grande poder de compensação, a hipotensão é um achado tardio do choque pediátrico, motivo pelo qual o conceito de "hipotensão permissiva", descrito na ressuscitação do trauma adulto, não é empregado nas crianças vítimas de trauma. Hipotensão é definida como uma pressão arterial sistólica menor que 70 + (idade em anos x 2). Em geral, crianças que se apresentam hipotensas estão no estágio 3 do choque com uma perda estimada de 25 a 30% da volemia.

Os primeiros sinais de choque são o aumento do tempo de enchimento capilar e a alteração do nível de consciência, e devem prontamente sinalizar o início da ressuscitação volêmica. Outros sinais úteis na avaliação do *status* volêmico do paciente são a coloração da pele e o volume de diurese (1 a 2 mL/kg/h em menores de 12 meses).

O índice de choque (*shock index*) que é obtido pela razão entre a frequência cardíaca e a pressão arterial sistólica pode auxiliar na identificação do choque compensado e predizer a necessidade de intervenção cirúrgica, intubação, transfusão e mortalidade. Índices de choque > 1,22 em crianças entre 4 e 6 anos e > 1 em crianças maiores de 7 anos devem alertar sobre possíveis lesões graves ou perdas de sangue significativas; em menores de 4 anos, outros achados sugestivos de hipoperfusão, como cor da pele e tempo de enchimento capilar, são melhores indicadores precoces de choque[34,35,37].

A obtenção de acesso vascular é de vital importância, sendo a via preferencial a venóclise. Até os 18 meses, as veias do escalpo possuem um bom calibre e podem ser consideradas como local de punção. Na impossibilidade de acesso à rede venosa periférica, a via de escolha é a intraóssea (preferencialmente na tíbia proximal ou fêmur distal), sendo possível seu uso para infusão de cristaloides, hemoderivados e medicamentos. Após a estabilização da criança, deve-se substituir a via intraóssea por acesso venoso definitivo.

A expansão volêmica da criança, assim como no adulto, é realizada com cristaloide (soro fisiológico 0,9% ou solução de ringer lactato) aquecido em alíquotas de 10 a 20 mL/kg em *bolus*. A manutenção da instabilidade hemodinâmica em um choque hemorrágico após o *bolus* inicial de cristaloide deve alertar quanto à possível necessidade de uso de hemoderivados na ressuscitação volêmica. Não há evidências sobre mortalidade e transfusão maciça em crianças, extrapolamos a evidência dos dados da população adulta, considerando protocolo de transfusão maciça o uso de > 40 mL/kg de hemoderivados em menos de 24 horas. Não há consenso na literatura quanto à proporção ideal dos hemoderivados (plasma, plaquetas e concentrado de hemácias) na população pediátrica.

Concomitantemente à reposição volêmica, a fonte de sangramento deve ser identificada e controlada. Hemorragias não controladas são a principal causa de morte evitável e correspondem a aproximadamente 40% dos óbitos relacionados com trauma, porém são menos comuns em pediatria. Podem ser causadas por lesão direta de vasos, secundária a coagulopatias ou causadas por TCE isolado. A coagulopatia do trauma é causada principalmente por perdas sanguíneas (choque hemorrágico), consumo de fatores de coagulação, hipotermia, acidose metabólica induzida pela hipoperfusão e iatrogênica, como a hemodiluição por ressuscitação volêmica com cristaloides em grandes volumes. Entretanto, poucos estudos avaliaram a incidência da coagulopatia do trauma em pediatria. Em geral, a incidência de distúrbios de coagulação em estudos retrospectivos varia enormemente entre 10 e 77%, sendo a hiperfibrinólise o principal mecanismo envolvido[35]. A hiperfibrinólise ocorre mais frequentemente na população pediátrica quando comparada à população adulta (24 *versus* 9%), porém apresenta similar incremento na mortalidade (6 a 14%).

A presença de TCE grave por si só pode ser a causa precipitante de coagulopatia, apresentando prevalência semelhante à coagulopatia por outras causas. O RNI e a tromboelastografia podem ser utilizados para diagnóstico dessa condição clínica, porém não podem ser utilizados para prever a ocorrência dessa alteração.

Uma intervenção consagrada é o uso do ácido tranexâmico (análogo da lisina, que inibe competitivamente o plasminogênio e, portanto, a fibrinólise, estabilizando o coágulo). Seu uso foi consolidado no atendimento ao trauma com base nos dados do estudo CRASH-2, porém, esse *trial* excluiu pacientes menores de 16 anos da amostra. A utilização na pediatria é extrapolada de dados da população adulta, porém alguma evidência suporta seu uso até 3 horas após o trauma, na dose de 15 mg/kg (máximo de 1 g) em 10 minutos seguida de infusão de 2 mg/kg/h em 8 horas (máximo de 1 g). Atualmente, a PECARN (*Pediatric Emergency Care Applied Research Network*) desenvolve o *TIC-TOC Trial*, estudo focado na avaliação do uso do ácido tranexâmico no trauma pediátrico.

Avaliação do trauma abdominal e pélvico

Mecanismos considerados de alto risco para lesões intra-abdominais incluem: colisões de veículos em alta velocidade, atropelamento, acidentes com bicicletas

TABELA 2 Critérios para uso do ácido tranexâmico no trauma pediátrico

Necessidade imediata de transfusão e pelo menos um do critérios indicativos de choque grave:
▪ Hipotensão (< 80 mmHg em menores de 5 anos e < 90 mmHg em < 90 em maiores de 5 anos) ▪ Baixa resposta pressórica à infusão de 20 a 40 mL/kg de cristaloide ▪ Sangramento significativo óbvio

Fonte: adaptada de Beno et al., 2014[24].

(incluindo lesões causadas pelo guidão), uso de cintos de segurança de duas pontas por envolvidos em acidentes e traumas diretos sobre o abdome. Lesões intra-abdominais graves são definidas como aquelas com necessidade de intervenção cirúrgica, embolização, transfusão ou reposição volêmica por duas noites consecutivas para manejo de lesões gastrointestinais e/ou pancreáticas. A presença de hipotensão sem sangramento aparente, fratura de fêmur, aumento de enzimas hepáticas (AST > 200 U/L ou ALT > 125 U/L), hematúria (mesmo que microscópica) e hematócrito inicial abaixo de 30% deve alertar para o risco aumentado de lesão intra-abdominal grave[35-40].

A hipotensão é um achado tardio no paciente pediátrico e isso se aplica para lesões intra-abdominais graves: a hipotensão, ajustada pela idade, possui sensibilidade de apenas 36% em identificar pacientes com necessidade de cirurgia de urgência em até 1 hora após a chegada à emergência. Além disso, apenas 47% dos pacientes com lesões de baço e fígado que necessitam de transfusão nas primeiras 4 horas do trauma apresentam-se hipotensos.

Apesar de bem consolidado como ferramenta de manejo das mais diferentes situações clínicas e de trauma, o emprego da ultrassonografia à beira-de-leito (ou *point-of-care*) na pediatria possui algumas particularidades. Diferentemente da população adulta, o uso do ultrassom como ferramenta de avaliação de lesões intra-abdominais pelo protocolo FAST (*focused assessment with sonography for trauma*) possui menor sensibilidade (74 *versus* 35%), porém igual especificidade (96%) para presença de líquido livre[38-41]. Vale salientar que diferentemente do adulto, a janela com maior sensibilidade para líquido livre é a suprapúbica, e não a hepatorrenal. A baixa sensibilidade do exame na população pediátrica é fortemente ligada ao fato de cerca de um terço dos pacientes pediátricos com lesões abdominais não apresentar líquido livre no abdome[42]. Tal dado reforça que um FAST negativo não afasta a eventual necessidade da realização de outros exames de imagem ou laboratoriais na avaliação do trauma abdominal contuso em crianças. Além disso, ao compararmos o uso do FAST com a avaliação e o manejo tradicionais do trauma pediátrico grave, o uso do FAST não reduz o uso da TC e o tempo de permanência do paciente na sala de emergência, bem como não reduz a taxa de lesões não diagnosticadas. Ainda assim, seu uso é recomendado na avaliação da criança instável vítima de trauma e pode ser considerado na avaliação do paciente estável. De forma prática, um FAST positivo em um paciente instável é determinador de conduta, porém um resultado negativo tanto no paciente estável como no instável possui pouco valor. A associação, por exemplo, entre o FAST e a dosagem de enzimas hepáticas pode aumentar a sensibilidade do exame para próximo de 88%.

A PECARN sugere critérios para a avaliação do trauma abdominal fechado para orientar a identificação de pacientes com risco muito baixo de lesão intra-abdominal: ausência de lesão de parede abdominal ou sinal de cinto de segurança, Glasgow maior ou igual a 13 e ausência de dor à palpação abdominal, de sinais de trauma da parede torácica, de queixa de dor abdominal, de redução de ruídos hidroaéreos e de vômitos. Se o paciente apresentar todos os critérios, o algoritmo possui sensibilidade de 99% para lesões intra-abdominais de importância clínica[43,44].

A realização de exame de imagem pélvico, em geral, é desnecessária em crianças que se apresentam sem queixas álgicas abdominais ou pélvicas, sem alterações ao exame físico do quadril e pelve, sem deformidades de fêmur, hematúria, Glasgow menor ou igual a 13 ou instabilidade hemodinâmica, haja vista que o risco de fratura pélvica nessa população é menor que 0,5%. Em pacientes que não possuem indicação de tomografia para avaliação de possíveis lesões intra-abdominais e pélvicas, o emprego da radiografia simples é suficiente para classificação e manejo da maioria das fraturas pélvicas pediátricas.

A maioria dos pacientes com lesões de órgãos sólidos, mesmo de alto grau, é manejada com conduta conservadora e ocasionalmente: transfusão de hemoderivados (11%), embolização por radiologia intervencionista (1,4%) e laparotomia (4,1%)[38].

Avaliação de déficits neurológicos e TCE

Traumatismos de crânio acidentais são relativamente comuns na infância e, em geral, são clinicamente menos graves que nas lesões intencionais. Como já descrito, a causa mais frequente de TCE em menores de 1 ano é a queda de baixas alturas, que pode causar pequenas fraturas de crânio, mas que raramente resulta em lesão cerebral. A maioria das crianças vítimas de TCE acidental apresenta excelente evolução com recuperação total sem necessidade de intervenção médica ou cirúrgica, sendo que pacientes com TCE leve (Glasgow entre 13 e 15 na admissão) possuem excelente prognóstico.

Durante a avaliação primária e a secundária, a observação do formato e da simetria das pupilas, bem como da Escala de Coma de Glasgow, possui papel fundamental na avaliação do paciente pediátrico. Em pacientes menores de 2 anos, a Escala de Coma de Glasgow é modificada para a população pediátrica e nos pacientes em estágio pré-verbal, o uso da avaliação AVPU (*alert*, *verbal*, *pain*, *unresponsive* – alerta, resposta verbal ao estímulo, resposta ao estímulo doloroso e não responsivo) possui igual utilidade. Outros sinais devem ser também avaliados, como: tumefação de fontanelas (sugestivo de aumento de pressão intracraniana), presença de hematomas retroauriculares, equimoses periorbitais e/ou hemotímpano (compatíveis com fratura de base de crânio), exteriorização de líquido pelo conduto auditivo e nariz (sugestivo de fístula liquórica), crises convulsivas, cefaleia intensa e progressiva, alterações de comportamento (irritabilidade, sonolência excessiva ou agitação) e vômitos recorrentes, principalmente se não precedidos de náuseas (vômitos em jato). Hipertensão, bradicardia e alterações respiratórias associadas ao rebaixamento de nível de consciência são sinais de alerta para hipertensão intracraniana.

O exame físico deve incluir a palpação minuciosa do crânio do paciente. A presença de fraturas de crânio aumenta em quatro a seis vezes o risco de sangramentos intracranianos. No entanto, a ausência de fraturas não exclui a presença dessas lesões. Em razão da baixa sensibilidade da radiografia de crânio (cerca de 38%), não é um exame útil na avaliação do TCE pediátrico. Recentemente, o uso do ultrassom beira-de-leito na avaliação de fraturas de crânio tem ganhado evidência, demonstrando alta sensibilidade (acima de 94%) e especificidade (acima de 95%). O uso do ultrassom *point-of-care* transfontanela também pode auxiliar na avaliação de lesões intracranianas sem a desvantagem da radiação ionizante. Um exame neurológico sumário (avaliando principalmente força dos membros e sensibilidade grosseira) deve ser realizado ainda na avaliação primária e novamente a possibilidade de SCIWORA (*spinal cord injury without radiographical abnormality*) pode ser elencada.

Um dos algoritmos mais conhecidos do grupo de estudos PECARN é o de avaliação do TCE pediátrico. Ele possui dois fluxogramas, um para pacientes menores de 2 anos e outro para aqueles com 2 anos ou mais. O principal objetivo desse algoritmo é identificar os pacientes de risco muito baixo para lesões intracranianas clinicamente relevantes, definidas como lesões que possam causar a morte, necessitar de neurocirurgia, intubação por mais de 24 horas ou hospitalização por mais de duas noites. Em sua coorte de validação com mais de 42 mil pacientes vítimas de TCE, apenas 0,9% apresentava lesão intracraniana clinicamente relevante e apenas 0,1% requereu intervenção neurocirúrgica. Após múltiplos estudos de validação, ficou comprovado que o algoritmo do PECARN para TCE possui alta sensibilidade (99 a 100%) e moderada especificidade (55 a 69%) para esse tipo de lesão[38]. Seus critérios são:

- < 2 anos: estado mental normal, sem hematomas de escalpo (exceto frontal), sem perda de consciência ou menor que 5 segundos, ausência de mecanismo de injúria grave, ausência de fraturas palpáveis de crânio e estar agindo normalmente (segundo avaliação dos pais).
- ≥ 2 anos: estado mental normal, sem perda de consciência, sem vômitos, ausência de mecanismo de injúria grave, ausência de sinais de fratura de base de crânio ou cefaleia intensa.

Algumas considerações são importantes: qualquer paciente que apresente critérios para TCE moderado ou grave (principalmente Glasgow menor que 13 e afundamento ou sinais de fratura de base de crânio) não se enquadra no algoritmo do PECARN e deve ser submetido à avaliação radiológica de possíveis lesões intracranianas. Além disso, pacientes adequadamente avaliados pelo protocolo da PECARN que não cumprem todos os critérios de baixo risco podem ser mantidos em observação em detrimento da realização de exame de imagem, na ausência de sinais de fratura de crânio e que estão agindo normalmente. Se vômito for o único sintoma e ocorreu menos de três vezes, o risco de lesão intracraniana também é extremamente baixo.

Lesões cerebrovasculares em traumas contusos na pediatria são bastante raras (0,03 a 0,9% das vítimas de trauma contuso), porém com potencial devastador de morbidade e mortalidade[43]. Diversas ferramentas foram propostas para tentar identificar os pacientes pediátricos de maior risco para esse tipo de lesão e quais se beneficiaram da realização de angiotomografia (exame com radiação ionizante e contraste, porém mais amplamente disponível e mais sensível que a angiorressonância) para identificação de potenciais lesões. Um dos escores mais difundidos e validados é o de McGovern, porém mesmo sendo superior a outros escores, possui modestas sensibilidade (81%) e especificidade (71,3%)[43-45]. Diferentemente da população adulta, a presença de sinal de cinto de segurança na região cervical em vítimas de acidentes de trânsito não é fator independente associado à lesão cerebrovascular contusa.

De maneira geral, possuem indicação de angiotomografia crianças envolvidas em acidentes com veículos automotores ou vítimas de atropelamento com Glasgow ≤ 8, déficit neurológico focal ou fratura de canal carotídeo. Todos os pacientes vítimas de trauma com fratura da porção petrosa do osso temporal ou sinais de isquemia cerebral à tomografia (ou clínicos) também devem ser submetidos à angiotomografia[46,47,80].

EXAMES LABORATORIAIS COMPLEMENTARES

A todo paciente vítima de trauma grave e com sinais de choque deve ser solicitado um painel básico de exames laboratoriais que podem auxiliar no manejo, bem como modificar a conduta desse paciente ao longo de sua avaliação. Dentre os exames, estão listados: tipagem sanguínea, B-HCG em pacientes em idade fértil, lactato, TP e RNI, gasometria venosa, lactato, hemograma, HGT, EQU (avaliar hematúria associada à lesão de trato urinário e renal), enzimas hepáticas e, sempre que disponível, tromboelastografia[49,50].

A tromboelastografia (TEG) é um exame que tem por objetivo analisar a formação do coágulo sob condições fisiológicas e com base em seus achados, direcionar o manejo da coagulopatia do trauma orientando o uso de plasma, plaquetas, crioprecipitado ou agentes antifibrinolíticos (como o ácido tranexâmico) na correção do distúrbio de coagulação.

CONSIDERAÇÕES FINAIS

Os efeitos a longo prazo na criança vítima de trauma podem ser os mais diversos, incluindo traumas psicológicos (50% das crianças vítimas de trauma multissistêmico grave apresentam sequelas cognitivas e físicas), bem como sociais, de aprendizado e de personalidade. Evidências sugerem que dentre os fatores relacionados com comprometimento funcional após 6 meses do trauma estão incluídos idade mais avançada, trauma medular, TCE grave, lesões penetrantes e menor *status* funcional na ocasião da alta hospitalar. Assim, é recomendado vincular esses pacientes em serviços que realizem avaliações de longo prazo para acompanhar o impacto na saúde de vítimas de trauma grave.

REFERÊNCIAS

1. Franca EB, Lansky S, Rego MAS, et al. Leading causes of child mortality in Brazil, in 1990 and 2015: estimates from the Global Burden of Disease study. Rev Bras Epidemiol. 2017;20Suppl 01:46-60.
2. Centers for Disease Control and Prevention. Leading Causes of Death and Injury. Disponível em: https://www.cdc.gov/injury/wisqars/LeadingCauses.html.
3. Nielsen JW, Shi J, Wheeler K, et al. Resource use in pediatric blunt and penetrating trauma. J Surg Res. 2016;202:436-42.
4. U.S. Department of Health & Human Services, Administration for Children and Families and Children's Bureau. Child maltreatment. Washington; 2016.
5. Christiaans SC, Duhachek-Stapelman AL, Russell RT, et al. Coagulopathy after severe pediatric trauma. Shock. 2014;41:476-90.

6. Dewan MC, Mummareddy N, Wellons JC, 3rd, et al. Epidemiology of global pediatric traumatic brain injury: Qualitative review. World Neurosurg. 2016;91:497-509 e491.
7. Wisner DH, Kuppermann N, Cooper A, et al. Management of children with solid organ injuries after blunt torso trauma. J Trauma Acute Care Surg. 2015;79:206-14;quiz 332.
8. Pierce MC, Kaczor K, Lorenz DJ, et al. Validation of a clinical decision rule to predict abuse in young children based on bruising characteristics. JAMA Netw Open. 2021;4:e215832.
9. Nabaweesi R, Ramakrishnaiah RH, Aitken ME, et al. Injured children receive twice the radiation dose at nonpediatric trauma centers compared with pediatric trauma centers. J Am Coll Radiol. 2018;15:58-64.
10. McLean S. The effect of trauma on the brain development of children: Evidence-based principles for supporting the recovery of children in care (CFCA Practitioner Resource). In: Australian Institute of Family Studies (ed.). Melbourne; 2016.
11. O'Connell K, Fritzeen J, Guzzetta CE, et al. Family presence during trauma resuscitation: Family members' attitudes, behaviors, and experiences. Am J Crit Care. 2017;26:229-239.
12. Leonard JC, Kuppermann N, Olsen C, et al. Factors associated with cervical spine injury in children after blunt trauma. Ann Emerg Med. 2011;58:145-55.
13. Slaar A, Fockens MM, Wang J, et al. Triage tools for detecting cervical spine injury in pediatric trauma patients. Cochrane Database Syst Rev. 2017;12:CD011686.
14. Alrajhi K, Woo MY, Vaillancourt C. Test characteristics of ultrasonography for the detection of pneumothorax: a systematic review and meta-analysis. Chest. 2012;141:703-8.
15. Ma OJ, Mateer JR. Trauma ultrasound examination versus chest radiography in the detection of hemothorax. Ann Emerg Med. 1997;29:312-5; discussion 315-6.
16. Arbuthnot M, Onwubiko C, Osborne M, et al. Does the incidence of thoracic aortic injury warrant the routine use of chest computed tomography in children? J Trauma Acute Care Surg. 2019;86:97-100.
17. Holscher CM, Faulk LW, Moore EE, et al. Chest computed tomography imaging for blunt pediatric trauma: not worth the radiation risk. J Surg Res. 2013;184:352-7.
18. Acker SN, Bredbeck B, Partrick DA, et al. Shock index, pediatric age-adjusted (SIPA) is more accurate than age-adjusted hypotension for trauma team activation. Surgery. 2017;161:803-7.
19. Nordin A, Coleman A, Shi J, et al. Validation of the age-adjusted shock index using pediatric trauma quality improvement program data. J Pediatr Surg. 2017;20171012.
20. Hughes NT, Burd RS, Teach SJ. Damage control resuscitation: permissive hypotension and massive transfusion protocols. Pediatr Emerg Care. 2014;30:651-6;quiz 657-8.
21. Liras IN, Cotton BA, Cardenas JC, et al. Prevalence and impact of admission hyperfibrinolysis in severely injured pediatric trauma patients. Surgery. 2015;158:812-8.
22. Zhang J, Zhang F, Dong JF. Coagulopathy induced by traumatic brain injury: systemic manifestation of a localized injury. Blood. 2018;131:2001-6.
23. Collaborators C-T, Shakur H, Roberts I, et al. Effects of tranexamic acid on death, vascular occlusive events, and blood transfusion in trauma patients with significant haemorrhage (CRASH-2): a randomised, placebo-controlled trial. Lancet. 2010;376:23-32.
24. Beno S, Ackery AD, Callum J, et al. Tranexamic acid in pediatric trauma: why not? Crit Care. 2014;18:313.
25. Pediatric Emergency Care Applied Research Network (PECARN). Disponível em: https://tictoctrial.org.
26. Nishijima DK, Simel DL, Wisner DH, et al. Does this adult patient have a blunt intra-abdominal injury? JAMA. 2012;307:1517-27.
27. Liang T, Roseman E, Gao M, et al. The utility of the focused assessment with sonography in trauma examination in pediatric blunt abdominal trauma: A systematic review and meta-analysis. Pediatr Emerg Care. 2021;37:108-18.
28. Scaife ER, Rollins MD, Barnhart DC, et al. The role of focused abdominal sonography for trauma (FAST) in pediatric trauma evaluation. J Pediatr Surg. 2013;48:1377-83.
29. Holmes JF, Kelley KM, Wootton-Gorges SL, et al. Effect of abdominal ultrasound on clinical care, outcomes, and resource use among children with blunt torso trauma: A randomized clinical trial. JAMA. 2017;317:2290-6.
30. Sola JE, Cheung MC, Yang R, et al. Pediatric FAST and elevated liver transaminases: An effective screening tool in blunt abdominal trauma. J Surg Res. 2009;157:103-7.
31. Springer E, Frazier SB, Arnold DH, et al. External validation of a clinical prediction rule for very low risk pediatric blunt abdominal trauma. Am J Emerg Med. 2019;37:1643-8.
32. Holmes JF, Mao A, Awasthi S, et al. Validation of a prediction rule for the identification of children with intra-abdominal injuries after blunt torso trauma. Ann Emerg Med. 2009;54:528-33.
33. Boatright DH, Byyny RL, Hopkins E, et al. Validation of rules to predict emergent surgical intervention in pediatric trauma patients. J Am Coll Surg. 2013;216:1094-102, e1091-6.
34. Magoteaux SR, Notrica DM, Langlais CS, et al. Hypotension and the need for transfusion in pediatric blunt spleen and liver injury: An ATOMAC+ prospective study. J Pediatr Surg. 2017;52:979-83.
35. Haasz M, Simone LA, Wales PW, et al. Which pediatric blunt trauma patients do not require pelvic imaging? J Trauma Acute Care Surg. 2015;79:828-32.
36. Bent MA, Hennrikus WL, Latorre JE, et al. Role of computed tomography in the classification of pediatric pelvic fractures--revisited. J Orthop Trauma. 2017;31:e200-e204.
37. Mandera M, Wencel T, Bazowski P, et al. How should we manage children after mild head injury? Childs Nerv Syst. 2000;16:156-60.
38. Hofman PA, Nelemans P, Kemerink GJ, et al. Value of radiological diagnosis of skull fracture in the management of mild head injury: meta-analysis. J Neurol Neurosurg Psychiatry. 2000;68:416-22.
39. Parri N, Crosby BJ, Glass C, et al. Ability of emergency ultrasonography to detect pediatric skull fractures: a prospective, observational study. J Emerg Med. 2013;44:135-41.
40. Rabiner JE, Friedman LM, Khine H, et al. Accuracy of point-of-care ultrasound for diagnosis of skull fractures in children. Pediatrics. 2013;131:e1757-64.
41. Kuppermann N, Holmes JF, Dayan PS, et al. Identification of children at very low risk of clinically-important brain injuries after head trauma: a prospective cohort study. Lancet. 2009;374:1160-70.
42. Borland ML, Dalziel SR, Phillips N, et al. Vomiting with head trauma and risk of traumatic brain injury. Pediatrics. 2018;141.
43. Acker SN, Kulungowski AM. Error traps and culture of safety in pediatric trauma. Semin Pediatr Surg. 2019;28:183-8.
44. Ravindra VM, Riva-Cambrin J, Sivakumar W, et al. Risk factors for traumatic blunt cerebrovascular injury diagnosed by computed tomography angiography in the pediatric population: a retrospective cohort study. J Neurosurg Pediatr. 2015;15:599-606.

45. Ravindra VM, Bollo RJ, Sivakumar W, et al. Predicting blunt cerebrovascular injury in pediatric trauma: validation of the "Utah Score". J Neurotrauma. 2017;34:391-9.
46. Herbert JP, Venkataraman SS, Turkmani AH, et al. Pediatric blunt cerebrovascular injury: the McGovern screening score. J Neurosurg Pediatr. 2018;21:639-49.
47. Ugalde IT, Claiborne MK, Cardenas-Turanzas M, et al. Risk factors in pediatric blunt cervical vascular injury and significance of seatbelt sign. West J Emerg Med. 2018;19:961-9.
48. Leraas HJ, Kuchibhatla M, Nag UP, et al. Cervical seatbelt sign is not associated with blunt cerebrovascular injury in children: a review of the national trauma databank. Am J Surg. 2019;218:100-5.
49. Maw G, Furyk C. Pediatric massive transfusion: a systematic review. Pediatr Emerg Care. 2018;34:594-598.
50. Burd RS, Jensen AR, VanBuren JM, Alvey JS, Richards R, Holubkov R, et al.; Eunice Kennedy Shriver National Institute of Child Health and Human Development Collaborative Pediatric Critical Care Research Network Assessment of Functional Outcomes and Health-Related Quality of Life after Pediatric Trauma Investigators. Long-term outcomes after pediatric injury: results of the assessment of functional outcomes and health-related quality of life after Pediatric Trauma Study. J Am Coll Surg. 2021;233(6):666-675.e2.

10

Trauma pélvico e pelviperineal

Mariana Kumaira Fonseca
José Gustavo Oliva Gresele
Leonardo Comerlatto

PONTOS PRINCIPAIS

- Os traumas pélvico e pelviperineal são mais frequentes nos mecanismos contusos, e destacam-se entre as patologias traumáticas pela variedade de lesões potencialmente graves e de manejo desafiador.
- O conhecimento da anatomia da pelve, da fisiopatologia dos mecanismos de lesão e das condutas diante das diferentes apresentações clínicas é fundamental para garantir maior sobrevida e menor morbidade aos pacientes.
- Em pacientes instáveis hemodinamicamente, a radiografia em incidência anteroposterior da bacia deve ser obtida de forma precoce no atendimento inicial, dado que uma fratura mecanicamente instável pode ser diagnosticada, na maior parte dos casos, pela interpretação da radiografia simples.
- O manejo inicial do paciente instável deve focar na reanimação volêmica, na identificação e na estabilização de fratura pélvica mecanicamente instável, e na avaliação da necessidade de abordagem cirúrgica do sangramento (empacotamento pélvico e angioembolização).
- O E-FAST na sala de emergência pode auxiliar na identificação ou exclusão de outros focos de sangramento no tórax ou abdome.
- Nem toda fratura mecanicamente instável do anel pélvico se beneficia da contenção mecânica circunferencial com lençol ou binder – a radiografia de bacia na sala de emergência é essencial para definir a indicação de manobras de redução nos pacientes instáveis.
- O exame físico em pacientes conscientes, alertas e sem lesões distrativas tem alta sensibilidade para excluir fraturas mecanicamente instáveis da pelve, de forma que a radiografia de pelve pode ser preterida nesses casos.
- Nos pacientes hemodinamicamente estáveis com suspeita de fratura pélvica, a tomografia computadorizada com contraste endovenoso é o exame padrão-ouro para avaliação de fraturas ósseas e possíveis lesões associadas. Algumas lesões dos tratos geniturinário e anorretal podem requerer exames complementares adicionais.
- O atendimento multidisciplinar fundamentado em protocolos de conduta bem estabelecidos é a base para a completa recuperação do paciente.

INTRODUÇÃO

Considerações anatômicas

A pelve óssea é constituída por três ossos resistentes e fundidos entre si: ílio, ísquio e púbis. Os ligamentos pélvicos proporcionam estabilidade ao arcabouço ósseo, oferecendo resistência às forças deformantes. Os ligamentos anteriores (púbicos) são relativamente fracos, sendo responsáveis por apenas 15% da estabilidade pélvica. Os ligamentos posteriores (sacroilíacos), que promovem a fixação da coluna lombossacra à pelve, são os que fornecem a maior parte da rigidez pélvica (Figura 1A).

Dentro do anel pélvico estão contidas estruturas musculares (assoalho pélvico), nervosas (raízes nervosas, nervos motores e sensitivos do períneo e dos membros inferiores), vasculares (vasos ilíacos, plexos pré-sacral e pré-vesical), digestivas (cólon sigmoide, reto e intestino delgado), urinárias (uretra, bexiga e ureter) e genitais (próstata, útero e anexos).

O períneo é uma região em formato de losango, cujos limites são a sínfise púbica, os ramos isquiopúbicos, as tuberosidades isquiáticas, os ligamentos sacrotuberais e o cóccix. Uma linha horizontal imaginária traçada ao nível das tuberosidades isquiáticas divide o períneo em dois segmentos: o trígono urogenital (anterior) e o trígono anal (posterior). As estruturas musculotendíneas do assoalho pélvico emergem do corpo perineal, localizado no centro do períneo (Figura 1B).

A energia necessária para provocar fratura na compacta estrutura óssea da pelve é geralmente intensa. Sua complexa constituição anatômica exige alto índice de suspeição para lesões em estruturas nela contidas ou contíguas, que podem ser fonte de sangramento, infecção ou incapacidade funcional temporária e permanente. É importante destacar sua extensa rede vascular, que compreende veias calibrosas (ilíaca interna e suas tributárias), bem como artérias de alta pressão (ilíaca interna e seus ramos), que são potenciais fontes de hemorragia volumosa e incontrolável.

EPIDEMIOLOGIA

A incidência de fraturas pélvicas representa 3 a 9% de todas as fraturas esqueléticas, embora possa acometer até 20% do subgrupo de pacientes com traumatismo multissistêmico[1,2]. Já o trauma pelviperineal é reportado em cerca de 0,1% das admissões por trauma. Em geral, acometem pacientes jovens do sexo masculino envolvidos em mecanismos de alta energia, como acidentes de trânsito, quedas, esmagamentos e acidentes com artefatos explosivos. No entanto, lesões ocasionadas por cinemáticas de baixa energia, como queda do mesmo nível, são também observadas, sobretudo em pacientes idosos. Outros mecanismos incluem fraturas de estresse e por avulsão, mais comuns em atividades esportivas vigorosas, e as fraturas patológicas decorrentes de patologias ósseas de base.

A despeito dos recentes avanços no tratamento pré e intra-hospitalar, o trauma pélvico e pelviperineal tem altas taxas de mortalidade precoce e tardia, estimada em 10 a 33% em diferentes séries[2,3]. Pacientes hemodinamicamente instáveis com fratura pélvica apresentam lesões toracoabdominais associadas em 90% dos casos, sendo que mais da metade se manifesta como sangramento significativo em outro segmento corpóreo, mais frequentemente o abdome[3]. Entre os sobreviventes à injúria inicial ou admitidos estáveis, os índices de complicações decorrentes de infecção, eventos tromboembólicos, complicações pós-operatórias e sequelas do trauma podem aumentar ainda mais o risco cumulativo de mortalidade ou comprometer a reabilitação e a qualidade de vida.

FISIOPATOLOGIA

As fraturas mecanicamente instáveis do anel pélvico apresentam potencial para cursar ou contribuir para instabilidade hemodinâmica. A magnitude da instabilidade mecânica de uma fratura de pelve (e o consequente potencial para sangramento) é ditada basicamente pelo grau de acometimento do anel pélvico posterior.

A instabilidade do arcabouço ósseo pode aumentar o volume interno da pelve, permitindo acúmulo volumoso de sangue – que pode chegar a 3 litros em fraturas graves "em livro aberto". A hemorragia é potencializada pela perda da capacidade de tamponamento do peritônio, com consequente formação de extensos hematomas retroperitoneais[2,3,4].

Os sangramentos em fraturas pélvicas ocorrem em 80% dos casos por lesões venosas (ruptura dos plexos pré-sacral ou pré-vesical), e apenas em 20% por lesões arteriais[4]. Ocorrem ainda sangramentos oriundos dos próprios ossos fraturados, de localização e volume variáveis[5].

Todos os órgãos pélvicos são suscetíveis a lesões associadas em pacientes com traumatismo do anel pélvico, sendo bexiga, uretra e reto os mais acometidos. O mecanismo envolve laceração direta por fragmentos ósseos ou por forças de explosão e cisalhamento. A apresentação clínica e a investigação diagnóstica variam conforme a estrutura lesada, e a conduta diante das principais lesões associadas é discutida mais adiante neste capítulo.

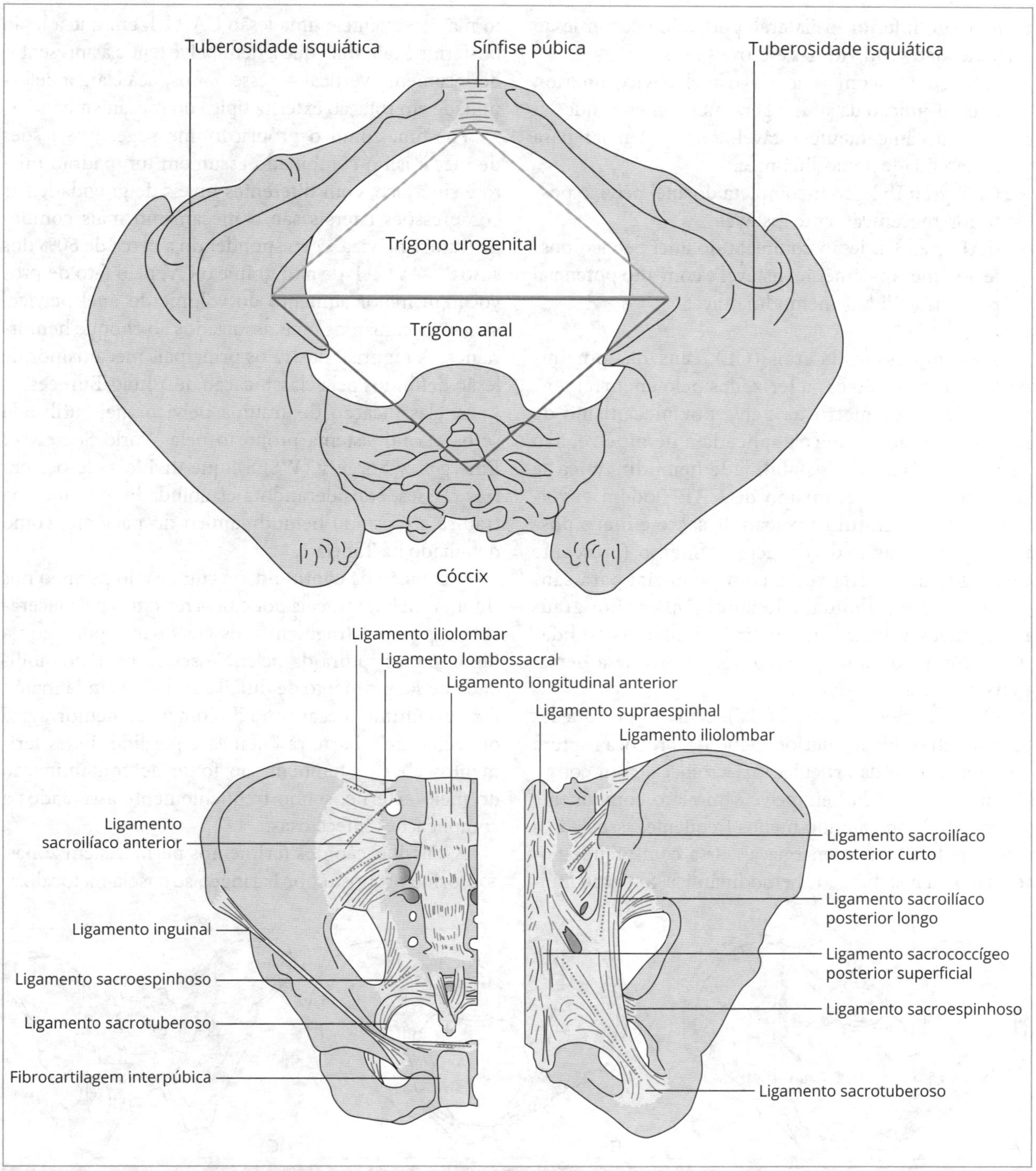

FIGURA 1 A: Ligamentos pélvicos. B: Limites anatômicos do períneo.

CLASSIFICAÇÃO

O conhecimento básico da fisiopatologia dos mecanismos de lesão permite a compreensão das forças atuantes sobre a pelve no momento do trauma, sendo necessário para direcionar a avaliação inicial. A classificação de Young-Burgess define quatro tipos de lesão com base em vetores de força: compressão anteroposterior, compressão lateral, cisalhamento vertical e mecanismos combinados.

As compressões anteroposteriores (CAP) ou fraturas "em livro aberto" são causadas por trauma frontal ou queda à cavaleiro e provocam abertura do anel pélvico a partir da rotação externa aplicada à hemipelve e ao membro inferior ipsilateral, podendo ocorrer lesão bilateral. São subdivididas em três graus:

- CAP grau I: acomete apenas o anel pélvico anterior, com disjunção da sínfise geralmente menor que 2,5 cm, mecanicamente estável, sem potencial para instabilidade hemodinâmica.
- CAP grau II: lesão incompleta do anel pélvico posterior, mecanicamente instável.
- CAP grau III: lesão completa do anel pélvico posterior, mecanicamente instável e com alto potencial para instabilidade hemodinâmica.

As compressões laterais (CL), causadas por impactos laterais, são caracterizadas pelo encurtamento agudo do diâmetro da pelve por mecanismo de forças de rotação interna aplicada à hemipelve. São menos associadas à instabilidade hemodinâmica se comparadas ao mecanismo de CAP. Podem envolver fratura ou fratura-luxação de sacro e ilíaco posterior, cuja gravidade do acometimento (crescente nos graus de I a III) cursa com potencial para sangramento e instabilidade hemodinâmica. Em graus mais graves, podem apresentar tamanha instabilidade mecânica do anel pélvico posterior que a hemipelve tende à ascensão[4-6].

O cisalhamento vertical (CV), causado por quedas sobre a extremidade inferior estendida, provoca ruptura e deslocamento da articulação sacroilíaca, com consequente ascensão da hemipelve sem claro componente rotacional. É um subtipo menos frequente, associado a traumas de altíssima energia, e cursa com grande potencial para instabilidade hemodinâmica. Situação muito mais frequente é uma lesão CAP III, em que a lesão posterior é tamanha que a hemipelve tende a apresentar deslocamento vertical – nesses casos, fica clara a deformidade em rotação externa típica do mecanismo.

Por fim, como o próprio nome sugere, as lesões de mecanismo combinado assumem um padrão misto e sinérgico, com diferentes níveis de gravidade. As compressões laterais são o mecanismo mais comum de fratura pélvica, correspondendo a cerca de 60% dos casos[3-6]. As CAP de alto grau e o CV, pelo fato de provocarem maior aumento do volume do anel pélvico, são os mecanismos mais associados ao choque hemorrágico. A Figura 2 ilustra os principais mecanismos de lesão definidos pela classificação de Young-Burgees.

A classificação do trauma pélvico mais utilizada se baseia no sistema proposto pela World Society of Emergency Surgery (WSES), que divide as lesões em três classes, considerando a estabilidade mecânica da fratura e o estado hemodinâmico do paciente, como detalhado na Tabela 1.

A solução de continuidade cutânea do períneo nos traumas pelviperineais pode ocorrer tanto pela laceração da pele por fragmentos ósseos quanto por trauma direto com ruptura da pele. Nesses casos, a possibilidade de sangramento de difícil controle é ainda maior, já que o último mecanismo de contenção hemorrágica oferecido pela barreira cutânea é perdido. Esses ferimentos abertos também são fonte de contaminação do meio externo, sendo frequentemente associados a complicações infecciosas.

A classificação dos ferimentos perineais em zonas, conforme proposto por Faringer, se baseia na localiza-

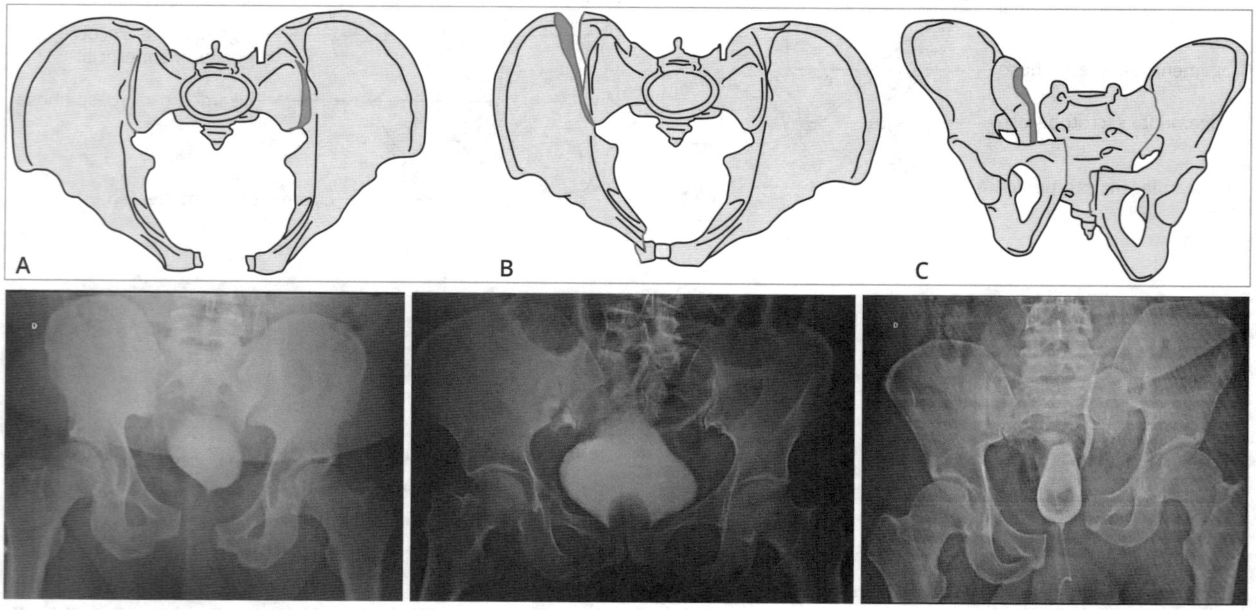

FIGURA 2 Mecanismos de fratura do anel pélvico – Classificação de Young-Burgees. A: Compressão anteroposterior. B: Compressão lateral. C: Cisalhamento vertical.

TABELA 1 Principais classificações de fraturas de pelve e suas características clínicas

Classificação	WSES	Young-Burgees	Fratura	Hemodinâmica
Menor	Grau I	CAP I CL I	Estável	Estável
Moderada	Grau II	CAP II-III CL II-III	Instável	Estável
	Grau III	CV Combinado		
Grave	Grau IV	Qualquer	Qualquer	Instável*

*Definido se frequência cardíaca > 100 bpm e pressão arterial sistólica < 90 mmHg, com evidência de vasoconstrição cutânea (pele fria, sudorese, aumento do tempo de enchimento capilar), alteração do nível de consciência e taquipneia.
Classificação do trauma pélvico. World Society of Emergency Surgery (WSES); CAP: compressão anteroposterior; CL: compressão lateral; CV: cisalhamento vertical.

ção anatômica da lesão: zona I (delimitada pelos tubérculos púbicos, pregas inguinais e sacro); zona II (região medial da coxa e pregas inguinais); e zona III (região posterolateral do glúteo e crista ilíaca), conforme demonstrado na Figura 3. Essa abordagem considera o conceito de "períneo expandido", que inclui a possibilidade de extensão das lesões para a região inguinal e membros inferiores pela fáscia profunda.

APRESENTAÇÃO CLÍNICA

História clínica

O diagnóstico do trauma pélvico e pelviperineal depende inicialmente da suspeição clínica, considerando o mecanismo de trauma em questão e o conhecimento das potenciais lesões associadas. Geralmente, é necessária a atuação de uma energia considerável para causar fraturas em pacientes jovens. Histórias de acidentes de trânsito em alta velocidade, acidentes automobilísticos com impacto lateral do mesmo lado do paciente, capotamentos, quedas de grandes alturas e acidentes envolvendo forças axiais no membro inferior estendido (queda a cavaleiro) são mecanismos de trauma típicos e devem sempre alertar quanto à possibilidade de lesões pélvicas.

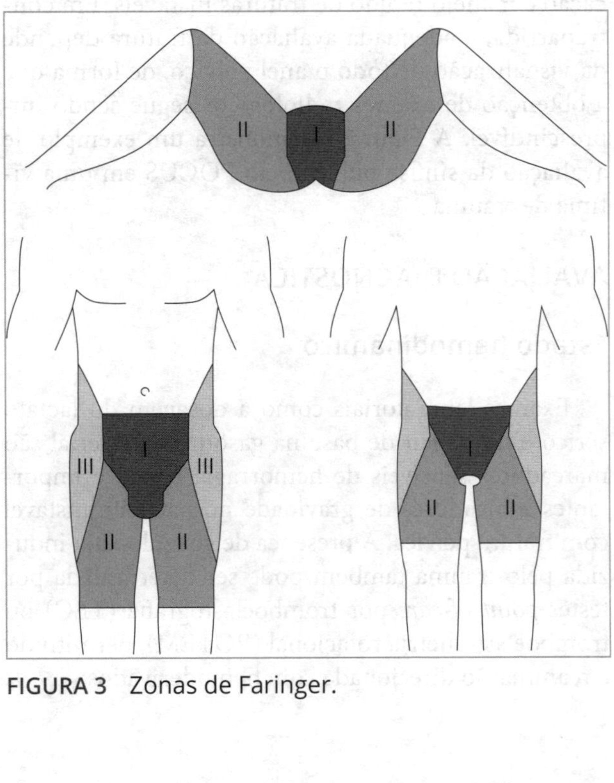

FIGURA 3 Zonas de Faringer.

A dor referida subjetivamente na região do quadril é um sinal potencial de fratura, mas não é um marcador confiável – um índice geral de até 10% de falsos-positivos é reportado na literatura[5,6,7]. Ademais, em diversos pacientes graves e não responsivos na admissão, o parâmetro de dor não é passível de avaliação. Em pacientes com nível de consciência preservado e sem lesões distrativas, no entanto, a ausência de dor no exame da pelve tem sensibilidade próxima a 100% para excluir fraturas pélvicas mecanicamente instáveis.

Exame físico

O exame físico do paciente traumatizado deve seguir as recomendações do *Advanced Trauma Life Support* (ATLS). Essa abordagem sistemática e sequencial permite a identificação e o tratamento rápido de lesões ameaçadoras à vida. A avaliação da circulação é uma das prioridades no atendimento inicial, e a presença de instabilidade hemodinâmica em pacientes com traumatismo multissistêmico pode ser indicativo de uma fratura pélvica instável.

Em relação à avaliação específica da pelve, a inspeção deve buscar deformidades, assimetria de membros inferiores, hematoma perineal, equimose periumbilical (sinal de Cullen) ou de flancos (sinal de Gray-Turner, ambos indicativos de sangramento retroperitoneal), uretrorragia, sangramento retal, sangramento vaginal, priapismo ou lacerações perineais, que são indicativos de possíveis fraturas ou lesões pélvicas associadas.

A palpação do anel pélvico é tradicionalmente indicada como parte da avaliação inicial para detectar crepitações ou instabilidades ósseas. Não obstante, os testes manuais de estabilidade, realizados por meio da palpação da sínfise púbica para avaliar a presença de diástase (manobra de Lelly) e da compressão bimanual lateral e anteroposterior, apresentam baixa sensibilidade – não sendo capazes de detectar mais de dois terços das fraturas mecanicamente instáveis em pacientes graves. Suspeitas clínicas de fraturas que posteriormente não são confirmadas por exames radiográficos variam de 3,6 a 73,8% na literatura, sendo, portanto, pouco confiáveis para diagnóstico[5-9].

Nessa perspectiva, diversos autores recomendam que os testes manuais de estabilidade devem ser evitados, mesmo quando uma fratura pélvica é presumida. Além da baixa sensibilidade do exame, a manipulação de uma pelve fraturada pode ocasionar estímulo álgico e ruptura de coágulos, com potencial de piora do sangramento. O ATLS, em sua 10a edição, preconiza apenas a palpação cautelosa da pelve óssea para avaliação de sensibilidade álgica local, evitando-se manipulações e manobras de distração ostensivas.

Outros achados do exame físico na avaliação secundária podem ser indicativos de lesões associadas. O toque retal foi por muito tempo recomendado como rotina para a detecção de lacerações das paredes retais, sangramento advindo de perfurações do trato digestivo ou atonia do esfíncter anal decorrente de lesões espinhais. Contudo, a literatura recente demonstra baixíssimos índices de sensibilidade do exame digital para diagnóstico dessas lesões. O clássico achado de próstata elevada ou flutuante para diagnóstico de trauma de uretra, por exemplo, tem sensibilidade de apenas 2%[8]. Muitos autores já não indicam o exame digital no trauma contuso de pelve, restringindo sua aplicação no trauma pelviperineal ou penetrante com trajeto sugestivo de lesão retal.

Da mesma maneira, o toque vaginal realizado de rotina em mulheres vítimas de fratura pélvica acrescenta pouco na avaliação inicial. A investigação de possíveis lacerações das paredes vaginais é preconizada nos casos de alto risco (lesões mecanicamente instáveis com comprometimento da sínfise púbica, trauma pelviperineal ou trauma penetrante com trajeto sugestivo), ou quando se observa exteriorização de sangramento ao redor do introito.

A avaliação neurovascular do plexo lombossacral e da perfusão das extremidades, por outro lado, é obrigatória em toda suspeita de fratura pélvica. O exame vascular sumário avalia coloração, enchimento capilar, temperatura e palpação dos pulsos dos membros inferiores. A triagem neurológica pode identificar possíveis déficits a partir do exame das funções motoras e sensitivas; porém, em pacientes comatosos ou sedados, essa avaliação é frequentemente comprometida e deve se amparar em exames de imagem e restrição de movimento da coluna vertebral, até que os testes clínicos possam ser realizados.

Ultrassonografia *point-of-care* (POCUS)

Nos pacientes hemodinamicamente instáveis ou limítrofes, o exame focado ultrassonográfico estendido para avaliação do trauma à beira-leito (E-FAST) tem importante espaço na tomada de decisão. Apesar de não apresentar sensibilidade suficiente para detectar sangramento pélvico ou retroperitoneal, pode ser útil para definir a presença de sangramento no tórax ou abdome que indique drenagem torácica ou laparotomia imediata. Em pacientes estáveis, no entanto, seu papel ainda é limitado no diagnóstico de fraturas pélvicas ou mesmo de lesões associadas.

A medida ultrassonográfica da distância da sínfise púbica é uma possível aplicação do POCUS, descrita com excelente correlação com a radiografia e a tomografia computadorizada (TC) de bacia. O ponto de corte utilizado é de 2,5 cm para diagnóstico de diástase mecanicamente instável. A inclusão da avaliação da sínfise no protocolo FAST-PLUS (FAST-PL pleural – *US ultrasound of symphysis*) tem sido sugerida como um adendo ao FAST, como forma de identificação e manejo rápido de fraturas instáveis. Em contrapartida, a adequada avaliação da fratura depende da visualização de todo o anel pélvico, de forma que a obtenção de exames radiológicos segue sendo imprescindível. A Figura 4 demonstra um exemplo de avaliação da sínfise púbica pelo POCUS em uma vítima de trauma.

AVALIAÇÃO DIAGNÓSTICA

Estado hemodinâmico

Exames laboratoriais como a dosagem do lactato sérico e do déficit de base na gasometria arterial são marcadores sensíveis de hemorragia aguda e importantes indicadores de gravidade no paciente instável com fratura pélvica. A presença de coagulopatia induzida pelo trauma também pode ser determinada por testes *point-of-care* por tromboelastografia (TEG) ou tromboelastometria rotacional (ROTEM), permitindo a reanimação direcionada com hemoderivados.

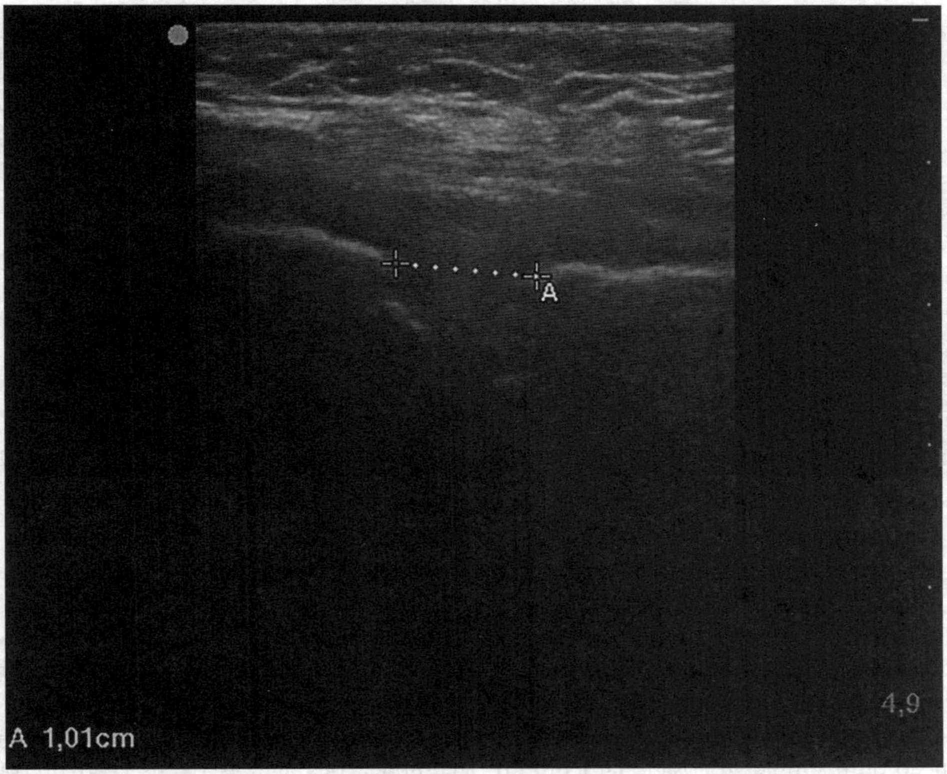

FIGURA 4 Avaliação e medida ultrassonográfica da sínfise púbica.

Fratura do anel pélvico

Em pacientes hemodinamicamente instáveis, a radiografia anteroposterior de bacia na sala de emergência é exame fundamental e obrigatório para identificação de fraturas. A completa avaliação de imagem de lesões pélvicas inclui incidências radiográficas adicionais (*inlet* e *outlet*) e TC; no entanto, as informações fornecidas por esses exames possuem menor importância no contexto do atendimento inicial ao paciente crítico, devendo ser reservados para os estáveis à admissão ou com boa resposta ao manejo inicial.

É importante relembrar que na radiografia normal de bacia, a sínfise púbica mede aproximadamente 5 mm e pode apresentar discreta assimetria vertical de 1 a 2 mm entre os dois ramos púbicos. Já a articulação sacroilíaca tem cerca de 2 a 4 mm. Considerando que o grau de acometimento do anel pélvico posterior é o principal determinante para o potencial de sangramento e instabilidade hemodinâmica, deve-se buscar ativamente por sinais radiográficos de fraturas e luxações envolvendo o sacro, as articulações sacroilíacas e as porções posteriores do ilíaco. Lesões osteoligamentares do anel pélvico anterior (sínfise púbica e ramos púbicos) são de mais fácil identificação, devendo servir como alerta para possível acometimento concomitante de estruturas posteriores.

Os sinais radiográficos que sugerem instabilidade mecânica da pelve incluem:

- Assimetrias entre as duas hemipelves (utilizar como referência os forames obturadores e as asas do ilíaco).
- Grande disjunção da sínfise púbica.
- Alargamento da articulação sacroilíaca.
- Ascensão da hemipelve.
- Fraturas de processos transversos lombares.

A obtenção de radiografias no contexto do paciente grave é dificultada por diversos fatores como dor e agitação, macas radiopacas, imobilizações provisórias, qualidade dos aparelhos disponíveis, entre outros. No entanto, esforços devem ser despendidos para a aquisição da melhor imagem possível. O principal fator técnico a ser considerado é a correção de qualquer rotação ou inclinação do tronco e da pelve. O melhor parâmetro para considerar a radiografia adequada para apreciação dos parâmetros de interesse é o alinhamento dos processos espinhosos lombares com a linha média (Figura 5).

Eventualmente, o paciente pode ser admitido já com algum dispositivo para contenção mecânica da pelve, seja após encaminhamento de outra instituição ou em ambiente pré-hospitalar. Caso a primeira radiografia seja realizada nesse contexto e seja optado pela

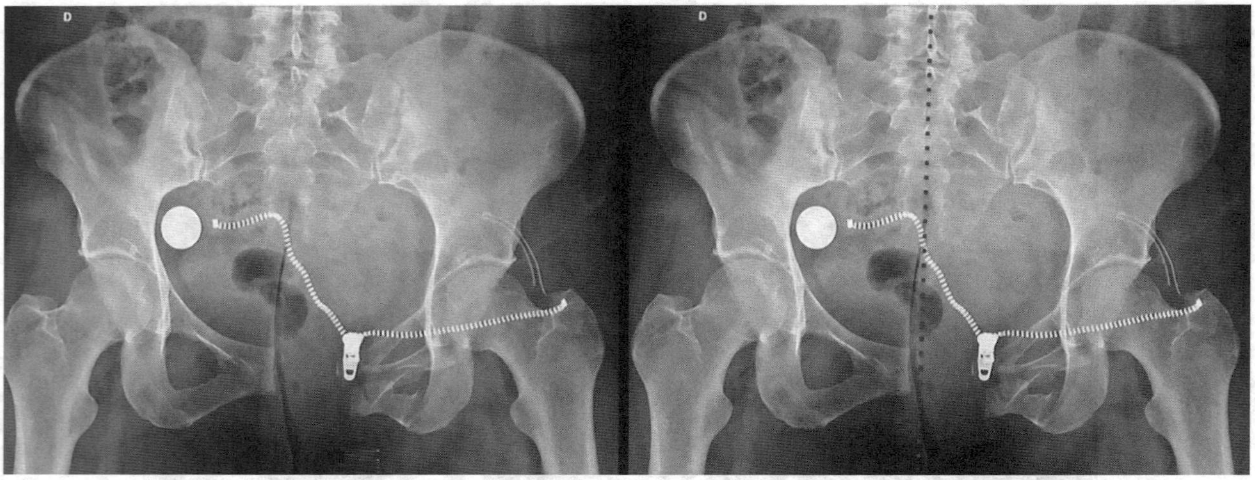

FIGURA 5 Radiografia de pelve com técnica e posicionamento adequados para medição da abertura pélvica, demonstrando mecanismo de compressão anteroposterior com grave disjunção de sínfise púbica, fratura multifragmentar de púbis e lesão incompleta da articulação sacroilíaca à esquerda.

manutenção do dispositivo, é importante documentar com os dizeres "com lençol" ou "com contenção", preferencialmente na própria imagem digital. As manobras de contenção ou o simples reposicionamento do paciente (como a união dos membros inferiores) pode reduzir parcialmente a fratura e subestimar sua gravidade na radiografia inicial.

A radiografia de pelve isolada apresenta um índice de falsos-negativos de até 32%[5-8]. Muitos autores, portanto, recomendam a dispensa do exame radiográfico em pacientes estáveis com suspeita clínica de fratura pélvica ao exame físico, optando pela TC – cuja acurácia é próxima de 100% na detecção de lesões ósseas, e que permite ainda a investigação de traumas associados[5-9].

Lesões associadas

As opções de exames para investigação de lesões associadas ao trauma pélvico é vasto, mas é importante observar que a obstinação diagnóstica não tem espaço nos pacientes instáveis e não deve retardar medidas de reanimação. Em pacientes estáveis e na ausência de outra contraindicação, a TC com contraste endovenoso de abdome e pelve é o exame padrão-ouro para avaliação do trauma pélvico, permitindo melhor compreensão das alterações ósseas, e a identificação ou eventual exclusão de outras lesões associadas. A detecção de certas lesões do trato urinário, genital ou anorretal, no entanto, pode requerer exames complementares adicionais.

Em até 25% das fraturas do anel pélvico podem ocorrer lesões associadas do trato urinário inferior[10]. A presença de hematoma perineal e a uretrorragia são sinais sugestivos de lesão uretral e a uretrocistografia retrógrada é indicada para confirmar o diagnóstico. É importante ressaltar que a cateterização uretral em pacientes com trauma pélvico sem investigação da integridade da uretra é proscrita, e pode provocar complicações agudas (transecção uretral) e crônicas (estenoses, incontinência urinária e impotência). Nos pacientes estáveis, a presença de micção espontânea negativa para hematúria por tira de urinálise ou exame de sedimento urinário praticamente exclui lesões. A TC com contraste endovenoso isolada apresenta baixa sensibilidade para diagnóstico de lesões de bexiga; recomenda-se a injeção de 300 a 350 mL de contraste por via retrógrada e avaliação por cistografia ou cistotomografia para melhor análise.

A incidência geral de lesões anorretais associadas à fratura do anel pélvico é relativamente baixa (1 a 2%), sendo mais frequente no trauma pelviperineal. A presença de sangramento advindo do reto é um dos sinais de alerta na inspeção. O toque retal pode identificar sangramento, descontinuidade das paredes retais ou atonia do esfíncter, mas em razão de sua baixíssima sensibilidade, a ausência de anormalidades não exclui a possibilidade de lesão. A retossigmoidoscopia rígida é o melhor exame para diagnóstico e graduação das lesões de reto. Como alternativa, podem ser indicados a TC com contraste retal, o enema opaco ou a colonoscopia flexível.

MANEJO

Os objetivos no manejo do trauma pélvico se baseiam em sequência de etapas, dirigidas inicialmente para o controle de situações críticas, como hemorragia e contaminação, seguindo o conceito de controle de danos.

Controle do sangramento

Reanimação

O manejo hemodinâmico do paciente instável ou limítrofe deve ser focado na reposição precoce de hemoderivados, com limitação da infusão de cristaloides, preferencialmente com base em protocolos de transfusão maciça e, se possível, orientado por testes viscoelásticos para avaliação da coagulopatia.

Estabilização de fratura pélvica instável

A aplicação de imobilizações provisórias é uma das principais medidas para redução do sangramento pélvico, e pode ser realizada por meio de diversas técnicas e dispositivos. A técnica com utilização do lençol é amplamente disponível, eficiente, de baixo custo, internacionalmente validada e possui inclusive vantagens clínicas em comparação aos dispositivos manufaturados (como C-Clamp, PelvicBinder®, T-Pod® ou SAM Sling®).

O trauma por mecanismo de CAP ("em livro aberto") é o subtipo de fratura do anel pélvico que mais se beneficia da contenção mecânica. As manobras de redução são direcionadas para a medialização e a rotação interna dos membros inferiores, bem como compressão dos trocânteres em direção à linha média. As lesões CAP grau III (lesão completa do anel pélvico posterior com ascensão da hemipelve) podem se beneficiar da instalação de tração esquelética.

Por outro lado, os traumas por mecanismo de CL e CV não se beneficiam da aplicação circunferencial do lençol, podendo a manobra de compressão dos trocânteres e a rotação interna dos membros inferiores, inclusive, piorar a deformidade e o sangramento. A instalação de tração esquelética costuma ser medida útil para atingir a estabilidade mecânica inicial nesses casos.

Idealmente, o emergencista deve avaliar a radiografia da bacia e aplicar o lençol quando indicado, solicitando avaliação do ortopedista-traumatologista após a obtenção de radiografias de controle para a checagem da adequada estabilização, reposicionamento, quando necessário, e definição pela eventual associação de tração esquelética em casos com (ou com potencial de) ascensão da hemipelve. Em situações de dúvida quanto ao mecanismo ou estabilidade da fratura, o traumatologista pode ser acionado precocemente para melhor caracterização da lesão e definição da necessidade de manobras de redução.

O posicionamento correto do lençol ou *binder* (sobre o trocânter maior do fêmur) possibilita o controle mecânico da fratura e a diminuição do volume interno da pelve, restabelecendo os mecanismos naturais de contenção da hemorragia (formação de coágulos e aumento da pressão no hematoma). Deve ser disposto de forma a não impedir avaliações ou procedimentos no abdome e períneo, bem como a subsequente fixação externa. A compressão por tempo prolongado exige atenção às condições locais de pele pelo risco de isquemia.

Para aplicação da contenção, efetua-se a aproximação e a rotação interna dos membros inferiores, os quais podem ser mantidos na posição com esparadrapos fixados na coxa e/ou tornozelo do paciente. Após o posicionamento do lençol ao nível dos trocânteres, o nó é preparado e apertado gradualmente por dois profissionais, concomitantemente, um a cada lado do paciente, podendo utilizar o próprio joelho contra o trocânter como apoio. O nó deve ser mantido com esparadrapo ou pinças de Backaus ou Kocher.

A estabilização mecânica provisória funciona como ponte, viabilizando a reanimação e a restauração fisiológica até a fixação externa da pelve pelo traumatologista. Os fixadores externos fornecem estabilização rígida e temporária por meio de contrapressão estável nos hematomas, sendo indicados nas fraturas instáveis até o tratamento definitivo (fixação interna).

No contexto do paciente grave, no entanto, as medidas de reanimação e eventuais procedimentos cirúrgicos para controle do sangramento não devem ser re-

IMPORTANTE

Em pacientes já admitidos com dispositivo para contenção mecânica da pelve, é importante buscar informações da motivação para sua aplicação, por exemplo, alta suspeição clínica durante o atendimento pré-hospitalar ou realização de exames de imagem no hospital de origem. Em qualquer contexto e estado hemodinâmico do paciente, é plausível a retirada da contenção por breve intervalo de tempo para aquisição de imagem radiográfica da pelve, e a pronta e adequada recolocação do lençol. É importante ressaltar que a avaliação pré-hospitalar apresenta o menor índice de sensibilidade para detecção de fraturas pélvicas, e em até 60% dos casos de aplicações de contenção mecânica no pré-hospitalar, nenhuma fratura é identificada em investigações posteriores.

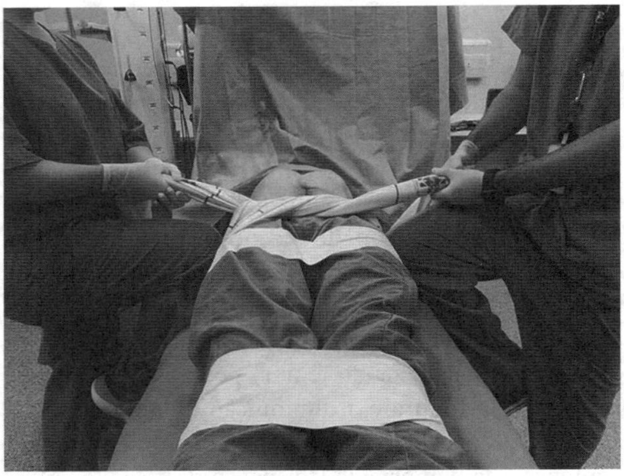

FIGURA 6 Técnica de contenção mecânica da pelve com lençol.

tardados para a aplicação do fixador externo. Também não deve haver ansiedade por parte da equipe quanto ao encaminhamento do paciente ao centro cirúrgico para colocação do fixador externo. Sua função nada mais é do que a manutenção da redução já obtida com lençol ou *binder* no atendimento inicial, e não agregará maior potencial de estabilização hemodinâmica do que as manobras já realizadas na sala vermelha. O melhor momento para a fixação externa será estabelecido pelo cirurgião, ortopedista e profissionais de demais especialidades em conjunto, de acordo com as prioridades definidas.

Tamponamento de lesões perineais

Ainda na sala de emergência, deve ser realizado o tamponamento de lesões perineais com compressas sempre que houver trauma pelviperineal com sangramento ativo exteriorizado. Essa manobra permite compressão mecânica direta de vasos perineais sangrantes e auxilia no controle da hemorragia. Na linha do controle de danos, as compressas podem ser mantidas até segundo momento, para revisão em centro cirúrgico após estabilização do paciente[12].

Empacotamento pélvico pré-peritoneal

Pacientes com instabilidade hemodinâmica relacionada à fratura pélvica são sempre candidatos ao empacotamento (*packing*) pélvico pré-peritoneal[12-15]. O procedimento é realizado por um cirurgião na sala de emergência ou no centro cirúrgico. A técnica permite tamponamento efetivo e rápido de sangramentos pélvicos por abordagem direta dos espaços pré-sacrais e paravesicais com aplicação de compressas contra o peritônio bilateralmente, oferecendo contenção mecânica ao sangramento venoso retroperitoneal.

Angioembolização

Em casos de sangramentos pélvicos de origem arterial, a angioembolização, quando disponível, tem bons resultados em grupos selecionados de pacientes que apresentam extravasamento de contraste arterial na TC. No entanto, o uso isolado da técnica está associado a maiores índices de mortalidade, uma vez que dificilmente é capaz de controlar completamente o sangramento, que é de origem venosa em sua maioria. A implementação de protocolos combinados de angioembolização e empacotamento pélvico pré-peritoneal tem se mostrado a melhor estratégia nesses casos.

Paciente "*in extremis*"

Nos casos de instabilidade hemodinâmica refratária e sangramento ativo com óbito iminente, a toracotomia com clampeamento da aorta é uma medida heroica utilizada como último recurso. Entretanto, a literatura é conflituosa na sua indicação em pacientes com trauma contuso. Uma alternativa é a instalação do REBOA (balão de oclusão endovascular da aorta para ressuscitação), embora ainda não seja amplamente disponível no Brasil[11].

Controle da contaminação

No trauma pélvico com exposição óssea ou ferimentos perineais, é indicado o uso rotineiro de antibioticoprofilaxia, preferencialmente estendida, para o controle da contaminação externa[16,17]. A avaliação adequada dos ferimentos perineais deve ser realizada em litotomia; portanto, em pacientes com fraturas mecanicamente instáveis, o exame da região deve ser realizado apenas após a contenção mecânica da pelve, e preferencialmente em centro cirúrgico. O cirurgião é responsável pela irrigação, degermação, eventuais desbridamentos, curativos e avaliação da necessidade de derivação urinária e/ou fecal para promover a cicatrização das lesões. Durante o atendimento inicial, a proteção dos ferimentos com compressas estéreis é a conduta mais adequada.

Investigação e tratamento de lesões associadas

No contexto do paciente instável, a realização de exames complementares para diagnóstico preciso das lesões associadas é postergada. Recomenda-se avaliação em conjunto com o cirurgião durante o atendimento inicial em todos os casos, para definição da necessidade de abordagem cirúrgica de urgência ou emergência, como toracotomia, laparotomia, exploração vascular, empacotamento pélvico ou exploração perineal. Eventuais lesões não identificadas ou abordadas em uma primeira cirurgia serão investigadas e manejadas mais adiante, já em ambiente de terapia intensiva após estabilização[18]. No paciente estável hemodinamicamente, os exames complementares (inclusive invasivos) podem já ser solicitados na sala de emergência, de acordo com as suspeitas clínicas, e em conjunto com o cirurgião.

Diante da possibilidade de lesão do trato urinário inferior, a drenagem adequada de urina é uma prioridade; a cistostomia suprapúbica por punção, preferencialmente guiada por ultrassonografia, é a conduta mais segura na presença de sinais clínicos sugestivos de lesão de uretra se a uretrocistografia retrógrada não estiver prontamente disponível. Em alguns casos, pode ser necessária a cistostomia cirúrgica com trocarte ou a céu aberto. Nas lesões de bexiga, é fundamental a realização de cistografia ou cistotomografia retrógrada para definir a topografia: as lesões de bexiga extraperitoneal por trauma contuso podem ser manejadas de forma conservadora com sondagem vesical transuretral; por outro lado, lesões fechadas de bexiga intraperitoneal e a maioria dos traumatismos penetrantes em qualquer topografia requerem intervenção cirúrgica.

Lesões do trato genital geralmente não são fatais, mas podem evoluir com incapacidade permanente, como infertilidade e dor crônica. A ruptura testicular, mais bem avaliada por ultrassonografia com Doppler, deve ser abordada de forma cirúrgica e o mais precocemente possível para aumentar a probabilidade de preservação funcional do órgão. Demais lacerações de órgãos genitais, inclusive amputações penianas, são de avaliação e tratamento cirúrgicos.

A conduta nas lesões anorretais varia conforme sua topografia e extensão, sendo também fundamentalmente cirúrgicas, seja para o reparo primário ou para a confecção de derivação do trânsito intestinal (estomas). Lesões extensas envolvendo o esfíncter anal podem inclusive necessitar de reconstruções complexas tardias ou instalação de próteses artificiais.

Trauma vascular associado à fratura do anel pélvico geralmente se manifesta como sangramento por laceração venosa ou arterial, causando ou não instabilidade hemodinâmica; entretanto, no paciente estável, outras apresentações mais incomuns, como formação de pseudoaneurisma, fístula arteriovenosa, vasoespasmo, oclusão ou dissecção arterial podem ser observadas. Na presença de sinais de isquemia de membro inferior ou anormalidades vasculares na TC, é fundamental a consulta de um cirurgião vascular para avaliar a necessidade de angiografia e procedimentos cirúrgicos adicionais, como embolização ou revascularização da extremidade.

Outra preocupação nos pacientes com fraturas do anel pélvico é a alta incidência de trombose venosa profunda, estimada em até 60% nos pacientes que não recebem qualquer tipo de profilaxia[19,20]. Recomendações atuais preconizam a tromboprofilaxia mecânica imediata e a quimioprofilaxia com heparina não fracionada o mais precocemente possível quando da estabilização do paciente, após avaliação do risco de ressangramento. O uso do filtro de veia cava deve ser considerado apenas em casos selecionados de trombose documentada em vigência da profilaxia farmacológica. Nos pacientes estáveis, a tromboprofilaxia deve ser iniciada preferencialmente nas primeiras 24 horas após a admissão, seja a fratura de tratamento conservador ou cirúrgico planejado.

Finalmente, as lesões neurológicas associadas ao trauma pélvico mais comumente envolvem as raízes nervosas de L5, S1 ou plexo sacral[19]. O exame das raízes nervosas lombossacras deve ser conduzido e documentado preferencialmente com aplicação da escala elaborada pela American Spinal Injury Association (ASIA). Recomenda-se a consulta precoce de um neurocirurgião em casos de déficit neurológico suspeito ou confirmado para fins de acompanhamento e definição da necessidade de fixação da fratura vertebral.

Tratamento definitivo da fratura pélvica

A fixação interna de fraturas mecanicamente instáveis do anel pélvico pelo traumatologista deve ser realizada o mais precocemente possível para garantir uma redução anatômica adequada. Evidentemente, o planejamento cirúrgico depende da restauração fisiológica do paciente e da definição inicial de conduta nas lesões associadas. O paciente que, por qualquer lesão associada, condição clínica ou comorbidade, não esteja apto para o tratamento definitivo breve é mais bem manejado por meio da fixação externa, de forma a garantir a manutenção da redução e minimizar o deslocamento adicional.

ACOMPANHAMENTO

Com exceção daqueles com fraturas pélvicas menores, todos os pacientes vítimas de trauma pélvico devem ser transferidos para um centro de trauma. O atendimento em unidades especializadas está associado à diminuição significativa da mortalidade, uma vez que permite o manejo integral do paciente com protocolos bem estabelecidos e acompanhamento por equipes de medicina de emergência, cirurgia do trauma, ortopedia e traumatologia, cirurgia vascular, radiologista intervencionista, entre outros.

Em pacientes instáveis, recomenda-se que a avaliação inicial seja realizada em conjunto com o cirurgião

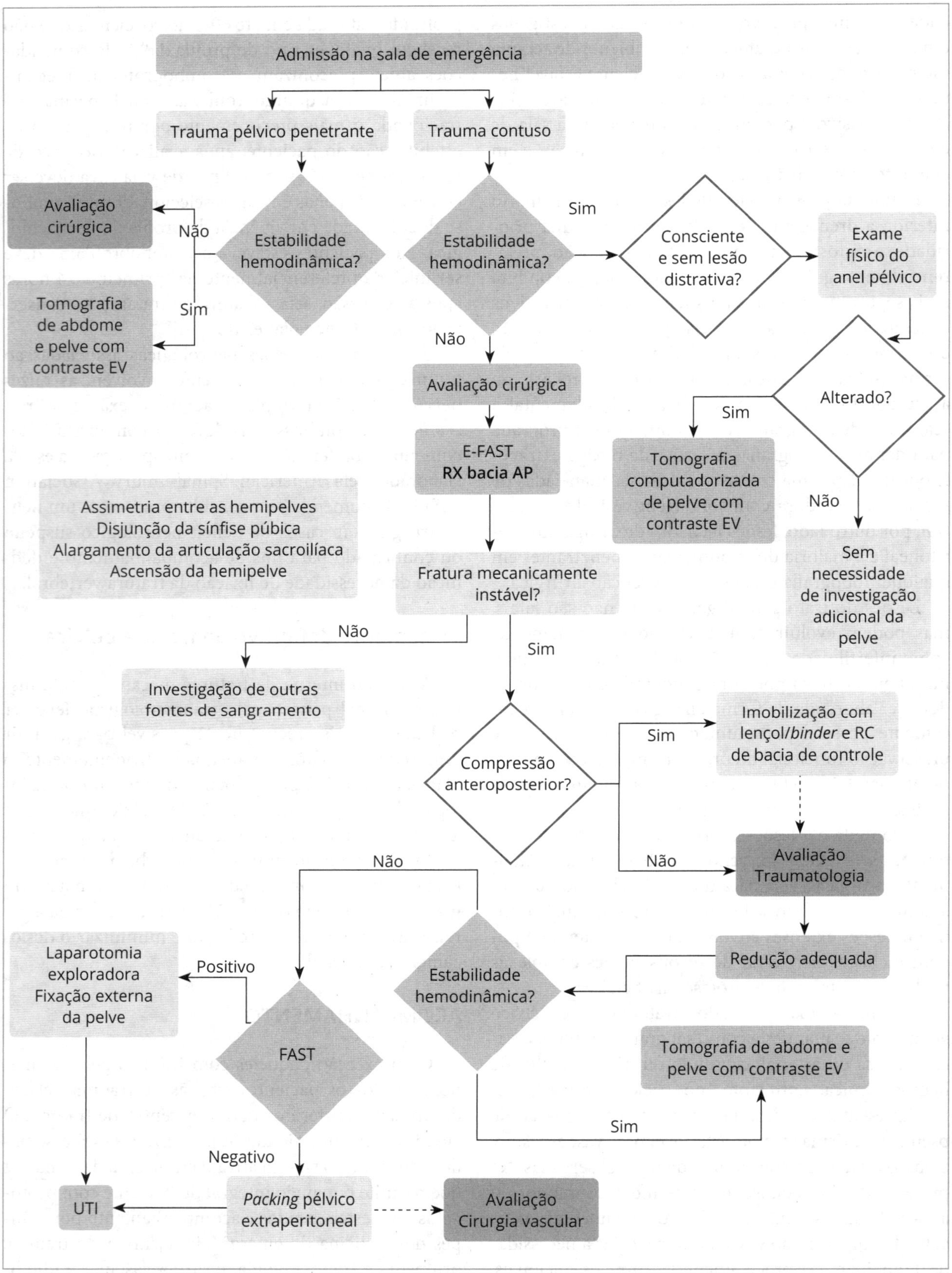

FIGURA 7 Fluxograma de tratamento do trauma pélvico e pelviperineal.

para oportunizar a realização ou indicação precoce de qualquer procedimento cirúrgico de urgência ou emergência necessário. A consulta do traumatologista é requerida em todos os casos diagnosticados de fratura pélvica; no entanto, a aquisição da radiografia inicial, as manobras de contenção mecânica com lençol (quando indicadas) e a subsequente radiografia de controle podem (e devem) ser realizadas pelo emergencista. Em situações de dúvida quanto à estabilidade da fratura ou indicação da contenção, o traumatologista pode ser acionado precocemente. Consultorias adicionais do cirurgião vascular, radiologia intervencionista, neurocirurgião, urologista, ginecologista e demais especialidades devem ser solicitadas conforme as suspeitas.

REFERÊNCIAS

1. Coccolini F, Stahel PF, Montori G, et al. Pelvic trauma: WSES classification and guidelines. World J Emerg Surg. 2017;12:5.
2. Costantini TW, Coimbra R, Holcomb JB, et al.; AAST Pelvic Fracture Study Group. Current management of hemorrhage from severe pelvic fractures: Results of an American Association for the Surgery of Trauma multi-institutional trial. J Trauma Acute Care Surg. 2016;80(5):717-23.
3. Gänsslen A, Lindahl J, Grechenig S, Füchtmeier B. Pelvic ring fractures. Berlin: Springer Nature, 2020.
4. Breigeiron R, Cunha CEB, Fonseca MK. Trauma pelviperineal complexo. In: Saad Júnior R, von Bahten LC. Manual do Residente do Colégio Brasileiro de Cirurgiões. São Paulo: Editora dos Editores, 2022.
5. Souza HP, Breigeiron R, Vilhordo D, Coimbra R. Doença Trauma: Fisiopatogenia, desafios e aplicação prática. 2.ed. São Paulo: Atheneu, 2015.
6. Teixeira Jr FJR, Couto Netto SD, Collete e Silva FS, et al. Complex perineal injuries in blunt trauma patients: the value of a damage control approach. Panam J Trauma Crit Care Emerg Surg. 2015;4(2):87-95.
7. Cordts Filho RM, Parreira JG, et al. Fratura de pelve: um marcador de gravidade em trauma. Rev Col Bras Cir. 2011; 38(5):310-6.
8. Flint L, Cryer HG. Pelvic fracture: the last 50 years. J Trauma. 2010;69:483-8.
9. Durkin A, Sagi HC, Durham R, Flint L. Contemporary management of pelvic fractures. Am J Surg. 2006;192:211-23.
10. Rommens P, Hofmann A, Hessmann M. Management of acute hemorrhage in pelvic trauma: an overview. Eur J Trauma Emerg Surg. 2010;36(2):91-9.
11. Arvieux C, Thony F, Broux C, et al. Current management of severe pelvic and perineal trauma. J Visc Surg. 2012;149(4):227-38.
12. Shaukat NM, Copeli N, Desai P. The Focused Assessment with Sonography for Trauma (FAST) examination and pelvic trauma: indications and limitations. Emerg Med Pract. 2016;18(3):1-21.
13. Ianniello S, Conte P, Di Serafino M, et al. Diagnostic accuracy of pubic symphysis ultrasound in the detection of unstable pelvis in polytrauma patients during e-FAST: the value of FAST-PLUS protocol. A preliminary experience. J Ultrasound. 2021;24(4):423-8.
14. Costantini TW, Bosarge PL, Fortlage D, Bansal V, Coimbra R. Arterial embolization for pelvic fractures after blunt trauma: are we all talk? Am J Surg. 2010;200(6):752-7;discussion 757-8.
15. Cothren CB, Moore EE, Smith WR, et al. Preperitoneal pelvic packing/external fixation with secondary angioembolization: optimal care for life-threatening hemorrhage from unstable pelvic fractures. J Am Coll Surg. 2011;212:628-35.
16. Rovere G, Perna A, Meccariello L, et al. Epidemiology and aetiology of male and female sexual dysfunctions related to pelvic ring injuries: a systematic review. SICOT. 2021;45:2687-97.
17. Garay M, McKinney R, Wheatley B, et al. Complications of surgically treated pelvic ring injuries with associated genitourinary injuries. Injury. 2023;54(3):960-3.
18. Wu K, Posluszny JA, Branch J, et al. Trauma to the pelvis: injuries to the rectum and genitourinary organs. Curr Trauma Rep. 2015;1:8-15.
19. Ball C, Jafri S, Kirkpatrick A, Rajani R, Rozycki G, Feliciano D, Wyrzykowski A. Traumatic urethral injuries: does the digital rectal examination really help us? Injury. 2009;40:984-6.
20. Aggarwal S, Patel S, Vashisht S, et al. Guidelines for the prevention of venous thromboembolism in hospitalized patients with pelvi-acetabular trauma. J Clin Orthop Trauma. 2020;11(6):1002-1008.

11

Atendimento inicial ao paciente queimado

Amanda Castilho de Souza Balbino
Ana Paula da Rocha Freitas
Ubirajara Amaral Vinholes Filho
Camila Aparecida Terra Hama
Julia Magalhães Dorn de Carvalho

PONTOS PRINCIPAIS

- Na avaliação da via aérea é importante verificar se há risco de perda da patência, uma vez que, com o edema, há risco de evoluir com obstrução mecânica de maneira rápida e impossibilidade de intubação orotraqueal.
- As manifestações clínicas são variáveis, desde estridor e disfonia, principalmente quando há acometimento da via aérea superior, até broncoespasmo e broncorreia no acometimento de via aérea inferior, que está mais associado com inalação de substâncias químicas.

INTRODUÇÃO

A queimadura é definida pela lesão na pele e, em alguns casos, em tecidos mais profundos, causada pelo calor, energia elétrica, substância química ou radiação. Pode ser classificada pelo agente causador, pela extensão de superfície corporal acometida e pela profundidade. Diferentemente das lesões mecânicas, as lesões por queimadura podem progredir com o tempo e pode ser difícil determinar sua profundidade com precisão, com necessidade de múltiplas reavaliações.

Além da avaliação inicial por meio do mnemônico ABCDE, devem ser verificados fatores de risco para maior gravidade, como risco de inalação de fumaça e queimadura de via aérea, idade, comorbidades associadas, local da queimadura, risco de síndrome compartimental e presença de outros traumas associados.

Uma vez que a pele promove uma barreira entre o meio interno e o externo, de modo a diminuir a perda de fluidos e impedir a entrada de microrganismos, a perda da sua integridade aumenta o risco de infecções e hipovolemia[1]. Além disso, em pacientes grandes queimados podem ocorrer diversas complicações, como insuficiência respiratória aguda, injúria renal aguda e outras alterações por resposta endócrino-metabólica ao trauma grave.

As queimaduras são um importante problema de saúde pública, que acarreta mais de 150 mil mortes a cada ano segundo a Organização Mundial da Saúde (OMS). Estima-se que ocorram aproximadamente 2 milhões de acidentes por queimaduras ao ano no Brasil. Dentre eles, cerca de 100 mil necessitam de atendimento hospitalar, e aproximadamente 2.500 pacientes morrem em decorrência de complicações diretas ou indiretas.

Dados da American Burn Association de 1999 a 2008 evidenciaram que cerca de 71% dos casos de queimadura ocorreram em homens e 17% em crianças menores de 5 anos. Além disso, em 67% dos casos eram acometidos menos de 10% de superfície corpórea e 4% evoluíram a óbito[2].

Assim, pela alta prevalência no departamento de emergência, a identificação, a classificação, o manejo adequado e o encaminhamento para centros de referência em queimadura, quando indicado, são fundamentais para melhora da sobrevida e prognóstico desses pacientes.

AVALIAÇÃO E MANEJO INICIAL

As avaliações primária e secundária são sistematizadas da mesma maneira que no paciente politraumatizado, com utilização do mnemônico ABCDE. Essa abordagem corresponde à avaliação da via aérea e proteção da coluna cervical, respiração e ventilação, avaliação circulatória e neurológica, exposição e prevenção à hipotermia.

Via aérea e proteção da coluna cervical

Inicialmente é verificada a patência da via aérea e avaliada a necessidade de intubação orotraqueal. Podem ser realizadas medidas para abertura da via aérea como o *chin lift* e o *jaw thrust*, além da colocação do colar cervical quando indicado, principalmente em pacientes com outros mecanismos de trauma associados e com alteração do nível de consciência.

Na avaliação da via aérea é importante verificar se há risco de perda da patência, uma vez que, com o edema, há risco de evoluir com obstrução mecânica de maneira rápida e impossibilidade de intubação orotraqueal.

Deve ser verificada a presença e o risco de lesão inalatória, uma vez que acarretam aumento de mortalidade e de complicações. Esse tipo de lesão está presente em cerca de 5% dos pacientes internados[3] e deve ser suspeitado quando houver exposição à fumaça em incêndios em ambientes fechados, mesmo na ausência de queimaduras cutâneas.

Com a exposição a altas temperaturas e fuligem, há liberação de citocinas inflamatórias que levam à vasodilatação e edema, além do broncoespasmo e irritação por substâncias químicas, o que pode levar a uma alteração dinâmica da via aérea. Além disso, aumenta o risco de síndrome da angústia respiratória aguda (SARA) e pneumonia.

As manifestações clínicas são variáveis, desde estridor e disfonia, principalmente quando há acometimento da via aérea superior, até broncoespasmo e broncorreia no acometimento de via aérea inferior, que está mais associado com inalação de substâncias químicas.

Deve ser considerada a realização de intubação orotraqueal precoce em pacientes com suspeita de lesão causada por inalação, uma vez que há risco de o edema levar à obstrução da via aérea. Esse edema costuma se apresentar em até 6 horas e ter resolução em 3 a 6 dias. Alguns sinais sugestivos de queimadura de mucosa respiratória incluem queimaduras em face e região cervical, em cílios e pelos nasais, presença de escarro ou orofaringe com fuligem, sinais de obstrução de via aérea como estridor, disfonia e esforço ventilatório e presença de edema.

Além disso, em pacientes com sinais de comprometimento respiratório com dificuldade de mobilização de secreção, hipóxia ou dificuldade de ventilação e diminuição do nível de consciência deve ser considerada intubação precoce.

TABELA 1 Indicações de intubação precoce
Sinais de obstrução de via aérea – estridor, disfonia, esforço ventilatório
Sinais de comprometimento respiratório – dificuldade de mobilização de secreção, hipóxia, fadiga respiratória ou ventilação inadequada
Queimadura extensa em face e queimadura dentro da cavidade oral
Edema importante ou risco de progressão
Disfagia
Queimadura extensa (SCQ > 40 a 50%)
Alteração do nível de consciência

Adaptada de: American Burn Association, 2018[2].

Pacientes com suspeita de lesão inalatória devem ser monitorizados e reavaliados continuamente do padrão ventilatório e oxigenação com o objetivo de identificar de maneira precoce em caso de progressão da lesão. O manejo do edema da via aérea superior inclui posicionamento adequado, aspiração das secreções e proteção de via aérea com via aérea definitiva caso necessário.

Já na obstrução das vias aéreas inferiores, podem ser administrados broncodilatadores e considerar corticosteroides de forma individualizada.

Respiração e ventilação

Em seguida, são avaliadas a respiração e a ventilação, com inspeção, palpação de arcos costais, ausculta pulmonar e verificação da frequência e do padrão respiratório, além do uso de musculatura acessória. Pacientes com lesões circunferenciais em pescoço e tronco podem ter comprometimento do padrão respiratório por impedirem a expansão adequada e devem ser reavaliados frequentemente.

Deve ser fornecida oxigenação adequada, com colocação de máscara não reinalante inicialmente na suspeita de hipóxia, intoxicação por monóxido de carbono ou cianeto e nas lesões inalatórias.

Além da lesão inalatória, os pacientes também estão suscetíveis à intoxicação por gases inalatórios, como monóxido de carbono e cianeto, e podem apresentar lesões simultâneas.

Monóxido de carbono (CO)

O monóxido de carbono é um subproduto da combustão incompleta de materiais orgânicos. Ele se liga avidamente à hemoglobina, formando uma ligação estável, o que impede o transporte eficaz de oxigênio.

Os sintomas de intoxicação por CO são extremamente variáveis e inespecíficos. Os mais frequentemente relatados são: dor de cabeça, náuseas, tontura, sonolência e vômitos, além de perda da consciência. A presença de rubor nas bochechas é uma característica apontada como sugestiva de intoxicação por CO, no entanto não é sensível nem específica para o diagnóstico.

Casos graves podem se apresentar com disfunções cardiovasculares, lesão miocárdica, acidose lática, lesão cerebral progressiva e edema pulmonar.

Diante da suspeita clínica, a aferição do nível sérico de carboxi-hemoglobina pode confirmar o diagnóstico, uma vez que a oximetria convencional não consegue distinguir entre COHb e oxiHb.

A principal intervenção para o tratamento é a retirada da fonte de CO e o fornecimento de oxigênio de alto fluxo por meio de máscara não reinalante ou intubação orotraqueal, quando necessário, em pacientes com rebaixamento do nível de consciência ou bradipneia.

Em casos graves, está indicada a realização de hidroxocobalamina na dose de 70 mg/kg, IV (máximo 5 g), para tratar possível toxicidade por cianeto, que pode estar sobreposta à intoxicação por CO. A dose inicial pode ser repetida após 10 a 15 minutos se não houver resposta clínica.

A terapia com oxigênio hiperbárico está indicada quando há perda de consciência, acidose metabólica grave com pH menor que 7,25 ou evidência de isquemia orgânica. O maior benefício apresenta-se quando o tratamento começa nas primeiras seis horas pós-exposição, entretanto pode-se indicar a terapêutica com até 24 horas.

Cianeto

A queima de materiais contendo nitrogênio, como plásticos e borrachas, pode liberar cianeto de hidrogênio. O cianeto interfere no transporte de oxigênio intracelular e leva à hipóxia celular grave.

Os sintomas são pouco específicos e podem se confundir ou se sobrepor a sintomas de intoxicação por CO. A disfunção do sistema nervoso central e do sistema cardiovascular é a mais prevalente. Os sintomas incluem cefalia, ansiedade, perda de consciência, arritmias, edema pulmonar, vômitos e dor abdominal. Assim como na intoxicação por monóxido de carbono, a presença de rubor facial pode estar presente, entretanto esse achado é encontrado na minoria de pacientes.

A gravidade depende da via, da dose e da duração do contato com o cianeto. A toxicidade da exposição inalatória acontece em minutos, a toxicidade pela ingestão ou exposição dérmica ocorre em minutos a horas.

Na suspeita clínica, deve-se solicitar avaliação complementar com eletrocardiograma e exames laboratoriais contendo bioquímica e gasometria com lactato. A análise da concentração sérica de cianeto pode ser solicitada, entretanto o seu resultado é influenciado por diversos fatores e pode não haver correlação entre o valor obtido e a gravidade da intoxicação. Assim, o diagnóstico deve ser aventado a partir da história e sinais e sintomas sugestivos.

Assim que houver a suspeita clínica, está indicada a realização da administração do antídoto. Na intoxicação por cianeto, a hidroxicobalamina é um antídoto eficaz que se liga ao cianeto, formando uma substância menos tóxica, que é excretada pelos rins. Se disponível, a hidroxicobalamina deve ser administrada na dose de 70 mg/kg IV, máximo de 5 g, podendo ser repetida após 10 minutos se não houver resposta à dose inicial.

Circulação

Pacientes queimados frequentemente apresentam perda significativa de fluidos e calor para o meio externo pela perda da barreira cutânea e aumento da permeabilidade vascular, o que pode levar a um choque hipovolêmico, distributivo e cardiogênico[4]. A extensão dessa perda varia conforme a gravidade e a extensão das lesões, com a hidratação endovenosa guiada pelo cálculo da superfície corporal queimada (SCQ) e pelo peso do paciente. A administração adequada de fluidos é essencial na redução de disfunções orgânicas, principalmente nas primeiras 24 horas após a lesão.

A avaliação hemodinâmica inclui aferição da pressão arterial, frequência cardíaca e tempo de enchimento capilar, além da avaliação da perfusão pelo débito urinário e nível de consciência. Preferencialmente é colocado o oxímetro em extremidade não queimada e monitorização cardíaca contínua. Nesses casos, a frequência cardíaca costuma variar de 100 a 120 bpm pela liberação de catecolaminas em resposta ao trauma, e valores acima podem indicar hipovolemia importante, além de dor e agitação. Além disso, podem ocorrer arritmias cardíacas principalmente nas queimaduras elétricas e na presença de distúrbios eletrolíticos.

É preconizada a colocação de dois acessos venosos calibrosos sobretudo em pacientes com SCQ extensa, maior 20% em adultos e de 10% em crianças. O acesso é preferencialmente em pele não queimada, e a hidratação endovenosa idealmente com Ringer lactato deve ser iniciada mesmo antes do cálculo da SCQ. Em menores de 5 anos, pode ser iniciada com 125 mL de Ringer lactato por hora, de 6 a 13 anos 250 mL por hora e maiores de 14 anos, 500 mL por hora, com ajuste após cálculo da superfície corporal queimada.

O volume da ressuscitação volêmica nas primeiras 24 horas após a queimadura é obtido por fórmulas que usam o peso do paciente e a superfície corporal com queimaduras de segundo e terceiro graus, não sendo incluídas queimaduras de primeiro grau.

As fórmulas mais comuns são a de Parkland, em que são utilizados 4 mL por quilo pela porcentagem de SCQ em 24 horas, e a de Brooke Modificada, em que são usados 2 mL por quilo pela porcentagem de SCQ em 24 horas. A mais utilizada é a de Brooke Modificada, uma vez que a de Parkland leva a um maior risco de edema e hidratação excessiva. Com o volume obtido pela fórmula, metade é administrada nas primeiras 8 horas após o momento da queimadura e a outra metade nas 16 horas seguintes. Deve-se reavaliar continuamente a resposta do paciente à ressuscitação volêmica, com avaliação do débito urinário e vigilância de hipervolemia. A hidratação excessiva deve ser evitada pelo risco do aumento do edema, que pode levar à síndrome compartimental, além de edema pulmonar e cerebral[5].

Em pacientes menores de 14 anos é utilizado o cálculo de 3 mL por quilo por porcentagem de SCQ em 24 horas, uma vez que possuem uma relação entre a superfície corporal e a massa corporal maior do que a dos adultos. Em bebês e crianças pequenas com peso menor ou igual a 30 kg, deve ser associado o Ringer lactato à glicose 5% de manutenção.

Já na queimadura elétrica são realizados 4 mL por quilo de superfície corporal queimada nas primeiras 24 horas para todos os pacientes.

O uso de coloides não costuma ser eficaz na manutenção do volume intravascular em pacientes vítimas de queimadura, não sendo feito de forma rotineira. Pode ser considerada a utilização de albumina em alguns pacientes refratários à ressuscitação volêmica.

A presença de hipotensão e hipovolemia no atendimento inicial pode ser decorrente de sangramento associado, sendo necessária a busca por lesões relacionadas.

Além disso, pacientes com queimadura circunferencial em membros podem ter sua circulação comprometida pelo edema local, com perda do pulso distal. Nesses casos, pode ser utilizada ultrassonografia com Doppler se disponível.

Avaliação neurológica

Na avaliação neurológica é verificado o nível de consciência, com uso da escala de coma de Glasgow, avaliação de força e sensibilidade, além de glicemia capilar. Em pacientes com alteração do nível de consciência, deve-se considerar intoxicação por monóxido de carbono, hipóxia, outras lesões associadas e abuso de substância.

Exposição e prevenção à hipotermia

É preconizada a exposição completa do paciente com remoção de todas as roupas, acessórios, calçados e lentes de contato para interromper o processo de queimadura. Além disso, deve ser avaliada a extensão, a profundidade e o tipo das lesões e identificadas outras lesões associadas.

Em lesões pequenas, com menos de 5% da superfície acometida, pode-se colocar água corrente por 3 a 5 minutos sobre a lesão, mas evitar água gelada ou gelo. Nas lesões químicas, deve ser realizada lavagem para a retirada do produto sobre a pele e colocar sob água corrente em grande quantidade.

Deve ser evitada a hipotermia com aquecimento externo, como com manta térmica e aquecimento dos fluidos intravenosos.

TABELA 2 Ressuscitação volêmica e alvo de diurese nas primeiras 24 horas após a queimadura de acordo com idade, peso e tipo de queimadura.

Tipo de queimadura	Idade e peso	Ressuscitação volêmica	Débito urinário
Queimadura térmica	Adultos e ≥ 14 anos	2 mL x peso (kg) x % SCQ	0,5 mL/kg/hora
	Criança < 14 anos	3 mL x peso (kg) x % SCQ	1 mL/kg/hora
	Bebês e crianças ≤ 30 kg	3 mL x peso (kg) x % SCQ + manutenção com glicose 5%	1 mL/kg/hora
Queimadura elétrica	Adultos e crianças > 30 kg	4 mL x peso (kg) x % SCQ	1 a 1,5 mL/kg/hora até a urina clarear
	Bebês e crianças ≤ 30 kg	4 mL x peso (kg) x % SCQ + manutenção com glicose 5%	1 a 1,5 mL/kg/hora até a urina clarear

Adaptada de: American College of Surgeons, 2018[5].

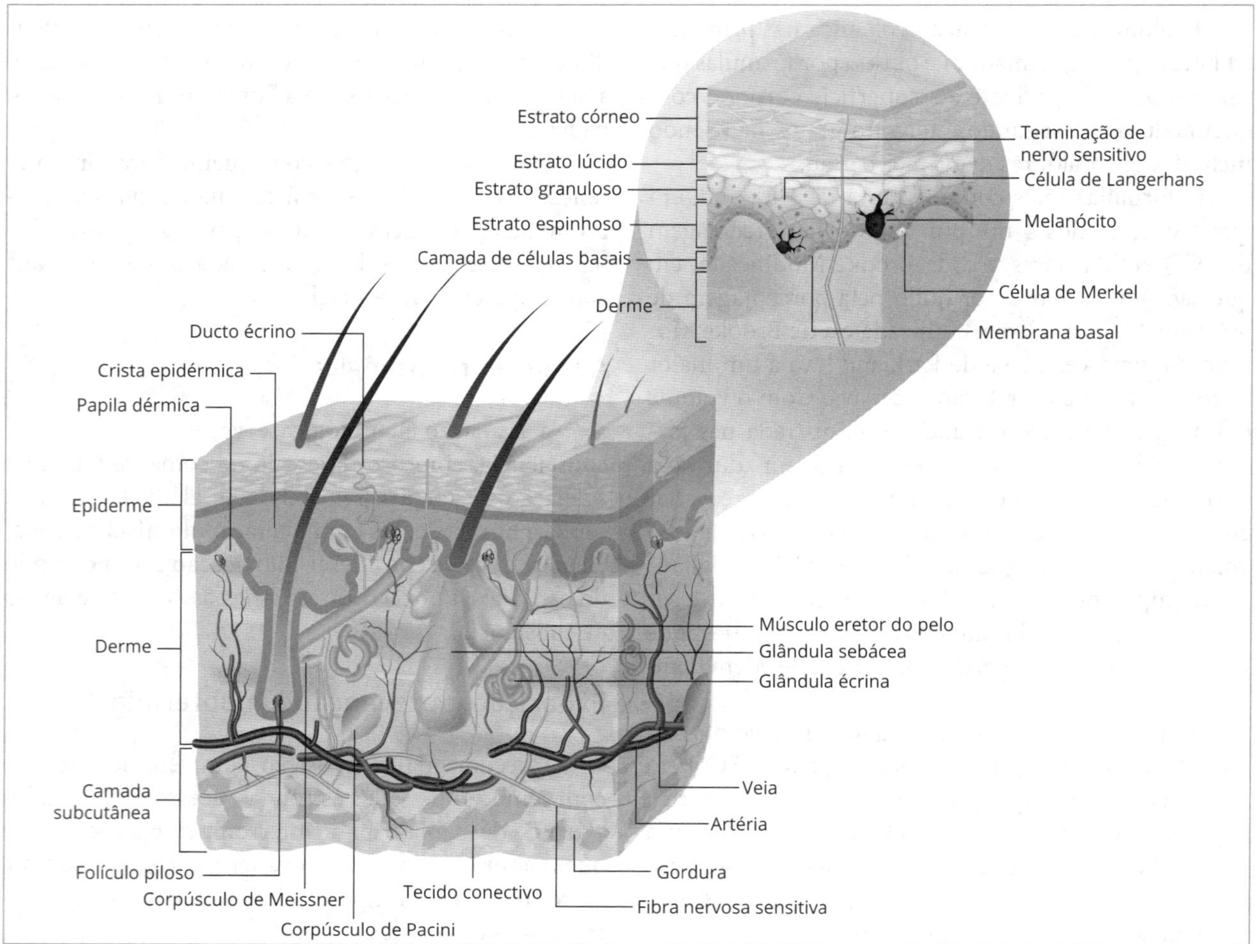

FIGURA 1 Camadas da pele.
Fonte: Soutor e Hordinsky, 2014[8].

Classificação das queimaduras e cálculo da superfície corporal queimada

Classificação das queimaduras

As queimaduras são classificadas quanto a sua extensão e profundidade de acometimento das camadas da pele. A pele é composta pela epiderme e pela derme, sendo a derme a camada mais profunda e onde se localizam as fibras sensoriais de dor, pressão e temperatura, além do tecido subcutâneo inferiormente.

A queimadura superficial ou de primeiro grau se restringe à epiderme, que é a camada mais superficial da pele. Esse tipo de lesão é caracterizado por eritema e dor com resolução em alguns dias até uma semana, sem presença de cicatriz. Esse tipo de queimadura não entra no cálculo da superfície corporal queimada.

A queimadura superficial profunda e a profunda incompleta ou de segundo grau envolvem a epiderme e parte da derme. Há presença de eritema, bolhas, edema e dor, além de transudato. Geralmente, tem cicatrização em 2 a 3 semanas e pode necessitar de intervenção cirúrgica em casos com períodos prolongados de cicatrização.

Já na queimadura profunda completa ou de terceiro grau há acometimento de toda a epiderme e a derme com seus anexos. Há lesão das terminações nervosas e capilares, o que leva a uma ferida indolor, com aparência seca, esbranquiçada ou carbonizada. Nesses casos, costuma ser necessária a cirurgia para manutenção da funcionalidade.

Por fim, a queimadura com acometimento de planos profundos ou de quarto grau também promove escara na pele e pode envolver a fáscia, a musculatura e o osso e necessita de abordagem cirúrgica com colocação de enxerto.

As queimaduras com baixo grau de complexidade geralmente podem ser acompanhadas de modo ambulatorial. Já as de moderada e alta complexidade requerem internação hospitalar, com encaminhamento para centros de referência nos casos de alta complexidade[6].

TABELA 3 Classificação do grau de complexidade das queimaduras de acordo com as características da lesão

Grau de complexidade	Características da lesão
Alta	Queimadura de espessura parcial com SCQ > 25%
	Queimadura de espessura parcial com SCQ > 20% em < 10 anos ou > 50 anos
	Queimadura de espessura total com SCQ > 10%
	Queimaduras em mãos, face, pés ou períneo
	Queimaduras em grandes articulações
	Queimaduras circunferenciais de extremidades
	Queimaduras associadas com inalação
	Queimadura elétrica
	Queimadura associada com fratura ou outros traumas
	Pacientes de alto risco
Moderada	Queimadura de espessura parcial com SCQ de 15 a 25%
	Queimadura de espessura parcial com SCQ entre 10 e 20% em < 10 anos ou > 50 anos
	Queimadura de espessura total com SCQ ≤ 10%
	Sem características de grande queimado
Baixa	Queimadura de espessura parcial com SCQ < 15%
	Queimadura de espessura parcial com SCQ < 10% em < 10 anos ou > 50 anos
	Queimadura de espessura total < 2%
	Sem características de grande queimado

SCQ: superfície corporal queimada. Adaptada de: Tintinalli. 2019[6].

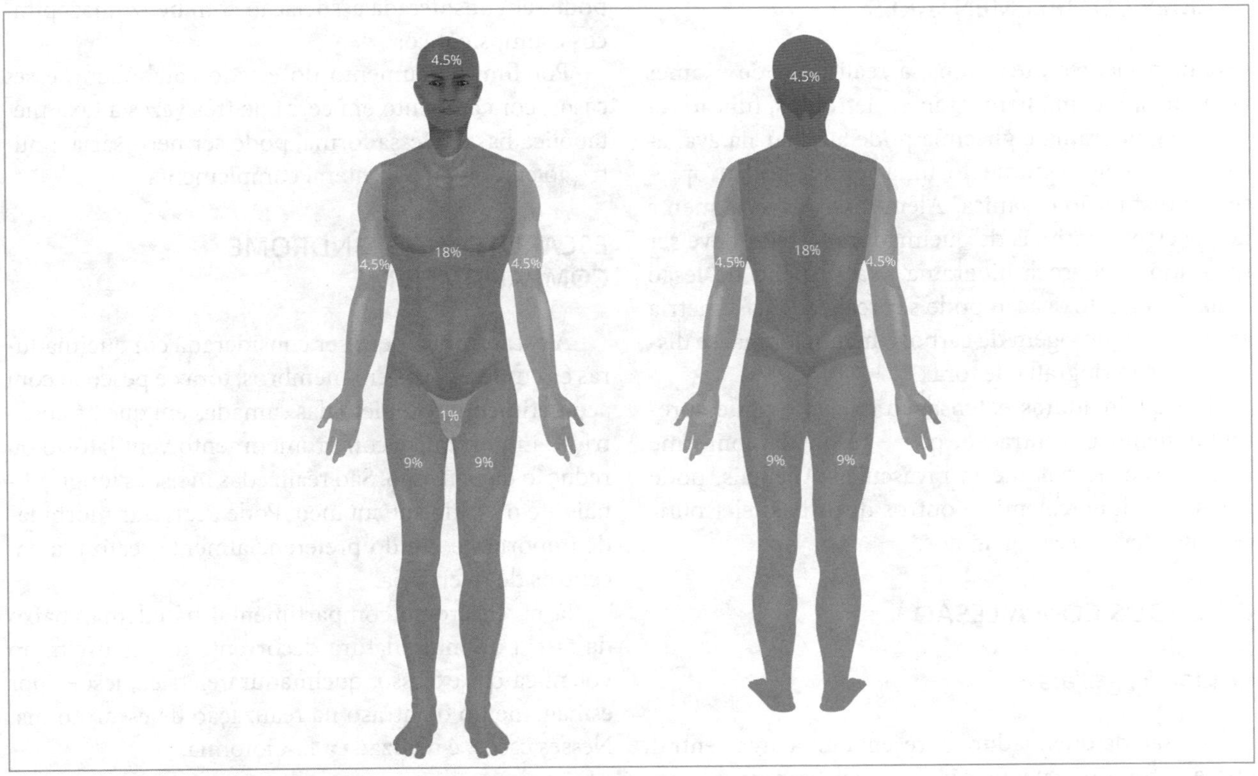

FIGURA 2 Regra dos Nove no adulto para cálculo da SCQ.
SCQ: superfície corporal queimada. Fonte: American Burn Association, 2018[2].

Cálculo da superfície corporal queimada

A medida da superfície corporal queimada (SCQ) determina a ressuscitação volêmica nas primeiras 24 horas após o trauma, além da necessidade de transporte para um centro referência e da avaliação da gravidade e do prognóstico. Nesse cálculo não são consideradas as queimaduras de 1º grau.

Para o cálculo da SCQ, pode ser utilizada a Regra dos Nove de Wallace, que divide regiões do corpo em múltiplos de 9%. No adulto, a cabeça e o pescoço anterior e posterior e os membros superiores anterior e posterior representam 9%, os membros inferiores anterior e posterior representam 18%, assim como o tórax e o abdome em sua face anterior 18% e na posterior, 18%, e região do períneo com 1%.

Já em crianças, a proporção de cada segmento se altera, uma vez que apresentam maior área na região da cabeça, que representa 18% com a superfície anterior e posterior e menor área nos membros inferiores, sendo 14% anterior e posterior.

Já a tabela de Lund-Browder determina a porcentagem de cada área de acordo com a idade, assim tem maior utilidade na população pediátrica e maior acurácia.

Por fim, pode ser utilizada a Regra da Palma da Mão, em que a palma da mão do paciente, incluindo os dedos, representa cerca de 1% da superfície corporal total.

EXAMES COMPLEMENTARES

Em pacientes internados, a realização de exames laboratoriais como hemograma, eletrólitos, função renal, coagulograma e glicemia pode auxiliar na avaliação inicial e no seguimento, uma vez que podem apresentar disfunção orgânica. Além disso, especialmente nos pacientes vítimas de queimadura elétrica deve ser realizado o eletrocardiograma. Na suspeita de lesão inalatória e intoxicação pode ser realizada gasometria arterial com dosagem de carboxi-hemoglobina, se disponível, e radiografia de tórax.

Em queimaduras extensas, o paciente pode apresentar hemoconcentração, que é resolvida conforme a reposição de volume intravascular. Ademais, pode apresentar hipercalemia e outros distúrbios eletrolíticos, que devem ser corrigidos.

CUIDADOS COM A LESÃO

Cuidados gerais

A lesão da queimadura apresenta uma área central que é a zona de coagulação, na qual há necrose por coagulação das células pelo contato direto com a fonte de calor. Ao lado, há a zona de estase, em que as células apresentam menor fluxo sanguíneo, e tem risco de progressão para necrose em 24 a 48 horas. Por fim, perifericamente há a zona de hiperemia, que geralmente se recupera em 7 a 10 dias. O cuidado correto com essas lesões, a ressuscitação volêmica adequada e a prevenção à hipotermia pela vasoconstrição gerada auxiliam a evitar sua extensão.

Em pacientes internados, a limpeza da ferida pode ser feita com clorexidina e água morna e realização de curativo com duas camadas. Os antibióticos tópicos como a sulfadiazina de prata e a bacitracina podem ser considerados, no entanto, a sulfadiazina está associada com tempo prolongado de cicatrização, sendo utilizada preferencialmente em lesões infeccionadas. O rompimento de bolhas é controverso, mas pode ser considerado nas maiores de 2 cm. Deve ser checada imunização antitetânica e realizada profilaxia se necessário.

Além disso, o manejo da dor é fundamental no cuidado desses pacientes, tanto no momento inicial como durante a reabilitação. Na dor leve a moderada, pode ser realizado analgésico simples como dipirona e associado anti-inflamatório não esteroidal. Já na dor intensa são adicionados opioides como morfina e fentanil. Outra opção é o uso de quetamina, principalmente durante as manipulações do paciente e a limpeza das lesões. Em casos de agitação e ansiedade importante pode ser considerada associação com benzodiazepínicos e antipsicóticos[7].

Por fim, há aumento do estado catabólico nesses casos, com aumento em cerca de três vezes a taxa metabólica basal. Dessa forma, pode ser necessária a nutrição enteral ou parenteral complementar.

ESCAROTOMIA E SÍNDROME COMPARTIMENTAL

A escarotomia deve ser considerada em queimaduras circunferenciais em membros, tórax e pescoço com acometimento completo das camadas em que há constrição importante e comprometimento ventilatório ou redução da perfusão. São realizadas incisões longitudinais até o tecido subcutâneo. Pode acarretar morbidade importante, sendo preferencialmente realizada em centros de referência.

Já na síndrome compartimental há edema abaixo da fáscia da musculatura decorrente de ressuscitação volêmica em excesso, queimadura elétrica, lesões por esmagamento ou atraso na realização de escarotomia. Nesses casos, é realizada a fasciotomia.

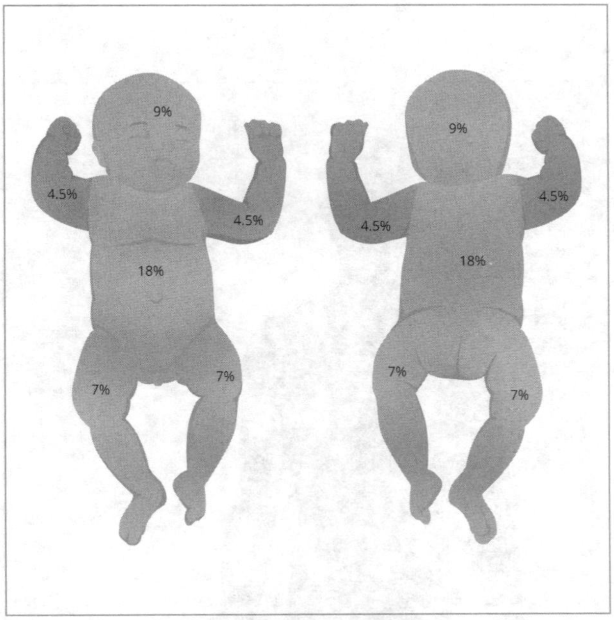

FIGURA 3 Regra dos Nove no adulto para cálculo da superfície corporal queimada (SCQ).
Fonte: American Burn Association, 2018[2].

QUEIMADURAS EM ÁREAS ESPECÍFICAS

Queimaduras em face, olhos, mãos, pés e região perineal requerem avaliação e manejo de acordo com suas particularidades. Queimaduras em face estão associadas com formação de edema importante pela maior vascularização local e risco de acometimento da via aérea. A avaliação ocular deve ser realizada assim que possível pelo risco de edema, com retirada de lentes de contato. Nesses casos, quando há queimadura química é indicada lavagem abundante com água corrente ou soro fisiológico.

Nas queimaduras em mãos e pés é verificada a função neurológica e perfusão, com risco de perda de funcionalidade permanente nas lesões profundas e extensas. Quando acometida a região perineal pode ser necessária sondagem vesical, principalmente nas queimaduras completas, pelo risco de edema local.

QUEIMADURA ELÉTRICA

A energia térmica gerada pelo efeito Joule é proporcional à corrente elétrica, à resistência e ao tempo. Dessa forma, quanto maior a corrente, maior o tempo de exposição e maior a resistência do tecido, como a pele, a gordura e os ossos, e maiores são os danos. A resistência da pele é reduzida quando molhada e, assim, pode apresentar lesões pequenas na superfície, mas com lesões internas extensas.

Esse tipo de queimadura pode ser dividido entre alta voltagem, quando maior ou igual a 1.000 V, ou baixa voltagem, quando menor que 1.000 V. Também é influenciada pelo tipo de corrente, se direta, como nos raios, ou alternada como em eletrodomésticos.

Nesses casos, a corrente apresenta um ponto de entrada, no qual há contato com a fonte elétrica, e um ponto de saída, que geralmente é o local em contato com o solo. No entanto, o caminho percorrido pela corrente elétrica pode não ser determinado de forma acurada a partir desses pontos.

Com a passagem da corrente elétrica, há contração importante da musculatura com risco de rabdomiólise e lesão renal aguda. Nesses casos, a ressuscitação volêmica é calculada com 4 mL por quilo por porcentagem de SCQ, mas deve ser titulada a partir do débito urinário com objetivo de 1 a 1,5 mL/kg/hora até a urina clarear.

Além disso, há risco de arritmias, lesão do miocárdio e parada cardiorrespiratória. Assim, deve-se realizar eletrocardiograma e manter monitorização cardíaca, caso necessário.

QUEIMADURA QUÍMICA

As substâncias químicas podem promover lesão a partir do contato com a pele e mucosas, por meio da ingestão, inalação ou pela associação desses mecanismos. Sua identificação precoce é fundamental para a retirada adequada do químico e evitar a progressão das lesões.

Os principais fatores que determinam a gravidade das lesões são a composição do químico, sua concentração, quantidade, temperatura e tempo de exposição. As principais substâncias envolvidas são ácidos, bases e componentes orgânicos. Os ácidos, como o clorídrico, levam à necrose por coagulação com formação de escara, o que pode limitar a disseminação da lesão. Já as bases, como a soda cáustica, causam necrose por liquefação e desnaturação proteica, o que pode levar a uma progressão das lesões para tecidos mais profundos. Por fim, as substâncias orgânicas, como os fenóis, têm ação de solvente na gordura, o que leva à destruição tecidual.

No atendimento a esses pacientes é fundamental a proteção da equipe com uso de equipamentos de proteção individual, com uso de luvas, avental e óculos. Deve ser removida toda a roupa e realizar lavagem e irrigação abundante com água do local. Nas lesões oculares, pode ser realizada irrigação com água ou soro fisiológico.

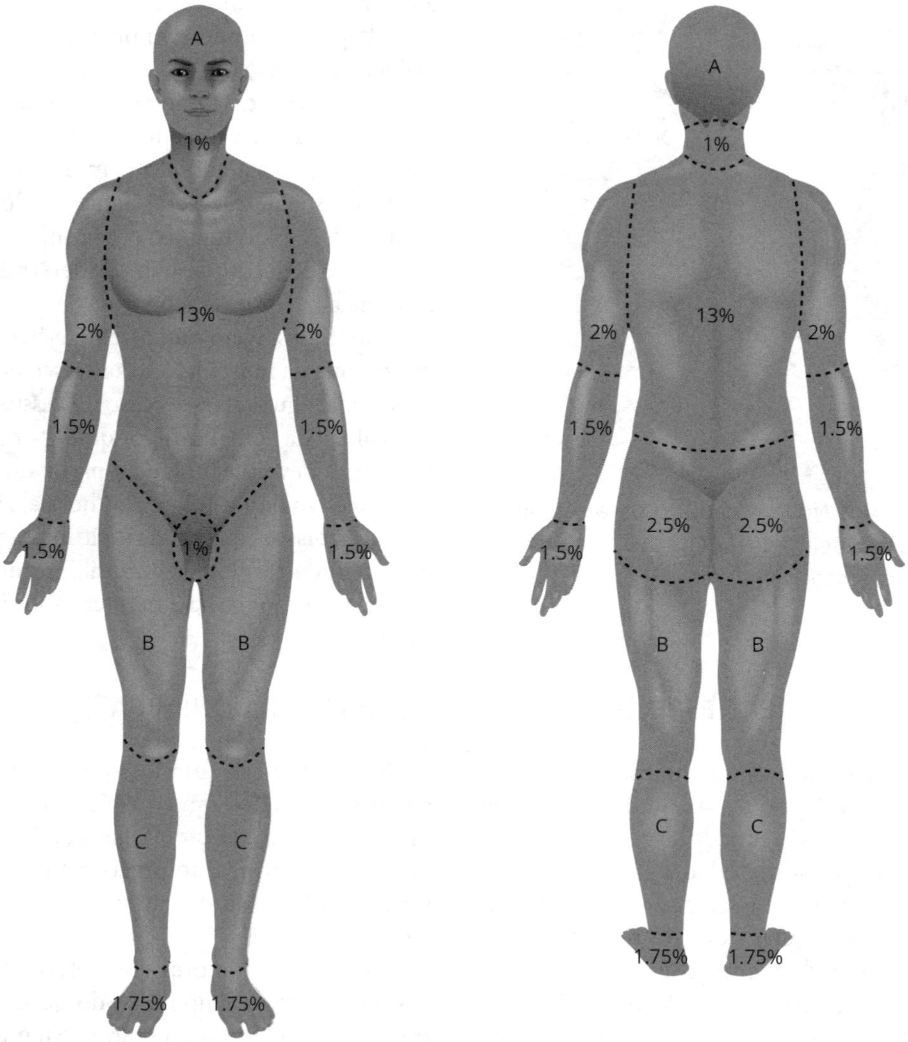

Percentuais relativos de áreas afetadas pelo crescimento			
Idade	Metade da cabeça (A)	Metade de uma coxa (B)	Metade de uma perna (C)
< 1 ano de idade	9,5	2,75	2,5
1 ano	8,5	3,25	2,5
5 anos	6,5	4	2,75
10 anos	5,5	4,25	3
15 anos	4,5	4,25	3,25
Adulto	3,5	4,75	3,5

FIGURA 4 Tabela de Lund-Browder para cálculo da superfície corporal queimada (SCQ).
Fonte: Walls, 2019[1].

REFERÊNCIAS

1. Walls R. Rosen's emergency medicine: concepts and clinical practice. 9.ed. 2019.
2. Advanced Burn Life Support (ABLS), American Burn Association, 2018.
3. Bittner E, Sheridan R. Acute respiratory distress syndrome, mechanical ventilation, and inhalation injury in burn patients. Surg Clin North Am. 2023;103(3):439-451.
4. Snell JA, Loh NH, Mahambrey T, Shokrollahi K. Clinical review: the critical care management of the burn patient. Crit Care. 2013;17(5):241.
5. Advanced Trauma Life Support (ATLS), American College of Surgeons. 10.ed. 2018
6. Tintinalli J. Tintinalli's emergency medicine: a comprehensive study guide. 9.ed. 2019.
7. Griggs C, Goverman J, Bittner EA, Levi B. Sedation and pain management in burn patients. Clin Plast Surg. 2017;44(3):535-40.
8. Soutor C, Hordinsky M. Dermatologia clínica. Porto Alegre: Artmed; 2014. p. 14.

12 Afogamento

David Szpilman

PONTOS PRINCIPAIS

- Afogamento é uma emergência médica potencialmente grave, com prevalência subestimada pela literatura científica.
- A cadeia de sobrevivência do afogamento é a estratégia utilizada para reduzir a mortalidade dessa complicação, e entre suas fases a prevenção é a medida mais importante.
- O manejo desses pacientes ainda na cena é crucial para a sobrevivência, e estratégias envolvendo a introdução de medidas de suporte avançado à vida ainda em cena são indicadas para esses casos.
- Suporte ventilatório é a prioridade inicial nesses pacientes, sendo indicadas ventilações de resgate ainda dentro d'água nos pacientes que se encontram inconscientes; medidas avançadas de suporte como intubação orotraqueal e ventilação mecânica invasiva são indicadas.
- A classificação em 6 graus auxilia a equipe médica na tomada de decisões nesses pacientes, incluindo a necessidade de manejo e de internação hospitalar.

INTRODUÇÃO

A Organização Mundial da Saúde (OMS) estima que 0,7% de todas as mortes no mundo – ou mais de 500 mil mortes a cada ano – são decorrentes de afogamento não intencional[1-3]. Como alguns casos de óbitos não são classificados como afogamento pela Classificação Internacional de Doenças (CID), esse número subestima a realidade, mesmo para países de alta renda, e não inclui situações como inundações, acidentes de navegação e tsunamis. O afogamento é uma das principais causas de morte em crianças e adultos jovens no mundo, embora estejamos quantificando apenas 6% do problema. Isso ocorre pela forma como os dados sobre o assunto são coletados, classificados e reportados, assim como pela dificuldade em interpretar e ajustar esses dados para nossa realidade.

Entre todas as possibilidades de trauma, o afogamento é, sem dúvida, o de maior impacto familiar, social e econômico, tendo um risco de óbito 200 vezes maior quando comparado a acidentes de trânsito[2-5]. O afogamento, diferentemente de outras doenças, ocorre inesperadamente na grande maioria das vezes, sobretudo em crianças, o que gera invariavelmente uma situação caótica dentro do âmbito familiar.

Incidente silencioso, rápido e usualmente crítico se não houver ajuda imediata, o afogamento é cercado de mistérios indecifráveis e, muitas vezes, atribuídos a uma fatalidade inevitável do destino. Por sua ocorrência mais frequente no ambiente pré-hospitalar, com pouca ou nenhuma repercussão, não ganha a notoriedade e a atenção necessárias, e assim passa sem uma real mensuração do problema. Campanhas de prevenção, além de poderem informar e evitar o desastre de um afogamento, impactam a sociedade com a possibilidade real dessa ocorrência.

Para a sociedade em geral, culturalmente a palavra "afogamento" remete ao salvamento e às medidas de primeiros-socorros como as mais importantes. No entanto, a ferramenta de maior eficácia na luta contra os afogamentos é a prevenção, como mostra a Figura 1.

A realidade dos dados sobre afogamento apresentados (Tabela 1) a seguir não destaca um novo problema, mas uma velha e grave endemia pouco conhecida e divulgada em nossa sociedade.

O afogamento envolve principalmente a assistência pré-hospitalar prestada por leigos, guarda-vidas, socorristas e profissionais de saúde. Portanto, é essencial que profissionais de saúde tenham conhecimento da cadeia de sobrevivência no afogamento, que inclui desde a assistência proativa de prevenção, praticada em consultórios, a identificação de comportamentos e as situações de risco iminente no ambiente aquático, passando pela assistência pré-hospitalar de atender uma ocorrência em seu ambiente familiar, até finalmente a internação hospitalar quando necessária.

Aos profissionais de saúde, o conhecimento da assistência reativa prestada ao afogado para ajudá-lo sem, contudo, tornar-se uma segunda vítima é fundamental, pois, no afogamento, o resgate é um dos componentes vitais para salvar o paciente, e a avaliação e os primeiros cuidados são fornecidos em um ambiente altamente hostil – a água. Saber como e quando realizar o suporte básico de vida ainda dentro da água e acionar o suporte avançado podem fazer a diferença entre a vida e a morte do paciente. Quando esse tipo de assistência não é realizado adequadamente no local do evento, pouco se pode realizar no hospital ou em terapia intensiva para modificar o resultado.

Definições em afogamento

Afogamento é a "aspiração de líquido não corporal por submersão ou imersão das vias aéreas". Resgate é a "pessoa socorrida da água, sem sinais de aspiração de líquido". Já cadáver por afogamento é a "morte por afogamento sem chances de iniciar reanimação, comprovada por tempo de submersão maior que 1 hora ou sinais evidentes de morte há mais de 1 hora, como rigidez cadavérica, livores, ou decomposição corporal".

O afogamento ocorre em qualquer situação em que o líquido entra em contato com as vias aéreas da pessoa em imersão (água na face) ou por submersão (abaixo da superfície do líquido). Se a pessoa é resgatada, o processo de afogamento é interrompido, o que é denominado um afogamento não fatal. Se a pessoa morre como resultado de afogamento, isso é denominado um afogamento fatal. Qualquer incidente de submersão ou imersão sem evidência de aspiração de líquido deve ser considerado um resgate na água e não um afogamento. Para afogamentos não fatais, a OMS propôs uma estrutura baseada na morbidade e gravidade do comprometimento respiratório (Tabela 2).

Assim como todos os tipos de trauma, a falta de uma definição e terminologia clara das fases do evento (pré-evento, evento e pós-evento), bem como os gatilhos, ações e intervenções, prejudica a coleta sistemática de dados. Essa situação impacta o conhecimento real do fardo do afogamento, e isso afeta sobremaneira a efetividade das estratégias de prevenção. Essa nova proposta de um modelo sistemático sobre afogamento – linha do tempo – resolve essa falta de modelos adequados ao trauma e reforça o importante papel da prevenção no combate ao afogamento no mundo. A linha do tempo do afogamento (Figura 2) reflete um consenso no entendimento cronológico na sequência desse evento. Com a definição exata de cada fase, gatilhos, ações e intervenções permitem um

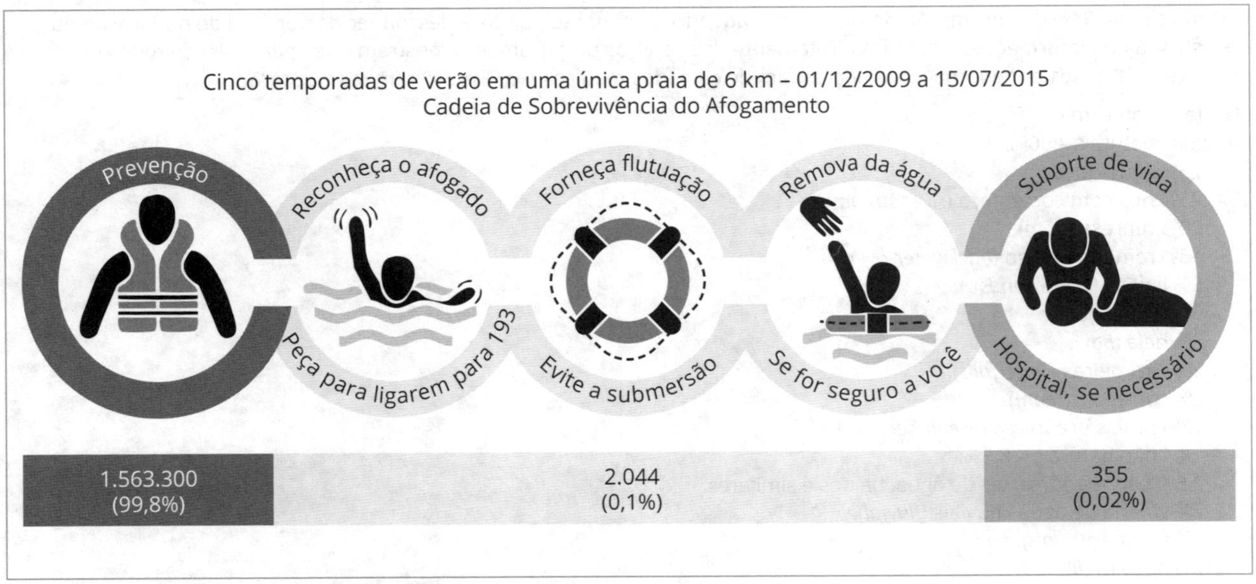

FIGURA 1 Cadeia de sobrevivência do afogamento.

TABELA 1 Dados sobre afogamento

No mundo
O afogamento é a principal causa de morte entre crianças do sexo masculino de 5 e 14 anos de idade.
Nos Estados Unidos, é a segunda causa de morte por trauma em crianças de 1 a 4 anos de idade.
Em muitos países da África e da América Central, a incidência de afogamentos é 10 a 20 vezes maior do que em países desenvolvidos. Na zona rural de Uganda, 27% de todas as mortes são por afogamento.
No Sul da Ásia, o afogamento é a causa mais frequente, entre os traumas, de morte na infância, mesmo quando comparada ao acidente de transporte.
O afogamento tem como principais fatores de risco o sexo masculino, a idade inferior a 14 anos, o uso de álcool, a baixa renda familiar, o baixo nível educacional, a área rural, a maior exposição ao meio aquático e principalmente a falta de supervisão.
O custo do afogamento no litoral é estimado em 273 milhões dólares por ano nos Estados Unidos e 228 milhões dólares por ano no Brasil.
Para cada pessoa que morre de afogamento, quatro pessoas recebem atendimento no setor de emergência nos Estados Unidos, e 53% destas necessitam de internação.
No Brasil
O afogamento é a primeira causa de óbito de 1 a 4 anos, terceira causa de 5 a 14 anos e quarta causa de 15 a 24 (2021).
A cada 84 minutos um brasileiro morre afogado – 5.551 todos os anos.
Homens morrem sete vezes mais e adolescentes têm o maior risco de morte.
O Norte do Brasil tem a maior mortalidade.
51% de todos os óbitos ocorrem até os 29 anos.
75% dos óbitos ocorrem em rios e represas.
51% das mortes na faixa de 1 a 9 anos de idade ocorrem em piscinas e residências.
Crianças < 9 anos se afogam mais em piscinas e em casa
Crianças > 10 anos e adultos se afogam mais em águas naturais (rios, represas e praias).
Crianças de 4 a 12 anos que sabem nadar se afogam mais pela sucção da bomba em piscina.
44% de todos os afogamentos ocorrem entre novembro e fevereiro.
Cada óbito por afogamento custa R$ 210.000,00 ao Brasil.
Os incidentes não fatais chegam a mais de 100 mil casos ao ano.
O trauma raquimedular é menos comum em praias oceânicas (0,09% de todos os salvamentos realizados por guarda-vidas), e sua incidência é maior em rios, cachoeiras, lagos e locais onde a visibilidade da água é ruim ou muito transparente.
Estima-se que 94% da informação dos incidentes aquáticos em nosso país seja desconhecida por falta de notificação ou registro, já que informações coletadas diretamente dos serviços de salvamento mostram que apenas 2% de todos os resgates realizados por guarda-vidas necessitam de cuidados médicos e 0,5% sofreram ressuscitação.
Onde acontecem os afogamentos? ▪ Águas naturais – 90%: - 75% água doce. - 25% rios com correnteza (*river stream*). - 20% represa (*dam*). - 13% remanso de rio (*backwater river*). - 5% lagoas (*lakes/ponds*). - 5% inundações. - 3% baía (*bay*). - 2% cachoeiras (*waterfalls*). - 2% córrego (*stream*). - 15% praias oceânicas (*ocean beaches*). ▪ Águas não naturais – 8,5%: - 2,5% banheiros, caixas de água, baldes e similares. - 2% galeria de águas fluviais (*fluvial*). - 2% piscinas (*pools*). - 2% poço (*well*). ▪ Durante transporte com embarcações – 1,5%.

TABELA 2 Categorização de afogamento não fatal (NDCF)

Distúrbio respiratório logo após o resgate		
Leve – categoria 1	**Moderado – categoria 2**	**Grave – categoria 3**
Tosse involuntária[a] e Alerta[b]	Dificuldade respiratória mantida[c] e/ou Desorientação[d]	Parada respiratória e/ou Inconsciência[d]
Categoria de morbidade (com base em qualquer declínio da capacidade funcional anterior[e]) no momento da avaliação		
Sem morbidade –categoria A	**Alguma morbidade – categoria B**	**Severa morbidade– categoria C**
Sem declínio	Algum declínio	Declínio grave

[a] Os seguintes descritores servem para caracterizar o significado de "tosse involuntária": tosse com líquido; mover o líquido para fora das vias aéreas; tosse contínua.
[b] Uma pessoa alerta pode responder ao ambiente ao seu redor por conta própria e seguir comandos.
[c] A dificuldade para respirar refere-se a falta de ar, dificuldade para inspirar ou expirar, dificuldade para respirar.
[d] Pode-se presumir que o estado mental alterado esteja relacionado à hipóxia cerebral secundária ao comprometimento respiratório, e não a algum outro mecanismo (por exemplo, substâncias psicoativas, epilepsia etc.). Se o paciente estiver inconsciente, mas respirando, considere a comorbidade (convulsão, trauma ou outro fator).
[e] A frase "capacidade funcional anterior" inclui a capacidade cognitiva, motora e psicológica da pessoa. Qualquer declínio deve ser razoavelmente considerado devido ao incidente de afogamento.

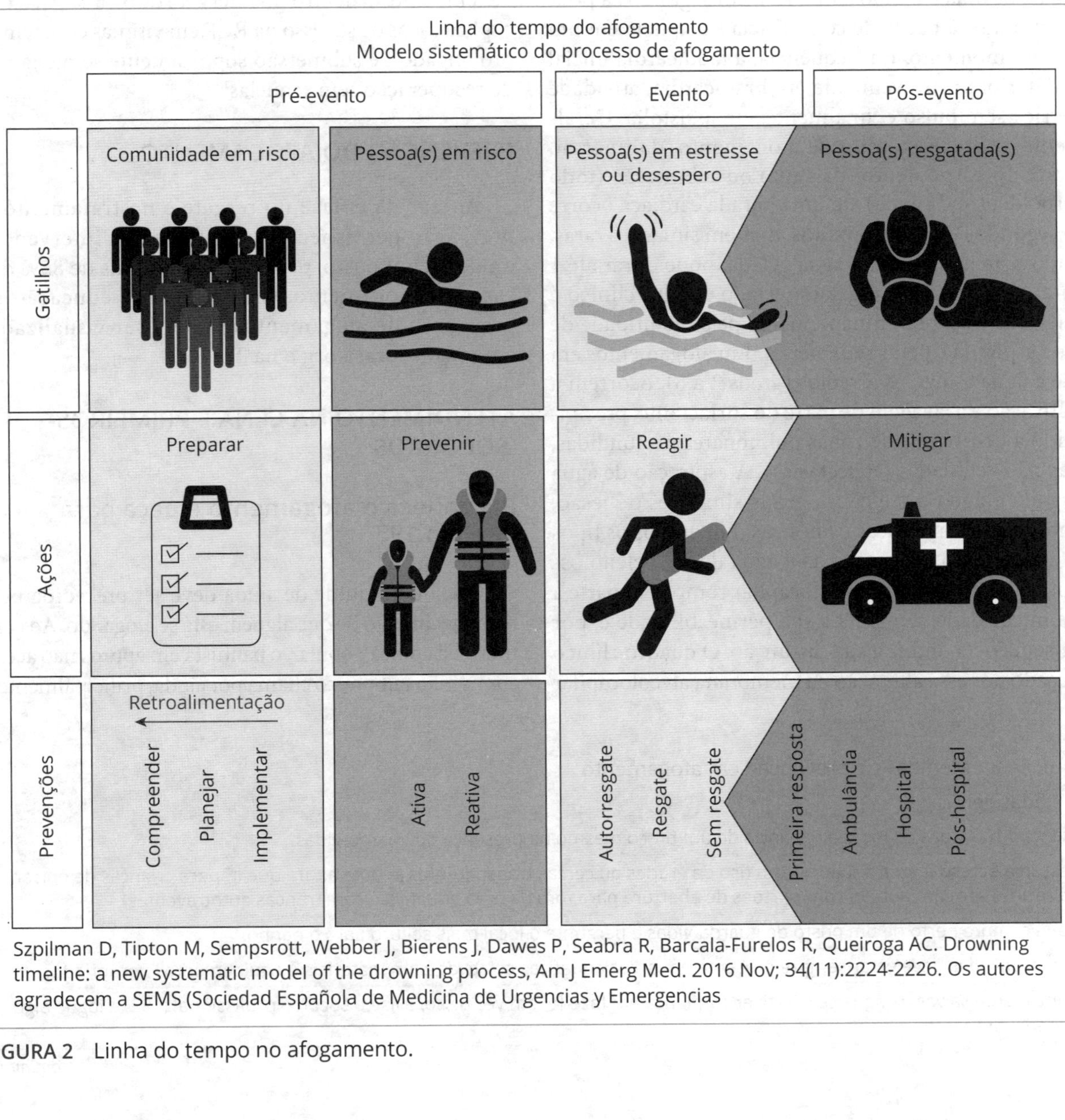

Szpilman D, Tipton M, Sempsrott, Webber J, Bierens J, Dawes P, Seabra R, Barcala-Furelos R, Queiroga AC. Drowning timeline: a new systematic model of the drowning process, Am J Emerg Med. 2016 Nov; 34(11):2224-2226. Os autores agradecem a SEMS (Sociedad Española de Medicina de Urgencias y Emergencias

FIGURA 2 Linha do tempo no afogamento.

efetivo emprego de recursos, melhor coordenação entre os atores envolvidos em prevenção, resgate e mitigação, melhores e mais adequadas estratégias de prevenção, e a futura medida de custos/benefícios relacionada aos impactos sociais, financeiros e político e na saúde.

FISIOPATOLOGIA DO AFOGAMENTO

Quando uma pessoa está em dificuldades na água e não pode manter as vias aéreas livres de líquido, a água que entra na boca é voluntariamente cuspida ou engolida. Se isso não for interrompido a tempo, uma quantidade inicial de água é aspirada para as vias aéreas e a tosse ocorre como resposta reflexa. Em raras situações, o laringoespasmo ocorre (menos de 2%), mas, nesses casos, é rapidamente terminado pelo aparecimento da hipóxia[5-10]. Se a pessoa não é resgatada, a aspiração de água continua e a hipoxemia leva em segundos a poucos minutos à perda de consciência e à apneia em um mesmo momento. Em sequência, a taquicardia inicial se deteriora provavelmente em bradicardia, atividade elétrica sem pulso e, finalmente, em assistolia. Geralmente, o processo todo de afogamento, da imersão (parte do corpo dentro da água) ou submersão (todo corpo dentro da água) até uma parada cardíaca ocorre de segundos a alguns minutos, mas em situações raras, como o afogamento em água gelada, pode durar até 1 hora. Se a pessoa é resgatada viva, o quadro clínico é determinado predominantemente pela quantidade de água aspirada e pelos seus efeitos. Em afogamentos em que a água atinge os alvéolos (graus 2 a 6), ocorrem a inativação e a lavagem de parte do surfactante, precipitando a ocorrência de zonas pulmonares perfundidas, mas não ventiladas (atelectasias). A aspiração de água salgada e água doce causa graus similares de lesão, embora com diferenças osmóticas. Em ambos os tipos de afogamento, água salgada e água doce, o efeito osmótico na membrana alveolocapilar rompe em parte a sua integridade, aumenta a sua permeabilidade e, por consequência, induz a sua disfunção. O quadro clínico causado por essa alteração na membrana alveolocapilar se traduz em edema pulmonar, que diminui principalmente a troca de oxigênio e pouco afeta a troca de CO_2. O efeito combinado de fluidos nos pulmões com a perda de surfactante resulta em redução da complacência pulmonar, aumento da área de *shunt* arterial, atelectasias e broncoespasmos. Se a reanimação cardiopulmonar (RCP) for necessária, o risco de dano neurológico é semelhante a outros casos de parada cardíaca. No entanto, o reflexo de mergulho e a hipotermia usualmente associadas a afogamento podem proporcionar maiores tempos de falta de oxigenação sem, contudo, promover sequelas. A hipotermia pode reduzir o consumo de oxigênio no cérebro, retardando a anóxia celular e a depleção de ATP. A hipotermia reduz a atividade elétrica e metabólica do cérebro de forma dependente da temperatura. A taxa de consumo de oxigênio cerebral é reduzida em cerca de 5% para cada redução de 1°C na temperatura dentro do intervalo de 37 a 20°C, o que explica casos de sucesso na RCP em vítimas com tempo prolongado de submersão supostamente sem chances de recuperação sem sequelas[10-15].

PREVENÇÃO DO AFOGAMENTO

Apesar da ênfase no resgate e no tratamento, a prevenção permanece a mais poderosa intervenção e a de menor custo, podendo evitar mais de 85% dos casos de afogamento. Campanhas de educação na prevenção de afogamentos podem ser visualizadas em www.sobrasa.org e na Tabela 3.

ATENDIMENTO NA CENA E PRIMEIROS-SOCORROS

Reconheça o afogamento e peça para ligarem 193

Qualquer atitude de ajuda deve ser precedida pelo reconhecimento de que alguém está se afogando. Ao contrário da crença popular, o banhista em apuros não acena com a mão tampouco chama por ajuda, principalmente o

TABELA 3 Medidas de prevenção em afogamento

Medidas gerais
Atenção 100% nas crianças à distância de um braço mesmo na presença do guarda-vidas.
Restrinja acesso à área aquática com uso de grades ou cercas transparentes (a uma altura que impeça crianças de entrar no recinto sem um adulto, com portões de abertura para fora da área aquática e com trancas autotravantes).
Nade sempre perto de um posto de guarda-vidas e pergunte o local mais seguro para o banho.
O guarda-vidas deve estar sempre presente em áreas aquáticas coletivas, com materiais e equipamentos apropriados.
Nunca tente salvar na água se não tiver confiança em fazê-lo; em vez disso, avise o socorro profissional (193) e jogue algum material flutuante.

(continua)

TABELA 3 Medidas de prevenção em afogamento (*continuação*)

Nade sempre acompanhado.
Boias não são equipamentos de segurança confiáveis, tenha cuidado!
Evite ingerir bebidas alcoólicas e alimentos pesados antes do lazer na água.
Encoraje a todos, especialmente crianças, a aprender natação (aprenda a nadar a partir dos 2 anos) e medidas de prevenção em afogamento.
Tome conhecimento e obedeça a sinalizações. Conheça as condições do banho e do tempo antes de entrar na água.
Não superestime sua capacidade de nadar, tenha cuidado! 46,6% dos afogados acham que sabem nadar.
Não pratique hiperventilação para aumentar o fôlego.
Em água rasa, escura ou desconhecida, entre sempre com os pés primeiro.
Pratique a pescaria embarcado ou em áreas de risco com o colete salva-vidas.
Lagos, rios e represas
Em rios, sempre use um colete salva-vidas. Isso não é mico nenhum, lembre-se de que todos os profissionais de resgate aquático do Corpo de Bombeiros usam um colete diariamente durante todo o serviço. Mico é não voltar para casa!
Cuidado com buracos e fundos de lodo, você pode afundar rapidamente. Mantenha sempre a água no máximo na altura do umbigo.
Se for praticar esportes de aventura (canoagem, boia *cross*, *rafting* ou rapel em cachoeira), use sempre colete salva-vidas e capacete.
Cuidado com o limo nas pedras e o barro liso nos barrancos, pois eles podem fazer você escorregar e cair na água.
Se você cair no rio, não lute contra a correnteza, guarde suas forças para flutuar e acene por socorro imediatamente. Coloque os pés à frente e a barriga para cima e direcione o braço de forma a usá-lo como um leme, dessa forma a própria correnteza o levará a margem.
Se você for socorrer alguém em um rio, jogue uma corda com algum objeto de flutuação na ponta, amarre a outra extremidade se possível e mantenha firme após a vítima se agarrar na corda, e a correnteza a levará mais adiante na sua própria margem.
Praias
Nade sempre perto a um posto de guarda-vidas.
Pergunte ao guarda-vidas o melhor local para o banho.
Não superestime sua capacidade de nadar; 46,6% dos afogados acham que sabem nadar.
Nade longe de pedras, estacas ou píeres.
Mais de 85% dos afogamentos ocorrem em correntes de retorno: esse é o local de maior correnteza, que aparenta uma falsa calmaria e que leva para o alto-mar. Se entrar em uma corrente, tenha calma, nade transversalmente a ela até conseguir escapar ou peça imediatamente socorro.
Não tente ajudar alguém entrando na água. Muitas pessoas morrem dessa forma.
Ao pescar em pedras, observe antes se a onda pode alcançá-lo.
Antes de mergulhar, certifique-se da profundidade.
Tome conhecimento e obedeça às sinalizações de perigo na praia.
Piscinas
Atenção 100% nas crianças à distância de um braço mesmo na presença de um guarda-vidas.
Tenha um guarda-vidas certificado por entidade reconhecida para cada piscina devidamente equipada com seu flutuador de resgate (não se aplica a piscinas residenciais).
Aprenda a agir em emergências aquáticas. O cilindro de oxigênio é de uso restrito ao guarda-vidas e deve estar em local visível e à disposição na área da piscina.
Acesso restrito à(s) piscina(s) com uso de grades ou cercas transparentes com portões autotravantes, a uma altura que impeça crianças de entrar no recinto sem um adulto.
Sucção de cabelo e de partes do corpo deve ser evitada com uso de ralo antiaprisionamento e precauções de desligamento do funcionamento da bomba.
Não pratique hiperventilação para aumentar o fôlego.

sexo masculino, no qual o afogamento é mais frequente. O banhista encontra-se tipicamente em posição vertical, com os braços estendidos lateralmente, batendo com eles na água. Indivíduos próximos da vítima podem achar que ela está apenas brincando na água. A vítima pode submergir e emergir sua cabeça diversas vezes, enquanto está lutando para se manter acima da superfície. As crianças geralmente resistem de 10 a 20 segundos em tal luta, enquanto os adultos resistem por até 60 segundos, antes da submersão. Como a respiração instintivamente tem prioridade, a vítima de afogamento geralmente é incapaz de gritar por socorro. Ao reconhecer que uma vítima está se afogando, a prioridade inicial é dar o alarme de que um incidente está em curso. Peça que alguém ligue para o número 193 (Corpo de Bombeiros) ou 192 (SAMU) e avise o que está acontecendo, onde é o incidente, quantas pessoas estão envolvidas e o que já fez ou pretende fazer. Só então o socorrista deverá partir para ajudar a realizar o resgate.

Forneça flutuação - evite a submersão

Depois de reconhecer que uma vítima está em perigo e pedir a alguém para chamar por ajuda, a próxima prioridade é interromper o processo de afogamento fornecendo flutuação a ela. Fornecer flutuação é uma estratégia muito importante, mas não muito utilizada, apesar de ganhar tempo valioso para o serviço de emergência chegar, ou para aqueles que estão ajudando na cena planejarem os esforços necessários ao resgate. A maioria das ações de resgates por leigos tende a concentrar-se no objetivo estratégico de conseguir retirar a vítima da água, mesmo que para isso exista um alto risco de vida ao socorrista. Dispositivos de segurança, como boias salva-vidas, foram propositadamente concebidos para proporcionar flutuação. No entanto, eles nem sempre estão disponíveis na cena de um incidente de afogamento. Desse modo, improvisar na flutuação é fundamental na hora de ajudar. Objetos como garrafas de plástico vazias, pranchas de surfe, geladeira ou outros materiais em isopor, espumas diversas e madeiras devem ser usados. É fundamental que o leigo tome precauções para não se tornar uma segunda vítima na hora de ajudar. Levando-se em consideração o número de leigos que se afogam e, por vezes, morrem na tentativa de salvar outros, a prioridade é ajudar jogando o material de flutuação, sem entrar na água, se possível.

Remover a vítima da água apenas se for seguro fazê-lo

Após prover flutuação e parar o processo de submersão, retirar a vítima da água é essencial, a fim de proporcionar um tratamento definitivo ao processo de afogamento. Várias estratégias para essa retirada podem ser usadas, como ajudar a vítima a sair da água, apontando direções e locais mais próximos e mais seguros para sair. Sempre que possível, tentar ajudar a retirar a vítima sem entrar totalmente na água, utilizando técnicas de salvamento, como jogar algum equipamento, tipo corda, vara, galho de árvore e outros. Se tudo o mais falhar, o socorrista leigo pode então considerar sua entrada na água sabendo que a entrada de uma pessoa inexperiente na água para salvar alguém é extremamente perigosa e não é recomendada. A fim de mitigar o risco durante um socorro dessa natureza, deve-se trazer sempre um objeto de flutuação para ajudar a vítima e reduzir o risco ao leigo/socorrista. A decisão de realizar o suporte básico de vida ainda dentro da água baseia-se no nível de consciência do afogado:

- Afogado consciente (99,5%): resgatar a pessoa até a terra sem demais cuidados médicos, porém tenha cuidado, pois um banhista apavorado pode ser muito perigoso para o socorrista. Por essa razão, é mais prudente aproximar-se usando um objeto de flutuação intermediário (ex.: bola, garrafa PET de 2 L, isopor)[12-16].
- Afogado inconsciente (0,5%): a medida mais importante é a instituição imediata de ventilação ainda dentro da água. A hipóxia causada por afogamento resulta primeiramente em apneia, ocasionando parada cardíaca em um intervalo de tempo variável, porém curto, caso não seja revertida. A ressuscitação ainda dentro d'água (ventilação apenas) proporciona à vítima uma chance quatro vezes maior de sobrevivência sem sequelas. Os socorristas devem checar a ventilação e, se esta estiver ausente, deve-se iniciar respiração boca a boca ainda na água. Infelizmente, compressões cardíacas externas não podem ser feitas de maneira efetiva na água, logo só devem ser realizadas fora da água[12-15].

Considerando a baixa incidência de trauma raquimedular nos salvamentos aquáticos (0,009%) e a possibilidade de desperdício de tempo precioso para iniciar a ventilação e oxigenação, a imobilização de rotina da coluna cervical durante o resgate aquático em vítimas de afogamento sem sinais de trauma não é recomendada[5-12].

Suporte de vida na cena e encaminhamento ao hospital se necessário

O transporte da vítima para fora da água deve ser feito de acordo com o nível de consciência, mas preferencialmente na posição vertical, para evitar vômitos e demais complicações de vias aéreas. Em caso de vítima exausta, confusa ou inconsciente, é preciso transportá-la em posição mais próxima possível da horizontal, porém mantendo a cabeça acima do nível do corpo sem, contudo, obstruir as vias aéreas, que devem permanecer sempre pérvias. O posicionamento da vítima para o primeiro atendimento em área seca deve ser paralela à do espelho-d'água, o mais horizontal possível, deitada em decúbito dorsal, distante o suficiente da água, a fim de evitar as ondas. Se estiver consciente, coloque a vítima em decúbito dorsal a 30°. Se estiver ventilando, porém inconsciente, coloque a vítima em posição lateral de segurança (decúbito lateral). As tentativas de drenagem da água aspirada são extremamente nocivas e devem ser evitadas. A manobra de compressão abdominal (Heimlich) nunca deve ser feita como meio para eliminar água dos pulmões, é ineficaz e gera riscos significativos de vômitos com aumento da aspiração[16-21]. Durante a ressuscitação, tentativas de drenar água ativamente, colocando a vítima com a cabeça abaixo do nível do corpo, aumentam as chances de vômito em mais de cinco vezes, levando a um aumento de 19% na mortalidade. Um estudo australiano constatou que o vômito ocorre em mais de 65% das vítimas que necessitam de ventilação de urgência, e em 86% das que necessitam de respiração assistida ou RCP[15-22]. Mesmo naquelas que não necessitam de intervenção após o resgate, o vômito ocorre em 50%. A presença de vômito nas vias aéreas pode acarretar broncoaspiração de conteúdo gástrico e pior obstrução da via aérea, impedindo a oxigenação, além de poder desencorajar o socorrista a fazer a respiração boca a boca. Em caso de vômitos, vire a cabeça da vítima lateralmente e remova o vômito com o dedo indicador usando um lenço ou aspiração e continue prestando a assistência ventilatória.

Uma das decisões mais difíceis é como tratar uma vítima de afogamento corretamente. Baseado nessa necessidade, um sistema de classificação foi desenvolvido no Rio de Janeiro, em 1972, revisto em 1997 e revalidado em 2001, para orientar guarda-vidas, socorristas e profissionais de saúde em geral no tratamento dos afogados. Esse sistema descrito na Figura 3 foi baseado na análise de mais de 80 mil casos de afogamento resgatados, dos quais 5% necessitaram de cuidados médicos. Essa classificação engloba todo o suporte, desde o local do acidente até o hospital, recomenda o tratamento e descreve o prognóstico. É baseado na gravidade das lesões identificadas na cena do acidente utilizando apenas variáveis clínicas.

Ao contrário de opiniões passadas, levar o equipamento médico à vítima, em vez de levá-la ao hospital (estratégia *stay and play*), poupa um tempo precioso aos casos de afogamento. O tratamento médico avançado é instituído de acordo com a classificação do afogamento e de preferência no local do incidente onde todo o atendimento inicial básico e avançado será introduzido. Dessa forma, em situações críticas de atendimento avançado a casos de afogamento, prepare-se para ficar ao menos por 15 a 30 minutos no local do incidente.

Cadáver

Vítima com tempo de submersão acima de 1 hora ou com sinais físicos óbvios de morte (*rigor mortis*, livores e/ou decomposição corporal). Não iniciar ressuscitação e encaminhar o corpo ao Instituto Médico-Legal (IML).

Grau 6 – parada cardiorrespiratória (PCR)

A ressuscitação iniciada por leigos ou guarda-vidas na cena deve ser mantida por profissionais de saúde especializados até que seja bem-sucedida ou caso a vítima necessite de aquecimento por meios sofisticados, situação em que só o hospital poderá fornecer. Neste último caso, e como única exceção, a vítima deve ser transportada ao hospital enquanto recebe ressuscitação. A equipe deve continuar com as compressões cardíacas e manter a ventilação artificial com dispositivo bolsa-valva-máscara e oxigênio suplementar a 15 litros/min, até que seja possível fazer a intubação orotraqueal. A aspiração das vias aéreas antes da intubação é geralmente necessária. A aspiração de vias aéreas ou do tubo orotraqueal (TOT) só deve ser feita quando a quantidade de fluido presente no interior delas interferir na ventilação; caso contrário, a aspiração excessiva produz mais hipóxia. Uma vez intubada, a vítima pode ser ventilada e oxigenada adequadamente, mesmo na presença de edema pulmonar. É recomendada, na RCP dos afogados, uma relação de duas ventilações para 30 compressões antes da inserção do TOT com um socorrista ou 2 ventilações a cada 15 compressões se dois socorristas estiverem realizando o atendimento juntos. Desfibriladores externos podem ser usados para monitorizar o ritmo cardíaco ainda na cena do incidente, porém o ritmo mais comum nesses casos é a assistolia. Em vítimas hipotérmicas (temp. central < 34°C) e sem pulso, a RCP deve ser mantida. A PCR em afogamentos ocorre em assistolia em praticamente 100% dos casos, quando não há comorbidades ou fatores precipitantes ao afogamento. A fibrilação ventricular pode estar presente em adultos com doença coronariana ou como consequência da terapia de suporte avançado de vida, com o uso de drogas pró-arritmogênicas (adrenalina)[21-26]. O acesso venoso periférico é a via preferencial para administrar essas drogas. Embora algumas medicações possam ser administradas por via traqueal, mesmo na vigência de edema agudo de pulmão, a absorção é incerta e deve ser feita em último caso. A

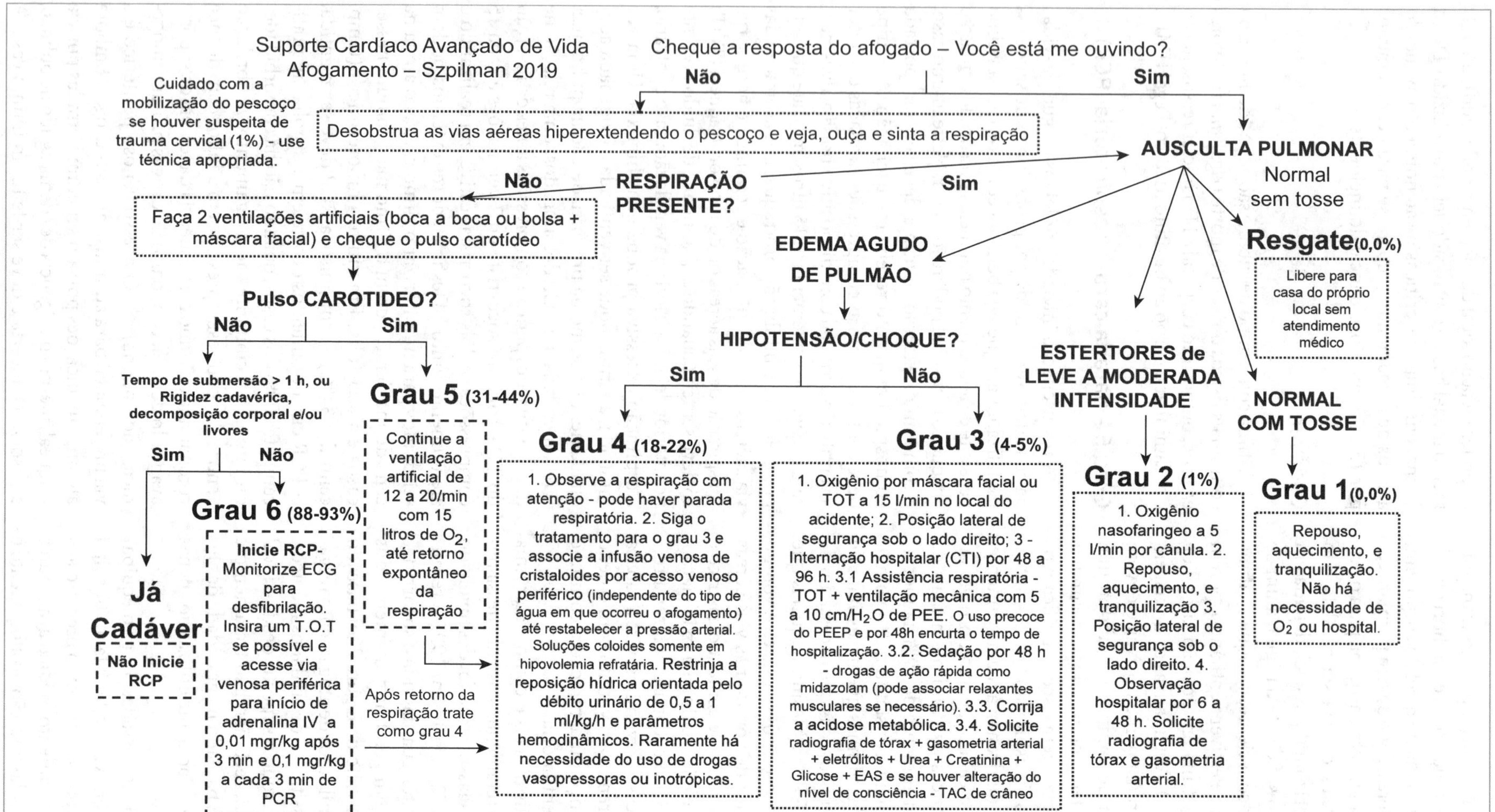

FIGURA 3 Afogamento – classificação, abordagem, tratamento avançado e prognóstico.

1° Não desperdice tempo tentando retirar água dos pulmões, pois isso só irá provocar vômitos e maiores complicações, e não aspire o TOT em demasia, pois pode prejudicar a ventilação. 2° Não utilize diuréticos ou restrição hídrica para reduzir o edema pulmonar. 3° Não utilize antibióticos antes de 48 horas, exceto se o afogamento ocorreu em água com alta colonização bacteriana. 4° Não utilize corticosteroides, exceto em casos de broncoespasmos refratários. 5° Trate sempre a hipotermia. Não pare a RCP até que a temperatura corporal esteja > 34 °C. 6° Não há diferença terapêutica entre água doce e salgada. Ao lado do grau, a mortalidade geral em percentual (%).

CTI: centro de terapia intensiva; ECG: eletrocardiograma; PCR: parada cardiorrespiratória; PEEP (pressão positiva expiratória final); RCP: ressuscitação cardiopulmonar; TC: terapia computadorizada; TOT: tubo orotraqueal.

Fonte: Szpilman, 2019.

dose de adrenalina ainda é um ponto de controvérsia, sobretudo no afogamento, no qual o intervalo de tempo da PCR até o início da ressuscitação e o seu resultado podem variar muito, em comparação a outras causas. Uma dose inicial alta ou progressiva de adrenalina aumenta as chances de recuperação da circulação. Porém, altas doses não parecem melhorar a sobrevida nem o prognóstico neurológico em paradas por outras causas, quando utilizada como terapia inicial. Tampouco ficaram demonstradas que altas doses de adrenalina são prejudiciais. Portanto, dose alta de adrenalina não é recomendada como rotina, mas pode ser considerada, no afogamento, caso a dose de 1 mg não tenha o efeito esperado (classe indeterminada – aceitável, mas não recomendável). A recomendação do autor deste capítulo é que se utilize uma dose inicial de 0,01 mg/kg, EV, após 3 minutos de RCP, e, caso não haja resposta, aumentar para 0,1 mg/kg infundida a cada 3 a 5 minutos de RCP.

Grau 5 – parada respiratória

A vítima em apneia exige ventilação artificial imediata. Esses são casos mais presenciados pelo socorrista no local da ocorrência. Os protocolos de ventilação e oxigenação, que são os mesmos do grau 6, devem ser seguidos até que a respiração espontânea seja restaurada, o que usualmente ocorre após poucas ventilações para, então, seguir os protocolos para o grau 4.

Grau 4 – edema agudo de pulmão com hipotensão arterial

Fornecer oxigênio com suporte de ventilação mecânica é a terapia de primeira linha. Inicialmente, o oxigênio deve ser fornecido por máscara facial a 15 litros/min até que o tubo orotraqueal possa ser introduzido. O afogado grau 4 necessita de intubação orotraqueal em 100% dos casos em razão da necessidade de ventilação com pressão positiva. A ventilação mecânica é indicada, pois o paciente nesse grau 4 apresenta SaO_2 menor que 92% e frequência respiratória alta ou grande esforço respiratório. Os pacientes nessa situação devem permanecer relaxados com drogas (sedativos, analgésicos e bloqueadores neuromusculares), se necessário, para tolerar a intubação e a ventilação mecânica, que deve fornecer um volume corrente de pelo menos 5 mL/kg de peso ideal. A fração de oxigênio inspirada (FiO_2) deve ser 100% inicialmente, mas, assim que possível, deve ser reduzida para 45% ou menos. Uma pressão expiratória final positiva (PEEP) é indicada inicialmente, com valor de 5 cmH_2O, e aumentada em 2-3 cmH_2O até que atinja um *shunt* intrapulmonar (QS:QT) de 20% ou menos ou uma PaO_2/FiO_2 (relação P/F) de 250 ou mais. Caso a hipotensão arterial não seja corrigida com oxigênio, uma infusão rápida de cristaloide (independentemente do tipo de água responsável pelo afogamento) deve ser tentada primeiro, antes de reduzir temporariamente a PEEP ou dar início à terapia com drogas vasoativas.

Grau 3 – edema agudo de pulmão sem hipotensão arterial

Vítimas com SaO_2 > 90% em uso de oxigênio a 15L/min, via máscara facial, conseguem permanecer sem intubação orotraqueal e ventilação mecânica em apenas 27,6% dos casos. A maioria dos casos (72,4%) necessita de intubação e ventilação mecânica, observando-se os mesmos protocolos para os afogados grau 4.

Grau 2 – ausculta pulmonar com estertores

93,2% das vítimas com esse quadro clínico necessitam apenas de 5 L/min de oxigênio via cânula nasal e têm uma recuperação satisfatória em 6 a 24 horas com observação hospitalar.

Grau 1 – tosse com ausculta pulmonar normal

Esses pacientes não necessitam de oxigênio ou suporte ventilatório e podem ser liberados para casa caso não existam comorbidades ou doenças associadas significativas.

Resgate – ausência de tosse ou dificuldade respiratória

Avaliar e liberar do local do incidente sem necessidade de cuidados médicos, caso não apresente nenhuma comorbidades ou doença associada significativa.

MANEJO INTRA-HOSPITALAR

Na maioria dos casos de afogamento, as vítimas aspiram apenas pequenas quantidades de água e recuperam-se espontaneamente. Menos de 6% de todas as pessoas que são resgatadas por guarda-vidas precisam de atenção médica em um hospital. Cuidados hospitalares são indicados para afogados graus 2 a 6. O atendimento hospitalar de casos graves (graus 4 a 6) só é possível se os cuidados pré-hospitalares de suporte básico e avançado tiverem sido fornecidos de maneira eficiente e rápida. Caso isso não tenha ocorrido e o paciente chegue instável ao departamento de emergência, siga o protocolo do algoritmo 1 em sala de emergência.

Alocação

A decisão de internar o paciente em um leito de UTI ou de enfermaria *versus* dar alta deve levar em consideração alguns fatores, como anamnese completa, história patológica pregressa, exame físico detalhado e alguns exames complementares, como radiografia de tórax e principalmente gasometria arterial. Hemograma, dosagem de eletrólitos, ureia e creatinina também devem ser solicitados, embora alterações nesses exames sejam incomuns. Pacientes com boa oxigenação arterial sem oxigenoterapia e que não tenham doenças ou comorbidades associadas podem ter alta (resgate e grau 1).

A hospitalização é recomendada a todos os pacientes com um grau de afogamento de 2 a 6. Os casos de grau 2 são resolvidos com oxigenoterapia por dispositivos não invasivos no prazo de 6 a 24 horas e podem, então, ser liberados para casa. Pacientes grau 2 com deterioração do quadro clínico são internados em unidade de cuidados intermediários para observação mais prolongada. Pacientes grau 3 a 6, geralmente, precisam de intubação e ventilação mecânica e devem ser encaminhados para setor de terapia intensiva.

Estratégias de suporte ventilatório a vítimas de afogamento

Pacientes graus 4 a 6, geralmente, chegam ao hospital já com suporte de ventilação mecânica e com oxigenação satisfatória. Caso contrário, o médico emergencista deve seguir o protocolo de ventilação para afogamento grau 4. A conduta no paciente graus 3 e 4 depende da avaliação clínica na cena do acidente, e, assim que o nível de oxigenação aceitável seja estabelecido com o uso da PEEP, esta deve ser mantida inalterada pelas próximas 48 a 72 horas para que haja tempo de regeneração do surfactante alveolar e aceitável recrutamento alveolar que possa ser mantido sem pressão positiva.

Raramente, a ventilação não invasiva em modo CPAP pode ser oferecida apenas com o uso de máscara facial, pois geralmente as vítimas de afogamento não toleram esse tipo de ventilação pela falta de colaboração usual no paciente jovem, vítima de insuficiência respiratória aguda[22-28].

Uma entidade clínica muito semelhante à síndrome de desconforto respiratório agudo (SDRA) pode ocorrer após episódios de afogamento graus 3 a 6. A diferença parece estar apenas no tempo de recuperação e na sequela pulmonar residual, pois no afogamento o curso da doença é rápido e não deixa sequela. O manejo clínico do paciente afogado é similar ao dos demais pacientes que apresentam SDRA por outras etiologias, incluindo medidas para reduzir os riscos de volutrauma e barotrauma. A utilização da hipercapnia permissiva deve ser evitada para vítimas de afogamento grau 6, pois podem incrementar a lesão cerebral hipóxico-isquêmica. A $PaCO_2$ deve ser mantida em torno de 35 mmHg, visando evitar lesão cerebral secundária.

Estratégias de suporte hemodinâmico

Qualquer reposição volêmica inicial deve ser feita com cristaloides. As soluções coloides só devem ser consideradas opções diante de hipovolemia refratária à administração de cristaloides. Não existem evidências para indicar a administração rotineira de soluções hipertônicas e transfusões para vítimas afogadas em água doce, tampouco de soluções hipotônicas para vítimas de afogamento de água salgada. A monitorização hemodinâmica através da cateterização da artéria pulmonar ou mais recentemente a monitorização minimamente invasiva do débito cardíaco e da oximetria venosa contínua permite monitorizar a função cardíaca, a função pulmonar e a eficiência da oxigenação e da perfusão dos tecidos e, ainda, a resposta desses parâmetros às várias terapias utilizadas em pacientes instáveis hemodinamicamente ou que apresentem disfunção pulmonar grave (graus 4 ao 6) e que não tenham respondido à reposição de volume com cristaloides. O ecocardiograma pode ser utilizado para estimar a função cardíaca, a fração de ejeção e a necessidade de reposição volêmica, ajudando a decidir o início da infusão de drogas vasoativas, inotrópicas ou ambas, no caso de falha da ressuscitação com cristaloides. Alguns estudos demonstram que a disfunção cardíaca com baixo débito cardíaco é comum imediatamente após casos graves de afogamento (graus 4 ao 6). O baixo débito cardíaco está associado a altas pressões de oclusão da artéria pulmonar, pressão venosa central elevada e resistência vascular pulmonar aumentada, que podem persistir por vários dias após a restauração da oxigenação e do débito cardíaco. O resultado não comum é a sobreposição de um edema pulmonar cardiogênico ao edema pulmonar não cardiogênico, induzido pelo afogamento. Apesar da diminuição do débito cardíaco, a terapia com diuréticos não é uma boa opção. Estudos indicam que a infusão de dobutamina para melhorar a função cardíaca é a opção mais lógica e potencialmente mais benéfica.

Outras medidas

Somente após a obtenção de uma via aérea definitiva e uma oxigenação e circulação otimizadas, uma sonda nasogástrica pode ser colocada para reduzir a distensão gástrica, prevenindo a aspiração de mais material. O reaquecimento do paciente deve então ser instituído, exceto nos casos pós-RCP, em que a manutenção de temperaturas menores está indicada. Logo após o exame físico do paciente crítico, radiografia de tórax e gasometria arterial devem ser realizadas.

A acidose metabólica ocorre em 70% dos pacientes que chegam ao hospital[2-5,15-21]. A acidose deve ser corrigida com bicarbonato de sódio EV quando o pH é menor que 7,2 ou o bicarbonato sérico é inferior a 12 mEq/L, em vítimas já recebendo suporte ventilatório adequado. A queda significativa do nível de bicarbonato raramente ocorre nos primeiros 10 minutos de RCP, e o seu uso, portanto, deve ser indicado somente em reanimações prolongadas. O uso de corticosteroides no afogamento não está indicado, exceto em casos de broncoespasmo.

Ao coletar a história clínica de eventos que envolvem o afogamento, devemos incluir informações sobre as atividades do salvamento e da reanimação e qualquer doença atual ou anterior. O afogamento é, por vezes, precipitado por uma condição médica (como trauma, convulsões ou arritmia cardíaca), e essas condições devem ser diagnosticadas, já que afetam diretamente as decisões de tratamento. Se o afogado permanece inconsciente sem uma causa óbvia, investigação toxicológica e tomografia computadorizada do crânio e coluna cervical devem ser consideradas. Anormalidades dos eletrólitos, ureia, creatinina e hematócrito são incomuns, e sua correção raramente é necessária.

Suporte à disfunção neurológica

O cuidado neurointensivo é importante nos pacientes em grau 6 de afogamento. Apesar de todo e qualquer tratamento, no afogamento grau 6, podem ocorrer lesões e sequelas neurológicas graves, como o estado vegetativo persistente. A isquemia cerebral anóxica que ocorre em casos de PCR em que a ressuscitação obteve êxito é a complicação mais importante.

A maioria das sequelas e das causas de mortalidade tardia é de origem neurológica. Embora a prioridade seja restaurar a circulação espontânea, todo o esforço feito nos primeiros estágios pós-resgate deve ser direcionado para a ressuscitação cerebral e para a prevenção de maiores danos ao encéfalo. Esse primeiro esforço envolve as medidas para fornecer uma adequada oxigenação (SaO_2 > 92%) e perfusão cerebral (pressão arterial média em torno de 100 mmHg). Qualquer vítima que permaneça comatosa e não responsiva após medidas bem-sucedidas de reanimação ou que deteriore neurologicamente deve ter uma investigação neurológica cuidadosa realizada, buscando sinais de lesão neurológica. O tratamento intensivo da lesão cerebral inclui cabeceira do leito elevada a 30°C (caso não haja hipotensão); evitar compressão da veia jugular interna e situações que possam provocar manobra de Valsalva; realizar ventilação mecânica eficaz sem esforço desnecessário; realizar aspirações da cânula traqueal sem provocar hipóxia; usar, se necessário, terapia anticonvulsivante e proteção contra uso voluntário ou espasmos involuntários da musculatura; evitar correções metabólicas bruscas; evitar qualquer situação que aumente a pressão intracraniana, incluindo retenção urinária, dor, hipotensão ou hipóxia, antes da sedação e do relaxamento muscular prolongados; e realizar dosagens de glicemia capilar frequentes, mantendo-se valores de normoglicemia. A monitorização contínua da temperatura central ou timpânica é mandatória na sala de emergência e na UTI. Vítimas de afogamento grau 6, nas quais houve sucesso na restauração da circulação espontânea, mas que permanecem comatosas, não devem ser aquecidas ativamente a temperaturas maiores que 32-34°C. Caso a temperatura central exceda os 34°C, a hipotermia moderada (32-34°C) deve ser provocada o quanto antes e mantida por 12-24 horas[26-31]. A hipertermia deve ser evitada a todo custo durante o período agudo de recuperação. Além disso, embora não haja evidência suficiente para defender um valor específico ideal de $PaCO_2$ ou de SaO_2 durante e após a ressuscitação, a hipoxemia deve ser evitada. Infelizmente, os estudos que avaliam os resultados da ressuscitação cerebral em vítimas de afogamento não demonstram melhora de prognóstico em pacientes que receberam terapia para redução da pressão intracraniana e manutenção da pressão de perfusão cerebral. Esses estudos mostram um prognóstico sombrio (como morte, sequela cerebral moderada a grave) quando a pressão intracraniana atinge 20 mmHg ou mais e a pressão de perfusão cerebral é de 60 mmHg ou menos, até mesmo quando condutas são usadas para o controle e a melhora desses parâmetros. Novas pesquisas são necessárias para analisar a eficiência das condutas neurointensivas em vítimas de afogamento.

Infecções respiratórias após afogamento

Em geral, rios, lagos, piscinas e praias não apresentam colonização bacteriana em número suficiente para promover pneumonia direta. Caso a vítima necessite de ventilação mecânica, a incidência de pneumonia secundária aumenta de 34 a 52% no terceiro ou quarto dia de hospitalização, quando o edema pulmonar está praticamente resolvido[31-35]. A vigilância para eventos sépticos, não só pulmonares como nos demais órgãos, faz-se necessária. Os antibióticos profiláticos apresentam um valor duvidoso em afogamento e tendem apenas a selecionar organismos mais resistentes e agressivos. Uma radiografia de tórax não deve ser interpretada como sinal de pneumonia, pois deverá ser apenas o resultado do edema pulmonar e da broncoaspiração de água nos alvéolos e bronquíolos. A conduta mais apropriada é a coleta diária de aspirados traqueais para exame bacteriológico, cultura e antibiograma. Ao primeiro sinal de infecção pulmonar, geralmente após as primeiras 48 a 72 horas, caracterizado por febre prolongada, leucocitose mantida, infiltrados pulmonares persistentes ou novos, resposta leucocitária no aspirado traqueal, a terapia com antimicrobianos é instituída baseada no organismo predominante na unidade e seu perfil de sensibilidade[36]. A broncoscopia pode ser útil para avaliar a gravidade e a extensão das lesões provocadas por broncoaspiração sólida e, em raros casos, para a lavagem terapêutica de materiais, como areia e outros sólidos. A broncoscopia serve principalmente para a coleta de material para qualificação e quantificação das culturas de colônias bacterianas. Nos casos em que a água aspirada contiver uma formação de colônias por unidade (CFU) > 10^{20}, existe o potencial de causar infecção direta, e o líquido do afogamento poderá ser coletado para cultura qualitativa, de forma a identificar o(s) germe(s) predominante(s). Nesses casos, devemos sempre considerar um amplo espectro de possibilidades, incluindo os Gram-positivos e negativos, anaeróbios e ainda as algas de água doce.

Complicações no curso da internação

O pneumotórax é uma complicação comum (10%), secundária à ventilação mecânica com pressão positiva em áreas de hiperinsuflação. Diante de qualquer mudança hemodinâmica brusca, após o início da ventilação mecânica, deve ser considerada a possibilidade de um pneumotórax hipertensivo ou outro barotrauma. Quadros de síndrome de reação inflamatória sistêmica (SIRS) ou choque vasoplégico são descritos nas primeiras 24 horas em pacientes ressuscitados (grau 6). A injúria renal aguda secundária ao afogamento é rara e pode ocorrer em razão de hipóxia resultante do choque ou secundário a hemoglobinúria. Raramente, vítimas de afogamento estáveis clinicamente durante a avaliação na sala de emergência, e que apresentam radiografia de tórax inicialmente normal, desenvolvem edema agudo de pulmão fulminante após o incidente (SDRA). Ainda é incerta a causa desse edema pulmonar, mas é muito rara.

Prognóstico e escalas de gravidade

Afogamentos grau 1 a 5 recebem alta hospitalar em 95% dos casos sem sequelas. Os afogamentos grau 6 podem evoluir com falência de múltiplos órgãos. Com o progresso da terapia intensiva, o prognóstico é cada vez mais baseado na lesão neurológica. Questões como "quais vítimas devemos tentar ressuscitar? Por quanto tempo devemos investir? Qual conduta adotar e o que devemos esperar em termos de qualidade de vida após a ressuscitação?" necessitam de respostas mais precisas. Tanto na cena quanto no hospital, nenhuma variável clínica parece ser absolutamente confiável para determinar o prognóstico final no afogado grau 6, portanto a recomendação é insistir na ressuscitação em todos os casos. A RCP deve ser iniciada sem demora em todas as vítimas sem ventilação que não responderam a ventilação artificial, que estiveram em submersão por menos de 1 hora ou que não apresentem sinais clínicos evidentes de morte (*rigor mortis*, decomposição corporal ou livores). Embora alguns autores afirmem que a ressuscitação com êxito de vítimas com grande tempo de submersão só ocorre em águas geladas, existem relatos de vítimas com grande tempo de submersão que foram ressuscitadas sem sequelas, mesmo quando resgatadas em águas ditas quentes (acima de 20°C). Múltiplos estudos mostram que o prognóstico depende quase unicamente de um único fator: o tempo de submersão, embora não seja determinante para não se realizar a RCP. Os esforços de RCP só devem ser interrompidos após o aquecimento da vítima acima de 34°C e o monitor cardíaco mostrar assistolia – "nenhum afogado está morto, até estar quente e morto!". Após a realização da RCP com êxito, a estratificação da gravidade das lesões cerebrais é crucial para permitir a comparação das diversas opções terapêuticas. Vários escores prognósticos foram desenvolvidos para prever quais pacientes vão evoluir bem com a terapia-padrão e quais estão mais propensos a desenvolver a encefalopatia anóxica isquêmica, requerendo assim medidas mais agressivas e inovadoras para proteger o cérebro. Um dos escores mais poderosos é a avaliação da escala de coma de Glasgow no período imediato após a ressuscitação (primeira hora) e de 5 a 8 horas depois (Tabela 4). Variáveis prognósticas são importantes para o aconselhamento dos familiares de afogados nos primeiros momentos após o incidente e, principalmente, para indicar quais pacientes são propensos a se recuperar com a terapia de suporte padrão e quais deveriam ser candidatos a terapias de ressuscitação cerebral ainda em fase experimental de investigação clínica (Tabela 5).

O afogamento representa uma tragédia que geralmente pode ser evitada. A maioria é o resultado de violências contra o bom senso, da negligência para com as crianças e do abuso de bebidas alcoólicas. Esse cenário necessita de uma intervenção preventiva radical e imediata para a reversão dessa catástrofe diária.

TABELA 4 Classificação prognóstica para o pós-parada cardiorrespiratória por afogamento, utilizando a escala de Glasgow (escore ainda em estudo)

Escala de prognóstico neurológico pós-parada cardiorrespiratória – afogamento	
A – primeira hora	B – 5-8 horas após
Alerta – 10	Alerta – 9,5
Desorientado – 9	Desorientado – 8
Torpor – 7	Torpor – 6
Coma com tronco normal – 5	Coma com tronco normal – 3
Coma com tronco anormal – 2	Coma com tronco anormal – 1
Chance de recuperação sem sequelas	
Excelente (13)	95%
Muito bom (10-12)	75-85%
Bom (8)	40-60%
Regular (5)	10-30%
Ruim (3)	< 5%

Fonte: adaptada de Orlowski et al., 1989.

TABELA 5 Fatores importantes no prognóstico de afogamentos pós-reanimação cardiopulmonar

O suporte básico e avançado precoce apresenta melhores prognósticos.
No afogamento, a redução de 10°C na temperatura cerebral reduz em 50% o consumo energético da célula, dobrando o tempo de sobrevida do cérebro.
Duração da submersão e risco de lesão neurológica grave e morte cerebral após alta hospitalar: ▪ 0-5 minutos: 10%. ▪ 6-10 minutos: 56%. ▪ 11-25 minutos: 88%. ▪ 25 minutos: quase 100%.
Sinais de lesão de tronco cerebral predizem lesão neurológica grave.

AÇÕES RECOMENDADAS NA REDUÇÃO DOS AFOGAMENTOS

Veja o trabalho SOBRASA, na íntegra, em:

www.doe.sobrasa.org

VÍDEOS DE PREVENÇÃO RECOMENDADOS

- Afogamento em praias:

http://www.youtube.com/watch?v=RIHEIjQIlq0

- Afogamento em água doce (piscinas, rios e lagos):

http://www.youtube.com/watch?v=fFv1Ns-booPc&feature=youtu.be

- Afogamento em inundações:

http://youtu.be/VKrxfPeWMoI?list=UU JuK-3I-p1pMza4SHj-VhKUQ

REFERÊNCIAS

1. Szpilman D, Bierens JJLM, Handley AJ, Orlowski JP. Drowning: current concepts. N Engl J Med 2012;366:2102-10.
2. Szpilman D, Oliveira RB, Mocellin O, Webber J. Is drowning a mere mater of resuscitation? Resuscitation. 2018;129(2018):103-6.
3. Szpilman D. Afogamento: boletim epidemiológico no Brasil. Sociedade Brasileira de Salvamento Aquático; 2023.
4. Beck EF, Branche CM, Szpilman D, Modell JH, Birens JJLM. A new definition of drowning: towards documentation and prevention of a global health problem. Bull World Health Organ. 2005;83(11):853-6.
5. David S, Mike T, Justin S, Jonathon W, Joost B, Peter D, et al. Drowning timeline: a new systematic model of the drowning process. Am J Emerg Med. 2016;34(11):2224-6.
6. Szpilman D, Elmann J, Cruz-Filho FES. Dry-drowning: fact or myth? World Congress on Drowning, Netherlands, 2002, poster presentation, p. 176.
7. Szpilman D. Near-drowning and drowning classification: a proposal to stratify mortality based on the analysis of 1,831 cases. Chest. 1997;112(3):660-5.
8. Manolios N, Mackie I. Drowning and near-drowning on Australian beaches patrolled by life-savers: a 10 year study, 1973-1983. Med J Aust. 1988;148(4):165-71.
9. Szpilman D, Elmann J, Cruz-Filho FES. Drowning classification: a revalidation study based on the analysis of 930 cases over 10 years. World Congress on Drowning, Netherlands, 2002, p. 66.
10. Schmidt A, Szpilman D, Berg I, Sempsrott J, Morgan J. A call for the proper action on drowning resuscitation. Resuscitation. 2016:105:e9-e10.
11. Kleinman ME, Brennan EE, Goldberger ZD, Swor RA, Terry M, Bobrow BJ, et al. Part 5: Adult basic life support and cardiopulmonary resuscitation quality: 2015 American Heart Association guidelines update for cardiopulmonary resuscitation and emergency cardiovascular care. Circulation. 2015;132:S414-S435.
12. Szpilman D, Webber J, Quan L, Bierens J, Morizot-Leite L, Langendorfer SJ, et al. Creating a drowning chain of survival. Resuscitation. 2014;85(9):1149-52.
13. Szpilman D, Soares M. In-water resuscitation— is it worthwhile? Resuscitation. 2004;63(1):25-31.
14. Wernick P, Fenner P, Szpilman D. Immobilization and extraction of spinal injuries. In: Bierens J, editor. Handbook on drowning: prevention, rescue and treatment. Springer-Verlag; 2005. p. 291-5.
15. Szpilman D. Aquatic cervical and head trauma: nobody told me it could be a jump in the darkness! World Conference on Drowning Prevention, Danang, 2011, p. 153.
16. Szpilman D, Brewster C, Cruz-Filho FES. Aquatic cervical spine injur: how often do we have to worry? World Congress on Drowning, Netherlands, 2002, oral presentation.
17. Watson RS, Cummings P, Quan L, Bratton S, Weiss NS. Cervical spine injuries among submersion victims. J Trauma. 2001;51:658-62.
18. Szpilman D. Recommended technique for transportation of drowning victim from water and positioning on a dry site varies according to level of consciousness. Recomendações mundiais em emergências junto a American Heart Association (AHA) e International Liaisson Comittee for resuscitation (ILCOR), Budapeste, 2004.
19. Bierens J, Berg R, Morley P, Szpilman D, Warner D. Drowning. In: Paradis NA, Halperin HR, Kern KB, Volker Wenzel V, Chamberlain DA. Cardiac arrest. The science and practice of resuscitation medicine. Londres: Cambridge University Press; 2007. p. 1088-102.
20. Idris AH, Bierens JJLM, Perkins GD, Wenzel W, Nadkarni V, Morley P, et al. 2015 revised Utstein-style recommended guidelines for uniform reporting of data from drowning-related resuscitation. Circ Cardiovasc Qual Outcomes. 2017;10(7):e000024.
21. Szpilman D, Orlowski JP. Sports related to drowning. Number 2 in the Series "Sports-related lung disease". Eur Respir Rev. 2016;25:348-59.
22. Cummins RO, Szpilman D. Submersion. In: Cummins RO, Field JM, Hazinski MF, editores. ACLS-the reference textbook. ACLS for Experienced Providers. Dallas: American Heart Association; 2003.
23. Szpilman D, Orlowski JP, Bierens J. Drowning. In: Vincent JL, Abraham E, Moore AF, Kochanek P, Fink M, editores. Textbook of critical care. 6. ed. Philadelphia: Elsevier Science; 2011. p. 498-503.
24. Orlowski J, Szpilman D. Drowning. Rescue, resuscitation and reanimation. Pediatric Critical Care: a new millennium. Pediatr Clin North Am. 2001;48(3):627-46.
25. Szpilman D. A case report of 22 minutes submersion in warm water without sequelae. In: Bierens J, editor. Handbook on drowning: prevention, rescue and treatment. Springer-Verlag; 2005.
26. Szpilman D, Sempsrott J, Schmidt A. Drowning. BMJ Best Practice. 2017.
27. Bernoche C, Timerman S, Polastri TF, Giannetti NS, Siqueira AWS, Piscopo A et al. Atualização da Diretriz de Ressuscitação Cardiopulmonar e Cuidados de Emergência da Sociedade Brasileira de Cardiologia – 2019. Arq Bras Cardiol. 2019; 113(3):449-663.
28. Szpilman D, Mello DB, Queiroga AC, Emygdio RF. Association of drowning mortality with preventive interventions: a quarter of a million deaths evaluation in Brazil. Int J Aquatic Res Educ. 2020.
29. Szpilman D, Mello D. Recomendações SOBRASA: "Checklist" individual do atleta para reduzir eventos adversos em águas abertas. Rev Ed Física. 2019;88(4):1034-40.
30. Szpilman D, Morgan P. Management for the drowning patient. Chest. 2021;159(4):1473-83.
31. Szpilman D, Gaino Pinheiro AM, Madormo S, Palacios-Aguilar J, Otero-Agra M, Blitvich J, et al. Analysis of the Drowning Risk Associated with Aquatic Environment and Swimming Ability. Rev Int Med Cienc Act Fis Deporte. 2020.
32. Bierens J, Abelairas-Gomez C, Barcala-Furelos R, Beerman S, Claesson A, Dunne C, et al. Resuscitation and emergency care in drowning: A scoping review. Resuscitation. 2021:162:205-17.
33. Szpilman D, Palacios-Aguilar J, Barcala-Furelos R, Baker S, Dunne C, Peden AE, et al. Drowning and aquatic injuries dictionary. Resuscitation. Resusc Plus. 2021:5:100072.
34. Dunne CL, Madill J, Peden AE, Valesco B, Lippmann J, Szpilman D, et al. An underappreciated cause of ocean-related fatalities: A systematic review on the epidemiology, risk factors, and treatment of snorkelling-related drowning. Resusc Plus. 2021;6:100103.
35. Barcala-Furelos R, Aranda-García S, Díez SG, Szpilman D. Atención prehospitalaria en el ahogamiento. Novedades y actualización de la evidencia científica 2021. ZONA TES. 2021.
36. Orlowski JP, Abulleil MM, Phillips JM. The hemodynamic and cardiovascular effects of near-drowning in hipotonic, isotonic, or hipertonic solutions; Ann Emerg Med. 1989;18:1044-9.

Seção IV

Acidentes com animais e químicos

COORDENADORA DA SEÇÃO:

Juliana Sartorelo Carneiro Bittencourt Almeida

1

Mordeduras por mamíferos

Bárbara Victória dos Santos Nascimento
Armando Pinto Monteiro Neto
Juliana Sartorelo Carneiro Bittencourt Almeida

PONTOS PRINCIPAIS

- Principais mamíferos envolvidos: cães, gatos, morcegos, ratos, animais domésticos de interesse econômico e o próprio homem.
- Na abordagem inicial de mordeduras, é preciso considerar a possibilidade de situações ameaçadoras à vida, como lesões vasculares, contaminação por doenças letais, perda de funcionalidade de membros e fraturas expostas.
- Antissepsia: descontaminação local com água corrente sabão/degermante imediatamente após o acidente é fundamental, pois reduz o risco de contaminação da ferida.
- A antibioticoprofilaxia é controversa. É consenso na literatura sua indicação em lesões de alto risco em mãos. Em outras lesões de alto risco, a recomendação deve ser individualizada.
- A imunização contra tétano deve ser dada rotineiramente em toda mordida por mamíferos.
- A raiva humana é a principal zoonose transmitida nas mordeduras, com letalidade de 100%.
- Os principais vetores da raiva humana são: cães e gatos, animais domésticos de interesse econômico (bovinos, equinos, suínos e caprinos) e animais silvestres (morcegos, gambás, quatis e primatas).
- Ratos e coelhos não são vetores de raiva.
- Outras doenças transmitidas por mamíferos: doença da arranhadura do gato, esporotricose e brucelose.
- Mordedura humana: não há indicação de profilaxia contra raiva. As principais afecções associadas são: HIV, hepatite B e C, sífilis, tétano e herpes.

INTRODUÇÃO

Entre as várias demandas de um departamento de emergência, a busca por atendimento médico devido a mordeduras está entre os 10% mais frequentes[1]. Os mamíferos envolvidos nesses acidentes com mordeduras são principalmente os cães, gatos, morcegos, ratos, animais domésticos de interesse econômico e o próprio homem. Será trabalhada neste capítulo a abordagem das mordeduras de mamíferos de maior relevância no Brasil.

APRESENTAÇÃO CLÍNICA

A abordagem das mordeduras deve ocorrer sob dois aspectos: seu trauma direto e infecções secundárias a ele e a infecção por agentes transmissíveis pelo mamífero causador da mordida.

O atendimento dos pacientes vítimas de mordeduras perpassa pela abordagem inicial do paciente politraumatizado, devendo-se primeiro reconhecer e tratar condições ameaçadoras à vida, conter as lesões exsanguinantes e identificar as lesões que necessitam de intervenção cirúrgica imediata. A avaliação da lesão deve seguir os critérios descritos na Tabela 1.

TABELA 1 Aspectos a serem avaliados na abordagem das lesões

Dor
Perda de função
Parestesia
Extensão e profundidade da lesão
Grau de contaminação
Presença de corpos estranhos
Lesões de estruturas anatômicas (vasos calibrosos, nervos, ossos, tendões)

Toda ferida deve receber antissepsia com água corrente e sabão, fora dos estabelecimentos de saúde ou por degermante, nos atendimentos nesses estabelecimentos. Por se tratar de ferida contaminada, a sutura deverá ser evitada e, nos casos extremos de lesões extensas, após receber cuidados especiais de limpeza do leito da ferida, deverá ser feita com o mínimo de pontos, apenas para ancorar e auxiliar no fechamento, que majoritariamente deve ocorrer por segunda intenção[2].

A antibioticoprofilaxia é controversa. Estudos mostram que o uso de antibioticoterapia profilática para lesões nas mãos reduz o índice de infecções de 28% para 2%. As mordeduras por gatos são especialmente consideradas contaminadas, e há diversas indicações na literatura para o uso de antibióticos nesses casos. Outra situação em que a prescrição está recomendada é a de lesões perfurantes profundas[3]. Demais situações com indicações de profilaxia estão especificadas no Tabela 2.

TABELA 2 Fatores que aumentam o risco de infecção de uma mordedura e indicam antibioticoprofilaxia

Mordeduras em extremidades com comprometimento venoso e/ou linfático	Abordagem tardia: ▪ Entre 6 e 12 horas para braços e pernas. ▪ Entre 12 e 24 horas para face.
Mordidas nas mãos	Paciente com *diabetes mellitus* ou imunossupressão
Mordedura em regiões onde há próteses articulares	Lesões por esmagamento

As mordeduras por cães representam aproximadamente 90% das mordeduras por animais. Podem se apresentar de formas variadas, desde arranhões até lacerações profundas e exsanguinantes. O mecanismo da lesão é por tração, rasgo ou arrancamento tecidual. Cerca de 18% delas evoluem com infecção.

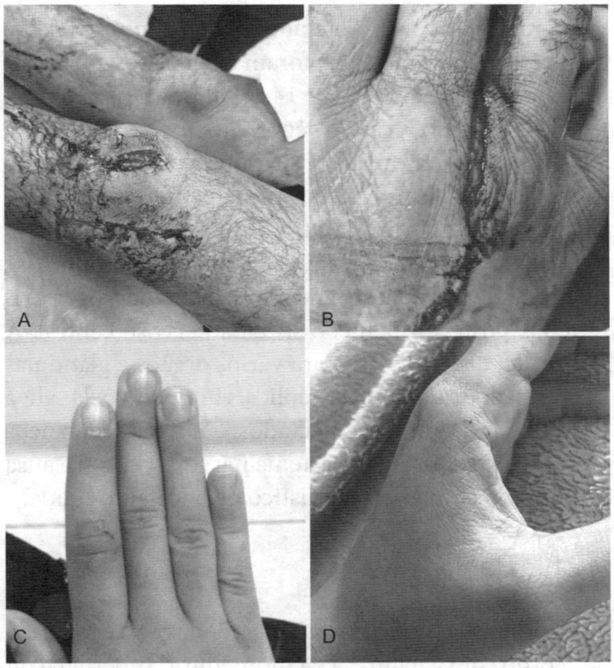

FIGURA 1 A e B: Mordeduras em joelho e entre o segundo e o terceiro dedos da mão por porco. C: Mordedura por macaco. D: Mordedura por gato do mato.
Fonte: imagens cedidas pelo Dr. Armando Pinto Monteiro.

As mordeduras por gatos apresentam-se, em geral, de formas mais leves, como arranhões e lesões puntiformes. Entretanto, suas lesões possuem alta taxa de infecção, sendo relatado em algumas literaturas esse desfecho em 80% dos casos.

Os principais patógenos envolvidos em mordeduras são *Staphylococcus*, *Streptococcus*, *Pasteurella*, *Capnocytophaga*, *Moraxella*, *Corynebacterium*, *Neisseria* e bactérias anaeróbicas. A *Pasteurella multocida* é a bactéria mais presente na boca dos gatos e possui alto potencial infeccioso, sendo uma das razões de indicação de profilaxia nesses casos[4].

AVALIAÇÃO DIAGNÓSTICA

A medida mais importante durante a avaliação da lesão é identificar os riscos associados à mordida, tanto do ponto de vista do trauma local (assunto detalhado no item anterior) quanto do ponto de vista de transmissão de zoonoses. Para fins didáticos, dividiremos a abordagem diagnóstica com base nas zoonoses mais prevalentes.

Raiva

A principal zoonose com risco de transmissão por mordidas de mamíferos é a raiva. É uma doença infecciosa, com índice de letalidade de aproximadamente 100%

e de grande importância epidemiológica no Brasil. De 2010 a novembro de 2022, foram notificados 145 casos de raiva humana, dos quais 143 evoluíram para óbito[5].

Causada pelo vírus do gênero *Lyssavirus*, da família *Rhabdoviridae*, a raiva é transmitida ao homem pela saliva de animais infectados, principalmente por meio da mordedura, arranhadura e/ou lambedura desses animais. O vírus penetra no organismo, multiplica-se no ponto de inoculação, atinge o sistema nervoso periférico e, posteriormente, o sistema nervoso central. A partir daí, dissemina-se para vários órgãos e glândulas salivares, onde também se replica, eliminado pela saliva das pessoas ou animais infectados. É um patógeno neurotrópico, e sua ação, no sistema nervoso central, causa um quadro clínico característico de encefalite aguda.

Profilaxia da raiva

A profilaxia (indicada na Tabela 3) da raiva é indicada de acordo com a natureza da mordedura (superficial ou profunda), de qual mamífero envolvido e se é passível de observação e do local da mordedura.

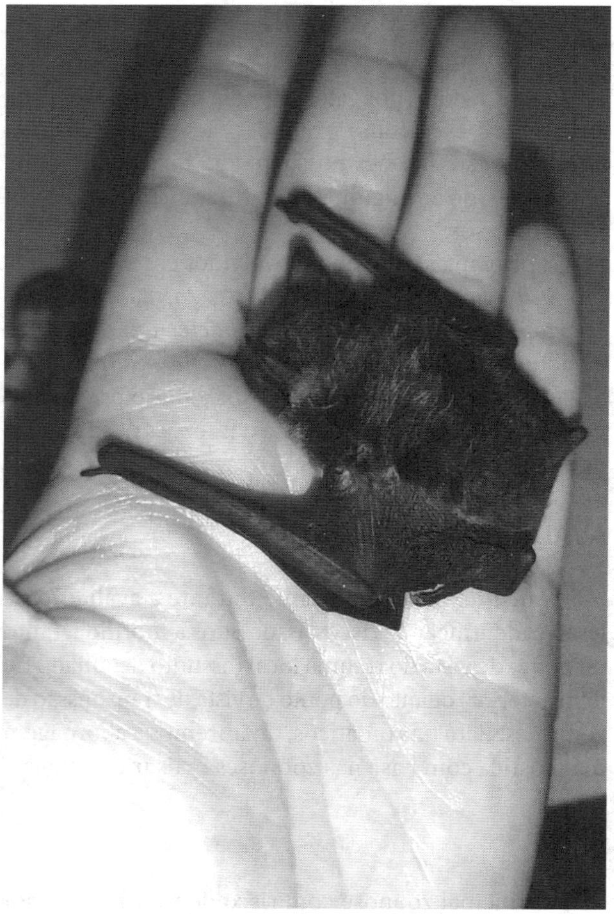

FIGURA 2 Morcego: reservatório natural da raiva. Contato é sempre considerado acidente grave.

TABELA 4 Dose preconizada de soro antirrábico por peso

Tipo de soro	Dose preconizada	Cálculo (mL)
Antirrábico heterólogo	40 UI/kg	0,2 mL x peso
Antirrábico homólogo	20 UI/kg	20 x peso/150

A nota técnica mais recente do Ministério da Saúde orienta que, quando há lesão, o soro deve ser aplicado preferencialmente intralesional. Em acidentes com cães e gatos, a aplicação intralesional da quantidade possível de soro, respeitando-se a dose preconizada[6] (Tabela 4), já é suficiente. Em caso de acidente com morcegos, animais silvestres ou de produção, além da aplicação na lesão, o restante deve ser aplicado intramuscular no glúteo ou vasto lateral da coxa.

É importante esclarecer alguns pontos destacados na Tabela 3 que habitualmente são alvo de dúvidas:

- Lesão profunda: significa lesão na qual houve sangramento, ou, em se tratando de lesões puntiformes, mesmo na ausência de sangramento, devem ser consideradas profundas.
- Contato com morcego: caso seja encontrado morcego no mesmo ambiente onde a pessoa dormiu, mesmo na ausência de lesão, o adentramento deve ser considerado de potencial gravidade (não há como descartar lambedura de mucosas, arranhaduras ou mordidas não identificadas), e o paciente deve receber profilaxia com vacina e soro antirrábico.
- Contato com fezes e urina de morcego: não configura acidente e deve ser considerado contato indireto.
- Animais de produção ou de interesse econômico: bovinos, equinos, caprinos, suínos e ovinos não são considerados animais observáveis, mesmo se habitarem no mesmo local ou puderem ser avaliados diariamente, pois não há estudos conclusivos sobre história clínica e tempo de evolução da raiva nestes animais. Portanto, mesmo acidentes leves devem receber profilaxia com vacina e soro antirrábico.
- Animais silvestres: não são considerados animais observáveis, mesmo se habitarem no mesmo local ou puderem ser avaliados diariamente, pois não há estudos conclusivos sobre história clínica e tempo de evolução da raiva nesses animais. Portanto, mesmo acidentes leves devem receber profilaxia com vacina e soro antirrábico.
- Roedores urbanos e coelhos: não são considerados transmissores de raiva.
- Pacientes imunossuprimidos: quando houver indicação, devem receber vacinação e preferencialmente soro antirrábico homólogo.

TABELA 3 Profilaxia contra raiva humana

Tipo de contato	Cães e gatos passíveis de observação por 10 dias e sem sinais sugestivos de raiva	Cães e gatos não passíveis de observação por 10 dias ou com sinais sugestivos de raiva	Mamífero doméstico de interesse econômico (bovídeos, equídeos, caprinos, suínos e ovinos)	Mamíferos silvestres (ex.: raposa, macaco, sagui)	Morcego
Contato indireto ▪ Tocar ou dar de comer para animais ▪ Lambedura em pele íntegra ▪ Contato em pele íntegra com secreções ou excreções de animal, ainda que raivoso ou de caso humano	Lavar com água e sabão Não indicar profilaxia	Lavar com água e sabão Não indicar profilaxia	Lavar com água e sabão Não indicar profilaxia	Lavar com água e sabão Não indicar profilaxia	Lavar com água e sabão Iniciar profilaxia: vacina* (dias 0, 3, 7 e 14) e soro (SAR ou IGHAR)
Leve ▪ Mordedura ou arranhadura superficial no tronco ou nos membros, exceto mãos e pés ▪ Lambedura de lesões superficiais	Lavar com água e sabão Não iniciar profilaxia Manter o animal em observação por 10 dias Se permanecer vivo e saudável, suspender a observação no 10° dia e encerrar o caso. Se morrer, desaparecer ou apresentar sinais de raiva, indicar vacina* (dias 0, 3, 7 e 14)	Lavar com água e sabão Iniciar profilaxia: vacina* (dias 0, 3, 7 e 14)	Lavar com água e sabão Iniciar profilaxia: vacina* (dias 0, 3, 7 e 14)	Lavar com água e sabão Iniciar profilaxia: vacina* (dias 0, 3, 7 e 14) e soro (SAR ou IGHAR)	Lavar com água e sabão. Iniciar profilaxia: vacina* (dias 0, 3, 7 e 14) e soro (SAR ou IGHAR)
Grave ▪ Mordedura ou arranhadura nas mucosas, no segmento cefálico, nas mãos ou nos pés ▪ Mordedura ou arranhadura múltiplas ou extensas, em qualquer região do corpo ▪ Mordedura ou arranhadura profunda, mesmo que puntiforme ▪ Lambedura de lesões profundas ou de mucosas, mesmo que intactas ▪ Mordedura ou arranhadura causadas por mamífero silvestre	Lavar com água e sabão Não iniciar profilaxia Manter o animal em observação por 10 dias Se permanecer vivo e saudável, suspender a observação no 10° dia e encerrar o caso. Se morrer, desaparecer ou apresentar sinais de raiva indicar vacina* (dias 0, 3, 7 e 14) e SORO (SAR ou IGHAR)	Lavar com água e sabão Iniciar profilaxia: vacina* (dias 0, 3, 7 e 14) e soro (SAR ou IGHAR)	Lavar com água e sabão Iniciar profilaxia: vacina* (dias 0, 3, 7 e 14) e soro (SAR ou IGHAR)	Lavar com água e sabão Iniciar profilaxia: vacina* (dias 0, 3, 7 e 14) e soro (SAR ou IGHAR)	Lavar com água e sabão Iniciar profilaxia: vacina* (dias 0, 3, 7 e 14) e soro (SAR ou IGHAR)

IGHAR: imunoglobulina humana antirrábica; SAR: soro antirrábico humano. Fonte: Brasil, 2022[6].

- Esquema de reexposição I: se o paciente já recebeu esquema completo ou duas doses de vacina nos últimos 90 dias e houver novo acidente, não há indicação de repetir administração de soro nem vacinação antirrábica.
- Esquema de reexposição II: se o paciente já recebeu soro e vacina há mais de 90 dias e houver novo acidente, repetir esquema de vacinação, mas não há necessidade de nova administração de soro antirrábico.

- A administração do soro antirrábico: deve ser realizada até o 7º dia da primeira dose de vacina; após esse período, o paciente já desenvolveu anticorpos e a administração do soro é ineficaz devido à resposta imune à vacina.
- O esquema de profilaxia contra raiva: pode ser iniciado até 2 anos após a exposição suspeita, pois não se sabe a história natural da doença no homem, e, de acordo com a literatura internacional, o maior tempo entre contato e desenvolvimento da doença em seres humanos já documentado foi de 2 anos.
- Em relação aos locais de aplicação: as doses de vacina devem ser aplicadas preferencialmente nos músculos deltoides, e o soro antirrábico, quando for indicada aplicação intramuscular, deve ser feito nos glúteos ou vastos laterais das coxas, respeitando o limite de 5 mL por grupo muscular. O soro nunca deve ser aplicado no mesmo local das vacinas.
- Aplicação intralesional: a aplicação intralesional do soro antirrábico é intradérmica e deve ser realizada na borda e dentro dela. Deve ser respeitada a capacidade do local, e o soro deve ser distribuído ao longo de toda a extensão da(s) lesão(ões).

Doença da arranhadura do gato

Também conhecida como linforreticulose benigna, a doença (ou febre) da arranhadura do gato é uma zoonose causada pela bactéria *Bartonella henselae* e transmitida pela saliva de gatos domésticos ou até mesmo cães. Sua apresentação clínica típica manifesta-se com pápulas eritematosas no local da arranhadura/mordedura que regridem em poucos dias, persistindo apenas como máculas por 2 a 3 meses. Outra manifestação é a linfadenopatia, unilateral e solitária, que pode persistir por cerca de 2 a 3 meses.

Entre as manifestações atípicas, inclui-se uma conjuntivite unilateral, com mínima hiperemia conjuntival, sem secreção purulenta, não pruriginosa e indolor, chamada de síndrome oculoglandular de Parinaud; e a progressão do quadro típico para uma doença grave, sistêmica ou recorrente, principalmente em indivíduos imunodeficientes, nos quais pode resultar em infecção fatal[7].

Não há medidas preventivas específicas para a doença. Recomenda-se a higiene das mãos, não tocar ou esfregar os olhos após o contato com gatos, evitar brincadeiras agressivas para minimizar os riscos de lesão e consequente infecção humana pela *B. henselae*. Medidas profiláticas em relação aos animais inclui apenas o controle de ectoparasitas[7].

Em relação ao tratamento, ainda há dúvidas quanto à indicação de antibióticos, às drogas de primeira escolha e à duração do tratamento. Em pacientes imunocompetentes com doença leve, o tratamento com azitromicina por 5 dias apresenta boa resposta. Antibióticos betalactâmicos como penicilinas e cefalosporinas não são eficazes. O tratamento pode ser realizado com o uso de diversas classes: macrolídeos como azitromicina e eritromicina, doxiciclina, rifampicina, sulfametoxazol-trimetoprima e quinolonas.

Esporotricose

Outra doença que pode ser transmitida através da mordedura e principalmente arranhadura de gatos contaminados é a esporotricose. Causada pelo fungo *Sporothrix schenckii*, causa uma micose subcutânea que se manifesta com lesões mais comumente na forma de pápula ou nódulo que ulcera e se dissemina por contiguidade por todo o trajeto linfático. Podem tornar-se aderentes à pele e supurar, com conteúdo seropurulento. Há diversas formas de apresentação: pode se manifestar na pele, mucosas, região osteoarticular e em pacientes imunossuprimidos. A forma sistêmica pode ocorrer e é associada a gravidade.

Novamente, não há profilaxia específica, e a limpeza do ferimento é o que se preconiza.

A base do tratamento da esporotricose em humanos é o uso de antifúngicos por período prolongado. A

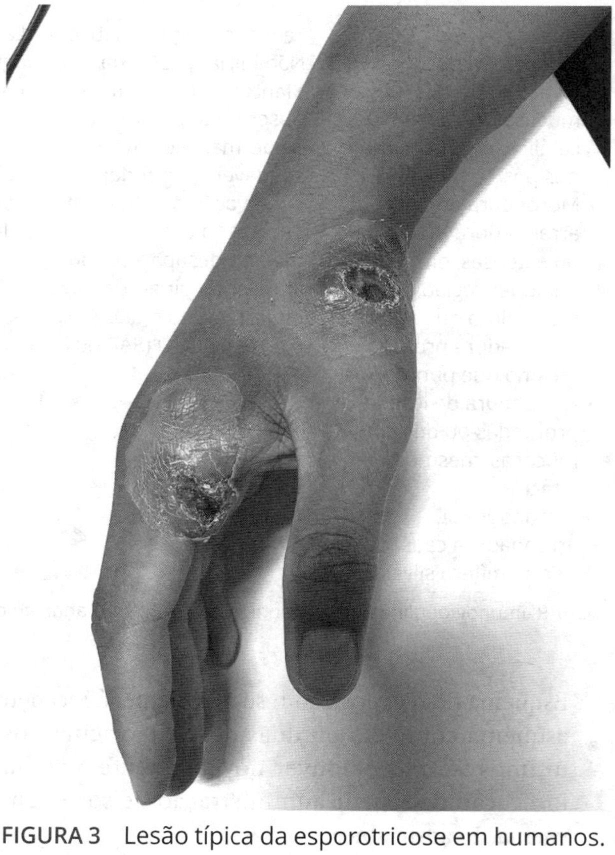

FIGURA 3 Lesão típica da esporotricose em humanos.

medicação mais utilizada é o itraconazol, na dose de 100-200 mg/dia, por uma média de 3 a 12 meses. O tempo de uso e a dose dependerão do tipo de acometimento e estado imune do paciente. Em casos específicos, a anfotericina B é utilizada, principalmente em pacientes imunossuprimidos ou refratários a outros tratamentos. Deve haver acompanhamento laboratorial e aconselhamento periódico com o especialista para acompanhamento[8].

MORDEDURAS POR HUMANOS

Embora sejam menos frequentes, as mordeduras por humanos também demandam atenção nos serviços de urgência e emergência. São consideradas como exposição de risco a transmissão de doenças e majoritariamente por sua característica de evoluir com infecções secundárias, devido ao caráter polimicrobiano da saliva.

As mordeduras por humanos em geral ocorrem principalmente entre homens, com pico de incidência por volta dos 30 anos. Comumente envolvem contexto de agressão física, em que se podem classificar as lesões em dois tipos: por oclusão ou de punho fechado (mordidas de lutas).

As lesões por oclusão são aquelas em que há ruptura da integridade da pele pelos dentes. Lesões de punho fechado ocorrem quando há impacto do punho cerrado contra os dentes de outro indivíduo, ocasionando lesão no dorso da mão, que pode levar a infecção secundária.

As principais doenças envolvidas nas mordeduras por humanos são: HIV, hepatites B e C e tétano. Apesar disso, a transmissão é rara, sendo assim a profilaxia pós-exposição (PEP) de HIV não é indicada rotineiramente após uma mordida humana. A PEP deve ser iniciada apenas em raras circunstâncias em que houve exposição a uma fonte conhecida de infecção por HIV com alta carga viral, e essa exposição envolve transferência significativa de sangue ou ferimento profundo. Da mesma forma, a transmissibilidade pelo HBV (vírus da hepatite B) por meio de mordedura, é muito baixa, o que não justifica profilaxia de rotina em mordeduras de fonte desconhecida[9].

OUTROS MAMÍFEROS

Mamíferos roedores e lagomorfos (ratos e coelhos). Embora esses animais sejam reservatórios de patógenos que causam doenças como leptospirose e tularemia, sua transmissão por mordeduras é muito rara, não devendo haver conduta adicional além da antissepsia do ferimento. Ainda, são considerados animais de baixo risco para a transmissão de raiva, sem indicação de profilaxia para tal. Deve-se apenas lavar o local com água e sabão e fazer cuidados locais com a ferida.

MANEJO DAS MORDEDURAS

Deve-se promover a analgesia dos pacientes com prioridade. Na suspeita de fratura associada ao ferimento, solicitar radiografia (RX) da área acometida. A vacinação contra tétano está indicada a todas as mordeduras por mamíferos. A imunização básica é feita em três doses. Caso o paciente tenha tomado no mínimo três, a última dentro de um período de 10 anos, não é necessário fazer reforço. Caso o paciente esteja com o calendário vacinal desatualizado, encaminhá-lo para a vacinação[10].

Quando indicada antibioticoprofilaxia, a droga de escolha é a amoxicilina + clavulanato, na dose de 500 + 125 mg, a cada 8 horas para adultos[10], e 25 mg + 3,6

TABELA 5 Profilaxia contra tétano – Indicações

História de imunização contra o tétano		Profilaxia em ferimentos com alto risco de tétano (mordeduras)	
		Vacina	**Imunização passiva (IGHAT/SAT)**
Incerta ou menos de três doses		Sim[a]	Sim
Três doses ou mais	Última dose há menos de 5 anos	Não	Não
	Última dose há menos de 5 anos	Não	Não[b]
	Última dose entre 5 e 10 anos	Sim (reforço)	Não[b]
	Última dose há mais de 10 anos	Sim (reforço)	Sim[c]

a Vacinar e aprazar as próximas doses para complementar o esquema básico. Essa vacinação visa proteger contra o risco de tétano por outros ferimentos futuros. Se o profissional que presta o atendimento suspeita de que os cuidados posteriores com o ferimento não serão adequados, considerar a indicação de imunização passiva com soro antitetânico (SAT) ou imunoglobulina humana antitetânica (IGHAT). Quando indicado o uso de vacina e SAT ou IGHAT, concomitantemente, devem ser aplicados em locais diferentes.
b Para paciente imunodeprimido, desnutrido grave ou idoso, além do reforço com a vacina, está indicada IGHAT ou SAT.
c Se o profissional que presta o atendimento suspeita de que os cuidados posteriores com o ferimento não serão adequados, considerar a indicação de imunização passiva com SAT ou IGHAT. Quando indicado o uso de vacina e SAT ou IGHAT, concomitantemente, devem ser aplicados em locais diferentes. Fonte: Ministério da Saúde.

mg/kg/dia na população pediátrica em 2 ou 3 tomadas. Alternativas são metronidazol + cefalosporinas ou doxiciclina ou sulfametoxazol-trimetoprima.

É necessária a testagem sorológica imediata da fonte nas mordeduras por humanos (incluindo os testes rápidos anti-HIV, HBsAg e anti-HCV) e solicitação dos primeiros exames sorológicos do usuário exposto sempre que possível, podendo ser indicada a prescrição de profilaxia pós-exposição (para HIV e hepatite B)[11].

Todo atendimento por acidente por animal potencialmente transmissor da raiva deve ser notificado pelos serviços de saúde. Deve ser preenchida a ficha de notificação (Sistema de Informação de Agravos de Notificação – SINAN), disponível em todas as unidades de Saúde. A profilaxia para raiva, quando indicada, deve ser realizada conforme orientações da Tabela 3.

Acompanhamento

Os pacientes vítimas de mordeduras com necessidade de acompanhamento de ferimentos profundos ou suturados devem ser encaminhados para a atenção básica para cuidados com o ferimento e posterior retirada dos pontos. Pacientes com necessidade de profilaxia para raiva devem ser encaminhados para início da vacinação e soro antirrábico.

Pacientes com suspeita de esporotricose ou doença da arranhadura do gato devem ser acompanhados por um serviço de Infectologia para tratamento e acompanhamento adequados. É importante sempre orientar os pacientes a respeito do risco de infecção secundária local e procurar atendimento médico em caso de piora da lesão.

REFERÊNCIAS

1. Colmers-Gray IN, Tulloch JS, Dostaler G, Bai AD. Management of mammalian bites. BMJ. 2023;380:e071921.
2. Bhaumik S, Kirubakaran R, Chaudhuri S. Primary closure versus delayed or no closure for traumatic wounds due to mammalian bite. Cochrane Database Syst Rev. 2019;12(12):CD011822.
3. Contreras-Marín M, Sandoval-Rodríguez JI, García-Ramírez R, Morales-Yépez HA. Manejo de las mordeduras por mamíferos [Mammal bite management]. Cir Cir. 2016;84(6):525-30.
4. Haddad Junior V. Lesions caused by human and domestic and wild animal bites. Rev Soc Bras Med Trop. 2022;55:e0372-2022.
5. Brasil. Ministério da Saúde. Sistema de Informação de Agravos de Notificação (SINAN). Raiva humana. Acesso em: http://tabnet.datasus.gov.br/cgi/deftohtm.exe?sinannet/cnv/raivabr.def.
6. Brasil. Ministério da Saude. Secretaria de Vigilância em Saúde e Ambiente. Fluxograma de profilaxia da raiva humana, 2022. Acesso em: https://www.gov.br/saude/pt-br/centrais-de-conteudo/publicacoes/svsa/raiva.
7. Yoshioka CRM, Alves RSC, Gilio AE, Ragazzi SLB, Hsin SH, Colombo S, et al. Estado de mal epiléptico como apresentação da doença da arranhadura do gato: relato de caso com revisão bibliográfica. Pediatria. 2005;27(4):294-302.
8. Orofino-Costa R, Freitas DFS, Bernardes-Engemann AR, Rodrigues AM, Talharie C, Ferrazf CE, et al. Esporotricose humana: recomendações da Sociedade Brasileira de Dermatologia para o manejo clínico, diagnóstico e terapêutico. An Bras Dermatol. 2022;97(6):757-77.
9. Bula-Rudas FJ, Olcott JL. Human and Animal Bites. Pediatr Rev. 2018;39(10):490-500.
10. Tazima M de FGS, Mandarano Filho LG, Vicente YAMV de A, Pillegi F de O. Protocolo clínico e de regulação para ferimentos traumáticos de pele e subcutâneo. In: Santos JS, Pereira Júnior GA, Bliacheriene AC, Forster AC. Protocolos clínicos e de regulação: acesso à rede de saúde. Rio de Janeiro: Elsevier; 2012.
11. Patil PD, Panchabhai TS, Galwankar SC. Managing human bites. J Emerg Trauma Shock. 2009;2(3):186-90.
12. Colmers-Gray IN, Tulloch JS, Dostaler G, Bai AD. Management of mammalian bites. BMJ. 2023;380:e071921.
13. Fernandes RR, Sá TC, Pereira KRJD, Ribeiro DC, Andre GCS, Belettini ST. Mordedura de cães e sua interconexão com a saúde única. Braz J Health Rev. 2023;6(1):537-48.
14. Zangwill KM. Cat Scratch Disease and Bartonellaceae: The Known, the Unknown and the Curious Pediatr Infect Dis J. 2021;40(5S):S11-S15.
15. Zamora PC, Cabello MR, García PA, Canal EV. Osteomielitis polimicrobiana en extremidad de la mano tras mordedura de gato. Rev Esp Quimioter. 2022;35(5):498-9.

2

Acidentes ofídicos

Juliana Sartorelo Carneiro Bittencourt Almeida
Patricia Drumond
Felipe Carvalhaes Pôssas

PONTOS PRINCIPAIS

- Apesar de ser uma urgência, o tratamento específico com soro antiveneno deve se basear na identificação do animal e sinais clínicos. O tempo ótimo para a administração da soroterapia antiofídica gira em torno de 6 horas após o acidente.
- Serpentes do gênero *Bothrops* são as mais prevalentes, responsáveis por cerca de 88% dos acidentes no país.
- Serpentes do gênero *Crotalus* são responsáveis por cerca de 9% dos acidentes, se associam a elevada morbimortalidade, principalmente à insuficiência renal aguda, causada pelas propriedades miotóxica e nefrotóxica do veneno.
- Serpentes do gênero *Lachesis* prevalecem em áreas de mata densa e são responsáveis por apenas 2-3% dos casos, embora seja um acidente associado a alta letalidade.
- Serpentes do gênero *Micrurus* são responsáveis por cerca de 1% dos acidentes. Não são agressivas, têm aparelho de inoculação pouco eficaz, porém o empeçonhamento se associa a paralisia diafragmática. Ao menor sinal de neurotoxicidade, o soro antiveneno está indicado.
- Todo caso em que exista a mínima suspeita de acidente ofídico deve ser conduzido de forma a descartar a possibilidade de envenenamento, com acompanhamento clínico e laboratorial por pelo menos 12 horas.
- Medidas como garroteamento ou tentativas de remoção do veneno (sucção ou punção) só trazem prejuízo ao paciente, devendo ser desencorajadas.
- Soroterapia antiofídica desnecessária ou equivocada é deletéria ao paciente.

INTRODUÇÃO

A Organização Mundial da Saúde (OMS) estima que entre 81 mil e 138 mil pessoas em todo o mundo morram anualmente em consequência de picadas de serpentes peçonhentas e outras 400 mil ficam permanentemente incapacitadas ou desfiguradas. No Brasil, entre 2000 e 2022 ocorreram cerca de 608.670 acidentes ofídicos, sendo que a maior taxa de incidência foi nas regiões Norte e Centro-Oeste[1]. Ainda sobre dados nacionais, em 2020, foi notificado no Sistema de Informação de Agravos de Notificação (SINAN) um total de 251.919 acidentes causados por animais peçonhentos. Destes, 31.422 acidentes foram provocados por serpentes peçonhentas, representando 12,47% do total de acidentes, causando 121 óbitos[2].

Os pacientes moradores de área rural ou que trabalham em atividades agrícolas são os que apresentam maior risco de acidentes ofídicos. Nos últimos anos, homens pardos entre 20 e 64 anos predominaram nas notificações, principalmente na Região Norte do país. Os membros inferiores foram os mais acometidos, 75% dos casos. A letalidade geral gira em torno de 0,45%[1].

No Brasil, há cerca de 320 espécies de serpentes peçonhentas, divididas em 75 gêneros, sendo que quatro desses têm importância médica. Os acidentes têm maior incidência nos meses quentes e chuvosos. Seguindo essa máxima, observa-se que na Região Norte não há sazonalidade, na Região Centro-oeste ocorrem de janeiro a março, na Região Nordeste de janeiro a maio e no Sudeste e Sul, de setembro a março[3].

A distribuição das serpentes em território nacional e a prevalência de acidentes seguem a mesma tendência ao longo do último século, ou seja, entre os acidentes cuja serpente foi passível de identificação, prevalecem aquelas do gênero *Bothops*, 88%, seguidas por *Crotalus* 9%, *Lachesis* 3% e elapídico 1%[4].

ABORDAGEM GERAL

Abordagem pré-hospitalar

Em decorrência da grande variedade de apresentações e desafios de gestão, a assistência especializada deve ser procurada precocemente. As prioridades da avaliação pré-hospitalar incluem[5]:

- Afastar-se da serpente e identificá-la ou fotografar o animal para posterior identificação.
- Elevar o membro, lavar o local da picada com água ou soro e sabão neutro.
- Remover joias e objetos pessoais, pelo risco de estrangulamento do local.
- Identificar sinais ameaçadores à vida: sangramento ativo, rebaixamento do sistema nervoso central, insuficiência respiratória, choque, entre outros, e priorizar a estabilização do paciente antes do deslocamento.
- Transporte (com equipe competente em suporte avançado de vida) a uma unidade de saúde capacitada. O ideal é que a Central de Regulação do Atendimento Móvel tenha mapeados os locais onde há tratamento antiveneno disponível e seja capaz de traçar o plano de deslocamento ideal para que o paciente o receba da maneira mais eficiente; levando as ampolas até a unidade onde o paciente se encontra ou levando o paciente ao hospital onde há soro disponível.
- Outras intervenções pré-hospitalares, como o uso de torniquetes, incisão, sucção, calor, frio, eletricidade e tratamentos populares, retardam o acesso a tratamento definitivo e podem resultar em trauma adicional.

Abordagem intra-hospitalar

No ambiente intra-hospitalar, o paciente deve ser monitorizado em sala de emergência, ter um acesso puncionado, monitorizar a diurese (se possível, de forma não invasiva) e dieta suspensa (jejum devido ao risco de anafilaxia em caso de administração de soro antiveneno).

Deve-se evitar o uso de anti-inflamatórios não esteroidais para tratamento da dor e do edema, pois podem potencializar o dano renal induzido pelo veneno e aumentar a chance de sangramento gastrintestinal. Anti-histamínicos e ansiolíticos também devem ser evitados, pois podem alterar o nível de consciência e atuar como fatores de confusão em pacientes com possibilidade de neurotoxicidade associada ao acidente.

As principais complicações precoces associadas ao acidente ofídico são:

- Sangramento ativo, intracavitário ou de vísceras: o paciente deve receber ressuscitação volêmica adequada e hemocomponentes se necessário, lembrando que o uso de plasma não tem benefício quando o sangramento advém de coagulopatia de consumo provocada pelo veneno. Nesse caso, o único tratamento para o distúrbio de coagulação é o uso da soroterapia antiveneno específica, não sendo indicado uso de plasma ou crioprecipitado.
- Evento do sistema nervoso central (SNC): pode ocorrer acidente vascular cerebral isquêmico por ação pró-coagulante ou, mais frequentemente, sangramento do SNC por consumo dos fatores de coagulação. Diante de um paciente com rebaixamento do SNC ou alterações motoras súbitas, a tomografia de crânio e a avaliação neurológica estão indicadas.
- Edema local e síndrome compartimental: complicação mais associada ao acidente botrópico; será detalhada no item correspondente.
- Insuficiência respiratória por paralisia de musculatura: repercussão associada ao acidente elapídico e mais raramente ao acidente crotálico. O paciente deve receber suporte ventilatório imediato e soroterapia antiveneno específica.
- Insuficiência renal aguda: em geral ocorre após as primeiras 12 horas, mais comumente no acidente crotálico, mas também pode ocorrer em acidentes botrópicos e laquéticos. A avaliação e, mais raramente, a indicação de hemodiálise deve seguir os critérios clínicos gerais, abordados em capítulo específico.

Uma máxima importante relacionada à soroterapia antiveneno específica é a de que, nos ofidismos mais prevalentes (botrópico e crotálico), o tempo ótimo de aplicação da soroterapia antiveneno é de 6 horas a partir do acidente. A aplicação do soro deve ser o mais precoce possível, mas baseada em critérios clínicos, na classificação do acidente e na identificação da serpente[6]. Isso quer dizer que, quando há dúvidas no diagnóstico, serpente não identificada e paciente sem sintomas claros de envenenamento, o ideal é aguardar critérios clínicos, laboratoriais ou identificação do animal para proceder à administração do antiveneno específico. A correta identificação e a classificação impactam mais favoravelmente no prognóstico do que a soroterapia precoce nos contextos citados.

Os soros antiofídicos brasileiros são gênero-específicos, ou seja, existe um soro específico para cada gênero de serpente peçonhenta. Mesmo que o paciente ou familiar afirme que conhece e identificou o animal, não deve tomar condutas baseada nessa informação, pois não é tecnicamente confiável, devendo o acidente ser considerado provocado por serpente não identificada.

A prevenção é sempre a melhor opção para as doenças evitáveis, e o uso de equipamentos de proteção como botas de cano alto, luvas de material espesso e resistente e perneiras por trabalhadores rurais, bem como vestimenta e calçado adequado para ecoturistas, reduz significativamente o risco de acidentes.

Acidentes por animais peçonhentos são agravos de notificação compulsória, e o preenchimento da ficha do SINAN é obrigação da equipe de saúde que atende o paciente. Esse dado é de extrema importância para as políticas de saúde pública, impactando não só na definição de quantitativo de soro antiveneno produzido no país, como também na sua distribuição pelo território nacional.

ACIDENTES BOTRÓPICOS

Apresentação clínica

No Brasil, os acidentes botrópicos são responsáveis por aproximadamente 88% dos acidentes ofídicos envolvendo serpentes peçonhentas. Pertencentes à família Viperidae, como a cascavel, são solenóglifas (possuem presas anteriores móveis e destacadas em relação ao restante da dentição) (Figura 1), possuem a cabeça destacada do corpo, escamas na cabeça, pupila em fenda, cauda com redução abrupta do diâmetro, fosseta loreal e são consideradas muito agressivas. Estão presentes em todo o país, são mais ativas durante a noite e gostam de áreas úmidas como lagos, rios, cachoeiras e hortas. As serpentes desse gênero possuem imagens em seu dorso semelhantes à letra V invertida ou ganchos de telefone antigo.

As espécies mais frequentemente encontradas são *B. jararaca* (jararaca), *B. alternatus* (urutu), *B. jararacussu* (jararacuçu), *B. neuwiedi* (jararaca-do-rabo-branco), *B. moojeni* (caiçara), *B. bilineatus* (jararaca-verde) (Figura 1).

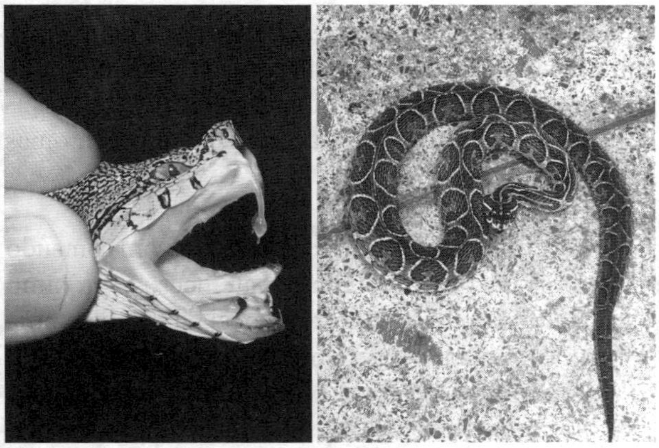

FIGURA 1 Dentição solenóglifa.
Créditos: Marcos Freitas. *Bothrops alternatus.*
Fonte: Centro de Informação e Assistência Toxicológica de Minas Gerais (CIAToxMG).

O veneno botrópico tem três propriedades principais que são responsáveis pelas alterações clínicas, conforme especificado na Tabela 1.

TABELA 1 Propriedades do veneno botrópico

Proteolítica	A ação mais característica do veneno é a proteólise tecidual próximo ao local de inoculação. A intensidade da proteólise está relacionada à quantidade e concentração do veneno no tecido, podendo variar desde dor e edema discretos até flictenas e necrose tecidual.
Coagulante	O veneno converte o fibrinogênio em fibrina levando à formação de trombos, ação trombina-símile, que não é antagonizada pela heparina.
Hemorrágico	O consumo intenso de fatores de coagulação, como fator X e protrombina associado à lesão endotelial provocada pelas hemorragias presente no veneno, leva à incoagulabilidade sanguínea e sangramentos frequentes. Isso pode ocorrer precocemente, mesmo antes das alterações laboratoriais do coagulograma.

Embora seja pouco frequente, pode ocorrer nefrotoxicidade de causa multifatorial. O veneno é potencialmente nefrotóxico, agindo diretamente nos rins, além disso pode ocorrer necrose tubular aguda através da formação de microtrombos nos capilares renais, ou mesmo como consequência de choque persistente.

A composição do veneno e o comportamento dessas serpentes podem ser diferentes, dependendo da localização geográfica, da espécie e da fase de vida. Filhotes de *Bothrops* (serpentes geralmente menores que 35 cm), especialmente os das espécies *B. jararaca* e *B. moojeni*, têm veneno de composição diferente da serpente adulta com predominância da fração coagulante.

O acidente botrópico é caracterizado por sintomas locais e sistêmicos:

- Locais: dor, edema, equimose, flictenas com conteúdo hemorrágico, sangramento e até necrose próximo do local da picada. A dor no local da picada é uma queixa frequente e geralmente começa cerca de 30 minutos após o acidente, progredindo com o tempo e a piora do edema local. A síndrome compartimental é uma complicação cada vez mais incomum, provavelmente pela melhoria no atendimento do paciente e precocidade na administração do soro específico[3] (Figuras 2 e 3).

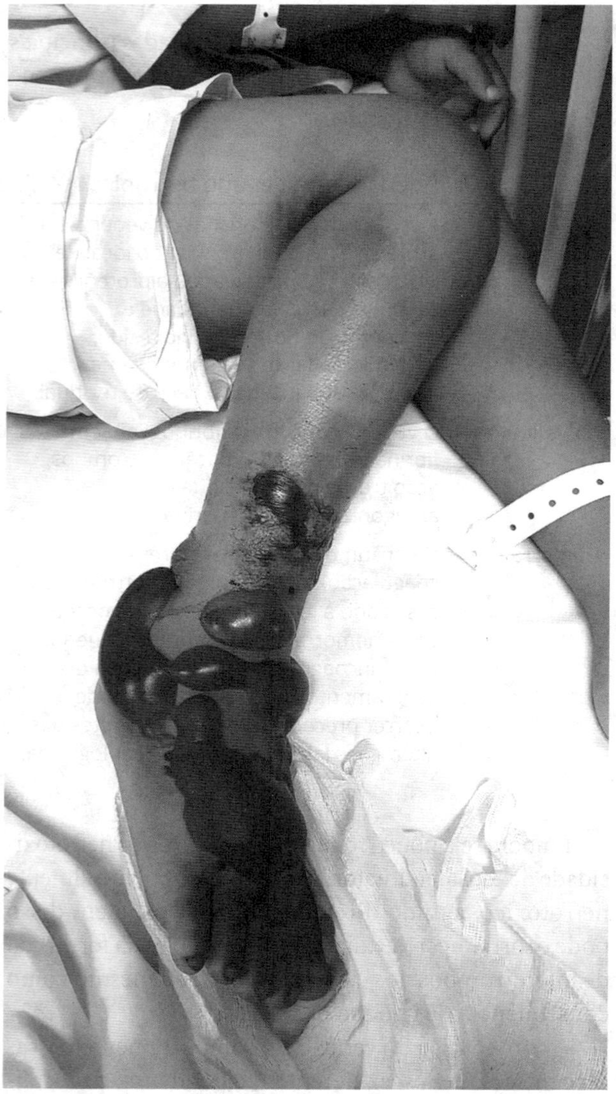

FIGURA 2 Edema e flictenas em membro picado por *Bothrops*.
Créditos: Felipe Carvalhaes.

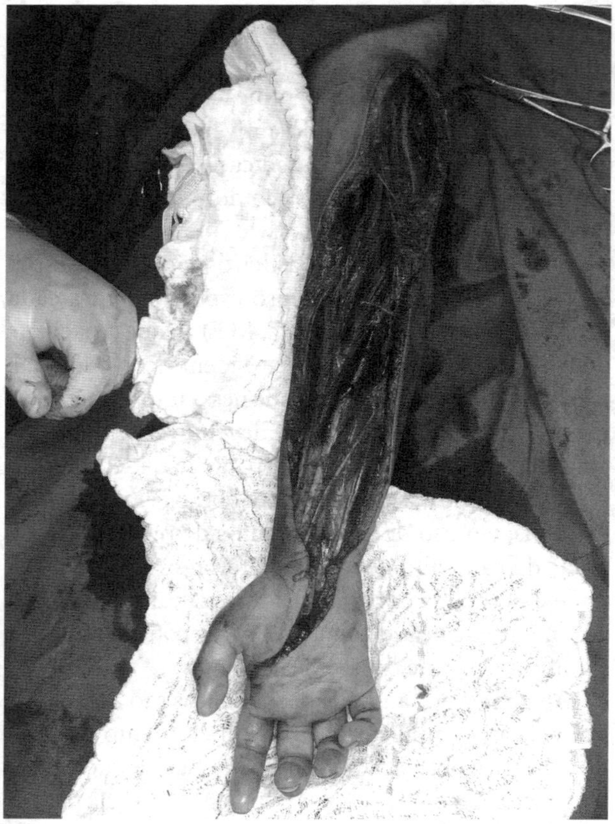

FIGURA 3 Fasciotomia por síndrome compartimental no membro superior direito de paciente picado por *Bothrops*.
Créditos: Centro de Informação e Assistência Toxicológica de Minas Gerais (CIAToxMG).

- Sistêmicos: sangramento no local da picada e à distância, como gengivorragia, hematúria, hemorragia digestiva alta e até no SNC, principalmente nos casos em que houver demora no atendimento ou tratamento incorreto.

A clínica do acidente botrópico pode ser muito variável, podendo não ocorrer nenhum sinal ou sintoma, como em acidentes com filhotes, até quadros de comprometimento tecidual do membro ou hemorragias importantes com repercussão hemodinâmica. Esse espectro variável do envenenamento botrópico se deve principalmente à quantidade de veneno inoculada, idade da serpente, tempo decorrido entre o acidente e a administração do soro específico e a manipulação ou não da lesão, como o garrote.

Avaliação diagnóstica

Para o diagnóstico do acidente botrópico, leva-se em consideração a identificação do animal (presencial ou por fotografias), sinais clínicos e laboratoriais de envenenamento. As alterações clínicas, como já descritas, são no local da picada, podendo se estender pelo membro acometido, e hemorragias, tanto locais como à distância.

O laboratório é uma importante ferramenta para o diagnóstico e a classificação de gravidade. Os exames mais comumente alterados são o fibrinogênio, coagulograma e a contagem de plaquetas, devido à ação coagulante e hemorrágica do veneno. Quando a serpente não for identificada, a creatinofosfoquinase (CPK) poderá ser um exame útil no diagnóstico diferencial com acidente crotálico. A alteração laboratorial mais precoce nos casos de envenenamento é o consumo fibrinogênio, que precede as demais alterações de provas de coagulação. A função renal deve ser acompanhada, pelo risco de insuficiência renal tardia[6].

Manejo

O manejo da ferida é extremamente importante. Todo paciente com história de picada por serpente deve ter o local acometido lavado cuidadosamente com água e sabão, sem nenhum objeto abrasivo. O membro acometido deve ser mantido elevado para evitar surgimento ou piora do edema. Devem-se evitar também punções venosas ou mensuração de pressão arterial no membro onde ocorreu a picada.

Analgesia adequada em caso de dor é imperativa. É recomendável manter o paciente em jejum até que se verifique se realmente ocorreu envenenamento, pois durante a administração de soro o paciente pode intercorrer e precisar de medidas invasivas.

Como qualquer envenenamento, a administração do antiveneno deve ser o mais precoce possível; no caso de ofidismo peçonhento, preferencialmente até 6 horas após o acidente e posterior à identificação correta do animal causador do acidente, evidência de envenenamento e classificação da gravidade.

A classificação do acidente é dinâmica, de forma que um paciente que tenha procurado atendimento muito precocemente pode chegar assintomático e sem alterações laboratoriais, mas que em algumas horas já pode ter alterações de quadro grave, devendo ser reavaliado constantemente e exames repetidos com 2, 6 e 12 horas[6].

Como já escrito, o sinal mais característico do acidente botrópico é a alteração no local da picada, caracterizado por edema, equimose, flictena, necrose ou sangramento local. A evolução da lesão e principalmente do edema é decisiva para a classificação da gravidade, sendo considerado leve se a dor e o edema se restringirem a um segmento, moderado se acometer até dois segmentos e grave se estender a três ou mais segmentos (Tabela 2).

O soro antibotrópico consiste numa imunoglobulina heteróloga pentavalente composta por uma mistura de venenos integrais de espécies de serpente do gênero *Bothrops*: *Bothrops jararaca*, *B. alternatus*, *B. jararacussu*, *B. jararacussu*, *B. moojeni* e *B. neuwiedi*.

A administração da imunoglobulina deve ser realizada na sala de emergência, pelo médico assistente, com paciente monitorizado, por via intravenosa, sem diluição com infusão em cerca de 15 a 30 minutos a depender do volume total. Ao menor sinal de anafilaxia, o soro deve ser suspenso; epinefrina na dose de 0,3-0,5 mL intramuscular deve ser administrada, e o uso de anti-histamínicos e corticoides pode ser considerado adjuvante. Após melhora do quadro, deve-se retomar a infusão do soro antiveneno até que seja finalizada[6].

Para acompanhamento do paciente, é importante acompanhar hemograma, coagulograma e função renal. Vigilância infecciosa, principalmente no caso de acidentes botrópicos, por causa da proteólise local. Antibioticoterapia para cobertura de agentes Gram-negativos e anaeróbios deve seguir orientação da Comissão de Infectologia da instituição. Infecções precoces, sem muito tempo de internação ou necessidade de procedimentos cirúrgicos no local do acidente, recebem amoxicilina-clavulanato com boa resposta. Abscessos devem ser drenados, flictenas devem ser desbridados. Em caso de necrose, deve-se aguardar a delimitação da área e regressão da inflamação local para realizar o desbridamento cirúrgico. Também pode ser necessário o uso de curativos especiais.

Fasciotomias devem ser indicadas assim que se diagnostique síndrome compartimental para se evitar isquemia do membro. Como todo acidente perfurocortante,

TABELA 2 Classificação do acidente botrópico

Alterações	Leve	Moderado	Grave
Coagulopatia	Presente ou ausente	Presente ou ausente	Presente ou ausente
Hemorragia	Ausente	Ausente ou discreta	Grave
Sinais de proteólise local	Dor e edema de até 1 segmento	Dor e edema de até 2 segmentos	Dor e edema de 3 segmentos
Dose de soro antibotrópico	3 ampolas	6 ampolas	12 ampolas

Fonte: Brasil. Ministério da Saúde, 2017[7].

deve-se verificar o estado vacinal do paciente e avaliar indicação de profilaxia antitetânica.

Diagnósticos diferenciais

O diagnóstico diferencial se faz entre outros acidentes por serpente, como o crotálico, elapídico, laquético e entre serpentes não peçonhentas. Como as alterações locais devido à proteólise estão presentes com frequência nos acidentes botrópicos, essa acaba sendo uma alteração usada para diagnosticar esse tipo de acidente. Entretanto, deve-se excluir a manipulação da lesão como garrote, sucção, cortes, escoriações que podem levar a processos inflamatórios com sintomatologia semelhante, independentemente do animal causador da lesão.

As serpentes do gênero *Philodryas* e *Clelia* não são peçonhentas (Figura 4), mas possuem substâncias na saliva capazes de provocar equimose e edema quando penetram Na pele. São acidentes de tratamento apenas sintomático. Já as serpentes do gênero *Dipsas* (Figura 4), conhecidas como jararaquinha de jardim ou dormideira, não apresentam risco para os seres humanos, mas são comumente confundidas com as jararacas por causa do padrão de desenho semelhante.

Em alguns casos, mesmo com evidência de picada e identificação da serpente como peçonhenta, pode não ocorrer envenenamento, ou seja, o animal picou, mas não inoculou veneno (*dry bite*). Uma das possibilidades é que o animal tenha acabado de se alimentar, tendo usado já usado veneno em outra presa.

Acompanhamento

Caso o animal seja identificado e não se trate de serpente peçonhenta, o paciente pode ser liberado após limpeza do local da picada, analgesia se dor e orientações. Caso o animal seja peçonhento, ou exista suspeita de envenenamento, mesmo sem sintomas, o paciente deve ser acompanhado clinicamente e ter exames repetidos com 2, 6 e 12 horas após o acidente. Não se confirmando o envenenamento, o paciente pode ser liberado após 12 horas do evento.

Caso o envenenamento seja confirmado e o paciente necessite de tratamento específico com soroterapia antiveneno, recomenda-se que permaneça pelo menos 72 horas em ambiente hospitalar. Caso ele tenha apresentado alguma complicação, como necrose ou alteração da função renal, deve permanecer internado até melhora do quadro mesmo após as 72 horas.

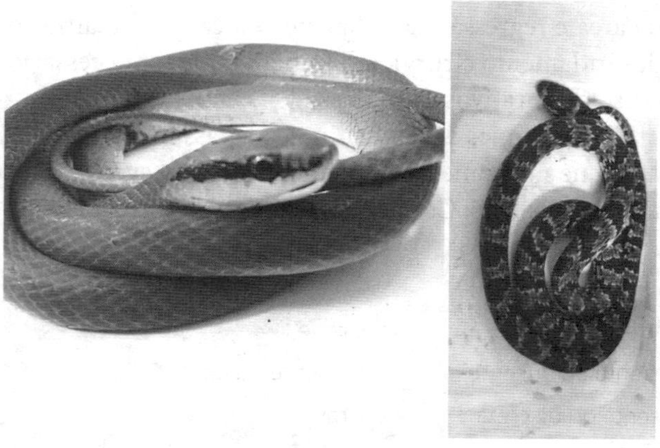

FIGURA 4 *Philodryas olfersii* ou cobra-cipó; *Dipsas mikanii* ou jararaca-dormideira.
Fonte: Centro de Informação e Assistência Toxicológica de Minas Gerais (CIAToxMG).

ACIDENTE CROTÁLICO

Apresentação clínica

As cascavéis (nome popular) são serpentes peçonhentas do gênero *Crotalus*, pertencentes à família Viperidae. Apresentam eficiente aparelho inoculador de veneno (do tipo solenóglifo), com cabeça triangular recoberta por escamas e fosseta loreal entre os olhos e a narina. São animais terrestres, robustos, com um colorido de fundo castanho-claro, de tonalidades variadas, sobre o qual se destaca no dorso uma fileira de desenhos losangulares marrons, marginados de branco ou amarelo. A característica mais marcante é a presença do chocalho (ou guizo) no extremo caudal, sendo a única serpente no Brasil a possuí-lo (Figura 5).

O gênero *Crotalus* está representado no Brasil por uma única espécie, *Crotalus durissus terrificus*, que tem uma ampla distribuição geográfica. Habita os cerrados do Brasil central, regiões áridas e semiáridas do Nordeste, campos e áreas abertas do Sul, Sudeste e Norte; de uma forma geral, prefere lugares secos, pedregosos e elevados (cerrado e campo)[3]. Segundo dados do boletim epidemiológico do Ministério da Saúde, em 2020 o acidente

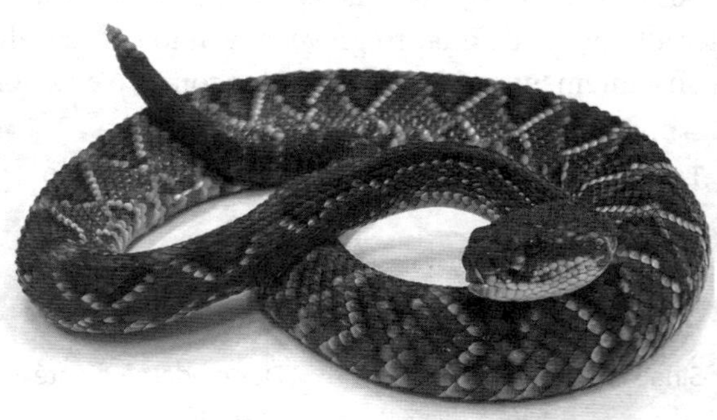

FIGURA 5 *Crotalus durissus terrificus* (cascavel).
Fonte: Nicholas Soyombo.

crotálico ocupou o segundo lugar no número de casos em âmbito nacional, ficando atrás apenas do acidente botrópico (jararaca)[8]. Em relação à mortalidade, as cascavéis estão entre aquelas com maior taxa de letalidade, associada principalmente ao acometimento renal.

Para melhor entendimento do quadro clínico do envenenamento por essas serpentes, é interessante compreender a peçonha crotálica como uma mistura complexa de proteínas e polipeptídios, com três ações muito bem definidas: neurotóxica, miotóxica e coagulante, conforme especificado na Tabela 3.

TABELA 3 Propriedades do veneno crotálico

Ação neurotóxica	Impede a liberação pré-sináptica de acetilcolina pelos impulsos nervosos, levando a um bloqueio neuromuscular e, consequentemente, paralisias motoras e respiratórias.
Ação miotóxica	Produz lesão no tecido muscular esquelético, de forma sistêmica, sendo a responsável pela intensa rabdomiólise observada em boa parcela dos acidentes.
Ação coagulante	Promove um grande consumo de fibrinogênio e fatores de coagulação, resultando em alterações do coagulograma, de forma semelhante ao que acontece no acidente botrópico.

Não existe nenhuma fração do veneno crotálico que resulte em danos locais ao tecido onde foi inoculado, o que se traduz na prática clínica em poucas alterações locais. Geralmente são visíveis apenas os pontos de inoculação acompanhados ou não de discretos edema, eritema, dor e parestesia.

As manifestações clínicas decorrentes do efeito neurotóxico do veneno surgem dentro das primeiras 6 horas da picada. A fácies miastênica (ou neurotóxica) permite o diagnóstico clínico do envenenamento, representada por ptose palpebral, geralmente simétrica, e flacidez da musculatura da face (Figura 6). Na tentativa de abertura dos olhos, o paciente inconscientemente inclina a cabeça para trás e contrai a fronte, enrugando a testa. A musculatura mímica da face também se encontra comprometida, fazendo com que a boca permaneça entreaberta. Além disso, ocorrem oftalmoplegia e dificuldade de acomodação, sendo frequentes as queixas de turvação visual e diplopia. Menos frequentemente estão presentes disfagia e dispneia, sendo a insuficiência respiratória uma complicação muito rara[3].

As manifestações clínicas decorrentes da ação miotóxica incluem a mialgia difusa e o escurecimento da urina pela mioglobinúria, esta última a alteração mais evidente da existência da rabdomiólise e associada a envenenamentos mais graves. Em decorrência da ação coagulante, são esperadas alterações das provas do coagulograma, podendo inclusive apresentar-se incoagulável. Sangramentos acontecem mais raramente em comparação com o acidente botrópico, mas podem estar presentes principalmente em sítios de punções venosas.

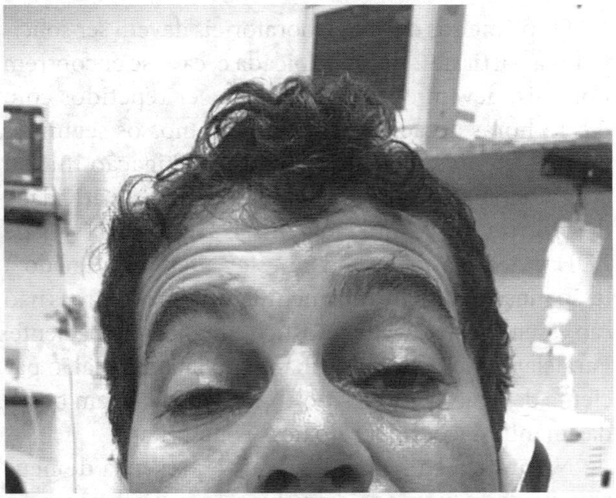

FIGURA 6 Fácies miastênica no acidente por cascavel.
Fonte: Centro de Informação e Assistência Toxicológica de Minas Gerais (CIAToxMG).

Avaliação diagnóstica

Mesmo quando não for possível a identificação visual da serpente envolvida, as manifestações clínicas e/ou laboratoriais são suficientes para o estabelecimento do diagnóstico com grande assertividade.

A procura por sinais de miotoxicidade deve ser feita pelo nível sérico de creatinofosfoquinase (CPK/CK total) e coloração da urina, preferencialmente de forma não invasiva, uma vez que a sondagem vesical nesses pacientes pode resultar em sangramentos devido aos distúrbios de coagulação coexistentes. A busca por alterações neurotóxicas deve ser feita com o paciente sentado, pedindo para que ele olhe para o horizonte, à procura de ptose palpebral ou contração da fronte, e investigando a redução da acuidade visual, com visão dupla ou borrada.

Os distúrbios de coagulação devem ser avaliados pelo coagulograma; os exames mais utilizados são os tempos de protrombina (TP) e de tromboplastina parcial ativada (TTPa) e diminuição dos valores do fibrinogênio, este último o mais sensível e precocemente alterado, entretanto pouco disponível nos serviços de urgência. O tempo de coagulação (TC) também pode ser utilizado naqueles locais com escassez de recursos laboratoriais.

Os primeiros exames laboratoriais devem ser solicitados a partir de 2 horas de picada e, caso se encontrem normais, devem obrigatoriamente ser repetidos com 6 e 12 horas do acidente. Consideramos os seguintes exames como suficientes para a investigação inicial: coagulograma (preferencialmente o tempo e a atividade de protrombina e fibrinogênio) e CPK. Os níveis de LDH e AST também podem estar alterados, devido à lesão muscular e não a acometimento hepático, mas não são essenciais para o diagnóstico e manejo do paciente. Paralelamente ao acompanhamento laboratorial, o paciente deverá ser reavaliado com frequência, em busca das manifestações neurotóxicas já descritas[9].

Na prática clínica, utilizamos a presença de neurotoxicidade e/ou dos distúrbios de coagulação para diagnosticar o envenenamento no acidente crotálico. A classificação da gravidade e consequente definição do número de ampolas de soro a ser administrada são baseadas na intensidade das manifestações neurotóxicas que o paciente apresenta (Tabela 4).

Apesar de todas as alterações descritas serem possíveis, muitas vezes a prática clínica nos surpreende com quadros de envenenamento heterogêneos, atípicos, sutis e, por vezes, desafiadores. Não raramente o paciente pode evidenciar apenas um sinal ou sintoma da peçonha crotálica. São situações como essas que tornam o suporte dos Centros de Informação e Assistência Toxicológica (CIATox) ainda mais imprescindível.

Diagnósticos diferenciais

Deve ser realizado o diagnóstico diferencial com outras serpentes, venenosas ou não. Algumas dicas são úteis nesse aspecto: os acidentes crotálico, laquético e elapídico (coral verdadeira) podem causar manifestações neurotóxicas; a alteração do coagulograma pode estar presente nos acidentes crotálico, botrópico e laquético; enquanto a rabdomiólise com relevância clínica está presente apenas no acidente crotálico, por ser a única serpente com veneno miotóxico.

Manejo

Assim como nas demais suspeitas de ofidismo, o paciente vítima de acidente crotálico deve ser acompanhado clínica e laboratorialmente por pelos menos 12 horas da picada. O ambiente ideal é a sala de emergência, em serviço que disponha de exames laboratoriais 24 horas por dia e soroterapia antiofídica prontamente disponível. O local da picada deve ser lavado com água e sabão. A analgesia deve ser realizada conforme a necessidade do paciente, evitando-se os anti-inflamatórios não esteroidais, devido ao risco adicional de sangramento e acometimento renal. Corticoides e anti-histamínicos também não têm utilidade na abordagem inicial do paciente. Além disso, o potencial efeito sedativo de alguns medicamentos, como a prometazina, pode dificultar a avaliação da ptose palpebral[9].

Assim que houver confirmação clínica e/ou laboratorial do envenenamento, a soroterapia específica (soro anticrotálico) deverá ser administrada conforme a classificação de gravidade do acidente. Em relação à administração da soroterapia intravenosa, recomendamos que seja feita sem diluição, com tempo de infusão de cerca de 15 a 30 minutos, com o paciente monitorizado em sala de emergência. O médico assistente deverá permanecer ao lado do paciente durante toda a infusão devido ao elevado risco de reação de hipersensibilidade imediata, que pode variar desde quadros leves até anafilaxia. Os critérios para administração do soro estão destacados na Tabela 4.

O acompanhamento diário dos valores da CK total, função renal e débito urinário é de extrema importância para a detecção e o tratamento precoces da rabdomiólise. Nesses pacientes, recomendamos que seja iniciada hidratação venosa vigorosa, visando obter débito urinário maior que 2 mL/kg/hora. A alcalinização da urina não tem sido mais recomendada. O uso de diuréticos deve ser reservado somente para aqueles casos em que o paciente esteja evoluindo com hipervolemia em decorrência da hiper-hidratação. O médico assistente deve estar atento

TABELA 4 Classificação dos acidentes crotálicos

Gravidade/parâmetros	Leve	Moderado	Grave
Neurotoxicidade	Ausente ou tardia	Presente	Evidente
Urina escura	Ausente	Ausente ou presente	Presente
Provas de coagulação	Normais ou alteradas	Normais ou alteradas	Geralmente alteradas
Soroterapia anticrotálica	5 ampolas IV	10 ampolas IV	20 ampolas IV

Fonte: Brasil. Ministério da Saúde, 2001[3].

também ao desenvolvimento de hipercalemia, em função da rabdomiólise e possível insuficiência renal associada. A diálise está indicada em pacientes que evoluam com repercussão renal importante associada ou não à rabdomiólise, pacientes com critério de hiper-hidratação que não tolerem grandes volumes ou nos quais haja piora progressiva da função renal a despeito das medidas conservadoras.

A insuficiência respiratória aguda é complicação extremamente rara no acidente crotálico, sendo mais esperada a sua ocorrência no acidente elapídico (coral verdadeira). Caso ocorra, além da soroterapia específica em dose máxima (classificação grave), o paciente pode necessitar de suporte ventilatório temporário, devendo ser feita a intubação orotraqueal. Nessa situação, sugerimos a escolha de um bloqueador neuromuscular não despolarizante, como o rocurônio, devido ao risco potencial de hipercalemia na vigência da rabdomiólise e/ou insuficiência renal[10].

Acompanhamento

Uma vez diagnosticado o envenenamento e realizada a soroterapia específica, o paciente pode ser transferido da sala de emergência para um leito de enfermaria, onde recomendamos que seja mantido em internação por pelo menos mais 72 horas.

O coagulograma tende à normalização de 12 a 24 horas após a administração da soroterapia específica e é considerado o melhor parâmetro para avaliar a neutralização do veneno livre no sangue. A CK total em geral apresenta valores máximos em até 48 horas após a picada, sendo muito importante seu acompanhamento para identificação e tratamento da rabdomiólise. O hemograma pode evidenciar leucocitose e plaquetopenia transitórias, ambos associados ao envenenamento e de evolução benigna. A elevação de transaminases pode ocorrer devido ao catabolismo muscular, não sendo sinal de comprometimento hepático. As manifestações clínicas decorrentes da neurotoxicidade não são de resolução instantânea após o tratamento, mas sim de regressão lenta em aproximadamente 3 ou 4 dias.

Nos pacientes vítima de acidente crotálico, a maior complicação e responsável pela maior morbimortalidade é a insuficiência renal aguda (IRA), que decorre principalmente da lesão causada pela mioglobina liberada pelo tecido muscular, associada a uma provável nefrotoxicidade direta do veneno. Os fatores de risco para IRA incluem tempo até a administração da soroterapia antiveneno específica, intensidade da rabdomiólise, idade do paciente e redução do débito urinário. A presença de mialgia e a fácies neurotóxica são preditores da IRA em pacientes com mais de 40 anos. A alta de pacientes que evoluam com alteração de função renal está condicionada à melhora desse parâmetro.

ACIDENTE ELAPÍDICO

Apresentação clínica

Os elapídicos são serpentes com dentição proteróglifa (Figura 7), com presas canaliculadas e imóveis, por isso o aparelho inoculador é menos eficaz do que o das serpentes solenóglifas, portanto é comum a serpente segurar firmemente a presa, quando pica a fim de inocular o veneno. São animais de hábitos terrestres, semifossoriais, diurnos e sem fosseta loreal. O gênero *Micrurus* possui mais de 50 espécies descritas e se caracteriza por serpentes de médio porte, com anéis pretos, brancos, amarelos e/ou vermelhos. Quando ameaçadas, essas serpentes levantam a cauda de forma semienrolada, atitude bem característica do gênero. Seu habitat é subterrâneo, geralmente áreas de mata, e se distribuem ao longo de todo o território brasileiro[11] (Figura 7).

Uma das dificuldades de identificação desse tipo de ofídio é a existência das chamadas "corais falsas" (Figura 8). São serpentes não peçonhentas bastante semelhantes às verdadeiras. Geralmente possuem olhos grandes, cauda longa e fina e comportamento mais agressivo. O padrão de coloração é semelhante a anéis completos ou incompletos em torno do corpo. Em alguns casos, a única identificação positiva se faz visualizando a dentição. Por esse motivo, em caso de dúvida, todas devem ser inicialmente conduzidas como peçonhentas.

A incidência relatada do acidente elapídico é de 0,5% a 1%, no entanto a verdadeira incidência é provavelmente menor, uma vez que vários casos relatados como *Micrurus* spp.[11] são causados por serpentes não venenosas

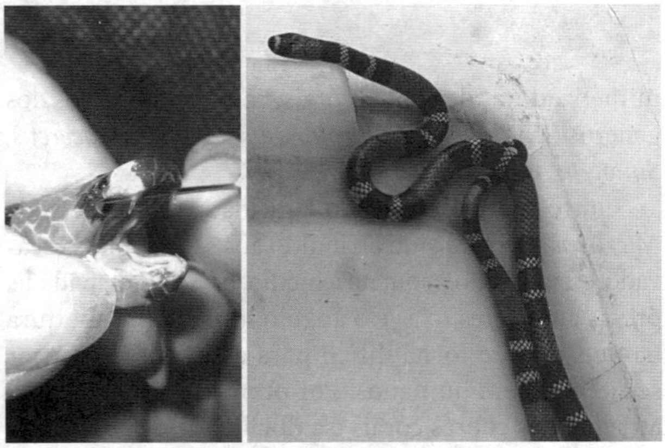

FIGURA 7 Dentição proteróglifa. Créditos: Marcos Freitas. *Micrurus leminiscatus* – coral verdadeira.
Fonte: Centro de Informação e Assistência Toxicológica de Minas Gerais (CIAToxMG).

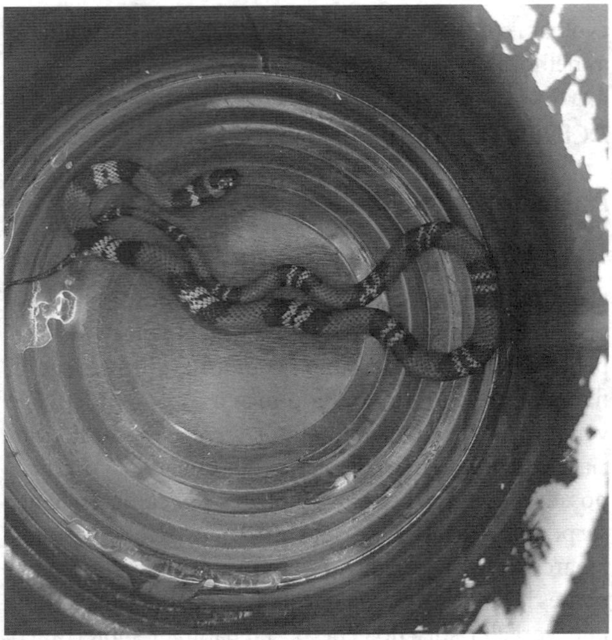

FIGURA 8 Falsa coral - *Oxyrhopus guibei.*
Fonte: Centro de Informação e Assistência Toxicológica de Minas Gerais (CIAToxMG).

TABELA 5 Propriedades do veneno elapídico

Neurotoxinas pré-sinápticas	Atuam impedindo a liberação de acetilcolina na fenda sináptica da placa motora. Efeito presente no veneno da *M. corallinus.*
Neurotoxinas pós-sinápticas	Atuam se ligando aos receptores colinérgicos nicotínicos das membranas pós-sinápticas da junção neuromuscular. Ação semelhante à da succinilcolina, motivo pelo qual essa medicação deve ser evitada na sequência de intubação desses pacientes. Efeito do veneno da *M. frontalis e M. lemniscatus.*

mimetizadoras de cobras corais, como colubrídeos dos gêneros *Oxyrhopus, Erythrolampus, Liophis, Pliocercus, Simophis*, entre outras.

Outro motivo associado à raridade das picadas de *Micrurus* spp. tem sido atribuído aos seus hábitos escavadores, tamanho pequeno a médio, baixa agressividade, presas anteriores fixas e o ângulo limitado de abertura da boca, o que torna difícil para essas cobras injetar seu veneno em humanos. Por outro lado, a coloração atraente das cobras corais e a docilidade delas levam a práticas inadequadas ou manipulação imprudente, o que poderia explicar em parte a alta frequência de mordidas nos dedos/mãos e em crianças.

O veneno da coral verdadeira tem baixo peso molecular e é absorvido rapidamente. Os efeitos em seres humanos são essencialmente neurotóxicos, através de dois mecanismos de ação distintos, descritos na Tabela 5.

A picada geralmente ocorre em extremidades (pontas de dedos, mãos e pés), e o local apresenta alterações discretas. A marca das presas é variável, e pode haver relato de dor local leve a moderada e parestesias.

Os sintomas sistêmicos dependem da eficácia da picada, com relato na literatura de que em cerca de 50 a 60% dos acidentes não há manifestações clínicas. Quando a inoculação do veneno é eficaz, o aparecimento dos sintomas pode ter início de minutos a horas após a picada. Inicialmente pode haver náuseas, sialorreia, diplopia, turvação visual, ptose palpebral, disfagia, diminuição de força muscular nos membros, fasciculações musculares, evoluindo para dispneia restritiva e obstrutiva (por paralisia da musculatura ventilatória e acúmulo de secreções) (Figura 9).

É importante salientar que, apesar de haver evidências *in vitro* e alguns relatos na literatura de outras

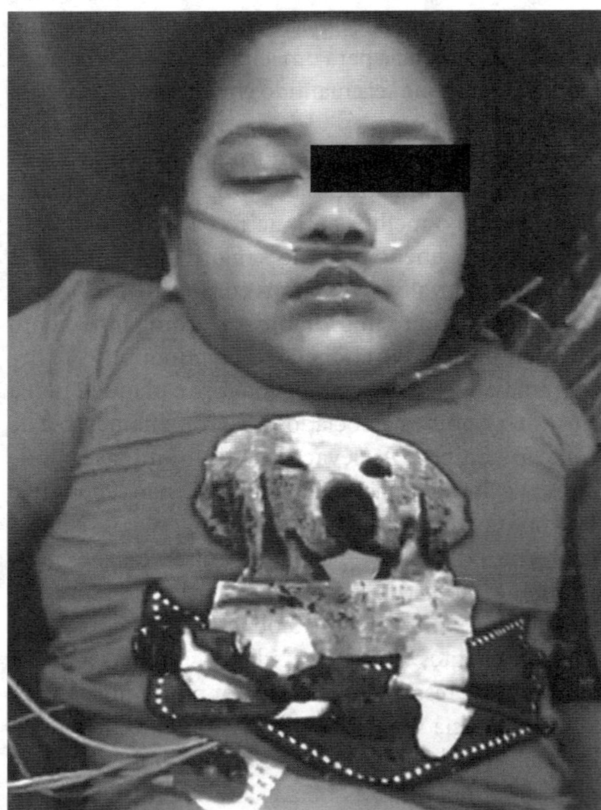

FIGURA 9 Paciente picada por coral verdadeira. Ptose palpebral completa e insuficiência respiratória.
Fonte: Centro de Informação e Assistência Toxicológica de Minas Gerais (CIAToxMG).

propriedades do veneno (miotoxicidade e ação hemorrágica), nos seres humanos é o efeito neurotóxico que prevalece, não sendo comum a presença de sangramentos e rabdomiólise. A ausência dessas manifestações auxilia inclusive no diagnóstico diferencial de picadas por cascavéis, que também possuem características neurotóxicas[4].

Avaliação diagnóstica

Como dito anteriormente, em acidentes elapídicos em humanos prevalece a fração neurotóxica do veneno, portanto não existem exames específicos para avaliação. Avaliação de coagulograma, função renal e CPK não fazem parte da avaliação diagnóstica nesse caso, sendo a gasometria arterial o exame mais importante, em vigência de repercussões respiratórias. No paciente que apresenta sinais de paralisia de musculatura intercostal, dispneia ou dificuldade na mobilização de secreção pulmonar, o acompanhamento gasométrico pode auxiliar na decisão de intubação precoce e no acompanhamento, caso o paciente necessite de ventilação assistida.

Diagnóstico diferencial

O principal diagnóstico diferencial se faz com acidentes crotálicos, tendo em vista que a fração neurotóxica do veneno da cascavel pode produzir sintomas iniciais semelhantes (diplopia, ptose, disfagia). No entanto, no acidente por *Crotalus* a evolução para insuficiência respiratória é extremamente rara e tardia, além de estarem presentes alterações laboratoriais específicas, como distúrbios de coagulação e rabdomiólise.

Outro diagnóstico diferencial comum, já citado, é com serpentes não peçonhentas que mimetizam os corais verdadeiras. Caso não seja possível a identificação da serpente, o paciente deverá ser mantido sob observação por pelo menos 12 horas. Se nesse período permanecer assintomático, é mais provável que se trate de uma coral-falsa ou que não tenha havido inoculação de veneno (*dry bite*).

Manejo

É importante salientar que mesmo diante de uma grande parcela de acidentes sem manifestações clínicas, inicialmente, o acidente elapídico é sempre considerado potencialmente grave.

Diante da suspeita de acidente por coral, o paciente deverá ser mantido monitorizado em sala de emergência, e, ao menor sinal de neurotoxicidade, está indicada a administração de 10 ampolas de soro antielapídico por via endovenosa e sem diluição.

A terapia antiveneno é geralmente recomendada para todos os pacientes com sinais precoces de miastenia aguda, como diplopia, turvação visual, ptose, fasciculações, disfagia e fraqueza de membros, antes mesmo de a paralisia se estabelecer, pois, mesmo após a administração do antiveneno, o comprometimento respiratório pode levar dias ou semanas para se resolver[11].

A vigilância respiratória e a decisão por intubação precoce em caso de evidências de comprometimento de musculatura ventilatória impactam diretamente no prognóstico. Durante a sequência rápida de intubação, bloqueadores neuromusculares despolarizantes como a succinilcolina devem ser evitados, pois podem atuar sinergicamente em relação ao veneno e intensificar ou prolongar os sintomas de paralisia[11].

Medicamentos anticolinesterásicos podem ser úteis em pacientes picado por coral em que a paralisia é causada predominante ou exclusivamente por neurotoxinas pós-sinápticas que atuam na junção neuromuscular (*M. frontalis* e *M. lemniscatus*). A fisiostigmina na dose de 0,5 mg endovenosa a cada 30 minutos pode ser útil se o antiveneno for indisponível ou se houver atraso na obtenção de um número suficiente de ampolas para tratamento. Também pode estar indicada naqueles que, apesar de receberem o máximo recomendado doses de antiveneno, mostram recuperação atrasada, manifestações recorrentes ou nenhuma recuperação da paralisia. Caso se opte pelo uso do anticolinesterásico, é importante estar atento à presença de sinais muscarínicos (sialorreia, broncorreia e bradicardia) e, se surgirem, devem ser tratados com o uso de atropina na dose de 1 mg endovenosa[6].

Acompanhamento

Em pacientes com evidência de picada por coral verdadeira ou com suspeita, sem que seja possível a identificação, a vigilância deve se estender por no mínimo 12 horas, em sala de emergência, a fim de identificar qualquer sinal de neurotoxicidade.

Caso o paciente não manifeste nenhum sintoma nesse período, poderá receber alta. Caso intercorra com sinais de neurotoxicidade e seja necessária a aplicação da soroterapia antiveneno, ele deverá permanecer por pelo menos 24 horas pós-soro em ambiente hospitalar, preferencialmente de terapia Intensiva, ou até que os sintomas sejam resolvidos.

O prognóstico é bom se o paciente recebe tratamento adequado em tempo hábil. Não havendo soroterapia específica disponível, aqueles com comprometimento respiratório deverão ser estabilizados, intubados e colocados em ventilação mecânica, uma vez que o mecanismo de morte precoce é a hipoxemia decorrente da insuficiência respiratória.

ACIDENTE LAQUÉTICO

Apresentação clínica

Ofidismos laquéticos são raros (1% a 3%), e há poucos relatos na literatura. A única espécie do gênero presente no Brasil é a *Lachesis muta*. São encontradas em áreas remanescentes de Mata Atlântica e região Amazônica (geralmente nas regiões mais densas e inacessíveis das florestas) e têm hábitos noturnos, motivos que talvez expliquem a raridade do acidente.

Podem atingir até 4 metros de comprimento, as maiores da América Latina, e têm grande agilidade de deslocamento e força muscular, o que faz com que o bote tenha grande impulso, distância e altura superior às das demais serpentes aqui citadas. Possuem fosseta loreal, sua dentição é solenóglifa, e pelo tamanho e força a picada é capaz de inocular grande quantidade de veneno. A cauda da surucucu apresenta escamas eriçadas, que auxiliam na identificação, e o padrão de desenhos de seu dorso, na forma de losangos, que alternam entre as cores pretas e amarelas, difere do das outras serpentes peçonhentas brasileiras (Figura 10).

O veneno das serpentes do gênero *Lachesis* tem ação proteolítica, coagulante e neurotóxica que são descritas na Tabela 6.

A apresentação clínica mais comum é descrita como presença de sinais locais exuberantes (dor local intensa, edema, equimose, hemorragia local) e alterações sistêmicas já na primeira hora. As alterações sistêmicas são consequência da ativação parassimpática e se manifestam como síndrome vagal: hipotensão, bradicardia, diarreia, dor abdominal e vômitos. Por ação da fração coagulante do veneno, também pode haver sangramento a distância (epistaxe, hematêmese e hematúria) (Figura 11)[12].

Uma frase emblemática do Dr. Rodrigo C. G. de Souza define bem os achados clínicos do acidente laquético: "picada de surucucu no Brasil sem dor fortíssima e edema local e sem repercussão precoce (20 minutos) nos aparelhos gastrintestinal (vômitos e diarreia) e cardiovascular (hipotensão e bradicardia) não é picada de surucucu"[4].

TABELA 6 Propriedades do veneno laquético

Ação sobre a coagulação	As metaloproteinases (hemorraginas) têm ação coagulante/desfibrinante e hemorrágica, levando a uma coagulopatia de consumo. Além disso, há fração com atividade ativadora do plasminogênio, provocando um aumento da permeabilidade vascular e edema. A lesão vascular direta associada ao estado de incoagulabilidade leva a sangramento inicial e hemorragias sistêmicas tardias.
Ação de proteólise local	As proteinases séricas têm ação inflamatória, além disso as trombinas e metaloproteases têm ação direta no local, induzindo a proteólise. As fosfolipase gera infiltrado leucocitário e causa necrose das fibras musculares.
Neurotoxicidade	A fração neurotóxica do veneno é responsável pela ativação do sistema nervoso autônomo parassimpático, provocando uma sintomatologia vagomimética.

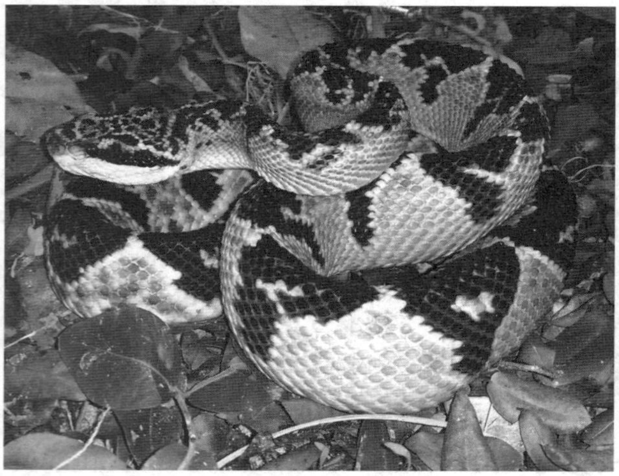

FIGURA 10 *Lachesis muta.*
Fonte: Marcos Freitas.

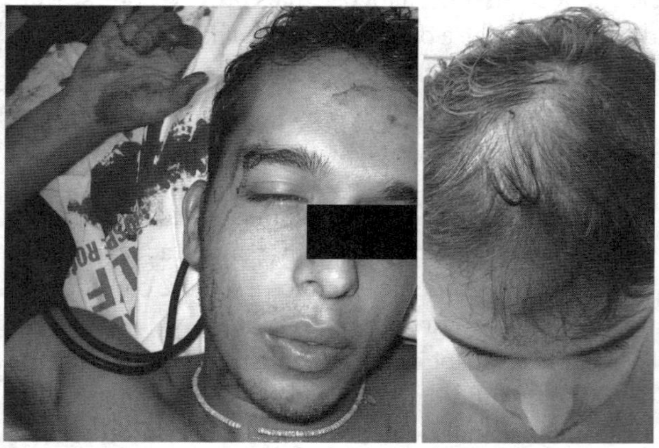

FIGURA 11 Paciente picado por surucucu na cabeça. Distância das presas em couro cabeludo.
Fonte: Tiago de Oliveira Lima.

Avaliação diagnóstica

As alterações laboratoriais no acidente laquético se relacionam ao acometimento local e ao distúrbio de coagulação associado, portanto provas de coagulação, hemograma, CPK, provas de função renal e ionograma são úteis no diagnóstico e acompanhamento. É importante a avaliação periódica do membro acometido e identificação precoce de sinais de infecção secundária, síndrome compartimental, trombose e necrose. A avaliação da equipe de cirurgia vascular pode ser necessária. Em caso de sangramento ativo, avaliação PoCUS de cavidades pelo FAST é desejável. O PoCUS pode auxiliar também na avaliação do membro acometido.

Diagnóstico diferencial

Na Região Amazônica, onde ocorre a maioria dos acidentes por surucucu, estima-se que a probabilidade estatística dos acidentes seja de 76% *Bothrops* e 17% *Lachesis*. Pela característica em comum dos dois acidentes de manifestações locais exuberantes, não é incomum o diagnóstico errôneo de acidente laquético, diante de um paciente picado por serpentes do gênero *Bothrops*. Sendo assim, é importante ressaltar a presença de sintomas de síndrome vagal em pacientes picados por serpentes do gênero *Lachesis*[4].

Levando-se em consideração as dificuldades relacionadas aos acidentes ofídicos em áreas remotas, principalmente na Região Amazônica, deslocamento por grandes distâncias, dificuldade de acesso a laboratórios e falta de profissionais treinados, preconiza-se nesses locais a distribuição de soro antiveneno polivalente botrópico-laquético devido à coexistência dos gêneros.

Manejo

O soro específico antilaquético ou antibotrópico-laquético na dose de 10 ou 20 ampolas endovenoso é preconizado no tratamento de pacientes picados por surucucu. Atualmente, no Brasil, a única apresentação disponível para tratamento de acidentes por surucucu é o polivalente antibotrópico-laquético[3] (Tabela 7).

TABELA 7 Classificação do acidente laquético

Gravidade/ parâmetros	Moderado	Grave
Manifestações vagais	Moderadas (diarreia, sudorese)	Intensas (hipotensão, choque)
Distúrbio de coagulação	Presente/ ausente	Presente/ sangramentos
Proteólise local	Presente	Presente/Intensa
Soroterapia antibotrópico-laquética	10 ampolas IV	20 ampolas IV

Além do tratamento específico, é necessário tratamento das condições ameaçadoras à vida. Em caso de sangramento ativo, otimizar volemia e avaliar necessidade de hemocomponentes, lembrando que o plasma não está indicado, pois a coagulopatia de consumo induzida pelo veneno só se resolve com a administração do soro antiveneno. A hipotensão deve ser tratada imediatamente com administração de cristaloides e medidas gerais. A presença de manifestações vagais, como hipersecreção pulmonar, sialorreia e vômitos incoercíveis, responde ao uso de atropina.

Identificar e tratar as repercussões no local da picada: em caso de necrose local, sinais de síndrome compartimental ou infecção, deve ser avaliado o procedimento necessário (desbridamento, fasciotomia ou uso de antibioticoterapia).

Acompanhamento

Após receber a soroterapia específica e os cuidados necessários, o paciente deve permanecer por pelo menos 72 horas em ambiente hospitalar para identificação e tratamento das complicações. O prognóstico é bom quando o paciente recebe o tratamento em tempo hábil, porém, como muitos acidentes ocorrem em áreas remotas e de difícil acesso, a abordagem tardia é uma realidade na maioria dos casos, o que torna a letalidade do acidente a mais alta entre os ofidismos no Brasil.

REFERÊNCIAS

1. Bochner R, Struchiner CJ. Epidemiologia dos acidentes ofídicos nos últimos 100 anos no Brasil: uma revisão [Snake bite epidemiology in the last 100 years in Brazil: a review]. Cad Saude Publica. 2003;19(1):7-16.
2. Brasil. Ministério da Saúde. Sistema de Informação de Agravos de Notificação (SINAN). Acidentes com Animais Peçonhentos. Acesso em: http://tabnet.datasus.gov.br/cgi/deftohtm.exe?sinannet/animaisp/bases/animaisbrnet.def.
3. Brasil. Ministério da Saúde. Manual de diagnóstico e tratamento de acidentes por animais peçonhentos. Brasília: Assessoria de Comunicação e Educação em Saúde, Fundação Nacional de Saúde; 2001.
4. Cardoso JLC, França FOS, Wen FH, Malaque CMS, Haddad V. Animais peçonhentos no Brasil: biologia, clínica e terapêutica dos acidentes. 2. ed. São Paulo: Sarvier; 2009. 540p.
5. Seifert SA, Armitage JO, Sanchez EE. Snake Envenomation. N Engl J Med. 2022;386(1):68-78.
6. Andrade Filho A, Campolina D, Dias MB. Toxicologia na prática clínica. Folium: Belo Horizonte; 2013, 675p.

7. Brasil. Ministério da Saúde. CGDT/DEVIT/SVS/MS: Informações da coordenação-geral de doenças transmissíveis (CGDT) referentes à nova abordagem ao tratamento em casos de acidentes por serpentes do grupo Bothrops ("jararaca") e por escorpiões, situação de escassez de antivenenos. 2017.
8. Brasil. Ministério da Saúde. Secretaria de Vigilância em Saúde e Ambiente. Boletim epidemiológico, Vol. 54, n. 18, 2023.
9. Frare BT, Silva Resende YK, Dornelas BC, Jorge MT, Souza Ricarte VA, Alves LM, et al. Clinical, laboratory, and therapeutic aspects of *Crotalus durissus* (South American Rattlesnake) victims: a literature review. Biomed Res Int. 2019;2019:1345923.
10. Almeida JS, Possas FC, de Andrade Filho A, Sauzen SO, Sugino RG. Early-onset respiratory muscle paralysis in crotalic envenomation: a case study. Rev Soc Bras Med Trop. 2023;56:e03742023.
11. Bucaretchi F, Capitani EM, Vieira RJ, Rodrigues CK, Zannin M, Da Silva NJ Jr, et al. Coral snake bites (*Micrurus* spp.) in Brazil: a review of literature reports. Clin Toxicol (Phila). 2016;54(3):222-34.
12. Jorge MT, Sano-Martins IS, Tomy SC, Castro SC, Ferrari RA, Ribeiro LA, et al. Snakebite by the bushmaster (Lachesis muta) in Brazil: case report and review of the literature. Toxicon. 1997;35(4):545-54.
13. Brasil. Ministério da Saúde. Guia de vigilância em saúde. 5. ed. Brasília: MS; 2022.
14. Grantsau R. As serpentes peçonhentas do Brasil. Palo Jr H, editor. 1.ed. São Carlos: Vento Verde; 2013. p. 116-290.
15. Araújo HS, Souza DH. Métodos em toxinologia: toxinas de serpentes. 1.ed. São Carlos: EduFSCar; 2007.
16. Bernarde PS. Serpentes peçonhentas e acidentes ofícios no Brasil. 1.ed. Curitiba: Anolis Books; 2014.
17. Mamede CC, Simamoto BB, Pereira DF, Costa JO, Ribeiro MS, Oliveira F. Edema, hyperalgesia and myonecrosis induced by Brazilian bothrops venems: overview of the last decade. Toxicon. 2020;187:10-8.

3

Acidentes com artrópodes peçonhentos: aranhas e escorpiões

Ana Carolina da Silva Sousa Costa
Natália Dias do Nascimento
Gustavo Lopez Orozco

PONTOS PRINCIPAIS

- Escorpiões são os animais peçonhentos que mais geram registros de envenenamento no SINAN (Sistema de Informação de Agravos de Notificação) desde 2004. No ano de 2022, foram notificados mais de 170 mil acidentes escorpiônicos em todo o país, sendo 1 óbito para cada 350 acidentes na faixa etária de 1 a 4 anos.
- No escorpionismo, a gravidade do acidente está associada à espécie do escorpião, à massa corporal da vítima, ao volume de veneno inoculado e à suscetibilidade individual.
- 90% dos escorpionismos cursam apenas com dor e sintomas relacionados ao quadro álgico. Nos acidentes graves, geralmente em crianças menores de 7 anos (cerca de 1%), as alterações cardiovasculares e pulmonares são as principais causas de óbito.
- Administrar o soro antiescorpiônico em tempo hábil e oferecer o correto manejo clínico ao paciente são habilidades médicas que favorecem o desfecho do escorpionismo, quando moderado ou grave.
- Acidentes com aranhas ocupam o terceiro lugar em acidentes por animais peçonhentos notificados pelo SINAN no Brasil.
- Os principais gêneros de importância médica são *Phoneutria*, *Latrodectus* e *Loxosceles*, sendo os acidentes por *Loxosceles* os de maior incidência (em torno de 24%).
- Os acidentes causados por *Loxosceles* são mais comuns na Região Sul do Brasil e levam a uma lesão típica conhecida como "placa marmórea". Dor isquêmica progressiva que se inicia após algumas horas da picada marca esse acidente. Pode ocorrer a formação de necrose e úlceras extensas, além de sintomatologia sistêmica com hemólise e acometimento multiorgânico.
- Os acidentes por *Phoneutria* são responsáveis por cerca de 13% das notificações e em geral causam apenas sintomatologia local leve, sendo a dor o principal sintoma. O tratamento é feito com analgesia e medidas suportivas.
- Os acidentes causados por aranhas do gênero *Latrodectus* são mais raros, porém podem ser graves levando a contraturas e dores intensas, além de um quadro bastante específico, conhecido por fácies latrodectísmica. Não há soroterapia específica no Brasil.
- Em caso de acidente com aranhas e escorpiões, sempre buscar atendimento médico, de preferência em centro especializado.

ESCORPIONISMO

Introdução

Estima-se que, no mundo, para cada óbito associado a picadas de serpentes, haja 10 óbitos por acidente escorpiônico. No Brasil, a principal família de escorpiões envolvidos em acidentes é a Buthidae, sendo o gênero *Tityus* o causador dos acidentes mais graves. As principais espécies de importância médica no país são o *T. stigmurus*, *T. obscurus*, *T. bahiensis* e *T. serrulatus*; este último é aquele que produz a toxina capaz de causar os mais graves sintomas ao paciente no Brasil (Tabela 1). O *Tityus serrulatus*, conhecido como escorpião-amarelo, está presente em todas as regiões do país e é considerado o terceiro escorpião mais peçonhento do mundo (Figura 1).

Segundo dados do SINAN, foram notificados 171.089 acidentes e 161 óbitos no ano de 2022 em todo o país. Trata-se do acidente peçonhento mais prevalente e mais letal, principalmente nas crianças; em 2022, ocorreu 1 óbito para cada 350 acidentes na faixa etária de 1 a 4 anos. Nos últimos 10 anos, houve um aumento de 149,3% nas notificações de escorpionismo que compreendem cerca de 60% do total de notificações de acidentes por animais peçonhentos no país[1-3].

TABELA 1 Gênero *Tityus* no Brasil

Espécie	Características	Distribuição
Tityus obscurus 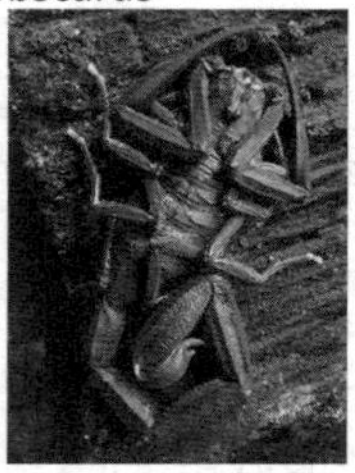 Fonte: Jonas Martins.	Tronco negro-avermelhado, comprimento de 8 a 10 cm	Pará, Amazonas e Mato Grosso
Tityus stigmurus 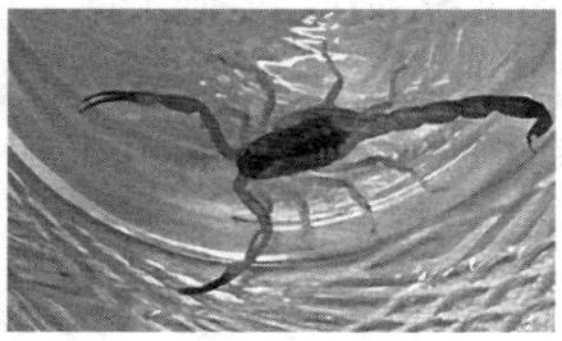 Fonte: Huan Brian Damasio.	Tronco amarelo-escuro, triângulo negro no cefalotórax, faixa escura longitudinal.	Nordeste, São Paulo, Paraná e Santa Catarina
Tityus bahiensis 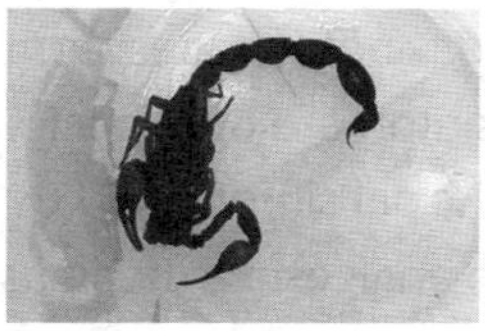 Fonte: Centro de Informação e Assistência Toxicológica de Minas Gerais (CIATоxMG).	Tronco marrom-escuro, patas com manchas escuras, cauda marrom-avermelhada, comprimento 6-7 cm.	Sul, Sudeste e Centro-Oeste
Tityus serrulatus 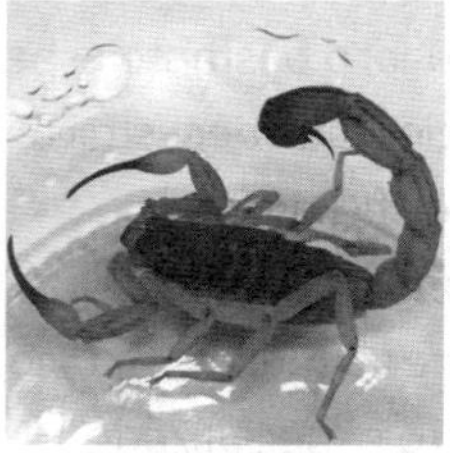 Fonte: Centro de Informação e Assistência Toxicológica de Minas Gerais (CIAToxMG).	Tronco marrom-escuro, pedipalpos e patas amareladas, serrilha no terceiro e no quarto segmentos caudais.	Todo o Brasil, predomínio no Sudeste e Nordeste

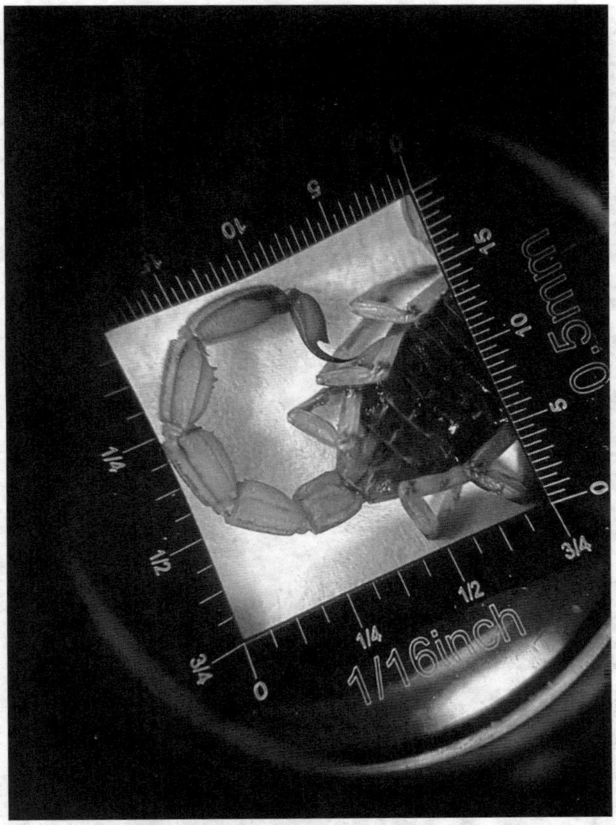

FIGURA 1 Serrilha no quarto segmento caudal - *Tityus serrulatus*.
Fonte: Patrícia Quadros.

O escorpião é um artrópode facilmente adaptável às adversidades climáticas, de reprodução sexuada ou por partenogênese, que ocorre cerca de duas vezes ao ano e gera aproximadamente 20 filhotes a cada nascimento. Alimenta-se de baratas, moscas e outros insetos que habitam terrenos onde há acúmulo de lixo e entulhos, tornando-se, portanto, um problema à saúde pública. Conhecer os seus hábitos torna a população menos vulnerável ao seu acidente.

A toxina desse peçonhento atua nos canais de sódio e potássio, gerando maior excitabilidade das terminações nervosas, culminando, portanto, com alterações autonômicas simpáticas e parassimpáticas, assim como liberação de peptídeos hormonais vasoativos, responsáveis por manifestações clínicas precoces de envenenamento. Além de sofrer isquemia pela ação vasoconstritora da descarga adrenérgica, o miócito sofre lesão direta pelo processo inflamatório, gerando o déficit na contratilidade cardíaca. Alterações na função cardíaca e na permeabilidade vascular são as disfunções responsáveis pelo edema agudo pulmonar cardiogênico e não cardiogênico, respectivamente.

Apresentação clínica

A vítima do escorpionismo apresenta quadro inicial de dor local, algumas vezes com relato de irradiação da dor para o membro acometido, associado à sensação de parestesia. Pouca alteração é visualizada no local da picada, ou seja, não se trata de um acidente que apresenta pápulas, edemas, equimose, prurido ou calor no local. Na maioria das vezes, a inoculação será imperceptível; em outras, poderá ser visualizada piloereção e discreta sudorese no local, explicadas pela descarga adrenérgica causada pelo veneno.

Crianças pequenas que não têm a habilidade de relatar o acidente podem apresentar quadro inicial de choro súbito e localizar a dor no membro acometido. Nesse quadro, o escorpionismo deve ser uma hipótese diagnóstica, mesmo que não haja ponto de inoculação evidente. As manifestações clínicas que podem ocorrer são as seguintes:

- Aproximadamente 90% dos pacientes não apresentam outros sintomas além da dor, que pode ser intensa e acompanhada de sintomas como náuseas, taquicardia, agitação e hipertensão leve[4].
- Cerca de 9% dos pacientes poderão desenvolver, a partir dos primeiros 30 minutos de acidente, sinais sistêmicos de descarga colinérgica, como sudorese, vômitos, sialorreia, bradicardia, dor abdominal, associados ou não a sinais adrenérgicos como taquicardia, hipertensão, tremores, agitação psicomotora, que não melhoram com o controle álgico.
- Cerca de 1 a 3% dos pacientes evolui para alteração de permeabilidade devido à descarga de hormônios peptídeos e haverá alteração no infiltrado pulmonar, gerando edema agudo pulmonar não cardiogênico[3,4]. Podem ocorrer vasoconstrição periférica e hipocinesia ventricular, levando o paciente à insuficiência cardiovascular e ao edema agudo pulmonar cardiogênico, e a hipóxia pode ser um rápido mecanismo de morte, principalmente na faixa etária pediátrica. Nesses pacientes, podem ocorrer arritmias cardíacas, choque cardiogênico, insuficiência respiratória, convulsão e coma.

O POCUS pode ser utilizado tanto para auxílio diagnóstico quanto para acompanhamento do escorpionismo grave, pois é uma ferramenta de detecção precoce de congestão pulmonar e alterações cinéticas cardíacas. Pacientes que apresentem alterações cardíacas e/ou pulmonares associadas ao acidente são considerados graves e devem preferencialmente ser acompanhados em ambiente de terapia intensiva (Figura 2).

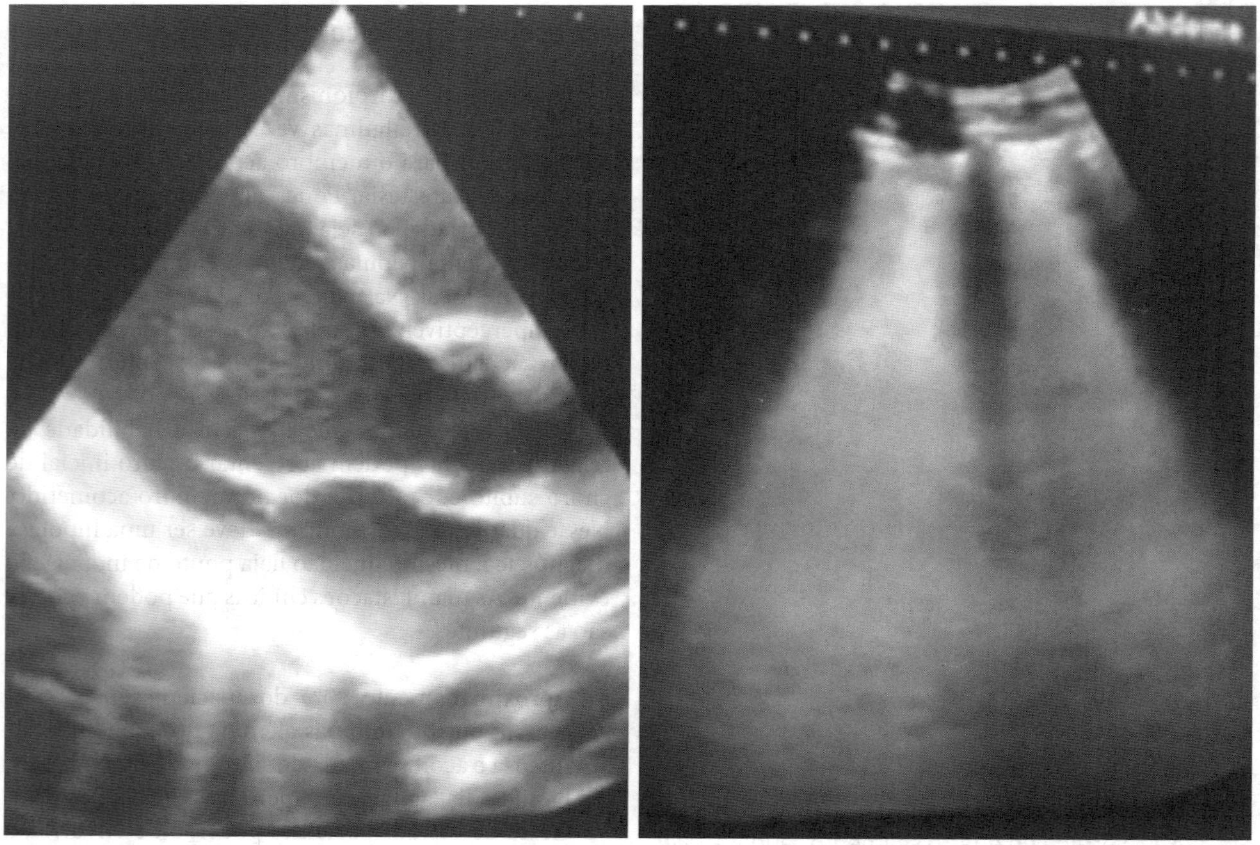

FIGURA 2 Ultrassom *point of care* (POCUS) cardíaco e pulmonar de vítima de escorpionismo grave.
Fonte: Juliana Sartorelo Carneiro Bittencourt Almeida.

Diagnósticos diferenciais

Infelizmente, não é incomum a ocorrência de atrasos e equívocos no tratamento do escorpionismo grave relacionados a erros diagnósticos. A variabilidade das manifestações clínicas, evolução rápida, possibilidade de sintomas colinérgicos e adrenérgicos, alterações cardíacas e pulmonares tornam o quadro clínico suscetível a interpretações errôneas e tratamentos inadequados, pois tais alterações são comuns a diversas patologias prevalentes em nosso meio[4-6].

A maior incidência de acidentes graves em crianças também é um fator complicador. A dificuldade de comunicação e a falta de familiaridade da equipe responsável pelo atendimento no reconhecimento de sinais de gravidade e no manejo do paciente pediátrico comprometem o atendimento inicial e a evolução do quadro.

As principais patologias que figuram entre diagnósticos diferenciais do escorpionismo grave são:

- Intoxicação por anticolinesterásicos ("chumbinho"): geralmente por ingestão de raticida contendo carbamato. Intoxicação leva a síndrome colinérgica, cujos sintomas apresentados pelo paciente são prostração, vômitos, sudorese, sialorreia e bradicardia, semelhantes aos causados pelo escorpião. Enquanto o tratamento do primeiro se dá pela administração da atropina, o do segundo será feito pela administração do soro escorpiônico.
- Cetoacidose diabética (CAD): pode manifestar-se com prostração, vômitos, dor abdominal e hiperglicemia. No escorpionismo também há elevação dos índices glicêmicos associada ao quadro agudo; a principal diferença está no caráter insidioso da CAD, que cursa com emagrecimento, poliúria, polidipsia, enquanto o paciente vítima de escorpionismo é previamente hígido, com história de choro súbito minutos prévios às manifestações de vômitos, sudorese e letargia. Enquanto o tratamento da CAD é baseado na hiper-hidratação, no escorpionismo o paciente não deve ser exposto à hipervolemia, uma vez que potencialmente evolui para insuficiência cardíaca e edema agudo pulmonar.
- Sepse: pode manifestar-se com prostração, diminuição de perfusão periférica, taquicardia, choque, alterações na ausculta pulmonar. De maneira semelhante à CAD, o caráter insidioso contraria o diagnóstico de escorpionismo.

A investigação cuidadosa, durante a anamnese com a criança e/ou responsáveis buscando informações sobre o período de aparecimento dos sintomas, presença de choro súbito e intervalo de evolução é de suma importância para a exclusão de diagnósticos diferenciais e identificação correta do acidente.

Avaliação diagnóstica

Alguns exames complementares podem estar correlacionados à gravidade do quadro nas primeiras horas do acidente, como hiperglicemia, hipocalemia, hiperamilasemia, alterações de enzimas cardíacas e alterações eletrocardiográficas. As alterações eletrocardiográficas mais comuns são taquicardia sinusal e alteração no segmento ST. Acidose metabólica, aumento de lactato, leucocitose com desvio e elevação de creatinofosfoquinase também podem ocorrer.

É importante ressaltar que nem todos os casos de escorpionismo cursam com tais alterações e que o diagnóstico é clínico e não depende dos exames complementares. No escorpionismo leve, não há necessidade de realização de exames laboratoriais durante o período de observação.

Após algumas horas de evolução da doença, a radiografia de tórax pode apresentar infiltrado uni ou bilateral, explicados pelo edema agudo pulmonar, e o ecocardiograma pode apresentar hipocinesia do ventrículo esquerdo e fração de ejeção reduzida, identificando sinais de gravidade do escorpionismo. Este último exame auxilia, portanto, no diagnóstico e no manejo do paciente grave. Como já citado, o PoCUS também pode auxiliar nessa avaliação cardiopulmonar e na decisão terapêutica relacionada ao uso de inotrópicos, aminas e diuréticos.

Manejo

Dentre todos os acidentes com animais peçonhentos, o escorpionismo é o de maior letalidade, e o diagnóstico precoce, associado ao tratamento específico e suportivo adequado e em tempo hábil, são os definidores de prognóstico nos casos graves.

Os casos de menor gravidade, que cursam com dor intensa, parestesia, sudorese e piloereção no local da picada, são classificados como escorpionismo leve e não necessitam de soro antiveneno. Esses pacientes podem permanecer em leito comum, com dieta livre e analgesia conforme sua necessidade. Além dos medicamentos, acredita-se que compressas quentes amenizem a dor. Sugere-se que crianças sejam observadas por até 12 horas e adultos por até 6 horas a partir da hora do acidente e então liberados para casa, sem a necessidade de realização de exames complementares.

Outra menor parcela de pacientes poderá desenvolver, a partir dos primeiros 30 minutos de acidente, sinais de descarga colinérgica, como sudorese, vômitos, sialorreia, bradicardia, dor abdominal, associados ou não a sinais adrenérgicos como taquicardia, hipertensão, tremores, agitação psicomotora. Nesses casos, a administração do soro antiveneno deverá ocorrer o mais breve possível, assim como monitorização rigorosa do paciente em leito de urgência[5-7].

Devido à elevada morbimortalidade do acidente em crianças, nesse grupo, a presença de quaisquer sintomas associados ao quadro álgico deve ser interpretada com diligência, e o tratamento com soroterapia antiveneno, iniciado o mais precocemente possível.

Os critérios utilizados na classificação do escorpionismo como moderado ou grave se baseiam na intensidade dos sintomas sistêmicos, acometimento do sensório e alterações cardiorrespiratórias, sendo classificados como graves os pacientes que apresentam sinais e sintomas ameaçadores à vida.

A soroterapia antiveneno específica é indicada para todos os acidentes moderados ou graves, sendo que no soro antiescorpiônico a fração de antiveneno presente é obtida a partir do veneno da espécie *T. serrulatus*. Tal fração está presente também no soro antiaracnídico, portanto, na ausência de soro antiescorpiônico, este pode ser utilizado[8-10]. O soro antiaracnídico possui frações de antiveneno para acidentes com *Phoneutria*, *Loxosceles* e escorpiões do gênero *Tityus*.

O paciente classificado como moderado deverá receber de duas a três ampolas do soro antiveneno, assim como medicamentos sintomáticos. Caso evolua com resolução dos sintomas, poderá receber alta hospitalar após 24 horas da administração do soro.

Aqueles classificados como graves deverão receber de quatro a seis ampolas do soro. Se não houver melhora clínica após administração do antiveneno, o paciente deverá permanecer sob monitorização rigorosa em unidade de terapia intensiva, pois haverá risco de insuficiência respiratória e cardíaca e consequente necessidade de suporte ventilatório, uso de inotrópicos e outras medicações (Tabela 2).

Pacientes que apresentam alteração da permeabilidade e edema pulmonar podem precisar de suporte respiratório com pressão positiva. Em caso de choque cardiogênico, deve-se iniciar o uso de dobutamina (2 a 10 μg/kg/min) para melhora da contratilidade cardíaca e para diminuição da resistência vascular sistêmica. Esse medicamento poderá ser iniciado em acesso periférico, enquanto o acesso central é providenciado. Alguns serviços, quando disponíveis, preferem o uso do inibidor de fosfodiesterase milrinona (dose 0,25 a 0,75 μg/ kg/min), pois ele apresenta efeito inotrópico positivo e vasodilatador, com menor efeito cronotrópico,

TABELA 2 Classificação e tratamento do acidente escorpiônico

Espécie	Leve	Moderado	Grave
Manifestações	Dor, sudorese local, piloereção, parestesia	Idem a "leve" Colinérgicas: sudorese e sialorreia discretos, vômitos ocasionais, bradicardia. Adrenérgicas: taquicardia, hipertensão.	Idem a "leve" Colinérgicas: sudorese e sialorreia profusos, vômitos incoercíveis, bradicardia. Adrenérgicas: taquicardia, hipertensão, extremidades frias e pulsos finos. Sinais de edema agudo pulmonar e choque cardiogênico.
Soro antiveneno	Não usar	2 a 3 ampolas	4 a 6 ampolas
Tratamento suportivo	Analgesia – dipirona, paracetamol, associada ou não a opioides, compressas mornas, bloqueio local	Analgesia, sintomáticos, observação por no mínimo 24 horas	Analgesia, sintomáticos, observação por no mínimo 24 horas ou cuidados intensivos quando necessário. Avaliar inotrópicos, aminas, ventilação mecânica

reduzindo assim o consumo do oxigênio, a taquicardia, a hipoperfusão e, então, gerando menor estresse adicional ao miocárdio. Os agentes inibidores da enzima de conversão da angiotensina atuam na melhora da vasoconstrição periférica e assim reduzem a frequência cardíaca e a hipertensão.

Para o cálculo de medicamentos administrados em bomba de infusão contínua, sugere-se taxa de infusão (mL/hora) = dose (μg/kg/minuto) × peso (kg) × 60 minutos/hora dividido pela concentração (mcg/mL).

Se necessária a ressuscitação volêmica, a expansão (5 a 10 mL/kg) deve ser feita com cautela. Sinais de congestão podem ser corrigidos com diuréticos de alça (furosemida 0,5 a 1 mg/kg).

É importante ressaltar que, em caso de edema agudo pulmonar não cardiogênico, a patologia é por extravasamento vascular para o interstício pela alteração da permeabilidade e não pelo excesso de volemia, portanto o diurético, nesse caso, não é bem indicado.

ACOMPANHAMENTO

O paciente que evolui sem necessidade de soroterapia ou aquele que recebe o soro e então apresenta melhora clínica, sem sinais de gravidade, deve receber alta hospitalar sem a necessidade de acompanhamento ambulatorial e com receita para analgesia simples, no domicílio. O paciente vítima de escorpionismo grave, que evolui com insuficiência cardiorrespiratória, deve ser referenciado para unidade de terapia intensiva, pois o seu manejo requer monitorização rigorosa.

ARANEÍSMO

Introdução

Araneísmo é o nome que se dá aos acidentes causados por aranhas. No Brasil, segundo dados recentes do Ministério da Saúde, os acidentes relacionados a essa classe correspondem a cerca de 12% das notificações do SINAN, ocupando o terceiro lugar entre as notificações de ocorrências com animais peçonhentos. Sua gravidade varia de casos leves a fatais[1-4], sendo assunto de grande relevância em saúde pública. No período de 2017 a 2012, segundo o Ministério da Saúde, a maior parte de notificações de acidentes por aranhas ocorreu na Região Sul, com cerca de 53% do total. O estado do Paraná foi responsável por 26% dos registros, seguido por Santa Catarina e São Paulo com 15% cada um, Minas Gerais com 13% e Rio Grande do Sul com 11% do total de acidentes notificados no país[1-5].

Neste capítulo abordaremos as principais características ligadas aos gêneros de aranhas de importância médica. A grande maioria das aranhas possui glândula com produção e armazenamento de veneno, porém nem todas as espécies têm importância médica. A toxicidade para seres humanos depende sobretudo da composição do veneno, do hábitat natural de cada espécie e da eficácia do aparelho inoculador. São três os gêneros de importância médica que revisaremos neste capítulo: *Phoneutria*, *Latrodectus* e *Loxosceles* (Tabela 3).

TABELA 3 Características das aranhas de importância médica no Brasil

Aranha	Características gerais	Disposição dos olhos	Importância médica
Phoneutria (aranha-armadeira)	Aranhas de porte médio a grande. Vivem em troncos, bananeiras e preferem locais escuros. São mais ativas durante a noite. Não vivem em teias. Agressivas, colocam-se em posição de ataque quando ameaçadas.	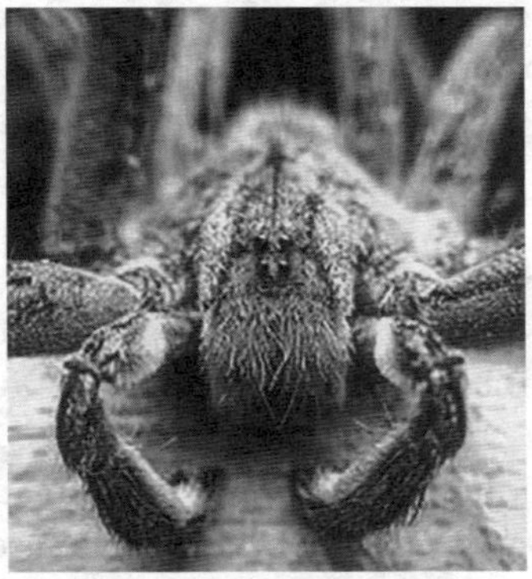	Dor local, edema, hiperemia, taquicardia, náuseas e vômitos (90% são casos leves).
Loxosceles (aranha-marrom)	Aranhas muito pequenas e com pelos escassos. Preferem locais mais frios. Vivem em peridomicílio e domicílio. São mais ativas durante a noite. Pouco agressivas.	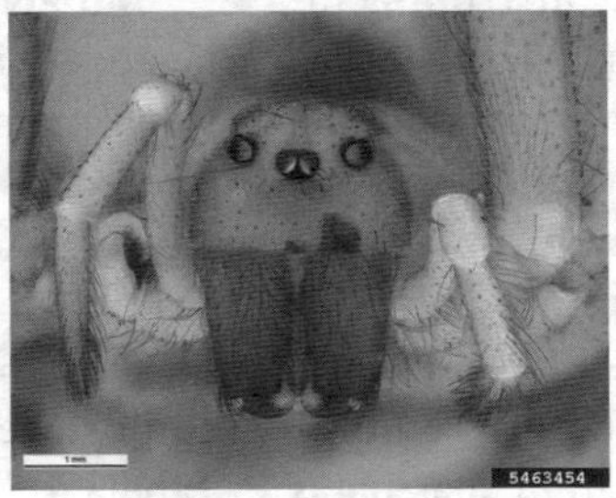	Lesão de pele característica, "placa marmórea", e dor intensa após algumas horas do acidente. Possibilidade de hemólise na forma cutâneo-visceral
Latrodectus (viúva negra)	São aranhas de porte pequeno e em geral têm hábito gregário. Preferem viver em arbustos e gramados. Podem se esconder em objetos no peridomicílio. São pouco agressivas.	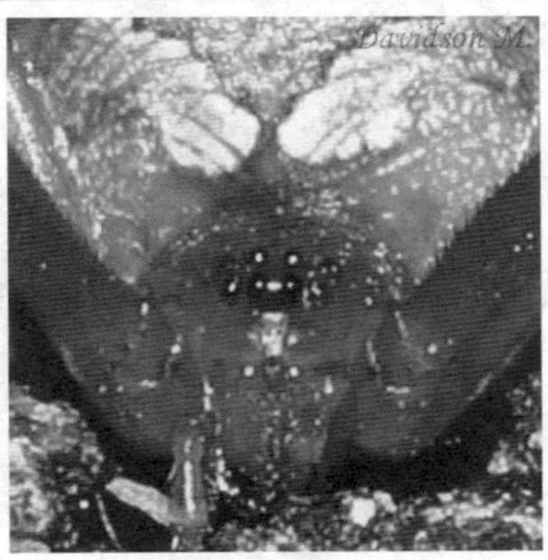	Acidente raro. Pode cursar com dor, hiperestesia, contraturas musculares, agitação e a típica fácies latrodectísmica.

Em boletim do Ministério da Saúde sobre acidentes ocorridos entre 2017 e 2021, o acidente loxoscélico foi o mais comum, com 39.409 (23,40%) acidentes, seguido pelos casos de foneutrismo (23.016 acidentes, 13,67%) e dos acidentes latrodécticos (851 acidentes, 0,51%). Acidentes por outras aranhas somaram 57.282 (34,01%) registros e por aranhas ignoradas foram 47.862 (28,42%) casos.

Na abordagem inicial em sala de emergência do araneísmo, a identificação do agente é importante à medida que as condutas são estabelecidas a partir das possíveis manifestações clínicas. Na maioria das vezes o tratamento inicial demanda o uso de analgésicos e observação, sendo raros os sinais ameaçadores à vida.

Características gerais das aranhas

As aranhas, do grego *arachne*, constituem invertebrados que pertencem ao grupo dos artrópodes quelicerados e da classe Arachnida. São descritas cerca de 50 mil espécies diferentes, distribuídas em praticamente todas as regiões da Terra, com exceção da Antártida, habitando os mais diferentes ecossistemas.

Anatomicamente, seu corpo é dividido em cefalotórax e abdome, separados por uma estrutura conhecida como pedicelo. A região do cefalotórax inclui os olhos, quelíceras, responsáveis pela inoculação do veneno, e pedipalpos. A disposição e os diferentes padrões dos pares de olhos são de extrema importância para a classificação sistemática das aranhas. As fiandeiras são estruturas localizadas na região posterior do abdome e desempenham papel essencial na produção de seda (Figura 3).

As aranhas têm hábito carnívoro e podem se alimentar de outros artrópodes pequenos ou até mesmo outras aranhas. Seus predadores são pássaros, sapos, escorpiões, entre outros.

Gênero *Phoneutria* – apresentação clínica

Nomes populares: aranha-armadeira, aranha-macaca e aranha-das-bananeiras.

São aranhas de porte médio, podendo variar de 3 a 15 cm de envergadura total. Seu corpo é recoberto por pelos curtos e de coloração que varia de marrom-acinzentado a amarelado, podendo apresentar no dorso do abdome manchas claras no sentido longitudinal. Apresentam quatro pares de olhos distribuídos em três fileiras (2-4-2). Em geral, têm hábito noturno e ficam escondidas em bananeiras, troncos e locais com pouca luz. Habitam o ambiente peridomiciliar e domiciliar, tem comportamento agressivo e recebem o nome popular "armadeira", pelo fato de elevarem suas patas dianteiras como forma de defesa, antes do ataque. São capazes de saltar em distâncias de até 40 cm. Não constroem e não vivem em teias (Figura 4).

A proporção de acidentes por *Phoneutria* observa uma tendência de queda nas últimas décadas; entre 1920 e 1990, essas aranhas eram responsáveis por mais de 50% dos acidentes no Brasil, mas as últimas estatísticas mostram as aranhas-armadeiras como responsáveis por cerca de 27% dos acidentes[4-8]. Tais acidentes são mais comuns entre março e abril, meses correspondentes ao período de acasalamento das aranhas, quando elas se tornam mais ativas.

A maioria dos acidentes não apresenta gravidade. Menos de 5% dos casos podem evoluir de forma desfavorável[4-8]. O veneno da *Phoneutria* tem ação neurotóxica, causando alteração em canais iônicos de sódio, cálcio e potássio, culminando com a liberação de catecolaminas, além de aumento de permeabilidade vascular que pode justificar a presença de edema local em alguns casos.

Em geral, é possível visualizar o ponto de inoculação, edema e hiperemia no local da picada. O sintoma mais comum descrito pelos pacientes é a dor, que pode variar de leve a intensa, associada ou não a irradiação para a raiz dos membros afetados e que se inicia logo após a picada. De acordo com os sintomas apresentados, os casos podem ser classificados como leves, moderados ou graves, como mostra a Tabela 4.

Avaliação diagnóstica

Os exames laboratoriais são inespecíficos e não são necessários para realizar o diagnostico ou tratamento. Leucocitose, acidose metabólica e hiperglicemia podem ser alterações encontradas nos casos mais graves,

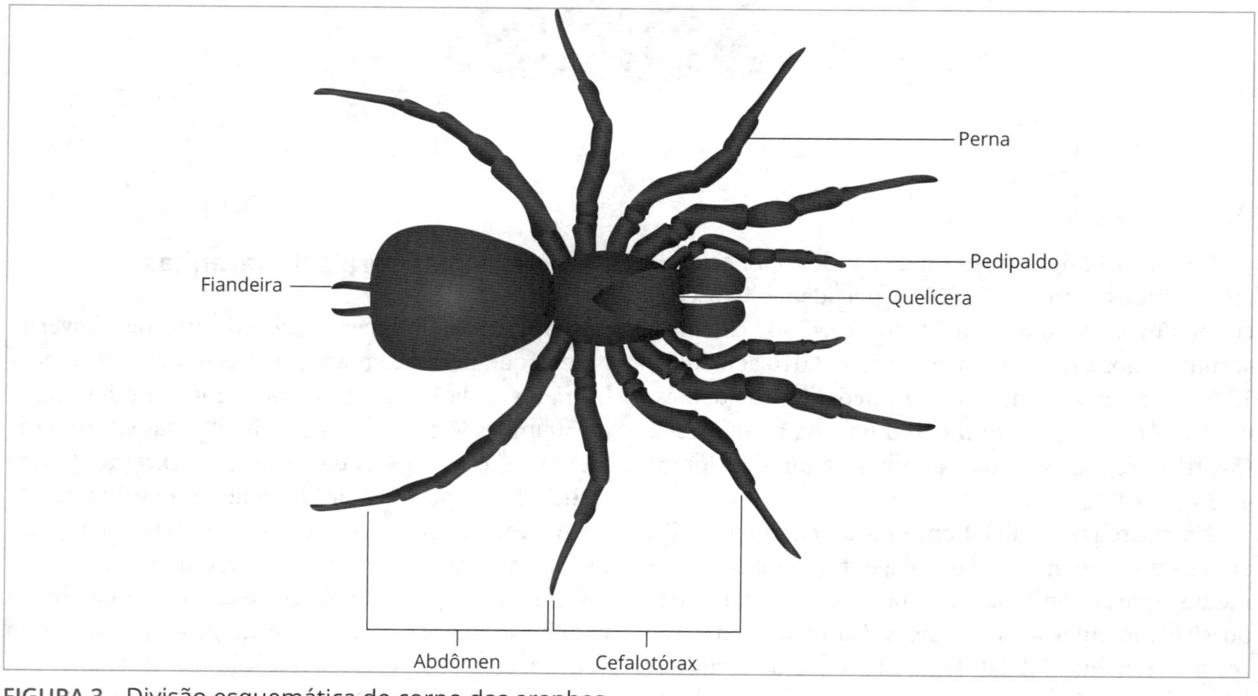

FIGURA 3 Divisão esquemática do corpo das aranhas.
Fonte: portoalegre.rs.gov.br.

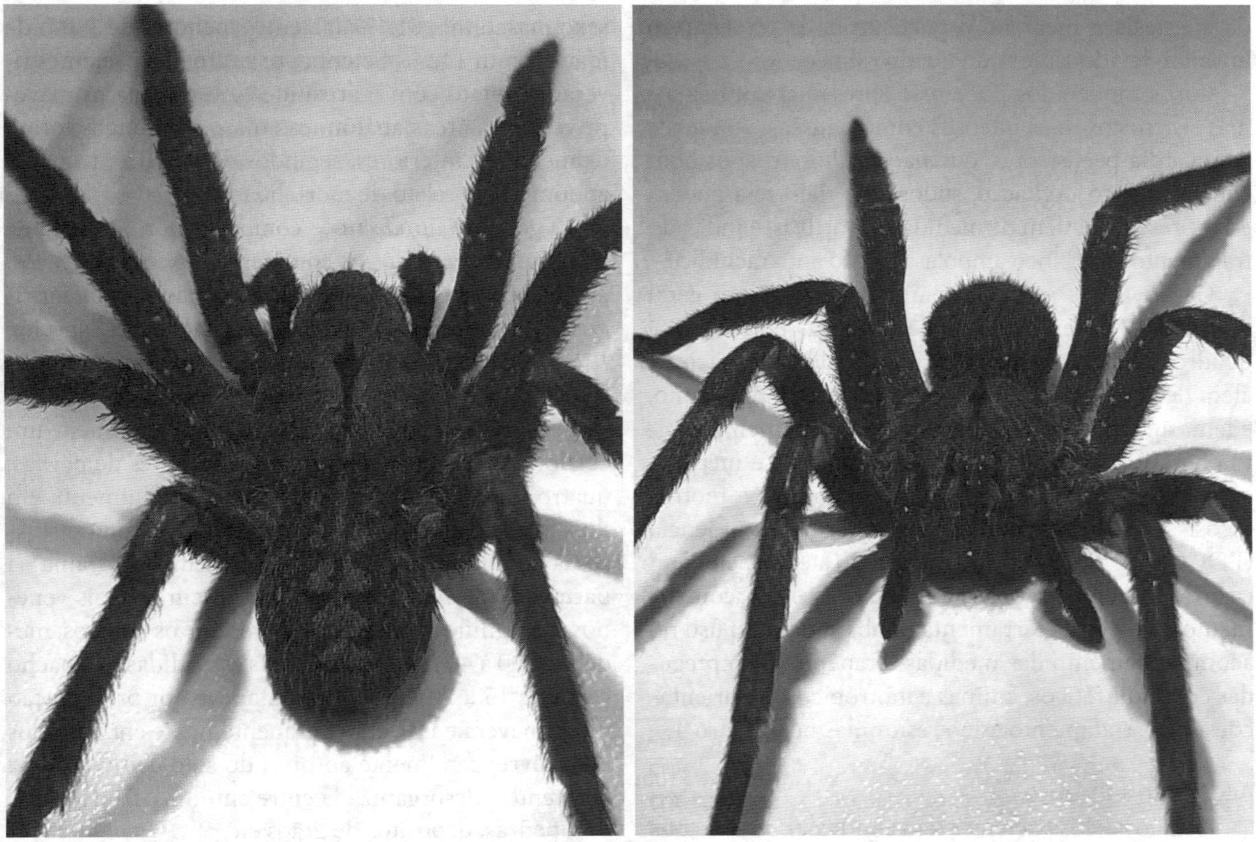

FIGURA 4 *Phoneutria* sp.
Fonte: Centro de Informação e Assistência Toxicológica de Minas Gerais (CIAToxMG).

TABELA 4 Tratamento do acidente com *Phoneutria* (aranha-armadeira)

Classificação	Sintomas	Tratamento
Leve (95%)	Dor local intensa, edema, hiperemia, irradiação. Pode haver náuseas, vômitos, sudorese, hipertensão e taquicardia associados à dor.	Controle da dor com o uso de analgésicos simples, opioides e/ou bloqueio anestésico. Observação por 6 horas.
Moderado (5%)	Sudorese profusa, vômitos incoercíveis, hipertensão arterial mantidos após controle álgico.	5 ampolas de soro antiaracnídico endovenoso e tratamento sintomático. Observação por 24 horas após soro antiveneno.
Grave (0,5%)	Edema agudo de pulmão, priapismo, arritmias cardíacas, hipotensão e choque.	10 ampolas de soro antiaracnídico endovenoso e suporte. Observação mínima de 24 horas pós-soro com estabilização dos sinais de gravidade.

Fonte: Brasil, Ministério da Saúde, 2001.

mas não são solicitados de rotina. A classificação do acidente é importante, pois irá nortear o manejo e a necessidade de propedêutica adicional.

Manejo

Para casos leves (90-95%), dor e edema serão os sintomas predominantes. Pode haver taquicardia e vômitos relacionados ao quadro álgico intenso. O tratamento é feito com medicações sintomáticas, e o paciente pode ser liberado após bom controle da dor. O uso de analgésicos simples associados ou não a opioides é a escolha; para controle de dor, pode também ser realizado bloqueio anestésico local ou troncular com lidocaína 2% sem vasoconstrictor., desde que seja aplicada a técnica adequada e que o uso de medicação oral ou parenteral seja associado, pois o tempo de duração da anestesia é menor e o paciente pode retornar ao hospital devido a piora do quadro álgico.

Casos moderados podem se apresentar com sintomas sistêmicos mais intensos como náuseas, vômitos e taquicardia persistentes, que não melhoram após bom controle álgico. Agitação, sudorese e sialorreia podem estar presentes. Além de medidas suportivas, é indicado tratamento com cinco ampolas de soro antiaracnídico.

Casos graves são extremamente raros e em geral atingem os extremos de idade (crianças e idosos). O quadro é marcado pelos sintomas descritos acima, além de bradicardia, hipotensão, arritmias, priapismo, edema agudo de pulmão e choque. O tratamento é feito com 10 ampolas de soro antiaracnídico e medidas suportivas como uso de diuréticos, aminas e inotrópicos. A avaliação ultrassonográfica na emergência (POCUS) pode ser ferramenta útil no atendimento em caso de suspeita de congestão pulmonar e/ou acometimento cardíaco. A ferramenta também tem seu uso no acompanhamento das medidas terapêuticas empregadas como diuréticos, aminas e inotrópicos. As orientações sobre tratamento estão resumidas no Quadro 4.

Acompanhamento

A maioria dos pacientes terá condições de alta após bom controle álgico e observação por 4-6 horas do acidente. Caso haja necessidade de soroterapia antiveneno, recomenda-se a permanência hospitalar por pelo menos 24 horas pós soro. Em casos em que o paciente intercorra com sinais de gravidade, a alta deve ser individualizada, após tratamento das complicações, preferencialmente em unidade de terapia intensiva.

Gênero *Latrodectus*

Nomes populares: viúva-negra, aranha-preta, flamenguinha.

Introdução

O latrodectismo é uma intoxicação de diferentes graus de gravidade, produzida pela inoculação de veneno de aranhas do gênero *Latrodectus*, caracterizada por uma síndrome eminentemente neurológica.

No México, os acidentes têm alta prevalência; o número exato de pessoas afetadas por picadas de aranha não é conhecido. O Instituto Mexicano de Previdência Social (IMSS) informou que em 1998 houve 4.142 pessoas picadas por esse tipo de aranha. Estatísticas oficiais do Ministério da Saúde Mexicano (SSA) indicam que, de todos os casos de envenenamento por animais peçonhentos, 11% são causados por picadas de aranha. No noroeste da República Mexicana, uma revisão de 70 casos de 1978 a 2014 relatou predominância no sexo masculino, 61,4%; lactentes menores de 1 ano de idade foram 14,2%. Setenta por cento dos pacientes tiveram contato com o aracnídeo em casa na primavera-verão; as áreas anatômicas mais acometidas foram os membros inferiores, seguidos de pescoço, tronco e abdome, sem relato de mortalidade.

O gênero *Latrodectus* é composto por 32 espécies, distribuídas em todos os continentes, exceto nos polos. A Argentina, com nove espécies, é o país com maior riqueza do mundo. No Brasil são relatadas três espécies: *L. geometricus*, *L. curacaviensis* e *L. mirabilis* (Figura 5).

Destacando as suas características morfológicas: são pretas, castanhas ou cinza-escuras, possuem um cefalotórax, do qual emergem quatro pares de pernas, quatro pares de olhos dispostos horizontalmente em duas filas de quatro, um abdome redondo ou opistossoma com uma figura variável vermelha ou laranja na parte ventral. As fêmeas são mais escuras, mais venenosas e significativamente maiores que os machos, medem de 30 a 40 mm com as patas estendidas e o macho cerca de 15 a 20 mm. Apresentam maior proliferação na primavera e no verão, frequentemente encontrados ao ar livre, geralmente ao nível do solo com uma teia resistente e desorganizada entre entulhos, troncos caídos, pedras, depósitos de grãos etc.

O veneno é composto por sete frações proteináceas e três frações não proteináceas, e suas principais toxinas são: α-latrotoxina (αLTX), α-latroinsectotoxina, α-latrocrustatoxina e neurexinas. A αLTX é uma proteína de 130 kDa e é o principal componente tóxico para humanos, causando a liberação de neurotransmissores como acetilcolina, dopamina, glutamato, catecolaminas e encefalinas. Apresenta três mecanismos de ação que podem ser dependentes ou independentes do cálcio:

1. Formação de canais catiônicos com a participação de duas moléculas de cálcio na membrana citoplasmática, criando poros que permitem a passagem intracelular de cátions bivalentes e monovalentes (Ca^{++}, Mg^{++}, Na^{+} e K^{+}) e da própria toxina, causando um efeito secretagogo mediado por exocitose de vesículas neuronais pré-sinápticas.
2. O segundo mecanismo é mediado pela latrofilina, proteína que funciona como um receptor αLTX dependente e independente de cálcio. A exocitose de αLTX é provavelmente estimulada por segundos mensageiros.
3. O terceiro mecanismo é mediado pelos receptores α e β da neurexina que, juntamente com a α-latrotoxina, interagem com a sinaptotagmina nas vesículas, modificando o efeito secretagogo dos neurotransmissores. As neurexinas também estão

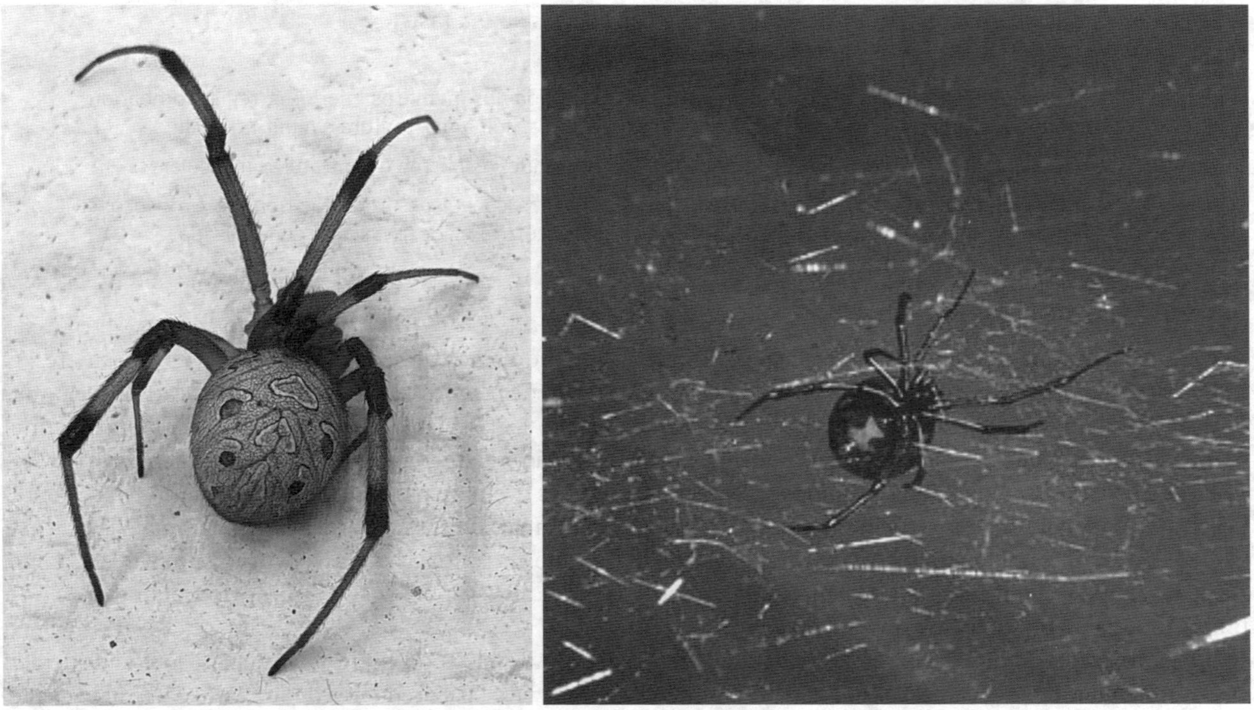

FIGURA 5 *Latrodectus geometricus* e *Latrodectus curacaviensis*.
Fonte: Centro de Informação e Assistência Toxicológica de Minas Gerais (CIAToxMG).

envolvidas no reconhecimento celular do sistema nervoso pela latrodectrina e αLTX.

O veneno de *Latrodectus* também contém peptídeos de baixo peso molecular, como hialuronidase, gelatinases, matrilisinas, metaloproteínas, entre outros, promovendo a dispersão do veneno para os tecidos-alvo.

A aranha não é agressiva e só reage se for acidentalmente perturbada ou comprimida em qualquer parte do corpo. O local da picada nem sempre é visível (50%), e a aranha não necessariamente inocula o veneno, sendo relatadas picadas secas (sem veneno) em até 15% dos casos[8,9]. Aproximadamente 75% das picadas de Latrodectus são nas extremidades, principalmente nas extremidades inferiores, com início médio dos sintomas entre 30 e 120 minutos após a picada e dor autolimitada entre 24 e 72 horas[9,10].

Apresentação clínica

Os principais sinais e sintomas associados à picada de *Latrodectus* estão especificados na Tabela 5.

As manifestações clínicas do latrodectismo se dividem em três fases: fase I (exacerbação): desde a primeira hora até 48 horas e na qual há três graus de intoxicação (Tabela 6); fase II (dissipação): entre 48 e 72 horas após a exposição, caracteriza-se pela redução dos sinais e sintomas; fase III (residual): em semanas a meses, manifestando espasmos musculares, parestesias na face, extremidades e ansiedade. Existe uma entidade que consiste em fácies álgica, rigidez facial e blefaroconjuntivite chamada fácies latrodectísmica.

Avaliação diagnóstica

Essencialmente, o diagnóstico é clínico, suportado por uma adequada história clínica, tendo em conta a tríade áurea do diagnóstico toxicológico (agente, ambiente e doente). A maioria apresenta história recente de atividade de risco (< 8 horas), como jardinagem, limpeza de armazéns e excursões, para citar alguns. Tanto a identificação direta quanto a indireta do es-

TABELA 5 Frequência de sinais e sintomas no latrodectismo

Sinais	Sintomas
Diaforese: 70%	Dor muscular generalizada: 80%
Rigidez abdominal: 70%	Dor em queimação no local da picada: 68%
Taquicardia: 60%	Dor abdominal: 66%
Fraqueza muscular: 46%	Cefaleia: 20%
Agitação: 33%	Náuseas e vômitos: 17%
Hipertonia: 20%	Fasciculações: 13%

TABELA 6 Graus de envenenamento por picada de *Latrodectus* sp. na fase I

Grau	Sinais e sintomas
Leve	Dor de intensidade variável no local da picada ou localizada nos membros inferiores, região lombar ou abdominal, diaforese, salivação, náuseas, vômitos, astenia, adinamia, tontura e hiper-reflexia.
Moderado	Dispneia, epífora, cefaleia, aperto no peito, priapismo, rigidez, espasmo e contraturas musculares.
Grave	Midríase ou miose, trismo, confusão, delírio ou alucinações, convulsões, retenção urinária, broncoconstrição, edema pulmonar, arritmias cardíacas, colapso cardiovascular e rigidez muscular generalizada.

pécime correlacionada com as manifestações clínicas são favoráveis.

Não há exames específicos que possam confirmar o latrodectismo. Exames laboratoriais gerais podem acusar discreta leucocitose ou linfopenia, eosinopenia e anemia hemolítica, hiperglicemia, desequilíbrio hidroeletrolítico (sódio e potássio) e rabdomiólise. Albuminúria, hematúria, leucocitúria e cilindrúria são ocasionalmente encontradas, especialmente em casos graves.

O eletrocardiograma deve ser acompanhado em caso de acometimento cardíaco. Os achados podem ser variáveis, como disritmias cardíacas, diminuição da amplitude do QRS, inversão da onda T, alteração do segmento ST e prolongamento do intervalo QT. Essas alterações podem persistir até 10 dias após a picada.

Diagnóstico diferencial

Os principais diagnósticos diferenciais levando-se em consideração os sinais e sintomas seriam escorpionismo, envenenamentos por organofosforados e por estricnina, hipocalcemia de outra etiologia, tétano, síndrome de abstinência alcoólica e pré-eclâmpsia. No Brasil, como o acidente é muito raro, o latrodectismo seria um diagnóstico de exclusão, sempre associado a uma história clínica compatível.

Manejo

Suporte básico de vida ou ABCDE avançado sempre será a primeira e mais importante linha de tratamento.

No México, o tratamento de escolha é o antiveneno específico. Todos os antivenenos de terceira geração são derivados equinos utilizando a metodologia de anticorpos monoclonais, derivando os fragmentos F(ab')2 de imunoglobulinas do tipo IgG. As doses que se mostraram eficazes para manifestações clínicas leves, moderadas e graves são um, dois ou três frascos a serem administrados em 30 minutos, dependendo do grau de intoxicação e do grupo de risco, com reavaliação 30 minutos após a aplicação e, se o quadro clínico persistir, administração da segunda dose de frascos (Figura 6).

Em geral, observa-se que os sintomas diminuem com a aplicação da primeira dose do antiveneno, limitando o uso de sedativos e relaxantes musculares. O relato de reações de hipersensibilidade ao antiveneno é baixo, 1-2% relatado na literatura. Recomenda-se medicação adequada com anti-histamínicos, corticosteroides e, em caso de anafilaxia, adrenalina para depois continuar a infusão, pois é a única terapia eficaz[11-13].

No Brasil não há antiveneno disponível, portanto, as medidas suportivas são a base do tratamento.

- Analgésicos do tipo opioide: seu uso é considerado razoável para reduzir a dor e a ansiedade do paciente.
- Benzodiazepínicos: evidências de eficácia, como medicamentos opiáceos, são escassas, relatando sucessos modestos e anedóticos no controle dos sintomas. O benzodiazepínico mais amplamente utilizado é o diazepam em doses convencionais.

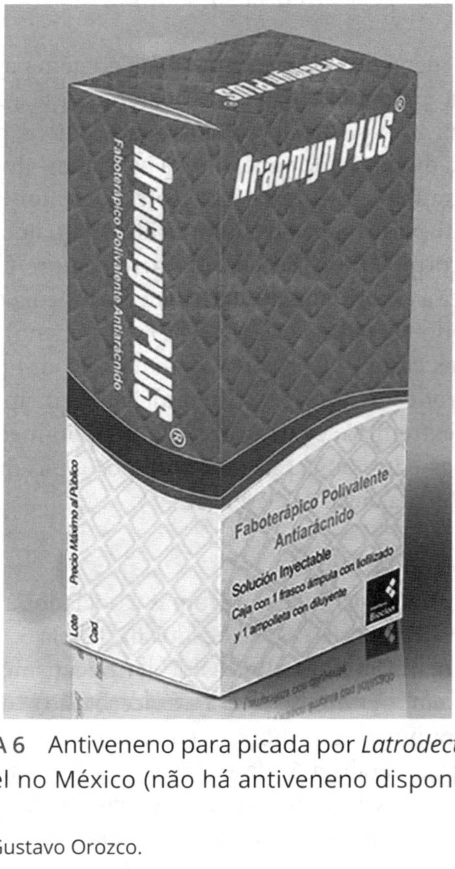

FIGURA 6 Antiveneno para picada por *Latrodectus* disponível no México (não há antiveneno disponível no Brasil).
Fonte: Gustavo Orozco.

- Analgésicos anti-inflamatórios não esteroides: não são úteis nessa entidade, pois a fisiopatologia do latrodectismo é por meio de neurotoxinas, portanto a inibição da cascata inflamatória com anti-inflamatórios esteroides e não esteroides não trará benefícios ao paciente.
- Gluconato de cálcio: já foi considerado o tratamento de primeira linha no latrodectismo como terapia única ou adjuvante de terapia específica. Acreditava-se que o cálcio estabilizava a permeabilidade da membrana, resultando na diminuição da liberação de neurotransmissores nas terminações nervosas, mas agora se sabe que os efeitos do cálcio são contraproducentes porque promovem a toxicidade celular. Portanto, o uso de cálcio não possui fortes evidências e limita-se apenas a resultados em relatos de casos.

Os pacientes com maior risco são crianças menores de 5 anos, adultos com mais de 65 anos, especialmente aqueles com problemas cardiovasculares ou neurológicos, e mulheres grávidas. Em todos esses casos, o monitoramento deve ser mais rigoroso.

Acompanhamento

A maioria das mordidas desaparece sem complicações quando uma intervenção oportuna é realizada. O quadro de latrodectismo pode durar de horas a semanas, e a mortalidade atualmente é incomum, mesmo em crianças que geralmente são mais acometidas por intoxicações. Existem apenas alguns relatos de casos de cardiomiopatia após a resolução da intoxicação.

Gênero *Loxosceles*

Nome popular: aranha-marrom.

Introdução

Loxoscelismo é o nome que se dá aos acidentes causados pelas aranhas do gênero *Loxosceles* (Figura 7). Sua distribuição é ampla, sendo encontrada em diversos países da Europa, Ásia, América Central e América do Sul. No Brasil, são encontradas principalmente no estado de Santa Catarina, responsável por até 90% dos acidentes no nosso país e a maior responsável por acidentes graves e com elevada morbidade. São aranhas de porte pequeno, com o máximo de 5 mm de enver-

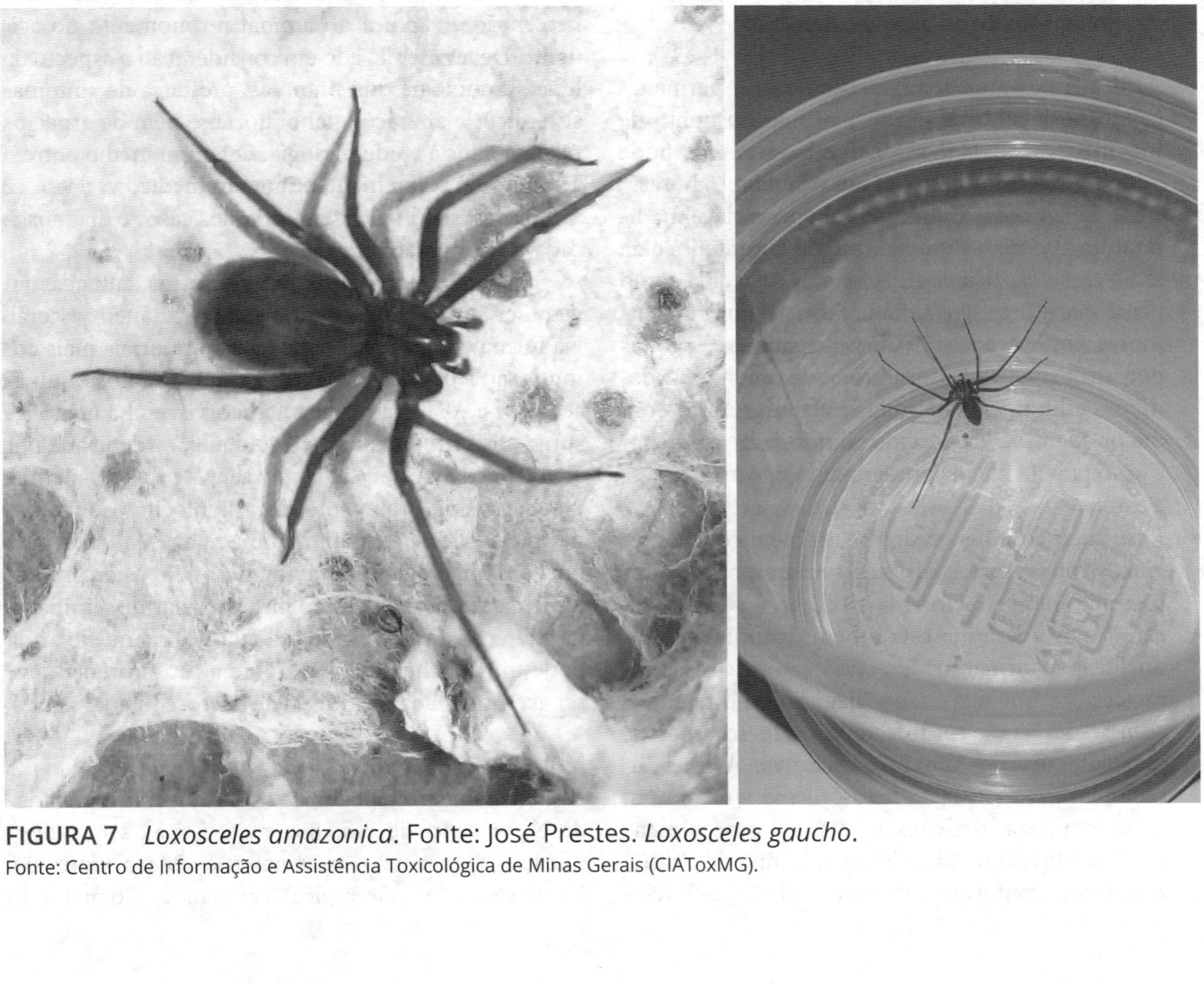

FIGURA 7 *Loxosceles amazonica*. Fonte: José Prestes. *Loxosceles gaucho*. Fonte: Centro de Informação e Assistência Toxicológica de Minas Gerais (CIATo xMG).

gadura. Em sua identificação, é possível perceber com auxílio de lupa os três pares de olhos dispostos em formato de meia-lua, além de um desenho na região do cefalotórax que lembra o contorno de um violino. Elas têm hábito noturno e ficam geralmente dentro das casas escondidas em roupas, sapatos e frestas das camas. É comum os acidentes acontecerem quando a aranha é comprimida contra o corpo durante vestimentas ou durante o ato de calçar sapatos. Por esse motivo, os locais mais atingidos são membros e tronco.

A picada é pouco dolorosa ou muitas vezes imperceptível no momento, o que faz com que os pacientes procurem atendimento de forma tardia geralmente após 8-12 horas da picada, quando começam a ter sintomatologia local[14,15]. O mecanismo de ação do veneno é complexo e não está completamente elucidado até o momento. Leva a um quadro característico de necrose tecidual, marcante no envenenamento por *Loxosceles*. O quadro clínico final seria resultado de interações multifatoriais entre ativação do sistema do complemento, ação de enzimas proteolíticas no local da inoculação, liberação de citocinas e comprometimento na microvasculatura.

Quadro clínico

Cronologia do loxoscelismo cutâneo:

- A picada costuma ser pouco dolorosa, permanecendo no local uma discreta pápula no ponto de inoculação associada a hiperemia local, que pode atingir grandes proporções nas primeiras 6 horas.
- Após 12-24 horas da picada (tempo variável na literatura), começa o surgimento de dor intensa e da lesão característica desse acidente conhecida como placa marmórea. Nela, há áreas de bolhas e equimoses, entremeadas por áreas de palidez e envoltas por um halo eritematoso grande. Pode haver edema e enduramento na região afetada. Áreas com maior quantidade de tecido adiposo e áreas sujeitas à ação gravitacional apresentam lesões mais graves e extensas.
- *Rash* cutâneo difuso e sintomas sistêmicos inespecíficos como febre, mal-estar, mialgia podem estar presentes nas primeiras 48 horas.
- Em 7 dias a lesão já estará bem delimitada, dando lugar à formação de capa necrótica seca, característica que auxilia no diagnóstico diferencial com lesões cutâneas infectadas, que se apresentam com necrose úmida e secretiva. A infecção secundária associada ao loxoscelismo é incomum. Grandes úlceras podem ser vistas em procedimentos de desbridamento da lesão. O tempo de cicatrização varia conforme a extensão da lesão, sem relação com persistência do veneno. Grandes cirurgias reparadoras com enxertia podem ser necessárias, levando a elevada morbidade nesses pacientes.

Na maioria dos casos (87-99%) o quadro será apenas cutâneo. O loxoscelismo cutâneo-hemolítico ou cutâneo visceral é extremamente raro e leva ao desenvolvimento de hemólise, insuficiência renal de coagulação intravascular disseminada.

A hemólise é identificada geralmente nas primeiras 24 horas, quando começam a aparecer os sinais e sintomas (icterícia, hemoglobinúria). A evolução do quadro leva a insuficiência renal por deposição de hemoglobina nos túbulos renais, e alguns pacientes apresentam quadro inflamatório intenso evoluindo para coagulação vascular disseminada.

Alguns fatores têm sido estudados como possíveis determinantes no surgimento de hemólise, como a quantidade de veneno inoculada, a espécie responsável pelo acidente, o local da picada, entre outros. Fatores relacionados ao paciente, como deficiência de G6PD, também podem ser decisivos.

Avaliação diagnóstica

O diagnóstico pode ser comprometido pela difícil percepção e captura do animal no momento do acidente. Deverá ser levado em consideração o aspecto da lesão, cronologia dos sintomas, presença de sintomas sistêmicos e alterações laboratoriais, além de aspectos relacionados à epidemiologia. O tempo médio entre o acidente e o primeiro atendimento médico varia de 12 a 48 horas, sendo que a maioria dos casos é diagnosticada tardiamente.

Pacientes que apresentem a forma cutânea devem ser investigados para a forma cutâneo-visceral. Na forma cutânea as alterações laboratoriais mais comuns são leucocitose, elevação de creatinofosfoquinase, LDH e AST. Na forma cutâneo-visceral a hemólise surge nos primeiros dias do acidente, evidenciada por alterações laboratoriais como a presença de anemia, plaquetopenia e aumento de reticulócitos. Aumento da fração indireta de bilirrubina, elevação de LDH e queda de haptoglobina também podem estar presentes. No caso de coagulação intravascular disseminada, há alteração das provas de coagulação. Exame de urina pode mostrar hemoglobinúria, e a função renal deve ser acompanhada, pelo risco de necrose tubular aguda.

Manejo

O tratamento específico varia conforme a gravidade. Na presença de lesão inca racterística e sem a identificação do agente, o tratamento é apenas suportivo. Na presença de lesões típicas e com tamanho maior do

TABELA 7 Cronologia da lesão – loxoscelismo cutâneo

Aspecto a partir das primeiras 6 horas do acidente	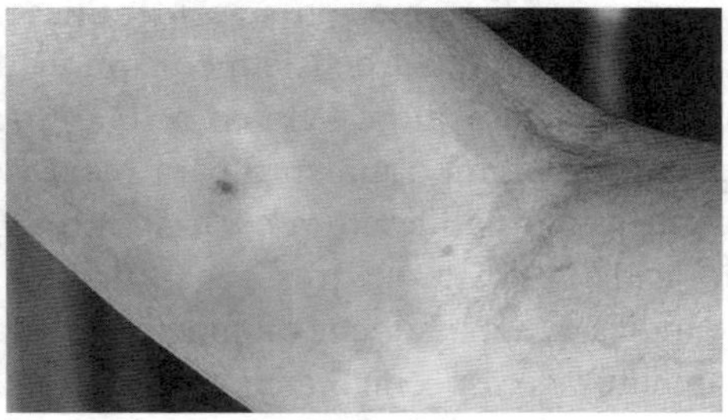 Fonte: ufpr.br
A partir de 12-24 horas, com formação da "placa marmórea"	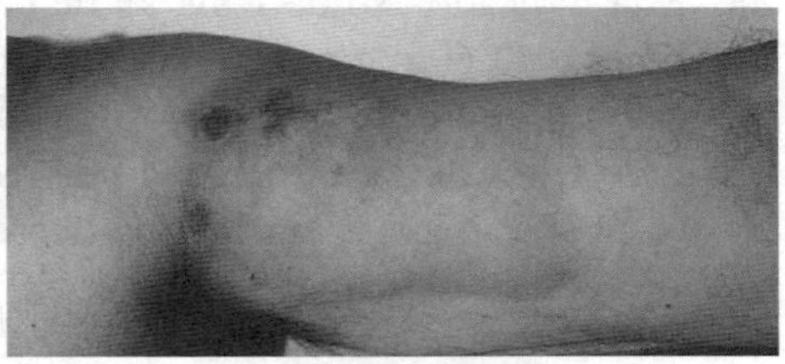 Fonte: Natália Dias. 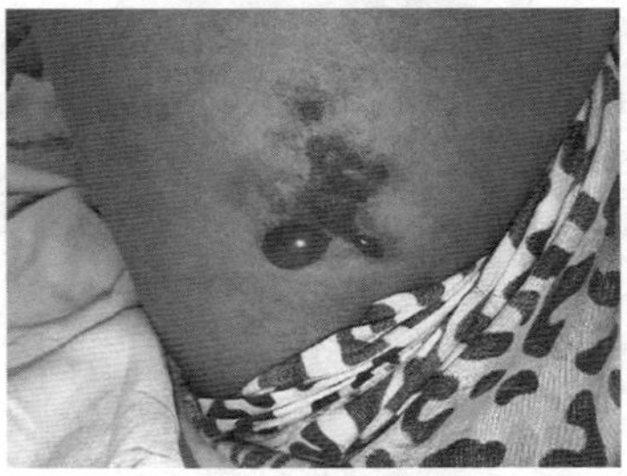 Fonte: Natália Dias.
Após 7-14 dias antes e depois da abordagem cirúrgica	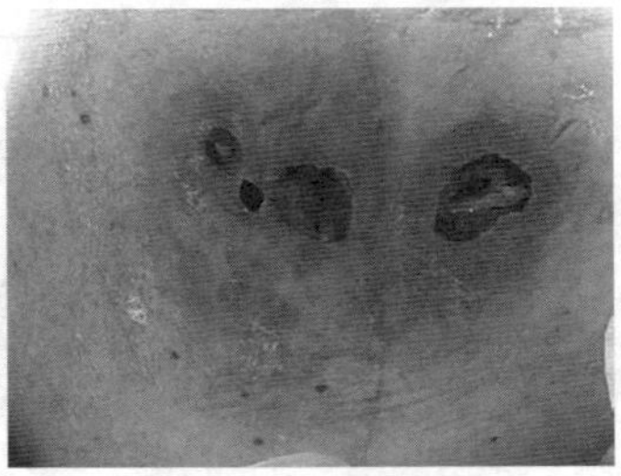 Fonte: Natália Dias. 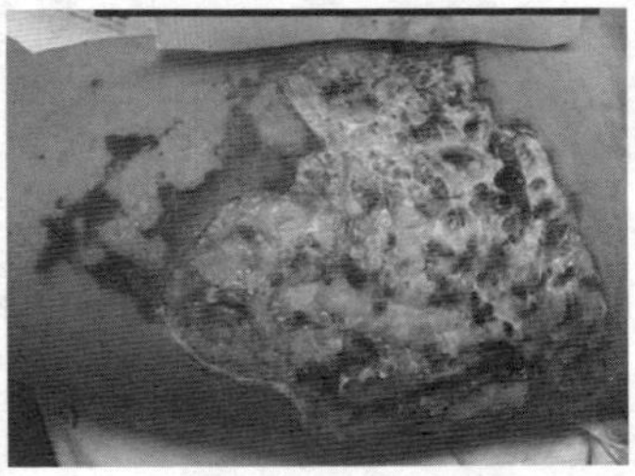 Fonte: Natália Dias.
Lesão após 1 mês de evolução sem tratamento	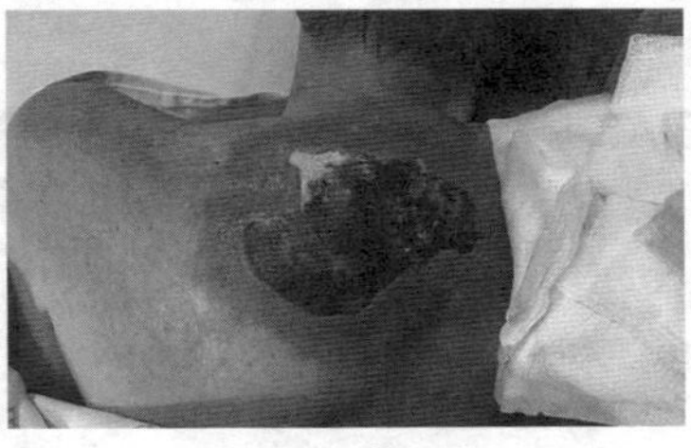 Fonte: Natália Dias.

que 3 cm, está indicado tratamento com cinco ampolas de soro antiaracnídico, mesmo sem identificação do agente. Em casos de quadro sistêmico com evidência de hemólise, o tratamento é feito com 10 ampolas de soro específico. O tempo máximo para realização do soro é controverso na literatura e varia entre 36 e 72 horas do acidente. Para quadros hemolíticos, a soroterapia é indicada em qualquer momento (Tabela 8).

Tratamento não específico com corticoterapia tem sido usado como terapia adjuvante nos quadros de loxoscelismo. Está indicado uso de 1 mg/kg de prednisona em crianças e 40-60 mg/dia em adultos por 5 a 7 dias, em qualquer momento do diagnóstico. Outros estudos têm sido feitos na área, carecendo de resultados para indicação de terapias como antibioticoterapia tópica, sistêmica e uso de câmara hiperbárica. Após delimitação da lesão necrótica, é recomendada avaliação cirúrgica para limpeza e desbridamento local. A gravidade e a extensão da lesão não apresentam relação com o aumento da probabilidade de um quadro sistêmico associado.

Na presença de anemia grave, sinais de má perfusão ou choque associados ao quadro de hemólise, está indicado o manejo hemodinâmico do paciente, otimização da volemia e avaliação da hemotransfusão de concentrado de hemácias. Nesses pacientes, manter hidratação com débito urinário adequado de 1 a 2 mL/kg/h em pacientes com loxoscelismo sistêmico está indicado para a prevenção da lesão renal.

ACOMPANHAMENTO

Pacientes com quadros iniciais leves devem receber alta com prescrição de corticosteroides e ser acompanhados ambulatorialmente para avaliação periódica da lesão. Em pacientes que apresentem loxoscelismo cutâneo moderado a grave, a permanência hospitalar pós-soroterapia antiveneno deve ser de no mínimo 24 horas, a depender da necessidade de cuidados ou intervenções na lesão resultante. Em pacientes com lesão grave com necessidade de abordagem cirúrgica, a alta deve ser individualizada[4-8]. Em pacientes que apresentem a forma cutâneo-visceral do loxoscelismo, a alta está condicionada à melhora clínica das complicações associadas como anemia, hemólise, insuficiência renal e alterações na coagulação.

TABELA 8 Tratamento do acidente com *Loxosceles* (aranha-marrom)

Forma	Classificação	Sintomas	Tratamento
Cutânea	Leve	Lesão incaracterística, indolor, pode haver prurido ou ponto necrótico. Sem alterações clínicas ou laboratoriais.	Tratamento sintomático. Acompanhamento ambulatorial diário por pelo menos 72 horas.
	Moderadaa	Placa marmórea menor que 3 cm de diâmetro, dor leve a moderada.	Prednisona 1 mg/kg/dia por 5-7 dias e acompanhamento ambulatorial diário por pelo menos 72 horas. Sintomáticos.
	Grave	Presença de lesão extensa > 3 cm, picada em face com edema generalizado, picada em região do corpo com grande camada de subcutâneo. Sem sinais de hemólise.	Soro antiaracnídico ou soro antiloxoscélico 5 ampolas EV, prednisona 1 mg/kg/dia por 7 dias. Manter internação por pelo menos 24 horas pós-soro.
Cutâneo-visceral		Presença ou não de lesão local característica significativa. Presença de hemólise associada ou não a alteração de função renal e provas de coagulação.	SAA ou SALox: 10 ampolas EV. Prednisona 1 mg/kg/dia por 7 a 10 dias. Tratamento suportivo de acordo com os sintomas apresentados.

Fonte: modificado de Brasil, Ministério da Saúde, 2001.

REFERÊNCIAS

1. Brasil. Ministério da Saúde. Fundação Nacional de Saúde. Manual de diagnóstico e tratamento de acidentes por animais peçonhentos. Brasília: MS/FUNASA; 2001.
2. Brasil. Secretaria de Vigilância em Saúde. Boletim Epidemiológico Especial Set. 2019 - Vigilância em saúde no Brasil 2003-2019 Acidentes por Animais Peçonhentos. Bol Epidemiol. 2019;50(n.esp.):1-154.
3. Brasil. Secretaria de Vigilância em Saúde. Panorama dos acidentes causados por aranhas no Brasil, de 2017 a 2021. Bol Epidemiol. 2022.
4. Cardoso JLC, França FOS, Wen FH, Malaque CMS, Haddad V. Animais peçonhentos no Brasil: biologia, clínica e terapêutica dos acidentes. 2. ed. São Paulo: Sarvier; 2009. 540p.

5. Andrade Filho A, Campolina D, Dias MB. Toxicologia na prática clínica. Folium: Belo Horizonte; 2013, 675p.
6. Martins JG, de Castro Figueiredo Bordon K, Moreno-González JA, de Almeida BRR, Pardal PPO, Lira AFA, et al. On the noxious black Amazonian scorpion, Tityus obscurus (Scorpiones, Buthidae): Taxonomic notes, biology, medical importance and envenoming treatment. Toxicon. 2023;228:107125.
7. da Silva PH, da Silveira RB, Appel MH, Mangili OC, Gremski W, Veiga SS. Brown spiders and loxoscelism. Toxicon. 2004;44(7):693-709.
8. Cupo P. Clinical update on scorpion envenoming. Rev Soc Bras Med Trop. 2015;48(6):642-9.
9. Guerra-Duarte C, Saavedra-Langer R, Matavel A, Oliveira-Mendes BBR, Chavez-Olortegui C, Paiva ALB. Scorpion envenomation in Brazil: Current scenario and perspectives for containing an increasing health problem. PLoS Negl Trop Dis. 2023;17(2):e0011069.
10. México. Secretaría de Salud. Diagnóstico y tratamiento de mordeduras por arañas venenosas. México: Secretaría de Salud; 2011.
11. Henkel AW, Sankaranarayanan S. Mechanisms of α-latrotoxin action. Cell Tissue Res. 1999;296(2):229-33.
12. Isbister GK, Fan HW. Spider bite. Lancet. 2011;378:2039-47.
13. Sotelo CN, Gómez RN. Manifestaciones de neurotoxicidad en el envenenamiento por mordedura de araña "viuda negra" en edades pediátricas. Neurología. 2015.
14. Sotelo CN, Hurtado VJG, Gómez RN. Envenenamiento en niños por mordedura de araña "Latrodectus mactans" (viuda negra). Características clínicas y tratamiento. Gac Méd Méx. 2006;142(2):103-8.
15. Offerman SR, Daubert P, Clark R. The tretament of black widow spider envenomation with antivenin Latrodectus mactans: a case series. Perm J. 2011;15(3):76-81.

4

Queimaduras químicas

Armando Pinto Monteiro Neto
Kelly Danielle de Araújo
Patricia Drumond

PONTOS PRINCIPAIS

- Queimaduras são lesões provocadas pelo contato direto com alguma fonte de calor ou frio: produtos químicos, corrente elétrica, radiação, ou mesmo alguns animais e plantas (como larvas, água-viva, urtiga e outros).
- Apesar de as queimaduras químicas serem menos comuns quando comparadas às outras causas de queimaduras, podem ser responsáveis por evoluções graves, como perda de visão, falência de órgãos e sistemas por absorção de produto químico e até óbito.
- O ambiente industrial e o doméstico são os principais locais de incidência da maioria das queimaduras.
- Queimaduras oculares: aproximadamente 70% estão relacionadas ao trabalho, sendo que 65% destas são provocadas por bases e apenas 25% por lesões térmicas.
- Os sistemas numéricos de identificação de substâncias e produtos são fonte de consulta importante nos casos de acidente com corrosivos. Os mais usados são CAS, UN e FISPQ.
- As substâncias de ocorrência mais frequente no nosso meio são os saneantes e produtos cosméticos. Muitos produtos são clandestinos e sem informações sobre a composição.
- Os agentes químicos são classificados de acordo com a reação desencadeada em contato com tecido vivo: ácidos, bases, oxidantes, fósforo branco e fotossensibilizantes.
- As queimaduras químicas cicatrizam lentamente e costumam requerer um período de hospitalização 30% mais longo do que uma queimadura térmica de área de superfície corporal e profundidade comparáveis.
- A descontaminação cutânea com água corrente em abundância é a principal medida na maioria dos casos.
- O uso de antídoto específico está indicado em queimaduras por ácido fluorídrico ou oxálico e em queimaduras por substâncias metemoglobinizantes. Nesses casos, o uso de compressas de gluconato de cálcio para os primeiros e azul de metileno nas substâncias que causam metemoglobinemia são os tratamentos de escolha.

INTRODUÇÃO

Queimaduras são lesões provocadas por um agente externo em decorrência de traumas térmico, elétrico, químico ou radioativo. Ocorrem por meio do contato direto com alguma fonte de calor ou frio, produtos químicos, corrente elétrica, radiação ou mesmo plantas, levando à destruição parcial ou total da pele. Nos casos das queimaduras por agentes químicos, a via de contato pode se dar não somente através da pele e mucosas, mas também pelos olhos, trato gastrointestinal e trato respiratório, com possíveis repercussões sistêmicas.

Apesar de as queimaduras químicas serem menos frequentes quando comparadas às outras causas de queimaduras, elas podem ser responsáveis por evoluções graves, complicações importantes em órgãos por absorção de produto químico, alterações sistêmicas, sequelas como perda de visão e cicatrizes com grande hipertrofia, cujos tratamentos são longos e de custos elevados.

Nos Estados Unidos são relatados cerca de 25.000 a 35.000 incidentes/ano, afetando principalmente a população jovem e economicamente ativa, com grande impacto social[1]. No Brasil, estima-se que as queimaduras de origem química correspondam a 2% dos pacientes admitidos nos Centros de Tratamentos de Queimados (CTQ), com a possibilidade de que o número real seja muito maior do que o registrado decorrente da subnotificação dos casos atendidos em unidades de emergência e não tratados em CTQ[2]. Quando se trata de queimaduras oculares, aproximadamente 70% estão relacionadas ao trabalho, sendo que 65% destas são provocadas por bases e apenas 25% por lesões térmicas[1-3].

Cerca de 25 mil produtos de uso doméstico, industrial, agrícola, e várias plantas podem causar algum tipo de lesão cutânea no homem, e muitos desses ainda geram intoxicação por meio da absorção pela pele, inalação de vapores ou ingestão. Ressalta-se a importância da identificação do agente para condução adequada do caso, conhecendo seus riscos químicos. Em contrapartida, o desconhecimento da substância não deve impedir o correto tratamento. Os sistemas numéricos de identificação de substâncias e produtos são fonte de consulta importante nos casos de acidente com corrosivos. Os mais usados são CAS, UN e FISPQ:

- Número de identificação de uma substância CAS: número com um registro único no banco de dados do Chemical Abstracts Service de todos os produtos químicos descritos na literatura.
- Número UN: sistema da Organização das Nações Unidas (ONU): usado para transporte de substâncias perigosas – inflamáveis, explosivas, tóxicas.
- FISPQ: fichas de informação de segurança de produtos químicos muito utilizadas como fonte de informação. De fácil acesso por meio de sites de busca na internet, utilizando-se o nome do produto e a sigla FISPQ ou "ficha técnica".

As substâncias de ocorrência mais frequente no nosso meio são os saneantes e produtos cosméticos. No Brasil, existe uma grande disponibilidade de produtos clandestinos, produtos de fabricação caseira, utilização de garrafas pet para armazenamento incorreto de produtos, mistura indevida de saneantes, muitas vezes ácidos misturados a bases. Esses fatores dificultam a identificação da substância. Uma estratégia simples e útil é usar uma fita de pH para definir pelo menos o pH dessas substâncias. Na Figura 1 é possível observar o uso de uma fita reagente para análise de pH.

Os cáusticos de maior ocorrência em queimaduras químicas no Brasil são: hipoclorito de sódio, hidróxido de sódio, ácido clorídrico, ácido fluorídrico, ácido oxálico, amônia, peróxido de hidrogênio, cimento, cal, acetona e ácido sulfúrico. Infelizmente as crianças se acidentam muito até hoje com ingestão de hidróxido de sódio (soda cáustica), produto ainda usado para fazer sabão caseiro.

APRESENTAÇÃO CLÍNICA

As queimaduras químicas cicatrizam lentamente e costumam requerer um período de hospitalização 30% mais longo do que uma queimadura térmica de área

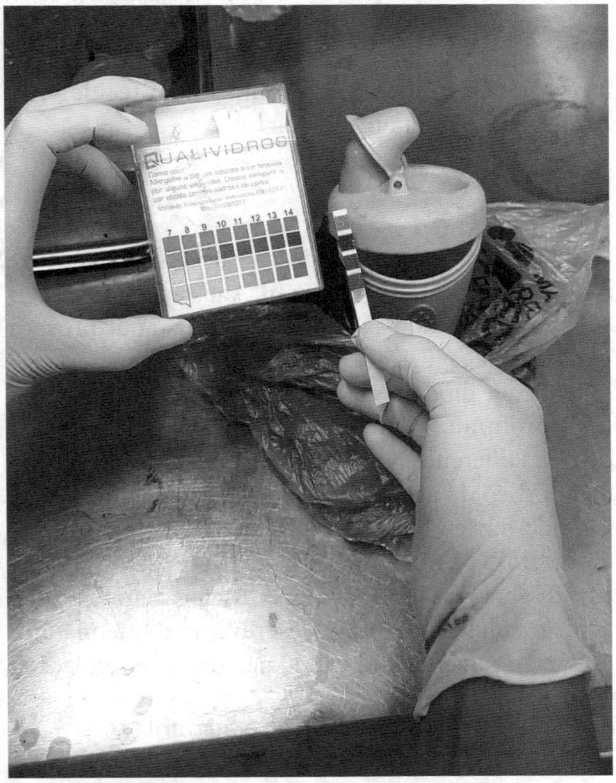

FIGURA 1 Uso de fita de pHmetria para estimar pH de substância desconhecida.
Fonte: Centro de Informação e Assistência Toxicológica de Minas Gerais (CIAToxMG).

de superfície corporal e profundidade comparáveis, causando alto impacto no sistema de saúde e na vida das vítimas.

Os acidentes durante a manipulação de produtos corrosivos são a principal causa de queimaduras químicas, atingindo predominantemente membros superiores e alcançando face e membros inferiores devido a respingos de substâncias. Na queimadura química a ação perdura enquanto o agente não for removido e ainda pode apresentar alterações sistêmicas.

O contato com substâncias corrosivas pode ocorrer através das seguintes vias:

- Respiratória: por meio de inalação de poeiras (sólidos), névoas (líquidos) ou fumos (vapores).
- Pele.
- Ocular (conteúdo associado à ingestão de substâncias cáusticas será discutido em separado).
- Ingestão (conteúdo associado à ingestão de substâncias cáusticas será discutido em separado).

A fisiopatologia da lesão por queimadura química pode ter duas repercussões principais: lesão por ação local direta ou toxicidade sistêmica em decorrência da absorção da substância, levando a diversas manifestações clínicas, entre elas: distúrbios hidroeletrolíticos (DHE), metemoglobinemia, hemólise etc.

Os agentes químicos são classificados de acordo com a reação desencadeada em contato com tecido vivo, conforme apresentado a seguir.

Ácidos

Em contato com o tecido ocorre dissociação entre o íon de hidrogênio e o ânion da substância (p. ex., H^+ + Cl^-) desidratando as células e tecidos, o que provoca necrose de coagulação. Forma-se então uma crosta resistente que dificulta a penetração do ácido em tecidos mais profundos. Diferentes ácidos levam a necroses de cores diferentes, característica que pode auxiliar no diagnóstico do agente, quando este for desconhecido. O ácido nítrico forma escaras amareladas e o sulfúrico escaras escuras (amarronzadas ou pretas). Ácido clorídrico e fenol formam escaras mais claras, branco acinzentadas. A Figura 2 descreve uma queimadura por ácido sulfúrico induzindo necrose de coagulação.

Principais ácidos associados a acidentes

- Ácido bórico, presente em venenos para controle de pragas; ácido muriático, presente em produtos para limpeza de banheiro; ácido oxálico, presente em soluções desinfetantes e águas sanitárias; ácido sulfúrico, presente em baterias de automóveis e produtos para limpeza de drenos e calhas.

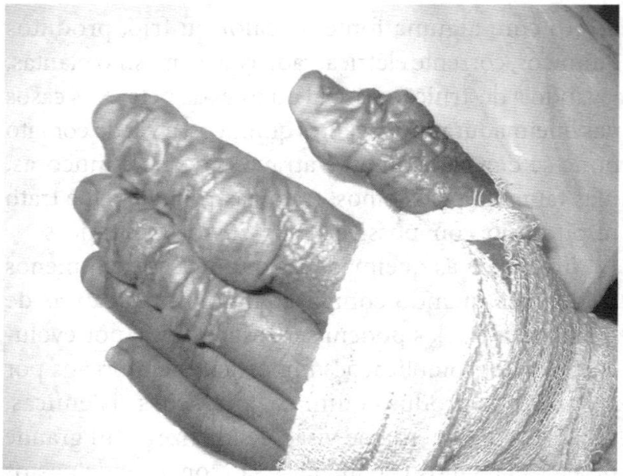

FIGURA 2 Queimadura por ácido sulfúrico.
Fonte: Armando Monteiro.

Bases

Em contato com o tecido ocorre dissociação entre o ânion de hidróxido e o cátion da substância (p. ex., Na + OH^-) e consequente desnaturação das proteínas produzindo uma necrose de liquefação. Diferentemente da necrose produzida por coagulação, não se forma uma crosta, podendo ocorrer penetração da substância em tecidos profundos, por isso as bases normalmente causam queimaduras químicas mais profundas e mais graves, especialmente quando mucosas são expostas. Entretanto, as bases não são significativamente absorvidas ou distribuídas pela circulação.

Principais bases associadas a acidentes

- Hidróxido de amônio e hipoclorito de sódio, geralmente utilizados como produtos de limpeza; outros produtos de uso domiciliar, como detergentes e amaciantes de roupas também são bases, porém em baixas concentrações têm pouco risco de lesões importantes.

Oxidantes

Em contato com o tecido reagem oxidando indiscriminadamente as estruturas celulares, por meio da remoção de elétrons de outro reagente com rápida destruição do tecido. São reações exotérmicas que podem causar queimaduras térmicas concomitantemente, podendo também desencadear hemólise e metemoglobinemia pela oxidação direta da molécula.

Fósforo branco

Material pirofórico que entra em ignição espontaneamente em contato com ar, produzindo queimaduras químicas e térmicas. É absorvido sistemicamente, sendo cardiotóxico, nefrotóxico e hepatotóxico. Desencadeia também hipocalcemia, prolongando intervalo QT ao ECG, podendo degenerar em Torsade de Pointes, além de provocar redução do débito cardíaco devido a efeito inotrópico negativo. O tema será abordado mais detalhadamente no Capítulo "Toxinas inalatórias" (Figura 2).

Agentes fotossensibilizantes

Trata-se de uma queimadura por fotossensibilização por ação de agentes como psoralenos e furocumarínicos, presentes em algumas plantas, que em contato com a pele ou por via digestiva interagem com a luz solar, podendo levar a queimaduras graves (fitofotodermatose). Inicialmente aparecem edema, eritema e dor, podendo evoluir com vesículas de acordo com a profundidade da queimadura. As lesões mais superficiais evoluem para manchas escuras e lenta recuperação da pele. A fisiopatologia não está bem definida, mas são conhecidas centenas de plantas capazes de produzir fitofotodermatose. No Brasil as principais são figo (*Ficus carica*), limão, laranja, mexerica, cidra (citrus sp.), caju (*Anacardium occidental*), camará (*Lantana camara*), manga (*Magnifera* sp.) e mama-cadela (*Brosimum gaudichaudii*).

A causa mais frequente desse acidente é a manipulação de frutas cítricas e exposição concomitante ou posterior ao sol. Entretanto, a lesão pode demorar horas para aparecer e isso dificulta o diagnóstico etiológico. Na década de 1980 ocorreram vários casos graves, inclusive com óbitos por uso indevido de folha de figo e urucum como bronzeador. Nesses acidentes, geralmente ocorre mais de uma lesão e com características diferentes. Observa-se com maior frequência três tipos de lesões:

- Lesões salpicadas: áreas de contato direto por respingo à distância; por exemplo, quando se espreme limão e aparecem várias lesões pequenas e arredondadas no tronco ou membros do paciente.
- Lesões escorridas: áreas de contato direto com grande quantidade da substância e durante longo período; tendem a ser mais graves que as outras lesões e geralmente ocorrem entre os dedos da mão quando se manipula a planta, muito comuns com limão.
- Lesões em tatuagem: áreas de contato indireto, principalmente com a mão suja do paciente; ocorrem mais em tronco e membros inferiores e geralmente têm tatuado o desenho dos dedos ou mão.

Os fatores responsáveis pelo grau de destruição da pele após o contato com o agente químico estão resumidos na Tabela 1. Enfatizando: como a gravidade da lesão depende de fatores como a concentração do agente e o tempo de exposição, cabe ao médico emergencista realizar abordagem rápida e efetiva para reduzir os danos.

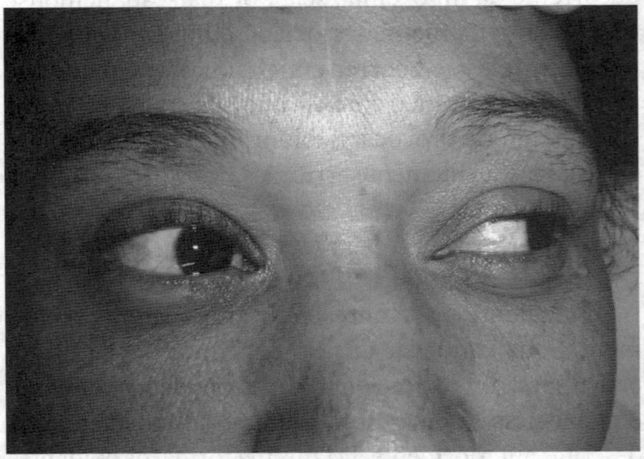

FIGURA 3 Icterícia: paciente vítima de queimadura por fósforo branco (terceira fase de evolução, com insuficiência hepática grave).
Fonte: Armando Monteiro.

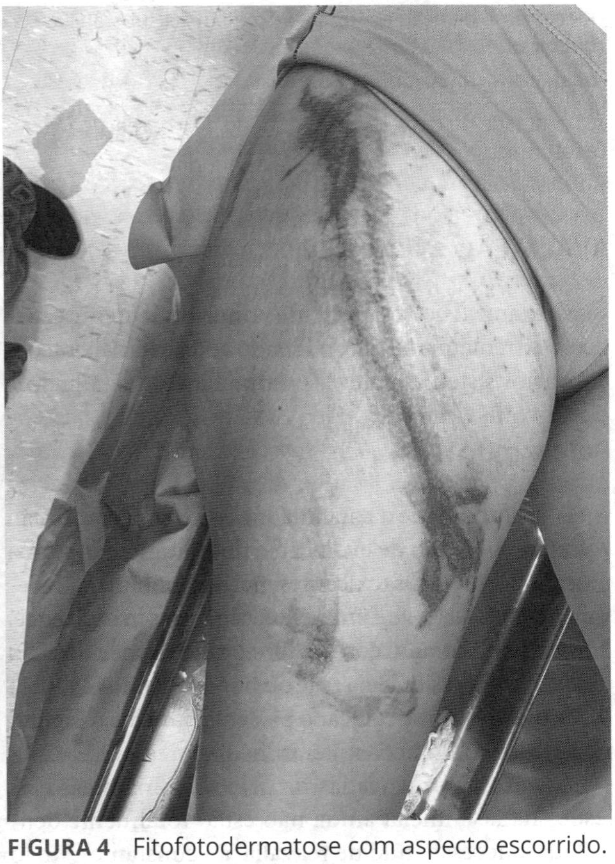

FIGURA 4 Fitofotodermatose com aspecto escorrido.
Fonte: Patrícia Drummond.

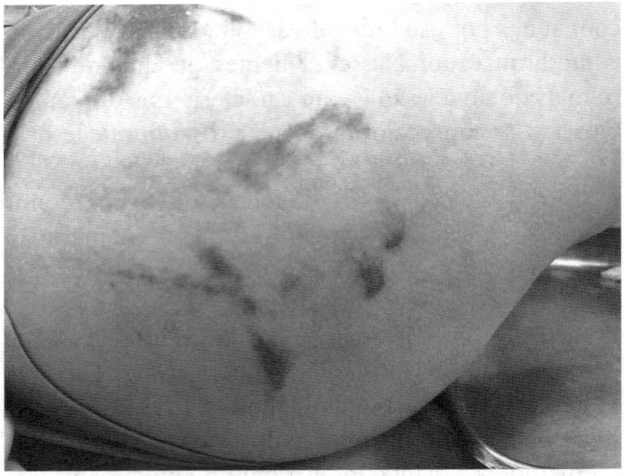

FIGURA 5 Fitofotodermatose com aspecto salpicado.
Fonte: Patrícia Drummond.

TABELA 1 Fatores responsáveis pelo grau de destruição da pele

Concentração do agente químico
Quantidade da substância envolvida na exposição
Via de contato
Duração do contato com os tecidos
Forma de apresentação do agente toxicante
Grau de penetração do agente nos tecidos
Mecanismo de ação e interação com outras substâncias químicas
Reatividade do produto
Quantidade de calor liberado quando ocorre reação exotérmica

AVALIAÇÃO INICIAL

O exame físico do paciente vítima de acidente cáustico é extremamente rico, podendo apresentar alterações em vários sistemas e deve ser minucioso e detalhado:

Pele e mucosas

A profundidade da queimadura é de difícil avaliação com pouco tempo de evolução e pode aumentar com o passar do tempo. Os toxicantes metemoglobinizantes levam à cianose da pele e uma coloração marrom do sangue. Nos casos de contato com fósforo branco, a visualização da substância residual na pele ou nos ferimentos é difícil, o que melhora ao se colocar o paciente num local escuro, pois o fósforo branco emite brilho fosforescente.

As reações provocadas na pele são dinâmicas e as lesões na fase inicial ainda não estão totalmente delimitadas, necessitando de reavaliação constante. A não identificação da destruição tecidual progressiva pode levar a reposição hidroeletrolítica ineficiente. Deve-se acompanhar não apenas a evolução da lesão, mas também o débito urinário, recalculando as necessidades para reposição volêmica sempre que houver alteração da superfície corporal queimada. As lesões causadas pelos ácidos costumam progredir até 48 a 72 horas após o acidente, quando então melhora a queixa de dor pelo paciente[6-9].

A necrose de coagulação gera um tecido que funciona como barreira após determinado período. Quando a substância acomete os olhos, principalmente em se tratando de bases, pode ocorrer edema palpebral e blefaroespasmo. Esse tipo de acidente geralmente é acompanhado de dor intensa, podendo levar à perda da visão. Na fase aguda ocorrem alterações inespecíficas, como quemose, desepitelização de córnea.

Trato gastrointestinal

O tema será abordado em capítulo específico.

Via aérea

A inalação de substância corrosiva pode provocar irritação e queimadura nas vias aéreas. São sintomas frequentes ardor, tosse, queimação e dispneia, laringoespasmo, broncoespasmo e edema de vias aéreas superiores e inferiores.

Sistema cardiovascular

Pode ocorrer choque hipovolêmico decorrente da perda de fluidos pela pele, intravasculares devido a danos nos vasos sanguíneos ou sequestro para terceiro espaço.

A isquemia miocárdica pode ser uma complicação decorrente da hipoxemia, seja por inalação, hemólise ou metemoglobinemia associada à hipovolemia. Hipocalcemia pode ocorrer em algumas queimaduras, como fósforo branco e ácido fluorídrico, e se não for corrigida pode provocar prolongamento do intervalo QT e consequentemente arritmias.

Sistema nervoso

O paciente pode apresentar alteração do estado mental que vai desde ansiedade, confusão, agitação, convulsões, diminuição do nível de consciência até coma e morte. Isso se deve à hipoxemia e à hipovolemia, já descritas anteriormente. Da mesma forma, os oxidantes podem levar à hipóxia cerebral decorrente da hemólise ou metemoglobinemia. A intoxicação por fósforo branco pode cursar com convulsões e tetania secundárias à hipocalcemia.

Sistema geniturinário

A hipovolemia prolongada, em alguns acidentes cáusticos, pode provocar necrose tubular aguda com acometimento renal importante. A insuficiência renal também está presente em intoxicações por fósforo branco.

ABORDAGEM DIAGNÓSTICA

Pacientes vítimas de queimaduras de maior gravidade, com sinais de toxicidade sistêmica, de maneira geral, devem realizar hemograma completo, perfil metabólico, eletrólitos séricos, testes de função hepática e renal e gasometria arterial, com dosagem concomitante de ácido lático, dentre outros exames[4-6]. O perfil laboratorial acaba sendo mais direcionado pela clínica e pelo acometimento sistêmico e suas repercussões.

Diagnóstico diferencial

Entram no diagnóstico diferencial das queimaduras químicas as lesões causadas por artrópodes, líquidos quentes, processos infecciosos e inflamatórios da pele e reações alérgicas e de fotossensibilidade, bem como a exacerbação de doenças sistêmicas. O diagnóstico diferencial também passa por queimaduras devido ao calor, distúrbios vesiculares, toxicidade por salicilato de metila e necrólise epidérmica tóxica.

A história minuciosa e complementada com exame físico, na maioria dos casos, esclarece a verdadeira etiologia.

MANEJO

O tratamento da intoxicação por produtos químicos corrosivos se baseia na descontaminação, tentativa de diminuir a absorção da substância, administração de antídotos, caso seja indicado, e medidas sintomáticas e de suporte. Para direcionar o tratamento, o ideal é identificar o agente químico sempre que possível, buscando por rótulos, recipientes e informações toxicológicas do agente químico envolvido.

Manejo pré-hospitalar

Em caso de acidentes com múltiplas vítimas, a Central de Regulação deve dimensionar o problema e avaliar os recursos disponíveis. Deve-se acionar o plano de catástrofes e múltiplas vítimas, se necessário, com a participação de instituições afins, como defesa civil, bombeiros, polícia, transporte terrestre e aéreo, bem como de profissionais da área de saúde de maneira geral. O isolamento da área, redução de riscos de contaminação do ambiente e descontaminação inicial dos indivíduos acometidos também fazem parte desta primeira fase.

A abordagem inicial no atendimento de emergência do paciente vítima de queimadura química inicia-se com remoção da vítima da zona de perigo, remoção rápida das roupas e acessórios pessoais impregnados pela substância, seguida de descontaminação, se a condição clínica do paciente permitir. Todas essas ações devem ser realizadas sempre com proteção do socorrista, que deve preferencialmente usar luvas, máscara facial e óculos de proteção. Esse primeiro atendimento à vítima é determinante na evolução da queimadura química. Dependendo do agente, o tipo de EPI deve ser escalonado. A Tabela 2 descreve os níveis de equipamentos de proteção individual (EPI) utilizados durante o atendimento a vítimas de intoxicações por agentes corrosivos.

TABELA 2 Nível de proteção dos equipamentos de proteção individual (EPI)

Nível A	A proteção máxima inclui botas e luvas de encapsulamento e um aparelho respiratório autônomo (SCBA).
Nível B	Traje de proteção contra respingos sem encapsulamento que não é hermético, mas fornece proteção respiratória total e SCBA.
Nível C	*Splash Suit* e respirador completo ou semifacial.
Nível D	Roupa de trabalho, botas, óculos de segurança e luvas; sem proteção respiratória.

Descontaminação

Pode ser realizada em ambiente pré-hospitalar ou à admissão, a depender do local de primeiro atendimento da vítima. A descontaminação dependerá da via envolvida na intoxicação:

Descontaminação respiratória

A primeira medida a ser tomada é afastar o paciente da fonte de exposição. Nunca se deve dar o primeiro atendimento sem essa medida, sob pena de agravamento do quadro do paciente e intoxicação da equipe de socorristas. Em seguida, deve-se ofertar oxigenação adequada, de preferência com oxigênio a 100% como forma de descontaminação do gás inalado que ainda esteja presente no trato respiratório, mesmo que por curto período, até melhor avaliação do paciente.

Nebulização com soro fisiológico promove hidratação das vias respiratórias, atenuando os sintomas. Em caso de suspeita de broncoespasmo (sibilos, diminuição do murmúrio vesicular ou tempo expiratório aumentado) deve-se iniciar manejo com broncodilatador e avaliar a necessidade de corticoide sistêmico mesmo em pacientes sem asma preexistente.

Descontaminação cutânea

Como já descrito antes, a remoção rápida das roupas e acessórios pessoais deve ser realizada o mais precocemente possível e, em seguida, inicia-se irrigação com jato de água de baixa pressão e com temperatura próxima à corporal. Não há consenso sobre o tempo de irrigação, variando de 3 a 15 minutos, dependendo do autor; porém, a irrigação tem como objetivo a retirada completa do tóxico contaminante, mas com cuidado, para evitar hipotermia nos pacientes[4-8].

O método de eleição para a diluição e eliminação do agente é a hidroterapia prolongada, diminuindo a ação higroscópica de algumas substâncias, suprimindo metabólitos ativos, atenuando reações químicas, favorecendo a dissipação do calor gerado e propiciando o retorno ao pH tissular. As bolhas devem ser furadas, pois a substância corrosiva pode estar presente dentro delas e se não forem retiradas continuarão o processo de queimadura e penetração pela pele. A exceção a essa recomendação é o acidente envolvendo gás mostarda, pois essa substância se liga rapidamente aos tecidos e em poucos minutos não se encontra mais dentro das bolhas.

Todavia, nem todas as queimaduras se beneficiam da hidroterapia inicial. Quando o agente é sólido, como nos grânulos de soda cáustica e substâncias elementares, devemos fazer inicialmente a remoção física de todas as partículas possíveis antes da irrigação. Naquelas queimaduras, por exemplo, causadas por metais elementares, em estado sólido, como sódio e potássio, a água em contato com estes elementos gera uma reação exotérmica, podendo acarretar inclusive explosões. Sugere-se, nessa situação, o uso de óleo mineral após a retirada do agente, antes da irrigação local abundante. A água não deve ser utilizada em forma de compressas ou de maneira escassa. Há probabilidade de aumentar o risco de penetração nos tecidos após redução da concentração (a alta concentração forma escaras que, de certo modo, impedem a penetração do agente em tecidos mais profundos). É o caso das lesões com fenol e outros compostos derivados do ácido carbólico.

Descontaminação ocular

A abertura palpebral manual e irrigação contínua com água ou se possível solução fisiológica ou ringer lactato, por pelo menos 20 minutos, são medidas iniciais imprescindíveis e determinantes do desfecho desse tipo de acidente; diversos litros são necessários para garantir a irrigação eficaz do olho, idealmente uma fita de pH deve ser utilizada para garantir que o pH do líquido lacrimal encontra-se normalizado, indicando assim o término da fase inicial de irrigação. Por se tratar de tecido altamente inervado, esse tipo de acidente é muito doloroso, sendo indicada analgesia eficaz o mais rápido possível. A avaliação especializada do oftalmologista no departamento de emergência é imperativa, porém não deve atrasar o início da irrigação ocular. A descontaminação ocular é realizada em decúbito dorsal, com a cabeça lateralizada para o lado acometido nos casos de contato em apenas um olho.

Descontaminação gastrointestinal

Na imensa maioria dos casos não está indicada a descontaminação na ingestão de substâncias cáusticas. As intoxicações com substâncias corrosivas por via gástrica serão abordadas em outro capítulo.

Antídotos

As indicações são raras, sendo as substâncias metemoglobinizantes e os ácidos fluorídrico e oxálico os principais casos em que se utiliza antídoto. O azul de metileno está indicado nos casos em que a concentração de metemoglobina é superior a 30% e/ou se o paciente apresenta sintomas de gravidade. A dose é de 1 a 2 mg/kg/vez, EV, em 5 minutos.

Os ácidos fluorídrico e oxálico, além de alto poder corrosivo, também têm absorção e toxicidade sistêmica, com indicação de antídoto nos casos graves. As complicações sistêmicas são hipocalcemia, hipomagnesemia e em casos mais graves hipercalemia, levando à fibrilação ventricular como mecanismo de morte. Hipocalcemia grave pode interferir na cascata de coagulação, levando à incoagulabilidade do sangue, outro mecanismo de morte desse tipo de exposição. Uma característica é a dor sem correlação clínica com as lesões com pouco tempo de evolução. A dor é precoce e está relacionada a piora clínica rápida e desfecho desfavorável. Na exposição oral e respiratória, queimaduras de face e pescoço são potencialmente fatais, independentemente da concentração do produto, podendo ocorrer morte súbita sem hipocalcemia.

Após a irrigação com água, deve-se aplicar cálcio tópico na área exposta, que pode ser preparado com 3,5 g de gluconato de cálcio em pó em 150 mL de lubrificante a base de água estéril ou 25 mL de gluconato de cálcio a 10% em 75 mL de lubrificante a base de água estéril. Em casos de exposição respiratória está indicada a nebulização com solução de gluconato de cálcio a 5%[5]. Na indisponibilidade do gluconato de cálcio pode-se usar cloreto de cálcio ou carbonato de cálcio em formulações similares. Nos casos de refratariedade com cálcio tópico, pode ser necessária administração de cálcio intradérmico ou intra-arterial.

Terapia de suporte

O tratamento da quase totalidade das queimaduras químicas consiste apenas numa descontaminação efetiva e em medidas sintomáticas e de suporte:

- Admissão em sala de emergência e monitorização contínua para pacientes com queimaduras químicas potencialmente graves ou instáveis hemodinamicamente.
- Acesso venoso periférico com reposição volêmica nos casos indicados.
- Oxigenoterapia ou suporte ventilatório nos casos de inalação, alteração do estado mental ou instabilidade hemodinâmica. Evitar succinilcolina como bloqueador neuromuscular pelo risco de hipercalemia, principalmente em acidentes com ácido fluorídrico e oxálico.
- ECG de urgência e seriado nos casos de cardiotoxicidade e tratamento das alterações.
- Nos casos de arritmia por ácido fluorídrico ou oxálico está indicado o uso da amiodarona.
- Avaliar e tratar distúrbios hidroeletrolíticos.
- Analgesia adequada e, caso necessário, bloqueio anestésico.
- Hemotransfusão nos casos de hemólise maciça sintomática nas intoxicações por oxidante.
- Hemodiálise em casos de IRA.

A forma sistematizada de atendimento do paciente vítima de queimadura química está descrita na Tabela 3.

TABELA 3 Sistematização do atendimento à vítima de queimadura química

A: Via aérea (*airway*)	Observar disfonia, afonia, estridor ou sinais de obstrução de vias aéreas superiores
	Avaliar intubação orotraqueal precocemente
	Avaliar indicação de antídotos (gluconato de cálcio em intoxicações por ácido fluorídrico e oxálico)
B: respiração (*breathing*)	B: respiração (*breathing*)
	Avaliar padrão respiratório e saturação
	Atentar para o risco de edema pulmonar não cardiogênico
	Ventilação e oxigenação adequada
C: circulação (*circulation*)	Avaliar hipotensão, taquicardia ou bradicardia
	Admissão em sala de emergência com monitorização contínua
	Reposição volêmica adequada
	Atentar para alterações de condução cardíaca (p. ex., no caso de fósforo branco, que pode acarretar prolongamento do intervalo QT)
D: Disfunção neurológica (*disability*)	Avaliar convulsões, alteração do estado mental, espasmos, tetania
	Na intoxicação por fósforo branco pode ser necessária administração de cálcio intravascular
E: Exposição (*exposition*)	Retirar vestimentas e pertences
	Irrigação com água em temperatura próxima à corporal
	Furar as bolhas, pois o fluido normalmente contém substância corrosiva

ACOMPANHAMENTO

A necessidade de internação hospitalar varia conforme o tóxico, o tempo e a concentração aos quais o paciente foi exposto, além das manifestações clínicas e de potenciais comorbidades presentes.

O tempo de internação do paciente depende da gravidade da queimadura, repercussão sistêmica e complicações tanto das queimaduras quanto da intoxicação, caso a substância tenha toxicidade sistêmica. Na impossibilidade de identificação do corrosivo, evitar altas precoces e se certificar de que a lesão não evoluiu mais. Pacientes que apresentaram gravidade só devem ser liberados após melhora completa do quadro.

ADENDO – PARTICULARIDADES DE ALGUMAS SUBSTÂNCIAS

Fenol e derivados

O fenol é um sólido incolor ou branco, com odor adocicado; porém, mas comercializado na forma líquida é utilizado na produção de uma série de produtos, muitos deles bastante comuns, como desodorantes, desinfetantes, inseticidas, fungicidas, solventes e tintura. Também é empregado na produção de explosivos, plástico, nylon e epóxi. Outra aplicabilidade do fenol e seus compostos é na área médica, sendo o precursor de uma série de produtos germicidas. Pode ser usado em procedimentos estéticos, ("*peeling*" e demais técnicas abrasivas) em baixa concentração. A Figura 6 descreve uma queimadura por uso de fenol durante procedimento estético.

A lesão cutânea é praticamente indolor e tem coloração branca ou marrom. Todavia, apesar dos sintomas locais leves, a destruição tissular é rápida e progressiva, caso o tratamento não seja instituído imediatamente ou feito de maneira inadequada.

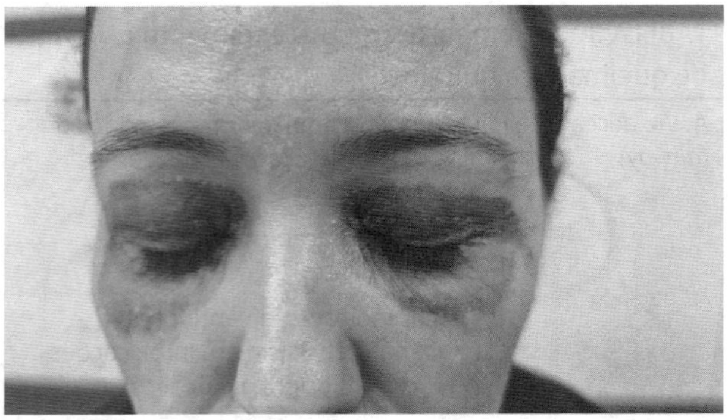

FIGURA 6 Queimadura por fenol em tratamento estético.
Fonte: Armando Monteiro.

A toxicidade sistêmica pode ser fatal, passando por sintomas gerais inespecíficos (náusea, vômito, diarreia, sudorese, hipotermia) e culminando com distúrbios graves em face, hipo ou hiper-excitação do sistema nervoso central, acidose metabólica, hemólise e metemoglobinemia, bem como hipotensão e choque. Acometimentos cardíaco, hepático e renal podem fazer parte do quadro e geralmente a ação é direta no sistema de condução e pequenos vasos.

Esta é uma das queimaduras nas quais devemos evitar uma irrigação inicial com água, caso esta não possa ser feita em abundância. A explicação é que o fenol e seus compostos, em alta concentração, gera imediatamente uma escara necrótica, que dificulta a penetração da substância em camadas mais profundas, fazendo que a queimadura seja autolimitada. Quando diluímos a solução com água, não ocorre a formação de escara e, assim, o fenol ainda presente (se a irrigação não for constante e abundante) causa maiores danos aos tecidos acometidos. Caso haja então, por algum motivo (recursos, local, tempo) a dificuldade em se utilizar água em abundância e de maneira contínua a solução mais indicada é o polietilenoglicol (PEG) não diluído e, na sua ausência, o óleo vegetal (alta solubilidade em lipídios). Após este período inicial, podemos seguir com o tratamento habitual de irrigação com água corrente ou soluções isotônicas, sempre em grandes quantidades.

Deve também ser feita a extração de todos os pelos acometidos, inclusive barba e bigode, já que o fenol adere a estas estruturas, agravando as lesões em profundidade, através do folículo.

Ácido cresílico (cresol) – "creolina"

O cresol é constituinte de alguns herbicidas, desodorizantes, desinfetantes e presente em borrachas, plásticos e corantes. Muito utilizado para limpeza de presídios, pocilgas e currais, conhecido popularmente como creolina.

É um agente metemoglobinizante altamente tóxico e pode levar, em intoxicações, à hemólise maciça, com todas as consequências sistêmicas deste processo. Como tem odor forte e característico, é de fácil identificação. Apesar de os acidentes mais graves serem por ingestão do produto, há absorção cutânea, ocular e respiratória; e em caso de contato com a pele deve-se lavar abundantemente o local com água corrente.

Tem ação estimulante sobre o sistema nervoso central, provocando cefaleia, arritmias cardíacas, paralisia, tremor, hipertermia, crises convulsivas e coma. Tem efeito multissistêmico, causando insuficiência renal, distúrbios respiratórios, metemoglobinemia, hemólise, cianose, icterícia e sudorese.

No caso de inalação, pode haver tosse, irritação do trato respiratório, eritema, dor (pode ocorrer anestesia), queimadura e necrose, dispneia e edema pulmonar em exposições maciças e prolongadas.

Ao contato cutâneo e ocular há desenvolvimento de irritação local, com risco de lesão tecidual e necrose.

O tratamento do contato é suportivo, com foco na descontaminação e no tratamento de manifestações ameaçadoras à vida. Caso o paciente evolua com metemoglobinemia sintomática, com níveis de metemoglobina > 30%, está indicado o uso de azul de metileno na dose de 1 a 2 mg/kg/vez EV, em 5 minutos.

Psoralenos

Encontramos psoralenos nas frutas cítricas, figo, manga, aipo, salsa e arruda (*Ruta graveolens*). É a queimadura química mais frequente no departamento de emergência, em grande parte das vezes por exposição acidental. Os casos acontecem principalmente no verão, quando há manipulação da fruta e concomitante ou posterior exposição ao sol.

Ao contato cutâneo há uma reação de fototoxicidade, ativada pela radiação UV, produzindo eritema e inflamação em 24 horas. A pigmentação surge depois do eritema, por proliferação dos melanócitos. Pode haver formação de flictenas. A lesão inicialmente hiperemiada evolui para uma coloração acastanhada que pode permanecer por semanas a meses.

Deve-se lavar o local com água e sabão, evitando-se a exposição solar. Para tanto, deve-se usar protetor solar por no mínimo 48 horas subsequentes à lesão. O paciente é orientado a evitar qualquer outro contato com a substância. Cremes de corticosteroide tópico e anti-histamínicos sistêmicos, bem como corticoides orais ou venosos nos quadros graves, são recursos terapêuticos importantes.

Ácido fluorídrico e ácido oxálico

O ácido fluorídrico é uma solução ácida sintetizada a partir do flúor, utilizada na produção de gasolina, componentes eletrônicos, metalurgia e para limpeza de motores e peças automotivas. O ácido oxálico entra na composição de alguns desinfetantes e clareadores de pedras; além disso, é muito utilizado no ambiente doméstico como antiferruginoso para roupas.

Ambos causam efeitos sistêmicos graves ao contato, inalação ou ingestão, além da queimadura química local. Atuam espoliando cátions livres, como Ca e Mg e inibindo ação da bomba de Na/K (Na/K ATP-ase) e do ciclo de Krebs. Logo, o impacto destas intoxicações leva a distúrbios hidroeletrolíticos, como hipocalcemia, hipomagnesemia, hipercalemia, dentre outros, associados a alargamento do intervalo QT, arritmias, hipotensão e óbito.

A exposição cutânea é mais comum. A dor é uma característica marcante, às vezes tão intensa que é desproporcional ao grau de acometimento da pele no exame clínico. Pode persistir por dias, mesmo após o tratamento. O contato com o ácido fluorídrico e ácido oxálico gera lesões progressivas, às vezes de espessura total. Nos dedos, tem predileção pelo tecido subungueal e pode levar à necessidade de amputação.

É importante acompanhar os valores de Ca, Mg, K e outros íons, em pacientes que apresentem sinais de gravidade. O ECG deve ser solicitado, investigando-se alargamento de QT, QRS, alterações de repolarização, arritmias e outros padrões. Radiografia de tórax é indicada para as intoxicações por inalação e exame oftalmológico em todos os pacientes com acometimento ocular.

O tratamento principal consiste na irrigação com grandes quantidades de água por cerca de 15 a 30 minutos e posterior administração de gluconato de cálcio. Topicamente pode ser usado em forma de gel (constituído por 3,5 g de pó em 150 mL de gel hidrossolúvel) ou, na ausência deste, 25 mL de gluconato de cálcio a 10% (ampola de uso endovenoso) em 75 mL de lubrificante a base de água estéril, cerca de 30 a 60 minutos, sendo que o profissional que realiza o procedimento deve usar, neste momento, dois pares de luvas adequadas.

Nas lesões extensas, principalmente nas mãos e nos pés, e quando há acometimento sistêmico, pode-se usar o gluconato de cálcio intradérmico ou intravenoso. Para uso IV, iniciar com uma solução de 10 mL de gluconato de cálcio a 10%, diluída em 50 mL de soro fisiológico 0,9%, a ser infundida em até 4 horas, em veia periférica. É importante identificar e tratar outros distúrbios iônicos, como hipomagnesemia, caso sejam identificados.

O ácido oxálico, além das repercussões já citadas, tem efeito nefrotóxico em altas concentrações, por formação e deposição de cristais de oxalato de cálcio nos rins.

REFERÊNCIAS

1. Leão CEG, Andrade ES, Fabrini DS, Oliveira RA, Machado GLB, Gontijo LC. Epidemiologia das queimaduras no estado de Minas Gerais. Rev Bras Cir Plást. 2011;26(4):573-7.
2. Brasil. Ministério da Saúde. Secretaria de Atenção à Saúde. Departamento de Atenção Especializada. Cartilha para tratamento de emergência das queimaduras. Brasília: Editora do Ministério da Saúde, 2012. 20 p. (Série F. Comunicação e Educação em Saúde). Disponível em https://www.sbqueimaduras.org.br/material/1300.
3. Hall AH, Mathieu L, Maibach HI. Acute chemical skin injuries in the United States: a review. Crit Rev Toxicol. 2018;48(7):540-554.
4. Bolgiani A, Lima Júnior EM, Serra MCVF. Quemaduras conductas clínicas y quirúrgicas. São Paulo: Atheneu; 2013. (23)227-234.
5. Scott WJ, Schrage N, Dohlman C. Emergency eye rinse for chemical injuries: new considerations. JAMA Ophthalmol. 2015;133(3):245.
6. Nelson LS, Howland MA, Lewin NA, Smith SW, Goldfrank LR, Hoffman RS. Goldfrank's toxicologic emergencies, 11 ed. Philadelphia: McGraw Hill; 2019.
7. Andrade Filho A, Campolina D, Dias M. Toxicologia na prática clínica. Folium, 2016.
8. Walls R, Hockberger R, Gausche-Hill M. Rosen medicina de emergência: conceitos e prática médica. Rio de Janeiro: GEN Guanabara Koogan; 2019.
9. Centers for Disease Control and Prevention (CDC): Chemical suicides in automobiles – six states, 2006-2010. Morb Mortal Wkly Rep. 2011;60:1189-92.
10. Brent J. Water-based solutions are the best decontaminating fluid for dermal corrosive exposures: a mini review. Clin Toxicol. 2013;51:731-6.

Seção V

Intervenções e procedimentos

COORDENADORES DA SEÇÃO:

Luca Silveira Bernardo
Amanda Steil
Diego Adão

1

Manejo de via aérea no paciente crítico

Aline Agatha Lima de Oliveira
João Alfredo Lenzi Miori

PONTOS PRINCIPAIS

- Instrumentos cognitivos (*checklists* e algoritmos) podem melhorar a *performance* em situações estressantes e devem ser proeminentes onde intervenções em via aérea são praticadas.
- Devemos substituir a tradicional abordagem de "sequência rápida de intubação" pela "sequência ressuscitativa de intubação", tendo como premissa a manutenção de um paciente estável e com fisiologia otimizada, com especial atenção à saturação de oxigênio e à pressão arterial.
- É recomendável o uso de etomidato ou cetamina como a primeira escolha como agente de indução, e sugere-se que o uso de propofol seja limitado a situações em que a intubação traqueal ocorra para proteção da via aérea na ausência de comprometimento cardiopulmonar.
- O uso de videolaringoscopia em pacientes criticamente enfermos pode ajudar a melhorar o sucesso da intubação em primeira tentativa nas mãos de médicos treinados.

INTRODUÇÃO

Na literatura prévia, diversas estratégias para o manejo da via aérea em pacientes críticos são descritas. Os objetivos clássicos dessa abordagem continuam a se concentrar em dois pilares principais: garantir a patência da via aérea e assegurar uma oferta adequada de oxigênio.

Embora a sequência rápida de intubação (SRI) seja o método mais utilizado para intubação endotraqueal, o emergencista deve dominar outras técnicas de intubação e dispositivos.

Pode-se classificar o manejo da via aérea em duas categorias (Tabela 1):

- Não invasiva (oxigenação passiva, ventilação com bolsa-válvula-máscara e ventilação não invasiva com pressão positiva).
- Invasiva (dispositivos extraglóticos, intubação endotraqueal, cricotireoidostomia e traqueostomia).

O objetivo principal do manejo de via aérea é facilitar o transporte de oxigênio para os pulmões. Outros objetivos são proteger a via aérea de aspiração ou contaminação com sangue, fluidos ou alimentos. O manejo pode ser tão simples quanto elevar o queixo de um paciente com roncos ou tão complexo quanto uma intubação endotraqueal por fibra óptica em um paciente acordado.

TABELA 1 Classificação do manejo da via aérea

Não invasiva	Invasiva
Oxigenação passiva	Dispositivos extraglóticos
Ventilação com bolsa-válvula-máscara	Intubação endotraqueal
Ventilação não invasiva com pressão positiva	Cricotireoidostomia*
	Traqueostomia*

*Cricotireoidostomia e traqueostomia são classificadas como FONA (*Front of the neck airway*).

Os pacientes com via aérea emergencial estão com frequência criticamente doentes e com reserva fisiológica mínima, predispondo a um risco aumentado de complicações peri-intubação quando comparados a pacientes submetidos ao manejo eletivo de via aérea no centro cirúrgico. Atrasos na intubação traqueal e múltiplas tentativas de laringoscopia associam-se com o aumento de complicações, incluindo parada cardíaca e morte[1-3]. Portanto, é essencial preparar e otimizar o paciente (melhorando a hemodinâmica e a pré-oxigenação), assim como preparar o ambiente e o time de profissionais assistentes para dificuldades (incluindo um *checklist* e garantindo a disponibilidade de equipamentos e pessoas necessárias).

ANATOMIA, FISIOLOGIA E FISIOPATOLOGIA

A via aérea superior compreende as cavidades nasal e oral, a faringe e a laringe. A via aérea inferior consiste na laringe infraglótica, traqueia e brônquios (Figura 1).

A faringe é um tubo fibromuscular que se estende da base do crânio até o nível da cartilagem cricoide. Ela conecta as cavidades nasal e oral com a laringe e o esôfago, formando a orofaringe, a nasofaringe e a hipofaringe.

A traqueia mede 10 a 16,5 cm em um adulto médio. Ela começa no nível da quinta ou sexta vértebra cervical, e bifurca ao nível da quinta vértebra torácica em dois brônquios principais. Na sua parte anterior e lateral, alinham-se 16 a 20 anéis cartilaginosos. O brônquio primário ramifica-se subsequentemente em três brônquios secundários do lado direito e em dois brônquios secundários à esquerda. A direção mais retilínea no lado direito decorrente do ângulo obtuso do brônquio primário resulta em objetos (p. ex., comida, fluidos, corpos estranhos) apresentarem maior propensão a serem broncoaspirados para o pulmão direito. O diâmetro interno da traqueia varia entre homens e mulheres adultos normais, medindo em torno de 15 a 20 mm. Um tubo endotraqueal com diâmetro interno de 7,5 mm tem diâmetro externo de 11 mm. Devem ser evitados tubos muitos maiores que 7,5 mm para mulheres adultas ou que 8 a 8,5 mm para homens[1-6].

Existem três pares de cartilagens e três cartilagens não pareadas na laringe. As pareadas são menores, mais posteriores, e incluem aritenoide, corniculada e cuneiforme. As não pareadas são tireoide, cricoide e epiglote. A posição posterior das não pareadas as torna mais vulneráveis a lesões durante intubação (Figura 2).

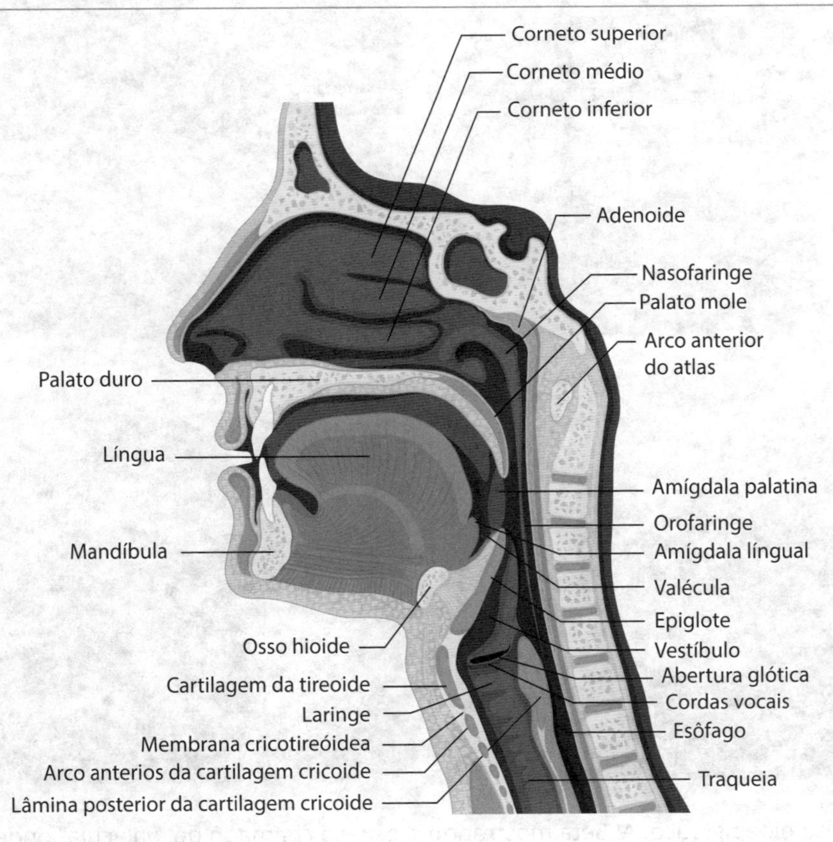

FIGURA 1 Anatomia da via aérea.

O ligamento hioepiglótico está localizado na base da valécula. Ele é importante porque é onde a ponta da lâmina curva do laringoscópio de Macintosh deve ser posicionada para deslocar a epiglote anteriormente e para fora do caminho da visão durante a intubação (Figura 3).

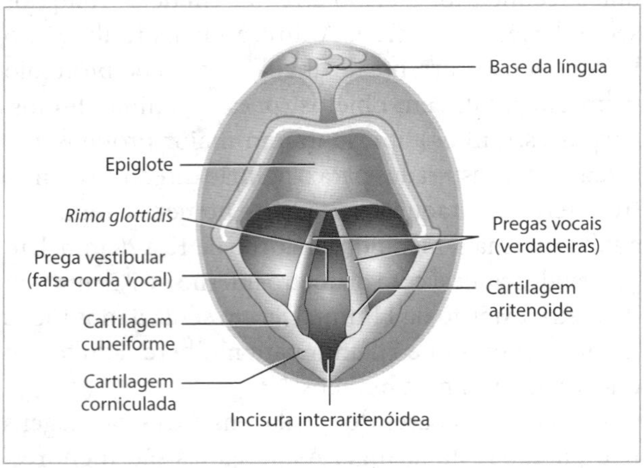

FIGURA 2 A posição posterior das não pareadas as torna mais vulneráveis a lesões durante intubação.

A decisão de intubação deve ser baseada no contexto clínico do paciente, como, por exemplo, a evolução esperada da doença, sinais de insuficiência respiratória ou incapacidade de proteção da via aérea. Exames complementares podem auxiliar nessa decisão, mas não devem ser o fator determinante para a intubação. A decisão de prover suporte emergencial é, em geral, feita baseando-se no julgamento clínico e em sinais e sintomas de oxigenação e ventilação inadequados. Os principais sintomas de insuficiência respiratória são agitação, cianose, dispneia, taquipneia e uso de musculatura acessória. O paciente pode demonstrar ansiedade extrema, e à ausculta, apresentar sibilos, ruídos adventícios como estertores, ou murmúrios vesiculares reduzidos ou abolidos.

MANEJO NÃO INVASIVO DE VIA AÉREA

Posição do paciente

O primeiro passo no manejo da via aérea é otimizar o posicionamento do paciente para facilitar sua patência.

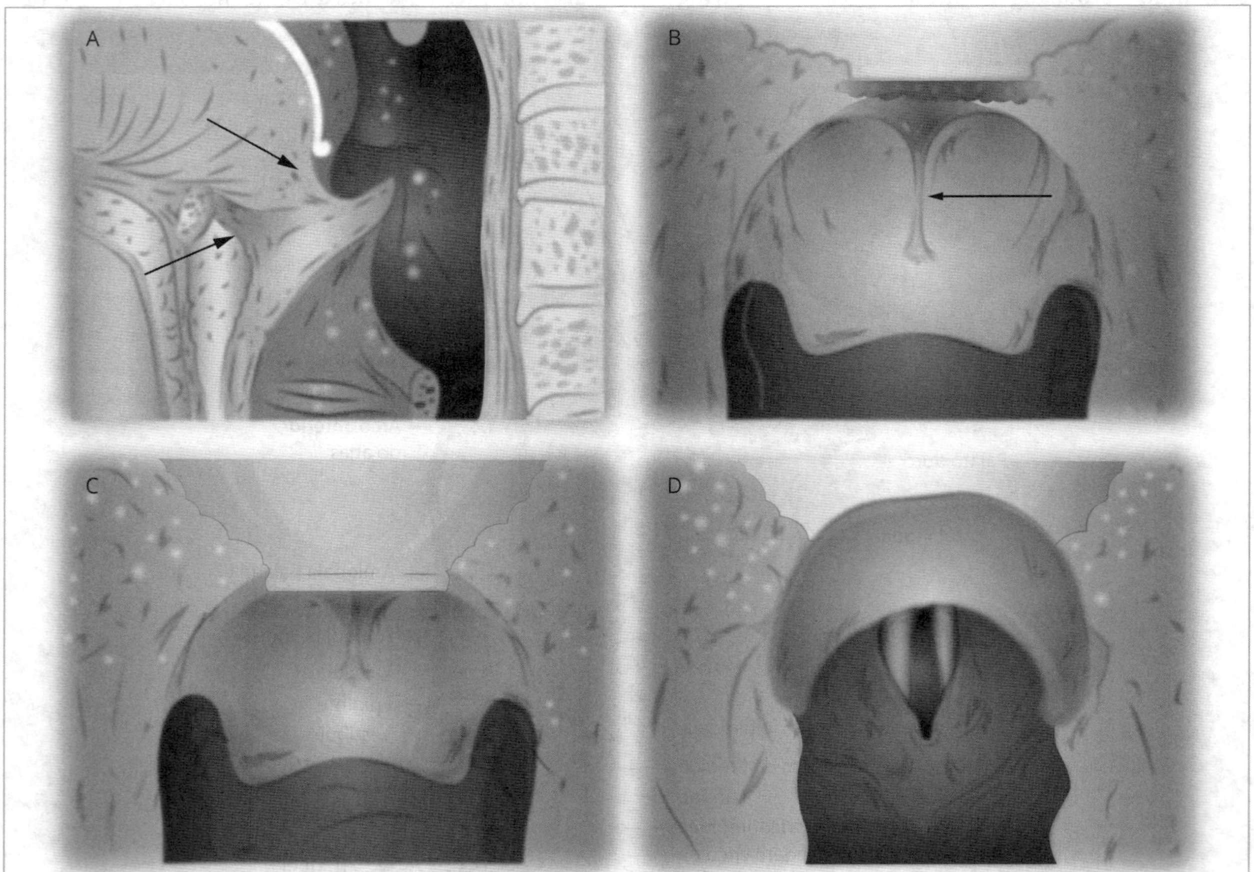

FIGURA 3 Ligamento hioepiglótico. A: Seta mostrando o espaço chamado de "valécula" onde a ponta do laringoscópio deve ser posicionada. B: Seta mostrando o ligamento hioepiglótico. C e D: Progressão da ponta do laringoscópio em direção ao ligamento hioepiglótico e exposição da abertura glótica.

Em pacientes inconscientes, a obstrução da via aérea superior pode ocorrer devido ao relaxamento dos músculos intrínsecos do pescoço e da via aérea superior, resultando na obstrução da abertura laríngea pela epiglote.

Manobras de via aérea

No paciente comatoso, duas manobras podem ser realizadas para melhorar o fluxo aéreo no paciente recebendo manejo básico de via aérea (Figura 4).

- Extensão da cabeça com elevação do mento (*head-tilt chin lift*): manobra principal em paciente no qual lesão da coluna cervical não seja uma preocupação. O executor utiliza duas mãos para estender o pescoço do paciente e abrir a via aérea. Enquanto uma mão aplica pressão para baixo na fronte do paciente, as pontas do indicador e do dedo médio da outra mão elevam a mandíbula no mento, o que retira a língua da faringe posterior.
- Tração da mandíbula (*jaw-thrust*): essa é a manobra principal para pacientes em que a lesão da coluna cervical não é uma preocupação. O executor utiliza ambas as mãos para estender o pescoço do paciente e abrir a via aérea. Enquanto uma mão aplica pressão descendente na testa do paciente, os dedos indicador e médio da outra mão elevam a mandíbula pelo mento, afastando a língua da faringe posterior.

Adjuntos de via aérea

Adjuntos de via aérea previnem que a língua oclua a via aérea e fornecem uma passagem para o ar. Eles devem ser utilizados junto com ventilação com bolsa-válvula-máscara. Podem-se utilizar a cânula orofaríngea e a nasofaríngea simultaneamente, inclusive com uma nasofaríngea inserida em cada narina, visando a uma melhor abertura da via aérea e ventilação.

- Cânula orofaríngea (oral): é um instrumento curvo e rígido usado para prevenir que a base da língua oclua a hipofaringe. Deve ser usada somente em paciente comatoso ou profundamente rebaixado sem o reflexo de vômito. O tamanho está adequado quando se alcança o canto da boca até o ângulo da mandíbula. Uma cânula pequena demais é inefetiva e pode ser perdida na orofaringe, possivelmente causando obstrução. Por outro lado, uma cânula muito grande pode ser pressionada contra a epiglote e obstruir a laringe (Figura 5)[6-11]. Insere-se com a porção côncava cranialmente e rotaciona-se 180º depois de passada a língua. De modo alternativo, orienta-se a porção

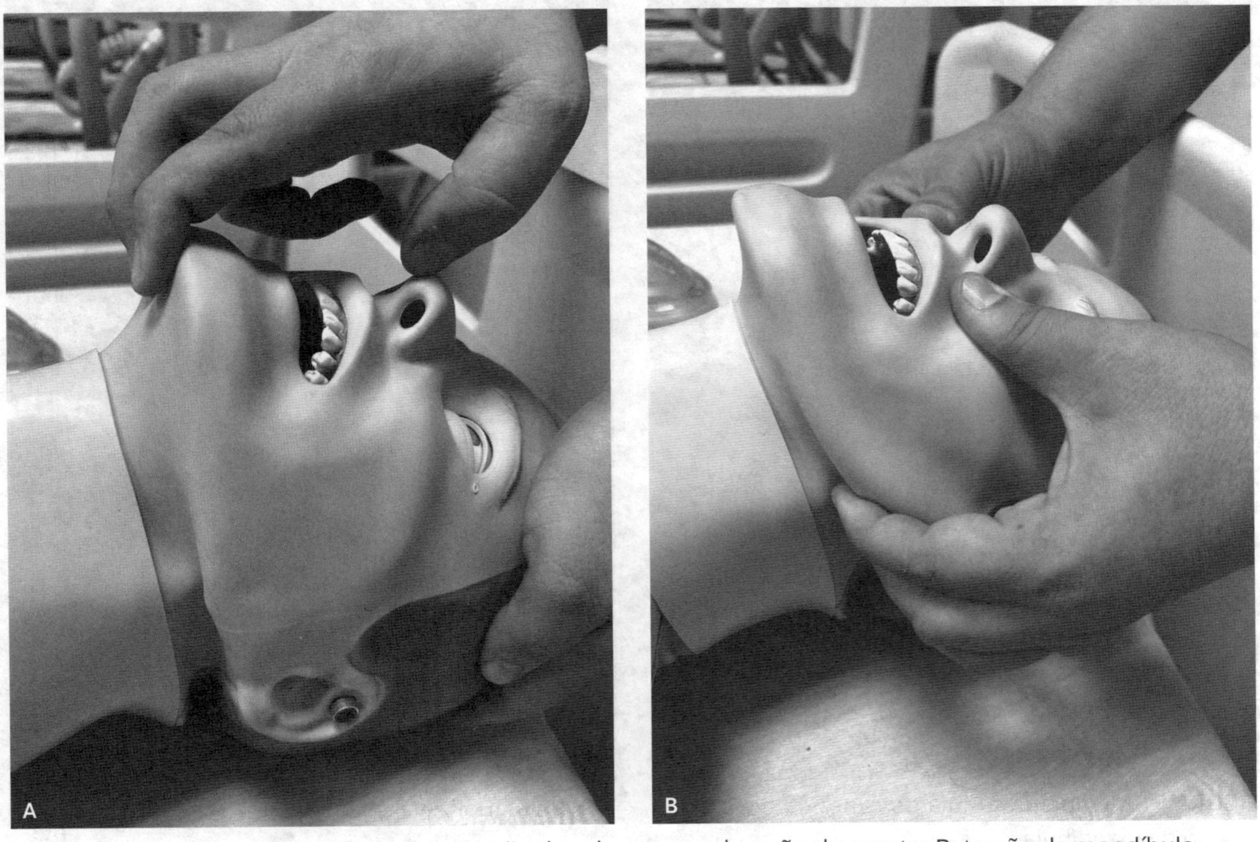

FIGURA 4 Manobras de via aérea. A: Extensão da cabeça com elevação do mento; B: tração da mandíbula.

côncava horizontalmente e rotaciona-se 90º, seguindo a curvatura da língua, após a inserção.

- Cânula nasofaríngea (nasal): é flexível e inserida na narina, deslocando o palato mole e a língua posterior. É útil em pacientes com reflexo de vômito intacto e ausência de trauma de face. Os pacientes toleram uma cânula nasofaríngea mais facilmente do que uma orofaríngea. O tamanho adequado é alcançado medindo-se da ponta do nariz até o ângulo da mandíbula. Após lubrificação, insere-se na narina mais patente e horizontal ao palato com a abertura orientada em direção ao septo nasal, paralelo ao assoalho nasal, e não apontando cranialmente. Ela pode ser rotacionada um pouco caso seja encontrada alguma resistência. Em 30% das inserções ela lesiona a mucosa nasal e causa hemorragia, que pode levar a aspiração de sangue ou coágulos.

Bolsa-válvula-máscara (BVM)

Ventilação com bolsa-válvula-máscara é a pedra angular do manejo básico de via aérea e não é uma habilidade facilmente dominada. Contém um dispositivo autoinsuflável acoplado com uma máscara facial e uma válvula para prevenir a reinalação de ar exalado (Figura 6). Embora normalmente utilizada com oxigênio suplementar, pode ajudar mesmo quando usada com ar ambiente. A maioria dos sistemas de bolsa-válvula-máscara entrega aproximadamente 100% de fração inspirada de oxigênio com uso ótimo, ou seja, com vedamento total da máscara na face do paciente e fluxo de oxigênio de 15 litros por minuto[3-5].

Oxigenação e ventilação adequadas com uma BVM requerem patência da via aérea superior, uma ventilação adequada (volume, frequência e fluxo) e um bom selamento com a máscara facial, o que pode ser difícil em pacientes com trauma facial, barba, edêntulos ou com anomalias anatômicas. A patência da via aérea é garantida usando manobras de via aérea e adjuntos (cânulas oro e nasofaríngeas).

Os três pontos de referência que devem ser cobertos pela máscara são: a ponte do nariz, as eminências malares e a região do mento, resultando em cobertura de todo o nariz e a boca e ausência de escapes. A posição adequada e o manuseio da máscara são essenciais para um bom selamento e são o aspecto mais difícil da ventilação com BVM, portanto o profissional mais experiente deve controlar a máscara.

A técnica com duas pessoas entrega maiores volumes do que com uma pessoa e sempre que possível é a escolha.

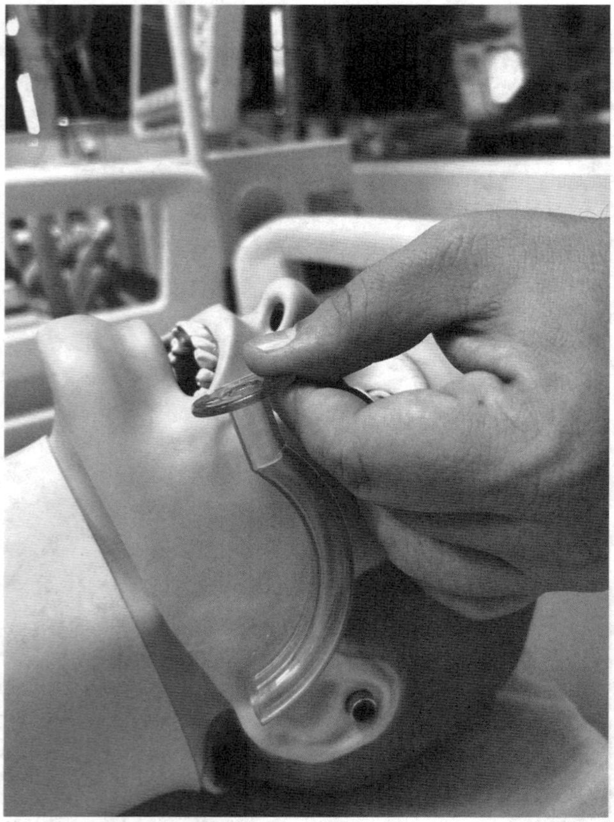

FIGURA 5 Medida da cânula do canto da boca até o ângulo da mandíbula.

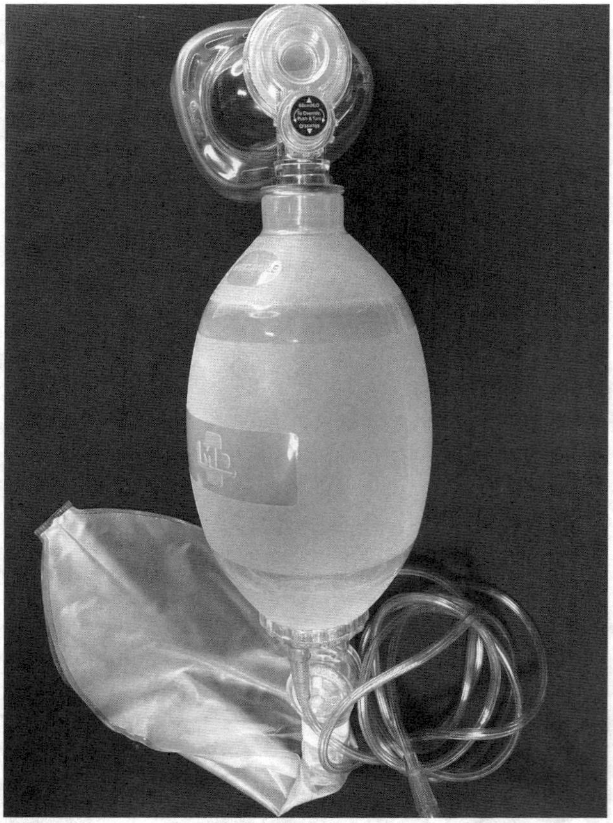

FIGURA 6 Bolsa-válvula-máscara.

Entretanto, é importante se sentir confortável com ambas as técnicas, nem sempre é possível disponibilizar duas pessoas para essa tarefa exclusivamente (Figura 7).

- Técnica com uma pessoa: uma mão para segurar e selar a máscara e outra para apertar o dispositivo para ventilar. Uma técnica comum de selamento da máscara é segurá-la com o polegar e o indicador formando um "C" enquanto colocam-se o terceiro, quarto e quinto dedos em formato de "E" elevando a mandíbula, mantendo os dedos na parte óssea, sem comprimir o tecido mole próximo (e, portanto, comprimir a via aérea). Outra técnica, "EO", utiliza o mesmo posicionamento, porém com os dedos formando um anel ao redor do pescoço da máscara; algumas pesquisas demonstram melhor selamento com essa técnica.
- Técnica com duas pessoas: um operador sela a máscara usando ambas as mãos, enquanto o outro aperta o dispositivo. Pode ser usada a mesma abordagem "E-C", porém com ambas as mãos segurando a máscara. Em um modo alternativo, ele coloca a eminência tenar e o polegar de cada mão na máscara, enquanto os dedos restantes puxam a mandíbula (técnica dos dois polegares). As duas técnicas com as duas mãos disponibilizam volumes semelhantes.

Problemas comumente encontrados durante a ventilação com BVM incluem selamento inadequado, tamanho da máscara errado, ausência de adjuntos de via aérea, realização inadequada de manobras de via aérea e profissionais inexperientes. Não se deve ofertar volumes correntes excessivos, forçar o ar e ventilar rapidamente. Um volume suficiente para resultar em elevação do tórax (não mais do que 8 a 10 mL/kg) deve ser utilizado. Insuflação excessiva pode causar barotrauma. A bolsa deve ser pressionada com firmeza durante aproximadamente um segundo inteiro. Essa técnica, além de produzir menores volumes correntes, reduz a probabilidade de criar pressão excessiva que abra o esfíncter gastroesofágico, o que resulta em distensão gástrica[1,6,9].

Durante a ressuscitação cardiopulmonar de adultos, volumes menores são adequados (5 a 6 mL/kg) por conta do débito cardíaco reduzido em tais pacientes[4-6]. A razão de compressões para ventilações por BVM deve ser 30:2 ou uma ventilação a cada 6 segundos, desacoplada das

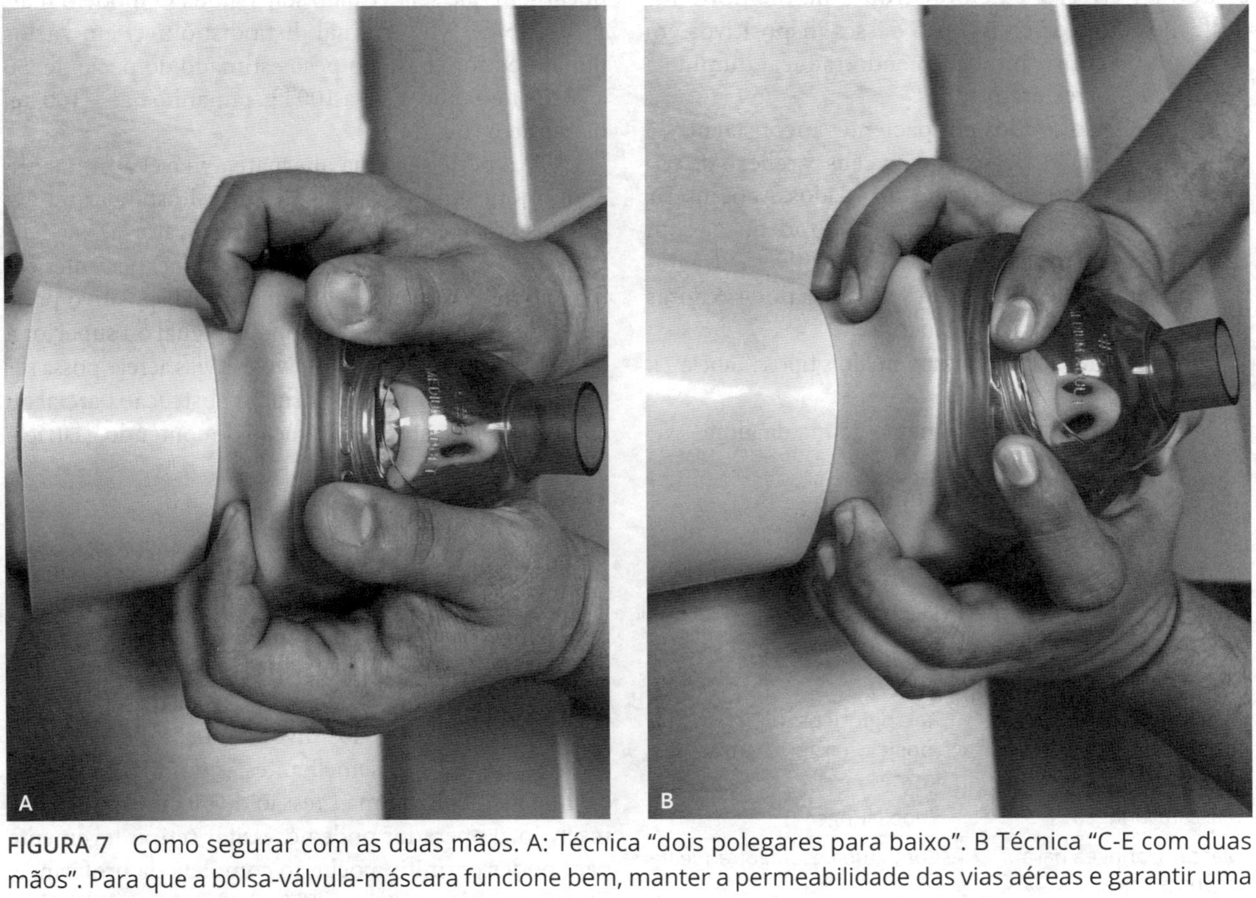

FIGURA 7 Como segurar com as duas mãos. A: Técnica "dois polegares para baixo". B Técnica "C-E com duas mãos". Para que a bolsa-válvula-máscara funcione bem, manter a permeabilidade das vias aéreas e garantir uma vedação hermética.

compressões, o que corresponde a aproximadamente 8 a 10 respirações por minuto. A frequência ventilatória não deve exceder 10 a 12 ventilações por minuto[6,7].

DISPOSITIVOS EXTRAGLÓTICOS (DEG)

Dispositivos extraglóticos são colocados na orofaringe, permitindo oxigenação e ventilação sem necessidade de visualização ou inserção cirúrgica de um tubo dentro da traqueia.

Eles são frequentemente uma ponte até a intubação endotraqueal ou dispositivo de resgate usado após insucesso de esforços para intubar. No "não intubo, não ventilo", cricotireoidostomia é indicada, mas um DEG pode ser colocado rapidamente na tentativa de conseguir ventilação (convertendo a situação em "não intubo, mas ventilo"), desde que isso seja feito paralelamente ao preparo para cricotireoidostomia e não atrase o início de uma via aérea cirúrgica.

Quando bem acoplados, esses dispositivos podem ser conectados ao ventilador mecânico, proporcionando ventilação por pressão. O tempo máximo de uso desse dispositivo varia na literatura, com um consenso geral em torno de 6 horas. No ambiente pré-hospitalar, o estudo AIRWAYS-2 demonstrou uma melhora nos desfechos clínicos com o uso desses dispositivos em comparação com a intubação endotraqueal durante a parada cardiorrespiratória[18].

Os DEG são usados em pacientes inconscientes e apneicos; os balões largos podem causar reflexo de vômito e desconforto em pacientes acordados. Após inserir idealmente, deve-se confirmar a posição adequada com $ETCO_2$ e fazer a fixação. Todos os dispositivos extraglóticos podem ser deixados com segurança por 4-6 horas sem danos por pressão na mucosa.

Eles podem ser subdivididos em dois tipos (Tabela 2):

- Supraglóticos: posicionamento acima da glote
  - Máscara laríngea
  - Máscara laríngea para intubação
  - i-gel
- Retroglóticos: posicionamento atrás da laringe
  - Tubo laríngeo
  - Combitube esofagotraqueal

TABELA 2 Classificação dos dispositivos extraglóticos

Supraglóticos (posicionamento acima da glote)	Retroglóticos (posicionamento atrás da laringe)
Máscara laríngea	Tubo laríngeo
Máscara laríngea para intubação	Combitube esofagotraqueal
i-gel	

Máscara laríngea (ML)

O dispositivo é inserido às cegas, sendo particularmente útil quando as cordas vocais não podem ser visualizadas durante as tentativas de intubação. Ele é posicionado com sucesso em 88% a 100% dos casos. O dispositivo oclui as estruturas ao redor da laringe, criando uma vedação que permite a ventilação da traqueia com mínima insuflação gástrica. Consiste em um único balão inflado com 20 a 30 mL de ar, permitindo a ventilação através de um canal central com um dispositivo BVM padrão (Figuras 8 e 9). Para inserir, coloque com o indicador na orofaringe para guiar o dispositivo para dentro e posicionar o balão ao redor da laringe.

Existem vários modelos de diversos fabricantes com taxas de sucesso semelhantes, incluindo reutilizáveis, descartáveis, formatos convencionais e um modelo para intubação, o qual permite a passagem de um tubo endotraqueal através do lúmen, permitindo a conversão de um dispositivo supraglótico para um tubo endotraqueal sem que seja visualizada a glote. O modelo mais utilizado é a ML original. Está disponível em vários tamanhos com base no peso estimado do paciente: 50 a 70 kg, tamanho 4; 70 a 100 kg, tamanho 5; e > 100 kg, tamanho 6 (Figura 10).

A ML pode ser uma alternativa viável à intubação endotraqueal para tratamento intra-hospitalar ou extra-hospitalar de parada cardiorrespiratória, particularmente quando os socorristas forem inexperientes em manejo de vias aéreas. No mínimo, o dispositivo pode desempenhar um papel temporário igual ou superior à BVM até que o manejo definitivo das vias aéreas possa ser alcançado. Complicações incluem obstrução parcial ou completa da via aérea e aspiração de conteúdo gástrico.

Tubo laríngeo

É um tubo com lúmen único e com um balão proximal que sela a hipofaringe prevenindo regurgitação de ar, enquanto um balão distal oclui o esôfago. Ele é inserido às cegas dentro da orofaringe até os lábios se alinharem com a linha do lábio do dispositivo. Fácil de ser inserido por operadores de vários níveis de habilidade, possui pressões de vedação semelhantes às das ML padrão. O balão é insuflado a uma pressão de 60 cmH_2O. Após a inserção, o operador pode necessitar retirar levemente para poder permitir a oclusão completa da orofaringe. Ele fica no esôfago mais de 95% das vezes, permitindo a ventilação da traqueia através de múltiplas fenestrações

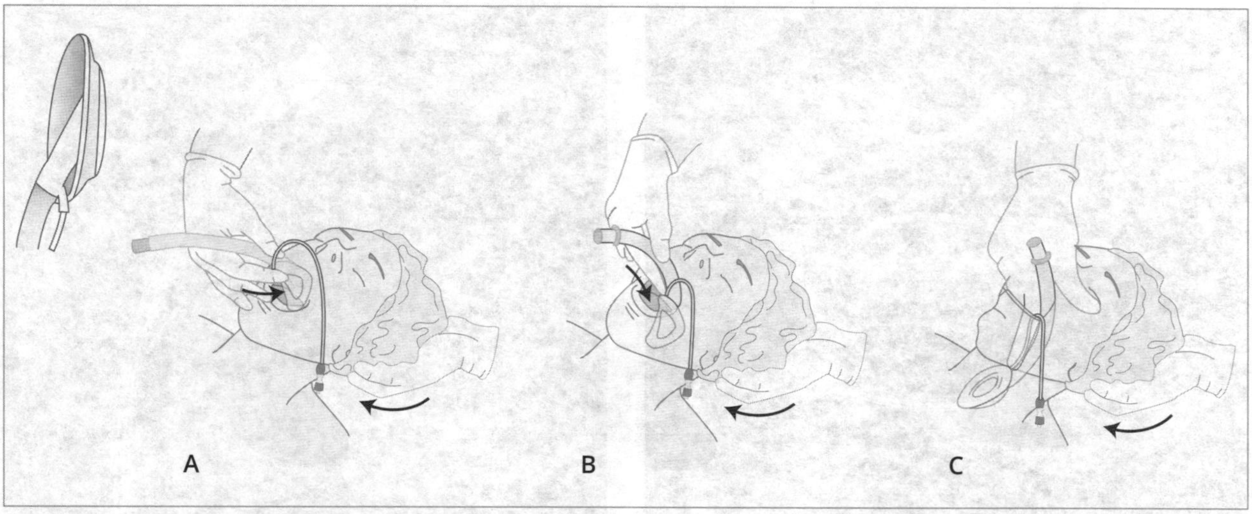

FIGURA 8 A máscara laríngea é um tubo com balonete inflável que é inserido na orofaringe. A: O manguito vazio é inserido na boca. B: Com o dedo indicador, o manguito é colocado acima da laringe. C: Uma vez colocado, o manguito é insuflado. Alguns manguitos usam um gel que se molda às vias aéreas, em vez de um manguito inflável.

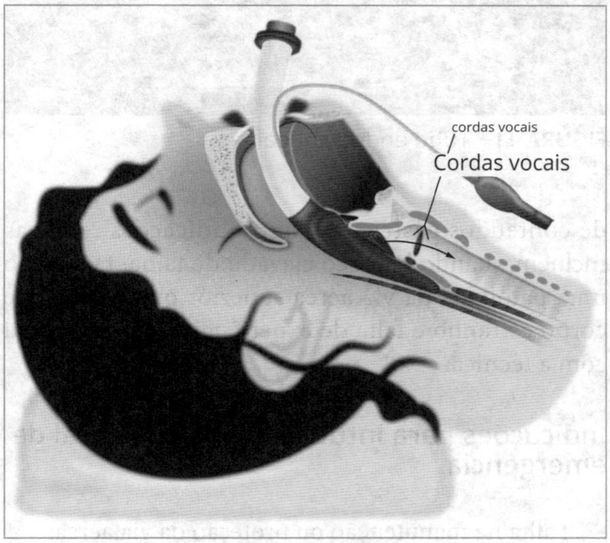

FIGURA 9 Posicionamento correto da máscara laríngea para intubação.

entre os balões. Complicações incluem ingurgitamento da língua quando o balão proximal impede a drenagem venosa da língua. Está disponível em vários tamanhos dependendo da altura do paciente.

Conversão de via aérea extraglótica para tubo endotraqueal

De modo geral, DEG têm maior risco de aspiração do que tubos endotraqueais com balão, e balões maiores podem causar dano à mucosa da hipofaringe. Portanto, tubos endotraqueais são mais adequados para ventilação a longo prazo. Dispositivos extraglóticos não precisam ser imediatamente trocados para intubação endotraqueal. A urgência para conversão depende da condição do paciente, da adequação da oxigenação e ventilação através do dispositivo, e dos motivos para sua inserção. Estratégias para conversão incluem:

- Remoção do DEG com laringoscopia. Se a colocação foi por causa de intubação difícil, a sua remoção para laringoscopia direta é arriscada. Porém, caso seja realizada, devem ser utilizados adjuntos para via aérea (p. ex., *bougie*, videolaringoscopia) a fim de ajudar no sucesso dos esforços para laringoscopia.
- Conversão do DEG (tubo laríngeo ou i-gel) com o uso de *bougie*, às cegas. Essa manobra pode ser tentada com máscara laríngea, mas frequentemente falha, e existem poucos dados descrevendo a técnica com i-gel.
- Conversão do DEG (ML, i-gel ou tubo laríngeo) com um broncoscópio por fibra óptica, usando um cateter para intubação (semelhante a um *bougie*, porém com centro vazio, permitindo o uso da fibra).
- Manutenção do DEG com conversão para via aérea cirúrgica (cricotireoidostomia ou traqueostomia). Isso é frequentemente optado após a inserção do DEG ser seguida por dificuldades com a intubação tradicional e caso o paciente requeira ventilação mecânica prolongada.

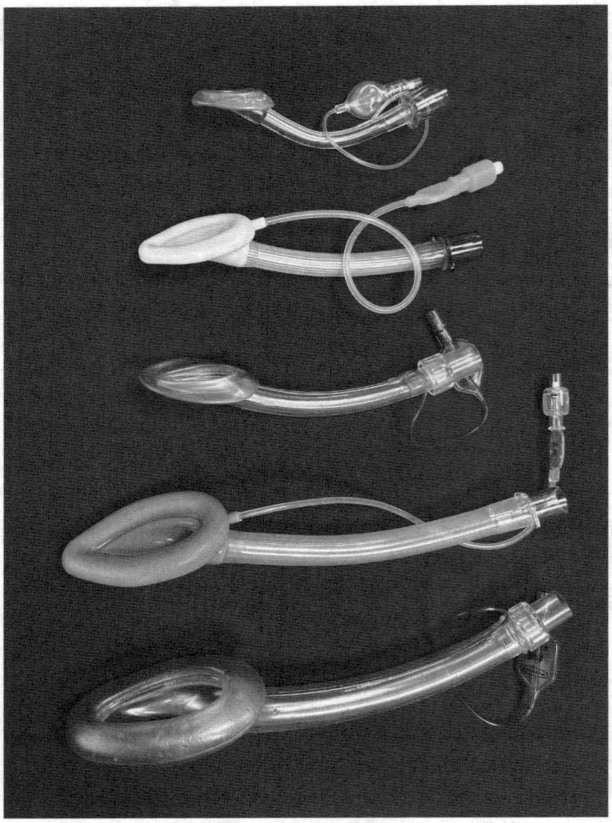

FIGURA 10 Tamanhos de máscaras laríngeas.

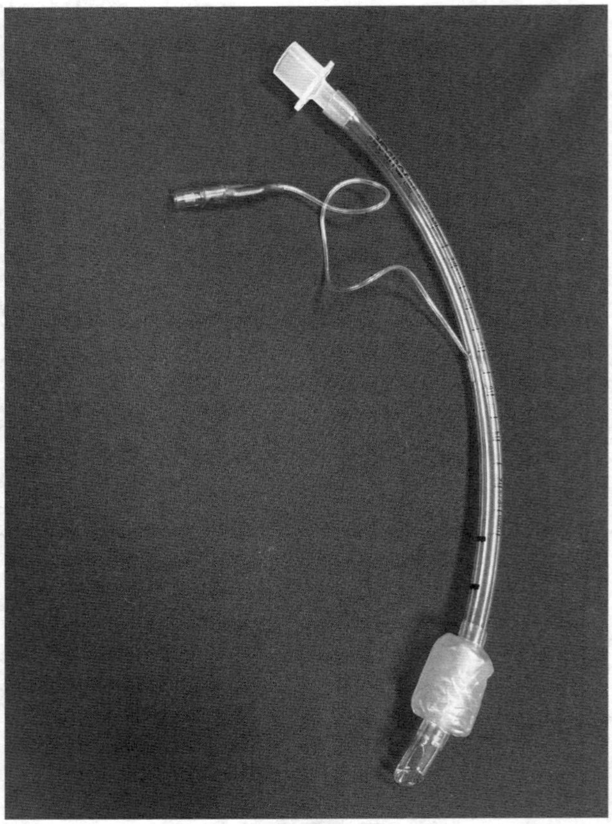

FIGURA 11 Tubo endotraqueal.

SEQUÊNCIA RÁPIDA DE INTUBAÇÃO

A sequência rápida de intubação (SRI) apresenta uma alta taxa de sucesso quando realizada no ambiente de emergência e está associada à redução da incidência de eventos adversos durante o procedimento. O National Emergency Airway Registry (NEAR) monitora as intubações nos Estados Unidos e frequentemente divulga seus resultados. Em um desses estudos, que analisou 17.500 intubações em adultos nas emergências, a taxa de sucesso na primeira tentativa foi de 85%, superando outras técnicas de manejo da via aérea, e a taxa final de sucesso foi de 99,4%. No estudo INTUBE, que avaliou intubações em pacientes graves em 29 países, sendo 21% em departamentos de emergência, a SRI foi o método preferido em 62,2% dos casos. Em análises iniciais do estudo BARCO, o primeiro registro de intubações em emergências no Brasil, a taxa de sucesso na primeira tentativa com o uso da SRI é semelhante à observada na literatura internacional, alcançando quase 90% em centros acadêmicos com residência em Medicina de Emergência.

O propósito da passagem de um tubo endotraqueal (Figura 11) é primariamente a manutenção da via aérea e a facilitação das trocas gasosas da ventilação assistida, também protegendo a via aérea contra a aspiração de conteúdos gástricos. Contraindicações relativas incluem quando há risco elevado de falha, tais como uma patologia da via aérea superior ou presença de corpo estranho e falta de experiência do profissional com a técnica.

Indicações para intubação endotraqueal de emergência

- Falha na manutenção ou proteção da via aérea:
  - A obstrução da via aérea pode ser funcional (paciente inconsciente) ou mecânica (p. ex., corpo estranho, espasmo laríngeo - fechamento obstrutivo da glote por constrição de músculos laríngeos -, sangue e outras secreções, como vômitos).
  - A habilidade de espontaneamente engolir ou falar indica patência da via aérea.
- Falha de ventilação ou oxigenação:
  - Hipoventilação e hipoxemia levam a vários sinais e sintomas, incluindo fadiga, dor torácica, dispneia, bradipneia, taquipneia, estado mental alterado (ansiedade, confusão, obnubilação ou coma) e uso de musculatura acessória, e podem apresentar alterações à ausculta, sibilos, estridores ou tórax silente.

- Curso clínico antecipado e possibilidade de deterioração
  - Quando há previsão de piora que possa comprometer a via aérea, a oxigenação ou a ventilação, e a espera não é aconselhável devido ao risco de condições agravantes resultarem em uma via aérea difícil (por exemplo, queimadura de vias aéreas, paciente politraumatizado com choque e piora progressiva na escala de coma de Glasgow).

Especialistas em via aérea na emergência enfatizam a importância de substituir o termo "rápida" por "ressuscitativa" na abordagem de "sequência rápida de intubação" (SRI). Essa mudança de nomenclatura é sugerida para destacar a importância do processo de otimização do paciente antes da intubação, em vez de focar apenas no procedimento mecânico da intubação em si.

A SRI foi desenhada para facilitar a introdução do tubo em pacientes com alto risco de aspiração, e o principal objetivo é minimizar o intervalo de tempo entre a perda dos reflexos protetores da via aérea e a intubação traqueal. Na SRI, há administração de sedativo e bloqueador neuromuscular (BNM) sem realizar ventilação positiva. Não existem contraindicações absolutas para a SRI em situações de emergência. No entanto, durante a fase de Preparação (o primeiro dos "7 Ps" da SRI), o intubador deve antecipar cenários em que o uso de BNM possa resultar em uma situação de "não intubo, não oxigeno". Pacientes com preditores de intubação anatomicamente difícil e sinais de que a ventilação de resgate será desafiadora, como aqueles com massas ou tumores na orofaringe, podem se beneficiar de uma intubação acordada utilizando anestesia tópica (ou até uma sedação leve). Isso se deve ao fato de que, se o BNM for utilizado e a intubação não for bem-sucedida, a ventilação adequada pode se tornar complicada. Em situações clínicas onde o intubador prevê que o paciente não tolerará nem mesmo um breve período de apneia (por exemplo, em casos de acidose metabólica muito grave), é aconselhável considerar outras técnicas que não a SRI.

Conceitualmente, a técnica da SRI é classicamente dividida em 7 passos fundamentais (os 7 Ps da sequência rápida). Esses passos não precisam ocorrer de forma ordenada e, na prática, costumam ocorrer de maneira simultânea.

- Preparação.
- Pré-oxigenação.
- Otimização pré-intubação.
- Indução com paralisia.
  Posicionamento.
- Passagem e confirmação da intubação.
- Cuidados pós-intubação.

Preparação

O advento de *checklists* tem sido preconizado por várias indústrias como um método de reduzir sobrecarga cognitiva e diminuir erros em situações estressantes. A recomendação é manter um *checklist* simples e sucinto, portanto, melhorando a adesão e a aceitação. Ele pode ser efetivo em equipes menos experientes e deve incluir intervenções para otimizar a fisiologia.

Deve-se preparar e otimizar o paciente (maximizar pré-oxigenação e hemodinâmica), assim como preparar a equipe para dificuldades, garantir a disponibilidade dos equipamentos e das pessoas necessárias. O intubador deve ter acesso fácil à cabeceira e ajustar a altura da cama (ao nível do processo xifoide do intubador) e a posição do paciente para facilitar intubação. Recomenda-se ter um carrinho de parada cardiorrespiratória próximo.

Antes de iniciar o procedimento, um ou dois (preferencialmente) acessos venosos devem ser garantidos, assim como cardioscopia, monitorização de pressão arterial, oximetria e capnografia. As medicações usadas para indução e bloqueio neuromuscular são aspiradas e identificadas na seringa, e comunicação em alça fechada é utilizada para garantir as doses adequadas. Testa-se o balonete do tubo escolhido, e separa-se um tubo reserva de numeração menor. Verifica-se também o funcionamento do laringoscópio principal, e um alternativo deve estar facilmente disponível.

Deve-se também prescrever e preparar as drogas que serão iniciadas após seu término, para evitar atrasos em seu início (isso inclui a sedação contínua e drogas vasoativas para sua introdução imediata caso haja necessidade).

Considerando que sangue e vômito na via aérea são comuns e podem predizer dificuldade, a avaliação do funcionamento de dispositivos de sucção também deve ser garantida.

A melhora das condições hemodinâmicas é essencial antes, durante e após a intubação. Instabilidade cardiovascular e hipoxemia são as complicações mais comuns que ocorrem durante a intubação de pacientes críticos. São impactadas pela escolha de drogas e técnicas utilizadas, e são independentemente associadas com desfechos ruins. O intervalo para aferição de pressão arterial deve ser alterado para cada 2 a 3 minutos durante o procedimento a fim de detectar hipotensão. Pacientes com hipotensão e hipovolêmicos devem ser tratados com cristaloide (20 a 30 mL/kg, IV) ou sangue (1 a 2 unidades de concentrados de hemácias), a depender da causa presumida.

Drogas vasoativas e cristaloides devem ser administrados antes da indução caso o paciente apresente sinais de choque. Pacientes incapazes de receber fluidos adicionais ou sem fluidorresponsividade, ou com choque distributivo são tratados com vasopressores. O alvo terapêutico é a normalização da pressão arterial sistólica, uma pressão arterial média acima de 65 mmHg, ou a resolução dos sinais clínicos de má perfusão.

Deve-se decidir, antes da indução do procedimento, quem vai realizar a segunda ou terceira tentativa de intubação ou realizar FONA (*front of the neck airway* - cricotireoidostomia ou traqueostomia) caso se torne necessário, para reduzir atrasos na transição. O líder deve afirmar sem ambiguidade que todos da equipe identifiquem e exponham problemas em potencial.

Perioxigenação (pré-oxigenação + oxigenação apneica)

O conceito de peri-oxigenação substituindo o de pré-oxigenação tem ganhado popularidade. Ele envolve a oferta de oxigênio durante todo o manejo da via aérea, incluindo a laringoscopia e a passagem do tubo, e prolonga o tempo de apneia segura (o tempo entre a cessação da respiração ou ventilação até a saturação de oxigênio atingir 88 a 90% de antes da dessaturação) e pode ajudar a evitar complicações relacionadas à hipoxemia. O objetivo da pré-oxigenação (desnitrogenação) é alcançar a saturação de oxigênio mais alta possível e desnitrogenar a capacidade residual dos pulmões (ou seja, retirar a reserva de nitrogênio).

Em adultos saudáveis, a duração da apneia sem dessaturação é limitada a 1 a 2 minutos enquanto se respira o ar ambiente, porém pode se estender para 8 minutos com a pré-oxigenação (Figura 13). O tempo de apneia segura varia de acordo com a idade e as condições mórbidas, com frequência sendo menor em pacientes criticamente enfermos:

- Homem saudável de 70 kg: 6 a 8 minutos.
- Criança com menos de 10 kg: < 4 minutos.
- Adultos com doenças crônicas ou obesidade: < 3 minutos.
- Gestante próxima ao termo: < 3 minutos.

Vários métodos para pré-oxigenação estão disponíveis na prática clínica: máscara não reinalante (MNR), BVM, cateter nasal de alto fluxo (CNAF) e ventilação não invasiva (VNI). A VNI para pré-oxigenação em pacientes com hipoxemia grave é o padrão-ouro. A combinação de pressão de suporte com PEEP limita o colapso alveolar e a atelectasia. A pré-oxigenação com BVM e MNR são igualmente eficazes quando realizadas de forma adequada. Ao utilizar a MNR, o fluxo de oxigênio deve ser ajustado para 60 L/min, o que requer abrir o fluxômetro até o seu limite. No caso da pré-oxigenação com o BVM, é suficiente que o fluxômetro esteja ajustado para 15 L/min, mas é essencial garantir uma vedação completa entre o dispositivo e a face do paciente. Em decorrência da dificuldade em obter essa vedação perfeita, a pré-oxigenação com BVM é geralmente menos preferida no contexto de emergência. No caso de pacientes obesos, a pré-oxigenação usando uma posição de cabeceira elevada a 20 a 25° e pressão positiva na via aérea mostrou atraso no início do aparecimento de hipóxia.

A oxigenação apneica é um fenômeno fisiológico no qual a diferença entre as taxas de remoção de oxigênio e excreção de dióxido de carbono gera um gradiente de pressão negativa de até 20 cmH_2O. Esse gradiente permite a entrada de oxigênio dos pulmões, assumindo que exista permeabilidade entre os pulmões e a atmosfera, alvéolo aberto e alta pressão alveolar em oxigênio. Se um cateter nasal comum for utilizado, ele deve ser mantido a 5 L/min durante a pré-oxigenação e aumentado para 15 L/min quando o paciente perder a consciência.

A duração ideal da pré-oxigenação é determinada pelo tempo necessário para alcançar a desnitrogenação da reserva expiratória e dos volumes pulmonares residuais. Em indivíduos com drive respiratório, três a cinco minutos de ventilação com volume corrente utilizando uma fonte de 100% de FiO_2, sem vazamento, são suficientes para atingir esse objetivo. Em situações com tempo limitado e pacientes cooperativos, o tempo necessário para uma pré-oxigenação adequada pode ser reduzido ao instruir o paciente a realizar oito respirações com capacidade vital em um período de 60 segundos.

Condições ótimas para peri-oxigenação e intubação podem ser criadas usando uma posição semissentada em 20 a 30° ou posição "em rampa" (meato auditivo externo ao nível do esterno, cabeça estendida ao nível do pescoço, com a face na horizontal). A posição supina é fisiologicamente subótima, pois reduz a capacidade residual funcional, portanto, reduzindo o volume de ar que permanece nos pulmões ao final da expiração e acelerando o surgimento de dessaturação durante a apneia. O tecido mole orofaríngeo e as estruturas laríngeas também estão sujeitos a forças gravitacionais anteroposteriores em pacientes na posição supina. A posição de Trendelenburg reversa também fornece benefícios semelhantes e tem vantagem de não comprometer a integridade da coluna espinhal em pacientes com lesões traumáticas.

Otimização pré-intubação

O termo "otimização pré-intubação" foi adotado como a nova nomenclatura para essa etapa, substituindo "pré-tratamento", que se referia apenas à administração de medicamentos. Agora, o conceito é mais amplo,

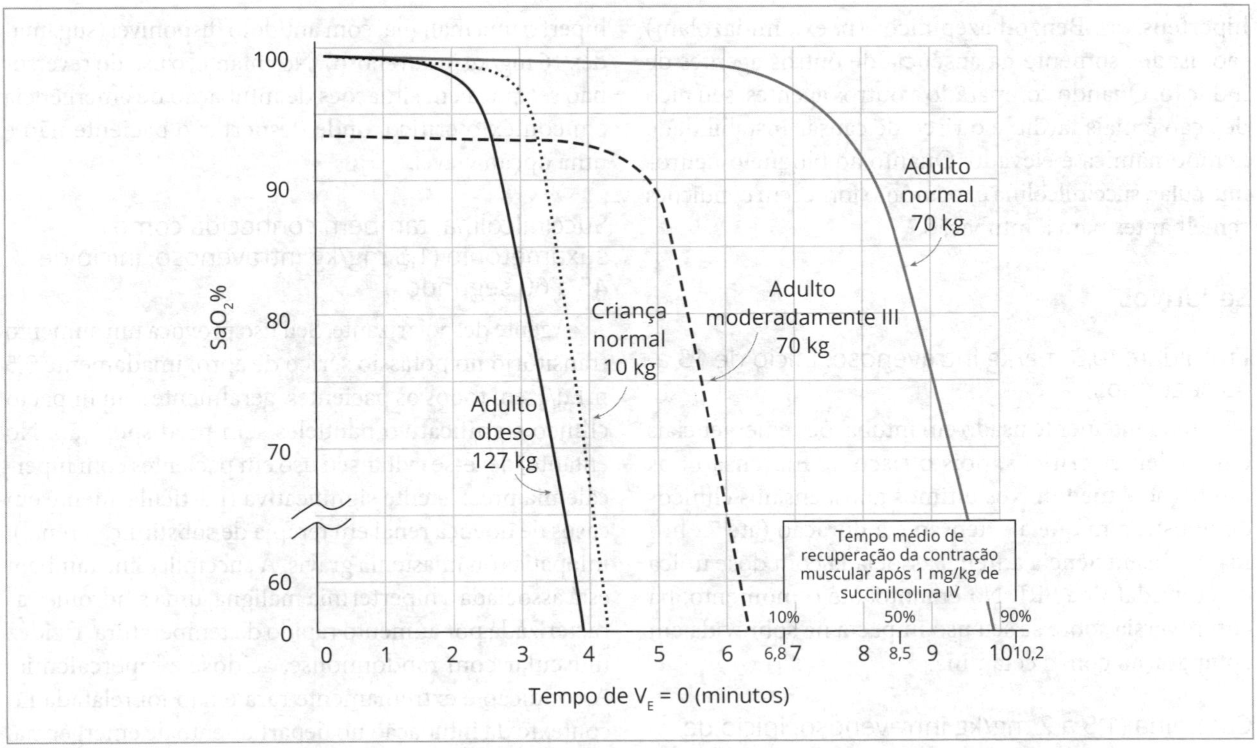

FIGURA 12 Tempo de apneia segura comparado entre variado perfis de pacientes..

englobando a otimização hemodinâmica do paciente como um todo. O racional para o uso de fármacos para pré-tratamento é atenuar respostas fisiológicas potencialmente deletérias, incluindo hipertensão, bradicardia e o rápido aumento da pressão intracraniana, atribuídos tanto a medicações utilizadas durante a intubação quanto à laringoscopia propriamente dita.

O fentanil é um agente opioide sintético de curta ação. Reduz a resposta simpática gerada pelo estímulo durante a laringoscopia. Ao impedir o aumento da pressão arterial, o fentanil teoricamente previne complicações em pacientes com perda da autorregulação cerebral, síndromes coronarianas agudas e dissecção aórtica. O fentanil costuma ser utilizado 2 a 3 minutos antes da indução nesses casos bem selecionados, com dose bem mais elevada do que para a analgesia habitual (3 mcg/kg). Tem rápido início e duração do efeito de 60 minutos. No estudo FAKT, os pacientes que receberam fentanil apresentaram uma tendência a menores pressões arteriais em comparação com aqueles que não receberam a medicação. No entanto, o estudo não demonstrou benefícios em desfechos clínicos significativos. Com base na literatura disponível, o benefício teórico do fentanil não supera o risco de hipotensão pós-intubação, restando pouco racional para sua administração no pré-tratamento na SRI.

A rigidez torácica é uma complicação frequentemente citada, porém rara. É improvável em doses para pré-tratamento, tendo sido a sua ocorrência documentada com doses acima de 500 mcg administradas rapidamente. Entretanto, para mitigar esse risco, recomenda-se uma administração lenta em 60 segundos. Portanto, nesta etapa, é fundamental otimizar a perfusão do paciente com o uso de vasopressores, hemocomponentes ou fluidos, conforme necessário. Além disso, em casos de emergência hipertensiva, medicamentos antihipertensivos de ação rápida devem estar preparados e ser titulados de acordo com a evolução peri-intubação.

Indução e paralisia

O agente de indução ideal para a SRI deve atuar rapidamente, promovendo um estado profundo de inconsciência sem causar efeitos adversos hemodinâmicos. No entanto, nenhum agente cumpre todos esses critérios, pois todos os sedativos têm o potencial de causar instabilidade hemodinâmica, especialmente em pacientes críticos. Durante muitos anos, acreditava-se que a redução da dose dos sedativos seria uma medida protetora contra a hipotensão pós-intubação. No entanto, estudos observacionais recentes têm demonstrado a ineficácia dessa prática, além de aumentar o risco de consciência durante o efeito do bloqueador neuromuscular.

No contexto de sala de emergência, etomidato e cetamina são as primeiras escolhas de agentes de indução, e o uso de propofol restrito, em pacientes críticos, deve ser limitado e restrito a situações de emergências hipertensivas. Benzodiazepínicos (p. ex., midazolam) são usados somente na ausência de outros agentes de indução. Quando comparado a outros agentes, seu pico de ação é mais tardio e o risco de causar instabilidade hemodinâmica é elevado. Quanto ao bloqueio neuromuscular, succinilcolina e rocurônio fornecem condições semelhantes para a intubação.

Sedativos

Etomidato (0,3 mg/kg intravenoso, início de 15 a 45 segundos)

Frequentemente usado em intubações emergenciais em pacientes críticos, pois o risco de hiptensão pos intubação é menor. Nos últimos anos, ensaios clínicos demonstraram que a extensão e a duração (até 72 horas) da insuficiência adrenal associada com dose única de etomidato na SRI. No entanto, até o momento, há controvérsia sobre se seu uso impacta na sobrevida em comparação com a cetamina.

Cetamina (1,5 a 2 mg/kg intravenoso, início de 45 a 60 segundos)

É geralmente hemodinamicamente estável em razão de suas propriedades simpatomiméticas com o aumento da atividade catecolaminérgica, porém pode haver hipotensão em pacientes com estoques de catecolaminas depletados. Apresenta efeito analgésico, diferente de outras drogas indutoras, e alguns autores propõem um efeito broncodilatador, porém as evidências desse efeito são escassas. Subdoses (0,5 a 1 mg/kg) devem ser evitadas, pois podem causar agitação psicomotora e alucinações. Pacientes sedados mantêm-se em um estado dissociativo, ainda que seus olhos permaneçam abertos. Os reflexos de proteção das vias aéreas e o *drive* ventilatório geralmente são preservados.

Propofol (1,5 mg/kg intravenoso, início de 15 a 45 segundos)

Seu uso está associado a maior risco de hipotensão peri-intubação, por conta da vasodilatação e do efeito inotrópico negativo. Também tem efeito broncodilatador e age como antiepiléptico. Embora o propofol tenha sido tradicionalmente evitado em pacientes com alergia ao ovo, é provável que seja seguro, a menos que exista uma história de anafilaxia para a proteína do ovo.

Bloqueadores neuromusculares

Rocurônio (1,5 mg/kg intravenoso, início de 45 a 90 segundos)

Rocurônio é um agente bloqueador neuromuscular não despolarizante, sem risco de hipercalemia ou hipertermia maligna, com antídoto disponível (sugamadex 16 mg/kg intravenoso). No entanto, o uso do reversor não se aplica em situações de intubação de emergência em contexto crítico, onde despertar o paciente não é uma opção viável.

Succinilcolina, também conhecida como suxametônio (1,5 mg/kg intravenoso, início de 45 a 60 segundos)

Agente despolarizante. Seu uso provoca um aumento transitório no potássio sérico de aproximadamente 0,5 mEq/L em todos os pacientes, geralmente sem impacto clínico significativo naqueles sem predisposição. No entanto, deve-se evitar seu uso em pacientes com hipercalemia preexistente significativa (particularmente em casos de doença renal em terapia de substituição renal), miopatias ou miastenia gravis. A succinilcolina também está associada à hipertermia maligna, uma síndrome caracterizada por aumento rápido da temperatura, rigidez muscular com rabdomiólise, acidose e hipercalemia. A condição é extremamente rara e não foi relatada no contexto da intubação no departamento de emergência. Seu tratamento consiste na cessação de quaisquer potenciais agentes agressores, administração de dantrolene (1 a 2,5 mg/kg EV a cada 5 minutos, a uma dose máxima de 10 mg/kg IV) e tentativas de reduzir a temperatura corporal por meios externos. Alternativamente, pode ser usada pela via intramuscular (4 mg/kg), porém com início de ação mais lento e duração mais prolongada.

Os pacientes obesos frequentemente recebem doses inapropriadas de medicações indutoras e bloqueadores neuromusculares durante a SRI. As medicações calculadas para peso corporal total incluem etomidato e succinilcolina, enquanto propofol e bloqueadores neuromusculares não despolarizantes (p. ex., rocurônio) são calculados com o peso corporal ideal. A cetamina deve ser calculada com o peso corporal magro (Tabela 3).

Laringoscopia e passagem do tubo

Depois de o bloqueio neuromuscular ser conseguido, comprovado pela ausência de tônus muscular do masseter (i.e., relaxamento da mandíbula sem resistência à abertura da boca), a laringoscopia pode ser realizada. Quando utilizados junto a agentes de indução apropriados e na dose adequada (1,5 mg/kg), tanto a succinilcolina quanto o rocurônio fornecem boas condições para laringoscopia em 45 segundos.

Na maioria dos pacientes, a melhor posição para a laringoscopia direta é adquirida com o pescoço fletido e a cabeça estendida na articulação atlanto-occipital (a clássica posição do "farejador", *sniffing position*), comumente com um coxim (travesseiro ou lençol dobrado)

TABELA 3 Medicações na sequência ressuscitativa de intubação

Peso corporal total	Peso corporal ideal	Peso corporal magro
Etomidato 0,3 mg/kg, IV Início de 15 a 45 segundos	Propofol 1,5 mg/kg, IV Início de 15 a 45 segundos	Cetamina 1,5 a 2 mg/kg, IV Início de 45 a 60 segundos
Succinilcolina 1,5 mg/kg IV Início de 45 a 60 segundos	Rocurônio 1,5 mg/kg, IV Início de 45 a 90 segundos	
Fentanil 3 mcg/kg, IV Início em menos de 60 segundos		

sub-occipital, o que deve fornecer uma linha direta de visão entre a faringe e a laringe ao se alinharem os seus eixos (Figura 13). Em pacientes obesos, a posição em rampa (também obtida por meio de travesseiros e lençóis) deve ser utilizada rotineiramente para garantir alinhamento horizontal do meato acústico externo com a fúrcula esternal, porque isso também melhora a visualização durante a laringoscopia direta (Figura 14).

Caso necessário, deve-se limpar a orofaringe, retirar próteses dentárias, sangue, secreções e vômito. A mão direita pode abrir a boca, usando o movimento de tesoura, pressionando os incisivos inferiores com o polegar e os superiores com o indicador, segurar o cateter de sucção e manipular a laringe para melhorar a visualização.

Os laringoscópios reto de Miller e curvo de Macintosh são globalmente utilizados desde os anos 1940 (Figura 15). Embora ocorram pequenas modificações nos seus modelos, esses dispositivos são básicos na prática clínica desde sua introdução. A seleção de lâmina é uma questão de preferência pessoal, com a lâmina curva de Macintosh, escolhe-se o número 3 para a maioria dos adultos ou o número 4 para pacientes maiores, e com a lâmina reta de Miller, escolhe-se um número 3 para a maioria dos adultos.

A laringoscopia direta com Macintosh permanece como o principal método de intubação no Brasil. Entretanto, nas últimas décadas, a videolaringoscopia ganhou popularidade, com diversos modelos e marcas disponíveis no mercado, e seu uso em pacientes criticamente enfermos pode ajudar a melhorar o sucesso da intubação em primeira tentativa nas mãos de médicos treinados. A videolaringoscopia fornece uma imagem indireta das vias aéreas em um monitor, ampliada, em alta qualidade, e todos os profissionais envolvidos podem ver o procedimento e, portanto, ajudar e detectar dificuldades (Figura 16). Na videolaringoscopia com a lâmina de Macintosh, a glote pode ser visualizada tanto diretamente quanto pela tela de vídeo. Na videolaringoscopia com a lâmina anatômica, também nomeada como hiperangulada, há a visualização da glote sem necessidade de flexionar ou estender o pescoço, porém seu uso cria necessidade de uma curva de aprendizado

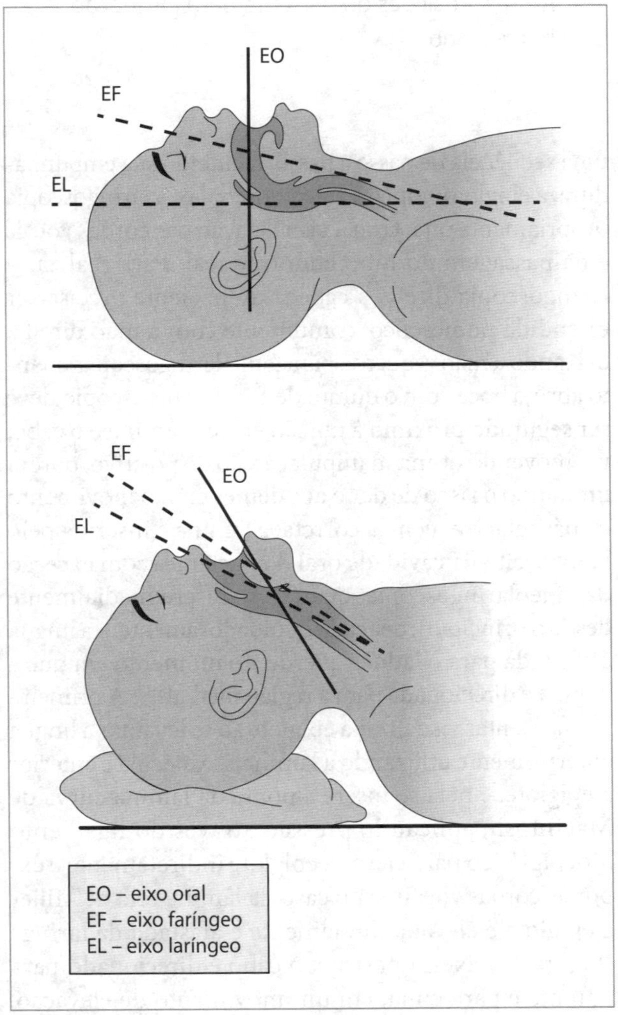

FIGURA 13 Eixos da via aérea.

independente para a inserção do tubo, pois conseguir a visualização total da glote não garante uma intubação bem-sucedida, o tubo ainda deve ultrapassar um ângulo agudo para entrar na laringe. Para facilitar essa passagem, utiliza-se um fio-guia moldado com uma angulação semelhante à da lâmina, ou manipula-se o *bougie* da mesma forma (uma pegada estilo Shaka pode ajudar – ver adiante as técnicas para segurar o *bougie*).

A utilização do laringoscópio inclui algumas micro-habilidades que devem ser ensinadas e adquiridas em

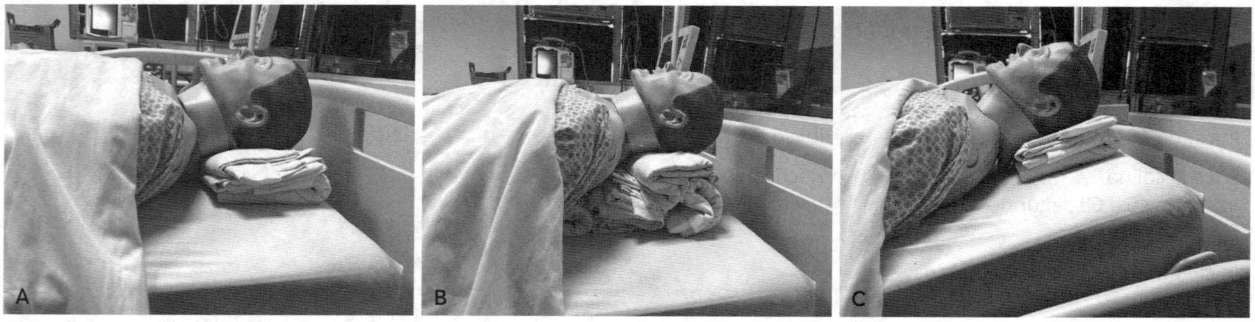

FIGURA 14 Posições do paciente para intubação. A: Posição do "farejador", *sniffing position*; B: posição em rampa; C: semirreclinado.

uma sequência de passo a passo, incluindo sua empunhadura, a epiglotoscopia, a valeculoscopia e a laringoscopia propriamente dita, com a visualização das cordas vocais e da passagem do tubo endotraqueal. Para realizar a laringoscopia direta, a cabeça do paciente precisa ser estendida no pescoço, comumente com a mão direita, deixando a mão esquerda para tanto laringoscopar quanto abrir a boca com o quinto dedo. O laringoscópio deve ser segurado próximo à junção entre a lâmina e o cabo, promovendo ótima manipulação do dispositivo, porém limitando o risco de dano aos dentes com o movimento de báscula. Na técnica correta, a lâmina é inserida pelo lado direito da cavidade oral do paciente (com exceção da videolaringoscopia, quando se insere medialmente desde o princípio), delicada e cuidadosamente, e a língua é afastada para o lado esquerdo no momento em que a lâmina é direcionada para a região medial[8-14]. A primeira tarefa é tentar visualizar a epiglote ao se levantar a língua anteriormente utilizando a lâmina. A valécula é anterior à epiglote, e nela se insere a ponta da lâmina curva de Macintosh, aplicando pressão através do ligamento hioepiglótico para elevar a epiglote indiretamente e expor as cordas vocais, e no caso da lâmina reta de Miller a epiglote é elevada diretamente e afastada da laringe (Figura 17). Nessa posição, o cabo é direcionado para a frente e para cima, em um movimento de elevação, porém sem realização de báscula. Esse movimento é responsável por alinhar os eixos laríngeo e faríngeo. Um erro comum durante a laringoscopia é inserir a ponta da lâmina muito profundamente, devendo-se retirá-la devagar e suavemente, o que com frequência faz com que a glote seja revelada.

A manipulação laríngea externa pode melhorar a visualização durante a laringoscopia. Ela é realizada com o intubador aplicando uma pressão com a sua mão direita enquanto com a esquerda segura o laringoscópio. No momento em que ele encontrar uma boa visualização, pode pedir para o auxiliar manter a pressão no mesmo local e direção. Recomenda-se aplicar a pressão para a direita, posterior e cranial (BURP – *backward, upward, rightward pressure*) em cima da cartilagem tireóidea.

A visualização durante a laringoscopia direta é graduada de acordo com o escore de Cormack e Lehane modificado (Figura 18), que depende das estruturas que podem ser visualizadas. O grau 1 equivale à total visualização da glote, o grau 2 à visualização parcial da laringe posterior (sendo 2A somente parte das cordas vocais, e 2B somente as aritenoides ou porções mais posteriores da origem das cordas vocais), grau 3 somente a epiglote e grau 4 à falha de visualizar qualquer estrutura da anatomia periglótica, enxergando-se apenas o palato mole. Os graus 1 e 2 traduzem-se em intubação mais fácil. O grau 3 corresponde à possível dificuldade, e o grau 4 pode ser impossível sem o emprego de técnicas especializadas e habilidades altamente avançadas.

Após se garantir a melhor visualização possível durante a laringoscopia, procede-se à inserção do *bougie* isoladamente ou do tubo endotraqueal pré-carregado com *bougie* (preferencialmente) ou fio-guia (na ausência de *bougie*). Como regra geral, é melhor não tentar passar um tubo com fio-guia se a visualização for pior do que um grau 2A. Com o *bougie*, consegue-se inserir com segurança e confiança um tubo em uma visualização de grau 3A. A ponta acotovelada pode passar em contato com a epiglote, sendo direcionada para a região anterior dentro da laringe. Não é uma abordagem perfeita, sendo sempre ideal tentar visualizar as cordas vocais.

Existe uma visão mais tradicional na qual o *bougie* (Figura 19) é um dispositivo para resgate, sendo necessário somente em situações desafiadoras, porém o seu uso deve ser estimulado para todas as intubações, tendo em vista a imprevisibilidade das laringoscopias difíceis e a tendência cultural mais moderna quando se trata de intubação em sala de emergência, em que se valoriza o sucesso na primeira tentativa do procedimento (é um resultado esperado nos ensaios clínicos, com falha na primeira tentativa relacionando-se a complicações

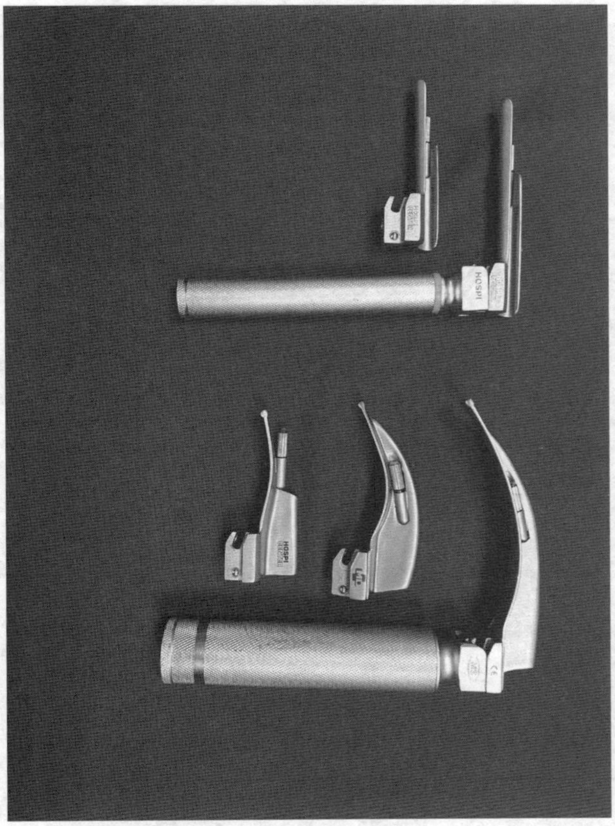

FIGURA 15 Laringoscopia com lâminas reta Miller e curvada Macintosh.

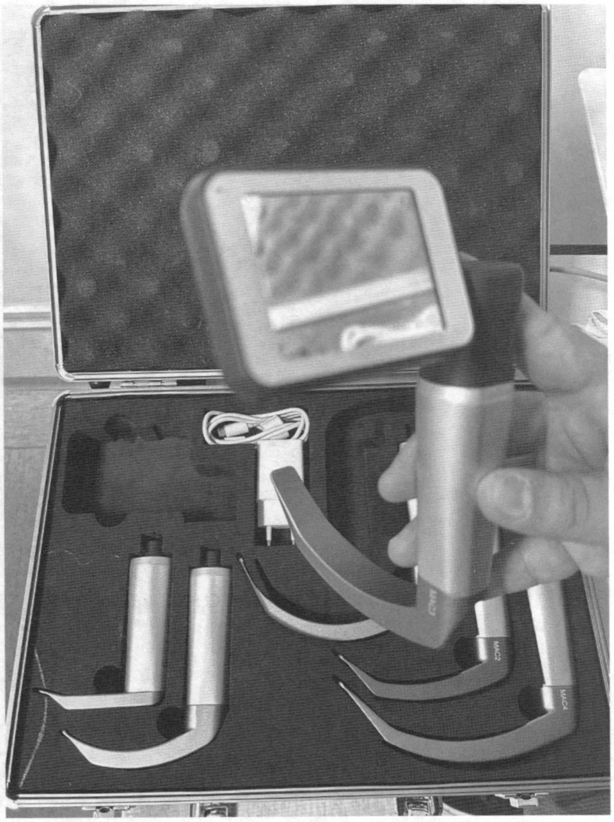

FIGURA 16 Videolaringoscopia.

periprocedimento e mortalidade). Deve-se destacar também que quanto mais se pratica a utilização dessa ferramenta, mais são adquiridas familiaridade e proficiência nessa habilidade técnica. A experiência em pacientes com via aérea fácil garante uma manipulação melhor ao lidar com via aérea difícil.

Existem três principais técnicas para segurar o *bougie* (Figura 20), escolhidas de acordo com preferência individual, sem evidência de maior eficácia de uma sobre as outras: Shaka (*hang-loose*), Kiwi e Kiwi-D Ducanto. Introduzir o *bougie* antes na via aérea, ou seja, sem pré-carregar o tubo endotraqueal com ele, pode prover maior controle e habilidade para sentir a sua passagem através dos anéis traqueais. O tubo pode ser inserido posteriormente por outra pessoa ou até mesmo pelo próprio intubador, caso ele segure o *bougie* contra o laringoscópio com a sua mão esquerda. A pegada Shaka fornece a habilidade de elevar a extremidade do *bougie* para a região anterior com o quinto dedo, o que pode ajudar a manipulação em contato com a epiglote, aproveitando-se de um controle fino de movimento, sabendo a direção da ponta distal. A abordagem de pré-carregar o tubo com *bougie* inclui as pegadas Kiwi (um meio de prevenir que o tubo deslize sobre o *bougie*) e Kiwi-D (semelhante ao anterior, porém com a ponta do *bougie* inserida no olho de Murphy e liberada após a sua passagem pela traqueia).

Assim que o *bougie* estiver dentro da traqueia, manter o laringoscópio na mesma posição melhora a chance de intubação com sucesso, pois o *bougie* pode se deslocar com a retirada do laringoscópio, assim como evita-se o colapso da via aérea superior sobre o *bougie* (dificultando a inserção do tubo), e deve-se tentar visualizar o tubo entrando na traqueia. Se o tubo encontrar alguma resistência contra as cordas vocais durante a sua inserção, o que é bem comum, pode-se rotacioná-lo em 90º no sentido anti-horário, ao invés de reiniciar o procedimento.

Na indisponibilidade de *bougie*, o fio-guia também tem a capacidade de facilitar significativamente a entrega do tubo (Figura 21). Ele deve ser dobrado no formato de "letra J" ou "taco de hóquei", com a sua extremidade distal não ultrapassando o olho de Murphy, para evitar lesão da via aérea. Garante-se esse posicionamento ao dobrar a extremidade proximal que sobra para fora do tubo, evitando, por segurança, o seu deslizamento.

Quando a glote é visualizada, o tubo endotraqueal pode atravessar as cordas vocais para dentro da traqueia. O tubo selecionado deve ser o mais largo possível para o paciente (em geral, com diâmetro interno de 8,0 a 8,5 mm para o homem adulto de porte médio e 7,5 a 8,0

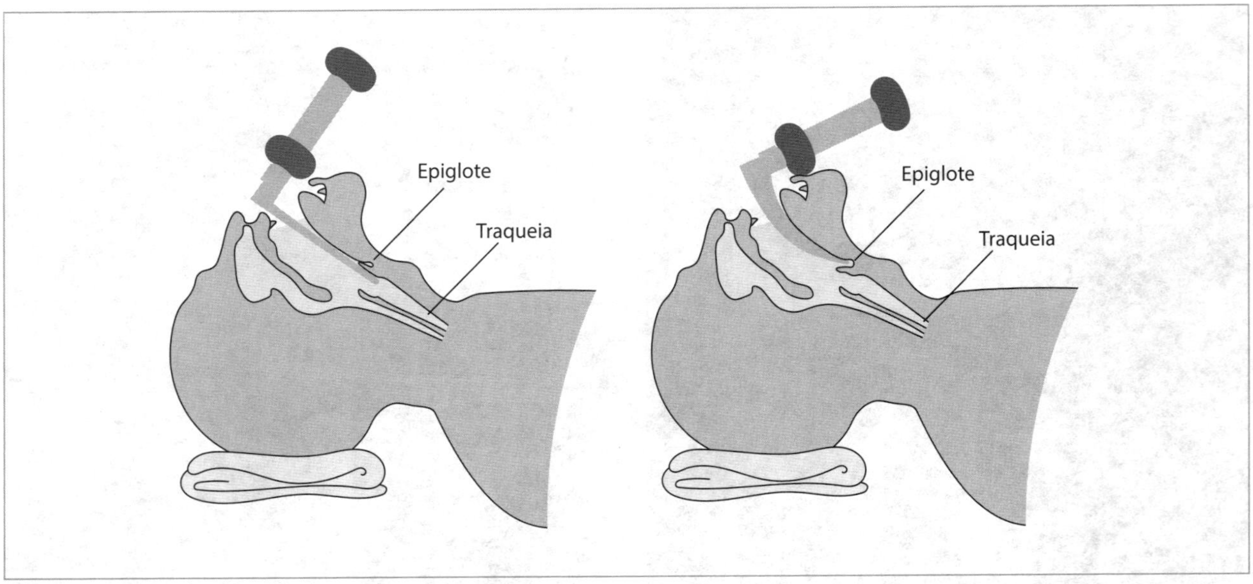

FIGURA 17 Aplicação das lâminas curva *versus* reta.

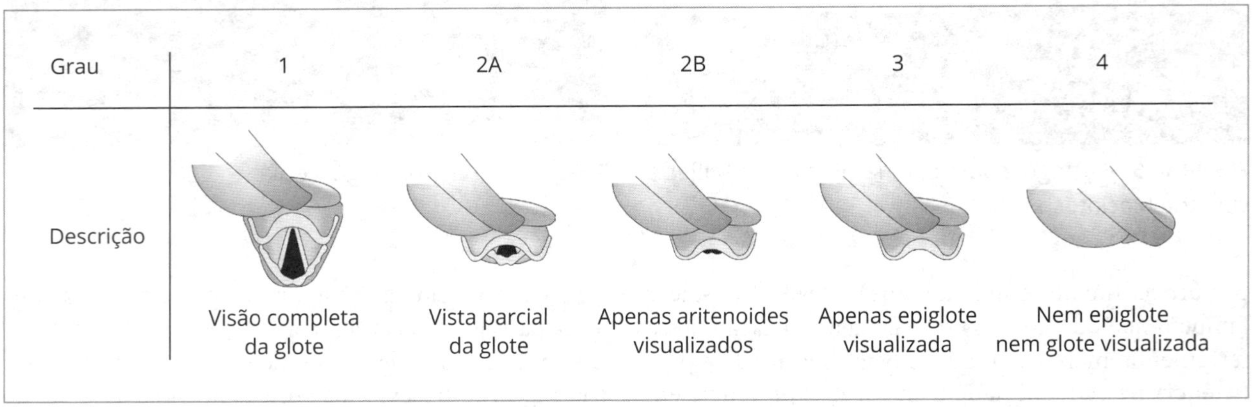

FIGURA 18 Classificação Cormack-Lehane modificado.

para a mulher adulta), e largo o suficiente para permitir sucção e broncoscopia, evitar obstrução e fornecer baixa resistência ao fluxo aéreo. Idealmente, há como referência para determinar a distância adequada da inserção uma ou duas linhas horizontais pretas; após a passagem da primeira (ou a única) linha preta através da abertura glótica, não se introduz mais do tubo, evitando-se assim uma intubação seletiva. Caso não seja possível determinar a profundidade por esse método, não se deve inserir o tubo muito após o balonete já ter passado as cordas vocais. Em todo o caso, registra-se também a altura do tubo na rima labial de cada paciente, o que permite acompanhar deslocamentos. O local correto do tubo é de, no mínimo, 2 cm acima da carina (aproximadamente 23 cm nos incisivos em homens e 21 cm em mulheres).

Assim que o tubo endotraqueal tiver sido posicionado apropriadamente, insufla-se o seu balonete com um pequeno volume de ar (5 a 7 mL) com uma pressão de 20 a 30 cmH_2O. Se o tubo estiver desinsuflado, a ventilação será inadequada e os pulmões não estarão protegidos contra a broncoaspiração. Por outro lado, insuflação em exagero pode comprometer o fluxo sanguíneo para a mucosa traqueal.

Métodos de resgate

Em caso de falha na intubação, é crucial destacar que a morbidade e a mortalidade estão associadas à falha em oxigenar os pacientes, e não à falha em intubar. A primeira manobra de resgate a ser realizada quando se observa dessaturação (SpO_2 90%) é a ventilação com bolsa-válvula-máscara utilizando a melhor técnica possível, que deve incluir pelo menos uma cânula orofaríngea e duas mãos para acoplar a máscara ao rosto do paciente. Se a ventilação ainda for inadequada, recomenda-se que dispositivos extraglóticos forneçam uma rota para

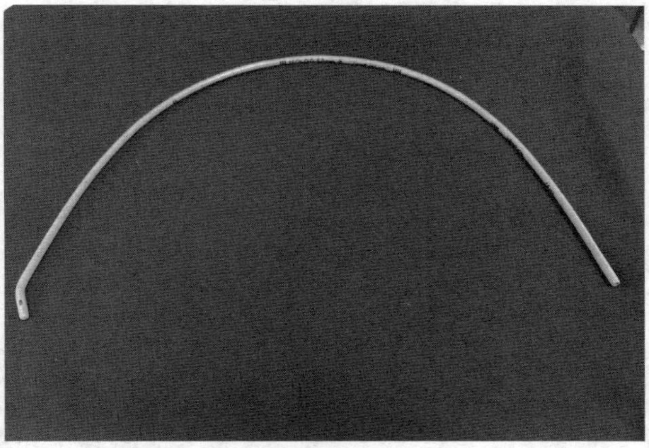

FIGURA 19 *Bougie.*

oxigenação provisória enquanto se revisa o caso e é iniciado outro plano. Os atributos de um dispositivo extraglótico ideal para o resgate de via aérea na emergência são: passagem confiável em primeira tentativa, alta pressão de selamento na orofaringe, capacidade de ventilar, separação entre os tratos respiratório e gastrointestinal, e compatibilidade com técnicas de intubação por fibra óptica.

Se a intubação for difícil, existe pouco sentido em repetir o mesmo procedimento, a não ser que algo possa ser alterado para melhorar a chance de sucesso. Isso inclui a posição do paciente, o dispositivo de intubação ou lâmina, adjuntos como introdutores (*bougie*), profundidade do bloqueio neuromuscular e intubador. Insucesso após o máximo de três tentativas deve levar à declaração de uma via aérea falha.

Confirmação da posição do tubo

A confirmação da posição do tubo deve incluir a visualização direta entre as cordas vocais e o feedback instantâneo da extremidade distal do bougie ao passar pelos anéis traqueais (cliques traqueais). No entanto, alguns autores contestam o uso dos cliques como método de confirmação e sugerem que o efeito hold-up é mais sensível. Importante ressaltar que a a capnografia contínua em forma de onda é cosniderada o padrão-ouro, embora pouco disponível em muitas salas de emergência no país. O exame clínico isoladamente não deve ser usado para excluir intubação esofágica, pois a observação dos movimentos torácicos é pouco confiável, particularmente em pacientes criticamente enfermos.

Para sentir o *bougie* passando pelos anéis traqueais, a chave é assegurar que a ponta acotovelada permaneça direcionada para cima, avançando lentamente. Pode-se requisitar que algum assistente coloque a mão na região cervical anterior sobre a traqueia, para também sentir os cliques. Se o *bougie* parar de avançar em razão de alguma resistência (*hold-up*)[11-15], significa que atingiu algum brônquio proximal, se avançar sem interrupção significa que foi inserido no esôfago.

Cuidados após a intubação e complicações

Seguindo-se a confirmação de que o tubo está na posição correta, ele deve ser fixado. Procede-se à solicitação de radiografia de tórax e gasometria arterial. A radiografia de tórax pós-intubação confirma a profundidade

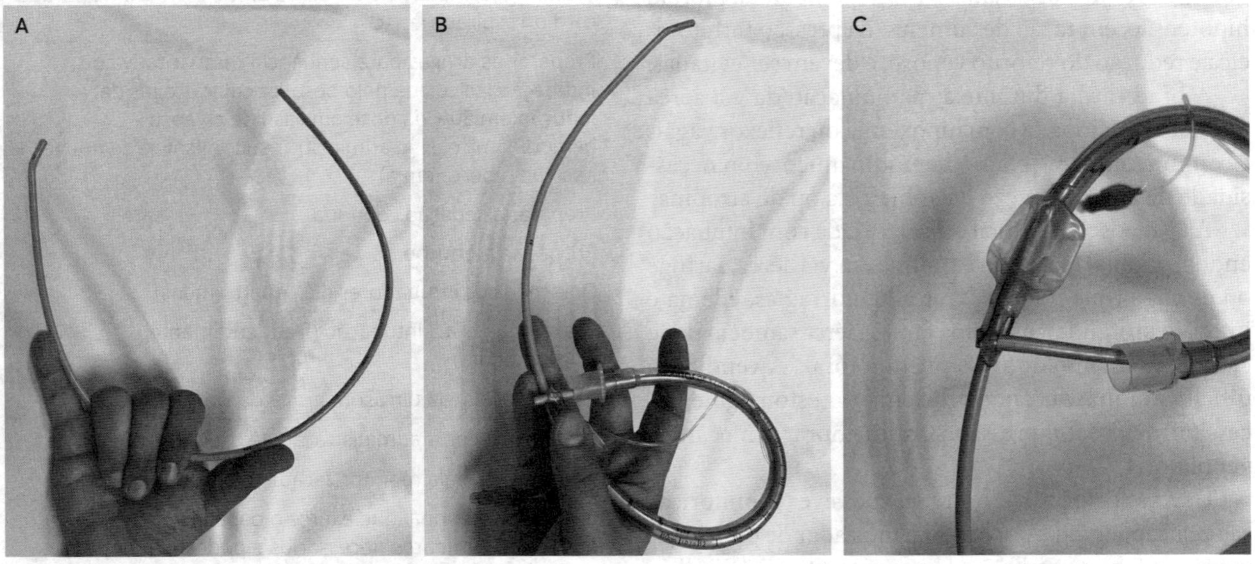

FIGURA 20 Técnicas para segurar o *bougie*.

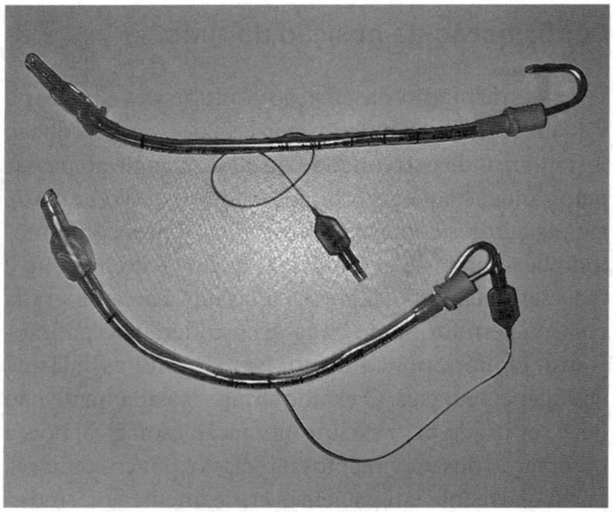

FIGURA 21 Na indisponibilidade de *bougie*, o fio-guia também tem a capacidade de facilitar significativamente a entrega do tubo.

adequada do tubo endotraqueal (mas não confirma a localização traqueal) e identifica complicações[16,17].

Apesar da natureza do alto risco da intubação, a maioria dos eventos adversos ocorre depois de a via aérea ter sido assegurada, em razão de deslocamento do tubo, obstrução e comprometimento hemodinâmico.

A pressão arterial do paciente durante esse período pode não ser um indicador do estado hemodinâmico por conta da estimulação simpática de uma combinação de hipóxia, hipercarbia e ansiedade, que podem estar falsamente elevando os valores aferidos. Ventilação com pressão positiva com volumes correntes elevados, frequências respiratórias altas e PEEP aumentada pioram hipotensão, em razão de aumento da pressão intratorácica e redução do retorno venoso, e devem ser evitadas.

A bradicardia durante a manipulação da via aérea pode ser relacionada com hipoxemia ou reflexos vagais e comumente gera colapso hemodinâmico, com necessidade de administração de epinefrina ou de atropina.

A laringoscopia difícil está associada com intubação endobronquial (seletiva) e trauma em via aérea, faringe ou esôfago (que podem levar a hemorragias, edema e infecção profunda); o trauma em via aérea também pode causar vazamento de ar ou pneumotórax. A ventilação difícil com máscara pode distender o estômago e necessitar de descompressão para melhorar a mecânica ventilatória.

Deve-se priorizar, sempre que possível, monitorização por capnografia, por ser bom indicador de posicionamento do tubo e ventilação do paciente. Outros métodos, como a oximetria de pulso, podem apresentar atraso.

CONSIDERAÇÕES FINAIS

Recomenda-se criar um *checklist* simples e sucinto para o manejo de via aérea em cada serviço de emergência, que possa ser efetivo em equipes menos experientes, devendo incluir intervenções para otimizar a fisiologia (Tabela 4). O sucesso na primeira tentativa de intubação depende de peri-oxigenação robusta, doses corretas das medicações da sequência ressuscitativa de intubação e uso de videolaringoscópio em mãos com treino adequado. A falha de intubação é um evento sério, mas a falha na ventilação é ameaçadora à vida.

TABELA 4 Pré-intubação

Preparar o paciente
Monitorizar com pressão arterial, cardioscopia, saturação de oxigênio e capnografia (aferir a pressão arterial a cada 2 a 3 minutos)
Garantir acesso periférico (preferencialmente dois acessos intravenosos, e alternativamente acesso intraósseo)
Otimizar a hemodinâmica (avaliar a necessidade de cristaloides, concentrado de hemácias, vasopressores, inotrópicos)
Pré-oxigenação (considerar a posição de cabeceira elevada de 20 a 30°, considerar VNI em caso de hipoxemia)
Otimizar o posicionamento
Marcar a membrana cricóidea em caso de possibilidade alta de conversão para cricotireoidostomia
Preparar o equipamento
Garantir aspirador rígido, tubo com balonete testado e uma opção reserva, *bougie* (ou fio-guia), laringoscópios testados, ultrassonografia, bolsa-válvula-máscara, cânula orofaríngea, maleta de via aérea difícil, carrinho de parada cardiorrespiratória etc.
Preparar as drogas para sequência ressuscitativa de intubação (calculada pelo peso, calcular drogas de indução em 50% da dose em caso de colapso hemodinâmico. Não administrar succinilcolina se houver risco de hipercalemia)
Preparar a sedação contínua
Preparar a equipe
Dois médicos intubadores (i.e., quatro mãos)
Assistente para a intubação (frequentemente fisioterapeuta)
Responsável pela ultrasonografia da via aérea superior
Responsável pela administração de drogas
Responsável pela monitorização
Runner (profissional que exerce o papel de circulante, busca equipamentos necessários e pode chamar por ajuda)
Definir quem realizará cricotireoidostomia, se necessário

(continua)

TABELA 4 Pré-intubação (*continuação*)

Preparar para dificuldade
Verbalizar os planos (como resgatar, quem realiza a segunda tentativa e com qual técnica)
Perguntar sobre dúvidas ou preocupações
Durante a intubação
Administrar as drogas de indução e bloqueio neuromuscular
Oxigenação apneica
Usar *bougie*
Considerar videolaringoscopia (se houver treinamento adequado)
Resgatar se a saturação de oxigênio atingir 90%
Após a intubação
Manter a pressão do balonete em 25 a 30 cmH_2O sem vazamentos.
Confirmar o posicionamento do tubo (*bougie* gerando cliques traqueais ou *hold up*, ultrassonografia, exame físico, capnografia)
Checar sinais vitais com vigilância para instabilidade hemodinâmica e hipoxemia
Iniciar a sedação contínua
Solicitar radiografia de tórax e gasometria arterial

REFERÊNCIAS

1. Tintinalli JE, Ma OJ, Yealy DM, Meckler GD, Stapczynsky JS, Cline DM, Thomas SH. Emergency Medicine: a comprehensive study guide, 9. ed. New York: McGraw Hill; 2020. 2159 p.
2. Brown CA, Sakles JC, Mick NW, Mosier JM, Braude DA. The walls manual of emergency airway management. 6.ed. Philadelphia: Lippincott Williams & Wilkins; 2022.
3. Walls RM, Hockberger R, Gausche-Hill M, B. Erickson T, Wilcox S. Rosen's emergency medicine: Concepts and clinical practice, 10.ed. Elsevier, 2022.
4. Reichman EF. Reichman's emergency medicine procedures, 3.ed. New York: McGraw-Hill Medical; 2019.
5. Wittels KA. Basic airway management in adults. In: Post TW (ed.). UpToDate. Waltham: UpToDate, 2023.
6. Brown III CA, Sackles JC. Rapid sequence intubation in adults for emergency medicine and critical care. In: Post TW (ed.). UpToDate. Waltham: UpToDate, 2023.
7. De Jong A, Myatra SN, Roca O, Jaber S. How to improve intubation in the intensive care unit. Update on knowledge and devices. Intensive Care Med. 2022;48(10):1287-98.
8. Karamchandani K, Wheelwright J, Yang AL, Westphal ND, Khanna AK, Myatra SN. Emergency airway management outside the operating room: Current evidence and management strategies. Anesth Analg. 2021;133(3):648-62.
9. Pourmand A, Robinson C, Dorwart K, O'Connell F. Pre-oxygenation: Implications in emergency airway management. Am J Emerg Med. 2017;35(8):1177-1183.
10. Higgs A, McGrath BA, Goddard C, Rangasami J, Suntharalingam G, Gale R, Cook TM; Difficult Airway Society; Intensive Care Society; Faculty of Intensive Care Medicine; Royal College of Anaesthetists. Guidelines for the management of tracheal intubation in critically ill adults. Br J Anaesth. 2018;120(2):323-52.
11. Frerk C, Mitchell VS, McNarry AF, Mendonca C, Bhagrath R, Patel A, et al.; Difficult Airway Society intubation guidelines working group. Difficult Airway Society 2015 guidelines for management of unanticipated difficult intubation in adults. Br J Anaesth. 2015;115(6):827-48.
12. Engstrom K, Brown CS, Mattson AE, Lyons N, Rech MA. Pharmacotherapy optimization for rapid sequence intubation in the emergency department. Am J Emerg Med. 2023;70:19-29.
13. McGuire B, Hodge K. Tracheal intubation. Anaesthesia & Intensive Care Medicine. 2022;23(11):661-6.
14. Mosier JM, Sakles JC, Law JA, Brown CA 3rd, Brindley PG. Tracheal intubation in the critically Ill. Where we came from and where we should go. Am J Respir Crit Care Med. 2020;201(7):775-88.
15. Parker BK, Manning S, Winters ME. The crashing obese patient. West J Emerg Med. 2019;20(2):323-30.
16. Merelman A. Why I use a bougie on every airway. 2021 [cited 2023 Jul 19]. Disponível em: https://theresusroom.com/2017/08/17/why-i-use-a-bougie-on-every-airway/.
17. Sahu AK, Bhoi S, Aggarwal P, Mathew R, Nayer J, T AV, Mishra PR, et al. Endotracheal tube placement confirmation by ultrasonography: A systematic review and meta-analysis of more than 2500 patients. J Emerg Med. 2020;59(2):254-64.
18. Benger JR, Kirby K, Black S, et al. Effect of a strategy of a supraglottic airway device vs tracheal intubation during out-of--hospital cardiac arrest on functional outcome: the AIRWAYS-2 Randomized Clinical Trial. JAMA. 2018;320(8):779-91.

2
Via aérea difícil

Aline Agatha Lima de Oliveira
João Alfredo Lenzi Miori

PONTOS PRINCIPAIS

- O emergencista deve estar sempre psicologicamente preparado para uma via aérea difícil, em uma tentativa de "prever o imprevisto". Até o momento, não existe um conjunto infalível de atributos no paciente que, quando ausentes, garantem uma intubação bem-sucedida.
- O manejo da via aérea na emergência requer proficiência na manipulação não somente da via aérea anatomicamente difícil, mas também da fisiologicamente difícil.
- A técnica de intubação prolongada tem mostrado melhores resultados e pode se tornar o principal método para intubação endotraqueal no futuro, não reservada somente para casos com preditores de dificuldade.
- Atenção especial deve ser dada ao posicionamento de obesos mórbidos para facilitar a laringoscopia.
- Melhores desfechos no manejo da via aérea na emergência significam atenção mais detalhada a fatores humanos (como preparação do paciente, checagem dos equipamentos ou desvios dos protocolos), em vez da simples introdução de novos dispositivos. As causas mais comuns para uma intubação falhar são preparação inadequada de equipamento e posição do paciente.

INTRODUÇÃO

Uma via aérea difícil é uma situação clínica na qual um médico com treinamento e habilidade adequados no manejo de via aérea tem dificuldade com uma ou mais técnicas tradicionais, como a ventilação por bolsa-válvula-máscara, a intubação endotraqueal, a passagem de um dispositivo extraglótico e a cricotireoidostomia, ou quando a dificuldade já é antecipada a partir de preditores na anamnese ou exame físico.

Os pacientes atendidos por emergencistas podem ter uma via aérea anatomicamente difícil, ou fisiologicamente difícil, ou ambas ao mesmo tempo. Uma via aérea anatomicamente difícil é aquela em que atributos anatômicos predizem dificuldade em assegurar a via aérea. A via aérea fisiologicamente difícil se manifesta em cenários de saturação de oxigênio criticamente baixa, instabilidade hemodinâmica ou acidose metabólica grave – condições fisiológicas alteradas que elevam o risco de eventos adversos e pioram os desfechos associados ao procedimento de intubação e ventilação com pressão positiva[1-3].

TABELA 1 Classificação da via aérea difícil

Via aérea anatomicamente difícil	Via aérea fisiologicamente difícil
Laringoscopia e intubação difícil	Instabilidade hemodinâmica
Ventilação com bolsa-válvula-máscara difícil	Insuficiência respiratória com hipóxia
Inserção de dispositivo extraglótico difícil	Acidose metabólica grave
Via aérea cirúrgica difícil	

Sempre que possível, a avaliação da via aérea deve ocorrer durante o manejo do paciente grave antes da intubação endotraqueal, o que inclui a busca de preditores de dificuldade técnica em decorrência de anatomia ou fisiologia alteradas.

Deve-se reconhecer que muitos dos testes à beira-leito para predizer dificuldade anatômica não têm sempre o resultado correto, a avaliação com frequência é subjetiva e mesmo especialistas têm dificuldades em antever com acurácia quais casos serão mais desafiadores. Alguns estudos sugerem que mais de 90% das vias aéreas difíceis não são antecipadas[3-8]. Uma revisão sistemática da Cochrane revelou uma *performance* ruim dos testes à beira-leito em pacientes sem anormalidades aparentes (teste de Mallampati, distância tireomento, abertura da boca, entre outros)[9,10]. O emergencista deve estar sempre psicologicamente preparado para uma via aérea difícil, em uma tentativa de "prever o imprevisto", e é prudente permitir que, na suspeita de desafios, o profissional mais experiente no local seja o responsável por executar o manejo. Médicos que não praticam intubações com regularidade não devem tentar realizar o procedimento em uma via aérea difícil, exceto em uma situação emergencial, em que não há tempo de aguardar outro profissional. Tentativas falhas de intubação resultam em distensão gástrica elevada, trauma na faringe posterior, aumento de secreções, sangue e edema na via aérea, que podem dificultar ainda mais o procedimento ou causar uma obstrução completa, um cenário em que há indicação de cricotireoidostomia imediata.

Recomenda-se que todos os setores de atendimento em que as intubações são realizadas com frequência (p. ex., salas de emergência, unidades de terapia intensiva, centros cirúrgicos) tenham um carrinho ou maleta com *kit* de via aérea difícil, contendo alternativas à laringoscopia direta, como dispositivos extraglóticos, laringoscópio articulado, videolaringoscópio, fibra óptica e *kit* para via aérea cirúrgica.

Existe uma tendência global de preconizar que as primeiras tentativas de intubação em uma sala de emergência já sejam realizadas por meio de uma videolaringoscopia, e não somente após a falha na tentativa com a laringoscopia direta, porque as evidências atuais mostram superioridade da intubação por videolaringoscopia após o treinamento adequado[4-8].

Quando uma tentativa de intubação falha, a prioridade é oxigenar e ventilar, na prática, geralmente, com bolsa-válvula-máscara. Deve-se, então, mudar a técnica, a posição, o intubador ou o equipamento entre as tentativas para melhorar a possibilidade de sucesso. Persistir sem alterar a técnica e tentativas de passagem às cegas resultam em falha e anóxia e devem ser desencorajadas.

VIA AÉREA ANATOMICAMENTE DIFÍCIL

Uma via aérea anatomicamente difícil é aquela em que atributos anatômicos predizem dificuldade em assegurar a via aérea. Vias aéreas anatomicamente difíceis são comuns na prática da medicina de emergência. Uma laringoscopia direta difícil, definida como uma graduação 3 ou 4 da classificação de Cormack-Lehane (ou seja, uma abertura glótica omitida), ocorre em aproximadamente 10% de todas as intubações emergenciais de adultos[5-9]. O exame físico pode identificar características que dificultam a laringoscopia, intubação, ventilação, introdução de dispositivos extraglóticos ou execução de uma via aérea cirúrgica.

Uma avaliação rápida de defeitos anatômicos congênitos ou adquiridos deve ser realizada inicialmente. Algumas condições médicas específicas estão associadas com a via aérea difícil, incluindo artrite reumatoide, espondilite anquilosante, acromegalia e tumores de cabeça e pescoço. A história de cirurgia de cabeça e pescoço e/ou radioterapia deve elevar o índice de suspeição, mesmo na presença de exames físicos aparentemente normais. Atenção particular deve ser dada a pacientes que tenham sofrido trauma de face, cabeça ou pescoço, ou regurgitação de conteúdos gástricos.

Na presença de doença preexistente da via aérea, sinais sugestivos de obstrução da via aérea devem ser identificados, e incluem estridor, rouquidão, alteração de voz, disfagia, acúmulo de secreções e dificuldade de ficar em posição supina.

Uma história de síndrome de apneia obstrutiva do sono correlaciona-se com dificuldade de ventilação por

TABELA 2 Condições associadas com uma via aérea difícil

Síndromes congênitas	Condições crônicas	Infecções	Outras
Apert (acrocefalossindactilia)	Artrite reumatoide	Epiglotite	Queimaduras
Pierre Robin	Espondilite anquilosante	Laringotraqueíte	Tumores de cabeça e pescoço
Treacher Collins	Acromegalia	Abscesso parafaríngeo	Radioterapia de cabeça e pescoço
Klippel-Feil		Angina de Ludwig	Trauma facial ou cervical

Fonte: adaptada de Runciman et al., 2023[8].

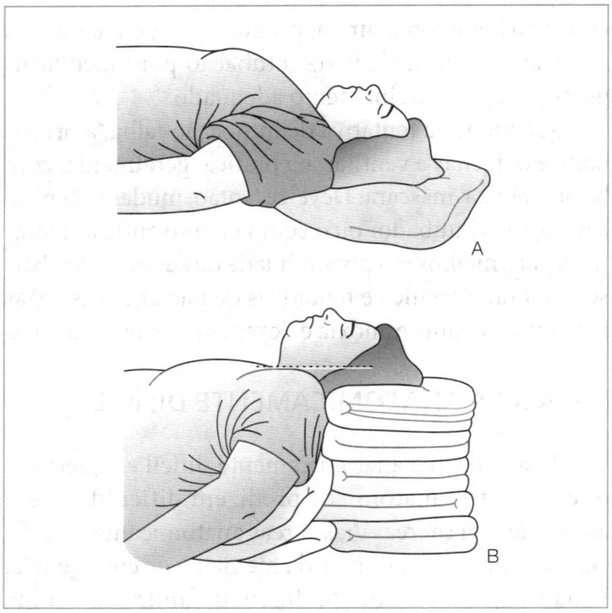

FIGURA 1 Posição para pacientes com obesidade mórbida antes (A) e depois (B) de se posicionar em uma pilha de cobertor dobrado. Observe a linha orelha-esterno antes e depois.

bolsa-válvula-máscara e intubação endotraqueal. Sinais sugestivos dessa condição incluem roncos e letargia diurna. É mais associada com pacientes homens, com IMC > 35 kg/m^2, idade > 50 anos e circunferência de pescoço > 40 cm.

O manejo da via aérea no paciente com obesidade mórbida (Figura 1) pode levar à dificuldade na ventilação com bolsa-válvula-máscara, na laringoscopia, na intubação, assim como na cricotireoidostomia. Entretanto, a obesidade mórbida não prediz obrigatoriamente dificuldade com a laringoscopia ou a intubação caso o posicionamento do paciente permita uma inserção sem problemas da lâmina do laringoscópio dentro da orofaringe. O posicionamento adequado pode ser alcançado com a criação de uma elevação em rampa por meio de coxins criados com lençóis (também existem dispositivos comercializados para esse fim, porém não são amplamente disponíveis; em contexto de centro cirúrgico, existem macas que podem fornecer uma boa posição sem necessidade de coxins). Cinco a sete lençóis dobrados são colocados abaixo do occipício, três a cinco abaixo dos ombros e um a três abaixo da escápula, isso faz com que a face fique elevada acima da parede torácica e elimina a preocupação com a mão bater no tórax durante a laringoscopia e limitar sua movimentação.

O trauma cervical pode resultar em impossibilidade de mover a cabeça com segurança e uma intubação difícil pode ser secundária a um posicionamento não otimizado, especialmente em paciente no contexto pré-hospitalar aguardando resgate, em que pode ser indicada intubação com o paciente na posição supina no chão ou sentado *face to face*. Para pacientes que requerem precauções com a coluna cervical, a posição do cheirador não é uma opção. A laringoscopia direta nessas circunstâncias pode ser mais difícil, com incidência elevada de visualização grau 3 (nenhuma parte da glote visível) de 20 a 50% com estabilização manual do pescoço. A incidência de visualizações grau 3 pode exceder 50% quando a laringoscopia é tentada com um colar cervical ainda no lugar[9-11]. Por essa razão, a estabilização manual deve substituir o colar cervical durante a laringoscopia e a intubação, tendo em vista que o colar aumenta a dificuldade ao também interferir com a abertura da boca. Nos casos de trauma, também é importante avaliar a presença de edemas e trismo, a associação temporal entre o início do evento e a progressão do edema é crucial em queimaduras de via aérea.

Preditores de dificuldade na laringoscopia e intubação traqueal

O conceito de laringoscopia difícil é inseparável do de visualização glótica ruim; quanto pior a visualização glótica, mais desafiadora a intubação. Cormack e Lehane resumem muitas das características anatômicas necessárias para conseguir uma linha de visão direta da abertura glótica. Uma laringe posicionada anteriormente e/ou superiormente omite a abertura glótica atrás da língua, criando maior dificuldade. Incisivos superiores proeminentes criam dificuldade e, também, refletem na abertura da boca. Uma língua grande também gera dificuldade na visualização.

A lâmina do laringoscópio direto funciona deslocando e comprimindo a língua para dentro do espaço submandibular, e ajuda a elevar a mandíbula anteriormente. Portanto, a laringoscopia também tem predição de dificuldade caso o paciente apresente uma mandíbula pequena e no paciente com pouca mobilidade de mandíbula. Uma abertura da boca severamente reduzida torna impossível a inserção de qualquer lâmina de laringoscópio.

A avaliação da classe de Mallampati requer um paciente acordado, sentado, cooperativo, ou seja, é frequentemente impossível no paciente do departamento de emergência. O paciente deve abrir a boca o máximo e expulsar a língua sem realizar fonação. A classe reflete tanto a abertura da boca quanto a proeminência relativa da língua na orofaringe. Quanto mais da úvula é visível atrás da língua, mais fácil a intubação deve ser. Mallampati descreveu originalmente três tipos de visualização, porém uma classificação modificada com quatro classes é mais comumente citada. As classes I e

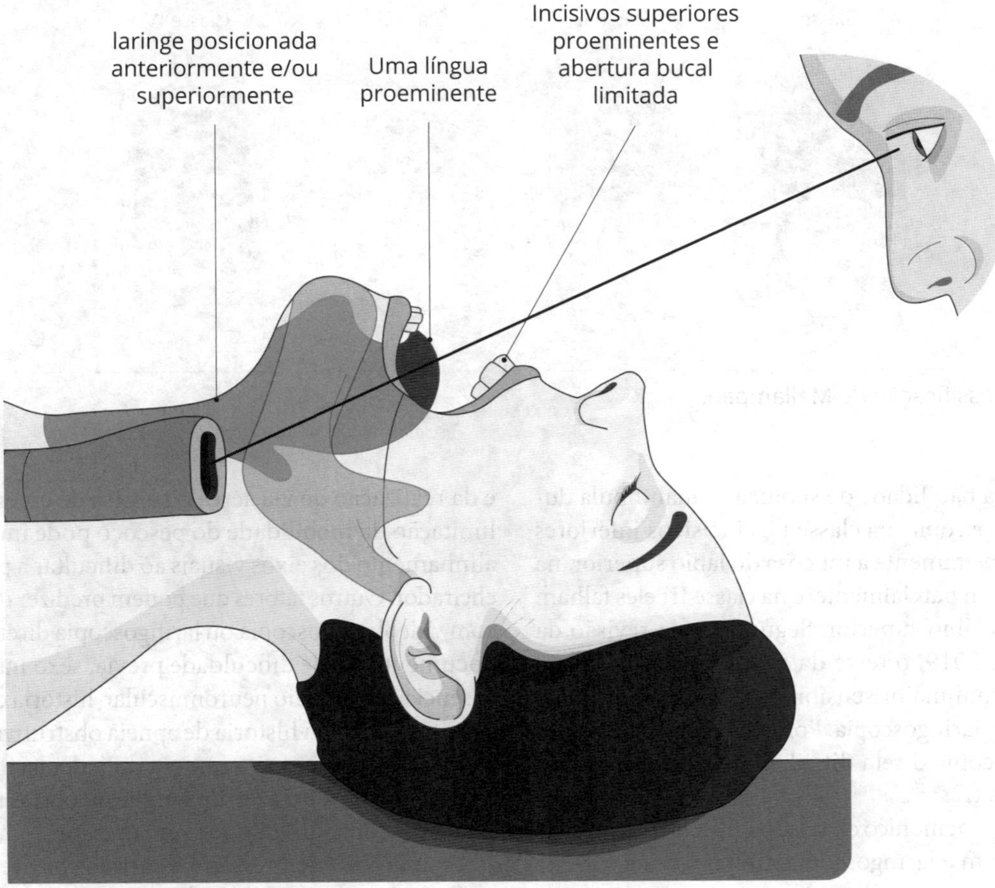

FIGURA 2 Os obstáculos anatômicos para obter uma visão direta da abertura glótica. Seta 1: laringe posicionada anteriormente e/ou superiormente. Seta 2: incisivos superiores proeminentes e abertura bucal limitada. Flecha 3: Uma língua proeminente.
Fonte: adaptada de Kovacs e Law, 2007[3].

II são geralmente correlacionadas com laringoscopia direta fácil, enquanto III e IV são mais sugestivas de dificuldade, a classe III associada com 5% de falha e a classe IV com mais de 20% de falha. Entretanto, a cada 11 pacientes com intubação difícil, o teste de Mallampati modificado identifica somente 6.

TABELA 3 Classificação de Mallampati modificada

Classe I	Palato mole, úvula e pilares amigdalianos podem ser visualizados.
Classe II	Palato mole e maior parte da úvula podem ser visualizados.
Classe III	Palato mole e base da úvula podem ser visualizados.
Classe IV	Somente palato duro visível.

As medidas de distância 3-3-1 podem ser usadas para avaliar outros aspectos da anatomia do paciente, predizendo a habilidade de alinhar os eixos oral, faríngeo e traqueal. A distância tireomento (abaixo do queixo do paciente até a borda superior da cartilagem tireóidea) é de idealmente três dedos do paciente (pelo menos 4 cm), um valor menor indica espaço submandibular pequeno. O queixo próximo da parede do tórax com a cabeça em posição neutra (sem extensão ou flexão) prediz uma intubação mais difícil. A abertura da boca também deve ter três dedos de distância. A protrusão da mandíbula ocorre durante a laringoscopia direta, ajudando a mover a língua e a epiglote anteriormente e para fora da linha direta de visão. A protrusão da mandíbula pode ser avaliada à beira-leito ao pedir para um paciente cooperativo mover os dentes incisivos inferiores à frente dos dentes superiores. Pelo menos 1 cm de protrusão é desejável. Alternativamente, pode-se realizar o teste da mordedura do lábio superior com os incisivos inferiores,

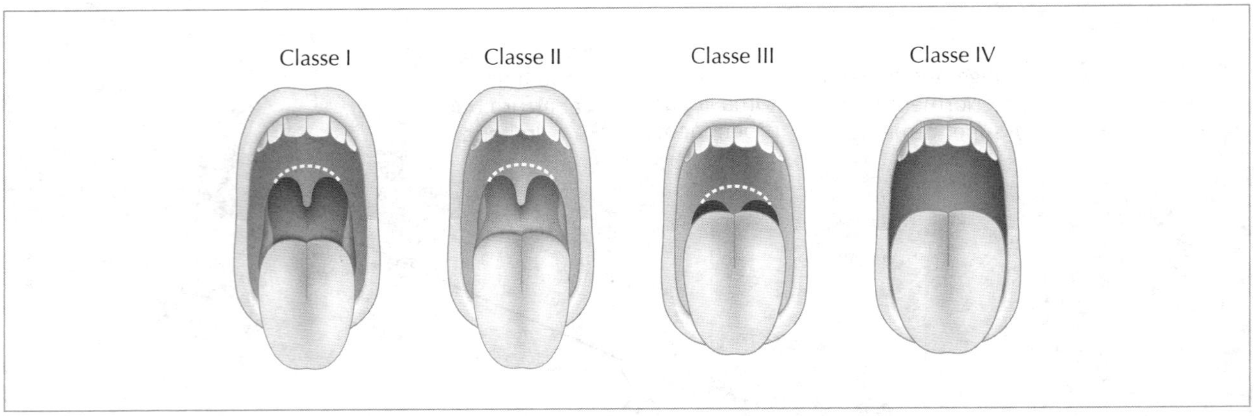

FIGURA 3 Classificação de Mallampati.

o que prediz a habilidade de subluxar a mandíbula durante a laringoscopia; na classe I os incisivos inferiores omitem completamente a mucosa do lábio superior, na classe II omitem parcialmente, e na classe III eles falham em morder o lábio superior. Segundo uma revisão da Cochrane de 2019, o teste da mordedura foi o teste diagnóstico com maior sensibilidade para predição de dificuldade na laringoscopia. Porém, a cada 10 pacientes com laringoscopia direta difícil, o teste da mordedura não identifica três[6-10].

Existe um mnemônico chamado LEMON para avaliar dificuldade com a laringoscopia direta.

TABELA 5 Mnemônico LEMON para avaliar a dificuldade com a laringoscopia direta

Leitura da aparência (impressão subjetiva)
Estimativa das distâncias 3-3-2
Mallampati
Obstrução e obesidade
Não mover o pescoço

Fonte: adaptada de Brown, 2022[6].

A circunferência do pescoço isoladamente não mostra maior dificuldade de intubação endotraqueal. Entretanto, ela pode estar associada com obesidade, a qual aumenta a dificuldade da ventilação com bolsa-válvula-máscara e da realização de via aérea cirúrgica de emergência. A limitação da mobilidade do pescoço pode interferir no alinhamento dos eixos visuais ao dificultar a posição do cheirador. Outros fatores que podem predizer dificuldade com videolaringoscopia ou laringoscopia direta incluem documentação de dificuldade prévia, sexo masculino e ausência de bloqueio neuromuscular, história de irradiação de pescoço ou história de apneia obstrutiva do sono. Nos pacientes em que a câmera do videolaringoscópio está escurecida em razão de sangue ou outras secreções, a laringoscopia direta pode ser superior.

A aplicação de pressão na cartilagem tireoide para região posterossuperior à direita (e não no anel cricoide) pode melhorar a visualização da glote anterior. Em uma modificação dessa manobra conhecida como laringoscopia bimanual, o intubador manipula a laringe com a mão direita até alcançar a melhor visualização da glote, e então pede que algum assistente mantenha essa posição.

Se a laringoscopia direta falha por conta de uma anteriorização da laringe, uma lâmina de laringoscópio articulada pode fornecer uma visualização melhorada. Essa lâmina tem uma alavanca que permite maior amplitude de movimento da ponta, elevando a epiglote e permitindo visualização das cordas vocais. Entretanto, é importante notar que uma intubação difícil pode ocorrer mesmo com uma laringoscopia ótima com completa visualização das cordas vocais, por exemplo em um paciente com estenose subglótica.

TABELA 4 Resumo de metanálise de testes de triagem para identificar laringoscopia difícil

Teste de triagem	Número de participantes (estudos)	Número de laringoscopias difíceis	Sensibilidade (IC 95%)	Especificidade (IC 95%)
Mallampati modificado	232.939 (80)	10.545	0,53 (0,47-0,59)	0,80 (0,74-0,85)
Abertura da boca	22.179 (24)	1.220	0,22 (0,13-0,33)	0,94 (0,90-0,97)
Teste da mordedura do lábio superior	19.609 (27)	1.998	0,67 (0,45-0,83)	0,92 (0,86-0,95)

Fonte: adaptada de Roth et al., 2019[10].

PREDITORES DE DIFICULDADE NA VENTILAÇÃO COM BOLSA-VÁLVULA--MÁSCARA

A ventilação com bolsa-válvula-máscara (BVM) é o dispositivo mais utilizado para resgate da oxigenação entre as tentativas de intubação traqueal. Os fatores preditivos de dificuldade para BVM incluem barba, obesidade, falta de dentes, idade avançada, história de roncos, intubação traqueal difícil no passado e ausência do uso de bloqueador neuromuscular.

Quando existem preditores para dificuldade tanto na intubação traqueal quanto na ventilação, o médico deve cuidadosamente considerar se uma abordagem acordada pode prover margem extra para segurança do paciente.

Foi criado um mnemônico chamado ROMAN, que avalia a dificuldade na ventilação com BVM (Tabela 6).

TABELA 6 Mnemônico ROMAN para dificuldade com ventilação por bolsa-válvula-máscara

Radiação e restrição	Pacientes com pulmões e tórax resistentes à ventilação, com necessidade de pressões de ventilação mais elevadas.
Obesidade e obstrução	Obesos e mulheres a partir do terceiro trimestre de gestação. Angina de Ludwig, abscessos, epiglotites, entre outros.
Máscara com vazamento, Mallampati e masculino	Barbas, trauma de face, sangue na máscara. Mallampati 3 ou 4. Homens.
Anos	Idade maior que 55 anos
Não tem dentes	Edêntulos

Fonte: adaptada de Brown, 2022[6].

Preditores de dificuldade com o uso de dispositivos extraglóticos

Os dispositivos extraglóticos (DEG) podem ser a primeira linha para a ventilação e a oxigenação, substituindo a tradicional ventilação com BVM, e também têm papel essencial como técnica de resgate, especialmente após a falha tanto em intubar quanto em ventilar com BVM. Existe um mnemônico chamado RODS, criado para avaliar a dificuldade no manejo de via aérea com DEG (Tabela 7).

TABELA 7 Mnemônico RODS para dificuldade com dispositivos extraglóticos

Restrição	Aumentos na resistência da via aérea (p. ex., asma) e reduções na complacência pulmonar (p. ex., edema pulmonar) dificultam a ventilação.
Obstrução e obesidade	Obstrução e obesidade dificultam a inserção e o posicionamento adequado dos dispositivos. A obesidade também determina resistência à ventilação ao aumentar a pressão necessária para expandir o tórax.
Distorção da via aérea	Deformidades da coluna, hematomas de pescoço, epiglotite e abscessos são exemplos de distorções anatômicas que dificultam o posicionamento adequado do dispositivo.
Sem distância tireomento	Um espaço mandibular pequeno indica que a língua reside na cavidade oral, o que está associado com dificuldade na inserção do dispositivo.

Fonte: aadaptada de Brown, 2022[6].

Preditores de dificuldade com acesso à via aérea cirúrgica emergencial

A via aérea cirúrgica emergencial, compreendida como cricotireoidostomia em pacientes adultos, pode ser indicada como a técnica primária em certas ocasiões (p. ex., trauma facial grave ou obstrução de via aérea), e em outros casos ela é indicada após falha em esforços de intubar ou de ventilar com BVM ou DEG, resultando na iminência ou na ocorrência de hipoxemia. Não existem contraindicações absolutas para a realização de uma cricotireoidostomia de emergência. Entretanto, algumas condições, como gordura, massa, queimadura, trauma ou infecção, podem dificultar o procedimento, e a estratégia deve ser ajustada de acordo; na preparação deve-se considerar chamar ajuda de profissional com maior *expertise* em via aérea. Existe um mnemônico para antecipação de cricotireoidostomia difícil chamado SMART.

TABELA 8 Mnemônico SMART para cricotireoidostomia difícil

Surgery (cirurgia)	Cirurgia recente ou antiga
Massa	Hematomas, abscessos, edemas
Acesso ou anatomia	Obesidade, marcos anatômicos ruins
Radiação	Ou outra deformidade ou cicatriz
Tumor	Incluindo tumor intrínseco da via aérea

Fonte: adaptada de Brown, 2022[6].

VIA AÉREA FISIOLOGICAMENTE DIFÍCIL

A via aérea fisiologicamente difícil é um conceito recente, tendo sido descrita pela primeira vez em 2015[7]. Pacientes com alterações fisiopatológicas apresentam um risco significativamente aumentado de colapso cardiovascular e parada cardiorrespiratória durante o procedimento de intubação endotraqueal e a conversão para ventilação com pressão positiva. Este risco é independente das características anatômicas tradicionalmente associadas à via aérea difícil e pode manifestar-se mesmo quando a introdução do tubo endotraqueal é bem-sucedida na primeira tentativa.

Os pacientes críticos em um departamento de emergência têm reservas fisiológicas mínimas e, também, apresentam risco aumentado de aspiração por conta de estômago repleto e gastroparesia da doença crítica[4-10]. Então, a abordagem da via aérea, para eles, é potencialmente mais complexa e mais provável de associar-se com um colapso cardiovascular, descrito em aproximadamente 30% dos pacientes críticos[4]. A via aérea fisiologicamente difícil requer que o médico otimize a fisiologia do paciente em um contexto de saturação de oxigênio criticamente baixa, instabilidade hemodinâmica ou acidose metabólica grave.

A pré-oxigenação (desnitrogenação) deve iniciar tão logo a intubação seja indicada, independentemente do nível de saturação de oxigênio. A hipóxia surge mais rapidamente em crianças, gestantes, obesos e naqueles com comprometimento de sua fisiologia. Os pacientes com saturação de oxigênio abaixo de 95%, apesar da suplementação, podem beneficiar-se de um período de ventilação não invasiva (VNI) para aumentar a sua reserva de oxigênio e garantir um tempo de apneia segura durante a laringoscopia, uma estratégia reconhecida como efetiva particularmente em indivíduos obesos. O uso de cateter nasal de alto fluxo (CNAF) pode prolongar significativamente o tempo de apneia segura e é recomendado para todos os pacientes críticos. A elevação da cabeceira de 20 a 30 graus também pode melhorar os esforços de pré-oxigenação. Se uma intubação com sedação e bloqueador neuromuscular for planejada, o paciente deve manter a posição sentada até a perda da consciência com o sedativo/hipnótico. O paciente com dispneia aguda muitas vezes não tolera a posição supina.

A técnica de intubação prolongada é uma alternativa para os pacientes que não toleram a pré-oxigenação, não colaborativos em decorrência de um estado mental alterado. Ela é, em essência, uma sedação para procedimento, e o procedimento no caso é a própria pré-oxigenação. Separa-se temporariamente a administração de um agente de indução da administração de um relaxante neuromuscular. O agente de indução escolhido é um que permita a manutenção de respirações espontâneas e dos reflexos de proteção da via aérea (na prática, quetamina é o agente protótipo dessa finalidade, podendo ser utilizada também dexmedetomidina). Essa técnica tem mostrado bons resultados, sendo segura e efetiva para o manejo emergencial de via aérea, e pode se tornar o principal método para intubação endotraqueal no futuro, não reservada somente para casos com preditores de dificuldade.

A pré-oxigenação também é primordial no paciente com comprometimento da perfusão tecidual. Os

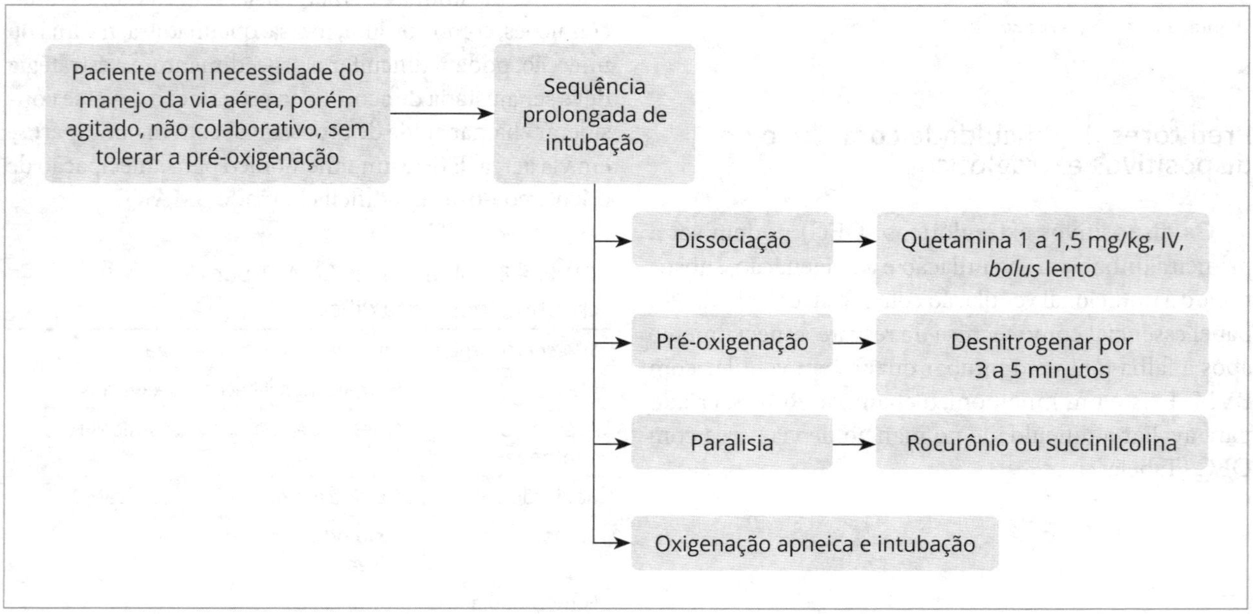

FIGURA 4 Técnica de intubação prolongada.

pacientes críticos que apresentam choque podem ter reserva pulmonar limitada, e qualquer procedimento que possa exacerbar o déficit cardiopulmonar pode levar à importante morbidade ou morte. O emergencista deve ponderar sobre o tempo que leva para mitigar a instabilidade hemodinâmica e sobre a necessidade da proteção da via aérea, oxigenação e ventilação. A hipotensão pode ser causada ou exacerbada durante a indução por uma ação simpatolítica das drogas administradas. E quando o paciente é intubado, a pressão positiva da ventilação pode piorar o retorno venoso e o enchimento cardíaco. Se o tempo permitir, a hipotensão responsiva a fluidos intravenosos deve ser manejada agressivamente antes da intubação, com *bolus* rápidos de cristaloides como pré-tratamento. Em caso de risco importante de parada cardiorrespiratória, fenilefrina ou epinefrina diluídas podem ser administradas em *bolus* mesmo em acessos venosos periféricos para atenuar a perda do tônus vascular induzida por agentes de sedação e manter a resistência vascular sistêmica durante a intubação. A quetamina pode ser um bom indutor em pacientes com hipotensão, por aumentar a frequência cardíaca e a pressão arterial, caso o paciente ainda não tenha esgotado o seu estoque de catecolaminas, porém não deve ser indicada isoladamente em detrimento de fluidos e drogas vasoativas caso o paciente tenha essas indicações.

A hiperventilação compensatória é uma resposta fisiológica crucial na acidose metabólica. Intubar pacientes com acidose metabólica grave pode ser desafiador, porque curtos períodos de apneia podem causar uma elevação significativa de CO_2, piorando o desbalanço ácido-básico e causando parada cardiorrespiratória. Não existem evidências robustas que favoreçam uma técnica específica para a intubação desse perfil de paciente. O princípio fundamental no manejo dessa condição é evitar períodos prolongados de hipoventilação ou apneia. Para tal, podem ser empregadas técnicas de intubação com ventilação espontânea ou a sequência rápida realizada por um médico experiente, garantindo a intubação em menos de 45 segundos após o início da apneia. Após a intubação, o modo ventilatório selecionado deve permitir que o paciente mantenha a resposta compensatória por meio de um volume-minuto aumentado.

O paciente neurocrítico também apresenta risco aumentado de via aérea fisiologicamente difícil em razão da necessidade imperativa de evitar hipóxia, manter normocapnia e estabilidade hemodinâmica, visando permitir uma perfusão cerebral adequada em um paciente com prejuízo da capacidade de autorregulação e um risco de dano neurológico secundário. A pressão de perfusão cerebral depende da pressão arterial média e da pressão intracraniana, e o fluxo sanguíneo cerebral é muito sensível a mudanças de pCO_2, destacando a necessidade de minimizar a duração da laringoscopia. Algumas drogas, como opioides (p. ex., fentanil), lidocaína e esmolol, são tradicionalmente utilizadas para bloquear o estímulo simpático que surge em resposta à intubação, porém essa prática deve ser desestimulada, não havendo evidência de neuroproteção e existindo uma relação com a queda da pressão arterial média e redução da perfusão intracerebral, resultando, portanto, em piora da via aérea fisiologicamente difícil. Os agentes de indução, quando causam hipotensão, também podem comprometer a perfusão cerebral, então drogas com menos efeitos hemodinâmicos devem ser preferidas.

Existem várias mudanças associadas com a obesidade que aumentam o risco de via aérea fisiologicamente difícil, como o aumento na demanda metabólica em repouso e no consumo de oxigênio, o débito cardíaco aumentado (100 mL/min para cada quilograma ganho em tecido adiposo) e a maior incidência de insuficiência cardíaca.

Pacientes com apneia obstrutiva do sono compartilham de características de uma via aérea anatomicamente difícil (relacionadas com o tecido mole ao redor da via aérea faríngea e colapsibilidade) e de uma via aérea fisiologicamente difícil por conta da redução do volume pulmonar e da capacidade residual funcional e do aumento do consumo de oxigênio. Um risco de 3 a 4 vezes mais elevado de uma via aérea difícil foi descrito para esses pacientes.

TABELA 9 Principais problemas fisiológicos que podem impactar o manejo da via aérea

Intolerância à apneia
Paciente com risco de dessaturação de oxigênio rápida ou *shift* ácido-básico durante apneia
Capacidade residual funcional diminuída (p. ex., obesidade mórbida ou gravidez avançada)
Aumento no consumo de oxigênio (p. ex., sepse, pacientes pediátricos)
Hipoxemia refratária à correção
Necessidade de ventilação com volume-minuto aumentado (p. ex., compensação respiratória de acidose metabólica grave)
Instabilidade hemodinâmica
Choque obstrutivo, distributivo ou hipovolêmico
Choque cardiogênico (disfunção ventricular esquerda ou direita)

Fonte: adaptada de Kovacs e Law, 2007[3].

FLUXOGRAMA PARA A ABORDAGEM DA VIA AÉREA DIFÍCIL

Para o paciente inconsciente em parada cardiorrespiratória ou em sua iminência (ou seja, quando há hipotensão grave, bradicardia extrema, respiração agônica), o manejo da via aérea por meio de intubação endotraqueal ou passagem de dispositivo extraglótico pode proceder sem o uso de fármacos facilitadores. Essa abordagem evita os efeitos adversos na hemodinâmica com o uso de sedativos e, também, o atraso na preparação e na administração das drogas. No caso de tônus importante na mandíbula causar dificuldade na abertura da boca e laringoscopia, uma dose de bloqueador neuromuscular pode ser utilizada isoladamente.

Caso a avaliação da via aérea sugira que não há indicadores de desafios técnicos ou fisiológicos, a intubação traqueal geralmente procede com a sequência rápida de intubação (SRI). A presença de uma via aérea difícil em potencial não é uma contraindicação absoluta para a SRI, entretanto, a identificação precoce permite que o emergencista tenha um plano apropriado com técnicas de resgate. Em alguns casos, a dificuldade antecipada representa um risco muito grande para a administração de bloqueadores neuromusculares, sendo necessária uma intubação traqueal com ventilações espontâneas ou o uso de intubação por fibra óptica para evitar o cenário perigoso de "não intubo e não ventilo" em um paciente paralisado.

A intubação traqueal com ventilações espontâneas é tradicionalmente conhecida como "intubação acordada", e refere-se à inserção do tubo traqueal em um paciente que mantém suas próprias trocas gasosas através de respirações espontâneas, uma via aérea superior patente e idealmente algum grau de proteção contra aspiração e conteúdos gástricos, secreções ou sangue. Apesar do termo "acordada", geralmente o paciente não está desperto, em decorrência da própria doença crítica, ou por doses de agentes sedativos.

Na intubação por fibra óptica, um broncoscópio com um tubo endotraqueal pré-carregado é introduzido através da orofaringe. As cordas vocais são identificadas e o broncoscópio passa através delas. Após a visualização dos anéis traqueais, um tubo endotraqueal passa através do broncoscópio, e a posição é confirmada com a visualização direta. O broncoscópio é removido, o paciente é sedado imediatamente e a ventilação é fornecida. Alguns estudos sugerem que visualizações parecidas podem ser adquiridas durante a intubação acordada com videolaringoscopia e adquiridas em um período mais curto. A broncoscopia por fibra óptica traz consigo algumas desvantagens: (1) requer treinamento e experiência para considerar uma habilidade bem adquirida; (2) pode gerar dificuldade para a visualização das estruturas laríngeas quando a via aérea tem sangue ou outras secreções, pois a via de aspiração do broncoscópio é pequena e não consegue retirar grandes volumes ou secreção mais espessa; (3) o equipamento requer alguns minutos para o seu preparo, alguns minutos preciosos que nem sempre estão disponíveis na sala de emergência.

Uma intubação retrógrada é raramente necessária, mas tem mostrado utilidade em pacientes com lesões obstrutivas de via aérea superior, queimaduras, lesões da base da língua e acúmulos de sangue e outras secreções. Ela tem sido usada em cenários de via aérea difícil, antecipados ou não, com sucesso tanto em adultos quanto na população pediátrica.

No contexto de uma obstrução distal da via aérea, a ventilação por BVM ou DEG não funciona. Alguns relatos de casos demonstram que incorporar a ECMO-VV (venovenosa) no fluxograma de via aérea pode promover a coordenação necessária para iniciar essa medida salvadora de vida, porém limitada a grandes centros médicos.

COMPLICAÇÕES

Uma via aérea difícil aumenta o risco de via aérea falha com uma intubação esofágica, que pode ser percebida com atraso caso não sejam utilizados métodos de checagem de posição apropriados, como a ultrassonografia e a capnografia, e caso o paciente tenha recebido uma pré-oxigenação adequada, permitindo minutos de apneia até a dessaturação[11-14]. A checagem de posicionamento por meio de ausculta de ventilações é pouco efetiva e leva à distensão e ao risco de refluxo de conteúdo gástrico, especialmente em pacientes obesos, nos quais a distensão gástrica é dificilmente notada. Pode ser necessário descomprimir o abdome com sonda orogástrica ou nasogástrica a fim de permitir uma ventilação mais efetiva e reduzir o risco de broncoaspiração.

Ultrapassar a carina com o tubo endotraqueal resulta em intubação brônquica, geralmente à direita. A radiografia de tórax após a intubação, a ausculta de murmúrios vesiculares à direita e sua ausência ou redução

TABELA 10 Principais complicações relacionadas a uma intubação difícil

Intubação esofágica
Intubação brônquica seletiva
Lesão de cordas vocais
Fratura de dentes
Distensão gástrica e broncoaspiração
Aumento de secreção, sangue e edema na via aérea

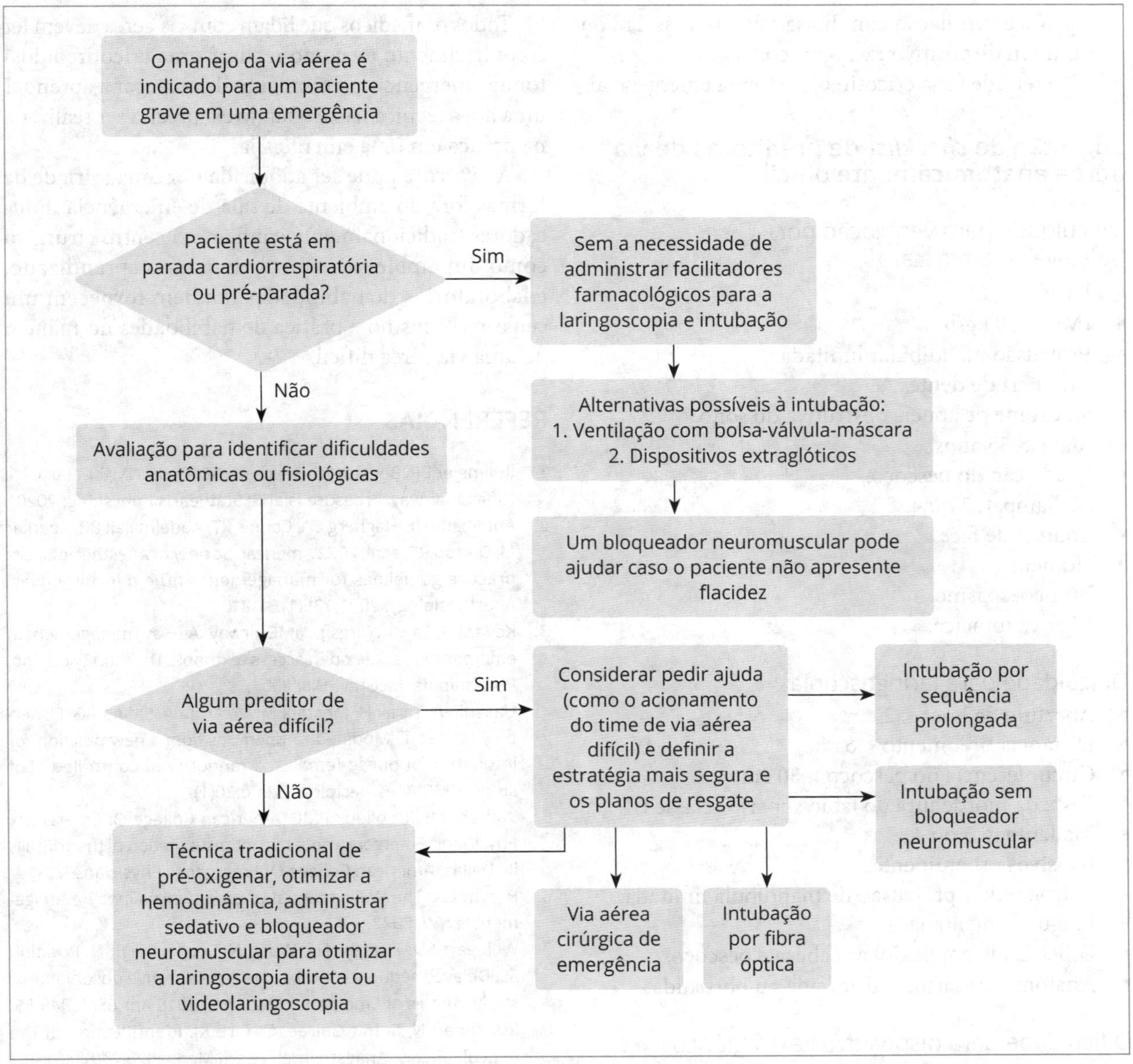

FIGURA 5 Fluxograma para a abordagem da via aérea difícil. Via aérea CRASH: quando há hipotensão profunda, bradicardia extrema, respiração agônica.

à esquerda, assim como o sinal de pulso pulmonar à esquerda na ultrassonografia à beira-leito confirmam a seletividade, que pode ser corrigida com a retirada cuidadosa do tubo até a altura em que os murmúrios vesiculares sejam auscultados.

Lesão de cordas vocais pode ficar aparente só no momento da extubação. O paciente pode ter rouquidão persistente, estridor ou falha de extubação completa por conta de obstrução de via aérea. Isso ocorre caso o tubo endotraqueal "fique preso" em alguma aritenoide e o tubo seja forçado. Um tubo endotraqueal que não passe com facilidade não deve ser forçado para entrar na traqueia.

CONSIDERAÇÕES FINAIS

Os princípios básicos na garantia da via aérea de um paciente crítico são:

- Busque preditores de via aérea difícil.
- Pense na melhor estratégia para a intubação e os planos de resgate.
- Chame ajuda se necessário.
- Otimize posicionamento e fisiologia em todos os pacientes.
- Se uma tentativa de intubação falha, resgate, mantendo a oxigenação e a ventilação, tendo como principais

opções a ventilação com bolsa-válvula-máscara ou com um dispositivo extraglótico.
- Não retarde uma cricotireoidostomia emergencial.

Sugestão de *checklist* de preditores de via aérea anatomicamente difícil

Dificuldade para ventilação por bolsa-válvula-máscara

- Barba.
- IMC > 30 kg/m^2.
- Protrusão mandibular limitada.
- Ausência de dentes.
- Síndrome de apneia obstrutiva do sono.
- Idade > 55 anos.
- Irradiação do pescoço.
- Mallampati 3 ou 4.
- Trauma de face.
- Homens.
- Broncoespasmo.
- Rigidez torácica.

Dificuldade para laringoscopia

- Abertura da boca < 2 cm.
- Distância tireomento < 6 cm.
- Circunferência do pescoço > 30 cm.
- Teste da mordedura do lábio superior classe III.
- Mallampati 3 ou 4.
- Incisivos proeminentes.
- Retrognatia e protrusão de mandíbula limitada.
- Língua aumentada.
- Dificuldade em flexionar cabeça e pescoço.
- Anatomia da laringe distorcida ou obstruída.

Dificuldade para dispositivos extraglóticos

- Abertura da boca reduzida.
- Mallampati 3 ou 4.
- Mobilidade de cabeça e pescoço reduzida.
- Deslocamento ou obstrução na laringe.
- IMC aumentado e maior circunferência do pescoço.
- Ausência do uso de bloqueadores neuromusculares.

Dificuldade para cricotireoidostomia cirúrgica

- Obesidade com gordura na região cervical.
- Edema, hematomas, infecção, tumor ou enfisema subcutâneo em região de pescoço.
- Irradiação ou cirurgia de pescoço (incluindo traqueostomia prévia).
- Corpo estranho subglótico.
- Limitação da extensão e/ou flexão do pescoço.
- Distância do esterno ao mento pequena.
- Mulheres.

Todos os médicos que lidam com via aérea devem ter o conhecimento de como realizar uma cricotireoidostomia emergencial, o momento de começar a aprender uma nova técnica não é quando ela precisa ser realizada na prática em uma emergência.

A *expertise* pode ser adquirida por uma miríade de formas fora do ambiente de sala de emergência. Educadores tradicionalmente confiam no centro cirúrgico como um ambiente controlado para o aprendizado, e laboratórios de habilidades também fornecem um cenário de ensino e prática de habilidades no manejo de uma via aérea difícil.

REFERÊNCIAS

1. Kollmeier BR, Boyette LC, Beecham GB, Desai NM, Khetarpal S. Difficult airway. Treasure Island: StatPearls Publishing; 2020.
2. Apfelbaum JL, Hagberg CA, Connis RT, Abdelmalak BB, Agarkar M, Dutton RP, et al. 2022 American Society of Anesthesiologists practice guidelines for management of the difficult airway. Anesthesiology. 2021;136(1):31-81.
3. Kovacs G, Law JA (orgs.). AIME airway. Airway management in emergencies, a free open access textbook. The infinity edition. Philadelphia: McGraw-Hill; 2007.
4. Hasanin A, Tarek H, Mostafa MMA, Arafa A, Safina AG, Elsherbiny MH, et al. Modified-ramped position: a new position for intubation of obese females: a randomized controlled pilot study. BMC Anesthesiology. 2020;20(1).
5. Winters ME, Deblieux PMC, American College Of Emergency Physicians. Emergency department resuscitation of the critically ill. Dallas: American College Of Emergency Physicians, 2011.
6. Brown CA. The Walls manual of emergency airway management. LWW, 2022.
7. Weingart SD, Trueger NS, Wong N, Scofi J, Singh N, Rudolph SS. Delayed sequence intubation: A prospective observational study. Annals of Emergency Medicine. 2015 Apr;65(4):349-55.
8. Runciman N, Sumit Gajree, O'Hare KJ. Identification of the difficult airway. Anaesth Intens Care Med. 2023;24(8):461–6.
9. Fonseca D, Graça MI, Salgueirinho C, Pereira H. Physiologically difficult airway: How to approach the difficulty beyond anatomy. Trends Anaesth Crit Care. 2023;48:101212.
10. Roth D, Pace NL, Lee A, Hovhannisyan K, Warenits AM, Arrich J, et al. Bedside tests for predicting difficult airways: an abridged Cochrane diagnostic test accuracy systematic review. Anaesthesia. 2019;74(7):915-28.
11. Merelman A, Perlmutter M, Strayer R. Alternatives to rapid sequence intubation: Contemporary airway management with ketamine. Western J Emerg Med. 2019;20(3):466-71.
12. Bozer J, Vess A, Pineda P, Essandoh M, Whitson BA, Seim NB, et al. Venovenous extracorporeal membrane oxygenation for a difficult airway situation: a recommendation for updating the American Society of Anesthesiologists' "Difficult Airway Algorithm." J Cardiothor Vascular Anesth. 2023;37(12):2646-56.
13. Baker PA. Assessment and management of the predicted difficult airway in babies and children. Anaesth Intens Care Med. 2021;22(11).
14. Burbulys DB, Kianusch Kiai. Retrograde intubation. Emerg Med Clin North Am. 2008;26(4):1029-41.

3

Acessos vasculares

Fernanda Luisa Bolanho Fais
Gabriella Erine Moretti Dos Santos
Juliana Hegedus Baroni

PONTOS PRINCIPAIS

- Em um contexto de emergência, qualquer fluido, produto sanguíneo ou medicação que possa ser infundido através de um acesso venoso periférico pode ser infundido também por acesso intraósseo.
- A obtenção de acesso venoso central é descrita pela técnica de Seldinger, que se baseia na introdução de um acesso venoso por meio da inserção de uma agulha seguida por fio-guia.
- O conhecimento das técnicas de acesso em vários locais anatômicos é importante para atender às necessidades e, ao mesmo tempo, garantir a segurança do paciente.

INTRODUÇÃO

A obtenção de acesso vascular no paciente admitido no departamento de emergência (DE) é fundamental para o seu manejo. Os acessos vasculares podem ser utilizados para a infusão de medicações em *bolus*, soluções contínuas, soluções intermitentes e para a coleta inicial de exames. Diversos fatores implicam a escolha do tipo de acesso vascular, como gravidade, *status* volêmico e comorbidades[1].

ACESSO VENOSO PERIFÉRICO

No DE, os acessos venosos periféricos são os de escolha, por serem rápidos de serem obtidos na maioria dos casos e por possuírem uma taxa de infusão superior aos demais. De modo geral, é prudente todo paciente crítico ter ao menos duas vias de acesso periférico[1,2].

Indicações

- Coleta de amostras de sangue periférico.
- Intolerância ou contraindicação de uso de medicamentos por via oral.
- Reposição de fluidos intravenosos ou hemoderivados.
- Contraste endovenoso para imagens radiológicas.

Contraindicações

- Extremidade com fístula arteriovenosa.
- Extremidade com história de linfadenectomia.
- Sítio de punção com celulite ou outra infecção cutânea.

Técnica de inserção

- Separar e testar os materiais necessários: materiais de limpeza da pele, luvas de procedimento não estéreis, garrote, jelco/cateter IV, *kit* de infusão (exemplos: equipo, bolsa de solução, materiais para fixação e curativo).
- Escolher o sítio de punção mais adequado e posicionar o torniquete proximal ao local onde você realizará o procedimento, com leve pressão.
- Realizar a limpeza local com uma solução antisséptica, em sentido proximal para distal.
- Com sua mão dominante, posicionar o cateter entre o primeiro e o segundo quirodáctilos com o bisel da agulha para cima. Com a mão não dominante, esticar a pele e mantê-la, atentando-se para não ocluir a veia.

- Introduzir o cateter cerca de 10-30° com a pele até que um *flush* de sangue venoso seja visto no cateter; assim que o *flush* for visualizado, avançar o cateter com a agulha cerca de 1-2 mm.
- Com o segundo quirodáctilo da mão dominante, avançar o cateter sobre a agulha até que esteja completamente inserido na veia.
- Depois da inserção, retrair a agulha e verificar se há saída de sangue venoso pelo cateter. Remover o torniquete, fixá-lo e realizar o curativo adequado.

Alguns cuidados são necessários: caso o cateter não penetre a veia, retirar a agulha até quase a superfície da pele para alterar a angulação e direção da nova inserção; não reinserir a agulha dentro do cateter. Se o líquido não fluir, parar a infusão e fazer uma nova tentativa, pois pode gerar extravasamento e formação de coleções.

O tamanho do cateter é referido em gauges e varia entre 14 e 24G, sendo o número inversamente proporcional ao seu diâmetro, ou seja, um cateter G14 é mais calibroso que um G24. Lembre-se que, ao escolher um cateter, a taxa de fluxo depende diretamente do diâmetro e indiretamente do comprimento; isto é, para uma infusão rápida, prefere-se um cateter de maior largura e menor comprimento[2].

Na possibilidade de acesso venoso periférico difícil, a punção periférica da veia jugular externa em alguns serviços é autorizada. Posicione o paciente em Trendelenburg e peça para ele girar a cabeça para o lado contrário do sítio de punção escolhido. Use o polegar da mão não dominante para fornecer tração e o dedo indicador para compressão da veia. Puncione no ponto médio entre o ângulo da mandíbula e a clavícula, em direção caudal[1,2].

Em casos de veias profundas não palpáveis, dificultando a obtenção e realização do procedimento, deve-se utilizar a ultrassonografia para orientação e, assim, facilitar o cateterismo venoso periférico. De modo geral, existem duas incidências: transversal e longitudinal. A incidência transversal em geral é mais fácil de ser obtida e para identificar as veias e artérias e a orientação entre as estruturas. A agulha é visualizada em sua secção transversa, isto é, visualiza-se apenas um ponto hiperecoico, e sua ponta é visualizada conforme aparece e desaparece à medida que o plano de imagem cruza o seu trajeto. A incidência longitudinal é tecnicamente mais difícil, porém obtém-se uma imagem contínua de toda a extensão da agulha, assegurando inserção intraluminal mais precisa[2].

ACESSO INTRAÓSSEO

Diante de um paciente crítico, se os acessos venosos periféricos falharem, deveremos considerar um acesso intraósseo (IO); o tempo médio para obter um IO demora cerca de 4 segundos. A medula óssea funciona como acesso vascular, pois os ossos longos contêm vasos que drenam para a veia cava e, em pacientes críticos, é uma via benéfica, já que as veias periféricas colabam e os vasos da medula óssea, não[1,3].

De modo geral, em um contexto de emergência, qualquer fluido, produto sanguíneo ou medicação que possa ser infundido através de um acesso venoso periférico pode ser infundido também por IO, como também amostras de sangue para análises laboratoriais podem ser colhidas. O que mudará são os valores de taxa de infusão de medicações e os valores de referência para as análises laboratoriais. Já as contraindicações são um pouco diferentes: ossos fraturados, desalinhados, previamente penetrados, com osteomielite ou pacientes que sofram de osteogênese imperfeita ou osteoporose devem ser evitados[3].

Existem três tipos de agulha, que se diferem pelo comprimento, o qual é baseado no tamanho e peso do paciente: se paciente $\leq$ 39 kg, a agulha indicada é de 15 mm; se $\geq$ 40 kg, a agulha é de 25 mm; se excesso de tecido subcutâneo, a agulha é de 45 mm. São formadas por uma agulha com mandril, chamado trocarte, de curto comprimento e alça para apoio de falantes e região hipotenar da mão do operador.

Encontram-se também dispositivos automáticos com tamanhos de agulhas predeterminados, com ajuste de profundidade de inserção previamente ao disparo[3].

- Dispositivos motorizados (EZ-IO®): formados por um dispositivo motorizado com alimentação por uma bateria, ativado por um botão que faz a rotação da agulha adequada acoplada a ele e, consequentemente, a sua inserção no espaço intraósseo (Figura 1). São três diferentes tamanhos de agulha, definidos a depender da faixa etária do paciente.
- Dispositivos acionados por impacto (*bone injection gun* – BIG): formados por uma mola que, quando acionada, direciona o trocarte a ser inserido no espaço intraósseo, após ajuste adequado do dispositivo em relação ao sítio de punção. São dois modelos disponíveis, a depender da faixa etária (Figura 2).

Técnica de inserção em tíbia proximal[3] (Figura 2)

- Separar os materiais necessários: solução antisséptica, seringa, ferramenta de inserção, lidocaína, agulha IO e trocarte.
- Informar o paciente e explicar o procedimento.
- Escolher o sítio e a agulha indicada para o paciente (nesse caso, abordaremos a inserção em tíbia proximal).

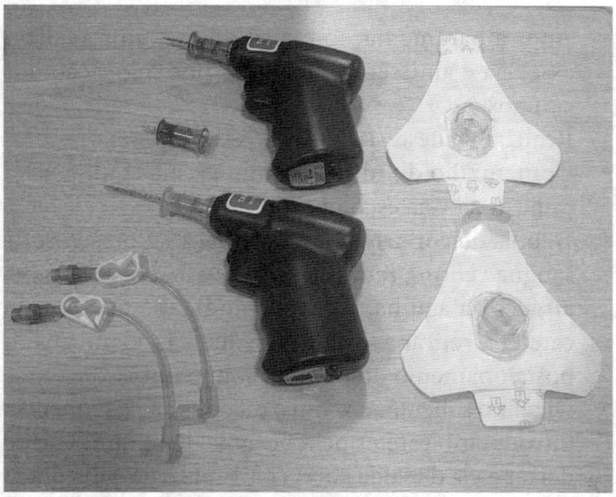

FIGURA 1 Dispositivo EZ-IO® para acesso intraósseo.

- Certificar-se de que a marcação (linha preta na parte proximal da agulha) seja visualizada acima da superfície da pele; se não, a agulha utilizada é curta para alcançar o espaço medular do paciente e deve ser substituída.
- Posicionar o paciente em posição supina e introduzir um coxim sob o joelho para obter a angulação de 30° de flexão do membro. Identificar o local da punção com a palpação com a mão não dominante da superfície anteroventral da tíbia proximal (platô tibial) – geralmente 1 cm (1 dedo) abaixo da tuberosidade da tíbia em adultos e 2 cm em crianças.
- Realizar a limpeza local. Se o paciente estiver consciente, fazer analgesia e anestesia.
- Estabilizar o local de inserção, mantendo a mão não dominante ao redor da extremidade a ser puncionada.
- Segurar a broca ou a agulha manual com a mão dominante. Posicionar a ponta da agulha no local de inserção em um ângulo de 90° com a pele do paciente, introduzir a agulha de aspiração na pele e no periósteo, com o bisel direcionado para os pés e, se crianças, fugindo da placa de crescimento e/ou do espaço articular.
  - Introdução manual: estabilizar o eixo da agulha com o dedo indicador da mão não dominante, para ajudar a interromper o avanço errôneo. Avançar a agulha com pressão moderada em movimento de rotação até sentir quebra de resistência, mostrando que está na cavidade medular. Remover o mandril da agulha.
  - Introdução com furadeira: penetrar a pele enquanto aperta o gatilho e aplique pressão suave para penetrá-la, continuar apertando enquanto aplica pressão constante e liberar imediatamente o gatilho ao sentir perda súbita da resistência, indicando a inserção no espaço medular. Remover a broca da agulha e mantê-la no local.
- Posicionar uma seringa com solução salina estéril e aspirar procurando conteúdo de medula óssea. Em seguida, lavar com cerca de 10 mL de solução salina estéril. Recomenda-se, como mais bem exposto a seguir, se paciente acordado, a infusão de anestesia local antes da inserção de medicamentos ou fluidos. Realizar a fixação e aproveitar o acesso concebido. Se sentir resistência à inserção ou palpar edema local, remover a agulha imediatamente.

Outros sítios, como o úmero, podem ser utilizados, sendo que a técnica de inserção é semelhante, sem

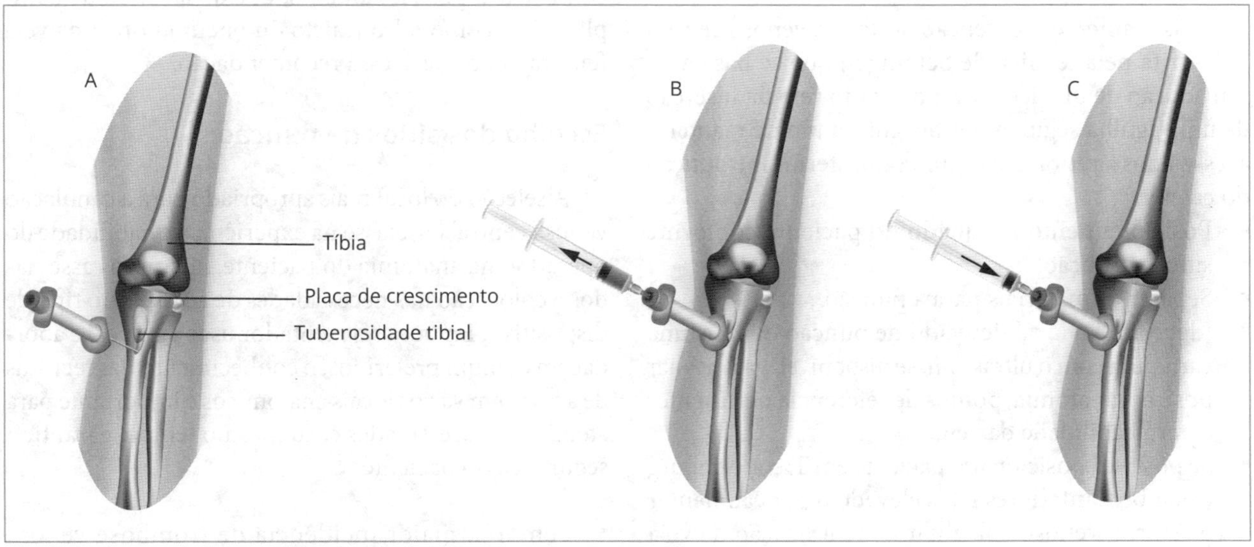

FIGURA 2 Técnica de inserção de acesso intraósseo em tíbia proximal.

diferença nas referências anatômicas e profundidade de inserção da agulha.

ACESSO VENOSO CENTRAL

O acesso venoso central é um dispositivo percutâneo de acesso vascular venoso com extremidade localizada na veia cava superior, inferior ou átrio direito. Pode oferecer mais benefícios que o acesso venoso periférico, principalmente em pacientes críticos, pela possibilidade de infusão de drogas específicas por períodos prolongados. Em um contexto emergencial, podem fornecer de forma mais confiável a administração de fluidos e medicamentos, além de monitorização hemodinâmica do paciente crítico.

Indicações

- Monitoramento hemodinâmico invasivo.
- Infusão de medicações que podem lesionar tecidos se extravasados em acesso venoso periférico.
- Administração prolongada de medicamentos.
- Impossibilidade de acesso venoso periférico.

Contraindicações

- Foco infeccioso em local de punção ou áreas queimadas.
- Trombose de veia do sítio escolhido.
- Distorção anatômica.
- Coagulopatia (relativa).

Técnica de obtenção de acesso venoso central

Classicamente, a obtenção de acesso venoso central é descrita pela técnica de Seldinger, que se baseia na introdução de um acesso venoso por meio da inserção de uma agulha seguida por fio-guia, a fim de manter o acesso após a retirada da agulha e posterior introdução do cateter.

- Posicionamento adequado do paciente conforme sítio de punção.
- Separar os materiais para a punção.
- Identificar o local desejado de punção e fazer uma varredura com o ultrassom, se disponível, para avaliar posição, anatomia, pontos de referência pertinentes e permeabilidade da veia.
- Se possível, posicionar o paciente em Trendelenburg (membros inferiores mais elevados) para aumentar o retorno venoso e facilitar a identificação da veia escolhida.
- Após a paramentação estéril do executor, realizar assepsia e antissepsia, seguidas por colocação dos campos.
- Realizar a anestesia.
- Com auxílio do ultrassom, guiar sua agulha até a punção da veia escolhida.
- Depois de confirmar com aspiração a presença de sangue venoso, retirar a seringa e inserir o fio-guia através da agulha, até a profundidade prevista do cateter, e retirar a agulha na sequência. Confirmar o posicionamento do fio-guia com o ultrassom.
- Dilatar o subcutâneo com o dilatador e na sequência introduzir o cateter pelo fio-guia, lembrando-se de deixar a via de saída aberta para que o fio-guia possa progredir. Avançar o cateter mantendo o controle manual do fio-guia de forma contínua, para não introduzir inadvertidamente o fio no acesso venoso, levando a um fio-guia retido.
- Com o cateter inserido, retirar o fio-guia e fixá-lo. Com uma seringa, abrir a via e aspirar sangue de cada via do acesso e lavar em seguida com solução salina.
- Fixá-lo com ponto simples nos locais indicados e fazer o curativo estéril.

Quando o ultrassom não estiver disponível, o acesso se baseará em técnica dependente de referências anatômicas, de acordo com o sítio de punção escolhido.

Em emergências, desde que verificada a inserção venosa com aspiração de sangue de características venosas e boa progressão do fio durante inserção, podem ser usados imediatamente após inseridos. Geralmente funcionam adequadamente sitiados em qualquer veia principal. Idealmente, nos cateteres subclávios e jugulares, é recomendada uma radiografia de tórax para confirmar o posicionamento, devido ao risco de complicações, como falso trajeto ou pneumotórax; na veia femoral, não existe essa recomendação.

Escolha dos sítios de punção

A seleção do local mais apropriado para a canulação venosa central baseia-se na experiência e habilidade do operador, na anatomia do paciente, nos riscos associados à colocação nas necessidades de acesso e no tipo de dispositivo. Embora seja tentador usar um local e abordagem comum preferidos, o conhecimento das técnicas de acesso em vários locais anatômicos é importante para atender às necessidades e, ao mesmo tempo, garantir a segurança do paciente.

- Femoral: maior incidência de trombose venosa profunda relacionada ao cateter, em comparação com o acesso jugular ou subclávio, e maior risco de infecção. O paciente será posicionado em decúbito dorsal, com membro inferior ipsilateral em leve rotação externa. O executor se posiciona lateralmente ao paciente, ipsilateral ao lado escolhido da punção. O marco anatômico desse sítio é a artéria femoral, que se encontra abaixo do ligamento inguinal. Como vantagem, é um sítio que pode ser comprimido, além de maior facilidade de posicionar paciente, possibilidade de punção em acessos de emergência e em pacientes não colaborativos.

- Jugular interna: o paciente será posicionado em Trendelenburg, com a cabeça rotacionada para o lado contralateral escolhido para a punção. Possui como reparo anatômico o triângulo de Sedillot (base formada pela clavícula, lateral pela porção esternal e clavicular do músculo esternocleidomastóideo). A punção em geral é feita no ápice do triângulo, com angulação da agulha em 30°, direcionando ao mamilo ipsilateral. Pode também ser feita na borda posterior da porção clavicular do músculo esternocleidomastóideo, com angulação de 30°, em direção à fúrcula. Tem como vantagem ser um local que garante maior compressibilidade, caso se puncione inadvertidamente a artéria; além de ser mais acessível, com trajeto mais retilíneo, com maior acessibilidade tanto do executor quanto do USG, fácil acesso, mais retilíneo, e com menor taxa de falha de inserção e de pneumotórax.
- Subclávia: o paciente será posicionado em Trendelenburg, com o executor posicionado lateralmente ao paciente, ipsilateral ao local da punção. Possui como marco anatômico o ponto de junção do terço médio e distal da clavícula. A punção é feita em seu terço médio, com a agulha horizontal e paralela à clavícula, com discreta angulação sob à pele, em direção ao manúbrio. Tem como vantagem a manutenção da estrutura do vaso em caso de choque, além de ser associada a um menor número de infecções de sítio. Porém, é um sítio com maiores chances de complicações, menos acessível e maior dificuldade para acoplar o probe do ultrassom, sendo o menos recomendável em emergências.

Cateter de diálise de curta permanência (Shilley)

O cateter de Shilley consiste, basicamente, em um acesso venoso central, porém com maior calibre, a fim de ser utilizado para realizar diálise em condições de urgência e plasmaférese. O dispositivo apresenta duas vias: via vermelha, que representa o lúmen proximal, correspondendo à linha "arterial" que retira o sangue do organismo; via azul, que representa o lúmen distal,

TABELA 1 Escolha dos sítios de punção

Local (veia)	Vantagem	Desvantagem
Jugular externa	▪ Coagulopatia não proibitiva. ▪ Risco mínimo de pneumotórax. ▪ Proeminente em pacientes idosos. ▪ Acesso venoso rápido.	▪ Não é ideal para acesso venoso prolongado. ▪ Marcos ruins em pacientes com obesidade. ▪ Alta taxa de mau posicionamento.
Jugular interna	▪ Risco mínimo de pneumotórax. ▪ Sangramento relacionado ao procedimento passível de pressão direta. ▪ Menor taxa de falhas com operador novato.	▪ Não é ideal para acesso prolongado. ▪ Risco de punção da artéria carótida. ▪ Curativos e cateteres difíceis de manter. ▪ Lesão do ducto torácico possível à esquerda. ▪ Marcos deficientes em pacientes com obesidade/pacientes edematosos.
Subclávia	▪ Mais fácil de manter curativos. ▪ Mais confortável para o paciente. ▪ Melhores marcos em pacientes com obesidade. ▪ Acessível quando o controle das vias aéreas está sendo estabelecido	▪ Aumento do risco de pneumotórax. ▪ Sangramento relacionado ao procedimento menos passível de pressão direta. ▪ Diminuição da taxa de sucesso com inexperiência. ▪ Mau posicionamento do cateter é mais comum (especialmente VCS direita). ▪ Interferência nas compressões torácicas.
Femoral	▪ Acesso rápido com alta taxa de sucesso. ▪ Não interfere na RCP. ▪ Não interfere na intubação. ▪ Sem risco de pneumotórax. ▪ Posição de Trendelenburg não necessária durante a inserção.	▪ Circulação retardada de medicamentos durante a RCP. ▪ Impede a mobilização do paciente. ▪ Difícil manter o local estéril. ▪ Difícil para inserção do cateter de PAi. ▪ Aumento do risco de trombose iliofemoral.

PAi: pressão arterial invasiva; RCP: reanimação cardiopulmonar; VCS: veia cava superior.

correspondendo à linha "venosa", que reencaminha o sangue do dispositivo de diálise para o organismo do paciente. Alguns modelos podem apresentar mais uma via, acessória, onde podem ser administradas medicações.

Escolha do sítio de punção

A escolha do sítio se baseia pensando e procurando o trajeto mais retilíneo para uma diálise mais efetiva. Portanto, o sítio de punção de primeira escolha é a veia jugular interna direita, por seu trajeto menos tortuoso e ser um sítio compressível. Em seguida, priorizam-se a veia femoral esquerda e veia jugular interna esquerda. Evite puncionar em sítio de subclávia, pois são dispositivos mais calibrosos, com maior tendência a estenose e trombose dos vasos, o que pode impedir realização futura de fístula arteriovenosa no membro.

Técnica de aplicação

Em decorrência de seu maior calibre em relação ao acesso venoso central, o que eleva o risco de complicações (sangramentos e hematomas), recomenda-se a punção guiada com uso de ultrassonografia e escolha de sítio compressível. A técnica de inserção, materiais e execução é semelhante a um acesso venoso central, explicado anteriormente. Após a passagem do cateter, é preciso finalizar com administração de heparina em cada via. O volume a ser infundido vem indicado em cada uma das vias (1 cc = 1 mL).

FLEBOTOMIA

A flebotomia consiste na obtenção de um acesso venoso periférico através da incisão da pele, subcutâneo e dissecção de uma veia seguida por punção ou incisão do vaso e instalação de um cateter periférico. Atualmente, a flebotomia não é o método de primeira escolha, uma vez que sua obtenção é mais demorada quando comparada com acesso venoso periférico por punção ou acesso intraósseo. Contudo, permanece como opção caso não seja possível a obtenção de acesso por outros métodos. Os principais sítios para a flebotomia são as veias safenas magnas ao nível dos maléolos mediais nos membros inferiores e as veias basílicas nos membros superiores.

Técnica para flebotomia de veia safena magna

- Identificar o local para incisão da pele próximo ao maléolo medial.
- Realizar assepsia, antissepsia e anestesia local.
- Realizar incisão superficial da pele, transversal ao trajeto da veia.
- Expor a veia safena magna com o auxílio de uma pinça hemostática curva para divulsionar o tecido subcutâneo.
- Após expor o vaso, introduzir a pinça com a ponta voltada para cima por baixo da veia e abri-la de forma ampla, separando a veia do tecido subcutâneo.
- Introduzir uma pinça hemostática reta para apresentar a veia.
- Ocluir a extremidade distal com um nó com fio de algodão e manter outro fio na extremidade proximal.
- Fazer uma incisão na metade do diâmetro da parede da veia com a lâmina ou tesoura e inserir o cateter no vaso.
- Testar a perviedade do acesso com infusão de solução salina, fixar o acesso e realizar o curativo.

REFERÊNCIAS

1. Tintinalli JE, Ma OJ, Yealy DM, Meckler GD, Cline DM, Thomas SH (eds.). Tintinalli's emergency medicine: a comprehensive study guide, 9. ed. Philadelphia: McGraw-Hill; 2020.
2. Beecham GB, Tackling G. Peripheral line placement. Treasure Island: StatPearls; 2023.
3. Dornhofer P, Kellar JZ. Intraosseous vascular access. 2023. In: Treasure Island: StatPearls; 2023.
4. Kolikof J, Peterson K, Baker AM. Central venous catheter. In: Treasure Island: StatPearls; 2023.
5. Lewis GC, Crapo SA, Williams JG. Critical skills and procedures in emergency medicine: vascular access skills and procedures. Emerg Med Clin North Am. 2013;31(1):59-86.
6. Church JT, Jarboe MD. Vascular access in the pediatric population. Surg Clin North Am. 2017;97(1):113-28.
7. American Society of Anesthesiologists Task Force on Central Venous Access; Rupp SM, Apfelbaum JL, Blitt C, Caplan RA, Connis RT, Domino KB, et al. Practice guidelines for central venous access: a report by the American Society of Anesthesiologists Task Force on Central Venous Access. Anesthesiology. 2012;116(3):539-73.
8. Freel AC, Shiloach M, Weigelt JA, Beilman GJ, Mayberry JC, Nirula R, et al. American College of Surgeons Guidelines Program: a process for using existing guidelines to generate best practice recommendations for central venous access. J Am Coll Surg. 2008;207(5):676-82.

4

Fármacos vasoativos e inotrópicos

Carolina Monte Santo Burdman Pereira
Vittoria Crepaldi Fares
Luca Silveira Bernardo

PONTOS PRINCIPAIS

- As drogas vasoativas desempenham um papel crucial no manejo de várias condições clínicas. Elas atuam sobre a pressão sanguínea, a perfusão dos órgãos e a estabilidade hemodinâmica.
- As drogas vasoativas podem ser categorizadas em dois grupos: vasodilatadores e vasoconstritores.
- Vasodilatadores como nitroglicerina, nitroprussiato e bloqueadores dos canais de cálcio promovem relaxamento da musculatura lisa vascular, resultando em dilatação arterial e venosa.
- Vasoconstritores como norepinefrina, epinefrina e vasopressina induzem vasoconstrição e elevam a pressão arterial.
- As aplicações clínicas das drogas vasoativas são diversas e dependem da condição específica a ser tratada como emergência hipertensiva ou choque distributivo.

INTRODUÇÃO

A manutenção da perfusão tecidual e a oxigenação celular são componentes importantes e necessários para a sobrevivência do corpo humano. A oferta de oxigênio (DO_2) e o consumo de oxigênio (VO_2) são parâmetros importantes para determinar a função circulatória e a atividade metabólica, respectivamente. A partir disso, entende-se que uma distribuição inadequada de oxigênio em casos de demanda metabólica aumentada (trauma, perda sanguínea ou infecção) produz hipoxemia tecidual, disfunção orgânica e morte[1,2].

Vasopressores e inotrópicos são drogas de grande importância no manejo de síndromes cardiovasculares em decorrência de suas ações excitatórias e inibitórias em receptores no miocárdio, na musculatura lisa vascular, nos sistemas nervosos central e autônomo[3,4]. Por conta de seus efeitos significativos no organismo e potenciais efeitos colaterais, é necessário que os pacientes críticos em uso de drogas vasoativas e inotrópicas permaneçam em monitorização hemodinâmica contínua[1,2].

As drogas vasoativas exercem atuação no débito cardíaco (DC), que é determinado pelo produto do volume sistólico (VS) e da frequência cardíaca (FC). O seu uso consiste na otimização da relação DO_2/VO_2, distribuindo adequadamente o suprimento de oxigênio em face da demanda metabólica alterada, preservando a função bioquímica celular[1,2]. Este capítulo tem como objetivo a revisão dos mecanismos de ação das drogas vasopressoras e inotrópicos.

CLASSES EXISTENTES

As drogas vasoativas podem ser divididas em:

- Catecolaminas: conhecidas como aminas vasoativas ou drogas simpaticomiméticas. Norepinefrina (NE), epinefrina, dopamina e outras são exemplos de fármacos dessa classe. Suas ações são determinadas de acordo com as ligações a receptores alfa, beta e dopaminérgicos, exercendo uma ação na musculatura lisa vascular e resultando em vasoconstrição ou vasodilatação, modificando a perfusão tecidual[2,4].

- Vasodilatadores: drogas que provocam o relaxamento da musculatura lisa, reduzindo a resistência arterial e venosa. Exemplos incluem o nitroprussiato de sódio, a nitroglicerina, os bloqueadores de cálcio, entre outros[2,4].

RECEPTORES E FISIOLOGIA

Os principais receptores existentes no corpo humano estão descritos a seguir e detalhados na Tabela 1[2,5-8]:

- Alfa-adrenérgicos: os receptores alfa-adrenérgicos são divididos em alfa-1 e alfa-2.
  - Alfa-1 adrenérgicos: localizam-se nas paredes vasculares, resultando em vasoconstrição significativa. Também estão presentes no coração e contribuem para aumento do inotropismo sem aumento do cronotropismo. No entanto, a importância desse efeito ainda não está muito clara.
  - Alfa-2 adrenérgicos: localizam-se nos vasos e musculatura cardíaca, sendo responsáveis pela inibição da liberação de norepinefrina (*feedback* negativo), assim como vasoconstrição e aumento da pressão arterial.
- Beta-adrenérgicos: também são divididos em beta-1 e beta-2 adrenérgicos.
  - Beta-1 adrenérgicos: são os receptores mais comuns na musculatura cardíaca, contribuindo para o aumento do inotropismo e cronotropismo com pouco efeito na musculatura lisa vascular.
  - Beta-2 adrenérgicos: o estímulo dos receptores beta-2 adrenérgicos provoca vasodilatação.
- Receptores dopaminérgicos: o estímulo dos receptores de dopamina (D1 e D2) promove principalmente vasodilatação. Os receptores encontram-se na vasculatura renal, esplâncnica (mesentério), coronariana e cerebral.
- Receptores sensíveis ao cálcio: alguns agentes podem elevar a sensibilidade do miocárdio ao cálcio, provocando aumento da sua contratilidade. Além disso, suas propriedades farmacológicas adicionais podem causar inibição da fosfodiesterase, contribuindo para aumento do inotropismo e vasodilatação.
- Receptores da angiotensina: a angiotensina é um vasoconstritor que faz parte do sistema renina-angiotensina-aldosterona. É subdividida em receptores AT1 e AT2, contribuindo com o aumento da concentração de cálcio no citoplasma celular, resultando em vasoconstrição, secreção de aldosterona e vasopressina.

CLASSIFICAÇÃO DAS DROGAS CATECOLAMINÉRGICAS

As drogas catecolaminérgicas são classificadas em alfa, beta, dopaminérgicas ou mistas, de acordo com o predomínio de receptores sensibilizados em seu mecanismo de ação. A Tabela 2 detalha as principais catecolaminas e seus efeitos nos diversos receptores adrenérgicos[2].

Norepinefrina

A NE é o neurotransmissor do sistema nervoso simpático e precursor da epinefrina, com atividade

TABELA 1 Principais receptores, sua localização e efeitos

Receptor	Localização	Efeito
D1	Coração Vasos Rins	Vasodilatação coronariana Vasodilatação Diurese e excreção de sódio
D2	Vasos Rins Suprarrenais	Vasodilatação Diminuição da liberação de renina e aldosterona
Beta-1 adrenérgico	Coração	Aumento da contratilidade cardíaca, frequência e velocidade de condução
Beta-2 adrenérgico	Vasos Miocárdio	Vasodilatação Aumento da frequência e contratilidade cardíaca
Alfa-1 adrenérgico	Vasos	Vasoconstrição Aumento da pressão arterial
Alfa-2 adrenérgico	Vasos Coração	Inibição da liberação de norepinefrina (feedback negativo) Vasoconstrição e aumento da pressão arterial
V1	Ductos coletores renais	Hormônio antidiurético
V2	Sistema cardiovascular	Vasoconstrição com aumento da pressão arterial

TABELA 2 Catecolaminas e seus efeitos em receptores adrenérgicos

Catecolamina	Dopa	Beta-1	Beta-1	Alfa-1	Alfa-2
Norepinefrina	-	+++	+	++++	+++
Epinefrina	-	+++	+++	+++	+++
Dopamina	+++	++/+++	++	+++	+
Dobutamina	-	+++	+	- / +	

significativa nos receptores alfa-1, alfa-2 e beta-1 e pouca ação nos receptores beta-2. Ademais, a sua ação no receptor alfa-1 é mais significativa do que no receptor beta-1. Seus principais efeitos são: ação inotrópica, vasoconstrição periférica com elevação da PA, vasoconstrição visceral, renal, pulmonar e sistêmica[2].

É a droga de eleição no choque séptico (pacientes com PAM < 65 mmHg que não responderam à ressuscitação volêmica e mantêm lactato > 2 mmol/L)[1,2], porém também é utilizada em outros tipos de choques distributivos ou mesmo no choque cardiogênico. A NE pode ser utilizada em acesso venoso periférico por curto período, entretanto a via preferível de administração é por acesso venoso central[9].

Apresentação e doses

A norepinefrina está disponível em duas apresentações: a ampola de 4 mg/4 mL (16 mg em uma ampola) e a de 8 mg/4 mL (32 mg em uma ampola). A Tabela 3 mostra a padronização da diluição, dose e taxa de infusão, entretanto esses valores e diluições podem variar conforme protocolo hospitalar.

Efeitos adversos

Os efeitos adversos incluem tremores, cefaleia, ansiedade, arritmias cardíacas, isquemia com necrose de extremidades e lesão renal. Tais efeitos são mais proeminentes em pacientes em uso de inibidores de monoamina oxidase e antidepressivos tricíclicos ou em doses crescentes.

Epinefrina

A epinefrina atua principalmente nos receptores alfa e beta-adrenérgicos de forma dose-dependente. Possui ação não seletiva sob os receptores alfa-1, alfa-2, beta-1 e beta-2[4]. Ao contrário da norepinefrina, o mecanismo de elevação da pressão arterial é múltiplo, ocorrendo por meio da sua ação inotrópica, cronotrópica e vasoconstrição. Pode ocasionar queda da pressão arterial em doses baixas (0,1 mcg/kg) pelo fato de estimular os receptores beta-2 vasculares. Também provoca broncodilatação por conta do estímulo de receptores beta-2 da musculatura lisa brônquica e inibe a secreção de mediadores inflamatórios (histamina) pelos mastócitos[2,4].

A epinefrina apresenta inúmeras indicações, como: parada cardiorrespiratória, anafilaxia, choque séptico refratário, choque neurogênico, broncoespasmo, anestesia peridural (em conjunto com a lidocaína), bradicardia sintomática, entre outras. Além disso, também pode ser usada como terapia "ponte" na forma de *push* dose por meio de *bolus* endovenoso (EV) de concentrações menores, entretanto isso deve ser realizado com cautela, uma vez que não há estudos demonstrando segurança nesse modo de utilização[2,4].

Apresentações e doses

A epinefrina possui a apresentação de 1 mg/mL. As diluições, taxa de infusão e doses da medicação estão disponíveis na Tabela 4.

Efeitos adversos

As principais complicações do seu uso são relacionadas à redução da perfusão esplâncnica, aumento da demanda de oxigênio pelo miocárdio secundário, hiperglicemia, hipocalemia, aumento dos níveis de ácido láctico, ansiedade, cefaleia, hemorragia cerebral, tremores, agitação e piora da perfusão cutânea. Também está relacionada com maior número de episódios de taquicardia e taquiarritmias quando comparada à norepinefrina[4].

TABELA 3 Padronização da diluição, dose e taxa de infusão da norepinefrina

Concentração	Diluição	Infusão	Dose
Norepinefrina 32 mcg/mL	8 mL + SG 5% 242 mL	0,018-3,75 mL/kg/hora	
Norepinefrina 64 mcg/mL	16 mL + SG 5% 234 mL	0,009-1,8 mL/kg/hora	0,01-2 mcg/kg/minuto
Norepinefrina 200 mcg/mL	20 mL + SG 5% 80 mL	0,003-0,6 mL/kg/hora	

SG 5%: soro glicosado 5%.

TABELA 4 Padronização da diluição, dose e taxa de infusão da epinefrina

Concentração	Diluição	Infusão	Dose
Epinefrina 60 mcg/mL	6 amp + SF 0,9% 94 mL	0,6-12 mL/kg/hora	0,01-0,2 mcg/kg/minuto
Epinefrina 10 mcg/mL (*push* dose)	1 mL + SF 0,9% 99 mL	0,5-2 mL a cada 2-5 minutos	5-20 mcg a cada 2-5 minutos

SF 0,9%: soro fisiológico a 0,9%.

Dopamina

A dopamina age por meio de diversos receptores. Na dose de 2 a 5 µg/kg/min, essa droga estimula receptores beta-1 com aumento da contratilidade miocárdica, à custa de taquicardia e aumento do risco de surgimento de taquiarritmias[4], sendo mais utilizada como uma alternativa de segunda linha à norepinefrina nos pacientes com bradicardia. Na dose de 1 a 2 µg/kg/min, age predominantemente nos receptores dopaminérgicos, o que acarreta vasodilatação seletiva. Na dose de 5 a 10 µg/kg/min, estimula também os receptores beta-1 adrenérgicos, aumentando o débito cardíaco e com efeitos variáveis sobre a frequência cardíaca. Acima de 10 µg/kg/min, age principalmente causando vasoconstrição[10].

Dobutamina

A dobutamina é uma catecolamina sintética, com propriedade inotrópica positiva, assim como cronotrópica em doses mais elevadas. Possui ação sobre os receptores beta-1, beta-2 e alfa-1, provocando também vasodilatação com possibilidade de redução da pressão arterial[2].

Sua indicação principal consiste nas situações de baixo débito cardíaco, como insuficiência cardíaca, choque cardiogênico ou disfunção miocárdica secundária à sepse.

Apresentações e doses

A dobutamina está disponível na apresentação de ampolas de 20 mL com 12,5 mg/mL (ampola com 250 mg de dobutamina). A Tabela 5 apresenta padronização de diluição e dose da dobutamina.

Efeitos adversos

Destacam-se arritmias, isquemia miocárdica, angina, hipotensão arterial, tremores, náuseas, hipocalcemia e cefaleia.

Milrinone

O milrinone é um inotrópico positivo e vasodilatador, que atua como inibidor da fosfodiesterase III, apresentando efeito vasodilatador direto (reduz pré e pós-carga)[11]. Sua dose deve ser ajustada conforme função renal e, se o paciente apresentar fibrilação atrial, deve-se controlar a resposta ventricular antes de iniciar a droga[11].

Vasopressina

A vasopressina é um potente hormônio antidiurético que atua nos receptores V1 (vasoconstrição), V1b (liberação de ACTH) e V2 (efeitos antidiuréticos), regulando a eliminação de água e agindo no sistema cardiovascular, respectivamente. Com isso, ocorre vasoconstrição com aumento da pressão arterial. Seu mecanismo de ação não sofre interferência pelo pH sanguíneo ácido[4]. A vasopressina pode, paradoxalmente, ativar a produção de óxido nítrico, o que pode limitar os efeitos de vasoconstrição[4]. Os receptores V1a induzem a vasoconstrição, o que pode explicar a complementaridade da vasopressina com relação à noradrenalina no choque séptico[4].

A principal indicação da vasopressina é no paciente em choque refratário já em uso de catecolaminas (geralmente noradrenalina maior que 0,3 mcg/kg/min).

TABELA 5 Padronização da diluição, dose e taxa de infusão da dobutamina

Concentração	Diluição	Infusão	Dose
Dobutamina 1 mg/mL	20 mL + SG 5% 230 mL	0,15-1,2 mL/kg/hora	2,5-20 mcg/kg/minuto

SG 5%: soro glicosado a 5%.

TABELA 6 Concentração, diluição, dose, taxa e infusão do milrinone

Concentração	Diluição	Dose
Milrinone 1 mg/mL	1 amp + SG 5% 80 mL	Ataque: 50 mcg/kg em 10 minutos Manutenção: 0,375-0,75 mcg/kg/min

Apresentação e doses

A vasopressina está disponível em ampola de 1 mL com 20 U/mL. A Tabela 7 mostra as suas características práticas.

Efeitos adversos

Os principais efeitos adversos incluem oligúria, intoxicação hídrica, broncoespasmo, hipertensão, arritmias, isquemia miocárdica, cólica abdominal, necrose de extremidades e hiponatremia.

Levosimendan

É o único sensibilizador de cálcio de uso clínico, e atua na sensibilidade da troponina C ao cálcio e, como consequência, no aumento da contratilidade miocárdica. Também atua abrindo os canais de potássio sensíveis a ATP no músculo liso vascular, resultando na vasodilatação e, por meio de ações na mitocôndria dos cardiomiócitos, pode ter efeito cardioprotetor em eventos isquêmicos[10].

Fenilefrina

A fenilefrina é um alfa agonista puro com consequente aumento da pós-carga e redução da frequência cardíaca e débito cardíaco[14].

CLASSIFICAÇÃO DOS VASODILATADORES

Nitroprussiato de sódio

Tem início de ação imediato, causando liberação de óxido nítrico. É um vasodilatador de capacitância e resistência, não apresenta mecanismo de tolerância. Seu efeito sobre a frequência cardíaca é de moderado aumento, podendo causar redução de consumo de oxigênio pelo miocárdio, além de redução de pré e pós-carga. Seu uso é indicado para diversas etiologias, como: emergências hipertensivas, acidente vascular cerebral, dissecção aguda de aorta, entre outras. Também pode ser útil no choque cardiogênico em conjunto com um agente inotrópico pelo seu curto período de ação.

Efeitos adversos

Pode causar náuseas, vômitos, sudorese, bradicardia, taquicardia, hipotensão grave, hipertensão craniana, acidose lática, hiperóxia venosa e intoxicação por cianeto se uso prolongado, especialmente em pacientes nefropatas e hepatopatas.

Nitroglicerina

Nitroglicerina é um fármaco vasodilatador, e seu mecanismo de ação se dá por sua conversão em óxido nítrico que, no interior do músculo cardíaco liso, culmina em relaxamento[11-13]. Apesar de promover dilatação arterial e venosa, seu principal efeito decorre da ação venodilatadora, levando à diminuição da pré-carga, com redução da demanda miocárdica e posterior redução dos sintomas anginosos[12,13]. A vasodilatação coronariana também ocorre e contribui com a redução dos sintomas isquêmicos[12]. Como consequência da redução da pré-carga, há queda da pressão arterial, podendo ou não causar taquicardia compensatória, que pode se pronunciar com aumentos das doses, levando à vasodilatação das arteríolas[12].

TABELA 7 Concentração, diluição, dose e taxa de infusão da vasopressina

Concentração	Diluição	Infusão	Dose
Vasopressina 1 UI/mL	1 mL + SG 5% 19 mL	0,6-2,4 mL/hora	0,01-0,04 U/minuto
Vasopressina 0,2 UI/mL	1 mL + SG 5% 99 mL	3-12 mL/hora	

UI = unidades internacionais; SG 5% = soro glicosado a 5%.

TABELA 8 Concentração, diluição, dose e taxa de infusão do nitroprussiato

Concentração	Diluição	Infusão	Dose
Nitroprussiato 200 mcg/mL	2 mL + SG 5% 248 mL	0,09-3 mcg/kg/minuto	0,3-10 mcg/kg/minuto

UI: unidades internacionais; SG 5%: soro glicosado a 5%.

TABELA 9 Concentração, diluição, taxa de infusão e dose da nitroglicerina

Concentração	Diluição	Infusão	Dose
Nitroglicerina 200 mcg/mL	2 mL + SG 5% 240 mL	1,5-30 mcg/kg/min	5-100 mcg/kg/min

UI: unidades internacionais; SG 5%: soro glicosado a 5%.

Está indicada na síndrome coronariana aguda, na insuficiência cardíaca descompensada e no edema agudo pulmonar[12], porém não deve ser utilizada no paciente com infarto agudo do miocárdio de ventrículo direito ou se ele fez uso de inibidores de fosfodiesterase-5, pelo risco de redução do débito cardíaco e choque. Seu metabolismo é hepático e, em doses convencionais, não tem risco de toxicidade[12].

Efeitos adversos

A nitroglicerina possui diversos efeitos adversos significativos como consequência do efeito vasodilatador. Os principais são: cefaleia, tontura, fraqueza, náuseas e vômitos, taquicardia e meta-hemoglobinemia. Muitos dos seus efeitos adversos são secundários à hipotensão[12].

REFERÊNCIAS

1. Tintinalli JE, Stapczunski JS, Ma OJ, Yealy DM, Meckler GD, Cline DM. Tintinalli's emergency medicine a comprehensive study guide. New York: McGraw-Hill Education; 2016.
2. Holmes CL. Vasoactive drugs in the intensive care unit. Curr Opin Crit Care. 2005;11(5):413-7.
3. Overgaard CB, Džavík V. Inotropes and vasopressors. Circulation. 2008;118(10):1047-56.
4. Annane D, Ouanes-Besbes L, de Backer D, Du B, Gordon AC, Hernández G, et al. A global perspective on vasoactive agents in shock. Intensive Care Med. 2018;44(6):833-46.
5. Ahlquist RP. A study of the adrenotropic receptors. Am J Physiol Leg Content. 1948;153(3):586-600.
6. Allwood MJ, Cobbold AF, Ginsburg J. Peripheral vascular effects of noradrenaline, isopropylnoradrenaline and dopamine. Br MedBull. 1963;19(2):132-6.
7. Williamson AP, Seifen E, Lindemann JP, Kennedy RH. WB4101-and CEC-sensitive positive inotropic actions of phenylephrine in rat cardiac muscle. Am J Physiol. 1994;266(6 Pt 2):H2462-7.
8. Catt KJ, Mendelsohn FA, Millan MA, Aguilera G. The role of angiotensin II receptors in vascular regulation. J Cardiovasc Pharmacol. 1984;6(Suppl4):S575-86.
9. Owen VS, Rosgen BK, Cherak SJ, et al. Adverse events associated with administration of vasopressor medications through a peripheral intravenous catheter: a systematic review and meta-analysis. Crit Care. 2021;25:146.
10. Dasta JF, Kirby MG. Pharmacology and therapeutic use of low--dose dopamine. Pharmacotherapy. 1986; 6:304.
11. Brunton LL (Org.). As bases farmacológicas da terapêutica de Goodman & Gilman, 13. ed. Porto Alegre: Artmed; 2019.
12. Kim KH, Kerndt CC, Adnan G, Schaller DJ. Nitroglycerin. StatPearls [Internet]. Treasure Island: StatPearls Publishing; 2023.
13. Arnold WP, Mittal CK, Katsuki S, Murad F. Nitric oxide activates guanylate cyclase and increases guanosine 3':5'-cyclic monophosphate levels in various tissue preparations. Proc Natl Acad Sci U S A. 1977;74(8):3203-7.
14. Mon W, Stewart A, Fernando R, Ashpole K, El-Wahab N, MacDonald S, et al. Cardiac output changes with phenylephrine and ephedrine infusions during spinal anesthesia for cesarean section: a randomized, double-blind trial. J Clin Anesth. 2017;37:43-48.

5

Analgesia e sedação

Amanda Steil
Diogo Persilva Araújo
Filipe Ramos Monteiro

PONTOS PRINCIPAIS

- A dor é uma manifestação muito comum nos pacientes atendidos na emergência e, muito frequentemente, subdiagnosticada e mal abordada.
- A avaliação adequada da dor é essencial para que se tracem estratégias individualizadas para cada paciente e quadro clínico.
- Tanto no intra como no extra-hospitalar, a abordagem multimodal da dor contribui para melhores desfechos, diminuindo a necessidade de opioides, que apresentam efeitos colaterais importantes.
- A sedação procedimental é um artifício importante para o emergencista e deve ser utilizada de forma individualizada.
- Escalas de avaliação de dor e de nível de sedação podem contribuir para um melhor manejo dos pacientes com necessidade de intervenções.
- O conhecimento amplo das técnicas e agentes de sedação é essencial para antecipar possíveis efeitos adversos e garantir a segurança do paciente.

INTRODUÇÃO

A dor é uma das queixas mais frequentes no departamento de emergência, presente em 60-90% dos pacientes que comparecem em atendimento, segundo estudos estrangeiros. A dor, de acordo com a definição da International Association for the Study of Pain (IASP), compreende uma experiência emocional e sensorial desagradável associada a um dano tecidual existente ou potencial. A dor aguda, na grande maioria das vezes, está associada a alguma doença ou lesão específica e tipicamente se apresenta com início súbito e de duração limitada. Devido à multiplicidade de causas potenciais para a dor, o seu tratamento adequado, a depender da etiologia, é de extrema importância no departamento de emergência, e o seu manejo é uma área de domínio essencial para o emergencista[1].

Fisiopatologia da dor

A dor é uma adaptação evolutiva que, apesar de desagradável, cumpre uma função importante de alerta diante de danos decorrentes de processos patológicos. da ativação de terminações nervosas durante o dano tecidual, ocorre a liberação de citocinas inflamatórias, bradicinina, prostaglandinas e histamina, que resulta na geração de um potencial de ação levado das inervações aferentes até a medula espinhal. Posteriormente, são liberados neurotransmissores para o tálamo e mesencéfalo e posteriormente ao córtex e ao sistema límbico, onde esse estímulo de fato se torna uma sensação consciente: a dor. Além dos estímulos propriamente ditos, a experiência da dor é subjetiva e, portanto, moldada por fatores emocionais. Sendo assim, a ansiedade e o estresse advindos de situações traumáticas podem contribuir para aumentar a sensação dolorosa. Da mesma forma, a prática de técnicas de autocontrole da atenção e das sensações, como a meditação, podem ser fatores atenuadores da sensação de dor aguda[1].

AVALIAÇÃO DA DOR

É de suma importância que a dor seja avaliada adequadamente para que sua abordagem seja efetiva, segura e individualizada para a intensidade e o tipo de dor que cada paciente apresenta. Por se tratar de uma experiência subjetiva, muitas vezes pode ser difícil para o profissional de saúde compreender o nível de dor que o paciente está sentindo. Sendo assim, além de detalhes técnicos, a avaliação deve levar em conta fatores cognitivos, emocionais e culturais. A reavaliação constante é importante para se certificar de que o tratamento imposto foi efetivo, podendo ser complementado ou modificado[1-3].

História da dor

O primeiro passo na avaliação da dor consiste em uma anamnese detalhada, constando localização, temporalidade, sintomas associados, fatores de melhora ou piora, impacto na funcionalidade e história prévia de dor semelhante ou distinta. A partir desse histórico, podemos traçar uma estratégia analgésica direcionada para as principais hipóteses diagnósticas, compreender melhor o contexto de dor do paciente, validar seu sofrimento e garantir que sua queixa será tratada devidamente[1,2].

Escalas de avaliação da dor

Diversos instrumentos foram desenvolvidos para avaliar objetivamente a dor e ajudar a guiar o seu tratamento. Escalas categóricas que utilizam termos para descrever a dor do paciente foram menos sensíveis do que escalas numéricas nos estudos realizados. A escala numérica de dor (Figura 1) é uma das mais conhecidas, podendo ser utilizada verbal ou visualmente. Nela, é pedido que os pacientes classifiquem sua dor numa escala de 11 pontos, de 0 (nenhuma dor) a 10 (pior dor da vida), como dor leve (1-3), dor moderada (4-7) ou dor grave (8-10). A escala visual analógica é uma ferramenta bastante utilizada em estudos clínicos que consiste numa linha horizontal de 10 cm que vai de "sem dor", em sua extremidade esquerda, para "pior dor da vida" na extremidade direita. Nela o paciente é estimulado a marcar o ponto na escala correspondente à sua dor no momento, e, apesar de pouco prática para o dia a dia no departamento de emergência, uma classificação de 7 cm ou mais é um forte preditor de necessidade de morfina em altas doses (> 0,15 mg/kg) para o controle efetivo da dor[1-3].

Pacientes pediátricos

A avaliação da dor em pediatria pode ser desafiadora devido à inabilidade ou dificuldade de comunicação, e até mesmo pela dificuldade do paciente em compreender devidamente o que é a experiência da dor, pela ausência de experiências prévias. Essa dificuldade pode levar muitas vezes a uma abordagem subótima da dor nessa população. Por esse motivo, várias escalas foram desenvolvidas e validadas para auxiliar na avaliação da dor nesses pacientes, de neonatos a adolescentes. Algumas escalas para crianças sem a possibilidade de se comunicar são a *Premature Infant Pain Profile* (PIPP), a CRIES (*C - Crying; R - Requires increased oxygen administration; I - Increased vital signs; E - Expression; S - Sleeplessness*), a *Neonatal Facial Coding Scale* (NFCS) e a FLACC. Todas levam em conta parâmetros fisiológicos, sinais vitais e expressão corporal que traduzem um estado de dor no paciente em diversos graus. Para pacientes que conseguem se comunicar, a escala FACES (Figura 2) pode ser muito útil, composta de diversas faces com graus diferentes de dor em que a criança deve apontar aquela com que se identifica naquele momento de estresse[1,2].

Pacientes geriátricos ou com prejuízo cognitivo

A identificação da dor na população geriátrica também é um grande desafio. Os pacientes que não apresentam prejuízo cognitivo têm o hábito de não reportar dor com frequência. O correto manejo da dor dessa população é de vital importância; quando mal tratada, pode levar a piora das incapacidades prévias e da qualidade de vida como um todo. Escalas já citadas, como a numérica (Figura 1) e a FACES (Figura 2), podem muito bem ser aplicadas também em idosos. A escala PAINAD foi validada para idosos com demência e se assemelha bastante ao FLACC. Consiste em cinco itens: respiração, vocalização negativa, expressão facial, linguagem corporal e consolabilidade, pontuando de 0 a 10. Parâmetros que também podem ser indicativos indiretos de dor também são muito úteis nesses casos, como hipertensão, taquicardia ou bradicardia, sudorese e aumento do tônus muscular[1].

Pacientes sedados ou inconscientes

A avaliação da dor em pacientes críticos pode ser muito complexa, principalmente quando se encontram sedados ou inconscientes. A *Behavioural Pain Scale* (BPS) (Tabela 1) é a escala atualmente mais validada para pacientes sedados e em ventilação mecânica e avaliar três parâmetros pontuando de 1 a 4 em cada: expressão facial, movimentos de membros superiores e tolerância à ventilação mecânica. A partir do escore, consegue-se titular e adaptar a analgesia desses pacientes, bem como permite uma reavaliação da eficácia do tratamento imposto[1,3].

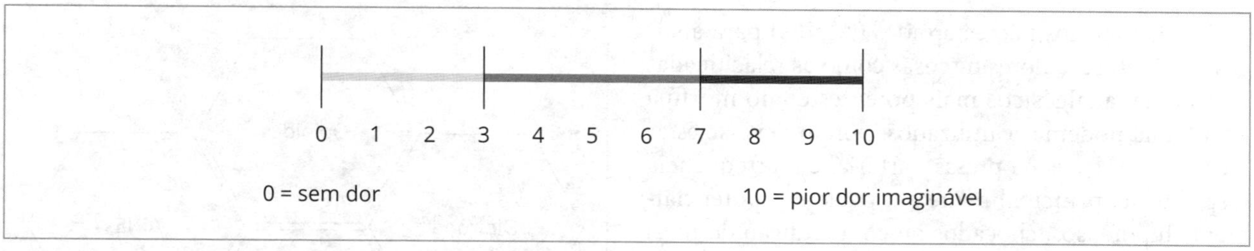

FIGURA 1 Escala numérica de dor.

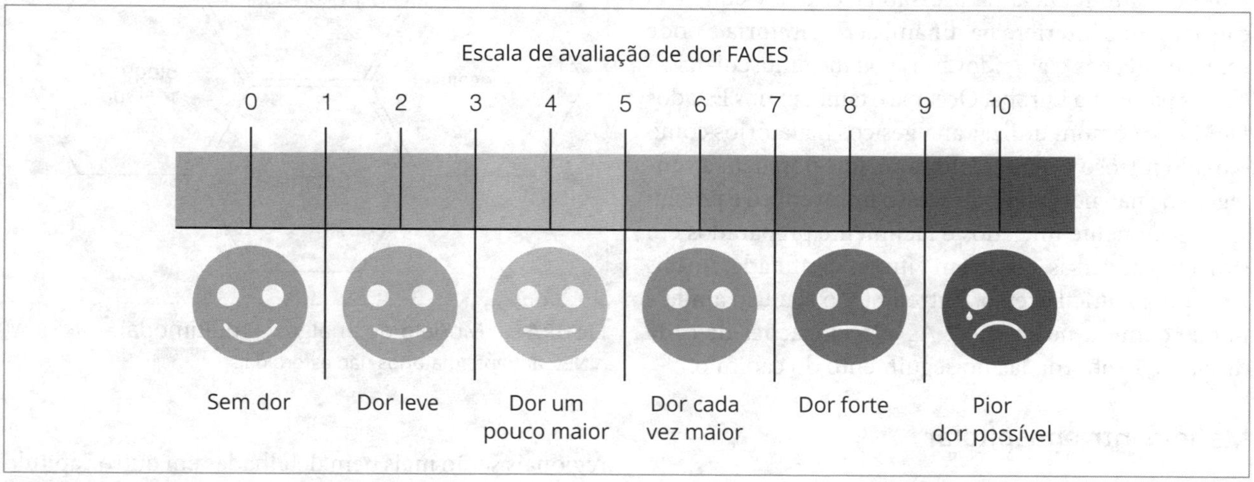

FIGURA 2 Escala FACES.

TABELA 1 *Behavioural Pain Scale* (BPS)

Item	Descrição	Escore
Expressão facial	Relaxada	1
	Parcialmente controlada (por exemplo: abaixamento palpebral)	2
	Completamente contraída (olhos fechados)	3
	Contorção facial	4
Movimento dos membros superiores	Sem movimento	1
	Movimento parcial	2
	Movimentação completa com flexão dos dedos	3
	Permanentemente contraídos	4
Conforto com o ventilador mecânico	Tolerante	1
	Tosse, mas tolerante à ventilação mecânica a maior parte do tempo	2
	Brigando com o ventilador	3
	Sem controle do ventilador	4

ABORDAGEM DA DOR

Manejo pré-hospitalar

A dor aguda é frequentemente mal avaliada e mal abordada no atendimento pré-hospitalar (APH), não havendo uma avaliação completa em até 50% dos casos. Condições clínicas desfavoráveis, rebaixamento do nível de consciência e a pressa em transportar o paciente para uma avaliação intra-hospitalar estão entre os principais fatores relacionados a essa questão. Não obstante, sempre que possível a dor deve ser avaliada, usando de escalas previamente apresentadas, para tratamento adequado de forma a obter um controle efetivo da dor e não piorar a condição clínica do paciente. Tratamentos não farmacológicos, como redução de luxações e imobilização de fraturas, devem ser instituídos sempre que possível. Porém, esses procedimentos também são fonte de dor importante, devendo ser feitos concomitantemente a terapias farmacológicas[1,3].

Opções farmacológicas

Variam de analgésicos opioides a não opioides. No Brasil, é muito comum a administração de dipirona e anti-inflamatórios não esteroides (AINEs) para analgesia inicial. Para dores intensas como as relacionadas ao trauma, analgésicos mais potentes como morfina e fentanila podem ser utilizados, porém deve-se estar atento a variações na pressão arterial e na frequência respiratória, principalmente em pacientes potencialmente hipotensos, chocados ou com redução do nível de consciência. A cetamina é uma excelente opção para o cenário de APH, visto que em doses analgésicas tem pouca influência na pressão arterial e frequência cardíaca, não interfere na dinâmica respiratória e pode ser utilizada nas vias endovenosa ou intramuscular. Em outros países, na Europa, Oceania e também nos Estados Unidos, é comum utilizar analgésicos inalatórios como o óxido nitroso e o metoxiflurano, que possuem a vantagem de não necessitar de acesso intravenoso e podem ser rapidamente iniciados e facilmente preparados em situações adversas, como em vítimas confinadas, locais frios ou de difícil acesso. Entretanto, o seu uso ainda é pouco comum no Brasil[1,3]. As especificações de cada droga serão abordadas no seguimento do capítulo.

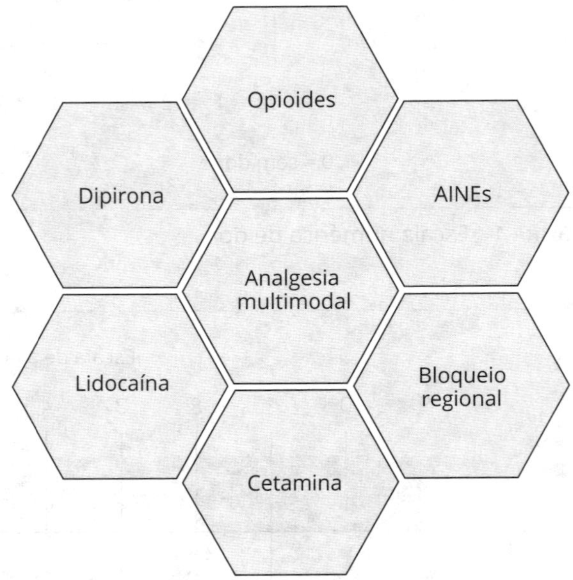

FIGURA 3 Modelo de analgesia multimodal.
AINEs: anti-inflamatórios não esteroidais.

Manejo intra-hospitalar

Assim como no APH, a avaliação e o tratamento eficaz da dor são componentes importantes do manejo do paciente na sala de emergência. A estratégia analgésica deve ser escolhida levando em conta seus riscos e benefícios, bem como o quanto essa escolha afetará os parâmetros fisiológicos do paciente, em especial seu *status* hemodinâmico, respiratório e neurológico. Assim que é indicada a analgesia, o paciente deve ser reavaliado após certo tempo para checar a eficácia[1,3].

Várias classes de medicamentos, que serão posteriormente discutidos em detalhes, podem ser utilizados nesses pacientes. É muito comum o uso de opioides no contexto de dor aguda na emergência, porém deve ser feito com cautela, por estarem associados a reações adversas em maior frequência do que analgésicos não opioides, principalmente em pacientes sem uso prévio dessas medicações. Efeitos importantes incluem náuseas, vômitos, prurido, sedação, depressão respiratória e reações alérgicas. Por isso, sempre que possível devemos priorizar uma estratégia de analgesia multimodal, combinando analgésicos opioides e não opioides, para a potencialização de efeitos sinérgicos e redução de reações adversas associadas ao uso de opioides, além de prevenir o surgimento da dor crônica. Essa estratégia pode inclusive aliar analgesia tópica e bloqueios regionais de raízes nervosas às demais estratégias farmacológicas, com a intenção de atuar em mecanismos diferentes para contribuir com o alívio da dor. As técnicas de bloqueios regionais serão mais bem detalhadas em outro capítulo deste tratado.

É importante ter em mente que mesmo após o tratamento o paciente deverá receber uma prescrição médica com estratégia detalhada de controle de dor na alta para casa. Estudos mostram que até 50% dos pacientes ainda terão dor moderada a grave após a alta, e 20% não receberão prescrição analgésica para casa. Isso demonstra o quanto é importante o papel do emergencista no controle da dor, mesmo após a sua passagem pelo departamento de emergência[1-3].

Analgésicos não opioides

Paracetamol

O paracetamol (acetaminofeno) é um analgésico amplamente distribuído e utilizado, principalmente para dores de leve a moderada intensidade. Pode ser administrado pela via oral, endovenosa ou retal. Pode ser associado a analgésicos opioides, chegando a diminuir a demanda destes em 20%. Devido ao alto risco de hepatotoxicidade, a dose máxima diária se limita a 4 g/dia em um adulto sem comorbidades, e sugere-se uma dose de 2 g/dia em paciente que apresente algum fator de risco para disfunção hepática (abuso de álcool, idade avançada, baixo peso corporal, entre outros)[1,3].

Alguns estudos demonstraram que o paracetamol oral chega a oferecer analgesia tão eficaz quanto a maioria dos AINE, demonstrando essa eficácia principalmente em quadro de inflamação devido a trauma de extremidades de membros. Sua administração na forma endovenosa também se demonstrou benéfica em alguns estudos que demonstraram analgesia similar à da morfina endovenosa em casos de trauma de extremidades sem outros agravantes. Em contrapartida, o paracetamol não apresenta um efeito anti-inflamatório como nos AINE, com uma velocidade de início de ação lenta em comparação a outros medicamentos, principalmente em sua forma oral[1,3].

Dipirona

A dipirona é um analgésico não opioide amplamente usado no Brasil, seja em monoterapia ou em uso combinado, e apresenta-se nas formas oral, endovenosa e subcutânea. É usada principalmente para dores pós-operatórias, cólicas, cefaleia e dores de origem oncológica. A comercialização é proibida em alguns países como os Estados Unidos, devido a seu suposto risco no desenvolvimento da agranulocitose, o qual até hoje é bastante questionado. Pode ser administrada em uma dose única endovenosa de 1 a 2,5 g, respeitando a dose máxima de 4-5 g/dia ou por via oral em doses de 1 g em até 4 x/dia. Apesar de não se saber a dose máxima exata para a administração da dipirona, doses maiores que o padrão costumam ser bem toleradas sem grandes efeitos adversos. Deve-se, entretanto, ter em mente que a dose tóxica relatada na literatura é de 100 mg/kg[1].

É possível encontrar em um estudo-piloto uma melhor resposta de analgesia da dipirona perante quadros como cólica nefrética e pancreatite, em comparação com a morfina subcutânea. Demonstra-se uma melhora da escala de dor do paciente e um efeito mais rápido, entretanto não foi possível provar uma superioridade da dipirona à morfina[1].

Anti-inflamatórios não esteroides

AINE como o diclofenaco, naproxeno e ibuprofeno são amplamente utilizados no manejo das dores leves a moderadas, administrados tanto por via oral como endovenosa e apresentando dois mecanismos de ação: inibidores da enzima COX-1 e inibidores da enzima COX-2, produzindo efeitos analgésicos, antipiréticos e anti-inflamatórios. Podem diminuir a necessidade de uso de analgésicos opioides para alívio da dor, contudo podem atrapalhar na consolidação do osso em casos de fraturas, sendo também sugerido evitar o uso de AINE nos primeiros 3 dias após um trauma ou entorse, de modo que não prejudique a cicatrização de tecidos moles. Seu uso prolongado deve ser evitado principalmente devido aos efeitos colaterais, como gastrite, histórico de sangramentos e insuficiência renal, e é contraindicado a pacientes que já apresentam úlceras gástricas ou idosos com doença renal crônica prévia[1-3].

Analgésicos opioides

Os analgésicos opioides podem ser classificados em fracos e fortes, estes últimos usados na analgesia de dores mais severas. Os opioides têm alta eficácia no departamento de emergência e podem ser administrados em inúmeras vias – as mais comuns são oral, endovenosa, subcutânea e intramuscular. A escolha da via de administração está intimamente relacionada com a severidade do quadro, comorbidades e o nível de dor no momento. Além do risco de dependência, os opioides podem apresentar outros efeitos indesejados, como náuseas, constipação, depressão respiratória e sedação indesejada[1,4].

Codeína

A codeína é classificada como um opioide fraco e tem seu uso indicado em dores de intensidade moderada que não apresentam melhora significativa após primeira analgesia com analgésicos não opioides. Após a absorção, ela é metabolizada em morfina, sendo capaz de exercer o seu potencial analgésico. É encontrada na forma de administração oral e é comumente associada a outro analgésico em sua formulação, como o paracetamol, mostrando boa sinergia com esse composto[1].

Tramadol

O tramadol é outro medicamento da classe dos opioides fracos que pode ser administrado de formas oral, endovenosa, intramuscular e subcutânea no alívio de dores moderadas a grave. Apresenta pequenas taxas quanto à depressão respiratória, mas pode gerar náuseas e sintomas gastrintestinais indesejáveis, minimizados ao realizar uma infusão endovenosa mais lenta, respeitando a dosagem máxima de 400 mg/dia[1,2].

O tramadol apresenta alta biodisponibilidade oral (70%) que pode ser aumentada (até 100%) pelo uso contínuo e redução do efeito de primeira passagem. Dessa forma, a via de administração para pacientes com capacidade de deglutição pode ser oral, sem prejuízo de resposta analgésica em relação à administração endovenosa[5]. Vale ressaltar que o tramadol é um opioide de ação central, atuando na recaptação de serotonina e noradrenalina, e extremamente dependente da metabolização pelo citocromo p450. Por isso, pessoas diferentes possuem atividades diferentes do metabolismo do tramadol, assim seu efeito pode ser extremamente variável entre os pacientes, o que deve ser levado em conta durante a sua prescrição[2].

Morfina

A morfina é um opioide forte amplamente usado para analgesia de dores de intensidade grave no departamento de emergência, sendo apontada em muitos *guidelines* como a droga de escolha no manejo da dor, de preferência em sua forma endovenosa. A dose inicial endovenosa é de 0,1 mg/kg, podendo ser repicado 0,05 mg/kg após 30 minutos, sem exceder um total de 10 mg em uma única dose. A dose usual no adulto pode variar de 2 a 6 mg e ser repetida a cada 4 horas, conforme a demanda analgésica do paciente, e sempre atento aos efeitos colaterais da infusão de analgésicos opioides, principalmente naqueles com disfunção renal, por possuírem maior sensibilidade à droga[1,2].

Fentanila

A fentanila pertence à classe dos opioides fortes com aplicações semelhantes à morfina no contexto do departamento de emergência. Apresenta bom efeito analgésico equivalente à morfina, com a vantagem de um início mais rápido da ação analgésica. Na via endovenosa para analgesia, pode ser iniciado na dose de 0,5-1 mcg/kg, de forma intermitente a cada 30 ou 60 minutos, conforme a demanda álgica do paciente. É importante o cuidado frente à prescrição da medicação devido ao seu importante efeito hipotensor; infusões rápidas podem levar a um quadro de tórax rígido que pode ser extremamente perigoso[1,2,4].

Outros analgésicos

Cetamina

A cetamina é um antagonista do N-metil-D-aspartato (NMDA), amplamente utilizado na dor aguda de emergência, e pode ser administrada pelas vias endovenosa, intramuscular e intranasal. Em doses mais altas (1 a 2 mg/kg IV), é usada como um agente sedativo, enquanto em doses mais baixas (0,1 a 0,5 mg/kg) pode apresentar componente analgésico. Fornece analgesia que pode ser poupadora de opioides, podendo substituir a morfina, levando vantagem quanto a seu início de ação mais rápido. A cetamina tem um amplo índice terapêutico, apresenta uma boa estabilidade cardiovascular e não possui incidência de depressão respiratória. Manifesta como resposta hemodinâmica um aumento da pressão arterial, sem associações diretas com aumento da pressão intracraniana. Vale considerar que, na dor aguda de emergência, aumentos na pressão arterial podem ser úteis para mantê-la em níveis aceitáveis. A cetamina é contraindicada em pacientes com eclâmpsia ou pré-eclâmpsia, hipertensão não controlada, doença cardíaca grave, acidente vascular cerebral ou suspeita de trauma cerebral[1-3].

Pode apresentar, como sintoma adverso, náuseas em até 30% dos pacientes, sendo a administração de um antiemético como a ondansetrona uma boa alternativa. Para evitar efeitos dissociativos, o uso de benzodiazepínicos em conjunto com a cetamina pode ser benéfico[1].

Vários estudos foram realizados para apoiar o uso de doses menores de cetamina em um ambiente pré-hospitalar ou de emergência. Estudos comparando cetamina endovenosa associada à morfina endovenosa em comparação a morfina endovenosa demonstraram analgesia superior na terapia combinada. Os eventos adversos também foram mais comuns no grupo de terapia combinada[6].

Em um outro estudo a cetamina intranasal foi tão eficaz quanto a cetamina endovenosa na redução da dor, revelando situações nas quais a administração intranasal pode ser uma escolha, como em acesso endovenoso difícil ou em prontos-socorros lotados, para facilitar a analgesia rápida e eficaz[7].

Lidocaína

A lidocaína é um anestésico local que pode ser administrado por via tópica, endovenosa e intra-articular. Estudos que apoiam o uso de lidocaína endovenosa para dor aguda de trauma no pronto-socorro são atualmente limitados. Um estudo duplo-cego randomizado não relatou diferença significativa na redução do escore de dor entre lidocaína e morfina endovenosas em pacientes vítimas de trauma agudo nos membros. Vários estudos demonstraram que a lidocaína intra-articular não é significativamente diferente em comparação com a analgesia endovenosa e/ou sedação para redução da luxação aguda do ombro no pronto-socorro em termos de alívio da dor ou satisfação do paciente. Enquanto isso, a lidocaína tópica, administrada como um *patch*, mostrou eficácia no tratamento da dor de fratura de costela[1,2].

SEDAÇÃO

Introdução

A sedação para procedimentos e demais intervenções terapêuticas é uma habilidade que o médico emergencista deve exercer com amplo domínio, tendo em vista a frequência e necessidade da prática no pronto-socorro. A sedação para procedimentos é definida como:

> "Administração de um ou mais agentes farmacológicos para facilitar um procedimento terapêutico ou diagnóstico enquanto se objetiva um estado em que a patência da via aérea, a respiração espontânea, os reflexos de proteção da via aérea, e a estabilidade hemodinâmica estão preservados, estando também aliviadas a ansiedade e a dor" (Green et al., 2021)

TABELA 2 Medicações analgésicas

Analgésico	Apresentação	Dose máxima	Dose recomendada	Efeito adverso
Paracetamol	Via oral: 500 e 750 mg	4 g/dia	Via oral: 750 mg 3-5 x/dia	Hepatotoxicidade
	Endovenosa: 10 mg/mL	--	Endovenoso: 1 g 3 x/dia	--
Dipirona	Via oral: 500 e 1.000 mg	5g ao dia	Via oral: 1 g 4 x/dia	Reações cutâneas
	Endovenosa: 500 mg/mL	--	Endovenoso: 1 g 4 x/dia	--
Codeína	Via oral: 30 e 60 mg	360 mg/dia	Via oral: 15-60 mg/dose 4-6 x/dia	Sintomas gastrintestinais, náuseas
Tramadol	Via oral: 50 e 100 mg	400 mg/dia	Via oral: 50-100 mg/dose 4-6 x/dia	Sintomas gastrintestinais, náuseas
	Endovenoso: 50 mg/mL	--	Endovenoso: 50-100 mg/dose 4-6 x/dia	Depressão respiratória
Morfina	Via oral: 10 e 30 mg	--	Via oral: 5-30 mg a cada 4 horas	Sintomas gastrintestinais, náuseas
	Endovenoso: 0,1 mg/mL; 0,2 mg/mL; 1 mg/mL; 10 mg/mL	--	Endovenoso: 0,1 mg/kg, podendo replicar 0,05 mg/kg após 30 minutos	Depressão respiratória
	--	--	Repetido a cada 4 horas	--
Fentanila	Endovenoso: 50 mcg/mL	--	Endovenoso: 0,5 a 1,0 mcg/kg	Hipotensão, depressão respiratória
Cetamina	Endovenosa: 50 mg/mL	100 mg/dose	Endovenosa: 0,1 a 0,5 mg/kg	Elevação da pressão arterial, náuseas

É um estado que difere da anestesia geral, em que a proteção da via aérea e a ventilação espontânea estão amplamente afetadas. O fato é que atingir o nível de sedação adequado para o procedimento que se objetiva, para cada paciente em particular, sem prejudicar o estado hemodinâmico e ventilatório do paciente, é uma tarefa que exige bastante experiência e habilidade do emergencista[82].

Níveis de sedação

Ao prescrever e aplicar medicações sedativas para um paciente, deve-se atentar para o objetivo da sedação, levando em conta o procedimento que se almeja realizar durante sua execução, que nível de responsividade se pretende manter para o paciente e suas individualidades, bem como a condição que está sendo tratada no departamento de emergência[2,8].

Tradicionalmente, os níveis de sedação são divididos em mínima, moderada, profunda e anestesia geral, com o grau de responsividade diminuindo a cada nível e com o aumento do prejuízo às funções vitais do paciente. Na última década tem ganhado muita notoriedade a "sedação dissociativa" associada ao uso da cetamina e que não se encaixa nas definições clássicas existentes. As características de cada nível de sedação estão bem subdivididas na Tabela 3[2,8,9].

Na sedação mínima, é objetivado um grau de ansiólise com respostas normais ou levemente reduzidas a estímulos verbais. Usualmente utilizada para pequenos procedimentos que necessitam da cooperação do paciente, nela a dor é controlada com analgesia regional e as funções vitais como oxigenação e ventilação são minimamente afetadas.

Na sedação moderada, é desejada uma diminuição do nível de consciência de modo a lentificar a resposta motora a estímulos táteis ou verbais. Geralmente o paciente está com os olhos fechados e responde lentamente a comandos verbais. É utilizada para procedimentos em que não se necessita da cooperação do paciente e em que maior grau de relaxamento muscular é desejado. Nesse nível, já chamado de sedação consciente, as funções vitais se mantêm intactas, bem como a estabilidade cardiovascular.

Na sedação profunda, deseja-se um grau mais intenso de redução do nível de consciência, em que a resposta motora só é demonstrada após estímulos repetidos ou vigorosos. Geralmente é necessária para procedimentos dolorosos ou que exijam relaxamento muscular mais intenso. O risco de hipóxia, hipoventilação ou perda de patência da via aérea é aumentado, e esse nível é atingido com as mesmas drogas utilizadas nos anteriores, porém em doses maiores ou mais frequentes, o que também pode implicar algum prejuízo das funções

TABELA 3 Características dos níveis de sedação

	Responsividade	Via aérea	Ventilação	Circulação
Sedação mínima	Resposta lentificada a estímulo verbal	Não afetada	Não afetada	Não afetada
Sedação moderada	Resposta consciente a estímulo físico ou verbal	Geralmente pérvia	Geralmente adequada	Geralmente adequada
Sedação profunda	Pode estar comprometida	Pode estar comprometida	Pode estar prejudicada	Geralmente adequada
Anestesia geral	Não despertável, mesmo após estímulo doloroso	Requer intervenção para se manter pérvia	Frequentemente prejudicada	Pode estar comprometida
Sedação dissociativa	Estado de transe com respostas variáveis	Geralmente pérvia	Geralmente adequada	Geralmente adequada

cardiovasculares, necessitando de monitorização mais atenta.

A anestesia geral consiste num estado de perda de consciência completa em que respostas motoras são inexistentes, mesmo com estimulação vigorosa. A perda do *drive* respiratório e da patência da via aérea já é esperada neste caso, sendo necessárias manobras ou procedimentos para sua proteção e ventilação com pressão positiva.

A sedação dissociativa não se encaixa precisamente nos níveis descritos. É definida como "um estado de catalepsia semelhante a um transe, caracterizado por analgesia e amnésia profundas, com retenção de reflexos protetores da via aérea, ventilação espontânea e estabilidade cardiopulmonar". Esse tipo de sedação é tradicionalmente alcançado por meio da cetamina nas doses corretas e do óxido nitroso. O paciente pode permanecer de olhos fechados ou mesmo estar vígil, mas seus centros corticais não recebem estímulos sensoriais, o que faz da técnica útil para a sedação para procedimentos.

Pré-avaliação

Ao considerar a necessidade de sedação para algum procedimento, é necessário identificar as características de cada paciente e do procedimento em si antes de realizá-lo. Devem-se levar em conta as comorbidades do paciente e sua condição clínica atual, refletindo como a sedação poderá afetar esses dois componentes. Além da sedação, ansiólise, analgesia ou imobilização serão necessárias? A sedação poderia ser evitada usando-se outras estratégias (bloqueio regional, anestesia local)? Que efeitos adversos da sedação podemos antecipar e como abordá-los durante o procedimento?

Sempre devemos avaliar o paciente quanto à possibilidade de via aérea difícil e comprometimento cardiorrespiratório, visto que a sedação pode levar a efeitos adversos ou complicações que podem afetar de maneira importante esses sistemas. História prévia de uso de sedativos ou de intubação, uso de medicamentos, de drogas recreativas, alergias e gestação atual ou amamentação sempre devem ser questionados para que possamos nos preparar antecipadamente para desafios na sedação ou depois dela. A grande maioria dos agentes sedativos pode causar algum grau de vasodilatação, hipotensão e depressão respiratória, portanto isso também deve ser antecipado.

O jejum se possível é benéfico, mas, num contexto de emergência, não se deve atrasar a realização de um procedimento ou sedação por ausência de jejum efetivo. Em muitos dos casos atendidos na sala de emergência, esse dado é pouco disponível na avaliação inicial, e estudos mostram baixo índice de complicações relacionados à falta de jejum nesse contexto.

Uma ferramenta que pode ser útil é a classificação da American Society of Anesthesiologists, adotada pelos anestesistas na avaliação pré-operatória de pacientes que requerem intervenção cirúrgica. Apesar de pouco utilizada tradicionalmente no departamento de emergência, ela pode servir para que estejamos mais atentos a complicações da sedação em pacientes com mais comorbidades ou *status* clínico prejudicado, visto que pacientes nas classificações ASA I ou II têm risco menor que 5% de complicações, com este risco aumentando à medida que se progride na classificação. Tendo em vista que muitos dos pacientes na emergência terão o seu *status* clínico prejudicado, a classificação não deve ser utilizada como único fator na decisão de sedação do paciente, apenas como ferramenta complementar no processo de decisão[2,8,9].

A analgesia é obrigatória?

Uma prática comum na sedação para procedimentos é utilizar um analgésico opioide como adjuvante ao fármaco sedativo, com o intuito de fornecer analgesia para procedimentos dolorosos, visto que o sedativo teria apenas propriedades amnésicas e sedativas (com exceção da cetamina, que também tem ação analgésica). As combinações midazolam + fentanila ou propofol + fentanila são bem conhecidas dos médicos brasileiros e são tidas como "receitas de bolo" para procedimentos que necessitem de sedação em geral. Contudo, alguns estudos já demonstraram que essa combinação talvez não seja necessária, trazendo apenas potenciais efeitos adversos sem mudar de fato a percepção dolorosa do paciente.

Em um ensaio clínico randomizado realizado com 146 pacientes que passaram por procedimentos no pronto-socorro, foi testada a combinação fentanila + propofol *versus* propofol isolado, e não houve diferença na incidência de dor ou lembrança do procedimento em ambos os grupos[10]. Outro estudo observacional analisou pacientes submetidos a sedação para cardioversão elétrica e concluiu que 0,9% reportou alguma dor durante o procedimento, e apenas 0,4% dos pacientes reportou dor severa[11]. Visto que analgésicos opioides podem trazer efeitos adversos deletérios como depressão respiratória e hipotensão, recomendamos que seu uso seja restrito a pacientes que já estejam com dor importante antes do procedimento, para que seja tratada adequadamente antes do seu início. Naqueles procedimentos em que a dor será momentânea e não recorrente, o uso de sedativos isoladamente na grande maioria das vezes será suficiente para suprimir a dor e a lembrança do episódio.

Preparação e monitorização

Todo procedimento que necessite de sedação deve ser feito em ambiente com monitorização e que possibilite manejo de via aérea e ressuscitação caso seja necessário. Idealmente esses pacientes devem estar em leito de emergência equipado com: fonte de oxigênio, vácuo para aspiração, material para aspiração, dispositivo bolsa-válvula-máscara, equipamento para intubação orotraqueal, cânulas orofaríngea e nasofaríngea, dispositivos extraglóticos e desfibrilador. Fluidos para expansão volêmica, drogas vasoativas e medicações para reversão (flumazenil e naloxona) devem estar disponíveis com facilidade[2,8,9].

Antes do início da sedação, o paciente deve ser monitorizado continuamente com cardioscopia, oximetria, pressão arterial não invasiva e capnometria (se disponível). Em casos de sedação mínima, a checagem intermitente dos sinais vitais pode ser suficiente. Atenção especial deve ser dada à monitorização dos sinais vitais antes do início da sedação e após cada dose de sedativo/analgésico aplicada. Utilizar oxigenoterapia desde o início da sedação previne hipoxemia, porém pode mascarar a hipoventilação, portanto não é indicado de rotina em pacientes que não estejam hipoxêmicos previamente ao procedimento[2,8,9].

Propofol

O propofol é um anestésico intravenoso amplamente empregado em anestesias para indução e sedação. Realiza uma depressão global do sistema nervoso central, presumivelmente por meio do agonismo dos receptores GABA, e talvez reduza a atividade glutamatérgica através do bloqueio do receptor NMDA. Possui efeito amnésico e rápido tempo de ação, chegando ao seu pico em 90 a 100 segundos após a infusão. O término da ação também ocorre de forma rápida, em torno de 10 a 15 minutos pelo processo de redistribuição, e é independente da eliminação de órgãos e tempo de infusão, tornando-o muito útil em pacientes críticos que podem ter comprometimento de órgãos. Chega a atuar na inibição da atividade simpática e dos barorreceptores, ocasionando alterações hemodinâmicas no paciente como bradicardia e hipotensão, além de aumentar a liberação de óxido nítrico e desencadeando vasodilatação[2,8].

A dose inicial indicada para sedação em procedimento em departamento de emergência é a de um *bolus* inicial de 0,5 a 1,0 mg/kg lentamente, podendo associar lidocaína na diluição para evitar a dor da infusão do propofol. A manutenção requer titular a sedação desejada com infusões adicionais de 0,25 a 0,5 mg/kg a cada 1 ou 3 minutos. Em casos de infusão contínua, a dose é de 0,25 a 0,75 mcg/kg/min[2,8].

Cetamina

A cetamina é amplamente usada na analgesia e indução de anestesia geral e produz efeitos hipnóticos, amnésicos e analgésicos. Tem efeito anestésico dissociativo por meio da dissociação eletrofisiológica entre os sistemas cortical e límbico. Devido a essas características, quando usado em sedação, o paciente não tem consciência do ambiente, mas abre os olhos, parece acordado e pode produzir movimentos involuntários, apresenta um início da ação, e o pico de concentração plasmática é alcançado cerca de 1, 5 e 30 minutos após a administração intravenosa, a intramuscular e a oral, respectivamente. A cetamina apresenta como benefício a manutenção dos reflexos respiratórios e da ventilação espontânea durante a sedação. Em contrapartida, pode ocasionar laringoespasmos, com aumento da secreção de saliva, traqueobrônquica e episódios de vômitos. A dose intravenosa para sedação dissociativa é a partir de 1 mg/kg e pode ser usada para sedação em combinação com outros sedativos em geral[2,8].

Ketofol

O ketofol consiste numa solução combinada de cetamina e propofol na proporção de 1:1 na mesma seringa, com o objetivo de usar ambas as drogas de forma sinérgica, em uma dose reduzida de cada uma, minimizando-se possíveis efeitos adversos[2,8]. Sendo assim, o efeito hipotensor do propofol seria compensado pela atividade simpaticomimética da cetamina, e as náuseas e alucinações da cetamina seriam compensadas pelo efeito antiemético e sedativo/hipnótico do propofol. Soma-se a tudo isso o fato de que o propofol é um sedativo estrito que pode suprimir o centro respiratório, enquanto a cetamina também tem propriedade analgésica e, realizada de forma adequada, mantém o *drive* respiratório. Uma metanálise de 2015 mostrou que o uso de ketofol para sedações procedimentais levou a menos efeitos adversos respiratórios do que o uso de propofol como agente único[12].

Etomidato

O etomidato vem sendo utilizado amplamente na sedoanalgesia e na sequência rápida de intubação de pacientes devido a seu efeito anestésico combinado com a capacidade de manter a hemodinâmica do paciente estável. Apresenta uma ação agonista nos receptores do ácido gama-aminobutírico (GABA), e acredita-se que mantenha a hemodinâmica através da estimulação simultânea dos adrenorreceptores α-2b, além de apresentar um efeito indesejado na inibição da 11-β-hidroxilase e, portanto, suprimir a produção adrenal de cortisol por pelo menos 24 horas após uma única dose de indução, sendo uma droga evitada principalmente na indicação de sedação contínua. Tem pico de ação em menos de 1 minuto, com duração de 4 a 15 minutos. Em sedação para procedimentos, a dose recomendada é de 0,1 a 0,2 mg/kg, seguida de 0,05 mg/kg a cada 3 a 5 minutos conforme a sedação desejada[2,8].

Midazolam

O midazolam é um medicamento pertencente à classe dos benzodiazepínicos e apresenta propriedades sedativas, ansiolíticas, hipnóticas, relaxantes musculares e anticonvulsivantes. É frequentemente usado para induzir sedação e amnésia em procedimentos médicos

TABELA 4 Medicações sedativas e suas especificações

Sedativo	Apresentação	Dose máxima	Dose recomendada	Efeito adverso
Propofol	Endovenoso: 10 mg/mL; 20 mg/mL	--	*Bolus* inicial: 0,5-1,0 mg/kg	Hipotensão, bradicardia
	Ampola com 10, 20, 50 ou 100 mL		Repetir 0,5 mg/kg a cada 3-5 minutos se necessário	
Cetamina	Endovenosa: 50 mg/mL	--	*Bolus*: 1-2 mg/kg	Elevação da pressão arterial, taquicardia, alucinações
	Ampola com 2 ou 10 mL		Repetir 0,25-0,5 mg/kg a cada 5-10 minutos se necessário	Náuseas
	Intramuscular: 50 mg/mL		4-5 mg/kg. Repetir 2-2,5 mg/kg a cada 5-10 minutos se necessário	
Ketofol	Realizar na proporção de 1:1 (10 mL de propofol + 2 mL de cetamina + 8 mL de SF)	--	*Bolus*: 0,5-0,75 mg/kg dos dois agentes. Repetir 0,5 mg/kg a cada 5 minutos se necessário	Semelhante a propofol e cetamina, mas em menor proporção
Etomidato	Endovenoso: 2 mg/mL	3 ampolas (30 mL)	*Bolus* inicial: 0,1 a 0,2 mg/kg	Hiperventilação
	Ampola de 10 mL		Repetir 0,05 mg/kg a cada 3 a 5 minutos se necessário	Apneia
Midazolam	Endovenoso: 1 mg/mL; 5 mg/ mL	--	*Bolus* inicial: 1,0 a 2,5 mg	Bradipneia, apneia
	Ampola de 3, 5 ou 10 mL		Repetir 1,0 a 2,5 mg a cada 2 a 5 minutos se necessário	Hipotensão
Dexmedetomidina	Endovenosa: 100 mcg/mL	17,8 mcg/kg/dia	Não realizar *bolus*. Manutenção: 0,2 a 1,0 mcg/kg/h	Hipertensão
	Ampola com 2, 4 ou 10 mL			Taquicardia

e tem efeito no sistema nervoso central, aumentando a atividade do neurotransmissor chamado ácido gama-aminobutírico (GABA), responsável por reduzir a atividade cerebral, resultando em efeitos calmantes e sedativos.

O midazolam pode ser usado de forma intravenosa para sedação em procedimento em uma dose indicada de 1 a 2,5 mg, inicialmente podendo realizar novas doses entre 2 e 5 minutos, conforme a meia-vida do midazolam e a escala de sedação desejada. Seu início de ação é entre 1 e 3 minutos, com pico em 3 a 5 minutos. A duração depende da quantidade de droga utilizada, mas tradicionalmente leva a uma sedação mais duradoura, de 17 a 80 minutos[2,8].

Dexmedetomidina

A dexmedetomidina, conhecida também pelo nome comercial de Precedex®, é um medicamento que age no sistema nervoso central, ativando os receptores alfa-2-adrenérgicos no cérebro e na medula espinhal. Isso resulta em diminuição na atividade do sistema nervoso simpático, levando a efeitos sedativos, analgésicos e de redução do estresse. Pode ser administrado por via intravenosa e é usado para sedação em pacientes que necessitam de suporte ventilatório mecânico em UTI. Também pode ser usado para procedimentos médicos que exigem sedação consciente ou moderada. Pode levar o paciente a apresentar bradicardia e hipotensão se colocado em infusão contínua. Doses de ataque da dexmedetomidina devem ser evitadas, devido ao risco de apresentar esses efeitos colaterais ou até mesmo hipertensão paradoxal.

A dose recomendada para sedação em infusão contínua é de 0,2 a 1 mcg/kg/hora, e o uso em monoterapia não é indicado para sedação em escalas maiores que RASS-2. A sua dose pode ser aumentada a cada 30 minutos em 0,2 mcg/kg/hora, conforme o nível de sedação desejado. Foi demonstrado que doses maiores de 1,5 mcg/kg/hora não apresentam clinicamente benefícios ao paciente. Seu tempo de início de ação é de cerca de 5 minutos, com meia-vida de cerca de 6 minutos[2,8].

REFERÊNCIAS

1. Hachimi-Idrissi S. Guidelines for the management of acute pain in emergency situations. European Society for Emergency Medicine. 2020. Disponível em: https://eusem.org/images/EUSEM_EPI_GUIDELINES_MARCH_2020.pdf
2. Tintinalli JE, Stapczunski JS, Ma OJ, Yealy DM, Meckler GD, Cline DM, Thomas SH. Tintinalli's emergency medicine: a comprehensive study guide, 9. ed. New York: McGraw-Hill; 2016.
3. ACS Trauma Quality Programs. Best Practices Guidelines for Acute Pain Management in Trauma Patients [Internet]. 2020. Disponível em: ttps://www.facs.org/media/exob3dwk/acute_pain_guidelines.pdf
4. O'Connor J, Christie R, Harris E, Penning J, Mcvicar J. Tramadol e tapentadol: revisão clínica e farmacológica. [acesso em maio de 2024]. Disponível em: https://www.sbahq.org/wp-content/uploads/2023/02/407.pdf
5. Rech MA, Griggs C, Lovett S, Motov S. acute pain management in the emergency department: use of multimodal and non-opioid analgesic treatment strategies. Am J Emerg Med. 2022;58:57-65.
6. Jennings PA, Cameron P, Bernard S, Walker T, Jolley D, Fitzgerald M, et al. Morphine and ketamine is superior to morphine alone for out-of-hospital trauma analgesia: a randomized controlled trial. Ann Emerg Med. 2012;59(6):497-503.
7. Farnia MR, Jalali A, Vahidi E, Momeni M, Seyedhosseini J, Saeedi M. Comparison of intranasal ketamine versus iv morphine in reducing pain in patients with renal colic. Am J Emerg Med. 2017;35(3):434-7.
8. The Royal College of Emergency Medicine. Best practice guideline: procedural sedation in the emergency department. 2022. Disponível em: https://rcem.ac.uk/wp-content/uploads/2022/08/RCEM_BPC_Procedural_Sedation_Final_Aug_22.pdf
9. Godwin SA, Burton JH, Gerardo CJ, Hatten BW, Mace SE, Silvers SM, et al. Clinical policy: procedural sedation and analgesia in the emergency department. Ann Emerg Med. 2014;63(2):247-58.e18.
10. Miner JR, Gray RO, Stephens D, Biros MH. Randomized clinical trial of propofol with and without alfentanil for deep procedural sedation in the emergency department. Acad Emerg Med. 2009;16(9):825-34.
11. Van Winden DFM, Westra AE, Dennesen PJW, Monnink SHJ, Verdouw BC, le Kluse R. Painful recall in elective electrical cardioversion with propofol and the need for additional analgesia. Cardiol Res Pract. 2018;2018(2363062).
12. Yan JW, McLeod SL, Iansavitchene A. Ketamine-propofol versus propofol alone for procedural sedation in the emergency department: a systematic review and meta-analysis. Jones AE, editor. Acad Emerg Med. 2015;22(9):1003-13.
13. Green SM, Irwin MG, Mason KP; International Committee for the Advancement of Procedural Sedation. Procedural sedation: providing the missing definition. Anaesthesia. 2021;76(5):598-601.

6

Dreno de tórax

Carolina Monte Santo Burdman Pereira
Vittoria Crepaldi Fares

PONTOS PRINCIPAIS

- O dreno de tórax é o procedimento exclusivamente realizado em 90 a 95% dos traumas penetrantes torácicos.
- A técnica de drenagem torácica é similar entre adultos e crianças, contudo, nesta última população, dá-se preferência à técnica de Seldinger ou a tubos de calibre menor, em comparação aos adultos.
- Existem diversas formas de categorizar as complicações do procedimento de dreno de tórax.

INTRODUÇÃO

Anatomia e fisiopatologia

A segurança da drenagem de tórax se dá por um conhecimento anatômico adequado, sendo fundamental para evitar lesões neurovasculares (artéria intercostal e ramos do nervo intercostal) e viscerais torácicas (diafragma e parênquima pulmonar) e abdominais (fígado e baço)[1].

A caixa torácica é composta por pele, tecido celular subcutâneo, musculatura e, mais internamente, pelo arcabouço ósseo formado pelas costelas, coluna vertebral e esterno. Essa caixa é revestida pelas camadas musculares dos músculos intercostais, que garantem os movimentos respiratórios e a proteção das vísceras torácicas[2]. No limite inferior do tórax, está o diafragma, músculo fundamental para a dinâmica respiratória e que separa a cavidade torácica da abdominal[2].

Logo abaixo da pele, encontra-se a fáscia superficial, constituída majoritariamente por gordura, variando em espessura de paciente para paciente. Os músculos intercostais são dispostos em três camadas finas com correlação íntima com os vasos e nervos intercostais[1]. Em cada um dos espaços intercostais, protegido pelo sulco da costela superior e situado entre a terceira e a quarta camadas de músculo, encontra-se o feixe neurovascular, que compreende, de cima para baixo, a veia posterior intercostal, a artéria e o nervo, respectivamente. Mais profundamente, a cúpula diafragmática alcança a altura do quinto espaço intercostal na linha média clavicular durante a inspiração (quando o músculo do diafragma se encontra em sua altura máxima), sendo a cúpula direita mais alta que a esquerda, constituindo um espaço dinâmico, que modifica seus limites de acordo com os movimentos respiratórios. Por sua forma, que se assemelha a uma parábola, o diafragma estabelece limites de alturas variadas dentro da cavidade torácica (Figura 1). É importante ressaltar que o tamanho do espaço intercostal varia de acordo com a sua localização anatômica, sendo mais estreito próximo da coluna vertebral e após o seu local de maior diâmetro, na região anterolateral[1,2].

Dentro da cavidade torácica, encontram-se os pulmões, sendo cada um deles revestido pela pleura visceral. A pleura parietal, por outro lado, é responsável por cobrir a parede torácica interna. O espaço entre as duas pleuras é denominado cavidade pleural e contém uma pequena quantidade de líquido lubrificante[2,3]. Em condições normais, o correto funcionamento do diafragma e dos músculos acessórios da respiração contribui para a formação de pressão negativa na cavidade,

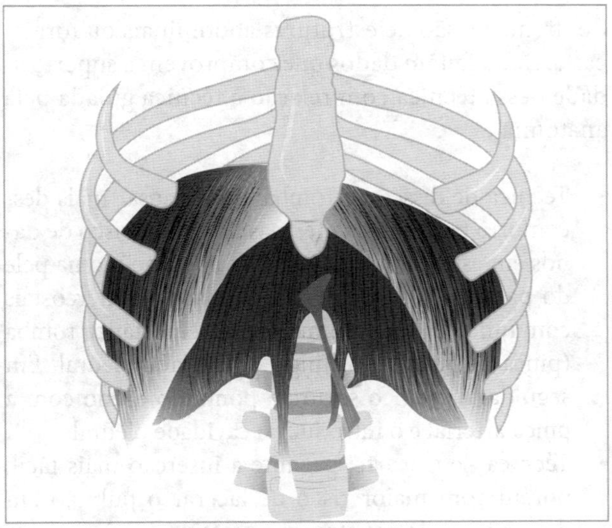

FIGURA 1 Visão anterior do diafragma.
Fonte: adaptada de Complete Anatomy 2020®.

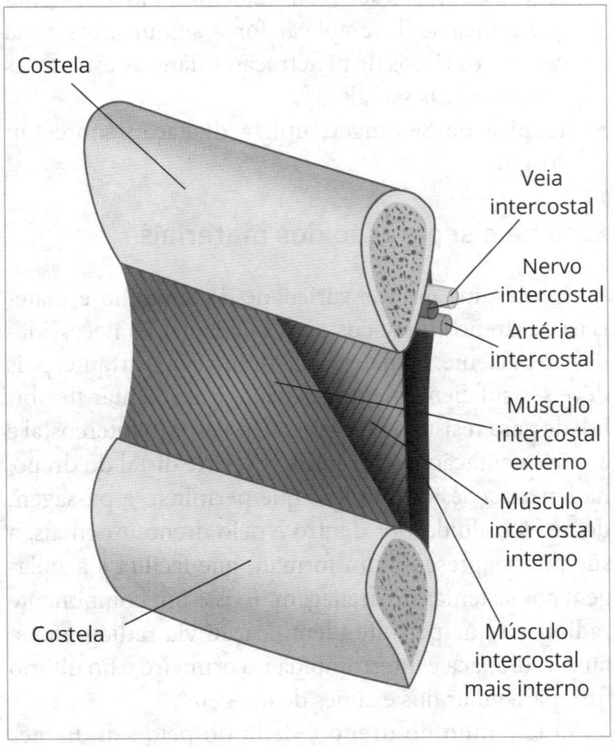

FIGURA 2. Estruturas encontradas nos espaços intercostais.
Fonte: Ellis, 2007[4].

responsável por garantir a expansão pulmonar durante a inspiração[5,6]. Na presença de sangue (hemotórax), ar (pneumotórax), pus (piotórax) ou linfa (quilotórax) na cavidade pleural, ocorre perda da pressão negativa, com prejuízo da expansão pulmonar[5].

INDICAÇÕES

O dreno de tórax representa a sua inserção na cavidade pleural com o objetivo de drenar ar, sangue ou outro fluido acumulado na região[3,7]. Com a realização desse procedimento, é possível restabelecer a pressão intratorácica negativa e permitir a completa expansão pulmonar, com adequadas ventilação e função cardíaca[3]. Ademais, o dreno de tórax também é responsável pela monitorização de possíveis hemorragias torácicas, prevenção de pneumotórax hipertensivo e para facilitar a recuperação pós-operatória de cirurgias torácicas e cardíacas[7]. A Tabela1 mostra as indicações da toracostomia|[7,8].

O trauma torácico ocorre em aproximadamente 60% dos traumas graves e as injúrias torácicas são responsáveis por morte em uma a cada quatro ou cinco fatalidades. Entre todos os traumas torácicos, o pneumotórax está presente em 9 a 41% de todas as lesões[9]. O dreno de tórax é o procedimento exclusivamente realizado em 90 a 95% dos traumas penetrantes torácicos, refletindo a importância do assunto[8].

As complicações desse procedimento variam entre 14 e 25% em sua prevalência, sendo as principais: localização subcutânea, localização intra-abdominal ou transdiafragmática e lesões de artéria intercostal[9]. O mau posicionamento do dreno varia entre 1,1 e 30%[9].

TABELA 1 Indicações de drenagem de tórax[2]

Pneumotórax: em pacientes em ventilação mecânica, pneumotórax simples (lâmina de ar > 2 cm), hipertensivo, aberto, recorrente/persistente, iatrogênico, traumático
Trauma torácico com hemotórax, pneumotórax e/ou hemopneumotórax
Quilotórax
Pós-operatório: cirurgias torácicas, cardíacas e esofageanas específicas
Fístulas broncopleurais
Efusões malignas pleurais
Empiema pleural e efusões parapneumônicas complicadas

Fonte: Filosso et al., 2017[7].

As poucas contraindicações absolutas para realização do procedimento incluem recusa do paciente, quando o pulmão está aderido na parede torácica ou no paciente com indicação de toracotomia[10,11]. Não obstante, deve-se ter um olhar mais atento para pacientes imunossuprimidos, presença de coagulopatias graves, uso de anticoagulantes, pacientes com operações torácicas/cardíacas prévias, história de pleurodese, infecções no sítio de punção e na vigência de bolhas (blebs) enfisematosas[7,10].

PROCEDIMENTO

A técnica de toracostomia foi inicialmente descrita em 1922. É importante ressaltar que, antes de qualquer procedimento realizado no paciente, deve-se obter o termo de consentimento livre e esclarecido e anexá-lo no prontuário. Esse documento deve conter a descrição do método, as suas vantagens e possíveis complicações[7].

O procedimento é tido como doloroso para cerca de 50% dos pacientes, sendo referida uma pontuação entre 9 e 10 na escala analógica de dor. A anestesia é indicada[10].

Para a realização do procedimento corretamente e visando redução de possíveis complicações para o paciente, um passo a passo para a colocação do dreno de tórax é sugerido a seguir.

- Indicação correta do procedimento.
- Termo de consentimento livre e esclarecido.
- Separação e teste dos materiais.
- Posicionamento do paciente.
- Antissepsia e assepsia.
- Realização do procedimento com conexão ao sistema de drenagem.
- Confirmação da localização do dreno e visualização de possíveis complicações.
- Monitoramento do funcionamento do dreno, débito e características do líquido drenado.

Técnicas disponíveis

A lateralidade de inserção do dreno de tórax dependerá do objetivo do procedimento e do quadro clínico do paciente. Na maioria dos casos, o procedimento deve ser feito no ponto anatômico denominado triângulo da segurança, que pode ser encontrado na borda do músculo grande dorsal, pelo músculo peitoral maior, pela base da axila e transversalmente à linha do mamilo ou prega inframamária, no quinto espaço intercostal ou acima deste[3,10]. Após a colocação do dreno corretamente, ele é conectado a um sistema de drenagem em selo d'água[3].

Na atualidade, existem três técnicas disponíveis para a realização do procedimento[5,7,8,10]. O ultrassom, se disponível, deve ser utilizado para facilitação e apoio da técnica[5]. Menegazzo et al., em 2018, propuseram uma técnica guiada por USG para diminuir as complicações relacionadas com mau posicionamento do dreno e lesão de estruturas abdominais ou torácicas[9]. Ainda faltam dados que comprovem a superioridade dessa técnica com relação à técnica guiada pela anatomia[9].

- Técnica de dissecção romba: pode causar mais desconforto para o paciente, mas há menor risco de danos em estruturas vitais. É feita uma incisão na pele do paciente e separam-se os músculos intercostais com um dedo e com uma pinça hemostática romba (pinça de Kelly) até atingir a cavidade pleural. Em seguida, o médico segura a ponta do dreno com a pinça arterial e o introduz na cavidade pleural.
- Técnica de trocarte: permite a inserção mais fácil, porém com maior risco de lacerar o pulmão em decorrência da penetração excessiva. Inicia-se com uma incisão na pele e inserção de trocarte com um dreno de tórax até atingir a cavidade pleural. É retirado o trocarte e o dreno permanece no local adequado. Deve ser realizada com cuidado, sendo que nunca se deve aplicar força significativa, uma vez que os riscos de penetração e dano às estruturas intratorácicas são altos[10].
- Técnica de Seldinger: utiliza dilatação sobre um fio-guia[10].

Escolha e separação dos materiais

Existe uma grande variedade de tamanho e materiais de drenos torácicos para se adaptar às necessidades do paciente. O material do dreno é importante, pois deve ser suficientemente resiliente e apresentar flexibilidade para resistir à compressão do espaço intercostal e à movimentação intrapleural. Na parte distal do dreno, há fenestrações ou buracos que permitem a passagem do ar e/ou fluido por dentro e pelo dreno. Ademais, a sua ponta apresenta um formato que facilita a acoplagem aos sistemas de drenagem. Existe um componente radiopaco que permite identificação via radiografia, a faixa radiopaca é interrompida no primeiro e no último furo para guiar nos exames de imagem[6].

O tamanho do dreno é definido pelo seu diâmetro interno, cuja unidade de medida são as Unidades French, que representam um terço do diâmetro do dreno (0,333 mm). Por exemplo, um dreno 24F equivale a um diâmetro interno de 8 mm. Por convenção, pode-se determinar como um dreno de grande diâmetro aquele que apresenta a partir de 20F, embora alguns autores considerem esse corte a partir de 14F. Um exemplo de dreno de tórax pequeno é o *pigtail*, cuja aparência é similar ao rabo de um porco para prevenir deslocamentos[3,8].

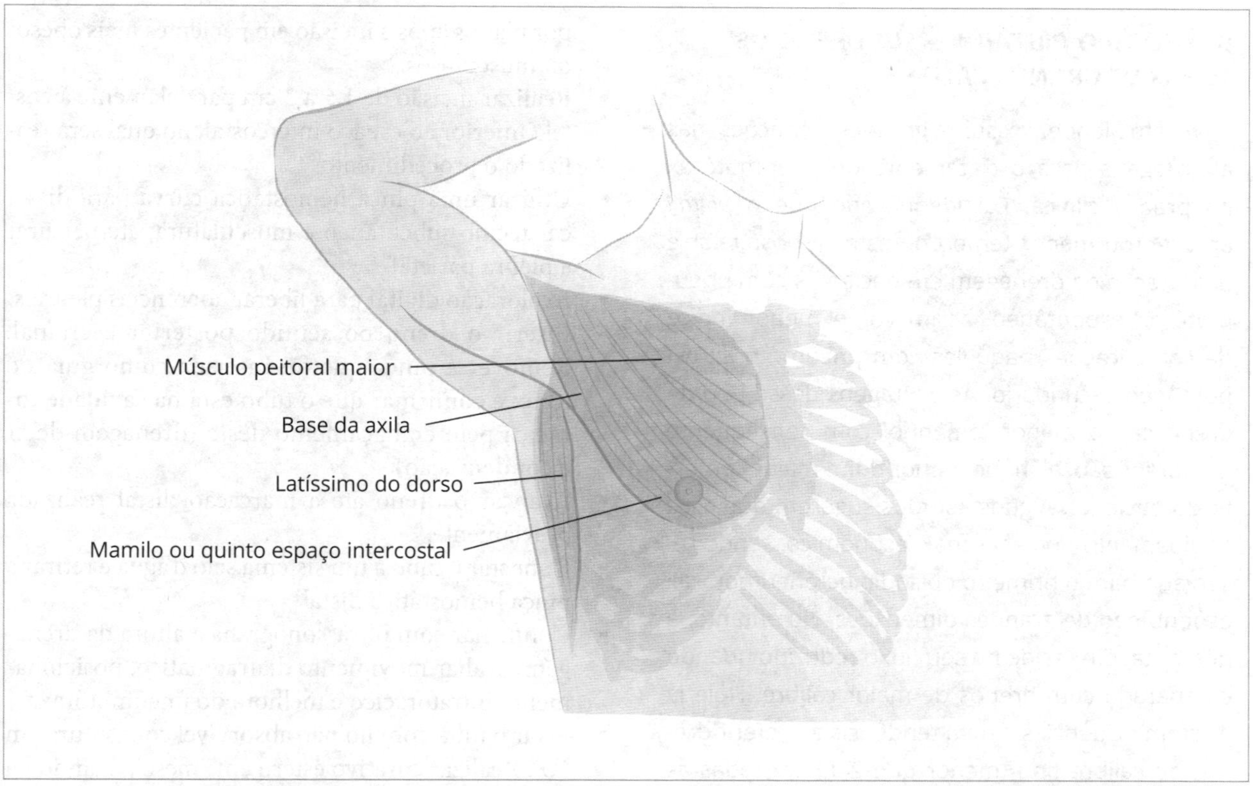

FIGURA 3 Triângulo de segurança. Fonte: Hernandez et al., 2016[11].

Equipamento

- Luvas e capote estéril.
- Touca cirúrgica.
- Máscara cirúrgica e óculos de proteção.
- Solução para limpeza e assepsia.
- Seringa de 10 a 20 mL.
- Solução de anestésico local com epinefrina.
- Agulha.
- Bisturi com lâmina 10.
- Pinças Kelly.
- Dreno de tórax.
- Líquido estéril.
- Aparato de drenagem com selo d'água.
- Conector.
- Porta agulha.
- Tesoura de Mayo.
- Fios de sutura 0 ou 1-0, de seda ou náilon.
- Gaze.
- Micropore ou esparadrapo.

Preparo do paciente

O paciente deve ser monitorizado com cardioscópio, pressão arterial não invasiva, oximetria e pulso[6].

A posição do paciente deve ser supina ou semiereta, com o braço ipsilateral ao hemitórax, onde será instalado o dreno levantado. Identificar o quinto espaço intercostal e realizar assepsia do local. O médico deve respeitar a técnica asséptica, paramentando-se da maneira correta[6].

Inserção do dreno

- A técnica de drenagem torácica é similar entre adultos e crianças, contudo, nesta última população, dá-se preferência à técnica de Seldinger ou a tubos de calibre menor, em comparação aos adultos.
- Trata-se de um procedimento doloroso, portanto, anestesia local com lidocaína a 2% é fundamental. A dose máxima da lidocaína sem epinefrina é 4 a 5 mg/kg e com epinefrina, 5 a 7 mg/kg.
- Separar o material, explicar o procedimento ao paciente e solicitar consentimento.
- Confirmar lateralidade da lesão por meio de ausculta pulmonar, radiografia de tórax e/ou ultrassom, sempre em dupla checagem (duas pessoas confirmam).
- Posicionamento do paciente: decúbito dorsal ou lateral, elevação de 30°, fazendo abdução máxima do membro superior ipsilateral atrás da cabeça.

DRENO TIPO *PIGTAIL VERSUS* DRENO DE TÓRAX DE GRANDE CALIBRE

Na atualidade, existem grandes variações nas abordagens para o tratamento do pneumotórax na prática clínica. Foi identificado que o *pigtail* apresentou menor tempo de estadia hospitalar e da duração da drenagem em pacientes com pneumotórax espontâneo, assim como menor índice de complicações naqueles com pneumotórax espontâneo secundário. As vantagens desse tipo de dreno são o menor tamanho, com consequente menor incisão, além de menor dor e maior conforto do paciente. Alguns estudos sugerem que esse equipamento pode ser mais econômico, sendo reservado para o primeiro episódio de pneumotórax espontâneo de grandes dimensões. No entanto, a desvantagem reside no seu fluxo reduzido quando comparado com drenos de maior calibre. Hoje já existem evidências e uma tendência a preferir drenos de calibre fino (menor que 24F) em todas as situações, inclusive no hemotórax. Por outro lado, os materiais com maior diâmetro podem ser reservados para pneumotórax refratário, empiema, hemotórax e em cenários de emergência[3,12].

- Determinar os limites proximais do diafragma por ultrassom, assim como a presença de vaso anômalo no espaço intercostal a ser drenado.

Preparação do dreno e sistema coletor

- Medir dreno: da fúrcula esternal à incisão ou do manúbrio do esterno ao mamilo. Pode-se cortar os últimos dois furos mais distais do dreno, para evitar que fiquem orifícios para fora em pacientes pequenos, magros e/ou crianças.
- Clampear, com uma pinça hemostática curva, tanto a extremidade proximal do tubo (que será introduzida no tórax) quanto a extremidade distal, seguindo a curvatura do dreno.
- Sistema selo d'água: preencher com SF 0,9% ou água destilada no coletor até coluna de 2 cm.
- Realizar assepsia e antissepsia.
- Anestesia local: anestesiar a pele formando um botão anestésico. Utilizar uma agulha mais calibrosa para anestesiar por planos até a pleura parietal, margeando a porção superior da costela inferior (evitar feixe vasculonervoso). Pode-se anestesiar por planos após a incisão em pacientes mais obesos ou musculosos.
- Realizar incisão de 1,5 a 3 cm paralelamente à costela inferior ao espaço intercostal, no qual será realizado o procedimento.
- Utilizar uma pinça hemostática curva para dissecar tecido subcutâneo e musculatura, até perfurar a pleura parietal.
- Exploração digital para liberar aderências pleurais.
- Inserir o dreno no sentido posterior e cranial. Remover a pinça que foi inserida como guia no tórax e confirmar que o tubo está na cavidade torácica pelo embaçamento deste (drenagem de ar e condensação).
- Avançar o dreno até a marcação distal realizada previamente.
- Conectar o tubo a um sistema selo d'água e retirar a pinça hemostática distal.
- Confirmar com ultrassonografia a altura da drenagem, avaliar movimento diafragmático, posicionamento intratorácico e melhora do pneumotórax.
- Fixar o tubo com fio não absorvível com sutura em "U". Realizar curativo estéril em "meso", fixando na parede do tórax do paciente.
- Solicitar radiografia de tórax para confirmação da posição do dreno.

Antibioticoprofilaxia

É aventada a possibilidade de que a inserção de drenos de tórax para tratamento de condições pleurais como hemotórax e pneumotórax possa favorecer o aparecimento de empiemas ou pneumonia[13]. Nos casos de trauma torácico penetrante, a antibioticoprofilaxia é recomendada para essa finalidade, porém, nas demais situações, até hoje diversos estudos foram realizados sem que haja comprovação da necessidade de antibioticoprofilaxia[6,13]. A recomendação atual da Eastern Association for the Surgery of Trauma (EAST) é que não seja realizado curso de antibiótico motivado apenas pela colocação do dreno[6].

SISTEMAS DE DRENAGEM

Inicialmente, foi utilizado um sistema de drenagem com uma garrafa, mas à medida que o fluido ou o sangue drenado do paciente subia na garrafa no frasco, aumentava a resistência à continuação da drenagem. Nesse contexto, surge o sistema de três frascos, em que o primeiro recipiente é usado para recolher fluido ou sangue. O segundo, por sua vez, fornece uma condição de vedação de água, que permite fluxo unidirecional do ar ou do líquido, mantendo a pressão intratorácica negativa[6,14]. O terceiro compartimento regula a quantidade de sucção aplicada através de todo o sistema. Posteriormente, novos *designs* comerciais combinaram essas três funcionalidades em somente um frasco compacto[14]. O volume do selo da água é medido de maneira que a coluna de água dentro do tubo tenha 2 a 3 cm de altura, o que garante a pressão necessária para drenar o tórax e garantir a vedação. Se o conteúdo drenado foi líquido, pode ser necessário esvaziar o dreno para manter pressão ideal dentro do sistema.

Pode haver uma quarta câmara para avaliação da pressão intrapleural[6].

Sistemas automatizados

Oasis Drain: esse sistema possui a capacidade de manter a pressão dentro dele, com coleta de líquido em um reservatório à parte, o que garante sempre a mesma pressão no sistema coletor. Possui uma válvula reguladora, que controla a pressão sem a necessidade de selo d'água. Também conta com um sistema que detecta fugas de ar. Pode ser ajustado de acordo com a pressão que o operador deseja colocar sobre o sistema e conta com válvulas de segurança.

Avaliação e cuidados pós-procedimento

São necessários alguns cuidados adicionais após a realização do procedimento[5,7,10]:

- Localização do dreno na cavidade pleural: o operador pode assumir que o dreno encontra-se na cavidade se o seu interior apresenta condensação em razão da diferença de temperatura entre a cavidade do paciente e o meio externo, se há oscilação do nível de líquido em seu diâmetro interno ou se há borbulhamento do ar que é drenado do tórax dentro do reservatório quando o paciente tosse e/ou se líquido pleural é drenado[10].
- Tanto ultrassonografia quanto radiografia de tórax podem ser utilizadas para a confirmação do posicionamento do dreno.
- Transporte: deve-se assegurar sempre que o selo de água esteja abaixo da inserção do dreno de tórax. Caso contrário, o conteúdo irá refluir de volta para a cavidade pleural. Caso não seja possível assegurar de forma alguma um posicionamento correto do selo de água durante o transporte, o dreno pode ser clampeado. Entretanto, o paciente deve ser constantemente monitorizado para sinais de deterioração clínica.
- Mudança ou esvaziamento do sistema de drenagem: só há duas indicações para mudar ou esvaziar o compartimento de drenagem – quando o fluido está turvo ou o sistema está completo. Caso isso ocorra, o dreno deve ser clampeado durante a troca do selo de água.
- Controle do débito de fluidos: deve-se ficar atento em caso de drenagem acima de 250 mL em 1 hora ou se acima de 500 mL for drenado. Perda de sangue intensa requer toracotomia para reparo de possíveis vasos danificados. Uma grande preocupação é o edema pulmonar de reexpansão, que ocorre quando um pulmão previamente colapsado se expande rapidamente. Não há evidências robustas sobre quantidades efetivas de drenagem para evitar edema pulmonar de reexpansão, mas alguns autores sugerem que, dependendo do estado hemodinâmico do paciente, não deverá ser drenado mais de 1,5 L de cada vez em um período de 24 horas ou a drenagem deve ser reduzida para aproximadamente 500 mL/hora.

ULTRASSONOGRAFIA

O ultrassom é capaz de identificar os marcos anatômicos, bem como diagnosticar a patologia provocando a necessidade da drenagem[15]. O ultrassom também identifica com precisão as vísceras ocas abdominais, as costelas e o diafragma[15].

Alguns estudos[15,16] propuseram a avaliação da altura do diafragma com o uso do ultrassom, resultando em melhores marcações anatômicas em comparação com a técnica tradicional.

Gray et al.[16] fizeram um estudo com pacientes no departamento de emergência, sem que necessariamente estes passassem pelo procedimento, uma vez que o paciente seria marcado por um médico envolvido pela pesquisa, sem a passagem do dreno. O desfecho primário foi a análise da localização do diafragma com relação à marcação realizada e o ultrassom conseguiu demarcar corretamente em 81% dos casos.

Menegozzo et al.[9] propuseram uma técnica de drenagem com o auxílio de ultrassom, que compreende os passos:

- Posicionamento do paciente da mesma maneira que na técnica guiada pela anatomia, usando o ultrassom para identificar o local correto da anormalidade.
- O examinador avalia a amplitude do movimento diafragmático durante a ventilação. O diafragma

não deve ser visto no espaço intercostal selecionado para a drenagem.

- Assim que o sítio de punção é escolhido, ele deve ser examinado utilizando o color-Doppler; isto exclui a possibilidade de transfixação da artéria intercostal durante o procedimento.
- Utilizar o ultrassom para aplicar a anestesia local em todos os planos.
- Utilização do ultrassom para excluir o posicionamento subcutâneo do dreno.

Ainda faltam dados na literatura que comprovem que a técnica guiada por ultrassom seja superior à convencional.

QUANDO DEVO RETIRAR O DRENO?

Os drenos torácicos podem ser retirados sob observação dos seguintes parâmetros:

- Paciente apresenta melhora clínica e respiratória, com pulmão completamente expandido há pelo menos 24 horas (o que pode ser observado com a realização de radiografia de tórax ou POCUS, em que se observará redução do volume do derrame pleural ou diminuição do pneumotórax).
- Redução do débito para menos de 250 mL em 24 horas.
- Ausência de fístulas aéreas.
- Paciente já fora de ventilação mecânica, ou se mantendo em parâmetros mínimos com curva de melhora.

Passo a passo da remoção do dreno de tórax

- Certificar-se de que a sutura de fixação do dreno foi retirada.
- Posicionar o curativo estéril próximo ao local de inserção com a mão não dominante.
- Solicitar ao paciente que realize o movimento respiratório previamente acordado (pausa ao final da inspiração ou final da expiração).
- Retirar o tubo de drenagem rapidamente com a mão dominante.
- Posicionar o curativo estéril no local de inserção.
- Realizar uma radiografia de tórax para avaliar recorrência de pneumotórax ou acúmulo de fluidos apenas se houver indicação clínica (p. ex.: recorrência de sintomas).

COMPLICAÇÕES

A inserção do dreno de tórax não é um procedimento inócuo. A taxa média de complicações relatadas na literatura pode variar entre 2 e 10%, com índices de mortalidade precoce de 3% (geralmente por má colocação do dreno e pneumotórax) e de 8% de complicações tardias. Os principais problemas incluem mau posicionamento do dreno, empiema, fístula broncopleural e outras complicações técnicas[5,7]. Os tópicos a seguir exemplificam as principais complicações.

Existem diversas formas de categorizar as complicações do procedimento de dreno de tórax. Exemplos incluem classificações de acordo com a etapa do procedimento (relacionadas com inserção, posicionamento do dreno, remoção, complicações infecciosas e de mau funcionamento), órgão afetado (complicações intratorácicas como pulmonares, mediastinais, esofageanas e extratorácicas), tempo de realização do procedimento (precoces nas primeiras 24 a 48 horas e crônicas acima de 48 horas) e outras (agudas, crônicas, processuais e não processuais)[3,5,7,8].

UTILIZAÇÃO DO POCUS NA DRENAGEM TORÁCICA

Nos casos de pneumotórax, o ultrassom beira-leito pode ser utilizado para confirmar os seguintes sinais:

- Ausência *lung slide*, linhas B, pulso pleural e pulso pulmonar;
- Presença do ponto pulmonar (raro);
- Sinal da estratosfera ou código de barras no lado acometido (modo M);
- Presença de linhas T (pulso pulmonar) e/ou linhas B exclui o diagnóstico de pneumotórax na região avaliada.

Já no derrame pleural, é possível a visualização de líquido, que geralmente se apresenta com aspecto anecoico. É possível ver o *jellyfish sign* em derrames de maior volume, caracterizado pela presença do movimento flutuante do pulmão em meio à coleção líquida. Esse método também permite a quantificação do derrame, bem como a identificação de derrames loculados.

Deve também ser utilizado antes do procedimento, para a confirmação da lateralidade da afecção, bem como no pós-procedimento, sendo útil para identificar o posicionamento correto do dreno, sua localização dentro da cavidade pleural e possíveis complicações.

Lesões pulmonares

O pulmão é o órgão intratorácico mais comumente lesado, especialmente em pacientes com cirurgias torácicas prévias ou pleurodese em razão da presença de aderências. Por isso, pode ser de grande valia a realização de exame de imagem antes da inserção do dreno de tórax. Exemplos incluem lesão pulmonar com hemorragias, fístula broncopleural, infecções e abscesso pulmonar[7].

A laceração pulmonar é o tipo mais comum de complicação durante a inserção do dreno de tórax. Pode ser identificada pelos exames de imagem. Deve-se atentar para a localização do dreno, que pode estar dentro de uma das fissuras pulmonares, sendo um diagnóstico diferencial a laceração pulmonar. A oscilação de ar dentro do reservatório é sinal de que o dreno está normoposicionado e funcionante.

Na identificação do posicionamento, também se pode encontrar uma dobra no dreno, porém, se este estiver funcionante, não há necessidade de troca.

Edema pulmonar de reexpansão é uma complicação incomum, porém fatal, que pode ocorrer seguida da inserção do dreno de tórax, podendo atingir mortalidade de até 20%. Os fatores de risco para que isso ocorra são: idade < 40 anos, colapso pulmonar por mais de três dias, pneumotórax > 30% do pulmão, aplicação de pressão negativa significativa e reexpansão pulmonar rápida. Geralmente, o paciente inicia os sintomas em até 2 horas após a rápida reexpansão[10].

SITUAÇÕES ESPECIAIS – FÍSTULA AÉREA

A fístula aérea pode ser diagnosticada pela presença de borbulhamento do ar no coletor. É classificada como de alto débito quando borbulha na expiração e na inspiração, de médio débito quando há borbulhamento durante a fala e de baixo débito, quando só há borbulhamento diante de valsalva. Nos casos de pneumotórax, é esperado que nas primeiras 24 horas haja borbulhamento, que deve se resolver dentro desse prazo.

Nos drenos com sistemas automáticos, é feita a graduação em graus (1 a 5).

É recomendado para a resolução ligar o dreno a um sistema de aspiração contínua com pressão –10 a –20 centímetros de água, que pode ser quantificado pela instalação de uma régua na parede. Alguns autores defendem a associação de dois drenos nos casos de fístula de alto débito, enquanto há outros que recomendam a associação de dois sistemas coletores, o que não é recomendado, uma vez que essa medida aumenta muito a pressão intrapleural.

O paciente deve ser avaliado por exames de imagem para a identificação de lesões de árvore traqueobrônquica ou de parênquima pulmonar.

Lesões diafragmáticas

Pode haver disfunção do músculo, laceração ou perfuração. É importante ressaltar que pode haver elevação do diafragma em pacientes com obesidade, neoplasia, ascite e gravidez[7].

Lesões cardiovasculares

Embora rara, é possível que ocorra lesão cardíaca durante o procedimento, especialmente com a técnica do trocarte. Pode haver perfuração das cavidades cardíacas e da aorta ascendente, com choque hemorrágico[2].

Lesão esofagiana

Esse tipo de complicação é raro. A suspeita de injúria esofagiana ocorre na vigência de alargamento mediastinal na radiografia de tórax e/ou drenagem de líquido entérico ou saliva pelo dreno. A confirmação do diagnóstico é feita com exame imagiológico com contraste e o tratamento, por meio de cirurgia[2].

REFERÊNCIAS

1. Kuhajda I, Zarogoulidis K, Kougioumtzi I, Huang H, Li Q, Dryllis Get al. Tube thoracostomy; chest tube implantation and follow up. J Thorac Dis. 2014;6(Suppl 4):S470-9.
2. Taylor LA, Stenberg R, Tozer J, Vitto MJ, Joyce M, Jennings J, et al. Novel approach to ultrasound-guided thoracostomy. J Ultrasound Med. 2022;41(3):743-747.
3. Anderson D, Chen SA, Godoy LA, Brown LM, Cooke DT. Comprehensive review of chest tube management: A review. JAMA Surgery. 2022;157(3):269-74.

4. Ellis H. The applied anatomy of chest drain insertion. Br J Hospital Med. 2007;68(Sup3):M44-5.
5. Durai R, Hoque H, Davies TW. Managing a chest tube and drainage system. AORN J. 2010;91(2):275-83.
6. Reichman EF. Reichman's emergency medicine procedures. New York: McGraw-Hill; 2019.
7. Filosso PL, Guerrera F, Sandri A, Roffinella M, Solidoro P, Ruffini E, et al. Errors and complications in chest tube placement. Thora Surg Clin. 2017;27(1):57-67.
8. Molnar TF. Thoracic trauma. Thor Surg Clin. 2017;27(1):13-23.
9. Menegozzo CAM, Utiyama EM. Steering the wheel towards the standard of care: Proposal of a step-by-step ultrasound--guided emergency chest tube drainage and literature review. Int J Surg. 2018;56:315-9.
10. Moore KL, Dalley AF. Anatomia orientada para a clínica. Rio de Janeiro: Guanabara Koogan; 2011. 1103 p.
11. Hernandez M, Laan DV, Zimmerman SL, Aho J. Tube thoracostomy: increased angle of insertion is associated with complications. J Trauma Acute Care Surg. 2016;81(2):366-70
12. Ghazali D, Ilha-Schuelter P, Barbosa S, Truchot J, Ceccaldi P, Tourinho F, et al. Interdisciplinary teamwork for chest tube insertion and management: an integrative review. Anaesthesiol Intens Ther. 2021;53(5):456-65.
13. Sanabria A, Valdivieso E, Gomez G, Echeverry G. Prophylactic antibiotics in chest trauma: a meta-analysis of high-quality studies. World J Surg. 2006;30(10):1843-7.
14. Satoh Y. Management of chest drainage tubes after lung surgery. Gen Thor Cardiovasc Surg. 2016;64(6):305-8.
15. Bowness JS, Nicholls K, Kilgour PM, Ferris J, Whiten S, Parkin I, Mooney J, Driscoll P. Finding the fifth intercostal space for chest drain insertion: guidelines and ultrasound. Emerg Med J. 2015;32(12):951-4.
16. Gray EJ, Cranford JA, Betcher JA, Huang RD, Kessler RA, Theyyunni N, Majkrzak AA. Sonogram of safety: Ultrasound outperforms the fifth intercostal space landmark for tube thoracostomy site selection. J Clin Ultrasound. 2020;48(6):303-306.
17. hang SH, Kang YN, Chiu HY, Chiu YH. A systematic review and meta-analysis comparing pigtail catheter and chest tube as the initial treatment for pneumothorax. Chest. 2018;153(5):1201-12.
18. Olgac G, Aydogmus U, Mulazimoglu L, Kutlu CA. Antibiotics are not needed during tube thoracostomy for spontaneous pneumothorax: an observational case study. J Cardiothor Surg. 2006;1:43.
19. Symbas PN. Chest drainage tubes. Surg Clin North Am.1989;69(1):41-6.
20. Huber-Wagner S, Körner M, Ehrt A, Kay MV, Pfeifer KJ, Mutschler W, et al. Emergency chest tube placement in trauma care: which approach is preferable? Resusc. 2007;72(2):226-33.
21. Moore FO, Duane TM, Hu CKC, Fox AD, McQuay N, Lieber ML, et al. Presumptive antibiotic use in tube thoracostomy for traumatic hemopneumothorax. J Trauma and Acute Care Surg. 2012;73(5):S341-4.

7

Acesso intraósseo

William Botteon Cortezi
Mateus de Almeida Oliveira
Amanda Ferreira Santa Bárbara

PONTOS PRINCIPAIS

- Considera-se a via intraóssea equivalente a uma via periférica, em termos de reposição volêmica, biodisponibilidade de drogas, farmacocinética e até mesmo tempo de ação das medicações infundidas.
- O acesso intraósseo não é isento de complicações. As mais comuns, apesar de raras, são fraturas, extravasamento para os tecidos adjacentes e osteomielite.
- A escolha do local de punção deve evitar aqueles muito próximos da placa epifisária, a fim de evitar complicações principalmente em crianças

INTRODUÇÃO

Externamente, o osso é formado por uma camada calcificada densa, e internamente por uma malha trabecular esponjosa, ocupada por medula óssea vermelha, gordura, nervos e vasos sanguíneos. A função da medula óssea vermelha, localizada preferencialmente nas epífises e metáfises de ossos longos em crianças, é produzir células do sistema hematopoiético. As células produzidas na cavidade medular dentro da malha trabecular drenam para o canal venoso central, e a partir das veias emissárias chegam na circulação sistêmica.

Com a descrição da circulação da medula óssea de mamíferos em 1922 por Drinker, mostrando sua íntima relação com a circulação venosa, abriu-se espaço para que o acesso intraósseo fosse utilizado nos anos subsequentes como alternativa ao acesso venoso periférico. Em meados do século XX, essa via caiu em desuso pela criação de novas técnicas e materiais para se obterem acessos venosos.

Recentemente, o acesso intraósseo (IO) tem ganhado força novamente, em razão de novos estudos realizados mostrando sua rápida obtenção, baixo índice de complicações e boa efetividade, sendo hoje considerada a segunda opção de acesso em situações emergenciais, em caso de insucesso de um acesso intravenoso (IV) periférico.

Hoje, considera-se a via intraóssea equivalente a uma via periférica, em termos de reposição volêmica, biodisponibilidade de drogas, farmacocinética e até mesmo tempo de ação das medicações infundidas. Além disso, tem a vantagem de não ser colabável em situações de hipovolemia, choque circulatório e parada cardiorrespiratória. Nessas situações, as veias periféricas são de difícil canulação, assim, o acesso pela medula óssea pode ser particularmente interessante.

A via intraóssea foi bem-sucedida em cinco minutos para 100% dos pacientes avaliados em um estudo, comparada com uma taxa de 67% de sucesso para obtenção de acesso venoso periférico em crianças gravemente desidratadas[8].

A inserção da agulha IO (intraóssea), em contexto de ressuscitações de emergência, teve sucesso de primeira passagem significativamente maior do que a colocação do cateter venoso central, além de tempos de colocação mais curtos[9].

A colocação IO tibial foi significativamente mais provável de resultar em acesso vascular bem-sucedido quando comparada ao acesso IO umeral ou intraveno-

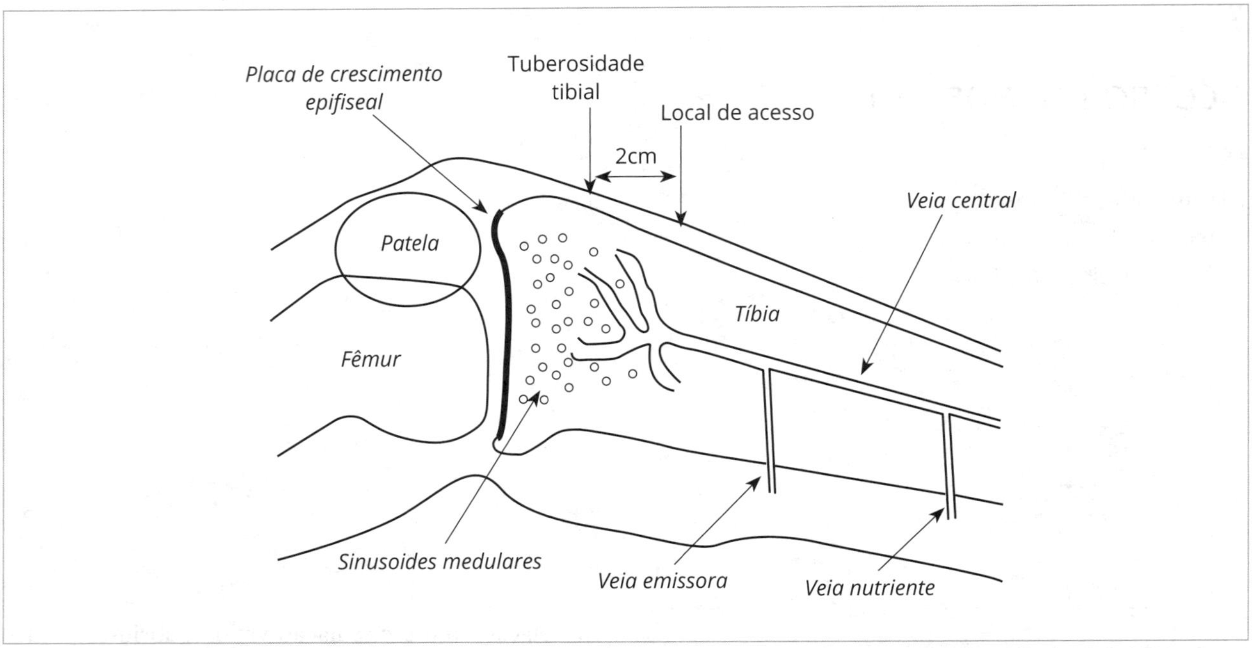

FIGURA 1 Anatomia da circulação dos ossos longos e pontos de referência para inserção da agulha intraóssea na tíbia proximal.

so periférico em contexto de parada cardiorrespiratória no ambiente pré-hospitalar[10].

Esses estudos sugerem que o estabelecimento de acesso IV periférico geralmente é retardado ou malsucedido durante a ressuscitação de pacientes gravemente enfermos, sobretudo na população pediátrica. Além disso, métodos alternativos de acesso vascular, como acesso venoso central, levam muito mais tempo e têm menor probabilidade de sucesso que a colocação IO.

A taxa de sucesso na primeira tentativa de acesso IO em pacientes com trauma foi significativamente maior do que o acesso IV. Além disso, o tempo médio do procedimento foi reduzido com o uso do acesso IO. Portanto, ele pode ser usado na ressuscitação volêmica do paciente vítima de trauma, com administração de solução salina e até mesmo hemocomponentes[11].

SEGURANÇA E COMPLICAÇÕES

Por muito tempo, a via intraóssea foi limitada pela falta de conhecimento sobre sua segurança, sendo as maiores preocupações relacionadas a extravasamento do conteúdo infundido para os tecidos moles, fraturas, embolia gordurosa e osteomielite.

Como todo procedimento, o acesso intraósseo não é isento de complicações. As mais comuns, apesar de raras, são fraturas, extravasamento para os tecidos adjacentes e osteomielite.

Fraturas e extravasamento para os tecidos moles costumam ocorrer em casos de múltiplas tentativas de punção no mesmo osso, ou inserção inadequada da agulha. Já a osteomielite está associada à técnica não asséptica e longa permanência do acesso (mais de 24 horas).

Outras complicações, também infrequentes, mas relatadas, são embolia gordurosa, celulite localizada, abscesso cutâneo e síndrome compartimental.

A descrição de óbitos relacionados à obtenção do acesso intraósseo é raríssima, estes em geral associados a punções esternais em crianças abaixo de 3 anos, que evoluíram com lesão cardíaca, mediastinite e lesão de grandes vasos.

A lesão da placa epifisária em crianças, que prejudicaria o crescimento, não foi comprovada em estudos experimentais, apesar de ser possível, principalmente secundária a quadros de osteomielite mais severos.

Complicação relativamente frequente é a dor, causada pelo aumento da pressão na medula óssea, e pode ser evitada com infusões mais lentas, porém não costuma ser um problema em pacientes inconscientes.

Entretanto, o índice de complicações é baixíssimo, e decresce ainda mais com a familiaridade da técnica e o treinamento dos profissionais, visto que em sua maioria estão relacionadas com a sua inserção.

INDICAÇÕES E CONTRAINDICAÇÕES

Indicações

A principal indicação é a necessidade de acesso ao sistema circulatório de um paciente em vigência de uma emergência médica, após falha de obtenção de acesso venoso periférico (duas a três tentativas ou após 5 minutos). A American Heart Association e o Comitê Internacional de Ressuscitação endossam o uso do acesso IO como um meio seguro e eficaz de acesso vascular em crianças e adultos criticamente doentes. Em adultos em parada cardiopulmonar ou choque grave nos quais o acesso IV não pode ser estabelecido, é sugerido acesso intraósseo até obtenção de acesso venoso central.

Contraindicações

- Fratura no membro.
- Osteoporose/*osteogênesis imperfecta**.
- Celulite ou queimadura no local de punção*.
- Extremidade com lesão vascular**.

INFUSÃO DE MEDICAMENTOS

Os principais fluidos utilizados no departamento de emergência podem ser usados nos acessos IO, como, por exemplo, solução fisiológica, hemocomponentes, solução de ringer lactato e glicose hipertônica. Medicamentos como epinefrina, dopamina, dobutamina, atropina, adenosina, digoxina, corticosteroides, morfina e diazepínicos também podem ser realizados no acesso.

O acesso pode ser utilizado com segurança para coleta de exames laboratoriais, porém pode causar alteração no resultado de alguns componentes. A contagem de glóbulos brancos, plaquetas, potássio, aspartato aminotransferase, alanina aminotransferase e cálcio ionizado pode não ser precisa. As contagens de plaquetas provavelmente são mais baixas, enquanto as de glóbulos brancos são geralmente mais altas do que as amostras de sangue periférico. Avaliação da tipagem sanguínea ABO e Rh se mostrou precisa, útil em pacientes vítimas de trauma.

MATERIAL

- Agulha de punção: virtualmente qualquer agulha pode ser usada no acesso intraósseo, entretanto, quanto mais velho o paciente, mais mineralizado o osso e mais difícil a punção, sendo necessárias, muitas vezes, agulhas desenvolvidas especificamente para a técnica ou até mesmo disparadores automáticos. Os disparadores automáticos são mais indicados em adultos e em sítios delicados, como o esterno, por terem a profundidade de inserção predeterminada, aumentando a taxa de êxito e reduzindo complicações.
- Agulha intraóssea.
- Agulha para raquianestesia.
- Agulha de mielograma.
- Material para assepsia: gaze estéril, álcool 70%/clorexidine/iodopolvidona.
- Material para anestesia local: lidocaína 2%, seringa 5 mL, agulha.
- Solução salina estéril.
- Equipo de infusão.
- Luva estéril.

PRINCIPAIS SÍTIOS DE PUNÇÃO

Recomendamos que todos os pacientes tenham a primeira tentativa na região tibial proximal, a menos que contraindicado.

- Tíbia proximal: em lactentes e crianças, o local tibial proximal sugerido é de aproximadamente 1 a 2 cm abaixo da tuberosidade da tíbia e até 1 cm medialmente no planalto tibial.
- Em adolescentes e adultos, o local recomendado é 3 cm abaixo da ponta inferior da patela e 2 cm medial.
- Fêmur distal: o local do fêmur distal está na linha média aproximadamente 1 a 2 cm acima da borda superior da patela com a perna em extensão.
- Maléolos: o local é aproximadamente 1 a 2 cm acima dos maléolos. O maléolo medial é preferido ao maléolo lateral.
- Úmero: o úmero proximal pode ser utilizado no adolescente ou no adulto. Para realizar a punção, deve-se aduzir e girar internamente o braço (colocando a mão do paciente sobre o abdome) a fim de impedir lesão do plexo axilar. Localizar o tubérculo maior do úmero proximal aproximadamente 2 cm abaixo do processo do acrômio.
- Esterno: não deve ser usada em crianças abaixo de 3 anos, em razão do risco de a agulha lesar o coração ou os grandes vasos.

TÉCNICA

A facilidade técnica é uma das vantagens do acesso, cerca de 1 hora de treinamento prático já permite que os usuários novatos obtenham uma taxa de sucesso de 93 a 97% no IO manual.

A escolha do local de punção deve evitar aqueles muito próximos da placa epifisária, a fim de evitar complicações principalmente em crianças.

---

* * Cabe ressaltar que não são contraindicações absolutas, e cada situação clínica, principalmente considerando o contexto da medicina de emergência, deve ser analisada particularmente.

Tíbia proximal

- Colocar a perna do paciente com o joelho estendido em posição neutra e girar levemente o quadril externamente para expor a parte plana da superfície tibial, e girar o pé externamente.
- Realizar antissepsia e ampla assepsia da pele.
- O membro deve ser imobilizado por outro profissional. Segurar a perna distal e lateralmente ao local de inserção com a palma e os dedos da mão não dominante para segurar a perna contra a força da colocação IO e evitar o movimento distal da perna durante o procedimento. Nenhuma parte da mão estabilizadora deve ficar atrás do local de inserção, pois isso coloca o operador em risco de ferimento com a agulha caso seja inserida completamente na extremidade.
- Realizar anestesia local e do periósteo caso o paciente esteja consciente. Sugerimos analgesia usando infiltração local de anestésico e ao redor do periósteo. Importante administrar lidocaína através da cânula IO antes da infusão de medicamentos, fluidos ou hemoderivados. A dose inicial usual é de 0,5 mg/kg de lidocaína 2%, e a dose máxima é de 40 mg.
- Palpar os pontos de referência para identificar a superfície plana da tíbia aproximadamente 1 a 2 cm abaixo e até 1 cm medial à tuberosidade da tíbia e inserir a agulha IO através da pele.
- A punção é feita em um ângulo de 90º ou com leve inclinação de 10 a 15º, distanciando da placa de crescimento. A agulha é introduzida pela pele e subcutâneo até o osso ser sentido. Nesse momento, deve-se exercer pressão firme para penetração na cavidade medular; movimentos rotatórios também podem ser realizados.
- Evitar balançar a agulha de um lado para o outro, o que pode dobrá-la ou aumentar o orifício de acesso e levar ao extravasamento de fluido. À medida que a agulha passa pelo córtex e entra cavidade da medula, ocorre perda de resistência, indicando que está no local correto.
- Aspirar a medula óssea para identificar a colocação correta do cateter IO, nem sempre será possível aspirar a medula óssea, apesar da posição IO correta na cavidade medular.
- Lavar a agulha com 10 mL de solução salina normal.
- Prender a agulha de medula óssea com fita e um curativo.

Para remover o acesso IO é bem simples: remover a agulha segurando a haste e puxando para cima com um leve movimento de rotação. Aplicar pressão no local IO. Recobrir o local usando técnica asséptica.

Durante a infusão de fluidos ou medicamentos, deve-se verificar frequentemente se há edema ao redor do local de inserção. Caso haja algum sinal de complicação secundário ao procedimento, deve-se remover o dispositivo e realizar novamente o procedimento em outro sítio.

Sinais de que a cavidade medular foi atingida:

- Perda da resistência.
- A agulha permanece fixa sem apoio.
- A medula óssea pode ser aspirada (não obrigatório).
- Infusão de 5 a 10 mL de solução fisiológica sem resistência e sem evidência de infiltração no subcutâneo.

Caso sejam verificados os itens anteriores e o fluxo da solução salina seja facilmente administrado e não haja extravasamento, deve-se conectá-lo ao equipo de soro e fixá-lo. A agulha deve ser fixada com gaze e esparadrapo a fim de impedir a perda do acesso.

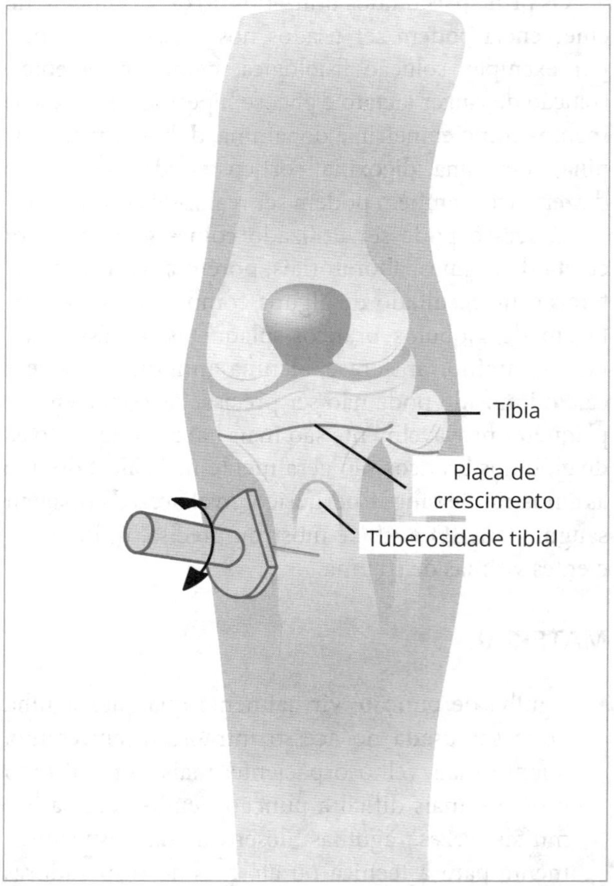

FIGURA 2 Inserir a agulha na tíbia proximal na superfície plana localizada distal e medialmente à tuberosidade da tíbia. Direcionar a agulha caudalmente em um ângulo de 10 a 15° para fugir da placa de crescimento. Usar pressão para baixo com a palma da mão e um movimento de torção até que a resistência diminua.

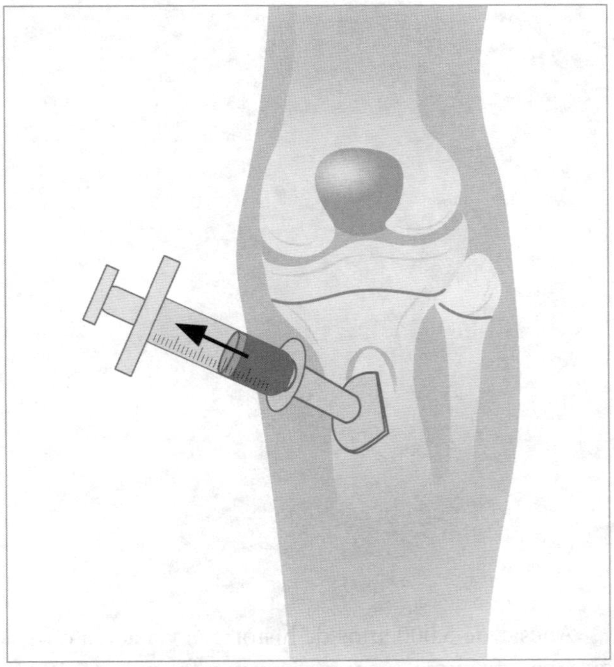

FIGURA 3 Em alguns casos, a medula pode ser aspirada, confirmando a localização correta.

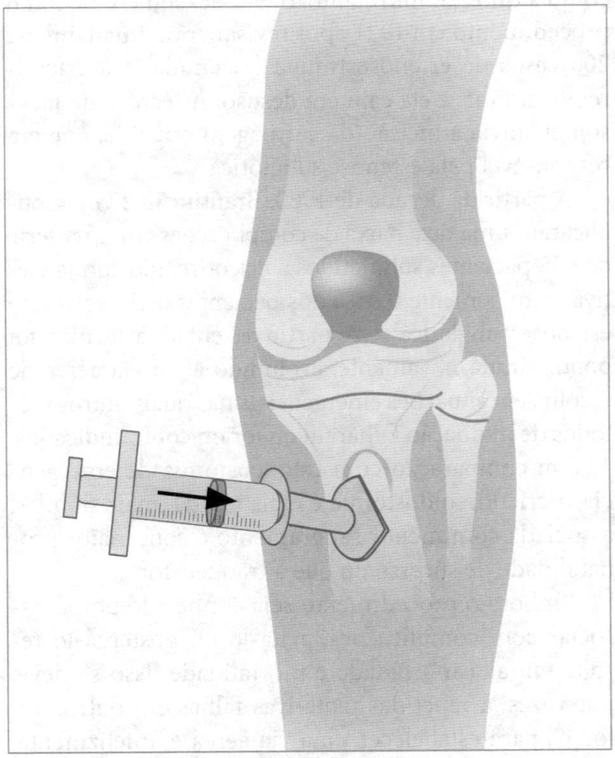

FIGURA 4 A agulha irá infundir solução fisiológica facilmente quando estiver na cavidade medular e deve ficar firme sem apoio. Imobilize a agulha.

Se houver falha de punção, não é aconselhável insistir no mesmo sítio pelo risco de complicações. Nesses casos, outro local de acesso deve ser aventado.

O sítio de punção deve ser observado para avaliar a existência de complicações.

O acesso IO pode ser mantido por até 24 horas após sua inserção, havendo necessidade de substituí-lo após esse período, em razão de perda progressiva de sua eficiência e riscos adicionais de osteomielite e embolia gordurosa.

REFERÊNCIAS

1. Drinker CK, Drinker KR, Lund CC. The circulation in the mammalian bone marrow. Am J Physiol. 1922;62:1-92.
2. Smith RJ, Keseg DP, Manley LK, et al. Intraosseous infusions by prehospital personnel in critically ill pediatrics patients. Ann Emerg Med. 1988.
3. Von Hoff DD, Kuhn JG, Burris HA 3rd, et al. Does intraosseous equal intravenous? A pharmacokinetic study. Am J Emerg Med. 2008;26:31-38.
4. Mofenson HC, Tascone A, Caraccio TR. Guidelines for intraosseous infusions. J Emerg Med. 1988;6:143-6.
5. Dubick MA, Holcomb JB. A review of intraosseous vascular access: current status and military application. Mil Med. 2000;165:552-559.
6. Junior IF, Carvalho MV, Lima GM. Punção e infusão Intraóssea. Disponível em: http://www.ph.uff.br/artigos/intraossea.pdf.
7. LaRocco BG, Wang HE. Intraosseous infusion. Prehosp Emerg Care. 2003;7:280-5.
8. Banerjee S, Singhi SC, Singh S, Singh M. A via intraóssea é uma alternativa adequada à via intravenosa para ressuscitação volêmica em crianças gravemente desidratadas. Indian Pediatr. 1994;31:1511.
9. Lee PM, Lee C, Rattner P, e outros. Utilização e desempenho de cateter venoso intraósseo versus central durante emergências médicas hospitalares. Crit Care Med. 2015;43:1233.
10. Reades R, Studnek JR, Vandeventer S, Garrett J. Acesso vascular intraósseo versus intravenoso durante parada cardíaca fora do hospital: um estudo controlado randomizado. Ann Emerg Med. 2011;58:509.
11. Dong Wang, Lei Deng, Ruipeng Zhang, Yiyue Zhou, Jun Zeng and Hua Jiang. Efficacy of intraosseous access for trauma resuscitation: a systematic review and meta-analysis. World J Emerg Surg. 2023;18:17.
12. Lane JC, Guimarães HP. Acesso venoso pela via intraóssea em urgências médicas. Revista Brasileira de Terapia Intensiva. 2008;20(1).
13. Hsieh Y-L, Wu M-C, Wolfshohl J, d'Etienne J, Huang C-H, Lu T-C, et al. Intraosseous versus intravenous vascular access during cardiopulmonar resuscitation for out-of-hospital cardiac arrest: a systematic review and meta-analysis of observational studies. Scand J Trauma Resuscit Emerg Medicine. 2021;29:44.
14. Perron CE. Infusão intraóssea. UpToDate. 2022.

8

Cricotireoidostomia

Aline Agatha Lima de Oliveira
Luca Silveira Bernardo

PONTOS PRINCIPAIS

- O maior erro relacionado com cricotireoidostomia em um cenário de emergência é o atraso na indicação.
- Os principais materiais necessários para a execução do procedimento são bisturi, *bougie* e tubo endotraqueal.
- O movimento de "aperto de mão laríngeo" mantém a centralização das estruturas e ajuda a manter os marcos anatômicos.
- Pode ocorrer sangramento maior que o esperado.

INTRODUÇÃO

Uma via aérea cirúrgica de emergência refere-se ao estabelecimento de uma via aérea definitiva através da região cervical anterior, pela membrana cricotireóidea (cricotireoidostomia) ou pela traqueia (traqueostomia). A via aérea cirúrgica não é um conceito novo no universo da Medicina. Os hieróglifos do Egito Antigo indicam que esse procedimento já era realizado milhares de anos atrás. Em 100 a.C., Asclepíades de Bitínia redigiu o primeiro documento sobre via aérea cirúrgica eletiva. Em 1546, Antônio Musa Brassavola foi o primeiro a registrar uma via aérea cirúrgica bem-sucedida, e Thomas Fienus cunhou o termo "traqueostomia" em 1649.

Apesar de 5.000 anos de história, a via aérea cirúrgica não foi uma técnica cirúrgica formal até 1909, quando o Dr. Chevalier Jackson, um laringologista, detalhou o procedimento que ele chamava "traqueostomia alta", utilizado para processos inflamatórios como a difteria. Entretanto, o Dr. Jackson condenou o procedimento em 1921 após revisar aproximadamente 200 casos de estenose traqueal secundária à cricotireoidostomia, e ela caiu em desuso. A técnica de Jackson envolvia a incisão da cartilagem cricoide, que era responsável pela estenose subglótica.

A partir da década de 1960, Brantingan e Grow publicaram uma taxa baixa de complicações em uma série de 655 pacientes submetidos a cricotireoidostomia eletiva, com somente 0,01% dos pacientes desenvolvendo estenose subglótica[1-4]. A partir de então, a técnica foi popularizada novamente, evoluindo até a via aérea de escolha em situações emergenciais nas quais outros métodos de intubação falharam ou foram contraindicados.

Em comparação com traqueostomia de emergência, a cricotireoidostomia é mais rápida, mais simples, associada com menor sangramento e com maior probabilidade de sucesso do que a traqueostomia.

Embora o procedimento seja conhecido por se associar com complicações, evitá-lo ou postergá-lo resulta em alta morbidade e mortalidade. Isso se deve, por vezes, a repetidas tentativas falhas em outros esforços para estabelecer uma via aérea e, infelizmente, muitos pacientes já estão em parada cardiorrespiratória ou com bradicardia antes da cricotireoidostomia. Assim, a falha relacionada à cricotireoidostomia é resultado do atraso na execução do procedimento, e não uma falha do procedimento em si[4-7].

A cricotireoidostomia não é um procedimento complexo do ponto de vista técnico, por outro lado, do ponto de vista cognitivo, pode ser proibitiva para um time sem preparo. A literatura sugere que cinco cricotireoidostomias praticadas em simuladores, cadáveres ou modelos animais são suficientes para atingir pelo menos uma capacidade básica com o procedimento, embora os intervalos de treinamento para manutenção de habilidades não tenham sido bem definidos (Figura 1).

DEFINIÇÃO

A cricotireoidostomia consiste na introdução de uma cânula, tubo endotraqueal ou cânula de traqueostomia com balão, através de uma incisão na membrana cricotireóidea, para obtenção de via aérea definitiva, permitindo, assim, ventilação do paciente. Durante o último século, várias técnicas foram descritas para obter o controle da via aérea através da membrana cricotireóidea. Essencialmente, três diferentes métodos seguem em uso.

Cricotireoidostomia com "bisturi, dedo, *bougie*"

O *bougie* é inserido através da incisão na membrana cricotireóidea e usado como um guia para a colocação da cânula endotraqueal. Por ser simples e mais rápida, essa técnica é a mais disseminada por especialistas em via aérea dentro do campo da medicina de emergência.

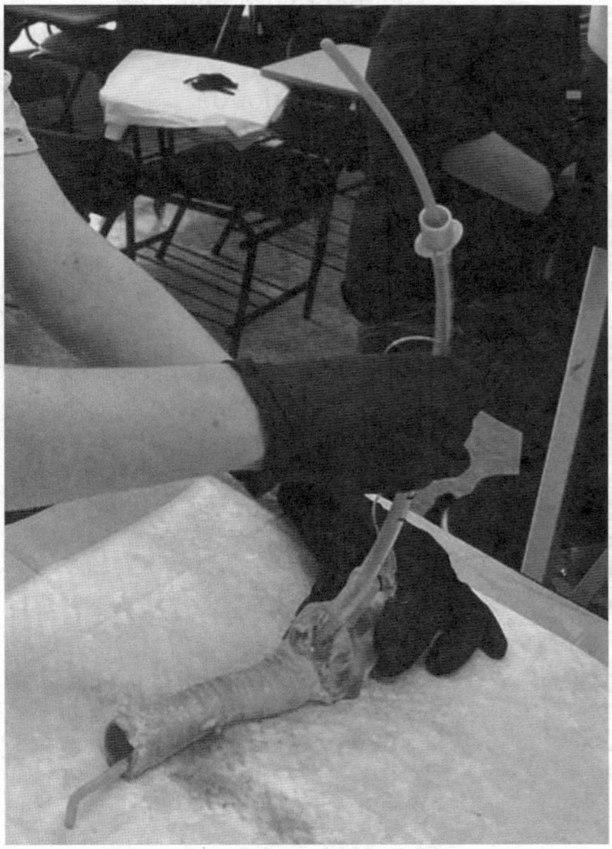

FIGURA 1 Modelo animal para treinamento de cricotireoidostomia (acervo pessoal).

Cricotireoidostomia pela técnica de Seldinger

Cânulas calibrosas são inseridas através da membrana cricotireóidea, usando a técnica de Seldinger por um fio-guia. Essas cânulas possuem ao menos 4 mm de diâmetro interno, permitindo ventilação por baixa pressão. Essa técnica parece ser comparável à cricotireoidostomia aberta em termos de facilidade de aprendizado e taxas de sucesso.

Cricotireoidostomia percutânea com ventilação a jato

É realizada punção com uma cânula de menor calibre (cateter intravenoso de 12G a 16 G) através da membrana cricotireóidea. Após a introdução do cateter, oxigênio em alta pressão (35 a 50 psi) deve ser insuflado dentro da traqueia para oxigenação e ventilação em uma técnica denominada ventilação por jato. Essa técnica requer uma via aérea desobstruída para uma expiração passiva e não previne hipercapnia. Ela não é adequada para ventilação a longo prazo.

A maioria dos procedimentos de cricotireoidostomia cirúrgica é mais rápida do que as técnicas percutâneas, com velocidade média de 83 s ± 44 s[5-9]. Diversos *kits* comerciais e dispositivos são usados para executar a cricotireoidostomia percutânea, porém a segurança e a eficácia de muitos deles ainda não foram claramente estabelecidas.

ANATOMIA

A membrana cricotireóidea é uma lâmina fibroelástica densa, inferior à cartilagem tireóidea e superior à cartilagem cricoide, limitada lateralmente pelo músculo cricoaritenóideo. Tem tamanho médio de 0,9 por 3,0 cm, de acordo com medições clínicas e em cadáveres. A cartilagem tireoide nos homens tem uma incisura superior e é a maior proeminência laríngea (Figura 2). As pregas vocais encontram-se nessa altura do pescoço. Nas mulheres, a cartilagem cricoide é a maior proeminência, e mais bem identificada palpando para cima a partir da fúrcula esternal. A membrana cricotireóidea é a depressão observada entre as duas estruturas cartilaginosas (Figura 3).

A membrana cricotireóidea é encontrada aproximadamente um terço da distância do manúbrio até o queixo na linha média na maioria dos pacientes (Figura

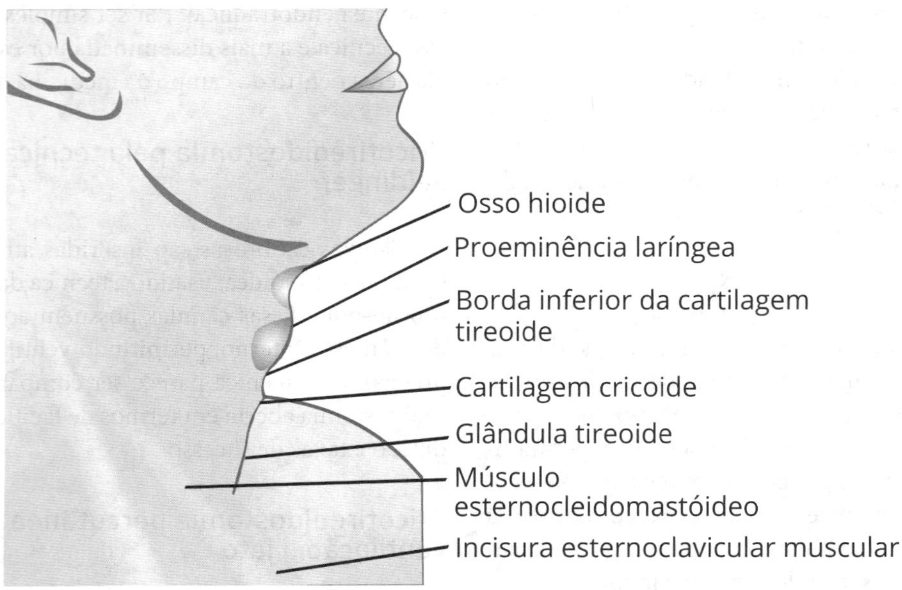

FIGURA 2 Pontos anatômicos da região cervical anterior.

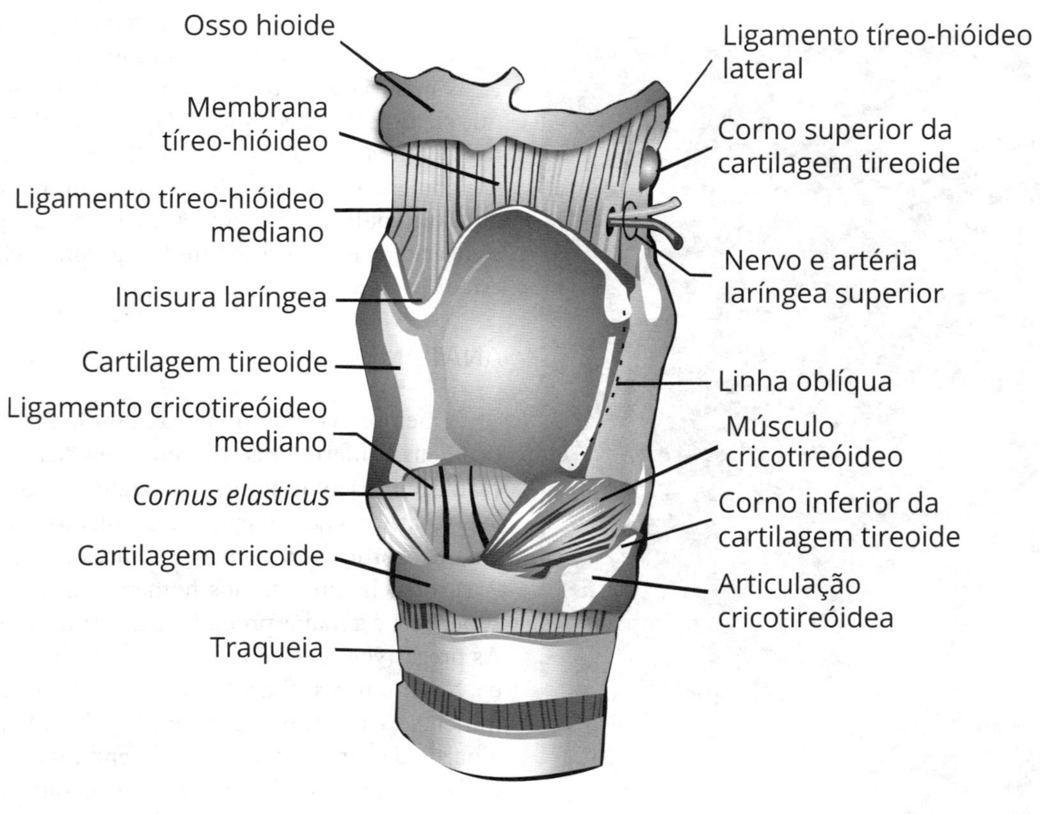

FIGURA 3 Anatomia da traqueia.

2). Em indivíduos obesos com pescoço curto, a membrana pode estar escondida ao nível do manúbrio. Em pacientes com um pescoço magro e longo, ela pode estar no meio do caminho entre o queixo e o manúbrio. A membrana cricotireóidea é localizada inferiormente às pregas vocais, por isso, se a obstrução da via aérea for nas pregas vocais ou acima delas, a cricotireoidostomia pode superar a oclusão. Por outro lado, caso a obstrução ou transecção seja abaixo do nível das pregas vocais, o procedimento pode ser mal sucedido.

A membrana cricotireóidea é mais superficial do que a traqueia e com menos tecidos moles entre a membrana e a pele, e por isso é mais rápida de ser identificada pela palpação. Também tem menos tecido vascularizado quando comparado com o traqueal e, por isso, menor risco de sangramento arterial significativo.

A estrutura vascular mais frequentemente lesionada durante a cricotireoidostomia é a artéria tireóidea ima, que nutre a glândula tireoide na linha média. Ela nem sempre está presente e não costuma atingir o nível da membrana cricotireóidea. Uma lesão carotídea resulta usualmente de tentativas utilizando marcos anatômicos inadequados ou técnica deficiente, sem estabilização das estruturas[8,12].

ULTRASSONOGRAFIA A BEIRA-LEITO

De modo geral, a ultrassonografia da via aérea a beira-leito tem boa acurácia e fácil aprendizado. A identificação da membrana cricotireóidea por marcos anatômicos ou palpação pode ser mais difícil do que previamente suposto, especialmente em mulheres e indivíduos obesos. Entretanto, a identificação da membrana cricotireóidea por ultrassonografia em pacientes obesos em insuficiência respiratória pode ser tecnicamente desafiadora e consumir tempo. Portanto, a ultrassonografia é mais apropriada quando o paciente está relativamente estável e uma via aérea difícil é prevista.

A membrana cricotireóidea também pode ser identificada antes da extubação de um paciente com via aérea difícil para que esteja disponível o acesso da via aérea cirúrgica emergencial no caso de uma extubação falha com reintubação difícil.

O transdutor linear de alta frequência é o utilizado com maior periodicidade ao se analisarem as estruturas superficiais do pescoço, e sua alta resolução é essencial na identificação da membrana cricotireóidea. Quando se utiliza a ultrassonografia para identificar a anatomia do pescoço, é importante começar na linha média e visualizar os anéis traqueais hiperecoicos tanto no plano longitudinal quanto no transversal. A membrana cricotireóidea pode ser vista no plano longitudinal como o espaço escuro acima do anel traqueal mais superior.

Inicialmente, o transdutor é segurado transversalmente com o indicador para a direita do paciente, a fim de identificar anéis traqueais e encontrar a linha média. O transdutor pode, então, ser rotacionado para o plano longitudinal com o indicador direcionado para a região cefálica, e gentilmente movido para melhor visualização da membrana cricotireóidea. Às vezes, a traqueia não está na linha média, especialmente em situações de via aérea emergencial.

EPIDEMIOLOGIA

Com todos os dispositivos disponíveis para otimizar a laringoscopia, oferecer oxigenação, ou permitir

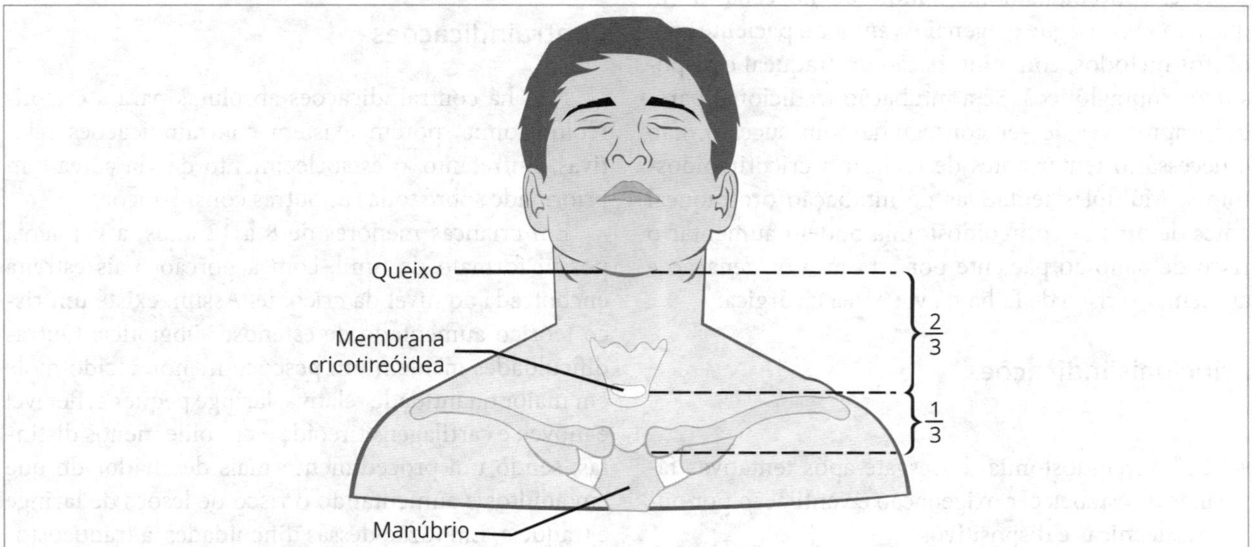

FIGURA 4 Localização da membrana cricotireóidea.

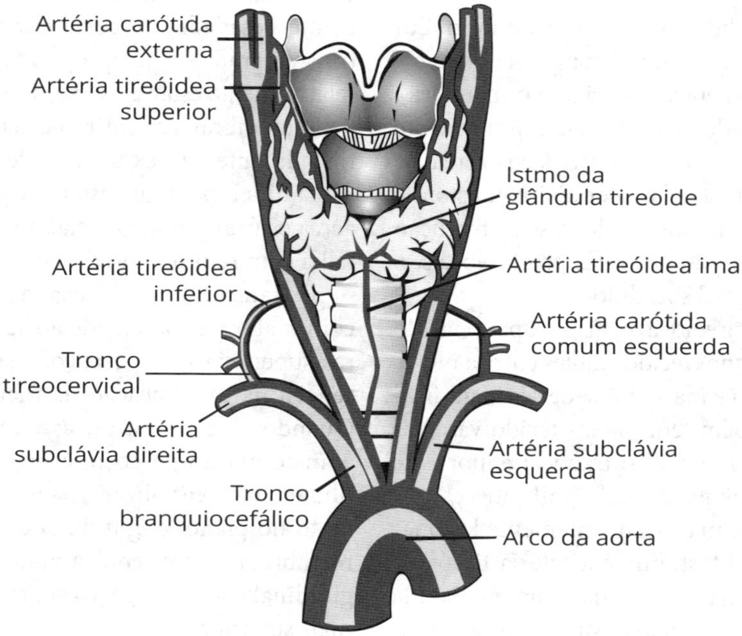

FIGURA 5 Anatomia vascular do pescoço.

um trajeto supraglótico para a ventilação, as vias aéreas cirúrgicas de emergência são raramente executadas. O mais recente levantamento de intubações em departamento de emergência sugeriu que a taxa de cricotireoidostomia de resgate, uma via aérea cirúrgica realizada após outra técnica ter sido tentada primeiro, reduziu-se e agora é de aproximadamente 0,3%. As taxas mais altas são encontradas em pacientes vítimas de trauma.

INDICAÇÕES

A cricotireoidostomia é indicada no cenário em que não se consegue oxigenar e ventilar o paciente com outros métodos, como intubação orotraqueal e dispositivos supraglóticos. Se a intubação tradicional parecer improvável de ser conseguida com sucesso, não é necessário tentar antes de realizar a cricotireoidostomia. Múltiplas tentativas de intubação orotraqueal antes de uma cricotireoidostomia podem aumentar o risco de dano ao paciente por atrasar a oxigenação e aumentar o risco de falha na via aérea cirúrgica.

Principais indicações

- Cricotireoidostomia de resgate após tentativas falhas de estabelecer oxigenação e ventilação por outras técnicas e dispositivos.
- Cricotireoidostomia como estratégia primária em casos de distorções anatômicas ou outras dificuldades que predizem falha de outras técnicas e dispositivos, tais como sangue e outras secreções, fragmentos ósseos, edema de tecidos e corpo estranho.
  - Obstrução de via aérea superior.
  - Espasmo laríngeo.
  - Trismo.
  - Traumas facial, oral, cervical superior e vias aéreas.
  - Deslocamento de estruturas como epiglote, aritenoide e anéis traqueais.

Contraindicações

Não há contraindicações absolutas para a cricotireoidostomia, porém existem contraindicações relativas. Entretanto, o estabelecimento da via aérea tem prioridade sobre todas as outras considerações.

Em crianças menores de 8 a 12 anos, a via aérea possui formato de funil, com a porção mais estreita encontrada ao nível da cricoide. Assim, existe um risco teórico aumentado de estenose subglótica. Outras dificuldades incluem um pescoço menor, tecido mole em maior quantidade relativa, laringe pequena, flexível e móvel, e cartilagens tireoide e cricoide menos distintas, sendo um procedimento mais desafiador do que em adultos e aumentando o risco de lesões de laringe e traqueia. Em razão dessas dificuldades, a traqueostomia é preferida em crianças menores de 12 anos, particularmente naquelas menores de 8 anos.

Pacientes com doença laríngea aguda podem ter taxa mais elevada de estenose subglótica. Uma obstrução distal à membrana cricotireóidea pode não fornecer a oxigenação e a ventilação necessárias, porém mesmo nesses casos se a obstrução for móvel como um bolo alimentar, pode-se ainda empurrar o conteúdo adiante com a intenção de direcionar para o brônquio principal direito e, então, intubar o lado sem obstrução.

Contraindicações relativas

- Crianças menores de 8 a 12 anos.
- Obstrução de via aérea localizada ao nível da membrana cricotireóidea ou inferior.
- Anatomia cervical distorcida (obesidade, tumores, trauma/queimaduras, hematomas).
- Fratura de laringe.
- Ruptura laringotraqueal.
- Cirurgia traqueal conhecida.
- Radioterapia na região.
- Infecção cervical preexistente.
- Coagulopatia.

Se gordura, massa, queimadura, trauma ou infecção puderem dificultar o procedimento, a estratégia deve ser ajustada de acordo, e durante a preparação deve-se considerar chamar ajuda de profissional com maior *expertise* em via aérea.

Um mnemônico utilizado para antecipação de cricotireoidostomia difícil se chama SMART.

Mnemônico SMART para cricotireoidostomia difícil

Surgery (cirurgia recente ou antiga)

Massa (hematoma, abscesso ou outra massa)

Acesso ou Anatomia (obesidade, marcos anatômicos ruins)

Radiação (ou outra deformidade ou cicatriz)

Tumor (incluindo tumor intrínseco da via aérea)

PREPARAÇÃO

Antes de qualquer intubação, especialmente em paciente com possível via aérea difícil, deve-se utilizar um algoritmo de via aérea difícil. O plano para a abordagem da via aérea deve ser verbalizado em voz alta para todos os membros da equipe de saúde, desde as medicações para intubação até os passos após uma tentativa falha de intubação (Figura 6). Anunciar a possibilidade de realização de cricotireoidostomia elimina as barreiras cognitivas antes do procedimento tornar-se necessário. O médico deve identificar uma anatomia cervical crítica e marcar os pontos de referência anatômicos para o caso de uma cricotireoidostomia tornar-se necessária. A prevenção de complicações como posicionamento incorreto do dispositivo, lesão em estruturas locais e trauma de via aérea desempenha papel crucial na via aérea emergencial.

O consentimento informado do paciente faz parte de qualquer procedimento, entretanto, as condições de emergência em que a cricotireoidostomia é executada geralmente impedem a discussão de riscos, benefícios e complicações tanto com o paciente quanto com a família. Idealmente, essas discussões devem ser realizadas com pacientes com alta suspeita de via aérea difícil e o consentimento informado deve ser obtido caso o paciente esteja acordado antes da indução.

A cricotireoidostomia está entre os procedimentos com maior chance hemorragia realizados em sala de emergência. A natureza altamente vascularizada da região cervical anterior pode levar a sangramentos e, portanto, é de extrema importância proteger olhos e face com equipamentos de proteção individual (EPI).

Em lesões traumáticas, a cricotireoidostomia aberta é superior à técnica percutânea por conta de rapidez e preferência em situações emergenciais. O equipamento essencial necessário consiste em um bisturi, *bougie* e um tubo endotraqueal número 6.0 (ou, alternativamente, número 7.0), ou uma cânula de traqueostomia.

O tubo de via aérea usado em uma cricotireoidostomia deve ter menos de 10,0 mm em diâmetro externo (permitindo que caiba dentro da membrana sem dificuldades) e mais de 5,0 mm de diâmetro interno (permitindo a passagem de um *bougie*)[12-14].

Os tubos endotraqueais inseridos durante a cricotireoidostomia podem ser inadvertidamente direcionados cranialmente ou introduzidos muito profundamente, sendo mais difíceis de fixar. Se o tempo permitir, pode-se remover a conexão com o ventilador do tubo endotraqueal 6.0, cortando o tubo endotraqueal acima do balonete e recolocando a conexão com o ventilador para criar um tubo endotraqueal encurtado.

A cânula de traqueostomia tem um obturador para facilitar a inserção, é mais curta, mais fácil de aspirar e mais fácil de fixar com o colar traqueal tradicional ou suturas.

É importante destacar novamente que o passo mais importante é garantir a via aérea antes de uma parada cardiorrespiratória ou de uma lesão cerebral por hipóxia. Então qualquer otimização (cortar o tubo endotraqueal, trocar para uma cânula de traqueostomia) deve ser realizada após garantir a via aérea e estabilizar o paciente.

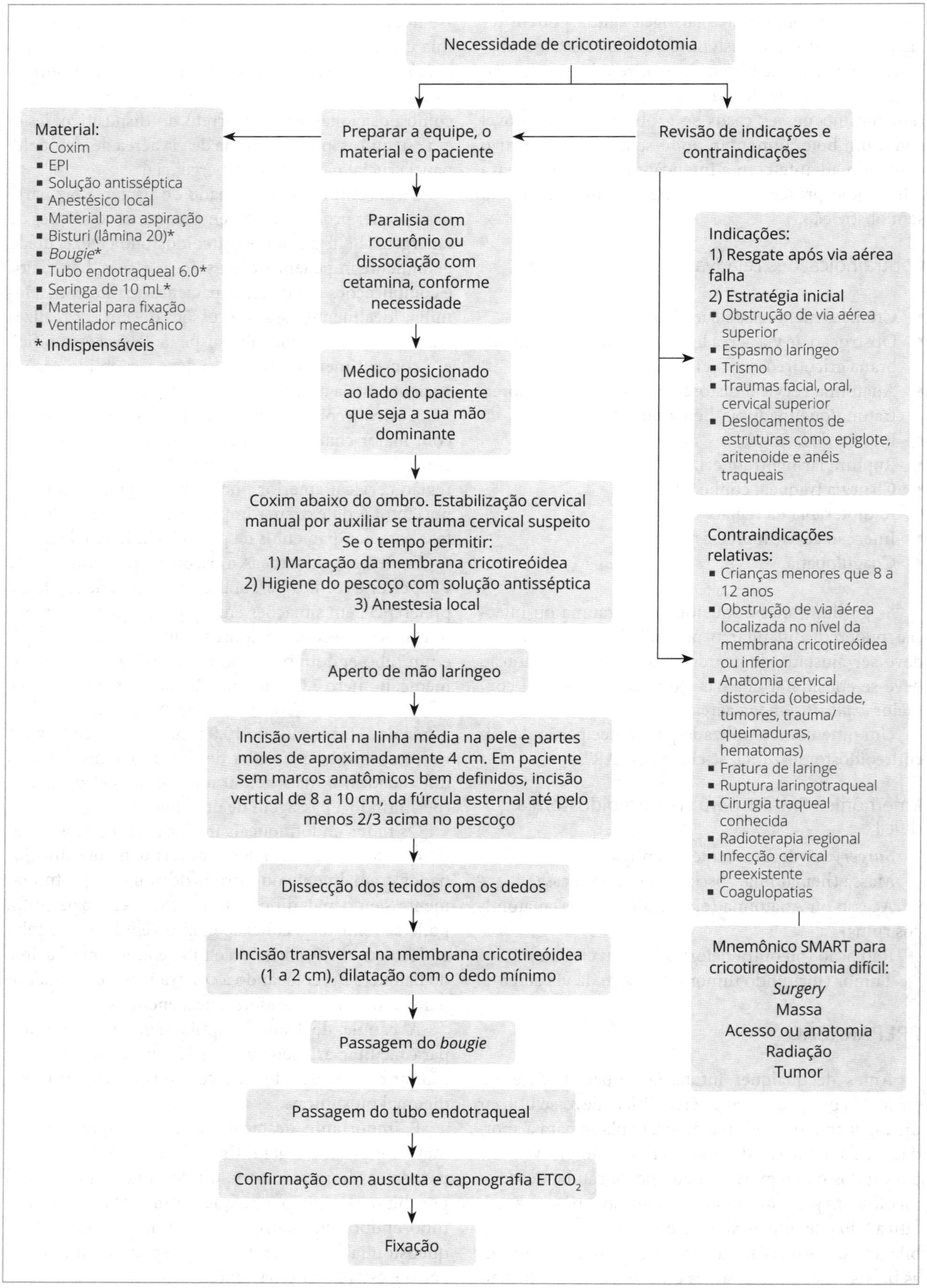

FIGURA 6 Fluxograma para realização de cricotireoidostomia.

EQUIPAMENTOS NECESSÁRIOS PARA CRICOTIREOIDOSTOMIA ABERTA AUXILIADA POR *BOUGIE* (TÉCNICA BISTURI, DEDO, *BOUGIE*)

- Coxim.
- Equipamentos de proteção individual.
- Solução antisséptica.
- Anestésico local.
- Material para aspiração.
- Bisturi (preferencialmente com lâmina no 20).
- *Bougie*.
- Tubo endotraqueal 6.0 ou 7.0 ou cânula de traqueostomia.
- Seringa de 10 mL.
- Material para fixação.

DESCRIÇÃO DO PROCEDIMENTO

Cricotireoidostomia aberta com técnica "bisturi, dedo, *bougie*"

O ambiente é preparado de modo que a cama fique posicionada na altura do cotovelo do médico, e ele se coloque no lado do paciente que seja a sua mão dominante, ou seja, destros do lado direito, canhotos do lado esquerdo, ao nível do pescoço do paciente, e com o material para aspiração ao seu alcance. No lado oposto ao do médico fica o restante da equipe (fisioterapeuta, enfermeiro) e o ventilador mecânico.

O paciente é posicionado em posição supina e recebe um coxim abaixo do ombro caso não tenha contraindicações. Essa posição otimiza a exposição através da extensão do pescoço, estabiliza e previne que as estruturas da via aérea se movam, e alonga a membrana cricotireóidea. Executar uma cricotireoidostomia com um colar cervical no paciente é quase impossível, sendo preferível remover cuidadosamente o colar enquanto algum auxiliar mantém a estabilização da cabeça e do pescoço em uma posição neutra (Figura 7).

A visualização do pescoço é efetiva em somente 50% dos pacientes e não deve ser considerada isoladamente. O método palpatório para identificar a membrana cricotireóidea também depende de sexo (incorreta com maior frequência em mulheres do que homens), posicionamento e hábito corporal. Uma forma de estimar a localização da membrana cricotireóidea é colocando quadro dedos orientados longitudinalmente no pescoço, com o dedo mínimo sobre a fúrcula, e essa estimativa pode servir de ponto a partir do qual a incisão vertical na pele é realizada (sendo feita posteriormente uma nova palpação na base dessa incisão para confirmar a membrana com maior acurácia).

Algumas etapas podem ser realizadas no início do procedimento somente se o tempo permitir, como ultrassonografia à beira-leito, marcação da membrana cricotireóidea, higiene do pescoço com solução antisséptica e anestesia local.

A anestesia local é desejável em pacientes conscientes, devendo ser realizada infiltração da pele e do tecido subcutâneo do pescoço anterior com lidocaína 1%. Se o tempo permitir e caso o paciente esteja consciente e responsivo, pode-se anestesiar a via aérea injetando lidocaína através de punção na membrana cricotireóidea. O paciente tosse brevemente, porém a via aérea fica anestesiada e futuros reflexos de tosse são suprimidos.

Depois, confirmam-se os pontos de referência novamente. Realiza-se o "aperto de mão laríngeo", a mão não dominante apanha e estabiliza a laringe com o polegar e o dedo médio, apoiando-se a mão com a região hipotenar. Identifica-se a cartilagem tireoide. A membrana cricotireóidea é a depressão notada entre as cartilagens tireoide e cricoide, e deve ser identificada com o indicador da mão não dominante. Isso é crucial e promove orientação de marco anatômico e referência para linha média (Figura 8). A imobilização da laringe não pode ser subestimada, podendo haver falha do procedimento e lesões ameaçadoras à vida caso a laringe não seja assegurada e as referências anatômicas sejam perdidas.

Faz-se uma incisão longitudinal na linha média de aproximadamente 4 cm através da pele e tecidos subcutâneos, sobre a membrana cricotireóidea, entre as cartilagens tireoide e cricoide. Ter uma incisão maior pode ser benéfico para identificar estruturas e facilitar a colocação do tubo. As estruturas são superficiais, então deve-se ter cuidado ao realizar a incisão a fim de evitar dano às cartilagens cricoide, tireoide ou estruturas vasculares.

Com os dedos, realiza-se a dissecção através dos tecidos subcutâneos até que a membrana seja identificada (a membrana é sentida, não vista diretamente, após a incisão). O médico deve então prosseguir, sabendo que o procedimento é realizado às cegas, com base na palpação de estruturas anatômicas relevantes.

O bisturi deve ser orientado horizontalmente e a lâmina inserida através da membrana, penetrando menos de 5 mm. Se o paciente estiver ventilando espontaneamente ou com a assistência de uma bolsa-válvula-máscara, pode-se sentir uma onda de ar e um borbulhar quando a incisão da membrana cricotireóidea é realizada e a lâmina adentra a via aérea.

Uma incisão transversal de 1 a 2 cm deve ser realizada na membrana cricotireóidea em direção às margens com a cartilagem tireoide. A incisão pode ser dilatada com o dedo ou com o cabo do bisturi.

Mantém-se o trajeto e posiciona-se o *bougie* dentro da abertura, usando o dedo para guiá-lo inferiormente dentro da traqueia. Se a ponta do *bougie* estiver orientada anteriormente, pode-se sentir os "cliques traqueais" enquanto ela avança. O *bougie* comumente para na carina em menos que 10 cm da pele, e não se deve forçá-lo mais do que isso em decorrência do risco de perfurar a via aérea nesse ponto.

Insere-se um tubo endotraqueal de número 6.0 (ou, alternativamente, 7.0) guiado pelo *bougie* até que o balonete não esteja mais visível, evitando-se ultrapassar 2 a 3 cm para não causar intubação seletiva do brônquio principal direito, e então insufla-se o balonete. Deve-se realizar a ausculta de murmúrios vesiculares (observando assimetrias) e o uso de capnografia $ETCO_2$ para confirmar a posição na via aérea. O posicionamento ideal também pode ser avaliado com radiografia ou broncoscopia por fibra óptica. Enfisema subcutâneo imediato com a ventilação sugere provável inserção extratraqueal.

Assegura-se que o tubo endotraqueal fique no local com dispositivo de segurança. Isso pode ser difícil com fixadores modernos, podendo considerar o uso de fita de fixação para cânula orotraqueal. Também pode ser realizada sutura com náilon 2-0 para fixação do tubo na pele para segurança adicional. Considera-se trocar tubo endotraqueal para tubo de traqueostomia sempre que possível.

Técnica "bisturi, dedo, bougie" nos casos em que a cartilagem não for palpável

Alguns pacientes podem apresentar-se com referenciais anatômicos não palpáveis, criando dificuldade em executar a cricotireoidostomia. Pode-se citar como exemplos os pacientes com abscesso cervical, hematoma, obesidade mórbida ou enfisema subcutâneo após trauma. Nesses casos, realiza-se uma incisão de 8 a 10 cm na linha média, da fúrcula esternal até pelo menos dois terços da região cervical cranialmente. Separa-se a gordura e o tecido mole até ser possível palpar a cartilagem e traqueia na linha média. Localiza-se a cartilagem tireoide, a cricoide e a membrana cricotireóidea. Utiliza-se o bisturi para realizar a incisão horizontal na membrana. O restante da técnica prossegue com os mesmos passos mencionados anteriormente.

Cricotireoidostomia percutânea com técnica de Seldinger

Existem vários *kits* disponíveis para realizar cricotireoidostomia percutânea, mas o uso adequado depende do treinamento repetitivo e deliberado. O método de cricotireoidostomia percutânea é semelhante à técnica de Seldinger com punção com uma agulha através da membrana cricotireóidea (Figura 9).

No início do procedimento, estabiliza-se a traqueia com a mão não dominante e identificam-se os marcos anatômicos como descrito previamente. Mantém-se o indicador da mão não dominante sobre o centro da membrana cricotireóidea.

Realiza-se uma pequena incisão vertical na pele e na membrana cricotireóidea. A seguir, insere-se uma agulha no ângulo de 30 a 45 graus, com uma seringa contendo 5 mL de soro fisiológico, e aspira-se o ar para garantir que a agulha esteja na traqueia, interrompen-

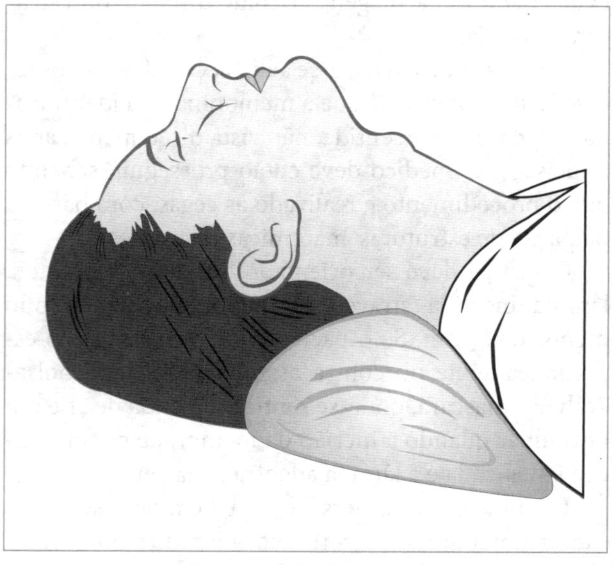

FIGURA 7 Posicionamento do coxim para realização de cricotireoidostomia.

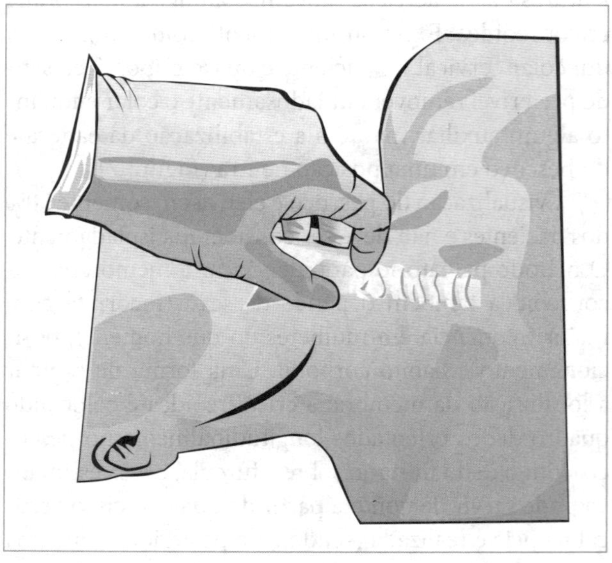

FIGURA 8 Imobilização da laringe e identificação de marcos anatômicos.

do o avanço ao chegar na via aérea, ou seja, quando não há mais resistência e bolhas de ar entram na seringa. Segura-se a seringa firmemente, e insere-se o fio-guia através da agulha, direcionando também caudalmente. Realiza-se outra incisão na pele para facilitar a introdução. Introduz-se o dilatador junto com o cateter de via aérea sobre o fio-guia para dentro da traqueia. Quando o dilatador estiver na traqueia, remove-se o fio-guia e deve-se progredir o cateter na traqueia, verificando-se seu correto posicionamento. Inicia-se a ventilação do paciente e fixa-se o cateter da via aérea.

Cricotireoidostomia por punção e ventilação a jato

A cricotireoidostomia por punção pode ser realizada em vez de uma cricotireoidostomia cirúrgica em crianças menores de 8 a 10 anos, nas quais a membrana cricotireóidea é pequena e, com frequência, não permite a passagem de um tubo. Em adultos, a laringe é posicionada relativamente mais alta e é mais difícil de ser acessada, porém também existem *kits* comerciais com cateteres mais calibrosos (Figura 10).

O médico fica ao lado do paciente na cama, adjacente ao pescoço dele, e identifica os pontos de referência anatômicos. Utiliza-se a mão não dominante para estabilizar a laringe. Conecta-se um cateter de 12 a 16 g em uma seringa de 5 a 10 mL contendo 5 mL de soro fisiológico. Insere-se o cateter com a agulha através da pele, tecido subcutâneo e porção inferior da membrana cricotireóidea. O quadrante inferior esquerdo da membrana é o local preferido, pois essa região tem menor probabilidade de conter artérias e veias. Direciona-se o cateter com a agulha inferiormente e em uma angulação de 30 a 45 graus. Aspira-se com a seringa enquanto ela avança, mantendo pressão negativa até que bolhas de ar sejam visíveis dentro da seringa e uma perda de resistência seja observada, o que significa que o cateter com a agulha entrou na traqueia.

Segura-se firmemente a agulha e o cateter é introduzido. Retiram-se a agulha e a seringa e depois reconecta-se a seringa ao cateter, aspirando-se novamente para confirmar o posicionamento do cateter dentro da traqueia, removendo a seringa após confirmação. O tubo de oxigênio é conectado ao cateter; a ventilação é iniciada e continua até algum método permanente e seguro de via aérea ser estabelecido.

O cateter de 12 a 16 g deve então ser conectado a uma fonte de alta pressão de oxigênio (≥ 35 psi), sendo que a ventilação com oxigênio de alto fluxo tem ciclos de 1 a 2 segundos seguidos de exalação por 4 a 5 segundos.

Confirma-se a presença de murmúrios vesiculares com as ventilações e o cateter é fixado na pele com suturas ou fitas.

O paciente deve ser submetido à intubação orotraqueal ou a uma traqueostomia assim que possível, por conta do risco de deslocamento inadvertido do cateter e limitação de ventilação associada com essa técnica.

COMPLICAÇÕES

A cricotireoidostomia é um procedimento no qual os benefícios superam drasticamente os riscos, entretanto, não é isenta de complicações. A taxa de eventos difere nos estudos a depender do cenário clínico, nível de treinamento e local do procedimento, variando entre 0 e 54% (Tabela 1).

A complicação mais comum é a hemorragia. Ela deve ser esperada, porém não deve ser impeditiva à realização do procedimento. É fundamental compreender que a via aérea cirúrgica de emergência deve ser assegurada antes do controle do sangramento incisional. A hemorragia é inevitável e diminui com a pressão do tubo. Quando o balonete é insuflado e o tubo é fixado, pressão local e suturas podem ser utilizadas para controlar sangramentos persistentes. O primeiro passo após identificar qualquer lesão vascular durante a cricotireoidostomia é aplicar pressão direta imediata para controlar o sangramento.

O pior desfecho e a complicação mais significativa associada com a cricotireoidostomia é a falha em inserir o tubo na traqueia, resultando em lesão por hipóxia e, em alguns casos, óbito[9-14]. Outras complicações comuns citadas incluem aspiração, enfisema mediastinal, laceração traqueal ou esofágica, fratura de cartilagens e lesão de pregas vocais. Infecção e estenose subglótica são complicações tardias. Um tubo colocado no espaço estreito entre as cartilagens cricoide e tireoide pode erodir ambas as cartilagens com o tempo, e uma condrite bacteriana pode ocorrer. As cartilagens degradam e cicatrizam, levando à estenose e perda da função da laringe.

A inserção abaixo da cartilagem cricoide é estimada em até 10% das cricotireoidostomias, não havendo tratamento específico necessário, devendo-se apenas reconhecer que o paciente tem uma traqueostomia alta.

ACOMPANHAMENTO

Embora nem todos os pacientes necessitem de conversão para traqueostomia, ela é comumente recomendada em um ambiente controlado em 2 a 3 dias, evitando assim uma maior incidência de estenose da via aérea relacionada à cricotireoidostomia. Lesões como laceração ou fratura de cartilagem cricoide, tireoide ou anéis traqueais (ou, ainda, traqueostomia inadvertida) podem ser direcionadas a um cirurgião especialista.

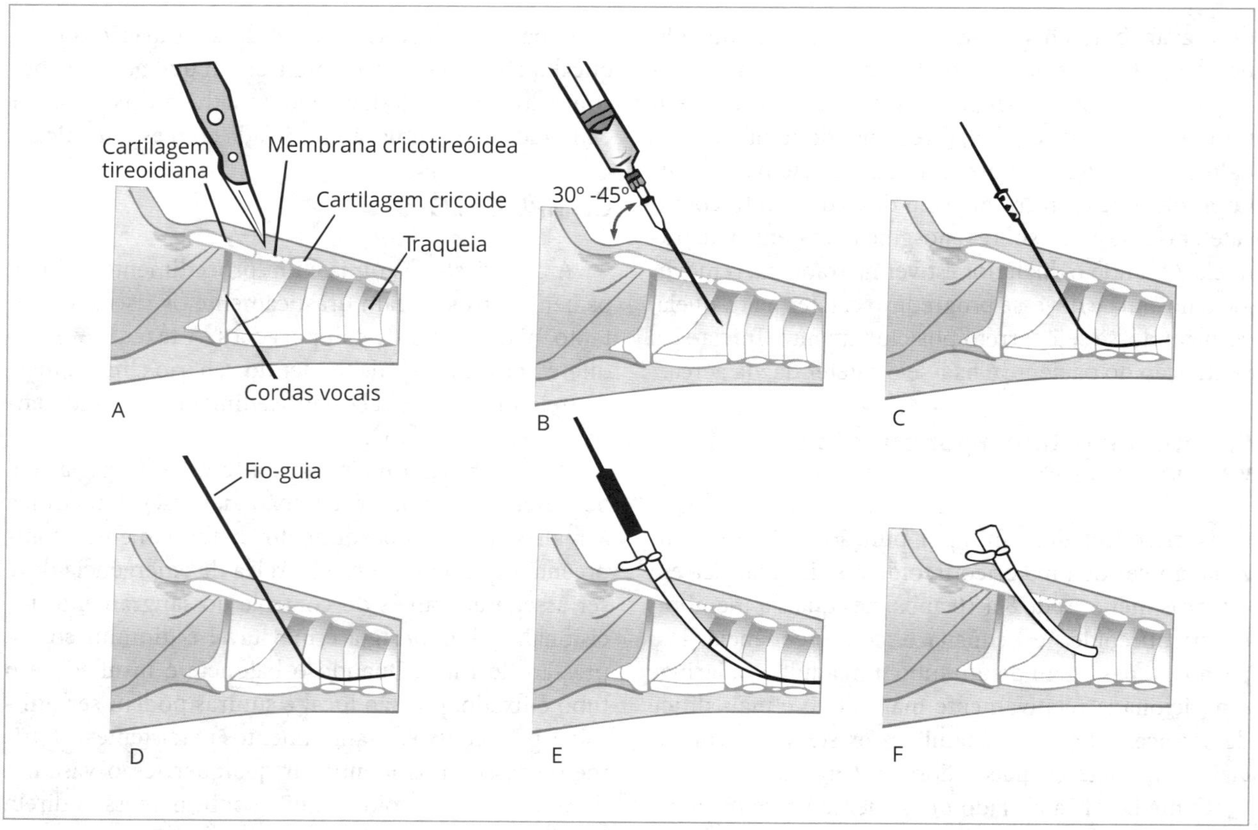

FIGURA 9 Cricotireoidostomia percutânea.

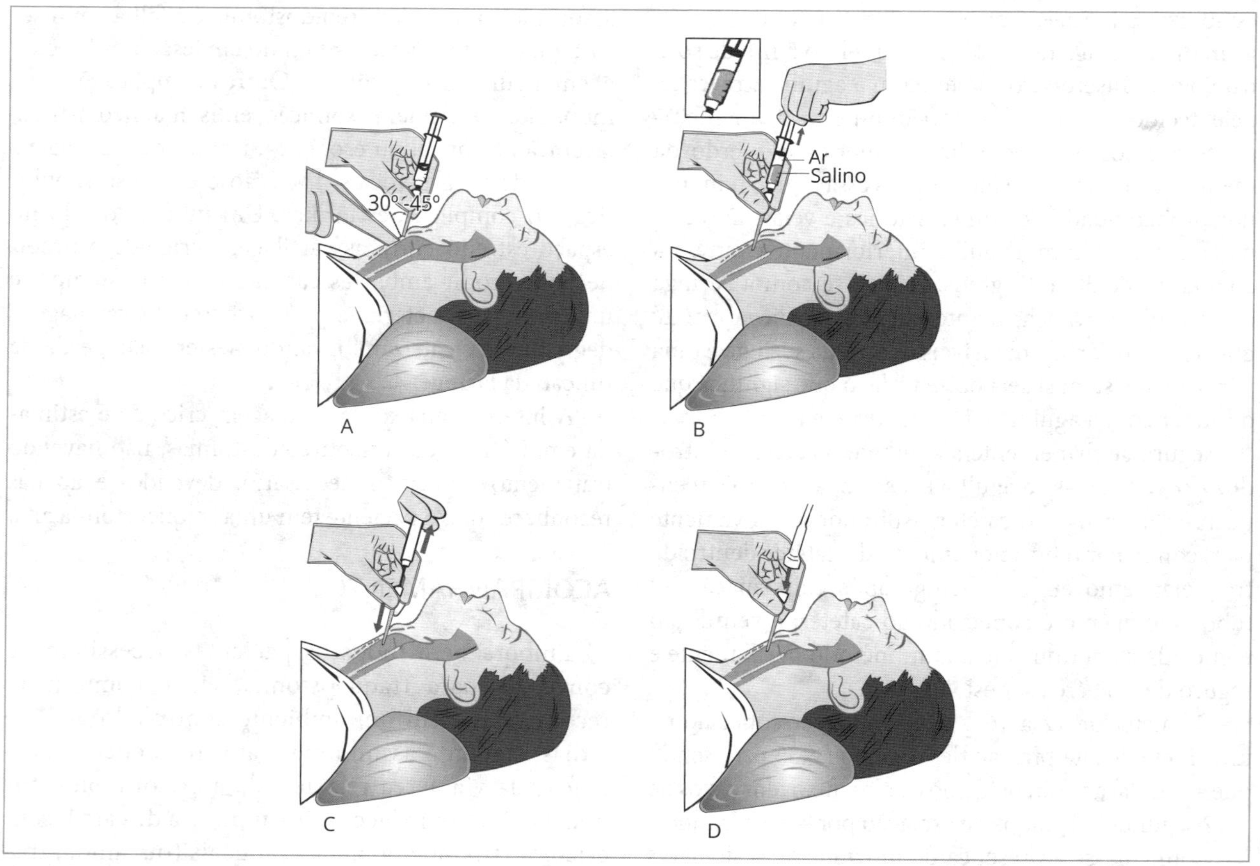

FIGURA 10 Cricotireoidostomia por punção.

CONSIDERAÇÕES FINAIS

Deve-se considerar a cricotireoidostomia como uma possibilidade para todo paciente que requeira uma via aérea definitiva. Quando necessária, a ausência de conhecimento ou preparação pode levar a atrasos na execução desse procedimento, o que pode contribuir para piores desfechos. É fundamental o treinamento e a repetição em centros de habilidades, com simuladores, cadáveres ou modelos animais, criando familiaridade com o procedimento. Frequentemente, as maiores barreiras para a via aérea cirúrgica são cognitivas. A cricotireoidostomia cirúrgica não é mais complicada do que a inserção de um dreno torácico ou qualquer outro procedimento na sala de emergência, entretanto, os termos "via aérea falha" ou "não consegue intubar e não consegue oxigenar" podem correlacionar-se com falha pessoal na mente do médico, levando a atraso na decisão de realizar a cricotireoidostomia. É imperativo que, em vez disso, o médico compreenda que a cricotireoidostomia, embora praticada com pouca frequência, caso seja realizada adequadamente pode representar a única intervenção separando o paciente entre a vida e a morte[14-16].

A cricotireoidostomia pode ser uma situação estressante e, no entanto, servir como oportunidade de aprendizado. Para o componente estressante, uma sessão de *debriefing* pode ajudar; durante ela, discutir o que foi bem executado e o que não foi é um bom ponto de partida.

TABELA 1 Complicações da cricotireoidostomia

Complicações precoces	Complicações tardias
Falha em inserir o tubo na traqueia (falso trajeto)	Estenose subglótica
Hemorragia	Infecções (p. ex., condrite bacteriana)
Laceração ou fratura das cartilagens tireoide, cricoide ou anéis traqueais	Alterações de voz
Lesão de pregas vocais	

REFERÊNCIAS

1. Dave SB, Shriki J. The big five: lifesaving procedures in the trauma bay. Emerg Med ClinNorth Am. 2023;41(1):161-82.
2. McKenna P, Desai NM, Morley EJ. Cricothyrotomy (Cricothyroidotomy). Treasure Island: StatPearls, 2020.
3. Brown CA. The walls manual of emergency airway management. LWW, 2022.
4. Mattu A, Chanmugam AS, Swadron SP, Woolridge D, Winters ME, Marcucci L. Avoiding common errors in the emergency department. Philadelphia: Wolters Kluwer, 2017.
5. Reichman EF. Reichman's emergency medicine procedures. New York: Mcgraw-Hill Education, 2019.
6. Noble VE, Nelson BP. Manual of emergency and critical care ultrasound. Cambridge University Press, 2011.
7. Kristensen MS, Teoh WH, Rudolph SS. Ultrasonographic identification of the cricothyroid membrane: best evidence, techniques, and clinical impact. Br J Anaesth. 2016;117:i39-48.
8. Lin J, Bellinger R, Shedd A, Wolfshohl J, Walker J, Healy J, et al. Point-of-care ultrasound in airway evaluation and management: a comprehensive review. Diagnostics. 2023;13(9):1541-1.
9. Bair AE, Chima R. The inaccuracy of using landmark techniques for cricothyroid membrane identification: A comparison of three techniques. Reardon RF (ed.). Acad Emerg Med. 2015;22(8):908-14.
10. McGill J, Clinton JE, Ruiz E. Cricothyrotomy in the emergency department. Ann Emerg Med.1982;11(7):361-4.
11. Borshoff D, Weingart S. The resuscitation crisis manual. Leeuwin Press, 2022.
12. Tintinalli JE, Ma OJ, Yealy D, Meckler GD, Stapczynski JS, Cline DM, et al. Tintinalli's emergency medicine: a comprehensive study guide, 9. ed. New York: McGraw Hill; 2019.
13. Nickson C. Surgical cricothyroidotomy [Internet]. LITFL - Life in the Fast Lane. 2019. Disponível em: https://litfl.com/surgical-cricothyroidotomy/.
14. Moayedi S. EM:RAP CorePendium. EM:RAP CorePendium. 2022 [cited 2023 Nov 9]. Disponível em: https://www.emrap.org/corependium/chapter/recjoR3MZnRuHtCPT/Cricothyrotomy#h.bfoomh6cmk6c.
15. Drew T, McCaul CL. Laryngeal handshake technique in locating the cricothyroid membrane: a non-randomised comparative study. Br J Anaesth. 2018;121(5):1173-8.
16. Zasso FB, You-Ten KE, Ryu M, Losyeva K, Tanwani J, Siddiqui N. Complications of cricothyroidotomy versus tracheostomy in emergency surgical airway management: a systematic review. BMC Anesthesiology. 2020;20(1).

9

Pericardiocentese

Isis Carvalho Miranda
Bruna Silva Leão Praxedes
Amanda Steil

PONTOS PRINCIPAIS

- A pericardiocentese consiste no procedimento de retirada de líquido do espaço pericárdico que envolve o coração.
- A presença de derrame pericárdico representa uma grande variedade de etiologias, no entanto a pericardiocentese de emergência é indicada apenas quando a presença do líquido leva à instabilidade hemodinâmica[1].

INTRODUÇÃO

O pericárdio é um saco que reveste o coração e divide-se em porção interna ou pericárdio visceral e porção externa ou pericárdio parietal. O pericárdio visceral recobre o epicárdio, e o pericárdio parietal envolve a raiz dos grandes vasos. A cavidade pericárdica é um espaço virtual entre as duas camadas, visceral e parietal, que contém fisiologicamente até 50 mL de fluido. Esse fluido funciona como um lubrificante para a movimentação cardíaca. Diversas doenças podem levar ao acúmulo de líquido nessa região, entre elas neoplasias, trauma, uremia, doenças infecciosas e do tecido conjuntivo[1,2].

A capacidade de distensão do saco pericárdico é extremamente limitada e quando esse líquido se acumula de forma rápida pode causar tamponamento cardíaco, independentemente do volume do líquido acumulado[1,3 4]. O tamponamento cardíaco ocorre quando o líquido acumulado no saco pericárdico aumenta a pressão, que acaba comprimindo as câmaras direitas, dificultando a passagem de sangue para as câmaras esquerdas, realizando um efeito obstrutivo e causando congestão venosa sistêmica com baixo débito cardíaco e baixa oferta de oxigênio[4]. Clinicamente, manifesta-se como um choque de origem obstrutiva, causando instabilidade hemodinâmica, hipotensão e sinais de má perfusão, com alta mortalidade se não tratado imediatamente[1,3,4].

APRESENTAÇÃO CLÍNICA

A apresentação clínica clássica do tamponamento cardíaco é a hipotensão, a hipofonese de bulhas e a turgência jugular, conhecida como tríade de Beck, porém se manifesta em apenas 40% dos pacientes. A maioria dos pacientes apresenta algum desses sinais associados a agitação, taquicardia, fadiga e taquipneia, que podem evoluir para choque e morte[1-4].

No eletrocardiograma, a presença de traçado de baixa voltagem difusa maior que 5 mm nas derivações frontais e maior que 10 mm nas precordiais somada à alternância elétrica (*swinging heart syndrome*) são achados sugestivos de tamponamento cardíaco[3].

A utilização do ultrassom *point-of-care* é de grande importância para o contexto clínico do tamponamento cardíaco, pois é capaz de diagnosticar e auxiliar no tratamento de emergência. A ultrassonografia (USG) ajuda a identificar a causa do choque obstrutivo, por meio da presença do derrame pericárdico, caracterizado por ventrículo direito pequeno e colabado em associação a sinais de congestão venosa sistêmica e pulmão sem sinais de congestão[2,3].

INDICAÇÕES

A pericardiocentese não é um procedimento realizado com frequência no departamento de emergência, e as indicações incluem tamponamento cardíaco com instabilidade hemodinâmica, grande derrame pericárdico não responsivo à terapia médica, suspeita de etiologia bacteriana/neoplásica ou em pacientes em PCR por AESP quando patologias mais comuns foram descartadas, como TEP e pneumotórax, e no USG há presença de derrame pericárdico. Nos casos traumáticos, serve como uma medida temporária e não deve retardar a abordagem cirúrgica definitiva[1,2,5].

CONTRAINDICAÇÕES

Não existe contraindicação absoluta ao procedimento. Dissecção aórtica e ruptura arterial pós-infarto são contraindicações para pericardiocentese com agulha e indicações para drenagem cirúrgica urgente. As contraindicações relativas incluem distúrbios de coagulação, pacientes em terapia anticoagulante e trombocitopenia (contagem de plaquetas menor que 50.000/mm^3)[2,6].

MATERIAIS

- Óculos de proteção.
- Touca e máscara.
- Luvas e bata estéreis.
- Antisséptico (iodopovidona ou clorexidina).
- Gazes estéreis.
- Campo estéril.
- Anestésico local.
- Lâmina de bisturi nº 11.
- Agulha espinhal de calibre 16 a 18 ou cateter sobre a agulha, 7,5 a 12,5 cm de comprimento.
- Agulha espinhal calibre 18 a 20 ou cateter sobre a agulha, 3,75 cm longo.
- Agulha de calibre 18 e 25.
- Seringas de 10, 20 e 60 mL.
- Torneira de três vias.
- Clipes jacaré conectados por um fio.
- Material de acesso venoso central.
- Gel e plástico de US estéril.
- Monitor de eletrocardiograma.

TÉCNICA

Todos os pacientes com derrame pericárdico importante e/ou tamponamento cardíaco são graves e devem estar em sala de emergência, monitorizados e com suporte respiratório quando indicado. Passagem de sonda nasoenteral pode ser útil para diminuir a distensão gástrica e o risco de perfuração[1].

A agulha pode ser inserida em diversos locais, entre eles: abaixo do processo xifoide, na margem esternocostal direita, na margem esternocostal esquerda (abordagem subxifoide), no quinto espaço intercostal esquerdo ou direito (abordagem paraesternal), ou no quinto espaço intercostal esquerdo na linha hemiclavicular (abordagem apical). O sítio de punção mais comumente utilizado é o subxifoide[1,6]. Com o advento do ultrassom a beira-leito, deve-se procurar o maior bolsão de líquido pericárdico com a menor distância entre a pele a fim de evitar complicações e drenar com maior facilidade.

Subcostal (subxifoide)

A abordagem da pericardiocentese subcostal extrapleural é realizada da seguinte forma[7]:

- Introduzir a agulha subxifoide 1 cm abaixo do ângulo xifocostal esquerdo. Uma vez abaixo da gaiola cartilaginosa, abaixar a agulha de forma que ela se aproxime de uma inclinação de 30 graus com a parede torácica.
- Apontar a agulha para o meio da clavícula esquerda e avançá-la lentamente enquanto aspira continuamente. Se nenhum líquido for aspirado, a agulha deve ser retirada imediatamente e redirecionada. Na ausência de orientação ultrassonográfica, retirar a agulha até a pele e redirecioná-la ao longo de uma trajetória ligeiramente posterior mais profunda. A profundidade de inserção necessária é afetada pela anatomia do paciente. Na maioria dos casos, uma agulha de 7 a 9 cm é adequada, mas agulhas mais longas (até 12 cm) podem ser necessárias para pacientes com tecidos moles toracoabdominais mais anteriores (por exemplo, obesidade classe 2 ou 3). Em bebês e crianças pequenas, agulhas de 4 cm (1,5 polegadas) são suficientes.
- Se nenhum fluido for aspirado na segunda tentativa, retirar a agulha até a pele e redirecioná-la 10 graus à direita do paciente em relação ao último trajeto de aspiração com agulha seca. Realizar aspirações redirecionadas sistemáticas trabalhando da esquerda para a direita do paciente até que a agulha aponte para o pescoço direito.
- A orientação por ultrassom geralmente permite que o médico evite inserir a agulha em outros órgãos. Contudo, a interposição do lobo hepático esquerdo é frequentemente reconhecida na imagem subcostal e o lobo pode ser atravessado intencionalmente durante a pericardiocentese, se um local alternativo não estiver disponível.

Paraesternal

A borda esternal esquerda é o ponto de referência para uma abordagem paraesternal.

- Inserir a agulha perpendicularmente à pele e sobre a borda superior da quinta ou sexta costela imediatamente adjacente à margem esternal.
- Evitar perfurar mais lateralmente (maior que 1 cm) para evitar lesões nos vasos torácicos.
- Uma abordagem paraesternal direita análoga é ocasionalmente usada apenas quando a ultrassonografia prevê acesso superior neste local.

Apical

A abordagem da pericardiocentese apical reduz o risco de complicações cardíacas, aproveitando a proximidade com o ventrículo esquerdo de paredes espessas e os pequenos vasos coronários apicais. No entanto, a proximidade do espaço pleural esquerdo aumenta o risco de pneumotórax[8].

- O local de inserção apical está pelo menos 5 cm lateral à abordagem paraesternal dentro do quinto, sexto ou sétimo espaço intercostal. Avançar a agulha sobre a borda cefálica da costela e em direção ao ombro direito do paciente.

Após a identificação do local da punção, é necessário marcar esse ponto e seguir com as técnicas de assepsia e antissepsia ao redor da referência, em movimentos circulares. Colocar os campos estéreis e aplicar a anestesia local com agulha perpendicular à pele[1].

Os procedimentos podem ser acompanhados diretamente com a avaliação contínua do eletrocardiograma. Monitorar o traçado eletrocardiográfico enquanto avança com a agulha da pericardiocentese permite detectar o contato da agulha com o epicárdio, prevenindo a punção ventricular. Para isso, deve-se colocar um clipe jacaré na base da agulha de pericardiocentese e outro na derivação V1 do ECG. A derivação V1 servirá como um eletrodo ativo baseado na ponta da agulha espinhal. O contato da agulha com o epicárdio é sinalizado pela elevação imediata dos segmentos ST e PR com contato ventricular e atrial, respectivamente. Caso isso ocorra, deve-se retirar a agulha imediatamente[1].

Em caso de derrames pericárdicos volumosos ou traumáticos, pode-se colocar um cateter permanente semelhante ao do acesso venoso central na cavidade pericárdica. Nesses casos, o líquido pericárdico frequentemente se reacumula e a colocação de um cateter permanente permite a drenagem intermitente do líquido pericárdico sem as possíveis complicações associadas a repetidas inserções de agulha durante o procedimento[1].

Muitas vezes, após a drenagem do derrame pericárdico, um cateter é deixado *in situ* por pelo menos 24 horas. Essa abordagem permite uma avaliação para a reacumulação de fluido pericárdico com drenagem contínua, se necessário. Deve-se permanecer com o cateter até a drenagem ser inferior a 100 mL ao longo de 24 horas, isso também auxilia a uma taxa menor de recorrência de tamponamento[1].

A abordagem ecocardiográfica permite definir a posição do derrame, o local de entrada ideal e a trajetória da agulha para realizar a pericardiocentese. O local mais adequado para a inserção da agulha corresponde à área em que o derrame é mais superficial, onde o acúmulo de líquido é máximo e onde nenhuma outra estrutura está no caminho entre pele e coração (p. ex., fígado e pulmão). O coração pode ser avaliado por diversas janelas, como as paraesternais e apicais. A janela subxifóidea não é recomendada para realização de pericardiocentese guiada por ultrassom, pois geralmente inclui a visão do lobo esquerdo hepático, o que pode aumentar os riscos de perfuração[1,6].

COMPLICAÇÕES

As taxas de complicações dos procedimentos guiados por ultrassom segundo estudos observacionais são menores que 5%. Complicações mecânicas imediatas são lesão miocárdica ou vascular, pneumotórax, pneumopericárdio hipertensivo, embolia gasosa e arritmias. Bradicardia decorrente de resposta vasovagal ocorre em até 25% dos pacientes. No caso de perfuração de vísceras, o órgão mais acometido é o fígado[1,6].

A síndrome de descompressão cardíaca aguda ocorre em 5% dos casos e pode causar deterioração clínica, após uma melhora inicial imediata. Essa condição pode induzir à disfunção ventricular sem relação com lesão anatômica, causando instabilidade hemodinâmica paradoxal e/ou edema agudo de pulmão, e pode ser evitável limitando a drenagem imediata do líquido pericárdico para restaurar a hemodinâmica a no máximo 500 mL, seguida de drenagem controlada mais lenta do derrame restante[2].

- Laceração de câmaras cardíacas e/ou vasos.
- Punção de vísceras abdominais ou cavidade peritoneal.
- Pneumotórax.
- Pneumopericárdio.
- Infecções.
- Arritmias ventriculares e supraventriculares.
- Síndrome de descompressão pericárdica.
- Fístulas pleuropericárdicas.

CONSIDERAÇÕES FINAIS

O procedimento de pericardiocentese não é realizado de rotina no departamento de emergência. Sua principal indicação é na presença de derrame pericárdico com tamponamento cardíaco causando instabilidade hemodinâmica, fazendo com que essa medida seja salvadora. O USG permite identificar o derrame e a causa da instabilidade, avaliar qual o melhor local para punção e, ainda, permite reduzir complicações[1,6].

REFERÊNCIAS

1. Reichman's EF. Emergency medicine procedures. 3.ed. Philadelphia: Mc Graw HilL, 2019.
2. Heffner A, Wolfson A, Stack A. Emergency pericardiocentesis. Uptodate. 2021. Disponível em https://www.uptodate.com/contents/emergency-pericardiocentes. Acesso em: 04 jun. 2023.
3. Spodick DH. Acute cardiac tamponade. N Engl J Med. 2003;349(7):684-90.
4. Vakamudi S, Ho N, Cremer PC. Pericardial effusions: Causes, diagnosis, and management. Prog Cardiovasc Dis. 2017;59(4):380-8.
5. Imazio M, Gaita F, LeWinter M. Evaluation and treatment of pericarditis: A systematic review. JAMA. 2015;314(14):1498-506.
6. Maggiolini S, Carlini CC, Imazio M. Evolution of the pericardiocentesis technique. J Cardiovasc Med (Hagerstown). 2018;19(6):267-73.
7. Petri N, Ertel B, Gassenmaier T, et al. "Blind" pericardiocentesis: a comparison of different puncture directions. Catheter Cardiovasc Interv. 2018;92:E327.
8. Vakamudi S, Ho N, Cremer PC. Pericardial effusions: causes, diagnosis, and management. Progr Cardiovasc Dis. 2017;59(4):380-8.

10
Tamponamento por balão gastroesofágico

Aline Agatha Lima de Oliveira
Diego Adão

PONTOS PRINCIPAIS

- O tamponamento por balão é uma solução efetiva a curto prazo para um sangramento por varizes ameaçador à vida.
- É geralmente reservado para a estabilização temporária de pacientes que precisam de transferência até uma instituição apropriada, servindo de ponte até um tratamento definitivo com endoscopia ou *shunt* portossistêmico intra-hepático transjugular.
- Os *stents* metálicos autoexpansíveis são tão eficazes quanto o tamponamento por balão e, ao mesmo tempo, uma opção mais segura, porém têm menor disponibilidade e maior custo.

INTRODUÇÃO

Anatomia e fisiopatologia

As varizes esofágicas são comumente um resultado de cirrose hepática. Conforme o tecido hepático sofre cicatrização, a vasculatura pode ser comprimida e obstruída, levando à hipertensão portal, a qual aumenta a pressão nas veias do esôfago e do estômago, resultando no desenvolvimento de varizes, especialmente nas veias colaterais paraesofágicas, supridas pela veia ázigos, e nas veias gástricas curtas, supridas pela veia esplênica (Figura 1).

Epidemiologia

Entre os pacientes com cirrose, as varizes formam-se em uma taxa de 5 a 15% a cada ano, e 1/3 dos pacientes com varizes desenvolve hemorragia digestiva de etiologia varicosa ao longo da vida. A prevalência de varizes esofágicas aumenta com a gravidade da doença hepática (Child-Pugh classe A, 43%; Child-Pugh classe B, 71%; e Child-Pugh classe C, 76%). Aproximadamente 50% dos pacientes têm varizes gastroesofágicas quando recebem o diagnóstico de cirrose hepática [1,2,3].

Estudos antigos sugerem que hemorragias varicosas cessam de modo espontâneo em aproximadamente metade dos pacientes, apesar de o ressangramento ser comum. Há menor possibilidade de o sangramento parar espontaneamente em pacientes cirróticos com Child-Pugh classe C, hemorragia varicosa ativa no momento da endoscopia, ou caso o gradiente de pressão venosa hepática seja maior que 20 mmHg[4]. O tratamento tanto com ligadura endoscópica de varizes ou escleroterapia endoscópica está associado com decréscimos em taxas de ressangramento e em mortalidade. Porém, apesar dos tratamentos atuais, a mortalidade em 6 semanas após sangramento varicoso é de 10 a 20%[5].

A eficácia de controle do sangramento varicoso com o balão gastroesofágico varia de 30 a 90% nos pacientes[6]. Essa variação na taxa de sucesso é provavelmente decorrente da seleção dos pacientes, do uso concomitante de outros tipos de terapia e da experiência dos assistentes na inserção dos tubos. O balão parece ter menor sucesso com falha de terapia farmacológica em pacientes com ressangramento precoce. A incidência de recidiva do sangramento na retirada do balão é alta (aproximadamente 50%), por isso é importante já ter planejado o tratamento definitivo sequencialmente[7].

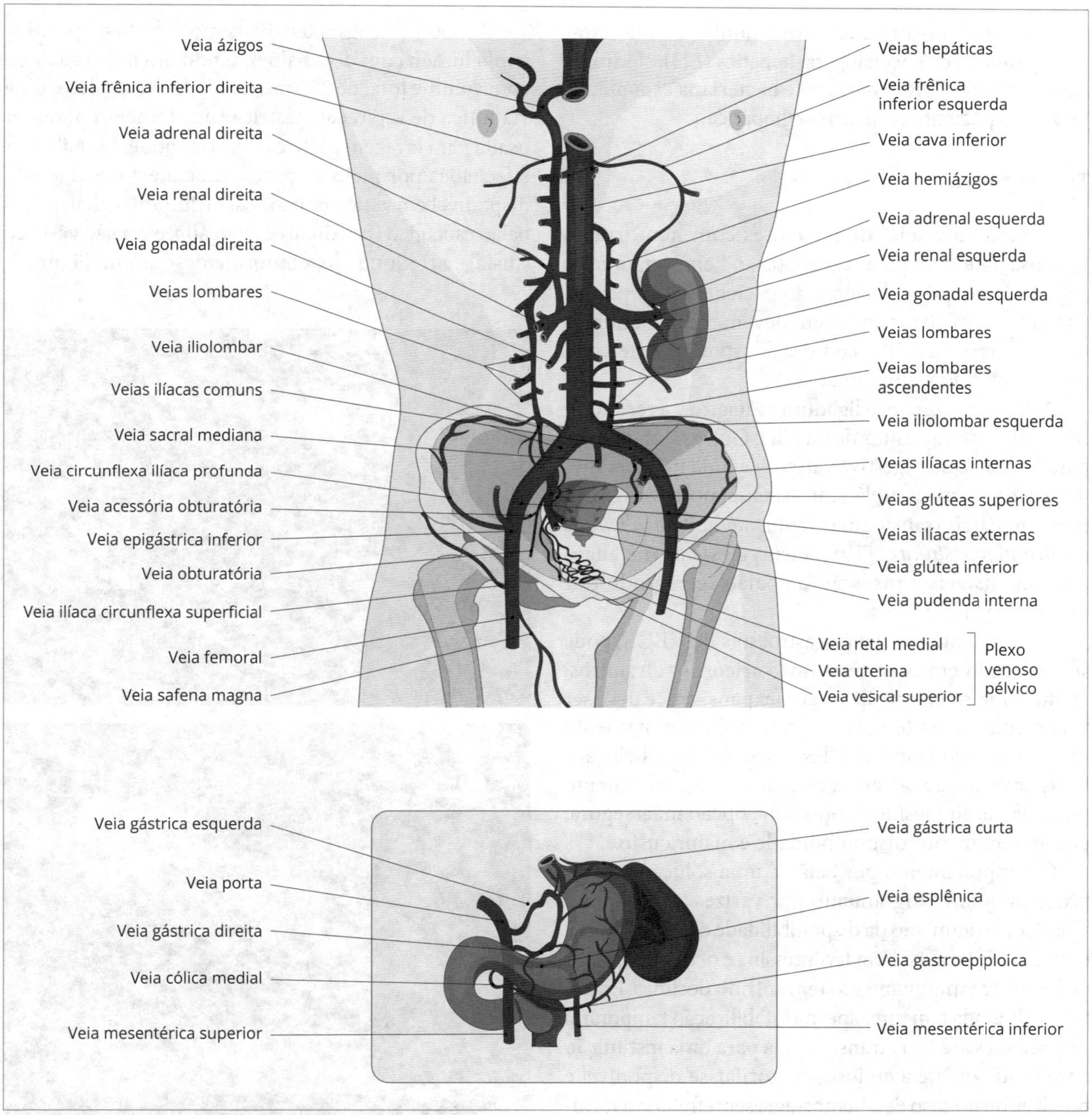

FIGURA 1 Veias do sistema gastrointestinal.
Fonte: Reichman, 2019[3].

História do procedimento

Em 1950, Robert W. Sengstaken e Arthur H. Blakemore observaram que a introdução de bancos de sangue com a capacidade de prover grandes quantidades de hemotransfusões estava salvando vidas, especialmente nos casos de hemorragias por varizes esofágicas, porém as transfusões de forma isolada não eram o suficiente. Na época, não havia dispositivo para o tamponamento de varizes esofágicas, porém na década anterior houve experimentos com leituras da pressão portal em pacientes com hipertensão portal. A partir das informações disponíveis, eles determinaram a quantidade de pressão que o esôfago pode suportar por um período de tempo mais prolongado, e desenvolveram o tubo de Sengstaken-Blakemore para o tamponamento de varizes.

HEMORRAGIA DIGESTIVA ALTA VARICOSA

Quadro clínico

Os pacientes com sangramento de varizes gastroesofágicas podem apresentar hematêmese, melena, sangue vermelho vivo por via retal e choque hemorrágico. O quadro de hemorragia digestiva também pode estar acompanhado de encefalopatia hepática (EH), síndrome hepatorrenal (SHR) e peritonite bacteriana espontânea (PBE) no paciente com cirrose hepática.

Tratamento

O manejo inicial de pacientes com hemorragia varicosa aguda inclui a ressuscitação hemodinâmica e a garantia de que a via aérea do paciente esteja pérvia. Pacientes com cirrose também devem receber antibioticoprofilaxia para PBE, como cefalosporina de terceira geração ou fluoroquinolona.

A endoscopia com a ligadura esofágica e a escleroterapia são os tratamentos de escolha. Outros tratamentos para hemorragia digestiva varicosa aguda incluem medicações vasoativas esplâncnicas, *shunt* portossistêmico intra-hepático transjugular (*transjugular intrahepatic portosystemic shunts*, TIPS), cirurgia, *stents* metálicos autoexpansíveis e inserção de balão retrógrado por radiointervenção.

O tratamento com balão gastroesofágico (BGE) pode ser indicado em sangramentos varicosos refratários, assim como *stents* metálicos autoexpansíveis, e deve ser usado como uma terapia de ponte até um tratamento mais definitivo como o TIPS. Os *stents* metálicos autoexpansíveis são tão eficazes quanto o tamponamento por balão e, ao mesmo tempo, uma opção mais segura, porém têm menor disponibilidade e maior custo.

O tamponamento por balão é uma solução a curto prazo para um sangramento por varizes ameaçador à vida. Com o aumento da disponibilidade de endoscopia e o sucesso de terapias com terlipressina e octreotide, o uso do balão de tamponamento tem sofrido declínio. Entretanto, ele ainda tem um papel na estabilização temporária de pacientes até a sua transferência para uma instituição apropriada ou até a endoscopia tornar-se disponível e possível, ou no caso de a hemorragia ser refratária a técnicas endoscópicas. Ele só tem utilidade em pacientes com varizes gastroesofágicas conhecidas ou suspeitas a partir do contexto clínico, como em pacientes com hematêmese abundante e/ou presença de sinais de cirrose.

TUBOS GASTROESOFÁGICOS

O tubo de Sengstaken-Blakemore e o tubo de Minnesota são os principais balões utilizados para o tamponamento de varizes esofágicas. Balões com compressão gástrica são bem efetivos temporariamente em sangramentos de varizes gástricas cardiofundais ou da curvatura menor, porém a aquisição dessa competência pela equipe médica é prejudicada pela raridade do evento de varizes gástricas.

O tubo de Sengstaken-Blakemore é um dispositivo triplo lúmen com dois balões, tendo um balão gástrico com volume total de 250 mL, um balão esofágico e uma via única de aspiração gástrica (que também pode ser usada para lavagem gástrica). As vias podem ser abertas e fechadas por meio de pinças ou conectores. Ele está disponível em vários tamanhos, incluindo pediátrico. O balão esofágico (proximal) é alongado, e o balão gástrico (distal), arredondado, conforme descrito na Figura 2.

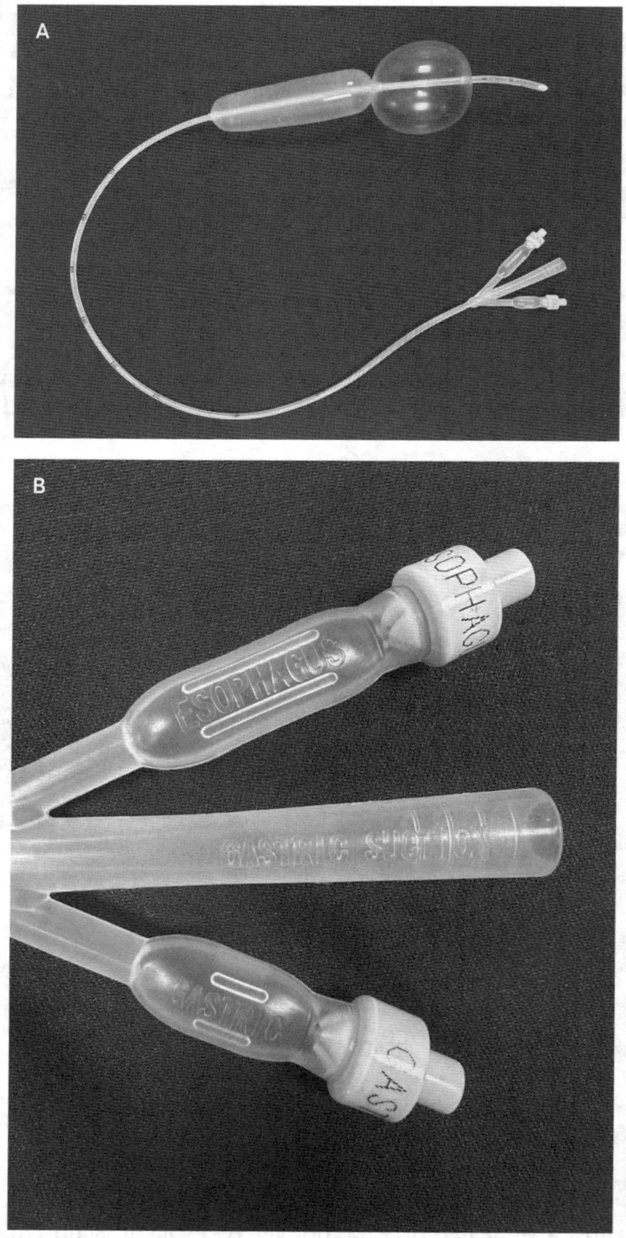

FIGURA 2 Balão de Sengstaken-Blakemore, com três vias, do balão gástrico, mais volumoso e arredondado, do balão esofágico, menos volumoso e mais alongado, e da via de aspiração gástrica. Distal ao balão gástrico é possível visualizar os orifícios para aspiração.

Várias perfurações na extremidade distal permitem a aspiração e a lavagem gástrica. O volume máximo de insuflação para cada balão é específico de cada fabricante. Na Figura 3, é possível notar a posição anatômica do após inserção no trato gastrointestinal.

O tubo de Minnesota é um dispositivo com quatro lúmens e um sistema de dois balões. Ele é semelhante ao tubo de Sengstaken-Blakemore, com exceção da presença de um balão gástrico geralmente mais volumoso e uma via adicional de aspiração esofágica acima do balão esofágico. A única vantagem em relação ao tubo de Sengstaken-Blakemore é que não necessita da passagem de uma sonda (nasal ou oral) para aspirar secreções esofágicas[8].

O tubo de Linton-Nachlas é um dispositivo triplo lúmen e com balão único, semelhante ao tubo de Sengstaken-Blakemore, com exceção de um balão. A via de aspiração esofágica permite a aspiração de secreções a partir de uma perfuração acima do balão esofágico. A via de aspiração gástrica permite a aspiração de secreções gástricas abaixo do balão.

Na Tabela 1, temos as descrições das principais diferenças entre os BGE. Na Figura 4, é apresentada a representação esquemática dos diferentes BGE.

TABELA 1 Diferenças entre os balões gastroesofágicos

Sengstaken-Blakemore	Minnesota
Balão gástrico contém aproximadamente 250 mL	Balão gástrico contém aproximadamente 500 mL
Sem via de aspiração para o esôfago (sonda naso ou orogástrica é necessária para esse fim)	Tem via de aspiração para o esôfago

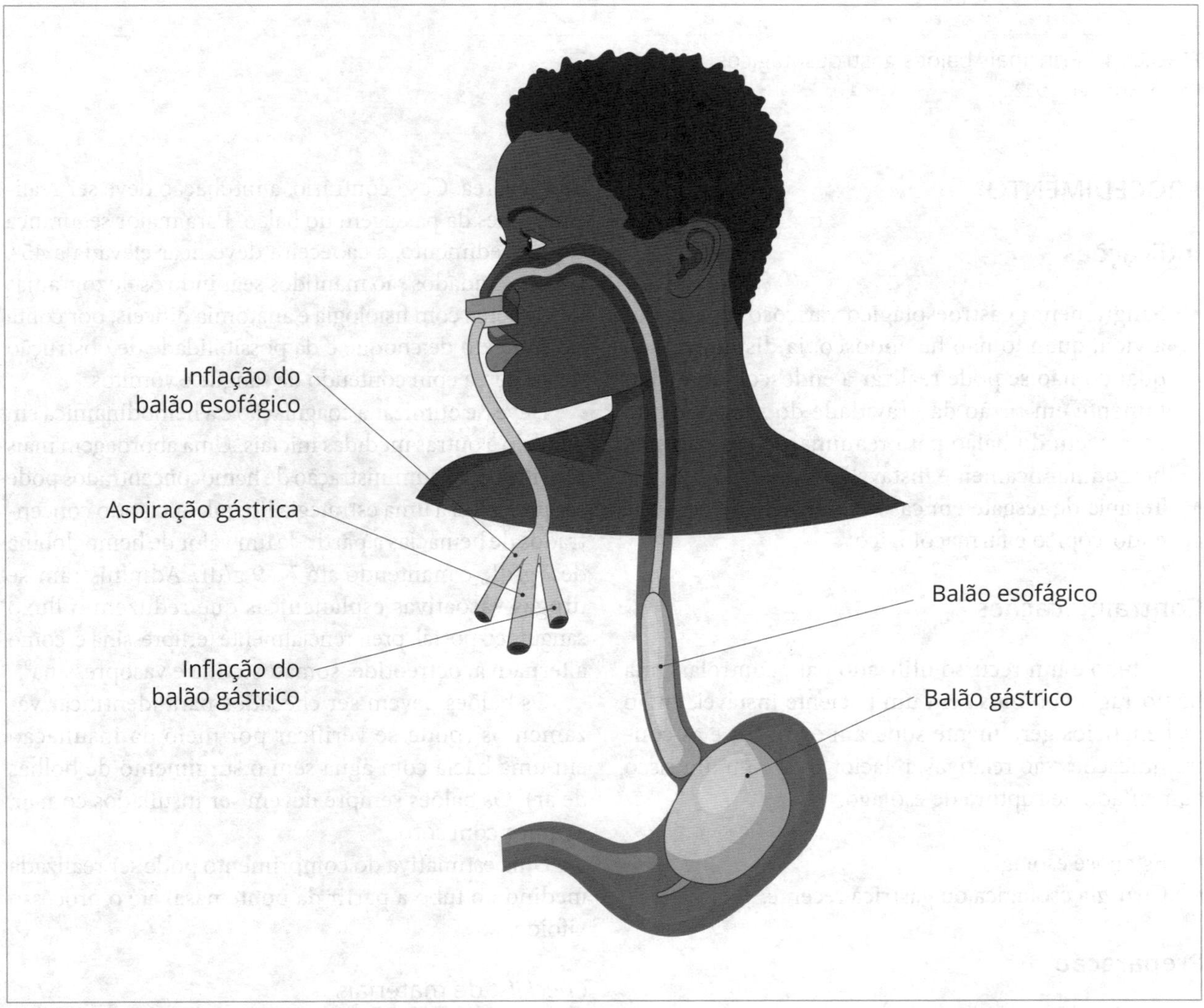

FIGURA 3 Aplicação do balão gastroesofágico.
Fonte: Tintinalli, 2019[1].

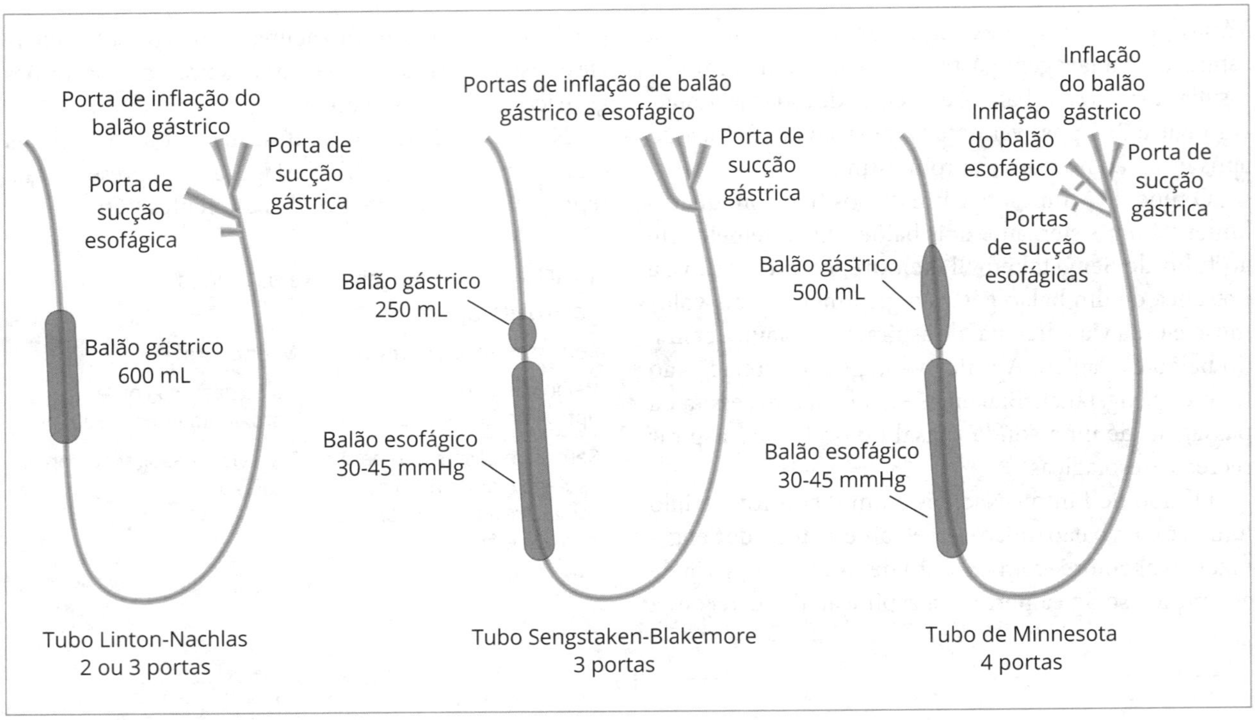

FIGURA 4 Principais balões gastroesofágicos.
Fonte: Bridwell, 2022[9].

PROCEDIMENTO

Indicações

- Sangramento gastroesofágico varicoso ameaçador à vida, quando não há endoscopia disponível, ou quando não se pode realizar a endoscopia imediatamente em razão da gravidade do sangramento (passagem do balão para reanimação em paciente hemodinamicamente instável).
- Terapia de resgate em caso de falência de controle endoscópico e farmacológico.

Contraindicações

O tubo é um recurso utilizado para controlar uma hemorragia volumosa em um paciente instável, então os benefícios geralmente superam os riscos e as contraindicações são relativas, relacionadas com um risco aumentado de ruptura de esôfago:

- Estenose esofágica.
- Cirurgia esofágica ou gástrica recente.

Preparação

Se o paciente requer a inserção de um balão de tamponamento, ele provavelmente já está intubado para proteção de via aérea. Caso contrário, a intubação deve ser realizada antes da passagem do balão. Para maior segurança do procedimento, a cabeceira deve ficar elevada a 45°. Outros cuidados são mantidos seguindo os fluxogramas de via aérea com fisiologia e anatomia difíceis, por conta do contexto de choque e da possibilidade de obstrução de via aérea com conteúdo de sangue e vômitos.

Deve-se otimizar a coagulação e a hemodinâmica em paralelo a outras medidas iniciais. Uma abordagem mais restritiva para administração de hemoconcentrados pode ser preferível a uma estratégia liberal, iniciando concentrados de hemácias a partir de um valor de hemoglobina de 7 g/dL, e mantendo até 7 a 9 g/dL. Administram-se drogas vasoativas esplâncnicas que reduzem o fluxo sanguíneo portal, preferencialmente terlipressina e, como alternativa, octreotide, somatostatina e vasopressina[9].

Os balões devem ser checados para identificar vazamentos (pode-se verificar por meio da insuflação em uma bacia com água sem o surgimento de bolhas de ar). Os balões sempre devem ser insuflados com ar, e nunca com soro.

Uma estimativa do comprimento pode ser realizada medindo o tubo a partir da ponte nasal até o processo xifoide.

Checklist de materiais

A Figura 5 demonstra uma mesa montada com os materiais para o procedimento:

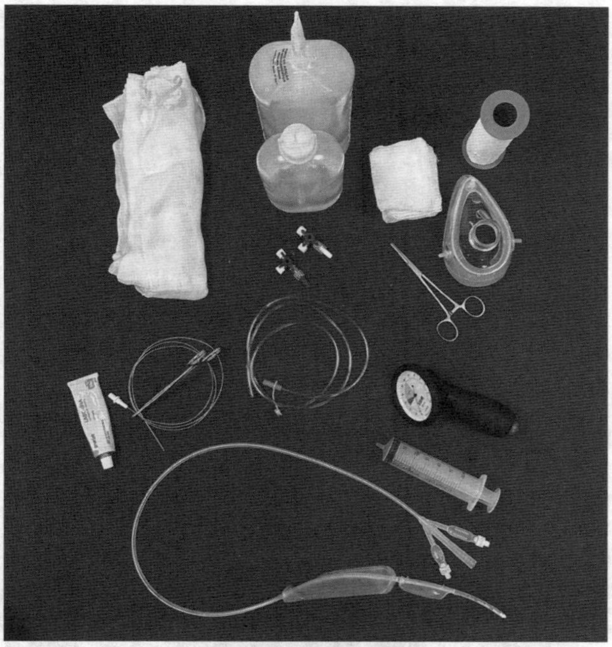

FIGURA 5 Exemplo de mesa montada com materiais para inserção do balão de tamponamento gastroesofágico.

- Tubo com balão de tamponamento.
- Fio-guia.
- Bacia ou cuba com água.
- Seringas de 60 mL.
- Lubrificante.
- Manômetro.
- Sistema para tração (p. ex., bolsas de soro fisiológico e rolos de compressas).
- Sonda naso ou orogástrica (se Sengstaken-Blakemore).
- Duas torneirinhas de três vias e tampas (Luer Lock ou conectores Q-Syte).
- Material para fixação.
- Caneta.

Consentimento informado

Recomenda-se explicar os riscos, os benefícios e as terapias alternativas para o paciente ou para o seu responsável, obtendo o consentimento informado para o procedimento e mantendo no prontuário médico.

Descrição do procedimento (Sengstaken--Blakemore e Minnesota)

1. Posiciona-se o paciente em posição supina com cabeceira elevada a 45º ou em decúbito lateral esquerdo.
2. Realiza-se a passagem do balão de tamponamento lubrificado através da boca (preferencialmente) ou da narina até o estômago, semelhante à inserção de uma sonda oro ou nasogástrica. Pode-se utilizar a laringoscopia para visualizar a passagem do tubo através da cavidade oral até o esôfago. Se o material for muito maleável, o balão pode ficar enrolado e preso dentro da boca, nesse caso a utilização de um fio-guia (p. ex., o de sonda nasoenteral) ajuda na introdução.
3. A insuflação do balão gástrico dentro do esôfago ou de hérnia hiatal pode causar ruptura, então realiza-se uma série de testes sequenciais para confirmar que o balão gástrico está no estômago para não ocorrer a insuflação de um grande volume no esôfago. O primeiro é o teste do refluxo, quando se aspira e observa o conteúdo (ar ou bile). O segundo é o teste do influxo, quando é introduzido ar e realizada ausculta no epigástrio. O terceiro é o teste da ultrassonografia à beira-leito, realizando uma avaliação gástrica tanto na janela epigástrica para visualização do antro quanto na janela de hipocôndrio esquerdo para visualização do fundo, procurando observar o balão; se o teste for negativo, pode ser realizado o teste das bolhas (*bubble test*) à procura da ponta do balão dentro do estômago. Por fim, pode-se ainda fazer radiografia no caso da disponibilidade do exame dentro da sala de emergência, sendo importante novamente ter um fio-guia dentro do balão para radiopacidade.
4. Após insuflação de 50 a 60 mL no balão gástrico, pode-se fazer a avaliação da pressão do balão com manometria. Habitualmente, essa é uma pressão muito baixa (< 10 mmHg) e o manômetro não oscila nem com a ventilação nem com a frequência cardíaca (ao contrário de uma insuflação esofágica).
5. Com a posição confirmada, insufla-se o restante do balão gástrico com 250 a 500 mL de ar (o valor adequado está indicado no próprio tubo, de acordo com cada fabricante).
6. Realiza-se tração gentil da sonda até sentir resistência no ponto da junção gastroesofágica, onde localizam-se as varizes com maior frequência, e isso geralmente cessa o sangramento.
7. A tração é mantida com aproximadamente 1 kg. Isso pode ser feito com bolsa de soro fisiológico (em torno de 1,5 L) em um sistema de polia, ou de forma empírica com uma tração manual e fixação com ele já tracionado, sem associar a um contrapeso.
8. Assegura-se a posição do tubo tracionado, preferencialmente com um material próprio para fixação, como os utilizados para um tubo endotraqueal. Alternativamente, pode-se utilizar máscara de bolsa-válvula-máscara separada do restante do dispositivo, passando o tubo através do orifício em que ficaria a válvula, e travando com uma pinça ou um chumaço de gazes preso no balão (as Figuras 6 e 7 apresentam algumas formas de fixação da tração do balão).

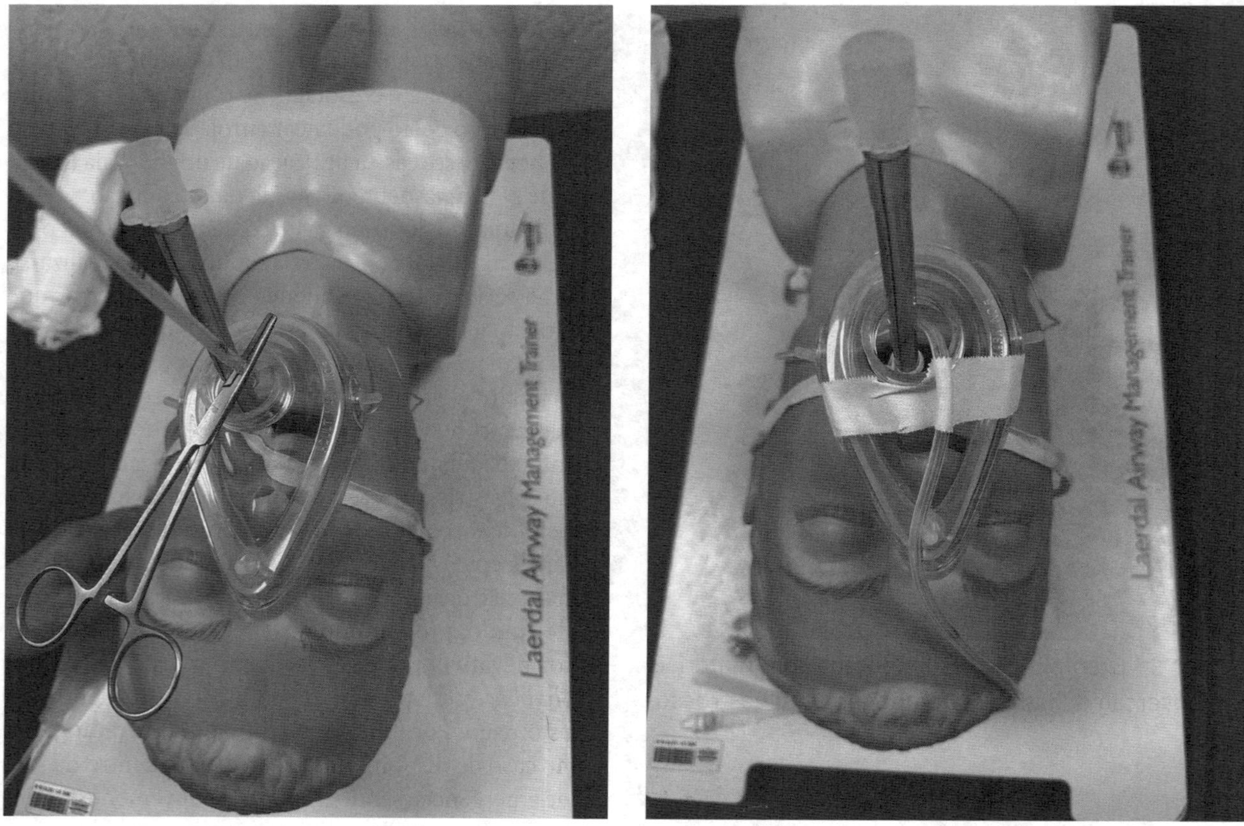

FIGURA 6 Exemplos de fixação do tubo de tamponamento gastroesofágico com pinça e com esparadrapo.

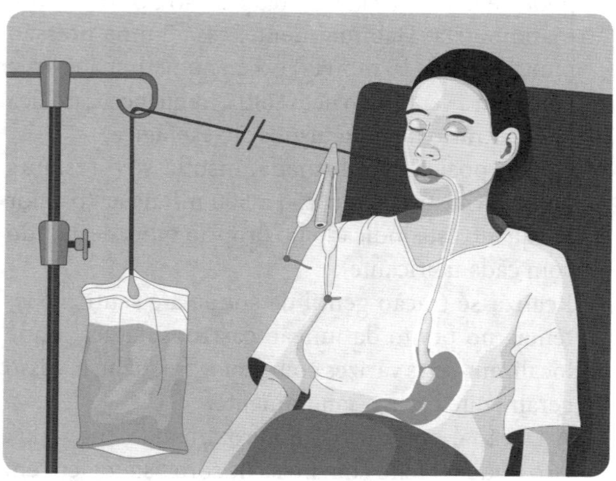

FIGURA 7 Fixação da tração do balão gastroesofágico.
Fonte: Reichman, 2019[3].

9. Aspiram-se os conteúdos gástricos e realiza-se irrigação para confirmar que o controle da hemorragia ocorreu. Se o sangramento persistir, pode-se aumentar a tração de 1 para 2 L de fluidos, sendo mantida somente até a quantidade necessária para cessar o sangramento, visando minimizar o risco de isquemia tecidual.
10. Caso o sangramento persista após a tração com o balão gástrico insuflado, insufla-se o balão esofágico, de 35 a 40 mmHg, com ar. Assim que atinge a pressão até mais ou menos uns 40 mm, se fizer manometria, além da pressão estar marcando 40 mmHg, o ponteiro oscila com a ventilação, uma oscilação longa e lenta, e oscila rápido com o batimento cardíaco. Esse balão não deve ser insuflado isoladamente.
11. Pode-se realizar a inserção de uma sonda naso ou orogástrica até acima do balão gástrico, caso seja utilizado um balão de Sengstaken-Blakemore, exceto no caso de haver necessidade de insuflar o balão esofágico, nesse caso ela é inserida até acima do balão esofágico. É realizada a aspiração e a irrigação do esôfago para identificar novos sangramentos.
12. Marca-se a sonda na altura do dente para identificar qualquer migração de posição.

Cuidados após o procedimento

Realiza-se uma radiografia para revisar a posição do tubo após o procedimento.

Devem-se também aferir as pressões de hora em hora, sendo esperada uma queda. O balão esofágico perde pressão rapidamente, em cerca de 15 minutos a pressão cai em torno de 50%, em razão do colabamento das varizes do esôfago e da própria distensibilidade do tecido esofágico. São necessários ajustes sequenciais até a pressão estabilizar. Há uma queda gradual cada vez menor enquanto os tecidos elásticos adequam-se ao balão (p. ex., de 40 para 20 mmHg, reinsuflação para 40 e queda para 25 mmHg, reinsuflação para 40 e queda para 35 mmHg). Uma vez que a hemorragia esteja controlada, a pressão do balão esofágico deve diminuir em 5 mmHg até uma pressão-alvo de 25 mmHg. Se a hemorragia retornar, a pressão é aumentada em 5 mmHg[10].

O balão gástrico (junto com o balão esofágico, se estiver sendo utilizado) deve ser desinsuflado a cada 12 horas para observar o retorno de sangramentos. Se a hemorragia tiver cessado, o balão pode ser mantido no lugar com os balões desinflados; caso contrário, o balão deve ser insuflado imediatamente.

O procedimento definitivo deve ser realizado de 24 a 48 horas.

COMPLICAÇÕES

O procedimento frequentemente provoca vômitos, e a broncoaspiração é minimizada por meio da intubação endotraqueal. Também pode causar necrose de asa de nariz caso mantenha pressão na mucosa nasal durante a tração. A complicação mais grave de todas é a rotura esofágica, caso exista uma insuflação prolongada do balão esofágico causando necrose, ou se ocorrer insuflação inadvertida do balão gástrico no esôfago. Também existem relatos de roturas gástricas.

CONSIDERAÇÕES FINAIS

As salas de emergência devem ter um *kit* para o manejo de hemorragia digestiva alta. Um balão de tamponamento de hemorragia varicosa é somente uma das medidas para tratamento e estabilização do paciente, porém é de extrema importância que os médicos emergencistas sejam capazes de realizar o procedimento com proficiência. Ter um protocolo bem estruturado no departamento de emergência para a hemorragia gastrointestinal maciça, com uma abordagem interprofissional, pode melhorar os desfechos e criar um cenário de menor estresse e de trabalho mais eficiente para toda a equipe.

REFERÊNCIAS

1. Tintinalli JE, Ma OJ, Yealy D, Meckler GD, Stapczynski JS, Cline DM, et al. Tintinalli's emergency medicine: a comprehensive study guide. 9.ed. New York: McGraw Hill; 2019.
2. Borshoff D, Weingart S. The resuscitation crisis manual. Leeuwin Press; 2022.
3. Reichman EF. Reichman's emergency medicine procedures. New York: McGraw-Hill; 2019.
4. Powell M, Journey JD. Sengstaken-Blakemore tube. Treasure Island: StatPearls; 2020.
5. Franchis R, Bosch J, Garcia-Tsao G, Reiberger T, Ripoll C, Abraldes JG, et al. Baveno VII – Renewing consensus in portal hypertension. J Hepatol. 2021.
6. Henry Z, Patel K, Patton H, Saad W. AGA clinical practice update on management of bleeding gastric varices: Expert review. Clinical Gastroenterology and Hepatology. 2021;19(6):1098-1107.e1.
7. Bajaj J, Sanyal A. Methods to achieve hemostasis in patients with acute variceal hemorrhage. In: Post TW (ed.). UpToDate [Internet]. Wolters Kluwer, 2022 [cited 2023 Nov 28]. Disponível em: https://www.uptodate.com.
8. Kovacs TOG, Jensen DM. Varices. Clin Liver Dis. 2019;23(4):625-42.
9. Bridwell RE, Long B, Ramzy M, Gottlieb M. Balloon tamponade for the management of gastrointestinal bleeding. J Emerg Med. 2022;62(4).
10. Placement of a Blakemore tube for bleeding varices [Internet]. YouTube. EM:RAP Productions, 2016 [cited 2023 Nov 28]. Disponível em: https://www.youtube.com/watch?v=NHelCd5Jtp4.

11 Aspiração de corpo cavernoso

Aline Agatha Lima de Oliveira
Diego Adão

PONTOS PRINCIPAIS

- O priapismo de baixo fluxo (isquêmico, veno-oclusivo) deve ser manejado em tempo hábil como uma emergência médica, pois "tempo é função erétil" e o diagnóstico errado pode levar a morbidade importante.
- O manejo do priapismo isquêmico pode ser suplementado com fluidos ou oxigênio, mas essas terapias não podem atrasar ou substituir a aspiração peniana.

INTRODUÇÃO

Definição

O priapismo é a ereção peniana parcial ou completa sustentada, que persiste por mais de 4 horas após a estimulação sexual ou que não tem relação com tal estímulo. O nome tem origem no deus grego Priapus, associado a um pênis erétil devido ao desejo sexual. Relatos descrevem que os pastores notaram que por onde ele passava quando criança as flores desabrochavam e os animais copulavam, e por isso ele se tornou o deus da fertilidade.

O priapismo pode ser dividido em dois tipos principais, com causas fisiopatológicas diferentes e, por consequência, as opções terapêuticas também distintas (Tabela 1):

- Isquêmico (de baixo fluxo, veno-oclusivo): representa 95% de todos os casos. Caracteriza-se por baixo fluxo ou nenhum fluxo sanguíneo cavernoso e valores anormais dos gases do sangue cavernoso. Representa uma síndrome compartimental do pênis e deve ser visto e manejado como uma emergência médica.
- Não isquêmico (de alto fluxo arterial): É uma forma incomum de priapismo causada pelo desbalanço do fluxo arterial. Pode ocorrer como consequência de um trauma perineal que resulte em laceração da artéria cavernosa. Em muitos pacientes, não existe uma causa subjacente. As ereções decorrentes do priapismo não isquêmico geralmente não são totalmente rígidas nem dolorosas. Não é uma emergência e frequentemente tem resolução espontânea.

EPIDEMIOLOGIA

O priapismo tem uma incidência anual de 0,73 para 100.000, com uma distribuição bimodal, ocorrendo principalmente entre 5 e 10 anos e 20 e 50 anos de idade[1-3]. Casos em grupos mais jovens são frequentemente associados a doenças hematológicas (anemia falciforme e leucemias), enquanto nos grupos de maior idade os casos tendem a ser secundários ao uso de agentes farmacológicos (especialmente injeções intracavernosas e drogas para disfunção erétil).

Etiologias:

- Primária (idiopática).
- Secundária:
  - Hematológica (anemia falciforme, leucemias, talassemia, mieloma múltiplo, púrpura trombocitopênica trombótica).
  - Neurológica (lesão espinhal).

TABELA 1 Priapismo

	Priapismo isquêmico	Priapismo não isquêmico
Corpo cavernoso totalmente rígido	Comum	Raro
Dor peniana	Comum	Raro
Anormalidade nos gases sanguíneos cavernosos	Comum	Raro
Anormalidades sanguíneas e malignidade hematológica	Às vezes	Raro
Injeção de drogas vasoativas intracavernosas	Às vezes	Raro
Tumescência sem rigidez total, crônica e bem tolerada	Raro	Comum
Trauma perineal	Raro	Às vezes

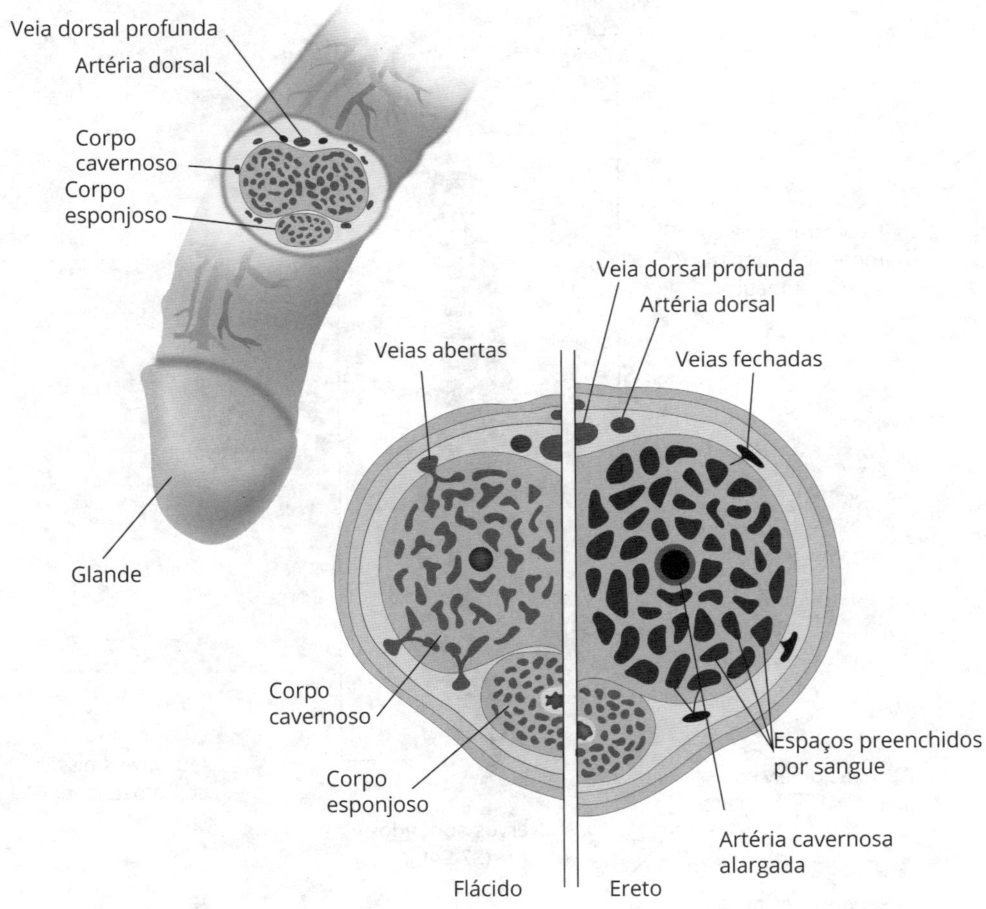

FIGURA 1 Anatomia do pênis.

- Malignidade (metástases).
- Trauma perineal, pélvico, peniano.
- Iatrogênica (injeção intracavernosa).
- Drogas (anticoagulantes, anti-hipertensivos, antidepressivos, inibidores da fosfodiesterase tipo 5, metilfenidato, cocaína).
- Infecção (malária, toxinas de aranhas).
- Desordens metabólicas (gota, hemodiálise, nutrição parenteral total, diabetes mellitus, amiloidose).

ANATOMIA E FISIOPATOLOGIA

O pênis é composto primariamente por um corpo cavernoso duplo dorsal e um corpo esponjoso único ventral (Figura 1). Os corpos cavernosos são as estruturas ingurgitadas durante a maioria dos casos de priapismo. O corpo esponjoso envolve a uretra e forma as glândulas. Os feixes neurovasculares superficiais e profundos são localizados na superfície dorsal

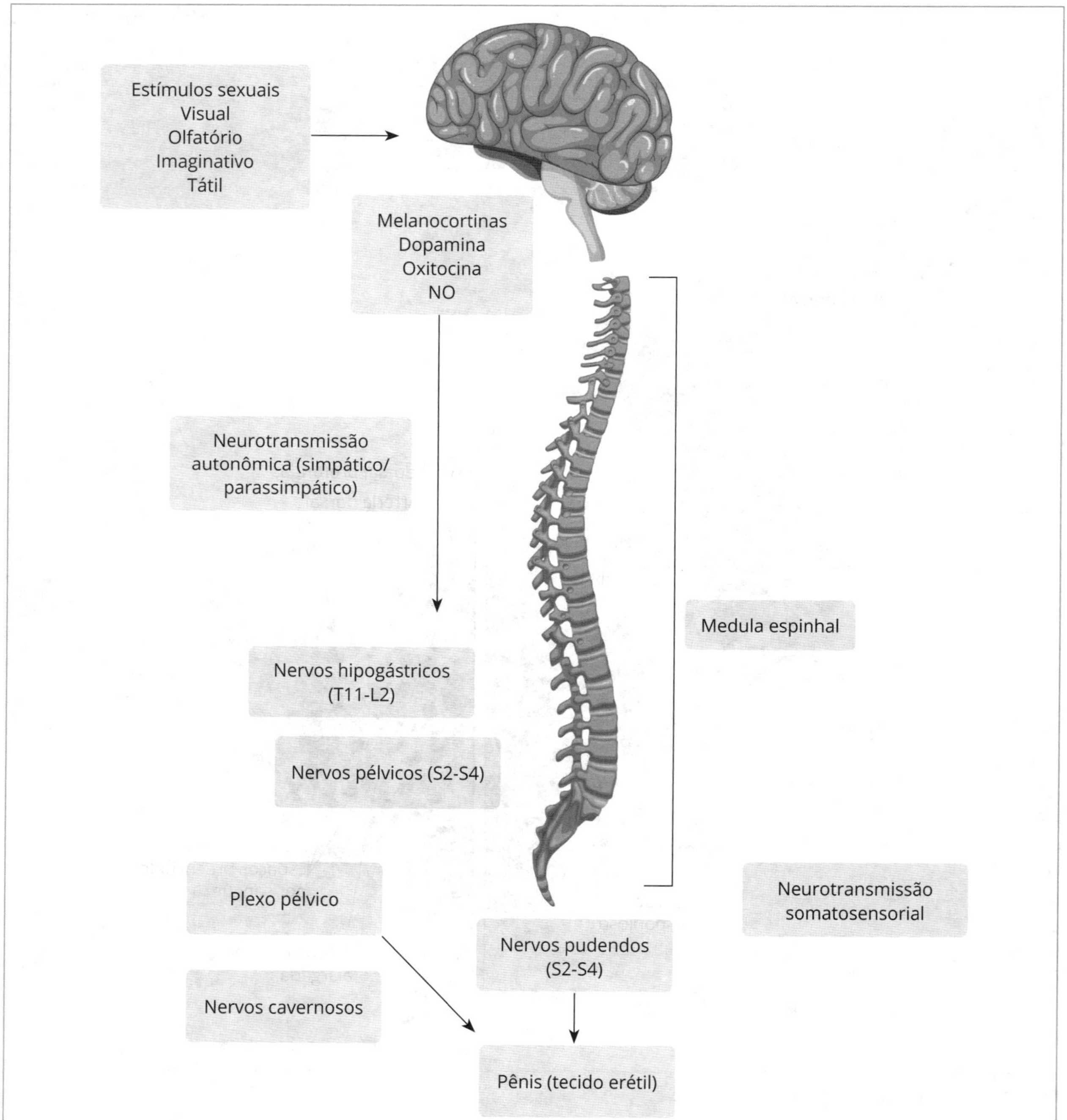

FIGURA 2 Representação esquemática do controle neurofisiológico da ereção. NO: óxido nítrico; T11-L2, trato toracolombar da medula espinhal; S2-S4: trato sacral da medula espinhal.

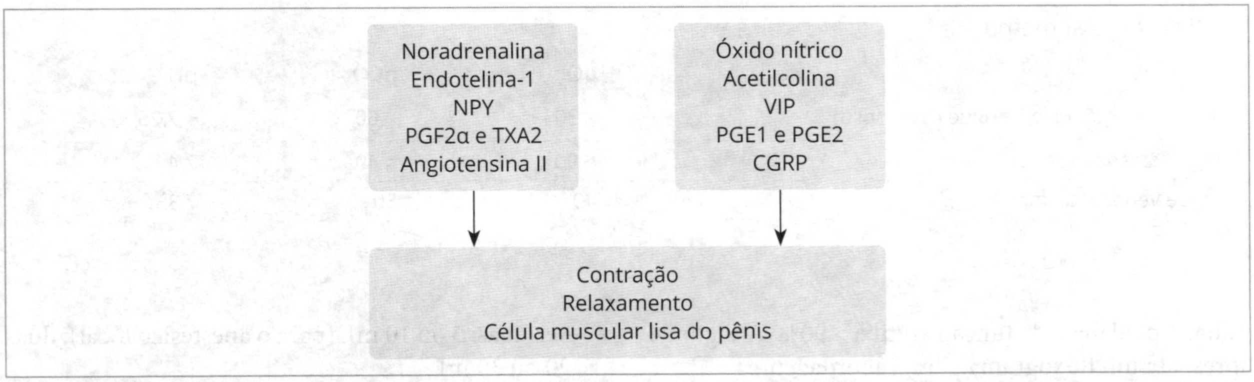

FIGURA 3 Resumo dos transmissores mediadores de contração/relaxamento no pênis. CGRP: peptídeo relacionado ao gene da calcitonina; NPY: neuropeptídeo Y; $PGF_{2α}$: prostanoide $F_{2α}$; TXA_2: tromboxano A_2; VIP: peptídeo vasointestinal; PGE_1 e PGE_2: prostaglandinas E_1 e E_2.

do pênis. O corpo do pênis consiste em redes esponjosas de colágeno, tecido endotelial, nervoso, musculatura lisa e estruturas vasculares.

O tecido erétil do pênis consiste em grandes sinusoides cavernosos que normalmente não contêm sangue, mas se tornam dilatados quando o fluxo sanguíneo arterial flui rapidamente para ele sob pressão, enquanto a saída venosa é parcialmente ocluída[2-4]. A ereção é causada por impulsos parassimpáticos que passam da região sacral da medula espinhal pelos nervos pélvicos para o pênis (Figura 2). Os estímulos sexuais geram a liberação de neurotransmissores nos terminais nervosos cavernosos, o que resulta em relaxamento dos músculos lisos e aumento do fluxo sanguíneo para o pênis, causando a liberação de óxido nítrico pelas células endoteliais vasculares e posterior vasodilatação (Figura 3). Quando o estímulo para a ereção cessa, o sangue do corpo venoso escoa pelo corpo esponjoso.

O priapismo isquêmico resulta em obstrução venosa e estase dentro do corpo cavernoso, levando a um ambiente acidótico, anóxico, hipercárbico e glicopênico.

DIAGNÓSTICO

No priapismo de baixo fluxo existe o impedimento da drenagem do sangue. Em geral, a glande fica flácida, com uma ereção isolada dos corpos cavernosos, gerando dor. No de alto fluxo não há o comprometimento da drenagem e o pênis ingurgita como um todo (tanto os corpos cavernosos quanto a glande, que faz parte do corpo esponjoso), porém costuma ser uma ereção indolor.

O priapismo está frequentemente associado com queixas não urológicas, como sinais e sintomas de intoxicação exógena por cocaína, quadro anginoso em indivíduos usuários de medicações para disfunção erétil (inibidores da fosfodiesterase tipo 5), crises álgicas em pacientes com anemia falciforme (dor torácica, dor abdominal), entre outros.

A distinção entre priapismo isquêmico ou não isquêmico é frequentemente realizada com base na história e exame físico somente, porém a aspiração corporal apresenta tanto propósito diagnóstico quanto terapêutico. A análise dos gases no sangue, revelando acidose (pH < 7,25), hipóxia (pO_2 < 30 mmHg), hipercapnia (pCO_2 > 60 mmHg) e glicopenia confirma o diagnóstico.

Ultrassonografia com Doppler colorido no períneo e pênis não é de uso rotineiro; entretanto, em mãos experientes, pode ser uma ferramenta útil para diagnosticar tanto priapismo isquêmico quanto não isquêmico. O priapismo isquêmico tem um fluxo arterial mínimo ou não demonstrável no corpo cavernoso.

TRATAMENTO

Aspiração terapêutica (com ou sem irrigação) ou injeção intracavernosa de simpatomiméticos (p. ex., fenilefrina) podem ser utilizados como intervenção inicial. A aspiração do corpo cavernoso é a primeira linha de tratamento, e tem uma chance de 30% de resolver o priapismo[4-9].

A segunda linha de tratamento é o uso de simpatomiméticos, os quais podem estimular a contração do músculo liso cavernoso para atingir a detumescência, tendo uma taxa de sucesso total de 80%, dependendo da duração do priapismo.

Dano irreversível ocorre após 4 a 6 horas de isquemia. A necrose do tecido do corpo surge após a isquemia, e é eventualmente substituída por tecido necrótico. O priapismo isquêmico com uma duração < 24 horas tem uma chance de 50% de reter algum grau de função erétil, enquanto se > 24 horas, o risco de defor-

TABELA 2 Gasometria

	pO_2	pCO_2	pH
Priapismo isquêmico (sangue cavernoso)	< 30	> 60	< 7,25
Sangue arterial normal	> 90	< 40	7,4
Sangue venoso normal	40	50	7,35

midade peniana e disfunção erétil é > 90%. A Figura 4 apresenta um fluxograma para a abordagem.

Indicações

O objetivo do tratamento é evacuar o sangue hipóxico, descomprimir o corpo cavernoso e alcançar a reperfusão. Isso alivia a dor e previne ou minimiza a isquemia final do órgão, necrose, fibrose, deformidade peniana e disfunção erétil (Tabela 3).

No priapismo isquêmico com mais de 4 horas de duração, o manejo conservador não deve atrasar a aspiração do corpo cavernoso, acompanhado ou não da administração de simpatomiméticos. O manejo do priapismo isquêmico pode ser suplementado com fluidos ou oxigênio, mas essas terapias não podem atrasar ou substituir a aspiração peniana[9-15].

TABELA 3 Objetivos do tratamento

Obter a detumescência
Evitar a recidiva imediata ou posterior
Evitar sequelas da função erétil

Contraindicações

- Priapismo de alto fluxo.
- Celulite sobrejacente.
- Distúrbio hemorrágico não controlado.

Preparação

Equipamentos para aspiração e irrigação de corpo cavernoso:

- Monitor com cardioscopia e pressão arterial.
- Luvas estéreis, bandeja estéril (para o sangue drenado) e campos estéreis.
- Solução antisséptica.
- Gazes.
- Anestésico local sem vasoconstritor (lidocaína 1%, bupivacaína 0,75%).
- Seringa para gasometria.
- Seringas: 5 ou 10 mL (para o anestésico local), duas 20 ou 30 mL.
- Agulhas: 14 a 19 G (para aspiração, scalp tipo borboleta) e de calibre menor (25 a 27 G) para o bloqueio peniano.
- Soro fisiológico 0,9% (1.000 mL).
- Simpatomiméticos diluídos em soro fisiológico 0,9%: fenilefrina 1:10, norepinefrina 1:100, epinefrina 1:1.000.

Descrição do procedimento

Consentimento informado

Deve-se explicar o procedimento, suas complicações e solicitar o consentimento informado do paciente.

Monitorização e posicionamento

- Um monitor cardíaco com medidas frequentes de pressão arterial deve estar conectado ao paciente.
- O paciente deve ser colocado na posição supina, com as pernas separadas, semelhante à posição da passagem de sonda vesical de demora.

Analgesia e sedação

- Uma analgesia sistêmica otimizada para dor intensa deve ser administrada antes de iniciar o procedimento.
- Em certos pacientes, uma sedação deve ser adicionada. No caso de crianças, é indicado o uso de quetamina para tal finalidade.

Antissepsia e assepsia

- O pênis, o escroto e a região inferior do abdome devem ser higienizados com clorexidina degermante e depois com clorexidina alcoólica. Toma-se cuidado para evitar o contato da clorexidina com a glande.
- Colocam-se campos estéreis sobre a área.

Analgesia local (Figura 5)

- Um anestésico local sem vasoconstritor (lidocaína 1%, bupivacaína 0,75%) deve ser injetado, circunferencialmente ao redor da base do pênis em um

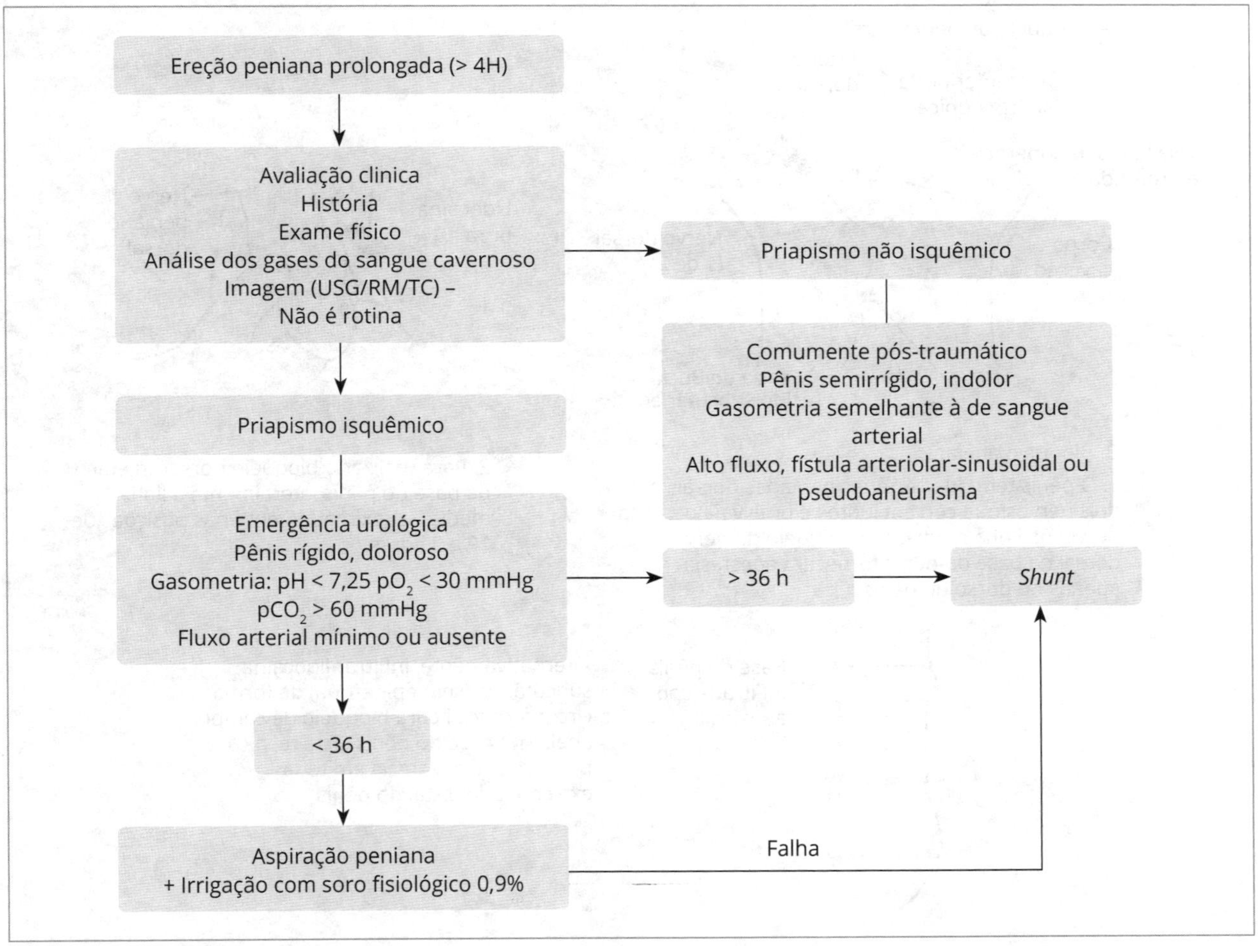

FIGURA 4 Fluxograma para o manejo do priapismo.

bloqueio em formato de anel e/ou dorsalmente na base no pênis.

- Centraliza-se gentilmente abaixo da sínfise púbica. Após vencer duas resistências (fáscias superficial e profunda); a ponta da agulha está no espaço subpúbico.
- Aspira-se para excluir punção vascular, da bexiga e do corpo cavernoso, e segue-se a injeção do anestésico em cada lado.
- Posteriormente, pode-se infiltrar anestésico no subcutâneo na raiz do pênis, tanto dorsal quanto ventralmente, para completar o bloqueio circunferencial.

Aspiração (Figura 6)

- Um *scalp* tipo borboleta com agulha calibrosa (14 a 19 G) deve ser introduzido na haste peniana proximal na posição de 3 ou 9 horas, para evitar lesão do feixe neurovascular no dorso e da uretra em punções mais ventrais.
- A haste deve ser comprimida com uma mão e o sangue pode ser aspirado de qualquer lado do pênis, porque existe uma comunicação do fluxo sanguíneo (anastomoses bilaterais).
- O final do tubo pode ser fixado em uma bandeja porque é provável que o sangue seja drenado espontaneamente, porém, na maioria das vezes, conectam seringas de 20 ou 30 mL para aspiração ativa.
- É importante continuar a aspiração até sangue vermelho vivo e oxigenado ser retirado ou detumescência completa ser alcançada e persistir.
- Geralmente há retirada de 20 a 40 mL no paciente adulto, no máximo 50 mL.

Irrigação

- Se a detumescência não for alcançada, a irrigação intracavernosa pode ser realizada com soro fisiológico 0,9%, o que pode evacuar coágulos e o sangue hipóxico viscoso (aproximadamente 20 mL).
- Pode ser deixada uma agulha em cada corpo cavernoso, uma para aspiração e outra para irrigação.

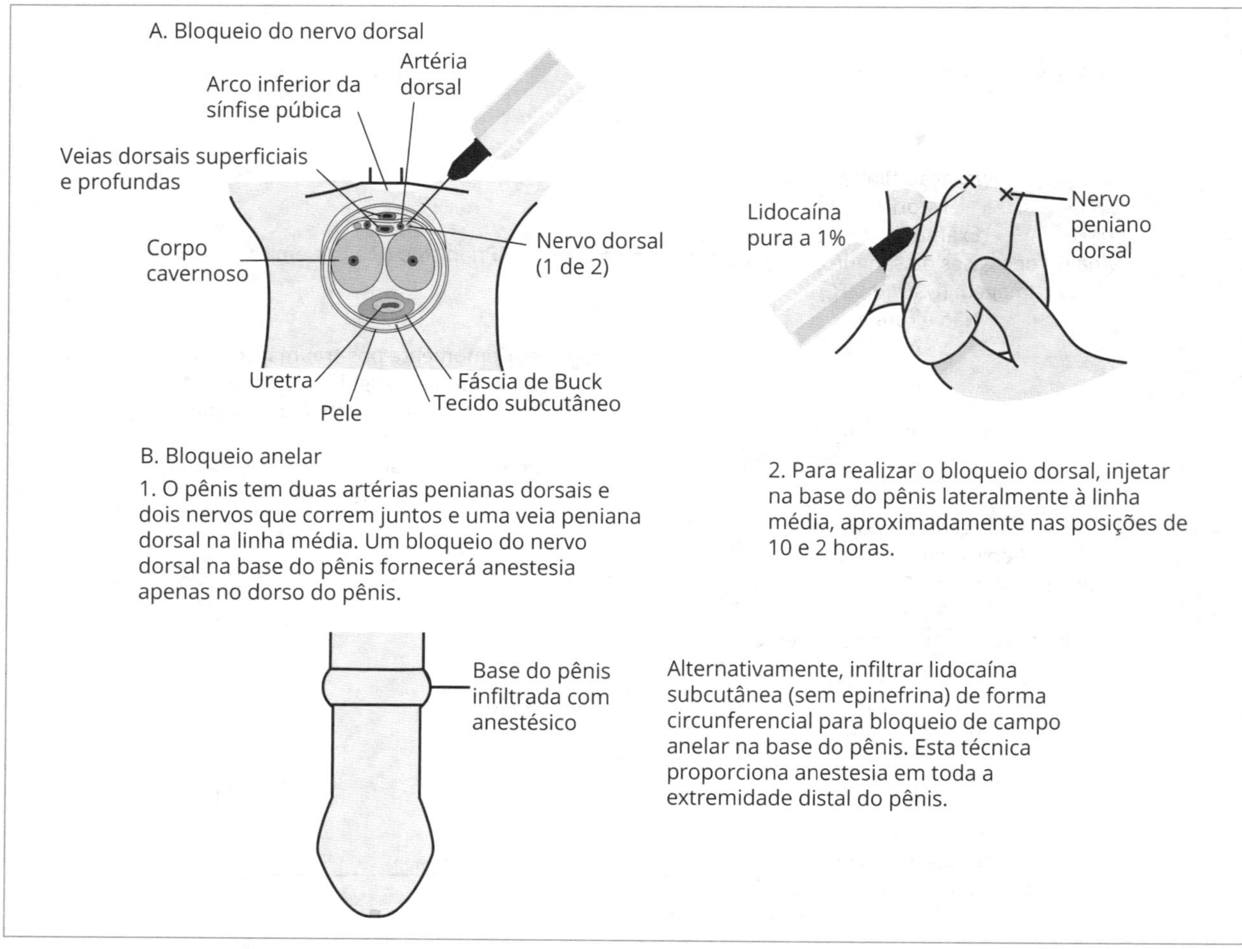

FIGURA 5 Analgesia peniana.
Fonte Davis e Silverman, 2014[17].

Injeção de simpatomiméticos

- Se o priapismo persistir após aspiração/irrigação, deve-se realizar a injeção de fármacos simpatomiméticos e repetir – se necessário –, antes de iniciar a intervenção cirúrgica. Isso pode resultar em um aumento da taxa de eficácia de 43% para 81%[11-16].
- A fenilefrina (agonista seletivo do receptor alfa1-adrenérgico) é o agente de escolha, para minimizar os efeitos colaterais cardiovasculares, tendo mínimos efeitos beta-adrenérgicos. Em adultos, dilui-se em soro fisiológico 0,9% até uma concentração de 100-500 mcg/mL.
- Alternativamente, podem ser utilizadas noradrenalina (10 mg/500 mL de soro fisiológico 0,9%), ou epinefrina (0,5 mg/500 mL de soro fisiológico 0,9%).
- A injeção é realizada com 1 a 2 mL a cada 3 a 5 minutos por aproximadamente 1 hora, com o máximo de 1 mg, antes de determinar a falha do tratamento.
- Crianças e pacientes com doenças cardiovasculares graves requerem volumes menores ou concentrações mais baixas. A fenilefrina é a droga de escolha em crianças a partir de 11 anos (deve-se diluir para 100 mcg/mL e usar 1 mL por vez). Epinefrina é a droga de escolha em pacientes de 2 a 11 anos, diluída a 1 mcg/mL. Deve-se consultar um especialista para crianças menores que 2 anos.
- O monitoramento da pressão e cardioscopia são recomendados especialmente em pacientes de alto risco cardiovascular.
- Os simpatomiméticos são menos efetivos em pacientes com priapismo isquêmico, persistindo por mais do que 6h por causa da acidose grave dentro do corpo cavernoso.

Curativo

- Ao retirar a agulha, deve-se aplicar pressão no local da aspiração para prevenir a formação de hematoma.
- Coloca-se o curativo não compressivo com gaze ao redor das glândulas.
- Pode-se colocar compressa gelada acima do curativo e usar uma fralda para manter tudo no lugar.

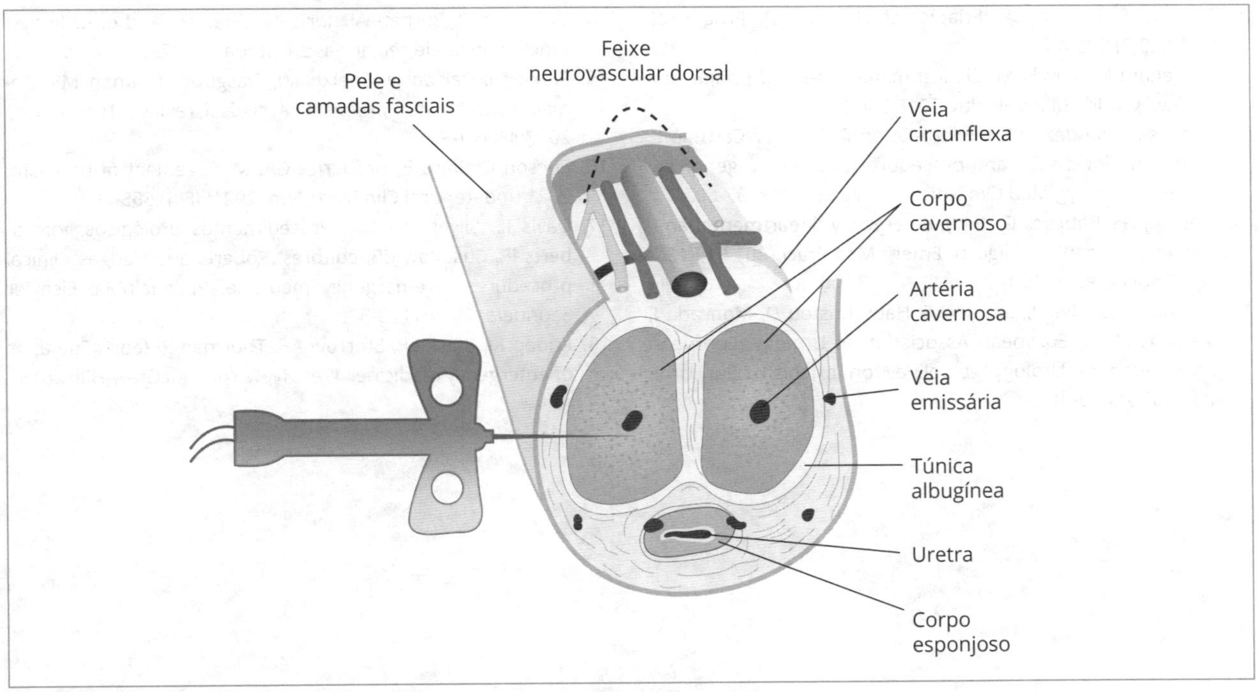

FIGURA 6 Ilustração da técnica de aspiração peniana. Fonte: Knoop et al., 2016[18].

Cuidados após o procedimento

As substâncias vasoativas podem ser absorvidas sistemicamente e produzir efeitos adversos, tais como arritmias, hipertensão e cefaleia. É recomendado observar o paciente por pelo menos 1 hora, o que também garante que a terapia funcionou e o priapismo não recorreu[5-9].

A agulha pode lacerar a artéria cavernosa durante a aspiração, o que é evidenciado pela presença de sangue arterial pulsátil.

A impotência é uma complicação após o priapismo, ainda que seja realizada intervenção terapêutica prontamente, e o paciente deve ser informado do risco.

Existe risco de punção iatrogênica da uretra, com formação de urinoma.

Hematoma e infecção podem ocorrer, mesmo com a aspiração realizada com técnica correta.

CONSIDERAÇÕES FINAIS

O priapismo isquêmico é um transtorno relativamente incomum; entretanto, é uma emergência médica, tempo-dependente. Sendo assim, os médicos emergencistas devem familiarizar-se com o seu manejo.

Embora nem todas as formas de priapismo requeiram intervenção imediata, o priapismo isquêmico está associado à fibrose progressiva dos tecidos cavernosos e à disfunção erétil. Portanto, a intervenção precisa ser o mais precoce possível naqueles com essas apresentações de baixo fluxo.

No desfecho do caso, deve-se lembrar de tratar a causa subjacente que originou o priapismo e de prevenir novos episódios. Em indivíduos com anemia falciforme, por exemplo, enfatiza-se a importância do acompanhamento com o hematologista para adequação do tratamento ambulatorial da doença.

REFERÊNCIAS

1. Sociedade Brasileira de Urologia. Diretrizes guia de bolso: uma referência rápida para os urologistas. Rio de Janeiro; 2017.
2. Hodgson D. Of gods and leeches: treatment of priapism in the nineteenth century. J R Soc Med. 2003;96(11):562-5.
3. Reichman EF, eds. Reichman's emergency medicine procedures, 3ed. New York: McGraw Hill; 2018.
4. Walls RM, Hockberger R, Gausche-Hill MBm Erickson T, Wilcox S. Rosen's emergency medicine: concepts and clinical practice, 10th ed. Philadelphia: Elsevier; 2022.
5. Morelli A, Filippi S, Vignozzi L, Mancina R, Maggi M. Physiology of erectile function: an update on intracellular molecular processes. EAU-EBU Update Series. 2006;4(3):96-108.
6. Bivalacqua TJ, Allen BK, Brock GB, Broderick GA, Chou R, Kohler TS, et al. The diagnosis and management of recurrent ischemic priapism, priapism in sickle cell patients, and non-ischemic priapism: an AUA/SMSNA guideline. J Urol. 2022;208(1):43-52.
7. Nguyen Tu. Male GU Emergencies. In: Mattu A and Swadron S, ed. CorePendium. Burbank: CorePendium; 2021.
8. Tay YK, Spernat D, Rzetelski-West K, Appu S, Love C. Acute management of priapism in men. BJU Int. 2012;109(Suppl3):15-21.

9. Droupy S, Giuliano F. Priapismes [Priapisms]. Prog Urol. 2013;23(9):638-46.
10. Shigehara K, Namiki M. Clinical management of priapism: a review. World J Mens Health. 2016;34(1):1-8.
11. Ramos-Fernandez MR, Medero-Colon R, Mendez-Carreno L. Critical urologic skills and procedures in the emergency department. Emerg Med Clin North Am. 2013;31(1):237-60.
12. Podolej GS, Babcock C, Kim J. Emergency department management of priapism [digest]. Emerg Med Pract. 2017;19(1Suppl Points & Pearls):S1-S2.
13. Salonia A, Eardley I, Giuliano F, Hatzichristou D, Moncada I, Vardi Y, et al.; European Association of Urology. European Association of Urology guidelines on priapism. Eur Urol. 2014;65(2):480-9.
14. DeBaun MR, Burnett AL, Idris IM. Priapism and erectile dysfunction in sickle cell disease. Uptodate. 2023.
15. Ridgley J, Raison N, Sheikh MI, Dasgupta P, Khan MS, Ahmed K. Ischaemic priapism: A clinical review. Turk J Urol. 2017;43(1):1-8.
16. Ericson C, Baird B, Broderick GA. Management of priapism: 2021 update. Urol Clin North Am. 2021;48(4):565-76.
17. Davis JE, Silverman MA. Procedimentos urológicos. In: Roberts JR, Custalow CB, editores. Roberts and Hedges' clinical procedures in emergency medicine. Philadelphia: Elsevier Saunders; 2014:1113-54.
18. Knoop KJ, Stack LB, Storrow AB, Thurman RJ (eds). The atlas of emergency medicine, 4ª ed. New York: McGraw-Hill; 2016.

12 Cantotomia

Carolina Monte Santo Burdman Pereira
Vitor Ramalho Arruda Silva
Amanda Ferreira Santa Bárbara

PONTOS PRINCIPAIS

- A cantotomia lateral é um procedimento de emergência indicado para redução da pressão intraocular em casos de síndrome compartimental ocular, podendo ser necessário em hematoma retro-orbitário ou até celulite pós-septal.
- O olho possui a capacidade de acomodar parcialmente parte da elevação da pressão intraorbital. No entanto, a pressão intraorbital aumentará drasticamente à medida que a órbita se aproxima da sua distensão máxima. Com isso, ocorre quemose, elevação da pressão intraocular e compressão dos nervos cranianos intraorbitários.
- A síndrome compartimental ocular é caracterizada por dor, edema ocular, proptose, endurecimento palpebral, defeito pupilar aferente e diminuição da acuidade visual. Trata-se de uma emergência oftalmológica que requer a realização da cantotomia lateral e cantólise inferior para descompressão orbitária.
- Embora ainda não tenham estudos que validem um valor exato de pressão intraocular, deve-se ficar atento em valores iguais ou maiores a 40 mmHg.

INTRODUÇÃO

Princípios básicos

A cantotomia lateral é um procedimento de emergência indicado para redução da pressão intraocular em casos de síndrome compartimental ocular, podendo ser necessário em hematoma retro-orbitário ou até celulite pós-septal[1].

Anatomia

Para a realização da cantotomia lateral e outros procedimentos oculares, é crucial o correto entendimento da anatomia ocular. Ademais, é de grande importância entender a gravidade da injúria existente e as possíveis etiologias[1].

A órbita é um espaço fechado posterior ao septo orbitário e contido dentro de um arcabouço ósseo. O septo orbital divide a região pré e pós-septal, sendo essa separação anatômica importante para a classificação de traumas oculares. O trauma que penetra no espaço orbital (pós-septal) pode envolver estruturas vitais. A órbita é delimitada por paredes[1,2]:

- Parede posterior: formada pelo osso esfenoide.
- Parede lateral: formada pelo osso zigomático.
- Parede medial: formada pelo osso etmoide.
- Teto: formado pelo osso frontal.
- Assoalho: formado pelo osso maxilar.

O globo ocular encontra-se dentro de um envelope fascial na órbita. O olho é composto de três camadas principais:

- Camada fibrosa externa: composta pela córnea e esclera.
- Camada vascular média: composta pela coroide, corpo ciliar e íris.
- Camada interna: composta pela retina.

A superfície endotelial da conjuntiva e a da córnea são barreiras importantes para a prevenção de infecções e do meio externo[1,2].

Fisiopatologia

Qualquer aumento no conteúdo intraorbital, como hematomas retrobulbares, enfisemas intraorbitais e abscessos retrobulbares, poderá ocasionar elevação da pressão intraorbital, pois a órbita é um espaço fechado. Com isso, o aumento da pressão intraorbital contribuirá para o grau de elevação da pressão intraorbital.[1]

O olho possui a capacidade de acomodar parcialmente parte da elevação da pressão intraorbital por meio de prolapso para a frente, resultando em dor ocular e proptose. No entanto, a pressão intraorbital aumentará drasticamente à medida que a órbita se aproxima da sua distensão máxima. Com isso, ocorre quemose, elevação da pressão intraocular e compressão dos nervos cranianos intraorbitários. No entanto, ainda há bastante especulação acerca de como as síndromes compartimentais oculares resultam em cegueira[1,2].

Uma grande teoria seria que à medida que ocorre o aumento da pressão intraorbital, há redução do fluxo venoso e da diminuição da pressão de perfusão arterial da retina e do nervo óptico. Com isso, há defeito pupilar aferente, diminuição da acuidade visual e, em casos raros, sinais fundoscópios isquêmicos. Com o passar do tempo, pode haver danos irreversíveis do nervo óptico e/ou da retina. Nesse contexto, alguns estudos sugerem que a lesão isquêmica irreversível pode ocorrer dentro de 90 minutos após a insuficiência vascular[1].

Indicações e contraindicações

A cantotomia lateral é um procedimento de emergência indicado para redução de pressão intraocular em casos de síndrome compartimental ocular, podendo ser necessário em hematoma retro-orbitário ou até celulite pós-septal. Em pacientes muito jovens, confusos ou não colaborativos, contenção mecânica e/ou química podem ser necessárias para a realização do procedimento[1-3].

Com exceção da ruptura de globo ocular, não há contraindicações absolutas. No entanto, vale ressaltar a necessidade de avaliar quaisquer riscos iminentes de morte do paciente antes da realização deste procedimento[1,3].

SÍNDROME COMPARTIMENTAL OCULAR

A síndrome compartimental ocular (SCO) é caracterizada por dor, edema ocular, proptose, endurecimento palpebral, defeito pupilar aferente e diminuição da acuidade visual. O diagnóstico é clínico, não devendo ser atrasado por diagnóstico imaginológico, pois se trata de uma emergência oftalmológica que requer a realização da cantotomia lateral e cantólise inferior para descompressão orbitária. Há tratamentos adjuvantes que devem ser realizados, como elevação da cabeceira da cama, controle álgico e outros[3-5].

Embora ainda não tenham estudos que validem um valor exato de pressão intraocular, deve-se ficar atento em valores iguais ou maiores a 40 mmHg. Por isso, deve-se levar em consideração também o funcionamento ocular. Por exemplo, se o olho não consegue identificar movimento das mãos ou percepção luminosa em uma pressão igual ou maior que 30 mmHg, então há risco de danos permanentes e deve-se tomar uma conduta ativa[1,34].

Ultrassom *point-of-care* (POCUS)

Na vigência de uma síndrome compartimental ocular, cuja etiologia é um hematoma retrobulbar, o ultrassom *point-of-care* (POCUS) pode ser uma opção vantajosa. Atrasos na obtenção de exames imaginológicos mais complexos, como a tomografia computadorizada (TC), podem levar à progressão do quadro ocular e perda de visão. Por isso, o POCUS representa um método fácil, rápido e de simples repetição, sem necessidade de transporte para fora do departamento de emergência, e que também pode ser realizado concomitantemente com o tratamento de outras lesões traumáticas[6].

Embora ainda seja um campo de pesquisa recém-explorado, com poucos artigos disponíveis, o POCUS emerge como um potencial destaque para o paciente vítima de hemorragia retrobulbar.

Procedimento

Materiais:

- Tonômetro ocular (se disponível).
- Clorexidina ou iodopovidona.
- Solução tópica ocular anestésica (proparacaína ou tetracaína).
- Soro fisiológico ou água estéril.

- Gaze estéril.
- Seringa de 5 mL.
- Lidocaína 1% ou 2% com vasoconstritor.
- Agulhas para aspiração e aplicação de anestésico (40 ×10 mm e 30 × 7 mm).
- Pinça de Kelly.
- Tesoura estéril.

Passo a passo do procedimento

Antes de realizar a cantotomia lateral, deve-se conversar com o paciente ou seu representante para explicar os riscos, benefícios e possíveis resultados da realização ou não do procedimento. Obtenha o termo de consentimento livre e esclarecido. A seguir encontra-se uma sugestão de passo a passo.[1,5]

1. Posicionamento do paciente: posicionar o paciente em decúbito dorsal.
2. Assepsia e antissepsia: limpar o canto lateral com iodopovidona ou clorexidina e deixar secar.
3. Analgesia e anestesia: por causa da isquemia local com acidose, a infiltração local direta pode não ser eficaz para controle analgésico. Opções incluem bloqueio de campo ou sedação ou anestesia geral se não atrasar demasiadamente o procedimento.
   - Bloqueio de campo: inserir a agulha na região lateral da órbita (região do ligamento cantal) e injetar o anestésico local (lidocaína 1% ou 2%) superiormente e inferiormente ao longo do rebordo orbital durante 1 a 2 cm em cada direção.
   - Sedação
4. Hemostasia: aplicar uma pinça Kelly na região do canto lateral por 1-2 minutos para redução do fluxo sanguíneo local.
5. Cantotomia lateral: com uma tesoura de ponta romba, fazer uma incisão horizontal cerca de 1 cm através do canto lateral.
6. Identificação das estruturas: agarrar a pálpebra inferior no bordo inferior da incisão e fazer tração para cima em direção ao teto. Identificar o tendão lateral cantal.
7. Cantólise: com as pontas da tesoura apontadas para baixo (para a direção do lóbulo da orelha do paciente), cortar o tendão (1 a 2 cm) para completar a cantólise inferior.

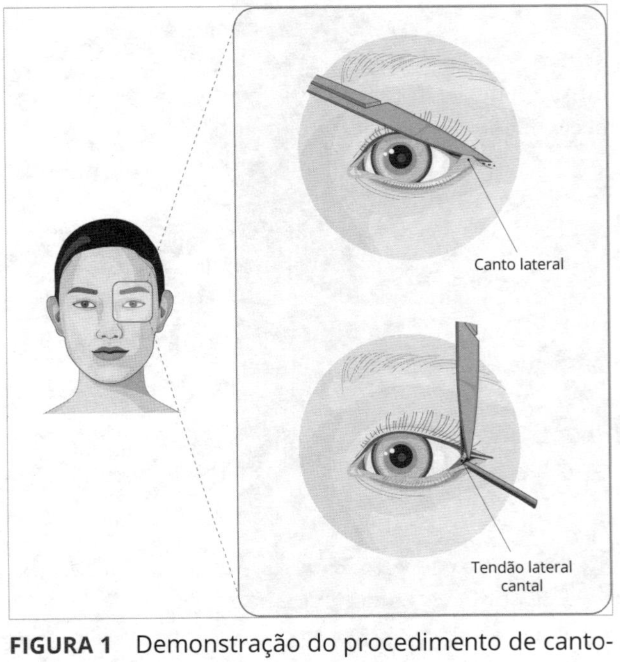

FIGURA 1 Demonstração do procedimento de cantotomia.
Fonte: adaptada de Sullivan et al. 2006[7].

Cuidados pós-procedimento

Após finalizado o procedimento, a pressão intraocular deverá cair para níveis abaixo de 40 mmHg e a acuidade visual irá melhorar progressivamente. Caso a pressão intraocular continue a subir, o mesmo procedimento poderá ser realizado no ligamento superior. Em casos refratários, é necessária uma descompressão emergencial da parede profunda da órbita por um especialista.

Um exame de imagem, preferencialmente tomografia computadorizada, deve ser solicitado após o procedimento e um oftalmologista deve ser designado ao paciente.

COMPLICAÇÕES

Na maioria das vezes, o benefício da cantotomia e da cantólise em pacientes com síndrome compartimental ocular supera os riscos de complicações. As possíveis complicações do procedimento são as lesões mecânicas (perfuração do globo ocular, lesão do músculo reto lateral, lacerações esclerais e ectrópio secundário), infecções e abscessos, fibrose com limitação do movimento extraocular, lesões vasculares e glandulares.

REFERÊNCIAS

1. Reichman EF. Reichman's emergency medicine procedures. New York: Mcgraw-Hill; 2019.
2. Trobe J. Anatomy of the visual system. The eyes have it: an interactive teaching and assessment program on vision care. University of Michigan Kellogg Eye Center, 2009. Disponível em: http://www.kellogg.umich.edu/theeyeshaveit/review/index.html.

3. Lima V, Burt B, Leibovitch I, Prabhakaran V, Goldberg RA, Selva D. Orbital compartment syndrome: the ophthalmic surgical emergency. Surv Ophthalmol. 2009;54(4):441-9.
4. Wills Eye Hospital. Traumatic retrobulbar hemorrhage. In: Bagheri N, Wajda BN (eds). The Wills eye manual: office and emergency room diagnosis and treatment of eye disease, 7th ed. Philadelphia: Wolters Kluwer; 2017. p. 35.
5. Vassallo S, Hartstein M, Howard D, Stetz J. Traumatic retrobulbar hemorrhage: emergent decompression by lateral canthotomy and cantholysis. J Emerg Med. 2002;22(3):251-6.
6. Carlin E, Palmieri A, Bajaj T, Nelson M. Ultrasound Identification of Retrobulbar Hematomas by Emergency Physicians in a Cadaveric Model. Western Journal of Emergency Medicine. 2020;21(3).
7. Sullivan SR, Ahmadi AJ, Singh CN, Sires BS, Engrav LH, Gibran NS, et al. Elevated orbital pressure: another untoward effect of massive resuscitation after burn injury. J Trauma Injury Infect Crit Care. 2006;60(1):72-6.

13

Cesárea de reanimação

Aline Agatha Lima de Oliveira
Diego Adão

PONTOS PRINCIPAIS

- A recomendação de realizar a cesárea de reanimação dentro de 4 minutos existe devido a dados prematuros, havendo relatos de casos com sobrevivência após o procedimento ter sido iniciado em até 30 minutos.
- A incisão para o acesso do abdome e do útero deve ser grande e preferencialmente uma incisão mediana. Lesões iatrogênicas podem ocorrer e devem ser corrigidas posteriormente.
- É um procedimento repleto de estresse; entretanto, se feito de modo eficiente e efetivo, tem o potencial para salvar mais do que uma vida.
- Orienta-se não utilizar mais o termo *perimortem* para o procedimento, pois a partir dele infere-se que é realizado quando há morte.

INTRODUÇÃO

A cesárea de reanimação (também conhecida como histerotomia resssucitativa, e cunhada anteriormente como cesárea *perimortem*) refere-se ao parto cirúrgico em gestante com gravidade *in extremis*, com elevado risco de morte, a partir de 24 semanas de idade gestacional (pelo racional de viabilidade fetal e de pressão gerada pelo volume uterino afetando a hemodinâmica). É um dos procedimentos cirúrgicos em emergência que mais geram ansiedade, e a falta de consenso na literatura sobre as evidências o torna ainda mais estressante.

É imperativo que os emergencistas saibam as indicações, assim como sejam capazes de realizar o procedimento de modo eficiente, oferecendo tanto à mãe quanto ao produto da concepção uma maior chance de sobreviver, pois intervenções corretas realizadas em tempo hábil podem realmente modificar desfechos.

No século 20 começou-se a usar a cesárea para gestações complicadas ou partos vaginais difíceis e a cesárea de reanimação tornou-se uma variação da cesárea após a morte das mulheres dos tempos antigos, quando o feto era retirado para batismo e enterro separados.

A American Heart Association (AHA) recomendou este procedimento em situações especiais nas suas diretrizes em 1992, e foi mantido desde então.

EPIDEMIOLOGIA

A incidência da parada cardiorrespiratória em gestantes tem sido estimada em torno de uma a cada 30.000 gestações[2-5]. Dada a raridade do evento, a cesárea de reanimação é um procedimento incomum. Porém, a mortalidade materna está em ascensão nas últimas duas décadas, em parte provavelmente pela idade materna mais avançada e com maior número de gestantes com riscos cardiovasculares, e mães com doenças previamente limitantes alcançando a vida adulta e tendo a possibilidade de engravidar. Vale citar também que entre as causas de óbito materno incluem-se traumas automobilísticos e violência externa (como tentativas de feminicídio).

A variação da sobrevivência materna é citada como 34 a 54%, e a sobrevivência fetal varia de 0 a 89% em estudos[1-3]. Os desfechos pioram com gestações com menos do que 24 semanas de gestação, tanto para a mãe quanto para o produto conceptual.

ANATOMIA E FISIOPATOLOGIA

O útero permanece na pelve até aproximadamente 12 semanas de idade gestacional (em gestações únicas, com fetos de peso adequado para a idade gestacional), alcançando a altura da cicatriz umbilical por volta de 20 semanas, e as margens costais a partir de 34 semanas[3-5]. Esses parâmetros de referência mudam em casos de fetos gemelares ou com peso inadequado para a idade gestacional, pequenos (PIG) ou grandes (GIG). Ao final do terceiro trimestre, o tamanho uterino costuma alterar significativamente a localização e a função de estruturas abdominais e pélvicas.

Muitas das recomendações para o cuidado da paciente grávida baseiam-se nas mudanças fisiológicas da gestação, sendo a mais importante a obstrução uterina do retorno venoso e, portanto, da pré-carga. O útero gravídico gera uma hipertensão intra-abdominal (semelhante a uma síndrome compartimental abdominal). As diretrizes atuais de ressuscitação cardiopulmonar materna orientam o deslocamento uterino para a esquerda de modo manual. Ao se esvaziar o útero por meio da cesárea de reanimação, a compressão aortocava é aliviada, o que resulta em um aumento de 60 a 80% no débito cardíaco. A expulsão do feto, à semelhança de uma peritoneostomia descompressiva, alivia a restrição da veia cava inferior, reduz a proporção do débito cardíaco direcionado para o útero e restaura o posicionamento diafragmático, facilitando assim uma ressuscitação mais eficiente.

ASPECTOS ÉTICOS

Existem preocupações éticas e religiosas a respeito da cesárea de reanimação; entretanto, ensinamentos católicos, islâmicos e judaicos apoiam a sua realização, embora ela não se sustente universalmente. Nos Estados Unidos e no Reino Unido, os processos relacionados ao procedimento são devido à sua não realização quando indicado.

No Brasil não existe legislação específica sobre o tema aspectos gerais do Direito Penal relacionados à prerrogativa médica de agir para salvar a vida do feto e da gestante; e o Código de Ética Médica, em seu artigo 56 (permitindo ao médico, em caso de risco iminente de vida, a decisão sobre procedimento terapêutico) apoia a realização da cesárea de reanimação. Caso, posteriormente, seja visto que a cesárea era injustificada, fica-se sujeito à penalização cível e criminal por violência obstétrica. É possível ainda que por objeção de consciência e/ou inaptidão técnica o médico opte por não realizar o procedimento, porém alguém tem que praticá-lo, para não incorrer em negligência.

HISTÓRIA E EXAME FÍSICO

A história da paciente pouco frequentemente é adquirida na cena de uma paciente obstétrica com parada cardiorrespiratória e/ou traumática. Se qualquer informação puder ser coletada, a equipe do pré-hospitalar deve focar primariamente em três questões mais pertinentes:

- Quantos fetos estão presentes?
  - Assim pode haver preparo adequado de equipamento e de recursos humanos para ressuscitação de múltiplos fetos, caso necessário.
- Qual é a data provável do parto, a data da última menstruação ou estimativa da idade gestacional?
  - Essas perguntas ajudam a determinar a idade do feto e, portanto, a sua viabilidade.
  - Deve-se considerar um parto por cesárea de reanimação somente em caso de fetos com idade viável.
  - Com frequência, a idade gestacional não é possível de ser obtida. Nesse caso, a altura de um fundo uterino ao nível da cicatriz umbilical correlaciona-se com idade gestacional de 20 a 24 semanas.
- Existe alguma droga presente no organismo materno?
  - Essa informação pode ser utilizada para direcionar um tratamento com antídoto ao feto.

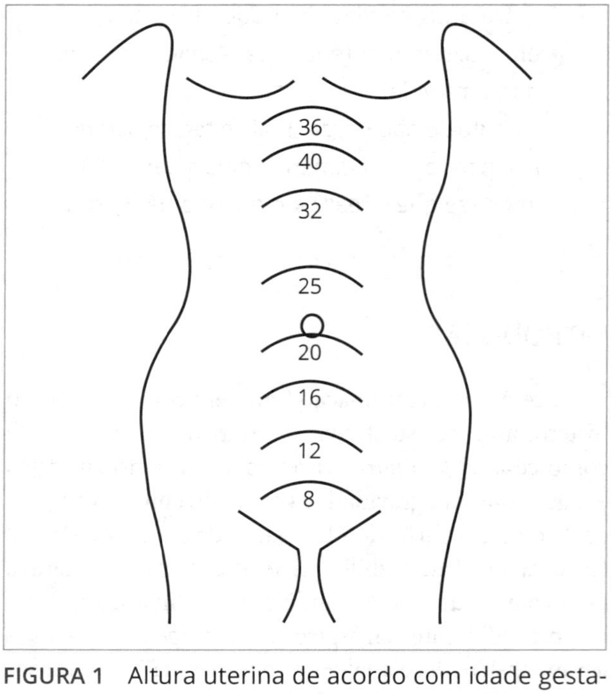

FIGURA 1 Altura uterina de acordo com idade gestacional (em gestações únicas).

INDICAÇÕES

Existem três indicações para o procedimento:

- Ressuscitação materna (enfoque na mãe);
- Esforços para salvar o feto (*perimortem* materna);
- Ressuscitação maternofetal.

Em 2005, a American College of Obstetrics and Gynecology (ACOG) concluiu que não havia dados suficientes para fazer recomendações sobre com que idade gestacional realizar o procedimento. Muitos especialistas e sociedades concordam que a cesárea de reanimação deve ser considerada em uma parada cardiorrespiratória materna com gestação superior a 23 semanas.

Uma idade gestacional de 24 semanas é geralmente considerada viável para o feto, embora possa variar de acordo com as fontes na literatura. Para o benefício materno, a cesárea de reanimação não é considerada benéfica antes de 24 semanas de gestação, tendo em vista que o tamanho uterino e o volume sanguíneo são improváveis de contribuir para a labilidade hemodinâmica[3-5].

Para o máximo benefício do desfecho, o procedimento deve ser iniciado não mais do que 4 minutos após a parada cardiorrespiratória. Embora dados a respeito de tempo ótimo para o parto pós-parada sejam limitados, em um cenário hospitalar, a sobrevivência diminui drasticamente quando o tempo da morte materna até o parto alcança 5 minutos. Portanto, uma regra de 4 minutos tornou-se padrão: parada cardiorrespiratória materna por 4 minutos, cesárea de reanimação no quinto minuto. Se a mãe tem lesões claramente não compatíveis com a vida, não é necessário esperar para indicar o procedimento.

Há relatos de sobrevivência em até 15 minutos para a mãe e 30 minutos para o feto. Com isso em mente, a sobrevivência é maior se realizada com 4 minutos de parada materna, e a cesárea de reanimação deve ser considerada em todas as mulheres grávidas moribundas no terceiro trimestre com menos de 30 minutos de parada cardíaca.

CONTRAINDICAÇÕES

Em gestações menores de 20 semanas de feto único, não há indicação de realização da intervenção, uma vez que o volume abdominal é pequeno, e o feto não é viável. Também não se deve realizar o procedimento quando não houver sinais de chance de sobrevivência tanto para a mãe quanto para o feto.

PREPARAÇÃO

O médico, ao perceber a parada cardiorrespiratória em paciente gestantes, deve imediatamente iniciar as compressões torácicas e solicitar ajuda a equipe de ressuscitação, obstetras e neonatologistas[5-7]. O rápido reconhecimento e intervenção com compressões cardíacas efetivas e manejo de via aérea são cruciais para melhorar os desfechos tanto para a mãe quanto para o feto, e desde esse momento já se inicia a consideração a respeito da cesárea de reanimação, a depender da idade gestacional.

Se um ritmo chocável for identificado, a ressuscitação cardiopulmonar habitual deve ser iniciada, in-

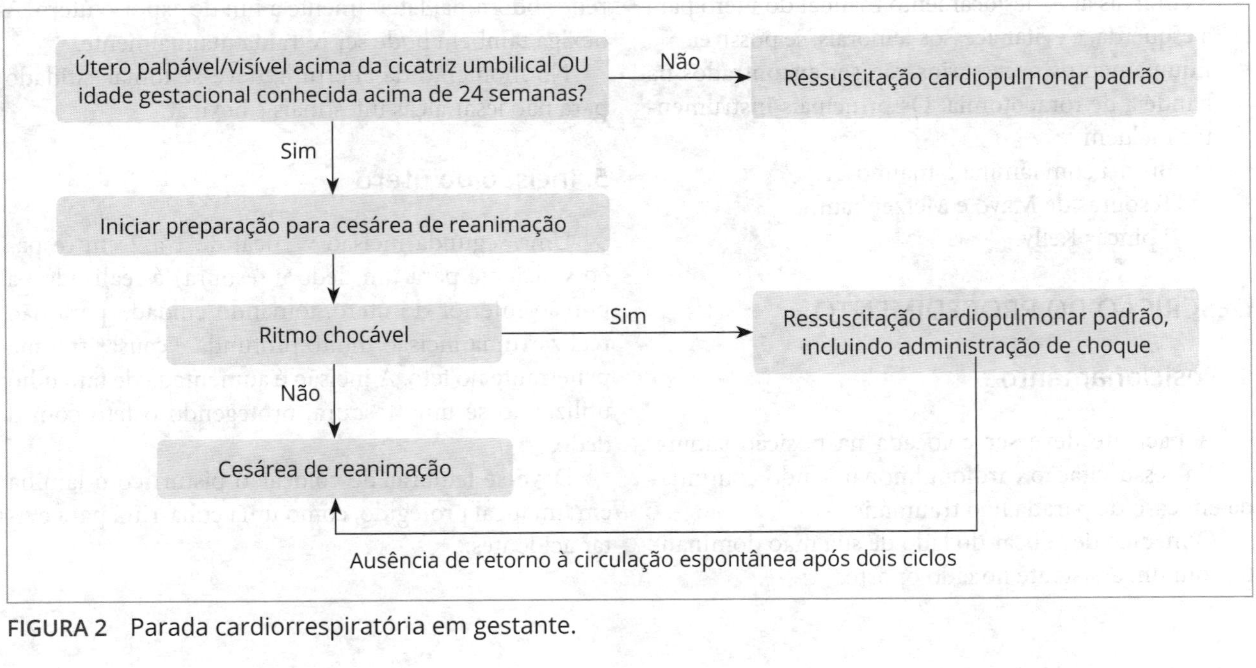

FIGURA 2 Parada cardiorrespiratória em gestante.

cluindo administração da desfibrilação. Após 4 minutos sem retorno da circulação espontânea, a cesárea de reanimação deve ser iniciada. Para uma parada com ritmo não chocável, a cesárea de reanimação pode ser indicada imediatamente, segundo alguns especialistas, pois isso aumenta a chance de sucesso de outras intervenções e procedimentos enquanto também otimiza o desfecho fetal.

O procedimento de cesárea de reanimação, embora pouco complexo, cria uma ansiedade intensa e medo entre os profissionais de saúde por motivos óbvios. Ele pode ser realizado por médicos obstetras, emergencistas e cirurgiões de trauma. Deve ser dada preferência para o médico mais capacitado presente, porém não deve ser adiada na espera de outras equipes assistentes. Não se deve transferir a paciente do local para um centro cirúrgico. E simultaneamente com a ressuscitação materna e a cesárea de reanimação, a equipe neonatal deve se preparar para a ressuscitação do neonato. Como não se consegue termo de consentimento materno na maioria dos casos, pode-se comunicar à família que o procedimento será realizado (consentimento passivo).

- Deve-se garantir que a equipe tenha equipamento de proteção individual.
- Quando possível, prepara-se a sucção, prepara-se o quarto para uma intubação endotraqueal e inicia-se o protocolo de transfusão maciça em caso de trauma.
- Embora a cesárea de reanimação vá ganhar a atenção da maioria dos membros da equipe, é importante lembrar de outras medidas de ressuscitação traumática e cardíaca.
- Importantes variações da ressuscitação tradicional em uma gestante incluem compressões torácicas 2 a 3 cm mais alto, deslocamento manual do útero para a esquerda, e evitar acessos femorais, se possível.
- Equipamentos necessários vão ser encontrados na bandeja de toracotomia. Os principais instrumentos incluem:
  - Bisturi com lâmina tamanho 21.
  - Tesouras de Mayo e Metzenbaum.
  - 2 pinças Kelly.

DESCRIÇÃO DO PROCEDIMENTO

1. Posicionamento

A paciente deve ser colocada na posição supina, com a ressuscitação cardiopulmonar sendo continuada em caso de parada não traumática.

O médico deve ficar do lado de sua mão dominante, com um assistente no lado oposto.

2. Descompressão vesical

Uma sonda Foley pode ser introduzida para descompressão vesical, se houver algum membro da equipe que possa realizar o procedimento sem prejuízo da ressuscitação.

3. Antissepsia e assepsia

A equipe não deve desperdiçar tempo com antissepsia. Ela deve ser breve, realizada diretamente colocando clorexidina alcoólica sobre o abdome materno, distribuindo com gazes ou compressas manualmente. A antissepsia pode ajudar o restante da equipe a compreender que o procedimento realmente será realizado.

4. Incisão da pele e parede abdominal

Uma incisão vertical mediana é feita do processo xifoide do esterno até a sínfise púbica (incisão xifopúbica), usando a linha negra como guia de direção, caso ela esteja presente. Deve ser uma incisão grande, através das camadas da parede abdominal, ultrapassando a pele, o tecido subcutâneo e a linha alba (aponeurose da linha média), até expor o peritônio. Esse é o meio mais rápido de uma incisão para extração do feto, e também para exploração da cavidade abdominal em caso da busca de uma possível origem de sangramento.

Em casos não traumáticos, se o médico tiver experiência e preferência por uma incisão horizontal de Pfannenstiel, ela também é aceitável, porém demora mais para ser realizada e geralmente não permite a completa exposição da cavidade.

O assistente pode usar suas mãos para puxar a parede abdominal lateralmente a fim de expor o útero. A bexiga também pode ser retraída manualmente.

No momento da abertura, deve-se tomar cuidado para não lesar alças intestinais e bexiga.

5. Incisão do útero

Uma segunda incisão vertical de 1 a 2 cm (espaço suficiente para um dedo e tesoura) é realizada na porção inferior do útero, tomando cuidado para não realizar uma incisão muito profunda e causar trauma penetrante no feto. A incisão é aumentada de tamanho utilizando-se uma tesoura, protegendo o feto com o dedo.

Deve-se lembrar de colocar o bisturi com lâmina em um local protegido, como uma cuba-rim, para evitar acidentes.

6. Retirada do produto conceptual

O recém-nascido (ou natimorto) passa através da incisão. Isso pode requerer que o assistente faça pressão no fundo uterino.

7. Clampeamento do cordão umbilical

O cordão umbilical é clampeado e cortado imediatamente. As pinças Kelly são colocadas no cordão umbilical, e uma tesoura corta entre elas.

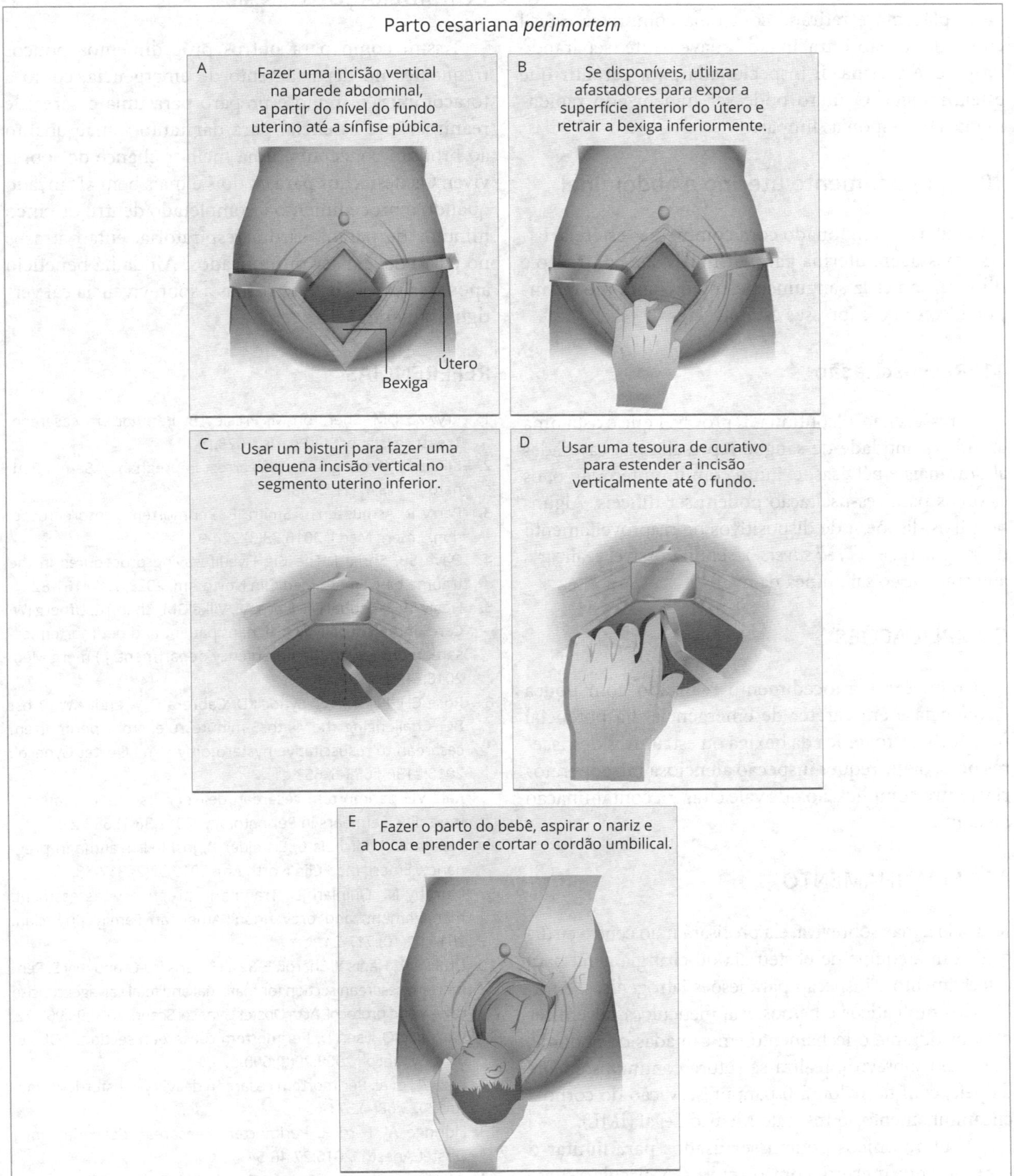

FIGURA 3 Parto cesariana *perimortem*. A: Incisão vertical na parede abdominal. B: Retração da bexiga inferiormente. C: Incisão através do segmento uterino inferior. D: Extensão da incisão superiormente. E: Entrega do feto.

8. Reanimação neonatal

O produto da concepção é colocado sob os cuidados de um médico experiente em reanimação neonatal.

9. Retirada da placenta

A placenta é retirada com uma compressa estéril cobrindo a mão e tracionada suavemente, separando da parede uterina. É inspecionada para garantir que esteja intacta. O útero pode ser higienizado rapidamente com esponjas limpas.

10. Tamponamento uterino e abdominal

O útero é tamponado com compressas estéreis. Faz-se massagem uterina para estimular sua contração e diminuir a perda sanguínea, e então o abdome é tamponado com compressas estéreis.

11. Ressuscitação

A ressuscitação continua. É provável que exista uma grande quantidade de sangue represada nas cavidades abdominais e pélvicas, e, junto com um útero largo, os esforços para ressuscitação podem ser difíceis. Alguns hospitais dispõem de dispositivos de reaproveitamento de sangue (p. ex., "*cell savers*"), sendo possível realizar a autotransfusão sanguínea na mãe[8-14].

COMPLICAÇÕES

Como é um procedimento realizado com pouca frequência e em caráter de emergência, há potencial para lesão iatrogênica da bexiga ou estruturas de vísceras ocas, o que requer inspeção atenciosa intraoperatória. Outra complicação que vale citar é a contaminação da equipe.

ACOMPANHAMENTO

Caso a mãe sobreviva, ela precisará ir ao centro cirúrgico com a equipe de obstetrícia ou cirurgia geral para o fechamento e inspeção para lesões iatrogênicas. Antibióticos profiláticos e hemostasia meticulosa devem ser obtidos durante o fechamento em camadas do abdome. Caso não sobreviva, realiza-se sutura contínua somente da pele, com fio nylon 2-0 para preservação do corpo e encaminhamento ao Instituto Médico Legal (IML).

Os uterotônicos podem ser usados para limitar o sangramento uterino, com o retorno à circulação espontânea. Porém, a ocitocina pode precipitar nova parada cardiorrespiratória e deve ser utilizada com precaução. A síndrome pós-ressuscitação pode ser acompanhada por trombocitopenia e coagulopatia.

Manejo continuado de lesões traumáticas com admissão para unidade de terapia intensiva, tanto para a mãe quanto para o bebê, é importante.

CONSIDERAÇÕES FINAIS

Assim como para outros procedimentos poucos frequentes no departamento de emergência, como a toracotomia, o treino e preparo para uma cesárea de reanimação é essencial para dar tanto à mãe quanto ao produto conceptual uma melhor chance de sobreviver. Os desfechos para os dois é mais bem alcançado quando o procedimento é completado dentro de cinco minutos de parada cardiorrespiratória, então atrasos no parto devem ser minimizados. Ainda há benefício após essa janela de tempo, mas a sobrevivência cai vertiginosamente.

REFERÊNCIAS

1. Krywko DM, Sheraton M, Presley B. Perimortem cesarean. Treasure Island: StatPearls; 2023.
2. Kikuchi J, Deering S. Cardiac arrest in pregnancy. Semin Perinatol. 2018;42(1):33-38.
3. Parry R, Asmussen T, Smith JE. Perimortem caesarean section. Emerg Med J. 2016;33(3):224-9.
4. Dave SB, Shriki J. The Big Five-lifesaving procedures in the trauma bay. Emerg Med Clin North Am. 2023;41(1):161-82.
5. Healy ME, Kozubal DE, Horn AE, Vilke GM, Chan TC, Ufberg JW. Care of the critically ill pregnant patient and perimortem cesarean delivery in the emergency department. J Emerg Med. 2016;51(2):172-7.
6. Rose CH, Faksh A, Traynor KD, Cabrera D, Arendt KW, Brost BC. Challenging the 4- to 5-minute rule: from perimortem cesarean to resuscitative hysterotomy. Am J Obstet Gynecol. 2015;213(5):653-6, 653.e1.
7. Katz VL. perimortem cesarean delivery: its role in maternal mortality. Seminars in Perinatology. 2012;36(1):68-72.
8. Sakamoto J, Michels C, Eisfelder B, Joshi N. Trauma in pregnancy. Emerg Med Clin North Am. 2019;37(2):317-38.
9. Murphy NJ, Quinlan JD. Trauma in pregnancy: assessment, management, and prevention. American Family Physician. 2014;90(10):717-24.
10. Drukker L, Hants Y, Sharon E, Sela HY, Grisaru-Granovsky S. Perimortem cesarean section for maternal and fetal salvage: concise review and protocol. Acta Obstet Gynecol Scand. 2014;93:965-72.
11. Warraich Q, Esen U. Perimortem caesarean section. J Obstetrics Gynaecol. 2009;29(8):690-3.
12. Katz VL, et al. Perimortem cesarean delivery. Obstetrics Gynecol. 2023;68(4):571-6.
13. Eldridge AJ, Ford R. Perimortem caesarean deliveries. Int J Obstet Anesth. 2016;27:46-54.
14. Drukker L, Hants Y, Sharon E, Sela HY, Grisaru-Granovsky S. Perimortem cesarean section for maternal and fetal salvage: concise review and protocol. Acta Obstet Gynecol Scand. 2014;93(10):965-72.

14
Marca-passos

Laís Mathias Penna de Gouvêa
Amanda Steil

PONTOS PRINCIPAIS

- É importante que o emergencista domine as indicações do uso do marca-passo provisório, assim como a técnica de colocação e seu manejo.
- É essencial que o marca-passo provisório seja indicado adequadamente, ou seja, que os critérios de instabilidade estejam sendo provocados pela bradicardia.
- Bradicardias que provocam instabilidade não são as mais frequentes e estão relacionadas majoritariamente com frequências cardíacas baixas.
- Nem todos os pacientes que necessitam do uso de MP temporário necessitarão de marca-passo definitivo.

INTRODUÇÃO

O sistema de condução cardíaco é um conjunto de células especializadas em gerar e conduzir o impulso elétrico do nó sinusal até as células cardíacas da periferia. Quando esses miócitos estão funcionando de modo adequado, o impulso é gerado no nó sinusal (NS), passa através do nó atrioventricular (NAV), seguindo pelas fibras do sistema His-Purkinje e chega até os miócitos situados na periferia.

Todas as células do sistema de condução cardíaco possuem a capacidade de se despolarizar espontaneamente, propriedade essa conhecida como automaticidade, entretanto as células que iniciarão o processo de impulso elétrico são aquelas que se despolarizam mais rapidamente. Em situação fisiológica, o impulso elétrico será iniciado no nó sinusal, estrutura situada no polo superior do átrio direito e conhecida como marca-passo cardíaco natural, visto sua propriedade de despolarização antecipada em relação aos demais miócitos desse sistema.

Marca-passos (MP) são dispositivos capazes de "assumir o papel" no nó sinusal no sistema de condução cardíaco, fornecendo uma frequência cardíaca ideal para manutenção de uma perfusão adequada no organismo, em situações nas quais ocorre deficiência na automaticidade cardíaca ou interrupção na condução desse impulso, conhecido como bloqueio[1,2].

Existe uma diversidade de tipos de marca-passos (provisórios, unipolares, bipolares, unicamerais, bicamerais, endocárdicos, epicárdicos, entre outros), porém é objeto de interesse do médico emergencista o marca-passo temporário. Nem todo paciente que chega ao departamento de emergência com uma bradiarritmia vai ser candidato ao uso do marca-passo, entretanto é de suma importância que o emergencista domine as indicações, a aplicação, o manejo e os ajustes do marca-passo temporário objeto de estudo deste capítulo.

Os marca-passos temporários são divididos em: transcutâneo (externo), transvenoso (endocárdico) e epicárdico. O marca-passo temporário epicárdico é colocado pelo cirurgião durante cirurgia cardíaca e é incomum que o emergencista tenha contato com esse dispositivo. Entretanto, em decorrência das realidades diversas do nosso país, alguns pacientes com esse tipo de marca-passo são alocados no departamento de emergência no pós-operatório, portanto é importante ter noções do manejo desse aparelho. O marca-passo externo transcutâneo é o mais utilizado pelo emergencista e seu domínio completo é essencial tanto para o profissional do intra-hospitalar quanto do extra-hospitalar. O marca-passo transvenoso, apesar dos significativos riscos relacionados ao procedimento como, por exemplo, perfuração miocárdica e infecção, também tem muita aplicabilidade no departamento de emergência e fornece mais conforto ao paciente que necessita permanecer com o dispositivo por um tempo um pouco mais prolongado[3,4].

APRESENTAÇÃO CLÍNICA

A Sociedade Brasileira de Cardiologia define bradicardia no adulto como a presença de frequência cardíaca inferior a 50 batimentos por minuto, e esse fenômeno pode ou não estar associado a bradiarritmias. Neste capítulo, esses termos serão utilizados como sinônimos para fins práticos.

Bradiarritmias são entidades frequentes no departamento de emergência, suas causas são diversas, podendo ou não ser reversíveis, e majoritariamente não necessitam de implante de marca-passo provisório. As indicações específicas do uso de marca-passo provisório serão discutidas posteriormente, entretanto sua aplicação está diretamente relacionada com a presença de instabilidade hemodinâmica[4,5]. É de suma importância ressaltar que o emergencista deve se certificar de que a instabilidade hemodinâmica em questão deve estar sendo provocada pela bradicardia antes de optar pela colocação do marca-passo. Muitas vezes, esses casos apresentam frequência cardíaca inferior a 40 batimentos por minuto.

O manejo de bradicardias instáveis pode ser feito tanto pelo uso do marca-passo quanto pelo manejo medicamentoso. As evidências mais recentes indicam que não existe diferença na sobrevida do paciente tratado com terapia medicamentosa ou com o uso de marca-passo. Portanto, em locais que dispõem desses medicamentos e onde esse dispositivo está indisponível é possível iniciar o tratamento de bradicardias instáveis[4,5].

O marca-passo deve ser colocado no departamento de emergência na presença de instabilidade hemodinâmica. Esses critérios de instabilidade são basicamente sinais e sintomas provocados pela hipoperfusão tecidual nos sistemas mais nobres do organismo, o que indica que o débito cardíaco não está de acordo com a demanda metabólica. Esses critérios são: alteração do nível de consciência, síncope, dor torácica com características anginosas, dispneia intensa, edema agudo de pulmão e hipotensão arterial[6].

O marca-passo temporário é um recurso caro e sua colocação não é isenta de desconfortos e/ou riscos graves como, por exemplo, tamponamento cardíaco, perfuração ventricular, infecções, entre outros. A presença de condições nas quais o paciente está estável, porém é portador de uma bradiarritmia de alto risco (como, por exemplo, bloqueio atrioventricular total – BAVT, ou bloqueio de segundo grau Mobitz II) não necessariamente indica a passagem imediata de marca-passo provisório no departamento de emergência. A depender das circunstâncias clínicas e onde o paciente está inserido, existe a possibilidade de que ele seja internado e aguarde a colocação do marca-passo definitivo sem utilizar o provisório[5,6].

MANEJO

Neste tópico, discutiremos as especificidades e as técnicas de implantação e ajuste dos mais diversos tipos de marca-passos provisórios. As marcas expostas neste capítulo têm como intenção exibir um modelo visual para facilitar o aprendizado, e não representam sugestões de compra.

Marca-passo transvenoso (MPTV)

Estudos demonstram que essa é a apresentação de preferência para a maior parte dos pacientes que necessitam do uso de MP provisório, pois oferece maior conforto e permite a permanência do dispositivo por tempo mais prolongado em relação às demais modalidades[7].

Embora seja um procedimento seguro, a passagem do MPTV não é isenta de riscos como, por exemplo, perfuração miocárdica com tamponamento cardíaco, pneumotórax, infecção, deslocamento do eletrodo com consequente assistolia, sangramento, dentre outros. A incidência dessas complicações varia de 14 a 40% segundo dados norte-americanos, e sua incidência pode ser reduzida utilizando técnica guiada. A técnica orientada por fluoroscopia é fortemente recomendada, entretanto não se configura como uma realidade nacional. A técnica guiada por ultrassonografia mostra-se viável e é mais amplamente disponível. O procedimento pode também ser executado guiado por monitorização eletrocardiográfica contínua, na qual se observa uma taquicardia ventricular (TV) não sustentada quando a ponta do eletrodo do MPTV toca o miocárdio do ventrículo direito (VD)[8-10].

Os sítios de preferência para passagem do MPTV são a veia jugular interna direita e a veia subclávia esquerda, em decorrência de questões anatômicas. A veia femoral, embora seja a mais utilizada na prática

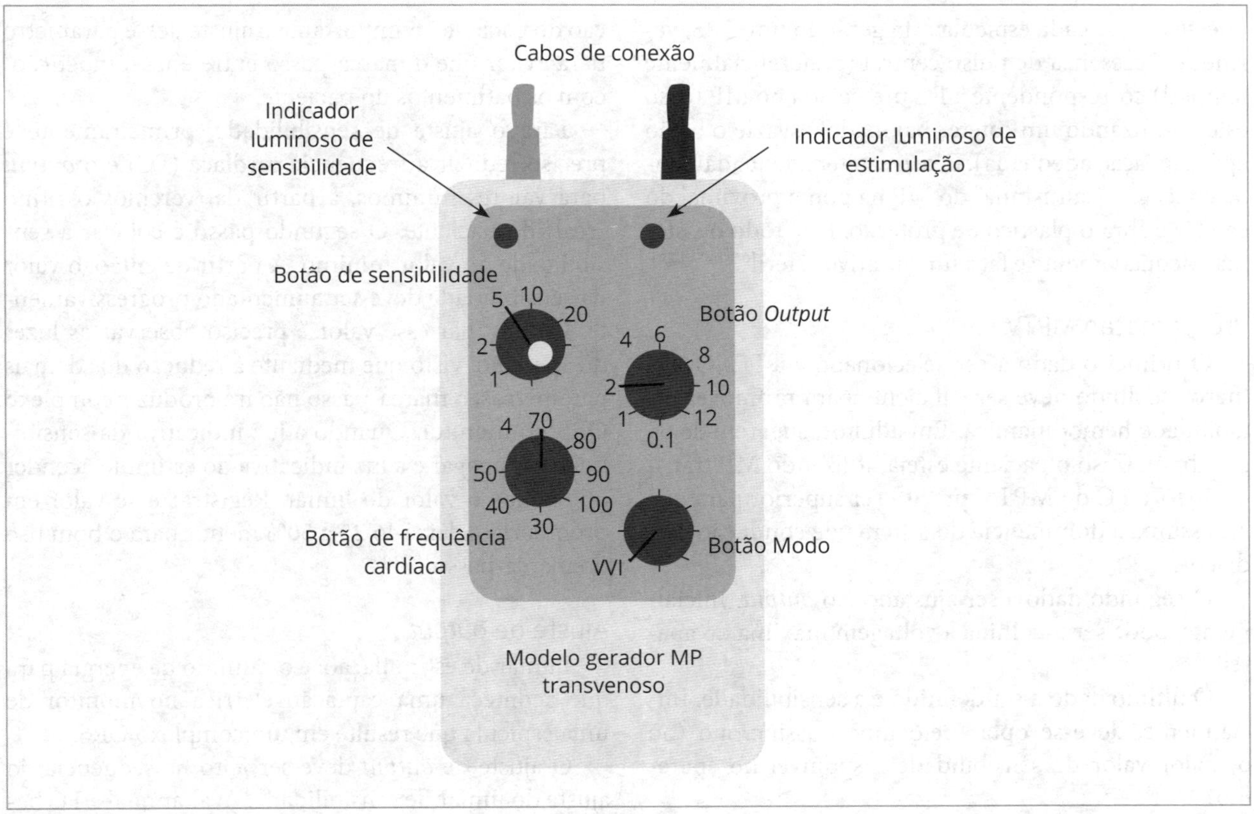

FIGURA 1 Modelo genérico com os componentes básicos de um gerador de um marca-passo transvenoso.

clínica, não é recomendada como primeira escolha para MPTV visto os maiores riscos de infecção, trombose e a necessidade de que o paciente permaneça em decúbito dorsal com a perna estendida até a retirada do dispositivo. O acesso braquial não é indicado[8,10].

A retirada do marca-passo transvenoso é um procedimento que carrega riscos e deve ser feito em ambiente adequado por equipe treinada[11].

Kit para passagem de dispositivo de MP transvenoso

Para a passagem do MPTV, primeiramente certifique-se de que você tem todo o material necessário à disposição e que o gerador de marca-passo está com bateria (geralmente bateria de 9 V). Realize a técnica asséptica com bastante cuidado. É essencial que o emergencista tenha esse zelo em decorrência do elevado potencial de infecção desse procedimento.

A técnica de instalação do MPTV é bastante semelhante à passagem de um acesso venoso central (técnica de Seldinger). Após a passagem do fio-guia, deve-se introduzir o dilatador acoplado ao introdutor (dica 1: algumas marcas vêm com essas peças separadas, elas precisam ser conectadas pelo médico. Dica 2: passar primeiramente o dilatador desacoplado do introdutor para facilitar o processo; posteriormente, acoplar dilatador e introdutor e dar sequência ao procedimento). Retirar o fio-guia e o dilatador mantendo apenas o introdutor, que é por onde vai ser inserido o marca-passo. Existem duas apresentações de cateter de MP: balão de flotação (funciona assim como um balonete de tubo endotraqueal e necessita ser insuflado após a introdução de cerca de 20 cm) ou cateter direcionado por torque (mais disponível no Brasil. A ponta deve ser introduzida apontando para o coração para se adaptar à anatomia).

Antes de introduzir o MP, lembre-se de passar a capa de proteção ("camisinha") dentro do cateter, pois, caso necessite de reposicionamento, poderá ser feito por técnica estéril. Conecte os fios do cateter de marca-passo ao gerador e programe o aparelho (polo positivo ligado no polo positivo e polo negativo ligado no polo negativo, ou seja, conectar os cabos de mesma coloração).

O cateter de MP possui uma marcação a cada 10 cm. Introduzir cerca de 20 cm do dispositivo e ligar o gerador. Observe o dispositivo que está guiando seu procedimento: quando o MP estiver adequadamente locado (ápice de VD) e a FC da programação for vista no monitor, pare a inserção. É comum visualizar supra com corrente de lesão quando o marca-passo é impactado, esse é o padrão esperado na impactação. Certifique-se de que cada espícula está gerando um QRS, verifique a presença de pulso central (preferencialmente femoral) correspondente à FC pré-setada no MP (caso esteja utilizando um cateter balonado, esvazie o balão após alocação adequada). Fixe o cateter adequadamente, conecte a "camisinha" do MP na ponta proximal do cateter e abra o plástico de proteção. Fixe todo o sistema adequadamente e faça um curativo estéril[6,8-10,12,13,15].

Programação MPTV

O primeiro dado a ser selecionado é a FC. O número escolhido deve ser suficiente para promover estabilidade hemodinâmica. Em adultos, sugerem-se 60 a 70 bpm. Caso o paciente esteja utilizando MP transcutâneo, a FC do MPTV precisa ser superior para que ele assuma a dominância do sistema de condução cardíaco.

O segundo dado a ser ajustado é o *output*. Inicialmente, pode ser escolhida a voltagem máxima do aparelho.

O último dado a ser definido é a sensibilidade. Inicialmente, deve-se optar pelo modo assíncrono (ou o maior valor de sensibilidade disponível no aparelho)[7,9,12-15].

Ajuste do MPTV

Ajuste de sensibilidade

Limiar de sensibilidade: é a capacidade do aparelho de "sentir" (identificar) o batimento próprio do coração do paciente. É importante o ajuste desse parâmetro para evitar que o marca-passo entre em "competição" com os batimentos do paciente.

Para o ajuste de sensibilidade, primeiramente é preciso reduzir a frequência cardíaca (FC) e o *output* para valores mínimos, a partir daí veremos o ritmo "real" do paciente. O segundo passo é colocar a sensibilidade no valor mínimo. A partir de então, o valor da sensibilidade deve ser aumentado progressivamente. Para avaliar esse valor é preciso observar as luzes do aparelho, visto que mediante a redução dos demais parâmetros, o marca-passo não irá produzir complexo QRS no monitor. Quando a luz indicativa da sensibilidade se apagar e a luz indicativa do estímulo acender obteremos o valor do limiar. Registrar esse valor em prontuário e deixá-lo 25 a 50% menor para o bom uso do marca-passo[7,9,12-15].

Ajuste de *output*

Limiar de estimulação: é o mínimo de energia para que aconteça uma captação elétrica no monitor de uma espícula que resulte em um complexo QRS.

O ajuste de *output* deve ser feito na sequência do ajuste do limiar de sensibilidade. Avaliar qual a FC basal do paciente e ajustar a FC do marca-passo para, no mínimo, 10 batimentos acima da FC basal, de modo que o MP estimule o coração, gerando QRS no monitor. Na sequência, aumentar o *output* para seu valor máximo e reduzir progressivamente até não gerar estímulo adequado no monitor (falha de captura). Regis-

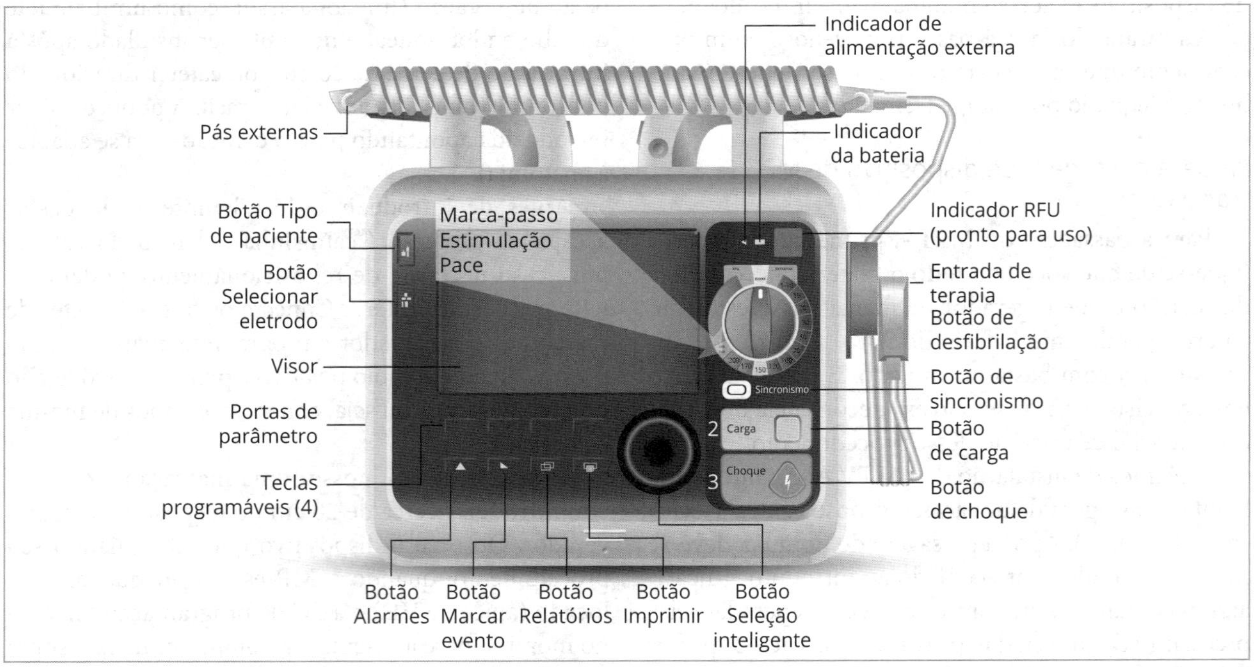

FIGURA 2 Modelo de aparelho de desfibrilação. Figura editada destacando a função marca-passo e os mais diversos nomes utilizados nos aparelhos.

Fonte: adaptada de Philips, 2016.

trar esse valor no prontuário e, para garantir a segurança, ajustar o valor para duas a três vezes o limiar de estimulação[7,9,12-15].

Marca-passo transcutâneo (MPTC)

Recurso mais amplamente disponível em relação ao MPTV. Apresenta a vantagem de ser facilmente aplicado, entretanto pode apresentar algumas desvantagens como, por exemplo, pás descartáveis não reutilizáveis de alto custo, necessidade de sedação do paciente visto incômodo e dor provocados pelo estímulo elétrico, maior dificuldade de captação do estímulo, entre outras[4,7].

Os componentes do MPTC são o próprio aparelho de cardioversão elétrica ajustado adequadamente no modo marca-passo e as pás específicas de marca-passo (não são as mesmas pás utilizadas na desfibrilação).

O paciente deve ser devidamente monitorizado e sedado. A instalação do MPTC é bastante simples. Para colocação das pás, basta observar a orientação do fabricante, classicamente opta-se pelo posicionamento anteroposterior[4,7].

Ligar o aparelho na opção marca-passo (pode haver variações de nomenclatura como *pacer*, estimulação, entre outras). Selecionar a FC suficiente para provocar estabilidade hemodinâmica no paciente (sugere-se 60 a 70 bpm). Em seguida, ajustar a corrente elétrica (energia de estimulação ou *output*) aumentando gradativamente até que ocorra captura elétrica no monitor. A captura deve ter a FC escolhida, todas as espículas do MP devem gerar um complexo QRS e o paciente deve apresentar pulso central condizente com a FC. Observar a corrente encontrada e adicione 10% desse valor como margem de segurança. Manter o paciente monitorizado e com analgesia e sedação adequadas[4,7].

Marca-passo epicárdico

Essa modalidade de MP é frequentemente utilizada como dispositivo de segurança após cirurgias cardíacas nas quais existe o potencial risco de o paciente apresentar bradicardia, porém sem indicação, a princípio, do implante de MP definitivo. Por conta da situação de superlotação das UTI, não é infrequente que o emergencista receba pacientes em pós-operatório com esses dispositivos. Seu manejo é bastante semelhante ao MPTV e a Figura 4 ilustra a instalação desse MP[7,11].

ACOMPANHAMENTO

Após a colocação do aparelho de MP, o paciente deve ser submetido a uma radiografia para verificar o posicionamento do dispositivo e a presença de complicações, além de realizar um ECG de 12 derivações para documentar o ritmo e a aparência do complexo QRS.

Pacientes com qualquer modalidade de MP devem ser conduzidos à unidade de terapia intensiva, e é fortemente recomendado o seguimento conjunto com especialista para melhor manejo do caso e tomada de decisão referente à necessidade ou não de colocação de MP definitivo. A maioria dos casos não necessita da indicação do MP definitivo, pois trata-se de causas reversíveis de bradiarritmias. Alguns pacientes, apesar de não haver necessidade do uso de MP provisório, podem ter indicação do uso de MP definitivo como, por exemplo, bradiarritmias de alto risco[11].

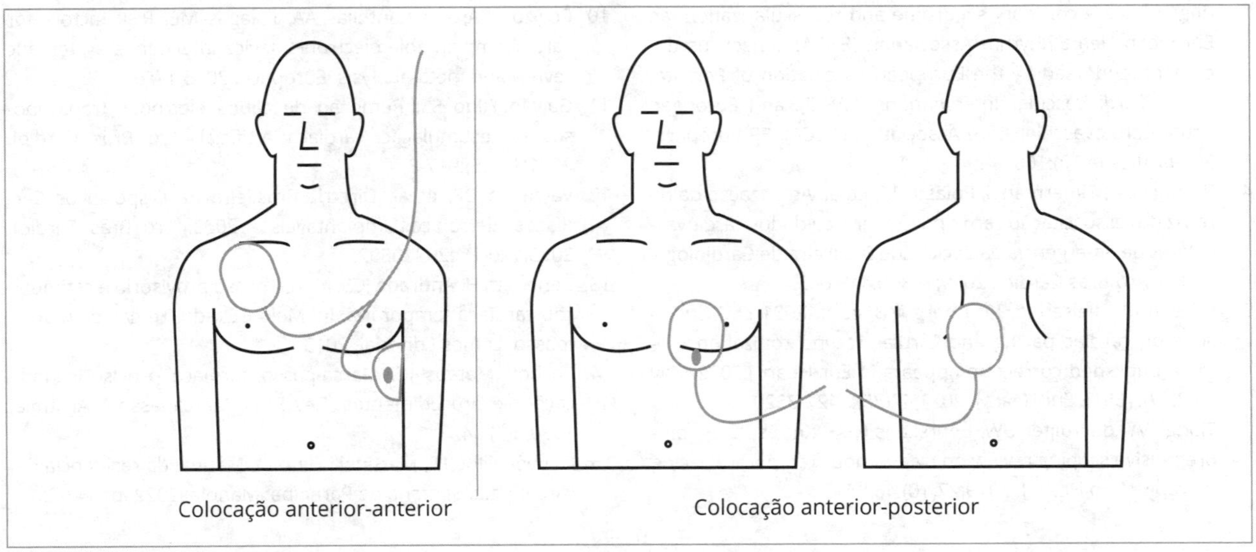

FIGURA 3 Posicionamento das pás do marca-passo transcutâneo.
Fonte: adaptada de Philips, 2016.

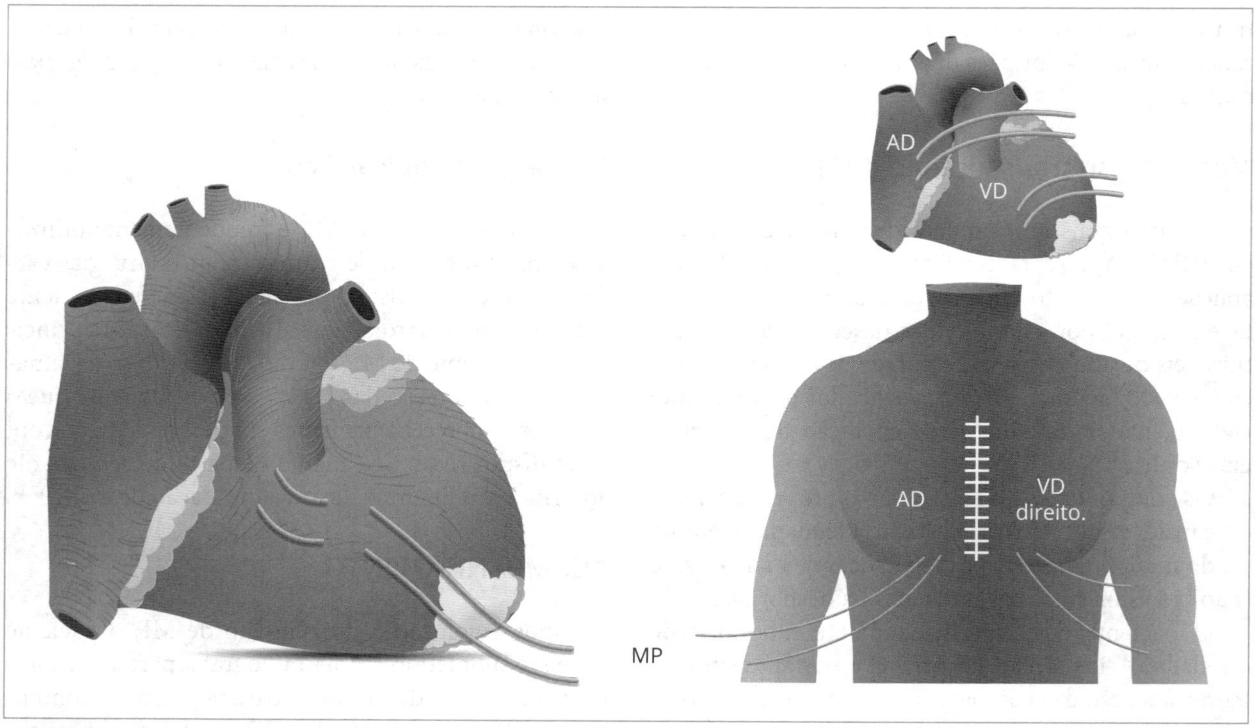

FIGURA 4 Marca-passo epicárdico.
AD: átrio direito; MP: marca-passo; VD: ventrículo direito.

REFERÊNCIAS

1. Teixeira RA, Fagundes AA, Baggio Junior JM, et al. Brazilian guidelines for cardiac implantable electronic devices – 2023. Arq Bras Cardiol. 2023;120(1):e20220892.
2. Kusumoto FM, Schoenfeld MH, et al. 2018 ACC/AHA/HRS Guideline on the evaluation and management of patients with bradycardia and cardiac conduction delay: a report of the American College of Cardiology/American Heart Association Task Force on Clinical Practice Guidelines and the Heart Rhythm Society. J Am Coll Cardiol. 2019;74(7):e51–e156.
3. Kalarus Z, et al. Cardiac arrhythmias in the emergency settings of acute coronary syndrome and revascularization: an European Heart Rhythm Association (EHRA) consensus document, endorsed by the European Association of Percutaneous Cardiovascular Interventions (EAPCI), and European Acute Cardiovascular Care Association (ACCA), EP Europace. 2019;21(Issue 10):1603-4.
4. Bernoche C, Timerman S, Polastri TF, et. al. Atualização da diretriz de ressuscitação cardiopulmonar e cuidados cardiovasculares de emergência da Sociedade Brasileira de Cardiologia - 2019. Arq Bras Cardiol. 2019;113(3):449-663.
5. Glikson M, Nielsen JC, Kronborg MB, et al. 2021 ESC Guidelines on cardiac pacing and cardiac resynchronization therapy [published correction appears in Eur Heart J.2022 May 1;43(17):1651]. Eur Heart J. 2021;42(35):3427-3520.
6. Tjong FVY, de Ruijter UW, Beurskens NEG, Knops RE. A comprehensive scoping review on transvenous temporary pacing therapy. Neth Heart J. 2019;27(10):462-473.
7. Estes NAM, et al. Temporary cardiac pacing, Uptodate, 2022. Disponível em: https://www.uptodate.com/contents/temporary-cardiac-pacing?search=pacemaker&source=search_result&selectedTitle=4~150&usage_type=default&display_rank=4. Acesso em: 24 Jun.2024.
8. Nolewajka AJ, Goddard MD, Brown TC. Temporary transvenous pacing and femoral vein thrombosis. Circulation.1980;62(3):646-50.
9. Silver MD, Goldschlager N. Temporary transvenous cardiac pacing in the critical care setting. Chest.1988;93:607.
10. Polyzos KA, Konstantelias AA, Falagas ME. Risk factors for cardiac implantable electronic device infection: a systematic review and meta-analysis. Europace. 2015;17:767.
11. Galvão Filho SS. Remoção de cabos eletrodos transvenosos de estimulação cardíaca artificial. Arq Bras Cardiol. 2021;116(5):917-8.
12. Valdigem BP, et al. Diretriz Brasileira de Dispositivos Cardíacos Eletrônicos Implantáveis – 2023. Arq Bras Cardiol. 2023;120(1):e20220892.
13. Benedetti H, Andrade JCS. Marca-passo provisório e estimulação cardíaca temporária. In: Melo CS (ed.). Temas de marca-passo. Lemos Editorial; 2013.
14. Páchon Mateos JC. Marca-passo cardíaco provisório: indicações e procedimentos. Rev Bras, Marcapasso e Arritmia. 1990;3(3):94.
15. Gouvêa Filho LF, Martinelli Filho M. Manual da residência em cardiologia. Santana de Parnaíba: Manole; 2022. p. 342-7.

15

Cardioversão elétrica e desfibrilação

Carolina Monte Santo Burdman Pereira
Vittoria Crepaldi Fares
Amanda Ferreira Santa Bárbara

PONTOS PRINCIPAIS

- A cardioversão elétrica é a aplicação de uma corrente elétrica sincronizada com o complexo QRS do paciente, durante um período seguro do ciclo cardíaco, com o objetivo de converter uma arritmia em um ritmo organizado e estável hemodinamicamente. Ou seja, é aplicada em pacientes que ainda possuem pulso.
- A desfibrilação tem como objetivo a administração de uma corrente elétrica de alta energia de maneira não sincronizada para restaurar o coração para um ritmo sinusal normal em pacientes que não apresentam pulso (taquicardia ventricular sem pulso e fibrilação ventricular).

INTRODUÇÃO

A cardioversão elétrica é a aplicação de uma corrente elétrica sincronizada com o complexo QRS do paciente, durante um período seguro do ciclo cardíaco, com o objetivo de converter uma arritmia em um ritmo organizado e estável hemodinamicamente[1]. Ou seja, é aplicada em pacientes que ainda possuem pulso, mas estão instáveis hemodinamicamente[18]. Por outro lado, a desfibrilação tem como objetivo a administração de uma corrente elétrica de alta energia de maneira não sincronizada e aleatoriamente durante o ciclo cardíaco para restaurar o coração para um ritmo sinusal normal[1]. A escolha do procedimento irá depender do quadro clínico do paciente e suas indicações[1]. Este capítulo irá abordar as técnicas de cardioversão elétrica e desfibrilação.

ELETROFISIOLOGIA

A aplicação de eletricidade transtorácica por meio de um choque elétrico de corrente contínua no coração provoca a despolarização das células miocárdicas, permitindo que o nó sinusal retorne ao seu processo de estimulação normal[1]. Ao despolarizar todo o tecido excitável e torná-lo refratário, o circuito é incapaz de propagar ou manter um mecanismo de reentrada arritmogênico[16].

A técnica usada é a aplicação de uma quantidade selecionada de energia, geralmente entre 50 e 360 J, que é direcionada a partir de dois eletrodos (pás)[3]. Os mecanismos pelos quais a corrente elétrica é capaz de terminar uma arritmia ainda não são bem explicados[3].

O sucesso da cardioversão é dependente do tamanho das pás, do sítio de aplicação, da impedância transtorácica e da corrente aplicada[3]. Em 2021, um estudo randomizado e multicêntrico – *EPIC trial*[21] – tentou responder à pergunta acerca de qual posicionamento das pás seria mais eficiente: anterolateral ou anteroposterior. Neste caso, o posicionamento anterolateral se mostrou mais eficaz, especialmente nos casos de fibrilação atrial. Para este posicionamento, a pá esternal deve ser colocada logo à direita da borda esternal superior, abaixo da clavícula, e a pá apical à esquerda do mamilo, com o centro do eletrodo na linha axilar média.

O tamanho das pás deve ser escolhido de acordo com a população em questão, por exemplo, a utilização de pás pediátricas; e na população dos adultos foi encontrado um tamanho de eletrodo que teoricamente seria o ideal (aproximadamente 12,8 cm), que seria capaz de fornecer uma corrente adequada ao mesmo tempo que a injúria miocárdica é reduzida[22]. Uma pressão firme das pás contra o tórax demonstrou uma redução de 13% na impedância transtorácica[23].

A distância entre os eletrodos, a interface entre pele e eletrodo (pelos, ar), presença de choques anteriores e tempo entre os choques podem diminuir o sucesso do procedimento[3]. Na fibrilação atrial, também influenciam o tempo de duração da arritmia e o diâmetro do átrio esquerdo[3].

TABELA 1 Doses a serem aplicadas de acordo com a arritmia

Taquiarritmia	Carga elétrica
QRS largo e irregular	200 J
QRS estreito e regular	50-100 J
QRS estreito e irregular	120-200 J
QRS largo e regular	100 J

DESFIBRILADOR

O desfibrilador é um aparelho que se liga à tomada elétrica e pode ter baterias recarregáveis, conferindo-lhe a opção de ser portátil. Um osciloscópio permite a monitorização em tempo real do paciente, juntamente com o registro eletrocardiográfico. Diversos botões permitem ao operador a definição do modo de uso do equipamento, o nível de energia e outras funções[1].

Este equipamento é utilizado tanto para a desfibrilação quanto para a cardioversão. O sincronizador permite a identificação das ondas R e S do traçado de eletrocardiograma do paciente para a correta descarga da corrente elétrica na cardioversão. Ademais, evita a corrente durante a fase de repolarização do potencial de ação do miocárdio[1]. Na atualidade, existem inúmeros modelos disponíveis no mercado de desfibriladores. A seguir estão alguns exemplos existentes[17-19]:

- Baseados em energia: a maioria dos desfibriladores fornecem uma quantidade pré-especificada de energia em joules (J). Com isso, a quantidade de energia que chegará ao miocárdio dependerá da tensão selecionada e da impedância transtorácica (que varia de acordo com cada paciente). Os desfibriladores baseados em energia podem fornecê-la em uma variedade de formas de onda, conforme descrito a seguir.
- Desfibriladores monofásicos: apresentam níveis de energia entre 50 e 360 J, produzindo uma corrente elétrica unidirecional[1].
- Desfibriladores bifásicos: apresentam níveis de energia entre 120 e 200 J[1], fornecem corrente elétrica bidirecional a partir de um nível de energia mais baixo, sendo mais eficaz tanto na desfibrilação quanto na cardioversão. No entanto, são mais caras que os modelos monofásicos[1]. Estudos recentes com fibrilação ventricular confirmaram a superioridade das ondas bifásicas sobre os pulsos monofásicos[3].
- Baseados em impedância: permite a seleção da corrente transtorácica de acordo com a impedância transtorácica do paciente. Nesse caso, é avaliada por meio de um pulso de teste com o condensador, que posteriormente será carregado para a tensão apropriada.
- Baseados na corrente: a corrente é fornecida de maneira fixa para todos os pacientes, com limiares de desfibrilação independentes da impedância torácica. Esse método utiliza menos energia do que o método convencional baseado em energia[3].

CARDIOVERSÃO

Indicações e contraindicações

Pode ser feita de maneira eletiva ou no cenário de emergência. Geralmente, é aplicada na vigência de instabilidade (pressão arterial sistólica < 90 mmHg, alteração do nível de consciência, dispneia, dor precordial anginosa) ou quando ocorre falha das terapêuticas iniciais. O tipo de arritmia é determinante para o estabelecimento da carga a ser utilizada, uma vez que arritmias desorganizadas demandam maior montante de energia para sua reversão, já que há maior envolvimento de miocárdio e os disparos são mais desorganizados[9].

As indicações principais incluem as taquicardias de reentrada sintomáticas, como as taquicardias supraventriculares, fibrilação atrial, *flutter* atrial e Wolff-Parkinson-White e também as taquicardias ventriculares hemodinamicamente instáveis (paciente com hipotensão, dor, dispneia e/ou alteração do nível de consciência). Nas taquicardias ventriculares e supraventriculares, a cardioversão de emergência é realizada nos casos em que há instabilidade hemodinâmica, sendo o objetivo nestes casos o término da arritmia imediato[3]. Se o paciente apresenta estabilidade, o ritmo sinusal deve ser obtido por meio da cardioversão farmacológica. A taxa de sucesso da cardioversão na taquicardia ventricular é geralmente em torno de 95%[3].

A sincronização com a onda R é mandatória, uma vez que ela previne a fibrilação ventricular que pode surgir com a sobreposição do choque com a onda T (período vulnerável)[3]. É necessário o monitoramento eletrocardiográfico cuidadoso, para evitar terapias de choque inapropriadas em pacientes com taquicardia sinusal[3].

A cardioversão deve ser contraindicada em cenários específicos, como no paciente com ausência de pulso (parada cardiorrespiratória), taquicardia atrial ectópica, taquicardia juncional, taquicardia atrial multifocal e taquicardia sinusal. Nesses cenários, pode resultar em agravamento da condição cardíaca e evolução para fibrilação ventricular (FV) ou taquicardia ventricular (TV). Igualmente, o mesmo pode ocorrer nos pacientes intoxicados com digoxina[1].

Vale ressaltar que a cardioversão elétrica também não deve ser feita nos casos de fibrilação atrial crônica (duração maior que 48 horas), pois pode ocasionar a embolização de trombos do átrio esquerdo e lesões de órgão-alvo, como acidente vascular cerebral. Na mesma linha de raciocínio, se o paciente sabidamente apresenta trombos cardíacos, a cardioversão não deve ser aplicada. Nesses casos, a anticoagulação deve ser iniciada[1].

Alterações metabólicas ou no meio químico do miocárdio, como hipóxia, hipocalemia, hipomagnesemia e intoxicação por drogas (digoxina) podem contribuir para que as pás do equipamento se tornem determinantes do ritmo cardíaco, ultrapassando o funcionamento do nó sinusal. Por isso, o tratamento deve visar à correção da causa base[1].

DESFIBRILAÇÃO

Indicações e contraindicações

A desfibrilação é aplicada durante a parada cardiorrespiratória em ritmos denominados como chocáveis. Esses ritmos incluem a fibrilação ventricular e a taquicardia ventricular sem pulso[1]. Uma situação específica é a arritmia conhecida como *torsades de pointes*. Nesse caso, como o aparelho tradicional não consegue identificar o complexo QRS devido à alternância da sua frequência e morfologia, a desfibrilação deve ser feita[20].

A principal contraindicação para a desfibrilação, além do paciente que apresenta pulso cardíaco, é no paciente que deixou claro que não deseja ser reanimado[1].

Obs.: a fibrilação ventricular pode ser confundida com assistolia durante a parada cardiorrespiratória. Por isso, sempre procure checar os ganhos, pás e derivações para ter a confirmação correta do ritmo e identificar se ele é chocável ou não[1].

PROCEDIMENTO

Equipamentos

Os equipamentos utilizados no procedimento estão descritos na lista a seguir[1]:

- Material de acesso venoso periférico (jelco calibroso e fixador de acesso).
- Aparelho cardioversor-desfibrilador.
- Gel de aplicação nas pás (para aumentar a superfície de contato do aparelho com o tórax do paciente).
- Material de gestão de vias aéreas (tubo para intubação com fio-guia ou bougie, cateter nasal, máscara não reinalante, bolsa-válvula-máscara) e fonte de oxigênio.
- Agentes sedativos intravenosos.
- Monitorização (pressão arterial não invasiva, cardioscopia, oxímetro de pulso).
- Medicamentos de suporte avançado de vida cardiovascular (amiodarona e adrenalina).

Preparação do paciente

O paciente deve ser orientado acerca do procedimento, sua duração e possíveis complicações. O posicionamento do paciente deve ser realizado em decúbito dorsal, com monitorização e em ambiente preparado para o atendimento de possíveis complicações[1].

A aplicação do choque pelo desfibrilador na cardioversão é um procedimento doloroso. Apesar de curto, deve ser realizado sob sedação[5]. É importante ressaltar que a desfibrilação não requer sedação, já que o paciente não se apresenta com pulso[1].

A sedação pode ocorrer de maneira dissociativa ou sedativa, com ou sem analgesia, para aumentar a tolerância do paciente aos procedimentos dolorosos[6]. No departamento de emergência, há diversas medicações que podem ser utilizadas para a redução da dor em procedimentos, como propofol, ketamina, etomidato, midazolam e fentanil[5,6]. Também podem ser utilizadas associações medicamentosas, como, por exemplo, ketamina e propofol.

A ACEP também recomenda o uso de capnografia, em conjunto com a oximetria de pulso para detecção de hipoventilação ou apneia[7]; a monitorização deve ser contínua[7].

Passo a passo

1. Identificação do ritmo: fundamental para definição de carga e para identificar qual procedimento será feito – desfibrilação ou cardioversão.
2. Aplicar as pás: o posicionamento anteroposterior se mostrou superior ao anterolateral nas taxas de sucesso da cardioversão externa da fibrilação atrial estável[9]. Na aplicação das pás, é importante que a equipe tenha ciência do possível uso de marca-passo ou outros dispositivos elétricos, para evitar possíveis

interferências[11]. A utilização de meios de condução (gel para procedimentos) facilita a aplicação do choque e melhora a transdução do choque[3].

3. Colocar o monitor no modo "sincronizado", se cardioversão. Se desfibrilação, garantir que não está no modo "sincronizado".
4. Sedar o paciente na cardioversão. Vale lembrar que na desfibrilação não é necessária a sedação, já que o paciente encontra-se sem pulso e em parada cardiorrespiratória. Vale ressaltar a necessidade de suplementação de oxigênio via cateter nasal nos pacientes em dessaturação.
5. Garantir a segurança do local, verificando se todos os membros da equipe estão afastados no momento em que é deflagrado o choque. Remover a fonte de oxigênio.
6. Procedimento: carregar o aparelho e pressionar com as duas mãos o botão para carregar o aparelho e apertar novamente para descarregar o choque. É importante garantir a aplicação de força nas pás sob o paciente.
7. Verificar ritmo em monitor e pulso do paciente. É crucial manter as pás no paciente, pois o paciente pode apresentar fibrilação ventricular, com indicação de desfibrilação.

Avaliação e cuidados pós-procedimento

Após a realização do procedimento, deve-se manter o paciente em monitorização contínua e atentar para as possíveis complicações.

COMPLICAÇÕES

As complicações são variáveis, podendo incluir lesões mínimas e até mesmo a morte[1]. Elas estão descritas na Tabela 2.

TABELA 2 Complicações provenientes da cardioversão e desfibrilação

Queimaduras térmicas e elétricas (gravidade diretamente proporcional à energia e número de choques utilizados)
Faíscas e incêndios (contato entre derivações do monitor e as pás, entre as pás em si e fonte de oxigênio aberta)
Lesões cutâneas (eritemas e escoriações)
Êmbolos sistêmicos
Arritmias e hipertensão
Dano permanente em dispositivos usados em conjunto (aplicação de novas pás sobre um desfibrilador ou marca-passo já existentes)
Choque elétrico, queimaduras e arritmias cardíacas se contato de terceiros durante a aplicação do choque no paciente

Fonte: Reichman, 2019[1].

Obs.: após a realização do procedimento, pode haver aumento das enzimas cardíacas e elevação transitória do segmento ST. Quanto maior for o nível de energia utilizado e o número de choques aplicados, maior será a lesão muscular. No entanto, geralmente não ocorrem danos permanentes e significativos no músculo miocárdico[1,8]. Alguns estudos reportaram aumento de enzimas miocárdicas, porém é mais provável que esta lesão se deva ao trauma mecânico da ressuscitação ou da hipóxia prolongada[8].

REFERÊNCIAS

1. Reichman EF. Reichman's emergency medicine procedures. New York: Mcgraw-Hill Education; 2019.
2. Kerber RE, Martins JB, Kienzle MG, Constantin L, Olshansky B, Hopson R, et al. Energy, current, and success in defibrillation and cardioversion: clinical studies using an automated impedance-based method of energy adjustment. Circulation. 1988;77(5):1038-46.
3. Kerber RE, Jensen SR, Gascho JA, Grayzel J, Hoyt R, Kennedy J. Determinants of defibrillation: Prospective analysis of 183 patients. The American Journal of Cardiology. 1983;52(7):739-45.
4. Lerman BB, Halperin HR, Tsitlik JE, Brin K, Clark CW, Deale OC. Relationship between canine transthoracic impedance and defibrillation threshold. Evidence for current-based defibrillation. J Clin Investigation. 1987;80(3):797-803.
5. Lerman BB, DiMarco JP, Haines DE. Current-based versus energy-based ventricular defibrillation: a prospective study. Journal of the American College of Cardiology. 1988;12(5):1259-64.
6. Plonsey R, Barr RC. Effect of microscopic and macroscopic discontinuities on the response of cardiac tissue to defibrillating (stimulating) currents. Medical & Biological Engineering & Computing. 1986;24(2):130-6.
7. Sucu M, Davutoglu V, Ozer O. Electrical cardioversion. Ann Saudi Med. 2009;29(3):201-6.
8. Goyal A, Sciammarella JC, Chhabra L, Singhal M. synchronized electrical cardioversion. Treasure Island: StatPearls; 2023.
9. Clinkard D, Stiell I, Lang E, Rose S, Clement C, Brison R, et al. Between- and within-site variation in medication choices and adverse events during procedural sedation for electrical cardioversion of atrial fibrillation and flutter. CJEM. 2018;20(3):370-376.
10. Sanri E, Karacabey S, Akoglu H, Kaya B, Guneysel O. Comparison of ketamine/propofol (ketofol) and etomidate/fentanyl (etofen) combinations for procedural sedation and analgesia in the emergency department: An observational study. Turk J Emerg Med. 2017;17(3):89-94.
11. American College of Emergency Physicians. Procedural sedation and analgesia in the emergency department. Ann Emerg Med. 2014;63(2):247-58.
12. Goktekin O, Melek M, Gorenek B, Birdane A, Kudaiberdieva G, Cavusoglu Y, Timuralp B. Cardiac troponin T and cardiac enzymes after external transthoracic cardioversion of ventricular arrhythmias in patients with coronary artery disease. Chest. 2002;122(6):2050-4.
13. Botto GL, Politi A, Bonini W, Broffoni T, Bonatti R. External cardioversion of atrial fibrillation: role of paddle position on technical efficacy and energy requirements. Heart. 1999;82(6):726-30.

14. Lown B, Kleiger R, Wolff G. The technique of cardioversion, Am Heart J. 1964;67(2):282-4.
15. Goyal A, Sciammarella JC, Chhabra L, et al. Synchronized electrical cardioversion. Treasure Island: StatPearls; 2023.
16. Plonsey R, Barr RC. Effect of microscopic and macroscopic discontinuities on the response of cardiac tissue to defibrillating (stimulating) currents. Medical & Biological Engineering & Computing. 1986;24(2):130-6.
17. Kerber RE, Martins JB, Kienzle MG, Constantin L, Olshansky B, Hopson R, et al. Energy, current, and success in defibrillation and cardioversion: clinical studies using an automated impedance-based method of energy adjustment. Circulation. 1988;77(5):1038-46.
18. Kerber RE, Jensen SR, Gascho JA, Grayzel J, Hoyt R, Kennedy J. Determinants of defibrillation: prospective analysis of 183 patients. Am J Cardiol. 1983;52(7):739-45.
19. Lerman BB, DiMarco JP, Haines DE. Current-based versus energy-based ventricular defibrillation: a prospective study. J Am Coll Cardiol. 1988;12(5):1259-64.
20. Goldman L, Ausiello D. Cecil Medicina interna. 24.ed. Philadelphia: Saunders-Elsevier; 2012.
21. Schmidt AS, et al. Anterior-lateral versus anterior-posterior electrode position for cardioverting atrial fibrillation. Circulation. 2021.
22. Knight BP, Page RL, Parikh N. Basic principles and technique of external electrical cardioversion and defibrillation. Up To Date; 2022.
23. Sirna SJ, et al. Factors affecting transthoracic impedance during electrical cardioversion. Am J Cardiol. 1988.

16
Corpo estranho

Joyce Nomura Hanyu
João Pedro Beloti Caldonazo
Diego Adão

PONTOS PRINCIPAIS

- A população pediátrica apresenta maior risco de obstrução em razão de fatores anatômicos como menor diâmetro e comprimento da via aérea em relação à população adulta.
- Na suspeita de corpo estranho na via aérea, o engasgo, a sialorreia e os sinais de desconforto respiratório podem estar presentes e são sinais ameaçadores à vida.
- Os objetos mais comuns de ingestão pela criança são moedas, baterias, pequenos brinquedos e ímãs, enquanto nos adultos a impactação por alimentos se torna a principal etiologia.

INTRODUÇÃO

Um corpo estranho pode ser definido como um objeto ou substância que se encontra em qualquer cavidade corporal, como, por exemplo, nas vias aéreas, no trato gastrointestinal, na cavidade peritoneal e na cavidade pleural.

Pode ser introduzido de maneira intencional (como próteses metálicas, marca-passo, dispositivo intrauterino, tampão menstrual) ou acidental em contexto de traumas (como empalamentos, acidentes por projétil de arma de fogo), aspiração ou ingestão.

No departamento de emergência, os pacientes podem apresentar sintomatologias diferentes, desde quadros agudos, como dor, insuficiência respiratória aguda, disfagia, sialorreia e sangramento, até quadros crônicos, como infecção associada ao corpo estranho, obstrução gástrica e intestinal, corrimento vaginal patológico e até eventos raros como saturnismo (intoxicação de chumbo) por conta de retenção de projétil de arma de fogo, principalmente em espaços intra-articulares. Portanto, é de grande importância uma avaliação direcionada e precisa na sala de emergência para identificação de situações ameaçadoras à vida.

Neste capítulo, abordaremos:

- Corpo estranho na via aérea.
- Corpo estranho no trato gastrointestinal.
- Corpo estranho no trato geniturinário.

Porém, não será abordado corpo estranho em região de cabeça e pescoço (cavidade nasal, ouvido e olho).

CORPO ESTRANHO NA VIA AÉREA

Considerações anatômicas

O trato respiratório pode ser subdividido em proximal (cavidade nasal, faringe e laringe) e distal (traqueia, brônquios, bronquíolos e alvéolos) (Figura 1).

A população pediátrica apresenta maior risco de obstrução em razão de fatores anatômicos como menor diâmetro e comprimento da via aérea em relação à população adulta. Em pacientes menores de 10 anos, a porção mais estreita da via aérea se localiza abaixo da glote no nível da região cricóidea[1-4].

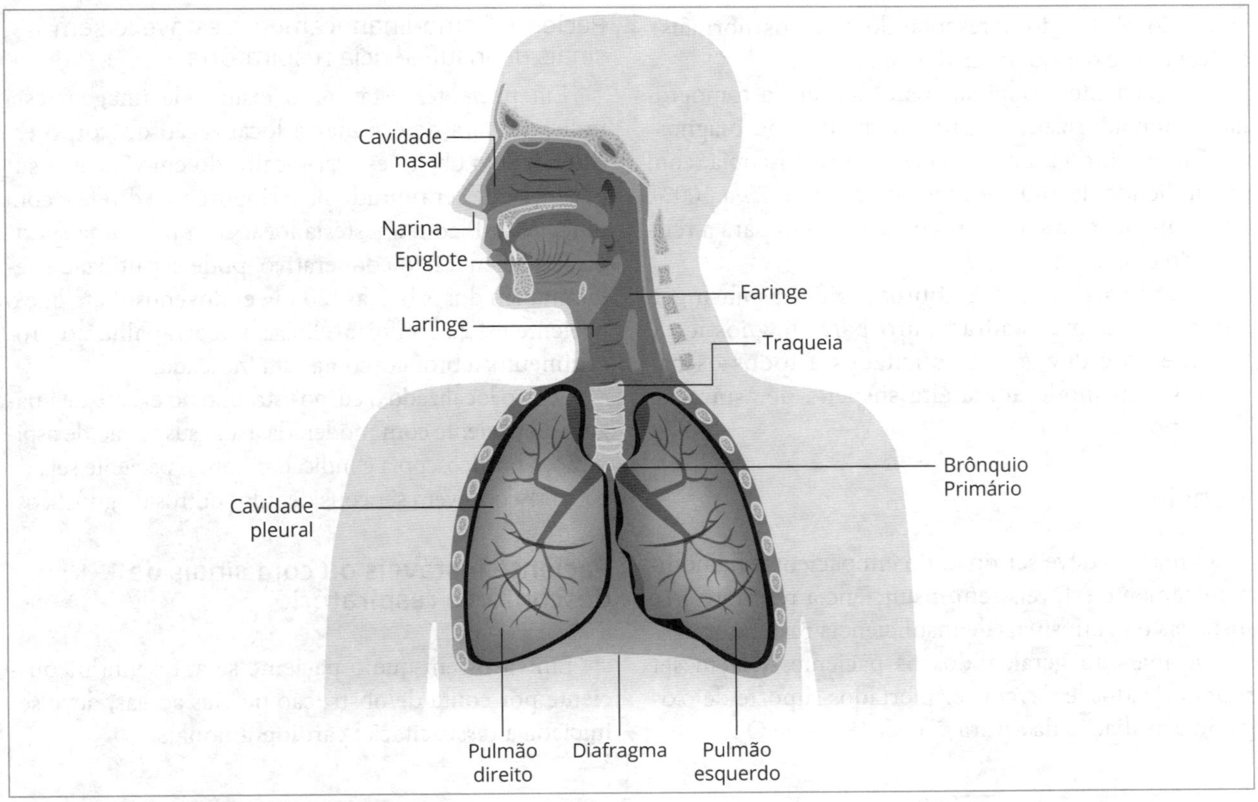

FIGURA 1 Anatomia das vias aéreas.

Epidemiologia

Dentre os objetos aspirados em crianças, cerca de 76 a 86% são materiais orgânicos, como sementes, e 10%, outros materiais inorgânicos, como pedaços de plástico[1-5]. Fragmentos de cachorro-quente estão associados a maior risco de mortalidade, refletindo cerca de 17% das mortes causadas por aspiração de alimentos. Em até 59% dos casos, encontram-se alojados em brônquios, seguidos de até 36% na traqueia. Em adultos, a frequência de aspiração diminui, podendo ser vista mais em pacientes psiquiátricos, ou mediante uso abusivo de álcool ou drogas ilícitas que levam à alteração do nível de consciência, e em pacientes idosos com problemas de dentição ou doenças neurodegenerativas[3-6].

Manifestações clínicas

Os sintomas associados à aspiração de corpo estranho são de caráter súbito e as queixas podem ser variadas, como sibilos, tosse, estridor ou diminuição de ruídos respiratórios.

No exame físico, o engasgo, a sialorreia e os sinais de desconforto respiratório podem estar presentes e são sinais ameaçadores à vida. A história de presença de engasgo possui sensibilidade de 75 a 91% e especificidade de 46 a 62%, e o desconforto respiratório possui sensibilidade de 50% e especificidade de 25%[4-9].

Por vezes, o corpo estranho em região distal da via aérea pode causar hiperinsuflação do tórax por mecanismo de válvula, permitindo que o ar entre na inspiração, mas não saia na expiração, levando ao aprisionamento de ar com apresentação clínica de murmúrio diminuído no lado acometido, assimetria na expansão torácica e até pneumotórax secundário a barotrauma, que podem ser visualizados no ultrassom à beira-leito.

Além disso, o paciente pode apresentar quadros de cianose, roncos e crepitações à ausculta pulmonar.

Exames de imagem

Se o paciente estiver clinicamente estável, os exames de imagem podem auxiliar na suspeita de corpo estranho na via aérea. A radiografia de cervical e tórax em duas incidências (anteroposterior e perfil) pode ser útil na detecção de objetos radiopacos. Porém, em decorrência da maior incidência de obstrução ser por elementos radiotransparentes, a radiografia não deve ser utilizada como critério para exclusão de obstrução.

A radiografia também pode identificar sinais indiretos de obstrução, como hiperinsuflação e aprisionamento de ar (mais comum em obstrução parcial, com lado não obstruído apresentando achados normais), atelectasias e desvio do mediastino.

Em pacientes cooperativos e estáveis, a tomografia computadorizada (TC) pode auxiliar no diagnóstico diminuindo a necessidade de broncoscopia, com sensibilidade de 100% e especificidade de 75 a 100%. Além disso, pode ser útil no planejamento para a retirada do objeto[6-11].

A broncoscopia e o fibroscópio nasofaríngeo ainda são exames padrão-ouro para diagnóstico e tratamento e devem ser solicitados a todos os pacientes com moderada a alta suspeita de aspiração de corpo estranho.

Manejo

O manejo deve ser dividido em pacientes hemodinamicamente estáveis sem insuficiência respiratória e instáveis ou com sinais de insuficiência respiratória.

De maneira geral, todos os pacientes devem ser monitorizados, e devem ser ofertados suporte de oxigênio e avaliação da saturação periférica de O_2.

Paciente hemodinamicamente estável e sem sinais de insuficiência respiratória

Em pacientes estáveis, o exame de imagem está indicado para determinar a localização do corpo estranho. Se o objeto estiver localizado em via aérea superior, pode ser retirado na laringoscopia direta e com pinça Magill com anestesia local com lidocaína *spray*, ou se paciente não cooperativo, pode ser utilizada cetamina em doses baixas (20 mg endovenoso) até que o paciente esteja confortável. Caso ocorra falha no procedimento, a broncoscopia está indicada.

Se não localizado o corpo estranho no exame de imagem do paciente com moderada a alta suspeição de aspiração, a broncoscopia é indicada. Caso o paciente seja de baixo risco, devem ser considerados outros diagnósticos.

Paciente instáveis ou com sinais de desconforto respiratório

Em casos em que o paciente se apresenta inconsciente por conta de obstrução de vias aéreas, deve ser iniciada a ressuscitação cardiopulmonar.

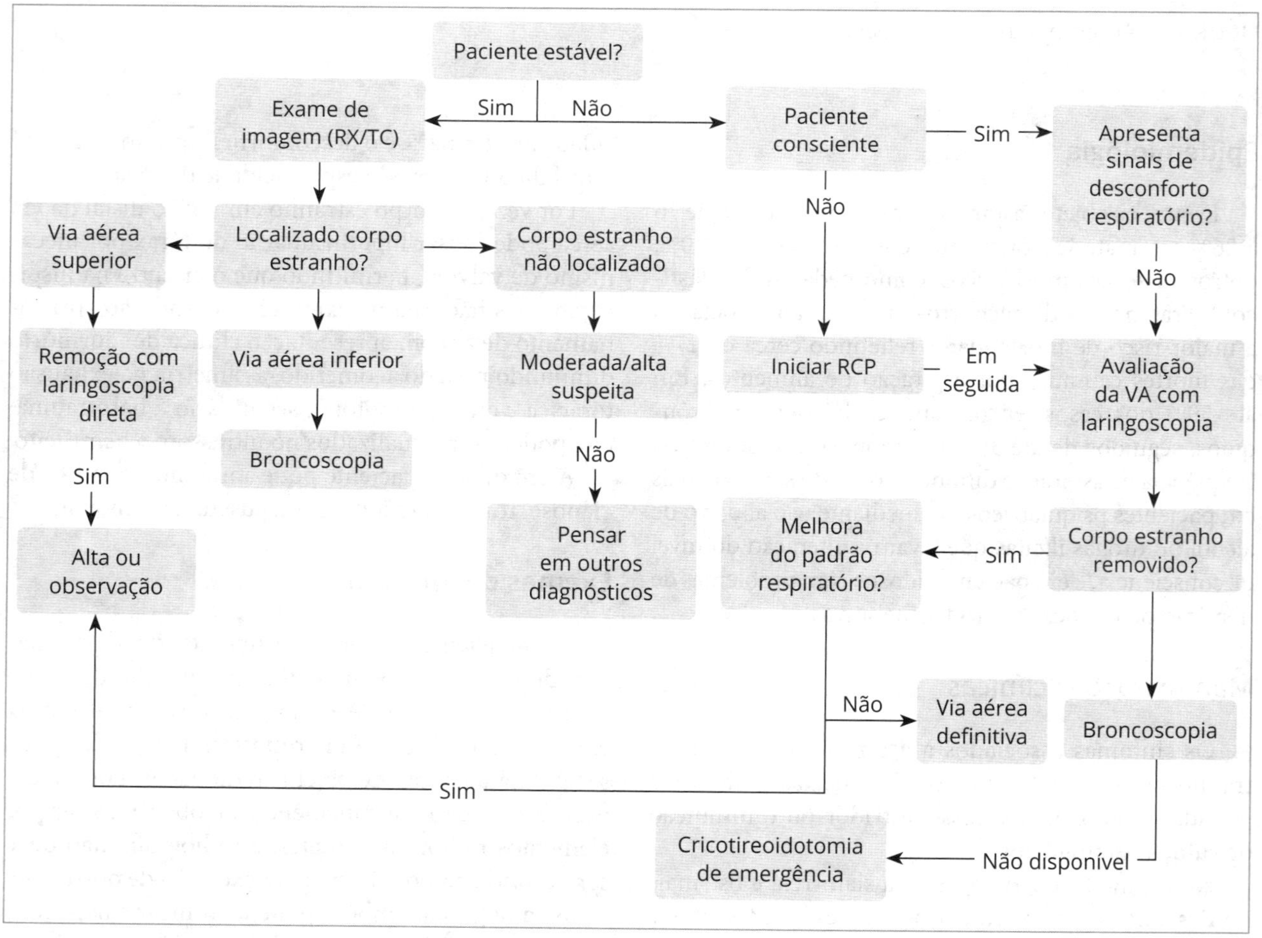

FIGURA 2 Manejo na aspiração de corpo estranho.
RCP: ressuscitação cardiopulmonar; RX: radiografia; TC: tomografia computadorizada; VA: via aérea.

Após o suporte inicial, deve ser realizada inspeção da orofaringe e laringoscopia direta e, se visualizado corpo estranho, a retirada pode ser feita com a pinça Magill. Não é recomendada a extração manual ou tentativa de retirada às cegas do corpo estranho em razão de risco de piora da obstrução.

Se o corpo estranho for retirado e houver melhora da consciência e do padrão respiratório, o paciente poderá receber alta na ausência de sinais ou sintomas de perfuração de via aérea (enfisema subcutâneo, dor) ou, se necessário, observação por 2 horas ou após exames complementares[6-11].

Caso não ocorra melhora espontânea após a retirada do corpo estranho, ou haja falha na retirada ou não visualização direta do corpo estranho, é necessário obter uma via aérea definitiva, como a cricotireoidostomia de emergência ou, em casos mais raros, como medida salvadora de vida, realizar intubação seletiva empurrando o corpo estranho para o brônquio direito, permitindo a ventilação do pulmão esquerdo até que o paciente possa realizar a broncoscopia.

CORPO ESTRANHO NO TRATO GASTROINTESTINAL

Ingestão de corpo estranho

A maioria dos casos de ingestão de corpo estranho ocorre em crianças de 6 meses a 3 anos. Muitas delas serão assintomáticas, e aproximadamente 80% dos casos têm resolução espontânea.

Os objetos mais comuns de ingestão pela criança são moedas, baterias, pequenos brinquedos e ímãs, enquanto nos adultos a impactação por alimentos se torna a principal etiologia.

A ingestão de corpo estranho em adultos pode ser frequentemente vista em casos de transtornos psiquiátricos ou com disfunções cognitivas, pessoas privadas de liberdade ou tentativa de autoextermínio, principalmente com a ingestão de soda cáustica.

Apesar de apresentar baixa mortalidade, é necessário se atentar aos sinais de alarme e ao risco de complicações.

Considerações anatômicas

Pacientes com maior risco de impactação no esôfago incluem:

- Crianças (por causa do tamanho do esôfago).
- Malformação congênita.
- Cirurgia prévia no esôfago.
- Acalasia.
- Estenoses esofágicas secundárias à doença do refluxo gastroesofágico ou esofagite eosinofílica.
- Doenças neuromusculares.

Os pontos de impactação ocorrem frequentemente em regiões de estreitamento fisiológico, como o esfíncter esofágico superior e inferior e ao nível do arco aórtico (Figura 3).

Manifestações clínicas

A maioria será trazida ao departamento de emergência assintomática, apenas com relato próprio (principalmente em pacientes psiquiátricos) ou por visualização de terceiros da ingestão do objeto.

Os sintomas podem variar desde dor retroesternal, disfagia ou sialorreia e ser transitórios a depender da localização do objeto:

- Esôfago: pode ser assintomático ou apresentar recusa alimentar, disfagia, sialorreia e sintomas ventilatórios como sibilos, estridores ou engasgo se compressão de via aérea. Também pode manifestar hemorragia digestiva alta por laceração.
- Estômago: geralmente assintomáticos, porém se o objeto for de grande tamanho ou de grande volume (bezoares, principalmente o tricobezoar, que gera a síndrome da Rapunzel) pode causar obstrução gástrica, vômitos não biliosos, distensão gástrica e recusa alimentar.
- Intestino delgado e grosso: objetos que ultrapassam o piloro geralmente não causam sintomas, sendo os principais pontos de impactação a válvula ileocecal e os retos médio e baixo, com complicações tardias como obstrução intestinal, inflamação simulando apendicite e infecções por perfuração, bem como hemorragia digestiva baixa.

Manejo

Deve ser realizada história clínica direcionada com investigação de sintomas e sinais de alarme, tipo e tempo da ingestão do corpo estranho.

Também é importante a inspeção orofaríngea, cervical, torácica e abdominal para identificar sinais de obstrução (salivação excessiva e incapacidade de deglutir) ou perfuração.

Pacientes que apresentam sinais de desconforto respiratório podem necessitar de intubação orotraqueal antes da endoscopia.

Exames complementares

Radiografia convencional

Deve ser indicada a todos os pacientes com suspeita de ingestão de corpo estranho para avaliação da cervical, do tórax e do abdome, sempre em duas incidências. Não deve ser utilizada como exame de exclusão, pois a taxa de falso-negativos é de até 47%, podendo se elevar em até 85% em casos de impactação de alimentos, pequenos objetos de metal ou plás-

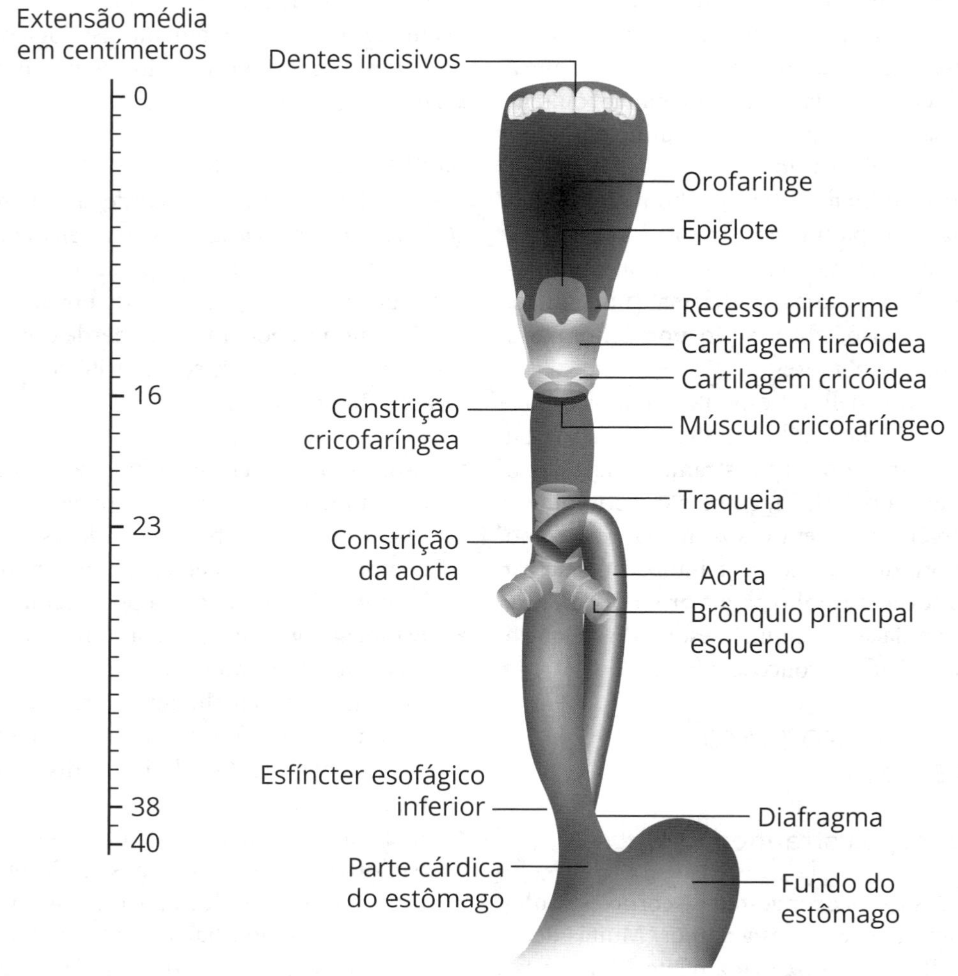

FIGURA 3 Anatomia do esôfago e estreitamentos anatômicos.
Fonte: adaptada de Netter, 2000[15].

ticos, vidros, espinha de peixe ou fragmento de osso de galinha[6-11].

Pode auxiliar na diferenciação entre impactação de moeda e de baterias por meio da homogeneidade da imagem radiopaca, sendo a moeda mais homogênea e a bateria mais heterogênea com o sinal do duplo halo.

TOMOGRAFIA COMPUTADORIZADA

Deve ser solicitada em casos com suspeita de perfuração ou complicações (mediastinite, abscesso, fístulas) que podem necessitar de endoscopia ou cirurgia e, ainda, em casos relatados de ingesta de fragmentos de ossos e espinhos com radiografia negativa. Não se deve utilizar contraste via oral em suspeita de obstrução total de esôfago e dificuldade de deglutir saliva em razão do alto risco de aspiração. No entanto, o uso de contraste hidrossolúvel (não bário) via oral está recomendado em suspeita de perfuração do esôfago.

Endoscopia digestiva alta (EDA)

Há indicações diferentes a depender do tipo de objeto, sintomas e localização (esôfago, estômago e duodeno):

- Emergência (EDA em até 6 horas, preferencialmente em até 2 horas):
- Ingestão de objetos pontiagudos.
- Baterias: risco de conduzir corrente elétrica em contato com a parede, causando necrose por liquefação e perfuração.
- Ímãs: mais de duas unidades, por conta do risco de adesão de paredes formando fístulas, isquemias e perfuração.
- Obstrução completa de esôfago.

Objetos com tempo de impactação maior que 24 horas.

- Urgência (EDA em até 24 horas):
  - Objetos sem obstrução total de esôfago, sendo mais comum a impactação por comida.
  - Objetos com mais de 5 cm de comprimento e mais de 2,5 cm de diâmetro.
- Não urgente (conduta expectante/ambulatorial)
  - Moedas no estômago (até 4 semanas) ou objetos maiores que 2,5 cm de diâmetro no estômago, acompanhar por radiografia seriada. Não é indicado uso de laxativos ou procinéticos.

Ingestão de cáusticos

A ingestão de produtos corrosivos pode causar quadros graves passíveis de evoluir com morte ou, caso o paciente sobreviva, apresente complicações a longo prazo que diminuam a qualidade de vida, como a dificuldade na deglutição.

Em crianças, a ingestão ocorre principalmente de forma acidental, e lesões graves são mais raras, por causa da quantidade ingerida. Já nos adultos a tentativa de autoextermínio e comorbidades psiquiátricas são as principais causas vistas no departamento de emergência.

Manifestações clínicas

É importante frisar que os sintomas clínicos dos pacientes não se correlacionam com a extensão da lesão do trato gastrointestinal, portanto, a ausência de dor ou lesões altas, como em orofaringe, não descartam gravidade.

A quantidade e a forma física do produto interferem no prognóstico, apesar de, muitas vezes, não serem bem informadas na história clínica.

Produtos sólidos causam mais lesões em orofaringe, enquanto líquidos transitam com maior velocidade e induzem queimaduras em esôfago e estômago. Já o vapor afeta predominantemente as vias aéreas.

A ingestão maciça, tanto de ácidos quanto de álcalis, pode causar lesão extensa de necrose no trato gastrointestinal. A amônia pode resultar em hemorragias superficiais gástricas passíveis de progredir em 24 a 48 horas e, por isso, requer observação durante esse período.

Além disso, distúrbios hidroeletrolíticos podem ocorrer com frequência, como hipocalemia, hiponatremia, hipocalcemia e acidose metabólica.

Exames complementares

Devem ser solicitados exames laboratoriais para investigação de distúrbios hidroeletrolíticos, pH sérico e níveis de lactato, além de avaliação das funções renal e hepática. Em mulheres, sempre descartar gestação com beta hCG.

Exames de imagem auxiliam na identificação da extensão da lesão e determinam o paciente que necessita de intervenção cirúrgica de emergência.

Tomografia computadorizada (TC)

Deve ser solicitada TC de região cervical, de tórax e de abdome entre 3 e 6 horas da ingestão, com e sem contraste, para avaliar se há ausência de realce pós-contraste, o que indica necrose transmural do órgão, sendo indicada cirurgia de emergência.

As lesões visualizadas na TC podem ser classificadas pelo grau de realce.

- Grau 1: realce homogêneo da parede esofágica e sem edemas.
- Grau 2:
  - 2a – realce da mucosa do esôfago e aspecto hipodenso na parede com edema e realce da parede externa esofágica, dando aspecto de sinal do alvo.
  - 2b – Borda fina de realce na parede externa, sem realce de mucosa.
- Grau 3: ausência de realce pós-contraste indicativo de necrose transmural.

Endoscopia digestiva alta

Indicada em casos de TC indisponível ou contraindicações ao uso de contraste, diagnóstico incerto de necrose transmural na TC e população pediátrica.

É o principal exame para diagnosticar estenoses esofágicas/gástricas em pacientes sintomáticos (principalmente disfagia e regurgitação). Esses sintomas aparecem cerca de 4 meses após a ingestão de cáusticos.

Classificação de Zargar por endoscopia digestiva alta:

- Grau 0: normal.
- Grau 1: edema e hiperemia da mucosa.
- Grau 2a: presença de úlceras superficiais, sangramento ou exsudatos.
- Grau 2b: úlcera circunferencial ou profunda.
- Grau 3a: áreas com pequenas erosões difusas ou necrose focal.
- Grau 3b: necrose extensa.

Manejo

Pacientes assintomáticos, com ingestão < 200 mL de cáustico, exame físico sem alterações e TC grau 1 podem receber alta hospitalar em 24 a 48 horas[11-15].

Já os pacientes com lesões em orofaringe ou histórico de ingestão de > 200 mL de cáusticos ou sinto-

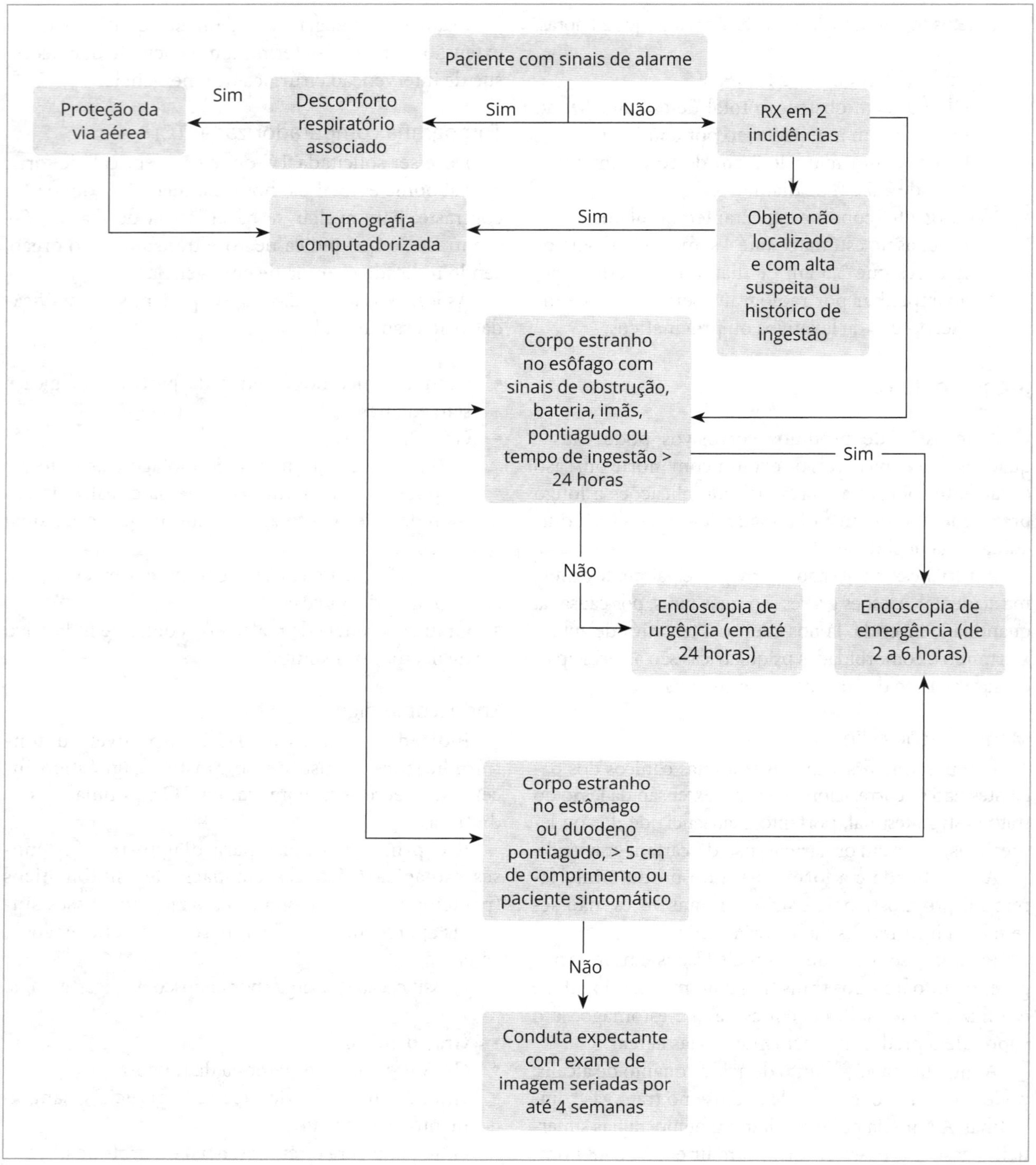

FIGURA 4 Manejo na ingestão de corpo estranho.

máticos devem ser monitorizados. Ofertar analgésicos para controle de dor e descartar complicações como mediastinite, peritonite e intoxicação.

Deve ser mantido jejum até avaliação complementar e não é recomendado lavagem ou passagem de sonda que possam causar náuseas e vômitos, pois essa prática pode levar à piora da lesão e perfuração do esôfago.

A dieta deve ser reintroduzida o quanto antes para aqueles que não tenham desconforto na deglutição e na ausência de complicações.

Antibioticoterapia deve ser iniciada naqueles com quadro de perfuração.

Corpo estranho anorretal

A presença de corpo estranho na região retal pode ser motivo de constrangimento para o paciente no departamento de emergência e deve ser abordada com discrição.

Os objetos podem ser variados, desde alimentos, drogas ilícitas, tampas de desodorantes, garrafas e brinquedos, e podem provocar diferentes graus de lesão no local do trauma e nos tecidos ao redor.

A maioria dos pacientes é homem e na faixa etária entre 16 e 94 anos.

Classificação

A colocação pode ser classificada em voluntária e não voluntária (como agressão, violência sexual), sexual e não sexual.

Não sexual involuntária

Geralmente acomete crianças ou pacientes psiquiátricos; iatrogenias como materiais de uso hospitalar, termômetros e acidentes com empalamento. Também podem ser resultantes, com menor frequência, da ingestão oral de objetos que, por fim, obstruem a região do cólon.

Não sexual voluntária

É comumente vista em pacientes que transportam drogas envoltas de sacos plásticos ou preservativos, podendo evoluir com obstrução intestinal ou até ruptura da embalagem, causando absorção da droga, resultando em overdose ou até mesmo morte.

Sexual

A mais comum, em que corpos estranhos são introduzidos voluntariamente durante as práticas sexuais.

Pode ser classificada também de acordo com o grau da lesão de vísceras ocas proposto pela Associação Americana de Cirurgia do Trauma:

- Grau 1: contusão ou hematoma sem desvascularização ou laceração superficial sem perfuração.
- Grau 2: laceração < 50% da circunferência.
- Grau 3: laceração maior ou igual a 50% da circunferência sem transecção.
- Grau 4: laceração profunda com extensão para o períneo.
- Grau 5: desvascularização segmentar.

A maioria das lesões retais por corpos estranhos é de grau 1.

Manifestações clínicas

Grande parte dos pacientes chegará ao departamento de emergência com queixas inespecíficas, como dor abdominal ou anorretal e hemorragia digestiva baixa que, em geral, é de pequeno volume. Em decorrência do constrangimento da situação, muitos buscam atendimento após horas ou até mesmo dias da introdução.

O exame retal pode ser completamente normal ou apresentar sangue vivo ou melena, bem como o exame abdominal pode ter achados como massa palpável, sinais de peritonite ou ausência de alterações.

A avaliação por exame de imagem pode ser útil. A radiografia simples pode identificar a presença do corpo estranho e, se necessário, a tomografia computadorizada com contraste endovenoso e via retal, ambos hidrossolúveis, pode auxiliar em objetos radiotransparentes ou pacientes com sinais de alarme na avaliação inicial.

Manejo

Inicialmente, é importante descartar sinais de perfuração, como pneumoperitônio (perfuração de reto alto e sigmoide) e retropneumoperitônio (perfuração de reto médio ou baixo), hipotensão e peritonite difusa.

Caso o paciente apresente sinais de instabilidade hemodinâmica, é necessário intervenção cirúrgica e iniciar antibioticoterapia de amplo espectro com ceftriaxona 2 g em dose de ataque e 1 g, de 12 em 12 horas, em dose de manutenção, e metronidazol 500 mg, de 8 em 8 horas[5-11].

Se o paciente estiver hemodinamicamente estável, pode-se optar pela conduta expectante. Se existirem objetos localizados em reto proximal, observar se haverá progressão para a região distal e, então, realizar a remoção transanal.

Não é indicado o uso de laxativos ou enemas.

Abordagem transanal

É necessário que o paciente esteja relaxado para o procedimento, podendo ser realizada a sedação intravenosa e bloqueios do nervo perianal com anestésico local.

Deve ser feito o toque retal para confirmar a presença do objeto antes do procedimento. É viável colocar o paciente em posição de litotomia e pode ser necessário o uso de afastadores e pinças. Pode ser realizada a extração manual a depender o tamanho da mão do operador e do relaxamento anal adequado.

Devem ser evitadas tentativas de extração às cegas em objetos pontiagudos e, em casos de obstrução por drogas, evitar instrumentos que possam causar perfuração do objeto.

Se a tentativa de extração transanal não for bem-sucedida, o paciente deverá ser encaminhado à cirurgia.

Após a remoção do corpo estranho, independentemente do método, o paciente deve realizar exames de imagem direta (p. ex., retossigmoidoscopia flexível) para avaliação da mucosa e/ou presença de objetos residuais.

CORPO ESTRANHO DO TRATO GENITURINÁRIO

Corpo estranho no canal vaginal

O papel higiênico é o objeto mais comum encontrado em exames físicos, mas também são encontrados pequenos objetos, como brinquedos.

Já na população adulta a queixa frequente é de retenção de preservativos ou absorventes íntimos.

Manifestações clínicas

Em crianças, geralmente não há história de colocação de objetos. O paciente poderá apresentar quadro de vulvovaginite crônica, com corrimentos de odor fétido, sangramento associado e dor pélvica, devendo ser descartada, principalmente, a introdução de objetos corrosivos, como baterias.

Podem ocorrer quadros de sepse ou síndrome do choque tóxico em mulheres que permanecem com tampão menstrual por longo período, muitas vezes esquecido, como em contexto de trauma com internação prolongada.

Manejo

Pode-se tentar a visualização direta no exame físico da criança, em posição genupeitoral ou, se necessário, realizar a vaginoscopia.

A radiografia simples pode indicar a presença de baterias ou objetos radiopacos.

O ultrassom da pelve via abdominal pode indicar presença de corpo estranho, se houver impossibilidade de avaliação direta do canal vaginal.

Em mulheres adultas, o corpo estranho pode ser visualizado com facilidade ao exame especular e retirado sem necessidade de uso de antimicrobianos.

É importante sempre avaliar o canal vaginal após a retirada do corpo estranho para visualização de lacerações ou úlceras causadas pelo objeto. Além disso, deve-se atentar à possibilidade de abuso sexual, principalmente em pacientes que apresentem histórias incompatíveis com o quadro clínico.

Situações extras

Corpo estranho em região umbilical

Pacientes obesos, crianças, pacientes psiquiátricos ou com sequelas motoras eventualmente têm sujidades, objetos e insetos na região umbilical, podendo apresentar sinais de inflamação crônica e infecção, como hiperemia periumbilical e saída de secreção amarela ou purulenta com odor fétido.

Pode-se avaliar com afastadores e realizar a retirada do corpo estranho e a higienização adequada.

Corpo estranho em traqueostomia

Insetos, rolhas de muco e fragmentos da cânula traqueal podem ser uma causa de insuficiência respiratória aguda em pacientes traqueostomizados. A investigação inicial pode ser com radiografia, e a retirada deve ser feita por broncoscopia.

REFERÊNCIAS

1. White JJ, Cambron JD, Gottlieb M, Long B. Evaluation and management of airway foreign bodies in the emergency department setting. J Emerg Med. 2023;64(2):145-55.
2. Sheikh YD. Airway foreign body. 2016. Disponível em: https://doi.org/10.53347/rID-49402.
3. Chirica M, Kelly MD, Siboni S, Aiolfi A, Riva CG, Asti E, et al. Esophageal emergencies: WSES guidelines. World J Emerg Surg. 2019;14(1).
4. Gaillard F. Coin in oesophagus. 2009. Disponível em: https://radiopaedia.org/cases/coin-in-oesophagus.
5. Martins WP, Leite SP, Nastri CO. Ultrassonografia pélvica em crianças e adolescentes. Radiologia Brasileira. 2009;42:395-401.
6. Saidman JM, Bertoni V, Demeco CM, Padilla ML, Ormaechea MN, Chacon CRB, et al. Importance of Doppler ultrasound in vaginal foreign body: case report and review of the literature. J Ultrasound. 2021;25(2):409-12.
7. Lustosa L. Coin vs battery. 2022. Disponível em: https://doi.org/10.53347/rID-99766.
8. Rodríguez-Hermosa JI, Codina-Cazador A, Ruiz B, Sirvent JM, Roig J, Farrés R. Management of foreign bodies in the rectum. 2007;9(6):543-8.
9. Cirocco WC. Anesthesia facilitates the extraction of rectal foreignbodies. Gastrointestinal Endoscopy. 2000;52(3):452-3.
10. Biriukov IV, Volkov OV, An VK, Borisov EI, Dodina AN. Treatment of patients with foreign bodies in rectum. Khirurgiia. 2000;(7):41-3.
11. Ploner M, Gardetto A, Ploner F, Scharl M, Shoap S, Bäcker HC. Foreign rectal body - Systematic review and meta-analysis. Acta Gastro-Enterologica Belgica. 2020;83(1):61-5.
12. Bickle I. Per rectal aerosol can. 2021 [cited 2023 Jun 11]. Disponível em: https://doi.org/10.53347/rID-85639.
13. Steven Orebaugh, Snyder JV. UpToDate [Internet]. www.uptodate.com. Disponível em: https://www.uptodate.com/contents/direct-laryngoscopy-and-endotracheal-intubation-in-adults?search=magill&source=search_result&selectedTitle=3~9&usage_type=default&display_rank=3.
14. Rossini B. Corpo estranho em via aérea inferior de criança após quebra de cânula plástica de traqueotomia [Internet]. oldfiles.bjorl.org. 2007 [cited 2023 Jun 24]. Disponível em: http://oldfiles.bjorl.org/triologico2007/anais/artigos/4289.htm.
15. Netter FH. Atlas de anatomia humana. 2.ed. Porto Alegre: Artmed, 2000

17
Cuidados paliativos

Carolina Monte Santo Burdman Pereira
Matheus Camargo Cunha
Amanda Steil

PONTOS PRINCIPAIS

- Pode-se caracterizar a prática de CP como as medidas tomadas pela equipe assistente, nas quais a proposta terapêutica não tem como preferência o aspecto curativo da patologia apresentada pelo paciente, mas sim o conforto e o controle de sintomas, sempre respeitando a sua dignidade, fatores espirituais e crenças pessoais.
- Diretivas antecipadas de vida (DAV) ou de saúde correspondem a um processo em que qualquer indivíduo, saudável ou não, compartilhe e registre seus desejos de cuidados médicos, valores pessoais e objetivos de vida.
- Um ponto de fundamental importância consiste na correta identificação de um paciente na chamada fase ativa de morte. Tal reconhecimento permite um alinhamento de expectativas entre a equipe assistente e os familiares do paciente, além de permitir que sejam adotadas práticas potencializadoras de conforto que priorizem a dignidade do paciente.
- A sedação paliativa é uma estratégia utilizada no fim da vida para aliviar sintomas graves e refratários. É feita por meio de medicações sedativas e induz à redução da consciência ou completa inconsciência. Com isso, reduz-se o sofrimento de pacientes terminais, preservando a sua dignidade e sensibilidade moral.

INTRODUÇÃO

A medicina de emergência (ME) é vista como a especialidade médica que concentra suas atividades na identificação e na resolução de situações ameaçadoras à vida[1]. Foi reconhecida inicialmente como residência médica em 1979 nos Estados Unidos, em razão da necessidade de cuidado imediato a pacientes acometidos por condições de saúde com risco iminente de morte[2]. Atualmente, a especialidade é reconhecida em mais de 50 países[2].

O amplo campo de atuação do médico emergencista compreende cenários extremamente complexos, incluindo o cuidado a pacientes adultos e pediátricos, em ambientes intra e extra-hospitalares[2]. Naturalmente, espera-se desses profissionais que estejam aptos a exercerem habilidades das mais variadas, conforme exigido pelas diferentes situações às quais são impostos.

Diante desse contexto, constata-se uma clara convergência de valores entre a prática de medicina de emergência e a de cuidados paliativos (CP). O conceito de CP, posteriormente discutido com maior profundidade neste capítulo, pode ser resumido como a implementação de medidas que visam melhorar a qualidade de vida de pacientes acometidos por doenças potencialmente fatais e, também, de seus familiares, por meio de ações preventivas e aliviadoras de sofrimento, que pode manifestar-se por sintomas físicos, psicossociais e espirituais[3].

Apesar da evidente intersecção entre tais áreas, alguns vieses impedem a plena execução de CP nos departamentos de emergência[1]. A ideia de que médicos emergencistas são treinados para atuar no sentido de evitar a qualquer custo o óbito de pacientes resulta na percepção de menor prioridade em aprender sobre CP por parte de residentes de medicina de emergência, quando comparados com residentes de Pediatria ou de Clínica Médica[1].

Ainda de acordo com dados da Organização Mundial da Saúde (OMS), até o ano de 2050 haverá no mundo cerca de 400 milhões de pessoas com idade superior a 80 anos[1]. Frente a tal realidade, nota-se uma crescente necessidade por parte da comunidade de médicos com formação na área de Medicina de Emergência, no sentido de aprenderem e se aprofundarem acerca dos conceitos fundamentais de CP, visando prover o melhor cuidado possível a todos os pacientes e compreender que determinados desfechos estão fora do controle do profissional de saúde.

Este capítulo foi elaborado com o intuito de discutir sobre a definição de cuidados paliativos e como implementá-los no departamento de emergência (DE), além de conceituar temas pertinentes às duas áreas, como diretivas antecipadas de vida, sedação paliativa, sintomas mais prevalentes na fase ativa de morte e como manejá-los.

CUIDADOS PALIATIVOS

Definições e a sua prática na emergência

De acordo com dados da Comissão Lancet sobre Acesso Global a Cuidados Paliativos e Controle de Dor, há no mundo cerca de 61 milhões de pacientes portadores de condições de saúde que poderiam beneficiar-se da implementação de CP[3]. Dentre eles, 80% carecem de medidas básicas de alívio de sofrimento, como manejo adequado de dor[3]. Tradicionalmente, havia um entendimento superficial sobre cuidados paliativos, no qual reproduzia-se um pensamento de que tais medidas estariam restritas a aliviar sintomas de sofrimento em paciente na fase final da vida[3].

Durante o ano de 1990, no entanto, a OMS publicou uma nova definição sobre o tema, a qual posteriormente foi revisada em 2002[3]. Tal publicação trazia alguns conceitos adicionais, como a aceitação da morte como um processo natural, a não intenção de prolongar o falecimento de pacientes com prognósticos irreversíveis, a importância e o respeito às crenças espirituais do paciente, a possibilidade de fornecer suporte até os últimos momentos de vida do enfermo, a participação da família no processo e uma visão multiprofissional no que se refere ao cuidado do paciente, envolvendo outros profissionais de saúde além dos médicos e enfermeiros, como também psicólogos, fisioterapeutas, fonoaudiólogos, entre outros exemplos[3]. Apesar de haver certa divergência quanto a essa definição, ela provavelmente constitui-se como a mais prevalente no mundo e de maior relevância entre as atualmente disponíveis[3].

Diante de tal contexto, surge o questionamento: como implementar de maneira adequada a prática de CP em um cenário tão complexo e demandante como as salas de emergência? Um ponto pertinente no sentido de compreender essa indagação reside no fato de que uma parcela significativa da população mundial passa seus últimos momentos de vida em salas de emergência[1]. Ademais, tal proporção tende a crescer, visto os dados da OMS previamente citados sobre envelhecimento populacional[1].

Frente a esse cenário, algumas habilidades de comunicação podem ser consideradas imprescindíveis àqueles profissionais de saúde que prestam serviços em departamentos de emergência[1]. A primeira dessas atribuições consiste na chamada "tomada de decisão compartilhada", definida inicialmente em 1988 pelo Instituto Picker como a "prática de cuidados que respeitam e respondem às preferências, necessidades e valores individuais do paciente, e garantem que seus valores guiem todas as decisões clínicas"[1]. O respeito aos desejos do paciente pode, por vezes, significar a não adoção de procedimentos médicos com indicações clínicas bem estabelecidas, como em casos de pacientes que se recusam a ser submetidos à intubação orotraqueal (IOT), mesmo em casos de insuficiência respiratória refratária a métodos menos invasivos. Outro exemplo dessa prática consiste no respeito à autonomia de pacientes competentes em suas faculdades mentais no que diz respeito à realização de procedimentos cirúrgicos ou intervencionistas que possam ser prejudiciais à qualidade de vida, como colostomias ou nefrostomias[1,3].

Um ponto relevante nessa discussão consiste no fato de que uma parcela considerável dos pacientes encontrados no DE não está em condições de tomar decisões por si próprios, seja por rebaixamento orgânico do nível de consciência, idade avançada ou situação iminente ameaçadora à vida impeditiva de diálogo com o paciente[1]. Em tais situações, nas quais o paciente perde o poder de decisão por conta própria, cabe ao médico eleger um contato próximo do enfermo, geralmente um familiar próximo, ao que se dá o nome de "tomador de decisões substituto", ao qual caberá as tarefas de alinhar, em conjunto com a equipe assistente, a quais procedimentos e intervenções o paciente poderá ser submetido em casos de deterioração clínica[1].

Em síntese, embora haja divergência em sua definição, pode-se caracterizar a prática de CP como as medidas tomadas pela equipe assistente, nas quais a proposta terapêutica não tem como preferência o aspecto curativo da patologia apresentada pelo paciente, mas sim o conforto e o controle de seus sintomas, sempre respeitando a sua dignidade, fatores espirituais e crenças pessoais[1].

Diretivas antecipadas de vida

Diretivas antecipadas de vida (DAV) ou de saúde correspondem a um processo em que qualquer indivíduo, saudável ou não, compartilhe e registre seus desejos de cuidados médicos, valores pessoais e objetivos de vida. Com isso, permite-se que a equipe de saúde responsável tenha ciência e priorize um atendimento voltado para as colocações do paciente, consistente com seus princípios e vontades. É importante ressaltar a dinamicidade e a proatividade desse processo. Isto é, as diretivas antecipadas devem ser revistas e alteradas sempre que houver mudanças em seu quadro clínico e/ou estado de saúde, se necessário[4].

Esse registro é feito por meio de um documento e deve ser organizado enquanto o indivíduo ainda apresenta capacidade de tomada de decisão, além de ter explícito quem deverá tomar as suas decisões quando não for mais considerado apto para tal. Portanto, é um instrumento legal que orienta a tomada de decisões de tratamentos e/ou condutas, assim como pode ser útil para nomear decisores. É de suma importância ressaltar que as DAV podem ser revogadas oralmente ou por escrito pelo indivíduo em qualquer altura (desde que este mantenha capacidade mental)[5,6].

Esse processo requer uma boa linha de comunicação entre o indivíduo, sua família ou outros decisores e seus prestadores de cuidados de saúde. A literatura sugere que a maioria das intervenções, independentemente do modo, melhora a satisfação do paciente com os cuidados prestados, além de diminuir as angústias da equipe de saúde[7]. No entanto, ainda há inúmeras discussões acerca das evidências disponíveis sobre esse processo, dificultando conclusões definitivas sobre a eficácia das diretivas antecipadas de saúde[8,9].

Os dados disponíveis na literatura demonstram somente uma minoria da população com diretivas antecipadas. Em uma revisão sistemática de 150 estudos realizados nos Estados Unidos, 37% das pessoas tinham completado uma DAV[10]. As taxas de conclusão eram mais significativas na parcela idosa da população. Alguns estudos atuais mostram que 70% dos norte-americanos mais idosos concluem as DAV antes da sua morte[11-13]. Tal fato é similar ao de um estudo australiano, que demonstrou que cerca de 30% dos idosos australianos possuem um documento de diretivas disponível no local de prestação de cuidados[14].

Alguns estudos demonstram bons resultados para pacientes graves, como redução de hospitalização e tratamentos intensivos no fim da vida, taxas mais elevadas de seguimento das diretivas antecipadas do indivíduo, aumento da utilização de serviços de cuidados paliativos, aumento da probabilidade de morte em locais selecionados/preferidos, maior satisfação com a qualidade dos cuidados e redução dos custos dos cuidados de fim de vida sem aumento da mortalidade[15-21]. Não obstante, foi identificado também menor estresse, ansiedade e depressão nos familiares de pessoas falecidas, justamente em decorrência do processo de comunicação sobre qualidade de vida e morte[15,18-20].

Observação: a Sociedade Brasileira de Geriatria e Gerontologia lançou um aplicativo para *smartphones* denominado "Minhas Vontades." Nele, é possível entender sobre as diretivas antecipadas de vida e fazer a sua própria diretiva após reflexões pessoais[22].

APRESENTAÇÃO CLÍNICA

Fase ativa de morte

Um ponto de fundamental importância na adoção de CP consiste na correta identificação de um paciente na chamada fase ativa de morte. Tal reconhecimento permite um alinhamento de expectativas entre a equipe assistente e os familiares do paciente, além de permitir que sejam adotadas práticas potencializadoras de conforto que priorizem a dignidade do paciente[23].

O diagnóstico de um paciente que se apresenta em fase ativa de morte baseia-se, essencialmente, em critérios e escores clínicos[23]. Na Tabela 1, seguem alguns dos sinais e sintomas comumente apresentados por pacientes em tal estágio.

O prognóstico desses pacientes também pode ser estimado pela *Palliative Performance Scale* (PPS), uma escala originalmente utilizada em oncologia, na qual se estabelece uma graduação de 0 a 100% com base na ingesta oral, na funcionalidade e na capacidade cognitiva do paciente. Estima-se uma mortalidade na ordem de 94% em 3 dias para pacientes com a PPS menor ou igual a 20%, quando associada à queda do sulco nasolabial[24].

Outra ferramenta elaborada com o objetivo de auxiliar médicos a tomarem decisões quanto a submeter ou não um paciente a CP consiste na *Supportive and Palliative Care Indicators Tool* (SPICT). Tal escala organiza questões a serem respondidas pelo médico assistente e fornece evidências quanto à probabilidade de óbito, indiretamente avaliando quais pacientes poderiam potencialmente beneficiar-se no recebimento de CP. Os itens da SPICT são avaliados de maneira multidisciplinar, contém critérios clínicos, *status* funcional, sintomas, comorbidades e os desejos e objetivos pessoais do paciente. Na Tabela 2, seguem orientações da SPICT sobre indicadores de deterioração clínica que indicam a possibilidade de iniciar CP[25,26].

Principais sinais e sintomas

Jejum e hidratação

Na atualidade, ainda existem poucos dados na literatura que sustentem o benefício clínico ou que sugiram

TABELA 1 Principais sinais e sintomas da fase ativa de morte

Fraqueza profunda progressiva
Estado acamado
Permanecer a maior parte do tempo dormindo
Indiferença à dieta e ingestão de fluidos
Disfagia
Desorientação temporal com piora progressiva da atenção
Hipotensão não relacionada com hipovolemia
Incontinência ou retenção urinária relacionada com fraqueza muscular
Oligúria
Inabilidade de fechar os olhos
Alucinações envolvendo indivíduos falecidos já importantes para o paciente
Referências sobre "ir para casa" ou similares
Mudança na frequência e no padrão respiratório (Cheyne-Stokes, apneia)
Respiração ruidosa e secretiva
Mottling e resfriamento da pele secundários à instabilidade vasomotora
Queda da pressão arterial com pulso periférico filiforme
Alteração do nível de consciência (*delirium*, inquietação, agitação, coma)

Fonte: Bicanovsky, 2009[72].

TABELA 2 Indicadores SPICT de condição clínica em piora

Internações hospitalares não planejadas
Status funcional em piora progressiva: paciente permanece ao menos metade do dia deitado ou em repouso
Dependência de terceiros para cuidados próprios em razão de problemas crescentes de saúde mental e/ou orgânicos – paciente necessita de suporte profissional
Perda ponderal progressiva; paciente permanece abaixo do peso; baixa massa muscular
Persistência de sintomas a despeito de tratamento otimizado
Paciente (ou seus familiares) pedem por cuidados paliativos ou escolhem por reduzir ou interromper tratamento; desejo por foco na qualidade de vida

SPICT: *Supportive and Palliative Care Indicators Tool.* Fonte: Bergenholtz et al., 2022[25].

prolongamento da vida ou conforto quando se fala em hidratação e nutrição artificial em pacientes que estão a morrer. A questão envolve preceitos culturais, em que nutrir está relacionado com cuidar e "estar junto".

A anorexia, caracterizada como a falta de apetite em estado de terminalidade de vida, e a caquexia, estado de fragilidade muscular, óssea e de gordura, que não se altera mesmo com a ingesta de nutrientes, são condições frequentes em cuidados paliativos. Ainda há dúvidas quanto à necessidade de oferta calórica, visto as consequências relacionadas com alimentação, que incluem sensação de saciedade, náuseas e vômitos. Todavia, prioriza-se a oferta de alimentos de preferência da pessoa, promovendo qualidade de vida[27].

Manejo da dor

Estudos em pacientes em fase final de vida sugerem que 47% apresentam queixa de dor moderada ou intensa no último mês, e 25% apresentam dor incontrolável na semana do falecimento[28,29]. O manejo inadequado da dor em tal estágio pode ser causa de intenso sofrimento, tanto para o paciente quanto para sua família, portanto cabe à equipe assistente um perfeito entendimento sobre como aliviar tal sintoma tão prevalente em pacientes submetidos a CP.

A etiologia da dor em tais pacientes apresenta, em grande parte das vezes, etiologia multifatorial. O entendimento acerca do processo fisiopatológico que resultou na percepção de dor por parte do paciente pode auxiliar na escolha individualizada de classe medicamentosa para os pacientes[28,29].

Os opioides constituem a classe farmacológica de escolha para pacientes no fim da vida, sendo a morfina o seu principal representante. No entanto, algumas condições (doenças musculoesqueléticas e dor que acomete a totalidade do corpo do paciente) podem apresentar resistência ao uso de opioides. O uso de tal classe apresenta efeito benéfico também no controle da dispneia[28,29].

Em pacientes sem registro de uso prévio de opioides, recomenda-se a dose de 2,5 mg de sulfato de morfina via oral, ou 2 mg do mesmo fármaco via subcutânea, ambos a cada duas horas. Em pacientes nos extremos de idade e frágeis, essa dose deve ser reduzida pela metade, podendo ser aumentada gradualmente, respeitando a regra de não aumentar em mais de 100% a dose em duas administrações consecutivas. Naqueles com controle insatisfatório da queixa álgica usando tais doses, a administração em infusão contínua de morfina deve ser considerada[28,29]. Recomenda-se constante reavaliação da queixa de dor por parte do paciente para garantir que o sintoma esteja sendo abordado adequadamente.

Em razão do potencial dessa classe de medicação em produzir efeitos de tolerância, um aspecto importante de se ter conhecimento consiste na rotação de opioides. Tal prática consiste na substituição de um opioide por outro, podendo inclusive realizar mudanças na via de administração, na tentativa de melhor controle álgico, além de minimização de efeitos colaterais. Na Tabela 3,

TABELA 3 Conversão de opioides

Opioides	Parenteral	Oral
Morfina para oxicodona	1:0,7	2:1
Oxicodona para morfina	0,7:1	1:1,5
Morfina para hidromorfina	5:1	5:1
Hidromorfona para morfina	1:3,5	1:3,5
Morfina para metadona	1:1	Menor que 100 mg: 3:1
		Entre 101 e 300 mg: 5:1
		Entre 301 e 600 mg: 10:1
		Entre 601 e 800 mg: 12:1
		Entre 801 e 1.000 mg: 15:1
		Mais que 1.000 mg: 20:1
Hidromorfona para metadona	1:1	1:1 (para doses baixas) Utilizar o mesmo critério da morfina em doses maiores
Hidromorfona para fentanil	20:1	Converter para IV e depois para transdérmico
Morfina para fentanil	100:1	Conversão de oral para transdérmico: 100:1

IV: intravenoso.
Fonte: Kraychete e Sakata, 2012[30].

segue exemplo do mecanismo de conversão dos principais opioides utilizados na prática médica[30].

Apesar de haver grande preocupação por parte da comunidade médica quanto aos efeitos adversos do uso de opioides, estudos em pacientes com câncer em estado terminal sugerem que quando usados em doses seguras, tais drogas não estão associadas à diminuição da sobrevida[31]. Entretanto, cabe à equipe assistente estar preparada para lidar com os efeitos indesejados do uso de opioides em pacientes sob CP, listados a seguir:

- Sonolência e depressão respiratória: todo tratamento com opioides pode causar sonolência, e tal efeito é mais frequente quando do início da terapia ou quando as doses são aumentadas. A sonolência, por si só, não constitui indicação formal para a reversão do efeito dos opioides, a não ser nos raros casos em que tal sintoma causa depressão respiratória potencialmente fatal. Em tais situações, o uso do antídoto naloxona pode ser considerado, com a ressalva de que pacientes com reversão do efeito de opioides podem apresentar reincidência de queixa álgica. Quando necessário, 0,4 mg de naloxona deve ser diluído em 10 mL de solução fisiológica e administrado 0,5 a 1 mL da solução final a cada 5 minutos até haver completa reversão da depressão respiratória[32].
- Constipação: todos os pacientes recebendo administração contínua de opioides devem receber medidas laxativas de maneira profilática, uma vez que tal classe medicamentosa apresenta grande potencial constipante. Em pacientes constipados a despeito da terapia laxativa profilática, pode-se considerar o uso de soluções retais de glicerina ou bisacodil, desde que haja evidência de ausência de obstrução intestinal[33].

Manejo da dispneia

A Tabela 4 apresenta algumas das possíveis causas de dispneia em paciente em cuidados paliativos.

Como pode ser observado, o surgimento desse sintoma é de origem multifatorial, e o seu manejo pode ser desafiador. Algumas medidas gerais, no entanto, são pertinentes a maioria dos pacientes com dispneia no DE sob CP. Entre elas, técnicas de relaxamento associadas a suporte psicológico e uso de ar frio no rosto dos pacientes, por meio de ventiladores elétricos[34,35].

Sempre que possível, o manejo da dispneia deve ser realizado levando-se em consideração sua etiologia. Idealmente, o uso de oxigênio suplementar deve ser restrito a pacientes dispneicos e hipoxêmicos (saturação periférica de O_2 menor ou igual a 88%), uma vez que a literatura não comprovou benefício quando tal medida é utilizada rotineiramente. Quanto ao dispositivo de preferência, cateteres nasais de baixo fluxo apresentam maior conforto quando comparados a máscaras de oxigênio, as quais dependem da colaboração do paciente que, por vezes, apresenta *status* neurológico comprometido[36].

Em pacientes não hipoxêmicos que apresentam queixa de dispneia, o uso de opioides sistêmicos pode ser uma opção terapêutica[35]. As associações American Thoracic Society (ATS), American College of Chest Physicians (ACCP), American College of Physicians (ACP), Canadian Thoracic Society, National Comprehensive Cancer Network (NCCN), Cancer Care Ontario e American Society of Clinical Oncology (ASCO) recomendam uma dose inicial de 5 mg de morfina via oral, a qual pode ser repetida a cada 4 horas para pacientes com dispneia moderada. Em casos de dispneia severa, tais sociedades defendem o uso de 2,5 mg em *bolus* na via endovenosa ou subcutânea, podendo repetir a dose a cada 30 ou 60 minutos, desde que seja realizada uma monitorização de intoxicação e a resposta aos sintomas seja satisfatória[35,37-40].

Recomenda-se a monitorização da frequência respiratória de pacientes em uso de tais doses de opioides, visando garantir que não haja intoxicação[32].

TABELA 4 Principais causas de dispneia no paciente em cuidados paliativos

Obstrução da via aérea
Obstrução por neoplasia ou linfadenopatia
Broncoconstrição (asma ou DPOC)
Excesso de secreções
Paralisias de cordas vocais
Apneia obstrutiva do sono
Parenquimatoso pulmonar
Metástases disseminadas
Pneumonia, broncoaspiração
Insuficiência cardíaca, doenças pericárdicas, tamponamento cardíaco
Tumor linfangítico
"Cicatrizes" pulmonares (intervenções cirúrgicas prévias, radiação, pneumonite ou fibrose)
Doença pulmonar intersticial
Causas vasculares
Tromboembolismo pulmonar
Doença veno-oclusiva, síndrome da veia cava superior
Causas pleurais
Derrame pleural (secundário à neoplasia, induzido por drogas)
Pneumotórax
Causas musculares
Caquexia, doenças neuromusculares incluindo as paraneoplásicas
Distúrbio hidroeletrolítico
Outras causas
Ansiedade, depressão

DPOC: doença pulmonar obstrutiva crônica. Fonte: adaptada de: Dudgeon et al., 2001[73].

Manejo das secreções orais

Sialorreia ou incontinência salivar pode ser definida como a produção excessiva de saliva, a qual pode exteriorizar-se por meio do lábio inferior[42]. Quando presente em pacientes recebendo CP, tal condição aumenta o risco de complicações indesejadas e potencialmente fatais, como broncoaspiração[43].

Assim como nos outros sintomas listados, a abordagem à sialorreia deve levar em consideração as suas possíveis etiologias, buscando sempre que possível estabelecer uma modalidade de tratamento direcionada. Causas reversíveis, como infecções orais, medicações precipitantes ou hidratação inadequada devem sempre levantar suspeitas[42,43].

Após excluídas as causas reversíveis, a administração de medicações anticolinérgicas mostrou-se benéfica no tratamento de salivação excessiva. Apesar de pouco disponível, o *patch* transdérmico de escopolamina na dosagem de 1,5 mg/2,5 cm^2 mostrou-se uma excelente opção no controle sintomático da sialorreia, sobretudo em pacientes com distúrbios psiquiátricos ou neurológicos. A aplicação do *patch* deve ser na região pré-auricular, precisando ser trocado a cada 3 dias[42].

Outra opção farmacológica, particularmente mais acessível do que o *patch* de escopolamina, consiste na administração de solução sublingual de atropina na concentração de 0,5%, duas gotas até três vezes ao dia. Ambas as medicações têm como princípio fisiopatológico de ação a inibição do sistema nervoso parassimpático, por meio de suas propriedades anticolinérgicas[42].

Apesar de ainda carecer de mais estudos, a aplicação de toxina botulínica diretamente na glândula parótida também se mostrou uma alternativa promissora no controle da salivação excessiva[42].

SEDAÇÃO PALIATIVA

A sedação paliativa é uma estratégia utilizada no fim da vida para aliviar sintomas graves e refratários. É feita por meio de medicações sedativas e induz à redução da consciência ou completa inconsciência, podendo ser realizada de forma contínua ou intermitente. Com isso, reduz-se o sofrimento de pacientes terminais, preservando a sua dignidade e sensibilidade moral[44,45].

Indicações

Não há indicações precisas e específicas para a sedação paliativa. Deve ser considerada em pacientes terminais, adultos ou crianças, em um contexto de refratariedade a medidas anteriores. No entanto, ainda há dificuldade no entendimento subjetivo da palavra "refratário"[46]. Por isso, procura-se entender como um sintoma que não pode ser controlado adequadamente por terapias que não comprometam seriamente a consciência do paciente, além de estar associado a um sofrimento intolerável, juntamente com um dos demais: incapacidade de proporcionar alívio adequado ou em período tolerável e presença de efeitos adversos[44].

É mais frequentemente utilizada para o tratamento de dor refratária, dispneia, *delirium* hiperativo e convulsões, mas pode ser usada em situações de emergência, como hemorragias maciças, asfixias, crises álgicas e outras[47-49]. Em alguns casos, um estado de "sedação consciente", isto é, em que a capacidade de resposta a estímulos verbais ainda se mantém, pode ser interessante para promover um alívio adequado com manutenção da função interativa[45].

É de suma importância deixar claro a diferença da sedação paliativa para a eutanásia. A eutanásia é uma intervenção ativa que visa à cessação da vida, geralmente a pedido do paciente. A sedação paliativa, pelo contrário, procura aliviar os sintomas em um contexto de sofrimento refratário, e não expressamente ocasionar o fim da vida do paciente[50].

Consentimento e decisão compartilhada

Independentemente do cenário, deve-se obter consentimento. Em pacientes conscientes, alertas e comunicativos, a discussão sobre a sedação paliativa deve abranger os itens dispostos na Tabela 5[51,52].

TABELA 5 Principais questões a serem discutidas na decisão compartilhada de sedação paliativa

Estado geral do paciente e causas do seu sofrimento
Identificação de refratariedade dos tratamentos prévios
Prognóstico atual e previsões de sobrevivência
Opções de tratamento alternativas e a sobrevivência associada a cada uma delas
Métodos disponíveis para a sedação e metas a serem seguidas (profundidade da sedação planejada, monitorização do paciente, desmame e interrupção se possível)
Efeitos previstos da sedação e seus potenciais riscos (agitação paradoxal, alívio inadequado dos sintomas, possibilidade de aceleração da morte)

Fonte: Levy e Cohen, 2005[50].

Ao comparar pacientes sedados e não sedados, alguns estudos demonstraram as mesmas taxas de sobrevivência e, em certos casos, até mesmo melhores taxas. No entanto, há limitações metodológicas que diminuem as certezas das suas conclusões[53-57].

Nos pacientes que não possuem capacidade apropriada de tomada de decisão, devem-se seguir as diretivas antecipadas de saúde. Caso inexistentes, a discussão e o consentimento sobre a sedação paliativa devem ser obtidos por meio de um procurador legalmente reconhecido. Quando o paciente é uma criança, é necessário o consentimento de um dos pais ou de outro tutor[58,59].

Em pacientes terminais e na ausência de diretivas antecipadas ou de um procurador de cuidados de saúde, o fornecimento de medidas de conforto deve ser considerado padrão e deve ser indicação médica.

Agentes sedativos

O midazolam, medicamento mais utilizado para a sedação paliativa, é um benzodiazepínico de meia-vida curta e rápido início de ação (2 minutos), disponível pela via endovenosa. Uma alternativa é o lorazepam, que tem início de ação mais lento (em torno de 10 minutos)[57,60,61]. Agentes alternativos incluem a levomepromazina, clorpromazina, fenobarbital e propofol. A Tabela 6 faz um aprofundamento sobre o uso de cada uma dessas medicações[62-71].

A administração da medicação requer a titulação da dose para alívio adequado e terapia contínua para manutenção do efeito, geralmente por infusão contínua ou *bolus* intermitente. Em geral, o nível de sedação deve ser o mínimo necessário para proporcionar conforto e alívio do sofrimento. As vias de administração são variadas (intravenosa, intramuscular, subcutânea, retal, via estroma ou gastrostomia) e é recomendável uma terapia de emergência em caso de crises[45].

Em pacientes que não estão em morte iminente, a monitorização dos sinais vitais pode ser feita, mas não há regras específicas quanto a isso. Nos pacientes terminais, a monitorização não é realizada, pois o objetivo é exclusivamente o conforto[1].

Medicações álgicas prévias à sedação devem ser mantidas, a menos que haja efeitos adversos ou sinais de superdosagem. Em caso de indícios de superdosagem, a dose da medicação deve ser reduzida, suprimida ou suspensa temporariamente. O antagonista de benzodiazepínicos, flumazenil, pode ser feito em casos específicos de instabilidade. É administrado 0,2 mg por via endovenosa por um a dois minutos e repetido a cada 15 minutos até a reversão, com dose máxima total de 1 mg. Como a duração do seu efeito é curta (0,7 a 1,3 hora), doses adicionais de 0,2 mg ou infusão contínua (0,25 a 1 mg por hora) podem ser necessárias[69].

TABELA 6 Agentes da sedação paliativa, seu mecanismo de ação, doses e particularidades

Agente	Mecanismo de ação	Dose	Papel na sedação paliativa
Midazolam	Agonista do receptor GABA, com rápida penetração do sistema nervoso central e rápido início de ação e duração. Infusão contínua geralmente necessária para manter o efeito da droga.	Agudo/crises: 1 a 5 mg EV a cada 5 a 15 minutos conforme necessidade. Infusão contínua: inicialmente 1 mg/hora EV ou SC. Após, 0,5 a 5 mg/hora conforme necessidade. Doses até 20 mg/hora foram usadas. Efeito teto pode ocorrer.	Primeira linha de escolha, geralmente em conjunto com antipsicóticos em caso de *delirium* hiperativo. ▪ Vantagens: rápido início, com potente ação sedativa e ansiolítica, com benefícios para convulsões, espasmos musculares, náuseas, vômitos e prurido central. Medicação antagonista (flumazenil) disponível. ▪ Desvantagens: risco de agitação paradoxal e *delirium*, tolerância, depósito em tecido adiposo, sedação prolongada, tolerância, apneia nos casos em combinação com opioides ou se baixo débito cardíaco.
Lorazepam	Agonista intermediário do receptor GABA, com tempo de ação retardado e maior tempo de duração quando comparado com midazolam.	Intermitente: 1 a 4 mg EV a cada 2 a 6 horas ou 1 a 2 mg SC a cada 6 a 8 horas. Infusão contínua: 0,01 a 0,1 mg/kg/hora EV ou SC. Doses até 10 mg/hora já foram usadas. Pode ocorrer efeito teto.	Opção alternativa ao midazolam para pacientes que precisam de maior tempo de sedação ou na indisponibilidade da droga. Geralmente feito em associação com antipsicótico. ▪ Vantagens: sedativo e ansiolítico potente, também útil para controle de convulsões, espasmos musculares, náuseas, vômitos. O tempo demorado de início e duração de efeito prolongado pode permitir administração EV ou SC intermitente em alguns pacientes. Medicação antagonista (flumazenil) disponível. ▪ Desvantagens: tempo de início demorado, com risco de superdosagem. Há risco também de agitação paradoxal e *delirium*. Há risco de lesão tecidual, flebite, tolerância, sedação prolongada, acúmulo de solvente tóxico propilenoglicol, incompatibilidades em administração IV e SC.
Levomepromazina	Agente sedativo antagonista que age nos receptores de dopamina D2, 5HT2A, H1, alpha 1, alpha 2, muscarínicos, com efeitos de amnésia e analgesia. Início entre 20 e 40 minutos.	Dose inicial: 12,5 a 25 mg SC, IM ou IV. Infusão contínua: 2 a 3 mg/hora SC. Geralmente a dose de 50 a 300 mg por dia é efetiva. Intermitente: 6,25 SC a cada hora conforme necessidade com dose de resgate de 12,5 a 25 mg diariamente divididos em 1 a 2 doses (titulada conforme necessidade).	Antipsicótico sedativo para controle do *delirium* e/ou agitação no paciente com morte iminente. Geralmente feito quando doses altas de benzodiazepínico (p. ex., 30 mg diários de midazolam) não são o suficiente para prover ansiólise ou conforto no paciente. ▪ Vantagens: efeito sedativo, analgésico e ansiolítico com rápido tempo de início e útil para controle de náuseas, vômitos, *delirium* e agitação. ▪ Desvantagens: efeitos anticolinérgicos, hipotensão ortostática quando utilizado EV, acatisia, distonias agudas, convulsões e cardiotoxicidade com prolongamento QT.
Clorpromazina	Cheque "levomepromazina".	Intermitente: 12,5 a 25 mg EV ou IM a cada 4 a 12 horas. Infusão contínua: 3 a 5 mg/hora EV. Dose efetiva geralmente de 37,5 a 150 mg diariamente EV. Retal: 100 mg a cada 6 a 12 horas.	Antipsicótico sedativo alternativo nos cenários em que a Levomepromazina não está disponível. ▪ Vantagens: efeito sedativo e ansiolítico com rápido início de ação, com controle para *delirium*, agitação, náuseas, vômitos e soluços intratáveis. ▪ Desvantagens: administração SC não disponível por conta de dor e destruição tecidual. Possui efeitos anticolinérgicos, hipotensão ortostática em administração EV, acatisia, distonias agudas e cardiotoxicidade com prolongamento do QT.

(continua)

TABELA 6 Agentes da sedação paliativa, seu mecanismo de ação, doses e particularidades

Agente	Mecanismo de ação	Dose	Papel na sedação paliativa
Fenobarbital	Agonista GABA e inibe o glutamato, promovendo sedação por longos períodos, hipnose e ação anticonvulsivante (em maiores doses).	Dose inicial: 1 a 3 mg/kg EV ou IM (100 a 200 mg). Repetir a cada 30 minutos se necessário. Infusão contínua: 0,5 mg/kg/hora EV ou SC (800 mg diariamente). Pode aumentar até 2.400 mg diários se necessário.	Opção de segunda linha para agitação refratária em pacientes com morte iminente que não responderam corretamente a doses de levomepromazina ou clorpromazina. ▪ Vantagens: sedação efetiva em pacientes tolerantes a benzodiazepínicos e antipsicóticos. Controla convulsões refratárias. Dose de manutenção pode ser feita via SC. ▪ Desvantagens: excitação paradoxal, especialmente em adultos mais velhos. Também provoca hipotensão, bradicardia, náuseas, vômitos, reações alérgicas cutâneas. Pode aumentar o metabolismo de outras drogas, assim como reduzir a concentração sérica de outras. Não pode ser descontinuado abruptamente em razão de convulsões de rebote.
Propofol	Anestésico de rápido início de ação com depressão do sistema nervoso central com aumento da ação GABA e possível inibição do glutamato.	Iniciar em infusão contínua em 5 microgramas/kg/minuto EV e ajustar a cada 5 a 10 minutos com incrementos de 5 a 10 microgramas/kg/minuto. Dose efetiva: 5 a 50 microgramas/kg/minuto.	Segunda linha para tratamento de agitação intolerável e *delirium* no paciente com morte eminente e que não respondeu às altas doses de benzodiazepínicos e antipsicóticos. ▪ Vantagens: produz rápida inconsciência, sendo útil para náuseas, vômitos e convulsões refratárias. ▪ Desvantagens: flebite e dor no sítio de punção via EV. Ademais, pode causar apneia quando feita em *bolus*, hipotensão, reações alérgicas e bradicardia.

Fonte: Graeff e Dean, 2007[45]; Twycross e Wilcock, 2012[61].

REFERÊNCIAS

1. McEwan A, Silverberg JZ. Palliative care in the emergency department. Emerg Med Clin North Am. 2016;34(3):667-85.
2. Huecker M, Shreffler J, Platt M, O'Brien D, Stanton R, Mulligan T, et al. Emergency medicine history and expansion into the future: A narrative review. Western J Emerg Med. 2022;23(3):418-23.
3. Radbruch L, De Lima L, Knaul F, Wenk R, Ali Z, Bhatnaghar S, et al. Redefining palliative care: a new consensus-based definition. Journal of Pain and Symptom Management. 2020;60(4):754-64.
4. Sudore RL, Lum HD, You JJ, Hanson LC, Meier DE, Pantilat SZ, et al. Defining advance care planning for adults: A consensus definition from a multidisciplinary delphi panel. J Pain Symptom Management. 2017;53(5):821-832.e1.
5. Messinger-Rapport BJ, Baum EE, Smith ML. Advance care planning: Beyond the living will. Cleveland Clin J Med. 2009;76(5):276-85.
6. Hickman SE, Hammes BJ, Moss AH, Tolle SW. Hope for the future: Achieving the original intent of advance directives. Hastings Center Report. 2005;35(7):s26-30.
7. McMahan RD, Tellez I, Sudore RL. Deconstructing the complexities of advance care planning outcomes: What do we know and where do we go? A Scoping Review. J Am Geriatrics Soc. 2020;69(1).
8. Morrison RS, Meier DE, Arnold RM. What's wrong with advance care planning? JAMA. 2021;326(16):1575.
9. Myers J, Cosby R, Gzik D, Harle I, Harrold D, Incardona N, et al. Provider tools for advance care planning and goals of care discussions: a systematic review. Am J Hospice Palliative Med. 2018;35(8):1123-32.
10. Yadav KN, Gabler NB, Cooney E, Kent S, Kim J, Herbst N, et al. Approximately one in three US adults completes any type of advance directive for end-of-life care. Health Affairs. 2017;36(7):1244-51.
11. Silveira MJ, Kim SYH, Langa KM. Advance directives and outcomes of surrogate decision making before death. N Engl J Med. 2010;362(13):1211-8.
12. Teno JM, Gruneir A, Schwartz Z, Nanda A, Wetle T. Association between advance directives and quality of end-of-life care: a national study. J Am Geriatrics Soc. 2007;55(2):189-94.
13. Silveira MJ, Wiitala W, Piette J. Advance directive completion by elderly americans: a decade of change. J Am Geriatrics Soc. 2014;62(4):706-10.
14. Detering KM, Buck K, Ruseckaite R, Kelly H, Sellars M, Sinclair C, et al. Prevalence and correlates of advance care directives among older Australians accessing health and residential aged care services: multicentre audit study. BMJ Open. 2019;9(1):e025255.
15. Detering KM, Hancock AD, Reade MC, Silvester W. The impact of advance care planning on end of life care in elderly patients: randomised controlled trial. BMJ. 2010;340(mar23 1):c1345-5.
16. Hammes BJ, Rooney BL. Death and end-of-life planning in one midwestern community. Arch Intern Med. 1998;158(4):383.

17. Molloy DW, Guyatt GH, Russo R, Goeree R, O'Brien BJ, Bédard M, et al. Systematic implementation of an advance directive program in nursing homes. JAMA. 2000;283(11):1437.
18. Wright AA. Associations between end-of-life discussions, patient mental health, medical care near death, and caregiver bereavement adjustment. JAMA. 2008;300(14):1665.
19. Janssen DJA, Engelberg RA, Wouters EFM, Curtis JR. Advance care planning for patients with COPD: Past, present and future. Patient Education and Counseling. 2012;86(1):19-24.
20. Davison SN, Simpson C. Hope and advance care planning in patients with end stage renal disease: qualitative interview study. BMJ. 2006;333(7574):886.
21. Zhang B, Wright AA, Huskamp HA, Nilsson ME, Maciejewski ML, Earle CC, et al. Health care costs in the last week of life. Arch Intern Med. 2009;169(5):480.
22. Aplicativo Minhas Vontades: uma ferramenta para exercício de autonomia em saúde [Internet]. SBGG. 2020. Disponível em: https://sbgg.org.br/aplicativo-minhas-vontades-uma-ferramenta-para-exercicio-de-autonomia-em-saude/.
23. Kitchiner D, Davidson C, Bundred P. Integrated Care Pathways: effective tools for continuous evaluation of clinical practice. J Evaluation ClinPractice. 1996;2(1):65-9.
24. Hui D, Hess K, Santos R, Chisholm G, Bruera E. A diagnostic model for impending death in cancer patients: Preliminary report. Cancer. 2015;121(21):3914-21.
25. Bergenholtz H, Weibull A, Raunkiær M. Supportive and palliative care indicators tool (SPICTTM) in a Danish healthcare context: translation, cross-cultural adaptation, and content validation. BMC Palliative Care. 2022;21(1).
26. Highet G, Crawford D, Murray SA, Boyd K. Development and evaluation of the Supportive and Palliative Care Indicators Tool (SPICT): a mixed-methods study. BMJ Supportive & Palliative Care. 2013;4(3):285-90.
27. Murray K. Essentials in palliative care: A practical guide for every nurse. Life and Death Matters. 2016. Disponível em: https://www.lifeanddeathmatters.ca.
28. Smith AK, Cenzer IS, Knight SJ, Puntillo KA, Widera E, Williams BA, et al. The epidemiology of pain during the last 2 years of life. Anna Intern Medi. 2010;153(9):563.
29. Klint Å, Bondesson E, Rasmussen BH, Fürst CJ, Schelin MEC. Dying with unrelieved pain: prescription of opioids is not enough. J Pain Symptom Management. 2019;58(5):784-791.e1.
30. Kraychete DC, Sakata RK. Uso e rotação de opioides para dor crônica não oncológica. Rev Bras Anestesiol. 2012;62(4):558-62.
31. Morita T, Tsunoda J, Inoue S, Chihara S. Effects of high dose opioids and sedatives on survival in terminally ill cancer patients. Journal of Pain and Symptom Management. 2001;21(4):282-9.
32. Dowling J, Isbister GK, Kirkpatrick CMJ, Naidoo D, Graudins A. Population pharmacokinetics of intravenous, intramuscular, and intranasal Naloxone in human volunteers. Therapeutic Drug Monitoring. 2008;PAP.
33. Grunkemeier DMS, Cassara JE, Dalton CB, Drossman DA. The narcotic bowel syndrome: Clinical features, pathophysiology, and management. Clin Gastroenterol Hepatol. 2007;5(10):1126-39.
34. Wong SL, Leong SM, Chan CM, Kan SP, Cheng HWB. The effect of using an electric fan on dyspnea in chinese patients with terminal cancer. Am J Hospice and Palliative Med. 2016;34(1):42-6.
35. Hui D, Bohlke K, Bao T, Campbell TC, Coyne PJ, Currow DC, et al. Management of dyspnea in advanced cancer: ASCO Guideline. Journal of Clinical Oncology. 2021;39(12):1389-411.
36. Campbell ML, Yarandi H, Dove-Medows E. Oxygen is nonbeneficial for most patients who are near death. J Pain and Symptom Management. 2013;45(3):517-23.
37. Qaseem A, Snow V, Shekelle P, Casey DE, Cross JT, Owens DK. Evidence-based interventions to improve the palliative care of pain, dyspnea, and depression at the end of life: a clinical practice guideline from the American College of Physicians. Ann Intern Med. 2008;148(2):141.
38. Mahler DA, Selecky PA, Harrod CG, Benditt JO, Carrieri-Kohlman V, Curtis JR, et al. American College of Chest Physicians Consensus statement on the management of dyspnea in patients with advanced lung or heart disease. Chest. 2010;137(3):674-91.
39. Lanken PN, Terry PB, DeLisser HM, Fahy BF, Hansen-Flaschen J, Heffner JE, et al. An official American Thoracic Society Clinical Policy Statement: Palliative care for patients with respiratory diseases and critical illnesses. Am J Resp Crit Care Med. 2008;177(8):912-27.
40. Marciniuk DD, Goodridge D, Hernandez P, Rocker G, Balter M, Bailey P, et al. Managing dyspnea in patients with advanced chronic obstructive pulmonary disease: a Canadian Thoracic Society Clinical practice guideline. Can Resp J. 2011;18(2):69-78.
41. Vozoris NT, Wang X, Fischer HD, Bell CM, O'Donnell DE, Austin PC, et al. Incident opioid drug use and adverse respiratory outcomes among older adults with COPD. Eur Resp J. 2016;48(3):683-93.
42. Bavikatte G, Sit PL, Hassoon A. Management of drooling of saliva. Br J Med Pract. 2012;5(1):a507.
43. Arcuri JF, Abarshi E, Preston NJ, Brine J, Pires Di Lorenzo VA. Benefits of interventions for respiratory secretion management in adult palliative care patients: a systematic review. BMC Palliative Care. 2016;15(1).
44. Cherny NI, Portenoy RK. Sedation in the management of refractory symptoms: guidelines for evaluation and treatment. J Palliative Care.1994;10(2):31-8.
45. Graeff A, Dean M. Palliative sedation therapy in the last weeks of life: a literature review and recommendations for standards. J Palliative Med. 2007;10(1):67-85.
46. Roy DJ. Need they sleep before they die? J Palliative Care. 1990;6(3):3-4.
47. Bishop M, Stephens LI, Goodrich M, Byock I. Medication kits for managing symptomatic emergencies in the home: a survey of common hospice practice. J Palliative Med. 2009;12(1):37-44.
48. Nauck F, Alt-Epping B. Crises in palliative care: a comprehensive approach. Lancet Oncology. 2008;9(11):1086-91.
49. Materstvedt LJ. Distinction between euthanasia and palliative sedation is clear-cut. J Medical Ethics. 2019;46(1):55-6.
50. Levy MH, Cohen SD. Sedation for the relief of refractory symptoms in the imminently dying: a fine intentional line. Semin Oncol. 2005;32(2):237-46.
51. Tursunov O, Cherny N, Ganz F. Experiences of family members of dying patients receiving palliative sedation. Oncol Nurs Forum. 2016;43(6):E226-32.
52. Maltoni M, Scarpi E, Rosati M, Derni S, Fabbri L, Martini F, et al. Palliative sedation in end-of-life care and survival: a systematic review. J Clin Oncol. 2012;30(12):1378-83.
53. Beller EM, van Driel ML, McGregor L, Truong S, Mitchell G. Palliative pharmacological sedation for terminally ill adults. Cochrane Database Syst Rev. 2015.

54. Wilson WC, Smedira NG, Fink C, McDowell JA, Luce JM. Ordering and administration of sedatives and analgesics during the withholding and withdrawal of life support from critically ill patients. JAMA.1992;267(7):949-53.
55. Rietjens JAC, van Zuylen L, van Veluw H, van der Wijk L, van der Heide A, van der Rijt CCD. Palliative sedation in a specialized unit for acute palliative care in a cancer hospital: Comparing patients dying with and without palliative sedation. J Pain Symptom Management. 2008;36(3):228-34.
56. Schur S, Weixler D, Gabl C, Kreye G, Likar R, Masel EK, et al. Sedation at the end of life - a nation-wide study in palliative care units in Austria. BMC Palliative Care. 2016;15(1).
57. Postovsky S, Moaed B, Krivoy E, Ofir R, Ben Arush MW. Practice of palliative sedation in children with brain tumors and sarcomas at the end of life. Ped Hematol Oncol. 2007;24(6):409-15.
58. Paediatric Advance Care Plan (PAC-Plan) Paediatric Palliative Care. Arch Dis Child. 2010;95:79-82.
59. Lux MR, Protus BM, Kimbrel J, Grauer P. A survey of hospice and palliative care physicians regarding palliative sedation practices. Ame J Hospice Palliat Med. 2016;34(3):217-22.
60. Imai K, Morita T, Akechi T, Baba M, Yamaguchi T, Sumi H, et al. The principles of revised clinical guidelines about palliative sedation therapy of the japanese society for palliative medicine. J Palliat Med. 2020;23(9):1184-90.
61. Twycross R, Wilcock A (eds.). Palliative care formulary, 4.ed. Nottingham: Palliative Drugs; 2012.
62. Oliver DJ. The use of methotrimeprazine in terminal care. Br J Clin Practice. 1985;39(9):339-40.
63. Dietz I, Schmitz A, Lampey I, Schulz C. Evidence for the use of Levomepromazine for symptom control in the palliative care setting: a systematic review. BMC Palliative Care. 2013;12(1).
64. McIver B, Walsh D, Nelson K. The use of chlorpromazine for symptom control in dying cancer patients. J Pain Symptom Management.1994;9(5):341-5.
65. Greene WR, Davis WH. Titrated intravenous barbiturates in the control of symptoms in patients with terminal cancer. Southern Med J. 1991;84(3):332-41.
66. Truog RD, Berde CB, Mitchell C, Grier HE. Barbiturates in the care of the terminally ill. N Engl J Med. 1992;327(23):1678-82.
67. Collins P. Prolonged sedation with midazolam or propofol. Crit Care Med. 1997;25(3):556-7.
68. Krakauer EL, Penson RT, Truog RD, King LA, Chabner BA, Lynch TJ. Sedation for intractable distress of a dying patient: Acute palliative care and the principle of double effect. The Oncologist. 2000;5(1):53-62.
69. Mercadante S, De Conno F, Ripamonti C. Propofol in terminal care. J Pain Symptom Manag. 1995;10(8):639-42.
70. Moyle J. The use of propofol in palliative medicine. J Pain Symptom Manag. 1995;10(8):643-6.
71. Zaporowska-Stachowiak I, Szymański K, Oduah MT, Stachowiak-Szymczak K, Luczak J, Sopata M. Midazolam: safety of use in palliative care: A systematic critical review. Biomed Pharmacoth. 2019;114:108838.
72. Bicanovsky L. Comfort care: Symptom control in the dying. In: Walsh D, Caraceni AT, Fainsinger R, et al. (eds.). Palliative medicine. Philadelphia: Saunders, 2009.
73. Dudgeon DJ, Lertzman M, Askew GR. Physiological changes and clinical correlations of dyspnea in cancer outpatients. J Pain Symptom Manag. 2001;21(5):373-9.

18

Comunicação de más notícias

Matheus Camargo Cunha
Amanda Steil
Nayara Tamires Marques de Freitas

PONTOS PRINCIPAIS

- Para a comunicação de más notícias existem diversas ferramentas e modelos de abordagem, que auxiliam o médico a desenvolver uma comunicação efetiva com o paciente e familiares.
- Há certa tendência em adotar medidas que privilegiam a autonomia e empoderamento do paciente em questões relativas ao seu estado de saúde
- Dados sugerem maiores índices de *burnout* e desgaste profissional entre médicos e enfermeiras em alas de oncologia, setor no qual a comunicação de más notícias é frequente.

INTRODUÇÃO

O conceito de más notícias inicialmente foi definido como qualquer nova informação que exerça influência negativa sobre a visão que determinada pessoa possa ter sobre o seu futuro[1]. Sendo assim, as más notícias geram um impacto direto na vida do paciente ou familiar; e a habilidade de transmitir as informações de maneira adequada é imprescindível para os profissionais da área da saúde, sobretudo aqueles cujos desfechos desfavoráveis são parte inerente do exercício de suas profissões[1].

Como profissionais atuantes no primeiro atendimento a pacientes graves ou potencialmente graves, os médicos emergencistas necessitam dominar áreas técnicas da ciência médica[2]. Controle de procedimentos, raciocínio clínico rápido e eficaz, segurança na realização de tratamentos e conhecimento sobre suas contraindicações são algumas das capacidades esperadas desses profissionais. Entretanto, apenas o conhecimento teórico não supre todas as demandas impostas a tal profissão. A comunicação efetiva com o paciente ou a sua família constitui-se em habilidade tão importante quanto a compreensão sobre os processos fisiopatológicos que os acometem[2].

Apesar da importância do tema, nota-se grande lacuna na educação médica, uma vez que as habilidades de comunicação geralmente não são abordadas com a profundidade necessária nas faculdades de medicina[2]. Como resultado, observa-se a formação de profissionais com clara deficiência em habilidades sociais e comunicativas, e consequentemente descontentamento por parte do receptor de uma má notícia[2].

O presente capítulo tem por objetivo contextualizar o leitor acerca dos tópicos mais relevantes sobre o tema, informando-o sobre quais protocolos e evidências cabe ao médico emergencista tomar conhecimento. Além disso, serão fornecidas explicações sobre como aplicar as principais ferramentas de comunicação de más notícias, sempre levando em consideração o ambiente do departamento de emergência (DE), suas peculiaridades e singularidades.

O QUE SÃO MÁS NOTÍCIAS?

Há certo estereótipo que define más notícias como aquelas nas quais o paciente recebe a informação de que seu estado de saúde é fortemente desfavorável[3]. No entanto, diversas situações podem ser encaixadas em tal definição. Como exemplos, pode-se citar a realização de exame de ultrassonografia que demonstra óbito fetal em uma gestante, o resultado de uma ressonância magnética confirmatória da suspeita de esclerose múltipla em paciente oligossintomática, a atribuição ao diabetes em um paciente acometido por polidipsia e polifagia, entre tantas outras possibilidades[2].

Além de apresentar um conceito amplo, as más notícias também estão condicionadas ao contexto psicossocial no qual o paciente está inserido[2]. Em determinadas ocasiões, o paciente pode não estar preparado psicologicamente para receber uma nova informação sobre sua condição de saúde, como em uma situação hipotética em que um cirurgião cardiovascular obtém o diagnóstico de tremor progressivo[2].

Diante de um cenário tão complexo, entende-se com relativa facilidade o motivo pelo qual muitos profissionais apresentam dificuldades ao serem os mensageiros de más notícias[2]. Historicamente, muitos pacientes foram inclusive resguardados no momento de receberem más notícias devido à preocupação de que tais novas informações pudessem prejudicar o estado de saúde do paciente e abreviar seu tempo de vida[2]. Atualmente, entretanto, há certa tendência em deixar de lado tal visão paternalista da medicina e adotar medidas que privilegiam a autonomia e empoderamento do paciente em questões relativas ao seu estado de saúde.[2] A literatura disponível sugere que algo em torno de 50 a 90% dos pacientes gostariam de ter total ciência acerca de suas condições clínicas, mesmo em situações de terminalidade[3].

Determinadas questões de ordem pessoal podem interferir negativamente na capacidade do profissional em fornecer más notícias[2]. A incerteza sobre como o paciente ou sua família podem reagir, a insegurança em deixar o paciente desesperançoso ou o receio em não saber transmitir a informação da melhor maneira são algumas dessas condições[2]. Diante desse contexto, surgiram protocolos e orientações destinadas ao profissional de saúde que se vê obrigado a fornecer uma má notícia, com o intuito de melhor orientá-lo quanto às melhores maneiras de agir diante dessa situação.

O QUE DIZ A LITERATURA SOBRE COMUNICAÇÃO DE MÁS NOTÍCIAS?

Comunicação é uma capacidade humana que pode ser melhorada às custas de interação e treinamento, como qualquer outra habilidade social[4]. A comunicação efetiva com os pacientes aumenta os níveis de satisfação dos usuários com os sistemas de saúde, além de promover efeitos benéficos em aspectos psicológicos deles[4].

Embora possa haver grande divergência quanto à melhor maneira de fornecer más notícias, algumas evidências apontam para determinados pontos em comum[4,5]. Em um estudo realizado no Irã entre os anos de 2014 e 2015, no qual pacientes foram submetidos a questionário previamente à admissão hospitalar, constatou-se preferência por receber más notícias de maneira direta com o médico assistente, preferencialmente em ambiente tranquilo e sem interrupções[5]. Tal estudo também demonstrou certa predileção por parte dos participantes em receber tais notícias de médicos mais experientes[5]. O mesmo estudo também apontou que há preferência por parte dos pacientes em terem total ciência sobre os seus diagnósticos e implicações prognósticas[5].

No que concerne à questão de comunicação efetiva, há certa evidência sobre como esse tema ainda consiste em uma dificuldade para a maior parte dos médicos[6]. Um estudo da década de 1980 demonstrou que em cerca de 70% das anamneses realizadas no setor de clínica médica, o profissional interrompia o discurso do paciente após uma média de 18 segundos de fala[6]. Em 2004, nova pesquisa apontou que apenas 26% dos pacientes terminavam suas falas de maneira ininterrupta[6]. Mesmo com uma grande quantidade de informações disponíveis sobre comunicação, muitos profissionais ainda sentem que recebem treinamento inadequado para dar más notícias[7].

Alguns fatores constituem barreiras inerentes para executar essa tarefa de maneira mais eficaz[7]. Falta de confiança e experiência são alguns dos fatores que podem fazer o profissional sentir-se menos preparado ao dar uma notícia séria[8]. O medo de perder o controle da situação mostrou-se como uma das principais preocupações entre os médicos ao se depararem em tal situação[7].

Um aspecto comumente ignorado, porém de suma importância para o paciente receptor de más notícias, consiste no espaço físico no qual a informação é passada[7]. Em se tratando do ponto de vista do paciente, a maior parte dos cenários clínicos constitui-se como cenário inadequado para receber más notícias[7]. A falta de privacidade das salas de emergência, o ambiente ocupado e muitas vezes percebido como desorganizado pela população leiga produz efeitos negativos que podem ser potencializados quando uma notícia desagradável é dada nesse ambiente[7]. Escolher um local tranquilo e livre de interrupções é um sinal de respeito à dignidade de um paciente ou familiar que está passando por uma circunstância de instabilidade emocional[7].

CONSEQUÊNCIAS DE COMUNICAÇÃO INADEQUADA

Além de ser uma atividade com consequências potencialmente negativas para os pacientes que recebem más notícias, os profissionais de saúde que as fornecem também são afetados por tal prática[7]. Alguns dados sugerem maiores índices de *burnout* e desgaste profissional entre médicos e enfermeiras em alas de oncologia, setor no qual a comunicação de más notícias é frequente[7]. Além do fator desgastante por si só, o ato de dar más notícias também pode impactar negativamente a saúde do profissional que não esteja devidamente treinado para lidar com tal situação[7]. Respostas fisiológicas a situações de estresse, como taquicardia e taquipneia, podem perdurar por longos períodos após o fornecimento de uma notícia desagradável e culminar em um estado ansiogênico por parte do profissional[7].

Uma estratégia de comunicação não efetiva pode resultar no desgaste da relação médico-paciente[7]. Um ouvinte pode não compreender todas as informações pertinentes ao caso por causa de uma interação não clara. Ademais, em situações estressantes, é comum o médico cometer a omissão de informações que o paciente poderia julgar como pertinentes para o desenrolar do caso[7]. Em um exemplo extremo, a comunicação de má qualidade entre um médico e um paciente resultou no suicídio do último[8].

COMUNICAÇÃO DE MÁS NOTÍCIAS NO DE

Um dos principais campos de atuação do médico emergencista, dentro do cenário intra-hospitalar, consiste no DE. Em tal ambiente, a comunicação adquire aspectos singulares e dotados de múltiplas peculiaridades. A natureza imprevisível das emergências médicas resulta em uma conjuntura na qual a maior parte das interações entre médicos e pacientes são ocasiões em que as duas partes acabaram de se conhecer, fato que favorece desconfiança e estereotipização[9].

Uma simples visita ao DE pode ser uma experiência de grande impacto para pacientes e seus familiares, onde, em muitas ocasiões, notícias sobre condições críticas de saúde ou de morte são dadas[9]. Muitos pacientes irão se lembrar vividamente do momento em que receberam más notícias por longos períodos[9].

Muitos dos consensos e orientações sobre fornecimento de más notícias são baseados em ambientes que não englobam o complexo cenário do DE[9]. *Guidelines* sobre o tema frequentemente limitam-se a falar sobre a questão de comunicação de morte e, portanto, não englobam a totalidade de condições traumáticas que podem ser experienciadas por pacientes no DE[9].

Um estudo elaborado no DE do Hospital das Clínicas da Universidade de São Paulo entre os anos de 2012 e 2015 objetivou comparar a percepção da maneira como eram fornecidas más notícias entre pacientes e seus familiares com a percepção dos médicos[9]. O resultado encontrado demonstrou que há importante discrepância entre o entendimento dos dois grupos analisados sobre a maneira como a má notícia foi oferecida, sobretudo no que diz respeito a emoções e privacidade do paciente[9].

ESTRATÉGIAS DE COMUNICAÇÃO DE MÁS NOTÍCIAS

Para a comunicação de más notícias existem diversas ferramentas e modelos de abordagem, que auxiliam o médico a desenvolver uma comunicação efetiva com o paciente e familiares, visando a uma comunicação efetiva e eficaz, com redução do impacto emocional.

SPIKES

O SPIKES é uma estratégia de seis passos, que auxilia os profissionais da saúde na comunicação de más notícias, foi desenvolvido a partir de um compilado de estratégias de más notícias, inicialmente proposto para pacientes oncológicos no início do século, mas atualmente usado para comunicação de más notícias de modo geral.

Como já referido, é uma técnica de seis passos, sendo que nem todos os episódios de comunicação de más notícias exigiram todas as etapas, mas quando o fizerem, eles devem seguir a sequência[1].

Setting up

A comunicação de más notícias deve começar antes da conversa com o paciente. Devemos nos preparar, preparar o local e a equipe multi que irá participar. Vale lembrar sempre que, mesmo sendo um momento estressante, é nosso dever apresentar ao paciente as informações pertinentes sobre quadro clínico, sendo que algumas informações têm que ser ditas, como nos casos de óbitos, e a partir delas o paciente irá trilhar as estratégias para o futuro.

Idealmente devemos procurar um local com privacidade, nem sempre possível no contexto de sala de emergência, mas devemos ao máximo tentar manter a privacidade do paciente. Escolha um local calmo, sem barreiras entre você e o paciente.

É um momento de extrema fragilidade para o paciente; assim, é importante que nesse momento tenha pessoas significativas ao lado dele para que, ao receber a informação, tenha a quem recorrer emocionalmente; se assim quiser, pode autorizar uma ou duas pessoas de confiança a participar da conversa.

Mantenha sempre um diálogo aberto e de preferência sem interrupções, mantendo contato visual, podendo tocar nos braços ou ombro do paciente, como forma de conforto, se houver abertura para isso.

Perception

"Antes de contar, pergunte"[1], uma simples frase resume todo o nosso compromisso nesta segunda etapa; antes de iniciarmos nossa explicação sobre o quadro clínico do paciente devemos entender o que ele já sabe e o que ele está disposto a saber sobre seu quadro clínico atual. Para isso iniciamos nossa conversa com perguntas abertas, o paciente deve sentir-se à vontade para se expressar. Infelizmente, dados apontam que o tempo médio de escuta de um médico antes de interromper um paciente é de 11 segundos[6]; assim, por mais difícil que possa ser, devemos deixar o paciente livre para falar e respeitar seus momentos de silêncio. Podemos auxiliar com perguntas abertas como: "O que você sabe até o momento sobre sua doença e quadro clínico?"; "Você sabe o que aconteceu para estar nessa sala no momento?", e sempre aguardar que o paciente responda para iniciar uma nova pergunta.

Invitation

Muitos pacientes procuram deter o conhecimento do diagnóstico, prognóstico e tratamento da enfermidade que os acometem, fato que auxilia na condução do caso. Contudo, por mecanismos de defesa psicológica muitas vezes o paciente recusa-se a saber seu diagnóstico, e respeitar sua vontade vai de encontro ao princípio da autonomia. Caso isso ocorra, podemos oferecer alternativas como informações sobre os tratamentos e prognóstico. Se não houver interesse nos detalhes, ofereça-se para responder a quaisquer perguntas que possam existir ou para conversar com um parente ou amigo[1].

Knowledge

Devemos oferecer as informações conforme o entendimento do paciente, evitando o uso de termos médicos que possam gerar dúvidas. Podemos substituir "metástase" por "disseminação" e "cuidados paliativos" por "conforto". Após passar novas informações, devemos sempre parar e revisar o quanto do que foi falado foi retido e, se necessário, pedir para o paciente repeti-las, até que consiga compreender de maneira simples o que está acontecendo.

Avisar a pessoa de que más notícias estão chegando tende a diminuir o choque que pode ocorrer após a divulgação de más notícias. Podemos usar expressões como "infelizmente trago más notícias" ou "sinto muito dizer, mas..."[1], para iniciar a conversa e preparar o paciente para a informação que pretendemos dar.

Emotions

Durante a conversa, a pessoa pode e provavelmente irá reagir por meio das emoções. Nesse momento o profissional da saúde deve estar preparado para dar conforto emocional. Devemos sempre evitar frases como "eu sei o que você está passando", pois na realidade não sabemos. Por mais que possamos ter passado por situações semelhantes, nossas emoções e reações são únicas, pois elas partem de memórias.

Momentos de silêncio muitas vezes irão acontecer e são necessários para assimilar a informação e gerar sentimentos por meio dela. Evite interromper o paciente nesse momento e se demonstre solidário por meio do seu silêncio. Quando houver necessidade de interromper o silêncio, faça-o com frases abertas como "como você está se sentindo?". Frases como "gostaria que as informações fossem melhores" também podem ser usadas e mostram empatia, trazendo reconhecimento do sofrimento do profissional ao dar a notícia.

Nesse momento, se o paciente e o profissional da saúde se sentirem confortáveis, eles podem se tocar em ombros e braços, evitando sempre zonas erógenas como coxa.

Strategy e *summary*

A etapa final consiste no momento de traçar um plano de tratamento conjunto. É de extrema importância o envolvimento do paciente neste processo, para que ele compreenda onde estamos e até onde podemos chegar. Durante essa etapa, os profissionais de saúde tendem a ter receio de expor de maneira clara os prognósticos futuros, com medo de acabar com a esperança do paciente ou de mostrar as nossas limitações científicas. Porém, uma vez que haja transparência damos ao paciente o poder de se preparar física e psicologicamente para os eventos futuros. Indivíduos que sabem sobre a terminalidade conseguem se organizar e traçar um plano futuro com seus familiares, tornando o óbito um momento menos temeroso.

Cabe ressaltar que sempre que estivermos em dúvida em relação à compreensão da pessoa e à presença de pensamentos irrealistas devemos reiniciar a conversa em busca de outras formas de esclarecimento.

Para emergencistas essa é uma etapa de extrema importância por causa do estado de vulnerabilidade das pessoas atendidas no departamento de emergência, sendo nossa responsabilidade conversar com os pacientes e famílias, traçar estratégias futuras e acolher momentos de apreensão.

ABCDE

As recomendações a seguir seguem o padrão do mnemônico ABCDE de Rabow e McPhee[2]. Da mesma forma que o protocolo SPIKES, esse protocolo é um guia para nos nortear durante a comunicação de más notícias. Contudo, nem sempre conseguimos seguir de maneira completa, ou seja, devemos adaptar o protocolo à situação que estamos.

Advance preparation

Da mesma forma que o primeiro passo do SPIKES, aqui devemos nos preparar física e emocionalmente para dar as notícias ao paciente.

Devemos preparar um local calmo e reservado, diminuir distrações e interrupções como o celular. Precisamos saber o caso clínico e se possível estar com o prontuário do paciente em mãos, para esclarecimento de todas as questões.

Devemos nos preparar emocionalmente. Podemos planejar mentalmente todos os desfechos possíveis da conversa, para assim termos um norte de como nos portamos nas diversas situações que podem se apresentar durante a comunicação.

Build a therapeutic environment/relationship

Converse com o paciente sobre o quanto de informação ele quer receber, muitos pacientes preferem não saber seus diagnósticos, e devemos respeitar isso.

É um momento de extrema fragilidade; assim, caso o paciente sinta-se à vontade, devemos chamar os familiares para receber a notícia junto com ele.

Apresente-se a todos os presentes e pergunte nomes e parentesco ao paciente.

Inicie a conversa deixando claro que dará más notícias: "Sinto informar, mas as notícias que trago não são boas...".

Use o toque quando apropriado, quando o momento permitir, mas lembre-se que nem todos os pacientes irão sentir-se confortáveis, e em muitas religiões o toque pode ser algo ofensivo.

Sempre esteja aberto para futuros questionamentos. Como emergencista, muitas vezes não temos resposta sobre tratamentos específicos, mas é importante que o paciente sinta que estamos disponíveis para futuras indagações que possam surgir; e, se for o caso, devemos orientá-lo da melhor forma possível.

Communicate well

"Antes de contar, pergunte..."[2] Importa saber quais informações o paciente já tem sobre o quadro clínico.

Evite termos médicos, troque "neoplasia" por "câncer", "fazer a passagem" ou "óbito" por "morte"; quanto mais franco e claro for com o paciente nesse primeiro momento melhor será o entendimento futuro dele sobre o quadro clínico. Fale francamente, mas com compaixão.

Permita o silêncio e as lágrimas e evite a vontade de falar para superar seu próprio desconforto. Prossiga no ritmo do paciente[2].

Encoraje perguntas e sempre faça pausas para verificar o entendimento do paciente sobre as informações passadas. Repita quantas vezes for necessário, pois no primeiro momento o paciente pode não compreender tudo o que foi informado. Nas próximas ocasiões devem ser reforçadas as informações passadas. Anote, use esboços ou diagramas e repita as informações principais. Ao final de cada visita, resuma e faça planos de acompanhamento[2].

Deal with patient and family reactions

Como dito anteriormente, mesmo que muitos pacientes já tenham certa orientação sobre o quadro clínico, ainda assim após receber a má notícia eles podem ter reações emocionais exacerbadas. Respeite-as e tente não enfrentá-las, mas sim compreendê-las.

Seja empático; é apropriado dizer "sinto muito" ou "não sei"[2]. Demonstrar emoções pode ser adequado, desde que sejam direcionadas ao paciente e não um reflexo dos problemas pessoais que estamos enfrentando.

Durante a passagem do paciente pelo pronto-socorro pode ser que ele já tenha procurado outros colegas que não conseguiram fazer o diagnóstico ou realizar o tratamento. Não deve haver discussões ou questionamentos em relação a condutas passadas, devemos nos ater ao quadro atual e ao que estamos propondo; e se necessário partilhar o cuidado, devemos ter um diálogo franco com o colega médico e alinhar expectativas. Nunca ferindo a ética médica.

Encourage and validate emotions

Ofereça esperança realista. Mesmo que a cura não seja realista, ofereça esperança e incentivo sobre as opções disponíveis[2].

Explore o significado da doença para o paciente. Redes de apoio são importantes, veja quais são elas e se necessário as convoque para o ambiente hospitalar.

A equipe multi pode ser uma importante aliada na comunicação de más notícias.

Durante a transmissão de más notícias, podemos nos sentir raivosos, tristes, por meio dos mecanismos de contrarreferência; assim, devemos, sempre que possível e necessário, procurar ajuda.

PEWTER

Outro modelo de comunicação de más notícias é o PEWTER (*Prepare, Evaluate, Warning, Telling, Emotional Response, Regrouping*), feito para estudantes como guia de comunicação de más notícias[10].

Prepare

A preparação nesse método é o passo mais importante; como todos os outros protocolos, ele enfatiza a preparação do ambiente. Como visa ao treinamento do profissional que irá comunicar as más notícias, este protocolo coloca o médico como ser pensante e sentimentos em destaque. Assim, o médico em treinamento precisa estar ciente de como ele vê seu papel na troca de comunicação. Eles se veem como o "mensageiro da desgraça" ou como um "guia que ajuda a pessoa em uma jornada para um novo ponto na vida?"[10]

De modo semelhante aos outros protocolos, o PEWTER orienta a preparação do local e do horário a se dar más notícias, mas ressalta que em muitas religiões certos horários são inapropriados; assim, orienta nos atermos à individualidade do paciente.

Evaluate

Da mesma forma como é feito no ABCDE, "antes de falar, pergunte", muitas vezes o paciente já está ciente de que algo não está certo. Assim, quando perguntamos "o que você sabe até agora?", "percebeu algo errado recentemente?", isso pode ser crucial para que o paciente fale sobre suas preocupações. Lembre-se de que estamos em uma era tecnológica. O paciente a qualquer momento pode colocar seus sintomas na internet e encontrar diagnósticos possíveis.

Durante a comunicação de más notícias, temos a comunicação verbal e não verbal; assim, o médico deve estar atento às suas expressões e à sua linguagem corporal, para que seja compatível com a linguagem verbal.

Warning

Uma etapa extremamente importante é o aviso. Ela nada mais é do que a introdução da má notícia. Pode-se iniciar com frases simples como "infelizmente trago más notícias".

Telling

Contar é o centro do processo de comunicação de más notícias e é o ponto onde o conselheiro transmite a informação. Seja claro, franco e preciso, evite termos técnicos e principalmente não dizer o que deve ser dito, postergar falar o inevitável só aumenta o estresse dos participantes.

O tom de voz também é importante, e deve-se tomar cuidado para falar de maneira gentil e compassiva. Observar a pessoa que recebe as más notícias ajudará a orientar o conselheiro quanto à necessidade de mais explicações. Sempre verifique o que está sendo compreendido e reforce as informações já ditas, pode ser necessário explicar de maneiras variadas.

Emotional response

Após falar com o paciente sobre o quadro clínico devemos observar sua resposta emocional. É pertinente fornecer ferramentas, como chamar a rede de apoio, ou marcar outro momento para continuar a conversa. Nesse momento o médico deve estar consciente da sua linguagem verbal e não verbal, assim como a do paciente, para compreender o cenário como um todo.

É também quando o nível de estresse emocional do paciente geralmente começa a atingir o pico, enquanto o nível de estresse do médico simultaneamente começa a diminuir.

Reagrouping

O reagrupamento representa o ponto final no processo PEWTER. Este não é o fim, mas o começo da próxima jornada para o paciente. O médico trabalha neste ponto para ajudar o paciente a determinar como proceder em seguida. Ou seja, nesse ponto planejaremos nossas próximas etapas de tratamento e os próximos passos que daremos. Durante esse ponto difícil, não se deve se mostrar esperançoso, mas devemos sempre que possível direcionar a esperança para os aspectos positivos, sem esquecer dos negativos. Assim, em um paciente com uma doença terminal podemos colocar a esperança em uma morte sem sofrimento, sem dor.

REFERÊNCIAS

1. Baile WF. SPIKES – A six-step protocol for delivering bad news: application to the patient with cancer. The Oncologist. 2000;5(4):302-11.
2. VandeKieft GK. Breaking bad news. American Family Physician. 2001;64(12):1975-8.
3. Ley P. Giving information to patients. eweb:39256. 1982. Disponível em: https://repository.library.georgetown.edu/handle/10822/792725
4. Jalali R, Jalali A, Jalilian M. Breaking bad news in medical services: a comprehensive systematic review. Heliyon. 2023;9(4):e14734.
5. Aminiahidashti H, Mousavi S, Darzi M. Patients' attitude toward breaking bad news; a brief report. Disponível em: https://www.ncbi.nlm.nih.gov/pmc/articles/PMC4744612/pdf/emerg-4-034.pdf
6. Singh Ospina N, Phillips KA, Rodriguez-Gutierrez R, Castaneda-Guarderas A, Gionfriddo MR, Branda ME, et al. Eliciting the patient's agenda- secondary analysis of recorded clinical encounters. J Gen Intern Med. 2018;34(1):36-40.
7. Bumb M, Keefe J, Miller L, Overcash J. Breaking bad news: an evidence-based review of communication models for oncology nurses. Clin J Oncol Nurs. 2017;21(5):573-80.
8. Dias L. Breaking bad news: a patient's perspective. The Oncologist [Internet]. 2003;8(6):587-96.
9. Toutin-Dias G, Daglius-Dias R, Scalabrini-Neto A. Breaking bad news in the emergency department. Eur J Emerg Med. 2016;1.
10. Keefe-Cooperman K, Savitsky D, Koshel W, Bhat V, Cooperman J. The PEWTER Study: breaking bad news communication skills training for counseling programs. Int J Advance Counselling. 2017;40(1):72-87.

Seção VI

Emergências neurológicas e psiquiátricas

COORDENADOR DA SEÇÃO:

Rafael Matos Hortegal

1

Acidente vascular cerebral isquêmico

Rafael Matos Hortegal
Guilherme Diogo Silva
Armando Henrique Ramos Minucci
Julia Magalhães Dorn de Carvalho

PONTOS PRINCIPAIS

- O acidente vascular cerebral (AVC) é uma emergência neurológica responsável pela maior mortalidade e incapacidade neurológica a longo prazo.
- Deve-se suspeitar de AVC na presença de um déficit neurológico focal agudo.
- Deve-se avaliar a última vez em que o paciente foi visto bem (sem o déficit neurológico) e o momento do reconhecimento do déficit neurológico. A avaliação neurológica do AVC isquêmico (AVCi) deve ser breve e objetiva, com realização do *National Institutes of Health Stroke Scale* (NIHSS).
- Hipoglicemia (< 50 mg/dL) e hiperglicemia (> 400 mg/dL) devem ser afastadas imediatamente em pacientes com déficit neurológico focal agudo.
- Trombólise endovenosa deve ser considerada sempre que o paciente estiver dentro da janela de 4,5 horas.
- A tomografia de crânio sem contraste deve ser realizada antes da administração da trombólise endovenosa para afastar hemorragias e outras contraindicações.
- Trombectomia mecânica deve sempre ser considerada até 24 horas do último momento em que o paciente tenha sido visto bem (sem déficit neurológico).
- O estudo de vaso intra e extracraniano deve ser feito após a tomografia de crânio sem contraste para identificar oclusão de artérias cerebrais proximais.
- Ataque isquêmico transitório (AIT) deve receber terapia antitrombótica e ser submetido a exames de investigação de mecanismo com urgência, à semelhança do AVC isquêmico.

INTRODUÇÃO

O acidente vascular cerebral (AVC) é definido como episódio de disfunção neurológica aguda causada por uma lesão vascular, isquêmica ou hemorrágica, no cérebro, retina ou medula espinal. Quando há interrupção do fluxo sanguíneo ocorre isquemia da região, a qual é potencialmente reversível, mas, conforme sua evolução pode levar ao infarto encefálico, o qual é irreversível[1-3].

Cerca de 87% dos AVC são isquêmicos, sendo a principal manifestação das doenças cerebrovasculares e cerca de 13% são hemorrágicos, compostos pela hemorragia intraparenquimatosa e pela hemorragia subaracnóidea não traumática[3-5].

EPIDEMIOLOGIA

De acordo com dados da Global Burden of Diseases (GBD), o AVC é a segunda principal causa de morte do mundo e a primeira causa na América Latina. No Brasil, o AVC é responsável por em média 100 mil mortes por ano desde 2019, de acordo com a Sociedade Brasileira de AVC[3-6].

O risco de AVC aumenta com o avanço da idade e está associado a diversos fatores de risco: hipertensão arterial sistêmica, *diabetes mellitus*, obesidade, tabagismo, dislipidemia e fibrilação atrial[4-7].

CIRCULAÇÃO CEREBRAL

O fluxo sanguíneo arterial para o cérebro é fornecido pela circulação anterior e pela circulação posterior (Figura 1). A circulação anterior tem origem na artéria carótida interna e forma as artérias oftálmica, cerebral anterior e cerebral média. A artéria cerebral anterior irriga a parte medial do lobo frontal e do lobo parietal. A artéria cerebral média irriga a maior parte da superfície dos hemisférios cerebrais e os núcleos da base.

A circulação posterior é constituída pelas artérias vertebrais, as quais formam a artéria basilar. O sistema vertebrobasilar tem ramos para o tronco encefálico e para o cerebelo (artéria cerebelar posteroinferior, artéria cerebelar anteroinferior e artéria cerebelar superior) e origina as artérias cerebrais posteriores, responsáveis pela irrigação do polo occipital e da porção inferomedial do lobo temporal.

Na base do cérebro, a circulação anterior se une com a circulação posterior através das artérias comunicantes e formam o polígono de Willis.

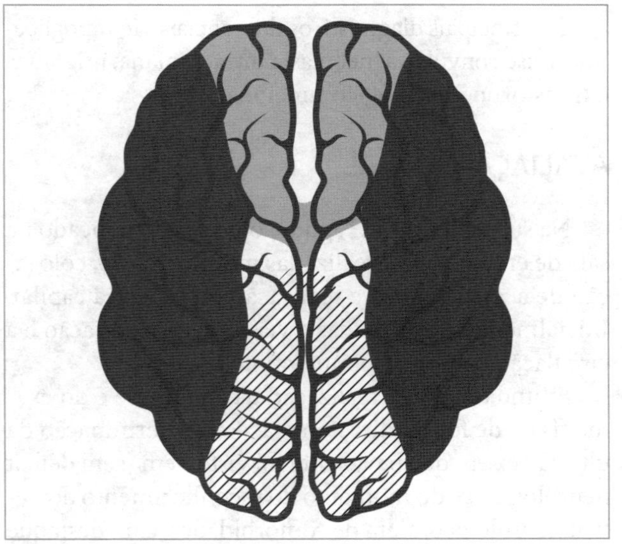

FIGURA 1 Representação esquemática do cérebro e suas artérias responsáveis pela irrigação. Em cinza claro está representada a região irrigada pela artéria cerebral anterior, em cinza escuro pela artéria cerebral média e na área hachurada pela artéria cerebral posterior.

FISIOPATOLOGIA

O AVC isquêmico (AVCi) ocorre pela obstrução arterial e pode ser de etiologia trombótica, embólica ou por hipoperfusão.

Após o evento oclusivo agudo, a região diretamente irrigada pelo vaso é a mais afetada e sofre dano celular irreversível com necrose das células. Os tecidos adjacentes também sofrem, porém com menor intensidade e com possibilidade de recuperação uma vez que o fluxo é restabelecido, e a região é denominada área de penumbra[2-5]. O principal sistema de classificação do mecanismo etiológico de um AVC isquêmico é o TOAST, o qual classifica em: aterosclerose de grandes artérias (ex. estenose carotídea), embolia cardioaórtica (ex. fibrilação atrial); oclusão de pequenas artérias (ex. hipertensão); outras causas (ex. dissecção de artéria carótida, displasia fibromuscular, vasculites, doença de Moyamoya e anemia falciforme); causas indeterminadas.

MANIFESTAÇÕES CLÍNICAS

Deve-se suspeitar de AVC na presença de um déficit neurológico focal e súbito. Os sintomas neurológicos ocorrem de acordo com o território vascular acometido (Tabela 1). Os sintomas mais comuns de AVC são fraqueza, paralisia facial e dificuldade de fala/linguagem. Considerando isso, foi desenvolvida a *Cincinnati Prehospital Stroke Scale*, a qual combina esses fatores para identificar pacientes com suspeita de AVC, principalmente no atendimento pré-hospitalar (APH).

TABELA 1 Manifestações neurológicas de acordo com o território vascular acometido

Território vascular	Principais manifestações
Artéria cerebral média direita	Déficit motor e sensitivo do hemicorpo esquerdo, paralisia facial central esquerda, heminegligência esquerda, desvio do olhar para a direita
Artéria cerebral média esquerda	Déficit motor e sensitivo do hemicorpo direito, paralisia facial central direita, afasia, desvio do olhar para a esquerda
Artéria cerebral anterior	Déficit motor e sensitivo predominantemente do membro inferior contralateral, incontinência urinária e apatia
Artéria cerebral posterior	Hemianopsia homônima contralateral
Artérias do sistema vertebrobasilar	Vertigem, alteração de nervos cranianos, déficit motor e sensitivo contralateral, ataxia cerebelar

Os principais diagnósticos diferenciais são hipoglicemia, crise convulsiva, neoplasia intracraniana, migrânea e transtorno neurológico funcional.

AVALIAÇÃO INICIAL

Na suspeita de AVC agudo, o paciente é alocado na sala de emergência e realizadas monitorização, colocação de acesso venoso e realização de glicemia capilar. Inicialmente são avaliadas a via aérea, a respiração e a circulação conforme o mnemônico ABC.

É fundamental a realização da anamnese e do exame físico de forma direcionada, com determinação da última vez em que o paciente foi visto bem (sem déficit neurológico) e do momento do reconhecimento do déficit neurológico, além de comorbidades, com destaque para todas as medicações em uso e cirurgias recentes (possíveis contraindicações à trombólise)[10-12].

O exame físico direcionado corresponde à aplicação da *National Institutes of Health Stroke Scale* (NIHSS) (Tabela 2), uma escala que auxilia na quantificação do déficit, na determinação do tratamento e na comunicação padronizada entre equipes.

A escala varia de 0 a 42 pontos, com aumento da pontuação conforme os déficits apresentados. Uma pontuação menor do que 4 é considerada um déficit leve e geralmente não é realizada a trombólise, exceto se impacto funcional importante (por exemplo, afasia ou hemianopsia). Essa escala tem uma boa correlação com a quantidade de parênquima acometido nos AVC de circulação anterior, no entanto, as manifestações de oclusão da circulação posterior são menos pontuadas na escala[12-14].

EXAMES COMPLEMENTARES

Glicemia capilar

Um dos principais exames iniciais a ser realizado na suspeita de AVC é a glicemia capilar, uma vez que tanto a hipoglicemia (< 50 mg/mL) como a hiperglicemia (> 400 mg/mL) podem mimetizar déficit neurológico.

Tomografia computadorizada de crânio sem contraste

A tomografia computadorizada (TC) de crânio sem contraste deve ser realizada assim que possível na suspeita de AVC, após estabilização do paciente. De acordo com as metas estabelecidas pela American Stroke Association (ASA) e American Heart Association (AHA), o paciente deve realizar a TC de crânio em até 25 minutos após da admissão no serviço (tempo porta-imagem). A TC de crânio sem contraste inicial é realizada principalmente

TABELA 2 *National Institutes of Health Stroke Scale* (NIHSS)

Item	Aspecto avaliado	Pontuação
1A	Nível de consciência	0 - Alertar 1 - Desperta a estímulos leves 2 - Desperta a estímulos vigorosos, repetitivos e/ou dolorosos 3 - Não desperta
1B	Orientação (idade e mês atual)	0 - Responde corretamente as 2 perguntas 1 - Responde corretamente 1 pergunta 2 - Não responde corretamente ambas as perguntas
1C	Resposta a comandos simples (abrir e fechar a mão, abrir e fechar os olhos)	0 - Obedece adequadamente os 2 comandos 1 - Obedece adequadamente 1 comando 2 - Não obedece ambos os comandos
2	Olhar conjugado horizontal	0 - Normal 1 - Desvio conjugado do olhar, suprimível pelo reflexo oculocefálico e/ou paresia parcial do olhar conjugado 2 - Desvio conjugado do olhar não suprimível pelo reflexo oculocefálico ou oftalmoparesia total do olhar conjugado
3	Campo visual	0 - Normal 1 - Hemianopsia incompleta ou quadrantoanopsia ou extinção visual 2 - Hemianopsia completa 3 - Cegueira
4	Paralisia facial	0 - Ausente 1 - Discreta 2 - Evidente, apenas andar inferior da hemiface 3 - Evidente, em andares superior e inferior de hemiface

(continua)

TABELA 2 *National Institutes of Health Stroke Scale* (NIHSS) (*continuação*)

Item	Aspecto avaliado	Pontuação
5A	Força muscular de membro superior esquerdo	0 – Sem queda por 10 s (membro em 90° ou 45°) 1 – Queda em menos de 10 s, sem encostar em suporte ou leito 2 – Queda em menos de 10 s, encostando em suporte ou leito 3 – Não vence a gravidade 4 – Sem movimento Não testável – se amputação ou fusão articular
5B	Força muscular de membro superior direito	0 – Sem queda por 10 s (membro em 90° ou 45°) 1 – Queda em menos de 10 s, sem encostar em suporte ou leito 2 – Queda em menos de 10 s, encostado em suporte ou leito 3 – Não vence a gravidade 4 – Sem movimento Não testável – se amputação ou fusão articular
6A	Força muscular de membro inferior esquerdo	0 – Sem queda por 5 s (membro em 30°) 1 – Queda em menos de 5 s, sem encostar em suporte ou leito 2 – Queda em menos de 5 s, encostando em suporte ou leito 3 – Não vence gravidade 4 – Sem movimento Não testável – se amputação ou fusão articular (0 ponto)
6B	Força muscular de membro inferior direito	0 – Sem queda por 5 s (membro em 30°) 1 – Queda em menos de 5 s, sem encostar em suporte ou leito 2 – Queda em menos de 5 s, encostando em suporte ou leito 3 – Não vence a gravidade 4 – Sem movimento Não testável – se amputação ou fusão articular (0 ponto)
7	Ataxia de membro	0 – Sem ataxia 1 – Ataxia em 1 membro 2 – Ataxia em 2 membros
8	Sensitivo	0 – Normal 1 – Hemi-hipoestesia 2 – Hemianestesia ou comprometimento sensitivo bilateral ou paciente em coma
9	Linguagem	0 – Normal 1 – Afasia leve, com limitação pequena à comunicação 2 – Afasia grave, com limitação importante à comunicação 3 – Mutismo ou comunicação impossibilitada ou paciente em coma
10	Disartria	0 – Normal 1 – Disartria leve, porém compreensível 2 – Comunicação não compreensível ou anartria Não testável (presença de barreira à avaliação ex.: intubação orotraqueal – 0 ponto)
11	Extinção ou heminegligência	0 – Ausente 1 – Extinção de 1 modalidade (visual, auditiva, pessoal ou espacial) 2 – Extinção de mais de 1 modalidade, não reconhece o próprio corpo ou orienta comportamento motor para apenas 1 hemimundo

para excluir a presença de sangramento, uma vez que os achados de AVC isquêmico podem não ser aparentes nas primeiras horas nessa modalidade de imagem. Achados precoces da isquemia cerebral decorrem do edema citotóxico e são: hipoatenuação cerebral, perda de diferenciação entre substâncias branca e cinzenta e assimetria de sulcos.

Alberta Stroke Program Early CT Score (ASPECTS)

Assim como o NIHSS é uma ferramenta clínica para avaliação de gravidade das vítimas de AVCi, existe uma ferramenta radiológica para avaliação de gravidade, tendo como fonte de avaliação as imagens de TC de crânio sem contraste: o *Alberta Stroke Program Early CT Score* (ASPECTS).

Para cálculo do ASPECTS, primeiro admite-se previamente que todo paciente possui 10 pontos. Em seguida são avaliadas 10 áreas do parênquima cerebral obtidas em dois cortes da TC de crânio sem contraste. Esses cortes são realizados no nível dos núcleos da base (caudado, lentiforme, cápsula interna, M1, M2 e M3) e acima desses, tendo como referência os ventrículos laterais (M4, M5, M6). A letra "M" refere-se às regiões corticais da área avaliada. Buscam-se alterações isquêmicas precoces. Se houver presença de lesão isquêmica precoce em uma determinada área, então será diminuído 1 ponto para cada uma das áreas[12-21].

Posterior Circulation Alberta Stroke Program Early CT Scores (PC-ASPECTS)

O ASPECTS é utilizado para AVCi em regiões dos territórios de irrigação da artéria cerebral média. Uma adaptação da escala foi desenvolvida para AVCi no território da artéria basilar, denominada *Posterior Circulation Alberta Stroke Program Early CT Scores* ou PC-ASPECTS. Similar ao ASPECTS tradicional, o PC-ASPECTS possui 10 áreas de análise, porém relacionadas com a circulação posterior, que são obtidas pela TC de crânio ou pela ressonância magnética (RM) na sequência de difusão (DWI). Dos 10 pontos iniciais, cada área analisada retira uma quantidade de pontos da seguinte maneira: cada lado do cerebelo (1 ponto), cada lado do lobo occipital (1 ponto), cada lado do tálamo (1 ponto), qualquer alteração da ponte (2 pontos), qualquer alteração do mesencéfalo (2 pontos)[17-28].

Outro achado na fase aguda do AVCi na TC de crânio é o sinal da artéria hiperdensa, geralmente quando há presença de trombo em artéria cerebral média. Esse sinal é caracterizado pela hiperatenuação da artéria cerebral média ipsilateral ao suposto infarto cerebral e sugere coágulo nesse vaso. É um sinal com alta especificidade, porém baixa sensibilidade para diagnóstico de AVCi.

Angiotomografia arterial cervical e intracraniana

Pacientes com suspeita de AVCi que tenham sido vistos bem (sem déficit neurológico) há menos de 24 horas devem ser submetidos ao exame de angiotomografia arterial cervical e intracraniana para avaliação de oclusão proximal, condição necessária para trombectomia.

Ressonância magnética

A RM é um exame mais caro e menos disponível que a TC de crânio, não sendo amplamente disponível na maioria dos serviços. Também necessita de maior tempo para realização do exame. Por isso, o uso da RM fica a reservado algumas situações específicas[27-32].

Uma situação em que a RM auxilia no manejo do AVCi é nos pacientes com AVCi do tipo *wake up*, ou seja, quando o paciente acorda com o déficit neurológico. Nesse cenário, o ictus é indeterminado, podendo ter ocorrido em qualquer momento entre a hora que o paciente foi dormir e a que ele acordou. Como a alteração do AVCi na sequência FLAIR demora entre 4 e 6 horas para ocorrer, diferente da alteração na difusão que ocorre em minutos, a presença de *DWI-FLAIR mismatch* sugere que o paciente possa estar nas primeiras horas do evento e seja candidato a trombólise mesmo com ictus incerto[33-39]. Na Figura 2, temos uma imagem de RM que evidencia o *DWI-FLAIR mismatch*. Além disso, a RM é importante para a seleção de pacientes para trombectomia nas janelas estendidas (acima de 6-8 horas da última vez visto bem). O volume de infarto calculado na sequência de difusão é importante para avaliar a elegibilidade para trombectomia pelos critérios do estudo DAWN (Tabela 3), em pacientes que tenham sido vistos bem entre 6 e 24 horas e apresentem oclusão de artéria carótida interna ou segmento M1 da artéria cerebral média flagrado pelo estudo de vasos pela Ângio-TC ou Ângio-RM. O uso do exame de perfusão, seja por RM ou por TC, pode ser usado em pacientes que tenham sido vistos bem nas últimas 6 a 24 horas para avaliar elegibilidade para trombectomia pelos critérios do estudo DEFUSE-3 (Tabela 4)[40-44].

MANEJO

Medidas gerais

Inicialmente, são recomendadas medidas gerais como manutenção da glicemia entre 140 e 180, uma vez que a hiperglicemia está associada a piores desfechos, manutenção da saturação de oxigênio acima de 94%, evitar hipotensão e manter normotermia[44-48].

Terapia trombolítica

A trombólise está indicada nos pacientes que tenham sido vistos bem nas últimas 4 horas e meia com NIHSS geralmente maior do que 5 ou menor no caso de déficit funcional importante (por exemplo, afasia ou hemianopsia), sem contraindicações à terapia trombolítica[48-55].

A trombólise é realizada com alteplase, único trombolítico aprovado até o momento da revisão desse capítulo, na dose de 0,9 mg/kg, com dose máxima de 90 mg. É realizada 10% da dose em *bolus* endovenoso em 1 minuto e o restante é administrado em bomba de

TABELA 3 Critérios segundo o estudo DAWN

Critérios DAWN
Escore de Rankin modificado pré-teste < 2
NIHSS ≥ 10
Oclusão de carótida interna ou segmento M1 da artéria cerebral média
Acometimento ≥ a 2/3 da artéria cerebral média
Idade ≥ 80 anos
+ NIHSS ≥ 10
+ núcleo infartado < 31 mL*
Ou idade < 80 anos
+ NIHSS 10-19
+ núcleo infartado < 31mL*
Ou idade < 80 anos
+ NIHSS ≥ 20
+ núcleo infartado ≤ 51 mL*
Critérios de exclusão
Expectativa de vida < 6 meses
Traumatismo cranioencefálico grave nos últimos 3 meses, com déficit neurológico residual
Recuperação neurológica rápida para NIHSS < 10 ou evidência de recanalização arterial antes de procedimento
Crise epilépticas iniciais que impeçam a obtenção de escore NIHSS adequado
Glicemia < 50 mg/dL ou > 400 mg/dL **
Hb < 7 mmol/L
PLT < 50.000/uL
Na < 130 mmol /L; K < 3 mEq/L ou K > 6 mEq/L 7
Cr > 3 mg/dL (exceto se paciente com doença renal dialítica)
Hemorragia ativa ou recente em últimos 30 dias
Alergia grave a contraste iodado
Gestante ou lactante
Coagulopatia prévia, deficiência de fator de coagulação, uso de anticoagulante com INR > 3 ou TP > 3 vezes o valor de normalidade ou uso de inibidor de fator Xa nas últimas 48 horas + TP alterado
PA > 185 x 110 mmHg sustentada
Suspeita de endocardite bacteriana ou de êmbolo séptico
Evidência de hemorragia intracraniana em TC ou RM de encéfalo
Tratamento com qualquer aparelho de trombectomia neurovascular ou outra terapia intra-arterial neurovascular antes do procedimento
Evidência de Ângio-TC ou Ângio-RM de tortuosidade excessiva de vasos cervicais que provavelmente impeçam o procedimento
Suspeita de vasculite cerebral com base no quadro clínico e Ângio-TC e/ou Ângio-RM
Suspeita de dissecção de aorta com base no quadro clínico de Ângio-TC e/ou Ângio-RM
Stent intracraniano implantado em mesmo território vascular que impediria a liberação e/ou retirada segura do equipamento de trombectomia
Oclusões de múltiplos territórios vasculares confirmados em Ângio-TC e/ou Ângio-RM, ou evidência clínica de acidente vascular cerebral isquêmico bilateral ou em múltiplos territórios vasculares
Desvio de linha média por efeito de massa significativa confirmado por TC e/ou RM
Evidência de tumor intracraniano (exceto meningioma pequeno) confirmado por TC e/ou RM
Evidência de Ângio-TC e/ou Ângio-RM de dissecção carotídea com limitação de fluxo, estenose crítica ou oclusão completa de artéria carótida cervical que exige angioplastia com *stent* no momento da trombectomia

ACI: artéria carótida interna; ACM: artéria cerebral média; Cr: creatinina; Hb: hemoglobina; K: potássio; Na: sódio; NIHSS: *National Institutes of Health Stroke Scale*; PLT: plaquetas; RM: ressonância magnética; TC: tomografia computadorizada; TP: tempo de protrombina:

TABELA 4 Critérios segundo o estudo DEFUSE 3

Critérios DEFUSE 3
Idade 18-90 anos
NIHSS ≥ 6
Escore Rankin modificado pré-teste < 3
Oclusão de carótida interna ou segmento M1 de artéria cerebral média
Entre 6 e 16 horas da última vez que estava assintomático
Neuroimagem com estudo de perfusão Volume isquêmico < 70 mL* + relação entre área de penumbra* e área isquêmica > 1,8* + (Volume da área de penumbra – Volume da área isquêmica) > 15 mL*
Critérios de exclusão
Expectativa de vida < 6 meses
Gestante
Contraindicação à realização de sequências de perfusão com RM ou TC com contraste
Alergia a contraste iodado
Glicemia < 50 ou > 400 mg/dL
PLT < 50.000
Coagulopatia congênita, deficiência de fator de coagulação, uso de anticoagulante com INR > 3
Uso de novo anticoagulante oral recente + ClCr < 30 mL/min
PA > 185 x 110 mmHg sustentada
Suspeita de endocardite bacteriana ou êmbolo séptico
Se o paciente recebeu alteplase com janela de 3 a 4,5 horas, > 80 anos, uso atual de anticoagulante, antecedente de AVC + *diabetes mellitus* e/ou NIHSS > 25
ASPECT < 6
Evidência de tumor (exceto meningioma pequeno), hemorragia intracraniana e/ou malformação arteriovenosa intracranianos
Desvio de linha média por efeito de massa
Oclusões agudas sintomáticas em mais de um território vascular, confirmadas por Ângio-TC ou Ângio-RM.
Stent intracraniano implantado em mesmo território vascular que impede a liberação de equipamento de neurotrombectomia
Dissecção de ACI que limita o fluxo ou a dissecção de aorta.
Crises epilépticas iniciais que impeçam a obtenção de escore NIHSS adequado
Realização de trombectomia com uso de aparelho de neurotombectomia nas 6 horas que antecederam o início dos sintomas
Qualquer condição que, na opinião do médico assistente, contraindique o procedimento endovascular ou represente risco significativo ao paciente caso o procedimento endovascular seja realizado

ACI: artéria carótida interna; ACM: artéria cerebral média; ASPECT: *Alberta Stroke Program Early CT Score;* AVC: acidente vascular cerebral; ClCr: *clearance* de creatinina; NIHSS: *National Institutes of Health Stroke Scale*; PA: pressão arterial; PLT: plaquetas; RM: ressonância magnética; TC: tomografia computadorizada.

TABELA 5 Metas pressóricas no acidente vascular cerebral isquêmico (AVCi)

Metas de pressão arterial no AVCi	
Início da trombólise	Pressão arterial < 185 x 110 mmHg
Durante a trombólise e nas 24 horas	Pressão arterial < 180 x 105 mmHg
Tratamento conservador	Pressão arterial < 220 x 120 mmHg
Trombectomia	PA < 185 x 110 mmHg

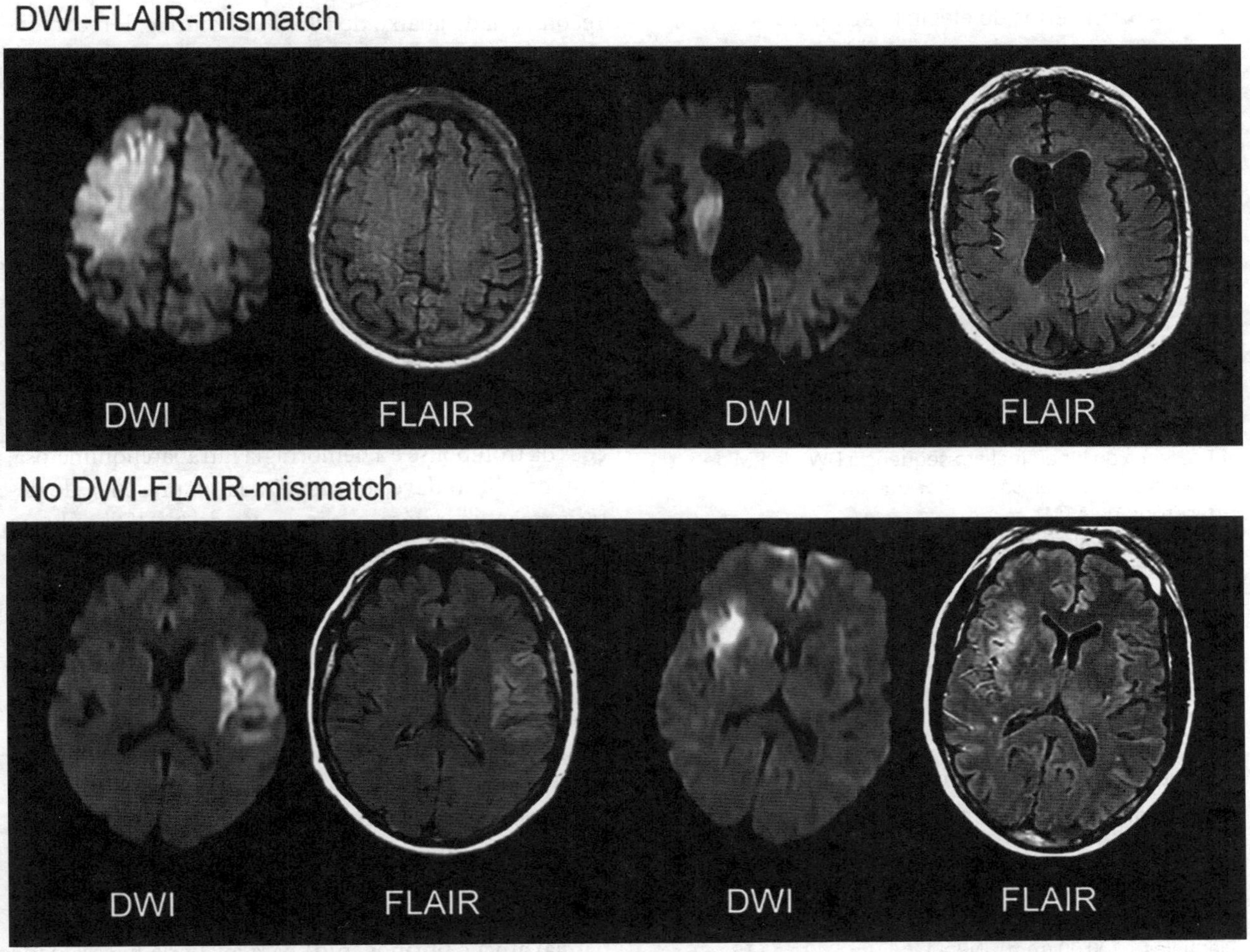

FIGURA 2 Ressonância magnética ponderada em difusão (DWI) e T2-FLAIR, demonstrando divergência, o *mismatch*, entre as imagens acima. Difusão "brilhando", mostrando acidente vascular cerebral isquêmico, e FLAIR negativo. Na segunda sequência, abaixo, percebe-se alteração em ambas as imagens, sem *mismatch*. FLAIR: *fluid-attenuated inversion recovery*.
Rimmele e Thomalla, 2014[79].

infusão durante 60 minutos[55-61]. Os estudos *ATTEST-2 Trial* e o *TRACE-2 Trial* demonstraram a não inferioridade da tenecteplase a 0,25 mg/kg em relação à alteplase em pacientes com déficit de até 4 horas e meia. Como a tenecteplase é um trombolítico com meia-vida maior e mais fibrino-específico, acredita-se que ela possa trazer melhores taxas de recanalização e menor risco de sangramento. Entretanto, seu uso ainda não está licenciado para uso no AVCi no Brasil.

Nos pacientes que acordaram com o déficit (*wake-up stroke*), pode ser realizada a RM para avaliar a presença de dissociação entre a sequência ponderada em difusão e a ponderação em FLAIR, o que demonstra que o evento ocorreu em menos de 4-6 horas e o paciente pode ser candidato à trombólise pelo protocolo WAKE UP. Esse protocolo deve ser realizado somente em pacientes em que o déficit neurológico foi reconhecido a menos de quatro horas e meia e que não apresentam oclusão proximal[56-65]. As principais contraindicações são presença de sangramento intraparenquimatoso, presença de extensa hipodensidade bem definida na TC, AVC hemorrágico prévio, AVCi nos últimos 3 meses, abordagem neurocirúrgica nos últimos 3 meses, neoplasia de sistema nervoso central, hemorragia gastrointestinal há menos de 21 dias, suspeita de dissecção de aorta ou endocardite, plaquetas menores que 100 mil, INR maior que 1,7 e tempo de tromboplastina parcial ativada (TTPA) maior que 40 segundos e uso de anticoagulantes[70].

Para início da terapia trombolítica a pressão arterial deve estar menor do que 185 × 110 mmHg e, após o início da infusão da terapia deve ser mantida abaixo de 180 × 105 mmHg nas próximas 24 horas. Já nos pacientes não submetidos à trombólise a meta é manter abaixo de 220 × 120 mmHg. Em pacientes elegíveis à trombectomia é

TABELA 6 Critérios de elegibilidade para trombólise endovenosa com alteplase

Critérios de inclusão
Idade maior ou igual a 18 anos
< 3 horas desde a última vez em que estava assintomático
Ou
De 3 a 4,5 horas desde a última vez que estava assintomático
Ou
4,5 horas desde a última vez que estava assintomático, associado aos seguintes critérios: ▪ O déficit/sintoma do acidente vascular cerebral foi reconhecido há menos de 4,5 horas ▪ Presença de hipersinal em sequência DWI da RM de encéfalo com extensão menor que um terço do território de ACM ▪ Ausência de alteração de sinal visível em sequência FLAIR da RM de encéfalo em território onde há hipersinal de DWI
Critérios de exclusão
NIHSS ≤ 5 com déficit neurológico não incapacitante
Sinais de hemorragia intracraniana na TC de crânio ou RM de encéfalo
Acidente vascular cerebral isquêmico nos últimos 3 meses
Cirurgia intracraniana ou intraespinhal nos últimos 3 meses
Suspeita clínica e/ou radiológica de hemorragia subaracnóidea
Plaquetas < 100.00 /mm³; INR > 1,7; TTPa > 40 s ou TP > 15 s
Uso concomitante de abciximab e/ou de aspirina, EV
Suspeita de dissecção de aorta
PA ≥ 185 x 110 mmHg (pode ser reduzida com medicação, deixando de ser contraindicação)
Neoplasia intracraniana maligna intra-axial (p. ex., glioblastoma multiforme)
Áreas extensas de clara hipoatenuação do parênquima encefálico em TC de crânio
Traumatismo cranioencefálico grave nos últimos 3 meses
Traumatismo cranioencefálico agudo
Antecedente pessoal de sangramento intracraniano
Neoplasia gastrointestinal ou sangramento gastrointestinal nos últimos 21 dias
Recebeu dose terapêutica de heparina de baixo peso molecular nas últimas 24 horas
Uso de inibidores diretos de trombina ou de fator Xa em ≤ 48 horas (assumindo que a função renal seja normal)
Suspeita de endocardite infecciosa

ACM: artéria cerebral média; DWI: sequência ponderada em difusão; EV: endovenoso; FLAIR: *fluid-attenuated inversion recovery;* NIHSS: *National Institutes of Health Stroke Scale*; PA: pressão arterial; RM: ressonância magnética; TC: tomografia computadorizada; TP: tempo de protrombina; TTPa: tempo de tromboplastina parcial ativada.

recomendado abaixo de 185 × 110 mmHg. É recomendado que essa monitorização seja realizada a cada 15 minutos nas primeiras 2 horas, a cada 30 minutos nas 6 horas seguintes e a cada 1 hora nas demais 16 horas[65-69]. No Brasil, o controle pressórico é indicado com nitroprussiato de sódio em bomba de infusão contínua para controle pressórico com anti-hipertensivo endovenoso. Em pacientes em uso de nitroprussiato de sódio durante a trombólise, o monitoramento da pressão arterial deve ocorrer a cada 5 minutos.

Nas primeiras 24 horas após a trombólise idealmente o paciente deve ficar em leito monitorizado em unidade de terapia intensiva (UTI). Uma das possíveis complicações da trombólise é a hemorragia intraparenquimatosa. Essa condição deve ser suspeitada na presença de deterioração neurológica, com piora do NIHSS, redução do nível de consciência, cefaleia súbita e vômitos. Nos casos em que há suspeita de hemorragia a infusão de alteplase é interrompida e é recomendada a realização de TC de crânio assim que possível.

Na ausência de hemorragia na TC de crânio, pode-se retornar com a infusão de alteplase. Na presença de hemorragia intraparenquimatosa deve-se realizar reversão da trombólise com ácido tranexâmico de 1 g endovenoso e administração de crioprecipitado, em geral 10 unidades inicialmente. Deve-se também coletar exames laboratoriais (hemograma com plaquetas, tempo de protrombina, tempo de tromboplastina parcial ativa e fibrinogênio) para avaliar a necessidade de demais hemocomponentes e avaliar a necessidade de abordagem neurocirúrgica conforme o efeito de massa da transformação hemorrágica.

Outra complicação possível é o angioedema orolingual, o qual geralmente é assimétrico. Deve-se interromper a infusão de alteplase e avaliar a proteção da via aérea. Podem ser administradas metilprednisolona e difenidramina. A maioria dos casos tem evolução benigna, porém casos mais graves podem levar à obstrução da via aérea superior.

Trombectomia mecânica

A trombectomia mecânica representa um avanço importante no tratamento do AVCi, uma vez que permite intervenção em até 24 horas do ictus. Esse procedimento pode ser realizado em pacientes que receberam ou não trombolítico e que preenchem os critérios de trombectomia.

Para pacientes que tenham sido vistos bem em até 6 horas, os critérios para a realização são idade maior que 18 anos, NIHSS maior ou igual a 6, ASPECTS maior ou igual a 6, sem presença de sangramento e com obstrução da circulação anterior nas artérias carótida interna, cerebral média (em M1) ou cerebral anterior. Essa janela foi ampliada até 8 horas no Brasil, após o estudo RESILIENT, conforme a recomendação do Ministério da Saúde, especialmente em pacientes com colaterais favoráveis.

Nos pacientes com tempo de início dos sintomas maior do que 6 a 8 horas são utilizados os critérios de inclusão dos estudos DAWN e DEFUSE 3. O DAWN pode ser utilizado quando o ictus é de 6 a 24 horas e o DEFUSE 3 com ictus de 6 a 16 horas. Nesses critérios são considerados a idade, o NIHSS, o escore de Rankin modificado prévio, o volume da área isquêmica e a presença de oclusão da artéria carótida interna ou segmento M1 da artéria cerebral média. Em pacientes com oclusão da artéria basilar, dois estudos chineses publicados, ATTENTION e BAOCHE, mostraram melhora funcional em 90 dias e redução significativa de mortalidade, apesar de aumento da taxa de transformações hemorrágicas. Ambos os estudos selecionaram pacientes sem evidência de sangramento e PC-ASPECTS ≥ 6, evidenciando a utilidade desta ferramenta no arsenal diagnóstico atual.

Após a trombectomia, é avaliada a qualidade da recanalização com a escala de TICI (*thrombolysis in cerebral infarction score*). Complicações possíveis incluem perfuração arterial, dissecção arterial, vasoespasmo e hemorragia no sítio de punção.

Terapia antitrombótica

A terapia antitrombótica geralmente é iniciada nos primeiros dias do evento isquêmico. No entanto, em pacientes que realizaram trombólise ou trombectomia mecânica essa terapia só é considerada após a TC controle em 24 horas após o tratamento para verificar possível transformação hemorrágica e presença de delimitação da área isquêmica. Já em pacientes não elegíveis a tratamento trombolítico essa terapia pode ser iniciada imediatamente[71-75]. A principal terapia antitrombótica utilizada é o ácido acetilsalicílico (AAS). Entretanto, alguns pacientes podem se beneficiar de anticoagulantes (heparina não fracionada, heparina de baixo peso molecular, varfarina e anticoagulantes orais diretos (DOACs)) ou de associação de antiagregantes (clopidogrel e ticagrelor). Por exemplo, está indicada a anticoagulação na fase aguda do AVCi ou AIT nos casos de fibrilação atrial (FA), presença de trombo intracavitário em ventrículo esquerdo, válvula cardíaca mecânica e tromboembolismo venoso associado. Em pacientes com FA geralmente a anticoagulação é iniciada em 48 horas a 7 dias do ictus de acordo com a área isquêmica delimitada na TC de crânio controle.

O uso de terapia com dupla antiagregação é indicada para pacientes com AIT/AVCi *minor* (NIHSS menor que 3-5) por período de 21 dias, em pacientes com estenose intracraniana grave por 3 meses e em pacientes que colocam *stent* carotídeo, por ao menos 1 mês.

Hemicraniectomia descompressiva

Principalmente pacientes com oclusão da artéria cerebral média podem apresentar uma área de infarto cerebral extensa já na apresentação inicial (infarto de artéria cerebral média maligno). Nesses casos, pode ser indicada a hemicraniectomia descompressiva, a qual deve ser realizada antes da herniação cerebral nos casos em que o paciente previamente apresentava uma escala de Rankin modificada de 0 ou 1, um NIHSS maior do que 15, diminuição do nível de consciência (NIHSS 1a de 1 ou mais) e comprometimento de pelo menos 50% do território vascular da artéria cerebral média. Se elegível, idealmente a avaliação neurocirúrgica deve ser realizada em até 24 horas do ictus e tratado em até 48 horas (Tabela 7)[72-75].

TABELA 7 Critérios de elegibilidade para hemicraniectomia descompressiva

Escala de Rankin modificada pré-acidente vascular cerebral de 0 ou 1
NIHSS > 15
Exame físico compatível em acidente vascular cerebral em território de artéria cerebral média (ACM)
Diminuição de nível de consciência, pontuando 1 ou mais no item 1a do NIHSS
Comprometimento de pelo 50% em território de ACM mostrada em tomografia computadorizada de crânio sem contraste com ou sem evidências de comprometimento em território de artéria cerebral anterior ou artéria cerebral posterior do mesmo lado da oclusão de ACM, ou núcleo infartado > 145 mL pela ressonância magnética na sequência DWI.

NIHSS: *National Institutes of Health Stroke Scale.*

A hemicraniectomia mostrou benefícios em redução de morte e de incapacidade funcional em pacientes com menos de 60 anos, porém, acima dessa faixa etária, apesar da redução de mortalidade, os pacientes continuam com incapacidade funcional elevada, maioria com escala de Rankin 4 ou mais, o que leva a uma discussão de individualização da terapia baseada nos valores e metas de cuidado do paciente.

Nutrição

Pacientes com AVCi devem ser avaliados em relação ao risco de disfagia precocemente, idealmente pela equipe de fonoaudiologia ou protocolo institucional, e calculado o aporte nutricional adequado. Na impossibilidade de dieta via oral é realizada passagem de sonda nasoentérica tanto para dieta quanto para medicações (ex. terapia antitrombótica). Caso o paciente tenha realizado trombólise são aguardadas 24 horas após a terapia para a passagem de sonda[77].

Outros manejos

A profilaxia para tromboembolismo venoso em pacientes com imobilidade é realizada preferencialmente com compressão pneumática, não sendo recomendado uso de meias elásticas. A prevenção química, com enoxaparina ou heparina não fracionada, deve ser iniciada após checar tomografia de controle sem sangramentos significativos após 24 horas da trombólise ou no primeiro dia de internação nos pacientes que não realizaram trombolítico.

Crises epilépticas pós-AVCi devem ser manejadas da mesma forma que crises focais por outras etiologias, não sendo recomendado fármaco anticrise como prevenção primária.

Todos os pacientes com AVCi que não sejam cardioembólico evidente devem receber estatina de alta potência (por exemplo, atorvastatina de 40-80 mg). O uso de fármacos de efeito antidiabético e anti-hipertensivos deve ser iniciado para atingir o controle glicêmico e pressórico antes da alta, embora nas primeiras 24 horas seja preferencial o controle com insulina e anti-hipertensivos endovenosos, para posterior troca para fármacos orais.

ATAQUE ISQUÊMICO TRANSITÓRIO

Definição atual de ataque isquêmico transitório (AIT) é um episódio transitório de disfunção neurológica provocado por uma isquemia focal do encéfalo e/ou retina na ausência de evidência de infarto cerebral. Portanto, o AIT é caracterizado por um quadro clínico sugestivo de AVCi, mas de duração e transitória e sem achado de infarto cerebral na neuroimagem.

Pacientes que apresentaram AIT possuem risco de 10% de ocorrência de AVCi nos próximos 90 dias e esse risco é maior nas primeiras 48 horas do evento. Assim como os pacientes com AVCi, os pacientes com AIT devem receber terapia antitrombótica, avaliação de mecanismo e serem mantidos em observação neurológica.

A maior parte dos AIT no Brasil são internados tanto para realizar os exames de investigação de mecanismo, quanto para observação neurológica, dado o risco de AVCi ser aumentando, principalmente nas próximas 48 horas, o que pode ser estratificado por escalas.

A principal forma de estratificação de risco para AIT é com escore ABCD2 (Tabela 8).

Na avaliação de mecanismo do AIT/AVCi, de acordo com a linha de cuidado do Ministério da Saúde, devemos considerar na internação:

- Eletrocardiograma e ecocardiograma: para afastar fibrilação atrial e outras causas de embolia cardioaórtica que motivariam alta hospitalar com uso de anticoagulantes, em vez de antiagregantes.
- Estudo de vasos intra e extracranianos: para afastar estenose carotídea cervical entre 70-99%, o que motivaria endarterectomia ou angioplastia na internação.
- Hemoglobina glicada: para afastar diabetes, o que motivaria introdução de antidiabéticos.
- Colesterol total e frações: para ter perfil lipídico de base, para ajuste das estatinas que serão introduzidas/ajustadas na internação.

Demais exames podem ser indicados em casos selecionados, como pacientes jovens de mecanismo indeterminado ou quadros recorrentes.

TABELA 8 Escore ABCD2 para classificação de risco do ataque isquêmico transitório

Item		Pontuação
Idade ≥ 60 anos		1 ponto
Pressão arterial na admissão	≥ 140 x 90 mmHg	1 ponto
Déficit neurológico	Déficit motor unilateral	2 pontos
	Afasia	1 ponto
	Outros	0 ponto
Duração dos sintomas	≥ 60 minutos	2 pontos
	10-59 minutos	1 ponto
	< 10 minutos	0 ponto
Diabetes		1 ponto

REFERÊNCIAS

1. Morgenstern LB, Hemphill JC, Anderson C, et al. Guidelines for the management of spontaneous intracerebral hemorrhage: a guideline for healthcare professionals from the American Heart Association/American Stroke Association. Stroke. 2010;41:2108-29.
2. Caplan LR. Patologia básica, anatomia e fisiopatologia do AVC. In: Caplan's stroke: a clinical approach, 4ª ed. Philadelphia: Saunders Elsevier; 2009. p.22.
3. Atkins ER, Brodie FG, Rafelt SE, Panerai RB, Robinson TG. A autorregulação cerebral dinâmica é comprometida agudamente após um AVC isquêmico leve, mas não após um ataque isquêmico transitório. Cerebrovasc Dis. 2010;29(3):228.
4. Deb P, Sharma S, Hassan KM. Mecanismos fisiopatológicos do acidente vascular cerebral isquêmico agudo: uma visão geral com ênfase no significado terapêutico além da trombólise. Fisiopatologia. 2010;17(3):197.
5. Simard JM, Kent TA, Chen M, Tarasov KV, Gerzanich V. Edema cerebral na isquemia focal: fisiopatologia molecular e implicações teórica. Lancet Neurol. 2007;6(3):258.
6. Caplan LR. Patologia básica, anatomia e fisiopatologia do AVC. In: Caplan's stroke: a clinical approach, 4ª ed. Philadelphia: Saunders Elsevier; 2009. p.22.
7. Ay H, Benner T, Arsava EM, Furie KL, Singhal AB, Jensen MB, et al. A computerized algorithm for etiologic classification of ischemic stroke: the Causative Classification of Stroke System. Stroke. 2007;38(11):2979.
8. Zhelev Z, Walker G, Henschke N, Fridhandler J, Yip S. Prehospital stroke scales as screening tools for early identification of stroke and transient ischemic attack. Cochrane Database Syst Ver. 2019;4(4):CD011427.
9. Wardlaw JM, Mielke O. Early signs of brain infarction at CT: observer reliability and outcome after thrombolytic treatment: systematic review. Radiology. 2005;235(2):444.
10. Shah S, Luby M, Poole K, Morella T, Keller E, Benson RT, et al. Screening with MRI for Accurate and Rapid Stroke Treatment: SMART. Neurology. 2015;84(24):2438-44.
11. Warach S, Gaa J, Siewert B, Wielopolski P, Edelman RR. Acute human stroke studied by whole brain echo planar diffusion-weighted magnetic resonance imaging. Ann Neurol. 1995;37(2):231.
12. Sorensen AG, Buonanno FS, Gonzalez RG, Schwamm LH, Lev MH, Huang-Hellinger FR, et al. Hyperacute stroke: evaluation with combined multisection diffusion-weighted and hemodynamically weighted echo-planar MR imaging. Radiology. 1996;199(2):391.
13. Albers GW, Marks MP, Kemp S, Christensen S, Tsai JP, Ortega-Gutierrez S, et al, DEFUSE 3 Investigators. Thrombectomy for stroke at 6 to 16 hours with selection by perfusion imaging. N Engl J Med. 2018;378(8):708.
14. Thomalla G, Gerloff C. Acute imaging for evidence-based treatment of ischemic stroke. Curr Opin Neurol. 2019;32(4):521.
15. Lees KR, Bluhmki E, von Kummer R, Brott TG, Toni D, Grotta JC, et al.; ECASS, ATLANTIS, NINDS and EPITHET rt-PA Study Group. Time to treatment with intravenous alteplase and outcome in stroke: an updated pooled analysis of ECASS, ATLANTIS, NINDS, and EPITHET trials. Lancet. 2010;375(9727):1695.
16. Saver JL, Fonarow GC, Smith EE, Reeves MJ, Grau-Sepulveda MV, Pan W, et al. Time to treatment with intravenous tissue plasminogen activator and outcome from acute ischemic stroke. JAMA. 2013;309(23):2480.
17. Keselman B, Cooray C, Vanhooren G, Bassi P, Consoli D, Nichelli P, et al. Intravenous thrombolysis in stroke mimics: results from the SITS International Stroke Thrombolysis Register. Eur J Neurol. 2019;26(8):1091.
18. Powers WJ, Rabinstein AA, Ackerson T, Adeoye OM, Bambakidis NC, Becker K, et al. Guidelines for the early management of patients with acute ischemic stroke: 2019 Update to the 2018 guidelines for the early management of acute ischemic stroke: a guideline for healthcare professionals from the American Heart Association/American Stroke Association. Stroke. 2019;50(12):e344.
19. Wintermark M, Albers GW, Broderick JP, Demchuk AM, Fiebach JB, Fiehler J, et al.; Stroke Imaging Research (STIR) and Virtual International Stroke Trials Archive (VISTA)-Imaging Investigators. Acute stroke imaging research roadmap II. Stroke. 2013;44(9):2628.
20. Goyal M, Demchuk AM, Menon BK, Eesa M, Rempel JL, Thornton J, et al.; ESCAPE Trial Investigators. Randomized assessment of rapid endovascular treatment of ischemic stroke. N Engl J Med. 2015;372(11):1019.
21. Campbell BC, Mitchell PJ, Kleinig TJ, Dewey HM, Churilov L, Yassi N, et al.; EXTEND-IA Investigators. Endovascular therapy for ischemic stroke with perfusion-imaging selection. N Engl J Med. 2015;372(11):1009.
22. Jovin TG, Chamorro A, Cobo E, de Miquel MA, Molina CA, Rovira A, et al.; REVASCAT Trial Investigators. Thrombectomy within 8 hours after symptom onset in ischemic stroke. N Engl J Med. 2015;372(24):2296.
23. Goyal M, Menon BK, van Zwam WH, Dippel DW, Mitchell PJ, Demchuk AM, et al.; HERMES collaborators. Endovascular thrombectomy after large-vessel ischaemic stroke: a meta-analysis of individual patient data from five randomised trials. Lancet. 2016;387(10029):1723.
24. Nogueira RG, Jadhav AP, Haussen DC, Bonafe A, Budzik RF, Bhuva P, et al.; DAWN Trial Investigators. Thrombectomy 6 to 24 hours after stroke with a mismatch between deficit and infarct. N Engl J Med. 2018;378(1):11.
25. Albers GW, Marks MP, Kemp S, Christensen S, Tsai JP, Ortega-Gutierrez S, et al.; DEFUSE 3 Investigators. Thrombectomy for stroke at 6 to 16 hours with selection by perfusion imaging. N Engl J Med. 2018;378(8):708.
26. Bouslama M, Bowen MT, Haussen DC, Dehkharghani S, Grossberg JA, Rebello LC, et al. Selection paradigms for large vessel occlusion acute ischemic stroke endovascular therapy. Cerebrovasc Dis. 2017;44(5-6):277.
27. Hsieh CY, Chen CH, Sung SF, Hwang WJ. Parkinsonism or other movement disorders presenting as stroke mimics. Acta Neurol Taiwan. 2016;25(4):124.
28. Favilla CG, Mesquita RC, Mullen M, Durduran T, Lu X, Kim MN, et al. Optical bedside monitoring of cerebral blood flow in acute ischemic stroke patients during head-of-bed manipulation. Stroke. 2014;45(5):1269.
29. Campbell BCV, Mitchell PJ, Churilov L, et al. Tenecteplase versus alteplase before thrombectomy for ischemic stroke. N Engl J Med. 2018;378(17):1573-82.
30. Ho KC, Speier W, El-Saden S, Arnold CW. Classifying acute ischemic stroke onset time using deep imaging features. AMIA Annu Symp Proc. 2018;2018:1573-82.

31. Xiong Y, Campbell BCV, Schwamm LH, Meng X, Jin A, Parsons MW, et al. Tenecteplase for ischemic stroke at 4.5 to 24 hours without thrombectomy. N Engl J Med. 2024.
32. Li S, Gu HQ, Li H, Wang X, Jin A, Guo S, Lu G, et al. Reteplase versus alteplase for acute ischemic stroke. N Engl J Med. 2024.
33. Bivard A, Zhao H, Coote S, Campbell B, Churilov L, Yassi N, et al. Tenecteplase versus alteplase for stroke thrombolysis evaluation trial in the ambulance (mobile stroke unit-TASTE-A): protocol for a prospective randomised, open-label, blinded endpoint, phase II superiority trial of tenecteplase versus alteplase for ischaemic stroke patients presenting within 4.5 hours of symptom onset to the mobile stroke unit. BMJ Open. 2022;12(4):e056573.
34. Kvistad CE, Næss H, Helleberg BH, Idicula T, Hagberg G, Nordby LM, et al. Tenecteplase versus alteplase for the management of acute ischaemic stroke in Norway (NOR-TEST 2, part A): a phase 3, randomised, open-label, blinded endpoint, non-inferiority trial. Lancet Neurol. 2022;21(6):511-9.
35. National Clinical Guideline for Stroke. 2023. Disponível em: https://www.strokeguideline.org/app/uploads/2023/04/National-Clinical-Guideline-for-Stroke-2023.pdf.
36. Cruz-Flores S, Berge E, Whittle IR. Surgical decompression for cerebral oedema in acute ischaemic stroke. Cochrane Database Syst Rev. 2012;1:CD003435.
37. Jüttler E, Unterberg A, Woitzik J, Bosel J, Amiri H, Sakowitz OW, et al. Hemicraniectomy in older patients with extensive middle-cerebral-artery stroke. N Engl J Med. 2014;370(12):1091-100.
38. Ma H, Campbell BCV, Parsons MW, Churilov L, Levi CR, Hsu C, et al. Thrombolysis guided by perfusion imaging up to 9 hours after onset of stroke. N Engl J Med. 2019;380(19):1795-803.
39. Ringleb P, Bendszus M, Bluhmki E, Donnan G, Eschenfelder C, Fatar M, et al. Extending the time window for intravenous thrombolysis in acute ischemic stroke using magnetic resonance imaging-based patient selection Int J Stroke. 2019;14(5):483-90.
40. Campbell BCV, Ma H, Ringleb PA, Parsons MW, Churilov L, Bendszus M, et al. Extending thrombolysis to 4·5-9 h and wake-up stroke using perfusion imaging: a systematic review and meta-analysis of individual patient data Lancet. 2019;394(10193):139-47.
41. Davis SM, Donnan GA, Parsons MW, Levi C, Butcher KS, Peeters A, et al. Effects of alteplase beyond 3 h after stroke in the Echoplanar Imaging Thrombolytic Evaluation Trial (EPITHET): a placebo-controlled randomised trial Lancet Neurol. 2008;7(4):299-309.
42. Muir K, Ford G, Ford I, Wardlaw J, McConnachie A, Greenlaw N, et al. Randomised Trial of Tenectplase Versus Alteplase for Acute Stroke within 4.5h of Onset: The Second Alteplase-Tenecteplase Trial Evaluation for Stroke Thrombolysis (ATTEST-2). SSRN; 2024.
43. Wang Y, Li S, Pan Y, Li H, Parsons MW, Campbell BCV, et al.; TRACE-2 Investigators. Tenecteplase versus alteplase in acute ischaemic cerebrovascular events (TRACE-2): a phase 3, multicentre, open-label, randomised controlled, non-inferiority trial. Lancet. 2023;401(10377):645-54.
44. Roffe, C, Nevatte, T, Sim, J, Bishop, J, Ives, N, Ferdinand, P, Gray, R; Stroke Oxygen Study Investigators and the Stroke Oxygen Study Collaborative Group. Effect of routine low-dose oxygen supplementation on death and disability in adults with acute stroke: the Stroke Oxygen Study randomized clinical trial. JAMA. 2017;318:1125-35.
45. Saxena M, Young P, Pilcher D, Bailey M, Harrison D, Bellomo R, et al. Early temperature and mortality in critically ill patients with acute neurological diseases: trauma and stroke differ from infection. Intensive Care Med. 2015;41:823-32.
46. Lyden P, Hemmen T, Grotta J, Rapp K, Ernstrom K, Rzesiewicz T, et al. Results of the ICTuS 2 Trial (Intravascular Cooling in the Treatment of Stroke 2). Stroke. 2016;47:2888-95.
47. Geurts M, Petersson J, Brizzi M, Olsson-Hau S, Luijckx GJ, Algra A, et al. COOLIST (Cooling for Ischemic Stroke Trial): a multicenter, open, randomized, phase ii, clinical trial. Stroke. 2017;48:219-21.
48. Piironen K, Tiainen M, Mustanoja S, Kaukonen KM, Meretoja A, Tatlisumak T, et al. Mild hypothermia after intravenous thrombolysis in patients with acute stroke: a randomized controlled trial. Stroke. 2014;45:486-91.
49. Hemmen, TM, Raman, R, Guluma, KZ, Meyer, BC, Gomes, JA, Cruz-Flores, S, Wijman, CA, Rapp, KS, Grotta, JC, Lyden, PD; for the ICTuS-L Investigators. Intravenous Thrombolysis Plus Hypothermia for Acute Treatment of Ischemic Stroke (ICTuS-L): final results. Stroke. 2010;41:2265-70.
50. Guidelines for the early management of patients with acute ischemic stroke: 2019 update to the 2018 Guidelines for the early management of acute ischemic stroke: a guideline for healthcare professionals from the American Heart Association/American Stroke Association. Stroke. 2019;50:e344-e418.
51. Puetz V, Sylaja PN, Coutts SB, Hill MD, Dzialowski I, Mueller P, et al. Extent of hypoattenuation on CT angiography source images predicts functional outcome in patients with basilar artery occlusion. Stroke. 2008;39(9):2485-90.
52. Roman LS, Menon BK, Blasco J, Hernandez-Perez M, Davalos A, Majoie C, et al. Imaging features and safety and efficacy of endovascular stroke treatment: a meta-analysis of individual patient-level data. Lancet Neurol. 2018;17(10):895-904.
53. Li W, Li S, Dai M, Wang S, Xiong Y. Comparisons of ASPECTS 5 and 6 for endovascular treatment in anterior circulation occlusive stroke. Interv Neuroradiol. 2017;23(5):516-20.
54. Jovin TG, Li C, Wu L, Wu C, Chen J, Jiang C, et al. Trial of thrombectomy 6 to 24 hours after stroke due to basilar-artery occlusion. N Engl J Med. 2022;387(15):1373-84.
55. Tao C, Nogueira RG, Zhu Y, Sun J, Han H, Yuan G, et al. Trial of endovascular treatment of acute basilar-artery occlusion. N Engl J Med. 2022;387(15):1361-72.
56. Anderson CS, Arima H, Lavados P, Billot L, Hackett ML, Olavarría VV, et al.; HeadPoST Investigators and Coordinators. Cluster-randomized, crossover trial of head positioning in acute stroke. N Engl J Med. 2017;376:2437-47.
57. Alexandrov AW, Tsivgoulis G, Hill MD, Liebeskind DS, Schellinger P, Ovbiagele B, et al. HeadPoST: rightly positioned, or flat out wrong? Neurology. 2018;90:885-9.
58. Olavarría VV, Lavados PM, Muñoz-Venturelli P, González F, Gaete J, Martins S, et al. Flat-head positioning increases cerebral blood flow in anterior circulation acute ischemic stroke: a cluster randomized phase IIb trial. Int J Stroke. 2018;13:600-11.
59. Bath PM, Woodhouse LJ, Appleton JP, Beridze M, Christensen H, Dineen RA, et al; TARDIS Investigators. Antiplatelet therapy with aspirin, clopidogrel, and dipyridamole versus clopidogrel alone or aspirin and dipyridamole in patients with acute cerebral ischaemia (TARDIS): a randomised, open-label, phase 3 superiority trial. Lancet. 2018;391:850-9.
60. Markus, HS, Hayter, E, Levi, C, Feldman, A, Venables, G, Norris, J; CADISS Trial Investigators. Antiplatelet treatment compared

with anticoagulation treatment for cervical artery dissection (CADISS): a randomised trial. Lancet Neurol. 2015;14:361-7.

61. Larsson, SC, King, A, Madigan, J, Levi, C, Norris, JW, Markus, HS. Prognosis of carotid dissecting aneurysms: results from CADISS and a systematic review. Neurology. 2017;88:646-52.
62. Fischer U, Trelle S, Branca M, Salanti G, Paciaroni M, Ferrari C, et al. Early versus Late initiation of direct oral Anticoagulants in post-ischaemic stroke patients with atrial fibrillatioN (ELAN): Protocol for an international, multicentre, randomised-controlled, two-arm, open, assessor-blinded trial. Eur Stroke J. 2022;7(4):487-95.
63. Goeldlin MB, Hakim A, Branca M, et al. Early vs late anticoagulation in minor, moderate, and major ischemic stroke with atrial fibrillation: post hoc analysis of the ELAN Randomized Clinical Trial. JAMA Neurol. 2024;81(7):693-702.
64. Robinson TG, Potter JF, Ford GA, Bulpitt CJ, Chernova J, Jagger C, et al; COSSACS Investigators. Effects of antihypertensive treatment after acute stroke in the Continue or Stop Post--Stroke Antihypertensives Collaborative Study (COSSACS): a prospective, randomised, open, blinded-endpoint trial. Lancet Neurol. 2010;9:767-75.
65. He J, Zhang Y, Xu T, Zhao Q, Wang D, Chen CS, et al; CATIS Investigators. Effects of immediate blood pressure reduction on death and major disability in patients with acute ischemic stroke: the CATIS randomized clinical trial. JAMA. 2014;311:479-89.
66. Rigotti, NA, Clair, C, Munafo, MR, Stead, LF. Interventions for smoking cessation in hospitalised patients. Cochrane Database Syst Rev. 2012:CD001837.
67. Lee MJ, Park E, Kim HC, Lee HS, Cha MJ, Kim YD, et al. Timely interventions can increase smoking cessation rate in men with ischemic stroke. J Korean Acad Nurs. 2016;46:610-7.
68. Chimowitz MI, Lynn MJ, Howlett-Smith H, Stern BJ, Hertzberg VS, Frankel MR, et al. Comparison of warfarin and aspirin for symptomatic intracranial arterial stenosis. N Engl J Med. 2005;352(13):1305-16.
69. Chimowitz MI, Lynn MJ, Derdeyn CP, Turan TN, Fiorella D, Lane BF, et al. Stenting versus aggressive medical therapy for intracranial arterial stenosis. N Engl J Med. 2011;365:993-1003.
70. Geeganage C, Beavan J, Ellender S, Bath Philip MW. Interventions for dysphagia and nutritional support in acute and subacute stroke. Cochrane Database Syst Rev. 2012;10:CD000323.
71. Norton B, Homer-Ward M, Donnelly MT, Long RG, Holmes GK. A randomised prospective comparison of percutaneous endoscopic gastrostomy and nasogastric tube feeding after acute dysphagic stroke. BMJ. 1996;312(7022):13-6.
72. Bath PM, Bath FJ, Smithard DG. Interventions for dysphagia in acute stroke. Cochrane Database Syst Rev. 2000;(2):CD000323.
73. Hamidon BB, Abdullah SA, Zawawi MF, Sukumar N, Aminuddin A, Raymond AA. A prospective comparison of percutaneous endoscopic gastrostomy and nasogastric tube feeding in patients with acute dysphagic stroke. Med J Malaysia. 2006;61(1):59-66.
74. NICE. Clinical Guideline [CG173] Neuropathic pain - pharmacological management: the pharmacological management of neuropathic pain in adults in non-specialist settings. http://guidance.nice.org.uk/CG173 NICE. 2021.
75. Ausina A, Báguena M, Nadal M, Manrique S, Ferrer A, Sahuquillo J, et al. Cerebral hemodynamic changes during sustained hypocapnia in severe head injury: can hyperventilation cause cerebral ischemia? Acta Neurochir Suppl. 1998;71:1-4.
76. Steiner LA, Balestreri M, Johnston AJ, Czosnyka M, Coles JP, Chatfield DA, et al. Sustained moderate reductions in arterial CO2 after brain trauma time-course of cerebral blood flow velocity and intracranial pressure. Intens Care Med. 2004;30:2180-7.
77. Carrera, E, Steiner, LA, Castellani, G, Smielewski, P, Zweifel, C, Haubrich, C, et al. Changes in cerebral compartmental compliances during mild hypocapnia in patients with traumatic brain injury. J Neurotrauma. 2011;28:889-96.
78. Wan YH, Nie C, Wang HL, Huang CY. Therapeutic hypothermia (different depths, durations, and rewarming speeds) for acute ischemic stroke: a meta-analysis. J Stroke Cerebrovasc Dis. 2014;23:2736-47.
79. Rimmele DL, Thomalla G. Wake-up stroke: clinical characteristics, imaging findings, and treatment option - an update. Front Neurol. 2014;5:35.

2

Acidente vascular cerebral hemorrágico

Maria Claudia Borges Ladeira
Tainá Serena Mottin

PONTOS PRINCIPAIS

- O acidente vascular cerebral hemorrágico (AVCh) corresponde a cerca de 13% dos AVC; 10% correspondem a hemorragia intraparenquimatosa (HIP) e 3% a hemorragia subaracnóidea (HSA).
- Hipertensão arterial costuma ser a principal etiologia.
- A apresentação clínica geralmente é aguda e progressiva. e o quadro clínico vai depender da localização e do tamanho do sangramento.
- A tomografia de crânio é o exame de escolha no diagnóstico e deve ser realizada precocemente.
- O suporte intensivo, o controle pressórico e a correção de coagulopatias são as bases do tratamento.
- O alvo pressórico entre 140 e 160 mmHg é seguro e deve ser mantido.
- O escore de ICH auxilia na avaliação da gravidade e prognóstico.

INTRODUÇÃO

Um dos tipos do acidente vascular cerebral (AVC) é o hemorrágico, que representa 13% de todos os AVC e decorre de um sangramento intracraniano por ruptura de vaso sanguíneo[1,2]. Além disso, ele pode ser subdividido de acordo com sua localização: HIP, que é o sangramento no parênquima cerebral, e HSA, que é o sangramento no espaço entre as membranas pia-máter e aracnoide. De forma geral, o AVC se associa a grave morbidade e piores desfechos[1].

EPIDEMIOLOGIA

O AVC hemorrágico corresponde a cerca de 13% dos AVC; 10% correspondem a HIP e 3% a HSA. A incidência é maior em países de baixa e média renda e asiáticos[1].

Costuma ocorrer 1,6 vez mais em mulheres, e a taxa de incidência aumenta com a idade, sendo mais comum por volta dos 55 anos. Além disso, negros têm 2,1 vezes mais risco em comparação com caucasianos[2]. A taxa de letalidade é de 25% a 30% em países de alta renda e de 30% a 48% em países de baixa e média renda. No entanto, a taxa de mortalidade depende da eficácia dos cuidados intensivos[1].

ETIOLOGIAS

Hipertensão arterial

A hipertensão arterial crônica desenvolve inúmeros fenômenos prejudiciais à parede do vaso sanguíneo, como degeneração de túnica média, fragmentação das células musculares lisa, necrose de subendotélio, dilatações e formação de microaneurismas (denominados como aneurismas de Charcot-Bouchard)[3-5].

Todos esses fatores favorecem lesões e rupturas dos vasos sanguíneos. As pequenas artérias penetrantes que se originam das artérias basilares ou das artérias cerebrais anterior, média ou posterior são os locais mais comuns de hemorragia intracerebral induzida por hipertensão.

Angiopatia amiloide cerebral

É outra causa de sangramento intracerebral, porém mais comum em adultos mais velhos. Decorre da deposição de peptídeo beta-amiloide nos capilares, arteríolas e artérias de pequeno e médio calibre. Quando associado a variações no gene que codifica a apolipoproteína E, facilita a incidência de sangramento intracraniano em idosos[3-5].

FATORES DE RISCO

- Tabagismo.
- Etilismo.
- Sexo masculino.
- Idade > 55 anos.
- Doença hepática crônica, em decorrência da coagulopatia e trombocitopenia.
- Diminuição do colesterol de lipoproteína de baixa densidade e triglicerídeos baixos.
- A terapia antiplaquetária dupla tem um risco aumentado de HIC do que a monoterapia.
- Simpatomiméticos como cocaína, heroína, anfetamina, efedrina e fenilpropanolamina apresentam risco aumentado de hemorragia.
- Tumores como glioblastoma, linfoma, metástase, meningioma, adenoma hipofisário e hemangioblastoma são mais propensos a sangrar.

FISIOPATOLOGIA

O hematoma que surge pelo sangramento aumenta após cerca de 3 a 12 horas e interrompe os neurônios, causando liberação de neurotransmissores, disfunção mitocondrial e inflamação e edema celular. A partir daí, a lesão se dará em duas etapas. Lesões primárias decorrem da compressão direta do tecido cerebral pelo hematoma e aumento da pressão intracraniana (PIC). Lesões secundárias se devem a inflamação, ruptura de barreira hematoencefálica, edema, produção de radicais livres e citotoxicidade induzida pela liberação de hemoglobina e ferro[5,6]. Os locais mais comuns de sangramento são[7]:

- Gânglios da base (50%).
- Lobos cerebrais (10% a 20%).
- Tálamo (15%).
- Ponte e tronco encefálico (10% a 20%).
- Cerebelo (10 %).

APRESENTAÇÃO CLÍNICA

A apresentação clínica do AVC hemorrágico geralmente é aguda e progressiva. O quadro clínico depende da localização e do tamanho do sangramento.

Independentemente do tipo de AVC, o paciente deve ser avaliado com um exame físico inicial estruturado, utilizando ferramentas como a escala de Glasgow e a de NIHSS, que podem ser feitas em minutos e sugerem quanto à gravidade do evento. Além disso, é importante atentar-se à deterioração neurológica do paciente, reavaliando frequentemente o estado clínico, e comparar sua evolução[8].

Hemorragia subaracnóidea

Inicia-se em 97% dos casos com cefaleia aguda, relatada pelo paciente como "a pior dor de cabeça da vida". Pode acompanhar náuseas, vômitos, rigidez de nuca e fotofobia. Em 10% a 50% dos casos, pode ocorrer perda de consciência, a qual geralmente é transitória. Morte súbita pode aparecer em 10% a 15% dos pacientes[1,2,9].

Sinais focais, apesar de menos comuns, também podem aparecer. Entre eles, podem-se destacar paresia de membros inferiores (aneurisma de comunicante anterior), hemiparesia e afasia (aneurisma de artéria cerebral média), paralisia de III nervo craniano (aneurisma de comunicante posterior) e paralisia de VI nervo craniano (aumento da PIC)[1,2,9].

Hemorragia intracraniana parenquimatosa

Na HIP, a cefaleia com vômitos pode ocorrer, porém é menos frequente e ocorre em cerca de 50% dos pacientes. As principais manifestações são os sinais neurológicos focais. Convulsão pode ser a primeira manifestação clínica, que acontece em até 29% dos pacientes. Além disso, o paciente pode ter hipertensão arterial e rebaixamento de nível de consciência. As manifestações focais ocorrem de acordo com o local da HIP, podendo se manifestar através de déficits motor e sensorial[1,9,10].

CLASSIFICAÇÕES

As classificações de gravidade da HSA são importantes para o manejo dos pacientes. Dentre as mais utilizadas, temos a classificação de Hunt-Hess e a de Fischer[2].

- Classificação de Hunt-Hess:
  - 0: paciente sem sangramento na imagem, assintomático.
  - Ia: sangramento presente, paciente assintomático.
  - IIa: presença de sinais meníngeos.

- IIb: presença de sinais meníngeos + déficit focal.
- IIIa: presença de confusão mental (Glasgow 13-14).
- IIIb: presença de confusão mental (Glasgow 13-14) + déficit focal.
- IVa: sonolência (Glasgow 9-12).
- IVb: sonolência (Glasgow 9-12) + déficit focal.
- V: paciente em coma.

- Classificação de Fischer:
  - 0: ausência de sangue visível.
  - 1: sangue pouco denso e localizado.
  - 2: sangue pouco denso e presente difusamente nas cisternas basais.
  - 3: sangue muito denso e localizado.
  - 4: sangue muito denso e presente difusamente nas cisternas basais.

DIAGNÓSTICOS DIFERENCIAIS

Em todos os pacientes com cefaleia intensa e progressiva, déficit neurológico focal agudo ou alteração do nível de consciência, deve-se considerar o diagnóstico de AVCh. Alguns diagnósticos diferenciais incluem encefalopatia hipertensiva, AVC isquêmico (AVCi) com transformação hemorrágica, trombose venosa cerebral, malformações arteriovenosas, hematoma subdural agudo e neoplasias intracranianas.

AVALIAÇÃO DIAGNÓSTICA

O espectro de manifestações clínicas na vigência de um déficit focal agudo pode ser variado, a depender do tempo de evolução dos sintomas e da área acometida. Náuseas, vômitos, cefaleia, elevação pressórica e rebaixamento do nível de consciência podem estar presentes, com rápida progressão clínica.

A avaliação neurológica completa e contínua, assim como a estratificação de risco, é fundamental para o direcionamento do diagnóstico e a abordagem terapêutica. O escore NIHSS e a escala de coma de Glasgow (ECG) são ferramentas importantes nessa avaliação. Mudanças na pontuação da ECG ao longo do quadro permitem a identificação precoce de deterioração clínica e adequada intervenção.

A diferenciação clínica entre o AVCi e o AVCh é imprecisa, sendo necessário um exame de neuroimagem para diagnóstico diferencial. A tomografia de crânio é considerada o padrão-ouro para o diagnóstico, apresenta grande sensibilidade e deve ser realizada precocemente.

Hemorragia intraparenquimatosa

Tomografia de crânio

Na tomografia de crânio, deve-se identificar a presença de sangramento, hiperdensidade, a localização topográfica para associação etiológica e o volume do hematoma, que pode ser medido pela seguinte fórmula:

$$A \times B \times C / 2$$

Em que: A = maior diâmetro do hematoma; B = maior diâmetro perpendicular; C = número de cortes em que o sangramento aparece.

A HIP hipertensiva apresenta topografia de acometimento mais comum em gânglios da base, tálamo, ponte e cerebelo. Na angiopatia amiloide, a hemorragia lobar é mais comum, principalmente nos lobos occipital e parietal.

Na maioria dos casos, há aumento do hematoma em 3 a 12 horas e expansão do edema peri-hematomal em 24 horas, com pico entre 5 e 6 dias e duração de até 14 dias. A tomografia pode ser seriada a cada 6 horas ou na presença de deterioração clínica que pode estar relacionada com expansão do hematoma, edema peri-hematomal ou hemorragia intraventricular. A hidrocefalia pode ocorrer por compressão do quarto ventrículo pelo hematoma cerebelar. Outros exames de imagem são mais frequentemente utilizados para complementação etiológica, especialmente naqueles que não apresentam história clínica e pregressa sugestiva de HIP ou angiopatia amiloide.

Angiotomografia arterial e venosa

Permite a identificação de causas secundárias de AVCh, como malformações arteriovenosas, aneurisma

TABELA 1 Escala de Coma de Glasgow

Abertura ocular	Resposta verbal	Resposta motora
Espontânea = 4	Orientado = 5	Normal = 6
Ao estímulo verbal = 3	Confuso = 4	Localiza estímulos dolorosos = 5
Ao estímulo doloroso = 2	Palavras inapropriadas =3	Retirada inespecífica à dor = 4
Ausente = 1	Sons incompreensíveis = 2	Decorticação = 3
	Ausente = 1	Descerebração = 2
		Ausente = 1

e trombose do seio venoso. É mandatória em pacientes < 70 anos com hemorragia lobar; pacientes < 45 anos com hematoma de fossa posterior; pacientes entre 45 e 70 anos sem histórico de hipertensão (American Heart Association). O extravasamento de contraste na angiotomografia indica sangramento contínuo e maior mortalidade.

Ressonância magnética

A ressonância magnética (RM) apresenta papel importante na distinção entre a transformação hemorrágica do AVCi e a hemorragia primária, além de etiologias secundárias como tumor, malformações vasculares ou angiopatia amiloide. Em casos de localização lobar da hemorragia, pacientes < 55 anos e sem histórico de hipertensão, a RM é importante no diagnóstico de causas secundárias.

Ultrassonografia

A ultrassonografia à beira do leito pode ser usada para identificar hipertensão intracraniana através da medição da espessura do nervo óptico. O diâmetro > 6 mm corresponde à PIC > 22, traduzindo a hipertensão. Porém, esse parâmetro é utilizado apenas no diagnóstico, não sendo adequado para o acompanhamento ou mensuração da PIC.

Exames complementares

Os exames laboratoriais devem ser solicitados em todos os casos, auxiliando na identificação de fatores que podem contribuir com o diagnóstico etiológico e prognóstico da hemorragia. Hemograma, coagulograma, função renal, função hepática, eletrólitos, troponina, exame toxicológico (identificação de abuso de substâncias simpaticomiméticas), urina, teste de gravidez em mulheres em idade fértil e eletrocardiograma são indicados.

Hemorragia subaracnóidea

Todos os pacientes apresentando cefaleia súbita e intensa, associada a idade > 40 anos, dor ou rigidez de nuca, perda de consciência, início da dor após esforço, cefaleia *thunderclap* ou flexão limitada de pescoço devem ser investigados para HSA.

A cefaleia *thunderclap* é caracterizada geralmente como "a pior dor de cabeça da vida"; de início súbito e intensidade máxima com progressão em poucos segundos, pode estar presente em mais de 77% dos casos. A "cefaleia sentinela" pode ocorrer de 1 a 2 semanas antes da ruptura do aneurisma, caracterizada por dor súbita e intensa, causada por sangramento em pequena porção do aneurisma, presente em até 43% dos casos.

Pacientes com alta suspeição de HSA devem ser avaliados com fundoscopia, pois a presença de hemorragia vítrea com HSA define a síndrome de Terson, que traduz pior prognóstico e maior mortalidade.

O principal exame de imagem é a tomografia de crânio, e o sangramento é identificado como áreas de hiperdensidade nos sulcos e nas cisternas encefálicas. Apresenta grande sensibilidade nas primeiras 24 horas, podendo chegar a 100% se realizada entre 6 e 12 horas. Permite identificar também edema cerebral, hematomas intraparenquimatosos e hidrocefalia. A angiotomografia é mais indicada na fase subaguda, na qual a tomografia tem menor sensibilidade, permitindo a identificação etiológica do aneurisma.

Punção lombar

Os pacientes com baixa probabilidade clínica de HSA e tomografia ou RM de crânio negativa, quando realizada nas primeiras 6 horas do início do quadro, não necessitam de realizar punção lombar. Por outro lado, todos os pacientes com alta suspeita clínica e exames de imagem negativos ou inconclusivos necessitam da punção lombar com coleta de quatro tubos e contagem de hemácias para exclusão diagnóstica. Deve-se analisar a pressão de abertura, contagem de hemácias (se maior no último tubo, pior o prognóstico) e presença de xantocromia – líquido amarelado por presença de bilirrubina; se presentes, confirmar o diagnóstico de HSA.

MANEJO CLÍNICO

A abordagem inicial do paciente com AVCh envolve a avaliação clínica rápida e sistematizada, a fim de identificar e intervir em fatores que predizem a deterioração clínica do paciente; aproximadamente 30% dos pacientes vão apresentar piora neurológica durante a avaliação inicial.

Todo paciente com déficit focal agudo deve ser encaminhado para centro especializado com capacidade de suporte intensivo e exames de neuroimagem disponíveis. Na anamnese, é importante identificar o momento do início dos sintomas, manifestações iniciais, passado médico, medicações de uso contínuo, alergias e líquidos ingeridos nas últimas horas, importante na possibilidade de via aérea avançada.

No manejo inicial, o paciente deve receber monitorização contínua, acesso venoso periférico, medição de glicemia e exame físico completo. Pode-se utilizar na avaliação o ABCDE, permitindo a identificação de instabilidade hemodinâmica, avaliação de Glasgow e intervenções precoces.

Pacientes hemodinamicamente estáveis e com ECG > 9 devem realizar exame de neuroimagem o mais precocemente possível após admissão, sempre sob monitorização contínua, acompanhamento médico e reavaliação neurológica constante, pelo risco de rebaixamento do nível de consciência. Pacientes instáveis ou com ECG < 9 devem receber suporte invasivo precoce, com intubação orotraqueal e estabilização hemodinâmica em sala de emergência, com neuroimagem após estabilização inicial.

Até o momento, não há nenhuma terapêutica específica para o tratamento do AVCh, porém o controle pressórico, a manutenção da euglicemia (70 a 180 mg/dL) e a reversão de coagulopatias são indicados na tentativa de reduzir o aumento do sangramento e melhorar os desfechos funcionais.

Controle pressórico

O controle pressórico deve ser iniciado em até 2 horas após a admissão do paciente, sendo a pressão arterial sistólica (PAS) alvo de 140 a 180 mmHg. Em pacientes com PAS > 220 mmHg, deve-se fazer controle por via endovenosa, com alvo entre 140 e 160 mmHg, utilizando nitroprussiato de sódio.

Reversão de coagulopatias

Os pacientes com riscos de coagulopatia ou em uso de antiagregantes devem ter o uso interrompido e receber terapêutica reversiva específica. Pacientes em uso de antagonistas da vitamina K e RNI aumentado têm indicação de correção rápida do RNI. O complexo concentrado de protrombina ou o plasma fresco congelado associados à vitamina K são considerados primeira linha de tratamento, com início de ação em poucos minutos. A vitamina K isoladamente é insuficiente na reversão nas primeiras horas, com tempo de ação entre 2 e 24 horas, mas sempre deve ser administrada. O alvo do RNI fica entre < 1,3 e < 1,5. A expansão do hematoma é uma das principais causas de mortalidade em hemorragias intracranianas relacionadas ao uso de antagonistas da vitamina K (VKA-ICH). Embora a normalização do INR seja recomendada, o manejo hemostático ideal ainda é controverso. Este estudo avaliou a segurança e a eficácia do plasma fresco congelado (PFC) em comparação ao concentrado de complexo protrombínico (CCP) em pacientes com VKA-ICH. Em um ensaio clínico multicêntrico, prospectivo, randomizado e de rótulo aberto, pacientes com 18 anos ou mais que apresentaram VKA-ICH dentro de 12 horas após o início dos sintomas e com INR de pelo menos 2,0 foram aleatoriamente designados para receber 20 mL/kg de PFC ou 30 IU/kg de CCP. O desfecho primário foi a proporção de pacientes com INR de 1,2 ou menos dentro de 3 horas após o início do tratamento. Dos 54 pacientes incluídos no estudo, 50 receberam o medicamento do estudo. O estudo foi interrompido após a inclusão de 50 pacientes em decorrência de preocupações de segurança. A normalização do INR foi alcançada em 67% dos pacientes que receberam CCP, em comparação com 9% dos que receberam PFC. Houve 13 mortes, sendo que a expansão do hematoma foi a causa em cinco dos oito óbitos no grupo PFC, enquanto nenhuma morte foi atribuída à expansão do hematoma no grupo CCP. Três eventos tromboembólicos ocorreram dentro de 3 dias e 6 após 12 dias. Os dados sugerem que o CCP pode ser superior ao PFC na normalização do INR, com uma normalização mais rápida associada a uma menor expansão do hematoma, favorecendo o uso de CCP em hemorragias intracranianas relacionadas ao VKA8. Sendo assim, o CCP, quando disponível deve ser usado como primeira opção.

TABELA 2 Reversão de coagulopatias

Medicação utilizada	Terapia de correção de coagulopatia
Varfarina e RNI	1. Complexo concentrado de protrombina ou protrombina ativa 20 a 40 mL + vitamina K 10 mg 2. Plasma fresco congelado 15-20 mL/kg + vitamina K 10 mg 3. Vitamina K 10 mg EV
Enoxaparina	Protamina – 1 mg a cada 100 UI de enoxaparina realizadas nas últimas 8 horas, dose máxima 50 mg
Heparina não fracionada (HNF)	Protamina 1 mg a cada 100 UI de HNF realizadas nas últimas 2 horas, dose máxima 50 mg
Dabigatrana	Idarucizumabe, complexo protrombínico ativo, carvão ativado se < 2 horas da ingestão, hemodiálise
Rivaroxabana, apixabana, edoxabana e betrixabana	Alfa-andexanete: droga de escolha. Dose: 400 a 800 mg EV, administrados em velocidade de 30 mg/min, seguida de infusão de 4 a 8 mg/minuto por 120 minutos; complexo protrombínico de 4 fatores; carvão ativado se < 2 horas da ingestão

A transfusão de plaquetas na vigência de plaquetopenia é controversa e contraindicada na maioria dos casos, podendo ser considerada em caso de neurocirurgia de emergência. Pacientes com hemorragia intracerebral aguda que estão em uso de inibidores do fator Xa apresentam risco de expansão do hematoma. O efeito do andexanet alfa, um agente que reverte os efeitos desses inibidores, sobre o aumento do volume do hematoma, ainda não foi amplamente estudado. Em um estudo randomizado, pacientes que haviam tomado inibidores do fator Xa nas 15 horas anteriores à hemorragia foram designados para receber andexanet ou cuidados usuais. A eficácia hemostática foi alcançada em 67,0% dos pacientes que receberam andexanet, em comparação com 53,1% daqueles que receberam cuidados usuais. No entanto, eventos trombóticos, incluindo acidente vascular cerebral isquêmico, foram mais frequentes no grupo que recebeu andexanet. Conclui-se que, embora o andexanet tenha sido mais eficaz no controle da expansão do hematoma, seu uso foi associado a um aumento nos eventos trombóticos[9].

Abordagem cirúrgica

A indicação de abordagem cirúrgica depende de alguns fatores, como localização, tamanho do hematoma, se supratentoriais com > 20-30 mL e desvio de estruturas ou infratentoriais com > 15 mL e compressão de tronco; sangramento intraventricular associado ou não a hidrocefalia; Glasgow. Esses fatores são dinâmicos e devem ser acompanhados também pela equipe da neurocirurgia para avaliação e decisão de conduta invasiva, de acordo com evolução clínica do paciente.

Hemorragia subaracnóidea

O tratamento cirúrgico para clipagem ou abordagem endovascular do aneurisma, controle pressórico e administração de nimodipino formam as bases do tratamento da HSA. A abordagem cirúrgica deve ser discutida com equipe da neurocirurgia, sendo idealmente realizada o mais precoce possível (< 24 horas), quando indicada, a fim de reduzir o risco de ressangramento.

A PAS deve ser mantida < 160 mmHg, e a pressão arterial média, < 110 mmHg. São tolerados valores mais elevados após abordagem cirúrgica, porém nunca ultrapassando 200 mmHg. O labetalol e o nicardipino são as drogas de escolha.

A administração de nicardipino na dose de 60 mg a cada 4 horas, por 21 dias, foi associada ao melhor *status* neurológico em 3 meses, sendo sempre indicado seu uso. Outras medidas incluem cabeceira elevada a 30°, manutenção da glicemia entre 80 e 120, normotermia, hemoglobina entre 8 e 10, PIC < 20 mmHg e perfusão cerebral > 70 mmHg. A euvolemia (PVC entre 5 e 8 mmHg) deve ser objetivada, porém na presença de vasoespasmo, a hipervolemia é aceitável (PVC 8 a 12 mmHg), podendo melhorar a perfusão local.

O ácido tranexâmico pode ser uma opção nas primeiras 72 horas, em pacientes que não foram submetidos a correção do aneurisma, por algum motivo, a fim de reduzir o risco de ressangramento precoce, mas a medicação não deve ser utilizada por mais de 72 horas. O uso de anticonvulsivantes, assim como na HIP, só é indicado na presença de convulsão. As indicações de correção de distúrbios de coagulação e de transfusão de plaquetas são iguais às da HIP.

Complicações

As complicações da HIC incluem edema cerebral, aumento da PIC, hidrocefalia, convulsões, eventos trombóticos venosos, hiperglicemia, aumento da pressão arterial, febre e infecções.

As crises convulsivas após AVCh são relativamente comuns, podendo chegar a 15%, e estão relacionadas a aumento de mortalidade. Parte desses episódios convulsivos são subclínicos, e a monitorização contínua em HIP grave com eletroencefalograma deve ser realizada, permitindo a identificação desses quadros. A crise convulsiva só deve ser tratada se diagnosticada, e o tratamento anticonvulsivante profilático não é indicado, pelo risco de aumentar a mortalidade e incapacidade funcional.

Paciente com Glasgow < 8, sinais de herniação transtentorial e hidrocefalia devem receber monitorização invasiva da PIC. A PIC deve ser mantida < 20 mmHg, e a pressão de perfusão cerebral, de 50 a 70 mmHg. No caso de hipertensão intracraniana, deve-se considerar o uso de manitol, sedação leve, solução salina hipertônica e elevação da cabeceira 30°, e não é indicado o uso de corticoides. Além disso, pode-se considerar a drenagem do hematoma e a craniotomia descompressiva, sendo bem indicada em pacientes com compressão do tronco cerebral e/ou hidrocefalia com deterioração neurológica.

A profilaxia para trombose venosa profunda (TVP) nas primeiras 24 a 48 horas deve ser mecânica, com compressão pneumática intermitente. Após esse período, pode-se considerar a profilaxia química – enoxaparina ou heparina não fracionada. Nos pacientes com TVP ou embolia pulmonar, pode-se utilizar a terapia anticoagulante convencional se houver baixo risco de nova hemorragia.

ACOMPANHAMENTO

Os pacientes com suspeita ou diagnóstico de AVCh atendidos fora dos centros de referência neurológico devem receber estabilização clínica inicial e ser transferidos, assim que possível, para centro especializado. Devem sempre ser manejados em sala de emergência, internados e conduzidos à unidade de terapia intensiva precocemente. A avaliação e o acompanhamento pela equipe da neurocirurgia devem ser solicitados para direcionamento, indicação e realização de terapêuticas específicas, principalmente a abordagem cirúrgica.

O ICH (*Intracerebral Hemorrhage Score)* é o principal escore prognóstico utilizado na HIP e prediz a mortalidade em 30 dias. Porém, há grande variabilidade no prognóstico desses pacientes, a depender também do suporte clínico precoce e preciso, não sendo adequado o uso exclusivo desse escore nas decisões em relação ao prognóstico e tratamento paliativo.

TABELA 3 *Intracerebral Hemorrhage Score*

Parâmetros	Pontuação
Escala de coma de Glasgow	
3-4	2
5-12	1
13-15	0
Volume da hemorragia intraparenquimatosa	
> 30 mL	1
≤ 30 mL	0
Hemorragia intraventricular	
Presente	1
Ausente	0
Localização da hemorragia intraparenquimatosa	
Infratentorial	1
Supratentorial	0
Idade	
≥ 80 anos	1
< 80 anos	0
Mortalidade em 30 dias	
1 ponto: 13% mortalidade em 30 dias.	
2 pontos: 26% mortalidade em 30 dias.	
3 pontos: 72% mortalidade em 30 dias.	
4 pontos: 97% mortalidade em 30 dias.	
5 pontos: 100% mortalidade em 30 dias.	
6 pontos: estimado em 100%; nenhum paciente sobreviveu com essa pontuação no estudo de validação.	

O risco de recorrência e complicações vasculares é alto, sendo necessária a modificação dos fatores de risco, como controle pressórico (PAS < 130 mmHg e PA diastólica < 80 mmHg), interrupção do consumo de álcool frequente (> 2 doses/dia), interrupção de tabagismo e uso de drogas ilícitas, controle glicêmico adequado e avaliação do uso de agentes antitrombóticos. O atendimento por equipe multidisciplinar, tanto na fase de internação quanto no acompanhamento domiciliar, está relacionado ao aumento da recuperação funcional e sobrevida desses pacientes.

REFERÊNCIAS

1. Unnithan AKA, Mehta P. Hemorrhagic stroke. In: National Library of Medicine. Treasure Island: StatPearls Publishing; 2020.
2. Magid-Bernstein J, Girard R, Polster S, Srinath A, Romanos S, Awad IA, et al. Cerebral hemorrhage: pathophysiology, treatment, and future directions. Circ Res. 2022;130(8):1204-29.
3. Sheth KN. Spontaneous intracerebral hemorrhage. Ropper AH, editor. N Eng J Med. 2022;387(17):1589-96.
4. An SJ, Kim TJ, Yoon BW. Epidemiology, risk factors, and clinical features of intracerebral hemorrhage: an update. J Stroke. 2017;19(1):3-10.
5. Aronowski J, Zhao X. Molecular pathophysiology of cerebral hemorrhage. Stroke. 2011;42(6):1781-6.
6. Chen S, Zeng L, Hu Z. Progressing haemorrhagic stroke: categories, causes, mechanisms and managements. J Neurol. 2014;261(11):2061-78.
7. Barbosa BO, Kullak JH, Reis BCC. Diagnóstico precoce do acidente vascular cerebral na emergência: uma revisão de literatura. Rev Eletrônica Acervo Médico. 2022;11:e10362.
8. Montaño A, Hanley DF, Hemphill JC. Chapter 13 - Hemorrhagic stroke. Hetts SW, Cooke DL, editores. Handbook of clinical neurology. Philadelphia: Elsevier; 2021. p. 229-48. v. 176.
9. Steiner T, Poli S, Griebe M, et al. Fresh frozen plasma versus prothrombin complex concentrate in patients with intracranial haemorrhage related to vitamin K antagonists (INCH): a randomised trial. Lancet Neurol. 2016;15(6):566-73.
10. Connolly SJ, Sharma M, Cohen AT, et al. Andexanet for factor Xa inhibitor-associated acute intracerebral hemorrhage. N Engl J Med. 2024;390(19):1745-55.

3

Tentativa de autoextermínio

Karla Schauenberg Garcia

PONTOS PRINCIPAIS

- Tentativa de autoextermínio e o autoextermínio são problemas de saúde pública que merecem mais atenção e cuidado, sendo o autoextermínio uma relevante causa de morte, principalmente numa população mais jovem.
- Grande parte dos casos poderiam ser evitados quando bem conduzidos, visto que a grande maioria dos pacientes que tentam o autoextermínio ou que cometem o ato suicida são portadores de doença psiquiátrica grave (sendo a depressão a mais prevalente).
- O foco da atenção, nesse sentido, deve ser dado no tratamento da doença psiquiátrica de base, tendo a família um papel fundamental.
- O médico emergencista deve estar atento aos sinais de comportamento suicida e sempre que identificar pacientes com pensamento ou ideação suicida deve intervir imediatamente, analisando qual é a melhor forma de conduzir o tratamento: internação ou acompanhamento ambulatorial.
- As estratégias de tratamento farmacológico são destinadas ao tratamento da patologia psiquiátrica subjacente, bem como tratamento não farmacológico e acompanhamento próximo.

INTRODUÇÃO

A compreensão da tentativa de autoextermínio é essencial para os médicos que atuam na emergência. O autoextermínio é uma das principais causas de morte no mundo, e muitas vezes precedido por tentativas. Assim, é fundamental que emergencistas estejam equipados para lidar com pacientes que apresentam comportamentos suicidas, desde a identificação dos sinais de alerta até a intervenção e encaminhamento para tratamento psicológico e psiquiátrico. Diversas tentativas podem ocorrer durante um surto ou exacerbação de transtornos psiquiátricos pré-existentes ou em decorrência de perdas pessoais. A falta de conhecimento sobre o assunto pode levar a uma abordagem inadequada e pouco empática com o paciente, potencialmente prejudicial e atrasando ou impedindo o acesso ao tratamento necessário. Por isso, é crucial que os médicos sejam adequadamente capacitados para lidar com tentativas de autoextermínio, garantindo o melhor atendimento possível e contribuindo para a prevenção do suicídio.

EPIDEMIOLOGIA E FATORES DE RISCO

De acordo com a Organização Mundial da Saúde (OMS), o autoextermínio é um problema de saúde pública global, sendo responsável por cerca de 800 mil mortes/ano em todo o mundo, algo em torno de 1 pessoa morta a cada 40 segundos. Estes dados se mostram ainda mais preocupantes quando se considera que, para cada morte, tem-se aproximadamente 20 vezes mais tentativas de autoextermínios. Além disso, não se pode deixar de atentar para os efeitos colaterais de cada tentativa de suicídio, pois famílias inteiras são afetadas, de maneira prolongada, em sua saúde mental.

No Brasil, a tentativa de autoextermínio também é um problema de saúde grave e crescente. De acordo com dados do Ministério da Saúde, entre 2010 e 2019, no território nacional, ocorreram 112 mil mortes por autoextermínio, com um aumento de 43% no número anual de mortes, passando de 9.454 em 2010, para 13.523 em 2019[1]. Destacam-se as Regiões Sul e Centro-Oeste, com as maiores taxas de autoextermínio entre as regiões brasileiras.

Em 2020 foram registradas cerca de 18 mil internações em hospitais públicos de todo o país, em decorrência de tentativas de autoextermínio, o que representa uma média de 50 internações por dia. No entanto, de acordo com a OMS, existem evidências de que apenas 25% das pessoas que tentam o autoextermínio buscam os hospitais, chegando até esses serviços apenas as ocorrências mais graves[2].

Trata-se, portanto, de um problema de saúde pública que assume características complexas, uma vez que inúmeros casos de tentativa de autoextermínio permanecem sem a devida atenção e atendimento. Neste contexto, os estudos demonstram que alguns grupos populacionais têm sido mais atingidos, como os jovens, idosos, pessoas LGBTQIAP+ e indivíduos que sofrem de transtornos mentais.

Entre os jovens de 15 a 29 anos, o autoextermínio assume a segunda principal causa de morte[1]. De acordo com um estudo realizado pelo Hospital de Clínicas da Universidade de São Paulo, em Ribeirão Preto, ao longo de 16 anos, os jovens que sofreram perdas parenterais em fases precoces de desenvolvimento ou que se sentiam desvalorizados, rejeitados e não reconhecidos por suas famílias tiveram, nesses pontos, os motivos determinantes para a tentativa de autoextermínio[3].

O adolescente, pela própria dificuldade de se expressar verbalmente, pode manifestar seus sentimentos de maneiras não verbais por meio de comportamentos inadequados. Além disso, é característica da população jovem atitudes imediatistas e impulsivas, o que resulta, muitas vezes, em condutas de risco. Somado a isso temos a ansiedade, angústias, traumas, conflitos pessoais em relação a autoimagem e autoestima, *bullying*, conflitos familiares e diversos outros tipos de violência que podem desencadear transtornos mentais como depressão, aumentando o risco de autoextermínio e automutilação[4].

Ainda considerando as etapas do ciclo de vida humano, as pessoas idosas merecem atenção especial, pois, de acordo com a Organização Mundial da Saúde (OMS), apresentam maior chance de autoextermínio quando comparadas a pessoas de outras faixas etárias. Em 2015, os índices de autoextermínio entre pessoas de 65 a 74 anos, de ambos os sexos, foram de 7,8 mortes por 100 mil habitantes[5].

Outros fatores precipitantes específicos para o autoextermínio em idosos incluem doenças e dor crônica, incapacidade, dificuldade financeira, perda de entes queridos, solidão e isolamento social[6].

É comum, ainda, que pessoas idosas não expressem sua ideação suicida por medo de terem suas queixas minimizadas e desvalorizadas, uma vez que familiares e profissionais de saúde frequentemente as interpretam como parte do processo natural de envelhecimento, sem dar a devida atenção às questões emocionais e psicológicas envolvidas.

A orientação sexual também aparenta ser um fator de risco para o autoextermínio. Uma revisão sistemática realizada em 2018, que incluiu 32 estudos, apontou que as pessoas LGBTQIAP+ apresentaram maior prevalência de ideação suicida em comparação com as pessoas heterossexuais[7]. Esse público é frequentemente alvo de violência e hostilidade, o que pode levar a problemas de saúde mental, como depressão, ansiedade e transtorno de estresse pós-traumático, situações que contribuem para a vulnerabilidade desses indivíduos.

Outro fator de risco importante a ser considerado para o autoextermínio está relacionado a pessoas que sofrem de transtornos mentais, com histórico de internação psiquiátrica. Os estudos apontam que, no período de até 3 meses após a alta psiquiátrica, as pessoas apresentam uma probabilidade 200 vezes maior de cometer autoextermínio, quando comparadas à população em geral. De acordo com uma revisão da literatura publicada em 2021, os pacientes que foram internados em hospitais psiquiátricos apresentam um prognóstico e taxa de sobrevida similares aos que receberam alta direta dos serviços de emergência para tratamento ambulatorial. É importante que os profissionais de saúde estejam cientes dessas informações para avaliar adequadamente os fatores de risco e programar medidas preventivas para reduzir o risco de autoextermínio nesse grupo de pacientes[8].

Além dos grupos citados, a questão de gênero também é apontada em estudos que tratam das lesões autoprovocadas e mortalidade por autoextermínio no Brasil. Os dados apontam que a tentativa de autoextermínio é mais frequente entre as mulheres, correspondendo a cerca de 70% dos casos registrados. Entretanto, os homens apresentaram um risco 3,8 vezes maior de morte por autoextermínio do que mulheres. Entre homens, a taxa de mortalidade por autoextermínio em 2019 foi de 10,7 por 100 mil, enquanto entre mulheres foi de 2,9[1]. Tal achado sugere ser em decorrência de que homens tendem a escolher métodos mais letais, como armas de fogo ou enforcamento, enquanto as mulheres geralmente escolhem métodos menos letais, como envenenamento ou overdose de medicamentos. Além disso, homens são menos propensos a conversar sobre emoções e enfrentam barreiras culturais para buscar ajuda para problemas de saúde mental.

Apesar de a gravidade da situação e de as notificações já apontarem altos números de casos, conforme referido anteriormente, uma imensa parte das pessoas com comportamentos suicidas não chega aos serviços de emergência. Isso se dá por múltiplos fatores, que vão desde a falta de reconhecimento dos sinais e sintomas de risco, ao medo e à vergonha de falar sobre o assunto, até a própria gravidade do método escolhido, quando o estado de saúde do paciente pode se agravar tão rapidamente que o leva à morte antes que a assistência médica seja prestada.

Além disso, algumas crenças culturais ou religiosas podem desencorajar a busca por ajuda profissional para problemas de saúde mental. O preconceito associado à ideação suicida dificulta que as pessoas relatem seus sentimentos e pensamentos para amigos, familiares ou profissionais de saúde, levando a um subdiagnóstico e subtratamento de transtornos mentais relacionados à tentativa de autoextermínio.

A desigualdade regional de acesso aos serviços de saúde mental é outro fator importante a ser considerado tanto em relação à falta de notificação quanto ao acesso a tratamentos. Pessoas que vivem em áreas remotas, em comunidades rurais ou de baixa renda podem ter menos acesso a profissionais de saúde mental qualificados e serviços de prevenção de autoextermínio. Isso pode resultar em diagnósticos tardios, tratamento inadequado ou ausente, levando tanto ao aumento da taxa de autoextermínio nesses grupos, de populações, como a números que não condizem com a real situação.

Assim, como exposto, existem diversos fatores de risco e sinais de alerta para comportamento suicida. Ressalta-se que a presença desses fatores não é garantia de que uma pessoa irá cometer autoextermínio, mas devem ser levados em consideração nas avaliações de risco suicida e na adoção de medidas preventivas.

TABELA 1

Fatores de risco	Sinais de alerta
Transtornos mentais (depressão, TAG, esquizofrenia, transtornos de personalidade)	Isolamento social
Histórico de tentativas anteriores de suicídio	Preocupação com sua própria morte ou falta de esperança
Lesões autoprovocadas não suicidas	Diminuição ou ausência de autocuidado
Dificuldades financeiras e desemprego	Expressão ou ideias com intenções suicidas
Alta recente de hospital psiquiátrico	Mudanças na alimentação e/ou hábito de sono
Abuso de substâncias, como álcool e drogas	Alteração nos níveis de atividades ou de humor.
Estresse crônico, incluindo situações de violência doméstica, *bullying* e assédio moral	Diminuição do rendimento escolar/ trabalho
Faixas etárias: adolescentes e idosos	
Sexo: masculino	
Acesso a meios letais, como armas de fogo e medicamentos	
Exposição a eventos traumáticos, como abuso sexual, agressão física ou violência armada	
Perda de relacionamentos	
Problemas de saúde crônicos ou incapacitantes	

TAG: transtorno de ansiedade generalizada.
Fonte: Walls, 2019; Conselho Regional de Psicologia do Distrito Federal, 2020; Comitê Estadual de Promoção da Vida e Prevenção do Suicídio do Estado do Rio Grande do Sul, 2019.

AVALIAÇÃO CLÍNICA

Sobre as nomenclaturas

- Autoextermínio: ato consciente, iniciado e concluído que tem desejo e expectativa de morte.
- Tentativa de autoextermínio: conduta suicida não fatal, porém com possibilidade de lesão letal.
- Suicídio oculto: comportamento suicida que não é admitido pelo paciente, ações disfarçadas de acidentes.
- Ideação suicida: envolve pensamentos de morte, sobre tirar a própria vida.
- Comportamento suicida: atitude com intenção de acabar com a própria vida.
- Planejamento suicida: mais grave que a ideação, os planos são mais detalhados, com intencionalidade explícita, escolha de método. Pode haver definição de local, hora e data.
- Automutilação/violência autoprovocada (VAP): infligir dano físico intencional a si mesmo sem a intenção de suicídio. As formas mais comuns de automutilação incluem cortes, queimaduras, arranhões e bater a cabeça contra objetos. Essas ações geralmente são realizadas em segredo e podem ser uma forma de alívio de emoções difíceis de lidar ou uma tentativa de lidar com um sentimento de vazio interior.

Procura-se evitar nomenclaturas que possam sinalizar julgamentos de valor como "suicídio cometido/eficaz", "gesto suicida", "ato manipulativo" e "ameaça de suicídio"[5,9].

Não há uma fórmula exata para identificar com certeza quando uma pessoa está passando por uma crise suicida ou apresentando tendências suicidas. No entanto, indivíduos que estão sofrendo podem apresentar certos sinais e sintomas que devem ser observados com atenção. Quando na avaliação do paciente com tentativa de autoextermínio, é fundamental investigar alguns pontos que podem influenciar no risco[10]:

O que avaliar durante anamnese de um paciente com suspeita de ideação ou comportamento suicida:

- Agressão (pensamentos de ferir outra pessoa antes de si mesmo).
- Ações que indiquem impulsividade.
- Sentimentos de desesperança.
- Agitação/ansiedade.
- Insônia global.
- Anedonia.
- Ataques de pânico.
  - Abordar sentimentos do paciente sobre a vida com perguntas como "Como a vida parece para você nesse momento?" ou "Você já sentiu que a vida não valia a pena ser vivida?".
  - Distinguir se os pensamentos suicidas são ativos, expressos como "eu quero me matar", ou passivos, como "eu queria estar morto".
  - Questionar se os pensamentos são recentes ou antigos.
  - Mudanças na intensidade e frequência dos pensamentos.
  - Se o paciente consegue controlá-los e como faz isso.
  - Expectativas em relação à morte.
  - Pesquisar informações detalhadas sobre planos específicos de suicídio e medidas que foram tomadas para concretizar esses métodos.
  - Avaliar a crença do paciente sobre a letalidade do método.
  - Avaliar presença de arma de fogo ou outras armas em casa ou no local de trabalho.
  - Detalhar tentativas prévias como tempo, detalhes precipitantes, consequências, gravidade, consumo de álcool e drogas associados.
  - Histórico de tratamentos anteriores e relações de tratamentos.
  - História familiar de autoextermínio, doenças mentais, transtornos por uso de substâncias.
- Identificas situações psicossociais atuais: dificuldade financeira, jurídica, perdas pessoais, conflitos, discriminação, perda de emprego...

Nessa análise, as escalas de avaliação de autoextermínio podem ser úteis para uma abordagem ampla da questão ou para facilitar a comunicação com o paciente, porém deve-se levar em consideração que elas apresentam um valor preditivo considerado baixo, não demonstram boa eficácia e não são capazes de fornecer estimativas confiáveis do risco de suicídio[11,12].

Outro ponto importante de se levantar durante a avaliação inicial do paciente são os fatores protetores que podem ajudar a reduzir o risco de tentativas de autoextermínio e são considerados recursos que podem promover a resiliência e o bem-estar psicológico, como descrito na Tabela 2.

TABELA 2 Fatores protetores

Suporte social	Apoio de amigos, familiares e membros da comunidade.
Habilidades de enfrentamento	Habilidades para enfrentar situações difíceis e lidar com emoções negativas podem ajudar a reduzir o risco de comportamento suicida.
Conexão com recursos comunitários	O acesso a recursos comunitários, como serviços de saúde mental, grupos de apoio, programas de assistência financeira e serviços de moradia.
Esperança no futuro	Acreditar em um futuro positivo. Ter objetivos e planos futuros, bem como sentir-se esperançoso em relação à vida.
Fortalecimento da autoestima	Construção da autoestima e valorização das próprias habilidades e qualidades.
Controle emocional	Habilidades para gerenciar emoções fortes e impulsos podem ajudar a reduzir o risco.
Apoio religioso ou espiritual	Muitas pessoas encontram conforto em sua fé ou prática espiritual. O apoio religioso ou espiritual pode fornecer um senso de significado e propósito, bem como uma fonte de conforto e esperança em momentos difíceis.
Gravidez*	Gestação intencional e planejada.

* Exceto na psicose pós-parto ou em transtornos de humor.

Toda avaliação de paciente com risco de autoextermínio deve ser preferencialmente realizada com o paciente sóbrio, sem efeito de álcool e drogas. Porém, o paciente que expressa desejo de morte quando sob efeito de substâncias pode apresentar risco, mesmo que negue esses desejos quando sóbrio.

Durante a avaliação, é importante levar em consideração a hipótese de autoextermínio em pacientes que apresentem fatores de risco juntamente com situações como overdose "não intencional", ferimentos "acidentais" por arma de fogo, lesões em punhos, acidentes de carro ou quedas de grandes alturas[9].

MANEJO

O tratamento e manejo do paciente com tentativa de autoextermínio inclui uma abordagem multifacetada que envolve avaliação e tratamento da condição médica, intervenção psicológica e psiquiátrica, além de apoio social e familiar. Em posse das informações para avaliação de risco do paciente, o papel do emergencista é identificar o tratamento e tomar a decisão sobre o encaminhamento do paciente.

Algumas recomendações iniciais para manejo de pacientes que tentaram autoextermínio em departamentos de emergência incluem:

- Priorizar a avaliação inicial e rápida do estado clínico do paciente, avaliando sinais vitais e estabilização da condição geral.
- Realizar uma avaliação psiquiátrica completa na tentativa de classificar o risco de suicídio do paciente.
- Lembrar que a avaliação pode conter informações colhidas com familiares ou amigos.
- Explicar aos pacientes o que esperar da avaliação (p. ex., tempo de espera, exames a serem coletados, medicações a serem ministradas etc.).
- Atender confortos básicos (comida, água, cobertores etc.).
- Garantir a segurança da equipe e do paciente, tomando medidas para remover objetos perigosos do ambiente; considerar a busca de itens potencialmente perigosos, revistando os pacientes.
- Procurar monitorá-lo de maneira constante e oferecer suporte emocional e psicológico adequado.
- Oferecer tratamento medicamentoso e/ou psicoterápico para tratar os transtornos mentais subjacentes e reduzir o risco de tentativas futuras de autoextermínio.
- Encaminhar o paciente para serviços de saúde mental, especializados para acompanhamento após a alta hospitalar, visando à continuidade do tratamento e à prevenção de novas tentativas de autoextermínio.

Contenção física e química

O uso de contenção química e física em pacientes psiquiátricos com tentativa de autoextermínio é um tema que divide opiniões no meio médico. A contenção química envolve a administração de medicamentos que têm como objetivo controlar os sintomas psiquiátricos e comportamentos agressivos ou autolesivos do paciente. Já a contenção física é uma intervenção que envolve a imobilização do paciente com o uso de dispositivos como cintos, algemas e camisas de força.

Embora o uso de contenção possa ser necessário em casos em que o paciente está em risco iminente de causar danos a si mesmo ou a outros, a contenção química e física pode ter efeitos negativos na saúde mental do paciente.

De acordo com as diretrizes estabelecidas no Brasil para o manejo da agitação psicomotora em pacientes psiquiátricos, é considerado inviável prestar atendimento de emergência sem a utilização de contenções. Conforme indicado na literatura, o uso de contenções é observado em uma faixa de 3,8 a 26% dos pacientes durante o período de observação hospitalar. Essa abordagem é frequentemente adotada em pacientes com diagnóstico de psicose, bem como em casos de abuso de substâncias, transtornos de personalidade e transtornos de humor[13].

É importante lembrar que o uso de contenção deve ser feito com o máximo de cuidado e atenção aos riscos e benefícios envolvidos. Em muitos casos, a contenção pode ser evitada ou minimizada por meio de medidas preventivas, como a implementação de ambientes terapêuticos seguros e a utilização de estratégias de manejo comportamental.

Quando outras técnicas não invasivas, como a abordagem verbal e a limitação de espaço, falham em acalmar o paciente, a contenção física pode ser considerada como uma alternativa terapêutica. As indicações clínicas para a imobilização física incluem prevenir quedas em pacientes que receberam medicação ou que estão confusos mentalmente, e ajudar pacientes que não cooperam a manter cateteres, drenos e curativos no local. No entanto, é importante ressaltar que a contenção física envolve riscos psicológicos e físicos significativos. As medidas coercitivas podem traumatizar o paciente e causar sentimentos de medo, humilhação e impotência, tanto para o paciente quanto para a equipe assistencial. Além disso, a contenção pode levar a lesões ortopédicas e neurológicas, desidratação, rabdomiólise, trombose, asfixia e até a morte. Para minimizar esses riscos, a contenção deve ser usada apenas como último recurso e aplicada por profissionais treinados no gerenciamento da agitação psicomotora[13].

Para garantir a segurança e eficácia do tratamento com a tranquilização rápida, é essencial que a escolha da medicação seja guiada pela causa da agitação, pelos seus efeitos colaterais e suas contraindicações. Embora não haja um protocolo estabelecido para a escolha das medicações, é consenso que as medicações no departamento de emergência sejam usadas somente conforme necessário, e que as mais utilizadas sejam os benzodiazepínicos e antipsicóticos de ação curta. Preferencialmente, a via oral deve ser utilizada para administração de fármacos, evitando a administração endovenosa sempre que possível. Além disso, é fundamental monitorar todos os pacientes antes e depois da administração da medicação para garantir a eficácia e segurança do tratamento, e essa prática deve ser realizada apenas por profissionais capacitados e experientes, de modo a garantir a segurança e o bem-estar do paciente durante o processo.

Vale ressaltar que a contenção química, assim como a física, envolve riscos significativos, como sedação excessiva e comprometimento cognitivo, e deve ser usada apenas como último recurso, quando outras medidas falharam e a agitação representa risco iminente à vida do paciente ou de outras pessoas[12,13].

Por fim, é importante que o uso de contenção seja sempre documentado e revisado por uma equipe multidisciplinar de profissionais de saúde, incluindo médicos, enfermeiros, psicólogos e assistentes sociais. É necessário avaliar periodicamente a necessidade da continuidade da contenção e, sempre que possível, trabalhar para a redução do seu uso. O objetivo final deve ser proporcionar aos pacientes um ambiente terapêutico seguro e acolhedor, onde possam receber o tratamento e o suporte necessários para a sua recuperação.

AVALIAÇÃO DE RISCO

Após a estabilização clínica inicial do paciente, incluindo a eliminação dos efeitos de álcool e outras drogas, a avaliação do risco de autoextermínio pode ser categorizada em baixo, médio ou alto. Com base nessa avaliação, o paciente pode ser referenciado para hospitalização, avaliação com um psiquiatra de emergência ou alta com acompanhamento ambulatorial.

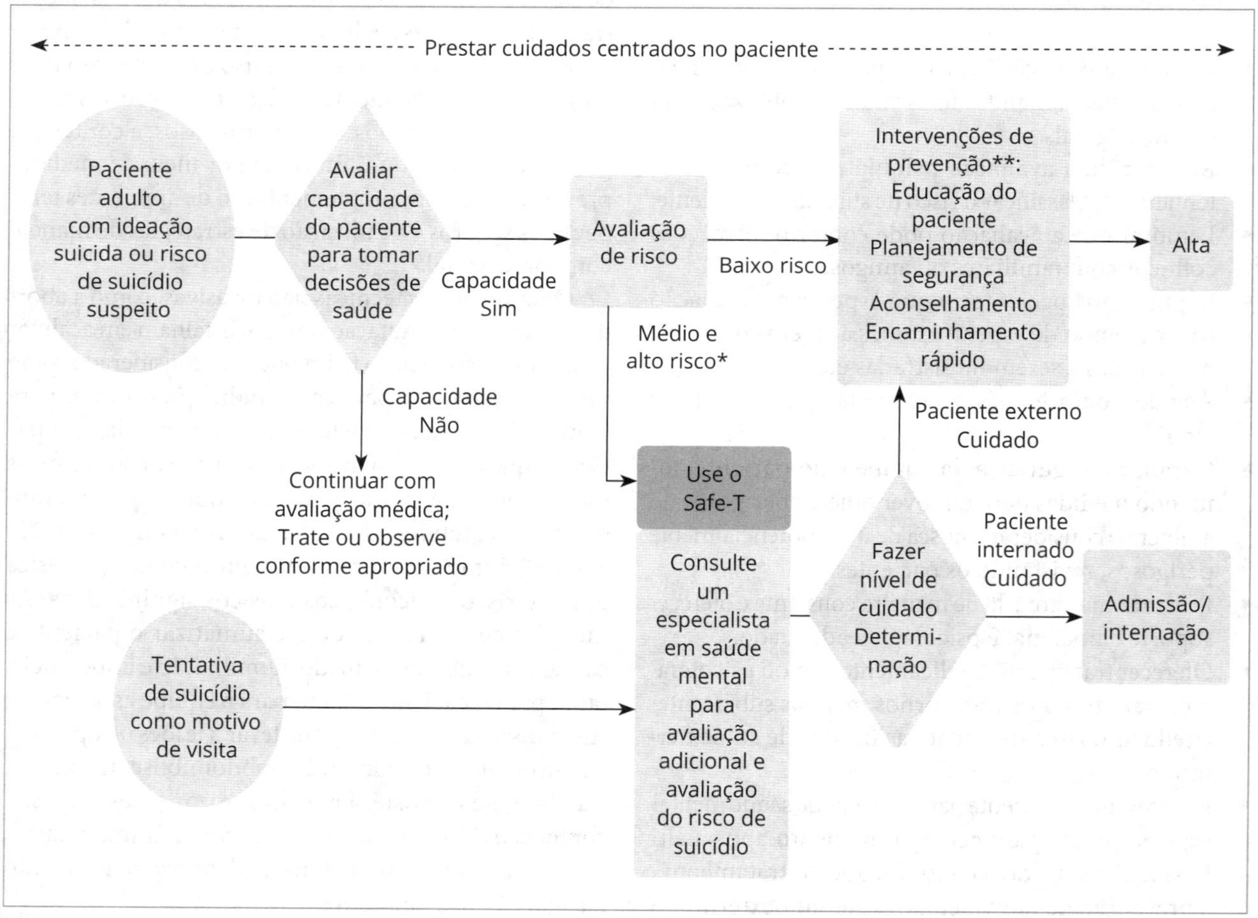

FIGURA 1 Fluxograma de avaliação de risco.
Fonte: adaptada de Capoccia e Labre, 2015[14].

Enquanto muitos pacientes necessitam de avaliação e acompanhamento especializados, é fundamental que o médico emergencista reconheça os pacientes de baixo risco de suicídio, que possam ser dispensados do departamento de emergência sem a necessidade de avaliação psiquiátrica.

TABELA 3 Avaliação de risco

Baixo risco	Médio/alto risco
Ideação sem planejamento	Ideação frequente com planejamento
Sem automutilação	Com ou sem automutilação
Sem tratamento prévio para problemas de saúde mental	Tratamento prévio para doenças de suade mental
Sem agressividade, agitação ou impulsividade	Agressividade e impulsividade
Sem histórico de abuso de álcool e drogas	Abuso de álcool e drogas
	Tentativas prévias ou atuais

Intervenções de prevenção

- Breve educação do paciente: para aumentar a adesão do paciente e da família ao plano de acompanhamento, é recomendado que o médico esclareça ao paciente a sua condição e as opções de tratamento disponíveis. É importante obter a permissão do paciente para incluir seus familiares, acompanhantes, psicólogos e assistentes sociais, se houver disponibilidade. Durante a conversa, o médico deve abordar a condição atual do paciente, fatores de risco e proteção, uso de medicamentos prescritos, abuso de álcool e drogas, recomendações de acompanhamento e sinais de agravamento que justifiquem um retorno ao pronto-socorro. O médico deve ainda fornecer encaminhamentos para acompanhamentos em serviços de saúde adequados.
- Planejamento de segurança: para aprimorar o tratamento de pacientes em crise, é importante elaborar uma lista de estratégias e recursos de enfrentamento, identificando os sinais de alerta específicos de cada paciente. É fundamental discutir maneiras de distrair o paciente durante a crise, identificar familiares e amigos que possam fornecer apoio e definir medidas para tornar o ambiente seguro. Também é importante informar o paciente sobre os profissionais e locais para onde pode recorrer em busca de ajuda. É essencial enfatizar ao paciente que o planejamento de segurança é apenas uma parte do tratamento e que a assistência ambulatorial de saúde mental é fundamental para sua recuperação. Além disso, é importante lembrar que cada paciente é único e requer uma abordagem individualizada, considerando sua história, suas necessidades e seus recursos pessoais, sempre mantendo uma comunicação clara e honesta com ele.
- Aconselhamento sobre meios letais: avalie se o paciente tem acesso a armas de fogo ou outros meios letais (medicamentos prescritos) e trabalhe com ele e seus familiares/acompanhantes formas de limitar o acesso. Até que a crise suicida passe, é importante que familiares guardem os medicamentos em locais seguros e fora do acesso do paciente e que os distribuam conforme o necessário para evitar autointoxicação.
- Encaminhamento rápido: consulta de acompanhamento que idealmente ocorre dentro de 24 horas da alta, podendo levar até 7 dias[14].

Para a avaliação do risco de autoextermínio, é recomendado o uso da Avaliação de Cinco Etapas para Triagem e Avaliação (SAFE-T) descrita na Tabela 4, em conjunto com outras ferramentas que possam identificar características do paciente e do ambiente que possam aumentar ou diminuir o risco de autoextermínio. A avaliação de risco tem como objetivo determinar se o paciente está em perigo iminente e tomar decisões sobre o tratamento, além de estabelecer uma relação terapêutica com o paciente.

ASPECTOS LEGAIS

A Lei n. 13.819, de notificação compulsória para tentativa de suicídio, foi sancionada em 2019 e exige que serviços de saúde públicos e privados notifiquem os casos de tentativa de autoextermínio ao Ministério da Saúde. A notificação compulsória tem como objetivo fornecer dados confiáveis para elaboração de políticas públicas, ações de prevenção e promoção da saúde mental, além de permitir o monitoramento e acompanhamento dos casos notificados[15].

Os profissionais de saúde devem realizar a notificação em até 24 horas após o atendimento do paciente, utilizando o Sistema de Informação de Agravos de Notificação (SINAN). É importante ressaltar que a notificação não viola o sigilo profissional e é uma obrigação legal do serviço de saúde.

A notificação compulsória é uma importante medida para a prevenção do autoextermínio, já que permite a identificação de padrões e fatores de risco, bem como o planejamento e a implementação de ações preventivas adequadas. Porém, é fundamental que os profissionais de saúde sejam capacitados e sensibilizados para a importância da notificação, além de garantir a qualidade e a confidencialidade dos dados notificados[16].

TABELA 4 Cinco Etapas para Triagem e Avaliação (SAFE-T)

<table>
<tr><th colspan="3">ETAPA 1: Identificar os fatores de risco</th></tr>
<tr><td colspan="3">Comportamento suicida: história de tentativas anteriores de suicídio, tentativas abortadas de suicídio ou comportamento autolesivo.</td></tr>
<tr><td colspan="3">Transtornos psiquiátricos atuais/passados: especialmente transtornos do humor, transtornos psicóticos, abuso de álcool/substâncias, transtorno de déficit de atenção e hiperatividade, transtornos de personalidade, transtornos de conduta (comportamento antissocial, agressividade, impulsividade).</td></tr>
<tr><td colspan="3">Principais sintomas: anedonia, impulsividade, desesperança, ansiedade/pânico, insônia global, alucinações de comando.</td></tr>
<tr><td colspan="3">História familiar: de suicídio, tentativas ou transtornos psiquiátricos.</td></tr>
<tr><td colspan="3">Precipitantes/estressores/interpessoal: eventos desencadeadores que levam à humilhação, vergonha ou desespero (por exemplo, perda de relacionamento, situação financeira ou de saúde – real ou antecipada). Doença médica contínua (especialmente distúrbios do sistema nervoso central, dor). Intoxicação. Turbulência/caos familiar. Histórico de abuso físico ou sexual. Isolamento social.</td></tr>
<tr><td colspan="3">Mudança no tratamento: alta do hospital psiquiátrico, provedor ou mudança de tratamento.</td></tr>
<tr><td colspan="3">Acesso a armas de fogo.</td></tr>
<tr><th colspan="3">ETAPA 2: Fatores de proteção</th></tr>
<tr><td colspan="3">Interno: capacidade de lidar com o estresse, crenças religiosas, tolerância à frustração.</td></tr>
<tr><td colspan="3">Externo: responsabilidade para com crianças ou animais de estimação amados, relações terapêuticas positivas, apoio social.</td></tr>
<tr><th colspan="3">ETAPA 3: Fatores de proteção</th></tr>
<tr><td colspan="3">Ideação: frequência, intensidade, duração – nas últimas 48 horas, no último mês e no pior de todos os tempos.</td></tr>
<tr><td colspan="3">Plano: tempo, local, letalidade, disponibilidade, atos preparatórios.</td></tr>
<tr><td colspan="3">Comportamentos: tentativas anteriores, tentativas abortadas, ensaios (amarrar o laço, carregar a arma) vs. ações autolesivas não suicidas</td></tr>
<tr><td colspan="3">Intenção: grau em que o paciente espera realizar o plano e acredita que o plano/ato seja letal vs. autolesivo.</td></tr>
<tr><td colspan="3">Explore a ambivalência: razões para morrer versus razões para viver.</td></tr>
<tr><th colspan="3">ETAPA 4: Nível de risco/intervenção</th></tr>
<tr><th>Baixo risco</th><th>Médio risco</th><th>Alto risco</th></tr>
<tr><td>▪ Fatores de risco modificáveis
▪ Fortes fatores de proteção
▪ Pensamentos de morte, porém sem planejamento, intenção ou comportamento.
▪ Sem tentativa recente
▪ Ausência de psicose</td><td>▪ Ideação, planejamento ou tentativa de suicídio
▪ Múltiplos fatores de risco
▪ Poucos fatores de proteção
▪ Depressão, raiva e desesperança
▪ Abuso de substâncias</td><td>▪ Ideação frequente ou duradoura
▪ Planos específicos
▪ Tentativa de suicídio potencialmente letal
▪ Diagnóstico psiquiátrico com sintomas graves
▪ Fatores de proteção não relevantes
▪ Histórico corroborativo ruim</td></tr>
<tr><th colspan="3">ETAPA 5: Documentação</th></tr>
<tr><td colspan="3">Documentar o nível de rico com suas justificativas, plano de tratamento para abordar/reduzir o risco atual (medicação, ambiente, psicoterapia...), plano de acompanhamento.</td></tr>
</table>

REFERÊNCIAS

1. Secretaria de Vigilância em Saúde. Mortalidade por suicídio e notificações de lesões autoprovocadas no Brasil. Boletim epidemiologico. 2021;52(33).
2. Krug EG, et al., eds. World report on violence and health. Geneva: World Health Organization; 2002.
3. Ficher AMFT, Vansan GA. Tentativas de suicídio em jovens: aspectos epidemiológicos dos casos atendidos no setor de urgências psiquiátricas de um hospital geral universitário entre 1988 e 2004. Estudos de Psicologia (Campinas). 2008;25(3):361-74.
4. Simões ÉV, Oliveira AMN de, Pinho LB de, Lourenção LG, Oliveira SM de, Farias FLR de. Reasons assigned to suicide attempts: adolescents' perceptions. Rev Bras Enferm. 2022;75:e20210163.
5. Conselho Regional de Psicologia do Distrito Federal. Orientações para a atuação profissional frente a situações de suicídio e automutilação/Organizado pela Comissão Especial de Psicologia na Saúde do CRP 01/DF. Brasília: CRP; 2020. 48p.: il.
6. Minayo MCS, Cavalcante FG. Suicídio entre pessoas idosas: revisão da literatura. Revista de Saúde Pública. 2010;44(4):750-757.
7. Borges G, et al. Suicidal behavior among sexual minority youths in Brazil: a cross-sectional web-based survey. Cadernos de Saúde Pública. 2020;36(10):e00214019.

8. Costello S, Li J. A Systematic Review of the Literature for Suicide Prevention Interventions Initiated in Emergency Departments in the United States. 2021;10.21203/rs.3.rs-567997/v1.
9. Walls RM, et al. ROSEN: Medicina de Emergência – Conceitos e Prática Médica. 9th ed. Rio de Janeiro: GEN Guanabara Koogan; 2019.
10. Ministério da Saúde. Suicídio (Prevenção). Disponível em: https://www.gov.br/saude/pt-br/assuntos/saude-de-a-a-z/s/suicidio-prevencao. Acesso em: 31 mar. 2023.
11. American Psychiatric Association. Assessing and treating suicidal behaviors: a quick reference guide. 2003 [cited 2023 Mar 31]; Disponível em: https://psychiatryonline.org/pb/assets/raw/sitewide/practice_guidelines/guidelines/suicide.pdf
12. Baldaçara L, Rocha GA, Leite VS, Porto DM, Grudtner RR, Díaz AP, et al. Brazilian Psychiatric Association guidelines for the management of suicidal behavior. Part 1. Risk factors, protective factors, and assessment. Braz J Psychiatry. 2021;43:525-537.
13. Baldaçara L, Ismael F, Leite VS, Figueiredo RN, Pereira LA, Vasques DAC, et al. Diretrizes brasileiras para o manejo da agitação psicomotora: técnicas de comunicação e contenção física. Debates em Psiquiatria [Internet]. 2021 [citado 10 de abril de 2023];11(1):22-7. Disponível em: https://revistardp.org.br/revista/article/view/13
14. Capoccia L, Labre M. Caring for adult patients with suicide risk: a consensus-based guide for emergency departments. Waltham: Suicide Resource Prevention Center; 2015.
15. Lei n. 13.819 de 26 de abril de 2019. Dispõe sobre a política de prevenção da automutilação e do suicídio, a ser implantada nos estabelecimentos de ensino públicos e privados, e institui a Semana de Prevenção da Automutilação e do Suicídio. [Internet]. Brasília: Planalto; 2019 [citado em 29 de abril de 2023]. Disponível em: http://www.planalto.gov.br/ccivil_03/_Ato2019-2022/2019/Lei/L13819.htm.
16. Guia Intersetorial de 2019 Prevenção do Comportamento Suicida: em Crianças e Adolescentes [Internet]. Porto Alegre: Comitê Estadual de Promoção da Vida e Prevenção do Suicídio do Estado do Rio Grande do Sul; 2019. Notificação; [cited 2023 Apr 29]; Disponível em: https://saude.rs.gov.br/upload/arquivos/carga20190837/26173730-guia-intersetorial-de-prevencao-do--comportamento-suicida-em-criancas-e-adolescentes-2019.pdf
17. Comitê Estadual de Promoção da Vida e Prevenção do Suicídio do Estado do Rio Grande do Sul. Comissão da Criança e do/a Adolescente. Guia intersetorial de prevenção do comportamento suicida em crianças e adolescentes. Porto Alegre; 2019. Disponível em: <https://saude.rs.gov.br/upload/arquivos/carga20190837/26173730-guia-intersetorial-de-prevencao-do--comportamento-suicida-em-criancas-e-adolescentes-2019.pdf
18. SAFE-T Pocket card: suicide assessment five-step evaluation and triage for clinicians [Internet]. [place unknown]: Substance Abuse and Mental Health Services Administration (SAMHSA); 2009. SuicideAssessment Five-step Evaluation and Triage. Disponível em: https://store.samhsa.gov/sites/default/files/sma09-4432.pdf

4

Agitação psicomotora e *delirium*

Luiz Henrique Dóro Pereira
Suelen Cristina Pereira do Nascimento de Freitas

PONTOS PRINCIPAIS

- Pacientes com alterações do comportamento são atendidos diariamente nas emergências brasileiras.
- A agitação e o *delirium* possuem ampla variedade de causas possíveis, desde transtornos mentais até causas orgânicas, e podem sinalizar emergências médicas.
- Eles representam consequências, e não diagnósticos finais. Tratar condições ameaçadoras à vida e buscar a causa subjacente são etapas fundamentais.
- A desescalada verbal deve ser tentada em todos os pacientes que se apresentam agitados, mas não violentos, enquanto o tratamento farmacológico continua sendo a pedra angular dos pacientes com agitação grave. Restrições físicas configuram o último recurso e devem ser sempre seguidas de contenção química.

AGITAÇÃO PSICOMOTORA

- A agitação é definida como um estado de atividade motora excessiva com aumento da excitabilidade e deterioração das funções normais[1]. Ela compreende um espectro de alterações que variam desde a irritabilidade até o comportamento violento.
- A agitação é um problema frequente em serviços de emergência. No Brasil, faltam dados epidemiológicos, sendo a prevalência difícil de estimar. Por exemplo, em um estudo realizado em uma grande emergência nos Estados Unidos, 43.838 pacientes foram analisados, e destes 1.146 (2,6%) apresentaram agitação significativa, 84% exigiram contenção física e 72% precisaram de medicações sedativas[2].

A agitação é uma síndrome clínica e sempre representa manifestação de algum transtorno subjacente. Além de possuir ampla possibilidade de diagnósticos diferenciais, desde causas orgânicas até psiquiátricas, os pacientes são considerados de alto risco pelo potencial dano para si próprios e para os demais membros do departamento de emergência (DE). Seu atendimento representa um desafio, ao passo que situações ameaçadoras podem acontecer em um ambiente sobrecarregado e exigir do médico emergencista habilidades que vão além do conhecimento médico técnico-científico. Entre a variedade de etiologias, destacam-se causas psiquiátricas, tóxicas, metabólicas e neurológicas.

A agitação pode estar presente em emergências médicas como choque, insuficiência respiratória e infecções do sistema nervoso central (SNC). Transtornos psiquiátricos, como exacerbações de distúrbios psicóticos, intoxicação ou abstinência de substâncias, são causas frequentes. É papel do médico emergencista abordar e estabilizar esses pacientes, diferenciar causas orgânicas e psiquiátricas, reconhecer condições ameaçadoras à vida, investigar e iniciar o tratamento específico para a causa base. A Tabela 1 resume as principais etiologias.

TABELA 1 Principais etiologias associadas à agitação psicomotora

Tóxicas
Intoxicação por álcool
Abstinência de álcool ou outro sedativo (benzodiazepínico, baclofeno).
Intoxicação por substância psicoestimulante (cocaína, metanfetamina).
Outras drogas e reações a drogas (esteroides anabolizantes, sedativos-hipnóticos, canabinoides sintéticos)
Intoxicação por substâncias anticolinérgicas (exemplo: difenidramina)
Metabólicas
Hipóxia
Hipoglicemia
Neurológicas
Acidente vascular cerebral
Tumores intracranianos
Hemorragias intracranianas
Infecções do sistema nervoso central
Demência
Lesão cerebral traumática
Psiquiátricas
Psicose
Transtorno de personalidade
Outras condições médicas
Hipertireoidismo
Choque
Hipotermia/hipertermia

Abordagem

A primeira medida a ser tomada é classificar a agitação quanto à intensidade, pois isso irá direcionar a abordagem ao paciente. As categorias descritas são:

- Leve: agitado, mas cooperativo.
- Moderada: comportamento mais agressivo, porém sem ameaça verbal ou física.
- Grave: comportamento agressivo, constituindo uma ameaça para si ou para os outros.

Existem várias escalas criadas para graduação do nível de agitação, que são úteis para fins de pesquisas clínicas, entretanto nenhuma se mostrou superior para a utilização na prática médica. A escala de RASS (*Richmond Agitation-Sedation Scale*) é amplamente utilizada em ambientes de emergência e cuidados intensivos.

Os principais objetivos ao trabalhar com o paciente agitado são: 1) garantir a segurança do paciente, da equipe e de outros na área; (2) ajudar o paciente a gerenciar suas emoções e a recuperar o controle de seu comportamento; (3) evitar o uso de contenção quando possível; (4) evitar intervenções coercivas que aumentam a agitação. Para esse fim, técnicas de descalonamento verbal devem ser aplicadas em pacientes com agitação leve ou moderada. Elas consistem em utilizar comunicação verbal e não verbal para redirecionar o comportamento do paciente e torná-lo parceiro ativo do próprio processo de desescalada. Os principais elementos do descalonamento verbal incluem[3]:

- Respeitar o espaço pessoal: manter pelo menos dois braços de distância do paciente, com uma porta de saída próxima e na direção oposta a ele.
- Não ser provocativo: adotar uma postura corporal não conflituosa, tom de voz calmo, mãos visíveis e relaxadas, não se aproximar pelas costas ou realizar movimentos bruscos. Através da linguagem corporal, o médico deve demonstrar que não o prejudicará, está receptivo e deseja a segurança de todos.
- Estabelecer contato verbal: apenas uma pessoa deve interagir verbalmente, que deve ser o líder. Evitar várias pessoas conversando com o paciente simultaneamente.
- Usar uma linguagem direta e simples: evitar termos técnicos.
- Identificar sentimentos e desejos: demonstrar interesse em entender as expectativas e desejos. Declarações como "Eu realmente preciso saber o que você esperava quando veio aqui" podem ser úteis para conhecer expectativas. Fazer observações óbvias, como "Você parece com raiva, eu também me sentiria assim", podem ajudar o paciente a compartilhar emoções.
- Ouvir atentamente: usar a escuta ativa. Transmitir, através do reconhecimento verbal, da conversa e da linguagem corporal, que está realmente prestando atenção ao que o paciente está dizendo.
- Concordar ou concordar em discordar: por meio de uma postura empática, encontrar algum elemento na história que se possa concordar com o paciente; isso pode estreitar a relação e aumentar a chance de desescalada. Se não houver como concordar honestamente, concorde em discordar.
- Estabelecer limites claros: é fundamental informar sobre comportamentos aceitáveis e aqueles não tolerados. Essa comunicação deve ocorrer de forma factual, e não como uma ameaça. O objetivo consiste em definir limites demonstrando a intenção e o desejo de ajudar, ao passo que não são permitidos

abusos (por exemplo, dizer "Todos nós queremos te ajudar, mas não podemos permitir que você ameace a segurança das pessoas aqui").

- Oferecer opções: para pacientes que sentem que não têm mais nenhuma saída a não ser lutar ou fugir, oferecer uma escolha pode ser uma ferramenta útil. As pessoas tendem a se sentir mais capazes quando possuem opções de escolha sobre os assuntos, e a retomada da sensação de controle pode ajudar no descalonamento da agitação. A oferta de opções abre espaço para disponibilizar itens que podem ser percebidos como atos de bondade, como cobertores, alimentos, algo para beber e acesso a um telefone. As opções devem ser realistas, nunca prometer a um paciente algo que não pode fornecer. Quando medicações são indicadas, ofereça escolhas. Adotar estratégias crescentes de persuasão é uma técnica sólida. O primeiro passo é não mencionar o medicamento, mas perguntar de que o paciente precisa, o que funciona para ele nessa situação. O pedido de medicação deve, idealmente, vir do próprio paciente. Caso o paciente não mencione e o uso seja necessário, indique claramente que ele se beneficiaria da medicação. Perguntar qual medicamento o ajudou no passado ou afirmar: "Eu vejo que você está bastante desconfortável. Posso te oferecer algum remédio?". Deve-se oferecer a opção da via de administração, oral ou parenteral: "Você gostaria de tomar medicação por via oral ou por injeção?". Pacientes podem estar mais inclinados ao uso se a via for uma escolha, mesmo que a medicação em si não seja. Enfatize o aspecto de proteção quando sugerir o uso de medicamentos, por exemplo: "Eu não posso deixar nenhum dano chegar a você ou a qualquer outra pessoa". Mesmo que não exista outra saída a não ser uma medicação parenteral, o médico pode oferecer opções explicando o perfil de efeitos colaterais de cada droga. A Tabela 2 apresenta um resumo das estratégias de persuasão.
- Informar o paciente e a equipe: após qualquer intervenção involuntária sobre um paciente agitado, compete ao médico que ordenou essa intervenção restaurar a relação terapêutica e aliviar a natureza traumática que condutas coercivas podem causar. O motivo da ação e a sua necessidade devem ser explicados ao paciente, que deve ser estimulado a expressar os eventos sobre sua perspectiva. Deve ser estabelecido um plano de cuidado em conjunto caso nova escalada do comportamento ocorra e explicado como os medicamentos podem ajudar a prevenir atos de violência. Obtenha o *feedback* do paciente em relação a suas preocupações e se elas foram abordadas, além de informar à família caso tenha testemunhado o incidente. Se a restrição ou a força tiver sido usada, a equipe deverá ser informada sobre as ações após o evento e se sentir à vontade para sugerir o que correu bem e o que não correu, assim como recomendar melhorias para o próximo episódio.

Caso a medida de descalonamento verbal falhe e o paciente se mantenha combativo, considere acionar o "código branco" para pacientes com agitação moderada ou grave. O código branco é amplamente conhecido em DE internacionais e representa um código institucional para que sejam acionadas medidas de contenção física pela equipe de segurança do local.

O código é acionado sempre para pacientes com agitação grave que representam uma ameaça física imediata para si próprios ou para a equipe e necessitam de múltiplas pessoas para a restrição física. Não use a equipe de segurança da unidade como uma ameaça na tentativa de desescalar um paciente agitado; tal conduta não é indicada e pode acarretar piora do quadro. Restrições físicas devem ser reservadas como último recurso e servem como medida temporária até que o uso de medicamentos sedativos exerça efeito.

Idealmente, são necessários seis membros treinados, usando equipamentos de proteção individual para aplicar restrição física efetiva. Um membro para cada extremidade, um para a cabeça e outro para aplicar medicações e ajudar na colocação das contenções.

TABELA 2 Técnicas de persuasão para abordar o tema das medicações

O que ajuda você em momentos como esse?	Estratégia: convide o paciente a expressar suas ideias.
Eu acho que você se beneficiaria de medicação.	Estratégia: declarando um fato.
Eu realmente acho que você precisa de um pouco de medicação.	Estratégia: persuadir.
Você está enfrentando uma grande crise. Nada está funcionando. Vou pegar alguns medicamentos de emergência para você. Funciona bem e é seguro. Se você tiver alguma preocupação séria, me avise.	Estratégia: induzir.
Eu vou ter que insistir para você usar o medicamento.	Estratégia: coagir. Grande ameaça, último recurso.

Importante ressaltar que a equipe que faz a restrição é paralela à equipe assistencial, que nesse momento administra as medicações sedativas e um exame físico focado em buscar lesões ameaçadoras.

Restrições físicas não são isentas de risco. Abrasões e hematomas são as complicações mais frequentes. Asfixia tem sido relatada na posição prona. A morte pode acontecer caso as restrições não sejam aplicadas adequadamente e o paciente não seja monitorado. Fatores relacionados ao *delirium* excitado, incluindo intoxicação aguda, abstinência e psicose não tratada, são mais prováveis de contribuírem para a morte súbita. A luta prolongada contra as restrições pode levar a hipertermia, aumento do tônus simpático e vasoconstrição, ao passo que a acidose láctica originada da contração muscular sustentada pode causar acidose metabólica e colapso cardiovascular[4]. A Figura 1 ilustra a maneira adequada de realizar contenção mecânica no leito.

Restrições físicas no leito devem seguir estas orientações:

- Utilizar 4 ou 5 pontos.
- Posição supina.
- Um braço acima da cabeça e outro abaixo da cintura – dessa forma o paciente fica com o tórax imobilizado.
- Cabeceira elevada em 30°.
- Amarrar as restrições à estrutura da própria cama, e não aos trilhos.

Evitar:

- Posição prona (aumenta o risco de comprometimento da via aérea).
- Amarrar as restrições aos trilhos da cama (aumento do risco de lesão).
- Restringir em apenas 2 pontos (aumenta o risco de lesão).
- Dar nós difíceis de desfazer.
- Colocar um travesseiro sob a cabeça do paciente (risco de asfixia).

Medidas farmacológicas

O tratamento farmacológico do paciente agitado no DE é a pedra angular da abordagem, sendo a via intramuscular sempre preferível em pacientes não cooperativos.

Antipsicóticos de primeira geração (APG)

Os APG têm uma longa história de uso no tratamento da agitação. Eles agem inibindo a transmissão de dopamina no cérebro humano, especialmente por meio do antagonismo dos receptores D2, o que está associado à redução dos sintomas psicóticos. No entanto, estão associados a um risco significativo de efeitos colaterais extrapiramidais (EPS), além de bloqueio potencial dos receptores colinérgicos muscarínicos, histamínicos e α-1-adrenérgicos, resultando em efeitos adversos adicionais. Os APG mais comumente utilizados para tranquilização rápida devido à agitação incluem clorpromazina, levomepromazina, haloperidol e droperidol. A

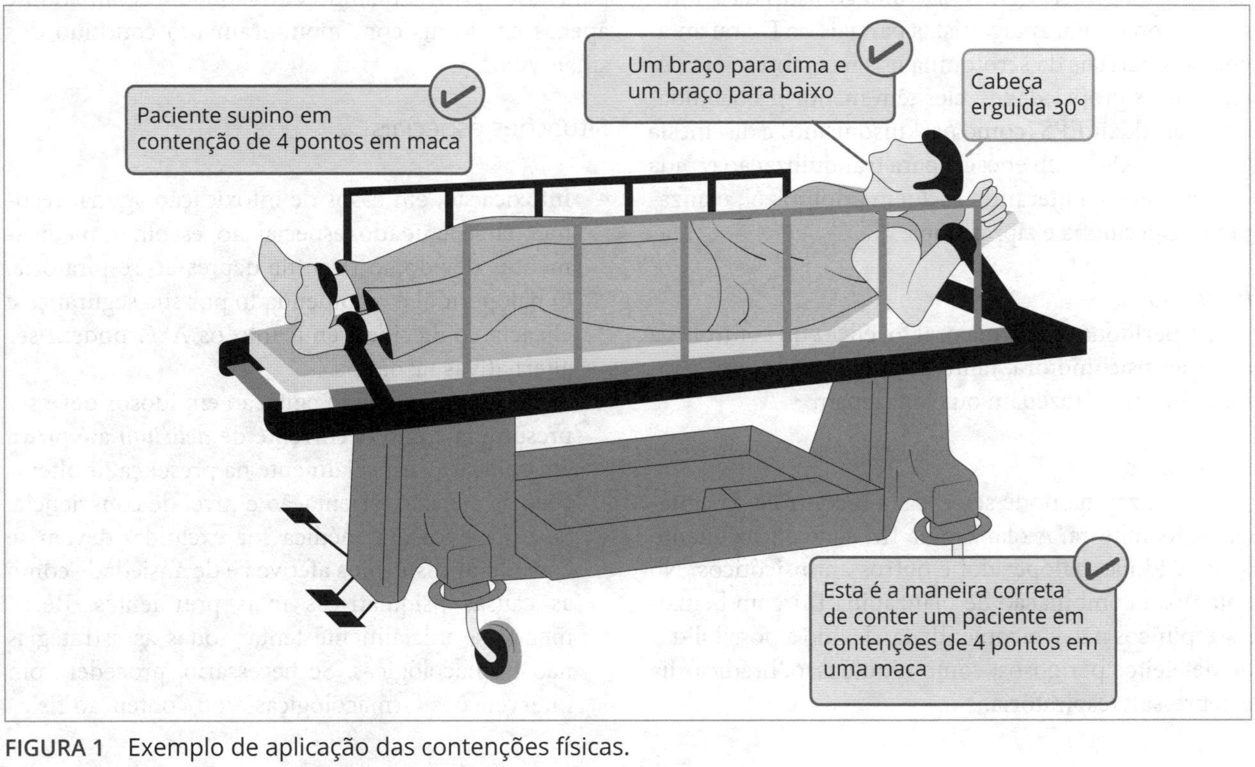

FIGURA 1 Exemplo de aplicação das contenções físicas.

prometazina, conhecida principalmente como um anti-histamínico, também pode ser utilizada para esse fim.

Clorpromazina

A clorpromazina foi mencionada em estudos que relataram ensaios clínicos sem diferenças significativas entre a injeção de clorpromazina e haloperidol. Por efeito sedativo maior comparado ao haloperidol, é uma medicação útil nesse cenário. Entretanto, eventos adversos, como hipotensão grave e arritmia, são descritos em pacientes de baixo peso e idosos. Portanto, recomenda-se evitar o uso parenteral de clorpromazina para tranquilização rápida.

Haloperidol

O haloperidol é amplamente utilizado em estudos por via oral (VO), intramuscular (IM) e intravenosa (IV). A eficácia das doses iniciais orais é semelhante à da risperidona e olanzapina. No entanto, o uso de múltiplas vias não é recomendado, pois o início da ação dos medicamentos ocorre em tempos diferentes. O uso de haloperidol IM é bem estabelecido, tanto como monoterapia quanto em combinação com prometazina, midazolam ou lorazepam. As doses variam de 2,5 a 10 mg. O haloperidol IV é eficaz, mas amplifica os efeitos colaterais, especialmente EPS e cardiotoxicidade. Portanto, não é recomendado o uso IV de haloperidol.

Antipsicóticos de segunda geração

Do ponto de vista farmacológico, os antipsicóticos de segunda geração (ASG) são antagonistas da serotonina e dopamina, antagonistas parciais de D2 ou antagonistas parciais da serotonina nos receptores 5HT1A. Com essas propriedades, eles têm menor probabilidade de produzir EPS (como parkinsonismo) e discinesia tardia. Os ASG com eficácia para tranquilização rápida encontrados na literatura incluem aripiprazol, olanzapina, risperidona e ziprasidona.

Risperidona

Risperidona em forma oral foi eficaz no controle da agitação psicomotora, tanto sozinha quanto em combinação com lorazepam ou clonazepam.

Olanzapina

A olanzapina pode ser eficaz no controle da agitação psicomotora. A olanzapina IM é tão eficaz quanto a ziprasidona, haloperidol e outros antipsicóticos. No entanto, a combinação de olanzapina IM com benzodiazepínicos não é recomendada, devido à possibilidade de efeitos perigosos, como hipotensão, bradicardia e depressão respiratória.

Benzodiazepínicos

Os benzodiazepínicos (BZD) aumentam os efeitos do neurotransmissor ácido gama-aminobutírico (GABA) no receptor GABA-A, produzindo efeitos sedativos, hipnóticos, ansiolíticos, anticonvulsivantes e relaxantes musculares.

Comparação entre antipsicóticos e benzodiazepínicos

Não há diferença clara na eficácia entre BZD e antipsicóticos para tranquilização rápida, mas os BZD podem causar mais sedação excessiva e efeitos respiratórios. Portanto, os BZD devem ser evitados em pacientes com abuso de drogas sedativas (como álcool e opioides), pacientes com potencial para reações paradoxais e pacientes com risco de depressão respiratória.

Comparação entre APG e ASG

Não há diferença significativa na eficácia entre APG e ASG para tranquilização rápida. A escolha entre eles deve ser baseada na avaliação e experiência do médico que atende cada caso.

Escolha da rota de administração

A administração oral, embora seja eficaz, não é isenta de efeitos colaterais. No entanto, é a primeira opção a ser considerada, por ser menos invasiva. A via IM é mais adequada para pacientes com agitação grave. A via IV, embora eficaz, está associada à possibilidade de efeitos colaterais severos e deve ser reservada para casos graves, quando outras medidas falharam e apenas em locais com monitoramento contínuo dos sinais vitais.

Situações especiais

- Intoxicação: em casos de intoxicação aguda, recomenda-se cuidado especial ao escolher medicamentos devido ao risco de depressão respiratória. O haloperidol é recomendado por sua segurança e eficácia conhecidas, enquanto os ASG podem ser alternativas razoáveis.
- Agitação em idosos: a agitação em idosos deve ser presumida como decorrente de *delirium* até prova em contrário, especialmente na presença de alterações de atenção, orientação e nível de consciência. Se uma etiologia médica for excluída, devem-se considerar distúrbios afetivos e de ansiedade como as causas psiquiátricas mais prevalentes. Recomenda-se inicialmente tentar todas as estratégias não farmacológicas. Se necessário, proceder com intervenções farmacológicas e/ou contenção física

de forma criteriosa e por um período curto, com revisão frequente e monitoramento próximo.

- Gravidez: faltam estudos que avaliam o manejo e tratamento da agitação psiquiátrica em mulheres grávidas. Considerando a escassez de evidências, sugere-se empregar principalmente intervenções verbais sempre que possível, e, quando necessário, utilizar a menor quantidade de medicamento efetivo para reduzir a agitação e o risco de agressão. Se a medicação for necessária, o haloperidol é recomendado como primeira linha, seguido por BZD ou risperidona como segunda linha.

Droga de escolha para agitação grave indiferenciada

A escolha do medicamento deve sempre considerar a causa provável e o perfil clínico do paciente. Em relação a agitação grave indiferenciada, os dados de literatura atuais são limitados e há uma escassez de pesquisas com alto valor metodológico. Os estudos existentes apontam para uma provável superioridade da combinação de droperidol com midazolam. Essa associação aparentou resultar em tempo mais rápido para sedação e melhor perfil de segurança do que outras medicações. Entretando, o droperidol no Brasil é pouco disponível.

Uma metanálise realizada por Korczak et al.[5] incluiu sete estudos com um total de 1.135 pacientes e descobriu que a terapia combinada com medicamentos antipsicóticos e BZD resultou em sedação mais rápida do que os BZD isoladamente, ao passo que também exigiu menor quantidade de doses adicionais. Os estudos incluídos não tinham poder para avaliar a frequência de efeitos adversos.

Um ensaio clínico randomizado, multicêntrico, duplo-cego e controlado por placebo realizado por Chan et al.[6] descobriu que os antipsicóticos isolados ou em combinação com midazolam são superiores ao midazolam isolado. Os pacientes foram randomizados para administração intravenosa de placebo, droperidol 5 mg ou olanzapina 5 mg. Os pacientes receberam midazolam intravenoso em doses incrementais de até 20 mg a critério do médico, até que a sedação adequada fosse alcançada. O tempo para sedação adequada foi significativamente menor para os grupos droperidol e olanzapina em comparação com placebo. O grupo placebo necessitou de doses totais mais elevadas de midazolam. O perfil de efeitos colaterais foi semelhante entre os grupos.

Em outro ensaio clínico randomizado e cego, Taylor et al.[7] compararam o efeito de 5 mg de droperidol intravenoso mais 5 mg de midazolam intravenoso, 10 mg de droperidol intravenoso isolado ou 10 mg de olanzapina intravenosa isolada. A associação de droperidol com midazolam demonstrou uma proporção significativamente maior de pacientes que alcançaram sedação satisfatória em 10 minutos.

Quando um único agente é utilizado, vários estudos identificaram a superioridade dos antipsicóticos sobre os BZD. Um ensaio randomizado e cego realizado por Knott et al.[8], que compararam o uso intravenoso de midazolam 5 mg e droperidol 5 mg, demonstrou tempo semelhante até a sedação, porém com maior taxa de depressão respiratória no grupo midazolam.

Outro estudo duplo-cego e randomizado, realizado por Martel et al.[9], corroborou o uso de antipsicóticos em detrimento dos BZD. Os pacientes foram tratados com 5 mg de droperidol intramuscular, 20 mg de ziprasidona intramuscular ou 5 mg de midazolam intramuscular. Um número significativamente menor de pacientes foi adequadamente sedado aos 15 minutos no grupo ziprasidona, ao passo que maior quantidade de pacientes apresentou agitação recorrente e necessidade de doses adicionais no grupo midazolam. Em outro ensaio clínico duplo-cego, randomizado e controlado de Martel et al.[10], o droperidol intramuscular se mostrou mais eficaz para sedação e com menores taxas de depressão respiratória em comparação com ziprasidona e lorazepam, IM.

Embora a preponderância dos estudos demonstre os antipsicóticos como agentes de escolha como agente único, um estudo multicêntrico, randomizado e cego realizado por Chan et al.[11] encontrou que o midazolam isoladamente resultou em menor tempo para sedação em comparação com olanzapina ou haloperidol. Os pacientes foram randomizados para receber 5 mg de midazolam, olanzapina ou haloperidol, pela via intramuscular. Tanto o haloperidol quanto a olanzapina foram estatisticamente inferiores ao midazolam, conforme medido pelo tempo até a sedação. A taxa de eventos adversos foi semelhante entre os grupos. Em outra pesquisa realizada por Klein et al.[12], o midazolam isolado levou menor tempo para sedação em comparação com haloperidol, ziprasidona ou olanzapina. As doses utilizadas foram haloperidol 5 e 10 mg, ziprasidona 20 mg, olanzapina 10 mg e midazolam 5 mg, e a rota escolhida foi a intramuscular. O perfil de segurança foi semelhante entre os grupos.

Conforme o corpo literário existente, a combinação de droperidol e midazolam parenteral constitui provavelmente a opção mais eficaz para o tratamento da agitação grave sem causa aparente. O droperidol parece ser o antipsicótico superior; contudo, em situações em que ele não está disponível, outros antipsicóticos são eficazes. Os antipsicóticos atípicos, em particular a olanzapina, parecem ter um perfil mais favorável do que outros antipsicóticos tradicionais disponíveis, como o haloperidol. Entre os BZD, o midazolam tem um início de ação mais rápido que o lorazepam. Quando um único agente é utilizado, as evidências atuais suportam o uso de antipsicóticos em relação aos BZD, os quais demonstraram maior taxa de eventos adversos e necessidade de doses de resgate.

A cetamina aparece como opção medicamentosa para o tratamento desses pacientes. A literatura existente sobre a sua utilização para esse fim é uniformemente falho, com taxas de eventos adversos, como depressão respiratória e necessidade de intubação orotraqueal, que variam amplamente entre diferentes estudos. O seu uso acarreta um risco não desprezível de laringoespasmo (1 a 4%) e hipersalivação (até 20%). Apesar de amplamente utilizada no DE com diferentes finalidades, não há dados suficientes que apontem a favor ou contra o seu uso para agitação grave no ambiente de emergência. Contudo, o seu rápido efeito de ação e grau confiável de sedação que se obtém após uma dose adequada IM (3 a 5 mg/kg) a colocam como opção viável em situações em que a segurança do paciente, terceiros e equipe necessita de um tratamento mais rápido do que aquele fornecido por outras opções terapêuticas.

O haloperidol, frequentemente utilizado para esses fins, deve ser considerado um adjuvante dos BZD na agitação moderada/grave e pode ser apropriado como monoterapia em pacientes intoxicados moderadamente agitados que não podem ser colocados em um monitor quando os recursos são limitados. Ele possui meia-vida mais longa comparado ao midazolam e pode fazer que o paciente permaneça no DE por mais horas que o necessário. O tempo médio para início da sedação é de 25 a 28 minutos, por isso não é recomendado como monoterapia quando é necessária a sedação imediata.

Para pacientes idosos, evita-se a utilização de BZD por risco aumentado de depressão respiratória e desenvolvimento de *delirium*, exceto quando a causa subjacente é a abstinência de álcool ou sedativos-hipnóticos. Considere haloperidol ou agentes antipsicóticos atípicos como risperidona, quetiapina ou olanzapina, iniciando com doses baixas e titulando até atingir o efeito desejável. A Tabela 3 apresenta uma sugestão de medicações conforme a gravidade da agitação.

O uso de medicações tem como objetivo a rápida estabilização do paciente gravemente agitado, viabilizando uma avaliação completa para identificar causas potencialmente fatais. Tratar ameaças imediatas à vida e buscar o diagnóstico subjacente constituem etapas fundamentais do atendimento, visto que a agitação psicomotora observada é uma consequência de etiologia subjacente e não um diagnóstico final.

Nos pacientes com agitação leve a moderada, é recomendado começar o atendimento coletando o máximo de informações possíveis, através da polícia, membros da família, testemunhas ou qualquer apoio social. Um exame físico da cabeça aos pés com o paciente completamente despido é essencial para não perder diagnósticos claros. Faça um amplo diagnóstico diferencial, incluindo lesões do SNC, causas toxicológicas, psiquiátricas, traumáticas e metabólicas, com exames laboratoriais e de imagem apropriados. Nos pacientes com agitação grave, a abordagem é dividida conforme o tempo.

Primeiros minutos

- Colocar o paciente em sala de reanimação e aplicar monitorização eletrocardiográfica, pressão arterial, capnografia e oximetria de pulso contínuas.
- Obter 1-2 acessos venosos periféricos de grande calibre.
- Avaliar e começar a tratar imediatamente:
- Hipóxia: oferecer oxigênio suplementar.
- Hipertermia: obter temperatura retal e iniciar medidas de resfriamento.
- Hipoglicemia: obter hemoglicoteste e administrar glicose 50% intravenosa.
- Hipovolemia: os pacientes mais gravemente agitados apresentarão depleção de volume e acidose; considerar administração de *bolus* de cristaloides.

TABELA 3 Doses recomendadas das medicações conforme gravidade

Nível de agitação	Medicação de escolha	Segunda linha
Leve	Lorazepam 1-2 mg SL	Antipsicóticos orais; medicação de uso contínuo do paciente
Moderado	Midazolam 2-5 mg IM	Haloperidol 5-10 mg, IM
Grave	Droperidol 5 mg IM + midazolam 5 mg, IM	Cetamina 3-5 mg/kg, IM

IM: intramuscular; SL: sublingual.

Fonte: adaptada de Helman, 2018[23].

Próximos minutos

- Hipercalemia e acidose: coletar gasometria com eletrólitos e considerar gluconato de cálcio, glicoinsulina e bicarbonato de sódio.
- Lesões do SNC: tomografia computadorizada de crânio.
- Idealmente, monitorar sinais vitais a cada 5 minutos durante os primeiros 30 minutos.

Próxima hora

- Considerar diagnósticos como sepse, síndrome neuroléptica maligna, tireotoxicose, meningite/encefalite.
- Excluir consequências da agitação: rabdomiólise e lesões traumáticas.

DELIRIUM

- O *delirium* consiste em um estado confusional agudo caracterizado por alteração do nível de consciência e desatenção com tendência à flutuação ao longo do dia[13].
- Geralmente o primeiro sinal de alguma condição médica aguda, o delirium é uma desordem multifatorial. Idade avançada, síndromes demenciais, história prévia de acidente vascular cerebral e doença de Parkinson são fatores de risco. Ele incide preponderantemente na população idosa. Espera-se um número crescente de pacientes com delirium no DE devido ao envelhecimento populacional e rápido aumento da demanda por atendimento nesse grupo. Estima-se que esteja presente entre 7% e 10% dos pacientes idosos que se apresentam no DE[14-16].
- Pacientes com *delirium* têm maior mortalidade que a população geral, seja em 6 ou 12 meses e intra-hospitalar, além de maior tempo de permanência no hospital e risco de complicações durante a internação[17,18].

Apresentação clínica

- Características do *delirium* incluem alterações no nível de consciência, desatenção, pensamento desorganizado e distúrbios da percepção. Os sinais e sintomas se instalam em um curto período e tendem a oscilar no decorrer do dia. São características da síndrome:
- Início agudo.
- Curso flutuante.
- Alterações do nível de consciência (sonolência, torpor).
- Déficit de atenção.
- Pensamentos desorganizados.
- Alterações comportamentais.
- Distúrbios emocionais (ansiedade, labilidade).
- Alterações no ciclo sono-vigília.
- Distúrbios da percepção (delírios e alucinações).
- Alterações psicomotoras.
- Algumas ferramentas podem ser utilizadas para o rastreio de *delirium* no DE. *The Confusion Assessment Method* é um exemplo de ferramenta útil de fácil aplicabilidade na prática clínica. Demonstrou sensibilidade de 94 a 100% e especificidade de 90-95%[19].

Os critérios diagnósticos de *delirium* pelo DSM-5 são mostrados no na Tabela 5[20].

TABELA 4 *Confusion Assessment Method* (versão portuguesa)

Característica	Avaliação
Início agudo e evolução flutuante	Informação pode ser obtida de familiares ou cuidadores "Há mudanças no estado mental basal?" (dias a semanas) "O comportamento anormal flutuou durante o dia? Apareceu e desapareceu ou aumentou ou mudou de intensidade?"
Desatenção	Evidenciada por: "O paciente tem dificuldade de focalizar a atenção? (exemplo: era facilmente distraído ou teve dificuldade de acompanhar o que estava sendo dito)"
Pensamento desordenado	Evidenciado por: "O pensamento do paciente sempre era desordenado ou incoerente? (exemplo: conversa incoerente, ideias ilógicas ou mudança abrupta de assunto)"
Nível alterado de consciência	Demonstrado por qualquer pessoa que não "alerta" "No geral, como você classificaria o nível de consciência desse paciente?" Normal = alerta; hiperalerta = vigilante; sonolento, facilmente despertado = letárgico; dificuldade em despertar = torporoso; irresponsivo = comatoso.

O diagnóstico de *delirium* requer a presença dos itens 1 e 2 mais 3 ou 4.

TABELA 5 Critérios diagnósticos de *delirium* pelo DSM-5

Início subagudo (horas a dias) e tendência a flutuar durante o dia.
Distúrbios adicionais na cognição, não explicados por patologia prévia.
Distúrbio na atenção e vigília.
Evidência na história clínica, exame físico ou achados laboratoriais indicam que as alterações são causadas por uma condição médica geral.

Fonte: American Psychiatric Association, 2013[5].

Etiologia

O *delirium* geralmente é um sinal de uma doença aguda subjacente, intoxicação ou efeito adverso de medicamentos. Várias são as condições médicas implicadas no aparecimento do *delirium*, e mais de uma pode estar presente em um mesmo paciente:

- Distúrbios hidroeletrolíticos.
- Desidratação.
- Infecções (respiratória, urinária, pele e partes moles).
- Toxicidade por álcool ou drogas.
- Interrupção do uso de álcool.
- Interrupção do uso de barbitúricos, BZD ou inibidores seletivos da recaptação de serotonina.
- Desordens metabólicas (hipoglicemia, hipercalcemia, uremia, falência hepática, tireotoxicose).
- Choque.
- Pós-operatório.

Causas menos comuns que devem ser consideradas incluem hipoxemia, hipercapnia, encefalopatia de Wernicke, insuficiência adrenal, infecções do SNC, convulsões, trauma e síndromes paraneoplásicas. Medicações são responsáveis por cerca de 30% dos casos de *delirium*[21].

História e exame físico

O diagnóstico é eminentemente clínico, sendo exames complementares direcionados para identificar a causa-base. A história deve ser colhida através de um informante confiável, sendo ele um membro da família ou cuidador. É fundamental estabelecer o estado mental e o nível de funcionalidade basal do paciente e em que momento ocorreram as alterações. Atentar principalmente para medicações em uso, introdução ou retirada de nova medicação, possibilidade de automedicação, história prévia de abuso de substâncias, história psiquiátrica pregressa, comorbidades, presença de febre ou outros sintomas comumente associados a infecções.

O exame físico visa revisar os principais sistemas, com atenção para o neurológico e sinais vitais. Os exames complementares serão guiados de acordo com as principais hipóteses estabelecidas. Frequentemente vários exames serão necessários para investigação, como hemograma, funções renal e hepática, eletrólitos, troponina, exame qualitativo de urina, estudos toxicológicos, eletrocardiograma e radiografia de tórax. Considere gasometria arterial em pacientes com histórico de doença pulmonar obstrutiva crônica, já que a hipercapnia pode ser a causa. Tomografia computadorizada (TC) de crânio é recomendada em caso de história de trauma cranioencefálico, déficits neurológicos focais ou nível de consciência reduzido. Realizar punção lombar (após a TC) em caso de suspeita de meningite ou encefalite.

Diagnósticos diferenciais

Os principais diagnósticos diferenciais são as síndromes demenciais e outros transtornos psiquiátricos. A interposição reside em que ambas podem levar a comprometimento da cognição e atenção. A diferença primordial entre *delirium* e demência é a temporalidade e o modo de evolução. A demência tem início insidioso e progressivo e se caracteriza por cronicidade dos sintomas, ao passo que o *delirium* geralmente começa de forma aguda e os sintomas tendem a oscilar dentro de um mesmo dia. Frequentemente essas comorbidades se sobrepõem, já que pacientes com demência estão mais propensos a apresentar *delirium* e pacientes que o experienciam têm maior risco de desenvolver demência no futuro. A Tabela 6 resume as principais diferenças.

Prevenção

O ambiente caótico e não familiar do DE pode precipitar ou agravar um quadro de *delirium*, por isso são fundamentais medidas para a sua prevenção, especialmente em pacientes de alto risco. Nesse cenário, Inouye et al.[22] identificaram seis fatores de risco para o desenvolvimento e direcionaram intervenções específicas para cada um realizadas por uma equipe multidisciplinar. Esses fatores incluem comprometimento cognitivo, privação de sono, imobilidade, deficiência visual, deficiência auditiva e desidratação. Fatores precipitantes dentro do hospital compreendem o uso de contenção mecânica, desnutrição, sonda vesical, mais de três medicamentos adicionados e qualquer evento iatrogênico.

Como medidas de prevenção, permitir, se viável dentro do protocolo hospitalar, a presença de um fami-

TABELA 6 Principais diferenças entre *delirium*, demência e transtorno psiquiátrico

Característica	*Delirium*	Demência	Transtorno psiquiátrico
Início	Ao longo de dias	Insidioso	Variável
Curso em 24 horas	Flutuante	Estável	Variável
Consciência	Reduzida ou hiperalerta	Alerta	Alerta ou distraído
Atenção	Desordenada	Normal	Pode estar desordenada
Cognição	Desordenada	Prejudicada	Raramente prejudicada
Orientação	Prejudicada	Frequentemente prejudicada	Pode estar prejudicada
Alucinações	Visual e/ou auditiva	Frequentemente ausentes	Pode estar presente
Delírios	Transitórios, pouco organizados	Geralmente ausentes	Frequente
Movimentos	Asterix, tremor pode estar presente	Frequentemente ausentes	Variável

liar ou cuidador próximo ao leito e orientar frequentemente o paciente sobre o ambiente e o plano de cuidado no hospital. Evitar medicações causadoras de *delirium*, como anticolinérgicos e anti-histamínicos, além da adição de medicamentos desnecessários à prescrição. Usar analgésicos criteriosamente, evitando a sedação. Garantir o uso de óculos e aparelho auditivo em caso de deficiências sensoriais, além do acesso a fluidos, nutrição adequada e mobilização assim que possível. Utilizar restrições físicas e sonda vesical apenas quando estritamente necessárias e evitar procedimentos médicos ou administração de medicamentos durante o sono.

TRATAMENTO

O tratamento tem como base a identificação e correção da causa subjacente, o que pode envolver a remoção de medicações responsáveis pelo quadro, tratamento de infecções, controle da dor, hidratação, correção de hipoglicemia e outras desordens metabólicas. Caso o paciente desenvolva agitação, iniciar a terapia não farmacológica, abordando suas necessidades e proporcionando um ambiente confortável, além de permitir um familiar por perto. Quando essas intervenções básicas e as medidas preventivas mencionadas anteriormente não forem bem-sucedidas, considere o tratamento farmacológico.

Medidas farmacológicas

As evidências existentes são insuficientes para apontar determinada droga para uso. Por experiência clínica, o antipsicótico típico haloperidol pode ser utilizado em doses baixas de 0,5 até 1 mg, de forma oral ou parenteral (evitando-se administração IV), até no máximo 5 mg/dia, com especial cuidado para efeitos adversos como sintomas extrapiramidais e prolongamento do intervalo QT. Em geral, o haloperidol deve ser evitado em pacientes com parkinsonismo – nesse caso, devem-se preferir antipsicóticos atípicos como olanzapina, risperidona e quetiapina, os quais possuem menor risco de efeitos extrapiramidais.

BZD estão associados à piora e prolongamento do episódio de *delirium* e devem ser evitados. Podem ser utilizados para casos específicos de *delirium* associado a abstinência alcoólica ou quando os antipsicóticos são contraindicados. A droga mais utilizada nesses casos é o lorazepam, na dose de 0,5 a 1 mg, um BZD de ação curta que evita um período prolongado sob efeito da medicação.

REFERÊNCIAS

1. Allen MH, Currier GW, Carpenter D, Ross RW, Docherty JP. Introduction: methods, commentary, and summary. J Psychiatr Pract. 2005:11(Suppl 1):5-108; quiz 110-2.
2. Miner JR, Klein LR, Cole JB, Driver BE, Moore JC, Ho JD. The Characteristics and prevalence of agitation in an urban county emergency department. Ann Emerg Med. 2018;72(4):361-70.
3. Richmond J, Berlin J, Fishkind A, Holloman G, Zeller S, Wilson M, et al. Verbal De-escalation of the agitated patient: consensus statement of the American Association for Emergency Psychiatry Project BETA De-escalation Workgroup. West J Emerg Med. 2012;13(1):17-25.
4. Coburn VA, Mycyk MB. Physical and Chemical Restraints. Emerg Med Clin North Am. 2009;27(4):655-67.
5. Korczak V, Kirby A, Gunja N. Chemical agents for the sedation of agitated patients in the ED: a systematic review. Am J Emerg Med. 2016;34(12):2426-31.
6. Chan EW, Taylor DM, Knott JC, Phillips GA, Castle DJ, Kong DCM. Intravenous droperidol or olanzapine as an adjunct to midazolam for the acutely agitated patient: a multicenter,

randomized, double-blind, placebo-controlled clinical trial. Ann Emerg Med. 2013;61(1):72-81.

7. Taylor DMcD, Yap CYL, Knott JC, Taylor SE, Phillips GA, Karro J, et al. Midazolam-droperidol, droperidol, or olanzapine for acute agitation: a randomized clinical trial. Ann Emerg Med. 2017;69(3):318-326.e1.
8. Knott JC, Taylor DMcD, Castle DJ. Randomized clinical trial comparing intravenous midazolam and droperidol for sedation of the acutely agitated patient in the emergency department. Ann Emerg Med. 2006;47(1):61-7.
9. Martel M, Sterzinger A, Miner J, Clinton J, Biros M. Management of acute undifferentiated agitation in the emergency department: a randomized double-blind trial of droperidol, ziprasidone, and midazolam. Acad Emerg Med. 2005;12(12):1167-72.
10. Martel ML, Driver BE, Miner JR, Biros MH, Cole JB. Randomized double-blind trial of intramuscular droperidol, ziprasidone, and lorazepam for acute undifferentiated agitation in the emergency department. Acad Emerg Med. 2021;28(4):421-34.
11. Chan EW, Lao KSJ, Lam L, Tsui SH, Lui CT, Wong CP, et al. Intramuscular midazolam, olanzapine, or haloperidol for the management of acute agitation: A multi-centre, double-blind, randomised clinical trial. EClinicalMedicine. 2021;32:100751.
12. Klein LR, Driver BE, Miner JR, Martel ML, Hessel M, Collins JD, et al. Intramuscular midazolam, olanzapine, ziprasidone, or haloperidol for treating acute agitation in the emergency department. Ann Emerg Med. 2018;72(4):374-85.
13. Lipowski ZJ. Delirium (acute confusional states). JAMA. 1987;258(13):1789-92.
14. Han JH, Zimmerman EE, Cutler N, Schnelle J, Morandi A, Dittus RS, et al. Delirium in older emergency department patients: recognition, risk factors, and psychomotor subtypes. Acad Emerg Med. 2009;16(3):193-200.
15. Hustey FM, Meldon SW, Smith MD, Lex CK. The effect of mental status screening on the care of elderly emergency department patients. Ann Emerg Med. 2003;41(5):678-84.
16. Lewis LM, Miller DK, Morley JE, Nork MJ, Lasater LC. Unrecognized delirium in ED geriatric patients. Am J Emerg Med. 1995;13(2):142-5.
17. McCusker J, Cole M, Abrahamowicz M, Primeau F, Belzile E. Delirium predicts 12-month mortality. Arch Inter Med. 2002;162(4):457.
18. Han JH, Shintani A, Eden S, Morandi A, Solberg LM, Schnelle J, et al. Delirium in the emergency department: an independent predictor of death within 6 months. Ann Emerg Med. 2010;56(3):244-252.e1.
19. Inouye SK. Clarifying confusion: the confusion assessment method. Ann Intern Med. 1990;113(12):941.
20. American Psychiatric Association. Diagnostic and statistical manual of mental disorders, 5. ed (DSM-5). Arlington: American Psychiatric Publishing; 2013.
21. Francis J. Drug-induced delirium. CNS Drugs. 1996;5(2):103-14.
22. Inouye SK, Bogardus ST, Charpentier PA, Leo-Summers L, Acampora D, Holford TR, et al. A Multicomponent Intervention to Prevent Delirium in Hospitalized Older Patients. N Engl J Med. 1999;340(9):669-76.
23. Helman A. A 5-step approach to the agitated patient. ACEP Now; 2018. Disponível em: https://www.acepnow.com/article/a-5-step-approach-to-the-agitated-patient/2/.

5
Crise convulsiva e estado de mal epiléptico

Getúlio Ferreira Júnior
Rafael Matos Hortegal
Rafael Lima Mc Gregor von Hellmann

PONTOS PRINCIPAIS

- Realizar uma avaliação imediata da via aéreas, respiração e circulação; checar sinais vitais e glicemia.
- Utilizar monitorização contínua de sinais vitais, incluindo eletrocardiograma (ECG), se necessário.
- Administrar oxigênio suplementar e considerar intubação, se necessário, para proteger a via aérea.
- Benzodiazepínicos como primeira linha para interromper a crise.
- Considerar a dosagem de lactato em casos de perda de consciência não presenciada.
- Indicar neuroimagem imediata em casos de febre, imunossupressão, trauma ou suspeita de lesão intracraniana.
- Utilizar EEG em casos de crise não convulsiva subclínica, status epiléptico refratário ou alterações prolongadas do nível de consciência.
- Considerar diagnósticos diferenciais como síncope, ataques isquêmicos transitórios, enxaqueca e crises não epilépticas psicogênicas.
- Aconselhar sobre a necessidade de seguimento neurológico e medidas de segurança, como evitar dirigir até nova avaliação.
- Reconhecer e tratar imediatamente o estado de mal epiléptico convulsivo com medidas farmacológicas e de suporte intensivo.

INTRODUÇÃO

As crises convulsivas são uma ocorrência comum, afetando de 8 a 10% da população ao longo da vida. Elas representam de 1 a 2% de todas as visitas ao departamento de emergência, e aproximadamente um quarto delas serão a primeira crise[4].

A crise convulsiva é uma exteriorização visível do funcionamento anormal do cérebro, resultante da liberação de descargas elétricas de forma inapropriadamente exacerbadas. O controle homeostático dessas descargas elétricas é mediado pelo equilíbrio entre fatores excitatórios (receptores de glutamato) e inibitórios (receptores do ácido gama-aminobutírico – GABA).

Pacientes que experimentam um episódio convulsivo são frequentemente estigmatizados como epiléticos, o que é um erro. A ocorrência de um evento convulsivo não significa necessariamente que o paciente tenha epilepsia. Essa diferenciação é crucial para evitar prejuízos psicossociais, educacionais e outros danos decorrentes de pré-julgamentos errôneos. Convulsão é um sintoma, enquanto epilepsia é uma doença.

Alguns conceitos são importantes antes de adentrar nas particularidades do tema:

- Crise convulsiva: exacerbação anormal da atividade motora neuronal, provocando alterações sensitivas, motoras, autonômicas e/ou cognitivas.
- Convulsão: manifestação motora visível da crise convulsiva.
- Período ictal: corresponde ao momento em que está ocorrendo a convulsão.
- Período pós-ictal: período após a cessação da convulsão, comumente durando menos de 60 minutos e caracterizado por alteração do estado mental.

- Epilepsia: é definida quando se verifica qualquer uma das seguintes situações:
  - Pelo menos duas convulsões não provocadas ocorrendo com mais de 24 horas de intervalo.
  - Uma convulsão não provocada e uma probabilidade de novas convulsões semelhantes ao risco geral de recorrência após duas convulsões não provocadas (p. ex., ≥ 60%) que ocorram nos 10 anos seguintes. Este pode ser o caso de lesões estruturais à distância, como o acidente vascular cerebral, a infecção do sistema nervoso central ou certos tipos de traumatismo cranioencefálico.
  - Diagnóstico de uma síndrome de epilepsia.
- Estado de mal epiléptico: atividade convulsiva incessante com duração maior que 5 minutos ou quando não há retorno ao estado neurológico basal nos intervalos entre as convulsões[2].
- Estado de mal epiléptico refratário: episódios convulsivos recorrentes que persistem mesmo após a instituição de terapêutica específica (benzodiazepínico + anticonvulsivante).

EPIDEMIOLOGIA

Segundo dados da Organização Mundial da Saúde (OMS), a prevalência da epilepsia no mundo é em torno de 50 milhões de pessoas, 8 milhões na América Latina, sendo 3 milhões no Brasil[2].

No departamento de emergência, a incidência da crise convulsiva ocorre nos extremos etários (crianças e idosos). As crianças menores possuem maior probabilidade de apresentarem um evento convulsivo durante um quadro febril. Os pacientes idosos têm mais sequelas neurológicas adquiridas no decorrer dos anos (acidentes vasculares, trauma cranioencefálico, doenças neurodegenerativas), o que os coloca em risco para desenvolver uma crise convulsiva[3].

Quase metade dos pacientes adultos que se apresentam no departamento de emergência com crise convulsiva não provocada terão um novo evento convulsivo dentro de 2 anos[4].

PRIMEIRA CRISE CONVULSIVA

A convulsão deve ser encarada como uma súbita mudança de comportamento, com exuberante participação de fenômenos motores em boa parte dos casos, como consequência de uma hiperatividade elétrica cerebral[5].

No departamento de emergência, ao receber um paciente em crise convulsiva ou com suspeita de crise convulsiva, devemos identificar três situações possíveis de estar acontecendo:

- Crise sintomática aguda: há um agente desencadeante:
  - Crise convulsiva decorrente de um insulto sistêmico: distúrbio metabólico e/ou eletrolítico; síndrome de abstinência; injúria neurológica: acidente vascular cerebral (AVC)/encefalite/traumatismo cranioencefálico (TCE).
  - Representam 25% das primeiras crises convulsivas, não devendo ser confundidas com crise epiléptica.
  - Possuem baixa probabilidade de desenvolver epilepsia, quando comparadas com as crises não provocadas.
- Convulsão não provocada:
  - Episódio convulsivo sem uma causa definida.
  - Pode se manifestar como consequência de uma lesão cerebral preexistente (crônica) ou doença progressiva do sistema nervoso central. Nesses casos, é denominada como crise sintomática remota.
  - Possui maior probabilidade de desenvolver epilepsia, quando comparada com as crises sintomáticas agudas.
- Epilepsia:
  - Condição clínica que se caracteriza por episódios recorrentes convulsivos sem fator desencadeante (não provocado).

TIPOS DE CONVULSÃO

Em relação à extensão de território cerebral envolvido: focal (apenas uma determinada área responsável pelos sintomas, geralmente um hemisfério cerebral) ou generalizada (envolvimento global de ambos os hemisférios cerebrais).

- Parcial simples ou focal com consciência preservada:
  - As manifestações clínicas dependem da área de tecido cerebral envolvida, muitas vezes são identificadas com auras.
  - Córtex occipital: luzes piscando.
  - Córtex motor: movimentos musculares bruscos e rítmicos da face, braço ou perna.
  - Córtex parietal: desorientação espacial.
  - Lobo frontal: alteração súbita da fala.
- Parcial complexo ou focal com consciência prejudicada:
  - Paciente se manifesta caracteristicamente como se não tivesse consciência, adotando comportamento indiferente ao que ocorre ao seu redor, sendo súbito o surgimento dessa alteração.
  - Pode adotar, repentinamente, uma postura imóvel e indiferente aos estímulos externos, assim como

realizar movimentos repetitivos e sem um propósito (automatismo). Pode, também, permanecer repetindo palavras, movimentos de mastigação, caretas faciais ou estalando os lábios.

- Convulsões generalizadas:
  - Ausência: estado dissociativo, sem manifestações musculares.
  - Tônico: enrijecimento (hipertonicidade).
  - Clônico: abalos musculares rítmicos generalizados.
  - Tônico-clônica: alternância entre estado de rigidez e abalos musculares violentos, frequentemente com mordedura da língua e sialorreia sanguinolenta.
  - Atônica: perda de tônus muscular, gerando um estado de flacidez generalizada, frequentemente associado com liberação esfincteriana.

ETIOLOGIA DA PRIMEIRA CRISE

Busca-se uma causa para crise convulsiva na tentativa de selecionar os pacientes com menor probabilidade de desenvolver epilepsia (crise sintomática aguda) daqueles com maior probabilidade de desenvolver epilepsia (convulsões não provocadas). Essa diferenciação será importante na decisão quanto ao seguimento com neurologista após alta hospitalar[4-6].

Na Tabela 1 são identificadas as principais causas a serem buscadas na avaliação do paciente com primeira crise convulsiva.

DIAGNÓSTICO DIFERENCIAL

Os diagnósticos diferenciais são realizados durante investigação da causa e se correlacionam com patologias que mimetizam sinais e sintomas da crise convulsiva (focal ou generalizada). Sendo os principais:

- Síncope.
- Ataque isquêmico transitório.
- Enxaqueca.
- Ataques de pânico ou ansiedade generalizada.
- Crises não epilépticas psicogênicas.
- Amnésia global transitória.
- Narcolepsia com cataplexia.
- Distúrbio do movimento.

Em relação às crises não epilépticas generalizadas, antigamente chamadas de pseudocrise, alguns pontos importantes a diferenciam da crise convulsiva: atividade motora flutuante; abertura e fechamento dos olhos; movimentos laterais da cabeça; paciente consciente ou parcialmente consciente; crises na presença de testemunhas.

TABELA 1 Principais causas de primeira crise convulsiva no departamento de emergência

Causa	Patologias
Lesão do sistema nervoso central	Acidente vascular isquêmico ou hemorrágico
	Trombose venosa central
	Abscesso cerebral
	Encefalite
	Traumatismo cranioencefálico
Obstétrica	Eclâmpsia
Hipóxia	Afogamento
	Asfixia
	Hipoperfusão
	Insuficiência respiratória
	Parada cardiorrespiratória prolongada
Distúrbio metabólico/ eletrolítico	Hipo/hiperglicemia
	Hipo/hipernatremia
	Hipocalcemia
	Hipomagnesemia
	Uremia
	Hipertireoidismo
	Abstinência alcoólica/ benzodiazepínicos
	Intoxicação por drogas

AVALIAÇÃO INICIAL NA PRIMEIRA CRISE CONVULSIVA

Após admissão na sala de emergência, faz-se uma avaliação geral sobre a caracterização da crise convulsiva, verificação da glicemia capilar, sinais vitais, monitorização concomitante com avaliação de via aérea, respiração e estabilidade hemodinâmica. Em seguida, geralmente através de familiar ou pessoas próximas ao paciente, buscam-se informações sobre seu histórico médico e familiar. Outras informações muito importantes:

- Descrição do evento:
  - Início; velocidade de progressão dos sintomas; tempo total do evento; ocorrência de perda de consciência; posição adotada e movimentação dos membros.
- Período pós-ictal:
  - Presença de rebaixamento do nível de consciência; paresia (paralisia de Todd) de mão, braço e/ou perna; parestesia; afasia; déficit visual; duração do período pós-ictal.
- Fatores precipitantes:

- Emoções fortes; exercícios intensos; música alta; luzes piscando; privação de sono; estresse.
- Uso de medicações com potencial convulsivo:
  - Drogas anticancerígenas; antibióticos (imipenem/cefepime/fluoroquinolonas); drogas imunossupressoras; psicotrópicos; antigripais comuns (fenilefrina/pseudoefedrina).

EXAME FÍSICO

Deve-se buscar ativamente sinais de trauma causado pela crise convulsiva, como luxações de ombro, lacerações de língua.

O exame neurológico deve avaliar anormalidades de lateralização entre os dimídios corporais, como fraqueza, hiper-reflexia ou sinal de Babisnki positivo.

A mordida/laceração da língua, quando lateral, tem uma especificidade elevada para crise convulsiva, enquanto a laceração anterior tem uma especificidade menor, sendo mais comum em traumas causados por sincope, por exemplo.

EXAMES COMPLEMENTARES

Os exames complementares são importantes não somente para uma melhor avaliação clínica global do paciente, mas também para se identificar possível fator causal.

- Exames laboratoriais: hemograma, glicemia, sódio, potássio, cálcio, magnésio, ureia, creatinina, beta-HCG em mulheres em idade fértil.

O lactato pode ajudar naqueles pacientes que tiveram uma perda da consciência não presenciada por outros e que chegam no departamento de emergência com a possibilidade de terem tido uma crise convulsiva. Caso esteja elevado em até duas horas após o evento, pode apontar para o diagnóstico de crise convulsiva ao invés de síncope ou crises não epilépticas. CPK, LDH, leucometria e cortisol também costumam estar elevados após uma crise convulsiva.

Eletrocardiograma deve ser solicitado em todos os pacientes com suspeita de crise convulsiva, pois sincopes cardiogênicas podem se apresentar com crise convulsiva hipoxêmica secundária a sincope.

Eletroencefalograma (EEG) no contexto da emergência tem algumas indicações: avaliação de crises não convulsivas subclínicas naqueles pacientes que não retornam ao estado basal de consciência após 30 a 60 minutos de uma crise generalizada ou em pacientes com alteração flutuante do nível de consciência ou déficits focais prolongados não explicados por neuroimagem. Pacientes com estado de mal epilético refratário. Vale lembrar que um EEG normal não exclui a possibilidade de epilepsia.

Neuroimagem é obrigatória nos pacientes com primeira crise convulsiva. Na ausência de contraindicações, o exame deve ser a ressonância nuclear magnética; no entanto, no cenário da emergência esse exame não é simples de ser realizado. Em pacientes com febre, suspeita de lesão intracraniana, imunocomprometido, anticoagulação ou alcoolismo o exame deve ser realizado imediatamente. Nesse cenário, o exame será a tomografia computadorizada (TC). Uma revisão sistemática da literatura concluiu que tomografia computadorizada sem contraste realizada no departamento de emergência mudou o tratamento agudo em 9% a 17% dos pacientes adultos que apresentaram uma primeira convulsão.

Punção lombar para análise de liquor deve ser realizada principalmente nos pacientes com quadro clínico de patologia inflamatória/infecciosa do SNC. É importante lembrar de não realizar PL antes de excluir a possibilidade de lesão expansiva. Caso seja necessário solicitar neuroimagem, iniciar antibióticos e dexametasona antes do exame.

MANEJO DO PACIENTE COM CRISE CONVULSIVA NO DEPARTAMENTO DE EMERGÊNCIA

Podemos organizar, para fins didáticos, o manejo do paciente com primeira crise convulsiva em etapas:

- Avaliar e tratar a possibilidade de comprometimento da via aérea, fornecer oxigênio suplementar em caso de hipóxia, avaliar necessidade de intubação para proteção de via aérea, identificar pacientes com necessidade de ressuscitação hemodinâmica.
- Sinais vitais com verificação de glicemia capilar, monitorização contínua, acesso venoso e coleta de amostra sanguínea para análise laboratorial.
- Se convulsão cessar espontaneamente, não há necessidade de administrar benzodiazepínico.
- Identificar os pacientes que necessitarão de internação: primeira crise convulsiva com prolongado período pós-ictal, recuperação neurológica funcional incompleta, primeira crise convulsiva provocada por injúria neurológica grave, estado de mal epilético.

ESTADO DE MAL EPILÉPTICO

O estado de mal epilético (EME) traduz uma persistência do estado hiperexcitado dos neurônios que se correlaciona com aumento do risco de mortalidade, por complicações cardiovasculares, assim como pelo risco elevado de lesões ao sistema nervoso central, caso não seja interrompido imediatamente. Dessa forma, o EME é uma emergência médica que deve ser reconhecida e manejada imediatamente.

O EME pode se manifestar de duas formas principais: estado de mal epiléptico convulsivo e estado de mal epiléptico não convulsivo. Este último é raro, caracterizando-se por ausência de manifestações musculares exuberantes, comprometimento do nível de consciência e há necessidade de monitorização com estudo eletroencefalográfico contínuo (mais de 24 horas) para avaliação. Embora não seja tão prevalente quanto o EME convulsivo, deve ser considerado nos pacientes que se encontram com grave comprometimento do nível de consciência, principalmente após injúria neurológica importante (p. ex., TCE, AVEi, AVEh e meningoencefalite).

Nesse tópico iremos abordar o estado de mal epiléptico convulsivo (EMEC).

Definição

Considera-se um paciente com estado de mal epiléptico convulsivo no departamento de emergência:

- Paciente com crise convulsiva generalizada e comprometimento do nível de consciência.
- Convulsão contínua por mais de 5 minutos ou apresenta 2 ou mais convulsões, num curto intervalo de tempo, sem recuperação do nível de consciência basal em até 30 minutos.

Essa definição leva em consideração um mecanismo fisiopatológico proposto para explicar a permanência do estado convulsivo: falha dos mecanismos responsáveis pelo término das convulsões ou pelo início persistente dos mecanismos responsáveis pela geração das crises[6-8].

Em relação aos marcadores temporais (5 minutos e 30 minutos) é levado em consideração que após 5 minutos ininterruptos de convulsão dificilmente o paciente apresentará resolução espontânea. Paciente que não recupera, ao menos parcialmente, o nível de consciência basal, após 30 minutos do término da convulsão, pode apresentar complicações neurológicas permanentes. Dessa forma, mais de 5 minutos em crise define o EMEC e mais de 30 minutos é o marcador de risco, iminente ou em curso, da lesão neurológica persistente[5-8].

A taxa de mortalidade após um primeiro evento é de aproximadamente 20%. Além disso, 10% dos adultos com epilepsia e 20% das crianças terão um ou mais episódios de EME durante sua vida[9-11].

Etiologia

A maioria dos casos em adultos está associada a lesão estrutural cerebral ou a distúrbio tóxico-metabólico. O EME costuma se apresentar como exacerbação da epilepsia. Nos adultos, as etiologias mais comuns são agudas (isto é, apresentam fator desencadeante recente), seguidas de uma lesão recente superimposta por um fator metabólico, infeccioso ou mudança de medicamento recente. Tratamento medicamentoso ineficaz ou ineficiente é a terceira causa mais comum.

Apresentação clínica

- EME convulsivo generalizado: deterioração importante do nível de consciência associado com manifestações motoras bilaterais e generalizadas. Pode-se observar uma evolução de um estado de hipertonicidade (enrijecimento) para um estado de abalos musculares violentos e bilaterais.
- EME motor focal: presença de espasmos musculares restritos a uma parte do corpo, dependendo da área cerebral comprometida responsável pelo comando desse grupo muscular. O estado hiperglicêmico hiperosmolar está associado com essa forma de apresentação de EME, sendo uma causa de rápida identificação e tratamento. As manifestações neurológicas são mais prevalentes principalmente quando glicemia capilar acima de 1.000 mg/dL.
- EME mioclônico: espasmos mioclônicos frequentes, podendo ser generalizados ou focais, além de rítmicos ou arrítmicos. Essa manifestação é importante de ser identificada, principalmente em pacientes pós-PCR, pois está associada a lesão neurológica por hipóxia e se relaciona com pior prognóstico.

Avaliação

O uso do eletroencefalograma (EEG) é particularmente útil nos pacientes que, após manifestação convulsiva, não recuperam nível de consciência. Além disso, serve como forma de identificar EME não convulsivo em pacientes críticos, bem como diferencia EME mioclônico (manifestação clínica após dano cerebral) de mioclonial (manifestação motora sem relação com lesão cerebral).

Neuroimagem, particularmente, a TC de crânio, deve ser realizada em todos os pacientes com EME no DE. Caso possível, esses pacientes devem realizar RNM de encéfalo também[12-13].

Diagnósticos diferenciais

Os principais e mais importantes diagnósticos diferenciais, que podem se manifestar com características de EMEC, são: encefalopatia, estado de mal epiléptico psicogênico, distúrbios do movimento e AVE basilar (lesão de ponte, mesencéfalo ou tálamo).

Exames complementares

São os mesmos exames listados no paciente com primeira crise convulsiva. Um ponto importante, no caso do paciente com EMEC, é que nenhum exame deve atrasar o início do tratamento específico para interrupção das convulsões.

TRATAMENTO

Abordagem inicial

- Todos os pacientes devem ser monitorizados com pressão arterial, saturação de oxigênio e frequência cardíaca. Avaliação da glicemia faz parte da avaliação inicial.
- Via aérea e respiração: administrar oxigênio 100% se houver sinais de cianose ou hipoxemia. Manter a via aérea deve ser uma prioridade, mas em razão dos movimentos a colocação de adjuntos como cânula orofaríngea pode causar obstrução de via aérea e trauma[1].
  - Alguns pacientes com hipoxemia transitória podem ser resgatados com dispositivo bolsa-válvula-máscara. No entanto, pacientes que apresentem: hipoxemia refratária, apneia ou ventilações inadequadas, status com mais de 30 minutos e necessidade de proteção para realizar exame de imagem devem ser intubados, utilizando sequência rápida de intubação.
- Circulação e acesso vascular:
  - Todos os pacientes devem ter dois acessos venosos. No entanto, não se deve atrasar a medicação para iniciar o tratamento com midazolam IM. Acesso intraósseo pode ser realizado caso não seja possível acesso intravenoso.
  - EME não costuma cursar com hipotensão; caso isso aconteça, deve-se buscar uma causa subjacente, como hemorragia, sepse e causas cardíacas.
- Exames laboratoriais: glicemia capilar, hemograma, cálcio, fosforo, magnésio, sódio, potássio, função hepática, nível sérico de medicações anticonvulsivantes, teste de gravidez em mulheres em idade fértil.
  - Hipoglicemia deve ser prontamente tratada com 100 mg de tiamina e 25 g de glicose endovenosa. Se não houver acesso endovenoso, pode-se utilizar glucagon IM.

Terapia farmacológica

Devem ser utilizadas duas medicações, uma para controle imediato da crise e outra para evitar novas crises.

- Benzodiazepínico:
  - Diazepam 10 mg EV ou 20 mg retal ou intranasal.
  - Midazolam 10 mg intramuscular ou intranasal.
- Anticonvulsivante: as evidências sobre qual escolher não são claras. Caso disponível, levetiracetam parece ser a escolha mais segura e com menos interação medicamentosa.
  - Levetiracetam 60 mg/kg IV (máx. 4.500 mg) em 5-10 minutos.
  - Fenitoína 20 mg/kg endovenoso (diluído apenas em solução fisiológica) com velocidade de infusão 50 mg/min). Caso persista a crise, uma nova dose 10 mg/kg pode ser realizada em 10 minutos depois da dose de ataque.
  - Valproato 40 mg/kg endovenoso com velocidade de infusão a 10 mg/kg/min.

Caso persista a crise convulsiva após 5 a 10 minutos da administração das medicações específicas, considera-se paciente como EME refratário. Caso disponível, a avaliação de neurologista é essencial nessa fase[14].

Caso se mantenha persistente a crise convulsiva, iniciar medidas de suporte intensivo.

- Suporte intensivo:
  - Intubação orotraqueal com ventilação mecânica invasiva.
  - Sedoanalgesia com alvo de sedação, por 24h, RASS – 5.
  - Suporte hemodinâmico com uso de droga vasoativa, se necessário, tendo PAM alvo > 65 mmHg.
  - Manter anticonvulsivante intermitente.
  - Suporte para paciente neurocrítico.
  - Monitorização contínua com EEG.
- Sedação em infusão contínua:
  - Midazolam: 0,1 mg/kg/h até 3 mg/kg/h.
  - Propofol: 20 mcg/kg/min até 200 mcg/kg/min.
  - Fenobarbital: 1 mg/kg/h até 5 mg/kg/h.
- Fármaco adicional quando sedativo em dose máxima:
  - Cetamina: 1,5 mg/kg/h até 10 mg/kg/h.

A duração das infusões não é bem estabelecida. Em geral, continua-se por até 24 horas após não haver crises clínicas e pelo EEG.

EDUCAÇÃO DO PACIENTE APÓS ESTADO DE MAL EPILÉPTICO E CRISE CONVULSIVA NO DEPARTAMENTO DE EMERGÊNCIA

O paciente deve ser educado sobre causas de crise convulsiva, como privação de sono, álcool e algumas medicações. Além disso, deve ser aconselhado a evitar atividades sem supervisão, como nadar sozinho e operar maquinaria pesada, por exemplo. Pacientes com epilepsia têm risco aumento de suicídio e outras comorbidades psiquiátricas associadas.

Os pacientes com crise convulsiva que se apresentam ao departamento de emergência devem ser aconselhados a não dirigir. Segundo a resolução do Detran 425 de 27/11/2012, esses pacientes devem passar por avaliação neurológica e devem estar há pelo menos um ano sem crise epiléptica, dentre outras recomendações.

CONSIDERAÇÕES FINAIS

O capítulo sobre crises convulsivas e estado de mal epiléptico proporciona uma visão abrangente sobre a abordagem dessas emergências neurológicas críticas. Compreender as nuances entre diferentes tipos de crises, suas causas e as intervenções necessárias é fundamental para o manejo eficaz desses pacientes. A identificação rápida e o tratamento imediato podem reduzir significativamente a morbidade e a mortalidade associadas a essas condições. A integração de uma avaliação clínica detalhada, exames laboratoriais e de imagem, além de um manejo farmacológico adequado, são essenciais para o sucesso terapêutico. Em última análise, o objetivo é estabilizar o paciente, prevenir recorrências e garantir um seguimento apropriado, sempre considerando os aspectos psicossociais e a qualidade de vida dos pacientes afetados por crises convulsivas e epilepsia.

REFERÊNCIAS

1. Walls RM, Hockberger RS, Hill MG. Medicina de emergência: Conceitos e prática médica, 9th ed. Rio de Janeiro: Elsevier; 2019. Convulsões, Seção 7: Neurologia; p. 2198-219. E-book.
2. Huff JS, Morris DL, Kothari RU, Gibbs MA. Emergency Medicine Seizure Study Group. Emergency department management of patients with seizures: a multicenter study. Acad Emerg Med. 2001;8(6):622-8.
3. Hart YM, Sander JW, Johnson AL, Shorvon SD. National General Practice Study of Epilepsy: recurrence after a first seizure. Lancet. 1990;336(8726):1271.
4. Beghi E, Carpio A, Forsgren L, Hesdorffer DC, Malmgren K, Sander JW, Tomson T, Hauser WA. Recommendation for a definition of acute symptomatic seizure. Epilepsia. 2010;51(4):671.
5. Fisher RS, Acevedo C, Arzimanoglou A, Bogacz A, Cross JH, Elger CE, et al. ILAE official report: a practical clinical definition of epilepsy. Epilepsia. 2014;55(4):475.
6. Riggs JE. Neurologic manifestations of electrolyte disturbances. Neurol Clin. 2002;20(1):227.
7. Brophy GM, Bell R, Claassen J, Alldredge B, Bleck TP, Glauser T, et al., Neurocritical Care Society Status Epilepticus Guideline Writing Committee. Guidelines for the evaluation and management of status epilepticus. Neurocrit Care. 2012;17(1):3-23.
8. Trinka E, Cock H, Hesdorffer D, Rossetti AO, Scheffer IE, Shinnar S, et al. A definition and classification of status epilepticus: report of the ILAE Task Force on Classification of Status Epilepticus. Epilepsia. 2015;56(10):1515.
9. Neligan A, Noyce AJ, Gosavi TD, Shorvon SD, Köhler S, Walker MC. Change in mortality of generalized convulsive status epilepticus in high-income countries over time: a systematic review and meta-analysis. JAMA Neurol. 2019;76(8):897.
10. DeLorenzo RJ, Hauser WA, Towne AR, Boggs JG, Pellock JM, Penberthy L, et al. A prospective, population-based epidemiologic study of status epilepticus in Richmond, Virginia. Neurology. 1996;46(4):1029-35.
11. Fisher RS, Cross JH, French JA, Higurashi N, Hirsch E, Jansen FE, et al. Operational classification of seizure types by the International League Against Epilepsy: Position Paper of the ILAE Commission for Classification and Terminology. Epilepsia. 2017;58(4):522.
12. Young GB, Gilbert JJ, Zochodne DW. The significance of myoclonic status epilepticus in postanoxic coma. Neurology. 1990;40(12):1843.
13. Brophy GM, Bell R, Claassen J, Alldredge B, Bleck TP, Glauser T, et al., Neurocritical Care Society Status Epilepticus Guideline Writing Committee. Guidelines for the evaluation and management of status epilepticus. Neurocrit Care. 2012;17(1):3-23.
14. Glauser T, Shinnar S, Gloss D, Alldredge B, Arya R, Bainbridge J, et al. Evidence-based guideline: treatment of convulsive status epilepticus in children and adults: report of the Guideline Committee of the American Epilepsy Society. Epilepsy Curr. 2016;16(1):48-61.

6

Paralisia facial

Arthur de Campos Soares
Suelen Cristina Pereira do Nascimento de Freitas

PONTOS PRINCIPAIS

- Diversas afecções podem causar a disfunção do nervo facial em qualquer porção do seu trajeto e, consequentemente, paralisia facial.
- As paralisias faciais podem ser classificadas entre periféricas ou centrais, a depender da topografia da lesão. À paralisia facial periférica de causa indeterminada denominamos paralisia de Bell.
- O médico emergencista deve estar atento às diferenças entre paralisia facial central e periférica, bem como às diferenças entre causas secundárias de paralisia facial periférica.
- Os corticoides constituem a base do tratamento da paralisia de Bell. O tratamento com antivirais possui maior benefício evidenciado para casos graves, apenas em associação à corticoterapia.

INTRODUÇÃO

A paralisia facial compreende uma disfunção do nervo facial (VII par craniano) em qualquer porção do seu trajeto ou origem, ocasionando fraqueza muscular e perda temporária ou permanente dos movimentos da mímica facial. O nervo facial é um nervo misto, com componente motor (musculatura facial), sensitivo (sensibilidade de conduto auditivo externo e 2/3 anteriores da língua) e autonômico (parassimpático – controle de glândulas salivares e lacrimais).

A distribuição da paralisia apresentada irá depender da topografia acometida. O envolvimento do neurônio motor inferior (nervo facial) apresenta acometimento de toda a hemiface ipsilateral à lesão, incluindo a fronte, a que denominamos paralisia facial periférica (PFP). O envolvimento de neurônio motor superior (córtex motor ou trato corticonuclear), por outro lado, apresenta acometimento da hemiface inferior contralateral à lesão, poupando a fronte (uma vez que a inervação da musculatura da fronte é bilateral); esse padrão recebe o nome de paralisia facial central (PFC). Uma exceção à regra é a paralisia facial central de padrão periférico, em lesões de ponte na região do núcleo do abducente (VI par craniano) por onde passa a porção proximal do nervo facial; apesar da causa central (lesão em tronco encefálico), o padrão apresentado será o de paralisia de toda a hemiface, tendo como característica distintiva o acometimento do nervo abducente (incapacidade de abdução do olho ipsilateral à lesão), entre outros sinais clínicos. Cabe lembrar que essa entidade clínica é rara; lesões de ponte são responsáveis por menos de 1% das paralisias faciais de padrão periférico[1,2]. Essas características, bem como algumas etiologias mais frequentes, estão descritas na Tabela 1.

ETIOLOGIAS

Entre as paralisias faciais periféricas, a mais frequente é a paralisia facial idiopática, ou paralisia de Bell, representando até 70% dos casos de PFP. Sua incidência é similar entre homens e mulheres, com mediana de idade de 40 anos e maior risco entre pacientes com diabetes, idosos acima de 70 anos, gestantes e puérperas. Sua fisiopatologia não é totalmente esclarecida, provavelmente associada a inflamação do nervo

TABELA 1 Sinais e etiologias associados a topografias de lesão levando a paralisia facial

Topografia da lesão	Sinais do nervo facial	Sinais frequentemente associados	Etiologias comuns
Córtex/subcórtex (paralisia facial central)	Fraqueza de metade inferior da hemiface contralateral à lesão salivação/lacrimejamento/gustação preservados	Hemiparesia/hemi-hipoestesia contralaterais	Síndromes neurovasculares (AVE i/h), neoplasias, neuroinfecções
Ponte (paralisia facial central de padrão periférico)	Fraqueza de toda a hemiface ipsilateral à lesão; salivação/lacrimejamento/ gustação preservados	Paralisia do abducente ipsilateral à lesão, hemiparesia/hemi-hipoestesia contralateral, ataxia, nistagmo	Síndromes neurovasculares (AVE i/h), neoplasias, doenças autoimunes (esclerose múltipla)
Nervo facial (paralisia facial periférica)	Fraqueza de toda a hemiface ipsilateral à lesão; salivação/lacrimejamento/ gustação frequentemente envolvidos	Zumbido, nistagmo, alteração auditiva	Paralisia de Bell, síndrome de Ramsay-Hunt, otites, neoplasias, fraturas (osso temporal/mastoide)

AVC i/h: acidente vascular isquêmico/hemorrágico.

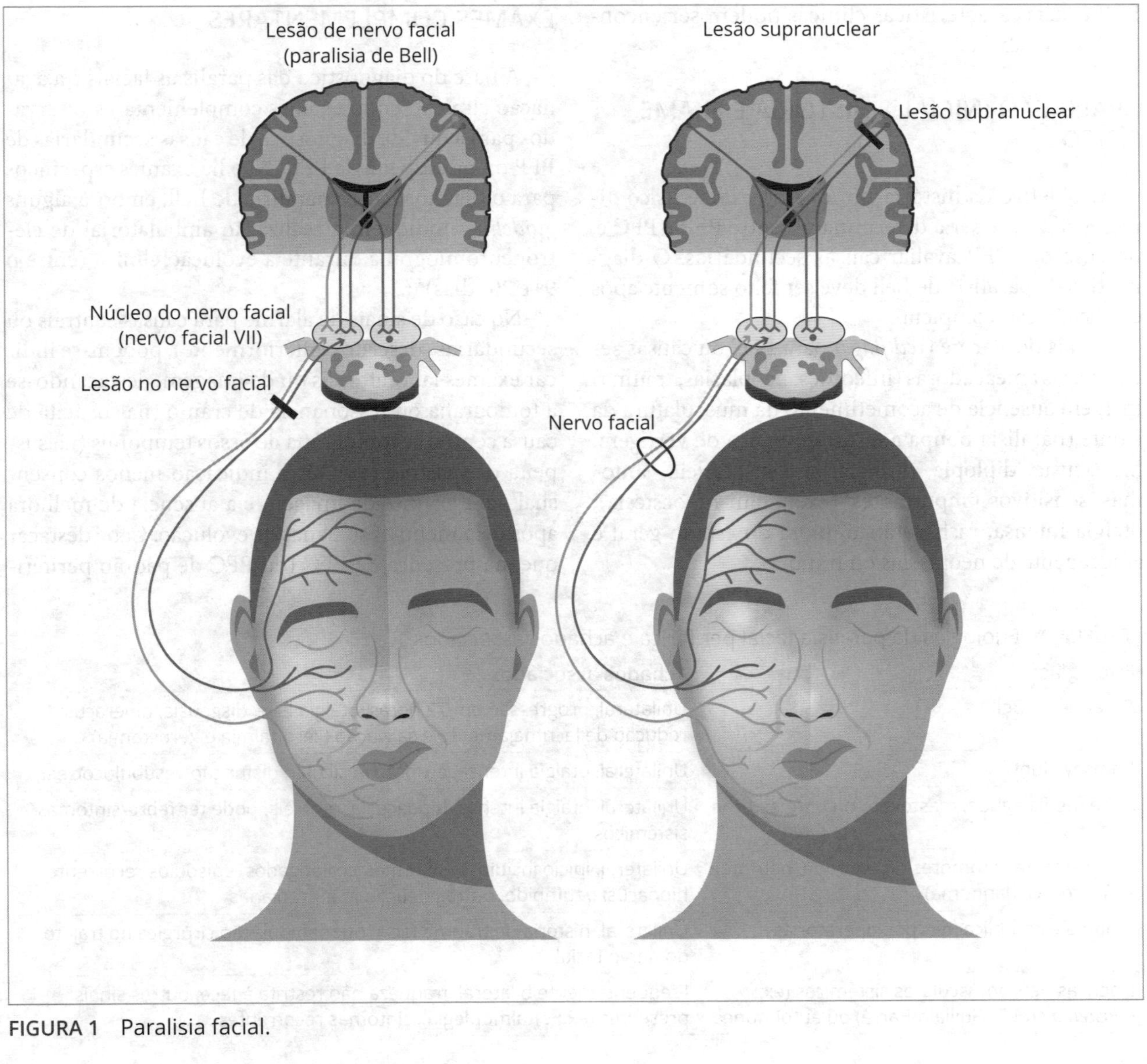

FIGURA 1 Paralisia facial.

facial em decorrência de reativação de infecção pelo vírus herpes-simples (embora possa ocorrer com reativação de outros vírus). Possui evolução ao longo de 1 a 7 dias (em média 72 horas)[2-4] para o pico de acometimento do nervo facial, apresentando de forma conjunta otalgia leve, redução de lacrimejamento e salivação, hiperacusia, e disgeusia ipsilateral (nos 2/3 anteriores da língua). Pode apresentar um pródromo viral inespecífico em até 60% dos casos[2-6].

Com apresentação clínica similar, há a síndrome de Ramsay-Hunt, devido à reativação do vírus varicela-zóster. Ela se diferencia da paralisia de Bell pela presença de erupção vesicular herpetiforme (presente no conduto auditivo externo, pavilhão auricular, palato duro ou língua), otalgia intensa e disfunção vestibulococlear (manifestando-se como vertigem de origem periférica). Seu desfecho clínico é mais desfavorável em relação à paralisia de Bell e tem menores índices de recuperação completa. Outras causas de PFP e suas características clínicas podem ser encontradas na Tabela 2.

AVALIAÇÃO INICIAL – HISTÓRIA E EXAME FÍSICO

O objetivo da história clínica e do exame físico direcionado deve ser a determinação entre PFP e PFC e, no caso das PFP, avaliar causas secundárias. O diagnóstico de paralisia de Bell deve ser feito somente após essa avaliação completa.

Sinais de alarme (*red flags*) para PFC ou causas secundárias ameaçadoras (infecções, neoplasias, trauma) incluem ausência de acometimento da musculatura da fronte (paralisia poupa a testa), presença de vertigem, hipoacusia, diplopia, disfagia, ataxia, cefaleia, sintomas sensitivos importantes (ex.: hemi-hipoestesia), otalgia intensa, rash cutâneo, piora do estado geral e antecedente de neoplasias ou trauma.

Na paralisia total do facial por lesão periférica, alguns sinais frequentemente presentes incluem:

- Desvio de rima contralateral à lesão e apagamento de sulco nasolabial – também presentes nas PFC.
- Lagoftalmo (incapacidade de fechar completamente o olho).
- Ptose ou ectrópio.
- Ausência de rugas na fronte.
- Disgeusia/ageusia nos 2/3 anteriores da língua.
- Fenômeno de Bell: ao tentar fechar os olhos com força máxima, há eversão do olho para cima e para fora, expondo a esclera/córnea no lado acometido.
- Se afetar fibras parassimpáticas: redução de lacrimejamento e salivação (xeroftalmia e xerostomia).

Pontos importantes da história clínica e do exame físico direcionados encontram-se nas Tabelas 3 e 4.

EXAMES COMPLEMENTARES

A base do diagnóstico das paralisias faciais é a avaliação clínica, sendo exames complementares reservados para a dúvida diagnóstica de causas secundárias de PFP ou na suspeita de PFC. Não há exames específicos para o diagnóstico de paralisia de Bell, embora alguns *guidelines* indiquem a realização ambulatorial de eletroneuromiografia durante a evolução clínica (entre o 9º e 20º dias)[3-7].

No caso de sinais de alarme para causas centrais ou secundárias (descritos anteriormente), podem-se indicar exames laboratoriais ou de imagem, destacando-se a tomografia ou ressonância de crânio (na suspeita de causa central) e tomografia de ossos temporais (na suspeita de mastoidite). Outra indicação menos consensual para exames de imagem é a ausência de melhora após pelo menos 4 semanas de evolução. Cabe destacar que, na presença de PFC (ou PFC de padrão periféri-

TABELA 2 Etiologias da paralisia facial periférica e achados associados

Etiologias	Achados associados
Paralisia de Bell	Unilateral, progressão em 72 horas, otalgia leve, disgeusia, hiperacusia, redução de lacrimejamento e salivação (xeroftalmia e xerostomia)
Ramsay-Hunt	Unilateral, otalgia intensa, erupção vesicular, disfunção vestibulococlear
Otite média aguda, mastoidite ou otite externa maligna	Unilateral, otalgia intensa, hipoacusia, otorreia, pode ter febre/sintomas sistêmicos
Neoplasias (ex.: tumores de parótida, neuroma acústico, schwannoma)	Unilateral, início insidioso, sintomas prolongados, episódios recorrentes, hipoacusia/zumbido, outras neuropatias cranianas
Trauma e complicações pós-operatórias	Unilateral, história de trauma facial ou manipulação cirúrgica no trajeto do nervo facial
Doenças neuromusculares sistêmicas (ex.: *miastenia gravis*, Guillain-Barré) ou autoimunes	Frequentemente bilateral, fraqueza não restrita à face, outros sinais presentes (ex.: oftalmoplegia), sintomas recorrentes

TABELA 3 História clínica

Dados de história clínica	Achados
Padrão de início	Bell: início agudo, progressão em 1-7 dias
	Lesões expansivas (neoplasias, sarcoidose etc.): início insidioso
Pródromo	Bell: pode ter otalgia ou dor retroauricular, hiperacusia, pródromo viral inespecífico
Otalgia	Bell: otalgia/dor retroauricular leve, pode ter dor em mandíbula
	Ramsay-Hunt e infecções (otite média aguda, otite externa aguda): otalgia intensa
Antecedentes pessoais	Perguntar sobre otite média aguda/otite externa aguda/mastoidite recente, trauma facial, manipulação cirúrgica, neoplasias
Fraqueza não restrita à face	Causas centrais: síndromes neurovasculares e outras lesões (neoplasias, infecções, doenças autoimunes/neuromusculares)
Sintomas oculares	Bell: xeroftalmia (olho seco), lagoftalmo. Causas centrais: diplopia, baixa visual aguda
Sintomas sensitivos	Paralisia do nervo facial isolado não deve ter hipoestesia facial; caso se apresente, pensar em causas centrais ou envolvimento do nervo trigêmeo
Perda auditiva	Bell: não deve causar hipoacusia ou zumbido; pensar em lesões neoplásicas/compressivas ou infecções otológicas
Outros sintomas neurológicos	Pensar em causas centrais: diplopia, disfagia, dismetria/ataxia, vertigem, cefaleia, hipoestesia contralateral
Sintomas recorrentes	Pensar em neoplasias e doenças autoimunes

TABELA 4 Exame físico

Dados de exame físico	Achados
Avaliação sucinta do nervo facial	Elevar sobrancelhas, fechar olhos com força, sorrir/mostrar os dentes, estufar as bochechas
	PFC: não inclui fronte
	PFP: inclui fronte – toda a hemiface
Otoscopia	Procurar lesões vesiculares no conduto auditivo externo (Ramsay-Hunt), hiperemia/secreção/abaulamento timpânico (otites agudas)
Acuidade visual/campimetria	PFP: devem estar preservadas
Motricidade ocular extrínseca	PFP: deve estar preservada
	PFC de padrão periférico (lesão de ponte): pode ter paralisia do abducente ipsilateral
Palpação de parótidas	Alterada em caso de neoplasia ou abscesso parotídeo
Exame neurológico completo	Importante na suspeita de acometimento central

PFC: paralisia facial central; PFP: paralisia facial periférica.

co) com início ictal/súbito, deve-se conduzir a investigação e terapêutica inicial como suspeita de síndrome neurovascular (AVE isquêmico/hemorrágico).

TRATAMENTO

O tratamento deve ser direcionado para a principal suspeita diagnóstica. Foge do escopo deste capítulo a descrição de tratamento de lesões centrais ou complicações infecciosas como otite média aguda ou mastoidite. Serão abordadas as bases do tratamento da paralisia de Bell e Ramsay-Hunt, causas mais comuns de PFP no departamento de emergência: corticoterapia, antivirais (se indicados) e cuidados locais. No caso da paralisia de Bell, espera-se uma recuperação inicial em torno de 2 a 3 semanas e completa em torno de 6 a 12 meses, sendo os desfechos menos favoráveis conforme a gravidade da paralisia (que pode ser classificada conforme a escala de House-Brackmann – Tabela 5).

TABELA 5 Escala de House-Brackmann

Classificação	Graduação	Descrição
Normal	Grau I	Motricidade simétrica em toda a face
Disfunção leve	Grau II	Assimetria/fraqueza leves
		Olho: fechamento completo com esforço mínimo
		Boca: leve assimetria com o sorriso forçado
		Sem complicações (espasmos, sincinesias ou contraturas)
Disfunção moderada	Grau III	Fraqueza óbvia, mas não desfigurante; pode não ser capaz de levantar a sobrancelha. Olho: fechamento ocular completo. Boca: desvio evidente com o movimento esforçado. Complicações leves (espasmos, sincinesias ou contraturas).
Disfunção moderada a grave	Grau IV	Fraqueza/assimetria óbvios, mesmo em repouso; incapaz de levantar a sobrancelha
		Olho: fechamento ocular incompleto
		Boca: assimetria da boca
		Complicações importantes (espasmos, sincinesias ou contraturas).
Disfunção grave	Grau V	Movimento quase imperceptível; fechamento incompleto dos olhos, leve movimento do canto da boca; sincinesia, contratura e espasmo ausentes
Paralisia total	Grau VI	Não há qualquer movimento, espasmo ou contratura

Corticoterapia

A corticoterapia constitui a base do tratamento farmacológico agudo da paralisia de Bell e da síndrome de Ramsay-Hunt. Idealmente, deve ser prescrita dentro de 72 horas do início do quadro, porém pode ser prescrita após esse período considerando o potencial benefício em redução de sequelas e baixo nível de eventos adversos. Em ensaios clínicos e metanálises recentes, o número necessário para tratar (NNT) para recuperação completa com uso de corticoide em casos graves (grau IV ou maior) chega a 8 (8 casos tratados para 1 caso de recuperação completa)[4-8]. A dose e a duração da terapia variam conforme diferentes recomendações, sendo esquemas possíveis: prednisona 60-80 mg/dia por 7 dias ou prednisolona 1 a 2 mg/kg/dia por 7-10 dias. Não há consenso sobre a necessidade de desmame de corticoterapia após esse período, não há contraindicações absolutas ao uso de corticoides na paralisia de Bell, incluindo gestação, e não há indicação de prescrição concomitante de inibidores de bomba de prótons (ex.: omeprazol)[9-10].

Antivirais

O uso de antivirais no tratamento da paralisia de Bell não apresenta benefício quando feito de forma isolada, apenas em conjunto à corticoterapia, e apenas em casos moderados a graves/grau IV ou maior (em que o benefício de redução de sequelas em longo prazo supera os efeitos colaterais associados ao uso de antivirais). Os antivirais de escolha são aciclovir ou valaciclovir, com duração de 7 dias de tratamento, sendo o valaciclovir preferencial por sua facilidade posológica. Esquemas de doses sugeridos são os seguintes:

- Valaciclovir:
  - Adultos: 1 g a cada 8 horas.
  - Crianças: 20 mg/kg (máximo 1 g) a cada 8 horas.
- Aciclovir:
  - Adultos: 400 mg a cada 4 horas (5 x/dia, omitindo a dose noturna).
  - Crianças: < 12 anos 40 a 80mg/kg/dia, em 3 doses (máximo 1.000 mg/dia); ≥ 12 anos 200 mg a cada 4 horas (5 x/dia, omitindo a dose noturna) ou 400 mg a cada 8 horas.

Antivirais também devem ser utilizados na suspeita de síndrome de Ramsay-Hunt, com a ressalva de que, na suspeita de acometimento ocular (envolvimento do ramo V1 do nervo trigêmeo – vesículas nasais, dor ocular e baixa visual aguda), deve haver avaliação oftalmológica de emergência, uma vez que o manejo especializado é necessário.

Cuidados locais – proteção ocular

A PFP prejudica a capacidade de oclusão palpebral e lacrimejamento, levando ao risco de ressecamento e lesão de córnea. Portanto, deve ser sempre orientado o

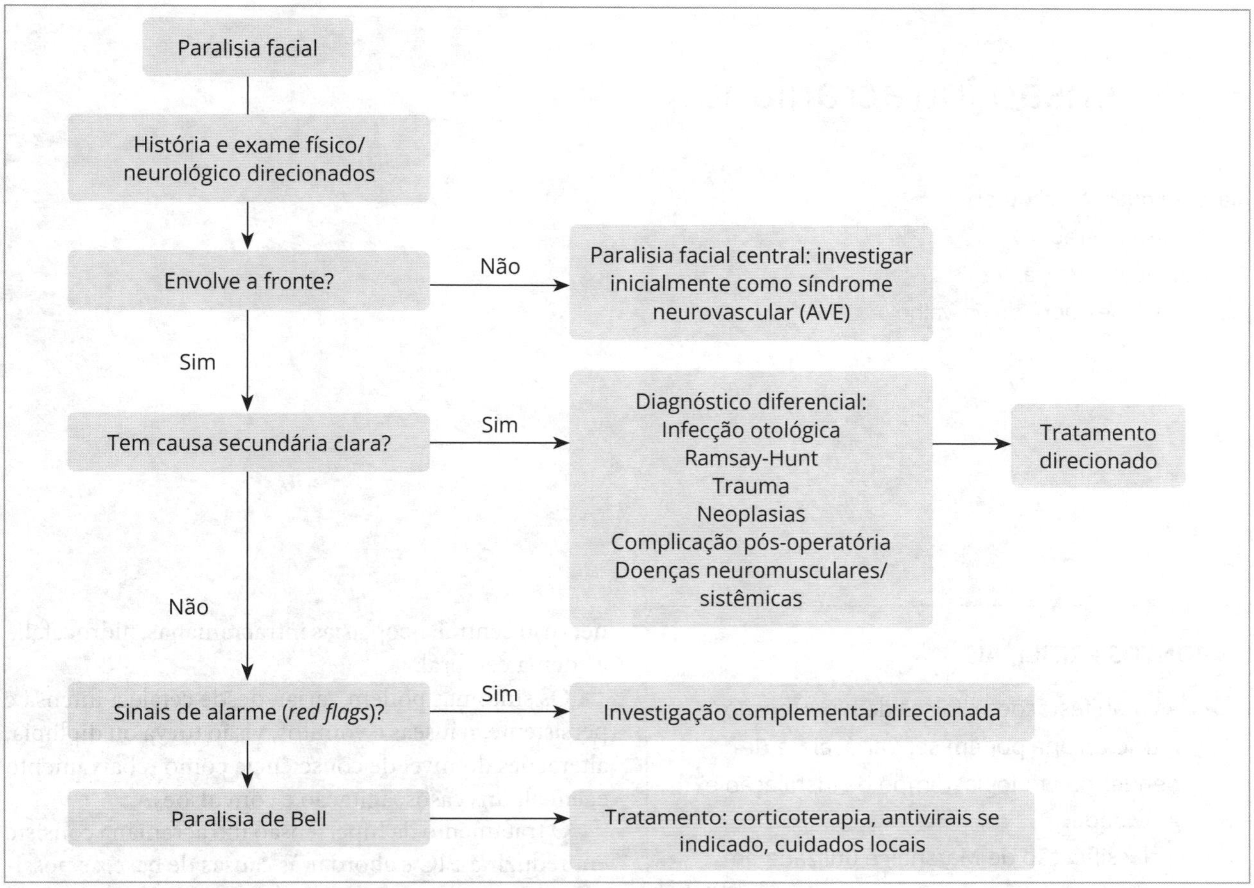

FIGURA 2 Abordagem da paralisia facial no departamento de emergência.
AVC: acidente vascular encefálico.

uso de colírios lubrificantes sem conservantes e oclusão manual periódica da pálpebra no período diurno, com a possibilidade de colírios viscosos/em gel no período noturno, bem como oclusão ocular com fita/curativo protetor ocular noturno.

ACOMPANHAMENTO

Conforme já citado, a recuperação completa na PFP pode levar meses, com piores desfechos em casos mais graves. Os pacientes devem receber encaminhamento para seguimento ambulatorial com atenção primária ou especializada. Na suspeita de causas centrais ou potencialmente graves (mastoidite, neoplasias do sistema nervoso central), pode ser indicada internação hospitalar para investigação e manejo terapêutico.

REFERÊNCIAS

1. Baugh RF, Basura GJ, Ishii LE, Schwartz SR, Drumheller CM, Burkholder R, et al. Clinical practice guideline: Bell's palsy. Otolaryngol Head Neck Surg. 2013;149(3 Suppl):S1-27.
2. de Almeida JR, Guyatt GH, Sud S, Dorion J, Hill MD, Kolber MR, et al. Management of Bell palsy: clinical practice guideline. CMAJ. 2014;186(12):917-22.
3. Garro A, Nigrovic LE. Managing Peripheral Facial Palsy. Ann Emerg Med. 2018;71(5):618-24.
4. Gilden DH. Bell's Palsy. N Engl J Med. 2004;351(13):1323-31.
5. Glass GE, Tzafetta K. Bell's palsy: a summary of current evidence and referral algorithm. Fam Pract. 2014;31(6):631-42.
6. Grace M, Heffernan L, Maguire S, Conneely C. Bell's Palsy: Management in the Emergency Department. Irish Association for Emergency Medicine; 2023.
7. Machado ABM, Haertel LM. Neuroanatomia funcional. 3. ed. São Paulo: Atheneu; 2014.
8. McCaul JA, Cascarini L, Godden D, Coombes D, Brennan PA, Kerawala CJ. Evidence based management of Bell's palsy. Br J Oral Maxillofac Surg. 2014;52(5):387-91.
9. Schwartz SR, Jones SL, Getchius TSD, Gronseth GS. Reconciling the clinical practice guidelines on Bell palsy from the AAO-HNSF and the AAN. Neurology. 2014;82(21):1927-9.
10. Vakharia K, Vakharia K. Bell's Palsy. Facial Plast Surg Clin North Am. 2016;24(1):1-10.

7

Hipertensão intracraniana

Marcos Eduardo Grüdtner
Gabriel Prado Araújo
Rafael Matos Hortegal
Julia Magalhães Dorn de Carvalho

> **PONTOS PRINCIPAIS**
>
> - As manifestações clínicas da hipertensão intracraniana podem ser variáveis, a depender da etiologia, tempo de instalação e gravidade.
> - A classificação de Marshall é utilizada em pacientes com traumatismo cranioencefálico e possui valor prognóstico.
> - Hiperventilação pode ser usada por curtos períodos em casos refratários e com risco iminente de herniação.

INTRODUÇÃO

A hipertensão intracraniana é uma das principais emergências neurológicas e quando presente está associada a déficits neurológicos potencialmente irreversíveis, se não manejada, e maior mortalidade[1]. Assim, seu reconhecimento e tratamento precoces são essenciais.

Há um equilíbrio entre as pressões exercidas pelo parênquima cerebral, sangue e líquido cefalorraquidiano (LCR), os quais ficam contidos sob a superfície rígida da calota craniana. Assim, alterações da pressão exercida por um ou mais desses componentes podem levar rapidamente à elevação da pressão intracraniana (PIC), o que reduz a pressão de perfusão cerebral e leva aos déficits neurológicos e morte.

As principais causas para a hipertensão intracraniana incluem traumatismo craniano, acidente vascular cerebral, hemorragia cerebral, infecções no sistema nervoso central, neoplasias intracranianas, hidrocefalia e edema cerebral.

Os sintomas podem variar, desde cefaleia intensa e persistente, náuseas e vômitos, visão turva ou diplopia, alterações do nível de consciência como rebaixamento e, em alguns casos, agitação e convulsões.

O tratamento da hipertensão intracraniana consiste em reduzir a PIC e abordar às causas de base, se possível. A abordagem envolve o manejo medicamentoso e cirúrgico e é escalonado de acordo com a refratariedade do paciente e avaliação individualizada do benefício da terapêutica.

FISIOPATOLOGIA

O volume do crânio varia de 1.400 a 1.700 cm^3 e é constituído do cérebro, líquido cefalorraquidiano (LCR) e sangue, limitados pela calota craniana. Como esse valor é fixo, quando há um aumento de um desses componentes ocorre uma diminuição dos outros constituintes de forma compensatória. No entanto, se a elevação de um deles persistir, é ultrapassado o limite do mecanismo compensatório e ocorre a elevação da pressão intracraniana de forma exponencial, o que é descrito pela doutrina de Monro-Kellie[2].

A pressão de perfusão cerebral (PPC) é resultado da diferença entre a pressão arterial média (PAM) e a pressão intracraniana (PIC). Dessa forma, se a elevação da pressão intracraniana não for tratada, a pressão de perfusão cerebral se mantém reduzida e leva à isquemia cerebral. Além disso, com o aumento da pressão intracraniana há um maior risco de herniação, que ocorre pela diferença dos gradientes de pressão. A herniação pode ser extracraniana, subfalcina, do tronco encefálico, uncal, cerebelar ou tonsilar[3].

Uma pressão intracraniana normal no adulto varia de 5 a 15 mmHg; no entanto, não há um consenso sobre o valor de corte para hipertensão intracraniana. Costuma ser utilizado o valor de 20 mmHg e é recomendado tratamento quando maior que 22 mmHg no contexto de traumatismo cranioencefálico (TCE)[4].

Há diversas causas para o aumento da pressão intracraniana, como efeito de massa e edema vasogênico nas neoplasias intracranianas. O edema citotóxico pode estar presente no acidente vascular cerebral (AVC), trauma, meningoencefalite, estado de mal epiléptico e insuficiência hepática. Além de alterações do fluxo do líquido cefalorraquidiano, com obstrução do sistema ventricular ou menor absorção, o que leva ao acúmulo de liquor e dilatação dos ventrículos. Por fim, na hemorragia intracraniana e subaracnóidea pode ser resultado do efeito de massa e do edema citotóxico e vasogênico.

TABELA 1 Principais etiologias da hipertensão intracraniana

Principais etiologias da hipertensão intracraniana
Trauma cranioencefálico
Acidente vascular cerebral isquêmico
Neoplasia intracraniana – primária ou metastática
Hemorragia intraparenquimatosa
Hemorragia subaracnóidea
Hematoma subdural ou epidural
Hidrocefalia
Meningoencefalite infecciosa
Encefalopatia hepática
Encefalopatia toxicometabólica

O edema citotóxico ocorre pelo edema celular em decorrência do acúmulo de fluido intracelular. Já o edema vasogênico resulta do aumento da permeabilidade vascular com quebra da barreira hematoencefálica e acúmulo de fluido no meio extracelular[5].

Por fim, a hipertensão intracraniana idiopática (HII) é caracterizada pelo aumento da pressão intracraniana sem uma causa definida. Nesse caso, há um desequilíbrio entre a produção e absorção do liquor, o que leva ao seu acúmulo e aumento da pressão intracraniana.

MANIFESTAÇÕES CLÍNICAS

As manifestações clínicas da hipertensão intracraniana podem ser variáveis, a depender da etiologia, tempo de instalação e gravidade. Os sintomas iniciais geralmente são inespecíficos, como cefaleia, náuseas e vômitos, alterações visuais como diplopia pela paralisia do nervo abducente (VI par) e alterações do nível de consciência[6].

A cefaleia classicamente é pior pela manhã, pior em posição supina e ao realizar manobra de Valsalva; dessa forma, constitui uma cefaleia com presença de sinais de alarme e necessita de investigação adicional.

Por serem sintomas pouco específicos, o diagnóstico pode ser difícil e tem como diferencial diversos quadros, como alterações eletrolíticas, distúrbios acidobásicos, infecções, crise convulsiva e encefalopatia.

No exame físico, a avaliação do diâmetro e reatividade pupilar pode auxiliar no diagnóstico e na avaliação da resposta à terapia hiperosmolar. A elevação da pressão intracraniana é transmitida ao nervo óptico, o que leva ao edema do disco óptico, que é identificado como papiledema.

A tríade de Cushing, que é caracterizada por hipertensão, bradicardia e respiração irregular, costuma se apresentar tardiamente quando há compressão do tronco cerebral e possui baixa sensibilidade. A presença da tríade sugere herniação iminente e isquemia cerebral, com pior prognóstico e necessidade de intervenção imediata.

DIAGNÓSTICO

O diagnóstico definitivo é realizado com medida invasiva da PIC por meio da pressão de abertura na punção lombar ou por meio de monitorização invasiva com derivação ventricular externa ou cateter intraparenquimatoso. O exame físico associado à neuroimagem pode auxiliar no diagnóstico, mas não deve atrasar o manejo quando há alta probabilidade de HIC.

Neuroimagem

Diante de um quadro clínico sugestivo de HIC a realização de neuroimagem, como a tomografia computadorizada (TC) do crânio, pode apresentar achados sugestivos, além de pode auxiliar no diagnóstico etiológico e no planejamento terapêutico. Esses achados incluem apagamento ou compressão das cisternas da base, desvio de linha média e uma classificação de Marshall de no mínimo 3.

A classificação de Marshall é utilizada em pacientes com TCE e possui valor prognóstico.

O edema citotóxico afeta a substância cinzenta e branca com perda da diferenciação entre ela e na ressonância magnética (RM) apresenta hipersinal na difusão. Já o edema vasogênico na TC mantém a diferenciação entre a substância cinza e acomete principalmente a substância branca e na RM apresenta hipersinal em T2.

Na hidrocefalia comunicante há um desequilíbrio entre a produção e a reabsorção do LCR, o que leva ao acúmulo de LCR e à elevação da PIC. Pode estar presente

TABELA 2 Classificação tomográfica de Marshall

Categoria	Achados na tomografia computadorizada
Lesão difusa I	Sem alterações visíveis na tomografia computadorizada
Lesão difusa II	Cisternas da base presentes com desvio de linha média de 0 a 5 mm e/ou lesões hiperdensas ≤ 25 mL
Lesão difusa III	Cisternas da base comprimidas ou ausentes, desvio de linha média de 0 a 5 mm e/ou lesões hiperdensas ≤ 25 mL
Lesão difusa IV	Desvio de linha média > 5 mm e/ou lesões hiperdensas ≤ 25 mL
Lesões operadas	Lesões removidas cirurgicamente
Lesões não operadas	Lesões > 25 mL não operadas

Fonte: adaptada de Marshall et al., 1992[15].

na hemorragia subaracnóidea pela menor reabsorção de LCR pelas granulações aracnóideas e nos papilomas do plexo coroide pela maior produção de liquor, por exemplo. Na TC pode apresentar aumento simétrico de todos os ventrículos e apagamento dos sulcos cerebrais e compressão das cisternas.

Já na hidrocefalia não comunicante há uma obstrução no sistema ventricular e consequentemente acúmulo de LCR em locais anteriores à obstrução. Algumas causas incluem lesões com efeito de massa e hemorragia intraventricular. No exame de imagem pode apresentar deslocamento das estruturas e herniação, uma vez que gera um gradiente de pressão, além de edema intersticial ao redor dos ventrículos.

A ressonância magnética não costuma ser utilizada nesse contexto por causa da menor disponibilidade, maior custo e maior tempo necessário. O Doppler transcraniano pode ser útil quando não há disponibilidade de TC; no entanto, ainda precisa de mais estudos para verificar sua acurácia[7].

Ultrassonografia *point-of-care* (POCUS)

O uso do POCUS pode auxiliar na identificação da HIC, principalmente quando não há disponibilidade de neuroimagem ou há instabilidade do paciente. O aumento do diâmetro da bainha do nervo óptico (DBNO) possivelmente se correlaciona com o aumento da pressão intracraniana, uma vez que há comunicação dos espaços subaracnóideos intracranianos e intraorbitais. Um diâmetro entre 0,48 e 0,63 cm pode indicar HIC, geralmente sendo utilizado o corte de 0,5 a 0,6 cm.

Uma metanálise realizada por Koziarz et al., em 2019, demonstrou uma sensibilidade de 92% e especificidade de 86% no diagnóstico de HIC[8]. No entanto, seu resultado deve ser interpretado com cautela e não substitui a monitorização invasiva da PIC, quando indicada.

Aspide et al., em 2020, propôs a avaliação do diâmetro da bainha do nervo óptico através do protocolo CLOSED. Esse protocolo é constituído de 6 etapas, inicialmente é realizado o Doppler colorido para localizar a artéria central da retina e/ou veia central da retina de forma a verificar o trajeto do nervo óptico. Otimizar o brilho da imagem e identificar o disco óptico, de onde será medido 3 mm posterior para verificar o DBNO. Deve ser realizada gravação das imagens e uso de um *Mechanical Index* (MI) de 0,23 ou menor, com um transdutor de alta frequência, geralmente o linear, de 10 MHz. Por fim, são realizadas duas medições em cada olho, com o transdutor colocado sobre a pálpebra superior. O exame deve ser realizado, com paciente em posição supina, cabeça em posição neutra e cabeceira a 20 a 30°. É medido o DBNO a 3 mm posterior à retina[9].

Monitorização de pressão intracraniana invasiva

A monitorização intracraniana invasiva ainda é o padrão ouro para mensuração e diagnóstico de HIC. É realizada com colocação de cateter com sensor intraparenquimatoso ou no cateter de derivação ventricular externa (DVE), o qual permite a drenagem de LCR, se necessário.

No entanto, ainda não há evidência sólida de que melhore o desfecho em comparação com a avaliação clínica e neuroimagem e pode apresentar maior risco de complicações como sangramento e infecções[10]. O estudo BEST:TRIP, publicado em 2012, comparou a monitorização invasiva com a avaliação clínica associada à neuroimagem e a monitorização não apresentou melhores desfechos[11].

No TCE é recomendada monitorização invasiva em pacientes com escala de coma de Glasgow de 3 a 8 após ressuscitação inicial e que apresentam alterações na TC de crânio como hematomas, contusão, edema, herniação ou compressão das cisternas da base. Ou pacientes com TC normal e pelo menos 2 dos 3 critérios: idade maior de 40 anos, PAS menor que 90 mmHg ou postura anormal.

TRATAMENTO

A identificação precoce e manejo da HIC é essencial para prevenção de lesões cerebrais secundárias.

Suporte respiratório e hemodinâmico

O suporte respiratório e hemodinâmico tem como objetivo evitar hipóxia e hipotensão, uma vez que ambas promovem vasodilatação e aumento da PIC.

Na avaliação respiratória, pelo rebaixamento do nível de consciência com perda de proteção da via aérea e para neuroproteção geralmente é necessária a realização de intubação orotraqueal, preferencialmente de forma precoce. Deve ser considerada como uma via aérea fisiologicamente difícil, uma vez que a laringoscopia promove estímulo simpático e pode piorar a HIC, além de possível instabilidade hemodinâmica periprocedimento.

Uma sedoanalgesia adequada, durante e após o procedimento, reduz o estímulo álgico e evita a piora da HIC. Geralmente é realizada sequência rápida de intubação e pode ser realizado fentanil como pré-tratamento para auxílio na simpatólise cerca de 3 minutos antes da indução. Se hipertensão arterial importante, pode ser utilizado propofol pela sua ação vasodilatadora ou indutores com maior estabilidade hemodinâmica como cetamina ou etomidato. A cetamina era evitada nesses casos devido ao possível risco de elevação da PIC; entretanto, revisões sistemáticas recentes não demonstraram esse efeito. Por fim, o bloqueio neuromuscular pode ser realizado com rocurônio ou succinilcolina, sem superioridade entre eles.

Hiperventilação pode ser usada por curtos períodos em casos refratários e com risco iminente de herniação. Tem como objetivo promover hipocapnia e vasoconstrição, o que leva a diminuição do volume sanguíneo cerebral e reduz a PIC. Inicialmente, a meta de $PaCO_2$ é de 35 a 38 mmHg, mas se HIC persistente pode ser realizada hipocapnia leve com $PaCO_2$ de 32 a 35 mmHg e até 26 a 30 mmHg.

Apesar de a hiperventilação não estar associada à melhora da mortalidade no TCE, é recomendada pela Neurocritical Care Society, uma vez que é potencialmente benéfica e o risco de isquemia cerebral só ocorre após períodos prolongados.

Na avaliação hemodinâmica é visada a normotensão, com pressão arterial sistólica (PAS) entre 100 e 180 mmHg e idealmente orientada pela PIC e PPC. Nos casos com monitorização invasiva, tem como meta uma PPC entre 60 e 70 mmHg e deve ser evitada a hipotensão[12]. O controle de pressão arterial é feito idealmente com medicações tituláveis, de início rápido e curta ação. Se houver instabilidade hemodinâmica, podem ser utilizados vasopressores como noradrenalina. Além disso, é objetivada a euvolemia e evitado uso de soluções hipotônicas como solução de glicose a 5%.

Sedoanalgesia

Sedoanalgesia tem como objetivo reduzir a demanda metabólica cerebral e o consumo de oxigênio, além de reduzir a resposta simpática. Pode ser realizada com diversos agentes, como fentanil, propofol e midazolam, com meta de RASS menor que zero e aumento da sedação, caso a HIC persista.

Se mantiver refratário pode ser realizado coma barbitúrico, pela maior supressão. Pode ser utilizado pentobarbital com *bolus* de 10 a 20 mg/kg e manutenção de 1 a 4 mg/kg/h e considerada realização de eletroencefalograma (EEG) nesses casos.

Terapia hiperosmolar

A terapia hiperosmolar reduz a PIC pela expansão do volume do plasma e diminuição da viscosidade sanguínea de forma a melhorar a oxigenação cerebral e promover vasoconstrição. Além disso, promove um gradiente osmolar no sangue e transferência de fluido do extravascular para o intravascular, o que aumenta a drenagem venosa e reduz a PIC.

A terapia osmótica pode ser realizada com manitol ou salina hipertônica e serve de ponte até o tratamento definitivo. Geralmente é utilizado em bolus conforme necessário, com repetição a cada 4 a 6 horas, mas em alguns casos pode ser realizada solução salina hipertônica em infusão contínua.

A solução salina hipertônica pode ser utilizada em diversas concentrações, como a 3% ou 23,4%. Pode ser realizado *bolus* de NaCl a 20% 30 a 40 mL em acesso venoso central ou preparada solução a 3%, por exemplo, com 445 mL de NaCl 0,9% e 55 mL de NaCl 20% e pode ser utilizada em acesso venoso periférico. A salina hipertônica é preferencial nos pacientes em que expansão volêmica seria benéfica.

O manitol é utilizado a 20% com dose de 0,5 a 2 g/kg e é realizado em *bolus* conforme necessário ou de horário, não sendo recomendada a infusão contínua. Tem ação como um diurético osmótico e pode levar à hipovolemia, além de ter como efeito adverso a insuficiência renal aguda, principalmente em pacientes com doença renal prévia. Não há superioridade entre o manitol ou salina hipertônica, exceto no contexto de TCE e hemorragia intracraniana, em que é preferencial o uso da salina hipertônica para auxiliar na ressuscitação volêmica e melhorar a perfusão cerebral, apesar de pouca evidência[13].

Abordagem cirúrgica

A abordagem cirúrgica pode ser considerada de acordo com o potencial benefício no desfecho do paciente nos casos de HIC refratária. Pode ser realizada ventriculostomia para drenagem liquórica nas lesões difusas, derivação ventricular externa na hidrocefalia, ressecção cirúrgica de lesões com efeito de massa e craniectomia descompressiva no TCE e AVC extenso.

Na hidrocefalia comunicante pode ser realizada retirada de LCR pela punção lombar ou drenagem intraventricular em qualquer parte do sistema ventricular. Já na obstrutiva a drenagem precisa ser realizada em local anterior à obstrução e a realização de punção lombar pode levar à herniação, uma vez que aumenta o gradiente de pressão já existente.

Outras medidas

Medidas gerais como cabeceira elevada a 30° e cabeça em posição neutra promovem melhor drenagem venosa cerebral. Além disso, evitar passagem de acesso venoso central em região cervical pelo risco de aumento importante da PIC em caso de complicações como trombose.

Manter normoglicemia com meta entre 110 e 180 mg/dL e corrigir distúrbios eletrolíticos. Inicialmente é objetivada a normotermia, mas em casos refratários a hipotermia de 32 a 34°C pode ser considerada. O estudo POLAR, publicado em 2018, não demonstrou melhora neurológica em 6 meses nos pacientes vítimas de TCE grave que realizaram hipotermia precoce profilática, não sendo indicado seu uso precocemente[14]. Já a hipertermia deve ser evitada pelo aumento da demanda metabólica, com uso de antitérmico de horário – se necessário.

O uso de corticosteroides em pacientes com TCE promove maior risco de mortalidade e não é recomendado na hemorragia intracraniana ou AVC. Tem evidência de uso nos pacientes com neoplasia intracraniana, uma vez que reduz o edema vasogênico e na meningoencefalite. No primeiro é realizado ataque de 10 mg de dexametasona com manutenção de 16 mg por dia e na meningite é recomendado uso 10 mg de 6 em 6 horas por 4 dias.

Anticonvulsivantes devem ser utilizados em pacientes que apresentarem crise convulsiva; entretanto, não há evidência de uso de forma profilática na maioria dos casos.

Pacientes com encefalopatia hepática têm maior risco de edema cerebral, o que pode levar à HIC. A realização de terapia substitutiva renal precoce auxilia na redução da hiperamonemia e é um dos pilares do tratamento da HIC nesses casos. Preferencialmente é realizada hemodiálise contínua pelo menor risco de edema cerebral rebote.

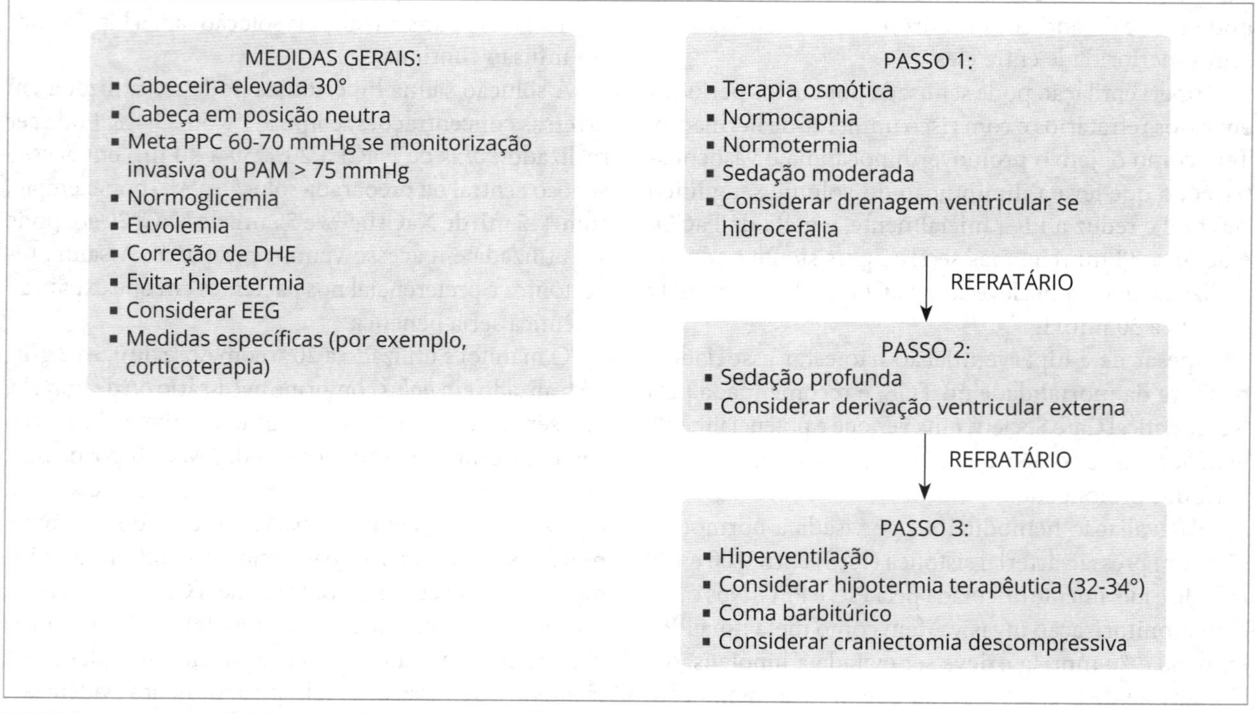

FIGURA 1 Manejo da hipertensão intracraniana.
Fonte: adaptada de et al., 2019[12].

REFERÊNCIAS

1. Kareemi H, Pratte M, English S, Hendin A. Initial diagnosis and management of acutely elevated intracranial pressure. J Intensive Care Med. 2023;38(7):643-50.
2. Lin AL, Avila EK. Neurologic emergencies in the patients with cancer. J Intensive Care Med. 2017;32(2):99-115.
3. Tadevosyan A, Kornbluth J. Brain herniation and intracranial hypertension. Neurol Clin. 2021;39(2):293-318.
4. Carney N, Totten AM, O'Reilly C, et al. Guidelines for the management of severe traumatic brain injury, 4th ed. Neurosurgery. 2017;80(1):6-15.
5. Michinaga S, Koyama Y. Pathogenesis of brain edema and investigation into anti-edema drugs. Int J Mol Sci. 2015;16(5):9949-75.
6. Stevens RD, Shoykhet M, Cadena R. Emergency neurological life support: intracranial hypertension and herniation. Neurocrit Care. 2015;23 Suppl 2(Suppl 2):S76-S82.
7. Fernando SM, Tran A, Cheng W, et al. Diagnosis of elevated intracranial pressure in critically ill adults: systematic review and meta-analysis. BMJ. 2019.
8. Koziarz A, Sne N, Kegel F, et al. Bedside optic nerve ultrasonography for diagnosing increased intracranial pressure: a systematic review and meta-analysis. Ann Intern Med. 2019;171(12):896-905.
9. Aspide R, Bertolini G, Albini Riccioli L, Mazzatenta D, Palandri G, Biasucci DG. A proposal for a new protocol for sonographic assessment of the optic nerve sheath diameter: The CLOSED Protocol. Neurocrit Care. 2020;32(1):327-32.
10. Changa AR, Czeisler BM, Lord AS. Management of elevated intracranial pressure: a review. Curr Neurol Neurosci Rep. 2019;19(12):99.
11. Chesnut RM, Temkin N, Carney N, et al. A trial of intracranial-pressure monitoring in traumatic brain injury [published correction appears in N Engl J Med. 2013;369(25):2465]. N Engl J Med. 2012;367(26):2471-81.
12. Hawryluk GWJ, Aguilera S, Buki A, et al. A management algorithm for patients with intracranial pressure monitoring: the Seattle International Severe Traumatic Brain Injury Consensus Conference (SIBICC). Intens Care Med. 2019;45(12):1783-94.
13. Cook AM, Morgan Jones G, Hawryluk GWJ, et al. Guidelines for the acute treatment of cerebral edema in neurocritical care patients. Neurocrit Care. 2020;32(3):647-66.
14. Cooper DJ, Nichol AD, Bailey M, et al. Effect of early sustained prophylactic hypothermia on neurologic outcomes among patients with severe traumatic brain injury: The POLAR Randomized Clinical Trial. JAMA. 2018;320(21):2211-20.
15. Marshall LF, Marshall SB, Klauber MR, et al. The diagnosis of head injury requires a classification based on computed axial tomography. J Neurotrauma. 1992;9(Suppl1):S287-92.

8

Paralisias flácidas agudas

Francielly Carine Marques Lauer
Laura Mitie Hirono

PONTOS PRINCIPAIS

- A paralisia flácida aguda (PFA) é uma síndrome clínica definida pelo início súbito de fraqueza muscular, hipotonia e, normalmente, arreflexia, e a distribuição dos sintomas dependerá da sua etiologia.
- Decorre de lesões em neurônios motores inferiores, podendo afetar as funções motoras, sensitivas e até mesmo autonômicas.
- Topograficamente, pode estar relacionada a lesões medulares, em nervos periféricos e até mesmo na junção neuromuscular.
- Pode ocorrer tanto por doenças desmielinizantes quanto por lesão axonal.
- Suas principais etiologias são, em âmbito mundial, a poliomielite – com o último caso no Brasil confirmado em 1989, graças às campanhas de vacinação em grande escala – além da síndrome de Guillain-Barré e outras causas.
- Casos de PFA em pacientes de até 15 anos são de notificação compulsória.
- É uma emergência clínica, portanto deve ser reconhecida precocemente pelo médico emergencista, que precisa ter em mente as diversas possibilidades etiológicas da PFA e a chance de evolução da doença para insuficiência respiratória aguda.
- Para o diagnóstico da etiologia da PFA, pode-se fazer uso de exames complementares, após o exame físico minucioso. Entre eles, exames laboratoriais, análise do líquido cefalorraquidiano através da punção lombar, eletroneuromiografia, biópsia do nervo afetado e ressonância magnética.
- O tratamento inicial sempre será de suporte, principalmente pela necessidade de avaliar o risco de evolução para insuficiência respiratória aguda. Após o suporte inicial, o tratamento dependerá da etiologia, podendo envolver corticoterapia, plasmaférese, uso de imunoglobulinas e outros.

INTRODUÇÃO

A paralisia flácida aguda (PFA) é uma síndrome clínica definida pelo início súbito de fraqueza muscular, com redução ou ausência de força motora em extremidades, associada à hipotonia e, normalmente, arreflexia[1,2].

É decorrente de lesão neurológica periférica, ou seja, lesões que abrangem as fibras motoras e sensitivas externas ao sistema nervoso central, podendo estender-se da medula até a junção neuromuscular. Ocorre, portanto, por conta de lesões em neurônios motores inferiores, podendo culminar em prejuízos das funções motoras, sensitivas e até mesmo autonômicas[1,2].

Entre os principais exemplos de doenças que causam essa afecção destacam-se síndrome de Guillain-Barré, poliomielite, mielite transversa, miastenia gravis, botulismo, porfiria intermitente aguda, além de traumas com acometimento da inervação dos músculos afetados, doenças metabólicas ou até mesmo hábitos de vida[3-6].

A PFA é uma emergência clínica e, portanto, necessita de manejo imediato, tendo em vista o grande número de possibilidades etiológicas[3]. Não obstante, é necessário um diagnóstico preciso em razão da variedade de terapias e possibilidade de mau prognóstico, minimizando, assim, os casos de falência respiratória, sequelas e óbitos[3]. Entretanto, a obtenção desse diagnóstico muitas vezes encontra desafios, principalmente no contexto de saúde pública brasileira, por conta da precariedade da infraestrutura e da limitação dos recursos[3].

Em âmbito mundial, são preocupantes os casos de PFA decorrentes da poliomielite, apesar da campanha de erradicação da Organização Mundial da Saúde[7,8]. Em alguns países, essa doença infectocontagiosa continua apresentando-se endêmica e gerando problemas sociais e econômicos[7,8]. No Brasil, o último caso de poliomielite foi confirmado em 1989. Desde então, são realizadas ações de vacinação em larga escala, o que resultou, em 1994, que o Brasil recebesse da Organização Pan-Americana da Saúde (OPAS) a certificação de área livre de circulação do poliovírus selvagem em seu território, juntamente com os demais países das Américas[7,8].

EPIDEMIOLOGIA

A população mais atingida por doenças que podem culminar em PFA é aquela mais suscetível às infecções virais, residindo em regiões precárias com falta de saneamento, más condições de habitação e, principalmente, crianças que ainda não constituíram hábitos de higiene[9,10]. Por conta disso, a condição também é mais presente em países tropicais do que em regiões de clima temperado[9,10]. Além disso, pessoas que possuam alguma comorbidade ou condição que torne o intestino mais permeável a toxinas e patógenos também são mais propensas à exposição a algum fator infeccioso[9,10].

Em diversos estudos, foi relatado que a idade tem relação direta com o desenvolvimento de paralisias maiores e mais graves, aumentando o índice de óbito[11,12]. Adultos apresentam pior prognóstico do que crianças, já que estas tendem a se recuperar mais rapidamente e necessitam de menos suporte ventilatório[11,12]. Além disso, outros fatores que costumam estar relacionados a um pior desfecho do quadro são instalação súbita de fraqueza grave e necessidade de ventilação mecânica precoce[11,12].

No Brasil, há a indicação de realização de notificação e investigação imediatas de todo caso de paralisia flácida aguda em menores de 15 anos para a adoção de medidas de prevenção e controle, bem como o alcance das metas de cobertura vacinal[13].

De acordo com o Sistema de Informação de Agravos de Notificação (Sinan), no Brasil, entre 2010 e 2019 foram notificados 4.703 casos de PFA, de notificação compulsória em pacientes até 15 anos, sendo que a região Nordeste foi a que apresentou o maior número de casos[14]. Em nenhum dos casos foi observada a infecção pelo poliovírus selvagem[14]. Já entre 2018 e 2022 foram notificados 1.738 casos de paralisia flácida aguda em menores de 15 anos no Brasil[14].

Mais especificamente no Brasil, estudos realizados de 2010 a 2019 concluíram que a paralisia flácida aguda apresenta-se mais comumente em crianças de 1 a 4 anos (36,02% dos casos), do sexo masculino (55,28%), da cor parda (99,33%), na região Nordeste (37,32%), em que o critério de confirmação mais utilizado foi o laboratorial (70,78%), com eventual cura sem sequela em 51,99% dos casos[15].

É preocupante a informação de que nos últimos 6 anos as coberturas vacinais em geral apresentaram queda, sendo que em 2020 e 2021 nenhum estado brasileiro atingiu 95% de cobertura vacinal contra a poliomielite[14].

A seguir, o fluxograma de investigação epidemiológica de paralisia flácida aguda com conduta frente a casos suspeitos de poliomielite.

FISIOPATOLOGIA

A paralisia flácida aguda é comumente gerada por lesões em topografia medular, de nervos periféricos ou da junção neuromuscular; ela culmina em um conjunto de sinais e sintomas denominamos paralisia flácida aguda[16]. A marca registrada do dano aos neurônios motores inferiores é a redução do tônus muscular (fraqueza e flacidez) e a redução ou ausência dos reflexos, diferentemente do dano que ocorre nos neurônios motores superiores que pode ocasionar a paralisia espástica[16].

Porém, em determinados casos, como traumas, que levam a um choque agudo na medula espinhal, estes podem inicialmente confundir com uma perda motora de neurônio inferior para, posteriormente, desenvolver a espasticidade característica da lesão no neurônio motor superior[7].

Com relação às causas de paralisia flácida aguda, elas podem ser divididas em duas principais categorias: infecções virais que afetam diretamente o corpo do neurônio motor inferior no corno anterior da medula espinhal (como, por exemplo, mielite, poliomielite e outros enterovírus) e o processo imunológico pós-infeccioso, mediando o dano aos neurônios motores inferiores e nervos sensoriais (como no caso da síndrome de Guillain-Barré)[7].

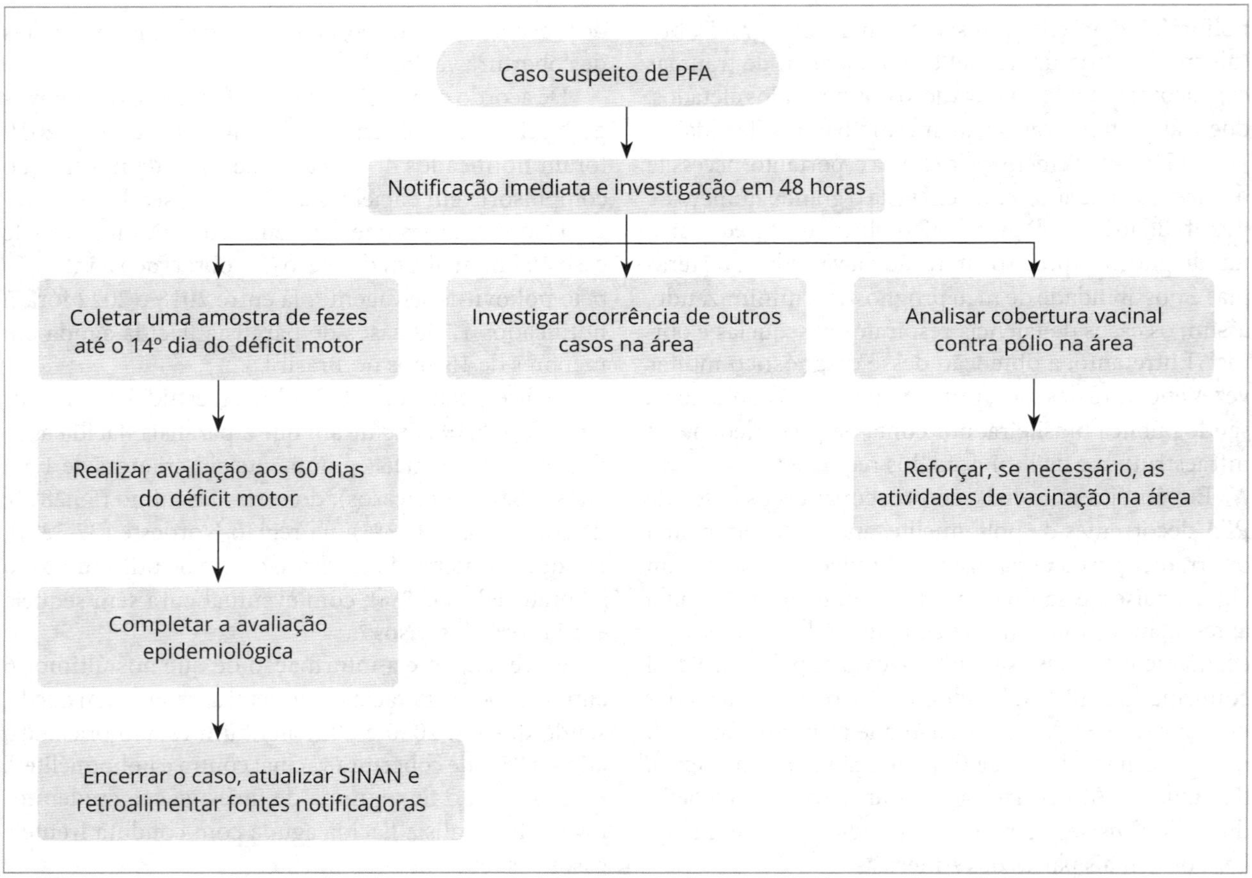

FIGURA 1 Fluxograma de investigação para paralisia flácida aguda (PFA).
Fonte: Ministério da Saúde. Guia de Vigilância em Saúde. 2022. 5. ed.

Neste último caso, o dano geralmente tem origem em anticorpos direcionados contra os nervos ganglionares. A importância no reconhecimento das diferenças clínicas entre esses dois padrões é imprescindível na determinação da provável causa[7].

Como citado anteriormente, o dano neurológico pode ocorrer de duas maneiras: diretamente causado pela infecção viral, e a pós-infecciosa, causada pela imunogenicidade do organismo do paciente[17,18].

Na primeira situação, ocorre a invasão no hospedeiro pelo vírus com a multiplicação em tecido linfoide, tecido endotelial e células nervosas em alguns dias[17,18]. A disseminação viral acontece principalmente através da corrente sanguínea e do sistema linfático, chegando ao sistema nervoso central, onde o vírus preferencialmente invade as células do corno anterior da medula espinhal[17,18]. Isso resulta em danos complexos e até mesmo na destruição dos neurônios, resultante do processo inflamatório severo. Em casos mais graves, o corno posterior e a raiz do gânglio dorsal também podem ser diretamente afetados pelo vírus[17,18].

Já na segunda situação, o exemplo mais comum é a síndrome de Guillain-Barré, na qual a paralisia flácida

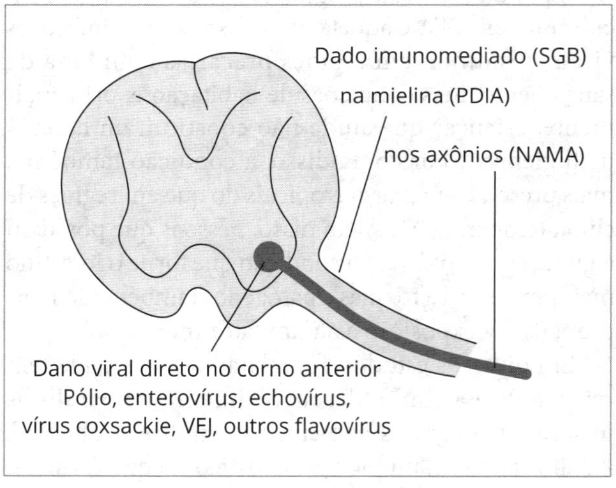

FIGURA 2 Fisiopatologia da paralisia flácida aguda. A síndrome de Guillain-Barré (SGB) imunomediada ocorre de duas formas: na polineuropatia desmielinizante inflamatória aguda (PDIA) a mielina está danificada; na neuropatia axonal motora aguda (NAMA), os axônios motores são alvos. Vírus como a pólio e o da encefalite japonesa (VEJ) causam paralisia, atacando o neurônio motor inferior (a célula do corno anterior).
Fonte: Gill e Beeching, 2011[16].

aguda ocorre semanas após a infecção viral ou como resposta a alguma exposição como a vacinação, por exemplo[19]. Durante esse período, os epítopos dos agentes infecciosos se assemelham aos presentes na superfície dos nervos periféricos[19]. Assim, estes mimetizam uma infecção viral, levando o sistema imunológico a atacar os nervos periféricos, principalmente pela ação dos macrófagos e da imunoglobulina IgG[19].

Isto pode induzir a uma lesão autoimune e, posteriormente, acarretar a desmielinização do neurônio motor inferior por conta da infiltração linfocítica[19]. Aproximadamente dois terços dos casos de síndrome de Guillain-Barré ocorrem após uma infecção como *Campylobacter jejuni*, citomegalovírus, *Mycoplasma pneumoniae* ou vírus influenza[19].

APRESENTAÇÃO CLÍNICA

De forma geral, a paralisia flácida aguda, sendo uma emergência clínica, precisa de um diagnóstico célere e preciso, tendo em vista a variedade de patologias existentes, com seus diferentes prognósticos[16].

No contexto inicial do âmbito emergencial, a condição se apresenta comumente por meio do distúrbio de marcha, fraqueza ou incoordenação motora dos membros superiores e/ou inferiores, além de arreflexia ou hiporreflexia. Em casos mais graves, pode evoluir para distúrbios ventilatórios e óbito[16].

Em uma primeira avaliação, é necessário distinguir uma paralisia ocasionada por dano direto do corno anterior da medula daquela causada por reação imunomediada[3]. Essa distinção normalmente pode ser obtida pela avaliação dos critérios: início da paralisia, padrão (ascendente/descendente), tempo para alcançar o máximo da fraqueza, envolvimento sensorial, características da dor e análise do liquor[3].

A paralisia por dano direto ao corno anterior da medula espinhal geralmente se apresenta durante ou logo após o início do período febril, de maneira assimétrica, em períodos curtos que duram em média 2 a 3 dias, sem envolvimento sensorial, normalmente com mialgias difusas, e no exame laboratorial ocorre o aumento linfocítico do liquor[7].

Por outro lado, na paralisia causada por reação imunomediada, costuma surgir poucas semanas após o quadro febril, de forma simétrica, evoluindo gradativamente e atingindo seu pico entre 7 e 14 dias, com frequência apresentando envolvimento sensorial a depender da condição específica, dores nas costas na maioria dos casos e aumento da proteína no líquido cefalorraquidiano sem cursar com pleocitose, principalmente no período tardio da doença[3,16].

Especificamente nos casos de síndrome de Guillain-Barré, a princípio ocorre a diminuição da percepção sensitiva para, posteriormente, ocorrer a fraqueza de modo ascendente, iniciando pelos membros inferiores[12]. Seu nível de gravidade é variável, desde uma fraqueza leve até a ocorrência de tetraplegia completa com necessidade de ventilação mecânica, tendo em vista a paralisia da musculatura respiratória acessória[12].

Há a perda de reflexos miotáticos que podem anteceder sintomas sensitivos, entretanto a função esfincteriana é preservada na maioria dos casos[12]. A presença de arritmias importantes decorrentes da instabilidade autonômica é frequentemente vista, desaparecendo após duas semanas na maioria dos casos[12].

É importante ressaltar que a PFA não é um diagnóstico por si só, necessitando da investigação de diagnósticos diferenciais[20]. Por ordem de prevalência, em geral observa-se mais frequentemente a síndrome de Guillain-Barré, seguida de doenças medulares e infecções virais[20].

TABELA 1 Características clínicas para distinção das causas de paralisia flácida aguda[16]

	Dano viral direto para a célula do corno anterior (p. ex.: pólio)	Dano mediado pelo sistema imunológico aos nervos periféricos (p. ex.: síndrome de Guillain-Barré)
Início da paralisia	Durante (ou logo após) a condição febril	Várias semanas depois da condição febril
Padrão da paralisia	Assimétrica	Simétrica
Tempo para alcançar o máximo de fraqueza	Curta (p. ex.: 2 a 3 dias)	Longa (p. ex.: 7 a 14 dias)
Envolvimento sensorial	Não	Frequente (dependendo da doença exata)
Fluido cerebroespinhal	Aumento dos linfócitos (p. ex.: 100/mm³)	Aumento da proteína (p. ex.: 100 mg/dL, principalmente mais tarde na doença)
Dor	Geralmente dor muscular nos membros	Geralmente dor nas costas

Fonte: Gill e Beeching, 2011[16].

DIAGNÓSTICOS DIFERENCIAIS DE PARALISIA FLÁCIDA AGUDA

O médico que estiver avaliando um paciente com queixa de fraqueza em extremidades com características de paralisia flácida aguda deve atentar-se à história pessoal do paciente (doenças recentes, exantemas), tempo de início dos sintomas, manejo e consumo de alimentos e água, exposição a produtos químicos, picadas de insetos ou animais peçonhentos, histórico familiar, vacinações e doenças psiquiátricas[3,5].

É importante descartar primeiramente uma lesão central antes de considerar uma lesão periférica aguda[3,5].

Síndrome de Guillain-Barré

É uma polineuropatia periférica aguda caracterizada por destruição imunomediada da bainha de mielina periférica ou do axônio[19]. A principal teoria é que essa reação ocorra em resposta à exposição a alguma patologia viral ou bacteriana[19]. A duração dos sintomas pode ocorrer em até 2 a 4 semanas, e a recuperação, de algumas semanas até vários anos[19].

Demonstra-se como uma fraqueza ou paralisia simétrica ascendente associada à arreflexia ou hiporreflexia e, por vezes, disfunção autonômica[19]. A paralisia pode ascender até o diafragma, comprometendo a função respiratória em até um terço dos pacientes[19]. Há algumas variantes dessa síndrome com prevalências diferentes dependendo da região. A severidade e a duração dos sintomas dependerão da forma da doença[19].

Poliomielite

Doença infecciosa causada pelo poliovírus, infectando principalmente os neurônios motores do sistema nervoso central (corno anterior da medula). Epidemiologicamente, atinge na maioria dos casos crianças de 1 a 6 anos[21].

Os sintomas geralmente manifestam-se como paralisia flácida com distribuição irregular, febre e dor nos membros, com possibilidade de paralisia permanente e deformidade nos membros[21].

Já foi considerada uma das piores mazelas pediátricas do século passado, tendo em vista a consequência da infecção e a dificuldade no tratamento. Porém, com a Iniciativa Global para Erradicação da Pólio em 1988 da OMS e pela ampla distribuição da sua vacina pelo mundo, os casos diminuíram em 99,9% até 2019[21].

Mielite transversa

É caracterizada por ser uma enfermidade desmielinizante aguda que cursa com lesão inflamatória medular, podendo gerar alterações motoras (com paralisia aguda e simétrica de membros inferiores), sensitivas e autonômicas. Pode ter como etiologia doenças infecciosas, exposição à radiação, doenças do tecido conjuntivo, alterações paraneoplásicas, infarto e sarcoidose, ou idiopática, caso nenhuma etiologia seja definida[22].

Paralisia de Bell

Causa mais comum de paralisia facial unilateral[23]. Decorrente do acometimento do VII nervo craniano, o nervo facial, que é responsável pela inervação motora dos músculos da face, couro cabeludo e do músculo estapédio, e responsável pela inervação sensitiva dos dois terços anteriores da língua[23]. A causa ainda é incerta, mas suspeita-se que o herpes-vírus simples tenha um papel na fisiopatologia[23].

A apresentação clínica pode iniciar-se com dor ao redor ou atrás das orelhas, disgeusia, início rápido de fraqueza facial ipsilateral ao neurônio motor inferior, alteração na sensibilidade facial e hiperacusia[23].

Mielite infecciosa

Doença que afeta crianças na maioria dos casos, apresentando quadro de febre prodrômica, sintomas respiratórios e, posteriormente, paralisia flácida aguda dos membros[24]. Também podem ser afetados os músculos respiratórios, axiais, bulbares, faciais e extraoculares[24].

O local da lesão ocorre primariamente no corno anterior da medula espinhal. Estudos apontam que a etiologia é predominantemente viral, causada sobretudo pelo enterovírus não poliomielite (enterovírus D68)[24].

Miastenia grave

É uma doença autoimune que atua contra o receptor da acetilcolina na membrana pós-sináptica da junção neuromuscular – afetando, portanto, a junção neuromuscular[25]. Os sintomas caracterizam-se pela fraqueza e fatigabilidade dos músculos voluntários[25].

A incidência ocorre de forma predominante na terceira e na sexta décadas de vida, entretanto acredita-se que seja uma condição severamente subdiagnosticada entre a população idosa[25].

Botulismo

Doença causada por uma toxina produzida pela bactéria *Clostridium botulinum*. Há três formas de adquiri-la: por alimentação (ingestão de alimentos ou água contaminada), por ferimentos, ou o botulismo intestinal ou infantil (em que há a ingestão de esporos da bactéria)[26]. A toxina bloqueia a liberação do neurotransmissor Acetilcolina, o que gera paralisia muscular flácida – ou seja, afeta a junção neuromuscular[26]. Alguns dos sintomas que podem ser observados são disfunções de nervos cranianos, danos ao sistema nervoso autônomo e fraqueza muscular, geralmente descendente e simétrica[26].

Porfiria aguda intermitente

É uma doença genética rara, autossômica dominante, em que há deficiência da enzima porfobilinogênio desaminase, o que gera distúrbio na biossíntese do grupo heme[27].

Os pacientes costumam apresentar crises intermitentes que podem ser desencadeadas por diversos fatores, podendo apresentar, além de neuropatia periférica, outros sintomas como náuseas, vômitos, constipação ou diarreia, distensão abdominal, íleo adinâmico, retenção ou incontinência urinárias, taquicardia, sudorese, tremores, febre, distúrbios hidroeletrolíticos e psiquiátricos[27].

Paralisia periódica hipocalêmica familiar ou tireotóxica

É uma urgência endocrinológica que pode ser causada tanto por defeito genético (primária) quanto secundária à descompensação do hipertireoidismo. Apresenta-se como fraqueza muscular tipo paralisia flácida, hipocalemia e tireotoxicose[28].

Algumas outras causas menos comuns e com quadro clínico um pouco diferenciado devem ser cogitadas, como, por exemplo, miosite viral aguda, mielite transversa, encefalomielite disseminada aguda, hemiplegia alternante da infância, paralisia periódica, encefalite do tronco encefálico, infarto da medula espinhal, ou até mesmo fraqueza muscular funcional[29]. Como diagnóstico diferencial em lesões neurológicas periféricas subagudas ou crônicas, pode-se pensar em algumas etiologias, como as relacionadas por HIV, radiculite por citomegalovírus ou até mesmo a neuropatia periférica causada por diabetes[5].

A Tabela 2 evidencia elementos para o diagnóstico diferencial, como síndrome de Guillain-Barré, poliomielite e mielite transversa.

TABELA 2 Distinção clínica entre poliomielite, síndrome de Guillain-Barré e mielite transversa

Especificação	Poliomielite	Síndrome de Guillain-Barré	Mielite transversa
Instalação da paralisia	24 a 28 horas	Desde horas até 10 dias	Desde horas até 4 dias
Febre ao início	Alta. Sempre presente no início da paralisia, desaparece no dia seguinte	Não é frequente	Raramente presente
Paralisia	Aguda, assimétrica, principalmente proximal	Geralmente aguda, simétrica e distal	Aguda, simétrica em membros inferiores
Reflexos osteotendinosos profundos	Diminuídos ou ausentes	Globalmente ausentes	Ausentes em membros inferiores
Sinal de Babinski	Ausente	Ausente	Presente
Sensibilidade	Grave mialgia	Parestesia, hipoestesia	Anestesia de MMII com nível sensitivo
Sinais de irritação meníngea	Geralmente presentes	Geralmente ausentes	Ausentes
Comprometimento de nervos cranianos	Somente nas formas bulbares	Pode estar presente	Ausente
Insuficiência respiratória	Somente nas formas bulbares	Em casos graves, exacerbada por pneumonia bacteriana	Em geral torácica, com nível sensorial
Líquido cefalorraquidiano	Inflamatório	Dissociação proteínas-citológica	▪ Células normais ou elevadas ▪ Aumento moderado ou acentuado de proteínas
Disfunção vesical	Ausente	Às vezes transitória	Presente

(continua)

TABELA 2 Distinção clínica entre poliomielite, síndrome de Guillain-Barré e mielite transversa (*continuação*)

Especificação	Poliomielite	Síndrome de Guillain-Barré	Mielite transversa
Velocidade de condução nervosa	Normal, pode-se detectar apenas redução na amplitude do potencial da unidade motora	Redução da velocidade de condução motora e sensitiva	Dentro dos limites da normalidade
Eletromiografia (EMG)	▪ Presença ou não de fibrilações ▪ Potencial da unidade motora com longa duração e aumento da amplitude	▪ Presença ou não de fibrilações e pontas positivas ▪ Potencial da unidade motora pode ser normal ou neurogênico	Dentro dos limites da normalidade

Fonte: Ministério da Saúde. Guia de Vigilância em Saúde, 5. ed., 2022.

EXAME FÍSICO

Durante o exame físico, deve ser avaliado o tempo de início dos sintomas, a simetria e o nível do acometimento sensitivo-motor, o tônus muscular, se há atrofia muscular, se o acometimento é proximal ou distal, os reflexos osteotendinosos profundos, se há envolvimento autonômico, se há fasciculações, se a apresentação clínica confere uma mono ou polineuropatia, se há comprometimento de nervos cranianos, se há sinais de irritação meníngea ou se há outros sinais/sintomas associados ao quadro[5].

O paciente pode apresentar dor, ataxia, parestesia ou disestesias como sintomas sensitivos; paresia ou plegia com hipotonicidade como sintomas motores; e disfunção vesical ou intestinal, gastroparesia, disfunção sexual ou intolerância ortostática como sintomas autonômicos[5].

Devem-se mapear todas as áreas afetadas e a distribuição das anormalidades encontradas na tentativa de realizar o diagnóstico[5].

Uma avaliação física completa e o exame neurológico adequado são sempre recomendados para a obtenção de um diagnóstico diferenciado completo. As imagens a seguir sugerem uma possível investigação para casos que apresentem fraqueza aguda, tanto localizada como difusa[29].

Na Tabela 3, segue uma lista de anamnese para pacientes que apresentam PFA.

Exemplificando, diferentes graus de paralisia podem indicar diferentes condições. Determinadas doenças apresentam menos etiologias do que outras, como é o caso da paralisia facial e da monoplegia[29].

Entretanto, é importante salientar a necessidade do exame físico detalhado, tendo em vista que o paciente pode se queixar somente de uma monoplegia, porém os outros membros podem apresentar uma fraqueza de baixo grau, indicando possível paraplegia, o que alteraria a doença de origem[29].

TABELA 3 Histórico e exame físico de um paciente com déficit motor agudo

Histórico
É a primeira vez que a criança apresenta fraqueza?
Início – quando e o que a criança fazia quando o déficit foi detectado?
Ritmo – abrupto, rápido ou lentamente progressivo, flutuante ou remitente-recorrente?
A fraqueza está associada a fatores precipitantes, como um lugar, uma pessoa, um alimento, uma medicação ou um horário do dia?
A fraqueza melhora com descanso e piora com atividade (fatigabilidade)?
Houve um aumento na frequência de quedas no passado recente?
A fraqueza progrediu de forma ascendente ou descendente?
Sintomas associados de infecção (febre, dor de cabeça, vômito, diarreia) ou doença recorrente
Sintomas sensoriais anteriores ou concomitantes, como dor, sensibilidade, disestesias, dormência, dor de cabeça ou alterações visuais
Mudanças nos hábitos de micção e intestinais
Mudanças no estado mental – houve algum comprometimento no estado mental do paciente?
Histórico de infecções recentes e outras doenças
Uso de todos os medicamentos, inclusive fitoterapia, colírios etc.
Histórico do desenvolvimento – idades de aquisição de habilidades motoras, qualquer regressão, outras áreas de desenvolvimento
Histórico de trauma, principalmente na cabeça e no pescoço
Histórico de convulsões
Contato com outras pessoas doentes

(*continua*)

TABELA 3 Histórico e exame físico de um paciente com déficit motor agudo (continuação)

Histórico psicossocial - estresse recente, interações com pares, desempenho escolar, problemas comportamentais, morte ou afastamento de pessoas queridas
Contato com animais de estimação e outros animais
Exame físico e neurológico
Sinais vitais
Perímetro cefálico
Parâmetros de crescimento
Simetria corporal
Rigidez nucal e outros sinais meníngeos
Sinais de insuficiência respiratória
Estado mental - alerta, irritabilidade, orientação para hora e local, habilidades linguísticas
Sistemas cardiovascular e respiratório e exame do abdome
Exame do nervo craniano - tamanho das pupilas e reação à luz? Acuidade visual? Fundoscopia? Fraqueza facial? Movimentações musculares extraoculares? Movimentações do palato e da língua?
Exame motor - tônus muscular e força, reflexos do tendão profundo, clônus do tornozelo, teste de pronação
Sinal de Babinski
Exame sensorial que busca um nível sensorial
Coordenação - prova de dedo-nariz, diadococinesia
Marcha - capacidade de sentar-se ou andar sem/com apoio? Andar na ponta dos pés, nos calcanhares
Sinais de doença muscular crônica, por exemplo, atrofia muscular, fasciculações, miotomia, sinal de Gowers

Fonte: Vasconcelos et al., 2017[29].

No âmbito de pronto-socorro, o profissional deve sempre buscar, prioritariamente, descartar as condições fatais e as capazes de resolução. Afinal, o diagnóstico em etapas é mais aconselhado e menos custoso para os casos de fraqueza aguda, como demonstrado nas Figuras 3 e 4[29].

ULTRASSONOGRAFIA À BEIRA-LEITO

A ultrassonografia pode auxiliar no diagnóstico das paralisias flácidas agudas ou até mesmo para previsão precoce de complicações respiratórias e autonômicas[30,31].

Nos casos de PFA, pode ser realizada a avaliação do diafragma continuamente para acompanhar a função diafragmática e o risco de evolução para insuficiência respiratória[30,31]. Pode-se examinar o paciente em posição supina, com o transdutor linear posicionado em um plano oblíquo sagital abrangendo duas costelas, aproximadamente na linha axilar anterior, cobrindo um dos espaços intercostais mais caudais[30,31]. Devem-se obter imagens ao fim da expiração e da inspiração profunda[30,31]. Mede-se a taxa de espessamento do diafragma (espessura na inspiração máxima/espessura na expiração), que deve ser maior ou igual a 1,2[30,31]. A espessura normal do diafragma deve ser maior que 0,14 cm[30,31].

EXAMES COMPLEMENTARES

Após a avaliação clínica e a garantia do suporte inicial ao paciente, para auxílio diagnóstico, poderão ser realizados alguns exames complementares, como exames laboratoriais, eletroneuromiografia, biópsia do nervo, punção lombar e análise do liquor, e até mesmo a ressonância magnética[5,32].

Antes de solicitar exames laboratoriais específicos, deve-se atentar à solicitação de exames gerais, como hemograma, função renal, eletrólitos, enzimas musculares, TSH e T4L[5,32].

A eletroneuromiografia pode ser realizada para diferenciar lesões primariamente musculares ou da junção neuromuscular[5]. Estudos de velocidade de condução conseguem diferenciar perda axonal de desmielinização[5].

A biópsia do nervo (que pode ser guiada pela descrição da RNM) é capaz de diferenciar se a lesão é axonal ou desmielinizante aguda[5].

Já a punção lombar e a análise do liquor podem ser úteis em casos agudos ou subagudos de doenças inflamatórias ou infecciosas[5]. A ressonância magnética pode ser útil[5].

Como exemplo, na síndrome de Guillain-Barré a análise do liquor evidenciará hiperproteinorraquia e redução de células brancas, com predominância de células mononucleares; a eletroneuromiografia poderá demonstrar desmielinização, e a biópsia do nervo revelará um infiltrado inflamatório mononuclear[5,32].

MANEJO CLÍNICO

Na admissão do paciente, primeiramente devem-se descartar situações que estejam expondo o paciente a risco de morte[33]. Inicialmente, ofertar tratamento de suporte para pacientes que se apresentem com insuficiência respiratória, mantê-los monitorizados, ofertar suporte ventilatório se disfunção diafragmática, atentar à necessidade de aspiração, investigar possível arritmia cardíaca e iniciar profilaxia de TVP[33].

Deve-se atentar à possibilidade de comprometimento respiratório ou autonômico, fraqueza muscular grave ou rapidamente progressiva, que são fatores de pior prognóstico[33].

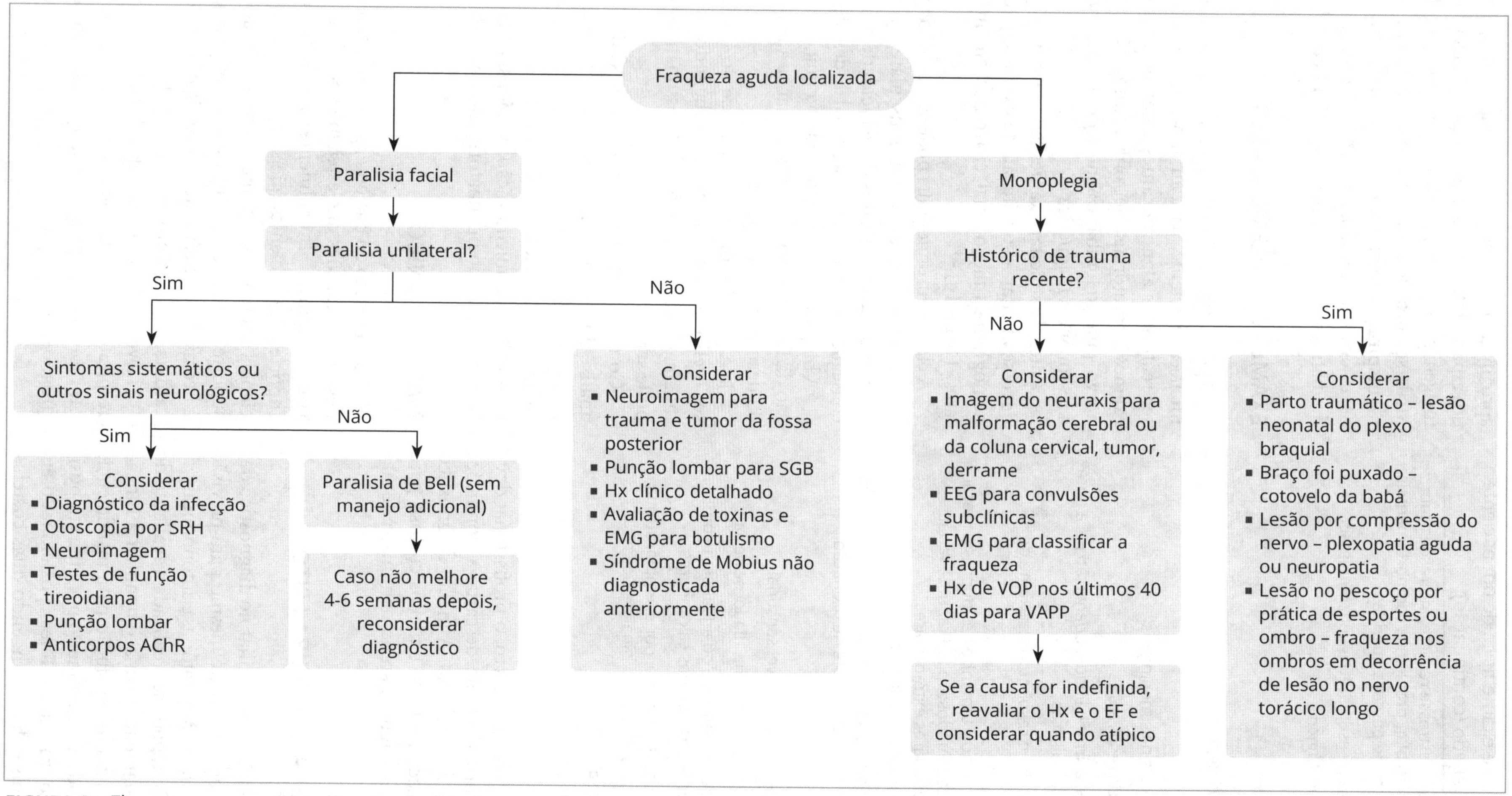

FIGURA 3 Fluxograma para investigação de fraqueza aguda localizada na configuração de emergência. Fonte: Vasconcelos et al., 2017[29].
AChR: receptor de acetilcolina; EEG: eletroencefalograma; EMG: eletromiografia; SGB: síndrome de Guillain-Barré; Hx: histórico; VOP: vacina oral contra a poliomielite; EF: exame físico; SRH: síndrome de Ramsay-Hunt; VAPP: poliomielite paralítica associada à vacina.

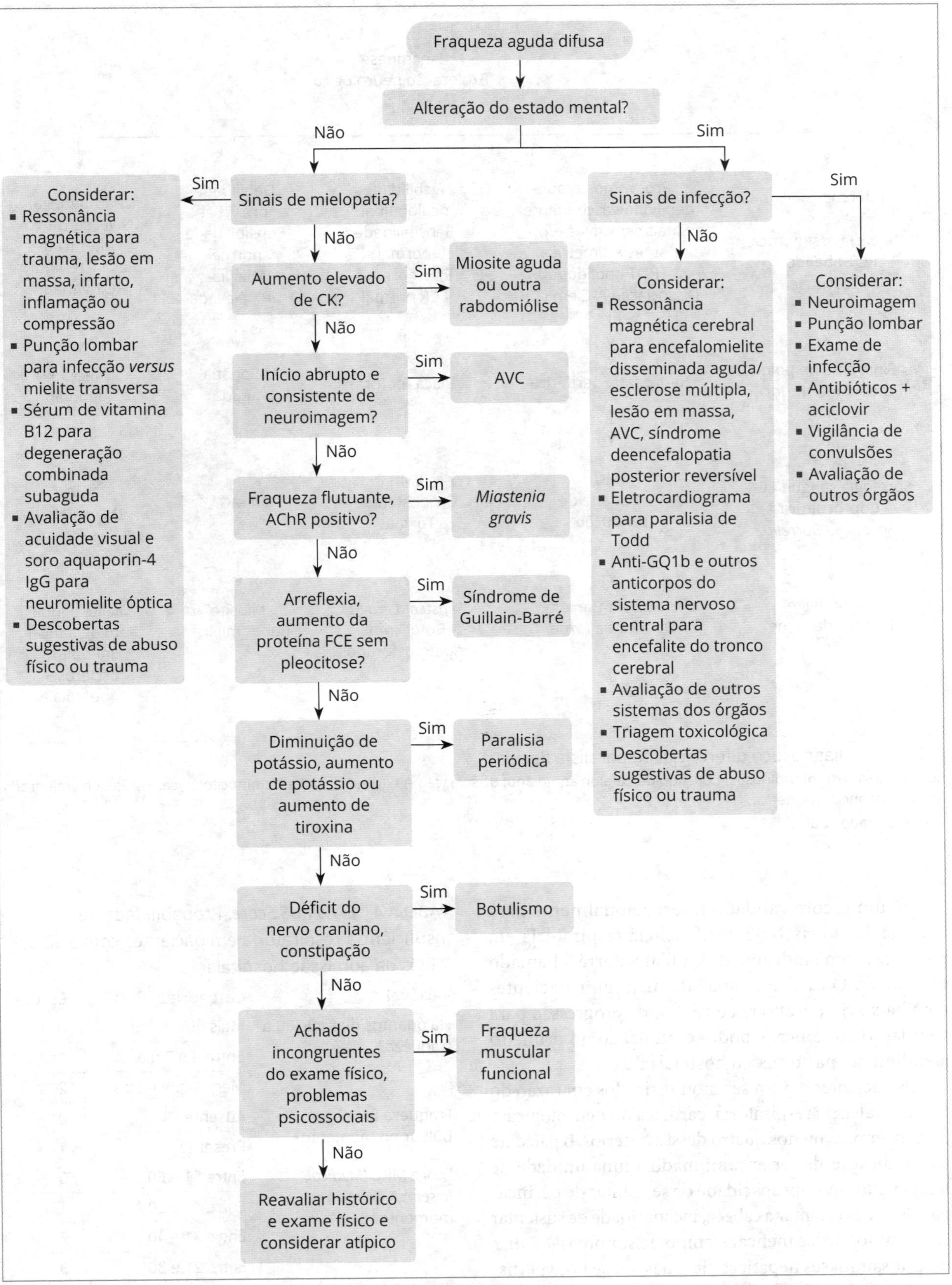

FIGURA 4 Fluxograma para a investigação da fraqueza aguda difusa no ambiente de emergência.

AChR: receptor de acetilcolina; CK: creatina quinase sérica; FCE: fluido cerebroespinhal; IgG: Imunoglobulina G.

Fonte: Vasconcelos et al., 2017[29].

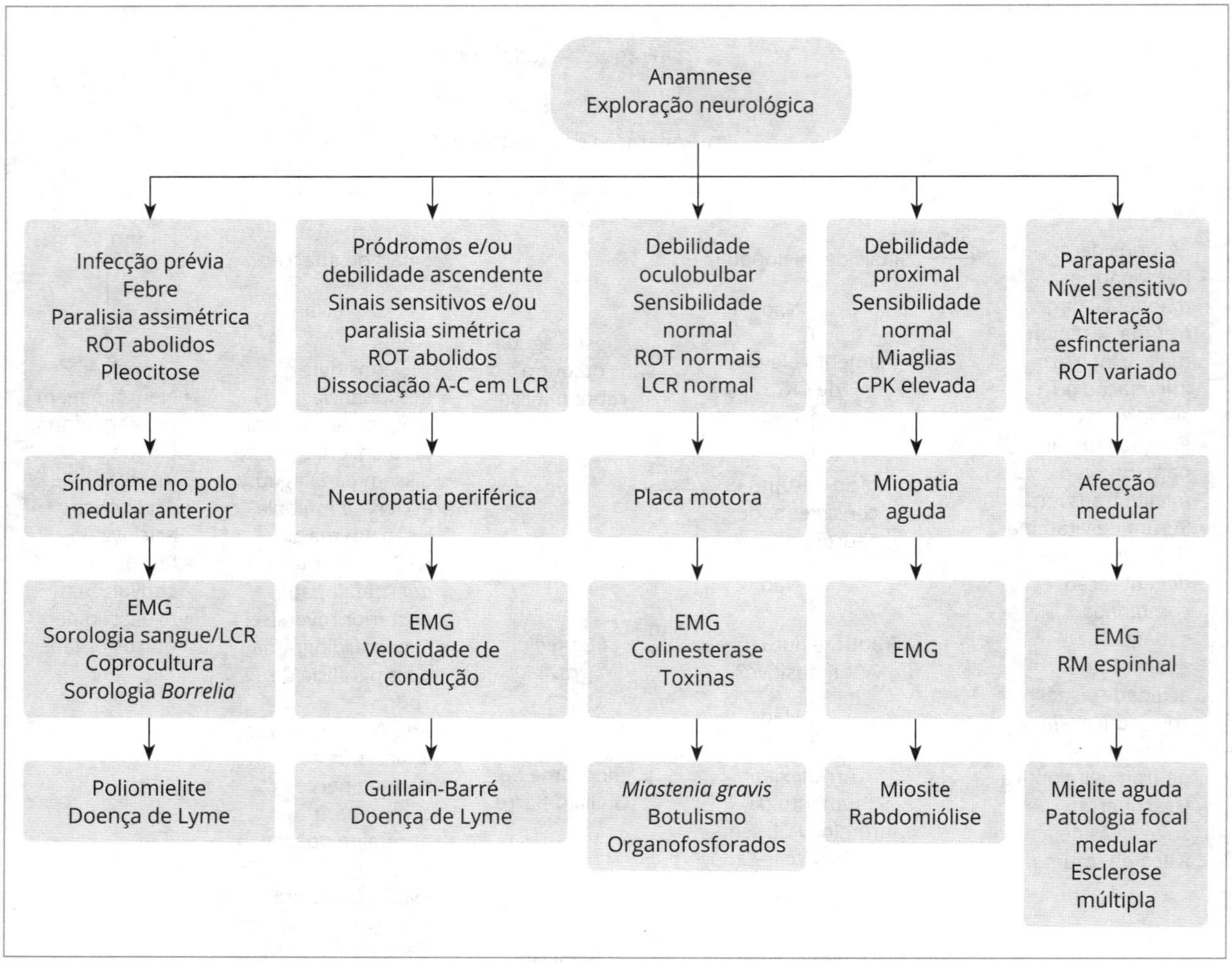

FIGURA 5 Diagnóstico diferencial de paralisia flácida.

ROT: reflexos osteotendinosos; LCR: líquido cefalorraquidiano; dissociação A-C: dissociação albuminocitológica; EMG: eletromiografia; RM: ressonância magnética.

Fonte: Guirado et al., 2023[32].

Há um escore validado internacionalmente para a avaliação do risco de insuficiência respiratória em pacientes com síndrome de Guillain-Barré, chamado Erasmus[33]. O escore é capaz de distinguir pacientes com baixo risco e alto risco (≥ 0,8) de progressão para ventilação mecânica, e pode ser utilizado no primeiro atendimento na admissão hospitalar[33].

Os pacientes devem ser monitorizados em razão do risco de falência respiratória, cardíaca ou neurológica[34]. Se houver pelo menos quatro desses critérios, o paciente terá indicação de ser encaminhado a uma unidade de terapia intensiva: incapacidade de se manter de pé, incapacidade de sustentar a cabeça, incapacidade de sustentar os cotovelos, tosse ineficaz, tempo de sintomas < 7 dias ou transaminases hepáticas elevadas, ou se houver disfunção autonômica/bulbar, capacidade vital < 20 mL/kg, força inspiratória negativa menor que −30 cmH_2O, redução de mais de 30% da capacidade vital ou da força

TABELA 4 *ERASMUS Score*. Probabilidade de insuficiência respiratória em pacientes com SGB até 7 dias da admissão hospitalar

Variável	Categorias	Escore
Há quantos dias iniciou a fraqueza?	Mais que 7 dias	0
	Entre 4 e 7 dias	1
	Menos que 4 dias	2
Fraqueza facial ou bulbar no momento?	Ausente	0
	Presente	1
Score MRC (*Medical Research Council*) no momento?	Entre 51 e 60	0
	Entre 41 e 50	1
	Entre 31 e 40	2
	Entre 21 e 30	3
	Menor ou igual a 20	4

Pontuação total: 0-7 (0 – 0% / 1 – 2% / 2 – 5% / 3 – 15% / 4 – 32% / 5 – 55% / 6 – 76% / 7 – 89%). Fonte: Doets et al., 2022[33].

TABELA 5 Escore do *Medical Research Council* (MRC)

Movimentos avaliados
Abdução dos ombros direito e esquerdo
Flexão dos cotovelos direito e esquerdo
Extensão dos punhos direito e esquerdo
Flexão de quadris direito e esquerdo
Extensão dos joelhos direito e esquerdo
Dorsiflexão dos tornozelos direito e esquerdo
Grau de força muscular
0: Nenhuma contração visível
1: Contração visível sem movimentação do segmento
2: Movimento ativo que não vence a gravidade
3: Movimento ativo que vence a gravidade
4: Movimento ativo que vence a gravidade e a resistência
5: Força normal

inspiratória negativa, incapacidade de deambular, ou realização de plasmaférese[34].

O primeiro passo do tratamento é oferecer suporte respiratório, que reduzirá a chance de broncoaspiração ou outras complicações[32]. Monitorização de capacidade vital (normal de 60 a 70 mL/kg) – caso não esteja disponível, a capacidade de o paciente enumerar verbalmente de 1 a 25 após uma única inspiração demonstra mais tranquilidade[32]. Evitar bloqueadores neuromusculares como a succinilcolina para a intubação, em razão do risco de resposta hipercalêmica. Imunoglobulina EV (comumente mais utilizada por ser mais disponível e de administração mais fácil) e plasmaférese podem reduzir o tempo de recuperação[32].

Algumas doenças possuem terapias específicas além do suporte que deve ser inicialmente ofertado no serviço de urgência e emergência[34]. Como exemplo, a síndrome de Guillain-Barré tem como indicação de tratamento a plasmaférese e a imunoglobulina intravenosa[34]. Em alguns casos de doenças desencadeadas por causa autoimune, há a indicação de realização de corticoterapia e plasmaférese[34].

Já com relação ao tratamento da encefalite, mielite e encefalomielite em doenças virais, existe a possibilidade do uso de corticosteroides ou outros imunomoduladores, imunoglobulinas ou plasmaférse, mesmo em pacientes com grave comprometimento neurológico[34].

Em geral, o uso de glicocorticoide intravenoso é inicialmente realizado por meio de altas doses o mais rápido possível, além da recomendação de utilização adicional de imunoglobulina intravenosa (IVIG) como tratamento secundário[19,32].

REFERÊNCIAS

1. UK Health Security Agency. Acute flaccid paralysis syndrome [Internet]. GOV.UK. 2018. Disponível em: https://www.gov.uk/government/collections/acute-flaccid-paralysis-syndrome.
2. QueensLand Health. Acute Flaccid Paralysis [Internet]. www.health.qld.gov.au. 2020 [cited 2023 May 14]. Disponível em: https://www.health.qld.gov.au/cdcg/index/afp.
3. Marx A, Glass JD, Sutter RW. Differential diagnosis of acute flaccid paralysis and its role in poliomyelitis surveillance. Epidemiol Rev. 2000;22(2):298-316.
4. Bitnun A, Yeh EA. Acute flaccid paralysis and enteroviral infections. Current Infectious Disease Reports. 2018.
5. Tintinalli's Emergency Medicine: a comprehensive study guide. Saint Louis: Mcgraw-Hill, 2019.
6. Brasil. Ministério da Saúde. Secretaria de Vigilância em Saúde. Coordenação de Vigilância das Doenças de Transmissão Respiratórias e Imunopreveníveis. Paralisias Flácidas Agudas. Brasília, 2013.
7. Solomon T, Willison H. Infectious causes of acute flaccid paralysis. Curr Opin Infect Dis. 2003;16(5):375-81.
8. Victor N. Há 34 anos, último caso de poliomielite foi registrado no Brasil [Internet]. Ministério da Saúde. 2023 [cited 2023 Apr 23]. Disponível em: https://www.gov.br/saude/pt-br/assuntos/noticias/2023/marco/ha-34-anos-ultimo-caso-de-poliomielite-foi-registrado-no-brasil#:~:text=H%C3%A1%2034%20anos%2C%20em%2019.
9. Instituto Oswaldo Cruz. Poliomielite: sintomas, transmissão e prevenção [Internet]. Bio-Manguinhos/Fiocruz. 2022 [cited 2023 Apr 23]. Disponível em: https://www.bio.fiocruz.br/index.php/br/poliomielite-sintomas-transmissao-e-prevencao.
10. Poliomielite [Internet]. Brasil. Secretaria da Saúde do Paraná. [cited 2023 Apr 23]. Disponível em: gillhttps://www.saude.pr.gov.br/Pagina/Poliomielite#:~:text=Quais%20s%C3%A3o%20as%20causas%20e.
11. Quadros AAJ. Poliomielite tardia e síndrome pós-poliomielite (SPP). repositoriounifespbr [Internet]. 2010 [cited 2023 Apr 23];317. Disponível em: https://repositorio.unifesp.br/handle/11600/22099.
12. Síndrome de Guillain-Barré [Internet]. Brasil. Ministério da Saúde da Bahia. 2015 [cited 2023 Apr 23]. Disponível em: https://www.saude.ba.gov.br/wp-content/uploads/2017/08/Protocolo_clinico_portaria_1171_19novembro2015.pdf.
13. Nota Informativa n. 245/2021-CGPNI/DEIDT/SVS/MS [Internet]. Brasil. Ministério da saúde. 2021 [cited 2023 Apr 23]. Disponível em: https://www.gov.br/saude/pt-br/centrais-de-conteudo/publicacoes/estudos-e-notas-informativas/2021/nota-informativa-245-2021-cgpni-deidt-svs-ms0001.pdf.
14. Boletim Epidemiológico Vol.53 No47 — Ministério da Saúde [Internet]. Brasil. Ministério da Saúde. 2022 [cited 2023 Apr 23]. Disponível em: https://www.gov.br/saude/pt-br/centrais-de-conteudo/publicacoes/boletins/epidemiologicos/edicoes/2022/boletim-epidemiologico-vol-53-no47/view.
15. Alves FBS, Araujo Sousa RJ, Avelino VC, Martins NVN. Epidemiologia da paralisia flácida aguda no Brasil. Health and Biosciences. 2021;2(1):131-42.
16. Gill GV, Beeching N. Tropical Medicine [Internet]. Google Books. John Wiley & Sons, 2011.

17. Kliegman RM, Stanton BF, Geme III JWS, Schor NF, Behrman RE. Nelson Tratado de Pediatria. 20.ed. Rio de Janeiro, 2018.
18. Gomes MLC, Vasconcelos PFC. Doenças infecciosas e parasitárias: Enfoque Amazônico [Internet]. Belém, 1997.
19. Burns TM. Guillain-Barré syndrome. Seminars in Neurology [Internet]. 2008 [cited 2019 Oct 20]. Disponível em: https://www.orpha.net/data/patho/Pro/en/GuillainBarre-FRenPro834v01.pdf.
20. Franco ALMX, D'Agostini TL, Souza RG, Dias JMM, Rocha MGC, Souza VO, et al. Informe epidemiológico da vigilância das paralisias flácidas agudas/poliomielite: de 2019 a 2021. BEPA Boletim Epidemiológico Paulista [Internet]. 2022 [cited 2023 May 14];19:1-20. Disponível em: https://periodicos.saude.sp.gov.br/BEPA182/article/view/37846/35804.
21. Dyer O. Polio: WHO declares type 3 poliovirus eradicated after 31 years campaign. BMJ. 2019;367:l6201.
22. Martins LR, Fernandes MC, Oliveira RAS, Gotardo TG, Kashiwabara TGB. Mielite transversa aguda: revisão de literatura. Braz J Surg Clin Re. 2020;30(3):89-94.
23. Eviston TJ, Croxson GR, Kennedy PGE, Hadlock T, Krishnan AV. Bell's palsy: aetiology, clinical features and multidisciplinary care. Journal of Neurology, Neurosurgery & Psychiatry. 2015;86(12):1356-61.
24. Murphy OC, Pardo CA. Acute flaccid myelitis: a clinical review. Semin Neurol. 2020;40(2):211-8.
25. Thanvi BR, Lo TC. Update on myasthenia gravis. Postgrad Med J. 2004 Dec;80(950):690-700.
26. Bárbara X, Barbosa Martins, Cimini Carraro D, Débora C, Souza, Miranda E, et al. Tipos de botulismo: uma revisão bibliográfica. Types of botulism: a bibliographic review. Brazilian J Surg Clin Res. 2019;26(2):2317-4404.
27. Lopes D von A, Valle MA, Taguti J, Taguti RCTC, Betônico GN, Medeiros FC. Porfiria aguda intermitente: relato de caso e revisão da literatura. Rev Bras Ter Intensiva. 2008;20(4):429-34.
28. Ie JML, Proto, ALG. Reconhecimento da paralisia periódica hipocalêmica tireotóxica na emergência. Rev Soc Bras Clín Méd. 2020;18(2):95-99.
29. Vasconcelos MM, Vasconcelos LGA, Brito AR. Assessment of acute motor deficit in the pediatric emergency room. J Pediatria. 2017;93:26–35.
30. Esmael A (ed.). Early prediction of respiratory and autonomic complications of GBS using neuromuscular ultrasound [Internet]. Good Clinical Practice Network. 2019. Disponível em: https://ichgcp.net/pt/clinical-trials-registry/NCT04166357.
31. Santana PV, Cardenas LZ, Albuquerque ALP, Carvalho CRR, Caruso P. Diaphragmatic ultrasound: a review of its methodological aspects and clinical uses. J Bras Pneumol. 2020;46(6):e20200064-4.
32. Guirado A, De J, Frigola J, Pérez Guirado D. Protocolos de neurología síndrome de Guillain-Barré [Internet]. [citado em 13 de maio de 2023]. Disponível em: http://riberdis.cedid.es/bitstream/handle/11181/4331/SindromedeGuillainBarre.pdf.
33. Doets AY, Walgaard C, Lingsma HF, Islam B, Nowshin Papri, Yamagishi Y, et al. International validation of the Erasmus GBS Respiratory Insufficiency Score. Annals of Neurology. 2022;91(4):521-31.
34. Borrero L, Gilio D. Enteroviral encephalitis with neurological sequelae treated successfully with corticoids. Residência Pediátrica. 2022;12(3).

9
Meningite e encefalites

Thaisa Melara
Isabel Cristina da Motta

PONTOS PRINCIPAIS

- Meningites e encefalites fazem parte das doenças infecciosas que acometem o cérebro e estruturas adjacentes. A meningite afeta as meninges que recobrem o cérebro (principalmente pia-máter e aracnoide, assim como o espaço entre ambas – espaço subaracnóideo). Já a encefalite acomete o parênquima cerebral.
- As formas de maior interesse clínico no pronto-socorro, por sua prevalência, morbidade e mortalidade, são a meningite com componente bacteriano (Pneumococo, Meningococo ou Listeria) e a encefalite viral (principalmente pelo herpes-vírus simples tipo 1).
- São patologias que necessitam de alta suspeição e início rápido da terapia específica (antibiótico nas meningites bacterianas e antiviral nas encefalites assépticas), preferencialmente em até 3 horas após a chegada no pronto-socorro.
- O diagnóstico é clínico tanto para meningite quanto para encefalite, restando aos exames complementares que serão realizados a diferenciação etiológica envolvida na gênese do processo inflamatório.
- Após suspeição clínica, deve-se realizar coleta de liquor para análise, não devendo atrasar início do tratamento específico para sua coleta nos casos em que há indicação de exame de neuroimagem antes do procedimento.
- Em decorrência do potencial elevado de complicações e necessidade de vigilância neurológica contínua, recomenda-se que seu manejo seja realizado em unidade de terapia intensiva ou sala de emergência.

INTRODUÇÃO

Diversas enfermidades podem conduzir um paciente à sala de emergência. No contexto das emergências predominantemente clínicas, a dispneia súbita e a dor torácica figuram entre as apresentações mais frequentes no ambiente de cuidados intensivos. No entanto, as patologias que acometem o sistema nervoso central, caracterizadas por nuances complexas como o rebaixamento do nível de consciência sem causa aparente e seus sinais de alerta, são particularmente desafiadoras. Nesse cenário, o especialista em emergência enfrenta o desafio de realizar um diagnóstico rápido e preciso, utilizando as ferramentas adequadas para obter respostas, além de antecipar possíveis complicações e intervenções necessárias, sempre ciente da urgência imposta pelo quadro clínico.

MENINGITES

Epidemiologia

Meninges são membranas constituídas por tecido conjuntivo que recobrem e envolvem o encéfalo e a medula espinhal, e têm como finalidades separar, isolar e proteger o sistema nervoso central dos ossos do crânio e da coluna vertebral. Algumas circunstâncias podem levar esses tecidos a desenvolverem processo inflamatório agudo das leptomeninges, que são as duas camadas mais internas chamadas de aracnoide e pia-máter, e/ou do espaço subaracnóideo, podendo essa disseminação ser hematogênica ou quando por trauma em lesões adjacentes. Portanto, meningite é uma doença infectocontagiosa que atinge uma ou mais dessas membranas, cuja etiologia pode ser de três tipos básicos mais comuns: de origem viral, bacteriana, fúngica[1], ou tuberculosa[2].

Os principais agentes causadores desses agravos são o *Streptococcus pneumoniae*, *Neisseria meningitidis*, *Haemophilus influenzae* e *Estreptococcus* do grupo B. Menos comumente encontramos *Listeria monocytogenes*, estafilococos, bacilos Gram-negativos e anaeróbios[4]. Anualmente, segundo dados do Ministério da Saúde, são notificados mais de um milhão de casos ao redor do mundo, sendo que destes, um entre dez evoluirá para óbito e um a cada cinco dos afetados sofrerá com algum tipo de sequela[3]. As meningites virais são as mais comuns, sendo responsáveis por aproximadamente 80% de todas as ocorrências dessa doença em países desenvolvidos, como nos Estados Unidos, por exemplo[4]. No Brasil a transmissão por vírus, entre os anos de 2007 e 2020, ficou próxima de 46% de todos os casos notificados, já as de origem bacteriana representam 33% do total de casos[5]. Há de se ter em conta a possibilidade de o número real de casos ser ainda mais expressivo, pois casos não notificados acabam não fazendo parte das estatísticas.

Fisiopatologia

A propagação das meningites pode se dar por via fecal-oral, evoluindo para viremia por gotículas, atingindo o sistema respiratório superior, ou inoculação cutânea por meio de vetor, ambas progredindo posteriormente para o linfático, por contato com mucosas infectadas, inclusive ato sexual, e ingestão de alimentos contaminados com dejetos, no caso das virais e bacterianas[4].

Quanto às descrições de sinais e sintomas nas apresentações clínicas mais clássicas, ao buscar atendimento médico o paciente irá relatar febre, cefaleia, por vezes apresentará alteração do estado mental e rigidez de nuca, também chamado "meningismo", náuseas, vômitos, fotofobia e déficits focais como convulsões, afasia, alterações visuais e hemiparesia[6]. É necessária atenção para sinais como púrpura e petéquias, sugerindo fortemente quadro de meningococcemia, que pode ser entendido como um quadro de sepse do sistema nervoso central (SNC). No exame neurológico do paciente suspeito de infecção de SNC, deve-se avaliar a presença do sinal de Kernig, uma flexão involuntária do joelho quando o examinador realiza a flexão passiva de 90° graus do quadril com o joelho estendido. Na presença de dor à mobilização, resistência e incapacidade de estender o joelho por completo, consideramos o teste positivo. No sinal de Brudzinski, o examinador realiza a flexão passiva do pescoço do paciente com suspeita de meningite, enquanto este deve estar em decúbito dorsal em posição supina. Esse movimento alonga as bases dos nervos acometidos pelas meninges inflamadas, causando dor e contração muscular involuntária, levando à flexão dos membros inferiores nas articulações do quadril e joelhos bilateralmente, indicando sinal positivo[6]. Apesar de o sinal de Lasègue ser visto majoritariamente na dor do nervo ciático, ocorre superposição entre ele e o sinal de Kernig, sendo ambos positivos na meningite. Na ciatalgia, o sinal de Lasègue ocorre unilateralmente, enquanto na meningite é bilateral.

Diagnóstico

A punção lombar diagnóstica é peça-chave para identificação de uma possível infecção do SNC, porém existem ocasiões em que se torna mandatório realizar exame de imagem por meio de tomografia de crânio para, posteriormente, seguir com tal procedimento. Principalmente nos seguintes casos torna-se imprescindível a realização prévia de tomografia de crânio, antes da punção, pelo alto risco de ocorrer herniação das estruturas encefálicas no momento do procedimento: em pacientes imunossuprimidos (aids/HIV), em uso de imunossupressores, transplantados; com história de lesões com efeito de massa, AVC ou infecções focais prévias; primeiro quadro de crise convulsiva que tenha ocorrido uma semana antes do evento ou na presença de convulsões reentrantes; presença de papiledema (equivalente indireto de aumento da PIC); déficit neurológico focal, como pupilas não isométricas, musculatura ocular extrínseca anormal, campos visuais anormais ou, até mesmo, paresias ou anormalidades de marcha.

Mesmo em um quadro clássico de meningite bacteriana, devemos atentar para alterações que indiquem diagnósticos diferenciais, como meningites virais, tuberculosa e fúngicas, neoplasias, neurossífilis e lesões no SNC como abscessos e neurotoxoplasmose, em que podemos encontrar liquor com predomínio linfocitário ou baixa celularidade. É necessário atentar também para as meningites crônicas (> 4 semanas de evolução em média), normalmente causadas por patógenos atípicos, tais quais meningite fúngica e a tuberculosa. Tanto a meningite tuberculosa como a fúngica costumam estar presentes em pacientes imunossuprimidos por doenças oportunistas, como HIV/Aids com tratamento irregular e CD4 baixo, com sintomas pulmonares associados. Comumente, na meningite tuberculosa podemos encontrar a paralisia do sexto par craniano, o abducente, o que culmina em déficit na musculatura abducente e tendência ao estrabismo convergente. Exames de imagem podem ser grandes aliados para o diagnóstico radiológico desse gênero da doença, predominantemente encontrando-se infartos no parênquima cerebral, aumento da densidade meníngea basal e hidrocefalia[7]. Nesses casos, o liquor também costuma ser linfomonocitário e, nos casos de suspeita de meningite fúngica, podemos lançar mão do teste de tinta da China para visualizar as leveduras no liquor.

Produzido no interior dos ventrículos, nos plexos coroides e no epitélio ependimário, o liquor cefalorraquidiano (LCR) protege as estruturas encefálicas e medulares, levando nutrientes e atuando no equilíbrio da pressão intracraniana. Na avaliação do LCR, buscamos encontrar um agente causador da doença meníngea ou, na medida do possível, descartar tal diagnóstico. Vale ressaltar que em um indivíduo saudável, o liquor é feito de um líquido límpido e incolor, com baixo teor de proteínas e baixa celularidade, livre de bactérias ou outros patógenos. Entretanto, na presença de um liquor infectado, frente ao diagnóstico de meningite, temos alguns detalhes para diferenciá-lo, como celularidade com predomínio de neutrófilos, cor – branca, leitosa ou ligeiramente xantocrômica – e decréscimo de glicose, diferentemente dos quadros virais, em que podemos ter glicose normal, líquido límpido e leucocitose com predomínio linfocitário. Já as proteínas costumam estar muito elevadas nas meningites bacterianas e pouco nas meningites virais.

Diagnósticos diferenciais

Quanto aos diagnósticos diferenciais de meningites bacterianas, encontramos as síndromes febris hemorrágicas, e devemos pensar na possibilidade de septicemias, ricketsioses e, também, na febre purpúrica brasileira. Já nos quadros de meningites virais, os diagnósticos diferenciais mais comuns são as encefalites e as meningoencefalites virais.

Agentes etiológicos

Realizada a coleta do liquor, buscamos esclarecer qual etiologia é causa do processo inflamatório e irritativo das meninges. Dentre as causas agudas e mais comuns encontramos patógenos virais e, posteriormente, as meningites bacterianas. Os processos virais têm como principais causadores as enteroviroses, que comportam os dois subtipos presentes nessas infecções, sendo eles o echovirus 30 e Coxsackie A12. Destes, a maioria se dá em idosos, mas principalmente em crianças, em decorrência da baixa imunidade. Ainda se deve pontuar também o vírus da caxumba, que acomete os indivíduos especialmente na faixa etária de 5 a 9 anos, o vírus da herpes, que é a causa mais comum das encefalites em adultos, e os arbovírus, que são doenças transmitidas por artrópodes hematófagos, bastante comuns em regiões quentes e úmidas, de fácil proliferação e intensa disseminação de doenças, tanto em animais como entre seres humanos[4]. Na etiologia bacteriana, podemos subdividir em dois grupos: neonatos e > 2 meses de vida até indivíduos adultos. Nos neonatos, os patógenos mais comuns são os SGB (*Strepto* do grupo B) e enterobactérias (*E. Coli*). Já nos casos acima de dois meses de vida até adultos, as bactérias mais comuns são *S. Pneumoniae*, *N. meningitidis* e *H. Influenzae*. Nos extremos de idade (neonatos e idosos), imunossuprimidos e gestantes encontramos mais comumente a *L. monocytogenes*.

Nas meningites virais, o liquor é repleto de linfócitos, ou seja, linfomonocitário; já nas meningites bacterianas tem predomínio de polimorfonucleares.

Tratamento

Aspectos gerais

- O tratamento deverá ser conduzido em unidade de terapia intensiva ou sala de emergência.
- Isolamento de paciente suspeito. Se confirmado diagnóstico de meningite bacteriana, o paciente deverá ser mantido em isolamento até 24h após início do antibiótico. Após esse período, paciente poderá ser liberado e seguir tratamento fora do isolamento.
- No paciente suspeito, não atrasar início do antibiótico (realizado idealmente em até 3h após chegada no pronto-socorro), mesmo que o resultado dos exames não confirme etiologia bacteriana.
- Pacientes que necessitem de exame de neuroimagem para realização de punção lombar, desde que o exame tenha possibilidade de demora maior que 2h, deverão ter colhidas amostras de sangue para hemocultura, seguido da administração de antibiótico. Segue-se, então, com exame de neuroimagem, assim que disponível, e punção lombar.

Tratamento específico

Paciente imunocompetentes

- Ceftriaxona 2 g, EV, 12/12h ou cefotaxima 2 g, EV, 4/4h ou 6/6h +
- Dexametasona 10 mg, EV, 6/6h (por 5 dias).

Obs.: se descartada infecção por pneumococo deverá ser descontinuado +

- Ampicilina 2 g, EV, 4/4h para paciente com mais de 50 anos.

Pacientes imunocomprometidos

- Cefepime 2 g EV 8/8h ou meropenem 2 g, EV, 8/8h.

Pacientes alérgicos graves aos betalactâmicos

- Moxifloxacino 400 mg, EV, 1x dia.

Imunoprofilaxia

Nos casos de doença meningocócica e meningite por *H. influenzae*, a quimioprofilaxia se faz necessária e a droga de escolha é a rifampicina, devendo ser administrada até 48h pós-contato com o paciente infectado. Mesmo em pacientes gestantes que tenham tido contato, usamos a mesma quimioprofilaxia, não havendo indícios de efeitos teratogênicos.

ENCEFALITES E MENINGOENCEFALITES

Introdução

A encefalite é definida pela inflamação do parênquima encefálico com disfunção neurológica que pode ter origem infecciosa ou etiologia não infecciosa, como autoimune ou paraneoplásica. O critério definitivo para confirmar a doença é por meio de biópsia cerebral, mas raramente é realizada em decorrência de morbidade potencial associada a um procedimento neurocirúrgico invasivo. Sem a identificação do patógeno responsável, o diagnóstico de encefalite é presuntivo e se baseia em características clínicas, laboratoriais, como análise do líquido cefalorraquidiano (LCR), neuroimagem e eletroencefalografia. Contudo, a aquisição de neuroimagens não deve retardar a punção lombar ou o início empírico da terapia antimicrobiana.

Epidemiologia

A maioria das encefalites é infecciosa, sendo a etiologia viral a mais comum[8]. Uma porcentagem considerável destas não apresenta agente infeccioso identificável ou ocorre por condições não infecciosas, como medicação, câncer, inflamações sistêmicas e autoimunes[9]. O desenvolvimento da encefalite viral tem relação com a virulência, ao nível de inoculação viral, estado imunológico do hospedeiro humano, mutações genéticas virais, localização geográfica e estação do ano. Os mesmos organismos responsáveis pela meningite viral também podem se associar à encefalite, sendo os agentes mais comuns herpes-vírus 1 e 2 (HSV-1 e HSV-2), enterovírus não pólio e arbovírus[10]. Outras etiologias relevantes são gripe (influenza) sazonal, citomegalovírus (CMV), vírus de Epstein-Barr (EBV) e herpes-vírus humano 6 (HHV-6). O diagnóstico etiológico permanece não identificado em cerca de 40 a 80% das encefalites[11].

Meningoencefalites bacterianas são raras em população hígida e vacinada, com maior risco em crianças e idosos, bem como após fratura de crânio, imunodeficiências primárias ou adquiridas[2], sendo o *Haemophilus influenzae* tipo *b* uma importante causa de meningoencefalite com alta taxa de mortalidade.

Fisiopatologia

As encefalites virais geralmente ocorrem após a disseminação viral hematogênica no sistema nervoso central (SNC), sendo comum a transmissão por meio de insetos vetores; por exemplo, a infecção por arbovírus. Outras vias até o SNC incluem a transmissão retrógrada ao longo de axônios neuronais, como herpes-vírus e *Lyssavirus* (raiva)[12], e a invasão direta do espaço subaracnoide após uma sinusopatia.

O tropismo neuroanatômico do vírus influencia a natureza focal da doença e suas manifestações. Alguns vírus têm propensão de infectar preferencialmente neurônios corticais, límbicos ou espinais, células ependimárias ou oligodendrócitos. Um exemplo é o tropismo do vírus herpes simples (HSV) pelos lobos temporais com ocorrência de crises do lobo temporal e alterações comportamentais.

Características clínicas

A encefalite deve ser suspeitada quando sintomas ou sinais de disfunção neurológica como cefaleia, diminuição do nível de consciência, convulsões, déficits focais, papiledema, alterações comportamentais, confusão mental e desorientação se apresentam agudamente associados a manifestações sistêmicas como febre, linfadenopatia, erupção cutânea, artralgia, mialgia, sintomas respiratórios, sintomas gastrointestinais ou com história de exposição a fatores de risco conhecidos (viagens para áreas endêmicas, mordidas de animais, exposição a insetos ou carrapatos)[13,14].

Os sintomas psiquiátricos podem estar presentes durante dias a semanas como única manifestação. Alterações cognitivas e de memória são precoces, mas de difícil avaliação por causa de agitação e pouca colaboração dos pacientes[15]. Convulsões ocorrem com frequência, e anormalidades neurológicas focais podem estar presentes, como hemiparesia, paralisia de nervos cranianos e hiper-reflexia e/ou reflexos patológicos. Os sintomas e sinais de irritação meníngea (fotofobia e rigidez da nuca) em geral estão ausentes na encefalite pura, mas comumente acompanham a meningoencefalite. Lesões cutâneas, como petéquias, púrpuras e equimoses, podem ser encontradas em pacientes com infecção meningocócica.

Disfasia e convulsões estão presentes na maior parte nas encefalites por HSV se comparadas às outras encefalites virais. Geralmente, a necrose ocorre no lobo temporal com déficits clínicos compatíveis que incluem alteração mental e do nível de consciência aparecendo por mais de 24 horas, febre, novas convulsões e/ou déficits neurológicos focais. Avaliar a presença de lesões herpéticas em pele ou mucosas se faz importante. No curso clínico, pacientes podem ter mutismo, compreensão reduzida, memória prejudicada e desequilíbrio emocional.

Diagnóstico

Para o diagnóstico da encefalite é necessária a presença de critérios clínicos, sendo um critério obrigatório a alteração de estado mental, associado ao mínimo de dois outros critérios (febre, convulsão, alterações neurológicas focais, pleocitose liquórica, alteração em neuroimagem ou eletroencefalográfica)[9,16].

O diagnóstico etiológico é realizado pela identificação do agente causal por PCR ou cultura de LCR nas encefalites infecciosas e identificação de anticorpo específico nas autoimunes. O padrão clássico do LCR nas encefalites virais é o aumento de leucócitos, com predomínio de linfócitos, aumento moderado de proteína e relação glicorraquia/glicose sérica acima de 40%[16], sendo valores de glicose moderadamente reduzidos às vezes observados com HSV, caxumba ou alguns enterovírus. Eritrócitos geralmente estão ausentes, mas sua presença sugere infecção por HSV-1 ou outras encefalites necrotizantes. Na fase precoce da doença, um perfil normal do LCR pode ser visto, e a celularidade pode ter predomínio polimorfonuclear. A repetição do teste pode ser útil quando a suspeita clínica for alta.

O diagnóstico das encefalites bacterianas por LCR apresenta características típicas: pleocitose, com predomínio de neutrófilos, baixa glicorraquia e aumento de proteinorraquia. A cultura do LCR é o teste de referência tradicional para o diagnóstico, sendo a bactéria identificada em 60 a 90% dos casos[9].

Tomografia computadorizada (TC) ou ressonância magnética (RM) de crânio é indicada para todo paciente com suspeita de infecção do SNC. No entanto, os estudos neuroimagiológicos não devem retardar a punção lombar quando indicada ou o início da terapia antimicrobiana. Encefalite herpética apresenta maior probabilidade de alterações de imagem, sendo que a tomografia de crânio tem pouca sensibilidade no início da doença, e a presença de anormalidades se relaciona a danos graves e mau prognóstico. Em contraste, a RM revela anormalidades mais precocemente, com imagem clássica do hipersinal nos lobos temporais e no córtex insular predominantemente unilateral.

Eletroencefalograma deve ser considerado forte evidência para um diagnóstico de encefalite por HSV, sendo um sensível indicador de disfunção cerebral, podendo mostrar atividade desorganizada e lenta, sem correlação com distúrbios de movimento ou mudança com drogas antiepilépticas, no entanto ainda não há literatura que apoie a realização desse exame no departamento de emergência para avaliação inicial da suspeita de meningite ou encefalite.

Diagnóstico diferencial

Doenças não infecciosas do SNC, tais quais vasculites, colagenoses e síndromes paraneoplásicas, podem ter apresentação similar a encefalites infecciosas, devendo ser consideradas diagnóstico diferencial[18].

Tratamento

Se a encefalite viral não puder ser descartada nas primeiras seis horas de internação, recomenda-se iniciar o tratamento empírico com aciclovir[11]. Uma vez que o aciclovir tem atividade antiviral contra o HSV e vírus associados, a terapia empírica com essa droga IV (10 mg/kg IV a cada 8 horas com ajuste de dose para insuficiência renal) deve ser iniciada quando o diagnóstico de encefalite por HSV for considerado.

O tratamento precoce (antes da perda de consciência, dentro de 24 horas após o início dos sintomas, escala de coma de Glasgow de 9 a 15) pode reduzir a mortalidade e limitar a gravidade dos déficits comportamentais e cognitivos. A duração do tratamento da encefalite herpética em pacientes imunocompetentes deve ser de 14 a 21 dias a fim de reduzir recidivas. Se não tratada, a mortalidade chega a 70%, podendo causar sequelas graves e incapacitantes em pacientes sobreviventes.

Na suspeita de meningoencefalite bacteriana, o tratamento deve ser instituído por conta de alta mortalidade. A terapia escolhida varia conforme o agente etiológico e as propriedades das drogas antimicrobianas. Recomenda-se ceftriaxona em regiões pouco resistentes à cefalosporina, e cefalosporina de terceira geração associada à vancomicina em casos de resistência.

Nas encefalites autoimunes, as decisões terapêuticas variam conforme idade, presença de tumor e gravidade. Recomenda-se como primeira linha o início mais precoce possível de metilprednisolona endovenosa, 1 g/dia por 5 dias, associado ou não à imunoglobulina 400 mg/kg/dia por 5 dias ou plasmaférese. Diante de presença de tumor, a exérese cirúrgica deve ser realizada. Em casos graves de encefalite autoimune, o uso de rituximabe, associado à terapia de primeira linha, tem sido cada vez mais recomendado[15].

Imunoprofilaxia

Existem poucas formas de encefalite preveníveis por meio de vacina, são elas a encefalite japonesa e a encefalite do carrapato. A administração dessas vacinas está indicada para pessoas que passem mais de 30 dias em áreas endêmicas durante estações de transmissão.

REFERÊNCIAS

1. Dias FCF, Junior CAR, Cardoso CRL, et al. Meningite: aspectos epidemiológicos da doença na Região Norte do Brasil. Revista de Patologia do Tocantins. 2017;4(2):46-9.
2. Huynh J, Donovan J, Phu NH, Nghia HDT, Thuong NTT, Thwaites GE. Tuberculous meningitis: progress and remaining questions. Lancet Neurol. 2022;21(5):450-64.
3. Brasil, Ministério da Saúde, Biblioteca Virtual em Saúde. Disponível em: https://bvsms.saude.gov.br/derrotar-a-meningite-05-10-dia-mundial-da-meningite/. Acesso em: 5 maio 2023.
4. Putz K, Hayani K, Zar FA. Meningitis. Prim Care. 2013;40(3):707-26.
5. Brasil, Ministério da Saúde. Situação epidemiológica; 2021. Disponível em: https://www.gov.br/saude/pt-br/assuntos/saude-de-a-a-z/m/meningite/situacao-epidemiologica#:~:text=No%20Brasil%2C%20entre%20os%20anos,etiologia%20bacteriana%20(87.993%20casos). Acesso em: 10 maio 2023.
6. Thomas KE, Hasbun R, Jekel J, et al. The diagnostic accuracy of Kernig's sign, Brudzinski's sign, and nuchal rigidity in adults with suspected meningitis. Clin Infect Dis. 2002;35:46-52.
7. Brasil, Ministério da Saúde. Manual de recomendações para o controle da tuberculose no Brasil. Disponível em: https://bvsms.saude.gov.br/bvs/publicacoes/manual_recomendacoes_controle_tuberculose_brasil.pdf. Acesso em: 12 maio 2023.
8. Glaser CA, Honarmand S, Anderson LJ, Schnurr DP, Forghani B, Cossen CK, et al. Beyond viruses: clinical profiles and etiologies associated with encephalitis. Clin Infect Dis. 2006;43:1565-77.
9. Polage CR, Cohen SH. State-of-the-art microbiologic testing for community acquired meningitis and encephalitis. J Clin Microbiol. 2016;54(5):1197-202.
10. Koskiniemi M, Rautonen J, Lehtokoski-Lehtiniemi E, Vaheri A. Epidemiology of encephalitis in children: a 20-year survey. Ann Neurol. 1991;29:492-7.
11. Vora NM, et al. Burden of encephalitis-associated hospitalizations in the United States, 1998-2010. Neurology. 2014;82:443-51.
12. Johnson RT. Viral infections of the nervous system, 2.ed. Viral Infect Nerv Syst. 1998.
13. Wang IJ, Lee PI, Huang LM, Chen CJ, Chen CL, Lee WT. The correlation between neurological evaluations and neurological outcome in acute encephalitis: a hospital-based study. Eur J Paediatr Neurol. 2007;11:63-9.
14. Kneen R, Michael BD, Menson E, Mehta B, Easton A, Hemingway C, et al. Management of suspected viral encephalitis in children – Association of British Neurologists and British Paediatric Allergy, Immunology and Infection Group National Guidelines. J Infect. 2012;64:449-77.
15. Guasp M, Dalmau J. Encefalitis por anticuerpos contra el receptor de NMDA. Med Clin. 2018;150(8):1-9.
16. Venkatesan A, et al. Case definitions, diagnostic algorithms, and priorities in encephalitis: consensus statement of the international encephalitis consortium. Clin Infect Dis. 2013;57(8):1114-28.
17. McGill F, Griffiths MJ, Solomon T. Viral meningitis: current issues in diagnosis and treatment. Curr Opin Infect Dis. 2017;30(2):248-56.
18. Tunkel AR, et al. The management of encephalitis: Clinical practice guidelines by the Infectious Diseases Society of America. Clin Infect Dis. 2008;47(1):303-27.

10

Morte encefálica e manejo do potencial doador de órgãos

Ana Flávia Godoy Fernandes
Arthur de Campos Soares
Beatriz Soletti Pereira

PONTOS PRINCIPAIS

- A morte encefálica (ME) é definida como a interrupção completa e irreversível das funções encefálicas, mesmo na presença de atividade cardíaca.
- A abertura do protocolo de ME deve ser considerada em todos os pacientes em coma arresponsivo.
- Para abertura do protocolo, é necessária a realização de exame de neuroimagem que demonstre catástrofe neurológica compatível com ME.
- O médico emergencista tem papel fundamental em todas as etapas do processo de atendimento do paciente com ME, que inclui desde o reconhecimento da ME iminente, a abordagem familiar adequada, o protocolo para determinação de ME até a manutenção do potencial doador de órgãos.

INTRODUÇÃO

A ME é definida como a interrupção completa e irreversível das funções encefálicas – cérebro e tronco encefálico –, mesmo na presença de atividade cardíaca. Manifesta-se por coma aperceptivo, ausência de reflexos de tronco encefálico e apneia, sendo esses critérios clínicos necessários para o diagnóstico de ME1.

Historicamente, a ME começou a ser estudada após o desenvolvimento da ventilação mecânica, quando passou a ser possível manter vivo um paciente sem *drive* respiratório com circulação preservada[2]. A primeira descrição com achados clínicos e fisiopatológicos de ME foi realizada por Mollaret e Goulon em 1959, quando observaram pacientes com lesões cerebrais, mantidos em ventiladores mecânicos, que permaneciam em coma profundo, sem reflexos de tronco cerebral e sem respiração espontânea. No Brasil, a ME é definida desde 1997 por Resolução do Conselho Federal de Medicina (CFM) e atualizada pela Resolução n. 2.173 de 2017[3,4].

As principais causas de ME no país são o acidente vascular cerebral isquêmico (AVCi) e as hemorragias intracranianas (AVC intraparenquimatoso, hemorragia subaracnóidea e hematoma subdural). Outras causas incluem as infecções, como meningoencefalite, e as causas extracranianas, como a encefalopatia hipóxico-isquêmica após parada cardiorrespiratória[5].

Uma vez aventada a hipótese de ME, ocorre a abertura de protocolo específico, e esse paciente torna-se um potencial doador de órgãos. O manejo adequado do potencial doador se baseia em três pilares: diagnóstico de ME padronizado conforme as recomendações do CFM, estratégias de comunicação adequadas durante os procedimentos diagnósticos de ME e suporte orgânico otimizado ao potencial doador[2]. A manutenção fisiológica dos pacientes em ME é complexa e exige o restabelecimento da homeostase fisiológica de forma rápida e precisa, visando garantir a adequada oferta de oxigênio (DO_2) aos órgãos, bem como a sua funcionalidade e viabilidade para doação.

Até 2017, o diagnóstico de ME só poderia ser realizado por médico neurocirurgião e neurologista (adulto e pediátrico). Com a Resolução n. 2.173, passaram a ser incluídos médicos intensivistas (adulto e pediátrico) e emergencistas como habilitados para fazer o diagnóstico, desde que cumpram os requisitos de capacitação. Na indisponibilidade desses especialistas, o exame pode ser feito por outro médico, desde que especificamente capacitado, com experiência de no mínimo 1 ano no atendimento de pacientes em coma e com a conclusão de um dos dois critérios: curso de capacitação para determinação de ME ou acompanhamento de pelo menos dez determinações de ME[4].

IDENTIFICAÇÃO DO POTENCIAL DOADOR

Ao deparar com um paciente neurológico grave no departamento de emergência (DE) com coma arresponsivo, o médico emergencista deve sempre questionar a possibilidade de ME. Para esses pacientes, é necessária a realização de tomografia computadorizada de crânio (ou outro exame de neuroimagem equivalente) que demonstre catástrofe neurológica compatível com ME – lesão cerebral grave, catastrófica e irreversível[2]. A esses pacientes com lesão encefálica grave e necessidade de ventilação mecânica dá-se o nome de possível doador.

Quanto às nomenclaturas, o paciente é considerado um potencial doador a partir de quando se inicia o protocolo de ME. Confirmado o diagnóstico de ME e não havendo contraindicação à doação de órgãos, torna-se uma pessoa elegível para doação. Iniciada a operação de captação de órgãos, torna-se um doador efetivo[6].

É fundamental que o médico conheça todas as etapas do processo de identificação, notificação e determinação de ME. Também é papel do emergencista dominar técnicas de comunicação em situações críticas, com uma abordagem familiar adequada. A comunicação assertiva nessa etapa determina a adequada compreensão dos familiares quanto à morte. Ademais, é imprescindível a instituição imediata de toda a terapêutica necessária até que seja determinada a sua irreversibilidade, quando nessa situação o paciente é um potencial doador.

O PROTOCOLO

Pré-requisitos

A Resolução n. 2.173, publicada em novembro de 2017, define as regras de determinação de ME no Brasil. Dentre os pré-requisitos básicos para a abertura do protocolo de ME, encontram-se4:

- Observação clínica do paciente por, no mínimo, 6 horas se lesão neurológica direta ou 24 horas para lesão hipóxico-isquêmica, devendo ser mantido sem drogas depressoras do sistema nervoso central por um período predeterminado, conforme a Tabela 1.
- Presença de lesão encefálica de causa conhecida, irreversível e capaz de causar ME.
- Exclusão de fatores de confusão.
- Sinais vitais estáveis para a realização dos testes diagnósticos.

Na impossibilidade de realização de testes diagnósticos, por instabilidade hemodinâmica ou por indisponibilidade de recursos, a ME não poderá ser diagnosticada. Após período de observação e exclusão de fatores confundidores, são necessários dois exames clínicos compatíveis com ME realizados com tempo de intervalo predeterminado (e variável conforme a idade do paciente) entre os testes, por dois médicos diferentes e especificamente capacitados. Além disso, realizam-se teste de apneia e exame complementar[4].

Tempo de observação

É preconizado período de observação intra-hospitalar mínimo de 6 horas para lesão neurológica direta e 24 horas para lesão hipóxico-isquêmica pós-parada cardiorrespiratória. Além disso, deve-se aguardar o intervalo de meia-vida das medicações depressoras do sistema nervoso central, conforme a Tabela 1. Na presença de insuficiência hepática ou renal, individualizar o intervalo de acordo com a gravidade das disfunções. Quando houver hipotermia terapêutica, será necessária a observação por 24 horas após o reaquecimento. Somente após esses períodos, em paciente com parâmetros fisiológicos mínimos, pode-se realizar a abertura do protocolo para determinação de ME[5].

Causa de morte encefálica conhecida

É pilar para a abertura do protocolo de ME haver uma causa conhecida de lesão cerebral compatível com o quadro clínico. Sugere-se que só haja abertura do protocolo de ME após tomografia computadorizada de crânio (ou outro exame de neuroimagem equivalente) que demonstre catástrofe neurológica compatível com ME[2].

Excluir fatores de confusão

Outro pré-requisito é a exclusão de fatores confundidores. Diversos insultos tóxico-metabólicos podem levar a um coma arresponsivo, mimetizando ME (os chamados *brain death mimics*). Dentre eles, destacam-se as intoxicações (tricíclicos, lidocaína, baclofeno,

TABELA 1 Fármacos depressores do sistema nervoso central e intervalo de tempo da suspensão do uso até a abertura do protocolo de morte encefálica

Medicamento	Meia-vida	Intervalo (se dose única/ intermitente)	Intervalo (se infusão contínua)
Etomidato	3 horas	9 horas	15 horas
Quetamina	2 horas e 30 minutos	7 horas e 30 minutos	12 horas e 30 minutos
Midazolam	2 horas	6 horas	10 horas
Fentanila	2 horas	6 horas	10 horas
Propofol	2 horas	6 horas	10 horas
Tiopental	12 horas	36 horas	60 horas
Rocurônio	1 hora	3 horas	5 horas
Succinilcolina	10 minutos	30 minutos	50 minutos
Cisatracúrio	22 minutos	1 hora e 6 minutos	1 hora e 50 minutos
Vecurônio	1h e 5 minutos	3 horas e 15 minutos	5 horas e 25 minutos

Fonte: adaptado de Westphal et al., 2016[6].

barbitúricos, anticolinérgicos, organofosforados), medicamentos depressores do sistema nervoso central, hipotermia, trauma raquimedular com lesão cervical alta, síndrome de Guillain-Barré fulminante e síndrome do encarceramento (*locked-in syndrome*).

Além desses fatores, é preciso descartar hipernatremia: quando causa isolada do coma, é impeditiva de abertura de protocolo de ME; quando consequência, como no diabetes *insipidus*, não impede o processo[5].

Critérios fisiológicos

Outro passo fundamental para a identificação do paciente com possível ME é a análise dos critérios fisiológicos. Os sinais vitais devem ser registrados durante todo o processo. É necessário que o paciente se mantenha normotérmico e estável, tanto hemodinamicamente quanto do ponto de vista respiratório.

Os seguintes parâmetros são necessários: temperatura central ou axilar acima de 35°C (sabe-se que os reflexos de tronco encefálico podem desaparecer com temperatura central menor que 32°C); pressão arterial adequada para a idade – em adultos, pressão arterial sistólica ≥ 100 mmHg ou pressão arterial média (PAM) ≥ 65 mmHg – e saturação periférica de oxigênio (SpO_2) acima de 94% no momento dos testes[5]. Para menores de 16 anos, a pressão arterial adequada é variável (Tabela 2).

Exame neurológico

Depois dos pré-requisitos cumpridos, o médico especialista pode iniciar o processo de ME. Para a confirmação clínica de ME, são necessários três itens:

- Identificação de coma aperceptivo, de etiologia definida, com ausência de movimentos espontâneos e ausência de resposta motora supraespinhal mediada por estímulos aplicados em áreas de distribuição de nervos cranianos, em ambos os lados do corpo.
- Ausência de reflexos de tronco encefálico.
- Ausência de movimento respiratório confirmado pelo teste de apneia.

O exame clínico deve ser realizado em dois momentos distintos, por médicos diferentes, devidamente capacitados e que não sejam participantes de equipes de captação ou de transplantes. O tempo entre os dois exames varia de acordo com a idade do paciente, conforme a Tabela 3.

Coma profundo e aperceptivo com ausência de resposta motora supraespinhal a qualquer estimulação

Deve-se avaliar a resposta ocular, motora e verbal. Para isso, abra os olhos do paciente e peça para o paciente olhar para o examinador. Após, solicite que o paciente mova algum membro. Caso não haja resposta, realizam-se estímulos de pressão axiais e apendiculares nos seguintes pontos: leito ungueal dos quatro membros, trapézio e região supraorbitária. Se houver a presença de descerebração ou decorticação, o diagnóstico de ME não poderá ser realizado[3].

É primordial compreender que alguns indivíduos em ME podem apresentar reflexos medulares, o que não exclui o diagnóstico, uma vez que são reflexos primitivos e não configuram resposta motora supraespinhal. São comuns (presentes em 33 a 75% dos po-

TABELA 2 Parâmetros de pressão arterial em menores de 16 anos para abertura de protocolo de morte encefálica

Idade	PAS (mmHg)	PAM (mmHg)
Até 5 meses incompletos	60	43
De 5 meses até 2 anos incompletos	80	60
De 2 anos até 7 anos incompletos	85	62
De 7 a 16 anos incompletos	90	65

PAM: pressão arterial média; PAS: pressão arterial sistólica. Fonte: CFM, 2017[4].

TABELA 3 Intervalo de tempo mínimo entre os testes clínicos

Idade	Intervalo mínimo entre os dois testes clínicos
7 dias completos (recém-nascido a termo) até 2 meses	24 horas
2 a 24 meses incompletos	12 horas
Maiores de 2 anos de idade	1 hora

Fonte: adaptada de Westphal et al., 2019[7].

tenciais doadores) e podem ser desencadeados por estímulos táteis ou ocorrer espontaneamente. Dentre esses reflexos primitivos, encontram-se: reflexos tendinosos profundos, movimentos semirrítmicos de face, movimentos de membros, flexão de quadril, joelho ou tornozelo, flexão de dedos, atitude em opistótono ou flexão do tronco, adução/elevação de ombros, além de sudorese, rubor e taquicardia.

REFLEXOS DE TRONCO ENCEFÁLICO

São reflexos de tronco encefálico e devem ser testados:

- Reflexo fotomotor: avaliação dos II e III pares cranianos. Deve ser testado utilizando um feixe de luz direto bilateralmente. As pupilas podem ser irregulares, com diâmetros variáveis ou assimétricos, não alterando o resultado do exame. O teste é considerado positivo para ME se o reflexo fotomotor estiver ausente tanto na reação direta quanto consensual e as pupilas forem mediofixas com diâmetro de aproximadamente 4-9 mm.
- Reflexo corneopalpebral: avaliação dos V e VII pares cranianos. Testar com pedaço de algodão/gaze embebido em soro fisiológico ou água destilada aplicado no canto lateral inferior da córnea. O teste é considerado positivo para ME se não houver movimento das pálpebras.
- Reflexo oculocefálico: avaliação dos III, IV, VI e VIII pares cranianos. O teste é realizado movimentando a cabeça e o pescoço do paciente. Contudo, só deve ser feito se a coluna cervical estiver intacta. O reflexo é normal se os olhos não virarem com a cabeça, ou seja, se tiverem uma tendência a manter o olhar fixo em um ponto. O teste é considerado positivo para ME se os olhos virarem com a cabeça, resultado também conhecido como "olhos de boneca" (Figura 1).
- Reflexo vestibulococlear: avaliação dos III, IV, VI e VIII pares cranianos. O teste consiste na realização da prova calórica, com infusão de 50 a 100 mL de soro fisiológico gelado (± 5°C) no canal auditivo com a cabeça elevada a 30°. O reflexo é considerado normal se os olhos se moverem conjugadamente em direção ao lado irrigado. Deve-se observar o movimento dos olhos durante a infusão e até 3 minutos após o término, pois a presença de qualquer movimentação ocular invalida o diagnóstico. O teste é considerado positivo para ME se os olhos permanecerem fixos durante a infusão do soro gelado (Figura 1).
- Reflexo de tosse: insere-se uma cânula de aspiração traqueal até o nível da carina para avaliar se o paciente apresenta tosse ou bradicardia refl´exa. O teste é considerado positivo para ME se o paciente não apresenta tosse ou bradicardia.

Em casos de alterações morfológicas ou orgânicas unilaterais em olhos ou ouvidos, o exame pode ser feito contralateralmente. Contudo, se a lesão for bilateral, o teste não pode ser realizado. O teste oculocefálico, por sua vez, não pode ser realizado em pacientes com suspeita ou confirmação de lesão cervical, não sendo, nesses casos, possível confirmar ME. Para mais, para a realização do reflexo vestibulococlear, o estímulo requer que a água atinja a membrana timpânica, sendo

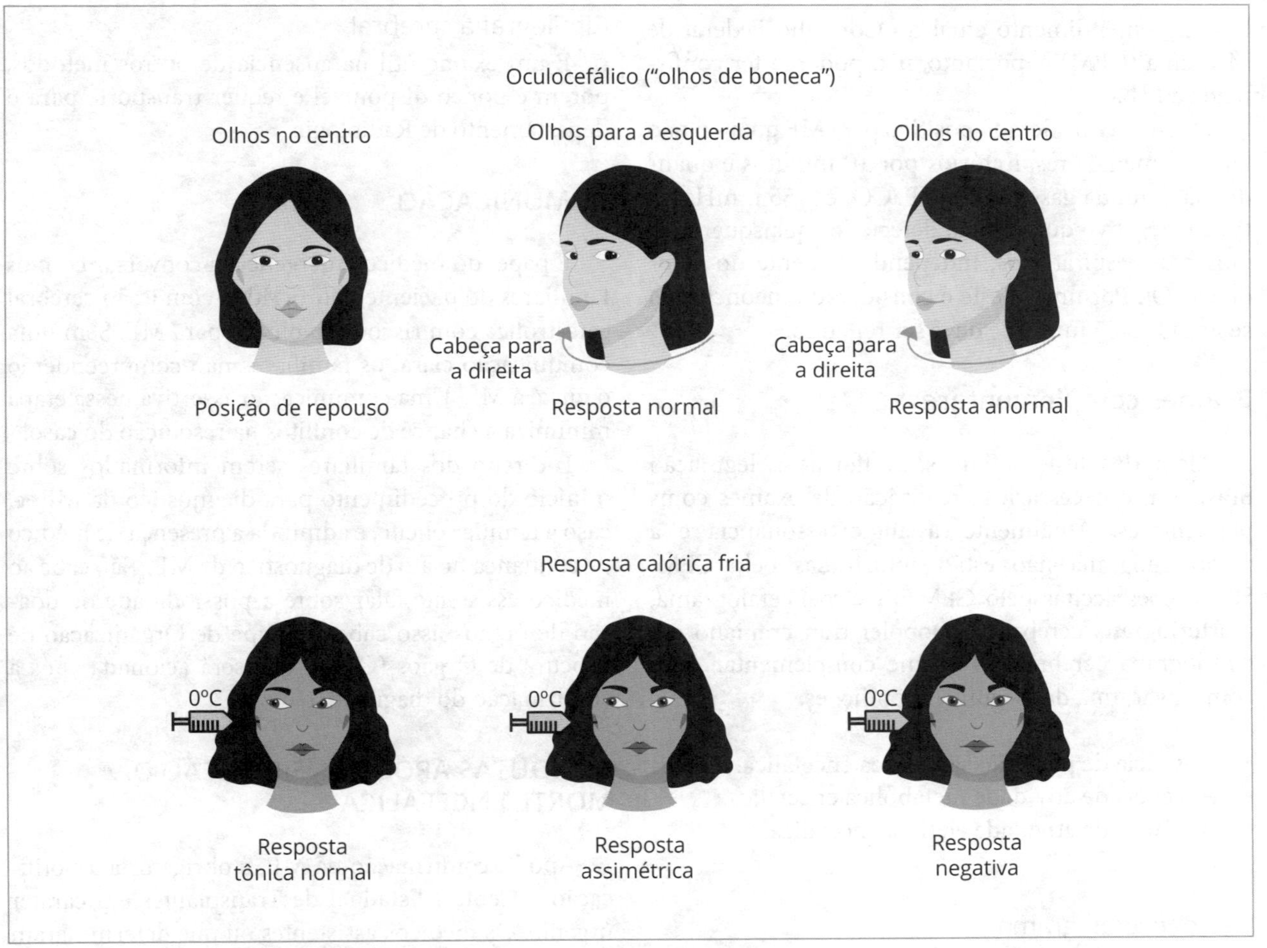

FIGURA 1 Avaliação dos reflexos oculocefálico e vestibulococlear.
Fonte: adaptada de Bateman, 2001[8].

preciso a realização prévia de otoscopia para verificar se os canais auditivos externos estão desobstruídos e se não há perfuração da membrana timpânica[4].

Teste de apneia

O teste de apneia é único e deve ser realizado por um dos médicos que realizou um dos testes clínicos. São pré-requisitos para a realização do teste[4]:

- Monitorização e estabilização clínica do paciente.
- Sinais vitais estáveis, com temperatura corporal > 35°C, SpO_2 > 94% e pressão arterial acima do valor mínimo conforme a idade.
- Ausência de fatores tratáveis que possam influenciar os movimentos respiratórios e exclusão prévia de fatores de confusão.
- Pré-oxigenação com fração inspirada de oxigênio (FiO_2) a 100% por pelo menos 10 minutos para atingir idealmente, mas não obrigatoriamente, pressão parcial arterial de oxigênio (PaO_2) ≥ 200 mmHg e pressão parcial arterial de gás carbônico ($PaCO_2$) entre 35 e 45 mmHg. Até 2018, tais valores de PaO_2 e $PaCO_2$ eram obrigatórios.

Deve-se proceder à coleta da primeira gasometria, preferencialmente arterial, e, após, desconectar o paciente da ventilação mecânica, mantendo suplementação de oxigênio por dois métodos:

- Cateter intratraqueal na altura da carina com fluxo de oxigênio de 6 L/min ou tubo T conectado ao tubo orotraqueal com fluxo de 12 L/min.
- Aplicação de CPAP: válvula de CPAP em 10 cmH2O com fluxo de oxigênio de 12 L/min + FiO_2 100%.

Deve-se observar atentamente o paciente por 10 minutos. Após esse período, deve-se coletar nova gasometria arterial. O teste deverá ser interrompido se houver instabilidade hemodinâmica, SpO_2 < 85% ou arritmias cardíacas. Pacientes retentores crônicos de gás carbônico (CO_2) não poderão fazer o teste com base no entendimento atual do Conselho Federal de Medicina (CFM) e, portanto, não poderão ter confirmada a ME.

O teste é considerado positivo para ME quando não há movimentos respiratórios por 10 minutos e quando, na segunda gasometria, a $PaCO_2$ é > 55 mmHg. O teste é negativo quando são detectados quaisquer movimentos respiratórios, independentemente do valor de $PaCO_2$. Por fim, o teste é considerado inconclusivo se $PaCO_2 \leq 55$ mmHg e deve ser repetido.

Exames complementares

Além dos testes clínicos, conforme a legislação brasileira, é necessário a realização de exames complementares. Atualmente, a angiorressonância e a angiotomografia não estão autorizadas pelo CFM. São opções aceitas pelo CFM o eletroencefalograma, a arteriografia cerebral, o Doppler transcraniano e a cintilografia cerebral[4]. O exame complementar deve comprovar uma das seguintes condições:

- Ausência de perfusão sanguínea encefálica.
- Ausência de atividade metabólica encefálica.
- Ausência de atividade elétrica encefálica.

Eletroencefalograma

Positivo quando evidenciado silêncio elétrico cerebral. Não deve ser utilizado se houver suspeita de intoxicações ou uso de medicamentos depressores do sistema nervoso central, pois pode levar a um falso positivo. Nesses casos, utilizar exames que avaliam fluxo cerebral.

Arteriografia cerebral

A angiografia cerebral convencional de quatro vasos é o padrão-ouro tradicional entre os testes de fluxo sanguíneo cerebral para o diagnóstico de ME. É positivo quando demonstra ausência de fluxo intracraniano. Dentre as desvantagens, é um teste invasivo e requer transporte para o departamento de Radiologia, o que impossibilita sua realização em pacientes instáveis hemodinamicamente.

Doppler transcraniano

É um exame seguro, não invasivo, de baixo custo e que pode ser realizado à beira do leito. Quando positivo, demonstra ausência de fluxo sanguíneo intracraniano pela presença de fluxo diastólico reverberante e pequenos picos sistólicos na fase inicial da sístole. Entre as desvantagens, o teste requer experiência do profissional habilitado e é operador-dependente.

Cintilografia cerebral

É um exame útil na ausência de outros métodos, porém é pouco disponível e requer transporte para o departamento de Radiologia.

COMUNICAÇÃO

É papel do médico emergencista conversar com os familiares do paciente neurocrítico com lesão cerebral catastrófica com risco de evolução para ME. Sem uma comunicação clara, os familiares não compreenderão o que é a ME. Uma comunicação assertiva nessa etapa minimiza a chance de conflitos na resolução do caso.

É direito dos familiares serem informados sobre o início do procedimento para diagnóstico da ME, e, caso a família solicite, é admitida a presença de médico de confiança no ato de diagnóstico de ME. Não cabe ao médico assistente falar sobre a possibilidade de doação de órgãos; isso cabe à equipe de Organização de Procura de Órgãos (OPO), que será acionada após a confirmação do diagnóstico de ME[9].

CONDUTAS APÓS CONFIRMAÇÃO DA MORTE ENCEFÁLICA

Após a confirmação da ME, é obrigatória a notificação à Central Estadual de Transplantes em caráter urgente. Os médicos assistentes ou que determinaram o diagnóstico de ME deverão preencher a declaração de óbito (DO), definindo como data e hora da morte aquela que corresponde ao momento da conclusão do último procedimento para determinação da ME.

Em caso de morte por causas externas, a DO será de responsabilidade do médico legista. Porém, cabe ao médico assistente realizar relatório de encaminhamento médico e encaminhar cópia do termo de declaração de ME. Após preenchimento do relatório e encaminhamento deste ao Instituto Médico Legal, o corpo deve ser encaminhado à captação de órgãos, caso indicado[9].

Nos casos em que a doação não seja viável, deve-se retirar o suporte de vida. É possível, em casos específicos, que a causa da ME seja conhecida, mas a causa da parada cardiorrespiratória não. Nesses casos, deve-se encaminhar o corpo para o Serviço de Verificação de Óbito (SVO).

ASPECTOS ÉTICOS E LEGAIS DA MORTE ENCEFÁLICA NO BRASIL

Em 1997, foi promulgada a Lei n. 9.434, determinando que competia ao CFM o estabelecimento dos critérios de ME. Tais critérios foram publicados na

Resolução do CFM n. 1.480, de 1997, e atualizados na Resolução n. 2.173, de 2017.

Além destes, em 2007 o CFM publicou a Resolução n. 1.826, que dispõe sobre a legalidade da retirada de suporte terapêutico após constatada a ME. Tal resolução descreve que, uma vez confirmada a ME, o médico tem autoridade ética e legal para suspender procedimentos de suporte terapêutico em uso, exceto se doador de órgãos, tecidos ou partes do corpo humano para transplante, quando deverá aguardar a retirada deles ou a recusa à doação.

MANEJO DO POTENCIAL DOADOR DE ÓRGÃOS

Fisiopatologia

Um dos principais mecanismos de ME envolve o aumento da pressão intracraniana, com ingurgitamento venoso, edema cerebral, compressão do tronco cerebral e isquemia cerebral. Esta última induz uma série de alterações metabólicas, hormonais e hemodinâmicas, com deterioração rostrocaudal, além do desenvolvimento de uma síndrome da resposta inflamatória sistêmica (SRIS)[5].

Por conta do desenvolvimento da SRIS, quanto mais tempo decorrer entre a confirmação da ME e a remoção dos órgãos, pior será o desfecho do enxerto transplantado. Idealmente, a captação de órgãos deve ocorrer em 12 a 24 horas após finalização do protocolo. Entre as principais alterações, encontram-se:

- Hemodinâmicas: ocorre um processo de estimulação simpática exacerbada por perda do sistema simpático espinhal, denominada tempestade simpática. Dela decorrem alterações como vasoconstrição grave, hipertensão, taquicardia e aumento da demanda de oxigênio. Em até 40% dos potenciais doadores, pode ocorrer injúria miocárdica1. Após essa fase transitória, ocorrem vasoplegia e perda da autorregulação da pressão arterial sistêmica1. A compressão mesencefálico-pontina também causa estímulo vagal e simpático concomitantes, que se manifestam com bradicardia, hipertensão e padrão respiratório irregular (tríade de Cushing), evoluindo para apneia.
- Respiratório: ocorre lesão pulmonar por edema pulmonar neurogênico – pela hipertensão pulmonar – e lesão pulmonar pela SRIS. Essas lesões muitas vezes são irreversíveis com apenas 10% a 20% dos pulmões de potenciais doadores, sendo elegíveis para transplantes.
- Alterações endócrino-metabólicas: pela lesão da hipófise posterior, pode ocorrer desenvolvimento de *diabetes insipidus* (DI) central, com alto débito urinário, hipernatremia e hipotensão arterial. DI é um sinal precoce de endocrinopatia relacionada à ME e descrita em 46% a 86% dos potenciais doadores. A hipófise anterior parece não ser tão afetada pela ME, mantendo doses normais de hormônio tireoestimulante, hormônio adrenocorticotrófico e hormônio do crescimento. Ocorre hiperglicemia por diminuição da concentração de insulina e resistência à insulina e, se não corrigida, pode levar a lesão pancreática e aumenta o risco de infecção10.
- Termorregulação: há perda dos mecanismos de termorregulação central, diminuição da taxa metabólica basal, perda de calor excessiva e perda de mecanismos de proteção (como vasoconstrição periférica).

Suporte hemodinâmico

Inicialmente, durante a tempestade simpática, podem ocorrer elevações pressóricas e taquicardia deletérias. Para esses casos, está indicado início de vasodilatação endovenosa com nitroprussiato, ou esmolol endovenoso para controle da frequência cardíaca. Dificilmente esses medicamentos serão necessários, uma vez que a tempestade é transitória[1].

Após a tempestade simpática, ocorrem períodos de hipotensão arterial por diversos fatores, como vasoplegia, poliúria e disfunção cardíaca. O manejo inicial inclui administração de fluidos para manter um volume circulante adequado, objetivando a normovolemia. Nesse quesito, uma expansão volêmica guiada por parâmetros hemodinâmicos tem benefícios na manutenção hemodinâmica e preservação da função renal.

Em pacientes hemodinamicamente instáveis por hipovolemia ou fluidorresponsivos, é recomendada inicialmente a infusão de 30 mL/kg de cristaloides, avaliando parâmetros clínicos – tempo de enchimento capilar, moteamento, débito urinário – e ultrassonográficos (com ultrassonografia à beira do leito) para determinar a resposta à fluidoterapia. Podem ser necessários outros fluidos de forma individualizada, como solução fisiológica a 0,45% se houver hipernatremia, por exemplo[1].

Na ausência de resposta à reposição volêmica, é recomendado o início precoce de drogas vasoativas ou inotrópicos, pois a sobrecarga volêmica em pacientes não responsivos pode levar a lesão renal. Nesses casos, é necessário determinar se a hipotensão arterial é consequência de uma resistência vascular sistêmica baixa ou por disfunção miocárdica, sendo o uso da ultrassonografia à beira do leito particularmente útil nesse cenário.

Estima-se que 80 a 90% dos potenciais doadores necessitarão de inotrópicos ou drogas vasoativas. Contudo, não há, atualmente, evidências de superioridade de um medicamento sobre o outro. Na vigência de hipotensão arterial após reposição volêmica adequada, é recomendado início de vasopressina em doses baixas. Esse medicamento é eficaz no tratamento da vasoplegia e na redução da necessidade de catecolaminas para suporte pressórico, além de tratar DI quando presente[1].

Na ausência de resposta satisfatória à vasopressina, é recomendada a adição de outros vasopressores como noradrenalina ou dopamina. A dopamina é preferencial caso haja bradicardia, mas deve-se considerar o efeito arritmogênico dessa droga11. A dopamina em doses acima de 5 µg/kg/min demonstra resposta em potenciais doadores que apresentam bradicardia decorrente da compressão dos núcleos vagais no bulbo. Não é recomendada a infusão de dopamina em dose baixa como estratégia nefroprotetora. Caso não haja disfunção miocárdica importante, sugere-se iniciar noradrenalina, objetivando PAM > 65 mmHg.

Suporte respiratório

É recomendada uma estratégia de ventilação mecânica protetora. Após a tempestade simpática, com a progressão das alterações hemodinâmicas, pode ocorrer lesão pulmonar. Estima-se que 30 a 35% dos potenciais doadores desenvolvem síndrome do desconforto respiratório agudo. Além disso, estão suscetíveis a danos comuns aos pacientes críticos, como atelectasias ou pneumonia relacionada à ventilação mecânica.

A estratégia de ventilação protetora inclui volume corrente entre 6 e 8 mL/kg de peso corporal predito, pressão expiratória final positiva (PEEP) entre 8 e 10 cmH_2O, com ajuste de FiO_2 para manter SpO_2 acima de 90% ou PaO_2 acima de 90 mmHg. Em pacientes com lesão pulmonar grave, utilizar a estratégia de hipercapnia permissiva, mantendo pH ≥ 7,2[11].

Pode-se realizar o teste de apneia com uso de CPAP e circuito fechado, retirando o modo *backup* do ventilador, e mantendo uma PEEP de 10 cmH_2O com o intuito de evitar atelectasias pulmonares e hipoxemia severa. Por fim, manobras de recrutamento alveolar não devem ser realizadas rotineiramente, salvo em casos de comprometimento dos demais sistemas decorrentes da hipoxemia severa[11].

Ressuscitação endócrino-metabólica

É altamente prevalente a ocorrência de DI em potenciais doadores de órgãos. Dessa forma, é recomendada a infusão de vasopressina em potenciais doadores que evoluam com hipotensão arterial apesar de ressuscitação volêmica adequada ou com débito urinário excessivo, enquanto a desmopressina (DDAVP) pode ser usada para hipernatremia sem hipotensão arterial. Inicia-se a vasopressina com *bolus* de 1 UI e infusão de 0,5 UI/hora até 2,4 UI/hora, devendo ser iniciada junto com a infusão de agentes adrenérgicos. A DDAVP pode ser iniciada em dose de 1-2 µg endovenosa com intervalo de 6 em 6 horas[11].

Sugere-se manter níveis de sódio sérico abaixo de 155 mEq/dL, potássio entre 3,5 e 5,5 mEq/L e magnésio > 1,6 mEq/dL. A DI aumenta as perdas urinárias desses eletrólitos, portanto os níveis séricos devem ser monitorados[11].

Embora alguns autores recomendem reposição de hormônio tireoidiano endovenoso (T3), não há evidências que corroborem tal conduta. Dessa forma, recomenda-se que a reposição seja reservada a pacientes que já possuíam tireoidopatia ou em casos de manutenções prolongadas de suporte em potenciais doadores[12].

Potenciais doadores tendem à hiperglicemia. Sugere-se manter controle glicêmico com infusão contínua de insulina endovenosa, objetivando glicemias entre 120 e 180 mg/dL. Quanto ao suporte nutricional, não há evidências de que ele melhore o *status* dos órgãos. Alguns autores defendem o início de dieta enteral trófica se não houver instabilidade hemodinâmica[5].

Para mais, apesar da fraca evidência, o uso de baixas doses de corticosteroides tem demonstrado benefício em potenciais doadores, em especial aqueles com acometimento pulmonar e os que estão sob uso de altas doses de drogas vasoativas. É recomendado o uso de hidrocortisona 300 mg/dia – doses maiores devem ser evitadas.

Demais cuidados

Para manter a homeostase corporal, é fundamental manter a temperatura corporal dentro dos limites da normalidade. Transfusão de hemocomponentes pode ser necessária, com metas de hemoglobina > 7 g/dL, plaquetas > 50.000 mm3 e INR (*international normalized ratio*) < 1,510.

REFERÊNCIAS

1. Anwar ASMT, Lee J-M. Medical management of brain-dead organ donors. Acute Crit Care. 2019;34(1):14-29.
2. Azevedo LCP, Taniguchi LU, Ladeira JP, Besen BAMP, editores. Medicina intensiva: abordagem prática. 5. ed. Santana de Parnaíba: Manole; 2022.
3. Brandão Neto RA, Souza HP, Marino LO, Marchini JFM, Alencar JCG, Turaça K. Medicina de emergência: abordagem prática. 17. ed. Barueri: Manole Saúde; 2023.
4. Conselho Federal de Medicina. Resolução CFM n. 2.173, de 23 de novembro de 2017. Define os critérios do diagnóstico de morte encefálica.
5. Yoshikawa MH, Rabelo NN, Welling LC, Telles JPM, Figueiredo EG. Brain death and management of the potential donor. Neurol Sci. 2021;42(9):3541-52.
6. Westphal GA, Garcia VD, Souza RL, Franke CA, Vieira KD, Birckholz VRZ, et al. Diretrizes para avaliação e validação do potencial doador de órgãos em morte encefálica. Rev Bras Ter Intensiva. 2016;28(3):220-55.
7. Westphal GA, Veiga VC, Franke CA. Diagnosis of brain death in Brazil. Rev Bras Ter Intensiva. 2019;31(3):403-9.
8. Bateman DE. Neurological assessment of coma. J Neurol Neurosurg Psychiatry. 2001;71 Suppl 1(Suppl 1):i13-7.
9. Brasil. Decreto n. 9.175, de 18 de outubro de 2017. Regulamenta a Lei n. 9.434, de 4 de fevereiro de 1997, para tratar da disposição de órgãos, tecidos, células e partes do corpo humano para fins de transplante e tratamento. Brasília: DOU; 2017.
10. Meyfroidt G, Gunst J, Martin-Loeches I, Smith M, Robba C, Taccone FS. Management of the brain-dead donor in the ICU: general and specific therapy to improve transplantable organ quality. Intensive Care Med. 2019;45(3):343-53.
11. Westphal GA, Robinson CC, Cavalcanti AB, Gonçalves ARR, Guterres CM, Teixeira C. Brazilian guidelines for the management of brain-dead potential organ donors. The task force of the Associação de Medicina Intensiva Brasileira, Associação Brasileira de Transplantes de Órgãos, Brazilian Research in Critical Care Network, and the General Coordination of the National Transplant System. Rev Bras Ter Intensiva. 2021;33(1):1-11.
12. Ball IM, Hornby L, Rochwerg B, Weiss MJ, Gillrie C, Chassé M, et al. Management of the neurologically deceased organ donor: A Canadian clinical practice guideline. CMAJ. 2020;192(14):E361-E369.

11

Emergências psiquiátricas

Danilo Martins
Lucas Giustra Valente
Rafael Matos Hortegal
Michelle Novack Margarida

PONTOS PRINCIPAIS

- O paciente em emergência psiquiátrica frequentemente pode ser classificado dentro de três categorias principais: (A) psicose aguda e mania, (B) pacientes depressivos e suicidas e (C) pacientes agressivos e homicidas[1].
- A contenção física só deverá ser utilizada em casos extremos, seja por agitação psicomotora intensa, com risco à integridade do próprio paciente e/ou de terceiros
- O objetivo das medidas farmacológicas nesse contexto é reduzir a agitação dos pacientes sem levá-los a um rebaixamento importante do nível de consciência, o que poderia trazer consequências indesejáveis, como comprometimento ventilatório.

INTRODUÇÃO

De acordo com a American Psychiatric Association, emergência psiquiátrica pode ser definida como "um distúrbio agudo de pensamento, comportamento, humor ou relacionamento social que requer intervenção imediata conforme definido pelo paciente, família ou comunidade"[1]. Entre essas condições, destacam-se episódios de mania, psicose aguda, ideação suicida e comportamento agressivo. Tais situações frequentemente colocam em risco tanto a saúde do paciente quanto a segurança de terceiros, necessitando de manejo e intervenção imediatos e precisos.

Nem todas as emergências psiquiátricas estão relacionadas a distúrbios de saúde mental propriamente ditos. Estima-se que até 50% dos pacientes com alguma emergência psiquiátrica apresentem outra condição orgânica associada[1]. Nesse contexto, é essencial que o médico saiba identificar os fatores associados para realizar o melhor manejo do paciente.

EPIDEMIOLOGIA

O atendimento de emergências psiquiátricas tem aumentado consideravelmente no mundo todo[2]. Estima-se que 12,5% dos atendimentos nos departamentos de emergência dos Estados Unidos em 2007 tenham sido relacionados a emergências psiquiátricas – aumento considerável em comparação aos 5,4% dos atendimentos em 2000. Dependendo do serviço de emergência, esse número pode chegar a 25% dos atendimentos, sendo considerada uma das condições mais frequentes a serem atendidas pelo médico no serviço de pronto atendimento[1].

Entre os casos de emergências psiquiátricas, destacam-se os quadros de agitação psicomotora e agressividade. Em torno de 5% a 10% dos atendimentos nos serviços de emergência estão relacionados a quadros de alteração do estado mental[3]. No Brasil, esses dados podem chegar a cerca de 24%[4].

Apesar da frequência elevada de atendimento de emergências psiquiátricas nos serviços de urgência e emergência, estudos sugerem que cerca de dois terços dos médicos receberam pouco ou nenhum treinamento adequado para manejar pacientes nessa situação. Além disso, dados sugerem que menos da metade dos hospitais do mundo possui um programa de treinamento para os profissionais da saúde voltado para o atendimento de emergências psiquiátricas[3]. Esse cenário cria uma necessidade de expandir o conhecimento para o melhor atendimento dessa população.

ATENDIMENTO INICIAL DO PACIENTE EM EMERGÊNCIA PSIQUIÁTRICA

Antes de iniciar o atendimento do paciente em emergência psiquiátrica propriamente dito, é fundamental garantir a segurança da cena de atendimento. Idealmente, o paciente deve ser recebido em um ambiente calmo e preferencialmente em local isolado[1].

Uma vez admitido, o paciente deve ser triado com uma história rápida e direcionada. Além disso, ele deve ter seus sinais vitais monitorizados e ser estabilizado conforme necessário. É fundamental interromper todo e qualquer processo de deterioração clínica iminente durante a avaliação primária antes de coletarmos uma história mais detalhada e completa[4].

Ao mesmo tempo que se realiza a avaliação primária, deve-se avaliar e classificar o comportamento do paciente. É comum que pacientes psiquiátricos apresentem comportamento nocivo (sobretudo nos casos de violência e agressividade) tanto para a saúde própria quanto para outros pacientes e para a equipe de saúde assistente. A depender da situação, podem ser necessárias medidas de contenção, a fim de garantir a segurança do paciente[1,4,5]. A Figura 1 traz, de forma genérica, como deve ser o atendimento do paciente psiquiátrico.

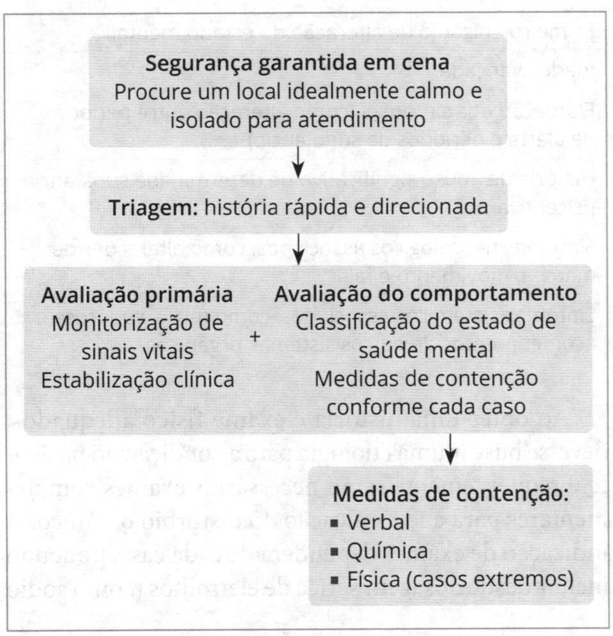

FIGURA 1 Atendimento de pacientes em emergência psiquiátrica.

Classificação do paciente em emergência psiquiátrica

O paciente em emergência psiquiátrica frequentemente pode ser classificado dentro de três categorias principais: (A) psicose aguda e mania, (B) pacientes depressivos e suicidas e (C) pacientes agressivos e homicidas[1]. Em cada um desses grupos, podemos ter indivíduos com os mais diversos níveis de consciência, de quadros mais rebaixados (como em algumas intoxicações exógenas) a estados mais agitados.

Para tornar a avaliação mais objetiva, podemos utilizar diversas ferramentas de classificação[3,4]. Uma ferramenta recomendada por sua simplicidade e praticidade é a escala BARS (*Behavioral Activity Rating Scale*)[6], a qual classifica o paciente em níveis de 1 a 7 segundo seu comportamento (Tabela 1).

TABELA 1 *Behavioral Activity Rating Scale* (BARS)

Ponto	Característica
1	Dificuldade ou incapaz de despertar.
2	Sonolento, porém capaz de responder a contato verbal/físico.
3	Aparentemente sonolento, sedado.
4	Nível normal de atividade, quieto e calmo.
5	Sinais de hiperatividade (física ou verbal), porém se acalma com instrução.
6	Contínua ou extremamente ativo, ainda não requer contenção física.
7	Violento, requer restrição física.

Traduzido pelo próprio autor.

Além da escala BARS, há diversas escalas capazes de avaliar o nível de consciência de um paciente psiquiátrico. No entanto, essas escalas, de maneira geral, são pouco pragmáticas no ambiente de emergência[1]. Além disso, há poucas escalas validadas para a língua portuguesa, como a *Sedation-Agitation Scale* (SAS)[4].

Medidas não farmacológicas

A primeira medida a aplicar em praticamente todas as situações é a comunicação de forma adequada[1,4]. Para tanto, é necessário o profissional ter domínio não apenas do que vai falar, mas também sobre como vai se comunicar[7]. É importante ressaltar que a linguagem corporal e a comunicação não verbal influenciam mais o comportamento do paciente do que o conteúdo das palavras utilizadas. Nesse sentido, é preciso que o profissional mantenha uma postura adequada, que respeite o espaço do paciente e não seja considerado invasivo. O tom de voz de quem comunica deve ser claro e conciso, sem ser provocativo[7].

A partir de uma comunicação adequada, é possível acalmar pacientes agitados ou que estão em ideação suicida[1,4]. Contudo, há situações em que os pacientes não responderão à contenção verbal, sendo necessárias medidas adicionais, como contenção química ou física.

A contenção física só deverá ser utilizada em casos extremos, seja por agitação psicomotora intensa, com risco à integridade do próprio paciente e/ou de terceiros, seja por comprometimento do julgamento de realidade com necessidade de intervenção médica, mesmo contra a vontade do paciente (como ocorre nos casos de síndrome de abstinência alcoólica grave)[4].

Medidas farmacológicas

Algumas medicações podem ser necessárias para manejo e contenção do paciente psiquiátrico, principalmente quando a abordagem verbal não é suficiente[5]. O objetivo das medidas farmacológicas nesse contexto é reduzir a agitação dos pacientes sem levá-los a um rebaixamento importante do nível de consciência, o que poderia trazer consequências indesejáveis, como comprometimento ventilatório.

Diversas medicações podem ser empregadas para a contenção química. As classes de medicamentos mais comuns são os antipsicóticos e benzodiazepínicos. A cetamina tem ganhado espaço nesse contexto. A seguir, abordaremos algumas das medicações mais usadas para contenção química e controle de agitação.

Haloperidol

É um antipsicótico típico de primeira geração, bastante usado historicamente no controle de agitação dos pacientes psicóticos. Seu mecanismo de ação ocorre por meio do antagonismo de receptores dopaminérgicos D2 no cérebro humano, reduzindo sintomas psicóticos. O principal efeito colateral dessa medicação está relacionado à síndrome extrapiramidal, que leva o paciente a apresentar rigidez muscular, tremores e oligocinesia[5].

O haloperidol pode ser encontrado tanto por via oral quanto por via parenteral (endovenosa ou intramuscular). Pode-se iniciar a aplicação da medicação na dose de 2,5 a 5,0 mg. A via intramuscular pode ser repetida a cada 30 minutos se necessário[5,8].

Atenção: há uma apresentação parenteral de depósito disponível cuja concentração é maior (50 mg/mL). Esta não deve ser empregada para buscar um efeito agudo em ambiente de emergência.

Benzodiazepínicos

Benzodiazepínicos são uma classe de medicamentos bastante utilizadas para controle de agitação, sobretudo em pacientes sem alterações neurológicas associadas. Seu mecanismo de ação envolve o aumento da eficiência dos neurotransmissores ácido gama-aminobutírico (GABA) a partir da ligação com receptores GABA-A, produzindo efeitos sedativos, hipnóticos, ansiolíticos e anticonvulsivantes[5]. Entre as opções disponíveis, podemos citar diazepam, midazolam, lorazepam e clonazepam.

DIAGNÓSTICOS DIFERENCIAIS DE EMERGÊNCIAS PSIQUIÁTRICAS

Uma vez estabilizado o paciente na avaliação primária e controlado seu estado de agitação psicomotora, é necessário identificar a causa do quadro[3,8]. Caso o paciente apresente condições clínicas adequadas, é fundamental entender os detalhes através do relato dele próprio. Contudo, nem sempre será possível obter uma anamnese adequada em emergência psiquiátrica, devendo-se frequentemente recorrer a familiares e pessoas próximas.

Durante a obtenção da anamnese e o exame físico, é fundamental buscar sinais e sintomas que diferenciem causas orgânicas de transtornos mentais propriamente ditos[4]. A Tabela 2 resume alguns dos achados que sugerem causas orgânicas de alteração comportamental.

TABELA 2 Sinais e sintomas sugestivos de causas orgânicas de alteração do comportamento

Início agudo (prazo de horas ou minutos) ou piora rápida de sintomas preexistentes.
Primeiro episódio de alteração do estado mental.
Idade avançada.
Flutuação dos sintomas (como alteração entre períodos de alerta e períodos de sonolência).
História de abuso significativo de determinada substância psicoativa.
Sintomas neurológicos associados, como alterações de marcha, movimento e fala.
Sintomas sistêmicos associados, como febre, sudorese e acometimentos de outros sistemas orgânicos.

Ao obter uma história e exame físico adequados, deve-se buscar uma etiologia para a condição do paciente. Frequentemente serão necessários exames complementares para a identificação do distúrbio orgânico. A indicação de exames dependerá de cada caso, podendo incluir desde dosagem sérica de eletrólitos (como sódio e cálcio) até exames de imagens mais acurados, como tomografia computadorizada de encéfalo[5]. A Tabela 3 resume algumas das causas de distúrbios psiquiátricos de etiologia orgânica.

TABELA 3 Etiologias comuns que levam a alterações do estado mental

Intoxicações endógenas (drogas, venenos, entre outros).
Abstinência a drogas (álcool, benzodiazepínicos, opioides, entre outros).
Encefalopatias metabólicas (distúrbios de sódio, distúrbios de cálcio, distúrbios acidobásicos, uremias, encefalopatias hepáticas).
Infecções do sistema nervoso central (meningoencefalites).
Traumatismos cranioencefálicos.
Epilepsias.
Neoplasias com comprometimento do sistema nervoso central.
Transtornos cerebrovasculares (acidentes vasculares cerebrais, sangramentos do sistema nervoso central).

A identificação precisa de uma causa orgânica para o distúrbio psiquiátrico é fundamental para o seu tratamento. Uma vez identificada a causa, o tratamento específico para cada condição deve ser direcionado.

REFERÊNCIAS

1. Wheat S, Dschida D, Talen MR. Psychiatric emergencies. Prim Care. 2016;43(2):341-54.
2. Nazarian DJ, Broder JS, Thiessen MEW, Wilson MP, Zun LS, Brown MD, et al. Clinical policy: critical issues in the diagnosis and management of the adult psychiatric patient in the emergency department. Ann Emerg Med. 2017;69(4):480-98.
3. Gottlieb M, Long B, Koyfman A. Approach to the agitated emergency department patient. J Emerg Med. 2018;54(4):447-57.
4. Baldaçara L, Ismael F, Leite V, Pereira LA, Dos Santos RM, Gomes Júnior VDP, et al. Brazilian guidelines for the management of psychomotor agitation. Part 1. Non-pharmacological approach. Braz J Psychiatry. 2019;41(2):153-67.
5. Baldaçara L, Diaz AP, Leite V, Pereira LA, Dos Santos RM, Gomes Júnior VDP, et al. Brazilian guidelines for the management of psychomotor agitation. Part 2. Pharmacological approach. Braz J Psychiatry. 2019;41(4):324-35.
6. Swift RH, Harrigan EP, Cappelleri JC, Kramer D, Chandler LP. Validation of the behavioural activity rating scale (BARS)™: a novel measure of activity in agitated patients. J Psychiatr Res. 2002;36(2):87-95.
7. Richmond J, Berlin J, Fishkind A, Holloman G, Zeller S, Wilson M, et al. Verbal de-escalation of the agitated patient: consensus statement of the american association for emergency psychiatry project BETA De-Escalation Workgroup. West J Emerg Med. 2012;13(1):17-25.
8. New A, Tucci VT, Rios J. A Modern-Day Fight Club? The stabilization and management of acutely agitated patients in the emergency department. Psychiatr Clin North Am. 2017;40(3):397-410.

12

Tomografia computadorizada de crânio e da coluna

Gabriel Martinez
Eduarda Campos Menegaço
Karina Turaça

> **PONTOS PRINCIPAIS**
>
> - Emergências neurológicas são comuns e necessitam de avaliação minuciosa e rápida para garantir o tratamento assertivo.
> - Tanto a tomografia computadorizada quanto a ressonância magnética são os exames complementares mais solicitados para avaliar a gravidade, descartar ou confirmar diagnósti cos diferenciais e garantir o tratamento definitivo do paciente, cada uma com suas indicações e contraindicações.

INTRODUÇÃO

A avaliação neurológica no departamento de emergência é complexa e desafiadora. Tanto no contexto clínico quanto no trauma, o exame neurológico é fundamental para classificar a gravidade dos pacientes, elaborar diagnósticos diferenciais e encaminhar o paciente para o tratamento definitivo com outras especialidades, quando necessário.

Muitas vezes, o paciente com afecção neurológica aguda necessitará de exame de imagem complementar, seja tomografia computadorizada ou ressonância magnética, para elucidar o quadro clínico e garantir o tratamento correto[1]. Neste capítulo, serão abordadas as principais indicações de exames de imagem e os principais achados das patologias neurológicas clínicas e traumáticas no departamento de emergência.

Visão geral dos exames de imagem

Ao tratar-se de neuroimagem, os exames mais utilizados no departamento de emergência são a tomografia computadorizada (TC), a angiotomografia (ângio-TC) e a ressonância magnética (RM). Dessa forma, o emergencista deve dominar os aspectos gerais desses exames, incluindo suas indicações, contraindicações, vantagens, desvantagens e características gerais de cada tipo de imagem.

Uso de contraste

O contraste endovenoso é utilizado para estudo dos vasos ou de estruturas vascularizadas, auxiliando no diagnóstico de lesões vasculares, inflamatórias e neoplásicas. Lesões muito vascularizadas apresentam realce intenso, enquanto lesões pouco vascularizadas possuem pouco ou nenhum realce. Lesões inflamatórias, por exemplo, tendem a apresentar realce periférico com contornos mal definidos, já lesões neoplásicas podem apresentar diferentes padrões de realce, a depender de seu tipo histológico.

De acordo com o tempo de aquisição das imagens, é possível obter diferentes fases referentes à presença de contraste nos vasos: a fase arterial, na qual o contraste predomina nas artérias, a fase venosa, em que o contraste predomina nas veias e a fase de equilíbrio, cuja presença de contraste está igualmente distribuída entre os vasos e o parênquima.

A substância mais comumente utilizada na TC é o contraste iodado, enquanto na RM é o gadolínio. A solicitação de imagem contrastada deverá ser guiada de acordo com a suspeita diagnóstica e com as estruturas que serão analisadas. Indicações frequentes de uso de contraste são: investigação de oclusão arterial em acidentes vasculares isquêmicos, aneurismas, dissecções e malformações vasculares, trombose venosa cerebral, neoplasias e infecções de sistema nervoso central[1,2]. A contraindicação ao seu uso inclui alergia grave documentada ao contraste. Ressalta-se que a alteração da função renal não deve ser um fator limitante para solicitação do exame com contraste iodado.

TOMOGRAFIA COMPUTADORIZADA

A tomografia computadorizada é um exame que utiliza imagens de raio X seriadas para obter imagens transversais de determinada região do corpo. Em decorrência de sua maior disponibilidade, menor tempo para aquisição das imagens e alta sensibilidade para patologias intracranianas, a TC é o primeiro exame de imagem a ser realizado na investigação de afecções neurológicas[3,4].

Suas principais indicações incluem: rebaixamento do nível de consciência, déficits neurológicos agudos, alteração do estado mental, trauma cranioencefálico, cefaleia com sinais de alarme, convulsões na ausência de diagnóstico prévio de epilepsia e suspeita de infecção de sistema nervoso central em pacientes imunossuprimidos.

Não há contraindicação absoluta para realização da tomografia computadorizada. Porém, por se tratar de um método que utiliza radiação ionizante, a solicitação do exame para gestantes, especialmente nas semanas iniciais da gestação, deve ser cuidadosamente ponderada, considerando o risco vs. benefício em cada caso. Além disso, para a realização desse exame, recomenda-se que o paciente esteja estável hemodinamicamente para evitar intercorrências durante a sua realização.

Na análise da neuroimagem obtida por TC, a escolha da janela correta é de grande importância. A janela corresponde ao espectro de tons de cinza que são visualizados na imagem, ou seja, em uma janela larga são mostradas apenas grandes variações de tons, enquanto em uma janela estreita são mostradas variações sutis de cores. Seguindo esse princípio, a janela óssea trata-se de uma janela larga, uma vez que é possível fazer a diferenciação apenas entre ossos, ar e gordura, sendo ideal para análise de estruturas ósseas com riqueza de detalhes. Já a janela de partes moles corresponde a uma janela estreita, sendo ideal para estudo do parênquima cerebral por permitir a distinção de nuances discretas de tons de cinza[5].

Ao interpretar a imagem tomográfica, alguns elementos devem ser analisados, como a densidade da imagem, formato, contornos e localização.

Em relação à densidade, as imagens são caracterizadas como hipodensas, isodensas e hiperdensas ao serem comparadas às estruturas adjacentes. Uma imagem hipodensa é mais escura que o meio que a circunda, enquanto uma imagem hiperdensa é mais clara e a isodensa possui a mesma tonalidade das estruturas ao seu redor.

Em seguida, deve-se analisar o formato da lesão e se seu contorno é regular, irregular, bem ou mal definido. Lesões vasculares tendem a acompanhar o trajeto dos vasos e podem apresentar formato de cunha. Lesões disseminadas por via hematogênica, como metástases e infecções, tendem a apresentar formato arredondado. Uma lesão encapsulada apresentará bordas regulares e bem definidas, enquanto uma lesão infiltrativa terá contorno irregular e mal definido. Outro aspecto a ser analisado é se a lesão exerce efeito de massa, ou seja, se há deslocamento das estruturas adjacentes.

A localização da lesão possui grande importância semiológica, uma vez que se deve definir se os sinais e sintomas apresentados pelo paciente são justificados pela imagem encontrada e, para isso, ter um bom conhecimento de neuroanatomia é essencial.

Caso seu uso seja pertinente, é necessário analisar a resposta da lesão à administração de contraste, conforme já descrito acima.

ANGIOTOMOGRAFIA

A angiotomografia utiliza contraste endovenoso para estudo dos vasos, sendo utilizada para avaliar a patência das artérias cerebrais. É o exame de imagem de escolha para a análise de vasos no departamento de emergência, uma vez que é um método rápido, não invasivo e apresenta menos riscos ao paciente quando comparado a angiografia, além de ser mais disponível.

As indicações mais comuns de ângio-TC são: investigação de oclusão arterial em acidente vascular cerebral isquêmico, investigação etiológica de hemorragia subaracnóidea não traumática e suspeita de aneurismas, malformações e dissecção arterial[4-7].

As suas contraindicações estão relacionadas ao uso de contraste e à radiação ionizante, citadas anteriormente.

Ao analisar a imagem, deve-se fazer uma busca cuidadosa por falhas de enchimento em todo o trajeto arterial, indicando a presença de oclusão por trombos. Estreitamentos do trajeto podem indicar estenoses, assim como dilatações arredondadas e bem definidas são características de aneurismas. Conhecer a anatomia das principais artérias cerebrais é essencial para a interpretação e correta localização dos achados da ângio-TC, atentando-se para a presença de variações anatômicas que podem levar a falsos-positivos.

PRINCIPAIS AFECÇÕES E SEUS ACHADOS

Eventos cerebrovasculares

Acidente vascular cerebral isquêmico

O acidente vascular cerebral isquêmico (AVCi) corresponde a um episódio agudo de disfunção focal do encéfalo com duração maior que 24 horas ou de qualquer duração na presença de exame de imagem com isquemia cerebral que justifique os sintomas. As principais etiologias incluem embolia cardiogênica, aterosclerose de grandes vasos, oclusão de pequenas artérias e dissecção arterial[8]. As manifestações clínicas do AVCi dependem do território cerebrovascular acometido, sendo as mais frequentes descritas a seguir:

- Artéria cerebral média esquerda: hemiparesia direita, paralisia facial de padrão central a direita, hemi-hipoestesia direita e afasia.
- Artéria cerebral média direita: hemiparesia esquerda, paralisia facial de padrão central à esquerda, hemi-hipoestesia esquerda, heminegligência esquerda.
- Artéria cerebral anterior: paresia e/ou hipoestesia de membro inferior contralateral, rebaixamento do nível de consciência e incontinência urinária.
- Artéria cerebral posterior: hemianopsia homônima contralateral e hemi-hipoestesia contralateral.
- Artéria carótida interna: amaurose do olho ipsilateral, mesmos déficits encontrados na artéria cerebral média e cerebral anterior.
- Artérias do sistema vertebrobasilar: vertigem, alteração dos nervos cranianos (exceto nervo óptico e nervo olfatório), hemiparesia e/ou hemi-hipoestesia contralateral, paralisia facial de padrão central contralateral e ataxia cerebelar.

O primeiro exame de imagem a ser realizado em todos os casos suspeitos é a tomografia de crânio sem contraste, por meio da qual é possível excluir diagnósticos diferenciais como hemorragia intracraniana e tumores cerebrais, além de identificar possíveis áreas de isquemia e potenciais complicações.

Os achados tomográficos dependem do tempo de instalação do insulto, sendo que nas primeiras horas a TC pode ser normal ou mostrar sinais sutis de isquemia, como edema cortical leve e perda de diferenciação entre as substâncias branca e cinzenta. Cerca de 60 a 70% dos pacientes com AVCi de artéria cerebral média (ACM) apresentam imagem sugestiva de infar-

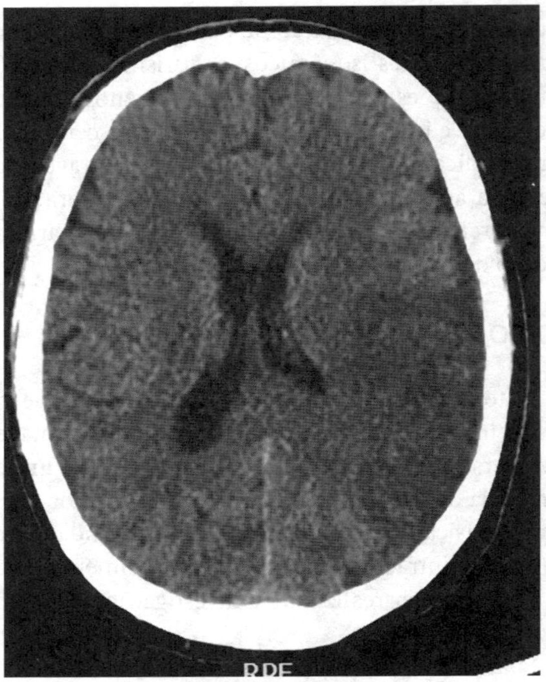

FIGURA 1 Tomografia computadorizada de crânio sem contraste mostrando acidente vascular cerebral isquêmico (AVCi) agudo de artéria cerebral média esquerda com hipoatenuação em região parietotemporo-insular e nucleocapsular esquerda e efeito de massa.
Fonte: arquivo pessoal.

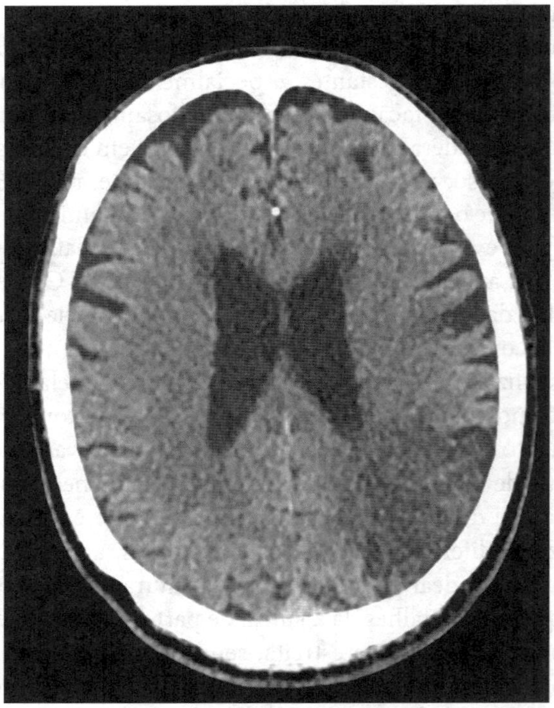

FIGURA 2 Tomografia computadorizada de crânio sem contraste com imagem de acidente vascular cerebral isquêmico crônico à direita, com efeito de massa negativo.
Fonte: arquivo pessoal.

to cerebral nas primeiras 6 horas de sintomas. A imagem caracteriza-se por uma área de hipoatenuação do parênquima cerebral na região afetada (Figura 1)[7-10]. Com a evolução do quadro, a área hipodensa torna-se mais acentuada, podendo exercer efeito de massa em decorrência do edema que circunda a lesão.

No AVCi agudo, também pode ser encontrado um segmento hiperdenso do território vascular, representando a visualização direta do trombo. Por ser mais observado na artéria cerebral média, esse achado ficou conhecido como sinal da artéria cerebral média hiperdensa.

No AVCi subagudo, com 1 a 3 semanas do início dos sintomas, o edema diminui e ocorre redução da hipoatenuação do parênquima, fenômeno conhecido como *fogging* ou enevoamento. Já no AVCi crônico, com mais de 3 semanas de evolução, o edema regride completamente e a área afetada é vista como uma lesão hipodensa com efeito de massa negativo (Figura 2).

Uma forma de quantificar a extensão das alterações isquêmicas na TC de crânio sem contraste é por meio do *Alberta Stroke Program Early CT Score* (ASPECTS), utilizado para o AVCi de ACM. São avaliados dois cortes tomográficos, um no nível dos núcleos da base e outro logo acima, sendo determinadas 10 regiões do território de irrigação da ACM e, a cada região acometida por sinais de isquemia, é subtraído 1 ponto do escore final. A maior pontuação é 10; e quanto menor o escore, mais extensa é a área isquêmica.

A angiotomografia de artérias intracranianas e cervicais deve ser solicitada para todos os pacientes elegíveis para trombectomia mecânica, ou seja, aqueles com ictus há menos de 6 horas com NISSH $\geq$ 6 e ASPECTS $\geq$ 6, aqueles com ictus entre 6 e 16h que preenchem critérios para inclusão no estudo DAWN ou DEFUSE 3 e aqueles com ictus entre 16 e 24h que preenchem critérios para inclusão no estudo DAWN. Na ângio-TC é possível identificar a presença de trombos (Figuras 3 e 4), aterosclerose e dissecção de vasos, auxiliando também na investigação etiológica do AVCi.

A ressonância magnética é mais sensível para a detecção de isquemia cerebral nas primeiras 6 horas, apresentando sensibilidade de 91 a 97%, enquanto a TC possui sensibilidade de 42 a 73% no mesmo período. A difusão é a sequência mais sensível, mostrando alterações após alguns minutos do ictus, enquanto as sequências em T2 e FLAIR mostram alterações a partir de 6 horas[11,12]. A RM deve ser sempre solicitada nos seguintes casos:

- Pacientes com déficit motor mensurável sem o horário de reconhecimento do déficit motor (p. ex., protocolo *wake-up stroke*), nos quais a RM avalia

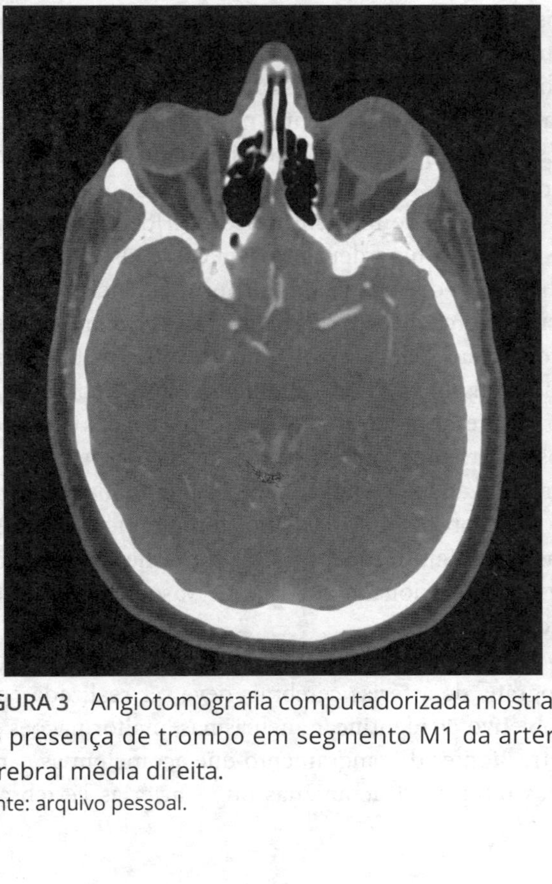

FIGURA 3 Angiotomografia computadorizada mostrando presença de trombo em segmento M1 da artéria cerebral média direita.
Fonte: arquivo pessoal.

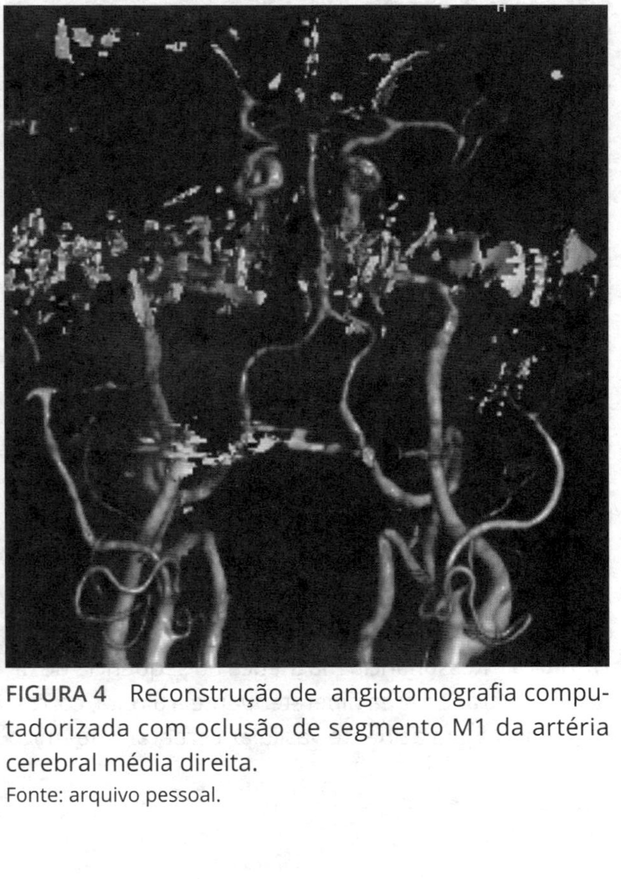

FIGURA 4 Reconstrução de angiotomografia computadorizada com oclusão de segmento M1 da artéria cerebral média direita.
Fonte: arquivo pessoal.

a presença de *mismatch* difusão positivo e FLAIR negativo.

- Pacientes com AVCi por oclusão de artéria carótida interna ou segmento M1 da ACM e vistos assintomáticos nas últimas 6 a 24h, de acordo com os critérios do estudo DAWN.

A RM é obrigatória para avaliação de elegibilidade para trombectomia mecânica nos casos citados acima, uma vez que é utilizada para avaliar o volume de isquemia e área de penumbra. Na sequência em T1, a área isquêmica aguda é vista como uma lesão hipointensa, enquanto, em T2, difusão e FLAIR aparecem como uma área hiperintensa (Figura 5).

Acidente vascular cerebral hemorrágico

Os acidentes vasculares cerebrais hemorrágicos (AVCh) não traumáticos são divididos em: hemorragia subaracnóidea (HSA) e hemorragia intraparenquimatosa (HIP). Nesta seção, também será abordada a trombose venosa cerebral (TVC).

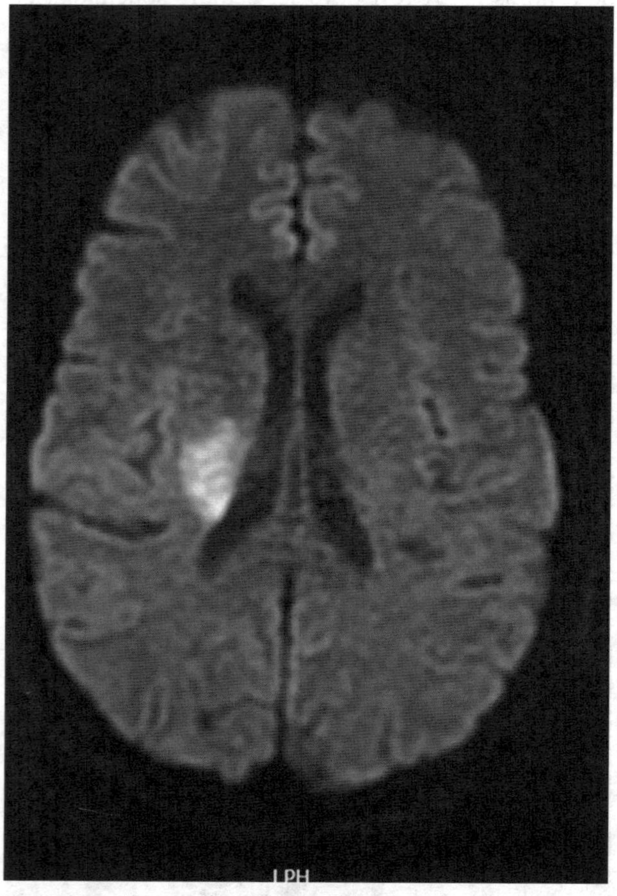

FIGURA 5 Ressonância magnética na sequência de difusão mostrando área hiperatenuante a direita, correspondendo a um acidente vascular cerebral isquêmico agudo.
Fonte: arquivo pessoal.

Hemorragia subaracnóidea aneurismática

A HSA é uma hemorragia intracraniana extra-axial caracterizada pela presença de sangue no espaço subaracnóideo, ou seja, na região entre a membrana aracnóidea e a pia máter, ocupada por fluido cerebroespinhal. Sua apresentação clínica varia desde sintomas inespecíficos, como cefaleia de forte intensidade, náuseas, vômitos e alteração do nível de consciência, até sinais neurológicos focais, a depender da região cerebral acometida.

O exame de escolha para diagnóstico da HSA é a tomografia de crânio sem contraste, que deve ser realizada em todos os pacientes que apresentam:

- Alteração do nível de consciência.
- Déficits neurológicos focais.
- Presença de sinais meníngeos.
- Cefaleia de início súbito que atinge a intensidade máxima em poucos minutos (cefaleia em "*thunderclap*").
- Cefaleia agravada por manobra de Valsalva.
- Cefaleia nova em pacientes com mais de 50 anos de idade.
- Cefaleia que desperta o paciente durante o sono.
- Cefaleia em usuários de anticoagulantes.
- Presença de papiledema.

A TC de crânio apresenta sensibilidade de mais de 95% quando realizada na primeira hora de início dos sintomas e de 92% nas primeiras 24 horas. Alguns estudos sugerem que, quando realizada nas primeiras 6 horas, a TC possui sensibilidade virtual de 100%, e a ausência de sangramento, nesse caso, exclui o diagnóstico[7-12]. Após 7 dias, a sensibilidade diminuiu para cerca de 50%.

O achado de imagem típico de HSA é a presença de conteúdo hiperdenso nos sulcos e cisternas encefálicos. Em decorrência da maior incidência de aneurismas, cerca de 65% das hemorragias subaracnóideas ocorrem ao redor do polígono de Willis e 30% na região da fissura sylviana. Em alguns casos, pode-se observar presença de sangue dentro dos cornos occipitais dos ventrículos laterais ou na fossa interpeduncular, caracterizada por um pequeno triângulo hiperdenso.

De acordo com os achados tomográficos, a HSA é classificada utilizando a Escala de Fisher Modificada, que está relacionada ao risco de vasoespasmo nestes pacientes.

Para o diagnóstico etiológico da HSA, a angiotomografia de artérias cerebrais deve ser realizada com o objetivo de identificar aneurismas, malformações ou outras fontes de sangramento que acometem as carótidas intra e extracranianas ou as artérias vertebrais.

TABELA 1 Escala de Fisher modificada

Classificação	Características radiográficas	Risco de vasoespasmo
Fisher 0	Ausência de sangramento subaracnóideo	0%
Fisher I	Sangramento fino localizado ou difuso, sem hemoventrículo	24%
Fisher II	Sangramento fino localizado ou difuso, com hemoventrículo	33%
Fisher III	Sangramento espesso sem hemoventrículo	33%
Fisher IV	Sangramento denso com hemoventrículo	40%

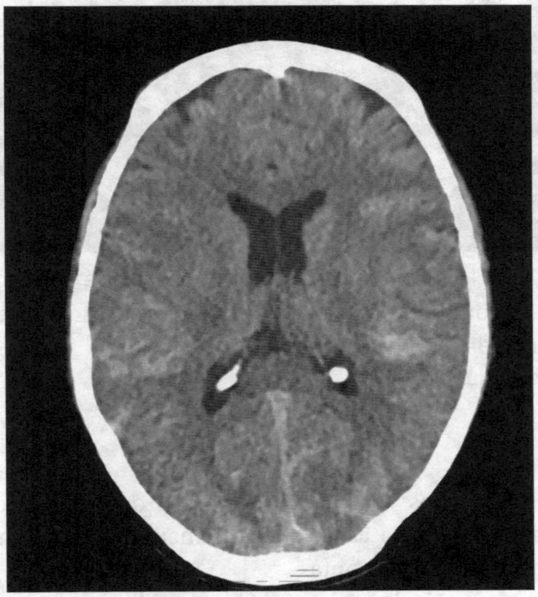

FIGURA 6 Hemorragia subaracnóidea Fisher II.
Fonte: arquivo pessoal.

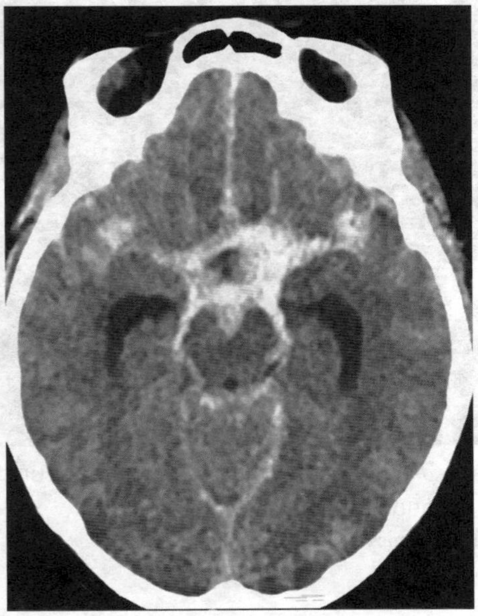

FIGURA 7 Hemorragia subaracnóidea Fisher III.
Fonte: arquivo pessoal.

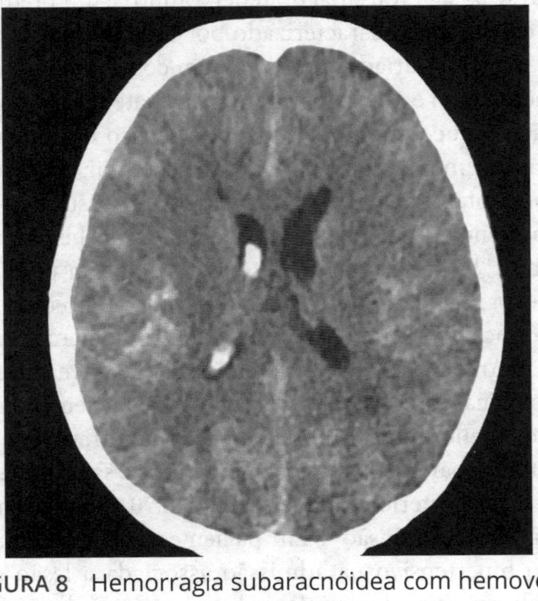

FIGURA 8 Hemorragia subaracnóidea com hemoventrículo (Fisher IV).
Fonte: arquivo pessoal.

Noventa por cento dos aneurismas são de circulação posterior, sendo 30 a 40% nas artérias cerebrais anteriores e artéria comunicante anterior[11,12]. Cerca de 15 a 30% dos pacientes possuem múltiplos aneurismas[12,13].

Na imagem, o aneurisma é caracterizado como uma lesão redonda, bem definida e hiperatenuante (Figura 9). No caso de aneurismas patentes, a fase pós-contraste mostra a lesão com realce brilhante e uniforme, enquanto aneurismas trombosados aparecem apenas com realce das bordas. Em ambos os casos, calcificações podem estar presentes.

A ressonância magnética também pode ser utilizada para o diagnóstico de HSA, apresentando sensibilidade semelhante à TC nas primeiras 12 horas. O achado característico é a presença de conteúdo hiperintenso no espaço subaracnóideo na sequência em FLAIR. A sequência em T2 possui maior sensibilidade para diagnóstico na fase subaguda.

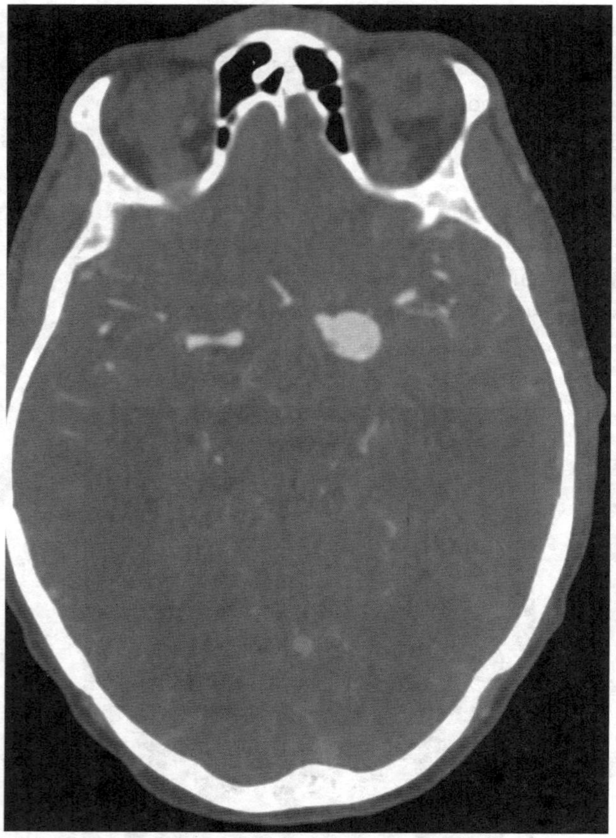

FIGURA 9 Angiotomografia mostrando aneurisma de artéria carótida interna esquerda.
Fonte: arquivo pessoal.

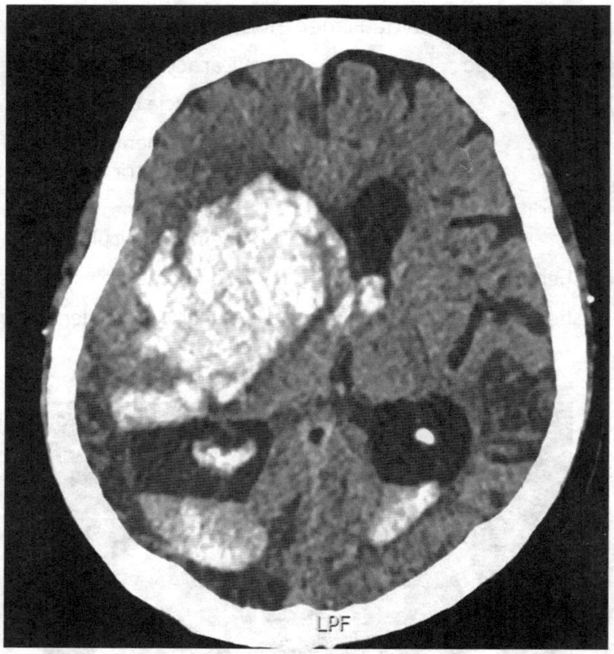

FIGURA 10 Tomografia computadorizada sem contraste com hemorragia intraparenquimatosa à direita associada a hemoventrículo.
Fonte: arquivo pessoal.

Caso a angiorressonância seja utilizada para investigação etiológica, na sequência em T2 o aneurisma patente mostra-se como uma lesão hipointensa, enquanto o aneurisma trombosado pode apresentar bordas hiperintensas.

Hemorragia intraparenquimatosa

A hemorragia intraparenquimatosa é definida como sangramento do parênquima cerebral de etiologia não traumática. Diferentemente da HSA, cefaleia e vômitos estão presentes em apenas 50% dos pacientes[11-14]. Outros sinais sugestivos são déficits neurológicos focais a depender da área acometida pela lesão, rebaixamento do nível de consciência e convulsões.

O padrão-ouro para diagnóstico é a TC de crânio sem contraste, que deve ser solicitada para todos os pacientes com suspeita clínica de HIP, possuindo alta sensibilidade e especificidade. A imagem típica é uma lesão hiperdensa no parênquima cerebral, que caracteriza o sangramento, frequentemente cercada por edema hipodenso (Figura 10). Uma complicação da HIP que pode ser identificada na tomografia é o hemoventrículo (Figura 10), caracterizado pela presença de sangue nos ventrículos cerebrais, ocorrendo com maior frequência associado a hematomas de tálamo, núcleo caudado e ponte.

Na maioria dos casos, a TC é repetida após 24 horas por causa da possibilidade de expansão do hematoma. Define-se expansão como aumento de mais de 12,5 mL ou 33% do volume inicial. Na tomografia sem contraste, o *swirl sign* (ou sinal do redemoinho) é um preditor de expansão e é caracterizado por uma ou mais áreas de formatos variados dentro ou em continuidade com o hematoma e que apresentam menor atenuação que o coágulo que o circunda, podendo ser iso ou hipoatenuantes em relação ao parênquima cerebral; tais lesões representam sangue não coagulado, que possui atenuação menor que o sangue já coagulado do hematoma inicial[12-14]. Já na tomografia contrastada, um preditor de expansão é o *spot sign,* caracterizado como uma região focal de realce de contraste dentro do hematoma.

A American Heart Association indica investigação etiológica com angiotomografia para pacientes com idade menor que 70 anos e hemorragia intraparenquimatosa lobar, idade menor que 45 anos e sangramento em fossa posterior e idade entre 45 e 70 anos sem história de hipertensão[15]. Em pacientes que apresentam pico hipertensivo na admissão associada a lesão em localização típica, a etiologia hipertensiva é definida e não é necessária investigação adicional.

A RM possui sensibilidade e especificidade semelhantes à TC para diagnóstico de HIP e o achado de imagem caracteriza-se por uma lesão hiperintensa de morfologia variada no parênquima cerebral, vista na sequência em T2.

Trombose venosa cerebral

A trombose venosa cerebral (TVC) corresponde à oclusão total ou parcial do sistema venoso cerebral, podendo ser acometidos os seios venosos ou as veias corticais. O quadro clínico pode ser frustro e inespecífico, manifestando-se apenas com cefaleia em cerca de 25% dos casos. Também podem estar presentes náuseas e vômitos, convulsões, alterações visuais, sintomas neurológicos focais e alteração do nível de consciência.

A tomografia de crânio sem contraste apresenta baixa sensibilidade para o diagnóstico de TVC, apresentando achados inespecíficos em apenas 1/3 dos pacientes. Na imagem, pode-se encontrar hiperdensidade do seio sagital superior ou veias cerebrais profundas em formato triangular, conhecido como "sinal do triângulo denso". Quando realizada nos primeiros 7 a 14 dias de sintomas, o trombo pode aparecer como um sinal hiperdenso no trajeto venoso, chamado de "sinal do cordão"[12,13]. Também podem ser encontradas áreas de isquemia que geralmente não respeitam territórios arteriais ou transformações hemorrágicas no parênquima cerebral.

Em todos os casos suspeitos, deve ser realizada angiotomografia e, se disponível, venografia de crânio por TC, que apresenta sensibilidade de 95% e especificidade de 91% para o diagnóstico. No exame com contraste, a imagem caracteriza-se por defeitos de enchimento em veias ou seios venosos. Quando o defeito ocorre no seio sagital superior, possui um formato triangular e é chamado de "sinal do delta vazio"; imagens semelhantes podem ser vistas na falha de enchimento dos seios transversos. Ao analisar a imagem, deve-se ter atenção para evitar falsos-positivos na presença de granulações aracnóideas que se projetam para os seios venosos, sendo distinguidas de falhas de enchimento pelo seu formato redondo e bem definido.

Na ressonância magnética, o coágulo em sua fase aguda pode ser visto como um sinal isointenso na sequência em T1 e hipointenso em T2, enquanto o coágulo subagudo torna-se hiperintenso em T1. Na imagem contrastada, é possível identificar ausência de fluxo nos seios e vasos afetados. A RM é o exame de imagem mais sensível para visualização de complicações que afetam o parênquima cerebral, como isquemia e edema.

Trauma

As afecções neurológicas decorrentes de trauma podem ser divididas em dois grupos: as fraturas de crânio e as lesões intracranianas, que incluem a contusão cerebral, a hemorragia subaracnóidea, o hematoma subdural, o hematoma epidural e a lesão axonal difusa.

Fraturas de crânio

As fraturas de crânio podem ser divididas em fraturas de base de crânio, que acometem os ossos esfenoide, occipital e temporal, e fraturas da calota craniana, que podem apresentar-se com ou sem afundamento. Ambas podem ser lineares ou cominutivas. As fraturas de base de crânio podem se manifestar clinicamente com equimose periorbital, equimose retroauricular, otorragia, rinorragia, fístula liquórica através do nariz ou ouvido ou disfunção do VII e VIII pares de nervos cranianos.

O exame de escolha para avaliação de fraturas de crânio é a tomografia sem contraste com cortes finos (< 1 mm). A imagem da fratura é caracterizada por uma descontinuidade óssea, podendo ou não haver desalinhamento (Figuras 11 e 12). Deve-se ter atenção especial para não confundir as suturas cranianas com fraturas. Ao identificar uma fratura, deve-se realizar uma análise cuidadosa das regiões adjacentes em busca de lesões associadas, incluindo lesões de partes moles ou do parênquima cerebral.

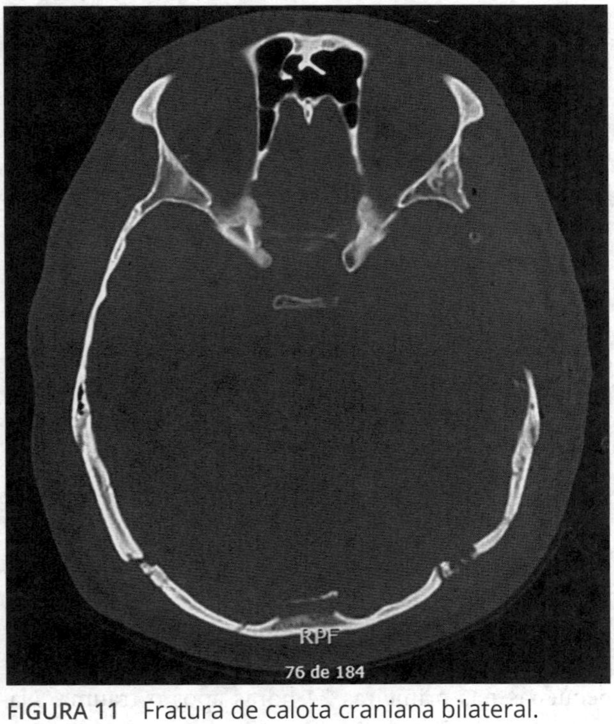

FIGURA 11 Fratura de calota craniana bilateral.
Fonte: arquivo pessoal.

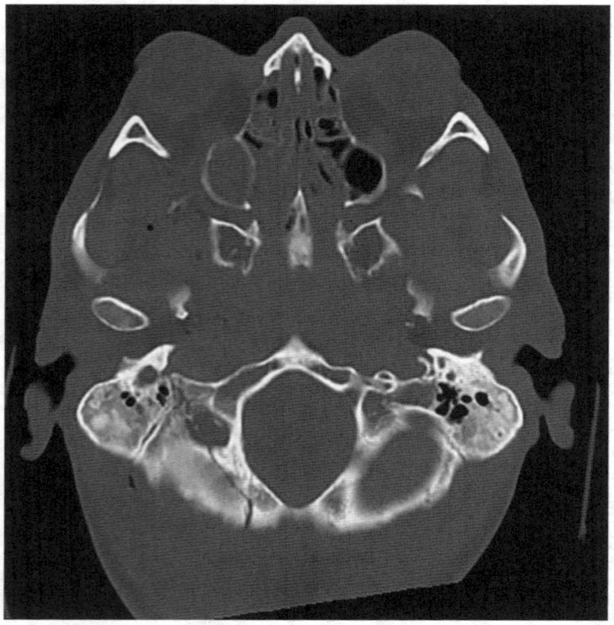

FIGURA 12 Tomografia computadorizada com fratura de base de crânio (asa maior do esfenoide direito).
Fonte: arquivo pessoal.

A RM apresenta baixa sensibilidade para visualização de fraturas, não devendo ser utilizada para essa finalidade.

Contusão cerebral

A contusão cerebral é uma hemorragia intracraniana que ocorre devido ao movimento brusco de desaceleração durante um trauma de alta energia, levando a colisão do parênquima cerebral contra o crânio. Os locais de lesões mais comuns são nos lobos frontais adjacentes à fossa craniana anterior e nos lobos temporais. Os sinais e sintomas variam desde cefaleia e confusão mental até rebaixamento do nível de consciência e déficits neurológicos focais.

A tomografia de crânio sem contraste possui alta sensibilidade para o diagnóstico na fase aguda. As contusões podem variar em tamanho, possuindo como características desde pequenos focos hiperdensos pontilhados envolvendo a substância cinzenta ou a substância branca subcortical até grandes hematomas corticais ou subcorticais vistos como lesões hiperdensas, podendo ser circundados por uma área hipodensa que representa edema vasogênico. Em alguns casos, o hematoma pode estar associado a presença de hemoventrículo.

Embora não seja o exame de escolha, a RM apresenta maior sensibilidade para detecção de contusões pequenas nas primeiras 24 horas após o trauma. Na sequência em T1 a lesão é hiperintensa, enquanto em T2 mostra-se hipointensa, podendo haver edema hipointenso adjacente visto na sequência em FLAIR.

Hemorragia subaracnóidea traumática

A HSA também pode acontecer no contexto de trauma, no qual ocorre o rompimento de vasos nas fissuras sylvianas e cisternas interpedunculares, podendo estar associada à contusão cerebral. Sua apresentação clínica, características radiográficas e

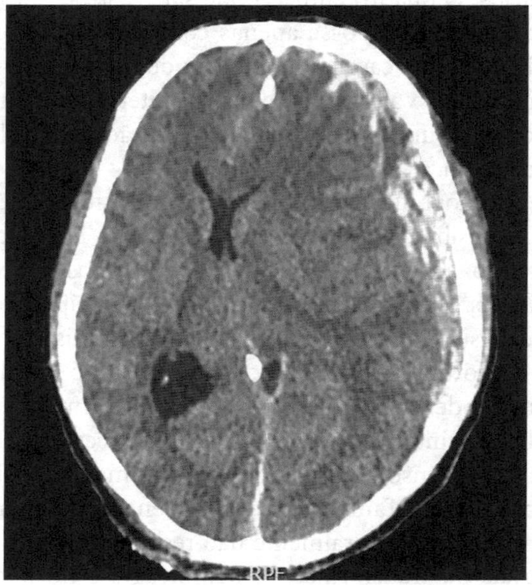

FIGURA 13 Tomografia computadorizada sem contraste com hemorragia subdural aguda a esquerda associada a hemorragia subaracnóidea traumática e desvio de linha média.
Fonte: arquivo pessoal.

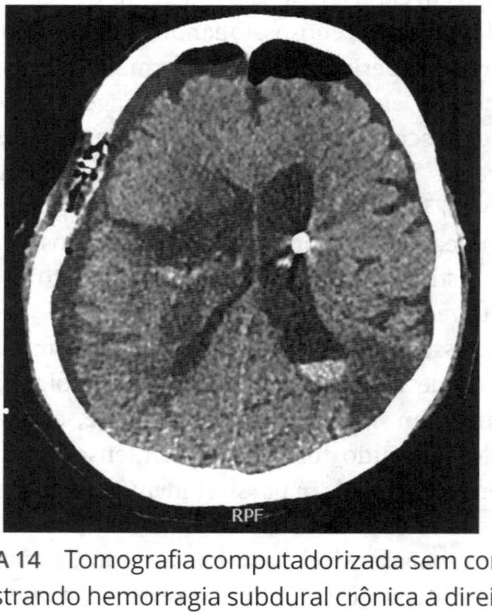

FIGURA 14 Tomografia computadorizada sem contraste mostrando hemorragia subdural crônica a direita associada a DVE em ventrículo esquerdo.
Fonte: arquivo pessoal.

TABELA 2 Hematoma subdural

Classificação	Tempo de evolução	Exame de imagem	Características radiográficas
Agudo	Até 3 semanas	TC sem contraste	Coleção extra-axial hiperdensa em formato côncavo, não respeita o limite das suturas cranianas, mas é limitada pelas pregas durais
		RM sem contraste	Coleção extra-axial em formato côncavo: ▪ iso ou hipointensa em em relação ao parênquima cerebral em T1 ▪ hipointensa em relação ao parênquima cerebral em T2 ▪ hiperintensa em relação ao LCR em FLAIR
Crônico	> 3 semanas	TC sem contraste	Coleção extra-axial hipodensa em formato côncavo, não respeita o limite das suturas cranianas, mas é limitada pelas pregas durais. Em casos raros, pode ocorrer calcificação da lesão
		RM sem contraste	Coleção extra-axial em formato côncavo: ▪ isointensa m relação ao LCR em T1 ▪ isointensa em relação ao LCR em T2 ▪ hiperintensa em relação ao LCR em FLAIR
Crônico-agudizado	Evento agudo sobreposto a um hematoma crônico	TC sem contraste	Coleção extra-axial hipodensa em formato côncavo com nível hiperdenso representando novo sangramento
		RM sem contraste	Coleção extra-axial em formato côncavo: isointensa com nível hiperintenso em relação ao LCR em T1 isointensa com nível hipointenso em relação ao LCR T2

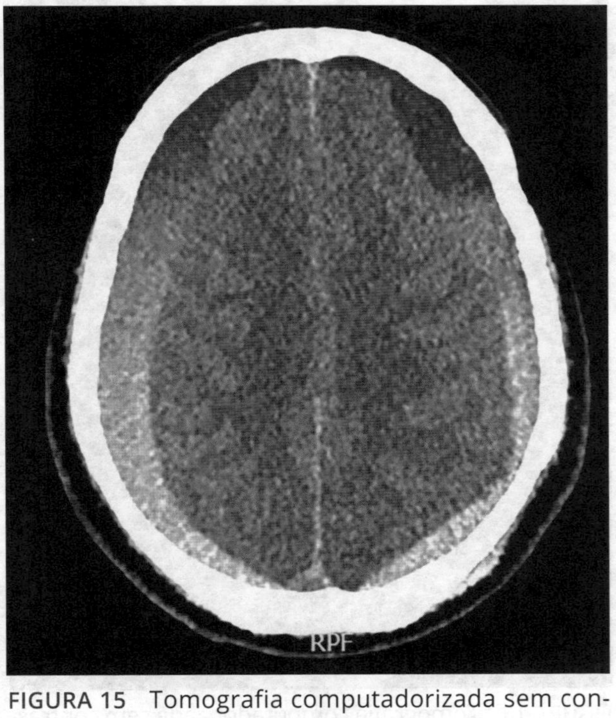

FIGURA 15 Tomografia computadorizada sem contraste com hemorragia subdural crônica-agudizada bilateral.
Fonte: arquivo pessoal.

classificações são idênticas a HSA não traumática, descrita no tópico "Acidentes vasculares cerebrais hemorrágicos".

HEMATOMA SUBDURAL

O hematoma subdural (HSD) é definido pela presença de sangramento, geralmente venoso, no espaço subdural, que corresponde à região entre a aracnoide e a dura-máter. Sua principal etiologia está relacionada ao trauma e pode manifestar-se com rebaixamento do nível de consciência, confusão mental, cefaleia ou déficits neurológicos focais.

O HSD pode ser classificado como agudo, crônico ou crônico-agudizado, a depender do tempo de instalação. Suas características radiográficas tanto na TC quanto na RM estão descritas na Tabela 2.

Hematoma epidural

O hematoma epidural ou extradural corresponde à presença de sangue no espaço entre a parte interna do crânio e a dura-máter. Sua principal etiologia é traumática e em cerca de 75% dos casos está relacionado à fratura craniana, sendo o sangramento geralmente proveniente da artéria meníngea média[11]. Por se tratar de sangramento arterial, a lesão apresenta crescimento rápido e pode exercer efeito de massa, levando a hipertensão intracraniana e herniação cerebral.

A apresentação clínica típica é a presença do intervalo lúcido, ou seja, imediatamente após o trauma o paciente pode permanecer assintomático por um período ou apresentar um episódio breve de síncope e recobrar a consciência, e após algumas horas evoluir com rebaixamento do nível de consciência. Todavia, o intervalo lúcido não está presente em todos os casos. Outros sinais e sintomas são cefaleia, confusão mental, rebaixamento do nível de consciência e déficits neurológicos focais.

Na tomografia de crânio sem contraste, a imagem é caracterizada por uma coleção hiperdensa de formato biconvexo com contornos bem delimitados, geralmente respeitando os limites das suturas cranianas. Caso a lesão apresente sangramento ativo no momento da tomografia, pode-se observar o *swirl sing*, conforme descrito na HIP.

Já na RM de crânio sem contraste, a imagem típica é de uma coleção biconvexa isointensa na sequência em T1 e hipointensa em T2. Também é possível visualizar a dura-máter deslocada, que aparece como uma linha hipointensa em T1 e T2.

Lesão axonal difusa

A lesão axonal difusa (LAD) ocorre devido ao movimento de aceleração e desaceleração repentino decorrente de um trauma de alta energia, ocasionando ruptura das fibras axonais por forças de cisalhamento, sendo caracterizada pela dissociação clínico-radiológica, na qual o paciente apresenta alterações neurológicas importantes apesar de achados de imagem frustros. Dessa forma, alguns autores definem a LAD como a presença de perda de consciência após o trauma com duração maior que 6 horas, na ausência de lesões expansivas ao exame de imagem que justifiquem o quadro.

A tomografia de crânio possui baixa sensibilidade para LAD, sendo que apenas 19% das lesões não hemorrágicas são detectadas pelo exame. Os achados de imagem variam de acordo com a manifestação das lesões. Lesões hemorrágicas são vistas como imagens hiperdensas com tamanho de alguns milímetros a centímetros, enquanto lesões não hemorrágicas são hipodensas. Uma tomografia de crânio normal não descarta o diagnóstico.

A ressonância magnética é o exame de escolha para diagnóstico de LAD, apresentando sensibilidade de 92% e deve ser realizada em todos os casos suspeitos. A imagem pode mostrar pequenas regiões de sangramento, isquemia ou edema na transição entre as substâncias branca e cinzenta, corpo caloso ou tronco cerebral, vistas como lesões hiperintensas na sequência em FLAIR.

Tumores cerebrais

Os tumores que acometem o SNC podem ser divididos em tumores primários e metástases cerebrais.

Tumores primários

Uma variedade de tumores primários acomete o parênquima cerebral, sendo os principais os astrocitomas, glioblastomas e meningiomas. O desenvolvimento do quadro clínico é lento e progressivo e os sinais e sintomas podem incluir cefaleia, náuseas, vômitos, hiporexia, convulsões, alteração do estado mental e déficits neurológicos focais. Alguns pacientes podem, ainda, apresentar-se assintomáticos no momento da realização do exame de imagem.

Em decorrência do grande número de tumores, as características radiográficas encontradas são variadas. Na TC de crânio de crânio sem contraste, as lesões podem ser hipo ou hiperdensas (Figura 16), circundadas

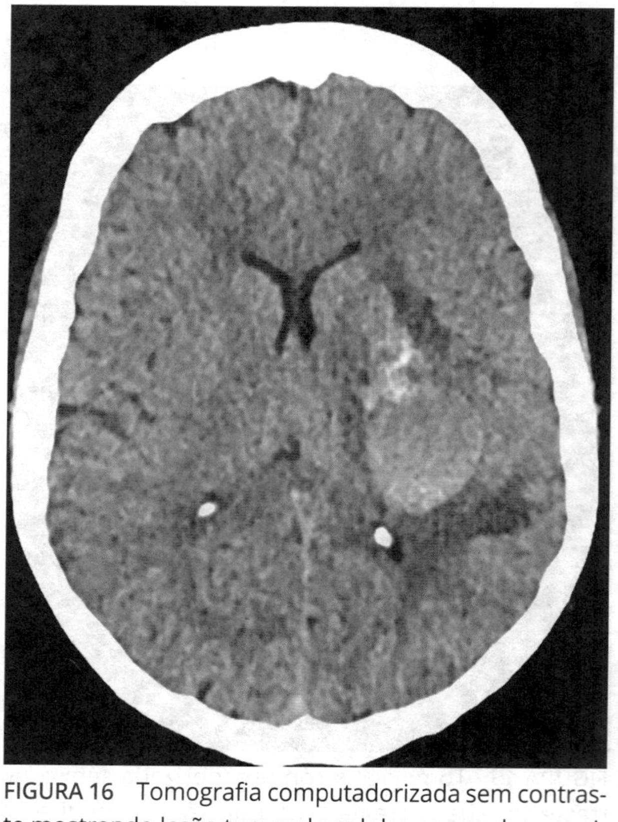

FIGURA 16 Tomografia computadorizada sem contraste mostrando lesão tumoral em lobo esquerdo com sinais de sangramento recente circundada por edema vasogênico.
Fonte: arquivo pessoal.

por edema vasogênico e, em alguns casos, possuem características hemorrágicas. Já na TC contrastada, os tumores mostram realce intenso, puntiforme, nodular ou em formato de anel, envolvendo apenas as bordas da lesão com centro necrótico. Por exercerem efeito de massa, também podem ser encontrados desvio de linha média ou sinais sugestivos de herniação cerebral.

A RM apresenta maior sensibilidade e detalhamento do parênquima cerebral, sendo o exame de escolha. A diferenciação histológica do tumor demanda investigação extensa e não cabe ao escopo do departamento de emergência.

Metástases cerebrais

As metástases cerebrais são responsáveis por cerca de 25 a 50% dos tumores intracranianos em pacientes hospitalizados[8-10]. Os sítios primários que estão mais associados a essa patologia são pulmão, rins, mama, pele e trato gastrointestinal. Assim como os tumores primários, a evolução do quadro clínico é insidiosa e o diagnóstico de metástases cerebrais deve ser suspeitado em pacientes oncológicos com sintomas neurológicos. Os exames de imagem apresentam as mesmas características dos tumores primários, sendo que múltiplas lesões devem sempre levantar a hipótese de metástase.

Dispositivos

Em pacientes selecionados, como aqueles com hidrocefalia ou hipertensão intracraniana, é necessária a inserção de dispositivos para monitorização e drenagem de liquor, sendo eles a derivação ventriculoperitoneal e a derivação ventricular externa.

Derivação ventriculoperitoneal

A derivação ventriculoperitoneal (DVP) consiste em um dispositivo instalado em um dos ventrículos cerebrais com o objetivo de desviar LCR para a cavidade peritoneal, sendo utilizado no tratamento de hidrocefalias. Em algumas situações, a DVE pode apresentar mal funcionamento por causas mecânicas como distocia ou fratura do dreno, sendo necessária, na maioria das vezes, investigação radiológica para identificação do problema.

A tomografia de crânio sem contraste pode ser utilizada para verificar o posicionamento do dreno no ventrículo, além de identificar possíveis complicações como aumento da hidrocefalia quando comparado a exames de imagem anteriores. Além da TC (Figura 17), é solicitada uma série de radiografias que permitem visualizar todo o trajeto do dreno, sendo elas: radiografia de crânio em duas incidências (AP ou PA e perfil), radiografia de coluna cervical em duas incidências (AP ou PA e perfil), radiografia de

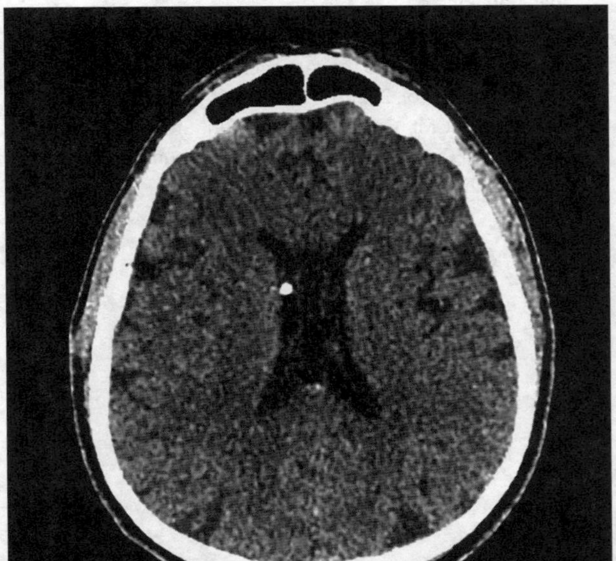

FIGURA 17 Tomografia computadorizada de crânio mostrando DVP em extremidade no corno anterior do ventrículo lateral direito.
Fonte: arquivo pessoal.

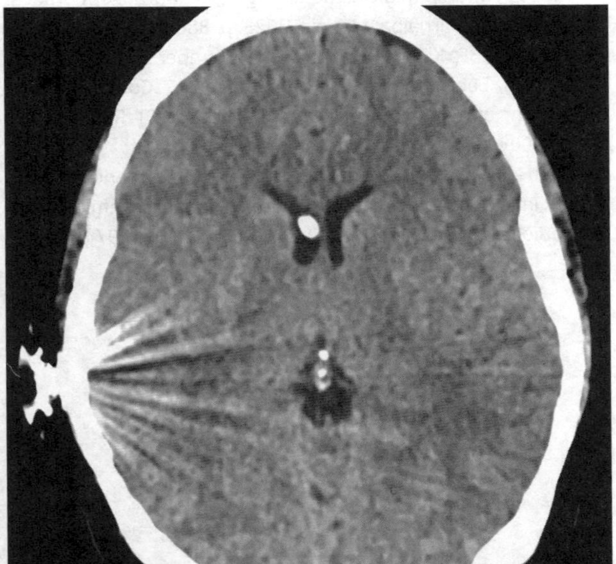

FIGURA 18 Tomografia computadorizada de crânio mostrando DVE em ventrículo direito.
Fonte: arquivo pessoal.

tórax (AP ou PA) e radiografia de abdome. Ao avaliar as radiografias, é importante garantir que todas as partes do dreno sejam vistas, podendo ser necessária a solicitação de incidências adicionais. Mesmo em pacientes que realizaram a TC, a radiografia também é necessária, uma vez que alguns achados são vistos apenas nesta última.

Derivação ventricular externa

A derivação ventricular externa (DVE) é um dispositivo instalado em um dos ventrículos cerebrais com o objetivo de monitorizar a pressão intracraniana e/ou realizar a drenagem de liquor para o meio externo em pacientes com hidrocefalia ou hipertensão intracraniana. Sua inserção é um procedimento de urgência, podendo servir como ponte para o manejo clínico do paciente até a instalação de uma DVP, realização de procedimento cirúrgico ou melhora da patologia de base. Assim como a DVP, seu posicionamento e possíveis complicações podem ser avaliadas por meio de TC de crânio sem contraste (Figura 18) ou radiografia de crânio.

REFERÊNCIAS

1. Gadde JA, Weinberg BD, Mullins ME. Neuroimaging of patients in the intensive care unit: pearls and pitfalls. Radiol Clin North Am. 2020;58(1):167-85.
2. Kubota GT, Pellegrino MP. Abordagem do paciente com acidente vascular cerebral isquêmico agudo. In: Brandão RA Neto, de Souza HP, Marino LO, Marchini JF, de Alencar JC, Turaça K, editors. Medicina de emergência abordagem prática. Santana de Parnaíba: Manole; 2023. p. 886-914.
3. Tomandl BF, Klotz E, Handschu R, Stemper B, Reinhardt F, Huk WJ, Eberhardt KE, Fateh-Moghadam S. Comprehensive imaging of ischemic stroke with multisection CT. Radiographics. 2003;23(3):565-92.
4. Allen LM, Hasso AN, Handwerker J, Farid H. Sequence-specific MR imaging findings that are useful in dating ischemic stroke. Radiographics. 2012;32(5):1285-97; discussion 1297-9.
5. Allmendinger AM, Tang ER, Lui YW, Spektor V. Imaging of stroke: Part 1, Perfusion CT--overview of imaging technique, interpretation pearls, and common pitfalls. AJR Am J Roentgenol. 2012;198(1):52-62.
6. Brandão RA Neto, Pinto PA. Hemorragia subaracnódea. In: Brandão RA Neto, de Souza HP, Marino LO, Marchini JF, de Alencar JC, Turaça K, editors. Medicina de Emergência Abordagem Prática. Santana de Parnaíba: Manole; 2023. p. 915-24.
7. Duering M, Biessels GJ, Brodtmann A, Chen C, Cordonnier C, de Leeuw FE et al. Neuroimaging standards for research into small vessel disease-advances since 2013. Lancet Neurol. 2023;22(7):602-18.
8. Morotti A, Arba F, Boulouis G, Charidimou A. Noncontrast CT markers of intracerebral hemorrhage expansion and poor outcome: a meta-analysis. Neurology. 2020;95(14):632-43.
9. Brandão RA Neto. Hemorragias intracranianas intraparenquimatosas. In: Brandão RA Neto, de Souza HP, Marino LO, Marchini JF, de Alencar JC, Turaça K, editors. Medicina de emergência abordagem prática. Santana de Parnaíba: Manole; 2023. p. 925-36.
10. Samarasekera N, Fonville A, Lerpiniere C, Farrall AJ, Wardlaw JM, White PM et al; Lothian Audit of the Treatment of Cerebral Haemorrhage Collaborators. Influence of intracerebral hemorrhage location on incidence, characteristics, and outcome: population-based study. Stroke. 2015;46(2):361-8.
11. Parizel PM, Makkat S, Van Miert E, Van Goethem JW, van den Hauwe L, De Schepper AM. Intracranial hemorrhage: principles of CT and MRI interpretation. Eur Radiol. 2001;11(9):1770-83.
12. Parizel PM, Philips CD. Traumatic neuroemergency: imaging patients with traumatic brain injury: an introduction. 2020. In: Hodler J, Kubik-Huch RA, von Schulthess GK, editors. Diseases of the brain, head and neck, spine 2020-2023: Diagnostic Imaging. Cham: Springer; 2020. Chapter 7.
13. Ulivi L, Squitieri M, Cohen H, Cowley P, Werring DJ. Cerebral venous thrombosis: a practical guide. Pract Neurol. 2020;20(5):356-67.
14. Suh JH, Kotecha R, Chao ST, Ahluwalia MS, Sahgal A, Chang EL. Current approaches to the management of brain metastases. Nat Rev Clin Oncol. 2020;17(5):279-99.
15. van den Bent MJ, Geurts M, French PJ, Smits M, Capper D, Bromberg JEC, Chang SM. Primary brain tumours in adults. Lancet. 2023;402(10412):1564-79.

Seção VII

Emergências cardiovasculares

COORDENADORES DA SEÇÃO:

José Leão de Souza Júnior

Fabiane Yumi Ogihara Kawano

1

Ressuscitação cardiopulmonar

Juliana Hegedus Baroni
Luca Silveira Bernardo
Thiago Lipari Vicente Pereira

PONTOS PRINCIPAIS

- As causas mais frequentes de parada cardíaca são as doenças cardiovasculares, em especial síndrome coronariana aguda.
- As compressões cardíacas de alta qualidade e a desfibrilação precoce são prioridade no atendimento da parada cardiorrespiratória (PCR).
- Habilidades de comunicação são indispensáveis para o líder e sua equipe diante do manejo da PCR.
- A epinefrina é o único fármaco indicado tanto para ritmos chocáveis quanto não chocáveis, exercendo um importante efeito vasopressor, aumentando assim a pressão arterial diastólica e consequentemente a perfusão coronariana.
- A capnografia em formato de onda com valores de $EtCO_2$ acima de 10 mmHg está associada a compressões torácicas eficientes e valores acima de 30 mmHg sugerem retorno à circulação espontânea.

INTRODUÇÃO

A parada cardiorrespiratória (PCR) é um estado súbito de insuficiência circulatória devido à perda da função de contratilidade cardíaca, sendo a mais grave emergência. A identificação efetiva e o tratamento imediato com manobras de ressuscitação cardiopulmonar (RCP) de alta qualidade são fundamentais para a reversão deste quadro e obtenção do retorno à circulação espontânea (RCE).

Utiliza-se o termo PCR, para eventos que são rapidamente detectados, enquanto ainda há possibilidade de retorno à circulação espontânea por meio da RCP; porém, nos casos em que as medidas não são instituídas adequadamente, o paciente poderá evoluir a óbito ou permanecer com sequelas neurológicas permanentes. Para diagnosticar este quadro é necessário verificar se a vítima apresenta ausência de resposta, ausência de pulso central e ausência de respiração ou respiração irregular.

A RCP consiste na realização de manobras, procedimentos e administração de medicações para manter a perfusão cerebral e coronariana, e assim obter RCE o mais breve possível. Para conduzir as manobras de RCP é necessário não só conhecer e saber aplicar os procedimentos conforme os protocolos já amplamente instituídos mundialmente, mas também ter habilidade de comunicação e coordenação entre a equipe. Diante disso é fundamental que haja um líder que oriente a equipe durante o atendimento, que atribua funções, compartilhe o raciocínio mental, peça sugestões e reforce ações positivas.

O líder designado e toda equipe da ressuscitação cardiopulmonar deve utilizar a técnica de comunicação de alça fechada, que envolve o uso de frases curtas e objetivas para transmitir informações essenciais como o início e término das compressões, a necessidade de desfibrilação e administração de medicamentos. Com tantas pessoas envolvidas e diversas ações acontecendo simultaneamente, é vital garantir uma comunicação clara e eficaz em que todos entendam claramente suas responsabilidades.

CAUSAS

Existem várias causas possíveis para parada cardiorrespiratória (PCR) e, na maior parte das vezes, não é possível identificá-las, principalmente no ambiente pré-hospitalar. A causa mais frequente são as doenças cardiovasculares, especialmente as síndromes coronarianas agudas. No entanto, várias outras devem ser consideradas durante o atendimento de uma PCR, de tal forma que foram organizadas de maneira didática nos 5Hs e 5Ts, conforme demonstrado na Tabela 1.

TABELA 1 Principais causas de parada cardiorrespiratória

5 Hs	5 Ts
Hipoxemia	Tamponamento cardíaco
Hipovolemia	Tromboembolismo pulmonar
Hipo/Hipercalemia	Tensão no tórax (pneumotórax hipertensivo)
H+ (acidose)	Trombose de coronária (infarto)
Hipotermia	Tóxicos

SUPORTE BÁSICO DE VIDA

Antes de acessar a vítima e iniciar qualquer atendimento, é imprescindível garantir a segurança da cena, principalmente quando em ambiente pré-hospitalar.

Diante da vítima inconsciente, o primeiro passo é avaliar sua responsividade por meio de estímulos vigorosos. Caso não haja resposta, o próximo passo é solicitar ajuda antes que qualquer conduta seja tomada. Orienta-se pedir para outra pessoa acionar o serviço de emergência (SAMU, número 192 no Brasil) e solicitar um desfibrilador externo automático (DEA). Nos casos de parada cardíaca intra-hospitalar deve-se solicitar que o carrinho de emergência seja trazido o mais rapidamente possível.

Após isso, devemos prosseguir com a checagem de pulso central (femoral ou carotídeo) por pelo menos 5 a 10 segundos. Vale a pena lembrar que, de acordo com as diretrizes internacionais (ACLS)[1,2], profissionais da saúde devem checar pulso ao mesmo tempo em que avaliam presença ou ausência de movimentos respiratórios. Se o paciente não apresentar pulso, nem movimentos respiratórios, deve-se iniciar a ressuscitação cardiopulmonar.

MANEJO

Os dois componentes mais importantes para o sucesso de uma ressuscitação cardiopulmonar são a qualidade das compressões torácicas e o tempo para realizar a desfibrilação se o ritmo de PCR for chocável. De acordo com a American Heart Association, compressões de qualidade abordam as seguintes características:

- Duas mãos na metade inferior do esterno.
- Compressões a uma frequência de 100 a 120 por minuto.

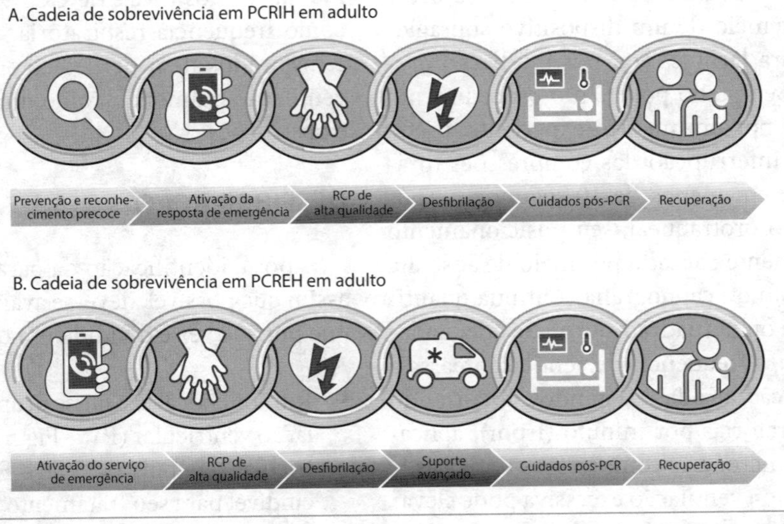
A. Cadeia de sobrevivência em PCRIH em adulto
Prevenção e reconhecimento precoce
Ativação da resposta de emergência
RCP de alta qualidade
Desfibrilação
Cuidados pós-PCR
Recuperação
B. Cadeia de sobrevivência em PCREH em adulto
Ativação do serviço de emergência
RCP de alta qualidade
Desfibrilação
Suporte avançado
Cuidados pós-PCR
Recuperação

FIGURA 1 A: Cadeia de sobrevivência em parada cardiorrespiratória intra-hospitalar (PCRIH) em adulto. B: Cadeia de sobrevivência em parada cardiorrespiratória extra-hospitalar (PCREH) em adulto.
Fonte: adaptada de Panchal et al., 2020[2].

- Profundidade de 5 a 6 cm.
- Recuo total do tórax após cada compressão.
- Minimizar pausas nas compressões.

Dispositivos de *feedback* para frequência, profundidade e retorno das compressões fazem parte das estratégias para maximizar a qualidade das compressões torácicas de alta qualidade e minimizar as pausas. Assim como a troca do compressor a cada 2 minutos, há a contagem regressiva de 10 segundos antes da troca, e a pré-carga do desfibrilador antes da pausa das compressões. A verificação do pulso pelo POCUS também é descrita como estratégia de qualidade. Um estudo prospectivo descreveu que as verificações de pulso usando a compressão da artéria carótida com o ultrassom *point-of-care* foram mais rápidas em comparação com a palpação manual (1,62 segundos versus 3,5 segundos, respectivamente), e o tempo para determinar o ROSC foi significativamente reduzido para 0,44 vezes o tempo de palpação manual ($p < 0,001$)[3].

VIA AÉREA E VENTILAÇÃO

No início do atendimento ao paciente, caso haja obstrução, deve-se realizar manobras para abertura de via aérea, sendo as duas principais: *jaw thrust* (elevação da mandíbula) e *head tilt-chin lift* (elevação do queixo e extensão da cabeça). Deve-se administrar 2 ventilações a cada 30 compressões torácicas por meio de um dispositivo bolsa-válvula-máscara conectado à rede de oxigênio. Caso o dispositivo bolsa-válvula-máscara não esteja disponível, ou o socorrista esteja sozinho, o ACLS recomenda que sejam priorizadas as compressões torácicas de maneira contínua.

Assim que possível, deve-se obter uma via aérea avançada, seja por meio de um dispositivo supraglótico (p. ex., máscara laríngea) ou por intubação orotraqueal (IOT)[1,2]. Se optado por IOT, o procedimento deve ser realizado por um médico experiente, preferencialmente sem interrupção das compressões torácicas e idealmente em menos de 10 segundos. Após introdução do tubo orotraqueal, seu posicionamento deve ser imediatamente checado por meio de ausculta pulmonar, ultrassom ou capnografia contínua quantitativa em forma de onda (padrão-ouro). Se adequadamente posicionado, a frequência de ventilação passa a ser de uma ventilação a cada 6 segundos, totalizando 10 incursões respiratórias por minuto (irpm), aplicadas de maneira assíncrona às compressões torácicas.[1,2] Deve-se lembrar que a ventilação excessiva pode elevar a pressão intratorácica, diminuindo o retorno venoso e consequentemente a perfusão cerebral, além de causar distensão gástrica, devendo, portanto, ser evitada.

Vale a pena ressaltar que, até o momento, nenhuma estratégia de ventilação na ressuscitação cardiopulmonar se mostrou superior em relação a outra; além disso, um erro muito comum observado na prática médica é gastar muito tempo em tentativas de intubação durante a reanimação, sendo que esta estratégia não mostrou estar associada a maior sobrevida. Em metanálise realizada em 2020 que avaliou 8 ensaios clínicos randomizados com cerca de 16.000 pacientes, comparando três estratégias de ventilação (bolsa-válvula-máscara, dispositivo supraglótico e intubação orotraqueal), não houve diferenças em termos de sobrevida e prognóstico neurológico em pacientes submetidos à RCP extra-hospitalar[4]. Com base exclusivamente em racional fisiopatológico, a obrigatoriedade da via aérea avançada precoce é recomendada apenas em cenários em que se suspeita de hipóxia como causa da parada cardiorrespiratória.

Uma outra vantagem em se garantir uma via aérea avançada é a utilização da capnografia em formato de onda, se disponível. Além de ajudar na confirmação do posicionamento do tubo endotraqueal, valores de $ETCO_2$ acima de 10 mmHg estão associados a compressões torácicas eficientes e valores acima de 30 mmHg sugerem retorno à circulação espontânea. No entanto, vale a pena ressaltar que isto não indica interromper a reanimação para checagem de pulso[1,2]. Capnografia é o registro gráfico, representando em onda a concentração instantânea do CO_2 durante cada ciclo respiratório. O $ETCO_2$ é uma medida da pressão parcial de CO_2 no gás expirado no final da expiração (quando o gás expirado se assemelha à concentração de CO_2 alveolar), sendo que tanto o valor numérico quanto a forma do traçado de $ETCO_2$ são importantes. Os sensores colocados no capnógrafo medem as mudanças nos níveis de CO_2 e fornecem informações como frequência respiratória, volume de ar expirado e inspirado, além de detectar possíveis alterações na ventilação pulmonar, como diminuição do fluxo de ar e obstruções.

DESFIBRILAÇÃO

Após a identificação da parada cardiorrespiratória, assim que possível, deve-se avaliar o ritmo do paciente, que por sua vez é dividido em dois grupos:

- Ritmos chocáveis: nesse grupo encontram-se a fibrilação ventricular (FV – Figura 2) e a taquicardia ventricular sem pulso (TVSP – Figura 3), sendo imprescindível para seu tratamento a desfibrilação precoce.
- Ritmos não chocáveis: a atividade elétrica cardíaca pode estar preservada, porém sem atividade mecânica associada, sendo denominada atividade

elétrica sem pulso (AESP – Figura 4), ou ela pode estar completamente ausente, chamada de assistolia (Figura 5). Nestes casos a desfibrilação não está indicada, pois não há um distúrbio de ritmo ocasionando a perda de atividade mecânica.

Após identificação de assistolia, o primeiro passo é confirmar a ausência de qualquer ritmo, pois existe a possibilidade de haver fibrilação ventricular que se apresenta como assistolia. Por isso, é importante executar o protocolo de linha reta, que consiste em checar cabos e conexões, aumentar o ganho e mudar a derivação.[1,2]

Já a AESP pode ser dividida em dois grupos: AESP verdadeira (não há contração cardíaca e não há pulso) e pseudo-AESP (há contração cardíaca, mas não há pulso). A pseudo-AESP pode ser diagnosticada com o uso de POCUS e deve ser considerada como um retorno da circulação espontânea, sendo necessária a ressuscitação hemodinâmica o quanto antes.

Assim que for identificado um ritmo chocável (FV/TVSP), a desfibrilação imediata está indicada, sendo um fator determinante para a boa evolução clínica do paciente, além da RCP de alta qualidade. Na presença de um ritmo não chocável, a desfibrilação não está indicada e as compressões torácicas devem ser retomadas imediatamente. A identificação do ritmo deve ser feita no monitor cardíaco da forma mais rápida possível e repetida a cada 2 minutos, seguida da checagem do pulso caso o ritmo seja passível de pulso. Quando indicada, a desfibrilação no contexto da parada cardiorrespiratória, em pacientes adultos, deve ser realizada com a carga máxima do desfibrilador (200 J nos modelos bifásicos e 360 J nos monofásicos). Após a administração do choque as compressões devem ser retomadas imediatamente, sem observar novamente o ritmo do monitor[1,2].

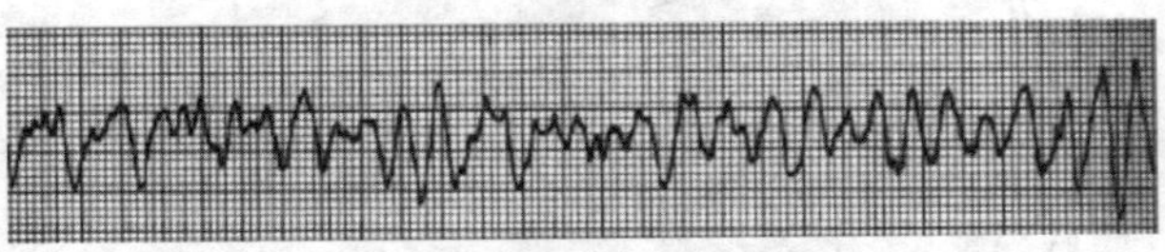

FIGURA 2 Ritmo de fibrilação ventricular.

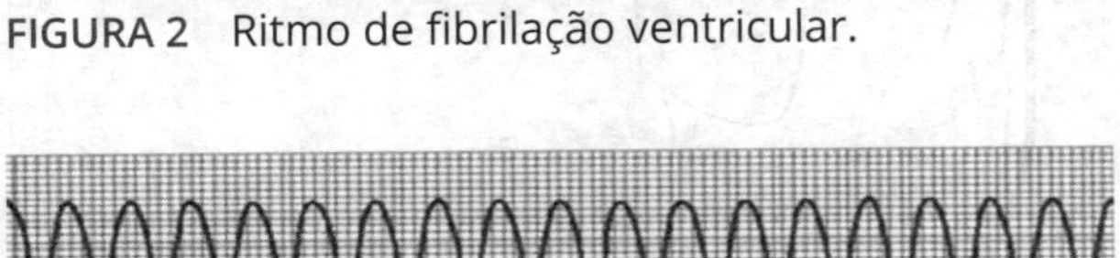

FIGURA 3 Ritmo de taquicardia ventricular.

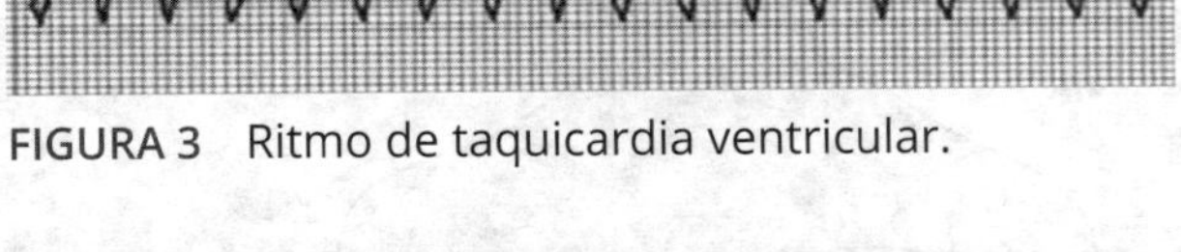

FIGURA 4 Ritmo de atividade elétrica sem pulso (AESP).

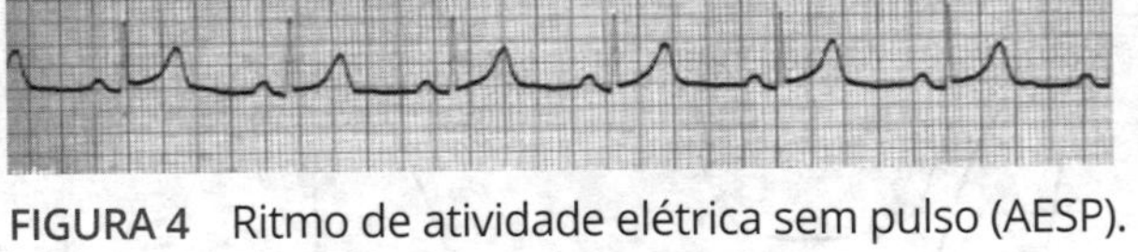

FIGURA 5 Ritmo de assistolia.

É importante ressaltar que antes da entrega do choque é necessário verificar se os integrantes da equipe não estão em contato com o paciente, assim como secar o tórax molhado, remover todos os objetos metálicos e *patch* de medicações, interromper ventilação e fornecimento de oxigênio, garantir que haja gel condutor nas pás e que exista uma distância maior que 5 cm entre as pás. Vale destacar que pacientes com marca-passo podem receber choque, contanto que as pás estejam a pelo menos 12,5 cm do marca-passo.

É indispensável também garantir o posicionamento adequado das pás, de modo que o vetor da corrente elétrica atravesse o coração, atuando assim na arritmia que causou a parada. Por esse motivo, em pacientes muito obesos, por exemplo, recomenda-se o posicionamento anteroposterior das pás (Figura 6B).

Mais recentemente um estudo avaliou pacientes com PCR extra-hospitalar que mantinham ritmo chocável após 3 desfibrilações pelo método convencional, sendo randomizados para mudança do vetor da corrente elétrica. Além disso, em outro grupo, foram acrescentadas mais 2 pás em posicionamento anteroposterior, além das que já estavam em posição anterolateral, e realizada uma desfibrilação dupla sequencial (Figura 7). Curiosamente esta estratégia mostrou que tanto a mudança do vetor da corrente elétrica quanto o acréscimo de mais duas pás levaram a um aumento das taxas de sobrevida, em comparação com o grupo controle (21,7% vs. 30,4% vs. 13,3%, respectivamente)[5].

MEDICAÇÕES

Além das compressões torácicas, ventilação e desfibrilação (nos ritmos chocáveis), medicações devem ser realizadas durante a RCP. Estas medicações devem ser infundidas preferencialmente por um acesso venoso periférico calibroso, porém quando o acesso venoso não é possível, é necessário obter acesso intraósseo (IO). Os locais mais comumente utilizados para acesso IO são: tíbia proximal e úmero proximal.

A epinefrina é o único fármaco indicado tanto para ritmos chocáveis ou não chocáveis, exercendo um importante efeito vasopressor pela sua atuação como agonista de receptores alfa-1, aumentando assim a pressão arterial diastólica e consequentemente a perfusão coronariana.

No entanto, apesar deste racional fisiopatológico, alguns estudos mais recentes têm questionado o benefício do uso da epinefrina na parada cardiorrespiratória. Em 2018, um ensaio clínico randomizado avaliou cerca de 8.014 pacientes com PCR extra-hospitalar e mostrou que, apesar de a epinefrina aumentar a taxa de retorno à circulação espontânea em comparação ao placebo (36% vs. 12%), isso não se refletiu em um aumento da sobrevida em 30 dias (3,2% vs. 2,4%)[6]. No entanto, uma das críticas a este estudo é que os cuidados pós-PCR não foram padronizados, podendo isto ser responsável pela pior sobrevida dos pacientes. Dessa forma, de acordo com as mais recentes diretrizes, o uso da epinefrina ainda é recomendado conforme indicado na Tabela 2.

No cenário da PCR em TVSP ou FV refratária, há pouca evidência de que o uso de antiarrítmicos, como amiodarona ou lidocaína, seja benéfico. Um ensaio clínico randomizado publicado em 2016 avaliou cerca de 3.026 pacientes com PCR extra-hospitalar e com TVSP/FV refratárias à desfibrilação inicial, mostrando que o uso de amiodarona ou lidocaína aumentou a sobrevida dos pacientes em relação ao grupo placebo apenas nos casos de PCR presenciada (28% *vs.* 23%). Nos demais casos não houve diferença de sobrevida hospitalar, assim como o uso de antiarrítmicos não melhorou desfechos neurológicos. Também vale a pena ressaltar que não há evidência para o uso concomitante destes dois antiarrítmicos[7].

O uso de vasopressina na PCR deixou de ser recomendado de acordo com as últimas diretrizes internacionais, uma vez que não se mostrou superior ao uso de epinefrina isoladamente[2]. No entanto, alguns ensaios clínicos recentes têm demonstrado que, no contexto da PCR intra-hospitalar, o uso de vasopressina 20 UI EV em *bolus*, concomitante à administração da epinefrina, e associada a metilprednisolona 40 mg EV em *bolus*, levou a uma maior taxa de retorno à circulação espontânea, mas que não refletiu em aumento de sobrevida.

Bicarbonato de sódio pode ser realizado de maneira empírica na dose de 50-100 mEq EV quando há suspeita de acidose metabólica ou hipercalemia como causas da PCR. No entanto, fora deste contexto, seu uso não é recomendado. Uma metanálise de 2021, que avaliou 10 estudos observacionais, mostrou que o uso de bicarbo-

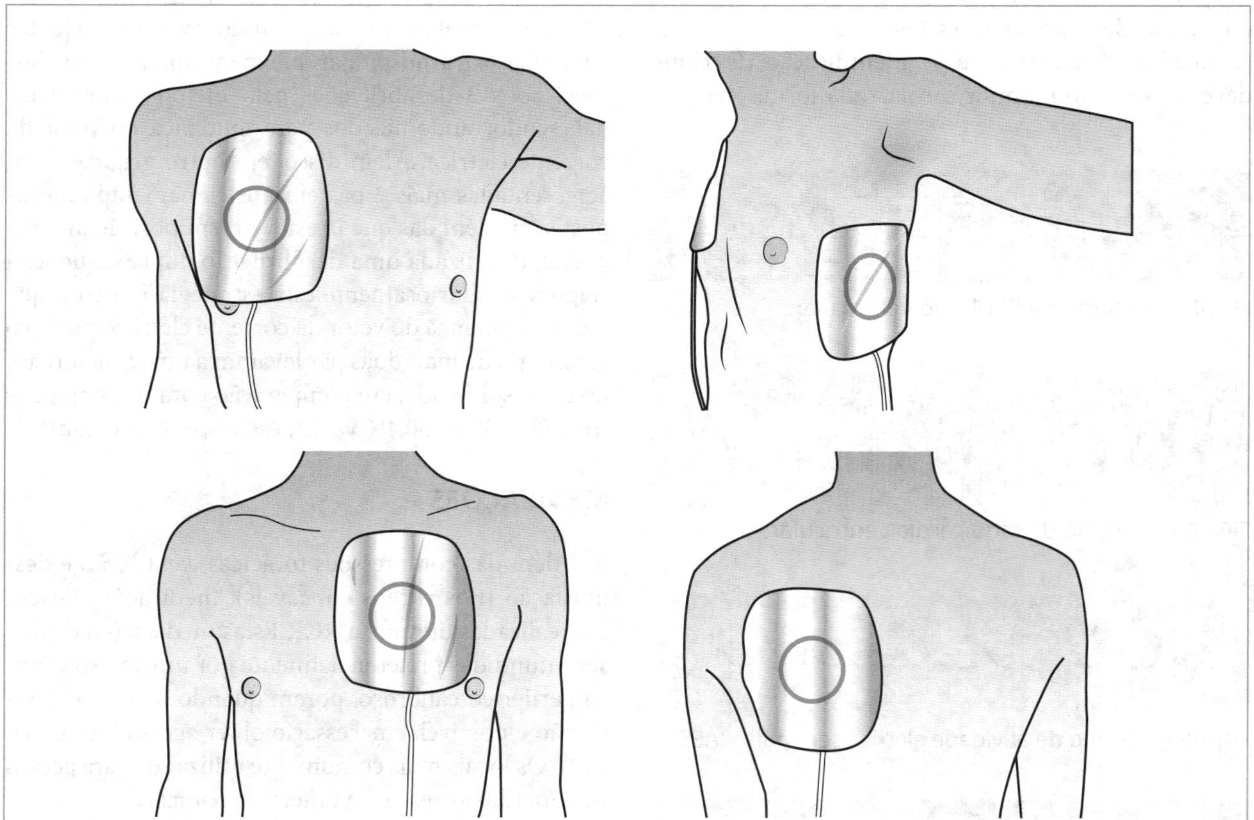

FIGURA 6 A: Posicionamento anterolateral das pás (técnica convencional). B: Posicionamento anteroposterior recomendado para pacientes obesos.
Fonte: Schimidt et al., 2021[20].

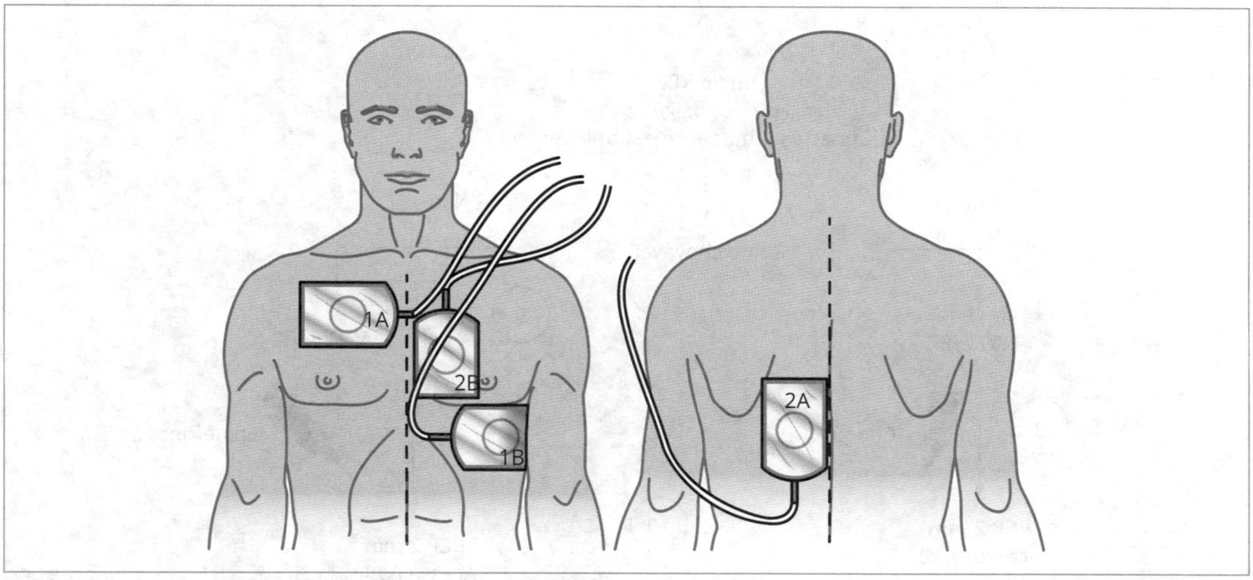

FIGURA 7 Desfibrilação dupla sequencial com pás em posicionamento anterolateral e anteroposterior.
Fonte: Cheskes et al., 2022[21].

nato de sódio não levou a um aumento de sobrevida ou retorno à circulação espontânea[8]. Até o momento também não há evidência favorável para reposição empírica de cálcio ou magnésio durante a PCR.

POCUS

A ultrassonografia *point-of-care* é uma importante ferramenta na avaliação de pacientes no departamento de emergência e, na PCR, pode auxiliar na identificação de causas potencialmente reversíveis[2], presença ou ausência de atividade cardíaca e no manejo após RCE[9]. Em pacientes admitidos em AESP ou assistolia, a presença de atividade cardíaca no POCUS durante a checagem de pulso está associada a maior sobrevida à admissão (OR 3,6, 2,2-5,9) e alta hospitalar (OR 5,7, 1,5-21,9); por outro lado, a ausência de atividade cardíaca no POCUS está associada à maior mortalidade[9].

Contudo, apesar dos benefícios, a utilização do POCUS durante a RCP pode prolongar significativamente o tempo das pausas, contribuindo para um pior desfecho. Nesse contexto, diversas estratégias e protocolos foram desenvolvidos para padronizar a avaliação das causas potencialmente reversíveis e assim reduzir o tempo das pausas, aumentando as chances de RCE.

Uma das principais estratégias consiste na avaliação dos pacientes em AESP. Nesses pacientes, o uso do POCUS possibilita a identificação de uma condição denominada pseudo-AESP, que é definida pela presença de atividade cardíaca ao ultrassom, porém sem identificação de pulso palpável. A diferenciação entre AESP e pseudo-AESP é imprescindível, uma vez que o manejo entre as duas situações é diferente, assim como o prognóstico[10]. Para essa avaliação deve-se usar o transdutor setorial posicionado em janela subxifoide ou então paraesternal eixo longo. A janela subxifoide permite que o transdutor seja posicionado durante as compressões torácicas, não interferindo nas manobras de reanimação. A janela paraesternal eixo longo permite boa avaliação da contratilidade cardíaca; entretanto, o posicionamento do transdutor só pode ser feito após interrupção das compressões torácicas, e pode ser dificultado pelo posicionamento das pás do desfibrilador.

Um protocolo desenvolvido para identificação de causas potencialmente reversíveis em pacientes em PCR chama-se protocolo CASA ou *Cardiac Arrest Sonographic Assessment* (Figura 9), que consiste na utilização do probe setorial preferencialmente em janela subxifoide com avaliação em três etapas.[11] A primeira etapa visa identificar a presença de tamponamento cardíaco (1ª pausa), a segunda etapa busca por sinais de sobrecarga de ventrículo direito secundários a tromboembolismo pulmonar (2ª pausa), e por último procura-se identificar atividade cardíaca (3ª pausa), sendo que as pausas não devem exceder 10 segundos. Durante as manobras de RCP, o examinador pode também realizar manobras auxiliares e avaliar se há pneumotórax hipertensivo com o posicionamento do transdutor na região torácica anterior, caso não haja presença de *lung sliding*, e hipovolemia executando o FAST (*focused assessment with sonography in trauma*)[11].

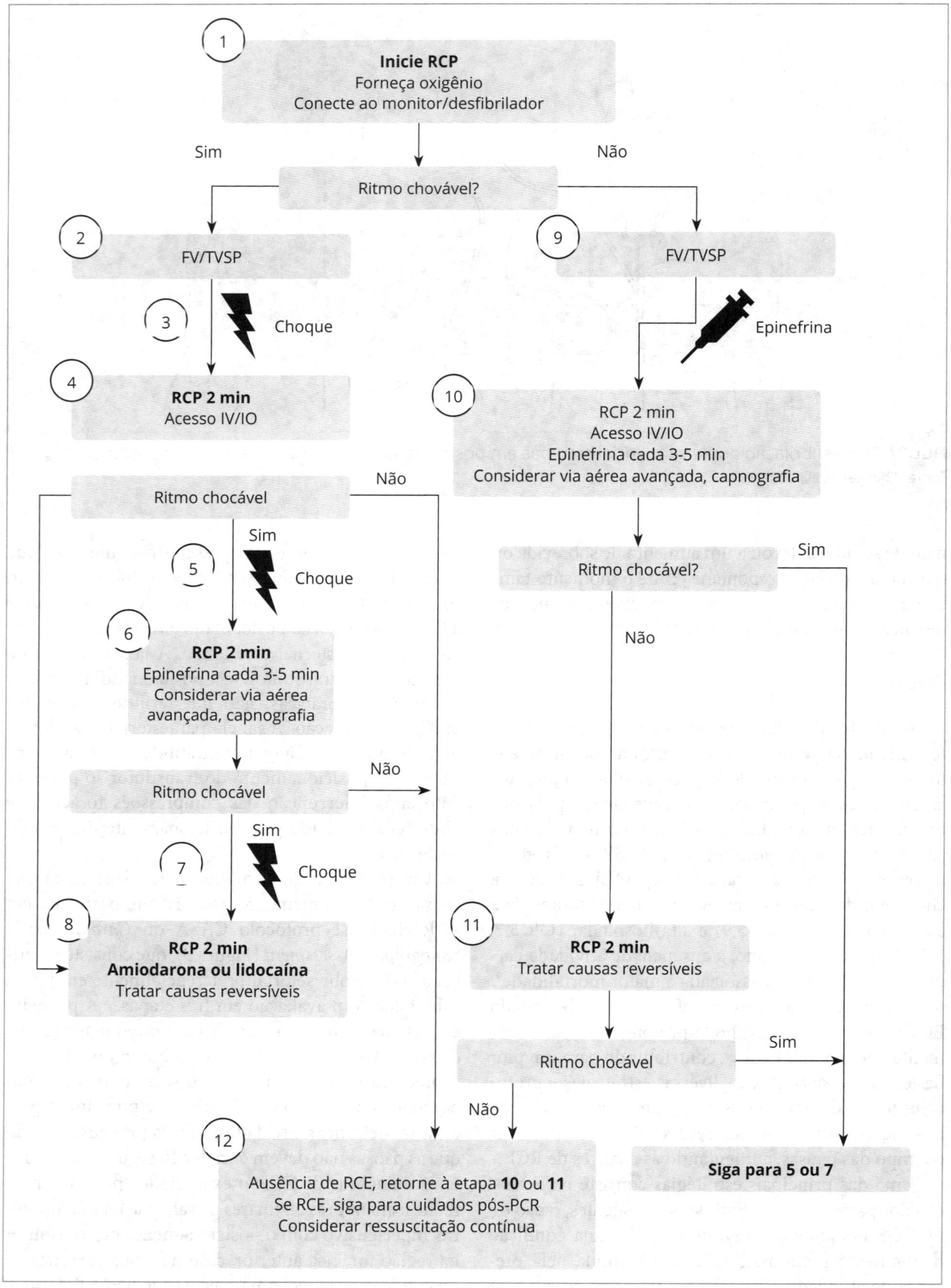

FIGURA 8 Sequência de atendimento do paciente em parada cardiorrespiratória (PCR).
FV: fibrilação ventricular; IO: intraósseo; IV: intravenoso; RCE: retorno à circulação espontânea; RCP: ressuscitação cardiopulmonar; TVSP: taquicardia ventricular sem pulso. Fonte: adaptada Panchal et al., 2020[2].

TABELA 2 Medicamentos indicados na parada cardiorrespiratória

	Epinefrina	Amiodarona	Lidocaína
Efeito	Vasopressor Cronotrópico + Inotrópico +	Antiarrítmico	Antiarrítmico
Dose	1 mg (adultos) 0,01 mg/kg (crianças e bebês)	1ª administração: 300 mg 2ª administração: 150 mg 5 mg/kg (crianças e bebês)	1ª administração: 1-1,5 mg/kg 2ª administração: 0,5-0,75 mg/kg
Intervalo	3-5 minutos	3-5 minutos	3-5 minutos
Limite	Sem limite	2 vezes	2 vezes
Indicação	FV/TVSP refratária à desfibrilação AESP/assistolia	FV/TVSP refratária à desfibrilação e à epinefrina	FV/TVSP refratária à desfibrilação e à epinefrina

AESP: atividade elétrica sem pulso; FV: fibrilação ventricular; TVSP: taquicardia ventricular sem pulso.

RESSUSCITAÇÃO CARDIOPULMONAR EXTRACORPÓREA (ECPR)

Os pacientes em PCR refratária às medidas de reanimação convencionais podem ser submetidos à reanimação cardiopulmonar extracorpórea ou ECPR (*extracorporeal cardiopulmonary resuscitation*), que consiste no uso da oxigenação por membrana extracorpórea (ECMO) para suporte cardiovascular[12]. Pacientes em PCR intra ou extra-hospitalar, com indicação de ECPR, são beneficiados com a manutenção da perfusão orgânica enquanto é realizado o tratamento definitivo de causas reversíveis da PCR[12]. Quando comparada com as manobras convencionais de RCP, a ECPR promove maior sobrevida com desfecho neurológico favorável em pacientes vítimas de PCR intra ou extra-hospitalar[13-16].

Os critérios de inclusão para início de ECPR não são bem definidos e variam conforme o serviço, porém são considerados elegíveis ao procedimento os pacientes que apresentam maior probabilidade de sobrevida com desfecho neurológico favorável. Exemplos de critérios de inclusão para ECPR estão descritos na Tabela 3.

O suporte cardiovascular extracorpóreo deve ser instituído rapidamente com ECMO venoarterial (V-A). A etapa de canulação consiste na punção dos vasos femorais sob técnica asséptica e guiada por ultrassonografia durante as manobras de reanimação cardiopulmonar. Nesta etapa as compressões devem ser contínuas e preferencialmente utilizando um dispositivo de compressão automático para que haja mais espaço e reduza o desgaste físico da equipe. Para a condução do paciente em PCR submetido à ECPR é importante que haja duas equipes, uma envolvida nas manobras de RCP e outra equipe nos procedimentos de ECPR.[12]

TABELA 3 Critérios de inclusão para ressuscitação cardiopulmonar extracorpórea (ECPR)

Idade < 70 anos
PCR presenciada
Tempo de início da RCP ("intervalo sem fluxo") < 5 minutos
Ritmo inicial de FV, TV sem pulso ou AESP
Tempo entre PCR e fluxo da ECMO < 60 minutos ("intervalo de baixo fluxo")
$ETCO_2$ > 10 mmHg durante RCP antes da canulação para ECMO
RCE intermitente ou FV recorrente
Sinais de vida durante RCP convencional
Ausência de comorbidades limitantes à vida (p. ex., doenças terminais/insuficiência cardíaca grave/doença pulmonar obstrutiva crônica grave/doença renal crônica fase terminal)
Ausência de insuficiência aórtica conhecida (insuficiência aórtica > leve deve ser excluído)

AESP: atividade elétrica sem pulso; ECMO: oxigenação por membrana extracorpórea; FV: fibrilação ventricular; RCE: retorno à circulação espontânea; RCP: ressuscitação cardiopulmonar; TV: taquicardia ventricular. Fonte: adaptada de Richardson et al., 2021[12].

Após a canulação da veia e artéria femoral, deve-se conectar as cânulas ao circuito de ECMO, garantindo que não haja entrada de ar no circuito previamente preenchido com solução salina. Após a conexão deve-se aumentar as rotações por minuto (RPM) com o objetivo de gerar pressão positiva no segmento de retorno do circuito antes de retirar o clampeamento, seguindo com aumento gradual do suporte de ECMO V-A com alvo de 3-4 L/min de fluxo sanguíneo. Ao atingir fluxo sanguíneo superior a 3 L/min, as compressões mecânicas podem ser interrompidas, uma vez que há perfusão

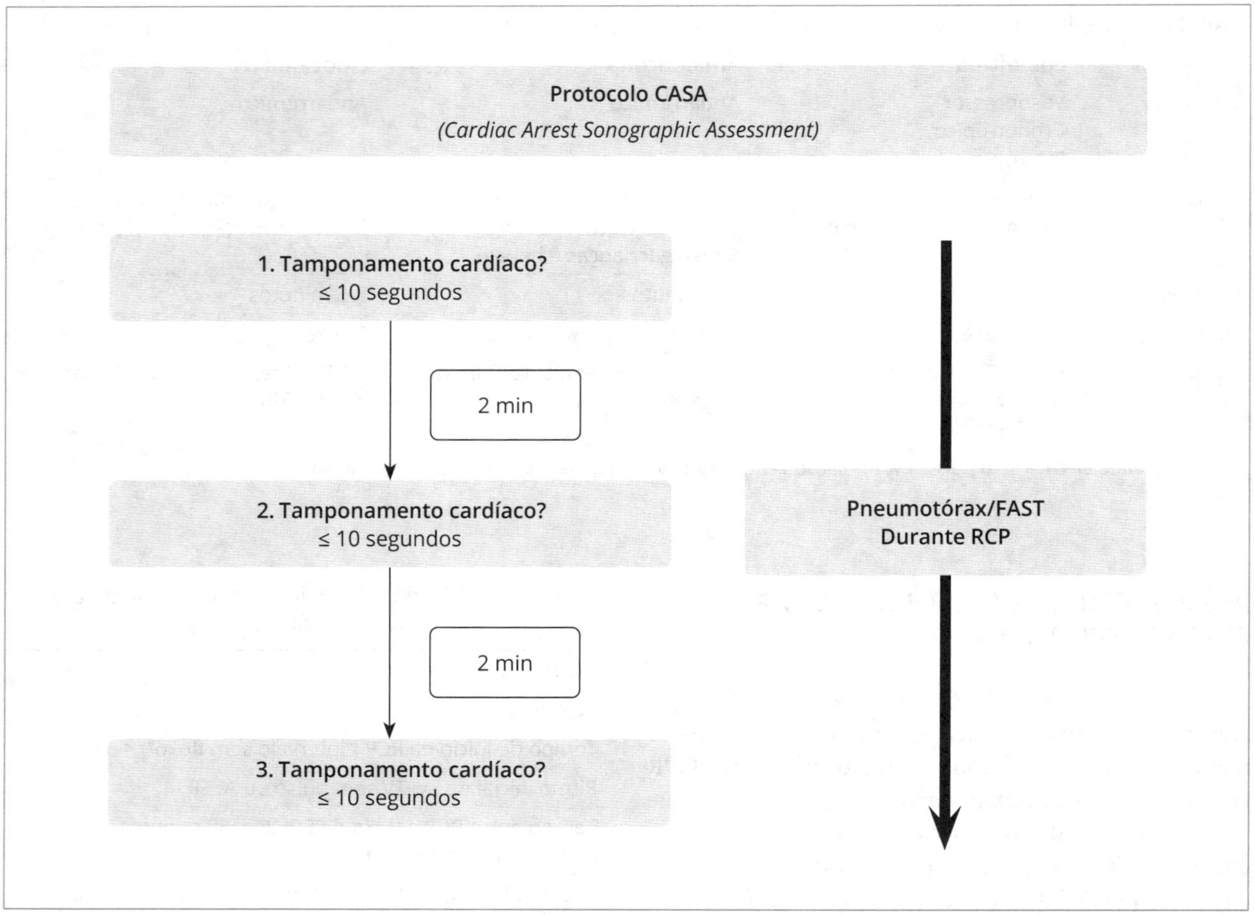

FIGURA 9 Sequência de investigação de etiologias de parada cardiorrespiratória (PCR) com POCUS conforme protocolo CASA (*Cardiac Arrest Sonographic Assessment*).

adequada. A Figura 10 demonstra as etapas envolvidas no procedimento de ECPR[12].

CUIDADO PÓS-PCR

O cuidado pós-PCR é uma etapa crítica envolvida na cadeia de sobrevivência. Para aqueles que tiveram o retorno à circulação espontânea o manejo deve ser imediato para otimizar o prognóstico pós-parada cardiorrespiratória e atingir desfecho neurológico favorável (*Cerebral performance category* 1 e 2)[17]. Os cuidados pós-PCR têm como objetivo minimizar a lesão de órgãos-alvo e melhorar a perfusão tecidual por meio da estabilização hemodinâmica, suporte ventilatório com ventilação mecânica, controle de temperatura e diagnóstico e tratamento de causas que desencadearam a PCR[2]. O paciente deve ser monitorizado continuamente para avaliar ritmo cardíaco, pressão arterial, saturação de oxigênio, capnografia em formato de onda, glicemia capilar e temperatura corporal. Sabe-se que a temperatura entre 32 e 36°C por ao menos 24 horas está relacionada a melhor prognóstico neurológico no pós-PCR, sendo atualmente recomendado o controle direcionado de temperatura tanto para pacientes vítimas de PCRIH quanto para PCREH com qualquer ritmo de parada[2,18].

Para auxiliar os cuidados do paciente em pós-PCR, pode ser utilizado o mnemônico ABCDE, que indica a sequência de medidas a serem tomadas para garantir a recuperação e estabilidade do paciente[2].

A. Avaliação da via aérea e garantir via aérea definitiva.
B. Avaliação da ventilação. Via aérea avançada conectada a um ventilador mecânico.
C. Avaliação do pulso, perfusão e pressão arterial. Verificar se há necessidade de medicamentos vasopressores e inotrópicos para manter a perfusão adequada aos órgãos vitais.
D. Avaliação neurológica, monitorização do nível de consciência, sedação, controle direcionado de temperatura e avaliação de glicemia capilar.
E. Exames laboratoriais, eletrocardiograma, exames de imagem e posteriormente exames para avaliar prognóstico neurológico.

Contudo, mesmo após RCP de alta qualidade alguns pacientes não atingem RCE, sendo que para tomar a decisão de cessar as manobras de RCP nesses pacientes é necessário avaliar diversos fatores, como: idade, comorbidades, duração da RCP, causa subjacente, ritmo cardíaco inicial, contratilidade cardíaca no POCUS, assim como desejo familiar com base nos valores do paciente[2].

SITUAÇÕES ESPECIAIS DE PARADA CARDIORRESPIRATÓRIA

Tamponamento cardíaco

Nos pacientes que evoluem para PCR e são diagnosticados com tamponamento cardíaco, é necessária a realização de pericardiocentese para diminuir o efeito de obstrução pelo líquido acumulado no pericárdio e assim possibilitar aumento do volume sistólico e débito cardíaco.

Tromboembolismo pulmonar

Frequentemente os pacientes com TEP que evoluem com PCR apresentam ritmo de AESP. Esses pacientes, além de RCP de alta qualidade, podem ser submetidos a trombólise sistêmica, trombectomia percutânea ou cirúrgica e ECPR. No caso de suspeita de TEP como causa da PCR sem RCE, a trombólise deve ser considerada (classe IIb; nível C)[2,19].

Parada cardiorrespiratória na gestante

A cesárea *perimortem*, também chamada de histerotomia de ressuscitação, é indicada após 5 minutos das manobras de RCP sem RCE em gestantes a partir da 20ª semana[2]. Além das manobras de RCP de alta qualidade, na paciente gestante em PCR também é indicado o deslocamento manual do útero para a esquerda, como demonstrado na Figura 8, pois gestantes com mais de 20 semanas podem ter uma redução de até 30% no débito cardíaco, secundária à compressão da veia cava pelo útero gravídico[2].

Afogamento

O tempo de submersão e, como consequência, o tempo de hipóxia é um fator determinante para o desfecho da vítima de afogamento. Assim que a vítima inconsciente é retirada da água, é necessário o início imediato do BLS e ACLS, priorizando a via aérea e a ventilação. Deve-se aplicar cinco ventilações de resgate e RCP de alta qualidade imediatamente. Após RCE a vítima deve ser transportada ao centro de referência[2].

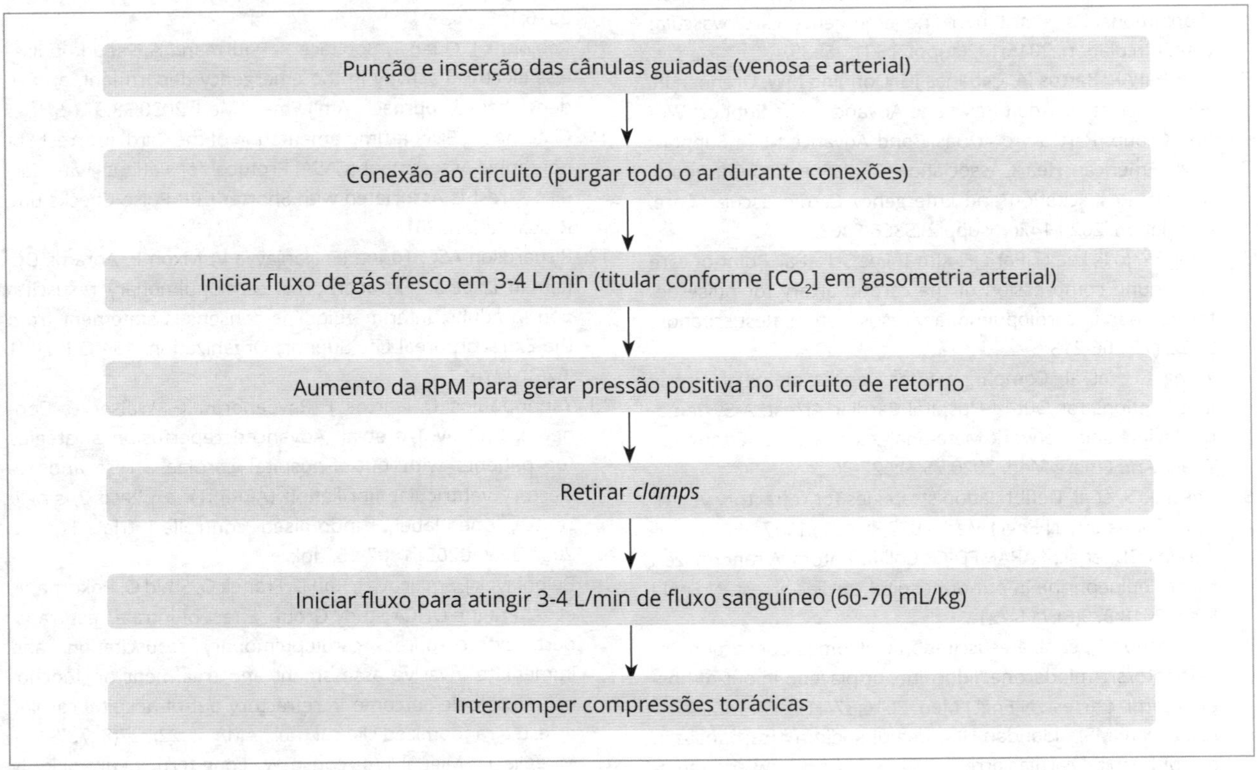

FIGURA 10 Sequência de eventos na canulação.
Fonte: adaptada de Richardson et al., 2021[12].

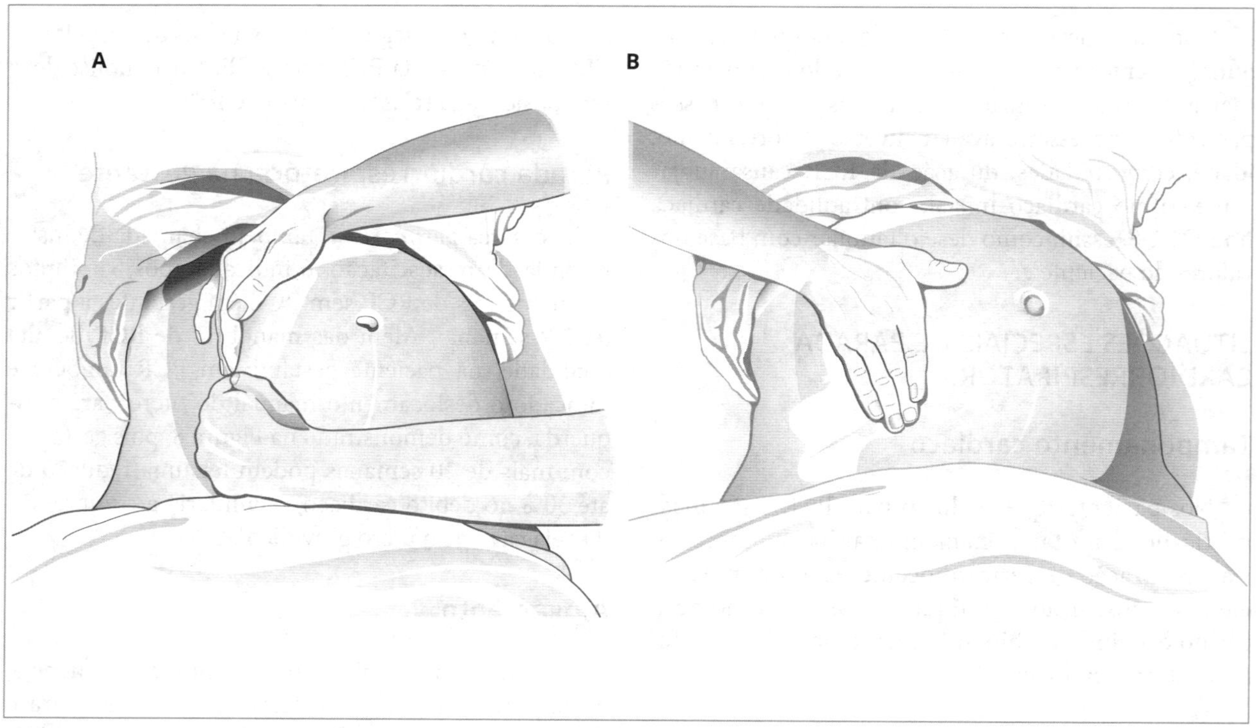

FIGURA 11 Deslocamento manual do útero à esquerda durante ressuscitação cardiopulmonar (RCP). A: Técnica com duas mãos. B: Técnica com uma mão.
Fonte: Panchal et al., 2020[2].

REFERÊNCIAS

1. 2015 American Heart Association Guidelines update for cardiopulmonary resuscitation and emergency cardiovascular care. Circulation. 2015;132(suppl2):S315-S589.
2. Panchal AR, Bartos JA, Cabañas JG, Donnino MW, Drennan IR, Hirsch KG, et al.; Adult Basic and Advanced Life Support Writing Group. Part 3: Adult Basic and Advanced Life Support: 2020 American Heart Association Guidelines for Cardiopulmonary Resuscitation and Emergency Cardiovascular Care. Circulation. 2020;142(16suppl2):S366-S468.
3. Kang SY, Jo IJ, Lee G, Park JE, Kim T, Lee SU, et al. Point-of-care ultrasound compression of the carotid artery for pulse determination in cardiopulmonary resuscitation. Resuscitation. 2022;179:206-213.
4. Wang CH, et al. Comparing Effectiveness of Initial Airway Interventions for Out-of-Hospital Cardiac Arrest: A Systematic Review and Network Meta-analysis of Clinical Controlled Trials. Ann Emerg Med. 2020;75(5):627-36.
5. Cheskes S, et al. Defibrillation strategies for refractory ventricular fibrillation. N Engl J Med. 2022;387(21):1947-56.
6. Perkins GD, et al.; PARAMEDIC2 Collaborators. A randomized trial of epinephrine in out-of-hospital cardiac arrest. N Engl J Med. 2018;379(8):711-721.
7. Kudenchuk PJ, et al.; Resuscitation Outcomes Consortium Investigators. Amiodarone, lidocaine, or placebo in out-of-hospital cardiac arrest. N Engl J Med. 2016;374(18):1711-22.
8. Alshahrani MS, Aldandan HW. Use of sodium bicarbonate in out-of-hospital cardiac arrest: a systematic review and meta-analysis. Int J Emerg Med. 2021;14(1):21.
9. Gaspari R, Weekes A, Adhikari S, Noble VE, Nomura JT, Theodoro D, et al. Emergency department point-of-care ultrasound in out-of-hospital and in-ED cardiac arrest. Resuscitation. 2016;109:33-39.
10. Rabjohns J, Quan T, Boniface K, Pourmand A. Pseudo-pulseless electrical activity in the emergency department, an evidence based approach. Am J Emerg Med. 2020;38:371-5.
11. Clattenburg EJ, et al. Implementation of the Cardiac arrest Sonographic Assessment (CASA) Protocol for Patients with Cardiac Arrest is Associated with Shorter CPR Pulse Checks um. Resuscitation. 2018.
12. Richardson ASC, Tonna JE, Nanjayya V, Nixon P, Abrams DC, Raman L, et al. Extracorporeal cardiopulmonary resuscitation in adults. interim guideline consensus statement from the Extracorporeal Life Support Organization. ASAIO J. 2021 ;67(3):221-8.
13. Yannopoulos D, Bartos J, Raveendran G, Walser E, Connett J, Murray TA, et al. Advanced reperfusion strategies for patients with out-of-hospital cardiac arrest and refractory ventricular fibrillation (ARREST): a phase 2, single centre, open-label, randomised controlled trial. Lancet. 2020;396(10265):1807-16. doi:
14. Belohlavek J, Smalcova J, Rob D, Franek O, Smid O, Pokorna M, et al.; Prague OHCA Study Group. Effect of intra-arrest transport, extracorporeal cardiopulmonary resuscitation, and immediate invasive assessment and treatment on functional neurologic outcome in refractory out-of-hospital cardiac arrest: a randomized clinical trial. JAMA. 2022;327(8):737-47.
15. Miraglia D, Miguel LA, Alonso W. Long-term neurologically intact survival after extracorporeal cardiopulmonary resusci-

tation for in-hospital or out-of-hospital cardiac arrest: a systematic review and meta-analysis. Resusc Plus. 2020;4:100045.
16. Scquizzato T, Bonaccorso A, Swol J, Gamberini L, Scandroglio AM, Landoni G, et al. Refractory out-of-hospital cardiac arrest and extracorporeal cardiopulmonary resuscitation: A meta-analysis of randomized trials. Artif Organs. 2023;47(5):806-16.
17. Hsu CH, Li J, Cinousis MJ, Sheak KR, Gaieski DF, Abella BS, et al. Cerebral performance category at hospital discharge predicts long-term survival of cardiac arrest survivors receiving targeted temperature management. Crit Care Med. 2014;42(12):2575-81.
18. Donnino MW, Andersen LW, Berg KM, Reynolds JC, Nolan JP, Morley PT, et al.; ILCOR ALS Task Force. Temperature management after cardiac arrest: an advisory statement by the Advanced Life Support Task Force of the International Liaison Committee on Resuscitation and the American Heart Association Emergency Cardiovascular Care Committee and the Council on Cardiopulmonary, Critical Care, Perioperative and Resuscitation. Resuscitation. 2016;98:97-104.
19. Konstantinides SV, et al., 2019 ESC Guidelines for the diagnosis and management of acute pulmonary embolism developed in collaboration with the European Respiratory Society (ERS): The Task Force for the diagnosis and management of acute pulmonary embolism of the European Society of Cardiology (ESC). Eur Heart J. 2020;41(4):543-603.
20. Schmidt AS, Lauridsen KG, Møller DS, Christensen PD, Dodt KK, Rickers H, et al. Anterior-lateral versus anterior-posterior electrode position for cardioverting atrial fibrillation. Circulation. 2021;144(25):1995-2003.
21. Cheskes S, Verbeek PR, Drennan IR, McLeod SL, Turner L, Pinto R, et al. Defibrillation strategies for refractory ventricular fibrillation. N Engl J Med. 2022;387(21):1947-56.

2

Emergências hipertensivas

Caio Godoy Rodrigues
Gustavo Lamos Checoli
Lucas Leopoldino Resende de Oliveira
Igor Veiga Silvério

PONTOS PRINCIPAIS

- Emergências hipertensivas são síndromes clínicas com aumento significativo da pressão arterial associado a lesão de órgão-alvo.
- A abordagem das emergências hipertensivas estará relacionada conforme o órgão-alvo lesado, sendo o alvo da pressão arterial baseado na síndrome clínica específica.
- Termos como urgência hipertensiva são desencorajados, pois podem levar a intervenções, solicitação de exames e internações desnecessárias.
- Na grande maioria dos casos, pacientes hipertensos e assintomáticos não possuem indicação de rastreio de lesão em órgão-alvo no DE.
- O início de anti-hipertensivos orais no DE para hipertensão assintomática não é obrigatório.

INTRODUÇÃO

O atendimento de pacientes hipertensos no departamento de emergência (DE) é uma rotina no Brasil e no mundo. Segundo dados brasileiros, a prevalência de hipertensão arterial sistêmica (HAS) chega a 32,3% em adultos, sendo que muitos desses não possuem diagnóstico formal da patologia e a grande maioria não apresenta um controle pressórico adequado[1,2]. Por ser um dos principais fatores de risco cardiovascular modificável, e sendo o DE uma das grandes portas de entrada do nosso sistema de saúde, é importante entender o papel do emergencista no manejo desses pacientes no DE, seja ele no manejo agudo de patologias ameaçadoras à vida ou no início/continuação do tratamento crônico.

Por definição, o diagnóstico de HAS atualmente consiste em pressão arterial sistólica (PAS) ≥ 130 mmHg e/ou pressão arterial diastólica (PAD) ≥ 80 mmHg, respeitando os padrões de aferição correta que são passíveis de serem seguidos na atenção primária, porém muitas vezes impossíveis de serem alcançados no DE, e não validados neste cenário, por todas as particularidades deste departamento.

As emergências hipertensivas (EH) são síndromes clínicas com elevação da pressão arterial significativa, para valores maiores que 180 × 120 mmHg, associados a lesão aguda de órgão-alvo ou piora de lesão pré-existente.

De acordo com estatísticas brasileiras, as emergências hipertensivas correspondem a 0,45 a 0,59% de todos os atendimentos de emergências hospitalares, com uma incidência entre 1 e 2 casos por milhão ao ano[2,3].

As emergências hipertensivas podem ocorrer tanto em paciente com ou sem diagnóstico prévio de hipertensão arterial sistêmica (HAS). A ocorrência é mais comum em homens, obesos, portadores de doença renal crônica e sua incidência aumenta conforme a idade. Em pacientes mais jovens (< 60 anos de idade), a PA diastólica é tipicamente > 120 mmHg, mas não há um limite específico, já que indivíduos que apresentam aumento agudo na pressão arterial podem desenvolver sintomas se sua pressão previamente for normal (p. ex., em gestantes que desenvolvem eclâmpsia ou um adulto jovem que desenvolve glomerulonefrite aguda)[4,5]. As emergências hipertensivas irão se diferenciar de acordo com a lesão de órgão-alvo e, consequentemente, pelos sintomas e sinais clínicos.

Historicamente, tem-se utilizado o termo urgência hipertensiva para definir aqueles pacientes com pressão arterial elevada (usualmente ≥ 180 × 120), porém que não evidenciam lesões em órgão-alvo. O problema dessa terminologia é que até o presente momento ela tem falhado em definir e/ou auxiliar no tratamento ideal desses pacientes que se apresentam no DE e encoraja o uso desnecessário de anti-hipertensivos no cenário agudo, levando a aumento no tempo de permanência e, potencialmente, gerando danos adicionais ao paciente. Dessa forma, neste tratado utilizaremos as seguintes terminologias sugeridas pela American Heart Association (AHA) em sua declaração científica publicada em maio de 2024, na revista *Hypertension* (Figura 1)[2]:

- Emergência hipertensiva (PAS/PAD > 180/110-120 mm Hg com evidência de danos novos ou agravados em órgãos-alvo).
- PA marcadamente elevada assintomática (PAS/PAD > 180/110-120 mmHg, sem evidência de dano novo ou agravamento de órgãos-alvo).
- PA elevada assintomática (PAS/PAD ≥ 130/80 mmHg, sem evidência de novos ou agravamento do dano ao órgão-alvo).

FISIOPATOLOGIA

A fisiopatologia da hipertensão arterial sistêmica é composta por uma rede complexa de fatores, incluindo desde desregulação neuro-hormonal, remodelamento vascular, aporte de sódio até fatores de estresse psicossocial e obesidade. Neste capítulo não iremos abordar toda essa rede, até porque até 90% dos pacientes acabam tendo como causa de sua hipertensão um fator desconhecido (idiopático).

Para entender a fisiopatologia das emergências hipertensivas, ainda não totalmente elucidadas, devemos buscar os mecanismos de lesão em órgão-alvo. Diferentemente da lesão de órgão-alvo visualizada em pacientes cronicamente hipertensos sem controle, nas emergências hipertensivas o dano ocorre devido a uma elevação abrupta que ultrapassa a capacidade dos mecanismos de autorregulação. O evento inicial, aparentemente, está relacionado com aumento abrupto da pressão arterial (PA) diante de estímulo conhecido ou não, seguido por mecanismos compensatórios do endotélio vascular. Inicialmente, o endotélio realiza a liberação de óxido nítrico (vasodilatador) para compensar o aumento da pressão intravascular. Arteríolas também sentem o aumento na PA, levando ao relaxamento do músculo liso arterial e causando vasodilatação para reduzir o aumento da PA. Em seguida, ocorre um ciclo vicioso de relaxamento prolongado e incapacidade de liberação de óxido nítrico adicional, resultando em aumento rebote da PA. A inflamação também apresenta um fator importante para disfunção endotelial, acreditando-se levar a promoção de coagulação, agregação plaquetária, permeabilidade da camada endotelial e vasoconstrição, contribuindo para lesão de órgão-alvo. Acredita-se que em indivíduos com hipertensão de longa data há alterações autorregulatórias adaptativas que protegem os

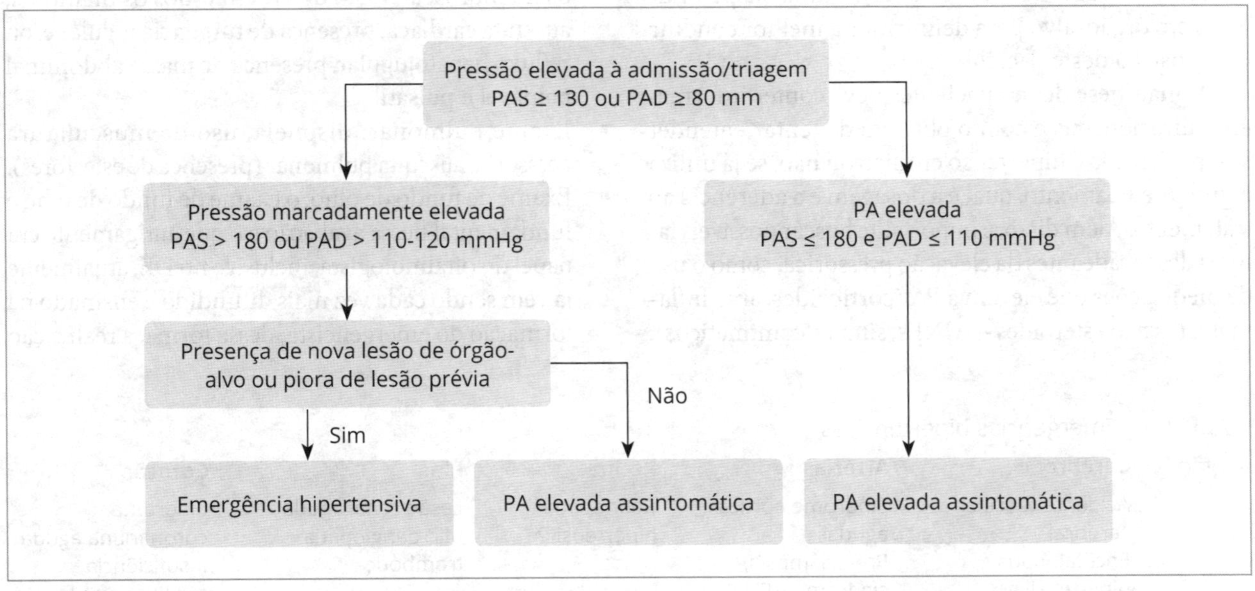

FIGURA 1
Fonte: adaptada de Bress et al., 2024[13].

órgãos de aumentos repentinos de PA. Já em pacientes previamente normotensos com hipertensão aguda os quadros de emergência hipertensiva podem ocorrer com pressões arteriais médias (PAM) mais baixas.

A Tabela 1 contém as principais emergências hipertensivas, conforme o órgão lesado.

AVALIAÇÃO INICIAL

Ao nos depararmos com um paciente com pressão arterial elevada no departamento de emergência devemos, inicialmente, tentar identificar rapidamente se há lesão de órgão-alvo e se o paciente se encontra em alguma emergência que demanda ação imediata (insuficiência respiratória aguda, déficit neurológico agudo, dor torácica) e, se sim, fornecer o suporte e terapêutica guiada conforme a patologia, seguindo o fluxograma de tratamento de uma emergência hipertensiva.

Descartando patologias tempo-dependentes e ameaçadoras à vida, o próximo passo é confirmar a elevação pressórica. Diferentemente da medição ambulatorial da pressão arterial, no departamento de emergência possuímos diversas limitações para uma correta e confiável medição; dessa forma, devemos otimizar o máximo que podemos, utilizando o manguito correto, repetindo algumas vezes a medição e realizando a aferição em mais de um membro, de preferência nos quatro membros. Ressalta-se que em pressões não invasivas (PNI) a medida preferida é a PAM, visto que os manguitos oscilométricos automatizados medem diretamente a PAM e derivam as medidas da PAS e PAD[3,6].

Em caso de confirmação da pressão arterial elevada, o próximo passo é definir o nível de elevação (marcadamente elevado ou não) e se há alguma suspeita de lesão em órgão-alvo para definirmos a melhor conduta e disposição deste paciente.

A anamnese desses pacientes deve conter informações direcionadas e com o objetivo de tentar entender se o paciente já é hipertenso crônico ou não, se já utiliza algum medicamento, qual é a dosagem e a aderência ao tratamento. Além disso, é importante buscar possíveis fatores desencadeantes da elevação pressórica, como o uso de medicações que elevam a PA (corticoides, anti-inflamatórios não esteroides – AINEs, simpaticomiméticos), uso de substâncias (cocaína, álcool), dor, ansiedade e traumatismo. Em mulheres férteis é sempre importante buscar informações sobre história obstétrica atual e pregressa. Além disso, podemos questionar ativamente ou ficar atentos a possíveis sintomas relacionados a danos a órgãos-alvo, como os listados a seguir:

- Sistema nervoso central: déficits agudos focais, alteração do nível de consciência, tontura, cefaleia, convulsões, alterações visuais, náuseas, vômitos, pré-síncope e síncope.
- Sistema cardiovascular: dor ou desconforto torácico, dor epigástrica, fadiga, tosse, expectoração rósea, dispneia, intolerância ao decúbito.
- Sistema renal: oligúria, anúria, prurido, hematúria, edema.

Quanto ao exame físico, além de realizar corretamente e da melhor forma possível (manguito adequado, paciente com dor controlada, ambiente calmo, em todos os membros) a aferição da pressão arterial, seja de forma não invasiva (PNI) ou em casos de emergências hipertensivas de forma invasiva (PAI), quando possível e disponível, focaremos em identificar as lesões de órgão-alvo e dessa forma dividiremos por sistema nosso exame e no que focar em cada um deles.

- Exame neurológico: avaliar nível de consciência (agitação/sonolência), presença de rigidez de nuca (sinais meníngeos), presença de sinais focais (déficit de força ou sensibilidade), pesquisa de reflexos tendíneos (especialmente em mulheres gestantes).
- Exame cardiovascular: palpação de pulsos em todos os membros, aferição de PA em todos os membros, ausculta cardíaca, presença de turgência jugular e/ou refluxo hepatojugular, presença de massa abdominal palpável e pulsátil.
- Exame pulmonar: dispneia, uso de musculatura acessória, ausculta pulmonar (presença de estertores).
- Exame de fundo de olho: o exame de fundo de olho é fundamental nessa avaliação e o que antigamente era papel do oftalmologista, inclusive no DE, atualmente já vem sendo cada vez mais difundido e ensinado na formação do emergencista; dessa forma, a realização

TABELA 1 Emergências hipertensivas

Órgão	Cérebro	Artérias	Retina	Rins	Coração
	Acidente vascular cerebral Encefalopatia hipertensiva	Síndrome aórticas agudas Pré-eclâmpsia, síndrome HELLP, eclâmpsia	Retinopatia hipertensiva	Lesão renal aguda Microangiopatia trombótica	Síndrome coronariana aguda Insuficiência cardíaca aguda Edema pulmonar

do exame de fundo de olho no paciente hipertenso com pressão marcadamente elevada, sintomática, no DE é importante e traz informações fundamentais. Deve-se utilizar a classificação de retinopatia hipertensiva que vai de 0 a 4, sendo que os graus 3 e 4 são os achados mais relacionados à emergência hipertensiva, porém em até 30% dos casos essas alterações fundoscópicas podem estar ausentes.

TABELA 2 Achados da fundoscopia na suspeita de retinopatia hipertensiva

Grau 0	Normal
Grau I	Estreitamento mínimo arterial
Grau II	Estreitamento arterial óbvio com irregularidades focais
Grau III	Estreitamento arterial com hemorragias retinias e/ou exsudato
Grau IV	Grau III + papiledema

Outra ferramenta importante, a ultrassonografia *point-of-care*, é utilizada como extensão do nosso exame físico no paciente hipertenso no departamento de emergência. Podemos lançar mão dessa ferramenta principalmente para ampliar a avaliação pulmonar (diagnóstico diferencial de dispneia/insuficiência respiratória aguda) e cardiovascular (diagnóstico diferencial de dor torácica com avaliação direta e indireta de síndromes aórticas agudas e síndromes coronarianas agudas).

Os sinais e sintomas específicos de cada emergência hipertensiva serão discutidos em um outro momento.

EXAMES COMPLEMENTARES

Ainda não há evidências científicas robustas que nos auxiliem na decisão de quais pacientes hipertensos assintomáticos necessitam de exames de rastreio no departamento de Emergência. Porém, desde 2013, o American College of Emergency Physicians (ACEP) recomenda que em pacientes assintomáticos não é necessária a solicitação de exames complementares para investigar lesões de órgão-alvo. Em estudos observacionais a solicitação de exames laboratoriais nesses pacientes prolongou a estadia no ambiente do pronto-socorro e não alterou o manejo, nem houve melhora de resultados, podendo gerar apenas aumentos de internações desnecessárias.

Nos pacientes que apresentam suspeita de lesão de órgão-alvo e, consequentemente, suspeita de emergência hipertensiva, devemos solicitar exames guiados para a suspeita clínica. Por exemplo, nos pacientes com suspeita de síndrome coronariana aguda devemos solicitar o eletrocardiograma e também marcadores de necrose miocárdica. Também podemos solicitar ureia, creatinina, eletrólitos e análise do sedimento urinário para avaliar injúria renal tanto aguda como crônica. O exame de dímero-D também tem sua utilidade na suspeita de dissecção aguda de aorta[5-9]. Para pacientes com estado mental alterado ou déficits neurológicos, o nível de glicose é importante, juntamente com avaliação de imagem direcionada. Para mulheres em idade fértil, vale a solicitação de teste de gravidez de rotina. Os principais exames de imagem para a investigação de lesões de órgão-alvo estão citados na Tabela 3.

TRATAMENTO

Anti-hipertensivo

Pacientes com elevação da pressão arterial sem evidências de lesão de órgão-alvo não devem ser tratados no pronto-socorro. O tratamento desses pacientes em ambiente de pronto-socorro não altera desfechos cardiovasculares ou controle pressórico em 6 meses, conforme demonstrado em estudo de Patel KK et al. Devemos encaminhar esses pacientes para acompanhamento ambulatorial[4]. Em pacientes que já utilizam

TABELA 3 Exames de imagem nas emergências hipertensivas

Exame	Suspeita clínica	Achados
Eletrocardiograma	Síndrome coronariana aguda, edema agudo de pulmão hipertensivo, dissecção aguda de aorta	Alterações do segmento ST, sobrecarga ventriculares, arritmias
Radiografia de tórax	Dissecção aguda de aorta, edema agudo de pulmão hipertensivo	Alargamento de mediastino, aumento da silhueta da aorta, congestão pulmonar
Tomografia computadorizada de crânio	Encefalopatia hipertensiva, acidente vascular encefálico	Edema cerebral, sangramentos, isquemia cerebral
Tomografia computadorizada de tórax	Dissecção aguda de aorta	Dissecção da aorta com falso lúmen
Ecocardiograma transesofágico	Dissecção aguda de aorta	Dissecção da aorta

medicações hipertensivas, devemos reforçar o uso desses medicamentos. A ACEP endossa essa recomendação com a observação de que em pacientes com dificuldade para acesso a serviços de saúde para acompanhamento ambulatorial podemos prescrever medicações de uso contínuo para tratamento de hipertensão arterial sistêmica.

Nos pacientes com EH, a terapia otimizada, incluindo a escolha de medicamentos e níveis pressóricos, varia de acordo com a emergência hipertensiva. Geralmente não é recomendado baixar a pressão arterial muito rapidamente ou de maneira intensa, já que dano isquêmico pode aparecer em leitos vasculares que se adaptaram ao nível elevado de pressão arterial. Na maior parte das emergências hipertensivas a pressão arterial média deve ser reduzida gradualmente em cerca de 10 a 20% na primeira hora e 5 a 15% nas próximas 23 horas, normalmente resultando em meta pressórica de PAS < 180 PAD < 120 mmHg na primeira hora e PAS < 160 PAD < 110 mmHg nas 23 horas seguintes (raramente chegando PAS < 130 PAD < 80 mmHg neste contexto).

Apesar de alguns medicamentos enterais serem capazes de realizar uma redução pressórica de uma maneira relativamente rápida, os pacientes com EH devem ser manejados em ambiente de sala de emergência ou unidade de terapia intensiva com monitorização de pressão arterial, oximetria de pulso e ritmo cardíaco e com medicamentos endovenosos para controle da pressão arterial, pois demandam e se beneficiam de agentes tituláveis e previsíveis. Ressaltamos que no manejo desses pacientes não é necessária passagem imediata de cateter venoso central. Devemos administrar as medicações em acesso venoso periférico calibroso. Na Tabela 4 citamos os principais medicamentos, suas diluições e contraindicações de uso.

Alvo de pressão arterial

A Tabela 5 contém um resumo das emergências hipertensivas, os exames necessários para seu diagnóstico e seu tratamento.

ENCEFALOPATIA HIPERTENSIVA

A encefalopatia hipertensiva consiste em um edema cerebral difuso devido a um aumento súbito da pressão arterial. Isso ocorre devido a uma falha do mecanismo de autorregulação da pressão de perfusão cerebral após a

TABELA 4 Medicações utilizadas em emergências hipertensivas

Medicação	Diluição	Dose	Classe	Vantagens	Contraindicação
Esmolol	2.500 mg (10 mL da solução 250 mg/mL) em 240 mL de SG5%, RL ou SF - 10 mg/mL	Dose de ataque de 0,5-1 mcg/kg em 1 minuto seguido de manutenção de 50-200 mcg/kg/min	Betabloqueador cardiosseletivo	Rápida ação, diminuí frequência cardíaca	Insuficiência cardíaca, uso de cocaína
Metoprolol	Não é necessário	*Bolus* de 5 mg a 1-2 mg/min, podendo repetir a cada 5 minutos com dose máxima de 15 mg	Betabloqueador beta1 seletivo	Rápida ação, diminui frequência cardíaca	Insuficiência cardíaca, uso de cocaína
Hidralazina	Não é necessário	*Bolus* de 10-20 mg – ação de 10-20 minutos	Vasodilatador arteriolar direto		-
Nitroprussiato de sódio	1 ampola (50 mg/2 mL) em 248 mL de SG 5%, protegido da luz -200 mcg/mL	0.25-10 mcg/kg/min Obs.: deve ser realizado em equipo protegido da luz.	Nitrato	Meia-vida curta, início de ação rápido, fácil titulação	Infarto agudo do miocárdio, gestante
Nitroglicerina	50 mg (10 mL da solução 5 mg/mL) em 240 mL de SG 5% ou SF - 0,2 mg/mL	5-100 mcg/min	Nitrato	Venodilatador potente	-
Labetalol*	Não é necessário	*Bolus* de 20 mg, seguido de 20-80 mg a cada 10 minutos, com dose total de 300 mg	Alfa e betabloqueador	Rápida ação, diminui frequência cardíaca	Asma, DPOC, insuficiência cardíaca, bradicardia, uso de cocaína

RL: ringer lactato; SF: soro fisiológico; SG5%: soro glicosado 5%.
* Não disponível no Brasil.

TABELA 5 Emergências hipertensivas

Emergência hipertensiva	Quadro clínico	Exame complementar	Tratamento da pressão arterial
Encefalopatia hipertensiva	Alteração do nível de consciência, agitação, convulsões	US *point-of-care* de bainha de nervo óptico mostrando aumento do diâmetro, tomografia de crânio com edema difuso	Controle da pressão arterial – queda de 10-20% na primeira hora
Acidente vascular cerebral isquêmico	Déficit focal, alteração do nível de consciência. Alteração no exame neurológico	Tomografia de crânio não evidenciando sangramentos	PA< 180 × 105 mmHg se candidato a trombólise; PA < 220 × 120 mmHg se não candidato
Acidente vascular cerebral hemorrágico	Déficit focal, alteração do nível de consciência. Alteração no exame neurológico	Tomografia de crânio com sangramento	PAS < 140 mmHg na primeira hora
Síndrome coronariana aguda	Dor torácica, dispneia	Eletrocardiograma com alteração no segmento ST, alteração de marcadores de necrose miocárdica	PAS entre 120-140 mmHg e PAD entre 70-80 mmHg
Dissecção aguda de aorta	Dor súbita e de grande intensidade, assimetria de pulsos e PA nos membros	Angiotomografia de tórax com dissecção de aorta, ecocardiograma ou US *point-of-care* com dissecção	FC < 60 bpm e PAS entre 100-120 mmHg
Edema agudo de pulmão hipertensivo	Dispneia, ortopneia, dispneia paroxística noturna, tosse, expectoração rósea	Radiografia de tórax com congestão, US *point-of-care* com linhas B bilaterais	Redução de 25% de PA na primeira hora, ventilação não invasiva
Eclâmpsia/pré--eclâmpsia severa	PA elevada, convulsão, proteinúria, cefaleia intensa	Exame de urina com proteinúria	Controle da PA, sulfato de magnésio, parto

PA elevar-se rapidamente, o que leva a uma vasodilatação que resulta no edema cerebral.

O achado que marca o diagnóstico de encefalopatia hipertensiva é a presença de alterações neurológicas e uma elevação aguda da pressão arterial. As alterações neurológicas podem variar de alterações do nível de consciência, assim como agitação, convulsões, confusão mental, náuseas e vômitos. Também podem ocorrer alterações visuais como escotomas e turvação visual. O exame de fundo de olho auxilia no diagnóstico, sendo a presença de papiledema um sinal indireto de hipertensão intracraniana, um achado que favorece o diagnóstico.

O diagnóstico de encefalopatia hipertensiva é um diagnóstico de exclusão. Devemos realizar uma tomografia de crânio para excluir acidente vascular cerebral e exames laboratoriais para excluir causas tóxicas e metabólicas para alteração do nível de consciência. Além disso, o ultrassom de bainha de nervo óptico pode nos indicar a presença de hipertensão intracraniana.

Pacientes que têm a suspeita de encefalopatia hipertensiva devem ter uma redução de sua PA em aproximadamente 10 a 20% durante a primeira hora do tratamento. Entretanto, a intensificação na diminuição da PA deve ser gradual, não atingindo mais de 25% de redução ao término do primeiro dia de tratamento. Para isso, utilizamos preferencialmente o nitroprussiato de sódio ou o labetalol. Em caso de crises convulsivas, devemos realizar o seu manejo habitual com benzodiazepínicos e fenitoína, se necessário.

ACIDENTE VASCULAR CEREBRAL

Os acidentes vasculares cerebrais são divididos em acidentes vasculares cerebrais isquêmicos (AVCi) e hemorrágicos (AVCh). O paciente com suspeita de acidente vascular cerebral, aquele que se apresenta com quadro neurológico de início súbito, deverá ser prontamente submetido a realização de tomografia de crânio para avaliar a presença ou não de hemorragia intracraniana.

Em pacientes com AVCh, o manejo da pressão arterial (PA) é complexo, pesando os benefícios (diminuição da progressão do sangramento) e riscos (reduzir a perfusão cerebral) da diminuição rápida da PA, o que pode justificar a ausência de evidências conclusivas para sua rápida redução. Pacientes com AVCh e suspeita de edema cerebral devem ser prontamente transferidos para centros de referência. Em pacientes com apresentação aguda (menos de 6 horas do íctus do AVCh) que se apresentem com PAS entre 150 e 220 mmHg é sugerida a redução da PAS para o alvo de 140 mmHg, idealmente na primeira hora da apresentação, desde que o paciente permaneça clinicamente estável, sem piora neurológica. Este alvo de redução de PA parece ser seguro na maior parte dos pacientes e pode melhorar o desfecho funcional. Em pacientes com PAS > 220 mmHg na apresentação aguda do AVCh é sugerida a rápida redução da PAS para < 220 mmHg, sendo objetivado o descenso gradual, num período de horas, mediante a estabilidade clínica do paciente, para um alvo de 140 a 160 mmHg.

Já no AVCi, o manejo da PA irá depender da indicação ou não de trombólise. Em pacientes com indicação de trombólise, deve-se buscar uma redução de PA para < 185 x 110 mmHg antes da terapia com fibrinolítico, sendo níveis acima destes contraindicação para a terapia de reperfusão, recomendação que se aplica também à terapia com trombectomia mecânica. Após a terapia fibrinolítica os níveis de PA deverão ser mantidos < 180 × 105 mmHg nas primeiras 24 horas. Para pacientes com AVCi que não serão tratados com terapia trombolítica, a PA não deverá ser tratada, a menos que a hipertensão seja extrema (> 220 × 120 mmHg) ou o paciente tenha alguma outra EH associada. Neste último contexto, sendo o tratamento anti-hipertensivo indicado, a meta de redução de aproximadamente 15% nas primeiras 24 horas é sugerida.

Tanto no AVCi ou AVCh podemos utilizar qualquer droga para o controle pressórico. Em pacientes com AVCi e indicação de trombólise, podemos utilizar o nitroprussiato de sódio devido a sua rápida ação e alta potência.

SÍNDROME CORONARIANA AGUDA

A síndrome coronariana aguda (SCA) pode estar associada a elevação da PA como próprio reflexo da isquemia miocárdica ou pelo estímulo adrenérgico da dor torácica. Isso pode aumentar a resistência vascular periférica, aumentando o consumo de oxigênio pelo miocárdio, piorando a isquemia miocárdica. O racional para a terapia anti-hipertensiva neste contexto é tentar diminuir a resistência vascular periférica, sem aumentar a frequência cardíaca (visando não piorar a isquemia miocárdica) e sem diminuir a pré-carga. Temos como alvo uma PAS entre 120 e 140 mmHg e PAD entre 70 e 80 mmHg.

Na SCA, damos preferência para o uso da nitroglicerina, metoprolol ou esmolol para o controle pressórico. Além do controle da PA, a nitroglicerina pode ser utilizada também para o controle da dor torácica, devido ao seu efeito vasodilatador das coronárias. A nitroglicerina também reduz a pré-carga em razão de seu efeito venodilatador, podendo auxiliar na redução da congestão pulmonar e diminuindo o consumo de oxigênio do miocárdio. O uso de nitratos é contraindicado em pacientes que utilizaram inibidores da fosfodiesterase 5 e também devem ser utilizados com cautela em infartos de ventrículo direito.

O uso da hidralazina deve ser evitado devido à taquicardia reflexa, que pode levar a um aumento do consumo de oxigênio pelo miocárdio, assim como também o risco de roubo de fluxo. O labetalol também deve ser evitado, pois diminui a contratilidade cardíaca.

DISSECÇÃO AGUDA DE AORTA

A dissecção aguda de aorta (DAA) ocorre quando há uma ruptura da camada íntima da aorta, levando a uma separação das camadas de sua parede, com isso o sangue é desviado para um falso lúmen. A DAA ocorre em 50 a 65% na aorta ascendente e 20 a 30% próximo da saída da subclávia esquerda, podendo estender-se para proximal, envolvendo o óstio das coronárias e a valva aórtica, e para distal, envolvendo os demais ramos a outras artérias que emergem da aorta. A DAA é categorizada pela classificação de Stanford conforme sua localização: na aorta ascendente é considerada Stanford A, enquanto na aorta descendente é classificada como Stanford B.

O paciente com DAA apresenta-se com dor torácica, habitualmente de início súbito e lancinante, que pode irradiar para a região dorsal ou abdome, de grande intensidade. No exame físico, podemos encontrar assimetria de pulsos e PA nos membros, considerada como uma diferença de mais de 20 mmHg na PAS. Além disso, se houver acometimento da valva aórtica podemos auscultar um sopro diastólico de regurgitação aórtica. Se houver dissecção do óstio de coronárias, o paciente pode apresentar os mesmos achados de uma SCA. Sintomas neurológicos podem ocorrer devido à extensão da dissecção para as artérias carótidas. O paciente habitualmente apresenta-se hipertenso, porém pode haver hipotensão e choque por tamponamento cardíaco, SCA ou insuficiência aguda da valva aórtica.

Nos pacientes com suspeita de DAA, devemos solicitar um eletrocardiograma para diagnóstico diferencial. A radiografia de tórax pode nos mostrar alargamento de mediastino ou aumento da silhueta da aorta, sendo que a ausência desses achados não exclui o diagnóstico. A tomografia computadorizada de tórax com angiografia é o exame que possui sensibilidade de 100% e especificidade de 98% para a visualização do falso lúmen, sendo de extrema importância e utilidade para o diagnóstico de DAA. Em pacientes hemodinamicamente instáveis podemos realizar a avaliação da aorta através do US *point-of-care*. A ecocardiografia transesofágica tem também alta sensibilidade e especificidade para o diagnóstico de DAA. Para pacientes com baixa suspeita de DAA, podemos solicitar o exame dímero-D – valores menores que 500 ng/mL excluem o diagnóstico em pacientes com início da dor menor que 6 horas e baixa suspeita clínica.

Na DAA, a progressão da dissecção está diretamente relacionada à velocidade de ejeção ventricular e o valor da PA. O passo inicial para o tratamento da DAA é o controle da dor, seguido do controle da frequência cardíaca (FC) e então pelo controle de PA. Devemos reduzir a FC para valores menores que 60 bpm e a PAS para valores entre 100 e 120 mmHg nos primeiros 20 minutos do diagnóstico. Podemos utilizar os betabloqueadores para controle tanto da FC como da PA. Devemos evitar o uso isolado de anti-hipertensivos como o nitroprussiato, pois podem levar ao aumento da FC – devemos neste caso combinar com o uso de um betabloqueador. Na DAA Stanford A é necessária cirurgia de urgência para sua correção. A DAA Stanford B deve ser submetida a cirurgia de urgência se houver evidência de acometimento de outros órgãos.

EDEMA AGUDO DE PULMÃO HIPERTENSIVO

O edema agudo de pulmão hipertensivo (EAPH) ocorre devido a um aumento da pós-carga do ventrículo esquerdo, que leva a uma insuficiência cardíaca aguda com retenção de líquido na circulação pulmonar. Um terço dos pacientes com EAPH não apresentam disfunção ventricular esquerda.

O paciente com EAPH apresenta-se com quadro de dispneia, intolerância aos esforços, dispneia paroxística noturna, ortopneia e tosse, podendo haver ou não expectoração rósea e fadiga. Ao exame físico, além da PA elevada, podemos auscultar estertores crepitantes na ausculta pulmonar, assim como B3 ou B4 na ausculta cardíaca.

O US *point-of-care* nos auxilia no diagnóstico na sala de emergência. Podemos avaliar a presença de congestão pulmonar com a visualização de linhas B bilaterais e difusas, podendo haver ou não a presença de derrame pleural. A radiografia de tórax também pode evidenciar sinais de congestão pulmonar. Também devemos solicitar o eletrocardiograma para realizar o diagnóstico diferencial de SCA como causa do edema agudo pulmonar[5-9].

O tratamento do EAPH consiste na redução da pós-carga e também da pré-carga, para isso utilizamos preferencialmente o nitroprussiato de sódio ou a nitroglicerina. Devemos ter como objetivo reduzir a PA em 25% na primeira hora, tendo cuidado com a redução maior que esses níveis devido ao risco de isquemia[8-11]. No EAPH também devemos utilizar a ventilação mecânica não invasiva (VNI) – a VNI reduz o retorno venoso devido à pressão intratorácica positiva, diminuindo a pré-carga e, consequentemente, otimizando a contratilidade cardíaca. Em casos selecionados de paciente com hipervolemia, podemos utilizar o diurético de alça furosemida para o controle volêmico.

ECLÂMPSIA

A pré-eclâmpsia é caracterizada pela hipertensão em gestantes a partir da 20ª semana, associada com proteinúria ou lesão de órgão-alvo. Temos a pré-eclâmpsia severa caracterizada com PA maior que 160 × 110 mmHg ou PA maior que 140 × 90 mmHg, com alteração do nível de consciência ou cefaleia intensa. Eclâmpsia é a ocorrência de convulsão em gestantes ou puérperas com pré-eclâmpsia[13]. Tanto a eclâmpsia como a pré-eclâmpsia severa são consideradas EH.

Nesses casos devemos realizar o controle agressivo da PA com labetalol ou hidralazina. Deve-se avaliar a vitalidade e, se possível, realizar o parto com urgência. Na paciente com pré-eclâmpsia severa com hiperreflexia ou sinais de eclâmpsia iminente, utilizamos o sulfato de magnésio endovenoso na dose de 4 g da solução a 50% diluídos com 12 mL de água destilada em *bolus*, com infusão em 5 a 10 minutos, seguido de infusão de 0,6 a 2 g por hora. Também se realiza o sulfato de magnésio em pacientes com eclâmpsia.

ACOMPANHAMENTO

Pacientes diagnosticados com EH devem ser alocados em leito de terapia intensiva após o manejo inicial na Sala de Emergência. Esses pacientes necessitam de monitorização contínua e vigilância clínica próxima, além de que a maioria deles estará recebendo medicação em infusão contínua.

Pacientes hipertensos que não apresentam sinais de lesão em órgão-alvo e, portanto, não fecham critério para uma emergência hipertensiva podem receber alta do departamento de emergência, com encaminhamento para acompanhamento ambulatorial precoce para monitorização e decisão de início de medicações anti-hipertensivas. Não é necessário iniciar medicação de uso contínuo ainda no departamento de emergência se houver uma avaliação ambulatorial precoce.

REFERÊNCIAS

1. Barroso WKS, Rodrigues CIS, Bortolotto LA, Mota-Gomes MA, Brandão AA, Feitosa ADM, Machado CA, et al. Diretrizes Brasileiras de Hipertensão Arterial – 2020. Arq. Bras. Cardiol. 2021;116(3):516-658.
2. Whelton PK, Carey RM, Aronow WS, et al. 2017 ACC/AHA/AAPA/ABC/ACPM/AGS/APhA/ASH/ ASPC/NMA/PCNA guideline for the

prevention, detection, evaluation, and management of high blood pressure in adults: a report of the American College of Cardiology/American Heart Association Task Force on Clinical Practice Guidelines. Hypertension. 2018;71:e13-e115.

3. Williams B, et al., 2018 ESC/ESH Guidelines for the management of arterial hypertension: The Task Force for the management of arterial hypertension of the European Society of Cardiology (ESC) and the European Society of Hypertension (ESH). Eur Heart J. 2018;39(33): 3021-104.
4. Patel KK, Young L, Howell EH, et al. Characteristics and outcomes of patients presenting with hypertensive urgency in the office setting. JAMA Intern Med. 2016;176:981.
5. Elliott WJ. Clinical features in the management of selected hypertensive emergencies. Progress Cardiovasc Dis. 2006;48(5):316-25.
6. Powers WJ, et al. Guidelines for the early management of patients with acute ischemic stroke: 2019 update to the 2018 guidelines for the early management of acute ischemic stroke: a guideline for healthcare professionals from the American Heart Association/American Stroke Association. Stroke. 2019;50(12):e344-e418.
7. Greenberg SM, et al. 2022 Guideline for the Management of Patients With Spontaneous Intracerebral Hemorrhage: A Guideline From the American Heart Association/American Stroke Association. Stroke. 2002;53(7):e282-e361.
8. Martin JFV, et al. Hypertensive crisis profile: prevalence and clinical presentation. Arq Bras Cardiol, São Paulo. 2004;83(2):125-30.
9. Rodriguez MA, Kumar SK, De Caro M. Hypertensive crisis. Cardiol Rev. 2010;18(2):102-7.
10. Pré-eclâmpsia nos seus diversos aspectos. São Paulo: Federação Brasileira das Associações de Ginecologia e Obstetrícia (FEBRASGO), 2017.
11. Karras DJ, Kruus LK, Cienki JJ, Wald MM, Ufberg JW, Shayne P, et al. Utility of routine testing for patients with asymptomatic severe blood pressure elevation in the emergency department. Ann Emerg Med. 2008;51(3):231-9.
12. Wolf SJ, Lo B, Shih RD, Smith MD, Fesmire FM; American College of Emergency Physicians Clinical Policies Committee. Clinical policy: critical issues in the evaluation and management of adult patients in the emergency department with asymptomatic elevated blood pressure. Ann Emerg Med. 2013;62(1):59-68.
13. Bress AP, Anderson TS, Flack JM, Ghazi L, Hall ME, Laffer CL, et al.; American Heart Association Council on Hypertension; Council on Cardiovascular and Stroke Nursing; and Council on Clinical Cardiology. The management of elevated blood pressure in the acute care setting: a scientific statement from the American Heart Association. Hypertension. 2024.

3

Insuficiência cardíaca aguda

Pedro Henrique de Santana
José Leudo Xavier Júnior
Julio Flávio Meirelles Marchini

> **PONTOS PRINCIPAIS**
>
> - Em fases mais avançadas da insuficiência cardíaca (IC), há comprometimento da manutenção do débito cardíaco e, em consequência, da perfusão tecidual,
> - O exame físico do paciente com IC aguda deve ser direcionado com atenção a sinais de congestão (pulmonar e sistêmica) e de má-perfusão
> - A avaliação do débito cardíaco também é possível usando o ultrassom *point-of-care* (POCUS).

INTRODUÇÃO

A insuficiência cardíaca (IC) é uma doença com prevalência mundial estimada em cerca de 1 a 2% da população adulta, atingindo cerca de 10% dos indivíduos acima de 70 anos[1]. No Brasil, estima-se a prevalência de 2 milhões (1%) pessoas com o diagnóstico de IC, com 240 mil novos casos por ano.

A insuficiência cardíaca aguda (ICA) é uma das causas mais frequentes de internação hospitalar no mundo. Nos Estados Unidos, ela é responsável por 1 milhão de internações e aparece como diagnóstico associado em até 3 milhões de internações por ano. Há grande impacto no prognóstico do paciente após a internação, sendo que 17 a 45% dos pacientes admitidos no hospital após o diagnóstico de ICA morrem dentro de 1 ano dessa admissão[2,3]. Um estudo norte-americano recente aponta que os custos com internações por ICA foram estimados em 30,7 bilhões de dólares em 2012, tendo sido projetados para cerca de 69,8 bilhões de dólares em 2030[4]. A mortalidade da IC é alta, podendo chegar a 75% em 5 anos, independentemente da fração de ejeção[5].

ETIOLOGIA E FISIOPATOLOGIA

A insuficiência cardíaca é a via final de várias patologias cardiológicas e, por isso, é uma condição heterogênea na sua fisiopatologia e apresentação clínica. Pode ser definida como a incapacidade de manter as pressões intracavitárias para executar o mesmo trabalho cardíaco, afetando ou não a capacidade de ejeção dos ventrículos. O desenvolvimento da IC depende de um evento índice para que haja prejuízo na função miocárdica. As causas mais frequentes de insuficiência cardíaca mundialmente são a cardiomiopatia isquêmica e a hipertensiva[6]. No Brasil, a cardiomiopatia chagásica conta como importante etiologia, tendo prevalência estimada em 200 mil casos, correspondendo a 10% dos pacientes com IC[7]. A maioria dos pacientes admitidos no hospital por ICA já possui previamente síndrome clínica compatível com IC. Cerca de 20% das ICA são IC *de novo*, ou seja, que não apresentavam cardiomiopatia prévia[8].

Essa dinâmica de aumento de pressões intracavitárias tem repercussão na circulação pulmonar e no sistema venoso, gerando sintomas de dispneia e edema periférico. Em fases mais avançadas da IC, há comprometimento da manutenção do débito cardíaco (DC) e, em consequência, da perfusão tecidual, o que clinicamente se manifesta com sintomas de confusão mental, oligúria e sinais como extremidades frias, pressão de pulso com redução de amplitude e tempo de enchimento capilar prolongado. Na Figura 1, estão demonstradas as principais vias fisiopatológicas da insuficiência cardíaca.

CLASSIFICAÇÃO

Como demonstrado nos estágios mais avançados da IC, as visitas do paciente com IC ao pronto-socorro são frequentes. Isso torna o papel do emergencista fundamental para a condução segura e eficiente desse grupo tão heterogêneo e potencialmente grave de pacientes. O agregado de experiência da equipe cardiológica nesse cenário também se faz fundamental, especialmente quando acompanhamentos ambulatoriais precoces puderem ser programados. Um fato peculiar na população com insuficiência cardíaca é que sua taxa de internação costuma ser muito alta, de até 80%[9], visto a dificuldade de organizar programas de acompanhamento breve. Assim como as taxas de mortalidade de pacientes que recebem alta diretamente do pronto atendimento também são elevadas, chegando à mortalidade de 4% em 30 dias[10].

O paciente com ICA deve ser considerado potencialmente grave. Vários escores já foram postulados para tentar discriminar os pacientes de mais alto risco e, inclusive, para tentar selecionar os indivíduos de baixo risco, que poderiam ser beneficiados com alta do departamento de emergência, porém as diretrizes mais recentes das principais sociedades médicas ainda não têm posicionamento para seu uso na rotina[11,12].

De maneira objetiva, os pacientes com ICA podem ser classificados conforme os perfis da Figura 2.

DIAGNÓSTICO

O diagnóstico de IC aguda deve ter como ponto de partida a suspeita com base na sintomatologia de apresentação e na probabilidade pré-teste do paciente que procura o serviço de emergência. A queixa mais prevalente relacionada é a dispneia, sintoma que pode pertencer a várias outras entidades clínicas, como doença pulmonar obstrutiva crônica (DPOC), asma, tromboembolismo pulmonar (TEP) etc. Outras apresentações que devem despertar a suspeita para o diagnóstico são as síndromes edemigênicas e os choques indiferenciados.

ANAMNESE E EXAME FÍSICO

Por se tratar de situações clínicas frequentes no cenário de pronto atendimento, é preciso abordar, na história clínica, as peculiaridades das queixas que aumentam a probabilidade de associação com IC. A dispneia, por exemplo, deve ser compreendida no espectro da congestão pulmonar, sendo indispensável a

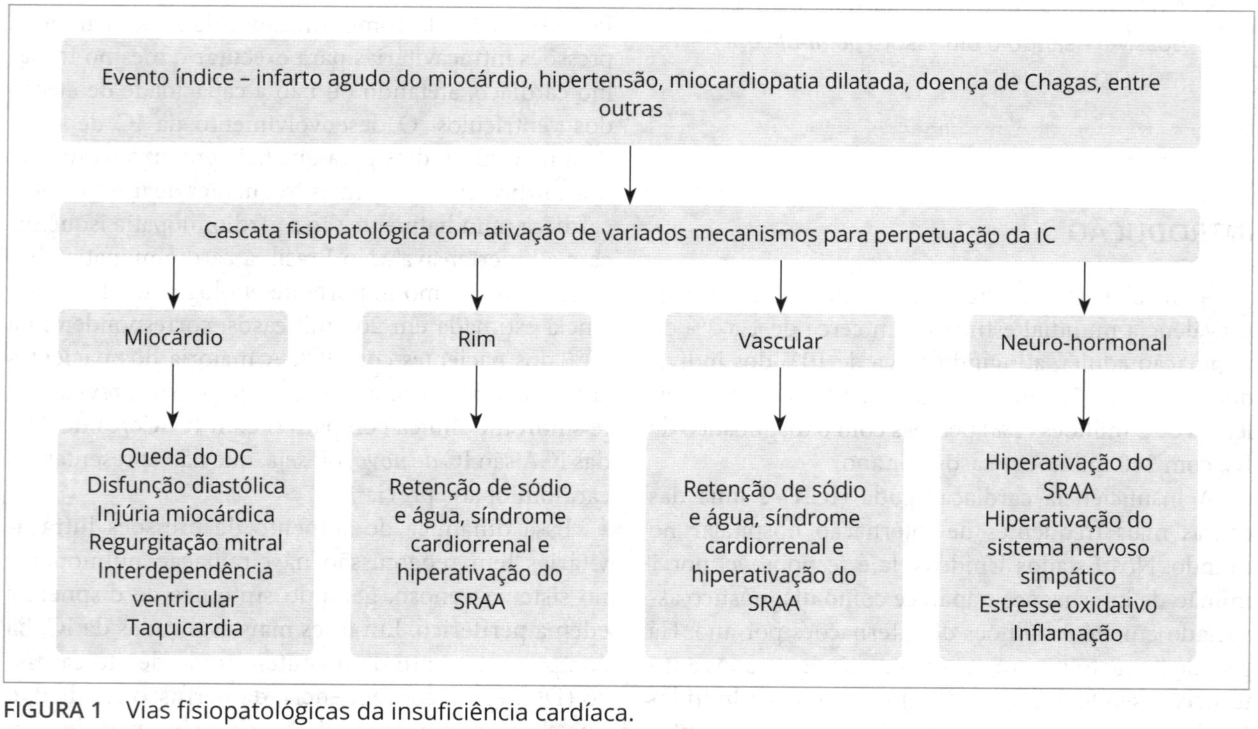

FIGURA 1 Vias fisiopatológicas da insuficiência cardíaca.
DC: débito cardíaco; SRAA: sistema renina-angiotensina-aldosterona.
Adaptada de: Felker eTeerlink, 2022[25].

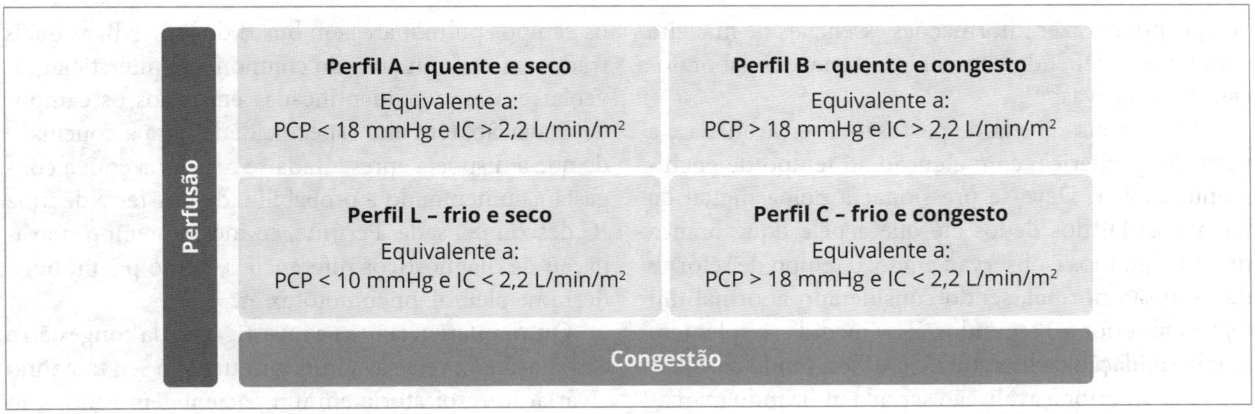

FIGURA 2 Classificação do paciente com insuficiência cardíaca aguda (ICA) (perfis hemodinâmicos de Stevenson). PCP: pressão capilar pulmonar.

procura por sintomas como ortopneia, dispneia paroxística noturna ou bendopneia, características que aproximam a queixa da causa cardíaca. O mesmo raciocínio deve ser aplicado ao edema, o qual deve ser relacionado a um quadro de congestão sistêmica e aumento de pressão venosa, com atenção à sintomatologia sugestiva de ascite ou dor abdominal (congestão esplâncnica), localização e progressão do edema ao longo do dia, ganho ponderal etc.[13]

O exame físico do paciente com IC aguda deve ser direcionado com atenção a sinais de congestão (pulmonar e sistêmica) e de má-perfusão.

A avaliação da volemia talvez seja um dos maiores desafios da prática médica. O reconhecimento dos extremos (desidratação grave ou congestão grave) é relativamente imediato, porém a maioria das situações apresenta-se no polo intermediário. Muitas vezes, o avaliador se ancora em uma característica pontual e deixa de avaliar o contexto, podendo incorrer em falhas de avaliação passíveis de comprometer a evolução do paciente. Desse modo, é preciso associar todas as características em conjunto e rever frequentemente os casos com base em novas informações (clínicas, laboratoriais e de imagem) e, também, na resposta após a instituição de um tratamento (p. ex., administração de diuréticos)[13].

O edema de membros inferiores, apesar de ser um achado sensível, tem baixa especificidade para o diagnóstico de IC aguda. É preciso interpretá-lo frente a outros achados que indiquem congestão sistêmica e aumento de pressão venosa, como ascite, hepatomegalia, turgência venosa jugular patológica ou refluxo hepatojugular[13].

A avaliação de congestão pulmonar deve ser o objetivo do exame físico da dispneia. Achados de ausculta, como estertores crepitantes bilaterais, favorecem o diagnóstico de dispneia secundária à congestão pulmonar, bem como a ausculta reduzida simetricamente, denotando a possibilidade de derrame pleural. É fundamental ressaltar, porém, que a ausência de alterações na ausculta pulmonar não tem poder para excluir congestão pulmonar, sobremaneira em pacientes portadores de IC crônica agudamente descompensada. Nesses pacientes, há um remodelamento venolinfático pulmonar, com aumento importante de sua capacitância, o que faz com que, muitas vezes, a sobrecarga hídrica seja redistribuída e não esteja nos alvéolos, o que não gera estertores[13].

Durante a avaliação da dispneia é importante também voltar a atenção para a ortopneia. Deve-se mudar o decúbito do paciente e avaliar a tolerância ao decúbito horizontal, bem como a melhora sintomática após a elevação da cabeceira, achados que corroboram a possibilidade de congestão pulmonar como fator causal[13].

A avaliação de sinais de baixo débito cardíaco e má perfusão deve também ter um olhar dinâmico e amplo, uma vez que suas manifestações não são padronizadas e podem variar entre os diferentes indivíduos.

Durante a anamnese direcionada, já é possível identificar os primeiros sinais de hipoperfusão, quando se avalia o nível de consciência e orientação do paciente. O rebaixamento do nível de consciência, bem como a confusão mental, *delirium*, ou mesmo a manifestação de crise convulsiva ou síncope podem denotar hipoperfusão do sistema nervoso central[14].

A quantificação do débito urinário também é essencial para inferir a respeito da perfusão orgânica. A principal causa de piora de função renal em pacientes com IC descompensada é a congestão, fator que aumenta a pressão venosa e reduz a taxa de filtração glomerular. Porém, em um paciente que apresenta outros sinais de baixo débito cardíaco e que já recebeu tratamento para a congestão, deve-se suspeitar que a oligúria representa um sinal de hipofluxo renal. Trata-se, portanto, de um parâmetro objetivo e quantificável que pode trazer informações essenciais de maneira simples e independentemente de testagens laboratoriais ou invasivas[14,15].

Uma terceira janela de perfusão a ser avaliada é a perfusão periférica, com atenção ao tempo de enchimento capilar. Deve-se pressionar a polpa digital da falange distal dos dedos até que a pele fique branca por 10 segundos e observar, então, o tempo de retorno da perfusão normal, sendo considerado anormal um tempo superior a 3 segundos. Essa medida simples tem ampla validação na literatura científica, sendo considerada não inferior à avaliação seriada utilizando marcadores séricos de perfusão, como o lactato. É preciso dar atenção também à temperatura das extremidades, sendo que a frialdade também denota hipoperfusão. Um parâmetro também importante é a palpação de pulsos distais e avaliação quanto à sua amplitude, parâmetro ligado à pressão de pulso (diferencial da pressão sistólica e diastólica), fator correlacionado ao débito cardíaco[15].

Há, ainda, sinais inespecíficos que também podem corroborar o diagnóstico de baixo débito, como fadiga, hiporexia, náusea e vômitos sem fator causal aparente e refratários à prescrição de antieméticos.

É fundamental ressaltar que em nenhum momento durante as exposições anteriores foi citada a avaliação isolada dos valores de pressão arterial, uma vez que eles não devem isoladamente ser interpretados como definidores de um estado de choque cardiogênico. Pacientes portadores de IC frequentemente têm valores baixos e convergentes de pressão arterial (baixa pressão de pulso), e uma avaliação isolada pode levar a condutas e interpretações equivocadas. É possível ter hipoperfusão com valores normais e até elevados de pressão arterial.

COMPLEMENTAÇÃO DO EXAME FÍSICO COM ULTRASSONOGRAFIA A BEIRA-LEITO (POCUS)

O uso do POCUS (*point-of-care ultrasound*) como ferramenta complementar ao exame físico tem se tornado prática cada vez mais corriqueira nos cenários de emergência. É possível extrair grande quantidade de informações utilizando a ferramenta, com baixa curva de aprendizado, tornando a avaliação clínica mais acurada e com maior poder de distinção nos diversos cenários clínicos, bem como a reavaliação em tempo real após um tratamento instituído, de forma não invasiva e sem riscos ao paciente.

Por exemplo, podemos avaliar a congestão pulmonar por meio do protocolo BLUE, no qual se avaliam os campos pulmonares em busca de linhas B, as quais traduzem um aumento do componente intersticial-alveolar e, uma vez identificadas em todos os campos de avaliação, têm alta especificidade para a conclusão de que a dispneia apresentada se relaciona com a congestão, aumentando a probabilidade pós-teste de uma IC descompensada. Permite, ao mesmo tempo, a avaliação de diagnósticos diferenciais, como pneumonia, derrame pleural, pneumotórax etc.[16]

Outra inferência para a investigação da congestão é a avaliação da veia cava inferior quanto a seu tamanho e variação respiratória em um paciente em ventilação espontânea. Tal parâmetro perde acurácia em pacientes com disfunção ventricular grave, porém apresenta correlação com a pressão venosa e, em consequência, com a pressão do átrio direito, um parâmetro que, frente a uma probabilidade pré-teste moderada para IC, pode influenciar o julgamento clínico positivamente.

A avaliação do débito cardíaco também é possível usando o POCUS. Utilizando as janelas ecocardiográficas básicas (apical quatro câmaras, subcostal, paraesternal eixo longo e paraesternal eixo curto), podemos inferir a respeito da função ventricular, mesmo pela simples observação da contração. O objetivo da avaliação com o POCUS nesse momento não é de que o clínico tenha a perícia para aferir parâmetros ecocardiográficos como medidas de câmaras cardíacas, fração de ejeção ou débito cardíaco. Porém, a familiaridade com as imagens de uma ecografia normal e a comparação já são capazes de tornar a impressão clínica mais refinada quando se suspeita de IC[17]. A avaliação simples de uma hipocontratilidade do miocárdio, a impressão de aumento das câmaras cardíacas, a relação interventricular, a movimentação das cúspides valvares e a percepção da presença de derrame pericárdico já ampliam o horizonte diagnóstico de maneira relevante[17,18].

Com experiência e treinamento, o avaliador poderá aferir, por exemplo, o débito cardíaco, associando a medida da via de saída do ventrículo esquerdo (VSVE) na janela paraesternal eixo longo e a integral velocidade tempo (VTI) na VSVE utilizando o doppler pulsado na janela apical cinco câmaras (variação da apical quatro câmaras). Pode-se também objetivar a função diastólica utilizando o modo M na valva mitral ou o doppler tecidual nas paredes septal e lateral do ventrículo esquerdo. É possível, ainda, estimar a pressão capilar pulmonar utilizando as fórmulas e os valores aferidos anteriormente[18].

A intenção do POCUS nunca será substituir a avaliação clínica, mas sim objetivá-la, torná-la mais acurada e eficaz para contribuir com o raciocínio diagnóstico.

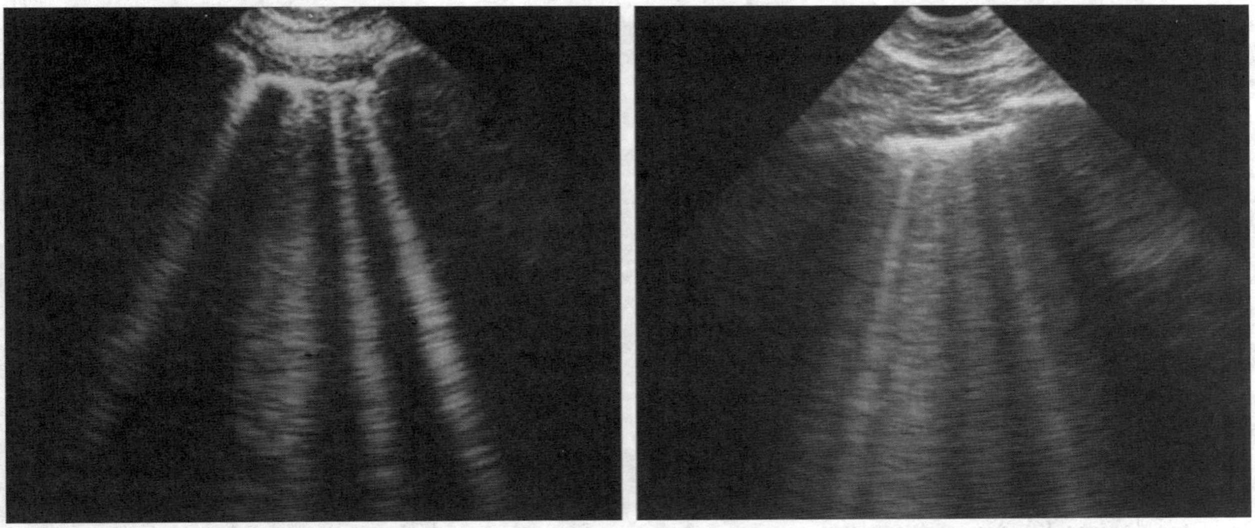

FIGURA 3 Ultrassonografia pulmonar demonstrando linhas B.
Fonte: Lichtenstein, 2014[16].

AVALIAÇÃO LABORATORIAL

A complementação laboratorial também é de fundamental importância para o diagnóstico no paciente com IC descompensada. Ela colabora tanto com a confirmação da suspeita clínica quanto com a avaliação de congestão, de perfusão orgânica e com a investigação da etiologia da exacerbação.

A rotina admissional deve incluir exames gerais, como hemograma, avaliação da função renal (com dosagens de ureia e creatinina) e dosagem de eletrólitos (sódio, potássio, magnésio e cálcio). Os demais exames devem ser solicitados racionalmente de acordo com a suspeita da causa da descompensação, como dosagem de troponina em suspeitas de síndrome coronariana aguda (SCA) ou miopericardites; dosagem de marcadores inflamatórios (como proteína C reativa ou procalcitonina), principalmente em casos indiferenciados em que não haja clínica de processo infeccioso; hemocultura em caso de suspeita infecciosa; rotina de urina e urocultura em caso de suspeita de infecção do trato urinário etc.

A dosagem de peptídeos natriuréticos séricos, como BNP ou NT-proBNP, corrobora o diagnóstico de congestão ou mesmo reduzir sua probabilidade em cenários em que há dúvida quanto à etiologia da dispneia. Há também valor em realizar novas dosagens do biomarcador durante a internação para objetivar a avaliação após a instituição do tratamento, não com o intuito de titular doses de medicamentos ou intervenções, mas sim para avaliação prognóstica, uma vez que há correlação da redução dos níveis séricos com uma redução da probabilidade de novas internações[19].

Para avaliar a resposta à diureticoterapia inicial, uma interessante avaliação laboratorial do tratamento para a congestão é a dosagem de sódio em amostra urinária isolada. Valores inferiores a 50 a 70 mEq/L após 2 horas traduzem uma baixa resposta ao uso de diuréticos e indicam dobrar a dose de furosemida ou associar um segundo diurético[20].

Para avaliar a hipoperfusão orgânica é importante, sobretudo, avaliar nos exames já solicitados a probabilidade de disfunções orgânicas decorrentes de um estado de baixo débito cardíaco, como, por exemplo, alteração na função renal. É importante salientar que alterações de função renal também decorrem de congestão venosa, conforme anteriormente mencionado neste capítulo.

A avaliação de provas de função hepática (como a bilirrubina) e marcadores de lesão hepática (como as transaminases) também tem valor para inferir sobre congestão e hipoperfusão, sendo que, em geral, aumentos de bilirrubina estão correlacionados com congestão venosa hepática, e aumentos importantes de transaminases, por sua vez, com isquemia e hipoperfusão.

O lactato também é um marcador de má perfusão orgânica e seus valores contribuem com o diagnóstico e, também, com a reavaliação após a instituição de um tratamento. Outra avaliação laboratorial relevante é a saturação venosa central de oxigênio, avaliada pela coleta da gasometria de cateter venoso central. Ela traz informações a respeito da diferença de oferta e demanda de oxigênio, permitindo inferir sobre o fluxo e, consequentemente, sobre a adequação do débito cardíaco[14,15].

EXAMES ADICIONAIS

O eletrocardiograma de 12 derivações é rotina obrigatória na avaliação clínica. Trata-se de um exame simples e de amplo acesso que agrega informações que permitem ao médico suspeitar de IC, avaliar diagnósticos diferenciais possíveis aos sintomas apresentados e, também, contribui com a investigação etiológica.

Por exemplo, a presença de sinais de cardiopatia estrutural, como bloqueios de ramo, sobrecargas de câmaras, áreas eletricamente inativas ou arritmias como fibrilação atrial, aumenta a probabilidade de se tratar de uma IC. A presença de alterações sugestivas de isquemia aguda, como infra ou supradesnivelamento do segmento ST, auxilia no diagnóstico da causa de uma descompensação.

A radiografia de tórax também é um exame de fácil acesso e que pode contribuir com a investigação na suspeita de causa cardíaca para os sintomas apresentados (com a demonstração de cardiomegalia ou sinais de aumento de câmaras cardíacas), na avaliação de congestão pulmonar (aumento da trama intersticial, derrames pleurais bilaterais, inversão de trama vascular, presença de linhas B de Kerley) e, também, na avaliação para etiologia da descompensação, uma vez que quadros de pneumonia com muita frequência são seus causadores.

Outros exames de maior complexidade deverão ser solicitados conforme a suspeita clínica, como. por exemplo, tomografia computadorizada para rastreio de foco infeccioso, angiotomografia de tórax para a avaliação de TEP, cinecoronariografia em caso de suspeita de SCA etc.

TRATAMENTO

Estabelecido o diagnóstico, inicia-se a cadeia complexa de tratamento e manejo da IC agudamente descompensada, a qual deve ser direcionada para três frentes: tratamento da congestão, melhora da *performance* cardíaca (aumento de contratilidade e/ou redução de pós-carga) e tratamento do fator causal da descompensação.

Tratamento da congestão

O tratamento da congestão pulmonar e sistêmica, presente nos perfis B e C, deve priorizar o suporte respiratório ao paciente. Deve ser ofertada oxigenoterapia em casos de saturação periférica inferior a 94% utilizando cateter nasal, máscara de Venturi ou máscara não reinalante, conforme a demanda. Assim que possível, caso não haja incapacidade de proteção de via aérea, há grande benefício em instituir ventilação com pressão positiva não invasiva (VNI), sobremaneira a modalidade CPAP (*continuous positive airway pressure*), a qual demonstra grande benefício para pacientes com IC descompensada. Há ampla demonstração da redução do risco de intubação orotraqueal e ventilação invasiva, e também estudos que sugerem redução da mortalidade[21].

Os principais benefícios da VNI são hemodinâmicos e correlacionam-se com a redução tanto da pré-carga quanto da pós-carga, facilitando o trabalho cardíaco e reduzindo a congestão pulmonar por consequência. Há também uma sugestão teórica de redução da pressão transmural ventricular, fator que poderia contribuir diretamente com o aumento da contratilidade[21].

A descongestão também recebe contribuição fundamental da diureticoterapia, sobretudo do uso de diuréticos de alça como a furosemida. Nesse quesito, não há uma receita única para a prescrição, uma vez que a resposta a diuréticos é individual e pode variar até em um mesmo paciente durante a internação[22].

Inicialmente, é preciso avaliar se o paciente utilizava diuréticos anteriormente. Em caso negativo, é possível iniciar com doses mais baixas de furosemida endovenosa, como 20 a 40 mg (1 ampola = 20 mg). Caso o paciente já seja usuário de diuréticos, pode-se iniciar com dose equivalente endovenosa (considerando que 1 mg endovenoso equivale a 2 mg oral) ou mesmo tentar a realização de provas de estresse, utilizando a dose de 1 mg/kg. Aqui, novamente se ressalta a grande variabilidade de resposta entre os pacientes, o que não permite afirmar uma dosagem exata[22].

TABELA 1 Peptídeos natriuréticos na insuficiência cardíaca (IC) aguda

Biomarcador		IC improvável	IC possível	IC provável
BNP (pg/mL)		< 100	100-400	> 400
NT-proBNP (pg/mL)	< 50 anos	< 300	300-450	> 450
	50-75 anos	< 300	300-900	> 900
	> 75 anos	< 300	300-1.800	> 1.800

A resposta ao uso de diuréticos pode ser avaliada pelo débito urinário ou pela dosagem de sódio em amostra isolada de urina. A quantificação do débito urinário é mais frequentemente utilizada por sua disponibilidade, e é considerada uma boa resposta quando o débito é de 100 a 150 mL por hora nas primeiras 6 horas. A dosagem de sódio urinário em amostra isolada foi mencionada anteriormente neste capítulo[20,22].

Uma observação importante e um dos erros mais comuns na administração dos diuréticos se relaciona com o reconhecimento dos conceitos de dose *trigger* e dose teto para os diuréticos de alça. Observe a Figura 4.

No eixo das ordenadas se observa a fração de excreção de sódio, que é um correlato do débito urinário, enquanto no eixo das abscissas se observa a concentração do diurético. Observe que em um paciente com IC há um deslocamento da curva para a direita e para baixo, traduzindo que há frequentemente a necessidade de doses maiores de infusão para um mesmo efeito diurético e uma responsividade máxima reduzida[22].

Além disso, observa-se na figura que há uma ausência de resposta conforme a progressão da concentração do diurético até um momento em que há uma inflexão importante do traçado, o que significa que há resposta ao medicamento. Porém, observa-se também que há um intervalo relativamente pequeno de aumento de dose que se correlaciona com a capacidade máxima de excreção de sódio. Dessa forma, é preciso compreender que há uma dose a partir da qual há resposta (dose *trigger*) e outra a partir da qual incrementos na concentração sérica do diurético não gerarão resposta (dose teto)[22].

Conhecendo tais conceitos, percebe-se que, caso não haja uma resposta adequada após a infusão de 20 mg de furosemida, por exemplo, a conduta coerente não é a administração de outros 20 mg, e sim o incremento na dose (para 40 ou 60 mg) a fim de atingir a dose mínima a partir da qual o paciente terá diurese adequada, que deverá ser mantida a cada 6 a 12 horas, conforme o julgamento clínico e a necessidade do paciente. Além disso, caso se deseje reduzir a dose por diurese considerada excessiva ou por metas de tratamento já atingidas, deve-se reduzir a frequência de administração, e não a dosagem, uma vez que a dose *trigger* já foi estabelecida[22].

O conceito de dose teto também é importante para a percepção de resistência a diuréticos. A dose máxima de furosemida para uso diário não é consenso na literatura, e não há evidência de superioridade de infusão contínua *versus* infusão em *bolus*. Porém, é preciso acompanhar a resposta seriada do paciente, uma vez que o uso crônico está relacionado com diversos mecanismos de resistência. O mecanismo mais frequente é o de hipertrofia das células do túbulo contorcido distal do néfron. Para tais casos, há benefícios em realizar bloqueios sequenciais, com a prescrição de diuréticos tiazídicos, como hidroclorotiazida (25 a 100 mg ao dia) e espironolactona (12,5 a 50 mg ao dia), esta última com benefícios inclusive prognósticos para a terapia

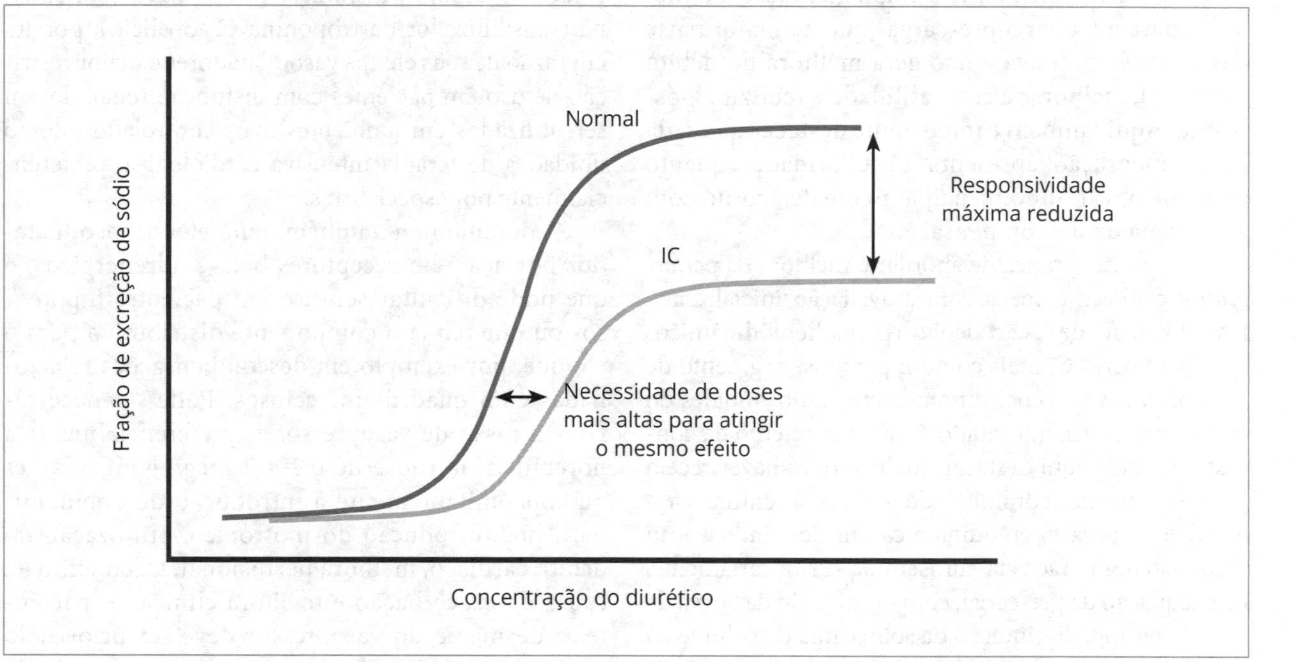

FIGURA 4 Curva dose-resposta a diuréticos de alça.
Fonte: Mullens et al., 2022[22].

de longo prazo para IC[22]. Recentemente, foi demonstrado que o bloqueio do tubo contorcido proximal, com o uso da acetazolamida, também tem benefícios no cenário de resistência a diuréticos[23]. Os inibidores de SGLT2, pelo seu efeito diurético, também podem ser considerados nesse cenário. Mas estudos em fase descompensada demonstraram aumento de diurese sem mostrar melhora de desfecho duro. Os inibidores da SGLT2 apenas demonstraram benefício em desfechos que importam ao paciente após transição da furosemida para via oral. Uma alternativa interessante para o tratamento da congestão pode ser, ainda, associar a infusão de salina hipertônica (NaCl 3 a 7,5%), sobretudo em pacientes com hiponatremia[24].

Nos casos em que se mantém refratariedade ao tratamento, sobretudo em caso de piora importante de escórias nitrogenadas ou distúrbios hidroeletrolíticos como a hipercalemia, a terapia renal substitutiva deve ser utilizada.

É fundamental ressaltar também que a disfunção renal se correlaciona com hipofluxo em um cenário de baixo débito cardíaco. Logo, é importante considerar essa possibilidade em pacientes que não apresentem resposta clínica adequada ao tratamento para congestão.

MELHORA DA *PERFORMANCE* CARDÍACA

A melhora da *performance* cardíaca deve ser compreendida como a atuação para otimizar o débito cardíaco nos pacientes perfil C e L. Para esse fim, é preciso considerar a implementação de medidas para adequar a pré-carga (que na maior parte das vezes é excessiva e não gera melhora do débito cardíaco), melhorar a contratilidade e reduzir a pós-carga. Aqui também é importante destacar que cada descompensação apresenta peculiaridades quanto ao manejo, variando principalmente de acordo com a etiologia da descompensação.

Uma forma prática de abordar a melhora da *performance* cardíaca começa com a avaliação inicial constatando sinais de baixo débito (perfis hemodinâmicos C e L). O perfil C, mais comum para esse segmento de pacientes, deve receber diureticoterapia nos moldes do que foi anteriormente citado para o tratamento da congestão[22]. Cabe aqui destacar que não deve haver receio de que o diurético administrado tenha, porventura, efeito deletério para a hemodinâmica, considerando a ação vasodilatadora fraca da furosemida. Prioritariamente, há adequação da pré-carga, com otimização da curva de Frank-Starling, diminuição da sobrecarga de volume ao ventrículo direito reduzindo a piora do débito ventricular esquerdo por melhora na interdependência ventricular e, ainda, redução da sobrecarga de pressão venosa aos rins, melhorando sua perfusão[22].

O perfil L é excepcional em descompensações (3 a 5% dos casos). Trata-se de um paciente que apresenta sinais de hipoperfusão sem sinais de congestão. Como anteriormente abordado, a avaliação de volemia é uma tarefa árdua e a probabilidade de congestão em uma descompensação de IC é muito alta, considerando a fisiopatologia da doença. Portanto, atenção redobrada deve ser dada à história clínica, buscando sintomas como diarreia ou vômitos, justificando a hipovolemia[15].

O tratamento do perfil L inclui a expansão volêmica em um sistema cardiovascular que não se adapta bem a sobrecargas de volume. Portanto, tal expansão deve ser cautelosa, preferencialmente em alíquotas de cristaloides (como soro fisiológico ou ringer lactato), com reavaliações frequentes. Caso o sintoma de baixo débito se mantenha mesmo após a expansão, deve-se considerar o uso de inotrópicos, que será abordado neste capítulo[15].

INOTRÓPICOS E VASOPRESSORES

Além da diureticoterapia, é necessária a atuação sobre a contratilidade miocárdica. Para esse fim, há indicação de utilizar inotrópicos, sendo que em cenários de emergência o mais comum é a dobutamina, um agonista beta-1 adrenérgico (dose de 2,5 a 20 mcg/kg/min). Outras opções de agentes inotrópicos são o milrinone (inibidor de fosfodiesterase 3) e a levosimendana (sensibilizador da troponina C ao cálcio), porém, em razão de seus efeitos vasodilatadores e maior restrição de uso em pacientes com disfunção renal, devem ser utilizados em ambientes mais controlados, como unidades de terapia intensiva cardiológica, preferencialmente por especialistas.

A dobutamina também tem efeito vasodilatador por ação em receptores beta-2 adrenérgicos, o que pode dificultar seu uso em pacientes hipotensos ou que tenham componente distributivo para o choque, por exemplo em descompensações relacionadas com quadros infecciosos. Pode ser necessária a infusão de vasopressores, preferencialmente a norepinefrina (dose de 0,2 a 2 mcg/kg.min), antes ou concomitantemente à introdução de dobutamina. Após introdução do inotrópico, otimização do débito cardíaco, melhora perfusional, tratamento da causa da exacerbação e melhora clínica do paciente, o desmame do vasopressor deve ser priorizado conforme a tolerância, uma vez que a persistência de seu uso pode aumentar a pós-carga ventricular, prejudicando a *performance* cardíaca[14].

VASODILATADORES

O uso de vasodilatadores é a ação com maior impacto sobre a *performance* cardíaca, uma vez que reduz concomitantemente pré e pós-carga ventricular, com grande ganho de débito cardíaco e, também, com benefício no manejo da congestão. Seu uso apresenta alguns obstáculos e o principal deles talvez seja o receio de utilizar uma droga com potenciais efeitos hipotensores em uma situação de choque hemodinâmico[14,15].

Para reduzir o risco de hipotensão, é preciso escolher agentes de meia-vida curta, endovenosos, facilmente tituláveis, e monitorizar continuamente após a introdução, não só por valores de pressão arterial, mas também por sinais de piora de perfusão. De modo paradoxal, o uso de vasodilatadores tem possivelmente o efeito em aumentar a pressão arterial, uma vez que há um aumento do débito cardíaco. É importante salientar que a vasodilatação não deve ser introduzida em concomitância à administração de vasopressores e que deve haver compensação de quadros infecciosos para maior segurança no uso[14,15].

O principal vasodilatador endovenoso é o nitroprussiato, por seu efeito predominantemente arterial, o qual traz maior redução da pós-carga ventricular. A dose varia de 0,5 a 10 mcg/kg.min e deve haver progressão conforme a tolerância, com atenção à hipotensão, à cefaleia e a sinais de toxicidade por cianeto em caso de uso prolongado, principalmente em pacientes com disfunção renal, manifestando-se como acidose metabólica, dispneia e confusão mental.

Uma opção ao nitroprussiato é a nitroglicerina, por sua vez com maior efeito venodilatador e vasodilatador coronariano, motivo pelo qual é uma opção interessante em pacientes com síndrome coronariana aguda. Além de hipotensão, o principal efeito adverso da nitroglicerina é a cefaleia. A dose varia de 5 a 400 mcg/min e deve-se atentar para a ocorrência de taquifilaxia em doses fixas em infusão prolongada, motivo pelo qual deve haver progressão de dose conforme a tolerância e a transição para outra classe de vasodilatador, preferencialmente oral, assim que factível.

COMPENSAÇÃO CLÍNICA E PROGRAMAÇÃO DE ALTA HOSPITALAR

Outro equívoco frequente no manejo da IC aguda é a pressa em efetuar o desmame das infusões endovenosas. O foco do manejo sempre deverá ser voltado para efetuar transições para os tratamentos com impacto prognóstico, porém deve haver estabilidade clínica suficiente para evitar falhas e novas exacerbações, as quais aumentam o tempo de internação e os riscos de efeitos adversos.

É fundamental que antes de qualquer mudança no horizonte de tratamento o motivo da descompensação esteja resolvido. Para facilitar a identificação do fator descompensado, podemos usar o mnemônico CHAMPI, conforme mostrado na Figura 5.

A partir de então, deve ser feita a transição para as terapias orais com benefício prognóstico em insuficiência cardíaca. É essencial garantir a vasodilatação adequada antes de efetuar o desmame de dobutamina. A forma mais apropriada de proceder é progredir a vasodilatação endovenosa até a compensação e, então, efetuar o desmame gradual do inotrópico, sempre pautado em avaliações clínicas e laboratoriais seriadas[15].

O tratamento prossegue com a substituição do vasodilatador endovenoso por medicamentos orais, preferencialmente os que apresentam benefícios prognósticos em seu uso crônico. Como opções, podemos considerar o uso de inibidores de enzima conversora de angiotensina de meia-vida curta, como o captopril, ou mesmo a hidralazina associada à isossorbida em pacientes com disfunção renal. Deve haver também a transição dos diuréticos para via oral, na menor dose possível capaz de controlar os sintomas congestivos. É preciso ainda introduzir betabloqueadores antes da alta hospitalar, tendo como opções carvedilol, bisoprolol ou succinato de metoprolol, além de espironolactona. Quanto mais compensado e otimizado o tratamento estiver, menor o risco de reinternação.

TABELA 2 Principais drogas no manejo da insuficiência cardíaca (IC) aguda

Droga	Apresentação	Dose	Diluição
Dobutamina	1 ampola = 20 mL -= 250 mg	2,5-20 mcg/kg.min	4 ampolas + 210 mL SF 0,9%/SG 5% (4.000 mcg/mL)
Norepinefrina	1 ampola = 4 mL = 4 mg	0,2-2 mcg/kg.min	4 ampolas + 234 mL SG 5% (64 mcg/mL)
Nitroprussiato	1 ampola = 2 mL = 50 mg	0,5-10 mcg/kg.min	1 ampola + 248 mL SG 5% (200 mcg/mL)
Nitroglicerina	1 ampola = 10 mL = 50 mg	5-400 mcg/min	1 ampola + 240 mL SG 5% (200 mcg/mL)

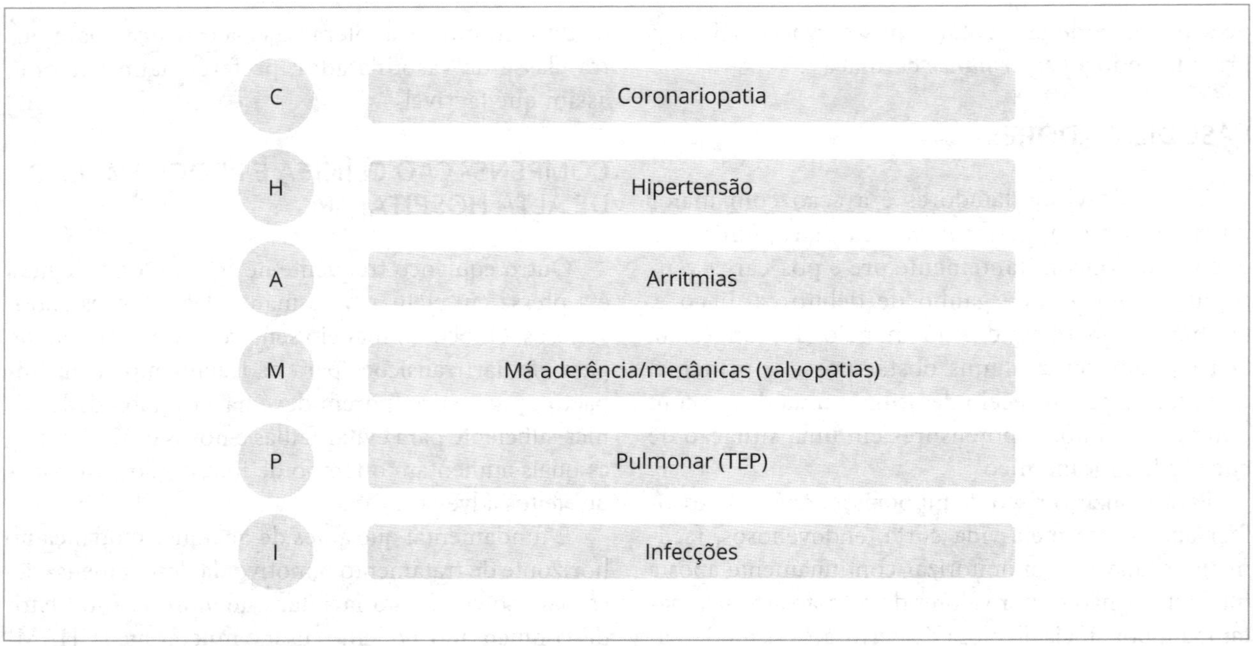

FIGURA 5 Mnemônico CHAMPI para as principais causas de descompensação.
TEP: tromboembolismo pulmonar.

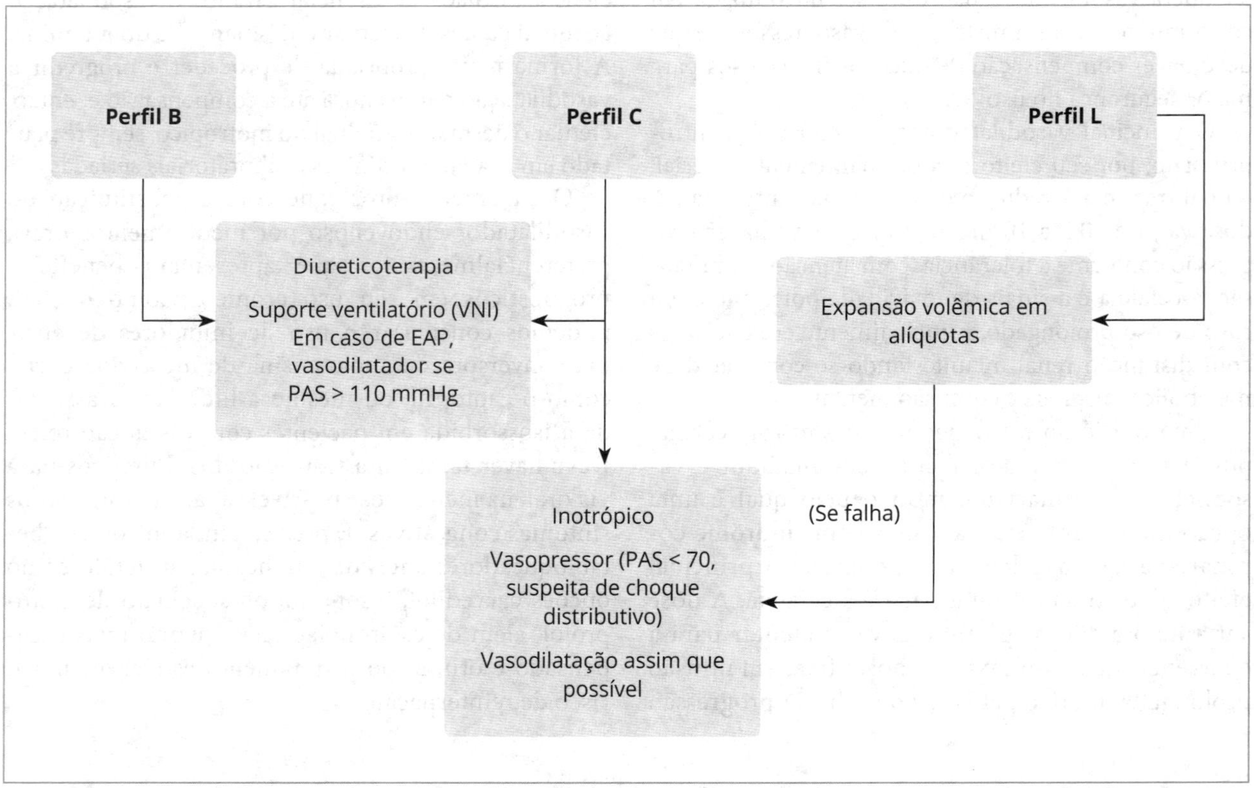

FIGURA 6 Fluxograma de tratamento da insuficiência cardíaca por perfis hemodinâmicos.
EAP: edema agudo pulmonar.

REFERÊNCIAS

1. Cornejo-Avendaño J, Azpiri-López J, Ramírez-Rosales A. Levosimendan in acute decompensated heart failure: Systematic review and meta-analysis. Medicina Universitaria. 2017;19(75):80-97.
2. Wasywich CA, Gamble GD, Whalley GA, Doughty RN. Understanding changing patterns of survival and hospitalization for heart failure over two decades in New Zealand: utility of 'days alive and out of hospital' from epidemiological data. Eur J Heart Fail. 2010;12(5):462-8.
3. AlHabib KF, Elasfar AA, Alfaleh H, Kashour T, Hersi A, AlBackr H, et al. Clinical features, management, and short- and long-term outcomes of patients with acute decompensated heart failure: phase I results of the HEARTS database. Eur J Heart Fail. 2014;16(4):461-9.
4. Tsao CW, Aday AW, Almarzooq ZI, Alonso A, Beaton AZ, Bittencourt MS, et al. Heart disease and stroke statistics: 2022 Update: A report from the American Heart Association. Circulation. 2022;145(8).
5. Shah KS, Xu H, Matsouaka RA, Bhatt DL, Heidenreich PA, Hernandez AF, et al. Heart failure with preserved, borderline, and reduced ejection fraction. J Am Coll Cardiol. 2017.;70(20):2476-86.
6. Yan T, Zhu S, Yin X, Xie C, Xue J, Zhu M, et al. Burden, trends, and inequalities of heart failure globally, 1990 to 2019: A secondary analysis based on the global burden of disease 2019 study. J Am Heart Assoc. 2023;12(6).
7. Integrating neglected tropical diseases into global health and development: fourth WHO report on neglected tropical diseases. Geneva: World Health Organization, 2017.
8. Nieminen MS, Brutsaert D, Dickstein K, Drexler H, Follath F, Harjola VP, et al. EuroHeart Failure Survey II (EHFS II): a survey on hospitalized acute heart failure patients: description of population. Eur Heart J. 2006;27(22):2725-36.
9. Storrow AB, Jenkins CA, Self WH, Alexander PT, Barrett TW, Han JH, et al. The burden of acute heart failure on U.S. emergency departments. JACC Heart Fail. 2014;2(3):269-77.
10. Lee DS, Schull MJ, Alter DA, Austin PC, Laupacis A, Chong A, et al. Early deaths in patients with heart failure discharged from the emergency department. Circ Heart Fail. 2010;3(2):228-35.
11. Heidenreich PA, Bozkurt B, Aguilar D, Allen LA, Byun JJ, Colvin MM, et al. 2022 AHA/ACC/HFSA Guideline for the management of heart failure. J Am Coll Cardiol. 2022;79(17):e263-421.
12. McDonagh TA, Metra M, Adamo M, Gardner RS, Baumbach A, Böhm M, et al. 2021 ESC Guidelines for the diagnosis and treatment of acute and chronic heart failure. Eur Heart J. 2021.;42(36):3599-726.
13. Wang CS, FitzGerald JM, Schulzer M, Mak E, Ayas NT. Does this dyspneic patient in the emergency department have congestive heart failure? JAMA. 2005;294(15):1944-56.
14. van Diepen S, Katz JN, Albert NM, Henry TD, Jacobs AK, Kapur NK, et al.; American Heart Association Council on Clinical Cardiology; Council on Cardiovascular and Stroke Nursing; Council on Quality of Care and Outcomes Research; and Mission: Lifeline. Contemporary Management of Cardiogenic Shock: A Scientific Statement From the American Heart Association. Circulation. 2017;136(16):e232-e268.
15. Vahdatpour C, Collins D, Goldberg S. Cardiogenic shock. J Am Heart Assoc. 2019;8(8):e011991.
16. Lichtenstein D. Lung ultrasound in the critically ill. Curr Opin Crit Care. 2014;20(3):315-22.
17. Perera P, Mailhot T, Riley D, Mandavia D. The RUSH exam: Rapid Ultrasound in SHock in the evaluation of the critically Ill. Emerg Med Clin North Am. 2010;28(1):29-56, vii.
18. Yamada H, Ito H, Fujiwara M. Cardiac and vascular point-of-care ultrasound: current situation, problems, and future prospects. J Med Ultrason (2001). 2022;49(4):601-8.
19. Hill SA, Booth RA, Santaguida PL, Don-Wauchope A, Brown JA, Oremus M, Ali U, Bustamam A, Sohel N, McKelvie R, Balion C, Raina P. Use of BNP and NT-proBNP for the diagnosis of heart failure in the emergency department: a systematic review of the evidence. Heart Fail Rev. 2014;19(4):421-38.
20. Damman K, Ter Maaten JM, Coster JE, Krikken JA, van Deursen VM, Krijnen HK, et al. Clinical importance of urinary sodium excretion in acute heart failure. Eur J Heart Fail. 2020;22(8):1438-47.
21. Masip J, Peacock WF, Price S, Cullen L, Martin-Sanchez FJ, Seferovic P, et al.; Acute Heart Failure Study Group of the Acute Cardiovascular Care Association and the Committee on Acute Heart Failure of the Heart Failure Association of the European Society of Cardiology. Indications and practical approach to non-invasive ventilation in acute heart failure. Eur Heart J. 2018;39(1):17-25.
22. Casu G, Merella P. Diuretic therapy in heart failure: current approaches. Eur Cardiol. 2015;10(1):42-47.
23. Mullens W, Dauw J, Martens P, Verbrugge FH, Nijst P, Meekers E, et al.; ADVOR Study Group. Acetazolamide in acute decompensated heart failure with volume overload. N Engl J Med. 2022;387(13):1185-95.
24. Griffin M, Soufer A, Goljo E, Colna M, Rao VS, Jeon S, et al. Real world use of hypertonic saline in refractory acute decompensated heart failure: a U.S. Center's Experience. JACC Heart Fail. 2020;8(3):199-208.
25. Felker GM, Teerlink JR. Diagnosis and management of acute heart failure. In: Libby P, Bonow RO, Mann DL (eds.). Braunwald's heart disease: a textbook of cardiovascular medicine, 12. ed. Philadelphia: Elsevier; 2021. p.946-74.

4

Choque cardiogênico

José Leudo Xavier Júnior
Felipe Mateus Teixeira Bezerra
Yuri de Albuquerque Pessoa dos Santos

PONTOS PRINCIPAIS

- A principal causa de choque cardiogênico é o infarto agudo do miocárdio.
- Nos pacientes em choque cardiogênico, o manejo da hipervolemia é parte fundamental do tratamento, uma vez que a sobrecarga volêmica é ponto importante na redução do desempenho ventricular.
- Tratar a causa subjacente é crucial no manejo do choque cardiogênico, como a realização precoce de angioplastia no infarto agudo do miocárdio e o uso de marca-passo provisório no bloqueio atrioventricular total.
- Uma vez que o paciente tenha a suspeita diagnóstica de choque cardiogênico, seja ele agudo ou por ICC agudamente descompensada, é altamente recomendado que um time institucional de especialistas seja acionado o mais breve possível para ajudar no manejo.

INTRODUÇÃO

O choque cardiogênico (ChC), descrito por Harrison em 1939 como uma entidade distinta dos demais tipos de choque, permanece uma das principais causas de morbidade e mortalidade em pacientes com doenças cardíacas agudas ou crônicas[2]. Acomete cerca de 10 a 12% dos indivíduos após um infarto agudo do miocárdio (IAM), com uma taxa de mortalidade que pode variar entre 25 e 50%. Em 1999, no clássico SHOCK *trial*, o primeiro grande estudo sobre ChC, demonstrou-se que a revascularização precoce trazia benefício em termos de sobrevida nos casos de ChC pós-IAM[4]. Desde então, muitos avanços ocorreram no manejo desses casos, com novas técnicas de angioplastia, diagnóstico precoce do IAM e suporte circulatório mecânico; mesmo assim, nos dias de hoje, o manejo do choque cardiogênico pode ainda ser bastante desafiador, nem todo paciente que chega ao hospital com débito cardíaco muito baixo está necessariamente congesto e mal perfundido, o que pode dificultar e retardar o diagnóstico, assim como nem todo paciente que chega em ChC está invariavelmente acometido por um IAM. Outra situação é o paciente ser portador de insuficiência cardíaca crônica (ICC), independentemente de etiologia, e evoluir com grave descompensação a ponto de entrar em choque. Atualmente, este segundo cenário tem predominado sobre o primeiro, uma vez que o melhor entendimento da fisiopatologia da isquemia miocárdica, sua prevenção e tratamento instituído têm prevenido cenários catastróficos como o do ChC pós-IAM. A maioria das pesquisas e estudos sobre ChC foca no cenário de choque agudo, principalmente após grave evento isquêmico miocárdico, deixando de lado o crescente grupo de doentes portadores de ICC, cada vez mais frequente nos departamentos de emergência, que complicam com choque cardiogênico, e que possuem peculiaridades em seu manejo, além de respostas diversas às intervenções atualmente estabelecidas em diretrizes.

DEFINIÇÃO

O choque cardiogênico pode ser definido por um estado de falência circulatória, que culmina em hipoperfusão e hipóxia tecidual, causado pela falência circulatória, baixo débito, secundária, por sua vez, a uma injúria miocárdica. O baixo débito leva a uma importante redução da perfusão tecidual. Pela falta de adequada oxigenação, os órgãos são obrigados a entrar em metabolismo anaeróbio, tendo como resultado o aumento da lactatemia e de fatores inflamatórios deletérios; isso associado a um possível quadro congestivo, culminando, por conseguinte, em progressiva disfunção orgânica, que, se não revertida, pode levar o indivíduo rapidamente à morte.

FISIOPATOLOGIA

A fisiopatologia do choque cardiogênico (ChC) se assemelha à da insuficiência cardíaca, mas a característica principal do ChC é o baixo débito cardíaco que provoca um déficit perfusional grave nos órgãos.

A principal causa de injúria cardíaca capaz de gerar o ChC, de longe, é o infarto agudo do miocárdio. Sabe-se que para o infarto evoluir para choque agudo a massa de miocárdio perdida tem que ser de pelo menos 50%. Além disso, após um infarto, o paciente não tratado de forma adequada pode evoluir com insuficiência cardíaca por miocardiopatia isquêmica, que, eventualmente, através de uma descompensação, pode evoluir com débito cardíaco significativamente reduzido. Porém, essa não é a única causa de injúria miocárdica que pode levar ao choque, devendo ser destacadas também hipertensão, miocardite, doença de Chagas, febre reumática, amiloidose, síndrome de takotsubo e miocardiopatia dilatada. Quando a lesão miocárdica ocorre de maneira abrupta e suficientemente grave sobre um coração previamente saudável, isso pode resultar no que chamamos de ChC agudo (infarto, miocardite, síndrome de takotsubo etc.). Entretanto, quando a injúria miocárdica ocorre de maneira insidiosa, deixando o coração cada vez mais debilitado (hipertensão, doença de Chagas, febre reumática, amiloidose, miocardiopatia dilatada, miocardiopatia hipertrófica), e, então, ocorre um evento descompensador intenso o suficiente, isso pode gerar o que denominamos de ChC por ICC agudamente descompensada (ChC por ICCAD)[14].

Do ponto de vista fisiopatológico, há diferenças entre o ChC agudo e o ChC por ICCAD. Enquanto neste ocorre, muito frequentemente, uma intensa vasoconstrição sistêmica, associada a algum grau de estado congestivo, naquele a ausência de congestão é a regra e pode até haver vasoconstrição, porém, mais comumente, existirá vasodilatação, justificada pela poderosa inflamação proporcionada pela massa miocárdica isquêmica e pela abrupta redução da perfusão sistêmica. Existem algumas exceções: em alguns casos, o paciente portador de ICC pode ter sua doença agudamente descompensada devido a uma grave infeção. Eventualmente, ele se apresentará com choque misto, cardiogênico e séptico, e, nesse contexto, pode haver vasodilatação ao invés de vasoconstrição. Em outro cenário de exceção, o paciente com choque por ICC pode se apresentar com hipovolemia ao invés de congestão, uma vez que a causa da descompensação da doença foi o excesso de diurético prescrito ou um eventual outro estado espoliativo, como diarreia. Tais peculiaridades fisiopatológicas, como veremos adiante, têm impacto direto sobre o manejo do choque cardiogênico.

DIAGNÓSTICO E CLASSIFICAÇÃO

Frequentemente, o paciente que desenvolve critérios de choque cardiogênico já está hospitalizado em terapia intensiva, apresentando uma condição grave. Entretanto, em outra grande parte das vezes, o paciente vem de casa chocado, e é no departamento de emergência que esse doente terá que ser identificado e manejado. Classicamente, fruto ainda do SHOCK *trial*, o ChC era diagnosticado pela presença de hipotensão (pressão arterial sistólica < 90 mmHg) por mais de 30 minutos, ou necessidade de suporte para manter a pressão sistólica > 90 mmHg, associada aos critérios hemodinâmicos, obtidos por monitoramento invasivo, que seriam índice cardíaco < 1,8 L/min/m^2, sem suporte, ou < 2,2 L/min/m^2, com suporte, e pressão capilar pulmonar > 15 mmHg. Dessa forma, em ambiente de emergência, o diagnóstico de ChC seria mais especulativo, uma vez que é improvável passar um cateter de artéria pulmonar no departamento de emergência. Porém, segundo a mais recente atualização da European Society of Cardiology (ESC) Heart Failure Association, choque cardiogênico pode ser diagnosticado simplesmente através da deteção de sinais clínicos e/ou laboratoriais de hipoperfusão (Tabela 1), que possam ser atribuídos a uma grave disfunção miocárdica. Além disso, com o entendimento de que nem sempre os pacientes em ChC vão se apresentar com o clássico fenótipo frio e úmido, a hipotensão deixou de ser obrigatória. É bem verdade que a maioria dos pacientes tendem a estar hipotensos e com quadro congestivo. Mas isso não pode ser tomado como regra.

TABELA 1 Critérios diagnósticos para choque cardiogênico

Critérios clínicos	Critérios laboratoriais
Extremidades frias	Acidose metabólica
Oligúria	Hiperlactatemia
Alteração do *status* mental	Elevação das escórias nitrogenadas
Redução da pressão de pulso	Outras disfunções orgânicas

Para dizermos que um choque é cardiogênico, precisamos definir que há comprometimento cardíaco grave o suficiente a ponto de gerar hipoperfusão orgânica. Dessa forma, a injúria miocárdica, que pode ser aguda ou crônica, também precisa ser diagnosticada. Além disso, no caso do ChC por ICCAD, há, via de regra, um fator descompensador da IC (infeção, arritmias, sobrecarga hidrossalina, dentre outras), cujo tratamento, quando factível, faz parte do manejo do choque. Para isso, anamnese, exame físico, exames complementares e ultrassom à beira do leito serão de grande valia. No ChC agudo, o paciente não tem antecedentes de cardiopatia, muito embora possa ter fatores de risco cardiovasculares. A história pode ser de uma síndrome coronária aguda, no caso do ChC pós IAM, ou ainda de sintomas de IC de início agudo, no caso, por exemplo, da miocardite. Já no ChC por ICCAD, o paciente já sabe ser portador de alguma miocardiopatia, com longa história de sintomas de IC e, muito provavelmente, outras passagens pela unidade de emergência. O exame físico vai mostrar sinais de hipoperfusão, relacionados ao choque, e eventualmente, congestão pulmonar. A ausência de crepitações na ausculta pulmonar não pode ser tomada como euvolemia. Muitas vezes, devido a um estado crônico da congestão pulmonar, com adaptação venolinfática pulmonar, o paciente com IC e congestão não crepita. A ultrassonografia à beira do leito pode ajudar na confirmação da congestão pulmonar à beira do leito e na avaliação do estado volêmico, auxiliando, portanto, no manejo inicial, além de poder confirmar a presença de disfunção miocárdica ou ainda auxiliar no diagnóstico de síndrome coronária aguda, por meio da deteção de hipocinesias ou acinesias segmentares. O eletrocardiograma de 12 derivações poderá confirmar um infarto com supradesnivelamento do segmento ST, ou ainda demonstrar alterações que sugiram alguma miocardiopatia de base, se já não conhecida. Exames laboratoriais como troponina, lactato, gasometria venosa e função renal ajudam tanto no diagnóstico, como também na avaliação prognóstica. Outros exames, como proteína C-reativa, urina I, culturas e radiografia de tórax, podem ajudar na identificação de eventual fator de descompensação da ICC ou na etiologia da IC de início agudo. Dados epidemiológicos são de grande valia, uma vez que, dependendo da região do Brasil, há uma prevalência muito grande de casos de doença de Chagas ou de miocardiopatia reumática.

Assim como na insuficiência cardíaca descompensada, é possível também classificar o choque cardiogênico em quatro fenótipos hemodinâmicos: A, B, C e D (Figura 1), que levam em consideração a avaliação clínica do estado volêmico (seco ou congesto) e da perfusão periférica (quente/bem perfundido ou frio/mal perfundido). Essa classificação é extremamente pertinente, uma vez que o tipo de fenótipo tem impacto direto no manejo inicial no departamento de emergência. Para isso, exame físico, exames complementares e a ultrassonografia à beira do leito serão de grande valia.

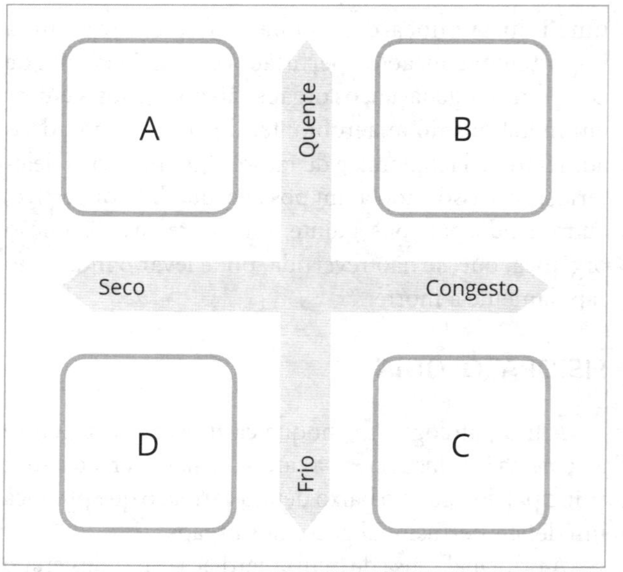

FIGURA 1 Possíveis fenótipos hemodinâmicos de apresentação do choque cardiogênico.

O choque cardiogênico também pode ser classificado segundo a sua gravidade e, assim como no caso do perfil hemodinâmico, também é importante para se definir as diretivas do manejo. A Society for Cardiovascular Angiography and Intervantions (SCAI) desenvolveu um sistema de classificação em uma tentativa de facilitar a comunicação entre os membros da equipe de cuidados do paciente em ChC, além de uniformizar as condutas no manejo desses indivíduos (Tabela 2). O paciente em estágio A possui risco de evoluir para ChC, porém não apresenta sinais clínicos ou laboratoriais para tal. É, por exemplo, um paciente com um infarto de parede anterior ou infarto em paciente já portador de insuficiência cardíaca, porém que ainda se encontra estável. O paciente em estágio B está em ChC inicial. Possui sinais clínicos de choque, porém sem alterações laboratoriais significativas. O estágio C representa o ChC clássico. Aqui, a maioria dos sinais clínicos e laboratoriais estão presentes. Nesse cenário, o paciente está em necessidade do emprego de pelo menos uma droga vasoativa e, possivelmente, suporte circulatório mecânico (SCM), para melhora do débito cardíaco. O estágio D representa o paciente em estágio C que não está respondendo às medidas iniciais, com necessidade de escalonamento de suporte. Via de regra, o indivíduo está com mais de uma droga vasoativa e, muito possivelmente, já com algum tipo de SCM. E, finalmente, no estágio E, o paciente está em choque refratário, com níveis extremamente elevados de lactato, além de múltiplas disfunções orgânicas, apesar de suporte farmacológico e mecânico máximos.

TABELA 2 Classificação da Society for Cardiovascular Angiography and Intervantions (SCAI) para o choque cardiogênico e a mortalidade por estágio

Classificação SCAI		
Estágio	Descrição	Mortalidade
A	*At risk of cardiogenic shock*	3,0%
B	*Beginning cardiogenic shock*	7,1%
C	*Classic cardiogenic shock*	12,4%
D	*Deteriorating/Doom cardiogenic shock*	40,4%
E	*Extremis cardiogenic shock*	67%

A Classificação INTERMACS (*Interagency Registry for Mechanically Assisted Circulatory Support)* também é muito aplicada para o choque cardiogênico, porém é mais utilizada no contexto da ICC agudamente descompensada e está mais relacionada à indicação ou não de suporte circulatório mecânico e ao momento em que esta deve acontecer. No estágio 1, o paciente está em franco choque cardiogênico, com falha do suporte hemodinâmico dado até o momento, seja ele farmacológico, mecânico ou ambos, necessitando de rápido escalonamento de suporte, geralmente balão intraórtico (BIA), Impella ou ECMO (*extracorporeal membrane oxigenation*) venoarterial. No estágio 2, o paciente apresenta uma lenta, mas progressiva piora em direção ao estágio 1, justificando algum ajuste no suporte, como aumento de inotrópicos e/ou implante de SCM de curta permanência, como o BIA. No estágio 3, o paciente está internado, estável às custas de alguma forma de suporte hemodinâmico (farmacológico apenas ou mecânico e farmacológico). No estágio 4, apesar de estar em domicílio, o paciente apresenta frequentes descompensações da ICC, com múltiplas internações, mas que evoluem com pronta melhora após ajuste do tratamento, possibilitando a alta hospitalar. No estágio 5, o paciente está restrito ao domicílio; fica confortável no repouso, e tolera apenas esforços básicos de autocuidado. No estágio 6, o paciente tem limitações aos esforços, mas tolera pelo menos sair de casa, como ir ao restaurante. O estágio 7 equivale ao paciente em classe III da NYHA. Uma desvantagem dessa classificação é que os estágios mais avançados não fazem uma clara distinção de gravidade dos pacientes. Por exemplo, o paciente em INTERMACS 1 pode estar apenas com inotrópicos e BIA ou com BIA, ECMO e inotrópicos.

TABELA 3 Classificação INTERMACS para insuficiência cardíaca avançada descompensada

Estágio	Descrição
1	Choque cardiogênico grave ("*crash and burn*")
2	Piora progressiva (*sliding on inotropes*)
3	Dependente de inotrópico
4	Sintomas em repouso
5	Intolerante ao esforço
6	Esforço limitado
7	NYHA III avançado

INTERMACS (*Interagency Registry for Mechanically Assisted Circulatory Support)*; NYHA: New York Heart Association.

MANEJO

O paciente com suspeita de choque cardiogênico deve ser manejado em sala de emergência (sala vermelha) e, logo que possível, ele deve ser transferido para unidade de terapia intensiva (UTI). No entanto, as medidas iniciais para o ChC não podem esperar o surgimento da vaga de UTI.

Suporte ventilatório

O suporte ventilatório se faz necessário quando a saturação de oxigênio está abaixo de 92% e o paciente apresenta desconforto respiratório. No departamento de emergência, o suporte não invasivo pode ser suficiente e auxilia em muito na melhoria do quadro. Além de normalizar a saturação, a pressão positiva nas vias aéreas ajuda a reduzir um pouco a pré-carga do coração, trazendo um respiro para o já sobrecarregado miocárdio. Entretanto, algumas vezes se faz necessário o suporte invasivo. Nesses casos, é de extrema importância evitar dano hemodinâmico. Logo, o emprego de volumes correntes baixos é sabidamente protetivo, uma vez que evita sobrecarga sobre o ventrículo direito, além de proteger contra lesão pulmonar. A necessidade de suporte ventilatório também deve ser levada em consideração quando da indicação do SCM, uma vez que dispositivos com membrana de oxigenação externa vão atuar para mitigar o eventual déficit ventilatório. Quando a insuficiência respiratória está comprovadamente associada à congestão, a terapia diurética será fundamental no suporte ventilatório.

Manejo volêmico

O manejo da hipervolemia é essencial em pacientes com choque cardiogênico (ChC) e congestão, já que a sobrecarga de volume contribui para a redução da função ventricular. No entanto, é importante destacar que nem todos os pacientes em ChC apresentam congestão. Em casos sem congestão, o uso de diuréticos pode agravar a hipoperfusão. Por isso, a avaliação criteriosa do estado volêmico, com base em exames clínicos e complementares, é fundamental. No departamento de emergência, deve-se optar por doses altas de diuréticos e pela via parenteral. Em situações de ChC relacionado a miocardiopatia restritiva e/ou insuficiência de ventrículo direito, o desafio muito vezes é ainda maior no que diz respeito ao manejo volêmico, uma vez que, frequentemente, esses pacientes enfrentam uma situação bem complicada, chamada resistência a diuréticos. A resistência ao diurético é de etiologia multifatorial e seu pronto diagnóstico é primordial para o sucesso do tratamento. Nesses casos, o emprego de doses ainda mais elevadas de diuréticos ou em infusão contínua, bloqueio sequencial do néfron, solução salina hipertônica ou até ultrafiltração precoce são medidas passíveis de serem adotadas e que podem fazer a diferença.

O desafio volêmico também pode compor o tratamento do paciente em choque cardiogênico. Naqueles casos em que, após avaliação clínica, exames complementares e/ou ultrassonografia à beira do leito, constata-se com uma boa margem de certeza que o fenótipo de apresentação é frio e seco, podem ser administradas cotas de 250 a 500 mL de soro fisiológico ou ringer lactato, com objetivo da melhora dos parâmetros perfusionais. Avaliações repetidas do estado volêmico são desejáveis, para evitar a congestão.

Suporte medicamentoso

O uso de drogas inotrópicas para melhorar o desempenho miocárdico é um recurso lógico no manejo do choque cardiogênico, dado que a principal característica do ChC é a queda no débito cardíaco (DC). Em uma pesquisa com 839 intensivistas europeus, 44% indicaram o aumento do DC como o principal alvo terapêutico, e em 84% dos casos, a dobutamina foi a droga de escolha. De fato, o uso de inotrópicos e vasopressores são capazes de gerar alguma melhora hemodinâmica, como incremento da contratilidade ventricular, redução das pressões intracavitárias e melhora da perfusão orgânica final; entretanto, tais benefícios são adquiridos às custas de elevação do gasto energético do miocárdio, isquemia e aumento das chances de arritmias graves. As opções inotrópicas disponíveis incluem dobutamina, milrinona e levosimendan, que atuam por meio de diferentes mecanismos para aumentar o cálcio intracelular nos cardiomiócitos. Cada uma dessas drogas têm suas vantagens e desvantagens, porém, até o momento, nenhuma delas demonstrou superioridade em reduzir a mortalidade no contexto do choque cardiogênico. A grande maioria dos estudos com inotrópicos foram feitos no cenário de ICCAD, mas não necessariamente em choque. Poucos são os estudos com inotrópicos direcionados para a situação de ChC. No estudo DOREMI (*DObutamine compaREd with MIlrinone*), prospectivo e duplo-cego, mas em centro único, 192 doentes em ChC foram randomizados para uso de dobutamina ou milrinone, não sendo encontradas diferenças para eventos cardiovasculares maiores ou piora de função renal. Estudos comparando levosimendan com placebo mostraram resultados diversos e inconsistentes. Em uma metanálise de 19 estudos, com 2.478 pacientes, não foram encontradas diferenças no emprego de dobutamina, milrinone ou levosimendan no CHC agudo pós-IAM.

Uma vez que a hipotensão esteja presente no choque cardiogênico, o emprego de vasopressores também é bem prevalente. E essa é uma das grandes falácias em termos de tratamento de choque cardiogênico. Nem toda hipotensão, nesse cenário, vai se resolver com vasopressores. Seu uso altamente difundido no ChC se deve, justamente, ao fato de a literatura ser rica em estudos sobre o ChC agudo pós-IAM, mas pobre no ChC por ICCAD. Na primeira situação, realmente é comum haver um estado inflamatório, com uma consequente vasodilatação extrema, que contribui para a má perfusão periférica e possível hipotensão. Aqui, faz sentido pensar no uso do vasoconstritor, se necessário. Já no segundo, apesar de também poder haver um estado inflamatório associado (por sepse, exacerbação do estado catabólico, entre outros), o mais comum é haver um cenário de vasoconstrição intensa, com resultante aumento da pós-carga e piora do débito cardíaco, podendo gerar hipotensão. Neste caso, o uso de vasoconstritores é danoso. Além disso, no ChC pós-IAM também pode haver vasoconstrição gerando hipotensão, cenário em que drogas vasoconstritoras não trarão benefício algum.

Dentre as drogas vasoconstrictoras, as mais utilizadas são a norepinefrina, epinefrina, vasopressina e a dopamina. No estudo SOAP II (*Sepsis Ocurrence in Acutely Ill Patients*), indivíduos que utilizaram dopamina tiveram maior mortalidade em 28 dias e experimentaram maior carga arrítmica, quando comparados aos que usaram norepinefrina, em uma pré-especificada subanálise com pacientes em ChC. No estudo *OptimaCC*, em paciente com ChC pós-IAM, epinefrina foi associada a maior taxa de choque refratário, quando comparada com norepinefrina[38]. A mesma metanálise já citada acima, que avaliou o uso dos inotrópicos, também avaliou os agentes vasoconstritores, não sendo também encontradas diferenças entre eles, em termos de sobrevida.

Em 1978, mesmo antes dos estudos que definiram o que é, atualmente, a base do tratamento medicamentoso da ICC, foi lançado um dos primeiros artigos falando sobre os princípios fisiológicos para o tratamento da insuficiência cardíaca agudamente descompensada, demonstrando que a vasodilatação leva à redução da pré e pós-carga do ventrículo esquerdo, com consequente melhora do débito cardíaco. Desde então, o uso de vasodilatadores endovenosos, principalmente o nitroprussiato e a nitroglicerina, na ICC agudamente descompensada, tornou-se bem estabelecido, mesmo em pacientes com doença avançada ou em choque. Em estudo com 165 pacientes com insuficiência cardíaca agudamente descompensada, mas que também tinham um índice cardíaco reduzido e pressão capilar pulmonar elevada (definição hemodinâmica de choque cardiogênico), os doentes que usaram nitroprussiato, associado ao tratamento medicamentoso ambulatorial padrão, tiveram relevante melhora dos índices hemodinâmicos, menor taxa de reinternação e menor mortalidade por todas as causas. Em nosso serviço, lidamos diariamente com pacientes em fila de transplante cardíaco, muitos deles estáveis às custas de inotrópicos, mas que, eventualmente, evoluem em sua doença até o choque. Nesses indivíduos, podemos testemunhar inúmeras vezes os benefícios da

TABELA 4 Drogas vasoativas e inotrópicas usadas no choque cardiogênico

Drogas	Mecanismo de ação	Efeitos	Considerações
Drogas inotrópicas			
Dobutamina	Beta-agonista	Principal inotrópico usado no choque cardiogênico	Pode causar hipotensão
Milrinone	Inibidor da fosfodiesterase 3	Deve ser considerado na insuficiência de ventrículo direito, tendo em vista seu efeito vasodilatador no território pulmonar	Pode causar arritmias malignas, principalmente no pós-IAM (Optime-CHF)
Levosimendan	Sensibilizador dos miofilamentos ao cálcio e inibidor da fosfodiesterase 3	Muito usado na insuficiência agudamente descompensada, e para desmame de outros inotrópicos	Mínimo impacto no consumo miocárdico de oxigênio e pode ser considerado em paciente em uso crônico de betabloqueadores
Drogas vasoconstritoras			
Norepinefrina	Alfa > beta-agonista	Inotropismo, cronotropismo, dromotropismo e vasoconstrição	Primeira linha no choque cardiogênico, segundo os *guidelines*, quando o emprego de vasoconstrição é necessário
Epinefrina	Alfa >> beta-agonista	Inotropismo, cronotropismo, dromotropismo e vasoconstrição	Segunda linha no choque cardiogênico, segundo os *guidelines*, quando o emprego de vasoconstrição é necessário
Dopamina	Alfa, beta e D-agonista, dependendo da dose	Inotropismo, cronotropismo, dromotropismo e vasoconstrição (em altas doses)	Segunda linha no choque cardiogênico, e na maioria dos outros choques, segundo os *guidelines* por aumento da mortalidade no subgrupo de choque cardiogênico
Vasopressina	V1-agonista	Vasoconstrição	Causa menos vasoconstrição no território pulmonar do que a norepinefrina, podendo ser levada em consideração no choque de ventrículo direito. Pode causar hiponatremia
Drogas vasodilatadoras			
Nitroprussiato de sódio	Vasodilatação direta, via GMP cíclico, com aumento do óxido nítrico no músculo liso dos vasos	Arteriolodilatação maior que a venodilatação	Pode causar hipotensão e toxicidade pelo isocianato; atenção ao uso concomitante com inibidores da fosfodiesterase 5
Nitroglicerina	Vasodilatação direta, via GMP cíclico, com aumento do óxido nítrico no músculo liso dos vasos	Venodilatação maior que a arteriolodilatação	Hipotensão e cefaleia; atenção ao uso concomitante com inibidores da fosfodiesterase 5

vasodilatação endovenosa na melhora hemodinâmica e saída do quadro de hipoperfusão periférica e múltiplas disfunções orgânicas.

Terapia de revascularização

A revascularização precoce, seja por angioplastia percutânea ou cirúrgica, é a intervenção que mais comprovadamente gera benefício em termos de mortalidade, no choque agudo pós-IAM, e está firmemente estabelecida nas várias diretrizes. *No SHould we emergently revascularize Ocluded Coronaries for cardiogenic shocK* (SHOCK) *trial*, revascularização precoce não foi melhor que estabilização medicamentosa quanto a mortalidade em 30 dias; contudo, em 6 meses, 12 meses e 6 anos, o impacto em sobrevida foi significativo. Muito frequentemente, os pacientes que infartam a ponto de evoluírem para choque têm mais de um território arterial acometido. No CULPRIT-SHOCK *trial*, prospectivamente, demonstrou-se que o tratamento apenas da lesão culpada é superior ao tratamento imediato de todas as lesões encontradas. E mais, no estudo EXPLORE, o tratamento de lesões coronárias crônicas, uma semana após o infarto, não resultou em melhora do tamanho ou função do ventrículo esquerdo. Uma subanálise do CULPRIT-SHOCK mostrou que o acesso radial está relacionado com menor taxa de mortalidade em 30 dias e menor incidência de disfunção renal, quando comparado ao acesso femoral.

Monitoramento hemodinâmico

Várias diretrizes e algoritmos atualmente recomendam o implante do cateter de artéria pulmonar (CAP), para auxiliar nos cuidados dos pacientes em choque cardiogênico. Ao longo dos últimos anos, o uso do CAP estava em declínio, muito devido ao estudo ESCAPE e outros estudos menores, que não demonstraram benefício do CAP no manejo da insuficiência cardíaca. Entretanto, vale destacar que, nesses estudos, não havia pacientes em choque cardiogênico. No departamento de emergência, entretanto, não é viável o implante do CAP. Dessa forma, medidas como monitoramento da diurese, da perfusão periférica e da lactatemia, além da avaliação de volemia e do débito cardíaco pela ultrassonografia à beira do leito ajudam a averiguar a eficácia dos tratamentos estabelecidos, além de poder auxiliar em uma eventual necessidade de se indicar progressão do suporte hemodinâmico.

Suporte circulatório mecânico

Determinar quando e qual suporte circulatório mecânico (SCM) indicar para o paciente em ChC ainda é motivo de discussão na literatura especializada. Vários estudos nos últimos anos, incluindo metanálises, falharam em demonstrar real benefício em termos de mortalidade no uso do SCM. Dados recentes sugerem, entretanto, que o início precoce do SCM, principalmente no ChC pós-IAM, pode ser o ponto de inflexão para o impacto na sobrevida. Geralmente, os dispositivos são reservados ao ambiente de UTI; porém, a precocidade da indicação e a peculiaridade de alguma circunstância específica podem exigir que o SCM indicado seja implantado ainda no departamento de emergência. A escolha do dispositivo depende de características específicas do paciente e comorbidades, como disfunção de ventrículo direito, valvopatias, arritmias e fatores sistêmicos, que dizem respeito a isquemia de membros ou chance de sangramento. O fenótipo do choque, a disponibilidade do aparelho e a expertise da equipe no implante e no manejo das complicações também interferem na indicação. O objetivo final do SCM é reduzir o gasto energético do ventrículo e sua descompressão, com resultado de melhora da perfusão coronária e sistêmica. As principais complicações associadas ao SCM são trombocitopenia, hemólise, sangramento, eventos tromboembólicos, isquemia de membros e acidente vascular cerebral. Doença vascular oclusiva periférica grave e insuficiência aórtica importante são contraindicações à maioria dos dispositivos. Dados advindos de centros especializados em cardiopatias avançadas destacam que, quando o SCM é indicado mediante análise de dados de monitoramento invasivo precoce, por equipe especializada multidisciplinar, seguindo um algoritmo institucional bem estabelecido, as chances de complicações com os dispositivos são menores e a sobrevida é maior. Atualmente, existem basicamente 4 dispositivos para SCM de curta permanência, mais comumente empregados no ChC: balão intra-aórtico, *Impella*, *TandenHeart* e ECMO. As características e nível de suporte de cada um deles estão resumidos na Tabela 5.

Equipe especializada

Dada a complexidade do choque cardiogênico, seja na sua forma aguda ou por insuficiência cardíaca crônica agudamente descompensada (ICCAD), é crucial acionar o mais rapidamente possível uma equipe

TABELA 5 Dispositivos de assistência ventricular de curta permanência usados no choque cardiogênico

	BIA	Impella 2.5/CP/5.0	Tandem Heart	VA-ECMO
Fluxo	0,5-1,0 L/min	2,5-5,0 L/min	Até 4,0 L/min	Até 7,0 L/min
Mecanismo	Insuflação e desinsuflação de balão na aorta	Fluxo axial contínuo	Fluxo centrífugo contínuo	Fluxo centrífugo contínuo
Cânula	7-8 F	13-21 F	12-19 F artéria 21F veia	14-19F artéria 17-21 F veia
Inserção	Artéria femoral ou axilar	Artéria femoral ou axilar	Artéria e veia femoral	Artéria e veia femoral
Descompressão do VE	+	+ a +++	++	–
Descompressão do VD	–	–	–	++
Pós-carga	↓	↓↓	↑	↑↑
Perfusão coronária	↑	↑	–	–

especializada para o manejo do paciente. Esse *Heart Team* é multidisciplinar e inclui cardiologistas especializados em insuficiência cardíaca avançada e transplante, hemodinamicistas, cirurgiões cardíacos, intensivistas e emergencistas. As decisões do "time do choque" abrangem desde a escolha da droga vasoativa mais adequada e o momento ideal para iniciar o suporte circulatório mecânico (SCM), até a indicação de transplante cardíaco, implantação de SCM de longa permanência ou, em casos mais avançados, a consideração de cuidados paliativos, como em pacientes no estágio E da classificação SCAI.

REFERÊNCIAS

1. Berg DD, Bohula EA, Morrow DA. Epidemiology and causes of cardiogenic shock. Curr Opin Crit Care. 2021;27(4):401-8.
2. Vahdatpour C, Collins D, Goldberg S. Cardiogenic shock. J Am Heart Assoc. 2019;8(8): e011991.
3. van Diepen S, Katz JN, Albert NM, Henry TD, Jacobs AK, Kapur NK, et al. Contemporary management of cardiogenic shock: a scientific statement from the American Heart Association. Circulation. 2017;136(16):e232-68.
4. Alonso DR, Scheidt S, Post M, et al. Pathophysiology of cardiogenic shock. Quantification of myocardial necrosis, clinical, pathologic and electrocardiographic correlations. Circulation. 1973;48:588-96.
5. Kohsaka S, Menon V, Lowe AM, et al. Systemic inflammatory response syndrome after acute myocardial infarction complicated by cardiogenic shock. Arch Intern Med. 2005;165(14):1643-50.
6. Chioncel O, Parissis J, Mebazaa A, Thiele H, Desch S, Bauersachs J, et al. Epidemiology, pathophysiology and contemporary management of cardiogenic shock – a position statement from the Heart Failure Association of the European Society of Cardiology. Eur J Heart Fail. 2020;22(8):1315-41.
7. Gitz Holler J, Jensen HK, Henriksen DP, et al. Etiology of shock in the emergency department: a 12-year population-based cohort study. Shock. 2019;51(1):60-7.
8. Perera P, Mailhot T, Riley D, Mandavia D. The RUSH exam: rapid ultrasound in Shock in the evaluation of the critically Ill. Emerg Med Clin North Am. 2010;28(1):29-56
9. Albuquerque DC, Souza Neto, JD, Bacal F; I Registro Brasileiro de Insuficiência Cardíaca – BREATHE. Arq Bras Cardiol. 2014.
10. Baran DA, Grines CL, Bailey S, et al. SCAI clinical expert consensus statement on the classification of cardiogenic shock. Catheter Cardiovasc Interv 2019;94:29-37.
11. Guerrero-Miranda CY, Hall SA. Cardiogenic shock in patients with advanced heart failure. Methodist Debakey Cardiovasc J. 2020;16(1):22-26.
12. Scheeren TWL, Bakker J, Kaufmann T, Annane D, Asfar P, Boerma EC, et al. Current use of inotropes in circulatory shock. Ann Intensive Care. 2021;11(1):21.
13. Nandkeolyar S, Ryu R, Mohammad A, Cordero-Caban K, Abramov D, Tran H, et al. A review of inotropes and inopressors for effective utilization in patients with acute decompensated heart failure. J Cardiovasc Pharmacol. 2021;78(3):336-45.
14. Mullens W, Abrahams Z, Francis GS. Sodium nitroprusside for advanced low-output heart failure. J Am Coll Cardiol. 2008;52(3):200-7.
15. Thiele H, Jobs A, Ouweneel DM, et al. Percutaneous short-term active mechanical support devices in cardiogenic shock: a systematic review and collaborative meta-analysis of randomized trials. Eur Heart J. 2017;38:3523-31.

5

Taquiarritmias

Rafael Abt
Felipe Schwenck Galvão
Mathias Antonio Haruno de Vilhena

PONTOS PRINCIPAIS

- Os principais fatores que interferem no quadro clínico das taquiarritmias são o tipo específico da arritmia, frequência cardíaca, duração da arritmia, idade do paciente e presença de comorbidades.
- A taquicardia sinusal geralmente é uma resposta secundária a estímulos externos, com dor, febre, anemia, ansiedade, hipovolemia, hipotensão, tireotoxicose, exercício físico, dentre outros.
- A escolha adequada da manobra vagal deve respeitar as peculiaridades de cada manobra, suas contraindicações, além da capacidade e coordenação do paciente envolvido.
- O tratamento de emergência nos pacientes com *torsades de pointes* vai depender da presença ou não de sinais de instabilidade clínica.

INTRODUÇÃO

As taquiarritmias são alterações do ritmo cardíaco associadas à frequência cardíaca (FC) acima de 100 batimentos por minuto (bpm). Pacientes com arritmias cardíacas podem se apresentar com uma ampla variação de quadros clínicos, com episódios que podem ser fugazes ou até mesmo assintomáticos, embora a maioria se queixe pelo menos de palpitações.

A avaliação dos pacientes com suspeita de arritmias cardíacas deve ser priorizada no pronto atendimento, devido à possibilidade de múltiplas etiologias, algumas com evolução potencialmente grave[1,2]. A avaliação inicial incluiu uma coleta detalhada da história, realização do exame físico, sempre associados à obtenção de um eletrocardiograma (ECG) de 12 derivações. A análise destes três fatores é determinante para definir os próximos passos, a correta alocação e tratamento adequado do paciente.

MECANISMOS DE FORMAÇÃO DE UMA TAQUIARRITMIA

As taquiarritmias podem surgir em decorrência de uma variedade de mecanismos subjacentes. Os principais deles incluem:

- Aumento da automaticidade: existem condições em que há um aumento da atividade de uma determinada região do miocárdio, que podem gerar impulsos em um ritmo mais rápido do que o nó sinusal, levando assim à presença de taquicardia (p. ex., taquicardia atrial focal).
- Atividade deflagrada: nela, há uma formação precoce ou tardia de impulsos elétricos por variação no potencial de membrana de um grupo de miócitos cardíacos. Essa atividade deflagrada é desencadeada por uma série de fatores, como distúrbios eletrolíticos, uso de medicações ou condições cardíacas subjacentes (p. ex., *torsades de pointes*).
- Mecanismos de reentradas: essas arritmias ocorrem quando estímulos elétricos circulam repetidamente uma região específica do coração, formando o que chamamos de circuitos de reentrada. Nestes circuitos, existem regiões do miocárdio que são reativadas precocemente no processo de propagação do estímulo elétrico, formando assim um circuito reentrante,

que continua a estimular o miocárdio a contrair de forma constantemente acelerada (p. ex., *flutter* atrial).

QUADRO CLÍNICO

Como descrito anteriormente, as taquiarritmias apresentam uma ampla variedade de quadros clínicos, podendo ocasionar diversos sintomas diferentes.

Os principais fatores que interferem no quadro clínico são o tipo específico da arritmia, frequência cardíaca, duração da arritmia, idade do paciente e presença de comorbidades.

Como exemplo, uma mesma taquiarritmia com a mesma frequência cardíaca pode causar apenas palpitações em um adolescente hígido e, por outro lado, pode ser capaz de causar um choque cardiogênico em um idoso cardiopata[2].

As queixas mais comuns na avaliação de um paciente com taquiarritmia no pronto atendimento são: palpitações, desconforto torácico inespecífico, dor torácica, dispneia, fadiga, tontura, perda de consciência e até mesmo parada cardiorrespiratória.

Entretanto, algumas pessoas podem ter arritmias assintomáticas, sendo diagnosticadas apenas durante exames de rotina ou monitoramento cardíaco.

Na avaliação desses pacientes, algumas queixas específicas podem estar relacionadas a presença de algumas arritmias:

- O início ou término súbito sugere a presença de taquiarritmias induzidas por mecanismo de reentrada.
- A sensação de irregularidade dos batimentos é correlacionada à fibrilação atrial.
- Resolução dos sintomas ao ingerir água, tossir ou evacuar, é uma característica que fala a favor de taquicardia supraventricular, que usualmente pode ser revertida através de manobras vagais.
- O sinal de Frog (sensação referida de pulsação no pescoço durante a taquicardia) é comum também na taquicardia supraventricular, mais especificamente a taquicardia por reentrada nodal (TRN).

Por sua vez, o exame físico pode fornecer informações sobre o estado hemodinâmico do paciente (frequência cardíaca, pressão arterial, amplitude de pulsos, perfusão periférica) e sobre o aparelho respiratório (frequência respiratória, oximetria de pulso e ausculta pulmonar). Deve-se também busca no exame físico a presença de alterações que possam sugerir alguma cardiopatia específica como causa da arritmia.

Os pacientes com queixas cardiológicas agudas, principalmente se associadas a uma frequência cardíaca elevada ou queda da pressão arterial (PA), devem ser triados e encaminhados para a sala de emergência, onde serão priorizados para a obtenção do ECG de 12 derivações. O ECG pode confirmar a presença de uma taquiarritmia, assim como diagnosticar o seu tipo específico e também guiar os próximos passos na avaliação e tratamento destes pacientes.

Abordagem do paciente com taquicardia

Após o paciente ser encaminhado para a sala de emergência, ele deve ser avaliado de maneira sistemática, sendo recomendada a avaliação de todos os seguintes passos:

- Monitorar o paciente.
- Avaliação dos sinais vitais.
- Exame físico.
- Obtenção de acesso venoso.
- Coleta de exames laboratoriais (hemograma completo, ureia, creatinina, sódio, potássio, cálcio iônico, magnésio, TSH e T4L).
- Eletrocardiograma de 12 derivações.
- Procurar possíveis sinais de instabilidade.
- Definir conduta de acordo com a estabilidade hemodinâmica e a causa da arritmia.

Sinais de instabilidade

Um dos pontos mais importantes na avaliação e no tratamento dos pacientes com taquiarritmias é a pesquisa por sinais de instabilidade clínica.

São sinais clássicos de instabilidade a presença de qualquer uma das seguintes alterações (também conhecidos pelo mnemônico "os 5 Ds" da instabilidade):

- Dor torácica anginosa.
- Dispneia (relacionada à congestão pulmonar/edema agudo de pulmão).
- Diminuição do nível de consciência.
- Diminuição da pressão arterial (PA < 90 × 60 ou PAM < 65 mmHg).
- Diminuição da perfusão periférica (TEC >3 segundos).

A identificação destes sinais é importante, pois demanda a adoção de medidas imediatas para o tratamento da arritmia, revertendo assim o processo de instabilidade clínica.

Mais detalhes sobre o tratamento de cada arritmia serão descritos ao longo do capítulo.

Eletrocardiograma

Existe uma ampla variedade de taquiarritmias, com múltiplas causas e tratamentos. A avaliação sistematizada do ECG é descrita a seguir. Em raros casos, a identificação exata das taquiarritmias pode ser mais complexa, necessitando da avaliação pelo especialista.

Como sistematizar a avaliação inicial do eletrocardiograma

A avaliação sistematizada do eletrocardiograma dos pacientes com suspeita de taquiarritmia deve ser capaz de responder às seguintes perguntas:

- Existe taquicardia (FC > 100 bpm)?
- O complexo QRS é estreito (≤ 120 ms) ou alargado (> 120 ms)?
- O intervalo RR é regular ou irregular?
- Existe onda P?
- Existe onda F de *flutter* atrial?

A presença de QRS estreito (≤ 120 ms) demonstra que a despolarização ventricular está ocorrendo

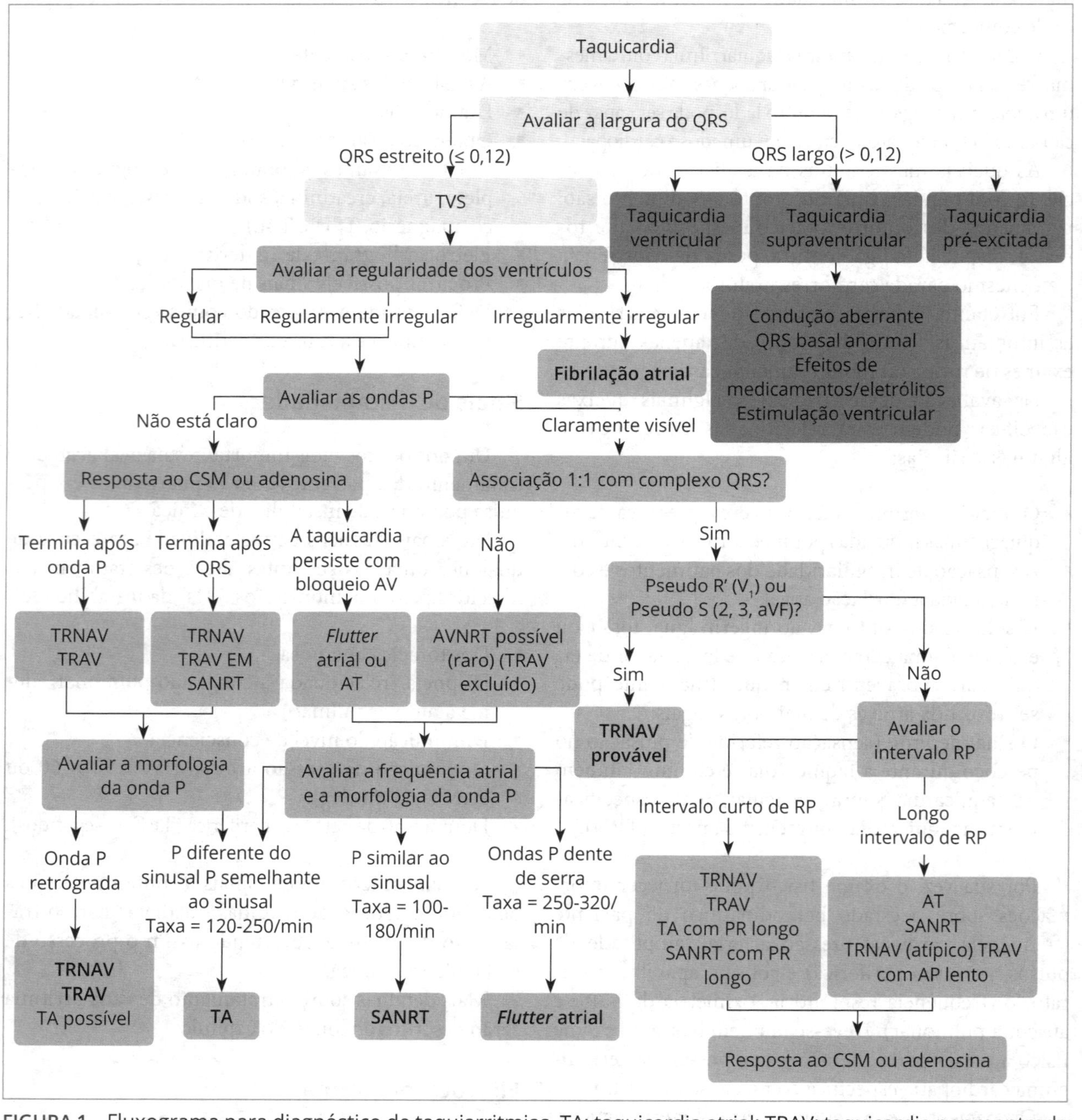

FIGURA 1 Fluxograma para diagnóstico de taquiarritmias. TA: taquicardia atrial; TRAV: taquicardia por reentrada atrioventricular; TRNAV: taquicardia por reentrada nodal atrioventricular; TRNSA: taquicardia por reentrada nodal sinoatrial; TVS: taquicardia ventricular sustentada.

Fonte: adaptada de Curtis e Tomaselli, 2001 (p. 1150).

de maneira rápida, ou seja, pelo sistema de condução elétrico especializado (nó atrioventricular e sistema His-Purkinje).

Já a detecção de um QRS alargado (QRS > 120 ms) indica uma condução elétrica lentificada, seja porque o estímulo elétrico tem origem no próprio ventrículo (p. ex., taquicardia ventricular) ou porque o estímulo do ventrículo se dá através de uma via anômala (p. ex., TAV antidrômica), ou ainda porque há uma condução lentificada através do sistema de condução elétrica ventricular (isto é, em pacientes com bloqueio de ramo prévio)[3-8].

Após a avaliação sistematizada do eletrocardiograma, podemos rapidamente dividir as taquicardias em dois grandes grupos:

- Taquicardias com QRS estreito (≤ 120 ms).
- Taquicardia sinusal.
- Taquicardia atrial (ou taquicardia atrial focal).
- Taquicardia atrial multifocal (TAM).
- Fibrilação atrial (FA).
- *Flutter* atrial.
- Taquicardia supraventricular (TSV), que pode ser subdividida em duas entidades, que são a taquicardia por reentrada nodal (TRN) e a taquicardia por reentrada atrioventricular (TAV).
- Taquicardias com QRS largo (> 120 ms).
- Taquicardia ventricular.
- Taquicardia supraventricular (TSV) com condução aberrante.
- Taquicardia por reentrada atrioventricular (TAV) antidrômica.

Nos próximos tópicos, discutiremos os diagnósticos diferenciais entre as taquicardias, além de detalhes sobre cada uma de suas particularidades.

TAQUICARDIAS COM QRS ESTREITO

Taquicardia sinusal

Introdução

A taquicardia sinusal é caracterizada com uma frequência cardíaca > 100 bpm, mas com o estímulo do ritmo cardíaco sendo originado no nó sinusal.

Causas

A taquicardia sinusal geralmente é uma resposta secundária a estímulos externos, com dor, febre, anemia, ansiedade, hipovolemia, hipotensão, tireotoxicose, exercício físico, dentre outros. Mais raramente, a taquicardia sinusal também pode ser causada por alguma condição cardiovascular, como a síndrome postural ortostática taquicardizante (SPOT) e a taquicardia sinusal inapropriada (TSI).

Definição eletrocardiográfica

A taquicardia sinusal é caracterizada por uma FC > 100 bpm associada ao funcionamento normal do sistema de condução, com o estímulo se originando no nó sinusal. O eletrocardiograma demonstra ritmo cardíaco regular, FC > 100 bpm, presença de ondas P positivas nas derivações DI, DII e aVF, todas elas seguidas de seus respectivos complexos QRS.

Conduta

O tratamento da taquicardia sinusal envolve a detecção e o tratamento da causa de base. Exemplos: corrigir a hipovolemia, prescrever antitérmico para os pacientes febris, controlar dor ou ansiedade.

Taquicardias supraventriculares (TSV)

Introdução

O termo taquicardia supraventricular pode ser utilizado de maneira ampla para se referir a qualquer taquicardia originada em estruturas localizadas acima da bifurcação do feixe de His. Entretanto, quando nos referimos a taquicardias supraventriculares no cotidiano, é comum que estejamos restringindo esta definição exclusivamente a dois tipos de arritmia de origem supraventricular:

- Taquicardia por reentrada nodal (TRN).
- Taquicardia por reentrada atrioventricular (TAV).

As taquicardias supraventriculares (TSV) apresentam assim um QRS estreito e FC > 100 bpm. Entretanto, em até 10% das dos casos pode haver QRS alargado, devido a uma condução aberrante ou à presença de TAV antidrômica.

Neste tópico atual, iremos discutir exclusivamente sobre as TSV de maneira mais restrita (TRN e TAV). As demais taquiarritmias serão exemplificadas ao longo do restante do capítulo.

Definição eletrocardiográfica

O ECG nas taquicardias supraventriculares possui as seguintes características:

- Frequência cardíaca elevada (geralmente entre 150 e 250 bpm).
- Complexo QRS estreito.
- Intervalo RR regular.
- Ausência de ondas P distintas (as ondas P usualmente estão ocultas ou fundidas aos complexos QRS

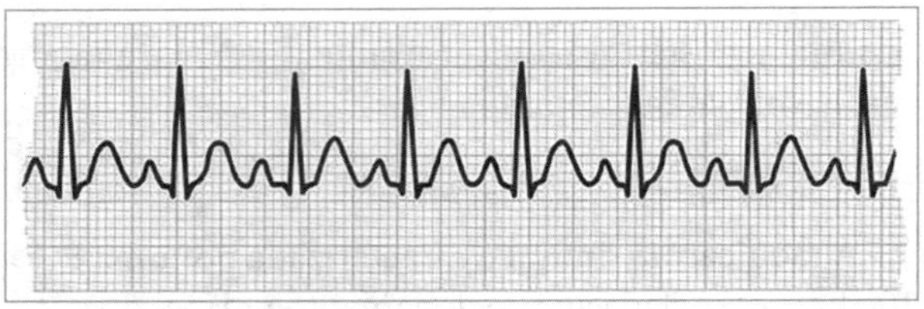

FIGURA 2 Taquicardia sinusal.

e, quando visualizadas, apresentam morfologia e orientação diferentes da onda P de origem sinusal).

A diferenciação eletrocardiográfica entre uma TRN típica e uma TAV também pode ser realizada através do ECG, desde que seja possível identificar a onda P. A TRN típica possui intervalo RP < 70 ms e a TAV típica intervalo RP > 70 ms.

Conduta em pacientes com taquicardias supraventriculares e sinais de instabilidade

Pacientes com TSV que apresentarem sinais de instabilidade deverão ser submetidos rapidamente à cardioversão elétrica (CVE) sincronizada com 50-100J.

É preciso lembrar que quando há indicação de CVE, devemos manter o paciente monitorizado em sala de emergência e considerar a realização de sedação enquanto ajustamos o monitor/desfibrilador para realizar esta cardioversão.

Conduta em pacientes com taquicardias supraventriculares estáveis

Pacientes clinicamente estáveis deverão ser mantidos em sala de emergência e serão submetidos às seguintes condutas terapêuticas:

- Realização de manobras vagais (conduta inicial).
- Infusão de adenosina venosa (realizada quando não há sucesso em reverter a arritmia com as manobras vagais).

Se a arritmia persistir apesar dos tratamentos empregados acima, deve-se considerar a presença de outros possíveis diagnósticos diferenciais, sendo indicada a consulta a um médico especialista. Nos raros casos confirmados de TSV persistente ou recorrente, está indicada a utilização de antiarrítmicos, betabloqueadores ou bloqueadores de canais de cálcio (BCC).

Manobras vagais

As manobras vagais têm o objetivo de desencadear um aumento do tônus parassimpático e, com isso, diminuir a velocidade de condução elétrica, aumentando assim o período refratário no nó AV, e consequentemente bloqueando o circuito de reentrada das TSV. Além de seguras, são realizadas à beira do leito.

As manobras mais utilizadas são:

- Compressão seio carotídeo.
- Manobra de Valsalva.
- Manobra de Valsalva modificada.
- Tosse forçada.
- Inspiração profunda.
- Posição de Trendelenburg.

A escolha adequada da manobra deve respeitar as peculiaridades de cada manobra, suas contraindicações, além da capacidade e coordenação do paciente envolvido.

A seguir são descritas as principais manobras vagais e sua aplicabilidade.

Compressão seio carotídeo

Na compressão do seio carotídeo, devemos deitar o paciente (de preferência com a cabeceira levantada a aproximadamente 45°). Após isso, realizamos uma compressão unilateral, de maneira firme e gradual sobre o seio carotídeo, por aproximadamente 5 a 10 segundos, observando a resposta do ritmo cardíaco no monitor.

Antes de realizar esta manobra, devemos sempre auscultar as carótidas, a fim de se identificar pacientes com maior risco de doença aterosclerótica, evitando assim a possibilidade de microfraturas de placas de ateroma e risco de embolização cerebral.

Manobra de Valsalva

A manobra de Valsalva é realizada com o paciente monitorizado, O paciente deve ser orientado a realizar uma expiração forçada contra uma resistência, como se estivesse tentando soprar ar para fora com a boca e o nariz fechados, ou ainda realizando esforço como se estivesse tentando evacuar ou levantando um peso, mantendo assim pressão abdominal e torácica elevadas.

O paciente deve tentar manter este esforço por cerca de 10 a 15 segundos e retornar à respiração normal ao final da manobra[4-8].

A taxa de reversão das TSV com a manobra de Valsalva é de aproximadamente 20%.

Manobra de Valsalva modificada

A manobra de Valsalva modificada é uma variante da manobra de Valsalva, que tem como principal vantagem uma melhor taxa de sucesso na reversão dos episódios de TSV.

Nesta manobra, assim como na manobra tradicional, o paciente é sentado no leito e instruído a realizar uma expiração forçada contra uma resistência por 10 a 15 segundos (o uso de uma seringa de 10 mL pode padronizar

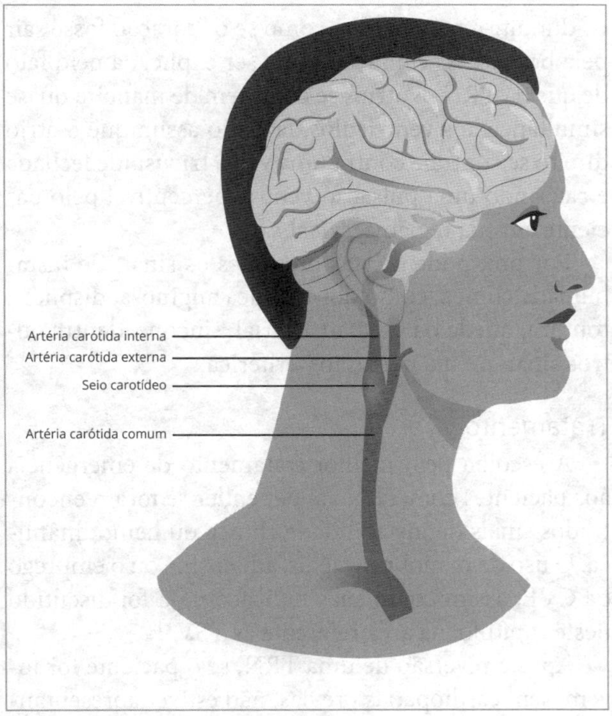

FIGURA 3 Anatomia seio carotídeo.

a manobra). Em seguida, o paciente é submetido rapidamente a uma posição de Trendelenburg, com elevação passiva dos membros a 45° por mais 15 segundos.

Nesta manobra, a taxa de sucesso de reversão da TSV pode chegar a 40% dos casos.

Adenosina

A adenosina é uma medicação que age aumentando o efeito da acetilcolina nos canais de potássio, causando assim uma redução no tempo de condução do nodo AV. Dessa forma, ela bloqueia a condução no nó AV temporariamente, interrompendo o mecanismo de reentrada de uma TSV.

A realização da adenosina deve seguir estes passos:

- Monitorar o paciente em sala de emergência e explicar sobre o quadro atual de taquiarritmia e sobre o tratamento medicamentoso a ser realizado. Explicar que esse é um procedimento rápido e que, durante a infusão da medicação, pode haver um mal-estar transitório (duração de poucos segundos), relatado como calor, tontura, sensação de desmaio ou falta de ar.
- Obter um acesso venoso calibroso, preferencialmente em veia antecubital. Utilizar um sistema venoso de 3 vias ("torneirinha") acoplado a este acesso venoso.
- Separação e preparação do medicamento. A dose inicial da adenosina é de 6 mg.
- Administrar adenosina em bolus, seguida de *flush* com 20 mL de soro fisiológico 0,9% e elevação do membro.
- Acompanhamento e observação: a ação da adenosina é rápida, geralmente resultando em uma breve pausa cardíaca seguida por uma retomada do ritmo cardíaco normal. Durante esse período, é importante monitorar o paciente de perto.

A adenosina é capaz de reverter cerca de 90% dos episódios de TSV. O efeito dessa medicação pode ser atenuado em pacientes que tenham consumido cafeína recentemente, por vezes sendo necessário o aumento da dose após a primeira tentativa (para 12 até 18 mg) em pacientes que não responderam à dose inicial.

Por outro lado, é aconselhada uma redução em 50% da dose nos pacientes que estejam recebendo a medicação via acesso venoso central.

Por fim, a adenosina pode causar episódios de broncoespasmo, razão pela qual essa medicação geralmente não deve ser administrada em pacientes com histórico de asma ou DPOC.

Taquicardia por reentrada nodal

Introdução

A taquicardia por reentrada nodal (TRN) é a forma mais frequente dentre as TSV, sendo também uma causa comum de palpitações em pacientes com coração estruturalmente normal. É tipicamente paroxística e pode ocorrer espontaneamente ou ser desencadeada por exercícios físicos, ingestão de alimentos estimulantes, drogas e álcool. É mais comum em mulheres, e geralmente não causa instabilidade hemodinâmica.

Fisiopatologia

A fisiopatologia da TRN pode ser explicada pela presença de uma dupla via de condução no nó AV (uma chamada de via beta, com condução rápida e período refratário lento, a outra sendo a via alfa, com condução lenta e período refratário rápido).

Em condições normais, a condução ocorre pelas duas vias, porém o impulso é conduzido até os ventrículos preferencialmente pela via beta por ela ser mais rápida. Nesta condição, o outro impulso conduzido pela via lenta ao chegar em seu terço distal encontra o feixe de His em seu período refratário, uma vez que acabou de ser conduzido pela via beta.

Na presença de um batimento precoce ou extrassístole atrial, o estímulo acaba sendo conduzido pela via alfa, que já conseguiu se repolarizar, e não sendo conduzido pela via beta, que se encontra no seu período refratário. Devido à condução lenta da via alfa, o estímulo chega "com atraso" no terço distal desta via, onde já consegue encontrar o feixe de His e a via beta logo após o fim do seu período refratário, desencadeando despolarização ventricular e, também, atrial de maneira retrógrada (isto é, a despolarização atrial é feita de baixo para cima)[8].

Eletrocardiograma

A TRN possui as seguintes características eletrocardiográficas:

- Frequência cardíaca elevada (geralmente entre 150 e 250 bpm).
- Complexo QRS estreito e intervalo RR regular.
- Ausência de ondas P distintas.
- Presença de pseudo-onda S (também chamada de onda P' ou onda P retrógrada) nas derivações DII, DIII, AVF e de onda R' em V1, relacionadas à despolarização atrial retrógrada (obs.: essa anomalia no complexo QRS desaparece após reversão da taquiarritmia e retorno ao ritmo sinusal).
- Na TRN típica, o intervalo RP é menor que 70 ms.

Quadro clínico

O quadro clínico típico da TRN é a presença de palpitações taquicárdicas, com a sensação do coração batendo de maneira acelerada e regular.

Na TRN também é comum a presença do sinal de Frog, que é a sensação referida de pulsação no pescoço durante a taquicardia, como se o "coração fosse sair pela boca". Essa sensação pode ser explicada pelo fato de que na TRN os átrios se contraem de maneira quase simultânea aos ventrículos, fazendo assim que o átrio direito se contraia contra uma valva tricúspide fechada e causando uma pulsação venosa perceptível pelo paciente em sua região cervical.

Por fim, podem estar presentes os sinais de instabilidade clínica, como dor torácica anginosa, dispneia, tontura, queda da pressão arterial, síncope, dentre outros sinais de má perfusão periférica.

Tratamento

A escolha pelo melhor tratamento de emergência aos pacientes com TRN vai depender se foram encontrados sinais de instabilidade clínica ou hemodinâmica. O uso de manobras vagais, adenosina ou o emprego da CVE, assim como suas indicações, já foi discutido neste capítulo, na área referente às TSV[9,10].

Após a reversão de uma TRN, se o paciente for jovem, sem cardiopatias prévias, não estiver apresentando nenhum critério de instabilidade e estiver assintomático, a liberação do paciente do pronto atendimento sem exames complementares (além do ECG) tem se demonstrado uma estratégia segura, orientando sempre um agendamento para avaliação ambulatorial. Os demais pacientes devem ser observados no ambiente de pronto-socorro, onde serão avaliados brevemente

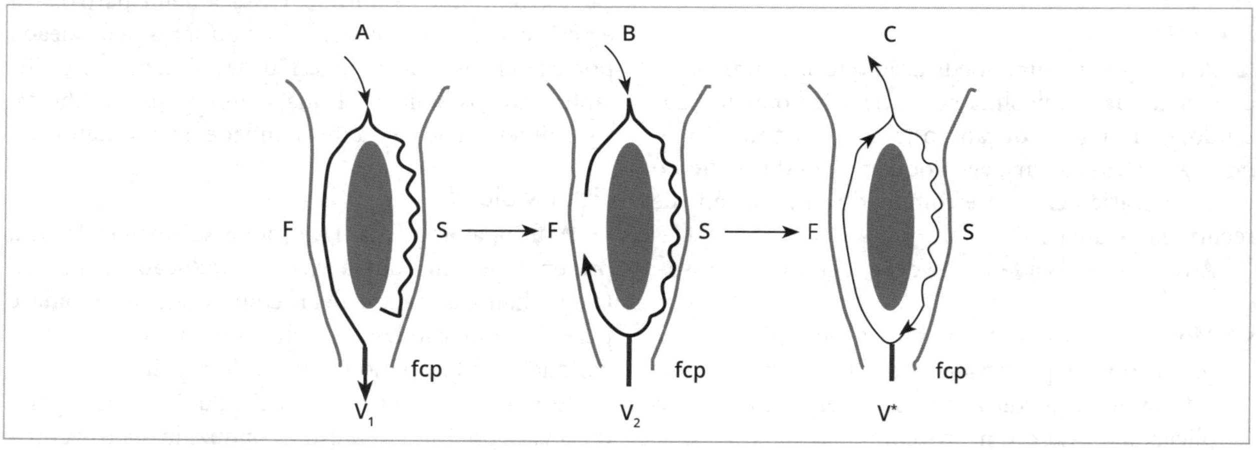

FIGURA 4 Taquicardia por reentrada nodal. A: Batimento sinusal sendo conduzido pela via de condução rápida (F) até o feixe de His-Purkinje. A condução pela via lenta (S) ao chegar no feixe His-Purkinje encontra-o em período refratário e desaparece. B: Um batimento prematuro pode encontrar a via lenta (S) já repolarizada e conduzir até seu terço distal, mas caso encontre a via rápida (F) ainda em período refratário a condução ocorre normalmente ao feixe His-Purkinje sem condução retrógrada. C: Uma extrassístole atrial pode ser conduzida pela via lenta (S), encontrar a via rápida (F) em seu trecho distal repolarizada e ser capaz de conduzir retrogradamente o impulso; e ao chegar no terço proximal irá despolarizar o átrio de baixo para cima, além de já encontrar a via lenta repolarizada, criando um circuito de microeentrada. Isso explica o mecanismo fisiopatológico da taquicardia supraventricular por reentrada nodal (TRN).
Fonte: adaptada de Knight, 2023[13].

quanto à possibilidade de outras intercorrências clínicas que possam estar associadas à taquiarritmia.

O tratamento de manutenção após a reversão da TRN tem como objetivo prevenir novas crises. Nestes casos, pode-se lançar mão de betabloqueadores, bloqueadores de canais de cálcio (BCC) não diidropiridínicos (verapamil, diltiazem), ou de propafenona.

Por fim, durante a avaliação ambulatorial pelo especialista, a ablação do nó AV por estudo eletrofisiológico pode ser utilizada com objetivo curativo, como alternativa ao uso das medicações já descritas.

Taquicardia por reentrada atrioventricular (TAV)/síndrome de Wolff-Parkinson-White (WPW)

Introdução

A TAV é uma taquiarritmia que ocorre devido à presença de um mecanismo de macrorreentrada através de uma via acessória. Costuma ocorrer em homens jovens com coração estruturalmente normal, que nascem com uma via de condução AV acessória, também chamada de feixe de Kent. Acontece em menos de 1% da população geral e possui um componente hereditário[11].

Mas o que são vias acessórias? Elas são nada mais do que bandas musculares que atravessam o anel atrioventricular, permitindo que haja outra condução de estímulos entre os átrios e os ventrículos além daquela que já acontece no nó AV. A presença de uma via acessória pode predispor ao aparecimento de episódios de TSV.

Eletrocardiograma

O eletrocardiograma do paciente durante um episódio de TAV apresenta as seguintes características:

- Frequência cardíaca elevada (geralmente entre 150 e 250 bpm).
- Complexo QRS geralmente estreito (nos pacientes com TAV ortodrômica que não apresentem distúrbios de condução ou bloqueios de ramo prévio).
- Intervalo RR regular.
- Presença de onda P retrógrada, representando a condução retrógrada dos ventrículos para os átrios através da via acessória (obs.: A onda P retrógrada nem sempre é facilmente visualizada, uma vez que pode coincidir temporalmente com a onda T, ficando assim de difícil distinção).
- A onda P retrógada surge logo após o QRS, com intervalo RP pouco acima dos 70 ms.
- Pode acontecer oscilação de amplitude do QRS quando comparamos batimento a batimento (QRS alternante).

Após a reversão do episódio de TAV, o ECG em ritmo sinusal pode apresentar sinais de pré-excitação ventricular (onda delta), que é a demonstração eletrocardiográfica de uma ativação precoce dos ventrículos pela via acessória.

Além da onda delta, o ECG com pré-excitação também apresenta intervalo PR curto (< 120 ms), alargamento do QRS e alteração da repolarização ventricular.

Manifestações clínicas

O quadro clínico da TAV é marcado por eventos recorrentes de TSV, com palpitações acompanhadas ou não de sintomas de instabilidade.

Embora possam existir pacientes com pré-excitação ventricular assintomática (isto é, que nunca tenham apresentado nenhum episódio de TSV), a presença de pré-excitação associada a sintomas constitui a definição da síndrome de Wolff-Parkinson-White.

Em raros casos, esta síndrome pode causar síncopes ou até mesmo morte súbita. Estes episódios ocorrem quando há concomitância de fibrilação atrial (FA) em pacientes portadores de uma via anômala com período refratário muito curto. Nestes casos, a via anômala é capaz de transmitir uma grande quantidade de estímulos dos átrios em FA para o ventrículo, causando uma frequência ventricular muito rápida, que pode degenerar para um episódio de fibrilação ventricular.

Tratamento

Assim como na TRN, a escolha do tratamento de emergência da TAV vai depender da presença ou não de sinais de instabilidade. O uso de manobras vagais, de adenosina ou o emprego da CVE já foram previamente discutidos neste capítulo.

Após a resolução do episódio de TAV, há indicação de encaminhamento para o especialista a fim de realizar ablação da via acessória como tratamento de primeira linha. A ablação possui taxa de sucesso em torno de 85 a 95%. Para os casos refratários ou em pacientes que recusam a ablação, pode ser prescrito o uso da propafenona como medicação antiarrítmica.

Taquicardia atrial

Introdução

A taquicardia atrial (TA), também conhecida como taquicardia atrial focal, é causada por um automatismo aumentado de um foco atrial ectópico. Ela está associada comumente a algumas comorbidades descompensadas, dentre elas insuficiência cardíaca, infarto do miocárdio, descompensação de pneumopatias, infec-

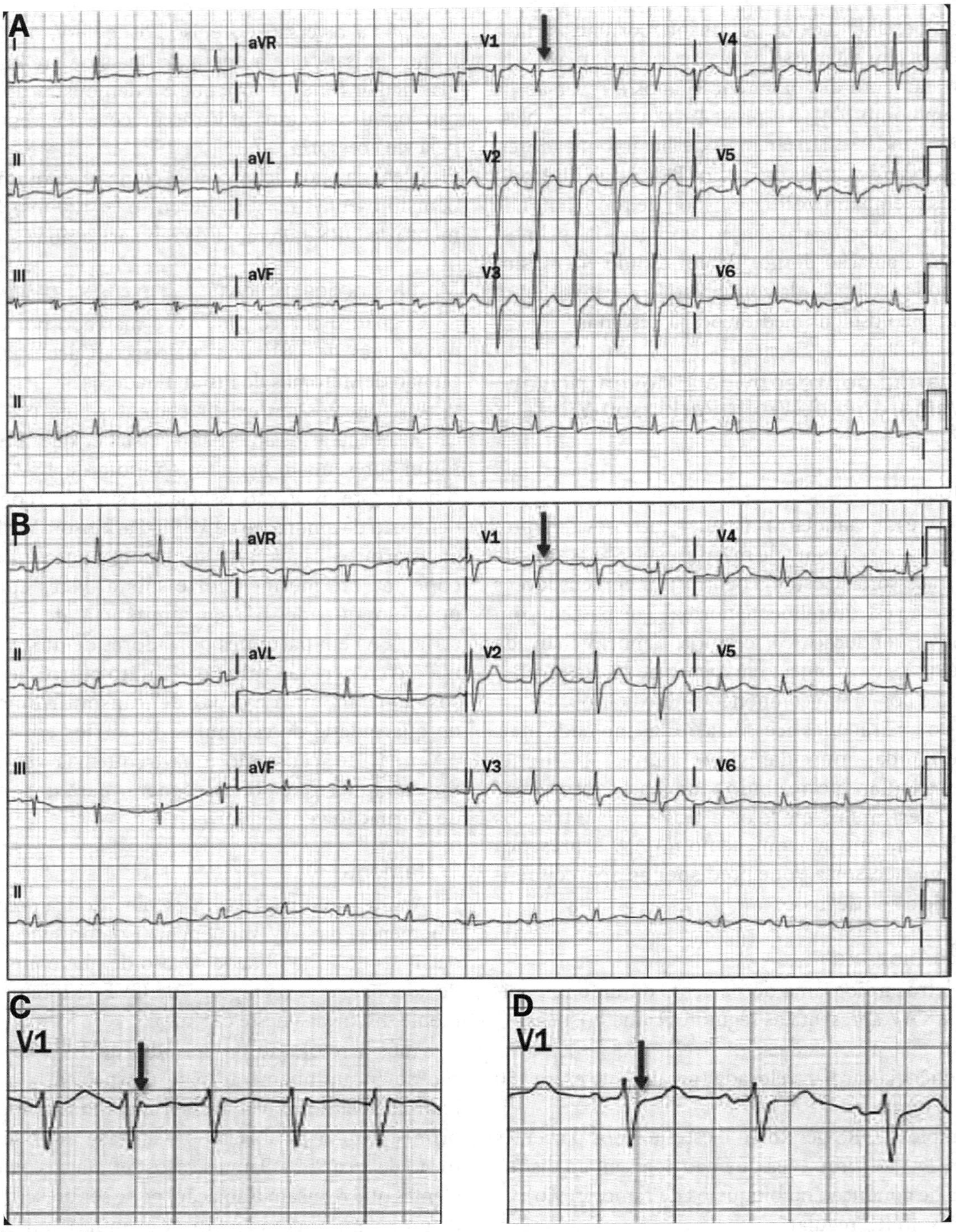

FIGURA 5 Comparação entre taquicardia por reentrada nodal (TRN) e um ritmo sinusal. A – TRN demonstrada como presença de taquicardia com intervalo RR regular, sem onda p visível. A seta demonstra conforme a imagem ampliada na C a onda r' ou p', que representa a despolarização atrial retrógrada. B demonstra um ritmo sinusal normal e ausência de p', conforme a imagem ampliada na Figura D.

Fonte: adaptada de Page et al., 2016[7].

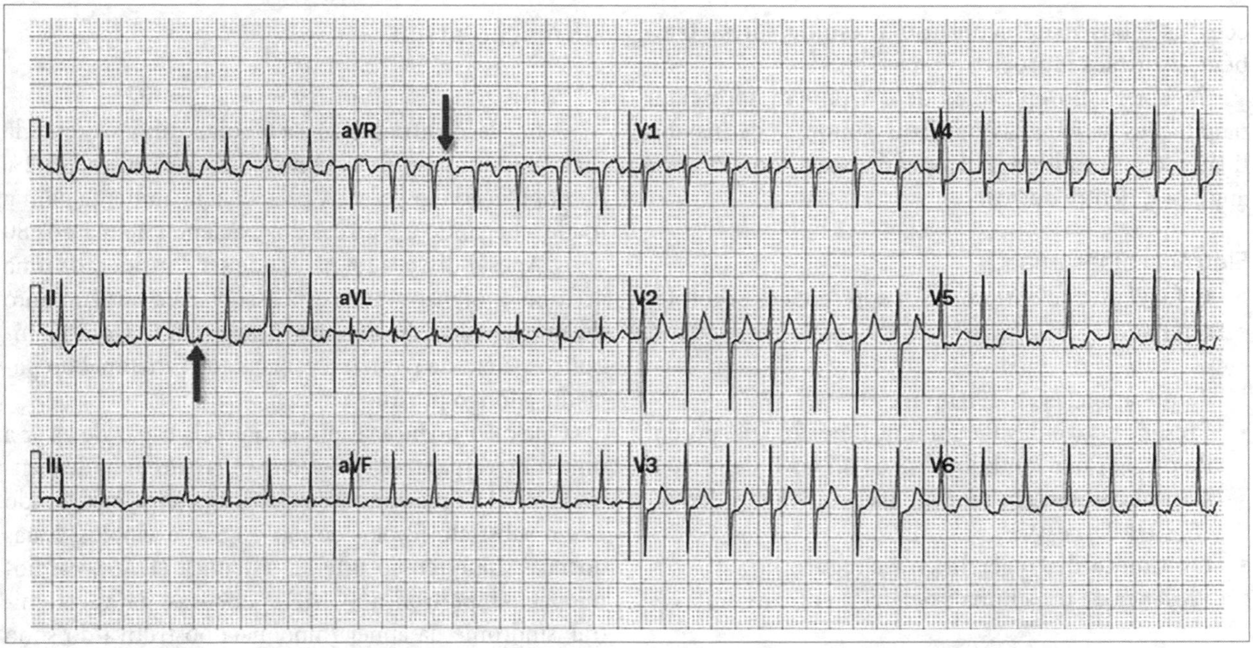

FIGURA 6 Exemplo de taquicardia por reentrada atrioventricular (TRAV) ortodrômica. Notem o intervalo RP aumentado mais visível nas setas em DII e AVR.
Fonte: adaptada de Page et al., 2016[7].

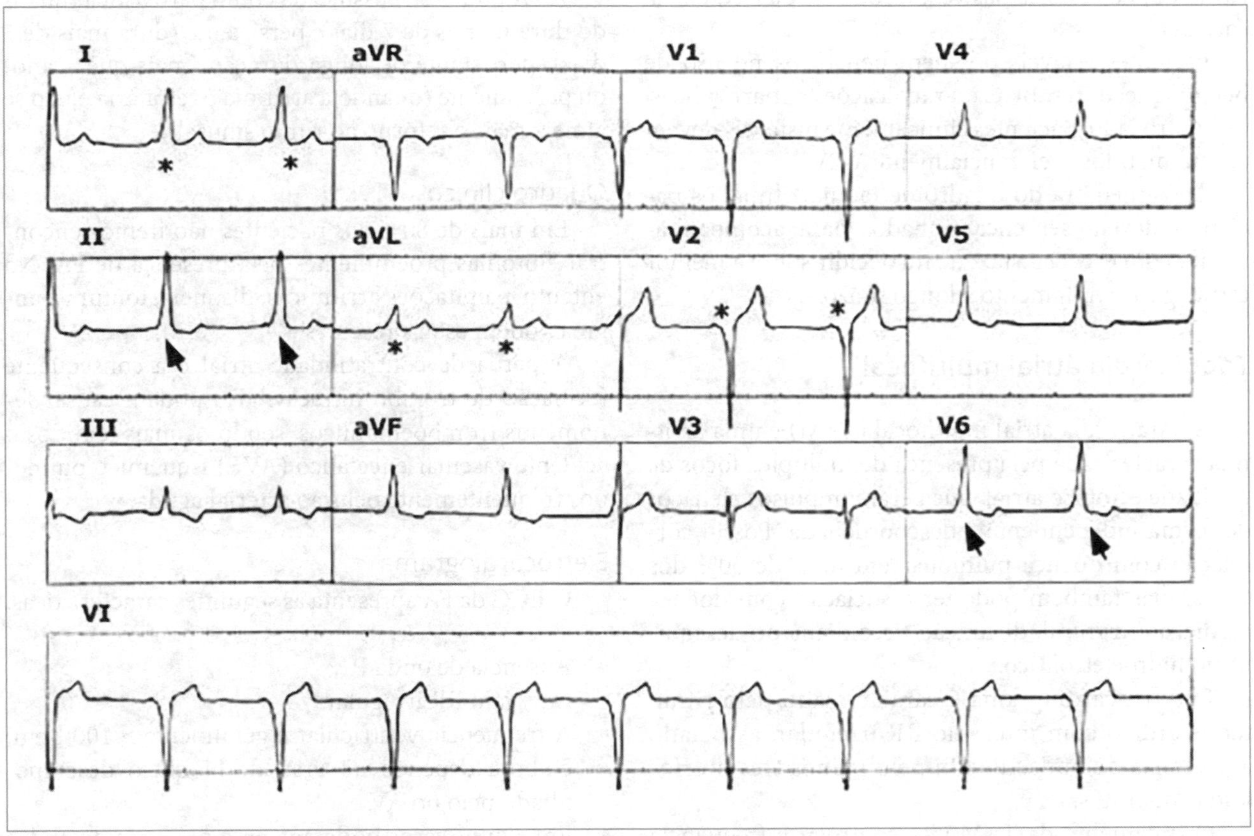

FIGURA 7 Alterações presentes na pré-excitação ventricular na síndrome de Wolff-Parkinson-White. Conseguimos visualizar o intervalo PR curto, QRS discretamente alargado devido à presença da onda delta.
Fonte: adaptada de Di Biase e Walsh, 2023[13].

ções, uso abusivo de álcool, uso de estimulantes e também distúrbios hidroeletrolíticos[10-12].

Paciente com episódios de TA podem apresentar palpitações, associadas ou não a sintomas de instabilidade, como tontura, síncope, dispneia, dor torácica anginosa, dentre outros.

Eletrocardiograma

O ECG do paciente com TA apresenta as seguintes características:

- Taquicardia (FC > 100 bpm).
- Presença de ondas P com única morfologia, porém de origem não sinusal (obs.: as ondas P de origem sinusal apresentam morfologia positiva nas derivações DI, DII e aVF).
- O ritmo cardíaco geralmente é regular.
- Presença de uma linha isoelétrica entre as ondas P.

Tratamento

O tratamento da TA é baseado no controle dos fatores desencadeantes, associado a uma reversão do ritmo ou, na maioria das vezes, controle da frequência cardíaca.

Pacientes estáveis possuem benefícios no uso de betabloqueadores, BCC ou medicações antiarrítmicas. Por outro lado, pacientes clinicamente instáveis devem ser submetidos preferencialmente à CVE.

Após melhora do quadro de taquiarritmia, os pacientes devem ser encaminhados para acompanhamento com especialista, que irá decidir sobre a melhor estratégia de tratamento a longo prazo.

Taquicardia atrial multifocal

A taquicardia atrial multifocal (TAM) é uma arritmia caracterizada pela presença de múltiplos focos de atividade ectópica atrial, que geram impulsos elétricos de forma independente e descoordenada. Possui correlação com doença pulmonar em mais de 50% dos casos, mas também pode ter associação com doença cardíaca estrutural, disfunção tireoidiana ou desequilíbrio hidroeletrolítico.

O eletrocardiograma é caracterizado pelo ritmo taquicárdico com intervalo RR irregular, associado à presença de ondas P com pelo menos três morfologias distintas.

O tratamento da TAM visa controlar a frequência cardíaca (com uso, por exemplo, de BCC), associado à correção dos distúrbios hidroeletrolíticos e da descompensação pulmonar.

Fibrilação atrial

Introdução

A fibrilação atrial (FA) é a taquiarritmia sustentada mais comum na prática clínica, ocorrendo em 1 a 2% da população em geral. A prevalência aumenta com a idade, chegando a 5 a 10% dos pacientes acima dos 80 anos. Apesar disso, a FA não pode ser considerada uma arritmia inofensiva, pois está associada a um aumento de mortalidade, hospitalizações, eventos tromboembólicos, além de reduzir a capacidade funcional do paciente a longo prazo.

Qualquer doença sistêmica que seja capaz de levar a uma sobrecarga atrial pode gerar microcircuitos de reentrada atrial e uma condução elétrica heterogênea, sendo este o substrato fisiológico da FA. São exemplos destas doenças: hipertensão arterial sistêmica (HAS), cardiomiopatia hipertrófica (CMH), doenças da valva mitral, síndrome da apneia/hipopneia obstrutiva do sono (SAHOS), tireotoxicose, distúrbios hidroeletrolíticos, ingesta excessiva de álcool ("*holiday heart syndrome*"), drogas estimulantes e pós-operatório de cirurgia cardíaca.

A FA pode ser classificada como paroxística (quando dura menos de 7 dias), persistente (dura mais de 7 dias), persistente de longa duração (mais que 1 ano) ou permanente (quando a arritmia é refratária e não se almeja mais o retorno ao ritmo sinusal).

Quadro clínico

Em mais de 80% dos pacientes não iremos encontrar sintomas proeminentes pela presença de FA. No entanto, palpitações arrítmicas, dispneia, tontura e angina podem estar presentes.

A perda da contratilidade atrial e a consequente formação de trombo intracavitário podem causar fenômenos tromboembólicos, sendo os mais temidos o acidente vascular encefálico (AVE) isquêmico ou menos frequentemente oclusão arterial aguda.

Eletrocardiograma

O ECG da FA apresenta as seguintes características:

- Ausência de onda P.
- Intervalo RR irregular.
- A frequência ventricular é geralmente > 100 bpm, embora dependa do grau de bloqueio desempenhado pelo nó AV.
- Em alguns casos podemos ter a presença de ondas "*f*" na linha de base que correspondem à atividade atrial com frequência entre 350 e 600/min (melhor visualização em V1).

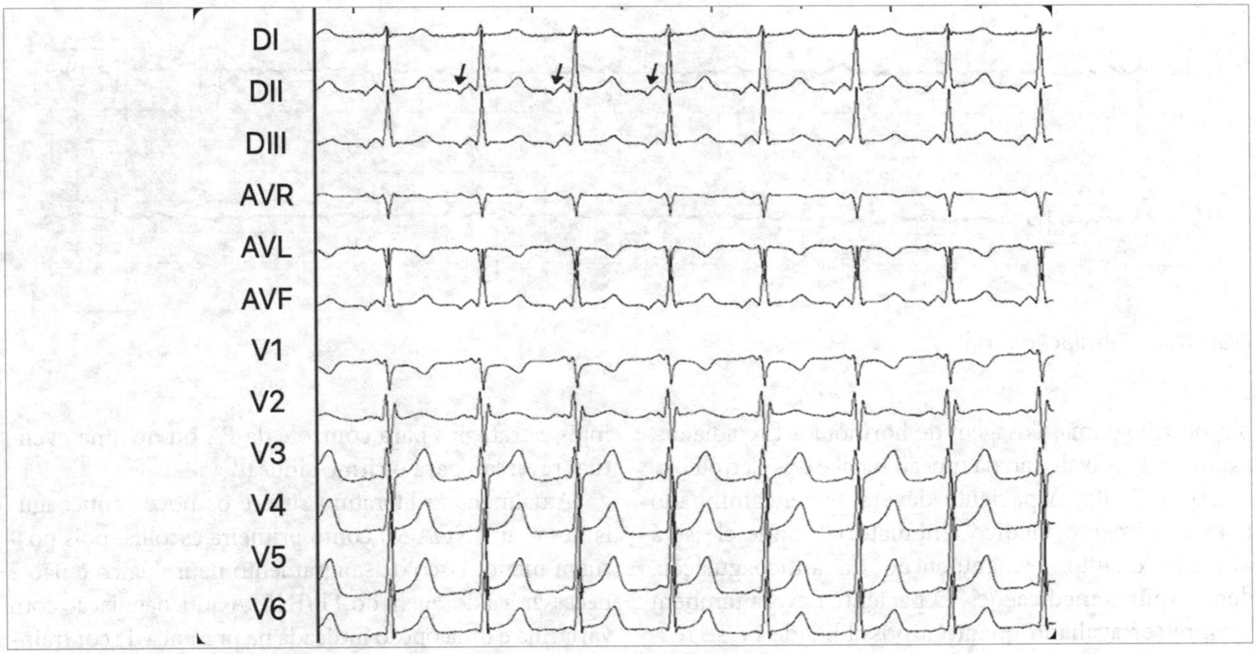

FIGURA 8 Taquicardia atrial focal. FC=125 bpm, complexos QRS precedidos por onda p com morfologia não sinusal com padrão bifásico em derivações inferiores.

Tratamento

A conduta de emergência nos pacientes com fibrilação atrial vai depender da existência de sinais de instabilidade clínica.

Em pacientes clinicamente instáveis (em que a instabilidade é causada pela presença da arritmia), está indicada a cardioversão elétrica (CVE) sincronizada com 120-200J.

Por outro lado, nos pacientes estáveis existem duas estratégias: controle de frequência cardíaca e controle de ritmo (voltar para o ritmo sinusal). A escolha por cada uma dessas duas estratégias deve sempre ser individualizada.

Quando o período de início da FA é > 48 horas ou não pode ser determinado, antes de adotarmos uma estratégia para controle do ritmo devemos realizar o ecocardiograma transesofágico (ECO TE) para descartar a presença de trombo cavitário e prevenir, assim, eventos cardioembólicos após a cardioversão. Outra opção seria anticoagular plenamente o paciente por 3 semanas e, somente após esse período, a cardioversão estaria liberada na ausência de um ECO TE.

Por outro lado, no caso de uma FA de início recente (< 48 horas), devemos preferencialmente optar pelo controle de ritmo. Neste caso, podemos considerar a realização da cardioversão mesmo que um ECO TE não esteja disponível.

Existem duas formas de se realizar a cardioversão nos pacientes com FA:

- CVE sincronizada (120-200 J).
- Cardioversão química (com uso de medicamentos antiarrítmicos).

No Brasil, a droga antiarrítmica mais utilizada é a amiodarona (150 mg em 10-30 minutos, seguida de mais 900 mg em 24 horas). Outras opções possíveis são a propafenona (450-600 mg VO, estratégia denominada "*pill in the pocket*"), além de flecainamida e ibutilida.

Apesar de não haver mudança em desfecho de mortalidade, sabe-se que a reversão para o ritmo sinusal é o ideal a longo prazo, com uma melhora de remodelamento atrial e qualidade de vida. Dessa forma, deve-se considerar no mínimo uma tentativa de reversão para ritmo sinusal.

Quando optado por se realizar a estratégia para controle da FC, devemos prescrever medicações com efeito bradicardizante, com objetivo de manter a FC abaixo de 110 bpm. Nesses casos, podemos utilizar betabloqueadores, antagonista dos canais de cálcio, digitálicos e eventualmente até amiodarona. A escolha entre as classes medicamentosas deve ser baseada de acordo com as comorbidades do paciente, assim como a possibilidade de efeitos colaterais.

Por fim, não podemos nos esquecer da importância da investigação da etiologia em todos os pacientes com fibrilação atrial em primodescompensação, assim como da realização de medidas para tratar essas causas. Para isso, devemos lançar mão de exames complementares, como

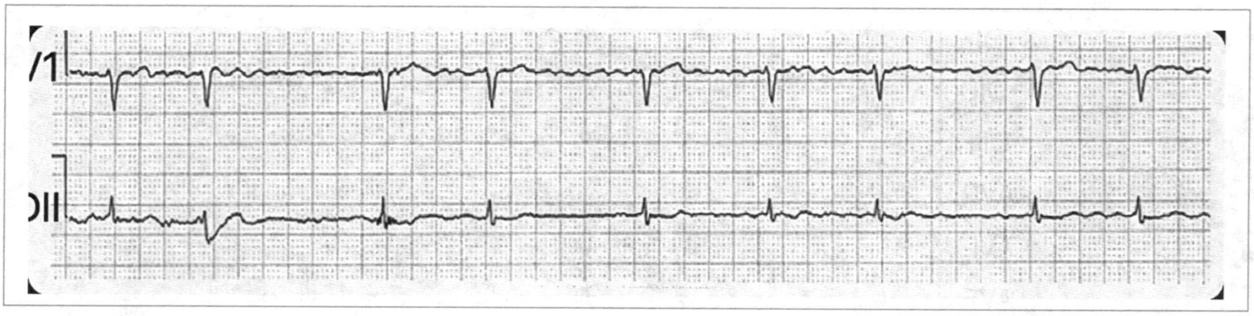

FIGURA 9 Fibrilação atrial.

o ecocardiograma, dosagem de hormônios tireoidianos, assim como a avaliação da função renal e dos eletrólitos.

Após a alta, o paciente deverá ser encaminhado para seguimento médico ambulatorial, onde ele será avaliado quanto à manutenção da anticoagulação, dentre outras medicações. O paciente deverá também sempre ser avaliado quanto à possiblidade de se realizar a ablação com isolamento das veias pulmonares (que é o tratamento de escolha em pacientes que persistem sintomáticos mesmo com uso das medicações, mas também pode ser utilizada em outros casos selecionados pelo especialista).

Anticoagulação

Todo paciente com FA deve ser avaliado quanto à prescrição de anticoagulantes para a prevenção de eventos tromboembólicos.

Para decisão de anticoagulação na FA, utilizamos o escore CHADSVASC, que avalia o risco de tromboembolismo:

- Insuficiência cardíaca: 1 ponto.
- Hipertensão: 1 ponto.
- Idade > 75 anos ("*Age >75*"): 2 pontos.
- Diabetes (1 ponto).
- AVC ou AIT prévio ("*Stroke*"): 2 pontos.
- Vasculopatia (DAC, DAOP, ateromatose aórtica): 1 ponto.
- Idade 65-74 anos ("*Age >65-74*"): 1 ponto.
- Sexo feminino: 1 ponto.

O escore possui utilidade tanto no âmbito ambulatorial quanto hospitalar. A anticoagulação com objetivo de prevenção de eventos tromboembólicos não está indicada nos pacientes homens com escore 0 pontos, ou nas mulheres com escore até 1 ponto. Nos pacientes com escore maior ou igual a 2 pontos (homens) ou maior ou igual a 3 pontos (mulheres), devemos iniciar a anticoagulação plena por tempo indeterminado, independentemente da duração dos sintomas, das demais estratégias para controle da FA ou de uma eventual reversão para o ritmo sinusal[12,13].

Atualmente a literatura sugere os novos anticoagulantes orais (NOACs) como primeira escolha, pois possuem menor risco de sangramento neurológico e não é necessária a dosagem do TP/INR. A anticoagulação com varfarina é uma opção indicada na presença de contraindicações ou impossibilidades ao uso dos NOACs.

No acompanhamento dos pacientes com FA em uso de anticoagulantes, devemos também sempre utilizar o escore HAS-BLED para estimar o risco de eventos hemorrágicos. Embora este escore não contraindique a anticoagulação, o utilizamos para sinalizar quais pacientes devem ser acompanhados mais de perto, além de evidenciar os fatores de risco que podem ser modificados para minimizar a incidência de episódios de sangramento.

Casos especiais na fibrilação atrial

- Pode haver ritmo regular em algum paciente com FA? Sim! Esse evento pode acontecer na FA associada a um bloqueio atrioventricular total (BAVT).
- Quando não podemos utilizar metoprolol ou BCC na FA? Na FA sobreposta com WPW, pois esses medicamentos inibem a condução pelo nó AV, elevando a condução de estímulos aos ventrículos através da via anômala. Nestes casos, devemos optar pela cardioversão elétrica e posterior ablação da via anômala.
- Devemos monitorar a função renal dos pacientes em uso dos NOACs, dada a necessidade de ajuste ou suspensão da dose, principalmente nos pacientes com ClCr < 15-30 mL/min.
- A propafenona não deve ser utilizada em pacientes com cardiopatia estrutural.
- A estratégia "*pill in the pocket*" com a propafenona sempre deve ser testada a primeira vez em um ambiente hospitalar, com o paciente monitorizado. Se funcionar sem efeitos colaterais significativos, podemos posteriormente replicá-la no ambiente extra-hospitalar.

Flutter atrial

Introdução

O *flutter* atrial é caracterizado por atividade elétrica atrial rápida e organizada nos átrios (devido à formação de um circuito de macrorreentrada no átrio direito) causando uma taquicardia com ritmo regular.

As causas e complicações do *flutter* são semelhantes às da fibrilação atrial, sendo comum inclusive a existência dessas duas arritmias em um mesmo paciente em momentos diferentes.

Eletrocardiograma

No *flutter* atrial, notamos as seguintes características eletrocardiográficas:

- Taxa de ativação atrial rápida formando as chamadas ondas F de aspecto serrilhado:
- *Flutter* típico (tipo 1): apresenta ondas F geralmente negativas nas derivações inferiores (DI, DII e aVF) e positivas em V1, com frequência atrial ao redor de 300/min, apresentando rotação anti-horária e envolvendo o istmo cavotricuspídeo.
- *Flutter* atípico (tipo 2): não envolver o istmo cavotricuspídeo, geralmente possui ondas F positivas nas derivações inferiores e em V1, com frequência atrial em torno de 340 a 430/min.
- A frequência cardíaca vai depender do controle do nó AV, que pode causar bloqueios variáveis (*flutter* 2:1, 3:1, 4:1).

Tratamento

A conduta de emergência nos pacientes com *flutter* atrial vai depender da existência de sinais de instabilidade clínicas.

Em pacientes clinicamente instáveis (em que a instabilidade é causada pela presença da arritmia), está indicada a cardioversão elétrica (CVE) sincronizada 50-100J.

Já nos pacientes clinicamente estáveis, a estratégia inicial mais adequada é o controle da FC com betabloqueadores, BCC e/ou digitálicos. Além disso, devemos iniciar anticoagulação plena e programar um ECOTE, para excluir a possibilidade de trombos intracavitários (sobretudo no átrio esquerdo) e realizar uma cardioversão de maneira mais eletiva e segura. Devemos manter a anticoagulação após a cardioversão por pelo menos 4 semanas, ou às vezes por tempo indeterminado (a depender da avaliação pelo escore de CHADSVASC)[12-15].

Após a alta hospitalar, o paciente deve ser encaminhado ao especialista, para avaliar a realização do tratamento curativo com ablação por estudo eletrofisiológico. Enquanto o paciente não é submetido à ablação, podemos manter o uso de betabloqueadores ou BCC para diminuir o risco de recorrência.

TAQUIARRITMIAS COM QRS LARGO

Taquicardia ventricular (TV)

Introdução

A taquicardia ventricular (TV) é uma arritmia cardíaca caracterizada por uma atividade elétrica originada dos ventrículos, resultando em uma contração ventricular com frequência rápida e potencialmente perigosa. A TV pode ser uma arritmia fatal, principalmente se houver comprometimento hemodinâmico e em pacientes com outras cardiopatias associadas. Nestes casos, a TV pode degenerar para a fibrilação ventricular (FV), arritmia onde não há sístole ventricular organizada, sendo esse um ritmo clássico de parada cardíaca e morte cardiovascular.

A presença de TV está geralmente associada à presença de outras doenças cardíacas, sejam cardiopatias estruturais (como as cardiomiopatias isquêmica, hipertrófica e chagásica) ou outras causas (como a síndrome de Brugada, uso de drogas estimulantes e distúrbios hidroeletrolíticos).

Eletrocardiograma

A taquicardia ventricular apresenta as seguintes características:

- Ritmo ventricular rápido (> 100 bpm).
- Complexo QRS alargado (> 120 ms)
- Ausência de ondas P relacionadas a cada QRS.

Classificação

Sempre que estamos diante de uma taquiarritmia, devemos classificá-la quanto à presença de critérios de instabilidade clínica (arritmia instável ou estável).

Além disso, a TV pode ser classificada quanto à duração:

- Sustentada: duração maior que 30 segundos, ou então quando há instabilidade hemodinâmica.
- Não sustentada: dura menos de 30 segundos e não causa instabilidade hemodinâmica.

A taquicardia ventricular também pode ser classificada quanto à sua morfologia:

- Monomórfica: Os complexos QRS têm todos a mesma morfologia, sugerindo que a taquicardia é originada de um único foco ectópico ou de um único circuito de reentrada.

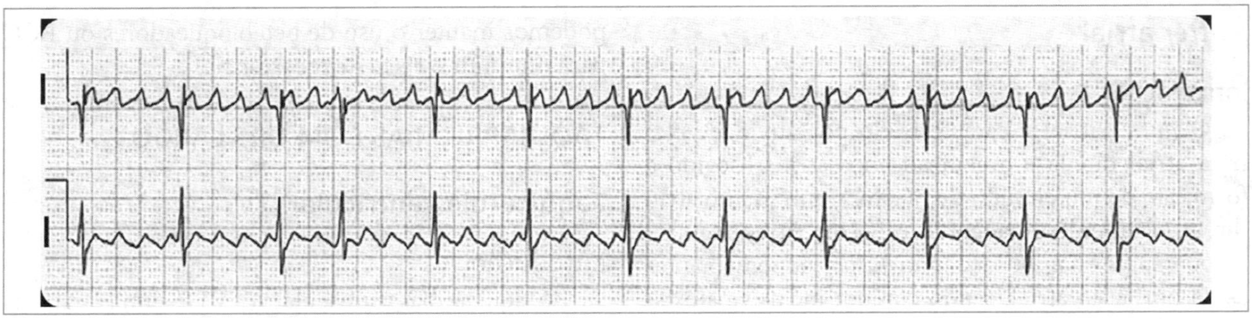

FIGURA 10 *Flutter*.

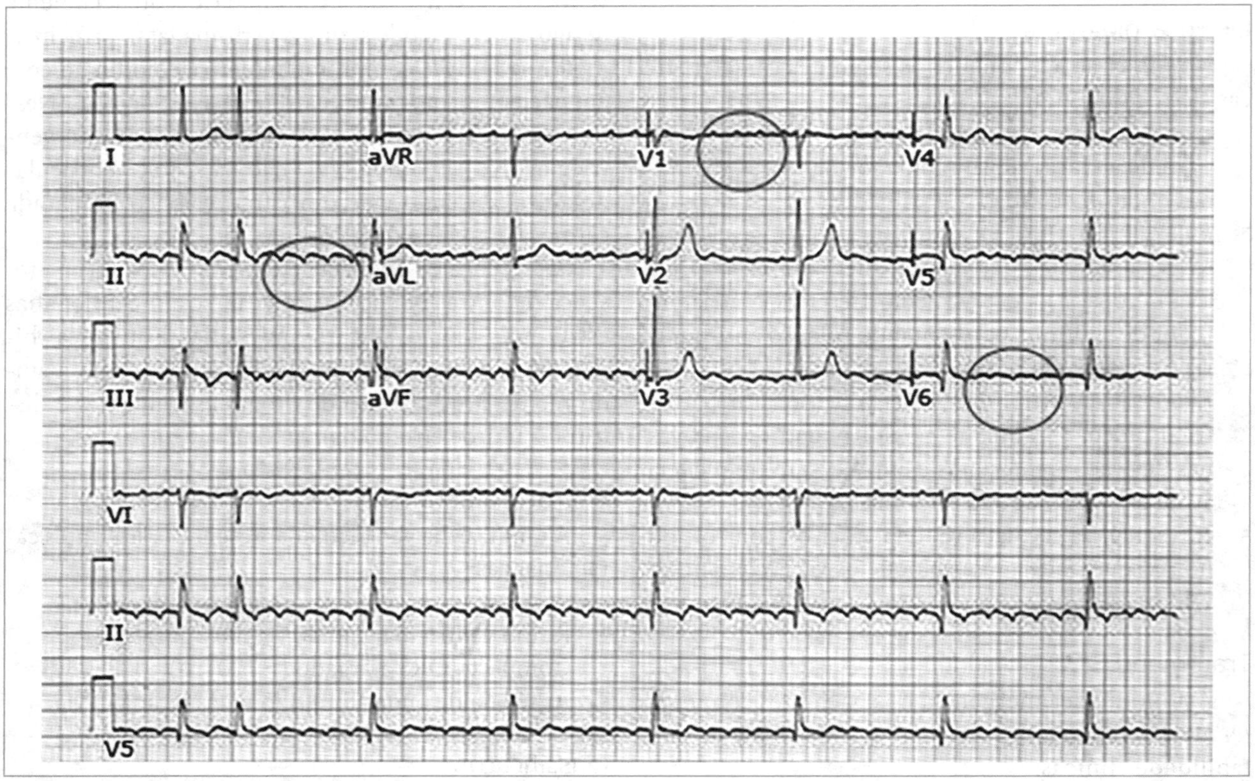

FIGURA 11 Exemplo de *flutter* atrial. Ondas F de *flutter* negativas em DII, DIII, AVF, V6 e positivas em V1.
Fonte: adaptada de Phang e Prutkin, 2023[15].

- Polimórfica: Os complexos QRS têm diferentes morfologias ao longo do episódio, geralmente associadas a uma condução ventricular instável. A TV polimórfica está frequentemente associada a condições como a síndrome do QT longo e distúrbios eletrolíticos.
- Monomórfica.
- Polimórfica.

Conduta

Em decorrência do fato de a TV ser uma arritmia potencialmente muito grave, os pacientes sempre devem ser manejados em sala de emergência, monitorizados e com desfibrilador próximo.

Nos pacientes clinicamente estáveis, devemos realizar preferencialmente a CVE, ou então optar pelo uso de antiarrítmicos venosos (p. ex., amiodarona) e observar até que haja uma melhora da arritmia, reavaliando continuamente devido à possibilidade de piora clínica.

Nos pacientes instáveis com TV monomórfica, deve-se prontamente realizar a CVE sincronizada com 100J. Já nos casos instáveis com TV polimórfica, realiza-se a desfibrilação cardíaca (não sincronizada).

Deve-se atentar para a busca de possíveis causas associadas ao surgimento da TV, com objetivo claro de corrigir as causas reversíveis (p. ex., isquemia, hipóxia e/ou distúrbios hidroeletrolíticos).

Mesmo após a reversão de uma TV, o paciente deve ser admitido em UTI, onde será realizada a investigação da etiologia da arritmia e a avaliação por um cardiologista quanto ao implante de um cardiodesfibrilador implantável (CDI).

Torsades de pointes (TdP)

A *torsades de pointes* é um tipo especial de TV polimórfica que oscila de amplitude e polaridade como se as pontas fossem torcidas repetidamente, característica que dá o nome à arritmia. Possui como fator predisponente fundamental o intervalo QT longo (> 0,44 s), quando o ECG é obtido fora do período de arritmia.

Dentre as principais causas relacionadas ao Torsades estão: medicamentos, hipocalemia, hipocalcemia ou hipomagnesemia, congênitas (síndrome do QT longo congênito).

Tratamento

O tratamento de emergência nos pacientes com *torsades de pointes* vai depender da presença ou não de sinais de instabilidade clínica.

Pacientes clinicamente instáveis devem ser submetidos à desfibrilação com 200J, seguida de sulfato de magnésio (ataque de 2 g, EV, em 10-30 minutos, manutenção com objetivo de manter o Mg sérico entre 3,5-5 mg/dL).

Pacientes estáveis podem ser monitorizados e tratados inicialmente somente com a infusão do sulfato de magnésio EV.

Casos refratários às medidas acima podem se beneficiar de estratégias que visem aumentar a FC (e consequentemente diminuir o intervalo QT). São exemplos o uso de isoproterenol ou adrenalina, seguidos de marca-passo transvenoso com estimulação atrial ou ventricular de 100-120 bpm;

FIGURA 12 Taquicardia ventricular polimórfica.

Fibrilação ventricular (FV)

A fibrilação ventricular (FV) é uma arritmia que resulta em uma ativação ventricular desorganizada que não gera contração nem débito cardíaco e, portanto, está associada a parada cardiorrespiratória e morte súbita.

O eletrocardiograma demonstra ondas irregulares em amplitude, morfologia e periodicidade, normalmente com frequência acima de 300 bpm/min sem atividade organizada.

Devido ao fato de FV ser uma arritmia relacionada à parada cardíaca e à morte cardiovascular, os detalhes desta arritmia serão discutidos em capítulo específico.

Outras taquiarritmias de QRS largo (> 120 MS)

Em cerca de 80% dos casos de arritmias com QRS largo, o ritmo responsável possui origem ventricular (FV ou TV).

No paciente estável, podemos empregar alguns algoritmos (p. ex., Brugada, Vereckei, Santos) para diferenciar entre pacientes com TV daqueles com TSV com aberrância ou, mais raramente, daqueles com TAV antidrômica.

No entanto, o uso destes algoritmos no ambiente de emergência é controverso, devido à limitação e à dificuldade em empregá-los, assim como devido a um maior potencial de gravidade da FV/TV, que possuem risco para uma rápida deterioração clínica.

Assim, diante de uma taquiarritmia de QRS largo no ambiente de emergência, recomendamos conduzir o caso como uma taquicardia ventricular.

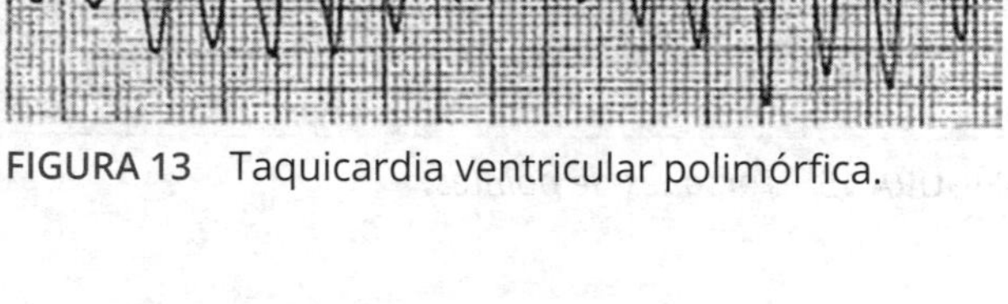

FIGURA 13 Taquicardia ventricular polimórfica.

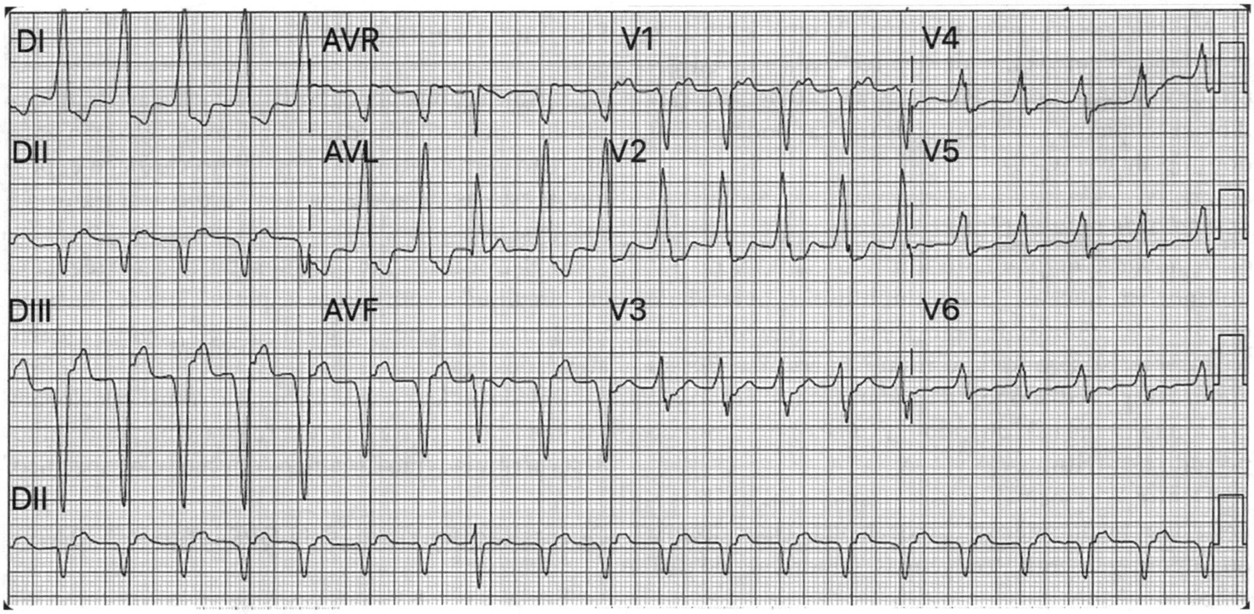

FIGURA 14 Taquicardia ventricular.

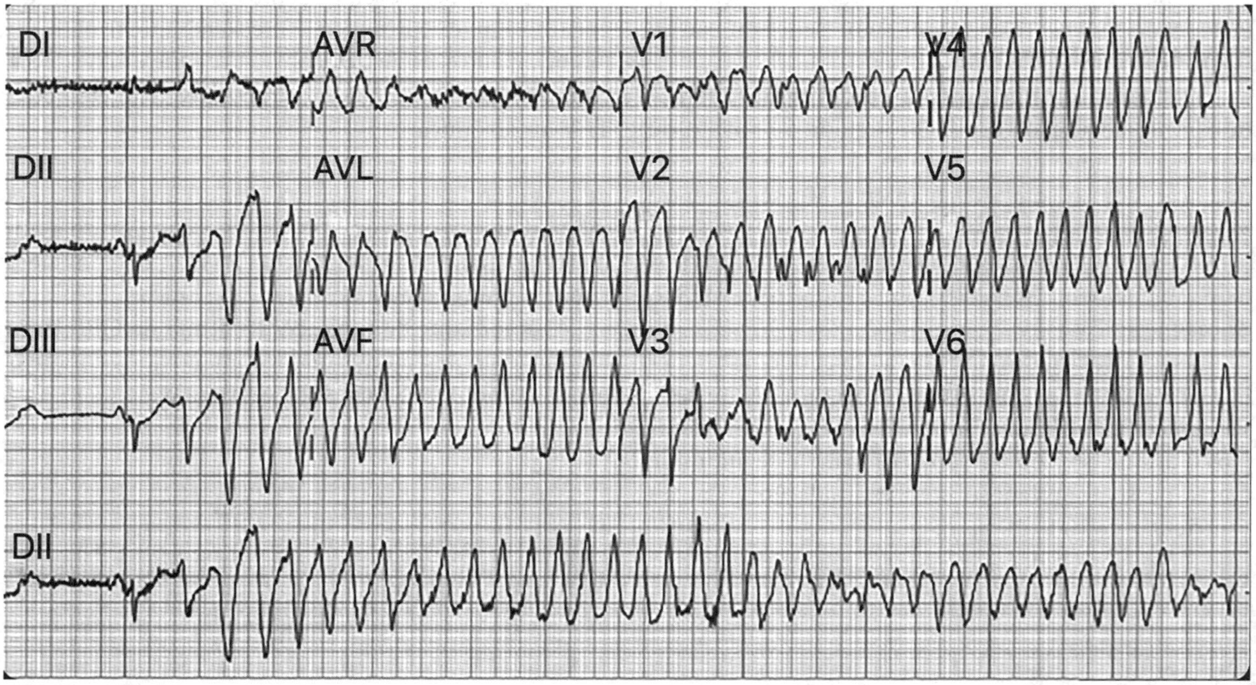

FIGURA 15 *Torsades de pointes*.

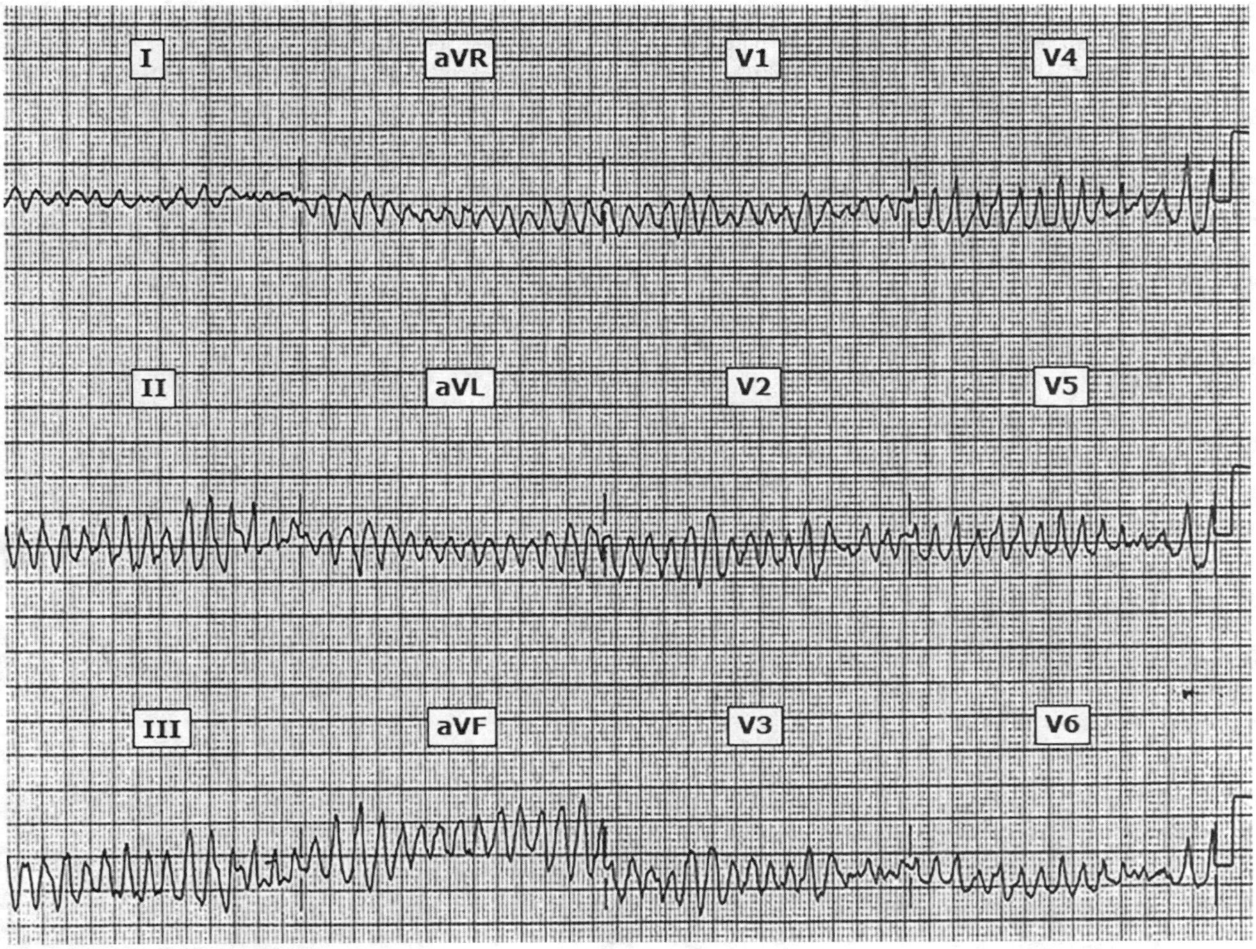

FIGURA 16 Fibrilação ventricular.

REFERÊNCIAS

1. 2017 AHA/ACC/HRS Guideline for management of patients with ventricular arrhythmias and the prevention of sudden cardiac death. Circulation. 2018;138:e272-e391.
2. 2022 ESC Guidelines for the management of patients with ventricular arrhythmias and the prevention of sudden cardiac death: Developed by the task force for the management of patients with ventricular arrhythmias and the prevention of sudden cardiac death of the European Society of Cardiology (ESC) Endorsed by the Association for European Paediatric and Congenital Cardiology (AEPC). Eur Heart J. 2022;(43)40:3997-4126.
3. Brugada P, Brugada J, Mont L, Smeets J, Andries EW. A new approach to the differential diagnosis of a regular tachycardia with a wide QRS complex. Circulation. 1991;83:1649-59.
4. Calkins H, Tomaselli GF, Morady F. Atrial fibrillation: clinical features, mechanisms, and management. In: Libby P, Bonow RO. Braunwald's heart disease: a textbook of cardiovascular medicine, 12th ed. Phildelphia: Elsevier, 2021. p. 1272-85.
5. Curtis AB, Tomaselli GF. Approach to the patient with cardiac arrhythmias. Libby P, Bonow RO. Braunwald's Heart disease: a textbook of cardiovascular medicine, 12th ed. Philadelphia: Elsevier, 2021. p. 1145-61.
6. Kalman JM, Sanders P. Supraventricular tachycardias. Libby P, Bonow RO. Braunwald's heart disease: a textbook of cardiovascular medicine, 12th ed. Philadelphia: Elsevier, 2021. p. 1245-1270.
7. Page RL, et al. 2015 ACC/AHA/HRS SVT Guideline e51. 2015 ACC/AHA/HRS Guideline for the management of adult patients with supraventricular tachycardia: a report of the American College of Cardiology/American Heart Association Task Force on Clinical Practice Guidelines and the Heart Rhythm Society. Circulation. 2016;133:e506-e574.
8. Samesima N, God EG, Kruse JCL, Leal MG, França FFAC, Pinho C, et al. Diretriz da Sociedade Brasileira de Cardiologia sobre a Análise e Emissão de Laudos Eletrocardiográficos – 2022. Arq Bras Cardiol. 2022;119(4):638-80.
9. Stefanini E, Timerman A, Serrano C. Tratado de Cardiologia Socesp. 2. ed. São Paulo: Manole; 2009.
10. Stevenson WG, Zeppenfeld K. Ventricular arrhythmias. Libby P, Bonow RO. Braunwald's heart disease: a textbook of cardiovascular medicine, 12th ed. Philadelphia: Elsevier, 2021. p. 1288-1310.
11. Vereckei A, Duray G, Szenasi G, Altemose GT, Miller JM. Application of a new algorithm in the differential diagnosis of wide QRS complex tachycardia. Eur Heart J. 2007;28:589-600.
12. Zimerman LI, Fenelon G, Martinelli Filho M, et al. Sociedade Brasileira de Cardiologia. Diretrizes Brasileiras de Fibrilação Atrial. Arq Bras Cardiol. 2009;92(6 Suppl1):1-39.

13. Knight BP. Atrioventricular nodal reentrant tachycardia. Disponível em: https://www.uptodate.com/contents/image?imageKey=CARD%2F79760&topicKey=CARD%2F902&search=taquicardia%20supraventricular&rank=4~150&source=see_link. Acesso em: 1 jul. 2023. Di Biase L, Walsh EP.
14. Atrioventricular reentrant tachycardia (AVRT) associated with an accessory pathway. Disponível em: https://www.uptodate.com/contents/image?imageKey=CARD%2F68804&topicKey=CARD%2F976&search=taquicardia%20supraventricular&source=see_link. Acesso em: 1 jul. 2023.
15. Phang R, Prutkin JM. Overview of atrial flutter. Disponível em: https://www.uptodate.com/contents/image?imageKey=CARD%2F89577~CARD%2F89571~CARD%2F89576&topicKey=CARD%2F1048&search=flutter&rank=1~150&source=see_link. Acesso em: 1 jul. 2023.

6

Bradicardias

André Mello Gerhardt
Rafael De Biase Abt
Suzi Emiko Kawakami
Antonio De Biase Cabral Wyszomirski

PONTOS PRINCIPAIS

- Nem toda bradicardia é patológica.
- Devem-se procurar causas reversíveis.
- É importante identificar sintomas de instabilidade na presença de bradicardia, os quais exigirão intervenções específicas (drogas, marca-passo transcutâneo).
- É importante ter familiaridade com os principais padrões eletrocardiográficos nas bradicardias. Alguns grupos, mesmo quando estáveis, necessitarão de internação para avaliação de especialista.
- É preciso estar familiarizado e seguro para a utilização do marca-passo transcutâneo quando indicado.
- O marca-passo transcutâneo é uma terapia-ponte até a passagem do marca-passo transvenoso.

INTRODUÇÃO

As bradicardias são alterações de ritmo e/ou frequência cardíaca (FC) caracterizadas por FC baixa. Conforme as últimas diretrizes, considera-se bradicardia quando a FC está menor que 50 bpm.

Nem toda bradicardia é patológica. Pacientes atletas (com bom condicionamento físico) podem apresentar FC de repouso ao redor de 50 bpm sem qualquer repercussão para o organismo. A bradicardia é considerada sintomática quando há correlação entre o sinal clínico/sintoma e o quadro arrítmico[1,2].

A bradicardia também pode ser relativa, quando a FC mais elevada pode estar inapropriadamente baixa frente a determinadas condições clínicas. Por exemplo, um paciente em choque hipovolêmico, secundário à hemorragia aguda, hipotenso e com uma FC de 80 bpm, apresenta bradicardia relativa, pois seria esperada uma taquicardia compensatória neste cenário.

É crucial que o médico que faz o primeiro atendimento no pronto-socorro e na sala de emergência saiba identificar os casos de bradicardia com critérios de instabilidade que exigirão intervenções específicas com prioridade – assim como ter certa familiaridade com os principais padrões eletrocardiográficos das bradicardias, permitindo identificar casos em que será recomendada a internação para avaliação precoce de especialista, mesmo quando estáveis[2].

A bradicardia pode ser decorrente de alterações em diversos sítios do aparato de condução cardíaca. Podem ser divididas de acordo com alterações: no automatismo do nó sinusal, na condução sinoatrial e na condução atrioventricular.

CLASSIFICAÇÃO DAS BRADICARDIAS

Disfunção de nó sinusal

O nó sinusal funciona como um marca-passo dominante do coração. É uma região funcional localizada na zona epicárdica do sulco terminal do átrio direito, formada por "ninhos" das células de marca-passo (células P), que se despolarizam espontaneamente; somada às regiões adjacentes com células de reserva, com frequência de repolarização menos intensas.

A disfunção de nó sinusal pode ser classificada em intrínseca (causada por condições patológicas que afetam o próprio nó) ou extrínseca (depressão do nó causada por agentes externos, como drogas ou alteração do tônus autonômico). Na Tabela 1, mostramos as causas reversíveis da disfunção do nó sinusal.

TABELA 1 Causas reversíveis da disfunção do nó sinusal

Isquemia miocárdica/ infarto agudo do miocárdio - relacionado à parede inferior; revertida espontaneamente em até 15 dias	Distúrbios eletrolíticos (hipercalemia, hipocalemia)
Medicamentos: betabloqueadores, bloqueadores do canal de cálcio não diidropiridínicos, outros antiarrítmicos, digoxina, lítio, metildopa, risperidona, interferona	Pós-operatório de cirurgia cardíaca (troca de valva, revascularização, procedimento de Maze, transplante cardíaco prévio)
Hipotermia	Hipoglicemia
Insuficiência respiratória (apneia do sono, hipoxemia, hipercapnia, afogamento)	Hipotireoidismo
Coração de atleta	Doenças infecciosas e pós-infecciosas (endocardite, febre tifoide, febres hemorrágicas, síndrome de Guillain-Barré)
Hipervagotonia	Toxinas: organofosforados, tetrodotoxina, tolueno

Classificação

Bradicardia sinusal

Pode ser considerada anormal quando inexplicada, persistente e inapropriada para as condições fisiológicas (FC < 40 bpm que não são associadas ao condicionamento físico ou ao sono são anormais) (Figura 1).

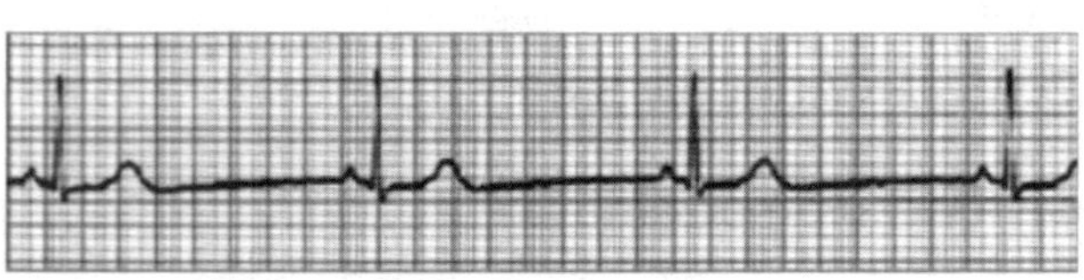

FIGURA 1 Bradicardia sinusal.

Pausa sinusal

Também chamada de parada sinusal, ocorre quando é cessada totalmente a produção de impulsos pelo nó sinusal. Pausas maiores que 3 segundos são raras, geralmente tendo como principal etiologia a disfunção sinusal (Figura 2).

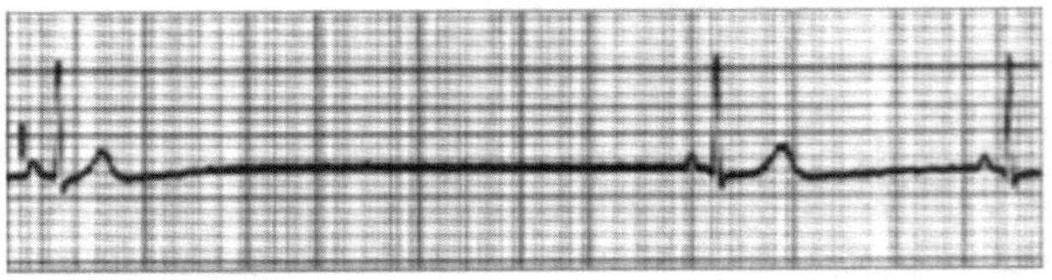

FIGURA 2 Pausa sinusal.

Síndrome bradicardia-taquicardia

Ocorre na presença de bradicardia sinusal ou ritmo juncional intermitente, alternando com períodos de taquiarritmia atrial, principalmente a fibrilação atrial (Figura 3).

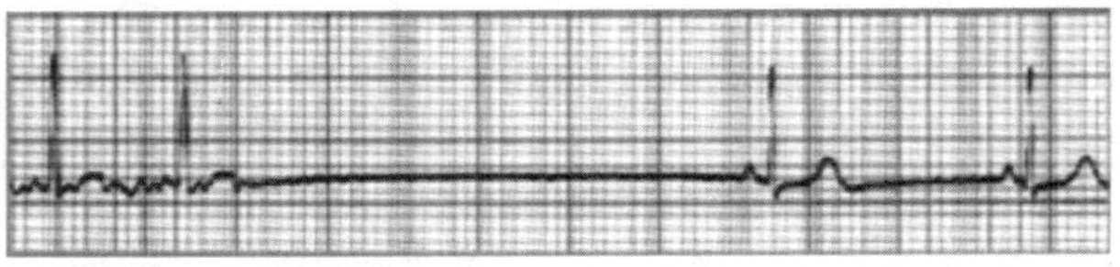

FIGURA 3 Síndrome bradicardia-taquicardia.

Incompetência cronotrópica

Presença de FC desproporcionalmente baixa em resposta ao esforço (FC atingida ≤ 70-75% da FC máxima predita para a idade).

Bloqueios sinoatriais

Os bloqueios sinoatriais decorrem de alterações nas características eletrofisiológicas nos tecidos adjacentes ao nó sinusal, resultando em algum grau de inabilidade de resposta ou de condução do estímulo nodal ao átrio. Tem como principais etiologias doença primária, drogas ou atividade vagal exacerbada.

Classificação

Bloqueio sinoatrial do 1° grau

Ocorre quando há uma saída de impulso mais lenta do nó sinusal para o átrio, mas ainda obedecendo à condução 1:1. Não é possível observar essa anormalidade no eletrocardiograma (ECG) convencional, apenas em estudos eletrofisiológicos (EEF).

Bloqueio sinoatrial do 2° grau

- Tipo I (Wenckebach): ocorre quando há sucessivo decréscimo dos intervalos PP antes de uma pausa que será causada pela ausência de onda P. A duração da pausa é inferior à do ciclo PP basal.
- Tipo II: ocorre quando o intervalo PP se comporta como múltiplo do intervalo presumido do marca-passo sinusal (2:1; 3:1; 4:1). Assim, o ciclo PP ao redor da pausa será múltiplo do intervalo PP normal.

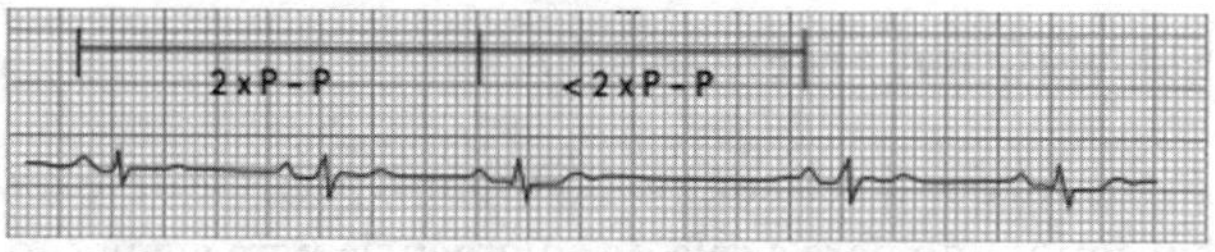

FIGURA 4 Bloqueio sinoatrial do 2º grau tipo I: note que o PP de intervalo bloqueado é inferior a duas vezes o intervalo PP de ciclo basal.

Fonte: Abt, 2013[1].

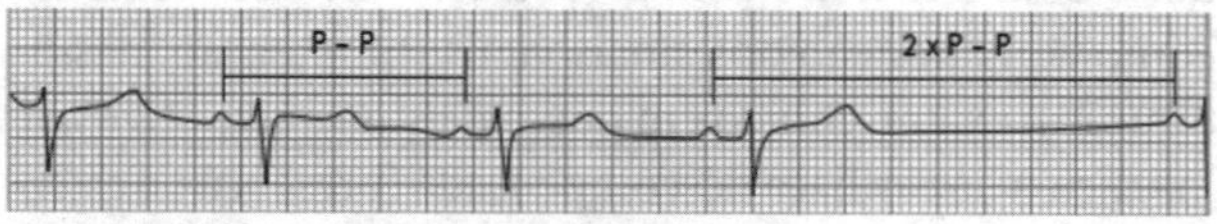

FIGURA 5 Bloqueio sinoatrial 2:1.

Fonte: Abt, 2013[1].

Bloqueio sinoatrial do 3º grau

Ocorre quando há total perda de condução de impulsos gerados pelo marca-passo sinusal ao átrio, culminando em aparente pausa sinusal (em que na verdade ainda há atividade elétrica deflagrada no nó sinusal, porém é completamente bloqueada ao chegar aos átrios). Tal condição também não é possível de ser observada no ECG convencional, apenas em estudos eletrofisiológicos (EEF).

Bloqueios atrioventriculares

Bloqueios da condução atrioventricular (BAV) são conceituados pelo atraso ou ausência de condução do impulso elétrico proveniente dos átrios para os ventrículos. Podem ser causados por alteração funcional ou anatômica do sistema de condução, apresentando caráter transitório ou permanente. Tal bloqueio ou atraso na condução do estímulo cardíaco pode ocorrer em qualquer ponto do estímulo de condução.

Os BAV podem ser congênitos ou adquiridos. As causas são diversas, como drogas, doença esclerodegenerativa do sistema de condução (Lev-Lenègre, doença de Chagas, insuficiência coronariana aguda ou crônica, valvopatia aórtica, cardite reumática, cardiomiopatia infiltrativas, entre outras). Disfunção tireoidiana severa também pode estar relacionada a BAV.

Em pacientes com BAV secundários a infarto agudo do miocárdio (IAM), a prioridade deve ser restabelecer a perfusão coronariana. BAV agudo relacionado a IAM de parede anterior geralmente se correlaciona com necrose do sistema de condução His-Purkinje. O BAV que ocorre na fase aguda do IAM de parede inferior está relacionado ao reflexo vagal de Bezold-Jarisch, normalmente responsivo à atropina e aminofilina e reversível em 90% dos casos em até 15 dias do *ictus*. Sua condição clínica, sítio do bloqueio e o ritmo de escape resultante influenciam o prognóstico e o tratamento.

Classificação

Bloqueio atrioventricular de 1º grau

Definidos por um intervalo PR superior a 200 ms seguido de ondas P não prematuras. Todas as ondas P devem ser conduzidas, e o intervalo PR sempre é constante. Geralmente são assintomáticos, porém em casos de intervalo PR muito prolongado (> 300 ms) podem ocasionar sintomas semelhantes aos da síndrome do marca-passo (quando ocorre contração do átrio esquerdo com a valva mitral ainda fechada: manifestando palpitações e sensação de dispneia).

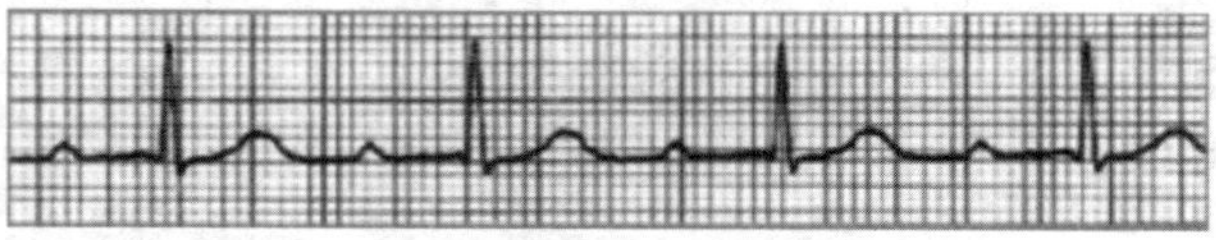

FIGURA 6 Bloqueio atrioventricular de 1º grau.

Bloqueio atrioventricular de 2º grau

- Tipo I (Wenckebach) ou Mobitz I: manifesta-se como prolongamento progressivo do intervalo PR, antes que um impulso atrial falhe na condução para os ventrículos. Verifica-se que o intervalo PR imediatamente após a onda P não conduzida retorna ao valor basal e o ciclo é iniciado novamente.

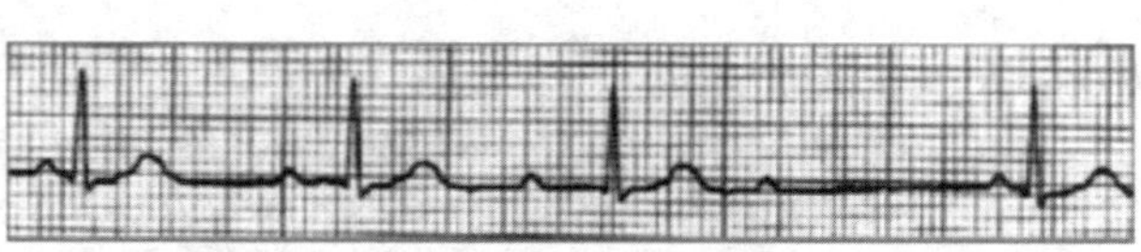

FIGURA 7 Bloqueio atrioventricular de 2º grau tipo I (Wenckebach) ou Mobitz tipo I.

- Tipo II ou Mobitz II: manifesta-se com intervalo PR constante (normal ou prolongado) em todas as ondas P conduzidas, seguido de uma interrupção súbita da estimulação AV. Apresenta maior chance de evolução para BAV total.

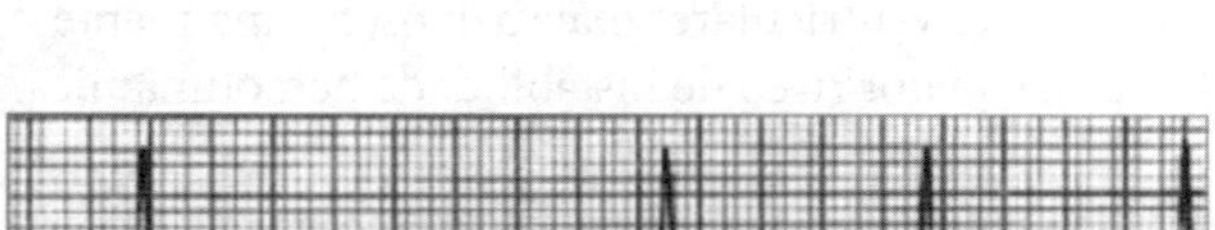

FIGURA 8 Bloqueio atrioventricular de 2º grau tipo II ou Mobitz tipo II.

Bloqueio atrioventricular 2:1

Caracterizado quando batimentos alternados são conduzidos, resultado em uma razão AV 2:1, e o intervalo PR é constante para os batimentos conduzidos, contanto que o ritmo atrial seja regular[2]. Um bloqueio 2:1 não pode ser considerado tipo I ou tipo II.

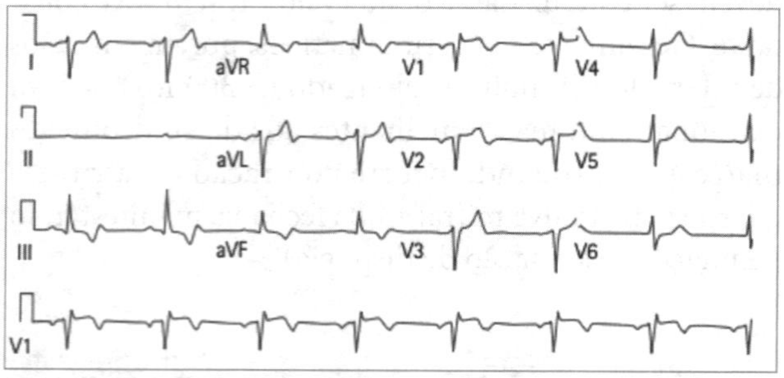

FIGURA 9 Bloqueio atrioventricular de 2° grau 2:1.
Fonte: Abt, 2013[1].

Bloqueio atrioventricular avançado

Caracterizado quando há falha na condução de duas ou mais ondas P consecutivas.

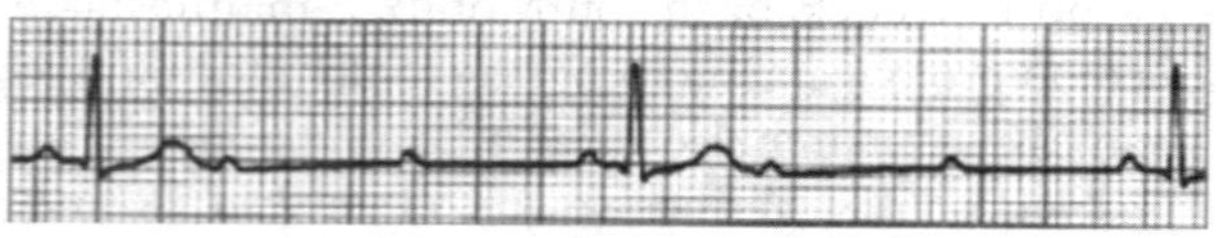

FIGURA 10 Bloqueio atrioventricular avançado, neste caso 3:1.

Bloqueio atrioventricular total ou 3° grau

É caracterizado quando todas as ondas P falham na condução aos ventrículos. Ocorre dissociação/desacoplamento entre ondas P e complexos QRS, cada qual conforme sua frequência de marca-passo. A frequência atrial sempre é superior à frequência ventricular.

Vale ressaltar que a duração do QRS varia com a origem local do estímulo. Em geral, QRS estreito está relacionado a frequências de escape maiores (40 a 60 bpm), e a despolarização ventricular ocorre próximo ao nó AV. QRS largo, acima de 120 ms, ocorre quando a despolarização tem origem no sistema His-Purkinje, com escapes ventriculares mais baixos, normalmente < 40 bpm, e maior risco de instabilidade hemodinâmica.

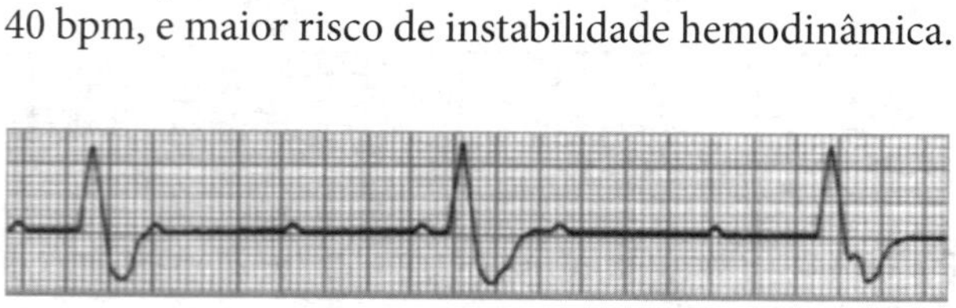

FIGURA 11 Bloqueio atrioventricular de 3° grau ou Bloqueio atrioventricular total.

MANEJO NA EMERGÊNCIA

Assim que detectada FC < 50 bpm, o paciente deve ser encaminhado para a sala de emergência para avaliação dos sintomas, sinais vitais (pressão arterial, saturação de oxigênio) e a realização de um ECG. Providenciar um acesso intravenoso e monitorizar o paciente.

Inicialmente, avalia-se a estabilidade hemodinâmica, tanto com a história clínica (presença de dor torácica), como com aferição dos sinais vitais (hipotensão, dessaturação), exame clínico em busca de sinais sugestivos de insuficiência cardíaca descompensada (presença de estertores crepitantes, edema de membros inferiores, turgência jugular, presença de "linhas B" nos pulmões e aumento de diâmetro da veia cava inferior no US *point-of-care*), sinais de choque (hipotensão, lentificação da perfusão periférica), alteração do estado mental (confusão mental, sonolência, agitação). Além disso, avaliam-se as possíveis causas reversíveis, como hipoxemia e intoxicações a medicamentos e drogas (Tabela 2). Mantém as vias aéreas pérvias fornece oxigênio se hipoxêmico e, se necessário, intubação orotraqueal com ventilação invasiva.

O manejo das bradicardias vai depender da estabilidade.

TABELA 2 Principais causas de toxicidade por drogas levando a bradicardia aguda e seus reversores

Intoxicação	Reversor
Betabloqueador	Glucagon 3-10mg IV com infusão de 3-5 mg/h
	Hiperinsulinemia euglicêmica (HIE): insulina regular – 1 UI/kg IV, seguido por infusão de 0,5 UI/kg/h, associada a *bolus* de 50 mL de G50% ou infusão contínua. Atentar para nível sérico de potássio
Bloqueador de canal de cálcio	Gluconato de cálcio 10% 3-6 g, IV, a cada 10-20 minutos ou infusão de 0,6-1,2 mL/kg/h
	Cloreto de cálcio 10% 1-2 g, IV, a cada 10-20 minutos ou 0,2-0,4 mL/kg/h
	HIE
Digoxina	Anticorpo anti-Fab (apresentação em pó 38 mg + diluente 4 mL) reverte 0,5 mg de digoxina

Bradicardia instável (Figura 12)

Administra-se atropina 0,5-1,0 mg IV em *bolus*, que pode ser repetida a cada 3-5 minutos, com a administração de no máximo 3 mg (Tabela 3). Caso a atropina não seja efetiva, outras opções medicamentosas são:

TABELA 3 Principais drogas utilizadas no manejo de bradicardias agudas instáveis

Medicação	Dosagem	Observações
Atropina (ampolas de 0,25 e 0,50 mg/mL)	0,5-1,0 mg EV em *bolus*. Pode ser repetido a cada 3-5 minutos. Dose máxima de 3,0 mg.	Não é necessário chegar à dose máxima para pensar em outras opções.
Dopamina (ampola de 50 mg/10 mL)	5-10 mcg/kg/min EV, iniciando em 5 mcg/kg/min, com aumento progressivo de 5 mcg/kg/min a cada 2 minutos. Diluição sugerida: 5 ampolas de dopamina + SG 5% 200 mL = 1 mg/mL = 1.000 mcg/mL.	Em dose entre 5 e 10 mcg/kg, é esperado efeito beta 1. Em doses > 10 mcg/kg, esperamos efeito alfa. Atentar para arritmias ventriculares.
Adrenalina (ampola 1 mg/mL)	0,05 a 0,5 mcg/kg/min. Diluição sugerida: 6 ampolas em 94 mL de SF0,9%; 0,06 mg/mL.	Pode levar a vasoconstrição e arritmias.
Dobutamina (ampola 250 mg/20 mL)	2,5 a 20 mcg/kg/min. Diluição sugerida: 4 ampolas de dobutamina, 1.000 mg, em 170 mL de SG5%; 1.000mg em 250 mL.	Droga de eleição em pacientes com disfunção ventricular.
Aminofilina (ampola 240 mg/10 mL)	6 mg/kg em 100 a 200 mL de SF 0,9% IV em 20-30 minutos.	Opção em BAV associado a IAM de parede inferior.
Dirt drip adrenalina	1 ampola de adrenalina em 1.000 mL de SF0,9% EV aberto. A vazão máxima não seria superior a 0,05 mcg/kg/min.	Utilizar em casos de indisponibilidade de bomba de infusão. Uso em caráter de exceção.

infusão IV contínua de dopamina 5-20 mcg/kg/min ou de adrenalina 2-10 mcg/min ou dobutamina 2,5 a 20 mcg/kg/min (Tabela 3). A dobutamina é a droga de eleição em bradicardias instáveis em pacientes com disfunção ventricular associada. Em parte dos casos de instabilidade hemodinâmica, a terapia medicamentosa atua como coadjuvante ao início da estimulação cardíaca artificial com marca-passo transcutâneo e transvenoso.

Bradicardia estável

Não é necessário nenhum tratamento imediato na emergência. É importante realizar o ECG e manter o paciente com monitorização cardíaca e considerar solicitar avaliação do especialista. Exames laboratoriais direcionados (como potássio, magnésio, gasometria venosa, marcadores de necrose miocárdica e função tireoidiana) podem ser úteis de acordo com a suspeita clínica. Destaca-se a abordagem conforme a etiologia:

Por disfunção do nó sinusal ou bloqueios sinoatriais

Quando o paciente é sintomático (dispneia aos esforços, síncope, pré-síncope ou tontura), é importante procurar causas reversíveis. Na ausência de causas reversíveis, durante a internação o paciente deverá ser avaliado por especialista, e o marca-passo definitivo poderá ser considerado. Quando paciente assintomático, o caso poderá ser conduzido ambulatorialmente com especialista.

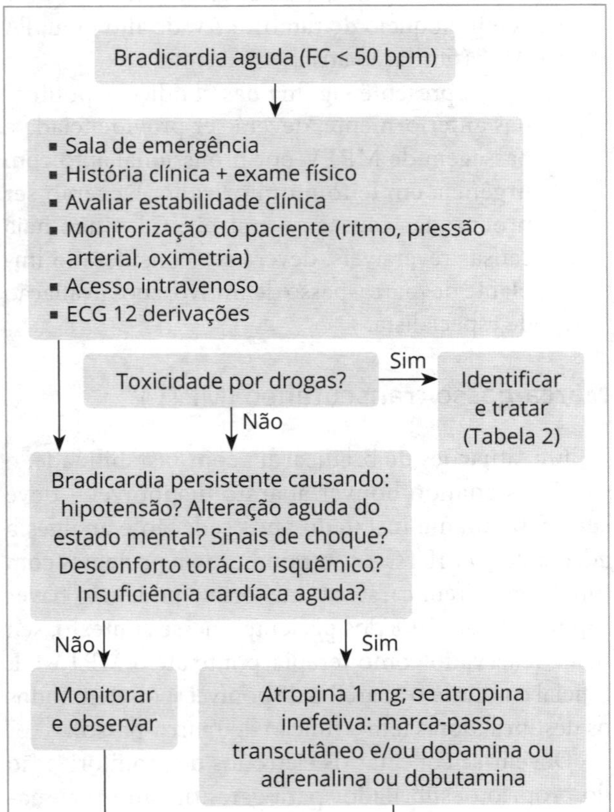

FIGURA 12 Fluxograma do manejo de bradicardia aguda na sala de emergência.

Por disfunção nó AV ou disfunção na condução AV

- BAV 1º grau; BAV 2º grau Mobitz I (Wenckebach); BAV 2:1 (sem bloqueio de ramo); FA baixa resposta (fibrilação atrial de baixa resposta); BAV total congênito com escape juncional.
  - Caso o paciente esteja sintomático (dispneia aos esforços, síncope, pré-síncope ou tontura) com alguma das condições específicas pontuadas anteriormente: deverá ser avaliado por especialista durante a internação. É recomendado considerar exames/testes: Holter, teste de esforço, estudo eletrofisiológico, atropina. Será considerada durante a internação a passagem de marca-passo transvenoso (MPTV) após avaliação do especialista. Deverão ser procuradas causas reversíveis. Caso não haja causas reversíveis, poderá ser considerado implante de marca-passo definitivo, conforme avaliação do especialista.
- BAVT (BAV 3º grau); BAV 2º grau Mobitz II; BAV 2:1 (com bloqueio de ramo); BAV de alto grau; FA + BAVT (fibrilação atrial + BAV total).
  - Caso apresente alguma das condições pontuadas anteriormente, deverá ser providenciada a passagem de MPTV por profissional apto com urgência em leito monitorizado. Deverão ser procuradas causas reversíveis. Caso não haja causas reversíveis, deverá ser considerado implante de marca-passo definitivo, após avaliação de especialista.

Marca-passo transcutâneo (MPTC)

Em situações de bradicardia com instabilidade, o MPTC – quando houver aparato disponível – deve ser prontamente instalado após sedação e analgesia adequada. O MPTC é contraindicado a pacientes com hipotermia. Tem caráter transitório e pode não haver captura em até 20% dos pacientes; nesse contexto, seu uso é reservado como terapia-ponte até o MPTV[4]. É crucial conhecer o aparelho disponível (pois nem todos os desfibriladores têm a função do marca-passo).

Devem-se conectar os eletrodos de monitorização do próprio desfibrilador para garantir seu funcionamento. Logo após, as pás adesivas também devem ser conectadas. Deve-se individualizar o posicionamento das pás adesivas de acordo com o paciente, porém há evidências de melhor captura quando posicionadas de forma anteroposterior – pá adesiva negativa na linha paraesternal esquerda no terço inferior e pá positiva sob a escápula esquerda. Por fim, programa-se o marca-passo (três parâmetros de estimulação devem ser controlados durante estímulo com MPTC):

- Frequência de disparo: iniciar com cerca de 70 pulsos por minuto.
- Energia aplicada (30-200 mA): em geral, inicia-se com 30 mA e aumenta-se gradativamente até que cada disparo do MPTC corresponda a um complexo QRS, caracterizando a captura elétrica. Constatada a captura elétrica, palpa-se o pulso femoral em busca de captura mecânica, que nada mais é que o pulso venoso gerado após o batimento deflagrado pelo estímulo elétrico do MPTC. Cerca de 70 mA são geralmente necessárias, porém não é incomum observar captura mecânica apenas com altas energias (> 90 mA), o que reforça a necessidade de analgesia adequada (sugestão na Tabela 4). O menor nível de energia que conduz todos os pulsos do MPTC é chamado de limiar de estimulação. Visando assegurar que haja bom funcionamento do marca-passo, é recomendado programar 10-20 mA acima do limiar de estimulação obtido.
- Modo de estimulação (demanda ou fixo).

Logo após a instalação do MPTC – com o paciente em otimização clínica –, o MPTV deve ser providenciado e passado por profissional apto/experiente.

TABELA 4 Analgesia adequada

Medicação	Dose e diluição sugeridas
Fentanila (50 mcg/mL, ampolas 2,5 ou 10 mL)	20 mL de fentanila, 1.000 mcg, em 80 mL de SF0,9%, 10 mcg/mL. Dose inicial de 20 mcg/hora
Cetamina (50 mg/mL, ampolas de 2 ou 10 mL)	2 mL de cetamina, 100 mg, em 98 mL de SF0,9%. Dose usual: 0,05 a 0,4 mg/kg/h. Pode-se realizar *bolus* inicial em dose analgésica (0,3 mg/kg).

MARCA-PASSO TRANSVENOSO

Diferentemente do MPTC, a estimulação cardíaca com o MPTV é feita com eletrodos em contato com o endocárdio, no qual a corrente elétrica é deflagrada por um gerador externo através de cabos-eletrodos bipolares e flexíveis. Nesse contexto, o MPTV é o tipo mais seguro e eficiente de marca-passo temporário, tendo em vista as altas taxas de perda de captura em pacientes submetidos a estimulação com MPTC.

Entretanto, sempre que possível, é preferível a passagem guiada por fluoroscopia no setor da hemodinâmica, dados os riscos de complicações, entre elas perfuração de

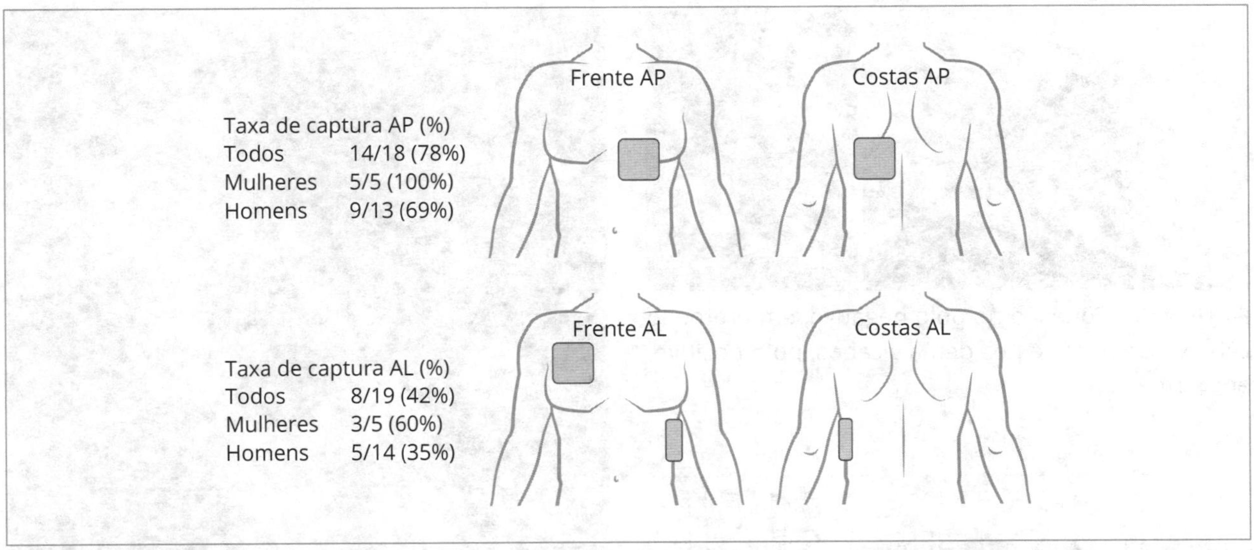

FIGURA 13 Taxa de sucesso quando analisada captura elétrica por meio de estímulo com marca-passo transcutâneo.
Fonte: adaptada de Moayed et al., 2022[6].

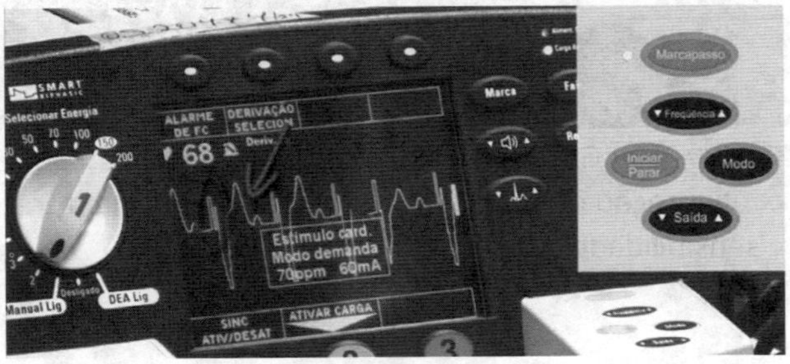

FIGURA 14 Estimulação elétrica com o marca-passo provisório transcutâneo.

septo-interventricular/parede livre do ventrículo direito e tamponamento cardíaco. O uso de cabo-eletrodo de 5 french é preferível em relação ao de 6 french, e deve-se atentar para troca de bateria do gerador a cada 3 dias[5].

A técnica de passagem do MPTV deve ser guiada, preferencialmente, por ECG intracavitário e ecocardiograma beira-leito, quando realizado no departamento de emergência. Realiza-se o procedimento de forma asséptica e com auxílio de ultrassonografia. Anestesia-se com lidocaína o local da punção, procedendo-se com a punção da veia jugular interna direita (sítio de escolha, seguido de subclávia esquerda e jugular interna esquerda), e é realizada inserção do fio-guia.

Após a confirmação da alocação do fio-guia em sítio venoso, deve-se introduzir o conjunto dilatador-introdutor, retirando o conjunto dilatador/fio-guia logo em seguida. O introdutor possui uma via acessória que funciona como linha venosa central, sem contraindicação à utilização de drogas vasoativas, porém não é recomendada a infusão de taxas superiores a 10 mL/h nessa via.

Nesse momento, iniciaremos a introdução do cabo-eletrodo, conectados os polos positivo e negativo (Figura 15) em um segundo monitor (Ligado em V1), que será utilizado para eletrocardiografia intracavitária. O cabo-eletrodo possui marcações em preto a cada 10 cm. Devem-se avançar 10 cm, tamanho do introdutor, e, partindo disso, iniciar a introdução lentamente guiada, de acordo com o padrão eletrocardiográfico do monitor conectado ao cabo.

De acordo com o local em que a ponta do cabo-eletrodo está posicionada, será observado um padrão eletrocardiográfico de acordo com a Figura 16. Quando o cabo se encontra no átrio direito, será observada uma onda P de grande amplitude precedendo QRS de pequena amplitude, e ao chegar ao ventrículo direito será observada uma inversão neste padrão. A presença de supradesnivelamento do segmento ST representa a impactação do cabo eletrodo na parede do ventrículo. Em paralelo, todas as etapas devem ser confirmadas com o ecocardiograma beira-leito[6].

Após a confirmação de um posicionamento adequado do cabo-eletrodo no septo-interventricular, devem-se desconectar os polos negativo e positivo do segundo monitor e conectá-los ao gerador para iniciar a estimulação.

Configuração do gerador

Deve-se iniciar com uma FC baixa, pouco acima do escape ventricular do paciente. O gerador está representado pela Figura 17. O *output* é a energia que o gerador fornece para o estímulo miocárdico, e nesse momento é testada com amperagem máxima, com o objetivo de

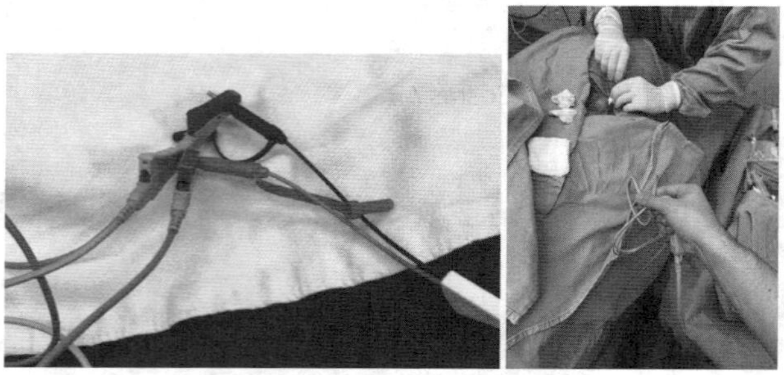

FIGURA 15 Conexão no polo negativo, em preto, no cabo verde (*foot*), e nos demais cabos, polo positivo, em vermelho.

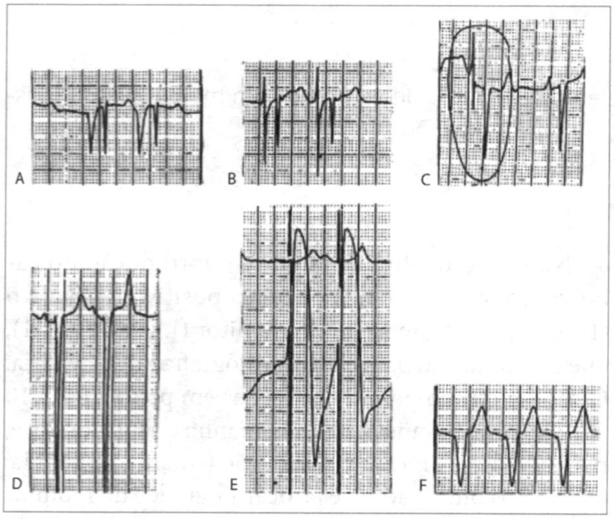

FIGURA 16 (A) Átrio direito (AD) alto; (B) AD médio; (C) AD baixo e ângulo tricúspide; (D) ventrículo direito (VD); (E) corrente de lesão, contato com a parede do VD; (F) ritmo de marca-passo ventricular.
Fonte: adaptada de Harrigan et al., 2007[3].

avaliar a presença de estimulação diafragmática. Diminui-se gradativamente o *output* até a perda de captura por parte do marca-passo. Ao último valor antes da perda de captura damos o nome de limiar de captura.

Definido o limiar de captura, caso o paciente seja colaborativo, pedir para tossir ou realizar inspiração profunda e retestar o limiar, com o objetivo de assegurar que o dispositivo está bem impactado. A recomendação é deixar o *output* em um valor duas a três vezes maior que o limiar de captura.

Sensibilidade é a capacidade do dispositivo de sentir um estímulo intrínseco do paciente e se inibir, caso necessário. Em pacientes com escapes ventriculares mais altos, normalmente acima de 40, pode-se testar o limiar de sensibilidade ao colocar a FC do MPTV abaixo do escape ventricular. Assim, inicia-se com uma sensibilidade alta (baixo valor numérico, próximo do *most*) diminuída

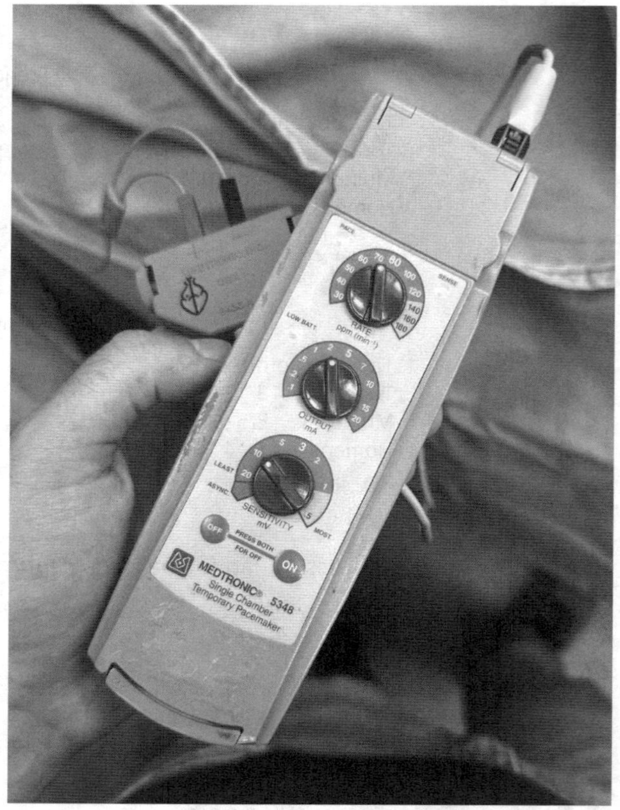

FIGURA 17 Gerador do marca-passo transvenoso e configuração da frequência cardíaca, *output* (captura) e sensibilidade.

gradativamente até ser observada, na cardioscopia, a FC ajustada no gerador e ritmo de marca-passo ventricular. Nesse momento, o MPTV estará em assíncrono, pois o valor da sensibilidade está baixo ao ponto (próximo do *least*/assíncrono) em que não é identificado ritmo próprio do paciente, que possui frequência maior que do marca-passo (Figura 18).

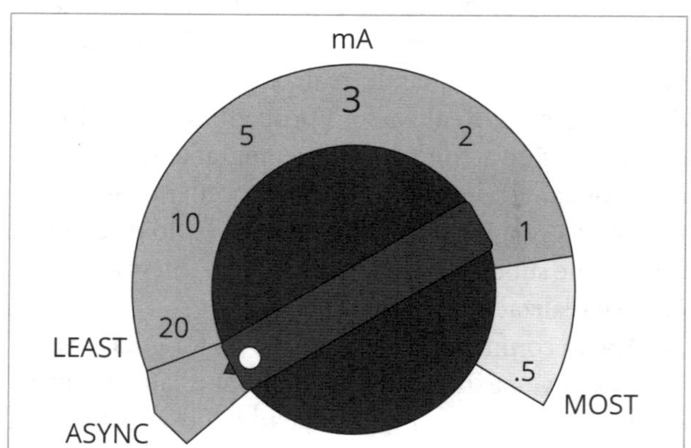

FIGURA 18
Fonte: adaptada de Harrigan et al., 2007[3].

Diminui-se esse valor (aumentando a sensibilidade), e, se observado escape do ritmo próprio do paciente, está definido nosso limiar de sensibilidade. A sensibilidade final deve ser ajustada em cerca de 50% a menos do valor encontrado no limiar de sensibilidade. Lembrando que, em geral, em pacientes com escapes abaixo de 35 o limiar de sensibilidade não é testado. Definida a FC, limiar de captura e limiar de sensibilidade, deve-se fixar o cabo eletrodo e solicitar ECG e radiografia de tórax para afastar possíveis complicações. Em toda troca de plantão, devem ser retestados os limiares de captura e sensibilidade[8].

REFERÊNCIAS

1. Abt RB. Bradiarritmias e bloqueios atrioventriculares. In: Carvalho AC, Souza FO, Cirenza C, Alessi SRB. Eletrocardiografia com exercícios comentados. Barueri: Manole; 2013.
2. Aehlert B. ACLS study guide. 3. ed. St Louis: Mosby; 2007. p. 229.
3. Harrigan RA, Chan TC, Moonblatt S, Vilke GM, Ufberg JW. Temporary transvenous pacemaker placement in the Emergency Department. J Emerg Med. 2007;32(1):105-11.
4. Kusumoto FM, Schoenfeld MH, Barrett C, Edgerton JR, Ellenbogen KA, Gold MR, et al. 2018 ACC/AHA/HRS Guidelines on the evaluation and management of patients with bradycardia and cardiac conduction delay: executive summary: a report of the American College of Cardiology/American Heart Association Task Force on Clinical Practice Guidelines, and the Heart Rhythm Society. J Am Coll Cardiol. 2019;74(7):932-87.
5. Mangrum JM, DiMarco JP. The Evaluation and Management of Bradycardia. N Engl J Med. 2000;342(10):703-9.
6. Moayedi S, Patel P, Brady N, Witting M, Dickfeld T-ML. Anteroposterior pacer pad position is more likely to capture than anterolateral for transcutaneous cardiac pacing. Circulation. 2022;146(14):1103-4.
7. Nave J, Smola C. Clinical progress note: AHA ACLS/PALS/NRP updates and cardiac arrest management in the time of COVID-19. J Hosp Med. 2022;17(5):364-7.
8. Pastore CA, Pinho JA, Pinho C, Samesima N, Pereira-Filho HG, Kruse J, et al. III Diretrizes da Sociedade Brasileira de Cardiologia sobre análise e edição de laudos eletrocardiográficos. Arq Bras Cardiol. 2016;106(Sup 1).

7

Oclusão arterial aguda

Raphael Paris Rosan
Aline Bigatão Simplício Garotti

PONTOS PRINCIPAIS

- As causas de oclusão arterial aguda (OAA) podem ser: embolismo arterial, trombose *in situ*, oclusão do enxerto, oclusão do *stent*, dissecção ou trauma.
- O risco para desenvolvimento de doença arterial obstrutiva periférica (DAOP) aumenta acentuadamente com o avançar da idade e com a presença de comorbidades como tabagismo, hipertensão arterial sistêmica, diabetes e dislipidemia.
- A trombose venosa profunda (TVP), principalmente em suas formas mais graves, deve ser diferenciada da oclusão arterial aguda.

INTRODUÇÃO

As artérias possuem três camadas: túnica íntima, túnica média e a túnica adventícia. A túnica íntima possui um revestimento interno de células endoteliais circundadas por tecido conjuntivo subendotelial. A camada simples de endotélio contínuo é uma camada única entre o sangue e tecido subendotelial. Possui como uma de suas propriedades evitar o contato do sangue intraluminal com substâncias potencialmente trombogênicas presentes no tecido subendotelial. Assim, a injúria endotelial pode ser precursora de uma trombose intraluminal e a integridade do endotélio é de suma importância para estrutura e função normais da parede do vaso.

ETIOPATOGENIA

As causas de oclusão arterial aguda (OAA) podem ser descritas como: embolismo arterial, trombose *in situ*, oclusão do enxerto, oclusão do *stent*, dissecção ou trauma (Figura 1). Por definição, o êmbolo se caracteriza por ser uma substância que pode ser um coágulo sanguíneo, fragmentos tumorais, fragmentos de colesterol (ateroêmbolo), ar (embolia gasosa) ou fragmentos de placas ateroscleróticas rotas, que são carreados pelo fluxo sanguíneo para uma região distante do seu ponto de origem ou inserção.

A maioria dos êmbolos arteriais provém de fontes trombóticas no coração. A fibrilação atrial associada à doença cardíaca valvar, à insuficiência cardíaca congestiva, à doença arterial coronariana e à hipertensão é responsável por aproximadamente 50% dos êmbolos cardíacos para os membros[1-3]. Também podem ser oriundos de trombos intraventriculares após infarto agudo do miocárdio, aneurisma do ventrículo esquerdo, tumores cardíacos (p. ex., mixomas atriais esquerdos), trombos de próteses valvares ou ainda provenientes do sistema venoso através de comunicação interatrial; ou intraventriculares, conhecidos como embolia paradoxal.

Os aneurismas da aorta ou das artérias periféricas podem ter sua luz parcialmente trombosada, e poderiam ser fontes de êmbolos para artérias mais distais, em geral alojando-se em pontos de bifurcações ou em pontos de sub-ramos menores.

A trombose *in situ* pode ocorrer nas artérias periféricas com doença aterosclerótica, nos aneurismas arteriais periféricos ou em artérias normais de pacientes com estados pró-trombóticos como a trombocitopenia induzida pela heparina, coagulação intravascular disseminada, doenças mieloproliferativas e em doenças autoimune, como a síndrome do anticorpo antifosfolipíde[3-5].

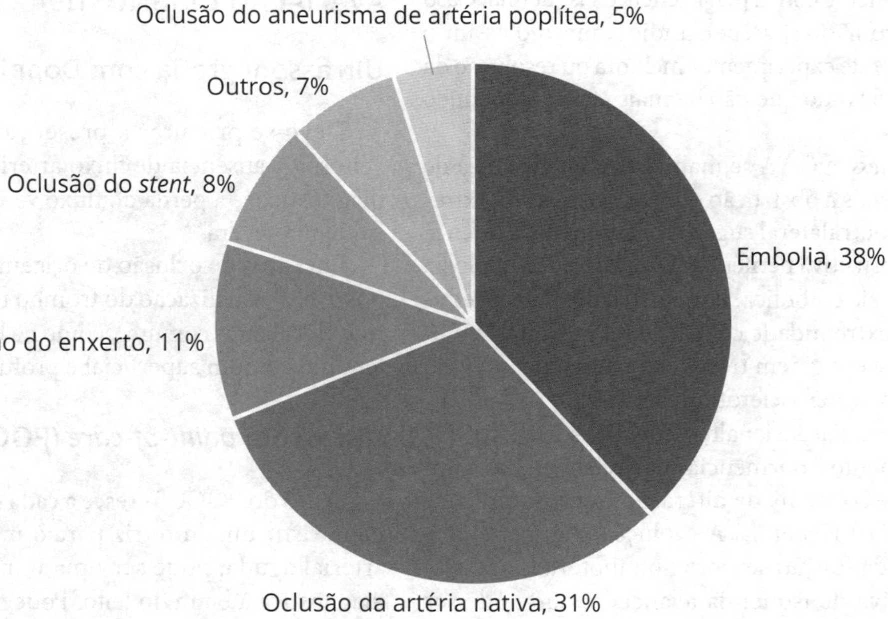

FIGURA 1 Etiologia da isquemia aguda do membro segundo registro All Comers.
Fonte: adaptada de Duval et al., 2014[3].

De forma geral, o risco para desenvolvimento de doença arterial obstrutiva periférica (DAOP) aumenta acentuadamente com o avançar da idade e com a presença de comorbidades como tabagismo, hipertensão arterial sistêmica, diabetes e dislipidemia (Tabela 1). O risco relativo de cada comorbidade varia de acordo com o território vascular. Contudo, a aterosclerose é uma doença difusa e a presença dela deve ser considerada no território vascular acometido, tal como marcador de risco cardiovascular[4,5].

TABELA 1 Pacientes com risco aumentado para o desenvolvimento de doença arterial obstrutiva periférica (DAOP)

Idade > 65 anos
Idade entre 50-64 anos, com fatores de risco para aterosclerose (p. ex., HAS, DM, tabagismo, dislipidemia) ou história familiar de DAOP
Idade < 50 anos, com DM e 1 fator de risco adicional para aterosclerose
Indivíduos com doença aterosclerótica conhecida em outro território vascular (p. ex., coronário, carotídeo, subclávio, renal, mesentérico ou AAA)

HAS: hipertensão arterial sistêmica; DM: *diabetes mellitus*; AAA: aneurisma da aorta abdominal.

MANIFESTAÇÕES CLÍNICAS

A OAA pode causar infarto tecidual distal ao sítio de oclusão. O desfecho clínico vai depender da presença de circulação colateral prévia e do tamanho do vaso. Pacientes com doença aterosclerótica de longa duração usualmente apresentam circulação colateral bem desenvolvida. Enquanto a oclusão súbita de uma artéria sem doença prévia e sem vasos colaterais pode resultar em isquemia de maior magnitude e culminar em infarto tecidual.

A redução súbita do fluxo sanguíneo arterial promove um desbalanço entre oferta e demanda de oxigênio pelos tecidos (pele, músculos, nervos), desencadeando sinais e sintomas de isquemia aguda. Pacientes com oclusão arterial aguda podem exibir sinais e sintomas dentro do espectro do mnemônico dos seis **P's**: palidez, poiquilotermia, dor (*pain*), ausência de pulso (*pulselessness*), parestesias e paralisia:

- **P**alidez e **P**oiquilotermia: a extremidade isquêmica apresenta enchimento capilar lentificado, é tipicamente fria (poiquilotérmica), pálida ou aspecto mosqueado (Figura 2). Igualmente, as extremidades devem ser examinadas quanto a sinais de isquemia crônica, como atrofia da pele, perda de pelos e unhas espessadas.
- Dor (***P**ain*): a dor geralmente inicia-se distal à oclusão, tende a aumentar de intensidade e progredir

proximalmente com a persistência da isquemia. Caso o membro não seja reperfundido, mesmo assim o paciente pode experimentar melhora ou resolução da dor, significando que não há mais tecido isquêmico e/ou viável.

- *Pulselessness*: a OAA se manifesta com ausência de pulsos distais à obstrução. Pulsos normais na extremidade contralateral sugerem a ausência de doença arterial obstrutiva periférica (DAOP) e que a etiologia provável seja embólica. Por outro lado, pulsos reduzidos na extremidade contralateral indicam DAOP subjacente e sugerem trombose arterial de um vaso com doença aterosclerótica prévia.
- **P**arestesia e **P**aralisia: alterações sensoriais (p. ex., formigamentos, dormência) não relacionadas a um estímulo são sinais de alteração nervosa precoce secundária à isquemia. A evolução com perda importante da função sensorial ou motora (paralisia) é indicativa de isquemia avançada, que pode ser irreversível. Já a contratura muscular involuntária correlaciona-se com lesão irreversível.

DIAGNÓSTICOS DIFERENCIAIS

A trombose venosa profunda (TVP), principalmente em suas formas mais graves, deve ser diferenciada da oclusão arterial aguda. Dor e edema fazem parte do seu quadro clínico. Contudo, a presença de veias superficiais ectasiadas, temperatura da pele normal ou elevada, coloração avermelhada e pulsos distais palpáveis diferencia da clínica esperada nos casos de oclusão arterial aguda[6,7].

Nos casos de trombose venosa profunda extensa, geralmente ilíaco-femorais, podem surgir sinais de isquemia e gangrena como a flegmásia cerúlea dólens. Nesta, a dificuldade de drenagem venosa do membro altera o fluxo arterial, aumentando a pressão compartimental e edema. O diagnóstico diferencial é feito com auxílio do ultrassom arterial com Doppler, em que se pode observar o fluxo arterial diminuído, porém presente.

A dissecção de aorta pode promover um quadro de isquemia aguda de membros. Pode ser suspeitada se o paciente tiver um quadro de dor torácica ou abdominal associado. A hipótese é confirmada através da angiotomografia da aorta ou por meio da aortografia intraoperatória.

Outra condição que pode acarretar isquemia é o baixo fluxo arterial periférico por disfunção ventricular importante, como nos casos graves de infarto agudo do miocárdio e insuficiência cardíaca aguda ou descompensada. Nestes casos, observa-se má perfusão dos membros inferiores, mas também dos superiores, assim como má perfusão esplâncnica (intestinal, renal).

AVALIAÇÃO DIAGNÓSTICA

Ultrassonografia com Doppler

Deve-se procurar a presença de fluxo arterial e venoso. A ausência de fluxo arterial distal confirma o diagnóstico, e a perda do fluxo venoso está associada a isquemia severa.

Em casos de oclusão de origem embólica, pode ser possível a visualização do trombo nas bifurcações arteriais (local mais comum), como na bifurcação da artéria femoral comum superficial e profunda.

Ultrassom *point-of-care* (POCUS)

O uso do POCUS cresce a cada dia. Apesar de ainda não existir uma diretriz para o manejo da obstrução arterial aguda, pode ser uma importante ferramenta diagnóstica à beira do leito. Pode ser utilizado de maneira mais acessível, rápida e de fácil reprodutibilidade em relação a tomografias, por exemplo, tornando-se cada vez mais presente como ferramenta diagnóstica nas salas de emergência.

Nos casos de oclusão de origem embólica, pode ser possível a visualização do trombo em locais mais comuns, como em bifurcações arteriais. E quando associados ao modo Doppler, pode-se avaliar a presença de fluxo arterial no membro avaliado.

Angiotomografia computadorizada

O uso da angiotomografia vem sendo cada vez mais adotado na avaliação diagnóstica inicial e determinação de plano terapêutico. Fornece imagens similares às da arteriografia, sendo um exame menos invasivo e mais rápido de ser realizado. As limitações incluem a necessidade de uso de contraste e a dificuldade em se analisar vasos calcificados.

Arteriografia

Fornece subsídios importantes para o diagnóstico diferencial da oclusão arterial aguda entre trombose e embolia, além de permitir avaliar o fluxo distal à obstrução, dados importantes para o planejamento e intervenção cirúrgica. É um exame invasivo e necessita da presença de um especialista para realizá-lo.

Na embolia, a árvore arterial visualizada pode ser lisa, livre de irregularidades ou estenoses. Por outro lado, na trombose frequentemente observa-se a presença de doença vascular degenerativa, associada à presença de circulação colateral abundante. Outra característica visualizada na arteriografia é a característica da oclusão: nas oclusões embólicas, é possível observar em sua posição proximal a imagem de "taça invertida". Enquanto nas oclusões trombóticas, devido à morfologia irregular do trombo, observam-se imagens descritas como "ponta de lápis" ou "chama de vela invertida"[6-10].

Exames laboratoriais

Não existe exame laboratorial específico para o diagnóstico de oclusão arterial aguda. Os exames vão auxiliar no prognóstico, estimando-se a gravidade, repercussão local e sistêmica da isquemia. A creatinofosfoquinase (CPK) é considerada determinante do grau da injúria e do prognóstico de recuperação do membro isquêmico. Acidose metabólica pode estar presente e ocorre em situações de isquemia grave e extensa. O sequestro de fluidos pode suscitar hemoconcentração e injúria renal aguda, com elevação da ureia e creatinina. Por fim, trombocitopenia pode ser identificada e estar relacionada ao quadro de coagulação intravascular disseminada.

MANEJO

O raciocínio deverá conduzir o médico a determinar três principais fatores:

- A gravidade da isquemia: É de fundamental importância, pois implica uma decisão de revascularizar o membro ou realizar uma amputação primária para evitar danos sistêmicos maiores (Tabela 2).
- A localização e extensão da lesão arterial: Para programação do tratamento cirúrgico adequado.
- A causa determinante da isquemia: Determinar entre causas embólicas ou trombóticas, para definição do tratamento. A trombose e a embolia podem causar sintomas semelhantes. Todavia, a trombose usualmente apresenta-se de forma progressiva, com o paciente referindo história prévia que caracteriza doença vascular degenerativa, sendo a queixa de claudicação o sintoma mais frequentemente encontrado (Tabela 3).

TABELA 3 Diferenças mais marcantes entre embolia e trombose arterial aguda

Característica	Embolia	Trombose
Início	Agudo	Agudo ou gradual
Dor	Súbita e intensa	Súbita e intensa a moderada
Antecedente de claudicação	Ausente	Presente
Doença cardíaca	Frequente	Ocasional
Pulsos arteriais no membro contralateral	Geralmente presente	Geralmente ausente

Independentemente da causa, o tratamento inicial visa evitar a trombose secundária distalmente à obstrução, o que pode comprometer a circulação de pequenos vasos e tornar inviável qualquer tentativa de revascularização[11].

A heparinização terapêutica deve ser iniciada assim que o diagnóstico for feito, por via endovenosa. Consiste na administração de heparina não fracionada, *bolus* de 300 U/kg, seguido de infusão contínua, com objetivo de

TABELA 2 Categorias clínicas da isquemia arterial aguda de membros – classificação de Rutherford para isquemia aguda

Estágio	Descrição e prognósticos	Achados		Sinais do Doppler	
		Perda de sensibilidade	Fraqueza muscular	Arterial	Venoso
I. Viável	Não imediatamente ameaçado	Nenhuma	Nenhuma	Audível	Audível
II. Ameaçado					
IIa. Marginalmente	Recuperável se prontamente tratado	Mínima (dedos dos pés) ou nenhuma	Nenhuma	Inaudível	Audível
IIb. Imediatamente	Recuperável com vascularização imediata	Mais do que dedos dos pés, associada a dor em repouso	Leve, moderada	Inaudível	Audível
III. Irreversível	Inevitável grande perda tecidual ou dano permanente do nervo	Profunda, anestesiante	Profunda, paralisia (rígido)	Inaudível	Inaudível

Fonte: Rutherford et al., 1997 (p. 518)[12].

manter o TTPA entre 75 e 95 segundos ou 2,5-3 vezes o valor controle.

Cuidados gerais com o paciente e com o membro afetado são importantes para não exacerbar o quadro. Tratar a dor, evitando-se sedação, para permitir avaliação clínica subsequente. Analgesia endovenosa é a via preferencial. Devendo-se evitar medicações intramusculares em pacientes que poderão ser submetidos a trombólise devido ao risco de sangramentos e formação de hematomas.

É importante lembrar de medidas que melhorem a perfusão tecidual do membro isquêmico. Manter o decúbito em discreto pró-clive, para favorecer o afluxo sanguíneo do membro afetado, e auxiliar também no controle da dor[12].

Evitar o uso de vasodilatadores, pois a indução de dilatação após o ponto de obstrução propicia diminuição do fluxo sanguíneo, contribuindo para o aumento do risco de trombose secundária.

Não se deve aplicar calor. Contudo, é importante evitar a sua dissipação. Aquecer o membro com enfaixamento leve, sem compressão, e acomodar em superfície confortável, para evitar a formação de escaras.

Evitar hipoxemia e, quando necessário, iniciar uso de O_2 suplementar por cateter ou máscara.

Estes pacientes frequentemente estão desidratados. Mantê-los normovolêmicos é de suma importância, tendo-se em vista a necessidade frequente de exames complementares com contraste endovenoso, o que poderia favorecer o surgimento de injúria renal aguda.

A alocação deste paciente em sala de emergência, com monitorização contínua, é imprescindível, e a avaliação de um cirurgião vascular deve ser realizada o mais breve possível.

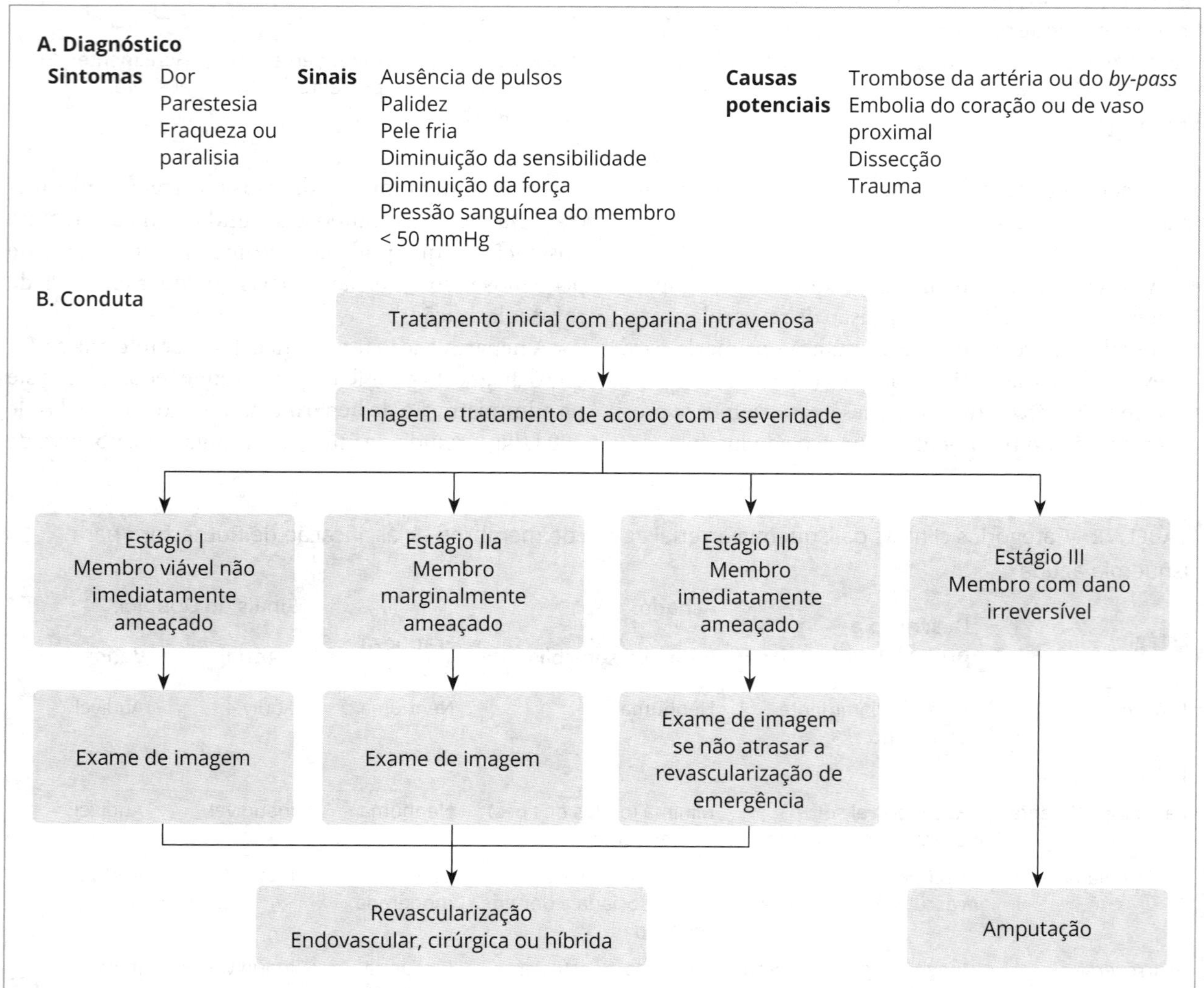

FIGURA 2 Esquema de diagnóstico e tratamento da isquemia aguda em membro.
Fonte: Creager et al., 2012 (p. 2204)[13].

TRATAMENTO DEFINITIVO

- Amputação primária: indicada em casos de isquemia irreversível, ou em casos em que as comorbidades associadas classifiquem o paciente em alto risco cirúrgico ou risco proibitivo. Insuficiência cardíaca, doença aterosclerótica coronariana e doença pulmonar obstrutiva crônica são condições prévias que elevam o risco perioperatório.
- Embolectomia cirúrgica: consiste na abordagem cirúrgica da artéria acometida. Habitualmente em região inguinal em casos de oclusão arterial de membro inferior, com a introdução intra-arterial de um cateter de Fogarty (cateter com balão inflável em sua extremidade distal). O cateter é passado através do trombo, com posterior tração até a região do acesso ao lúmen arterial. Processo repetido até a restauração do fluxo. Esta abordagem é muito efetiva, essencialmente quando não há doença aterosclerótica prévia, em que a causa principal da oclusão seja a embolia.

Em pacientes com histórico de doença aterosclerótica prévia, ou nos quais não se obteve sucesso adequado para remoção do material trombótico, o emprego de técnicas endovasculares, como a angioplastia com ou sem implante de *stent*, a trombólise e a tromboaspiração pode ser útil e eleva a chance de salvamento do membro.

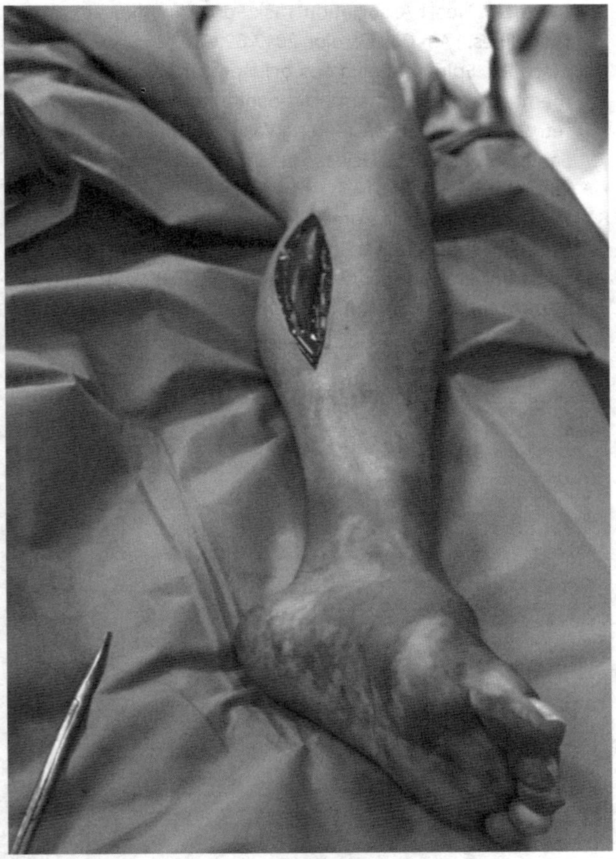

FIGURA 3 Fasciotomia de membro.
Fonte: original do autor.

- Trombólise: a trombólise intra-arterial é realizada com a inserção de um cateter multiperfurado através da lesão após avaliação angiográfica e determinação da localização e extensão. A injeção *in situ* do trombolítico converte o plasminogênio em plasmina, degradando a fibrina e dissolvendo o trombo. As principais drogas fibrinolíticas são a estreptoquinase, a uroquinase e o ativador do plasminogênio tecidual recombinante (rt-PA), sendo esta última a mais utilizada. A infusão pode ser mantida por 24-48 horas até a resolução do trombo.
- Síndrome compartimental: a síndrome compartimental é definida como o aumento da pressão intersticial sobre a pressão de perfusão capilar dentro de um compartimento osteofascial fechado, podendo comprometer vasos, músculos e terminações nervosas, provocando mais dano tecidual. Geralmente ocorre quando o tempo de isquemia tecidual é maior que seis horas. Na suspeita diagnóstica, o tratamento cirúrgico (fasciotomia) é indicado imediatamente para prevenir lesões neurológicas irreversíveis, danos em tecidos moles, pele e músculos.
- Síndrome de reperfusão: é definida como uma complicação após a revascularização do membro gravemente isquêmico, e sua gravidade clínica está relacionada à intensidade da isquemia e sua duração. Do ponto de vista regional, ocorre a síndrome compartimental com comprometimento da perfusão tecidual e isquemia[13]. Do ponto de vista sistêmico, ocorre uma síndrome metabólica mionefropática, caracterizada por acidose metabólica, hiperpotassemia, depressão miocárdica, insuficiência respiratória e insuficiência renal aguda.

REFERÊNCIAS

1. Zipes DP, Libby P, Bonow RO, et al. Braunwald's heart disease: a textbook of cardiovascular medicine, 11th ed. Eugene Braunwald: Elsevier; 2019.
2. Hockberger RS, et al. Rosen medicina de emergência: conceitos e prática médica, 9. ed. Rio de Janeiro: Elsevier; 2019.
3. Duval S, et al. The impact of prolonged lower limb ischemia on amputation, mortality, and functional status: the FRIENDS registry. Am Heart J. 2014;168:577-87.
4. Aboyans V, Ricco JB, Bartelink MLEL, et al. 2017 ESC Guidelines on the diagnosis and treatment of peripheral arterial diseases, in collaboration with the European Society for Vascular Surgery (ESVS). Eur Heart J. 2018;39:763-821.
5. Gerhard-Herman MD, et al. 2016 AHA/ACC guideline on the management of patients with lower extremity peripheral artery disease: a report of the American College of Cardiology/

American Heart Association Task Force on Clinical Practice Guidelines. J Am Coll Cardiol. 2017;69:e71-126.
6. Claro RP. Epidemiologia das oclusões arteriais agudas dos membros inferiores em um hospital universitário: estudo retrospectivo de 95 pacientes. J Vasc Bras. 2007;6(2):195-6.
7. Sandri PA, Reis PEO. Oclusão arterial aguda. Rev Soc Bras Cir Vasc. 2015;30(3):28-31.
8. Silva, SA. Emergência e urgência em cirurgia vascular [Dissertação de mestrado, Universidade Federal do Tocantins]. Repositório da Universidade Federal do Tocantins, 2015. Disponível em: https://repositorio.uft.edu.br/bitstream/11612/256/1/Silvio%20Alves%20da%20Silva%20-%20Disserta%C3%A7%C3%A3o.pdf.
9. Souza FS, et al. Oclusão de artéria ilíaca diagnosticada por Ultrassom point of care. JBMEDE. 2021;1(2):e21014.
10. Brito CJ, Da Silva RM, De Araújo EL. Cirurgia vascular: Cirurgia Endovascular – angiologia, 4ª ed. Rio de Janeiro: Thieme Revinter; 2020.
11. Saiz G, et al. Obstrução arterial aguda de artéria femoral diagnosticada com ultrassonografia point of care (POCUS): um relato de caso. In: Anais do II Congresso Nacional de Trauma e Medicina de Emergência; Manaus (AM), 2023.
12. Rutherford RB, Baker JD, Ernst C, Johnston KW, Porter JM, Ahn S, Jones DN. Recommended standards for reports dealing with lower extremity ischemia: revised version. J Vasc Surg. 1997;26(3):517-38.
13. Creager MA, Kaufman JA, Conte MS. Clinical practice. Acute limb ischemia. N Engl J Med. 2012;366(23):2198-206.

8

Síndromes aórticas agudas

David Provenzale Titinger
Mariana Pezzute Lopes
Matheus de Oliveira Laterza Ribeiro

PONTOS PRINCIPAIS

- O hematoma intramural, muitas vezes visualizado em exames de tomografia, caracteriza-se pela presença de um foco de hemorragia originado da vasa *vasorum* proveniente da camada média do vaso.
- Na dissecção de aorta ascendente um sopro diastólico aspirativo pode ser identificado, pelo acometimento do aparato valvar, levando a insuficiência aórtica aguda.
- Tanto a dissecção aguda de aorta quanto o hematoma intramural e a úlcera aterosclerótica penetrante apresentam o mesmo manejo em contexto de emergência, especialmente quando a aorta ascendente está acometida.

INTRODUÇÃO

As síndromes aórticas agudas (SAA) são condições clínicas raras de alta morbidade e mortalidade, devendo ser prontamente identificadas em serviços médicos de urgências e emergências.

Dentre elas, contemplamos a dissecção de aorta, as lesões traumáticas da aorta, os hematomas intramurais e as úlceras ateroscleróticas penetrantes. A dissecção de aorta é a mais comumente observada, corresponde a cerca de 2 a 3,5 casos por 100.000 pessoas/ano. Nos Estados Unidos estima-se que são 10.000 casos novos por ano[1,2]. A incidência cresce a partir dos 60 anos de vida, à medida que os principais fatores de risco associados (hipertensão arterial sistêmica e aterosclerose) tornam-se mais prevalentes[2]. Os demais fatores de risco associados serão detalhados na Tabela 1.

TABELA 1 Fatores de risco para dissecção de aorta

Aumento da pressão na aorta	Hipertensão arterial sistêmica (75% dos casos)
	Tabagismo
	Feocromocitoma
	Uso de drogas (anfetaminas, cocaína e seus derivados)
	Traumas no tórax
Doenças congênitas	Valva aórtica bicúspide
	Coarctação de aorta
Doenças do colágeno	Síndrome de Marfan
	Síndrome de Loyes-Dietz
	Síndrome de Ehlers-Danlos
Doenças autoimunes	Arterite de Takayasu
	Arterite de células gigantes
	Doença de Behçet
Outros	Infecciosas (sífilis e tuberculose)
	Doença renal policística
	Gravidez
	Cirurgia valvar e aórtica
	Procedimentos intervencionistas

FISIOPATOLOGIA

A fisiopatologia da dissecção de aorta envolve a degeneração e necrose cística miointimal que favorecem laceração na camada íntima, com delaminação e produção de uma luz falsa, a qual pode ser ocupada parcial ou completamente por um trombo, podendo apresentar progressão anterógrada e retrógrada da lesão. O hematoma intramural, muitas vezes visualizado em exames de tomografia, caracteriza-se pela presença de um foco de hemorragia originado da *vasa vasorum* proveniente da camada média do vaso. É considerado precursor da dissecção de aorta. Além disso, placas ateroscleróticas da aorta podem evoluir com ulcerações profundas, originando um hematoma intramural, sendo que as úlceras penetrantes sintomáticas apresentam maior risco de dissecção e ruptura.

CLASSIFICAÇÃO

A dissecção de aorta apresenta duas formas clássicas de classificação por meio de aspectos anatômicos da lesão. A classificação de Stanford é subdividida em tipo A e B, enquanto a classificação de DeBakey é determinada em tipo I, II, IIIa e IIIb, conforme explicado na Tabela 2 e ilustrado na Figura 1.

TABELA 2 Classificação das síndromes aórticas agudas

Classificação	Descrição
Stanford A	Acomete a aorta ascendente.
Stanford B	Não envolve a aorta ascendente (inclui aquelas que acometem o arco aórtico, mas poupam a ascendente.
DeBakey I	Origina-se na aorta ascendente e se estende por toda a aorta.
DeBakey II	Acomete apenas a aorta ascendente.
DeBakey III	Origina-se na aorta descendente: ▪ Tipo a: limitada a aorta torácica. ▪ Tipo b: se estende a aorta abdominal.

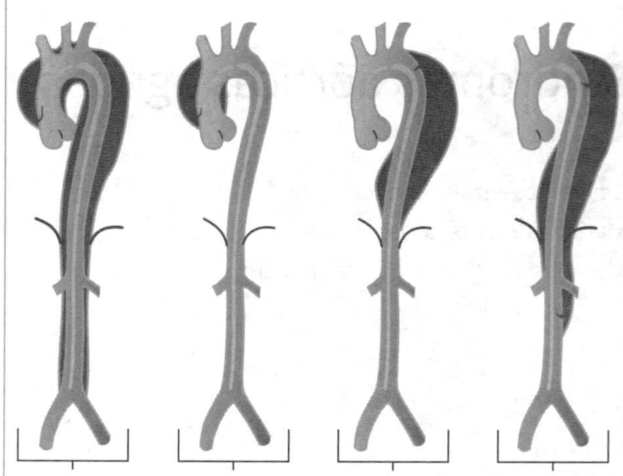

FIGURA 1 Ilustração da classificação das síndromes aórticas agudas.
Fonte: adaptada de Isselbacher et al., 2022[2].

QUADRO CLÍNICO

A idade média dos pacientes que apresentam SAA é de 61 anos, sendo que hipertensão e doenças do tecido conjuntivo são os principais fatores de risco associados. O diagnóstico pode ser desafiador pelo fato de a SAA compartilhar quadro clínico semelhante com outras patologias de maior prevalência nos serviços de urgência e emergência.

Apesar de classicamente descrita na literatura como uma dor em "facada" ou "rasgando", muitas vezes a principal característica presente é o início súbito, já em intensidade máxima, podendo irradiar para o dorso ou outras regiões a depender da extensão/localização da lâmina de dissecção. No exame físico podemos também encontrar pulsos e pressão arterial assimétricos entre os membros, com variação de ao menos 20 mmHg.

Sinais neurológicos podem coexistir com a dor em até 6% dos pacientes, variando desde déficits transitórios, síncope, acidente vascular cerebral em caso de acometimento das carótidas e/ou vertebrais e, mais raramente, paraplegia ou paraparesia por comprometimento da artéria intercostal e da perfusão espinhal[1-5].

Na dissecção de aorta ascendente um sopro diastólico aspirativo pode ser identificado, pelo acometimento do aparato valvar, levando a insuficiência aórtica aguda. A presença de derrame pericárdico ou isquemia miocárdica associada também sugere acometimento da porção proximal da aorta ascendente, sendo que mais raramente (menos de 5% dos casos) o infarto agudo do miocárdio pode ocorrer por oclusão da artéria coronária direita por progressão da lâmina de dissecção[4,5].

Outros possíveis achados clínicos relacionados a isquemia decorrente da progressão da lâmina de dissecção são neuropatias periféricas, isquemia mesentérica e de extremidades (oclusão arterial aguda periférica) e oligúria/hematúria em caso de acometimento das artérias renais. O tamponamento cardíaco ocorre em até 19% dos casos, deve ser suspeitado na presença de hipotensão, estase jugular, hipofonese de bulhas cardíacas, sinal de Kussmaul e pulso paradoxal[6].

A avaliação ecocardiográfica à beira do leito (POCUS), como parte da "sonificação" do exame físico, pode ser útil para detecção de complicações como derrame pericárdico, tamponamento cardíaco e regurgitação aórtica no auxílio de identificação de causas adicionais para instabilidade hemodinâmica. No entanto, por avaliação limitada do arco aórtico e aorta descendente, tem baixa sensibilidade para a identificação da dissecção de aorta.

DIAGNÓSTICOS DIFERENCIAIS

Amplo, mas compreende causas catastróficas de dor torácica no departamento de emergência; dentre as mais prevalentes, destacam-se:

- Tromboembolismo pulmonar.
- Síndromes coronarianas agudas.
- Pericardite/tamponamento pericárdico.
- Ruptura esofágica com mediastinite.
- Pneumotórax espontâneo.

DIAGNÓSTICO

Exames auxiliares no departamento de emergência

Eletrocardiograma de 12 derivações (ECG)

Exame fundamental na avaliação de todo paciente com dor torácica na emergência, sendo que pode auxiliar na distinção de pacientes com isquemia miocárdica especialmente quando a dissecção de aorta não envolver os óstios das coronárias. Geralmente, pode estar normal em 30% dos casos ou apresentar alterações inespecíficas do segmento ST e onda T (geralmente relacionadas a consequências estruturais de hipertensão arterial a longo prazo) em 46% dos casos. Sinais de isquemia miocárdica são identificados em cerca de 15% dos pacientes[5,6].

Radiografia de tórax

Pode auxiliar no diagnóstico com outras etiologias como síndromes pleuríticas e pneumotórax. Apesar de apresentar sensibilidade limitada, sobretudo para os casos de dissecção de aorta tipo B, algumas alterações, especialmente se comparadas a um exame pregresso normal, podem levar a suspeição diagnóstica:

- Alargamento do mediastino (60% casos).
- Desvio da traqueia para a direita.
- Borramento/alteração do contorno do botão aórtico.
- Separação/deslocamento de calcificação intimal da parede da aorta > 5 cm.
- Derrame pleural.

Exames laboratoriais

Orienta-se a coleta de hemograma completo, função renal, TGO, TGP, bilirrubinas totais, gasometria, lactato, dímero-D, troponina para auxílio na avaliação de lesões de órgãos-alvo (má perfusão) e diagnóstico diferencial. Na maioria dos casos a troponina é negativa por não haver injúria miocárdica, salvo quando há comprometimento de coronárias. Sabe-se que o D-dímero se eleva na vigência de dissecção aórtica aguda e valores acima de 500 ng/L têm sensibilidade de 100% para DAA e especificidade de 54%. Entretanto, quando associado a PA sistólica de 180 mmHg, a especificidade chega a 96% e a sensibilidade cai para 54%[4-6].

IMAGEM CARDIOTORÁCICA PARA O DIAGNÓSTICO DE SAA

Pacientes hemodinamicamente estáveis

Angiotomografia computadorizada de aorta

Trata-se do exame padrão-ouro para o diagnóstico em pacientes estáveis, visto maior disponibilidade e rápida execução no Departamento de Emergência. Apresenta sensibilidade de 85 a 93% e especificidade de 87 a 100% para o diagnóstico. No entanto, é importante destacar que apresenta como limitações a identificação do *flap* intimal em menos de 75% dos casos e raramente se obtém a informação exata do sítio de entrada da dissecção.

Angiorressonância de aorta

Exame de imagem factível para pacientes estáveis, especialmente quando há incerteza diagnóstica ou necessidade de maior detalhamento anatômico, com sensibilidade e especificidades próximas a 95 a 100%[7]. No entanto, o custo, a indisponibilidade e dificuldade de execução da imagem (tempo prolongado, necessidade de manter-se com mobilidade reduzida, claustrofobia) em pacientes em contexto agudo, na presença de sintomatologia intensa, limita a utilização deste método.

Aortografia

Anteriormente padrão-ouro, hoje é reservada para os pacientes com necessidade de estudo concomitante das coronárias ou para o planejamento de tratamento endovascular.

Pacientes hemodinamicamente instáveis

Ecocardiograma transesofágico

Pela possibilidade de realização à beira do leito, de modo portátil, é o método de eleição para pacientes instáveis. Apresenta sensibilidade de cerca de 95% e especificidade de 60 a 95%[8]. Os principais achados são identificação de *flap* intimal, diferenciação entre luz falsa e verdadeira, avaliação de derrame pericárdico, regurgitação aórtica. No entanto, a necessidade de sedação, a inacessibilidade de parte da aorta descendente e abdominal são limitações desta modalidade diagnóstica sendo um método especialmente adequado para avaliação da aorta ascendente.

INTEGRAÇÃO DIAGNÓSTICA

O diagnóstico das síndromes aórticas agudas (SAA) requer um alto grau de suspeição baseado na integração de informações clínicas da anamnese, dos antecedentes e do exame físico. Nesse contexto, aconselha-se a aplicação de escores de risco tais como o ADD-RS (Tabela 3), para estimativa de probabilidade pré-teste e direcionamento diagnóstico. O estudo multicêntrico e prospectivo ADvISED avaliou a aplicação da escala ADD-RS em adição a dosagem do D-dímero em 1.850 pacientes, em que se era considerado o diagnóstico de SAA. A combinação de ADD-RS de baixo risco (0-1) com dímero-D negativo (< 500 mg/dL), presente em cerca de 60% dos pacientes, descartou SAA com uma taxa de falha de somente 0,3%. Com base neste estudo, sugere-se a Figura 2 a seguir como estratégia de avaliação diagnóstica dos pacientes com suspeita de SAA no departamento de emergência.

TABELA 3 Escore de risco para detecção de dissecção de aorta

Antecedentes de alto risco	Características de dor de alto risco	Achados de exame físico de alto risco
Marfan ou outras doenças do tecido conectivo	Dor torácica, dorsal ou abdominal descrita como:	Déficit de pulso ou diferencial de pressão sistólica
História familiar de doenças da aorta	Início súbito	Déficit neurológico focal na presença de dor
Doença valvar aórtica conhecida	Intensa	Novo sopro de regurgitação aórtica na presença de dor
Manipulação recente da aorta	Lancinante/ rasgante	Hipotensão
Aneurisma de aorta conhecido		Choque

O escore varia de 0 a 3, e o paciente recebe 1 ponto para cada categoria de risco se alguma das condições descritas em cada coluna forem encontradas.

MANEJO

De forma geral, tanto a dissecção aguda de aorta quanto o hematoma intramural e a úlcera aterosclerótica

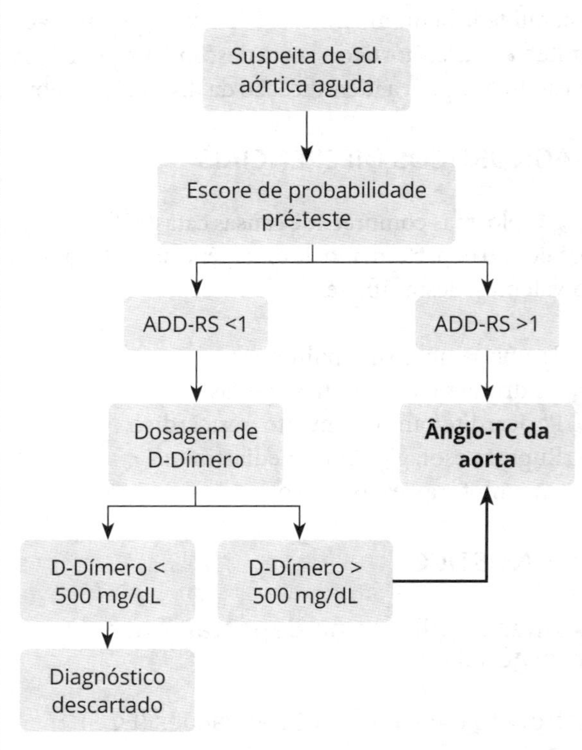

FIGURA 2 Fluxo diagnóstico de pacientes com suspeita de síndrome aórtica aguda.
Fonte: adaptado de Nazerian et al., 2018[7].
ADD-RS: *Aortic Dissection Detection Risk Score.*

penetrante, aqui denominada SAA, apresentam o mesmo manejo em contexto de emergência, especialmente quando a aorta ascendente está acometida.

Todos os pacientes com suspeita de SAA deverão ser monitorizados de forma multiparamétrica em ambiente de sala de emergência, com obtenção de acesso venoso calibroso. A suplementação de oxigenioterapia é apropriada naqueles com STO_2 < 92%.

O foco do tratamento é controle de duplo produto, controle álgico e definição de necessidade de abordagem cirúrgica.

Tratamento medicamentoso

Os pacientes com SAA geralmente apresentam-se hipertensos e com dor intensa. No manejo inicial deve ser priorizado sempre que possível o controle da frequência cardíaca, para se evitar taquicardia compensatória por vasodilatores, com FC alvo próxima a 60 bpm.

Controle da frequência cardíaca

Os betabloqueadores endovenosos são a principal classe medicamentosa para o controle de FC. A principal droga de escolha é o esmolol, pela fácil titulação e curta ação. A dose inicial é de *bolus* com 500 ug/kg, seguido de infusão com 50-200 ug/kg. Caso indisponível, outra opção é o metoprolol IV com doses sequenciais de 5 mg em 2 a 3 minutos até posologia total de 15 mg. Caso indisponíveis ou alguma contraindicação (asma descompensada, alergia), os bloqueadores de canais de cálcio não di-hidropiridínicos (verapamil, diltiazem) podem ser utilizados. Atenção: para pacientes com insuficiência aórtica aguda, recomenda-se manter a FC mais próxima a 60 a 80 bpm e evitar bradicardia excessiva[5-9].

Controle da pressão arterial

Recomenda-se a redução da pressão arterial para níveis de sistólica < 120 mmHg após controle adequado da FC com uso de vasodilatadores endovenosos. Atenção para taquicardia reflexa com uso de vasodilatadores endovenosos, motivo pelo qual se recomenda a administração prioritária dos betabloqueadores antes ou ao menos em concomitância com vasodilatadores. A principal droga disponível em nosso meio é o nitroprussiato de sódio (50 mg diluídos em 250 mL de SG5%) na dose de 0,5-3 ug/kg/min. A nitroglicerina EV pode ser utilizada, mas apresenta menor potência na vasodilatação arterial, sendo reservada para casos de indisponibilidade do primeiro ou se suspeita de isquemia miocárdica associada.

Ponto de atenção[7,8]: em pacientes com deterioração hemodinâmica súbita e hipotensão refratária, descarta-se especialmente ruptura para o pericárdio e tamponamento cardíaco, sendo que POCUS pode ser de alto valor diagnóstico nessa avaliação.

Controle álgico

Os opioides endovenosos, com destaque para a morfina na dose inicial de 2-4 mg IV, são a classe de escolha. Evita-se a utilização de anti-inflamatórios não esteroidais (AINEs), visto o risco de efeitos adversos como aumento da pressão arterial e piora de função renal.

Abordagem cirúrgica

Tem por objetivo, seja cirurgia aberta ou endovascular, prevenir ruptura da aorta, extensão anterógrada e/ou retrograda para vasos ainda não dissecados e evitar a síndrome de má perfusão tecidual.

Dissecção Stanford A

É indicado tratamento cirúrgico o mais rápido possível.

Dissecção Stanford B

O tratamento padrão é medicamentoso, com objetivo de PA sistólica menor ou igual a 120 mmHg e FC abaixo de 60 bpm, sendo reservado o tratamento cirúrgico, na maioria das vezes na modalidade endovascular, para os pacientes que apresentem as complicações enumeradas a seguir:

- Ruptura da aorta.
- Evidência de disfunções orgânicas/síndrome de má-perfusão (oligúria, piora de função renal, dor abdominal com hiperlactatemia/sinais de isquemia mesentérica, alteração sensitivo-motora em membros inferiores).
- Extensão da dissecção com tratamento medicamentoso otimizado.
- Dilatação rápida e progressiva da aorta.
- Dor e hipertensão refratários.

O manejo terapêutico dos pacientes com suspeita de SAA encontra-se sumarizado na Figura 3.

PROGNÓSTICO

A taxa de mortalidade precoce das SAA Stanford A, caso o tratamento adequado não seja instituído, é de 1 a 2% por hora após o início dos sintomas. A mortalidade das SAA Stanford B não complicada é de cerca de 10% em 30 dias. No entanto, na presença de complicações essa taxa atinge cerca de 20 a 25% neste período.

ALOCAÇÃO

Todos os pacientes devem ser alocados em leito de UTI com acompanhamento em conjunto multidisciplinar com equipes de cardiologia, terapia intensiva, cirurgia cardiovascular/vascular de acordo com as particularidades de cada paciente.

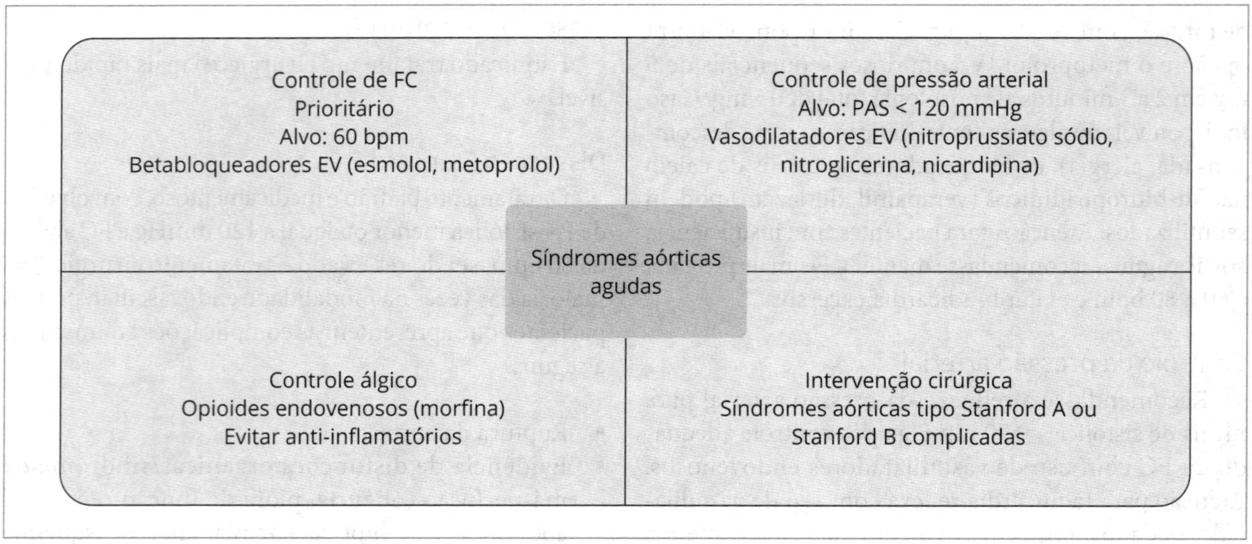

FIGURA 3 Resumo do manejo de síndromes aórticas agudas na emergência.

REFERÊNCIAS

1. Erbel R, Aboyans V, Boileau C, Bossone E, Bartolomeo RD, Eggebrecht H, et al. 2014 ESC Guidelines on the diagnosis and treatment of aortic diseases: Document covering acute and chronic aortic diseases of the thoracic and abdominal aorta of the adult. The Task Force for the Diagnosis and Treatment of Aortic Diseases of the European Society of Cardiology (ESC). Eur Heart J. 2014;35(41):2873-926.
2. Isselbacher EM, Preventza O, Black JH, Augoustides JG, Beck AW, Bolen MA, et al. 2022 ACC/AHA guideline for the diagnosis and management of aortic disease: a report of the American Heart Association/American College Of Cardiology Joint Committee on Clinical Practice guidelines. Circulation. 2022;146(24).
3. Rogers AM, Hermann LK, Booher AM, Nienaber CA, Williams DM, Kazerooni EA, et al. Sensitivity of the aortic dissection detection risk score, a novel guideline-based tool for identification of acute aortic dissection at initial presentation. Circulation. 2011;123(20):2213-8.
4. Evangelista A, Isselbacher EM, Bossone E, Gleason TG, Eusanio MD, Sechtem U, et al. Insights from the international registry of acute aortic dissection. Circulation. 2018;137(17):1846-60.
5. Hagan PG, Nienaber CA, Isselbacher EM, Bruckman D, Karavite DJ, Russman PL, et al. The International Registry of Acute Aortic Dissection (IRAD). JAMA. 2000;283(7):897.
6. Nienaber CA, Yskert von Kodolitsch, Nicolas V, Siglow V, Piepho A, et al. The diagnosis of thoracic aortic dissection by noninvasive imaging procedures. N Engl J Med. 1993;328(1):1-9.
7. Nazerian P, Mueller C, Soeiro A de M, Leidel BA, Salvadeo SAT, Giachino F, et al. Diagnostic accuracy of the aortic dissection detection risk score plus d-dimer for acute aortic syndromes. Circulation. 2018;137(3):250-8.
8. Mussa FF, Horton JD, Moridzadeh R, Nicholson J, Trimarchi S, Eagle KA. Acute aortic dissection and intramural hematoma: a systematic review. JAMA. 2016;316(7):754-763.
9. Nienaber CA, Clough RE. Management of acute aortic dissection. Lancet. 2015;385(9970):800-11.

9

Trombose venosa profunda

João Roberto Resende Fernandes
Pedro Henrique Ribeiro Brandes
Thaiz Carolina Colognese Boldrin

PONTOS PRINCIPAIS

- A trombose venosa profunda (TVP) é uma condição potencialmente grave e pode cursar com complicações locais ou mesmo tromboembolismo pulmonar e óbito.
- É mais comum em pessoas do sexo masculino e aumenta sua incidência conforme maior a faixa etária.
- Cinquenta por cento dos episódios de TVP são assintomáticos.
- O exame físico e os sintomas, como dor, edema e hiperemia, podem ser inespecíficos, necessitando de alto grau de suspeição, aliado a uma boa história clínica em busca de fatores de risco para essa patologia.
- O melhor exame para avaliação do quadro é o ultrassom do membro inferior, podendo este ser executado por um emergencista treinado com o POCUS com alta sensibilidade e especificidade para os vasos proximais, através da identificação de uma veia sem compressibilidade e com fluxo ausente ao Doppler.
- Devem-se considerar diversos diagnósticos diferenciais, como celulite, lesão muscular, insuficiência venosa crônica, cisto de Baker e flebite superficial.
- Escores clínicos, como o escore de Wells, levam em consideração os sintomas clínicos e os fatores de risco do paciente para classificar a probabilidade de TVP como baixa, moderada ou alta. Isso nos ajuda a determinar a necessidade de exames complementares e direcionar o tratamento.
- O dímero-D, um produto da degradação da fibrina no sangue, pode ser usado para excluir a suspeita de trombose venosa profunda em pacientes com baixo ou moderado risco clínico.
- O tratamento mais frequente utilizado é anticoagulação, preferencialmente com anticoagulantes diretos ou heparina de baixo peso molecular na maior parte dos casos, nas TVP proximais e sem alto risco de sangramento ou contraindicação.
- Existem alternativas como vigilância clínica ou mesmo filtro de veia cava inferior e trombólise e trombectomia, mas que somente serão alternativas em situações específicas.
- A maioria dos pacientes com TVP poderá receber alta da emergência para continuidade de tratamento ambulatorial.

INTRODUÇÃO

Estima-se que a trombose venosa profunda (TVP) tenha como incidência 60/100 mil habitantes na população geral, sendo mais frequente em pessoas do sexo masculino, assim como aumento de frequência conforme maior a idade do indivíduo.

Pode acontecer nos membros superiores (1 a 4% dos casos), que englobam as veias ulnar, radial, as interósseas dos antebraços, braquial e axilar, a qual se torna a veia subclávia; porém é mais comum sua apresentação no sistema venoso dos membros inferiores, que engloba as veias: cava inferior, ilíaca comum, femoral comum, femoral profunda, femoral superficial, poplítea, tibial anterior, tibial posterior e fibular[1].

Embora a maioria das tromboses venosas profundas sejam assintomáticas, sua avaliação e, principalmente, a prevenção durante situações de risco são fundamentais. Esses riscos incluem internações, com atenção especial para cirurgias de grande porte, traumas, fraturas, ou condições clínicas como insuficiência cardíaca ou acidente vascular cerebral que resultem em imobilidade. Essas situações estão associadas a complicações com alta morbimortalidade, como tromboembolismo pulmonar ou flegmasia cerúlea dolens, que, em casos extremos, podem demandar amputação do membro como tratamento.

A fisiopatologia da trombose venosa profunda baseia-se na tríade de Virchow, composta por lesão endotelial da parede do vaso, hipercoagulabilidade e turbilhonamento do fluxo sanguíneo, o qual também pode ser interpretado como estase sanguínea. Qualquer fator que leve a um distúrbio desses componentes, isoladamente ou em conjunto, pode se comportar como fator de risco para o desenvolvimento da doença.

APRESENTAÇÃO CLÍNICA

História clínica

A história clínica do paciente que se apresenta no pronto atendimento é fundamental para aumentar o grau de suspeição desta patologia. Embora os sintomas clássicos da doença sejam bem conhecidos – edema assimétrico de membros inferiores com dor associada –, manter alto grau de suspeição diante da presença de um fator de risco é fundamental na avaliação destes pacientes, assim como essa investigação é obrigatória, como veremos posteriormente, para classificarmos a trombose venosa profunda em provocada ou não provocada, desencadeando provas adicionais.

Devemos investigar como principais fatores de risco, especialmente: imobilização ou hospitalização prolongada, presença de neoplasia maligna em atividade, gestação e puerpério, cirurgias recentes ou trauma, uso de anticoncepcionais orais ou terapia de reposição hormonal, bem como demais fatores descritos na Tabela 1.

TABELA 1 Fatores de risco para tromboembolismo venoso

Imobilização superior a 48 horas
Hospitalização prolongada
Cirurgia recente
Diagnóstico de câncer
Infecção, inclusive covid-19
Antecedente pessoal de tromboembolismo venoso
Gestação e puerpério
Trauma
Uso de anticoncepcionais orais
Terapia de reposição hormonal
Uso de testosterona ou inibidores do estrógeno
Tabagismo
Obesidade
Idade superior a 65 anos
Insuficiência cardíaca
Acidente vascular cerebral com imobilidade
Uso de drogas endovenosas
Antecedente familiar de tromboembolismo venoso
Uso de corticoide
Doença inflamatória intestinal
Doenças reumatológicas
Síndrome nefrótica
Trombocitopenia induzida por heparina
Síndromes mieloproliferativas e hiperviscosidade
Fator V de Leiden
Protrombina G20210A
Deficiência de proteína C
Deficiência de proteína S
Deficiência de antitrombina
Síndrome de Cockett

Até cinquenta porcento dos episódios de trombose venosa profunda são assintomáticos[1], especialmente os mais distais, e serão diagnosticados a partir de suas complicações, como o tromboembolismo pulmonar, por exemplo, casos em que a história clínica será direcionada para esta outra patologia ou então passarão sem diagnóstico.

Considerando o quadro de trombose de membros superiores, além de dor e edema unilaterais, traz-se da história clínica a presença de dispositivos que invadem essas estruturas, como cateter venoso central, marca-passo ou ainda uso de drogas injetáveis. Tal achado também pode estar associado a síndromes específicas que causam a compressão do sistema venoso por estruturas extrínsecas a ele, caso da síndrome da veia cava superior, que pode ser provocada pela presença de uma lesão tumoral, e da síndrome do desfiladeiro torácico, com compressão provocada por um arco costal cervical, primeiro arco costal anormal ou ainda fratura clavicular com consolidação em posição não anatômica. Existe ainda uma forma mais rara de apresentação de trombose venosa profunda de membros superiores, especialmente em homens jovens, chamada de trombose de esforço, a qual está associada a movimentos repetitivos de hiperabdução do membro.

Exame físico

O exame físico embora em geral não revele alterações de uma trombose venosa profunda, deve ser realizado das pernas, abdômen e pelve e podem trazer informações suspeitas da doença como: edema, presente em setenta por cento dos casos, com maior especificidade se assimétrico, compressível - sinal de Cacifo positivo - e diferença maior que 3 cm em relação ao membro contralateral entre as circunferências das panturrilhas, mensuradas dez centímetros abaixo da tuberosidade da tíbia; hiperemia ou hipertermia locais; empastamento de panturrilha.

Entre estes, a diferença de circunferência da panturrilha maior é o achado mais útil. Uma metanálise relatou que pacientes com diferença na circunferência da panturrilha tinham duas vezes mais probabilidade de ter TVP[10]. Em especial na avaliação de trombose venosa dos membros superiores, dilatação das veias superficiais associada ao quadro. Embora menos frequente, há descrição de febre nesse contexto. No caso de acometimento de membros superiores, podem-se observar alterações em exame físico relacionadas a síndromes que precipitam essa trombose, como a síndrome do desfiladeiro torácico ou a síndrome da veia cava superior, na qual compressão extrínseca da veia provoca estase proximal, com pletora facial, dilatação dos vasos cervicais além do edema do membro.

Em casos mais extremos, geralmente associados a extensas tromboses do sistema ilíaco-femoral, além de edema bilateral, ocorre significativa estase a montante, o que por sua vez leva a hipertensão do sistema venoso, com déficit de perfusão local, cianose e até mesmo gangrena venosa, quadro raro conhecido como flegmasia cerúlea dolens.

Ultrassom à beira do leito (POCUS)

Embora o padrão-ouro para o diagnóstico de TVP seja a venografia com contraste, a ultrassonografia a beira-leito (POCUS) é cada vez mais usada no departamento de emergência para avaliação de TVP. O POCUS é listado como uma das principais aplicações do emergencista nas diretrizes ultrassonográficas de emergência mais recentes do American College of Emergency. As Figuras 2 a 5 demonstram as técnicas para utilização do POCUS na identificação da TVP[9].

A técnica de 3 pontos é atualmente a recomendada, que testa a compressibilidade da veia femoral comum, da veia femoral (antiga superficial) e da veia poplítea[9]. a identificação correta da artéria femoral e veia femoral comum na região mais cranial do membro inferior examinado, que deverá estar em rotação interna, logo abaixo do ligamento inguinal em uma insonação transversal, utilizando o transdutor linear. Prossegue-se então para a avaliação de mais dois pontos: veia femoral (antiga femoral superficial) - que apesar do nome ainda faz parte do sistema venoso profundo, encontrada deslizando o probe sentido caudal, até a divisão da veia femoral comum em femoral profunda - e da veia poplítea, esta última avaliada na fossa poplítea (Figura 1).

A avaliação do vaso pode ser feita por 3 maneiras: compressibilidade, ausência de fluxo ao Doppler ou a visualização direta do trombo interno. Uma veia não

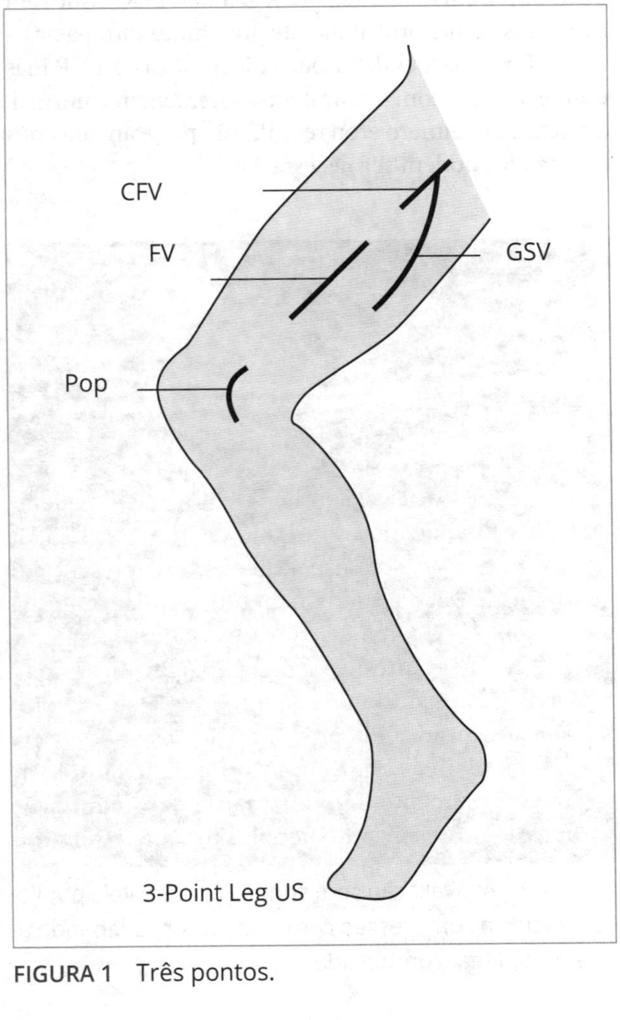

FIGURA 1 Três pontos.

compressível indica provável trombose nessa localidade, quando disponível, complementar a avaliação via Doppler de onda pulsada, em especial no caso de dúvidas diagnósticas. Na ausência de fluxo a esse método, sugere-se fortemente a hipótese de trombose venosa profunda.

Ao identificar uma provável trombose venosa profunda, deve-se mudar a insonação para um corte longitudinal, que complementará a avaliação local através da identificação do trombo. A Figura 2 demonstra as técnicas a serem realizadas em cada um dos sítios do membro inferior para evidência de trombose venosa profunda: a) compressibilidade; b) fluxo ao color Doppler; c) identificação do trombo interno. Ressaltamos aqui a importância de evitar compressões sucessivas do local afetado com objetivo de evitar desprendimento de fragmentos do trombo, com possíveis complicações.

A avaliação do sistema venoso mais distal é mais complexa, possui menor sensibilidade quando comparada ao sistema proximal e é, atualmente, reservada aos completos e eletivos[3]. POCUS realizada por médicos emergencistas para diagnóstico de TVP pode fornecer resultados precisos e confiáveis quando comparados ao ultrassom convencional, com a vantagem de estar a beira-leito e em menor tempo. A acurácia diagnóstica em contextos de alta probabilidade pré-clínica ultrapassa os 90%[11]. Em situações de suspeita diagnóstica de TVP, mas exame de ultrassom a beira-leito aparentemente normal, a coleta de d-dímero e/ou reavaliação programada após alguns dias podem ser necessárias[12].

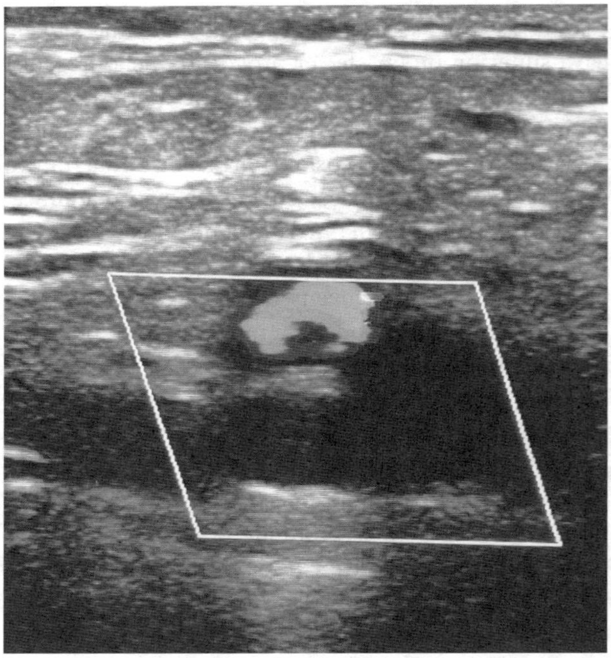

FIGURA 3 Avaliação do vaso com color Doppler. Apresenta fluxo presente na artéria, mas ausente no leito venoso trombosado.

DIAGNÓSTICOS DIFERENCIAIS

Na trombose venosa profunda, um coágulo sanguíneo se forma em uma veia profunda, mais comumente nos membros inferiores. Entre os sintomas mais comuns

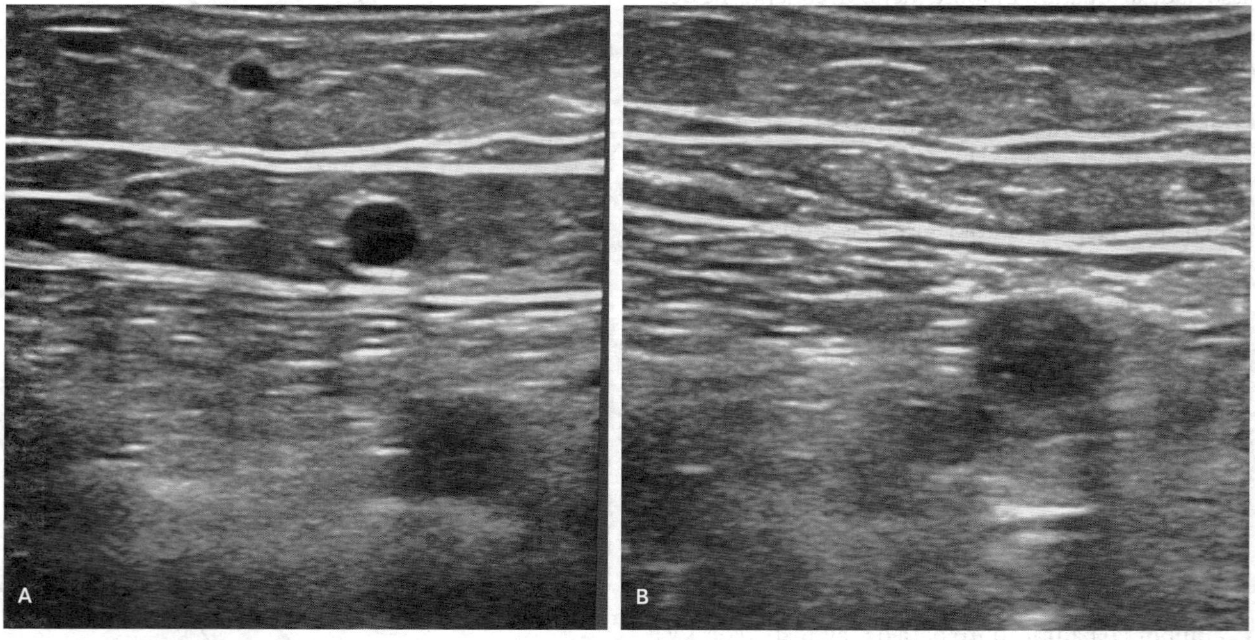

FIGURA 2 A: Avaliação com sonda linear de veia poplítea (profunda), com as veias superficiais visíveis proximais. B: Exercida a compressão com transdutor, colabando as veias superficiais saudáveis, mas permanecendo aberta a veia poplítea trombosada.

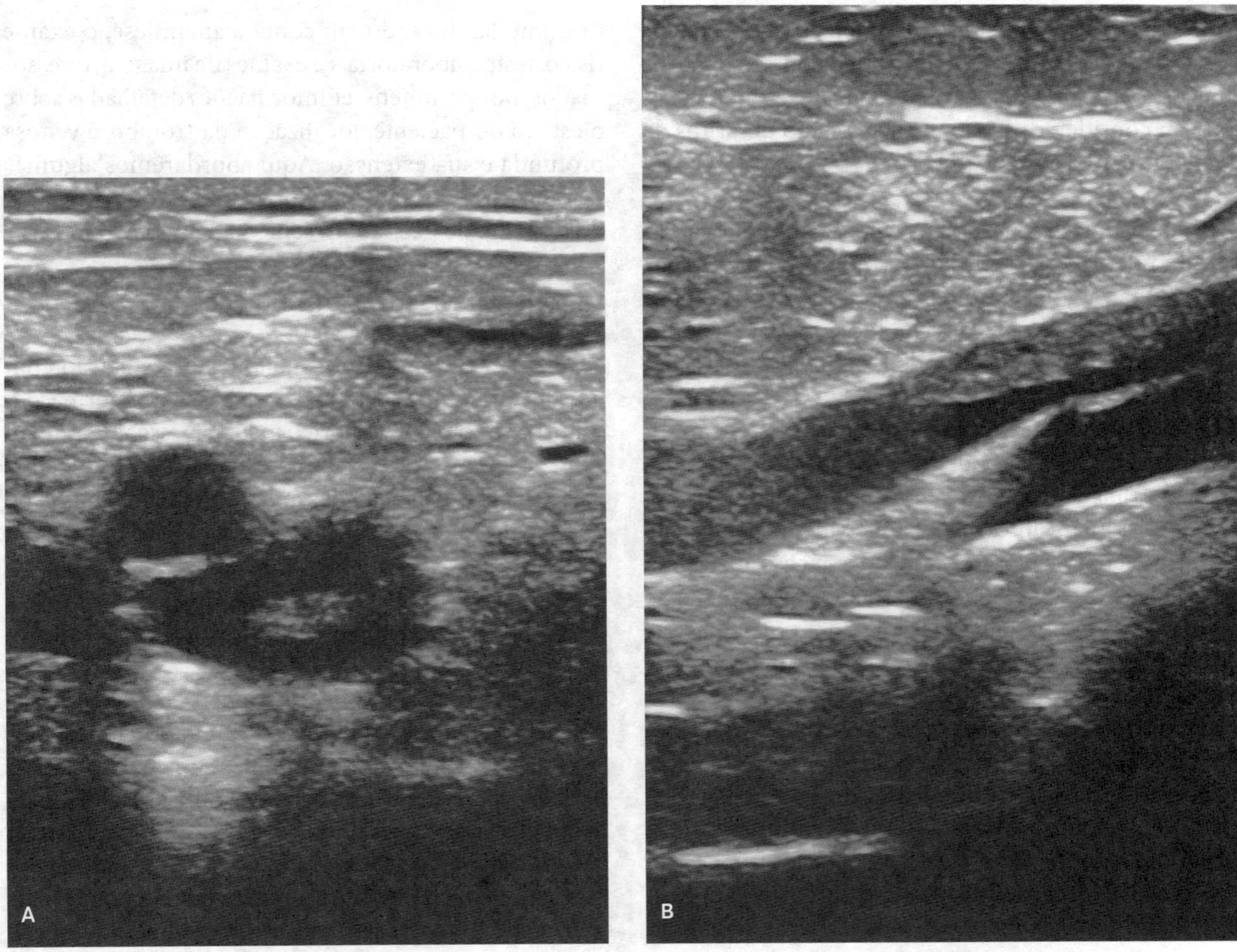

FIGURA 4 A: Identificação visual do trombo internamente à veia. B: Identificação direta do trombo no sentido longitudinal.

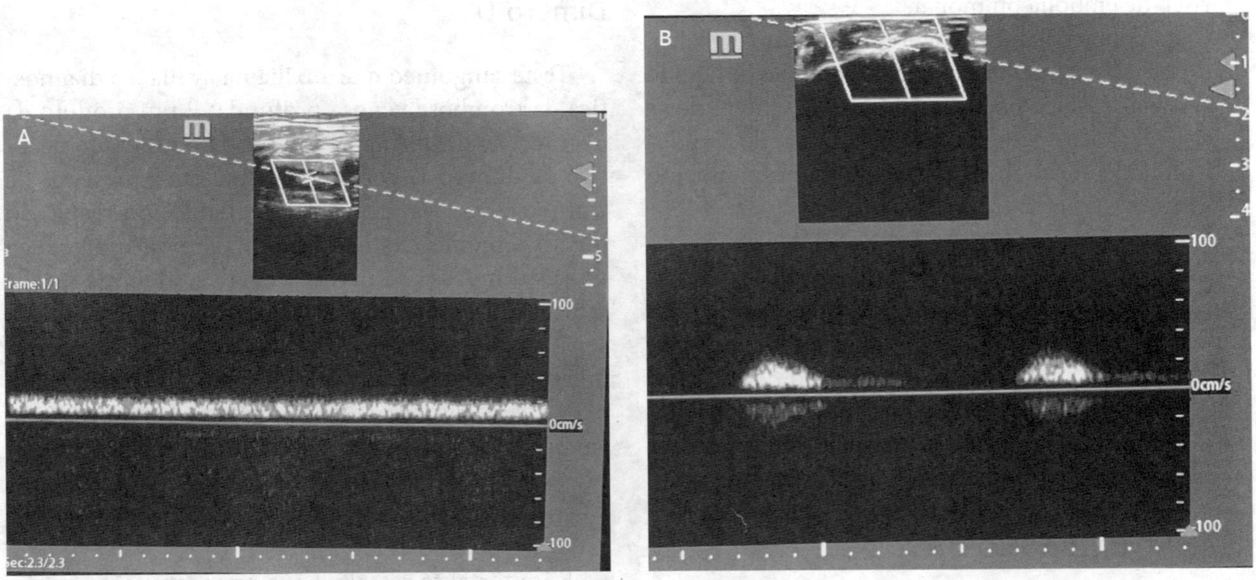

FIGURA 5 A: Recurso de uso de Doppler pulsado para avaliar fluxo no vaso avaliado. B: Compressão manual mais distal do membro avaliado e avaliação com Doppler para ver fluxo. Caso não haja, fala a favor de trombose do vaso avaliado.

estão a dor, edema, hiperemia e calor local. Tais achados são também encontrados em diversos outros quadros clínicos. Desta forma, há vários diagnósticos diferenciais a serem considerados. Alguns deles serão descritos de maneira sucinta a seguir:

- Celulite: infecção bacteriana cutânea que pode causar dor, edema e vermelhidão. Embora possam compartilhar alguns sintomas com a trombose venosa profunda, os quadros de celulite geralmente afetam a pele superficialmente e podem também causar febre e sensação de mal-estar.
- Lesão muscular: lesões como uma distensão ou contusão muscular podem causar dor e edema semelhantes aos da trombose venosa profunda. Entretanto, não costumam apresentar calor e hiperemia no local.
- Insuficiência venosa crônica: nesse caso o sistema venoso tem dificuldade em transportar o sangue de volta ao coração de forma crônica, por problemas nas válvulas venosas, resultando em edema intermitente, dor recorrente e varizes.
- Síndrome da congestão pélvica: nessa condição é comum a queixa de dor crônica na região pélvica, edema em membros inferiores e veias dilatadas. É mais comum no sexo feminino e geralmente piora ao longo do dia.
- Flebite superficial: inflamação de uma veia superficial, resultando em dor, hiperemia e sensibilidade ao longo da veia afetada. Diferentemente dos quadros de trombose venosa profunda, a flebite superficial acomete apenas veias superficiais e não representa risco de embolia pulmonar.
- Cisto poplíteo: também denominado cisto de Baker, é uma lesão benigna derivada do acúmulo de líquido sinovial na face posterior do joelho, que pode se estender até o feixe neurovascular, causando pseudotromboflebite ou mesmo havendo seu rompimento e mimetização da trombose.

Esses são alguns exemplos de diagnósticos diferenciais, sendo que para um diagnóstico preciso é de suma importância a realização de uma boa anamnese, exame físico e exames complementares, quando necessários. Vale destacar que a ocorrência concomitante de mais de um diagnóstico, como TVP com tromboflebite superficial ou celulite, é possível e deve ser levada em consideração.

AVALIAÇÃO DIAGNÓSTICA

A avaliação diagnóstica da trombose venosa profunda se torna essencial para identificar, confirmar e tratar o quadro, evitando assim possíveis complicações como a embolia pulmonar[4]. Ela envolve uma abordagem multimodal, levando em conta a anamnese, o exame físico, testes laboratoriais e exames de imagem, que, somados, nos permitem ter informações detalhadas sobre o estado do paciente, localização da trombose venosa profunda e sua extensão. Aqui abordaremos algumas ferramentas e exames que nos auxiliam, conforme o fluxograma de decisão presente na Figura 6.

História clínica e exame físico

É essencial iniciarmos qualquer investigação com uma história clínica detalhada, em busca de informações sobre os sintomas, o histórico médico pessoal e familiar, além de fatores de risco conhecidos para TVP. O exame físico inclui a palpação das áreas afetadas em busca de dor, edema, particularmente se assimétrico, hiperemia e calor local.

Escores de probabilidade clínica

Na avaliação diagnóstica da trombose venosa profunda, são utilizados escores de probabilidade clínica. Eles levam em consideração os sintomas clínicos e os fatores de risco do paciente para classificar a probabilidade de trombose venosa profunda como baixa, moderada ou alta. Isso nos ajuda a determinar a necessidade de exames complementares e direcionar o tratamento[5]. O mais utilizado é o Escore de Wells, em que uma pontuação igual ou superior a 3 indica uma alta probabilidade de TVP, conforme a Tabela 2[6].

Dímero-D

Teste sanguíneo que auxilia na avaliação diagnóstica da trombose venosa profunda. É um produto da degradação da fibrina no sangue. Um resultado negativo de dímero-D geralmente descarta a presença de trombose venosa profunda, enquanto um resultado positivo requer exames adicionais, pois a presença desses dímeros em níveis elevados, além de poder indicar a presença de um processo trombótico, pode ser influenciada por diversos outros fatores, como inflamação, idade e cirurgias recentes. Pode ser usado para excluir a suspeita de trombose venosa profunda em pacientes com baixo risco clínico[7].

Exames de imagem

É importante ressaltar que os escores são apenas ferramentas que auxiliam, mas não substituem, a avaliação clínica completa e a realização de exames complementares, como a ultrassonografia Doppler venosa, no diagnóstico de trombose venosa profunda. Para

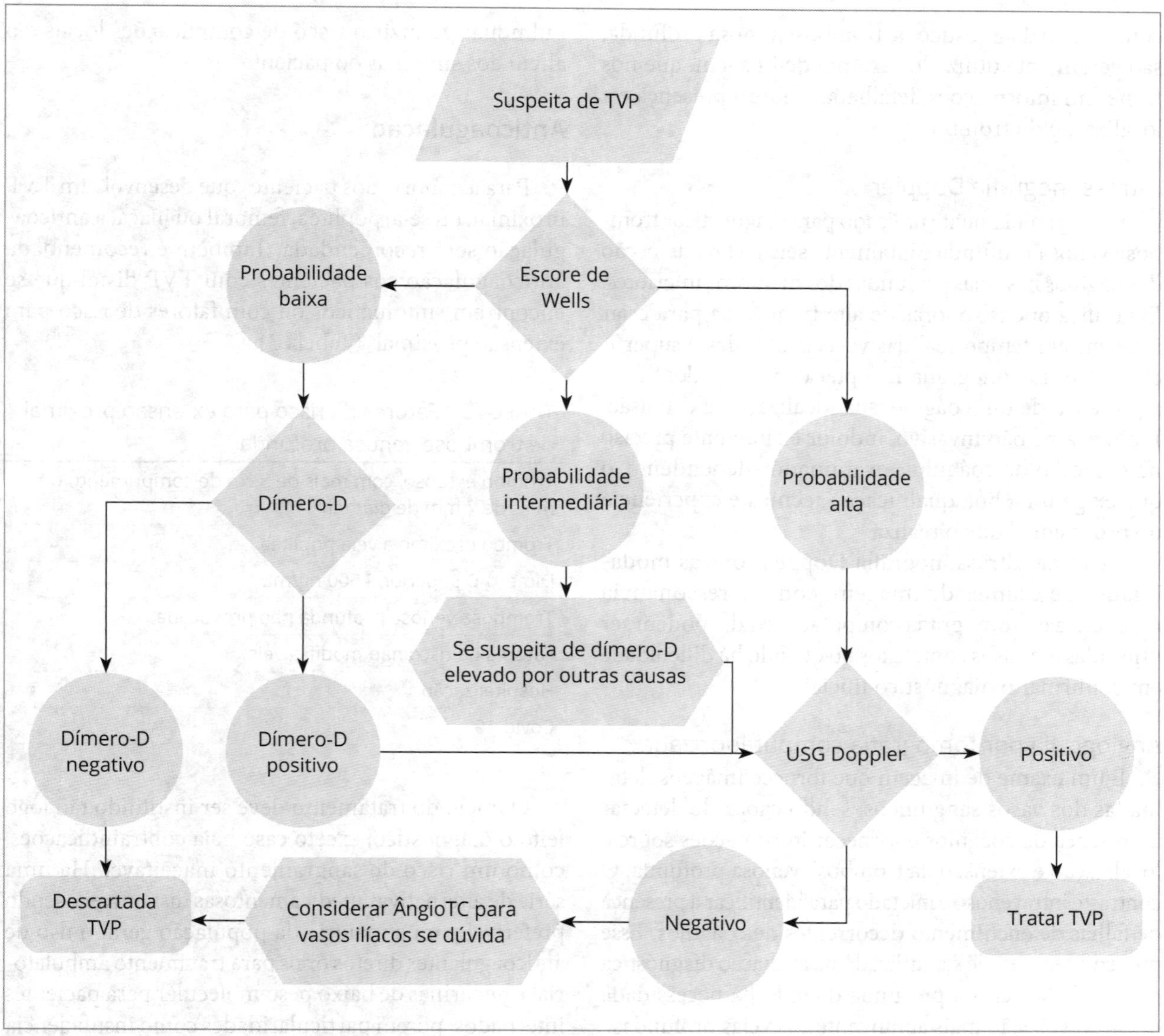

FIGURA 6 Fluxograma de tratamento da trombose venosa profunda (TVP).

TABELA 2 Escore de Wells para risco de trombose venosa profunda (TVP)

1. Câncer em atividade.	+1 ponto
2. Paresia, paralisia, ou imobilização com gesso dos membros inferiores.	+1 ponto
3. Imobilização (> 3 dias) ou cirurgia maior (até 4 semanas).	+1 ponto
4. Aumento da sensibilidade ao longo das veias do sistema venoso profundo.	+1 ponto
5. Edema em todo o membro.	+1 ponto
6. Edema da panturrilha (> 3 cm) em relação à perna normal.	+1 ponto
7. Edema depressível (cacifo) maior na perna afetada (unilateral).	+1 ponto
8. Veias colaterais superficiais.	+1 ponto
9. Outro diagnóstico provável (celulite, tromboflebite superficial, alterações osteoarticulares, câimbras, ruptura muscular ou tendínea, alterações linfáticas, cisto de Baker).	–2 pontos
Pontuação:	
Menor ou igual a 0 pontos: probabilidade baixa para TVP.	
1 a 2 pontos: probabilidade moderada para TVP.	
3 ou mais pontos: probabilidade alta para TVP.	

confirmar o diagnóstico de trombose venosa profunda, são geralmente utilizados exames de imagem, que nos fornecem informações detalhadas sobre a presença e a localização do trombo.

Ultrassonografia Doppler

Exame amplamente utilizado para diagnosticar trombose venosa profunda e altamente sensível na detecção de coágulos nas veias profundas dos membros inferiores. Ele utiliza ondas sonoras de alta frequência para criar imagens em tempo real das veias profundas e superficiais. A ultrassonografia Doppler consegue identificar a presença de um coágulo, sua localização e extensão. É um exame não invasivo, indolor e altamente preciso na detecção de coágulos; examinador-dependente, o que exige uma boa qualificação técnica e experiência do profissional que o realiza.

Além da ultrassonografia Doppler, outras modalidades de exames de imagem, como a ressonância magnética e a tomografia computadorizada, podem ser utilizadas em casos complexos ou quando há dificuldade em confirmar o diagnóstico inicial.

Angiografia por tomografia computadorizada

É um exame de imagem que fornece imagens detalhadas dos vasos sanguíneos, sendo capaz de detectar a presença de coágulos e fornecer informações sobre a localização e extensão da trombose venosa profunda. O contraste intravenoso é injetado para identificar a presença de falhas de enchimento decorrentes de coágulos. Esse procedimento pode ser utilizado na avaliação diagnóstica da trombose venosa profunda quando há necessidade de uma avaliação mais abrangente das veias profundas.

Ressonância magnética (RM) e venografia por ressonância magnética (MRV)

São exames avançados não frequentemente usados quando a ultrassonografia não é conclusiva.

Exames adicionais

A avaliação diagnóstica da trombose venosa profunda não se limita apenas ao diagnóstico inicial. Devemos sempre realizar uma avaliação abrangente para determinar a causa subjacente da trombose e para identificar os fatores de risco adicionais – podendo incluir exames laboratoriais para a investigação de distúrbios da coagulação e a pesquisa de mutações genéticas, por exemplo.

MANEJO

Os pilares do manejo da TVP envolvem a prevenção da progressão do coágulo e desenvolvimento de embolia pulmonar, reduzir o risco de complicações locais e o alívio dos sintomas do paciente.

Anticoagulação

Para a maioria dos pacientes que desenvolvam TVP proximal, ou seja, poplítea, femoral ou ilíaca, a anticoagulação será recomendada. Também é recomendada anticoagulação aos pacientes com TVP distal que se encontrem sintomáticos ou com fatores de risco para extensão proximal[8] (Tabela 3).

TABELA 3 Fatores de risco para extensão proximal de trombose venosa profunda

Trombo extenso, com mais de 5 cm de comprimento ou mais de 7 mm de diâmetro
Trombo próximo à veia poplítea
Dímero-D superior a 500 ng/mL
Trombose venosa profunda não provocada
Fatores de risco não modificáveis
Hospitalização
Covid-19

O início do tratamento deve ser instituído tão logo feito o diagnóstico, exceto caso haja contraindicações, como um risco de sangramento inaceitável. Há uma série de alternativas medicamentosas disponíveis, sendo preferível para a maioria da população geral o uso de anticoagulantes diretos orais para tratamento ambulatorial e heparinas de baixo peso molecular para pacientes internados, porém particularidades como insuficiência renal, câncer e gestação podem impactar nesta decisão. Veja alternativas de tratamento na Tabela 4.

TABELA 4 Anticoagulantes e perfis de população preferencial

Medicação	Recomendações preferenciais
Enoxaparina	Gestantes, insuficiência hepática e coagulopatia, pacientes com câncer avançado, especialmente de metastático ou muito sintomático
Heparina não fracionada	Necessidade de reversão de anticoagulação, terapia trombolítica prevista
Rivaroxabana, apixabana	Posologia simples, prescrição sem ponte, pacientes oncológicos
Varfarina	Má aderência, dispepsia, doença renal crônica com ClCr < 30 mL/min, síndrome antifosfolípide

O prazo de tratamento será definido conforme a reavaliação do risco de sangramento e se a TVP foi provocada ou não, devendo-se considerar um prazo mínimo esperado de 3 meses de anticoagulação para estes pacientes.

Medidas complementares

A deambulação deve ser estimulada tão logo o paciente seja anticogulado. Isto pode não ser tão bem tolerado, especialmente pela dor e edema em casos mais graves.

Não há evidência de que meias elásticas de compressão consigam prevenir a ocorrência de síndrome pós-trombótica e por este motivo não devem ser recomendadas rotineiramente ao diagnóstico de TVP.

Vigilância ativa

Para pacientes selecionados com TVP distal, oligossintomáticos e sem nenhuma característica de risco para progressão (ver Tabela 3) ou ainda que tenham alto risco de sangramento ou prefiram não ser anticoagulados é possível considerar a não instituição de anticoagulação e a vigilância durante 2 semanas com ultrassonografias seriadas para monitoramento da extensão do trombo para vasos proximais.

Filtro de veia cava inferior

Para pacientes com TVP proximal que tenham contraindicação à anticoagulação, como descrito na Tabela 5, é recomendada a inserção de um filtro de veia cava inferior, desde que a origem do trombo seja em local beneficiado pela instalação do dispositivo.

Além disso, pacientes que eventualmente deixem de ter contraindicações devem ser anticoagulados e assim que possível o filtro deve ser retirado. Por fim, não se recomenda a colocação do filtro adicionalmente a anticoagulação, exceto em casos selecionados de tromboembolismo venoso recorrente apesar da medicação, quando essa possibilidade pode ser considerada.

TABELA 5 Contraindicação à anticoagulação

Contraindicações absolutas
Sangramento ativo
Procedimento cirúrgico de alto risco recente ou emergencial
Politrauma
Hemorragia intracraniana
Diátese hemorrágica

Esta balança de risco benefício é necessária pelo risco de ocorrência de complicações inerentes à colocação do filtro de veia cava, como sangramento, embolização e perda do fio-guia.

Trombólise e trombectomia

Não há papel na rotina de instituição de trombectomia e trombólise para pacientes com TVP, que costumam responder bem à anticoagulação. Situações extremas em que há acometimento proximal extenso bastante sintomático ou mesmo risco de perda do membro (flegmasia cerúlea dolens) podem demandar que estes tratamentos sejam instituídos.

ACOMPANHAMENTO

A tomada de decisão sobre a alocação adequada do paciente com TVP leva em consideração uma série de fatores: a extensão do trombo, concomitância de tromboembolismo pulmonar (TEP), complicações outras, literácia em saúde, adesão ao tratamento, suporte familiar e social.

A maioria dos pacientes com TVP que não tenham complicações pode iniciar terapia com anticoagulante direto oral, desde que a medicação esteja disponível, e receber alta do departamento de emergência para acompanhamento ambulatorial com um clínico e com outros especialistas, conforme causas subjacentes encontradas.

Pacientes com TVP muito sintomáticas, flegmasia cerúlea dolens, TEP de maior risco ou mesmo com outras condições de base (admissão por trauma, cirurgia de porte maior, câncer) deverão ser admitidos no hospital, em que sua anticoagulação será preferencialmente realizada com heparina de baixo peso molecular.

REFERÊNCIAS

1. da Fonseca Junior AA, Moreira G de O, Faria HM, de Araújo IDFG, Bastos IPK, do Carmo LL, et al. Trombose venosa profunda: aspectos epidemiológicos, fisiopatológicos e manejo terapêutico. Braz J Develop. 2023;9(05):15041-52.
2. Simón-Montero E, Campos-Rivas B, Guerra-García MM, Vírseda-Sacristán A, Dorrego-López MA, Charle-Crespo Á. Evolución de la incidencia de la enfermedad tromboembólica venosa en Galicia durante diez años (2006-2015) [Trends in the incidence of venous thromboembolism in Galicia over a ten year period]. Semergen. 2020;46(5):339-46.
3. Jiménez Hernández S, Ruiz-Artacho P, Maza Vera MT, Ortiz Villacian E, Chehayeb J, Campo Linares R, et al. Ultrasound imaging obtained by emergency department physicians to diagnose deep vein thrombosis: accuracy, safety, and efficiency. Emergencias. 2019;31(3):167-72.

4. Albricker ACL, Freire CMV, Santos SN, Alcantara ML, Saleh MH, Cantisano AL, et al. Diretriz Conjunta sobre Tromboembolismo Venoso – 2022. Arq Bras Cardiol. 2022;118(4):797-857.
5. Fortes VBR, Sobreira AT, Santos ML et al. Avaliação do modelo de predição clínica de Wells et al. no diagnóstico da trombose venosa profunda dos membros inferiores. J Vasc Bras. 2007;6(1):7-15.
6. Wells PS, Anderson DR, Bormanis J, et al. Value of assessment of pretest probability of deep-vein thrombosis in clinical management. Lancet. 1997;350:1795-8.
7. Stein PD, Hull RD, Patel KC et al. D-dimer for the exclusion of acute venous thrombosis and pulmonary embolism: a systematic review. Ann Intern Med. 2004;140(8):589-602.
8. Stevens SM, Woller SC, Kreuziger LB, Bounameaux H, Doerschug K, Geersing GJ, et al. Antithrombotic therapy for VTE disease. Chest. 2021;160(6).
9. Lee JH, Lee SH, Yun SJ. Comparison of 2-point and 3-point point-of-care ultrasound techniques for deep vein thrombosis at the emergency department: a meta-analysis. Medicine. 2019;98(22):pe15791.
10. Goodacre S, Sutton AJ, Sampson FC. Meta-analysis: the value of clinical assessment in the diagnosis of deep venous thrombosis. Ann Intern Med. 2005;143:129-39.
11. Canakci ME, Acar N, Bilgin M, Kuas C. Diagnostic value of point-of-care ultrasound in deep vein thrombosis in the emergency department. J Clin Ultrasound. 2020.
12. Varrias D, Palaiodimos L, Balasubramanian, P, Barrera CA, Nauka P, Arfaras-Melainis A, et al. The use of point-of-care ultrasound (POCUS) in the diagnosis of deep vein thrombosis. J Clin Med. 2021;10(17), 3903.

10

Tromboembolismo pulmonar

Heli Samuel Pinto Souza
Luis Felipe Lopes Prada
Pedro Ivo De Marqui Moraes

PONTOS PRINCIPAIS

- A insuficiência respiratória é predominantemente uma consequência de distúrbios hemodinâmicos.
- Dor torácica pleurítica pode ocorrer em virtude de irritação pleural por infarto pulmonar e êmbolos distais, que também podem levar a hemoptise.
- A estratificação de risco de pacientes com TEP agudo é mandatória para definir a abordagem terapêutica e a alocação apropriada do paciente.

INTRODUÇÃO

Neste capítulo abordaremos o tromboembolismo pulmonar: um diagnóstico muito comum e que frequentemente faz parte da lista de diagnósticos diferenciais para diversos sinais e sintomas no pronto atendimento. Após discutir a fisiopatologia da doença e apresentar os fatores predisponentes, abordaremos desde a apresentação clínica até o manejo desses pacientes, destacando a estratificação de risco e discutindo os exames complementares relacionados a esse diagnóstico.

DEFINIÇÃO

O tromboembolismo pulmonar (TEP) é definido pela obstrução total ou parcial da artéria pulmonar ou de seus ramos, por um trombo, geralmente um coágulo proveniente de outro local do corpo. Mais raramente pode ser ocasionado por gás, gordura ou tumores. Embora possa ocorrer trombose *in situ*, a maior parte dos trombos são formados nos membros inferiores, havendo inter-relação do tromboembolismo venoso (TEV) que contempla os diagnósticos de trombose venosa profunda (TVP) e TEP.

EPIDEMIOLOGIA

A incidência estimada de TEP varia de 39 a 115 por 100.000 habitantes. A doença representa a terceira principal causa de morte hospitalar, segundo dados do Sistema Único de Saúde brasileiro. Na União Europeia, dados recentes estimam gastos anuais diretos e indiretos relacionados ao tromboembolismo venoso superiores a oito bilhões de euros[1,2].

Registros multicêntricos incluindo países da Europa, Ásia e América do Norte sugerem uma tendência de redução de mortalidade por TEP nas últimas décadas, possivelmente relacionados ao aumento do diagnóstico precoce, uso de terapias mais eficazes e melhor adesão às diretrizes. Nestes registros, uma variação expressiva nas taxas de mortalidade hospitalar em pacientes com TEP foi observada, entre 3 e 24%[3,4].

No período de 2008 a 2019, em hospitais públicos brasileiros, foi reportada uma redução da mortalidade de pacientes hospitalizados por TEP, de 21,1 para 17,1%[1-5]. Por outro lado, de maneira geral, observou-se um aumento do diagnóstico de embolia pulmonar de pequena magnitude, em artérias subsegmentares, o que pode contribuir para o aumento do diagnóstico de casos menos graves e uma "falsa tendência de redução de mortalidade".

FISIOPATOLOGIA

O TEP tem potencial de afetar o sistema cardiovascular e as trocas gasosas. Uma obstrução superior a 30 a 50% da área total de secção transversal do leito arterial pulmonar é capaz de causar hipertensão arterial pulmonar e contribuir para falência ventricular direita e instabilidade hemodinâmica, considerada a principal causa de morte no TEP grave.

A maioria dos casos de TEP cursa com vasoconstrição secundária à hipoxemia, mediada pela liberação de tromboxano A2 e serotonina, o que contribui para o aumento inicial na resistência vascular pulmonar (RVP).

O prolongamento compensatório (pela lei de Frank-Starling) do tempo de contração do ventrículo direito pode temporalmente acoplar ao início da diástole do ventrículo esquerdo, algumas vezes levando ao arqueamento do septo interventricular para a esquerda e à dessincronização dos ventrículos, fator que pode ocasionar atraso ou bloqueio de condução do ramo direito, levando à redução do débito cardíaco.

Ativação neuro-humoral excessiva pode ocorrer no TEP por causa da soma dos fatores fisiopatológicos de tensão anormal na parede ventricular direita e do próprio choque circulatório nos casos de TEP grave, culminando com infiltrado de células e mediadores inflamatórios, bem como aumento de marcadores de injúria miocárdica, notadamente a troponina[6].

A insuficiência respiratória é predominantemente uma consequência de distúrbios hemodinâmicos. Baixo débito cardíaco resulta em dessaturação do sangue venoso misto. Zonas de fluxo reduzido em artérias pulmonares obstruídas, combinadas com zonas de transbordamento no leito capilar não obstruído, resultam em desbalanço ventilação/perfusão e hipoxemia.

Em cerca de um terço dos pacientes, o *shunt* da direita para a esquerda através de um forame oval patente pode ser detectado pelo ecodopplercardiograma transtorácico. Esse *shunt* pode ocasionar hipoxemia refratária, aumento do risco de embolização paradoxal e acidente vascular cerebral.

Finalmente, mesmo que não afetem a hemodinâmica, pequenos êmbolos distais podem criar áreas de hemorragia alveolar, resultando em hemoptise, pleurite e derrame pleural, que geralmente são leves.

FATORES PREDISPONENTES

Uma extensa lista de fatores predisponentes, ambientais e genéticos para tromboembolismo venoso é resumida na Tabela 1.

APRESENTAÇÃO CLÍNICA

Dispneia é o sintoma mais frequente que motiva investigação. Dor torácica pleurítica pode ocorrer em virtude de irritação pleural por infarto pulmonar e êmbolos distais, que também podem levar a hemoptise. Taquipneia, hipoxemia e taquicardia podem ser observados em até metade dos casos. Pode ocorrer febre baixa. Edema assimétrico de membros inferiores pode estar relacionado a presença de TVP concomitante. Síncope e dor torácica anginosa são fatores de alarme por significar disfunção e isquemia do ventrículo direito. A Tabela 2 reúne os principais sinais e sintomas da doença e a frequência descrita nos maiores estudos multicêntricos sobre o tema.

No TEP central, a dor torácica têm um caráter anginoso, possivelmente refletindo isquemia do ventrículo direito, e requer diagnóstico diferencial com síndrome coronariana aguda e dissecção aórtica.

Um estudo recente mostrou que TEP pode ser o diagnóstico etiológico de pacientes internados com síncope em aproximadamente 17% dos casos, mesmo na presença de uma explicação alternativa para a síncope[7].

TABELA 1 Fatores predisponentes para tromboembolismo pulmonar

Alto risco (OR > 10)	Moderado risco (OR 2 a 9)	Baixo risco (OR < 2)
Fratura de membros inferiores	Trombofilia	Varizes
Prótese total de quadril ou joelho	Tromboflebite	Hipertensão arterial
Trauma grave ou trauma raquimedular	Neoplasia (maior se metástase)	*Diabetes mellitus*
Tromboembolismo pulmonar prévio	Quimioterapia	Obesidade
Infarto do miocárdio nos últimos 3 meses	Cateteres centrais	Viagens prolongadas (acima de 3 horas)
Internação por insuficiência cardíaca ou Fibrilação atrial	Doenças autoimunes	Laparoscopia
	Artroscopia de joelho	
	Puerpério	
	Uso de anticoncepcional	
	Fertilização *in vitro*	
	Infecções agudos (pneumonia, HIV, infecção do trato urinário)	
	Paresia após acidente vascular cerebral	

Avaliação da probabilidade pré-teste

Como a probabilidade diagnóstica pós-teste, por exemplo, após um exame de imagem confirmatório, depende não só da acurácia do exame diagnóstico em si, mas também da estimativa da probabilidade pré-teste ("prevalência" da doença na população em análise), a avaliação da probabilidade pré-teste é uma etapa fundamental nos algoritmos diagnósticos de TEP.

A avaliação da probabilidade pré-teste pode ser feita por meio do julgamento clínico (empírico) ou usando modelos de previsão, sendo os mais utilizados os escores de Genebra e de Wells, ambos com performance semelhante e divididos nos modelos originais e simplificados (Tabela 3).

Buscar o diagnóstico de TEP em todos os pacientes com dispneia ou dor torácica pode acarretar alto custo e complicações por exames desnecessários. Visando mitigar esse risco, foram validados os critérios de exclusão de embolia pulmonar (PERC). Se todos os oito critérios de PERC estiverem presentes (Tabela 4), um alto valor preditivo negativo de TEP permite a exclusão do diagnóstico de TEP (segurança superior a 99%) sem necessidade de exames complementares[8]. Convém ressaltar que outros diagnósticos diferenciais devem ser contemplados e que a regra de PERC pressupõe uma baixa probabilidade pré-teste de TEP.

DIAGNÓSTICOS DIFERENCIAIS

Os principais diagnósticos diferenciais do TEP são: infarto agudo do miocárdio (IAM), dissecção de aorta, pericardite, pleurite, pneumonia, insuficiência cardíaca, asma, doença pulmonar obstrutiva crônica, neoplasia de pulmão ou mediastino, fratura de costela, pneumotórax, dor de origem musculoesquelética, costocondrite, neurite intercostal e sepse (liberação de mediadores inflamatórios, causando hipoxemia e hipotensão).

EXAMES COMPLEMENTARES NÃO CONFIRMATÓRIOS

Gasometria arterial e trocas gasosas

A hipoxemia é frequente, mas até 40% dos pacientes têm saturação de oxigênio arterial normal e 20% têm um gradiente alvéolo-arterial de oxigênio normal. A hipocapnia por taquipneia-hiperventilação também é frequente.

Eletrocardiograma (ECG)

O ECG "normal" não descarta TEP e é uma ferramenta importante para diagnóstico diferencial com síndromes coronarianas agudas. As alterações eletrocardiográficas mais frequentes no TEP são: taquicardia sinusal (45%), alterações inespecíficas do segmento ST (40%), ondas T negativas nas derivações precordiais direitas V1 a V4 (34%), padrão S1Q3T3 constituído por onda S profunda na derivação I, onda Q em DIII, onda T negativa em DIII (20%) bloqueio de ramo direito completo ou incompleto (18%), desvio do eixo à direita (16%), sobrecarga atrial direita (9%) e taquiarritmias atriais como fibrilação e *flutter* atrial (8%)[7-12].

Radiografia de tórax

Alterada em 50 a 60% dos pacientes com TEP, pode mostrar derrame pleural, consolidações, atelectasias e os sinais descritos pelos epônimos "opacidade em cunha de Hampton" (Figura 1) (opacidade pulmonar em formato de cunha com a base pleural, secundária à hemorragia e/ou ao infarto pulmonar), "oliguemia de

TABELA 2 Sinais e sintomas mais prevalentes nos casos de tromboembolismo pulmonar, de acordo com os principais registros multicêntricos

Sintomas	Stein	Palla	Sinais	Stein	Palla
Dispneia	85%	79%	Taquipneia	70%	59%
Dor torácica pleurítica	77%	55%	Taquicardia	30%	41%
Dor torácica anginosa	5%	4%	Estertores pulmonares	51%	24%
Tosse	43%	39%	Edema de perna	33%	NR
Hemoptise	15%	13%	Hiperfonese de B2	23%	40%
Síncope	NR	9%	Atrito pleural	3%	23%
Febre	7%	34%			

NR: não relatado.

TABELA 3 Escores de probabilidade pré-teste de tromboembolismo pulmonar

Critério	Wells original	Wells simplificado	Critério	Genebra original	Genebra simplificado
Sinais ou sintomas de TVP	3	1	TVP ou TEP prévio	3	1
TEP é diagnóstico mais provável	3	1	FC 75-94 bpm	3	1
			FC ≥ 95 bpm	5	2
FC ≥ 100 bpm	1,5	1	Hemoptise	2	1
Imobilização ≥ 3 dias ou cirurgia nas últimas 4 semanas	1,5	1	Cirurgia ou fratura nos últimos 30 dias	2	1
TVP ou TEP prévio	1,5	1	Neoplasia ativa	2	1
Hemoptise	1	1	Idade > 65a	1	1
Neoplasia (ativa ou tratada nos últimos 6 meses)	1	1	Dor em membro inferior unilateral	3	1
			Edema e dor em membro inferior unilateral	4	1
Probabilidade	**Wells**		**Probabilidade**	**Genebra original**	**Genebra simplificado**
Alta	≥ 7		Alta	≥ 11	≥ 5
Moderada	2 a 6		Moderada	4 a 10	2 a 4
Baixa	0 a 1		Baixa	0 a 3	0 a 1
	Wells	sWells		Genebra original	Genebra simplificado
TEP provável	≥ 5	≥ 2	TEP provável	≥ 6	≥ 3
TEP improvável	0 a 4	0 a 1	TEP improvável	0 a 5	0 a 2

TABELA 4 Regra de PERC para exclusão de tromboembolismo pulmonar (TEP) baseada em critérios clínicos

Idade < 50 anos
FC < 100 bpm
SO_2 ≥ 95%
Ausência de edema de pernas
Ausência de hemoptise
Ausência de trauma ou cirurgia recente
Ausência de TEV prévio
Ausência de uso de reposição hormonal

FC: frequência cardíaca; PERC: critérios de exclusão de embolia pulmonar; SO_2: saturação de oxigênio; TEV: tromboembolismo venoso.

Westermark" (vascularização focalmente reduzida devido à obstrução mecânica primária ou vasoconstrição reflexa) e "sinal de Palla" (dilatação da artéria pulmonar descendente direita).

D-dímero

O D-dímero é um produto de degradação da fibrina que se encontra elevado no plasma na presença de trombose aguda devido à ativação simultânea de coagulação e fibrinólise. Seu valor preditivo negativo é alto e um nível normal torna muito improváveis TEP ou TVP agudos. Por outro lado, D-dímero elevado não é útil para confirmação de TEP, pois pode haver elevação em pacientes com neoplasia, infecção grave, doença inflamatória ou durante a gestação. Como os níveis aumentam com a idade, sugere-se ajustar o limite superior da normalidade pela fórmula "idade × 10 mg/L" para pacientes com idade maior que 50 anos.

Exames complementares confirmatórios

Angiotomografia de tórax protocolo TEP

Trata-se do exame de escolha para o diagnóstico de TEP, com especificidade de 96% e sensibilidade de 83%. Quando a probabilidade pré-teste sugere o diagnóstico de TEP, esse exame tem alto valor preditivo; da mesma forma, quando a probabilidade pré-teste é baixa, valor preditivo negativo também se mostra elevado[9]. Além da essencial participação no diagnóstico, esse exame permite a visualização e avaliação de alguns importantes diagnósticos diferenciais. Permite ainda avaliar de forma indireta sobrecarga cardíaca quando avaliamos o septo interventricular (retificação do septo ou abaulamento do septo na direção do ventrículo esquerdo ou ainda aumento da relação ventrículo direito:ventrículo esquerdo) (Figuras 2 e 3).

Apesar de todos esses benefícios, a angiotomografia tem alguns pontos fracos. O exame tem exposição a radiação e ao contraste iodado. Mais do que isso, o paciente necessita ser transportado até o aparelho, fazendo que pacientes instáveis não sejam elegíveis a esse exame. Portanto, deve ser um exame indicado sobretudo para aqueles pacientes estáveis com alta probabilidade pré-teste ou naqueles com dímero-D positivo em que o diagnóstico de TEP é uma possibilidade[10].

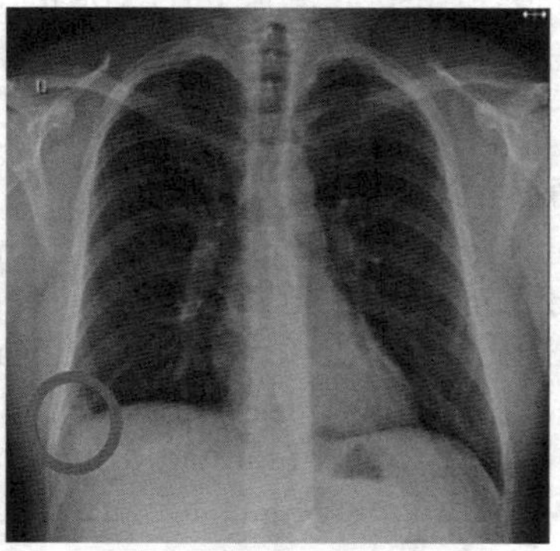

FIGURA 1 Opacidade em cunha de Hampton.
Fonte: acervo dos autores.

Cintilografia pulmonar de ventilação e de perfusão

É um exame radiológico que também utiliza meio de contraste diferente do iodado, sendo uma alternativa à angiotomografia. A análise desse exame se baseia em uma avaliação da dispersão do meio de contraste pelo parênquima pulmonar, observando áreas que não estão perfundidas. Em pacientes com parênquima pulmonar normal, pode-se suprimir a fase de ventilação do exame. Porém essa fase de ventilação auxilia para otimizar a especificidade do teste.

Em pacientes com alta probabilidade de TEP, a especificidade do exame é muito boa. Esse exame acaba sendo reservado àqueles pacientes com histórico de anafilaxia quando exposto ao meio de contraste iodado, gestantes (principalmente 1º trimestre) e pacientes com disfunção renal severa (*clearence* de creatinina < 30 mg/dL).

É também o método de escolha para investigação de tromboembolismo pulmonar crônico (TEP crônico), já que os trombos crônicos se organizam na parede do vaso e não assumem aspecto de falhas de enchimento na angiotomografia, tornando o exame tomográfico menos sensível para diagnóstico.

Ecocardiograma transtorácico

Esse exame traz informações sobre a função e conformação do ventrículo direito (VD). Por isso trata-se de exame extremamente útil para estratificação de risco de mortalidade, como veremos a seguir. TEP pode produzir alterações do ventrículo direito, mas um exame normal não exclui TEP, como também alterações do ventrículo direito podem ser encontradas em outras patologias cardiopulmonares que não o TEP[12-15].

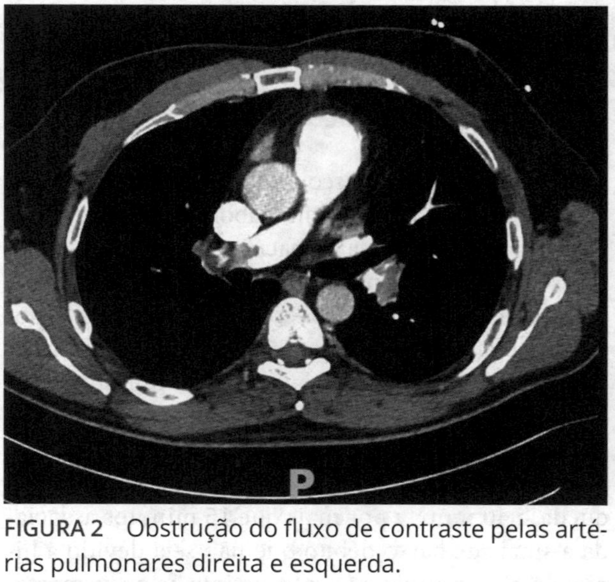

FIGURA 2 Obstrução do fluxo de contraste pelas artérias pulmonares direita e esquerda.
Fonte: acervo dos autores.

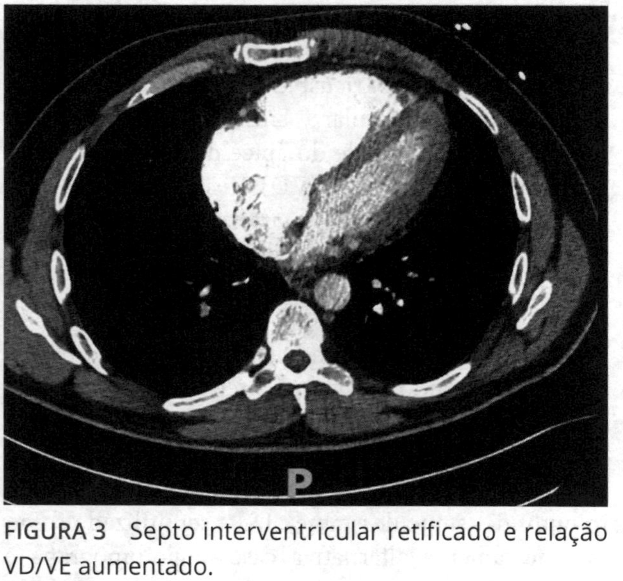

FIGURA 3 Septo interventricular retificado e relação VD/VE aumentado.
Fonte: acervo dos autores.

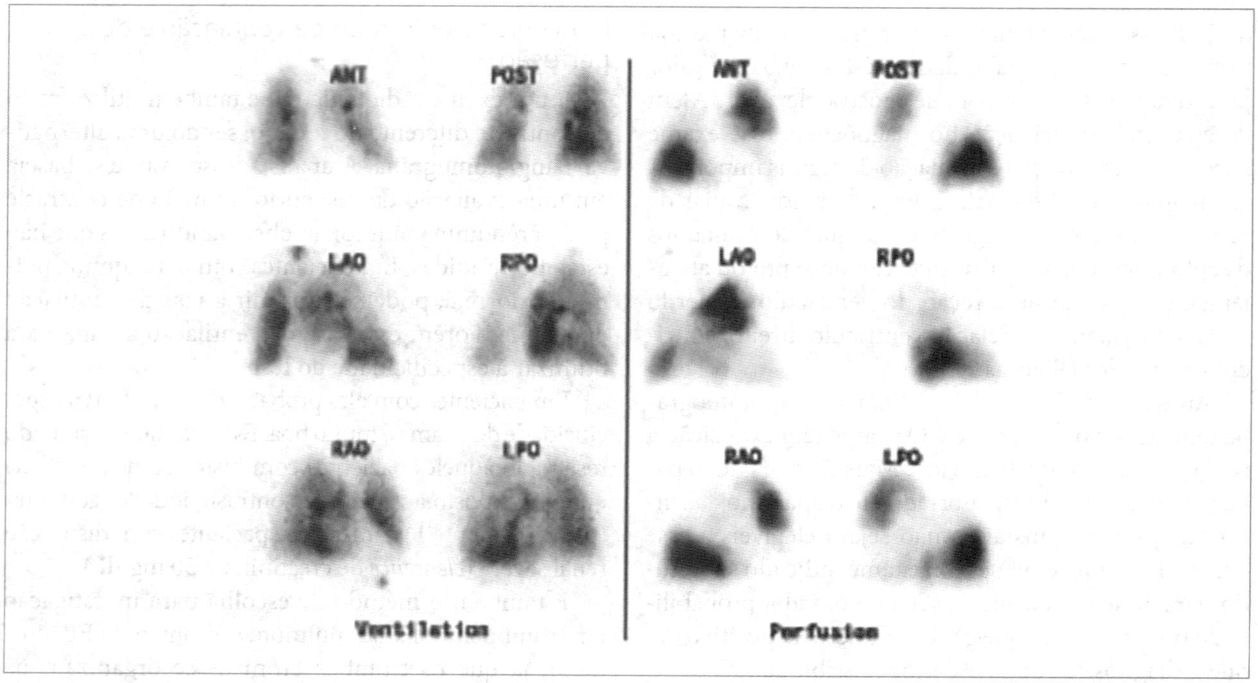

FIGURA 4 Exame de cintilografia pulmonar de ventilação (esq.) e de perfusão (dir.) alterado em paciente com TEP agudo. Notam-se áreas onde há ventilação (esquerda) e não há perfusão correspondente (áreas de falha à direita).
Fonte: acervo dos autores.

Sendo assim, o contexto e a probabilidade pré-teste fazem todo sentido quando lançamos mão desse exame na estratégia diagnóstica de TEP. Em pacientes com alta probabilidade pré-teste e que estão instáveis hemodinamicamente para transporte, o ecocardiograma (ou o POCUS – *point-of-care ultrasound*) deve ser utilizado para o diagnóstico. O achado de sinais de insuficiência aguda de VD nova deve ser interpretado como forte indício do diagnóstico de TEP.

Dentre os achados mais comuns no ecocardiograma de um paciente com TEP, temos: aumento do tamanho do VD, redução da função do VD, redução do TAPSE, regurgitação tricúspide, movimentação atípica do septo interventricular e sinal de McConnell (aumento da contratilidade do ápice do VD associado a acinesia da parede livre do VD). Visualização de trombo em VD ou nos ramos da artéria pulmonar podem ocorrer, porém são achados bastante infrequentes.

Angiorressonância nuclear magnética

Não deve ser um exame de primeira opção para o diagnóstico, tendo em vista a menor disponibilidade em serviços de emergência e a maior dificuldade técnica na realização do exame (especialmente o tempo elevado para realização, normalmente superando 30 minutos de tempo de exame). Deve ser utilizado como uma ferramenta alternativa caso angiotomografia e cintilografia não possam ser indicadas[14].

Angiografia/arteriografia

Por muito tempo foi o exame de escolha (padrão-ouro) para diagnóstico de TEP agudo. Porém, em decorrência da dificuldade técnica de realização, riscos inerentes ao procedimento, exposição aumentada à radiação e contraste, além da não disponibilidade em muitos serviços de emergência, foi substituído pela angiotomografia. Análises recentes sugerem que a sensibilidade desse exame é inferior ao da angiotomografia. Como ponto fraco, a avaliação depende da experiência do avaliador/examinador, além de haver uma taxa de complicações (fatal e não fatal) relacionadas ao exame.

Estratificação de risco

A estratificação de risco de pacientes com TEP agudo é mandatória para definir a abordagem terapêutica e a alocação apropriada do paciente.

Instabilidade hemodinâmica identifica paciente de alto risco de morte precoce, sendo definida por (1) parada cardiorrespiratória, (2) pressão arterial sistólica < 90 mmHg por mais que 15 minutos associada a sinais de baixo débito e hipoperfusão orgânica (rebaixamento do sensório, pele úmida e pegajosa, oligúria/anúria ou aumento do lactato sérico) ou (3) queda ≥ 40 mmHg por mais que 15 minutos associada a sinais de baixo débito que não seja devido a hipovolemia, arritmia ou sepse. Estima-se que a mortalidade hospitalar do choque obstrutivo por TEP seja superior a 40%[15].

Em pacientes sem instabilidade hemodinâmica, a estratificação de risco visa identificar pacientes com TEP de intermediário ou baixo risco, combinando modelos de predição de risco por critérios clínicos (*Pulmonary Embolism Severity Index* – PESI ou PESI simplificado – Tabela 5), associados aos biomarcadores de injúria miocárdica (especialmente a troponina) e à avaliação de disfunção de ventrículo direito por imagem (especialmente o ecocardiograma) (Tabela 6).

TRATAMENTO E ALOCAÇÃO CORRETA DO PACIENTE

A definição sobre tratamento e alocação do paciente passa muito pela estratificação do risco de mortalidade do paciente, bem como pela avaliação da estabilidade hemodinâmica e respiratória.

O primeiro passo no manejo é garantir suporte ventilatório e suplementação de oxigênio, caso paciente apresente sinais de desconforto respiratório e hipoxemia. A instituição de ventilação mecânica pode agravar o estado do paciente, tendo em vista que a pressão positiva em vias respiratórias pode levar a maior sobrecarga no ventrículo direito por aumento de pós-carga – porém é fundamental ressaltar que a intubação orotraqueal e ventilação mecânica não devem ser postergadas em casos em que a indicação é clara[16-20].

Em geral, pacientes com TEP grave requerem maior atenção no manejo hemodinâmico. O manejo volêmico e hemodinâmico deve se basear em avaliação multiparamétrica (pressão arterial, tempo de enchimento capilar, diurese, POCUS, saturação venosa central de oxigênio, dentre outros), e drogas

TABELA 5 Índice de gravidade de tromboembolismo pulmonar (*Pulmonary Embolism Severity Index* – PESI)

Critério	PESI original	PESI simplificado
Idade	Idade em anos	+ 1 (se > 80 anos)
Sexo masculino	+10	
Neoplasia	+30	+ 1
Insuficiência cardíaca crônica	+ 10	
Doença pulmonar obstrutiva crônica	+10	+ 1
FC ≥ 110 bpm	+20	+ 1
FR > 30 ipm	+20	
SO_2 < 90%	+20	+ 1
Pressão sistólica < 100 mmHg	+30	+ 1
Temperatura < 36°C	+ 20	
Rebaixamento do sensório	+ 60	
Estratificação e respectivo risco de morte	I (≤ 65): muito baixo (≤ 1,6%) II (66-85): baixo (1,7 a 3,5%) III (86-105): moderado (3,2 a 7,1%) IV (106-125): alto (4,0 a 11,4%) V (> 125): muito alto (10 a 24,5%)	0: risco 1% 1 ou +: risco 10,9%

FC: frequência cardíaca; FR: frequência respiratória; SO_2: saturação de oxigênio.

TABELA 6 Estratificação de risco de morte

Risco de mortalidade em 30 dias		Instabilidade Hemodinâmica	Indicadores de risco: PESI III-V ou PESIs ≥ 1	Disf. VD ao ECO	Troponina elevada
Alto		+	(+)	+	(+)
Intermediário	Alto	–	+	+	+
	Baixo	–	+	Nenhum ou apenas um positivo	
Baixo		–	–	–	Opcional

vasoativas devem ser utilizadas quando necessário (vasoconstritores como noradrenalina e inotrópicos como dobutamina).

Pacientes com instabilidade hemodinâmica devem ser alocados em terapia intensiva e merecem tratamento de reperfusão primária, seja trombólise química ou mecânica.

Quando o paciente está instável e existe o diagnóstico de tromboembolismo pulmonar, a administração endovenosa de fibrinolítico deve ser a opção inicial. Vale lembrar que essa trombólise tem uma janela ampla para realização de até 14 dias – porém, a realização nas primeiras horas é a que gera melhores resultados. No caso de parada cardiorrespiratória (PCR) e diagnóstico ou suspeita de TEP, está indicada a trombólise química durante o manejo da PCR.

As medicações de escolha são a alteplase (100 mg EV em 2 horas) ou Tenecteplase (0,6 mg/kg, no máximo até 50 mg, EV em 15 minutos). Contraindicações para uso da trombólise química: antecedente de AVC hemorrágico, AVC isquêmico há menos de 3 meses, neoplasia ou malformações arteriovenosas intracranianas, dissecção de aorta ou diástase hemorrágica, sangramento ativo, TCE recente, uso de anticoagulante com INR acima de 2 ou uso de novos anticoagulantes[15-21].

As modalidades de trombólise mecânica necessitam de laboratório de hemodinâmica e angiografia para tal, o que torna mais restrita a indicação dessa terapia. Há diversas opções, como aspiração do trombo, fragmentação do trombo e subsequente aspiração, cateteres especiais que fragmentam o trombo por ultrassom e aumentam a efetividade do agente fibrinolítico.

Pacientes estáveis na apresentação inicial, ou que atingem rapidamente estabilidade após medidas iniciais, não são candidatos a trombólise devido a riscos que superam o benefício dessa terapia. Nesses pacientes, é imperativo iniciar tratamento com anticoagulantes o mais rápido possível. É indicada anticoagulação parenteral (endovenosa ou subcutânea) ou oral.

A maioria dos pacientes diagnosticados com TEP necessitará de uma internação hospitalar, mesmo que curta. A alocação dependerá de sua estratificação de risco de mortalidade. Pacientes com intermediário risco (alto ou baixo) devem ser alocados em unidade de terapia intensiva ou semi-intensiva. Já aqueles com baixo risco de mortalidade podem ser internados em enfermaria/apartamento.

A preferência inicial é por heparina de baixo peso molecular por via subcutânea (enoxaparina na dose de 1 mg/kg a cada 12h) ou fondaparinux também subcutâneo (no caso de alergia a heparina. < 50 kg: 5 mg/dia, 50-100 kg: 7,5 mg/dia ou > 100 kg: 10 mg/dia).

Pode-se lançar mão da heparina não fracionada endovenosa em bomba de infusão com o inconveniente de se realizar avaliação de TTPa seriado para ajuste da dose de infusão. Trata-se de opção em casos de pacientes instáveis hemodinamicamente (em que não se optou por trombólise primária ou terapia mecânica) ou pacientes em grande risco de instabilidade (quando podemos optar pela trombólise química após a suspensão da infusão contínua de heparina). Essa modalidade de anticoagulação também pode ser utilizada em pacientes obesos, pacientes com comprometimento severo de função renal ou naqueles com risco de sangramento por outras razões[21].

Após garantida a estabilidade e segurança do paciente, deve-se considerar alta hospitalar utilizando tratamento oral. Quanto aos medicamentos orais, a preferência atual na prática clínica é pelo uso dos novos anticoagulantes (NOACs) diante da maior facilidade posológica e de acompanhamento, especialmente considerando estudos que evidenciam eficácia e segurança desses medicamentos. Os NOACs são medicações que agem diretamente na cascata de coagulação. Alguns deles podem já ser iniciados assim que o diagnóstico é realizado (como a rivaroxabana e apixabana), não necessitando de uma ponte inicial com terapia parenteral (como é o caso da dabigatrana e edoxabana)[22].

A opção de tratamento com os antagonistas de vitamina K (p. ex., a varfarina) vem se tornando restrita àqueles pacientes que tenham dificuldade de acesso aos NOACs ou alguma contraindicação específica, já que o uso de antagonistas de vitamina K necessita de controle laboratorial frequente e ajustes de dose, acarretando pior perfil de segurança.

Alta precoce com tratamento domiciliar pode ser considerada em pacientes de baixo risco. Nesse caso, esses pacientes devem ter seguimento médico próximo e suporte social/familiar. Devem ser avaliados aspectos da gravidade da embolia, bem como comorbidades, a fim de definir se é factível o tratamento domiciliar logo após o diagnóstico no pronto atendimento. Para isso, deve-se utilizar o critério de Hestia (Tabela 7), onde todas as questões abaixo devem ser respondidas "não". Caso alguma seja "sim", a alta precoce e tratamento ambulatorial não devem ser considerados pelo risco de complicações.

TABELA 7 Critério de Hestia

Há instabilidade hemodinâmica?
Trombólise ou embolectomia são necessários?
Existe sangramento ativo ou alto risco de sangramento?
Necessita de oxigênio ou necessitou há menos de 24h para Sat.O_2 > 90%?
TEP foi diagnosticado com paciente já em vigência de anticoagulação?
Dor torácica necessitando de medicação endovenosa para controle?
Razão médica (infecção, malignidade) ou social (sem suporte familiar) para tratamento hospitalar?
Clearence de creatinina < 30 mL/min?
Paciente com insuficiência hepática severa?
Gestante?
Histórico de trombocitopenia induzida por heparina?

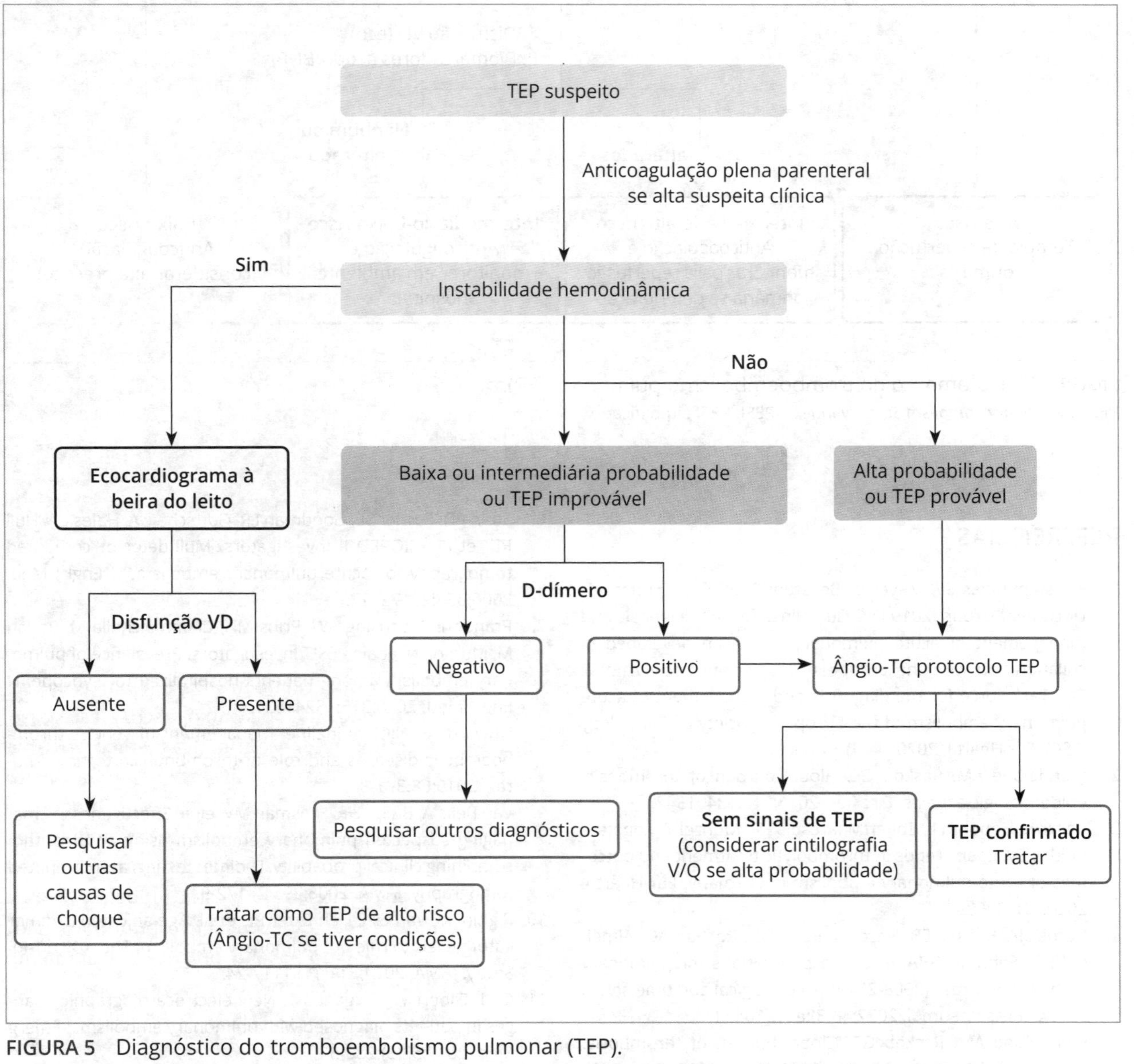

FIGURA 5 Diagnóstico do tromboembolismo pulmonar (TEP).

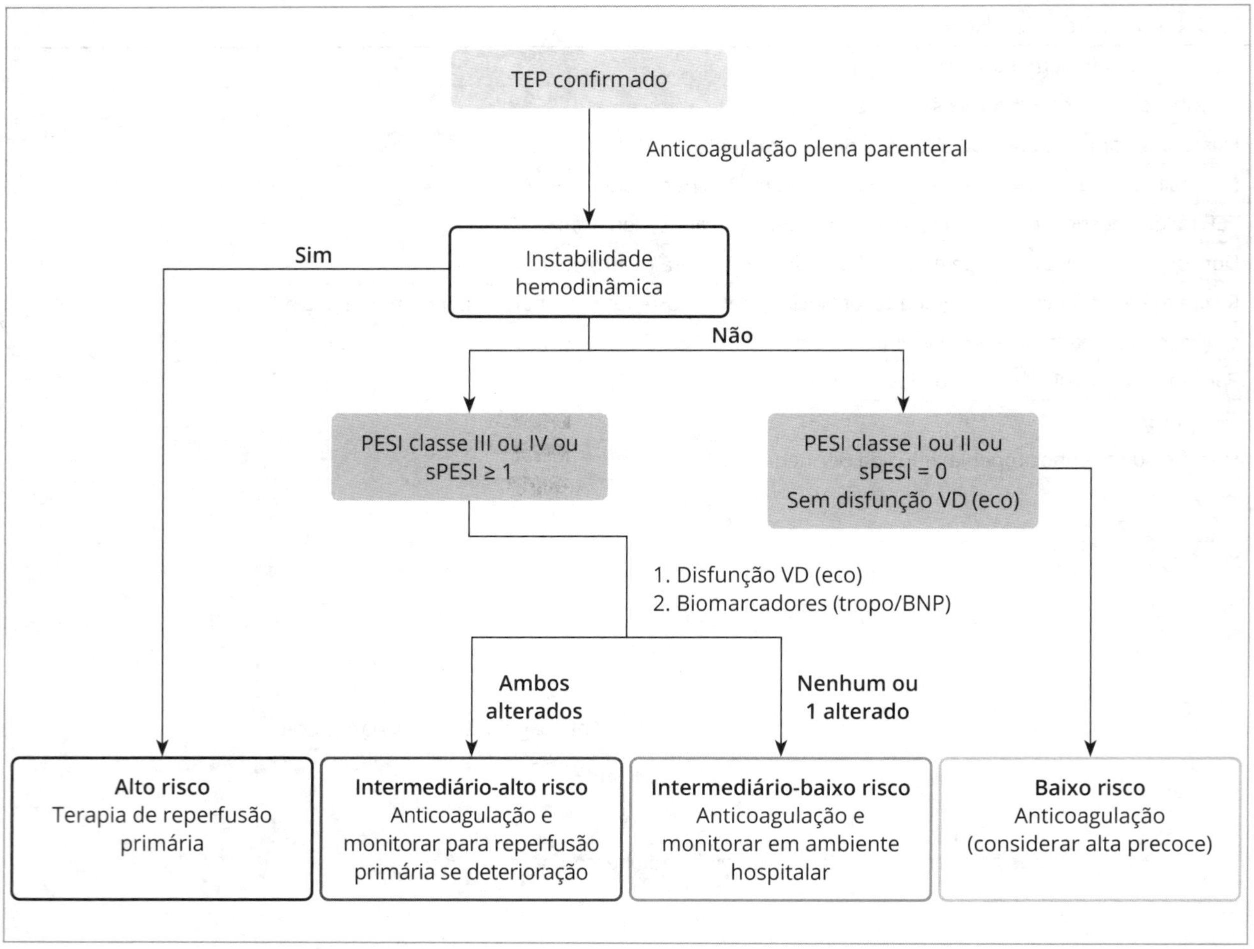

FIGURA 6 Tratamento do tromboembolismo pulmonar (TEP).
PESI: *Pulmonary Embolism Severity Index*; sPESI: PESI simplificado.

REFERÊNCIAS

1. Konstantinides SV, Meyer G, Becattini C, et al. ESC Scientific Document Group, 2019 ESC Guidelines for the diagnosis and management of acute pulmonary embolism developed in collaboration with the European Respiratory Society (ERS): The Task Force for the diagnosis and management of acute pulmonary embolism of the European Society of Cardiology (ESC). Eur Heart J. 2020; 41(4):543-603.
2. Wendelboe AM, Raskob GE. Global burden of thrombosis: epidemiologic aspects. Circ Res. 2016;118:13401347.
3. Keller K, Hobohm L, Ebner M, Kresoja KP, Munzel T, Konstantinides SV, et al. Trends in thrombolytic treatment and outcomes of acute pulmonary embolism in Germany. Eur Heart J. 2020;41:522529.
4. Gomes JA, Barros JEB, Nascimento ALOD, Rocha CAO, Almeida JPO, Santana GBA, et al. Hospitalizations for pulmonary embolism in Brazil (2008-2019): an ecological and time series study. J Bras Pneumol. 2022;48(3):e20210434.
5. Wendelboe AM, Raskob GE. Global burden of thrombosis: epidemiologic aspects. Circ Res. 2016;118:13401347.
6. Stein PD, Fowler SE, Goodman LR, Gottschalk A, Hales CA, Hull RD, et al.; PIOPED II Investigators. Multidetector computed tomography for acute pulmonary embolism. N Engl J Med. 2006;354:23172327.
7. Prandoni P, Lensing AW, Prins MH, Ciammaichella M, Perlati M, Mumoli N, et al.; PESIT Investigators. Prevalence of pulmonary embolism among patients hospitalized for syncope. N Engl J Med. 2016;375:15241531.
8. Howard LS. NICE guideline: management of venous thromboembolic diseases and role of thrombophilia testing. Thorax. 2019;68:391-3.
9. Van Belle A, Büller HR, Huisman MV, et al. Effectiveness of managing suspected pulmonary embolism using an algorithm combining clinical probability, D-dimer testing, and computed tomography. JAMA. 2006;295(2):172-9.
10. Righini M, Van Es J, Den Exter PL, et al. Age-adjusted D-dimer cutoff levels to rule out pulmonary embolism: The ADJUST-PE Study. JAMA. 2014;311(11):1117-24.
11. Co I, Eilbert W, Chiganos T. New electrocardiographic changes in patients diagnosed with pulmonary embolism. J Emerg Med. 2017;52(3):280-5

12. Ullman E, Brady WJ, Perron AD, Chan T, Mattu A. Electrocardiographic manifestations of pulmonary embolism. Am J Emerg Med. 2001;19(6):514-9
13. Worsley DF, Alavi A, Aronchick JM, Chen JT, Greenspan RH, Ravin CE. Chest radiographic findings in patients with acute pulmonary embolism: observations from the PIOPED Study. Radiology. 1993;189(1):133-6.
14. Righini M, Roy PM, Meyer G, Verschuren F, Aujesky D, Le Gal G. The Simplified Pulmonary Embolism Severity Index (PESI): validation of a clinical prognostic model for pulmonary embolism. J Thromb Haemost 2011;9:21152117.
15. Sam A, Sanchez D, Gomez V, Wagner C, Kopecna D, Zamarro C, et al. The shock index and the simplified PESI for identification of low-risk patients with acute pulmonary embolism. Eur Respir J. 2011;37:762766.
16. Stein PD, Beemath A, Matta F, et al. Clinical characteristics of patients with acute pulmonary embolism: data from PIOPED II. Am J Med. 2007;120:871.
17. Stein PD, Woodard PK, Weg JG, et al. Diagnostic pathways in acute pulmonary embolism: recommendations of the PIOPED II investigators. Am J Med. 2006;119:1048.
18. Wittram C, Waltman AC, Shepard JA, et al. Discordance between CT and angiography in the PIOPED II study. Radiology. 2007;244:883.
19. Stein PD, Chenevert TL, Fowler SE, et al. Gadolinium-enhanced magnetic resonance angiography for pulmonary embolism: a multicenter prospective study (PIOPED III). Ann Intern Med. 2010;152:434.
20. Meyer G, Vicaut E, Danays T, Agnelli G, Becattini C, Beyer-Westendorf J, et al.; PEITHO Investigators. Fibrinolysis for patients with intermediate-risk pulmonary embolism. N Engl J Med. 2014;370:14021411.
21. Aujesky D, Roy PM, Verschuren F, Righini M, Osterwalder J, Egloff M, et al. Outpatient versus inpatient treatment for patients with acute pulmonary embolism: an international, open-label, randomised, non-inferiority trial. Lancet. 2011;378:4148.
22. Fernandes CJCS, Junior JLA, Gavilanes F, Prada LF, Morinaga LK, Souza R. Os novos anticoagulants no tratamento do tromboembolismo venoso. J Bras Pneumol. 2016;42(2):146-54.

11

Miopericardites

José Leão de Souza Junior
Gustavo Arruda Braga
Hsu Po Chiang

PONTOS PRINCIPAIS

- Pericardite aguda é a forma mais comum de doença pericárdica. Pode resultar de causas infecciosas e não infecciosas, porém é mais frequentemente idiopática. Pode ocorrer de maneira isolada ou como manifestação de distúrbios sistêmicos, podendo associar-se a derrame pericárdico, tamponamento pericárdico ou comprometimento associado do miocárdio (miopericardite).
- O diagnóstico é amparado em bases clínicas, eletrocardiográficas e na presença de derrame pericárdico em exames complementares de imagem (habitualmente ecocardiograma).
- O tratamento pode variar conforme etiologia específica; entretanto, na maioria dos casos envolve o uso de anti-inflamatórios não hormonais associados à colchicina.
- Miocardite aguda é a segunda principal causa de dor torácica de origem cardíaca na emergência. A principal causa de miocardite é viral.
- A apresentação clínica é variável, passando de quadro de síndrome coronariana aguda, sinais de insuficiência cardíaca e arritmias, até choque cardiogênico.
- ECG pode demonstrar arritmias ventriculares, bloqueios, supra ou infra-ST. Ecocardiograma pode revelar hipocinesia segmentar e fração de ejeção reduzida.
- Diagnóstico definitivo pela biópsia endomiocárdica, que permite o tratamento específico de acordo com a causa.

PERICARDITES

Introdução

A pericardite é a inflamação dos folhetos pericárdicos, sendo a forma mais comum de doença pericárdica. Pode estar associada ao derrame pericárdico, que pode levar a um enchimento cardíaco prejudicado. A doença pode ser uma forma isolada ou uma manifestação cardíaca de um distúrbio sistêmico, como as doenças autoimunes. Pode resultar de causas infecciosas e não infecciosas, embora seja frequentemente idiopática.

A pericardite pode ser classificada como aguda, recorrente ou crônica. A pericardite aguda é complicada por recorrências em 20% a 30% dos casos, e até 50% dos pacientes com um episódio recorrente de pericardite apresentam mais recorrências[1,2].

Faltam dados epidemiológicos exatos para pericardite aguda. No Brasil, os dados referentes a serviços de emergência mostram 5% dos pacientes com queixa de dor torácica nos quais foi afastada insuficiência coronariana aguda; e 1% daqueles com supradesnivelamento de segmento ST tinham pericardite aguda[1-4].

A incidência foi relatada como 27,7 casos por 100.000 pessoas-ano em uma área urbana no norte da

Itália, com miocardite concomitante em cerca de 15% dos casos. A pericardite aguda é diagnosticada em 0,2% de todas as admissões hospitalares cardiovasculares e é responsável por 5% das admissões em pronto-socorro por dor torácica na América do Norte e na Europa Ocidental[2-5].

Nos países desenvolvidos, presume-se que os vírus sejam os agentes etiológicos mais prevalentes, pois um episódio agudo de pericardite é frequentemente precedido por uma síndrome gastrointestinal ou uma gripe. Os mais comuns são: enterovírus, ecovírus, Epstein-Barr, herpes simples, influenza e citomegalovírus[6]. A etiologia secundária à lesão cardíaca está em ascensão nos países desenvolvidos devido ao aumento do número de procedimentos cardíacos, como cirurgia cardíaca (especialmente revascularização do miocárdio), inserção de marca-passo, ablação por radiofrequência, implante transcateter de válvula aórtica e, raramente, intervenção coronariana percutânea. Além disso, o infarto agudo do miocárdio pode causar pericardite precocemente nos três primeiros dias devido ao acometimento do epicárdio e pericárdio adjacente (pericardite epistenocárdica) ou, tardiamente, de três semanas a seis meses, devido à atividade autoimune (síndrome de Dressler).

Outras causas específicas englobam doenças autoimunes, hipotireoidismo e neoplasia, seja como metástase de origem primária (câncer de pulmão, mama e linfomas) ou como resultado de radioterapia para neoplasias torácicas. Nos países em desenvolvimento, a tuberculose é a causa mais frequente de pericardite aguda, principalmente em imunossuprimidos como os HIV positivos[7].

Apesar das tentativas de identificar uma causa precisa, a maioria dos casos é referida como idiopática, embora esse termo realmente reflita uma incapacidade de estabelecer uma etiologia específica. De fato, muitos casos são considerados de origem viral não diagnosticada ou relacionados a uma resposta imune a um vírus ou outros patógenos.

Apresentação clínica e avaliação diagnóstica

O diagnóstico se baseia na presença de pelo menos 2 dos 4 critérios: dor torácica, atrito pericárdico, alterações eletrocardiográficas e novo ou aumento do derrame pericárdico (se já existente previamente). Outros dados podem ajudar no diagnóstico, como a elevação de marcadores de atividade inflamatória (PCR, VHS e leucócitos), e evidências de inflamação pericárdica por métodos de imagem (tomografia computadorizada e ressonância magnética).

O principal sintoma é a dor torácica aguda com início súbito, que piora com a inspiração respiratória, às vezes, com irradiação para região dorsal e, na maioria das vezes, que melhora com a inclinação do tronco para a frente. Sinais incluem taquicardia sinusal, febre e atrito pericárdico. Outros dados podem ser decorrentes de doenças não cardíacas como a perda de peso, sudorese noturna e artrite.

Alterações do ECG são decorrentes da inflamação do epicárdio e miocárdio adjacente e incluem infradesnivelamento o segmento PR, supradesnivelamento do segmento ST e inversão de onda T, porém nem sempre estes achados estarão presentes[6-10].

Biomarcadores cardíacos, como a troponina, podem estar elevados devido ao comprometimento do miocárdio adjacente, apesar de não ser marcador prognóstico. Marcadores inflamatórios também podem estar elevados, mas não são específicos da pericardite.

Exames de imagem são fundamentais, dando destaque para o ecocardiograma devido a sua pronta disponibilidade na sala de emergência e que também deve ser utilizado no acompanhamento clínico, podendo avaliar a presença de derrame pericárdico, assim como as suas complicações. O derrame pode ser classificado de acordo com o espaço entre as 2 camadas pericárdicas no final da diástole em: discreto (< 10 mm), moderado (10 a 20 mm) e importante (> 20 mm) (figuras 1 e 2). Além disso, o ecocardiograma é capaz de avaliar o comprometimento miocárdico, como alterações na contratilidade difusas ou segmentares do ventrículo esquerdo que podem estar reduzidas.

A ressonância magnética cardíaca (RMC) tem papel importante quando o ecocardiograma não consegue definir o diagnóstico apesar da suspeita clínica, demonstrando realce tardio com gadolínio devido à presença de neovascularização com uma alta sensibilidade de quase 94%, porém tem limitações por ser de alto custo e de baixa disponibilidade, e é contraindicada em pacientes instáveis hemodinamicamente ou com disfunção renal avançada.

A tomografia computadorizada (TC) pode também ser utilizada, tendo a vantagem do curto tempo de aquisição das imagens em comparação com a RMC, mostrando espessamento e derrame pericárdico, porém o pericárdio só consegue ser visualizado onde está circundado por gordura.

Diagnósticos diferenciais

É importante fazer o diagnóstico diferencial com outras doenças que têm manifestações parecidas com a pericardite, principalmente nas quais um diagnóstico tardio pode implicar pior prognóstico ao paciente, tais

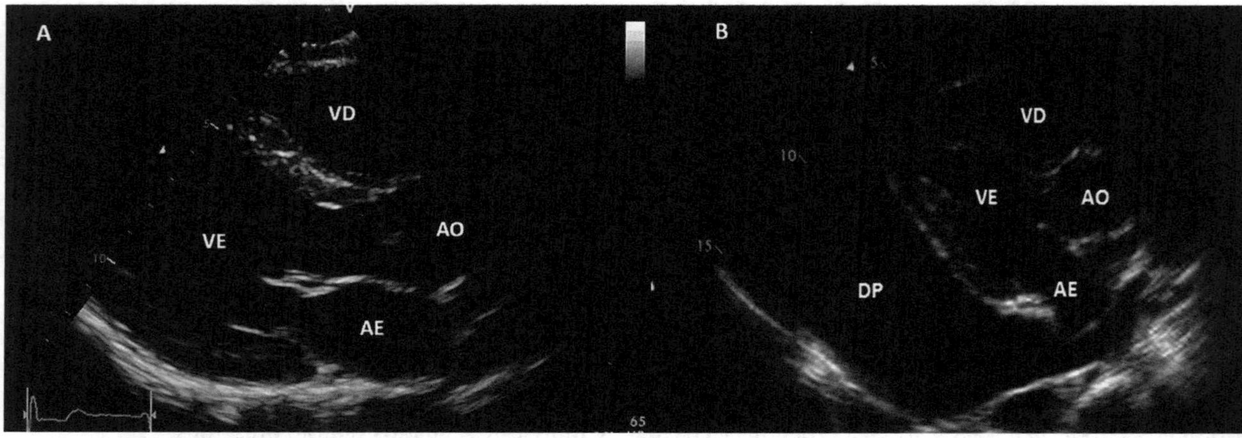

FIGURA 1 Janela paraesternal esquerda – eixo longo: exame normal (A) comparado com exame, evidenciando derrame pericárdico importante (B).
AE: átrio esquerdo; AO: aorta; DP: derrame pericárdico; VD: ventrículo direito; VE: ventrículo esquerdo.

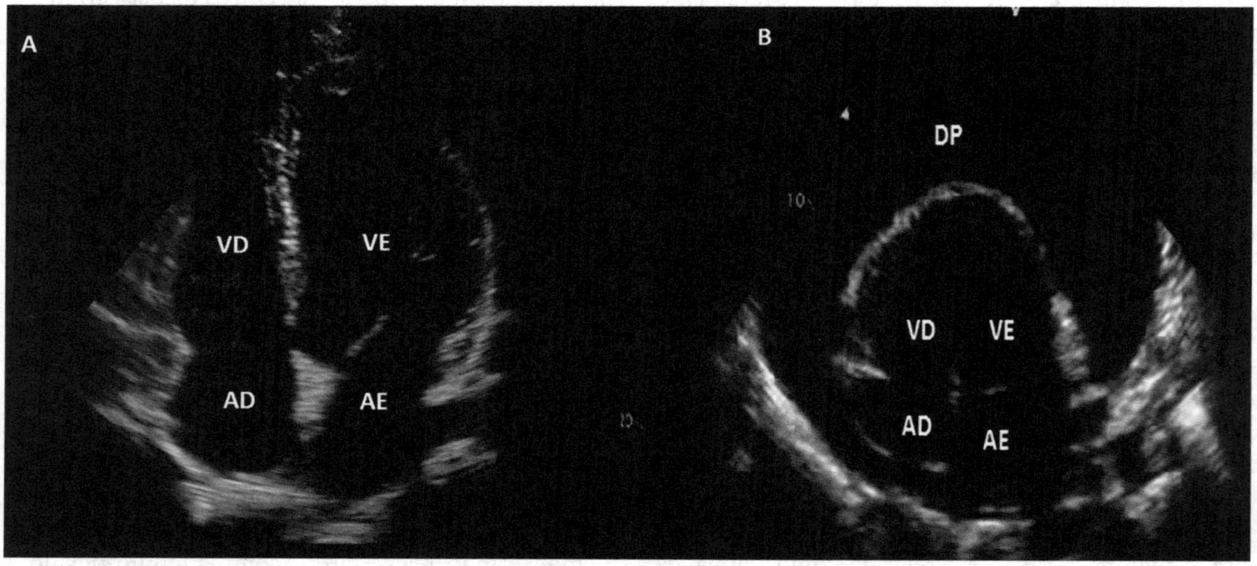

FIGURA 2 Janela apical de quatro câmaras: exame normal (A) comparado com exame, evidenciando derrame pericárdico importante (B).
AD: átrio direito; AE: átrio esquerdo; DP: derrame pericárdico; VD: ventrículo direito; VE: ventrículo esquerdo.

como: infarto agudo do miocárdio, dissecção de aorta e tromboembolismo pulmonar. Outras situações não ameaçadoras à vida que podem atrapalhar no diagnóstico são: espasmo esofágico e a costocondrite.

Manejo

Medicamentoso

Anti-inflamatórios não esteroides (AINEs): ibuprofeno 600 a 800 mg a cada 8 horas, ou indometacina 50 mg a cada 8 horas, ou aspirina 750 a 1.000 mg 3 vezes ao dia (preferível em pacientes com doença arterial coronariana concomitante) por 1 a 2 semanas. Eventos adversos: úlcera gástrica, sangramento, hipertensão arterial e insuficiência renal.

Colchicina: 0,5 a 1,2 mg/dia por 3 meses. Eventos adversos: intolerância gastrointestinal, mielossupressão, anemia aplástica e toxicidade neuromuscular.

Corticosteroides: prednisona (0,2 a 0,5 mg/kg/dia). Tratamento de 2ª ou 3ª linha devido a um maior risco de recorrência de pericardite com o seu uso.

Bloqueadores de interleucina-1: anankira. Utilizado para pericardite recorrente, porém ainda em estudo para tratamento de pericardite aguda.

Antibióticos: direcionados para o agente bacteriano causador da pericardite.

Antivirais: direcionados para o agente viral causador da pericardite, na presença de viremia documentada, particularmente em imunodeprimidos.

Mudança no estilo de vida

A prática de esportes competitivos só pode ocorrer após a resolução dos sintomas e normalização dos testes diagnósticos, sendo, portanto, necessária uma restrição mínima de 3 meses, pois a taquicardia induzida pelo esforço pode piorar a inflamação, e o aumento do fluxo sanguíneo pode favorecer o estresse oxidativo. Quando houver comprometimento miocárdico associado, a restrição deve ser de pelo menos de 6 meses.

Complicações

Tamponamento cardíaco

O saco pericárdico contém uma pequena quantidade de líquido. Quando uma quantidade significativa de líquido se acumula e ultrapassa a capacidade de distensão do tecido fibroelástico pericárdico, aumentando a pressão intrapericárdica, ocorre progressiva compressão de todas as câmaras cardíacas, redução do volume de enchimento cardíaco e maior interdependência ventricular. A tríade de Beck caracteriza-se por hipotensão, distensão da veia julgular e abafamento das bulhas cardíacas. A taquicardia é o sinal mais sensível, enquanto o pulso paradoxal é o mais específico.

A instalação do tamponamento pode ser aguda (em minutos) devido ao trauma, ruptura do coração e aorta, ou como complicação de procedimentos diagnósticos e terapêuticos (biópsias cardíacas, estudo eletrofisiológico, oclusão de apêndice atrial, oclusores de septo interatrial); ou subaguda (entre dias e semanas), podendo estar associada à dispneia e à fadiga. Tamponamento de baixa pressão (oculto) ocorre em pacientes que estão hipovolêmicos, com consequente redução da pressão intracardíaca, favorecendo a compressão extrínseca do derrame pericárdico. O tamponamento cardíaco regional ocorre quando um derrame localizado ou um hematoma produz compressão regional em uma única câmara.

Uma diminuição na amplitude dos complexos QRS no ECG pode ser encontrada, assim como alternância elétrica em complexos QRS decorrente da flutuação do coração dentro do derrame pericárdico. No ecocardiograma, um espaço livre de eco entre os folhetos pericárdicos pode permitir uma avaliação semiquantitativa da gravidade do derrame. É importante ressaltar que, na avaliação ecocardiográfica, a aorta descendente é extrapericárdica e, portanto, o acúmulo de líquido entre a aorta descendente e o coração no eixo longo paraesternal estabelece o fluido como pericárdico em vez de pleural. Outra questão é a distinção entre derrame e gordura epicárdica, sendo este último mais brilhante que o miocárdio e movendo-se em concordância com o coração, diferentemente do derrame pericárdico. Embora o ecocardiograma possa estimar as características do fluido (presença de coágulos, aderências, fibrina), a RMC e a TC permitem uma melhor definição.

O tamponamento cardíaco altera acentuadamente a dinâmica do enchimento cardíaco. Os sinais ecocardiográficos mais importantes são a presença de derrame, dilatação das veias cava e supra-hepáticas, e um volume diastólico e sistólico final baixo do ventrículo esquerdo. O colapso das câmaras direitas durante a diástole é um sinal específico de tamponamento cardíaco. A duração do colapso do átrio direito que excede um terço da sístole ventricular é bastante sensível e altamente específica para tamponamento cardíaco. Dentro do contexto de pressões diastólicas ventricular e atrial direitas acentuadamente elevadas, o colapso diastólico do átrio e do ventrículo direito pode estar ausente. Alterações em velocidades das ondas de influxo mitral e tricúspide pelo Doppler pulsátil são usadas para medir a dependência interventricular, outro sinal de tamponamento. Mudanças com a respiração que excedam 30% e 40%, respectivamente, são consideradas altamente sugestivas de tamponamento[11-15]. Observa-se, na inspiração, um aumento do fluxo tricúspide e redução do fluxo mitral; e na expiração ocorre o oposto.

O tratamento do tamponamento cardíaco é a drenagem do conteúdo pericárdico guiado por método de imagem. A drenagem cirúrgica é desejável em pacientes com sangramento intrapericárdico e naqueles com hemopericárdio coagulado ou condições torácicas, tornando a drenagem da agulha difícil ou ineficaz ou quando um grande derrame e tamponamento são esperados para recorrer. Neste caso, uma janela pericárdica, criando uma comunicação com o espaço pleural, é muitas vezes realizada. Ventilação mecânica com pressão nas vias aéreas deve ser evitada em pacientes com tamponamento.

A pericardiocentese deve ser realizada sob orientação ecocardiográfica com o paciente com cabeceira elevada 30° a 45° em relação à horizontal e, se possível, com o paciente sob sedação Equipamento de reanimação cardiopulmonar deve estar disponível. Sob condições assépticas, a pele, os tecidos subcutâneos e o trajeto da inserção da agulha são infiltrados com lidocaína. A agulha é inserida com sucção constante aplicada à seringa em um ângulo de, aproximadamente, 45° em relação à pele no transdutor. A melhor abordagem é a punção na parede torácica esquerda no 5° espaço intercostal esquerdo: ou paraesternal esquerda

(1 cm na lateral esquerda do esterno), ou apical (5 cm lateralmente à abordagem paraesternal esquerda). Ao se fazer a punção paraesternal esquerda, a agulha é inserida perpendicularmente. Outras abordagens são: subxifoide (1 cm abaixo do apêndice xifoide) e paraesternal direita (5º espaço intercostal direito). O monitoramento do ECG é essencial para detectar as arritmias produzidas quando ocorrer contato com o miocárdio. O líquido é retirado até que a pressão intrapericárdica caia abaixo da pressão atrial direita, normalmente a níveis subatmosféricos. Se for necessária drenagem contínua, um cateter pode ser inserido através da agulha no pericárdio e a agulha é retirada.

Pericardite constritiva

A pericardite constritiva pode se desenvolver sem derrame ou pela organização de um derrame prévio. A tuberculose é a principal causa de pericardite constritiva nos países em desenvolvimento, enquanto no resto do mundo a idiopática ou viral continuam sendo as etiologias mais comuns, seguidas por pós-lesão cardíaca, pós-radioterapia, doenças reumatológicas, malignidades e traumas.

O diagnóstico geralmente é feito por ecocardiograma, pois os sintomas clínicos são inespecíficos (fadiga, dispneia, anorexia e perda de peso). O exame físico pode mostrar sinais de insuficiência cardíaca (IC) direita. A pressão venosa julgular está elevada com ondas x e y descendentes rápidas sem diminuição ou mesmo com aumento durante a inspiração (sinal de Kussmaul).

Pode haver também atrito pericárdico e pulso paradoxal. Não há sinal patognomônico no ECG. Altos níveis de PCR e VHS preveem uma resposta mais favorável ao tratamento anti-inflamatório. Níveis de N-terminal peptídeo natriurético tipo B (NT-ProBNP) tendem a ser mais baixos em comparação com pacientes com outras causas de IC. Entretanto, pode ocorrer a associação entre a pericardite constritiva e IC com altos níveis de níveis de BNP.

A radiografia de tórax mostra calcificação pericárdica em 25% a 30% dos casos[4,5]. O ecocardiograma pode mostrar derrame concomitante em 30% a 40% dos pacientes[14-17]. As velocidades de influxo mitral mostram um padrão de enchimento pseudonormal ou restritivo (E/A > 1 e um tempo de desaceleração < 150 ms). A variação respiratória nas velocidades de enchimento tem os mesmos limiares do tamponamento cardíaco. Devido ao *tethering* tecidual, a velocidade e′ lateral mitral pode ser menor que a velocidade e′ medial. Velocidades mais altas do anel mitral em pacientes com sinais e sintomas de IC são sugestivas de pericardite constritiva (ou seja, > 8 cm/s). Veia cava inferior dilatada e uma velocidade de propagação normal ou aumentada do fluxo diastólico transmitral precoce no modo M colorido são sinais comuns, enquanto a onda reversa diastólica da veia hepática na expiração é o sinal ecocardiográfico mais específico. *Strain* global longitudinal e velocidades teciduais diastólicas precoces são geralmente preservadas, enquanto o *strain* circunferencial, torção e destorção diastólica precoce estão reduzidos.

Quando o ecocardiograma é inconclusivo, como em pacientes submetidos à radioterapia, podemos utilizar a RMC. A presença de inflamação pericárdica ativa (através da avaliação do realce tardio pelo gadolínio) é o melhor preditor de reversibilidade com o tratamento anti-inflamatório.

A TC tem maior sensibilidade do que a radiografia de tórax, podendo mostrar calcificação e derrame pericárdico, envolvimento estrutural em doenças sistêmicas, sendo muito útil no planejamento pré-operatório de pericardiectomia, e detectar pericárdio remanescente nos casos de ressecção incompleta. A TC por emissão de pósitrons (PET-TC) usando 18F-fluorodesoxiglicose pode identificar a inflamação do pericárdio, auxiliando, assim como na RMC, na identificação dos pacientes com inflamação ativa.

O cateterismo cardíaco é atualmente reservado para pacientes nos quais métodos diagnósticos não invasivos são inconclusivos e a suspeita clínica permanece alta. Os achados são: elevação e equalização da pressão diastólica cardíaca nos dois ventrículos (diferença < 5 mmHg); ondas de enchimento diastólico rápido proeminentes em ambos os ventrículos (≥ 5 mm Hg, referido como sinal de raiz quadrada); débito cardíaco reduzido; e diminuição inspiratória exagerada da pressão arterial sistólica (> 10 mmHg). Esses elementos podem ser mascarados pela avaliação em repouso e com tratamento com diuréticos.

Quando sinais laboratoriais ou de imagem indicam inflamação ativa, o tratamento anti-inflamatório é indicado. O controle da diurese é indicado para pacientes com evidência de sobrecarga de volume e sintomas de IC direita. Redução da frequência cardíaca com betabloqueador ou ivabradina pode melhorar os sintomas em pacientes com taquicardia em repouso. Em casos crônicos com IC classe funcional III ou IV refratários ao tratamento, a pericardiectomia radical pode ser indicada, apesar da alta mortalidade operatória. Em pacientes com sintomas leves ou com IC com baixa fração de ejeção, ou secundários à radioterapia prévia, o tratamento sintomático deve ser recomendado, pois a pericardiectomia não mostrou benefício.

Os preditores de baixa sobrevida são irradiação torácica prévia, disfunção renal crônica, pressão sistólica arterial pulmonar mais alta, função sistólica do ventrículo esquerdo reduzida, baixos níveis de sódio sérico e idade avançada.

Pericardite efusivo-constritiva

A pericardite efusiva constritiva (PEC) é uma síndrome clínica na qual a pericardite constritiva coexiste com derrame pericárdico. Em alguns pacientes com cicatrizes, pericárdio parietal e visceral rígidos, o tamponamento pode ocorrer com pouco acúmulo de líquido. PEC ocorre em pacientes para os quais a drenagem do líquido pericárdico não restaura as pressões intracardíacas normais. É mais comum após pericardite tuberculosa ou hemopericárdio ou pericardite purulenta bacteriana[18].

O diagnóstico é confirmado por ecocardiografia, pois a remoção do derrame pericárdico não melhora a disfunção diastólica. Uma pericardiectomia visceral pode ser necessária; embora curativa, a cirurgia aumenta a morbimortalidade e deve ser reservada para pacientes que não estão respondendo a drogas anti-inflamatórias.

MIOCARDITES

Introdução

Miocardite é definida como uma lesão inflamatória do miocárdio, podendo envolver o sistema de condução cardíaco e membranas pericárdicas. Antes da pandemia de covid-19, a incidência global era estimada em torno de 4 a 14 pessoas por 100.000 por ano. A real incidência pode ser subestimada devido ao amplo e variável espectro de apresentação clínica, curso subclínico de muitos dos casos, bem como do emprego reduzido, em alguns cenários, de ferramentas mais acuradas para o diagnóstico (tais como a biópsia endomiocárdica ou a própria ressonância nuclear magnética). Muitos estudos indicam maior prevalência de acometimento do sexo masculino (prevalência de 60 a 80%).

A miocardite é causa comum de morte súbita cardíaca em pessoas jovens (6 a 10% em autópsias). Entre pacientes com dor torácica vistos no setor de emergência, 3% tinham miocardite aguda, configurando a segunda causa cardíaca mais comum de dor torácica. Além disso, cerca de 33% dos pacientes inicialmente caracterizados com infarto agudo sem obstrução coronária foram posteriormente diagnosticados como miocardite aguda. Durante a pandemia de covid-19, 2,4 casos de miocardite definida ou provável a cada 1.000 pacientes hospitalizados por covid-19 foram relatados[17-19].

O FDA (Food and Drug Administration) norte-americano e a European Medicines Agency recentemente estimaram o risco de miocardite em torno de 1 a cada 100.000 indivíduos vacinados contra covid-19, com um risco maior entre homens jovens (em homens entre 16 e 29 anos, casos de miocardite após vacina de mRNA BNT162b2 atingiram 10,7/100.000 pessoas).

A condição pode ser caracterizada conforme a etiologia, fase, gravidade de doença, sintomas predominantes e achados patológicos. Miocardite aguda é clinicamente definida pelo início dos sintomas ao diagnóstico usualmente dentro de 1 mês, enquanto a cardiomiopatia inflamatória crônica indica inflamação miocárdica crônica com cardiomiopatia dilatada estabelecida com sintomas presentes há mais de 1 mês.

A inflamação miocárdica pode ocorrer devido a infecções, exposição a substâncias tóxicas e ativação do sistema imune (seja por autoimunidade, como na sarcoidose, ou por imunoestimulação, como em vacinas ou terapias para câncer). Deve-se considerar variações sazonais, geográficas e socioeconômicas no entendimento da prevalência das causas da condição (Tabela 1).

A causa mais comum é infecção viral; os vírus cardiotrópicos mais prevalentes são: enterovírus, parvovírus B19, adenovírus, influenza, herpes-vírus, Epstein-Barr, HIV e coronavírus.

A fisiopatologia da miocardite aguda viral compreende três fases: entrada do vírus no cardiomiócito levando a necrose, apoptose e ativação de imunidade inata (1 a 7 dias); replicação viral e ativação de resposta imune adquirida, com infiltrado de células T e autoanticorpos (1 a 4 semanas); e resolução viral ou evolução para cardiomiopatia dilatada (meses a anos). No contexto de covid-19, a injúria pode envolver também desequilíbrio de oferta-demanda de oxigênio, trombose microvascular, resposta hiper-inflamatória sistêmica e isquêmica miocárdica.

Outros agentes infecciosos compreendem bactérias, protozoários, espiroquetas e rickettsias. Em países em desenvolvimento, etiologias específicas a serem consideradas incluem doença de Chagas aguda e dengue.

Aumento importante de miocardite relacionada à vacina foi verificado em 2010, associado a vacinação por sarampo e influenza. Frequentemente é uma miocardite secundária à síndrome hipereosinofílica, também verificada em outras causas com manifestação sistêmica tais como câncer, infecções parasitárias ou Churg-Strauss. A miocardite induzida por drogas está associada a uma resposta de hipersensibilidade. Mais recentemente tem-se verificado aumento dos casos associados aos inibidores de *check-point* imunológico, como nivolumab e ipilimumab[18].

A miocardite de células gigantes é uma agressão autoimune caracterizada por infiltrado de células gigantes multinucleadas, além de células T, eosinófilos e

TABELA 1 Etiologia da miocardite aguda

Miocardite infecciosa	
Viral	
Vírus RNA	Vírus Coxsackie A e B, echo-vírus, poliovírus, vírus da influenza A e B, vírus sincicial respiratório, vírus da caxumba, vírus do sarampo, vírus da rubéola, vírus da hepatite C, vírus da dengue, vírus da febre amarela, vírus da Chikungunya, vírus Junin, vírus da febre de Lassa, *Rabies virus*, vírus da imunodeficiência humana-1
Vírus DNA	Adenovírus, parvovírus B-19, citomegalovírus, herpes-vírus humano-6, vírus Epstein-Barr, vírus varicela-zóster, herpes-vírus simples, vírus da varíola, vírus vaccínia
Bactérias	*Staphylococcus, Streptococcus, Pneumococcus, Meningococcus, Gonococcus, Salmonella, Corynebacterium diphtheriae, Haemophilus influenzae, Mycobacterium* (tuberculose), *Mycoplasma pneumoniae, Brucella*
Espiroquetas	*Borrelia* (doença de Lyme), *Leptospira* (doença de Weil)
Fungos	*Aspergillus, Actinomyces, Blastomyces, Candida, Coccidioides, Cryptococcus, Histoplasma, Mucormycoses, Nocardia, Sporothrix*
Protozoários	*Trypanosoma cruzi, Toxoplasma gondii, Entamoeba, Leishmania*
Parasitas	*Trichinella spiralis, Echinococcus granulosus, Taenia solium*
Rickéttsias	*Coxiella burnetii* (Febre Q), *R. Rickettsii* (febre maculosa das Montanhas Rochosas), *R. tsutsugamushi*
Miocardite imunomediada	
Alérgenos	Toxoide tetânico, vacinas, doença do soro Drogas: penicilina, cefaclor, conchicina, furosemida, isoniazida, lidocaína, tetraciclina, sulfonamidas, fenitoína, fenilbutazona, metildopa, diuréticos, tiazídicos, amitriptilina
Aloantígenos	Rejeição do coração transplantado
Autoantígenos	Miocardite linfocítica infecção-negativa, miocardite de células gigantes infecção-negativa associadas a distúrbios autoimunes: lúpus eritematoso sistêmico, artrite reumatoide, síndrome de Churg-Strauss, doença de Kawasaki, doença inflamatória intestinal, esclerodermia, polimiosite, miastenia grave, diabetes melito dependente de insulina, sarcoidose, granulomatose de Wegener, febre reumática, imunoterapia oncológica (inibidores de check-point imunológico)
Miocardite tóxica	
Drogas	Anfetaminas, antraciclinas, cocaína, ciclofosfamida, etanol, fluouracil, lítio, catecolaminas, hemetina, trastuzumab, clozapina, interleucina-2, inibidores de check-point imunológico
Metais pesados	Cobre, ferro, chumbo
Miscelânea	Picada de escorpião, picada de cobra, picada de aranha, picada de abelha e vespa, monóxido de carbono, inalantes, fósforo, arsênico, azida de sódio
Hormônios	Feocromocitoma
Agentes físicos	Radiação, choque elétrico

Fonte: Montera et al., 2022[17].

histiócitos. Caracteriza-se por perda de função ventricular rápida e evolução clínica desfavorável.

Também envolvida na fisiopatologia da condição está a predisposição genética, com variantes deletérias em genes relacionados à função e estrutura de cardiomiócitos detectadas em até 16% dos casos.

Apresentação clínica e avaliação diagnóstica

A apresentação clínica é amplamente variável a depender do grau de acometimento do órgão. Pacientes com suspeita da condição são habitualmente avaliados no setor de emergência devido a desconforto torácico, dispneia, fadiga, palpitação ou síncope. Dor torácica é o sintoma mais frequente (85-95%), seguido de dispneia (19-49% dos casos); a febre ocorre em cerca de 65% dos casos. Outros sintomas prodrômicos podem estar presentes em 18 a 80% dos pacientes, apresentando-se com quadro respiratório, sintomas gripais ou gastrintestinais. Apresentações de maior gravidade, como síncope, ocorreram em cerca de 6% das vezes, enquanto houve choque cardiogênico em 3 a 9% dos pacientes. Deve-se perguntar ativamente sobre uso de drogas lícitas e ilícitas, vacinas, viagens, quadros infecciosos recentes, condições inflamatórias sistêmicas e consumo de carne crua (miocardite eosinofílica associada a *Toxocara canis*).

O exame físico é altamente variável, conforme a magnitude de agressão miocárdica. O paciente pode se apresentar prostrado, febril e taquicárdico. A ausculta cardíaca poderá sugerir arritmias ou distúrbios de condução. Apresentação clínica inicial sugestiva de insuficiência cardíaca aguda poderá revelar turgência jugular, sinais de congestão pulmonar com estertores a ausculta pulmonar, má perfusão tecidual periférica e edema, eventualmente necessitando de suporte inotrópico ou suporte circulatório mecânico. Outros achados, como diplopia (na miocardite associada a inibidor de *check-point* imunológico) e *rash* cutâneo (na cardite de Lyme ou miocardite eosinofílica) poderão fornecer pistas diagnósticas.

O eletrocardiograma é alterado em 62 a 96% dos casos. Taquicardia sinusal é o dado mais frequente. Elevação do segmento ST simulando infarto agudo pode estar presente em 58% dos casos (porém costuma ser côncava, em vez de convexa na isquemia – Figura 3); derivações inferiores e laterais são mais comumente envolvidas. QRS acima de 120 ms, bloqueio atrioventricular de segundo ou terceiro grau e arritmias ventriculares estão associados a alto risco. Infra de segmento ST também poderá estar presente.

O ecocardiograma (e, no contexto da sala de emergência, o POCUS) é parte da avaliação padronizada de pacientes com condição cardíaca aguda e pode trazer informações valiosas. A presença de aumento de espessura de parede, hipocinesia segmentar (particularmente em paredes inferior e inferolateral), disfunção diastólica, alteração no Doppler tecidual, disfunção de ventrículo direito, ecogenicidade miocárdica alterada e derrame pericárdico podem sugerir miocardite aguda. Na fase inicial pode-se evidenciar cavidades ventriculares preservadas mesmo com fração de ejeção reduzida, o que leva a redução marcada do débito cardíaco e taquicardia.

A avaliação diagnóstica laboratorial envolve a coleta de marcadores inflamatórios tais como proteína C-reativa (elevada em 54 a 99% dos pacientes), coleta de hemograma para avaliação da série branca (eosinofilia pode sugerir miocardite eosinofílica). As troponinas de alta sensibilidade podem estar elevadas em 64 a 100% dos casos, porém troponina negativa não exclui o diagnóstico. Há correlação fraca entre a liberação de troponina e a gravidade de disfunção cardíaca. BNP e NT-pró-BNP alterados poderão auxiliar no diagnóstico de insuficiência cardíaca associada e podem ter valor prognóstico quando muito elevados. A coleta de sorologias virais raramente agrega valor, exceto quando há elevada suspeição clínica para alguma doença em específico (p. ex., HIV, *Borrelia burgdorferi*). Autoanticorpos podem ser dosados em condições associadas a autoimunidade.

A ressonância magnética é o método padrão ouro para quantificar volumes ventriculares, massa car-

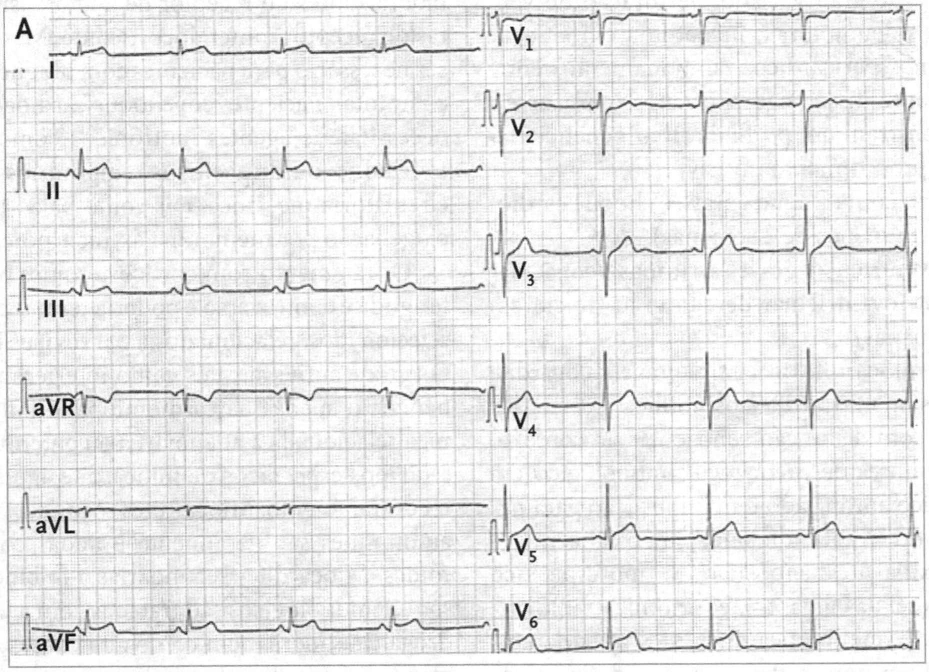

FIGURA 3
Fonte: adaptada de Basso, 2022[5].

díaca e fração de ejeção. A riqueza da avaliação morfológica e funcional permite avaliar pacientes com suspeita de miocardite, principalmente nas imagens ponderadas em T2 e com a técnica do realce tardio. Deve ser realizada nas primeiras 2 a 3 semanas do início dos sintomas, indicada em pacientes com suspeita de miocardite aguda ou em pacientes com dor torácica, coronárias sem obstrução e troponinas elevadas. Em 2009 publicou-se os critérios de Lake Louise, mais recentemente atualizados em 2018, com sensibilidade de 87% e especificidade de 96% na avaliação da inflamação miocárdica.

Síndrome coronária aguda é o diagnóstico alternativo mais frequente a ser descartado em pacientes com miocardite aguda. Dessa forma, a coronariografia ou a angiotomografia de artérias coronárias eventualmente é realizada em cerca de 46 a 95% dos pacientes com miocardite aguda, usualmente pacientes com fatores de risco cardiovasculares apresentando-se com dor torácica, alterações do segmento ST e alterações segmentares ao ecocardiograma, mimetizando um quadro de doença arterial coronária. Tais exames permitem também excluir anomalias coronárias ou dissecção de coronárias.

O padrão-ouro para diagnóstico de miocardite envolve a biópsia endomiocárdica (BEM) e a análise de critérios histopatológicos (critérios de Dallas) e imuno-histoquímicos. No entanto, é um procedimento invasivo e complicações cardíacas foram reportadas em 1 a 2% em centros de excelência, atingindo até 8,9% de complicações em centros de baixo volume (reação vasovagal, BAV de grau variado, perfuração de ventrículo direito, pneumotórax, hematoma em sítio de punção, derrame pericárdico, tamponamento, entre outros)[15-19]. Diante disso, alguns cenários clínicos específicos demonstram um perfil de risco/benefício favorável para o procedimento invasivo:

Apresentação com IC aguda grave e choque cardiogênico (início em menos de 2 semanas).

Disfunção ventricular grave, arritmias ventriculares, bloqueio atrioventricular de alto grau (início em menos de 2 semanas).

Suspeita de miocardite linfocítica grave, miocardite células gigantes ou miocardite eosinofílica.

Miocardite com disfunção ventricular no contexto de uso de inibidores de *check-point* imunológico em que o diagnóstico apropriado tem implicação para pacientes recebendo terapia adicional para o câncer.

A BEM auxilia no diagnóstico de tipo específico da miocardite (células gigantes, eosinofílica, linfocítica, sarcoidose), o que implica diferentes tratamentos. Contribui também para o diagnóstico diferencial de outras condições (ver tópico seguinte). A BEM não deve ser indicada em pacientes estáveis, de baixo risco, com evolução favorável e em situações em que não terá impacto terapêutico ou prognóstico (Figura 4).

Em suma, a maioria dos pacientes com miocardite aguda pode ser diagnosticada de forma presuntiva com a ressonância cardíaca, quando associada a quadro clínico e laboratorial compatível.

Diagnósticos diferenciais

Doenças que cursem com desconforto torácico agudo, bem como disfunção ventricular aguda ou choque cardiogênico, entram no raciocínio diagnóstico diferencial. Síndromes coronárias agudas, cardiomiopatia de takotsubo, cardiomiopatia periparto, dissecção de artéria coronária, "Shoshin" beribéri, feocromocitoma e choque séptico fazem parte das considerações diagnósticas.

Manejo

Os pacientes com miocardite aguda necessitam de adequada monitorização clínica inicial. Pacientes estáveis, sem critérios de maior gravidade, sem arritmias ventriculares e com função ventricular preservada não terão nenhum tratamento medicamentoso em específico, apenas suporte.

Aqueles com arritmias e quadro clínico de insuficiência cardíaca receberão tratamento conforme diretrizes convencionais – estratégia cardioprotetora com betabloqueadores, inibidores da enzima conversora ou bloqueadores do receptor de angiotensina, antagonistas de receptor mineralocorticoide. Marca-passo pode ser necessário para pacientes com bloqueio atrioventricular total. Pacientes em choque cardiogênico poderão necessitar de agentes inotrópicos como dobutamina, milrinone, ou dispositivos temporários de assistência circulatória mecânica, tais como balão intra-aórtico e oxigenação por membrana extracorpórea (ECMO).

O tratamento com corticosteroides para miocardite aguda é controverso e poderia ter um papel em casos selecionados, relacionados a parvovírus B19 e HHV-6. O uso de antivirais, tais como interferon, demonstrou benefício apenas na cardiomiopatia inflamatória crônica relacionada a adenovírus ou enterovírus.

Tipos específicos de miocardite aguda podem merecer tratamento. Miocardites secundárias a desordens autoimunes são geralmente tratadas com corticosteroides. Miocardites secundárias a inibidores de *check-point* imunológicos são tratadas com a interrupção da droga causadora, bem como altas doses de corticosteroides. Miocardite de células gigantes é tratada com imunossupressão, incluindo globulina antitimócito e

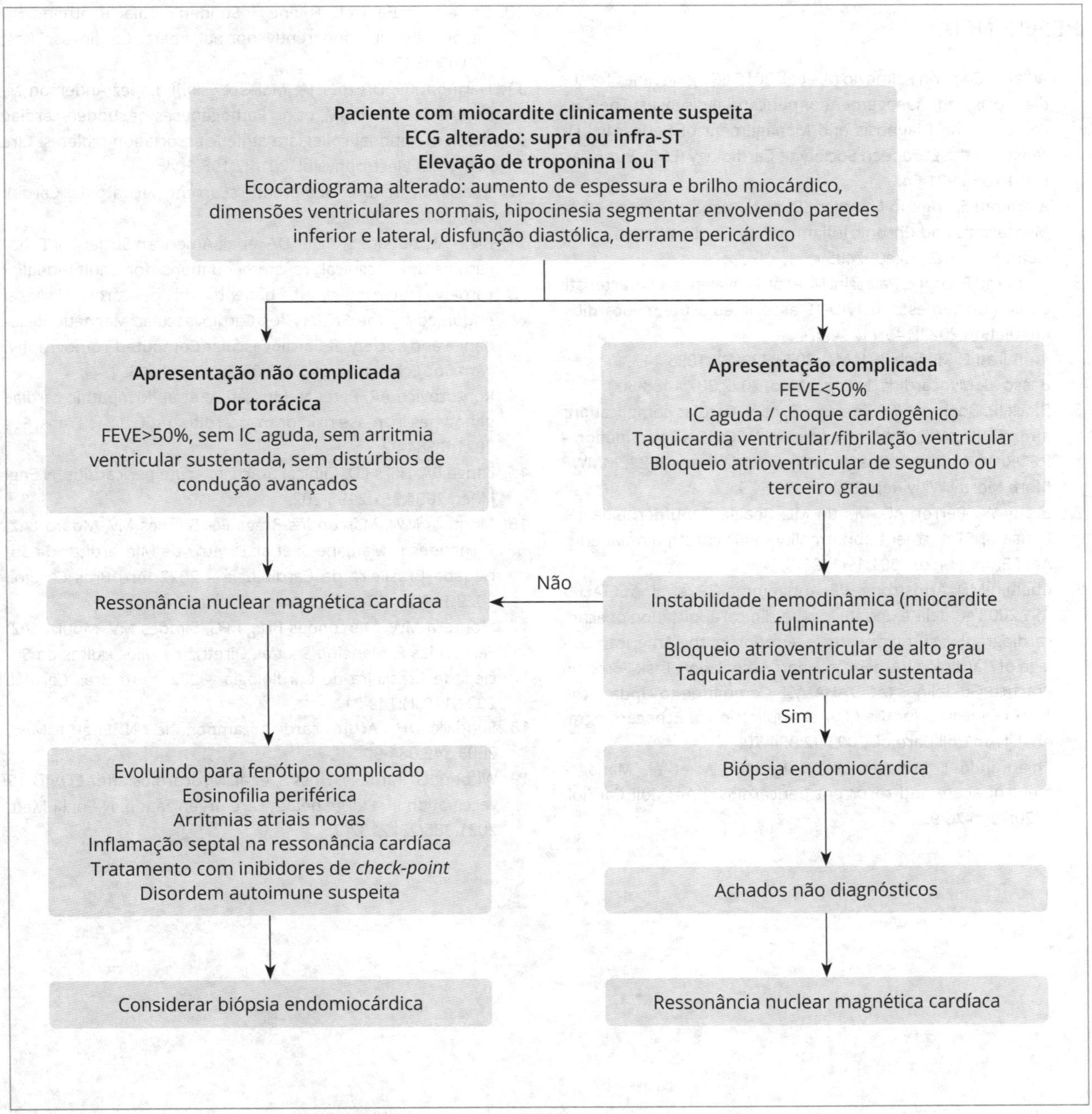

FIGURA 4 Indicações de ressonância e biópsia endomiocárdica.
Fonte: adaptada de Ammirati e Moslehi, 2023[4].

ciclosporina, combinadas com alta dose de corticosteroides. Casos secundários à sarcoidose podem ser tratados com corticosteroides e metotrexate como segunda linha. Já a miocardite eosinofílica também é tratada com corticosteroides.

Acompanhamento

Pacientes sem critérios de gravidade e estáveis podem ser inicialmente hospitalizados em leito de enfermaria com adequada monitorização, enquanto aqueles com critérios de gravidade ou instáveis deverão ser alocados em leito de terapia intensiva. Pacientes que permaneceram estáveis ou que apresentaram boa recuperação do estado hemodinâmico, mesmo após alteração inicial, poderão receber alta com o tratamento guiado conforme diretrizes para tratamento de insuficiência cardíaca. Orienta-se evitar atividade física intensa no período de 3 a 6 meses e manter seguimento com cardiologista – considera-se repetir ecocardiograma ou ressonância cardíaca em 6 meses a fim de avaliar fração de ejeção e avaliar fibrose ou edema residuais.

REFERÊNCIAS

1. Adler Y, Charron P, Imazio M, et al. 2015 ESC guidelines for the diagnosis and management of pericardial diseases: The Task Force for the Diagnosis and Management of Pericardial Diseases of the European Society of Cardiology (ESC). Eur Heart J. 2015;36:2921-64.
2. Ammirati E, Frigerio M, Adler ED, et al. Management of Acute Myocarditis and Chronic Inflammatory Cardiomyopathy. Circ Heart Fail. 2020;13:e007405.
3. Ammirati E, Lupi L, Palazzini M, et al. Prevalence, characteristics, and outcomes of COVID-19-associated acute myocarditis. Circulation 2022;145:1123-39.
4. Ammirati E, Moslehi JJ. JAMA. 2023;329(13):1098-113.
5. Basso, C. Myocarditis. N Engl J Med. 2022;387:1488-500.
6. Block JP, Boehmer TK, Forrest CB, et al. Cardiac complications after SARSCoV-2 infection and mRNA COVID-19 vaccination – PCORnet, United States, January 2021-January 2022. MMWR Morb Mortal Wkly Rep. 2022;71:517-23.
7. Brady WJ, Perron AD, Martin ML, Beagle C, Aufderheide TP. Cause of ST segment abnormality in ED chest pain patients. Am J Emerg Med. 2001;19(1):25-8.
8. Cheitlin MD, Armstrong WF, Aurigemma GP, et al. ACC/AHA/ASE 2003 guideline update for the clinical application of echocardiography: summary article. A report of the American College of Cardiology/American Heart Association Task Force on Practice Guidelines (ACC/AHA/ASE Committee to Update the 1997 Guidelines for the Clinical Application of Echocardiography). J Am Coll Cardiol. 2003;42:954-70.
9. Chiabrando J, Bonaventura A, Vecchié A, et al. Management of acute and recurrent pericarditis. J Am Coll Cardiol. 2020;75(1):76-92.
10. Corrado D, Basso C, Thiene G. Sudden cardiac death in young people with apparently normal heart. Cardiovasc Res. 2001;50:399-408.
11. Harmon KG, Drezner JA, Maleszewski JJ, Lopez-Anderson M, Owens D, Prutkin JM, et al. Pathogeneses of sudden cardiac death in national collegiate athletic association athletes. Circ Arrhythm Electrophysiol. 2014;7:198-204.
12. Imazio M, Gaita F. Acute and recurrent pericarditis. Cardiol Clin. 2017;35:505-13.
13. Klein AL, Abbara S, Agler DA, et al. American Society of Echocardiography clinical recommendations for multimodality cardiovascular imaging of patients with pericardial disease: endorsed by the Society for Cardiovascular Magnetic Resonance and Society of Cardiovascular Computed Tomography. J Am Soc Echocardiogr. 2013;26:965-1012.e15.
14. Kontorovich AR, Patel N, Moscati A, et al. Myopathic cardiac genotypes increase risk for myocarditis. JACC Basic Transl Sci. 2021;6:584-92.
15. Lange RA, Hillis LD. Clinical practice. Acute pericarditis. N Engl J Med 2004;351:2195-202.
16. Montera MW, Marcondes-Braga FG, Simões MV, Moura LAZ, Fernandes F, Mangine S, et al. Diretriz de Miocardites da Sociedade Brasileira de Cardiologia – 2022. Arq Bras Cardiol. 2022;119(1):143-211.
17. Montera MW, Marcondes-Braga FG, Simões MV, Moura LAZ, Fernandes F, Mangine S, et al. Diretriz de Miocardites da Sociedade Brasileira de Cardiologia – 2022. Arq Bras Cardiol. 2022;119(1):143-211.
18. Spodick DH. Acute cardiac tamponade. N Engl J Med. 2003;349:684-90.
19. Witberg G, Barda N, Hoss S, et al. Myocarditis after COVID-19 vaccination in a large health care organization. N Engl J Med. 2021;385(23):2132-9.

12
Endocardite infecciosa

Marcus Vinicius Briani
Bruno Normandia Castro e Silva
João Mendes Vasconcelos

PONTOS PRINCIPAIS

- A endocardite infecciosa (EI) pode ser fulminante, com sepse e disfunção de múltiplos órgãos, ou subaguda e até crônica.
- O diagnóstico de EI é baseado no quadro clínico (fatores de risco, anamnese e achados de exame físico) associado à evidência microbiológica e a achados de imagem cardiovascular compatíveis.
- O tratamento antimicrobiano está diretamente relacionado ao menor risco de complicações: quanto maior a presença de bactérias (ou fungos) na vegetação, maior será a instabilidade da sua estrutura.

INTRODUÇÃO

A endocardite infecciosa (EI) é uma infecção rara que afeta a superfície interna do coração, conhecida como endocárdio. Essa condição compromete uma ou mais valvas cardíacas e, em alguns casos, dispositivos intracardíacos como marca-passos. Se não for tratada, a endocardite infecciosa leva ao óbito na maioria dos casos.

Tanto valvas nativas quanto protéticas podem ser afetadas. A EI de valva protética é dividida em precoce, quando ocorre em até doze meses após a cirurgia, e tardia, quando ocorre pelo menos doze meses após a cirurgia[1-3]. Essa divisão implica mudanças na microbiologia e no tratamento empírico de EI. A EI de valva protética precoce tem maior prevalência de germes hospitalares, o que vai mudando até completar doze meses de cirurgia. Após esse período, a microbiologia da EI de valva protética se assemelha à de pacientes vindos da comunidade.

Existem endocardites que não são causadas por infecções. Esses pacientes têm vegetações valvares estéreis, situação conhecida como endocardite marântica ou endocardite de Libman-Sachs. Várias situações não infecciosas podem causar esse quadro, em especial a síndrome do anticorpo antifosfolipídeo. Definir que uma endocardite não tem causa infecciosa é delicado. Alguns pacientes têm germes que não são isolados facilmente ou já receberam antimicrobianos na hora da coleta de culturas, dificultando o crescimento de agentes infecciosos. Endocardite infecciosa com culturas negativas deve sempre ser considerada antes de estabelecer o diagnóstico de endocardite marântica.

EPIDEMIOLOGIA E FATORES DE RISCO

Os fatores de risco de EI passaram por variações nas últimas décadas, resultando em mudanças na epidemiologia da doença[4]. Hoje os pacientes com EI têm idade mais avançada, maior prevalência de infecções associadas aos cuidados hospitalares e dispositivos intracardíacos e menor prevalência de infecções associadas à cardiopatia reumática.

O aumento das infecções associadas aos cuidados de saúde afetou a microbiologia de EI. Em países de alta renda, o *Staphylococcus aureus* é o agente causador mais comum, posto antes ocupado pelos *Streptococcus* do grupo D, que hoje estão em segundo lugar.

Os pacientes com maior risco de EI são aqueles com EI prévia, cardiopatias congênitas cianóticas não corrigidas, dispositivos intracardíacos e valvas protéticas[1].

Os fatores de risco individuais para EI podem ser divididos em cardíacos e não cardíacos, conforme mostra a Tabela 1.

O prolapso de valva mitral, especialmente com insuficiência mitral associada, é um fator de risco para EI[5]. Quando o prolapso não é acompanhado de insuficiência, o risco associado é pequeno. Valvopatias aórticas e calcificação do anel mitral também são fatores de risco.

TABELA 1 Fatores de risco para endocardite infecciosa

Cardíacos
Valvopatia com estenose ou regurgitação
Endocardite infecciosa prévia
Doença cardíaca congênita estrutural, incluindo as corrigidas/paliadas cirurgicamente (excluindo defeito do septo atrial isolado, ducto arterioso patente totalmente corrigido, defeito do septo ventricular totalmente corrigido e dispositivo de fechamento que se julga totalmente coberto por endotélio)
Troca valvar
Cardiomiopatia hipertrófica
Não cardíacos
Hemodiálise
Infecção pelo HIV
Uso de drogas intravenosas
Dentes em mau estado de conservação e infecção dentária

MANIFESTAÇÕES CLÍNICAS

O curso clínico de EI é bastante variável. A doença pode ser fulminante, com sepse e disfunção de múltiplos órgãos, ou subaguda e até crônica. A frequência das manifestações varia conforme a série, com trabalhos mais antigos mostrando maior ocorrência de sintomas clássicos. Estudos mais atuais evidenciam apresentações menos típicas, um reflexo das mudanças epidemiológicas e apresentação mais precoce dos pacientes[6].

Febre é o sintoma mais comum, surgindo em até 90% dos casos. Calafrios, adinamia e perda de apetite podem ocorrer em conjunto. Apesar da frequência, pacientes de maior faixa etária, imunossuprimidos, que receberam antibióticos previamente e com germes atípicos podem não ter febre. O padrão da temperatura não ajuda no diagnóstico, e pacientes com EI têm bacteremia persistente, mesmo quando estão afebris. Outros sintomas comuns, porém pouco específicos, são artralgia, mialgia, cefaleia, dor abdominal e sudorese noturna. Esplenomegalia é descrita em torno de 10% dos casos e deve ser pesquisada.

Um sopro novo ou piora de um sopro pré-existente ocorre em até 85% das EI, segundo fontes clássicas. Estudos mais recentes trazem números menores. Um sopro previamente conhecido que não piorou, apesar de não favorecer diretamente o diagnóstico, pode representar uma valvopatia de risco para EI.

Sinais cutâneos ajudam a reforçar a suspeita. Petéquias podem ocorrer em até 40% dos casos. Elas surgem tanto na pele, especialmente extremidades, quanto em mucosas, como conjuntiva e palato. As hemorragias em estilhaço, lesões lineares no leito ungueal, ocorrem em 8% dos pacientes.

As manchas de Janeway são máculas eritematosas em palmas e plantas, mais associadas com EI aguda. São consideradas fenômenos vasculares. Os nódulos de Osler são lesões dolorosas que surgem na extremidade dos dedos. As manchas de Roth são lesões retinianas hemorrágicas com centro pálido. Nódulos de Osler e manchas de Roth são associadas com EI subaguda e consideradas fenômenos imunológicos. Essas manifestações hoje são raras.

Alguns pacientes se apresentam com uma complicação de EI, o que pode atrasar o diagnóstico se a doença não for considerada precocemente. As complicações podem ser cardíacas, embólicas ou imunológicas. EI deve ser cogitada em pacientes com insuficiência cardíaca aguda associada a insuficiência valvar ou em ruptura de cordoalha em paciente com prolapso mitral. Abscessos intracardíacos podem causar alterações eletrofisiológicas como bloqueio de ramo novo ou arritmias[7].

Eventos embólicos são graves e podem levar a óbito, especialmente os neurológicos. Acidente vascular cerebral, hemorragias, abscessos e meningite são complicações possíveis. Aneurismas infecciosos, conhecidos também como aneurismas micóticos, surgem por embolização para o espaço intraluminal ou *vasa vasorum* e infecção da parede do vaso. Esses aneurismas têm alta chance de ruptura. Os aneurismas infecciosos são encontrados com mais frequência do que no passado, um efeito do aprimoramento dos métodos de imagem.

Abscessos renais e esplênicos são complicações embólicas associadas a EI de valvas esquerdas. Abscessos pulmonares sugerem EI do lado direito. Infecções osteomusculares como osteomielite, artrite séptica e abscessos musculares podem ocorrer. Dor lombar em um paciente com EI sugere espondilodiscite, especialmente quando o agente é *S. aureus*. Nem todas as complicações embólicas são clinicamente aparentes e exames de imagem muitas vezes revelam embolias ocultas, ajudando a confirmar o diagnóstico.

Achados laboratoriais são pouco específicos. Marcadores inflamatórios elevados, anemia e leucocitose são comuns. Falsos-positivos em exames sorológicos ocorrem e podem levar a erros diagnósticos. Fator reumatoide, anticorpos antinucleares e testes para sífilis positivos, assim como hipocomplementenemia e crioglobulinemia, são descritos. A análise de urina pode mostrar proteinúria e hematúria por glomerulonefrite e piúria. Hemoculturas persistentemente positivas ou com crescimento de *S. aureus* também são um achado sugestivo de EI.

A Tabela 2 agrupa algumas situações em que EI deve ser considerada uma hipótese.

TABELA 2 Situações que levam a considerar a hipótese de endocardite infecciosa

História prolongada de sudorese, mal-estar, perda de peso, anorexia e fator de risco cardíaco (Tabela 1)
Evento embólico novo não explicado (p. ex., AVC, isquemia de membro)
Hemoculturas persistentemente positivas sem explicação
Infecção de corrente sanguínea relacionada a cateter intravascular com hemoculturas positivas após 72 horas de retirada do cateter
Febre e um novo sopro de regurgitação
Febre, fator de risco cardíaco pré-existente (Tabela 1) e ausência de um sítio óbvio de infecção
Febre associada com qualquer um dos seguintes: predisposição e intervenção recente levando a bacteremia, evidência de insuficiência cardíaca, novo bloqueio de condução, fenômenos vasculares ou imunológicos (manchas de Roth, lesões de Janeway, nódulos de Osler, embolias, hemorragias em estilhaço), novo acidente vascular cerebral, abscessos periféricos (renal, cerebral, esplênico, vertebral) de causa desconhecida

Fonte: adaptada de Gould et al., 2021[3].

DIAGNÓSTICO

Hemoculturas

Diante de um caso suspeito de EI deve-se, obrigatoriamente, realizar coleta de pelo menos três pares de hemoculturas (de sítios venosos distintos) antes de ser iniciado o tratamento antimicrobiano, preferencialmente com intervalos de 30 a 60 minutos, sem a necessidade de ocorrer na vigência de episódio febril ou de bacteremia clinicamente manifesta. Quando um microrganismo for identificado, as hemoculturas devem ser repetidas após 48 a 72 horas, com o objetivo de verificar a eficácia do tratamento proposto.

Em até 31% dos casos de EI, pode não ocorrer identificação de microrganismos em técnicas convencionais de hemoculturas. O principal fator relacionado a esta condição é o uso prévio de antibióticos à coleta de culturas; quando isto não ocorre, deve-se suspeitar de microrganismos especiais, tais como *Coxiella burnetii*, *Bartonella* spp., *Aspergillus* spp., *Mycoplasma pneumonia*, *Brucella* spp. e *Legionella pneumophila*, bactérias do grupo HACEK (*Haemophilus* spp., *Actinobacillus* spp., *Cardiobacterium hominis, Eikenella corrodense, Kingella kingaee*) e, portanto, proceder com testes sorológicos e métodos diagnósticos específicos. Quando todos os testes microbiológicos são negativos, o diagnóstico de endocardite não infecciosa deve ser considerado.

Exames laboratoriais

Por se tratar de um processo infeccioso com elevada carga inflamatória, frequentemente observa-se elevação dos valores de proteína C-reativa (PCR) e velocidade de hemossedimentação (VHS). Outros achados comuns incluem leucocitose (principalmente em casos agudos) e, em quadros mais prolongados, anemia. Quando ocorre glomerulonefrite imunomediada, o exame de urina pode demonstrar leucocitúria, hematúria, proteinúria e presença de cilindros; nestes casos, geralmente há consumo de complemento (C3 e C4).

Eletrocardiograma

A presença de bloqueio de ramo ou atrioventricular pode indicar a existência de abscesso perivalvar, uma grave complicação da EI. Desta forma, o eletrocardiograma (ECG) é um exame que deve ser realizado diariamente nos pacientes com EI, principalmente para avaliar se há aumento progressivo do intervalo PR.

Ecocardiograma

Exame obrigatório para todo paciente com suspeita clínica de EI, tem por objetivo identificar presença de vegetação, abscesso ou deiscência de uma prótese valvar.

Em casos de EI em valva nativa, havendo confirmação diagnóstica com ecocardiograma transtorácico e sem a suspeita de complicações locais (abscesso, fístula, perfurações), não há necessidade de prosseguir com investigação através de exame transesofágico. O diagnóstico ecocardiográfico de EI é mais difícil na presença de prótese valvar, com sensibilidade e especificidade menores do que nos casos de valva nativa; nesse cenário, portanto, a realização de ecocardiograma transesofágico é mandatória, segundo recomendação da Sociedade Europeia de Cardiologia.

Nos casos de elevada suspeita de EI e que se apresentam com ecocardiograma negativo, recomenda-se repetir o exame em até 7 dias, ou então utilizar outros métodos de diagnóstico por imagem, como a tomografia por emissão de pósitrons (PET).

Outros métodos diagnósticos

O uso de tomografia por emissão de pósitrons com 18F-fluordesoxiglicose (18F-FDG PET-CT – sigla em inglês) é útil para os casos em que a evidência definitiva de EI e suas complicações não pôde ser demonstrada com ecocardiograma tansesofágico, principalmente nos casos de EI em prótese valvar. A detecção de captação anormal de fluordesoxiglicose ao redor da prótese valvar aumenta a sensibilidade do critério de Duke modificado para o diagnóstico de EI à admissão de 70 a 97%.

Deve-se ter cuidado ao interpretar os resultados de PET em pacientes recentemente submetidos a cirurgia cardíaca, pois uma resposta inflamatória pós-operatória pode resultar em captação inespecífica de 18F-FDG no período pós-operatório imediato. Além disso, uma série de condições patológicas podem mimetizar o padrão de aumento focal de captação de 18F-FDG que é tipicamente observado na EI, como trombos ativos, placas ateroscleróticas moles, vasculites, tumores cardíacos primários e metástases cardíacas.

A tomografia computadorizada (TC) cardíaca pode ser superior ao ecocardiograma transesofágico para avaliação da extensão paravalvar da infecção e abscesso, embora seja inferior ao exame transtorácico para detecção de vegetações. Se clinicamente justificadas, imagens de TC do cérebro, tórax e abdome podem ser obtidas para avaliar a evidência de embolização sistêmica.

O exame "padrão-ouro" para diagnóstico de EI é a análise anatomopatológica da vegetação, através de peça cirúrgica ou de necropsia.

Critérios diagnósticos

O diagnóstico de EI é baseado no quadro clínico (fatores de risco, anamnese e achados de exame físico) associado à evidência microbiológica e a achados de imagem cardiovascular compatíveis. Dada a grande variabilidade na apresentação clínica da EI e a necessidade de um diagnóstico precoce e preciso, em 1994, pesquisadores da Duke University Medical Center propuseram um esquema diagnóstico que estratificava os pacientes com suspeita de EI em três categorias (casos definitivos, possíveis e rejeitados). Diversos estudos publicados no final dos anos 1990 agregaram novas ferramentas diagnósticas (como o uso do ecocardiograma, por exemplo) para aumentar a sensibilidade e a especificidade dos critérios de Duke e, então, no ano 2000 foram propostos os critérios de Duke modificados (Tabela 3), os quais dividem os achados clínicos, laboratoriais e de imagem de EI em "critérios maiores" e "critérios menores" para definição diagnóstica, possibilidade ou exclusão de EI. Tais critérios constituem a base do diagnóstico de EI

TABELA 3 Critérios de Duke modificados para diagnóstico de endocardite infecciosa

Hemoculturas positivas – critério maior
1. Duas hemoculturas positivas para microrganismos típicos: *S. viridans*, *S. gallolyticus* (anteriormente *S. bovis*), bactérias do grupo HACEK, *S. aureus*, enterococo de origem comunitária na ausência de foco primário 2. Bacteremia persistente definida como 2 hemoculturas colhidas com intervalo maior que 12 horas, ou positiva em 3 de 3 hemoculturas ou maioria de 4 ou mais hemoculturas (intervalo maior que 1h entre as culturas) 3. Cultura positiva para *Coxiella burnetti* ou sorologia positiva com IgG > 1:800
Envolvimento endocárdico – critério maior
1. Ecocardiograma positivo: vegetação (massa oscilante intracardíaca aderida à valva, ao trajeto de jatos de regurgitação, a material implantável na ausência e outra explicação anatômica) ou abscesso ou deiscência nova de prótese valvar 2. Nova regurgitação valvar (alteração de sopro não é suficiente)
Critérios menores
Predisposição: uso de droga injetável ou cardiopatia predisponente ▪ Febre ≥ 38°C ▪ Fenômenos vasculares: embolia arterial, infarto séptico pulmonar, aneurisma micótico, hemorragia intracraniana, hemorragia conjuntival, lesões de Janeway, ▪ Fenômenos imunológicos: glomerulonefrite, nódulos de Osler, manchas de Roth, fator reumatoide positivo ▪ Evidência microbiológica: hemocultura positiva sem critério maior (excluindo estafilococo coagulase negativo em apenas uma hemocultura) ou evidência sorológica de infecção ativa por microrganismo compatível com endocardite
Endocardite definida
Dois critérios maiores ou um critério maior + três critérios menores ou cinco critérios menores Vegetação ou abscesso intracardíaco com evidência histológica de endocardite ativa ou demonstração direta de microrganismo em vegetação, abscesso ou êmbolo
Endocardite possível
1 critério maior + 1 critério menor OU 3 critérios menores
Endocardite rejeitada
Diagnóstico claro de outro foco infeccioso ou remissão completa dos sinais com menos de 4 dias de tratamento, ou ausência de evidências anatomopatológicas de endocardite em cirurgia ou autópsia com menos de 4 dias de tratamento antibiótico Não preenche os critérios anteriores

Fonte: adaptada de Delgado et al., 2023[13].

conforme recomendação atual das principais diretrizes de Cardiologia e Infectologia, dada sua elevada sensibilidade (80%) e especificidade (99%) para o diagnóstico de EI. Recentemente, em maio de 2023, uma nova revisão dos critérios diagnósticos vigentes foi feita, com o objetivo de aumentar ainda mais a acurácia diagnóstica e o tratamento precoce da EI – os chamados critérios Duke-ISCVID 2023 (Tabela 4), os quais ainda não foram incorporados às últimas diretrizes; eles enfatizam a necessidade de evidência microbiológica e incorporam outras modalidades diagnósticas, como o uso de PET-CT.

TRATAMENTO

Conceitos fundamentais

A patogênese da endocardite infecciosa (EI) envolve a injúria endotelial, que pode se dar por fluxos sanguíneos turbilhonados como em valvopatias e malformações cardíacas, bem como trauma direto devido a um cateter vascular profundo, por exemplo.

TABELA 4 Critérios Duke-ISCVID 2023 para diagnóstico de endocardite infecciosa

Critérios maiores
Microbiológicos 1. Hemoculturas positivas para microrganismos típicos de EI isolados de duas ou mais hemoculturas. 2. Hemoculturas positivas para germes que raramente causam EI, isolados em três ou mais hemoculturas.
Testes laboratoriais positivos PCR para *Coxiella burnetii*, *Bartonella* sp. ou *Tropheryma whipplei*; ou anticorpos para *Bartonella* sp.
Imagem positiva para EI 1. Evidência de envolvimento valvar em exames de imagem (ecocardiograma transtorácico ou transesofágico, tomografia computadorizada cardíaca ou FDG PET/CT). 2. Nova regurgitação ao ecocardiograma (mudança de sopro pré-existente não é suficiente).
Critério cirúrgico Evidência de EI documentada à inspeção direta intraoperatória dispensa critérios de imagem ou microbiológicos.
Critérios menores
1. Predisposição: história prévia de endocardite, intervenção valvar prévia, doença congênita, cardiopatia hipertrófica. 2. Febre ≥ 38°C. 3. Fenômenos vasculares: embolia arterial, aneurisma micótico, hemorragia conjuntival, lesões de Janeway, abscesso esplênico. 4. Fenômenos imunológicos: glomerulonefrite, nódulos de Osler, fator reumatoide positivo. 5. Fenômenos microbiológicos: evidência microbiológica não satisfazendo critério maior ou sorologia positiva para organismos conhecidos por causar EI (inclui PCR ou amplicon/sequenciamento metagenômico de patógeno atípico). 6. Imagem: atividade metabólica anormal detectada por 18F-FDG PET-CT dentro de 3 meses após o implante da prótese valvar, enxerto aórtico ascendente, eletrodos de dispositivo intracardíaco ou outro material protético.

(continua)

TABELA 4 Critérios Duke-ISCVID 2023 para diagnóstico de endocardite infecciosa (*continuação*)

Endocardite definida
Critérios patológicos Microrganismos identificados no contexto de sinais clínicos de endocardite ativa em uma vegetação, tecido cardíaco, prótese valvar explantada, enxerto de aorta ascendente (com envolvimento da valva aórtica), dispositivo eletrônico implantável intracardíaco endovascular ou de uma embolia arterial. Endocardite ativa (aguda, subaguda ou crônica) identificada em ou sobre uma vegetação, tecido cardíaco, prótese valvar explantada, enxerto de aorta ascendente (com envolvimento da valva aórtica), dispositivo eletrônico implantável intracardíaco endovascular ou de uma embolia arterial.
Critérios clínicos 2 critérios maiores OU 1 critério maior + 3 critérios menores OU 5 critérios menores.
Endocardite provável
1 critério maior + 1 critério menor OU 3 critérios menores.
Endocardite rejeitada
Diagnóstico diferencial alternativo consistente que explique os sinais/sintomas. Ausência de recorrência apesar da terapia antibiótica por menos de 4 dias. Ausência de evidência patológica ou macroscópica de endocardite infecciosa em cirurgia ou autópsia, com terapia antibiótica por menos de 4 dias. Não preenche os critérios anteriores.

Fonte: adaptada de Fowler et al., 2023[14].

Na ocorrência de uma lesão endotelial, ocorre a exposição dos tecidos subendoteliais, o que estimula a formação de um coágulo composto por plaquetas e fibrina. Esta estrutura é chamada de endocardite trombótica não bacteriana (ETNB). Durante um episódio de bacteremia (ou fungemia), diversos microrganismos possuem a capacidade de se aderir, colonizar e se multiplicar dentro da ETNB. Para que o tratamento da endocardite infecciosa seja bem-sucedido, é importante considerar alguns pontos:

- Necessidade de selecionar antibióticos com ação bactericida, e não bacteristática (vide Tabela 5): na vegetação, a capacidade do sistema imune de reconhecer os epítopos do agente causador é limitada, de forma que o uso de antibióticos (ou antifúngicos) bacteriostáticos está relacionado ao maior risco de recorrência da infecção.

TABELA 5 Classificação dos antimicrobianos

Bactericida	Bacteriostático
Betalactâmicos (penicilinas, cefalosporinas, carbapenêmicos, monobactâmicos)	Macrolídeos
Glicopeptídeos (vancomicina e teicoplanina)	Clindamicina
Daptomicina	Tetraciclinas
Aminoglicosídeos	Cloranfenicol
Fluoroquinolonas	Nitrofurantoína
Lipopeptídeos (daptomicina)	Sulfonamidas
Polimixinas	
Rifampicina	

Fonte: adaptada Bennett et al., 2019[11].

- O tratamento antimicrobiano está diretamente relacionado ao menor risco de complicações: quanto maior a presença de bactérias (ou fungos) na vegetação, maior será a instabilidade da sua estrutura. É por este motivo que a maioria dos episódios de embolização séptica ocorrem nas primeiras duas semanas de tratamento.
- Quando o microrganismo é identificado em hemocultura, é recomendado repetir a coleta após 48-72 horas, para verificar a efetividade do tratamento. Considera-se a hemocultura persistente positiva um dos critérios de mau prognóstico na endocardite infecciosa.

Tratamento empírico

Como discutimos acima, o início precoce do tratamento antimicrobiano está relacionado a menor taxa de complicações valvares, bem como embólicas. Recomenda-se por isso que seja iniciado após a coleta de três pares de hemocultura.

A seleção dos antimicrobianos usa como princípio a cobertura eficaz dos agentes mais comuns, conforme a apresentação clínica do caso (vide Tabela 6).

Tratamento direcionado

- Endocardite de valva nativa causada por *Streptococcus viridans* ou *Streptococcus bovis* sensíveis às penicilinas (Tabela 7).
- Endocardite de valva protética causada por *Streptococcus viridans* ou *Streptococcus bovis* sensíveis às penicilinas. O tratamento utiliza o mesmo esquema da valva nativa, com programação de duração mínima de 6 semanas.
- Endocardite de valva nativa causada por *Staphylococcus* spp (Tabela 8).
- Endocardite de valva protética causada por *Staphylococcus* spp (Tabela 9).
- Endocardite de valva nativa causada por *Enterococcus* spp (Tabela 10).
- Endocardite de valva protética causada por *Enterococcus* spp (Tabela 11). O tratamento utiliza o mesmo esquema da valva nativa, com programação de duração mínima de 6 semanas.
- Endocardite de valva protética por agentes do grupo HACEK. O tratamento utiliza o mesmo esquema da valva nativa, com programação de duração mínima de 6 semanas.

Tratamento cirúrgico

O tratamento cirúrgico da EI pode ocorrer por três indicações, como evidenciado pela Tabela 12.

Observações:

- Em relação ao momento da realização do tratamento cirúrgico, define-se:
  - Emergência: até 24 horas.
  - Urgência: em até 7 dias.
  - Eletiva: ao término da 1ª ou 2ª semana de tratamento antimicrobiano.
- Estima-se que entre 25 e 50% dos pacientes com EI tenham indicação de tratamento cirúrgico, que tem

TABELA 6 Tratamento empírico da endocardite infecciosa

Classificação	Agentes etiológicos relevantes	Esquema antimicrobiano
Endocardite de valva nativa Endocardite de valva protética precoce (< 12 meses)	*Streptococccus* spp. *Staphylococcus* spp. *Enterococcus* spp.	Ampicilina 2 g, EV, 4/4h ▪ Associada a oxacilina 2 g, EV, 4/4h ▪ Associada a gentamicina 3 mg/kg/dia, EV, 24h/24h
Endocardite de valva protética tardia (≥ 12 meses)	*Staphylococcus aureus* meticilino-resistente *Enterococcus* spp. Gram-negativos não HACEK	Vancomicina, EV, 15 mg/kg/dose 12/12h ▪ Associada a rifampicina, VO, 900-1.200 mg 8/8h ▪ Associada a gentamicina, EV, 3 mg/kg/dia 24/24h

Fonte: adaptada de Delgado et al., 2023[13].

TABELA 7 Endocardite de valva nativa causada por *Streptococcus viridans* ou *Streptococcus bovis* sensíveis às penicilinas

Antibiótico	Dose	Duração (semanas)	Recomendação
Cepa sensível a penicilina (MIC < 0,125 mg/dL), preferencialmente em paciente > 65 anos ou com alteração de função renal			
Penicilina G	12-18 milhões de UI/24h, EV, (4 a 6 doses)	4	IB
Ampicilina	200 mg/kg/dia (4 a 6 doses)	4	
Ceftriaxona	2 g/24h, IM ou EV	4	
Cepa sensível a penicilina (MIC < 0,125 mg/L), com função renal preservada			
Penicilina G	12-18 milhões de UI/24h (6 doses)	2	IB
Ceftriaxona	2 g/24h, EV ou IM	2	
Associado a gentamicina	3 mg/kg/24h, EV	2	
Alérgicos a penicilina			
Vancomicina	30 mg/kg/24h, EV, 12/12h	4	IC
Cepa com resistência intermediária a penicilina (MIC 0,25-2 mg/L)			
Penicilina G ou	24 milhões de UI/dia, EV, 4-6 doses EV	4	IB
Ampicilina ou	200 mg/kg/dia, EV, 4-6 doses	4	
Ceftriaxona	2 g/dia, EV, 24/24h	4	
Associada a gentamicina	3 mg/kg/dia, EV ou IM	2	
Nos casos de alergia a penicilina			
Vancomicina	30 mg/kg, EV, 12/12h	4	IC
Associada a gentamicina	3 mg/kg/dia, EV, 24/24h	2	

Fonte: adaptada de Delgado et al., 2023[13].

TABELA 8 Endocardite de valva nativa causada por *Staphylococcus* spp

Antibiótico	Dose	Duração (semanas)	Recomendação
Meticilino sensível (MSSA)			
Oxacilina	12 g/24h, EV, em 4-6 doses	4 a 6	IB
Meticilino resistente (MRSA) ou alergia a penicilina			
Vancomicina	30 mg/kg/dia, EV, em 12/12h	4 a 6	IB
Daptomicina	10 mg/kg/dia, EV, 24/24h	4 a 6	IIa

Fonte: adaptada de Delgado et al., 2023[13].

TABELA 9 Endocardite de valva protética causada por *Staphylococcus* spp

Antibiótico	Dose	Duração (semanas)	Recomendação
Meticilino sensível (MSSA)			
Oxacilina	12 g/24h, EV, em 4-6 doses	≥ 6	IB
Associada a rifampicina	900-1.200 mg, VO, ou EV 8/8h	≥ 6	
Associada a gentamicina	3 mg/kg/dia 24/24h	2	
Meticilino resistente (MRSA) ou alergia a penicilina			
Vancomicina	30 mg/kg/dia, EV, em 12/12h	≥ 6	IB
Associada a rifampicina	900-1.200 mg, VO ou EV, 8/8h	≥ 6	
Associada a gentamicina	3 mg/kg/dia, EV, 24/24h	2	

Fonte: adaptada de Delgado et al., 2023[13].

OBSERVAÇÕES

- A cefazolina, EV, 6 g/dia ou cefotaxima 6 g/dia podem ser utilizadas em substituição à vancomicina naqueles pacientes com alergia apenas às penicilinas em endocardite valvar ou protética causada por MSSA.
- Alguns especialistas sugerem iniciar a rifampicina 3 a 5 dias após a vancomicina e gentamicina.

TABELA 10 Endocardite de valva nativa causada por *Enterococcus* spp

Antibiótico	Dose	Duração em semanas	Recomendação
Cepa sensível a betalactâmico e gentamicina			
Ampicilina	200 mg/kg/dia, EV, em 4-6 doses	4 a 6	IB
Associada a gentamicina	3 mg/kg/dia, EV, 24/24h	2 a 6	
Cepa sensível a betalactâmico, resistente a gentamicina (MIC > 500 mg/L) e sensível a estreptomicina			
Ampicilina	200 mg/kg/dia, EV, em 4-6 doses	4 a 6	IB
Associada a estreptomicina	15 mg/kg/dia, EV	2 a 6	
Cepa sensível a betalactâmicos e resistente a aminoglicosídeos (*high-level aminoglycoside resistance* – HLAR)			
Enterococcus faecalis: Ampicilina	200 mg/kg/dia, EV, em 4-6 doses	6	IB
Associada a ceftriaxona	4 g/dia, EV, 12/12h	6	
Enterococcus faecium: Ampicilina	200 mg/kg/dia, EV, em 4-6 doses	6	IIC
Associada a daptomicina ou	10 mg/kg/dia, EV	6	
Linezolida	600 mg/dia 12/12h, EV ou VO	8	

Fonte: adaptada de Delgado et al., 2023[13].

OBSERVAÇÕES

- Nos pacientes alérgicos a betalactâmicos, pode-se substituir a ampicilina por vancomicina EV 30 mg/kg/dia 12/12h, também mantendo a duração de 6 semanas de tratamento.
- As cepas de *Enterococcus* spp. raramente apresentam resistência dupla a betalactâmicos e vancomicina. Porém nestes casos se recomenda a avaliação de um infectologista[11].
- A duração do tempo de uso da linezolida está diretamente proporcional ao risco do desenvolvimento de efeitos adversos hematológicos e neurológicos, como mielotoxicidade, neuropatia periférica e neurite óptica, algumas vezes potencialmente irreversível. Por este motivo não é um antimicrobiano usualmente indicado para um período de uso prolongado, sobretudo acima de 28 dias.
- Endocardite de valva protética causada por *Enterococcus* spp.

TABELA 11 Endocardite de valva nativa por agentes do grupo HACEK (*Haemophilus parainfluenzae, H. aphrophilus, H. paraphrophilus, H. influenzae, Actinobacillus actinomycetemcomitans, Cardiobacterium hominis, Eikenella corrodens, Kingella kingae* e *K. denitrificans*)

Antibiótico	Dose	Duração em semanas
Ceftriaxona	2 g/dia EV 12/12h	4 semanas
Ciprofloxacino	400 mg EV 2-3 doses	4 semanas

Fonte: adaptada de Delgado et al., 2023[13].

OBSERVAÇÕES

- O grupo HACEK é composto por bactérias que apresentam crescimento lento e fastidioso. Isso implica uma maior dificuldade de realizar a interpretação dos perfis de sensibilidade. Por este motivo, recomenda-se que o caso seja avaliado por um infectologista.

TABELA 12 Indicações para o tratamento cirúrgico da endocardite infecciosa

Indicação	Caráter	Recomendação
Insuficiência cardíaca		
Valva mitral ou aórtica com disfunção grave (protética ou nativa), causando edema agudo de pulmão refratário ou choque cardiogênico.	Emergência	IB
Valva mitral ou aórtica (protética ou nativa) com regurgitação grave ou obstrução e sinais clínicos ou ecocardiográficos de baixa tolerância hemodinâmica.	Urgência	IB
Infecção não controlada		
Abscesso, pseudoaneurisma, fístula, vegetação com crescimento.	Urgência	IB
Infecção causada por fungo ou microrganismo multirresistente.	Urgência/ eletiva	IC
Hemocultura persistentemente positiva a despeito do tratamento antimicrobiano e controle de focos metastáticos adequados.	Urgência	IIB
Endocardite infecciosa de prótese valvar causada por *Staphylococcus* spp. ou Gram-negativos não HACEK.	Urgência/ eletiva	IIC
Alto risco de embolização		
Vegetação em valva aórtica ou mitral, seja nativa ou protética, com vegetação > 10 mm e um ou mais episódio de embolia, a despeito do tratamento antimicrobiano adequado.	Urgência	IB
Endocardite infecciosa de valva aórtica ou mitral, seja nativa ou protética, com vegetação > 10 mm, associada a estenose ou regurgitação grave e baixo risco pré-operatório.	Urgência	IIB
Vegetação > 30 mm, seja de valva mitral ou aórtica, nativa ou protética.	Urgência	IIB

Fonte: adaptada de Delgado et al., 2023[13].

por objetivo controlar o foco infeccioso, bem como reparar ou trocar a valva acometida.

- Alguns pacientes requerem a realização de cineangiocoronariografia pré-operatória com o objetivo de excluir a presença de coronariopatia associada. São eles:
  - Homens > 40 anos.
  - Mulheres na pré-menopausa.
  - Paciente com histórico e/ou fatores de risco para doença coronariana.

Cabe ressaltar que nos casos de pacientes com indicação cirúrgica de emergência ou naqueles com grandes vegetações em valva aórtica, com risco aumentado de embolização durante a manipulação, pode-se optar pela realização de angiotomografia de coronárias.

REFERÊNCIAS

1. Habib G, et al. 2015 ESC Guidelines for the management of infective endocarditis. Kardiologia Polska (Polish Heart Journal). 2015;73(11):963-1027.
2. Baddour LM, et al. Infective endocarditis in adults: diagnosis, antimicrobial therapy, and management of complications: a scientific statement for healthcare professionals from the American Heart Association. Circulation. 2015;132(15):1435-86.
3. Gould FK, et al. Guidelines for the diagnosis and antibiotic treatment of endocarditis in adults: a report of the Working Party of the British Society for Antimicrobial Chemotherapy. J Antimicrobial Chemother. 2012;67(2):269-89.
4. Castillo FJ, et al. Changes in clinical profile, epidemiology and prognosis of left-sided native-valve infective endocarditis without predisposing heart conditions. Rev Espanola Cardiol. 2015;68(5):445-8.
5. Zegri-Reiriz I, et al. Infective endocarditis in patients with bicuspid aortic valve or mitral valve prolapse. J Am Coll Cardiol. 2018;71(24):2731-40.
6. Murdoch DR, et al. Clinical presentation, etiology, and outcome of infective endocarditis in the 21st century: the International Collaboration on Endocarditis – Prospective Cohort Study. Arch Intern Med. 2009;169(5):463-73.
7. Meine TJ, et al. Cardiac conduction abnormalities in endocarditis defined by the Duke criteria. Ame Heart J 2001;142(2):280-5.
8. Li JS, Sexton DJ, Mick N, et al. Proposed modifications to the Duke criteria for the diagnosis of infective endocarditis. Clin Infect Dis. 2000;30:633.
9. Habib G, Badano L, Tribouilloy C, et al. Recommendations for the practice of echocardiography in infective endocarditis. Eur J Echocardiogr. 2010;11:202.

10. Vance GF, et al. The 2023 Duke-International Society for Cardiovascular Infectious Diseases Criteria for Infective Endocarditis: updating the Modified Duke Criteria. Clin Infect Dis. 2023.
11. Bennett JE, Raphael D, Blaser MJ. Mandell, Douglas, and Bennett's Principles and practice of infectious diseases e-book: 2-volume set. Elsevier health sciences, 2019.
12. Herrera-Hidalgo L, Fernández-Rubio B, Luque-Márquez R, López-Cortés LE, Gil-Navarro MV, de Alarcón A. Treatment of enterococcus faecalis infective endocarditis: a continuing challenge. Antibiotics. 2023(12):704.
13. Delgado V, Ajmone Marsan N, de Waha S, Bonaros N, Brida M, Burri H, et al; ESC Scientific Document Group. 2023 ESC Guidelines for the management of endocarditis. Eur Heart J. 2023;44(39):3948-4042.
14. Fowler VG, Durack DT, Selton-Suty C, Athan E, Bayer AS, Chamis AL, et al. The 2023 Duke-International Society for Cardiovascular Infectious Diseases Criteria for Infective Endocarditis: Updating the Modified Duke Criteria. Clin Infect Dis. 2023;77(4):518-526. Erratum in: Clin Infect Dis. 2023;77(8):1222.

13

Síndrome coronariana com oclusão coronária aguda

Geovane Wiebelling
Giovanna Babikian Costa
José Nunes de Alencar

PONTOS PRINCIPAIS

- A oclusão coronária aguda (OCA) é uma obstrução completa ou quase completa de uma artéria coronariana, associada à circulação colateral insuficiente, resultando em infarto agudo transmural e necrose do tecido miocárdico.
- Pacientes com OCA sem supradesnivelamento do segmento ST no eletrocardiograma (ECG) apresentam maior mortalidade em comparação ao infarto agudo do miocárdio com supradesnivelamento do segmento ST (IAM com supraST), especialmente em uma análise realizada com desfechos em seis meses.
- Cerca de 25 a 30% das OCAs não são identificadas em decorrência da ausência de supradesnivelamento do segmento ST.
- Os padrões de OCA apresentam correlação anátomo-eletrocardiográfica com a oclusão ou suboclusão coronariana.
- Entre 30 e 60% das OCA anteriores não apresentam infradesnivelamento de ST em derivações espelho na parede inferior.
- Um ECG inicial normal e uma troponina inicial normal não excluem a presença de OCA.

INTRODUÇÃO

A síndrome coronariana aguda (SCA) engloba um espectro de doenças coronarianas que resultam em baixa perfusão miocárdica e alto risco de desfechos adversos em curto prazo, implicando significativas morbidade e mortalidade. O reconhecimento precoce da oclusão coronariana parcial ou completa permite diagnóstico rápido e tratamento adequado para a reperfusão coronariana, reduzindo a mortalidade e a incidência de complicações isquêmicas, como a insuficiência cardíaca de etiologia isquêmica.

Os principais diagnósticos dentro da SCA incluem angina instável, infarto agudo do miocárdio sem supradesnivelamento do segmento ST (IAMSSST) e infarto agudo do miocárdio com supradesnivelamento do segmento ST (IAMCSST). O IAMCSST é de maior gravidade imediata, representando uma oclusão coronariana completa que requer reperfusão arterial urgente, seja por trombólise química ou angiografia com cateterismo para remoção do trombo.

Desde o primeiro consenso sobre infarto em 2000, a classificação com base na presença ou ausência de supradesnivelamento do segmento ST (supraST) no ECG tem sido alvo de debates. Estudo de Schmitt et al.[1] mostrou que aproximadamente 29% dos pacientes com oclusão miocárdica não apresentavam elevação do segmento ST no ECG inicial; essa taxa foi de cerca de 50% para oclusões da artéria circunflexa.

Em uma coorte de 808 pacientes com suspeita de SCA, a análise do ECG com critérios de OCA mostrou aumento significativo na sensibilidade em comparação com os critérios de supraST (86% *vs.* 41%), mantendo especificidade equivalente (91% vs. 94%). Esses resultados destacam a importância de adotar critérios eletrocardiográficos mais sofisticados para melhorar a precisão diagnóstica dos casos de OCA.

Uma metanálise de pesquisadores brasileiros reuniu os estudos que compararam o supraST com a oclusão coronária aguda conforme previamente definido. A sensibilidade agrupada encontrada foi de 43,6%. Isto significa que mais da metade dos pacientes com OCA não possui supraST, o resultado do teste que define, atualmente e inadvertidamente, a presença da doença[16].

Com isso, foi proposta a mudança de nomenclatura dos termos infarto com supraST/sem supra para oclusão coronariana aguda/sem oclusão aguda coronariana.

A oclusão ou quase oclusão das artérias coronárias frequentemente não se manifesta como supradesnivelamento do segmento ST no ECG. Logo, os sinais indiretos de oclusão devem ser reconhecidos pelo emergencista. Em 2018, Smith, Meyers e Weingart propuseram uma revisão da abordagem ao paciente com dor torácica e provável SCA para identificar precocemente aqueles com oclusão coronariana sem SST, denominada "The OMI Manifesto". OMI significa "infarto miocárdico oclusivo". Essa abordagem visa expandir os critérios para inclusão de pacientes com doença oclusiva coronariana como elegíveis para terapias de reperfusão, melhorando o diagnóstico e promovendo tratamento precoce para evitar consequências da isquemia miocárdica.

A classificação proposta divide os infartos em "OMI – *Occlusion Myocardial Infarction*" e "NOMI – *Non-Occlusion Myocardial Infarction*". Em 2022, o American College of Cardiology reconheceu as limitações dos critérios de IAMCSST e definiu novos "equivalentes de IAMCSST". Em 2023, a Sociedade Europeia de Cardiologia publicou uma diretriz única para IAMCSST e IAMSSST, reconhecendo um espectro entre elas, e não um diagnóstico binário[3].

Em 2024, Smith e Meyers, em colaboração com cardiologistas brasileiros, publicaram nos Arquivos Brasileiros de Cardiologia a versão brasileira do Manifesto, atualizada com novas evidências e padronizando a nomenclatura em português: OCA (oclusão coronariana aguda) para OMI e NOCA (ausência de oclusão coronariana aguda) para NOMI[17].

O QUE É OCA?

A OCA é uma oclusão coronariana aguda ou suboclusão de uma artéria culpada com circulação colateral insuficiente, resultando em infarto do miocárdio transmural e necrose tecidual. Não é apenas um padrão eletrocardiográfico, mas um estado da artéria que impacta em desfechos clínicos. Essa classificação abrange a apresentação clínica do paciente, níveis de troponina, a presença de estenose e a perfusão do vaso na angiografia coronariana.

A definição de OCA em estudos é a visualização direta por angiografia utilizando a classificação de *TIMI Coronary Grade Flow* de uma artéria culpada aguda, sendo considerado OCA:

- Fluxo TIMI 0-2.
- Fluxo TIMI 3, desde que haja elevação significativa de biomarcadores, indicando que o vaso esteve ocluído, causando infarto.

EPIDEMIOLOGIA

A dor torácica é uma das queixas mais comuns no departamento de emergência (DE), tanto no Brasil quanto no mundo, resultando em um aumento significativo de admissões hospitalares para avaliação cardiológica.

De acordo com um relatório de 2021 emitido pela Sociedade Brasileira de Cardiologia (SBC) e colaboradores, as doenças crônicas não transmissíveis são as principais causas de óbito no mundo, com destaque para as doenças cardiovasculares (DCV). No Brasil, aproximadamente 21% dos óbitos totais são atribuídos às DCV.

Entre 1990 e 2019, a prevalência de doença arterial coronariana (DAC) aumentou, em grande parte em decorrência do envelhecimento populacional e dos hábitos de vida. A DAC é mais comum entre homens e em populações de menor nível socioeconômico. Apesar do aumento na prevalência, houve redução na taxa de mortalidade por DAC, especialmente entre pacientes com mais de 50 anos. Esse declínio é atribuído a intervenções de alto impacto, tanto no contexto agudo (como terapias de reperfusão no infarto agudo do miocárdio – IAM) quanto no contexto crônico (como terapias medicamentosas, promoção de atividade física e cessação do tabagismo).

Dados do DATASUS de 2018 a 2022 indicam uma taxa de mortalidade nacional por IAM de aproximadamente 4,13, com maior incidência nas regiões Norte e Nordeste. A mortalidade aumenta significativamente com a idade, atingindo taxas de 9,06 entre 60 e 69 anos, 12,88 entre 70 e 79 anos e 20,15 acima de 80 anos.

FISIOPATOLOGIA

Para compreender a síndrome coronariana aguda (SCA) e os conceitos de OCA e NOCA, é essencial entender a fisiopatologia da doença coronariana. A maioria dos infartos agudos do miocárdio resulta da presença de placas ateroscleróticas nas paredes das artérias coronárias. Esta é uma condição sistêmica, em que as placas acumulam lipídios ao longo do tempo e se tornam rígidas.

Uma vez formada, a placa pode permanecer estável por longos períodos, mantendo o paciente assintomático até que o acúmulo lipídico oclua completamente o vaso ou a placa se torne instável.

Os mecanismos de instabilização da placa incluem:

- Rotura da capa fibrótica: a exposição do núcleo lipídico ao sangue forma o "trombo vermelho", composto por plaquetas, hemácias e fibrina, resultando em um evento oclusivo ou suboclusivo e levando à isquemia.
- Erosão da placa: a descamação da camada íntima arterial expõe a camada média (musculatura lisa), promovendo a formação de um trombo que pode expandir-se ao agregar mais plaquetas, hemácias e fibrina.

A oclusão completa de uma artéria interrompe o fluxo sanguíneo para o território irrigado por essa artéria, causando isquemia miocárdica potencialmente reversível nas primeiras horas. Com o tempo, a hipóxia prolongada leva ao acúmulo de citotoxinas, apoptose celular e isquemia tecidual irreversível. Em alguns pacientes, a presença de circulação colateral pode perfundir a área lesada, embora muitas vezes essa circulação também seja comprometida por doenças nas artérias colaterais.

A oclusão incompleta resulta em hipofluxo prolongado, prejudicando o metabolismo celular e a função das células miocárdicas, o que gera injúria miocárdica crônica. No contexto agudo, isso se manifesta principalmente como angina instável, que tem alto risco de evoluir para oclusão arterial completa. Portanto, a oclusão incompleta deve ser vista como uma lesão de alto risco, sendo um fator diferencial na classificação OCA/NOCA.

Os pacientes em risco para esses processos patológicos incluem aqueles com hipertensão arterial sistêmica, diabetes mellitus, dislipidemia e tabagismo. A presença de fatores de risco isolados aumenta o risco de infarto agudo do miocárdio, mas a combinação desses fatores eleva exponencialmente a probabilidade de um evento coronariano, influenciando a probabilidade pré-teste de evento coronariano. Idade avançada e sexo masculino também são descritos como fatores de risco.

APRESENTAÇÃO CLÍNICA

A síndrome coronariana aguda (SCA) apresenta-se classicamente como dor ou desconforto retroesternal. Contudo, uma variedade de sintomas pode estar associada à angina, incluindo dispneia, dor epigástrica ou abdominal, dorsalgia, dor nos ombros ou braços, náuseas, sudorese, tontura, fadiga, síncope, fraqueza e letargia.

Apresentações atípicas são mais frequentemente observadas em mulheres, diabéticos e idosos. Estima-se que até 33% dos pacientes com SCA não apresentem dor torácica típica. Em mulheres, essa proporção pode chegar a 40%, enquanto em idosos acima de 75 anos pode atingir até 75%.

Os sintomas mais úteis no cenário agudo incluem:

- Dor irradiando para os braços bilaterais (RV**+ 2,6).
- Dor semelhante à isquemia prévia (RV+ 2,2).
- Uma mudança no padrão de dor no peito nas últimas 24 horas (RV+ 2,0).

Diversas descrições de desconforto torácico são igualmente associadas à incidência de infarto agudo do miocárdio (IAM), incluindo queimação, pressão, indigestão, sensação de esmagamento, aperto, dormência e desconforto torácico indefinido. Apenas a descrição de dor "em facada" está associada a uma menor probabilidade de IAM.

Por outro lado, certas características da dor torácica reduzem a probabilidade de SCA:

- Dor completamente reprodutível por palpação (RV +0,28).
- Dor totalmente pleurítica ou totalmente posicional.

A resposta à nitroglicerina, seja melhora ou falta de melhora, é clinicamente irrelevante, uma vez que possui razões de verossimilhança próximas a 1,0. Da mesma forma, a melhora da dor com antiácidos ocorre em até 25% dos casos de IAM, não sendo, portanto, um fator determinante para o diagnóstico de SCA.

TABELA 1 Características que aumentam a probabilidade de síndrome coronariana aguda (SCA)

Radiação para o ombro, mandíbula ou braços (bilateral > direita >> esquerda)
Dor no peito por esforço
Diaforese
Vômito
Os mesmos sintomas de isquemia cardíaca comprovada
Desconforto subesternal ou do lado esquerdo, mal localizado
Não reproduzido por palpação, posição/movimento ou respiração profunda
Fatores de risco
Idoso

* RV: razão de verossimilhança.

TABELA 2 Características que diminuem a probabilidade de síndrome coronariana aguda (SCA)

Desconforto apenas do lado direito
Desconforto principalmente no abdome médio e inferior
A dor é localizada na ponta do dedo
Sintomas que duram apenas segundos
Melhora com o esforço
Dor reprodutível à palpação
Dor completamente pleurítica
A dor é iniciada apenas por mudanças de posição ou por movimento
Dor constante com duração de muitas horas, mas sem alterações no eletrocardiograma ou na troponina
Dor aguda, como uma facada
Menos fatores de risco
Idade mais jovem
Etiologia não isquêmica clara: trauma da parede torácica

CLASSIFICAÇÃO

Killip

A classificação de Killip (Tabela 3) é crucial na avaliação inicial de pacientes com infarto agudo do miocárdio (IAM). Ela auxilia na identificação daqueles com maior risco de complicações e mortalidade, orienta decisões sobre intervenções terapêuticas intensivas (como o uso de dispositivos de assistência ventricular e suporte hemodinâmico) e fornece uma estimativa do prognóstico.

ABORDAGEM NA EMERGÊNCIA

Diagnóstico

O diagnóstico baseia-se em uma combinação de critérios clínicos, eletrocardiográficos e laboratoriais, conforme descrito a seguir.

Eletrocardiograma

No contexto de dor torácica, o primeiro exame a ser realizado é o ECG, idealmente nos primeiros 10 minutos após a admissão do paciente no serviço de emergência. Devem-se realizar as 12 derivações tradicionais e, preferencialmente, adicionar as derivações posteriores (V7, V8, V9) e as derivações direitas (V3R, V4R) para aumentar a sensibilidade na detecção de sinais oclusivos das artérias circunflexa e coronária direita, frequentemente relacionadas ao infarto de parede posterior e ventrículo direito.

Considerando o caráter dinâmico da SCA, um único ECG não é suficiente para descartar OCA em pacientes com alta suspeita clínica. Recomenda-se a realização de ECGs seriados a cada 15 minutos. Para uma avaliação precisa, os eletrodos devem ser posicionados na mesma localização dos exames anteriores.

A análise do ECG deve ser sistemática, levando em consideração a técnica de aquisição do exame. Voltagem ou velocidade inadequadas podem resultar em interpretações errôneas, como a supervalorização de supradesnivelamento ou infradesnivelamento do segmento ST.

Segundo a quarta definição internacional de infarto, o IAMCSST é caracterizado por:

- Supradesnivelamento de ST > 1 mm em duas derivações contíguas. Particularidades:
  - V2, V3 > 2,5 mm em homens abaixo de 40 anos
  - V2, V3 > 2 mm em homens acima de 40 anos
  - V2, V3 > 1,5 mm em mulheres
  - V3R, V4R, V7 e V8 > 0,5 mm
- Bloqueio de ramo esquerdo que preencha dos critérios de Sgarbossa (≥ 3 pontos).

É crucial considerar diagnósticos diferenciais na presença de elevação do segmento ST, como dissecção aórtica, pericardite, repolarização precoce, vasoespasmo e alterações hidroeletrolíticas. A avaliação completa do

TABELA 3 Classificação de Killip

Classe	Descrição	Quadro clínico	Mortalidade
I	Sem sinais de IC	Sem dispneia, estertores pulmonares ou edema periférico.	Baixa (~6%)
II	IC perfil B	Dispneia leve a moderada. Estertores pulmonares em até metade dos campos pulmonares. Presença de S3 ou turgência jugular.	Intermediária (17%)
III	Edema agudo de pulmão	Dispneia grave. Estertores pulmonares em mais da metade dos campos pulmonares.	Elevada (~38%)
IV	Choque cardiogênico	Hipotensão (PAS < 90 mmHg). Hipoperfusão periférica (pele fria e úmida, confusão mental, oligúria). Taquicardia.	Muito alta (~81%)

ECG, em conjunto com anamnese detalhada e exame físico minucioso, pode reduzir a ocorrência de falsos-positivos na interpretação da elevação do segmento ST.

Dito isto, o objetivo deste capítulo é conscientizar e instruir na identificação de alterações eletrocardiográficas que, além do supradesnivelamento do segmento ST, possam sugerir a existência ou iminência de uma oclusão coronariana aguda (OCA).

Anatomia coronária e correlação com ECG

As duas principais artérias coronárias são a artéria coronária direita (CD) e o tronco da artéria coronária esquerda (TCE). A CD irriga o ventrículo direito (VD), a parede inferior do ventrículo esquerdo (VE), os nódulos atrioventriculares (AV) e sinoatrial, podendo também irrigar parte da parede lateral do VE. Em 85% da população, a CD dá origem à artéria descendente posterior, caracterizando a dominância direita. O TCE origina a artéria descendente anterior (DA) e a artéria circunflexa (Cx). Os principais ramos da artéria descendente anterior esquerda são denominados diagonais (p. ex., Dg1, Dg2), enquanto os ramos da artéria circunflexa esquerda são chamados de marginais obtusos (p. ex., OM1, OM2).

O septo interventricular é suprido pelas artérias septais perfurantes. A parede anterior e os ramos direito e esquerdo são irrigados pela DA. As paredes lateral e lateral alta podem ser supridas por qualquer combinação das diagonais, marginais obtusas e Cx. O ápice do coração é geralmente suprido pela DA, que pode estender-se e irrigar a parede inferior (DA tipo IV).

No ECG, as correlações aproximadas entre as derivações e as regiões anatômicas são demonstradas na Tabela 4.

As derivações posteriores extras V7-V9 cobrem a parede posterior, enquanto as derivações direitas extras V3R-V6R cobrem o ventrículo direito. Estudos recentes indicam que a parede posterior (V7-V9) corresponde anatomicamente à parede lateral e sugerem o abandono do termo "infarto posterior"[27]. No entanto, para melhor compreensão e didática, o termo será mantido neste contexto.

Imagem em espelho

A "imagem em espelho" no ECG é um fenômeno resultante da inversão dos vetores elétricos observados em derivações opostas. Ou seja, o supraST em uma derivação corresponderá a um rebaixamento do segmento ST (infraST) na derivação oposta (Tabela 4).

A identificação da imagem em espelho é crucial para a detecção de OCA sutil, pois pode ser a primeira ou única alteração após uma oclusão coronariana. Por exemplo, no infarto IAM inferior, a inversão da onda T em aVL pode ser o primeiro achado antes do surgimento do supraST em DII, DIII e aVF (Figura 3).

O infraST associado à isquemia subendocárdica difusa não permite a localização precisa da parede afetada em decorrência da natureza generalizada da isquemia, podendo se apresentar com infraST em várias derivações e supraST em aVR, o que sugere isquemia circunferencial do ventrículo esquerdo. Esse conceito, ainda pouco estudado na literatura, é geralmente associado à suboclusão do tronco da coronária esquerda. Já o infraST localizado em uma parede específica deve aumentar a suspeita de OCA, pois pode representar uma imagem em espelho.

É importante não descartar OCA na ausência de imagem em espelho, pois até 40 a 60% das OCAs anteriores podem não apresentar imagem em espelho inferior. Além disso, em alguns pacientes, a artéria DA pode irrigar as paredes anterior, lateral e inferior (DA tipo IV), resultando em um supraST difuso que pode ser confundido com pericardite (Figura 4).

Progressão dos achados no ECG

A compreensão da progressão dos achados no ECG durante a oclusão coronariana e a reperfusão (Figura 5) é fundamental para o tratamento adequado da SCA, pois quanto mais precoce o diagnóstico for realizado, maior será o benefício do tratamento imediato.

TABELA 4 Alterações no ECG e localização anatomotopográfica da lesão, conforme descrição clássica de correspondência entre paredes, derivações e artérias

Parede	Derivações afetadas	Derivações espelho	Artéria coronária
Parede septal	V1-V2	DII, DIII, aVF	DA
Parede anterior	V2-V4	DII, DIII, aVF	DA
Parede lateral	Alta: DI e AVL Baixa: V5 e V6	Alta: DII, DIII, aVF Baixa: V1-V2	Cx
Parede posterior	V7-9	V1-V3	Cx ou CD
Parede inferior	DII, DIII, e aVF	DI, aVL, V1, V2	CD ou Cx
Parede anterior extensa	V1-6 + DI e aVL	DII, DIII, AVF	DA

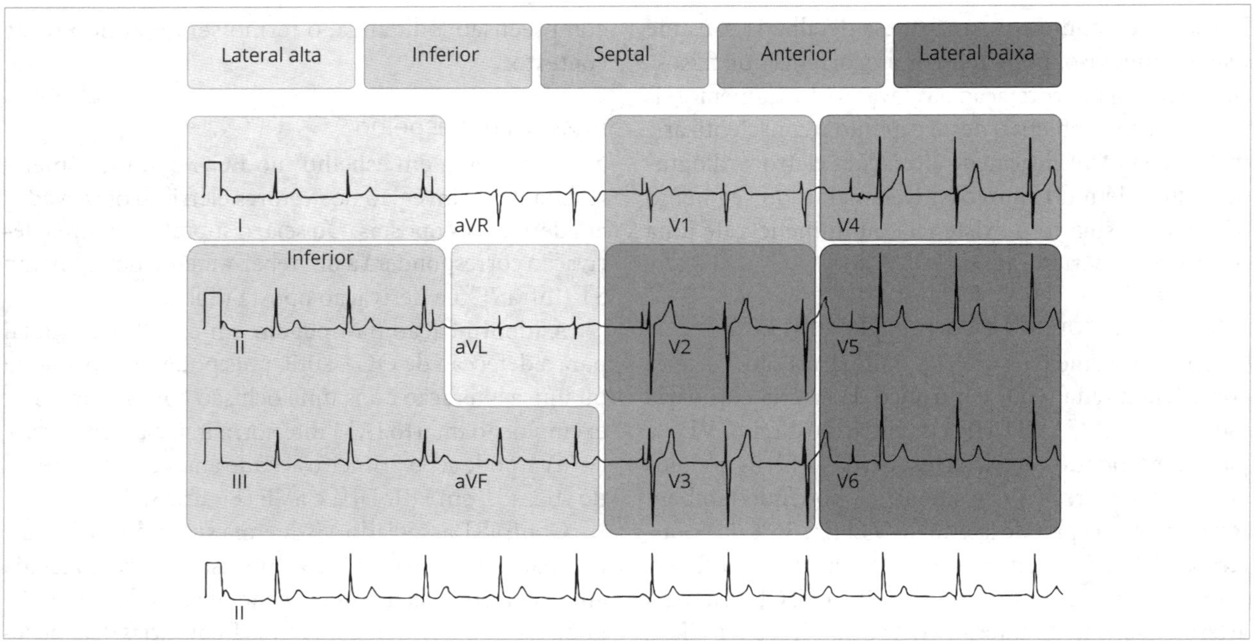

FIGURA 1 Correlação entre derivações no eletrocardiograma e paredes do coração, de acordo com a classificação clássica.

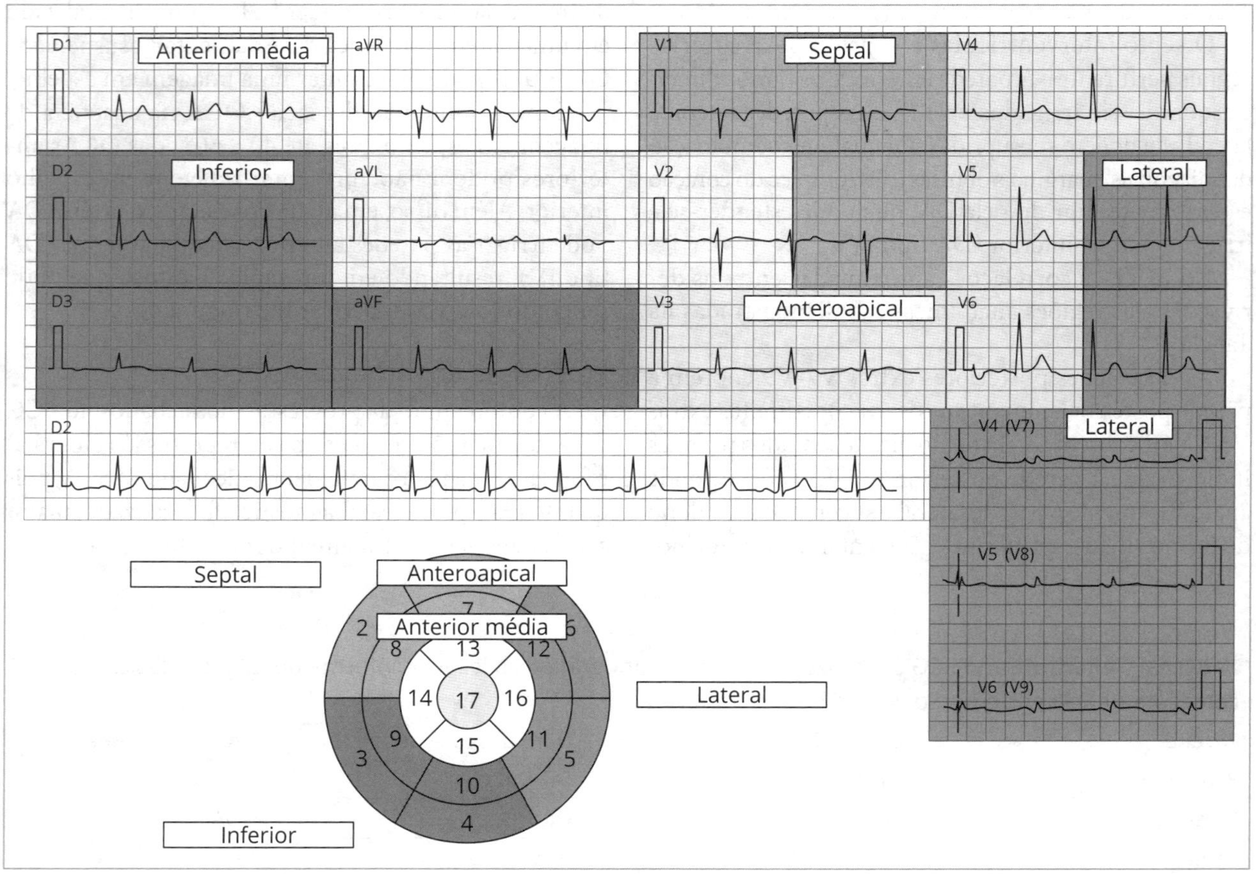

FIGURA 2 Correlação entre derivações no eletrocardiograma e paredes do coração por meio de ressonância magnética[27]. A imagem de *bullseye* mostra que a parede inferior é espelho da parede anterior média e da parte mais anterolateral do VE. Também mostra que a parede lateral é espelho da parede septal e vice-versa, assim como nos permite entender que a denominada "parede posterior" corresponde anatomicamente à parede lateral do ventrículo esquerdo.

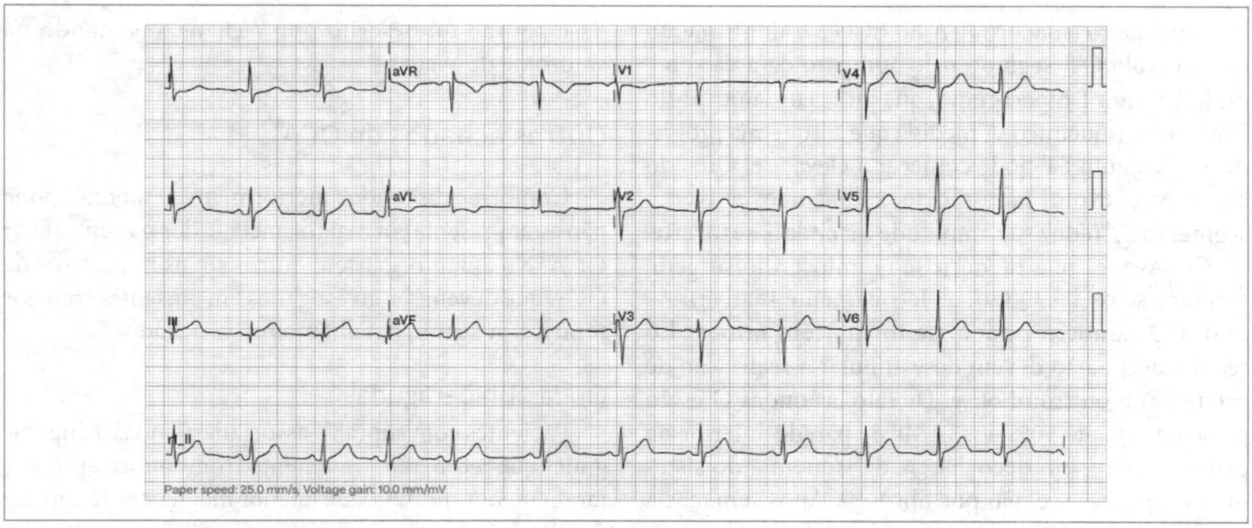

FIGURA 3 Eletrocardiograma com InfraST com inversão de T isolada em AVL, ondas Ts hiperagudas em DII, DIII e AVF. Cateterismo com oclusão de Cx distal.

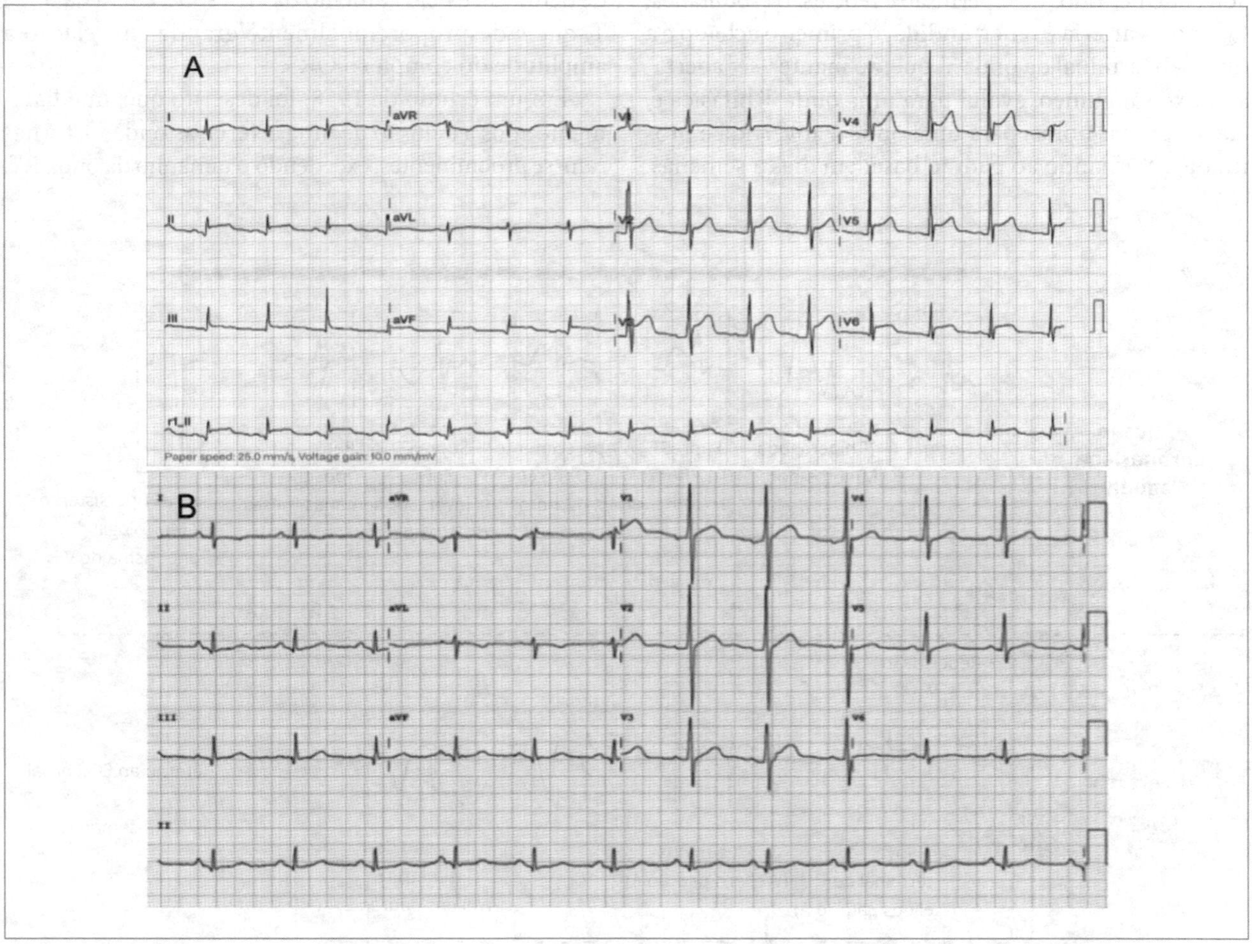

FIGURA 4 A: Eletrocardiograma (ECG) de um paciente de 36 anos com dor torácica, com supraST difuso de V2-V6, DII, DIII, AVF, ST retificado/horizontal em DII, AVF e V6. TP descendente (sinal de Spodick), supra de PR em aVR. Cateterismo com DA tipo IV ocluída proximal. B: ECG basal do mesmo paciente; note ausência de supraST e ST assimétrico (normal).

O primeiro sinal de OCA no ECG é o alongamento do intervalo QT, seguido pelo aumento da área sob a onda T (onda T hiperaguda), que indica um miocárdio viável, mas isquêmico. À medida que a isquemia progride, o segmento ST pode começar a elevar-se. Quando a isquemia evolui para morte celular irreversível, o segmento ST reduz sua amplitude e a onda T se inverte.

Conforme áreas de necrose no miocárdio surgem, formam-se ondas Q (zona eletricamente inativa). As ondas Q também podem se formar em miocárdio recuperável e não devem desestimular a realização de cateterismo ou trombólise. De fato, as ondas Q estão presentes em até 50% dos IAMs de parede anterior na primeira hora, em decorrência da isquemia do sistema de condução, e não por fibrose[26]. Após semanas a meses do infarto sem reperfusão, a onda T volta a ser positiva e pode haver supraST persistente (morfologia de aneurisma de VE).

A OCA é um processo dinâmico, frequentemente envolvendo períodos de reperfusão e reoclusão espontânea. Quando a artéria é reperfundida, o primeiro achado é a inversão terminal da onda T, que, ao manter-se "aberta" ao fluxo sanguíneo, evolui para uma onda T bifásica e, após algumas horas, para uma onda T invertida e profunda, retornando ao padrão basal em dias a semanas. Esse padrão foi descrito por Wellens, resultando na síndrome de Wellens.

Outros achados de OCA

Conforme discutido anteriormente, o supraST pode não estar presente em mais da metade dos pacientes com OCA. No entanto, existem outros sinais indicativos de OCA que devem ser investigados em pacientes com dor torácica. A seguir, detalhamos esses achados.

Ondas T hiperagudas

Pacientes com supraST associada a ondas T hiperagudas que receberam tratamento trombolítico apresentaram menor mortalidade, menor incidência de choque cardiogênico e insuficiência cardíaca[19].

Embora as ondas T hiperagudas ainda não possuam uma definição formal no ECG, o consenso de especialistas e a literatura existente sugerem que a melhor forma de definição é pelo aumento da área sob a curva da onda T, que é desproporcionalmente grande em relação à amplitude do complexo QRS.

Em um estudo de 1918, foi descrito que, imediatamente após a oclusão de uma artéria, as ondas T tornaram-se proeminentes, excedendo o tamanho da onda R[18].

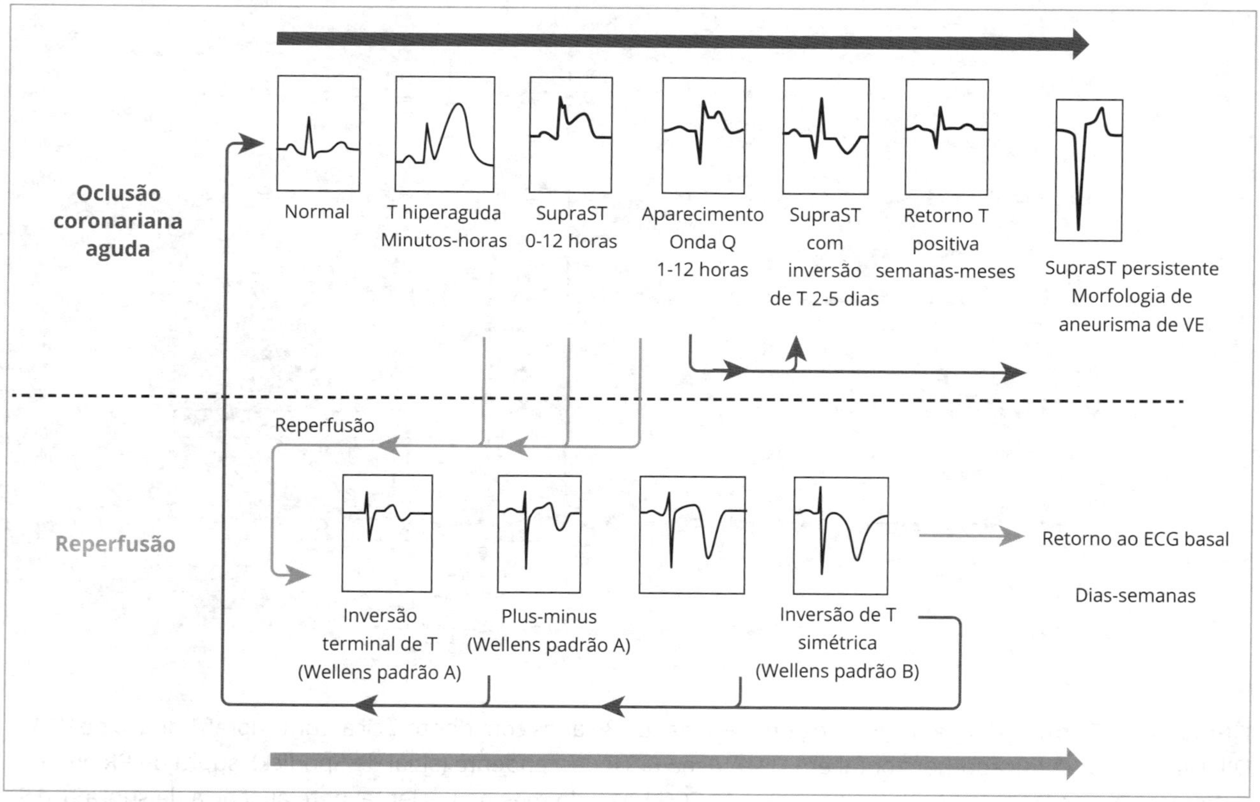

FIGURA 5 Progressão dos achados no eletrocardiograma.
Fonte: adaptada de Smith et al.

O aumento da onda T em relação ao QRS é evidenciado por dois elementos quantificáveis: um intervalo QT corrigido mais longo e uma maior razão entre a amplitude da onda T e a amplitude do QRS. Além disso, uma característica importante das ondas T hiperagudas é a simetria aumentada e anormal da onda T.

As ondas T hiperagudas podem se apresentar com duas morfologias diferentes: (1) de forma ampla (Figura 6): ondas T anormalmente grandes tanto em altura quanto em largura, volumosas e simétricas, como se estivessem infladas em relação ao tamanho do QRS; (2) sinal do *checkmark* (Figura 7): corresponde à retificação do segmento ST, semelhante ao sinal da Nike® ou sinal do "visto".

Outro padrão de T hiperaguda descrito é a "onda T positiva nova em V1" (*New Tall T Wave in V1, NTTV1*). Em um estudo, 84% dos pacientes com esse padrão apresentavam lesão grave na artéria descendente anterior (DA)[22]. Enquanto um ECG normal apresenta uma onda T plana ou invertida na derivação V1, uma onda T positiva nova em V1 pode ser um sinal precoce de uma onda T hiperaguda isquêmica.

Uma onda T positiva na derivação V1 é anormal se (após afastado BRE ou sobrecarga de VE):

- Onda T em V1 > T em V6, ou
- Uma nova onda T positiva em V1 (comparar com um ECG antigo).

Padrão de de Winter

Descrito em 2008, estima-se que 2% das oclusões da DA se apresentam com esse padrão. A morfologia típica do supraST pode preceder ou surgir após o padrão de de Winter (Figura 8).

Critérios:

- Ondas T altas, proeminentes e simétricas nas derivações precordiais.
- InfraST ascendente > 1 mm no ponto J nas derivações precordiais.

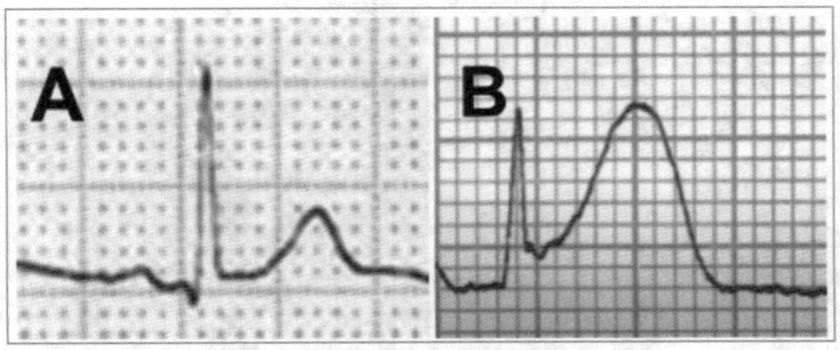

FIGURA 6 Onda T hiperaguda. A. Onda T normal, assimétrica e com amplitude < 25% do QRS. B. Onda T hiperaguda, amplitude maior que o QRS, simétrica e com base larga.

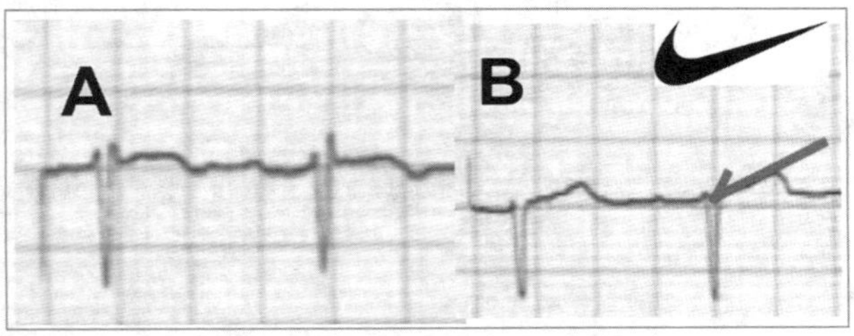

FIGURA 7 Onda T hiperaguda. A. Sem dor, DIII com segmento ST assimétrico e onda T invertida. B. Com dor, há uma retificação do segmento ST e T torna-se positiva.

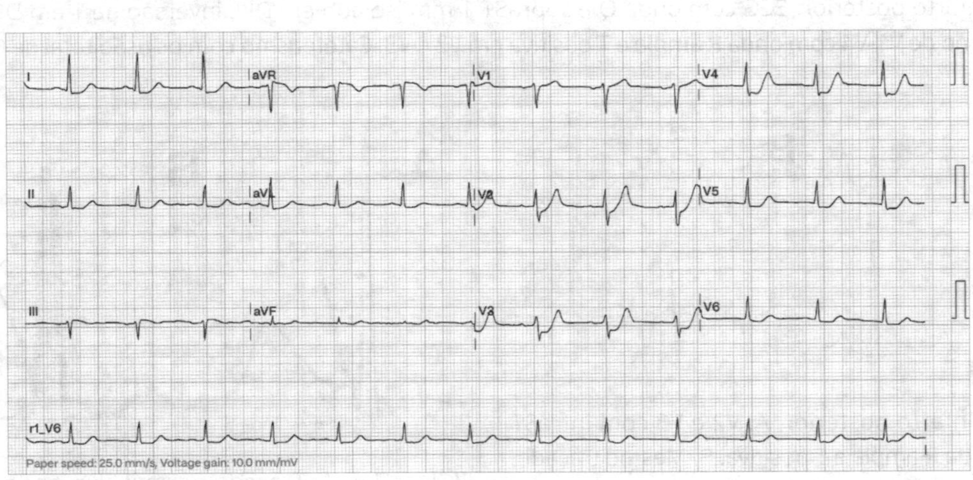

FIGURA 8 Padrão de de Winter: ondas T amplas e simétricas com infraST ascendente de V2-V6. O cateterismo mostrou DA ocluída 100% proximal.

- Ausência de supraST nas derivações precordiais.
- SupraST (0,5 mm – 1 mm) em aVR.

Infarto de parede posterior

O IAM posterior é frequentemente despercebido e associado a erro de diagnóstico em razão da ausência de elevação do segmento ST. O IAM posterior pode ser isolado ou ocorrer juntamente com IAM inferior e de ventrículo direito (Figura 9).

Os achados do IAM posterior são:

- InfraST V1-V4.
- Onda T positiva proeminente nessas derivações.
- Ondas R amplas em V1 e V2 (R/S > 1).
- SupraST > 0,5 mm em V7-8.

As derivações posteriores não são necessárias para o diagnóstico de OCA; entretanto, é necessário entender que o IAM posterior é o espelho do IAM septal, refletindo o mesmo processo (Figura 10). A limitação de depender das derivações posteriores reside na distância, na presença do pulmão (que diminui a transmissão elétrica e a amplitude da onda), além da necessidade de posicionar o eletrodo exatamente onde está o supradesnivelamento do segmento ST.

Para corroborar essa compreensão, um estudo mostrou especificidade de 97% para OCA quando o infraST é máximo (maior amplitude) em V1-4. Isso contrasta com o infraST máximo em V5-6, causado por isquemia subendocárdica difusa.

ECGs com infraST mínimo (< 1 mm) em V2 e V3 já são diagnósticos de OCA, pois essas derivações normalmente apresentam elevação do ST de base. Portanto, qualquer infraST é anormal nessas duas derivações[23,24].

Distorção terminal do QRS

A distorção terminal do QRS é definida pela ausência da onda S ou da onda J terminal nas derivações V2 ou V3 (Figura 11). Um estudo demonstrou especificidade

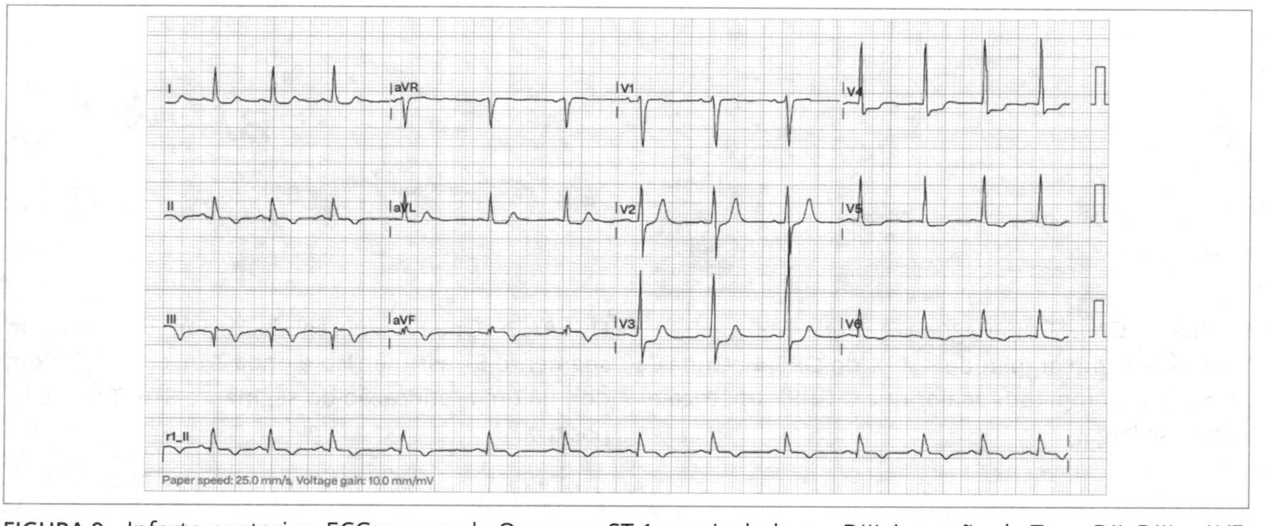

FIGURA 9 Infarto posterior. ECG com onda Q e supraST 1 mm isolado em DIII, inversão de T em DII, DIII e AVF. InfraST máximo de V1-V4 com onda R ampla e T positiva em V2 e V3. Cateterismo com oclusão total de CD proximal.

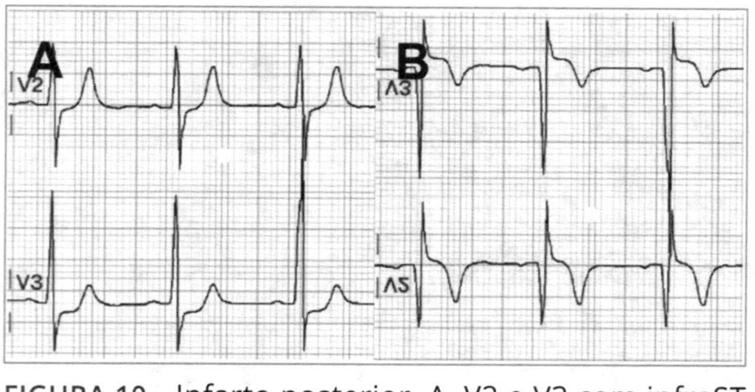

FIGURA 10 Infarto posterior. A. V2 e V3 com infraST retificado, onda R ampla e T positiva. B. Mesmo traçado, invertido. A onda R é a onda Q, o infraST é o supraST e a T positiva torna-se invertida, indicando oclusão coronariana em evolução.

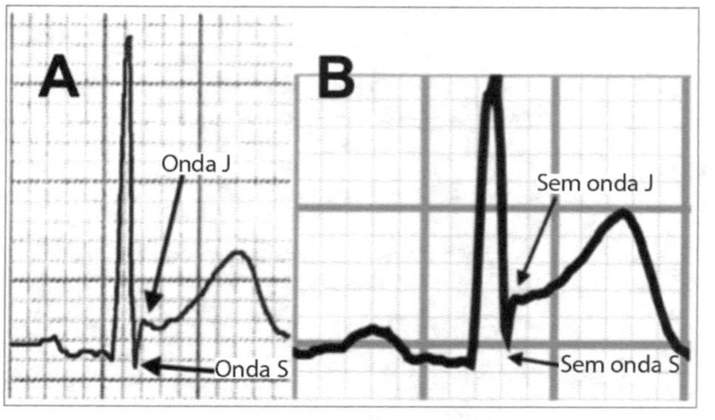

FIGURA 11 A: Traçado normal com onda S ou onda J em V2 e V3. B: Distorção terminal do QRS.

de 100% para a identificação de OCA, sendo frequente em casos de OCA de parede anterior. Nenhum dos casos de repolarização precoce ou supradesnivelamentos inespecíficos exibiu esse padrão.

Bloqueio do ramo esquerdo

Historicamente, o bloqueio do ramo esquerdo (BRE) novo ou presumivelmente novo foi considerado um equivalente de IAM. Contudo, estudos têm consistentemente revelado que a cronologia do BRE não é um marcador confiável de IAM. Desde 2013, as diretrizes do American College of Cardiology sobre "infarto com supra" descartam o BRE novo ou presumivelmente novo como um sinal isolado de isquemia[28]. As diretrizes da Sociedade Europeia de Cardiologia de 2017 e 2023 seguem na mesma direção, afirmando que o BRE novo ou presumivelmente novo não é útil para o diagnóstico de OCA ou infarto[29,30].

A presença de um BRE pode dificultar o diagnóstico de IAM em decorrência das significativas alterações na repolarização ventricular. O "princípio da discordância apropriada" indica que, após um QRS positivo, observa-se um infraST com inversão de T, enquanto um QRS negativo é seguido por um supraST com onda T positiva (Figura 12).

Dada a baixa confiabilidade do BRE novo como marcador de IAM, recomenda-se a utilização de critérios específicos de isquemia para o diagnóstico de OCA. Os critérios de Sgarbossa (Figura 13) modificados têm demonstrado maior utilidade diagnóstica, com sensibilidade de 91% e especificidade de 90%, razão de verossimilhança positiva (RV+) de 11,33 e razão de verossimilhança negativa (RV–) de 0,17[26-30].

Os critérios incluem (basta uma derivação e um dos achados a seguir):

- SupraST ≥ 1 mm concordante com QRS em qualquer derivação.
- InfraST ≥ 1 mm em V1, V2 ou V3.
- Razão entre ST e onda S > 0,25.

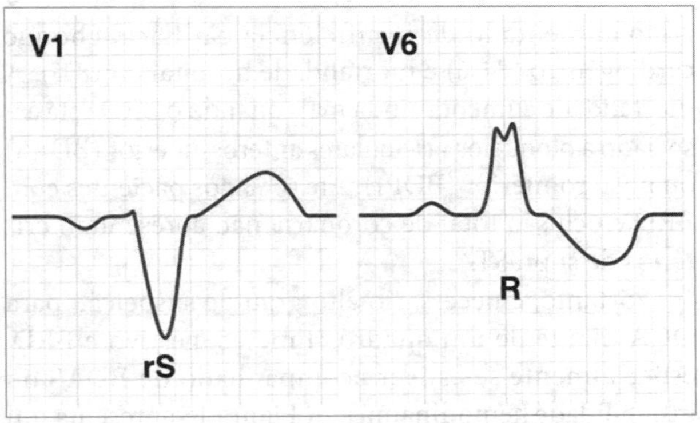

FIGURA 12 Bloqueio de ramo esquerdo normal.

O algoritmo de Barcelona aumenta ainda mais a sensibilidade e a especificidade, atingindo 93 e 94%, respectivamente:

- Presença de desvio do segmento ST concordante ao QRS ≥ 1 mm em qualquer derivação (critério já presente no Sgarbossa modificado) OU
- Desvio ST ≥ 1 mm discordante do QRS em qualquer derivação com amplitude máxima de R ou S ≤ 6 mm (Figura 14).

Bloqueio de ramo direito

A incidência de bloqueio do ramo direito (BRD) em pacientes com IAM varia entre 3 e 6%. Pacientes com BRD novo ou intermitente durante um IAM apresentam

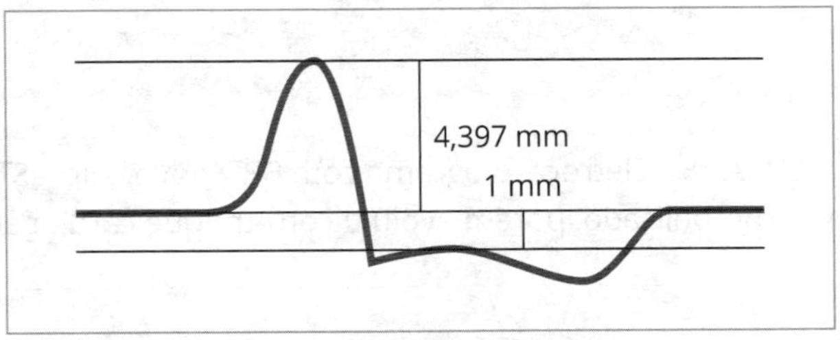

FIGURA 14 Critério de Barcelona. Infradesnivelamento do segmento ST ≥ 1 mm com onda R ≤ 6 mm.

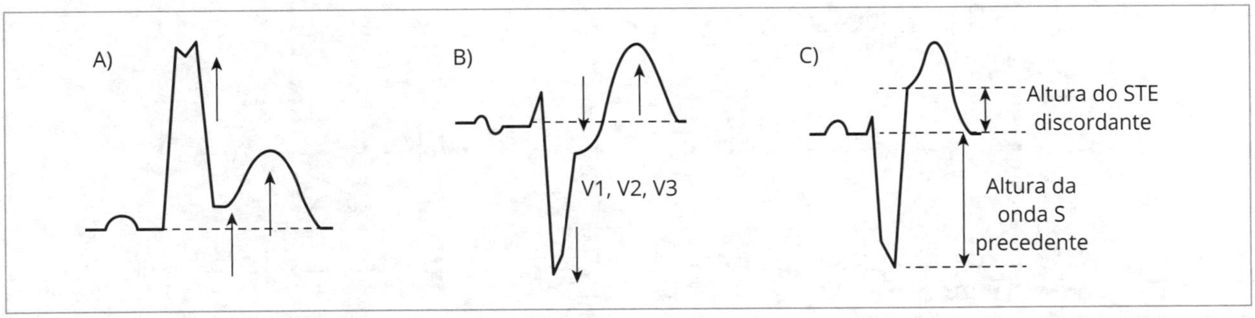

FIGURA 13 Exemplificação visual dos critérios de Sgarbossa modificados (1, 2 e 3 mencionados, respectivamente)[24].

risco aumentado de insuficiência cardíaca, choque cardiogênico (84%) e mortalidade hospitalar (18%). A mortalidade aumenta ainda mais quando o BRD está associado a bloqueios fasciculares anterossuperior (BDAS) ou posteroinferior (BDPI). Até 67% dos pacientes com BRD e oclusão total de coronária não apresentam critérios de supraST.

Portanto, é necessário alto grau de suspeição para OCA diante de um quadro clínico sugestivo e BRD, especialmente se estiver acompanhado de BDAS ou instabilidade hemodinâmica. A Figura 15 apresenta um caso clínico com essa condição.

Padrão de Aslanger

Em abril de 2020, Aslanger descreveu um padrão específico de ECG sugestivo de OCA em pacientes com doença triarterial concomitante, que não apresenta elevação contígua do segmento ST nem preenche os critérios de supraST. O padrão de Aslanger foi observado em 6,3% dos pacientes com IAMSSST e foi um preditor de maior tamanho de infarto e maior mortalidade.

Os critérios de ECG incluem:

- SupraST isolado em DIII.
- InfraST em qualquer uma das derivações V4-V6, com onda T positiva.
- Segmento ST em V1 mais desnivelado para cima do que em V2.

A ausência de supraST em derivações contíguas e sua presença isolada em DIII é explicada pela soma dos vetores da isquemia transmural direcionada para baixo e do vetor da isquemia subendocárdica causada pelas oclusões críticas concomitantes direcionada para aVR (Figura 16).

Sinal da bandeira da África do Sul

O IAM lateral alto está associado a um padrão de elevação do segmento ST causado pela oclusão aguda do primeiro ramo diagonal (Dg1) da DA.

A localização dos desvios do ST se assemelha à forma da bandeira da África do Sul (Figura 17):

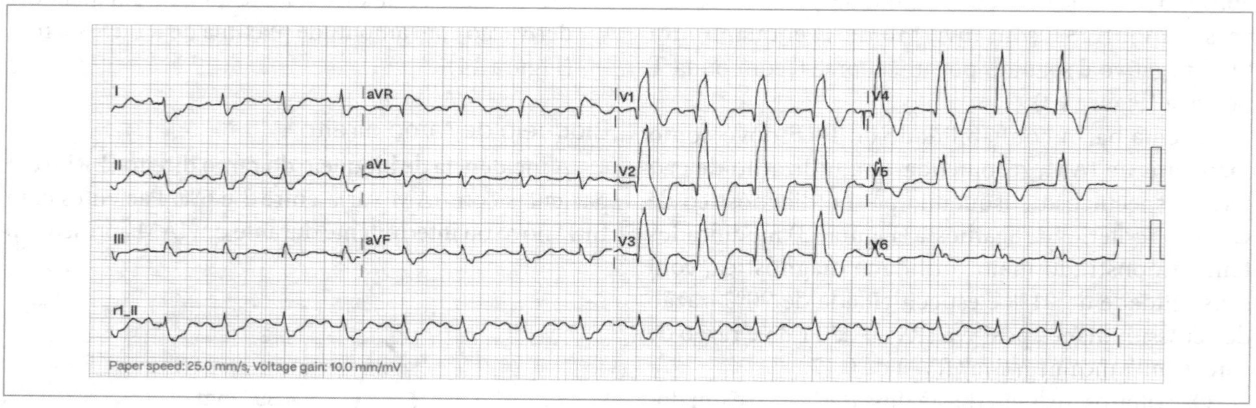

FIGURA 15 Eletrocardiograma com BRD novo, supraST discreto em V1, infraST discreto em DII e AVF. O paciente foi trombolisado, porém evoluiu com choque cardiogênico e óbito antes do cateterismo.

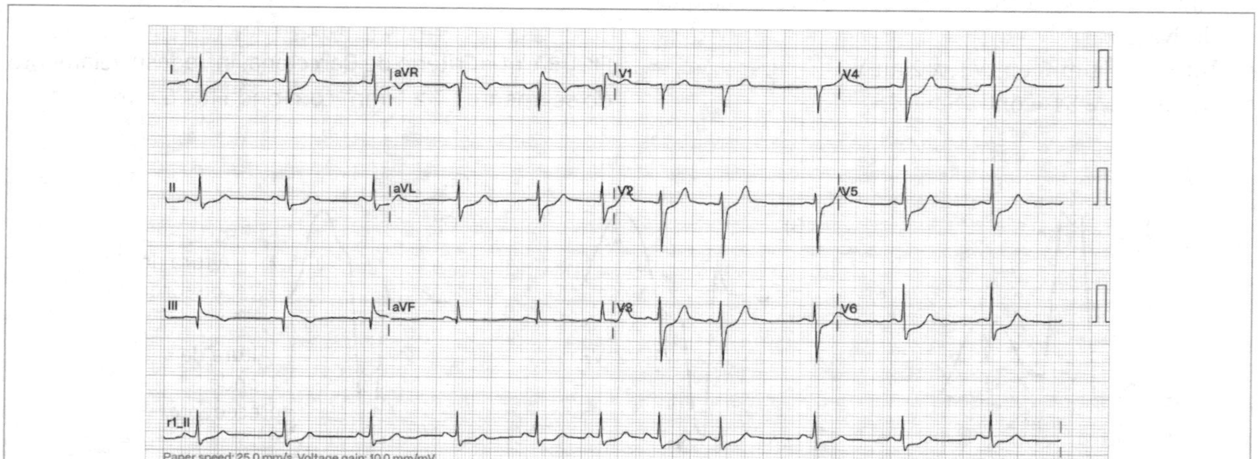

FIGURA 16 Padrão Aslanger. Infradesnivelamento do segmento ST difuso de V2-6 (máximo de V4-V6), DI, AVL. Supradesnivelamento do segmento ST em DIII e AVR.

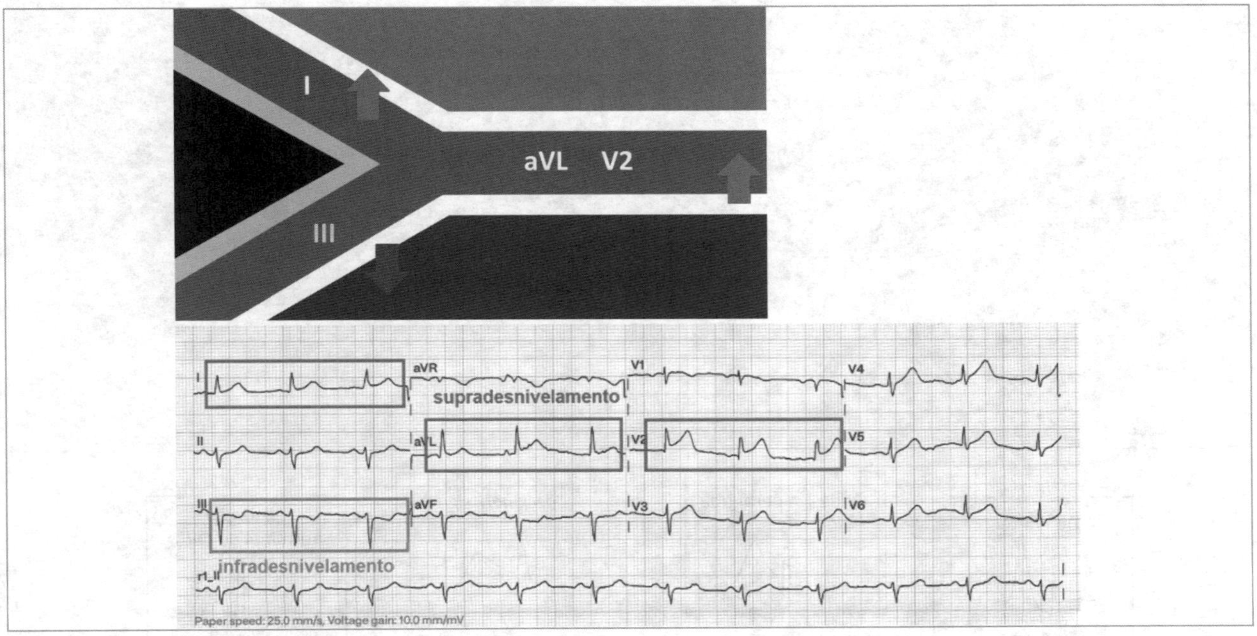

FIGURA 17 Sinal da bandeira da África do Sul. Supradesnivelamento do segmento ST em DI, AVL e V2, com infradesnivelamento do segmento ST em DIII. Cateterismo com oclusão 100% em Dg1.
Fonte: Imagem cedida por Pedro Henrique Santana.

- SupraST: I, aVL, V2.
- InfraST: III (e derivações inferiores).

As Figuras 18 e 19 representam um resumo dos padrões eletrocardiográficos apresentados.

Supradesnivelamento de segmento ST: diagnósticos diferenciais

Aneurisma ventricular

- Elevação permanente do segmento ST nas derivações precordiais que ocorrem cerca de duas semanas ou mais após o episódio de IAM com supradesnivelamento ST.
- Associado com a presença de onda Q, inferindo área eletricamente inativa prévia na parede correspondente à derivação em que estão os achados.
- Na distinção entre OCA e aneurisma ventricular esquerdo, em pacientes com zona inativa na parede anteroapical, uma relação entre onda T/QRS > 0,36 sugere OCA[21].

Pericardite

- Elevação de segmento ST e infradesnivelamento de segmento PR difusos, associados a achados recíprocos em aVR (infradesnivelamento ST e supradesnivelamento de segmento PR).
- O sinal de Spodick, marcado pela inclinação descendente do segmento TP ≥ 1 mm em pelo menos duas derivações contíguas, está presente em cerca de 30% das pericardites agudas iniciais. Aproximadamente 5% dos pacientes com IAMCSST apresentam a alteração[31].

Repolarização precoce

- Elevação benigna de segmento ST comumente vista em pacientes jovens e saudáveis, sendo relevante diagnóstico diferencial para a alteração eletrocardiográfica nessa população. Em pacientes acima de 50 anos, considerar principalmente causas isquêmicas para o supraST, com baixa probabilidade de repolarização precoce nessa faixa etária.
- Caracterizada por supradesnivelamento difuso do segmento ST, com infradesnivelamento recíproco em aVR, associada com distorção (*notch*) no ponto J, mais notadamente nas derivações inferiores.
- O padrão da repolarização precoce se assemelha muito ao visto na pericardite. A proporção entre o tamanho da elevação do segmento ST e a amplitude da onda T auxilia na distinção entre os diagnósticos:
- ST/T > 0,25 sugere pericardite.
- ST/T < 0,25 sugere repolarização precoce.

Elevações transitórias de segmento ST

- Vasoespasmo coronariano.
- Cardiomiopatia de Takotsubo.
- Distúrbios hidroeletrolíticos, sobretudo potássio.

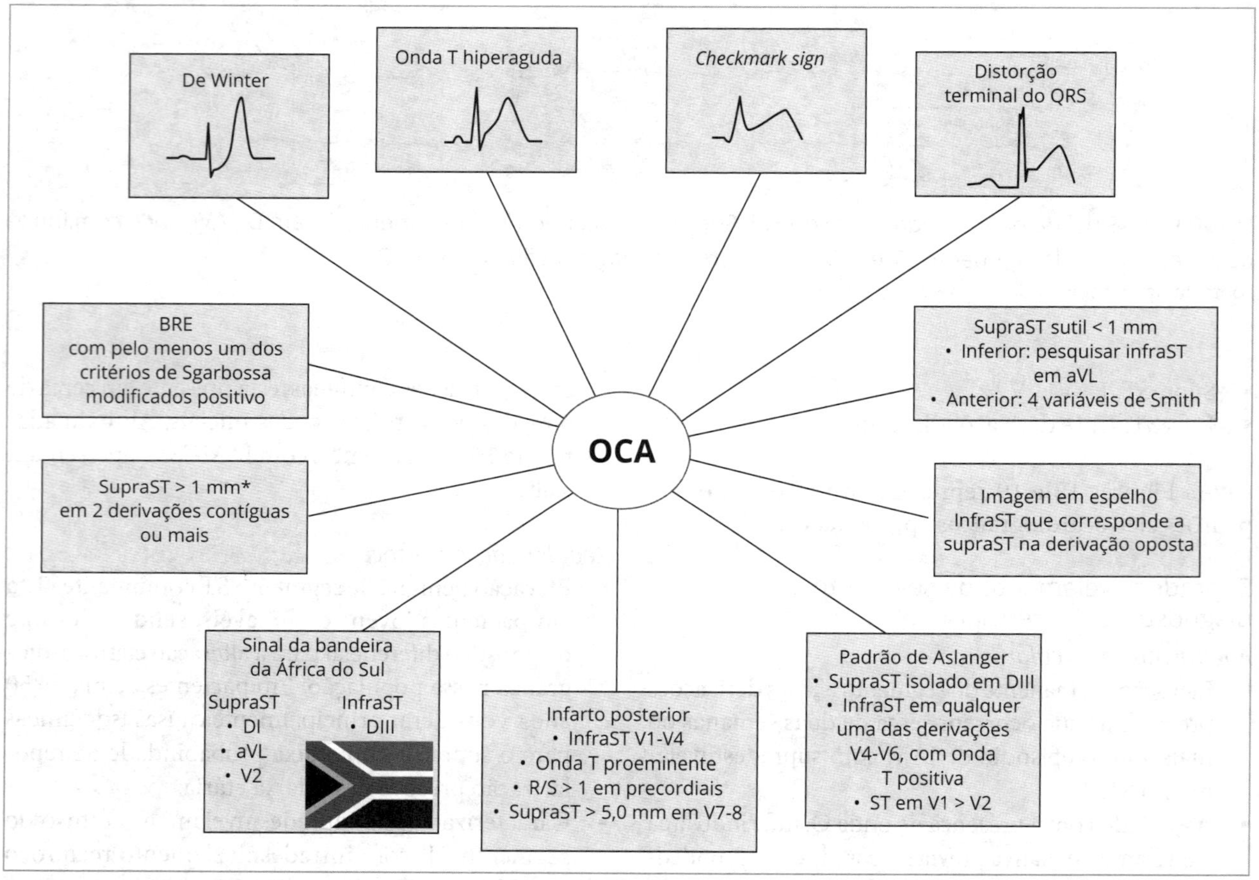

FIGURA 18 Mapa mental dos principais padrões eletrocardiográficos que representam oclusão coronariana (OCA).
BRE: bloqueio do ramo esquerdo; infraST: infradesnivelamento do segmento ST; supraST: supradesnivelamento do segmento ST.

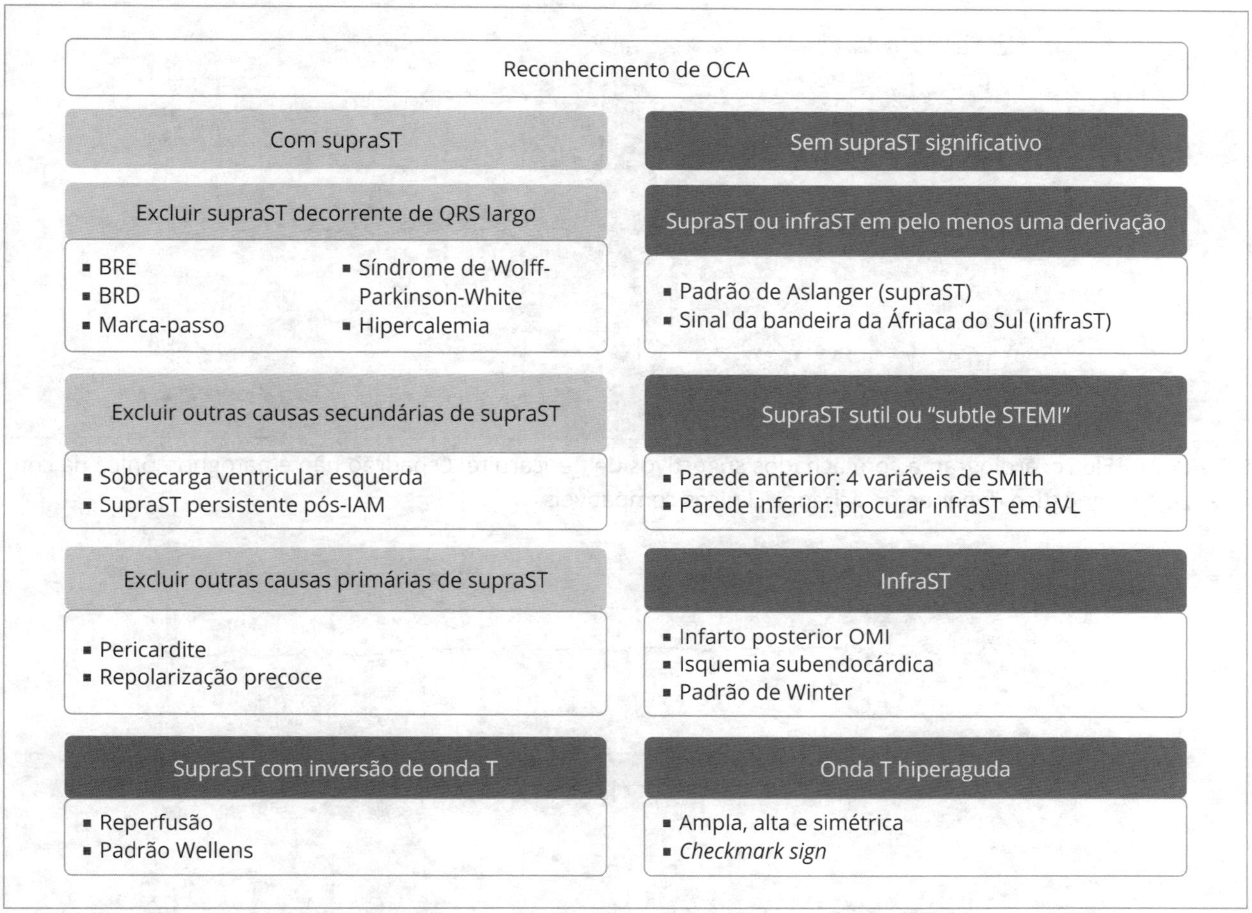

FIGURA 19 Reconhecimento de oclusão coronária aguda (OCA) na presença ou ausência de supradesnivelamento de segmento ST (supraST). Na imagem, em cinza claro, estão listadas causas de supradesnivelamento de segmento ST, porém que não representam oclusão coronariana; em cinza escuro, alterações eletrocardiográficas sugestivas de OCA. O supraST significativo corresponde ao achado compatível com os critérios atuais de infarto agudo do miocárdio com supradesnivelamento do segmento ST (IAMCSSST).

BRD: bloqueio do ramo direito; BRE: bloqueio do ramo esquerdo; IAM: infarto agudo do miocárdio; OMI: infarto oclusivo do miocárdio.

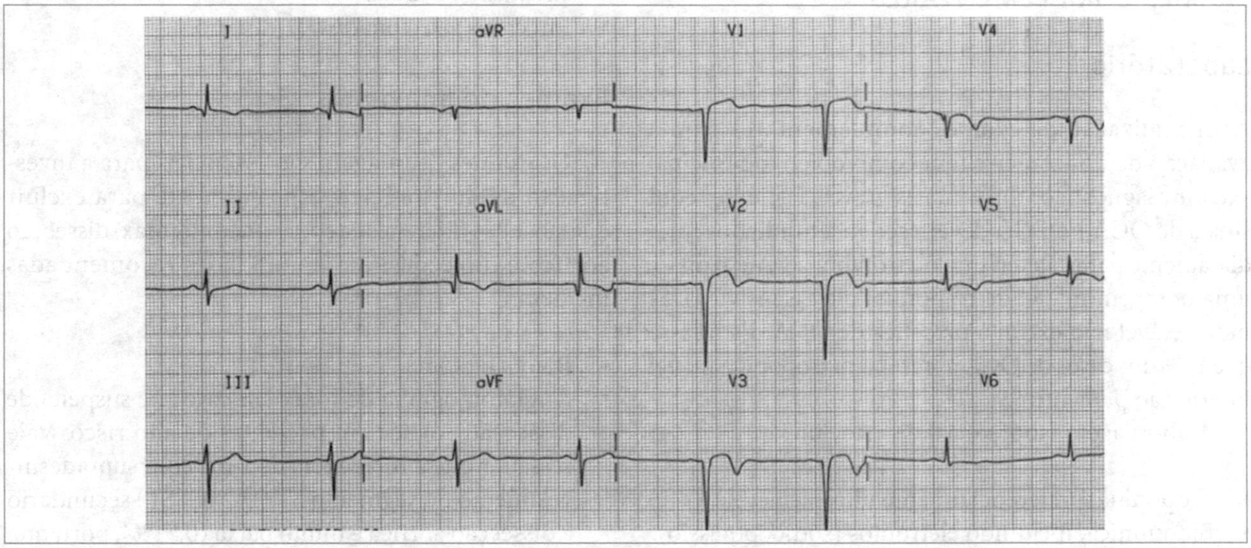

FIGURA 20 Eletrocardiograma sugestivo de aneurisma ventricular. A presença de onda Q associada com supradesnivelamento de segmento ST, no contexto de pós-IAM, sugere o diagnóstico.

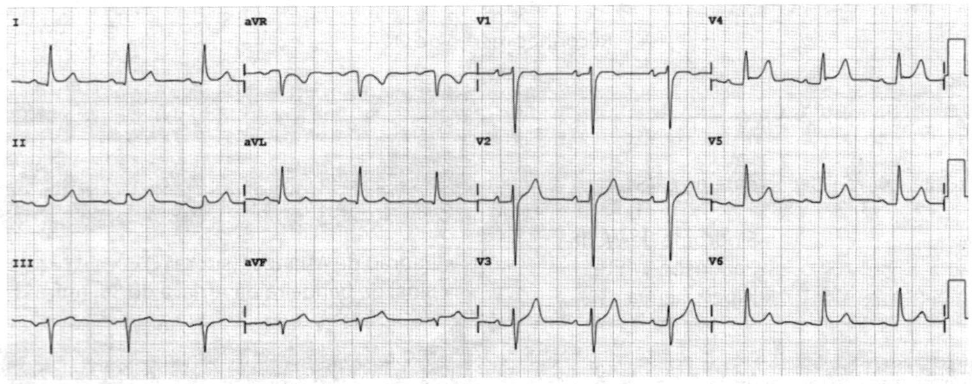

FIGURA 21 Eletrocardiograma com achados sugestivos de pericardite. O padrão não é patognomônico da condição, e o diagnóstico depende de achados clínicos compatíveis.

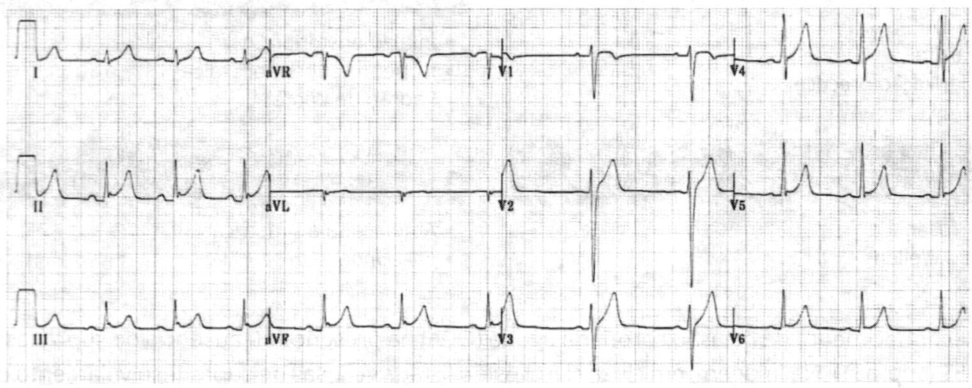

FIGURA 22 Eletrocardiograma sugestivo de repolarização precoce, apresentando *notch* no ponto J em parede inferior.

EXAMES COMPLEMENTARES

Laboratório

A realização de exames complementares para a avaliação de dor torácica tem como objetivo principal excluir diagnósticos diferenciais graves. Pacientes com sinais de OCA no ECG devem ser encaminhados imediatamente para cateterismo ou trombólise. Além disso, uma dosagem inicial de troponina ultrassensível (US) indetectável não exclui a presença de OCA. Estima-se que 14% dos casos de OCA apresentem troponina inicial inferior ao percentil 99.

A abordagem laboratorial deve incluir:

- Troponina, preferencialmente ultrassensível.
- Bioquímica, incluindo eletrólitos (sódio, potássio).
- Hemograma.
- Coagulograma.
- Creatinina e ureia.
- Em casos selecionados, D-dímero.

Exames de imagem

Os exames de imagem são essenciais para a investigação de dor torácica, especialmente para excluir diagnósticos diferenciais como pneumotórax, dissecção aórtica e infecções. As modalidades recomendadas incluem:

- Raio x de tórax.
- Angiotomografia de tórax em casos de suspeita de dissecção aórtica em pacientes de alto risco. Vale ressaltar que a incidência de IAM com supradesnivelamento do segmento ST (IAMCSST) secundário à dissecção aórtica é muito baixa (0,51%), portanto, o tratamento não deve ser atrasado na ausência de déficit neurológico ou de pulso.

- Ultrassonografia à beira do leito (POCUS), útil na identificação de hipocinesia cardíaca, derrame pericárdico, *flap* aórtico, alterações valvares e sinais de congestão pulmonar, que auxiliam no diagnóstico sindrômico e etiológico da dor torácica.

A presença de hipocinesia segmentar importante no POCUS e sinais de congestão pulmonar no contexto de dor torácica aumentam a suspeita de infarto OCA e sinalizam a necessidade de atenção para possível repercussão hemodinâmica.

TRATAMENTO

Ao identificar uma oclusão coronariana aguda, seja por critérios de supradesnivelamento do segmento ST ou OCA, o tratamento deve ser imediato. O paciente deve ser encaminhado à sala de emergência, receber monitorização, oxigenação (se SpO_2 < 90%) e dois acessos venosos calibrosos. A Figura 23 esquematiza um fluxograma para a abordagem desses pacientes. O mnemônico "4 As" resume as principais medidas a serem instituídas:

- Ácido acetilsalicílico (AAS).
- Inibidor do receptor P2Y12 (antagonista do ADP).
- Anticoagulação.
- Abrir a artéria (terapia de reperfusão).

ANTIPLAQUETÁRIOS

Ácido acetilsalicílico

O ácido acetilsalicílico (AAS) inibe irreversivelmente a enzima ciclo-oxigenase-1 (COX-1) nas plaquetas, impedindo a formação de tromboxano A2, um potente indutor da agregação plaquetária e vasoconstrição. Esse efeito reduz a formação e o crescimento do trombo, estabilizando o fluxo sanguíneo coronariano. O AAS reduz a mortalidade em pacientes com infarto agudo do miocárdio tanto a curto quanto a longo prazo, além de diminuir a incidência de reinfarto e angina recorrente. O AAS deve ser administrado imediatamente na suspeita de SCA, a menos que haja contraindicações como alergia conhecida, hemorragia ativa ou suspeita de dissecção aórtica. A dose inicial recomendada é de 300 mg, seguida de 100 mg diários de forma contínua.

Antagonistas do ADP

Os antagonistas do ADP (adenosina difosfato), também conhecidos como inibidores do receptor P2Y12, inibem o receptor P2Y12 nas plaquetas, impedindo a ativação e a agregação plaquetária mediada pelo ADP, resultando em uma inibição mais eficaz da formação de trombos.

Clopidogrel

O clopidogrel é um pró-fármaco que requer ativação metabólica hepática, principalmente pela enzima CYP2C19, para se converter em sua forma ativa. Essa característica resulta em variabilidade interindividual significativa na resposta ao medicamento, influenciada por polimorfismos genéticos do CYP2C19. Estudos como o CURE (Clopidogrel in Unstable Angina to Prevent Recurrent Events) demonstraram que o clopidogrel, quando adicionado ao AAS, reduz significativamente o risco de eventos cardiovasculares compostos (morte cardiovascular, infarto do miocárdio e acidente vascular cerebral) em pacientes com SCA. A adição de uma dose de ataque de 300 mg ao tratamento com trombolítico reduz significativamente a ocorrência de oclusão arterial e eventos cardiovasculares adversos, sem aumentar o risco de sangramento significativo. No entanto, o estudo CLARITY excluiu pacientes com mais de 75 anos e, por isso, a dose de ataque não é recomendada a essa população. Para pacientes submetidos à angioplastia primária, a dose de ataque de 600 mg, seguida por uma dose de manutenção de 150 mg/dia durante a primeira semana, mostrou redução significativa na trombose de *stent* e eventos isquêmicos, sem aumento significativo no risco de sangramento. Embora o clopidogrel seja amplamente disponível no Brasil, apresenta eficácia inferior na inibição da agregação plaquetária em comparação com antagonistas do ADP mais novos, especialmente em pacientes com polimorfismos do CYP2C19 que resultam em metabolização deficiente.

Ticagrelor

O ticagrelor é um inibidor reversível do receptor P2Y12, não sendo um pró-fármaco, o que elimina a variabilidade interindividual relacionada à metabolização hepática. O estudo PLATO comparou ticagrelor e clopidogrel em pacientes com SCA, demonstrando que ticagrelor é superior na redução de eventos cardiovasculares, incluindo morte cardiovascular, infarto do miocárdio e acidente vascular cerebral, sem aumento significativo no risco de sangramento fatal. O ticagrelor pode ser administrado na sala de emergência antes do cateterismo, com uma dose de ataque de 180 mg via oral, seguida de manutenção de 90 mg a cada 12 horas. As contraindicações incluem alergia conhecida, doença hepática moderada a grave, sangramento ativo, uso de anticoagulantes orais e hemorragia intracraniana prévia.

Prasugrel

O prasugrel é um pró-fármaco convertido em sua forma ativa por várias enzimas hepáticas, resultando em uma inibição plaquetária mais consistente e potente. O estudo TRITON-TIMI 38 comparou prasugrel e clopidogrel em pacientes submetidos à intervenção coronariana percutânea (ICP) após SCA, mostrando que prasugrel reduz significativamente eventos cardiovasculares maiores, incluindo morte cardiovascular, infarto do miocárdio e acidente vascular cerebral, mas com um aumento do risco de sangramento maior, incluindo sangramento fatal. O prasugrel é contraindicado em casos de história de AVC ou ataque isquêmico transitório (AIT), idade avançada (> 75 anos), peso corporal < 60 kg, hipersensibilidade ao prasugrel, sangramento patológico ativo e hepatopatia grave. Medicamento de escolha para pacientes com SCA submetidos à angioplastia após anatomia conhecida. Portanto, não é uma medicação realizada no pronto-socorro.

Inibidores do receptor GP IIb/IIIa

Os inibidores do receptor GP IIb/IIIa são potentes agentes antiplaquetários, incluindo o Abciximabe e o Tirofiban. As diretrizes recomendam seu uso na presença de alta carga trombótica ou fluxo TIMI baixo após a angioplastia. Não há indicação para administração desses agentes no pronto-socorro.

ANTICOAGULANTES

As heparinas são anticoagulantes que atuam aumentando a atividade da antitrombina III, uma proteína plasmática que inativa várias enzimas da coagulação, incluindo a trombina (fator IIa) e o fator Xa. Existem dois tipos principais de heparinas: a heparina não fracionada (HNF) e as heparinas de baixo peso molecular (HBPM).

Heparina não fracionada (HNF)

A HNF é administrada por via intravenosa e tem um efeito anticoagulante imediato. Sua dosagem é ajustada com base no tempo de tromboplastina parcial ativado (TTPa) para garantir eficácia terapêutica e minimizar o risco de sangramento. A HNF é o anticoagulante de escolha em pacientes submetidos à angioplastia transluminal coronariana (ATC) primária, devendo ser administrada durante o procedimento pelo hemodinamicista. Após a ATC primária, a anticoagulação plena deve ser descontinuada, a menos que haja outra indicação, como trombo em ventrículo esquerdo ou fibrilação atrial.

Heparinas de baixo peso molecular (HBPM)

As HBPM, como a enoxaparina, são administradas por via subcutânea e têm meia-vida mais longa e perfil de ação mais previsível do que a HNF. Elas inibem preferencialmente o fator Xa, e suas vantagens incluem menor necessidade de monitoramento laboratorial, maior biodisponibilidade e menor risco de trombocitopenia induzida por heparina.

- ATC primária: a HNF é o anticoagulante de escolha em pacientes submetidos à ATC primária, administrada durante o procedimento. A anticoagulação plena deve ser descontinuada após a ATC, salvo em casos com outra indicação.
- Trombólise: em pacientes submetidos à trombólise, recomenda-se enoxaparina 30 mg IV seguida de 1 mg/kg SC por 3 a 5 dias. Estudos como ASSENT-3 e ExTRACT-TIMI 25 mostraram que a enoxaparina reduz eventos isquêmicos recorrentes, embora com um aumento no risco de sangramento maior.

Apesar da forte recomendação pelas diretrizes, os estudos que compararam anticoagulação com placebo são conflitantes. O estudo que mostrou benefício foi o AKI-SK, que comparou placebo com enoxaparina 30 mg IV seguida de 1 mg/kg SC 12/12 por 3 a 8 dias e mostrou fluxo TIMI 3 (fluxo sanguíneo completo na artéria afetada) maior no grupo enoxaparina e menor chance de reinfarto, sem alterar mortalidade. Críticas ao estudo são a falta de randomização e o desfecho não ser orientado ao paciente. Outro estudo positivo e com alto risco de viés foi o CREATE, que utilizou reviparina e mostrou redução de 11,6% para 9,6% (NNT 70) no desfecho composto de morte, reinfarto e AVC.

TERAPIAS DE REPERFUSÃO

Restabelecer a perfusão coronariana imediatamente após o diagnóstico de oclusão coronariana, seja com fibrinólise ou intervenção coronária percutânea (ICP), aumenta a chance de recuperação do miocárdio, reduz a mortalidade e melhora a qualidade de vida pós-infarto. O tempo de reperfusão miocárdica em ICP é de até 90 minutos em serviços com hemodinâmica ou até 120 minutos se transferência for necessária. O tempo para trombólise é de até 30 minutos após a entrada do paciente no pronto-socorro.

Fibrinolíticos

Os fibrinolíticos convertem o plasminogênio em plasmina, uma enzima que degrada a fibrina, principal componente dos trombos, promovendo a dissolução do coágulo que obstrui a artéria coronariana. Essa ação restabelece o fluxo sanguíneo e limita o dano ao miocárdio. Os fibrinolíticos são uma estratégia importante de reperfusão, especialmente em situações em que a ICP não está disponível a tempo. A metanálise FTT (*Fibrinolytic Therapy Trialists*) demonstrou que, em pacientes com dor torácica até 6 horas e elevação do segmento ST, houve redução de mortalidade de 30 mortes para cada mil pacientes tratados.

Indicações para terapia fibrinolítica

A terapia fibrinolítica é indicada para pacientes com IAMCSST quando a ICP não pode ser realizada dentro de 120 minutos após o primeiro contato médico. A AHA/ACC recentemente ampliou essas recomendações para incluir pacientes com padrões "equivalentes ao supra", correspondentes à OCA.

Janela de tempo para trombolíticos

Estudos como GISSI e LATE demonstraram que a trombólise tardia, até 12 horas após o início da dor torácica, é benéfica para o IAMCSST. No entanto, certos casos podem se beneficiar além das 12 horas, uma vez que o início da dor torácica não necessariamente coincide com o da isquemia irreversível. Muitos infartos apresentam oclusão dinâmica e reperfusão espontânea, com a dor persistindo por dias sem necrose significativa.

Contraindicações absolutas aos fibrinolíticos

- Sangramento ativo ou diástase hemorrágica (exceto menstruação).
- Suspeita de dissecção aórtica.
- Neoplasia intracraniana (primária ou metastática) ou lesão vascular encefálica (p. ex.: malformação arteriovenosa).
- Acidente vascular cerebral (AVC) hemorrágico a qualquer tempo, ou AVC isquêmico nos últimos 3 meses.
- Traumatismo craniano ou facial nos últimos três meses (inclui cirurgia intracraniana ou medular nesse período).
- Pacientes com pressão arterial sistólica (PAS) acima de 150 mmHg.

Tipos de fibrinolíticos e doses

- Estreptoquinase (SK): dose: 1,5 milhão de unidades (U) administradas por via intravenosa (IV) durante 60 minutos. Desvantagens: pode causar reações alérgicas e resistência em pacientes previamente expostos.
- Ativador de plasminogênio tecidual (t-PA, alteplase): demonstrou eficácia superior em relação à estreptoquinase na reperfusão coronariana e na redução de mortalidade em estudos como GUSTO-1. Dose: 15 mg em *bolus* IV, seguidos de 0,75 mg/kg (máximo de 50 mg) durante 30 minutos, seguido de 0,5 mg/kg (máximo de 35 mg) durante 60 minutos. A dose total não deve exceder 100 mg.
- Tenecteplase (TNK-tPA): características: variante geneticamente modificada do t-PA, com maior especificidade para a fibrina e resistência à inativação pelo inibidor do ativador de plasminogênio (PAI-1). Administrado em dose única, apresenta menor risco de sangramento sistêmico e eficácia comparável ao t-PA. Dose: administrada em *bolus* único IV, com base no peso do paciente: < 60 kg: 30 mg, 60-69,9 kg: 35 mg, 70-79,9 kg: 40 mg, 80-89,9 kg: 45 mg, ≥ 90 kg: 50 mg.

Verificação de reperfusão

Após a trombólise, é crucial verificar os critérios de reperfusão, que determinarão os próximos passos. Em caso de reperfusão, o paciente deve ser monitorado com uma ICP programada em até 24 horas. Se não houver reperfusão, está indicada a ICP de resgate em até 2 horas.

Critérios de reperfusão

- Melhora da dor.
- Melhora do supradesnivelamento do segmento ST
- Arritmia de reperfusão (ritmo idioventricular acelerado – RIVA).

Ressuscitação cardiopulmonar

Pacientes que recebem ressuscitação cardiopulmonar (RCP) com retorno à circulação espontânea e têm indicação para terapia de reperfusão devem ser considerados para fibrinólise na indisponibilidade de ICP. O uso de fibrinolíticos durante a RCP foi avaliado no estudo TROICA, que não demonstrou benefício. Portanto, após o retorno da circulação espontânea, a consideração de fibrinolíticos deve ser feita se a ICP não estiver disponível.

INTERVENÇÃO CORONÁRIA PERCUTÂNEA

A ICP primária é um procedimento que utiliza um cateter balão para restabelecer o fluxo coronário anterógrado de maneira mecânica. Quando disponível, é a opção preferencial para a reperfusão coronariana, devendo ser iniciada dentro de 90 minutos após a confirmação do diagnóstico de oclusão coronariana. A ICP também é indicada para pacientes com contraindicação para fibrinólise ou em choque cardiogênico.

Vantagens da ICP

Estudos comparando ICP com trombólise demonstraram vantagens significativas da ICP, incluindo:

- Menor mortalidade: estudos mostram taxa de mortalidade de 7% com ICP comparada a 9% com trombólise.
- Menores complicações hemorrágicas graves: a ICP está associada a menor risco de complicações hemorrágicas graves em comparação com a trombólise.

Indicações

A ICP é indicada para:

- Pacientes com infarto agudo do miocárdio com IAMCSST.
- Pacientes com contraindicação para fibrinólise.
- Pacientes em choque cardiogênico.
- Casos de falha na reperfusão com fibrinólise.

OUTRAS TERAPIAS FARMACOLÓGICAS

Morfina

A morfina é utilizada em decorrência de suas propriedades analgésicas e ansiolíticas, que ajudam a reduzir a dor e o desconforto do paciente. No entanto, seu uso tem sido alvo de debates por conta da associação com um aumento de mortalidade de até 44% no estudo CRUSADE. A interação medicamentosa com o clopidogrel, em que a morfina reduz sua absorção pela diminuição da motilidade intestinal, pode ser uma das razões. Além disso, a morfina pode ocultar a persistência ou recorrência de dor isquêmica, atrasando intervenções como angioplastia ou trombólise. Por esses motivos, as diretrizes recomendam o uso criterioso da morfina, preferencialmente em pacientes refratários a nitratos e apenas após a decisão de revascularização já estar definida.

Betabloqueadores

Os betabloqueadores atuam antagonizando os receptores beta-adrenérgicos no coração, vasos sanguíneos e outros tecidos. Isso resulta em vários efeitos benéficos, como redução da frequência cardíaca (cronotropismo negativo), redução na demanda de oxigênio pelo miocárdio, além da redução da contratilidade miocárdica (inotropismo negativo) e da redução da pressão arterial. Além disso, previnem arritmias ventriculares e supraventriculares. Estudos clínicos como o ISIS-1 demonstraram que o uso precoce de betabloqueadores em pacientes com IAM com supradesnivelamento do segmento ST reduz a mortalidade a curto e longo prazos quando administrados dentro de 24 horas do início dos sintomas. Embora os betabloqueadores sejam amplamente benéficos, há situações em que seu uso é contraindicado ou deve ser administrado com cautela.

Contraindicações absolutas

- Bradicardia (FC < 60 bpm).
- Bloqueio atrioventricular (BAV) de segundo ou terceiro grau ou intervalo PR > 240 ms.
- Hipotensão (pressão arterial sistólica < 90 mmHg).
- Choque cardiogênico.
- Asma grave ou doença pulmonar obstrutiva crônica descompensada.

Devem-se evitar também betabloqueadores em pacientes considerados de maior risco para instabilidade hemodinâmica, como: idade > 70 anos, tempo de necrose prolongado (6 a 12h), PAS < 120 mmHg e FC > 110 bpm sem hipertensão ou com sinais de insuficiência cardíaca (IC), pois podem aumentar complicações (choque cardiogênico), como reportado pelo estudo COMMIT. Em pacientes com IC descompensada, podem ser iniciados após estabilização hemodinâmica. As diretrizes recomendam a administração em até 24 horas caso não haja contraindicações e manter indefinidamente para pacientes com função ventricular esquerda reduzida, ou por pelo menos três anos para pacientes com função ventricular normal.

Nitratos

Os nitratos, como a nitroglicerina, o nitroprussiato e o dinitrato de isossorbida, exercem seus efeitos terapêuticos por meio da liberação de óxido nítrico (NO). O NO provoca vasodilatação nas células musculares lisas vasculares. Isso resulta em vasodilatação venosa, que reduz o retorno venoso (pré-carga), aliviando a dor torácica. Além disso, promovem vasodilatação arterial, que diminui a resistência vascular sistêmica (pós-carga), facilitando a ejeção ventricular e reduzindo a demanda de oxigênio do miocárdio. Outro efeito dos nitratos é a dilatação das artérias coronárias, que aumenta o fluxo sanguíneo coronariano, especialmente em áreas de estenose coronariana e colaterais.

Indicações

- Dor torácica persistente.
- Hipertensão.
- Insuficiência cardíaca.

O estudo GISSI-3 avaliou o uso de nitratos em pacientes com IAM, demonstrando que a administração de nitratos pode reduzir a mortalidade e melhorar os desfechos clínicos, especialmente quando utilizados em combinação com outras terapias de reperfusão. Não administrar nitroglicerina a pacientes recebendo alteplase (a nitroglicerina aumenta o metabolismo de alteplase e diminui seus níveis e, portanto, sua eficácia).

Contraindicações absolutas

- Uso de inibidores da fosfodiesterase 24 a 48 horas antes.
- Hipotensão grave: PAS < 90 mmHg.
- Estenose aórtica grave.
- IAM de ventrículo direito (VD)**.

Inibidores da enzima conversora da angiotensina (IECA) e bloqueadores do receptor de aldosterona (BRA)

Os IECA ajudam a prevenir o remodelamento ventricular adverso após o IAM, melhorando a função ventricular e reduzindo o risco de insuficiência cardíaca. Além disso, reduzem significativamente a mortalidade após IAM, em especial em pacientes com disfunção ventricular esquerda ou insuficiência cardíaca. Devem ser administrados por via oral, nas primeiras 24 horas de evolução, em pacientes com fração de ejeção inferior a 40%, infarto anterior, quadro clínico de IC, hipertensão, diabetes mellitus e/ou doença renal crônica estável se a pressão sistólica for maior que 100 mmHg. Para pacientes intolerantes aos IECA, os BRA são recomendados. A presença de função renal comprometida isoladamente não é uma contraindicação.

Estatinas

As estatinas reduzem os níveis de colesterol e previnem eventos cardiovasculares pela estabilização da placa aterosclerótica e na redução da inflamação. As estatinas reduzem a mortalidade a curto e longo prazos em pacientes com IAM, portanto, devem ser prescritas para todos os pacientes. A administração de estatinas antes da intervenção coronariana percutânea (ICP) tem sido objeto de estudos, como o ARMYDA, que demonstrou diminuição de MACE e de complicações durante o procedimento. As principais razões são a redução da lesão de reperfusão ao limitar a resposta inflamatória e o estresse oxidativo durante a angioplastia e a estabilização da placa aterosclerótica, reduzindo o risco de ruptura e subsequente trombose. A recomendação é a utilização de estatinas de alta potência: Atorvastatina 40 a 80 mg ou Rosuvastatina 20 a 40 mg, independente dos níveis basais de colesterol. No Brasil, a mais disponível é a Sinvastatina 40 mg.

ESTRATÉGIAS PARA REDUZIR COMPLICAÇÕES HEMORRÁGICAS

Inibidores de bomba de prótons

É recomendado o uso de inibidores de bomba de prótons em pacientes que usam dupla antiagregação plaquetária e que tenham risco aumentado de sangramento (história de sangramento gastrintestinal, história de doença ulcerosa péptica, uso de anticoagulantes, uso crônico de AINE, uso crônico de corticosteroides ou que apresentem dois ou mais dos seguintes fatores: idade ≥ 65 anos, dispepsia, doença do refluxo gastroesofágico, infecção por *Helicobacter pylori*, uso crônico de álcool).

Complicações pós-IAM

Bradicardias e bloqueios atrioventriculares (BAV)

As bradicardias e BAVs acontecem em 25 a 30% dos pacientes com IAM e são discutidas em mais detalhes no capítulo de bradicardias. As bradicardias causadas por infarto de parede inferior são provocadas por reflexo vagal (Bezold-Jarisch), o QRS é estreito, são transitórias e normalmente respondem à atropina. Já as bradicardias associadas a IAM anterior são causadas por lesão nas artérias perfurantes septais, o QRS é largo e, na maioria das vezes, instáveis, podendo ser permanentes. Podem necessitar de passagem de marca-passo temporário ou definitivo.

Taquiarritmias

As taquiarritmias são comuns e podem ser atriais (taquicardia sinusal, fibrilação atrial), ou ventriculares (taquicardia ventricular ou fibrilação ventricular). Nem todas necessitam de tratamento, como taquicardia sinusal compensatória decorrente de diminuição da fração de ejeção.

** Uma metanálise publicada em 2020 desafia as recomendações atuais, sugerindo que essa contraindicação não é corroborada por evidências científicas, sendo seguro usar em IAM inferior com acometimento de VD[5]. Outra área de debate é o uso de Nitroprussiato no IAM. Estudos em animais sugerem que uso do nitrato pode causar "roubo coronariano", reduzindo fluxo sanguíneo nas áreas isquêmicas ao redistribuir fluxo para áreas saudáveis[5]. No entanto, não há estudos em humanos que suportam esse efeito.

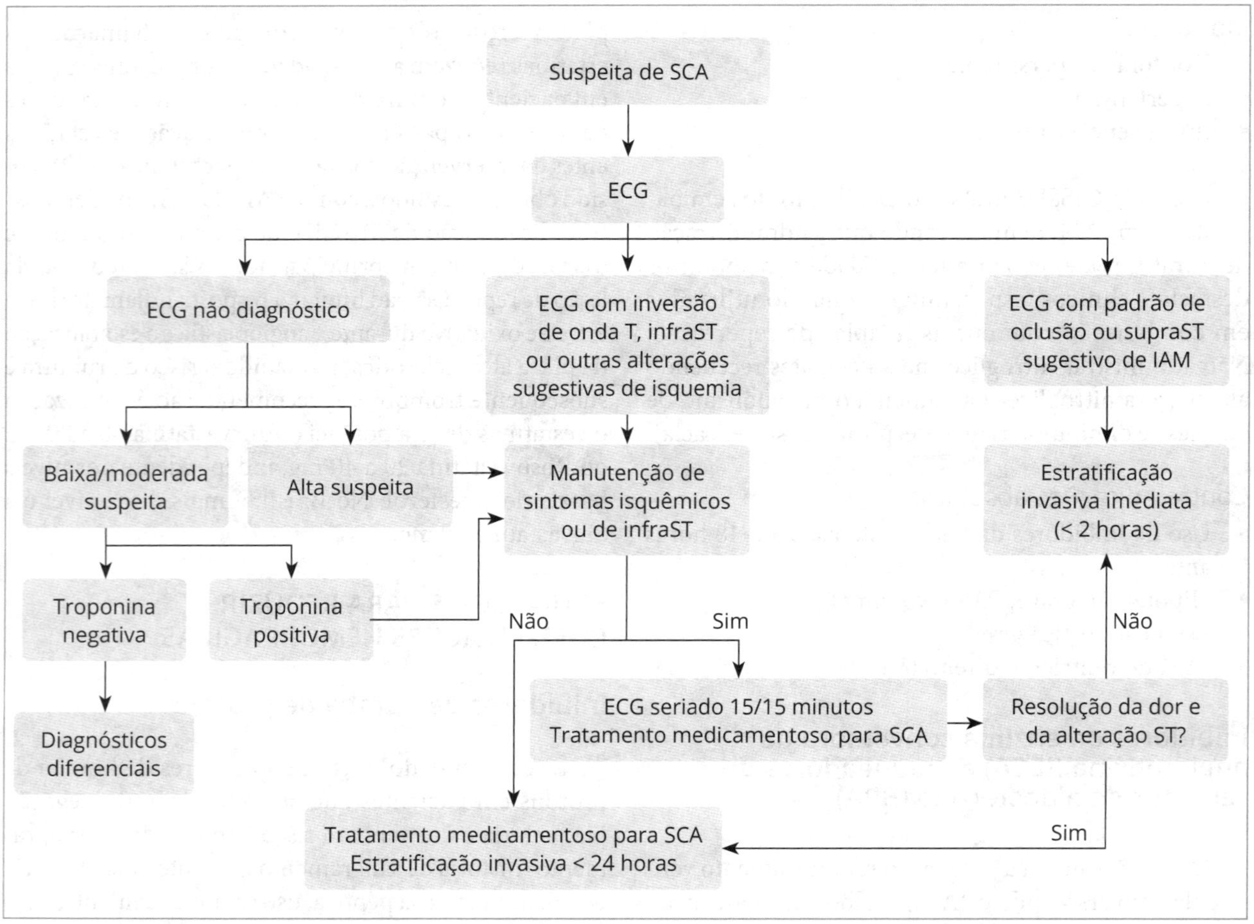

FIGURA 23 Fluxograma para investigação e tratamento de síndrome coronariana aguda (SCA).
ECG: eletrocardiograma; IAM: infarto agudo do miocárdio.

Choque cardiogênico

O choque cardiogênico possui mortalidade próxima a 80%, ocorrendo em até 10% dos casos. A angioplastia primária é o tratamento de escolha e está associada a uma redução da mortalidade significativamente menor (40%) quando comparada ao placebo. O estudo CULPRIT-SHOCK mostrou que, em pacientes com IAM complicado por choque cardiogênico, a revascularização percutânea apenas da lesão culpada está associada com menor mortalidade em comparação com a revascularização completa.

A trombólise no choque cardiogênico é pouco eficaz, em decorrência da baixa pressão de perfusão coronariana e do menor efeito do fibrinolítico. Pode ser considerada em pacientes elegíveis à trombólise, que não são candidatos ou em situações em que o cateterismo não esteja disponível.

Complicações mecânicas do IAM

As complicações mecânicas do IAM incluem ruptura da parede livre do VE, do septo interventricular e de músculo papilar (com regurgitação aguda da valva mitral).

A ruptura da parede livre do ventrículo esquerdo é incomum, quase sempre fatal. Aproximadamente um terço dos casos ocorre nas primeiras 24 horas, e o restante ocorre de 3 a 5 dias após infartos grandes, tipicamente IAMs com supraST de parede anterior. Clinicamente, a ruptura da parede livre se apresenta com morte súbita, atividade elétrica sem pulso ou deterioração hemodinâmica abrupta na presença de um IAM agudo ou muito recente. Sinais de derrame pericárdico no ECG ou ecocardiograma são sugestivos do diagnóstico nesse contexto.

A ruptura do septo interventricular ou do músculo papilar com regurgitação aguda da válvula mitral ocorre geralmente de 3 a 5 dias após infartos de grande extensão. Essas condições são identificadas por um novo sopro holossistólico alto, no bordo esternal inferior esquerdo, além de edema agudo de pulmão e instabilidade hemodinâmica. O diagnóstico é confirmado por ecocardiografia. Deve-se transferir imediatamente para avaliação do cirurgião cardíaco.

Prescrição sugerida na emergência se trombólise:

- Jejum oral.
- AAS 300 mg VO imediato.
- Clopidogrel 300 mg VO imediato.
- Alteplase/tenecteplase (dose conforme peso), IV, imediata.
- Enoxaparina 30 mg. IV, imediata.
- Enoxaparina 1 mg/kg SC 12/12h.
- Atorvastatina 80 mg/sinvastatina 40 mg, VO, imediata.
- Dipirona 1 g, IV, imediata.
- Isordil 5 mg, SL, se necessário.
- Nitroglicerina 50 mg + SF 250 mL IV em BIC ACM.
- ECG de 30-30 minuto.
- Monitorização contínua.
- CNO_2 se SpO_2 < 90%.

Prescrição sugerida na emergência se ATC:

- Jejum oral.
- AAS 300 mg, VO, imediato.
- Clopidogrel 600 mg/ticagrelor 180 mg, VO, imediato.
- Atorvastatina 80 mg.
- Dipirona 1 g, IV, imediata.
- Isordil 5 mg, SL, imediato.
- Monitorização contínua.
- CNO_2 se SpO_2 < 90%.
- Cateterismo cardíaco.

ACOMPANHAMENTO

O destino irá depender das opções de reperfusão disponíveis. Em uma unidade em que há serviço de hemodinâmica, o paciente deve ser transferido imediatamente e, em seguida, direcionado à UTI. Se a hemodinâmica não estiver disponível e não houver contraindicações, a terapia fibrinolítica deve ser feita rapidamente e, em seguida, admiti-lo em UTI pelo risco significativo de eventos adversos nas primeiras 24 horas de hospitalização.

Todos os hospitais devem ter um fluxo claro de cuidados para pacientes com infarto agudo do miocárdio, incluindo fibrinólise e transferência ao laboratório de cateterismo.

Alta hospitalar

Os pacientes devem ficar em vigilância em unidade monitorizada. Quando alta indicada, devem realizar seguimento regular com o cardiologista, bem como melhorar hábitos de vida, cessar tabagismo e aderir à terapêutica medicamentosa visando prevenção secundária.

A seguir, apresenta-se sugestão de prescrição para uso domiciliar após a alta (medicamentos com nível de evidência IA – Guideline ESC 2023):

- AAS 100 mg uma vez ao dia.
- Clopidogrel 75 mg uma vez ao dia, por pelo menos 1 ano.
- Estatina: Atorvastatina 80 mg/rosuvastatina 20 mg/ sinvastatina 40 mg.
- Betabloqueadores, se fração de ejeção ≤ 40%, independentemente da presença ou não de sintomas de insuficiência cardíaca.
- IECA para todos os pacientes com sintomas de insuficiência cardíaca, diabetes, hipertensão e/ou doença renal crônica.
- Antagonistas do receptor de mineralocorticoide para os pacientes com fração de ejeção ≤ 40% e diabetes ou insuficiência cardíaca.

REFERÊNCIAS

1. Schmitt C, Lehmann G, Schmieder S, Karch M, Neumann FJ, Schomig A. Diagnosis of acute myocardial infarction in angiographically documented occluded infarct vessel: limitations of ST-segment elevation in standard and extended ECG leads. Chest. 2001;120(5):1540-6.
2. Meine TJ, et al. Association of intravenous morphine use and outcomes in acute coronary syndromes: results from the CRUSADE Quality Improvement Initiative. Am Heart J. 2005.
3. Steg PG, et al. ESC Guidelines for the management of acute myocardial infarction in patients presenting with ST-segment elevation. Eur Heart J. 2012.
4. Hobl EL, et al. Morphine decreases clopidogrel concentrations and effects: a randomized, double-blind, placebo-controlled trial. J Am Coll Cardiol. 2014.
5. Wilkinson-Stokes M, Betson J, Sawyer S. Adverse events from nitrate administration during right ventricular myocardial infarction: a systematic review and meta-analysis. Emerg Med J. 2020.
6. Oliveira GMM, Brant LCC, Polanczyk CA, Malta DC, Biolo A, Nascimento BR, et al. Cardiovascular statistics – Brazil 2021. Arq Bras Cardiol. 2022;118(1):115-373.
7. Fonseca RRS, Prestes RC, Campigotto RS, Vieira VS, Sousa Jr GB, Freitas IAS, et al. Análise da mortalidade por infarto agudo do miocárdio: um estudo epidemiológico. Brazilian Journal of Implantology and Health Sciences. 2023;5(4).
8. Manno B, Hakki A, Iskandrian A, Hare T. Significance of the upright T wave in precordial lead V1 in adults with coronary artery disease. J Am Coll Cardiol. 1983;1(5):1213-5.
9. Widimsky P, Rohác F, Stásek J, Kala P, Rokyta R, Kuzmanov B, et al. Primary angioplasty in acute myocardial infarction with right bundle branch block: a substudy of the PRAGUE-1 trial and registry. Eur Heart J. 2012;33(1):86-95.
10. Ojha N, Dhamoon AS. Myocardial infarction. [Updated 2023 Aug 8]. Treasure Island: StatPearls Publishing. 2024. Disponível em: https://www.ncbi.nlm.nih.gov/books/NBK537076.
11. Koyama Y, Hansen PS, Hanratty CG, Nelson GIC, Ramussen HH. Prevalence of coronary occlusion and outcome of an immediate

invasive strategy in suspected acute myocardial infarction with and without ST-segment elevation. Am J Cardiol. 2002;90:579-84.

12. Writing Committee; Kontos MC, de Lemos JA, Deitelzweig SB, Diercks DB, Gore MO, Hess EP, et al. 2022 ACC Expert Consensus Decision Pathway on the Evaluation and Disposition of Acute Chest Pain in the Emergency Department: a report of the American College of Cardiology Solution Set Oversight Committee. J Am Coll Cardiol. 2022;80(20):1925-1960.
13. Meyers HP, Bracey A, Lee D, Lichtenheld A, Li WJ, Singer DD, et al. Accuracy of OMI ECG findings versus STEMI criteria for diagnosis of acute coronary occlusion myocardial infarction. IJC Heart & Vasculature. 2021;33.
14. Herman R, Meyers HP, Smith SW, Bertolone DT, Leone A, Bermpeis K, et al. International evaluation of an artificial intelligence-powered electrocardiogram model detecting acute coronary occlusion myocardial infarction. Eur Heart J Digit Health. 2023;5(2):123-33.
15. Tang EW, Wong C-K, Herbison P. Global Registry of Acute Coronary Events (GRACE) hospital discharge risk score accurately predicts long-term mortality post acute coronary syndrome. Am Heart J. 2007;153(1).
16. de Alencar Neto JN, Scheffer MK, Correia BP, Franchini KG, Felicioni SP, De Marchi MFN. Systematic review and meta-analysis of diagnostic test accuracy of ST-segment elevation for acute coronary occlusion. Int J Cardiol. 2024;402:131889.
17. Alencar JND, Feres F, Marchi MFND, Franchini KG, Scheffer MK, Felicioni SP, et al. Além do Paradigma IAMCSST-IAMSSST: Proposta do Instituto Dante Pazzanese para o Diagnóstico de Oclusão Coronariana Aguda. Arq Bras Cardiol. 2024;121(5):e20230733.
18. Prinzmetal M, Kennamer R, Merliss R, Wada T, Bor N. A variant form of angina pectoris; preliminary report of a syndrome characterized by typical attacks of angina pectoris with transient ST-segment elevation usually short duration. JAMA.1959.
19. Hochrein J, Sun F, Pieper KS, et al. Higher T-wave amplitude associated with better prognosis in patients receiving thrombolytic therapy for acute myocardial infarction (a GUSTO-I substudy). Global Utilization of Streptokinase and Tissue plasminogen Activator for Occluded Coronary Arteries. Am J Cardiol. 1998;81(9):1078-1084.
20. De Winter RJ, Verouden NJ, Wellens HJ, Wilde AA. A new ECG sign of proximal LAD occlusion. N Engl J Med. 2008;359(20):2071-3.
21. Smith SW. T/QRS ratio best distinguishes ventricular aneurysm from anterior myocardial infarction. Am J Emerg Med. 2005;23(3):279-87
22. Manno B, Hakki A, Iskandrian A, Hare T. Significance of the upright T wave in precordial lead V1 in adults with coronary artery disease. J Am Coll Cardiol. 1983;1(5):1213-15.
23. 2013 ACCF/AHA Guideline for the Management of ST-Elevation Myocardial Infarction. J Am Coll Cardiol. 2013.
24. Wang K, Asinger RW, Marriott HJL. ST-segment elevation in conditions other than acute myocardial infarction. N Engl J Med. 2001.
25. Zimetbaum PJ, Josephson ME. Use of the electrocardiogram in acute myocardial infarction. N Engl J Med. 2003.
26. González-López E, Sánchez-González A, Cabadés A, et al. Electrocardiographic changes in the very early phase of acute myocardial infarction. J Electrocardiology. 2009.
27. Bayés de Luna A, Wagner G, Birnbaum Y, Nikus K, Fiol M, Gorgels, et al. A new terminology for left ventricular walls and location of myocardial infarcts that present Q wave based on the standard of cardiac magnetic resonance imaging: A statement for healthcare professionals from a committee appointed by the international society for Holter and noninvasive electrocardiography. Circulation. 2006;114(16):1755-60.
28. O'Gara PT, Kushner FG, Ascheim DD, Casey DE Jr, Chung MK, de Lemos JA, et al.; American College of Cardiology Foundation/ American Heart Association Task Force on Practice Guidelines. 2013 ACCF/AHA guideline for the management of ST-elevation myocardial infarction: a report of the American College of Cardiology Foundation/American Heart Association Task Force on Practice Guidelines. Circulation. 2013;127(4):e362-425..
29. Byrne RA, Rossello X, Coughlan JJ, Barbato E, Berry C, Chieffo A, et al.; ESC Scientific Document Group. 2023 ESC Guidelines for the management of acute coronary syndromes. Eur Heart J. 2023;44(38):3720-3826. Erratum in: Eur Heart J. 2024;45(13):1145.
30. Ibanez B, James S, Agewall S, Antunes MJ, Bucciarelli-Ducci C, Bueno H, et al., ESC Scientific Document Group , 2017 ESC Guidelines for the management of acute myocardial infarction in patients presenting with ST-segment elevation: The Task Force for the management of acute myocardial infarction in patients presenting with ST-segment elevation of the European Society of Cardiology (ESC), European Heart J. 2018;39(2):119-77.
31. Witting MD, Hu KM, Westreich AA, Tewelde S, Farzad A, Mattu A. Evaluation of Spodick's sign and other electrocardiographic findings as indicators of STEMI and pericarditis. J Emerg Med. 2020;58(4):562-9.

14
Síndrome coronariana aguda sem oclusão coronária aguda

Geovane Wiebelling
Giovanna Babikian Costa
José Nunes de Alencar

> **PONTOS PRINCIPAIS**
>
> - O diagnóstico de infarto não oclusivo do miocárdio (NOCA) deve ser considerado em pacientes com dor torácica sugestiva de síndrome coronariana aguda (SCA) e ausência de sinais de oclusão no eletrocardiograma.
> - O eletrocardiograma do infarto NOCA pode mostrar um padrão pré-oclusivo ou de alto risco, ou estar dentro da normalidade.
> - A confirmação ou a exclusão do diagnóstico dá-se com a coleta seriada de troponina ultrassensível (fluxograma para *rule-in and rule-out* rápido).
> - HEART *Score* e EDACS são ferramentas importantes para avaliação do risco de eventos cardiovasculares adversos maiores (MACE) e alta precoce ao utilizar troponina convencional.
> - O tratamento inicial é feito com ácido acetilsalicílico e nitrato para vasodilatação coronariana. O uso de anticoagulantes é recomendado, porém apresenta benefício questionável.
> - Se confirmado cateterismo precoce (< 24 horas), o segundo antiagregante pode ser feito após anatomia conhecida na sala de hemodinâmica.
> - A estratificação invasiva é necessária, devendo ser realizada dentro do período esperado para cada classificação de risco.
> - O tratamento medicamentoso visa a prevenção secundária de eventos coronarianos.

INTRODUÇÃO

No capítulo sobre a síndrome coronariana aguda (SCA) com oclusão coronariana "OCA" foram discutidos extensamente os tópicos de fisiopatologia e apresentação clínica na SCA, com enfoque também nas particularidades da abordagem, no diagnóstico e no tratamento dos infartos do tipo OCA. Este capítulo tem como objetivo compreender as semelhanças e diferenças entre os tipos de infarto de acordo com a nova classificação proposta e direcionar o tratamento de forma adequada, a fim de gerir melhor os recursos e ofertar ao paciente a conduta de urgência que impacte positivamente no seu prognóstico.

A grande e principal diferença entre os dois grupos de doença é que, enquanto as OCA representam oclusão coronariana completa ou quase completa por trombo, com circulação colateral ausente ou insuficiente, os infartos NOCA envolvem a instabilização da placa aterosclerótica, com risco iminente de rotura, trombose e isquemia miocárdica, porém que mantém um suprimento sanguíneo adequado às coronárias e ao miocárdio[1,2]. São estes os classicamente denominados infarto agudo do miocárdio sem supradesnivelamento do segmento ST (IAMSSST).

Contudo, estudos recentes mostraram que 25 a 30% dos eletrocardiogramas (ECG) laudados como IAMSSST na verdade compreendiam quadros coronarianos oclusivos não identificados inicialmente por não apresentarem supradesnivelamento do segmento ST[3-6]. O objetivo da classificação OCA x NOCA é categorizar e distinguir os pacientes que necessitam de terapêuticas de reperfusão imediatas para evitar dano miocárdico fatal daqueles que podem aguardar estratificação, em decorrência da ausência de oclusão coronariana e/ou existência de circulação colateral suficiente.

FISIOPATOLOGIA

A fisiopatologia da doença arterial coronariana (DAC) está descrita no capítulo anterior, assemelhando-se muito em sua base nos infartos tipo OCA e NOCA.

Contudo, enquanto nos infartos OCA ocorre a oclusão arterial completa ou quase completa por um trombo originado pela placa aterosclerótica, nos infartos NOCA não há ruptura completa da placa com oclusão, mas sim uma instabilidade com risco de rotura iminente. Caso a oclusão seja completa, mas o paciente apresente circulação colateral que supra a demanda por oxigênio, a necrose miocárdica é evitada, ainda que temporariamente.

ABORDAGEM NA EMERGÊNCIA

A abordagem inicial deve contemplar o *bundle* de medidas para pacientes com queixa de dor torácica e suspeita de SCA: monitorização hemodinâmica, fornecer oxigênio se necessário, além da realização de eletrocardiograma dentro de 10 minutos da admissão ao serviço.

ELETROCARDIOGRAMA

O eletrocardiograma, idealmente apresentado com as 12 derivações tradicionais e as derivações adicionais (V3R, V4R, V7 e V8), deve ser analisado visando-se encontrar sinais de isquemia miocárdica, seja com supradesnivelamento de segmento ST ou padrões que indicam OCA.

Na ausência de critérios que indicam oclusão coronariana instalada e de angina persistente e refratária ou alterações dinâmicas ao ECG, a investigação da dor torácica deve ser direcionada para a pesquisa de infarto tipo NOCA.

O eletrocardiograma de pacientes com infarto NOCA diagnosticado pode não apresentar alterações, principalmente quando realizado há pouco tempo do início da dor, ou evidenciar alterações discretas sugestivas de isquemia subendocárdica, que anatômica e fisiologicamente não são compatíveis com oclusão coronariana.

A seguir são apresentados os principais padrões eletrocardiográficos com risco para oclusão iminente, que não se beneficiam de trombólise, mas de cateterismo precoce.

InfraST difuso + supraST em aVR

No contexto de SCA, é um padrão de alto risco, pois sugere estenose importante do tronco da artéria coronária esquerda, oclusão de DA proximal ou lesões triarteriais, resultando em isquemia subendocárdica difusa.

- Atenção: qualquer condição que cause desbalanço entre oferta e demanda no endocárdio pode gerar esse padrão, por exemplo: taquiarritmias, dissecção de aorta, embolia pulmonar massiva e anemia grave.
- Utilizar o corte de supraST em aVR > 1 mm aumenta e especificidade[12].
- Em contexto de SCA, esse achado indica o cateterismo em até 2 horas.

Padrões de Wellens

Ocorrem no período em que o paciente se encontra sem dor torácica após um evento de angina intenso. Isso se deve ao fato da restauração do fluxo coronariano após uma oclusão intermitente, comumente relacionada à presença de lesão importante na porção proximal da artéria coronária esquerda.

O padrão bifásico, ou A, de Wellens (onda T bifásica em V2 e V3, podendo se estender até V5) sugere oclusão muito recente, com posterior evolução para o padrão invertido, ou B (onda T invertida, profunda e simétrica nas mesmas derivações).

O padrão de Wellens é um reflexo da reperfusão espontânea pela artéria acometida, com alto risco de ocluir novamente. Alguns autores recomendam cateterismo urgente em menos de 2 horas, porém as diretrizes da AHA recomendam cateterismo em 24 horas[4-9].

DIAGNÓSTICO

O diagnóstico de infarto é confirmado na presença de critérios eletrocardiográficos de oclusão coronariana previamente discutidos (OCA) ou, na ausência desses achados, por critérios laboratoriais, associados ao quadro clínico de dor torácica ou equivalentes anginosos (NOCA). As alterações eletrocardiográficas inespecíficas mencionadas devem aumentar a suspeição para o diagnóstico.

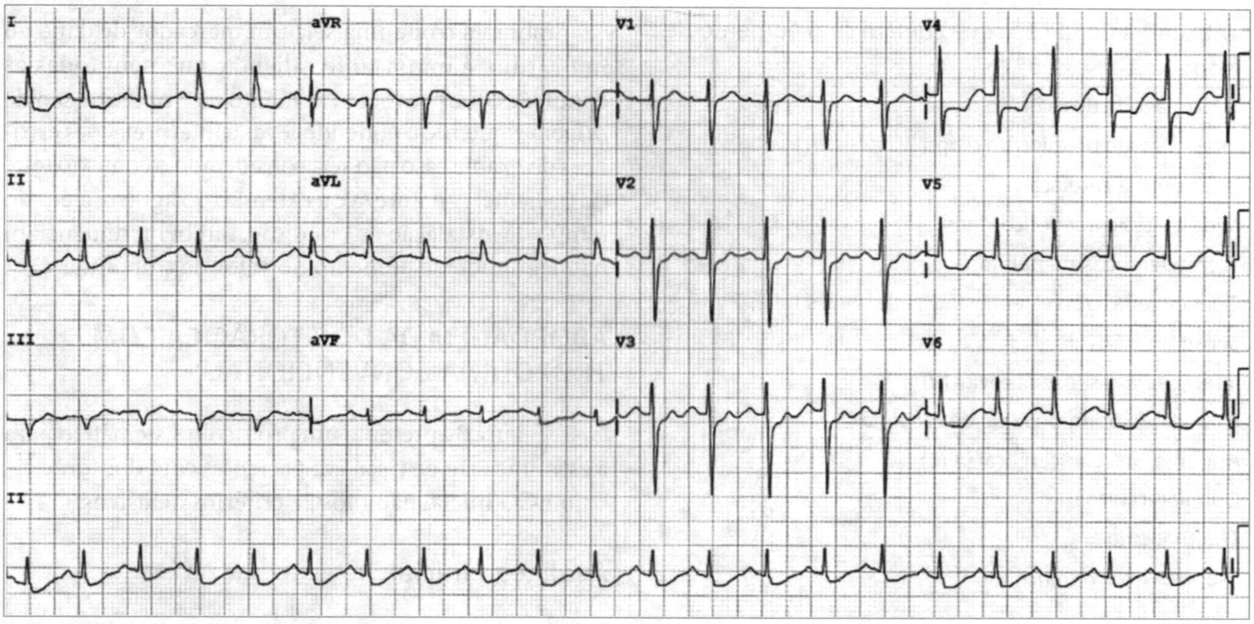

FIGURA 1 Padrão de infradesnivelamento difuso de ST e supradesnivelamento de ST em aVR.
Fonte: johnsonfrancis.org.

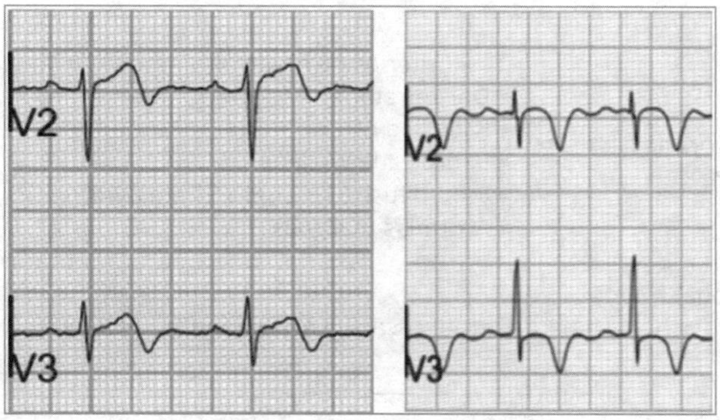

FIGURA 2 À esquerda, padrão de Wellens tipo bifásico. À direita, padrão de Wellens tipo invertido, com onda T invertida, profunda e simétrica.

É importante ressaltar que, embora os infartos NOCA não apresentem padrões oclusivos no ECG, a piora ou recorrência da dor torácica deve motivar o médico assistente a realizar um novo eletrocardiograma. Por se tratar de uma condição coronariana instável, uma oclusão coronariana pode ocorrer a qualquer momento. Caso seja observado um padrão OCA não identificado anteriormente, o caso deve ser conduzido conforme infarto oclusivo, e as medidas de reperfusão, urgenciadas.

MARCADORES

Troponina

Uma vez que os critérios eletrocardiográficos são insuficientes para diagnosticar um infarto do tipo NOCA, a avaliação de marcadores de injúria miocárdica é necessária para descartar ou confirmar o infarto. A alta suspeita de síndrome coronariana aguda, com base na apresentação clínica e nos fatores de risco do paciente, indica a coleta desses marcadores[10].

No passado, a dosagem da enzima CKMB (creatina--quinase-MB) era realizada e seriada como forma de diagnosticar infarto do miocárdio. Com o passar dos anos, pesquisas evidenciaram a superioridade da troponina ultrassensível (US) em relação à CKMB. Isso se deve, em grande parte, ao fato de que os níveis de troponina se elevam mais precocemente e persistem por maior tempo quando comparados à CKMB[11-14]. Além disso, a troponina ultrassensível tem sensibilidade maior que a CKMB (98,7% × 90%) e maior especificidade[15].

Para o diagnóstico de infarto agudo do miocárdio não oclusivo, é necessário haver aumento ou queda dos valores séricos de troponina (acima do percentil 99 do teste) ultrassensível[14]. Geralmente, a coleta com intervalo de 1 hora entre as amostras é suficiente para avaliar a curva de ascensão ou queda. No entanto, orienta-se verificar no *kit* de troponina o intervalo recomendado pelo fabricante, pois pode variar entre cada marca. Os *kits* de troponina *point-of-care* (POC) são interessantes no contexto de pacientes com dor torácica de baixo risco, permitindo descartar SCA e reduzindo, assim, custos relacionados à admissão no serviço de saúde. Contudo, o exame POC, quando comparado ao laboratorial, apresenta menores sensibilidade, acurácia diagnóstica e valor preditivo negativo (VPN)[13].

TABELA 1 Condições que cursam com aumento de troponina

Infarto agudo do miocárdio tipo 1
Infarto agudo do miocárdio tipo 2
Insuficiência cardíaca
Miocardites e miopericardites
Tromboembolismo pulmonar
Doença renal crônica em estágios terminais
Sepse
Infecções virais (p. ex.: covid-19)
Intoxicação por monóxido de carbono
Acidente vascular cerebral (AVC)
Quimioterápicos
Traumatismo
Esportes de *endurance*

Embora a troponina seja um marcador de dano ao miocárdio, é importante salientar que nem todas as condições que provocam aumento da troponina são de origem isquêmica, podendo levar a interpretações errôneas do exame caso não seja considerado o contexto total do paciente. A natureza e a extensão do agravo, além do tempo de instalação da condição, também influenciam na magnitude do aumento no valor da troponina.

ABORDAGEM DA DOR TORÁCICA COM TROPONINA CONVENCIONAL

A Figura 3 apresenta um protocolo sistemático para a estratificação de risco em pacientes com dor torácica, cujo ECG inicial não mostra critérios oclusivos.

Avaliação inicial

Procurar critérios de muito alto risco: dor torácica refratária, edema agudo de pulmão (EAP) ou instabilidade

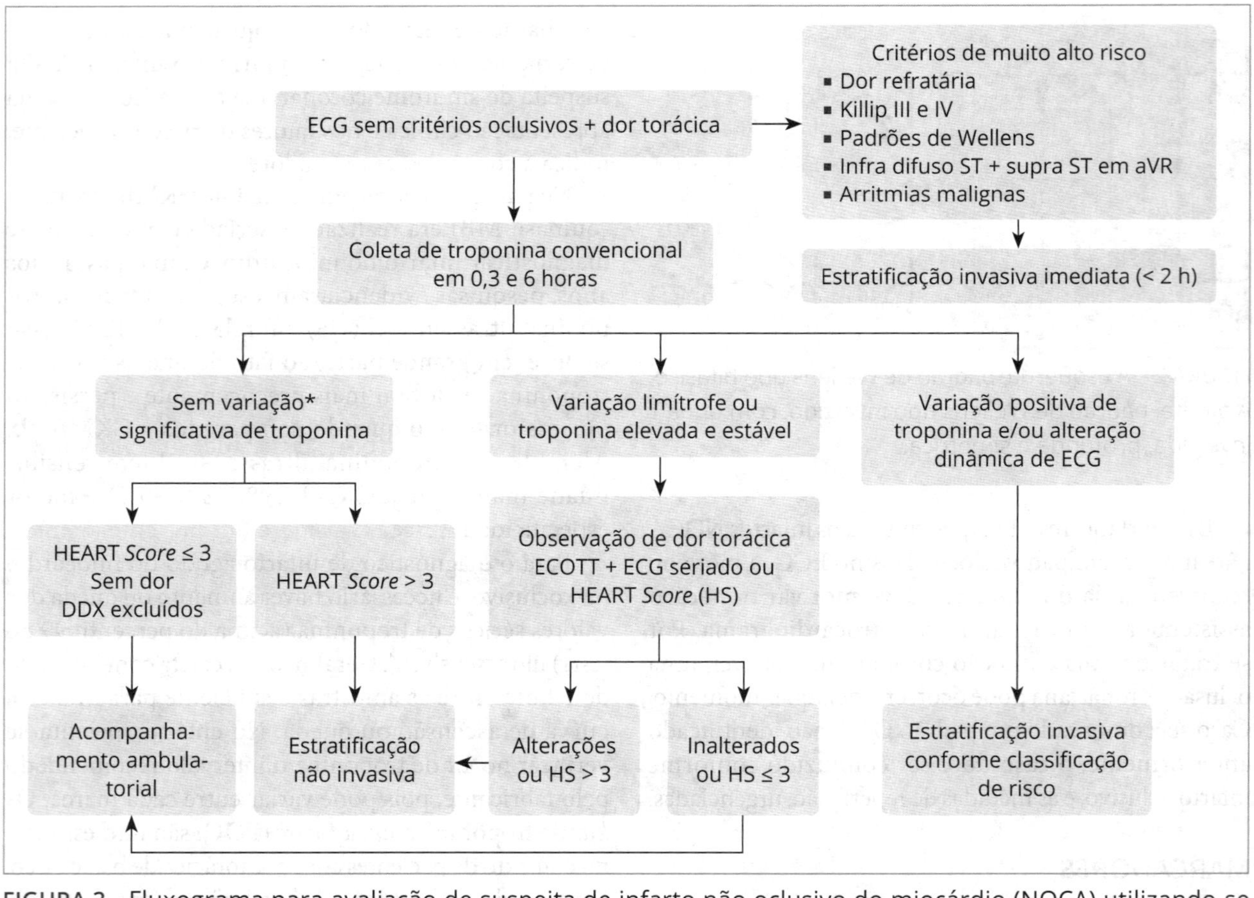

FIGURA 3 Fluxograma para avaliação de suspeita de infarto não oclusivo do miocárdio (NOCA) utilizando-se troponina convencional.

* A variação da troponina convencional é positiva quando ocorre auMento ou queda ≥ 20%, com pelo menos um valor acima do percentil 99.

DDX: diagnósticos diferenciais; ECG: eletrocardiograma; ECOTT: ecocardiograma transtorácico.

hemodinâmica (Killip III ou IV), padrões de Wellens, infra difuso de ST e supra de ST em aVR, ou arritmias malignas são considerados de muito alto risco. Esses pacientes requerem estratificação invasiva imediata (< 2 horas).

Coleta de troponina

Para pacientes sem critérios de muito alto risco, é realizada a coleta de troponina convencional nos tempos 0, 3 e 6 horas.

Análise de resultados da troponina

- Sem variação significativa: pacientes sem variação significativa de troponina são estratificados pelo HEART *Score*.
  - HEART *Score* ≤ 3: indica baixo risco, direcionando para seguimento ambulatorial.
  - HEART *Score* > 3: necessita de estratificação não invasiva adicional.
- Variação limítrofe ou troponina elevada e estável: esses pacientes são colocados em observação de dor torácica, com ECG seriado e/ou reavaliação pelo HEART *Score*.
  - Alterações no ECG ou HEART *Score* > 3: indicam a necessidade de estratificação invasiva conforme a classificação de risco.
  - Inalterados ou HEART *Score* ≤ 3: podem continuar com seguimento ambulatorial.
- Variação positiva de troponina ou alteração dinâmica de ECG: pacientes com variação positiva de troponina ou alteração dinâmica de ECG são direcionados para estratificação invasiva.

ALGORITMOS ACELERADOS DE *RULE-IN AND RULE-OUT*

A fim de otimizar o fluxo dos pacientes com suspeita de síndrome coronariana aguda no departamento de emergência, alguns fluxogramas foram criados utilizando a coleta seriada de troponina ultrassensível com intervalos de 1 ou 2 horas entre eles. Com isso, busca-se identificar rapidamente os pacientes com alta probabilidade de infarto agudo do miocárdio/NOCA, diagnosticá-los e admiti-los ou, sendo o caso, descartar SCA e dar seguimento adequado a eles, com investigação da queixa, excluindo-se os diagnósticos isquêmicos coronarianos.

Na elaboração dos fluxogramas, considerou-se que, para um teste poder descartar (*rule-out*) o diagnóstico de SCA de maneira confiável, deveria apresentar sensibilidade e valor preditivo negativo (VPN) acima de 99%, enquanto para ser confiável o suficiente para confirmar o diagnóstico e admitir pacientes para estratificação e tratamento (*rule-in*) deveria apresentar valor preditivo positivo (VPP) de pelo menos 70%[16].

Atualmente, seguem-se os fluxogramas com coleta de troponina em 0 e 1 hora ou em 0 e 2 horas, sendo preferível a primeira opção. Ambos apresentam superioridade em relação aos protocolos de coleta de troponina não ultrassensível em 0, 3 e 6 horas.

Um estudo retrospectivo publicado no JAMA em 2021 por Wessie et al. buscou avaliar a viabilidade de uma única dosagem de troponina para se excluir com segurança o diagnóstico de SCA. Os resultados sugerem que, para pacientes com baixo risco de SCA e dor torácica de apresentação há mais de 3 horas da admissão, a dosagem seriada de troponina não tem benefício quando comparada à dosagem única associada à avaliação clínica e à pontuação baixa em escores de avaliação de risco, como o HEART. Como desfecho secundário, foi vista mortalidade de 0,02% nos pacientes com dosagem seriada e 0,07% nos pacientes com dosagem única, porém sem significância estatística. Essa discussão é pertinente no sentido de redução de custos tanto para o serviço de saúde quanto para o paciente, evitando exames e internações desnecessários.

A Figura 4 descreve a abordagem com troponina US. Deve-se coletar a troponina nos tempos 0 e 1 hora e utilizar os valores de troponina indicados na Tabela 2, conforme *kit* disponível em seu serviço. Os mais utilizados no Brasil são o *kit* da Roche e o da Abbott, que estão na notação em ng/L.

Atenção: para algoritmo de *rule-in* e *rule-out* não é utilizada a variação de 20% da quarta definição de IAM! Utilizam-se os cortes dos estudos de validação.

Para exemplificar, considere um paciente assintomático no momento e uma dor que iniciou há mais 3 horas; se a troponina US inicial (*kit* Roche®) for < 5 ng/L, é considerado *rule-out*, sem necessidade de coleta de outra troponina.

Se esse mesmo paciente procurar o PS com início da dor há menos de 3 horas, deve-se coletar uma segunda troponina US 1 hora após a primeira. Uma dosagem < 12 ng/L e variação < 3 ng/L é *rule-out*. Caso a primeira troponina for > 52 ng/L ou a variação em 1 hora ≥ 5 ng/L, o paciente é considerado *rule-in*. Pacientes que não preenchem nenhum critério têm prevalência de IAM de 18,6% e pode ser realizada uma terceira coleta de troponina, considerando ecocardiograma ou estratificação não invasiva.

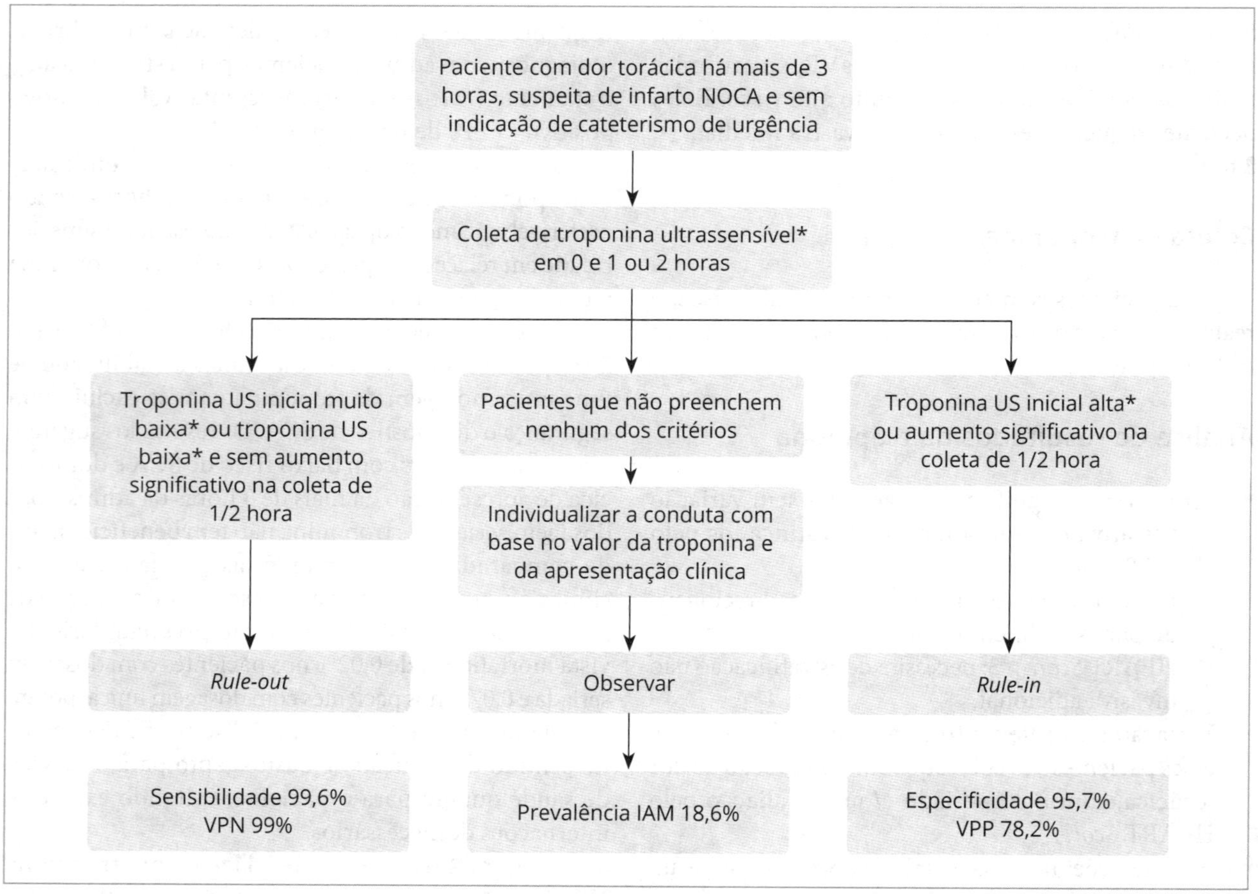

FIGURA 4 Fluxograma para rápido *rule-out e rule-in* utilizando troponina ultrassensível.

IAM: infarto agudo do miocárdio; NOCA: não oclusivo do miocárdio; VPN: valor preditivo negativo; VPP: valor preditivo positivo. * Os valores de corte da troponina US podem variar de acordo com o fabricante e devem ser consultados para adequada interpretação do exame.

Fonte: adaptada do Byrne et al., 2023[6].

ESTRATIFICAÇÃO DE RISCO ALÉM DA TROPONINA

Pacientes classificados como *rule-out* com troponina convencional

A estratificação de risco na dor torácica é um processo essencial na avaliação da síndrome coronariana aguda (SCA). Para instituições que usam *kits* convencionais de troponina é recomendada a realização de escores de risco para afastar SCA. O HEART *Score* (Tabela 3) e o EDACS são ferramentas validadas que combinam diversos parâmetros clínicos, demográficos e laboratoriais para fornecer uma avaliação precisa do risco de eventos cardiovasculares adversos maiores (MACE). O HEART *Score* incorpora a história clínica, ECG, idade, fatores de risco e níveis de troponina, enquanto o EDACS utiliza idade, sexo, fatores de risco cardiovascular, sintomas específicos e achados de exame físico e ECG.

A aplicação do HEART *Score* permite a tomada de decisão mais informada e segura, facilitando a identificação de pacientes que podem ser liberados com segurança para seguimento ambulatorial e aqueles que necessitam de avaliação mais aprofundada ou intervenção imediata. Isso não apenas melhora os desfechos clínicos ao prevenir eventos adversos, mas também contribui significativamente para a redução de custos hospitalares e melhora a eficiência do atendimento no departamento de emergência.

Classificação de risco a partir do HEART *Score* e probabilidade de MACE em 6 semanas:

- Baixo risco (0-3 pontos): 0,9-1,7%.
- Risco intermediário (4-6 pontos): 12-16,6%.
- Alto risco (7-10 pontos): 50-65%.

Pacientes com HEART *Score* baixo podem receber alta hospitalar com seguimento ambulatorial. Risco

TABELA 2 Valores de referência da troponina ultrassensível para cortes de inclusão ou exclusão, de acordo com cada fabricante

Algoritmo para valores de corte de troponina ultrassensível (ng/L) em 0 e 1 hora					
Marca/fabricante	**Muito baixo**	**Baixo**	**Sem variação após 1 hora**	**Alto**	**Variação positiva após 1 hora**
Roche	< 5	<12	< 3	≥ 52	≥ 5
Abbott	< 4	< 5	< 2	≥ 64	≥ 6
Siemens (Centaur)	< 3	< 6	< 3	≥ 120	≥ 12
Beckman Coulter	< 4	< 5	< 4	≥ 50	≥ 15
Singulex	< 1	< 2	< 1	≥ 30	≥ 6
Clinical Diagnostics	< 1	< 2	< 1	≥ 40	≥ 4
LSI Mediance	< 3	< 4	< 3	≥ 90	≥ 20
Quidel	< 4	< 5	< 3	≥ 60	≥ 8
Siemens (Dimension EXL)	< 9	< 9	< 5	≥ 160	≥ 100
Algoritmo para valores de corte de troponina ultrassensível (ng/L) em 0 e 2 horas					
Marca/fabricante	**Muito baixo**	**Baixo**	**Sem variação após 2 horas**	**Alto**	**Variação positiva após 2 horas**
Roche	< 5	<14	< 4	≥ 52	≥ 10
Abbott	< 4	< 6	< 2	≥ 64	≥ 15
Siemens (Centaur)	< 3	< 8	< 7	≥ 120	≥ 20
Beckman Coulter	< 4	< 5	< 5	≥ 50	≥ 20
Singulex	< 1	ASD	ASD	≥ 30	ASD
Ortho-Clinical Diagnostics	< 1	< 2	< 3	≥ 40	≥ 5
LSI Mediance	< 3	< 4	< 4	≥ 90	≥ 55
Quidel	< 4	ASD	ASD	≥ 60	ASD

Os valores de corte da troponina US são aplicáveis independentemente de idade, sexo ou função renal. ASD: a ser determinado. Os algoritmos em questão ainda estão em fase de pesquisa e desenvolvimento.

TABELA 3 *HEART Score*

HEART – escore para pacientes com dor torácica		
História	Alta suspeita	2
	Suspeita moderada	1
	Baixa suspeita	0
Eletrocardiograma	Desvio ST significante	2
	Distúrbio de repolarização significante/BRE/marca-passo	1
	Normal	0
Idade	≥ 65 anos	2
	≥ 45 e ≤ 65 anos	1
	≤ 45 anos	)
Fatores de risco	≥ 3 fatores de risco ou história de doença aterosclerótica	2
	1 ou 2 fatores de risco	1
	Sem risco conhecido	0
Troponina	≥ 3 vezes o limite normal	2
	> 1 e < 3 vezes o limite normal	1
	≤ 1 vez o limite normal	0
Total:		

* Fatores de risco para doença aterosclerótica: hipercolesterolemia, hipertensão, *diabetes mellitus*, tabagismo, história familiar, obesidade (IMC > 30), doença arterial coronariana: infarto agudo do miocárdio ou revascularização prévia, acidente vascular cerebral/ataque isquêmico transitório prévio, doença arterial obstrutiva periférica.

intermediário tem indicação de realizar teste não invasivo, ao passo que estratificação invasiva pode ser considerada em pacientes com HEART *Score* ≥ 7.

Estratificação não invasiva

Existem várias modalidades não invasivas disponíveis que permitem a avaliação da presença e a extensão da isquemia miocárdica. Incluem o teste ergométrico, ecocardiografia de estresse, cintilografia de perfusão miocárdica e ressonância magnética cardíaca.

Teste ergométrico

O teste de esforço é uma das modalidades mais tradicionais e amplamente utilizadas. No teste de esforço em esteira, o paciente caminha ou corre enquanto é monitorado por eletrocardiograma (ECG) para detectar alterações isquêmicas. Esse teste é indicado para pacientes com dor torácica estável que têm capacidade de realizar exercício físico. No entanto, sua sensibilidade e especificidade são relativamente menores em comparação com outras modalidades. Para melhorar a precisão diagnóstica, o teste de esforço pode ser combinado com modalidades de imagem, como o ecocardiograma ou a cintilografia miocárdica, permitindo a avaliação mais detalhada da função ventricular e da perfusão miocárdica.

Ecocardiografia de estresse

A ecocardiografia de estresse utiliza ultrassom para avaliar a função cardíaca em repouso e durante o estresse, que pode ser físico ou induzido por drogas como a dobutamina. Essa técnica é particularmente útil para pacientes com dor torácica e capacidade de exercício limitada, pois não envolve radiação ionizante e fornece uma avaliação direta da função ventricular e da presença de isquemia.

Cintilografia de perfusão miocárdica

A cintilografia de perfusão miocárdica envolve o uso de radiofármacos, como o tecnécio-99m, para avaliar a perfusão miocárdica em repouso e durante o estresse. É indicada para pacientes com capacidade de exercício limitada ou com resultados inconclusivos em testes de esforço. Oferece alta sensibilidade e especificidade, permitindo a identificação precisa de áreas de isquemia e viabilidade miocárdica, embora envolva exposição à radiação.

Angiotomografia de artérias coronárias

A angiotomografia computadorizada de artérias coronárias é uma modalidade que utiliza tomografia computadorizada com contraste para avaliar a anatomia coronariana. É indicada para pacientes com risco intermediário de DAC, especialmente aqueles com resultados inconclusivos em outras modalidades. A Angio-TC possui alta sensibilidade para excluir DAC significativa, fornece uma avaliação detalhada da anatomia coronariana e tem a vantagem de ser um teste rápido e mais disponível que outras modalidades. Necessita de controle de FC, idealmente < 60 bpm, e é considerada positiva quando há estenose > 50%.

Ressonância magnética cardíaca

A ressonância magnética cardíaca (RMC) é uma modalidade avançada que avalia a perfusão miocárdica, a função ventricular e a presença de cicatrizes utilizando ressonância magnética com gadolínio. É indicada para a avaliação de pacientes com dor torácica, especialmente aqueles com contraindicações para TC ou cintilografia. A RMC oferece alta resolução espacial e uma avaliação detalhada da viabilidade miocárdica sem exposição à radiação ionizante, embora tenha maior custo e menor disponibilidade.

Pacientes classificados como *rule-out* com troponina US

Pacientes classificados como *rule-out* com troponina US que têm ECG não isquêmico, conforme recomendação da ACC/AHA 2022, podem receber alta sem novos testes não invasivos e não requerem aplicação de escores de risco. Estudos que avaliaram aplicação de escores de risco nesses pacientes observaram que não houve melhora na segurança comparado ao algoritmo 0-1 hora e ao algoritmo *High-STEACS*, mas diminuição do número de pacientes classificados como de baixo risco.

TRATAMENTO

O tratamento de NOCA se baseia no controle dos danos já existentes na placa aterosclerótica, visando maior estabilização a fim de se evitar a ruptura completa ou instabilidades claudicantes. O tratamento medicamentoso preconizado hoje compartilha muitas semelhanças com o tratamento de OCA, com exceção das terapias de reperfusão, uma vez que se diferem pela presença ou não de trombo ocluindo a artéria lesada.

Todos os pacientes devem receber antiagregação plaquetária com AAS.

Conforme as diretrizes de 2023 publicadas pela European Society of Cardiology (ESC), o segundo antiagregante pode ser feito em pacientes com previsão de estratificação por angiografia em menos de 24 horas, após o cateterismo com a anatomia conhecida. Essa recomendação deve-se ao fato de que o segundo antiagregante só melhora os desfechos em pacientes que colocaram *stent* e, além disso, poderia atrasar uma cirurgia de revascularização (cate triarterial) pela meia-vida do antiagregante.

Entretanto, no Brasil são poucos os serviços que conseguem estratificar todos os pacientes em até 24 horas, podendo ser utilizado o clopidogrel 300 mg na maioria dos casos.

Conforme diretriz da ESC 2023, a anticoagulação deve ser iniciada para todos os pacientes com síndrome coronariana aguda, preferencialmente no mesmo tempo em que se realiza a antiagregação. Para os pacientes com estratificação não imediata, a anticoagulação deve ser mantida até a realização do cateterismo. As opções de preferência são a heparina não fracionada e a enoxaparina. O fondaparinux, apesar de menos disponível, também é uma alternativa.

Uma revisão sistemática da Cochrane em 2014 concluiu que o uso de heparina aumentou o risco de sangramento sem benefício em mortalidade. Assim, a anticoagulação deve ser realizada pesando o risco de sangramento e o benefício, principalmente considerando o perfil do paciente em tratamento.

Dentre as terapêuticas adicionais e recomendadas estão os inibidores da enzima conversora da angiotensina (IECA), os bloqueadores do receptor de aldosterona (BRA) – com o objetivo de evitar o remodelamento cardíaco, mas não devem ser utilizados concomitantemente – e as estatinas de alta potência, preferencialmente atorvastatina 80 mg, porém também apresentam excelentes resultados a rosuvastatina 20 mg e a sinvastatina 40 mg, droga mais disponível e acessível no Brasil.

TABELA 4 Prescrição sugerida na emergência

Jejum oral
Ácido acetilsalicílico 300 mg, VO, imediato
Clopidogrel 300 mg*
Atorvastatina 80 mg/sinvastatina 40 mg, VO, imediato
Dipirona 1 g, IV, imediato
Isordil 5 mg, SL, imediato
Monitorização contínua
CNO$_2$ se SpO$_2$ < 90%
Cateterismo cardíaco

* Checar se há indicação, conforme tempo até cateterismo.

Estratificação invasiva

A estratificação invasiva deve ser indicada para avaliação coronariana e intervenção se necessário. O momento da estratificação deve ser guiado a partir do risco cardiovascular e de evolução para síndrome coronariana oclusiva. A Tabela 5 apresenta a classificação de e o tempo para realização do cateterismo.

ACOMPANHAMENTO

Pacientes classificados como *rule-out* por troponina ultrassensível ou HEART *Score* < 3 por troponina convencional, ou com teste não invasivo negativo, podem receber alta hospitalar com seguimento ambulatorial.

TABELA 5 Classificação de risco no infarto não oclusivo do miocárdio (NOCA) e tempo para realização do cateterismo (CATE)

Risco	Clínica	ECG	TIMI/GRACE	Tempo para CATE
Muito alto	Dor refratária, choque cardiogênico, EAP, complicação mecânica	Arritmias malignas, supraST transitório, alterações dinâmicas de morfologias	Independe	Em até 2 horas
Alto	Marcadores positivos > p99, idade > 75 anos, sinais de congestão pulmonar, estase jugular, dor > 20 minutos e presente na avaliação	InfraST > 0,5 mm, bloqueio de ramo novo, alterações dinâmicas de segmento ST	TIMI ≥ 4 GRACE ≥ 130	Em até 24 horas
Médio	Dor > 20 minutos, sem dor na avaliação, idade 70-75 anos, marcadores positivos, porém < p99, diabetes, IAM, AVC ou AIT, DAOP, uso de AAS na última semana	Inversão de onda T, onda Q patológica	TIMI 2-3 GRACE 109-130	Em até 72 horas
Baixo	Idade < 70 anos, dor torácica não prolongada, marcadores negativos	Sem alterações de alto risco	TIMI ≤ 1 GRACE < 109	24-72 horas

AAS: ácido acetilsalicílico; AIT: ataque isquêmico transitório; AVC: acidente vascular cerebral; DAOP: doença arterial obstrutiva periférica; EAP: edema agudo de pulmão; ECG: eletrocardiograma; IAM: infarto agudo do miocárdio.

Pacientes classificados como *rule-in* e com indicação de estratificação invasiva (seja por troponina, teste não invasivo positivo, ou angina instável) devem ser internados em UTI até a realização do cateterismo. Na alta, devem receber continuidade do tratamento visando evitar recorrência de evento coronariano. Além de medidas comportamentais, como a cessação de tabagismo, atividade física e alimentação saudável, o uso regular das medicações recomendadas previne o evento secundário.

A seguir, sugestão de prescrição para uso domiciliar após a alta (medicamentos com nível de evidência IA)[6]:

- AAS 100 mg uma vez ao dia.
- Clopidogrel 75 mg uma vez ao dia (apenas se colocação de *stent*).
- Estatina: atorvastatina 80 mg/rosuvastatina 20 mg/ sinvastatina 40 mg.
- Betabloqueadores, se fração de ejeção ≤ 40%, independentemente da presença ou não de sintomas de insuficiência cardíaca.
- IECA para todos os pacientes com sintomas de insuficiência cardíaca, diabetes, hipertensão e/ou doença renal crônica.
- Antagonistas do receptor de mineralocorticoide para os pacientes com fração de ejeção ≤ 40% e diabetes ou insuficiência cardíaca.

REFERÊNCIAS

1. Fabre-Estremera B, Smith SW, Sandoval Y, Schulz K, Okeson B, Cullen L, et al. Rapid rule-out of myocardial infarction using a single high-sensitivity cardiac troponin I measurement strategy at presentation to the emergency department: The SAFETY Study. Clin Chem. 2023;69(6):627-636.
2. Potter JM, Hickman PE, Cullen L. Troponins in myocardial infarction and injury. Aust Prescr. 2022;45(2):53-57.
3. Sahadeo PA, Dym AA, Berry LB, Bahar P, Singla A, Cheta M, et al The best of both worlds: eliminating creatine kinase-muscle/brain (CK-MB) testing in the emergency department leads to lower costs without missed clinical diagnoses. Cureus. 2021;13(5):e15150.
4. Ojha N, Dhamoon AS. Myocardial infarction. Treasure Island: StatPearls Publishing, 2024. Disponível em: https://www.ncbi.nlm.nih.gov/books/NBK537076.
5. Thygesen K, Alpert JS, Jaffe AS, Simoons ML, Chaitman BR, White HD. Third universal definition of myocardial infarction. Circulation. 2012;126(16):2020-35.
6. Byrne RA, Rossello X, Coughlan JJ, Barbato E, Berry C, Chieffo A, et al.; ESC Scientific Document Group. 2023 ESC Guidelines for the management of acute coronary syndromes. Eur Heart J. 2023;44(38):3720-3826. Erratum in: Eur Heart J. 2024;45(13):1145.
7. Wassie M, Lee MS, Sun BC, Wu YL, Baecker AS, Redberg RF, et al. Single vs serial measurements of cardiac troponin level in the evaluation of patients in the emergency department with suspected acute myocardial infarction. JAMA Netw Open. 2021;4(2):e2037930.
8. Gerretsen BM. Single troponin testing in ED patients with suspected acute myocardial infarction. REBEL EM blog. 2021. Disponível em: https://rebelem.com/single-troponin-testing-in-ed-patients-with-suspected-acute-myocardial-infarction.
9. Théroux P, Ouimet H, McCans J, et al. Aspirin, heparin, or both to treat acute unstable angina. N Engl J Med. 1988;319:(17)1105-11.
10. The RISC trial: Risk of myocardial infarction and death during treatment with low dose aspirin and intravenous heparin in men with unstable coronary artery disease. The RISC Group. Lancet. 1990;336:(8719)827-30.
11. Andrade-Castellanos CA, Colunga-Lozano LE, Delgado-Figueroa N, Magee K. Heparin versus placebo for non-ST elevation acute coronary syndromes. Cochrane Database Syst Rev. 2014;2014(6).
12. Kosuge M, Kimura K, Ishikawa T, et al. ST-segment depression in multiple lead and isolated ST-segment elevation in lead aVR in non-ST-segment elevation acute coronary syndromes. Am J Cardiol. 2008.
13. Christ M, Popp S, Pohlmann H, et al. Implementation of a point-of-care cardiac troponin T testing algorithm in the emergency department. Clin Chem Lab Med. 2014;52(1):99-106.
14. Thygesen K, Alpert JS, Jaffe AS, et al. Fourth universal definition of myocardial infarction. Circulation. 2018;138(20).
15. Giannitsis E, Becker M, Kurz K, et al. High-sensitivity cardiac troponin T for early prediction of evolving non-ST-segment elevation myocardial infarction in patients with suspected acute coronary syndrome. Clin Chem. 2010;56(4):642-50.
16. Reichlin T, Schindler C, Drexler B, et al. One-hour rule-out and rule-in of acute myocardial infarction using high-sensitivity cardiac troponin T. Arch Intern Med. 2012;172(16):1211-8.

Seção VIII

Emergências respiratórias

COORDENADORES DA SEÇÃO:

Patrícia Lopes Gaspar
Kaile de Araújo Cunha
Frederico Carlos de Sousa Arnaud

1
Insuficiência respiratória aguda

Patrícia Lopes Gaspar
Morgana Tavares Dantas Sousa
Lucas Soares Coelho Marrocos
Gabriel Klecius Reis Araujo

PONTOS PRINCIPAIS

- Identifica-se um paciente com insuficiência respiratória por meio da ectoscopia e do exame físico, observando sinais como taquipneia, uso de musculatura acessória, cianose e alterações no estado mental, que podem incluir agitação ou letargia, além da presença de hipoxemia.
- A percussão do tórax pode identificar hipertimpanismo torácico, sugerindo pneumotórax ou enfisema, ou ainda macicez, indicando derrame pleural, consolidação, atelectasia, tumores, empiema ou fibrose pulmonar.
- O objetivo da oxigenoterapia é não apenas corrigir a hipoxemia, mas também mitigar os sintomas associados e aliviar a carga sobre o sistema cardiovascular, que pode estar sujeito a exaustão, agravando a situação.

INTRODUÇÃO

Em contextos de atendimento de emergência, um dos principais objetivos é identificar e tratar rapidamente as causas subjacentes de instabilidade, empregando uma abordagem organizada e eficiente. Entre as síndromes de alta gravidade e complexidade etiológica, a insuficiência respiratória desponta como uma condição de grande importância a ser avaliada e tratada com excelência[1].

A dispneia, caracterizada como uma sensação subjetiva de desconforto respiratório, não apenas serve como um sinal de alarme para diversas doenças, mas também constitui um motivo frequente de busca por atendimento médico de emergência, chegando a registrar uma frequência de até 3,4 milhões de atendimentos nos Estados Unidos[2]. Reconhecer, tratar e prevenir a dispneia, que pode evoluir para insuficiência respiratória, é um dos fundamentos primordiais do atendimento médico de emergência. Na abordagem sistematizada de pacientes graves, a avaliação inicial da via aérea e da capacidade de ventilação e oxigenação adequadas são dois dos primeiros pontos críticos a serem considerados, dada sua capacidade de levar rapidamente o paciente a óbito ou causar lesões graves e irreversíveis. A aplicação de um pensamento estruturado na abordagem dessa síndrome é essencial para a rapidez e eficácia do atendimento. O diagnóstico sindrômico e a identificação da causa subjacente são geralmente viáveis por meio da anamnese, exame físico e exames complementares realizados no ponto de atendimento.

A insuficiência respiratória aguda é um diagnóstico sindrômico que se manifesta pela súbita incapacidade do sistema respiratório em realizar trocas gasosas de forma eficaz. Isso se reflete em alterações na pressão arterial de oxigênio (PaO_2) e/ou na pressão arterial de dióxido de carbono ($PaCO_2$) no sangue arterial, indicando comprometimento na ventilação e na troca gasosa pulmonar. Essas mudanças evidenciam uma limitação na capacidade do organismo em atender às necessidades fisiológicas. Assim, é imperativo assegurar a viabilidade da troca de gases na membrana alvéolo-capilar, a adequada ventilação pulmonar e a pervidade do sistema circulatório.

Para compreender as possíveis causas do desconforto respiratório e identificar onde intervir, é importante

TABELA 1 Causas de desconforto respiratório

Via aérea	Parênquima pulmonar	Musculatura e controle central	Perfusão pulmonar	Transporte de gases	Atividade celular
Corpo estranho	Consolidação/ pneumonia	Miastenia	TEP	Intoxicação monóxido de carbono	Cianeto
Trauma de face ou traqueia	Pneumotórax	Guillain-Barré	Cardiopatias congênitas	Instabilidade hemodinâmica	
Edema de via aérea superior (anafilaxia, queimaduras e infecções)	Derrame pleural	Trauma torácico	Shunts	Anemia	
Broncoespasmo	Contusão pulmonar	Intoxicação por medicamentos depressores			
	Congestão	Lesões do SNC			
	Fibrose pulmonar	Tétano/botulismo			
		Lesões medulares			

SNC: sistema nervoso central; TEP: tromboembolismo pulmonar. Fonte: adaptada de Haydel, 2021[4].

entender as etapas envolvidas no processo respiratório, sua organização e regulação. Isso abrange a permeabilidade da via aérea, a eficiência da ventilação com a adequada movimentação torácica, a troca gasosa nos alvéolos pulmonares e o transporte de oxigênio e dióxido de carbono pela corrente sanguínea até os tecidos, onde ocorre a respiração celular nas mitocôndrias. A respiração celular é fundamental para a produção da energia necessária para a maioria das atividades celulares.

RECONHECIMENTO E TOMADA DE DECISÃO

Antes mesmo da coleta da história clínica, é possível identificar um paciente com insuficiência respiratória por meio da ectoscopia e do exame físico, observando sinais como taquipneia, uso de musculatura acessória, cianose e alterações no estado mental, que podem incluir agitação ou letargia, além da presença de hipoxemia[5]. A anamnese direcionada, o exame físico e o início do suporte ocorrem de forma simultânea. Inicialmente, pode não ser possível determinar a etiologia do desconforto respiratório, mas medidas de suporte, como a administração de oxigênio, podem ser prontamente iniciadas quando indicadas.

Na anamnese, é fundamental investigar diversos pontos, incluindo se a dispneia é uma nova ocorrência, a rapidez com que se desenvolveu e se trata da agudização de uma condição pré-existente, como doenças crônicas dos sistemas pulmonar, cardíaco ou neuromuscular. É importante também buscar sintomas associados, como dor torácica, palpitações, tosse, expectoração, relação com esforço físico, posição em decúbito, histórico de tabagismo, exposição a substâncias como carvão, sílica ou asbesto, entre outros.

O exame físico é extremamente útil para identificar a gravidade do desconforto respiratório agudo e pode auxiliar na suspeita sobre sua causa:

- Ectoscopia e inspeção: observação do uso de musculatura acessória, alterações do estado mental (como agitação ou sonolência, sendo a primeira mais associada à hipoxemia e a segunda à hipercapnia), presença de diaforese, respiração com ruídos audíveis, e cianose central.
- Cabeça e pescoço: avaliação de edema, eritema, palidez, turgência jugular, desvio da traqueia e presença de linfadenomegalias.
- Tórax: exame para identificar expansão torácica assimétrica, ausculta pulmonar com crepitações difusas, sibilos, ausência de sons em um dos hemitórax e estertores.
- Extremidades: observação de baqueteamento digital, edema unilateral em membro inferior, cianose nas extremidades e livedo reticular.

Na sala de emergência, a prioridade é a identificação e intervenção de condições críticas e condições cujos tratamentos são tempo-dependentes.

TABELA 2 Diagnósticos críticos na dispneia

Diagnósticos críticos	Diagnóstico emergencial	Diagnóstico não emergencial
Obstrução de via aérea	Asma	Derrame pleural
Tromboembolismo pulmonar	Pneumonia	Insuficiência cardíaca valvar
Anafilaxia	*Cor pulmonale*	Cardiopatia congênita
IAM	Pericardite	Ascite
Tamponamento cardíaco	Insuficiência renal (acidose, uremia)	Síndrome do pânico/somatização
Epiglotite	Pneumotórax simples	Tireoidopatia
Pneumotórax hipertensivo	Hemotórax	Polimiosite
Intoxicação por monóxido de carbono ou cianeto	Anemia	
Intoxicação por organofosforados	Esclerose múltipla	
	Síndrome de Guillain-Barré	

IAM: infarto agudo do miocárdio. Fonte: adaptada de Haydel, 2021[4].

CLASSIFICAÇÃO

Classicamente a insuficiência respiratória pode ser classificada em três tipos: I) hipoxêmica, II) hipercápnica ou III) mista. As causas de hipoxemia normalmente estão relacionadas a prejuízo na relação ventilação/perfusão e as causas hipercápnicas à diminuição do volume minuto ou obstrução de pequenas vias aéreas com retenção de CO_2.

INSUFICIÊNCIA RESPIRATÓRIA HIPOXÊMICA

A insuficiência respiratória é definida por baixos valores de saturação de hemoglobina (< 90%) e da pressão parcial de oxigênio no sangue arterial ($PaO_2 < 60$ mmHg). Os mecanismos que levam a esses baixos níveis de oxigênio são mais bem descritos como causas de hipoxemia: distúrbios da relação ventilação e perfusão (V/Q). Quando uma área é perfundida, mas não ventilada, como em uma atelectasia, ocorre o que chamamos de efeito *shunt*. Por outro lado, quando uma área é ventilada, mas não perfundida, como no caso de um tromboembolismo pulmonar, temos o efeito espaço morto. Outro mecanismo de hipoxemia é a redução da pressão inspirada de oxigênio, como ocorre em grandes altitudes.

Para fins de investigação da etiologia da insuficiência respiratória aguda (IRpA), o cálculo do gradiente alvéolo-arterial (A-a) pode ser útil.

Gradiente A-a:

- Gradiente A-a = $PAO_2 - PaO_2$, em que:
  - PAO_2 = Pressão parcial de oxigênio alveolar
  - PaO_2 = Pressão parcial de oxigênio arterial

Quando temos o gradiente A-a normal, temos as possíveis etiologias:

- Hipoventilação alveolar: O aumento da pressão parcial de dióxido de carbono reduz a concentração de oxigênio alveolar, instala-se a hipoxemia, porém com o gradiente alveoloarterial mantido.
- Diminuição da pressão atmosférica ou da fração inspirada de oxigênio, mais comum em locais de alta altitude.

Causas com aumento do gradiente A-a:

- Dificuldade na difusão de gases: lesões estruturais que aumentam a resistência na interface entre as células epiteliais do alvéolo e os capilares podem dificultar a troca gasosa, resultando em hipoxemia. Geralmente, a difusão do dióxido de carbono não é afetada. Exemplos incluem enfisema pulmonar e doenças intersticiais.
- Alteração na relação ventilação/perfusão: o equilíbrio entre ventilação e perfusão é crucial para a oxigenação adequada. Quando há áreas ventiladas, mas não perfundidas, ocorre o efeito espaço morto, enquanto o efeito *shunt* ocorre quando há perfusão sem ventilação adequada.
- *Shunt* direito-para-esquerdo: malformações vasculares ou cardíacas, como o forame oval patente em neonatos, podem causar um *bypass* na circulação, levando à hipoxemia.

Insuficiência respiratória hipercápnica

Elevação na pressão parcial de dióxido de carbono (CO_2) está relacionada à produção periférica desse gás e inversamente proporcional à sua eliminação pela respiração (volume minuto = frequência respiratória × volume corrente). Um ponto relevante que influencia na eliminação do CO_2 é a extensão do espaço morto (áreas ventiladas, mas sem trocas gasosas, como a via aérea superior e os brônquios terminais).

AVALIAÇÃO DIAGNÓSTICA

Anamnese e exame físico

A avaliação diagnóstica na insuficiência respiratória aguda é uma etapa crítica para determinar a causa subjacente e orientar o tratamento adequado. Os testes diagnósticos devem ser guiados pela história clínica e pelo exame físico. Realizar testes sem um diagnóstico diferencial claro pode levar a erros e atrasar o tratamento adequado.

Uma anamnese detalhada permite explorar o histórico patológico pregresso, antecedentes pessoais e o uso de medicamentos que afetam os sistemas respiratório, cardiovascular e nervoso central (SNC).

O exame físico é fundamental na avaliação inicial da IRpA, fornecendo informações cruciais para o diagnóstico e o manejo. É imprescindível iniciar com uma inspeção geral, observando a frequência respiratória e sinais de esforço respiratório, além de verificar a presença de cianose, um forte indicador de hipoxemia.

Durante a inspeção, devemos procurar sinais como tiragem, uso de musculatura acessória e movimento paradoxal do abdome. A percussão do tórax pode identificar hipertimpanismo torácico, sugerindo pneumotórax ou enfisema, ou ainda macicez, indicando derrame pleural, consolidação, atelectasia, tumores, empiema ou fibrose pulmonar.

Na palpação, alterações na expansibilidade torácica unilateral sugerem que algo está impedindo a expansão normal dos pulmões, como atelectasia, pneumotórax, derrame pleural ou pneumonia, enquanto redução bilateral sugere doenças pulmonares difusas, como DPOC ou fibrose pulmonar. A palpação também pode revelar a presença de massas ou nódulos subcutâneos, linfonodomegalias ou enfisema subcutâneo, este último podendo indicar pneumotórax.

Embora menos utilizado no departamento de emergência, o frêmito táctil pode ser avaliado para detecção de consolidação pulmonar (aumento do frêmito) ou derrame pleural (diminuição do frêmito). Na ausculta, é essencial identificar padrões anormais, como crepitações e sibilos, e estar atento a sinais de maior gravidade, como estridor, que pode indicar laringoespasmo e instabilidade da via aérea.

A avaliação neurológica e cardíaca também é importante, principalmente quando a anamnese chama atenção para patologias não pulmonares, e para identificar potenciais alterações no estado de consciência e resposta motora que podem impactar a ventilação e a oxigenação. Os sinais vitais também podem nos revelar bradiarritmias ou taquiarritmias que necessitam de intervenção imediata.

Exames complementares

Gasometria arterial

Fundamental não só para confirmar a IRpA, mas também para sua classificação, avaliação da gravidade e definição da terapia apropriada. Geralmente, uma falha de troca gasosa é identificada quando a PaO_2 está abaixo de 60 mmHg e/ou a $PaCO_2$ excede 45 mmHg. A gasometria arterial oferece informações adicionais sobre o estado metabólico ácido-básico, que pode ser a causa da insuficiência respiratória na ausência de distúrbio respiratório primário. Em algumas condições, pode ajudar a diferenciar quadros agudos de crônicos agudizados, como na DPOC, utilizando os valores de bicarbonato e de base excesso (BE), pois esses dois parâmetros precisam de tempo para compensar uma possível acidose respiratória crônica. A relação entre a pressão parcial de oxigênio no sangue arterial (PaO_2) e a fração inspirada de oxigênio (FiO_2) é uma medida de grande importância na avaliação da função respiratória. Esta relação é menos suscetível a erros interpretativos do que outras métricas, oferecendo uma avaliação mais clara da oxigenação pulmonar. Valores abaixo de 400 são geralmente considerados anormais, indicando uma diminuição na capacidade de oxigenação dos pulmões. Quando a relação PaO_2/FiO_2 cai abaixo de 100, isso sinaliza uma hipoxemia grave, indicando uma insuficiência respiratória significativa que requer intervenção imediata.

Oximetria de pulso e capnografia

São formas não invasivas de avaliação dos gases, de forma contínua, e ajudam na avaliação de modo rápido da resposta a uma intervenção instituída.

A oximetria de pulso em ar ambiente indica uma redução da SpO_2 para valores abaixo de 90 a 93%, fornecendo uma indicação rápida das condições de troca gasosa. No entanto, diversos fatores podem afetar a precisão desta leitura, incluindo choque circulatório, má perfusão tecidual, cor da pele, mau posicionamento do sensor, entre outros. A oximetria de pulso não fornece dados sobre os níveis de CO_2, tornando a gasometria arterial um método complementar essencial.

A capnografia ou capnograma é a medição não invasiva da pressão parcial de dióxido de carbono (CO_2) no ar exalado, expressa como a concentração de CO_2 ao longo do tempo. As alterações na forma da capnografia são diagnósticas de condições de doença, enquanto as alterações no CO_2 expirado ($EtCO_2$) e a concentração máxima de CO_2 no final de cada respiração corrente podem ser usadas para avaliar a gravidade da doença e a resposta ao tratamento. A relação entre a concentração de CO_2 e o tempo é representada graficamente pela forma de onda de CO_2, como mostra a Figura 1.

A capnografia monitora dinamicamente o estado ventilatório em pacientes com desconforto respiratório agudo de qualquer etiologia. Medindo o $EtCO_2$ e a frequência respiratória em cada respiração, a capnografia fornece *feedback* instantâneo sobre o estado clínico do paciente. A frequência respiratória, medida diretamente da via aérea com cânula oral ou nasal, é mais confiável que o monitoramento por impedância, que pode registrar respirações mesmo sem ventilação real. Na obstrução da via aérea superior, a capnografia mostra uma forma de onda plana, ao contrário da impedância, que pode detectar falsamente uma respiração, além de permitir avaliar rapidamente as tendências do $EtCO_2$, fornecendo dados suficientes para determinar se a ventilação do paciente está piorando (aumento do $EtCO_2$), estabilizando ($EtCO_2$ estável) ou melhorando (diminuição do $EtCO_2$).

A capnografia também é o indicador mais confiável de que um tubo endotraqueal é colocado na traqueia após a intubação e a sua não utilização, quando disponível no serviço, é considerada má prática.[8]

Exames de imagem

A escolha do método deve ser guiada pela suspeita diagnóstica e capacidade de transporte do paciente. Estes podem ser capazes de identificar pneumonias, pneumotórax, derrames pleurais, atelectasias, lesões no sistema nervoso central, embolias vasculares ou alterações cardíacas. A radiografia de tórax é o exame de imagem mais amplamente disponível nos serviços de emergência, sendo importante que o médico possua habilidade para interpretar corretamente as imagens. Entretanto, é fundamental reconhecer que existem condições nas quais o diagnóstico deve ser eminentemente clínico, como o pneumotórax hipertensivo, crise asmática grave, anafilaxia ou obstrução de via aérea superior, dispensando a necessidade de exames de imagem para a confirmação e manejo imediato.

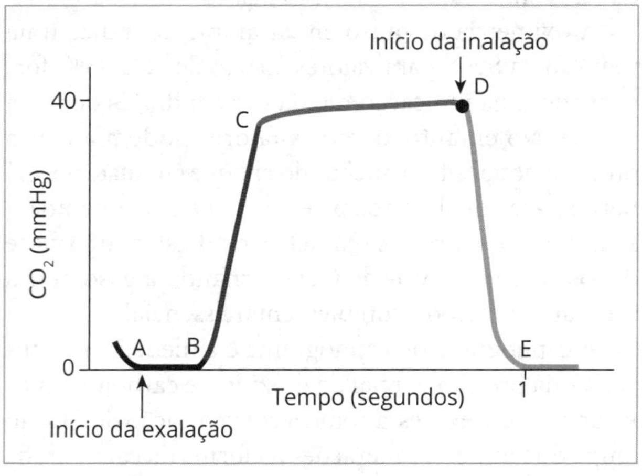

FIGURA 1 Forma de onda normal de CO_2.
Fonte: Krauss et al., 2024[8].

A tomografia computadorizada (TC) é extremamente valiosa na identificação de detalhes anatômicos finos e patologias que podem não ser evidentes na radiografia convencional, como pequenos derrames pleurais e pneumotórax de menor volume.

USG pulmonar

A ultrassonografia à beira do leito é uma ferramenta rápida e particularmente útil em vários cenários emergenciais. Sua principal vantagem para o paciente instável que adentrou o departamento de emergência reside na aplicação imediata no diagnóstico de diversas patologias ameaçadoras à vida, postergando ou até mesmo evitando o transporte do paciente para a sala de radiologia ou a exposição à radiação. Além disso, pode ser uma ferramenta essencial na tomada de decisão.

Na IRpA, a utilização da ultrassonografia pulmonar é especialmente atrativa, pois permite a detecção de alterações na aeração pulmonar em diversas condições potencialmente fatais, como edema pulmonar agudo, síndrome do desconforto respiratório agudo, pneumonia e pneumotórax. A perda da aeração pulmonar pode ser quantificada através do escore ultrassonográfico pulmonar (LUS – *Lung Ultrasound Score*). Avaliam-se todos os espaços intercostais das regiões anterior, lateral e posterior de ambos os pulmões (seis regiões de cada hemitórax), como mostrado na Figura 2. Para cada região, o pior padrão ultrassonográfico é considerado representativo de toda a área.[9]

A aeração normal é indicada pela presença de deslizamento pulmonar e linhas horizontais A, ou menos de três linhas verticais B, recebendo um escore 0. A perda moderada de aeração é caracterizada por múltiplas linhas B, regular ou irregularmente espaçadas, originando-se da linha pleural ou de pequenas consolidações justapleurais, recebendo 1 ponto. A perda grave de aeração é identificada por linhas B coalescentes em diversos espaços intercostais, ocupando todo o espaço, resultando em um escore 2. A perda completa da aeração, como na consolidação pulmonar, é caracterizada pela presença de ecogenicidade tissular e broncogramas aéreos estáticos ou dinâmicos, recebendo um escore 3.

Os escores das 12 regiões examinadas são somados para calcular o escore LUS, que varia de 0 a 36. Quanto maior a pontuação, maior a mortalidade e a probabilidade de necessidade de ventilação mecânica.[10]

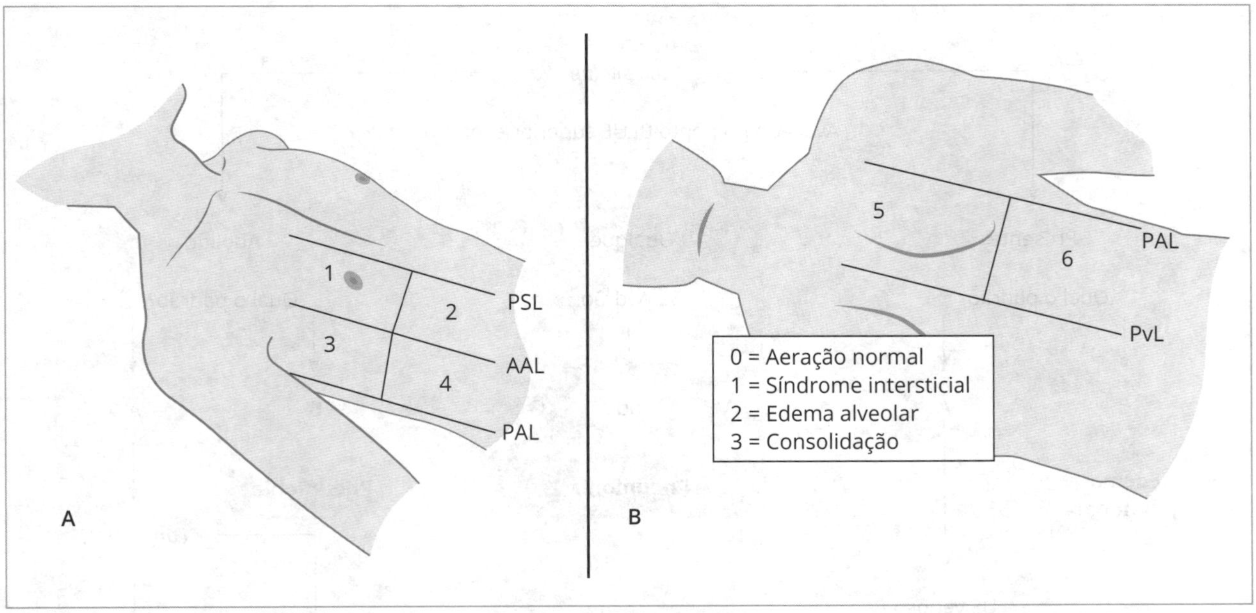

FIGURA 2 Avaliação do escore ultrassonográfico pulmonar. Seis regiões pulmonares de interesse, delineadas pela linha paraesternal (PSL), linha axilar anterior (AAL), linha axilar posterior (PAL) e linha paravertebral (PVL), são examinadas em cada lado. Cada região pulmonar é cuidadosamente examinada no plano longitudinal e cada espaço intercostal presente na região é examinado no plano transversal. O pior padrão ultrassonográfico caracteriza a região (LUS regional) utilizando a seguinte classificação: 0 = aeração normal; 1 = perda moderada de aeração: síndrome intersticial, definida por múltiplas linhas B espaçadas ou edema pulmonar localizado, definido por linhas B coalescentes em menos de 50% dos espaço intercostal examinado em plano transversal, ou consolidações subpleurais; 2 = perda severa de aeração: edema alveolar definido por linhas B coalescentes difusas ocupando todo o espaço intercostal; 3 = perda total de aeração pulmonar: consolidação pulmonar definida como um padrão tecidual com ou sem broncograma aéreo. A pontuação final é calculada com a soma das 12 pontuações regionais.
Fonte: adaptada de Rouby et al., 2018[11].

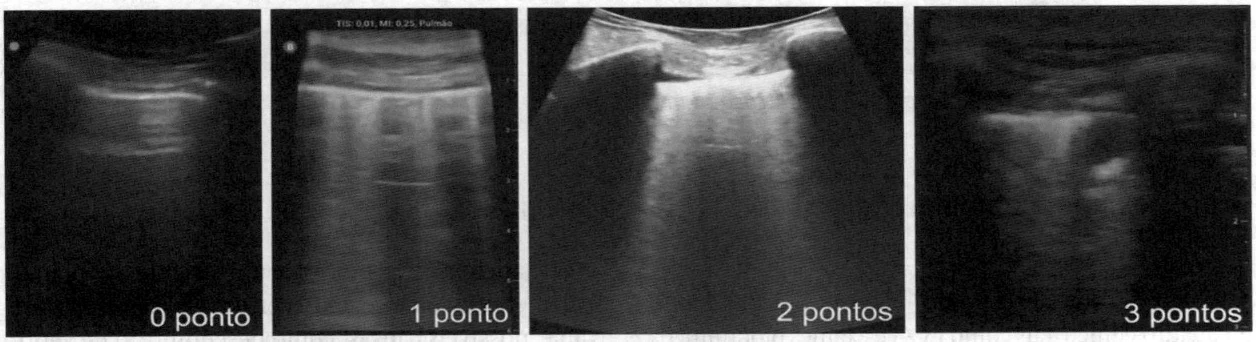

FIGURA 3 Esquema de execução da pontuação ultrassonográfica pulmonar.
Fonte: acervo pessoal do autor.

Um dos primeiros protocolos descritos para a aplicação da ultrassonografia pulmonar em situações de emergência para dispneia e insuficiência respiratória aguda é o protocolo BLUE (*Bedside Lung Ultrasoud in Emergency)*, desenvolvido por Lichtenstein em 2008. Este protocolo inclui a avaliação da presença de deslizamento pleural (se ausente pode indicar, dentre outras condições, um pneumotórax), "linhas A" (linhas pleurais, que indicam aeração pulmonar) e "linhas B" (sugerindo edema intersticial). Segundo o protocolo BLUE, a avaliação deve ser bilateral e adquirida em três pontos diferentes: a) na linha subclavicular média, b) no ponto crural ao mamilo; c) no ponto em que a linha axilar posterior cruza a linha horizontal do mamilo (ponto PLAPS – síndrome alveolar e/ou pleural posterolateral). A precisão do protocolo na identificação da causa do desconforto respiratório foi muito alta, com sensibilidade e especificidade entre 90 e 100% na maioria dos casos.

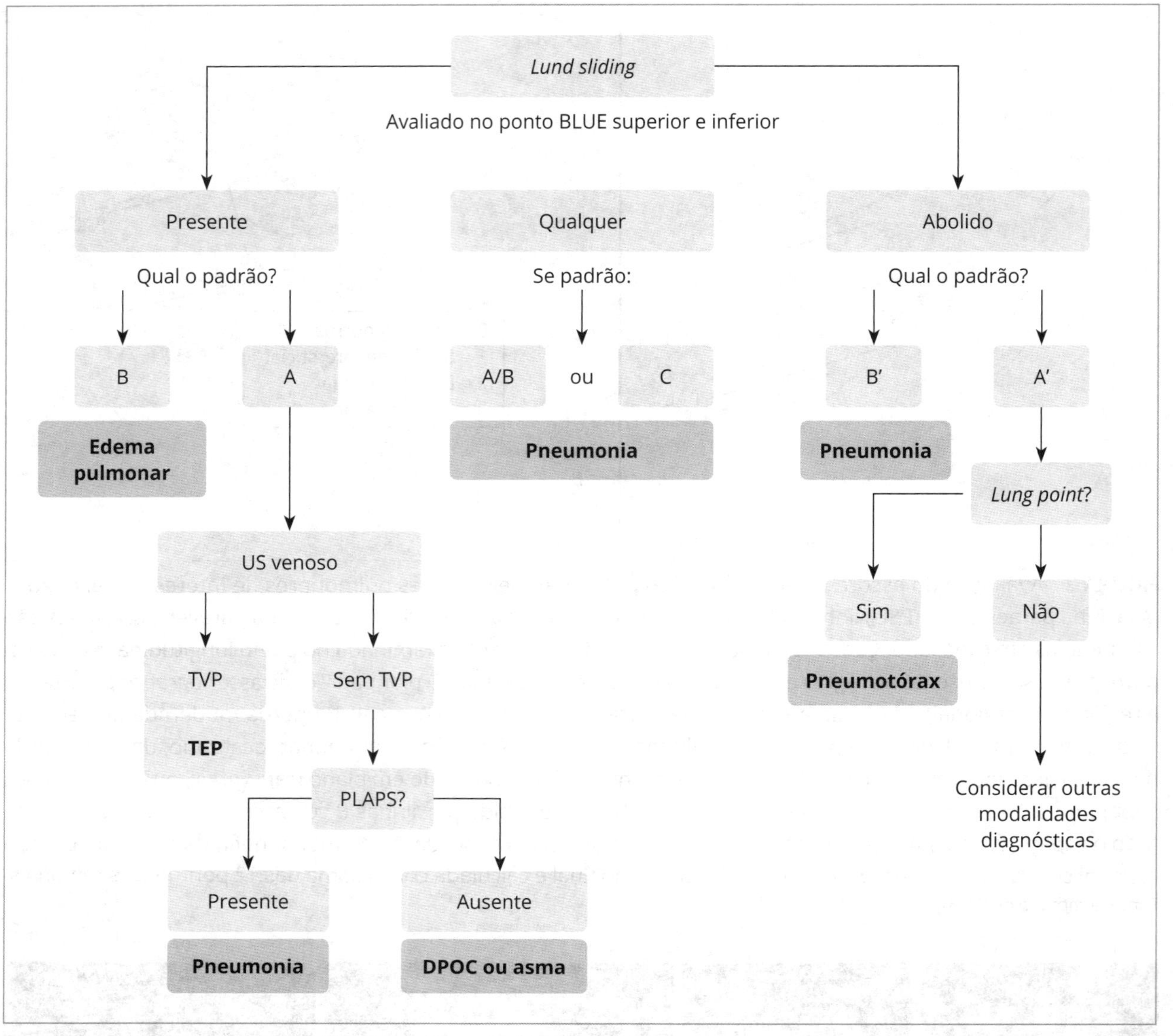

FIGURA 4 Protocolo BLUE (*Bedside Lung Ultrasoud in Emergency*).

Outros exames complementares diagnósticos

Outros exames podem ser relevantes, dependendo do quadro clínico, tais como ECG e exames bioquímicos (eletrólitos, glicemia, função renal). Valores < 100 pg/mL para o peptídeo natriurético tipo B (BNP) e < 300 pg/mL para o pró-peptídeo natriurético tipo B N-terminal (NT-proBNP) excluem insuficiência cardíaca aguda. Culturas podem ser úteis para identificação de agentes infecciosos. O D-dímero apresenta alto valor preditivo negativo para TEP nos casos de Wells com baixa probabilidade, e o ecocardiograma fornece informações valiosas sobre a função cardíaca, especialmente em casos de insuficiência cardíaca aguda.

MANEJO

O manejo da IRpA envolve um ciclo de três etapas. A primeira etapa é reconhecer uma possível IRpA e avaliar possíveis causas, como desequilíbrio de ventilação vs. perfusão, hiperventilação alveolar e outras condições, incluindo: (1) baixa fração inspirada de oxigênio (FiO_2); (2) baixa pressão atmosférica (p. ex., em grandes altitudes); (3) limitação da difusão (p. ex., doença pulmonar intersticial, pneumonia por *Pneumocystis jiroveci*); e (4) *shunt* direito-esquerdo pulmonar ou extrapulmonar. Uma causa adicional de hipercapnia é a produção metabólica excessiva de dióxido de carbono no contexto de febre, sepse, tireotoxicose ou hipertermia.

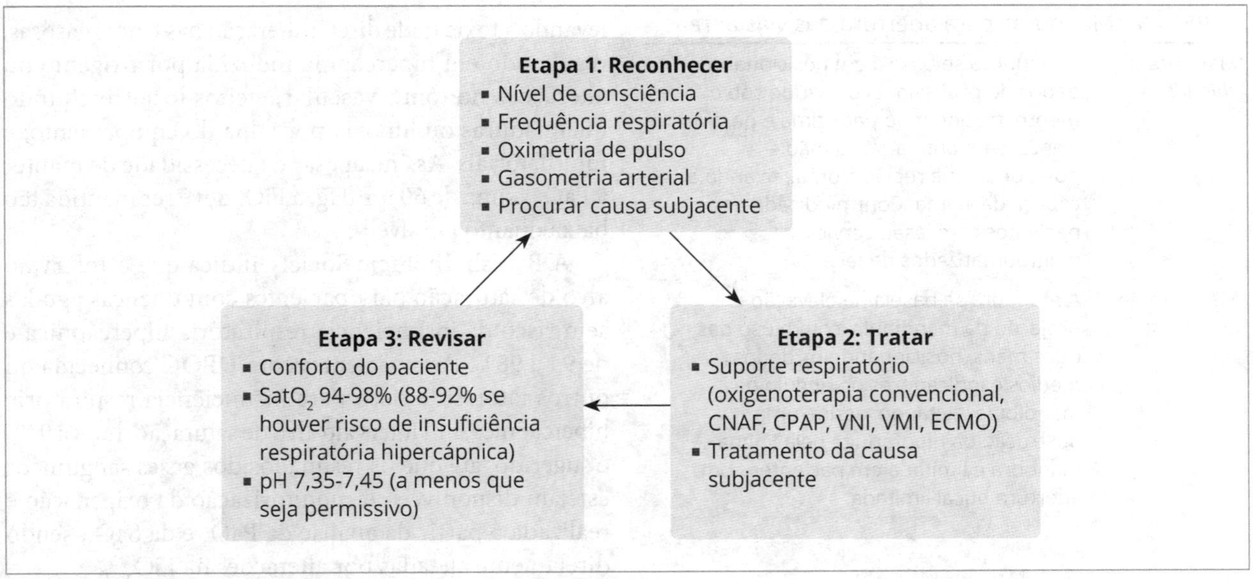

FIGURA 5 Ciclo de manejo da insuficiência respiratória aguda.
Fonte: adaptada de See, 2022[13].

A segunda etapa do ciclo de manejo da IRpA envolve o tratamento da causa subjacente. As opções de suporte respiratório incluem oxigenoterapia convencional, cânula nasal de alto fluxo, pressão positiva contínua nas vias aéreas (CPAP), ventilação não invasiva (VNI), ventilação mecânica invasiva e oxigenação por membrana extracorpórea (ECMO). Todas essas opções podem ser complementadas pela posição de prona, que alivia a compressão das regiões dorsais do pulmão, melhorando a aeração pulmonar e as trocas gasosas.

A terceira etapa implica a revisão e monitoramento contínuo do nível de conforto do paciente, que abrange indicadores como a presença de uso de musculatura acessória, manifestações de fadiga e sudorese, além da monitorização de parâmetros objetivos como a oximetria de pulso e pH[12].

ESTABILIZAÇÃO INICIAL

A IRpA representa uma emergência médica que demanda intervenção imediata e resolutiva, seguindo o mnemônico ABCDE e personalizada às necessidades individuais de cada paciente, visto que a apresentação clínica da IRpA pode ter mecanismos fisiopatológicos distintos.

No departamento de emergência, o foco deve ser a manutenção da fisiologia respiratória normal, com o objetivo primordial de evitar desfechos desfavoráveis, em detrimento inicial do diagnóstico etiológico. A estabilização inicial requer uma abordagem ágil, envolvendo desobstrução das vias aéreas, otimização da oxigenação e garantia de troca gasosa adequada. Estas medidas devem ser implementadas prontamente, com reavaliação constante e ajustes, conforme necessário. Após essa terapia de ponte, estabelecer a causa é crucial para a continuidade do tratamento.

MANUTENÇÃO DA PERVIEDADE DA VIA AÉREA

É essencial garantir a perviedade da via aérea, permitindo a passagem desimpedida do ar. Isso é alcançado através da remoção de corpos estranhos, aspiração de secreções e, quando necessário, utilizando dispositivos para elevar a base da língua.

Para a remoção de corpos estranhos é necessária visualização direta através de oroscopia, laringoscopia ou broncoscopia. A manipulação às cegas pode resultar na introdução mais profunda do corpo estranho, exacerbando as lesões existentes.

A aspiração de secreções é indicada em pacientes com hipersecreção e ausência de reflexo de deglutição.

Quando o cenário envolver pacientes com queda da base de língua, inconscientes ou ainda pacientes com rebaixamento de sensório, devemos realizar manobras de abertura da via aérea, como a manobra de *chin-lift* e a manobra de *jaw-thrust*, descritas na Tabela 3.

Uma vez estabelecida uma via aérea pérvia, é necessário mantê-la assim. Os dispositivos orofaríngeos e nasofaríngeos são adjuntos essenciais para alcançar esse objetivo. A menos que a ventilação com bolsa-máscara seja prevista como necessária apenas temporariamente (p. ex., enquanto a naloxona está produzindo efeito), recomenda-se a utilização de um dispositivo de abertura

TABELA 3 Manobras para abertura das vias aéreas

Manobra de *chin-lift*	A manobra se baseia em posicionar os dedos do profissional de saúde sob o mento, tracionando para cima e para a frente, enquanto a outra mão é posicionada na região frontal, fixando a cabeça da vítima. Contraindicada em pacientes com lesão cervical e politraumatizados de face.
Manobra de *jaw-thrust*	A manobra se baseia na elevação e projeção da mandíbula, com o uso das duas mãos, posicionando os dedos médios e indicadores no ângulo da mandíbula, evitando, assim, uma obstrução da hipofaringe pela língua. A manobra é limitada em pacientes com abertura bucal limitada.

de via aérea sempre que a ventilação com bolsa-máscara for necessária. A cânula orofaríngea pode ser complementada por uma ou até duas cânulas nasofaríngeas. No entanto, é importante ressaltar que nenhum desses dispositivos protegerá a traqueia contra a aspiração de secreções ou conteúdo gástrico. Portanto, um tubo endotraqueal deve ser inserido o mais rapidamente possível em qualquer paciente incapaz de proteger a via aérea.

OXIGENOTERAPIA

A oxigenoterapia desempenha um papel fundamental no manejo de pacientes com IRpa hipoxêmica. Este tópico aborda as características da administração de oxigênio suplementar, desde a escolha da interface até a definição de metas de saturação. Exploraremos as recomendações atuais para diferentes condições clínicas, enfatizando a importância de equilibrar a eficácia da oxigenação com os riscos associados à toxicidade pulmonar. Este é o ponto de partida essencial para garantir a adequada oxigenação dos pacientes, otimizando os desfechos clínicos e melhorando a sobrevida.

O objetivo da oxigenoterapia é não apenas corrigir a hipoxemia, mas também mitigar os sintomas associados e aliviar a carga sobre o sistema cardiovascular, que pode estar sujeito a exaustão, agravando a situação. Para isso, é crucial selecionar a interface mais apropriada para o paciente com base na fração inspirada de oxigênio (FiO_2), visando alcançar as metas de saturação desejadas. A suplementação está indicada nos casos de IRpA com PaO_2 menor que 60 mmHg ou SaO^2 menor que 90%. No entanto, é importante reconhecer o risco de toxicidade pulmonar associado ao oxigênio, que pode ocorrer por hiperóxia (excesso de oxigênio nos tecidos) ou hiperoxemia (excesso de oxigênio no sangue), levando a toxicidade direta; alteração nas trocas gasosas, resultando em hipercapnia induzida por oxigênio ou alterações no tônus vascular; efeitos locais incluindo queimaduras ou hipóxia por falha do equipamento; e multifatoriais. Assim, apesar da necessidade de manter a PaO_2 acima de 60 mmHg, a FiO_2 deve ser mantida tão baixa quanto possível[14].

A British Thoracic Society indica que o intervalo alvo de saturação para pacientes com doenças agudas sem risco de insuficiência respiratória hipercápnica é de 94 a 98%. Para pacientes com DPOC conhecida ou outros fatores de risco para insuficiência respiratória hipercápnica, um intervalo alvo de saturação de 88 a 92% é sugerido, até que os resultados dos gases sanguíneos estejam disponíveis. A monitorização da oxigenação é realizada a partir da análise da PaO_2 e da SaO_2, sendo diretamente afetadas por alterações na FiO_2[15].

Os dispositivos mais frequentemente utilizados são divididos em sistemas de baixo fluxo (cânulas e cateteres nasais), sistemas com reservatório (máscaras simples e máscaras com bolsas) e os sistemas de alto fluxo (máscaras de Venturi e cateter nasal de alto fluxo). Contudo, se esses dispositivos não resultarem em uma saturação de oxigênio maior que 90% e houver evidências de falha ventilatória, como taquipneia persistente, uso de musculatura acessória, movimentos respiratórios paradoxais, hipercapnia progressiva ou acidose respiratória, será necessário considerar a implementação de ventilação mecânica.

A Tabela 4 mostra as características e especificações de cada interface.

A máscara não reinalante (com reservatório) tem sua utilização iniciada já na primeira abordagem da insuficiência respiratória. De rápida e fácil aplicação, ela vai elevar a FiO_2 ofertada. Para fins de comparação, enquanto o cateter nasal oferece fluxos de O_2 de 5 L/min, e cada litro é capaz de elevar a FiO_2 entre 3 e 4%, a máscara de Venturi oferta uma FiO_2 mais precisa e de melhor titulação, que pode chegar a 50%, enquanto as máscaras-reservatórios alcançam FiO_2 mais próxima a 100%, dependendo de outros fatores como características da máscara e fluxo em L/min fornecido.

O CNAF é uma modalidade relativamente recente de suporte respiratório não invasivo, e tem sido cada vez mais adotado em pacientes hospitalizados nos últimos anos. Essa técnica consiste na administração de oxigênio aquecido e umidificado através de uma cânula nasal de pequeno calibre, com fluxo que excede o fluxo inspiratório do paciente (até 60 L/min). O Comitê de Diretrizes Clínicas do ACP (American College of Physicians) sugere a utilização do CNAF em vez da VNI e da oxigenoterapia convencional no tratamento inicial ou na pós-extubação de adultos com insuficiência

TABELA 4 Interfaces para oxigenoterapia

Dispositivo de oxigenoterapia	FiO_2 e fluxos	Características e indicações
Cateter nasal de O^2	Oferecem fluxo máximo de 6 L/min. Cada L/min aumenta em 3 a 4% a FIO_2	Indicado para casos menos graves, qualquer IRpA que não tenha *shunt* como mecanismo predominante
Máscara simples	Oferecem fluxo de 6-10 L/min. Concentração de O_2 entre 35 e 50%	A máscara mistura o oxigênio fornecido com o ar ambiente
Máscara de Venturi	Oferecem fluxo de 3 a 15 L/min. Cada adaptador corresponde a uma concentração de O_2, que varia de 24 a 50%	Indicado quando existe necessidade de exatidão da FIO_2. Exacerbação de DPOC ou IRespA mista. A máscara oferece mistura de oxigênio com ar ambiente
Máscara não reinalante	Oferecem fluxo de 10-15 L/min Concentração de O_2 pode chegar a valores próximos a 100% se utilizado um *flush rate*. A máscara não reinalante é um dos dispositivos que pode oferecer a maior concentração de O_2 possível antes da ventilação mecânica.	Indicada para casos em que a intubação orotraqueal não está indicada. Pacientes em cenários de trauma com IOT não indicada e pacientes com hipoxemia de moderada a grave, que não foi solucionada por outros dispositivos e manobras. Máscara com reservatório, e que utiliza duas válvulas que limitam a mistura do oxigênio e do ar ambiente. Pode ser utilizada como dispositivo de pré-oxigenação em situações em que a intubação endotraqueal será necessária, na modalidade *flush rate*, garantindo FiO_2 próxima a 100%.
Cateter nasal de alto fluxo (CNAF)	Concentração de O_2 entre 21 e 100%. Oferecem fluxo capaz de chegar em mais de 30 L/min de O_2 (máximo de 40 a 60 L/min). O dispositivo faz a umidificação e o aquecimento do ar.	Indicado para casos de IRpA hipoxêmica com predomínio de *shunt* – SARA, pneumonia grave.
Capacete de alto fluxo (ELMO)	▪ Concentração de O_2 entre 21 e 100%. ▪ Oferecem fluxo capaz de chegar em mais de 30 L/min de O_2 (máximo de 40 a 60 L/min). O dispositivo faz a umidificação e aquecimento do ar.	▪ Indicado para casos de IRpA hipoxêmica com predomínio de *shunt* – SARA, pneumonia grave

DPOC: doença pulmonar obstrutiva crônica; FiO_2: fração de oxigênio inspirado; IOT: intubação orotraqueal; IRpA: insuficiência respiratória aguda; SARA: síndrome da angústia respiratória aguda.

aguda hipoxêmica. Existem evidências demonstráveis de melhorias em desfechos clinicamente significativos, incluindo diminuição na mortalidade em pacientes com insuficiência respiratória aguda hipoxêmica e não hipercápnica (evidência de baixa qualidade)[16].

SUPORTE VENTILATÓRIO

Na gestão da IRpA, a ventilação mecânica, seja por métodos invasivos ou não, torna-se essencial quando a oxigenoterapia e tratamentos medicamentosos para a condição subjacente falham, resultando em uma PaO_2 consistentemente inferior a 60 mmHg, apesar da administração de elevadas doses de oxigênio.

Ventilação não invasiva

A ventilação não invasiva é útil em casos em que há necessidade de suporte ventilatório anteriores à insuficiência e fadiga respiratória, quando há diretriz prévia sobre não intubação, quando a etiologia é favorável a boa resposta, como EAP cardiogênico e DPOC exacerbada; e não deve ser feita quando presente uma via aérea imediata, instabilidade hemodinâmica, incapacidade de proteção da via aérea superior, ineficiência da tosse, alterações faciais que atrapalhem a vedação da interface e hemorragia digestiva alta. A eficácia e a tolerabilidade devem ser avaliadas frequentemente, sendo a terapêutica invasiva a estratégia de resgate.

TABELA 5 Seleção de suporte respiratório orientada para o problema

Problema fisiológico	Condições simultâneas	Opções de suporte ventilatório
Hipoxemia	Pneumonia	OC, CNAF, VNI e VMI
	Síndrome do desconforto respiratório agudo P/F ≥ 150	OC, CNAF, VNI e VMI
	Síndrome do desconforto respiratório agudo P/F < 150	CNAF e VMI
	Edema agudo pulmonar cardiogênico	OC, CPAP, VNI e VMI
	Asma grave	OC e VMI
	Disfunção orgânica múltipla	VMI
	Incapacidade para proteger a via aérea, coma, disfunção bulbar	VMI
	Instabilidade hemodinâmica	VMI
	Hipoxemia grave refratária P/F < 80	ECMO
Hipercapnia	DPOC	VNI e VMI
	Restrição grave da parede torácica (p. ex., devido a cifoescoliose ou obesidade)	VNI e VMI
	Fraqueza neuromuscular sem disfunção bulbar	VNI E VMI
	Incapacidade para proteger a via aérea, coma, disfunção bulbar	VMI
	Instabilidade hemodinâmica	VMI

CNAF: cânula nasal de alto fluxo; CPAP: pressão positiva contínua nas vias aéreas; ECMO: oxigenação por membrana extracorpórea; OC: oxigenoterapia convencional; relação P/F: relação entre pressão parcial de oxigênio arterial para fração inspirada de oxigênio; VMI: ventilação mecânica invasiva; VNI: ventilação não invasiva.
Fonte: See, 2022[13].

Ela pode ser classificada em dois tipos principais: baseada em pressão e baseada em fluxo.

VNI por pressão:

- Pressão positiva contínua na via aérea (CPAP): Neste modo, uma pressão constante é aplicada durante todo o ciclo respiratório, tanto na inspiração quanto na expiração. Isso mantém as vias aéreas superiores abertas, facilitando a entrada de ar nos pulmões.
- Pressão positiva bifásica (BiPAP): Também conhecida como pressão positiva de dois níveis na via aérea, este modo oferece duas pressões diferentes: uma pressão mais alta durante a inspiração (IPAP – pressão positiva inspiratória) e uma pressão mais baixa durante a expiração (EPAP – pressão positiva expiratória). Isso permite um suporte respiratório mais personalizado, especialmente útil para pacientes com dificuldade em exalar o ar.

VNI por fluxo:

- Ventilação mandatória intermitente (IMV): Neste modo, o ventilador entrega uma quantidade fixa de ar em intervalos regulares, independentemente dos esforços respiratórios do paciente. É uma forma de suporte respiratório mais invasiva, geralmente usada em pacientes com disfunção respiratória mais grave.
- Pressão de suporte (PS): A VNI baseada em fluxo também pode incluir a pressão de suporte, na qual o ventilador fornece um impulso adicional de ar durante a inspiração, ajudando o paciente a respirar mais facilmente. Este modo é mais confortável e menos invasivo do que a IMV, pois se adapta aos esforços respiratórios do paciente.

A escolha da interface e do modo ventilatório depende das necessidades individuais, visando à melhor tolerabilidade, uma vez que o desconforto e a agitação são motivos para a falha. A Tabela 6 apresenta as características dos fenótipos de insuficiência respiratória aguda junto às últimas recomendações dos guidelines da European Society of Intensive Care Medicine e da American Thoracic Society.

Ventilação invasiva

A intubação orotraqueal está indicada em situações que envolvem iminente risco de parada cardiorrespiratória, dispneia grave refratária, diminuição significativa do nível de consciência sem causa prontamente reversível, agitação psicomotora importante que não consiga ser manejada adequadamente, instabilidade hemodinâmica refratária, arritmias graves, acidemia com acumulação progressiva de CO_2, hipoxemia refratária à administração

TABELA 6 Características dos fenótipos de insuficiência respiratória aguda

Característica	IC descompensada	DPOC exacerbada	Insuficiência respiratória hipoxêmica
Benefício	Melhora o desempenho miocárdico	Reduz o esforço inspiratório; Reduz auto-PEEP; Evita colapso dinâmico da via aérea.	Reduz a incompatibilidade V/Q; Melhora a troca gasosa; Reduz o trabalho respiratório.
Mortalidade	Diminui	Diminui	Aumenta
Eficácia pressão *versus* fluxo	Não está claro	Não inferior	Não está claro
Volume pulmonar em repouso	Normal a diminuído	Aumentado	Diminuído
Taxas de falha	Baixa	Baixa	Alta
Tempo de apoio ventilatório necessário	Horas	Horas	Dias
Fisiopatologia	Edema pulmonar; Altas pressões de enchimento cardíaco; Contratilidade diminuída; Tônus vascular aumentado.	Hiperinsuflação dinâmica; Broncoespasmo; Perda do parênquima.	Perda de capacidade residual funcional, atelectasias ou infiltrados alveolares, permeabilidade endotelial, cascata inflamatória

Fonte: Mosier et al., 2024[17].

de oxigênio suplementar ou qualquer outra condição que se encaixe nas indicações formais de intubação orotraqueal: falha na proteção da via aérea e/ou falha na oxigenação/ventilação e/ou curso clínico desfavorável.

Ressalta-se que a decisão pelo uso de ventilação mecânica deve ser baseada em avaliações clínicas e não deve depender exclusivamente dos resultados de gasometria arterial, principalmente em situações emergenciais. Na IRpA hipoxêmica, a ventilação mecânica é considerada quando a PaO_2 se mantém abaixo de 60 mmHg, mesmo com a administração de altas concentrações de oxigênio.

Antes da intubação, pode-se optar por terapia com CPAP (pressão positiva contínua nas vias aéreas), que melhora a oxigenação, expande os alvéolos, combate microatelectasias e aumenta a capacidade residual funcional, sendo indicada para pacientes com nível de consciência preservado. O Bipap (*Bilevel positive airway pressure*), outro método de suporte ventilatório não invasivo, é eficaz no manejo de IRpA hipercápnica e em casos agudos hipoxêmicos, antecedendo a intubação.

Devido à heterogeneidade de estratégias de ventilação e razões clínicas para insuficiência respiratória, nenhum estudo demonstrou a superioridade de um método de ventilação sobre outro; considerações no início da ventilação mecânica são individualizadas e reavaliadas em série.

O modo PCV oferece vantagens sobre o VCV em condições clínicas nas quais o controle da pressão das vias aéreas é estritamente obrigatório. Isso inclui pacientes com potencial para desenvolver hiperinsuflação dinâmica e pressão positiva expiratória final intrínseca (PEEPi), como pacientes com asma grave ou insuficiência respiratória causada por doença pulmonar obstrutiva crônica (DPOC).[4] Em pacientes com SDRA, por outro lado, o modo VCV com baixo volume corrente demonstrou benefício de mortalidade, baseado em diversas meta-análises e ensaios randomizados[19].

O desmame da ventilação mecânica se inicia após a reversão das condições precipitantes da insuficiência respiratória, com avaliações diárias para determinar a viabilidade deste processo. No tratamento da insuficiência respiratória hipercápnica, a ventilação mecânica é crucial, pois o uso exclusivo de oxigênio, embora melhore a PaO_2, não elimina eficazmente o CO_2. Em pacientes com doenças neuromusculares, como distrofias musculares, o uso de oxigênio pode exacerbar a retenção de CO_2, levando a narcose por CO_2 e potencialmente ao óbito.

TERAPIA FARMACOLÓGICA

Tratamento da causa subjacente

Identificar e tratar adequadamente a etiologia é crucial para a estabilização e a recuperação do paciente.

Antibioticoterapia específica

A antibioticoterapia específica é indicada quando a IRpA é secundária a infecções bacterianas, como pneumonia. A escolha do antibiótico deve ser guiada por culturas microbiológicas e testes de sensibilidade, sempre considerando os patógenos mais prováveis e a situação clínica do paciente.

Drenagem pleural

Em casos de derrame pleural significativo ou pneumotórax, a drenagem pleural é uma intervenção essencial. A toracocentese pode ser realizada para aliviar sintomas agudos e melhorar a função respiratória, enquanto a inserção de um dreno torácico pode ser necessária para evacuação contínua.

Terapia de reperfusão para tromboembolismo pulmonar

A terapia de reperfusão é fundamental no manejo da embolia pulmonar maciça ou submaciça. Isso pode incluir trombólise com agentes fibrinolíticos ou intervenção cirúrgica em casos selecionados. A anticoagulação com heparina de baixo peso molecular ou heparina não fracionada também é recomendada.

Tratamento da insuficiência cardíaca

Para pacientes com IRpA devido à insuficiência cardíaca, o tratamento deve incluir agentes farmacológicos como diuréticos para reduzir a volemia, vasodilatadores para diminuir pré-carga e/ou inotrópicos para melhorar o desempenho cardíaco.

ACOMPANHAMENTO

A abordagem clínica da IRpA requer uma cuidadosa consideração dos critérios de internação, transferência, terapêutica e alta, garantindo uma gestão eficaz e personalizada para cada paciente, com o objetivo de otimizar os resultados clínicos e minimizar os riscos associados a esta condição grave.

Sendo uma condição de alta morbimortalidade, a identificação precoce e a intervenção imediata na IRpA são fundamentais para um bom desfecho. A simples confirmação da presença de IRpA é um critério para a internação hospitalar, com a necessidade de estratificação de manejo mais adequado, para que se defina o destino desse paciente, uma vez que diferentes quadros clínicos exigem diferentes arsenais terapêuticos e de assistência. Ou seja, é preciso definir se esse paciente será encaminhado para a enfermaria ou para a Unidade de Terapia Intensiva (UTI).

Para a UTI são direcionados pacientes que apresentam necessidade de $FIO_2 \geq 50\%$, que requerem assistência ventilatória invasiva ou não invasiva, cuja IRpA é resultante da deterioração progressiva do sensório, além daqueles com instabilidade hemodinâmica ou condições que requerem monitorização intensiva, como pacientes pós-trombólise e pacientes com tromboembolismo pulmonar com disfunção miocárdica, dentre outros. Pacientes que não se enquadram nesses critérios são encaminhados para a enfermaria.

A alta ou transferência para uma unidade de cuidados menos intensivos vai levar em consideração a estabilização do quadro do paciente e a resolução dos aspectos agudos da IRpA. Estes incluem a $SatO_2$ acima de 92% sem a necessidade de suplementação de oxigênio por mais de 48 horas, correção da acidose respiratória aguda, ausência de sinais de trabalho respiratório aumentado como taquipneia ou uso de musculatura acessória e a reversão ou controle da doença de base que desencadeou a IRpA.

REFERÊNCIAS

1. Studart Neto A, Velasco IT, et al. Capítulo 1: O paciente grave na sala de emergência. In: Studart Neto A, Velasco IT, et al., editores. Medicina de emergência: abordagem prática. 16ª ed. Santana de Parnaíba: Manole; 2022.
2. Hale ZE, Singhal A, Hsia RY. Causes of shortness of breath in the acute patient: a national study. Acad Emerg Med. 2018;25(11):1227-34.
3. Haydel MJ. Shortness of Breath. In: Wolfson AB, Cloutier RL, Hendey GW, Ling LJ, Rosen CL, Schaider JJ, editors. Harwood-Nuss' clinical practice of emergency medicine, 7th ed. Philadelphia: Wolters Kluwer; 2021.
4. Walls, Ron M., et al. Rosen's emergency medicine: concepts and clinical practice, 10. ed ed., vol. 1. Philadelphia: Elsevier; 2023. p. 226-35.
5. Tintinalli, Judith. Tintinalli's emergency medicine: a comprehensive study guide, 9th ed. New York: McGraw-Hill; 2019. p. 425-8.
6. Sarkar M, Niranjan N, Banyal PK. Mechanisms of hypoxemia. Lung India. 2017;34(1):47-60. Erratum in: Lung India. 2017;34(2):220.
7. Wallbridge P, Steinfort D, Tay TR, Irving L, Hew M. Diagnostic chest ultrasound for acute respiratory failure. Respir Med. 2018;141:26-36.
8. Krauss B, Falk JL, Ladde JG. Carbon dioxide monitoring (capnography). UpToDate; 2024.
9. Dexheimer Neto FL, Andrade JMS de, Raupp ACT, Townsend R da S, Beltrami FG, Brisson H, et al. Diagnostic accuracy of the bedside lung ultrasound in emergency protocol for the diagnosis of acute respiratory failure in spontaneously breathing patients. J Bras Pneumol. 2015;41(1):58-64.
10. Caltabeloti FP, Rouby JJ. Lung ultrasound: a useful tool in the weaning process? Rev Bras Ter Intens. 2016;28(1).
11. Rouby JJ, Arbelot C, Gao Y, Zhang M, Lv J, An Y, et al. Training for Lung Ultrasound Score measurement in critically ill patients. Am J Respir Crit Care Med. 2018;198(3):398-401.
12. Santus P, Radovanovic D, Saad M, Zilianti C, Coppola S, Chiumello D, et al. Acute dyspnea in the emergency department: a clinical review. Intern Emerg Med. 2023;18.
13. See KC. Approach to acute respiratory failure for frontline clinicians. Singapore Med J. 2022;63(12):740-5.
14. Malhotra A, Schwartzstein RM. Adverse effects of supplemental oxygen. UpToDate; 2024.

15. British Thoracic Society. BTS Guideline for oxygen use in healthcare and emergency settings. Brit-thoracic.org.uk. Blueprint Web Tech; 2017.
16. Qaseem A, Etxeandia-Ikobaltzeta I, Fitterman N, Williams JW, Kansagara D. Appropriate use of high-flow nasal oxygen in hospitalized patients for initial or postextubation management of acute respiratory failure: a clinical guideline from the American College of Physicians. Ann Intern Med. 2021;174(7):977-84.
17. Mosier JM, Tidswell M, Wang HE. Noninvasive respiratory support in the emergency department: controversies and state-of-the-art recommendations. J Am Coll Emerg Physicians Open. 2024;5(2).
18. Siegel MD, Hyzy RC. Acute respiratory distress syndrome: ventilator management strategies for adults. UpToDate; 2024.
19. Haydel MJ. Respiratory failure and invasive ventilator management. In: Wolfson AB, Cloutier RL, Hendey GW, Ling LJ, Rosen CL, Schaider JJ, editors. Harwood-Nuss' clinical practice of emergency medicine, 7th ed. Philadelphia: Wolters Kluwer; 2021.

2

Ventilação não invasiva

Maria Lorraine Silva de Rosa
Ludhmila Abrahão Hajjar
Mateus Lopes Moreira
Patrícia Albuquerque de Moura

PONTOS PRINCIPAIS

- A máscara facial total é uma escolha adequada a pacientes com respiração bucal, garantindo menor vazamento de ar pela cavidade oral.
- Dado o amplo espectro de situações clínicas que levam ao quadro de insuficiência respiratória aguda ou crônica agudizada, é necessário reconhecer em quais delas os pacientes poderão se beneficiar da ventilação não invasiva.
- A aplicação de pressão positiva na via aérea é um dos pilares no tratamento do edema agudo de pulmão.
- O ajuste dos parâmetros ventilatórios exige individualização, análise de indicação e contraindicação, além da compreensão da hipótese diagnóstica.

INTRODUÇÃO

O uso adequado da técnica de ventilação não invasiva (VNI) é uma habilidade essencial para o(a) médico(a) emergencista no manejo de pacientes com insuficiência respiratória. Durante a pandemia de covid-19, tornou-se ainda mais evidente a importância de dominar diversas técnicas de suporte ventilatório para pacientes críticos no departamento de emergência (DE). Neste capítulo, abordaremos o conceito, modos ventilatórios, escolha do aparelho, interface e parâmetros, assim como indicações, contraindicações, vantagens e desvantagens da VNI. Apresentaremos também alguns dos modelos de ventilador utilizados para esse fim.

A VNI tem a vantagem de reduzir as taxas de mortalidade e a necessidade de intubação orotraqueal em pacientes selecionados[1-3]; porém, como toda terapia, se utilizada da maneira incorreta, pode contribuir para o aumento da morbimortalidade dos pacientes, seja por dano direto (pneumotórax, pneumomediastino, aspiração de conteúdo gástrico), seja por atraso na indicação de intubação orotraqueal.

CONCEITO

A VNI consiste em uma técnica de suporte ventilatório na qual não se utiliza a via aérea avançada como conexão entre o paciente e o ventilador. Ao invés disso, uma interface é acoplada ao paciente (como máscara orofacial), e esta é conectada ao ventilador por um circuito.

A VNI permite que o paciente mantenha a interação com o meio externo através da fala e deglutição, o que contribui para o conforto do indivíduo durante a terapia. Outra vantagem está na redução do risco de pneumonia hospitalar, quando comparada à ventilação invasiva. É possível garantir o suporte não invasivo com ventiladores mecânicos tradicionais configurados em modo VNI ou ventiladores específicos para VNI, como os utilizados em ambiente domiciliar.

MODOS VENTILATÓRIOS

Os modos ventilatórios dizem respeito à maneira como o ventilador mecânico irá atuar no ciclo respiratório. Os modos mais utilizados na VNI são o CPAP e o BIPAP.

O modo CPAP (*continuous positive airway pressure*) consiste na aplicação de pressão positiva contínua na via aérea ao longo de todo o ciclo respiratório, de forma totalmente espontânea. Através do fornecimento da PEEP (*positive end-expiratory pressure*), traz como vantagem o aumento do recrutamento alveolar, reduzindo o efeito *shunt* da insuficiência respiratória do tipo hipoxêmica, além de aumentar a pressão média na via aérea, limitar o colapso dinâmico da via aérea e reduzir o limiar para o início do fluxo de ar em pacientes com doença pulmonar obstrutiva crônica (DPOC).

O modo BIPAP (*bilevel positive airway pressure*), também conhecido como BiPAP devido ao nome de um dispositivo específico que utiliza esse método, consiste em uma abordagem semelhante ao CPAP, porém, com a adição de uma pressão de suporte (IPAP ou PSV) durante a fase inspiratória do ciclo e manutenção de uma pressão expiratória (EPAP) durante a fase expiratória do ciclo. A EPAP é considerada sinônimo de PEEP[3,4].

A troca da fase inspiratória (IPAP) para a expiratória (EPAP) - ciclagem - ocorre assim que o fluxo inspiratório atinge um valor específico - exemplo: quando o fluxo inspiratório cai para 25% do valor de pico, ou quando se chega a um limite de tempo inspiratório máximo previamente configurado - exemplo: 2 segundos. No modo espontâneo, o ventilador tentará manter a pressão constante durante o ciclo respiratório, e para isso haverá variabilidade do volume-corrente a cada ciclo, sendo que o valor desse volume será influenciado pela IPAP configurada, pelo esforço inspiratório do paciente e pela complacência pulmonar. Caso haja algum vazamento no circuito, o ventilador irá aumentar o fluxo para que haja compensação do vazamento e a pressão se mantenha constante. Essa compensação não acontece caso o ventilador esteja configurado para ciclar a volume.

No modo espontâneo temporizado (S/T), deve-se configurar uma frequência respiratória de *backup*, de forma que o ventilador dispare um ciclo ventilatório no caso de a frequência respiratória do paciente cair abaixo do valor ajustado. Quando o ventilador disparar um ciclo de *backup*, este terá a fase inspiratória limitada pelo tempo definido. O modo S/T tem utilidade particular nos pacientes com hipopneia ou períodos de apneia, evitando a instalação de hipercapnia ou hipóxia.

VENTILADORES MECÂNICOS

O suporte ventilatório não invasivo pode ser instalado por meio de um ventilador mecânico convencional em modo BIPAP/CPAP ou por ventiladores específicos para VNI, em modo PSV/BIPAP. Os últimos em geral são ventiladores de menor porte, com um único circuito acoplado a uma válvula expiratória. Para minimizar a reinalação de CO_2, um fluxo de oxigênio contínuo lava o circuito na fase expiratória do ciclo. Nos ventiladores convencionais (Figura 1), em geral há um circuito expiratório específico. Ainda, há a possibilidade de uso de gerador de fluxo ("CPAP de parede"), também com circuito de ramo único, mas com ajustes pouco precisos de parâmetros. A escolha do modelo de ventilador dependerá da experiência do emergencista e da equipe multiprofissional do local de atendimento; além, é claro, das necessidades do paciente. Os ventiladores projetados para VNI conseguem compensar vazamentos de ar, função nem sempre existente em ventiladores convencionais. Além disso, são mais portáteis, o que pode ser útil dentro de um setor com espaço limitado. Ventiladores convencionais permitem avaliação mais detalhada dos gráficos de pressão, fluxo e volume, tornando mais fácil a identificação de assincronias.

SELEÇÃO DA INTERFACE

É importante avaliar a adequação da interface no rosto do paciente, procedendo com a troca caso haja desconforto ou vazamento de ar significativos. Os modelos de interface incluem: máscaras faciais totais (Figura 2), oronasais (Figura 3), nasais e capacetes. A escolha por um modelo e tamanho específicos deve levar em conta as características do paciente, como anatomia; respiração predominantemente nasal ou oral; desconforto; claustrofobia; tempo de utilização do dispositivo; e do plano terapêutico, como tempo de utilização do dispositivo.

A máscara facial total é uma escolha adequada a pacientes com respiração bucal, garantindo menor vazamento de ar pela cavidade oral. Esse modelo pode ser mais efetivo em reduzir a $PaCO_2$ e garantir maior volume-corrente comparado à máscara nasal. Possui a desvantagem de não permitir ingesta oral; limitar a comunicação; aumentar o espaço morto; aumentar a

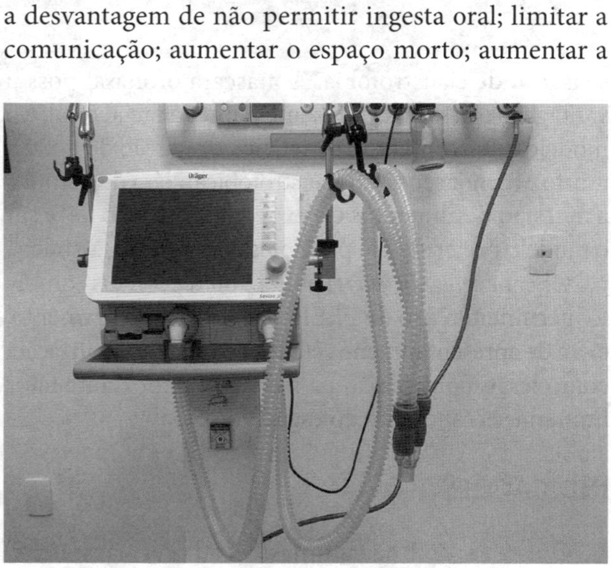

FIGURA 1 Ventilador convencional.

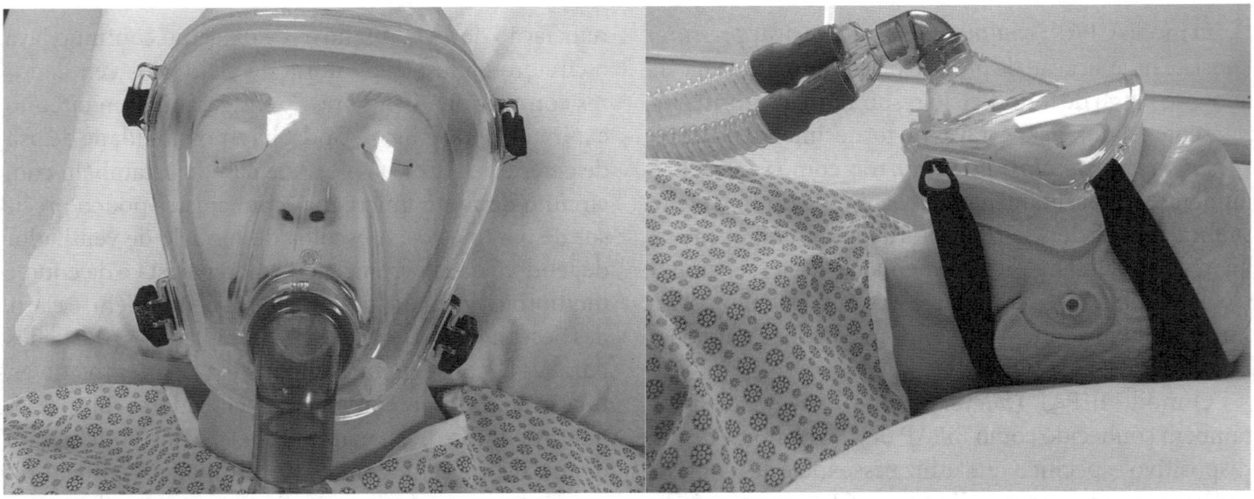

FIGURA 2 Máscara facial.

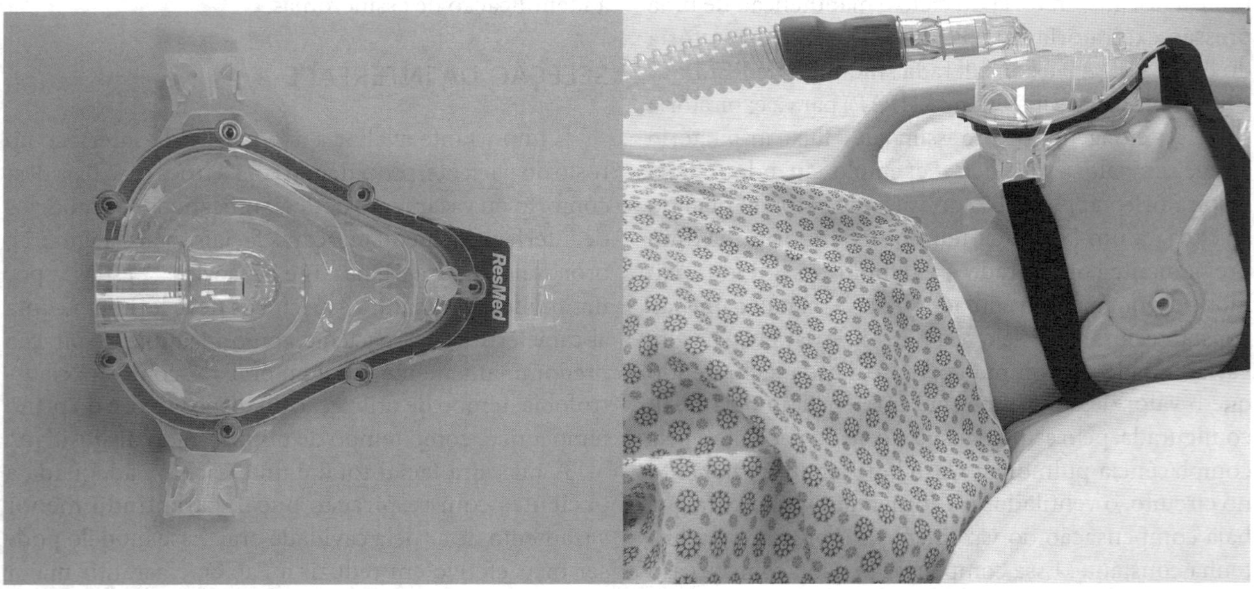

FIGURA 3 Máscara oronasal.

sensação de claustrofobia. A máscara oronasal possui vantagens e desvantagens semelhantes à facial total, e o modelo nasal traz como benefícios a redução do espaço morto e menor sensação claustrofóbica, além de permitir a ingestão de alimentos e a expectoração. Não deve ser o modelo preferido em pacientes com respiração bucal.

Os capacetes (*helmets*) podem oferecer mais conforto, permitem o uso de PEEP mais alta sem vazamento, além de apresentar menos efeitos adversos de utilização, como lesão por pressão na face. Um importante fator limitante é o aumento do espaço morto.

INDICAÇÕES

O uso da VNI nas últimas décadas é, claramente, um grande avanço para o manejo de insuficiências respiratórias. Com o amplo estudo dessa técnica, através de ensaios clínicos randomizados e revisões sistemáticas com metanálises, hoje é inegável que o uso da VNI reduz a taxa de intubação, mortalidade e custos hospitalares.

Dado o amplo espectro de situações clínicas que levam ao quadro de insuficiência respiratória aguda (IRpA) ou crônica agudizada, é necessário reconhecer em quais delas os pacientes poderão se beneficiar da VNI. No geral, serão selecionados os pacientes com diagnóstico de IRpA passível de rápida reversão. No DE, as principais situações abordadas com VNI são: exacerbação de DPOC, edema agudo de pulmão cardiogênico, insuficiência respiratória hipoxêmica e asma moderada a grave. Além disso, a VNI pode ser utilizada como método de pré-oxigenação antes da intubação, caso haja insucesso em obter saturação de O_2 > 93% com administração de

O_2 em alto fluxo via bolsa-válvula-máscara ou máscara não reinalante; e como estratégia pós-extubação, como medida profilática à falha do procedimento.

Considerando as características do paciente, é importante verificar se ele está consciente e cooperativo (com exceção do rebaixamento do sensório secundário a hipercapnia da DPOC exacerbada, no qual a VNI ainda pode trazer benefício), com *drive* respiratório preservado e capacidade de proteger a via aérea contra o acúmulo de secreções. A seleção correta do paciente é um aspecto essencial para a administração da VNI, pois a escolha inadequada, além de não trazer benefício, atrasa a intubação orotraqueal, ocasionando aumento de morbimortalidade.

CONTRAINDICAÇÕES GERAIS

No DE, as contraindicações absolutas da VNI no paciente com IRpA incluem a presença de parada cardíaca ou respiratória, a falha nos mecanismos de proteção da via aérea, paciente não cooperativo/não tolerância ao dispositivo e indicação de intubação orotraqueal. No que diz respeito à insuficiência respiratória associada a rebaixamento do nível de consciência, uma tentativa de terapia com VNI poderá ser feita em pacientes selecionados, observando-se maior benefício naqueles com componente de hipercapnia, conforme evidenciado por Díaz et al., que consideraram como sucesso da terapia a melhora completa do nível de consciência, a ausência de critérios de intubação, a alta da UTI e período de pelo menos 24 horas consciente e sem necessidade de reiniciar a VNI[6-10]. Outras condições que configuram contraindicações relativas à instalação da VNI são: hemorragia digestiva alta com instabilidade hemodinâmica, encefalopatia grave, arritmias malignas não controladas, cirurgia facial, trauma/deformidade facial, obstrução de vias aéreas superiores e elevado risco de aspiração de secreções. Em pacientes submetidos recentemente a anastomose de esôfago, devem-se evitar valores de IPAP acima de 15 cmH_2O.

TABELA 1 Contraindicações para o uso da ventilação não invasiva

Absolutas
Necessidade de intubação imediata
Parada cardíaca ou respiratória
Relativas
Incapacidade de cooperar, proteger via aérea ou hipersecreção
Rebaixamento do nível de consciência (exceto em acidose hipercápnica em DPOC)
Falências orgânicas não respiratórias (encefalopatia, arritmias malignas, hemorragia digestiva alta com instabilidade hemodinâmica)
Cirurgia facial ou neurológica
Trauma ou deformidade facial
Risco de broncoaspiração
Obstrução de via aérea superior
Anastomose de esôfago recente (evitar pressurização superior a 15 cmH_2O)

Doença pulmonar obstrutiva crônica

O mecanismo fisiopatológico da IRpA da DPOC inclui a hiperinsuflação pulmonar dinâmica, na qual o paciente inicia novo processo de inspiração antes de finalizar por completo a expiração (limitação do fluxo expiratório), resultando no aprisionamento aéreo responsável pela distensão alveolar, aumento da pressão intratorácica (inclusive com as possíveis repercussões hemodinâmicas da redução da pré-carga) e redução da complacência pulmonar (ver capítulo sobre asma e DPOC). A VNI deve ser empregada como tratamento de primeira escolha para pacientes com DPOC exacerbada, especialmente os pacientes com acidose respiratória (pH < 7,35) persistente[10-15].

O uso de VNI diminui a necessidade de intubação e reduz a mortalidade hospitalar nesse perfil de pacientes, uma vez que auxilia na redução no trabalho da musculatura respiratória através do fornecimento de uma pressão de suporte, o que também propicia o prolongamento do tempo expiratório, facilitando a remoção do CO_2 e diminuindo a distensão alveolar. Além disso, a resolução da acidose respiratória irá mitigar seus efeitos negativos no nível de consciência e na função muscular, melhorando ainda mais a função respiratória. Ainda como benefício relacionado à utilização da VNI para esse perfil clínico, é possível elencar redução do tempo de internação em UTI e redução da mortalidade[18-23].

Uma revisão da Cochrane incluiu 14 estudos que compararam o uso da VNI associado às medidas para o manejo do DPOC *versus* apenas as medidas usuais. Foi verificada diminuição da necessidade de intubação e da mortalidade com NNT (número necessário para tratar) de 4 e 10, respectivamente. Além disso, está associado com menor tempo de internação, infecções e seu uso não é contraindicado em pacientes com alteração de nível de consciência por hipercapnia. Para pacientes com exacerbação leve, com menor alteração de pH e $PaCO_2$, o benefício da utilização da VNI ainda não possui consenso na literatura.

Ajuste da ventilação

1. Selecionar o modo em BIPAP/PSV. O modo BIPAP promove maior ventilação alveolar, boa opção para casos com hipercapnia associada.
2. Iniciar a PEEP/EPAP = 4-5 cmH_2O e manter entre 5 e 8 cmH_2O.
3. Ajustar a pressão inspiratória IPAP (PS + PEEP) para garantir o volume em torno de 5 a 7 mL/kg, em torno da IPAP = 10-15 e da PS = 5- 7 cmH_2O.
4. FiO2 mínima para manter SaO_2 = 88-92%.
5. EPAP + IPAP + PS < 25 cmH_2O, individualizar o tempo das pressões, o critério da ciclagem do PSV para obter tempo expiratório prolongado (vide capítulo de ventilação mecânica invasiva).
6. Avaliar a resposta adequada após 30 minutos a 2 horas: melhora da ventilação, descanso da musculatura acessória, conforto, diminuição da frequência respiratória.
7. Coletar gasometria arterial para verificar o aumento de pH e a diminuição do $PaCO_2$.
8. Manter terapia broncodilatadora inalatória.
9. Desmame após melhora clínica: reduz primeiramente a IPAP e depois a EPAP até 5 cmH_2O mantendo PS de 5-7 cmH_2O).

Edema agudo de pulmão cardiogênico (EAP)

A aplicação de pressão positiva na via aérea é um dos pilares no tratamento do EAP. Nesse contexto, a fisiopatologia da IRpA envolve o aumento das pressões de enchimento do ventrículo esquerdo (VE) aumento da pressão diastólica final) e/ou disfunção sistólica do VE. Isso leva ao aumento da pressão hidrostática na vasculatura pulmonar, o que resulta em extravasamento de transudato para o interior dos alvéolos e do interstício pulmonar em razão superior à capacidade de drenagem do sistema linfático, prejudicando as trocas gasosas por meio do mecanismo conhecido como efeito *shunt* (ver capítulo sobre emergências hipertensivas)[19-23].

Os efeitos da VNI na fisiologia cardiovascular podem ser explicados a partir da aplicação de pressão positiva pelo ventilador. O aumento da pressão intratorácica reduz o retorno venoso (pré-carga) para o coração direito; assim, há redução da pré-carga disponível para o VE. Em pacientes com disfunção sistólica do ventrículo direito (VD), essa redução da pré-carga durante a aplicação de ventilação com pressão positiva pode ser suficiente para gerar comprometimento hemodinâmico, manifestando-se clinicamente como hipotensão/sinais de má perfusão[14-19].

No contexto da insuficiência cardíaca congestiva, o aumento da pressão intratorácica pode ser benéfico no sentido de melhorar o débito cardíaco (DC); isso porque, apesar de a redução do retorno venoso contribuir negativamente, o aumento da pressão intrapleural pode facilitar a sístole do VE, aumentando o DC.

A eficácia da VNI no EAP cardiogênico foi demonstrada em diversos ensaios clínicos, com uma tendência a se observar redução nas taxas de mortalidade e intubação orotraqueal quando comparado o CPAP ou BIPAP x oxigenoterapia convencional. Até então, não é possível afirmar superioridade de um dos modos ventilatórios para esses desfechos. O uso de PEEP de 10 cmH_2O é o parâmetro relacionado a benefícios respiratórios e hemodinâmicos nos dois modos ventilatórios. Vale ressaltar que o modo BIPAP se correlaciona com melhor adesão e menos assincronias do que o CPAP, dada sua proximidade com o ciclo respiratório fisiológico[24-31].

As principais diretrizes de insuficiência cardíaca recomendam a utilização da VNI em pacientes com EAP cardiogênico ou em pacientes com insuficiência cardíaca e $SatO_2$ < 90% associado a dispneia ou esforço ventilatório e refratários à oxigenoterapia convencional.

Uma revisão Cochrane, abrangendo 21 estudos que compararam a ventilação não invasiva (VNI) ao manejo padrão, demonstrou uma redução significativa na necessidade de intubação e na mortalidade, com NNT (número necessário para tratar) de 8 e 13, respectivamente. Adicionalmente, uma metanálise realizada por Winck et al. com 7 estudos não encontrou diferenças significativas entre o uso de CPAP e BIPAP, indicando que ambas as modalidades são eficazes.

Indicações

Pacientes com edema pulmonar cardiogênico.

Ajuste da ventilação

1. Modo: selecionar BIPAP/PSV ou CPAP.
2. EPAP/PEEP: iniciar com 5 cmH_2O, aumentando gradualmente até 10 cmH_2O.
3. IPAP (no BIPAP): iniciar com 8 cmH_2O e elevar gradualmente, com PS entre 8-10 cmH_2O.
4. Limite Total (EPAP + IPAP + PS): não ultrapassar 25 cmH_2O.

Manutenção

Continuar com medidas complementares para o tratamento.

Reavaliação de boa resposta

- Frequência respiratória < 25 mrp.
- Saturação > 90%.
- Melhora do desconforto respiratório e da gasometria.

Desmame

- CPAP: reduzir gradualmente a EPAP/PEEP até 5 cmH_2O.
- BIPAP: igualar IPAP e EPAP.

Asma

A asma é uma doença respiratória de componente obstrutivo, no qual há resistência ao fluxo de ar nas vias aéreas secundária ao broncoespasmo/broncoconstrição característicos da doença. A combinação de obstrução parcial das vias aéreas com taquipneia poderá reduzir significativamente o tempo expiratório, resultando em aprisionamento de ar dentro dos pulmões (hiperinsuflação dinâmica), conhecido como auto-PEEP.

O racional que guia a instalação da VNI em pacientes asmáticos se baseia na semelhança fisiopatológica da doença com o DPOC e em estudos que na maioria das vezes formulam, mas não confirmam hipóteses. O uso da VNI para o tratamento da asma grave parece promissor, mas os poucos estudos não permitem a sua recomendação em definitivo. Uma revisão Cochrane de 2005 concluiu que a aplicação da VNI nos asmáticos permanece controversa. Estudos mais recentes mostraram resultados mais positivos. O ensaio clínico randomizado com 30 indivíduos com asma grave, publicado por Soroksky et al., demonstrou melhores desfechos clínicos, com melhora da função pulmonar, com redução da necessidade de internação (18% nos pacientes em VNI foram internados *versus* 63% do grupo controle). Porém, esse estudo e outros que evidenciaram desfechos positivos apresentaram uma amostra pequena de pacientes. Em relação à VNI nos asmático não se pode chegar a grandes conclusões, como nos casos de DPOC e edema agudo pulmonar cardiogênico[7-10]. Sendo assim, seu uso é cauteloso e supervisionado.

Sabidamente, a VNI não é capaz de reverter o quadro de exacerbação de asma; no entanto, cabe o racional fisiológico de sua utilização em situações de elevado esforço respiratório, de modo a seu objetivo ser o de reduzir trabalho respiratório, enquanto as estratégias medicamentosas são acionadas.

Ajuste da ventilação

1. Selecionar o modo BIPAP/PSV, manter as variáveis semelhantes aos pacientes com DPOC.
2. Aplicar a pressão inspiratória (IPAP) para manter volume corrente = 4 a 6 mL/kg.
3. FiO_2 mínima para manter $SaO_2 > 90\%$.
4. Manter terapia broncodilatadora inalatória.
5. Reavaliação constante. Se não houver melhora clínica, broncoespasmo após medidas, evoluir com rebaixamento de nível de consciência, apresentar instabilidade hemodinâmica, optar por ventilação mecânica invasiva.

Insuficiência respiratória aguda em pacientes imunocomprometidos

O uso da VNI em imunocomprometidos com IRpA busca evitar a intubação orotraqueal (IOT) e, dessa forma, reduzir a mortalidade desses pacientes ao torná-los menos expostos aos efeitos deletérios, principalmente as complicações infecciosas. Em um ensaio clínico randomizado realizado em uma UTI italiana, Antonelli et al.[13] compararam a terapia com VNI *versus* oxigenoterapia convencional em transplantados (órgão sólido) com IRpA hipoxêmica, evidenciando menores taxas de IOT, complicações fatais, tempo de internamento em UTI e mortalidade na UTI. Não foi evidenciada diferença na mortalidade hospitalar, podendo esse desfecho ser influenciado por outros fatores que não a IRpA, como as complicações cirúrgicas de cada indivíduo.

Hilbert et al. analisaram o uso da VNI em 52 pacientes imunossuprimidos com IRpA hipoxêmica associado à presença de infiltrados pulmonares e febre. Em comparação com a oxigenoterapia convencional, o grupo da VNI obteve menores taxas de IOT, mortalidade na UTI e mortalidade hospitalar.

Em revisão sistemática, Wang et al. analisaram dados de 2.552 imunossuprimidos por diversas causas (infecção por HIV, terapia imunossupressora, transplantados, cânceres hematológicos, esplenectomia, desnutrição, diabetes não controlado, uremia) e que desenvolveram IRpA. O objetivo foi determinar o subgrupo de imunossupressos que mais se beneficiaria da VNI[10-18]. Comparando com a ventilação invasiva, o estudo mostrou que pacientes submetidos a VNI evoluíram com menor mortalidade. Pacientes com menor escore de severidade (*Simplified Acute Phisiology Score II* < 60) foram os mais beneficiados, mostrando que o sucesso da VNI não depende só da patologia responsável pela IRpA, mas também de características inerentes ao paciente. Assim, devem-se monitorizar e reavaliar frequentemente os submetidos a VNI para que se evite qualquer atraso na indicação de IOT dos pacientes com evolução desfavorável[15].

Dispneia nos cuidados paliativos

Emergencistas enfrentam diariamente o desafio de tratar pacientes em diversos estágios de gravidade e com diferentes chances de reversibilidade de suas condições.

Eles são capacitados para realizar várias intervenções, muitas vezes invasivas, com o objetivo de garantir uma evolução clínica positiva. No entanto, é fundamental lembrar que pacientes com doenças avançadas e sem possibilidade de cura também chegam ao departamento de emergência com sinais e sintomas agudos que exigem atenção imediata. Os cuidados paliativos têm como foco aliviar o sofrimento e preservar a qualidade de vida. A dispneia, por exemplo, é uma razão frequente para a procura por atendimento emergencial por pacientes com doenças avançadas, afetando entre 21 e 90% dos pacientes com câncer, incluindo aqueles sem envolvimento pulmonar. As causas de dispneia nesses pacientes são variadas, desde problemas vasculares, fraqueza muscular, derrame pleural, anemia, até dor, ansiedade e depressão. A VNI é uma terapia bem estabelecida para aliviar a dispneia e reduzir o esforço respiratório em pacientes com DPOC e insuficiência cardíaca, e também pode ser considerada para proporcionar alívio em pessoas com doenças avançadas. Contudo, é essencial destacar que a aplicação dessa terapia em pacientes no processo ativo de morte pode ser vista como uma forma de obstinação terapêutica, contrariando os princípios dos cuidados paliativos, podendo causar distanásia e piorar os sintomas, ao invés de aliviá-los.

Trauma torácico

As lesões traumáticas do tórax podem levar ao desenvolvimento de IRpA devido a diversos mecanismos (hemopneumotórax, pneumotórax). O tratamento classicamente envolve o controle da dor, a oxigenoterapia, a reversão do fator causal e a fisioterapia respiratória. Uma parcela dos pacientes vítimas de trauma torácico evolui com necessidade de IOT, porém esse procedimento carrega consigo o aumento das taxas de pneumonia, fator que contribui para o aumento da mortalidade no trauma[25-30].

Existem evidências de que a VNI é capaz de reduzir as taxas de intubação em patologias como DPOC e EAP, porém o estudo da VNI no contexto do trauma torácico apresenta resultados conflitantes. O ensaio clínico OptiTHO comparou o uso de cateter nasal de alto fluxo associado a VNI precoce em pacientes vítimas de trauma torácico contuso sem IRpA *versus* oxigenoterapia convencional associado a VNI tardia (após o desenvolvimento de desconforto respiratório), demonstrando não haver redução nas taxas de IOT[27-30].

Ventilação não invasiva com pré-oxigenação

A pré-oxigenação constitui etapa fundamental do processo de IOT, responsável por garantir um maior tempo de apneia segura, essencial para que o(a) profissional faça o procedimento sem que o paciente apresente hipóxia peri-intubação, situação que se correlaciona com elevação de mortalidade. Além disso, a pré-oxigenação adequada permite ao profissional alternar entre os planos da intubação com maior conveniência caso haja falha do método inicial.

Pacientes sem doenças pulmonares geralmente responderão adequadamente à pré-oxigenação sem pressão positiva. Entretanto, em alguns casos haverá insucesso em atingir uma saturação de $O_2 > 93\%$ apesar do uso adequado de um dispositivo que ofereça O_2 em alto fluxo (como bolsa-válvula-máscara e máscara não reinalante).

Pacientes com obesidade mórbida, hipoventilação, doenças pulmonares como atelectasia, pneumonia grave, EAP ou SARS estão sob maior risco de desenvolver hipoxemia peri-intubação. A aplicação da VNI nesses pacientes visa à redução do efeito *shunt* (no qual os alvéolos são perfundidos, mas não ventilados). Quando necessário, a VNI poderá ser utilizada em modo BIPAP ou CPAP. Outra opção é a utilização de uma válvula de PEEP na bolsa-válvula-máscara, obtendo mecanismo parecido com o CPAP (aplicação de pressão positiva contínua na via aérea).

O estudo multicêntrico randomizado chamado PREOXI publicado em 2024, realizado em 24 unidades de emergência e terapia intensiva nos Estados Unidos, comparou a pré-oxigenação com VNI e com máscara de oxigênio. Entre os 1.301 pacientes incluídos, a hipoxemia ocorreu em 9,1% dos pacientes no grupo VNI, comparado a 18,5% no grupo da máscara de oxigênio, mostrando uma redução significativa (diferença de −9,4 pontos percentuais). A parada cardíaca foi menos frequente no grupo VNI, e as taxas de aspiração foram semelhantes entre os grupos. Concluiu-se que a pré-oxigenação com VNI reduz significativamente a incidência de hipoxemia durante a intubação em comparação com o uso de máscara de oxigênio.

Pós-extubação

Para pacientes em risco de falha de extubação (pacientes > 65 anos ou aqueles com doença cardíaca ou respiratória prévias), a literatura sugere a VNI (mínimo 8 horas por dia e por 1 por 2 dias) para redução de taxa de insuficiência respiratória, reintubação e mortalidade na UTI, quando comparada ao uso apenas de oxigenoterapia pós-extubação.

Parâmetros

O ajuste dos parâmetros ventilatórios exige individualização, análise de indicação e contraindicação, além da compreensão da hipótese diagnóstica. Devem ser feitos após a observação da saturação de oxigênio, do dióxido de carbono e do trabalho respiratório apresentado pelo paciente. A literatura apresenta recomendações, como início de ventilação com níveis baixos de pressão (IPAP: 8 a 10 cmH_2O; EPAP: 3 a 4 cmH_2O) e aumentar o suporte pressórico progressivamente de acordo com a adaptação do paciente. No entanto, não há ensaios clínicos que abordem a melhor forma de iniciar e continuar a VNI.

Considerando o risco de lesão induzida pela ventilação, a pressão de suporte (PS ou IPAP) deve ser ajustada de modo a produzir uma ventilação protetora, o que significa garantir volume corrente em torno de 6 a 8 mL/kg do peso predito*. A diferença entre IPAP e EPAP (delta de pressão) é responsável por garantir a ventilação alveolar e permite a redução da pressão parcial de CO_2 ($PaCO_2$).

Sugere-se o seu ajuste inicial da PEEP/EPAP segundo a hipótese diagnóstica. A evidência sugere início em torno de 5 cmH_2O e regulação conforme a demanda por melhora de troca gasosa. A evidência sugere, ainda, para os casos de EAP, utilizar um valor mínimo de 10 cmH_2O para obtenção dos benefícios esperados. Pressões elevadas (IPAP e/ou EPAP) podem causar vazamento excessivo de ar, assincronias e aumento de trabalho respiratório.

A fração inspirada de oxigênio (FiO_2) deve ser ajustada para que o paciente atinja sua saturação de oxigênio alvo (geralmente, em torno de SpO_2 92%). É fundamental ter atenção para prevenir carbonarcose nos pacientes com DPOC e para as complicações clínicas relacionadas à hiperóxia prolongada. A sensibilidade do ventilador deve ser ajustada para garantir conforto ao paciente e sincronia paciente-ventilado:

- A pressão (pressão negativa abaixo da PEEP): -0,5 a -2 cmH_2O ou;
- A fluxo (diferença entre fluxo inspiratório e expiratório): 3 a 5 L/min.

* Fórmulas para cálculo do peso predito: mulheres: 45,5 + 0,91 × (altura em cm – 152,4); homens: 50 + 0,91 x (altura em cm – 152,4)

TABELA 2 Tipos de complicações e condutas

Desconforto provocado pela máscara	Reduzir a força de preensão das tiras de sustentação, trocar por uma máscara de tamanho/tipo diferente; orientar claramente o paciente sobre o funcionamento do dispositivo e sobre o tempo que permanecerá com ele (aliança terapêutica)
Sensação de claustrofobia	Orientar e confortar o paciente, deixar que o próprio paciente posicione e segure a máscara por um breve período antes de fixar com as tiras.
Lesão por pressão em face	Inspecionar a região de contato da máscara a cada retirada ou de forma intermitente, se instalação contínua; assegurar que a pele esteja limpa e seca antes de acoplar a máscara; realizar a rotação de diferentes tipos de máscaras para reduzir a pressão sobre o mesmo ponto de contato; utilizar o acolchoamento nas áreas de contato; fixar as tiras de sustentação com a menor pressão possível, sem que haja vazamento de ar.
Êmese	Liberar as tiras e remover a máscara o mais rápido possível.
Dor otológica	Reduzir a IPAP
Irritação/secura ocular	Minimizar vazamentos de ar e utilizar colírio lubrificante
Distensão gástrica	Reduzir IPAP; sonda nasogástrica em aspiração
Pneumotórax	Dreno de tórax – risco de pneumotórax hipertensivo se instalação de VNI sem drenagem
Hipoxemia	Aumentar oferta de O_2 e avaliar aumento da EPAP

Cânula nasal de alto fluxo (CNAF)

A cânula nasal de alto fluxo (CNAF) é uma forma avançada de ventilação não invasiva, que oferece ar aquecido e umidificado com um fluxo elevado de oxigênio. Inicialmente utilizada em neonatos com bons resultados, a CNAF tem se tornado uma opção cada vez mais frequente no manejo de pacientes adultos com insuficiência respiratória aguda.

O sistema CNAF é relativamente simples, composto por quatro componentes principais: uma fonte de oxigênio de alto fluxo com misturador de ar, capaz de fornecer uma FiO_2 de até 100% e um fluxo máximo de 60 L/min; um umidificador; um circuito respiratório aquecido a 37°C; e cânulas nasais específicas. Estudos demonstram que o uso da CNAF oferece ao paciente maior conforto, boa tolerabilidade e poucos efeitos adversos. Além disso, pode ser uma alternativa viável em casos de falha da VNI. Contudo, é importante destacar que a CNAF não substitui a ventilação invasiva em casos de insuficiência respiratória aguda grave.

COMPLICAÇÕES

O conhecimento sobre as complicações associadas a VNI é importante para que o profissional consiga identificar e intervir precocemente, de modo a minimizar os danos.

CONSIDERAÇÕES FINAIS

A VNI é uma técnica que pode proporcionar grande benefício na evolução clínica de pacientes adequadamente selecionados no DE. A habilidade de identificar rapidamente e com precisão a causa da insuficiência respiratória é essencial para uma decisão assertiva acerca do manejo.

Após iniciado na VNI, o paciente deve ser constantemente reavaliado. A melhora clínica mais importante deve ocorrer na 1ª hora de tratamento e ficará evidente a partir da melhora do nível de consciência, redução do esforço respiratório, redução da frequência respiratória e normalização total ou parcial de parâmetros da gasometria. A reavaliação constante à beira-leito pode determinar com mais precocidade sinais de falha ou complicações da VNI, permitindo que as intervenções sejam feitas em tempo oportuno. Treinamento da equipe assistencial, vigilância, ajustes individualizados dos parâmetros ventilatórios e da interface a ser instalada são os aspectos primordiais para o sucesso dessa terapia.

REFERÊNCIAS

1. Piraino T. 2016 Year in review: noninvasive ventilation. Respir Care. 2017;62(5):623-8.
2. Rochwerg B, Brochard L, Elliott MW, Hess D, Hill NS, Nava S, et al. Official ERS/ATS clinical practice guidelines: noninvasive ventilation for acute respiratory failure. Eur Respir J. 2017;50(2):1602426.
3. Masip J, Peacock WF, Price S, Cullen L, Martin-Sanchez FJ, Seferovic P, et al. Indications and practical approach to non-invasive ventilation in acute heart failure. Eur Heart J. 2017;39(1):17-25.
4. Chawla R, Prayag S, Ramasubban S, Zirpe KG, Khilnani GC, Khatib KI, et al. ISCCM Guidelines for the use of non-invasive ventilation in acute respiratory failure in adult ICUs. Indian J Crit Care Med. 2020;24(S1).
5. Allison MG, Winters ME. Noninvasive ventilation for the emergency physician. Emerg Med Clin North Am. 2016;34(1):51-62.
6. Luo J, Wang M, Zhu H, Liang B, Liu D, Peng X, et al. Can non-invasive positive pressure ventilation prevent endotracheal intubation in acute lung injury/acute respiratory distress syndrome? A meta-analysis. Respirology. 2014;19(8):1149-57.
7. Elliott MW. Non-invasive ventilation: essential requirements and clinical skills for successful practice. Respirology. 2018;24(12):1156-64.
8. Weng CL. Meta-analysis: noninvasive ventilation in acute cardiogenic pulmonary edema. Ann Inter Med. 2010;152(9):590.
9. Gray A, Goodacre S, Newby DE, Masson M, Sampson F, Nicholl J. Noninvasive ventilation in acute cardiogenic pulmonary edema. N Engl J Med. 2008;359(2):142-51.
10. Schonhofer B, Sortor-Leger S. Equipment needs for noninvasive mechanical ventilation. Eur Respir J. 2002;20(4):1029-36.
11. Navalesi P, Fanfulla F, Frigerio P, Gregoretti C, Nava S. Physiologic evaluation of noninvasive mechanical ventilation delivered with three types of masks in patients with chronic hypercapnic respiratory failure. Crit Care Med. 2000;28(6):1785-90.
12. Wang T, Zhang L, Luo K, He J, Ma Y, Li Z, et al. Noninvasive versus invasive mechanical ventilation for immunocompromised patients with acute respiratory failure: a systematic review and meta-analysis. BMC Pulm Med. 2016;16(1).
13. Antonelli M, Conti G, Bufi M, Costa MG, Lappa A, Rocco M, et al. Noninvasive ventilation for treatment of acute respiratory failure in patients undergoing solid organ transplantation. JAMA. 2000;283(2):235.
14. Nava S, Hill N. Non-invasive ventilation in acute respiratory failure. Lancet. 2009;374(9685):250-9.
15. Chiumello D, Coppola S, Froio S, Gregoretti C, Consonni D. Noninvasive ventilation in chest trauma: systematic review and meta-analysis. Intensive Care Med. 2013;39(7):1171-80.
16. Carrié C, Rieu B, Benard A, Trin K, Petit L, Massri A, et al. Early non-invasive ventilation and high-flow nasal oxygen therapy for preventing endotracheal intubation in hypoxemic blunt chest trauma patients: the OptiTHO randomized trial. Crit Care. 2023;27:163.
17. Smischney NJ, Khanna AK, Brauer E, Morrow LE, Ofoma UR, Kaufman DA, et al. Risk factors for and outcomes associated with peri-intubation hypoxemia: a multicenter prospective cohort study. J Intensive Care Med. 2021;36(12):1466-74.
18. Nava S, Ferrer M, Esquinas A, Scala R, Groff P, Cosentini R, et al. Palliative use of non-invasive ventilation in end-of-life patients with solid tumours: a randomised feasibility trial. Lancet Oncol. 2013;14(3):219-27.
19. Brill AK. How to avoid interface problems in acute noninvasive ventilation. Breathe. 2014;10(3):230-42.
20. Ganesh A, Shenoy S, Doshi V, Rishi M, Molnar J. Use of noninvasive ventilation in adult patients with acute asthma exacerbation. Am J Ther. 2015;22(6):431-4.
21. Stefan MS, Nathanson BH, Lagu T, Priya A, Pekow PS, Steingrub JS, et al. Outcomes of noninvasive and invasive ventilation in patients hospitalized with asthma exacerbation. Ann Am Thorac Soc. 2016;13(7):1096-104.
22. Soroksky A, Stav D, Shpirer I. A pilot prospective, randomized, placebo-controlled trial of bilevel positive airway pressure in acute asthmatic attack. Chest. 2003;123(4):1018-25.
23. Pinsky MR, Summer WR, Wise RA, Permutt S, Bromberger-Barnea B. Augmentation of cardiac function by elevation of intrathoracic pressure. J Appl Physiol. 1983;54(4):950-5.
24. Certain L. Contraindicações e complicações do uso da ventilação não invasiva no Departamento de Emergência: Revisão da Literatura. JBMEDE. 2022;2(1):e22002.
25. Mahmood SS, Pinsky MR. Heart-lung interactions during mechanical ventilation: the basics. Ann Trans Med. 2018;6(18):349-9.
26. Möller W, Celik G, Feng S, Bartenstein P, Meyer G, Eickelberg O, et al. Nasal high flow clears anatomical dead space in upper airway models. J Appl Physiol. 2015;118(12):1525-32.
27. Gay PC. Complications of noninvasive ventilation in acute care. Respir Care. 2009;54(2):246-57; discussion 257-8.

28. Miller A, VanHart DA, Gentile MA. Noninvasive ventilation in life-threatening asthma: a case series. Can J Respir Ther. 2017;53(3):33-6.
29. 27. Brown CA, Sakles JC, Mick NW, Mosier JM, Braude DA. The Walls manual of emergency airway management, 6. ed. Lippincott Williams & Wilkins; 2022.
30. Hilbert G, Gruson D, Vargas F, Valentino R, Gbikpi-Benissan G, Dupon M, et al. Noninvasive ventilation in immunosuppressed patients with pulmonary infiltrates, fever, and acute respiratory failure. N Engl J Med. 2001;344(7):481-7.
31. Soroksky A, Klinowski E, Ilgyev E, Mizrachi A, Miller A, Ben Yehuda TM, et al. Noninvasive positive pressure ventilation in acute asthmatic attack. Eur Respir Rev. 2010;19(115):39-45.
32. Schettino GPP, Reis MAS, Galas F, Park M, Franca S, Okamoto V. Ventilação mecânica não invasiva com pressão positiva. J Bras Pneumol. 2007;33:92-105.

3

Princípios da ventilação mecânica invasiva

Maria Lorraine Silva de Rosa
Anselmo Alves Souza
Mayara Sousa da Silva Serejo
Bruna de Sousa Frazão de Almeida
Carla Castro Rodrigues
Ludhmila Abrahão Hajjar

PONTOS PRINCIPAIS

- Existem diferentes modos ventilatórios, porém os mais utilizados no departamento de emergência são os convencionais: modo assisto-controlado e modo espontâneo.
- As assincronias podem estar relacionadas ao paciente, ao ventilador ou à interface utilizada e ocorrem nas diferentes fases do ciclo respiratório.
- O manejo da ventilação invasiva nos pacientes asmáticos é um grande desafio, associado a elevadas taxas de complicações.
- É essencial avaliar diariamente os critérios de extubação, a fim de identificar o momento adequado para iniciar o processo de desmame.

INTRODUÇÃO

A decisão de progredir para via aérea definitiva, consequentemente colocar o paciente na ventilação mecânica, é uma tarefa muitas vezes desafiadora no departamento de emergência (DE). Algumas das principais indicações de ventilação invasiva são: incapacidade de proteção de via aérea, insuficiência respiratória refratária a medidas não invasivas, situações como: síndromes neurovasculares, choque, intoxicações, distúrbios neuromusculares (*miastenia gravis* e Guillain-Barré), entre outras. A ventilação mecânica invasiva (VMI) deve ser individualizada para cada paciente e caberá ao médico emergencista saber indicar o melhor momento, antevendo desfecho desfavorável e até mesmo catastrófico.

As principais indicações para a aplicação da VMI em emergências incluem:

- Insuficiência respiratória aguda (IRpA) hipoxêmica ou tipo I: $PaO_2 < 60$ mmHg com uma $PaCO_2$ normal ou baixa. O gradiente alveoloarterial (A-a) pode estar normal ou aumentado, dependendo da causa da hipoxemia. O gradiente A-a está normal na hipoventilação alveolar e baixa fração inspirada de oxigênio (FiO_2). Nas condições em que está aumentado, geralmente deve-se à dificuldade de difusão, distúrbio de ventilação/perfusão (V/Q) ou *shunt* intracardíaco direito-esquerdo[2].
- IRpA hipercápnica ou tipo II: $PaCO_2$ acima de 45 mmHg e pH < 7,35. Em pacientes crônicos, um aumento de 10 mmHg em relação aos valores basais é considerado indicativo de agravamento. A retenção de CO_2 geralmente resulta de hipoventilação alveolar, condições que aumentam a produção de CO_2, aumento de espaço morto e fadiga muscular respiratória. O manejo consiste em assegurar uma ventilação alveolar adequada[2].

A superlotação no DE é uma realidade em muitos países, sendo cada vez mais frequente pacientes críticos aguardarem leito de cuidados intensivos no DE por mais de 12 horas ou até mesmo dias. Alguns estudos associam o aumento da mortalidade e o tempo de internação em pacientes em ventilação mecânica que permanecem por mais tempo no DE[1-3]. Logo, o cuidado e a atenção ao manejo do ventilador no DE podem diminuir impactos negativos nesses pacientes.

Conceitos básicos

Existem diferentes modos ventilatórios, porém os mais utilizados no DE são os convencionais: modo assisto-controlado e modo espontâneo. No modo assisto-controlado, a respiração pode ser iniciada pela máquina ou pelo paciente, mas controlada e finalizada pelo ventilador, sendo os modos assisto-controlados por volume (VCV) ou por pressão (PCV). Já no modo espontâneo, a ventilação é iniciada, controlada e finalizada pelo paciente.

O ventilador configura o ciclo respiratório em quatro estágios: disparo, limite, ciclagem e expiração (Figura 1). O disparo é dado pelo momento de início da inspiração, pode ser realizado pelo esforço do paciente, quando supera o limiar de disparo/sensibilidade do ventilador dado por pressão ou fluxo, ou pode ser iniciado pelo ventilador ao longo do tempo.

O limite trata-se do parâmetro do fluxo de ar que é usado para regular a respiração oferecida pelo ventilador, dado por fluxo de ar ou pressão da via aérea, ou seja, atua como mecanismo inibidor da geração excessiva das vias aéreas[3-5]. A ciclagem termina a fase da inspiração, a variável responsável pode ser pressão, volume, fluxo ou tempo. Por fim, a fase expiratória ocorre de forma passiva quando a válvula expiratória se abre. As variáveis podem alterar conforme o modo aplicado e a escolha do mesmo dependerá das condições clínicas do paciente.

Para a escolha do modo e o ajuste do ventilador é fundamental compreender alguns conceitos básicos mostrados na Tabela 1.

MODOS VENTILATÓRIOS

Modo assisto-controlado

O modo assisto-controlado pode ser disparado pelo paciente (assisto) ou pela máquina (controlado). Quando o esforço inspiratório do paciente atinge o limiar de sensibilidade da válvula de demanda do ventilador dado por pressão ou fluxo, a máquina reconhece o esforço e dispara o ciclo[4]. Por outro lado, quando não é identificado o esforço do paciente, o ventilador é disparado a tempo (controlado). Nessa situação o paciente pode ser ventilado a volume assisto-controlado (VCV) ou por pressão assisto-controlado (PCV). Observa-se que nos dois modelos as variáveis de disparo são as mesmas.

Ventilação assisto-controlada a volume (VCV)

Na ventilação por volume assisto-controlada (VCV), o volume corrente (VC) é constante e essa variável determina a ciclagem, isto é, quando o paciente atinge o volume corrente estabelecido, termina a fase inspiratória, o ventilador cicla. Nesse modo as variáveis definidas pelo profissional são: volume corrente, fluxo inspiratório e a forma de onda, frequência respiratória, a pressão expiratória final positiva (PEEP) e a fração de oxigênio inspirado (FiO_2)[5].

A pressão na via aérea é variável, logo, nas condições com volume corrente elevado, baixa complacência, elevada resistência ou alto pico de fluxo podem provocar altas pressões na via aérea. Em situações em que há elevação da pressão de pico (PIP), pode ser necessário

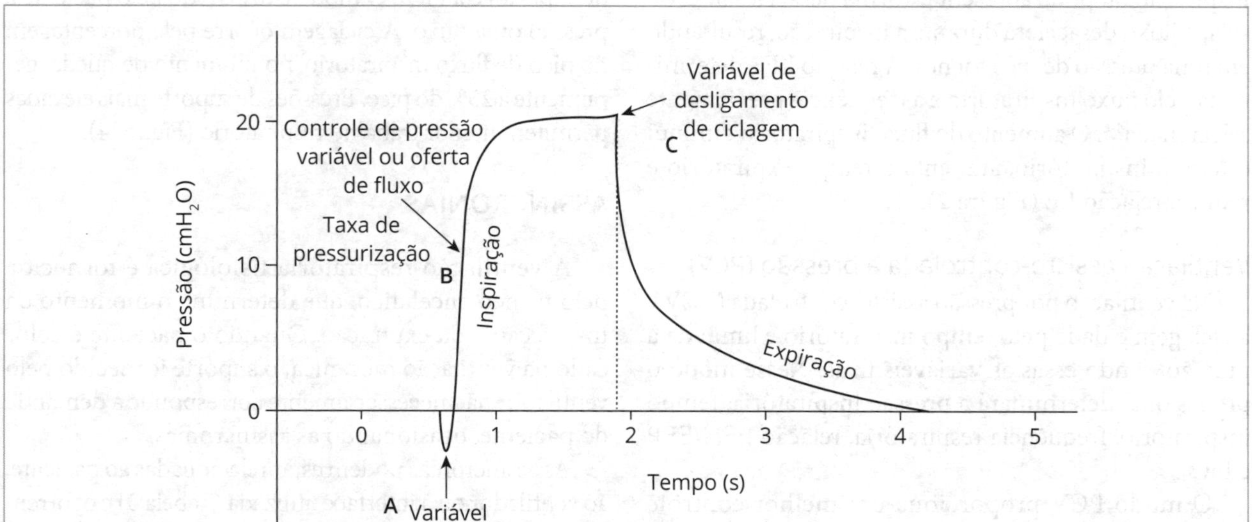

FIGURA 1 Fases do ciclo respiratório. A: Disparo realizado pelo paciente, sensibilidade à pressão. B: Limite. C: Ciclagem.
Fonte: adaptada Catherine SHS.Respiratory Care. 2011.

TABELA 1 Conceitos básicos do ventilador

Volume-minuto (VM)	O volume minuto tem o objetivo de atender a demanda do paciente e evitar complicações. O VM é igual ao volume corrente (VC), o qual pode ser fornecido conforme o peso predito para ventilação mecânica, multiplicado pela frequência respiratória (FR) (VM = VC x FR). Valores normais = 5 a 10 L/min.
Sensibilidade/*trigger*	A sensibilidade é a capacidade do ventilador identificar o esforço do paciente durante o disparo para iniciar a inspiração. Para que isso ocorra, o paciente deve atingir um limiar que é dado por pressão (-1 a -3 cmH_2O) ou fluxo (2 L/min). Quando é dado por pressão, observa-se uma deflexão negativa na curva da pressão quando o paciente inicia uma respiração.
Fluxo	O fluxo é igual ao volume corrente entregue em um determinado tempo inspiratório (F = VC/Ti). Valor padrão = 60 L/min. Nota-se que quanto maior o fluxo, o volume será entregue mais rápido, menor será o tempo inspiratório e maior será o tempo expiratório, condição essa necessária nos casos de doenças obstrutivas como doença pulmonar obstrutiva crônica.
Relação inspiratório/ expiratório (I:E)	A relação I:E tem como valor normal 1:2 ou 1:3. Se o fluxo é igual VC/Ti, ao diminuir o volume corrente ou aumentar o fluxo, o Ti diminui e reduz também a relação I:E 1:4, 1:5.
Pressão expiratória final positiva (PEEP)	A PEEP pode ser utilizada para evitar o fechamento ou colapso alveolar no final da expiração; considera-se iniciar com 5 cmH_2O por ser semelhante à PEEP fisiológica. Permite melhorar a oxigenação.
Fração de oxigênio inspirado (FiO_2)	A FiO_2 inicia-se a 100% e reduz para manter SaO_2 > 90% ou PaO_2 > 60 mmHg.

o ajuste do alarme e da válvula limitadora de pressão *(pop-off)* para a ventilação do paciente.

Esse modo geralmente é escolhido nas situações em que se deseja manter o volume-minuto (VC × FC) mais estável, para cálculo da complacência e resistência, abordado mais adiante.

O fluxo é dado pela velocidade que o volume corrente é entregue em um determinado tempo, sendo a variável limitante desse modo; a forma de onda por ser quadrada fornece o VC com fluxo de pico constante ao longo da inspiração ou pode apresentar forma desacelerante, ou seja, o fluxo desacelera durante a inspiração, resultando em uma pressão de pico menor. A relação I:E é determinada pelo fluxo inspiratório e a frequência previamente selecionada[4-6]. O aumento do fluxo inspiratório diminui o tempo inspiratório, aumenta o tempo expiratório e reduz a relação I:E (Figura 2).

Ventilação assisto-controlada a pressão (PCV)

Na ventilação por pressão assisto-controlada (PCV), a ciclagem é dada pelo tempo inspiratório e limitada à pressão, sendo essas as variáveis fixas. Nesse modo o profissional determinará a pressão inspiratória, tempo inspiratório, frequência respiratória, relação I:E, PEEP e FiO_2.

O modo PCV proporciona um melhor controle das pressões das vias aéreas e alveolares. Isso permite uma pressão de pico constante, equivalente à pressão de platô dada pela somatória da PEEP com a pressão inspiratória ajustada. O volume corrente é livre, depende da complacência pulmonar, da resistência da via aérea e do esforço do paciente. Deve-se evitar VC > 8 mL/kg, por causa do risco de volutrauma. Assim, a curva de fluxo também é livre (Figura 3).

Modo espontâneo

Ventilação por pressão de suporte (PSV)

Na ventilação por pressão de suporte o paciente determina o volume corrente, a frequência respiratória e o fluxo. O profissional definirá: PEEP, pressão inspiratória (pressão de suporte) e a FiO_2. O modo é disparado pelo paciente a pressão ou a fluxo. A ciclagem ocorre pela porcentagem do pico de fluxo inspiratório, no momento de queda, geralmente a 25% do pico. Pressões de suporte mais elevadas permitem menor trabalho respiratório (Figura 4).

ASSINCRONIAS

A ventilação respiratória fisiológica é fornecida pelo tronco encefálico, que determina o momento da inspiração e da expiração. Quando o paciente é colocado na ventilação mecânica, o suporte fornecido pelo ventilador não necessariamente corresponde à demanda do paciente, ocasionando as assincronias.

As assincronias podem estar relacionadas ao paciente, ao ventilador ou à interface utilizada (Tabela 3) e ocorrem nas diferentes fases do ciclo respiratório, sendo as principais: assincronias de disparo (duplo disparo, disparo reverso, autodisparo e disparo ineficaz), de fluxo (fluxo insuficiente e fluxo excessivo) e de ciclagem (ciclagem precoce e ciclagem tardia)

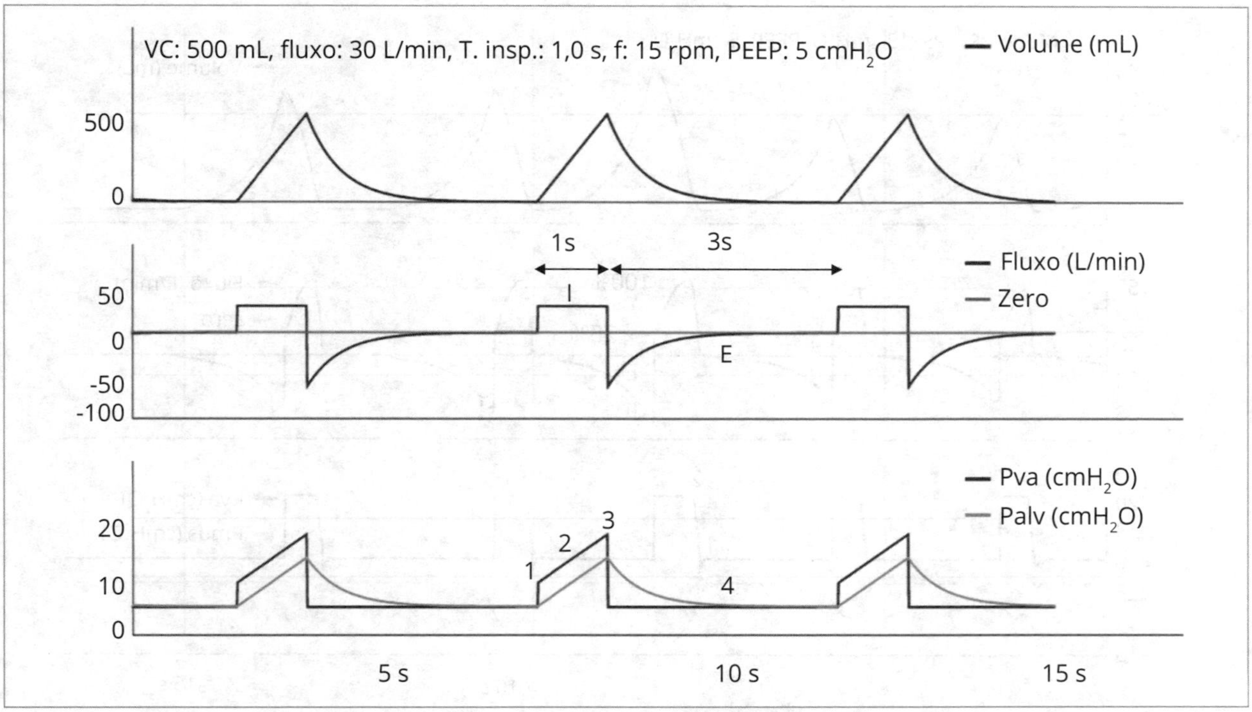

FIGURA 2 Modo ventilação assisto-controlada a volume (VCV). Curvas de volume, fluxo e pressão. Nesse modo o volume e o fluxo são fixos, logo o tempo inspiratório também é fixo e o tempo expiratório é dado pela frequência programada.

PEEP: pressão expiratória final positiva; Pva: pressão nas vias aéreas; VC: volume corrente.

Fonte Xlung®.

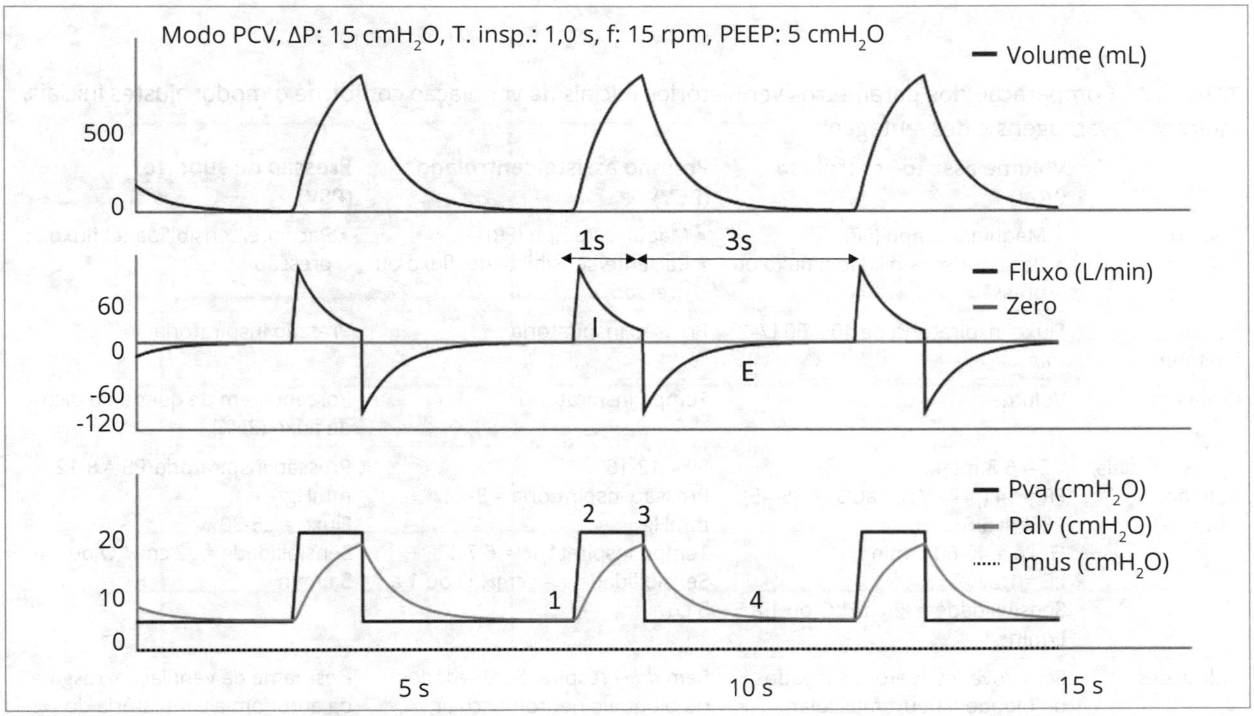

FIGURA 3 Modo ventilação por pressão assisto-controlada (PCV). Curvas de volume, fluxo e pressão. Nesse modo o volume e o fluxo são livres e a pressão aplicada acima da pressão expiratória final positiva (PEEP) e o tempo inspiratório são fixos. O tempo expiratório é determinado pela frequência respiratória aplicada.

Pmus: pressão muscular; Pva: pressão nas vias aéreas.

Fonte Xlung®.

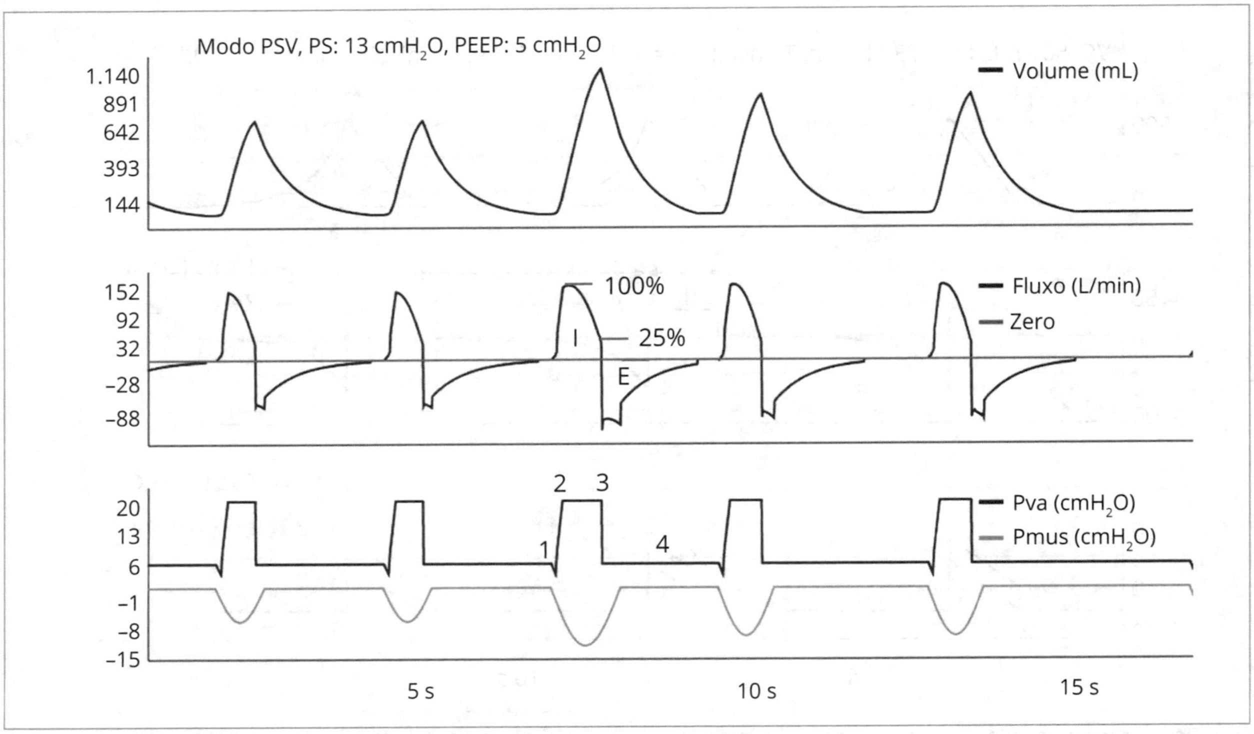

FIGURA 4 Modo ventilação por pressão de suporte (PSV). Curvas de volume, fluxo e pressão. Nesse modo a ventilação é iniciada, controlada e finalizada pelo paciente. Observa-se a presença da pressão muscular (Pmus) em todos os ciclos.

PEEP: pressão expiratória final positiva; Pva: pressão nas vias aéreas.

Fonte Xlung®.

TABELA 2 Comparação dos parâmetros ventilatórios iniciais da ventilação conforme o modo: ajustes iniciais, indicações, vantagens e desvantagens

	Volume assisto-controlado (VCV)	Pressão assisto-controlado (PCV)	Pressão de suporte (PSV)
Disparo	▪ Máquina/tempo (FR) ▪ Paciente/sensibilidade: fluxo ou pressão	▪ Máquina/tempo (FR) ▪ Paciente/sensibilidade: fluxo ou pressão	▪ Paciente/sensibilidade: fluxo ou pressão
Variável limitante	Fluxo inspiratório de 40 a 60 L/min	Pressão inspiratória	Pressão inspiratória
Ciclagem	Volume	Tempo inspiratório	Porcentagem de queda do pico de fluxo (25%)
Ajustes iniciais, pulmão saudável	VC = 6-8 mL/kg FR = 14 (pH > 7,3, $PaCO_2$ = 35-45) PEEP = 5-8 Fluxo = 40-60 L/min I:E = 1:2 Sensibilidade = -2 cmH_2O ou 1 a 5 L/min	FR = 12-16 Pressão inspiratória = 8-12 mmHg Tempo inspiratório = 0,7-1 s Sensibilidade = –2 cmH_2O ou 1 a 5 L/min	Pressão inspiratória/PS = 8-12 mmHg Fluxo = 25-30% Sensibilidade = –2 cmH_2O ou 1 a 5 L/min
Indicações	Sem *drive* respiratório, sedados ou bloqueio neuromuscular, descanso da musculatura respiratória. Manter volume-minuto	Sem *drive* respiratório, sedados ou bloqueio neuromuscular, descanso da musculatura respiratória, limitar as pressões na via aérea e alveolares	Desmame da ventilação, resgate da autonomia ventilatória do paciente

(continua)

TABELA 2 Comparação dos parâmetros ventilatórios iniciais da ventilação conforme o modo: ajustes iniciais, indicações, vantagens e desvantagens (*continuação*)

	Volume assisto-controlado (VCV)	Pressão assisto-controlado (PCV)	Pressão de suporte (PSV)
Vantagens	Volume-minuto garantido. Análise da mecânica respiratória: pressão de pico, platô, cálculo de complacência e resistência	Menor risco de barotrauma. O fluxo livre permite maior conforto e sincronia	Maior conforto e controle respiratório
Desvantagens	Risco de barotrauma, assincronia de fluxo, hipotrofia dos músculos respiratórios	Volume-minuto não garantido, hipotrofia dos músculos respiratórios	Volume-minuto não garantido, se o *drive* respiratório estiver deprimido pode ocorrer apneia central

FR: frequência respiratória; I:E: relação inspiratório/expiratório; PEEP: pressão expiratória final positiva.

TABELA 3 Causas de assincronias

Paciente	*Drive* respiratório, musculatura respiratória, complacência, resistência e demanda ventilatória
Ventilador	Modo ventilatório, ajustes das variáveis, válvulas de sensores, métodos de disparo, conhecimentos técnicos
Interface	Máscara/ventilação não invasiva, tudo traqueal, circuito do ventilador, sistema de umidificação

Assincronias de disparo

Disparo duplo

No duplo disparo o paciente faz o esforço respiratório, reconhecido pela máquina, gerando o disparo, porém com dois ciclos consecutivos com tempo expiratório insuficiente entre eles (Figura 5). Essa assincronia é proveniente da alta demanda respiratória do paciente associado ao tempo inspiratório neural mais prolongado que o tempo inspiratório do ventilador[6-8]. O paciente deseja continuar a inspiração, seu esforço não se completa ao fim do ciclo mecânico e ocorre outro ciclo.

O duplo disparo pode ocorrer em caso de não adequação entre os tempos inspiratórios neural e mecânico. Porém, a causa mais comum é decorrente de um fluxo insuficiente fornecido pelo ventilador, isso faz com que o esforço inspiratório neural se prolongue. Dessa forma, o aparecimento dessa assincronia é mais frequente no modo volume controlado em que o volume corrente e o fluxo são fixos.

Para corrigir o duplo disparo deve-se individualizar a clínica do paciente. Nos casos de insuficiência respiratória aguda com necessidade de ventilação protetora, pode-se otimizar a sedação, a analgesia e até mesmo o bloqueio neuromuscular (BNM) na fase precoce quando não for possível corrigir a assincronia por meio das variáveis do ventilador. Sugere-se alterar o modo para PCV ou PSV, pois o fluxo é livre, este último é indicado em pacientes que não necessitam de sedação profunda.

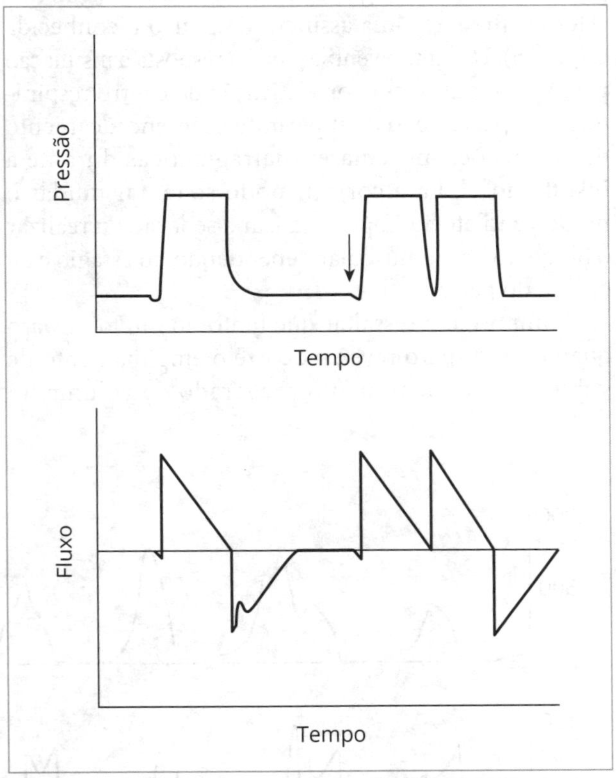

FIGURA 5 Curvas pressão e fluxo. Duplo disparo: o primeiro disparo é realizado pelo paciente, gerando dois ciclos consecutivos. Observa-se uma deflexão na curva de pressão indicado pela seta.
Fonte: adaptada de Brandon et al., 2021[11].

A otimização da demanda ventilatória e o ajuste entre os tempos inspiratório neural e mecânico podem ser realizados conforme o modo ventilatório aplicado:

- VCV: a relação do fluxo é dada por VC/Ti. Assim, para aumentar o tempo inspiratório (Ti) nesse modo, pode-se aumentar o volume corrente ou diminuir o fluxo, se a causa da assincronia não for decorrente de baixo fluxo, mantendo os limites de segurança. Outra alternativa é mudar o modo, para PCV ou PSV, os quais permitem um fluxo inspiratório livre.

- PCV: aumentar diretamente o tempo inspiratório ou aumentar a pressão inspiratória.
- PSV: diminuir a porcentagem do pico de fluxo inspiratório, responsável pela ciclagem. Isso promoverá aumento do tempo inspiratório ou aumento da pressão.

Disparo reverso

No disparo reverso, o primeiro disparo é gerado pelo ventilador e o segundo pelo reflexo diafragmático (Hering-Breuer), uma assincronia pouco reconhecida (Figura 6). Durante a ventilação, em resposta à insuflação passiva dos pulmões ocorre ativação do centro respiratório do paciente, o qual permite o desencadeamento de contrações musculares diafragmáticas durante a insuflação[8-13]. Para corrigir pode-se tentar mudar o modo ventilatório, superficializar a sedação ou realizar o bloqueio neuromuscular dependendo do estágio e da clínica do paciente.

É importante ressaltar que tanto no duplo disparo quanto no disparo reverso ocorre o empilhamento de volume, ou seja, aumento exagerado de volume no ciclo, induzindo a lesão pulmonar ventilatória, sendo deletério ao paciente.

Disparo ineficaz

No disparo ineficaz o paciente faz esforço, mas não atinge o limiar do disparo/sensibilidade, ou seja, não é reconhecido pelo ventilador. Essa assincronia pode estar relacionada ao paciente (diminuição da força muscular ou do *drive* respiratório, auto-PEEP) ou ao ventilador (sensibilidade baixa, tempo inspiratório alto).

Quando a assincronia está relacionada ao ventilador para a sua correção pode-se ajustar a sensibilidade; uma opção é deixá-la em fluxo por ser mais sensível que em pressão, reduzir o tempo inspiratório conforme o modo:

- VCV: reduzir o volume ou aumentar o fluxo.
- PCV: diminuir o tempo inspiratório ou diminuir a pressão.
- PSV: aumentar a porcentagem do pico do fluxo inspiratório para ciclagem.

Quando relacionado ao paciente pode-se reduzir ou suspender as drogas para melhorar a força muscular e o *drive* respiratório ou ajustar a auto-PEEP[13-17].

Quando o tempo inspiratório é elevado para o paciente, gera aumento do volume corrente, o tempo expiratório para exalar todo o volume recebido deve

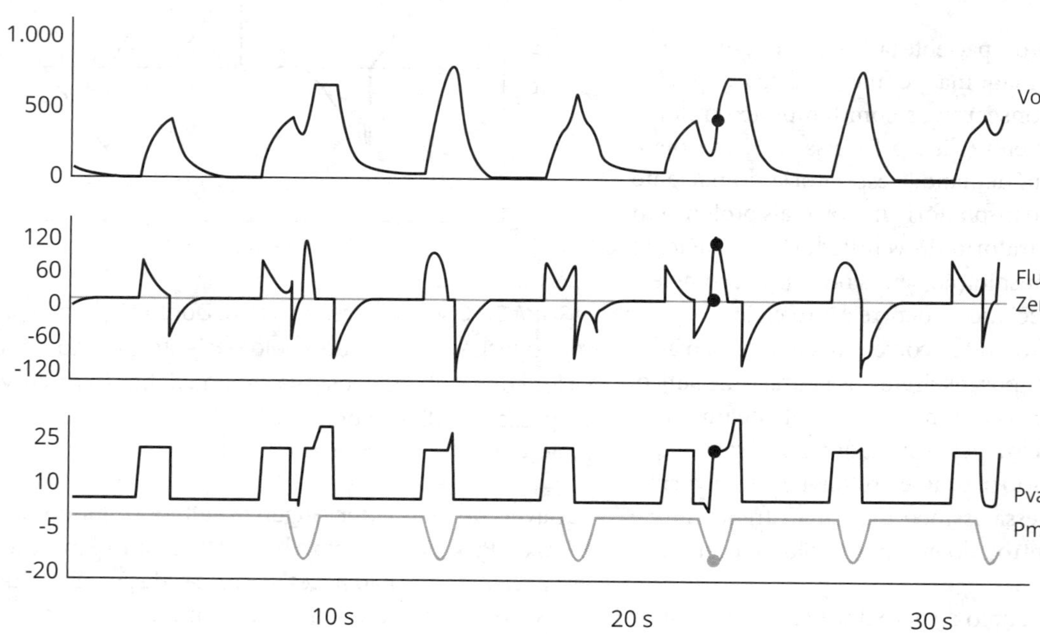

FIGURA 6 Modo ventilação por pressão assisto-controlada (PCV), curvas de volume, fluxo e pressão. Disparo reverso indicado pelos pontos: o primeiro disparo é realizado pela máquina, o segundo pelo reflexo diafragmático.
Pmus: pressão muscular; Pva: pressão nas vias aéreas.
Fonte: adaptada de Holanda et al., 2018[9].

ser ajustado. Se o paciente apresentar alta resistência expiratória, como nos casos de doenças obstrutivas (DPOC), o tempo para exalar todo volume deverá ser maior. Caso esse fator não seja reconhecido, provocará hiperinsuflação dinâmica ou auto-PEEP. Nessa situação, o paciente retém volume expiratório, fará esforço inspiratório antes do fim da expiração anterior, porém o seu esforço é mascarado pelo fluxo expiratório do ciclo anterior e não identificado pela máquina, provocando assim o disparo ineficaz (Figura 7A)[13-19].

Observa-se a presença de auto-PEEP quando a linha de fluxo expiratório não zera, outra maneira de observar é titular a PEEP externa por meio da opção de pausa expiratória do ventilador (Figura 8).

Autodisparo

No autodisparo outros fatores podem ser identificados como esforço para gerar o disparo do ventilador, quando na verdade esse esforço não foi realizado pelo paciente (Figura 7B). Nota-se uma frequência total maior

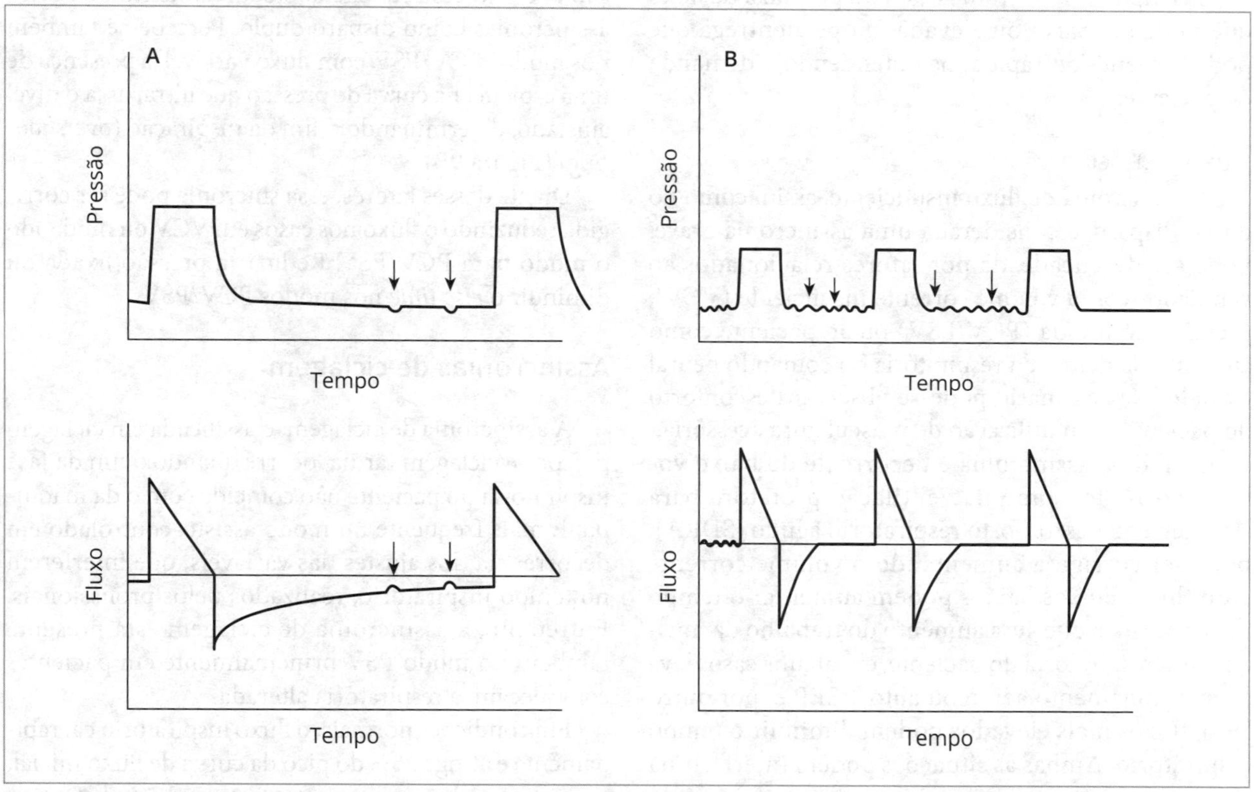

FIGURA 7 A: Curvas de pressão e fluxo. Disparo ineficaz. Paciente com padrão pulmonar obstrutivo faz esforço, mas não é identificado pelo ventilador, não gera novo ciclo, identificado pelas setas. Observa-se fase expiratória prolongada (auto-PEEP). B: Curvas de pressão e fluxo. Autodisparo: interferências dos batimentos cardíacos provocando artefato contínuo, identificado nas setas.
Fonte: adaptada de Brandon et al., 2021[11].

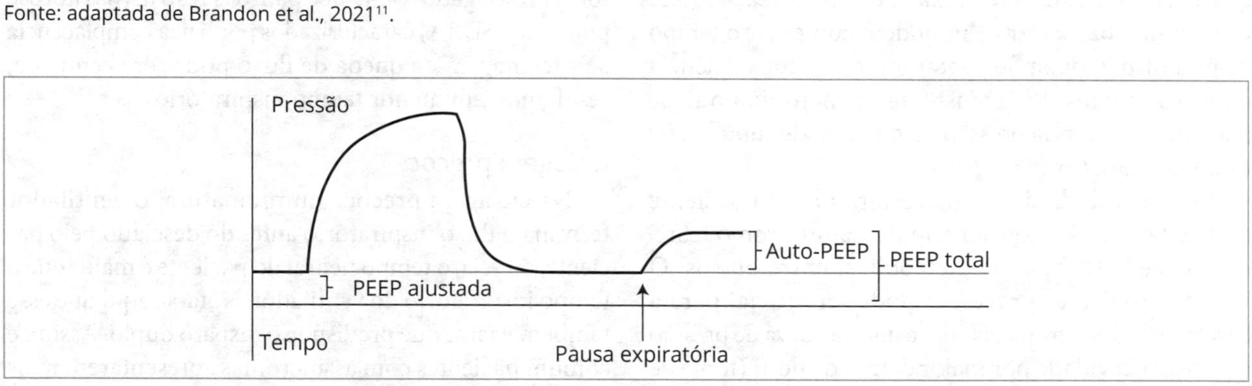

FIGURA 8 Curva de pressão. Manobra de pausa expiratória para identificação da auto-PEEP.
Fonte: adaptada de Singer e Corbridge, 2009[4].

que a programada na ventilação mecânica. Os principais fatores desencadeantes são: sensibilidade excessiva, condensação no circuito provocando alterações dos fluxos, vazamentos, batimentos cardíacos. A curva de fluxo pode evidenciar, na fase expiratória, oscilações, turbulências constantes e rítmicas, correspondendo à atividade cardíaca ou à condensação do circuito. A solução nesse caso é tratar os fatores precipitantes.

Assincronias de fluxo

Esse tipo de assincronia é gerado pela taxa de fluxo que pode ser baixa ou elevada, ou pela entrega que pode ser lenta ou rápida, não atendendo a demanda do paciente.

Fluxo insuficiente

A assincronia de fluxo insuficiente, assim como no duplo disparo, é considerada uma assincronia grave. Pode ser desencadeada por fatores relacionados ao ventilador como volume corrente insuficiente (VCV), pressão diminuída (PCV/PSV) ou ao paciente como aumento da demanda respiratória ou comando neural elevado. Nesse cenário pode-se observar desconforto do paciente, com utilização de musculatura acessória.

Quando a assincronia é decorrente do baixo volume corrente, como na ventilação protetora para síndrome do desconforto respiratório agudo (SDRA), pode ser corrigida aumentando o volume corrente e/ou fluxo. Fluxos baixos podem aumentar o tempo inspiratório, o que gera aumento do trabalho da musculatura respiratória do paciente, em alguns casos leva ao aprisionamento aéreo ou auto-PEEP e, por outro lado, fluxos mais elevados podem diminuir o tempo inspiratório. Ambas as situações podem interferir na relação com o tempo neural do paciente, ocasionando assincronias.

Nos casos com modo em volume controlado, pode-se aumentar o volume corrente ou mudar para PCV/PSV que permite fluxo livre. Taxas de pressurização *(rise time)* muito baixas também podem aumentar o tempo inspiratório, o que pode gerar a mesma consequência de fluxos baixos. Para ajuste da assincronia pode-se aumentar o valor da pressão ou o tempo de subida *(rise time)* nos casos em PCV/PSV.

O aumento da demanda respiratória do paciente pode estar relacionado a diferentes fatores como febre, dor, ansiedade, acidose metabólica, entre outros. O tratamento desses processos pode ser crucial para a correção da assincronia. Nota-se que na curva de pressão ocorre concavidade por maior demanda de ar (fome de ar). O esforço inspiratório do paciente diminui a pressão ventilatória, gerando a deflexão (Figura 9A).

Fluxo excessivo

No fluxo excessivo, ocorre o oposto de fluxo insuficiente, sendo mais raro. Os principais fatores desencadeantes são: fluxo alto (VCV), pressão elevada ou taxa de pressurização (*rise time*) muito curta nos modos PCV e PSV. A taxa de pressurização trata-se do tempo necessário para o ventilador atingir a pressão máxima, pressão de pico, colocada nos modos PCV e PSV. Quanto mais curto for o *rise time*, maior será a oferta de fluxo e mais rápida será a pressurização inicial do sistema. Esse fator pode provocar término súbito da inspiração e, como consequência, o aparecimento de outras assincronias como disparo duplo. Percebe-se também nos modos PCV/PSV, com fluxo variável, a presença de uma espícula na curva de pressão que ultrapassa o nível ajustado, determinando o fim da inspiração (*overshooting*) (Figura 9B).

Diante desses fatores, essa sincronia pode ser corrigida reduzindo o fluxo nos casos em VCV ou mudando o modo para PCV/PSV. Reduzir a pressão fixada ou diminuir o *rise time* nos modos PCV/PSV.

Assincronias de ciclagem

A assincronia de ciclagem, classificada em ciclagem precoce e ciclagem tardia, ocorre quando o fim da fase inspiratória do paciente não coincide com o da máquina. É mais frequente no modo assisto-controlado em decorrência dos ajustes das variáveis, que interferem no tempo inspiratório, realizados pelos profissionais. Entretanto, a assincronia de ciclagem está presente também no modo PSV principalmente em pacientes com mecânica respiratória alterada.

Em condições normais, o fluxo inspiratório cai rapidamente e atinge 25% do pico da curva de fluxo inicial, gerando a ciclagem. Pacientes com padrão obstrutivo (DPOC) apresentam alta complacência respiratória e alta resistência à expiração e a diminuição do fluxo inspiratório é mais lenta, apresentando tempo inspiratório prolongado[16-21]. Já nos padrões restritivos (fibrose pulmonar, SDRA) caracterizados por baixa complacência a porcentagem da queda de fluxo pode ser acentuada, resultando em menor tempo inspiratório.

Ciclagem precoce

Na ciclagem precoce ou prematura, o ventilador termina o fluxo inspiratório antes do desejado pelo paciente, ou seja, o tempo neural do paciente é maior que o tempo inspiratório do ventilador. Nota-se aqui que esse também é fator que predispõe o disparo duplo. Assim, é comum pacientes com assincronias apresentarem mais de um padrão assincrônico, visto que as fases do ciclo respiratório não são independentes (Figura 10).

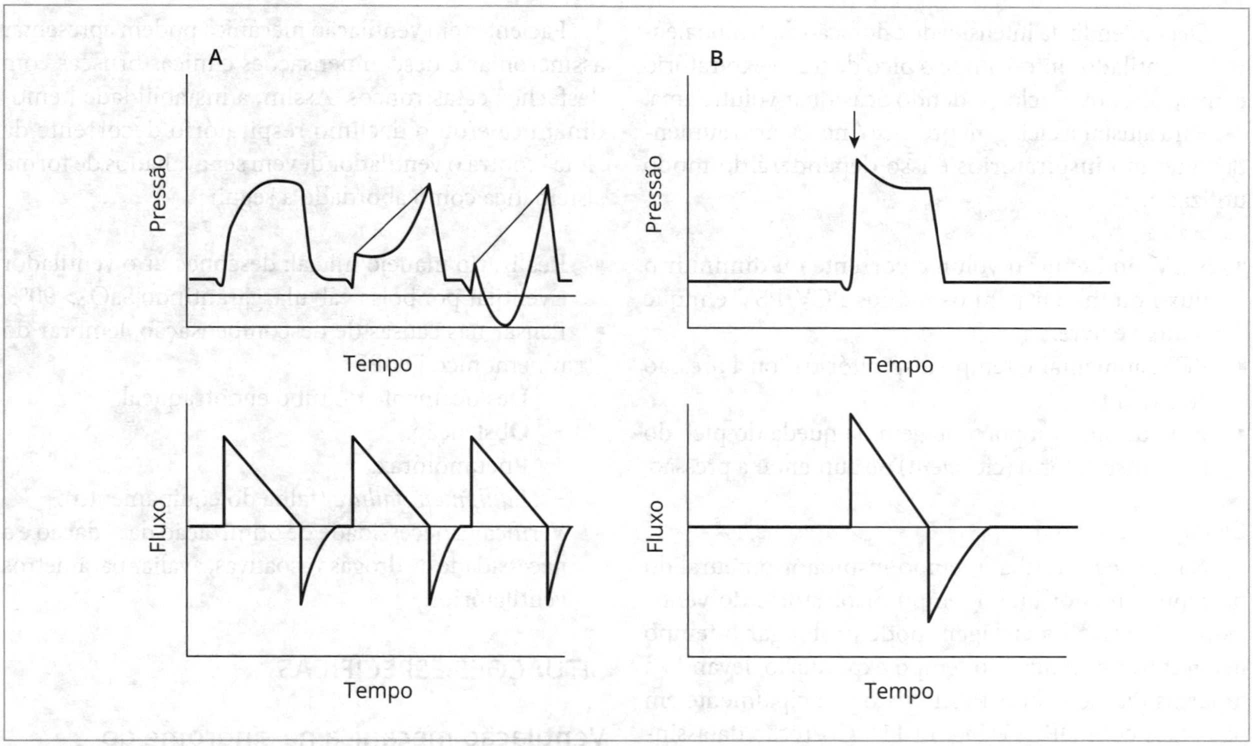

FIGURA 9 Curva de pressão e fluxo. Fluxo insuficiente (fome de ar): Observa-se concavidade na curva de pressão por maior demanda de ar. B: Curva de pressão e fluxo. Fluxo excessivo: nota-se a presença de uma espícula na curva de pressão (*overshooting*), identificada pela seta.

Fonte: adaptada de Brandon et al., 2021[11].

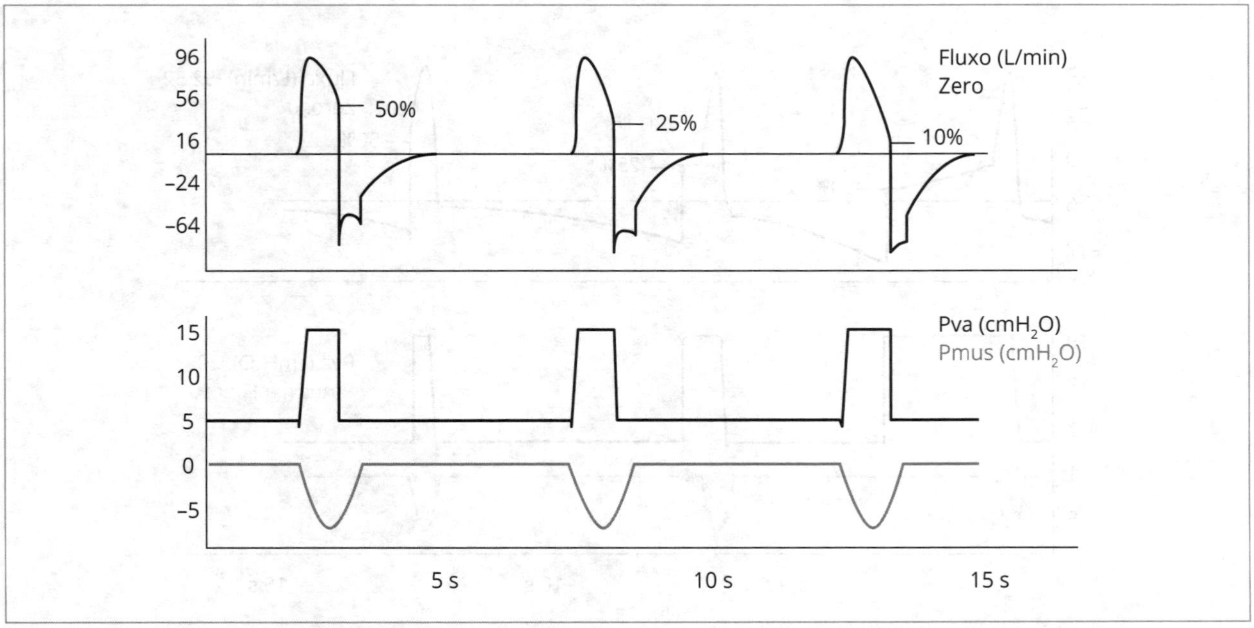

FIGURA 10 Modo ventilação por pressão de suporte (PSV). Curvas de fluxo e pressão. Paciente com padrão pulmonar restritivo, assincronia amenizada pela diminuição da porcentagem do pico de fluxo para realizar a ciclagem.

Pmus: pressão muscular; Pva: pressão nas vias aéreas.

Fonte: adaptada de Holanda et al., 2018[9].

Dependendo da intensidade e duração do tempo neural, o ventilador interrompe o pico de fluxo expiratório e inicia um novo ciclo, podendo ocasionar volutrauma.

Para ajustar a ciclagem precoce é necessário aumentar o tempo inspiratórios e isso dependerá do modo utilizado:

- VCV: aumentar o volume corrente ou diminuir o fluxo ou mudar para os modos PCV/PSV em que o fluxo é livre.
- PCV: aumentar o tempo inspiratório e/ou a pressão controlada.
- PSV: diminuir a porcentagem da queda do pico do fluxo inspiratório (ciclagem) ou aumentar a pressão.

Ciclagem tardia

Na ciclagem tardia o tempo inspiratório neural do paciente é menor que o tempo inspiratório do ventilador. O atraso da ciclagem pode prolongar o tempo inspiratório e encurtar o tempo expiratório, levando a hiperinsuflação e auto-PEEP, visto principalmente em pacientes com DPOC (Figura 11). Correção da assincronia conforme o modo:

- VCV: reduzir o volume corrente ou aumentar o fluxo.
- PCV: diminuir o tempo inspiratório e/ou a pressão.
- PSV: aumentar a porcentagem de critério da ciclagem.

Pacientes em ventilação mecânica podem apresentar assincronias e descompensações clínicas bruscas com desfechos catastróficos. Assim, a instabilidade hemodinâmica e/ou o declínio respiratório decorrente da "luta" contra o ventilador devem ser avaliados de forma sistemática como abordado a seguir:

- Realizar o manejo inicial: desconectar o ventilador e ventilar por bolsa válvula, garantindo $SaO_2 > 90\%$.
- Pensar nas causas de descompensação, lembrar do mnemônico DOPE:
  - **D**eslocamento do tubo endotraqueal.
  - **O**bstrução.
  - **P**neumotórax.
  - ***E**quipment failure* (falha do equipamento).
- Verificar a necessidade de otimização da sedação e a necessidade de drogas vasoativas, avaliar parâmetros ventilatórios.

SITUAÇÕES ESPECÍFICAS

Ventilação mecânica na síndrome do desconforto respiratório agudo

A síndrome do desconforto respiratório agudo (SDRA) ou síndrome da angústia respiratória aguda (SARA) é uma síndrome inflamatória de instalação

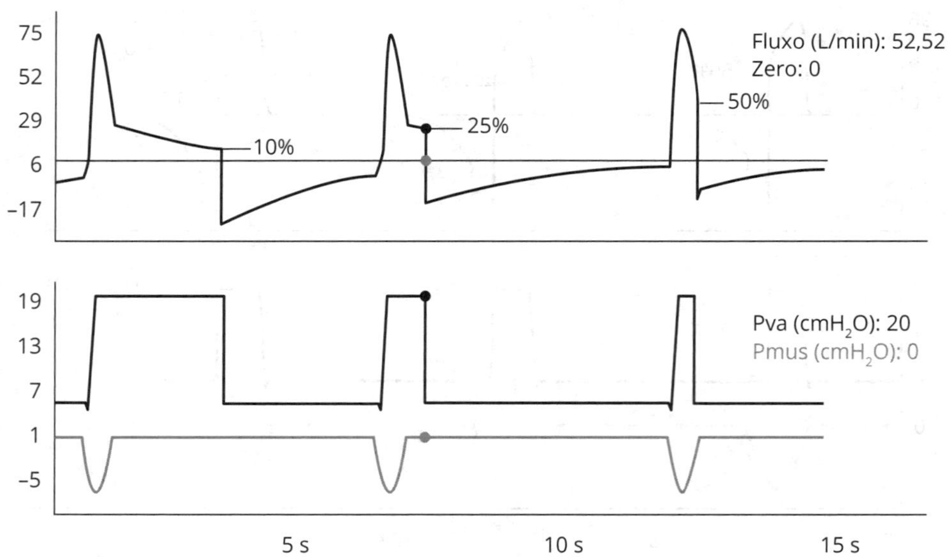

FIGURA 11 Modo ventilação por pressão de suporte (PSV). Curvas de fluxo e pressão. Paciente com padrão pulmonar obstrutivo (DPOC). Observa-se aumento da porcentagem do pico do fluxo, para diminuir o tempo inspiratório e aumentar o tempo expiratório, amenizando a assincronia e corrigindo a auto-PEEP.

Pmus: pressão muscular; Pva: pressão nas vias aéreas.

Fonte: adaptada de Holanda et al., 2018[9].

aguda com comprometimento da barreira alveolocapilar, levando a hipoxemia em decorrência de diversos fatores de risco (Tabela 4).

TABELA 4 Fatores associados à síndrome do desconforto respiratório agudo (SDRA)

Infecções pulmonares
Choque de qualquer etiologia
Fenômenos embólicos
Hemorragia alveolar
Múltiplas transfusões de hemoderivados (TRALI)
Intoxicações exógenas
Droga
Broncoaspiração
Contusão pulmonar
Afogamento
Inalação de fumaça
Politrauma
Grande queimado

TABELA 5 Síndrome do desconforto respiratório agudo (SDRA)/síndrome da angústia respiratória aguda (SARA) – nova definição de 2023

Início	Início agudo, menos de 7 dias após presença de um dos fatores de risco citados na tabela anterior
Edema pulmonar	Não relacionado à insuficiência cardíaca ou sobrecarga volêmica
Alterações de imagens	Opacidades bilaterais em radiografia de tórax ou tomografia ou POCUS (profissional treinado)
Hipoxemia PaO_2/FiO_2	Leve 200-300 com VNI/CPAP PEEP ≥ 5 ou CNAF > 30 L/min Moderada 100-200 com PEEP ≥ 5 Grave ≤ 100 com PEEP ≥ 5
Hipoxemia SpO_2/FiO_2	Avaliação da presença de hipoxemia com oximetria $SpO_2/FiO_2 \leq 315$ com $SpO_2 \leq 97\%$

CNAF: cânula de alto fluxo; CPAP: pressão positiva contínua nas vias aéreas; FiO_2: fração inspirada de oxigênio; PEEP: pressão expiratória final positiva; POCUS: ultrassonografia *point-of-care*; SpO_2: saturação de oxigênio; VNI: ventilação não invasiva.

A primeira descrição da SDRA ocorreu em 1967 por Asbaugh e Petty et al. Desde então já surgiram alguns consensos para melhor definição e classificação. Em 2023, a American Thoracic Society (ATS) ampliou as definições da SDRA presentes nos critérios de Berlim de 2012. Ocorreu a inclusão dos pacientes não intubados com uso de cânula de alto fluxo (CNAF) ou ventilação não invasiva (VNI) e a oximetria de pulso para avaliação da hipoxemia. Além disso, acrescentou-se também o uso da ultrassonografia *point-of-care*[14-19] (POCUS) para identificações das opacidades (Tabela 5).

A SDRA apresenta fisiopatologia complexa com reação inflamatória difusa que provoca lesão pulmonar (edema alveolar, atelectasias, entre outras). Esse comprometimento da barreira alveolocapilar pode gerar distúrbios de ventilação e perfusão (alvéolos perfundidos, mas não ventilados), principalmente *shunt* intrapulmonar, levando à hipoxemia e diminuição da complacência pulmonar[21-25]. A lesão pulmonar (edema e congestão pulmonar) aumenta a massa pulmonar total, isso provoca o aumento do peso pulmonar sobre si, levando ao colapso das regiões mais inferiores e basais, nessa situação a área pulmonar disponível para ventilação pulmonar é menor (teoria do *baby lung*). Assim, ao oferecer volume corrente para áreas aeradas com alvéolos preservados pode provocar hiperdistensão dessa região, aumentando a lesão pulmonar como consequência à lesão pulmonar induzida pela ventilação mecânica (VILI).

Diante desses fatores é preconizado o uso de ventilação protetora (Tabela 6) para diminuir a VILI. Os benefícios da ventilação protetora foram demonstrados pelo estudo brasileiro feito pelo prof. Marcelo Amato do HCFMUSP publicado no NEJM em 1998. O estudo ARMA do grupo ARDSnet, publicado no NEJM em 2000 confirmou a eficácia da ventilação protetora.

Parâmetros ventilatórios em pacientes com SDRA

A ventilação protetora é recomendada sobretudo nas primeiras 48 a 72 horas nos modos controlados (pressão e volume) (Tabela 6).

TABELA 6 Estratégias de ventilação protetora

Volume corrente: 4 a 8 mL/kg de peso predito
FiO_2 que garante $SpO_2 > 92\%$
P. platô ≤ 30 cmH_2O
Driving pressure ≤ 15 cmH_2O
FR > 20 se atentar para auto-PEEP
PEEP titulada com objetivo de melhor mecânica (complacência, pressão de platô e *driving pressure),* melhor hemodinâmica e oxigenação
Ajustar alarmes, manter sincronia paciente-ventilador, umidificação de via aérea adequada
Realizar prona quando indicada e de acordo com a infraestrutura e capacidade da equipe

FiO_2: fração inspirada de oxigênio; FR: frequência respiratória; PEEP: pressão expiratória final positiva.

Pressão expiratória final positiva (PEEP)

Em geral, inicia-se com PEEP = 8, porém deve ser individualizada. Após o recrutamento, a PEEP pode ser titulada de acordo com os dados de mecânica pulmonar, avaliando a melhor complacência para menor *driving pressure*. Recentemente, o *OLA Trial* usou a técnica de titulação decremental. Entretanto, o estudo foi encerrado mais cedo, sem permitir conclusões, apesar de demonstrar tendência de menor mortalidade com o uso da manobra[15]. Os estudos LOVS e ALVEOLI não encontraram diferença estatística significativa em termos de mortalidade intra-hospitalar, dias livres de VM, respiração sem assistência no dia 28 ou taxas de barotrauma entre as estratégias de PEEP alta e baixa[17-21]. Nos casos de SDRA grave, recomenda-se manobra de recrutamento alveolar, visto que houve evidência de benefício com aumento da oxigenação e poucas complicações, como barotrauma. Entretanto, a diretriz de 2023 recomenda contra o uso de manobras de recrutamento alveolar com uso prolongado de pressão de via aérea ≥ 35 cmH_2O por pelo menos um minuto[18]. Na prática, a escala ARDSnet com PEEP baixa é a forma mais prática e validada.

Pressão de distensão/*driving-pressure* (DP)

A pressão de distensão representa a diferença da pressão de platô e PEEP na ventilação controlada. Alguns estudos associam a DP como mediador mais direto da VILI, assim, seu controle mais rigoroso permite melhor proteção pulmonar com o objetivo de manter DP < 15 cmH_2O.

Complacência (C)

Tamanho da área funcional do pulmão, está diretamente relacionada com a DP:

C = volume corrente/DP (Tabela 7).

A ventilação de posição prona em pacientes com SDRA ($PaO_2/FiO_2 < 150$), em que os benefícios foram demonstrados no estudo PROSEVA, com melhora da relação ventilação/perfusão (V/Q), melhora da oxigenação, ventilação mais homogêneas com recrutamento das áreas colapsadas na região dorsal, é uma estratégia protetora.

TABELA 7 Cálculo da complacência e resistência do sistema respiratório

Equação de movimento do sistema respiratório
As propriedades mecânicas do sistema respiratório podem ser dinâmicas (fluxo na via aérea varia ao longo do tempo) e estáticas (ausências de fluxo). Essas propriedades dependem basicamente de duas forças: as forças resistivas e as forças elásticas. As forças resistivas resultam da resistência do fluxo de gás na via aérea, na parede torácica e nos tecidos pulmonares. As forças elásticas, que se opõem à insuflação pulmonar, derivam da tensão superficial pulmonar e das propriedades elásticas da parede torácica e do tecido pulmonar. Podem ser descritas por meio da complacência pulmonar.
A mecânica respiratória pode ser compreendida por meio da equação de movimento que representa a força necessária capaz de superar as forças resistivas e elásticas do sistema respiratório. Dado por: **Pressão da via aérea – Pressão musculatura = Volume/ Complacência + Resistência x Fluxo + PEEP total**
Para o cálculo da complacência e resistência na ventilação mecânica, no modo VCV, o paciente deve estar sedado e bloqueado, assim a sua força muscular estará ausente. Realiza-se a pausa inspiratória de até 0,5 a 2 segundos (Figura 12). Nesse momento, as válvulas inspiratória e expiratórias estarão fechadas, o fluxo ausente, a pressão da via aérea (Pva) será igual à pressão alveolar (Palv) que corresponde à pressão de platô: **Pva = Palv = Pplatô = [VC/complacência] + PEEP total**
Complacência = VC/ (Pplatô - PEEP) → C = VC / *Driving pressure*. Normal: 60-80 mL/cmH_2O
A resistência representa a razão do gradiente de pressão necessário para transferir o gás da via aérea até os alvéolos com o fluxo de ar: Resistência = [Pressão de pico – Pressão platô] / Fluxo. Normal: 4-8 cmH_2O/L/s

VENTILAÇÃO MECÂNICA EM DOENÇAS OBSTRUTIVAS

Asma

O manejo da ventilação invasiva nos pacientes asmáticos é um grande desafio, associado a elevadas taxas de complicações. Esses pacientes, em decorrência da mecânica pulmonar obstrutiva, apresentam risco de aprisionamento aéreo e consequente barotrauma. Assim, é importante evitar volumes correntes e frequência respiratória elevadas pelo risco de auto-PEEP.

Ajuste da ventilação

- Volume corrente: 4 a 8 mL/kg de peso predito.
- Frequência respiratória 8 a 12 irp.
- PEEP 0 a 5 cmH_2O. Auto PEEP de preferência < 15 cmH_2O.
- FiO_2 que garante SpO_2 > 85-90%.
- Fluxo inspiratório decremental inicia-se em torno de 60-70 mL/min e diminui para 50-40 mL/min.
- Pressão de platô ≤ 25-30 cmH_2O.
- Pressão de pico < 50 cmH_2O (ajustar alarme para Ppico ≥ 100 cmH_2O).

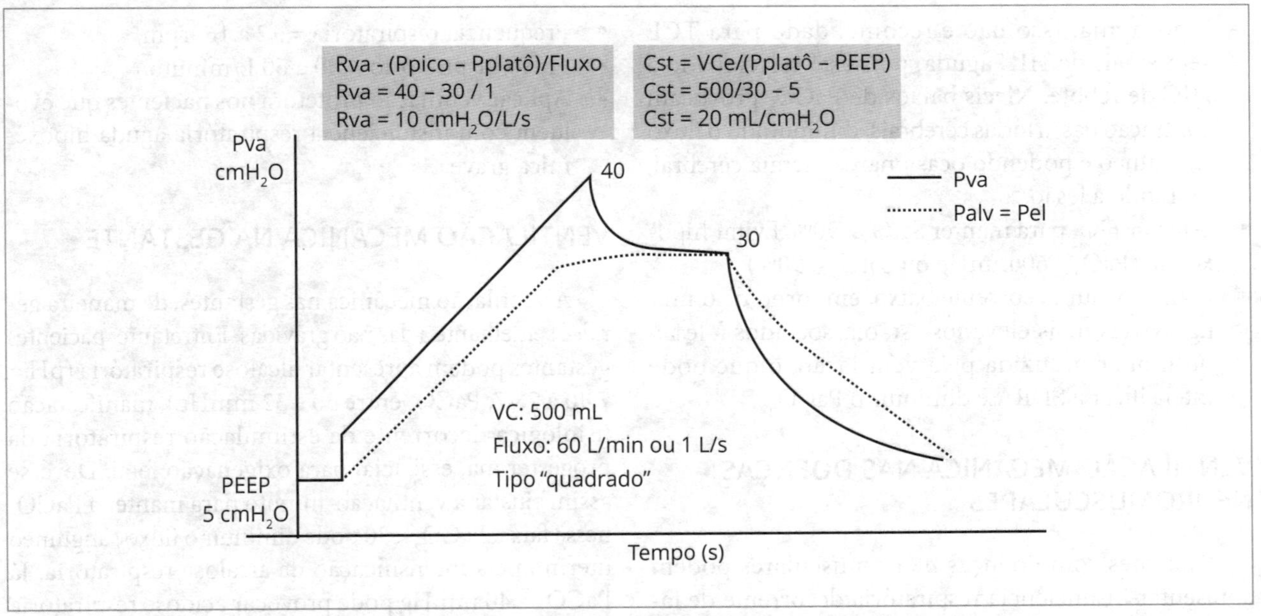

FIGURA 12 Cálculo da complacência e resistência por meio da manobra inspiratória. Pva: pressão nas vias aéreas.
Fonte: adaptada Barbas et al., 2013[14].

- Reavaliação após ventilação inicial: manter volumes mais baixos para evitar a hiperinsuflação e o barotrauma.
- Hipercapnia permissiva: pH ≥ 7,2 ($PaCO_2$ tolerar > 40 e < 90 mmHg).
- Manter terapia broncodilatadora inalatória.

Doença pulmonar obstrutiva crônica

A maioria dos casos de DPOC exacerbados responderão à VNI. Porém, uma parcela pode permanecer com necessidade de FiO_2 elevada, esforço respiratório, acidose, hipercapnia e/ou alteração do nível de consciência, sendo necessária a intubação traqueal.

Ajuste da ventilação

- A escolha do modo depende do conforto do paciente e se são mantidos volumes baixos para evitar a hiperinsuflação. Pode ser PSV, PCV ou VCV.
- Volume corrente: manter 4 a 8 mL/kg do peso predito.
- PEEP = 3-5 cmH_2O, podendo titular a PEEP em 85% da auto-PEEP.
- Frequência respiratória: manter 10 a 15 irpm.
- Evitar auto-PEEP, mantê-la < 15 cmH_2O em decorrência do risco de barotrauma.
- Se em modo VCV, obter o fluxo inspiratório alto para manter tempo inspiratório curto e um tempo expiratório que permite exalar o volume corrente inspirado I:E = 1:3 ou 1:4 até 1:5.
- Pressão de platô < 30 cmH_2O.
- Hipercapnia permissiva: pH ≥ 7,2 ($PaCO_2$ tolerar > 40 e < 90mmHg).
- Manter terapia broncodilatadora inalatória.

VENTILAÇÃO MECÂNICA NO TRAUMA CRANIOENCEFÁLICO (TCE)

A presença da insuficiência respiratória é uma complicação frequente em pacientes com trauma cranioencefálico (TCE), mesmo na ausência de trauma torácico. Isso ocorre por causa da resposta simpática intensa ocasionada pelo trauma, associada à resposta inflamatória sistêmica resultando na lesão pulmonar e consequentemente em hipoxemia. Essa, por sua vez, pode aumentar a pressão intracraniana e reduzir a pressão de perfusão cerebral (PPC). Sendo assim, a hipóxia deve ser evitada em pacientes com TCE.

Indicação de ventilação mecânica: não proteção da via aérea, alteração do nível de consciência, hipertensão intracraniana, piora neurológica, insuficiência respiratória.

Ajuste ventilatório

- Inicia-se com PEEP mais baixa, em torno de 5 cmH_2O (aumentar apenas em pacientes com hipoxemia). Níveis mais elevados podem aumentar a pressão intracraniana (HIC). Manter pressão de platô < 28-30 cmH_2O.
- Manter normocapnia. $PaCO_2$ entre 35 e 40 mmHg. Se evoluir com sinais de HIC agudo e herniação é indicado um período curto de hiperventilação/

hipocapnia. Isso não é recomendado para TCE sem sinais de HIC aguda, pois está relacionado à HIC de rebote. Níveis baixos de $PaCO_2$ provocam contração das artérias cerebrais, diminuindo o fluxo sanguíneo e podendo ocasionar isquemia cerebral, piorando a lesão.

- Ajustar FiO_2 para manter $SatO_2 > 90\%$. Evitar hipoxemia ($PaO_2 < 60$ mmHg ou $SatO_2 < 90\%$).
- Manter volume corrente baixo, em torno de 6 mL/kg. Níveis mais elevados estão associados à lesão pulmonar induzida pela ventilação, o que pode intensificar a SDRA e diminuir o $PaCO_2$.

VENTILAÇÃO MECÂNICA NAS DOENÇAS NEUROMUSCULARES

Pacientes com doenças neuromusculares podem apresentar insuficiência respiratória decorrente de fatores que interferem na musculatura da caixa torácica, como: fadiga (dificuldade do músculo em manter a contratilidade), paralisia (ausência de propagação do estímulo neural ao músculo) e fraqueza (músculo com incapacidade de gerar força). O comprometimento respiratório pode levar à hipercapnia e hipoxemia com necessidade de ventilação mecânica invasiva. As principais doenças musculares abordadas neste capítulo são: *miastenia gravis* e síndrome de Guillain-Barré (SGB).

Indicação de ventilação mecânica invasiva

- *Miastenia gravis*: pacientes com crise miastênica podem apresentar fraqueza muscular ocular (ptose e diplopia), esquelética, bulbar e respiratória, com incapacidade de proteção da via aérea. Nesses pacientes avalia-se os preditores de insuficiência respiratória: força inspiratória ≤ -25 cmH_2O e capacidade vital funcional < 15 mL/kg de peso corporal, indicando a necessidade de ventilação mecânica.
- Síndrome de Guillain-Barré (SGB): pacientes com SGB podem desenvolver insuficiência respiratória de forma rápida e progressiva com necessidade de ventilação invasiva. As principais características são: pressão inspiratória máxima < 30 cmH_2O, pressão expiratória máxima < 40 cmH_2O, capacidade vital < 20 mL/kg, incapacidade de levantar os braços, a cabeça e de tossir, progressão rápida dos sintomas, disfunção bulbar, autonômica e paralisia facial bilateral.

Ajuste ventilatório

- Mesmos princípios básicos de outras modalidades.
- FiO_2 e PEEP individualizados.
- Volume corrente = 8 mL/kg.
- Frequência respiratória = 12 a 16 irpm.
- Fluxo inspiratório = 40 a 60 L/minuto.
- Aplicar ventilação protetora nos pacientes que evoluem com insuficiência respiratória aguda hipoxêmica grave.

VENTILAÇÃO MECÂNICA NA GESTANTE

A ventilação mecânica nas gestantes, de maneira geral, é semelhante à das não grávidas. Entretanto, pacientes gestantes podem apresentar alcalose respiratória (pH = 7,40 a 7,47, $PaCO_2$ entre 30 e 32 mmHg), manifestação fisiológica decorrente da estimulação respiratória da progesterona, essencial para oxigenação fetal. Deve-se assim ajustar a ventilação-minuto para manter a $PaCO_2$ nessa faixa. $PaCO_2 < 30$ pode diminuir o fluxo sanguíneo uterino pela intensificação da alcalose respiratória. Já $PaCO_2 > 40$ mmHg pode provocar acidose respiratória fetal, contudo estudos em que a gestante apresentou hipercapnia permissiva ($PaCO_2 = 60$ mmHg) não demonstraram sequelas em fetos expostos.

VENTILAÇÃO MECÂNICA NA PEDIATRIA

O manejo da via aérea da população pediátrica e as etapas iniciais da ventilação mecânica invasiva estão entre as atividades do médico emergencista, sendo fundamental a compreensão da aplicabilidade técnica e das limitações do suporte ventilatório invasivo.

Na ventilação mecânica invasiva pediátrica, os modos ventilatórios mais utilizados no DE são PCV e VCV. O primeiro é preferível nos neonatos e lactentes, enquanto o segundo nas crianças maiores. Diferentemente do adulto, a frequência respiratória (FR) é ajustada conforme a idade: neonato de 30-40, lactente de 20 a 30 e adolescente de 12 a 16 irpm. O volume corrente na pediatria é semelhante ao do adulto e pode-se utilizar a fita Broselow para avaliar o peso corporal ideal. Essa fita também oferece informação quanto ao volume corrente, frequência do ventilador e tempo inspiratório inicial se o modo escolhido for PCV. A $FiO_2\%$ deve ser ajustada para manter a $SatO_2 > 92\%$. Se o modo de escolha for VCV, ajusta-se o fluxo inspiratório para manter a relação I:E de 1:2

Ajustes iniciais

- Modo PCV (neonato e lactentes) ou VCV (crianças maiores).
- Frequência respiratória conforme a idade: neonato (30 a 40 irpm); lactente (20 a 30 irpm) e adolescente (12 a 16 irpm).
- PEEP = 3-5 cmH_2O.

- Se modo PCV: pressão inspiratória de pico (PIP) de 15-20 cmH_2O.
- Se modo VCV: volume corrente = 8-12 mL/kg, manter PIP = 20-30 cmH_2O.
- FiO_2 = 100%.
- Tempo inspiratório = 0,6-1, relação I:E = 1:2.
- Avaliar a resposta, a expansibilidade torácica, realizar gasometrias arteriais para ajustar os parâmetros.

Em algumas condições específicas, como pacientes pediátricos com SDRA, vítimas de afogamento ou outras situações com hipoxemia refratária que necessitam de ventilação mecânica invasiva, a ventilação protetora deve ser utilizada de modo semelhante ao adulto. A hipercapnia permissiva (pH > 7,2) é tolerável exceto na HIC, doença cardíaca congênita e hipertensão pulmonar.

Crianças com padrão obstrutivo, como por exemplo asmáticos, necessitam de frequências respiratórias menores para evitar tempo expiratório curto, consequentemente auto-PEEP, podendo ocorrer pneumotórax ou outras lesões pulmonares. Nessa situação, a hipercapnia também é permitida (Tabela 8).

COMO INICIAR O PACIENTE NA VENTILAÇÃO MECÂNICA

Após realizar a intubação orotraqueal, o paciente será acoplado à ventilação mecânica. A escolha do modo, da pressão ou do volume deve se basear na *expertise* da equipe no centro de tratamento. Uma revisão sistemática não encontrou mudança de desfecho baseado no modo de ventilação mecânica ofertada aos pacientes com insuficiência respiratória aguda[33].

COMPLICAÇÕES DA VENTILAÇÃO MECÂNICA INVASIVA

As complicações relacionadas à VMI podem aumentar a mortalidade, prolongar a duração da VMI e da internação em unidades de terapia intensiva (UTI), além de elevar a necessidade de uso de antimicrobianos. Os principais eventos adversos incluem pneumonia, congestão pulmonar e sistêmica, atelectasia e síndrome do desconforto respiratório agudo (SDRA)[27,28].

Em 2013, o Centers for Disease Control and Prevention (CDC) atualizou seus critérios de avaliação dos eventos adversos relacionados à VM após uma análise retrospectiva de 20.356 pacientes. Identificaram-se 1.141 eventos associados à VM (5,6 por 100 casos de ventilação mecânica e 12,4 casos por 1.000 pacientes-dia na VM), das quais 431 eram infecções associadas à VM (4,7 casos por 1.000 pacientes-dia na VM). Todos os pacientes com eventos relacionados à VM estavam significativamente associados a maior tempo de VM, internação hospitalar e maior taxa de mortalidade quando comparada a pacientes sem estes eventos[29].

A prevalência da pneumonia associada à VM (PAV) varia globalmente, entre 5 e 40%, com uma incidência no Brasil estimada em 12,14 por 1000 pacientes-dia em VM[30,31]. Uma análise secundária de um estudo europeu com 1.735 pacientes maiores de 45 anos que permaneceram em VM por mais de 48 horas não encontrou associação entre a faixa etária e a incidência de PAV, mas identificou uma relação entre a idade e o risco de morte[32].

DESMAME VENTILATÓRIO

Embora a ventilação mecânica invasiva seja frequentemente necessária e salve vidas, é importante reconhecer que ela também possui complicações específicas. A decisão de iniciar um paciente na ventilação mecânica tem consequências significativas nos desfechos do paciente, pois atrasos ou evasão da intubação podem levar a complicações prejudiciais. Além disso, a duração da exposição à VMI está diretamente relacionada ao risco de complicações. Portanto, o processo de separação do ventilador, conhecido como "desmame", desempenha um papel crucial na evolução do paciente.

O desmame ventilatório é um processo realizado primariamente na UTI. Entretanto, a realidade de superlotação nos DE implica a necessidade do médico emergencista conhecer os princípios básicos do desmame ventilatório.

O desmame da ventilação mecânica é um processo essencial no tratamento de pacientes gravemente enfermos, que consiste na liberação do paciente do suporte ventilatório mecânico. O sucesso do desmame tem um impacto significativo no desfecho final do paciente.

TABELA 8 Ajustes iniciais em condições específicas

	Frequência respiratória	PEEP	Volume corrente	Relação I:E
SDRA	Conforme a idade	10-15 cmH_2O	3-6 mL/kg	Aumentar a relação I:E, manter próximo de 1:2
Obstrutivo	8-12 rpm	0-5 cmH_2O	5 - 8 mL/kg	Diminuir a relação I:E 1:4, 1:5

I:E: inspiratório/expiratório; PEEP: pressão expiratória final positiva; SDRA: síndrome do desconforto respiratório agudo.

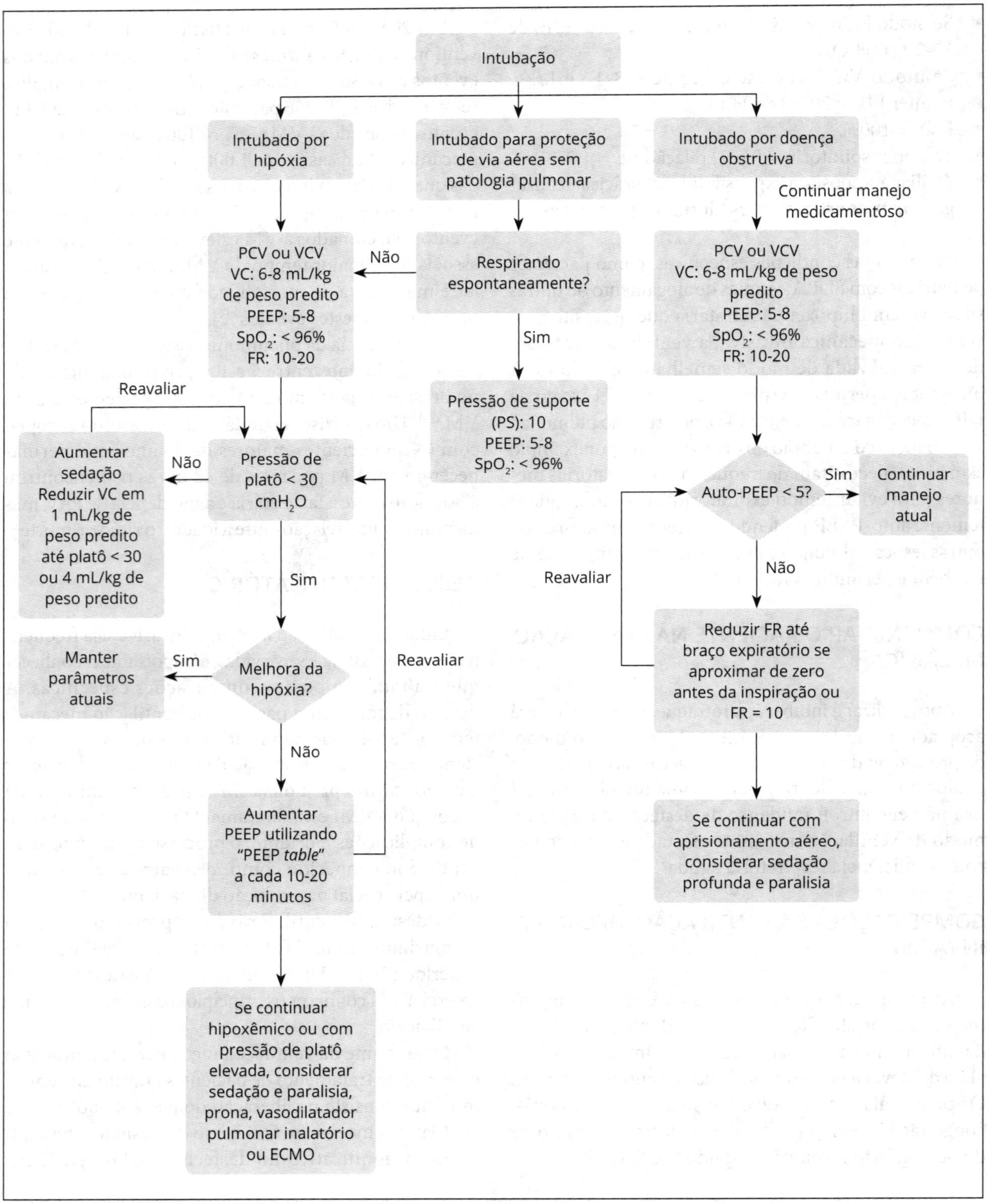

FIGURA 13 Fluxograma sugerido de início de ventilação mecânica invasiva.

ECMO: oxigenação por membrana extracorpórea; FR: frequência respiratória; PCV: ventilação por pressão assisto-controlada; PEEP: pressão expiratória final positiva; VCV: ventilação por volume assisto-controlada.

Fonte: adaptada de Tintinalli et al., 2019[34].

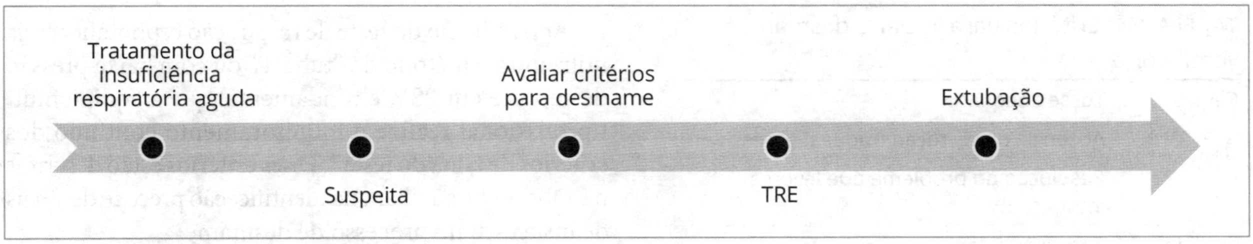
Tratamento da insuficiência respiratória aguda
Avaliar critérios para desmame
Extubação
Suspeita
TRE

FIGURA 14 Teste de respiração espontânea (TRE).
Fonte: adaptada de Tobin et al., 2005[31].

Embora ainda não exista um conceito único sobre o desmame da ventilação, diversos estudos e propostas têm sido apresentados para definir e classificar esse processo.

Uma série de estágios foram propostos para o tratamento da insuficiência respiratória aguda (IRpA) que culminam na liberação do paciente da ventilação mecânica[34]. Esses estágios incluem: 1) tratamento da IRpA; 2) suspeita de possibilidade de desmame; 3) avaliação dos critérios de desmame ventilatório; 4) realização do teste de respiração espontânea (TRE); 5) extubação.

Em 2007, uma força-tarefa definiu o sucesso no desmame da ventilação mecânica como o período compreendido entre a extubação e a manutenção do paciente por 48 horas sem suporte artificial[35]. Essa definição estabeleceu um marco importante para avaliar a eficácia do desmame.

O desmame simples ocorre quando o paciente passa no teste de respiração espontânea na primeira tentativa, sem dificuldades. O desmame difícil ocorre quando há falha em até 2 testes de respiração espontânea, mas o paciente consegue se manter fora da ventilação mecânica após esse período, desde que a duração total da ventilação seja inferior a 7 dias. Por outro lado, o desmame prolongado ocorre quando o paciente apresenta mais de 3 falhas nos testes de respiração espontânea e permanece em ventilação mecânica por mais de 7 dias (Tabela 9).

TABELA 9 Classificação de pacientes de acordo com o processo de desmame ventilatório

Categoria	Definição	Mortalidade na UTI
Desmame simples	Desmame na primeira tentativa após TRE com sucesso	5%
Desmame difícil	Até três TRE ou duração < 7 dias do primeiro TRE para desmame com sucesso	25%
Desmame prolongado	Falha de pelo menos 3 tentativas de desmame ou necessitam de mais de 7 dias após o primeiro TRE	

TRE: teste de respiração espontânea.

Quando iniciar o desmame

Durante muito tempo, o desmame da ventilação mecânica foi baseado principalmente na avaliação médica. Um estudo prospectivo identificou que quase metade dos pacientes que tiveram uma extubação não programada (ou acidental) não precisaram ser reintubados, o que sugere que muitos pacientes poderiam ter sido liberados da ventilação mecânica antes[37].

A mortalidade e morbidade associadas à ventilação mecânica são dependentes do tempo de exposição a esse suporte ventilatório. Portanto, é essencial avaliar diariamente os critérios de extubação, a fim de identificar o momento adequado para iniciar o processo de desmame[35].

A avaliação para o desmame inicia-se com a análise de parâmetros clínicos e objetivos (Tabela 10), que fornecem informações importantes sobre a estabilidade do paciente. Em seguida, é realizado o teste de respiração espontânea (TRE). Se o paciente for capaz de passar no teste com sucesso, isso aumenta significativamente as chances de que ele seja liberado da ventilação mecânica com sucesso. É importante ressaltar que os critérios estabelecidos não precisam ser totalmente preenchidos, mas podem servir como guias no processo de identificação dos pacientes com maior probabilidade de iniciar o protocolo de desmame[35].

Estratégias de desmame

Uma vez que os critérios descritos na Tabela 10 tenham sido alcançados, inicia-se a interrupção diária da sedação (despertar diário) ou realiza-se um ajuste dos sedativos para permitir uma responsividade adequada a estímulos. Um método comumente utilizado para avaliar a probabilidade pré-teste de adequação para a extubação é o índice de respiração rápida superficial (IRRS), também conhecido como índice de Tobin. Valores de IRRS inferiores a 105 irpm/L predizem o sucesso do teste de respiração espontânea, com uma sensibilidade de 97% e especificidade de 65%[38].

TABELA 10 Critérios para iniciar o desmame ventilatório

Clínico	Tosse adequada
	Ausência de secreção traqueal excessiva
	Resolução do problema que levou à intubação
Medidas objetivas	Cardiovascular ▪ FC < 140 bpm, PAS = 90-160 mmHg ou doses baixas de vasopressores ▪ *Status* metabólico estável
	Oxigenação ▪ $SatO_2$ > 90% ou FiO_2 ≤ 40% (ou P/F > 150 mmHg) ▪ PEEP ≤ 8 cmH_2O
	Pulmonar ▪ FR < 35 irpm ▪ PIM < –20 a –25 cmH_2O ▪ VC > 5 mL/kg de peso predito ▪ IRRS < 105 irpm/L ▪ Ausência de acidose respiratória significativa
	Neurológico ▪ Sem sedação ou neurológico adequado na sedação (ou paciente neurológico estável)

FC: frequência cardíaca; IRRS: índice de respiração rápida superficial; PAS: pressão arterial sistólica; PEEP: pressão expiratória final positiva.

O teste de respiração espontânea pode ser realizado utilizando o método do "tubo T" ou baixos níveis de pressão de suporte em PSV. Recomenda-se uma pressão de suporte de 7 a 8 cmH_2O em adultos[39] e 10 cmH_2O em crianças[40]. Não existem recomendações atuais para o desmame ventilatório utilizando modalidades específicas, como SIMV (ventilação mandatória intermitente sincronizada) e PAV+ (ventilação com assistência proporcional à pressão).

O teste é realizado em um período de 30 minutos a 2 horas, durante o qual serão realizadas avaliações clínicas e medidas objetivas para determinar o sucesso ou a falha do teste. Alguns estudos demonstraram que os pacientes submetidos ao teste de respiração espontânea podem apresentar sinais de intolerância ao teste nos primeiros 20 minutos[38,41], e taxas de sucesso semelhantes foram observadas em testes de 30 minutos quando comparados aos testes de 120 minutos[41,42].

Os pacientes que não preenchem os critérios descritos na Tabela 10, ou seja, aqueles que falham no teste de respiração espontânea inicial, devem ser reavaliados em busca de causas reversíveis e devem repetir o teste de respiração espontânea diariamente, a fim de determinar o mais precocemente possível as condições adequadas para a extubação.

Após o início do teste de respiração espontânea, seja utilizando o método do "tubo T" ou com baixa pressão de suporte em PSV, é fundamental que a equipe multiprofissional realize o monitoramento contínuo dos critérios de falha do teste[35]. Esses critérios estão descritos na Tabela 11 e auxiliam na identificação precoce de sinais de insucesso no processo de desmame.

TABELA 11 Critérios de falha do teste de respiração espontânea

Avaliação clínica e subjetiva	Agitação e ansiedade
	Alteração do nível de consciência
	Diaforese
	Cianose
	Aumento do trabalho respiratório ▪ Uso de musculatura acessória ▪ Dispneia
Parâmetros	PaO_2 < 60 mmHg ou FiO_2 > 50% ou $SatO_2$ < 90%
	$PaCO_2$ > 50 mmHg ou aumento da $PaCO_2$ > 8 mmHg
	pH < 7,3 ou redução do pH ≥ 0,07
	IRRS > 105 irpm/L
	FR > 35 irpm ou aumento ≥ 50%
	FC > 140 bpm ou aumento ≥ 20%
	PAS > 180 mmHg ou aumento ≥ 20%
	PAS < 90 mmHg
	Arritmias

FC: frequência cardíaca; FR: frequência respiratória; IRRS: índice de respiração rápida superficial; $PaCO_2$: pressão parcial de CO_2; PaO_2: pressão parcial de O_2; PAS: pressão arterial sistólica.

Embora muitos pacientes sejam considerados aptos para extubação após passarem no teste de respiração espontânea (TRE), cerca de 31% ainda apresentam falha no desmame ventilatório[41,43-45]. Portanto, é crucial selecionar um modo ventilatório que equilibre a carga e a capacidade do sistema respiratório, evite a atrofia diafragmática e facilite o processo de desmame.

Recomenda-se o uso do modo de PSV nesses casos. Estudos têm demonstrado que a PSV pode reduzir o tempo de ventilação mecânica e facilitar a transição para a respiração espontânea[46]. A PSV permite que o paciente respire espontaneamente com o suporte de uma pressão inspiratória predefinida, proporcionando um alívio adicional ao esforço respiratório.

Por outro lado, a literatura atual não recomenda o uso do SIMV isoladamente ou combinado com a PSV para o processo de desmame. O SIMV pode limitar a capacidade do paciente de realizar respirações espontâneas, prolongando desnecessariamente a dependência da ventilação mecânica[35].

Para auxiliar na identificação dos critérios de falha de extubação, são apresentados na Tabela 12 os principais parâmetros a serem considerados[35]. Esses critérios são fundamentais para guiar a equipe multiprofissional na tomada de decisões durante o processo de desmame, para evitar complicações e promover um desfecho bem-sucedido.

TABELA 12 Critérios de falha de extubação

Critérios
FR > 25 irpm por 2 horas
FC > 140 bpm ou aumento ou redução sustentada ≥ 20%
Sinais clínicos de fadiga muscular ou aumento do trabalho respiratório
SaO_2 < 90%; PaO_2 < 80 mmHg ou FiO_2 ≥ 50%
Hipercapnia ($PaCO_2$ > 45 mmHg ou ≥ 20% pré-extubação), pH < 7,33

FC: frequência cardíaca; FR: frequência respiratória; $PaCO_2$: pressão parcial de CO_2; PaO_2: pressão parcial de O_2.

REFERÊNCIAS

1. Carvalho CRR, Junior CT, Franca SA. Ventilação mecânica: princípios, análise gráfica e modalidades ventilatórias. J Bras Pneumol. 2007;33(Suppl2).
2. Carvalho CRR, Junior CT. Modos convencionais de ventilação mecânica. In: Carvalho CRR, Ferreira JC, Costa ELV. Ventilação mecânica princípios e aplicação. Rio de Janeiro: Atheneu; 2015. p. 73-86.
3. Stephens RJ, Siegler JE, Fuller BM. Mechanical ventilation in the prehospital and emergency department environment. Respir Care. 2019;64:595.
4. Singer BD. Corbridge TC. Basic mecahnical ventilation. Southern Med J. 2009;102(12):1238-45.
5. Bonassa J. Ventilação mecânica: fundamentos e práticas: princípios do funcionamento dos ventiladores artificiais. Rio de Janeiro: Roca; 2016.
6. Holanda MA, Vasconcelos RS, Tomaz BS. Modos ventilatórios básicos: uma visão geral. Disponível em: https://xlung.net/en/mv-manual/basic-modes-of-mechanical-ventilation.
7. Catherine SHS, Triggering of the ventilator in patient-ventilator interactions. Respir Care. 2011;56(1):39-51.
8. Bulleri E, Fusi C, Bambi S, Pisani L. Patient-ventilator asynchronies: types, outcomes and nursing detection skills Acta Biomed. 2018;89(Suppl7):6-18.
9. Holanda MA, et al. Assincronia paciente-ventilador. J Bras Pneumologia. 2018;44(4).
10. Santiago NS, Patrick VSB, José BPM, et al. Asynchronies during invasive mechanical ventilation: narrative review and update Acute Crit Care. 2022;37(4):491-501.
11. Brandon O, Janet A, Raymond JF. Patient-ventilator dyssynchrony in the intensive care unit: a practical approach to diagnosis and management. Sage J. 2021;49.
12. Amato MBP, et al. Driving pressure and survival in the acute respiratory distress syndrome. New Engl J Med. 2015.
13. Mosier JM, Hypes C, Joshi R, et al. Ventilator strategies and rescue therapies for management of acute respiratory failure in the emergency department. Ann Emerg Med 2015;66:529.
14. Barbas CSV, Isola AM, Farias AMC, et al. Diretrizes Brasileiras de Ventilação Mecânica 2013. AMIB-SBPT 2013.
15. Angotti LB, Richards JB, Fisher DF, et al. Duration of mechanical ventilation in the emergency department. West J Emerg Med. 2017;18:972.
16. Carvalho CRR, Ferreira JC, Costa ELV, et al. Ventilação em situações específicas. In: Carvalho CRR, Ferreira JC, Costa ELV. Ventilação mecânica princípios e aplicação. Rio de Janeiro: Atheneu; 2015. p. 139-89.
17. Lapinsky SE. Management of acute respiratory failure in pregnancy. Semin Respir Crit Care Med. 2017;38:201.
18. Ivankovic AD, Elam JO, Huffman J. Effect of maternal hypercarbia on the newborn infant. Am J Obstet Gynecol. 1970;107:939.
19. Orloff KE, Turner DA, Rehder KJ. The current state of pediatric acute respiratory distress syndrome. Pediatr Allergy Immunol Pulmonol. 2019;32(2):35-44.
20. Pacheco GS, Mendelson J, Gaspers M. Pediatric ventilator management in the emergency department. Emerge Med Clin North Am. 2018;36(2):401-13.
21. Rotta AT, Steinhorn DM. Ventilação mecânica convencional em pediatria. J Pediatr. 2007;83(2Suppl).
22. Lute RC, Mick NW. Aspectos diferenciais da via aérea pediátrica. In: Manual de Wall para manejo da via aérea na emergência, 5.ed. Porto Alegre: Artmed; 2019. 284-98.
23. Fan E. et al. An official American Thoracic Society/European Society of Intensive Care Medicine/Society of Critical Care Medicine Clinical Practice Guideline: Mechanical ventilation in adult patients with acute respiratory distress syndrome. Am J Respirator Crit Care Med. 2017;195(9):1253-63.
24. Klompas M, et al. Multicenter evaluation of a novel surveillance paradigm for complications of mechanical ventilation. PloS One. 2011;6,(3):e18062.
25. HayashI Y, et al. toward improved surveillance: the impact of ventilator-associated complications on length of stay and antibiotic use in patients in intensive care units. Clin Infect Dis. 2012;56(4):471-7.
26. Klompas M, Kleinman K, Murphy MV. Descriptive epidemiology and attributable morbidity of ventilator-associated events. Infection Control & Hospital Epidemiology. 2014;35(5):502-10.
27. Papazian L, Klompas M, Luyt CE. Ventilator-associated pneumonia in adults: a narrative review. Intensive Care Medicine. 2020;46(5):888-906.
28. Rosenthal VD, et al. Multinational prospective cohort study of rates and risk factors for ventilator-associated pneumonia over 24 years in 42 countries of Asia, Africa, Eastern Europe, Latin America, and the Middle East: Findings of the International Nosocomial Infection Control Consortium (INICC). Antimicrobial Stewardship & Healthcare Epidemiology. 2023;3(1).
29. Blot S, et al. Prevalence, risk factors, and mortality for ventilator-associated pneumonia in middle-aged, old, and very old critically ill patients. Crit Care Med. 2014;42(3):601-9.
30. Rittayamai N, et al. Pressure-controlled vs volume-controlled ventilation in acute respiratory failure. Chest. 2015;148(2):340-55.

31. Tobin MJ. Role and interpretation of weaning predictors. In: 5th International Consensus Conference in Intensive Care Medicine: Weaning from Mechanical Ventilation. USA, Budapest, 28 abr. 2005. Disponível em: <https://www.ers-education.org/lr/show-details/?idP=36395>
32. BoleS JM, et al. Weaning from mechanical ventilation. Eur Respirat J. 2007;29(5):1033-56.
33. Brochard L. Pressure support is the preferred weaning method. In: 5th International Consensus Conference in Intensive Care Medicine: Weaning from Mechanical Ventilation. USA.
34. Tintinalli JE, Ma OJ, Yealy DM, Meckler GD, Stapczynski JS, Cline DM, et al. Tintinalli's emergency medicine: a comprehensive study guide, 9th ed. New York: McGraw Hill; 2019.

4

Asma e doença pulmonar obstrutiva crônica

Patrícia Lopes Gaspar
Emmanuella Passos Chaves Rocha
Lucas Oliveira de Medeiros
Gabriel Curubeto Lona de Miranda

PONTOS PRINCIPAIS

- Os efeitos do processo inflamatório são sistêmicos, não se limitando aos sistemas cardiovascular e respiratório.
- O tabagismo é o principal fator de risco para o desenvolvimento da doença pulmonar obstrutiva crônica, seguido da inalação de partículas tóxicas e gases de poluição.
- O estado asmático refere-se a situações de broncoespasmo severo e que não respondem à terapia agressiva com broncodilatador, podendo levar à falência ventilatória.

INTRODUÇÃO

A asma e a doença pulmonar obstrutiva crônica (DPOC) são doenças pulmonares complexas e de diferentes espectros que podem cursar com episódios de descompensação. As duas doenças estão entre as condições que mais causam limitação de atividade laboral. Fatores que contribuem para a sua morbimortalidade incluem a dificuldade de acesso ao tratamento médico, o uso indiscriminado de medicações sem reavaliação adequada, entre outros. O controle de seus sintomas e o acompanhamento ambulatorial são necessários para reduzir o impacto socioeconômico na população.

FISIOPATOLOGIA

A asma envolve o conceito fisiopatológico de hiper-reatividade brônquica, secundária a uma cascata inflamatória imunomediada exacerbada, tendo como consequências o broncoespasmo e a obstrução reversível e variável das vias aéreas. Estímulos alergênicos e não alergênicos induzem uma limitação do fluxo de ar brônquico, que ocorre através da liberação de mediadores inflamatórios (principalmente por mastócitos, eosinófilos e neutrófilos), produzindo edema, muco e hipertrofia da musculatura brônquica. Há ainda disruptura da barreira epitelial, podendo contribuir para o remodelamento brônquico, através de espessamento e fibrose subepitelial. Ao longo dos anos e com a progressão da doença, a reversibilidade da obstrução brônquica pode não ser mais completa.

A DPOC é uma doença heterogênea que acomete principalmente os brônquios, bronquíolos e alvéolos, mas também o parênquima pulmonar. Apresenta um processo inflamatório importante, diferenciando-se da asma pelo predomínio histológico de linfócitos e macrófagos, que causam a destruição do parênquima. Essa diferença de resposta celular explica a menor resposta ao tratamento anti-inflamatório. Sua fisiopatologia envolve a formação de enfisema pulmonar e bronquite crônica, distribuídos de forma heterogênea entre o trato respiratório inferior, resultando em uma apresentação clínica variada. O dano endotelial, associado à produção de muco, leva a disfunção mucociliar e perda da elasticidade pulmonar, com dificuldade de manter a via brônquica patente na expiração, resultando no desenvolvimento de uma limitação ao fluxo de ar, com componente não completamente reversível. Em longo prazo, essas mudanças tornam-se progressivas, com alterações estruturais permanentes no trato respiratório. A interação desses fatores determina a severidade da exacerbação clínica e a resposta à terapia, que pode resultar em resistência terapêutica em pacientes com episódios frequentes e graves de exacerbação. Os efeitos do processo inflamatório são sistêmicos, não se limitando aos sistemas cardiovascular e respiratório: pode haver perda de peso, perda de massa muscular, distúrbios metabólicos e policitemia.

EPIDEMIOLOGIA

A asma está associada a diferentes fenótipos, sendo a "asma alérgica" o quadro mais comum. Ela se inicia na infância e está associada à sensibilidade a alérgenos inalatórios, predisposição genética, história familiar positiva de doenças alérgicas e eosinofilia. Cursa, geralmente, com boa resposta a corticoides inalatórios. Há outros fenótipos, como a "asma não alérgica", com menor resposta a corticoides inalatórios, e a "asma da idade adulta", que se manifesta tardiamente e em geral está associada a quadros ocupacionais[1,2].

A prevalência da asma é maior em crianças e na população negra. Mulheres são mais acometidas que homens, inclusive com maiores taxas de internação. Entretanto, esse padrão é inverso na população pediátrica. Geralmente, pacientes com obesidade e tabagistas apresentam pior controle dos sintomas e maiores taxas de admissão hospitalar. Pacientes com história de múltiplas exacerbações com necessidade de hospitalização apresentam maior mortalidade.

O tabagismo é o principal fator de risco para o desenvolvimento da DPOC, seguido da inalação de partículas tóxicas e gases de poluição. Há uma contribuição de fatores independentes genéticos e ambientais, como a exposição ocupacional à poeira, à fumaça e à poluição a longo prazo. Dados correlacionam a asma como fator de risco para desenvolvimento de DPOC, podendo a hiper-reatividade de vias aéreas atuar como um preditor independente, mesmo sem o diagnóstico clínico de asma. Acredita-se que exista um subdiagnóstico importante da prevalência da DPOC, sendo essa uma doença com tendência ao aumento de incidência devido ao envelhecimento populacional e a fatores de exposição ambiental e hábitos de vida. Há uma maior prevalência em homens e em pessoas > 40 anos, além do aumento da prevalência em fumantes e ex-fumantes quando comparados com a população de não fumantes. Estima-se que cerca de 10,3% da população global tenha DPOC[2-4]. Sua adequada prevenção e tratamento também são dificultados pelas condições relacionadas à dificuldade de acesso aos serviços de saúde em todo o mundo, fator importante a ser considerado, tendo em vista o alto custo social da morbidade da doença, além do custo financeiro com a assistência à saúde dos pacientes.

Ambas as doenças têm nas infecções do trato respiratório superior seu maior fator desencadeante de episódios de exacerbação, usualmente de etiologia viral. Incluem-se, como potenciais atores desencadeantes: exercício, uso de inibidores da enzima conversora da angiotensina (IECA), agentes anticolinérgicos ou betabloqueadores, abuso de drogas e alérgenos respiratórios (principalmente para a asma), entre outros.

APRESENTAÇÃO CLÍNICA

Os pacientes com exacerbação de asma podem apresentar-se com história de dispneia, sibilância e tosse, possivelmente associados a febre, coriza/espirros e rinorreia como sintomas adicionais ao episódio de descompensação. A sibilância não está necessariamente relacionada à severidade ou duração da crise, podendo estar ausente em pacientes com obstrução brônquica grave (também conhecida como "tórax silencioso"), além de poder ser encontrada em outras condições clínicas. À medida que a obstrução progride, há aumento do tempo expiratório e hiperinsuflação pulmonar[2-6]. O denominado estado asmático refere-se a situações de broncoespasmo severo e que não respondem à terapia agressiva com broncodilatador, podendo levar à falência ventilatória. A crise asmática pode ter dois cursos clínicos diferentes: de início e progressão rápidos ou de progressão lenta. O primeiro refere-se a uma progressão em poucas horas, geralmente com boa resposta ao tratamento broncodilatador. O segundo, em geral desencadeado por infecções do trato respiratório superior, é mais comum e responde mais lentamente ao tratamento instituído[7].

Alguns sintomas que aumentam a probabilidade do diagnóstico de asma incluem pioras noturnas ou no início da manhã, sintomas que variam de intensidade, sintomas desencadeados por fatores externos como exercício, infecções virais, exposição a alérgenos, cigarro ou mudanças no clima. Em contraponto, sintomas como dor torácica, tosse isolada e produção crônica de escarro são menos associados à asma.

Para o departamento de emergência, deve ser levado em consideração se o paciente recebeu algum tipo de tratamento prévio, se já apresentou exacerbações anteriores e, em caso positivo, há quanto tempo e se houve resposta adequada ao tratamento nas outras crises. Pacientes com história de necessidade de intubação prévia por crise de asma têm maior risco de morte relacionada à doença. Além disso, estão relacionados a pior prognóstico: não percepção do desconforto respiratório, duas ou mais hospitalizações no último ano, uso de drogas ilícitas, entre outros (Tabela 1).

A presença de hipoxemia na apresentação inicial de pacientes com asma exacerbada não é comum, porém, quando presente (em geral com $SatO_2 < 91\%$) e associada a pCO_2 normal ou aumentado, correlaciona-se a obstrução grave das vias aéreas e risco de falha de ventilação iminente.

TABELA 1 Fatores de pior prognóstico na asma

≥ 1 exacerbação grave nos últimos 12 meses
Histórico de intubação por exacerbação de asma
Histórico de admissão em UTI por exacerbação de asma
Eosinofilia em hemograma
Histórico de alergias contra alérgenos conhecidos ou antígenos alimentares
Rinossinusite crônica associada
Uso excessivo de SABA (≥ 3 frascos de 200 doses por anos ou ≥ 1 por mês)
Administração inadequada de corticoide inalatório (não prescrição, baixa adesão ou técnica inadequada)
Tabagismo e uso de cigarros eletrônicos

UTI: unidade de terapia intensiva; SABA: beta-agonista de curta duração.

As complicações da asma incluem pneumotórax, pneumomediastino e enfisema subcutâneo. A atelectasia pode ocorrer decorrente de plugue mucoso.

Há dois fenótipos clínicos principais da DPOC, que servem para representar idealmente as duas síndromes mais comuns, mas que não refletem clinicamente os pacientes. Isso ocorre devido ao acometimento fisiopatológico do parênquima pulmonar ser bastante heterogêneo, resultando em uma combinação de sintomas. Para fins descritivos, o fenótipo *blue bloater* é caracterizado por um paciente com bronquite crônica hipoxêmico e pletórico devido a policitemia, podendo ser portador de insuficiência cardíaca direita e apresentar congestão venosa. Em geral, pacientes como esse são mais tolerantes à hipóxia, sem necessidade de compensá-la com taquipneia, havendo dependência da hipoxemia crônica para estímulo do *drive* respiratório, situação na qual o suporte de oxigênio deve ser utilizado cautelosamente. Por sua vez, o fenótipo *pink puffer* se dá por um padrão predominantemente enfisematoso, com taquipneia e ansiedade característicos. Seu padrão respiratório ocorre na tentativa de administrar uma pressão expiratória final aos bronquíolos, devido à fraca parede bronquiolar decorrente do enfisema. Nesse padrão, geralmente, há oxigenação preservada. A bronquite crônica é caracterizada por tosse produtiva em pelo menos 3 meses por 2 anos consecutivos, caso outros diagnósticos não possam explicar tais sintomas. Já o enfisema pulmonar se caracteriza pela perda das pressões de elasticidade pulmonar, com diminuição da superfície de troca alveolar por destruição da parede alveolar e rede de capilares pulmonares[6-10].

O curso natural da DPOC é a piora progressiva da tolerância às atividades de vida diária, além de dispneia progressiva com intolerância aos exercícios físicos. A descompensação da DPOC pode ser percebida como piora aguda dos sintomas de base. Classicamente, há aumento de tosse, mudança do padrão do escarro e piora da dispneia. Pode haver percepção da necessidade de aumento das medicações de uso regular, além de coriza, espirros, fadiga e limitação das atividades básicas diárias. Ao exame físico, podemos encontrar graus variáveis de insuficiência respiratória, conforme a intensidade e presença de taquipneia, uso de musculatura acessória e cianose. À ausculta pulmonar, pode haver diminuição do murmúrio vesicular e/ou roncos, sibilos e estertores.

Na DPOC avançada, devido a hipóxia crônica, pode haver aumento da resistência vascular pulmonar, que pode resultar em hipertensão pulmonar e *cor pulmonale*, com decorrência em insuficiência cardíaca direita. Dessa forma, é importante identificar as demais comorbidades dos pacientes, pois estas podem influenciar a condição clínica atual e requerer tratamento específico.

DIAGNÓSTICO DIFERENCIAL

A abordagem sindrômica da dispneia aguda no adulto é essencial para o manejo clínico inicial do paciente, considerando-se os diagnósticos diferenciais para a terapêutica adequada. Podemos agrupar as principais etiologias em: cardíacas, pulmonares, neoplásicas e obstrutivas.

O edema agudo de pulmão (EAP) cardiogênico é o principal diagnóstico diferencial nesse contexto, pois pode apresentar-se de maneira semelhante, com sibilância, dispneia e hipoxemia, bem como sobrepor-se à descompensação de asma ou DPOC.

A instalação abrupta dos sintomas pode sugerir reações alérgicas, anafilaxia, obstrução de via aérea por corpo estranho, bem como tromboembolismo pulmonar em pacientes com hipoxemia e história de tromboembolismo periférico ou com fatores de risco para trombose. História de perda de peso e outros sintomas constitucionais podem sugerir neoplasias ou síndrome carcinoide.

Em crianças, outras doenças respiratórias podem ser responsáveis pelos sintomas, tais quais: crupe viral, bronquite e pneumonia.

Pacientes com DPOC, principalmente quando o componente enfisematoso é predominante, podem apresentar pneumotórax como complicação. Geralmente, é um quadro abrupto de dor torácica ventilatoriodependente e/ou piora súbita da dispneia. A asma e o DPOC podem ainda coexistir, muitas vezes tornando o diagnóstico diferencial mais difícil nessas duas condições, devendo-se procurar sinais e sintomas mais característicos de asma, como alergias, pioras noturnas e/ou matinais, sintomas diferentes de um dia para o outro e história familiar de asma.

TABELA 2 Diagnóstico diferencial – asma

Causas cardíacas
Doenças valvulares
Insuficiência cardíaca congestiva
Causas pulmonares
Exacerbação de doença pulmonar obstrutiva crônica
Pneumonia
Aspergilose
Síndrome de Löffler
Pneumonia eosinofílica crônica
Neoplasia pulmonar
Fibrose cística
Causas obstrutivas
Obstrução de vias aéreas superiores
Edema laríngeo
Neoplasia de laringe
Aspiração de corpo estranho
Disfunção de cordas vocais
Doença endobrônquica
Causas inflamatórias
Reação alérgica/anafilática
Reação medicamentosa (IECA)
Granulomatose eosinofílica com poliangiite (síndrome de Churg-Strauss)
Outras
Doença do refluxo gastroesofágico
Hiperventilação em ataque de pânico
Edema pulmonar não cardiogênico
Doença de Addison
Infecção por vermes invasivos

TABELA 3 Diagnóstico diferencial - exacerbação da doença pulmonar obstrutiva crônica

Pneumonia
Pneumotórax
Asma
Tuberculose
Bronquiolite obliterante
Embolia pulmonar
Edema pulmonar
Arritmia cardíaca
Malignidade
Derrame pericárdico
Insuficiência cardíaca
Acidose metabólica com taquipneia compensatória

AVALIAÇÃO DIAGNÓSTICA

Em casos com sintomas típicos e exame físico que corrobora o diagnóstico de asma, mas sem diagnóstico prévio, recomenda-se realizar espirometria/pico de fluxo expiratório (PFE) com teste de reversibilidade pós-broncodilatação. No entanto, de forma prática, diante de uma situação em que haja uma emergência médica de maior gravidade e sem outro diagnóstico mais provável, o paciente deve ser tratado empiricamente para asma.

Estudos de avaliação pulmonar, como a espirometria forçada, servem para melhor prever o grau de obstrução pulmonar, principalmente em pacientes com DPOC, porém não estão amplamente disponíveis no Brasil. Em pacientes no departamento de emergência, o PFE pode ser útil na avaliação de severidade da doença e, principalmente, na avaliação da resposta terapêutica. Esses exames são dependentes da cooperação do paciente e, apesar de sua utilidade na tomada de decisão terapêutica em pacientes estáveis, são de menor aplicabilidade em pacientes com falência respiratória ou instabilidade hemodinâmica, os quais devem ser classificados com obstrução severa e tratados como tal.

O *Global Initiative for Chronic Obstructive Lung Disease* (GOLD), organização internacional que representa uma iniciativa global para a prevenção e o tratamento de DPOC, apresenta definição dos estágios da DPOC baseados no volume expiratório final em 1 segundo (VEF1): leve (VEF1 ≥ 80%), moderado (VEF1 entre 50-80%), grave (VEF1 entre 30-50%) e muito grave (VEF1 < 30%)[8-12]. A atualização de 2023 desse documento reconheceu que apenas o VEF1 não é um marcador confiável para estratificação, uma vez que a limitação das atividades de vida diária e risco de exacerbação não eram considerados para escolha do manejo clínico. Entretanto, o VEF1 permanece um importante marcador prognóstico de morbidade e mortalidade na DPOC[10-12].

O uso da ultrassonografia à beira-leito é útil para afastar diagnósticos diferenciais, além do benefício de ser facilmente reprodutível e não necessitar transportar o paciente para outro setor. O protocolo BLUE, do inglês *Bedside Lung Ultrasound in Emergency*, aplicado no contexto do paciente agudamente dispneico, auxilia na avaliação diagnóstica através da diferenciação do padrão ecográfico de cada hemitórax, sendo as patologias pulmonares de origem obstrutiva classificadas como diagnóstico de exclusão, uma vez que não há um padrão sonográfico capaz de definir o processo obstrutivo brônquico. Pacientes com asma e DPOC podem apresentar desde um padrão tipo A – quando não há artefatos sugerindo acometimento parenquimatoso ou pleural – até um padrão tipo C, em casos em que uma pneumonia esteja associada a descompensação. Ainda, pode-se encontrar um padrão tipo B, por sobreposição com EAP cardiogênico ou por casos com processo inflamatório alveolar e intersticial intenso, semelhante aos pulmões de pacientes em síndrome do desconforto respiratório do adulto (SDRA). Além disso, é importante avaliar sinais sugestivos de pneumotórax, como a presença de deslizamento pleural – quadro que deve ter suspeição precoce.

A radiografia de tórax é um exame de baixo custo e disponível na maioria das unidades de saúde, que auxilia na tentativa de diagnosticar a causa de descompensação clínica, quando capaz de identificar, por exemplo, consolidações pulmonares, atelectasias lobares, pneumotórax e derrame pleural, muito embora sua sensibilidade seja menor em comparação ao ultrassom para esses achados[11]. Os achados clínicos de hiperinsuflação pulmonar e/ou silhueta cardíaca pequena podem não se correlacionar adequadamente a um episódio de descompensação clínica.

Deve ser solicitado um eletrocardiograma nos pacientes com DPOC, com objetivo de avaliar a presença de sinais de sobrecarga de câmaras direitas e *strain* do ventrículo direito (VD)[12-13]. Achados compatíveis com hipertrofia de câmaras esquerdas podem auxiliar no diagnóstico diferencial de EAP cardiogênico.

Os exames laboratoriais são ferramentas adicionais à avaliação clínica, no entanto têm pouco impacto na estratégia de tratamento inicial. A leucocitose é inespecífica nesses casos e não indica necessariamente infecção coexistente, uma vez que está frequentemente associada à hiperativação adrenérgica secundária à dispneia ou ao uso de corticoides sistêmicos. A dosagem de pró-BNP é largamente descrita como ferramenta na diferenciação da dispneia de causa não cardíaca, principalmente pelo seu valor preditivo negativo, que sugere ausência de insuficiência cardíaca descompensada. Entretanto, pode estar elevado em casos de insuficiência de VD e *cor pulmonale*, sinalizando fator de pior prognóstico em pacientes com DPOC avançado, podendo também levar a erro diagnóstico e manejo insuficiente se considerado apenas o componente cardiogênico da descompensação. Além disso, é comum que as duas comorbidades coexistam. Sendo assim, não é necessária a sua solicitação rotineira.

A gasometria arterial é um exame *point of care* de resultado rápido e amplamente disponível, importante na avaliação da severidade do paciente com síndrome dispneica, sobretudo naqueles que se apresentam com descompensação grave ou não respondem ao tratamento inicial. A hipoxemia na crise asmática é um sinal tardio, enquanto na DPOC é mais bem tolerada, pois a maioria desses pacientes é cronicamente hipoxêmica. Sendo assim, não há indicação rotineira de coletar gasometrias arteriais unicamente para a avaliação da oxigenação ou para a tomada de decisão.

MANEJO CLÍNICO

Avaliação da estabilidade clínica

A avaliação de estabilidade clínica é o primeiro passo no manejo desses pacientes. No paciente crítico, a coleta de informações é, na maioria das vezes, limitada pela apresentação clínica, principalmente nas síndromes dispneicas, em que a comunicação fica prejudicada. Avaliar a perviedade das vias aéreas e a respiração-ventilação deve ser prioridade, assim como a obtenção de sinais vitais por meio da monitorização multiparamétrica. Deve-se estar atento aos sinais de falência respiratória iminente ou colapso hemodinâmico. O uso de musculatura acessória e a "fala entrecortada" sugerem fadiga respiratória. O paciente hipoxêmico pode apresentar desde agitação e confusão até rebaixamento do nível de consciência e bradipneia, ou assumir postura "em tripé". Portanto, sedativos devem ser utilizados com cautela, pelo risco de hipoventilação e depressão respiratória.

A decisão de qual terapia de suporte deve ser iniciada é clínica, entretanto a interpretação da gasometria pode ser utilizada como critério adicional quando da avaliação de pacientes limítrofes. A acidose respiratória severa (pH $< 7,2$) indica falência dos mecanismos compensatórios. Entretanto, se, apesar de acidose grave, o paciente não apresentar contraindicações, uma prova terapêutica com ventilação não invasiva (VNI) pode ser realizada, contribuindo para a pré-oxigenação e otimização no caso de posterior decisão de intubação orotraqueal[12-15]. A reavaliação seriada é o ponto mais importante na definição de falha no tratamento. O padrão respiratório, a frequência respiratória, a diminuição do trabalho respiratório e o uso de musculatura acessória são os principais componentes a serem considerados para avaliar o sucesso da terapia. A melhora gasométrica não se traduz necessariamente em melhora clínica. Deve-se estar atento, também, a casos em que a melhora clínica seja apenas transitória, mas com posterior piora do quadro. Portanto, o acompanhamento à beira-leito desses pacientes é estritamente necessário.

Manejo medicamentoso

As medicações de primeira linha para tratamento das exacerbações consistem em beta-2-agonistas para broncodilatação, corticoterapia e anticolinérgicos, além do fornecimento de oxigenoterapia quando indicado. O objetivo do tratamento deve ser a melhora da obstrução da passagem do ar, melhora da cascata inflamatória, tratamento da infecção – se presente – e prevenção de novos episódios.

Beta-2 agonistas

A administração do beta-2-agonista pela via inalatória pode ser feita via nebulização ou via inalador dosimetrado (MDI). Ambos apresentam broncodilatação similar, com efeitos adversos comparáveis. Entretanto, muitos pacientes não toleram a administração correta do beta-2-agonista via MDI devido à sua forma de uso: necessidade de inspiração controlada e apneia por pelo menos 5 segundos. Essa dificuldade pode ser minimizada com o uso dos espaçadores.

Os pacientes com exacerbação de asma têm nos beta-2-agonista de ação curta (SABA) as drogas de escolha para o manejo inicial do broncoespasmo. O mecanismo é a produção de broncodilatação pelo estímulo dos betarreceptores[12]. O principal medicamento, disponível tanto na forma de aerossol quanto em MDI, é o salbutamol (albuterol), na dose de 4 a 10 jatos a cada 20 minutos dentro da primeira hora[13]. Após a primeira hora, as doses variam de 4 a 10 jatos a cada 3-4 horas até 6 a 10 jatos a cada 1-2 horas, de acordo com a resposta clínica apresentada. Deve-se observar a resposta ao tratamento, não sendo necessárias doses extras de SABA se o paciente apresenta melhora. O MDI pressurizado (pMDI) com espaçador, no caso dos asmáticos, apresenta o melhor custo-benefício e entrega mais eficiente da droga. Já o beta-2-agonista em nebulização contínua, quando comparado com nebulização intermitente, tem resultados conflitantes na literatura. A nebulização contínua pode disseminar infecções no ambiente, o que deve ser considerado na escolha da terapêutica instituída. Não é recomendado o uso rotineiro de beta-2-agonistas intravenosos, reservado para casos de maior gravidade. O uso de beta-2-agonista pela via subcutânea não apresenta melhor eficácia sobre a via inalatória, podendo ser considerado em pacientes que não são capazes de inalar adequadamente a medicação ou enquanto a medicação inalatória está sendo preparada[10-14].

Nos pacientes com DPOC em exacerbação, os beta-2-agonistas inalatórios de ação curta (tanto por meio da nebulização quanto por MDI) também são recomendados, apesar de não haver evidência tão robusta quanto na asma. A dose recomendada é de 1-2 inalações a cada hora por 2-3 horas, com posterior espaçamento para cada 2 a 4 horas, de acordo com a resposta do paciente. Não há recomendação de nebulização contínua nesses indivíduos.

A terbutalina é um beta-2-agonista de longa duração de uso intravenoso ou subcutâneo, com propriedade broncodilatadora similar à da adrenalina. Pode ser utilizada nos casos em que a resposta aos beta-2-agonistas inalatórios é frustra, ou quando há impossibilidade de administração destes, seja pela sua indisponibilidade ou pela baixa tolerância em pacientes agitados e pouco cooperativos. Deve ser administrada na dose de 0,25-0,5 mg sob a forma de *bolus*, em 5 minutos, até 4 vezes por dia, seguida por uma infusão contínua de 5 μg/kg/hora, preferivelmente na população pediátrica (1/4 a 1/2 da dose do adulto – evidência nível C).

Agentes anticolinérgicos

É uma classe com potencial broncodilatador por sua ação nos receptores muscarínicos do sistema parassimpático, reduzindo as propriedades broncoconstritoras e secretoras das vias aéreas. Preferencialmente, devem ser utilizados como coadjuvantes à terapia com beta-2-agonistas, com evidência de possível mecanismo sinérgico quando administrados conjuntamente. Podem também ser usados sozinhos, principalmente no DPOC, quando a broncoconstrição não for o componente fisiopatológico principal.

Os agentes anticolinérgicos inalatórios também podem ser administrados via nebulização ou MDI. Os disponíveis no Brasil são o brometo de ipratrópio e o brometo de tiotrópio. O ipratrópio tem grande potencial broncodilatador com poucos efeitos sistêmicos. Tem início de ação em torno de 30 minutos, com duração em torno de 6 horas, e pode ser utilizado na dose de 0,5 mg a cada 30 minutos, por até três doses consecutivas como ataque e seguido de manutenção de até a cada 4 horas. Na apresentação em MDI, podem ser administrados de 4 a 8 jatos, conforme a necessidade. O pico de ação ocorre em cerca de 1 hora da administração. Já o tiotrópio tem longa duração e foi aprovado para o tratamento da DPOC por melhorar sintomas e função pulmonar quando associado a um corticoide inalatório. Geralmente, seu uso é preferível no paciente estável, como terapia de longo prazo.

Corticoterapia

O uso de corticoide é pautado na resposta inflamatória exacerbada da fisiopatologia da asma e da DPOC. Pode não alterar o curso clínico imediato no departamento de emergência, mas tem sido indicado para diminuir as taxas de novas exacerbações e melhorar a dispneia. Apesar de o benefício dessa classe ser evidente no manejo da exacerbação, a dose, o tipo, a quantidade necessária para induzir remissão rápida e a via de administração ainda são controversos.

Na asma, a dose inicial preconizada para casos leves é de equivalente a 40-60 mg de prednisona oral ou hidrocortisona 100-200 mg para adultos, com preferência para a via oral em casos leves[16]. Para crianças, utiliza-se de 1 a 2 mg/kg, até um máximo de 40 mg/dia. Em pacientes com sinais de gravidade ou dificuldade de administração pela via oral, pode-se dar preferência à via intravenosa. Não existem evidências que demonstrem inferioridade na administração por via oral. O uso de corticoide deve ser mantido por 5 a 7 dias em adultos e 3 a 5 dias em crianças[16].

Nos pacientes com DPOC exacerbada, o uso de glicocorticoides endovenosos auxilia na recuperação do quadro sistêmico, com melhora da função respiratória pulmonar, além da melhora da oxigenação e ventilação, com consequente redução dos tempos de internação hospitalar. A dose preconizada inicialmente é de um corticoide endovenoso correspondente a 40 mg equivalentes de prednisona por dia, durante 5 dias. Seu uso não é isento de riscos, como pneumonia e sepse, devendo ser utilizado em pacientes com exacerbações graves[17].

A corticoterapia inalatória (CI) pode ser associada à terapia sistêmica, entregando diretamente o medicamento na via aérea. Evidências atuais sugerem que o uso da terapia combinada é mais efetiva do que apenas um dos métodos. Nos casos em que o paciente já faça uso de CI domiciliar, esta deve ser mantida no evento de exacerbação; nos casos graves, em que o paciente não utilize previamente, a CI deve ser iniciada de preferência precocemente na hospitalização antes da alta.

Antibioticoterapia

Para os pacientes asmáticos, não há evidências que suportem o uso de antibióticos de forma rotineira durante exacerbações, exceto se na presença de sinais extremamente sugestivos de infecção pulmonar, como febre, escarro purulento ou sinais radiográficos compatíveis com pneumonia.

Para os pacientes com DPOC, a terapia com antibióticos parece ter efeito benéfico significativo tanto na redução da mortalidade (NNT = 8) quanto na redução de falha do tratamento (NNT = 3). Segundo o GOLD, há recomendação de antibioticoterapia para pacientes com critérios sugestivos de descompensação infecciosa, como aumento da expectoração e/ou piora da dispneia basal. Orienta-se iniciar esquema com cobertura para os patógenos locais, pensando na sensibilidade a *Streptococcus pneumoniae*, *Haemophilus influenzae* e *Moraxella catarrhalis*. As opções iniciais são as fluoroquinolonas respiratórias (moxifloxacino ou levofloxacino) ou os betalactâmicos associados a um macrolídeo. Nesses pacientes, pode-se optar por realizar cobertura para *Pseudomonas aeruginosa* já no primeiro curso de terapia antimicrobiana, devendo-se avaliar o risco para colonização, considerando-se principalmente se há história de bronquiectasias, internação recente com uso de antibiótico nos últimos 3 meses ou colonização prévia conhecida. A decisão deve apoiar-se também nos protocolos institucionais locais.

Sulfato de magnésio

O magnésio é um importante regulador do fluxo de cálcio intracelular, servindo como broncodilatador por inibir a contração do músculo liso dos brônquios. A infusão de sulfato de magnésio pode reduzir a necessidade de internação e o tempo de estada intra-hospitalar em pacientes adultos com descompensação da asma, assim como na população pediátrica (nível de evidência A). Em pacientes com DPOC, há melhora dos escores de dispneia, possível redução das taxas e tempos de internação, porém ainda não há um consenso sobre a dose preconizada. Geralmente, a infusão intravenosa de sulfato de magnésio é de 2-3 g em 20 minutos. Os efeitos adversos incluem náuseas e vômitos, hipotensão, depressão respiratória, sudorese e fraqueza muscular. Apesar dos resultados promissores, não há indicação do seu uso rotineiro em episódios de exacerbação tanto da asma como da DPOC, porém deve-se considerar seu uso em pacientes graves, com hipoxemia persistente e/ou refratários à terapia broncodilatadora inicial. Estuda-se também a efetividade de magnésio inalatório, ainda sem resultados conclusivos[10-17].

Demais classes

A adrenalina intramuscular pode ser utilizada na dose de 0,3-0,5 mg para pacientes asmáticos adultos com suspeita de anafilaxia associada, não sendo recomendada nas demais situações de exacerbação aguda de asma. Seu uso em infusão intravenosa contínua também pode ser considerado, com atenção aos potenciais efeitos adversos de seu uso.

As metilxantinas são consideradas terapia de segunda linha. A aminofilina, representante principal delas, foi amplamente utilizada no passado para broncoespasmo severo, entretanto não há evidência que suporte seu uso, por não haver comprovação de melhora em desfecho, mesmo quando combinado com outros broncodilatadores. Não está recomendado seu uso, considerando o risco-benefício dos efeitos adversos, além da potencial interação com outras classes de medicamentos. O GOLD 2023 e GINA (*Global Initiative for Asthma*) 2022 não recomendam o uso de aminofilina para pacientes com DPOC (nível de evidência B) ou asma[13].

A quetamina é um agente muito utilizado no departamento de emergência e apresenta propriedades broncodilatadoras. Pode ser utilizada pela via intravenosa ou intramuscular. Na faixa etária pediátrica e em pacientes não cardiopatas, é uma opção interessante para sedação contínua, além de promover analgesia por efeito antinociceptivo, que pode melhorar a tolerância ao tubo endotraqueal. Até o momento, não há evidência que ratifique o uso de quetamina em pacientes em suporte ventilatório não invasivo, apesar do seu uso disseminado para auxiliar na tolerância a essa terapêutica em pessoas com componente de ansiedade importante.

Os antileucotrienos, tendo como representantes principais o montelucaste e o zafirlucaste, têm sua eficácia comprovada no controle de sintomas em longo prazo e podem ser utilizados por via intravenosa ou oral. Entretanto, seu efeito na fase aguda é questionável.

O hélio é um gás inerte que, quando misturado ao oxigênio, pode ser administrado ao paciente no intuito de carrear o broncodilatador à via aérea distal, mistura conhecida como heliox. Pela menor densidade do hélio, a mistura diminui a resistência nas vias aéreas e o trabalho muscular relacionado à respiração, podendo aumentar a ventilação alveolar. Pode ser utilizado via máscara não reinalante e VNI. Entretanto, não há dados que sugerem diminuição das taxas de intubação ou mortalidade. É considerado adjuvante em pacientes que falharam nas terapias iniciais, devendo-se considerar o custo-efetividade dessa medida.

Ventilação mecânica não invasiva e cânula nasal de alto fluxo (CNAF)

Para pacientes asmáticos, temos evidência fraca na literatura acerca do benefício de uso da VNI, justificada pela diminuição do esforço ventilatório. Já nos pacientes com DPOC, temos uma literatura bem consolidada para seu uso, promovendo melhora dos padrões de oxigenação e da acidose respiratória, capaz ainda de levar a redução da mortalidade e da necessidade de intubação traqueal (NNT = 12 e NNT = 5, respectivamente)[7-12].

O modo CPAP (*continuous positive airway pressure*) consiste na administração de pressão positiva contínua na via aérea ao longo de todo o ciclo respiratório, considerado fisiologicamente semelhante à PEEP (*positive end-expiratory pressure*), provocando aumento do recrutamento alveolar e redução do efeito *shunt* da insuficiência respiratória do tipo hipoxêmica. Já o modo BiPAP (*bilevel positive airway pressure*) consiste na adição de uma pressão de suporte durante a fase inspiratória do ciclo (IPAP) à manutenção de uma pressão expiratória final (EPAP). Ambos são métodos utilizados para melhorar a oxigenação e reduzir o esforço respiratório, podendo-se acoplar concomitantemente um circuito para a nebulização de broncodilatadores.

Não havendo contraindicações, como nível de consciência diminuído e instabilidade hemodinâmica, um curso de VNI deve ser tentado antes de proceder à intubação orotraqueal. Após a instalação da VNI, o paciente deve ser manejado à beira-leito com avaliação contínua do acoplamento ao dispositivo e aceitação pelo paciente. O objetivo do suporte de oxigênio deve ser manter uma saturação entre 88% e 92% nos casos de DPOC e em torno de 93% a 95% para os asmáticos[6-8].

Em caso de predomínio de hipoxemia aguda, certos pacientes podem ser candidatos ao uso do CNAF. Estudos demonstram diminuição da necessidade de ventilação invasiva com utilização dessa ferramenta, entretanto sem comprovação de redução da mortalidade. Deve-se estar atento a pacientes com hipoxemia crônica, pois o alto fluxo da oxigenoterapia pode piorar a relação de ventilação-perfusão, agravando a insuficiência respiratória com um componente de hipercapnia. A recomendação atual é de iniciar VNI em pacientes com exacerbação de DPOC antes de tentar uma CNAF.

O objetivo da terapia não invasiva é diminuir o trabalho respiratório, enquanto as medicações broncodilatadoras agem nas pequenas vias aéreas. Pacientes com componente de ansiedade importante, que não toleram o suporte não invasivo, podem receber administração de drogas analgésicas e/ou ansiólise com infusão de quetamina, fentanila ou dexmedetomidina como terapia adjuvante. Nesse caso, é essencial uma reavaliação seriada, para não promover sedação além da desejada.

Não havendo melhora do padrão respiratório em cerca de 30 minutos após a instalação do método, há menor probabilidade de melhora com tempo prolongado de VNI. Nessa situação, deve-se considerar falha terapêutica e prosseguir com o próximo plano para garantia de via aérea e ventilação adequados. A VNI não deve postergar intubação nos pacientes hemodinamicamente instáveis ou com colapso respiratório iminente, mas pode ser usada como estratégia de pré-oxigenação durante o preparo dos planos para uma via aérea definitiva.

Ventilação mecânica invasiva

Quando houver necessidade de intubação orotraqueal, deve-se planejar o procedimento considerando as dificuldades associadas a essas patologias. Esses pacientes geralmente apresentam pouca capacidade residual funcional pulmonar, além de distúrbios da relação ventilação/perfusão, tornando o preparo, pré-oxigenação e otimização pré-intubação ainda mais importantes para um sucesso na primeira tentativa. Se o paciente estiver em colapso respiratório iminente, pode ser necessário manejá-lo com maior rapidez, como "forçado a agir", não havendo muitas vezes tempo suficiente para otimização adequada da intubação.

Para a pré-oxigenação, a VNI com suporte de FiO_2 de 100%, garantindo a pressão positiva, é uma boa opção, pelos motivos já citados. A manutenção de uma posição confortável para o paciente nesse processo é importante, pois muitos costumam assumir uma postura sentada com o tronco reto ou inclinado levemente para frente.

A otimização pré-intubação com lidocaína não é mais indicada no contexto de emergência, pois não se demonstrou benefício da administração de mais uma droga na melhora do broncoespasmo, além dos potenciais riscos de efeitos adversos, como arritmias.

Entre as medicações indutoras, cabe destacar o potencial broncodilatador e pró-simpático da quetamina, apesar de não haver estudos suficientes que apoiem a superioridade dessa droga sobre as demais no contexto de vias aéreas reativas, inclusive em pacientes submetidos a ventilação invasiva. Em pacientes com outras comorbidades, em que o efeito simpatomimético é indesejável, o etomidato pode ser uma boa opção, devido à sua menor influência na estabilidade hemodinâmica. Propofol e midazolam são menos utilizados, tendo em vista seu efeito cardiodepressor importante, embora o propofol possa ser considerado para a sedação pós-intubação, por também apresentar efeito broncodilatador adicional. Idealmente, as drogas de sedação contínua já devem estar prontas para serem iniciadas no pós-intubação imediato. O acoplamento adequado à ventilação mecânica é necessário para as estratégias de ventilação, devendo-se considerar o bloqueio neuromuscular nas primeiras horas pós-intubação em casos graves.

Garantir uma via aérea definitiva é necessário para a manutenção da vida em pacientes com insuficiência respiratória refratária, mas não soluciona a obstrução das pequenas vias aéreas. Sem tratamento adequado para o broncoespasmo, pode ocorrer piora da hipoxemia e da acidose, como também barotrauma. Também pode haver piora do *status* hemodinâmico após a intubação, pela alteração das dinâmicas das pressões intratorácicas e do retorno venoso diminuído induzido pela pressão positiva. Deve-se estar preparado para a necessidade de iniciar drogas vasoativas. Portanto, é essencial o acompanhamento à beira -leito após a intubação para ajuste das terapias instituídas, haja vista as rápidas e dinâmicas deteriorações que podem ocorrer com esses pacientes.

Para a estratégia de ventilação, é necessário considerar esse aumento da resistência das vias aéreas, devendo-se atentar para os limites de alarme do ventilador, que pode abortar os ciclos respiratórios devido à pressão aumentada de vias aéreas, sem entregar um volume aéreo corrente (VAC) adequado à ventilação. A princípio, deve-se tentar atingir parâmetros de até 6-8 mL/kg, objetivando baixos volumes correntes para diminuir a hiperinsuflação.

A mecânica pulmonar deve ser reavaliada regularmente. O risco de barotrauma/volutrauma relaciona-se principalmente à pressão de platô (Pplatô), obtida realizando-se uma pausa inspiratória, idealmente no modo volume-controlado, devendo ser menor que 30 cmH_2O. Subtraindo-se a Pplatô da pressão de pico inspiratório, pode-se inferir a resistência da via aérea. O aprisionamento aéreo pode causar barotrauma e pneumotórax, sendo importante estar atento também à auto-PEEP. Podem-se considerar alvos de PEEP menores (3-5 cmH_2O) para evitar hiperinsuflação pulmonar em determinados casos.

Outra estratégia para evitar o empilhamento de ar é aumentar o tempo expiratório, com respectivo aumento do fluxo inspiratório, permitindo uma relação inspiratória/expiratória (I:E) em torno de 1:2 a 1:4 inicialmente, conforme a gravidade do caso. Uma frequência respiratória baixa, de 8-10 ventilações por minuto, também auxilia na manutenção de uma fase expiratória mais prolongada. Em casos onde a auto-PEEP não apresenta melhora apesar do aumento do tempo expiratório, deve-se monitorizar a *driving pressure* (DP), que equivale à Pplatô - PEEP, e avaliar como esta responde ao aumento da PEEP: caso o aumento da PEEP resulte em uma DP igual ou menor do que a anterior e aumento do volume exalatório, significa que houve melhora do aprisionamento aéreo; caso o contrário ocorra (aumento da DP e diminuição do volume exalatório), o aumento da PEEP estará ocasionando uma piora do aprisionamento aéreo e, portanto, deveremos considerar usar uma PEEP-alvo menor.

Nesses pacientes, pode-se tolerar uma acidose respiratória, com um pH de até 7,2. No paciente retentor crônico de CO_2, não necessariamente tem-se como alvo estabelecer parâmetros normais de $PaCO_2$ para sua estabilização clínica, tendo em vista os mecanismos compensatórios desenvolvidos ao longo do tempo de doença. Valores de $PaCO_2$ abaixo de 100 mmHg podem ser toleráveis se associados a medida de pH adequado, sem maiores efeitos adversos à perfusão cerebral. Portanto, a estratégia de hipercapnia permissiva é fundamental para que haja melhora gradual de PCO_2 e pH sem prejuízo à ventilação protetora. Essas recomendações estão resumidas na Tabela 4.

O uso da capnografia em forma de onda é de grande auxílio na monitorização desses casos. Os pacientes com quadro obstrutivo classicamente apresentam uma forma descrita como "barbatana de tubarão", caracterizada por uma linha ascendente lenta na fase de platô da curva. Importante citar que, em casos de broncoconstrição grave, os níveis de PCO_2 não se correlacionam bem com as mensurações de $EtCO_2$ do aparelho, mas a forma e os padrões de curva continuam sendo úteis para o manejo clínico e avaliação de resposta terapêutica.

TABELA 4 Ventilação mecânica inicial na asma/doença pulmonar obstrutiva crônica

Volume corrente – 6 a 8 mL/kg de peso ideal
Frequência respiratória – 8 a 10 ventilações/min
Relação I:E - 1:2 a 1:4
PEEP – 3-5 cmH_2O
Pressão de platô – < 30 cmH_2O
Driving pressure – < 15 cmH_2O
FiO_2 – suficiente para manter $SatO_2$ entre 92-95% (em DPOC, podem-se tolerar alvos mais baixos – 88-94%)
Permitir hipercapnia permissiva – tolerar pH até 7,2 – pCO_2 < 100 (desde que retentor crônico)

ACOMPANHAMENTO

Alguns escores de predição de gravidade e necessidade de hospitalização já foram propostos para essas patologias, entretanto com uso limitado pela não validação externa em estudos. Deve-se optar pela internação naqueles que ainda estão com hipoxemia e/ou hipercapnia e/ou alteração importante de sinais vitais após o tratamento inicial. Pacientes com visitas múltiplas ao departamento de emergência nos últimos meses sugerem tratamento domiciliar inadequado ou má adesão terapêutica, sendo necessário confirmar tanto o uso regular das medicações como o controle dos fatores ambientais.

Pacientes asmáticos, no momento da alta, devem ser encaminhados a um seguimento médico de maneira a reavaliar a resposta ao tratamento prescrito. O paciente com múltiplas visitas ao departamento de emergência por descompensação clínica tem maior chance de recorrência. Essa previsão deve ser levada em consideração no momento da decisão da alta e na garantia de um acompanhamento mais rigoroso, ou seja, a decisão de alta deve incluir um plano clínico continuado claro, com atenção à manutenção do tratamento crônico do(a) paciente. Deve-se assegurar que o paciente irá conseguir manejar as medicações no domicílio, incluindo a correta administração dos inalatórios. Além disso, há mais uma oportunidade de educação continuada sobre controle dos fatores socioambientais. A comunicação adequada do DE com demais equipes assistentes do paciente é necessária.

As considerações para alta do paciente com DPOC exacerbada assemelham-se às do indivíduo com asma. Deve-se dar atenção também às medidas que reduzem progressão da doença e mortalidade, como a cessação do tabagismo e imunizações em dia.

TABELA 5 Sugestão de prescrição para alta na asma

Formoterol-budesonida	200/6 µg – 2 inalações ao dia e uma adicional quando necessário.
Salbutamol	100 µg – 4 a 10 *puffs* em caso de descompensação domiciliar.
Prednisona	40 mg – 1 dose ao dia, durante 5 a 7 dias.

TABELA 6 Sugestão de prescrição para alta na doença pulmonar obstrutiva crônica

Tiotrópio	2,5 µg – duas inalações consecutivas, 1 x/dia (considerar associação com LABA – formoterol, salmeterol).
Formoterol/budesonida	200/6 µg – duas inalações ao dia + tiotrópio 2,5 µg - duas inalações consecutivas, 1 x/dia (se eosinófilos ≥ 100).
Prednisona	40 mg – 1 dose ao dia, durante 5 a 7 dias.
Azitromicina	500 mg - 1 dose ao dia, durante 3 x/semana.
Cessar tabagismo	

REFERÊNCIAS

1. Global Initiative for Asthma. Global strategy for asthma management and prevention. 2023.
2. Agustí A, Celli BR, Criner GJ, Halpin D, Anzueto A, Barnes P, et al. Global Initiative for Chronic Obstructive Lung Disease 2023 Report: GOLD executive summary. Eur Respir J. 2023;61(4):2300239.
3. Vohra TT, Nowak RM. Asthma. In: Walls R, Hockberger R, Gausche-Hill M, Erickson TB, Wilcox SR, editores. Rosen's emergency medicine: concepts and clinical practice, 10. ed. Philadelphia: Elsevier; 2022. p. 794-805.
4. Atchinson PR, Roginski MA. Chronic obstructive pulmonary disease. In: Walls R, Hockberger R, Gausche-Hill M, Erickson TB, Wilcox SR, editores. Rosen's emergency medicine: concepts and clinical practice, 10. ed. Philadelphia: Elsevier; 2022. p. 806-15.
5. Mahoney H, Brown III CA. Reactive airways disease. In: Brown CA, editor. The Walls manual of emergency airway management, 6. ed. Wolters Kluwer; 2023. p. 669-78.
6. Ardura-Garcia C, Stolbrink M, Zaidi S, Cooper PJ, Blakey JD. Predictors of repeated acute hospital attendance for asthma in children: A systematic review and meta-analysis. Pediatr Pulmonol. 2018;53(9):1179-92.
7. Godwin HT, Fix ML, Baker O, Madsen T, Walls RM, Brown CA 3rd. Emergency department airway management for status asthmaticus with respiratory failure. Respir Care. 2020;65(12):1904-7.
8. Choi IS, Koh YI, Lim H. Peak expiratory flow rate underestimates severity of airflow obstruction in acute asthma. Korean J Intern Med. 2002;17(3):174-9.

9. Staub LJ, Mazzali Biscaro RR, Kaszubowski E, Maurici R. Lung ultrasound for the emergency diagnosis of pneumonia, acute heart failure, and exacerbations of chronic obstructive pulmonary disease/asthma in adults: a systematic review and meta-analysis. J Emerg Med. 2019;56(1):53-69.
10. Osadnik CR, Tee VS, Carson-chahhoud KV, Picot J, Wedzicha JA, Smith BJ. Non-invasive ventilation for the management of acute hypercapnic respiratory failure due to exacerbation of chronic obstructive pulmonary disease. Cochrane Database Syst Rev. 2017;7:CD004104.
11. La Via L, Sanfilippo F, Cuttone G, Dezio V, Falcone M, Brancati S, et al. Use of ketamine in patients with refractory severe asthma exacerbations: systematic review of prospective studies. Eur J Clin Pharmacol. 2022;78(10):1613-22.
12. Hemmingsen C, Nielsen PK, Odorico J. Ketamine in the treatment of bronchospasm during mechanical ventilation. Am J Emerg Med. 1994;12(4):417-20.
13. Ni H, Aye SZ, Naing C. Magnesium sulfate for acute exacerbations of chronic obstructive pulmonary disease. Cochrane Database Syst Rev. 2020;2020(1):CD013506.
14. Hochman SM, Catapano A, Shawl A, Somwaru B. Emergency department management of acute asthma exacerbations. Emerg Med Pract. 2022;24(2):1-32.
15. Munshi L, Mancebo J, Brochard LJ. Noninvasive respiratory support for adults with acute respiratory failure. N Eng J Med. 2022;387(18):1688-98.
16. Ram FS, Rodriguez-Roisin R, Granados-Navarrete A, Garcia-Aymerich J, Barnes NC. Antibiotics for exacerbations of chronic obstructive pulmonary disease. Cochrane Database Syst Rev. 2006;(2):CD004403.
17. Albert RK, Connett J, Bailey WC, Casaburi R, Cooper JA Jr, Criner GJ, et al. Azithromycin for prevention of exacerbations of COPD. N Engl J Med. 2011;365(8):689-98.

5

Hemoptise

Luiza Alencar Moura
Rafaela Elizabeth Bayas Queiroz
Samer Heluany Khoury

PONTOS PRINCIPAIS

- Hemoptise é uma emergência médica e requer olhar atento do médico emergencista.
- O ponto mais importante é estratificá-la em hemoptise ameaçadora à vida e não ameaçadora à vida, baseando-se nos sinais de instabilidade.
- Insuficiência respiratória, obstrução de vias aéreas e hipotensão são alguns dos sinais de hemoptise ameaçadora à vida e requer intervenção imediata do médico emergencista.
- A pesquisa da etiologia irá ajudar no direcionamento do tratamento após o manejo inicial e é de extrema importância para o controle da hemoptise.
- A radiografia de tórax ajudará a identificar a origem do sangramento na maioria dos casos.
- O ácido tranexâmico irá ajudar no controle do sangramento antes e após a via aérea definitiva. A via de administração inalatória parece ser segura e eficaz.
- Técnicas de manejo de via aérea incluem decúbito lateral para o lado do pulmão danificado a fim de ajudar na ventilação do pulmão "são" e, se indicada intubação, usar a seletivação do pulmão comprometido com uso de tubo orotraqueal com ou sem a utilização do bougie.
- A broncoscopia pode ajudar na identificação da origem do sangramento e do seu tratamento e na obtenção de via aérea definitiva. Outros métodos de tratamento avançado incluem embolização de artéria brônquica e toracotomia.

INTRODUÇÃO

Hemoptise é uma emergência médica definida por expectoração de sangue oriundo abaixo das cordas vocais, por vezes como escarro sanguinolento ou pequenas quantidades de sangue vivo[1]. A maioria dos casos no departamento de emergência ocorre por saída de pequenos volumes de sangue que não irão causar repercussões hemodinâmicas[1]. Porém, cerca de 1 a 5% dos pacientes irão evoluir com hemoptise maciça, causa associada a altas taxas de mortalidade[1,4]. Na literatura, encontramos divergências acerca do volume e da taxa de expectoração que ajudam a definir esse termo, mas débitos entre 100 e 1.000 mL em 24 horas parecem englobar boa parte das definições[2,4]. Em decorrência de divergências de volume expectorado necessário para a definição de hemoptise maciça e da dificuldade dos pacientes em quantificar o débito apresentado, sugere-se, para melhor intervenção precoce, definir hemoptise que repercute com insuficiência respiratória, obstrução de via aérea ou hipotensão como "hemoptise ameaçadora à vida"[2,4].

É importante salientar que a quantidade de volume que a via aérea suporta é de cerca de 150 mL. Isso corrobora com a ideia de que os pacientes com hemoptise ameaçadora à vida irão falecer por hipóxia decorrente da obstrução mecânica causada pelo sangue, e não por choque hemorrágico[4]. Com os avanços de terapêuticas mais modernas, a taxa de mortalidade, que era aproximadamente de 80%[1], apresentou diminuição importante para cerca de 13 a 18% dos pacientes ao longo dos anos[4]. Naqueles admitidos na UTI, a taxa geral de mortalidade é de cerca de 6,5%[1].

As etiologias por trás da origem da hemoptise são diversas e alguns grupos incluem: infecciosas, pulmonares, cardiovasculares, autoimunes, iatrogênicas ou traumáticas[3].

Entre as etiologias, a infecciosa é a mais prevalente, tendo como representante principal no mundo e no Brasil a tuberculose[3,5]. Em áreas em que não é endêmica, outras causas ganham notoriedade, como bronquiectasias, câncer pulmonar, fibrose cística e micetoma[3].

No Brasil, a aspergilose, em sua forma de bola fúngica ou como infecção de cavitações de tuberculose pulmonar já curada, aparece como uma causa importante a ser considerada, e seu mecanismo inclui necrose de vasos da circulação arterial pulmonar[5]. Outra importante causa infecciosa é a pneumonia comunitária[5].

Entre as causas não infecciosas, o câncer de pulmão tem sua notoriedade, seja por crescimento local do tumor, metástases ou síndromes paraneoplásicas[5]. Cerca de 80% dos cânceres de pulmão irão cursar com hemoptise, aproximadamente 20% desenvolverão hemoptise não ameaçadora à vida e apenas 0,6% a hemoptise ameaçadora à vida. Uma porcentagem expressiva (80%) dos pacientes do grupo das malignidades que se apresentam com hemoptise ameaçadora à vida irá desenvolver um sangramento sentinela[2].

Coagulopatias são possíveis etiologias entre as causas não infecciosas[1] e devem ser investigadas durante a abordagem inicial, assim como uso de anticoagulantes[8]. Causas cardiovasculares incluem outras doenças importantes do dia a dia do emergencista, como tromboembolismo pulmonar e aneurisma de aorta.

Entre as autoimunes, causas menos comuns de hemoptise, é importante salientarmos lúpus eritematoso sistêmico e poliangite granulomatosa. Iatrogênicas e traumáticas podem ser decorrentes de procedimentos para biópsia de lesões, implantação de cateter de Swan-Ganz ou até intubação orotraqueal3. A hemoptise iatrogênica é decorrente de complicação em 2 a 10% de todos os procedimentos endotraqueais[1].

Na população pediátrica, faixa etária pouco usual para quadros de hemoptise, podemos encontrar como causa comum a aspiração de corpo estranho[6]. Outras causas associadas a esse grupo incluem: infecções, doenças cardíacas congênitas e sangramentos de traqueostomia[1]. Uma causa pouco comum é a hemoptise catamenial, causada por endometriose traqueobrônquica[5].

A anatomia pulmonar é dividida em duas circulações: baixa pressão (pulmonar) e alta pressão (bronquiolar)[2]. Na maioria das hemoptises ameaçadoras à vida, cerca de 90% são decorrentes da circulação arterial dos brônquios[2]. Os 10% restantes são pouco prováveis de causar hemoptise com risco à vida e, geralmente, são decorrentes de ruptura de capilares traqueoesofágicos após tosse vigorosa ou infecções brônquicas simples. Porém, quando o tronco pulmonar ou sua porção mais proximal rompem, o volume de sangramento pode ser alto e o prognóstico do paciente piora[2].

A maior parte das etiologias envolve neovascularização e inflamações crônicas decorrentes de uma doença com acometimento pulmonar[2].

APRESENTAÇÃO CLÍNICA

A hemoptise no departamento de emergência constantemente irá se apresentar como expectoração de pequeno volume de sangue. Com frequência, os pacientes terão dificuldade em quantificar o volume expectorado[1]. Porém, deve-se tentar ajudar o paciente, pedindo para comparar esse volume ao suficiente para preencher um copo descartável de aproximadamente 200 mL.

A história e o exame físico devem ser direcionados primeiramente para a procura de sinais de alarme, sugestivos de instabilidade, que vão classificar a hemoptise como ameaçadora à vida e direcionar à rápida estabilização do paciente e posterior procura pela etiologia do sangramento[3]. Durante o exame físico e a avaliação inicial, devemos estar atentos para sinais de instabilidade, como descrito na Tabela 1.

TABELA 1 Sinais sugestivos de instabilidade na abordagem da hemoptise

Taquicardia
Taquipneia
Palidez
Cianose
Tempo de enchimento capilar lentificado
Hipotensão
Hipoxemia

Após estabilização, podemos procurar na história sintomas associados, como perda de peso, febre, procedimentos invasivos prévios, tabagismo e uso de drogas como cocaína e *crack*[1,7].

A procura por hematomas e equimoses pode indicar distúrbios de coagulação; edema assimétrico de panturrilhas e dispneia podem indicar tromboembolismo pulmonar; febre e sopro novo podem indicar endocardite[1].

O ultrassom *point-of-care* (POCUS) pode auxiliar na procura pela etiologia de sintomas críticos como dispneia e choque, presentes no paciente com história de hemoptise, mas não apresenta achados específicos conhecidos. Protocolos conhecidos que podem ajudar são o Protocolo Blue (pesquisa de etiologia da dispneia) e o Protocolo Rush (utilizado para choque indeterminado).

DIAGNÓSTICOS DIFERENCIAIS

Os principais diagnósticos diferenciais contemplam sangramentos do trato gastrointestinal exteriorizados em forma de hematêmese, podendo ser abordados com anamnese relacionada, por exemplo, com sintomas gastrointestinais, náuseas e vômitos, epigastralgia, relato de melena, história de etilismo ou estigmas de hepatopatia ao exame físico. Outra fonte de sangramento possível é a epistaxe, apresentando-se com relatos de sangramento nasal com menor comprometimento respiratório ou dispneia associada.

AVALIAÇÃO DIAGNÓSTICA

A avaliação diagnóstica no departamento de emergência deve ser direcionada aos pacientes com hemoptise maciça ou após estabilização dos pacientes admitidos com sinais de instabilidade, ou seja, hemoptise ameaçadora à vida. Os principais exames complementares estão elencados na Tabela 2.

TABELA 2 Exames complementares

Laboratoriais
Hemograma, gasometria arterial, função renal, função hepática,
TAP e TTPA
Exames de imagem
Radiografia de tórax, tomografia de tórax e ecocardiograma transtorácico
Avaliação avançada
Broncoscopia e arteriografia pulmonar

MANEJO

Podemos dividir o manejo em hemoptise ameaçadora à vida e não ameaçadora à vida a partir da pesquisa de sinais de instabilidade (Figura 1). Se presentes, deve-se garantir rapidamente a estabilidade do paciente acessando via aérea, utilizando vasopressores, volume ou hemoconcentrados se necessário[1].

Em relação ao manejo da via aérea, podem ser adotadas algumas estratégias, como garantir o decúbito lateral para o lado do pulmão comprometido, ajudando o outro pulmão a ventilar melhor. Se o pulmão comprometido for desconhecido, pode-se colocar o paciente com cabeceira elevada ou na posição de Trendelenburg reversa[3]. Quanto ao manejo avançado da via aérea, normalmente é indicado quando o paciente não consegue protegê-la do sangramento presente, assim como ao se prever um desfecho clínico desfavorável. Preferencialmente, utiliza-se um tubo orotraqueal n. 8.0 ou maior, sendo mais adequado pela alta possibilidade de formação de rolhas ou posterior necessidade de realização de broncoscopia. A intubação seletiva para o pulmão não comprometido é mais bem realizada se o pulmão a ser intubado for o direito. Nesse caso, pode ser realizada progredindo a intubação com o tubo em posição neutra, pois pela anatomia do brônquio direito (mais curto, mais largo e mais verticalizado) ele será mais facilmente acessado. Outra estratégia é girar o tubo 90 graus para o lado desejado, podendo-se ou não utilizar o bougie[1]. Ao utilizar o bougie, deve-se girar o lado hiperangulado para o pulmão a ser seletivado[3].

A radiografia de tórax é essencial para confirmar a seletivação do tubo, principalmente se o pulmão seletivado for o esquerdo[3].

Se, após a intubação, o paciente continuar com presença de sangramento importante pelo tubo, deve-se aspirar vigorosamente pelo orifício[3]. Pode-se considerar, em conjunto com equipe de anestesiologia, a utilização do tubo duplo lúmen[1]. Porém, sua utilização não é encorajada por dificuldade de manejo no departamento de emergência, necessidade de confirmação de posicionamento do tubo por ausculta e broncoscopia (dificultada por sangramento importante) e impossibilidade de utilização de broncoscopia posteriormente por tamanho reduzido dos lumens[3].

Em caso de coagulopatias, deve-se reverter prontamente os distúrbios. Investigar na anamnese sobre uso prévio de antagonista da vitamina K (varfarina); se sim, deve-se iniciar vitamina K 10 mg endovenosa com plasma fresco congelado ou complexo protrombínico. Em caso de utilização prévia dos anticoagulantes orais diretos (dabigatrana, apixabana e rivaroxabana), deve-se reverter sua ação com agentes reversores diretos ou utilizar complexo protrombínico[3]. É importante salientar que a hemotransfusão de concentrado de hemácias deve ser ponderada, pois com frequência os pacientes irão evoluir a óbito prioritariamente por obstrução de vias aéreas, e não por hemorragia[3]. No caso de plaquetopenia, deve-se considerar transfusão de plaquetas se < 50.000, objetivando um valor entre 50.000 e 60.000[1].

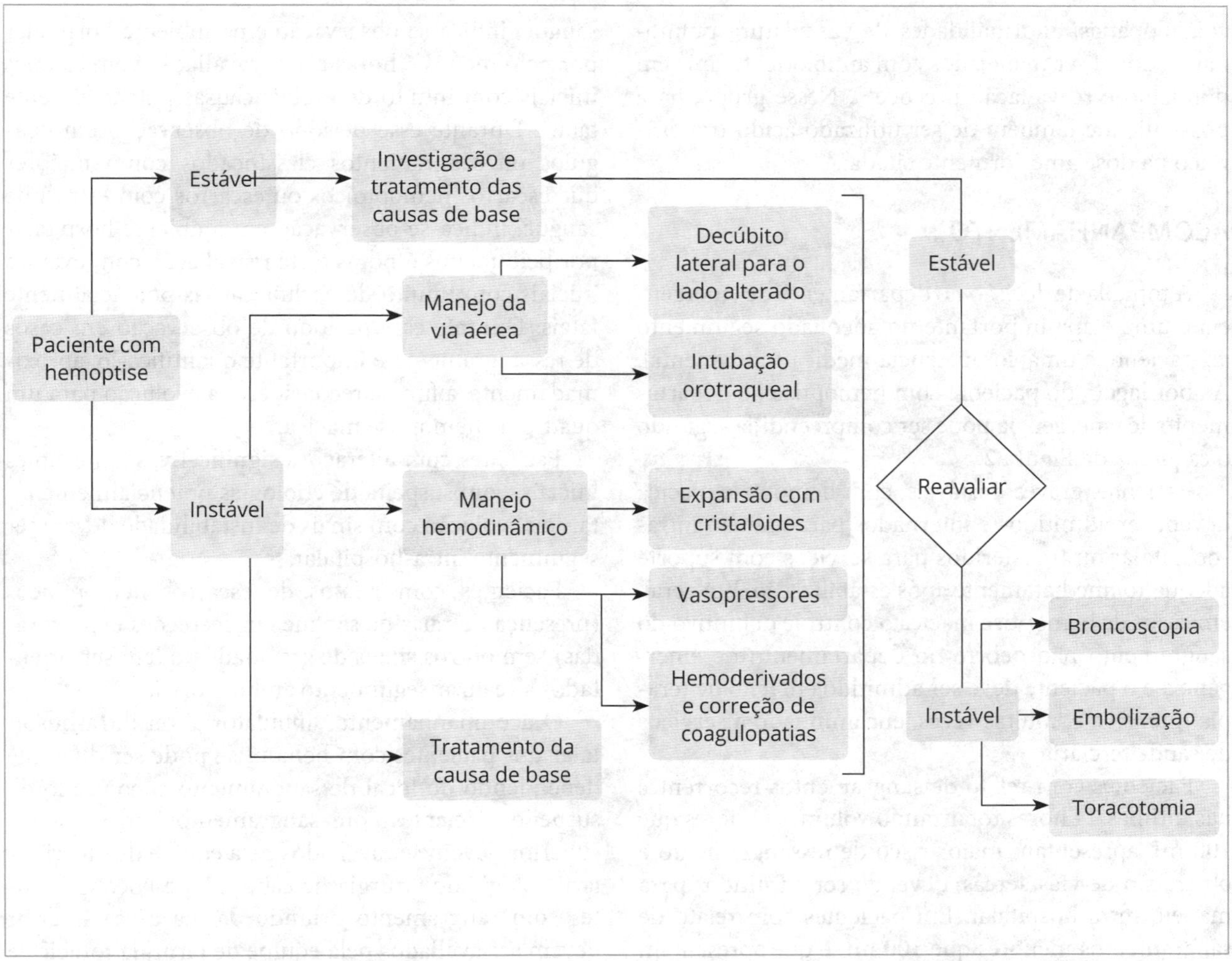

FIGURA 1 Fluxograma do manejo da hemoptise.

Atualmente, ácido tranexâmico nebulizado pode ser utilizado em casos de hemoptise. O estudo mais recente que comparou a utilização de ácido tranexâmico nebulizado *versus* endovenoso (*Nebulized vs IV Tranexamic Acid for Hemoptysis: A Pilot Randomized Controlled Trial*) mostrou melhor eficácia e diminuição da necessidade de procedimentos intervencionistas no departamento de emergência com a utilização da via inalatória. Embora os casos de hemoptise ameaçadora à vida tenham sido excluídos do *trial*, parece ser aceitável utilizá-lo nesse perfil de pacientes[1]. A dose utilizada no estudo foi de 500 mg de ácido tranexâmico diluído em 5 mL de água destilada[9]. Indicações comuns na literatura sugerem nebulização de 500 mg a cada 8 horas por até 5 dias assim como 500 mg, via endovenosa, de a cada 8 horas.

Técnicas de manejo avançado que podem ser citadas incluem broncoscopia por fibroscopia, embolização de artéria brônquica e toracotomia. A broncoscopia é uma terapia de primeira linha tanto para diagnóstico quanto para tratamento. A sua utilização pode ser em conjunto com agentes hemostáticos (solução salina gelada ou epinefrina), compressão direta ou utilização de balão[1,3]. Embolização de artéria brônquica é uma terapêutica de primeira linha em pacientes com hemoptise ameaçadora à vida e também pode ser utilizada em pacientes que não toleram cirurgia ou naqueles em que a broncoscopia não tenha sido efetiva[1]. A taxa de sucesso varia entre 82 e 100% imediatamente após a embolização e parece reduzir o tempo de ventilação mecânica[3]. A toracotomia é reservada para pacientes em que a broncoscopia e a embolização não podem ser realizadas e, apesar de ser uma terapêutica efetiva, é associada a alto risco de morbidade e mortalidade[1].

Pacientes que não são incluídos no grupo de hemoptise ameaçadora à vida devem ser individualizados de acordo com a causa de base e direcionados ao tratamento específico. Casos em que a suspeita da causa da hemoptise seja infecção respiratória aguda ou subaguda, sem sinais de instabilidade e sem comorbidades associadas a etiologias que podem estar associadas à hemoptise ameaçadora à vida (câncer de pulmão, coagulopatias, anormalidades de vasculatura pulmonar), podem ser manejados com antibioticoterapia em domicílio e reavaliação precoce[1,7]. Nesse grupo, há a possibilidade também de ser utilizado ácido tranexâmico na dose anteriormente citada[9].

ACOMPANHAMENTO

A tomada de decisão no departamento de emergência é uma etapa importante no adequado seguimento ao paciente e uma competência médica fundamental. A abordagem do paciente com hemoptise no departamento de emergência pode ser compreendida segundo o esquema da Figura 2.

Pacientes graves, instáveis, com hemoptise maciça devem ser admitidos e internados para manejo intra-hospitalar ou transferidos para serviços com suporte adequado imediatamente após estabilização. Em geral, em casos de hemoptise maciça o controle definitivo do sangramento não ocorre no departamento de emergência e o paciente deve ser admitido em leito de terapia intensiva e, muitas vezes, encaminhado a serviços de saúde terciária.

Pacientes com relato de sangramentos recorrentes nas últimas 24 horas totalizando volumes maiores que 100 mL apresentam maior risco de ressangramento e obstrução de vias aéreas, devendo ser admitidos para manejo intra-hospitalar. Em pacientes com relato de sangramentos menores que 100 mL e que apresentam coágulos ou sangramentos classificados como maiores que escarros hemoptoicos ou escarros com estrias de sangue, indica-se observação em ambiente hospitalar por pelo menos 6 horas e até reavaliação com exames iniciais com intuito de excluir causas potencialmente fatais. Durante esse período de observação em coágulos ou sangramentos classificados como maiores que escarros hemoptoicos ou escarros com estrias de sangue, indica-se observação em ambiente hospitalar por pelo menos 6 horas e até reavaliação com exames iniciais com intuito de excluir causas potencialmente fatais. Durante esse período de observação em casos de ressangramento é importante quantificá-lo, aproximadamente, a fim de reconsiderar a evolução para um quadro de hemoptise maciça.

Pacientes com alterações significativas em exames iniciais, com suspeita de etiologias potencialmente fatais ou evolução com sinais de instabilidade devem ter seguimento intra-hospitalar.

Pacientes com relatos de escarros hemoptoicos (presença de raias de sangue em secreções expectoradas) sem outros sinais de gravidade podem ser orientados a realizar seguimento ambulatorial.

O acompanhamento ambulatorial ou intra-hospitalar dos pacientes com hemoptise pode ser diferente dependendo do local de sangramento encontrado ou suspeito. Pacientes com sangramentos em via aérea superior devem ser avaliados pela equipe de otorrinolaringologia ou cirurgia de cabeça e pescoço, pacientes com sangramento oriundo da via aérea inferior devem ser avaliados pela equipe de cirurgia torácica e pneumologia, em especial nos casos com suspeita para doença neoplásica.

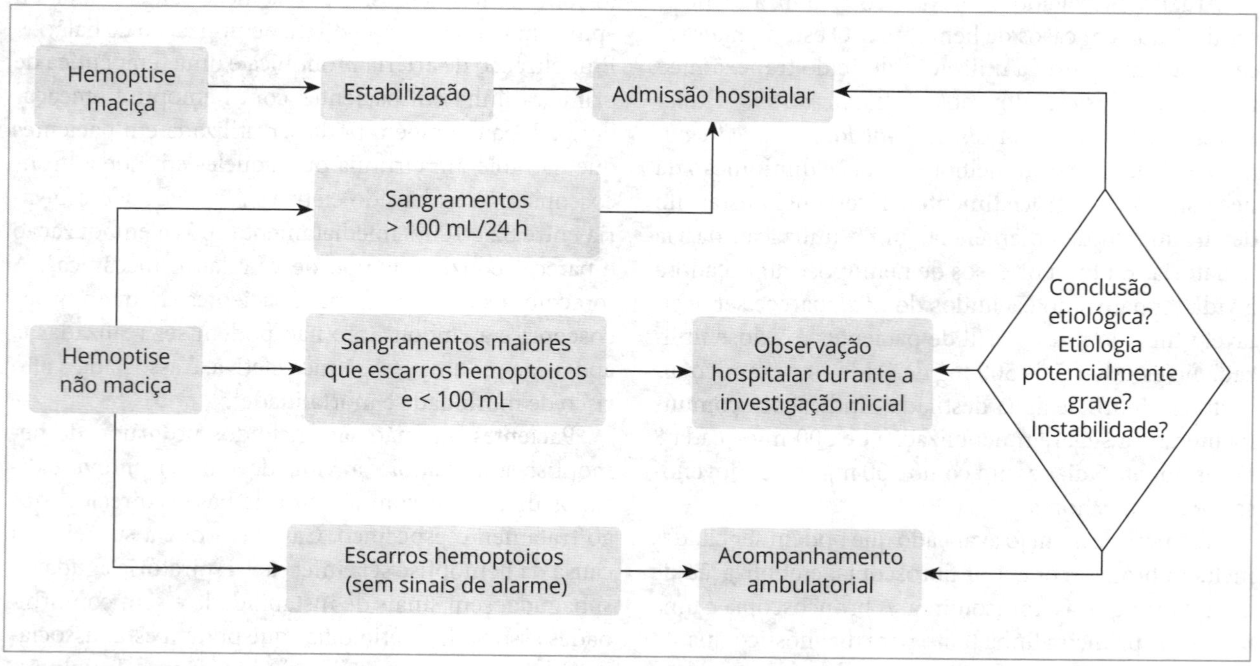

FIGURA 2 Abordagem do paciente com hemoptise no departamento de emergência.

REFERÊNCIAS

1. Walls RM. Rosen's emergency medicine: concepts and clinical practice. 10.ed. Philadelphia: Elsevier; 2022.
2. Prey B, Francis A, Williams J, et al. Evaluation and treatment of massive hemoptysis. Surg Clin North Am. 2022;102:465-81.
3. Atchinson PRA, et al. The emergency department evaluation and management of massive hemoptysis. Am J Emerg Med. 2021;50:148-55.
4. Davidson K, Shojaee S. Managing massive hemoptysis. Critical Care: Chest Reviews. 2020;157(1):77-88.
5. Bidwell JL, Pachner RW. Hemoptysis: Diagnosis and management. Am Fam Physician. 2005;72(7):1253-60.
6. Lundgren FLC, Costa AM, Figueiredo LC, Borba C. Hemoptysis in a referral hospital for pulmonology. J Bras Pneumol. 2010;36(3).
7. Tintinalli JE. Tintinalli's emergency medicine: A comprehensive study guide. 9.ed. New York: McGraw-Hill; 2020.
8. Wolfson AB. Harwood-Nuss' clinical practice of emergency medicine. 7.ed. Wolters Kluwer, 2021.
9. Gopinath B, Mishra PR, Aggarwal P, Nayaka R, Naik SR, Kappagantu V, et al. Nebulized vs IV tranexamic acid for hemoptysis: a pilot randomized controlled trial. Chest. 2023;163(5):1176-84.

6

Hemorragia alveolar

Mayara Sousa da Silva Serejo
Anselmo Alves Souza
Bruna de Sousa Frazão de Almeida
Carla Castro Rodrigues
Kaile de Araújo Cunha

PONTOS PRINCIPAIS

- A hemorragia alveolar constitui-se em uma grande emergência, com morbimortalidade elevada.
- As principais causas de hemorragia alveolar são: trauma, doenças do colágeno, infecções, lesão pulmonar aguda e vasculites.
- O paciente pode se apresentar com hemoptise, dispneia e tosse. No entanto, hemoptise pode estar ausente em cerca de 30% dos casos.
- É essencial a identificação precoce da etiologia da hemorragia alveolar.
- POCUS é uma ferramenta importante para o médico emergencista na suspeita de hemorragia alveolar, mas isoladamente não fecha o diagnóstico e deve ser associado a história clínica, exame físico e outros métodos complementares.
- A broncoscopia com lavado broncoalveolar é o método diagnóstico de escolha. A biópsia pulmonar, apesar de ser o padrão-ouro, constitui risco elevado e desnecessário.
- A estabilização respiratória e hemodinâmica deve ser priorizada na abordagem.
- A via aérea em casos de hemorragia pulmonar sempre deve ser classificada como potencialmente difícil, a despeito dos preditores.
- O acompanhamento de especialistas, como pneumologista, cirurgião torácico e reumatologista, é essencial na investigação e no tratamento das causas subjacentes.

INTRODUÇÃO

A hemorragia alveolar difusa (HAD) é uma síndrome clínica potencialmente fatal, que corresponde à hemorragia originada da microvasculatura pulmonar, causando acúmulo de sangue nos alvéolos. Excluem-se do conceito os sangramentos de origem na circulação brônquica e os resultantes de anormalidades do parênquima pulmonar. As características clínicas mais comuns incluem hemoptise, queda do hematócrito, insuficiência respiratória aguda e novo infiltrado pulmonar difuso.

De maneira geral, a HAD tem um mau prognóstico, com a mortalidade intra-hospitalar variando entre 20% e 50%[1,2]. Por ser uma condição ameaçadora à vida, o reconhecimento precoce da causa da hemorragia é fundamental para iniciar o tratamento adequado e evitar a insuficiência respiratória aguda.

Muitas doenças sistêmicas podem causar HAD, mas a patogênese não é bem compreendida na maioria dos casos, e o tratamento-padrão não foi estabelecido nem mesmo para as doenças autoimunes sistêmicas. No que se refere à fisiopatologia, a HAD é atribuída à lesão da microvasculatura pulmonar, incluindo capilares, arteríolas e vênulas que revestem os alvéolos.

A HAD pode ter quatro principais causas: causa imune (vasculite associada a ANCA e doença do tecido conjuntivo), causa cardíaca (insuficiência congestiva associada), causas diversas (infecção, trauma, distúrbio de coagulação, medicamentos, malignidade e transplante de células-tronco hematopoéticas) e causa idiopática.

Os principais achados patológicos da HAD incluem capilarite pulmonar mediada por anticorpos, hemorragia alveolar branda e dano alveolar difuso. Está associada a vasculites sistêmicas, distúrbios do tecido conjuntivo, distúrbios mediados por complexos imunes e hemorragias pós-transplante, e o tratamento imunossupressor sistêmico é eficaz no controle da HAD[2,3].

A hemorragia alveolar branda não está diretamente ligada à inflamação ou destruição dos capilares alveolares, vênulas e arteríolas, mas ao vazamento generalizado de hemácias para os alvéolos. É observada em HAD induzida por medicamentos, lúpus eritematoso sistêmico (LES), coagulação intravascular disseminada (CIVD), HAD de origem cardíaca (estenose mitral ou regurgitação mitral) e infecções como HIV ou endocardite infecciosa[2-5].

Já o dano alveolar difuso, lesão primária na síndrome do desconforto respiratório agudo (SDRA), é caracterizado por edema intersticial e intra-alveolar, congestão capilar, microtrombos, necrose e descamação epitelial, presença de exsudatos fibrinosos nos espaços aéreos alveolares e formação de membrana hialina. Está associada a SDRA, drogas citotóxicas, radioterapia, LES e inalação de cocaína.

A inflamação sistêmica envolvendo vasculatura pulmonar desencadeada por resposta autoimune hiperativa e tempestade de citocinas é considerada a principal causa de HAD. A ativação de macrófagos e níveis elevados de ferritina e IL-6 têm sido implicados na patogênese da lesão pulmonar aguda, inflamação e hemorragia pulmonar. A HAD associada à capilarite pulmonar afeta trombos de fibrina que ocluem os capilares intra-alveolares e necrose fibrinoide dos pequenos vasos sanguíneos. É frequentemente acompanhada por inflamação de grandes vasos sanguíneos, deposição de IgG/C3 nas paredes alveolares e extravasamento de eritrócitos para os espaços alveolares.

A patogênese da HAD devido a doenças cardíacas é consequência de uma alteração estrutural crescente na barreira hematoalveolar ao longo de um espectro de alterações. O principal mecanismo responsável pela hemorragia alveolar em doenças cardíacas é o estresse dos capilares pulmonares resultante da elevação da pressão hidrostática transmural. O aumento da pressão hidrostática nos capilares pulmonares ocorre devido à congestão pulmonar, que resulta da pressão de enchimento elevada do lado esquerdo (pressão diastólica final do ventrículo esquerdo elevada). Até então, a membrana alveolocapilar permanece intacta. À medida que a pressão transmural continua a aumentar, ocorrem alterações na membrana alveolocapilar, levando à exsudação de moléculas maiores por "alongamento dos poros".

O alongamento dos poros refere-se à passagem de componentes séricos de alto peso molecular do lúmen capilar para o interstício pericapilar e espaço alveolar após passar pela junção entre as células endoteliais devido à alta pressão transmural sem romper a membrana basal. Quando a pressão hidrostática é alta o suficiente para causar danos ultraestruturais à barreira hematoalveolar, ocorre uma hemorragia franca[5,6].

A HAD após o transplante de células-tronco hematopoéticas também está intimamente associada à lesão pulmonar e subsequente vasculopatia. Quimioterapia em altas doses, irradiação torácica ou corporal total e infecções não documentadas foram implicadas como a lesão inicial ao pulmão que leva à HAD pós-transplante.

Além disso, vasculite de pequenas artérias musculares e microangiopatia trombótica na forma de inchaço endotelial e trombos são frequentemente observadas no edema pulmonar hemorrágico agudo após transplante. A Tabela 1 evidencia as principais etiologias de HAD.

APRESENTAÇÃO CLÍNICA

História clínica e exame físico

Todo paciente com HAD, ainda que não apresente sinais de estabilidade ou aparente gravidade, deve ser tratado como uma emergência médica. O primeiro objetivo do manejo, após os esforços básicos de reanimação, é estabelecer o diagnóstico. Uma história detalhada, histórico médico pregresso, exposições ambientais e/ou ocupacionais relevantes e um exame físico muitas vezes podem ajudar a estabelecer os fatores de risco e a etiologia mais provável da hemorragia alveolar. A evolução temporal dos sintomas deve ser documentada. A maioria dos pacientes se queixará de sintomas subagudos que ocorrem durante dias a 1 semana; entretanto, alguns casos se apresentam de forma mais aguda (por inalação de cocaína, por exemplo). Quaisquer condições médicas previamente estabelecidas, como doenças vasculares do colágeno, doenças valvares, insuficiência cardíaca e HIV, devem ser discutidas, bem como tabagismo, uso de drogas e cigarros eletrônicos. Um histórico detalhado de uso de medicamentos é essencial.

Pacientes com hemorragia alveolar apresentam queixas de tosse, dispneia e hemoptise. No entanto, um terço dos pacientes com HAD, mesmo nos casos mais graves, não apresenta hemoptise, apesar do sangramento intra-alveolar ativo. Febre e outras queixas sistêmicas podem estar presentes, a depender da etiologia.

O exame físico também pode ser bastante inespecífico. No entanto, a maioria dos pacientes apresentará

TABELA 1 Etiologias da hemorragia alveolar difusa e opções de tratamento

Classificação	Etiologia		Achados inespecíficos	Achados específicos	Tratamento	
Imunomediadas	Vasculites associadas ao ANCA	Granulomatose com poliangiite (granulomatose de Wegener)	PT/TTPA/INR aumentados	c-ANCA	Imunossupressores	Corticosteroides
	Poliangiite microscópica		Trombocitopenia	p-ANCA (anticorpos anti-MPO)	Ciclofosfamida	
	Granulomatose eosinofílica com poliangiite (síndrome de Churg-Strauss)		Leucocitose		Rituximabe	
	Síndrome do anticorpo antifosfolípide		Eosinofilia	Anticorpo antifosfolípide, anticoagulante lúpico, anti-CL, anticorpos anti-β2GP1	Azatioprina	
	Lúpus eritematoso sistêmico		Aumento de VHS	ANA, anti-dsDNA, anti-SM, anticorpos anti-histona	Micofenolato de mofetila	
	Artrite reumatoide		Hematúria	Fator reumatoide	Imunoglobulina endovenosa	
	Miopatias inflamatórias		Infiltrados alveolares difusos			
	Púrpura de Henoch-Schönlein			Anti-CL	Retirada de autoanticorpos	Plasmaférese
	Nefropatia por IgA		Broncograma aéreo na radiografia de tórax			
	Síndrome do anticorpo anti-GBM (síndrome de Goodpasture)			Anticorpo anti-GBM	Procoagulantes	Plasma fresco congelado
	Crioglobulinemia				Transfusão de plaquetas	
	Doença de Behçet				Crioprecipitado	
	Vasculite urticariforme hipocomplementenêmica (vasculite anti-C1q)				Vitamina K	
	Rejeição pós-transplante de pulmão				Ácido tranexâmico	
	Vasculite induzida por medicamento				EACA	
	Medicações: varfarina, aspirina, amiodarona, fenitoína				FVIIa	
	Capilarite pulmonar idiopática				Trombina	
Não imunomediadas	Coagulopatia					
	Doença não cardiovascular				Suspensão de medicações agressoras	
	Infecção	*Pseudomonas aeruginosa*				
	Aspergillus app.				Antibióticos de amplo espectro	
	Pneumonite por herpes ou CMV					

(continua)

TABELA 1 Etiologias da hemorragia alveolar difusa e opções de tratamento (*continuação*)

Classificação	Etiologia		Achados inespecíficos	Achados específicos	Tratamento
Não imunomediadas	Hemorragia alveolar difusa	Radiação			Antifúngicos
	Drogas citotóxicas				
	Síndrome do desconforto respiratório agudo				Terapia antirretroviral
	Transplante de células-tronco hematopoéticas				
	Hemossiderose pulmonar idiopática				Diurese
	Doença cardiovascular	Síndrome da obstrução sinusoidal pulmonar		Linhas B de Kerley na radiografia de tórax	
	Estenose mitral				Otimização da terapia cardíaca
	Linfangioleiomiomatose pulmonar				
	Hipertensão pulmonar				
	Hemangiomatose capilar pulmonar				
	Disfunção ventricular esquerda				

ANA: anticorpo antinuclear; ANCA: anticorpo anticitoplasma de neutrófilos; anti-β2GP1: anticorpo anti-β2 glicoproteína 1; anticorpo anti-CL: anticorpo anticardiolipina; anticorpo anti-dsDNA: anticorpo anti-DNA de cadeia dupla; anti-MPO: anticorpo antimieloperoxidase; anticorpo anti-SM: anticorpo antimúsculo liso; C1q: complemento 1q; c-ANCA: ANCA citoplasmático; CMV: citomegalovírus; EACA: ácido épsilon-aminocaproico; VSH: velocidade de hemossedimentação; GBM: membrana basal glomerular; INR: relação normalizada internacional; p-ANCA: ANCA perinuclear; PT: tempo de protrombina; TTPA: tempo de tromboplastina parcial ativada; FVIIa: fator VII recombinante ativado. Fonte: adaptado de Park JA, 2021.

crepitações à ausculta respiratória. É importante fazer o exame das cavidades nasal e orofaríngea para excluir pistas de vasculite ou doença vascular do colágeno. Geralmente não há baqueteamento digital.

POCUS

Na medicina de emergência, a ultrassonografia pulmonar é uma ferramenta essencial para a identificação de possíveis causas de insuficiência respiratória aguda. As imagens geradas correspondem basicamente à alteração da relação entre ar e água no pulmão. No contexto da HAD, o médico emergencista deve correlacionar a avaliação clínica e o exame físico com os achados ultrassonográficos.

O protocolo BLUE (ultrassom pulmonar à beira do leito na emergência), desenvolvido e validado por Lichtenstein em 2008, traz as bases para a avaliação pulmonar através da ultrassonografia com grande acurácia[6]. Por esse protocolo, as etiologias de insuficiência respiratória aguda evidenciadas na ecografia são categorizadas em embolia pulmonar, pneumonia, doença pulmonar obstrutiva crônica ou asma e pneumotórax.

A ultrassonografia pulmonar demonstrou ser de alto valor em pacientes com sintomas respiratórios. O BLUE é provavelmente um dos protocolos mais utilizados nesses pacientes devido à sua facilidade de uso e alta precisão. Porém, é imprescindível estar ciente das limitações da imagem isoladamente. Em casos de hemorragia alveolar, ao estudo ultrassonográfico à beira do leito, podem-se ter achados de perfil A e perfil B, esperados em casos de outras patologias, como pneumonia e edema pulmonar[6].

Em um relato de caso de 2019, Haaksma et al. descreveram o caso de um paciente de 65 anos admitido com falência respiratória, que apresentou padrão de perfil A/B à ultrassonografia pulmonar e foi diagnosticado com pneumonia, seguindo o fluxograma do protocolo BLUE[5]. Foi ainda visualizada consolidação em radiografia de tórax. Com a progressão da piora, prosseguiu-se à investigação com tomografia computadorizada e broncoscopia. Esta revelou que a etiologia da insuficiência respiratória era, na verdade, hemorragia pulmonar.

Nesse contexto, é preciso avaliar a imagem sempre correlacionando com o contexto clínico e o exame físico.

AVALIAÇÃO DIAGNÓSTICA

O diagnóstico da HAD envolve a avaliação clínica em combinação com os exames complementares. Uma história clínica completa, incluindo informações sobre a apresentação dos sintomas, histórico médico pregresso e exposições ambientais ou ocupacionais relevantes, é essencial para orientar o diagnóstico. Na Figura 1, tem-se um fluxograma com etapas para esclarecimento diagnóstico diante de um paciente com sintomas respiratórios sugestivos de HAD.

O exame físico pode revelar achados como diminuição dos sons respiratórios, estertores crepitantes (ruídos pulmonares anormais), sibilos e sinais de insuficiência respiratória.

Radiografia de tórax

A radiografia de tórax costuma ser o exame complementar inicialmente solicitado em função de sua disponibilidade nas emergências. Pode ser normal ou mostrar achados atípicos, como infiltrados ou consolidações parenquimatosas assimétricas ou focais.

Tomografia de tórax

A tomografia computadorizada (TC) de tórax, embora seja mais sensível que a radiografia, também evidencia sinais radiológicos inespecíficos e que estão sujeitos a alterações durante o curso do sangramento. Áreas de atenuação em vidro fosco e/ou consolidação alveolar com broncogramas aéreos são mais frequentemente observadas. São irregulares ou difusos e predominam nas zonas pulmonares superior e média em dois terços dos casos; no entanto, são limitados às zonas inferiores em um quarto dos casos. A periferia dos pulmões é normalmente poupada devido ao estreitamento normal da vasculatura pulmonar, caso em que outras condições, como pneumonia por *Pneumocystis jiroveci*, pneumonia intersticial inespecífica e edema pulmonar, precisam ser excluídos. Com a reabsorção sanguínea progressiva, nódulos centrolobulares podem tornar-se visíveis, resultantes da resolução da atenuação em vidro fosco e do espessamento septal de veias e vasos linfáticos adjacentes. As opacidades podem regredir em 48 horas sem sequelas[7,8].

Outras anormalidades podem ser observadas, dependendo da doença subjacente. O derrame pleural ou o espessamento dos septos interlobulares devem levantar a possibilidade de insuficiência ventricular esquerda

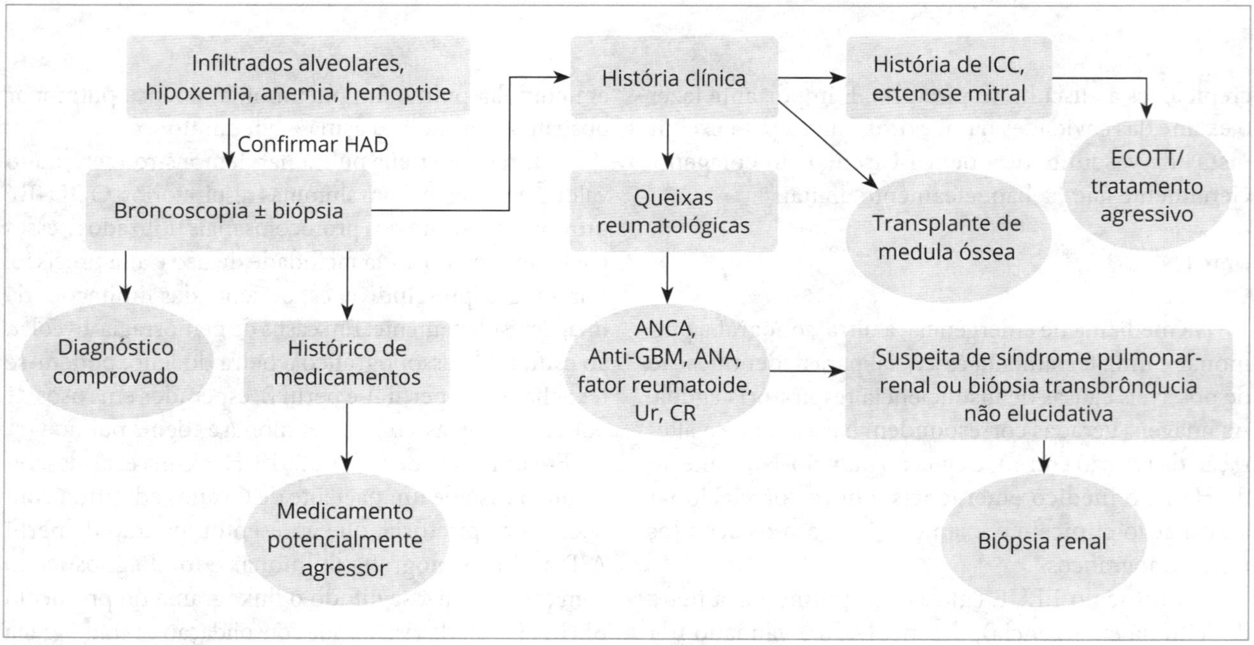

FIGURA 1 Fluxograma opcional para diagnóstico de hemorragia alveolar.
ANA: anticorpo antinuclear; ANCA: anticorpo anticitoplasma de neutrófilos; Cr: creatinina; ECOTT: ecodopplercardiograma transtorácico; GBM: membrana basal glomerular; ICC: insuficiência cardíaca congestiva; Ur: ureia.
Fonte: adaptada de Newsome, 2011[9].

(por exemplo, cardiomiopatia relacionada à vasculite) ou de sobrecarga de líquidos na insuficiência renal. Em pacientes com poliangiite microscópica e HAD crônica, um padrão de pneumonia intersticial usual, pode estar presente, com reticulação basal bilateral, periférica, com ou sem bronquiectasia de tração ou faveolamento. Em comparação com pacientes com fibrose pulmonar idiopática, aqueles com pneumonia intersticial usual associada a anticorpos citoplasmáticos antineutrófilos (ANCA) com especificidade para mieloperoxidase apresentam-se mais frequentemente com aumento de atenuação em torno de faveolamento e cistos, presumivelmente correspondendo a áreas de HAD crônica ou de inflamação[9,10].

Broncoscopia e lavagem broncoalveolar

A broncoscopia é feita rotineiramente para descartar lesões brônquicas como possível causa de hemoptise. O lavado broncoalveolar (LBA) é a modalidade diagnóstica de escolha. Primeiro, tem um papel fundamental para excluir a infecção. Em segundo lugar, confirma a origem alveolar do sangue, demonstrando retorno de sangue vermelho-vivo de solução salina instilada nos espaços aéreos distais e cada vez mais hemorrágico com lavagens seriadas, o que é diagnóstico de HAD aguda.

O LBA é feito com aspiração por seringa do fluido injetado, criando uma pressão intra-acinar negativa que rompe os vasos inflamados frágeis e resulta em aumento da hemorragia nas alíquotas subsequentes. Embora o LBA seja altamente sensível à HAD, algumas infecções (por exemplo, tuberculose) podem causar falsos positivos. O exame citológico pode diferenciar a HAD de hemorragia pulmonar por doença metastática neoplásica[10-12].

Como os eritrócitos são fagocitados por macrófagos alveolares, o LBA demonstra ainda a presença de macrófagos carregados de hemossiderina (siderófagos), com tipicamente mais de 20% dos macrófagos alveolares corados por coloração de ferro durante 48 horas após a hemorragia. Portanto, porcentagens de siderófagos superiores a 20% no LBA são consideradas para estabelecer o diagnóstico de HAD.

Exames laboratoriais

Os dados laboratoriais iniciais em geral apresentam anemia, especialmente em pacientes com sangramento subagudo ou crônico. Leucocitose e níveis séricos elevados de lactato desidrogenase são comuns, embora inespecíficos, este último associado ao aumento da mortalidade hospitalar. ANCAs, anticorpos antinucleares, anti-DNA de fita dupla, anticorpos anti-GBM, estudos de coagulação e o esfregaço periférico são avaliados sistematicamente quanto à orientação etiológica. A função renal deve ser avaliada em todos os pacientes com HAD conhecida ou suspeita e pode se manifestar com hematúria glomerular, proteinúria elevada e, posteriormente, aumento dos níveis de ureia ou de creatinina sérica. A avaliação do especialista deve ser considerada em caso de alterações.

Biópsia pulmonar

A biópsia pulmonar cirúrgica representa o padrão-ouro para o diagnóstico de HAD. No entanto, pode ser perigoso e geralmente desnecessário porque o diagnóstico pode ser feito na grande maioria dos casos com base na história clínica, exame físico, medição de hemoglobina e LBA. Além disso, a avaliação da autoimunidade, especialmente dos ANCA, contribui para o diagnóstico etiológico. Portanto, uma biópsia pulmonar cirúrgica é feita apenas excepcionalmente e considerada somente quando todas as outras modalidades são inconclusivas.

A biópsia não deve ser realizada em pacientes com insuficiência respiratória aguda. Quando feita, a biópsia pulmonar demonstra preenchimento dos espaços alveolares por eritrócitos e capilarite (inflamação neutrofílica dos capilares com possível necrose fibrinoide) que pode ser ofuscada por hemorragia intra-alveolar maciça. Contribuição da histologia pulmonar para a etiologia é muito rara em pacientes com sorologia autoimune negativa e ausência de doença sistêmica.

MANEJO DA HEMORRAGIA ALVEOLAR

A HAD é uma condição médica grave, com elevadas morbidade e mortalidade, que requer agilidade por parte do médico emergencista e tratamento imediato e ativo[6-10]. O tratamento depende da causa subjacente da hemorragia. Portanto, a abordagem diagnóstica deve ser conduzida rapidamente. É importante a identificação precoce de HAD de causa imunológica, contribuindo para o início do tratamento imunossupressor o quanto antes. Em todos os casos, o primeiro passo do manejo é focar no suporte respiratório e no controle hemodinâmico. Em casos de hemoptise maciça, é importante iniciar suporte imediato, como mostra o fluxograma da Figura 2.

Para garantir proteção e ventilação adequadas do pulmão não afetado e melhorar a oxigenação, recomenda-se posicionar os pacientes com suspeita ou conhecimento de sangramento lateralizado na posição *bleeding lung down*, em que o paciente fica em decúbito lateral, de modo que o pulmão que está sangrando fique para baixo, melhorando a ventilação do pulmão saudável[10-13].

As indicações da via aérea definitiva em casos de hemorragia pulmonar costumam ser insuficiência respiratória, perda de patência da via aérea, rebaixamento do nível de consciência, instabilidade hemodinâmica e risco iminente de degradação do quadro clínico[14]. É importante lembrar que a intubação orotraqueal em pacientes com hemorragia pulmonar sempre deve ser considerada via aérea potencialmente difícil, independentemente de preditores. Assim, o médico emergencista precisa estar atento a essa potencial complicação. Caso seja necessário realizar a intubação, é indicado utilizar um tubo endotraqueal de diâmetro amplo (no mínimo 8,0) para facilitar uma broncoscopia flexível de emergência.

Se o paciente, mesmo já intubado, mantiver desconforto respiratório, pode-se realizar uma intubação seletiva, em que o tubo orotraqueal seja posicionado no pulmão saudável, com o *cuff* insuflado, que servirá para isolar o pulmão não afetado e melhorar a oxigenação. No departamento de emergência, a intubação seletiva é mais adequada quando o alvo é o pulmão direito. Para seletivar o tubo para o pulmão esquerdo, deve-se ter auxílio do broncoscópio ou do tubo seletivo, quando disponível, como mostra a Figura 3. A tentativa de seletivar o tubo para o pulmão esquerdo às cegas configura risco de laceração brônquica.

Além disso, o tratamento deve ser ajustado à vasculite subjacente. Quase todos os casos de HAD com capilarite requerem pulso de corticosteroides e terapia imunossupressora, como ciclofosfamida endovenosa (ou rituximabe na granulomatose com poliangiite). Em casos de pacientes com esclerose sistêmica, doses moderadas a altas de corticosteroides (acima de 15-20 mg de prednisona por dia) podem expor a um risco de disfunção renal e, portanto, devem ser evitadas, se possível.

A plasmaférese tem sido utilizada com sucesso na doença antimembrana basal glomerular (GBM - doença de Goodpasture), vasculite associada ao ANCA (VAA), lúpus eritematoso sistêmico (LES) e, ocasionalmente, outras doenças autoimunes.

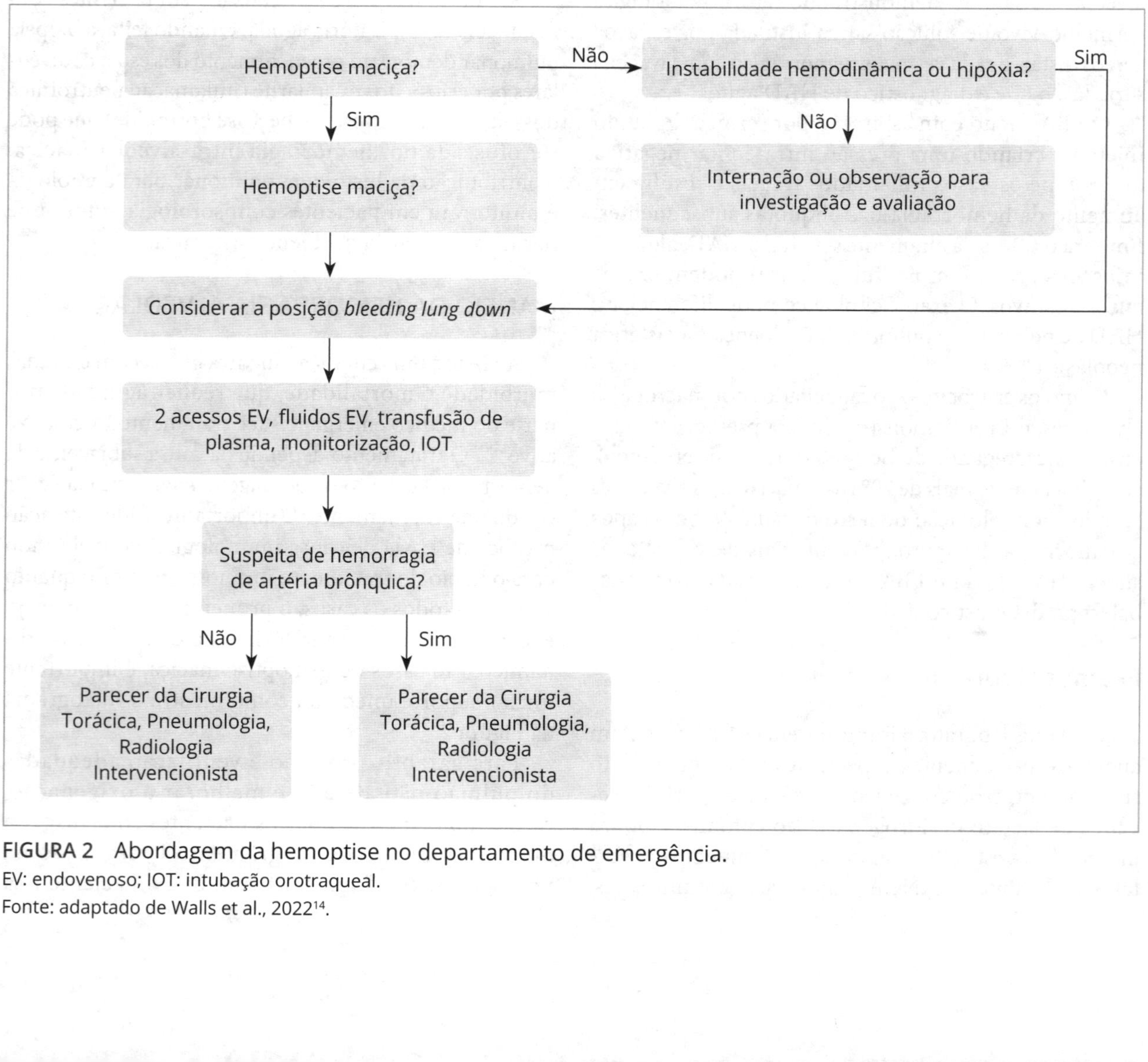

FIGURA 2 Abordagem da hemoptise no departamento de emergência.
EV: endovenoso; IOT: intubação orotraqueal.
Fonte: adaptado de Walls et al., 2022[14].

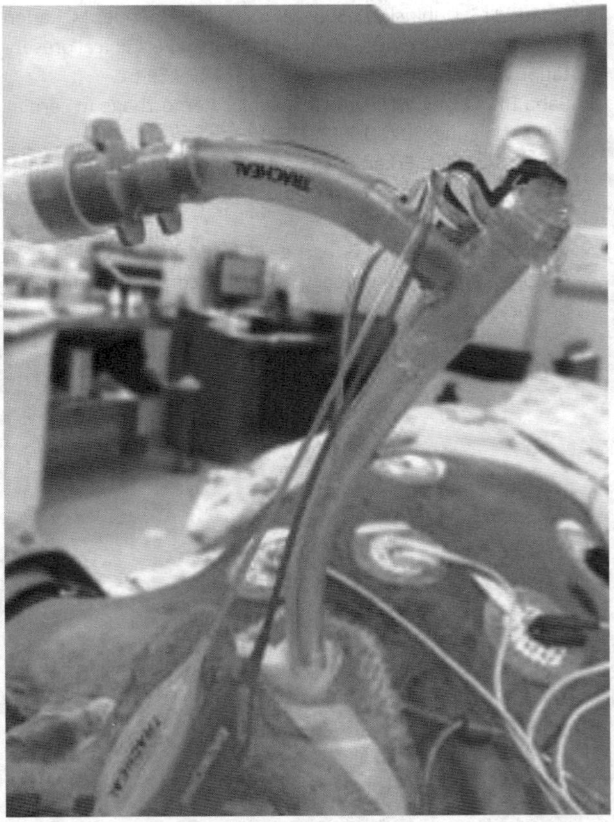

FIGURA 3 Paciente intubado seletivamente à esquerda com tubo orotraqueal específico para intubação seletiva.

Outras modalidades terapêuticas têm sido sugeridas em circunstâncias excepcionais. Alguns estudos apoiam o uso do fator VII recombinante ativado (rFVIIa) para interromper a hemorragia pulmonar ativa.

O ácido tranexâmico é um agente antifibrinolítico sintético de baixo custo que tem sido útil no controle de sangramentos. Alguns pesquisadores usaram com sucesso injeções aerossolizadas e intrapulmonares desse ácido para controlar seis casos de HAD de diferentes etiologias, mas várias fontes citam risco aumentado de convulsões pós-operatórias nesses pacientes.

Nas formas mais graves e refratárias, a oxigenação por membrana extracorpórea (ECMO) pode ser usada como terapia adjuvante transitória. Contudo, a anticoagulação durante a ECMO configura um risco importante a considerar. No entanto, já foram relatados casos de pacientes com HAD grave e refratária, em que a ECMO foi utilizada sem complicações e os pacientes sobreviveram à decanulação.

A evolução clínica dos pacientes com HAD costuma ser grave, independentemente da etiologia subjacente. Num estudo retrospectivo de 39 pacientes com HAD imune, a VAA esteve presente em 74%. A taxa de mortalidade foi significativamente maior naqueles que tinham saturação periférica de oxigênio inferior a 90% na admissão, naqueles que necessitaram de diálise e naqueles que necessitaram de ventilação mecânica.[6-10] Em outro estudo de coorte unicêntrico com 73 pacientes com HAD secundária à VAA, 34 apresentaram insuficiência respiratória, 47% foram submetidos à ventilação mecânica e 56% foram internados na UTI[10]. Além disso, o grau de hipoxemia na apresentação, um nível mais elevado de proteína C reativa e uma contagem mais elevada de neutrófilos no LBA foram independentemente associados a risco elevado de insuficiência respiratória.

Apesar dos progressos no tratamento de VAA sistêmicas, o tratamento da HAD grave recidivante continua a ser um desafio, com a HAD eventualmente a levar à morte em vários casos.

ACOMPANHAMENTO

O paciente com hemorragia alveolar deve ser sempre encaminhado à investigação etiológica e internação em unidade de terapia intensiva. O monitoramento intensivo é essencial para avaliar a resposta ao tratamento, identificar complicações precocemente e ajustar a abordagem terapêutica conforme necessário. Em alguns casos, pode ser necessário solicitar parecer médico para pneumologista, cirurgião cardíaco e reumatologista, que podem auxiliar na investigação e no direcionamento do tratamento.

Após o tratamento da hemorragia alveolar, é importante um acompanhamento em longo prazo para monitorar a recorrência da hemorragia e tratar quaisquer complicações relacionadas. Os pacientes devem ser avaliados regularmente para avaliar a função pulmonar, a presença de doenças subjacentes e a eficácia do tratamento.

REFERÊNCIAS

1. Alexandre AT, Vale A, Gomes T. Diffuse alveolar hemorrhage: how relevant is etiology? Sarcoidosis Vasc Diffuse Lung Dis. 2019;36(1):47-52.
2. Agustin M, Yamamoto M, Cabrera F, Eusebio R. Diffuse alveolar hemorrhage induced by vaping. Case Rep Pulmonol. 2018:2018:9724530.
3. Bhushan A, Choi D, Maresh G, Deodhar A. Risk factors and outcomes of immune and non-immune causes of diffuse alveolar hemorrhage: a tertiary-care academic single-center experience. Rheumatol Int. 2022;42(3):485-92.
4. Filho MAM. Protocolo BLUE. [Acesso em julho de 2024]. Disponível em: https://pocus.fob.usp.br/pulmonar/
5. Haaksma ME, Nossent EJ, Elbers P, Tuinman PR. Case report: pulmonary hemorrhage as a rare cause of lung ultrasound A/B-profile. F1000Research. 2019;8:788-8.
6. Lichtenstein DA, Mezière GA. Relevance of lung ultrasound in the diagnosis of acute respiratory failure: the BLUE protocol

[published correction appears in Chest. 2013;144(2):721]. Chest. 2008;134(1):117-25.
7. Mirouse A, Parrot A, Audigier V, Demoule A, Mayaux J, Géri G, et al. Severe diffuse alveolar hemorrhage related to autoimmune disease: a multicenter study. Crit Care. 2020;24(1).
8. Nasser M, Cottin V. Alveolar hemorrhage in vasculitis (primary and secondary). Semin Respir Crit Care Med. 2018;39(4):482-93.
9. Newsome BR, Morales JE. Diffuse alveolar hemorrhage. Southern Med J. 2011;104(4):269-74.
10. Park JA. Treatment of diffuse alveolar hemorrhage: controlling inflammation and obtaining rapid and effective hemostasis. Int J Mol Sci. 2021;22(2):793.
11. Quadrelli S, Dubinsky D, Solis M, Yucra D, Hernández M, Karlen H, et al. Immune diffuse alveolar hemorrhage: Clinical presentation and outcome. Respir Med. 2017;129:59-62.
12. Saha BK, Chong WH. Diffuse alveolar hemorrhage in cardiac diseases. Lung. 2021;199(2):103-12.
13. Stoots SA, Lief L, Erkan D. clinical insights into diffuse alveolar hemorrhage in antiphospholipid syndrome. Curr Rheumatol Rep. 2019;21(10):56.
14. Walls R, Hockberger R, Gausche-Hill M, Erickson TB, Wilcox SR, editores. Rosen's emergency medicine: concepts and clinical practice, 10. ed. Philadelphia: Elsevier; 2022.

7

Pneumotórax

Karen Lopes Cunha
Breno Douglas Dantas Oliveira
Frederico Carlos de Sousa Arnaud

PONTOS PRINCIPAIS

- O pneumotórax é uma entidade frequente na prática clínica e sua prevalência varia conforme a etiologia.
- Deve-se ter um alto índice de suspeição de pneumotórax ao avaliar pacientes que se apresentam no departamento de emergência com dispneia ou dor torácica.
- Os achados comumente associados ao pneumotórax são dispneia, dor torácica, taquipneia e ausência de sons respiratórios na ausculta pulmonar.
- A taquicardia sinusal é o achado físico mais comum.
- O pneumotórax, a depender do seu tamanho, pode cursar com repercussões clínicas e hemodinâmicas no indivíduo, inclusive constituindo-se como umas das causas de parada cardiorrespiratória em ritmo não chocável.
- O diagnóstico do pneumotórax é clínico, porém com o advento da ultrassonografia à beira do leito, a sensibilidade e a especificidade do diagnóstico têm aumentado.
- A presença de *lung point* é o sinal de 100% de especificidade ou patognomônico para o diagnóstico de pneumotórax.
- O pneumotórax pode ocorrer de forma espontânea ou ser secundário a evento externo precipitante, como trauma. Também pode ocorrer como complicação de procedimentos invasivos que podem ser realizados no departamento de emergência, como a punção de acesso venoso central, toracocentese, intubação orotraqueal e ventilação mecânica.
- O objetivo do tratamento no departamento de emergência é a retirada de ar do espaço intrapleural e consiste na descompressão digital, por agulha e/ou colocação de dreno de tórax.
- Muitas são as variáveis que devem ser consideradas e que orientam as intervenções no pneumotórax.
- Nem todo pneumotórax precisa ser drenado, a exceção de ser volumoso, cursar com repercussão clínica e hemodinâmica, necessidade de ventilação mecânica com pressão positiva ou realização de transporte aeromédico.
- Na decisão de dar alta do departamento de emergência, também deve ser levadas em consideração a capacidade e a facilidade do retorno do paciente à emergência e a tolerância ou não a qualquer aumento do pneumotórax.

INTRODUÇÃO

Por definição, o pneumotórax é a presença de ar na cavidade pleural, espaço entre a pleura visceral, mais interna, que recobre o parênquima pulmonar, e a pleura parietal, mais externa, que fica adjacente à caixa torácica[1-3].

A cavidade pleural, fisiologicamente, é um espaço virtual, ou seja, as duas pleuras ficam intimamente relacionadas entre si, deslizando uma sobre a outra. No entanto, em algumas situações, como no pneumotórax, esse espaço pode ser preenchido por ar, o que afasta mecanicamente as pleuras, podendo gerar repercussões clínicas e hemodinâmicas no indivíduo.

O pneumotórax é um dos importantes diagnósticos diferenciais de dor torácica e dispneia no departamento de emergência, sendo de fundamental importância que o médico emergencista tenha um alto índice de suspeição de tal patologia.

O pneumotórax pode ocorrer de forma espontânea ou ser secundário a evento externo precipitante, como trauma. Pode ocorrer em pacientes sem doença pulmonar evidente (pneumotórax primário) ou ser complicação de alguma doença pulmonar previamente existente (pneumotórax secundário), como asma, doença pulmonar obstrutiva crônica (DPOC), enfisema bolhoso e tuberculose. Também pode ocorrer como complicação de procedimentos invasivos que podem ser realizados no departamento de emergência, como a punção de acesso venoso central (geralmente relacionados a tentativas de acesso em veia subclávia), toracocentese, intubação orotraqueal e início de ventilação mecânica.

O pneumotórax, a depender do seu tamanho, pode cursar com instabilidade hemodinâmica, pois altera a pressão intratorácica, causando o colapso do pulmão ipsilateral e deslocamento mediastinal para o hemitórax contralateral, reduzindo a pré-carga e o enchimento diastólico do coração. Tal condição, denominada de pneumotórax hipertensivo, deve ser precocemente reconhecida e imediatamente tratada, pois se configura como uma das causas de parada cardiorrespiratória em ritmo não chocável.

A prevalência de pneumotórax varia conforme a etiologia, porém é uma entidade frequente no dia a dia do departamento de emergência. O pneumotórax espontâneo é mais comum em homens do que em mulheres (cerca de três a seis vezes mais). Classicamente, o pneumotórax primário ocorre mais em homens mais magros e altos, em idade entre 10 e 30 anos, enquanto o secundário se apresenta mais em pacientes mais velhos; já a prevalência do pneumotórax iatrogênico pode variar com a quantidade de procedimentos realizados, presença de fatores de risco, como tabagismo e doença pulmonar subjacente, e a experiência do médico executor dos procedimentos.

No geral, o trauma é a causa mais comum de pneumotórax. No entanto, dentre as causas de pneumotórax espontâneo secundário, a DPOC configura-se como a causa mais frequente. Sabe-se que o tratamento da doença subjacente pode ajudar a diminuir o risco de pneumotórax futuro; portanto, constitui-se em importante estratégia de saúde.

Também é importante considerar a presença e avaliação de pneumotórax nos cenários relacionados a viagens aéreas e mergulho, pois pode se agravar em virtude do aumento ou da diminuição da pressão atmosférica, o que pode afetar negativamente a hemodinâmica do paciente.

APRESENTAÇÃO CLÍNICA

As manifestações clínicas de um pneumotórax são variáveis e dependem do grau de colapso pulmonar. As relações de ventilação e perfusão se alteram e contribuem para os achados clínicos comumente associados a tal condição, como dispneia, dor torácica, taquipneia e ausência de sons respiratórios na ausculta pulmonar do hemitórax ipsilateral.

Os sintomas clássicos são dispneia de início súbito e dor torácica tipo pleurítica ipsilateral. A taquicardia sinusal é o achado do exame físico mais comum.

São considerados critérios para definir estabilidade clínica e hemodinâmica no paciente com pneumotórax: ausência de dispneia em repouso, falar frases completas, frequência respiratória < 24 irpm, frequência cardíaca entre 60 e 120 bpm; saturação de oxigênio > 90%, pressão arterial sistólica fisiológica do paciente e ausência de hemotórax associado.

Tipos especiais de pneumotórax (classificação didática considerando o tamanho e a repercussão clínica):

- Pneumotórax simples: É assim classificado quando cursa com repercussões clínicas modestas, a exceção de quando o paciente possui reserva respiratória limitada ou já esteja com suporte de ventilação mecânica. Normalmente, aparecem nos exames de imagem como pneumotórax pequenos e sem deslocamento mediastinal.
- Pneumotórax aberto: ocorre quando um defeito traumático penetrante da parede torácica está presente, através do qual o ar atmosférico entra no espaço pleural durante a inspiração (ou seja, funciona de modo semelhante a uma ferida de sucção), e sai durante a expiração. Assim, nos exames de imagem, na fase expiratória o mediastino aparece deslocado para o lado do hemitórax onde há a ferida.

- Pneumotórax hipertensivo: desenvolve-se à medida que o ar se acumula no espaço pleural e não consegue sair devido a um sistema de válvula unidirecional, tornando a pressão intrapleural positiva. À medida que a pressão intratorácica aumenta, restringe o retorno venoso, a função cardíaca e pulmonar, resultando em hipotensão, turgência jugular, desvio da traqueia contralateral, hipoxemia, dor torácica e dispneia importantes, podendo progredir para parada cardiorrespiratória.

DIAGNÓSTICO/DIAGNÓSTICO DIFERENCIAL/POCUS

O exame físico isolado não é sensível o suficiente para excluir ou confirmar o diagnóstico de pneumotórax. Portanto, ao se suspeitar de pneumotórax, devem-se utilizar recursos adicionais que evidenciem a presença de tal condição clínica.

Durante muito tempo, acreditou-se que a radiografia de tórax era um dos principais métodos diagnósticos para avaliar as diversas patologias torácicas. Na suspeita de pneumotórax em pacientes estáveis, solicitava-se uma radiografia inspiratória em posição ortostática, em que se observava a ausência de imagens pulmonares na periferia e uma linha pleural paralela à parede torácica (Figura 1).

Nessa incidência, o cálculo do tamanho do pneumotórax utiliza a medida do ápice do pulmão até a cúpula diafragmática. Uma medida < 3 cm nesta área cefálica é considerada como pneumotórax pequeno.

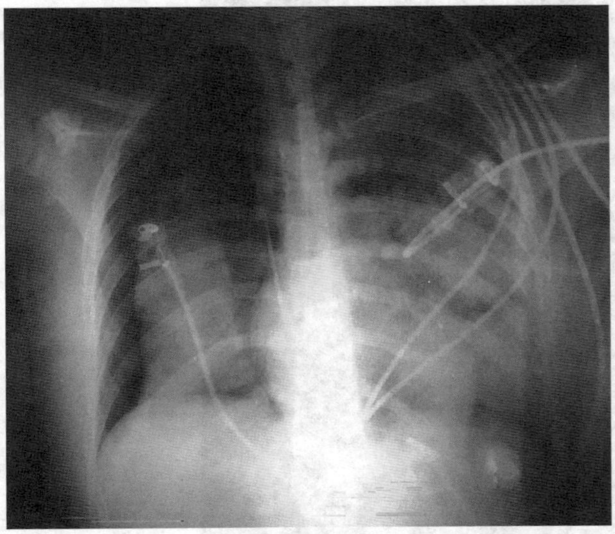

FIGURA 1 Observa-se a ausência de imagens pulmonares na periferia e uma linha pleural paralela à parede torácica, com colapso pulmonar a direita.
Fonte: imagem gentilmente cedida pelo Dr. Kélvio Lins (médico emergencista). Arquivo pessoal.

Outra maneira de avaliar o tamanho do pneumotórax é medir a distância interpleural a nível do hilo pulmonar. Uma distância < 2 cm corresponde a um pneumotórax pequeno e uma distância de > 2 cm corresponde ao diagnóstico de pneumotórax de aproximadamente 50% do volume da caixa torácica[1-4].

A tomografia de tórax detecta de 25 a 40% casos adicionais de pneumotórax que normalmente não são visualizados em radiografia de tórax simples[4,5]. Portanto, se a radiografia de tórax não demonstrar pneumotórax e este ainda for uma forte suspeita clínica (principalmente em pacientes sintomáticos de alto risco, aqueles com doença pulmonar subjacente ou ventilação com pressão positiva), devem-se utilizar outros métodos de imagem, sendo a tomografia de tórax uma opção a ser considerada em pacientes estáveis.

Atualmente, a ultrassonografia à beira do leito, ou *point-of-care*, conhecida popularmente como POCUS, tem ganhado espaço nos diversos cenários clínicos das mais variadas patologias pulmonares, principalmente no paciente crítico.

O POCUS pode ser utilizado para diagnosticar o pneumotórax com acurácia elevada, com estudos evidenciando uma sensibilidade de 96% e uma especificidade de 99% no diagnóstico do pneumotórax por todas as causas, enquanto no pneumotórax não traumático foi 90% de sensibilidade e 97% de especificidade[4-8].

O diagnóstico ultrassonográfico de pneumotórax é feito realizando o exame pulmonar conforme o protocolo BLUE (Figura 2)[9]. Inicia-se a realização do exame com o posicionamento adequado do probe do ultrassom sobre a região torácica anterior do paciente, que deve estar em decúbito dorsal horizontal. O probe convexo normalmente é o escolhido para avaliação das janelas pulmonares. O marcador do probe deve estar orientado para a cabeça do paciente e, assim, realiza-se a varredura com o ultrassom em todas as zonas pulmonares.

O protocolo BLUE orienta a busca de respostas para perguntas específicas que possam auxiliar na tomada de decisão. Dessa maneira, deve-se procurar a ausência de deslizamento pleural, ausência de linhas B (linhas verticais que partem da linha pleural até o final da imagem), presença de *lung point* (também chamado de ponto pulmonar e corresponde ao ponto de desconexão entre as duas pleuras, representando a interseção entre a região do pulmão normal e a área de pneumotórax), que é o sinal de 100% de especificidade ou patognomônico para o diagnóstico de pneumotórax e ausência de *lung pulse* (propagação da onda mecânica gerada pela sístole ventricular que atinge os pulmões) (Figura 3).

Também pode ser utilizado um recurso ultrassonográfico denominado de modo M, em que um segmento de imagem, escolhido pelo examinador, é colocado

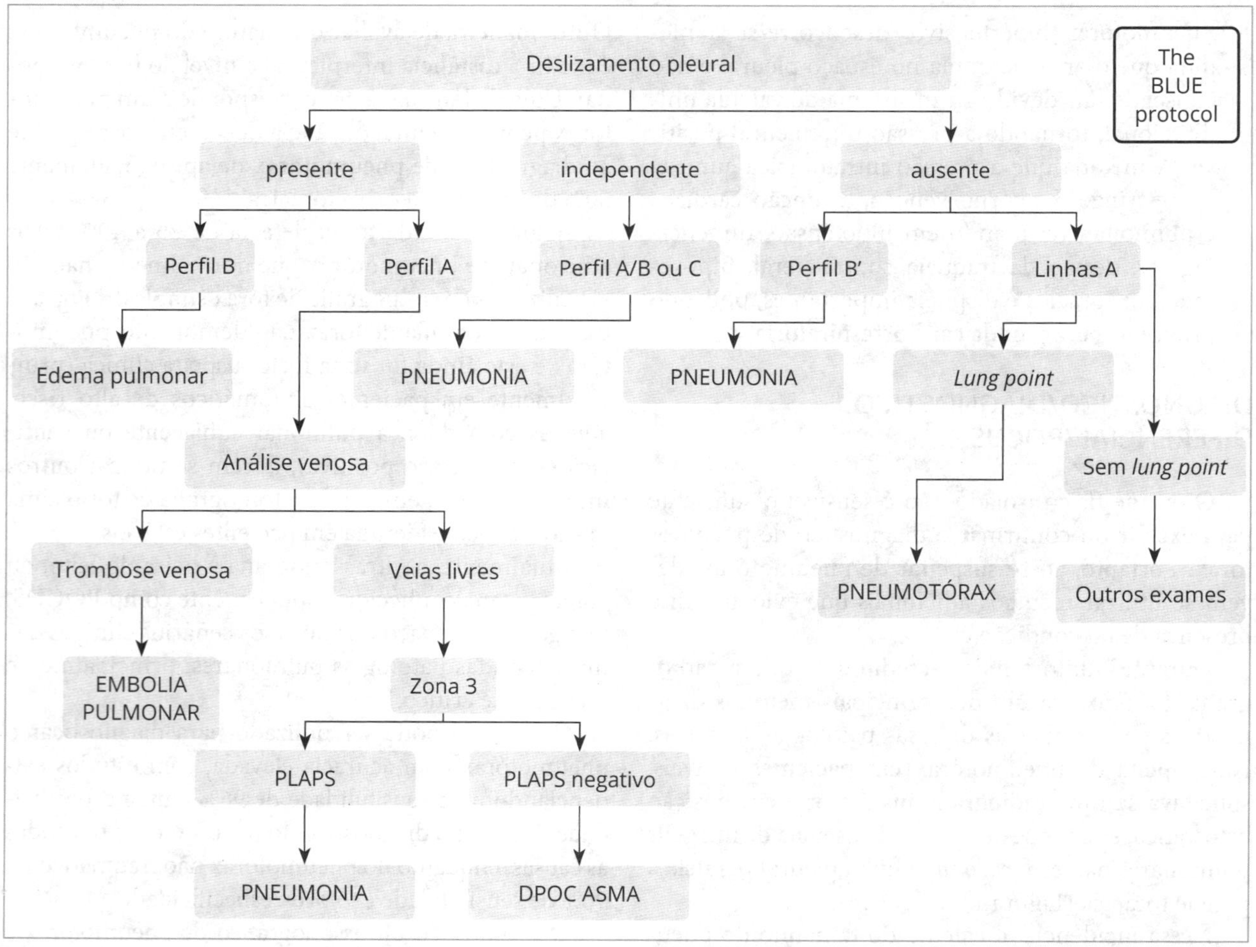

FIGURA 2 Fluxograma que apresenta o protocolo BLUE e o passo a passo.
Fonte: adaptada Linchtenstein, 2010[9].

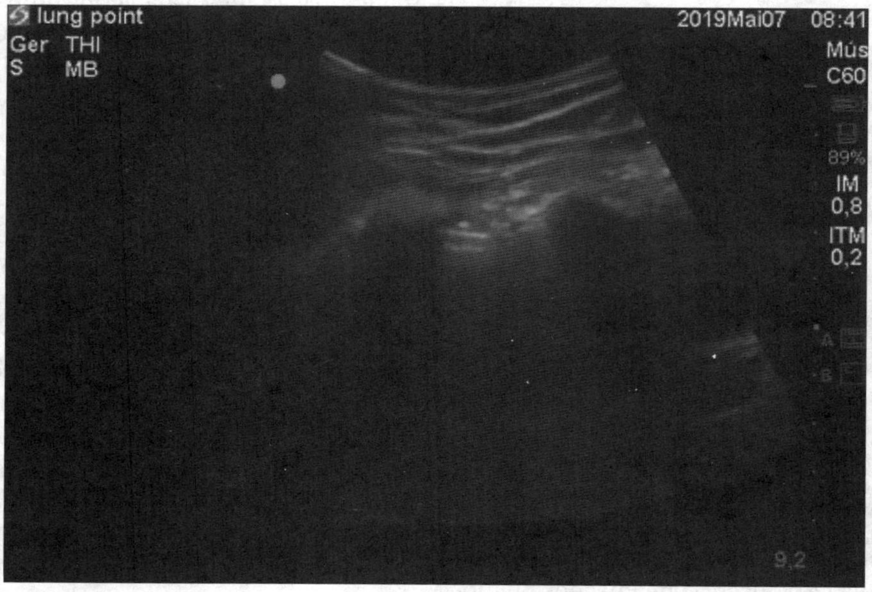

FIGURA 3 Imagem gentilmente cedida pelo Dr. Khalil Feitosa de seu arquivo pessoal, evidenciando a presença de *lung point*, também chamado de ponto pulmonar, que corresponde ao ponto de desconexão entre as duas pleuras, representando a interseção entre a região do pulmão normal e a área de pneumotórax), que é o sinal de 100% de especificidade ou patognomônico para o diagnóstico de pneumotórax.

em uma imagem secundária na tela e transformado numa espécie de gráfico. O modo M (*M de movimento*), na prática, é utilizado para ajudar a identificar se há deslizamento ou não das linhas pleurais. O deslizamento normal das pleuras, durante o ciclo respiratório, provoca um artefato que se assemelha a areia e foi chamado de "sinal da areia da praia" (Figura 4).

O modo M também é útil na identificação do pneumotórax quando há fator desencadeante e quadro clínico compatível. A ausência de deslizamento pleural, associada ao descolamento das pleuras, provoca um artefato característico semelhante a um código de barras, também conhecido como sinal da estratosfera, e corresponde a um achado patológico, que pode ser sugestivo de pneumotórax (Figura 5). No entanto, deve-se destacar que nem todo paciente com sinal do código de barras presente é pneumotórax. Um exemplo de diagnóstico diferencial é intubação seletiva, que pode apresentar imagem semelhante no modo M.

Outros diagnósticos diferenciais incluem derrame pleural, infiltrado pulmonar ou herpes zoster, pois podem apresentar sintomas semelhantes ao pneumotórax.

MANEJO

O objetivo do tratamento no departamento de emergência é a retirada de ar do espaço intrapleural. O diagnóstico do pneumotórax hipertensivo é essencialmente clínico, não sendo de boa prática médica a realização de radiografia de tórax. Seu tratamento imediato consiste na descompressão digital, por agulha e/ou colocação de dreno de tórax.

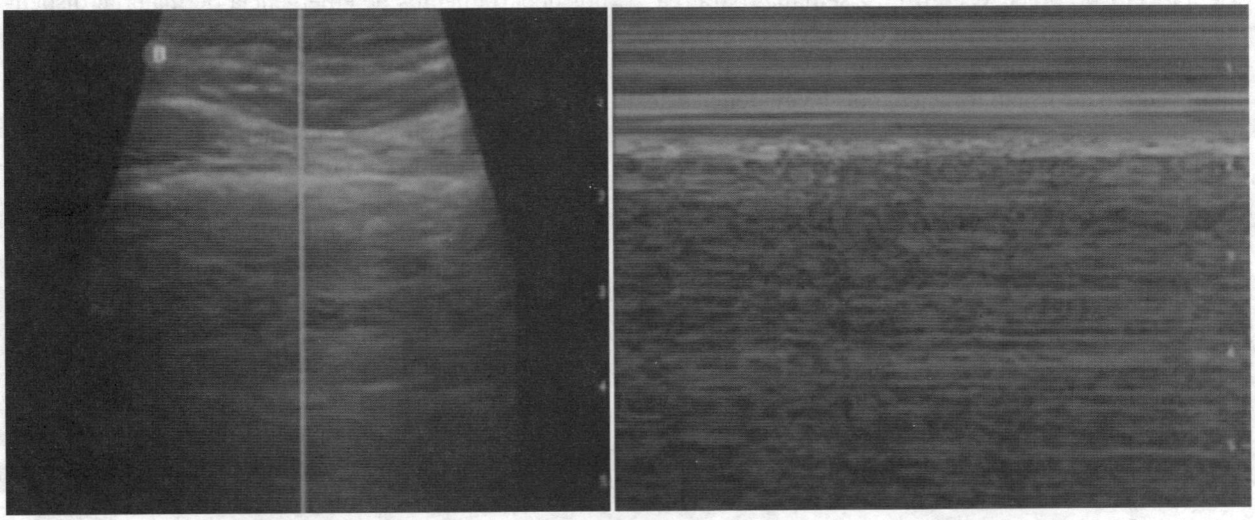

FIGURA 4 Imagem evidenciando "sinal da areia da praia" no modo M do ultrassom e que representa o deslizamento normal das pleuras no ciclo respiratório.

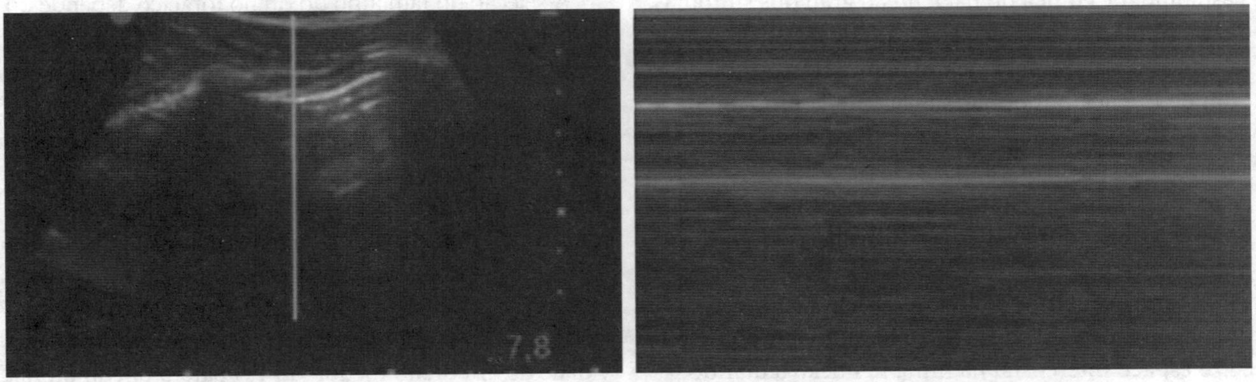

FIGURA 5 Imagem evidenciando o "sinal da estratosfera" ou "sinal do código de barras", como também é conhecido, que corresponde a um achado patológico, que pode ser sugestivo de pneumotórax e representa a ausência de deslizamento pleural. Observa-se a presença de múltiplas linhas equidistantes e paralelas ao eco pleural, decorrentes da ausência de movimentação entre os folhetos pleurais pela interposição gasosa no espaço pleural (pneumotórax).

O fornecimento de oxigênio ao paciente com pneumotórax aumenta a reabsorção de ar pleural, criando um gradiente de pressão entre o alvéolo e o ar aprisionado, facilitando a reabsorção de pneumotórax pequenos. A dosagem recomendada de oxigênio varia de 3 L/min por cânula nasal a 10 L/min por máscara com reservatório a 100% de oxigênio.

Nem todo pneumotórax precisa ser drenado, a exceção de ser volumoso, cursar com repercussão clínica e hemodinâmica, necessidade de ventilação mecânica com pressão positiva ou realização de transporte aeromédico. Assim, os pneumotórax pequenos e estáveis são seguros de serem observados, sem a necessidade imediata de intervenção. Deve-se fornecer oxigênio suplementar por pelo menos 4 horas e repetir o exame de imagem. Se os sintomas e a imagem melhorarem, pode-se dar alta do departamento de emergência e orientar retorno precoce, com 1 a 2 semanas para reavaliação. A decisão de se realizar drenagem torácica de um pneumotórax pequeno ou oculto deve ser compartilhada com o cirurgião torácico, pois há evidências de que a observação é uma opção segura.

No primeiro pneumotórax espontâneo com < 20% do volume pulmonar em um adulto estável hemodinamicamente e sem comorbidades pode ser realizada oxigenoterapia com observação clínica iniciais. Já em pacientes com doença pulmonar prévia, é possível haver recidivas de pneumotórax e estes geralmente são grandes, devendo ser considerada a drenagem torácica.

Na decisão de dar alta do departamento de emergência, também devem ser levadas em consideração a capacidade e a facilidade do retorno do paciente à emergência e a tolerância ou não a qualquer aumento do pneumotórax.

Muitas são as variáveis que devem ser consideradas e que orientam as intervenções no pneumotórax, como a estabilidade clínica do paciente, o grau dos sintomas, o tamanho do pneumotórax, a causa de base que gerou tal condição, a presença de um hemotórax associado, o grau de doença pulmonar subjacente, a probabilidade de recorrência e a necessidade de ventilação mecânica com pressão positiva[3-5].

A descompressão imediata do tórax é indicada em pacientes com suspeita clínica de pneumotórax hipertensivo.

A toracocentese de alívio consiste na inserção de uma agulha de calibre 14 ou 16 ha no segundo ou terceiro espaço intercostal na linha hemiclavicular do tórax acometido. No entanto, segundo a última atualização do Suporte de Vida avançado no Trauma (ATLS), do Colégio Americano de Cirurgiões, há a recomendação da inserção da agulha a nível do quinto espaço intercostal, na linha axilar anterior, devido ao perfil de composição corporal dos indivíduos norte-americanos, com maior espessura do tecido adiposo, dificultando a entrada da agulha no espaço intrapleural. Por isso, muitos pacientes submetidos à toracocentese com agulha precisarão de uma toracostomia sob selo d'água após a inserção da agulha.

A toracostomia digital é uma outra opção de descompressão que pode ser considerada se o paciente estiver instável. A técnica inclui os primeiros passos de um procedimento completo de toracostomia com tubo. Uma incisão é feita a nível do quinto espaço intercostal, entre a linha axilar anterior e média. Utilizam-se instrumentos, como pinça para entrar no espaço pleural. Na prática, sente-se uma queda de resistência. Se ocorrer uma corrente de ar ou liberação de líquido (hemotórax), o procedimento pode ser concluído com a colocação de um tubo de toracostomia. Devido à facilidade de acesso nos departamentos de emergência de material dispensável para a execução de tal procedimento, como uma lâmina de bisturi, a toracostomia digital pode ser realizada tão rapidamente quanto a descompressão com agulha, porém com uma taxa maior de sucesso.

A toracostomia com tubo deve ser realizada de forma emergencial se o paciente permanecer instável apesar da descompressão com agulha ou de forma digital.

A toracostomia sob selo d'água também é realizada no quarto ou quinto espaço intercostal, entre a linha axilar anterior e média. Garantir a colocação segura no espaço pleural é mais importante do que o posicionamento preciso do tubo dentro do tórax (Figura 6).

O ultrassom ou a palpação podem ser úteis para ajudar a encontrar o espaço intercostal adequado para a realização do procedimento de drenagem e se constitui em uma estratégia de boa prática na medicina atual em que se tende, cada vez mais, a guiar procedimentos invasivos para reduzir a taxa de complicações.

A seleção do tamanho do dreno torácico depende do tamanho do paciente e da indicação. Todos os *guidelines* sugerem que em pacientes clinicamente estáveis com um pneumotórax simples, um dreno de calibre pequeno (< 14 Fr) seria suficiente, porém não existem ensaios clínicos randomizados robustos que suportem essas recomendações. Tradicionalmente, em pneumotórax de origem traumática, drenos maiores (> 28 Fr) eram recomendados com base em opiniões de especialistas, dada a necessidade de evacuação rápida de ar e/ou sangue. Um pequeno ensaio clínico randomizado recente demonstrou a efetividade de um dreno menor (14 Fr) para o pneumotórax simples, com diminuição da dor percebida pelos pacientes. Vários estudos têm apoiado o uso de tubos torácicos menores, porém tal conduta ainda é questionada.

É recomendada a realização de um exame de imagem após a realização do procedimento para confir-

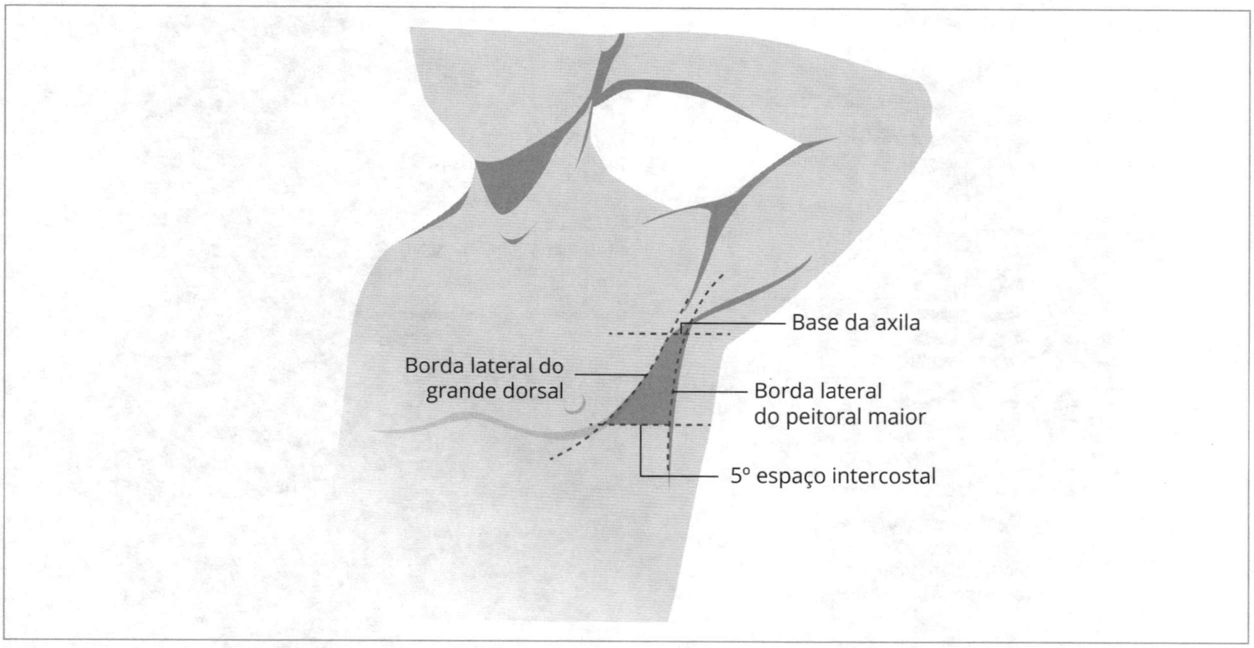

FIGURA 6 Desenho esquemático do local para realização da toracostomia sob selo d'água.

mação adequada do posicionamento do dreno e para avaliar se houve reexpansão pulmonar adequada. As principais complicações relacionadas a tal procedimento incluem lesão dos vasos intercostais, cursando com sangramento.

As complicações do pneumotórax normalmente são decorrentes da hipóxia, hipercapnia e hipotensão.

A lesão pulmonar por reexpansão é incomum e observada com maior frequência quando há o colapso pulmonar por mais de 72 horas, um grande pneumotórax ou uma reexpansão rápida. A maioria dos pacientes não necessita de tratamento específico para lesão de reexpansão, além da oxigenoterapia e observação clínica.

ACOMPANHAMENTO

O acompanhamento dos pacientes com pneumotórax submetidos a drenagem torácica deve considerar se houve expansão pulmonar, se o dreno está com bom funcionamento, se há presença de fístula aérea e se há acompanhamento do volume de drenagem. Esse seguimento é importante, pois implica o exame clínico seriado e a realização periódica de exames de imagem, necessárias para o acompanhamento da resolução do pneumotórax.

Não se deve, habitualmente, clampear os drenos torácicos. Em casos de fístula aérea, o clampeamento pode levar à piora do pneumotórax e precipitar pneumotórax hipertensivo.

A retirada do dreno torácico nos pacientes com pneumotórax drenado deve ser feita com a garantia de ausência de fístula aérea, baixo volume de líquido de drenagem (menor ou igual a 100 mL/dia) e expansão pulmonar total. O controle radiológico periódico permite avaliar a expansão pulmonar adequada.

Após a alta hospitalar, retornos periódicos são necessários. Durante o primeiro mês após o episódio de pneumotórax não é recomendada a realização de esforços físicos. Atividades sociais e profissionais podem ser liberadas após quinze dias da completa resolução do quadro.

Situações especiais

- Transporte aéreo com pneumotórax: o aumento da altitude gera um aumento no volume de gás no pulmão (segundo a Lei de Boyle) e eleva o risco de pneumotórax hipertensivo em pacientes com pneumotórax simples submetidos a transporte aéreo. Por tanto, a recomendação é que pacientes com pneumotórax evitem transporte aéreo por pelo menos 7 a 14 dias após a resolução do pneumotórax ou que sejam submetidos a drenagem torácica antes da realização do transporte aéreo.
- Transporte em profundidade: de forma semelhante, devido à lei de Boyle, mergulhos em grandes profundidades também podem aumentar o risco de desenvolvimento de pneumotórax hipertensivo. Diretrizes sugerem que a história de pneumotórax espontâneo é uma contraindicação para mergulho subaquático, a menos que seja tratado por pleurodese cirúrgica e que haja função pulmonar normal.

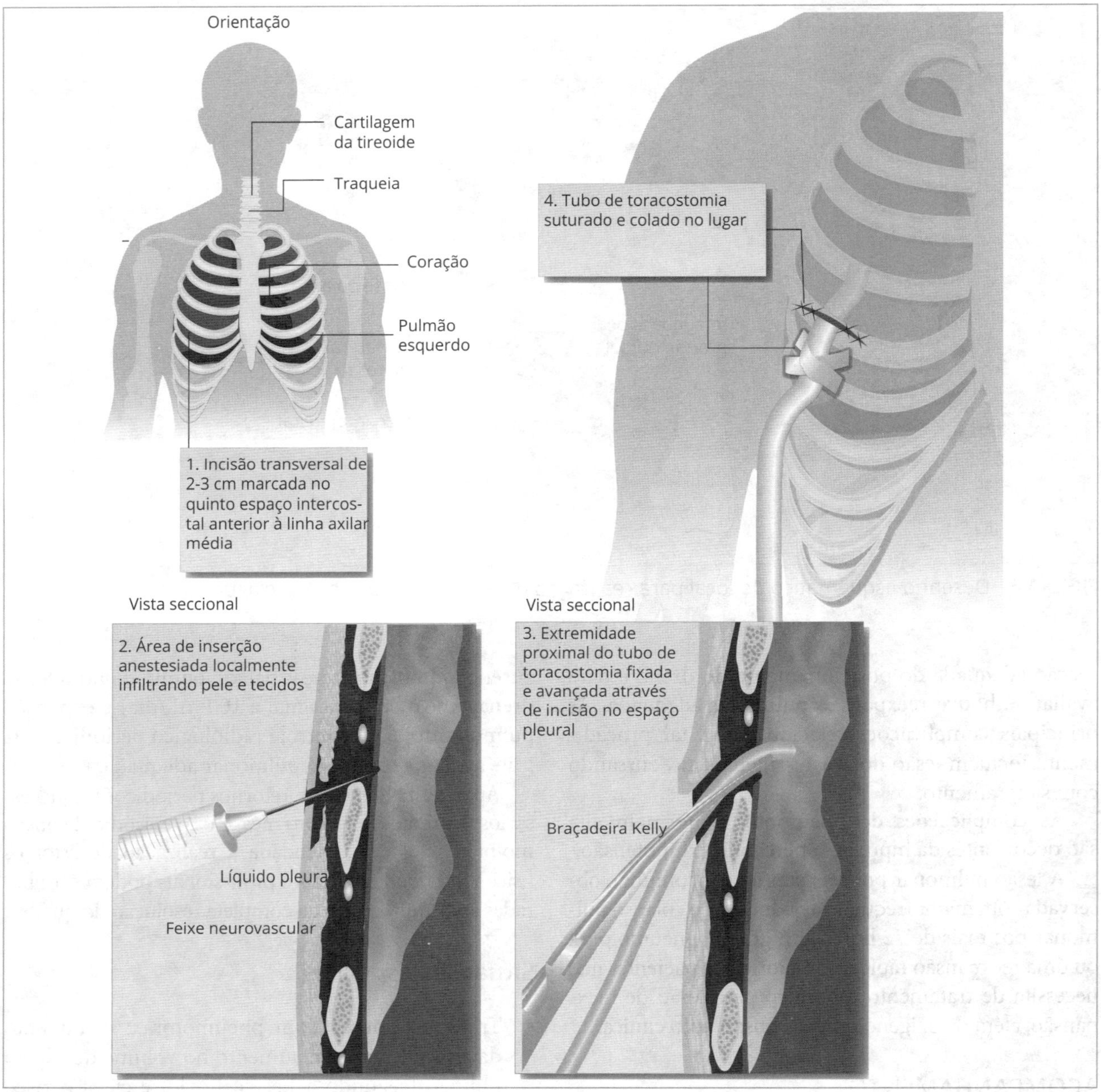

FIGURA 7 Procedimento de drenagem torácica.

REFERÊNCIAS

1. Goffi A, Kruisselbrink R, Volpicelli G. The sound of fair: point-of-care lung ultrasound in perioperative medicine. Can J Anaesth. 2018; 65(4):399-416.
2. Morley EJ, Johnson S, Leibner E, Shahid J. Emergency department evaluation and management of blunt chest and lung trauma. Emerg Med Pract. 2016;18(6).
3. Tintinalli JE. Tintinalli's emergency medicine: a comprehensive study guide. 9.ed. New York: Mc Graw Hill; 2019.
4. Schimidt L, Tran J, Shah K. Traumatic pneuothorax: updates in diagnosis and management in the emergency department. Emergency Medicine Practice. Trauma. 2022.
5. Harris M, Rocker J. Pneumothorax in pediatric patients: management strategies to improve patient outcomes. Pediatric Emerg Med Pract. 2017;14(3).
6. Walls R, Hockberger R, Gausche-Hill M, Erickson TB, Wilcox SR, editores. Rosen's emergency medicine: concepts and clinical practice, 10. ed. Philadelphia: Elsevier; 2022.
7. Benincá VN, Meira Junior LE, Guimarães HP. Guia prático de ultrassom: medicina de emergência. Abramede. São Paulo: Editora dos Editores; 2022.
8. Staub LJ, Biscaro RRM, Kaszubowski E, Maurici R. Chest ultrasonography for the emergency diagnosis of traumatic pneumothorax and haemothorax: a systematic review and meta-analysis. Injury. 2018;49(3):457-66.
9. Lichtenstein DA. Lung ultrasound in the critically ill. Ann Intens Care. 2014;4(1):1.

8

Pneumonia adquirida na comunidade

Breno Douglas Dantas Oliveira
Frederico Carlos de Sousa Arnaud
Weverson de Abreu Lima
Vinicius Ortigosa Nogueira

PONTOS PRINCIPAIS

- A pneumonia adquirida na comunidade (PAC) é uma infecção respiratória aguda que afeta as vias aéreas inferiores, sendo causada por um ou mais patógenos e é adquirida por pessoas que não estão hospitalizadas ou que não residem em ambientes de cuidados de saúde.
- A apresentação do paciente com pneumonia adquirida na comunidade é variável e dependente de diversos fatores, como idade, agente etiológico e comorbidades. Tosse com expectoração, febre, calafrios, fadiga, falta de ar e sudorese noturna são sintomas classicamente descritos.
- Estratificar o risco na admissão, bem como calcular escores prognósticos são importantes para definir o plano terapêutico do paciente. O médico emergencista deve, na abordagem de qualquer paciente, ter uma visão dinâmica do serviço, entendendo seus fluxos, bem como as ferramentas que tem à sua disposição.
- A radiografia de tórax é o exame de imagem inicial para os casos suspeitos de PAC. A tomografia de tórax deve ser reservada para casos em que persiste a dúvida diagnóstica ou quando há resposta inadequada ao tratamento proposto. A ultrassonografia à beiro do leito é uma ferramenta que vem ganhando destaque e torna-se de fundamental importância em algumas situações. No entanto, é uma ferramenta que depende do operador.
- O tratamento antimicrobiano depende de diversos fatores, podendo ser baseado de acordo com a estratificação de risco. Em pacientes com indicação de internação recomenda-se o uso de terapia endovenosa. Para pacientes com PAC grave, indica-se a terapia combinada. A terapia guiada para germes específicos deve ser considerada em pacientes com fatores de risco.

INTRODUÇÃO

A pneumonia adquirida na comunidade (PAC) é uma infecção respiratória aguda que afeta as vias aéreas inferiores e é adquirida por pessoas que não estão hospitalizadas ou que não residem em ambientes de cuidados de saúde por longos períodos de tempo. É causada por uma variedade de agentes infecciosos, incluindo bactérias, vírus, fungos e outros microrganismos.

A PAC continua a ser a principal causa de morte por doenças infecciosas no mundo, com impacto considerável nos diversos sistemas de saúde.

O *Global Burden of Disease Study* evidenciou que as infeções respiratórias inferiores, entre elas a pneumonia, foram a 4ª principal causa de incapacidade por anos de vida ajustados em todas as idades analisadas.

Em 2016, as doenças do trato respiratório inferior foram responsáveis por 652.572 mortes em crianças com menos de 5 anos, 1.080.958 mortes em adultos com idade acima de 70 anos, com estimativas de 2.377.697 mortes em pessoas de todas as idades, ao redor do mundo.

Nos Estados Unidos, estima-se que os cuidados de saúde relacionados a PAC gerem um gasto anual de 10,6 a 17 milhões de dólares, com expectativa de crescimento anual dos gastos, vistos o aumento da proporção de pacientes idosos e com inúmeras comorbidades[16].

A incidência geral da PAC varia entre 1 e 25 casos por 1.000 habitantes por ano, sendo maior no sexo masculino, naqueles com o vírus da imunodeficiência humana (HIV) e nos indivíduos com comorbidades, especialmente doença pulmonar obstrutiva crônica (DPOC)[1-3]. Aproximadamente 40% dos pacientes com PAC necessitarão de hospitalização e 5% desses pacientes serão internados em unidade de terapia intensiva (UTI), principalmente devido ao choque ou à necessidade de ventilação mecânica invasiva ou não invasiva[2-5].

APRESENTAÇÃO CLÍNICA

História clínica e exame físico

A apresentação do paciente com pneumonia adquirida na comunidade é variável e dependente de diversos fatores, como idade, agente etiológico e comorbidades. Tosse, dispneia e expectoração purulenta são os sintomas respiratórios com maior acurácia para diagnóstico de pneumonia.

A presença de sintomas gerais, como febre, calafrios, sudorese noturna, mialgias, dor de garganta e rinorreia estão comumente associadas a um *likelihood ratio* positivo para o diagnóstico de PAC, em especial para pacientes admitidos no departamento de emergência.

Os sinais de pneumonia no exame físico incluem taquipneia, aumento do trabalho respiratório e sons respiratórios adventícios, incluindo estertores/estertores e roncos. Frêmito toracovocal aumentado, egofonia e macicez ou submacicez à percussão também podem sugerir o diagnóstico de pneumonia. Esses sinais e sintomas resultam do acúmulo de glóbulos brancos (leucócitos), líquidos e proteínas no espaço alveolar. A hipoxemia pode resultar do comprometimento subsequente da troca gasosa alveolar.

O exame físico direcionado e bem feito é fundamental na abordagem inicial, tanto para o diagnóstico de PAC quanto para detecção precoce de sinais de gravidade. A detecção precoce de sinais e sintomas que possam indicar presença de sepse em curso é importante para o correto manejo desta condição, o que contribui para melhor resposta da terapia. Maiores detalhes sobre a sepse são abordados em outro capítulo.

Ao exame físico, o paciente pode estar febril, com o estado geral comprometido ou não. À ausculta pulmonar pode apresentar estertores crepitantes de forma localizada ou difusa, mas pode também apresentar redução dos sons respiratórios. Frêmito toracovocal aumentado, macicez ou submacicez à percussão também são achados possíveis ao exame físico.

A PAC pode ainda descompensar uma patologia pulmonar de base do paciente, como asma, doença pulmonar obstrutiva crônica e outras pneumopatias, podendo o exame físico pulmonar ser mais rico em achados.

AVALIAÇÃO DIAGNÓSTICA

Como já vimos, o quadro clínico do paciente, associado a um exame físico direcionado e bem feito, pode ser suficiente para o início do tratamento da PAC. No entanto, quando essa avaliação é associada à realização de exames complementares, tais como exames laboratoriais e de imagem, pode-se dar mais precisão ao diagnóstico, bem como avaliar a presença de complicações e outros diagnósticos diferenciais.

Exames laboratoriais

Dentre os exames laboratoriais de rotina estão indicados: hemograma completo, glicemia, eletrólitos, ureia, creatinina, lactato e proteína C-reativa. Pode-se considerar a não necessidade de solicitação desses exames em pacientes com menos de 50 anos, sem comorbidades e sem clínica exuberante ou com sinais de gravidade.

A gasometria arterial deve ser solicitada na presença de uma saturação de oxigênio menor que 90% na oximetria de pulso e a hemocultura deve ser solicitada apenas nos casos em que a condição clínica esteja compatível com um quadro de sepse e/ou quando tiver indicação de internação hospitalar, devendo preferencialmente coletar a hemocultura antes do início da terapia antibiótica e no pico febril (sensibilidade para diagnóstico de pneumonia em torno de 40%).

Radiografia de tórax

A radiografia de tórax, nas incidências posteroanterior e perfil, está recomendada para todos os pacientes com suspeita de PAC e, em associação com a história clínica e o exame físico, faz parte da propedêutica clássica. Além de auxiliar no diagnóstico, a radiografia de tórax permite avaliar a extensão das lesões, detectar complicações e auxiliar no diagnóstico diferencial.

Na realidade brasileira, temos locais de precária infraestrutura em que as ferramentas complementares para o diagnóstico não estão disponíveis. Porém, menos de 40% dos médicos são capazes de diagnosticar pneumonias com base somente no exame físico. Em 34 estudos, a sensibilidade global combinada para a ausculta pulmonar é de 37% e a especificidade de 89%. Os valores de razão de verossimilhança (LR) e a área sob a curva (AUC) da ausculta para insuficiência cardíaca congestiva, pneumonia e doenças pulmonares obstrutivas são baixos. Assim, quando disponível, a radiografia deve ser solicitada para todos os pacientes com suspeita de PAC.

Infiltrado pulmonar novo, quando associado ao quadro clínico compatível, confirma o diagnóstico de PAC. No entanto, nos pacientes com pneumopatia de base, a identificação do infiltrado, bem como a sua diferenciação em relação a alterações crônicas decorrentes da pneumopatia, pode ser difícil. Mesmo médicos experientes na análise de imagens, como radiologistas, podem ter dificuldades nessa diferenciação ou não detectar a presença de infiltrados sutis[1-3].

A radiografia de tórax também é útil para a avaliação de diagnósticos diferenciais, como congestão e neoplasia de pulmão. No entanto, é importante lembrar que uma dessas condições não exclui a possibilidade de PAC associada.

A dúvida diagnóstica pode persistir mesmo quando a imagem é analisada por profissionais experientes. Nesse caso, podemos lançar mão de outros exames de imagem, como ultrassonografia ou tomografia computadorizada de tórax.

Ultrassonografia de tórax

A ultrassonografia de tórax realizada no paciente em seu próprio leito apresenta maior sensibilidade e maior acurácia do que a radiografia de tórax na identificação de alterações parenquimatosas. Os principais achados ultrassonográficos da PAC são consolidações (Figura 1), padrão intersticial focal, lesões subpleurais

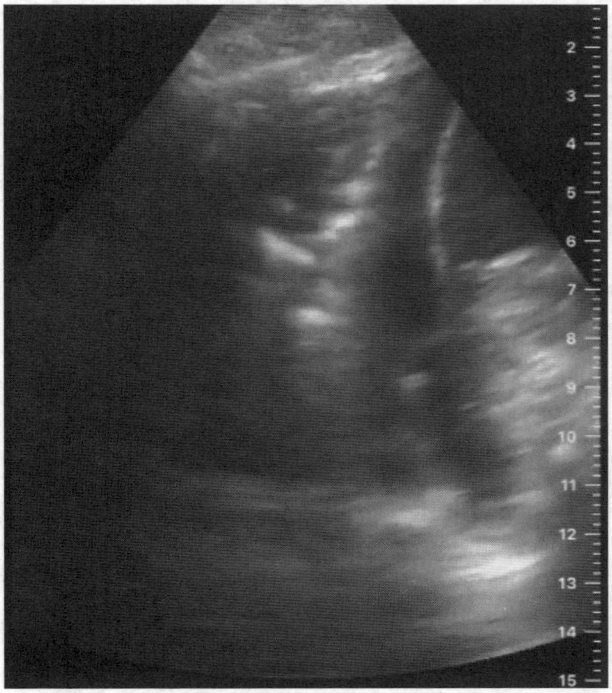

FIGURA 1 Imagem de consolidação pulmonar e fina lâmina de derrame pleural em paciente com quadro sugestivo de pneumonia adquirida na comunidade (imagem cedida gentilmente por Dr. Kélvio Lins, médico emergencista do Hospital de Messejana Dr. Carlos Alberto Studart Gomes).

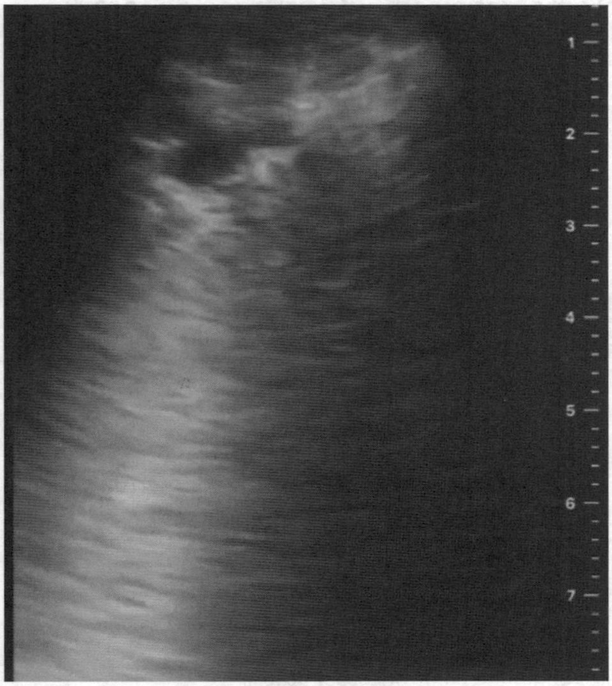

FIGURA 2 Imagem de consolidação subpleural e linhas C em paciente com quadro sugestivo de pneumonia adquirida na comunidade (imagem cedida gentilmente por Dr. Kélvio Lins, médico emergencista do Hospital de Messejana Dr. Carlos Alberto Studart Gomes).

(Figura 2) e anormalidades na linha pleural. A especificidade para consolidações é de 100%, enquanto a radiografia de tórax alcança somente 94% de sensibilidade nesse tipo de alteração.

A ultrassonografia à beira do leito realizada no serviço de emergência apresenta uma sensibilidade de 95% contra 60% da radiografia de tórax e um valor preditivo negativo de 67% contra 25% da radiografia para PAC. A especificidade é semelhante para os dois métodos diagnósticos[5-10].

Embora seja uma realidade, a ultrassonografia à beira do leito é um exame operador-dependente, necessitando de treinamento e habilidade específica para a sua realização. Além de sua boa sensibilidade e especificidade, é um exame que pode ser realizado em pacientes graves cuja condição clínica impossibilita sua mobilização do leito, bem como em gestantes. Além disso, é um exame que pode ser repetido de forma rápida, podendo ser utilizado para seguimento do paciente.

Além de auxílio diagnóstico, é importante na detecção de complicações, como derrame pleural. Quando há indicação de punção do derrame pleural para estudo ou alívio sintomático, a ultrassonografia ganha ainda mais destaque, guiando o procedimento e reduzindo o risco das complicações inerentes ao procedimento.

Tomografia computadorizada do tórax

A tomografia computadorizada do tórax é um método de elevada sensibilidade para o diagnóstico de pneumonia. No entanto, envolve elevada exposição à radiação e tem elevado custo quando comparada à radiografia de tórax e à ultrassonografia.

É um exame importante nos casos em que a radiografia de tórax e a ultrassonografia não conseguem elucidar o diagnóstico, bem como nas situações em que a resposta ao tratamento não está sendo a esperada.

TABELA 1 Principais diagnósticos diferenciais de pneumonia adquirida na comunidade

Insuficiência cardíaca
Tromboembolismo com Infarto pulmonar
Tromboembolismo com Infarto pulmonarz
Pneumonite por broncoaspiração
Pneumonite por hipersensibilidade
Neoplasias
Doença pulmonar obstrutiva crônica exacerbada
Gripe
Pneumonias virais

DIAGNÓSTICOS DIFERENCIAIS

Como vimos, o diagnóstico de PAC baseia-se principalmente na história clínica, exame físico e exame de imagem, normalmente radiografia de tórax. As alterações radiográficas que muitas vezes sugerem pneumonia também podem estar relacionadas a outras condições, de forma isolada ou em associação.

Condições como congestão pulmonar, neoplasias, pneumonite ou alterações estruturais de base podem ser diagnósticos diferenciais para PAC. Métodos diagnósticos como a ultrassonografia e a tomografia de tórax podem ajudar nessa diferenciação, principalmente quando o paciente não responde adequadamente ao tratamento inicial proposto para PAC. A Tabela 1 lista os principais diagnósticos diferenciais de PAC.

MANEJO DA PNEUMONIA ADQUIRIDA NA COMUNIDADE NO SERVIÇO DE EMERGÊNCIA

Feito o diagnóstico de PAC, deve-se fazer alguns questionamentos cujas respostas serão base para o plano terapêutico do paciente: Qual é o risco desse paciente? Há necessidade de buscar o agente etiológico? Onde será realizado o tratamento? Qual é a terapia antimicrobiana e por quanto tempo? O tratamento está sendo eficaz?

ESTRATIFICAÇÃO DE RISCO E LOCAL ADEQUADO PARA O TRATAMENTO

Tão importante quanto fazer o diagnóstico correto é saber fazer a estratificação de risco correta para que o paciente tenha um plano terapêutico adequado a sua condição. Isso se aplica a praticamente todas as condições que fazem os pacientes buscarem atendimento nos serviços de urgência e emergência.

Os pacientes com PAC devem ser estratificados quanto à gravidade da doença. Atualmente, temos diversos escores prognósticos disponíveis. Esses escores ajudam a guiar sua tomada de decisão quanto ao local de tratamento adequado para o paciente, necessidade ou não de investigação etiológica e quanto à escolha da terapia antimicrobiana adequada.

No Brasil, os instrumentos validados e mais amplamente conhecidos são *Pneumonia Severity Index* (PSI); *mental **C**onfusion, **U**rea, **R**espiratory rate, **B**lood* pressure, and age ≥ ***65** years* (CURB-65); CRB-65 (sem determinação de ureia); as diretrizes da *American Thoracic Society/Infectious Diseases Society of America* (ATS/IDSA); ***S**ystolic blood pressure, **M**ultilobar involvement, **A**lbumin, **R**espiratory rate, **T**achycardia, **C**onfusion, **O**xygenation, and **p**H* (SMART-COP); e *Severe Community-Acquired Pneumonia* (SCAP).

TABELA 2 Escore de pontos utilizado no *Pneumonia Severity Index* (PSI)

Fatores demográficos	Escore
Homens	N
Mulheres	N – 10
Procedentes de asilos ou casas de repouso	N + 10
Comorbidades	**Escore**
Neoplasia	+30
Doença hepática	+20
Doença cerebrovascular	+10
Insuficiência cardíaca congestiva	+10
Insuficiência renal	+10
Exame físico	**Escore**
Confusão mental	+20
Frequência respiratória > 30 ciclos/min	+20
Pressão arterial sistólica < 90 mmHg	+20
Temperatura < 35°C ou > 40°C	+15
Frequência cardíaca > 125 bpm	+10
Exames complementares	**Escore**
pH < 7,35	+30
Ureia > 65 mg/L	+20
Sódio < 130 mEq/L	+20
Glicose > 250 mg/L	+10
Hematócrito < 30%	+10
PaO_2 < 60 mmHg ou saturação de O_2 < 90%	+10
Derrame pleural	+10

TABELA 3 Estratificação de risco segundo o *Pneumonia Severity Index* (PSI)

Grupo	Pontuação	Mortalidade em 30 dias (%)	Local sugerido de tratamento
I	–	0,1	Ambulatório
II	≤ 70	0,6	Ambulatório
III	71-90	2,8	Ambulatório ou internação breve
IV	91-130	8,2	Internação
V	> 130	29,2	Internação

O *Pneumonia Severity Index* (PSI), também conhecido como *Pneumonia Patient Outcomes Research Team* (PORT) é um escore que leva em conta diversos fatores, como características demográficas, comorbidades, achados no exame físico e alterações nos exames complementares. A grande quantidade de variáveis pode tornar o cálculo mais complexo, porém pode ser mais preciso, visto que ele classifica os pacientes em cinco grupos, estimando a mortalidade em 30 dias e sugerindo o local para o tratamento (Tabelas 2 e 3). É importante estar ciente de que o PSI pode subestimar a gravidade da doença em pacientes mais jovens e sem comorbidades, pois a idade e as comorbidades têm um peso importante no cálculo do escore[6-8]. Paciente com instabilidade hemodinâmica ou que tem sinais de deterioração clínica, como, por exemplo, confusão mental, hipotensão ou índice de oxigenação (relação P/F) ≤ 250 são candidatos a tratamento em UTI.

O CURB-65 representa uma sigla cujas variáveis (em inglês) auxiliam na tomada de decisão. Confusão mental, ureia > 50 mg/dL, frequência respiratória > 30 incursões/minuto, pressão arterial sistólica < 90 mmHg ou pressão arterial diastólica < 60 mmHg

TABELA 4 Estratificação segundo o CURB-65

CURB-65	Mortalidade	Local de tratamento
0-1	Baixa (1,2%)	Candidato a tratamento ambulatorial (quando a pontuação é referente apenas à idade)
2	Intermediária (9,2%)	Considerar tratamento hospitalar
≥ 3	Alta (22%)	Hospitalar (considerar UTI se ≥ 4)

TABELA 5 Estratificação segundo o CRB-65

CRB-65	Mortalidade	Local de tratamento
0	Baixa (1,2%)	Candidato a tratamento ambulatorial
1-2	Intermediária (8,15%)	Avaliar tratamento hospitalar
3-4	Alta (31%)	Hospitalar

TABELA 6 *Severe Community-Acquired Pneumonia Score* (SCAP)

Critérios maiores	
pH < 7,30	13 pontos
Pressão arterial sistólica < 90 mmHg	11 pontos
Critérios Menores	
Frequência respiratória > 30 ciclos/minutos	9 pontos
Índice de oxigenação (PaO_2/FiO_2) < 250	6 pontos
Ureia > 30 mg/dl	5 pontos
Nível de consciência alterado	5 pontos
Idade ≥ 80 anos	5 pontos
Presença de infiltrado multilobar ou bilateral no exame de imagem	5 pontos
Interpretação	
Uma pontuação ≥ 10 prediz maior risco de uso de ventilação mecânica e/ou necessidade de uso de drogas vasopressoras.	

TABELA 7 SMART-COP

Pressão arterial sistólica < 90 mmHg	2 pontos
Frequência respiratória > 25 ciclos/minutos	1 ponto
Frequência cardíaca > 125 batimentos/minuto	1 ponto
SpO2 < 93% ou PaO2 < 70 mmHg	2 pontos
pH < 7,30	2 pontos
Albumina < 3,5 g/dL	1 ponto
Confusão mental	1 ponto
Interpretação	
Uma pontuação > 3 identificou que 92% dos pacientes necessitaram de ventilação mecânica ou de drogas vasoativas na evolução da PAC	

(*blood pressure*) e idade ≥ 65 anos. Cada item ganha 1 ponto no cálculo do escore (Tabela 4). Para locais em que exames laboratoriais não estão disponíveis, uma simplificação do CURB-65, o CRB-65, sem a dosagem de ureia, pode ser aplicada (Tabela 5). Embora seja um escore mais simples e de rápida aplicação quando comparado ao PSI, ele não leva em consideração as comorbidades do paciente, que podem aumentar o risco de desfechos desfavoráveis nos pacientes com PAC.

O PSI e o CURB-65 são amplamente conhecidos, mas existem outros escores que podem ser utilizados para refinar a estratificação de risco e avaliar desfechos diferentes de morte ou admissão em UTI. Podemos citar como exemplo o SCAP (Tabela 6), que avalia desfechos como admissão em UTI, desenvolvimento de sepse e choque séptico, necessidade de ventilação mecânica e falência terapêutica. Outro escore, o SMART-COP (Tabela 7), avalia desfechos relacionados à necessidade de ventilação mecânica ou de drogas vasopressoras.

Sabemos que os critérios para internação hospitalar e admissão em UTI podem variar entre as instituições. Assim, a utilização de mais de um escore dos mencionados aqui pode ser fundamental para a tomada de decisão quanto ao local mais adequado ao tratamento, bem como à terapia mais apropriada no momento da avaliação. É importante sempre buscar saber se a instituição onde você trabalha possui um protocolo próprio para o manejo das pneumonias, incluindo a PAC[7-9].

Vale ressaltar que alguns fatores não são considerados nas ferramentas citadas, mas são de extrema relevância, como as condições econômicas, sociais e cognitivas dos pacientes avaliados. Caso algum desses fatores possa comprometer a terapia ambulatorial, é prudente e recomendado indicar o tratamento hospitalar.

Determinação do agente etiológico

Apesar da vasta microbiota respiratória, o *Streptococcus pneumoniae* permanece como a bactéria de maior prevalência dentre os agentes etiológicos.

A realização de testes etiológicos não é necessária nos casos de paciente com PAC e que tem indicação de tratamento ambulatorial. Assim, recomenda-se a realização de exames que busquem a etiologia somente para pacientes com PAC grave ou não respondedora à terapia empírica inicial, bem como nos internados em UTI. Na seleção dos testes a serem realizados, deve-se levar em conta a idade do paciente, a presença de comorbidades, a gravidade da doença e o tratamento anti-infeccioso prévio[13-15].

Pacientes com PAC grave devem ser investigados etiologicamente com os exames básicos disponíveis: exame direto e cultura de escarro, bem como hemocultura, testes para detecção de antígenos urinários para *S. pneumoniae* e *Legionella* sp., testes sorológicos e eventual cultura para germes atípicos. Em casos selecionados e em um contexto apropriado, culturas especiais e testes de galactomanana e 1-3-beta-glucana para fungos, assim como os mais recentes testes antigênicos ou de biologia molecular para vírus e germes atípicos, podem ser realizados, mas com pouca indicação no manejo habitual da PAC.

Em pacientes em ventilação mecânica, pacientes não respondedores à terapêutica empírica inicial ou aqueles com suspeita de agentes etiológicos menos comuns, assim como em casos que necessitem diagnóstico diferencial com doença pulmonar não infecciosa, como, por exemplo, tumores, vasculites ou doença intersticial pulmonar, pode ser necessária a coleta de amostras de forma invasiva via broncoscopia, aspiração endotraqueal, lavado broncoalveolar ou toracocentese, em casos com derrame pleural do mesmo lado da lesão.

Antibioticoterapia e duração do tratamento

A terapia antimicrobiana de escolha para os casos de PAC vai depender de fatores como patógeno mais provável, fatores de risco individuais, doenças associadas e questões epidemiológicas (viagens recentes, situação social e custo-efetividade).

Tratamento ambulatorial

Nos pacientes com PAC não grave e que têm condições clínicas e sociais, o tratamento ambulatorial está indicado. Nesses casos, a terapia empírica antimicrobiana está indicada com objetivo de assegurar a cobertura do *S. pneumoniae*, sem necessidade de exames microbiológicos adicionais para pesquisa de agente etiológico específico. sem necessidade de exames microbiológicos para pesquisa do agente etiológico específico.

Nenhum regime de terapia antimicrobiana empírica demonstrou ser claramente superior a outro no tratamento de pacientes com pneumonia adquirida na comunidade (PAC) em regime ambulatorial. Para pacientes com idade < 65 anos, não fumantes, sem comorbidades e que não utilizaram antibióticos nos últimos 3 meses, a diretriz da ATS/IDSA recomenda a monoterapia com amoxicilina (1 g três vezes ao dia). Caso esses pacientes não possam utilizar penicilinas, a monoterapia com macrolídeo (azitromicina na dose de 500 mg no primeiro dia, seguida de 250 mg ao dia, ou claritromicina na dose de 500 mg duas vezes ao dia) é uma alternativa recomendada.

Vale destacar que o uso de macrolídeos deve ser considerado apenas em países onde a resistência do patógeno aos macrolídeos é inferior a 25%. Nos Estados Unidos, essa resistência já excede os 30%. No Brasil, dados atualizados são escassos, com o estudo SIREVA de 2021 relatando uma resistência de 19%, mas é crucial obter informações mais recentes.

Para pacientes com idade > 65 anos, fumantes, portadores de comorbidades graves (como insuficiência cardíaca, DPOC, DRC, doença hepática crônica, diabetes tipo 2, etilismo), a diretriz da ATS/IDSA recomenda a combinação de amoxicilina + clavulanato (875 mg duas vezes ao dia) associada a um macrolídeo (preferencialmente) ou doxiciclina. Caso esses pacientes tenham contraindicações ao uso de betalactâmicos, seja por efeitos adversos ou hipersensibilidade, recomenda-se o uso de uma fluoroquinolona respiratória (levofloxacino 750 mg por dia ou moxifloxacina 400 mg por dia).

Por fim, a maioria dos pacientes se beneficia de um período de tratamento de 5 dias. Contudo, é importante ressaltar que não há evidências robustas e diretas que definam a duração ideal da terapia antimicrobiana para pacientes tratados para PAC em regime ambulatorial.

Em países em que a resistência antimicrobiana do pneumococo é uma preocupação, a terapia combinada visando à ampliação da cobertura para germes atípicos é recomendada, sendo essas as orientações norte-americanas. Um estudo retrospectivo de coorte realizado entre 2011 e 2015 com pacientes que receberam monoterapia em PAC ambulatorial mostrou que 22,1% dos pacientes necessitaram de tratamento adicional[10-12]. Isso ocorreu em pacientes mais velhos, mulheres e pacientes com comorbidades. Em nosso meio, os dados mais recentes apontam que a resistência à penicilina do pneumococo não deve ser uma preocupação para os casos menos graves de PAC.

Tratamento em enfermaria

Para pacientes com indicação de internação em enfermaria, considera-se a terapia com um betalactâmico combinado a um macrolídeo ou a monoterapia com uma quinolona respiratória. Esses regimes antibióticos têm boa cobertura, principalmente em infecções causadas por *S. pneumoniae, M. pneumoniae, C. pneumoniae, H. influenzae* ou *Legionella sp.* As fluoroquinolonas respiratórias, além da comodidade posológica e da facilidade na mudança de terapia parenteral para oral, apresenta ampla cobertura microbiológica, mas seu uso excessivo pode induzir à resistência antimicrobiana.

Entre as fluoroquinolonas respiratórias, o ciprofloxacino não está indicado para o tratamento da PAC por germes comunitários devido à precária ação contra o pneumococo e outros organismos Gram-positivos. A monoterapia com macrolídeos também não está indicada no Brasil devido à alta prevalência de resistência do *S. pneumoniae.*

Tratamento em unidade de terapia intensiva

Para os pacientes com PAC grave, isto é, pacientes com indicação de internação em unidade de terapia intensiva, está indicada a terapia combinada por haver impacto na redução da mortalidade. A terapia indicada deve conter preferencialmente um betalactâmico associado a um macrolídeo, ambos por via endovenosa. Outra opção é a combinação de um betalactâmico a uma fluoroquinolona respiratória. Alguns estudos nacionais e internacionais evidenciam superioridade na associação do macrolídeo ao betalactâmico em relação à associação da fluoroquinolona respiratória; no entanto, ainda apresentam baixos níveis de evidência científica. Ressalta-se a importância da administração precoce dos antibióticos, pois muitos pacientes, nesse contexto, encontram-se em sepse ou choque séptico[13].

A duração do tratamento varia de acordo com a resposta clínica do paciente. Em pacientes com boa evolução, a duração do tratamento é de 5 dias para os macrolídeos, 5 a 7 dias para as fluoroquinolonas respiratórias e 7 a 14 dias para os betalactâmicos. As diretrizes mais recentes sugerem um tempo mais curto para pacientes que evoluem com boa resposta ao tratamento[14].

Terapia com alvo para germes específicos

Embora tenhamos germes típicos e atípicos para PAC, podemos considerar que algumas bactérias são tidas como padrão. São elas: *S. pneumoniae, H. influenzae, S. aureus, M. pneumoniae, Streptococcus* sp. grupo A, *Legionella* sp., *Chlamydophila* sp. e *Moraxella catarrhalis.* É importante entender que alguns grupos populacionais possuem fatores de risco para infecção por patógenos multirresistentes como *methicillin-resistant S. aureus* (CA-MRSA, *S. aureus* adquirida na comunidade e resistente a meticilina) e pneumococo resistente à penicilina. Na Tabela 8, temos os fatores de risco para germes multirresistentes.

A infecção por CA-MRSA pode ter como apresentação uma pneumonia necrosante de rápida evolução, às vezes associada a lesões cutâneas ou à prática de esportes coletivos em pacientes hígidos. O tratamento de escolha deve ser feito com antibióticos que causem inibição da produção da toxina, podendo ser usados de forma isolada ou em combinação. Clindamicina, linezolida ou vancomicina são opções, podendo ser associadas à rifampicina no caso de cepas resistentes ou de dificuldade de penetração em tecido necrótico.

O tratamento dirigido ao pneumococo resistente à penicilina é realizado com cefalosporinas, podendo ser utilizadas ceftriaxona, cefotaxima e cefepima. Espécies de *Pseudomonas* sp. resistentes têm sido tratadas com fluoroquinolonas, piperacilina/tazobactam, meropenem ou polimixina B, em monoterapia ou terapia combinada.

Uso do corticoide na PAC

O uso de corticosteroides não é recomendado para pacientes com PAC que são elegíveis para tratamento ambulatorial. Por outro lado, em pacientes com choque séptico secundário à PAC, o uso de corticosteroides é recomendado, embora a evidência que apoia essa recomendação seja de baixa certeza.

Em pacientes com PAC grave internados em UTI, um estudo multicêntrico publicado em 2023 no *New England Journal of Medicine* demonstrou que o uso de hidrocortisona intravenosa (200 mg), iniciado nas primeiras 24 horas e mantido por 4 a 7 dias, esteve associado a uma menor mortalidade em 28 dias quando comparado ao uso de placebo.

Com base nessa evidência, um *guideline* publicado pela Society of Critical Care Medicine e pela European Society of Intensive Care Medicine em 2024 recomenda fortemente (com evidência de moderada certeza) a administração de corticosteroides em pacientes adultos hospitalizados com PAC grave.

Resposta ao tratamento

A formação do médico emergencista é voltada para o atendimento e manejo inicial das doenças agudas e agudizações de doenças crônicas. Levando em consideração que o paciente deveria permanecer na Emergência apenas o tempo necessário para tomada de decisão, a resposta ao tratamento deveria ser avaliada nas unidades de internação hospitalar ou em regime ambulatorial. No entanto, não é o que ocorre na maioria das Emergências brasileiras, visto que o paciente muitas vezes tem um tempo de permanência prolongado na espera de um leito para internação. Desse modo, o emergencista deve estar preparado para avaliar o paciente quanto à resposta ao seu tratamento inicial. Essa avaliação deve levar em consideração principalmente a condição clínica do paciente, tendo os exames complementares como auxiliares na tomada de decisão.

TABELA 8 Fatores de risco para bactérias multirresistentes

Internação hospitalar nos últimos 90 dias
Uso prévio de antibióticos nos últimos 90 dias
Pacientes imunossuprimidos
Uso de bloqueador gástrico
Dieta enteral
Terapia dialítica
Colonização intestinal prévia por bactéria multirresistente
MRSA nasal

MRSA: *methicillin-resistant S. aureus.*

REFERÊNCIAS

1. Corrêa RA, Costa AN, Lundgren F, Michelim L, et al. 2018 recommendations for the management of community acquired pneumonia. J Bras Pneumol. 2018;44(5):405-23.
2. Torres A, Cilloniz C, Niederman MS, et al. Pneumonia. Nat Rev Dis Primers. 2021;7:25.
3. Liu X, Lian R, Tao Y, Gu C, Zhang G. Lungultrasonography: aneffective way to diagnose community-acquired pneumonia. Emerg Med J. 2015;32(6):433-8.
4. Llamas-Álvarez AM, Tenza-Lozano EM, Latour-Pérez J. Accuracy of lung ultrasonography in the diagnosis of pneumonia in Adults. Chest. 2017;151(2):374-82.
5. Bourcier JE, Paquet J, Seinger M, Gallard E, Redonnet JP, Cheddadi F, et al. Performance comparison of lung ultrasound and chest x-ray for the diagnosis of pneumonia in the ED. Am J Emerg Med. 2017;32(2):115-8.
6. Alzahrani SA, Al-Salamah MA, Al-Madani WH, Elbarbary MA. Systematic review and meta-analysis for the use of ultrasound versus radiology in diagnosing of pneumonia. Crit Ultrasound J. 2017;9(1):6.
7. Long L, Zhao HT, Zhang ZY, Wang GY, Zhao HL. Lung ultrasound for the diagnosis of pneumonia in adults: A meta-analysis. Medicine (Baltimore). 2017;96(3):e5713.
8. Nazerian P, Volpicelli G, Vanni S, Gigli C, Betti L, Bartolucci M, et al. Accuracy of lung ultrasound for the diagnosis of consolidations when compared to chest computed tomography. Am J Emerg Med. 2017;33(5):620-5.
9. Ferrer M, Travierso C, Cilloniz C, et al. Severe community--acquired pneumonia: characteristics and prognostic factors in ventilated and non-ventilated patients. PLoS ONE. 2018;13:e0191721
10. Schuetz P, Wirz Y, Sager R, Christ-Crain M, Stolz D, Tamm M, et al. Procalcitonin to initiate or discontinue antibiotics in acute respiratory tract infections. Cochrane Database Syst Rev. 2017;10:CD007498.
11. Cao B, Huang Y, She DY, Cheng QJ, Fan H, Tian XL, et al. Diagnosis and treatment of community-acquired pneumonia in adults: 2016 clinical practice guidelines by the Chinese Thoracic Society, Chinese Medical Association. Clin Respir J. 2018;12(4):1320-60.
12. McKinnell J, Classi P, Blumberg P, Murty S, Tillotson G. Clinical predictors of antibiotic failure in adult outpatients with community-acquired pneumonia. In: A95 Acute pneumonia: clinical studies. American Thoracic Society 2017 International Conference, 2017; Washington: Am J Respir Crit Care Med. 2017;195:A2644.

13. Organización Panamericana de la Salud [homepage on the Internet]. Washington: the organization. Informe Regional de SIREVA II, 2014. Datos por país y por grupos de edad sobre las características de los aislamientos de Streptococcus pneumoniae, Haemophilus influenzae y Neisseria meningitidis, en procesos invasores. Disponível em: http:// www.paho.org/hq/index.php?option=com_docman&task=doc_downl oad&-gid=22372&Itemid=270&lang=es
14. Martin-Loeches I, Torres A, Nagavci B, Aliberti S, Antonelli M, Bassetti M, et al. ERS/ESICM/ESCMID/ALAT guidelines for the management of severe community-acquired pneumonia. Intens Care Med. 2023. Erratum in: Intensive Care Med. 2023.
15. Dequin PF, Meziani F, Quenot JP, Kamel T, Ricard JD, Badie J, et al. Hydrocortisone in severe community-acquired pneumonia. N Engl J Med. 2023;388(21):1931-1941.
16. GBD 2016 Lower Respiratory Infections Collaborators. Estimates of the global, regional, and national morbidity, mortality, and aetiologies of lower respiratory infections in 195 countries, 1990–2016: Aa systematic analysis for the Global Burden of Disease Study 2016. Lancet Infect Dis. 2018;18:1191-210.

Seção IX

Emergências gastrointestinais e hepáticas

COORDENADORES DA SEÇÃO:

Jacques Cassidori Couto
Claudio Roberto Scolari Pilon Filho
Rafael Arruda Alves

1

Hemorragia digestiva alta

Rafael Arruda Alves

PONTOS PRINCIPAIS

- A hemorragia digestiva alta (HDA) é classificada por fatores anatômicos e fisiopatológicos em lesões erosivas/ulcerativas, vasculares ou traumáticas, sendo as erosivas e ulcerativas as mais frequentes.
- A úlcera péptica é uma causa comum de HDA, sendo a infecção por *Helicobacter pylori*, os anti-inflamatórios não esteroidais (AINEs), estresse fisiológico e excesso de ácido gástrico os principais fatores de risco.
- Assim, os achados clínicos podem abranger desde dores em hipocôndrio direito ou epigastralgia nos casos de úlceras pépticas até distensão abdominal com circulação colateral nos casos de varizes esofágicas.

INTRODUÇÃO

De maneira clássica as hemorragias digestivas são divididas por sua origem, onde os sangramentos gastrointestinais alto são aqueles originados anterior ao ligamento de Treitz, enquanto as hemorragias digestivas baixa correspondem aos sangramentos posteriores ao ligamento de Treitz.

Frequentemente as hemorragias digestivas são diferenciadas pela apresentação clínica do sangramento, mas não orientamos esta definição, pois, embora os sangramentos possam apresentar suas diferenças clínicas, pode haver diferenças significativas que irão gerar confusão diagnóstica, uma vez que a hematoquezia pode representar um sangramento maciço do trato gastrointestinal superior e uma melena pode ser resultado de um sangramento no intestino delgado.

As frequências relatadas de causas específicas de sangramento do trato gastrointestinal alto têm se modificado ao longo dos anos e, embora a incidência de hospitalização por hemorragia digestiva alta (HDA) continue maior, nos últimos anos essa diferença vem diminuindo com o aumento de casos de sangramento intestinal baixo, ainda assim, a internação por sangramento gastrointestinal alto chega a ser seis vezes maior quando comparado as internações por HDB.

HEMORRAGIA DIGESTIVA ALTA

A HDA apresenta-se habitualmente como hematêmese ou melena, e em alguns casos mais raros os pacientes podem apresentar hematoquezia; a incidência de HDA é maior em homens quando comparado a mulheres, e estudos apontam que esta diferença entre os sexos pode chegar a 48%[1,2].

Pode-se dividir a HDA em hemorragia varicosa e não varicosa, sendo as causas não varicosas a principal apresentação no departamento de emergência, e embora estudos recentes demonstrem a redução no número de casos, a úlcera péptica ainda é a causa mais comum.

A classificação da HDA pode ocorrer por fatores anatômicos e fisiopatológicos, em lesões erosivas/ulcerativas, vasculares ou traumáticas, sendo as erosivas e ulcerativas as mais frequentes; contudo, até 15% dos pacientes com hemorragia digestiva podem apresentar sangramento sem identificação da lesão, como nos casos de pacientes que apresentam lesão de Dieulafoy.

As doenças ulcerosas podem se apresentar com dor abdominal epigástrica e/ou anorexia, enquanto refluxo pode estar associado a esofagite. Embora apenas pela apresentação clínica não seja possível apontar a origem do sangramento na maioria dos casos, a literatura apresenta indícios sobre a possibilidade diagnóstica a partir do sangramento, sendo que hematêmese, melena ou hematoquesia representam os sangramentos agudos, já os sangramentos crônicos são manifestados por anemia ferropriva.

É importante mencionar que embora algumas patologias possam se apresentar com sangramento agudo ou crônico, como o caso das úlceras pépticas ou das lesões vasculares, o mais comum é se pensar nas causas ulcerosas e nas varizes como causa aguda e nas causas de enteropatias hipertensivas como responsáveis pelo sangramento crônico.

CAUSAS ESPECÍFICAS

As causas mais comuns de HDA em ordem crescente de apresentação são:

- Úlcera gastroduodenal.
- Esofagite.
- Gastrite/duodenite.
- Varizes esofagogástricas.

Úlcera gastroduodenal

A úlcera péptica é uma causa comum de HDA, sendo a infecção por *Helicobacter pylori*, os anti-inflamatórios não esteroidais (AINEs), estresse fisiológico e excesso de ácido gástrico os principais fatores de risco.

Anti-inflamatórios não esteroidais

Provocam desde lesões locais a inibição de prostaglandinas, sendo apontados como principais responsáveis pelas úlceras que não cicatrizam.

Estresse

É um fator importante relacionado às úlceras em ambientes hospitalares, e com alta relação com aumento de mortalidade principalmente nos pacientes internados por HDA, insuficiência respiratória ou coagulopatias.

Esofagite

É uma causa comum de HDA e tem sido apontada como a principal causa de sangramento superior nos últimos anos, isso devido ao crescente número de casos quando comparado a úlcera péptica, apesar de seu curso ser mais benigno.

Gastrite e duodenite

São causas que raramente levam a sangramentos, e quando eles ocorrem são menos insidiosos. O diagnóstico destas lesões inflamatórias é realizado na endoscopia digestiva alta (EDA).

Hipertensão portal

É comumente associada à cirrose; no entanto, ela pode ocorrer em indivíduos não cirróticos, em ambos é responsável por causas de sangramento diversas, como varizes e gastropatia hipertensiva.

Varizes

As varizes são comumente associadas a doença hepática grave ou avançada, classificadas como Child Pugh B ou C, têm um prognóstico ruim quando causam sangramento no curso do tratamento.

Gastropatia hipertensiva portal (GHP)

Constitui uma causa frequente em pacientes com hipertensão portal; no entanto, é uma causa incomum de sangramento.

Lesões vasculares

As lesões vasculares no trato gastrointestinal que podem causar sangramento incluem angiodisplasias, ectasia vascular antral gástrica e lesões de Dieulafoy.

Angiodisplasias

São lesões vasculares mais comuns encontradas no trato gastrointestinal, as quais podem apresentar sangramento oculto ou evidente.

Ectasia vascular antral gástrica

É uma causa incomum de HDA frequentemente associada a hipertensão portal, descrita como estômago de melancia devido às listras vermelhas dos vasos da mucosa vistos pela endoscopia. Uma forma puntiforme na qual as listras vermelhas não são aparentes também foi descrita e parece ser mais comum em pacientes com cirrose subjacente.

Lesão de Dieulafoy

A lesão de Dieulafoy é um vaso submucoso anormal dilatado, geralmente localizada no estômago proximal ao longo da pequena curvatura, próximo à junção esofagogástrica, que consome o epitélio sobrejacente na ausência de úlcera primária.

Trauma ou iatrogenia

As causas traumáticas ou iatrogênicas de hemorragia digestiva alta incluem síndrome de Mallory-Weiss, lesões de Cameron, fístulas aortoentéricas, ingestão de corpo estranho, sangramento anastomótico pós-cirúrgico e sangramento pós-polipectomia.

Síndrome de Mallory-Weiss

A síndrome de Mallory-Weiss é caracterizada por lacerações da mucosa do esôfago na porção distal e/ou estômago proximal, estando associada a causas de aumento de pressão intra-abdominal como vômitos forçosos. A perda de sangue geralmente é autolimitada e em pequena quantidade; no entanto, pode haver casos de hemorragia maciça.

Lesões de Cameron

As lesões de Cameron são achados incidentais, que raramente causam HDA aguda ou maciça e têm sua patogênese não completamente compreendida, potenciais fatores contribuintes incluem esofagite de refluxo e trauma mecânico.

Fístulas aortoentéricas

A fístula aortoentérica é uma causa rara de HDA, tendo uma incidência mais iatrogênica; contudo, está associada a uma alta taxa de mortalidade. A maioria dos pacientes apresentam um sangramento inicial que se manifesta por hematêmese e/ou hematoquezia, que pode se arrastar por várias semanas se apresentando como sangramento maciço e exsanguinação. Esse distúrbio deve ser considerado em todos os pacientes com história de HDA prévia, de aneurisma ou enxerto vascular protético.

Outras causas traumáticas ou iatrogênicas

O sangramento gastrointestinal alto pode ser fruto de causas como ingestão de corpo estranho observada no contexto de distúrbios psiquiátricos, sangramento anastomótico pós-cirúrgico, sangramento pós-polipectomia e sangramento após esfincterotomia.

Tumores do trato gastrointestinal superior

O sangramento pode ocorrer nas lesões benignas e malignas, como resultado de ulceração difusa da mucosa ou de erosão em um vaso subjacente, podendo ser a manifestação inicial do tumor.

Hemobilia

A hemobilia pode se apresentar por uma tríade (cólica biliar, icterícia obstrutiva e sangramento gastrointestinal oculto ou agudo); esta é raramente presente. Deve ser considerada nos pacientes com história prévia de HDA ou de cirurgia das vias biliares ou ainda de lesão do parênquima hepático, incluindo biópsia hepática percutânea ou transjugular, colangiograma trans-hepático percutâneo, colecistectomia, biópsias biliares endoscópicas ou implante de *stent*, colocação de TIPS, angioembolização ou trauma abdominal contuso ou penetrante.

Hemosuccus pancre aticus

o *hemosuccus pancreaticus*, ou sangramento do ducto pancreático, é outra causa rara de HDA, sendo mais frequentemente encontrada em pacientes com pancreatite crônica, tumores pancreáticos ou pseudocistos pancreáticos.

AVALIAÇÃO INICIAL E ACHADOS CLÍNICOS

O paciente com HDA no departamento de emergência necessita de uma avaliação inicial atenta à apresentação clínica do sangramento e sua repercussão quanto ao estado hemodinâmico; o exame físico, junto com exames laboratoriais, deve orientar o diagnóstico e o tratamento.

Várias são as formas de manifestação clínica da HDA, que podem se apresentar desde forma branda, como dor abdominal superior, disfagia e odinofagia, até como forma mais grave com hematêmese importante ou hemorragias volumosas em pacientes em uso de anticoagulantes ou portadores de disfunção hepática significativa. Assim, os achados clínicos podem abranger desde dores em hipocôndrio direito ou epigastralgia nos casos de úlceras pépticas até distensão abdominal com circulação colateral nos casos de varizes esofágicas, tendo significativa importância a avaliação da história médica pregressa do paciente para identificar comorbidades que podem levar a sangramento gastrointestinal superior ou podem influenciar o manejo subsequente do paciente.

É sabido que história de uso excessivo de AINEs, tabagismo ou história prévia de gastrite com infecção por *H. pylori* está diretamente ligada com úlcera péptica, 6 em cada 10 pacientes apresentam sangramento pela mesma lesão[1-6].

É importante salientar que os AINEs não são os únicos responsáveis por sangramento gastrointestinal. Vários outros medicamentos são responsáveis por predispor ou causar sangramento intestinal e ainda há aqueles que tornam as fezes escuras, podendo ser fator de confusão como o ferro, e o bismuto, frequentemente utilizado em tratamento de gastrite e refluxo[7-9].

Os pacientes devem ser questionados quanto aos sintomas como parte da avaliação da gravidade do sangramento e como parte da avaliação de possíveis fontes de sangramento. Sintomas que sugerem que o sangramento é grave incluem tontura ortostática, confusão, angina, palpitações graves e extremidades frias/úmidas.

TABELA 1 Manifestações clínicas das principais causas específicas de hemorragia digestiva alta

Úlcera péptica	Dor abdominal superior
Úlcera esofágica	Odinofagia
Refluxo gastroesofágico	Disfagia
Mallory-Weiss	Hematêmese
Hemorragia por varizes/ hipertensão portal	Icterícia, distensão abdominal, ascite
Malignidade	Disfagia, plenitude gástrica, perda de peso involuntária, caquexia

É essencial estabelecer durante o exame físico a condição hemodinâmica do paciente, tendo em mente que a hipovolemia leve se manifesta com taquicardia, e que não se deve esperar por hipotensão para estabelecer choque hipovolêmico, sendo importante a busca de comorbidades que possam interferir na apresentação clínica ou até na estabilização do paciente.

Nos pacientes com dor abdominal intensa, deve ser excluído abdome agudo, e havendo a presença de descompressão brusca dolorosa, ou de defesa involuntária, se faz necessário o diagnóstico de imagem para avaliar abdome agudo perfurativo, principalmente nos pacientes que forem submetidos a endoscopia de urgência.

MANEJO INICIAL

Durante a avaliação inicial do paciente com HDA, devem ser obtidos acesso venoso calibroso e ressuscitação volêmica imediata nos pacientes que apresentarem perda de sangue em importante quantidade e sangramento ativo, devendo receber 20 mL/kg de Ringer lactato, não devendo retardar o início de droga vasoativa (norepinefrina) nos casos refratários a volume.

Os testes com água oxigenada para confirmação de sangue em vômitos ou fezes, embora amplamente difundidos, são desaconselhados; da mesma forma, contraindica-se a lavagem nasogástrica para avaliar a origem do sangramento no trato gastrointestinal superior, pois além do risco de aspiração pode não ser positiva se o sangramento tiver sido cessado[10-12].

Os exames laboratoriais são de fundamental importância tanto na avaliação inicial do paciente quanto durante sua permanência no departamento de emergência, assim devendo ser solicitado: hemograma completo, o qual poderá se apresentar normal ou com queda de hemoglobina fruto de hemorragias agudas importantes, sendo necessário lembrar que HB baixo com VCM baixo deve ser pensado em sangramento crônico; os exames bioquímicos também estabelecem importante papel na avaliação do paciente com sangramento gastrointestinal alto, sendo pertinente avaliação de função hepática, função renal e coagulograma[12-17].

O acompanhamento laboratorial na avaliação durante o manejo inicial no departamento de emergência permite avaliar a reposição hídrica do paciente com hemorragia, assim como o estado de choque e a qualidade da hidratação do paciente.

Estudos importantes apontam elevado risco de eventos trombóticos nos sangramentos gastrointestinais que receberam uso de ácido tranexâmico, assim seu uso deve ser repensado e discutido quanto a risco e benefício.

A hemotransfusão nos eventos hemorrágicos gastrointestinais está indicada quando o nível de hemoglobina estiver ≤ 7 g/dL e deve ser guiada pelos parâmetros hemodinâmicos do paciente; assim, naqueles que apresentam melhora da instabilidade com ressuscitação volêmica, a hemotransfusão pode ser postergada, enquanto nos pacientes com hemorragia importante com instabilidade significativa é indicado não retardar a hemotransfusão por esperar o hemograma[11]. Neste sentido, recomendamos a transfusão de plaquetas nos casos em que o paciente receber transfusão maciça (> 3 concentrados de hemácias em uma hora ou 10 concentrados em 24h), ou quando apresentar plaquetopenia com contagem de plaquetas < 20 mil/mm^3.

Nos pacientes com sangramento ativo está indicado iniciar inibidor de bomba de prótons-IBP em alta dose (*bolus* de pantoprazol 80 mg, seguido por infusão contínua 3 mL/h nas primeiras 12 horas), após primeiras 12 horas manter 40 mg a cada 12 horas, por 5 dias para supressão ácida.

A terlipressina está indicada na HDA aguda por causas varicosas, com importante indicação em locais que não dispõem de endoscopia digestiva alta de emergência; deve ser realizada dose de ataque de 2 mg em *bolus*, seguida de 2 mg a cada 4 horas, por até 5 dias[17-24].

Os procinéticos são necessários no manejo inicial quando o paciente apresentar vômitos, mas sua principal indicação é para melhorar a visualização durante o exame de EDA de urgência, sendo indicada administração de eritromicina 250 mg até 30 minutos antes do procedimento; a EDA indicada para os pacientes hemodinamicamente estáveis[23-29].

Os pacientes instáveis ou com sangramento ativo que necessitam de observação rigorosa com monitorização contínua devem ser internados em leito de terapia intensiva. O escore de Glasgow-Blatchford pode ser utilizado como ferramenta de estratificação de risco para decisão de local apropriado para internação, assim como para decisão de tratamento hospitalar ou ambulatorial.

TABELA 2 Escala de Glasgow-Blatchford preditora de endoscopia

Fatores de risco	Valor	Pontos
Nitrogênio ureico no sangue (mmol/L)	6,5-7,9	2
	8,0-9,9	3
	10,0-24,9	4
	≥ 25,0	6
Hemoglobina para homens (g/L)	120-130	1
	100-119	3
	< 100	6
Hemoglobina para mulheres (g/L)	100-120	1
	< 100	6
Pressão arterial sistólica (mmHg)	100-109	1
	90-99	2
	< 90	3
Frequência cardíaca (bpm)	> 100	1
Melena	Presente	1
Síncope	Presente	2
Doença hepática	Presente	2
Insuficiência cardíaca	Presente	2

Os pacientes graves com encefalopatia ou considerados de alto risco para aspiração devem ser intubados, devendo proceder com sequência atrasada de intubação com o objetivo de reduzir broncoaspiração; no entanto, a indicação deve ser criteriosa, pois estudos recentes demonstram piora no desfecho de pacientes com HDA que foram intubados.

O uso de antibiótico no manejo da HDA está indicado para os pacientes com história de cirrose, sendo indicado ceftriaxona 1 g de 12 em 12 horas.

MANEJO DE ANTICOAGULANTES E AGENTES ANTIPLAQUETÁRIOS

Normalmente, em pacientes com sangramento de alto risco e/ou tempo de protrombina prolongado, em uso de anticoagulantes orais diretos (DOAC), devem ter seu uso suspenso, sendo indicativo o uso de agente reversor quando hemorragia maciça ou com repercussão hemodinâmica, com devida avaliação do risco benefício.

Para pacientes em uso de varfarina com sangramento gastrointestinal inferior com INR > 2,5 está indicado, vitamina K e concentrado de complexo protrombínico (CCP) ou, na sua ausência, o plasma fresco congelado (PFC)[14,15]. As plaquetas não devem ser transfundidas em pacientes com contagem normal de plaquetas que estejam em uso de medicamentos antiplaquetários, e não são indicadas em pacientes com plaquetas acima de 50.000/mm3; só devem ser consideradas, assim como o plasma em pacientes que receberem transfusões maciças de hemácias (> 3 unidades de concentrado de hemácias em uma hora).

Vale lembrar que é contraindicado o uso de agentes antifibrinolíticos, como o ácido tranexâmico, em pacientes com hemorragia digestiva, seja de origem baixa ou alta.

A reintrodução de anticoagulante e/ou antiagregantes plaquetários de uso contínuo do paciente deve acontecer individualmente (a depender do risco do paciente com sua comorbidade), após término do sangramento, sendo os antiagregantes a partir do 5º dia e o anticoagulante como a varfarina a partir do 7º dia, sempre considerando o risco benefício para o paciente e a interconsulta especializada.

DIAGNÓSTICOS

A endoscopia digestiva alta é o exame preconizado para o diagnóstico da hemorragia digestiva alta, tem importante indicação de ser realizada nas primeiras 24 horas após estabilização hemodinâmica[27-36]. É importante lembrar que a EDA é um exame com riscos elevados, que envolve desde a sedação até a perfuração gastrointestinal; neste sentido, estudos retrospectivos apontam piora do desfecho nos pacientes submetidos a EDA de emergência nas primeiras 12 horas do sangramento.

Em pacientes com hematoquezia ou melena que apresentem exame de EDA negativo, a colonoscopia é geralmente necessária, quando não estiver estabelecida uma fonte alternativa para o sangramento.

A angiotomografia e a angiografia se apresentam como alternativa diagnóstica para sangramento agudo do TGI, sendo capazes de detectar sangramento gastrointestinal.

TRATAMENTO

Pacientes com HDA devem ser avaliados quanto a seu estado hemodinâmico; quando instáveis hemodinamicamente, devem ser estabilizados conforme discussão no capítulo de choque hipovolêmico. Somente após a estabilidade hemodinâmica são submetidos a EDA, enquanto os pacientes com sangramento ativo com estabilidade hemodinâmica deverão ser submetidos a EDA de emergência (Figura 1)[36-42].

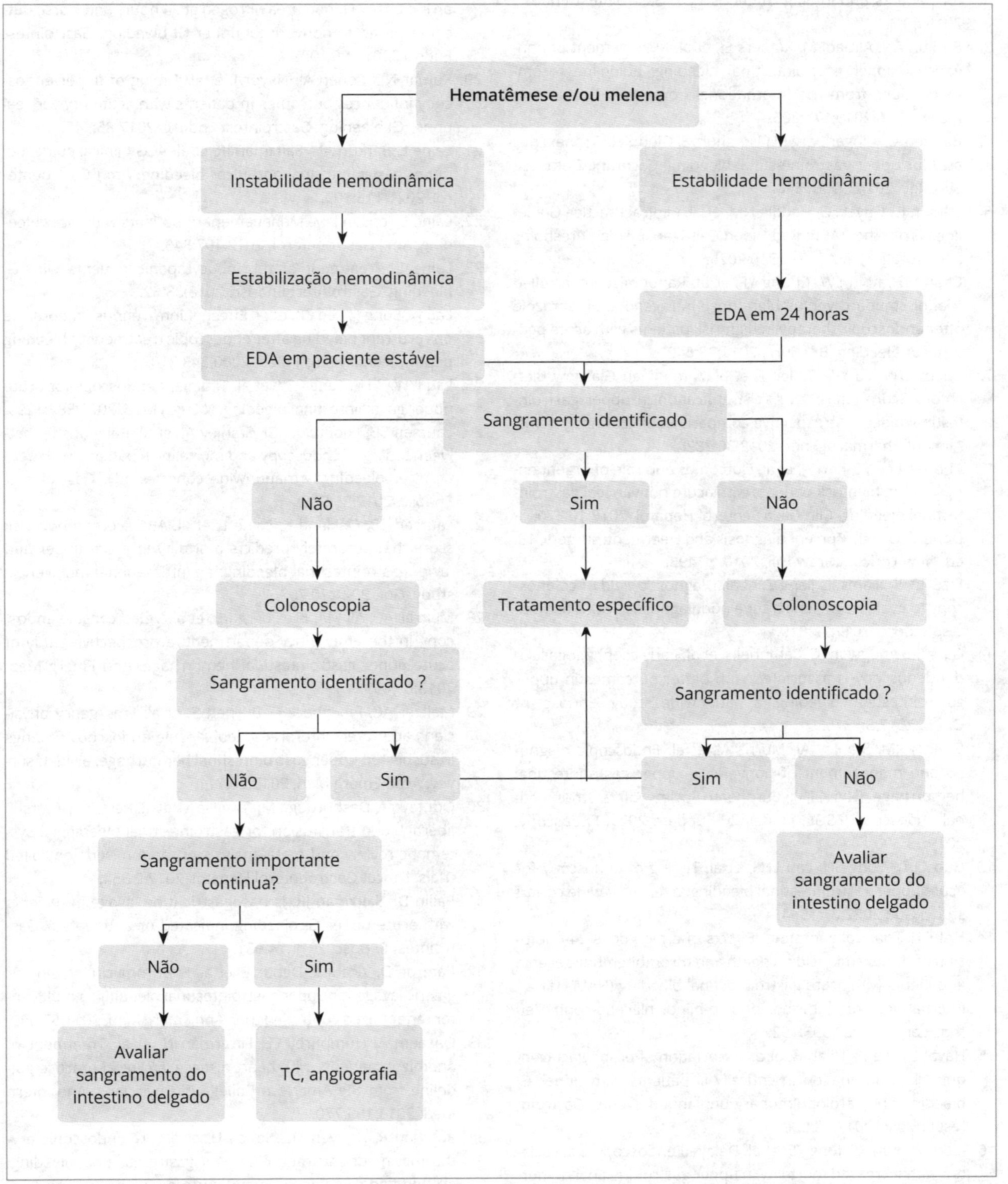

FIGURA 1 Fluxograma de manejo da hemorragia digestiva alta (HDA) no departamento de emergência. EDA: endoscopia digestiva alta; TC: tomografia computadorizada.

REFERÊNCIAS

1. Adão D, Gois AF, Pacheco RL, et al. Erythromycin prior to endoscopy for acute upper gastrointestinal haemorrhage. Cochrane Database Syst Rev. 2023;2:CD013176.
2. ASGE Standards of Practice Committee, Acosta RD, Abraham NS, et al. The management of antithrombotic agents for patients undergoing GI endoscopy. Gastrointest Endosc. 2016;83:3.
3. Barkun AN, Almadi M, Kuipers EJ, et al. Management of nonvariceal upper gastrointestinal bleeding: guideline recommendations from the International Consensus Group. Ann Intern Med. 2019;171:805.
4. Bennett C, Klingenberg SL, Langholz E, Gluud LL. Tranexamic acid for upper gastrointestinal bleeding. Cochrane Database Syst Rev. 2014:CD006640.
5. Carson JL, Guyatt G, Heddle NM, et al. Clinical Practice Guidelines From the AABB: Red Blood Cell Transfusion Thresholds and Storage. JAMA. 2016;316:2025.
6. Chan WH, Khin LW, Chung YF, et al. Randomized controlled trial of standard versus high- dose intravenous omeprazole after endoscopic therapy in high-risk patients with acute peptic ulcer bleeding. Br J Surg. 2011;98:640.
7. Cheng DW, Lu YW, Teller T, et al. A modified Glasgow Blatchford Score improves risk stratification in upper gastrointestinal bleed: a prospective comparison of scoring systems. Aliment Pharmacol Ther. 2012;36:782.
8. Cho SH, Lee YS, Kim YJ, et al. Outcomes and role of urgent endoscopy in high-risk patients with acute nonvariceal gastrointestinal bleeding. Clin Gastroenterol Hepatol. 2018;16:370.
9. Doherty G, (ed). Current diagnosis and treatment: surgery, 13. ed. New York: McGraw-Hill; 2010. p. 493.
10. Etzel JP, Williams JL, Jiang Z, et al. Diagnostic yield of colonoscopy to evaluate melena after a nondiagnostic EGD. Gastrointest Endosc. 2012;75:819.
11. Garg SK, Anugwom C, Campbell J, et al. Early esophagogastroduodenoscopy is associated with better outcomes in upper gastrointestinal bleeding: a nationwide study. Endosc Int Open. 2017;5:E376.
12. Gralnek IM, Stanley AJ, Morris AJ, et al. Endoscopic diagnosis and management of nonvariceal upper gastrointestinal hemorrhage (NVUGIH): European Society of Gastrointestinal Endoscopy (ESGE) guideline – update 2021. Endoscopy. 2021;53:300.
13. Guo CLT, Wong SH, Lau LHS, et al. Timing of endoscopy for acute upper gastrointestinal bleeding: a territory-wide cohort study. Gut. 2022;71:1544.
14. HALT-IT Trial Collaborators. Effects of a high-dose 24-h infusion of tranexamic acid on death and thromboembolic events in patients with acute gastrointestinal bleeding (HALT- IT): an international randomised, double-blind, placebo-controlled trial. Lancet. 2020;395:1927.
15. Hayat U, Lee PJ, Ullah H, et al. Association of prophylactic endotracheal intubation in critically ill patients with upper GI bleeding and cardiopulmonary unplanned events. Gastrointest Endosc. 2017;86:500.
16. Jeong N, Kim KS, Jung YS, et al. Delayed endoscopy is associated with increased mortality in upper gastrointestinal hemorrhage. Am J Emerg Med. 2019;37:277.
17. Kanno T, Yuan Y, Tse F, et al. Proton pump inhibitor treatment initiated prior to endoscopic diagnosis in upper gastrointestinal bleeding. Cochrane Database Syst Rev. 2022;1:CD005415.
18. Karakonstantis S, Tzagkarakis E, Kalemaki D, et al. Nasogastric aspiration/lavage in patients with gastrointestinal bleeding: a review of the evidence. Expert Rev Gastroenterol Hepatol. 2018;12:63.
19. Kumar NL, Claggett BL, Cohen AJ, et al. Association between an increase in blood urea nitrogen at 24 hours and worse outcomes in acute nonvariceal upper GI bleeding. Gastrointest Endosc. 2017;86:1022.
20. Kumar NL, Cohen AJ, Nayor J, et al. Timing of upper endoscopy influences outcomes in patients with acute nonvariceal upper GI bleeding. Gastrointest Endosc. 2017;85:945.
21. Laine L, Barkun AN, Saltzman JR, et al. ACG Clinical guideline: upper gastrointestinal and ulcer bleeding. Am J Gastroenterol. 2021;116:899.
22. Laine L, Jensen DM. Management of patients with ulcer bleeding. Am J Gastroenterol. 2012;107:345.
23. Laine L. Treatment of thrombocytopenic patients with GI bleeding. Gastrointest Endosc. 2018;88:62.
24. Lau JY, Sung JJ, Lee KK, et al. Effect of intravenous omeprazole on recurrent bleeding after endoscopic treatment of bleeding peptic ulcers. N Engl J Med. 2000;343:310.
25. Lau JYW, Yu Y, Tang RSY, et al. Timing of endoscopy for acute upper gastrointestinal bleeding. N Engl J Med. 2020;382:1299.
26. Laursen SB, Leontiadis GI, Stanley AJ, et al. Relationship between timing of endoscopy and mortality in patients with peptic ulcer bleeding: a nationwide cohort study. Gastrointest Endosc. 2017;85:936.
27. Laursen SB, Oakland K, Laine L, et al. ABC score: a new risk score that accurately predicts mortality in acute upper and lower gastrointestinal bleeding: an international multicentre study. Gut. 2021;70:707.
28. Meltzer AC, Ali MA, Kresiberg RB, et al. Video capsule endoscopy in the emergency department: a prospective study of acute upper gastrointestinal hemorrhage. Ann Emerg Med. 2013;61:438.
29. Meltzer AC, Pinchbeck C, Burnett S, et al. Emergency physicians accurately interpret video capsule endoscopy findings in suspected upper gastrointestinal hemorrhage: a video survey. Acad Emerg Med. 2013;20:711.
30. Odutayo A, Desborough MJ, Trivella M, et al. Restrictive versus liberal blood transfusion for gastrointestinal bleeding: a systematic review and meta-analysis of randomised controlled trials. Lancet Gastroenterol Hepatol. 2017;2:354.
31. Pallin DJ, Saltzman JR. Is nasogastric tube lavage in patients with acute upper GI bleeding indicated or antiquated? Gastrointest Endosc. 2011;74:981.
32. Pateron D, Vicaut E, Debuc E, et al. Erythromycin infusion or gastric lavage for upper gastrointestinal bleeding: a multicenter randomized controlled trial. Ann Emerg Med. 2011;57:582.
33. Qaseem A, Humphrey LL, Fitterman N, et al. Treatment of anemia in patients with heart disease: a clinical practice guideline from the American College of Physicians. Ann Intern Med. 2013;159:770.
34. Rahman R, Nguyen DL, Sohail U, et al. Pre-endoscopic erythromycin administration in upper gastrointestinal bleeding: an updated meta-analysis and systematic review. Ann Gastroenterol. 2016;29:312.

35. Ramaekers R, Mukarram M, Smith CA, Thiruganasambandamoorthy V. The predictive value of preendoscopic risk scores to predict adverse outcomes in emergency department patients with upper gastrointestinal bleeding: a systematic review. Acad Emerg Med. 2016;23:1218.
36. Ramos GP, Binder M, Hampel P, et al. Outcomes of endoscopic intervention for overt GI bleeding in severe thrombocytopenia. Gastrointest Endosc. 2018;88:55.
37. Rockey DC, Ahn C, de Melo SW Jr. Randomized pragmatic trial of nasogastric tube placement in patients with upper gastrointestinal tract bleeding. J Investig Med. 2017;65:759.
38. Srygley FD, Gerardo CJ, Tran T, Fisher DA. Does this patient have a severe upper gastrointestinal bleed? JAMA. 2012;307:1072.
39. Stanley AJ, Laine L, Dalton HR, et al. Comparison of risk scoring systems for patients presenting with upper gastrointestinal bleeding: international multicentre prospective study. BMJ. 2017;356:i6432.
40. Sung JJ, Tang RS, Ching JY, et al. Use of capsule endoscopy in the emergency department as a triage of patients with GI bleeding. Gastrointest Endosc. 2016;84:907.
41. Wysocki JD, Srivastav S, Winstead NS. A nationwide analysis of risk factors for mortality and time to endoscopy in upper gastrointestinal haemorrhage. Aliment Pharmacol Ther. 2012;36:30.
42. Zakko L, Rustagi T, Douglas M, Laine L. No benefit from platelet transfusion for gastrointestinal bleeding in patients taking antiplatelet agents. Clin Gastroenterol Hepatol. 2017;15:46.

2

Hemorragia digestiva baixa

Rafael Arruda Alves
Vinicius Ortigosa Nogueira

PONTOS PRINCIPAIS

- Dores abdominais e a diarreia estão associadas às causas inflamatórias, enquanto as causas anatômicas e vasculares cursam com perda de sangue em grande volume e de forma indolor.
- O exame físico é uma importante etapa da avaliação inicial e de identificação dos achados clínicos, além de contribuir para o reconhecimento da estabilidade clínica do paciente.
- É contraindicado o uso de agentes antifibrinolíticos, como o ácido tranexâmico, em pacientes com hemorragia digestiva, seja de origem baixa ou alta.
- O achado de dor abdominal sugere uma fonte inflamatória e não descarta causa infecciosa, assim como pode sinalizar causa perfurativa quando houver vigência de descompressão brusca dolorosa.

INTRODUÇÃO

A hemorragia digestiva baixa (HDB) refere-se à perda de sangue de início recente originada após o ligamento de Treitz. A queixa de hematoquezia deve levantar a suspeita de hemorragia digestiva baixa aguda, quando se indica o exame de toque retal para avaliação de sangue em dedo de luva[1].

No Reino Unido, a HDB tem incidência estimada de 33-77/100.000 e representa cerca de 3% dos encaminhamentos ao departamento de emergência. Nos Estados Unidos, ocorreram 271.575 mil visitas aos departamento de emergência e 113.020 mil internações por HDB, apenas no ano de 2018. Estudos indicam que a incidência de hospitalizações por HDB é semelhante à de sangramento gastrointestinal superior. Isto é provável em grande parte devido à diminuição nos eventos gastrointestinais superiores[1-3].

As causas da HDB são agrupadas em vascular, inflamatória e neoplásica, conforme indicado pela Tabela 1.

TABELA 1 Causas comum de hemorragia digestiva baixa

Vascular	Diverticulose
	Angiodisplasia
	Hemorroidas
	Isquemia
	Pós-biópsia ou polipectomia
	Telangiectasia induzida por radiação
Inflamatório	Infeccioso
	Doença inflamatória intestinal
	Úlcera
Neoplásica	Pólipo
	Carcinoma

CAUSAS

A causa mais frequente de HDB é a diverticulose. Alguns estudos apontam que o acometimento de até

55% dos casos de HDB é proveniente de diverticulose[2-4]. Quanto à frequência, estudos apontam a angiodisplasia como a causa mais frequente em pacientes com idade superior a 65 anos. Já entre os indivíduos com menos de 50 anos, as hemorroidas são a causa mais comum de sangramentos gastrointestinais baixos. Devemos lembrar que as dores abdominais e a diarreia estão associadas às causas inflamatórias, enquanto as causas anatômicas e vasculares cursam com perda de sangue em grande volume e de forma indolor[4,5].

Um estudo de revisão sistemática que incluiu importantes publicações sobre o tema avaliou as principais fontes de sangramento em pacientes com hematoquezia aguda, como visualizado na Tabela 2.

TABELA 2 Principais fontes de sangramento digestivo baixo em ordem decrescente de apresentação

Fonte do sangramento	% de casos
Diverticulose	42%
Outra colite (infecciosa, associada a antibióticos, isquêmica, colite de etiologia incerta)	29%
Causa desconhecida	23%
Isquemia	18%
Anorretal (hemorroidas, fissuras anais, úlceras retais)	16%
Sangramento do intestino delgado/GI superior	13%
Pós-polipectomia	13%
Neoplasia (pólipos e cânceres)	11%
Outras causas	9%
Doença inflamatória intestinal	4%
Angiodisplasia	3%
Colite por radiação	3%

Diverticulose

O divertículo é uma saliência desenvolvida em forma de saco na parede do cólon, e embora seja mais frequente no sigmoide pode aparecer em qualquer parte do intestino grosso. A alta prevalência de diverticulose explica por que é a causa mais comum de HDB; dependendo da idade, pode subir de 20% aos 40 anos para 60% aos 60 anos.

Um ponto que chama atenção é que a diverticulite não aumenta o risco de sangramento, uma vez que o sangramento diverticular geralmente ocorre na sua ausência.

A obesidade, o sedentarismo, doenças cardiológicas ou doença renal crônica são fatores de risco para o sangramento diverticular, assim como o uso de AINEs e aspirina.

Colite

A colite é uma inflamação da mucosa do cólon (intestino grosso), a qual pode ocorrer em resposta a um dano agudo, podendo inicialmente se apresentar com hematoquezia quando for resultado de causas infecciosas, inflamatórias ou isquêmicas. Podem ser vistas como apresentação clínica febre e desidratação, acompanhadas de dor abdominal.

- Colite infecciosa: são várias as possibilidades de microrganismos causadores de infecção no cólon, sendo *Clostridium*, *Campylobacter*, *Salmonella* e *Shigella* as mais frequentes.
- Colite isquêmica: a colite isquêmica atinge principalmente a população acima dos 50 anos, devido a fatores de risco como insuficiência cardíaca e arritmias.

Câncer de cólon

O câncer de cólon é responsável por aproximadamente 10% dos casos de HDB em pacientes com mais de 50 anos, sendo mais raro em indivíduos mais jovens; embora seja menos comum, sua gravidade é inversamente proporcional[1-3]. Costuma cursar com sangramento vermelho vivo quando as lesões são do lado esquerdo, já quando as lesões são do lado direito o sangue pode se apresentar mais escuro (marrom acastanhado).

Doenças anorretais

As hemorroidas são assintomáticas, geralmente, mas podem apresentar hematoquezia, trombose, estrangulamento ou prurido.

A presença de hematoquezia está ligada às lesões hemorroidárias internas. O sangramento hemorroidário é quase sempre indolor. O sangramento geralmente é leve e não repercurte em deterioração hemodinâmica. Estão entre os distúrbios anorretais as varizes retais, as fissuras e úlceras retais e a lesão de Dieulafoy.

Pós-polipectomia

Um sangramento agudo e autolimitado pode ocorrer após polipectomia. Alguns pacientes podem apresentar sangramento tardio, até três semanas após o procedimento.

Doença inflamatória intestinal

Doença de Crohn e colite ulcerativa compõem o cenário das doenças inflamatórias intestinais, em que a hematoquezia é mais comum na colite ulcerativa durante a inflamação.

No cenário da HDB não se faz necessário diferenciar a doença de Crohn da colite ulcerativa, já que para ambas, na condição aguda, o manejo é igual; no entanto, não se deve confundir doença inflamatória intestinal com colite, uma vez que entre elas o tratamento é distinto.

Angiodisplasia

A angiodisplasia refere-se a malformações vasculares degenerativas, que geralmente são encontradas na parede intestinal de pacientes idosos. Isso se deve à degeneração das paredes vasculares. A perda de sangue é frequentemente oculta, encontrada no sangue oculto nas fezes e em pacientes com anemia ferropriva; no entanto, em alguns casos pode apresentar hematoquezia indolor ou melena.

Colite por radiação

Uma complicação precoce ou tardia da radiação, em pacientes em tratamento de cânceres abdominais e pélvicos, pode resultar em HDB. Os sintomas incluem diarreia, urgência retal ou tenesmo, e raramente evidencia-se sangramento. Estas ocorrências se apresentam nas seis primeiras semanas de terapia.

Avaliação inicial e achados clínicos

Além de uma boa avaliação da história, de executar um bom exame físico (que inclui toque retal) e dos exames laboratoriais, detalhados a seguir, durante o atendimento inicial da HDB na emergência, indicamos como principais objetivos a avaliação e interpretação da origem do sangramento, estimar a presença de gravidade com repercussão hemodinâmica (Tabela 3), promover medidas de suporte e ressuscitação volêmica, quando necessário, e encaminhar o paciente estabilizado para o ambiente adequado para o caso.

Para o manejo adequado da HDB, é necessária uma avaliação eficaz do paciente, e na presença de hematoquezia maciça estabelece-se acesso venoso, e inicia-se a ressuscitação volêmica durante avaliação diagnóstica (mantendo a cautela para não promover hemodiluição).

O relato de hematoquezia é frequente entre os pacientes com sangramento gastrointestinal baixo. Comumente, o sangramento do cólon do lado direito tende a ser escuro ou estar oculto nas fezes; assim como o sangramento oriundo do cólon esquerdo terá cor mais vívida.

Os pacientes com HDB costumam se apresentar com hemoglobina normal ou em seu limite mínimo inferior, com hemácias normocíticas ou microcíticas a depender das comorbidades prévias do paciente. Contudo, a queda de hemoglobina será vista, entre os pacientes com uma instalação superior a 48 horas ou como fruto de uma hemodiluição pela administração excessiva de fluidos na ressuscitação volêmica na emergência[5].

A abordagem do tratamento está ligada diretamente à origem do sangramento a partir da colonoscopia, que poderá ainda necessitar de complemento com endoscopia digestiva alta (EDA) para avaliar possível fonte de sangramento gastrointestinal superior ou médio.

O achado de dor abdominal sugere uma fonte inflamatória e não descarta causa infecciosa, assim como pode sinalizar causa perfurativa quando houver vigência de descompressão brusca dolorosa[6]. A dor pode estar localizada ou se apresentar difusamente; em alguns casos de HDB, o paciente apresentará sangramento sem achado de dor abdominal ao exame físico.

Os pacientes devem ser questionados quanto a sangramentos prévios ou hematoquezia indolor, mudança nos hábitos intestinais, dor abdominal prévia, além de uso de anticoagulantes, antiplaquetários e anti-inflamatórios não esteroidais.

TABELA 3 Avaliação de estabilidade hemodinâmica por achados clínicos

Achado clínico	Interpretação	Conduta
Taquicardia em repouso	Hipovolemia leve a moderada	Cristaloide (avaliação seriada de HB)
Hipotensão ortostática	Perda de até 15% do volume sanguíneo	Cristaloide (avaliação seriada de HB)
Hipotensão supina	Perda de até 40% do volume sanguíneo	Cristaloide + sangue

O exame físico é uma importante etapa da avaliação inicial e de identificação dos achados clínicos, além de contribuir para o reconhecimento da estabilidade clínica do paciente; em complemento ao exame físico, devem ser solicitados os exames laboratoriais como hemograma, transaminase glutâmico-oxalacética (TGO), transaminase glutâmico pirúvica (TGP), gamaglutamiltranspeptidase (GGT), fosfatase alcalina (FA), lactato e coagulograma, bem como pesquisa de sangue oculto nas fezes (aos pacientes com dor abdominal sem sangramento) para evidenciar presença de hematoquezia ou melena. Alguns exames devem ser repetidos para ajudar no manejo inicial do quadro. É o caso da ureia para avaliação da reposição volêmica e da hemoglobina, que deve ser monitorada nas primeiras 24h nos pacientes com sangramento importante ou naqueles com repercussão hemodinâmica.

Manejo inicial

O manejo inicial de um paciente com suspeita de hemorragia digestiva baixa na emergência inclui identificação imediata, estratificação de gravidade, medidas gerais de suporte, reconhecimento, manejo de coagulopatias e encaminhamento para local apropriado para o tratamento.

Todo paciente com relato de sangramento retal deve ser prontamente avaliado, entre a avaliação se faz estritamente necessário o exame físico local da região anal e o exame de toque retal para busca de sangue em dedo de luva. A cirurgia geral deve ser imediatamente acionada em casos de hematoquezia maciça ou para os pacientes com alto risco de complicações[4-7].

Pacientes com comorbidades significativas, com instabilidade hemodinâmica ou com sangramento persistente devem ser internados em uma unidade de terapia intensiva.

Sugerimos a todos os pacientes que forem internados em enfermaria, hemograma, ureia e eletrocardiograma seriados e a visita de um gastroenterologista para acompanhamento do caso.

São muitos os estudos que apresentam características clínicas para prever complicações em pacientes com HDB, ambos categorizam o paciente como de baixo ou alto risco, e existe uma correlação direta entre as características de alto risco e o mau prognóstico dos pacientes com sangramento gastrointestinal baixo.

É possível predizer gravidade em pacientes que apresentam os seguintes fatores de risco:

- Anemia.
- Comorbidades significativas.
- História prévia de HDB.
- Idade avançada.
- Instabilidade hemodinâmica.
- Sangramento persistente.
- Tempo de protrombina prolongado.
- Uso de anticoagulante ou antiagregante plaquetário.

As ferramentas de estratificação de risco contribuem com raciocínio clínico, de forma direcionada e prática. A escala de Glasgow Blatchford avalia a necessidade de intervenção, também é utilizada muitas vezes para necessidade de internação ou mortalidade.

A Sociedade Britânica de Gastroenterologia propõe a estratificação de Oakland, que classifica o sangramento como de maior risco ou de menor risco, permitindo assim avaliar possibilidade de alta segura, uma vez que o tratamento ambulatorial pode ser apropriado para os pacientes de baixo risco (p. ex., um paciente jovem e saudável com sangramento retal menor e autolimitado e sem comprometimento hemodinâmico).

TABELA 4 Escore de Oakland – avaliação de risco de hemorragia digestiva baixa

Preditor	Pontuação
Idade	
< 40	0
40-69	1
≥ 70	2
Frequência cardíaca	
< 70	0
70-89	1
90-109	2
≥ 110	3
Pressão arterial sistólica	
< 90	5
90-119	4
120-129	3
130-159	2
≥ 160	0
Feminino	0
Masculino	1
História prévia de hemorragia digestiva baixa	
Não	0
Sim	1
Exame de toque retal	
Sem sangue	0
Sangue	1
Hemoglobina (g/L)	
< 7,0	22
7,0-8,9	17
9,0-10,9	13
11,0-12,9	8
13,0-15,9	4
≥ 16,0	0

Pacientes com pontuação ≤ 8, sem outras indicações para admissão hospitalar, têm indicação para alta imediata para investigação ambulatorial.
Fonte: modificada a partir de Oakland, et al. 2019[16].

O paciente deve ser prontamente monitorizado, colocado em jejum após sua chegada no departamento de emergência, devendo ser prontamente estabelecido acesso venoso periférico calibroso, e quando necessário oxigênio suplementar por cateter nasal tipo óculos.

Pacientes com taquicardia e/ou sangramento ativo devem receber 500 mL de Ringer lactato em 30 minutos e ter quantificada a diurese para melhor monitoramento da ressuscitação volêmica, a qual pode ser integralizada inicialmente até 20 mL/kg. O objetivo da ressuscitação volêmica é otimizar a pressão arterial e a frequência cardíaca antes da intervenção terapêutica, não devendo retardar o início de droga vasoativa (norepinefrina) nos casos refratários a volume[8-10].

Não existem estudos clínicos randomizados em pacientes com HDB. No entanto, uso de um limiar de hemoglobina mais baixo está associado a melhores resultados em pacientes com estabilidade hemodinâmica. Assim, indicamos a hemotransfusão para pacientes com hemoglobina < 7,0 g/dL[6-9]. O início da hemotransfusão deve ser um ato individualizado à necessidade do paciente, sendo indicada para aqueles com hemorragia maciça e/ou sinais de hipovolemia refratária[10-12].

Manejo de anticoagulantes e agentes antiplaquetários

Normalmente, em pacientes com sangramento de alto risco e/ou tempo de protrombina prolongado, em uso de anticoagulantes orais diretos (DOAC), devem ter seu uso suspensos, sendo indicativo o uso de agente reversor quando hemorragia maciça ou com repercussão hemodinâmica, com devida avaliação do risco benefício.

Para pacientes em uso de varfarina com sangramento gastrointestinal inferior com INR > 2,5 estão indicados vitamina K e concentrado de complexo protrombínico (CCP) ou na sua ausência o plasma fresco congelado (PFC)[13]. As plaquetas não devem ser transfundidas em pacientes com contagem normal de plaquetas que estejam em uso de medicamentos antiplaquetários, e não são indicadas em pacientes com plaquetas acima de 50.000/mm³; só devem ser consideradas, assim como o plasma em pacientes que receberem transfusões maciças de hemácias (> 3 unidades de concentrado de hemácias em uma hora)[14].

Vale lembrar que é contraindicado o uso de agentes antifibrinolíticos, como o ácido tranexâmico, em pacientes com hemorragia digestiva, seja de origem baixa ou alta.

A reintrodução de anticoagulante e/ou antiagregantes plaquetários de uso contínuo do paciente deve acontecer individualmente (a depender do risco do paciente com sua comorbidade), após término do sangramento, sendo os antiagregantes a partir do 5º dia e o anticoagulante como a varfarina a partir do 7º dia, sempre considerando o risco benefício para o paciente e a interconsulta especializada[15-19].

Diagnóstico

É necessário excluir um sangramento gastrointestinal superior maciço em pacientes hemodinamicamente instáveis que apresentam hematoquezia, pois embora exista diferença na apresentação dos sangramentos superiores e inferiores, essa diferença não é uma verdade absoluta; assim, sangramentos no intestino delgado podem apresentar melena, enquanto um sangramento maciço do trato gastrointestinal superior pode apresentar hematoquezia. A colonoscopia é o exame de escolha para o diagnóstico e tratamento da HDB, sendo indicada aos pacientes hemodinamicamente estáveis. Outros exames de imagem (angiotomografia computadorizada – ângio-TC do abdome e pelve, endoscopia digestiva alta [EDA], angiografia, cintilografia com radionuclídeos) são indicados principalmente nos pacientes instáveis hemodinamicamente e dependem de sangramento ativo.

Recomendamos a realização de protocolo de imagem radiográfica para abdome agudo antes dos procedimentos de imagem citados anteriormente, para excluir perfuração.

- Colonoscopia: a colonoscopia é o exame diagnóstico de escolha para pacientes hemodinamicamente estáveis com HDB, pois apresenta alta taxa de visualização da fonte de sangramento de forma precisa; entre as desvantagens, considera-se a necessidade de preparo intestinal e os riscos de sedação.
- Ângio-TC: exame de escolha para pacientes com instabilidade hemodinâmica. Tem o benefício de ser acessível na maioria das unidades de emergência. É um exame pouco invasivo e rápido, capaz de identificar sangramento a uma taxa de 0,3 mL/minuto, além de permitir definir sobre a realização de angiografia colonoscopia terapêutica.
- Angiografia: indicada aos pacientes instáveis hemodinamicamente ou que não têm condições de serem submetidos a colonoscopia. A angiografia requer perda ativa de sangue de 0,5 a 1,0 mL/minuto para adequada visualização da fonte de sangramento.
- Imagem com radionuclídeos: a cintilografia com radionuclídeo detecta sangramento que está ocorrendo a uma taxa de 0,1 a 0,5 mL/minuto, mas não indicamos a sua realização na emergência, mesmo quando disposta, pois apresenta precisão limitada[19-25].

Tratamento

Pacientes com HDB devem ser avaliados quanto a seu estado hemodinâmico. Os estáveis hemodinamicamente, se forem jovens sem comorbidades e com sangramento controlado, têm indicação de acompanhamento ambulatorial da HDB[25-28]. Já os pacientes com sangramento ativo e/ou com instabilidade hemodinâmica necessitam de estabilização no departamento de emergência e deverão receber ressuscitação volêmica e tratamento para choque hipovolêmico, quando necessário (Figura 1).

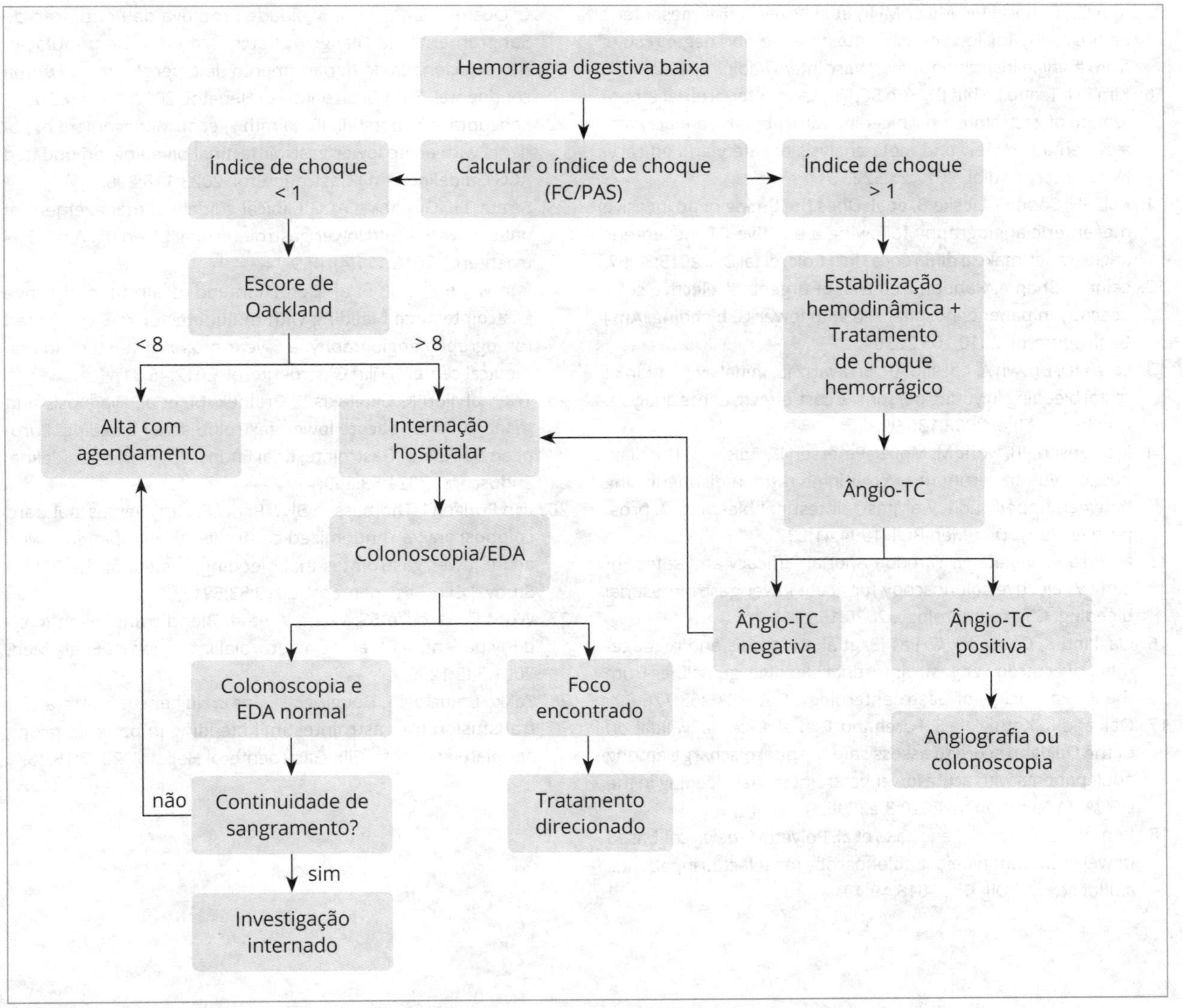

FIGURA 1 Fluxograma de gestão da hemorragia digestiva baixa no departamento de emergência.
Fonte: modificada de Oakland et al., 2019[16].

REFERÊNCIAS

1. Anthony T, Penta P, Todd RD, et al. Rebleeding and survival after acute lower gastrointestinal bleeding. Am J Surg. 2004;188:485.
2. Aoki T, Nagata N, Shimbo T, et al. Development and validation of a risk scoring system for severe acute lower gastrointestinal bleeding. Clin Gastroenterol Hepatol. 2016;14:1562.
3. ASGE Standards of Practice Committee, Acosta RD, Abraham NS, et al. The management of antithrombotic agents for patients undergoing GI endoscopy. Gastrointest Endosc. 2016;83:3.
4. Das A, Ben-Menachem T, Cooper GS, et al. Prediction of outcome in acute lower-gastrointestinal haemorrhage based on an artificial neural network: internal and external validation of a predictive model. Lancet. 2003;362:1261.
5. Farrell JJ, Friedman LS. Review article: the management of lower gastrointestinal bleeding. Aliment Pharmacol Ther. 2005;21:1281.
6. García-Blázquez V, Vicente-Bártulos A, Olavarria-Delgado A, et al. Accuracy of CT angiography in the diagnosis of acute

gastrointestinal bleeding: systematic review and meta-analysis. Eur Radiol. 2013;23:1181.
7. Hawks MK, Svarverud JE. Acute lower gastrointestinal bleeding: evaluation and management. Am Fam Physician. 2020;101(4):206-12.
8. Jacovides CL, Nadolski G, Allen SR, et al. Arteriography for lower gastrointestinal hemorrhage: role of preceding abdominal computed tomographic angiogram in diagnosis and localization. JAMA Surg. 2015;150:650.
9. Kim CY, Suhocki PV, Miller MJ Jr, et al. Provocative mesenteric angiography for lower gastrointestinal hemorrhage: results from a single-institution study. J Vasc Interv Radiol. 2010;21:477.
10. Kim PH, Tsauo J, Shin JH, Yun SC. Transcatheter arterial embolization of gastrointestinal bleeding with n-butyl cyanoacrylate: a systematic review and meta-analysis of safety and efficacy. J Vasc Interv Radiol. 2017;28:522.
11. Koh FH, Soong J, Lieske B, et al. Does the timing of an invasive mesenteric angiography following a positive CT mesenteric angiography make a difference? Int J Colorectal Dis. 2015;30:57.
12. Laine L, Shah A. Randomized trial of urgent vs. elective colonoscopy in patients hospitalized with lower GI bleeding. Am J Gastroenterol. 2010;105:2636.
13. Lewis JD, Brown A, Localio AR, Schwartz JS. Initial evaluation of rectal bleeding in young persons: a cost-effectiveness analysis. Ann Intern Med. 2002;136:99.
14. Mortensen PB, Nøhr M, Møller-Petersen JF, Balslev I. The diagnostic value of serum urea/creatinine ratio in distinguishing between upper and lower gastrointestinal bleeding. A prospective study. Dan Med Bull. 1994;41:237.
15. Niikura R, Nagata N, Yamada A, et al. Efficacy and safety of early vs elective colonoscopy for acute lower gastrointestinal bleeding. Gastroenterology. 2020;158:168.
16. Oakland K, Chadwick G, Eas JE, et al. Diagnosis and management of acute lower gastrointestinal bleeding: guidelines from the British Society of Gastroenterology. Gut. 2019;68:776-89.
17. Oakland K, Kothiwale S, Forehand T, et al. External validation of the Oakland score to assess safe hospital discharge among adult patients with acute lower gastrointestinal bleeding in the US. JAMA Netw Open. 2020;3:e209630.
18. Pontone S, Palma R, Panetta C, et al. Polyethylene glycol-based bowel preparation before colonoscopy for selected inpatients: a pilot study. J Dig Dis. 2018;19:40.
19. Repaka A, Atkinson MR, Faulx AL, et al. Immediate unprepared hydroflush colonoscopy for severe lower GI bleeding: a feasibility study. Gastrointest Endosc. 2012;76:367.
20. Sarode R, Milling TJ Jr, Refaai MA, et al. Efficacy and safety of a 4-factor prothrombin complex concentrate in patients on vitamin K antagonists presenting with major bleeding: a randomized, plasma-controlled, phase IIIb study. Circulation. 2013;128:1234.
21. Schiefer M, Aquarius M, Leffers P, Stassen P, van Deursen C, Oostenbrug L, et al. Validade preditiva da Pontuação de Sangramento de Glasgow Blatchford em uma população não selecionada do departamento de emergência na Europa continental. Eur J Gastroenterol Hepatol. 2012;24(4):382-7.
22. Sengupta N, Feuerstein JD, Jairath V, et al. Management of patients with acute lower gastrointestinal bleeding: an updated ACG Guideline. Am J Gastroenterol. 2023;118:208.
23. Strate, LL, Gralnek I. ACG Clinical guideline: management of patients with acute lower gastrointestinal bleeding. Am J Gastroenterol. 2016;111(4): 459-74.
24. Sun H, Jin Z, Li X, et al. Detection and localization of active gastrointestinal bleeding with multidetector row computed tomography angiography: a 5-year prospective study in one medical center. J Clin Gastroenterol. 2012;46:31.
25. Triantafyllou K, Gkolfakis P, Gralnek IM, et al. Diagnosis and management of acute lower gastrointestinal bleeding: European Society of Gastrointestinal Endoscopy (ESGE) Guideline. Endoscopy. 2021;53:850.
26. van Rongen I, Thomassen BJW, Perk LE. Early versus standard colonoscopy: a randomized controlled trial in patients with acute lower gastrointestinal bleeding: results of the BLEED Study. J Clin Gastroenterol. 2019;53:591.
27. Wu WC, Rathore SS, Wang Y, et al. Blood transfusion in elderly patients with acute myocardial infarction. N Engl J Med. 2001;345:1230.
28. Zakko L, Rustagi T, Douglas M, Laine L. No benefit from platelet transfusion for gastrointestinal bleeding in patients taking antiplatelet agents. Clin Gastroenterol Hepatol. 2017;15:46.

3

Pancreatite aguda

Rafael Arruda Alves
Daniel Ujakow Correa Schubert
Victor Paro da Cunha

> **PONTOS PRINCIPAIS**
>
> - O tabagismo associado ao álcool aumenta o risco de pancreatite aguda e crônica.
> - Náuseas e vômitos são os sintomas mais comumente associados, podendo inclusive se tornar persistentes.
> - A reposição volêmica é o principal pilar do tratamento nas primeiras 24 a 48 horas do diagnóstico da pancreatite aguda,

INTRODUÇÃO

A pancreatite aguda é um processo inflamatório do pâncreas e dos tecidos adjacentes, cuja característica clínica mais típica é uma dor aguda intensa no abdome anterior em sua porção superior, podendo ou não ser irradiada para região posterior. Para o diagnóstico da pancreatite aguda, é necessária a associação de evidência bioquímica ou radiológica à manifestação clínica. Embora a patogenia da pancreatite não seja totalmente compreendida, várias condições são associadas à sua causa, sendo os cálculos biliares e o uso de álcool responsáveis por dois terços destas. A doença pode desenvolver complicações sistêmicas, gerando insuficiência cardíaca, renal e até síndrome do desconforto respiratório agudo (SDRA). Mecanismo típico envolve a circulação de enzimas pancreáticas ativas e liberação de citocinas na corrente circulatória, mediando uma resposta inflamatória sistêmica (SIRS). Embora a maior parte dos casos se apresente de forma leve, a mortalidade desta patologia é significativa nos casos graves, chegando até 17%.

ETIOPATOGENIA

Em decorrência do aumento das taxas de obesidade, a pancreatite está aumentando em todo o mundo. A causa mais frequente é o cálculo biliar, que representa em média 55% dos casos de pancreatite aguda[1-3]. A obstrução transitória da ampola durante a passagem de um cálculo biliar ou a obstrução da ampola secundária a um cálculo ou o edema decorrente da passagem do cálculo são os fatores considerados como responsáveis pela pancreatite por cálculos biliares[2-5].

Há uma maior incidência de pancreatite por cálculos biliares no sexo feminino, devido à maior prevalência de coledocolitíase; contudo, o risco de desenvolver pancreatite aguda em pacientes com cálculos biliares é maior no sexo masculino. O álcool é a segunda causa mais frequente de pancreatite, representando 30% dos casos; esta causa é mais prevalente em homens que fazem uso abusivo de álcool[5,6].

O tabagismo associado ao álcool aumenta o risco de pancreatite aguda e crônica. Existe ainda uma importante relação entre a carga tabágica e o risco de pancreatite.

Como a maioria dos pacientes apresenta-se com doença de gravidade leve, com o tratamento adequado, entre 3 e 5 dias o paciente deve apresentar melhoras sem complicações ou falência de órgãos[4-8]. No entanto, até um terço dos doentes podem apresentar pancreatite aguda grave ou moderadamente grave com complicações locais, sistêmicas ou até falências de múltiplos órgãos, sendo estas com alta taxa de mortalidade.

A síndrome da resposta inflamatória sistêmica (SIRS) frequentemente é responsável pela mortalidade na pancreatite aguda, enquanto a sepse e suas complicações são responsáveis pela mortalidade nos casos em que os pacientes têm maior tempo de internação e complicações de suas comorbidades. Estudos sobre a mortalidade por pancreatite aguda apontam uma mortalidade geral de aproximadamente 5%, com variação de 3% nas taxas de mortalidade por pancreatite intersticial e 17% na mortalidade dos pacientes com pancreatite necrosante[8-10].

CAUSAS

- Colelitíase: além da colelitíase, a ascaridíase biliar, os divertículos periampulares e tumores pancreáticos e periampulares estão entre as condições que causam obstrução da ampola associadas à pancreatite.
- Etilismo: o uso crônico do álcool resulta no aumento da produção de enzimas por células acinares para a síntese de enzimas digestivas ativas, ocasionando a autodestruição da glândula.

TABELA 1 Medicações mais associadas com pancreatite aguda

Classe Ia	Classe Ib	Classe II	Classe III
Alfa-metildopa	Ácido transretinoico	Paracetamol	Alendronato
Azodisalicilato	Amiodarona	Clortiazida	Atorvostatina
Bezafibrato	Azatioprina	Clozapina	Carbamazepina
Cannabis	Clomifeno	DDI	Captopril
Carbimazol	Dexametasona	Eritromicina	Ceftriaxona
Codeína	Ifosfamida	Estrogênio	Clorotalidona
Citarabina	Lamivudina	L-asparaginase	Cimetidina
Arabinosídeo	Losartana	Pegasparaga	Claritromicina
Dapsona	Linesterol/ metoxietinilestradiol		Ciclosporina
Enalapril	6-Deputado		Ouro
Furosemida	Meglumina		Hidroclorotiazida
Isoniazida	Metimazol		Indometacina
Mesalamina	Nelfinavir		Interferon/ribavirina
Metronidazol	Noretindronato/mestranol		Irbesartana
Pentamidina	Omeprazol		Isotretinoína
Pravastatina	Prémarin		Cetorolaco
Procainamida	Sulfametazol		Lisinopril
Piritonol	Trimetoprim-sulfametazol		Metalozona
Sinvastatina	Propofol		Metformina
Estibogluconato			Minociclina
Sulfametoxazol			Mirtazapina
Sulindac			Naproxeno
Tetraciclina			Paclitaxel
Ácido valproico			Prednisona

Classe Ia: outras causas de pancreatite aguda foram descartadas e houve novo insulto com a reintrodução da medição.
Classe Ib: pelo menos 1 caso publicado demonstrando novo insulto com reintrodução da medição, porém o caso não excluiu outras causas comuns de pancreatite aguda.
Classe II: casos em que a temporalidade de administração da droga e a latência de início da pancreatite foram reportadas em 75% dos casos, e até 4 casos publicados foram reportados na literatura.
Classe III: dois relatos de caso dando dosagem e latência. Casos não fizeram teste de reintrodução da medicação.

- Hipertrigliceridemia: concentrações séricas de triglicérides acima de 1.000 mg/dL podem precipitar ataques de pancreatite aguda; entre as causas adquiridas de hipertrigliceridemia incluem-se principalmente: obesidade, diabetes mellitus e hipotireoidismo.
- Colangiopancreatografia retrógrada endoscópica (CPRE): estima-se que cerca de 3 a 5% dos pacientes submetidos à CPRE apresentarão pancreatite aguda[6,7]. Geralmente associada ao procedimento de papilotomia.
- Medicamentos: a pancreatite medicamentosa pode ocorrer dentro de algumas semanas após o início do uso de medicações. No cenário da pancreatite induzida por drogas estão inclusos os efeitos tóxicos diretos, acúmulo de um metabólito tóxico e reações imunológicas.
- Causas autoimunes: as causas autoimunes costumam se apresentar na infância ou como pancreatite recorrente sem uma causa conhecida, podendo progredir para pancreatite crônica.
- Trauma: em decorrência da posição retroperitoneal do pâncreas, as lesões traumáticas são incomuns; no entanto, podem variar de lesão leve, sendo ocasionada por traumas contundentes, a lesão grave em acometimentos penetrantes.
- Infecções: os principais responsáveis por esta causa são vírus e bactérias, cujos potenciais agentes etiológicos são caxumba, coxsackievírus, hepatite B, citomegalovírus, varicela-zoster, herpes simplex e o vírus da imunodeficiência humana (HIV), enquanto os principais agentes etiológicos bacterianos são *mycoplasma*, *legionella*, leptospira e *Salmonella*.
- Hipercalcemia: qualquer causa de hipercalcemia pode levar a pancreatite aguda; dentre os mecanismos estão a deposição de cálcio no ducto pancreático e a ativação pelo cálcio do tripsinogênio dentro do parênquima pancreático.

AVALIAÇÃO INICIAL E ACHADOS CLÍNICOS

Na avaliação inicial da pancreatite aguda, a anamnese tem um papel importante; ao longo da avaliação, devem ser levantados a presença de sintomas prévios de doenças biliares e/ou diagnóstico prévio de coledocolitíase, diagnóstico de diabetes recente, doenças autoimunes, história familiar de pancreatite, trauma abdominal, história de perda de peso, uso importante de álcool nos últimos anos, se existe uso de medicamentos recentes, cirurgia abdominal e/ou exame endoscópico prévio[7-9].

A manifestação clínica mais característica da doença é a dor abdominal, costuma ser descrita em região epigástrica, hipocôndrio direito ou mais comumente em todo o andar superior do abdome. Também é referida como dor em barra, classicamente associada à irradiação para o dorso.

Náuseas e vômitos são os sintomas mais comumente associados, podendo inclusive se tornar persistentes. Por fim, sinais como febre, taquipneia, hipoxemia e hipotensão devem aumentar a suspeição para a forma mais grave da doença.

No exame físico os achados podem variar, dependendo da gravidade da pancreatite aguda; em casos leves, pode ser avaliada a presença de dor epigástrica na palpação profunda. A pancreatite grave pode apresentar-se com um aumento na sensibilidade da dor epigástrica ou como dor abdominal difusa.

Dentre as patologias abdominais, os doentes com pancreatite aguda grave são os que mais comumente apresentam manifestações pulmonares associadas; podem variar desde dispneia, derrames pleurais ou até síndrome do desconforto respiratório agudo (SDRA). Aproximadamente 5 a 10% dos doentes com pancreatite aguda grave podem ter doença sem apresentação de dor e com hipotensão inexplicada[10,11,12].

O sinal de Cullen e de Grey Turner são achados que, embora inespecíficos e tardios, sugerem a presença de hemorragia retroperitoneal no contexto de necrose pancreática. O sinal de Cullen é uma lesão equimótica na região periumbilical e o sinal de Grey Turner é uma lesão em placa equimótica presente na região do flanco.

São encontrados ainda achados sugestivos da etiologia, como os xantomas na pancreatite hiperlipidêmica; em casos mais raros, os doentes podem apresentar paniculite ou poliartrite associada.

O uso do POCUS é útil nos casos de pancreatite aguda, nos quais é recomendado avaliar com ultrassonografia do abdome a presença de colelitíase e coledocolitíase, além da presença de sinais de obstrução do trato biliar, aumentando, portanto, a suspeita do diagnóstico[12-14].

DIAGNÓSTICO

Para o adequado diagnóstico de pancreatite aguda é necessária a presença de dois dos três critérios a seguir:

- Início agudo de dor epigástrica persistente, grave, com sensibilidade à palpação no exame físico, frequentemente com irradiação para o dorso.
- Elevação da amilase ou da lipase três vezes ou mais do que o limite superior do normal.

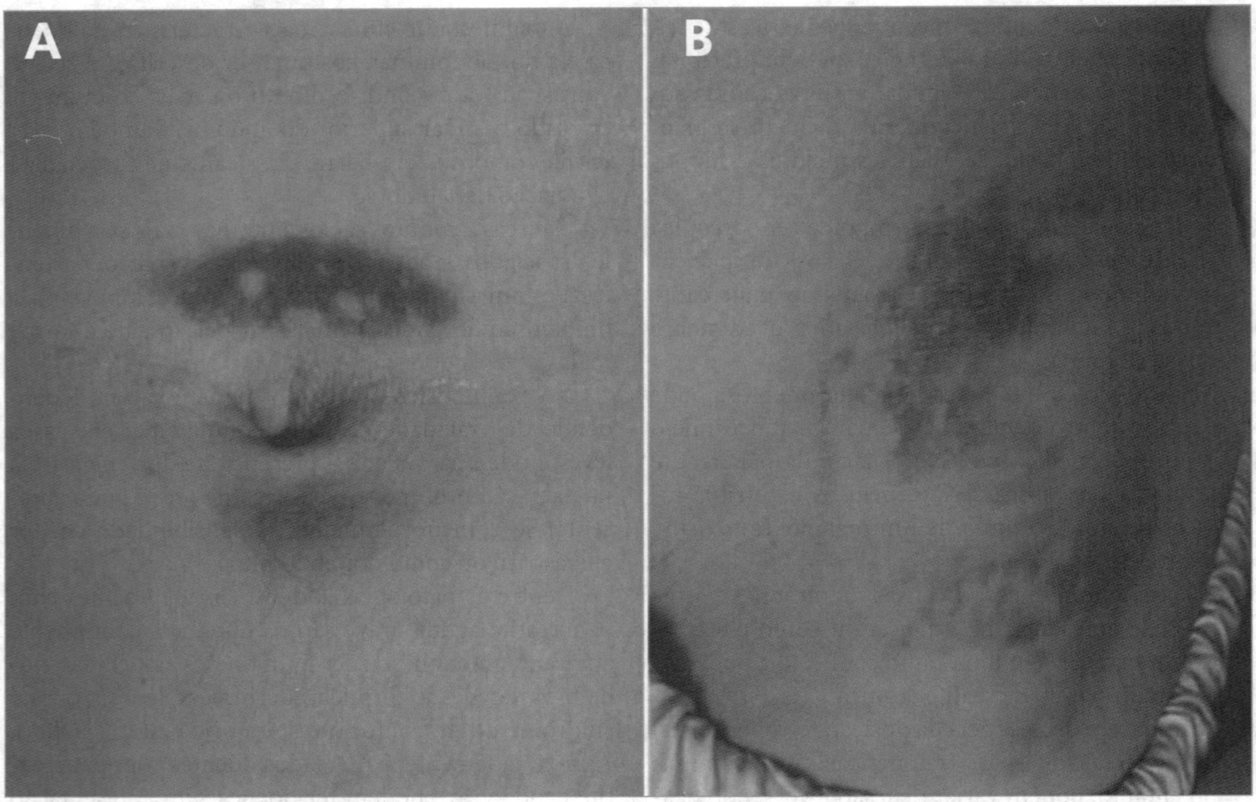

FIGURA 1 (A) Equimose periumbilical (sinal de Cullen) e (B) placas conectoras de equimose no flanco esquerdo (sinal de Grey Turner).

- Achados de imagem característicos de pancreatite aguda na tomografia computorizada (TC).

Nos pacientes com dor abdominal caraterística e com lipase ou amilase séricas elevadas três vezes ou mais que o limite superior do normal, não se faz necessária tomografia para estabelecer o diagnóstico de pancreatite aguda. Em um contexto diagnóstico, a TC é indicada para os casos em que os doentes apresentam dor abdominal não caraterística ou os níveis séricos de amilase ou lipase são inferiores a três vezes o limite superior do normal, o que pode acontecer especialmente em momentos iniciais da pancreatite[15-17].

DIAGNÓSTICO DIFERENCIAL

As patologias que podem se apresentar com dor epigástrica, como úlcera péptica, coledocolitíase, colangite, colecistite, isquemia mesentérica, obstrução intestinal, hepatite e perfuração de vísceras, devem ser avaliadas como diagnóstico diferencial da pancreatite aguda.

A distinção destas causas deve ocorrer com base nas características clínicas e nos estudos laboratoriais; no entanto, em alguns casos, se o diagnóstico de pancreatite aguda ainda suscitar dúvidas, é recomendado o estudo de imagem por tomografia computadorizada de abdome com contraste para uma avaliação mais acurada.

CLASSIFICAÇÃO

A pancreatite aguda pode ser classificada pelo tipo ou pela gravidade; enquanto a classificação por gravidade avalia critérios e complicações locais ou sistêmicas, a classificação por tipo avalia achados na imagem tomográfica.

Classificação modificada de Atlanta (2012):

- Leve: inflamação com baixa morbimortalidade; pacientes não apresentam complicações locais ou sistêmicas e/ou falência de órgãos.
- Moderadamente grave: O paciente apresenta disfunção orgânica transitória com resolução em até 48 horas, podendo apresentar complicações locais ou sistêmicas.
- Grave: A maioria dos pacientes tem uma ou mais complicações locais, há disfunção persistente de um ou múltiplos órgãos (> 48 horas). A taxa de mortalidade pode chegar a mais de 30%.

Definições de pancreatite aguda por tipo:

Pancreatite intersticial edematosa:

- Coleção aguda de fluído peripancreático, uma imagem do pâncreas edemaciado com coleção homogênea de fluido adjacente.
- Pseudocisto pancreático, uma imagem do pâncreas com coleção homogênea de fluido com parede bem definida.
- Pancreatite necrosante:
- Coleção necrótica aguda: coleção heterogênea de fluido e necrose intra e/ou extrapancreática.
- Necrose delimitada: coleção heterogênea de fluido e necrose com parede bem definida intra e/ou extrapancreática.

MANEJO INICIAL

No manejo inicial da pancreatite aguda, faz-se importante avaliar o estado hídrico do paciente e os fatores para diagnóstico da síndrome da resposta inflamatória sistêmica (SIRS).

Para estabelecer o diagnóstico e orientar o tratamento, bem como avaliar a gravidade da pancreatite aguda e sua mais provável etiologia, devem ser solicitados exames laboratoriais bioquímicos (amilase, lipase, alanina aminotransferase [ALT], aspartato aminotransferase [AST], bilirrubinas, cálcio sérico, triglicérides séricos, ureia, sódio, potássio e lactato) e hemograma.

Para auxiliar na avaliação prognóstica de gravidade da pancreatite aguda existem escores como APACHE II (*Physiology and Chronic Health Assessment*), BISAP (*Bedside Index of Severity in Acute Pancreatitis*), HAPS (*Harmless Acute Pancreatitis Score*), RANSON (Tabela 2) e SIRS (Síndrome da Resposta Inflamatória Aguda), cujos parâmetros classificam fatores de risco clínicos, laboratoriais, marcadores séricos e radiológicos, com indicação de uso entre 24 e 48 horas do início da doença[18-23]. O uso clínico desses escores envolve o conhecimento de suas características de validação, além de

TABELA 2 *Harmless Acute Pancreatitis Score* (HAPS)

Presença de peritonite	1
Creatinina > 2 mg/dL	1
Hematócrito > 43% (homens) e > 39,6% (mulheres)	1

Uma pontuação de 0 sugere ausência de necrose pancreática, necessidade de diálise, ventilação artificial ou resultado fatal. Pontuações > 0 não descartam uma pancreatite aguda grave. Considere outros testes e possível internação na UTI.

TABELA 3 *Bedside Index of Severity in Acute Pancreatitis* (BISAP)

BUN > 25 mg/dL (8,9 mmol/L) (1 ponto)
Estado mental anormal com pontuação de coma de Glasgow < 15 (1 ponto)
Evidência de SIRS (síndrome da resposta inflamatória sistêmica) (1 ponto)
Idade do paciente > 60 anos (1 ponto)
Estudo de imagem revela derrame pleural (1 ponto)

BUN: *blood urea nitrogen*. Interpretação do escore: 0 a 2 pontos: Mortalidade mais baixa (< 2%); 3 a 5 pontos: Maior mortalidade (> 15%).

TABELA 4 Comparação entre critérios HAPS e BISAP

Pancreatite aguda grave	HAPS	BISAP
Sensibilidade (IC 95%)	90,91% (58,72% a 99,77%)	63,64% (30,79% a 89,07%)
Especificidade (IC 95%)	59,18% (44,21% a 73,00%)	100% (92,75% a 100,00%)
AUC (IC 95%)	0,75 (0,62 a 0,85)	0,82 (0,70 a 0,91)
Valor preditivo positivo (IC 95%)	33,33% (17,29% a 52,81%)	100% (59,04% a 100,00%)
Valor preditivo negativo (IC 95%)	96,67% (82,78% a 99,92%)	92,45% (81,79% a 97,91%)
Precisão de diagnóstico	65,00%	93,33%
Kappa	0,3	0,741
Valor P de Kappa	0,003	< .0001>

AUC: área sob a curva; BISAP: *Bedside Index of Severity in Acute Pancreatitis*; HAPS: *Harmless Acute Pancreatitis Score*; IC: intervalo de confiança;.

TABELA 5 Critérios de Ranson

Na admissão	Em 48 horas
Idade > 55 anos	Queda do hematócrito > 10%
Leucometria > 16.000/mL	Aumento do BUN > 5 mg/dL
Glicose > 200 mg/dL	Cálcio sérico < 8 mg/dL
AST> 250 UI/dL	PaO_2 < 60mmg
DHL > 350 UI/L	Déficit de base > 4 mEq/L
	Sequestro de volume > 6L
Na admissão - Se causa biliar	**Em 48horas - Se causa biliar**
Idade > 70 anos	Queda do hematócrito > 10%
Leucometria > 18.000/mL	Aumento do BUN > 2 mg/dL
Glicose > 220 mg/dL	Cálcio sérico < 8 mg/dL
AST> 250 UI/dL	Déficit de base > 5 mEq/L
DHL > 400 UI/L	Sequestro de volume 4 L

1 Ponto por critério: 0 a 2 pontos 1% de mortalidade, 3 a 4 pontos 15% de mortalidade, 5 a 6 pontos 40% de mortalidade, ≥ 7pontos 100% de mortalidade. AST: aspartato aminotransferase; BUN: nitrogênio ureico sanguíneo; DHL: desidrogenase lática.

sensibilidade, especificidade e acurácia diagnóstica; detalhes podem ser encontrados na Tabela 2.

É também descrito em literatura um escore radiológico para estratificação de risco baseada no aspecto tomográfico após 48 horas do início dos sintomas, escore de Balthazar, varia de 0-10 conforme os achados[23-28]; formas graves apresentam escores maiores que 6 e mortalidade próxima a 17% com um AUC de 0,6[28-34].

INDICAÇÕES DE CUIDADOS INTENSIVOS

As principais diretrizes sobre pancreatite aguda orientam internar em leitos de terapia intensiva os pacientes com pancreatite aguda grave, assim como os pacientes com pancreatite aguda que apresentem um ou mais das seguintes alterações, tidas como fatores de risco para complicações:

- Pulso < 40 ou > 150 batimentos/minuto.
- Pressão arterial sistólica < 80 mmHg ou pressão arterial média < 60 mmHg ou pressão arterial diastólica > 120 mmHg.
- Frequência respiratória >35 ciclos/minuto.
- Sódio sérico < 110 mmol/L ou > 170 mmol/L.
- Potássio sérico < 2,0 mmol/L ou > 7,0 mmol/L.
- PaO_2 < 50 mmHg.
- pH < 7,1 ou > 7,7.
- Glicose sérica > 800 mg/dL.
- Cálcio sérico > 15 mg/dL.
- Anúria.
- Coma.

Fazem-se necessários os cuidados intensivos, principalmente aos doentes com pancreatite aguda grave, garantindo assim uma melhor monitorização e o suporte das funções circulatória, renal, pulmonar e hepatobiliar, minimizando sequelas sistêmicas.

A transferência para uma unidade de cuidados intensivos deve ainda ser aventada aos seguintes pacientes[34-36]:

- SIRS persistente > 48 horas.
- Hematócrito elevado > 44%.
- Ureia > 40 mg/dL ou creatinina > 1,8 mg/dL.
- Idade > 60 anos.
- Doença cardíaca ou pulmonar subjacente ou obesidade.

TRATAMENTO

Reposição volêmica

Historicamente, o tratamento inicial da pancreatite aguda no departamento de emergência é concentrado em ressuscitação volêmica agressiva, analgesia e investigação de causas reversíveis, como cálculos biliares. No entanto, evidências recentes têm questionado a prática rotineira de hidratação agressiva, sugerindo que pode ser desnecessária e potencialmente prejudicial, podendo levar à progressão da pancreatite e à sobrecarga de líquidos, com ou sem falência respiratória. Embora a recomendação inicial para a ressuscitação agressiva com fluidos não tenha sido baseada em evidências substanciais, os médicos têm sido lentos em mudar essa abordagem. É necessário um estudo de alta qualidade que demonstre os potenciais danos para mudar esse paradigma.

O estudo WATERFALL, publicado no *New England Journal of Medicine*, investigou se o uso de ressuscitação moderada com fluidos em pacientes com pancreatite aguda diminuiria a taxa de progressão para pancreatite moderada/grave em comparação com a ressuscitação agressiva. O estudo foi um ensaio clínico multicêntrico, multinacional, randomizado e controlado, que incluiu 249 pacientes adultos com pancreatite aguda, excluindo aqueles com doença moderada/grave na apresentação ou com comorbidades significativas. Os resultados mostraram que a ressuscitação agressiva com fluidos resultou em uma maior incidência de sobrecarga de líquidos, sem diferença significativa no desfecho primário de progressão para pancreatite moderada/grave. Em decorrência da alta incidência de sobrecarga de líquidos e da falta de benefícios clínicos claros, o estudo foi interrompido precocemente, reforçando a necessidade de uma mudança para uma estratégia de fluidos mais restritiva no manejo da pancreatite aguda[40].

A reposição volêmica é o principal pilar do tratamento nas primeiras 24 a 48 horas do diagnóstico da pancreatite aguda, com redução comprovada de morbimortalidade[36-40]. Neste período podem ocorrer perdas significativas para o terceiro espaço, devido às coleções inflamatórias; o aumento da permeabilidade vascular resulta em translocação de líquido do meio intravascular para o extravascular e hipovolemia; além disso, quadros de náuseas e vômitos podem resultar em incapacidade de ingerir quantidades adequadas de líquidos, podendo haver o aumento de hematócrito, ureia e creatinina no sangue, gerando lesão renal aguda. O aumento de hematócrito está associado ao desenvolvimento do quadro de necrose pancreática e/ou peripancreática.

Recomenda-se a expansão volêmica moderada (*bolus* de 10 mL/kg em pacientes com hipovolemia acompanhado de 1,5 mL/kg/hora). A terapêutica deve ser guiada por metas para controle de fluidos, reavaliando as necessidades nas primeiras seis horas de admissão

TABELA 6 Parâmetros para avaliação e monitoramento da reposição volêmica

PAM	65 a 85 mmHg
FC	< 120/min
Débito urinário	> 0,5 a 1 mL/kg/h
Hematócrito	35-44%

FC: frequência cardíaca; PAM: pressão arterial média.

em intervalos frequentes, ajustando a taxa de reposição volêmica com base na avaliação clínica e laboratorial.

Com a reposição volêmica adequada, será avaliada melhora dos sinais vitais, presença de débito urinário, redução do hematócrito, assim como da ureia, se estiverem elevados. O estudo WATERFALL, publicado no *New England Journal* of Medicine, foi um ensaio clínico multicêntrico que avaliou a eficácia e a segurança de uma estratégia de ressucitação volêmica restria em comparação com uma abordagem liberal de administração de fluidos em pacientes com pancreatite aguda. Um total de 249 pacientes foram randomizados para receber volumes restritos de fluidos (15 mL/kg/h) ou volumes mais elevados (3,0 mL/kg/h). Os desfechos primários incluíram a progressão para pancreatite necrosante e outras complicações graves como insuficiência respiratória, necessidade de diálise e sepse.

Os resultados mostraram que os pacientes no grupo de volumes restritos apresentaram uma menor taxa de progressão para pancreatite necrosante (12% vs. 20%) e uma menor incidência de complicações graves, incluindo insuficiência respiratória (6% vs. 14%). Além disso, o grupo de fluidos restritos teve uma menor necessidade de intervenções adicionais, como diálise, e menor permanência na UTI. Não houve diferença significativa na mortalidade entre os dois grupos (2% vs. 3%). Esses achados sugerem que uma estratégia de fluidos restrita é uma abordagem mais segura e eficaz no manejo inicial da pancreatite aguda, reduzindo o risco de complicações sem aumentar a mortalidade.

A avaliação do nível sérico da ureia deve ser mantida durante as primeiras 24 horas, pois além de importante parâmetro para acompanhamento da condição hídrica em relação à reposição de volume, nos casos de pancreatite aguda a elevação sérica da ureia prediz mortalidade. Recomenda-se o aumento da ressuscitação volêmica aos pacientes cujos níveis de ureia permaneçam os mesmos ou aumentem.

A diminuição persistente do volume urinário pode representar a evolução para necrose tubular aguda, condição em que a reposição hídrica agressiva poderá ser associada a edema pulmonar.

O Ringer lactato é a solução cristaloide de escolha na pancreatite aguda com efeitos anti-inflamatórios, diminuindo a incidência de SIRS e com tendências de diminuição de mortalidade. Os últimos trabalhos que avaliaram a reposição volêmica agressiva *versus* moderada utilizaram RL.

Controle da dor

A dor é uma condição que pode colaborar para instabilidade hemodinâmica; neste cenário, os pacientes com pancreatite aguda apresentam um importante quadro álgico abdominal agudo e devem ser tratados com analgesia potencializada.

Está indicado para o controle da dor o uso de analgésicos simples e/ou anti-inflamatórios; quando necessário, analgésicos opioides podem ser utilizados.

O alvo terapêutico costuma ser levar a descrição de dor como moderada ou importante(> 7/10) para descrição como dor leve (< 3/10).

Antibióticos

Não está indicado o uso de antibióticos no tratamento de pancreatite aguda, independentemente do tipo e/ou gravidade da doença. Estudos sobre o uso de antibioticoprofilaxia na pancreatite aguda não evidenciam melhora nos desfechos dos casos. Em casos tardios, com evolução desfavorável, acúmulo de coleções peripancreáticas e necrose pancreática extensa, pode ocorrer infecção local. Nesse contexto, protocolos específicos são bem descritos para o manejo dessas complicações, fugindo um pouco do contexto da medicina de emergência.

Nutrição

De acordo com a Sociedade Americana de Gastroenterologia, a dieta oral deve ser reiniciada em até 24 horas; conforme tolerância, é bem descrito que nutrição trófica reduz o risco de insuficiência do TGI, além de reduzir o risco de translocação bacteriana e sepse. Em pacientes que não possam ingerir por via oral, é recomendada a dieta enteral, guiada por sonda nasoentérica. A clássica indicação de passagem de sonda nasoentérica pós-pilórica guiada por EDA não se mostrou benéfica na maioria dos estudos modernos e não é mais recomendada.

Monitoramento

Aconselha-se monitorar sinais vitais, débito urinário, eletrólitos, níveis de glicose, magnésio e cálcio até 72h do início do quadro.

A monitorização dos pacientes com pancreatite aguda é essencial, principalmente entre as primeiras 48 horas da chegada do paciente no departamento de emergência; no entanto, quando houver indícios de falência de órgãos a monitorização deverá ser contínua.

Outras medidas

Além dos três pilares principais de manejo e monitorização, após melhora clínica do quadro de pancreatite aguda, é esperado que a etiologia indutora do quadro seja tratada ainda durante a internação hospitalar, especialmente pelo elevado risco de recidiva do processo, caso isso não ocorra. A avaliação cirúrgica para possível colecistectomia é mais comumente indicada, além de orientações para a sessão do uso de álcool.

ACOMPANHAMENTO

A principal apresentação da pancreatite é a doença em sua apresentação leve. Com o tratamento adequado sua recuperação é rápida; contudo, o curso da doença é inesperado, o que torna necessária a internação hospitalar. Durante a permanência no departamento de emergência, os pacientes estáveis hemodinamicamente, com boa diurese e sem alteração de hematócrito, têm indicação de internação em leito de enfermaria.

Os pacientes com pancreatite aguda com instabilidade clínica e os pacientes que apresentarem pancreatite aguda grave ou moderadamente grave com complicações, por apresentarem alta taxa de mortalidade, devem ser internados em leito de terapia intensiva.

Aos pacientes com deterioração clínica ou sepse, é indicada uma TC com contraste após 72 horas do início do quadro de pancreatite aguda, para avaliar complicações locais e necrose pancreática.

Os pacientes com complicações locais e/ou necrose pancreática devem receber avaliação e acompanhamento da equipe de cirurgia de forma ágil e contínua.

REFERÊNCIAS

1. Al-Omran M, et al. Enteral versus parenteral nutrition for acute pancreatitis. Cochrane Database Syst ver. 2010;CD002837.
2. Arvanitakis M, et al. Computed tomography and magnetic resonance imaging in the assessment of acute pancreatitis. Gastroenterology. 2004;126:715.
3. Aune D, et al. Tobacco smoking and the risk of pancreatitis: a systematic review and meta-analysis of prospective studies. Pancreatology. 2019;19:1009.
4. Banks PA, et al. Classification of acute pancreatitis – 2012: revision of the Atlanta classification and definitions by international consensus. Gut. 2013;62:102.
5. Choosakul S, et al. Comparison of normal saline versus lactated ringer's solution for fluid resuscitation in patients with mild acute pancreatitis, A randomized controlled trial. Pancreatology. 2018;18:507.
6. Chung KM, Chuang SS. Cullen and Grey Turner signs in idiopathic perirenal hemorrhage. CMAJ. 2011;183(16):E1221.
7. Cotton PB, et al. Effect of endoscopic sphincterotomy for suspected sphincter of Oddi dysfunction on pain-related disability following cholecystectomy: the EPISOD randomized clinical trial. JAMA. 2014;311:2101.
8. Crockett SD, et al. American Gastroenterological Association Institute guideline on initial management of acute pancreatitis. Gastroenterology. 2018;154:1096.

9. De Madaria E, et al. Aggressive or moderate fluid resuscitation in acute pancreatitis. N Engl J Med. 2022;387:989.
10. Di Muzio B. Choledocholithiasis. Case study, Radiopaedia.org. https://doi.org/10.53347/rID-24430. (Accessed on 1 Jul 2023)
11. Di Muzio B, Acute pancreatitis with infected necrosis. Case study, Radiopaedia.org. https://doi.org/10.53347/rID-26454 (Accessed on 01 Jul 2023).
12. Forsmark CE, Vege SS, Wilcox CM. Acute pancreatitis. N Engl J Med. 2016;375(20):1972-81.
13. Jalaly NY, et al. An evaluation of factors associated with pathogenic PRSS1, SPINK1, CTFR, and/or CTRC genetic variants in patients with idiopathic pancreatitis. Am J Gastroenterol. 2017;112:1320.
14. Kahaleh M, Freeman M. Prevention and management of post--endoscopic retrograde cholangiopancreatography complications. Clin Endosc. 2012;45:305.
15. Kun-Ming Chung MD, Shih-Sung Chuang MD. Cullen and Grey Turner signs in idiopathic perirenal hemorrhage, CMAJ. 2011;183(16).
16. Kumar S, et al. Risk factors associated with pediatric acute recurrent and chronic pancreatitis: lessons from INSPPIRE. JAMA Pediatr. 2016;170:562.
17. Kutsogiannis J, et al. Early use of supplemental parenteral nutrition in critically ill patients: results of an international multicenter observational study. Crit Care Med. 2011;39:2691.
18. Lugea A, et al. The combination of alcohol and cigarette smoke induces endoplasmic reticulum stress and cell death in pancreatic acinar cells. Gastroenterology. 2017;153:1674.
19. Moraes JM, et al. A full solid diet as the initial meal in mild acute pancreatitis is safe and result in a shorter length of hospitalization: results from a prospective, randomized, controlled, double-blind clinical trial. J Clin Gastroenterol. 2010;44:517.
20. Nawaz H, et al. Elevated serum triglycerides are independently associated with persistent organ failure in acute pancreatitis. Am J Gastroenterol. 2015;110:1497.
21. Niknejad M, Acute peripancreatic fluid collections. Case study, Radiopaedia.org. https://doi.org/10.53347/rID-161799. (Accessed on 01 Jul 2023)
22. Peery AF, et al. Burden and cost of gastrointestinal, liver, and pancreatic diseases in the United States: update 2018. Gastroenterology. 2019;156:254.
23. Sadr-Azodi O, et al. Association of oral glucocorticoid use with an increased risk of acute pancreatitis: a population-based nested case-control study. JAMA Intern Med. 2013;173:444.
24. Sankaran SJ, et al. Frequency of progression from acute to chronic pancreatitis and risk factors: a meta-analysis. Gastroenterology. 2015;149:1490.
25. Singh S, et al. Glucagonlike peptide 1-based therapies and risk of hospitalization for acute pancreatitis in type 2 diabetes mellitus: a population-based matched case-control study. JAMA Intern Med. 2013;173:534.
26. Singh VK, et al. An assessment of the severity of interstitial pancreatitis. Clin Gastroenterol Hepatol. 2011;9:1098.
27. Tenner S, et al. American College of Gastroenterology guideline: management of acute pancreatitis. Am J Gastroenterol. 2013;108:1400.
28. Umans DS, et al. Recurrence of idiopathic acute pancreatitis after cholecystectomy: systematic review and meta-analysis. Br J Surg. 2020;107:191.
29. Vege SS, et al. Initial medical treatment of acute pancreatitis: american gastroenterological association institute technical review. Gastroenterology. 2018;154:1103.
30. Vege SS, et al. Pancreatitis. In: GI Epidemiology, 1st ed, Talley NJ, Locke GR, Saito YA (Eds). Malden: Blackwell; 2007.
31. Wan J, et al. Stratified analysis and clinical significance of elevated serum triglyceride levels in early acute pancreatitis: a retrospective study. Lipids Health Dis. 2017;16:124.
32. Wilms H, et al. A systematic review of goal directed fluid therapy: rating of evidence for goals and monitoring methods. J Crit Care. 2014;29:204.
33. Wolfe D, et al. Drug induced pancreatitis: A systematic review of case reports to determine potential drug associations. PLoS One. 2020;15:e0231883.
34. Wu BU, Banks PA. Clinical management of patients with acute pancreatitis. Gastroenterology. 2013;144:1272.
35. Yadav D, O'Connell M, Papachristou GI. Natural history following the first attack of acute pancreatitis. Am J Gastroenterol. 2012;107:1096.
36. Crockett SD, Wani S, Gardner TB, Falck-Ytter Y, Barkun AN; American Gastroenterological Association Institute Clinical Guidelines Committee. American Gastroenterological Association Institute Guideline on Initial Management of Acute Pancreatitis. Gastroenterology. 2018;154(4):1096-101.
37. Iqbal U, Anwar H, Scribani M. Ringer's lactate versus normal saline in acute pancreatitis: A systematic review and meta-analysis. J Dig Dis. 2018;19(6):335-41.
38. de-Madaria E, Herrera-Marante I, González-Camacho V, Bonjoch L, Quesada-Vázquez N, Almenta-Saavedra I, Miralles-Maciá C, et al. Fluid resuscitation with lactated Ringer's solution vs normal saline in acute pancreatitis: A triple-blind, randomized, controlled trial. United European Gastroenterol J. 2018;6(1):63-72.
39. Tenner S, Baillie J, DeWitt J, et al. American College of Gastroenterology guideline: management of acute pancreatitis. Am J Gastroenterol. 2013;108:1400-16.
40. de-Madaria E, et al. Aggressive or moderate fluid resuscitation in acute pancreatitis (WATERFALL). NEJM. 2022;387:989-1000.

4

Cirrose descompensada

Christian Kazuo Akuta
Alexandre Botelho de Paula
Bruno Augusto Goulart Campos
Rodrigo Antonio Brandão Neto

PONTOS PRINCIPAIS

- A doença hepática crônica acomete 1,5 bilhão de pessoas mundialmente, e o estágio de cirrose apresenta uma incidência de 20,7/100.000. É considerada uma doença importante por sua alta morbidade, pelo aumento do risco cirúrgico e por ser causa prematura de óbitos. A cirrose no Brasil é associada a 7,89 mortes/100.000 habitantes.
- A cirrose hepática é o estágio final do processo de fibrose do órgão. Ocorre após um longo período de agressão orgânica persistente, causando distorção da arquitetura e formação de nodulações regenerativas. A maioria dos casos é secundária à hepatite viral, à doença hepática gordurosa não alcoólica e à hepatopatia alcoólica.
- Pacientes cirróticos apresentam vários tipos de descompensação aguda, incluindo aumento da ascite, peritonite bacteriana, encefalopatia hepática, ascite, hemorragia digestiva e síndrome hepatorrenal.

INTRODUÇÃO

A cirrose hepática deve ser suspeitada naqueles pacientes com ascite, plaquetopenia (< 160.000/mm^3), aranhas vasculares e um escore de Bonacini > 7 (Tabela 1).

TABELA 1 Escore de Bonacini

Escore diagnóstico para cirrose hepática	
Plaquetas	**Pontuação**
> 340.000	0
280.000-339.000	1
220.000-279.000	2
160.000-219.000	3
100.000-159.000	4
40.000-99.000	5
< 40.000	6
Razão ALT/AST	
> 1,7	0
1,2-1,7	1
0,6-1,19	2
< 0,6	3
RNI	
< 1,1	0
1,1-1,4	1
> 1,4	2

Um valor maior que 7 tem razão de verossimilhança de 9,4 para o diagnóstico de cirrose hepática.

A ocorrência de ascite, hemorragia digestiva, encefalopatia hepática, síndrome hepatorrenal, síndrome hepatopulmonar e peritonite bacteriana espontânea indicam descompensação da cirrose (Tabela 2). Enquanto as intercorrências são tratadas, deve-se ter em mente que esses pacientes precisarão ser avaliados quanto à indicação de transplante hepático. Isso é necessário porque apresentam importante redução da sobrevida, partindo de uma expectativa de vida de 12 anos para apenas dois anos[1-4]. Escores prognósticos, como o

TABELA 2 Marcadores de cirrose descompensada

Hemorragia digestiva alta por varizes esofágicas
Ascite
Peritonite bacteriana espontânea
Encefalopatia hepática
Carcinoma hepatocelular
Síndrome hepatorrenal
Síndrome hepatopulmonar

Child-Turcotte-Pugh, podem ajudar na estimativa de gravidade e mortalidade (Tabela 3).

APRESENTAÇÃO

História clínica

O paciente com cirrose pode apresentar-se com sintomas inespecíficos ou com sinais e sintomas da descompensação da função hepática. Como sintomas inespecíficos, frequentemente encontramos perda de peso, anorexia, cãibras, fadiga, impotência, infertilidade e astenia. Como sintomas indicativos de descompensação hepática, pode-se observar distensão abdominal, hemorragia digestiva, icterícia, coluria, redução do volume urinário, prurido, edema periférico e alterações de nível de consciência ou comportamento.

Exame físico

Embora o paciente com cirrose hepática possa demonstrar diversos sinais ao exame físico, existem aqueles que aumentam ou reduzem, de forma significativa, estatisticamente, a probabilidade do seu diagnóstico.

Sinais que aumentam a probabilidade: aranhas vasculares, eritema palmar, ginecomastia, redução dos pelos corporais e púbicos, icterícia, dilatação das veias da parede abdominal, hepatomegalia, fígado palpável no epigástrio, fígado com bordas endurecidas, esplenomegalia, ascite, edema periférico e encefalopatia. A presença de cada um desses sinais aumenta em quase 20% a probabilidade do diagnóstico[5]. Dentre os mais importantes, o achado de um fígado com bordas endurecidas e palpável em região do epigástrio tem sensibilidade aproximada de 80%, enquanto a presença de ginecomastia, redução dos pelos corporais e encefalopatia tem especificidade entre 90 e 100%[2-6]. Sinais que reduzem a probabilidade: ausência de fígado palpável no epigástrio e fígado com bordas macias.

POCUS

A ultrassonografia pode ser útil para identificar sinais sugestivos da cirrose (nodularidade da superfície hepática, hipertrofia do lobo esquerdo/caudado, esplenomegalia, ascite e aumento do diâmetro da veia porta ≥ 13 mm)[7]. Pode ser utilizada para guiar a punção do líquido ascítico e no diagnóstico diferencial dos estados de choque. Em pacientes com disfunção renal, a presença de rins com redução da espessura cortical indica doença renal crônica.

DIAGNÓSTICOS DIFERENCIAIS

A presença de cirrose deve ser suspeitada naqueles pacientes com ascite, plaquetopenia (< 160.000/mm^3), aranhas vasculares e um escore de Bonacini > 7 (Tabela 1). Entretanto, alguns diagnósticos diferenciais devem ser considerados (Tabela 4). Uma ascite com gradiente de albumina sérico-ascítico ≥ 1,1 tem 97% de acurácica em predizer a presença de hipertensão portal[8].

AVALIAÇÃO DIAGNÓSTICA

O paciente portador de cirrose hepática no departamento de emergência deve ser avaliado quanto às

TABELA 3 Classificação de Child-Turcotte-Pugh e sobrevida

	1 ponto	2 pontos	3 pontos
Ascite	**Ausente**	**Leve**	**Moderada**
Bilirrubina	< 2 mg/dL	2 a 3 mg/dL	> 3 mg/dL
Albumina	> 3,5 g/dL	2,8 a 3,5 g/dL	< 2,8 g/dL
RNI	< 1,7	1,7 a 2,3	> 2,3
Encefalopatia	Ausente	Grau 1 a 2	Grau 3 a 4
		Sobrevida em 1 a 2 anos	
Classe A	5 a 6 pontos	85%	
Classe B	7 a 9 pontos	60%	
Classe C	10 a 15 pontos	35%	

TABELA 4 Diagnóstico diferencial da cirrose hepática

Condição	Diferencial	Exames complementares
Esquistossomose	Histórico de viagens a áreas endêmicas e sintomas constitucionais, como febre, mal-estar, calafrios	Identificação dos ovos em exame de fezes, detecção de anticorpos séricos.
Hipertensão portal idiopática	Sem sinais ou sintomas diferenciais	Biópsia hepática.
Pericardite constritiva	Pressão venosa jugular elevada, taquicardia, fibrilação atrial	Eletrocardiograma: taquicardia, fibrilação atrial, complexos QRS de baixa voltagem, alterações da onda T. POCUS: restrição ao enchimento das câmaras cardíacas.
Síndrome de Budd-Chiari	Piora progressiva da ascite, vômitos e dor abdominal	Ultrassonografia com Doppler e tomografia computadorizada (TC) abdominal: ausência de enchimento da veia hepática.
Sarcoidose	Tosse seca, dispneia, eritema nodoso em membros inferiores, uveíte	Tomografia de tórax: linfadenomegalia peri-hilar, infiltrado reticulonodular difuso. Biópsia hepática: granuloma não caseoso.

possíveis descompensações agudas, principalmente relacionadas a eventos infecciosos. Na presença de ascite, deve ser realizada paracentese e análise do líquido ascítico para identificação. A presença de sinais de gravidade como encefalopatia, hematêmese franca e insuficiência hepática aguda são marcadores de pior prognóstico.

Hemorragia por varizes esofágicas

A principal etiologia de HDA é a doença ulcerosa péptica, seguida das hemorragias por varizes esofágicas e gástricas, mas na população com cirrose as varizes esofágicas podem representar mais de 75% dos casos de HDA. Um estudo demonstrou que a mortalidade pela HDA varicosa em seis semanas aumenta conforme a pontuação no MELD, tornando-se maior que 20% em MELD > 19 e chegando a mais de 70% no MELD > 30[8-11].

A HDA deve ser investigada em pacientes com queixa de hematêmese e melena. Escores de risco para predizer que pacientes podem realizar endoscopia digestiva ambulatorial não se aplicam à população com cirrose e a endoscopia digestiva alta está indicada em todos os pacientes com HDA e cirrose.

A endoscopia digestiva alta (EDA) é feita preferencialmente nas primeiras 24 horas, mas não antes de uma ressuscitação adequada, com um estudo mostrando que a endoscopia antes de 6 horas pode estar associada a piores desfechos, provavelmente por ressuscitação e preparação inadequada antes do procedimento.

A dosagem de hemoglobina, a contagem de plaquetas e, quando disponível, a dosagem de fibrinogênio. O tempo de protrombina e tromboplastina ativada, com cálculo do RNI e R, determinam a presença de discrasias sanguíneas que demandam reversão durante o episódio de HDA. Porém, cabe citar que não refletem de forma acurada a hemostasia em pacientes com doença hepática avançada. Em locais com disponibilidade a realização de tromboelastografia pode ajudar a guiar a correção de coagulopatias nesses pacientes.

Ascite

A ascite é definida como o excesso de líquido na cavidade peritoneal. É a complicação mais frequente em pacientes cirróticos, correspondendo a cerca de 80% dos casos de ascite[12]. A ascite ocorre por causa da hipertensão portal e pode ser confirmada pela presença de um gradiente de albumina do soro para líquido ascítico (GASA) maior ou igual a 1,1 g/dL. Está associada ao aumento do risco de infecções, maior morbidade cirúrgica, piora da função renal e da qualidade de vida. Em um estudo brasileiro, a ascite estava presente em aproximadamente 50% dos pacientes hospitalizados em unidade de emergência por complicações agudas da cirrose e foi independentemente relacionada à mortalidade de curto prazo[11]. Pacientes com ascite queixam-se frequentemente de ganho de peso devido ao aumento do volume abdominal, além de desconforto respiratório conforme ocorre o acúmulo de líquido peritoneal. A ascite pode ser classificada de acordo com critérios clínicos e de imagem (Tabela 5).

TABELA 5 Grau de ascite conforme apresentação clínica e ultrassom

Categoria 1	Ascite presente apenas ao ultrassom
Categoria 2	Ascite com abdome distendido moderadamente e de forma simétrica
Categoria 3	Ascite importante, causando tensão na parede abdominal

Peritonite bacteriana espontânea

A peritonite bacteriana espontânea (PBE) representa uma das mais comuns infecções em pacientes cirróticos. Tipicamente se manifesta com febre e dor abdominal. Pode também ser detectada na avaliação do líquido ascítico em pacientes assintomáticos, que são admitidos no departamento de emergência por outras queixas ou quando internados por outros motivos. O diagnóstico presuntivo é feito pela avaliação do líquido ascítico, apresentando elevação de leucócitos polimorfonucleares (≥ 250 células/mm^3) e excluindo causas secundárias de peritonite bacteriana (Figura 1). O diagnóstico definitivo é feito a partir da cultura bacteriana positiva do líquido ascítico.

É importante reconhecer a peritonite bacteriana espontânea no início do curso da infecção porque, frequentemente, há uma janela de oportunidade muito curta durante a qual deve-se intervir para garantir um bom resultado. Se a oportunidade for perdida, o paciente pode evoluir ao choque, seguido rapidamente por falência de múltiplos órgãos. Um estudo mostrou que a paracentese tardia em pacientes com PBE aumenta o risco de morte em 2,7 vezes; cada hora de atraso na paracentese está associada a um aumento de 3,3% na mortalidade intra-hospitalar. Deve-se suspeitar de peritonite bacteriana espontânea em todos os pacientes com cirrose e ascite que desenvolvem sintomas como febre, dor/sensibilidade abdominal e alteração do estado mental. Outros sinais e sintomas de PBE incluem alteração do hábito intestinal, hipotensão, hipotermia e anormalidades laboratoriais, como leucocitose, acidose metabólica e azotemia. Aproximadamente 13% dos pacientes com PBE não apresentam sinais ou sintomas de infecção no momento do diagnóstico.

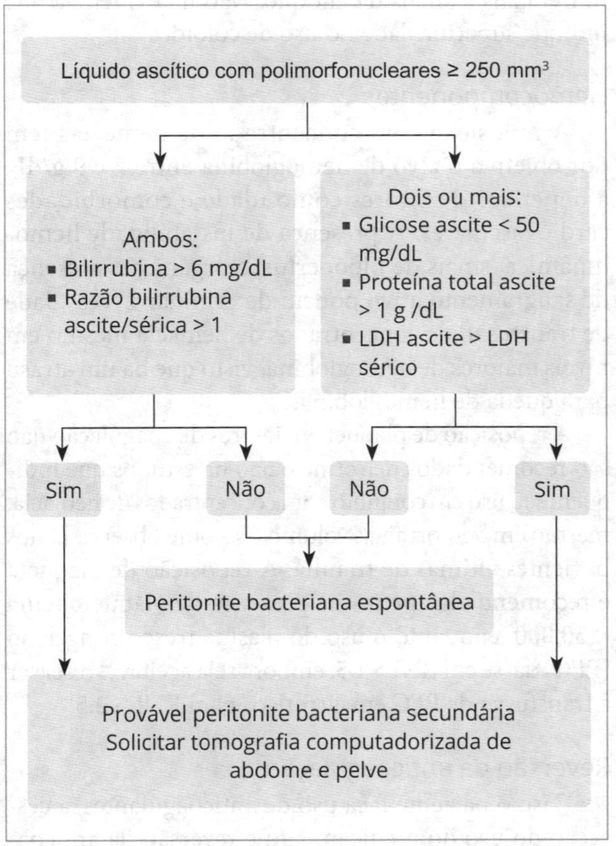

FIGURA 1 Diagnóstico diferencial da peritonite bacteriana espontânea e peritonite secundária.

Encefalopatia hepática

A encefalopatia hepática compreende as anormalidades neuropsiquiátricas potencialmente reversíveis que ocorrem nos pacientes com disfunção hepatocelular. Nas fases iniciais, ocorrerá redução ou aumento do sono, alterações comportamentais, progredindo para o aparecimento de asterix e hiper-reatividade tendínea profunda, chegando ao rebaixamento do nível de consciência e até coma (Tabela 6).

Como a encefalopatia hepática pode ser desencadeada por hemorragia digestiva, infecção (especialmente peritonite bacteriana espontânea e infecção do trato urinário), hipocalemia, alcalose metabólica, insuficiência renal, hipovolemia, hipóxia, benzodiazepínicos e constipação, a investigação será feita baseada nas principais hipóteses. Hemograma, eletrólitos (sódio, potássio), ureia, creatinina, AST, ALT, bilirrubinas, coagulograma, exame de urina, urocultura e paracentese diagnóstica estão indicados. Além disso, na suspeita de hematoma subdural, mesmo que sem história clara de trauma, deve ser solicitada tomografia computadorizada de crânio.

Síndrome hepatorrenal

A síndrome hepatorrenal é um diagnóstico de exclusão, representando o estágio final da hipoperfusão renal em um contexto de injúria hepática grave. Para seu diagnóstico, exames complementares como dosagem sérica de creatinina, análise de urina e ultrassonografia renal serão necessários.

A suspeita diagnóstica parte da alteração da função renal e deve preencher os critérios encontrados na Tabela 7. Pacientes que respondem à terapia de expansão volêmica com albumina não estão em síndrome hepatorrenal, mas provavelmente com baixa perfusão renal.

TABELA 6 Estágios da encefalopatia hepática

Estágio	Consciência	Função intelectual	Comportamento	Neuromuscular
1	Hipersonia, insônia, inversão ciclo sono vigília	Discreto impacto em cálculos	Exagero do comportamento normal do paciente	Incoordenação motora
2	Respostas lentas	Redução da atenção	Irritabilidade, redução da inibição	Asterix, piora da escrita, fala lentificada
3	Sonolência, confusão	Incapacidade de fazer cálculos	Comportamento inadequado, ansiedade ou apatia, paranoia ou raiva	Ataxia, nistagmo, hiporreflexia ou hiperreflexia
4	Torpor ou coma			Clônus, rigidez, midríase

TABELA 7 Critérios diagnósticos para síndrome hepatorrenal

Paciente com cirrose e ascite.
Elevação da creatinina basal em 0,3 mg/dL nas últimas 48 horas; ou elevação em 50% da creatinina basal em menos de sete dias; ou diurese menor que 0,5 mL/kg/h por mais de seis horas.
Ausência de choque.
Ausência de uso de drogas nefrotóxicas recentemente.
Proteinúria < 500 mg/dia e hematúria < 50 hemácias/campo e ultrassonografia renal normal.
Falha na melhora da função renal após dois dias de expansão volêmica com albumina e suspensão dos diuréticos. A albumina é infundida na dose de 1 g/kg por dia por dois dias.

MANEJO

Hemorragia por varizes esofágicas

O paciente deve ser encaminhado para sala de emergência ou leito intensivo para monitorização contínua; deve-se obter dois acessos venosos calibrosos (calibre 18 ou maior), determinar a patência da via aérea, padrão respiratório e estabilidade hemodinâmica.

Intubação orotraqueal

A intubação orotraqueal não é realizada rotineiramente, sendo reservada a pacientes com HDA que apresentam agitação, alteração de consciência com perda da patência de via aérea, ou que apresentem exteriorização ativa por hematêmese.

Em pacientes com HDA a via aérea é considerada fisiologicamente difícil: deve-se garantir otimização hemodinâmica com drogas vasoativas, preparar aspirador rígido e utilizar drogas cardioestáveis para sedoanalgesia. A extubação deve ser realizada o mais precoce possível após a endoscopia digestiva alta.

Ressuscitação volêmica

O objetivo da ressuscitação volêmica em pacientes cirróticos é garantir a perfusão tecidual, mantendo estabilidade hemodinâmica, sem aumentar o risco de ressangramento. Pacientes cirróticos costumam apresentar um volume arterial efetivo baixo, com tendência à hipotensão, além de ser mal distribuídos pela hipoalbuminemia.

Recomenda-se a utilização de cristaloides visando a uma pressão arterial sistólica > 80 mmHg e frequência cardíaca (FC) < 100 bpm, considerando características individuais e sinais de choque. Não há evidência que indique superioridade no uso de coloides.

Hemocomponentes

A reposição com concentrado de hemácias tem por objetivo o alvo de hemoglobina entre 7 e 9 g/dL, a depender de fatores como idade e comorbidades cardiovasculares. A presença de instabilidade hemodinâmica, sinais de hipoperfusão orgânica e presença de sangramento ativo podem determinar necessidade de transfusão de concentrados de hemácia mesmo em níveis maiores de hemoglobina, visto que há um atraso para queda de hemoglobina.

A reposição de plaquetas e fatores de coagulação não são recomendados de rotina e não há estudos que indiquem seu uso em conjunto com concentrados de hemácia, mesmo em hemorragias volumosas, como observado nos pacientes vítimas de trauma. A reposição de plaqueta é recomendada apenas na presença de plaquetopenia < 50.000, enquanto o uso do plasma fresco congelado (PFC) dá-se em RNI > 1,5, embora seja aceitável reservar a transfusão de PFC em cirróticos para RNI > 2,5.

Reversão da anticoagulação

Caso o paciente faça uso de anticoagulantes, a cessação do uso do medicamento e reversão da anticoagulação é mandatória. Se o paciente usar varfarina, deve-se administrar vitamina K 10 mg em conjunto com administração de concentrado protrombínico e PFC. Se o paciente utilizar anticoagulante direto, avaliar a disponibilidade de reversor específico, como o idarucizumab ou andexanet alfa. A utilização da tromboelastografia pode ser útil na determinação dos fatores a serem repostos na vigência de discrasias sanguíneas.

A manutenção de agentes antiplaquetários como o ácido acetilsalicílico deve ser pesada quanto ao risco e benefício, a depender da comorbidade cardiovascular e grau de sangramento.

Vasoconstritores esplâncnicos

O uso de vasoconstritores esplâncnicos, como terlipressina, somatostatina e octreotida, é indicado em toda HDA com etiologia varicosa, devendo ser mantido por 2 a 5 dias se confirmado o diagnóstico. Essas medicações reduzem o sangramento, sendo que a terlipressina foi a única isoladamente associada à diminuição de mortalidade. A Tabela 8 apresenta as doses recomendadas.

TABELA 8 Doses recomendadas dos vasoconstritores esplâncnicos na hemorragia por varizes esofágicas

Medicação	Dose recomendada
Terlipressina	2 mg *bolus* EV de 4/4horas inicialmente 1 mg *bolus* EV de 4/4horas após controle da hemorragia
Somatostatina	250 mcg *bolus* EV inicialmente 250 mcg/hora EV em bomba de infusão
Octreotida	50 mcg *bolus* EV inicialmente 50 mcg/hora EV em bomba de infusão

Inibidores de bomba de prótons (IBP)

O uso de IBP não é indicado na HDA de origem varicosa, porém sua utilização é recomendada nas etiologias ulcerosas. A Tabela 9 apresenta as doses recomendadas.

TABELA 9 Doses recomendadas dos inibidores de bombas de prótons

Medicação	Dose recomendada
Omeprazol	80 mg EV *bolus* dose inicial 8 mg/hora por 72 horas dose manutenção 40 mg EV 12/12 horas dose manutenção
Pantoprazol	80 mg EV *bolus* dose inicial 40 mg EV 12/12 horas dose manutenção

Eritromicina

Com o objetivo de melhorar a visualização da endoscopia, sugere-se a administração de eritromicina 20 a 90 minutos antes do procedimento, na dose de 3 mg/kg, em decorrência de seu efeito procinético. Como é uma droga que pode alargar o intervalo QT, deve-se realizar um ECG antes da infusão.

Ácido tranexâmico

O ácido tranexâmico é um agente antifibrinolítico muito utilizado no manejo de hemorragias obstétricas e no trauma, porém sem benefício na HDA com piora de desfechos nestes pacientes.

Antibioticoprofilaxia

A antibioticoprofilaxia profilática é recomendada a todo paciente com cirrose que apresente hemorragia digestiva alta. O principal agente indicado é a ceftriaxona, na dose de 1 g de 24 em 24 horas por sete dias. Caso o paciente tenha ascite puncionável e seja feito diagnóstico de peritonite bacteriana, deverá ser ajustada para 2 g/dia.

Endoscopia digestiva alta

A terapia endoscópica com ligadura elástica é a medida mais efetiva no controle de sangramento das varizes esofágicas sendo indicada em todos os pacientes cirróticos que se apresentam com HDA. Medidas prévias à realização de endoscopia, como uso de drogas vasoativas (terlipressina, octreotida e somatostatina) e estabilização hemodinâmica aumentam o sucesso no controle de sangramentos em relação à EDA isolada.

O tempo para realização do procedimento depende da disponibilidade do recurso e presença de profissional capacitado, sendo sugerido ser realizada nas primeiras 12 horas em HDA maciça ou paciente com múltiplas comorbidades.

As varizes gástricas são menos comuns que as varizes esofágicas, porém possuem piores desfechos, devendo-se encaminhar o paciente para serviço que possua endoscopia com cianoacrilato. Nas varizes de fundo gástrico isoladas ou varizes gastroesofágicas que se estendem além da cárdia pela grande curvatura (classificação GOV2, IGV1 e IGV2 de Sarin, Figura 2), a terapia com cianoacrilato é recomendada. Varizes gastroesofágicas que se estendem 2 a 5 cm abaixo da transição gastroesofágica pela pequena curvatura podem ser submetidas à ligadura elástica.

Cerca de 20% das HDA por varizes esofágicas podem ser refratárias e apresentar ressangramento dentro das primeiras 24 horas, apesar do tratamento endoscópico e medidas farmacológicas. Nesses casos é possível realizar uma segunda intervenção endoscópica ou avaliar a derivação portossistêmica intra-hepática trans jugular (TIPS) precoce, embora não seja possível uma segunda intervenção endoscópica em pacientes com varizes de fundo gástrico. Em casos de hemorragias refratárias à endoscopia, considerar a colocação da sonda de Sengstaken-Blakemore até a realização do TIPS.

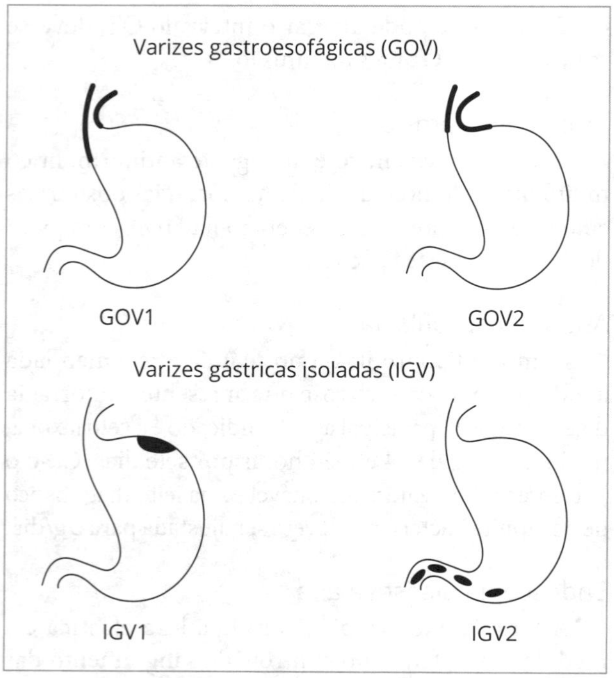

FIGURA 2 Classificação de Sarin para varizes gástricas.
Fonte: Al-Busafi et al., 2012[16].

Sonda de Sengstaken-Blakemore

A passagem da sonda de Sengstaken-Blakemore é reservada apenas a situações de HDA de etiologia varicosa e exsanguinante, com instabilidade hemodinâmica refratária ao uso de hemoderivados, sendo considerada uma medida de emergência, ponte para o tratamento endoscópico ou, na falha dele, como ponte para o tratamento cirúrgico definitivo. É um procedimento com alta taxa de complicações e ressangramento após sua desinsuflação, que chega a quase 50%[14].

Caso o paciente não esteja em ventilação mecânica, deve-se realizar a intubação orotraqueal antes do procedimento para que ele seja efetivo e seguro. Após a intubação, deve-se deixar o paciente com cabeceira a 45º e seguir as instruções da Tabela 10.

Derivação portossistêmica intra-hepática transjugular (TIPS)

O TIPS é um procedimento endovascular que busca reduzir a pressão portal e diminuir o risco de sangramento das varizes, sendo indicado em hemorragias varicosas esofágicas e gastroesofágicas refratárias ao tratamento endoscópico. A indicação do TIPS deve ser discutida com o hepatologista, provavelmente fútil em pacientes com Child-Pugh ≥ 14, MELD > 30 e lactato > 12 mmol, a não ser que seja candidato a transplante hepático em curto prazo[15].

TABELA 10 Técnica para passagem da sonda de Sengstaken-Blakemore

1. Teste o material, avaliando se há vazamento do balão gástrico e esofágico. Após testar, desinsufle completamente e lubrifique os balões.
2. Caso a sonda de Sengstaken-Blakemore não possua um lúmen de aspiração esofágica, prenda uma sonda nasogástrica junto com a sonda de Sengstaken-Blakemore, deixando a extremidade distal da sonda nasogástrica 2 cm acima do balão gástrico.
3. Insira a sonda de Sengstaken-Blakemore desinsuflada e lubrificada via oral, se necessário com o auxílio de pinça Magil. Pare quando chegar na marca de 50 cm da sonda de Sengstaken-Blakemore.
4. Teste a localização auscultando os pulmões e a região gástrica enquanto injeta ar no lúmen que é utilizado para drenagem do estômago. A ultrassonografia *point-of-care* pode ser utilizada para visualizar o balão no estômago. Se estiver adequadamente no estômago, insuflar o balão gástrico com 50 mL de ar.
5. Obtenha uma radiografia à beira do leito para confirmar que o balão gástrico está no estômago antes de prosseguir com a insuflação. Esse passo é essencial para evitar a insuflação inadvertida do balão no esôfago.
6. Confirmado o balão gástrico no estômago, complete insuflando 200 mL de ar no balão gástrico, totalizando 250 mL de ar. Os valores de insuflação podem variar conforme protocolo institucional e orientações do fabricante.
7. Aplique tração na sonda equivalente a 1 kg (geralmente utilizando soro fisiológico 1 L). Logo após, marque o local na sonda onde se encontra a rima bucal. Esse passo é importante, pois tração e calor corporal fazem o tubo se deslocar, porém deslocamentos acima de 2,5 cm em 10 minutos podem indicar que o balão migrou para a junção esofagogástrica, demandando nova radiografia para confirmação.
8. Aspire o lúmen de aspiração gástrica para checar a presença de sangue abaixo do balão gástrico. A sonda nasogástrica colocada previamente 2 cm acima do balão gástrico pode ser aspirada para checar a presença de sangue na porção esofágica. Uma parcela dos sangramentos cessa com a tração do balão gástrico, porém caso haja presença de sangue na porção esofágica, é recomendada a insuflação do balão esofágico.
9. Insufle o balão esofágico utilizando um manômetro, deixando uma pressão de 30 mmHg (40 cmH_2O). Algumas referências orientam insuflar até 45 mmHg, devendo-se usar a menor pressão capaz de estancar sangramento, visto risco de rotura esofágica.
10. Sempre anote o horário de passagem da sonda de Sengstaken-Blakemore, pois seu uso é recomendado por no máximo por 24 horas. Em caso de estabilização por 12 horas, considere desinsuflação gradual e vigilância de sangramento a fim de diminuir a chance de rotura esofágica.

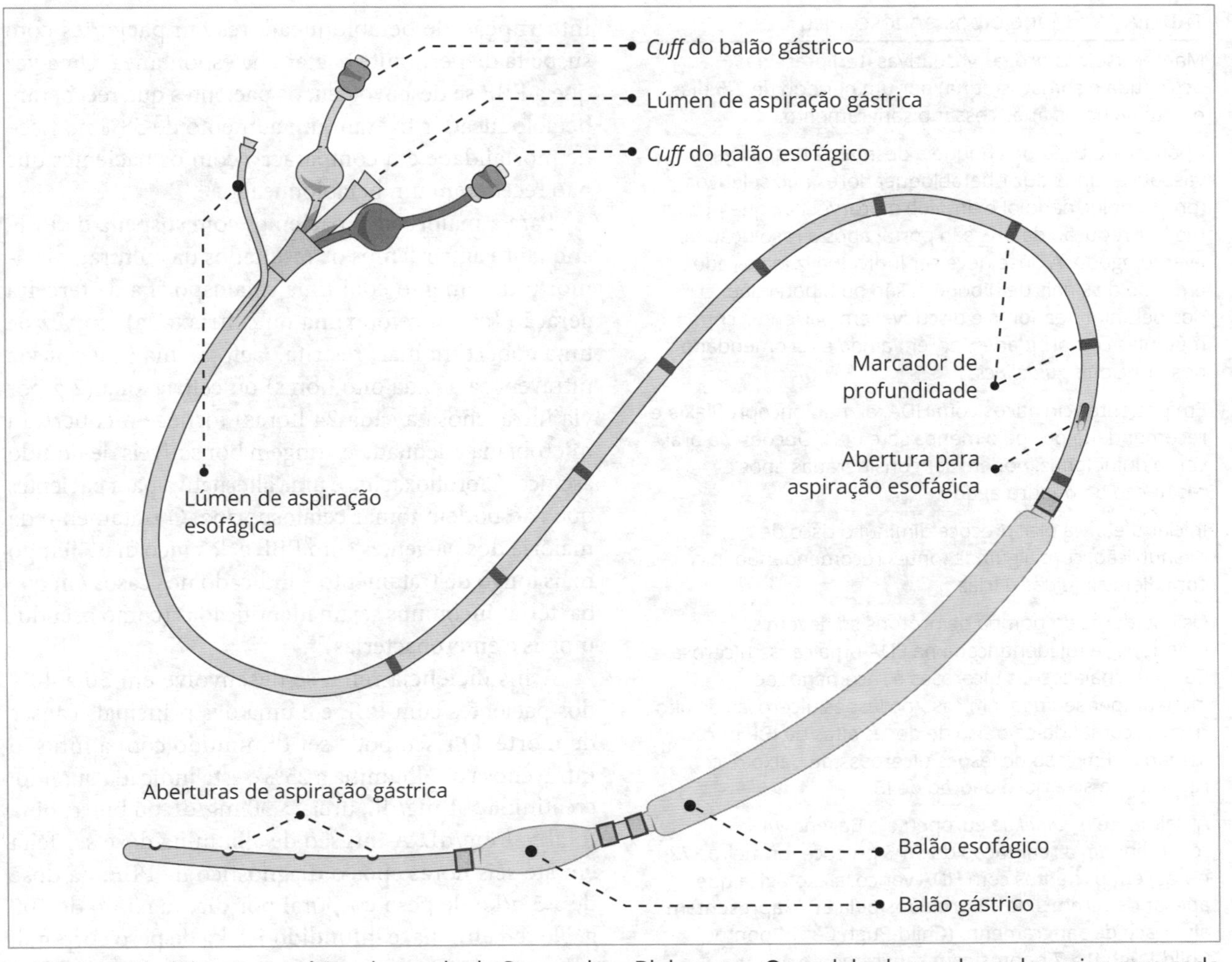

FIGURA 3 Modelo esquemático da sonda de Sengstaken-Blakemore. O modelo da sonda pode variar para cada fabricante.

Manejo pós-endoscópico

Nas situações em que a terapia endoscópica foi efetiva, é necessária a instituição de medidas que busquem diminuir o risco de ressangramento (Tabela 11).

Ascite

O tratamento da ascite na cirrose hepática requer a instituição de antibioticoterapia precoce se houver suspeita clínica ou laboratorial de peritonite bacteriana, visto que o atraso da antibioticoterapia aumenta a morbidade e a mortalidade. A avaliação do líquido ascítico deve ocorrer em todos os pacientes cirróticos com ascite independente de sintomas de peritonite, uma vez que até 30% dos pacientes podem ser assintomáticos. A paracentese também deve ser realizada em pacientes ambulatoriais que apresentem o primeiro episódio de ascite. Os exames solicitados no líquido ascítico variam, dependendo da suspeita diagnóstica. Os testes mais utilizados são:

- Citologia: importante principalmente para diagnóstico da PBE. Útil na avaliação de demais causas de ascite, como tuberculose peritoneal.
- Albumina: utilizada para cálculo gradiente soro-ascite de albumina – GASA (valor da albumina sérica menos o valor da albumina do líquido ascítico). Um resultado ≥ 1,1 g/dL indica ascite por hipertensão portal com 97% de acurácia.
- Proteínas totais, LDH, glicose e pH: úteis principalmente na suspeita de peritonite bacteriana secundária.
- Cultura do líquido ascítico: para diagnóstico etiológico da PBE, podendo ser negativa em mais de 50% dos casos.
- Outros: adenosina deaminase (ADA), pesquisa de células neoplásicas, triglicerídeos, amilase, cultura para micobactérias, entre outros exames, deverão ser solicitados em condições clínicas específicas.

TABELA 11 Manejo pós-endoscópico

Manter uso das drogas vasoativas (terlipressina, octreotida e somatostatina) por um período de 2-5 dias, ou até 48 horas após cessar o sangramento.
Após a resolução do choque e desmame das drogas vasoativas, introduzir betabloqueadores não seletivos (propranolol, nadolol e timolol) ou carvedilol, que possui melhor redução da pressão portal após a resolução do evento agudo. A dose deve ser individualizada e reduzida em caso de sinais de hipoperfusão ou hipotensão. O uso dos betabloqueadores é discutível em pacientes com múltiplas comorbidades, porém ainda é recomendado nos principais *guidelines*.
Em pacientes cirróticos com HDA, a antibioticoprofilaxia é recomendada por pelo menos sete dias. Opções via oral, como quinolonas, podem ser consideradas após a resolução do quadro agudo.
Iniciar dieta via oral precoce diminui o risco de desnutrição, com algumas fontes recomendando iniciar com dietas líquidas e frias.
Os inibidores de bomba de prótons só devem ser mantidos se foi identificada na EDA uma causa ulcerosa. Caso não haja lesões ulcerosas é recomendado interromper seu uso. Em caso de lesões ulcerosas de alto risco, recomenda-se o uso de doses altas de IBP por 2 semanas. Em caso de lesões ulcerosas de baixo risco, recomenda-se a dose padrão de IBP.
Atualmente o *guideline* europeu e o Baveno VII recomendam a realização do TIPS precoce (primeiras 72 horas) em pacientes com HDA varicosa esofágica que, apesar de terem sido controlados pela EDA, apresentam alto risco de sangramento (Child-Pugh C < 14 pontos, Child-Pugh B > 7 pontos com sangramento ativo).

Tratamento da ascite na ausência de peritonite:

- Restrição de sódio: as evidências indicam que a restrição deve ser moderada, com ingestão diária máxima entre 2 e 5 a 6 g de sódio por dia.
- Diuréticos: utiliza-se a espironolactona e furosemida, em uma proporção de 100:40 mg. A dose máxima diária recomendada é de 400 mg de espironolactona e 160 mg de furosemida.

Peritonite bacteriana espontânea

Em pacientes com suspeita de peritonite bacteriana espontânea (PBE), a terapia empírica deve ser iniciada o mais rápido possível para maximizar a chance de sobrevivência do paciente.

A maioria dos casos de PBE é secundária a bactérias intestinais, como *Escherichia coli* (45%) e *Klebsiella pneumoniae* (14%), embora também possam ocorrer infecções estreptocócicas. Deve-se considerar a interrupção de betabloqueadores em pacientes com suspeita de peritonite bacteriana espontânea. Uma vez que a PBE se desenvolveu, os pacientes que receberam betabloqueador tiveram um aumento de 58% no risco de mortalidade em comparação com os pacientes que não receberam um betabloqueador[11-15].

Para a maioria dos pacientes com suspeita de PBE, enquanto aguardamos os resultados da cultura, iniciamos o tratamento com uma cefalosporina de terceira geração (como cefotaxima ou ceftriaxona) em vez de uma cobertura mais restrita. Cefotaxima (2 g por via intravenosa a cada oito horas) ou ceftriaxona (2 g por via intravenosa a cada 24 horas) fornecem cobertura microbiana adequada e atingem bons níveis de líquido ascítico. Ciprofloxacina é uma alternativa para pacientes que não podem tomar cefalosporina. O tratamento da maioria dos pacientes com PBE é de cinco dias. Tempo mais longo de tratamento é indicado nos casos em que bactérias incomuns sejam identificadas (como pseudomonas e enterobactérias)[16].

A insuficiência renal se desenvolve em 30 a 40% dos pacientes com PBE e é uma das principais causas de morte. O risco pode ser diminuído com a infusão intravenosa de albumina a 25% e está indicada quando: creatinina > 1 mg/dL, ureia > 30 mg/dL ou bilirrubina total > 4 mg/dL. A infusão de albumina deve ser feita em até seis horas após o diagnóstico de PBE, na dose de 1,5 g/kg de peso corporal por dia, máximo de 100 g. No terceiro dia, é infundido 1 g/kg de peso corporal, máximo de 100 g.

Encefalopatia hepática

A encefalopatia hepática requer o tratamento do seu fator desencadeante, associado a redução da produção e absorção da amônia. Para isso, utilizamos a lactulose 10 mL a 30 mL via oral ou enteral a cada 8 horas, ajustando a dose para obter duas a três evacuações pastosas por dia. Caso não haja melhora da encefalopatia em 48horas e o paciente não esteja em uso de antibióticos sistêmicos, pode-se associar rifampicina 550 mg via oral, duas vezes por dia; como a medicação é pouco disponível em nosso país outras opções incluem metronidazol 500 mg via oral 8/8 horas ou neomicina 1 grama via oral ou retal a cada 6 horas.

Não está indicada restrição proteica para os pacientes em encefalopatia hepática. Recomenda-se a oferta de proteína na dose de 1,25 g/kg de peso atual.

Os pacientes podem receber alta hospitalar quando houver melhora da encefalopatia, o paciente tolerar dieta oral e a causa predisponente for tratada.

Síndrome hepatorrenal

Com o diagnóstico de síndrome hepatorrenal, todos os anti-hipertensivos, incluídos os betabloqueadores não seletivos, diuréticos e AINEs devem ser suspensos. Fatores que influenciam a piora da função hepática devem ser abordados, como o uso de álcool e o tratamento de hepatites virais. Nesse momento, obter a definição da especialidade quanto à indicação de transplante hepático, ajudará na definição dos próximos passos (Figura 4).

Pacientes candidatos a transplante hepático: solicitar vaga em unidade de terapia intensiva (UTI). Iniciar infusão de albumina na dose de 1 g/kg/dia por dois dias, depois reduzir para 20-40 g/dia se ainda sem melhora da função renal e manter enquanto estiver em infusão de vasopressor. Quando o paciente estiver na UTI, pode-se iniciar noradrenalina com o objetivo de elevar a PAM em 10 mmHg.

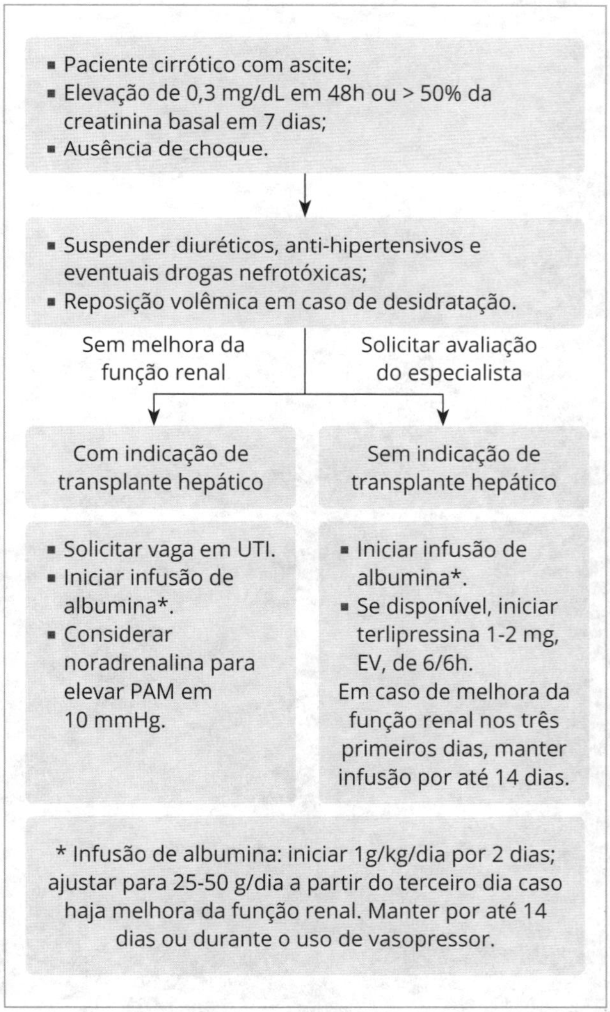

FIGURA 4 Manejo do paciente cirrótico com disfunção renal aguda.

Pacientes não candidatos a transplante hepático: iniciar infusão de albumina na dose de 1 g/kg/dia por dois dias, depois reduzir para 20-40 g/dia e manter enquanto estiver em infusão de vasopressor ou se houver melhora da função renal em até três dias. Caso esteja disponível o vasopressor terlipressina, fazer infusão em *bolus* de 1 a 2 mg a cada 6 horas por três dias. Caso haja recuperação completa da função renal pode-se descontinuar a terlipressina e albumina e o tempo máximo para uso é de 14 dias. Caso não haja nenhuma resposta nos três primeiros dias, suspender a infusão da albumina e terlipressina. Deve-se lembrar que o maior estudo que avaliou o uso da terlipressina na síndrome hepatorrenal, apesar de mostrar melhora na função renal no grupo terlipressina, mostrou ocorrer também aumento da incidência de insuficiência respiratória e uma tendência a aumento de mortalidade no grupo terlipressina, assim deve-se considerar cuidadosamente o seu uso.

Pacientes com refratariedade às medidas acima deverão ser avaliados quanto à indicação de terapia renal substitutiva ou tratamento paliativo. Vale ressaltar que a síndrome hepatorrenal só irá melhorar com o restabelecimento da função hepatocelular, o que na maioria das vezes exigirá o transplante hepático.

ACOMPANHAMENTO

- Pacientes com cirrose descompensada precisarão de avaliação quanto à indicação de transplante hepático.
- Os pacientes com encefalopatia hepática poderão receber alta hospitalar quando houver melhora da encefalopatia ou se estiverem com encefalopatia com grau menor que 2, o paciente tolerar dieta oral e a causa predisponente for tratada.

REFERÊNCIAS

1. Biggins SW, et al. Diagnosis, evaluation, and management of ascites, spontaneous bacterial peritonitis and hepatorenal syndrome: 2021 Practice guidance by the American Association for the Study of Liver Diseases. Hepatology. 2021;74(2):1014-48.
2. Bajaj JS, et al. Acute-on-chronic liver failure clinical guidelines. Am J Gastroenterol. 2022;117(2):225-52.
3. de Franchis R, et al. Baveno VII – Renewing consensus in portal hypertension. J Hepatol. 2022;76,4:959-974
4. Ferreira RPB, Eisig JN, et al. Projeto Diretrizes: Hemorragias Digestivas Altas. Federação Brasileira de Gastroenterologia, 2008.
5. Garcia-Tsao G, et al. Portal hypertensive bleeding in cirrhosis: Risk stratification, diagnosis, and management: 2016 practice guidance by the American Association for the study of liver diseases. Hepatology. 2017;65(1):310-35.
6. Jeong N, Kim KS, Jung YS, Kim T, Shin SM. Delayed endoscopy is associated with increased mortality in upper gastrointestinal hemorrhage. Am J Emerg Med. 2019;37(2):277-80.

7. Ioannou G, et al. Terlipressin for acute esophageal variceal hemorrhage. The Cochrane database of systematic reviews. 2003;1:CD002147.
8. Laine L, Barkun AN, Saltzman JR, Martel M, Leontiadis GI. ACG Clinical guideline: upper gastrointestinal and ulcer bleeding. Amer J Gastroenterol. 2021;116(5):899-917.
9. Martin P, et al. Evaluation for liver transplantation in adults: 2013 practice guideline by the American Association for the Study of Liver Diseases and the American Society of Transplantation. Hepatology. 2014;59(3):1144-65.
10. Orpen-Palmer J, Stanley AJ. Update on the management of upper gastrointestinal bleeding. BMJ Medicine. 2022;1:e000202.
11. Reverter Enric, et al. A MELD-based model to determine risk of mortality among patients with acute variceal bleeding. Gastroenterology. 2014;146,2:412-19.e3.
12. Rodrigues SG, Mendoza YP, Bosch J. Beta-blockers in cirrhosis: Evidence-based indications and limitations. JHEP Rep. 2019;2(1):100063.
13. Sachar H, Vaidya K, Laine L. Intermittent vs continuous proton pump inhibitor therapy for high-risk bleeding ulcers: a systematic review and meta-analysis. JAMA Intern Med. 2014;174(11):1755-62.
14. Srygley FD, et al. Does this patient have a severe upper gastrointestinal bleed?. JAMA. 2012;307(10):1072-9.
15. Philips CA, Kedarisetty CK. Palliative care for patients with end-stage liver disease. J Clin Exp Hepatol. 2023;13(2):319-28.
16. Al-Busafi S Ghali P, Wong P, Deschenes M. Endoscopic management of portal hypertension. Int J Hepatol. 2012;747095.

5

Insuficiência hepática aguda

Jacques Cassidori Couto
Giulio Milanez Marcello
Álvaro Luiz Teixeira de Freitas
Marina Heller
José Henrique Pereira Pinheiro
Julio César Garcia de Alencar

PONTOS PRINCIPAIS

- Insuficiência hepática aguda é caracterizada por lesão hepática aguda, encefalopatia hepática (alteração do estado mental) e aumento do tempo de protrombina/índice normalizado internacional (INR).
- Pacientes com insuficiência hepática aguda apresentam lesão hepática grave, evidenciada por um INR ≥1,5 e sinais de encefalopatia hepática (alteração do estado mental ou asteríxis). As manifestações clínicas podem incluir elevação das aminotransferases, icterícia, hepatomegalia e sensibilidade no quadrante superior direito do abdômen.
- As alterações pupilares, quando presentes, são decorrentes de edema cerebral e do aumento da pressão intracraniana.

INTRODUÇÃO

A insuficiência hepática aguda (IHA) ou hepatite fulminante é caracterizada pela instalação de lesão hepática aguda e progressiva em pacientes sem antecedentes de hepatopatia prévia.

Apesar de ser uma condição rara no departamento de emergência (incidência de 1-6 casos por milhão de habitantes por ano), sua relevância neste contexto se dá pela alta morbimortalidade envolvida e pela necessidade de manejo adequado e precoce para se obter um melhor prognóstico[1-3].

DEFINIÇÕES

A IHA refere-se à disfunção hepática que se instala em pacientes sem diagnóstico de cirrose ou de outra doença hepática preexistente. Sua classificação de acordo com a cronologia se dá conforme a Tabela 1.

TABELA 1 Classificação da IHA de acordo com o tempo de instalação

Classificação	Tempo
Hiperaguda	< 7 dias
Aguda	7-21 dias
Subaguda	21 dias a 26 semanas

Pacientes com doença de Wilson não diagnosticada na infância e/ou reativação do vírus da hepatite B podem desenvolver IHA. Já quando ocorre devido ao consumo prolongado de álcool, a insuficiência hepática não deve ser classificada como aguda em razão da constante agressão causada pelo álcool ao longo do tempo.

Quanto mais rápida for a progressão da doença, pior tende a ser seu prognóstico. Além disso, a gravidade da doença também está relacionada com os fatores etiológicos envolvidos em suas causas (Tabela 2).

As causas etiológicas variam de acordo com a faixa etária e com as condições socioeconômicas.

Em crianças, por exemplo, devem-se considerar os erros inatos do metabolismo, muitos deles já diagnosticados no período neonatal, e o vírus da hepatite A, cuja ocorrência é mais comum nos primeiros anos de vida.

Nos países em desenvolvimento, as causas mais comuns são de origem viral com os vírus B e E, ocupando as primeiras posições. Já nos países desenvolvidos, as causas principais de IHA são as induzidas por drogas

TABELA 2 Causas de insuficiência hepática aguda (IHA) (pode ser utilizado o mnemônico "ABCD")

A	Acetaminofeno (paracetamol), hepatite A, hepatite autoimune, adenovírus
B	Hepatite B, síndrome Budd-Chiari
C	Criptogênica, hepatite C, citomegalovírus
D	Hepatite D, drogas
E	Hepatite E, Epstein-Baar
F	*Fatty infiltration* (esteatose hepática - em gestantes), síndrome de Reye
G	Genética - doença de Wilson
H	Hipoperfusão (hepatites isquêmicas, sepse), síndrome HELLP, herpes vírus, linfohistiocitose hemofagocítica
I	Intermação,infiltração por neoplasia

como o paracetamol, a maioria dos casos ocorre após a ingestão de grandes doses em tentativas de suicídio.

MANIFESTAÇÕES CLÍNICAS

Por definição, os pacientes apresentam manifestações decorrentes da disfunção hepática grave em curso, dentre elas a encefalopatia e os distúrbios de coagulação.

Os sintomas iniciais são inespecíficos e incluem fadiga, letargia, anorexia, náuseas e vômitos, dor no quadrante superior direito do abdome e icterícia.

A evolução pode ser súbita, com instalação de icterícia rapidamente progressiva e alteração do estado mental que pode evoluir de forma acelerada para estupor e coma, o que implica maior risco de óbito. Apesar da encefalopatia hepática ser uma das características definidoras da IHA, o mecanismo preciso ainda não é certo, sendo que a teoria mais aceita está relacionada com aumento da produação de amônia a partir de substânicas nitrogenadas dentro do lúmen intestinal. Sendo assim, faz parte da avaliação prognóstica a classificação do grau da encefalopatia hepática (EH), conforme demonstrado na Tabela 3.

TABELA 3 Classificação dos graus de encefalopatia hepática

Grau I	Alteração no comportamento leve, fala arrastada, distúrbio do sono
Grau II	Letargia, confusão moderada
Grau III	Estupor, sonolência, fala desconexa
Grau IV	Coma

A presença de *"flapping"*, clássico sinal de EH, é mais comum nos graus II e III, já que no grau IV ocorre ausência de resposta aos estímulos devido à presença mais frequente das posturas de decorticação ou de descerebração.

O edema cerebral está presente em 25 a 35% dos pacientes com encefalopatia grau II ou III e em até 75% dos pacientes com encefalopatia grau IV, sendo que nestes casos pode estar associado a hipertensão intracraniana (HIC)[4-8].

As alterações pupilares, quando presentes, são decorrentes de edema cerebral e do aumento da pressão intracraniana (PIC). Não se observam alterações pupilares decorrentes da EH grau I. Já nos graus II e III as pupilas podem estar hiperreativas à luz, enquanto nos graus III e IV se apresentam hiporreativas. À medida que o edema cerebral e a HIC aumentam, pode ocorrer herniação transtentorial e surgimento de midríase fixa. Em casos mais graves pode haver a instalação da tríade de Cushing (hipertensão sistêmica, bradicardia e depressão respiratória), além de reflexos anormais do tronco cerebral[4-7].

Crises convulsivas são comuns e podem ser de difícil detecção em pacientes sob sedação, sendo indicada a realização de eletroencefalograma em casos suspeitos.

A icterícia é um achado frequente na insuficiência hepática, porém pode não estar presente no início do quadro, principalmente quando relacionada às intoxicações agudas.

Pode haver a presença de lesões vesiculares na pele e febre nos casos de hepatite causada por herpes vírus.

No abdome, pode haver aumento da sensibilidade no quadrante superior direito, achado compatível com hepatomegalia, além de ascite que pode estar presente.

DIAGNÓSTICO

O diagnóstico de IHA se dá pelo alargamento do tempo de protrombina e estado mental alterado. Para avaliação etiológica e orientação ao tratamento, é importante a análise dos exames laboratoriais e de imagem solicitados com base na história e achados de exame físico. Apesar disso, cerca de 20 a 40% dos pacientes podem não ter uma causa estabelecida.

Exames laboratoriais

A presença de tempo de protrombina aumentado com relação normatizada internacional (RNI) $\geq$ 1,5 faz parte do contexto da IHA. As bilirrubinas marcam disfunção hepatocelular e, quando seriadas e analisadas juntamente com o RNI, podem trazer uma análise evolutiva do quadro[7-9].

O aumento das transaminases hepáticas (TGO e TGP) pode estar presente, indicando lesão ativa dos hepatócitos. A redução de seus níveis pode significar que houve melhora da lesão ou que houve perda de massa suficiente de hepatócitos, sendo este um sinal de piora.

A contagem baixa de plaquetas ($\leq 150.000/mm^3$) tem associação com hipertensão portal clinicamente significativa.

Deve-se solicitar sorologias e marcadores autoimunes, conforme perfil epidemiológico.

Anemia hemolítica também pode estar presente, assim como o aumento de escórias nitrogenadas (ureia e creatinina) e de amônia. A coleta de exames mais específicos irá depender das etiologias suspeitas e do curso evolutivo.

Acidose ou alcalose metabólica e outros distúrbios como hipoglicemia, hipomagnesemia, hipocalemia, alteração de lipase, amilase e desidrogenase lática podem estar associados.

Também pode haver associação com disfunção renal aguda. A patogênese da insuficiência renal não é totalmente compreendida, porém pode estar relacionada às alterações hemodinâmicas sistêmicas e intrarrenais, assim como ocorre na síndrome hepatorrenal. O quadro é semelhante, pois a concentração urinária de sódio e a fração de excreção de sódio apresentam valores muito baixos na ausência de terapia diurética ou de lesão tubular, e o sedimento urinário pode apresentar pouca ou nenhuma célula ou cilindro na ausência de hiperbilirrubinemia. A ureia pode não ser muito sensível para avaliação de injúria renal, pois a produção hepática desse metabólito nitrogenado pode estar diminuída[9].

As alterações laboratoriais podem variar conforme a etiologia da insuficiência hepática, conforme mostrado na Tabela 4.

TABELA 4 Alterações laboratoriais de acordo com a etiologia da insuficiência hepática aguda (IHA)

Etiologia	Alteração laboratorial
Intoxicação por paracetamol	Altos níveis de transaminases (> 3.500 UI/L), bilirrubinas com pouca alteração e RNI altos
Lesão hepática isquêmica	Altíssimos níveis de transaminases (25 a 250 x acima do limite superior), níveis elevados de LDH
Hepatite B	Transaminases entre 1.000-2.000 UI/L, TGP > TGO
Doença de Wilson	Anemia hemolítica com Coombs negativo, transaminases < 2.000 UI/L

Nos casos de suspeita de intoxicação, pode ser realizada a dosagem de acetaminofeno (paracetamol), se disponível.

Exames de imagem

O ultrassom com Doppler é o método de escolha para avaliação inicial de imagem na sala de emergência. É indicado para análise do parênquima hepático na pesquisa de fibrose ou esteatose para fins de diagnóstico etiológico e diferencial, além da avaliação dos sinais de hipertensão portal e de congestão hepática. Também é possível a identificação de ascite por este método.

Ressonância magnética e tomografia computadorizada (TC) de abdome são mais sensíveis para diagnosticar neoplasias. Deve-se ponderar o risco do uso do contraste radiológico devido a possibilidade de piora da lesão renal no contexto da IHA. Sua utilização deve ficar reservada para casos com suspeita de malignidade ou de síndrome de Budd-Chiari que não pode ser confirmada por outros métodos.

Além da pesquisa direcionada à etiologia da IHA, pode haver a necessidade da utilização de exames de imagem para avaliação de outros sistemas. Como é o caso da TC de crânio na investigação de diagnósticos diferenciais de rebaixamento do nível de consciência e do ultrassom *point-of-care* para avaliação de choque.

A determinação da etiologia ocorre em 60 a 80% dos casos através da análise dos exames laboratoriais e de imagem[10]. Já em algumas situações a realização de biópsia é necessária para a confirmação etiológica, nesses casos deve-se atentar aos riscos de sangramentos.

O aspecto mais importante do tratamento da insuficiência hepática aguda é a rapidez no diagnóstico etiológico, principalmente para definição de paciente elegível para transplante hepático.

TRATAMENTO

Suporte e manejo de disfunções

Suporte hemodinâmico

Hipotensão e choque são comuns no paciente com IHA em decorrência da hipovolemia e da redução da resistência vascular sistêmica. A ressuscitação inicial deve ser realizada com solução salina fisiológica, podendo ser indicada a reposição de bicarbonato no caso de acidose. Deve-se evitar hiper-hidratação, pois pode piorar o edema cerebral. A meta nestes casos é manter a pressão arterial média (PAM) acima de 75 mmHg com o objetivo de garantir uma pressão de perfusão cerebral (PPC) adequada. Se houver necessidade de iniciar vasopressor, a droga vasoativa de escolha é a norepinefrina, que pode ser associada a vasopressina nos casos de hipotensão persistente. Estes pacientes podem ter um componente de insuficiência adrenal relativa, assim como na sepse, sendo indicada a administração de hidrocortisona nos casos de choque refratário à reposição volêmica.

Encefalopatia hepática

O medicamento mais aceito tanto para prevenção quanto para tratamento é a lactulose, um estudo demonstrou um pequeno aumento no tempo de sobrevivência entre pacientes com IHA que receberam lactulose, mas não houve diferença na gravidade da encefalopatia. Na IHA, a dose preconizada é de 45 mL via oral de 1 em 1 hora até que o paciente apresente uma evacuação. Em pacientes com rebaixamento do nível de consciência e risco de broncoaspiração, pode ser administrado enema de lactulose (300 mL de lactulose diluídos em 700 mL de água via retal) de 2 em 2 horas até melhora do nível de consciência. No caso de HIC, a meta é manter a PIC inferior a 20 mmHg e a PPC acima de 60 mmHg[11-13]. Para redução da PIC pode ser utilizada solução salina hipertônica (20 mL de NaCl 30% ou 200 mL de NaCl 3%) ou manitol 20% na dose de 2 mL por kg. Nos casos em que há sinais de HIC, está indicada a realização de intubação orotraqueal, sedação contínua e elevação de cabeceira a 30°. Não há indicação de uso profilático de anticonvulsivantes, nenhum estudo demonstrou benefício na sobrevivência dos pacientes.

Coagulopatia

Em pacientes sem a presença de sangramento, não é recomendada reposição de plaquetas nem administração de plasma fresco congelado de rotina. A Academia Americana para o Estudo de Doenças Hepáticas (AASLD) recomenda a administração de 5 a 10 mg de vitamina K via subcutânea para todos os pacientes com coagulopatia. Se houver sangramento clinicamente significativo ou necessidade de procedimento com alto risco de sangramento, a reposição de plasma está indicada na dose habitual (10-15 mL/kg), assim como a reposição do fator VII recombinante. A reposição de plaquetas se faz necessária quando for inferior a 50.000/mm^3 em pacientes com sangramento clinicamente significativo. Já para a realização de procedimentos, a reposição de plaquetas está indicada para valores inferiores a 30.000/mm^3 se houver baixo risco de sangramento e para valores inferiores a 50.000/mm^3 se houver alto risco[14].

Todos os pacientes com coagulopatia devem receber inibidor de bomba de prótons para profilaxia de sangramento gastrointestinal.

Infecções

Pacientes com insuficiência hepática possuem risco aumentado de infecção e sepse e menor probabilidade de apresentar sintomas localizatórios. Por isso, os *guidelines* das sociedades americana e europeia sugerem coleta de culturas para todos os pacientes. O uso de antibióticos profiláticos não é recomendado, mas deve-se iniciar antibioticoterapia de amplo espectro prontamente se positivação das culturas ou deterioração clínica, antibióticos nefrotóxicos, sobretudo os aminoglicosídeos, e antiobióticos hepatotóxicos devem ser evitados. Frequentemente, usa-se piperacilina/tazobactam ou fluoroquinolona.

Disfunção renal

Pode ocorrer em 30 a 50% dos pacientes com IHA e chegar a 75% nos casos de intoxicação por paracetamol[12-15]. Para preservar a função renal, é necessário manter a perfusão orgânica adequada e evitar medicamentos nefrotóxicos como aminoglicosídeos e anti-inflamatórios não esteroidais. A maioria dos pacientes com disfunção renal neste contexto irá necessitar de terapia de substituição renal e terá um prognóstico ruim se o transplante hepático não for realizado. As terapias de diálise contínua são mais bem toleradas do que as intermitentes nestes casos.

Tratamento específico

Para pacientes com IHA induzida por paracetamol conhecida ou suspeita, é indicado carvão ativado (se apresentado dentro de 4 horas após a ingestão) e administração imediata de N-acetilcisteína (NAC). O aumento das aminotransferases séricas ou a queda das aminotransferases séricas, juntamente com o agravamento progressivo da coagulopatia, indicam necrose hepática e progressão da IHA com provável necessidade de transplante de fígado. A NAC também é indicada para pacientes com IHA devido a outras causas, exceto talvez hepatite isquêmica, e é particularmente útil naqueles com graus iniciais de encefalopatia.

Pacientes com IHA associada à hepatite A e E devem receber cuidados de suporte, pois não existem antivirais específicos que tragam benefícios. Segundo o Guideline da Sociedade Brasileira de Infectologia, pacientes com hepatite B aguda ou reativada com IHA devem receber análogos de nucleotídeos (tenofovir, tenofovir alafenamida ou entecavir). Pacientes com suspeita de hepatite autoimune podem se beneficiar com metilprednisolona intravenosa na dose de 60 mg/dia. Em pacientes com suspeita de intoxicação por *Amanita phalloides*, pode-se administrar lavagem gástrica, carvão ativado e penicilina G cristalina intravenosa na dose de 1 g/kg/dia.

Pacientes com doença de Wilson identificável ou trombose venosa hepática conhecida como etiologia da IHA devem ser considerados para transplante de fígado. Aqueles com síndrome de Budd-Chiari devem ser considerados para colocação de TIPS, bem como terapia anticoagulante.

TABELA 5 *Kings's College Criteria*

Intoxicação por paracetamol	Outras causas de insuficiência hepática
▪ pH < 7,30, independentemente do grau de encefalopatia Ou	▪ TAP > 100s (INR > 6.5), independentemente do grau de encefalopatia Ou
▪ Encefalopatia grau III ou IV E ▪ TAP > 100 s E ▪ Creatinina >3,4 mg/dL	Três ou mais dos seguintes: ▪ Idade < 10 ou > 40 anos ▪ Etiologia desfavorável (hepatite viral não A e não B, doença de Wilson, induzida por droga) ▪ Icterícia por mais de 7 dias antes de evoluir com encefalopatia ▪ TAP > 50s (INR > 3,5) ▪ Bilirrubina > 18 mg/dL

Pacientes com hepatite por herpes ou IHA relacionada à varicela zoster devem receber aciclovir (5-10 mg/kg IV a cada 8 horas). Pacientes com hepatite por citomegalovírus devem receber ganciclovir intravenoso na dose de 5 mg/kg a cada 12 horas.

Em pacientes grávidas com IHA provavelmente secundária ao fígado gorduroso agudo da gravidez ou à síndrome HELLP, recomenda-se o parto imediato do feto. Além disso, caso a IHA não se resolva, devemos considerar novamente um possível transplante de fígado.

TRANSPLANTE HEPÁTICO

A decisão pelo transplante em um paciente com IHA deve ser precoce. O *Kings's College Criteria* (Tabela 5) é o algoritmo mais utilizado atualmente para a recomendação de encaminhamento a centro transplantador e avaliação por equipe de transplante hepático; os critérios são diferentes se a causa for decorrente de intoxicação por paracetamol ou de outras etiologias[14-16].

Além do *King's College Criteria*, o MELD (Modelo para Doença Hepática Terminal – em inglês) é um escore prognóstico bastante utilizado e é validado para alocação em fila de transplante em diversos países. Este escore leva em conta os níveis de creatinina, de bilirrubina e o valor de RNI.

PROGNÓSTICO

Os maiores preditores de desfecho são o grau da encefalopatia, a idade e a causa da IHA. As taxas de recuperação espontânea (sem transplante) em relação ao grau de encefalopatia estão apresentadas na Tabela 6.

TABELA 6 Taxas de recuperação espontânea (sem transplante), de acordo com o grau de encefalopatia hepática

Grau da encefalopatia	Probabilidade de recuperação espontânea
Graus I e II	65-70%
Grau III	40-50%
Grau IV	< 20%

A probabilidade de sobrevida de pacientes com IHA submetidos a transplante hepático varia de 60 a 80%, de acordo com a literatura médica.

REFERÊNCIAS

1. Polson J, Lee WM, American Association for the Study of Liver Disease. AASLD position paper: the management of acute liver failure. Hepatology. 2005;41(5):1179-97.
2. Munoz SJ, Stravitz RT, Gabriel DA. Coagulopathy of acute liver failure. Clin Liver Dis. 2009;13(1):95-107.
3. Stravitz RT, Kramer DJ. Management of acute liver failure. Nature Rev Gastroenterology & Hepatology. 2009;6(9):542-53.
4. Bernal W, Jalan R, Quaglia A, Simpson K, Wendon J, Burroughs A. Acute-on-chronic liver failure. Lancet. 2015;17:386(10003):1576-87.
5. Rabinowich L, Wendon J, Bernal W, Shibolet O. Clinical management of acute liver failure: Results of an international multi-center survey. World J Gastroenterol. 2016;22(33):7595-603.
6. Wendon J, Cordoba J, Dhawan A, Larsen FS, Manns M, Nevens F, et al. EASL Clinical Practical Guidelines on the management of acute (fulminant) liver failure. J Hepatology. 2017;66(5):1047-81.
7. Ganger DR, Rule J, Rakela J, Bass N, Reuben A, Stravitz RT, et al. Acute liver failure of indeterminate etiology: a comprehensive systematic approach by an expert committee to establish causality. Am J Gastroenterol. 2018;113(9):1319.
8. Montrief T, Koyfman A, Long B. Acute liver failure: a review for emergency physicians. Am J Emerg Med. 2019;37(2):329-37.
9. Stravitz RT, Lee W M. Acute liver failure. Lancet. 2019;394:869-81.
10. Santos G, Figueira ERR, D'Albuquerque LAC, Lisboa PB, de Almeida MD, Filgueira NA, et al. Evaluation of drug-induced liver injury as etiology for acute liver failure in Brazil. Ann Hepatol. 2021;23(2021):100310
11. Shah NJ, Royer A, John S. Acute liver failure. StatPearls. Treasure Island: StatPearls Publishing; 2023.
12. Ferraz ML, Strauss E, Perez RM, Schiavon L, Kioko Ono S, Pessoa Guimarães M, et al. Brazilian Society of Hepatology and Brazilian Society of Infectious Diseases guidelines for the diagnosis and treatment of hepatitis B. Braz J Infect Dis. 2020;24(5):434-51.
13. Lee WM. Insuficiência hepática aguda. N Engl J Med. 1993;329:1862.
14. Lidofsky SD. Transplante de fígado para insuficiência hepática fulminante. Gastroenterol Clin North Am. 1993; 22:257.
15. Riordan SM, Williams R. Tratamento da encefalopatia hepática. N Engl J Med. 1997;337:473.
16. Alba L, Hay JE, Lee WM. Terapia com lactulose em insuficiência hepática aguda. J Hepatol. 2002;36:33A.

6

Diarreia aguda

Jacques Cassidori Couto
Luana Malczewski
Daniela Goulart de Menezes
Matheus Burkot Alves de Araújo
Nicole Luize Bremer

PONTOS PRINCIPAIS

- A história e evolução do quadro irão contribuir não só para o diagnóstico e suspeita do agente etiológico, mas também irão guiar os próximos passos da conduta terapêutica.
- As diarreias de origem infecciosa podem se apresentar como diarreia aguda osmótica aquosa ou diarreia invasiva, quando há presença de sangue.
- Os quadros mais graves podem levar a três apresentações diferentes, a saber: enterocolite pseudomembranosa neonatal, enterocolite pseudomembranosa pós-operatória e colite pseudomembranosa associada ao uso de antibiótico.

INTRODUÇÃO

Diarreia aguda é definida pela Organização Mundial da Saúde (OMS) como o aumento no número de evacuações ou redução da consistência das fezes, resultando em fezes amolecidas ou líquidas, com pelo menos três evacuações em um período de 24 horas. O quadro pode ser acompanhado de náuseas, vômitos, febre e dor abdominal. Geralmente é autolimitado, com duração de até 14 dias. Em geral, perde-se aproximadamente 10 mL/kg/dia nas fezes. Um desequilíbrio entre reabsorção e secreção pela mucosa intestinal gera um aumento na quantidade de água e eletrólitos nas fezes, causando sua liquidificação.

A diarreia pode ter origem infecciosa (bacteriana, viral ou parasitária) ou não infecciosa. Dentre as não infecciosas podemos citar as medicamentosas relacionadas ao uso de antibióticos, agentes laxativos e quimioterápicos. Além disso, a ingestão de grande quantidade de adoçantes, bebidas alcoólicas e gorduras não absorvíveis também pode causar diarreia. Outras causas são a doença de Crohn, a colite ulcerativa, a doença celíaca, a síndrome do intestino irritável e intolerâncias alimentares.

As diarreias de origem infecciosa são as mais frequentes de diarreia aguda no departamento de emergência (DE) e os agentes etiológicos mais comuns são: *Clostridioides difficile, Escherichia coli, Salmonella* spp., *Shigella* spp., norovírus, dentre outros. Na população pediátrica, prevalecem as infecções por Rotavírus e *E. coli* (ETEC – Enterotoxigenic *Escherichia coli*)[1-3].

Este capítulo tratará das etiologias mais prevalentes e graves de diarreia que podem ser encontradas no departamento de emergência.

MANIFESTAÇÕES CLÍNICAS

A perda aumentada de volume que leva à depleção hídrica e desidratação é a complicação sistêmica mais importante da diarreia aguda no adulto. Sinais clássicos como mucosas ressecadas, sede excessiva, redução do turgor da pele e olhos encovados podem ser utilizados para identificar uma depleção moderada, enquanto alteração do nível de consciência, pulso filiforme e choque refletem a presença de um quadro mais grave.

DIAGNÓSTICO E TRATAMENTO GERAL

A anamnese e o exame físico são fundamentais para o diagnóstico do paciente com diarreia aguda. A história e evolução do quadro irão contribuir não só para o diagnóstico e suspeita do agente etiológico, mas também irão guiar os próximos passos da conduta terapêutica.

A solicitação de exames laboratoriais na maioria das vezes não é necessária, porém se houver ao menos um dos sinais de alarme (Tabela 1) a realização de exames complementares é indicada.

TABELA 1 Sinais de alarme para diarreia aguda
Desidratação grave e/ou com repercussões sistêmicas*
Idade maior ou igual a 70 anos
Diarreia por mais de 3 ou 7 dias (apesar do tratamento)
Sangue e/ou muco nas fezes
Imunossupressão
Dor abdominal em paciente com mais de 50 anos
Temperatura axilar maior ou igual a 38°C
Mais de 10 evacuações/dia
Diarreias nosocomiais e/ou institucionais

* Taquicardia, hipotensão ortostática, redução da diurese, letargia.

AVALIAÇÃO DO ESTADO DE HIDRATAÇÃO E CONDUTA INDICADA

Primeiro passo

Avaliar o paciente de acordo com o estado geral, mucosas, presença ou não de lágrimas e suor, sinal da prega abdominal, pulso e perda de peso (se possível). Após esta avaliação, classifica-se o estado de hidratação da seguinte forma:

A: sem desidratação

B: com desidratação leve/moderada

C: com desidratação grave

Após a definição do estado de hidratação, deve-se seguir o plano indicado abaixo:

Plano A: Pacientes sem sinais de desidratação

O objetivo é prevenir a desidratação em domicílio. De que maneira?

- Ingerir/oferecer mais líquidos que o habitual para prevenir desidratação. O paciente deve tomar líquidos caseiros ou solução de sais de reidratação oral (SRO) após cada evacuação diarreica ou episódio de vômito, em pequenas quantidades e com maior frequência.
  - Menores de 1 ano: 50-100 mL de líquido após cada evacuação diarreica.
  - De 1 a 10 anos: 100-200 mL de líquido após cada evacuação diarreica.
  - Maiores de 10 anos: quantidade que o paciente aceitar.
- Manter alimentação habitual para prevenir desnutrição.
- Levar o paciente imediatamente ao estabelecimento de saúde se não houver melhora em dois dias ou houver surgimento de sinais de alerta.
- Administrar zinco uma vez ao dia, durante 10-14 dias.
  - Até 6 meses de idade: 10 mg/dia.
  - Maiores de 6 meses e menores de 5 anos de idade: 20 mg/dia.

Plano B: Pacientes com sinais de desidratação

O objetivo é tratar a desidratação via oral no estabelecimento de saúde. O paciente deve permanecer no estabelecimento de saúde até a reidratação completa. De que maneira?

- Inicialmente o paciente deverá receber de 50 a 100 mL/kg (média de 75 mL/kg) para ser administrado entre 4 e 6 horas.
- A quantidade total de solução ingerida dependerá da aceitação do paciente.
- A solução contendo SRO deverá ser administrada continuamente, até que desapareçam os sinais de desidratação.
- Caso o paciente apresente vômitos persistentes pode-se administrar ondansetrona.
- Durante o protocolo de reidratação, reavaliações subsequentes do estado de hidratação são necessárias para definir as condutas posteriores de acordo com o esquema abaixo:
  - Caso os sintomas de desidratação desapareçam, utilize o plano A.
  - Se ainda houver persistência de sinais de desidratação pode-se considerar a passagem de nasogástrica, porém deve-se avaliar os riscos de complicação (pouca aplicabilidade na prática).
  - Se evoluir para desidratação grave, inicie o plano C.

Se após 6 horas de tratamento não houver melhora da desidratação, considerar internação em regime hospitalar.

Plano C: Desidratação grave

O objetivo é o tratamento da desidratação grave por via intravenosa (IV) em estabelecimento de saúde/hospital.

De que maneira? Administrar reidratação intravenosa – fase de expansão e fase de manutenção/reposição (Tabela 2).

TABELA 2 Fase de expansão

Para menores de 1 ano	SSI ou RL 30 mL/kg por 1h SSI ou RL 70 mL/kg por 5h
A partir de 1 ano	SSI ou RL 30 mL/kg por 30 minutos SSI ou RL 70 mL/kg por 2h e 30 minutos

SSI: solução salina isotônica (NaCl a 0,9%); RL: ringer lactato.

Obs.: para recém-nascidos ou menores de 5 anos com cardiopatias graves, iniciar com 10 mL/kg de peso.

Fase de manutenção/reposição para todas as faixas etárias a ser realizada em um tempo total de 24 horas:

- Soro glicosado a 5% + SSI na proporção de 4:1 (manutenção):
  - Peso até 10 kg: 100 mL/kg
  - Peso de 10 a 20 kg: 1.000 mL + 50 mL/kg de peso que exceder 10 kg
  - Peso acima de 20 kg: 1.500 mL + 20 mL/kg de peso que exceder 20 kg (no máximo 2.000 mL) +
- Soro glicosado a 5% + SSI na proporção de 1:1 (reposição):
  - Iniciar com 50 mL/kg/dia. Reavaliar esta quantidade de acordo com as perdas do paciente +
  - Cloreto de potássio a 10%:
  - 2 mL para cada 100 mL de solução da fase de manutenção.

Avaliar o paciente continuamente, se não houver melhora da desidratação, aumentar a velocidade de infusão/gotejamento:

- Iniciar a reidratação por via oral com SRO assim que o paciente conseguir aceitar (entre 2 e 3 horas após o início da reidratação intravenosa que deverá ser mantida concomitantemente).
- Interromper a reidratação IV somente quando o paciente puder ingerir a solução de SRO em quantidade suficiente para se manter hidratado. A quantidade de solução de SRO necessária varia de acordo com o volume das evacuações.
- Observar o paciente no mínimo por 6 horas.
- Reavaliar o estado de hidratação e orientar quanto ao tratamento apropriado a ser seguido: plano A, B ou continuar com o C.

ANTIMICROBIANOS

Os agentes antimicrobianos são indicados para a maioria dos casos de diarreia de origem infecciosa, porém não em sua totalidade.

A Tabela 3 resume as principais indicações e os esquemas indicados de acordo com o agente etiológico envolvido.

DIARREIAS AGUDAS INFECCIOSAS

A depender da etiologia, as diarreias de origem infecciosa podem se apresentar como diarreia aguda osmótica aquosa ou diarreia invasiva, quando há presença de sangue. Porém, na maioria das vezes a etiologia da diarreia não pode ser distinguida apenas com base no quadro clínico.

Diarreia aguda bacteriana

Clostridioides difficile

Clostridioides difficile é uma bactéria toxigênica anaeróbia obrigatória, formadora de esporo, Gram-positiva. Ela foi identificada como a causa de grande parte das diarreias patogênicas associadas à colite infecciosa relacionadas ao uso de antibióticos, levando a uma taxa significativa de morbimortalidade em todo o mundo.

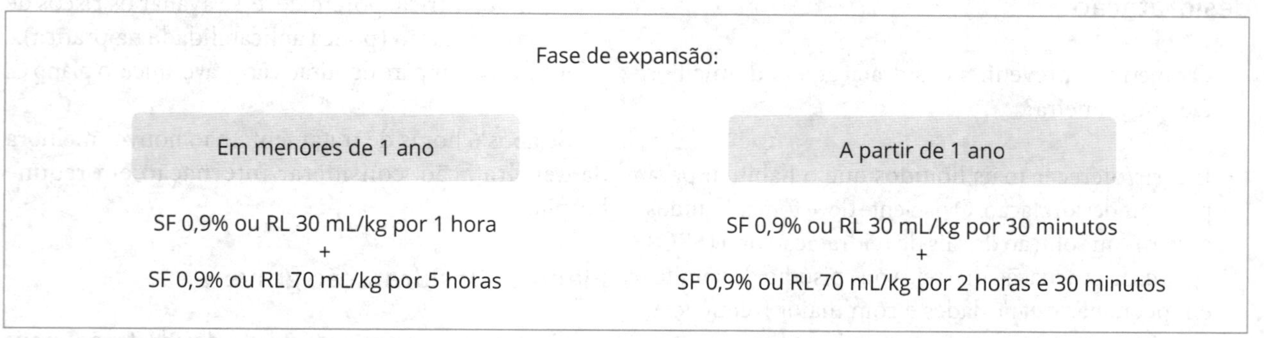

FIGURA 1 Fase de expansão. RL: ringer lactato; SF soro fisiológico.

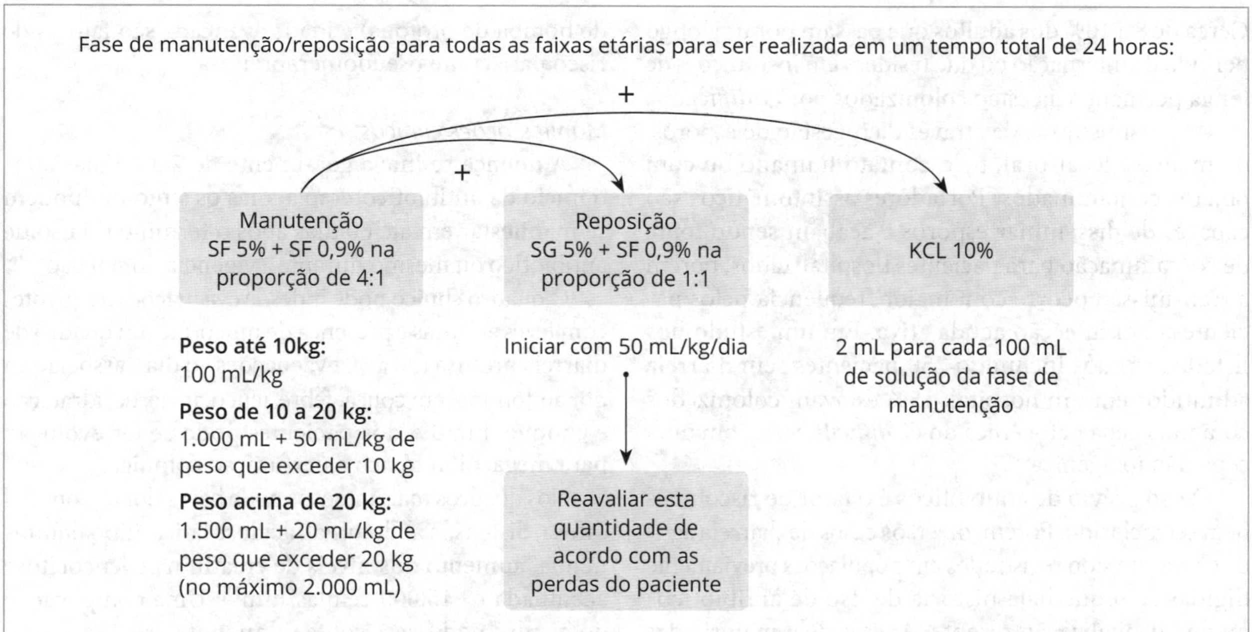

FIGURA 2 Fase de manutenção/reposição.

KCL: cloreto de potássio; SF: soro fisiológico.

TABELA 3 Esquema antimicrobiano indicado para os casos de diarreia de origem infecciosa

Patógeno	Primeira linha	Segunda linha
Tratamento empírico	Ciprofloxacino 500 mg, 12/12h, ou Levofloxacino 500 mg, 1x/dia, por 5 dias	Sulfametoxazol 800 mg + Trimetoprima 160 mg, 12/12h, por 3-5 dias
C. difficile	Leve a moderado: vancomicina 125 mg, VO, 6/6h por 10 dias Grave: metronidazol 500 mg, IV, 8/8h + vancomicina 500 mg, VO, ou via SNG 6/6 h	
E. coli 0157:H7	Sem antibioticoterapia	Sem antibioticoterapia
Listeria monocytogenes	Sem antibioticoterapia	Sem antibioticoterapia
Yersinia spp.	Sem antibioticoterapia, usualmente autolimitado	Doença grave ou sepse: ceftriaxone 2 g, IV, 1x/dia + tobramicina ou gentamicina 5 mg/kg/dia IV 1x/dia – 2 a 3 semanas de tratamento
Salmonella non-typhi	Ciprofloxacino 500 mg, VO, 12/12h por 7-10 dias ou levofloxacino 500 mg IV/VO 1x/dia por 7-14 dias	Azitromicina 500 mg, VO, 1x/dia por 7 dias
Shigella spp.	Ciprofloxacino 750 mg, VO, 12/12h por 3 dias ou levofloxacino 500 mg, VO, 1x/dia por 3 dias	Se doença grave: ciprofloxacino ou levofloxacino IV ou ceftriaxona 1-2 mg, IV, 1x/dia por 5 dias Se criança: azitromicina 10 mg/kg/dia (máximo 1 g) 1x/dia por 3 dias
Vibro cholerae	Adultos, crianças > 12 anos, gestantes: doxiciclina 300 mg, VO, dose única ou azitromicina 1 g, VO, dose única	Crianças < 12 anos: doxiciclina 2-4 mg/kg, VO, dose única ou azitromicina 20 mg/kg (máximo 1 g) VO dose única
Entamoeba histolytica	Metronidazol 750 mg, VO, 8/8h por 7-10 dias + paromomicina* 25-35 mg/kg/dia, VO, (dividido em 3 doses) por 7 dias	
Cyclospora spp.	Sulfametoxazol 800 mg + trimetoprima 160 mg, VO, 12/12h por 7-10 dias	Se alergia a sulfa: ciprofloxacino 500 mg, VO, 12/12h por 7 dias**
Giardia lamblia	Tinidiazol 2 g, VO, dose única	Metronidazol 250 mg, VO, 8/8h 5-7 dias ou nitazoxanida 500 mg, VO, 12/12h por 3 dias

* Medicamento não disponível no Brasil.

** Resultados inconclusivos e baseados em um único estudo.

Cerca de 8 a 10% dos adultos que passam por um longo período de internação ou que residem em instituições de longa permanência estão colonizados por *C. difficile*[5-7].

A transmissão se dá através da ingestão de esporos, de maneira fecal-oral, pelo contato humano ou com objetos contaminados. Portadores assintomáticos são capazes de disseminar esporos e acabam sendo fonte de contaminação para pacientes hospitalizados, porém a transmissão ocorre com maior frequência pelos pacientes com infecção aguda ativa. Em um estudo nos Estados Unidos incluindo 250 pacientes sem diarreia admitidos em um hospital, 15% estavam colonizados com uma cepa patogênica do *C. difficile* e 6% com uma cepa não toxigênica[6-9].

O uso prévio de antibióticos é o fator de risco mais bem estabelecido. Porém, diversos casos de diarreia aguda grave têm sido registrados em populações previamente hígidas sem que haja história de uso de antibióticos ou de hospitalização recente. Apesar de a maioria das infecções serem encontradas em ambiente hospitalar, cerca de um terço delas são comunitárias.

Qualquer antibiótico pode predispor à colonização e posterior infecção por *C. difficile*, mas os mais frequentemente relacionados à infecção são as fluoroquinolonas, a clindamicina, a penicilinas de amplo espectro e as cefalosporinas.

O C. difficile secreta duas exotoxinas causadoras de colite e diarreia, as toxinas A e B. A toxina A promove a liberação de mediadores inflamatórios, tais como fator de necrose tumoral, substância P, ácido aracdônico e interleucinas (IL-8, IL-6, IL-1), o que leva à lesão de mucosa e à secreção de líquidos para o lúmen intestinal, resultando em diarreia secretora. A toxina B está mais relacionada à virulência do *C. difficile* e é dez vezes mais potente que a toxina A em relação ao potencial de causar danos à mucosa intestinal.

A cepa mais virulenta, PCR ribotipo 027 (antes chamada de B1/NAP1/027), produz uma toxina adicional, além das toxinas A e B, e causa uma infecção mais grave, com frequência levando a megacólon tóxico.

Os quadros mais graves podem levar a três apresentações diferentes, a saber: enterocolite pseudomembranosa neonatal, enterocolite pseudomembranosa pós-operatória e colite pseudomembranosa associada ao uso de antibiótico.

Na colite pseudomembranosa, uma placa membranosa amarelada exsudativa repousa sobre a mucosa intestinal e substitui o tecido necrótico. Essa membrana pode ser encontrada em apenas 50% dos pacientes com *C. difficile* confirmada[10-14]. Uso recente de antibiótico, cirurgia ou manipulação gastrointestinal, quimioterapia, supressão da secreção de ácido gástrico (uso de inibidor de bomba de prótons) e idade avançada são fatores de risco para colite pseudomembranosa.

Manifestações clínicas

A doença se inicia geralmente de 7 a 10 dias após o início da antibioticoterapia, mas os sintomas podem se manifestar em até 60 dias após o término do uso de antibiótico ou mesmo durante a vigência do seu uso[15-16].

O quadro clínico pode ir desde evacuações frequentes com fezes aquosas e presença de muco, até um quadro de diarreia profusa (20 a 30 evacuações ao dia), associada a dor abdominal em cólica, febre, leucocitose, desidratação e choque. Em 3% dos pacientes pode-se ter evolução para megacólon tóxico e perfuração colônica.

Nos quadros mais intensos pode haver dor abdominal difusa, distensão abdominal, acidose lática, hipoalbuminemia, aumento dos níveis de creatinina e leucocitose acentuada (> 15.000 células/mm^3). Uma complicação do quadro pode ser a colite fulminante.

Diagnóstico

A suspeita diagnóstica deve ser considerada quando houver diarreia aguda sem outra causa aparente, associada à história clínica e fatores de risco pertinentes (hospitalização recente, uso prévio de antibiótico e idade avançada). A simples suspeita clínica já resulta em necessidade de precaução de contato. O diagnóstico laboratorial pode ser feito seguindo o algoritmo exemplificado na Figura 3.

São necessários dois exames positivos para a confirmação da infecção por clostridioides e, para o correto diagnóstico da doença ativa, a amostra a ser testada deve ser de fezes diarreicas/aquosas e não de fezes formadas ou de *swab* retal (somente para coleta de vigilância e o resultado positivo indica apenas colonização). Dentre os exames citados estão os seguintes:

- Cultura toxigênica: considerado o padrão-ouro para o diagnóstico de infecção por *C. difficile*, porém o resultado pode levar até cinco dias para ser processado. Além disso, apesar de sua alta especificidade e sensibilidade para detecção do *C. difficile*, não possui alta especificidade para o diagnóstico de infecção ativa.
- Teste de imunoensaio para identificar a presença das toxinas A e B.
- Teste de imunoensaio para identificar a presença do antígeno GDH: a enzima GDH é uma proteína presente em todas as cepas isoladas de *C. difficile*. A identificação do antígeno GDH tem uma boa sensibilidade e baixo custo, porém baixa especificidade por não identificar diretamente a presença das toxinas.

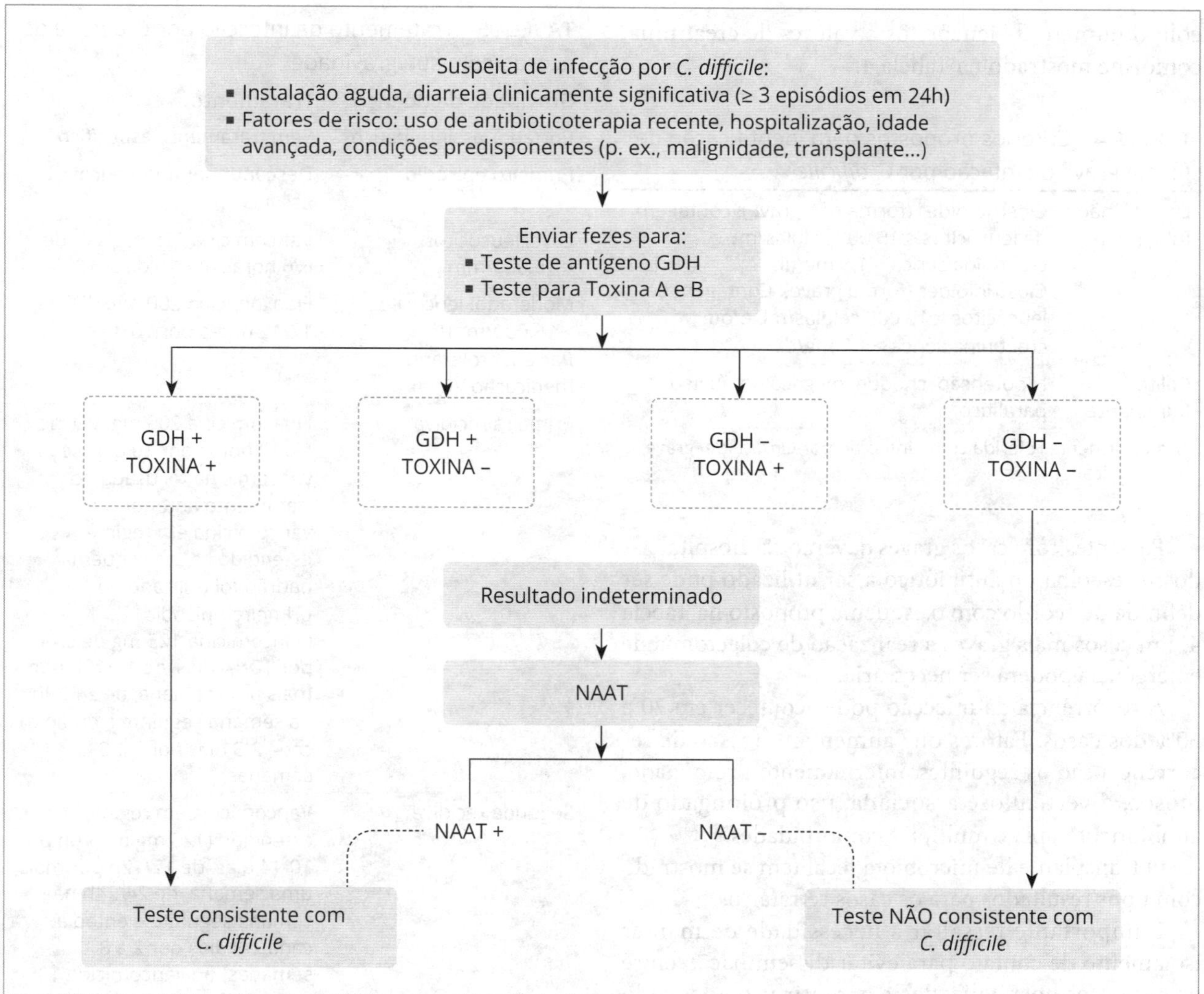

FIGURA 3 Diagnóstico laboratorial.

- Testes de amplificação do ácido nucleico: a mais conhecida é a reação em cadeia da polimerase (PCR, da sigla em inglês), que consegue detectar os genes que codificam as toxinas A e/ou B com sensibilidade de 93 a 100%[17]. Estes testes identificam microrganismos viáveis e não viáveis, tornando-se positivo também em pacientes que estão apenas colonizados. Aí se dá a importância de realizar o teste combinado, complementando o diagnóstico com um exame que consiga identificar a presença das toxinas, refletindo a presença de uma infecção ativa causada pela bactéria. Caso se obtenha um resultado negativo, o teste deverá ser repetido somente 6 dias após a primeira coleta.

Após o tratamento adequado não é recomendado realizar novo exame como critério de cura.

A colonoscopia não é usada de rotina para o diagnóstico, pois pode levar a perfuração da mucosa nos casos mais graves, mas pode ser usada em pacientes que necessitem de um rápido diagnóstico ou que não conseguem evacuar em decorrência de íleo paralítico. O exame pode estar normal ou revelar a "pseudomembrana" característica, com placas amareladas presentes no lúmen intestinal. Lesões normalmente são visualizadas no cólon, mas podem se estender a todo o trato gastrointestinal.

Tratamento

O primeiro passo consiste em suspender os antibióticos em uso, uma vez que o uso concomitante de antibióticos para tratamento da infecção por *C. difficile* e para outros fins aumenta o risco de prolongar a duração dos sintomas e de falha no tratamento, além de poder aumentar as chances de recorrência.

O tratamento suportivo deve ser feito para todos os pacientes, com a reposição de fluidos e eletrólitos de forma adequada. O uso de antidiarreicos é contraindicado.

Alguns estudos baseados em opiniões de especialistas sugerem a classificação de gravidade da doença de acordo com o número de leucócitos e valores de creatinina, conforme mostrado na Tabela 4.

TABELA 4 Critérios propostos para identificação de forma grave de infeção por *C. dificille*

Doença não fulminante	Clostridioides (forma não grave): contagem de leucócitos < 15.000 células/mL e creatinina sérica < 1,5 mg/dL Clostridioides (forma grave): Contagem de leucócitos > 15.000 células/mL e/ou creatinina sérica > 1,5 mg/dL
Colite fulminante*	Hipotensão, choque, megacólon ou íleo paralítico

*Anteriormente referida como infecção por *Clostridium* grave ou complicada.

Pacientes com casos graves deverão ser hospitalizados. A escolha do antibiótico a ser utilizado pode ser definida de acordo com o esquema proposto na Tabela 4. Em casos mais graves a realização de colectomia de emergência poderá ser necessária.

A recorrência da infecção pode acontecer em 20 a 30% dos casos. Fatores que aumentam o risco de recorrência são os seguintes: internamento prolongado, idosos, diverticulose associada, uso prolongado de antibioticoterapia e múltiplas comorbidades.

O transplante de microbiota fecal tem se mostrado com bons resultados para os casos refratários.

É importante ressaltar a necessidade de manter isolamento de contato para evitar disseminação entre os pacientes hospitalizados e garantir uso adequado de equipamentos de proteção individual pela equipe assistencial e demais contactantes. Soluções alcoólicas antissépticas não são eficazes para eliminar os esporos de *C. difficile*, o que torna crucial a lavagem correta das mãos com água e sabão após a manipulação do paciente e de objetos ao seu entorno[17-19].

TABELA 5 Tratamento da infecção por *C. dificille* de acordo com sua gravidade

Gravidade da doença	Tratamento
Portador assintomático	Sem tratamento específico
Primeiro episódio	Descontinuar antibióticos prévios
Leve: leucócitos < 15.000/mm³	Vancomicina 125 mg, VO, de 6/6 horas por 10 dias
Moderado: leucócitos > 15.000/mm³ Paciente tolerando medicação VO	Fidaxomicina 200 mg, VO, de 12/12 horas por 10 dias
Primeira recidiva	Fidaxomicina 200 mg, VO, de 12/12 horas por 10 dias se vancomicina foi usada no tratamento anterior ou vancomicina em regime estendido se um esquema padrão foi utilizado no primeiro episódio (vancomicina 125 mg de 6/6h por 10-14 dias, de 12/12h por mais uma semana, de 24/24h na semana seguinte e então a cada 2-3 dias por 2 a 8 semanas)
Segunda recidiva	Vancomicina em regime estendido (125 mg de 6/6h por 10-14 dias, de 12/12h por mais uma semana, de 24/24h na semana seguinte e então a cada 2-3 dias por 2 a 8 semanas) ou vancomicina 125 mg de 6/6 horas por 10 dias seguida de rifaximina 400 mg de 8/8 horas durante 20 dias ou fidaxomicina 200 mg 12/12 horas por 10 dias
Doença grave ou complicada	Vancomicina 500 mg, IV, ou via sonda nasogástrica de 6/6 horas E vancomicina 500 mg via retal de 6/6 horas ou metronidazol 500 mg, IV, de 8/8 horas ou transplante de microbiota fecal

E. Coli, Shigella spp. e *Salmonella* spp.

A *Escherichia coli* é uma das bactérias mais isoladas em coproculturas e normalmente faz parte da flora intestinal normal. Pode adquirir material genético adicional e se tornar patogênica, sendo responsável por grande parte das gastroenterites bacterianas. A antibioticoterapia nestes casos não deve ser prescrita de rotina. A administração de antibióticos (ciprofloxacino ou azitromicina) está indicada em pacientes com diarreia grave, sanguinolenta ou persistente, principalmente em crianças ou imunocomprometidos. As cepas patogênicas mais comuns de *E. coli* são as seguintes:

- Enterotoxigênica (ETEC): causa diarreia aquosa e está relacionada à ingestão de alimentos e água contaminada em regiões de saneamento inadequado. A doença causada por esta cepa normalmente é autolimitada e dura de 1 a 5 dias.
- Enteropatogênica (EPEC): estas cepas se ligam às paredes dos enterócitos, causando doença mais grave. Também se apresenta com diarreia aquosa, podendo haver febre e vômitos associados. Pode se tornar crônica e com isso levar a desnutrição. Atinge principalmente crianças de até 6 meses e com menos de 2 anos de idade quase que exclusivamente.

- Enteroinvasiva (EIEC): possui apresentação clínica bastante semelhante à da *Shigella*, causando colite com diarreia aquosa que pode evoluir com diarreia sanguinolenta e disenteria.
- Êntero-hemorrágica (STEC): esta cepa difere das outras por secretar toxinas do tipo Shiga (Stx), responsável por causar colite hemorrágica e síndrome hemolítico-urêmica (microangiopatia + trombocitopenia + disfunção renal).

A *Shigella* spp. é outra bactéria causadora de diarreia invasiva e, diferentemente da *E. coli*, sua transmissão se dá principalmente por contato com outra pessoa infectada, e poucas vezes através da ingestão de alimentos e água contaminados. Estes pacientes se apresentam com febre alta, dor abdominal importante e diarreia com sangue e muco. Podem complicar com megacólon tóxico, perfuração intestinal, bacteremia, distúrbios eletrolíticos, manifestações neurológicas como crises convulsivas e encefalopatia, artrite reativa e síndrome hemolítico-urêmica. Para o manejo estão contraindicados os antidiarreicos. O foco do tratamento está na hidratação, na reposição eletrolítica e na escolha da antibioticoterapia indicada, que é capaz de reduzir os sintomas da infecção em até dois dias. Os antibióticos de escolha para o tratamento empírico são as fluorquinolonas (de 5 a 7 dias), visto que existe grande prevalência de cepas resistentes às sulfas. Na população pediátrica, a droga de escolha para tratamento inicial é a azitromicina[20].

Já a *Salmonella* spp. está associada à ingestão de carne de frango, ovos, leite e demais alimentos de origem contaminada. Neste caso ocorre diarreia, tipicamente sem muco ou sangue, associada a febre e dor abdominal. Pode haver bacteremia em até 5% dos casos, o que pode causar endocardite, abscessos e osteomielite secundárias. O tratamento consiste em hidratação e reposição eletrolítica. A antibioticoterapia não está indicada em pacientes imunocompetentes entre 12 meses e 50 anos de idade, pois seu uso não trouxe benefício em reduzir a duração de sintomas. Além disso, o uso de antibióticos pode elevar o risco de o paciente se tornar um carreador assintomático do patógeno. Em pacientes com doença grave com necessidade de hospitalização, idade inferior a 12 meses ou maior que 50 anos, imunocomprometidos ou com doença extraintestinal a antibioticoterapia com fluorquinolonas está indicada.

Diarreia aguda viral

A maioria dos casos de diarreias agudas infecciosas possuem causa viral. O maior patógeno responsável por estes quadros é o norovírus, que também ocupa a segunda posição dentre as causas mais frequentes de hospitalização por gastroenterite. Outros agentes causais são o rotavírus e o adenovírus.

Manifestações clínicas

Gastroenterite aguda é definida como uma doença diarreica (3 ou mais evacuações diarreicas por dia ou pelo menos 200 g de fezes diarreicas por dia), que dura menos de duas semanas e pode estar acompanhada de náuseas, vômitos, febre ou dor abdominal. Vômitos e diarreia estão frequentemente associados.

Algumas características na história da doença que favorecem a etiologia viral incluem os seguintes fatores: período de incubação entre 24h e 60h, duração curta (de 12h a 60h) e alta frequência de episódios de vômitos. Na gastroenterite viral a diarreia sanguinolenta não costuma estar presente.

Embora relativamente incomum (menos de 10% dos casos), a presença de sinais de alarme (Tabela 6) indica a necessidade de hospitalização e de diagnósticos diferenciais.

TABELA 6 Sinais de alarme para gastroenterites de origem viral

Desidratação grave
Eletrólitos ou função renal anormal
Fezes sanguinolentas ou sangramento retal
Perda de peso
Dor abdominal importante
Sintomas prolongados (> 1 semana)
Hospitalização ou uso de antibiótico nos últimos 3 a 6 meses
Idade igual ou maior que 65 anos
Comorbidades (*diabetes mellitus*, imunocomprometidos)
Gravidez

Diagnóstico

O diagnóstico é feito a partir da história clínica e das características do quadro clínico. Exames complementares não são necessários e, portanto, não devem ser solicitados de rotina. Também não está indicada a necessidade da identificação do vírus. Entretanto, a análise fecal pode ser solicitada em algumas situações, tais como: suspeita de doença não viral, adultos com febre persistente, desidratação, presença de sangue ou muco nas fezes ou de outros sinais de alarme.

Se houver sinais de desidratação, está indicada dosagem sérica de eletrólitos e análise da função renal.

O hemograma não é confiável para distinguir entre etiologia viral e bacteriana. A contagem de leucócitos pode ou não estar aumentada.

Tratamento

Por ser autolimitada, o tratamento da diarreia viral se dá com medidas de suporte. A chave principal do tratamento é a hidratação. Para adultos sem sinais de hipovolemia, a hidratação pode ser mantida através do aumento da ingesta hídrica. Para os casos de desidratação leve a moderada em adultos, o SRO pode ser indicado. Já pacientes com desidratação grave necessitam de hidratação intravenosa.

Os antieméticos e antidiarreicos podem ser utilizados em alguns casos para controle de vômitos ou diarreia excessiva. No entanto, os antidiarreicos não devem ser usados se houver diarreia sanguinolenta ou febre alta.

Antibióticos não são indicados para gastroenterites de origem viral. A antibioticoterapia empírica possui um papel limitado no manejo da gastroenterite aguda quando não se está claro qual é sua etiologia. Pacientes que não melhoram após 7 dias com medidas suportivas ou apresentam piora dos sintomas devem ser reavaliados e a possibilidade de investigar outras causas de gastroenterite ou de associar antibioticoterapia empírica deve ser considerada. Geralmente se indica a terapia empírica quando ocorrem as seguintes situações:

- Presença de gastroenterite grave (febre, mais de 6 evacuações diárias, hipovolemia e necessidade de internação).
- Se houver características que sugerem infecção bacteriana invasiva, como fezes com muco ou sangue e febre alta.
- Existência de fatores relacionados ao hospedeiro que aumentam o risco de complicações, como: idade maior que 70 anos e comorbidades (cardiopatia, imunocomprometimento).

DIARREIA CAUSADA POR PROTOZOÁRIOS

Amebíase

A amebíase é uma infecção intestinal causada pelo protozoário *Entamoeba histolytica*. Essa doença é comum em áreas tropicais e em regiões com más condições sanitárias. É transmitida principalmente por meio da ingestão de alimentos ou água contaminados com cistos do parasita presentes nas fezes de indivíduos infectados. Esses cistos podem sobreviver no ambiente por longos períodos e, quando ingeridos, liberam amebas no intestino grosso, onde causam a infecção.

A infecção pelo agente pode variar desde uma forma assintomática até casos graves. Na maioria das vezes, os sintomas incluem diarreia, que pode ser líquida ou com fezes pastosas, cólicas abdominais, flatulência e sensação de urgência para defecar. Além disso, é comum observar perda de peso, fadiga e fraqueza. Entretanto, em alguns casos, a amebíase pode levar a complicações graves decorrentes da invasão da parede intestinal como úlceras e sangramentos. Também pode ocorrer disseminação para outros órgãos, principalmente para o fígado, e levar a formação de abscessos hepáticos. Essas complicações podem resultar em sintomas mais graves, como febre, dor abdominal intensa, icterícia e hepatomegalia.

O tratamento da amebíase visa eliminar o parasita e aliviar os sintomas. Os medicamentos mais comumente utilizados são o metronidazol e o tinidazol, que são eficazes no combate ao agente. Além do tratamento medicamentoso, medidas gerais podem auxiliar na recuperação e na prevenção da amebíase. Essas medidas incluem a higiene adequada das mãos, o consumo de água tratada e a adoção de boas práticas de saneamento básico. É importante evitar o consumo de água ou de alimentos de origem incerta em regiões em que a amebíase é endêmica.

Em resumo, a amebíase é uma infecção intestinal causada pelo protozoário *Entamoeba histolytica*. A diarreia é um dos principais sintomas, juntamente com cólicas abdominais e perda de peso. Casos mais graves podem resultar em complicações como úlceras intestinais e abscessos hepáticos. O tratamento adequado com medicamentos específicos é essencial para eliminar o parasita e prevenir complicações mais graves. Medidas de higiene e saneamento desempenham um papel crucial na prevenção da infecção por amebíase.

Giardíase

A diarreia causada por giárdia, também conhecida como giardíase, é uma infecção intestinal ocasionada pelo protozoário *Giardia lamblia*. Essa infecção é comum em todo o mundo e pode afetar pessoas de todas as idades, especialmente as que vivem em áreas com más condições sanitárias, sendo uma das principais causas de diarreia persistente em países em desenvolvimento.

Sua transmissão ocorre principalmente pela ingestão de água ou alimentos contaminados com cistos do parasita. Esses cistos são altamente resistentes e podem sobreviver no meio ambiente por longos períodos. Após a ingestão, os cistos liberam trofozoítos no intestino delgado, onde se proliferam e causam a infecção.

Os sintomas da giardíase variam de leves a graves. Muitas pessoas infectadas são portadores assintomáticos, mas podem transmitir a infecção. Os sintomas mais comuns são diarreia crônica ou intermitente, fezes aquosas, flatulência, distensão abdominal, cólicas, perda de peso e fadiga.

Embora a maioria dos casos de giardíase seja autolimitada e não ocasione complicações graves, em alguns casos a infecção pode levar a problemas de saúde mais significativos. A diarreia persistente pode resultar em desidratação e desnutrição, especialmente em crianças e pessoas com comprometimento imunológico. Em casos raros, a giardíase crônica pode causar danos na mucosa intestinal e levar a distúrbios de absorção de nutrientes que permanecem por longo prazo.

O tratamento da giardíase tem como objetivo eliminar o parasita e aliviar os sintomas. Os medicamentos antiparasitários mais comumente utilizados são o metronidazol e o tinidazol, que são eficazes na erradicação da *Giardia lamblia*. Além disso, pode ser recomendado o uso de agentes antidiarreicos para controlar os sintomas.

Além do tratamento medicamentoso, medidas gerais podem auxiliar na recuperação e prevenção da giardíase. Essas medidas incluem a adoção de boas práticas de higiene, como lavar regularmente as mãos com água e sabão, especialmente antes das refeições e após a higiene íntima. Também é importante consumir água potável, evitar o consumo de água de fontes inseguras e garantir a adequada higienização de alimentos.

DIARREIA CAUSADA POR PARASITAS

Ascaridíase

Esta causa de diarreia é atribuída ao parasita *Ascaris lumbricoides*. Trata-se de uma infecção comum em áreas com más condições sanitárias e afeta principalmente crianças. Sua transmissão ocorre principalmente pela ingestão dos agentes presentes no solo contaminado com fezes humanas que contêm os ovos do parasita. Após a ingestão, os ovos eclodem no intestino delgado, liberando larvas que penetram na parede intestinal e migram para os pulmões. Após um período nos pulmões, as larvas são deglutidas novamente e se tornam vermes adultos que são encontrados no intestino delgado, onde causam a infecção.

A maioria das infecções por Ascaris é assintomática. No entanto, em alguns casos, os sintomas podem estar presentes. A diarreia é um dos sintomas possíveis, juntamente com dor abdominal, náuseas, vômitos e perda de apetite. Além disso, podem ocorrer sintomas respiratórios como tosse e falta de ar durante a fase migratória das larvas nos pulmões, o que é conhecido como síndrome de Loeffer. Em casos mais graves pode haver complicações. A obstrução intestinal é uma delas, na qual os vermes adultos podem formar uma massa compacta no intestino, levando ao bloqueio parcial ou total da luz intestinal. Sintomas como dor abdominal intensa, vômitos persistentes e distensão abdominal podem estar presentes nesta condição.

Para o tratamento da infecção, utiliza-se mais comumente o albendazol e o mebendazol, que são eficazes na erradicação dos vermes adultos. Em casos de obstrução intestinal ou complicações graves, pode ser necessária a intervenção cirúrgica para remover os parasitas e restabelecer o fluxo intestinal adequado.

Além do tratamento medicamentoso, medidas de prevenção são importantes para evitar a sua disseminação. Isso inclui melhorias nas condições sanitárias, acesso a água potável e saneamento básico adequado. A educação sobre higiene pessoal, como lavagem das mãos e cuidados com alimentos, também é fundamental na prevenção da infecção.

Estrongiloidíase

Refere-se à infecção intestinal causada pelo parasita *Strongyloides stercoralis*. É frequente em regiões tropicais e subtropicais e afeta principalmente áreas rurais e comunidades com más condições sanitárias. Sua transmissão ocorre principalmente por meio do contato direto da pele com o solo contaminado com larvas do parasita. Estas larvas penetram na pele e, em seguida, são transportadas pela corrente sanguínea até os pulmões, onde são expectoradas, deglutidas e levadas ao intestino delgado, onde causam a infecção, que pode ser assintomática em muitos casos.

No entanto, quando presentes, um dos sintomas mais comuns é a diarreia, que pode estar associada a dor abdominal, náuseas e vômitos. Além do acometimento gastrointestinal, o aparelho respiratório pode ser acometido durante a fase migratória das larvas e levar a sintomas como tosse e dificuldade respiratória.

Em alguns indivíduos, a infecção por estrongiloides pode levar a complicações graves. Uma das complicações mais preocupantes é a estrongiloidíase disseminada, na qual as larvas do parasita invadem outros órgãos além do intestino, como fígado e sistema nervoso central. Isso pode resultar em infecções sistêmicas graves e potencialmente fatais, especialmente em imunocomprometidos.

A principal droga para tratamento é a ivermectina, que é eficaz na erradicação do parasita. Em casos de infecção grave ou disseminada, pode ser necessário um tratamento mais prolongado com doses repetidas. Além disso, o tratamento de complicações adicionais, como infecções bacterianas secundárias, também pode ser necessário.

Medidas de prevenção também são importantes para se evitar a infecção e incluem melhorias nas condições sanitárias, como o tratamento adequado de água e esgoto, e a promoção de boas práticas de higiene pessoal, como lavagem das mãos e uso de calçados protetores em áreas com risco de contaminação.

DIARREIAS AGUDAS NÃO INFECCIOSAS

Doença inflamatória intestinal

A doença inflamatória intestinal (DII) é composta por dois distúrbios principais. Fazem parte desta condição a colite ulcerativa e a doença de Crohn. A colite ulcerativa afeta o cólon, enquanto a doença de Crohn pode envolver qualquer componente do trato gastrointestinal, desde a boca até a região perianal.

A idade de instalação varia de 15 a 30 anos, embora possa ocorrer em qualquer faixa etária. Quanto ao gênero, há uma discreta predominância do sexo feminino na doença de Crohn, o que sugere que os fatores hormonais podem desempenhar um papel na expressão da doença. Em contrapartida, pode haver uma ligeira predominância do sexo masculino na colite ulcerativa.

A incidência de infarto, AVC, DPOC e doenças tromboembólicas têm prevalência aumentada nos pacientes com DII e deve ser levada em consideração quando pacientes com essas patologias procuram o departamento de emergência.

Doença de Crohn

A doença de Crohn (DC) é uma doença inflamatória crônica do trato gastrointestinal com sintomas que evoluem de forma recidivante e remitente. Ocorre também de maneira progressiva e pode levar a danos intestinais permanentes e causar incapacidade. Todos os segmentos do trato gastrointestinal podem ser afetados, sendo os mais comuns o íleo terminal e o cólon. A inflamação é tipicamente transmural, assimétrica e segmentar (segmentos de intestino normais interrompidos por áreas de doença).

O pico de incidência ocorre entre os 15 e os 22 anos de idade, com um pico secundário entre 55 e 60 anos. Tabagismo, uso de contraceptivo oral e anti-inflamatórios não esteroidais podem piorar o curso da doença.

Manifestações clínicas

Geralmente, os pacientes que procuram o departamento de emergência apresentam sintomas crônicos como dor abdominal e perda de peso ainda sem o diagnóstico de DC. Porém, de forma mais usual, os pacientes procuram atendimento de emergência por surtos agudos causados pela doença de base já conhecida ou por suas complicações.

O curso clínico da doença é variável e imprevisível. Existem três tipos de apresentação da DC, a saber: inflamatório, obstrutivo ou penetrante. A doença é classificada em leve, moderada e grave/severa, de acordo com Índice Clínico de Atividade da Doença.

Dor abdominal, diarreia (com ou sem sangramento), fadiga e perda de peso são os principais sintomas. Os sintomas intestinais geralmente flutuam ao longo de um extenso período. Diarreia persistente mas intermitente, sem sangramento grosseiro, associada a lesões de pele, olhos ou articulações sugere o diagnóstico de DC. Frequentemente as fezes contêm sangue microscópico, porém, quando há acometimento colônico, o sangramento pode ser grosseiro.

Fístulas ou fissuras perianais, hematoquezia, abscessos ou prolapso retal podem ocorrer, particularmente quando há envolvimento do cólon. Os pacientes também podem apresentar complicações, como obstrução com vômitos, dor abdominal em cólica e constipação, ou ainda com abscesso intra-abdominal associado a febre, dor abdominal e massa palpável. Manifestações extraintestinais como artrite, uveíte ou doenças hepáticas podem abrir o quadro de DC em 10 a 20% dos casos. E 50% dos pacientes já diagnosticados podem ter alguma manifestação extraintestinal durante a vida.

Diagnóstico

Na maioria dos pacientes o diagnóstico definitivo é estabelecido em meses ou anos após o início dos sintomas. É comum haver confusão diagnóstica com apendicite ou DIP (doença inflamatória intestinal) nos quadros iniciais. Por isso, a história clínica adequada é fundamental para seu diagnóstico.

No departamento de emergência, o objetivo é determinar a gravidade da crise, identificar possíveis complicações como obstrução, abscesso intra-abdominal, hemorragias importantes ou megacólon tóxico e descartar os demais diagnósticos diferenciais. Outro ponto de atenção no departamento de emergência é a identificação de complicações relacionadas ao uso de imunossupressores/moduladores/imunobiológicos usados para o tratamento e controle da DC.

Tratamento

O tratamento para a DC inclui alívio dos sintomas, indução de remissão, manutenção de remissão, prevenção de complicações, otimização do momento cirúrgico e manutenção da nutrição.

O tratamento inicial na emergência consiste em ressuscitação volêmica e restauração do balanço eletrolítico, sondagem nasogástrica para os casos de obstrução, peritonite ou megacólon tóxico, e antibioticoterapia de largo espectro para colite fulminante ou peritonite.

- Corticoides: pacientes com doença grave devem receber corticoides via intravenosa como hidrocortisona (300 mg por dia), metilprednisolona (48 mg por dia) ou prednisolona (60 mg por dia).

- Salicilatos: em doenças moderadas a grave, a sulfassalazina está indicada. Já a mesalazina é mais eficaz em pacientes com doença colônica e principalmente nas formas leves.
- Antibioticoterapia: a antibioticoterapia deve ser reservada para DC complicada com fístulas e abcessos ou ambos.
- Imunomoduladores: os imunomoduladores como azatioprina, 6-mercaptopurina e metotrexato são úteis na manutenção e no auxílio de tratamento de fístulas, especialmente em pacientes com contraindicação absoluta para cirurgia.
- Terapias biológicas: natalizumabe, adalimumabe e infliximabe são alguns exemplos. Pacientes que não respondem a terapia com corticoides ou salicilatos podem se beneficiar deste tratamento, além de pacientes com doença exclusivamente colônica.
- Agentes antidiarreicos: a diarreia pode ser controlada com loperamida (4-16 mg por dia), porém não deve ser utilizada em pacientes com complicações, principalmente naqueles com obstrução intestinal.

Complicações

Cerca de 75% dos pacientes com DC receberão indicação de cirurgia em algum momento durante os primeiros 20 anos do início dos sintomas.

As complicações mais comuns são as seguintes:

- Abscessos e fissuras: os abscessos e as fissuras são comuns. Os sinais e os sintomas são a piora da dor abdominal, febre e massa palpável. Abscessos retroperitoneais podem causar dor lombar e dificuldade de deambulação.
- Fístulas: as fístulas são causadas como resultado das fissuras das paredes intestinais e das estruturas adjacentes.
- Peritonite localizada: tendem a se apresentar com dor abdominal focal, geralmente em quadrante inferior direito, febre, leucocitose, náuseas ou vômitos e calafrios. É causada por microperfurações do intestino com contaminação das alças intestinais adjacentes.
- Obstrução: consequência de grave acometimento do lúmen intestinal, com ulceração e inflamação transmural que progride para estenose. O delgado é o local mais comum de obstrução que, por sua vez, evolui com dor abdominal em cólica, distensão abdominal e náuseas. Geralmente a obstrução torna-se sintomática devido à inflamação e ao espasmo associado, de forma que pode melhorar com tratamento conservador, incluindo repouso intestinal, glicocorticoides parenterais ou agentes biológicos que ajudam a diminuir o componente inflamatório da obstrução. Já a deterioração aguda, como piora da obstrução ou isquemia intestinal, requer cirurgia de emergência.
- Doença perianal: são muito comuns. Algumas vezes estão presentes no momento da abertura do quadro e do diagnóstico. Incluem abscessos perianais, fístulas, fissuras, fístulas retovaginais e prolapso retal.

Colite ulcerativa

A colite ulcerativa é um processo inflamatório crônico do cólon e envolve o reto em aproximadamente 100% das vezes. É caracterizado por episódios recorrentes de inflamação limitada à camada mucosa. Apesar dos tratamentos disponíveis, 15 a 20% dos pacientes necessitarão de internação por colite aguda grave, que é uma emergência médica potencialmente letal. Comumente tem seu pico de incidência em homens entre 20 e 30 anos e seu principal sintoma característico é a diarreia sanguinolenta.

Manifestações clínicas

Dor abdominal intensa do típico cólica, tenesmo e diarreia sanguinolenta são os sintomas típicos. A doença é classificada em três tipos, dependendo das manifestações clínicas: leve, moderada ou grave (Tabela 7). A maioria dos pacientes, cerca de 60%, tem apresentação moderada da doença. Aproximadamente 5% dos pacientes possuem a forma grave, sendo esta a apresentação mais comum no departamento de emergência devido à exuberância dos sintomas. Cerca de 90% das mortes causadas por colite ulcerativa acontecem em pacientes com a forma grave da doença.

A colite ulcerativa é usualmente caracterizada por crises intermitentes de doença aguda intercalada com períodos de remissão. Por vezes, o primeiro episódio é precedido por um longo período de inatividade da doença.

TABELA 7 Classificação da colite ulcerativa

Leve	Diarreia (≤ 4 episódios por dia), com ou sem sangue, sem sinais de toxemia e taxa normal de VHS. Cólicas leves, tenesmo e períodos de constipação também podem ocorrer.
Moderada	Diarreia (> 4 episódios por dia), frequentemente sanguinolenta, associada a anemia leve que não necessita de transfusão sanguínea. A dor abdominal comumente está presente, mas não costuma ser grave. Febre baixa pode estar associada.
Grave	Diarreia sanguinolenta (> 6 episódios por dia) com dor abdominal grave, do tipo cólica e toxemia evidente, com febre alta (> 37,8°C), taquicardia e anemia (Hb < 10,5 mg/dL). Perda de peso importante e abrupta também podem estar presentes.

Os fatores associados com prognóstico desfavorável e maior mortalidade incluem maior gravidade e extensão da doença, intervalo curto entre as crises, sintomas sistêmicos e início da doença após os 60 anos de idade.

Diagnóstico

Os exames laboratoriais não são específicos e podem incluir leucocitose, anemia, trombocitose, hipoalbuminemia e alterações de função hepática. O diagnóstico de colite ulcerativa é feito pela história de dor abdominal importante, presença de diarreia com muco, coproculturas para patógenos entéricos ou pesquisa de parasitas negativas e realização de colonoscopia que confirme o diagnóstico.

Quando um indivíduo apresenta a forma grave da doença, os exames laboratoriais e a colonoscopia servem para excluir condições coexistentes e confirmar a gravidade e a extensão da doença[15-19].

Além dos exames laboratoriais citados anteriormente, cabe ressaltar a importância da coleta de hemoculturas em caso de febre ou suspeita de sepse. Além disso, há necessidade de exames de fezes com pesquisa para *Clostridioides difficile*, coprocultura e teste específico para *E. coli*.

A infecção por *Clostridioides difficile* é comum em pacientes com colite ulcerativa e está associada a aumento do risco de colectomia e morte, o que ressalta a importância da pesquisa para este patógeno.

A colonoscopia geralmente é realizada de forma limitada através da sigmoidoscopia flexível sem preparação intestinal. Seu objetivo é avaliar o grau de acometimento da mucosa intestinal e coletar amostras de tecido para biópsias e pesquisa de infecção. A colonoscopia completa é evitada nesses pacientes devido ao aumento do risco de dilatação e perfuração do cólon.

A radiografia abdominal simples auxilia para determinar se há dilatação do cólon (diâmetro > 5,5 cm) ou presença de megacólon tóxico (diâmetro > 6 cm e evidência de toxemia). A realização seriada da radiografia também auxilia na procura destas complicações, caso ocorra deterioração do estado clínico do paciente.

Complicações

As complicações mais comuns são as hemorragias, porém o megacólon tóxico, que ocorre em 10% dos pacientes com colite ulcerativa merece atenção especial devido à sua gravidade.

O megacólon tóxico é caracterizado pela dilatação aguda não obstrutiva parcial ou total do cólon (diâmetro do cólon > 5,5 cm) associado aos sinais de toxemia (febre, taquicardia, dor e distensão abdominal, confusão mental, anemia e leucocitose). Pode também ser decorrente da doença de Crohn, de colites infecciosas (*C. difficile*, citomegalovírus e salmonelas) ou de colite isquêmica.

Os fatores de risco mais importantes são o uso de narcóticos, opiáceos, anti-diarreicos, anticolinérgicos, anti-inflamatórios, a presença de hipocalemia e hipomagnesemia e a realização de colonoscopia ou enema opaco durante a fase de agudização.

Do ponto de vista da fisiopatologia, a toxemia decorre da diminuição de motilidade, da dilatação do cólon e da estase fecal com translocação bacteriana.

A suspeita se dá pela apresentação clínica e pelo exame radiológico do abdome, que confirma o diagnóstico ao revelar o desaparecimento das haustrações, a presença de edema da parede e a dilatação do cólon. O megacólon tóxico é letal se não diagnosticado e tratado corretamente de forma precoce.

Nem todos os casos de megacólon tóxico possuem indicação de cirurgia de emergência. Seu tratamento irá depender da avaliação clínica e, em muitas situações, será semelhante ao tratamento da colite grave, o qual constitui-se basicamente de medidas de suporte (hidratação, manejo de distúrbios eletrolíticos e correção da anemia), jejum, sondagem nasogástrica, antibioticoterapia de amplo espectro, corticoterapia intravenosa, inibidores de bomba de prótons e profilaxia de tromboembolismo venoso.

Em pacientes com megacólon tóxico por *C. difficile*, a antibioticoterapia em vigência deve ser suspensa e deve-se administrar metronidazol via intravenosa e vancomicina oral. Se não houver melhora clínica entre 24 e 48h ou se houver confirmação de perfuração intestinal a colectomia está indicada.

Tratamento

O principal objetivo do tratamento para os pacientes com colite ulcerativa grave no departamento de emergência é a estabilização hemodinâmica. Fluidoterapia, correção de distúrbios eletrolíticos, antibioticoterapia de amplo espectro (ciprofloxacino, metronidazol e ampicilina), corticoterapia e administração de mesalazina ocupam um papel central neste cenário.

O tratamento inicial é feito com glicocorticoides, como metilprednisolona (20 mg, IV, de 8/8h) ou hidrocortisona (100 mg, IV, 8/8h). A metilprednisolona é o corticoide de escolha. Pacientes que respondem a essa terapia costumam ter uma melhora dos sintomas entre 3 e 5 dias. Em caso de falha terapêutica, infliximabe (5-10 mg/kg por dose) ou ciclosporina (4 mg/kg por dia) são indicados como medicamentos de segunda linha. O tratamento cirúrgico fica reservado para casos de piora clínica ou ausência de melhora após 5 a 7 dias de tratamento medicamentoso e para as complicações (hemorragia importante com instabilidade hemodinâmica, perfuração ou megacólon tóxico).

Se houver suspeita de megacólon, sondagem nasogástrica está indicada, bem como a realização de exames de imagem e avaliação da equipe cirúrgica. Na doença leve e moderada, o tratamento tópico com supositório ou enema de mesalazina é efetivo em tratar os sintomas e induzir remissão na maioria dos casos. Se houver falha terapêutica com o tratamento tópico, doses diárias de corticoide (40-60 mg de prednisona) são geralmente suficientes. Agentes antidiarreicos são contraindicados, pois podem precipitar o surgimento de megacólon tóxico.

REFERÊNCIAS

1. Cairncross S, et al. Water, sanitation, and hygiene for the prevention of diarrhea. International Journal of Epidemiology, Oxford. 2010;39(suppl1):i193-i205.
2. Kornbluth A, Sachar DB. Practice Parameters Committee of the American College of Gastroenterology. Ulcerative colitis practice guidelines in adults: American College Of Gastroenterology, Practice Parameters Committee. Am J Gastroenterol. 2010;105(3):501-24.
3. Meier J, Sturm A. Current treatment of ulcerative colitis. World J Gastroenterol. 2011;17(27):3204-12.
4. Magro F, Langner C, Driessen A, Ensari A, Geboes K, Mantzaris GJ, V, et al., European Society of Pathology (ESP) & European Crohn's and Colitis Organisation (ECCO). European consensus on the histopathology of inflammatory bowel disease. J Crohn's & Colitis. 2013;7(10):827-51.
5. Sandborn WJ. Crohn's disease evaluation and treatment: clinical decision tool. Gastroenterology. 2014;147(3):702-5.
6. Moraes AC, Castro FMM. Diarreia aguda. Revista JBN. 2014;102(2).
7. Krueger AL, Greene SA, Barzilay EJ, Henao O, Vugia D, Hanna S, et al. Clinical outcomes of nalidixic acid, ceftriaxone, and multidrug-resistant nontyphoidal salmonella infections compared with pansusceptible infections in FoodNet sites, 2006-2008. Foodborne pathogens and disease. 2014;11(5):335-41.
8. Malakoutian T, Mohammadi R, Asgari M, Amouzegar A. Disseminated strongyloidiasis in a patient with membranoproliferative glomerulonephritis-case report. Iran J Parasitol. 2015;10(1):141-5.
9. Brasil. Ministério da Saúde. Manejo do paciente com diarreia [cartaz]. Brasil: Portal da Saúde; 2015. Disponível em: http://bvsms.saude.gov.br/bvs/cartazes/manejo_paciente_diarreia_cartaz.pdf. Acesso em: 12 maio 2023.
10. Peyrin-Biroulet L, Panés J, Sandborn WJ, Vermeire S, Danese S, Feagan BG, et al. Defining Disease Severity in Inflammatory Bowel Diseases: Current and Future Directions. Clin Gastroenterol Hepatology. 2016;14(3):348-354.e17.
11. Shane AL, Mody RK, Crump JA, Tarr PI, Steiner TS, Kotloff K, et al. 2017 Infectious Diseases Society of America Clinical Practice Guidelines for the Diagnosis and Management of Infectious Diarrhea. Clin Infect Dis. 2017;65(12):e45-e80.
12. Torres J, Mehandru S, Colombel JF, Peyrin-Biroulet L. Crohn's disease. Lancet (London, England). 2017;389(10080):1741-55.
13. Miller JM. IDSA Guideline: A Guide to Utilization of the Microbiology Laboratory for Diagnosis of Infectious Diseases: 2018 Update. Infectious Diseases Society of America and American Society for Microbiology. 2018. https://doi.org/10.1093/cid/ciy381
14. Feuerstein JD, Moss AC, Farraye FA. Ulcerative colitis. Mayo Clinic proceedings. 2019; 94(7):1357-73.
15. Burri E, Maillard MH, Schoepfer AM, Seibold F, Van Assche G, Rivière P, et al, & Swiss IBDnet, an official working group of the Swiss Society of Gastroenterology. Treatment algorithm for mild and moderate-to-severe ulcerative colitis: an update. Digestion. 2020;101(Suppl 1):2-15.
16. Petri Jr., WA. et al. Amebiasis. New England Journal of Medicine. Boston. 2020;382(12):1162-74.
17. Tack DM, Ray L, Griffin PM, Cieslak PR, Dunn J, Rissman T, et al. Preliminary Incidence and Trends of Infections with Pathogens Transmitted Commonly Through Food – Foodborne Diseases Active Surveillance Network, 10 U.S. Sites, 2016-2019. MMWR. Morbidity and mortality weekly report. 2020;69(17):509-514.
18. Brasil. Ministério da Saúde. Doenças diarreicas agudas. Brasília, 2021. Disponível em: https://www.gov.br/saude/pt-br/assuntos/saude-de-a-a-z/d/dda. Acesso em: 24 maio 2023.
19. Gilbert D, Chambers H, Saag M, Pavia A, Boucher H, Black D, et al. Sanford Guide. 52. ed. [S.l]: Antimicrobial Therapy, 2022.
20. Tintinalli J. Ma OJ, Yealy D, Meckler G, Stapczynski J, Cline D, Thomas S. Tintinalli's emergency medicine: a comprehensive study guide, 9th ed. 2022.

7

Doença diverticular

Maria Fernanda Arantes Martins
Jacques Cassidori Couto
Fernanda Silveira Nunes
Auro Ambrósio Sperandio
Marcela Schimalesky

PONTOS PRINCIPAIS

- O sangramento diverticular colônico é a causa mais comum de sangramento gastrointestinal baixo agudo em adultos.
- As manifestações da inflamação diverticular crônica podem ser bastante variadas, indo desde doença assintomática até dor abdominal leve e intermitente erroneamente atribuída à síndrome do intestino irritável.
- Em casos complicados de diverticulite, os pacientes podem apresentar flegmão, abscesso, peritonite, formação de fístula ou obstrução.

INTRODUÇÃO

Doença diverticular (DD) é sabidamente uma importante causa de admissão nos prontos-socorros de países industrializados, com uma incidência alta nos países do Ocidente.

Os divertículos colônicos correspondem a uma herniação da mucosa colônica, de aspecto sacular, que aparecem em regiões de fragilidade da parede visceral, que pode ou não apresentar sintomas. No caso da diverticulose, refere-se a presença de divertículos não apresentando sintomas associados.

A doença diverticular dos cólons (DDC) tem como definição uma condição clínica, a qual existe a presença de sintomas ou complicações associadas, como sangramento diverticular, colite segmentar com diverticulite ou até mesmo quadros sintomáticos sem complicações.

Em termos de gravidade, a DD é classificada em doença diverticular sintomática não complicada e doença diverticular complicada, como diverticulite aguda (com ou sem complicações) ou hemorragia diverticular.

EPIDEMIOLOGIA

Por muitos anos, a doença diverticular foi considerada uma condição exclusivamente relacionada com a idade; no entanto, estudos atuais[1] demonstram que a presença de fatores genéticos e ambientais, assim como fatores dietéticos, podem desequilibrar a microbiota intestinal, causar inflamação de mucosa e alterações no sistema nervoso entérico (SNE), além de alterações neuroimunes, acarretando em mudanças na arquitetura da parede do cólon, incluindo maior reticulação do colágeno e redução da elasticidade[1,2]. O número e o tamanho dos divertículos também podem ter relação com idade, sugerindo dessa forma um processo progressivo de comprometimento da parede intestinal.

Nos Estados Unidos, a prevalência da diverticulose aumenta para ao menos 20% aos 40 anos e para 60% aos 60 anos, sendo que quando presente nos pacientes mais jovens normalmente apresenta piores desfechos[2]. Além disso, a prevalência da localização de diverticulose aparentemente é maior em países do Ocidente. Um estudo realizado na população de Bangladesh em Londres[3] mostrou uma prevalência muito baixa de diverticulose colônica nesse grupo (2,7%), comparando-se com caucasianos (36%), indianos/paquistaneses (10%), orientais (34,9%) e negros (24,4%), de indivíduos vivendo na mesma região[1-3].

Os fatores de risco incluem idosos, sexo masculino, tabagistas e obesidade; além disso, a raça branca também foi considerada como fator de risco. Uma dieta rica em carne vermelha, gorduras e álcool, associada ao sedentarismo, apresenta também risco para o desenvolvimento da diverticulose.

FISIOPATOLOGIA

A patogênese da diverticulose e suas complicações não foram claramente elucidadas. Existem várias teorias que são apoiadas em grande parte por evidências indiretas. Essas teorias estão evoluindo ao longo do tempo e se baseiam nos avanços da genética e do microbioma intestinal. Os divertículos se desenvolvem em pontos de fraqueza bem definidos, que correspondem ao local onde os vasos retos penetram na camada muscular circular do cólon.

A musculatura longitudinal do cólon, ao contrário do esôfago, estômago e intestino delgado, não forma uma camada contínua, mas consiste em três faixas musculares paralelas chamadas *teniae coli*[4]. A presença dessas estruturas parece predispor ao desenvolvimento de divertículos nas partes colônicas desprovidas dessas estruturas.

Estudos realizados no cólon de espessura total de pacientes com diverticulose revelaram alterações nas moléculas envolvidas na contratilidade do músculo liso[5], aumento do tecido conjuntivo na camada muscular longitudinal, redução da quantidade de miofilamentos e regulação negativa da cadeia pesada da miosina do músculo liso.

Do ponto de vista histopatológico, a DD é caracterizada por um espessamento das camadas musculares circulares e longitudinais, o que parece ser devido à hipertrofia dos miócitos e ao aumento da deposição de tecido conjuntivo[6]. Apesar deste espessamento, foi observado que a cadeia pesada da miosina do músculo liso, um componente essencial do miofilamento, está diminuída tanto na expressão genética como proteica desses pacientes[6]. Este achado pode indicar uma mudança fenotípica de células musculares lisas para células semelhantes a fibroblastos, resultando em diminuição do funcionamento dos miofilamentos e alteração da integridade funcional do aparelho muscular na DD[7].

A teoria mais amplamente aceita sobre o papel da fibra alimentar na formação diverticular afirma que fezes de menor volume resultam em alterações na motilidade colônica que produzem aumento das pressões intraluminais[8]. Altas pressões intraluminais são geradas quando o cólon sigmoide sofre "segmentação", um processo durante o qual a contração do músculo liso separa o cólon em compartimentos funcionalmente distintos[9]. Esse processo fisiológico normal torna-se exagerado naqueles com fezes de baixo volume, gerando assim pressões colônicas intrassegmentares acentuadamente elevadas que são então transmitidas à parede colônica.

As teorias iniciais de diverticulite focaram na obstrução diverticular por fecálito, que resultaria em um aumento da pressão intradiverticular e, consequentemente, em perfuração. No entanto, estudos mais recentes levantaram o interesse no papel da flora colônica peridiverticular alterada e da inflamação crônica de baixo grau, ocasionando períodos de doença sintomática, semelhantes aos períodos de exacerbação e remissão na doença inflamatória intestinal (DII).

SANGRAMENTO DIVERTICULAR

Caracterizado por hematoquezia sem quadro álgico, devido à ruptura luminal da vasa reta associada a um divertículo (Figura 1). Ocasionalmente os pacientes podem apresentar dor abdominal em cólica de leve intensidade ou urgência fecal, secundária ao sangue no cólon. As fezes podem ser de coloração vermelho-vivo a marrom-escuro e muitas vezes podem estar misturadas com coágulos[10].

O sangramento diverticular colônico é a causa mais comum de sangramento gastrointestinal baixo agudo em adultos.

Esses pacientes geralmente apresentam hematoquezia de grande monta e necessitam de internação para tratamento.

Uma história clínica específica, exame físico direcionado e avaliação laboratorial devem ser realizados no momento da admissão do paciente, com o objetivo de avaliar a gravidade do sangramento e sua possível localização e etiologia. A avaliação inicial e a ressuscitação volêmica devem ser realizadas em conjunto[11].

A colonoscopia é o exame de escolha para a maioria dos pacientes, embora pacientes com sangramento maciço possam necessitar de angiotomografia e angiografia[11]. A intervenção cirúrgica pode ser necessária caso não haja melhora com o manejo clínico.

Pacientes com instabilidade hemodinâmica e/ou suspeita de sangramento contínuo devem receber ressuscitação com fluidos intravenosos com o objetivo de otimizar a pressão arterial e a frequência cardíaca antes da avaliação/intervenção endoscópica[10,11].

DOENÇA DIVERTICULAR NÃO COMPLICADA SINTOMÁTICA

Caracterizada por dor abdominal persistente atribuída a divertículos na ausência de colite ou diverticulite

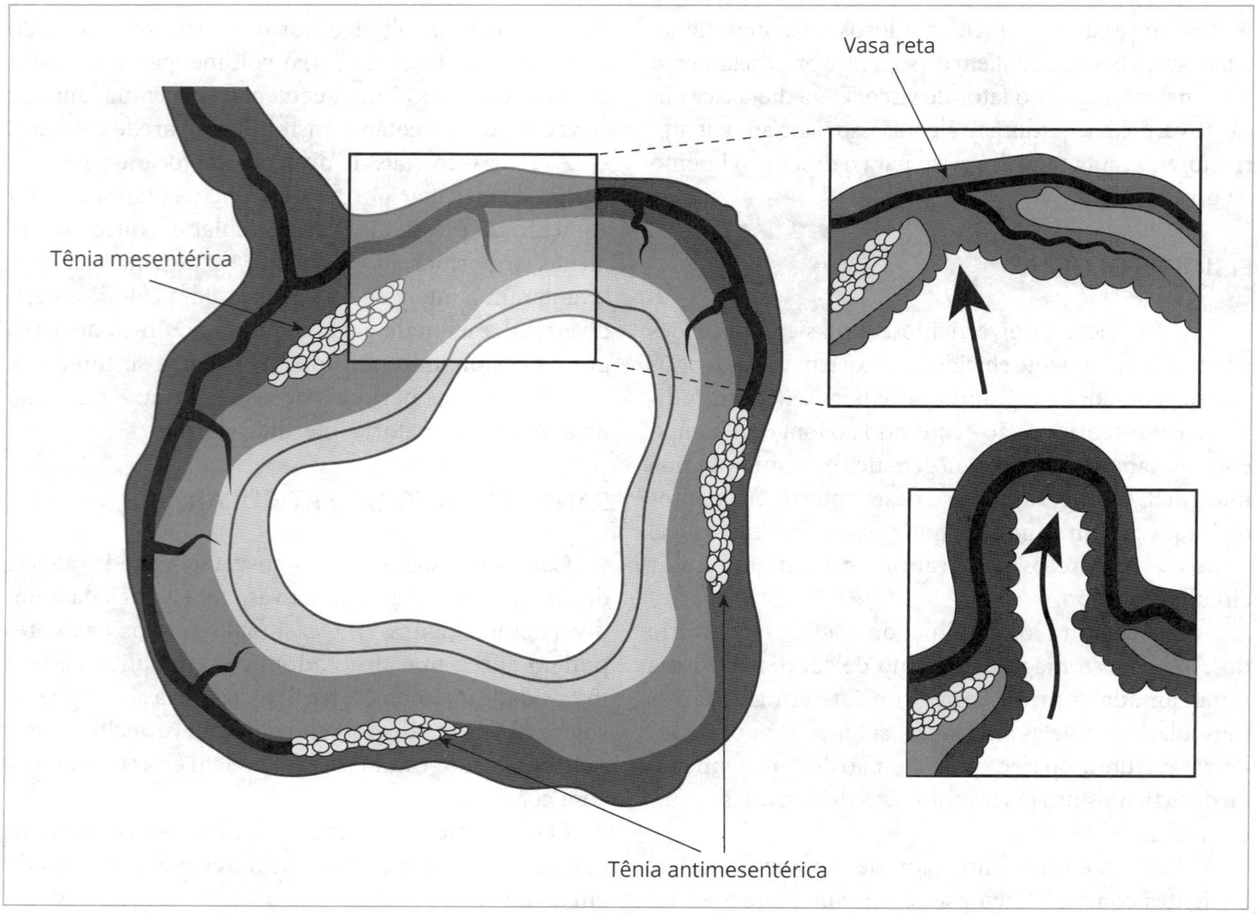

FIGURA 1 Ruptura luminal da vasa reta associada a um divertículo.
Fonte: Pemberton et al., 1995[29].

macroscopicamente evidenciada. Sua prevalência é desconhecida.

A motilidade colônica alterada pode ser uma das causas subjacentes de dor abdominal e constipação nesses pacientes. Em um estudo, pacientes apresentaram um aumento na duração da atividade contrátil rítmica e de baixa frequência, particularmente em segmentos do cólon com divertículos[12,13]. Em outro estudo, foi demonstrado que os pacientes com diverticulose tinham uma densidade significativamente reduzida de células intersticiais de Cajal em comparação com os controles, sugerindo que a motilidade colônica anormal pode ser a causa subjacente dos sintomas[13].

Manifestações clínicas

A diverticulite aguda pode ser classificada como não complicada ou complicada, com base na gravidade da apresentação clínica e nos achados radiológicos. Por outro lado, as manifestações da inflamação diverticular crônica podem ser bastante variadas, indo desde doença assintomática até dor abdominal leve e intermitente erroneamente atribuída à síndrome do intestino irritável (SII) até um quadro clínico semelhante ao da DII com dor abdominal crônica e hematoquezia.

Diagnóstico

A doença diverticular pode ser diagnosticada com anamnese detalhada, exame físico dirigido ou mais comumente, utilizando um exame complementar confirmatório radiológico ou via colonoscopia.

Diagnóstico radiológico

Inicialmente, o exame utilizado era o enema baritado; no entanto, após avaliações sucessivas e novos estudos, o padrão-ouro do diagnóstico da doença diverticular é a tomografia computadorizada de pelve ou abdome (ambas efetivas no diagnóstico), evidenciando não só a presença de divertículos, mas também a extensão da lesão e possíveis complicações.

Diagnóstico endoscópico

A colonoscopia é a principal ferramenta utilizada para o diagnóstico de doença diverticular. Frequentemente o diagnóstico é um achado incidental durante a colonoscopia de triagem. Cabe lembrar que nos quadros de diverticulite aguda o exame não deve ser usado, pois existe a possibilidade de perfuração durante a realização dele.

Apesar de a diverticulite poder ser identificada na colonoscopia, certas complicações, tal como o abscesso, não são vistas.

Complicações

Embora na maioria das vezes clinicamente silenciosos, os divertículos do cólon são responsáveis por grande número de doenças gastrointestinais na nossa sociedade. As complicações da doença diverticular, incluindo perfuração e hemorragia, podem ocorrer em 15 a 20% dos pacientes com divertículos durante a vida e, embora sejam frequentemente doenças leves e autolimitadas, muitas vezes causam problemas potencialmente fatais que requerem intervenção cirúrgica imediata[14].

Diagnósticos diferenciais

- Retocolite ulcerativa.
- Neoplasia colorretal.
- Doença inflamatória intestinal.
- Doença de Crohn.
- Colite isquêmica.
- Gastroenterite.
- Apendicite aguda.

DIVERTICULITE AGUDA

Aproximadamente 4% dos pacientes com doença diverticular desenvolvem diverticulite aguda ao longo do seguimento da patologia. A incidência da diverticulite aumenta com a idade, sendo a média de 63 anos o primeiro episódio de manifestação desse quadro agudo.

Manifestações clínicas

O quadro clínico pode se iniciar com dor leve intermitente ou como dor abdominal crônica de forte intensidade, associada ou não a sintomas sistêmicos como febre e mudança de hábitos intestinais[15], dependendo da gravidade do processo inflamatório e da presença ou não de complicações associadas.

A constipação pode estar presente em 50% casos e a diarreia de 25 a 30%. Pode ser observada ainda a presença de vômitos, hiporexia e queda do estado geral.

Diversos fatores estão associados com o quadro de diverticulite aguda, sendo eles fatores dietéticos, estilo de vida, obesidade, sedentarismo, ingesta de álcool, tabagismo, histórico familiar, além de medicações como corticosteroides, uso de anti-inflamatórios não esteroidais (AINEs).

Diagnóstico

Existem duas classificações radiológicas tomográficas que avaliam a gravidade da diverticulite aguda: Buckley e Hinchey. Embora nenhum sistema de pontuação tenha sido validado prospectivamente em relação aos resultados clínicos, um único estudo retrospectivo[16] encontrou boa correlação entre a classificação Hinchey (Tabela 1) e os achados intraoperatórios em casos de diverticulite perfurada que requer cirurgia.

TABELA 1 Classificação de Hinchey

Estágio Ia	Diverticulite pericólica sem abscesso ou perfuração
Estádio Ib	Abscesso pericólico ou flegmão
Estágio II	Abscesso pélvico, intra-abdominal ou retroperitoneal
Estágio III	Peritonite purulenta generalizada
Estágio IV	Peritonite fecal generalizada

Dentre os achados laboratoriais estão o aumento de proteína C reativa (PCR) e leucocitose. No entanto, a contagem da série branca pode ser normal em até 45% dos pacientes. A amilase e a lipase podem estar normais ou levemente aumentadas, especialmente em pacientes com perfuração livre e peritonite[17,18].

Complicações

Aproximadamente 12% dos pacientes com diverticulite aguda apresentam complicações agudas ou crônicas associadas[19].

Dentre as complicações mais comuns existem:

- Obstrução intestinal: decorrente da inflamação pericolônica ou compressão extrínseca por abscesso diverticular, que estreitam o lúmen do intestino. Dependendo do grau e do local da obstrução, os pacientes podem apresentar vômito e constipação. Além disso, é possível que os pacientes que apresentam diverticulite aguda evoluam para um quadro de íleo paralítico, devido ao processo inflamatório, acarretando assim distensão abdominal, hipertimpanismo à percussão e diminuição dos ruídos intestinais.

- Abscesso: presente em aproximadamente 17% dos pacientes hospitalizados por diverticulite aguda[20]. Os sintomas são semelhantes ao quadro inicial de diverticulite aguda, porém nesses pacientes, mesmo com o uso de terapia adequada, eles mantêm quadro de febre alta, além da intensificação da dor abdominal.
- Perfuração: decorrente da ruptura de um abscesso diverticular para a cavidade peritoneal ou ruptura de um divertículo inflamado com contaminação fecal do peritônio, acarretando peritonite difusa, hipotensão, podendo evoluir para um quadro de septicemia, posteriormente choque séptico e até levar a óbito, se não for rapidamente identificada e tratada.

Manejo da diverticulite não complicada

Nos casos de diverticulite não complicada, geralmente os pacientes são tratados com antibióticos e repouso intestinal. Os pacientes que não apresentam repercussão sistêmica podem ser tratados via ambulatorial, com antibioticoterapia via oral, enquanto aqueles com quadro moderado e grave devem ser tratados em regime hospitalar e uso de antibiótico endovenoso[21] (Tabela 2). No geral, a diverticulite não complicada está associada com menores complicações e raramente necessita de cirurgia de emergência[22]. A escolha do antibiótico deve ser direcionada ao tratamento de bactérias Gram-negativas aeróbias e anaeróbias e tem como objetivo reduzir complicações diverticulares e recorrência do quadro agudo.

Manejo da diverticulite complicada

Em casos complicados de diverticulite, os pacientes podem apresentar flegmão, abscesso, peritonite, formação de fístula ou obstrução. Normalmente, a infecção se espalha localmente, envolvendo estruturas adjacentes à área de inflamação (p. ex., bexiga e articulação do quadril) ou através da circulação portal, que pode resultar em abscessos hepáticos[15]. Nos casos de doença complicada evidente na TC, os pacientes devem ser hospitalizados, tratados com antibióticos intravenosos (Tabela 2), repouso intestinal e consulta cirúrgica[15].

Quando um abscesso está presente, muitas vezes é necessária terapia definitiva com cirurgia ou drenagem percutânea. Em uma revisão sistemática[23] de pacientes com diverticulite e formação de abscesso, os abscessos nos estágios IB e II de Hinchey foram drenados com sucesso pela radiologia em aproximadamente 50% dos casos. Pacientes que não melhoram com terapia conservadora podem necessitar de ressecção cirúrgica urgente durante a internação[15].

A perfuração com peritonite proveniente de diverticulite com ruptura para a cavidade peritoneal é rara, ocorrendo apenas 1 a 2% das vezes. Entretanto, nessas situações, as taxas de mortalidade se aproximam de 20%[24,25]. Formam-se tratos fistulosos em até 12% dos pacientes com diverticulite. Em ambas as situações, são necessários antibióticos de amplo espectro e cirurgia.

TABELA 2 Antibioticoterapia na diverticulite aguda

Diverticulite não complicada (Hinchey Ia e Ib)	
Ciprofloxacino + metronidazol	Ciprofloxacino: 500 mg oral duas vezes ao dia.
	Metronidazol: 500 mg oral três vezes ao dia.
Amoxicilina-clavulanato	Amoxicilina-clavulanato: 875/125 mg oral duas vezes ao dia.
Diverticulite complicada (Hinchey II, III, IV)	
Piperacilina-tazobactam	Piperacilina-tazobactam: 4.5 g IV a cada 6 horas.
Ceftriaxona + metronidazol:	Ceftriaxona: 2 g IV uma vez ao dia.
	Metronidazol: 500 mg IV ou oral três vezes ao dia.

Duração do tratamento: Normalmente, o tratamento antibiótico é iniciado por 7-10 dias, mas a duração pode variar conforme a resposta clínica e a gravidade da doença.

Abordagem cirúrgica

Em casos de diverticulite aguda complicada, pode ser necessária abordagem cirúrgica para resolução do quadro. Dentre as possibilidades de terapia definitiva, existe também a drenagem percutânea guiada por tomografia computadorizada. As coleções, que são passíveis de drenagem guiada por TC, são feitas para evitar cirurgia em um certo número de casos. No entanto, isso requer um ambiente adequado e conhecimentos adequados[26].

Em estudos de revisão sistemática[23] de pacientes com diverticulite e formação de abscesso, os abscessos nos estágios IB e II de Hinchey foram drenados com sucesso pela radiologia em aproximadamente 50% dos casos. Pacientes que não melhoram com terapia conservadora podem necessitar de ressecção cirúrgica urgente durante a hospitalização.

CONSIDERAÇÕES ESPECIAIS

Prevenção

Apenas o tratamento cirúrgico com ressecção dos segmentos acometidos é considerado ideal para prevenir a recorrência da doença diverticular. Outros tratamentos foram estudados, incluindo aumento de ingesta de fibras, uso de anti-inflamatórios e antibióticos profiláticos,

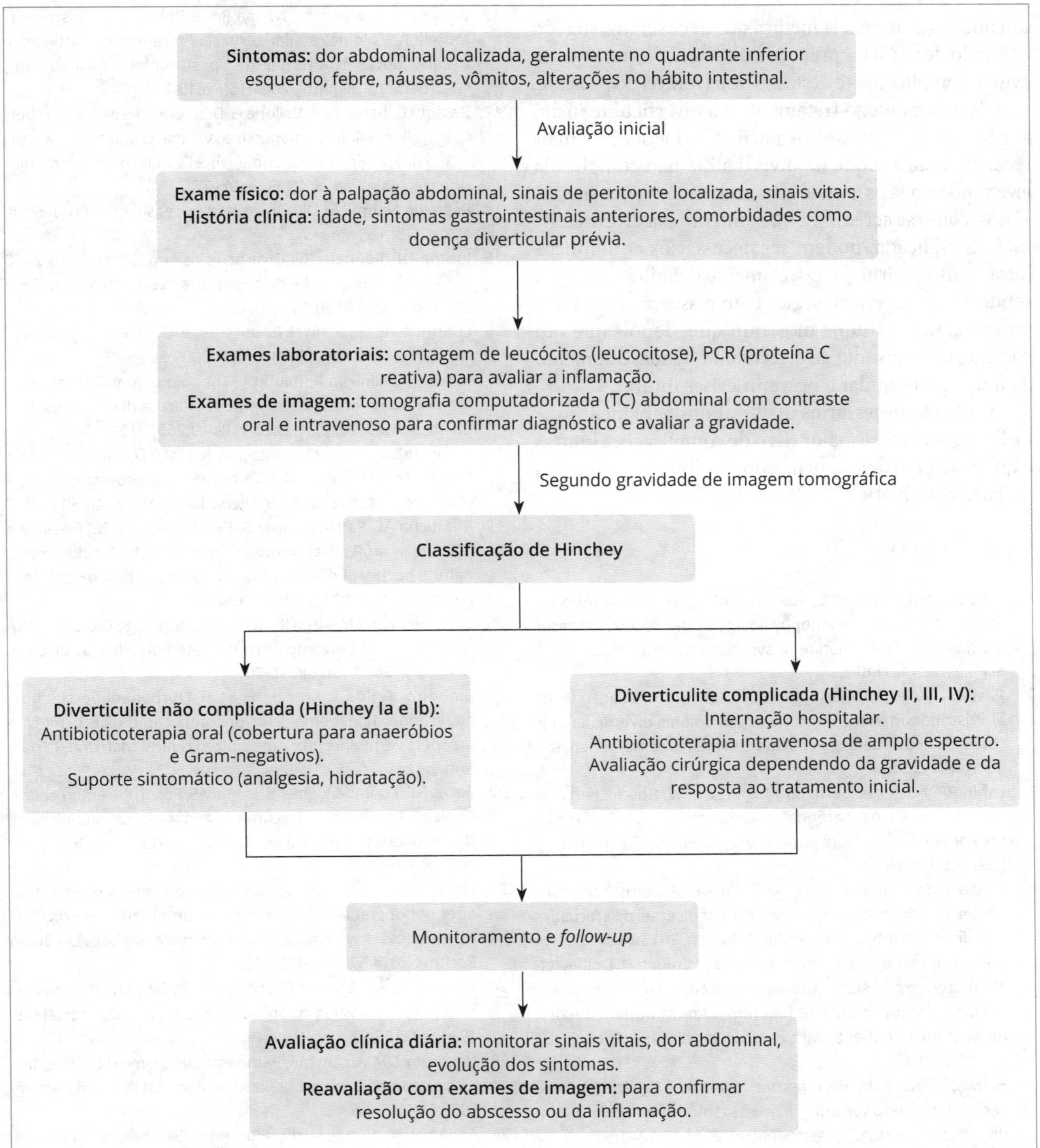

FIGURA 2 Fluxograma para abordagem do paciente com diverticulite aguda.

porém sem sucesso em erradicar completamente a recorrência dos sintomas.

Estudos recentes demonstraram que a taxa de recorrência com seguimento adequado da doença é em torno de 13% ao longo de 9 anos do diagnóstico da doença e de 19% ao longo de 16 anos de acompanhamento.[27,28]

CONSIDERAÇÕES FINAIS

A doença diverticular é uma condição cirúrgica comum que se apresenta de forma diferente nos pacientes e, atualmente, é tratada com diferentes protocolos em todo o mundo. Sua evolução para diverticulite aguda é um quadro de urgência médica que deve ser investigado e tratado de maneira precoce e direcionada, para que se evitem complicações e desfecho desfavorável do paciente.

Classicamente, o tratamento da diverticulite inclui antibióticos para todos os pacientes. Evidências mais recentes indicam que na diverticulite não complicada leve a moderada os antibióticos podem não ser tão necessários, como se acreditava inicialmente. Na diverticulite mais complicada, podem ser necessários antibióticos intravenosos e cirurgia. O tratamento definitivo continua sendo a abordagem cirúrgica com ressecção intestinal, porém alguns estudos mostram que, depois que um paciente teve episódio de diverticulite aguda, o aumento de fibras pode ajudar a prevenir crises futuras.[15]

Ainda são necessários mais estudos para identificar melhor quem corre maior risco de complicações futuras e quem se beneficiará mais com antibióticos precoces e cirurgia profilática.

REFERÊNCIAS

1. Barbaro MR, Cremon C, Fuschi D, Marasco G, Palombo M, Stanghellini V, et al. Pathophysiology of diverticular disease: from diverticula formation to symptom generation. Int J Mol Sci. 2022;23(12):6698.
2. Peery AF, Keku TO, Martin CF, Eluri S, Runge T, Galanko JA, et al. Distribution and characteristics of colonic diverticula in a United States screening population. Clin Gastroenterol Hepatol. 2016;14(7):980.
3. Lahiri RP, Abeles A, Burnand KM, Alazawi W, Bhattacharya S, Foster, et al. A cross sectional study of colonic diverticulosis in the London Bangladeshi population. United Eur Gastroenterol J. 2013;1:191-197. 9.
4. Wedel T, Barrenschee M, Lange C, Cossais F, Bottner M. Morphologic basis for developing diverticular disease, diverticulitis, and diverticular bleeding. Viszeralmedizin. 2015;31:76-82.
5. Mattii L, Ippolito C, Segnani C, Battolla B, Colucci R, Dolfi A, et al. Altered expression pattern of molecular factors involved in colonic smooth muscle functions: An immunohistochemical study in patients with diverticular disease. PLoS ONE. 2013;8:e57023.
6. Hellwig I, Bottner M, Barrenschee M, Harde J, Egberts JH, Becker T, et al. Alterations of the enteric smooth musculature in diverticular disease. J. Gastroenterol. 2014;49:1241-52.
7. Meyers MA, Alonso DR, Gray GF, Baer JW. Pathogenesis of bleeding colonic diverticulosis. Gastroenterology. 1976;71(4):577.
8. Painter NS, Burkitt DP. Diverticular disease of the colon, a 20th century problem. Clin Gastroenterol. 1975;4(1):3-21.
9. Sheth AA, Longo W, Floch MH. Diverticular Disease and Diverticulitis. American J Gastroenterol. 2008;103(6):1550-6.
10. Wilkins T, Baird C, Pearson AN, Schade RR. Diverticular bleeding. Am Fam Physician. 2009 N;80(9):977-83.
11. Sengupta N, Feuerstein JD, Jairath V, Shergill AK, Strate LL, Wong RJ, et al. Management of patients with acute lower gastrointestinal bleeding: an updated ACG Guideline. Am J Gastroenterol. 2023;118(2):208-231.
12. Bassotti G, Sietchiping-Nzepa F, De Roberto G, Chistolini F, Morelli A. Colonic regular contractile frequency patterns in irritable bowel syndrome: the 'spastic colon' revisited. Eur J Gastroenterol Hepatol. 2004;16(6):613-7.
13. Bassotti G, Battaglia E, Bellone G, Dughera L, Fisogni S, Zambelli C, Morelli A, Mioli P, Emanuelli G, Villanacci V. Interstitial cells of Cajal, enteric nerves, and glial cells in colonic diverticular disease. J Clin Pathol. 2005;58(9):973-7.
14. Rege RV, Nahrwold DL. Diverticular disease. Curr Probl Surg. 1989;26(3):133.
15. Joseph DF, Kenneth RF. Diverticulosis and Diverticulitis 2016 Mayo Foundation for Medical Education and Research n Mayo Clin Proc. 2016;91(8):1094-104.
16. Lohrmann C, Ghanem N, Pache G, et al. CT in acute perforated sigmoid diverticulitis. Eur J Radiol. 2005;56:78-83.
17. Mäkelä JT, Klintrup K, Rautio T. The role of low CRP values in the prediction of the development of acute diverticulitis. Int J Colorectal Dis. 2016;31(1):23-7. PMID:26519151.
18. Ambrosetti P, Robert JH, Witzig JA, Mirescu D, Mathey P, Borst F, et al. Acute left colonic diverticulitis: a prospective analysis of 226 consecutive cases. Surgery. 1994;115(5):546-50.
19. Bharucha AE, Parthasarathy G, Ditah I, Fletcher JG, Ewelukwa O, Pendlimari R, et al. Temporal trends in the incidence and natural history of diverticulitis: a population-based study. Am J Gastroenterol. 2015;110(11):1589-96.
20. Bahadursingh AM, Virgo KS, Kaminski DL, Longo WE. Spectrum of disease and outcome of complicated diverticular disease. Am J Surg. 2003;186(6):696-701.
21. Biondo S, Golda T, Kreisler E, et al. Outpatient versus hospitalization management for uncomplicated diverticulitis: a prospective, multicenter randomized clinical trial (DIVER Trial). Ann Surg. 2014;259(1):38-44.
22. Buchs NC, Konrad-Mugnier B, Jannot AS, Poletti PA, Ambrosetti P, Gervaz P. Assessment of recurrence and complications following uncomplicated diverticulitis. Br J Surg. 2013;100(7):976-9:discussion 979.
23. Lamb MN, Kaiser AM. Elective resection versus observation after nonoperative management of complicated diverticulitis with abscess: a systematic review and meta-analysis. Dis Colon Rectum. 2014;57(12):1430-40.
24. Kriwanek S, Armbruster C, Beckerhinn P, Dittrich K. Prognostic factors for survival in colonic perforation. Int J Colorectal Dis. 1994;9(3):158-62.
25. Nagorney DM, Adson MA, Pemberton JH. Sigmoid diverticulitis with perforation and generalized peritonitis. Dis Colon Rectum. 1985;28(2):71-75.
26. Andersen JC, Bundgaard L, Elbrønd H, Laurberg S, Walker LR, Støvring J. Danish national guidelines for treatment of diverticular disease. Dan Med J. 2012;59:4453.
27. Anaya DA, Flum DR. Risk of emergency colectomy and colostomy in patients with diverticular disease. Arch Surg. 2005;140(7):681-685.
28. Broderick-Villa G, Burchette RJ, Collins JC, Abbas MA, Haigh PI. Hospitalization for acute diverticulitis does not mandate routine elective colectomy. Arch Surg. 2005;140(6):576-81:discussion 581-3.
29. Pemberton JH, Armstrong DN, Dietzen CD. Diverticulitis. In: Yamada T (ed.). Textbook of gastroenterology, 2nd ed. Philadelphia: JB Lippincott; 1995.

8

Apendicite aguda e colecistite aguda

Francisco Eduardo Silva

PONTOS PRINCIPAIS

- Reconhecer os sinais e os sintomas da apendicite aguda e da colecistite aguda no pronto-socorro.
- Conhecer o diagnóstico diferencial das doenças que causam dor em fossa ilíaca direita e identificar a apendicite aguda.
- Conhecer o diagnóstico diferencial das doenças que causam dor em hipocôndrio direito e epigástrio e identificar a colecistite aguda.

APENDICITE AGUDA

Introdução e epidemiologia

A apendicite aguda é a doença infecciosa mais comum da cavidade abdominal, com risco ao longo da vida de quase um para 11 pessoas. Afeta entre 5,7 e 57 por 100 mil indivíduos a cada ano, com maior incidência em crianças e adolescentes. A variação da incidência se deve à etnia, sexo, idade e obesidade, e tem relação com as estações do ano. A apendicite aguda é uma doença progressiva e irreversível que pode levar à perfuração do apêndice e peritonite com taxa de mortalidade de cerca de 5%, e o padrão-ouro no tratamento ainda é a apendicectomia[1,2].

A taxa de perfuração do apêndice na apendicite aguda varia de 16 a 40%, com maior frequência em faixas etárias mais jovens (40 a 57%) e em pacientes com mais de 50 anos (55 a 70%). A perfuração do apêndice está associada ao aumento da morbidade e da mortalidade. O risco de mortalidade da apendicite aguda não gangrenosa é inferior a 0,1%, mas aumenta para 0,6% na gangrenosa. Estabelecer o diagnóstico de apendicite aguda ainda permanece um desafio no pronto-socorro[3].

Anatomia e fisiopatologia

O apêndice normal aparece como uma extremidade cega de padrão intestinal e estrutura tubular aperistáltica em exames de imagem. Sua parede é mais fina que 3 milímetros, e seu diâmetro é de cerca de 6 milímetros. O apêndice cecal pode apresentar formas curtas, variando de 5 a 8 cm, ou mais longas, podendo chegar até 35 cm. O volume do lúmen apendicular é aproximadamente 1 mL, com produção diária de muco que varia de 3 a 4 mL. O apêndice é um órgão intraperitoneal e, ao contrário do cólon direito, não está fixo ao peritônio parietal posterior por um meso e, portanto, está livre, ligado apenas ao cólon adjacente pelo mesoapêndice. A base do apêndice está localizada na convergência das tênias ao longo da face anterior do ceco (Figura 1). A ponta do apêndice pode ser encontrada em várias posições, como na pelve em cerca de 30% dos indivíduos ou retroperitoneal em aproximadamente 7% (Figura 2). A vascularização do apêndice se faz pelo ramo apendicular da artéria íleo-cólica que corre no mesoapêndice. A drenagem venosa é feita por tributárias das veias íleo-cólicas, e a drenagem linfática segue o padrão das veias. A submucosa do apêndice contém folículos linfáticos que variam com a idade: quanto mais jovem, maior o número de folículos.

O lúmen do apêndice é estreito em relação ao seu comprimento, e esse aspecto anatômico pode predispor à obstrução em alça fechada. A obstrução do apêndice contribui para o supercrescimento bacteriano e a

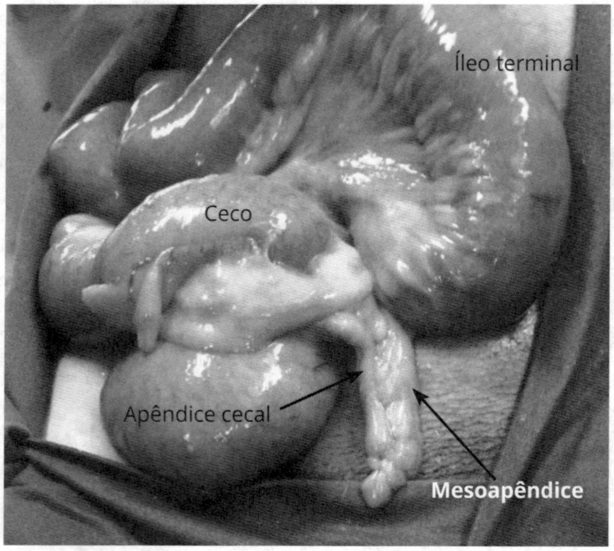

FIGURA 1 Apêndice cecal não inflamado.
Fonte: Serviço de Cirurgia geral do Hospital Municipal Souza Aguiar.

secreção de muco em seu interior, e causa distensão, aumentando a pressão da parede. A distensão do lúmen do apêndice produz um dos sintomas importantes na clínica do paciente, que é a dor visceral sentida na região periumbilical. A inflamação do peritônio periapendicular dá origem à dor em fossa ilíaca direita e, com a evolução da inflamação, pode ocorrer perfuração do apêndice com formação de um abscesso localizado, passível de ser envolvido pelo intestino delgado ou pelo omento. A isquemia no apêndice acontece com a elevação da pressão intraluminal, a diminuição da perfusão sanguínea em sua parede e posterior perfuração e propagação bacteriana. A perfuração livre do apêndice é uma condição grave que pode causar peritonite ou levar ao choque séptico. A natureza polimicrobiana da apendicite aguda está bem estabelecida, e as bactérias mais frequentes são *Escherichia coli, Streptococcus viridans* e espécies de *Bacterioides* e *Pseudomonas*[5].

Apresentação clínica e exame físico

O diagnóstico da apendicite aguda se baseia no exame clínico, embora os exames de imagem sejam cada vez mais comuns onde os recursos permitem. A sequência clássica de dor periumbilical causada pela ativação dos neurônios aferentes viscerais pode ser seguida de náuseas

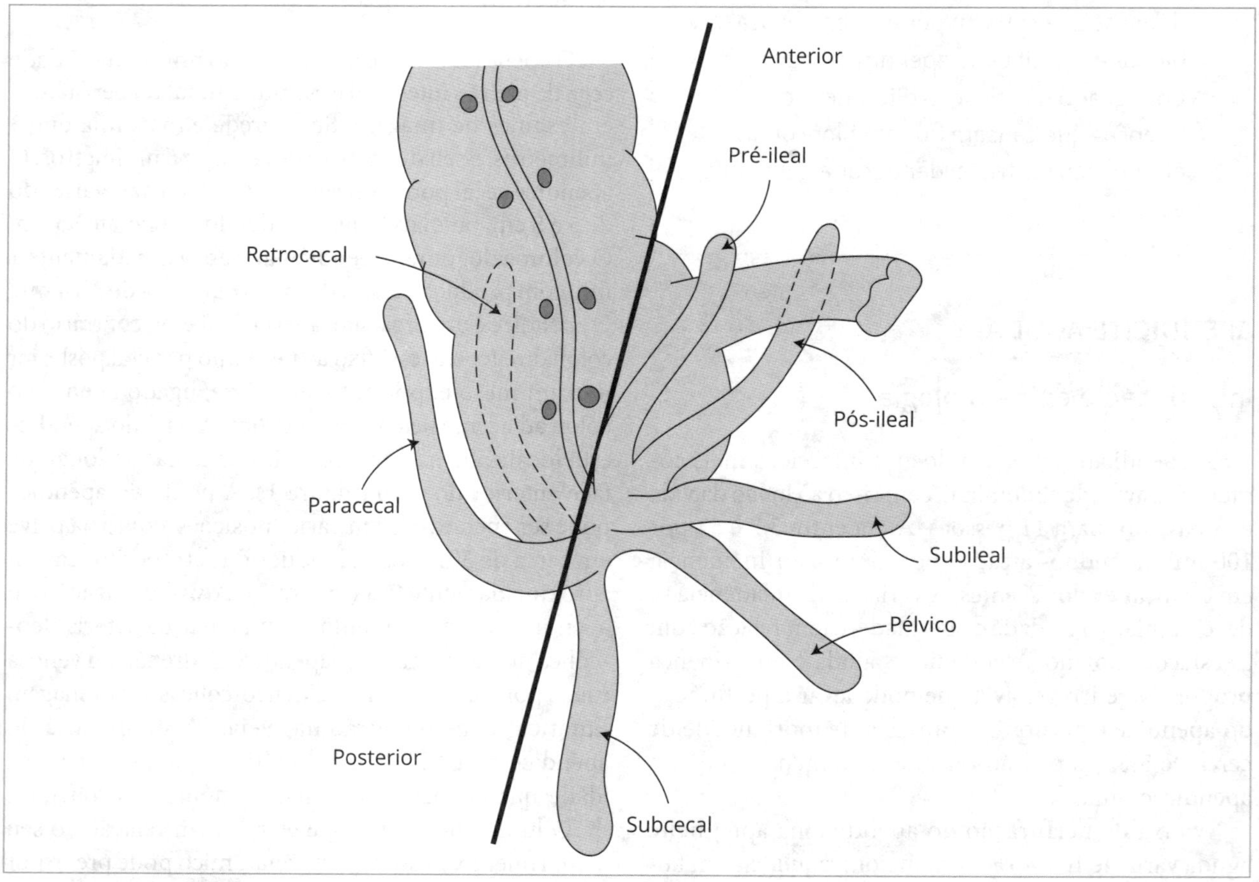

FIGURA 2 Posição anatômica do apêndice cecal.
Fonte: Skandalakis, 2004[4].

e anorexia. A irradiação da dor para a fossa ilíaca direita (FID) ocorre com a evolução do processo inflamatório envolvendo o peritônio parietal sobrejacente ao apêndice cecal. Vômitos podem ocorrer seguidos de febre baixa (38 °C) e leucocitose no exame laboratorial. Essas características podem variar, principalmente a anorexia, que pode não ocorrer em alguns pacientes. É possível haver sintomas urinários ocasionais, assim como íleo adinâmico em alguns pacientes. Obstrução do intestino delgado relacionada com inflamação localizada em FID é um sinal que, muitas vezes, pode dificultar o diagnóstico da apendicite aguda.

No exame físico, a palpação do abdome pode apresentar o sinal de Blumberg (descompressão dolorosa abdominal em FID) no ponto de McBurney, que está situado entre a cicatriz umbilical e a espinha ilíaca anterossuperior. Em decorrência da mobilidade da ponta do apêndice e sua localização variada, a dor na descompressão dolorosa na parede abdominal pode ser encontrada em até 360° ao redor do ceco. O sinal de Rovsing (dor na FID quando o examinador palpa à fossa ilíaca esquerda) ou o sinal do Psoas (dor à flexão do quadril direito sugerindo apendicite retrocecal) são descritos para aumentar o diagnóstico clínico da apendicite aguda. O diagnóstico clínico não é absoluto em alguns casos, necessitando de exames complementares. Portanto, sistemas de pontuação que combinam sinais clínicos com marcadores séricos de inflamação são amplamente defendidos para auxiliar no diagnóstico da apendicite aguda. O escore de Alvarado é um sistema de pontuação amplamente citado e adotado na rotina clínica no auxílio do diagnóstico[5,6]. De acordo com o escore de Alvarado, pontuação de 1 a 3 exclui cerca de 96,2% dos casos de apendicite, de 4 a 6, a sensibilidade é de 35% de casos positivos para a apendicite e de 7 a 10, pode-se encontrar 78% de casos positivos em mulheres e 94% em homens (Tabela 1).

TABELA 1 Escore de Alvarado para apendicite aguda

Sintomas	Migração da dor	1
	Anorexia	1
	Náuseas e/ou vômitos	1
Sinais	Defesa da parede abdominal em FID	2
	Dor à descompressão	1
	Elevação da temperatura	1
Laboratório	Leucocitose	2
	Desvia à esquerda	1
Total da pontuação		10

Diagnóstico laboratorial e de imagem

A leucocitose no exame laboratorial está elevada em cerca de 75% dos pacientes, porém uma contagem normal de leucócitos pode ser encontrada em cerca de 10% dos casos de apendicite aguda. Uma contagem de leucócitos acima de 20.000 mm^3 sugere apendicite complicada, gangrenosa, com perfuração ou peritonite. A piúria no exame de urina não exclui apendicite, mesmo em mulheres idosas, assim como hematúria microscópica.

Os exames de imagem são essenciais não apenas para estabelecer o diagnóstico de apendicite aguda, mas também para descartar outros diagnósticos. Nos últimos 30 anos, o uso de ultrassonografia (US) e tomografia computadorizada (TC) levou a um diagnóstico pré-operatório mais confiável de apendicite, juntamente com uma melhor avaliação das complicações relacionadas e detecção de diagnósticos diferenciais. A utilização dos exames de imagem no pronto-socorro levou à redução da taxa de apendicectomia negativa. A variabilidade da localização do apêndice explica a identificação mais desafiadora nos exames de US em relação à TC. Quando a US e o exame físico são inconclusivos, a ressonância magnética tem atualmente apresentado papel importante no auxílio do diagnóstico por imagem em crianças e mulheres grávidas, por não emitir radiação.

A ultrassonografia direcionada na FID usando uma sonda linear de alta resolução (7,5 a 14 MHz) deve ser realizada para localizar o ceco e o íleo terminal. Em casos em que não ocorre a visualização do complexo ileocecal na FID, é necessário procurar os diversos tipos de posicionamento do ceco, sendo os mais comuns a má rotação do ceco, ceco sub-hepático, *situs inversus* e ceco móvel. Após visualizado o complexo ileocecal na US, o próximo passo é procurar uma estrutura digestiva cega não peristáltica cerca de 2 a 3 cm abaixo da válvula ileocecal. Em casos da localização pélvica do apêndice, o enchimento da bexiga é útil, pois muitas vezes leva à elevação do apêndice mais superficialmente, tornando-o mais acessível à sonda da US. Em geral, um apêndice pélvico será visto contíguo aos vasos ilíacos externos. A US transvaginal pode ser útil nas mulheres, proporcionando uma visão mais próxima das estruturas pélvicas e auxiliando no diagnóstico diferencial das doenças anexiais. Mobilizar o paciente também é muitas vezes útil, especialmente em caso de ar no ceco e/ou posição retrocecal do apêndice. A US é o exame de primeira linha para crianças, pacientes jovens, pacientes magros de todas as idades e mulheres grávidas. A US com compressão graduada da sonda contra a parede abdominal mostra sensibilidade de 86% e especificidade de 81%.

A TC com multidetectores e cortes de 5 mm apresenta resultados de maior acurácia. No exame tomográfico, deve-se acompanhar todo o cólon, desde o reto até o cólon direito para localizar o complexo ileocecal. O apêndice cecal pode ser encontrado cerca de 2 a 3 cm abaixo do cólon direito. Geralmente, o formato linear e o conteúdo gasoso do apêndice ajudam na sua identificação. O apêndice não visualizado na TC é raro, ocorrendo em menos de 10% dos casos, podendo ser por comprimento curto do apêndice ou pequena quantidade de gordura intra-abdominal (Figura 3). A TC com contraste venoso e aquisição direta na fase portal após injeção de meio de contraste, sem nenhum contraste intraluminal no interior do cólon, explora todo o volume do abdome e auxilia na visualização do apêndice. A TC tem maior desempenho diagnóstico, com sensibilidade e especificidade de 91 e 90%, respectivamente.

Para o uso da ressonância magnética (RM) no diagnóstico da apendicite aguda, existe um protocolo simples e rápido incluindo sequências de apneia com supressão de gordura em T1, T2 (planos transversal e coronal) e difusão em caso de suspeita de apendicite complicada. Os valores diagnósticos da ressonância magnética também são excelentes, com sensibilidade e especificidade variando de 85 a 100% e de 93 a 100%, respectivamente.

O espessamento da parede do apêndice deve ser descrito como superior a 3 mm, independentemente da técnica utilizada. Na TC, a presença de hiper-realce da parede do apêndice é uma característica de inflamação, e deve ser procurada estreitando a largura da janela. Na ressonância magnética, a parede inflamatória do apêndice aparece hipointensa em T1 e hiperintensa em T2. As sequências ponderadas em difusão também podem ser úteis, uma vez que uma difusão restrita na parede do apêndice é um indicador confiável de doença aguda com inflamação. Na US, o ponto de corte é um diâmetro da espessura da parede do apêndice maior que 6 mm com técnica de compressão graduada (Figura 4).

O apêndice não compressível aparece arredondado quando a compressão é aplicada. Uma parede não compressível e espessada vista na secção cruzada da US, referida como "lesão-alvo" ou presença de um fecalito, auxilia muito no diagnóstico (Figura 5).

Na TC ou RM, por falta de compressão, o ponto de corte é maior ou igual a 10 mm ou entre 6 e 10 mm com pelo menos um outro achado anormal (espessamento de parede circunferencial ou hiper-realce de gordura adjacente ao apêndice). A avaliação do conteúdo do apêndice é útil para o diagnóstico de apendicite. Um conteúdo líquido está mais frequentemente associado à apendicite. Ao contrário, um conteúdo gasoso é menos provável de estar associado à apendicite. A presença de um fecalito nem sempre é patológica, no entanto, em um quadro sugestivo de apendicite aguda, está associado

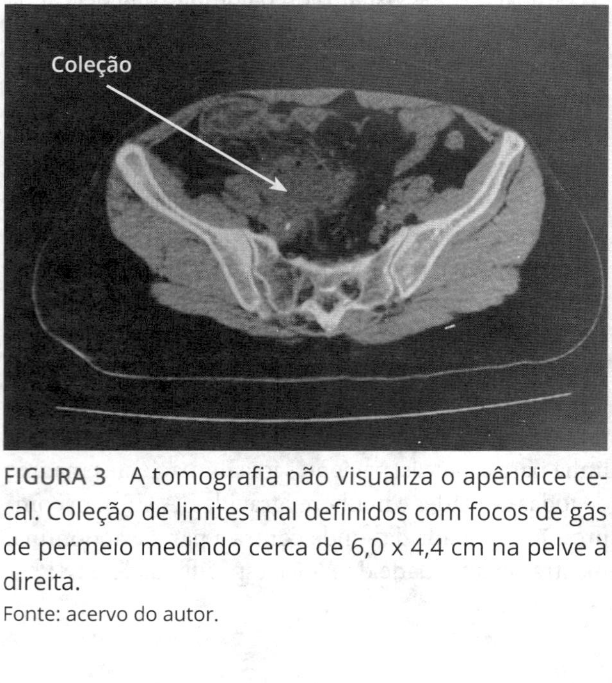

FIGURA 3 A tomografia não visualiza o apêndice cecal. Coleção de limites mal definidos com focos de gás de permeio medindo cerca de 6,0 x 4,4 cm na pelve à direita.
Fonte: acervo do autor.

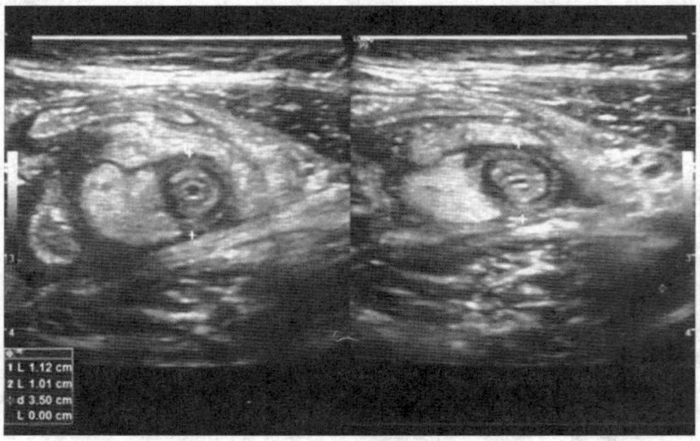

FIGURA 4 Ultrassonografia com varredura transversal demonstrando aumento da espessura da parede do apêndice cecal.
Fonte: acervo do autor.

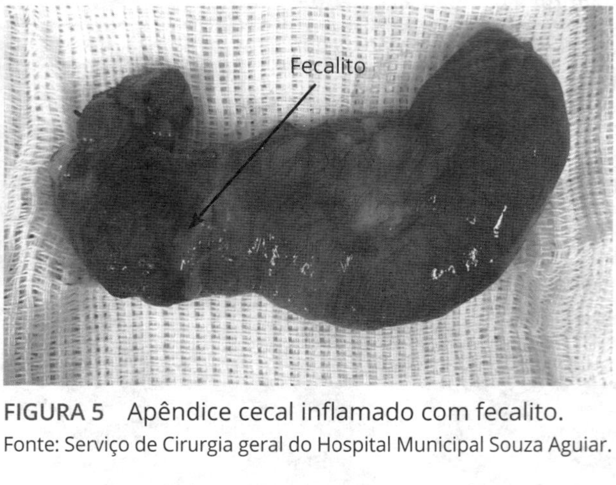

FIGURA 5 Apêndice cecal inflamado com fecalito.
Fonte: Serviço de Cirurgia geral do Hospital Municipal Souza Aguiar.

a complicações por causa da obstrução causada na luz apendicular. A densificação da gordura periapendicular na TC é um dos sinais importantes para o diagnóstico de apendicite (Figuras 6 e 7). Os linfonodos mesentéricos podem estar aumentados de volume e tamanho na FID[7].

Atualmente, o uso indiscriminado de radiografia simples nas dores abdominais não é justificável. Um fecalito pode ser encontrado em cerca de 10 a 15% dos pacientes na radiografia simples de abdome.

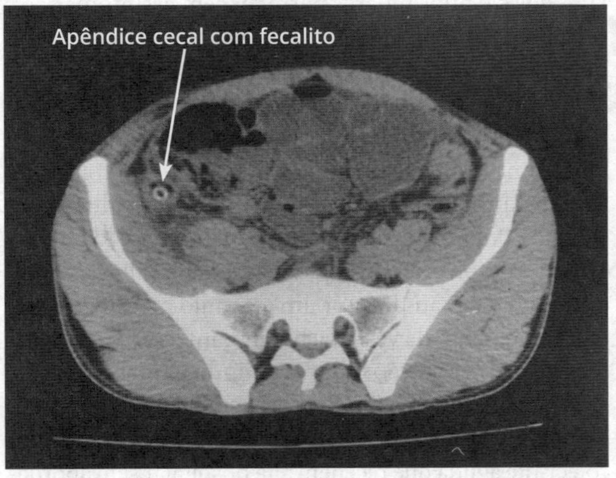

FIGURA 6 Tomografia computadorizada mostrando apêndice cecal medindo cerca de 1,5 cm de calibre contendo fecalito em seu interior associado à densificação da gordura subjacente, pneumoperitôneo de permeio e distensão líquido-gasosa de alças de delgado.
Fonte: acervo do autor.

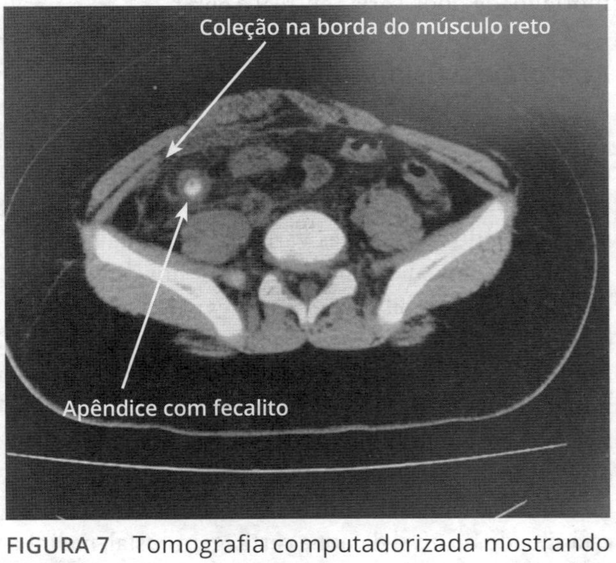

FIGURA 7 Tomografia computadorizada mostrando apêndice cecal com calibre aumentado com fecalito na porção proximal associada à infiltração gordurosa de permeio. Pequena coleção junto à borda posterior do músculo reto abdominal direito.
Fonte: acervo do autor.

Diagnóstico diferencial

A apendicite deve ser considerada no diagnóstico diferencial de dor abdominal, principalmente na faixa etária entre 10 e 30 anos. Na população pediátrica, o diagnóstico diferencial de apendicite aguda pode ocorrer com intussuscepção, diverticulite de Meckel, adenite mesentérica e infecção do trato urinário (ITU). Nas mulheres, torção anexial, DIP (doença inflamatória pélvica), endometriose e gravidez ectópica são alguns dos diagnósticos diferenciais que podem simular a apendicite aguda. Em populações idosas, a diverticulite e as neoplasias do cólon estão entre os diagnósticos diferenciais. A doença de Crohn também faz parte do arsenal de diagnósticos diferenciais na apendicite aguda.

No pronto-socorro, o diagnóstico diferencial entre apendicite aguda e ITU pode ser desafiador e de grande importância, principalmente em pacientes mais jovens. Pacientes com apendicite ocasionalmente podem apresentar sintomas urinários com exames de urina com piúria e hematúria microscópica, pela provável inflamação dos tecidos periapendiculares adjacentes ao ureter e à bexiga. Sintomas de dor na região inferior do abdome, febre e exames laboratoriais com leucocitose juntamente com exame de urina com piúria podem levar o médico socorrista a iniciar o tratamento com antibióticos terapêuticos para ITU, adiando, assim, o diagnóstico de apendicite aguda.

Plano terapêutico

O médico socorrista deve realizar o diagnóstico de apendicite aguda por meio da história clínica e do exame físico, e contar com o auxílio de exames laboratoriais e/ou exames de imagem se necessário. Os antibióticos venosos só devem ser iniciados após o diagnóstico definitivo de apendicite aguda. A apendicectomia ainda é o padrão-ouro nas emergências, sendo assim, após o diagnóstico de certeza e a indicação do tratamento cirúrgico, pode-se iniciar o uso de antibiótico venoso e contatar o serviço de cirurgia geral de plantão. A hidratação venosa e a analgesia devem ser realizadas pelo médico socorrista mesmo antes de um diagnóstico definitivo de apendicite ou mesmo antes da avaliação do serviço de cirurgia geral de plantão, assim como manter o paciente em jejum. O tratamento antimicrobiano deve ser direcionado para uma etiologia polimicrobiana já descrita anteriormente. Os antibióticos profiláticos que podem ser usados no pronto-socorro antes do tratamento cirúrgico estão listados na Tabela 2.

TABELA 2 Antibióticos profiláticos usados no pré-operatório de apendicectomia

Antibiótico	Dose endovenosa
Ceftriaxona	2 gramas
Metronidazol	500 miligramas
Cefazolina	2 gramas
Amoxacilina + ácido clavulânico	1 grama
Ampicilina + sulbactan	1,5 a 3 gramas
Ciprofloxacino	400 miligramas
Metronidazol	500 miligramas

A apendicectomia de emergência ainda é a principal escolha de tratamento para apendicite aguda em razão de sua baixa mortalidade e baixa taxa de recrudescência e perfuração. As vantagens da apendicectomia incluem maiores taxas efetivas gerais de tratamento e menores taxas de reoperação. As evidências atuais sugerem que a apendicectomia laparoscópica é o tratamento cirúrgico mais eficaz, sendo associado a menores taxas de infecção de ferida operatória e morbidade pós-intervenção, menor tempo de internação hospitalar e melhor qualidade dos escores de vida quando comparado à cirurgia aberta.

O tratamento conservador da apendicite aguda tem ganhado destaque nos serviços de cirurgia geral e em publicações científicas. Em 1886, Reginald Fitz relatou que alguns exames necroscópicos mostraram sinais patológicos de apendicite aguda prévia. Em 2020, foi realizado o Consenso de Jerusalém para discutir tratamento não operatório (TNO) para apendicite aguda com antibióticos como alternativa segura à cirurgia em pacientes selecionados com apendicite aguda não complicada e ausência de apendicolito. O consenso alerta para a possibilidade de falha no tratamento com antibióticos e diagnóstico incorreto de apendicite complicada. Foi consenso não realizar TNO na apendicite aguda durante a gravidez até que mais evidências de alto nível estejam disponíveis. O TNO para apendicite aguda não complicada em crianças é viável, seguro e eficaz como tratamento inicial, segundo a recomendação do Consenso de Jerusalém, no entanto, a taxa de insucesso aumenta na presença de apendicólito, sendo a cirurgia o tratamento principal. As evidências atuais para TNO apoiam o uso de antibióticos intravenosos iniciais com subsequente conversão para antibióticos orais com base nas condições clínicas dos pacientes, até que mais evidências de ensaios clínicos randomizados em andamento estejam disponíveis. No entanto, ainda existem dados limitados em estudos randomizados para a tomada de decisão[3].

COLECISTITE AGUDA LITIÁSICA

Introdução e epidemiologia

A prevalência de cálculos biliares varia entre 10 e 15% em adultos, tornando-se uma das doenças cirúrgicas mais comuns do trato gastrointestinal. Os cálculos biliares de colesterol representam 80 a 90% dos cálculos analisados após colecistectomia, e aproximadamente 80% dos cálculos biliares permanecem assintomáticos. Os cálculos biliares podem obstruir o ducto cístico, o que pode causar distensão da vesícula biliar e ocasionar cólica biliar. A obstrução prolongada do ducto cístico resulta em inflamação, infecção e até isquemia da vesícula biliar, uma condição comum conhecida como colecistite aguda. Aproximadamente 1 a 2% dos indivíduos com cálculos biliares tornam-se sintomáticos a cada ano, e 10% desenvolverão infecção na vesícula biliar. A colecistite aguda é causada por um estímulo mecânico (obstrução do ducto da vesícula biliar) e infecção bacteriana secundária e irritação biliar evoluindo para inflamação. A colecistite aguda litiásica ocorre em 20% dos pacientes com doença sintomática. Nos pacientes internados por colecistite aguda que recebem alta hospitalar sem abordagem cirúrgica pela doença, as complicações relacionadas ao cálculo biliar aumentam progressivamente. Em um ano, a probabilidade de nova ocorrência é de até 29%. Sintomas recorrentes envolvem cólica biliar em 70% dos casos, enquanto obstrução biliar ocorre em 24% e pancreatite em 6%. Na colecistite alitiásica, a necrose da parede vesicular ocorre em cerca de 60% dos casos, e a mortalidade pode variar entre 9 e 66%[10].

Anatomia e fisiopatologia

A vesícula biliar tem cerca de 7 a 10 cm e está aderida à superfície ventral do fígado, à direita da veia porta, sendo coberta inferior e lateralmente por peritônio e se estendendo a distâncias variáveis da borda hepática ventral, em um sulco que separa os lobos direito e esquerdo. A vesícula biliar apresenta três partes anatômicas, o fundo, o corpo e o infundíbulo (colo da vesícula). O fundo é a porção mais lateral da vesícula biliar. Normalmente se projeta para além da borda inferior direita do fígado e, em alguns indivíduos, pode entrar em contato direto com a parede interna da cavidade abdominal. À identificação clínica da vesícula no exame físico, o marco está situado no nível da nona cartilagem costal, na linha clavicular média (hipocôndrio direito). Uma vesícula biliar aumentada pode ser identificada e palpada nesse local. Medialmente ao fundo está o corpo da vesícula, e esta é a porção do saco vesical que está embutida ou em contato com a fossa da vesícula biliar do fígado. A segunda porção do duodeno, bem como a flexura hepática e o cólon transverso proximal estão relacionados posteriormente à vesícula biliar.

O corpo da vesícula afunila medialmente formando o infundíbulo, que está localizado proximal à *porta hepatis* e, em geral, está associado a um pequeno mesentério que também contém a artéria cística. À medida que o infundíbulo se estreita, vai se formando o ducto cístico, que é uma estrutura fina e tortuosa, com cerca de 2 a 4 cm de comprimento, que estabelece a comunicação entre a vesícula biliar e a árvore biliar extra-hepática. O ducto cístico junta-se à vertente lateral direita do canal hepático comum e, após essa união, a via biliar extra-hepática assume a denominação via biliar principal ou colédoco[5,11].

A colecistite aguda litiásica pode ser definida como a inflamação na vesícula biliar de causa química e/ou bacteriana que pode, na maioria dos casos, ser desencadeada a partir da obstrução do ducto cístico ou do infundíbulo por um cálculo biliar. A obstrução promove hipertensão no interior da vesícula, ocasionando fenômenos vasculares e inflamatórios associados à proliferação bacteriana. A obstrução do ducto cístico ou do infundíbulo inicia um quadro de congestão e edema da parede da vesícula em um período de aproximadamente 2 a 4 dias. Com a evolução do processo inflamatório, a colecistite necrosante pode ser observada por cerca de 3 a 5 dias e é caracterizada por sangramento e necrose da parede da vesícula. A fase necrosante atinge o pico máximo com estase sanguínea e necrose tecidual. Nessa fase, pode ocorrer a perfuração da vesícula biliar, causando coleperitônio.

Com a progressão da doença após o estágio de edema e congestão, o acúmulo de exsudato inflamatório na luz da vesícula causa aumento da pressão interna e comprime a parede da vesícula biliar, causando oclusão das arteríolas e, eventualmente, necrose da parede. Entre o sétimo e o décimo dia, a doença progride para a fase purulenta conhecida como colecistite supurativa. Nessa fase, ocorre infiltração leucocitária no tecido necrótico e inicia-se a supuração. O pus pode se acumular no lúmen e um abscesso se formar na parede. A fase purulenta pode iniciar no quinto dia após o início da doença e terminar em cerca de 2 a 3 semanas[12].

A colecistite aguda litiásica compreende aproximadamente 90% dos casos de colecistite. Embora a inflamação inicial seja tipicamente estéril, muitas vezes é seguida por infecção bacteriana. Cerca de 46% dos pacientes com colecistite aguda possuem culturas positivas mais comumente por bactérias como *Escherichia coli*, *Klebsiella* e *Enterococcus*. Nos casos de superinfecção por bactérias formadoras de gás, ocorre acúmulo de gás no interior da parede da vesícula biliar, resultando em colecistite enfisematosa (Figura 8).

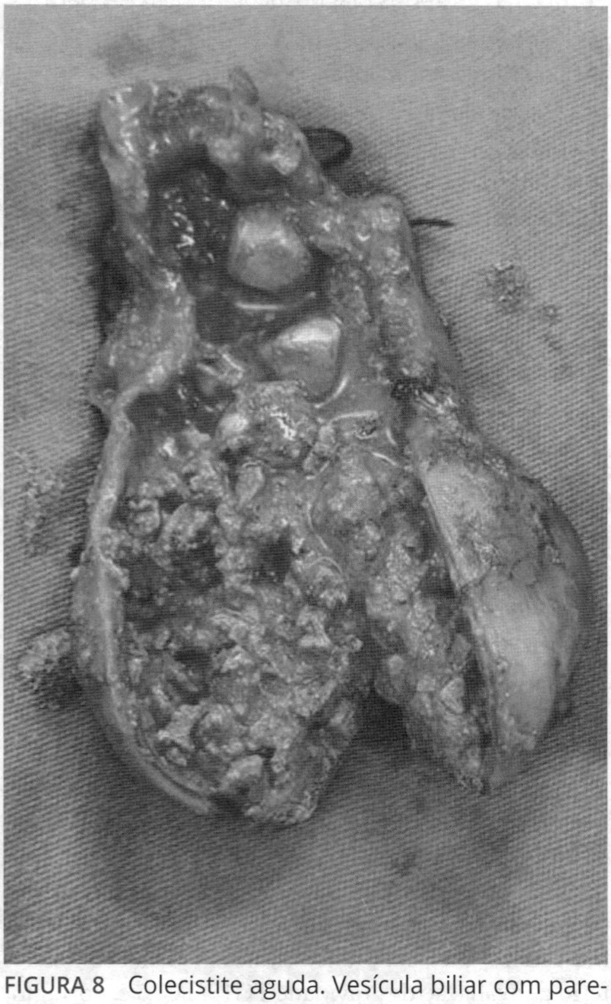

FIGURA 8 Colecistite aguda. Vesícula biliar com paredes espessadas com secreção purulenta e cálculos no seu interior.
Fonte: Serviço de Cirurgia geral do Hospital Municipal Souza Aguiar.

Apresentação clínica e exame físico

A inflamação na vesícula biliar produz sintomas como febre (37,2 a 38,8°C) e dor, hipersensibilidade e defesa no hipocôndrio direito (HD). O sinal de Murphy refere-se ao local onde o paciente interrompe a inspiração mediante dor quando o examinador palpa a região no HD em que está situada a vesícula biliar inflamada, e é amplamente conhecido como fator diagnóstico de colecistite aguda, enquanto sua ausência não significa necessariamente ausência de colecistite. Náuseas e vômitos podem estar presentes em alguns pacientes. Atualmente, na colecistite aguda, o manejo clínico é embasado nas Diretrizes de

Tóquio de 2013, atualizadas em 2018 (TG18/TG13). Critérios de diagnóstico da colecistite aguda são apresentados na Tabela 3.

TABELA 3 Critérios diagnósticos TG18/TG13 para colecistite aguda

A. Sinais inflamação local
(1) Sinal de Murphy
(2) Dor e sensibilidade no hipocôndrio direito ou massa palpável
B. Sinais sistêmicos de inflamação
(1) Febre
(2) PCR elevado
(3) Leucocitose
C. Achados da imagem
Sinal de Murphy ultrassonográfico
Espessamento da parede da vesícula biliar
Distensão da vesícula biliar
Cálculo impactado no infundíbulo
Coleção pericolecística
Edema da parede da vesícula biliar
Suspeita diagnóstica: um item A + um item B
Diagnóstico definitivo: um item A + um item B + C

Os critérios de avaliação utilizados na classificação de gravidade para colecistite aguda foram validados pelas Diretrizes de Tóquio de 2018. Os critérios de gravidade estão significativamente associados a parâmetros que incluem prognóstico, tempo de internação hospitalar, conversão para cirurgia aberta e custos hospitalares, indicadores úteis na prática clínica. Seu uso como critério de avaliação de gravidade TG18/TG13 é, portanto, recomendado (Tabela 4).

TABELA 4 Classificação de gravidade TG18/TG13 para colecistite aguda

Grau III (grave) – Pelo menos um dos seguintes itens:
1. Disfunção cardiovascular: hipotensão (tratamento com dopamina ≥ 5 μg/kg/min ou qualquer dose de noradrenalina).
2. Disfunção neurológica: rebaixamento do nível de consciência.
3. Disfunção respiratória: PaO_2/FiO_2 < 300.
4. Disfunção renal: oligúria, creatinina sérica> 2,0 mg/dL.
5. Disfunção hepática: INR > 1,5.
6. Disfunção hematológica: plaquetas < 100.000/mm^3.
Grau II (moderado) – Pelo menos um dos seguintes itens:
1. Leucócitos > 18.000/mm^3.
2. Massa dolorosa palpável em hipocôndrio direito.
3. Duração dos sintomas > 72 horas.
4. Marcadores de inflamação local (gangrena, colecistite enfisematosa, abscesso pericolecístico, abscesso hepático, coleperitônio) em exames de imagem.
Grau I (leve):
Não apresenta critérios dos graus II ou III. Pode ser definido como colecistite aguda em paciente hígido, sem disfunção orgânica ou com alguma alteração inflamatória leve da vesícula, tornando a colecistectomia um procedimento seguro e com baixo risco cirúrgico.

Diagnóstico

O diagnóstico de colecistite aguda é feito por meio de história clínica, exame físico, exames laboratoriais e de imagem. A US é o exame de imagem de primeira linha em todos os casos de suspeita de colecistite aguda. O diagnóstico definitivo é realizado após a confirmação por exames de imagem. Não existem exames laboratoriais específicos para o diagnóstico de colecistite aguda. Os parâmetros para o diagnóstico clínico são os achados no exame abdominal (sinal de Murphy) somados a um sinal sistêmico de inflamação (febre, leucocitose ou PCR elevada) e confirmados por um exame de imagem.

O diagnóstico de colecistite aguda pode ser realizado pelos seguintes achados:

- Leucocitose superior a 10.000 mm^3.
- Proteína C-reativa (PCR) superior a 3 mg/dL.
- Leve aumento das enzimas séricas do sistema hepatobiliar-pancreático e da bilirrubina (bilirrubina total < 4,0 mg/dL).
- Achados ultrassonográficos sugestivos de colecistite aguda.

O diagnóstico de colecistite aguda pode ser feito ultrassonograficamente quando os seguintes achados estão presentes ao mesmo tempo:

- Espessamento da parede da vesícula biliar (4 mm ou mais).
- Líquido pericolecístico.
- Sensibilidade direta quando a sonda da US é empurrada contra a parede abdominal no ponto onde pode ser encontrada a vesícula biliar (sinal de Murphy ultrassonográfico).

Outros achados ultrassonográficos podem incluir: aumento da vesícula biliar, cálculos ou eco de detritos no interior da vesícula e imagens de gás na parede da vesícula biliar. O sinal de Murphy ultrassonográfico associado à presença de cálculos tem 90% de positividade diagnóstica. O espessamento da parede vesicular acima de 4 mm somado à presença de cálculos também tem 90% de valor preditivo positivo (Figura 9).

As alterações encontradas na TC em pacientes com colecistite aguda podem variar entre distensão da vesícula biliar, espessamento da parede da vesícula, aumento da densidade da gordura perivesical, edema subseroso e alta atenuação da bile no interior da vesícula. Do ponto de vista anatômico, uma parte da veia cística drena diretamente para o parênquima hepático que circunda a fossa da vesícula biliar. A TC de abdome dinâmica com contraste venoso, especialmente durante a fase arterial, é muito útil na colecistite leve em decorrência da alta sensibilidade do realce focal transitório do fígado adjacente à vesícula biliar. Em pacientes com colecistite aguda, o fluxo sanguíneo venoso da parede da vesícula biliar para o fígado aumenta. Assim, a fase arterial da TC com contraste venoso mostra realce focal transitório do fígado adjacente à vesícula biliar inflamada. Esse aprimoramento desaparece durante a fase portal e tardia.

Na colecistite aguda leve, a distensão da vesícula biliar sem espessamento da parede ou o edema são os únicos sinais encontrados na TC. A variação anatômica no tamanho da vesícula dificulta esse achado nos exames de imagem em pacientes com colecistite aguda leve. Alguns cálculos biliares podem ser isodensos com a bile, diminuindo assim a sensibilidade da TC para detectar cálculos biliares (Figura 10). A TC de abdome é sensível (94%), mas pouco específica (59%) para o diagnóstico de colecistite aguda, porém é frequentemente utilizada

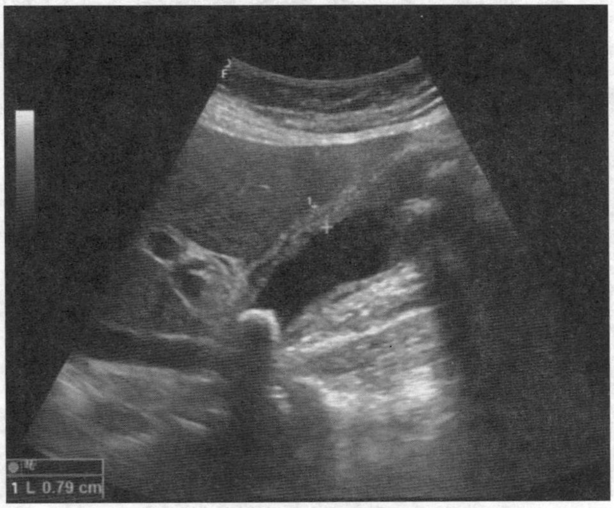

FIGURA 9 Vesícula biliar com paredes espessadas e cálculo impactado no infundíbulo. Colecistitite aguda litiásica.

Fonte: acervo do autor.

para descartar complicações graves, como perfuração da vesícula biliar, colecistite enfisematosa ou íleo biliar em pacientes com sintomas de sepse, peritonite ou obstrução intestinal[13-15].

Outros exames como a colangiorressonância e a colangiopancreatografia retrógrada endoscópica (CPRE) podem ser utilizados para o diagnóstico de colecistite aguda ou outras doenças das vias biliares para diagnóstico diferencial. A colangiorressonância e a CPRE são exames pouco disponíveis no pronto-socorro (Figura 11).

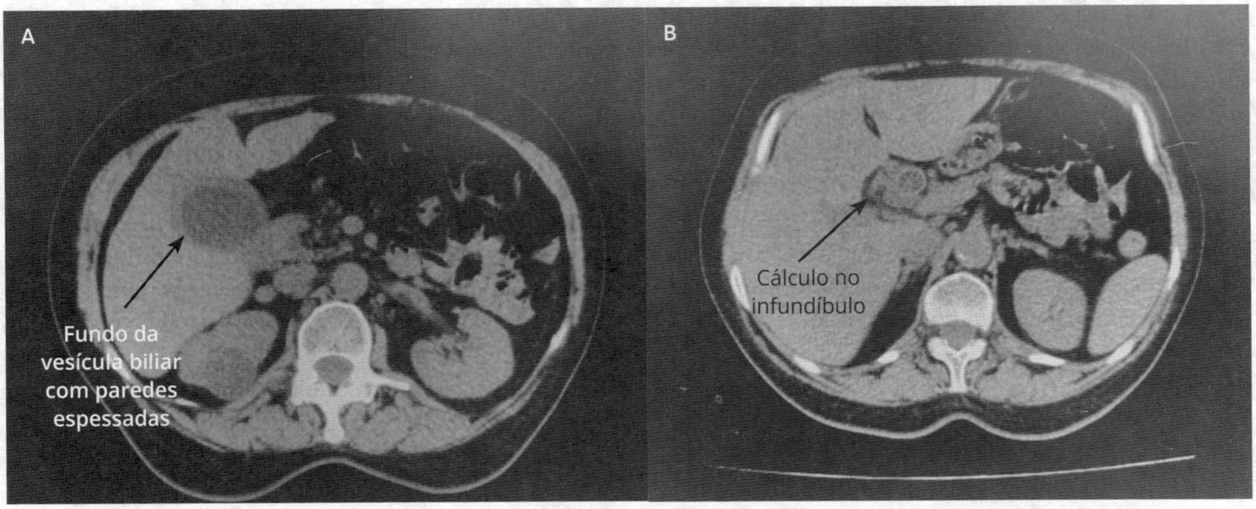

FIGURA 10 A: Tomografia computadorizada mostrando vesícula biliar distendida, cálculo no infundíbulo medindo cerca de 1,5 cm e determinando parede espessada e edema circunjacente. Colecistite aguda. B: Vesícula biliar distendida, cálculo no infundíbulo medindo cerca de 1,5 cm e determinando parede espessada e edema circunjacente. Colecistite aguda.

Fonte: acervo do autor.

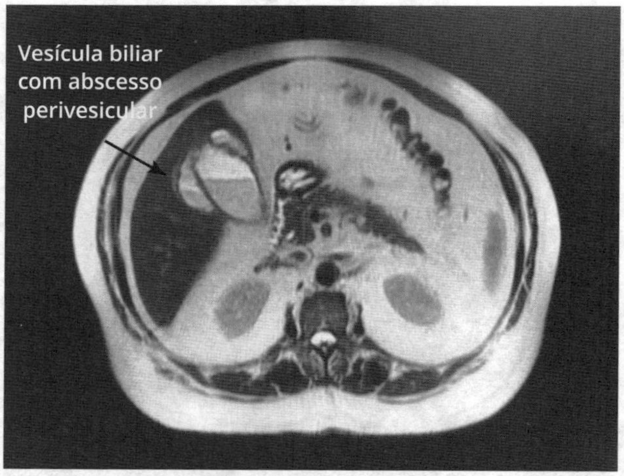

FIGURA 11 Imagem de colangiorressonância mostrando vesícula biliar com conteúdo heterogêneo compatível com lama biliar com paredes espessadas e rupturas na parede por onde se projetam coleções septadas compatíveis com abscessos.
Fonte: acervo do autor.

Diagnóstico diferencial

A colecistite alitiásica é clinicamente indistinguível da colecistite litiásica. A etiologia da colecistite alitiásica é multifatorial e diferente da colecistite litiásica. A estase biliar com isquemia da parede da vesícula constitui uma das sugestões na sua patogênese. Essas alterações podem ocorrer no contexto de doenças graves em pacientes internados em unidade de terapia intensiva (UTI), pacientes politraumatizados graves, grandes queimados, pós-operatório de cirurgias longas, choque, sepse ou uso de nutrição parenteral total. A estase da vesícula biliar leva à concentração de sais biliares e distensão com eventual evolução para necrose tecidual. As infecções secundárias são comuns e incluem os agentes bacterianos semelhantes aos implicados na colecistite litiásica.

Outros diagnósticos diferenciais incluem: cólica biliar (dor em HD, vesícula biliar com paredes finas e sem outros sinais de colecistite na US, e ausência de febre), coledocolitíase, colangite (dor, febre e icterícia), pancreatite aguda, úlcera péptica, hepatites, apendicite retrocecal e infarto agudo do miocárdio.

Plano terapêutico

O tratamento inicial no pronto-socorro dos pacientes diagnosticados com colecistite aguda pode seguir as Diretrizes de Tóquio atualizadas em 2018, que definem os casos por gravidade. O médico socorrista deve diagnosticar a colecistite aguda no pronto-socorro por meio de história clínica, exame físico, exames laboratoriais e US. Após o diagnóstico, o tratamento deve ser individualizado conforme a gravidade e as comorbidades, proceder a internação hospitalar do paciente e informar a equipe da cirurgia geral de plantão que irá traçar o tratamento definitivo. A hidratação venosa e a analgesia, se necessárias, devem ser instituídas ainda na pesquisa diagnóstica da dor em HD.

Os pacientes que apresentam os critérios relacionados ao grau I, seguindo as orientações das Diretrizes de Tóquio de 2018, associado ao baixo risco cirúrgico, podem ser tratados por colecistectomia laparoscópica precoce. Em pacientes com grau I e risco cirúrgico médio ou elevado, antibióticos endovenosos e cuidados de suporte podem ser iniciados antes de contatar a equipe de cirurgia geral de plantão. Os pacientes com critérios incluídos nos graus II ou III, que envolvem inflamação local ou disfunção orgânica, requerem cuidados de suporte e uso de antibióticos venosos no pronto-socorro antes do tratamento definitivo definido pela equipe da cirurgia geral. No entanto, muitos pacientes graus II ou III apresentam multimorbidades com alto risco de mortalidade para a intervenção cirúrgica precoce.

A colecistectomia videolaparoscópica precoce é o tratamento de escolha em pacientes com graus I e II segundo a avaliação de gravidade pelas Diretrizes de Tóquio de 2018. Portanto, em pacientes com risco cirúrgico elevado, o suporte inicial com antibióticos e a reposição volêmica devem ser instaurados antes do tratamento cirúrgico. O período ideal para o tratamento cirúrgico é 72 horas após o início dos sintomas. O tratamento conservador com antibioticoterapia venosa deve ser realizado em pacientes com risco cirúrgico alto, e o tratamento cirúrgico, realizado em até 6 semanas do início dos sintomas. Cerca de 29% dos pacientes tratados de forma conservadora retornam à emergência com sintomas agudos de colecistite.

Em pacientes grau III segundo a avaliação de gravidade pelas Diretrizes de Tóquio de 2018, que apresentam disfunção de órgãos, é necessário suporte adequado, como manejo ventilatório/circulatório (ventilação não invasiva/invasiva com pressão positiva e uso de aminas vasoativas), e estabilização do paciente no pronto-socorro. A internação na UTI deve ser solicitada, bem como contatar a equipe de cirurgia geral de plantão. A colecistectomia precoce ou urgente pode ser possível em casos graves que requeiram tratamento cirúrgico imediato avaliado pela equipe da cirurgia geral. Os pacientes que apresentam fatores preditivos no grau III com icterícia, disfunção orgânica, confusão mental ou hipotensão e diagnosticados com colangite devem ser submetidos ao tratamento cirúrgico de urgência. O tratamento cirúrgico precoce pode ser realizado nos pacientes grau III que apresentam insuficiência cardiovascular e/ou renal reversível. A colecistectomia eletiva em pacientes graves deve ser realizada após a melhora da doença aguda com estabilização clínica.

As recomendações de terapia antimicrobiana intravenosa recomendadas segundo as Diretrizes de Tóquio de 2018 estão listadas na Tabela 5[16,17], e podem ser iniciadas no pronto-socorro após o diagnóstico de colecistite aguda ou outras doenças infecciosas das vias biliares, precedendo o tratamento definitivo.

TABELA 5 Recomendações de terapia antimicrobiana intravenosa para doenças biliares agudas segundo as Diretrizes de Tóquio de 2018

Agentes antimicrobianos	Colecistite adquirida na comunidade			Doenças associadas
	Grau I	Grau II	Grau III	Colecistite aguda e colangite
Terapia baseada em penicilinas	Ampicilina/sulbactam	Piperacilina/tazobactam	Piperacilina/tazobactam	Piperacilina/tazobactam
Terapia baseada em cefalosporinas	Cefazolina, ou cefuroxime, ou ceftriaxone, ou cefotaxime ± metronidazole, cefmetatole, cefoxitin flomoxef, cefoperazone/sulbactam	Ceftriaxone, ou cefotaxime, ou cefepime, orucefozopran, ou ceftazidime, ± etronidazol, cefoperazone/sulbactam	Cefepime, ou ceftazidime, ou cefoperazon ± metronidazol	Cefepime, ou ceftazidime, ou cefoperazon ± metronidazol
Terapia baseada em carbapenem	Ertapenem	Ertapenem	Imipenem/cilastatin, meropenem, doripenem, ertapenem	Imipenem/cilastatin, meropenem,doripenem, ertapenem
Terapia baseada em monobactan			Aztreonam ± metronidazol	Aztreonam ± metronidazol
Terapia baseada em fluoroquinolona	Ciprofloxacina, levofloxacina, pazufloxacin ± metronidazol, moxifloxacin	Ciprofloxacina, levofloxacina, pazufloxacin ± metronidazol, moxifloxacin		

REFERÊNCIAS

1. Bom WJ, Scheijmans JCG, Salminen M, Boermeester MA. Diagnosis of uncomplicated and complicated appendicitis in adults. Scand J Surg. 2021;110(2):170-9.
2. Krzyzak M, Stephe Mulrooney M. Acute appendicitis review: Background, epidemiology, diagnosis, and treatment. Cureus. 2020;12(6):e8562.
3. Di Saverio S, Podda M, De Simone B, Ceresoli M, Augustin G, Gori A, et al. Diagnosis and treatment of acute appendicitis: 2020 update of the WSES Jerusalem guidelines. World J Emerg. Surg. 2020;15:27:2.
4. Skandalakis JE. Skandalakis' surgical anatomy: the embryologic and anatomic basis of modern surgery. New York: McGraw-Hill; 2004. 2 v.
5. Townsend Jr. CM. Sabiston textbook of surgery: The biological basis of modern surgical practice. 21.ed. Rio de janeiro: GEN Guanabara Koogan, 2023.
6. Teng TZJ, Thong XR, Lau KY, Balasubramaniam S, Shelat VG. Acute appendicitis: advances and controversie. World J Gastrointest Surg. 2021;13(11):1293-314.
7. Monsonis B, Mandoul C, Millet I, Taourel P. Imaging of appendicitis: Tips and tricks. European Journal of Radiology. 2020;130:109165.
8. Poprom N, Numthavaj P, Wilasrusmee C, Rattanasiri S, Attia J, McEvoy M, Thakkinstian A. The efficacy of antibiotic treatment versus surgical treatment of uncomplicated acute appendicitis: systematic review and network meta-analysis of randomized controlled trial. Am J Surg. 2019;218(Issue 1):192-200.
9. Mou D, Tesfasilassie T, Hirji S, Ashley SW. Advances in the management of acute cholecystitis. Ann Gastroenterol Surg. 2019;3:247-53.
10. Stinton LM, Shaffer EA. Epidemiology of gallbladder disease: cholelithiasis and cancer. Gut and Liver. 2012;6(2):172-187.
11. Moore KL, Dalley AF, Agur AMR. Anatomia orientada para clínica. 8.ed. Rio de Janeiro: Guanabara Koogan; 2019. 1128p.
12. Tomohio Adachi T, Eguchi S, Muto Y. Pathophysiology and pathology of acute cholecystitis: a secondary publication of the Japanese version from 1992. J Hepatobiliary Pancreat Sci. 2022;29:212-6.
13. Navuluri R, Hoyer M, Osman M, Fergus J. Emergent treatment of acute cholangitis and acute cholecystitis. Seminars in Interventional Radiology. 2020;37(1).

14. Yokoe M, et al. Tokyo Guidelines 2018: diagnostic criteria and severity grading ofacute cholecystitis. J Hepatobiliary Pancreat Sci. 2018;25:41-54.
15. Escartín A, González M, Muriel P, Cuello E, Pinillos A, Santamaría M, Salvador H, Olsina JJ. Colecistitis aguda litiásica: aplicación de las Guías de Tokio en los criterios de gravedad. Cirurgia y Cirurjanos. 2021;89(1).
16. Markotic F, Grgic S, Poropat G, Fox A, Nikolova D, Vukojevic K, Jakobsen JC, Gluud C. Antibiotics for adults with acute cholecystitis or acute cholangitis or both (Protocol). Cochrane Database of Systematic Reviews. 2020;Issue 6. Art. No.: CD013646.
17. Campanile FC, Pisano M, Coccolini F, Catena F, Agresta F, Ansaloni L. Acute cholecystitis: WSES position statement. World J Emerg Surg. 2014;9(1):58.

Seção X

Emergências genitourinárias

COORDENADORA DA SEÇÃO:

Jule R. O. G. Santos

1

Escroto agudo

Jule R. O. G. Santos
Amanda Luíza Aguiar Taquary Alvarenga
Victória Oliveira Prados
Daniel Ujakow Correa Schubert

PONTOS PRINCIPAIS

- O escroto agudo é definido como inchaço testicular com dor aguda e pode refletir várias etiologias, incluindo torção testicular, epididimite, orquite e trauma testicular.
- Caracteriza-se por intensa dor escrotal aguda, que pode estar associada a outros sintomas e sinais, como dor abdominal, inflamação e febre.
- O diagnóstico rápido do escroto agudo com a definição de sua etiologia por imagens necessita ser extremamente rápido, pois um diagnóstico tardio de torção por apenas 6 horas pode causar danos testiculares irreparáveis.

INTRODUÇÃO

O espectro de condições que afetam o escroto varia desde patologias de início agudo que necessitam de intervenção cirúrgica imediata até quadros incidentais que evoluem apenas com cuidados de suporte.

A grande prioridade na avaliação do paciente com escroto agudo é identificar as condições que exigem tratamento urgente, como torção testicular, epididimite ou gangrena de Fournier. Todas essas condições evoluem com dor escrotal difusa.

É importante perguntar sobre a natureza e o tempo de início da dor, sua localização e associação com febre e sintomas urinários. Deve ser interrogado sobre história pregressa de cirurgia inguinal ou de escroto. É necessário um exame físico minucioso da região do abdome, da região inguinal e do conteúdo do escroto. O testículo normal é ovoide, tem aproximadamente de 3 a 5 cm e é firme, com superfície macia. Um testículo pode ser ligeiramente maior que o outro, e em geral o testículo esquerdo é levemente mais baixo. O epidídimo, que é uma esponja em formato de tubo, é palpável no lado posterior de cada testículo. Também é importante pesquisar o reflexo cremastérico e avaliar a presença de hérnias inguinais.

PRINCIPAIS ETIOLOGIAS

Torção testicular

Princípios

A torção testicular acarreta a parada da circulação arterial a jusante, a qual, por sua vez, leva a necrose irreversível do testículo. Acontece em 1/4.000 casos anualmente e tem uma apresentação bimodal, ocorrendo na fase neonatal e depois na puberdade[1-4]. A torção testicular perinatal não é incomum e responde por 10% dos casos em crianças. Já o escroto agudo em meninos pré-púberes ocorre mais comumente por torção dos apêndices testiculares, um processo que pode imitar a torção testicular ou epidídimo-orquite. O achado de exame físico patognomônico da torção do apêndice testicular, que é o "sinal de ponto azul", raramente é encontrado[2,5].

A torção testicular decorre da fixação deficiente do testículo no escroto. A zona do hilo testicular constitui o elemento fundamental da sua fixação. O *gubernaculum testis*, elemento de fixação inferior, é uma estrutura andrógeno-dependente, responsável pela migração

TABELA 1 Diagnóstico diferencial

	Torção testicular	Torção do apêndice testicular	Epididimite
Idade	< 1 ano e puberdade	7 a 14 anos	Adulto
Início	Horas	1 a 2 dias	Dias a semanas
Localização da dor	Testículo inteiro	Polo superior	Epidídimo
Posição do testículo	Testículo alto, escondido, alinhamento transverso	Posição normal, alinhamento vertical	Posição normal, alinhamento vertical
Sintomas sistêmicos	Náusea e vômitos	Nenhum	Pode ter febre
Reflexo cremastérico	Não tem	Intacto	Intacto
Piúria	Raro	Não tem	Sim
Achados no ultrassom	Difusamente hipoecoico Testículos assimétricos Fluxo diminuído ou normal Cordão espermático torcido	Ponto focal hipoecoico Testículos simétricos Fluxo normal	Epidídimo hipoecoico Testículos simétricos Fluxo aumentado
Tratamento	Cirurgia	Suporte	Antibióticos, fase pré-adolescente apenas de suporte

e orientação do testículo desde o retroperitônio até o escroto. O cordão espermático é o elemento da fixação superior. Em virtude da fixação deficiente, o testículo localiza-se numa posição anterior, com maior mobilidade no interior da cavidade vaginal, o que facilita os movimentos de rotação do cordão espermático em torno do seu próprio eixo (Figura 1). Essa alteração é, regra geral, bilateral[2,3,5].

O tempo de isquemia é o fator prognóstico mais importante, para avaliar a recuperação do testículo. A exploração cirúrgica precoce (< 6 horas) do escroto é o único método que permite a recuperação e a viabilidade do testículo, particularmente da linha germinativa[2,3,5].

Apresentação clínica

As características clínicas marcantes da torção testicular incluem início agudo de uma dor moderada a grave com um profundo aumento difuso da sensibilidade e edema, associado ao reflexo cremastérico negativo (leve elevação do testículo quando passamos uma haste na porção medial da coxa ipsilateral, o que estimula a contração do músculo cremastérico). Pacientes

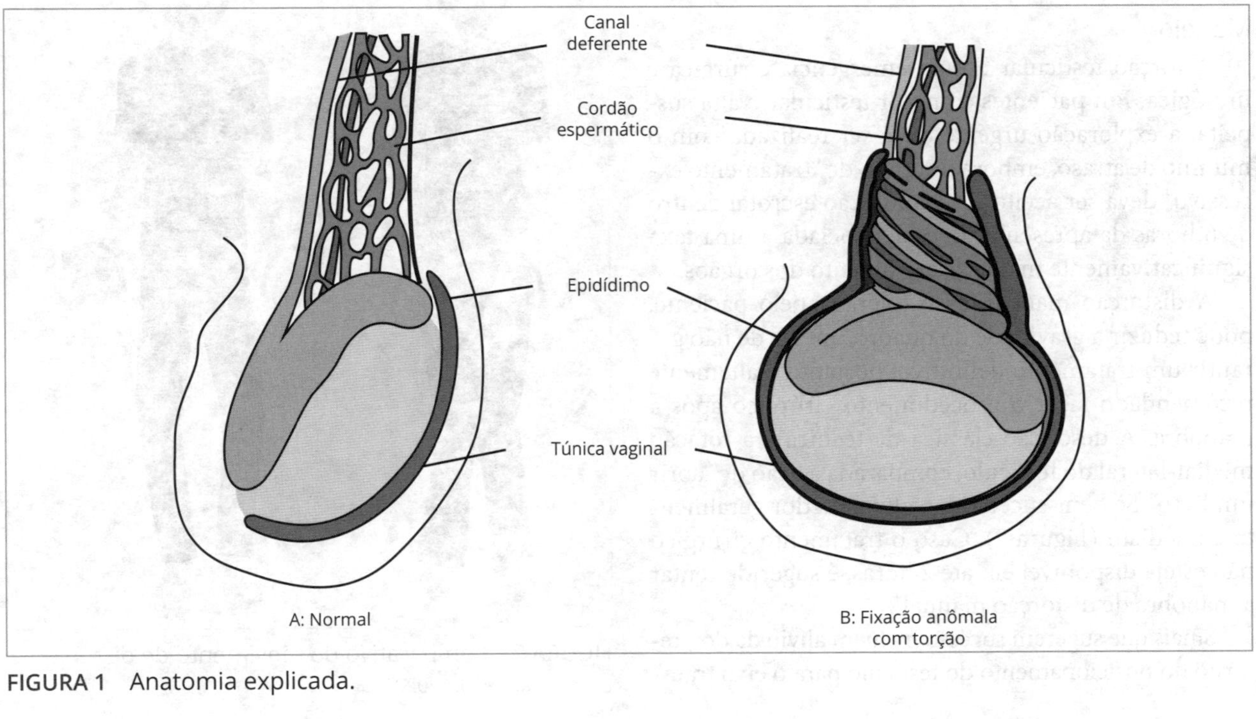

FIGURA 1 Anatomia explicada.

com torção podem ter exame de urina normal; no entanto, isso não exclui epididimite[4].

O quadro clínico típico inicia-se com dor súbita, intensa e unilateral no escroto, que se irradia para a região inguinal do mesmo lado, evoluindo rapidamente. Essa dor pode ser acompanhada por náuseas, vômitos e hipertermia subfebril (< 38°C), sem a presença de sintomas urinários. No exame físico, a ausência do reflexo cremasteriano é um achado característico, e o sinal de Prehn geralmente é negativo, ou seja, a manobra de elevação do testículo não alivia a dor. Em contraste, na epididimite aguda, essa manobra tende a aliviar ou reduzir a intensidade da dor[2].

Edema escrotal e eritema podem ser encontrados. A torção em geral ocorre unilateralmente, mas pode ser bilateral. Assim, ambos os testículos devem ser avaliados. A palpação confirmará a posição; um testículo normal está na posição vertical, com o epidídimo localizado no polo superior na posição posterolateral. Qualquer variação na localização e posição do testículo ou epidídimo sugere torção[2,5,6].

Nos estágios iniciais, um examinador experiente consegue diferenciar bem o edema. Se o examinador encontrar o epidídimo anteriormente, isso deve ser considerado um diagnóstico de torção de 180 a 540°. Um achado de massa ("nó") acima do testículo torna o diagnóstico de torção incrivelmente mais provável[4].

O grau de torção afeta a posição do testículo e do epidídimo. O testículo afetado pode ser maior do que o normal. O edema escrotal após mais de 12 horas da torção pode impedir uma boa avaliação das estruturas escrotais através da palpação[2,5,6].

Manejo

A torção testicular é uma emergência cirúrgica e urológica. Em pacientes com dor testicular e alta suspeita, a exploração urgente deve ser realizada com o mínimo de atraso, embora um risco de "tratamento excessivo" deva ser aceito[3]. A exploração escrotal dentro de 6 horas da apresentação está associada a uma taxa significativamente maior de salvamento dos órgãos.

A distorção manual, caso tolerada pelo paciente, pode reduzir a gravidade do quadro, apesar de não garantir um tratamento definitivo, portanto é altamente recomendado fazer o procedimento cirúrgico após a manobra. A descrição clássica da técnica é a rotação medial-lateral do testículo, comparada à ação de "abrir um livro". Se bem-sucedido, o alívio da dor geralmente é imediato (Figura 2). Caso o tratamento cirúrgico não esteja disponível em até 2 horas, é sugerido tentar a manobra de distorção manual[4].

Sinais que sugerem sucesso incluem alívio da dor, retorno do posicionamento do testículo para o eixo transversal, testículo mais baixo no escroto e retorno da circulação normal confirmado com o Doppler do ultrassom.

Acompanhamento

O diagnóstico rápido é essencial e deve ser seguido do tratamento cirúrgico de emergência através da exploração escrotal e da orquiopexia bilateralmente, se necessário. Devido a erros diagnósticos que levam a atraso no tratamento e necessidade de remoção do testículo, é comum o litígio em relação a esse tema.

Orquite e epididimite

As causas mais comuns de dor escrotal aguda são a orquite e a epididimite, comumente vistas em pacientes de 19 a 25 anos de idade[1,8].

O ducto epidídimo forma uma estrutura semelhante a um crescente que fica na superfície posterior de cada testículo e transporta os espermatozoides em amadurecimento através do ducto deferente para o local de coleta nas vesículas seminais, que fica na parte inferior da próstata[8].

Essa rota serve como uma via descendente para patógenos, que pode resultar em epididimite. O epidídimo se conecta distalmente através da *vasa efferentia* em cada testículo e pode atuar como um canal para uma infecção que desce para o testículo, resultando em

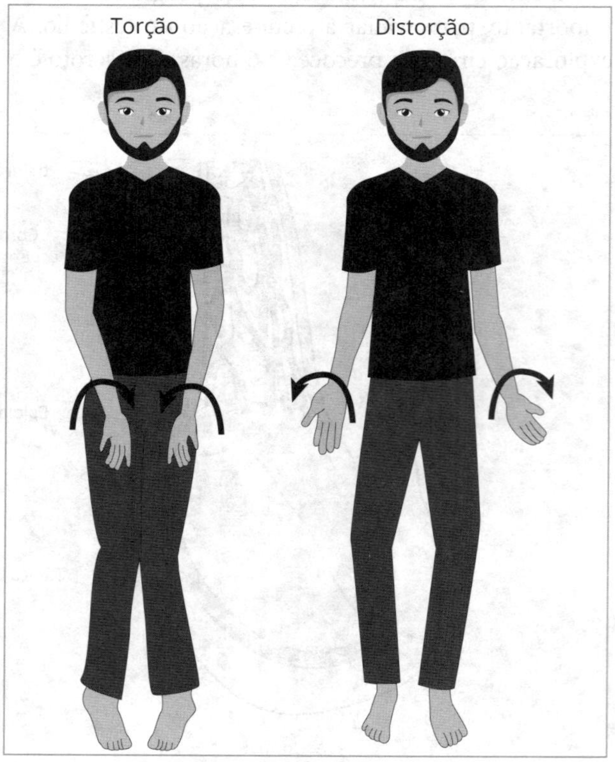

FIGURA 2 Comparativo do movimento de distorção.
Fonte: Walls et al., 2022[7].

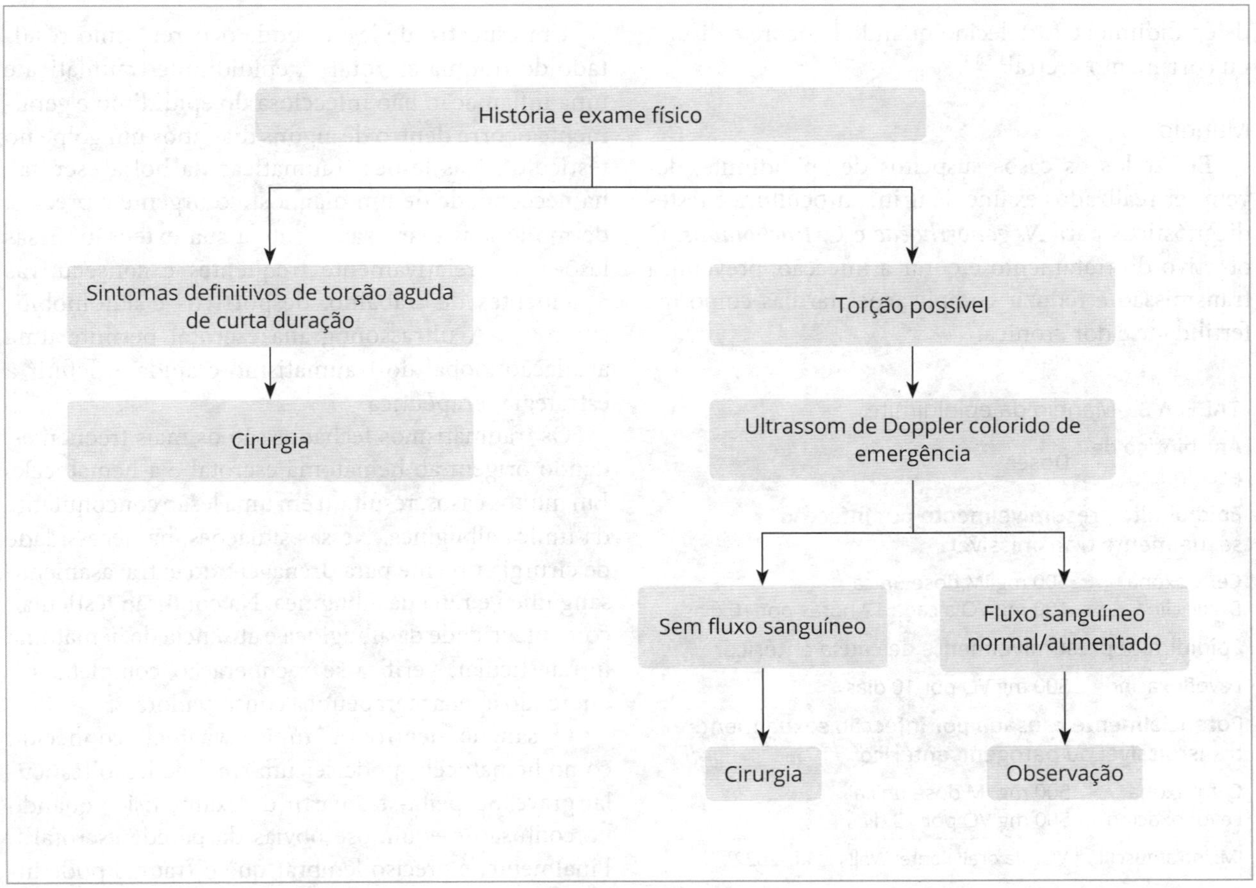

FIGURA 3 Manejo da torção testicular.

orquite. Quando ambas as estruturas estão envolvidas, o resultado é a orquiepididimite[8,9].

A patologia infecciosa é a mais frequente. Na criança, é comum a orquite decorrente da infecção pelo vírus da família Paramyxoviridae, gênero *Paramyxovirus* (orquite pós-parotidite)[2,8,9]. No adulto jovem, sexualmente ativo, os agentes mais frequentemente encontrados são a *Chlamydia trachomatis*, a *Neisseria gonorreia* e o *Mycoplasma*. No doente idoso, há alguma patologia prostática associada (em 60% dos casos) acompanhada de sintomas urinários obstruitivos[2,8,9].

O agente infeccioso caminha em sentido retrógrado pelo canal deferente até alcançar a cauda do epidídimo. O contágio pode ocorrer durante uma relação sexual ou pelo instrumental cirúrgico. Outras comorbidades relacionadas são a estenose da uretra, a doença do colo vesical, a bexiga neurogênica, as valvas da uretra posterior e a ectopia ureteral na vesícula seminal.

Apresentação clínica

Usualmente, os pacientes relatam um início insidioso da dor, em vez do início mais abrupto e intenso da dor que ocorre com uma torção testicular. A dor normalmente se desenvolve ao longo de um período de horas a dias[2,3,5,8]. O paciente pode descrever a dor como variando de leve a intensa. A dor pode irradiar para o abdômen inferior e flanco ipsilateral. Disúria e febre são queixas associadas. Um pequeno número de pacientes pode ter dor refratária[8,9].

O exame físico inclui inspeção completa da genitália e especialmente do escroto, a fim de identificar edema e eritema. Qualquer sensibilidade do epidídimo deve ser determinada por palpação cuidadosa. É mais provável que o exame revele um epidídimo sensível em pacientes diagnosticados com epididimite do que em pacientes diagnosticados com torção testicular[3,5,8].

Com o doente em decúbito dorsal, a elevação do testículo para o hipogastro alivia a dor (manobra de Prehn). O canal inguinal deve ser examinado digitalmente para descartar uma hérnia. Um exame retal deve ser feito em adultos para verificar se há próstata aumentada ou sensível. A sensibilidade do ângulo costovertebral também deve ser avaliada para identificar problemas do trato urinário superior, e um exame abdominal deve incluir a avaliação da posição e plenitude da bexiga. O reflexo cremastérico precisa ser avaliado e em geral está intacto com epididimite. O diagnóstico de epididimite é fortalecido quando há febre e disúria ou corrimento uretral[3,5,8,9].

Manejo

Em todos os casos suspeitos de epididimite, devem ser realizados exame de urina, urocultura e testes diagnósticos para *N. gonorrhoeae* e *C. trachomatis*. O objetivo do tratamento é curar a infecção, prevenir a transmissão e reduzir complicações tardias como infertilidade e dor crônica.

TABELA 2 Manejo da epididimite

Antibiótico de escolha	Dose
Epididimite presumivelmente por infecção sexualmente transmissível	
Ceftriaxona	500 mg IM dose única
Doxiciclina	100 mg VO a cada 12 horas por 10 dias
Epididimite presumivelmente de causa entérica	
Levofloxacino	500 mg VO por 10 dias
Potencialmente causada por infecção sexualmente transmissível ou patógeno entérico	
Ceftriaxona	500 mg IM dose única
Levofloxacino	500 mg VO por 10 dias

IM: intramuscular; VO: via oral. Fonte: Walls et al., 2022[7].

A abordagem cirúrgica, por via inguinal, tem indicação clara na resolução de complicações como o abscesso epididimário, o abscesso do testículo ou a limpeza de extensas zonas necróticas[5,8,9].

Acompanhamento

Pacientes com sintomas sistêmicos, toxemiados (febre, tremores, náuseas, vômitos etc.) geralmente apresentam extensão da infecção que envolve o testículo, epidídimo-orquite. Nesses casos, é indicada a internação para tratamento com antibiótico endovenoso. Pacientes com bom estado geral, sem complicação, podem receber alta com antibiótico oral. Devem ser encaminhados para acompanhamento ambulatorial com urologista; após 3 dias de tratamento, se não houver melhora, devem retornar para reavaliação do diagnóstico.

Trauma

Danos ao testículo ocorrem quando ele é comprimido com força contra os ossos pubianos. Devido ao pequeno tamanho e à mobilidade dos testículos em uma criança pré-puberdade, as lesões testiculares são extremamente raras nessa faixa etária. Uma lesão significativa de um trauma relativamente menor sugere um tumor testicular[5,8].

Um espectro de lesões pode ocorrer como resultado do trauma escrotal. A epididimite traumática é uma inflamação não infecciosa do epidídimo e geralmente ocorre dentro de alguns dias após um golpe no testículo[8]. Nas lesões traumáticas da bolsa escrotal, há necessidade de um diagnóstico urgente e preciso, de modo a avaliar exatamente a sua extensão. Essas lesões são relativamente frequentes e consecutivas a acidentes de trabalho, desportivos e automobilísiticos[2,5,8]. A ultrassonografia escrotal permite uma avaliação global do traumatismo e ajuda a definir a estratégia terapêutica.

Os traumatismos fechados são os mais frequentes, dando origem ao hematoma escrotal e à hematocele. Em muitos casos, resultam em uma lesão concomitante da túnica albugínea. Nessas situações, há necessidade de cirurgia urgente para drenagem do extravasamento sanguíneo e rafia da albugínea. Na contusão testicular, com integridade da albugínea e ausência de hematoma intratesticular, verifica-se recuperação completa, requerendo apenas terapêutica conservadora[2,6].

O sangue dentro da túnica vaginal, conhecido como hematocele, pode ser um sinal de lesão testicular grave. Suspeita-se a partir do exame físico quando há contusão e equimose óbvias da parede escrotal[2,6]. Finalmente, é preciso lembrar que o trauma pode induzir torção testicular[6].

Apresentação clínica

Uma história típica, nesse caso, inclui um golpe recente no escroto, causando dor aguda de curta duração; no entanto, após um intervalo sem dor, a dor e a sensibilidade escrotal gradualmente retornam dentro de alguns dias. As anormalidades típicas observadas no exame físico podem incluir eritema escrotal, edema e epidídimo sensível e endurado[6]. Em decorrência do trauma, pode ocorrer hematoma intratesticular ou laceração da túnica albugínea, que muitas vezes pode ser vista em um exame de ultrassom.

Manejo

Traumas testiculares menores, como contusões ou lesões por zíper, são manejados de forma conservadora com cuidados de suporte (gelo, anti-inflamatórios não esteroides, suporte escrotal e elevação), enquanto o trauma maior é tipicamente manejado cirurgicamente[3,6,9].

Se houver suspeita de ruptura testicular, está recomendada a exploração escrotal. A exploração precoce está associada a taxas mais altas de salvamento testicular. Para lesões penetrantes, a exploração cirúrgica também é recomendada[6,9]. O ultrassom também pode ajudar, pois apresenta 100% de sensitividade e 65% especificidade para ruptura em caso de a ecogenicidade se apresentar disruptiva[4].

Mais da metade de todas as lesões escrotais penetrantes tem envolvimento testicular. Para lesões no zíper, existem várias opções de manejo. Uma técnica é usar óleo mineral. Após a anestesia local, o médico pode usar óleo mineral no zíper e na pele ao redor para desembaraçar suavemente o zíper da pele[8].

Acompanhamento

Em caso de lesões leves, o tratamento é domiciliar. Já em casos de ruptura testicular, é indicado tratamento cirúrgico especializado.

ULTRASSOM *POINT OF CARE* (POCUS) NO ESCROTO AGUDO

O diagnóstico na emergência de um escroto agudo é um desafio clínico crucial, exigindo abordagem rápida e precisa. Ele envolve uma avaliação clínica cuidadosa, histórico detalhado, exame físico e, frequentemente, a realização de exames de imagem[10,11]. A história clínica é um ponto de partida fundamental, uma vez que pode fornecer informações sobre a natureza da dor, sua duração e quaisquer eventos precipitantes, como trauma ou atividade sexual recente. Além disso, deve-se fazer a revisão dos antecedentes médicos do paciente, como cirurgias prévias ou doenças crônicas[10,11].

O exame físico desempenha um papel crucial no diagnóstico. A avaliação da bolsa escrotal segue em busca de edema, eritema, calor ou qualquer anormalidade visível. A palpação cuidadosa dos testículos pode revelar sensibilidade localizada ou massas. Além disso, a presença de cordão espermático torcido (torsão testicular) deve ser avaliada, uma vez que é uma emergência cirúrgica. Exames complementares, como ultrassonografia escrotal, são frequentemente utilizados para confirmar o diagnóstico e diferenciar entre as possíveis causas de escroto agudo. Sendo assim, o POCUS tem desempenhado papel cada vez mais importante no diagnóstico de escroto agudo na emergência, oferecendo vantagens significativas[10,11]:

- Rapidez: pode ser rapidamente feita à beira do leito do paciente, sendo crucial na preservação do testículo[10,11].
- Sensibilidade: altamente sensível na detecção de condições como torção testicular, epididimite e hérnias, permite avaliar o fluxo sanguíneo nos testículos, sendo particularmente eficaz na identificação de torção testicular, na qual a ausência de fluxo sanguíneo é um sinal crítico[10,11].
- Redução da radiação: em comparação com outros exames de imagem, como a tomografia computadorizada, o POCUS não envolve exposição à radiação, tornando-o uma opção mais segura, especialmente em pacientes jovens[10,11].
- Facilidade de treinamento: profissionais de saúde nas emergências podem aprender a realizar POCUS para escroto agudo com relativamente pouco treinamento adicional[10,11].
- Tomada de decisão rápida: como encaminhar o paciente para cirurgia de emergência no caso de torção testicular ou alta domiciliar com tratamento[10,11].

Técnica

- O exame ultrassonográfico dos testículos deve ser feito com o paciente em decúbito dorsal, e o escroto, apoiado em uma toalha colocada entre as coxas[10,11].
- Transdutor: matriz linear de alta frequência de 7 a 10 mHz produz qualidade de imagem ideal. Os testículos devem ser examinados nos planos transversal e longitudinal[10,11].
- As imagens transversais, incluindo porções de cada testículo na mesma imagem, devem ser adquiridas em tons de cinza e Doppler colorido[10,11].

Exame normal

Estruturas simétricas e ovoides, que medem aproximadamente 4 cm^3 em adultos e, em crianças menores de 12 anos, aproximadamente 1 a 2 cm^3. O estado de desenvolvimento das células germinativas e a maturação tubular determinam a ecogenicidade dos testículos. Na fase pré-puberal, os testículos possuem baixa ou média ecogenicidade. Na puberal, possuem média ecogenicidade[12].

PATOLOGIAS

Torção testicular

No exame ultrassonográfico, o testículo pode parecer normal nas primeiras 6 horas após o início. Depois disso, o testículo afetado demonstra hipoecogenicidade difusa e aumento quando comparado com o lado contralateral, causada por ingurgitamento vascular e edema devido à redução do fluxo sanguíneo e drenagem venosa. Além disso, o epidídimo em geral demonstra aumento e torna-se hipoecoico ou heterogêneo devido à hemorragia. O cordão espermático torcido e aumentado pode ser visto juntamente com espessamento escrotal e hidrocele ipsilateral. Após 24 horas, o testículo desenvolve aspecto heterogêneo devido a infarto e hemorragia[10-14].

O Doppler colorido *power* mostra sensibilidade de 86% e especificidade de 100%. Deve-se aumentar o ganho, diminuir a frequência e usar uma pequena janela de amostra colorida para detectar fluxos sanguíneos menores. A principal característica é a ausência de fluxo sanguíneo no testículo afetado, indicando isquemia, o que é conhecido como "sinal de pulso zero". O fluxo para o testículo envolvido está ausente, mas pode ser normal ou aumentado se o testículo tiver sido distorcido espontaneamente. Torção subaguda ou crônica pode demonstrar aumento do fluxo para o epidídimo. A torção incompleta ou parcial pode demonstrar fluxo normal e é, portanto, um dilema diagnóstico[10-14].

Trauma

Os achados incluem ruptura da túnica albugínea, irregularidade do contorno testicular, hematoma, bordas mal definidas do testículo e espessamento das paredes testicular e escrotal. No caso de testículo fragmentado, é importante avaliar o grau de fluxo sanguíneo para os fragmentos maiores, pois um resgate testicular parcial pode ser possível[10-14].

Quanto ao Doppler colorido, deve-se avaliar possível interrupção do fluxo sanguíneo capsular ou testicular. A hematocele é uma coleção de sangue entre as folhas da túnica vaginal, causada por sangramento intratesticular ou extratesticular[10-14].

Uma hematocele aguda pode parecer ecogênica, enquanto uma hematocele subaguda pode ter a aparência de uma coleção líquida hipoecoica contendo septações. Se houver hematocele grande, deve-se suspeitar de ruptura testicular. Se houver uma pequena hematocele, há pouco risco de ruptura, e o tratamento conservador deve ser considerado[10-14].

Os hematomas intratesticulares aparecem como coleções hiperecoicas dentro do testículo que se tornam complexas e/ou císticas com o tempo. São caracteristicamente avasculares na ultrassonografia Doppler. Se houver fluxo dentro de um hematoma suspeito, deve-se suspeitar da possibilidade de um hematoma com hemorragia ativa ou de neoplasia. Se houver hiper ou hipoecogenicidade difusa do testículo acompanhada de hematoma testicular, deve-se suspeitar de ruptura testicular, e o paciente deverá ser submetido a resgate cirúrgico[10-14].

Hematomas epididimais e pequenas contusões testiculares têm pouco risco de sequelas em longo prazo. De 10 a 15% dos tumores testiculares manifestam-se após o trauma. Logo, as anormalidades testiculares detectadas após o início do trauma devem ser seguidas ultrassonograficamente até a resolução[10-14].

Orquite

A inflamação começa na cabeça do epidídimo e invade o testículo por extensão direta. Os achados em escala de cinza são inespecíficos e incluem testículo hipoecoico aumentado. Sinais indiretos de inflamação podem ser observados, como hidrocele reativa ou piocele com espessamento da parede escrotal associado[10-14]. No Doppler colorido, o aumento do fluxo sanguíneo para o testículo e epidídimo é um achado mais específico e sensível – sensibilidade de 100%[10-14].

Pérolas e armadilhas

O ultrassom será mais útil se for realizado bilateralmente, para comparar o testículo assintomático com o doloroso. A torção testicular é principalmente um diagnóstico clínico, e a ultrassonografia só deve ser solicitada se o diagnóstico não estiver claro. Não atrase o tratamento do paciente se o ultrassom não estiver imediatamente disponível.

REFERÊNCIAS

1. Remer EM, Casalino DD, Arellano RS, Bishoff JT, Coursey CA, Dighe M, et al. ACR Appropriateness Criteria ® acute onset of scrotal pain: without trauma, without antecedent mass. Ultrasound Q. 2012;28(1):47-51.
2. Oliveira A, De Carvalho LF. Escroto agudo. Acta Médica Portuguesa. 1999;12(1-3):39-45.
3. Bourke MM, Silverberg J. Acute scrotal emergencies. Emerg Med Clin North Am. 2019;37(4):593-610.
4. Ringdahl E, Teague L. Testicular torsion. Am Fam Physician. 2006;74(10):1739-43.
5. Dogra V, Bhatt S. Acute painful scrotum. Radiol Clin North Am. 2004;42(2):349-63.
6. Kass EJ, Lundak B. The acute scrotum. Pediatr Clin North Am. 1997;44(5):1251-66.
7. Walls R, Hockberger R, Gausche-Hill M, Erickson TB, Wilcox SR, editores. Rosen's emergency medicine: concepts and clinical practice. 10. ed. Elsevier; 2022.
8. Kim JS, Shin YS, Park JK. Clinical features of acute scrotum in childhood and adolescence: Based on 17years experiences in primary care clinic. Am J Emerg Med. 2018;36(7):1302-3.
9. Günther P, Rübben I. The acute scrotum in childhood and adolescence. Dtsch Arztebl Int. 2012;109(25):449-58.
10. Ma OJ, Mateer JR, Reardon RF, Joing SA. Ma and Mateer's emergency ultrasound, 3. ed. New York: McGraw-Hill; 2013. p. 353-79.
11. Guimarães HP, editor. Guia prático de ultrassom. 1. ed. ABRAMEDE; 2020. p. 219-21.
12. Herbener T. Ultrasound in the assessment of the acute scrotum. J Clin Ultrasound. 1996;24(8):405-21.
13. Wittenberg A, Tobias T, Minotti A. Sonography of the acute scrotum: the four T's of testicular imaging. Curr Probl Diagn Radiol. 2006;35(1):12-21.
14. Dogra V, Bhatt S. Acute painful scrotum. Radiol Clin North Am. 2004;42(2):349-63.

2

Litíase urinária

Yan Pedro Pagnard
Diego Ciotta de Castro
Helena Ribeiro Aiello Amat

PONTOS PRINCIPAIS

- O quadro clínico de litíase urinária depende da localização do cálculo, de seu tamanho, da presença de complicações associadas e de fatores individuais do paciente.
- Em caso de nefrolitíase urinária associada à infecção do trato urinário, o paciente pode apresentar febre, calafrios, toxemia e até mesmo evoluir com choque séptico.
- Em caso de suspeita de sepse ou choque séptico, o paciente deve ser encaminhado à sala de emergência para receber medidas específicas.

INTRODUÇÃO

No Brasil, a litíase urinária é bastante prevalente no departamento de emergência (DE). Nos últimos 15 anos, houve um crescimento de 47,5% no número de internações de urgência pela doença, de 50.293 em 2008 para 74.211 em 2023[1]. Em relação a todas as patologias urológicas, é a terceira em incidência, ficando atrás apenas da infecção de trato urinário e das doenças prostáticas[2].

É uma patologia mais prevalente em homens, e sua incidência depende de fatores geográficos, climáticos, genéticos, dietéticos e de estilo de vida no geral, visto que estudos atuais demonstram sua associação à síndrome metabólica. Acomete pacientes de todas as idades, mas tem pico de incidência entre os 30 e 60 anos de idade.

A litíase urinária se desenvolve no contexto da supersaturação de solutos urinários. Em ambiente de supersaturação, cristais são formados e, ao se agregarem, dão origem aos cálculos. Isso pode ocorrer por aumento de excreção urinária de algumas substâncias, como ácido úrico, cálcio, oxalato e cistina, redução do volume urinário, redução da presença de substâncias que inibem a formação de cálculos, como magnésio, citrato e pirofosfato, e alterações anatômicas.

Alguns cálculos são considerados especiais, como o cálculo coraliforme, composto por fosfato de magnésio e amônio (estruvita). Esses cálculos se associam a infecções por bactérias produtoras de urease, como *Proteus* sp. e *Klebsiella* sp., e tem curso clínico mais insidioso.

Alguns pontos anatômicos estão associados à redução luminal fisiológica do ureter e predispõem à impactação do cálculo com posterior obstrução local, como a junção ureterovesical (JUV), a porção do ureter em que ocorre cruzamento com vasos ilíacos, e a junção ureteropélvica (JUP). Uma vez impactado, o cálculo pode promover distensão da cápsula renal e crise álgica, a qual costuma ser conhecida como cólica renal.

APRESENTAÇÃO CLÍNICA

História clínica

Pacientes com litíase urinária buscam atendimento no DE com apresentações clínicas muito variadas. O quadro clínico depende da localização do cálculo, de seu tamanho, da presença de complicações associadas e de fatores individuais do paciente. A imagem clássica de apresentação é o paciente com quadro de dor lombar lancinante, intensa e associada a náuseas e vômitos. Porém, é importante destacar apresentações menos

TABELA 1 Litíase urinária no Brasil

Ano do processamento	Norte	Nordeste	Sudeste	Sul	Centro-Oeste	Total
Total	6.398	21.585	53.340	25.369	17.812	124.504
2008	2.226	8.610	21.250	9.919	8.288	50.293
2023	4.172	12.975	32.090	15.450	9.524	74.211

Fonte: Ministério da Saúde/Sistema de Informações Hospitalares do SUS (SIH-SUS).

habituais, que variam do paciente assintomático com achado incidental do cálculo urinário ao paciente com dor abdominal inespecífica e choque séptico secundários à pielonefrite obstrutiva.

O sintoma mais comum é a dor lombar, que pode ser leve ou extremamente severa, exigindo a necessidade de prescrição de opioides. A dor costuma se manifestar como crises de cólica, com duração habitual de 20 a 60 minutos. A localização e a irradiação da dor se correlacionam com a localização do cálculo no sistema urinário. Cálculos em pelve renal ou em porções altas do ureter, por exemplo, desencadeiam lombalgia unilateral. Com a movimentação do cálculo para porções inferiores do ureter e para a bexiga, a dor tende a apresentar irradiação ipsilateral para flanco e região genital (testículo ou lábios vaginais). Cálculos impactados, que geram obstrução completa e hidronefrose, em geral cursam com dor mais intensa.

O paciente também pode apresentar hematúria macroscópica ou microscópica, podendo estar presente mesmo naqueles que não apresentam dor. Um estudo demonstrou que até dois terços dos indivíduos com nefrolitíase apresentam hematúria[3]. Além disso, são comuns náuseas, vômitos e sintomas urinários (disúria, polaciúria, urgência miccional).

Caso o paciente apresente cálculos bilateralmente, a dor pode ser bilateral e a função renal estar prejudicada. Em caso de nefrolitíase urinária associada à infecção do trato urinário, o paciente pode apresentar febre, calafrios, toxemia e até mesmo evoluir com choque séptico.

Também é possível o achado incidental de nefrolitíase por exames de imagem em assintomáticos. Geralmente está associado à ausência de cólicas renais prévias e costuma ocorrer em cálculos pequenos que não cursam com obstrução e impactação. Um estudo verificou que 70% desses pacientes permanecem assintomáticos nos 31 meses de seguimento[4,5].

Como complicação, a litíase urinária pode estar associada à infecção local, dada a obstrução do ureter, causando pielonefrite e até perda da função renal. Um quadro obstrutivo não tratado, mesmo sem infecção associada, também pode deteriorar a funcionalidade do rim acometido, podendo cursar com doença renal crônica. Raramente um quadro de nefrolitíase aguda obstrutiva sem outras complicações pode gerar elevações relevantes de ureia e creatinina, a não ser que a obstrução seja bilateral, o rim não acometido já esteja com a função comprometida ou o paciente apresente insuficiência renal crônica. Dessa forma, alterações significativas da função renal nesse contexto necessitam de uma investigação pormenorizada.

Exame físico

O exame físico pode ser normal em pacientes com cálculos não obstrutivos. Caso haja obstrução, pode haver a presença do sinal de Giordano, que é de dor lombar ipsilateral ao cálculo quando o examinador faz a punho-percussão, porém a manobra deve compor uma avaliação multimodal, pois isoladamente não consegue definir diagnóstico. Foi observado que a tem possui sensibilidade de 65% e especificidade de 50%[6].

Em caso de crise álgica, o paciente costuma apresentar fácies de dor, palidez, sudorese, agitação, taquicardia e hipertensão arterial. Se houver obstrução ou infecção do trato urinário, o paciente pode ter febre, toxemia ou sinais de choque, como queda do estado geral, rebaixamento do nível de consciência, redução da diurese, hipotensão e má perfusão periférica.

POCUS

O POCUS realizado pelo emergencista é de grande valia também no contexto de urolitíase, pois permite a identificação rápida do quadro e possíveis complicações com baixa exposição à radiação. Um estudo verificou que é baixa a diferença de acurácia do exame realizado pelo emergencista e radiologista, com sensibilidade de 54 e 57% e especificidade de 71 e 73%, respectivamente[7]. O uso da ultrassonografia *point of care* permite a detecção precoce em caso de hidronefrose secundária à obstrução do trato urinário. A partir do exame, é possível identificar dilatação dos cálices renais.

DIAGNÓSTICO DIFERENCIAL

O diagnóstico diferencial da litíase urinária abrange as mais diversas causas, desde patologias do trato digestivo, como colelitíase, apendicite e diverticulite, até causas vasculares, como aneurisma de aorta e isquemia mesentérica, e ginecológicas, como endometriose e gestação ectópica. Diagnósticos diferenciais:

- Infarto renal.
- Tumor renal.
- Pielonefrite.
- Retenção urinária.
- Apendicite.
- Cólica biliar.
- Obstrução intestinal.
- Aneurisma de aorta abdominal.
- Endometriose.
- Gestação ectópica.
- Dor muscular.

AVALIAÇÃO DIAGNÓSTICA (EXAMES COMPLEMENTARES)

O diagnóstico é feito a partir da história clínica compatível associada a exames complementares sugestivos, como o exame sumário de urina e um exame de imagem (ultrassonografia, radiografia simples, tomografia computadorizada sem contraste).

Além disso, é recomendada a coleta de exames laboratoriais, como creatinina, ureia, hemograma, eletrólitos e sumário de urina. Em pacientes com suspeita de infecção do trato urinário, recomenda-se a complementação da coleta de exames para cálculo do SOFA (*Sequential Organ Failure Assessment*), o qual ajuda a definir se o paciente preenche critérios para sepse. Nesse caso, adiciona-se gasometria com lactato e bilirrubinas totais e frações. A coleta de cultura também não pode ser esquecida nesse contexto, sendo os principais exames a urocultura e a hemocultura.

O exame de imagem, além de participar no diagnóstico, auxilia na detecção de obstrução urinária. Todos os pacientes com suspeita de nefrolitíase devem fazer algum exame de imagem, sendo a tomografia computadorizada e a ultrassonografia as duas modalidades de exames mais indicadas para esses pacientes. No DE, a ultrassonografia *point of care* é uma ferramenta importante para a detecção precoce de obstrução do trato urinário e fácil de ser realizada. Nessa avaliação, busca-se identificar sinais de hidronefrose, como relatado anteriormente.

A escolha do exame leva em conta sua disponibilidade, sua acurácia, a dose acumulada de radiação do paciente e o planejamento cirúrgico, se necessário. A partir da imagem, são obtidas informações cruciais para a condução adequada, como tamanho e localização do cálculo, as quais definem se há necessidade cirúrgica e que tipo de abordagem ou se o tratamento pode ser expulsivo/conservador, contexto no qual o cálculo tem chance de ser expelido espontaneamente[9]. Além disso, detectamos hidronefrose indicativa de obstrução e maior risco de infecção urinária, e dados específicos que podem sinalizar a composição do cálculo, como densidade e formato.

A tomografia computadorizada de abdome e pelve de baixa dose de radiação sem contraste é o exame de escolha para a maioria dos pacientes, dada a sua acurácia em detectar cálculos (sensibilidade: 97%; especificidade: 95%)[10-12] e definir tamanho, localização e densidade. Identifica hidronefrose, sinais de pielonefrite e outras afecções renais prévias. No caso de pacientes obesos (IMC > 30 kg/m²; peso > 130 kg em homens ou > 115 em mulheres), é necessário realizar o exame convencional por queda da acurácia. É preferível a realização do exame de baixa dose quando possível, dada a queda de radiação ionizante recebida de 10 a 12 mSv para 2 a 3 mSv, comparado com o exame convencional.

O uso de contraste não deve ser rotineiro, pois reduz a acurácia na detecção de cálculos menores de 2 mm. Em gestantes e para pacientes com cálculos de repetição, haja vista exposição acumulada à radiação nesse grupo, a ultrassonografia é o método de escolha. Pacientes que fazem uso do antirretroviral indinavir podem fazer cálculos renais radiotransparentes, não sendo visualizáveis inclusive na tomografia computadorizada. Nesse contexto, o diagnóstico pode ser feito com ultrassonografia ou urografia excretora[13].

A ultrassonografia de rins e vias urinárias tem menor sensibilidade na detecção de cálculos (sensibilidade: 70%; especificidade: 75%)[14] e é limitada na capacidade de mensurar e localizar os cálculos quando comparada à tomografia. Um estudo verificou que o seu uso como primeiro exame não atrasou de forma significativa o atendimento, não aumentou o risco de complicações ou eventos adversos e não aumentou o retorno ao DE, mesmo quando foi necessária a tomografia para avaliação cirúrgica ou ultrassonografia com pesquisa negativa, mas caso com alta suspeita. O pedido de tomografia subsequente ocorreu em 41% dos casos.

Outros exames, como a radiografia simples de abdome, urografia excretora e ressonância magnética, não têm acurácia adequada para a identificação de cálculos e não devem ser usados como primeiro exame. São aplicados como exames complementares em casos específicos.

MANEJO

A primeira medida é a estabilização do paciente. Em caso de suspeita de sepse ou choque séptico, o paciente deve ser encaminhado à sala de emergência para receber medidas específicas, como abertura de protocolo para sepse, hidratação, medidas de suporte, coleta de culturas e antibioticoterapia.

O controle sintomático exige analgesia. Inicialmente, está indicada analgesia com analgésicos simples e anti-inflamatórios não hormonais (AINE), reservando-se opioides para pacientes com dor refratária. Metanálises não indicam superioridade dos opioides em comparação aos AINE.

Em relação aos antiespasmódicos, a revisão da *Cochrane*[15] de 2015 sobre o tema identificou que os AINE são mais eficazes e que a combinação AINE e antiespasmódicos não foi superior ao uso isolado de AINE.

Pacientes com cálculos entre 5 e 10 mm de diâmetro, sem indícios de complicação, podem seguir com tratamento conservador ambulatorial, com tentativa de expulsão da pedra. Nesse caso, pode ser usada a tansulosina, na dose de 0,4 mg à noite por até 4 semanas.

Entre as possibilidades de abordagem cirúrgica pela Urologia, as quais não são o escopo deste capítulo, encontram-se cirurgia aberta, videolaparoscopia, nefrolitotripsia percutânea, ureterorrenoscopia flexível, ureteroscopia semirrígida e litotripsia extracorpórea por ondas de choque (LECO).

ACOMPANHAMENTO

Devem ser internados e exigem avaliação com urologista os pacientes com dor incontrolável, febre ou outros sinais de acometimento infeccioso, anúria ou oligúria, lesão renal aguda, incapacidade de ingerir líquidos, vômitos persistentes e pacientes com cálculos muito grandes. Caso não haja nenhuma indicação de internação, o indivíduo pode receber alta do DE após o manejo de sintomas com encaminhamento para seguimento ambulatorial com urologista. Em caso de alta, o paciente deve receber orientações específicas, como aumento da ingesta hídrica, redução da ingestão de refrigerantes, carnes e sal e orientações de mudança de estilo de vida, como prática de exercícios físicos e perda ponderal.

REFERÊNCIAS

1. Brasil. Ministério da Saúde. DATASUS. Tabnet. Brasília: Ministério da Saúde; 2024.
2. Dall'Oglio M. Manual de residência em urologia. Barueri: Manole; 2021.
3. Moore CL, Bomann S, Daniels B, Luty S, Molinaro A, Singh D, et al. Derivation and validation of a clinical prediction rule for uncomplicated ureteral stone: the STONE score: retrospective and prospective observational cohort studies. BMJ. 2014;348:g2191.
4. Glowacki LS, Beecroft ML, Cook RJ, Pahl D, Churchill DN. The natural history of asymptomatic urolithiasis. J Urol. 1992;147(2):319-21.
5. Li X, Zhu W, Lam W, Yue Y, Duan H, Zeng G, et al. Outcomes of long-term follow-up of asymptomatic renal stones and prediction of stone-related events. BJU Int. 2019;123(3):485-92.
6. Higuchi H, Harada T, Hiroshige J. Evaluation of the usefulness of costovertebral angle tenderness in patients with suspected ureteral stone. J Gen Fam Med. 2022;24(1):56-8.
7. Smith-Bindman R, Aubin C, Bailitz J, Bengiamin RN, Camargo CA Jr, Corbo J, et al. Ultrasonography versus computed tomography for suspected nephrolithiasis. N Engl J Med. 2014;371(12):1100-10.
8. Curhan GC, Aronson SD, Preminger MG. Kidney stones in adults: Diagnosis and acute management of suspected nephrolithiasis. Waltham: UpToDate; 2024.
9. Preminger GM, Tiselius HG, Assimos DG, Alken P, Buck C, Gallucci M, et al. 2007 guideline for the management of ureteral calculi. J Urol. 2007;178(6):2418-34.
10. Fulgham PF, Assimos DG, Pearle MS, Preminger GM. Clinical effectiveness protocols for imaging in the management of ureteral calculous disease: AUA technology assessment. J Urol. 2013;189(4):1203-13.
11. Pfister SA, Deckart A, Laschke S, Dellas S, Otto U, Buitrago C, et al. Unenhanced helical computed tomography vs intravenous urography in patients with acute flank pain: accuracy and economic impact in a randomized prospective trial. Eur Radiol. 2003;13(11):2513-20.
12. Niemann T, Kollmann T, Bongartz G. Diagnostic performance of low-dose CT for the detection of urolithiasis: a meta-analysis. AJR Am J Roentgenol. 2008;191(2):396-401.
13. Wu DS, Stoller ML. Indinavir urolithiasis. Curr Opin Urol. 2000;10(6):557-61.
14. Wong C, Teitge B, Ross M, Young P, Robertson HL, Lang E. The accuracy and prognostic value of point-of-care ultrasound for nephrolithiasis in the emergency department: a systematic review and meta-analysis. Acad Emerg Med. 2018;25(6):684-98.
15. Afshar K, Jafari S, Marks AJ, Eftekhari A, MacNeily AE. Nonsteroidal anti-inflammatory drugs (NSAIDs) and non-opioids for acute renal colic. Cochrane Database Syst Rev. 2015;2015(6):CD006027.

3

Infecção do trato urinário

Jule R. O. G. Santos
Emilly Cristina Tavares
Ana Clara Fachinello Laudelino
Daniel Ujakow Correa Schubert

PONTOS PRINCIPAIS

- O diagnóstico da infecção do trato urinário (ITU) deve ser feito baseado em sintomas e na presença de bacteriúria. Não se deve tratar apenas um resultado de urinálise em pacientes assintomáticos, exceto em casos especiais, como gestante e idosos.
- A ITU não complicada deve ser tratada com fosfomicina, nitrofurantoína ou trimetoprima-sulfametoxazol. Não se deve usar fluoroquinolonas como tratamento de primeira escolha.
- Ao se diagnosticar ITU em homens, é importante considerar o alto risco de alterações estruturais do trato geniturinário nessa população e fazer uma investigação associada, como alterações da próstata ou presença de cálculos.

INTRODUÇÃO

A infecção do trato urinário (ITU) é uma reação inflamatória do urotélio em resposta à presença de bactérias no trato urinário, resultando em sintomas que incluem disúria, urgência, hematúria e desconforto suprapúbico. O diagnóstico depende da presença de sintomas urinários em um paciente com bacteriúria e sem outro foco infeccioso. Bacteriúria é a presença de bactéria na urina, mas não representa infecção, caso o paciente esteja assintomático, e na ausência de sintomas só deve ser tratada em um grupo selecionado de pacientes.

A ITU é uma das causas mais comuns para a prescrição de antibiótico no mundo, sendo que, nos Estados Unidos, é o foco mais comum de choque séptico, associado a uma mortalidade de 10 a 20%[1,2]. Tem maior prevalência nas mulheres, sendo seis vezes mais frequentes do que em homens, e quase metade de todas as mulheres terão ao menos um episódio de ITU ao longo da vida[1,3]. Nota-se que, a partir dos 50 anos, há um aumento no número de casos no sexo masculino, devido ao quadro de hipertrofia prostática com consequente obstrução ao fluxo urinário[1].

A ITU é classificada como baixa (restrita até o nível da bexiga) ou alta (quando envolve ureteres e rins) e pode ser complicada ou não complicada. A ITU complicada é representada por um grupo heterogêneo de achados que pode estar relacionado a anormalidades estruturais do trato geniturinário, um passado cirúrgico ou alguma doença sistêmica, como insuficiência renal, diabetes ou imunossupressão. Geralmente a ITU em homem deve ser considerada complicada, pelo alto risco de anormalidades estrutural ou funcional associadas nesses casos.

FISIOPATOLOGIA

A urina normal é considerada estéril, e a ITU acontece quando patógenos do trato gastrintestinal ou da vagina colonizam a mucosa periuretral e ascendem pela uretra para o trato urinário até a bexiga e, da bexiga, podendo ascender até os rins por meio dos ureteres[3,4]. Esses uropatógenos em geral apresentam aderências, fibrilas ou *pili* que permitem às bactérias se aderirem e invadirem o urotélio.

Algumas circunstâncias interferem na capacidade inata do trato urinário de resistir a tal infecção, contribuindo para a sua causa, por exemplo obstrução de qualquer etiologia resultando em estase urinária, como a presença de litíase urinária que também pode causar obstrução e aumentar o risco de desenvolvimento da infecção. Raramente a infecção é originada por fonte hematogênica ou linfática, mas, em geral, quando acontece, se dá em pacientes debilitados ou cronicamente doentes que estão imunossuprimidos[2].

A prevalência aumentada em mulheres, quando se compara com os homens, se dá principalmente por diferenças anatômicas. Na mulher, a uretra é curta (cerca de 4 cm) com abertura próxima das áreas vulvar e perianal[2]. Por outro lado, no sexo masculino, a uretra é extensa (cerca de 20 cm) e antes da chegada até a bexiga encontra-se com a próstata (uretra prostática). Há também risco aumentado de ITU conforme a distância entre a uretra e o ânus, e aqueles pacientes que têm uma menor distância entre eles apresentam maior risco de desenvolver a infecção[3].

Fatores de risco associados ao desenvolvimento de ITU incluem relações sexuais, novo parceiro sexual, uso de diafragma e espermicida (aumenta a colonização por *E. coli*)[2]. Não há aumento de risco de ITU associado aos hábitos de higiene íntima ou micção[3]. Ao se discutir ITU, nota-se também um subgrupo mais suscetível a infecção urinária: diabéticos, idosos, portadores de lesão medular (devido a dificuldade no esvaziamento completo da bexiga), usuários de sonda vesical de demora, imunossuprimidos, gestantes e pacientes com histórico de ITU prévia.

O agente mais frequente causador de ITU é a *Escherichia coli* (responsável por aproximadamente 75-95% dos casos)[2]. O surgimento da *E. coli* produtora de betalactamase tem se tornado uma preocupação por haver resistência aos antibióticos, afetando 4-6% dos pacientes ambulatoriais, com implicações ao tratamento, podendo aumentar a mortalidade desses casos. Outros microrganismos menos comuns incluem *Staphylococcus saprophyticus* e outros membros da família Enterobacteriaceae (*Klebsiella pneumoniae* e *Proteus mirabilis*). Nos institucionalizados ou hospitalizados, há predisposição de alterações na flora gastrintestinal, levando a ITU complexas, com cepas mais resistentes de *Escherichia, Klebsiella, Proteus* e *Enterobacter*, assim como *Pseudomonas, Enterococcus, Staphylococcus, Providencia, Serratia, Morganella, Citrobacter, Salmonella, Shigella*, entre outros[3,4].

MANIFESTAÇÕES CLÍNICAS

Os sintomas urinários são muito importantes, e sua presença aumenta fortemente a probabilidade de infeção urinária. Caracterizam-se como disúria, com ou sem aumento da frequência urinária, hematúria, noctúria, urgência, dor ou desconforto suprapúbico. Já a presença de corrimento vaginal afasta a possibilidade de ITU. A probabilidade de cistite sobe para mais de 90% se a mulher apresenta disúria e aumento da frequência urinária, sem corrimento vaginal.

Nos homens, os sintomas de infecção urinária baixa se apresentam como sensação de urgência urinária, aumento da frequência urinária, disúria, hematúria e dor suprapúbica. Se o paciente se apresenta com febre, calafrios e sintomas irritativos e com dificuldade para urinar, é importante considerar prostatite bacteriana aguda, e uma avaliação da próstata deve ser aventada.

O quadro clínico de pielonefrite inclui febre, calafrio, dor em flanco, dor na transição costovertebral, náuseas e vômitos e pode ou não estar associado a sintomas de cistite. O diagnóstico de pielonefrite pode ser particularmente difícil em pacientes debilitados ou idosos em razão da dificuldade para verbalizar seus sintomas e ainda podem não apresentar febre. Geralmente se apresentam com sintomas inespecíficos como alteração do estado mental, letargia, dor abdominal e fraqueza generalizada.

CLASSIFICAÇÃO

Existem muitas classificações diferentes para ITU, a mais amplamente utilizada foi desenvolvido pelos *Centers for Disease Control and Prevention* (CDC), dos Estados Unidos, *Infectious Diseases Society of America* (IDSA) e *European Society of Clinical Microbiology and Infectious Diseases* (ESCMID)[5].

TABELA 1 Classificação das infecções do trato urinário

ITU não complicada	Cistite ou pielonefrite aguda, esporádica ou recorrente sem complicação, limitadas a mulheres não gestantes sem anormalidades funcional ou anatômica do trato urinário ou comorbidades.
ITU complicada	Todos os outros quadros de ITU que não se enquadram como ITU não complicada. Resumindo, um quadro de ITU num paciente com maior risco de evolução complicada: todos os homens, mulheres grávidas, pacientes com alteração morfológica ou funcional relevante, uso de cateter vesical de demora, doenças renais e comorbidades imunossupressoras como diabetes.
ITU recorrente	Diagnóstico de pelo menos três ITU por ano ou pelo menos duas vezes nos últimos 6 meses (ITU complicada ou não complicada)
ITU associada a cateter vesical	
Urossepse	

Em geral, são classificações baseadas na apresentação clínica, no nível anatômico da ITU, no grau de gravidade da infecção, fatores de risco associados e disponibilidade do tratamento adequado. A importância dessa subdivisão está em garantir o entendimento dos fatores de risco e influenciar o tempo de tratamento. A uretrite é a inflamação da uretra secundária a infecção ou trauma, frequentemente associada a infecções sexualmente transmissíveis (IST), discutidas em outro capítulo separadamente.

DIAGNÓSTICO DIFERENCIAL

O principal diagnóstico diferencial deve ser feito com IST que se apresentam com uretrite aguda ou vaginite aguda, assim como trauma ou irritação. A causa mais comum de disúria é a ITU bacteriana. No departamento de emergência (DE), é muito comum o excesso de diagnóstico de ITU e deixar passar os diagnósticos de IST. Portanto, é importante sempre manter um nível de suspeição e direcionar a história clínica para sempre incluir a história sexual. Havendo história de múltiplos contatos sexuais ou troca recente de parceria sexual associada a quadro de disúria e corrimento, o diagnóstico de clamídia e gonorreia deve ser fortemente considerado. O diagnóstico de ITU é raro em homens; nesse caso, sempre deve haver suspeita e investigação para IST. Outras causas de disúria incluem trauma, cálculo, irritação química, infecção por cândida, desordens psicogênicas, neoplasias e malformações.

TABELA 2 Diagnóstico diferencial

Infecção do trato urinário	Disúria interna Urgência, aumento da frequência urinária Início abrupto Dor suprapúbica Associado ao uso de diafragma Presença de piúria Presença de hematúria (50% dos pacientes)
Infecções sexualmente transmissíveis	Disúria interna Pode haver sintomas de urgência, aumento da frequência urinária Início gradual História de parceiro sexual novo ou de múltiplos parceiros sexuais Corrimento vaginal
Vaginite	Disúria externa Início gradual Corrimento vaginal Odor fétido Prurido

Fonte: Walls et al., 2022[6].

DIAGNÓSTICO/EXAMES COMPLEMENTARES

O diagnóstico de ITU no DE se dá pela combinação da história clínica, exame físico e exame de urina simples, visto que o resultado de uma urocultura é demorado.

Exame de urina (EAS, Urina1)

É uma ferramenta diagnóstica rápida e barata que idealmente deve ser coletada de forma limpa (em mulheres, descartando o primeiro jato pela contaminação do períneo, podendo levar a falsos positivos). Suspeita-se de contaminação quando há uma amostra com predominância de células epiteliais. No homem, em geral não há interferência na amostra por falta de higiene ou do momento da coleta, portanto não é adequado o uso de sondagem para coleta em adolescentes e adultos jovens, a não ser em caso de retenção urinária. A sondagem vesical (procedimento estéril) só deve ser feita para coleta do exame de urina quando pacientes do sexo feminino são incapazes de fornecerem amostra limpa (ex.: período menstrual) e no sexo masculino quando há retenção urinária. Existem dois métodos[2]:

- Esterase leucocitária: enzimas encontradas nos neutrófilos.
- Nitrito: produzido a partir de nitrato redutase presente em bactérias Gram-negativas.

Nem todos os uropatógenos fazem tal conversão, podendo apresentar, assim, nitrito negativo na amostra (ex.: *Enterococcus*, *Pseudomonas* e *S. saprophyticus*). Quando há nitrito presente, tem-se uma especificidade muito alta (> 90%)[1]. Quando o nitrito está ausente, não se exclui o diagnóstico de ITU, visto que a sensibilidade é baixa, próxima de 50%[1].

A presença de hematúria aumenta a probabilidade de ITU. Quando há pouca probabilidade de ITU, um exame de urina negativo exclui a infecção. Quando a história é altamente suspeita e o exame é negativo, recomenda-se urocultura. Junto com a análise da esterase leucocitária e o nitrito, também é realizada a análise microscópica. Uma avaliação cuidadosa vai encontrar piúria em todos os casos de ITU causada por coliformes. Piúria é definida com a presença de mais de 10 leucócitos/mm^3.

Cultura de urina (urocultura)

O diagnóstico de ITU é confirmado com a urocultura, considerada positiva quando se tem um crescimento de mais 10^5 UFC/mL (unidades formadoras de colônias/mL), o que apresenta uma probabilidade de 95% de infecção, enquanto um crescimento de 10^4 UFC/mL diminui a probabilidade para 50%. Não existe um número definitivo para o diagnóstico de ITU, e a urocultura também não deve ser feita em isolado para o diagnóstico, e sim estar associada a sintomas.

A solicitação da urocultura no DE deve ser considerada de uma forma que seja relevante para o tratamento do paciente. Em geral, indivíduos com sintomas claros de disúria, urgência, aumento da frequência urinária e dor suprapúbica não necessitam de urocultura e podem ser tratados com base nos sintomas. Pacientes com infecções recorrentes, um quadro complicado, com sepse ou choque séptico, com uso recente de antibioticoterapia ou em quem, por algum motivo se tenha suspeita de organismos multirresistentes, se beneficiam da coleta da cultura. No caso de indicação desta, o tratamento empírico é iniciado, e após a coleta da amostra o paciente deve ser orientado a buscar acompanhamento para análise posterior do resultado dos exames, caso não haja indicação de internação hospitalar.

TABELA 3 Grupos de pacientes para os quais a cultura urinária é indicada

Crianças
Homens adultos
Pacientes imunocomprometidos
Pacientes com falha de tratamento (ou seja, com sintomas urinários persistentes a despeito de período de tratamento recém-concluído de antibióticos)
Pacientes com sintomas que duram mais de 4 a 6 dias
Pacientes mais velhos, sob risco de bacteriemia
Pacientes com aparência toxêmica que apresentam sinais e sintomas sugestivos de pielonefrite ou bacteriemia
Mulheres grávidas
Pacientes com infecção renal crônica ou recorrente comprovada
Pacientes com alterações anatômicas urológicas conhecidas
Pacientes com suspeita de obstrução do trato urinário (como calafrios e hipertrofia prostática benigna)
Pacientes com doenças médicas graves, incluindo diabetes *mellitus*, anemia falciforme, câncer e outras doenças debilitantes
Pacientes alcoólatras ou dependentes químicos
Pacientes recentemente hospitalizados
Pacientes que estejam tomando antibióticos
Pacientes que foram recentemente submetidos a instrumentação do trato urinário (como cistoscopia, sondagem vesical)

Fonte: Walls et al., 2019[7].

IMAGEM

Os exames de imagens complementares não são indicados a pacientes saudáveis, casos de ITU não complicada que podem ser tratados de forma ambulatorial[4]. Deve-se considerar a realização dos exames de imagem no sexo masculino, nos idosos, nos pacientes com diabetes, nos que apresentam alteração da função renal e quando há suspeita clínica de anormalidades estruturais subjacentes ou complicações (abscesso, ureterolitíase ou pielonefrite enfisematosa). Fazer exames de imagem, também, nos quadros de pielonefrite com critérios de gravidade ou que apresentem piora ou febre persistente de 48 a 72 horas após o início do tratamento com antibiótico[4]. O objetivo do exame de imagem é avaliar alguma alteração que possa atrasar a resposta à terapia ou justificar alguma intervenção, como cálculos ou obstrução, ou diagnóstico de alguma complicação, como abscesso renal[4].

Ultrassonografia (abdome/rins e vias urinárias)

- Vantagem: exame de baixo custo e sem riscos para o paciente (evita exposição à radiação).
- Desvantagem: operador-dependente.
- Avalia possíveis obstruções urinárias – menos sensível que a tomografia computadorizada (TC).
- Detecção de volume residual pós-miccional da bexiga (homens quando > 180 mL predispõem a bacteriúria – os dados não são claros para as mulheres).
- Avalia a presença de abscessos intrarrenal/perinéfrico, presença de pielonefrite e anomalias congênitas.

Tomografia computadorizada de abdome

- Vantagem: o exame de escolha, haja vista ter alta sensibilidade para a detecção de abscesso, obstrução e inflamação aguda.
- Desvantagem: alto custo, exposição à radiação; quando realizado contraste, tem-se o risco de reações adversas.
- TC sem contraste é a escolha: para cálculos, hemorragia, obstrução e abscesso[2,4].
- TC com contraste: quando há suspeita de alteração na perfusão renal.
- A resolução de hipodensidade radiográfica secundária às complicações da ITU podem demorar até 3 meses da melhora clínica para desaparecerem.

TRATAMENTO

A seleção da antibioticoterapia depende do microrganismo suspeito, da capacidade do paciente de aderir ao regime terapêutico indicado, de padrões de resistência bacteriana locais, de efeitos colaterais e custo[1].

Bacteriúria assintomática

A bacteriúria assintomática é comum e corresponde à colonização comensal do trato urinário. Esta pode proteger contra infecções sintomáticas do trato urinário e deve ser tratada apenas em casos selecionados, em que há benefício para o paciente evitando-se o risco de resistência bacteriana e de erradicação da microbiota protetora[5]. Dessa forma, em caso de bacteriúria assintomática, só devem ser tratados gestantes e pacientes em pré-operatório de cirurgias urológicas[5].

Cistite não complicada na mulher

Não há necessidade de solicitar exames de urina em infecções não complicadas do trato urinário[1,4,5]. Deve-se coletar cultura nas seguintes situações: suspeita de pielonefrite, sintomas que não melhoram ou recorrem após 4 semanas depois do final do tratamento, mulheres que apresentem sintomas atípicos e gestantes. As principais opções de tratamento da cistite na mulher estão na Tabela 4[4,5].

TABELA 4 Tratamento da cistite na mulher

Nitrofurantoína	100 mg	A cada 6 horas, 5 dias
Sulfametoxazol-trimetoprima	160/800 mg	A cada 12 horas, 3 dias
Fosfomicina	3 g	Dose única

Se houver alguma razão para que se evitem as medicações anteriores, podem ser usados como segunda linha de tratamento os antibióticos betalactâmicos (Tabela 5)[4,5].

TABELA 5 Segunda linha de tratamento da cistite

Amoxicilina + clavulanato	500/125 mg	A cada 12 horas, 5-7 dias
Cefalexina	250-500 mg	A cada 6 horas, 5-7 dias
Cefadroxila	500 mg	A cada 12 horas, 5-7 dias

Se houver razão para evitar também os betalactâmicos, podem-se usar, como última opção, as quinolonas (Tabela 6)[4,5].

TABELA 6 Quinolonas para o tratamento da cistite

Ciprofloxacino	250 mg	A cada 12 horas, 3 dias
Levofloxacino	250 mg	A cada 24 horas, 3 dias

As fluoroquinolonas não devem ser usadas como tratamento de primeira linha para cistite, apenas em quem não teve bons resultados com as demais opções disponíveis ou que apresentam contraindicações ao uso destas[2]. Se houver suspeita de infecção por clamídia ou gonorreia (cervicite ou salpingite), a paciente deve ser tratada empiricamente para as duas. Nos casos em que há suspeita e coexistência de cistite e ureterite, os dois tratamentos devem ser associados. As quinolonas não são mais recomendadas nesse contexto, devido à resistência do gonococo a essa classe de medicamentos[1]. O tratamento para uretrite pode ser feito com:

- Ceftriaxona 250 mg intramuscular + azitromicina 1 g em dose única ou;
- Doxiciclina 100 mg a cada 12 horas durante 7 dias.

Caso não haja melhora dos sintomas, deve ser realizada urocultura e orientar o tratamento com base nos resultados[3,4]. A fenazopiridina é um tratamento sintomático, útil, pois produz analgesia tópica no trato urinário, ajudando a aliviar a disúria[2].

Cistite no homem

Geralmente está associada a hiperplasia prostática, assim devem-se realizar exames de urina. Quando não há essa associação, deve ser considerada infecção complicada. O tratamento da cistite simples deve durar 7 dias, e os antibióticos são semelhantes aos usados na população feminina[2,3].

Em caso de suspeita de acometimento prostático (febre, calafrios, mialgia, dor pélvica ou perineal e sintomas obstrutivos), deve-se realizar toque retal, e o achado de edema e sensibilidade prostática pode ajudar a confirmar o diagnóstico. Nesses casos, os antibióticos de escolha são ciprofloxacino 500 mg a cada 12 horas, levofloxacino 750 mg a cada 24 horas ou sulfametoxazol-trimetoprima durante pelo menos 7 dias[5,8].

Infecção complicada de trato urinário (cistite ou pielonefrite)

A infecção complicada de trato urinário é a infecção que envolve alterações funcionais ou anatômicas do trato urinário ou a presença de comorbidades que aumenta o risco de desfechos adversos como sexo masculino, nefrolitíase, bexiga neurogênica, doença renal policística, instrumentação recente do trato urinário, *home care*, gestação, imunodeficiência, doença neurológica avançada, suspeita de patógenos atípicos e resistência bacteriana conhecida[1].

Deve-se realizar exame de urina (urina tipo 1 e urocultura com antibiograma). O tratamento inicial deve ser empírico, oral ou parenteral. A decisão pela internação hospitalar deve ser tomada a partir do estado clínico do paciente[3,5].

A hospitalização é necessária em caso de presença de toxicidade clínica (febre, taquicardia, hipotensão, vômito), incapacidade de tomar medicação oral, terceiro trimestre de gestação, falha de terapia ambulatorial, anormalidades urológicas ou pacientes com comorbidades significativas[2]. Para pacientes sem necessidade de internação, sem risco para MDR e sem contraindicação às quinolonas[1,2,5], ver Tabela 7.

TABELA 7 Tratamento de infecção do trato urinário sem necessidade de internação

Ciprofloxacino	500 mg	A cada 12 horas, 5-7 dias
Levofloxacino 750 mg	750 mg	A cada 24 horas, 5-7 dias
Sulfametoxazol--trimetoprima	160/800 mg	A cada 12 horas, 10-14 dias

Uma ITU complicada que necessita de internação deve ser tratada com as opções apresentadas na Tabela 8[1,2,5].

TABELA 8 Tratamento de infecção do trato urinário com necessidade de internação

Ceftriaxona	1 g	A cada 24 horas
Cefepima	1-2 g	A cada 12 horas
Piperacilina--tazobactam	3,375 g	A cada 6 horas
Aztreonam	1 g	A cada 8 ou 12 horas
Ciprofloxacino	400 mg	A cada 12 horas
Levofloxacino	500 mg	A cada 24 horas

Nitrofurantoína e fosfomicina não alcançam níveis adequados no sangue e nos tecidos, não sendo, portanto, eficazes para pielonefrite[2]. A duração total do tratamento será de 7 a 14 dias, e, quando se opta por via parenteral num primeiro momento, existe a possibilidade de conversão para oral, assim que o paciente tiver melhora clínica e não apresentar febre por pelo menos 24 a 48 horas[2,3]. Se não houver melhora significativa do quadro nesse período, ou se houver febre por mais de 3 a 5 dias, deve-se considerar exame de imagem para verificar a existência de complicações ou abcessos[2].

Situações especiais

Gestantes

Para gestantes, devem ser colhidos EAS e urocultura e iniciado tratamento com fosfomicina ou betalactâmicos. O tratamento deve ser alterado, se necessário, baseado no tratamento da cultura. As quinolonas são contraindicadas na gestação[1]. A nitrofurantoína não deve ser usada em pacientes com deficiência de G6PD e no final da gestação. Sulfametoxazol-trimetoprima não deve ser usada no primeiro trimestre[5].

Paciente com HIV/AIDS

Nesses pacientes, as quinolonas devem ser a classe de escolha (a não ser que haja antibiograma para guiar o tratamento) devido a resistência aumentada a sulfametoxazol-trimetoprima por conta do seu uso na profilaxia da pneumocistose[1].

ACOMPANHAMENTO

A ITU não complicada na grande maioria das vezes é de tratamento domiciliar, com uso de antibioticoterapia oral. A internação deve ser considerada de acordo com a gravidade da apresentação sistêmica em pacientes com sepse ou choque séptico.

Na ITU complicada, é indicada a internação hospitalar quando os pacientes se apresentam com sintomas sistêmicos graves (ex.: febre, taquicardia, hipotensão e vômitos), inabilidade de ingerir medicações orais, estados de imunossupressão, terceiro trimestre da gestação, insegurança de possibilidade de tratamento domiciliar, anormalidades urológicas ou pacientes com comorbidades significativas como insuficiência cardíaca e insuficiência renal. Em casos de pacientes sem essas características, é possível iniciar o tratamento com a primeira dose de antibiótico parenteral no DE, e, se o paciente conseguir se alimentar e se mantiver hidratado, pode ser liberado para tratamento domiciliar com antibiótico oral.

REFERÊNCIAS

1. Askew KL. Urinary Tract Infections and Hematuria. In: Tintinalli JE, organizador. Tintinalli's emergency medicine: a comprehensive study guide, 9.ed. New York: McGraw-Hill; 2020. p. 578-83.
2. Germann CA, Holmes J. Selected urologic disorders. In: Walls RM, organizador. Rosen's emergency medicine: concepts and clinical practice, 9. ed. Philadelphia: Elsevier; 2018. p. 1209-14.
3. Brandão Neto RA, Levin ASS. Infecção do trato urinário. In: Brandão Neto RA, Souza HP, Marino LO, Marchini JFM, Alencar JCG, Turaça K, organizadores. Medicina de emergência: abordagem prática, 17. ed. Santana de Parnaíba: Manole; 2023.

4. Gupta K. Acute complicated urinary tract infection (including pyelonephritis) in adults and adolescents. Waltham: UpToDate; 2023.
5. European Association of Urology (EAU). EAU Guidelines on Urological Infections. Edn. presented at the EAU Annual Congress Milan, Italy. [Internet]. Arnhem: EAU Guidelines Office; 2023 [citado em 13 de novembro de 2023]. [acesso em julho de 2024]. Disponível em: http://uroweb.org/guidelines/compilations-of-all-guidelines/
6. Walls R, Hockberger R, Gausche-Hill M, Erickson TB, Wilcox SR, editores. Rosen's emergency medicine: concepts and clinical practice, 10. ed. Elsevier; 2022.
7. Walls R, Hockberger R, Gausche-Hill M. Rosen medicina de emergência: conceitos e prática médica. Rio de Janeiro: Guanabara Koogan; 2019.
8. Gupta K. Acute simple cystitis in adult and adolescent males. Waltham: UpToDate; 2024.

4

Infecções sexualmente transmissíveis

Jule R. O. G. Santos
Carlos Roberto Lima da Silva
Daniel Ujakow Correa Schubert

PONTOS PRINCIPAIS

- Na maior parte das vezes, o diagnóstico das infecções sexualmente transmissíveis (IST) no departamento de emergência (DE) se baseia nos achados clínicos. É muito importante um bom exame físico e a história clínica direcionada para a escolha de antibioticoterapia empírica assertiva.
- Sempre que disponíveis, devem ser realizados exames para: gonorreia, clamídia, sífilis, HIV, hepatite B e hepatite C.
- É muito importante garantir um ambiente de confiança e a boa comunicação com o paciente, informar com clareza e sem preconceitos. Deve-se considerar a realização de exames, mesmo que não fiquem prontos imediatamente, como culturas, e educar sobre a importância do acompanhamento posterior em ambulatório, seja com o infectologista ou o médico de família.
- O risco das IST coexistirem é alto. Ao diagnosticar uma IST, é necessário considerar a testagem para todas as outras disponíveis na sua unidade, principalmente HIV.
- Importante escolher tratamentos com dose única, realizados no próprio DE, o que garante maior adesão ao tratamento. Antibioticoterapia em dose única está recomendada para gonorreia, sífilis primária e secundária e cancro.

INTRODUÇÃO

As infecções sexualmente transmissíveis (IST) são uma questão mundial de saúde pública, um conjunto heterogêneo de infecções que se transmitem pelo contato sexual. Em 2019, a Organização Mundial da Saúde (OMS) fez uma estimativa de mais de 376 milhões de casos novos de clamídia, gonorreia, sífilis e tricomoníase no mundo, com mais de um milhão de IST curáveis adquiridas diariamente[1].

São doenças curáveis usualmente com uma dose de antibiótico, e com grande impacto na saúde individual e coletiva. Com frequência, apresentam quadro assintomático, mas que pode levar a várias complicações, como infecção do trato genital superior, infertilidade, dor pélvica crônica, neoplasia de colo uterino, infecção crônica como hepatite viral e HIV[2].

Essa condição afeta pessoas de qualquer estrato social, demográfico ou cultural e todos com vida sexual ativa estão em risco.

No Brasil, houve aumento crescente na taxa de detecção de sífilis adquirida em toda a série histórica, sendo mais de 1.237.000 casos no período de 2012 a 2022, concentrados mais no sexo masculino (60,7%) e nas faixas etárias de 20 a 29 anos (36%)[3].

A abordagem do departamento de emergência (DE) deve ter como objetivo identificar e tratar as IST, condições urogenitais mais comuns no DE. Elas podem ser bastante desafiadoras, pois apresentam variações bem diferentes, complexas e, por vezes, sobrepostas. Nem sempre há disponibilidade de testes diagnósticos imediatos, e muitos demoram dias para ficar prontos, além disso é muito difícil garantir a adesão a tratamentos prolongados, o acompanhamento e o tratamento dos parceiros sexuais. Faz parte do objetivo do tratamento preservar a saúde futura, incluindo fertilidade, proteção dos contatos sexuais, educação sobre prevenção e orientações sobre testagens futuras.

ABORDAGEM GERAL

Pacientes com IST frequentemente se apresentam com queixas relacionadas ao trato geniturinário, mas é importante estar atento também às mais diversas formas de apresentação e sintomas, como lesões dermatológicas e envolvimentos extragenitais. Uma história clínica completa e bem-feita, que inclua história sexual e exame físico focado, facilita o diagnóstico e o tratamento.

Na história sexual, deve-se perguntar identidade de gênero, orientação sexual, sexo designado no nascimento, número de parceiros sexuais, práticas sexuais, uso de contraceptivos, história pregressa de IST e proteção (uso de preservativo e vacinação). É importante demonstrar uma abordagem sem julgamentos e preconceitos, garantindo a privacidade do paciente e reforçando a extrema confidencialidade da consulta médica.

TABELA 1 Diagnósticos diferenciais mais comuns das infecções sexualmente transmissíveis

Úlceras genitais	Corrimento	Lesões de células epiteliais
Herpes genital	Gonorreia	Verrugas genitais
Sífilis primária	Clamídia	Sífilis secundária
Cancroide	Uretrite não gonocócica	Molusco contagioso
Linfogranuloma venéreo	Doença inflamatória pélvica	Neoplasia
Granuloma inguinal	Tricomoníase	Nevo
Trauma	Vaginose bacteriana	Marca de pele
Neoplasia	Candidíase	
Doença de Behçet	Corpo estranho	
Abscesso (drenando)	Irritantes/ alérgenos	

Fonte: Walls et al., 2023[7].

As IST frequentemente coexistem e sempre devem ser investigadas em conjunto. Ao diagnosticar uma IST, é importante triar para outras possíveis IST e para o HIV. O Ministério da Saúde orienta a testagem sistêmica e de rotina de pacientes com vida sexual ativa, e apesar de não ser uma conduta do DE, devem-se considerar os fatores de risco individuais e as condições socioeconômicas para acompanhamento e aconselhamento.

Após uma boa avaliação clínica, é recomendado o tratamento empírico de acordo com o agente etiológico mais provável de forma individualizada com o objetivo de maximizar a eficácia do tratamento e evitar maior transmissão das infecções e suas complicações. O tratamento empírico é ainda mais importante em regiões com impossibilidade de testagem laboratorial ou quando os exames não ficaram disponíveis imediatamente. Também é importante aconselhar o paciente e orientar acompanhamento com médico de família, infectologista ou como for apropriado para a situação.

Além da prescrição do tratamento também é importante aproveitar essa oportunidade para educar o paciente, melhorando a segurança das práticas sexuais e aconselhando informar e encaminhar as parcerias sexuais para testagem e tratamento, mesmo assintomáticos. Deve-se orientar o paciente a se abster de sexo até pelo menos 7 dias após o fim do tratamento.

INFECÇÕES SEXUALMENTE TRANSMISSÍVEIS QUE CAUSAM ÚLCERAS GENITAIS

Sífilis

Assim como muitos países, o Brasil apresenta uma reemergência da sífilis, tornando a necessidade de reconhecimento e tratamento imperativa ao médico emergencista. Sífilis é uma infecção bacteriana, causada pelo *Treponema pallidum*, subespécie *pallidum*. Sua transmissão se dá principalmente por contato sexual, contudo, também pode haver transmissão vertical para o feto durante a gestação de uma mulher com sífilis não tratada ou tratada de forma inadequada. A transmissão por transfusão sanguínea ou transplante de órgãos é rara[2,4].

A maioria das pessoas com sífilis é assintomática. Quando apresentam sinais e sintomas, muitas vezes, não os percebem ou não os valorizam, e podem, sem saber, transmitir a infecção às suas parcerias sexuais. Quando não tratada, a sífilis pode evoluir para formas graves com complicações nos sistemas nervoso central e cardiovascular.

Na gestação, pode apresentar consequências graves como abortamento, prematuridade, natimortalidade e manifestações congênitas precoces ou tardias e morte do recém-nascido.

Princípios

A transmissibilidade da sífilis é maior nos estágios iniciais (sífilis primária ou secundária), diminuindo gradualmente com o passar do tempo. Esse maior potencial de transmissão pode ser explicado pela riqueza de treponemas nas lesões, comuns na sífilis primária (cancro duro) e secundária (lesões mucocutâneas). As espiroquetas penetram o corpo diretamente pela mucosa ou através de abrasões na pele.

Classificação e sintomas

A sífilis se apresenta em quatro estágios:

Sífilis primária

Na fase inicial, ela se apresenta com o cancro duro: uma lesão ulcerativa, rica em treponemas, indolor, com bordas bem definidas e regular, com base endurecida e fundo limpo, no local de entrada da bactéria: pênis, vulva, vagina, colo uterino, ânus, boca ou outros locais de contato sexual, aparecendo de 6 a 90 dias após a exposição[4]. Pode ter linfadenopatia regional. O período de incubação é de aproximadamente 21 dias, com as lesões desaparecendo entre 3 e 6 semanas. O paciente não apresenta sintomas sistêmicos, podendo nem haver lesão na fase primária. A úlcera melhora espontaneamente[2]. Porém, em alguns casos, pode haver múltiplas úlceras dolorosas[4].

Sífilis secundária

É a fase caracterizada por *rash* maculopapular e linfadenopatia. Inicia-se depois de 3 a 10 semanas após o fim da fase primária[2,4]. É a fase de disseminação da bactéria. É comum o paciente apresentar sintomas não específicos como mal-estar geral, dor de garganta, febre e cefaleia. Inicialmente, apresenta-se uma erupção macular eritematosa pouco visível (roséola), sobretudo no tronco e na raiz dos membros. Nessa fase, são comuns as placas em mucosas, assim como lesões acinzentadas e pouco visíveis nas mucosas. As lesões cutâneas progridem para lesões mais evidentes, papulosas e eritemato-acastanhadas, que podem atingir todo o tegumento, sendo frequentes nos genitais. Habitualmente, acometem as regiões plantar e palmar, com um colarinho de escamação característico, em geral não pruriginoso. A sífilis secundária se resolve de modo espontâneo. Ainda na fase secundária podem ser identificados condilomas planos nas dobras mucosas, especialmente na área anogenital. Trata-se de lesões úmidas e vegetantes, com frequência confundidas com as verrugas anogenitais causadas pelo HPV[2]. A sífilis secundária também pode causar alopecia, dor abdominal e edema de articulação[4].

Atualmente, têm-se tornado mais frequentes os quadros oculares, especialmente uveítes. A neurossífilis meningovascular, com acometimento dos pares cranianos, além de quadros meníngeos e isquêmicos, pode acompanhar essa fase, contrariando a ideia de que a doença neurológica é exclusiva da sífilis tardia[2].

Toda erupção cutânea sem causa determinada deve ser investigada com testes para sífilis.

Sífilis latente

Sem tratamento, a imunidade do hospedeiro controla a replicação bacteriana para induzir a latência. A fase latente pode ser definida pelo período em que não se observou nenhum sinal ou sintoma. A fase latente é dividida em latente recente, até um ano da infecção, e latente tardia, há mais de um ano da infecção. O diagnóstico se faz exclusivamente pelos testes treponêmicos e não treponêmicos. A maioria dos diagnósticos ocorre nessa fase[2,4,5].

Sífilis terciária

A fase terciária se desenvolve em cerca de um terço dos infectados não tratados, ocorrendo entre 1 a 40 anos depois da infecção inicial. É comum o acometimento dos sistemas nervoso e cardiovascular. Além disso, verifica-se a formação de gomas sifilíticas (tumorações com tendência à liquefação) na pele, mucosas, ossos ou qualquer tecido. As lesões podem causar desfiguração, incapacidade e até morte[2].

Neurossífilis pode acontecer em qualquer fase da infecção. Após aproximadamente 6 semanas da infecção, entre 25 e 60% dos pacientes têm evidência de disseminação para o SNC, porém apenas 5% apresentam sintomas. Geralmente, a neurossífilis precoce se apresenta como meningite, enquanto a tardia pode resultar em paralisia generalizada ou tabes dorsalis. Sífilis ocular pode acontecer também em qualquer estágio[4].

Diagnóstico

A seguir, serão abordados os testes diagnósticos para sífilis, os quais se dividem em duas categorias: exames diretos e testes imunológicos.

Para o diagnóstico de sífilis, os testes laboratoriais estão divididos em duas categorias:

- Exames diretos: são aqueles em que se realiza a detecção do *T. Pallidum* em amostras coletadas diretamente das lesões ativas. Podem ser realizados por meio das seguintes metodologias: microscopia de campo escuro; microscopia com material corado; imunofluorescência direta; ampliação de ácidos nucleicos (NAAT). São testes pouco utilizados na prática clínica em razão de sua baixa disponibilidade.
- Testes imunológicos: caracterizam-se pela pesquisa de anticorpos em amostras de sangue, soro ou plasma. São os testes mais usados na prática clínica, subdivididos em treponêmicos e não treponêmicos[2].

Testes treponêmicos

detectam anticorpos específicos produzidos contra antígenos de *T. pallidum*. Em 85% dos casos permanecem reagentes por toda a vida, por isso não são indicados para o monitoramento da resposta ao tratamento.

Existem vários tipos: testes rápidos, testes de hemaglutinação (TPHA, do inglês *T. Pallidum Haemagglutination Test*) e de aglutinação de partículas (TPPA, do inglês *T. Pallidum Particle Agglutination Assay*); ensaios de micro-hemaglutinação (MHA-TP, do inglês *Micro-Haemagglutination Assay*); teste de imunofluorescência indireta (FTA-Abs, do inglês *Fluorescent Treponemal Antibody-Absorption*); ensaios imunoenzimáticos (como os testes ELISA, do inglês *Enzyme-Linked Immunosorbent Assay*) e suas variações, como os ensaios de quimiluminescência (CMIA, do inglês *Chemiluminescent Microparticle Immunoassay*). A vantagem desses ensaios é sua elevada sensibilidade e capacidade de automação.

Testes não treponêmicos

Detectam anticorpos anticardiolipina não específicos para os antígenos do *T. pallidum*, e permitem análise qualitativa e quantitativa. Esses testes são utilizados para o diagnóstico (como primeiro teste ou teste complementar) e para o monitoramento da resposta ao tratamento e controle de cura. A queda adequada dos títulos é o indicativo de sucesso do tratamento. Os testes não treponêmicos mais comumente utilizados no Brasil são o VDRL (do inglês *Venereal Disease Research Laboratory*), o RPR (do inglês *Rapid Plasm Reagin*) e o USR (do inglês *Unheated-Serum Reagin*). Podem ocorrer resultados falso-reagentes, por isso é sempre importante realizar testes treponêmicos.e não treponêmicos para a definição laboratorial do diagnóstico[2,5].

Nos testes não treponêmicos, são utilizadas diluições seriadas (executadas com fator 2) para obter títulos; no laudo é descrito o valor da última diluição que apresentou reatividade no teste. Por exemplo: titulação 1:1 significa que a amostra foi analisada pura; titulação 1:2 significa que ela foi diluída em um mesmo volume; titulação 1:4 significa que foi diluída por três vezes o seu volume. Portanto, quanto maior o título maior será a quantidade de anticorpos na amostra. Esse laudo em forma de títulos é importante, porque o profissional de saúde pode utilizar o resultado tanto para o diagnóstico (reatividade em qualquer uma das diluições) como para o acompanhamento da resposta ao tratamento (queda mínima de duas titulações em relação ao exame inicial)[6].

- Paciente A: resultado: amostra reagente para anticorpos não treponêmicos com titulação 1:1 – teste positivo, presença de anticorpos apenas na amostra pura.
- Paciente B: resultado: amostra reagente para anticorpos não treponêmicos com titulação 1:4 – teste positivo, presença de mais anticorpos do que, por exemplo, na amostra do paciente A, pois ainda apresenta anticorpos com a amostra diluída três vezes.
- Paciente C: "amostra não reagente para anticorpos não treponêmicos": teste negativo.

Quando a infecção é detectada na fase tardia, são esperadas titulações baixas. Títulos baixos (≤ 1:4) podem persistir por meses ou anos. Pessoas com títulos baixos em testes não treponêmicos, sem registro de tratamento e sem data de infecção conhecida, são consideradas portadoras de sífilis latente tardia, devendo ser tratadas[2]. Não é mais recomendado indicar ou não o tratamento com base apenas na análise dos valores da titulação, pois isso pode levar a erros; é importante avaliar o quadro clínico em conjunto com os exames.

Para a definição do diagnóstico da sífilis é necessário correlacionar os dados clínicos, os resultados de testes diagnósticos, o histórico de infecções passadas, o registro de tratamento recente e a investigação de exposição ao risco recente. Estes podem ser utilizados para o rastreio de pessoas assintomáticas ou para a investigação de pessoas sintomáticas[6].

O desempenho do teste diagnóstico dependerá da presença de lesões, da capacidade de produção de anticorpos pelo organismo da pessoa infectada pelo *T. pallidum*, do estágio clínico da sífilis e da metodologia empregada.

Considerando a epidemia de sífilis no Brasil e a sensibilidade dos fluxos diagnósticos, recomenda-se, sempre que possível, iniciar a investigação por um teste treponêmico, preferencialmente o teste rápido, pois é o primeiro a ficar reagente. A combinação de testes sequenciais tem por objetivo aumentar o valor preditivo positivo (VPP) de um resultado reagente no teste inicial[2].

Diagnóstico de neurossífilis

O diagnóstico de neurossífilis continua sendo um desafio, pois não há teste padrão-ouro. Ele se baseia em uma combinação de achados clínicos, alterações do LCR e resultado do VDRL no LCR. Este último tem sensibilidade que varia de 50 a 70%. O RPR não é recomendado para o diagnóstico em razão de sua baixa sensibilidade.

Em relação à análise do LCR, é raro encontrar pacientes com neurossífilis que não apresentem pleocitose, sendo o aumento linfomonocitário o achado mais comum. Níveis de proteína no LCR não são nem sensíveis nem específicos para neurossífilis, mas sua normalização é importante para o monitoramento pós-tratamento.

Diagnóstico diferencial

O diagnóstico diferencial das IST que causam úlceras genitais em alguma fase da doença pode ser sífilis, herpes, cancroide, clamídia e donavanose, e podem se

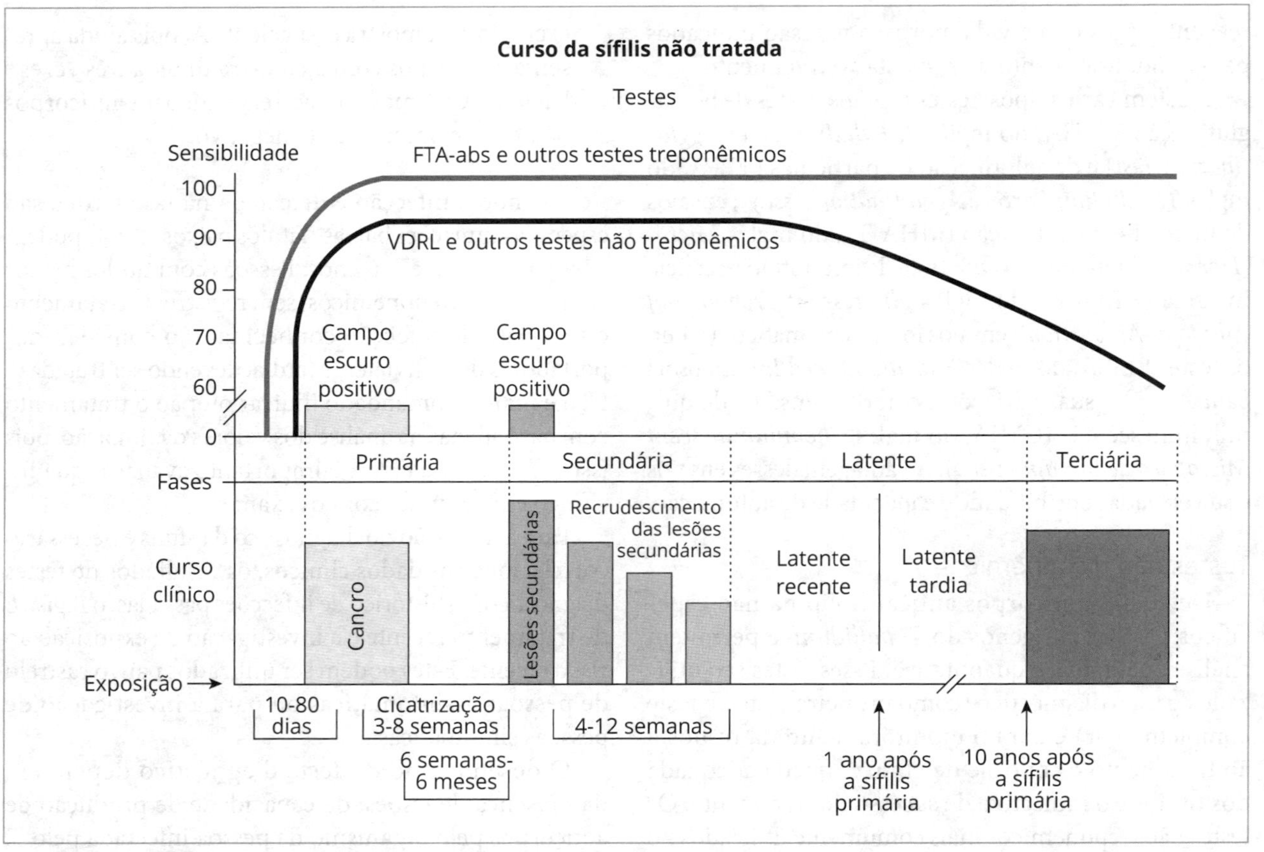

FIGURA 1 Estágios clínicos e métodos da sífilis não tratada.
Fonte: Brasil, 2006[9].

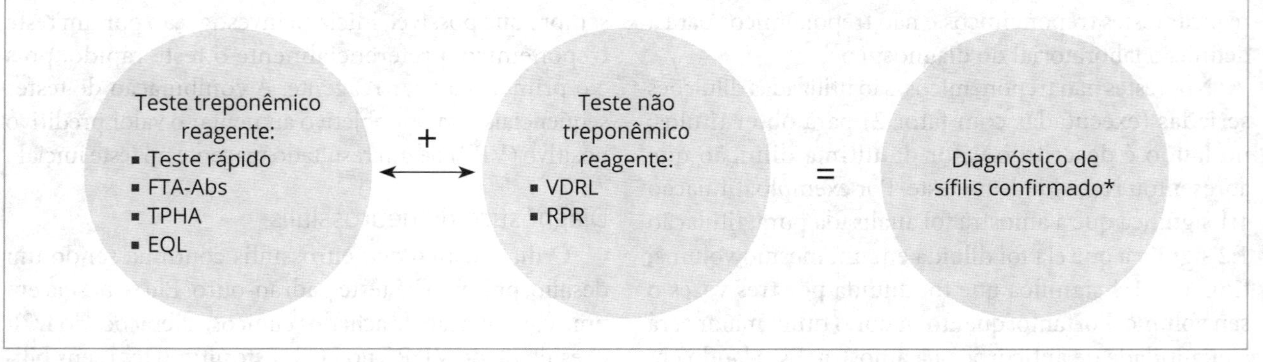

FIGURA 2 Diagnóstico de sífilis.
* O diagnóstico de sífilis não estará confirmado quando houver presença de cicatriz sorológica, ou seja, persistência de resultados reagentes nos testes treponêmicos e/ou não treponêmicos com baixa titulação após o tratamento adequado, afastada a possibilidade de reinfecção.
Fonte: Departamento de Doenças de Condições Crônicas e Infecções Sexualmente Transmissíveis /Secretaria de Vigilância em Saúde/ Ministério da Saúde.

apresentar em associação. Também é preciso considerar outras causas para úlcera genital, particularmente em adolescentes e adultos jovens, passíveis de estar associadas a infecções inespecíficas por fungos, vírus ou bactérias (p. ex.: dermatoses bolhosas, como o pênfigo, o eritema multiforme e a dermatite de contato, lesões traumáticas, aftas, erupção fixa por drogas e até mesmo lesões malignas).

Manejo

O tratamento de escolha para sífilis é a benzilpenicilina benzatina, sendo a única droga com eficácia

TABELA 2 alores de exame liquórico em indivíduos com suspeita de neurossífilis

Parâmetro	Idade	
	Recém-nascido	Indivíduos maiores que 28 dias
Leucócitos*	> 25 células/mm³	> 5 células/mm³
Proteínas	> 150 mg/dL	> 40 mg/dL

* O aumento linfomonocitário é o mais comum. Fonte: Brasil, 2020[6].

documentada durante a gestação. Não há evidência de resistência de *T. pallidum* à penicilina no Brasil e no mundo. A dose, a preparação e o tempo de tratamento com a penicilina variam a depender do estágio da doença e das manifestações clínicas associadas.

Uma única dose de 2,4 milhões de UI, intramuscular, de benzilpenicilina benzatina é curativa na maioria dos casos de sífilis primária e secundária.

É importante a atenção quanto à preparação da penicilina correta, pois outras formas de penicilina não penetram bem em sítios como SNC ou humor aquoso. Também devem ser evitadas formas combinadas de penicilina[5].

A reação Jarisch-Herxheimer é uma piora aguda dos sintomas que pode acontecer depois do início do antibiótico. Geralmente, o paciente se queixa de piora do mal-estar, da mialgia e pode apresentar febre até 24 horas após a dose do antibiótico. O mecanismo que causa essa condição ainda é pouco compreendido, mas se imagina que seja causado por uma quebra abrupta das espiroquetas. O tratamento é de suporte, incluindo repouso, hidratação e sintomáticos. Os sintomas se resolvem espontaneamente. Não é caracterizada como reação alérgica, mas apenas um efeito possível do tratamento. É importante comunicar o paciente antecipadamente dessa possível e benigna complicação.

Parceiros: recomenda-se tratar os parceiros sexuais dos últimos 90 dias, mesmo que os testes sorológicos estejam negativos.

Acompanhamento

A maior parte dos pacientes é tratada em regime ambulatorial. Pacientes com sífilis terciária devem ser referenciados para acompanhamento com médico de família ou infectologista para acompanhamento sorológico. A hospitalização é indicada para pacientes alérgicos à penicilina que necessitam de dessensibilização antes de iniciar a terapia com penicilina, que inclui: gestantes com sífilis ou pacientes com neurossífilis ou sífilis congênita.

HERPES GENITAL

Princípios

A herpes genital é uma IST causada por dois tipos do vírus simples da herpes (HSV) 1 ou 2 (HSV-1 ou HSV-2). Ambos os vírus são transmitidos pelo contato sexual, no entanto a transmissão sexual é mais frequente com o HSV-2. A maioria das transmissões acontece por pessoas assintomáticas que não sabem que estão infectadas, mas acabam liberando o vírus de forma intermitente no trato anogenital[5]. Geralmente, apenas 13 a 37% das pessoas infectadas apresentam sintomas[2]. O período médio de incubação é de 4 dias (de 2 a 12 dias). Gestantes infectadas pelo HSV podem transmitir ao feto durante o parto, com resultados devastadores na morbidade e mortalidade neonatal.

Manifestações clínicas

Embora o HSV-1 e o HSV-2 possam provocar lesões em qualquer parte do corpo, existe predomínio do tipo 2 nas lesões genitais e do tipo 1 nas lesões periorais.

TABELA 3 Manejo da sífilis

Estadiamento	Esquema terapêutico	Alternativa (exceto gestante)
Sífilis recente: primária, secundária e latente recente (com até 1 ano de evolução)	Benzilpenicilina benzatina 2,4 milhões UI, IM, dose única (1,2 milhão UI em cada glúteo)	Doxicilina 100 mg, 12/12h, por 15 dias
Crianças	Benzilpenicilina benzatina 50.000 UI/kg IM, máxima dose do adulto	
Sífilis tardia: sífilis latente tardia (com mais de um ano de evolução) ou latente com duração ignorada e sífilis terciária	Benzilpenicilina benzatina 2,4 milhões UI, IM, 1x/semana (1,2 milhão UI em cada glúteo) por 3 semanas Dose total: 7,2 milhões UI, IM	Doxiciclina 100 mg, 12/12h, VO, por 30 dias
Neurossífilis	Benzilpenicilina potássica/cristalina 18-24 milhões UI, 1x/dia, IV, administrada em doses de 3-4 milhões UI, a cada 4 horas ou por infusão contínua, por 14 dias	Ceftriaxona 2 g, IV, 1x/ dia, por 10-14 dias

A lesão herpética típica se inicia como uma vesícula pequena e eritematosa que rapidamente se transforma em úlcera. A lesão pode acontecer em qualquer local do corpo onde foi inoculada, mas geralmente se apresenta na genitália externa, períneo, ou na mucosa anal ou genital. A infecção primária é mais sintomática e dolorosa, podendo apresentar linfadenopatia dolorosa na região da lesão, febre, mal-estar, cefaleia e outros sintomas sistêmicos. Disúria pode acontecer em razão da proximidade da lesão com a uretra. Sem tratamento as lesões melhoram espontaneamente em 2 a 4 semanas.

As lesões podem ser reativadas com sintomas menos intensos e com menor duração. A reativação acontece mais com HSV-2. O paciente com infecção latente pelo HSV pode apresentar pródromos, como coceira, queimação e parestesias, antes do aparecimento das lesões. Essas reativações podem acontecer em resposta a fatores estressantes, como doenças agudas, imunossupressão, estresse emocional e menstruação. A reativação se torna menos frequente com o tempo. Lesões extragenitais podem incluir meningoencefalite, mielite transversa, hepatite, pneumonite e mesmo infecção disseminada[7].

A transmissão pode acontecer mesmo na ausência de lesões visíveis na pele ou mucosa.

Diagnóstico

O diagnóstico geralmente é clínico, principalmente quando é possível visualizar as lesões vesiculares clássicas, porém após a formação da úlcera pode ficar impossível diferenciar de outras doenças que causam lesões ulceradas. Os métodos diagnósticos para infecção pelo HSV incluem detecção direta do HSV em materiais provenientes de lesões e métodos sorológicos indiretos. Os testes disponíveis para HSV incluem detecção de antígeno, cultura viral e testes de amplificação de ácidos nucleicos (NAAT, do inglês *nucleic acid amplification test*) para o DNA viral, mais importantes para acompanhamento do que para diagnóstico no departamento de emergência[5,8]. O teste sorológico é recomendado como auxiliar no diagnóstico de herpes genital em pacientes com sintomas recorrentes. Não é recomendado para rastreio na população geral.

Manejo

O tratamento é com medicações antivirais. Apesar de não ser um tratamento curativo, tem se demonstrado diminuição dos sintomas e da intensidade das lesões, sobretudo se iniciado precocemente. O objetivo de usar o antiviral no tratamento das lesões genitais herpéticas é tratar ou prevenir recorrência dos sintomas, melhorar a qualidade de vida e suprimir o vírus diminuindo o risco de transmissão[5]. Antiviral tópico não acrescenta benefício clínico e não é recomendado. Podem ser recomendadas compressas de solução fisiológica ou com degermante em solução aquosa para higienização das lesões[2].

No primeiro episódio, pode-se usar aciclovir 400 mg 3x ao dia por 7 a 10 dias, que pode ser prolongado caso a cicatrização não esteja completa com 10 dias. As recidivas podem ser tratadas por 5 dias[2].

Acompanhamento

Não é necessária a internação e os pacientes podem ser acompanhados pelo médico de família ou infectologista ambulatorialmente.

A internação para uso de antiviral parenteral está indicada em casos de manifestações extragenitais: meningoencefalite, hepatite, pneumonite e infecção disseminada ou em pacientes imunossuprimidos com lesões extensas.

Na formulação endovenosa (250 mg/frasco), a dose é: 5 a 10 mg/kg EV de 8/8 horas até melhora clínica ou 20 mg/kg EV de 8/8 horas até melhora clínica se herpes neonatal ou encefalite.

CANCROIDE

Princípios

O cancroide é uma IST causada pelo organismo Gram-negativo *Haemophilus ducreyi*, mais frequentemente nas regiões tropicais. Também conhecido como cancro mole, cancro venéreo ou cancro de Ducrey. O período de incubação varia de 3 a 14 dias. Em uma relação sexual, o risco de infecção é de 80%, mais comum em homens[2].

Manifestações clínicas

É caracterizado pelo aparecimento de uma nodulação eritematosa no local da inoculação, aproximadamente após um período de uma semana. A lesão rapidamente ulcera e, em sequência, aparecem várias outras úlceras. Essas lesões ulceradas tipicamente apresentam contorno mais irregular, aspecto eritematoedematoso e fundo heterogêneo, recoberto por exsudato necrótico, amarelado, com odor fétido, que, quando removido, revela tecido de granulação com sangramento fácil. No homem, as localizações mais frequentes são no frênulo e no sulco balanoprepucial; na mulher, na fúrcula e na face interna dos pequenos e grandes lábios[2].

É bem comum a linfadenomegalia dolorosa. Em 30 a 50% dos pacientes a bactéria atinge os linfonodos inguinocrurais (bubão), sendo unilateral em 2/3 dos casos. No início, ocorre tumefação sólida e dolorosa que evolui para liquefação e fistulização em 50% dos casos, tipicamente, por orifício único. Raramente se apresenta como lesão extragenital ou doença sistêmica.

Pode ter uma cicatrização desfigurante.

Diagnóstico

O diagnóstico diferencial deve ser feito com cancro duro (sífilis primária), herpes genital, linfogranuloma venéreo (LGV), donovanose e erosões traumáticas infectadas. Pode-se fazer um diagnóstico por presunção, ao se descartar essas outras possibilidades.

O diagnóstico se baseia principalmente nos sinais e nos sintomas clínicos, associado com a história de exposição ao risco e, quando possível, por teste laboratorial.

A microscopia de material corado pela técnica de coloração de Gram pode mostrar: bacilos Gram-negativos típicos, de tamanho pequeno, agrupados em correntes dos tipos "cardume de peixes", "vias férreas" ou "impressões digitais" em material coletado das úlceras genitais, da base da lesão, porém são de baixa sensibilidade e especificidade. A cultura bacteriológica de *H. ducreyi* continua sendo a principal ferramenta para o diagnóstico[8].

Diagnóstico diferencial

O diagnóstico diferencial entre as principais causas de lesões ulcerosas por IST se baseia na associação de sinais e sintomas clínicos, história de exposição ao risco e, quando possível, resultados de testes diagnósticos. No SUS, a única opção de teste laboratorial é a microscopia, e está disponível para a detecção de *Haemophilus ducreyi* e *Treponema pallidum*[2].

A diferenciação para cancroide está no fato de ser uma lesão típica e dolorosa associada com adenopatia também dolorosa.

Manejo

O tratamento de sucesso com antibiótico cura a infecção, resolve os sintomas e previne a transmissão para outras pessoas. A medicação de escolha é a azitromicina 500 mg, dois comprimidos em dose única e, como alternativa, ceftriaxona 250 mg, IM, dose única, ou ciprofloxacino 500 mg via oral duas vezes ao dia por 3 dias. Devem-se tratar as parcerias sexuais, mesmo que assintomáticas.

Pode ser realizada a aspiração dos gânglios linfáticos regionais comprometidos com agulha de grosso calibre para alívio de linfonodos tensos e com flutuação, mas são contraindicadas a incisão com drenagem ou a excisão dos linfonodos acometidos[2].

Acompanhamento

Não é necessário internação e o paciente deve ser encaminhado para acompanhamento ambulatorial para reavaliação das lesões em 3 a 7 dias.

DONOVANOSE

Princípios

A donovanose, também conhecida como granuloma inguinal, é uma IST causada pela bactéria intracelular Gram-negativa *Klebsiella granulomatis*. Ela é geograficamente limitada ao Brasil, Caribe, Índia, Papua-Nova Guiné e ao sul da África[5,8]. É uma doença de baixa infecciosidade, com tempo de incubação prolongado, de 1 a 12 semanas.

Manifestações clínicas

É caracterizada por lesões ulceradas assintomáticas em região genital ou perineal. A lesão começa como um nódulo subcutâneo endurecido, que corrói a pele para formar uma úlcera vermelha, hipertrófica e granulomatosa, com borda bem definida. É altamente vascularizada e pode sangrar. Novas lesões costumam aparecer por autoinoculação, e os linfonodos inguinais aumentam de tamanho por conta de infecções secundárias (pseudoínguas). É possível ocorrer infecção extragenital pela extensão da doença para a pelve, ou se disseminar por órgãos intra-abdominais, ossos e boca. Também pode ocorrer infecção secundária das lesões[8].

Dianóstico

Por ser uma bactéria difícil de cultivar, o diagnóstico depende da visualização dos corpos de Donovan em esfregaços coloridos. Não existem testes sorológicos.

Portanto, o diagnóstico geralmente se baseia nos achados clínicos.

Manejo

Múltiplos regimes com antibióticos foram testados com efetividade, apesar de pequena quantidade de estudos controlados publicados[5]. O antibiótico de escolha é a Azitromicina 500 mg, dois comprimidos 1x ao dia por uma semana, até a cicatrização das lesões. Alternativas podem ser a doxiciclina 100 mg, um comprimido 2x ao dia por pelo menos 21 dias, ou até o desaparecimento das lesões.

Acompanhamento

Não é necessário internação para tratamento, mas os pacientes devem ser encaminhados para seguimento ambulatorial para acompanhamento das lesões.

INFECÇÕES PELA CLAMÍDIA: LINFOGRANULOMA VENÉREO (LGV) E URETRITE POR CLAMÍDIA

Princípios

A *C. trachomatis* classifica-se em três biovariantes, cada uma contendo vários sorotipos e genótipos. Elas são definidas com base no tipo de infecção, localização comum da infecção (tropismo por tecido) e virulência relativa[8].

A biovariante predominante consiste dos sorotipos D-K, os quais são transmitidos sexualmente e infectam o epitélio genital, causando uretrite em homens e cervicite (e uretrite) em mulheres. Se não for detectada e tratada, a infecção pode ascender para o trato genital superior, causando epididimite em homens e doença pélvica inflamatória com suas possíveis sequelas relacionadas (gravidez ectópica, infertilidade por fator tubário) em mulheres.

Os sorotipos L1, L2 e L3 são também transmitidos sexualmente, mas com preferência tecidual por células linfoides. Têm a progressão de doença mais agressiva e invasiva, portanto, são mais propensos a causar infecções sistêmicas. Esses sorotipos são os responsáveis por causar linfogranuloma venéreo (LGV). Aproximadamente 50% dos homens e 70% das mulheres infectados são assintomáticos. A infeção é duas vezes mais comum em mulheres do que em homens, refletindo o alto número de mulheres que são rastreadas. É uma das IST mais prevalentes no mundo.

Manifestações clínicas

Clamídia é uma causa comum de uretrite não gonocócica, podendo também afetar a orofaringe, o reto, os olhos e o trato urogenital em homens e mulheres. Comumente é assintomática, mas, quando presente, em geral apresenta secreção mucoide, esparsa e bem menos purulenta do que a secreção da gonorreia; pode também acometer o trato genital superior, como epididimite (febre e dor testicular) ou proctite (dor retal, presença de secreção retal e sangramento). Também podem acontecer infecções raras como peri-hepatite (síndrome Fitz-Hugh-Curtis) e artrite reativa.

A evolução da doença ocorre em três fases: inoculação, disseminação linfática regional e sequelas, que são descritas a seguir:

- Fase de inoculação: inicia-se por uma pápula, pústula ou exulceração indolor, que desaparece sem deixar sequelas.
- Fase de disseminação linfática regional: no homem, a linfadenopatia inguinal se desenvolve entre uma e seis semanas após a lesão inicial; geralmente é unilateral (70%) e se constitui o principal motivo da consulta.
- Fase de sequelas: o comprometimento ganglionar evolui com supuração e fistulização por orifícios múltiplos, que correspondem a linfonodos individualizados, parcialmente fundidos em uma grande massa. A lesão da região anal pode levar à proctite e proctocolite hemorrágica. O contato orogenital pode causar glossite ulcerativa difusa, com linfadenopatia regional. Podem ocorrer sintomas gerais, como febre, mal-estar, anorexia, emagrecimento, artralgia, sudorese noturna e meningismo. Os bubões que se tornarem flutuantes podem ser aspirados com agulha calibrosa, não devendo ser incisados cirurgicamente. A obstrução linfática crônica leva à elefantíase genital, que na mulher é denominada estiomene. Também podem ocorrer fístulas retais, vaginais e vesicais, além de estenose retal.

Se não tratada, a clamídia pode evoluir para infecção do trato genital superior como orquite ou epididimite nos homens e DIP nas mulheres.

Dianóstico

O diagnóstico é feito por meio da suspeita clínica, informação epidemiológica e pelos testes de NAAT. Em razão das características superiores de desempenho, como, por exemplo, sensibilidade, especificidade, variedade dos tipos de espécimes, automação e independência para manter a viabilidade do organismo, os NAAT são fortemente recomendados para o diagnóstico e triagem de infecções por clamídia[5,8].

Existe teste sorológico, mas deve ser interpretado com cautela e nunca fora do contexto, em decorrência da baixa taxa de sensibilidade e especificidade[8].

Manejo

O objetivo do tratamento é curar a infecção e evitar sequelas. O tratamento de escolha é a doxiciclina 100 mg via oral, um comprimido 2x ao dia por 21 dias. Uma alternativa é a azitromicina 500 mg, dois comprimidos uma vez por semana por 21 dias, ou levofloxacino 500 mg, uma vez ao dia por 7 dias[2,4]. As parcerias sexuais devem ser tratadas.

INFECÇÕES SEXUALMENTE TRANSMISSÍVEIS QUE CAUSAM URETRITE

Gonorreia

Princípios

A gonorreia é um processo infeccioso causado pela *Neisseria gonorrhoeae*, um diplococo Gram-negativo intracelular que acomete principalmente a mucosa uretral. É uma IST de importância mundial, em razão do difícil controle na maioria das populações, além da notável capacidade da *Neisseria gonorrhoeae* de adquirir ou desenvolver resistência a todos os antimicrobianos utilizados para o seu tratamento nos últimos 80 anos. Desde 1992, a Organização Mundial da Saúde (OMS) possui um programa mundial de vigilância da sensibilidade do gonococo aos antimicrobianos, que no Brasil se chama Projeto SenGono[1].

A gonorreia apresenta alta contagiosidade e, quando não diagnosticada e não tratada corretamente, pode levar à infertilidade, sepse, conjuntivite neonatal, epididimite aguda, salpingite e outras complicações sistêmicas. A prevalência varia muito. Estima-se que em 2020 a gonorreia teve aproximadamente 82,4 milhões de casos novos em todo o mundo. No Brasil, não é um agravo de notificação compulsória e estima-se que, na nossa população, nas pessoas de 15 a 49 anos, a *N. gonorrhoeae* tenha prevalência de 0,70% em homens e 0,63% em mulheres[1].

Manifestações clínicas

A gonorreia pode infectar orofaringe, reto, olhos e trato urogenital nos dois sexos, assim como também pode ocorrer disseminação extragenital[4]. O tempo de incubação varia de 2 a 8 dias[2,4]. A maioria dos homens que apresentam uretrite gonocócica se torna sintomática em 1 a 2 semanas, manifestando secreção purulenta e disúria, o que os faz procurar atendimento médico. A saída de secreção em geral é abundante e claramente purulenta. As complicações no homem ocorrem por infecção ascendente a partir da uretra, podendo ocasionar orquiepididimite, prostatite e estenose de uretra[2].

Pacientes com proctite gonocócica geralmente são assintomáticos, mas podem se queixar de dor retal, tenesmo e saída de secreção purulenta anal ou sangramento. A anuscopia pode revelar mucosa retal inflamada e com presença de secreção anormal.

Também pode acontecer a faringite gonocócica pelo contato por meio do sexo oral. Pacientes são geralmente assintomáticos, mas podem se queixar de odinofagia, apresentar eritema tonsilar e linfadenopatia cervical. Diferenciar a faringite gonocócica de causa viral da bacteriana exige uma cuidadosa história clínica.

Conjuntivite gonocócica é uma complicação possível, sendo mais comum em adultos por meio de autocontaminação ao coçar os olhos com os dedos infectados. Apresenta-se com conjuntivite severa e purulenta. Se não for tratada, a infecção pode progredir rápido para ulceração da córnea, perfuração e cegueira. Outra possível causa de infecção dos olhos é pelo parto, quando o recém-nascido é infectado ao passar pelo canal do parto da mãe infectada; porém, em decorrência da profilaxia, esse agravo tem se tornado raro.

A infecção gonocócica disseminada é rara, de 0,3 a 3% dos casos, e ocorre pela disseminação hematogênica da *N. gonorrhoeae*. Pode acontecer mesmo sem sinais e sintomas da infecção local inicial. O quadro clínico característico é de *rash*, poliartralgia, tenossinovite e artrite séptica. O *rash* geralmente é compreendido de poucas petéquias esparsas, sendo raras mais de 40 lesões. A artrite séptica é caracterizada por um grande edema, eritema e dor na articulação, podendo ser única ou ter mais acometidas, principalmente em joelhos, punho e tornozelos.

Outras complicações raras da infecção pela *N. gonorrhoeae* são hepatite, meningite e miocardite.

Diagnóstico

O diagnóstico de gonorreia é estabelecido pela identificação de *N. gonorrhoeae* em secreções genitais e extragenitais[8]. Em razão das taxas de resistência é fundamental priorizar testes que identifiquem o agente infeccioso, principalmente em casos de reinfecção.

- Bacterioscopia: a coloração de Gram é um método rápido e possui bom desempenho para o diagnóstico de gonorreia em homens sintomáticos com corrimento uretral (com 95% de sensibilidade e 97% de especificidade)[8]. A infecção gonocócica é confirmada pela presença de diplococos Gram-negativos intracelulares em leucócitos polimorfonucleares. O diagnóstico de pessoas assintomáticas por microscopia não é recomendado.
- Cultura de amostras de corrimento uretral em meio seletivo de Thayer-Martin ou similar: útil na identificação de *Neisseria gonorrhoae*, é sensível, altamente específica, de baixo custo e, o mais importante, permite o teste de susceptibilidade antimicrobiana.
- Detecção de clamídia e gonococo por biologia molecular: método com elevada sensibilidade e especificidade. Além de definir o agente etiológico para os casos de infecções sintomáticas, consiste no método de escolha para o rastreio de infecções assintomáticas[2].

Um teste positivo para esterase leucocitária na urina (primeiro jato), ou exame microscópico de sedimento urinário, apresentando mais de dez leucócitos polimorfonucleares (> 10 PMN) por campo sugere presença de infecção, mas não define o agente infeccioso. Portanto, é recomendado apenas na ausência dos outros métodos.

Manejo

O tratamento da gonorreia mudou nos últimos anos em razão do aumento recente da resistência, fazendo com que o Ministério da Saúde mantenha vigilância constante e emita alertas anuais. Salienta-se a manutenção da resistência ao ciprofloxacino e o aumento da resistência frente à azitromicina[1]. Ceftriaxona, 500 mg intramuscular, em dose única é o antibiótico de escolha.

É muito importante garantir o uso racional de antimicrobianos, seguindo os protocolos preconizados nacionalmente.

Acompanhamento

A infecção não complicada não necessita de internação hospitalar. Internação para tratamento com ceftriaxona parenteral é recomendado em casos selecionados de infecção do trato urinário superior, infecção gonocócica disseminada e artrite séptica. A conjuntivite em pacientes neonatais também precisa de internação.

Uretrite não gonocócica

As uretrites são caracterizadas por inflamação e corrimento uretral, por agentes microbianos que podem ser transmitidos por meio da relação sexual. O corrimento uretral costuma ter aspecto de mucoide e purulento, com volume variável, estando associado com dor uretral (independentemente da micção), disúria, estrangúria, prurido e eritema de meato uretral.

Serão apresentados de forma geral os agentes etiológicos diversos da *Neisseria gonorrhoeae*, como *Chlamydia trachomatis* (já abordado em outra parte), *Trichomonas vaginalis*, *Ureaplasma urealyticum*, enterobactérias (nas relações anais), *Mycoplasma genitallum*, vírus do herpes simples, adenovírus e *Candida Sp.* Causas traumáticas também devem ser consideradas no diagnóstico diferencial. A infecção por clamídia no homem é responsável por aproximadamente 50% dos casos de uretrite não gonocócica[2].

Manifestações clínicas

A uretrite não gonocócica é caracterizada geralmente pela presença de corrimentos mucoides discretos com disúria leve e intermitente.

Diagnóstico

Os diagnósticos devem, sempre que possível, ser realizados por meio de testes laboratoriais, principalmente considerando as taxas de resistência. Podem ser feitos por meio de detecção de clamídia e gonococo por biologia celular, bacterioscopia e coloração de Gram, culturas de amostras de corrimento uretral em meio seletivo de Thayer-Martin, entre outros.

Manejo

O tratamento da uretrite vai depender dos sintomas e da possibilidade de diagnóstico diferencial por testes laboratoriais, conforme Tabela 4.

Acompanhamento

Os pacientes diagnosticados com uretrite devem ser encaminhados para acompanhamento no serviço de saúde com médico de família ou infectologista entre sete e dez dias após o término do tratamento. Caso o paciente evolua com sintomas persistentes ou recorrentes, devem ser pesquisados fatores como: reexposição, medicamentos incorretamente tomados e/ou esquemas não completados, infecção por outros patógenos, presença de organismos resistentes ou causas não infecciosas, como trauma (inserção de corpos estranhos intrauretrais, uso de *piercings*), fimose, irritação química, estenoses uretrais e tumores.

Epididimite

Princípios

A epididimite é uma síndrome clínica caracterizada por dor, edema e inflamação do epidídimo que dura até 6 semanas; é a infecção intraescrotal mais comum. A maior parte dos casos atinge homens entre 18 e 35 anos, mas são susceptíveis em qualquer idade. Também pode ter envolvimento testicular (orquiepididimite). É importante manter alta suspeição para torsão testicular, que é uma condição de cirurgia de emergência, em vigência de dor, ou sinais de epididimite de início súbito[7].

A epididimite aguda também pode ser causada por IST ou organismos entéricos. Quando é causada por IST, geralmente apresenta uretrite assintomática associada. As epididimites que não estão associadas com transmissão sexual geralmente se apresentam com bacteriúria e um fator obstrutivo, como hiperplasia prostática benigna. Em pacientes mais idosos, também pode estar associada com a biópsia de próstata, cirurgias ou procedimentos no trato geniturinário, doenças sistêmicas ou imunossupressão.

Casos de epididimite crônica, ou seja, sintomas que duram por mais de 6 semanas (desconforto ou dor testicular, no escroto ou epidídimo) estão mais

TABELA 4 Manejo da uretrite

Condição clínica	Primeira opção	Segunda opção
Uretrite sem identificação do agente etiológico	Ceftriaxona 500 mg, IM, dose única Mais Azitromicina 500 mg, 2 comprimidos, VO, dose única	Ceftriaxona 500 mg, IM, dose única Mais Doxiciclina 100 mg, 1 comprimido, VO, 2x/dia por 7 dias
Uretrite gonocócica e demais infecções gonocócicas não complicadas (uretra, colo do útero, reto e faringe)	Ceftriaxona 500 mg, IM, dose única Mais Azitromicina 500 mg, 2 comprimidos, VO, dose única	
Uretrite não gonocócica	Azitromicina 500 mg, 2 comprimidos, VO, dose única	Doxiciclina 100 mg, 1 comprimido, VO, 2x/dia por 7 dias
Uretrite por clamídia	Azitromicina 500 mg, 2 comprimidos, VO, dose única	Doxiciclina 100 mg, 1 comprimido, VO, 2x/dia por 7 dias
Uretrite por *Mycoplasma genitalium*	Azitromicina 500 mg, 2 comprimidos, VO, dose única	
Uretrite por *Trichomonas vaginalis*	Metronidazol 250 mg, 2 comprimidos, VO, 2x/dia, por 7 dias	Clindamicina 300 mg, VO, 2x/dia por 7 dias

frequentemente associados a causas granulomatosas, sendo a *Mycobacterium tuberculosis* a causa mais comum, devendo ser suspeitada principalmente em homem com história recente de exposição à tuberculose.

Manifestações clínicas

A evolução clínica é mais gradual e, em geral, o paciente procura avaliação médica mais tardiamente, o que, na maior parte dos casos, se diferencia do quadro de torção testicular, que é um quadro abrupto. Pacientes com quadro de epididimite apresentam dor testicular unilateral, dor à palpação, hidrocele e edema do epidídimo. O cordão espermático é doloroso e edemaciado. Não é comum a apresentação de febre. Dor bilateral deve suscitar outras causas de dor testicular. O testículo está na posição anatômica usual, com o reflexo cremastérico intacto. Portanto, dor intensa, aguda e abrupta deve ser avaliada por ultrassom para torção testicular e encaminhada para avaliação do urologista. Um exame de ultrassom negativo para epididimite não descarta o quadro, devendo ser usado primariamente para afastar possibilidade de torção testicular.

Diagnóstico

O diagnóstico é feito por meio de quadro clínico compatível e confirmado por exames laboratoriais. Todos os casos suspeitos devem ser testados para *C. trachomatis* e *N. gonorrhoeae* quando possível. A cultura de urina é importante para identificação do agente etiológico e determinação do antibiograma.

O hemograma pode apresentar leucocitose, mas é um achado inespecífico, que não diferencia epididimite de torção. Em crianças na fase pré-puberal é importante a realização de exame de urina e cultura de urina, mesmo que raramente sejam positivos, pois em caso de processo infeccioso bacteriano associado a falta de tratamento pode levar a sequelas duradouras.

A avaliação com ultrassom é muito importante, principalmente quando apenas o exame físico e os exames laboratoriais não são suficientes para afastar torção testicular com segurança. Em caso de dúvida, é necessário realizar ultrassom com doppler. No ultrassom, um epidídimo inflamado se apresenta aumentado e hipoecoico. Porém, uma minoria dos pacientes com torção testicular pode apresentar fluxo preservado, que pode simular a epididimite. Nesses casos, deve-se procurar pela imagem do cordão espermático torcido.

Manejo

Para prevenção de complicações e transmissão de IST, todos os pacientes com sintomas de epididimite devem ser tratados empiricamente. A seleção da terapia vai depender da história clínica, tentando diferenciar de infecção gonocócica, de clamídia ou entérica. Um dos objetivos do tratamento é evitar complicações da epididimite por clamídia ou gonococo: dor crônica ou infertilidade[7,9].

Fatores de risco para IST: idade jovem; baixo nível socioeconômico; múltiplas parcerias ou nova parceria atual; IST prévia ou atual; uso irregular de preservativos; uso de drogas; relação sexual em troca de dinheiro ou drogas. Fatores de risco para infecções por organismos entéricos: história de cirurgia ou instrumentalização do trato urinário (biópsia de próstata, vasectomia);

TABELA 5 Manejo da epididimite

	Antibiótico de escolha
Epididimite presumivelmente por IST	Ceftriaxona 500 mg, IM, dose única + Doxiciclina 100 mg, 12/12h por 10 dias
Epididimite presumivelmente entérica	Levofloxacino 500 mg, 1 vez ao dia, por 10 dias
Epididimite potencialmente por IST ou entérica	Ceftriaxona 500 mg, IM, dose única + Levofloxacino 500 mg, 1 vez ao dia, por 10 dias

Fonte: Walls et al., 2023[7].

imunossupressão; obstrução urinária (hiperplasia prostática benigna)[9].

Acompanhamento

Casos leves podem ser tratados ambulatorialmente. Porém, em casos de suspeita de torção testicular, abscesso e fasciíte necrotizante, o paciente deve ser encaminhado para avaliação do especialista. A internação para tratamento endovenoso deve ser considerada em casos de impossibilidade de tratamento oral, ou riscos de gravidade, como idade, história de diabetes, febre e PCR elevada.

Além disso, deve-se recomendar repouso, elevação escrotal e AINEs para sintomas de dor e inflamação. Os sintomas podem demorar para se resolver completamente mesmo após algumas semanas do fim do tratamento.

Em casos de epididimite por IST, os pacientes devem ser orientados a se abster de atividades sexuais até que eles e suas parcerias tenham se tratado e os sintomas, melhorado.

Condiloma acuminado

Princípios

Causado pelo papilomavírus humano (HPV), com mais de 40 tipos de vírus que infectam os humanos, em sua maioria, assintomáticos. O aparecimento clínico de lesão acontece em aproximadamente 1% dos casos. Os vírus HPV 6 e 11 são os mais comumente associados ao aparecimento de lesões e não são oncogênicos. Os tipos HPV 16 e 18 são os principais responsáveis pelo câncer cervical e por neoplasias vaginais, vulvares, anais, penianas e de orofaringe.

A infecção por determinado tipo viral não impede a infecção por outros tipos de HPV, podendo ocorrer infecção múltipla. Os tipos que causam verrugas genitais são quase sempre diferentes daqueles que causam câncer. O tempo médio entre a infecção pelo HPV de alto risco e o desenvolvimento de câncer cervical é de aproximadamente 20 anos, de acordo com o tipo do vírus, sua carga viral, sua capacidade de persistência e o estado imunológico do hospedeiro. Tabagismo e deficiências imunológicas, incluindo aquelas causadas pela infecção pelo HIV, desnutrição, cânceres e drogas imunossupressoras são fatores predisponentes.

Manifestações clínicas

As lesões da infecção pelo HPV são polimórficas; quando pontiagudas, denominam-se condiloma acuminado. Variam de um a vários milímetros, podendo atingir alguns centímetros. Costumam ser únicas ou múltiplas, achatadas ou papulosas, mas sempre papilomatosas. Por essa razão, a superfície apresenta-se fosca, aveludada ou semelhante à da couve-flor. Revelam-se da cor da pele, eritematosas ou hiperpigmentadas. Em geral, são assintomáticas, mas podem ser pruriginosas, dolorosas, friáveis ou sangrantes. As verrugas anogenitais resultam quase exclusivamente de tipos não oncogênicos de HPV. No homem, as lesões ocorrem com mais frequência no folheto interno do prepúcio, no sulco bálano-prepucial ou na glande. Podem acometer, ainda, a pele do pênis e/ou do escroto. Na mulher, costumam ser observadas na vulva, vagina e/ou cérvice. Em ambos, podem ser encontradas nas regiões inguinais ou perianais.

Diagnóstico

O diagnóstico das verrugas anogenitais é tipicamente clínico durante o exame físico. Faz-se diagnóstico diferencial com molusco contagioso, marcas na pele, neoplasia, nevos e condiloma nata.

Em situações especiais, há indicação de biópsia para estudo histopatológico, o que geralmente não é feito no departamento de emergência. Indicação de biópsia:

- Dúvida diagnóstica, suspeita de neoplasias ou outras doenças.
- Lesões atípicas ou que não respondem ao tratamento.
- Lesões suspeitas em pessoas com imunodeficiências.

Manejo

Todos os tratamentos para HPV têm alto índice de falha. O objetivo é a destruição das lesões. O tratamento pode se basear em medicações autoaplicáveis, como creme de imiquimode e solução podofilotoxina, ou tratamentos dependentes de médico que podem ser: ressecção cirúrgica, crioterapia ou terapia tópica com ácido tricloroacético ou bicloroacético. A escolha do tratamento vai depender da decisão compartilhada com o paciente.

Acompanhamento

O médico emergencista pode encaminhar o paciente para acompanhamento e tratamento ambulatorial, já que não se trata de uma urgência, e o tratamento é prolongado. O tratamento antiviral não é recomendado[5].

A vacina quadrivalente contra HPV (6, 11, 16 e 18) está disponível pelo Ministério da Saúde brasileiro em duas doses, para meninas de 9 a 14 anos e meninos de 11 a 14 anos, sendo eficaz na prevenção da infecção pelo HPV com evidência robusta de benefício individual e populacional. Também está disponível para pacientes portadores de HIV, transplantados de órgãos sólidos, de medula óssea ou pacientes oncológicos para mulheres e homens de 9 a 45 anos[2].

REFERÊNCIAS

1. Relatório de monitoramento da sensibilidade do gonococo aos antimicrobianos no brasil vigilância sentinela projeto SenGono. Brasília: Ministério da Saúde; 2023. Disponível em: http://bvsms.saude.gov.br/bvs/publicacoes/virais_infeccoes_sexualmente_transmissiveis.pdf.
2. Atenção integral às pessoas com infecções sexualmente transmissíveis (IST), protocolo clínico e diretrizes terapêuticas para [Internet]. Disponível em: http://bvsms.saude.gov.br/bvs/publicacoes/protocolo_clinico_atecao_integral_ist.pdf.
3. Epidemiológico B. [Internet]. 2023. Disponível em: www.gov.br/aids.
4. Tuddenham S, Hamill MM, Ghanem KG. Diagnosis and treatment of sexually transmitted infections. JAMA. 2022;327(2):161.
5. Walensky RP, Jernigan DB, Bunnell R, Layden J, Kent CK, Gottardy AJ, et al. Morbidity and mortality weekly report sexually transmitted infections treatment guidelines, 2021 Centers for Disease Control and Prevention MMWR Editorial and Production Staff (Serials) MMWR Editorial Board. 2021.
6. Brasil. Ministério da Saúde. Diagnóstico da sífilis [Internet]. Disponível em: www.aids.gov.br.
7. Walls RM, Hockberger RS, Gausche-Hill M, Erickson TB, Wilcox SR (eds.). Rosen's emergency medicine: concepts and clinical practice, 10.ed. Philadelphia: Elsevier, 2023.
8. Hennigen AW, Carvalho RR. Universidade Federal do Rio Grande do Sul, Programa de Pós-graduação em Epidemiologia. Como fazer o tratamento empírico para epididimite? 2023.
9. Brasil, Ministério da Saúde. Manual de Controle das Doenças Sexualmente Transmissíveis, 4.ed. Secretaria de Vigilância em Saúde. Programa Nacional de DST e Aids. Série Manuais, n. 68. Brasília: Ministério da Saúde; 2006. 140 p.

Seção XI

Emergências ginecológicas e obstétricas

COORDENADORES DA SEÇÃO:

Mário José Bueno
Francisco Eduardo Silva

1

Dor pélvica ginecológica

Francisco Eduardo Silva

PONTOS PRINCIPAIS

- Reconhecer os diagnósticos diferenciais da dor pélvica.
- Identificar as emergências cirúrgicas no pronto-socorro.
- Reconhecer as urgências que ameaçam a fertilidade.
- Indicar o exame de imagem adequado para elucidar o diagnóstico ou encaminhar o tratamento.
- Encaminhar o paciente para o tratamento especializado de acordo com a doença identificada.

INTRODUÇÃO

A dor pélvica é uma condição comum que afeta pacientes de todas as faixas etárias e é definida como dor aguda, aquela iniciada há menos de 3 meses. A dor pélvica crônica tem natureza multifatorial e, em decorrência da complexa inervação da pelve, o acometimento de diferentes órgãos e sistemas pode levar a uma mesma manifestação clínica. O diagnóstico diferencial é amplo, incluindo uma variedade de entidades ginecológicas e não ginecológicas. As estreitas relações anatômicas e fisiológicas das estruturas pélvicas, juntamente com uma apresentação clínica semelhante de diferentes doenças e sobreposição de sintomas, especialmente no contexto de emergência, tornam o diagnóstico desafiador.

A avaliação inicial da dor pélvica na emergência deve incluir uma impressão geral do paciente com ênfase nos sinais vitais avaliando primordialmente a estabilidade hemodinâmica, a obtenção da história clínica e exame físico direcionado. A prioridade inicial do atendimento é a identificação de condições de emergência que podem ocorrer nos casos de gravidez ectópica rota e ruptura de cistos hemáticos do ovário com hemoperitônio e instabilidade hemodinâmica. As condições de urgência como apendicite aguda, diverticulite, hérnia inguinal ou femoral estrangulada devem fazer parte do arsenal de diagnósticos do emergencista nos casos de dor pélvica aguda. As doenças que ameaçam a fertilidade, como a doença inflamatória pélvica e a torção do ovário ou anexos, devem ser diagnosticadas e tratadas com rapidez. Uma história clínica cuidadosa com foco nas características da dor, revisão dos sistemas, história ginecológica, sexual e social, além do exame físico, ajuda a reduzir as diferenças encontradas nas doenças que cursam com dor pélvica aguda. As características da dor pélvica, incluindo tipo, tempo de início e intensidade associada a sintomas como vômitos, febre, sangramento ou corrimento vaginal ou sintomas urinários, desempenham um papel importante no estabelecimento de um diagnóstico diferencial inicial.

Devido à complexidade de órgãos e sistemas situados no interior da cavidade pélvica, assim como sua inervação, grupamentos musculares e articulares, pode-se considerar as causas da dor pélvica aguda como ginecológicas e não ginecológicas. A dor pélvica aguda de origem ginecológica pode estar relacionada a doenças ou condições anexiais, incluindo cistos de ovário, torção do ovário, doença inflamatória pélvica (DIP) e abscesso tubo-ovariano, ou doenças ou condições associadas ao útero como a dismenorreia, miomas e complicações de dispositivos intrauterinos (DIU). O estado de gravidez é a determinação mais importante para uma paciente em idade reprodutiva que apresenta dor pélvica aguda no pronto-socorro. Na dor pélvica aguda de causas não ginecológicas, a apendicite é a mais frequente e sua apresentação clínica muitas vezes pode ser semelhante à de torção dos anexos à direita. Em mulheres jovens nas quais os sinais e sintomas se assemelham, os exames de imagem são uma ferramenta útil para o diagnóstico diferencial.[1,2]

Em muitos casos a paciente já possui diagnóstico da dor pélvica e procura a emergência para analgesia. A identificação de pacientes com dor pélvica crônica e doenças com sintomas agudos que necessitam de um diagnóstico rápido e conciso, assim como tratamento emergencial, devem fazer parte da avaliação clínica inicial na emergência. A Tabela 1 classifica as doenças que cursam com dor pélvica crônica por sistemas (Tabela 1).

TABELA 1 Lista de etiologias primárias da dor pélvica crônica dividida por sistemas

Ginecológicas
Aderências peritoneais
Cistos anexiais.
Salpingite/endometrite crônica
Endossalpingiose
Síndrome do ovário residual
Síndrome do ovário remanescente
Síndrome de congestão pélvica
Cistos peritoneais pós-operatórios
Adenomiose
Endometriose
Leiomioma
Distopias genitais
Urológica
Neoplasia de bexiga
Infecção urinária de repetição
Cistite intersticial
Nefrolitíase
Síndrome uretral
Gastrointestinais
Câncer colorretal e carcinoma de canal anal
Aderências peritoneais
Doença inflamatória intestinal
Constipação intestinal
Hérnias inguinais ou femorais
Síndrome do intestino irritável

(Continua)

TABELA 1 Lista de etiologias primárias da dor pélvica crônica dividida por sistemas (*Continuação*)

Osteomusculares e neurais
Dor miofascial
Síndrome do piriforme
Coccidinia
Doenças na coluna lombossacra
Alterações posturais
Neuralgias (dos nervos ílio-hipogástrico, ilioinguinal, genitofemoral e pudendo)
Espasmos musculares de assoalho pélvico
Sequestro neural em cicatriz cirúrgica prévia
Psicológicas
Somatização
Uso excessivo de drogas
Assédio (ou abuso) sexual ou moral
Depressão
Distúrbios do sono
Distúrbios bipolares

Fonte: Ribeiro et al., 2020[2].

ANATOMIA DA PELVE

Anatomicamente a pelve é a parte do corpo situada posteroinferior ao abdome, consistindo na área de transição entre o tronco e os membros inferiores. No interior da cavidade pélvica encontramos os segmentos terminais dos aparelhos urinário, digestivo, órgãos genitais internos, estruturas vasculares e os nervos que suprem a pelve propriamente dita e os membros interiores. A pelve é o espaço circundado pelo cíngulo dos membros inferiores, que é um anel ósseo articulado formado pelo sacro e os dois ossos do quadril. Os ossos do quadril são formados pela fusão do ílio, ísquio e púbis.

As paredes laterais da pelve são formadas pelos ossos do quadril direito e esquerdo e cada um deles tem um forame obturador fechado por uma membrana obturadora coberta pelos músculos obturadores internos. Nas paredes posterolaterais, os ligamentos sacrotuberal e sacroespinhal formam o forame isquiático e o músculo piriforme que passa no seu interior. A sínfise púbica forma a parede anterior da cavidade pélvica. O assoalho pélvico é composto pelos músculos levantador do ânus e coccígeo, formando assim o diafragma pélvico. O músculo elevador do ânus apresenta três segmentos, o músculo puborretal, pubococcígeo e íliococcígeo (Figuras 1 e 2). A capacidade de relaxamento e distensão musculofacial do assoalho pélvico é fundamental para defecção e parto.

O peritônio da pelve é contínuo com a cavidade abdominal e refletindo sobre as faces superiores da maioria das vísceras pélvicas, porém as extremidades livres das tubas uterinas são intraperitoneais. A ligação frouxa entre o peritônio e a parede abdominal suprapúbica acarreta uma expansão da bexiga durante do enchimento de urina, elevando as fossas supravesicais. Nas mulheres, o útero está localizado entre a bexiga e o reto, criando as escavações vesicouterinas e retouterinas.

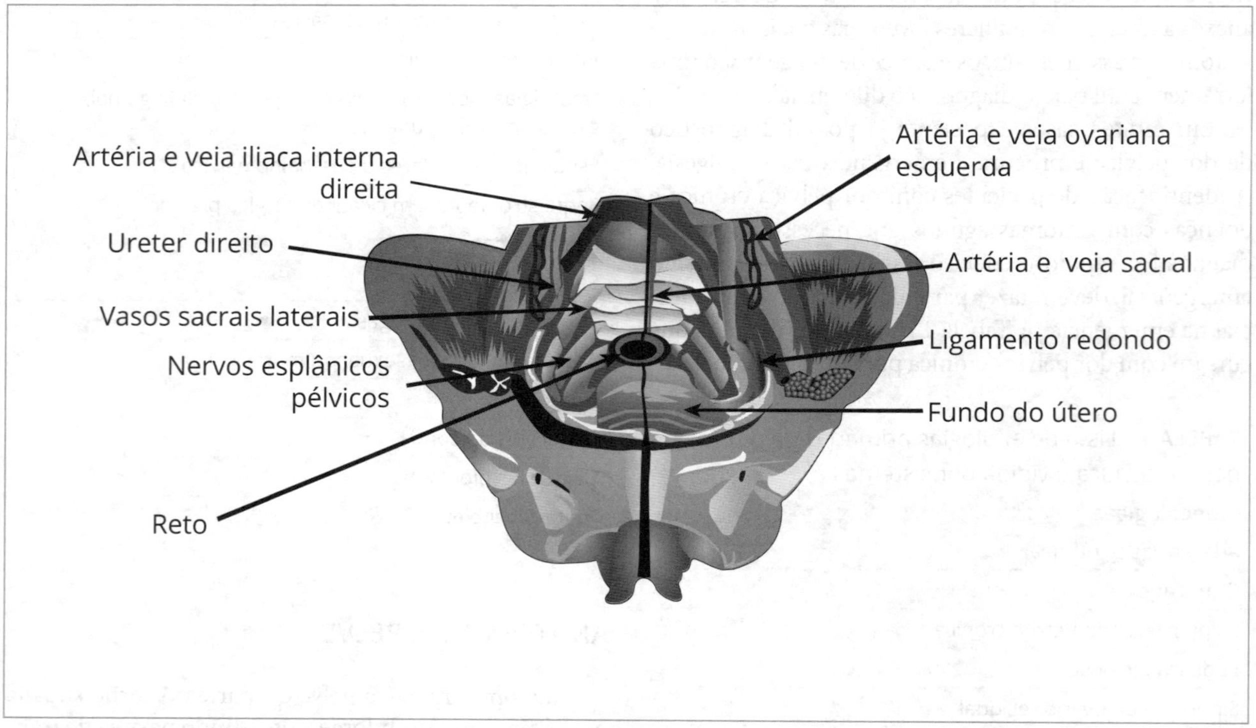

FIGURA 1 Figura esquemática dos órgãos da pelve feminina.
Fonte: MogiGlass[15].

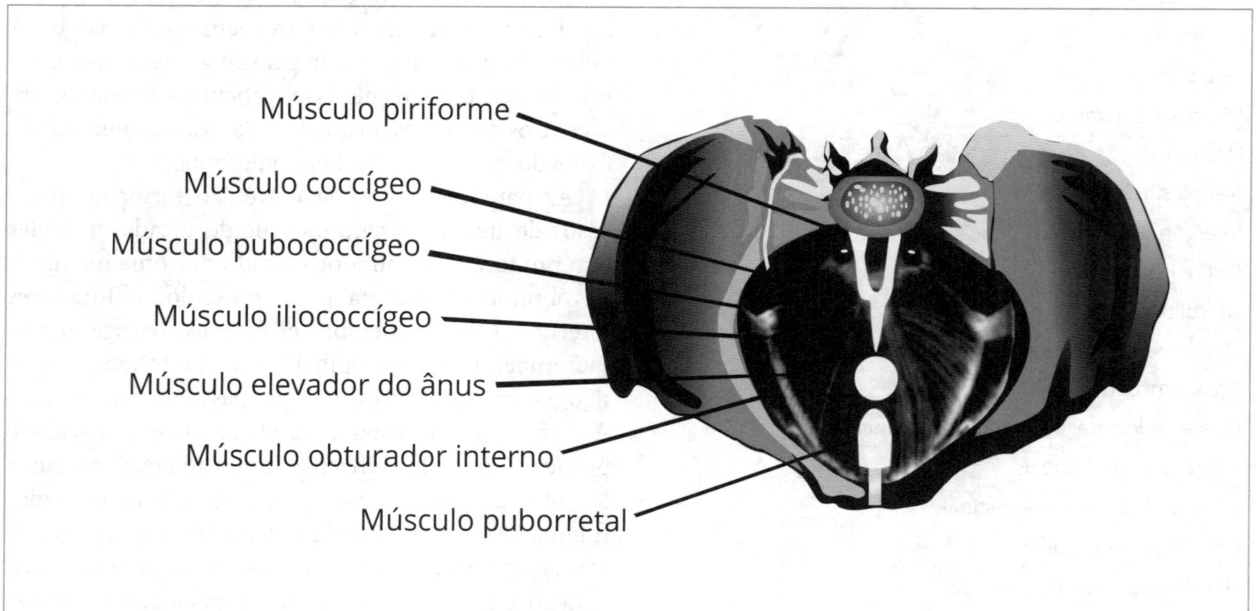

FIGURA 2 Músculo da pelve feminina.
Fonte: Netter, 2018[16].

A maior parte do sangue arterial da pelve é proveniente das artérias ilíacas internas que se bifurcam em ramos anterior e posterior. O ramo anterior da artéria ilíaca irriga as vísceras pélvicas e o ramo posterior fornece os ramos parietais. O plexo venoso se comunica com o plexo venoso vertebral interno do canal vertebral e a maior parte do sangue venoso deixa a pelve através das veias ilíacas internas. Os linfonodos pélvicos variam em tamanho, número e localização e são altamente interconectados, de modo que a drenagem linfática pode seguir em quase todas as direções para qualquer órgão pélvico e abdominal. O padrão de drenagem linfática é pouco suficiente para se deduzir o estadiamento metastático ganglionar do câncer dos órgãos pélvicos.

Os nervos somáticos na pelve formam o plexo sacral relacionado principalmente com a inervação dos membros inferiores e períneo. Os segmentos pélvicos dos troncos simpáticos se relacionam com os membros inferiores. O suprimento nervoso para as estruturas do assoalho pélvico é principalmente dos nervos sacrais S3 e S4, como o nervo pudendo.[3] O nervo pudendo é um nervo misto responsável pela inervação sensitiva e motora do períneo e da genitália externa em ambos os sexos. Ele se origina na cavidade pélvica a partir do plexo sacral, mais especificamente dos ramos anteriores dos nervos espinais S2, S3 e S4. O nervo deixa a cavidade pélvica através do forame isquiático maior, contorna a espinha isquiática e entra no períneo através do forame isquiático menor. Os impulsos nervosos originados nas vísceras pélvicas são normalmente inconscientes e a dor relacionada a essas vísceras segue sobretudo pela porção sacral parassimpática, ou seja, pelos nervos esplâncnicos. A parte central da dor visceral segue pelo trato espinotalâmico lateral até o tálamo, de onde se dirige ao córtex no giro pós-central, tornando-se consciente. Figura esquemática dos órgãos da pelve feminina (Figura 3).

EPIDEMIOLOGIA DA DOR PÉLVICA

A dor pélvica crônica é uma afecção multifatorial debilitante, causando um impacto na vida social, sexual, micção, defecação e ciclo menstrual, afetando mais as mulheres em idade reprodutiva. Estima-se que a dor pélvica crônica afete 26% da população feminina mundial. A dor pélvica crônica é responsável por 10% de todas as consultas ginecológicas, 40% das laparoscopias diagnósticas ou terapêuticas e 12% das histerectomias nos Estados Unidos anualmente. Uma revisão sistemática de 2006 da Organização Mundial de Saúde (OMS) descreveu uma prevalência de 2,1 a 24% para dor acíclica, 8 a 21% para dispareunia e 16,8 a 81% para dismenorreia. A prevalência de afecções não ginecológicas é estimada em 20 a 60%. A dor pélvica aguda pode ocorrer em qualquer faixa etária e é uma queixa frequente em pacientes do sexo feminino no pronto-socorro. A dor abdominal de origem pélvica é cerca de 5% a 10% dos atendimentos no pronto-socorro. O atendimento de emergência de um paciente com dor pélvica aguda é desafiador pela variedade de doenças que ocorrem na cavidade pélvica[4-7].

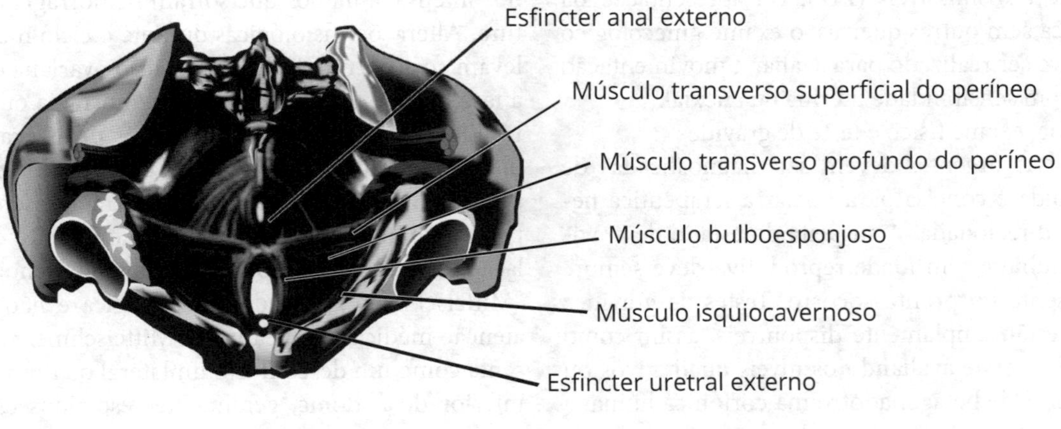

FIGURA 3 Músculos da pelve feminina.
Fonte: Netter, 2018[16].

APRESENTAÇÃO CLÍNICA DA DOR PÉLVICA AGUDA

A dor pélvica aguda pode ser definida como uma dor localizada na parte inferior do abdome e pelve com duração inferior a 3 meses. A dor pélvica pode estar associada a distúrbios do trato urinário inferior e micção, alteração do hábito intestinal e defecação, distúrbios sexuais, fatores emocionais e comportamentais, afecções ginecológicas ou miofaciais[8].

A história clínica e o exame físico podem ser inespecíficos e com um vasto diagnóstico diferencial. Os sinais e sintomas podem variar amplamente, de acordo com a doença. Uma história cuidadosa com foco nas características da dor, revisão dos sistemas, história ginecológica, sexual e social, além do exame físico, ajuda a estreitar o diagnóstico. O algoritmo (Figura 4) da abordagem da paciente com dor pélvica aguda fornece uma sequência de possíveis diagnósticos e exames complementares no atendimento na emergência e prioriza descartar condições emergentes com risco de vida, como gravidez ectópica, ruptura de abscesso tubo-ovariano e apendicite. Uma história completa, exame físico, teste de gravidez e exame de urina devem conduzir para um diagnóstico ou apontar para o estudo de imagem adequado.

O diagnóstico precoce da dor pélvica é importante para prevenir sequelas tardias, como sepse na perfuração do apêndice, infertilidade na DIP ou na torção do ovário ou hemoperitônio na gravidez ectópica. A dor pélvica no lado direito é especialmente desafiadora e, devido à proximidade do apêndice cecal, do útero, da trompa uterina e do ovário direito, normalmente, requer exames de imagem para determinar a etiologia. A DIP deve ser considerada em mulheres jovens sexualmente ativas em risco de contrair infecções sexualmente transmissíveis (IST). Na apresentação da dor pélvica sem outras queixas, o exame ginecológico inicial deve ser realizado para avaliar a movimentação cervical com sensibilidade uterina ou anexial.

História, exame físico e teste de gravidez

As causas urgentes devem ser diagnosticadas de forma rápida e concisa para iniciar a terapêutica necessária e direcionada. A suspeita do estado de gravidez em mulheres em idade reprodutiva deve sempre estar presente no pronto-socorro. Testes de gravidez de urina estão amplamente disponíveis, assim como exames de sangue avaliando os níveis qualitativos ou quantitativos de betagonadotrofina coriônica humana (β-hCG). Em pacientes hemodinamicamente instáveis, é sugerido o uso do *focused assessment with sonography in trauma* (FAST) na sala vermelha para identificar líquido livre na cavidade abdominal e pélvica na suspeita de gravidez ectópica ou ruptura de um cisto de ovário hemático com hemoperitônio.

A história e o exame físico estreitam o diagnóstico diferencial e permitem ao médico escolher o exame de imagem adequado. As diferentes doenças que cursam com dor pélvica aguda e apresentam sinais e sintomas semelhantes requerem exames confirmatórios laboratoriais e de imagem. A abordagem do paciente sobre a característica da dor pélvica deve conter a localização, intensidade, irradiação, tempo de duração, exacerbação e atenuantes da dor. Sintomas clínicos como mal-estar, febre, vômitos, alteração do hábito intestinal, sintomas urinários como disúria e hematúria, além de sintomas relacionados a doenças ginecológicas, como corrimento vaginal, sangramento vaginal ou dispareunia, devem ser incluídos na história da doença atual.

A história patológica pregressa deve incluir cirurgias prévias na cavidade ou parede abdominal e pélvica, cirurgias ginecológicas, cesáreas, abordos, partos vaginais e afecções ginecológicas não cirúrgicas. Uma história social abrangente deve incluir infecções sexualmente transmissíveis (IST), história sobre parceiros sexuais para avaliar risco de DIP e gravidez ectópica. O uso recente de dispositivo intrauterino (DIU) também deve ser verificado. O risco de DIP em mulheres com DIU é 6 vezes maior nos primeiros 20 dias; depois desse período a incidência de DIP é semelhante à população geral[10].

Dor de causa ginecológica e na gravidez

As causas mais comuns em mulheres não grávidas em idade reprodutiva são a ruptura ou hemorragia de cistos ovarianos, inflamação ou torção do ovário e degeneração ou torção de miomas uterinos. Os cistos ovarianos são um achado comum em mulheres na pré-menopausa e geralmente não estão relacionados à dor intensa, a menos que sofram hemorragia ou ruptura. Alterações fisiológicas durante o ciclo menstrual levam ao aumento da vascularização ovariana durante a fase lútea, o que pode levar à hemorragia ou ruptura. Eles são facilmente identificados pelos exames de ultrassonografia ou tomografia computadorizada da pelve (TC). Algumas mulheres podem apresentar dor pélvica de intensidade diferente no momento da ovulação, causada pela ruptura do folículo, denominada "Mittelschmerz". Essa dor é fisiológica e não requer atenção médica significativa. A Mittelschmerz se apresenta como um desconforto unilateral ou dor na parte inferior do abdome, geralmente resolvidos espontaneamente em poucas horas, às vezes acompanhados por uma pequena quantidade de líquido livre na pelve.

A DIP também é uma causa comum de dor pélvica aguda e geralmente ocorre em mulheres jovens

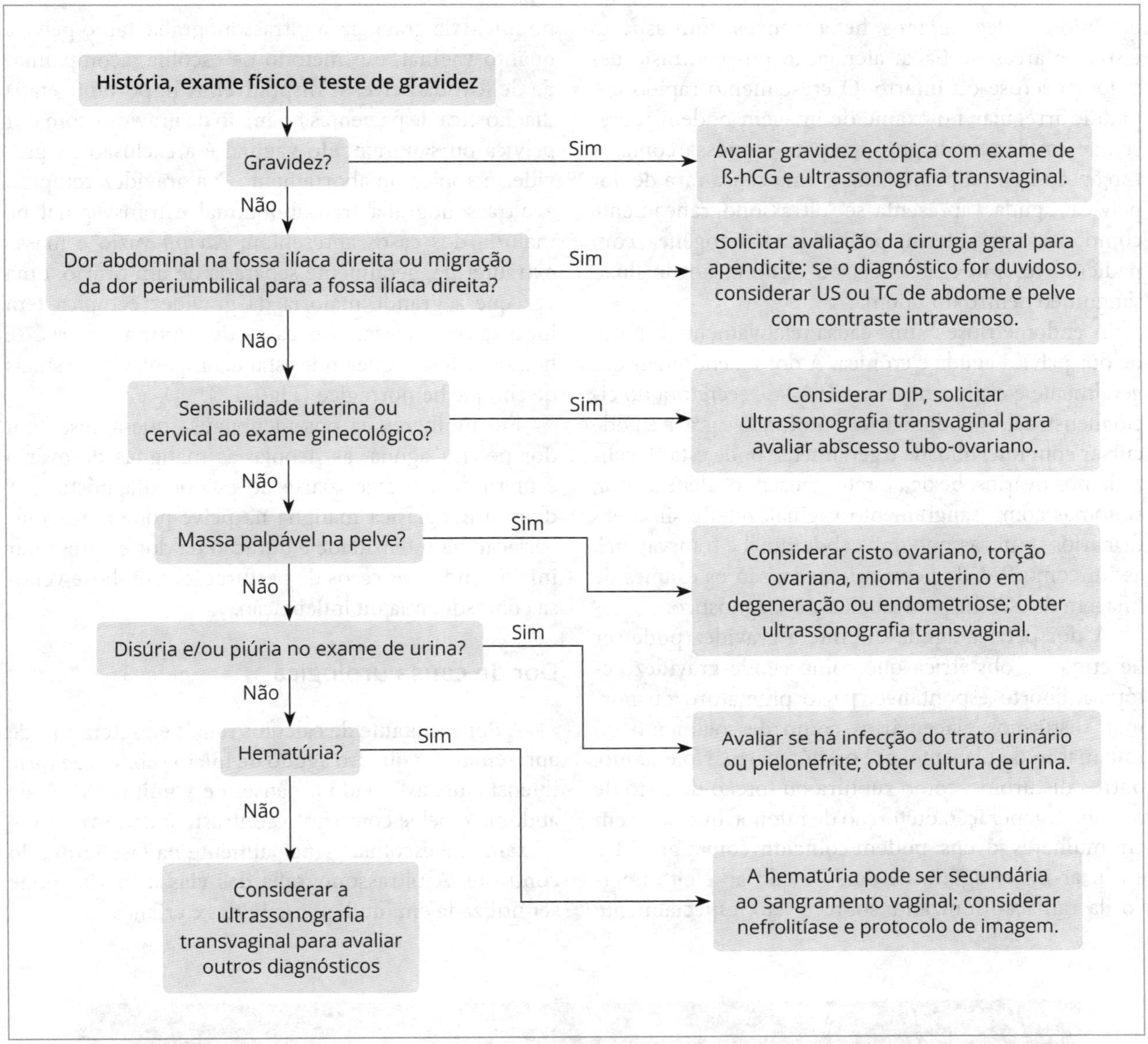

FIGURA 4 Algoritmo da abordagem clínica e exames de imagem no pronto-socorro da dor pélvica na mulher.
Fonte: Kruszka e Kruszka, 2010[9].

e sexualmente ativas. As seguintes doenças podem ser resumidas sob o termo DIP, como a endometrite, salpingite, piossalpinge, abscesso tubo-ovariano e peritonite pélvica. A DIP é uma infecção sexualmente transmissível ascendente que pode envolver o endométrio, as trompas uterinas, os ovários e o peritônio. Os patógenos mais comuns são *Chlamydia trachomatis* ou *Neisseria gonorrhoeae*. O diagnóstico é baseado em parâmetros clínicos e laboratoriais, mas está sujeito a limitações, principalmente no caso de manifestações clínicas atípicas, sendo incorreto em até 35% das pacientes no atendimento na Emergência.

A torção ovariana é definida como a torção do ovário e de parte da trompa uterina ao redor do pedículo vascular, levando ao comprometimento vascular parcial ou completo. É mais comumente causada por lesões no ovário como cistos ou tumores, mas pode ocorrer em mulheres sem patologia ovariana subjacente, provavelmente devido à hipermobilidade ovariana. A ultrassonografia com Doppler é a modalidade de imagem de escolha na emergência (Figuras 5 e 6).

Os miomas uterinos podem causar dor aguda na pelve devido à degeneração ou torção. A degeneração ocorre quando o volume do mioma ultrapassa seu suprimento vascular. A degeneração hemorrágica tem maior probabilidade de causar dor pélvica aguda e está frequentemente relacionada à gravidez ou ao uso contínuo de anticoncepcionais. A ultrassonografia pode demonstrar massa uterina heterogênea, com possíveis áreas císticas e ausência parcial de sinal Doppler nas áreas de infarto. A TC e a ressonância magnética (RM) da pelve podem mostrar uma apresentação semelhante em miomas degenerados, heterogêneos, com aspecto cístico e áreas de baixa atenuação pós-contraste devido a necrose ou infarto. O crescimento rápido e o padrão irregular no exame de imagem podem representar um desafio diagnóstico para o miossarcoma. A torção do mioma pediculado é uma causa rara de dor pélvica aguda, apresenta-se ultrassonograficamente como massa parauterina pediculada heterogênea, com pedículo torcido e ausência ou diminuição do fluxo sanguíneo dentro do mioma.

A endometriose é uma causa relativamente comum de dor pélvica aguda e crônica. A dor na endometriose geralmente é cíclica, relacionada à fase secretora do ciclo menstrual. A endometriose profunda é grave e pode cursar com infertilidade e geralmente pode estar localizada nos ovários, bexiga e reto, causando, além da dor, sintomas como sangramento vaginal, retal e sintomas urinários. A ultrassonografia abdominal e transvaginal, assim como RM da pelve orientada, são os exames de imagem de escolha para auxiliar no diagnóstico.

A dor pélvica aguda durante a gravidez pode ser de etiologia obstétrica que compreende gravidez ectópica, aborto espontâneo, parto prematuro ou normal, distúrbios placentários como descolamento ou inflamação da placenta, pré ou pós-parto. No entanto, outros distúrbios, como ruptura ou torção de cisto de ovário, degeneração ou torção de mioma, que ocorrem em mulheres jovens, podem coincidir com a gravidez e causar início agudo de dor. Devido ao efeito nocivo da radiação ionizante sobre o feto, especialmente no início da gravidez, a ultrassonografia, tanto pélvica quanto vaginal, é o método de escolha, acompanhada de RM da pelve, se disponível. A importante etapa diagnóstica de pacientes no início da gravidez com dor pélvica ou sangramento vaginal é a exclusão de gravidez ectópica ou abortamento. Na gravidez ectópica, a ultrassonografia transabdominal e transvaginal na maioria dos casos apresentam *cavum* vazio e massa extrauterina, geralmente separada de um ovário, uma vez que a grande maioria da gravidez ectópica tem localização tubária. Nos casos de ruptura observa-se hemoperitônio, que pode estar acompanhado de sinais de choque hemorrágico (Figura 7).

Em mulheres na pós-menopausa que apresentam dor pélvica aguda, as neoplasias malignas de ovário e útero devem fazer parte do escopo diagnóstico. A doença neoplásica maligna na pelve pode apresentar variação na intensidade e duração da dor e apresentar início agudo nos casos de perfuração, trombose venosa com isquemia ou inflamação.

Dor de causa urológica

A dor resultante de cálculos renais e ureterais pode apresentar um quadro agudo de início súbito e de forte intensidade, associado a náuseas e vômitos. A TC de abdome e pelve com triplo contraste iodado venoso é o exame de escolha, principalmente na fase tardia do contraste. A ultrassonografia das vias urinárias pode ser utilizada em mulheres grávidas e crianças.

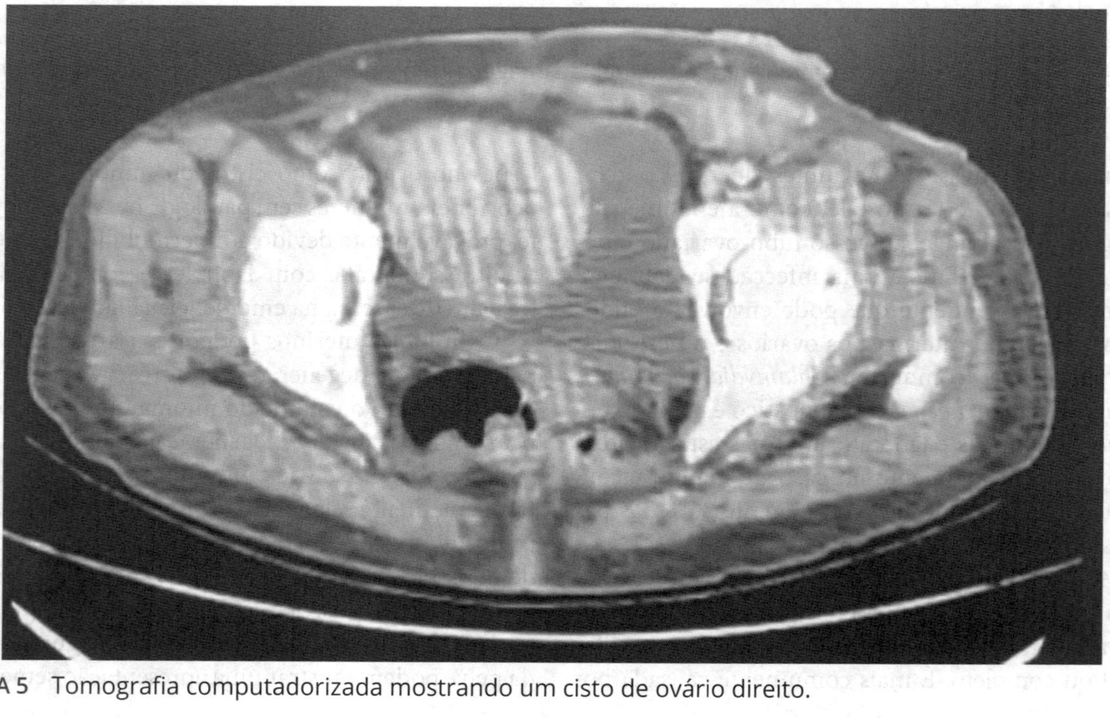

FIGURA 5 Tomografia computadorizada mostrando um cisto de ovário direito.

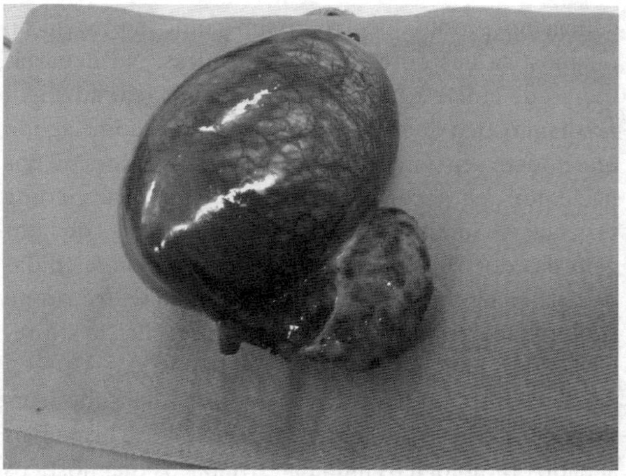

FIGURA 6 Ovário com um cisto retirado após torção anexial.

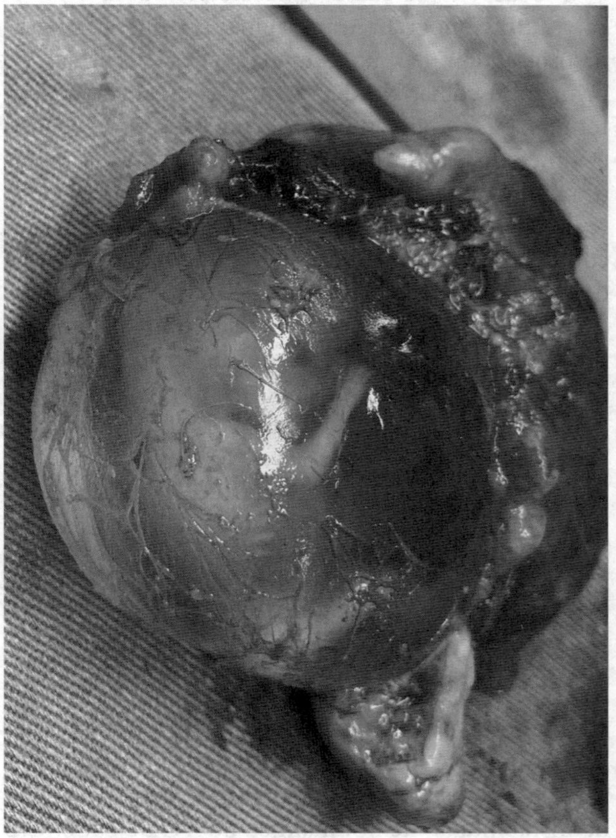

FIGURA 7 Feto e segmento da trompa uterina rota. Cirurgia para tratamento de gravidez tubária rota.

A pielonefrite aguda pode apresentar sintomas como dor no flanco ou suprapúbica, febre alta, disúria e vômitos. Se não há cálculos renais ou uretrais, deve-se pensar em complicações mais graves como abscessos e deve-se realizar uma TC de abdome e pelve com triplo contraste, ou ultrassonografia nas mulheres grávidas. A ultrassonografia transabdominal pode visualizar cálculos na pelve renal e nas partes proximal e distal do ureter (junção ureteropélvica e ureterovesical). A ultrassonografia transvaginal pode ser útil para visualizar cálculos na parte distal do ureter. Se a ultrassonografia for negativa para litíase nas vias urinárias, uma RM da pelve pode ser realizada. Em pacientes idosas e na pós-menopausa com dor associada a hematúria, a neoplasia maligna renal e da bexiga devem ser consideradas. A uretrite aguda pode se manifestar como disúria, hematúria ou saída de secreção pela uretra, além da dor em região anterior da pelve. O exame de urina e a cultura de urina podem auxiliar no diagnóstico de causas infecciosas.

Dor de causa gastrointestinal

A localização do ceco, cólon sigmoide e reto dentro da pelve e a proximidade do intestino com o complexo útero-trompa-ovário podem levar a um diagnóstico diferencial desafiador no quadro agudo.

A apendicite aguda é uma causa comum de dor predominantemente no quadrante inferior direito. O diagnóstico diferencial com doenças localizadas no anexo direito nas mulheres muitas vezes é necessário, utilizando exames de imagens como a ultrassonografia ou a TC de abdome e pelve.

A diverticulite colônica aguda é outra causa de dor pélvica que pode ser classificada em complicada e não complicada. A diverticulite não complicada é caracterizada pelo espessamento da parede do cólon e pela reação edemaciada da gordura circundante. A TC de abdome e pelve é o exame de escolha no pronto-socorro para avaliar suas complicações, que incluem abscesso peridiverticular, perfuração do divertículo e peritonite.

A apendagite epiploica é uma condição benigna que cursa com dor pélvica em fossa ilíaca à esquerda. A apendagite ocorre por uma torção do apêndice epiploico próximo ao colón sigmoide, resultando em uma trombose venosa das veias que drenam os apêndices. O paciente pode apresentar febre e vômitos. A TC de abdome e pelve é o exame de imagem de escolha para auxiliar no diagnóstico.

A ileíte terminal na doença de Crohn pode cursar com dor pélvica à direita com um quadro clínico similar a apendicite aguda ou alguma condição patológica anexial à direita nas mulheres. A TC de abdome e pelve é o exame de imagem de escolha para auxiliar no diagnóstico.

Dor de causa vascular

A dor aguda na pelve em pacientes com diagnóstico de aneurisma de aorta ou artéria ilíaca necessita de uma avaliação urgente no pronto-socorro. Os exames de imagem como a ultrassonografia *point-of-care* ou TC são necessários para diagnosticar ou afastar uma possível ruptura contida ou iminente, associada à clínica do paciente e ao estado hemodinâmico. A trombose das veias ilíacas, veia mesentérica inferior ou ovarianas pode causar dor aguda na pelve e deve fazer parte do conjunto de diagnósticos diferenciais da dor pélvica aguda no pronto-socorro. A síndrome da congestão pélvica é responsável por 16 a 31% dos casos de dor pélvica crônica, e pode estar associada a dismenorreia, dispareunia e a ultrassonografia transvaginal, assim como a TC com contraste e a RM pode auxiliar no diagnóstico.

Outras condições diversas que podem levar à dor aguda na pelve incluem envenenamento por chumbo, porfiria, crise falciforme, somatização e simulação.

EXAME FÍSICO

No departamento de emergência o exame físico deve ser direcionado conforme a gravidade do quadro e o estado hemodinâmico do paciente. No atendimento inicial da paciente com dor pélvica aguda, além da história clínica, os parâmetros fisiológicos devem ser avaliados de forma rápida para identificar o estado hemodinâmico da paciente. A permeabilidade da via aérea, o exame do aparelho respiratório e os parâmetros hemodinâmicos, como pulso, pressão arterial sistólica e frequência respiratória, devem ser prioridade no exame inicial para identificar pacientes com instabilidade hemodinâmica. O exame do abdome deve ser a próxima etapa do exame físico para avaliar se há sinais de peritonite ou massa abdominal palpável. O exame ginecológico possui um papel fundamental na avaliação da dor pélvica, incluindo o toque vaginal bimanual e uso de espéculos vaginais em pacientes não grávidas. Um exame bimanual pode ser útil para identificar sensibilidade ao movimento do colo do útero e sensibilidade uterina ou anexial.

Os exames laboratoriais como hemograma, proteína C reativa, exame de urina, assim como o β-hCG devem ser solicitados no atendimento de pacientes com dor pélvica aguda no pronto-socorro. Os exames de imagem são primordiais na complementação do diagnóstico diferencial das várias causas de dor pélvica.

DIAGNÓSTICO POR IMAGEM

Os exames por imagens apresentam um papel importante no diagnóstico diferencial da dor pélvica. A ultrassonografia abdominal e transvaginal são os exames de primeira escolha no atendimento de emergência no pronto-socorro, assim como na avaliação diagnóstica das dores pélvicas crônicas. No departamento de emergência os exames de imagem auxiliam no diagnóstico diferencial nos casos de abdome agudo que podem ser tratados de forma conservadora ou nas pacientes que necessitam de tratamento cirúrgico de urgência. A identificação por meio de exames de imagem das doenças que podem influenciar na fertilidade das pacientes, como a DIP e a torção de ovário no pronto-socorro, auxilia o médico emergencista a direcionar o tratamento de forma rápida.

A classificação das patologias ginecológicas de acordo com a clínica, estado de gravidez, idade e principais achados radiológicos ajuda a estreitar os diagnósticos diferenciais. Na prática clínica é aconselhável descartar gravidez e suas complicações em todas as mulheres em idade reprodutiva com dor pélvica aguda.

Na suspeita de causas ginecológicas de dor pélvica, a ultrassonografia transvaginal e a ultrassonografia transabdominal são as modalidades de imagem de primeira escolha. No departamento de emergência a tomografia computadorizada com contraste venoso é o método de escolha na dor aguda e com achados ultrassonográficos inconclusivos. Mesmo em pacientes do sexo feminino em idade reprodutiva, a TC com contraste tem uma posição central no diagnóstico da dor pélvica aguda se houver dúvidas nos exames ultrassonográficos e se for necessário um diagnóstico definitivo. A ressonância magnética, se houver disponível na emergência, é uma opção em situações agudas em mulheres grávidas, crianças e mulheres com suspeita de gravidez.

Uma pequena quantidade de líquido livre no fundo de saco, cerca de 1,5 mL, pode ocorrer fisiologicamente durante todo o ciclo nas mulheres na fase pré-menopausa. No caso de quantidades de líquido superior a 1,5 mL ou líquido livre em um local diferente do fundo de saco, uma investigação diagnóstica com TC deverá ser realizada. As doenças que cursam com sangramento intracavitário, como a gravidez tubária rota, a ruptura de cisto hemático de ovário ou traumas, podem ser avaliadas com o FAST nos casos de instabilidade hemodinâmica ou TC de abdome e pelve em pacientes hemodinamicamente estáveis. As doenças que cursam com dor pélvica e peritonite, como apendicite, diverticulite, abscesso tubo-ovariano e DIP, podem ser avaliadas com ultrassonografia abdominal e transvaginal ou TC de abdome e pelve se a ultrassonografia for inconclusiva.

Em mulheres grávidas com dor pélvica, a ultrassonografia transvaginal deve ser realizada imediatamente para avaliar a gravidez ectópica. Quando o nível sérico de β-hCG é superior a 1.500 mIU/mL, um saco gestacional deve ser visível na ultrassonografia no interior da cavidade uterina. Em caso de não visualização do saco gestacional na cavidade uterina, a gravidez ectópica deve ser uma suspeição diagnóstica. No entanto, metade das mulheres que apresentam gravidez ectópica tem níveis de β-hCG inferiores a 2.000 mIU/L, o que pode dificultar a distinção entre gravidez precoce e gravidez ectópica quando um útero vazio é observado na ultrassonografia transvaginal. Um pseudossaco que imita a gravidez intrauterina pode ser observado em 5 a 10% das gestações ectópicas.

A apendicite aguda, a causa mais comum de dor pélvica não ginecológica, pode ser diagnosticada por ultrassonografia, com sensibilidade de 75 a 90% em comparação com 87 a 98% da TC da pelve. Assim, a ultrassonografia normal torna a apendicite menos provável, mas não a descarta. A DIP é a causa ginecológica mais comum de dor pélvica aguda; as alterações precoces da DIP podem não ser aparentes na ultrassonografia. Entretanto, alterações posteriores, como piossalpinge e abscesso tubo-ovariano, serão observadas. Nos casos de DIP, o diagnóstico é baseado em parâmetros clínicos e laboratoriais, mas está sujeito a limitações, principalmente no caso de manifestações clínicas atípicas, sendo incorreto em até 35%. Por esse motivo, o exame de imagem desempenha um papel importante no diagnóstico correto, especialmente no caso de piossalpinge ou abscesso tubo-ovariano e no planejamento da terapêutica, bem como na prevenção de consequências a longo prazo, como dor pélvica crônica, infertilidade e risco aumentado de uma gravidez tubária.

A RM pode ser uma ferramenta no diagnóstico diferencial em mulheres jovens com dor na fossa ilíaca direita quando a US e a TC são inconclusivas para apendicite aguda ou doenças anexiais à direita. Os cistos de ovário simples geralmente são hipointensos em T1 e hiperintensos em T2. Os cistos com hemorragia aguda apresentam alta intensidade de sinal na ponderação T1 e um sinal intermediário a baixo na ponderação T2. A ascite hemorrágica é hiperintensa nas imagens T2 e moderadamente hiperintensa nas imagens T1. A morfologia da RM também pode mostrar sedimentação dentro da ascite, que se baseia em um depósito de coágulos e sedimentos[8,11].

DIAGNÓSTICO DIFERENCIAL

A dor pélvica pode ser dividida em causas ginecológicas e não ginecológicas. Com a finalidade de se obter hipóteses diagnósticas mais precisas, a divisão das causas por idade pode auxiliar o emergencista a direcionar melhor a história clínica e exames complementares. A dor pélvica pode ser dividida em fases, como a adolescência, mulher em idade reprodutiva e mulher na pós-menopausa (Tabela 2).

TABELA 2 Divisão da dor pélvica aguda nas mulheres por fases

Mulheres em idade reprodutiva
Gastrointestinal Apendicite; obstrução intestinal; diverticulite; hérnia inguinal; síndrome do intestino irritável; trombose venosa mesentérica; abscesso perirretal.
Ginecológico Adenomiose; mioma uterino em degeneração; gravidez ectópica; endometriose; Mittelschmerz; torção ovariana; doença inflamatória pélvica; cisto ovariano roto; abscesso tubo-ovariano.
Urinário Cistite; pielonefrite; ureterolitíase.
Outros Aneurisma dissecante da aorta; envenenamento por chumbo; simulação; busca de narcóticos; porfiria; crise falciforme; transtorno de somatização.
Mulheres grávidas e pós-parto
Hematoma de corpo lúteo; gravidez ectópica; endometrite (pós-parto); torção ovariana; trombose da veia ovariana (pós-parto); descolamento prematuro da placenta; impactação uterina.
Adolescentes
Semelhante às mulheres em idade reprodutiva, com adição de hímen imperfurado e septo vaginal transverso.
Mulheres pós-menopáusicas
Semelhante a mulheres em idade reprodutiva, menos gravidez ectópica e torção ovariana. Adição de neoplasias de ovário e útero, câncer colorretal, canal anal e câncer de bexiga.

Fonte: Kruszka e Kruszka, 2010[9].

As principais doenças que devem ser consideradas e diagnosticadas no departamento de emergência incluem as que podem apresentar sangramento para cavidade abdominal e pélvica, pois podem evoluir com choque hemorrágico e necessitar de tratamento cirúrgico de emergência. As situações de urgência, como a torção de cisto de ovário com isquemia, apendicite aguda e doença inflamatória pélvica são condições de urgência que devem ser identificadas e tratadas logo após o diagnóstico.

O diagnóstico em adolescentes pode ser especialmente desafiador, e questões a serem consideradas incluem confidencialidade e comportamento de alto risco. O diagnóstico diferencial de dor pélvica em adolescentes é semelhante ao das mulheres adultas. Anomalias anatômicas que impedem a menstruação, como hímen imperfurado e septo vaginal transverso, devem ser consideradas em adolescentes. Considerações especiais em mulheres grávidas incluem hematoma do corpo lúteo e impactação uterina no primeiro trimestre, descolamento prematuro da placenta e trabalho de parto prematuro no terceiro trimestre. No primeiro trimestre, há um risco aumentado de torção ovariana (25% de todos os casos de torção ovariana). Em mulheres no pós-parto, os diagnósticos de endometrite e trombose venosa ovariana devem ser considerados.

Mulheres em idade reprodutiva e na pós-menopausa diferem em seu potencial para condições relacionadas à gravidez, mas compartilham riscos para condições não relacionadas à gravidez. Em mulheres na pós-menopausa, a endometriose e torção ovariana ocorrem com menos frequência, porém as neoplasias malignas devem fazer parte do escopo do diagnóstico diferencial da dor pélvica.

ABORDAGEM TERAPÊUTICA

A dor pélvica visceral aguda no pronto-socorro deve ser tratada inicialmente com analgesia, enquanto a causa é avaliada através do exame físico e exames complementares. Para o tratamento de dores agudas ou dores crônicas agudizadas, ao iniciar uma analgesia adequada deve ser considerada a intensidade e a irradiação da dor, fatores de agravamento ou alívio da dor. Os princípios gerais para o tratamento da dor na emergência devem se basear nas necessidades específicas de cada paciente, prescrever doses de analgésicos extra em caso de dor súbita intensa, abordar fatores físicos e psicológicos, principalmente nos casos de dor crônica agudizada. As doses dos analgésicos devem ser administradas em horários regulares, usar via oral sempre que possível e seguir escala analgésica preconizada pela Organização Mundial da Saúde (OMS) descrita na Tabela 3.

Para um número significativo de pacientes, a dor pélvica visceral é crônica e muitas vezes debilitante e, após a analgesia e controle da dor, as pacientes deverão ser encaminhadas para os especialistas de acordo com a doença que deu origem à dor crônica agudizada. O tratamento das pacientes com dor pélvica crônica permanece como um desafio clínico que necessita muitas vezes da ação de uma equipe multidisciplinar[13].

Nos casos de dor pélvica aguda em pacientes com diagnóstico clínico, laboratorial e/ou exames de imagem de gravidez ectópica e cisto de ovário com líquido livre na cavidade abdominal, deverão ser encaminhadas para a avaliação da equipe de cirurgia da emergência, pois podem estar com sangramento por ruptura. A coleta de sangue e a reserva de hemoderivados devem ser priorizadas. Em pacientes em choque hipovolêmico o protocolo de ressuscitação volêmica deve ser iniciado juntamente com a solicitação da equipe de cirurgia de emergência. Pacientes instáveis hemodinamicamente devem ser examinadas com o FAST para avaliar líquido livre na cavidade abdominal e pélvica. Em caso de instabilidade hemodinâmica com FAST positivo, a equipe de cirurgia deve ser acionada, pois é indicação de cirurgia de emergência.

As pacientes com torção de cisto de ovário ou torção anexial após o diagnóstico clínico e/ou de imagem deverão ser encaminhadas para o tratamento cirúrgico de urgência devido ao risco de infertilidade. Pacientes portadoras de dor pélvica aguda por hérnia inguinal ou femoral estrangulada, assim como obstrução intestinal por brida ou outras causas, deverão ser encaminhadas para avaliação da equipe cirúrgica de emergência.

Pacientes portadoras de abdome agudo inflamatório, após o diagnóstico clínico, laboratorial e/ou de imagem deverão ser encaminhadas para clínica cirúrgica para o tratamento adequado. Após o diagnóstico de apendicite aguda, a equipe da cirurgia geral deverá ser acionada, no momento da confirmação diagnóstica e indicação cirúrgica. O médico emergencista pode iniciar o tratamento antibiótico com amoxacilina com ácido clavulânico 1 g por via endovenosa no departamento de emergência. A apendicite aguda é a causa de abdome agudo não ginecológico mais frequente na mulher grávida e deverá ser encaminhada para clínica cirúrgica.

Pacientes diagnosticadas com DIP deverão ser encaminhadas para avaliação da equipe da cirurgia ou do serviço de ginecologia de emergência quan-

TABELA 3 Escala analgésica preconizada pela Organização Mundial da Saúde (OMS)

Degrau 1	Degrau 2	Degrau 3
Dor leve 1 a 3 na escala numérica de intensidade da dor	Dor moderada 4 a 6 na escala numérica de intensidade da dor	Dor intensa 7 a 10 na escala numérica de intensidade da dor
Uso de analgésicos simples (paracetamol, dipirona, anti-inflamatórios não esteroidais)	Uso de opioides fracos (tramadol, codeína) + analgésico simples	Uso de opioides fortes (fentanil, metadona, morfina) + analgésico simples

to ao tratamento conservador ou cirúrgico. As diretrizes atuais dos centros de controle e prevenção de doenças sexualmente transmissíveis recomendam que a terapia presuntiva para DIP seja iniciada em mulheres sexualmente ativas com dor pélvica inexplicável apresentando um ou mais dos seguintes sinais: sensibilidade cervical, uterina ou anexial ao toque vaginal; estes critérios apresentam uma sensibilidade superior a 95%. O objetivo de iniciar o tratamento presuntivo é para prevenção da infertilidade, dor pélvica crônica ou gravidez tubária futuramente. É importante orientar a paciente que os parceiros sexuais devem ser tratados conjuntamente. Os critérios adicionais listados na Tabela 4 podem apoiar o diagnóstico de DIP, mas não são necessários para iniciar o tratamento[13].

TABELA 4 Critérios que apoiam o diagnóstico de DIP na dor pélvica inexplicável

Dor pélvica inexplicável	
Critérios mínimos: ▪ Sensibilidade uterina o toque ▪ Sensibilidade anexial ao toque ▪ Sensibilidade cervical ao toque	Critérios adicionais não obrigatórios: Febre > 388°C ▪ Corrimento vaginal anormal ▪ Leucócitos na microscopia do fluido vaginal ▪ VHS elevado ▪ PCR elevado ▪ Infecção cervical por *N. gonorrhoeae* ou *C. trachomatis*

Fonte: Dewey e Wittrock, 20191; Workowski et al., 2021[13].

A DIP pode se apresentar com sintomas leves, com pouca dor abdominal ou pélvica, sem febre e apresentando corrimento vaginal discreto. Estima-se que até 60% dos casos de DIP sejam subclínicos. O tratamento ambulatorial com antibióticos por via oral pode ser realizado em mulheres com DIP leve ou moderada. Nos casos de tratamento ambulatorial, a paciente deve ser reavaliada em 72 horas após iniciado dos antibióticos via oral, se possível em um serviço de ginecologia. A internação hospitalar é necessária nos seguintes casos:

- Ausência de melhora clínica dentro de 72 horas após início do tratamento ambulatorial.
- Dor abdominal de forte intensidade refratária à medicação analgésica.
- Dor e distensão abdominal associada a febre acima de 39°C.
- Gravidez ou suspeita de gravidez.
- Presença de abscesso.
- Vômitos incoercíveis impossibilitando o tratamento via oral ambulatorial.
- Ausência de confirmação de DIP com possibilidade de diagnóstico diferencial de uma possível doença cirúrgica como apendicite aguda.
- Indicação de tratamento cirúrgico.

Em pacientes que possuem DIU a recomendação é que não seja retirado. A tabela 4 apresenta o protocolo clínico e diretrizes terapêuticas para o tratamento ambulatorial e hospitalar da DIP.[14]

TABELA 5 Antibioticoterapia na doença inflamatória pélvica

Tratamento	Primeira opção	Segunda opção	Terceira opção
Ambulatorial	Ceftriaxona 500 mg, intramuscular (IM), dose única mais doxiciclina 100 mg, 1 comprimido via oral (VO), 2x/dia por 14 dias e mais metronidazol 250 mg, 2 comprimidos VO, 2x/dia por 14 dias	Cefotaxima 500 mg, intramuscular (IM), dose única mais doxiciclina 100 mg, 1 comprimido via oral (VO), 2x/dia por 14 dias e mais metronidazol 250 mg, 2 comprimidos VO, 2x/dia por 14 dias	
Hospitalar	Ceftriaxona 1 g, intravenoso (IV) 1x/dia por 14 dias mais doxiciclina 100 mg 1 comprimido VO 2x/dia por 14 dias e metronidazol 400 mg IV de 12/12h por 14 dias.	Clindamicina 900 mg, IV 3x/dia por 14 dias mais gentamicina (IV ou IM): 3-5 mg/kg, 1x/dia, por 14 dias.	Ampicilina/sulbactam 3 g IV 6/6h por 14 dias mais doxiciclina 100 mg 1 comprimido VO, 2x/dia por 14 dias.

Fonte: adaptada do Protocolo Clínico e Diretrizes Terapêuticas para Atenção Integral às Pessoas com Infecções Sexualmente Transmissíveis, 2020.
Obs.: a) A doxiciclina é contraindicada durante a gravidez; b) De acordo com avaliação profissional, o metronidazol pode ser descontinuado ou não prescrito em casos leves a moderados, devido à intolerância ao uso e à menor importância de antibioticoterapia para anaeróbios em casos não graves. Orientar quanto ao não uso de bebidas alcoólicas durante e após 24 horas do uso de metronidazol para evitar efeito dissulfiram (antabuse) símile; c) O uso parenteral poderá ser suspenso 24 horas após cessarem os sintomas e a terapêutica antimicrobiana por via oral deve se estender até 14 dias; d) A gentamicina pode ser fracionada em 2 a 3x/dia ou dose reduzida quando clinicamente indicado[14].

REFERÊNCIAS

1. Dewey K, Wittrock C. Acute pelvic pain. Emerg Med Clin North Am. 2019;37(2):207-18.
2. Ribeiro PA, Abdalla-Ribeiro HS, Eras A. Dor pélvica crônica. 2. ed. São Paulo: Federação Brasileira das Associações de Ginecologia e Obstetrícia (Febrasgo); 2020. (Protocolo Febrasgo – Ginecologia, no 7/Comissão Nacional Especializada em Endoscopia Ginecológica)
3. Moore KL, Dalley AF, Agur AMR. Anatomia orientada para clínica. 8. ed. Rio de Janeiro: Guanabara Koogan, 2019. 1128p.
4. Arnold MJ, Osgood AT, Aust A. Chronic pelvic pain in women: ACOG Updates Recommendations. Am Fam Physician. 2021;103(3):186-188.
5. Lamvu G, Carrillo J, Ouyang C, et al. Chronic pelvic pain in women: a review. JAMA. 2021;325(23):2381-91.
6. Engeler DS, Baranowski AP, Dinis-Oliveira P, Elneil S, Hughes J, Messelink EJ, et al. The 2013 EAU guidelines on chronic pelvic pain: is management of chronic pelvic pain a habit, a philosophy, or a science? 10 years of development. Eur Urol. 2013;64(3):431-9.
7. Nikolic MB, Spasic A, Simonji DH, Stojanović S, Olivera N, Nikolic D. Imaging of acute pelvic pain. Imaging of acute pelvic pain. Br J Radiol. 2021;94:2021-0281.
8. Stickland AEJ, Phillips C. Gynaecological causes of acute abdominal pain. obstetrics, Gynaecology & Reproductive Medicine. 2021;31(2):48-52.
9. Kruszka PS, Kruszka SJ. Evaluation of acute pelvic pain in women. Am Family Phys. 2010;82(2):141-7.
10. Hecht S, Meissnitzer M, Forstner R. Akutes Abdomen der Frau: gynäkologische Ursachen. Radiologe. 2019;59:126-132
11. Yuan T, Greenwood-Van Meerveld B. Abdominal and pelvic pain: current challenges and future opportunities. Front Pain Res. 2021;2:1-4.
12. Von Roenn JH. Current: diagnóstico e tratamento da dor. Porto Alegre: AMGH, 2011.
13. Workowski KA, Bachmann LH, Chan PA, et al. Sexually transmitted infections treatment guidelines. MMWR Recomm Rep. 2021;70:1-135.
14. Ministério da Saúde (BR). Secretaria de Vigilância em Saúde. Departamento de Doenças de Condições Crônicas e Infecções Sexualmente Transmissíveis. Protocolo clínico e diretrizes terapêuticas para atenção integral às pessoas com infecções sexualmente transmissíveis (IST) [Internet]. Brasília: Ministério da Saúde; 2015.
15. MogiGlass. Pelve feminina com músculo ligamento. Disponível em: https://anatomia.mogiglass.com.br/sistema-reprodutor/pelve-feminina-musculo-ligamento.
16. Netter FH. Netter Atlas de anatomia humana, 7.ed. Rio de Janeiro: GEN/Guanabara Koogan; 2018.
17. Gopireddy DR, Virarkar M, Kumar S, Vulasala SSR, Nwachukwu C, Lamsal S. Acute pelvic pain: A pictorial review with magnetic resonance imaging. J Clin Imaging Sci. 2022;12(48).

2

Atendimento à pessoa em situação de violência sexual

Aline Portelinha R. Cunha
Marcos Nakamura Pereira
Ana Cristina Murai

PONTOS PRINCIPAIS

- A Lei Maria da Penha (Lei n. 11.340/2006) é considerada pela ONU uma das três legislações internacionais mais relevantes na proteção à integridade física das mulheres.
- Segundo o Anuário Brasileiro de Segurança Pública, 583.156 pessoas foram vítimas de estupro no país entre 2012 e 2021.
- A profilaxia pós-exposição (PEP) pode ser prescrita até 72 horas da ocorrência da violência, e deve ser utilizada por 28 dias.
- É importante exercitar a capacidade de escuta de forma empática, sem pré-julgamentos e imposição de valores. Ao se dirigir à pessoa em atendimento, utilizar linguagem simples, inteligível e aproximativa. Procurar observar os possíveis desdobramentos emocionais do momento, bem como prestar atenção à comunicação não verbal (gestos, expressões faciais).

INTRODUÇÃO

A violência sexual é um fenômeno que transcende fronteiras culturais, temporais e geográficas. É uma das principais formas de violação dos direitos humanos, ferindo o direito à vida, à saúde como conceito amplo e à integridade física. Segundo a OMS, a definição de violência sexual é "todo ato sexual, tentativa de consumar um ato sexual ou insinuações sexuais indesejadas, ou ações para comercializar ou usar de qualquer outro modo a sexualidade de uma pessoa por meio da coerção por outra pessoa, independentemente da relação desta com a vítima, em qualquer âmbito, incluindo o lar e o local de trabalho"[1].

Tal coerção pode ocorrer de muitas maneiras e por meio do uso de diferentes graus de força, intimidação psicológica, extorsão e ameaças. Também é considerado violência sexual quando há a incapacidade por parte da vítima de consentir a interação sexual, em caso de estar sob efeito de álcool e/ou outras substâncias químicas, dormindo ou mentalmente incapacitada, entre outros. Aos olhos da legislação brasileira, qualquer interação de cunho sexual com crianças e adolescentes menores de 14 anos também é considerada violência sexual (Lei n. 12.015, de 7 de agosto de 2009).

Segundo o Anuário Brasileiro de Segurança Pública, 583.156 pessoas foram vítimas de estupro no país entre 2012 e 2021. Exclusivamente no último ano, 66.020 boletins de ocorrência foram emitidos, o que corresponde a uma taxa de 30,9 por 100 mil e a crescimento de 4,2% em relação a 2020 (Figura 1)[2]. É importante ressaltar que esses dados correspondem apenas ao total de vítimas que denunciaram criminalmente – o que nos leva a pensar no considerável índice de subnotificação. De acordo com a última edição do Boletim Vitimização Criminal, produzida pelo *Bureau of Justice Statistics* do Departamento de Justiça dos Estados Unidos, o percentual de crimes de estupro e outras formas de violência sexual denunciados à polícia norte-americana caiu entre 2019 e 2020, passando de 33,9 para 22,9%[2]. Mesmo nos Estados Unidos, oito em cada dez vítimas de violência sexual com idade igual ou superior a 12 anos não notificaram à polícia sobre a violência padecida. Seja no Brasil ou nos Estados Unidos, os motivos pelos quais as vítimas não denunciam as agressões sofridas às autoridades policiais são diversos, indo desde o medo de retaliação do autor e constrangimento à

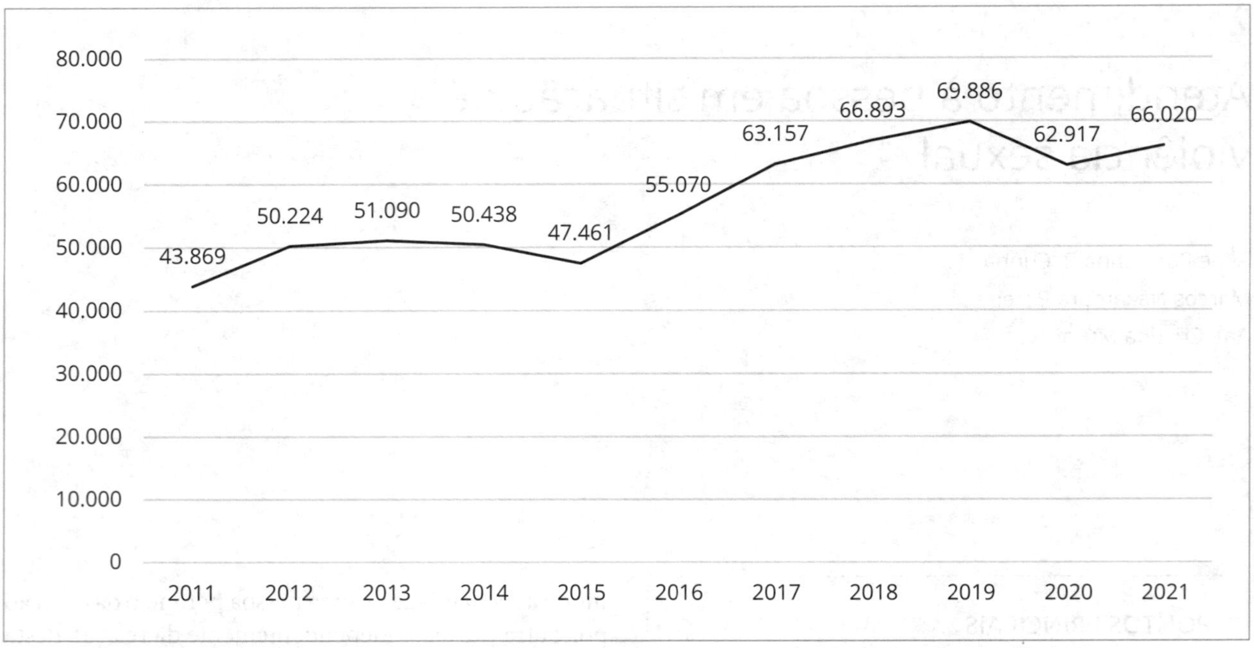

FIGURA 1 Evolução do número de estupros e estupros de vulnerável, Brasil 2011-2021.
Fonte: Secretarias Estaduais de Segurança Pública e/ou Defesa Social; Instituto de Segurança Pública/RJ (ISP); Fórum de Segurança Pública.

dificuldade de se perceber vítima, entendendo e aceitando o próprio fenômeno enquanto crime[2].

Um dos pilares da assistência às vítimas de violência sexual deve ser a busca pela organização dos serviços de saúde e capacitação dos profissionais para que essas pessoas não sejam revitimizadas ao procurar atendimento nas unidades de saúde públicas e privadas. A falta de locais destinados ao atendimento, a ausência de protocolos adequados e a abordagem com qualquer tipo de juízo de valor são exemplos de aspectos que podem contribuir para essa revitimização.

De maneira diversa ao que figura no imaginário social, a violência sexual no Brasil é, na maioria das vezes, um crime perpetrado por algum conhecido da vítima – parente, colega ou mesmo o parceiro íntimo. Sabe-se que oito em cada dez casos registrados em 2021 foram de autoria de pessoa conhecida, considerando os registros que continham essa informação. O fato de o autor ser alguém conhecido torna a denúncia do crime um desafio ainda maior para a vítima, adicionando uma camada a mais de complexidade e violência ao cenário[2,3].

Ainda no recorte da violência de gênero, cabe análise dos impactos da violência na saúde de pessoas LGBTQIA+. Segundo o projeto internacional *Trans Murder Monitoring* (TMM), que contabilizou o assassinato de pessoas trans de 2008 a setembro de 2022, o Brasil é o primeiro colocado do *ranking*, sendo responsável por 37,5% (1.741) de todas as mortes de pessoas trans no mundo. A escassez de dados sobre violência sexual de forma isolada e distribuída pelas diferentes identidades de gênero já revela o caráter segregador das políticas de saúde e segurança públicas[4].

HISTÓRICO DE POLÍTICAS PÚBLICAS NO BRASIL

De acordo com a Lei Orgânica da Saúde (Lei n. 8.080, de 19 de setembro de 1990), a saúde é direito do ser humano e dever do Estado, por meio da "formulação e execução de políticas econômicas e sociais que visem à redução de riscos de doenças e de outros agravos e no estabelecimento de condições que assegurem acesso universal e igualitário às ações e aos serviços para a sua promoção, proteção e recuperação".

O conceito de violência contra a mulher surge pela primeira vez no âmbito da saúde, de forma mais organizada, na Convenção de Belém do Pará[5]. Foi nessa ocasião que os direitos das mulheres foram reconhecidos e ratificados como parte do que se entende por Direitos Humanos. A definição consta como "qualquer ato ou conduta baseada no gênero, que cause morte, dano ou sofrimento físico, sexual ou psicológico à mulher, tanto na esfera pública como na esfera privada". A partir disso, vários países se disseram signatários dos compromissos firmados e foram estimulados a adotar medidas intersetoriais com a finalidade de prevenção, punição e erradicação da violência contra a mulher[5].

Desde a década de 1980, o Ministério da Saúde busca normatizar o atendimento às pessoas em situação de violência sexual por meio de diretrizes e protocolos, criados em parceria com as Secretarias Estaduais de Saúde, comunidade científica e movimentos sociais. Por meio deles, torna-se possível o acolhimento, atendimento, notificação, testagem para infecções sexualmente transmissíveis (IST), quimioprofilaxias e contracepção de emergência. Também é objetivo a oferta de seguimento psicossocial e a longitudinalidade da assistência na rede, interconectando os diferentes níveis de atenção[6].

A exemplo dos esforços ministeriais, a Política Nacional de Atenção Integral à Saúde da Mulher e a Política Nacional de Promoção da Saúde colocam em suas prioridades a atenção para mulheres em situação de violência sexual e doméstica como uma das ações intersetoriais representativas dos direitos humanos. As repercussões dessas políticas estão visíveis, ao longo dos anos, nas normas técnicas relacionadas ao tema da violência sexual e na legislação em vigor que potencializa as especificidades desse tipo de atenção em saúde.

No aspecto judicial, foi notável a edição da Norma Técnica de Padronização das Delegacias Especializadas de Atendimento à Mulher (DEAM), em parceria com a Secretaria de Políticas para as Mulheres da Presidência da República (SPM/PR). Pode-se dizer que a criação das DEAM foi uma das primeiras experiências de implementação de uma política pública de enfrentamento à violência contra as mulheres no Brasil, no âmbito de investigação e execução legais. A Norma Técnica em questão foi atualizada em 2010, após a edição da Lei Maria da Penha, com a participação da Secretaria de Políticas para as Mulheres da Presidência da República, das Secretarias de Segurança Pública e das Polícias Civis das Unidades Federadas, de especialistas na temática da violência de gênero e de diferentes organizações não governamentais[5].

A Lei Maria da Penha (Lei n. 11.340/2006) é considerada pela ONU uma das três legislações internacionais mais relevantes na proteção à integridade física das mulheres. Após sua criação, as políticas de enfrentamento à violência contra a mulher ganharam novos contornos e ações direcionadas, possibilitando maior articulação entre serviços já existentes, maior abrangência de atendimento, integração com rede psicossocial de atenção e sistema de segurança pública e justiça. A violência doméstica passa, portanto, a ser tipificada criminalmente[5].

A partir da Lei Maria da Penha, é criada a Norma Técnica de Uniformização dos Centros de Referência de Atendimento às Mulheres em Situação de Violência, por meio da qual são definidas as seguintes medidas: atendimento integral à saúde de pessoas em situação de violência; registro da notificação compulsória de suspeita ou evidência de violências interpessoais e autoprovocadas definidas pela legislação de acordo com a Portaria GM/MS n. 1.271 de 6 de junho de 2014. Esse registro é feito por qualquer profissional de saúde da rede de acolhimento e, no caso de violência sexual, é compulsório e deve ser realizado em caráter imediato[5].

Em 2013, um importante ponto foi adicionado aos manuais e normas técnicas do MS para atendimento a pessoas em situação de violência. O Decreto n. 7.958, de 13 de março de 2013, estabelece diretrizes para o atendimento humanizado às vítimas de violência sexual pelos(as) profissionais da área de segurança pública e da rede de atendimento do SUS, com a implementação do registro de informações e coleta de vestígios no SUS. Tornar esse item operacional ainda é um grande desafio na maioria dos cenários de assistência[5].

Também em 2013, é lançada a Política Nacional de Saúde Integral de Lésbicas, Gays, Bissexuais, Travestis e Transexuais, colocada como "um divisor de águas para as políticas públicas de saúde no Brasil e um marco histórico de reconhecimento das demandas desta população em condição de vulnerabilidade", mas sem recorte específico sobre violência sexual[7].

TABELA 1 Atendimento à pessoa em situação de violência sexual

Etapas do atendimento
1) Acolhimento.
2) Atendimento humanizado, com escuta qualificada em ambiente de confiança e respeito, observando os princípios da dignidade da pessoa humana, da não discriminação, do sigilo e da privacidade.
3) Informação prévia sobre cada etapa do atendimento e a importância de todas as condutas multiprofissionais.
4) Atendimento clínico.
5) Atendimento psicológico e social.
6) Preenchimento de prontuário, notificação compulsória e demais documentos necessários, com anamnese detalhada e exame físico completo, descrição minuciosa das lesões, indicação da temporalidade e localização específica.
7) Se oportuno, durante exame físico, realizar coleta de vestígios conforme Norma Técnica do Ministério da Saúde[5].
8) Realização de exames laboratoriais necessários.
9) Prescrição de profilaxias para infecções sexualmente transmissíveis adequadas e contracepção de emergência, se necessário.
10) Agendamento ou encaminhamento para acompanhamento clínico e psicossocial ambulatorial.
11) Orientação às pessoas em situação de violência ou aos seus responsáveis a respeito de seus direitos e sobre a existência de outros serviços para atendimento a pessoas em situação de violência sexual.

É importante salientar que o atendimento da pessoa em situação de violência nos serviços de saúde não requer o registro ou a apresentação do Boletim de Ocorrência (BO). É recomendado, entretanto, estimular sua realização e encaminhar aos órgãos de medicina legal correspondentes (Lei n. 12.845/2013, Art. 3º, III), a fim de identificar e punir agressores, além de prevenir recorrências. No caso da violência sexual cometida contra crianças, adolescentes ou pessoas idosas, o Conselho Tutelar da região (ou órgão correlato) deverá obrigatoriamente ser noticiado[6].

CONSIDERAÇÕES GERAIS

Para fins didáticos, pode-se dividir os casos de atendimento às pessoas em situação de violência sexual como agudos (até 72 horas do episódio) ou crônicos (mais que 72 horas ou casos de violência recorrente). À exceção da contracepção de emergência e profilaxias para infecções sexualmente transmissíveis virais, todas as outras recomendações são aplicáveis ao atendimento da pessoa em situação de violência independentemente da temporalidade.

Com a publicação da Portaria n. 104, de 25 de janeiro de 2011, no referido ano, as notificações de violência sexual, doméstica e outras tornaram-se compulsórias para todos os serviços de saúde, públicos ou privados, do Brasil. Desde 2014, a Portaria MS/GM n. 1.271, de 06 de junho de 2014, atualizou o rol de doenças e agravos de notificação compulsória, conferindo caráter imediato (em até 24 horas pelo meio de comunicação mais rápido) à notificação de tentativa de suicídio e violência sexual para as Secretarias Municipais de Saúde. A versão mais recente do formulário é de 2016, após definidos como objetos de notificação de violência interpessoal e autoprovocada os "casos suspeitos ou confirmados de violência doméstica/intrafamiliar, sexual, autoprovocada, tráfico de pessoas, trabalho escravo, trabalho infantil, tortura, intervenção legal e violências homofóbicas contra mulheres e homens em todas as idades. No caso de violência extrafamiliar/comunitária, somente serão objetos de notificação: as violências contra crianças, adolescentes, mulheres, pessoas idosas, pessoas com deficiência, indígenas e população LGBT"[8].

Acolhimento

O atendimento adequado à pessoa em situação de violência deve ser pensado desde a entrada no serviço de saúde. O primeiro contato deve ser em local específico de acolhimento, preferencialmente fora do espaço físico principal do pronto-socorro, para que seja garantida a privacidade. Se o serviço dispuser de classificação de risco ("triagem"), o atendimento deverá ser considerado prioritário e classificado de forma adequada, buscando considerar também o volume e a complexidade dos atendimentos da unidade em questão. Deve-se evitar identificar de forma taxativa o espaço de atendimento como dedicado a pessoas em situação de violência sexual, para garantia de sigilo.

A equipe multiprofissional e interdisciplinar de atendimento deve ser composta essencialmente por: médico(a); enfermeiro(a); técnico(a) em enfermagem; assistente social e psicólogo(a). Poderá contar com outros profissionais, como farmacêutico(a)[6].

É de responsabilidade da gestão da unidade fornecer de modo permanente equipamentos e materiais em condições adequadas de uso e que satisfaçam as necessidades do atendimento, bem como capacitar e sensibilizar periodicamente e de forma regular todos os profissionais envolvidos no ciclo de cuidado. Quando ofertado o serviço de aborto previsto em lei, deve-se seguir as orientações da Norma Técnica de Atenção Humanizada ao Abortamento[6].

Anamnese e exame clínico

Após se certificar de que a pessoa em situação de violência que busca atendimento foi acolhida na unidade de saúde de forma apropriada, deve-se iniciar o atendimento o mais breve possível. A escuta deve ser ininterrupta, inicialmente, pelo tempo que a pessoa desejar apresentar seu relato; ao final, deve-se perguntar de maneira ativa detalhes que tenham alguma relevância técnica. É importante exercitar a capacidade de escuta de forma empática, sem pré-julgamentos e imposição de valores. Ao se dirigir à pessoa em atendimento, utilizar linguagem simples, inteligível e aproximativa. Procurar observar os possíveis desdobramentos emocionais do momento, bem como prestar atenção à comunicação não verbal (gestos, expressões faciais)[6].

Pontos a serem explorados:

- Resumo breve do ocorrido, com as informações que a pessoa em atendimento desejar fornecer (local de ocorrência da violência, data e horário, testemunhas envolvidas, características que ajudem a identificar o agressor ou o grau de parentesco da vítima em relação ao agressor, se o evento é isolado ou reincidente, entre outras questões).
- Questionamento sobre quais formas de violência foram praticadas (se houve penetração vaginal, anal, outras formas de lesão corporal etc.).
- Questionamento sobre história patológica pregressa: *status* vacinal de hepatite B, uso regular de contracepção e método de barreira, data da última menstruação

(DUM), antecedente de IST, quaisquer outras doenças de interesse clínico, alergias medicamentosas.
- Preenchimento obrigatório dos dados contidos na Ficha de Notificação Compulsória de Violência Interpessoal/Autoprovocada, de modo a possibilitar a análise das informações (Portaria n. 1.271, de 06 de junho de 2014)[5].

É preciso enfatizar que o exame físico deve ser ofertado e realizado apenas se a pessoa desejar e consentir. É comum e compreensível que a pessoa em situação de violência não deseje ser tocada fisicamente, nem para avaliação em serviço de saúde. A depender da extensão e da gravidade das lesões corporais, é possível tentar sensibilizá-la para a necessidade do exame, de forma a oferecer tratamento às lesões. Ainda assim, é preciso que tal negociação seja feita de forma respeitosa e paulatina.

Ao realizar o exame físico:

- Explicar a necessidade do exame e de cada etapa: os locais do corpo a serem tocados e os procedimentos a serem realizados.
- Aguardar consentimento tanto verbal quanto físico. Se a pessoa hesitar e rechaçar qualquer etapa do exame físico, este deve ser interrompido e o consentimento deve ser reavaliado, ratificando que o exame não é mais importante que a autonomia da pessoa examinada sobre seu corpo. Tocar o corpo de alguém sem seu pleno consentimento é reproduzir a violência sexual vivida por aquela pessoa dentro de um consultório médico.
- Esclarecer que o exame deverá idealmente ser realizado na presença de outro profissional capacitado para atendimento integral às pessoas em situação de violência sexual ou na presença de um acompanhante, se for do desejo da pessoa em atendimento.
- Realizar ectoscopia detalhada e direcionada de acordo com a anamnese, buscando as lesões mais comuns associadas ao agravo em questão (Tabela 2).
- Se habilitado e apenas se for necessário e consentido, o profissional poderá oferecer e realizar toque vaginal, exame especular e toque retal, com o objetivo de avaliar corrimentos que denunciem IST ou lesões traumáticas em canal vaginal e ânus passíveis de tratamento.
- Encaminhar para o especialista em caso de necessidade de exames mais específicos (ginecologista, proctologista, pediatra, entre outros).

TABELA 2 Lesões corporais mais frequentemente observadas em caso de violência sexual

Região		Possível lesão
Craniana	Couro cabeludo	Equimose, escoriação, edema traumático e ferida contusa
	Face	Fratura (malar, mentoniana e nasal), marcas de mordida, escoriação, quimose facial e edema traumático
	Olhos	Equimose periorbitária (olho roxo) e da esclerótica (hemorragia em esclera) e edema traumático
	Orelhas	Equimose, escoriação e edema traumático
	Boca	Equimose labial, equimose intraoral, escoriação, marca de mordida, fratura e trauma dentário
Cervical	Externa	Marca de mordida, equimose por sucção, equimose e escoriação
	Interna	Trauma laríngeo, alteração na voz (rouquidão, disfonia) e dificuldade de deglutição
Torácica e abdominal		Equimose, equimose por sucção, escoriação, marca de mordida e corpos estranhos presentes na pele: terra, graveto etc.
Mamária		Marcas de mordida ou sucção, equimose, escoriação e laceração de mamilos
Membros superiores		Equimose (especialmente nos antebraços e mãos); lesões de defesa, escoriação, edema traumático e fraturas
Mãos		Equimose, escoriação, edema traumático e fratura
Membros inferiores		Equimose (especialmente nas faces mediais das coxas); lesões de defesa, escoriação, marca de mordida e edema traumático
Genital		Equimose, escoriação, edema traumático e rotura himenal
Anal		Equimose, escoriação, edema traumático, laceração e dilatação

A existência dessas lesões não caracteriza por sia a violência sexual, uma vez que podem ser resultantes da prática sexual consentida. Fonte: Ministério da Saúde, 2015[5].

Coleta de vestígios

A coleta de vestígios da violência sexual deverá ser realizada pelos(as) médicos(as) do SUS nos serviços de referência aptos/habilitados para esse atendimento. A coleta de vestígios não tem por objetivo formalizar laudo pericial: trata-se apenas da realização do exame físico, descrição das lesões, coleta de vestígios e registro de informações. Se a pessoa em situação de violência optar por registrar ocorrência, as informações e materiais coletados poderão ser encaminhados às autoridades policiais, se solicitados. O Termo de Consentimento Informado para coleta de vestígios deve ser apresentado para autorização de coleta e preservação de eventuais vestígios biológicos que possam ser identificados[5].

Idealmente, a coleta do material biológico deverá ser realizada em até 72 horas da violência sofrida, uma vez que, após esse intervalo, a quantidade e a qualidade dos vestígios tendem a diminuir. Durante a coleta, deve-se assegurar que o material não seja contaminado por quem recolheu a amostra, por meio do uso de luvas descartáveis, máscara e instrumentos descartáveis ou esterilizados (tesouras, pinças, *swab* etc.). A busca por vestígios pode se estender, além da região genital e anal, à região da face, peitoral, abdome, mamas, leitos ungueais ou mesmo roupas e objetos[5].

TABELA 3 Principais vestígios possivelmente encontrados e forma de coleta

Amostra	Material para coleta	Observações
Secreção vaginal	Quatro *swabs* estéreis, sendo dois para teste de DNA e dois para teste de detecção de sêmen.	O material coletado poderá ser mantido nos *swabs* e/ou transferido para outros suportes (papel filtro, no caso do DNA, e lâminas vítreas fixadas conforme rotina do serviço, no caso do esperma)
Secreção anal	Quatro *swabs* estéreis umedecidos com soro fisiológico a 0,9%, sendo dois para teste de DNA e dois para teste de detecção de sêmen	O material coletado poderá ser mantido nos *swabs* e/ou transferido para outros suportes (papel filtro, no caso do DNA, e lâminas vítreas fixadas conforme rotina do serviço, no caso do esperma)
Secreções em outras partes do corpo	Quatro *swabs* estéreis umedecidos com soro fisiológico a 0,9%, sendo dois para teste de DNA e dois para teste de detecção de sêmen	O *swab* não precisa ser umedecido para coleta de material na cavidade oral
Material subungueal	Dois *swabs* estéreis umedecidos com água destilada, identificados por lateralidade	Deve ser utilizado um *swab* para cada mão, passado em cada leito subungueal
Cabelo e pelo	Coleta macroscópica da amostra com pinça	Envio sem meio conservante específico, corretamente identificado
Células da mucosa oral da vítima	Dois *swabs* esterilizados	Servirá como padrão genético de comparação do vestígio coletado com o do agressor

Exames laboratoriais e prescrição

Após anamnese, notificação, exame físico e coleta de vestígios quando indicado, deve ser oferecida a avaliação do *status* sorológico por meio de testagem laboratorial para sífilis, HIV, hepatites virais B e C e, quando disponível, testagem para clamídia e gonorreia. Além disso, serão prescritas as profilaxias contra as principais IST, a depender da janela de oportunidade do atendimento (quadro). O *status* vacinal para HBV deverá ser verificado, com orientações de completar esquema ou receber imunização passiva. Deverá ser ofertada, por fim, a contracepção de emergência sempre que necessário[9].

Sabe-se que a prevalência de IST em situações de violência sexual depende do tipo de violência praticada (penetração vaginal, anal, oral), número de agressores, tempo de exposição (única, múltipla, crônica), ocorrência de traumas genitais, estado prévio de saúde, presença ou ausência de IST prévia em atividade, entre outros. A profilaxia das IST não virais está indicada em qualquer situação de violência com risco de transmissão e não há tempo limite para ser realizada. Clamídia, gonorreia, sífilis, tricomoníase e cancroide são facilmente preveníveis com uso de medicamentos (Tabela 4). No caso das infecções virais, sabemos que HSV e HPV não possuem profilaxias medicamentosas estabelecidas; para o HIV, deve-se prescrever a profilaxia pós-exposição (PEP) se o atendimento for realizado até 72h do ocorrido[10].

Além do cuidado para prevenção de doenças, é importante ofertar contracepção de emergência se a pessoa em situação de violência não utilizar método contraceptivo comprovadamente eficaz[11].

Profilaxia contra infecções sexualmente transmissíveis não virais

É importante salientar que a profilaxia para IST não virais pode ser oferecida a qualquer tempo, devendo ser oportunizada tão logo seja possível, ainda no primeiro atendimento. Gestantes podem realizar a profilaxia em qualquer momento da gestação, à exceção do metronidazol, que deverá ser evitado no primeiro trimestre de gestação. Esse mesmo medicamento deve ser postergado em caso de realização de PEP para HIV e contracepção

TABELA 4 Profilaxia das infecções sexualmente transmissíveis (IST) não virais para pessoas em situação de violência

IST	Medicação*	Posologia	
		Adultos e adolescentes com mais de 45 kg, incluindo gestantes	Crianças e adolescentes com menos de 45 kg
Sífilis	Benzilpenicilina benzatina	2,4 milhões UI, IM (1,2 milhão UI em cada glúteo) em dose única	50.000 UI/kg, IM, dose única (dose máxima total: 2,4 milhões UI)
Gonorreia	Ceftriaxona + azitromicina	Ceftriaxona: 500 mg, 1 ampola, IM, dose única Mais azitromicina: 500 mg, 2 comprimidos, VO, dose única (total da dose: 1 g)	Ceftriaxona: 125 mg, IM, dose única Mais azitromicina: 20 mg/kg de peso, VO, dose única (dose máxima total: 1 g)
Infecção por clamídia	Azitromicina	500 mg, 2 comprimidos, VO, dose única (dose total: 1 g)	20 mg/kg de peso, VO, dose única (dose máxima total: 1 g)
Tricomoníase	Metronidazol**,$	500 mg, 4 comprimidos VO, dose única (dose total: 2 g)	15 mg/kg/dia, divididos em 3 does/dia, por 7 dias (dose diária máxima: 2 g)

* Em pessoas com história comprovada de hipersensibilidade aos medicamentos indicados, devem-se utilizar fármacos alternativos. ** A administração profilática do metronidazol ou suas alternativas pode ser postergada ou evitada em casos de intolerância gastrointestinal conhecida ao medicamento. Também deve ser postergada nos casos em que houver prescrição de contracepção de emergência e de PEP. $ O metronidazol não poderá ser utilizado no primeiro trimestre de gestação. Fonte: Departamento de Doenças de Condições Crônicas e Infecções Sexualmente Transmissíveis/ Secretaria de Vigilância em Saúde/ Ministério da Saúde.

de emergência, pela possibilidade de interações medicamentosas e redução do efeito[11].

Para a investigação de infecção por *C. trachomatis* ou *N. gonorrhoeae*, recomenda-se o teste de amplificação de ácidos nucleicos específicos para IST, quando disponível. O material biológico necessário é amostra de urina (primeiro jato) ou *swab* coletada dos locais onde houve exposição de mucosas a fluidos corporais potencialmente contaminados (vagina, uretra, reto, colo uterino, cavidade oral)[10]. Tais testes não costumam estar disponíveis no primeiro atendimento na rede pública de saúde.

Profilaxia contra HBV

Caso a pessoa em situação de violência não possua vacinação completa contra HBV (apenas uma, duas, ou nenhuma dose), deverá ser orientada a completar esquema vacinal. Pessoas que são sabidamente suscetíveis (já foram imunizadas sem sucesso na soroconversão ou que possuem alguma causa de imunossupressão conhecida) e que sofreram violência de agressor sabidamente portador de HBV deverão receber imunoglobulina humana contra a hepatite B (IGHAHB) e vacina para hepatite B recombinante (HB) o mais precocemente possível (preferencialmente nas primeiras 24 horas), as quais podem ser utilizadas até, no máximo, 14 dias depois da exposição, em locais anatômicos diferentes[11].

Profilaxia pós-exposição para HIV

A profilaxia pós-exposição (PEP) poderá ser prescrita até 72 horas da ocorrência da violência, e deverá ser utilizada por 28 dias. Durante esse período, a pessoa em uso de profilaxia com antirretrovirais (ARV) deverá ser monitorada ambulatorialmente e orientada quanto à possibilidade de sinais e sintomas clínicos de efeitos colaterais, como náuseas, vômitos, cefaleia, astenia, icterícia, entre outros. Em geral, esses efeitos colaterais são manejáveis sem que seja necessária a interrupção do tratamento (Tabela 5)[10].

O esquema preferencial para PEP é:

1 comprimido de tenofovir/lamivudina (TDF/3TC) 300 mg/300 mg
+
1 comprimido de dolutegravir (DTG) 50 mg ao dia

O esquema preferencial deve incluir combinações de três ARV, sendo dois inibidores de transcriptase reversa análogos de nucleosídeo associados a outra classe (inibidores de transcriptase reversa não análogos de nucleosídeo, inibidores de protease com ritonavir ou inibidores da integrase)[15]. Pode ser utilizado também em gestantes, sem restrição de idade gestacional[9].

A pessoa atendida após sofrer violência sexual deve ser orientada sobre a necessidade de repetir a testagem 4 a 6 semanas e 12 semanas após a exposição, mesmo depois de completada a profilaxia com ARV[10].

Prevenção de gestação para pessoas em situação de violência sexual

O método recomendado para a contracepção de emergência é a utilização do levonorgestrel em dose

TABELA 5 Monitoramento laboratorial da profilaxia pós-exposição (PEP)

	Primeiro atendimento[d]	Para investigação de efeitos adversos	4-6 semanas após a exposição	12 semanas após a exposição
Creatinina[a]	Para pessoas de alto risco ou com história prévia de doença renal	X		
ALT, AST		X		
Glicemia	Em caso de pessoas expostas com *diabetes mellitus*	X		
Hemograma[b]	Em caso de indicação de PEP com AZT	X		
Teste de HIV[c]	X		X	X

a: Para cálculo do *clearance* de creatinina. b: Para pacientes com suspeita de anemia. O exame não deve atrasar o início da PEP. c: Não se recomenda a utilização de teste de fluido oral. d: Antes do início da PEP. Fonte: Departamento de Doenças de Condições Crônicas e Infecções Sexualmente Transmissíveis/ Secretaria de Vigilância em Saúde/Ministério da Saúde.

única, por conta das vantagens sobre o uso combinado de estrogênio e progesterona (método Yuzpe), tais como: redução de efeitos colaterais (cefaleia, náuseas, vômitos), menor interação medicamentosa e índice de falha[11].

A posologia administrada deve ser:

> 1 comprimido de 1,5 mg ou 2 comprimidos de 0,75 mg de levonorgestrel,
> via oral, dose única, até 5 dias após a relação sexual

O protocolo que recomenda fracionamento de doses a cada 12 horas deve ser desencorajado por não apresentar superioridade ao protocolo em dose única e reduzir adesão.

Acompanhamento ambulatorial

O seguimento do cuidado deve ser assegurado à pessoa em situação de violência sexual, em todas as esferas. Além da continuidade da atenção psicossocial, deve-se recomendar retorno em cerca de 4 a 6 semanas na mesma unidade de saúde do atendimento inicial ou na Unidade Básica de Saúde de referência, a depender do fluxo disponível, para:

- Repetir testes sorológicos, a fim de ratificar resultados e superar janela imunológica para os atendimentos realizados em data próxima à agressão.
- Monitoramento dos possíveis efeitos colaterais descritos durante o uso da PEP.
- Avaliar necessidade de teste de gravidez e discutir opções legais em caso de teste positivo.

DIREITO AO ABORTAMENTO PREVISTO EM LEI

Apesar dos constantes entraves ainda nos dias atuais, há mais de 70 anos consta o seguinte texto no Código Penal Brasileiro, no Decreto Lei n. 2.848 de 07 de dezembro de 1940:

> **Art. 128** - Não se pune o aborto praticado por médico: (Vide ADPF 54)
> Aborto necessário
> I - se não há outro meio de salvar a vida da gestante;
> Aborto no caso de gravidez resultante de estupro.
> II - se a gravidez resulta de estupro e o aborto é precedido de consentimento da gestante ou, quando incapaz, de seu representante legal.

Entende-se, portanto, que é direito da pessoa gestante interromper a gravidez se esta for fruto de violência sexual, não sendo o profissional médico punido por executar tal procedimento.

Há, ainda, outras duas situações em que o abortamento não é punido no Brasil: risco de morte da pessoa gestante e, desde 2012, nas gestações cujo feto é anencéfalo (Arguição de Descumprimento de Preceito Fundamental 54).

Como outros assuntos em saúde, o cuidado às pessoas em situação de violência candidatas ao abortamento previsto em lei deve obedecer aos princípios da Bioética, a saber:

- Autonomia: direito de qualquer pessoa sobre o próprio corpo.

- Beneficência: obrigação ética do profissional de fazer o bem.
- Não maleficência: obrigação ética do profissional de causar o menor prejuízo possível, reduzindo ao máximo efeitos colaterais e reações adversas em qualquer circunstância.
- Justiça: atuação profissional de forma imparcial, evitando julgamentos por aspectos religiosos, culturais, sociais e econômicos.

Atualmente, o abortamento legal é oferecido em unidades públicas de saúde com estrutura de assistência obstétrica distribuídas por todo o país, conforme Portaria n. 1.508/GM/MS, de 1º de setembro de 2005. Se o primeiro atendimento não for realizado em uma dessas unidades, a pessoa em situação de violência deverá ser orientada sobre seus direitos e sobre o processo, bem como qual unidade buscar para acesso ao procedimento[6].

Considerações gerais

A definição de abortamento é a interrupção da gravidez, de forma espontânea ou provocada, até a 20ª semana de gestação; o peso do produto da concepção deve ser menor que 500 gramas. Aborto é o produto da concepção eliminado no processo de abortamento[12].

Segundo a Norma Técnica de Atenção Humanizada ao Abortamento do Ministério da Saúde, nos casos em que a interrupção da gestação eletiva prevista em lei for aplicável, deve ser oferecida à pessoa gestante a opção de escolha da técnica a ser empregada: abortamento farmacológico ou abortamento cirúrgico (aspiração manual intrauterina – AMIU – ou dilatação e curetagem). Todos os benefícios e malefícios das opções em questão devem ser corretamente elucidados[6].

A imunoglobulina anti-D deve ser oferecida a todas as pessoas gestantes com Rh negativo em processo de abortamento, a fim de prevenir aloimunização[13].

Nexo causal

É preciso constar no atendimento médico o cálculo da idade gestacional por ultrassonografia – preferencialmente, o exame mais precoce no qual for possível visualizar embrião e atividade cardíaca embrionária. Para que o abortamento seja considerado legal, é preciso que a idade gestacional no momento do atendimento seja compatível com a de uma gestação iniciada na data do estupro, informada pela pessoa em situação de violência. Assim, a data da violência e a data da concepção serão a mesma, admitindo pequenas variações na idade gestacional justificadas pela margem de erro da ultrassonografia[14].

TABELA 6 Medidas ultrassonográficas mais precisas para cálculo de idade gestacional e margem de erro aceitável[14]

Faixa de idade gestacional	Discrepância aceita entre IG estimada pela ultrassonografia e pela DUM
Até 8s+6d	Até 5 dias
De 9s a 13s+6d	Até 7 dias
De 14s a 15s+6d	Até 7 dias
De 16s a 21s+6d	Até 10 dias
De 22s a 27s+6d	Até 14 dias
De 28s em diante	Até 21 dias

IG: idade gestacional; DUM: data da última menstruação.
Fonte: American College of Obstetricians and Gynecologists, 2016[14].

Métodos de interrupção da gestação

Trata-se da administração de fármacos para indução de abortamento, seja no primeiro ou no segundo trimestre de gestação. Há disponível para uso exclusivo intra-hospitalar, no Brasil, o misoprostol e a ocitocina, conforme a Portaria MS/GM n. 1.044, de 5 de maio de 2010, e a Portaria MS/SVS n. 344, de 12 de maio de 1998. O mifepristone também pode ser utilizado, mas não está disponível no Brasil.

Existem vários protocolos propostos para uso do misoprostol, com diferentes dosagens (Tabelas 7 e 8). A Norma Técnica de Atenção Humanizada ao Abortamento do Ministério da Saúde propõe diferentes dosagens e posologias, que variam conforme idade gestacional. Também se utiliza misoprostol antes do esvaziamento cirúrgico, o que torna o colo uterino mais amolecido e reduz a necessidade de dilatação cervical e riscos de traumas, sinéquias e perfurações (Tabela 9)[6]. É importante enfatizar que a decisão pelo esvaziamento farmacológico ou cirúrgico imediato, no primeiro trimestre, é decisão da pessoa gestante. No segundo trimestre, como o esvaziamento cirúrgico deixa de ser uma opção, o tratamento farmacológico deve ser utilizado. O Ministério da Saúde propõe, em caso de falha das primeiras quatro doses, repetir o tratamento em ciclos de 48 horas, com três a cinco dias de intervalo, repetidos até o término do processo. Há, ainda, a opção de utilizar a ocitocina em protocolo de alta dose[13]. Por fim, esgotadas todas as alternativas farmacológicas em diferentes protocolos, pode ser oferecida à pessoa em situação de violência a dilatação do colo uterino e a extração do concepto em centro cirúrgico sob anestesia.

Dentre os efeitos colaterais possíveis com uso de misoprostol, enumeram-se: febre, diarreia, náuseas e êmese, além de cólicas e sangramento transvaginal excessivo; este último deve ser manejado por esvaziamento uterino imediato, preferentemente por meio de aspiração intrauterina manual ou elétrica[6].

TABELA 7 Esvaziamento uterino com misoprostol no 1º trimestre da gestação

1ª opção*	4 comprimidos de 200 mcg via vaginal a cada 12 horas (3 doses – 0, 12 e 24 horas)
2ª opção	2 comprimidos de 200 mcg via vaginal a cada 8 horas (3 doses – 0, 8 e 16 horas)
3ª opção	1 comprimido de 200 mcg via vaginal a cada 6 horas (4 doses – 0, 6, 12 e 18 horas)

*Considerada opção de maior eficácia, com expulsão do concepto em até 24 horas ou ausência de efeitos colaterais exacerbados em caso de extensão do processo até 48 ou 72 horas.

TABELA 8 Esvaziamento uterino com misoprostol no 2º trimestre da gestação

De 13 a 17 semanas*	1 comprimido de 200 mcg via vaginal a cada 6 horas (4 doses)
De 18 a 20 semanas*	1 comprimido de 100 mcg via vaginal a cada 6 horas (4 doses)

*Pode ser repetido em 24 horas.

TABELA 9 Preparo pré-operatório

Preparo cervical para esvaziamento uterino cirúrgico com misoprostol
2 comprimidos de 200 mcg via vaginal, 3 a 4 horas antes do procedimento

Os métodos cirúrgicos de interrupção da gestação incluem a aspiração manual intrauterina (AMIU) e a curetagem, sendo ofertados em unidades de referência obstétrica. Durante o atendimento à pessoa em situação de violência, especialmente durante a explicação sobre o processo de esvaziamento uterino, pode ser questionado se existe o desejo de planejamento reprodutivo. Em caso de resposta afirmativa e disponibilidade na unidade, pode ser disponibilizado, após avaliação de critérios de elegibilidade[15], um método de longa duração. Na rede pública, está disponível o dispositivo intrauterino de cobre (DIU), TCU 380. O DIU poderá ser inserido logo após esvaziamento uterino, sob sedação ou raquianestesia já estabelecidas.

CONSIDERAÇÕES FINAIS

Atender pessoas em situação de violência é considerado um desafio para a maior parte dos profissionais de saúde, tanto por aspectos técnicos quanto psicossociais. É importante que o atendimento seja feito de forma empática e tecnicamente adequada à população. Acolher e orientar é dever de qualquer profissional de saúde, bem como encaminhar para o seguimento necessário.

REFERÊNCIAS

1. World Health Organization. Guidelines for medico-legal care of victims of sexual violence. Geneva: World Health Organization; 2003.
2. Fórum Brasileiro de Segurança Pública, Ipea. Anuário Brasileiro de Segurança Pública. Anuário Brasileiro de Segurança Pública. 2022;16:516.
3. Bueno S, Martins J, Pimentel A, Lagreca A, Barros B, Lima RS. Visível e invisível: A vitimização de mulheres no Brasil. 3.ed.; 2021.
4. Benevides BG. Dossiê: assassinatos e violências contra travestis e transexuais brasileiras em 2022. Brasília; 2023. 109 p.
5. Ministério da Saúde. Atenção humanizada às pessoas em situação de violência sexual com registro de informações e coleta de vestígios: norma técnica. Brasília; 2015. 44 p.
6. Ministério da Saúde. Atenção humanizada ao abortamento: norma técnica. 2.ed. Brasília: MS, 2014. 60 p.
7. Ministério da Saúde. Política Nacional de Saúde Integral de Lésbicas, Gays, Bissexuais, Travestis e Transexuais. 2013. 32 p.
8. Ministério da Saúde. Prevenção e tratamento dos agravos resultantes da violência sexual contra mulheres e adolescentes: norma técnica. 3.ed. Brasília; 2012. 124 p.
9. Ministério da Saúde. Protocolo Clínico e Diretrizes Terapêuticas para Prevenção da Transmissão Vertical do HIV, Sífilis e Hepatites Virais [Internet]. 2.ed. Brasília; 2022. 224 p. Disponível em: http://bvsms.saude.gov.br/bvs/publicacoes/protocolo_clinico_hiv_sifilis_hepatites.pdf.
10. Ministério da Saúde. Protocolo clínico e diretrizes terapêuticas para profilaxia pós-exposição (PEP) de risco à infecção pelo HIV, IST e hepatites virais. Brasília; 2021. 102 p.
11. Ministério da Saúde. Protocolo Clínico e Diretrizes Terapêuticas para Atenção Integral às Pessoas com Infecções Sexualmente Transmissíveis – IST [Internet]. Brasília; 2022. 211 p. Disponível em: http://bvsms.saude.gov.br/bvs/publicacoes/protocolo_clinico_atecao_integral_ist.pdf.
12. Ministério da Saúde. Declaração de Óbito: manual de instruções para preenchimento [Internet]. Brasília; 2022. 67 p. Disponível em: http://bvsms.saude.gov.br/bvs/publicacoes/declaracao_obito_manual_preenchimento.pdf.
13. Rezende Filho J. Obstetrícia. 14.ed. Rio de Janeiro: Guanabara Koogan, 2022. 1104 p.
14. American College of Obstetricians and Gynecologists. Practice Bulletin: Ultrasound in Pregnancy. Obstetrics & Gynecology. 2016;175(6):1445-54.
15. Organização Mundial de Saúde. Roda com os critérios médicos de elegibilidade da OMS para uso de métodos anticoncepcionais - atualização de 2015. Genebra; 2018.

3

Sangramento vaginal na paciente não gestante

Thiago Ximenes

Giovani Scarpelli

PONTOS PRINCIPAIS

- Grande parte dos sangramentos vaginais são de origem uterina.
- É necessário diferenciar os sangramentos uterinos dos não uterinos para manejo adequado.
- A paciente com sangramento agudo deve ser abordada como uma vítima potencialmente grave.
- Deve-se assegurar a estabilidade hemodinâmica e na ausência desta propor as medidas ressuscitativas adequadas.
- Uma paciente instável hemodinamicamente em função de sangramento vaginal se comporta de maneira similar a uma vítima de choque hemorrágico.
- Sangramentos não ameaçadores à vida ainda podem causar grande desconforto e redução da qualidade de vida da paciente, não devendo ser desvalorizados por conta disso.

INTRODUÇÃO

Sangramentos vaginais correspondem a cerca de 3% das queixas no departamento de emergência, sendo a maior parte deles devido à entidade clínica denominada sangramento uterino anormal (SUA), que por sua vez é um termo guarda-chuva para definir uma série de anormalidades no ciclo menstrual[1,2].

Um ciclo menstrual normal tem frequência de 24 a 38 dias, com duração de 2 a 7 dias, com volume de sangramento de 5 a 80 mL[2,3]. Qualquer variação nesses parâmetros classifica o sangramento como sendo anormal. Termos como metrorragia, menorragia, oligomenorreia etc. devem ser abandonados e substituídos por SUA.

O sangramento pode ser agudo, crônico ou crônico agudizado. O sangramento crônico é definido como existente pela maior parte dos últimos 6 meses e pode ter períodos de aumento do volume, sendo considerado agudizado nestes momentos.

A Federação Internacional de Ginecologia e Obstetrícia FIGO classifica a etiologia do SUA na paciente não gestante no acrônimo PALM-COEIN, em que a primeira parte representa causas estruturais: *P*, pólipos; *A*, adenomiose; *L*, leiomiomas e *M*, malignidade. A segunda parte representa desordens sistêmicas que podem culminar em sangramentos uterinos: *C*, coagulopatias; *O*, ovulação; *E*, endometriais; *I*, iatrogênicas e *N*, não classificadas em outras partes.

Mais do que a elucidação etiológica do sangramento vaginal, a determinação da estabilidade clínica do paciente é o principal objetivo do departamento de emergência. Uma vez determinada a estabilidade clínica, a investigação deve ser procedida em regime ambulatorial com profissional ginecologista/obstetra.

APRESENTAÇÃO CLÍNICA E AVALIAÇÃO INICIAL

A paciente com queixa de sangramento vaginal deve ser abordada inicialmente como uma paciente potencialmente grave, sendo avaliada inicialmente pelo sistema ABCDE de forma a se detectar ou afastar sinais de risco iminente de deterioração clínica. Além disso, deve-se coletar uma história direcionada sem que haja atraso da avaliação inicial da paciente. Informações como presença de sangramento atual e seu início, possibilidade de gestação, cronicidade do quadro, diagnósticos prévios de coagulopatias ou doenças ginecológicas, medicações de uso contínuo e histórico menstrual (duração dos ciclos, regularidade, volume estimado de sangramento, se os sangramentos anormais acontecem dentro do ciclo menstrual ou entre eles) são informações que podem guiar o raciocínio clínico.

A e B – Via aéreas e ventilação

Inicialmente, na avaliação de vias aéreas superiores (VAS), deve ser avaliado se a paciente tem a capacidade de manter a patência e proteger as VAS. De maneira geral, se a fala e a deglutição estão preservadas é possível inferir que tanto a patência quanto a proteção de VAS também estarão. Em caso de rebaixamento de nível de consciência, é possível avaliar parâmetros que indiquem, principalmente, queda de base de língua se manifestando como obstrução de vias aéreas superiores. Dessa forma, se houver indicação de via aérea definitiva, é indicado o uso de manobras de abertura de VAS como medida até a avaliação do status hemodinâmico da paciente e ressuscitação adequada, antes de se proceder para intubação orotraqueal.

Caso o sangramento vaginal se deva a coagulopatias com diátese hemorrágica, deve-se avaliar a presença de sangue em cavidade oral e prontamente aspirá-lo. O sangramento pode ser originado no trato gastrointestinal, trato respiratório inferior ou até mesmo nas vias aéreas superiores, e deverá ser manejado individualmente de acordo com a paciente.

Seguindo a sistematização, deve-se avaliar a ventilação da paciente. Nesta fase, a avaliação de sinais vitais como saturação e frequência respiratória é crucial para entender o suporte ventilatório necessário. O alvo de saturação deve ser individualizado em caso de pacientes com pneumopatias crônicas (p. ex., DPOC), com alvo inicial de 88 a 92%. Para pacientes sem doenças pulmonares, o alvo de 92 a 94% é adequado. Além da saturação, é crucial que no exame físico sejam detectados sinais de esforço respiratório, taquipneia e hiperpneia (respiração de Kussmaul).

C – Avaliação hemodinâmica

A avaliação sistemática nesta etapa visa detectar se a paciente possui algum grau de instabilidade hemodinâmica, sinais de perda volêmica significativa com risco de deterioração circulatória ou estabilidade clínica para ser avaliada em ambiente não monitorizado.

Sinais como rebaixamento do nível de consciência e livedo (do inglês, *mottling*) podem falar a favor de choque hemorrágico com repercussão macro-hemodinâmica, ainda na inspeção da paciente. Além desses, podem ser encontrados outros sinais clínicos clássicos, como sudorese profusa, extremidades frias, tempo de enchimento capilar maior que 3 segundos, taquicardia, taquipneia e hipotensão. Estes pacientes devem ser alocados em ambiente de sala de emergência para estabilização clínica pertinente discutida na próxima seção.

É importante ressaltar que sangramentos agudos tendem a gerar mais instabilidade hemodinâmica que sangramentos crônicos devido ao tempo de redistribuição do líquido intra e extravascular às custas de hemodiluição e queda dos índices hematimétricos. Contudo, pacientes com sangramento crônico na ausência dos sinais clássicos e macro-hemodinâmicos do choque podem ter ainda comprometimento micro-hemodinâmico e desbalanço na oferta e demanda de O_2, DO_2 e VO_2 respectivamente.

Sabendo que a $DO_2 = CaO_2 \times DC$, que o $DC = VS \times FC$ e que $CaO_2 = 1{,}34\ Hb \times SatO_2 + 0{,}0031\ PaO_2$, em que DC é o débito cardíaco, VS o débito sistólico e FC é a frequência cardíaca, CaO_2 é o conteúdo arterial de oxigênio, Hb é a hemoglobina em g/dL, $SatO_2$ é a saturação arterial de oxigênio e PaO_2 é a pressão parcial de oxigênio arterial em mmHg. Desta forma, a perda aguda sanguínea reduz a DO_2 pela diminuição da pré-carga e, consequentemente, o VS, podendo causar hipoperfusão tecidual aguda sem mecanismos compensatórios. Com a cronificação do sangramento, há hemodiluição pela restauração da volemia com plasma, reduzindo os valores de Hb e também o CaO_2. Sendo assim, pacientes com sangramento uterino crônico podem ter taquicardia e taquipneia decorrente da síndrome anêmica, sem sinais macro-hemodinâmicos evidentes de choque hemorrágico, mas ainda precisarem de avaliação adicional de exames complementares e observação clínica. Pacientes com sangramentos crônicos e sinais vitais dentro da normalidade para idade em geral podem ser avaliados em ambiente não monitorizado devido ao baixo risco de deterioração imediata.

D e E – Avaliação neurológica e exposição

A avaliação neurológica da paciente com sangramento vaginal tem como principal objetivo entender o nível de consciência e sua evolução durante as fases de atendimento inicial e após as medidas terapêuticas e/ou ressuscitativas empregadas.

Apesar de a Escala de Coma de Glasgow (ECG) ter sido validada inicialmente para traumatismos cranioencefálico, ela é rotineiramente extrapolada para situações não traumáticas por ser amplamente conhecida e de fácil aplicação.

Outras escalas possíveis de serem aplicadas são a *Full Outline of Unresponsivess* (FOUR) ou ainda a AVDI (alerta, responde ao chamado, responde ao estímulo doloroso e inconsciente)[3-5].

Mais importante que determinar pontos de corte para tomadas de condutas, é a monitorização da evolução do nível de consciência ao longo da ressuscitação inicial, tendo o sistema nervoso central como uma das janelas para a avaliação do choque na paciente. Não é indicado que condutas como intubação orotraqueal sejam tomadas única e exclusivamente com base em uma ou outra escala, sem que haja individualização do caso.

TABELA 1 Escala de Coma de Glasgow

Domínio avaliado	Resposta obtida	Pontuação atribuída
Abertura ocular	Espontânea	4
	Ao chamado	3
	Aos estímulos dolorosos	2
	Não há abertura	1
Verbalização	Fala orientada	5
	Fala desconexa	4
	Palavras soltas	3
	Sons incompreensíveis	2
	Não há fala	1
Melhor resposta motora	Obedece a comandos	6
	Retirada de estímulo doloroso	5
	Retirada em bloco de estímulo doloroso	4
	Postura de decorticação	3
	Postura de decerebração	2
	Não há movimentação	1

No que tange à exposição da paciente, o exame físico inicial deve ser direcionado para as principais hipóteses ameaçadoras da vida que estejam no *hall* de diagnósticos diferenciais. Por exemplo, deve-se avaliar o abdome da paciente em busca de sinais de gravidez, dor abdominal e peritonite, ou ainda a pele em busca de lesões que falem a favor de uma diátese hemorrágica (petéquias, púrpuras e equimoses)[6]. Ainda nesta fase, a prevenção da hipotermia é crucial, principalmente em pacientes com quadro de choque hemorrágico.

Após assegurada a estabilidade clínica da paciente, deve-se complementar o exame físico e a história clínica, buscando as seguintes informações:

TABELA 2 Escala FOUR

Domínio avaliado	Resposta obtida	Pontuação atribuída
Abertura ocular	Espontânea, acompanha com o olhar	4
	Espontânea, não acompanha com o olhar	3
	Ao chamado	2
	Aos estímulos dolorosos	1
	Não há abertura	0
Melhor resposta motora	Obedece a comandos simples	4
	Retirada de estímulo doloroso	3
	Postura de decorticação	2
	Postura de decerebração	1
	Não há movimentação	0
Reflexos de tronco encefálico	Reflexos corneopalpebral e pupilar presentes e bilaterais	4
	Midríase não fotorreagente unilateral	3
	Reflexos corneanos ou pupilares ausentes bilateralmente	2
	Reflexos corneanos e pupilares ausentes	1
	Reflexos corneanos, pupilares e de tosse ausentes	0
Respiratório	Não intubado com padrão regular	4
	Não intubado com padrão Cheyne-Stokes	3
	Não intubado com padrão irregular	2
	Intubado com drive respiratório	1
	Intubado sem drive respiratório	0

- Sintomas sistêmicos como febre e perda ou ganho de peso.
- Sintomas de síndrome anêmica, como astenia, dispneia aos esforços.
- Sinais de coagulopatias, como equimoses ou outros sangramentos anormais (gengivorragia, hematúria,

hematoquezia, hemartrose, epistaxes de repetição etc.).
- Dor abdominal: detalhar início, duração, padrão, sintomas associados, fatores de melhora ou piora.
- Sangramento pós-coito ou dispareunia.
- Último colpocitopatológico e resultado.
- Corrimentos vaginais.
- Uso de métodos contraceptivos.
- História familiar de neoplasia ginecológica ou de coagulopatias.
- História gestacional detalhada.
- Menarca e menopausa.
- História social, abordando tabagismo e uso de outras substâncias.
- Histórico cirúrgico.

Ainda no exame físico geral, devem ser buscados ativamente sinais de hiperandrogenismo clínico, como hirsutismo, acne e alopecia, além de sinais de mucosas e pele hipocoradas podendo fazer parte da síndrome anêmica.

Em seguida, deve-se realizar o exame ginecológico em litotomia, sempre na presença de um profissional do gênero com o qual a paciente se sinta mais confortável.

À inspeção da vulva e do introito vaginal se faz necessária a procura de lacerações, úlceras, sinais de infecção, lesões vegetantes ou corpo estranho.

Em seguida, procede-se com exame especular com atenção especial para o colo do útero e seu orifício externo (OE), buscando lesões sugestivas de malignidade, sinais de infecção, lacerações e saída de sangue ou corrimento do OE.

O toque vaginal deve ser indicado quando o emprego desta manobra gere mudança na conduta ou no diagnóstico da paciente, como exemplo em gestantes com menos de 20 semanas para avaliar abortamento ou ainda na suspeita de doença inflamatória pélvica[7]. De outra forma, gerará apenas desconforto para a paciente, sem grandes mudanças na propedêutica. Na gestante com mais de 20 semanas sem ultrassonografia transvaginal, é indicado aguardar a realização dela antes do toque vaginal pelo risco de placenta prévia.

EXAMES COMPLEMENTARES

A solicitação de exames complementares deve ser realizada de maneira racional no departamento de emergência, com o objetivo de detectar condições que ofereçam risco em curto e médio prazo para a paciente, e não com o intuito de ampla investigação diagnóstica. A investigação complementar deve ser realizada em pacientes internadas ou ambulatorialmente e foge do escopo deste compêndio.

Para pacientes estáveis hemodinamicamente, os exames laboratoriais devem ser:

- Hemograma completo.
- Teste imunológico de gravidez ou β-HCG qualitativo ou quantitativo.
- Tempo de protrombina (TAP) e tempo de tromboplastina parcial ativada (TTPa).

No contexto de instabilidade hemodinâmica, devem ser acrescentados:

- Tipagem sanguínea e prova cruzada.
- Gasometria com lactato.
- Função renal.
- Na^+, K^+ e Ca^{2+}.
- Fibrinogênio.

A ultrassonografia trasvaginal (USTV) deve ser solicitada para toda paciente com gestação confirmada ou suspeita, seja tópica ou ectópica. Além disso, é o exame mais disponível na avaliação de sangramentos uterinos de origem estrutural em pacientes não gestantes (PALM da classificação FIGO), devendo ser realizada na suspeita dessas doenças com posterior avaliação de um especialista em Ginecologia e Obstetrícia.

MANEJO INICIAL

O sangramento vaginal representa um desafio significativo no departamento de emergência, exigindo uma abordagem sistematizada. O manejo inicial desse quadro clínico complexo deve ser pautado no status hemodinâmico e na gravidade do sangramento, com o objetivo primordial de controlar a hemorragia e estabilizar a condição clínica e hemodinâmica da paciente.

Para pacientes instáveis hemodinamicamente, é crucial uma ressuscitação imediata e uma avaliação de urgência pela equipe de ginecologia. A obtenção de acesso venoso calibroso é fundamental para a ressuscitação volêmica, preferencialmente utilizando transfusão sanguínea. No entanto, enquanto aguarda-se pelos hemocomponentes, a reposição volêmica com cristaloide pode ser iniciada, especialmente se houver evidência de depleção intravascular. Além disso, a correção de quaisquer coagulopatias subjacentes é de extrema importância.

Para pacientes com hemorragia grave e instabilidade hemodinâmica, a administração de estrogênio conjugado por via endovenosa em doses elevadas é a abordagem terapêutica de escolha. Contudo, é crucial destacar que em mulheres com histórico de doença cardiovascular, cerebrovascular ou tromboembolismo venoso, a terapia com altas doses de estrogênio é contraindicada. O ácido tranexâmico, um antifibrinolítico, em conjunto com um anti-inflamatório não esteroidal, também pode ser considerado como uma opção terapêutica para esses pacientes.

A transfusão sanguínea deve ser considerada para todos os pacientes com sangramento ativo que estejam instáveis hemodinamicamente ou com hemoglobina abaixo de 7 g/dL. Enquanto aguarda-se pelos hemocomponentes, a ressuscitação com cristaloide pode ser realizada, porém seu uso deve ser limitado devido ao risco de hemodiálise.

Atualmente, os medicamentos hormonais representam a base do tratamento para o sangramento uterino anormal. No entanto, o estrogênio intravenoso não está disponível no Brasil, o que torna o ácido tranexâmico associado ao anti-inflamatório não esteroidal, intravenoso, a medicação de escolha no paciente instável hemodinamicamente.

O ácido tranexâmico é usado por décadas na Europa para sangramento menstrual importante e foi liberado nos Estados Unidos pelo FDA em 2009 para esse uso. Em 2018, a Cochrane realizou uma revisão em que o ácido tranexâmico foi superior a placebo, anti-inflamatório não esteroidal e progesterona oral em relação à redução do sangramento relacionado a sangramento vaginal[5]. É utilizado na dose de 500 a 1.000 mg, VO ou EV, a cada 6 a 8 horas, respeitando-se a dose máxima de 3,9 g por dia.

Os anti-inflamatórios não esteroidais (AINEs) agem pela promoção de vasoconstrição uterina e redução dos níveis de prostaglandinas endometrial. Em uma revisão de 2013 realizada pela Cochrane, os AINEs mostraram reduzir o sangramento menstrual em 40%. Além disso, os AINEs apresentam o benefício da analgesia. Não há diferença aparente em eficácia entre AINEs. No Brasil, os AINEs mais usados são cetoprofeno 100 mg, EV ou VO, a cada 12 horas; e o naproxeno 500 mg, VO, a cada 12 horas. Deve-se evitar o uso de AINEs por períodos maiores do que 5 a 7 dias, por risco de lesão renal e gástrica e também nos pacientes sabidamente com disfunção renal e risco de sangramento gastrointestinal[6].

Para o manejo dos pacientes com sangramento vaginal e estáveis hemodinamicamente há múltiplas opções medicamentosas de tratamento, como terapia hormonal, AINEs e ácido tranexâmico, nesses casos podendo ser realizado pela via oral.

Há diversas opções para terapia hormonal na paciente com sangramento vaginal. As opções hormonais disponíveis incluem contraceptivos orais combinados ou progestagênios isolados em altas doses, estes preferencialmente em mulheres com contraindicação ao uso de estrogênio. As opções de terapia hormonal se encontram na Tabela 3.

TABELA 3 Terapias hormonais orais

Contraceptivo oral combinado (30 mcg de EE)	1 comprimido, 3x ao dia, até parar o sangramento (pelo menos 2 dias). Após, 1 comprimido por dia, durante 3 a 6 semanas.
Contraceptivo oral combinado (30 mcg de EE)	1 comprimido, 6/6 horas, até parar sangramento. 1 comprimido, 8/8 horas, durante 2 a 7 dias. 1 comprimido, 12/12 horas, durante 2-7 dias, seguido de 1 comprimido por dia.
Progestagênio isolado: medroxiprogesterona	60-120 mg por dia, até parar sangramento (pelo menos 2 dias), seguido de 20-40 mg por dia, durante 3-6 semanas.
Progestagênio isolado: medroxiprogesterona	10 mg, 4/4 horas (máx.: 80 mg), até parar sangramento. Após, 6/6 horas, durante 4 dias. Após, 8/8 horas, durante 3 dias. Após, 12/12 horas, durante 2 dias. Após, diariamente, durante 2 semanas.
Progestagênio isolado: noretisterona	5-15 mg/dia até parar o sangramento (pelo menos 2 dias), seguido de 5-10 mg/dia, durante 3-6 semanas.
Progestagênio isolado: noretisterona	5-10 mg, 4/4 horas, até parar sangramento. Após, 6/6 horas, durante 4 dias. Após, 8/8 horas, durante 3 dias. Após, 12/12 horas, durante 2 dias. Após, diariamente, durante 2 semanas.
Progestagênio isolado: megestrol	80-160 mg/dia até parar sangramento (pelo menos 2 dias). Após, 40-80 mg/dia, durante 3-6 semanas.

Nos pacientes estáveis clinicamente, também existe a opção do ácido tranexâmico e do AINEs, via oral, conforme dosagens descritas anteriormente.

No caso de falha de tratamento farmacológico, pode-se utilizar dispositivo de tamponamento com balão uterino para controlar o sangramento. Existem dispositivos comerciais para o tratamento de hemorragia pós-parto, como o balão de Bakri, que pode ser usado também em caso de sangramento vaginal em pacientes não grávidas. O balão de Bakri costuma estar indisponível em grande parte dos departamentos de emergência do Brasil; no caso de indisponibilidade, pode-se utilizar uma sonda Foley para realizar o tamponamento. Outra abordagem é realizar o tamponamento com compressas. Tamponamento com balão ou com compressas não deve ser utilizado por mais de 24 horas pelo risco de síndrome do choque tóxico. É usualmente usado antibiótico profilático no contexto de tamponamento de hemorragia pós-parto para redução de risco de endometrite pós-parto; no entanto, não há evidência para uso no contexto de sangramento uterino anormal.

O tratamento cirúrgico raramente é indicado no contexto de sangramento vaginal, exceto se falha de terapia ou se paciente apresenta lesão intracavitária associada. A curetagem é o método cirúrgico mais rápido para estancar o sangramento intenso de cavidade uterina, porém não é uma solução permanente. Portanto, é uma opção de tratamento comum para pacientes com sangramento importante ou para o paciente instável em que o tratamento medicamentoso falhou[7-9]. Histerectomia é realizada em casos de sangramentos severos e recorrentes, após esgotamento de outras opções de tratamento.

Todo paciente com sangramento importante ou não controlado deve ser avaliado pela equipe de ginecologia no departamento de emergência com necessidade de internação para observação, transfusão e possível necessidade de cirurgia. No entanto, a maioria das pacientes com sangramento uterino anormal pode ter alta hospitalar com encaminhamento para ginecologia ambulatorial após afastada anemia grave.

DIAGNÓSTICO DIFERENCIAL

Apesar de a principal causa dos sangramentos vaginais serem os sangramentos uterinos anormais, é necessário diferenciá-los dos quadros de sangramentos urinários e gastrointestinais. Além disso, todo o trato reprodutor feminino pode apresentar condições patológicas que cursem com sangramento, inclusive causas potencialmente mórbidas ou com risco de morte como neoplasias. A seguir, os principais diagnósticos diferenciais, de acordo com o segmento acometido:

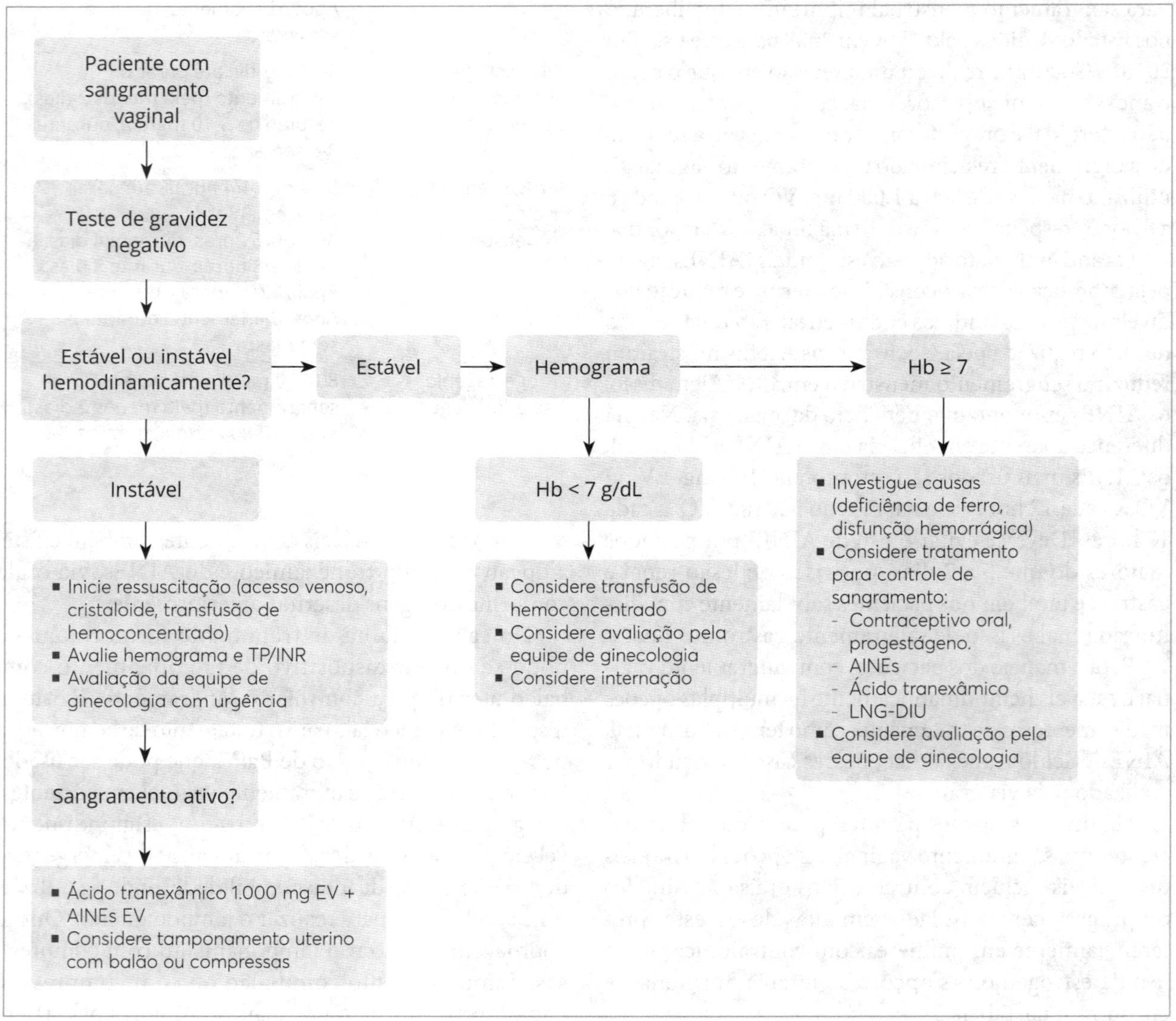

FIGURA 1 Fluxograma.

- Vulva: neoplasias benignas ou malignas.
- Vagina: neoplasias benignas ou malignas, infecções sexualmente transmissíveis, corpos estranhos e lesões traumáticas.
- Cérvix: neoplasias benignas ou malignas, cervicites, infecções sexualmente transmissíveis e lesões traumáticas.
- Ovário e tuba uterina: neoplasias benignas ou malignas e doença inflamatória pélvica.
- Útero: etiologias já citadas anteriormente no acrônimo PALM-COEIN.

É importante ressaltar mais uma vez que o diagnóstico etiológico definitivo não é a prioridade no departamento de emergência. Contudo, topografar a origem do sangramento irá influenciar o manejo adequado da paciente. Sangramentos vaginais de origem não uterina não irão receber os tratamentos abordados neste capítulo, mas ainda assim deverão ser referenciados ao profissional ginecologista/obstetra.

REFERÊNCIAS

1. Hill S, Shetty MK. Abnormal uterine bleeding in reproductive age women: role of imaging in the diagnosis and management. Semin Ultrasound CT MR. 2023;44(6):511-518.
2. Abbas T, Husain A. Emergency department management of abnormal uterine bleeding in the nonpregnant patient. Emerg Med Pract. 2021;23(8):1-20.
3. Davis E, Sparzak PB. Abnormal uterine bleeding. Treasure Island: StatPearls; 2024.
4. Marnach ML, Laughlin-Tommaso SK. Evaluation and management of abnormal uterine bleeding. Mayo Clinic Proceedings. 2019;94(2):326-35.
5. Bryant-Smith, Alison C et al. Antifibrinolytics for heavy menstrual bleeding. Cochrane Database System Rev. 2018;4(4):CD000249.
6. Hickey M, et al. Progestogens with or without oestrogen for irregular uterine bleeding associated with anovulation. Cochrane Database System Rev. 2012;9:CD001895.
7. Bofill Rodriguez M, Lethaby A, Farquhar C. Non-steroidal anti-inflammatory drugs for heavy menstrual bleeding. Cochrane Database System Rev. 2019 (9):CD000400.
8. Federação Brasileira das Associações de Ginecologia e Obstetrícia (FEBRASGO). Sangramento uterino anormal. São Paulo: FEBRASGO; 2021. (Protocolo FEBRASGO-Ginecologia, n. 28/ Comissão Nacional Especializada em Ginecologia Endócrina).
9. The American College of Obstetricians and Gynecologists. ACOG committee opinion no. 557: Management of acute abnormal uterine bleeding in nonpregnant reproductive-aged women. Obstetrics Gynecol. 2013;121(4):891-6.

4

Sangramentos obstétricos

Janaína Aparecida Baragão Moretoni
Julia Magalhães Dorn de Carvalho
Kalynne Kátyla Lima Fonseca

PONTOS PRINCIPAIS

- Na gestação ectópica, a concentração de beta-HCG tende a ser menor do que na gestação tópica e não costuma se elevar da mesma forma.
- O tratamento medicamentoso é feito com metotrexato e pode ser feito em pacientes com os mesmos critérios para conduta expectante.
- Gestantes que apresentam patologias como obesidade, diabetes, distúrbios tireoidianos, infecções e trombofilias também têm maior risco de abortamento.
- O sangramento vaginal durante a segunda metade da gestação ocorre em cerca de 4% das gestações, e os diagnósticos diferenciais principais são o descolamento prematuro de placenta e a placenta prévia.

INTRODUÇÃO

O sangramento vaginal durante a gestação é uma causa importante de morbimortalidade materna e fetal. A prevalência de sangramento vaginal durante o primeiro trimestre varia de 7 a 25%, e o risco de mortalidade fetal aumenta em quatro vezes[1]. É causado principalmente pelo abortamento, pela gestação ectópica e pela doença trofoblástica gestacional.

Já o sangramento durante a segunda metade da gravidez ocorre em cerca de 4% das gestações, e as principais causas incluem placenta prévia, vasa prévia, descolamento de placenta, rotura uterina e coagulopatias[2].

O reconhecimento precoce do sangramento, a avaliação da estabilidade materna e da vitalidade fetal e o encaminhamento ao obstetra são essenciais para o manejo e a redução da mortalidade[3].

Através da história clínica, exame físico e ultrassonografia transvaginal, é possível realizar a maioria dos diagnósticos. Além disso, a ultrassonografia *point-of-care* (POCUS) pode ser utilizada para descartar outras causas de hipotensão e choque como sepse, por exemplo.

SANGRAMENTOS NA PRIMEIRA METADE DA GESTAÇÃO

Gravidez ectópica

A gravidez ectópica é definida pela implantação e desenvolvimento do blastocisto fora da cavidade corporal uterina. É a principal causa de mortalidade materna no primeiro trimestre e tem prevalência estimada de 1% a 2% nos Estados Unidos[4].

Em cerca de 95% dos casos, a implantação ocorre na tuba uterina, principalmente na região ampular. Em raros casos pode ocorrer em outros locais, como a gravidez ectópica ovariana, em menos de 3%, cervical, abdominal e em cicatriz uterina, cada qual com cerca de 1%, e intersticial em 2 a 4%. Apesar de raro, tem aumentado a possibilidade de gestação heterotópica com o aumento das técnicas de reprodução assistida, a qual ocorre intrauterina e ectópica simultaneamente.

Na maioria dos casos, ocorre pela dificuldade no transporte do óvulo pela tuba uterina até a cavidade do útero. Os principais fatores de risco incluem doença inflamatória pélvica, com um risco de 2 a 7,5 vezes maior, cirurgia tubária prévia, concepção em uso de dispositivo intrauterino (DIU), idade materna maior de 35 anos, uso de técnicas de reprodução assistida, gravidez ectópica prévia e tabagismo[5].

TABELA 1 Fatores de risco para gravidez ectópica

Doença inflamatória pélvica
Cirurgia tubária prévia
Gravidez ectópica prévia
Concepção em uso de dispositivo intrauterino
Idade materna maior de 35 anos
Uso de técnicas de reprodução assistida
Anormalidade anatômica tubária
Tabagismo

Manifestações clínicas

Classicamente se manifesta com a tríade de atraso ou irregularidade menstrual, dor abdominal e sangramento vaginal. No entanto, a tríade está presente em apenas 50 a 60% dos casos, mas em praticamente todos há presença de pelo menos um desses sintomas.

A dor abdominal é o sintoma mais comum, presente em 90% dos casos, e pode variar desde uma dor intermitente em cólica até uma dor intensa e com sinais de peritonite. Essa dor acontece em decorrência da distensão tubária causada pelo aumento de fluxo sanguíneo no local ou devido à rotura. Além disso, pode apresentar dor no ombro devido à irritação diafragmática causada pelo hemoperitônio. Já o sangramento vaginal é decorrente da descamação endometrial pela produção irregular de HCG.

O exame físico pode variar desde um exame normal até sinais de instabilidade hemodinâmica e choque. Na palpação abdominal, pode apresentar desde uma dor localizada em um dos quadrantes até uma dor difusa com sinais de peritonite. No exame vaginal, geralmente apresenta sangramento em moderada quantidade, mas pode apresentar colo amolecido e dor à movimentação cervical – além de dor à palpação do fundo de saco posterior e massa anexial palpável e dolorosa.

Exames complementares e diagnóstico

Na avaliação diagnóstica, inicialmente deve ser realizado o diagnóstico de gravidez com o beta-HCG positivo. A dosagem seriada do beta-HCG associado à ultrassonografia consegue realizar o diagnóstico na maioria dos casos.

Na gestação ectópica, a concentração de beta-HCG tende a ser menor do que na gestação tópica e não costuma se elevar da mesma forma. Assim, enquanto na gestação tópica é esperado que o valor de beta-HCG duplique em cerca de 2 dias, sabe-se que a ausência de elevação em pelo menos 66% em 48 horas pode significar uma gravidez ectópica ou gestação tópica não evolutiva.

Pode ser realizada ultrassonografia abdominal ou transvaginal, sendo que a transvaginal é preferencial e apresenta sensibilidade de 54% a 92%. No caso de pacientes com instabilidade hemodinâmica, pode ser realizada a ultrassonografia à beira do leito.

Na ultrassonografia, a visualização de um saco gestacional fora da cavidade corporal do útero dá o diagnóstico de gravidez ectópica. Entretanto, há diversos sinais sugestivos de ectópica, como líquido livre na pelve, massa pélvica complexa e anel tubário, o qual consiste em uma imagem paraovariana. Quanto mais precoce for realizada a ultrassonografia, maior será a chance de encontrar imagens específicas sugestivas.

Com níveis de beta-HCG entre 1.500 e 2.000 mUI/mL, é esperado que seja visualizado saco gestacional tópico na ultrassonografia transvaginal, e entre 6.000 e 6.500 mUI/mL, no abdominal. Assim, em pacientes com níveis maiores e sem a visualização do saco gestacional, deve-se suspeitar de gestação ectópica. No entanto, não deve ser utilizada uma dosagem única de beta-HCG, mas sim seriada geralmente a cada 48 horas.

Têm sido estudados outros marcadores, como a dosagem de progesterona sérica, a qual pode auxiliar nos casos de dúvida. Valores de progesterona inferiores a 10 ng/mL estão associados à gestação não evolutiva, no entanto sua dosagem não está disponível rotineiramente, e valores normais não excluem o diagnóstico.

Na minoria dos casos, pode ser necessária a realização de métodos invasivos como a curetagem uterina e a laparoscopia, que é diagnóstica e terapêutica. Diagnósticos diferenciais incluem rotura de cisto ovariano, ameaça de abortamento ou abortamento incompleto, salpingite e afecções gastrintestinais como a apendicite.

TABELA 2 Diagnósticos diferenciais da gravidez ectópica

Diagnósticos diferenciais	Características
Rotura de cisto ovariano	Beta-HCG negativo
Ameaça de abortamento ou abortamento incompleto	Sangramento vaginal maior, dor abdominal rítmica e em região mediana, volume uterino maior
Salpingite	Beta-HCG negativo; pode ser palpável massa anexial bilateral, sem sangramento vaginal
Afecções gastrintestinais	Beta-HCG negativo, sintomas gastrintestinais como náuseas, vômitos e diarreia

Tratamento

O tratamento pode ser expectante, medicamentoso ou cirúrgico, conforme o estado hemodinâmico da paciente, o local e tamanho do saco gestacional, o nível de beta-HCG e o desejo reprodutivo da paciente.

A conduta expectante pode ser feita na gravidez ectópica íntegra de até 4 cm, sem atividade cardíaca, com beta-HCG ≤ 5.000 mUI/mL, com estabilidade hemodinâmica e líquido livre limitado à pelve. Há maior probabilidade de sucesso em pacientes com níveis de beta-HCG < 1.000 mUI/mL, sendo realizado o acompanhamento semanal até a sua negativação. É esperada uma queda semanal > 15% do beta-HCG, o qual, se não ocorrer, indica necessidade de tratamento medicamentoso ou cirúrgico. Além disso, há risco de rotura tubária e possível necessidade de cirurgia de emergência nesses casos.

O tratamento medicamentoso é feito com metotrexato e pode ser feito em pacientes com os mesmos critérios para conduta expectante. Além de não apresentar contraindicações como disfunções hematológicas, renal ou hepática, imunossupressão, amamentação, se recidiva na mesma tuba e impossibilidade de acompanhamento adequado.

O metotrexato pode ser realizado em dose única intramuscular de 50 mg/m^2, em dose dupla ou em múltiplas doses, de acordo com os níveis de beta-HCG, o local de implantação e cada serviço. A taxa de sucesso estimada é de cerca de 70% a 95%, com maior sucesso com níveis menores de beta-HCG. É esperada uma queda dos níveis de beta-HCG de pelo menos 15% em 4 a 7 dias, com acompanhamento semanal até a sua negativação.

TABELA 3 Critérios para possibilidade de conduta expectante ou medicamentosa

Massa tubária < 4 cm de diâmetro na ultrassonografia transvaginal
Ausência de atividade cardíaca embrionária
Beta-HCG < 5.000 mUI/mL
Estabilidade hemodinâmica
Ausência de rotura
Possibilidade de acompanhamento adequado

O tratamento cirúrgico pode ser conservador, com salpingostomia ou ressecção parcial ou radical com a salpingectomia, realizado preferencialmente por laparoscopia. Geralmente é indicado se há rotura ou íntegra, mas com contraindicação para o tratamento clínico. Se houver instabilidade hemodinâmica, deve ser realizada a ressuscitação volêmica com hemoderivados e indicado manejo cirúrgico imediato. Além disso, se a paciente for Rh negativa, deve ser realizada a imunoglobulina anti-D. Se antes de 12 semanas, podem ser administrados 50 mcg intramuscular, devido ao menor volume de células vermelhas, mas também é aceitável a dose plena de 300 mcg.

Abortamento

O abortamento é definido pela interrupção gestacional antes das 22 semanas de gestação, ou peso fetal menor que 500 g ou comprimento menor que 16,5 cm. Pode ser classificado de várias formas e possui diferentes fatores de risco e etiologias. É a quarta causa de mortalidade fetal materna e a causa mais comum de sangramento na gestação. Uma vez que a grande parte dos serviços de emergência no Brasil não tem médicos obstetras atuando no atendimento de pronto-socorro, é do escopo do médico emergencista o reconhecimento e manejo inicial dessa patologia.

Os principais fatores de risco para o abortamento são idade materna, condições médicas relacionadas à mãe, uso de medicamentos e/ou substâncias ilícitas, exposição ambiental e trauma. A taxa de abortamento espontâneo em gestantes acima de 35 anos é de aproximadamente 17%, podendo chegar a 33% em mulheres com mais de 40 anos. Gestantes que apresentam patologias como obesidade, diabetes, distúrbios tireoidianos, infecções e trombofilias também têm maior risco de abortamento. O uso de álcool, tabaco e cocaína aumenta os riscos de perda gestacional. Um estudo mostrou aumento de 30% no risco de abortamento em tabagistas. Em relação à cafeína ainda não há estudos robustos para afirmar a relação de causa e efeito.

A classificação de abortamento pode ser dividida de diferentes formas: em relação à idade gestacional (IG), sendo denominada precoce se ocorrer até 12 semanas e 6 dias, e tardia, se ocorrer a partir de 13ª semana; 80% dos abortamentos ocorrem de forma precoce. Outra classificação possível divide o aborto em espontâneo ou provocado. Quando não há uma intervenção externa, é classificado como espontâneo; se ocorreu uma intervenção externa e intencional, designa-se provocado. Por último, a classificação de aborto seguro e inseguro também é empregado pela Organização Mundial da Saúde (OMS). O aborto seguro é caracterizado pelo abortamento feito em um local apropriado com profissional de saúde capacitado para o procedimento, o que gera um risco baixo à mulher. Em contrapartida, quando o aborto ocorre em locais inapropriados e por pessoas incapacidades, é considerado inseguro. A Tabela 4 apresenta as principais etiologias encontradas no abortamento.

TABELA 4 Etiologias do abortamento

Anormalidades cromossômicas
Anormalidades anatômicas uterinas
Distúrbios endócrinos maternos
Distúrbios autoimunes maternos
Trauma

Formas clínicas, exame físico, diagnóstico e manejo

Ameaça de aborto

A ameaça de aborto é caracterizada por sangramento vaginal associado ou não a dor abdominal hipogástrica. Nessa forma clínica, o sangramento se apresenta em pequena quantidade, e a dor normalmente se caracteriza como cólica, decorrente da contratilidade uterina. O exame físico geral não apresenta alterações significativas. No exame especular, pode ser evidenciado sangue em pequena quantidade (ativo ou não), e no toque vaginal o colo uterino encontra-se impérvio. O diagnóstico é firmado pela ultrassonografia transvaginal (USGTV), que observa saco gestacional regular, batimento cardíaco fetal regular e acima de 100 bpm e área de descolamento ovular inferior a 40% do diâmetro do saco gestacional.

O tratamento é expectante. A evolução do quadro pode ocorrer, todavia não há evidências na literatura de qualquer intervenção médica que a impeça. Gonadotrofinas coriônicas (HCG), relaxantes musculares e vitaminas não são indicados. Também não há evidência que mostre benefício do repouso no leito. Apesar de haver estudos que sugerem o uso da progesterona via oral no abortamento espontâneo, a fim de reduzir sua incidência, ainda não há fortes recomendações na literatura para sua prescrição de rotina. A conduta no departamento de emergência (DE) se resume à prescrição de analgésicos e orientações. É importante aconselhar a gestante quanto à abstinência sexual durante o período de perda sanguínea e orientar quanto à necessidade de retorno ao pronto atendimento se piora do sangramento ou da dor abdominal.

Aborto inevitável

O aborto inevitável é caracterizado pela inviabilidade da evolução gestacional. Os sintomas são semelhantes aos da ameaça de abortamento, com dor em hipogástrio de forte intensidade e sangramento vaginal. Conduto, nessa forma clínica a perda sanguínea pode ser mais profusa e desencadear alterações hemodinâmicas.

No exame físico geral, é importante se atentar aos sinais de choque hipovolêmico e avaliar a necessidade de drogas vasoativas e reposição de hemoconcentrados. Já no exame especular, há sangramento ativo oriundo do canal cervical, e ao toque se encontra o colo uterino dilatado, sendo muitas vezes possível detectar a presença de membranas ovulares ou do embrião.

A conduta se baseia em suporte hemodinâmico e encaminhamento ao especialista para realização do esvaziamento uterino. O tratamento específico é baseado na IG. Em menores de 12 semanas o tratamento farmacológico com misoprostol ou mecânico com vacuoaspiração intrauterina são boas alternativas. Em fetos maiores de 12 semanas, que permanecem em cavidade intrauterina, indica-se o uso de misoprostol, para sua expulsão, seguida da curetagem.

Abortamento incompleto

O abortamento incompleto configura-se pelo início da eliminação do concepto, permanecendo, todavia, restos placentários na cavidade intrauterina. É a forma clínica mais frequente após a 10ª semana gestacional.

A sintomatologia é semelhante à das outras formas clínicas, e no exame físico também é possível encontrar alterações hemodinâmicas, a depender do grau da hemorragia. No toque vaginal, geralmente encontra-se o colo uterino pérvio, e no exame especular evidencia-se sangramento uterino (ativo ou não). O exame ultrassonográfico apresenta-se alterado, com conteúdo intrauterino amorfo e heterogêneo e medida da espessura endometrial acima de 15 mm no corte longitudinal. O tratamento de escolha é realizado pelo obstetra com o esvaziamento cirúrgico, realizando-se a curetagem ou aspiração manual intrauterina (AMIU).

Aborto completo

Nesse tipo de abortamento, todo o concepto já foi expelido da cavidade uterina. A história clínica pode se apresentar com sangramento em resolução e dor em melhora.

Dificilmente esses pacientes terão comprometimento hemodinâmico. O orifício do colo uterino se encontra fechado ao exame do toque. É recomendado o exame ultrassonográfico, que evidenciará mínima quantidade de líquido livre e conteúdo heterogêneo, além de uma espessura endometrial, no corte longitudinal, de até 15 mm. A conduta é expectante, com uso de analgésicos e vigilância da hemorragia.

Aborto retido

É definido pela permanência do concepto sem vitalidade na cavidade intrauterina. A paciente pode apresentar melhora dos sintomas gravídicos (náuseas, vômitos e ingurgitamento mamário), sangramento em pouca quantidade e autolimitado e volume uterino menor que o esperado para a IG. Ao exame do toque o colo uterino encontra-se fechado. O exame de USGTV evidencia ausência de atividade cardíaca.

A conduta se modifica de acordo com a IG. Pacientes com IG < 12 semanas podem optar por tratamento conservador e aguardar o início do trabalho de abortamento (que ocorre na maioria dos casos em até 3 semanas). Outros métodos disponíveis são o esvaziamento uterino farmacológico (misoprostol) ou mecânico (AMIU). Em pacientes com mais de 12 semanas, a terapêutica indicada é a expulsão do feto com misoprostol e posteriormente curetagem uterina.

Aborto infectado

A realização do aborto de forma inadequada (com pessoas incapacitadas e/ou em ambientes inapropriados) pode culminar em infecção intrauterina. Estima-se, que no Brasil, 13% das mortes maternas ocorrem como consequência do aborto realizado de maneira clandestina.

Os principais agentes etiológicos envolvidos são aeróbios e anaeróbios (Tabela 5). As manifestações clínicas dependem do grau de acometimento da patologia. Normalmente o sangramento é em pequena quantidade, escuro, descrito como "lavado de carne", e se apresenta com odor fétido. Se a infecção está restrita ao endométrio e miométrio, as manifestações incluem febre baixa, dor abdominal moderada/forte, sem comprometimento do estado geral. O exame físico ginecológico denota dor à manipulação do colo uterino e secreção purulenta oriunda do orifício cervical.

Nos casos em que o peritônio pélvico e a cavidade peritoneal são afetados, o quadro clínico é mais dramático. A paciente pode apresentar febre alta, dor abdominal intensa, o que impossibilita a manipulação uterina, peritonite localizada ou generalizada, além de comprometimento do estado geral e da estabilidade hemodinâmica se evolução para sepse.

Exames laboratoriais e de imagem ajudam a firmar o diagnóstico. A leucocitose pode ser observada além do abscesso em fundo de saco de Douglas no exame ultrassonográfico.

O tratamento se baseia em antibioticoterapia e resolução do foco infeccioso. Uma vez que a paciente se apresente séptica, o manejo da sepse deve ser seguido (como já abordado em capítulo prévio). Os antimicrobianos de escolha são clindamicina associada a gentamicina e metronidazol associado à gentamicina. Em casos mais graves se faz necessário ampliação de cobertura antimicrobiana com ampicilina ou penicilina G (Tabela 6). A avaliação do especialista nesses casos é imprescindível, o qual decidirá a melhor abordagem cirúrgica para o foco infeccioso. Casos leves se beneficiam apenas da curetagem ou AMIU. Quadros mais graves, em que pode ter ocorrido perfuração uterina decorrente do procedimento, necessitam de laparotomia exploradora com inventário do útero e vísceras abdominais e realização de histerectomia.

TABELA 5 Principais agentes etiológicos no abortamento infectado

Estreptococos beta-hemolítico
Enterococcus spp.
Escherichia coli
Peptostreptococcus spp.
Bacteroides fragilis
Clostridium spp.

Fonte: Zugaib e Francisco, 2023[5].

TABELA 6 Principais antibióticos usados no abortamento infectado

Antibiótico	Dose	Posologia
Ampicilina	1-2g	6/6h via intravenosa
Gentamicina	1,5 mg/kg	8/8h via intravenosa
Ceftriaxona	1-2g	12/12h via intravenosa
Metronidazol	500mg	8/8h via intravenosa
Clindamicina	600mg	6/6h via intravenosa

Fonte: Zugaib e Francisco, 2023[5].

Doença trofoblástica gestacional

A doença trofoblástica gestacional (DTG) ocorre pela proliferação anormal de diferentes tipos de epitélio trofoblástico, podendo causar uma gama de alterações (Tabela 7), variando desde a mola hidatiforme a tumores trofoblásticos, ambos produtores de beta-HCG.

TABELA 7 Classificação de doença trofoblástica gestacional de acordo com a Organização Mundial da Saúde

Mola hidatiforme, completa, parcial, invasora
Coriocarcinoma gestacional
Tumor trofoblástico do sítio placentário
Tumor trofoblástico epitelioide

Fonte: Zugaib e Francisco, 2023[5].

Sua prevalência está estimada em 1 a cada 1.000-2.000 gestações na América do Norte e Europa, ainda que pouco se conheça sobre a sua etiologia. Entre os fatores de risco (Tabela 8), os principais são extremos de idade materna e DTG prévia, esta podendo chegar a um risco de 23% a mais após duas gestações molares.

A mola hidatiforme é dividida entre completa e parcial, que se diferem quanto aos aspectos clínicos, histológicos, possibilidade de malignização e genéticos. As diferenças estão presentes na Tabela 9.

TABELA 8 Fatores de risco para doença trofoblástica gestacional

Infecções virais
Defeito de células germinativas
Paridade
Extremos de idade materna
Consanguinidade
Antecedente de mola hidatiforme

Manifestações clínicas e diagnóstico

Quadro cada vez mais raro em pronto-socorro, haja vista o diagnóstico cada vez mais precoce. O diagnóstico é ultrassonográfico aliado a níveis elevados de HCG e sinais clínicos, devendo o paciente ser encaminhado ao obstetra.

O sinal mais encontrado na paciente que se apresenta ao DE é sangramento vaginal, geralmente de coloração mais escura e de pequena a moderada quantidade, podendo ser acompanhado por dor abdominal que ocorre por distensão da cápsula ovariana. Essas manifestações ocorrem em torno da 7ª/8ª semana de gestação.

Outros sintomas encontrados em pacientes no DE estão relacionados à alta concentração de HCG, como o caso de doença hipertensiva gestacional ou até mesmo eclâmpsia em pacientes com menos de 20 semanas de gestação, assim como vômitos frequentes e hiperêmese gravídica, entidade que pode cursar com desidratação e DHE.

Ainda relacionado ao exame físico, pode-se notar o aumento exagerado do volume uterino, não compatível com IG. Mais raros são os sinais de hipertireoidismo, como taquicardia, pele úmida, exoftalmia e tremores, decorrente do estímulo causado pelo HCG, molécula idêntica ao TSH.

Exames complementares

Produzida pelo trofoblasto, a HCG é uma glicoproteína que em valores elevados > 200.000 sugere DTG, principalmente em molas completas, e em seu diagnóstico diferencial entram as gestações múltiplas. Todavia, como dito, o exame de imagem de escolha é a ultrassonografia, e o padrão mais descrito é o de "flocos de neve", encontrado na mola completa mais avançada. Entretanto, a ultrassonografia pode ser semelhante à de gestações iniciais ou anembrionadas, principalmente em casos como mola parcial, em que se pode visualizar o feto, mesmo que com malformações, além de observar a imagem da placenta espessada, hiperecoica, com a presença de imagens císticas.

TABELA 9 Diferenças entre mola hidatiforme completa e parcial

Formas de mola hidatiforme	Completa	Parcial
Genética	46,XX – exclusivamente de origem paterna	Em geral, células triploides 69, XXY ou XXX
Presença de embrião	Não há presença de embrião	Presença de feto não viável
Clínica	Mais exuberante	Mais rara
HCG	> 100.000	< 100.000
Aspecto ultrassonográfico	Cacho de uva	Placenta aumentada com numerosas vesículas
Malignização	15-20%	< 5%

Manejo

O manejo no DE consiste em internação hospitalar, estabilização clínica e solicitação de exames laboratoriais como HCG e em busca de disfunções orgânicas, como hemograma e funções renal, hepática e tireoidiana.

Em paralelo ao encaminhamento da paciente ao obstetra, devem-se corrigir quaisquer distúrbios encontrados, como anemia, DHE, tireotoxicose e hipertensão arterial, lembrando que DTG pode causar eclâmpsia (leia mais do manejo no capítulo sobre pré-eclâmpsia e eclâmpsia).

O tratamento obstétrico consiste em esvaziamento uterino por meio de aspiração, a vácuo ou manual, e, em casos de mola parcial com fetos maiores, há opção de indução de parto e curetagem após eliminação do feto. A paciente permanece em acompanhamento com obstetra mesmo após a eliminação, com dosagem constante de HCG e avaliação clínica, com objetivo de negativação em 8 semanas dos valores de HCG e a regressão rápida dos sintomas.

Casos de transformação neoplásica não serão abordados no capítulo por causa da raridade do quadro, porém o manejo no DE consiste em manejo de sangramento vaginal e sintomáticos, além de estabilização clínica e encaminhamento ao obstetra.

SANGRAMENTOS NA SEGUNDA METADE DA GESTAÇÃO

Placenta prévia

O sangramento vaginal durante a segunda metade da gestação ocorre em cerca de 4% das gestações, e os diagnósticos diferenciais principais são o descolamento prematuro de placenta e a placenta prévia.

A placenta prévia é definida pela presença de tecido placentário que recobre total ou parcialmente o colo uterino após 28 semanas ou até 2 cm do orifício interno, denominado placenta de inserção baixa. Ocorre em cerca de 1 a cada 300 ou 500 gestações e apresenta mortalidade materna de 0,03% nos Estados Unidos.

Ainda é desconhecida a causa da implantação da placenta no segmento inferior do útero em vez de no fundo uterino. Os principais fatores de risco incluem idade materna avançada, multiparidade, gemelaridade, cesarianas e curetagens prévias, tabagismo e uso de cocaína.

Já no acretismo placentário a placenta se encontra aderida de forma anormal ao útero e pode ter invasão do miométrio, da serosa e de órgãos adjacentes. Os principais fatores de risco incluem cesárea prévia, idade materna avançada, multiparidade, defeitos endometriais e leiomioma submucoso.

Manifestações clínicas

O principal sintoma é o sangramento vaginal indolor, o qual ocorre em 90% dos casos. Geralmente é um sangramento vermelho-vivo e autolimitado, no entanto pode ser progressivo e se repetir. Em uma minoria de casos pode apresentar contrações uterinas, porém com tônus uterino normal no intervalo entre as contrações.

Como há sangramento vaginal indolor na segunda metade da gestação, deve-se suspeitar de placenta prévia. Nesses casos, deve ser evitada a realização de toque vaginal e exame especular até a realização de ultrassonografia, uma vez que pode levar a hemorragia importante.

A hemorragia está relacionada à separação da placenta do útero que ocorre principalmente próximo ao trabalho de parto pela dilatação do canal cervical e pelas contrações uterinas. Além disso, pelo miométrio do segmento inferior ser menos vascularizado, as contrações são menos eficazes e a hemorragia pode persistir.

No acretismo placentário, geralmente ocorre hemorragia importante após a tentativa de separação da placenta do útero, podendo levar à coagulação intravascular disseminada e morte materna.

Diagnóstico

A ultrassonografia transvaginal é considerada o padrão-ouro para realização do diagnóstico e não aumenta o risco de sangramento, uma vez que não há contato direto do transdutor com o colo uterino.

A maioria dos diagnósticos acontece na ultrassonografia de rotina com a gestante assintomática. No entanto, em grande parte dos casos há migração placentária e a placenta deixa de ter inserção baixa ao final da gestação. Dessa forma, nesses casos é recomendado fazer nova ultrassonografia nas 32 semanas para confirmação. Por fim, nos casos em que permanecer a dúvida diagnóstica, pode ser realizada a ressonância nuclear magnética.

Manejo

É recomendada a internação hospitalar para monitorização materna e fetal, avaliação da estabilidade hemodinâmica materna e expansão volêmica se necessário. Além disso, recomendam-se avaliação do nível de hemoglobina, da coagulação e realização de imunoglobulina anti-D se Rh-negativo. Pode ser realizada conduta expectante ou interrupção da gestação a depender da intensidade da hemorragia, da IG e se iniciado o trabalho de parto.

A conduta expectante pode ser feita se houver estabilidade hemodinâmica, se a hemorragia não for intensa e IG for menor de 37 semanas. Nesses casos, a gestante deve permanecer em repouso relativo. Pode ser considerado controle domiciliar se houver ausência de sangramento nas últimas 48 horas, sem outras complicações e paciente com fácil acesso ao serviço de saúde.

Não há evidência suficiente para realização de tocólise, e o uso de corticosteroides pode ser considerado nas gestações entre 25 e 34 semanas para amadurecimento pulmonar fetal.

É indicada interrupção da gestação quando a IG é maior ou igual a 37 semanas e na hemorragia intensa. Como há aumento do risco de sangramento com o avanço da IG, é recomendado que seja interrompido no termo com realização de cesárea eletiva.

Se houver sangramento importante durante o procedimento, pode-se administrar ocitocina, pontos hemostáticos, embolização das artérias uterinas ou ilíaca interna e histerectomia nos casos refratários. Nos casos de acretismo placentário, geralmente é necessária a histerectomia total. Nesses casos, é ideal que o diagnóstico seja feito no pré-natal com programação de cirurgia eletiva com 36 semanas.

Descolamento prematuro de placenta

Descolamento prematuro de placenta (DPP) tem por definição a separação abrupta da placenta normoinserida com a decídua basal, antes da expulsão fetal e acima das 20 semanas de gestação. Apresenta potencial de morbimortalidade do binômio mãe-feto, principalmente quando ocorre no pré-termo, sendo de suma importância o reconhecimento da doença e seu manejo por parte dos emergencistas.

Ocorre em cerca de 3-10 casos em 1.000 nascimentos, 55% reconhecidos no momento anteparto e responsável por 10% dos partos prematuros, 2/3 classificados como graves, com tendência ao aumento de casos em países subdesenvolvidos como Brasil, haja vista o aumento de pacientes com presença de fatores de risco (Tabela 10).

O DPP prévio é o mais importante, podendo aumentar de 10 a 15 vezes a chance de ocorrência. As síndromes hipertensivas são as mais associadas a quadros graves, trauma, anormalidades uterinas; uso de cocaína e tabagismo também são encontrados. Dessa forma, a mortalidade perinatal é elevada em casos de DPP, estimada na literatura norte-americana em 11,9% dos nascimentos, associados principalmente à prematuridade e restrição do crescimento fetal.

TABELA 10 Fatores de risco para descolamento prematuro de placenta

Doença hipertensiva específica da gestação (DHEG)
Idade materna avançada
Descolamento prematuro de placenta prévio
Trauma
Gestação múltipla
Polidrâmnio
Rotura prematura de membranas ovulares
Cocaína
Tabagismo
Anormalidades uterinas
Baixo peso pré-gestacional

Manifestações clínicas e diagnóstico

O diagnóstico do DPP é clínico e classicamente se manifesta com a tríade conhecida de sangramento uterino abrupto (78%), dor abdominal de moderada a intensa ou dor nas costas (66%) e contrações uterinas/hipertonia (34%); mesmo quando ausente um dos sintomas, não se pode excluir o diagnóstico. Pacientes com essa sintomatologia clássica, aliada a sofrimento fetal e/ou coagulopatia, indicam maior extensão do DPP.

Entretanto, o trabalho de parto prematuro foi o evento inicial em cerca de 20% dos casos que depois evoluíram com outros sintomas de DPP. Em casos de trauma, os sintomas podem se desenvolver em até 24 horas após o evento. Entre os principais diagnósticos diferenciais, estão placenta prévia e rotura uterina (Tabela 11).

O sangramento oculto pode ocorrer em até 20% dos casos, apresentando sintomas clássicos de DPP; está ausente apenas o sangramento vaginal, pois neste o sangue não se exterioriza, por estar acumulado entre a placenta e o útero ou extravasando para a serosa uterina, o que denota o útero de Couvelaire – em que pode não haver a palpação fetal.

A combinação entre dor abdominal intensa, sinais de choque hipovolêmico e sinais de sofrimento fetal denota maior gravidade, no entanto a quantidade do sangramento vaginal não tem relação com volume sanguíneo perdido na DPP.

A paciente pode se apresentar ainda com sinais de choque, como taquicardia, pulso fino, hipotensão, pele fria e pegajosa, oligúria, além de rebaixamento do nível de consciência. Danos maternos maiores incluem coagulopatias, choque hipovolêmico, injúria renal aguda, histerectomia e morte.

TABELA 11 Diagnóstico diferencial de descolamento prematuro de placenta

Placenta prévia
Rotura uterina
Vasa prévia
Trabalho de parto

Exames complementares

Os exames complementares podem se dividir entre laboratoriais e de imagem; ambos não servem como diagnóstico para DPP, porém servem como auxiliares no manejo do paciente na emergência.

Quando há mais de 50% de separação placentária, pode ocorrer coagulação intravascular disseminada (CIVD), presente em 10% nos quadros com óbito fetal. Dentre os exames laboratoriais, o nível de fibrinogênio é o que tem melhor correlação com a severidade do sangramento, CIVD e necessidade de hemotransfusão. Quando < 200, tem valor preditivo positivo (VPP) para hemorragia pós-parto, e, quando > 400, tem valor preditivo negativo para CIVD.

Os achados laboratoriais de CIVD devem ser interpretados com cautela durante a gravidez, visto que ocorrem mudanças na fisiologia normal da gestante, como aumento de fatores de coagulação e plaquetopenia leve. Entre os exames laboratoriais iniciais, devem constar hemograma, plaquetas, fibrinogênio, INR e TTPA, além de tipo sanguíneo.

A ultrassonografia auxilia a excluir diagnósticos diferenciais e a corroborar com o diagnóstico de DPP, haja vista ser específica, porém não muito sensível, tendo como principal achado o hematoma retroplacentário (VPP 80%), porém não identificável em todos os casos. Outros achados, como debris placentários, podem ser evidenciados no líquido amniótico. A ausência de achados ultrassonográficos não exclui a presença de descolamento, visto que este pode não estar organizado ainda.

Manejo

O manejo materno consiste em internação hospitalar com objetivo de monitorização hemodinâmica e estabilização clínica, a depender da extensão de DPP, comprometimento materno-fetal e IG; a via de parto e a velocidade com que ele irá ocorrer serão definidas entre emergencista e obstetra. Caso a paciente se encontre estável e feto viável, o parto geralmente é pela via mais rápida. Caso haja cervicodilatação, pode-se realizar a amniotomia artificial com objetivo de diminuir pressão intra-amniótica e reduzir os fatores de coagulação na corrente sanguínea materna. Já na presença de instabilidade materna, a cesárea está indicada.

A monitorização multiparamétrica materna consiste em frequência cardíaca, pulso, pressão, tempo de enchimento capilar, frequência respiratória, nível de consciência e diurese com alvo de 30 ml/h. Sinais tardios de choque, como hipotensão, podem ser ainda mais tardios em pacientes hipertensas cronicamente, devendo ser avaliados outros parâmetros, como já dito.

Devem ser instalados dois acessos venosos, de preferência periféricos de maior calibre, para infusão de cristaloides, hemácias e produtos de coagulação se assim indicados. Se o sangramento for estimado entre 500 e 1.000 mL, deveremos iniciar transfusão sanguínea, e, se a perda estimada é > 1.500 mL ou quando > 4 concentrados de hemácia, deve-se iniciar protocolo de transfusão maciça. Deve-se manter saturação de oxigênio >94%, podendo ser necessário oxigênio suplementar.

A monitorização fetal consiste em cardiotocografia para detecção de sofrimento fetal, como desacelerações, bradicardia ou taquicardia persistentes. Medicações que podem ser realizadas variam de acordo com características materno-fetais; com mãe Rh negativo, é necessária a administração de anti-D imunoglobulina para evitar aloimunização materna.

Vasa prévia

Os vasos prévios são definidos como anomalia de inserção do funículo umbilical na placenta, na qual os vasos umbilicais cruzam o segmento inferior uterino, colocando-se à frente da apresentação. Ou seja, é quando os vasos fetais das membranas ovulares correm desprotegidos, interpostos entre o orifício interno do colo e a apresentação fetal.

Na maioria das vezes, a presença de vasos prévios coexiste com a inserção velamentosa do funículo umbilical, sendo um quadro raro, presente em apenas 1% a 2% de todas as gestações de feto único. Algumas literaturas trazem aumento da ocorrência em gestações gemelares monocoriônicas, podendo chegar a 10%.

Os fatores de riscos são inserção do cordão velamentoso, placentação baixa, placenta bilobulada ou sucenturiada, placenta prévia no 2º trimestre resolvida espontaneamente, inserção do cordão umbilical marginal na ultrassonografia do 1º trimestre, gestações múltiplas e técnicas de reprodução assistida. Quando não diagnosticada no período pré-natal, a mortalidade fetal é alta, podendo chegar em torno de 50%.

Manifestações clínicas

Não há sinais e sintomas durante o período gestacional. O quadro clínico típico ocorre quando há rotura da vasa prévia, normalmente no período anteparto ou intraparto, após a ruptura das membranas. Logo após a ruptura das membranas, a gestante apresenta-se com sangramento vaginal indolor importante. Como a origem do sangramento é fetal, este pode evoluir com bradicardia e sofrimento fetal rapidamente.

Diagnóstico

O diagnóstico pode ser feito durante o período pré-natal a partir do exame ultrassonográfico transvaginal com Doppler colorido. Nele se identificam os vasos fetais membranosos que passam através ou em estreita proximidade (menor que 2 cm) do orifício cervical interno. Raramente os vasos fetais pulsáteis nas membranas conseguem ser palpados no exame de toque vaginal.

Manejo

No DE o manejo se resume a estabilização hemodinâmica, se necessário, e encaminhamento com urgência ao médico obstetra, para realização de cesárea o mais rápido possível. A realização do parto vaginal pode agravar o quadro de ruptura da vasa prévia e piorar a exsanguinação e hipóxia fetal.

REFERÊNCIAS

1. Karimi A, Sayehmiri K, Vaismoradi M, Dianatinasab M, Daliri S. Vaginal bleeding in pregnancy and adverse clinical outcomes: a systematic review and meta-analysis. J Obstet Gynaecol. 2024;44(1):2288224.
2. Marx J. Rosen's emergency medicine: concepts and clinical practice. St. Louis: Mosby; 2002.
3. Young JS, White LM. Vaginal bleeding in late pregnancy. Emerg Med Clin North Am. 2019;37(2):251-64.
4. Hendriks E, Rosenberg R, Prine L. Ectopic pregnancy: diagnosis and management. Am Fam Physician. 2020;101(10):599-606.
5. Zugaib M, Francisco RPV, coordenadores. Zugaib Obstetrícia, 5.ed. Santana de Parnaíba: Manole; 2023.

6. Scheffer M, coordenador. Demografia médica no Brasil 2023. São Paulo: FMUSP, AMB; 2023. 344p.
7. Bronsteen R, Whitten A, Balasubramanian M, Lee W, Lorenz R, Redman M, et al. Vasa previa: clinical presentations, outcomes, and implications for management. Obstet Gynecol. 2013;122(2 Pt 1):352.
8. Moras Filho OB. Aborto: classificação, diagnóstico e conduta. São Paulo: Federação Brasileira das Associações de Ginecologia e Obstetrícia (FEBRASGO); 2018. (Protocolo FEBRASGO – Obstetrícia, n. 21/ Comissão Nacional Especializada em Assistência Pré-Natal).
9. Benson LS, Holt SK, Gore JL, Callegari LS, Chipman AK, Kessler L, et al. Early pregnancy loss management in the emergency department vs outpatient setting. JAMA Netw Open. 2023;6(3):e232639.
10. WHO: recommended definitions, terminology and format for statistical tables related to the perinatal period and use of a new certificate for cause of perinatal deaths. Modifications recommended by FIGO as amended October 14, 1976. Acta Obstet Gynecol Scand. 1977;56(3):247-53.
11. Lin EP, Bhatt S, Dogra VS. Diagnostic clues to ectopic pregnancy. Radiographics. 2008;28(6):1661-71.
12. Ma OJ, Mateer JR, Reardon RF, Joing SA, editores. Ma & Mateer's emergency ultrasound, 3. ed. New York: McGraw-Hill; 2014.
13. Zugaib M, editor. Zugaib Obstetrícia. 5. ed. Barueri: Manole; 2023.
14. Carvalho CR, Afonso M, Carvalho RM. An easy to miss, but preventable tragedy: vasa previa. Rev Bras Ginecol Obstet. 2020;42:483-6.

5

Síndromes hipertensivas gestacionais

Camila Aparecida Terra Hama
Janaína Aparecida Baragão Moretoni
Laís Giometti Carneiro

PONTOS PRINCIPAIS

- A hipertensão na gestação caracteriza-se por uma pressão arterial (PA) ≥ 140 e/ou 90 mmHg, medida de forma adequada.
- O diagnóstico de pré-eclâmpsia é baseado pela presença de hipertensão arterial associada à proteinúria ou à lesão de órgão-alvo após a 20ª semana de gestação.
- Segundo a Organização Mundial da Saúde (OMS), as síndromes hipertensivas gestacionais configuram 10 a 15% das mortes maternas diretas em todo mundo, sendo 99% delas em países em desenvolvimento.
- A pré-eclâmpsia é uma patologia sistêmica, multifatorial, que tem como principal fator o acometimento dos vasos, provocando vasoespasmos, isquemias e tromboses, levando, dessa forma, a lesões de órgão-alvo.
- As lesões de órgão-alvo se caracterizam por trombocitopenia, injúria renal aguda, disfunção hepática, edema agudo de pulmão, distúrbios do sistema nervoso central e alterações visuais.
- Anti-hipertensivos: devem ser iniciados apenas se PAS permanecer acima de 160 após as medidas iniciais de controle.
- Identificados sintomas de iminência de eclâmpsia ou eclâmpsia, deve-se administrar $MgSO_4$ 4 g EV e manutenção em seguida. Após a administração da medicação, é importante vigiar a presença de perda de reflexos ou depressão respiratória.

INTRODUÇÃO

Há quatro formas clínicas de hipertensão na gestação, conforme apresentado na Tabela 1, e é imprescindível saber diagnosticá-las adequadamente, tanto para melhor tratamento e previsão de curso clínico quanto para complicações da doença. A definição de hipertensão na gestação caracteriza-se por uma pressão arterial (PA) ≥ 140 e/ou 90 mmHg, medida de forma adequada. E a definição de proteinúria significativa, que terá papel fundamental na discussão, é a presença de pelo menos 300 mg em urina de 24 horas. Por questões de práticas clínicas, já está sendo bem aceito que a relação proteína/creatinina ≥ 0,3 (unidades em mg/dL) em amostra isolada já apresenta sensibilidade suficiente para diagnóstico; por fim, em locais sem esses recursos, a presença de uma cruz de proteína no exame sumário de urina (*dipstick*) também é aceita, já que positiva com presença de cerca de 30 mg/dL.

DIAGNÓSTICO

Conforme dito acima, o diagnóstico dessas comorbidades é imprescindível para uma boa evolução gestacional. O diagnóstico de pré-eclâmpsia é baseado pela presença de hipertensão arterial associada à proteinúria ou à lesão de órgão-alvo após a 20ª semana de gestação, que se manifesta em gestante previamente normotensa.

TABELA 1 Conceitos básicos de classificação de hipertensão durante a gestação

Hipertensão arterial crônica	Hipertensão arterial sistêmica diagnosticada previamente à gestação.
Pré-eclâmpsia	Hipertensão arterial identificada após 20 semanas de gestação, em paciente previamente não hipertensa. Associada proteinúria significativa ou lesão de órgão-alvo.
Pré-eclâmpsia sobreposta à hipertensão arterial crônica	Paciente previamente hipertensa que, após 20 semanas de gestação, apresenta início ou piora de proteinúria já existente ou necessidade de aumento de dose de anti-hipertensivo já usado ou ocorrência de lesão de órgão alvo.
Hipertensão gestacional	Hipertensão arterial identificada em gestante previamente normotensa sem proteinúria ou lesão de órgão-alvo, tendo, necessariamente, que desaparecer em até 12 semanas pós-parto.

Idealmente, com um pré-natal adequado é possível um diagnóstico precoce para tratamento, a fim de evitar complicações ameaçadoras à vida, como eclâmpsia e síndrome HELLP, por exemplo.

As lesões de órgão-alvo se caracterizam por trombocitopenia, injúria renal aguda, disfunção hepática, edema agudo de pulmão, distúrbios do sistema nervoso central e alterações visuais.

EPIDEMIOLOGIA

Uma revisão realizada com dados de 2002 a 2010 identificou maior taxa de incidência de pré-eclâmpsia em regiões de menor desenvolvimento, variando de 1,2 a 4,2% para pré-eclâmpsia e de 0,1 a 2,7% para eclâmpsia[1]. Já no Brasil, um estudo recente evidenciou uma taxa de incidência de 7,5% de pré-eclâmpsias em cinco maternidades estudadas[2]. Ainda, outro estudo realizado no país avaliou 82.388 gestantes atendidas em 27 maternidades de referência e foi identificada uma prevalência geral de 5,2 casos para cada 1.000 nascidos vivos, e nos casos de desfecho materno grave (910 casos) foi verificado que a eclâmpsia representou 20% deles[3].

No entanto, para âmbito nacional, ainda são dados incompletos, uma vez que no cenário brasileiro há subnotificação de casos confirmados, bem como subdiagnosticados, tanto pela diferença socioeconômica regional quanto pela deficiência de um pré-natal adequado, essencial nesse contexto, em todas as regiões do país.

Segundo a Organização Mundial da Saúde (OMS), as síndromes hipertensivas gestacionais configuram 10 a 15% das mortes maternas diretas em todo o mundo, sendo 99% delas em países em desenvolvimento.

FISIOPATOLOGIA

A pré-eclâmpsia é uma patologia sistêmica, multifatorial, que tem como principal fator o acometimento dos vasos, provocando vasoespasmos, isquemias e tromboses, levando, dessa forma, a lesões de órgão-alvo. O mecanismo preciso da causa da eclâmpsia é desconhecido, mas estudos recentes têm se concentrado na responsividade vascular aos vasopressores endógenos na mulher pré-eclâmptica.

Fisiologicamente, em pacientes sem a patologia, no organismo durante a gestação, a resposta vascular ao quadro tende a aumentar o débito cardíaco, bem como diminuir a resistência vascular periférica, isso para melhor perfusão na circulação uteroplacentária. Na mulher pré-eclâmptica esse mecanismo acontece de maneira irregular, acarretando uma hipertensão gestacional, uma vez que há aumento ainda maior no débito cardíaco, seguido por uma resistência periférica anormalmente alta à medida que as manifestações clínicas da doença se desenvolvem[4].

A causa dessa resposta anormal ainda anda em investigação, porém as vertentes de estudos mais aceitas apontam para uma disfunção endotelial como responsável pela liberação de mediadores vasoativos, resultando, então, em vasoconstrição periférica, além da premissa de um desequilíbrio entre os níveis de tromboxano e prostaciclinas, que tendem a levar a eventos trombóticos.

Nesses estudos foi verificado que a formação da placenta de forma anormal é fator de extrema relevância, senão determinante para abertura do quadro, uma vez que também foi entendido que a saída da placenta no pós-parto leva a melhora da pressão arterial da paciente.

Dois dos mecanismos analisados foram os defeitos na remodelação das artérias espirais e na invasão trofoblástica; estes fatores, mesmo que sendo processos separados, são característicos dos distúrbios hipertensivos da gravidez, que culminam na isquemia placentária (devido a essa resposta anormal fisiológica da gestação), estimulando, por sua vez, a liberação placentária de fatores solúveis que causam disfunção endotelial sistêmica materna e gerando as alterações já descritas no capítulo. Esses dois processos serão descritos de maneira mais precisa a seguir.

A remodelação das artérias espirais começa, de maneira geral, no final do primeiro trimestre e é concluída até 18 a 20 semanas de gestação, embora sejam apenas estimativas de idade gestacional. E essa remodelação anormal, que ocorre no quadro da pré-eclâmpsia, se caracteriza por uma falha de penetração no segmento miometrial das células citotrofoblásticas que infiltram a porção decidual das artérias espirais. Por fim, culminam num desenvolvimento insuficiente e irregular das artérias espirais, que ao invés de formar canais vasculares calibrosos e tortuosos para invasão, permanecem estreitos e insuficientes, resultando numa hipoperfusão placentária e tecido trofoblástico relativamente hipóxico. Essa falha no processo de placentação foi associada a múltiplas complicações e desfechos desfavoráveis na gestação, incluindo morte fetal, pré-eclâmpsia, restrição do crescimento intrauterino, parto prematuro, entre outros.

O segundo mecanismo, a diferenciação trofoblástica defeituosa, é um dos possíveis mecanismos responsáveis pela invasão trofoblástica defeituosa das artérias espirais, porém ainda são necessários mais estudos para entendimento desse processo, o que se sabe é que estão envolvidos fatores alterados na expressão de várias classes diferentes de moléculas, incluindo citocinas, moléculas de adesão, moléculas da matriz extracelular, metaloproteinases e a molécula de complexo principal de histocompatibilidade de classe Ib, HLA-G. Por fim, o que é sabido afirmar é que hipoperfusão, hipóxia e isquemia placentária são fatores causais e consequências da pré-eclâmpsia.

Dessa forma, acredita-se que as lesões de órgão-alvo estejam diretamente ligadas às questões de baixo fluxo, vasoconstrição e vasoespasmo. A lesão hepática ocorreria diretamente por necrose hepatocelular e edema resultante do vasoespasmo e isquemia, já a lesão renal aguda, que leva a proteinúria, seria uma resposta à má perfusão periférica, culminando numa diminuição de filtração glomerular.

A hemólise microangiopática também está relacionada ao vasoespasmo e desequilíbrio de tromboxano e prostaciclinas, levando a trombocitopenia, bem como a eventos tromboembólicos. Por fim, no sistema nervoso central pode-se observar trombose e hemorragia microvascular, além de edema e hiperemia focal.

APRESENTAÇÃO CLÍNICA

Os sinais clínicos observados resultam da fisiopatologia já descrita; com relação à insuficiência placentária, aumento da permeabilidade vascular e vasoconstrição, podem estar presentes:

- Hipertensão: definida como valores ≥ 140/90 mmHg.
- Hemodinâmica: inicialmente temos a presença de resistência periférica, associada a aumento do débito cardíaco.
- Dor epigástrica, abdominal ou retroesternal.
- Sinais neurológicos: podem estar presentes cefaleia, turvação visual, escotomas, diplopia e amaurose fugaz.
- Alterações de nível de consciência: incluindo confusão mental e períodos de agitação.
- Hiper-reflexia generalizada.
- Convulsão (eclâmpsia).
- Oligúria: pode estar presente de forma transitória durante o trabalho de parto ou nas primeiras 24 horas pós-parto. Ocorre devido a contração intravascular secundária ou vasoespasmo, com retenção de água e sódio.
- Edema generalizado.
- Acidente vascular cerebral: complicação mais grave da pré-eclâmpsia/eclâmpsia.

Os sinais clínicos descritos podem também estar presentes em gestantes sem o diagnóstico de eclâmpsia; nesse contexto, deve-se pensar em diagnósticos diferenciais (Tabela 2).

TABELA 2 Diagnóstico diferencial de pré-eclâmpsia e eclâmpsia

Epilepsia
Acidente vascular cerebral
Trombose venosa central
Intoxicações exógenas
Doenças infecciosas do SNC
Púrpura trombocitopênica trombótica
Encefalopatia hipertensiva

COMPLICAÇÕES: ECLÂMPSIA

Eclâmpsia é definida pela presença de convulsões sobrepostas à pré-eclâmpsia em gestantes entre a 20ª semana de gestação até a 4ª semana pós-parto. É considerada consequência final da pré-eclâmpsia.

Em todos os casos de crise convulsiva, é necessário, inicialmente, excluir diagnósticos diferenciais:

- Na presença de sinais e sintomas neurológicos, de forma aguda, deve-se pensar em acidente vascular cerebral, lesão cerebral expansiva, encefalopatias e infecção de sistema nervoso central.
- Na ausência desses sinais e sintomas sempre excluir causas metabólicas (hipoglicemia, hipocalcemia, hiponatremia), tóxicos (abstinência ou intoxicação exógena), infecções (meningite, encefalite, sepse) ou presença de trauma encefálico recente.

- A presença de pré-eclâmpsia é incomum antes da 20ª semana de gestação; nesses casos, uma hipótese a ser investigada é a gestação molar.
- A gestação por si já é fator predisponente para distúrbios associados a crise convulsiva, como PTT e síndrome hemolítica urêmica, os quais devem ser excluídos.

Na presença de sinais neurológicos, convulsões de difícil controle, alterações visuais persistentes, presença de crises convulsivas antes da 20ª semana de gestação, é indicada a realização de exame de imagem para investigação do quadro.

Nesse contexto é importante estar atento aos sinais de alarme que podem estar presentes nas gestantes já diagnosticadas com pré-eclâmpsia: cefaleia, náuseas, vômitos e distúrbios visuais. A presença de leucocitose e aumento de enzimas hepáticas são preditores de morbidade nessas pacientes[5].

Os sinais e sintomas presentes em pacientes com pré-eclâmpsia devem ser monitorados e podem incluir:

- Crise hipertensiva: PA > 160 e/ou 110 confirmada com intervalo de 15 minutos.
- Sinais de iminência de eclâmpsia: cefaleia, fotofobia, alterações visuais, hiper-reflexia.
- Sinais de eclâmpsia: convulsões tônico-clônicas.
- Síndrome HELLP: presença de hemólise, comprometimento hepático e consumo de plaquetas.
- Oligúria: devido ao extravasamento de líquido para o terceiro espaço, pode desencadear edema importante.
- Insuficiência renal aguda: presença de creatinina sérica > 1,2 mg/dL.
- Dor torácica: relacionada a comprometimento endotelial pulmonar.
- Edema agudo de pulmão: devido ao comprometimento endotelial pulmonar.

Apesar de não ser comum, a eclâmpsia pode ocorrer em pacientes com crise convulsiva mesmo na ausência de hipertensão e proteinúria.

Os fatores de risco para a ocorrência de pré-eclâmpsia estão expostos na Tabela 3.

Ao ser diagnosticada a eclâmpsia, a conduta a ser seguida deve incluir tratamento da convulsão, da hipertensão e é indicado parto na urgência; detalhes serão abordados na seção de manejo.

Outra possível complicação da gestante com pré-eclâmpsia é a ocorrência da síndrome HELLP, que acontece em aproximadamente 5 a 10% dessas gestantes. O acrônimo HELLP se refere a presença de hemólise, aumento de enzimas hepáticas e queda de plaquetas.

TABELA 3 Fatores de risco para pré-eclâmpsia

Nuliparidade
Pré-eclâmpsia prévia
Extremos de idade (< 18 e > 40)
Obesidade
Diabetes mellitus (gestacional ou não)
Doença renal crônica
Hipertensão crônica
Gestação múltipla
Doença autoimune (síndrome do anticorpo antifosfolípide, lúpus eritematoso sistêmico)
Fertilização *in vitro*

Coagulograma, incluindo TP TTPA e fibrinogênio, está em valor dentro da normalidade nesses quadros[5-8].

- Hemólise: caracterizada pela presença de esquizócitos e equinócitos no sangue periférico e/ou elevação dos níveis de desidrogenase lática (DHL) em valores acima de 600 U/l e/ou presença de bilirrubina indireta acima de 1,2 mg/dL.
- Enzimas hepáticas: elevação de AST e ALT acima de duas vezes o limite superior de normalidade.
- Plaquetopenia: consumo de plaquetas > 100.000.

Complicações maternas em pacientes com eclâmpsia podem incluir: lesão de SNC, recorrência de crises convulsivas, insuficiência renal, até risco de óbito.

MANEJO

Princípios gerais

- Diagnóstico: É crucial identificar a pré-eclâmpsia, observando ganho de peso rápido, edema em mãos e face, níveis de pressão arterial e sinais de comprometimento de órgãos. E, como já dito anteriormente, idealmente é identificado o diagnóstico no pré-natal, para a condução adequada da comorbidade e prevenção das complicações tão ameaçadoras à vida de gestação e feto[4,5]. Dessa forma, o controle clínico é imprescindível para alteração de desfecho.
- Controle clínico: Focar na prevenção de morbimortalidade materna e perinatal com:
  - Orientações sobre sinais de agravamento.
  - Encaminhamento a serviços terciários com assistência neonatal.
  - Bom controle da pressão arterial.
  - Prevenção da eclâmpsia ou sua recorrência.

- Identificação precoce de alterações laboratoriais, especialmente da síndrome HELLP.
- Avaliação do bem-estar fetal.

Ademais, o objetivo final é conduzir os casos visando ao parto, a única forma de evitar a progressão da doença, equilibrando os impactos materno-fetais e a prematuridade. Em caso de pré-eclâmpsia sem deterioração clínica, o ideal é aguardar o termo para resolução do parto; a orientação mais aceita é a IG de 37 semanas; assim, reduz-se os riscos maternos, sem alterar os resultados perinatais[8-10]. Já na vigência de deterioração clínica e sinais de complicações graves, está indicada a resolução do parto. No entanto, o manejo integral da paciente irá variar de acordo com a clínica e complicações que ela vem apresentando. A Tabela 4 resume o tratamento farmacológico de acordo com o grau de gravidade.

Eclâmpsia e iminência de eclâmpsia

Identificada a eclampsia, a conduta deve ser realizada conforme descrito a seguir:

- Monitorização contínua.
- Sulfato de magnésio (esquema de Zuspan): 4 g, EV, diluídos em 100 mL SF0,9%, administrados em 20-30 minutos, seguidos por infusão de 1 g por hora pelo menos pelas próximas 24 horas. É importante salientar que o sulfato de magnésio apresenta excreção renal; nesse sentido, em mulheres que apresentem algum grau de insuficiência renal deve ser reduzida a dose para 2 g, EV, e coletar magnésio sérico antes de aumentar a dose[11].
- Anti-hipertensivos: devem ser iniciados se a PAD permanecer acima de 160 após as medidas iniciais

TABELA 4

	Hipertensão não grave	Hipertensão arterial grave*	Iminência de eclâmpsia/ eclâmpsia
Medicamento	Metildopa Comprimidos de 250 e 500 mg	Hidralazina Ampola de 20 mg/mL	Sulfato de magnésio
Posologia	750 a 2.000 mg/dia 2 a 4x/dia	5 mg, via intravenosa 5 mg, a cada 20 minutos (dose máx. 45 mg)	4 a 6 g EV diluído em 100 mL SF0,9%, administrados em 20-30 minutos, seguidos por infusão de 2 g por hora pelo menos pelas próximas 24 horas**
Medicamento	Nifedipino Retard Comprimidos de 10 e 20 mg	Nifedipino Comprimido de 10 mg	Hidralazina Ampola de 20 mg/mL
Posologia	20 a 120 mg/dia, 1 a 3x/dia	10 mg, via oral 10 mg, a cada 20 a 30 minutos (via oral) (dose máx. 30 mg)	5 a 10 mg/kg em *bolus* e repetir em 2 a 4 horas
Medicamento	Anlodipino – comprimidos de 2,5, 5 e 10 mg	Nitroprussiato de sódio Ampola 50 mg/2 mL	Nipedipino Comprimido de 10 mg
Posologia	5 a 20 mg/dia, 1 a 2x/dia	0,5 a 10 µg/kg/min Infusão intravenosa contínua	10 mg PO pode ser outra opção se ausência de acesso vascular
Medicamento	Hidralazina – drágeas de 25 e 50 mg		Lorazepam***
Posologia	50 a 150 mg/dia		2 a 4 mg EV, uma dose, pode repetir uma vez depois de 10 a 15 minutos
Medicamento	Metoprolol – comprimidos de 25, 50 e 100 mg		Fenitoína***
Posologia	100 a 200 mg/dia 1 a 2 x/dia		15 a 29 mg/kg EV, pode repetir 10 mg/kg depois de 20 minutos
	Carvedilol – comprimidos de 6,25 e 12,5 mg		Levotiracetam***
	12,5 a 50 mg/dia 1 a 2 x/dia Recomenda-se iniciar com 12,5 mg/dia por dois dias e, a partir disso, aumentar a dose		20 a 60 mg/kg pode repetir em 12 horas

* Devem-se evitar quedas bruscas da PA, visando diminuir a PA em 15% a 25%, atingindo-se valores da PA sistólica entre 140 e 150 mmHg e da PA diastólica entre 90 e 100 mmHg. Após obtida redução visada, inicia-se a otimização, conforme tabela.
** Em caso de insuficiência renal deve ser reduzida a dose para 2 g EV e coletar magnésio sérico antes de aumentar a dose.
*** Se a convulsão permanecer mesmo após a infusão de magnésio.

de controle. Nesses casos a medicação de escolha é hidralazina na dose de 5 a 10 mg/kg em *bolus* e repetir em 2 a 4 horas. Nipedipino (10 mg PO) pode ser outra opção se ausência de acesso vascular.

- Reposição de fatores de coagulação e plaquetas é indicada na presença de coagulopatias.
- Indicação de parto de urgência.

Se a convulsão permanecer mesmo após a infusão de magnésio: lorazepam (2 a 4 mg, EV, uma dose, pode repetir uma vez depois de 10 a 15 minutos), fenitoína (15 a 29 mg/kg, EV, pode repetir 10 mg/kg depois de 20 minutos) ou levotiracetam (20 a 60 mg/kg, pode repetir em 12 horas).

Após a administração da medicação, é importante vigiar a presença de perda de reflexos ou depressão respiratória. Nesse contexto deve-se cessar imediatamente o sulfato de magnésio e administrar gluconato de cálcio, 1 g EV lento.

Uma vez o parto indicado, há ainda questões a serem consideradas, como instituição de corticoterapia e via de parto. Além disso, a idade gestacional interferirá diretamente na condução do quadro. A Figura 1 ilustra o manejo.

Corticoterapia

(IG $\geq$ 24 semanas e < 34 semanas)

Realizar corticoterapia para a maturação pulmonar fetal: betametasona (12 mg/IM a cada 24 horas/por 48 horas) ou dexametasona (6 mg/IM a cada 12 horas/por 48 horas).

ENCAMINHAMENTO

Dada a elevada prevalência e a morbimortalidade associadas à pré-eclâmpsia e todas as suas complicações, é dever do emergencista saber suspeitar, diagnosticar,

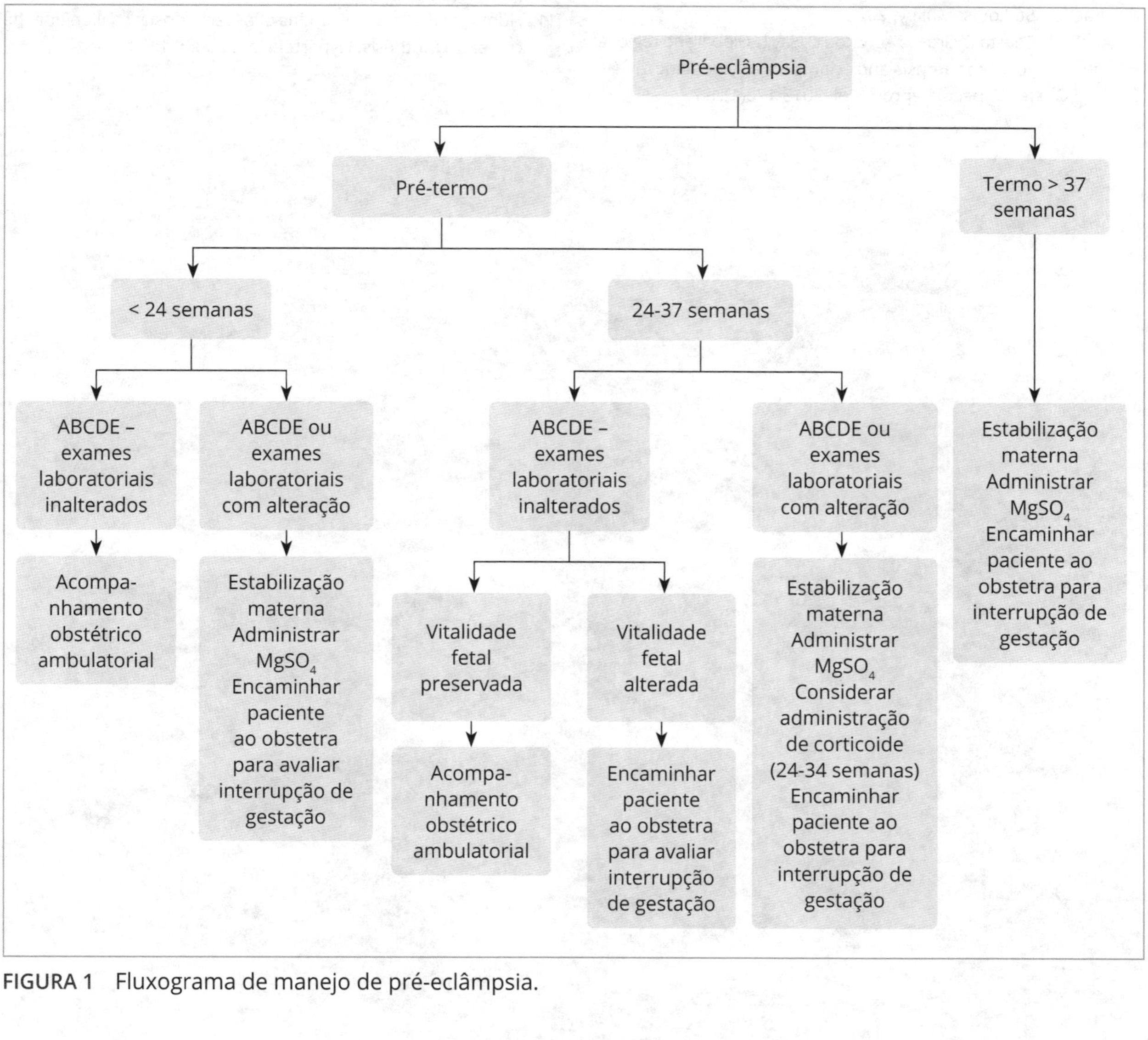

FIGURA 1 Fluxograma de manejo de pré-eclâmpsia.

prover tratamento e estabilização, além de encaminhar ao obstetra.

Ademais, durante estadia no departamento de emergência, a paciente deve permanecer em monitorização multiparamétrica durante administração de $MgSO_4$, dados os riscos já apresentados acima da medicação.

Diante do exposto, toda paciente diagnosticada com pré-eclâmpsia no departamento de emergência deve ser avaliada por equipe obstétrica, seja para resolução do quadro por meio do parto vaginal ou cesárea em casos selecionados, como também para fornecer avaliação adequada materno-fetal, visto que em grande parte dos nossos departamentos de emergência ainda não dispomos de sonar Doppler, cardiotocografia ou ultrassonografia específica para avaliação de vitalidade fetal.

REFERÊNCIAS

1. Zugaib M. Zugaib obstetrícia, 5th ed. Santana de Parnaíba: Manole; 2023.
2. Walls RM. Rosen's emergency medicine: concepts and clinical practice. St. Louis: Mosby, 2022.
3. Abalos E, Cuesta C, Grosso AL, Chou D, Say L. Global and regional estimates of preeclampsia and eclampsia: a systematic review. Eur J Obstet Gynecol Reprod Biol. 2013;170(1):1-7.
4. Mayrink J, Souza RT, Feitosa FE, Rocha Filho EA, Leite DF, Vettorazzi J, et al.; Preterm SAMBA study group. Mean arterial blood pressure: potential predictive tool for preeclampsia in a cohort of healthy nulliparous pregnant women. BMC Pregnancy Childbirth. 2019;19(1):460.
5. Giordano JC, Parpinelli MA, Cecatti JG, Haddad SM, Costa ML, Surita FG, et al. The burden of eclampsia: results from a multicenter study on surveillance of severe maternal morbidity in Brazil. PLoS One. 2014;9(5):e97401.
6. Kaufmann P, Black S, Huppertz B. Endovascular trophoblast invasion: implications for the pathogenesis of intrauterine growth retardation and preeclampsia. Biol Reprod. 2003;69:1.
7. Pijnenborg R, Vercruysse L, Hanssens M. The uterine spiral arteries in human pregnancy: facts and controversies. Placenta. 2006;27:939.
8. Roberts JM, Redman CW. Pre-eclampsia: more than pregnancy-induced hypertension. Lancet. 1993;341:1447.
9. Meekins JW, Pijnenborg R, Hanssens M, et al. A study of placental bed spiral arteries and trophoblast invasion in normal and severe pre-eclamptic pregnancies. Br J Obstet Gynaecol. 1994;101:669.
10. Brosens I, Pijnenborg R, Vercruysse L, Romero R. The "Great Obstetrical Syndromes" are associated with disorders of deep placentation. Am J Obstet Gynecol. 2011;204:193.
11. Huppertz B. Placental origins of preeclampsia: challenging the current hypothesis. Hypertension. 2008;51:970.

6

Trabalho de parto

Vinícius Fernandes Oliveira

PONTOS PRINCIPAIS

- É comum a procura por atendimento com queixa de contrações fora do trabalho de parto, as contrações de treinamento ou de Braxton-Hicks, que correspondem a contrações não ritmadas, sem aumento na intensidade e frequência, com pouca ou nenhuma dor associada e que não geram dilatação cervical.
- Quando indicada,a episiotomia deve ser realizada próximo ao momento do parto, quando a cabeça do feto fica visível no introito vaginal durante uma contração.
- O prolapso de cordão umbilical ocorre quando a apresentação fetal não ocupa completamente o canal de parto e o cordão umbilical se posiciona à frente dela, com risco de compressão e obstrução do fluxo uteroplacentário.

INTRODUÇÃO

A procura de gestantes por atendimento em prontos-socorros sem serviço de Obstetrícia não é incomum no Brasil. As queixas podem variar desde sintomas comuns associados à gestação, como dores, sintomas gastrintestinais ou sintomas urinários, a sintomas associados a trabalho de parto, como contrações e perda líquida por via vaginal; até sinais e sintomas que indicam risco de vida à gestante e ao feto, como sangramentos vaginais, sinais infecciosos, sintomas de iminência de eclâmpsia ou eclâmpsia.

O médico emergencista deve estar capacitado para reconhecer e intervir em situações de emergências obstétricas, bem como reconhecer a paciente gestante em trabalho de parto e avaliar a possibilidade de transferência a serviço com Obstetrícia ou oferecer assistência ao parto na impossibilidade de transferência, seja pelo risco de parto iminente, seja pela ausência de recursos próximos disponíveis[1,2].

Entretanto, mesmo com a capacitação necessária, os serviços de emergência que não possuem atendimento em Obstetrícia geralmente não dispõem de todos os materiais para propedêutica adequada, dificultando o atendimento e manejo da paciente gestante e do trabalho de parto. Neste capítulo, trataremos sobre o parto, desde o reconhecimento do trabalho de parto, suas fases até a assistência ao trabalho de parto, com suas possíveis complicações.

AVALIAÇÃO INICIAL

A avaliação da paciente gestante possui algumas particularidades, que se iniciam desde o acolhimento e classificação de risco. Além da avaliação de sinais vitais, nível de consciência e avaliação de dor, inclui fluxogramas específicos a essa população, como os de contrações uterinas, perda líquida ou sangramento vaginal e ausência ou redução da movimentação fetal, para priorização do atendimento.

A abordagem inicial da gestante deve respeitar a sequência de abordagem inicial de qualquer paciente grave, com a avaliação sistemática ABCDE:

- **A:** Via aérea – avaliar perviedade e proteção da via aérea.
- **B:** Respiração (*Breathing*) – avaliação do padrão respiratório e sinais de insuficiência respiratória, incluindo frequência respiratória (FR) e oximetria de pulso.
- **C:** Circulação – avaliação hemodinâmica, incluindo frequência cardíaca (FC), pressão arterial (PA), perfusão periférica e tempo de enchimento capilar (TEC), pulsos periféricos.
- **D:** *Disability* – avaliação neurológica, incluindo nível de consciência, escala de coma de Glasgow e presença de déficits neurológicos.
- **E:** Exposição – exposição da paciente para avaliação de lesões e controle de temperatura.

Após avaliação inicial e primeiras intervenções, deve-se fazer uma avaliação complementar incluindo as doenças pregressas da paciente, uso de medicações de uso contínuo e alergias, além do histórico obstétrico, com avaliação do número de gestações, paridade, número de partos vaginais e cesarianos, número de abortos e complicações em gestações ou partos prévios.

Na gestação atual, é ideal fazer uma checagem rápida no cartão de pré-natal da paciente (se realizado) para identificar a data da última menstruação (DUM) e a idade gestacional (IG) atual, doenças e tratamentos durante a gestação, alguns resultados de exames laboratoriais (incluindo tipagem ABO e sorologias) e avaliações fetais prévias (ultrassonografia, ausculta de batimentos cardíacos fetais e avaliações de vitalidade fetal).

O exame físico inclui a avaliação obstétrica com palpação do fundo do útero e definição da altura uterina (AU) – distância entre a sínfise púbica e o fundo do útero; definição do posicionamento do feto por manobras de palpação do útero (manobras de Leopold – Figura 1);

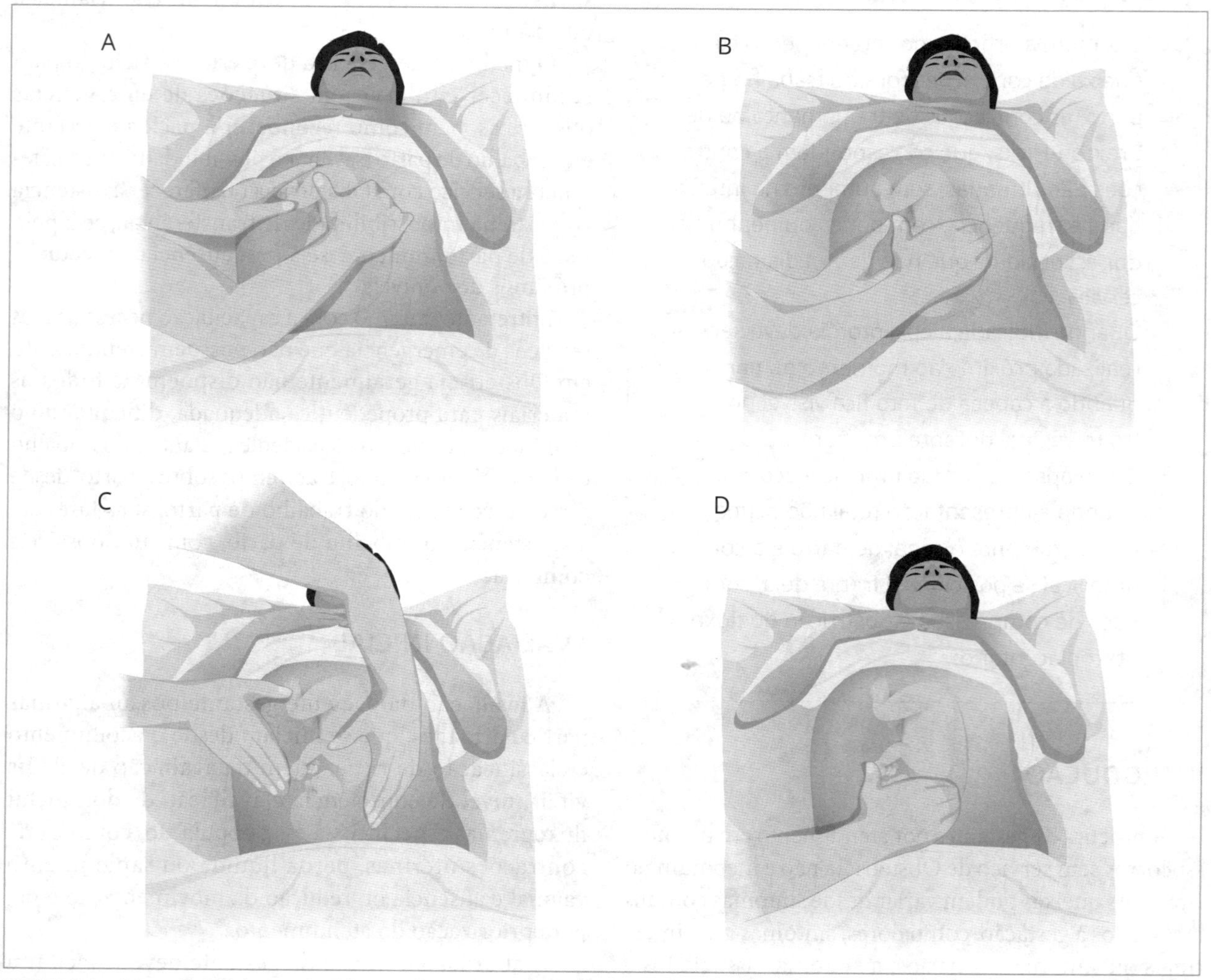

FIGURA 1 Manobras de Leopold. A: Palpação do fundo do útero e determinação da situação do feto. B: Palpação das regiões laterais do abdome para identificar o dorso fetal. C: Palpação do polo fetal inferior, determinando a apresentação fetal. D: Determinação da insinuação fetal.

avaliação da presença de movimentos fetais; ausculta do batimento cardíaco fetal (BCF); avaliação da presença de contrações uterinas, com o tempo de duração e intervalo entre elas; e, quando necessário, exame especular para avaliação de sangramentos, perdas líquidas ou secreções, além de toque vaginal para avaliação do posicionamento, consistência e dilatação do colo do útero, palpação da bolsa amniótica e determinação da apresentação fetal (cefálica, pélvica ou córmica)[1-4].

Caso a paciente não tenha a caderneta de pré-natal, desconheça a DUM, não tenha ultrassonografia de primeiro trimestre ou desconheça a gestação, é possível estimar a IG a partir da AU:

- < 12 semanas: útero não palpável.
- 12 semanas: útero palpável imediatamente acima da sínfise púbica.
- 12-16 semanas: útero entre a sínfise púbica e a cicatriz umbilical.
- 20 semanas: útero palpável na cicatriz umbilical.
- > 20 semanas: medida da AU em centímetros corresponde, aproximadamente, à medida da IG em semanas.

Valores correspondentes a estimativas baseadas em gestações normais. Fatores como polidrâmnio, oligoâmnio, obesidade materna, malformações fetais, feto PIG ou GIG podem falsear a avaliação da IG pela AU.

TRABALHO DE PARTO

O trabalho de parto (TP) é definido como a presença de contrações uterinas rítmicas com duração entre 30 e 60 segundos e frequência de 2 a 3 contrações a cada 10 minutos (1 contração a cada 3 minutos). A contração uterina típica do TP se manifesta como dor abdominal em região do fundo do útero, com irradiação para dorso, aumento progressivo de intensidade e frequência com o tempo e aumento do tônus uterino durante a contração, melhora de dor e relaxamento do útero após a contração.

É comum a procura por atendimento com queixa de contrações fora do TP, as contrações de treinamento ou de Braxton-Hicks, que correspondem a contrações não ritmadas, sem aumento na intensidade e frequência, com pouca ou nenhuma dor associada e que não geram dilatação cervical.

O TP é dividido em quatro estágios.

A primeira fase corresponde à fase de dilatação, que compreende a fase latente e a ativa da dilatação. Na fase latente, as contrações uterinas são mais fracas e menos ritmadas, com um período de dilatação cervical mais prolongado, até 4-5 cm de dilatação. Na fase ativa, as contrações se tornam mais fortes e coordenadas, a cada 2-4 minutos, e a dilatação cervical ocorre mais rapidamente, cerca de 1,2 cm/h em nulíparas e 1,5 cm/h em multíparas, até a dilatação total do colo uterino (10 cm).

A segunda fase corresponde ao período expulsivo. Inicia-se a partir da dilatação total do colo uterino e evolui com contrações mais intensas e frequentes e a descida progressiva do feto. Durante o período expulsivo, a gestante naturalmente evolui com necessidade de fazer força e empurrar durante as contrações, e pode ser estimulada pela equipe a continuar os esforços na contração e relaxar com a passagem das contrações. A fase se encerra após o desprendimento fetal[4-6].

A terceira fase corresponde à dequitação placentária e dura cerca de 30 minutos. Durante esse período, pode ser feita uma leve tração do cordão umbilical, porém sem o objetivo de acelerar o desprendimento da placenta, que ocorre de forma espontânea. Após a saída da placenta, é realizada a revisão do canal de parto para avaliar a presença de sangramentos, lacerações ou restos placentários.

A quarta e última fase corresponde à primeira hora após a saída da placenta, um período crítico para o risco de hemorragias pós-parto, no qual a puérpera deve estar em constante vigilância e observação de sangramentos, com objetivo de manutenção de tônus uterino adequado.

AVALIAÇÃO DA VITALIDADE FETAL INTRAPARTO

Durante o TP, a avaliação da vitalidade fetal é essencial, pois intervenções rápidas podem auxiliar a reduzir a morbimortalidade do feto quando identificado sofrimento fetal agudo. O método mais acessível e disponível é a ausculta intermitente do BCF através de Doppler Fetal ou por ultrassonografia.

Após determinação da posição do feto por meio das manobras de Leopold (Figura 1), o Doppler geralmente é posicionado na região do dorso fetal, na área de maior intensidade dos BCF. É importante diferenciar o BCF da FC materna através da palpação do pulso radial materno. Uma vez encontrado o BCF, realizar a ausculta por até 1 minuto fora das contrações para determinar a linha de base dos BCF e, durante as contrações, realizar sucessivas contagens do BCF por 6 segundos (multiplicando por 10, temos o BCF em bpm) para avaliar a resposta fetal às contrações. Durante a fase latente da dilatação, a ausculta intermitente deve ser realizada a cada hora; na fase ativa, a cada 15 minutos; no período expulsivo, a cada 5 minutos[4-6]. Espera-se encontrar o BCF entre 110 e 160 bpm, presença de acelerações transitórias com movimentação fetal e ausência de desacelerações durante as contrações.

Outro método para avaliação de vitalidade fetal é a monitorização fetal contínua por cardiotocografia, dispositivo que documenta o traçado do BCF e a atividade uterina ao longo do tempo. Esse aparelho é menos disponível em serviços de emergência sem atendimento de obstetrícia[1-4]. É indicado principalmente para avaliação de vitalidade fetal em gestações de alto risco, como em pacientes diabéticas, com pré-eclâmpsia, restrição de crescimento intrauterino ou gestação múltipla. São avaliadas:

- A linha de base dos BCF: a normalidade está entre 110 e 160 bpm, sendo bradicardia fetal BCF < 100 bpm e taquicardia fetal BCF > 160 bpm.
- A variabilidade do BCF: a presença de variabilidade indica bem-estar fetal, enquanto sua ausência ou redução pode indicar hipoxemia ou acidose do feto).
- Desacelerações: três tipos – precoce, tardia e variável.

Desacelerações precoces geralmente são benignas e são reflexos da compressão do polo cefálico do feto durante a passagem pelo canal de parto.

Desacelerações tardias ocorrem após o pico da contração uterina e geralmente refletem insuficiência uteroplacentária e sofrimento fetal.

Desacelerações variáveis não apresentam relação com as contrações uterinas e podem representar compressão do cordão umbilical, mas podem ser benignas, desde que não sejam persistentes e apresentem rápido retorno do BCF à linha de base.

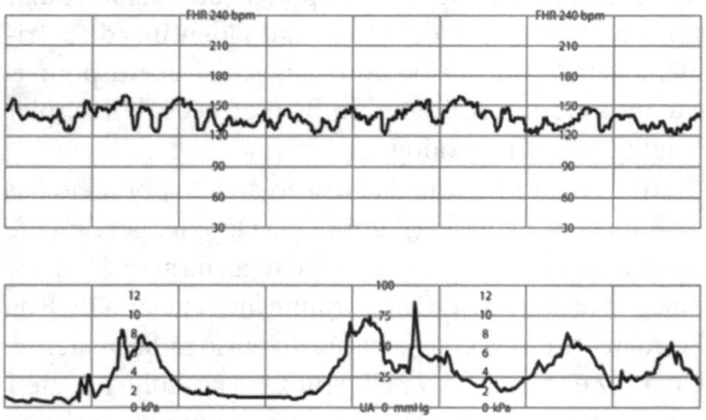

FIGURA 2 Cardiotocografia dentro da normalidade (categoria I) – linha de base com BCF entre 110 e 160 bpm e variabilidade presente > 25 bpm, sem desacelerações.
Fonte: American Academy of Family Physicians, 2017[1].

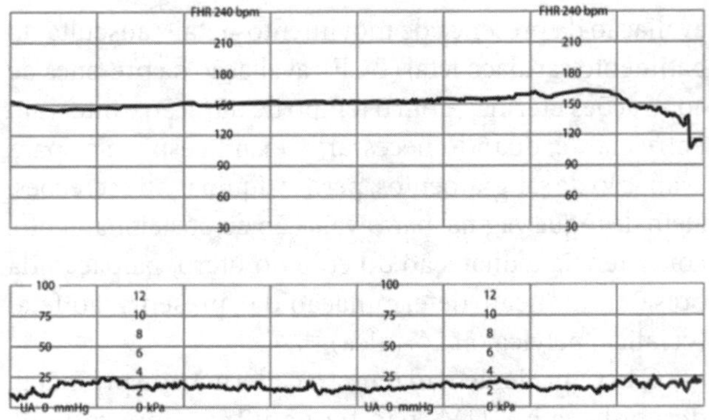

FIGURA 3 Cardiotocografia com ausência de variabilidade e associação com hipoxemia e acidose fetal.
Fonte: American Academy of Family Physicians, 2017[1].

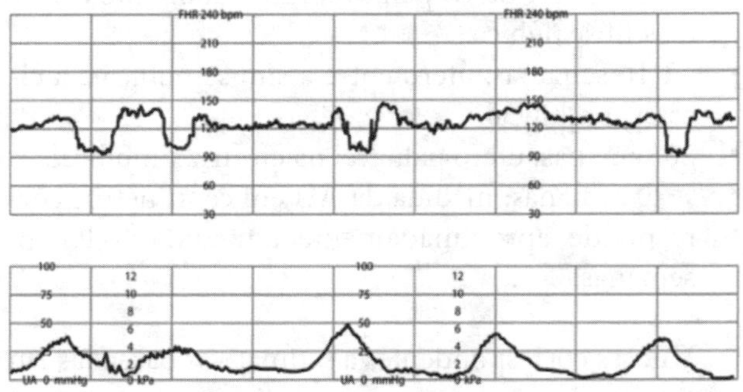

FIGURA 4 Cardiotocografia com presença de desacelerações variáveis.
Fonte: American Academy of Family Physicians, 2017[1].

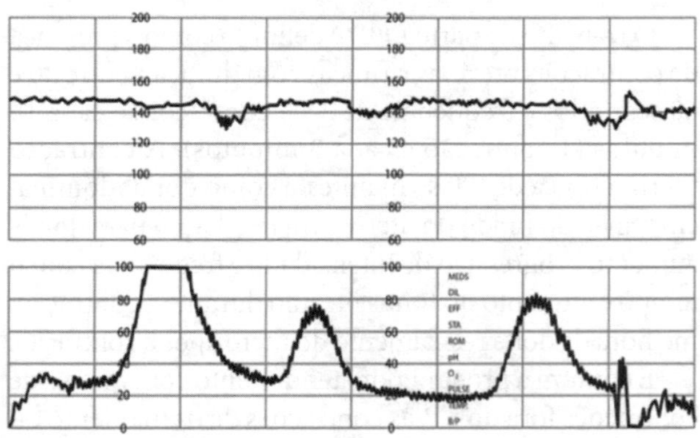

FIGURA 5 Cardiotocografia com presença de desacelerações tardias (após as contrações) e variabilidade mínima.
Fonte: American Academy of Family Physicians, 2017[1].

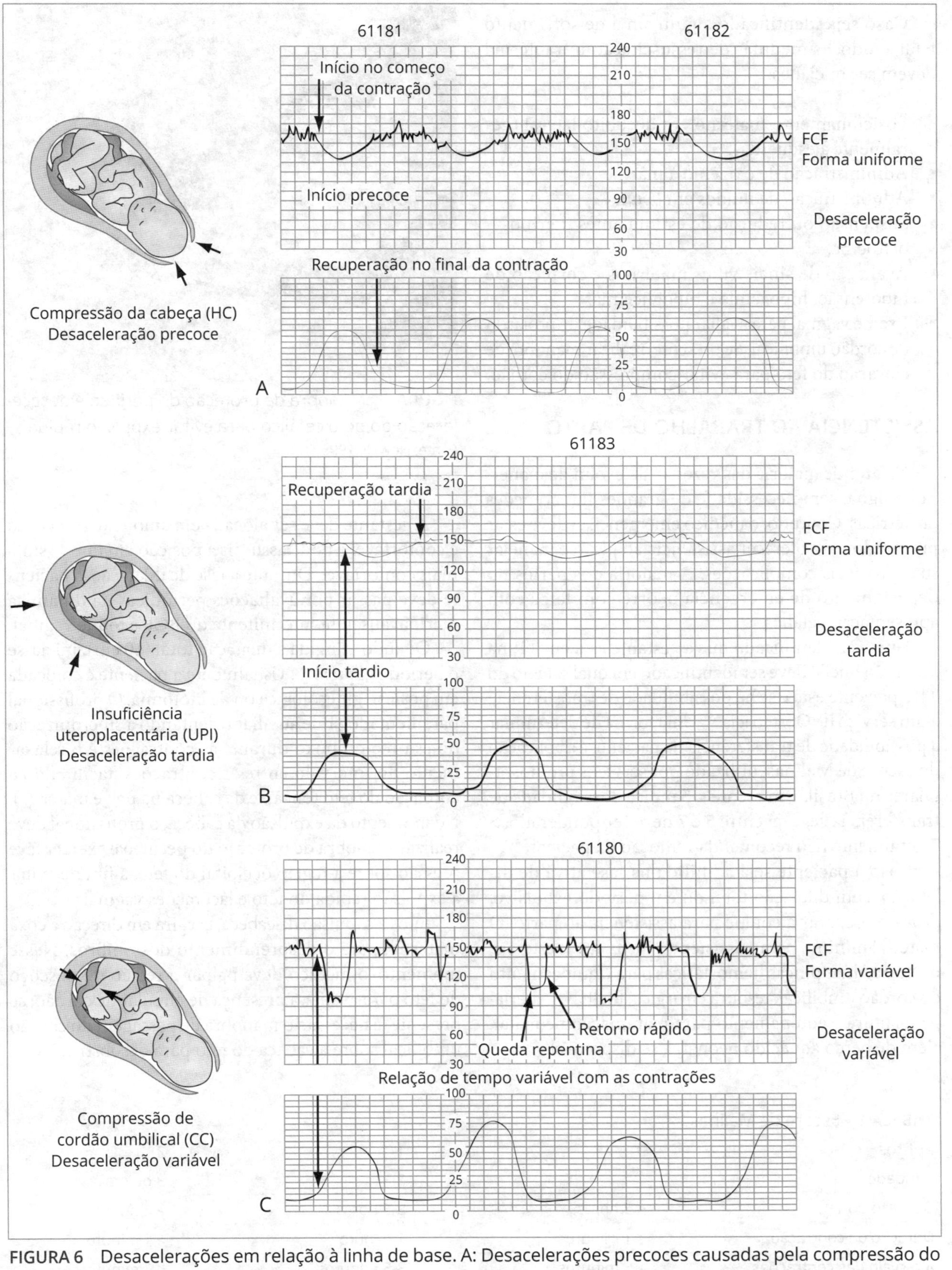

FIGURA 6 Desacelerações em relação à linha de base. A: Desacelerações precoces causadas pela compressão do polo cefálico. B: Desacelerações tardias causadas por insuficiência uteroplacentária. C: Desacelerações variáveis causadas por compressão do cordão umbilical. FCF: frequência cardíaca fetal.

Fonte: Walls et al., 2022[23].

Caso seja identificado algum sinal de sofrimento fetal agudo, as medidas de ressuscitação intrauterina devem ser iniciadas:

- Posicionamento materno em decúbito lateral (geralmente à esquerda).
- Administração de oxigênio à mãe.
- Administração de fluidos em *bolus*.
- Suspensão ou redução de estimulantes uterinos – ocitocina.
- Avaliação de sinais vitais maternos e correção de hipotensão, hipoxemia e hipoglicemia.
- Exame vaginal para avaliar possibilidade de prolapso de cordão umbilical. Se presente, realizar manobra de elevação do feto para evitar compressão do cordão.

ASSISTÊNCIA AO TRABALHO DE PARTO

Na grande maioria das vezes, o TP evolui de maneira benigna, sem necessidade de grandes intervenções obstétricas. Contudo, o médico emergencista deve estar preparado para oferecer assistência ao parto e manejar suas possíveis complicações. A maioria dos partos no departamento de emergência ocorre com fetos com apresentação cefálica.

Uma vez identificado que a gestante está em TP, na avaliação inicial deve ser identificado em qual estágio do TP a paciente está e se há possibilidade de transferência a um serviço de Obstetrícia[3-4]. Uma forma de determinar a possibilidade de transferência da paciente é a aplicação do escore de Malinas, utilizado por serviços pré-hospitalares no Brasil. Um escore < 5 indica possibilidade de transferência segura; entre 5 e 7 deve ser ponderado; > 7 geralmente não recomenda remoção da paciente[6-8].

Caso a paciente seja admitida na fase ativa de dilatação, com dilatação total ou em período expulsivo, deve-se preparar a equipe para assistência ao parto. O material mínimo para a assistência inclui luvas estéreis, máscara, duas pinças hemostáticas para clampeamento do cordão umbilical, tesoura cirúrgica, toalhas, material para sutura e equipamento para reanimação neonatal, além de berço aquecido neonatal, se disponível.

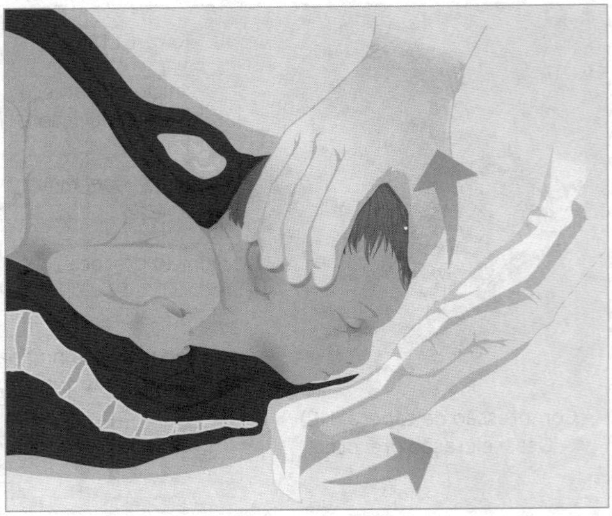

FIGURA 7 Manobra de proteção do períneo e desaceleração do polo cefálico para evitar expulsão rápida.
Fonte: Howell, 1998[11].

A gestante deve ser alocada em ambiente reservado e confortável e pode assumir a posição em que se sinta mais confortável. Durante a fase de dilatação, a paciente deve passar por avaliações periódicas da dinâmica uterina, ausculta intermitente do BCF e toque vaginal.

Quando atingida a dilatação total (10 cm), inicia-se o período expulsivo. Usualmente a paciente é colocada em posição ginecológica ou de litotomia. O profissional paramentado pode auxiliar orientando a sincronização do esforço ou puxo durante as contrações e o relaxamento no intervalo entre as contrações, facilitando a coroação do feto (encaixe da cabeça na pelve materna). No momento da expulsão da cabeça, o profissional deve realizar manobra de proteção do períneo e exercer leve pressão sobre a região occipital do feto, a fim de evitar a expulsão rápida do feto e lacerações vaginais.

Após a expulsão da cabeça, ela gira em direção à coxa materna, para o desprendimento dos ombros. Nesse momento, o médico deve palpar a região do pescoço do feto para avaliar a presença de circular de cordão; se presente, é necessário manobra de passagem do cordão umbilical sobre a cabeça do feto para desobstrução.

TABELA 1 Escore de Malinas

Pontos	0	1	2
Paridade	1	2	3 ou mais
Duração do TP	< 3 horas	3-5 horas	> 6 horas
Duração da contração	< 1 minutos	1 minuto	> 1 minuto
Intervalo das contrações	> 5 minutos	3-5 minutos	< 3 minutos
Perda líquida	Não	Recente	> 1 hora

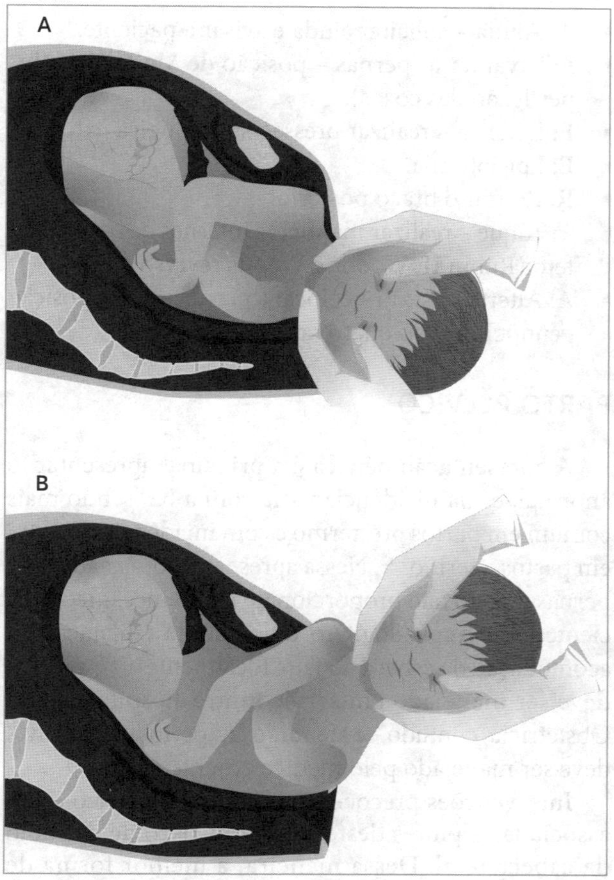

FIGURA 8 Manobras para desprendimento dos ombros: (A) leve tração da cabeça do feto para baixo, com desprendimento do ombro anterior; (B) leve tração da cabeça do feto para cima para desprendimento do ombro posterior.
Fonte: Hacker, 2016[10].

A seguir, ocorre o desprendimento dos ombros; geralmente o anterior (em relação à mãe) se desprende primeiro da sínfise púbica materna, seguido do posterior. O médico pode realizar uma tração leve da cabeça para baixo para auxiliar na saída do ombro anterior, seguida de uma tração para cima para a saída do ombro posterior. Caso haja dificuldade na saída dos ombros, é necessário o início das manobras para distócia de ombro, descritas a seguir. Após a saída dos ombros, ocorre o nascimento.

Neste momento, deve ocorrer uma avaliação rápida do recém-nascido (RN) para checar a necessidade de clampeamento imediato do cordão umbilical. Caso o RN apresente vias aéreas patentes, respiração, tônus e cor adequados, pode ser envolvido em uma manta para se manter aquecido e entregue à mãe para o contato pele a pele. O clampeamento do cordão umbilical ocorre, então, quando há ausência de pulsação do cordão. Caso o RN necessite de manobras de reanimação neonatal, o clampeamento deve ser imediato. Após o nascimento, devem ser administradas 10 UI de ocitocina via intramuscular à puérpera, para profilaxia de hemorragias. Após o nascimento, ocorrem a dequitação placentária e a revisão do canal de parto para avaliar a presença de sangramentos, lacerações ou restos placentários.

EPISIOTOMIA

A episiotomia é um procedimento no qual é feita uma incisão do períneo à parede posterior vaginal com o objetivo de ampliar o introito vaginal e facilitar a passagem do feto. Acreditava-se que esse procedimento facilitava a expulsão do feto e reduzia o risco de lacerações vaginais. Contudo, atualmente, não é indicada a episiotomia rotineira devido a complicações como dor no pós-parto, hemorragias e infecções. O procedimento é indicado em casos selecionados, como distócia de ombro, parto pélvico ou feto macrossômico. Quando indicada, deve ser realizada próximo ao momento do parto, quando a cabeça do feto fica visível no introito vaginal durante uma contração. A recomendação atual é a realização de uma incisão mediolateral de cerca de 3 cm com uma tesoura de Mayo, após anestesia local com lidocaína 2%. A incisão em linha média posterior é contraindicada devido ao risco de lesão de fibras do esfíncter do ânus.

DISTÓCIA DE OMBRO

A distócia de ombro ocorre quando não há o desprendimento biacromial após o desprendimento cefálico por impactação do ombro anterior no púbis materno. Se não corrigida rapidamente, podem ocorrer complicações graves à mãe, como lacerações e hemorragias, e ao RN, como lesão de plexo braquial, fratura de clavícula, hipoxemia, encefalopatia e até óbito.

Os principais fatores de risco são diabetes e obesidade materna, macrossomia fetal e período expulsivo prolongado, contudo não há como prever a ocorrência de distócia de ombro antes do TP. O diagnóstico se dá exclusivamente no período intraparto, e o profissional deve estar preparado para realizar as manobras para auxílio no desprendimento biacromial.

O primeiro passo ao identificar a distócia de ombro é solicitar ajuda à equipe e avisar a paciente. Existem diversas manobras para o desprendimento dos ombros, e não é recomendado fazer tração excessiva no polo cefálico ou compressão do fundo do útero. Inicialmente é indicado realizar a manobra de McRoberts, que compreende uma hiperflexão e abdução das coxas da parturiente, bilateralmente, a fim de retificar a lordose lombar e aumentar o estreito pélvico. Junto a essa manobra, pode ser feita a compressão suprapúbica (manobra de Rubin I) para comprimir o ombro anterior do feto e desprendê-lo da sínfise púbica.

Caso não haja resolução da distócia com as manobras iniciais, é indicado fazer episiotomia ampla e iniciar manobras intravaginais. A manobra de Jacquemier corresponde à retirada do braço posterior do feto, diminuindo o diâmetro biacromial e facilitando o desprendimento do ombro anterior.

Também podem ser realizadas manobras de rotação do feto. A manobra de Rubin II corresponde à rotação do feto a partir de sua escápula posterior, com objetivo de empurrar o feto de anteroposterior para oblíquo; acrescentando à tentativa de rotação pela escápula posterior, com sua mão contralateral o médico pode empurrar a região da clavícula anterior, repetindo a tentativa de rotação para o mesmo lado, deixando o feto oblíquo (manobra de Woods). Se não houver sucesso, o médico pode tentar a rotação do feto no sentido inverso, deslocando a mão para a clavícula do feto, na região posterior, e para a escápula do feto, na região anterior (manobra de Woods reversa)[4-8].

Se mesmo com todas as manobras a distócia se manter, pode-se tentar trocar a posição da paciente para a genupeitoral.

O mnemônico "ALEERTA" auxilia na recordação do passo a passo para manejo da distócia de ombro.

- **A:** Ajuda – solicitar ajuda e avisar a paciente.
- **L:** Levantar as pernas – posição de McRoberts (hiperflexão das coxas).
- **E:** Externa – realizar pressão suprapúbica externa.
- **E:** Episiotomia.
- **R:** Retirar o braço posterior.
- **T:** Toque – realizar manobras internas de rotação do feto (Rubin II, Woods e Woods reverso).
- **A:** Alterar posição – colocar a parturiente na posição genupeitoral ou quatro apoios.

PARTO PÉLVICO

A apresentação pélvica é a principal apresentação anormal, e sua incidência varia com a IG, sendo mais comum em partos pré-termo e com incidência de 3-4% em partos a termo[8-12]. Nessa apresentação, as nádegas e pernas do feto não proporcionam efeito mecânico suficiente sobre o colo do útero, dificultando a dilatação e a acomodação da cabeça do feto. Idealmente o TP pélvico deve ser manejado em serviço intra-hospitalar com Obstetrícia, contudo, se atendido em período expulsivo, deve ser manejado pelo médico emergencista.

Intervenções precoces durante o TP pélvico estão associadas a piores desfechos, com risco de deflexão da cabeça fetal. Dessa maneira, a melhor forma de

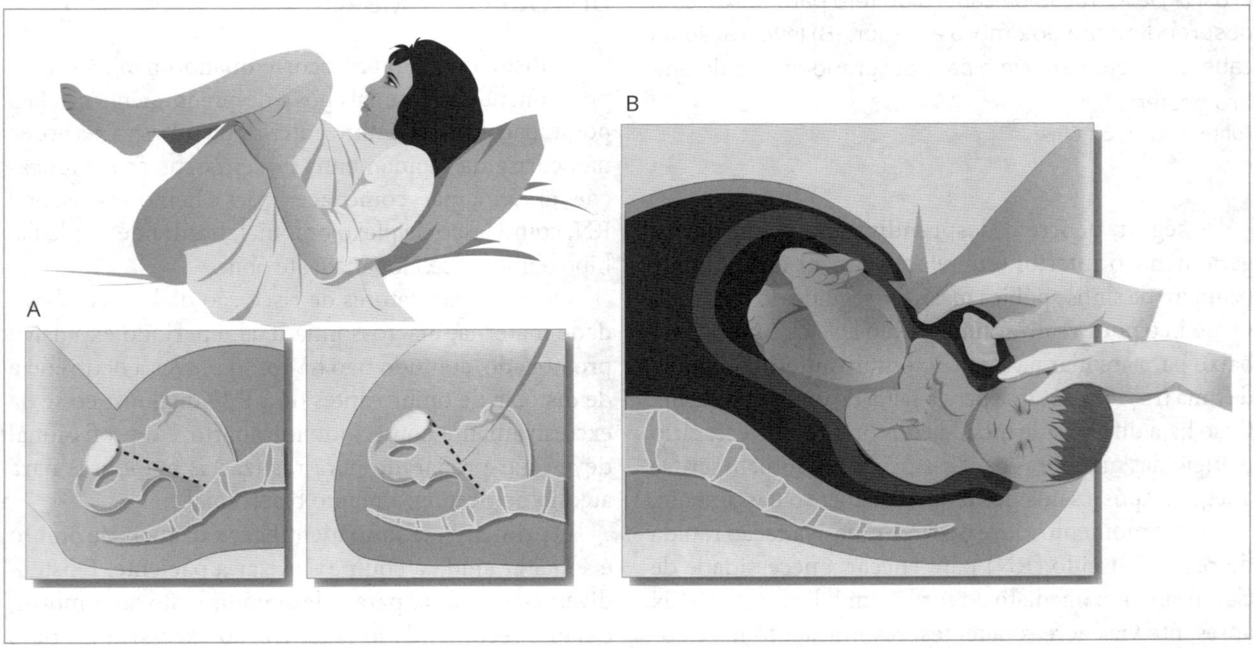

FIGURA 9 Manobras iniciais no manejo de distócia de ombro: (A) manobra de McRoberts, em que a hiperextensão das coxas reduz a lordose lombar e pode facilitar a desimpactação do ombro anterior do feto; (B) pressão suprapúbica em direção à região posteroinferior, que pode permitir que o ombro anterior se mova sob a sínfise púbica. Fonte: Probst, 2009[18].

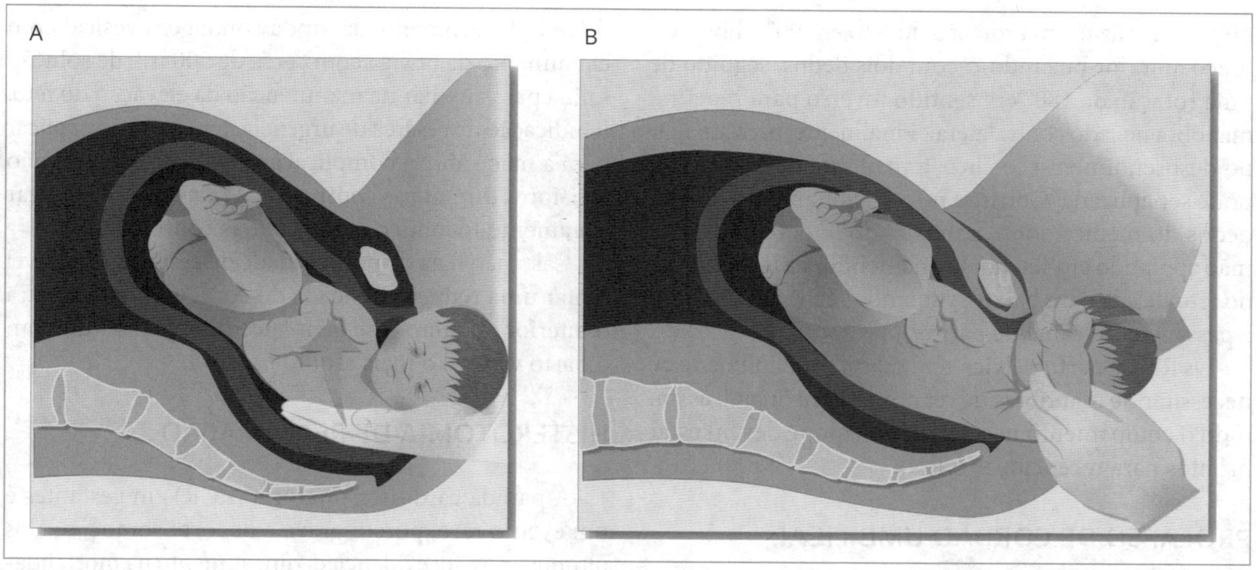

FIGURA 10 Liberação do braço posterior: (A) o médico insere uma mão pelo ombro posterior até chegar ao braço; (B) com cautela, para não gerar fraturas ou lesão de plexo braquial, o braço posterior é puxado pela região anterior do tórax até sua saída.
Fonte: Gabbe, 2017[8].

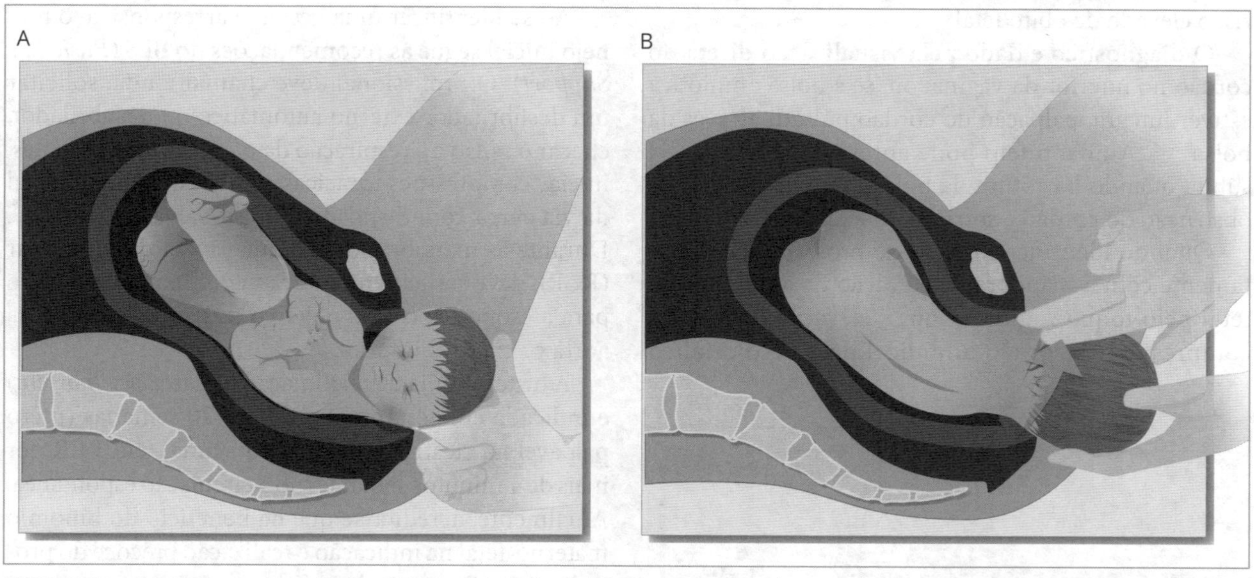

FIGURA 11 Manobras de rotação. (A) Manobra de Rubin II, pressão sobre a região escapular do ombro posterior. A manobra de Woods acrescenta a este movimento a pressão sobre a clavícula anterior (B) Manobra de Woods Reversa, rotação do feto no sentido oposto em 180 graus, desprendendo o ombro anterior.
Fonte: Lew e Pulia, 2013[15].

conduzir o TP é de maneira expectante e incentivando a mãe a realizar o esforço durante as contrações. Não é recomendado fazer tração dos membros fetais.

Após a exteriorização do feto até o nível umbilical, algumas manobras podem auxiliar o desprendimento cefálico. No mecanismo de parto pélvico, o feto realiza rotação do tronco para se posicionar anteriormente, no sentido do púbis da gestante; pode-se auxiliar na rotação ou coordenar essa rotação para o sentido correto. Caso o feto seja francamente pélvico, seu quadril está fletido e seu joelho estendido, com os membros inferiores direcionados para cima, durante a expulsão e com auxílio de dois ou três dedos, o médico deve se apoiar sobre o fêmur e realizar abdução e extensão do quadril para liberar a perna, de ambos os lados. Caso não haja desprendimento dos membros superiores, pode-se realizar uma rotação do feto em 90° e liberar o braço anterior puxando-o com dois dedos, seguido de uma rotação de 180° em sentido inverso para repetir a manobra no lado contralateral. Finalmente, para auxiliar no desprendimento cefálico, a manobra de Mauriceau pode ser aplicada. Consiste no posicionamento de dois dedos do médico sobre a maxila do feto, com a outra mão apoiando em seu dorso, mantendo, assim, a cabeça do feto fletida para baixo, reduzindo seu diâmetro para a passagem no canal de parto.

Os RN de parto pélvico têm maior probabilidade de necessitar de manobras de reanimação neonatal, assim todo o equipamento necessário e a equipe devem estar prontos para recepcionar o RN.

PROLAPSO DE CORDÃO UMBILICAL

O prolapso de cordão umbilical ocorre quando a apresentação fetal não ocupa completamente o canal de parto e o cordão umbilical se posiciona à frente dela, com risco de compressão e obstrução do fluxo uteroplacentário. Consiste em uma emergência obstétrica, com risco elevado de óbito fetal.

O diagnóstico é dado pela visualização direta do cordão no interior da vagina, ou, se a bolsa amniótica estiver íntegra, palpação do cordão pulsátil através da bolsa[12-14]. Ainda, o feto pode apresentar bradicardia súbita quando há rotura da bolsa amniótica, sinal de obstrução do cordão e sofrimento fetal agudo[14-16].

Quando identificado, deve-se prosseguir imediatamente com a manobra de elevação da apresentação fetal pelo toque vaginal. Com a elevação, evita-se a compressão do cordão umbilical pelo polo cefálico

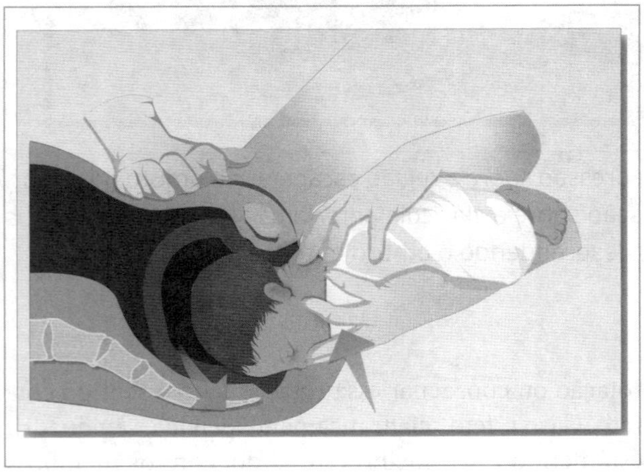

FIGURA 12 Manobra de Mauriceau: liberação da cabeça do feto no parto pélvico. Manobra para manutenção da flexão da cabeça do feto com pressão sobre a região maxilar do feto.
Fonte: Lanni e Seeds, 2007[14].

do feto. É recomendada ainda sondagem vesical com enchimento da bexiga com cerca de 500 mL de solução salina para auxiliar na manutenção da elevação do feto. É indicação de cesárea de urgência. É necessário explicar para a mãe sobre a complicação e solicitar que ela não faça força durante as contrações. Pode-se ainda aplicar tratamento tocolítico para evitar as contrações.

Caso não haja disponibilidade de cesárea, é possível tentar uma redução delicada do cordão umbilical para o interior do útero e, se bem-sucedido, prosseguir com o parto vaginal o mais rápido possível.

HISTEROTOMIA DE REANIMAÇÃO

A parada cardiorrespiratória (PCR) em gestantes é um evento raro, porém grave e de forte comoção. Nos últimos anos, foi evidenciado um aumento na mortalidade materna de 7,2 para 17,8 por 100 mil nascidos vivos, provavelmente associado ao aumento de gestações de alto risco[18-22]. O médico emergencista deve estar capacitado para fazer as manobras iniciais de reanimação e, quando indicado, fazer a histerotomia de reanimação.

Ao se identificar uma gestante arresponsiva, o manejo inicial segue as recomendações do BLS (*Basic Life Support*). O profissional deve chamar ajuda, solicitar um desfibrilador externo automático ou desfibrilador, checar o pulso e a respiração da paciente e, se ausentes, iniciar compressões torácicas efetivas e manejo inicial da via aérea com dispositivo bolsa-valva-máscara[14-18]. Durante as manobras de reanimação cardiopulmonar (RCP), deve ser feito o deslocamento manual do útero para a esquerda, com o objetivo de descompressão da aorta e veia cava inferior.

A histerotomia de reanimação (cesárea *perimortem*) é indicada em gestantes com IG > 20 semanas (útero palpável na cicatriz umbilical ou acima), em PCR por mais de 4 minutos sem retorno à circulação espontânea. Atualmente, acredita-se que há benefício do binômio materno-fetal na indicação e realização precoce do procedimento. Dentre os benefícios maternos, incluem-se a descompressão aortocava (aumento da pré-carga e redução da pós-carga), o aumento do débito cardíaco e a redução do consumo de O_2. Ao feto, a retirada precoce aumenta a chance de sobrevivência e reduz o risco de dano neurológico permanente por anóxia neonatal.

O procedimento deve ser feito durante as compressões torácicas e com deslocamento manual do útero para a esquerda de forma contínua até a retirada do feto. Sempre será realizado no local onde está ocorrendo a RCP, e não deve ser atrasado com a transferência da paciente para o centro cirúrgico. Ao iniciar o procedimento, realizam-se rápida assepsia da pele e sondagem vesical de demora. O único material primordial para o procedimento é um bisturi. A recomendação é de uma incisão vertical ampla no abdome, facilitando o acesso ao abdome e à pelve. Após a incisão, deve-se divulsionar o músculo reto abdominal e fazer nova incisão para adentrar a cavidade peritoneal e exposição do útero. Uma vez exposto, deve-se realizar incisão vertical no útero para acesso à cavidade e rotura da bolsa amniótica caso esteja íntegra, com posterior retirada do feto e clampeamento imediato do cordão umbilical. Após clampeamento do cordão, deve-se fazer um tamponamento uterino com compressas e continuar a reanimação. Apenas em caso de retorno à circulação espontânea é indicada a retirada da placenta e sutura do útero e da parede abdominal.

REFERÊNCIAS

1. American Academy of Family Physicians. Advanced Life Support in Obstetrics (ALSO), 8. ed. 2017.
2. Borhart J, Voss K. Precipitous labor and emergency department delivery. Emerg Med Clin North Am. 2019;37(2):265-76.
3. Brasil. Ministério da Saúde. Secretaria de Atenção à Saúde. Departamento de Ações Programáticas Estratégicas. Departamento de Atenção Hospitalar e Urgência. Manual de acolhimento e classificação de risco em obstetrícia. Brasília: Ministério da Saúde; 2017.
4. Brasil. Ministério da Saúde. Secretaria de Ciência, Tecnologia e Insumos Estratégicos. Departamento de Gestão e Incorporação de Tecnologias em Saúde. Diretrizes nacionais de assistência ao parto normal: versão resumida. Brasília: Ministério da Saúde; 2017.
5. Chandraharan E, Arulkumaran S, editores. Obstetric and intrapartum emergencies - a practical guide to management, 2. ed. Cambridge University Press; 2021. Cap. 2.
6. Del Portal DA, Horn AE, Vilke GM, Chan TC, Ufberg JW. Emergency department management of shoulder dystocia. J Emerg Med. 2014;46(3):378-82.
7. Eldrige AJ, Ford R. Perimortem caesarean deliveries. Obstet Anesth. 2016;27:46-54.
8. Gabbe SG, editor. Obstetrics: normal and problem pregnancies. 7. ed. Philadelphia: Elsevier; 2017.
9. Gottlieb AG, Galan HL. Shoulder dystocia: an update. Obstet Gynecol Clin N Am. 2007;34(3):501-31.
10. Hacker NF, editor. Essential obstetrics and gynecology. Philadelphia: Elsevier Saunders; 2016.
11. Howell JM, editor. Emergency medicine. 1. ed. Filadélfia: WB Saunders; 1998. p. 1289.
12. Jeejeebhoy FM, Zelop CM, Lipman S, Carvalho B, Joglar J, Mhyre JM, et al. Cardiac arrest in pregnancy: a scientific statement from the American Heart Association. Circulation. 2015;132(18):1747-73.
13. Katz V, Balderston K, DeFreest M. Perimortem cesarean delivery: were our assumptions correct? Am J Obstet Gynecol. 2005;192(6):1916-20; discussion 1920-1.
14. Lanni SM, Seeds JW. Malpresentations and shoulder dystocia. In: Gabbe SG, editor. Obstetrics: normal and problem pregnancies. Philadelphia: Elsevier Churchill Livingstone; 2007.
15. Lew GH, Pulia MS. Emergency childbirth. In: Roberts J, editor. Roberts Hedges clinical procedures in emergency medicine. Philadelphia: Elsevier; 2013. p. 1170.
16. Mercado J, Brea I, Mendez B, Quinones H, Rodriguez D. Critical obstetric and gynecologic procedures in the emergency department. Emerg Med Clin North Am. 2013;31(1):207-36.
17. Padumadasa S, Goonewardene M, editores. Obstetric emergencies: a pratical manual. 1. ed. Boca Raton: CRC Press; 2021. Cap. 7.
18. Probst BD. Emergency childbirth. In: Roberts JR, Hedges JR, editores. Clinical procedures in emergency medicine, 5. ed. Philadelphia: Elsevier; 2009.
19. Robinson L. Preparing for precipitous vaginal deliveries in the emergency department. J Emerg Nurs. 2009;35(3):256-9.
20. Rose CH, Faksh A, Traynor KD, Cabrera D, Arendt KW, Brost BC. Challenging the 4- to 5-minute rule: from perimortem cesarean to resuscitative hysterotomy. Am J Obstet Gynecol. 2015;213(5):653-6, 653.e1.
21. Stallard TC, Burns B. Emergency delivery and perimortem C-section. Emerg Med Clin North Am. 2003;21(3):679-93.
22. Tintinalli JE, organizador. Tintinalli's emergency medicine: a comprehensive study guide, 9. New York: McGraw-Hill Education; 2020. Cap. 25.
23. Walls R, Hockberger R, Gausche-Hill M, Erickson TB, Wilcox SR, editores. Rosen's emergency medicine: concepts and clinical practice, 10. ed. Philadelphia: Elsevier; 2022. Cap. 176.

7

Complicações pós-parto

Camila de Castello Branco Boccato
Luiz Rodolfo Egydio de Cerqueira Cesar

PONTOS PRINCIPAIS

- O exame físico bem realizado na vigência de sangramento pode auxiliar no diagnóstico precoce, à medida que pode flagrar lacerações de canal de parto, hematoma ou sinais de ruptura uterina.
- A endometrite, em geral, decorre da ascensão de microrganismos da vagina e colo uterino para dentro da cavidade uterina, habitualmente asséptica, após a rotura das membranas uterinas.
- No contexto agudo, a paciente com quadro grave de miocardite periparto deve ser tratada à semelhança do manejo do paciente com choque cardiogênico.
- O tratamento da cefaleia deve ser voltado para a causa de base.

HEMORRAGIA PÓS-PARTO

A hemorragia pós-parto (HPP) é definida como um sangramento maior do que 1.000 mL (ou volumes menores associados a sinais de hipovolemia) em até 24 horas após o parto, a HPP é a principal causa de morte materna e histerectomia periparto no mundo, totalizando cerca de 14 milhões de casos e 80.000 mortes[1] por ano. Com uma incidência que varia de 1 a 10% dos partos, a patologia é notadamente mais comum em países de baixa renda, com assistência materna deficitária no pré-natal e durante o parto/puerpério.

Em função da sua elevada morbimortalidade, criou-se o conceito de "hora de ouro em obstetrícia", cujo objetivo é controlar o sítio hemorrágico precocemente, evitando maiores complicações.

Fatores de risco

Os maiores fatores de risco para HPP englobam sobredistensão uterina (gestação múltipla, macrossomia fetal, polidramnia), alterações placentárias (placenta prévia, acretismo ou descolamento prematuro de placenta), coagulopatias, plaquetopenia, uso de anticoagulante, anemia materna e parto cesáreo[2].

Etiologias

A fim de facilitar o diagnóstico etiológico da HPP, desenvolveu-se o mnemônico dos "4 T's", que contempla as principais causas de sangramentos pós-parto[3]. São eles:

- Tônus, sendo atonia uterina responsável por 70 a 80% dos casos de HPP[2].
- Trauma, representando lacerações de canal de parto, mais comuns em uso de fórceps ou vácuo, mas também registradas em partos não instrumentalizados. Ainda, inclui possíveis traumas cirúrgicos, durante a cesariana.
- Tecido – retenção ou restos placentários, após o parto, ou placentação anormal (placenta prévia, acreta ou percreta).
- Trombina – contemplando pacientes com coagulopatias, em uso de anticoagulantes ou aquelas que tenham síndrome HELLP.

Diagnóstico e estimativa de perda sanguínea

Embora as quedas nos parâmetros hematimétricos sejam tardias e as alterações hemodinâmicas geralmente tenham início após perda de 20 a 30% da volemia (1.500 a 2.000 mL), alguns parâmetros visuais e numéricos (como o aspecto e o peso das compressas cirúrgicas) auxiliam no diagnóstico precoce da HPP[1].

Neste modelo, estima-se que cada 1 g de peso equivale a 1 mL de sangue, daí a importância da pesagem das compressas utilizadas durante o parto e no puerpério imediato.

O exame físico bem realizado na vigência de sangramento pode auxiliar no diagnóstico precoce, à medida que pode flagrar lacerações de canal de parto, hematoma ou sinais de ruptura uterina. Além disso, a curagem manual e a realização de palpação uterina bimanual, associada à realização de ultrassonografia à beira do leito, confirma o diagnóstico de HPP por restos placentários, eversão e atonia uterina, respectivamente.

Coagulação intravascular disseminada (CIVD) deve ser suspeitada precocemente, quando da ocorrência, por exemplo, de sangramento além do normal em sítios de acesso venoso periférico. Este diagnóstico pode ser confirmado a partir dos resultados de coagulograma e fibrinogênio sérico, embora nenhum exame laboratorial/complementar seja necessário para que sejam iniciadas as medidas de tratamento da HPP[2].

Tratamento

O tratamento da HPP, assim como de todas as emergências médicas, passa por medidas de estabilização/suporte clínico (com início precoce de hemoderivados, quando indicado), identificação e controle da etiologia específica. Porém, antes disso, medidas preventivas, como o uso de uterotônicos, devem ser instauradas no terceiro estágio do trabalho de parto. Utiliza-se, em obstetrícia, o termo "hora de ouro", cujo objetivo é promover medidas oportunas de combate ao sangramento na primeira hora pós-parto.

A OMS recomenda que todas as gestantes recebam, imediatamente após o parto, 10 UI de Ocitocina, que podem ser seguidos de 1 g de ácido tranexâmico (TXA) diluídos em 100 mL de soro fisiológico (em uma taxa de infusão de 1 mL/min) em caso de suspeita de HPP, independentemente de sua etiologia[4]. É importante ter em mente que a eficácia do TXA na HPP diminui cerca de 10% a cada 15 minutos e, por isso, sua administração deve ocorrer de maneira precoce e em até 3 horas após o parto, podendo ser repetida caso haja manutenção do sangramento após 30 minutos ou recidiva do quadro em até 24 horas de puerpério.

O TXA só não deve ser realizado em pacientes com contraindicações claras à terapia antifibrinolítica, como aquelas com evento tromboembólico durante a gestação, histórico pessoal de coagulopatia, CIVD ativa ou suspeita de hipersensibilidade ao composto.

Nos sangramentos por atonia uterina que não respondem a associação de ocitocina com TXA, está recomendada a utilização de 0,2 mg IM de metilergometrina (contraindicada em pacientes hipertensas), que pode ser repetida após 20 minutos e, em última linha medicamentosa, realiza-se administração via retal de 800 a 1.000 mcg de misoprostol ou 600 mcg via sublingual[1].

Nas HPPs por atonia uterina que não respondem à terapia medicamentosa, pode-se utilizar balão de tamponamento intrauterino (BIU), sutura de B-Lynch ou mesmo ligadura das artérias uterinas ou histerectomia em caso de HPP refratária.

FEBRE NO PUERPÉRIO – ENDOMETRITE PUERPERAL (EP)

A febre puerperal é definida como temperaturas maiores do que 38°C após as primeiras 24 horas pós-parto, com duração de 2 a 10 dias, ou temperaturas maiores do que 39°C nas primeiras 24 horas. Já a sepse puerperal corresponde à presença de temperaturas maiores do que 38°C registradas desde a rotura das membranas até 42 dias pós-parto, associada a dor pélvica, corrimento vaginal anormal ou atraso na involução uterina[5].

A sepse é uma das cinco principais causas de morte materna no mundo, sendo responsável por cerca de 10 a 15% dos óbitos puerperais, além de ser a maior causa de óbitos pós-abortamento. A maior parte dos casos de infecção puerperal são registrados em pacientes submetidas ao parto cesáreo e manifestam-se como endometrite aguda, que consiste na inflamação endometrial (vista, à microscopia, como microabscessos e invasão neutrofílica na camada superficial do endométrio) registrada no sítio de implantação placentária, na episiotomia/laceração vaginal ou ainda na cicatriz uterina de cesariana.

A endometrite, em geral, decorre da ascensão de microrganismos da vagina e colo uterino para dentro da cavidade uterina, habitualmente asséptica, após a rotura das membranas uterinas. Em decorrência de sua etiopatogenia, a infecção é, na maior parte dos casos, polimicrobiana.

Fatores de risco

A endometrite puerperal (EP) é cerca de 10 vezes mais frequente em pacientes submetidas ao parto cesáreo, quando comparada com parto vaginal[6], embora 1 a 2% das pacientes sem fatores de risco desenvolvam a patologia.

Para além da via de parto, os fatores de risco podem ser divididos entre maternos e intra/pós-parto, conforme a Tabela 1[5].

TABELA 1 Fatores de risco

Maternos	Intra/pós-parto
Comorbidades maternas (*diabetes mellitus*, anemia)	Parto cesáreo/vaginal instrumentalizado
Imunodeficiências	Amniorrexe ou trabalho de parto prolongado
Obesidade	Toques vaginais frequentes durante o trabalho de parto
Infecção vaginal não tratada	Manipulação ou exploração uterina
Idade materna avançada	Retenção placentária
Pouco acesso à saúde/ assistência pré-natal	Corioamnionite
População de baixa renda	Hematoma ou hemorragia pós-parto
Higiene precária	Traumas teciduais/ laceração vaginal
Tabagismo	Assistência médica precária

Fonte: Karsnitz, 2013[5].

Etiologias

A maior parte das infecções são polimicrobianas e ocorrem em decorrência da ascensão de bactérias do trato genitourinário. Por este motivo, podem ser encontrados microrganismos aeróbicos e anaeróbicos, conforme ilustrado na Tabela 2[5,7].

Quadro clínico

EP deve ser considerada em todas as pacientes com temperatura superior a 38°C, principalmente nas primeiras 48 horas pós-parto, embora a patologia possa acontecer durante todo o puerpério (6 semanas). Além disso, as pacientes costumam apresentar adinamia, secreção vaginal de odor forte e em maior volume do que habitual e involução uterina mais lenta do que esperada no puerpério não patológico[5].

Pacientes com endometrite por *Streptococcus* do grupo A podem apresentar-se, ainda, com diarreia e podem evoluir para sepse, síndrome do choque tóxico ou fasciíte necrotizante[7].

Diagnóstico

A febre é um sintoma cardinal da EP, e a presença de taquicardia e/ou leucocitose, embora inespecíficas, reforça a suspeita diagnóstica.

Nas pacientes puérperas que se apresentam febris ao departamento de emergência, deve-se prontamente coletar hemograma, hemocultura, avaliação de eletrólitos, provas inflamatórias e exames componentes do SOFA para pesquisa de disfunções orgânicas, além da avaliação microscópica da secreção vaginal, urina 1 e urocultura, para diagnósticos diferenciais. A presença de VHS ou PCR elevados, leucorreia anormal, leucocitose na secreção vaginal e temperatura maior do que 38°C e/ou crescimento de *N. gonorrhoeae* ou *C. trachomatis* aumenta, segundo o Centro de Controle de Doenças (CDC) norte-americano, a especificidade do diagnóstico de doença inflamatória pélvica (DIP), que guarda importante relação com a EP[7].

O crescimento bacteriano na hemocultura é incomum, sendo registrado apenas em 3% das pacientes febris no puerpério e 5 a 20% daquelas que apresentam bacteriemia. Dessa forma, sua coleta não deve atrasar a antibioticoterapia empírica inicial, mas seus resultados podem auxiliar na escolha antimicrobiana e definição da duração do tratamento num momento posterior.

A cultura endometrial ou de colo uterino não é indicada, uma vez que a taxa de contaminação do material é alta, o que poderia gerar aumento do uso desnecessário de antibioticoterapia de amplo espectro, e que seu resultado, por ser tardio, não altera o tratamento ou sua duração

Exames de imagem são pouco específicos no diagnóstico da EP. As alterações possíveis são comuns também ao puerpério fisiológico, como aumento da cavidade uterina e presença de líquido ou gás endometrial.

O diagnóstico diferencial da febre na puérpera deve ser realizado com pielonefrite, apendicite e pneumonia. Neste último caso, recomenda-se, ainda, a realização de radiografia de tórax.

Tratamento

As pacientes com dor abdominal, febre maior do que 38°C e frequência cardíaca maior do que 90 bpm devem ser tratadas em regime de internação, com antibioticoterapia de amplo espectro, endovenosa, de início precoce e com duração mínima de pelo menos 24 a 48 horas após o último pico febril. Segundo a FEBRASGO, dois esquemas terapêuticos são possíveis no tratamento inicial da EP: ampicilina-sulbactam + gentamicina ou

TABELA 2 Etiologia da febre no puerpério

Aeróbios	Anaeróbios	Anaeróbios facultativos
Stroptococcus dos grupos A e B	*Peptostreptococcus*	*Mycoplasma*
Staphylococcus aureus e *epidermidis*	*Peptococcus*	*Neisseria gonorrhoeae*
Escherichia coli	*Bacteriodes*	
Klebsiella pneumoniae	*Prevotella*	
Enterococcus	*Clostridium*	
Proteus	*Fusobacterium*	
Haemophilus influenzae	*Chlamydia species*	
Gardnerella vaginalis		

amicacina, ou clindamicina ou metronidazol + gentamicina ou amicacina, segundo a posologia proposta na Tabela 3.

Pacientes não responsivas à terapêutica inicial devem ser investigadas para a presença de abscessos pélvicos, tromboflebite pélvica e necessidade de adequação de antibioticoterapia.

Na suspeita de tromboflebite pélvica séptica, uma complicação puerperal com incidência de 1 caso para cada 3.000 partos, deve-se realizar teste terapêutico com heparina não fracionada (5.000 UI de ataque, seguido de 700 a 2.000 UI/h, de acordo com TTPA). Nas pacientes que recebem HNF, deve-se atentar ao risco de sangramentos e trombocitopenia.

O crescimento destes patógenos, se identificado, deve ser notificado imediatamente à pediatria, para atenção também ao recém-nascido.

CARDIOMIOPATIA PERIPARTO

A cardiomiopatia periparto é uma forma de insuficiência cardíaca sistólica com fração de ejeção ventricular esquerda reduzida. Essa condição tem seus mecanismos fisiopatológicos ainda não inteiramente elucidados, sendo considerada como uma doença de causas multifatoriais.

Do ponto de vista epidemiológico, sua distribuição global não é homogênea, afetando países de baixa renda de forma desproporcionalmente elevada em comparação aos de alta renda. Sua incidência tem valores tão altos quanto 1/100 partos na Nigéria e 1/300 no Haiti e valores extremamente baixos, como 1/20.000 partos no Japão.

O diagnóstico pode ser desafiador em muitos casos, uma vez que é considerado um diagnóstico de exclusão. Se, por um lado, em forma mais leve, seus sintomas são semelhantes aos experimentados pelas alterações fisiológicas do final da gestação e puerpério; por outro, nas formas mais graves, é causa de grande morbidade e mortalidade.

Fatores de risco

Diversos fatores de risco são relacionados à cardiomiopatia periparto (CMPP), sendo que as mais citadas na literatura são: etnia negra, multiparidade e idade materna avançada (> 40 anos).

Outro dado importante a se atentar é a relação da CMPP com a pré-eclâmpsia (PE), uma vez que, nas pacientes que tiveram CMPP, a PE foi 4 vezes mais prevalente em relação à população sem comorbidade.

Fisiopatologia

Os mecanismos fisiopatológicos que levam a gestante a desenvolver esse quadro ainda não foram totalmente esclarecidos, sendo aventada a hipótese de ser algo multifatorial.

Dentre esses possíveis fatores, podemos citar: deficiências nutricionais, miocardite viral e processos autoimunes. O estresse hemodinâmico da gestação também

TABELA 3 Tratamento da febre no puerpério

Medicamento	Posologia	Atenção
Ampicilina-sulbactam	3 g, a cada 6 horas	
Gentamicina	180 a 240 mg, 1x/dia	Risco de nefro e ototoxicidade
Amicacina	1 g, 1x/dia	Risco de nefro e ototoxicidade
Clindamicina	600 mg, a cada 6 horas	Risco de nefro e hepatotoxicidade
Metronidazol	500 mg, a cada 8 horas	

fora postulado como um dos responsáveis pela MCPP; entretanto, é de conhecimento que as mudanças cardiovasculares da gestação ocorrem no segundo trimestre, período associado a descompensação da insuficiência cardíaca em mulheres previamente cardiopatas, uma vez que a MCPP ocorre mais no final da gestação e início do puerpério.

Alguns estudos realizados em modelos animais, sugerem dois novos mecanismos de desarranjo vascular - hormonal para miocardite periparto. Nessas pesquisas, ratos "*knockout*" para o gene *STAT 3* no contexto de estresse oxidativo, ocasionaram a clivagem da prolactina; os fragmentos resultantes tinham propriedades vascular tóxicas e pró-apoptóticas, levando assim às disfunções vasculares e cardíacas observadas na MCPP. Animais que foram tratados com bromocriptina - um supressor da secreção de prolactina - tiveram completa reversão do quadro de cardiomiopatia.

Outro mecanismo estudado foi resultado da deleção do gene *PGC-1a* em ratos. A supressão desse gene também leva a um aumento na atividade dos fragmentos clivados da prolactina; além disso, causava redução na expressão de fatores de crescimento endotelial vascular (VEGF). Para esse modelo, o tratamento com bromocriptina foi parcialmente realizado, precisando que fosse adicionado VEGF para atingir a reversão da cardiomiopatia.

Apesar de ainda faltarem novos estudos para elucidar totalmente as causas da miocardite periparto, os dados atuais demonstram que se trata de uma condição resultante de alterações vasculares desencadeadas por alterações hormonais no período periparto.

Diagnóstico

Essa condição foi definida como "uma forma idiopática de cardiomiopatia que cursa com insuficiência cardíaca secundária à disfunção ventricular sistólica no final da gravidez ou no período puerperal, sem evidência de outras causas de falência cardíaca", pela Sociedade Europeia de Insuficiência Cardíaca.

Costuma-se compreender esse período entre o último mês de gestação até o 5° mês pós-parto; entretanto, diante de uma paciente que apresente os critérios diagnósticos antes desse período, na ausência de outras causas, esse diagnóstico ainda pode ser considerado.

Os critérios diagnósticos compreendem as seguintes condições:

- Desenvolvimento de falência cardíaca no último mês de gestação ou até o 5° mês pós-parto.
- Disfunção ventricular sistólica esquerda (FE < 45%).
- Ausência de causas identificáveis de falência cardíaca.
- Ausência de comorbidades cardíacas prévias ao último mês de gestação.

Quadro clínico

De forma geral, estamos diante de uma mulher jovem, gestante com sintomas de insuficiência cardíaca. A maioria dos quadros são diagnosticados no período pós-parto, com maior pico de apresentação nas primeiras 4 semanas do puerpério.

Sua identificação pode ser difícil, visto que, em casos leves o quadro de fadiga e dispneia aos esforços e edema de membros inferiores são comuns na gestação e puerpério.

A minoria dos casos evolui com apresentações mais graves, como choque cardiogênico, arritmias graves ou complicações tromboembólicas.

Diante dessa suspeita diagnóstica, devemos lançar mão da propedêutica armada para corroborar ou excluir esse diagnóstico.

Do ponto de vista de exame de imagem, o ecocardiograma transtorácico será de grande utilidade, pois espera-se que a fração de ejeção seja menor que 45%. Além disso, tal exame pode ajudar na identificação de possíveis diagnósticos diferenciais a depender dos achados, tais como:

- Trombos intracavitários.
- Dilatação ventricular direita e/ou esquerda.
- Alterações valvares mitral ou tricúspide.
- Dilatação atrial.

Na avaliação do paciente, até a chegada do ecocardiografista, o emergencista pode realizar como parte da sua avaliação inicial/exame físico a avaliação pela ultrassonografia *point-of-care*.

Essa paciente pode chegar instável, com queixa primária de dispneia, e o POCUS pode rapidamente ajudar a diferenciar entre etiologia cardíaca ou pulmonar. Achados como redução qualitativa da fração de ejeção, presença de padrão de linhas B no pulmão, derrame pleural e veia cava dilatada, corroboram com a investigação etiológica cardíaca.

Exames alternativos como ressonância miocárdica não devem ser primeira escolha, sendo reservados aos pacientes estáveis em que os outros diagnósticos mais prováveis estão sendo considerados.

O eletrocardiograma, um exame amplamente disponível e de baixo custo, deve ser solicitado para todo paciente com queixa de dispneia e dor no peito. Contudo, não é esperada nenhuma alteração específica para MCPP; portanto, um ECG normal não excluirá esse diagnóstico. Sua utilidade está em identificar diagnósticos diferenciais, tal como as síndromes coronarianas agudas, além de ser um bom marcador prognóstico. Mulheres com diagnóstico de CMPP com ECG normal relacionam-se com fração de ejeção > 50% (84% *vs.* 49%, P = 0,001) e maior sobrevida em 1 ano (100% *vs.* 85%, P = 0,01) em comparação àquelas que apresentaram sinais de sobrecarga de câmara esquerda.

Em relação aos marcadores laboratoriais, nenhum exame é sensível ou específico para identificar essa condição. Iremos solicitar troponina com o objetivo de acessar presença de injúria cardíaca ou síndrome coronariana aguda. O peptídeo natriurético também pode ser solicitado, sendo de grande valor quando BNP < 100 pg/mL ou NT-proBNP < 70 pg/mL, pois descartam o diagnóstico de insuficiência cardíaca, já valores elevados desses marcadores podem estar presentes em doenças cardíacas ou não cardíacas.

Tratamento

No contexto agudo, a paciente com quadro grave de miocardite periparto deve ser tratada a semelhança do manejo do paciente com choque cardiogênico, não havendo restrições ao uso de diuréticos, inotrópicos, drogas vasoativas ou dispositivos de assistência ventricular utilizados em não gestantes.

O tratamento da insuficiência cardíaca na gestante pode ser desafiador, uma vez que precisaremos nos preocupar com medicações que são seguras ao feto no período pré-natal, e aquelas seguras para a lactação no pós-parto.

A anticoagulação é um dos pilares de tratamento dessa condição, o estado de hipercoagulabilidade da gravidez e do puerpério soma-se ao da MCPP, aumentando assim o risco de formação de trombos de VE ou eventos tromboembólicos. A anticoagulação deve ser iniciada na gestante com FE ≤ 30-35%, preferencialmente com heparina de baixo peso molecular, deixando a varfarina restrita a casos de gestantes com próteses valvares mecânicas. Ambas são medicações seguras durante a lactação.

O uso da bromocriptina ainda é considerado terapêutica experimental. Os resultados dos estudos com essa droga em humanos ainda são conflitantes e inconclusivos. Se, por um lado, alguns demonstraram menor mortalidade geral nas pacientes que utilizaram tal droga, outros não demonstraram melhora na fração de ejeção ventricular esquerda. Além disso, devemos ficar atentos que essa medicação inibe a lactação, está associada a eventos como IAM ou AVC, assim como convulsões. Diante disso, a decisão de utilizá-la ou não deve ser compartilhada com o especialista e a paciente, pesando risco benefício da não lactação. A dose utilizada nos estudos fora de 2,5 mg, duas vezes ao dia por 2 semanas, seguida de 2,5 mg, uma vez por dia por 6 semanas.

Não há recomendações especiais em relação ao tempo ideal para o parto, sendo essa decisão conjunta e multidisciplinar. A via deve ser obstétrica, a não ser que haja outra indicação formal ao parto cesáreo.

CEFALEIA NO PUERPÉRIO

Cefaleia no período pós-parto pode ser uma queixa desafiadora, por ser relativamente comum. Ela pode estar relacionada a estresse, privação de sono, exacerbação de cefaleia primária preexistente, inerentes a esse período. Entretanto, pode também estar relacionada a doenças potencialmente ameaçadoras da vida, como trombose venosa central, acidente vascular cerebral ou até sangramentos intracranianos. A causa mais comum de cefaleia no puerpério é migrânea/cefaleia tensional ou de causa musculoesquelética; contudo, em até cerca de 10% dos casos pode ser classificada como secundária.

Diagnóstico

A avaliação diagnóstica da puérpera com queixa de cefaleia no departamento de emergência deve ser voltada para o diagnóstico diferencial mais provável. A pré-eclâmpsia sempre deve estar no topo dos nossos diagnósticos diferenciais, principalmente diante daquela paciente que se apresenta com pico hipertensivo associado à cefaleia. Nesse contexto iremos incluir nos exames laboratoriais o exame de urina, com o objetivo de observar proteinúria.

Nas pacientes com alteração do nível de consciência, alteração comportamental, febre e sinais meníngeos, além do exame de imagem, deve-se considerar a punção lombar. Na suspeita de HSA, caso o quadro clínico apresente-se mais de 6 horas do início dos sintomas, o exame de tomografia não é suficiente para descartar o diagnóstico, e dessa forma deve-se proceder a investigação com a coleta do líquido cefalorraquidiano.

Nas pacientes que se apresentem com sinais focais de instalação aguda no exame físico no qual a suspeita é evento cerebrovascular, o exame de imagem torna-se mandatório, idealmente com TC de crânio com angiografia intra e extracraniana, o que nos permite identificar oclusões de grandes vasos, dissecção a nível de artérias carótidas, dissecção e sangramentos.

Na presença de sinais meníngeos, com ausência de febre, alterações neuro-oftalmológicas e cefaleia pulsátil, devemos pensar em trombose venosa central; nesse contexto, a angiotomografia com fase venosa ou a ressonância magnética com venografia devem ser solicitadas.

TABELA 4 Tratamento medicamentoso da cardiomiopatia periparto

Medicação	Gestação	Lactação
Diurético de alça	Recomendado	Recomendado
Betabloqueadores	Recomendado	Recomendado
Hidralazina/nitratos	Recomendado	Recomendado
Digoxina	Recomendado	Recomendado
IECA/BRA	Não recomendado	Recomendado
Antagonista receptor aldosterona	Não recomendado	Recomendado
Sacubitril-valsartana	Não recomendado	Inconclusivo
Ivabradina	Não recomendado	Inconclusivo
Heparina baixo peso molecular	Recomendado	Recomendado
Varfarina	Não recomendado	Recomendado

TABELA 5 Sinais e sintomas da cardiomiopatia periparto

Sinais/sintomas		Exame físico	
Dispneia paroxística noturna	Dispneia aos esforços	Taquipneia	Reflexo hepatojugular
Ortopneia		Taquicardia	Estertores a ausculta pulmonar
Fadiga		Estase jugular	Edema de extremidades

TABELA 6 Propedêutica armada

Eletrocardiograma	Ecocardiograma transtorácico
Avaliação POCUS	Exames laboratoriais incluindo troponina e BNP/NTproBNP

TABELA 7 Diagnósticos diferenciais para cardiomiopatia periparto

Cardiomiopatia prévia	Cardiomiopatia familiar	Cardiomiopatia de takotsubo	Doença cardíaca congênita
Cardiomiopatia periparto recorrente	Pré-eclâmpsia	Cardiomiopatia hipertrófica	Miocardite
Cardiomiopatia arritmogênica de ventrículo direito	Cardiomiopatia secundária à quimioterapia	Doença cardíaca valvar	Cardiomiopatia secundária a taquiarritmias
Doença cardíaca secundária a hipertensão	Doença cardíaca isquêmica	Cardiomiopatia secundária a medicamentos	Cardiomiopatia secundária a condições agudas (sepse, parada respiratória)
Tromboembolismo pulmonar			

TABELA 8 Diagnósticos diferenciais para cefaleia no puerpério

Diagnóstico	Sinais e sintomas
Trombose venosa central	Sintomas de instalação progressiva + sinal neurológico focal e/ou sinais de hic
Acidente vascular cerebral	Sinal focal de instalação aguda
Pré-eclâmpsia	Aumento de PA + proteinúria + distúrbios visuais + náuseas + vômitos + dor abdominal
Hic idiopática	Alterações visuais + papiledema + alteração do estado mental
Dissecção de artéria vertebral ou carotídea	Horner isolado, cefaleia, dor cervical, achados neurológicos
Hemorragia intracraniana ou subaracnóidea	Cefaleia, trovoada, meningismo, sinal focal
Cefaleia pós-raquianestesia	Cefaleia exacerbada a ortostase, história de anestesia epidural
Migrânea	Cefaleia, migrânea prévia, sintomas migranosos
Tensional	Cefaleia, pressão ou agulhada, bilateral, leve a moderada, piora ao longo do dia
Infecção em SNC	Meningismo, febre, alteração do estado mental

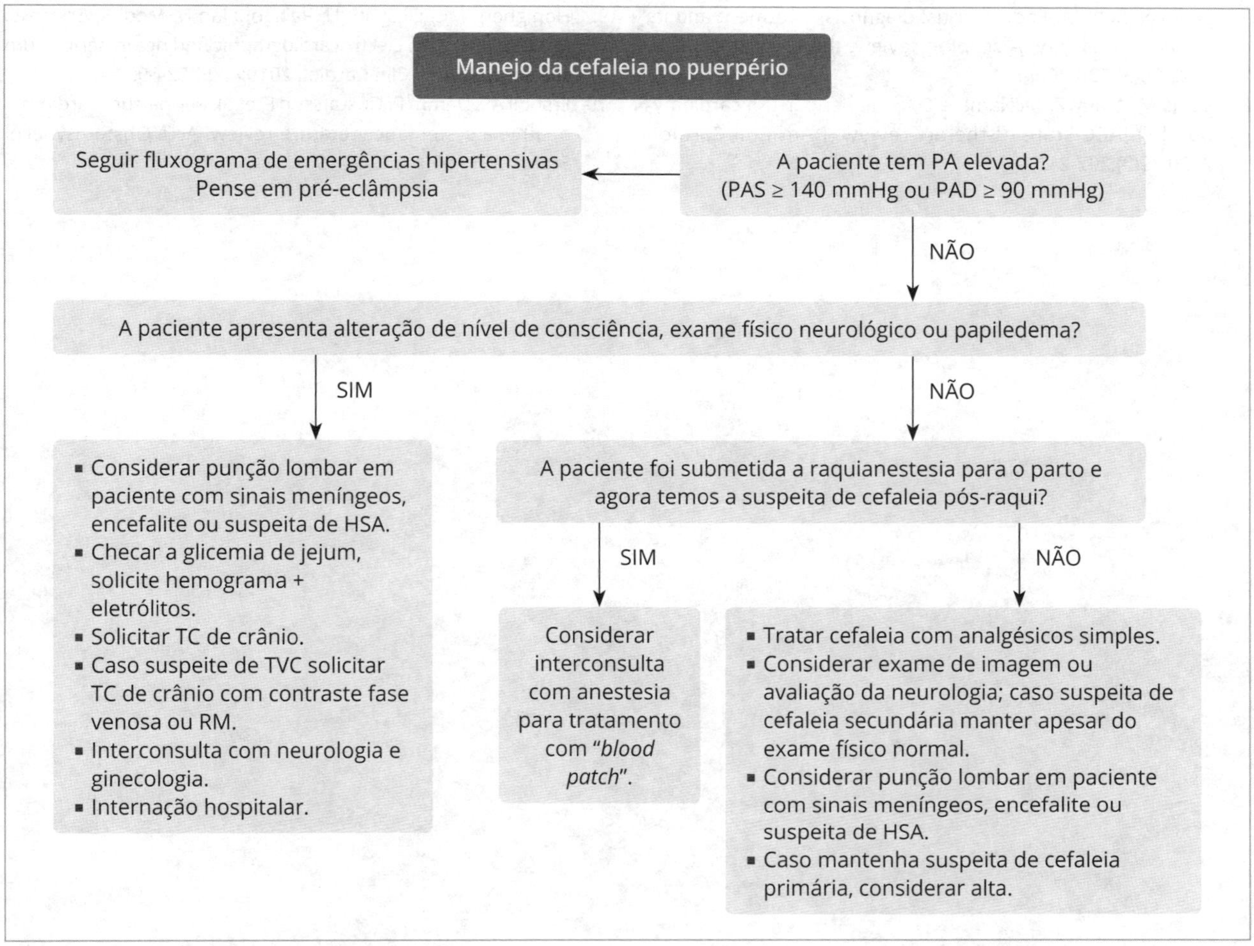

FIGURA 1 Manejo da cefaleia no puerpério.

Na ausência de sinais de alarme, devemos tratar a paciente como cefaleia primária; diante dessa hipótese, a paciente deve ser manejada com analgésicos e liberada para casa sem exames complementares adicionais.

Tratamento

O tratamento da cefaleia deve ser voltado para a causa de base. Na suspeita de cefaleia primária, podemos medicar com analgésicos simples que sejam seguros na lactação; nesse caso podemos usar paracetamol e/ou anti-inflamatórios não esteroidais.

Na suspeita de cefaleia pós-raquianestesia, o pilar do tratamento é a hidratação, repouso relativo e analgesia simples, em alguns casos pode ser considerado o uso de cafeína 300 mg ou a realização de "*blood patch*" pelo anestesista.

Diante do quadro de trombose venosa central, o tratamento é com anticoagulação sistêmica, visando à recanalização da obstrução e à prevenção de novos eventos. Nesses casos, mesmo diante de eventos hemorrágicos concomitantes, a decisão de manter a coagulação pode ter benefício diante do risco.

REFERÊNCIAS

1. Alves AL, Francisco AA, Osanan GC, Vieira LB. Hemorragia pós-parto: prevenção, diagnóstico e manejo não cirúrgico. Febrasgo Position Statement. 2024.
2. Wormer KC, Jamil RT, Bryant SB. Acute postpartum hemorrhage. StatPearls; 2023.
3. Instituto Nacional de Saúde da Mulher, da Criança e do Adolescente. Principais questões sobre manejo da hemorragia no pós-parto. Portal de Boas Práticas em Saúde da Mulher, da Criança e do Adolescente; 2019.
4. Maternal and Child Survival Program. Recomendação atualizada da OMS sobre ácido tranexâmico no tratamento de hemorragia pós-parto; 2017. Disponível em www.mcsprogram.org.
5. Karsnitz DB. Puerperal infections of the genital tract: a clinical review. J Midwifery & Women's Health. 2013;58(6):632-42.
6. Burrows LJ, Meyn LA, Weber AM. Maternal morbidity associated with vaginal versus cesarean delivery. Obstetrics & Gynecology. 2004;103(5,Part1):907-12.

7. Singh N, Sethi A. Endometritis: diagnosis, treatment and its impact on fertility. A scoping review. JBRA Assist Reprod. 2022;26(3):538-46.
8. Davis M, Arany Z, McNamara D, et al. Peripartum cardiomyopathy: JACC state-of-the-art review. J Am Coll Cardiol. 2020;75(2):207-21.
9. Honigberg MC, Elkayam U, Rajagopalan N, Modi K, Briller JE, Drazner MH, et al. Electrocardiographic findings in peripartum cardiomyopathy. Clin Cardiol. 2019;42(5):524-9.
10. Ersbøll AS, Damm P, Gustafsson F, et al. Peripartum cardiomyopathy: a systematic literature review. Acta Obstet Gynecol Scand. 2016;95(11):1205-19.

Seção XII

Emergências endocrinológicas e metabólicas

COORDENADOR DA SEÇÃO:

Marcus Vinicius Melo de Andrade

1

Emergências hiperglicêmicas

Ana Cláudia Leite da Silva Ferreira
Caio Gonçalves Nogueira
Marcus Vinicius Melo de Andrade

PONTOS PRINCIPAIS

- São vários os mecanismos pelos quais as emergências hiperglicêmicas, mais pronunciadamente a cetoacidose diabética, podem cursar com insuficiência respiratória.
- Na cetoacidose diabética, o choque hemodinâmico pode ocorrer pela depressão miocárdica e vasodilatação secundárias à acidose metabólica grave.
- A reposição volêmica é o primeiro pilar do tratamento das complicações agudas do diabetes, pois somente corrigindo a hipoperfusão tecidual o organismo estará apto para que a insulinoterapia seja efetiva.
- O segundo pilar do tratamento de CAD/EHH é a correção de hipocalemia (se presente) e sua prevenção, pois a insulina ativa a bomba de sódio e potássio (Na^+/K^+-ATPase), acelerando o influxo de potássio.
- Somente após a ressuscitação volêmica inicial e o resultado da dosagem sérica de potássio, iniciamos o terceiro pilar do tratamento das emergências hiperglicêmicas: a insulinoterapia.

INTRODUÇÃO

Diabetes mellitus é uma condição com prevalência crescente na população mundial. Em 2021, as estimativas da International Diabetes Federation (IDF) eram de que 537 milhões de pessoas entre 20 e 79 anos no mundo (10,5% da população) vivem com *diabetes mellitus* tipo 2. Outros 541 milhões de pessoas no mundo têm intolerância à glicose, colocando-as em alto risco de desenvolver DM2[1,2].

Cetoacidose diabética (CAD) e estado hiperosmolar hiperglicêmico (EHH) são duas complicações agudas do *diabetes mellitus* frequentes no departamento de emergência e que, se não tratadas adequadamente, apresentam elevada mortalidade – em torno de 10%, chegando a menor que 1% em grandes centros de excelência para CAD e aproximadamente 15% para EHH. Ambas as condições têm prognóstico substancialmente piorado em pacientes nos extremos de idade e na presença de coma, hipotensão e comorbidades graves, com mortalidade chegando a 5% em pacientes idosos com CAD e com quadros concomitantes potencialmente graves[1-3].

A cetoacidose diabética é causada por redução quase absoluta da concentração de insulina associada a uma resposta de estresse mediada por citocinas pró-inflamatórias cursando com aumento de hormônios contrarreguladores: catecolamina, cortisol, glucagon e hormônio do crescimento. As consequências são: (a) hiperglicemia decorrente de gliconeogênese aumentada, glicogenólise acelerada e prejuízo da utilização de glicose pelos tecidos periféricos dependentes de insulina (músculo, fígado e tecido adiposo); (b) aceleração de lipólise, levando à liberação de ácidos graxos livres na circulação; (c) estímulo da conversão de ácidos graxos em cetonas pela oxidação hepática; e (d) resistência insulínica induzida pelo aumento importante da concentração de ácidos graxos livres e cetonas.

No estado hiperglicêmico hiperosmolar, por sua vez, a produção de insulina não está tão significativamente reduzida, no entanto o uso da glicose pelos tecidos periféricos sensíveis à insulina está prejudicado, mas os níveis de insulina são suficientes para prevenir a lipólise e a cetogênese[1].

Considerando-se a crescente prevalência de obesidade e *diabetes mellitus* tipo 2 em crianças, tem sido observado aumento nos casos de EHH na população pediátrica, devendo-se manter alta suspeição para o quadro, especialmente considerando a possibilidade de interposição dos diagnósticos, sobretudo nos pacientes com estado hiperosmolar e hipovolemia graves.

Múltiplos quadros associam-se à descompensação do diabetes e devem ser sempre pesquisados, entre os quais: omissão de doses de insulina (proposital ou por mau funcionamento de dispositivos de infusão subcutânea contínua de insulina), infecções, trauma, pancreatite, infarto agudo do miocárdio, tromboembolismo pulmonar, acidente vascular cerebral; uso de fármacos que alteram o metabolismo dos carboidratos (glicocorticoides, altas doses de diuréticos tiazídicos, agentes simpaticomiméticos, antipsicóticos atípicos – clozapina, olanzapina, risperidona e quetiapina, entre outros), abuso de álcool ou cocaína, problemas psicológicos associados a transtornos alimentares e gestação. A Figura 1 resume os mecanismos fisiopatológicos de CAD e EHH.

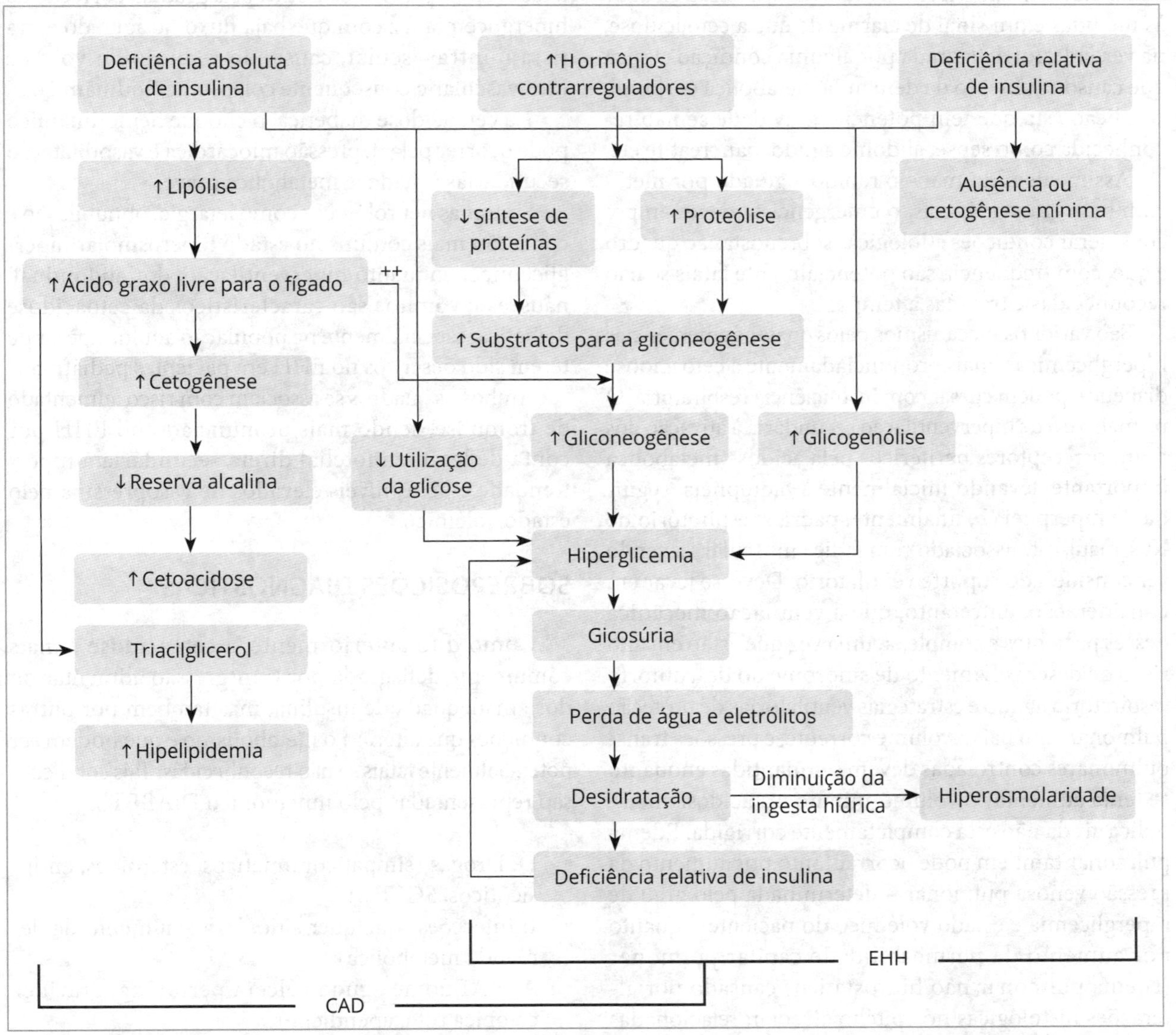

FIGURA 1 Mecanismos fisiopatológicos de cetoacidose diabética (CAD) e estado hiperosmolar hiperglicêmico (EHH).

Fonte: adaptada de Kitabchi et al., 2009.

APRESENTAÇÃO CLÍNICA

A CAD costuma se desenvolver rapidamente, em um período de 24 horas. O EHH, por outro lado, tem surgimento mais insidioso, com poliúria, polidipsia e perda de peso por vários dias antes da admissão hospitalar. No EHH, os distúrbios hidroeletrolíticos são mais pronunciados – o déficit de água estimado no EHH é aproximadamente duas vezes o da CAD, apesar do grau de desidratação ser mascarado pela hipertonicidade que preserva o volume intravascular. Apesar da apresentação inicial com estado geral bastante preocupante, o esperado no manejo da CAD na emergência é a resolução completa no mesmo turno da admissão, a refratariedade às medidas é um sinal de alarme de que a cetoacidose, na verdade, foi deflagrada por alguma condição clínica que causou aumento da demanda metabólica corporal, condição esta que tem potencial gravidade se não reconhecida como sepse, abdome agudo, pancreatite etc.

Assim, além do manejo rápido e guiado por metas com base em evidências, o emergencista deve sempre considerar condições etiológicas sobrepostas ao quadro e que, com frequência são potencialmente fatais se não reconhecidas e tratadas a tempo.

São vários os mecanismos pelos quais as emergências hiperglicêmicas, mais pronunciadamente a cetoacidose diabética, podem cursar com insuficiência respiratória. O primeiro é o de hiperventilação secundária à ativação dos quimiorreceptores periféricos pela acidose metabólica importante, levando inicialmente à taquipneia, seguida de hiperpneia e, finalmente, padrão respiratório de Kussmaul, este associado com fadiga muscular, devendo ser considerado suporte ventilatório. Deve-se levar em consideração, entretanto, que a ventilação mecânica desses pacientes é complexa, uma vez que estão em alto risco de desenvolvimento de síndrome do desconforto respiratório agudo e estratégias ventilatórias de proteção pulmonar com baixo volume corrente, e pressões transpulmonares controladas devem ser mantidas enquanto se tenta aumentar o volume-minuto e a acidose metabólica ainda não está completamente corrigida. Edema pulmonar também pode ocorrer tanto por aumento da pressão venosa pulmonar – determinada pelo grau de hiperglicemia e estado volêmico do paciente – quanto por aumento da permeabilidade capilar pulmonar (edema pulmonar não hidrostático) causado por alterações histológicas no epitélio alveolar, relacionadas com microangiopatia pulmonar e potencializadas pelas alterações inflamatórias secundárias à emergência hiperglicêmica. Por fim, os distúrbios hidroeletrolíticos associados à cetoacidose diabética também contribuem para distúrbios respiratórios – hipocalemia cursa com fraqueza muscular, hipomagnesemia pode causar broncoconstrição e hipofosfatemia grave pode levar à fraqueza muscular, disfunção cardíaca, depressão respiratória e rabdomiólise.

A alta mortalidade do estado hiperglicêmico hiperosmolar associa-se ao grave déficit de água e ao consequente choque hipovolêmico. Na fase inicial, com o fluido extravascular hiperosmolar, ocorre fluxo de água do intra para o extracelular, com manutenção do volume intravascular. Entretanto, em fases tardias, a diurese osmótica mantida provoca depleção volêmica com redução do volume intravascular, bem como estabelecimento de hipertonicidade no fluido intravascular e, se houver insulinoterapia com ressuscitação volêmica insuficiente, a redução da pressão osmótica pela gradual correção da hiperglicemia faz com que haja fluxo de água do extra para o intravascular, causando redução do volume intravascular e consequente colapso hemodinâmico.

Na cetoacidose diabética, o choque hemodinâmico pode ocorrer pela depressão miocárdica e vasodilatação secundárias à acidose metabólica grave.

Sintomas neurológicos como letargia, obnubilação e coma são mais comuns no estado hiperosmolar hiperglicêmico, enquanto hiperventilação, dor abdominal, náuseas e vômitos são característicos da cetoacidose diabética, especialmente na população adulta, apesar de terem sido descritos no EHH em pacientes pediátricos.

Ambos os quadros se associam com risco aumentado de trombose, sendo mais pronunciado no EHH por conta de lesão endotelial direta secundária à hipertonidade e pelos níveis elevados de vasopressina pelo estado volêmico.

SOBREPOSIÇÕES DIAGNÓSTICAS

Como dito anteriormente, a cetoacidose é mais comumente deflagrada por transgressão alimentar ou dose inadequada de insulina, mas também por outras condições que alteram o metabolismo e que podem ser potencialmente fatais se não reconhecidas. Tais condições são representadas pelo mnemônico DIABET's:

- **D**: Drogas (simpaticomiméticos, esteroides, antipsicóticos, SGLT-2)
- **I**: Infecções (qualquer sítio, leva a aumento da demanda metabólica)
- **AB:** ABdome agudo (úlcera perfurada, gravidez ectópica rota, apendicite)
- **T:** Trauma (resposta inflamatória ao trauma)
- **T:** Transgressão alimentar/dose insuficiente de insulina

Consideramos importante uma avaliação criteriosa do paciente admitido com CAD e EHH quanto aos diagnósticos de sobreposição anteriores, sendo muitas vezes difícil diferenciá-los.

Um paciente com cetoacidose se apresenta com sinais e sintomas que levantam facilmente a suspeita para um quadro infeccioso associado, em especial no paciente sem relato de transgressão alimentar ou uso inadequado de insulina, sendo, muitas vezes, instituído tratamento empírico de sepse associado. O paciente em cetoacidose pode, ainda, apresentar leucocitose até mesmo com desvio à esquerda e PCR elevado somente pela acidemia e resposta inflamatória ao trauma, assim como hipertermia decorrente de ativação catecolaminérgica.

Um recurso amplamente usado que ajuda o emergencista é o ultrassom na sala de emergência, que, com um protocolo de avaliação multiórgãos, como por exemplo o protocolo RUSH (*rapid ultrasound for shock and hypotension*), tem grande valor como parte do exame físico, neste caso ajudando a reforçar a suspeição de diagnósticos sobrepostos ou afastá-los.

A suspeição de diagnósticos associados deve ser reforçada especialmente naqueles pacientes que estão melhorando da acidemia e persistem com dor abdominal, ou persistem mal perfundidos e/ou sonolentos, e alteração do sensório.

DIAGNÓSTICOS DIFERENCIAIS

- Cetoacidose alcoólica.
- Cetose de jejum.
- Acidose lática.
- Intoxicação por aspirina.
- Intoxicação por álcoois tóxicos.

AVALIAÇÃO DIAGNÓSTICA

Cetoacidose diabética é diagnosticada na presença dos três seguintes critérios: (a) glicemia acima de 200 mg/dL; (b) acidose metabólica (pH venoso < 7,3 ou bicarbonato sérico < 15 mEq/L); e (c) presença de cetose identificada por cetonemia maior ou igual a 3 mmol/L ou cetonúria maior ou igual a 2+ nas tiras reagentes.

CAD euglicêmica (isto é, GC normal ou próxima do normal) pode ocorrer em pacientes com dieta oral reduzida, uso de insulina antes da chegada ao departamento de emergência, gestantes e usuários de inibidores do cotransportador de sódio-glicose-2 (SGLT2; canagliflozina, dapagliflozina e empagliflozina).

O diagnóstico do EHH, por sua vez, ocorre na presença dos seguintes critérios: (a) glicemia acima de 600 mg/dL; (b) osmolaridade sérica acima de 330 mOsm/kg; e (c) ausência de acidose metabólica ou cetose significativa (bicarbonato sérico > 15 mEq/L e cetonemia menor que 3 mmol/L ou cetonúria de até 1+ nas tiras reagentes).

Fórmulas úteis:

- Osmolaridade plasmática:
  2 x $Na_{aferido}$ + Glicemia (mg/dL)/18 + Ureia (mg/dL)/2,8
- Osmolaridade plasmática efetiva:
  2 x $Na_{aferido}$ + Glicemia (mg/dL)/18
- Ânion-*gap* (AG): $Na_{aferido}$ – (Cl^- – HCO_3)
  (valor de referência: 4 a 12).
- Cálculo do ânion-*gap* = sódio** – cloreto – bicarbonato

A Tabela 1 mostra a classificação da CAD em leve, moderada ou grave:

TABELA 1 Classificação da cetoacidose diabética

	CAD leve	CAD moderada	CAD grave
Glicemia (mg/dL)	> 200	> 200	> 200
pH	7,2-7,3	7,1-7,2	< 7,1
Bicarbonato (mEq/L)	< 15	10-14,99	< 5
Cetonas séricas – ensaio enzimático de beta--hidroxibutirato (VR < 0,6 mmol/L)	3-4	4-6	> 6

CAD: cetoacidose diabética.

Os indicadores de cetoacidose diabética grave propostos para pacientes adultos incluem hipocalemia na admissão, escala de coma de Glasgow menor que 12, saturação de oxigênio menor que 92% em ar ambiente (em paciente com função respiratória basal normal), pressão arterial sistólica menor que 90 mmHg, frequência cardíaca menor que 60 bpm ou maior que 100 bpm e ânion-*gap* maior que 16.

Pode ocorrer sobreposição entre CAD e EHH.

Exames laboratoriais iniciais incluem:

- Glicose sérica.
- Gasometria venosa (ou arterial se bicarbonato sérico substancialmente reduzido ou suspeita de hipóxia).
- Urinálise.
- Cetonas séricas (se houver cetonas urinárias presentes).
- Eletrólitos (para cálculo de ânion-*gap*).
- Ureia.
- Creatinina.
- Hemograma.
- Eletrocardiograma.

Exames adicionais podem ser solicitados de acordo com a suspeição clínica do fator desencadeante.

* Em ambas as fórmulas, considera-se o sódio mensurado, e não o sódio corrigido pela glicemia.

MANEJO

Assim como em qualquer paciente no departamento de emergência (DE), a abordagem às emergências hiperglicêmicas começa pela avaliação do A-B-C-D-E. As metas de tratamento incluem manutenção das vias aéreas pérvias, correção da desidratação, correção de distúrbios eletrolíticos e acidobásicos, redução da hiperglicemia e da osmolaridade, e identificação e tratamento do fator precipitante.

Qualquer paciente que tenha hiperglicemia associada à acidose, ou alteração do estado mental, ou sinais de má perfusão sistêmica deve ser tratado impreterivelmente na sala de emergência. Isso porque seu manejo envolverá insulinoterapia contínua com necessidade de monitorização do potássio e, em consequência, monitorização cardíaca, além, obviamente, da gravidade intrínseca de CAD e EHH.

Reposição volêmica

É o primeiro pilar do tratamento das complicações agudas do diabetes, pois somente corrigindo a hipoperfusão tecidual o organismo estará apto para que a insulinoterapia seja efetiva.

A expansão volêmica reduz a osmolaridade plasmática e a vasoconstrição, melhora a perfusão, aumenta perdas urinárias pela elevação da filtração glomerular e reduz os níveis de hormônios de estresse, os quais antagonizam os efeitos da insulina.

Apenas a reposição volêmica pode causar queda de glicemia de 35 a 70 mg/dL/h, sendo que os níveis caem mais rápido nos pacientes com EHH, que geralmente estão mais depletados de volume.

Se o paciente estiver em choque hipovolêmico, administra-se cristaloide em *bolus* até melhora hemodinâmica (na ausência de outras causas concomitantes de choque que requeiram medidas específicas).

Para correção da desidratação, na ausência de comprometimento das funções cardíaca e renal, mas hemodinamicamente estáveis, recomenda-se administrar 15 a 20 mL/kg de cristaloide na primeira hora de tratamento e, em seguida, iniciar hidratação de manutenção na velocidade de 250 a 500 mL/h, tomando-se cuidado para não ultrapassar 50 mL/kg nas primeiras 3 horas.

Nos indivíduos euvolêmicos, infundir cristaloides em menor vazão, guiado pela avaliação clínica.

Cloreto de sódio ou Ringer lactato fazem diferença?

Ainda há grande discussão sobre qual cristaloide escolher para hidratação venosa em CAD/EHH. Os principais *guidelines* (American Diabetes Association e Joint British Diabetes Societies (JBDS)) ainda elegem o cloreto de sódio como fluido de escolha, porém já temos evidências de resolução mais rápida da CAD quando usadas soluções balanceadas (PlasmaLyte-A ou Ringer lactato) comparado com NaCl. Isso porque sua infusão em grandes volumes associa-se à acidose metabólica hiperclorêmica e impossibilita o uso do bicarbonato como marcador da resolução da cetoacidose.

Na prática, não é incomum o paciente começar a melhorar da cetoacidose após expansão volêmica com cloreto de sódio e, na fase da insulinoterapia, voltar a apresentar piora da acidose, mas com encurtamento do ânion-*gap*. Isso ocorre pela acidose hiperclorêmica associada.

Para pequenos volumes, o uso de cloreto de sódio não causa acidose hiperclorêmica, mas em um paciente adulto de 70 kg com estado hiperosmolar, em que sua volemia total é de cerca de 5.500 mL, e considere um déficit de 2.000 mL. Se esse paciente receber 2.500 mL de cloreto de sódio, receberá metade da sua volemia atual e o triplo de mEq de sódio corporal.

Também não há consenso sobre a necessidade de usar NaCl 0,45% em detrimento de 0,9% após a ressuscitação inicial (primeira hora) e não há estudos que suportem ou refutem tais recomendações. Segundo a ADA, pacientes com sódio corrigido normal ou alto podem receber NaCl 0,45%, enquanto o protocolo britânico (JBDS) orienta manter o soro fisiológico (0,9%) ao longo de todo o tratamento[4-8].

Deve-se corrigir o sódio aferido em função da hiperglicemia, uma vez que, em razão da propriedade osmótica da glicose, ocorre deslocamento de água livre para o espaço extracelular, provocando hemodiluição e queda da natremia. Utiliza-se o fator de correção de redução de 1,6 mEq/dL se glicemia menor que 400 mg/dL, e 2,4 mEq/dL se glicemia maior que 400 mg/dL na concentração sérica de sódio para cada aumento de 100 mg/dL na concentração plasmática de glicose.

Além do maior período de tratamento (3 a 6 horas) e da agressividade da ressuscitação volêmica inicial, no EHH há a recomendação de repor perdas renais com solução salina a 0,45%.

Reposição de potássio

O segundo pilar do tratamento de CAD/EHH é a correção de hipocalemia (se presente) e sua prevenção, pois a insulina ativa a bomba de sódio e potássio (Na^+/K^+-ATPase), acelerando o influxo de potássio. Ademais, à medida que a acidose metabólica se resolve, o potássio também deixa de sair das células em troca dos íons H^+ que estavam sendo tamponados no interior das células. Ainda, ao corrigir a hiperosmolaridade, reduz-se a saída de água livre de dentro da célula e, consequentemente, o gradiente eletroquímico que causava efluxo de potássio. Desse modo, o tratamento das emergências hiperglicêmicas faz com que o déficit corporal total de potássio se manifeste, sendo necessária reposição desse íon.

Reposição de acordo com a calemia ($[K^+]$):

- $[K^+] < 3{,}3$ mEq/L: acrescentar 40 mEq (30 mL de KCl 10%) em cada litro de cristaloide.
- $[K^+]$ 3,3 a 5,3 mEq/L = acrescentar 20 a 30 mEq (15 a 20 mL de KCl 10%) em cada litro de cristaloide.
- $[K^+] > 5{,}3$ mEq/L: não iniciar administração até que $[K^+] \leq 5{,}3$ mEq/L.

Insulinoterapia

Somente após a ressuscitação volêmica inicial e o resultado da dosagem sérica de potássio, iniciamos o terceiro pilar do tratamento das emergências hiperglicêmicas: a insulinoterapia.

É importante ressaltar que a insulinoterapia é a responsável pelo retorno da capacidade de manutenção do metabolismo pela respiração aeróbica do organismo, ou seja, pela interrupção da respiração anaeróbica e produção de ácidos pelo metabolismo de gorduras na CAD. A insulina então é responsável pelo tratamento da acidose, e não especificamente da hiperglicemia.

No caso do EHH, a insulinoterapia só deve ser iniciada quando terminada a ressuscitação volêmica inicial, desde que os níveis glicêmicos tenham interrompido a queda apenas com a reposição volêmica.

Aspecto importante a se ressaltar diz respeito ao preparo da solução de insulina. Usualmente, utilizamos a concentração de 1 U/mL, obtida pela diluição e homogeneização de 1 mL de insulina regular, ou seja, 100 UI, em 99 mL de cloreto de sódio 0,9%. Deve-se desprezar 20 mL da solução para saturar a ligação da insulina com o equipo e trocar a solução e o equipo a cada 6 horas, em razão da precipitação e da perda de efetividade[6-8].

A insulinoterapia endovenosa deve ser iniciada com *bolus* de 0,1 U/kg, seguido de infusão contínua de 0,1 U/kg/h. Espera-se que tal dose reduza a glicemia em 50 a 70 mg/dL/h. Se a glicemia não cair dentro da faixa esperada, deve-se dobrar a infusão de insulina, desde que confirmada euvolemia.

Em casos específicos, como em acidemias ameaçadoras à vida (pH abaixo de 6,9), recomendamos iniciar a insulinoterapia em dose dobrada de 0,2 U/kg, podendo-se até mesmo considerar *bolus* de 0,1 U/kg.

Monitorização

- Glicemia capilar de 1 em 1 hora até que apresente redução estável em torno de 70 mg/dL/h.
- Eletrólitos, ureia, creatinina e pH venoso (no caso de CAD) ou osmolaridade plasmática (EHH) a cada 2 a 4 horas.

Não é necessário gasometria arterial para monitorização do pH sanguíneo. Recomendamos coleta de sangue venoso para esse propósito, pois é menos doloroso e praticamente não varia o pH entre o sangue venoso e o arterial.

Aporte de glicose

Quando a glicemia capilar estiver menor que 250 mg/dL, é necessário iniciar aporte de glicose para permitir a manutenção da infusão da insulinoterapia, que é a responsável pela resolução da descompensação, sem causar hipoglicemia.

Ademais, pode-se reduzir a infusão de insulina para 0,02 a 0,05 U/kg/h, segundo o protocolo norte-americano, ou, pelo britânico, manter a infusão de 0,1 U/kg/h com especial vigilância para hipoglicemia.

Infusão de bicarbonato de sódio

Por vezes, a cetoacidose diabética se manifesta com tão importante acidose metabólica que leva os médicos a administrarem bicarbonato de sódio. Entretanto, seu uso é controverso pela falta de evidência de benefício em desfechos duros e potenciais malefícios – como redução paradoxal do pH cerebral –, e suas indicações são bem específicas (se é que existentes, pois a JBDS não indica em situação alguma em pacientes com CAD): pH < 6,9 associado a choque secundário, redução da contratilidade cardíaca e vasodilatação.

Racionalmente, a infusão de bicarbonato nesse contexto é bastante prejudicial, pois o paciente em cetoacidose já está realizando o máximo que pode de alcalose respiratória (taquipneico ao máximo que consegue, por vezes já em insuficiência respiratória). Caso receba bicarbonato exógeno, este irá se converter em H_2O e CO_2 ao tamponar um H^+, ou seja, irá gerar CO_2. Caso o indivíduo não tenha mais capacidade de exalar o CO_2 adicional gerado (pois já está no limite da alcalose respiratória), este irá fazer o caminho inverso gerando mais H^+ (ácido), piorando a acidose sanguínea ao invés de melhorar.

$$CO_2 + H_2O \rightleftarrows H_2CO_3 \rightleftarrows HCO_3^- + H^+$$

Dióxido de carbono | Água | Ácido carbônico | Bicarbonato | Íon hidrogênio

Critérios de resolução

O tratamento descrito é mantido até que o paciente evolua com critérios de resolução da emergência hiperglicêmica:

- pH > 7,30, bicarbonato > 18, AG < 12 mEq/L e, quando disponíveis, níveis sanguíneos de beta-hidroxibutirato < 0,6 mmol/L, no caso de CAD.

- Paciente alerta e com osmolalidade plasmática efetiva < 315 mOsmol/kg, se houver EHH.
- Paciente capaz de comer em ambos os casos.

Se o paciente não puder comer (qualquer que seja o motivo), manter o tratamento com insulina IV, reposição de potássio e aporte de glicose

Transição para insulinoterapia subcutânea

Se o paciente já era insulinizado, retomar esquema prévio, exceto se necessidades de insulina IV tiverem sido significativamente maiores do que as necessidades basais.

Se primodiagnóstico de *diabetes mellitus*, iniciar pelo cálculo da dose total diária de insulina: 0,5 a 0,8 UI/kg/dia. Metade deve ser administrada com insulina basal – por exemplo, NPH, sendo 2/3 da dose pela manhã e 1/3 à noite. A outra metade é mantida como insulina regular, dividida antes das refeições.

A infusão intravenosa de insulina deve ser continuada por 2 a 4 horas após início da insulina subcutânea.

ACOMPANHAMENTO

A admissão hospitalar é necessária na maior parte dos casos, mas o nível de cuidado depende da classificação da cetoacidose diabética, do estado mental do paciente, de comorbidades, de fatores precipitantes, bem como de políticas locais a respeito da insulinoterapia. Por exemplo, nos casos leves a moderados, em que se opta por insulinoterapia subcutânea, é viável manter paciente em unidade de internação.

Pacientes com quadro leve de cetoacidose diabética podem ter a correção feita no departamento de emergência, e aqueles com etiologia identificada como má adesão terapêutica podem receber alta hospitalar com quadro clínico resolvido com orientações para monitorizar glicemia mais frequentemente.

Pacientes com estado hiperglicêmico hiperosmolar em geral apresentam-se profundamente desidratados e com rebaixamento do sensório, devendo ser admitidos em unidade de terapia intensiva (UTI).

Pacientes com insuficiência respiratória, acidose metabólica persistente, instabilidade hemodinâmica, rebaixamento do sensório e edema cerebral devem ser encaminhados à UTI.

REFERÊNCIAS

1. Sociedade Brasileira de Diabetes - Posicionamento Oficial SBD n. 03/2015. Controle da glicemia no paciente hospitalizado. Disponível em: https://www.ribeiraopreto.sp.gov.br/files/ssaude/pdf/controle_glicemia.pdf.
2. Joint British Diabetes Societies for inpatient care (JBDS-IP). The management of diabetic ketoacidosis in adults; 2023 Disponível em: https://abcd.care/sites/abcd.care/files/site_uploads/JBDS_Guidelines_Current/JBDS_02_DKA_Guideline_with_QR_code_March_2023.pdf.
3. International Diabetes Federation (IDF). IDF diabetes atlas, 10.ed.; 2021. Disponível em: https://diabetesatlas.org/idfawp/resource-files/2021/07/IDF_Atlas_10th_Edition_2021.pdf.
4. Santomauro AT, Santomauro Jr AC, Pessanha AB, Raduan RA, Marino EC, Lamounier RN. Diagnóstico e tratamento da cetoacidose diabética. Diretriz Oficial da Sociedade Brasileira de Diabetes. 2023.
5. Santomauro A, Santomauro Jr AC, Raduan R, Bertoluci M. Diagnóstico e tratamento da cetoacidose diabética euglicêmica. Diretriz Oficial da Sociedade Brasileira de Diabetes. 2021.
6. Rosenbloom AL. Hyperglycemic hyperosmolar state: an emerging pediatric problem. J Pediatr. 2010;156(2):180-4.
7. Kitabchi AE, Umpierrez GE, Miles JM, Fisher JN. Hyperglycemic crises in adult patients with diabetes. Diabetes Care. 2009;32(7):1335-43.

2
Hipoglicemia sintomática

Thamyres de Carvalho Rufato
Breno de Almeida Moura
Marcus Vinicius Melo de Andrade

PONTOS PRINCIPAIS

- A hipoglicemia é a principal complicação do tratamento de pacientes diabéticos, sobretudo quando em uso de insulina, sendo uma importante causa de morbidade física e psicológica.
- Uma avaliação inicial sistematizada do paciente, reconhecimento e intervenções precoces são de extrema importância para o prognóstico.
- Educação abrangente ao paciente e a seus familiares para promover o autocuidado é de extrema importância a fim de reduzir episódios de hipoglicemia ou propiciar reconhecimento e tratamento precoces.

INTRODUÇÃO

A hipoglicemia é definida como uma condição na qual as concentrações plasmáticas de glicose estão baixas, podendo expor o paciente a danos. É uma condição comum em pacientes diabéticos tipo 1 (DM1), com incidência anual de hipoglicemia severa variando entre 3,3 e 13,5%[1-3]. Já em indivíduos portadores de diabetes tipo 2 (DM2), a hipoglicemia severa é menos comum, porém mais prevalente em indivíduos usuários de sulfanilureias e meglitinidas. A principal causa de hipoglicemia em adultos está relacionada ao uso de medicamentos, sendo o mais comum deles a insulina. Já em indivíduos não diabéticos a hipoglicemia pode ocorrer em contexto de fatores desencadeantes, como sepse grave, insuficiência adrenal ou desnutrição.

Em pacientes portadores de diabetes é difícil determinar um nível sérico de glicose específico no qual o diagnóstico de hipoglicemia deva ser feito, pois o aparecimento de sintomas pode variar de acordo com o limiar de cada paciente. Esse limite fica cada vez mais inferior quando o paciente é exposto a múltiplos episódios de hipoglicemia e aumenta quando ele apresenta quadro de diabetes descontrolada.

Existem três níveis de hipoglicemia no paciente portador de diabetes:

- Nível 1: < 70 mg/dL, porém > 54 mg/dL. O nível sérico de 70 mg/dL é o limiar em que a resposta neuroendócrina à hipoglicemia aparece em pacientes sem diabetes, e muitos pacientes portadores de diabetes apresentam mecanismo de defesa prejudicado contra episódios de hipoglicemia. Por isso, nível sérico de glicose < 70 mg/dL é definido como ponto de corte com necessidade de intervenção, independentemente da presença de sintomas.
- Nível 2: < 54 mg/dL. Aqui, o paciente necessita de intervenção imediata para correção da hipoglicemia.
- Nível 3: definido como evento severo, caracterizado por alteração do nível de consciência ou perda de funções motoras, e a correção da hipoglicemia necessita da intervenção de terceiros.

APRESENTAÇÃO CLÍNICA

Os sintomas são únicos para os indivíduos, variam entre eles a cada novo episódio e podem ou não estar presentes precocemente. Pacientes em geral descrevem sentir-se trêmulos, com fome ou raiva, bem como com sudorese ou ansiedade. Podem ocorrer sintomas neuroglicopênicos quando os níveis de glicose caem abaixo de 70 mg/dL, causando deterioração cognitiva, fadiga, irritabilidade, alterações visuais e até mesmo coma e convulsões[2]. Episódios recorrentes de hipoglicemia reduzem o limiar em que as pessoas apresentam sintomas e podem atrasar significativamente o tratamento.

A hipoglicemia "assintomática" é uma situação específica na qual o paciente não experimenta sintomas. Isso é mais comum em pessoas com diabetes tipo 1 ou diabetes tipo 2 de longa duração[3]. A insuficiência autonômica associada à hipoglicemia resulta em um limiar mais baixo para o aparecimento de sintomas, bem como um atraso ou perda de resposta efetiva de hormônios como glucagon, cortisol e adrenalina, que auxiliam a regular a glicose, utilizando as reservas de glicogênio. Sintomas como sudorese, fome e tremores podem não ocorrer como de costume, evoluindo já com confusão mental ou alteração de sensório[3].

Fatores que contribuem para o comprometimento da percepção da hipoglicemia:

- Hipoglicemia recorrente e controle glicêmico rigoroso.
- Neuropatia periférica autonômica.
- Percepção prejudicada ao episódio de hipoglicemia.

Os idosos estão particularmente em risco, não só por conta de alterações no metabolismo de drogas, alterações renais e polifarmácia, mas também pelos potenciais déficits no autocuidado. Até hipoglicemia leve a moderada pode levar a quedas, fraturas, disfunção cognitiva e hospitalização[3,4].

Os sintomas clínicos da hipoglicemia incluem os autonômicos e os neuroglicopênicos. Eles variam de acordo com idade e tempo de evolução do diabetes.

Sintomas neuroglicopênicos resultam da privação de glicose no tecido neuronal, sendo o limiar sérico de 54 mg/dL para o aparecimento desses sintomas, que incluem: perda de concentração, cefaleias, turvação visual, tontura, confusão mental, convulsão, alterações de fala, inquietação e perda da consciência.

Sintomas autonômicos incluem ansiedade, tremores, palpitações, diaforese, parestesias e sensação de fome.

A queda da glicose sérica pode levar a duas diferentes respostas do organismo sob circunstâncias normais: (1) aumento da produção endógena de glicose por meio da glicogenólise e da gliconeogênese; (2) alterações comportamentais, levando à sensação de fome e procura por comida.

Em pacientes não diabéticos, a resposta inicial do organismo à glicose no limite inferior da normalidade é a redução da liberação de insulina. Uma queda adicional da glicose vai causar aumento da liberação de glucagon e epinefrina (assim como cortisol e hormônio do crescimento, cujo papel é mais secundário), porém queda maior nos níveis séricos vai levar a uma resposta simpático-adrenal significativa, que cursa com sintomas clínicos proeminentes (sintomas de alarme)[3-5]. Se a queda dos níveis séricos de glicose continuar a ocorrer, o paciente provavelmente apresentará alteração do nível de consciência.

Os mecanismos descritos são deficitários no paciente portador de diabetes e que apresente significativa falência das células beta-pancreáticas, o que já reduz a resposta inicial à hipoglicemia. A taxa de episódios graves de hipoglicemia aumenta com o tempo de exposição à doença, provavelmente por conta da redução progressiva dos níveis endógenos de insulina, o que ocorre mais rapidamente nos pacientes diabéticos tipo 1 e de forma mais insidiosa nos pacientes com diabetes tipo 2.

Acredita-se que a perda da resposta simpático-adrenal se deve a episódios repetidos de hipoglicemia. Com isso, há perda da resposta autonômica e redução dos sintomas de alarme.

O comprometimento da capacidade cognitiva associada com hipoglicemia varia desde lentidão do raciocínio, desempenho, confusão, comportamento irracional e sonolência até coma e convulsões[4-6]. Há evidências de que o limite para comprometimento cognitivo muda em resposta a cada episódio de hipoglicemia, alterando o limiar para consciência subjetiva e respostas neuro-humorais, o que fornece um mecanismo potencial para o aumento do risco de hipoglicemia grave, já que a pessoa pode ficar incapaz para o autotratamento.

Outras consequências neurológicas de um episódio hipoglicemiante incluem déficits focais temporários, incluindo a paralisia de Todd, na qual a pessoa apresenta uma hipoglicemia não detectada e simulam-se sinais e sintomas que imitam um acidente vascular encefálico. A recuperação completa ocorre em algumas horas após a correção da hipoglicemia e não há implicação prognóstica para esses episódios.

Quadros recorrentes de hipoglicemia estão associados à perda cognitiva em crianças, aumento do risco de desenvolvimento de demência em idosos, depressão e ansiedade relacionadas ao tratamento e aumento da morbidade e mortalidade cardiovascular. É responsável por uma taxa de mortalidade de 10% em diabéticos do tipo 1, e essa taxa é desconhecida em diabéticos do tipo 2.

Alguns trabalhos propõem que episódios de hipoglicemia aumentam o risco de alterações cardiovasculares, e que tais alterações ocorrem por meio da resposta dos hormônios contrarregulatórios, que podem cursar com episódios de taquiarritmias, bradiarritmias e aumento de eventos cardioembólicos, e cursam, inclusive, com isquemia miocárdica. As principais teorias sobre os mecanismos envolvidos incluem:

- Liberação de catecolaminas endógenas durante a resposta simpático-adrenal:
  - Isquemia cardíaca causada pela vasoconstrição coronária em pacientes já com redução do lúmen dessas artérias.
  - Aumento do influxo miocárdico de cálcio e alargamento do intervalo QT precipitam ao aparecimento taquiarritmias.
- Outros mecanismos:
  - Aumento do tônus vagal durante a modulação de hormônios contrarregulatórios pode cursar com o surgimento de bradiarritmias. São episódios mais comuns em pacientes usuários de hipoglicemiantes noturnos.
  - Estado pró-inflamatório cursa com efeito trombogênico e piora ainda mais o risco de lesões endovasculares causadas pelo diabetes.

Tais mecanismos podem ser a causa do óbito em pacientes jovens portadores de DM1, fenômeno conhecido como síndrome da morte súbita no leito. Porém, mais estudos com melhor nível de evidência são necessários para confirmar essa teoria.

DIAGNÓSTICOS DIFERENCIAIS

Como já dito neste capítulo, o principal agente causador da hipoglicemia é o uso de insulina ou de medicamentos que estimulam a sua produção (p. ex., sulfanilureias). As demais causas de hipoglicemia estão listadas na Tabela 1.

TABELA 1 Causas de hipoglicemia em adultos

Paciente gravemente enfermo ou sob medicação
Drogas: insulina ou drogas secretagogas de insulina, álcool.
Paciente gravemente enfermo: falência hepática, renal ou cardíaca; sepse (incluindo malária), inanição.
Deficiência hormonal: cortisol, glucagon ou epinefrina (em pacientes diabéticos com insuficiência de insulina).
Tumor pancreático não relacionado às ilhotas.
Pacientes aparentemente saudáveis
Hiperinsulinemia endógena: insulinoma, desordem funcional das células beta-pancreáticas, hipoglicemia autoimune (anticorpos contra insulina ou contra os receptores de insulina).
Acidental ou hipoglicemia maligna.

Alguns desses fatores têm como fisiopatologia a regulação positiva dos processos metabólicos que consomem glicose, como infecções agudas, pancreatite, quadros isquêmicos e inflamatórios, aumentando, assim, o consumo e nem sempre com o aporte de glicose necessário[4,5].

Algo que faz parte do processo evolutivo dos pacientes com diabetes é o comprometimento renal progressivo, fator que também predispõe os episódios de hipoglicemia, já que a insulina tem sua excreção realizada pelos rins e, com a piora da taxa de filtração renal, tem-se disponibilidade da insulina por tempo maior.

Em pacientes não diabéticos, as causas mais comuns de hipoglicemia incluem infecção, doença hepática, malignidade e desnutrição.

A doença hepática leva ao comprometimento do armazenamento e à degradação do glicogênio, bem como ao comprometimento da gliconeogênese. Em pacientes alcoólatras há maior risco de hipoglicemia por conta da doença hepática induzida pelo álcool, juntamente com a má nutrição.

AVALIAÇÃO DIAGNÓSTICA

A hipoglicemia cursa com sinais e sintomas inespecíficos que, muitas vezes, podem se confundir com diversas condições clínicas. Por isso, qualquer paciente que se apresente no departamento de emergência com sintomas como sudorese, parestesia, tremores (autonômicos) ou alteração do nível de consciência, alteração de fala ou crise convulsiva (neuroglicopênicos) deve ter sua glicemia mensurada, seja capilar e/ou laboratorial[4,5].

A aferição padrão-ouro da glicemia é pela coleta por punção com posterior análise laboratorial, pois a glicemia periférica (glicemia capilar) pode mostrar falsos resultados em situações de má perfusão.

A tríade de Whipple (Figura 1) é um conjunto de critérios diagnósticos que define um quadro clínico de hipoglicemia. A tríade compreende sintomas consistentes com hipoglicemia (sudorese, tremores, alteração do nível de consciência, entre outros), baixo nível de glicose e alívio dos sintomas quando a glicose é reposta[6-8].

MANEJO

Devemos realizar a abordagem inicial ao paciente na emergência, seguindo o mnemônico MOVE + ABCDE (Tabela 2), atentando-se à realização da glicemia capilar, porém sem esquecer de realizar as medidas cabíveis para controle de cada alteração durante a avaliação até que seja corrigida a causa base do distúrbio.

Como visto anteriormente, as queixas apresentadas nas hipoglicemias podem ser inespecíficas, devendo a verificação da glicemia ser considerada de modo precoce

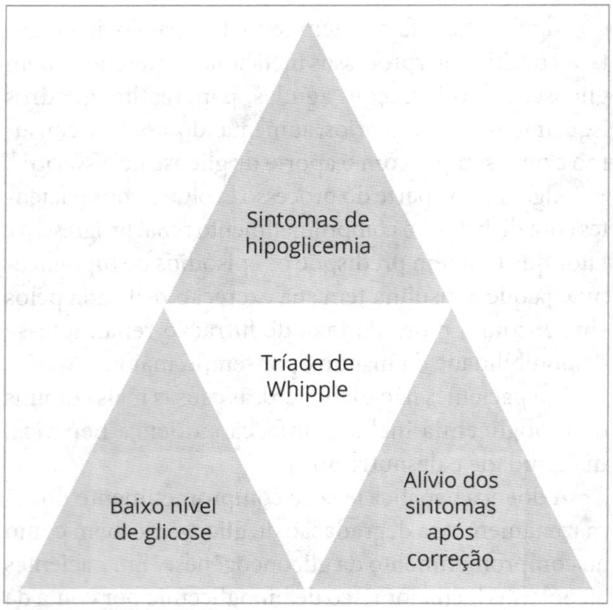
Sintomas de hipoglicemia
Tríade de Whipple
Baixo nível de glicose
Alívio dos sintomas após correção

FIGURA 1 Tríade de Whipple.

TABELA 2 Avaliação inicial do paciente gravemente enfermo

MOVE	
M	Monitorização
O	Oxigênio (se necessário
V	Acesso venoso
E	E não esquecer da glicemia capilar + eletrocardiograma
ABCDE	
A	Via aérea
B	*"Breathing"* (ventilação)
C	Circulação
D	*"Disability"* (avaliação neurológica)
E	Exposição

na avaliação de pacientes indiferenciados, principalmente aqueles com estado mental alterado ou déficits neurológicos focais.

A maioria dos episódios de hipoglicemia é autodiagnosticada, sejam eles sintomáticos ou não, e podem ser tratados de forma eficaz com carboidratos de ação rápida (aproximadamente 20 g de glicose), com expectativa de melhora do quadro após 20 minutos. É de extrema importância dar ao paciente carboidratos de ação prolongada após a correção inicial do nível sérico de glicose, pois em situações de hiperinsulinemia prolongada a glicose de uso oral tem ação por no máximo 2 horas[7-9].

Em pacientes conscientes, orientados e capazes de engolir:

- Se o paciente estiver recebendo insulina (bomba ou endovenoso), parar a infusão imediatamente.
- Dê 15 a 20 g de um carboidrato de ação rápida (p. ex.: 15 a 20 g de goma de mascar, 150 a 200 mL de suco de laranja, 3 a 4 colheres de sopa de açúcar dissolvido em água).
- Repetir a glicemia capilar após 10 a 15 minutos da administração da glicose. Se persistir < 70 mg/dL, repetir a ingesta de carboidrato de ação rápida por até três vezes.
- Se a glicemia capilar persistir < 70 mg/dL após 30 a 45 min ou após três ciclos do tratamento, considerar administração endovenosa de 25 g de glicose endovenosa em 15 minutos ou administrar 1 mg de glucagon IM.
- Quando a glicemia capilar estiver > 70 mg/dL e o paciente assintomático, é recomendado administrar um carboidrato de ação prolongada (p. ex.: pedaço de pão, 200 a 300 mL de leite ou dois biscoitos).

Adultos conscientes, confusos, não cooperativos, porém capazes de engolir:

- Se o paciente estiver recebendo insulina (bomba ou endovenoso), parar a infusão imediatamente.
- Se o paciente não é cooperativo, porém é capaz de engolir, dê a ele 15 g de glicose em gel (glicogel), ou administrar 15 a 20 g de um carboidrato de ação rápida; se ineficaz, administrar 1 mg de glucogon IM.
- Repetir a glicemia capilar a cada 10 a 15 minutos. Se permanecer < 70 mg/dL, repetir o passo anterior por até três vezes (a administração de glucagon deve ser realizada apenas uma vez).
- Se a glicemia capilar permanecer < 70 mg/dL após 30 a 45 minutos (ou por três ciclos do tratamento), administrar no paciente 25 g de glicose endovenosa em 15 minutos.
- Quando a glicemia capilar estiver > 70 mg/dL e o paciente assintomático, é recomendado administrar um carboidrato de ação prolongada.

Adultos apresentando alteração do nível de consciência ou em crise convulsiva:

- Uma avaliação médica imediata é necessária. O paciente deve receber uma avaliação inicial e sistematizada seguindo a sequência: via aérea (abertura e posicionamento da via aérea), respiração ou ventilação (suporte de oxigênio conforme necessidade), circulação (avaliação perfusional), nível de consciência, glicemia capilar e temperatura corporal.
- Se o paciente estiver recebendo insulina (bomba ou endovenoso), parar a infusão imediatamente.

- Se acesso venoso disponível, administrar 25 g de glicose endovenosa em 15 minutos.
- Se acesso venoso não disponível, administrar 1 mg de glucagon IM.
- Nova glicemia capilar deve ser realizada a cada 10 minutos. Se permanecer < 70 mg/dL repita o passo 4 (ou o 5 se o acesso venoso continuar indisponível).
- Quando a glicemia capilar estiver > 70 mg/dL e o paciente assintomático, é recomendado administrar um carboidrato de ação prolongada.

O uso do glucagon intramuscular em pacientes sem acesso venoso periférico nem sempre apresenta o efeito desejado, principalmente naqueles com baixa reserva de glicogênio hepático. Além disso, sua resposta varia de 10 a 15 minutos, o que é um tempo elevado em razão da morbidade e mortalidade associadas ao quadro. Por isso, a administração endovenosa de glicose deve ser considerada[9-10].

A glicose a 50% tem osmolaridade elevada e, comumente, está associada a lesões vasculares nos vasos em que é infundida, principalmente em crianças, sendo esse o motivo pelo qual é preferida a infusão de concentrações menores de glicose intravascular. Seguem soluções equivalentes a 50 mL de glicose 50% (25 g de glicose):

- 250 mL de glicose 10%.
- 125 mL de glicose 20%.
- 100 mL de glicose 25%.

Em algumas situações, a hipoglicemia pode ser refratária à infusão de glicose, e podemos lançar mão de algumas outras medidas para manter níveis séricos desejáveis de glicose. Duas drogas são empregadas nesses casos refratários:

- Octreotide: seu uso é indicado em pacientes com intoxicação por sulfonilureias, tendo como mecanismo de ação a inibição de secreção de insulina pelo pâncreas, agindo assim como um antagonista das sulfonilureias.
- Corticoides: é utilizado apenas em situações específicas, não sendo uma terapia-padrão. Tem como mecanismo de ação o efeito de resistência à insulina induzido pelo uso dos corticoides, e a principal aplicação é em casos de insuficiência adrenal.

ACOMPANHAMENTO

A prevenção da hipoglicemia é mais bem realizada pelo conhecimento do autocuidado e do autogerenciamento. Pacientes que entendem a interação entre dieta, exercício, glicose, monitoramento e medicação são capazes de antecipar mudanças nos níveis de glicose no sangue com base em seu comportamento e outros fatores. Participar de uma educação abrangente sobre diabetes é fundamental logo após o diagnóstico da condição e quando a terapia muda, dado o risco de novas complicações. O paciente deve ter estreito acompanhamento com o médico assistente.

O automonitoramento em pacientes sob regime severo de insulina deve conter medidas antes das refeições, ocasionalmente após as refeições, antes de dormir e antes da realização de atividades físicas quando houver a suspeita de hipoglicemia e antes da realização de tarefas com necessidade de elevada concentração, como, por exemplo, dirigir. Já nos pacientes com diabetes tipo 2 com uso de dose isolada de insulina de longa liberação associado ao uso de agentes orais, ainda não há um consenso quanto ao automonitoramento da glicemia capilar, porém recomenda-se menor preocupação com aferições em jejum pela manhã, e realizar medida antes do jantar.

Atualmente, dispositivos de monitorização contínua, ou contínua intermitente, têm auxiliado no controle da diabetes, porém há ainda uma importante barreira de custo e acessibilidade à população mais carente.

REFERÊNCIAS

1. Cryer PE, Axelrod L, Grossman AB, Heller SR, Montori VM, Seaquist ER, Service FJ. Evaluation and management of adult hypoglycemic disorders: an endocrine society clinical practice guideline. J Clin Endocrinol Metab. 2009;94(3):709-778.
2. Roldan VDT, Urtecho M, Nayfeh T, Firwana M, Muthusamy K, Hasan B, et al. A systematic review supporting the Endocrine Society Guidelines: management of diabetes and high risk of hypoglycemia. J Clin Endocrinol Metab. 2023;108(3):592-603.
3. Nakhleh A, Shehadeh N. Hypoglycemia in diabetes: an update on pathophysiology, treatment, and prevention. WJD. 2021;12(12):2036-49.
4. Kumar JG, Abhilash KP, Saya RP, Tadipaneni N, Bose JM. A retrospective study on epidemiology of hypoglycemia in Emergency Department. Indian J Endocrinol Metab. 2017;21(1):119-124.
5. Pathak RD, Schroeder EB, Seaquist ER, Zeng C, Lafata JE, Thomas A, et al.; SUPREME-DM Study Group. Severe hypoglycemia requiring medical intervention in a large cohort of adults with diabetes receiving care in U.S. integrated health care delivery systems: 2005-2011. Diabetes Care. 2016;39(3):363-70.
6. Klein-Schwartz W, Stassinos GL, Isbister GK. Treatment of sulfonylurea and insulin overdose. Br J Clin Pharmacol. 2016;81(3):496-504.
7. International Hypoglycaemia Study Group. Hypoglycaemia, cardiovascular disease, and mortality in diabetes: epidemiology, pathogenesis, and management. Lancet Diabetes Endocrinol. 2019;7(5):385-396.
8. Freeland B. Hypoglycemia in diabetes mellitus. Home Healthc Now. 2017;35(8):414-419.
9. Amiel SA. The consequences of hypoglycaemia. Diabetologia. 2021;64(5):963-970.
10. Iqbal A, Heller S. Managing hypoglycaemia. Best Pract Res Clin Endocrinol Metab. 2016;30(3):413-30.

3

Lesão renal aguda

Ester Sena Gomes de Almeida
Fernanda Moreira Ballaris
Marcus Vinicius Melo de Andrade

PONTOS PRINCIPAIS

- Lesão renal aguda (LRA) é definida por aumento 1,5 vez na creatinina basal ou aumento na creatinina sérica em ≥ 0,3 mg/dL em 48 horas.
- A LRA pode ser classificada como pré-renal, intrínseca e pós-renal. A história e o exame físico podem ajudar no diagnóstico.
- O uso do ultrassom à beira-leito (POCUS) é de extrema relevância para avaliar etiologias pós-renais, como bexigoma e hidronefrose, e o *status* volêmico do paciente.
- A relação ureia/creatinina não é acurada para diferenciar LRA pré-renal de LRA intrínseca.
- Evite progressão da LRA com otimização da volemia do paciente e evitando drogas nefrotóxicas.
- O uso de contraste endovenoso não deve ser adiado, independentemente da função renal, se os benefícios da realização do exame superarem os riscos.
- Devemos abordar as complicações potencialmente letais como hipercalemia, acidose metabólica refratária, hipervolemia e uremia.
- O tratamento deve ser direcionado para a reversão da causa da LRA.
- A alta para seguimento ambulatorial pode ser considerada se a LRA não estiver acompanhada de distúrbios hemodinâmicos ou metabólicos e se o fator desencadeante estiver bem definido.

INTRODUÇÃO

A lesão renal aguda (LRA), anteriormente conhecida como insuficiência renal aguda (IRA), é um diagnóstico comum no departamento de emergência (DE) no qual há declínio agudo da função renal desencadeando aumento sérico e creatinina e/ou oligúria. A mudança de terminologia se deve ao amplo espectro da doença, podendo se apresentar desde lesão renal leve a grave, sendo considerada preditor independente de mortalidade[1,2].

A incidência de LRA no departamento de emergência é de 10 a 20%, sendo a mortalidade hospitalar, estimada nos pacientes críticos, entre 15 e 80%. Esse resultado é diretamente influenciado pela capacidade profissional de identificação precoce de LRA e fornecimento de intervenção e tratamento adequados[1-3].

A LRA pode ser subdividida em pré-renal, intrínseca (danos aos glomérulos, túbulos, interstício ou vasos sanguíneos) ou pós-renal (obstrução do fluxo urinário). A etiologia pré-renal está presente em, aproximadamente, 70% dos casos de LRA, sendo desencadeada por hipovolemia, hipotensão, hipoperfusão renal e drogas[1-4]. Os fatores renais intrínsecos estão presentes em 20% dos casos, sendo a necrose tubular aguda (NTA) a patologia mais comum de LRA, podendo ser desencadeada por isquemia, drogas ou toxinas. Já a etiologia obstrutiva representa 10% dos casos de LRA[4,5].

Os estágios iniciais geralmente são assintomáticos, sendo os sintomas resultantes da doença subjacente que levou ao desenvolvimento da LRA. O diagnóstico se baseia na diminuição do débito urinário ou na elevação da creatinina. Os pacientes podem se apresentar de maneiras distintas como, por exemplo, com sepse, hipotensão, redução do débito urinário e edema generalizado.

Diante disso, torna-se de suma importância uma revisão detalhada do contexto clínico, exames e comorbidades. Somado a isso, exames complementares como urinálise com microscopia, osmolaridade e eletrólitos urinários e ultrassonografia renal podem nos ajudar a desvendar as causas etiológicas.

Existem diversos critérios para definição e estadiamento da LRA, como KDIGO (*Kidney Disease: Improving Global Outcomes*), RIFLE (risco, lesão, falha, perda e doença renal em estágio terminal) e AKIN (*Acute Kidney Injury Network*). Os pacientes podem ser classificados em estágio 1, 2 ou 3, a depender da presença dos critérios predefinidos. Ainda, podem ser classificados nesses mesmos estágios conforme a magnitude da redução do débito urinário. O KDIGO, critério preferido, e os parâmetros de débito urinário encontram-se resumidos na Tabela 1.

Entre as complicações da LRA, temos depuração renal prejudicada, desenvolvimento de distúrbios hidroeletrolíticos, alteração da regulação ácido/base e sobrecarga de volume.

O foco do tratamento deve ser em reverter a causa subjacente que deu origem à LRA. No entanto, intervenções terapêuticas como otimização do estado volêmico, correção da acidemia e distúrbios hidroeletrolíticos, retirada de nefrotoxinas e desobstrução podem ser ineficazes. Diante disso, a terapia de substituição renal precoce se faz necessária, visto que o atraso dessa medida aumenta a mortalidade consideravelmente[4,5].

LESÃO RENAL AGUDA PRÉ-RENAL

A lesão renal aguda pré-renal é desencadeada por redução da perfusão renal secundária à depleção de volume intravascular ou do volume arterial efetivo, levando à diminuição da pressão de perfusão renal e, consequentemente, à queda da taxa de filtração glomerular (TFG). A LRA pré-renal é potencialmente reversível se a perfusão renal for restaurada, diante da integridade do parênquima renal. No entanto, quando prolongada ou inadequadamente tratada, pode levar à isquemia tecidual, causando necrose tubular aguda. Dessa forma, LRA pré-renal e NTA isquêmica fazem parte de um espectro de manifestações de hipoperfusão renal.

Cerca de 70% dos pacientes que apresentam LRA são de causa pré-renal. A sepse e o choque séptico perfazem as causas mais importantes de LRA nos pacientes críticos, estando presentes em mais de 50% daqueles com LRA internados na terapia intensiva[1,3].

A LRA pré-renal pode ser responsiva ou não a volume. Nas patologias não responsivas a volume, como na insuficiência cardíaca congestiva e na insuficiência hepática, a adição de volume não contribui para a restauração da perfusão e da função renal por conta da redução do débito cardíaco ou da resistência vascular total[4-6].

TABELA 1 Classificação da lesão renal aguda conforme os critérios de KDIGO e parâmetros de débito urinário

Estágio	KDIGO	Débito urinário
1	Aumento na creatinina ≥ 0,3 mg/dL ou aumento > 1,5 a 1,9x da creatinina basal	< 0,5 mL/kg/h por no mínimo 6 horas
2	Aumento na creatinina > 2 a 2,9x da creatinina basal	< 0,5 mL/kg/h por no mínimo 12 horas
3	Aumento na creatinina > 3x da creatinina basal OU creatinina > 4 mg/dL OU critérios para terapia de substituição renal	< 0,3 mL/kg/h por no mínimo 24 horas ou anúria por no mínimo 12 horas

KDIGO: *Kidney Disease: Improving Global Outcomes.*

TABELA 2 Mecanismos indutores de lesão renal aguda pré-renal

Mecanismos	Exemplos
Redução do volume circulatório efetivo	Perdas gastrointestinais ou para o terceiro espaço (queimaduras e sepse de foco abdominal), hemorragias, hipodipsia, hipertermia
Redução do volume circulatório renal	Síndrome hepatorrenal, estenose de artérias renais, medicações (AINEs, inibidores da enzima conversora da angiotensina, antagonistas dos receptores de angiotensina II)
Débito cardíaco reduzido	Insuficiência cardíaca, tamponamento cardíaco, choque cardiogênico, tromboembolismo pulmonar maciço

AINEs: anti-inflamatórios não esteroidais.

Entre as causas de LRA pré-renal são descritas:

- Hipovolemia por diversas causas: hemorragias traumáticas, gastrointestinais, cirúrgicas; perdas gastrointestinais por vômitos, diarreia; perdas renais por diurese excessiva, *diabetes insipidus*; perdas para o terceiro espaço na pancreatite e na hipoalbuminemia.
- Drogas que afetam a autorregulação renal, como anti-inflamatórios não esteroidais (AINEs), inibidores da enzima conversora de angiotensina (ECA) e antagonistas dos receptores de angiotensina II.
- Estados edematosos com redução do volume circulante efetivo, como na insuficiência cardíaca, na cirrose hepática e na síndrome nefrótica.
- Comprometimento da perfusão renal, como na estenose da artéria renal.
- Redistribuição do volume intravascular por síndrome cardiorrenal ou hepatorrenal.
- Vasodilatação sistêmica secundária à sepse, à anafilaxia e ao choque neurogênico.

LESÃO RENAL AGUDA INTRÍNSECA

A lesão do parênquima renal causa lesão renal intrínseca, muitas vezes ocasionada por medicamentos, toxinas ou isquemia. A LRA intrínseca pode ter origem em vasos, glomérulos, túbulos e interstício.

Doenças vasculares

Entre as causas de origem vascular, temos doenças de pequenos e médios vasos, como: púrpura trombocitopênica trombótica (PTT), síndrome hemolítico-urêmica (SHU), hipertensão maligna, microangiopatia associada ao HIV e esclerodermia; e doenças de grandes vasos, como: trombose aguda de artéria renal, embolia das artérias renais, dissecção da artéria renal e trombose de veia renal.

Doenças glomerulares

Os glomérulos são o local de ocorrência da glomerulonefrite aguda, a qual pode causar proteinúria, hematúria, síndrome nefrótica ou nefrítica. Entre as doenças glomerulares, temos: lúpus eritematoso sistêmico, endocardite infecciosa, vasculite sistêmica, púrpura de Henoch-Schönlein, nefropatia associada ao HIV, crioglobulinemia mista essencial, síndrome de Goodpasture, causa idiopática ou induzida por medicamentos. As diversas formas de glomerulonefrite são diagnosticadas por biópsia renal, sendo a distinção entre essas formas pouco importante para o emergencista.

Necrose tubular aguda

A necrose tubular aguda (NTA) é a causa intrínseca mais comum de LRA, com potencial de reversibilidade a depender da fase em que se encontra. Embora a terminologia sugira dano tubular, os mecanismos fisiopatológicos causadores da NTA são multifatoriais. Na NTA, há comprometimento, autorregulação e acentuada vasoconstrição intrarrenal, gerando redução na TFG; dano tubular; lesão de células endoteliais; deposição de fibrina na microcirculação; liberação de citocinas; ativação da inflamação e do sistema imunológico[6-8].

Pode ser causada por isquemia (choque, sepse e em associação à etiologia pré-renal) e exposição a nefrotoxinas citotóxicas (rabdomiólise, contraste nefrotóxico, antibióticos aminoglicosídeos e síndrome de lise tumoral).

A isquemia é o principal fator desencadeante de NTA causada por redução da perfusão renal, a qual pode gerar desde uma LRA pré-renal reversível até NTA com necessidade de diálise. Nas fases iniciais da isquemia, a função renal pode ser recuperada mediante a restauração do fluxo sanguíneo renal. No entanto, com a manutenção da hipoperfusão renal a disfunção renal pode ser tornar irreversível.

A rabdomiólise libera pigmentos endógenos, como a hemoglobina e a mioglobina, as quais são nefrotoxinas responsáveis por desencadear uma NTA oligúrica. Além disso, há aumentos séricos de creatinina, potássio, fósforo e ácido úrico. A maioria dos estudos sobre prevenção de NTA após rabdomiólise foi feita em pessoas que sofreram lesões por esmagamento após terremotos, em que houve LRA em 50% dos casos[6-8]. A ressuscitação volêmica pode ser iniciada antes da resolução do esmagamento, objetivando débito urinário de 200 a 300 mL/h na persistência de mioglobinúria. Em pessoas com rabdomiólise e LRA sem lesão por esmagamento, não há evidências para utilizar essa taxa de reposição volêmica, sendo considerado razoável um débito urinário de 100 mL/h[7-9].

A NTA pode ocorrer após administração de contraste venoso ou arterial; porém, evidências associando agentes de radiocontraste com nefropatia aguda permanecem controversas. A IRA induzida por contraste é definida por aumento de 25% da creatinina basal sérica associada a uma relação temporal do uso intravenoso de contraste, desde que outras causas sejam afastadas. A partir da exposição do contraste, observa-se aumento do nível sérico de creatinina em até 3 dias, com retorno aos níveis basais de 10 a 14 dias. A doença renal crônica se configura como o principal fator de risco, tendo outros fatores contribuintes para o desenvolvimento de NTA, como a presença de *diabetes mellitus* (DM), idade acima de 60 anos, hipovolemia e uso de grande volume de contraste. Entre os pacientes portadores de DM, aqueles que possuem nível sérico de cretinina > 1,5 mg/dL possuem maior risco de desenvolvimento de NTA induzida por contraste[9,10]. A hipovolemia apresenta-se como fator de risco independente, podendo-se considerar a expansão volêmica periprocedimento um fator protetor. O uso repetido e doses elevadas de contraste, principalmente se o segundo exame for realizado com intervalo de 72 horas em relação ao primeiro, aumentam o risco de desenvolvimento de NTA. A maioria dos casos é leve, porém o espectro clínico é variável, podendo apresentar desde IRA não oligúrica assintomática até IRA com necessidade de diálise. O uso de solução salina a 3 mL/kg durante 1 hora seguido de 1,5 mL/kg/h durante 4 horas após a exposição ao contraste pode ser eficaz em reduzir a probabilidade de nefrotoxicidade.

Os antibióticos aminoglicosídeos, por possuírem meia-vida longa e potencial acumulativo no parênquima renal, aumentam a probabilidade de nefrotoxicidade conforme o uso de doses elevadas e maior duração da terapia. Pode haver LRA significativa após uma semana de uso do medicamento, passível de surgir em até 10 dias após a interrupção do uso do fármaco. A função renal pode se restaurar em, aproximadamente, 6 semanas, com risco de evolução para doença renal crônica. Entre os fatores de risco estão idade avançada, desidratação, exposição a outras nefrotoxinas e doença renal crônica. Diante disso, quando o uso desses medicamentos se faz necessário, é recomendada dose mais elevada e única diária por causa da manutenção da eficácia e menor nefrotoxicidade.

Os anti-inflamatórios não esteroidais (AINEs), os inibidores da ECA (IECA) e os bloqueadores dos receptores de angiotensina II (BRA) geralmente levam à redução gradual e assintomática da TFG, porém podem causar LRA. É importante ressaltar que os AINEs não causam prejuízos à função renal de indivíduos saudáveis, no entanto podem reduzir a TFG em idosos, em doentes renais crônicos, indivíduos com perfusão renal prejudicada (p. ex.: cirrose e insuficiência cardíaca) ou nos usuários de diuréticos e bloqueadores dos canais de cálcio.

Lesão renal aguda intersticial

A nefrite intersticial aguda (NIA) é causada principalmente por medicamentos (penicilinas, diuréticos, cefalosporinas, sulfonamidas, aciclovir, AINEs) ou por infecções bacterianas, fúngicas, protozoários e Rickettsias. A NIA é a segunda causa mais comum de LRA intrínseca.

Os pacientes geralmente apresentam erupção cutânea, febre, eosinofilia e eosinofilúria. Além destes, pode haver piúria, hematúria macroscópica e microscópica e proteinúria.

O tratamento consiste em retirar o fator causador presumido, e se baseia no tratamento da infecção ou na suspensão da droga desencadeante. A função renal pode ser normalizada em semanas ou desencadear doença renal crônica (DRC).

TABELA 3 Mecanismos indutores de lesão renal aguda intrínseca

Mecanismos	Exemplos
Infecto-inflamatório	Glomerulonefrite, pielonefrite pós-infecciosa, doenças reumatológicas (lúpus, sarcoidose e amiloidose), infecções bacterianas
Vascular	Necrose cortical, trombose renal, hipertensão maligna, síndrome hepatorrenal
Medicamentoso	Aminoglicosídeos, cefalosporinas, penicilinas, alopurinol e nefrotoxinas (ácido úrico, contraste iodado)

Lesão renal aguda pós-renal

Pode ser causada por obstrução em qualquer nível do trato urinário, sendo uma causa reversível e, portanto, prontamente considerável em pacientes com piora aguda da função renal e redução de débito urinário. A LRA pós-renal é a menos frequente entre as causas de LRA e, por estar associada a alterações como hidronefrose e bexigoma, pode ser mais facilmente diagnosticada por exame físico detalhado e uso de ultrassonografia à beira-leito (POCUS).

A obstrução leva ao aumento da pressão tubular, reduzindo a taxa de filtração glomerular e causando nefropatia. Hidronefrose e hidroureter podem ocorrer mesmo na ausência de obstrução. Entre as causas obstrutivas, temos: calculose renal, hipertrofia prostática, obstrução de colo vesical, tumores, fibrose retroperitoneal, coágulos, necrose papilar, fimose e estenose uretral. A insuficiência renal crônica secundária à nefropatia obstrutiva pode ser causada gradualmente se a obstrução envolve uretra, bexiga ou ambos os ureteres. É importante salientar que a LRA por obstrução ureteral unilateral é desencadeada apenas nos casos de rim único funcionante.

CONSIDERAÇÕES METABÓLICAS NO PACIENTE COM LESÃO RENAL AGUDA

A capacidade do rim de excretar ácido através do transportador Na^+/H^+ é responsável pela homeostase, excretando cerca de 1 mEq/kg/dia de íons H^+ na urina. A acidose metabólica ocorre por conta da produção excessiva de ácido, da incapacidade de reabsorção de bicarbonato ou da diminuição da excreção de H^+. Pacientes com lesão renal aguda podem apresentar acidose metabólica de duas maneiras: com ânion-*gap* aumentado (AGMA) ou ânion-*gap* normal (NAGMA).

A acidose metabólica com ânion-*gap* normal é equivalente à acidose metabólica hiperclorêmica, na qual a perda de bicarbonato ocorre sem aumento na produção de ácido endógeno. A hipovolemia grave secundária à diarreia pode desencadear NAGMA, visto que o intestino grosso encontra-se com a reabsorção de bicarbonato prejudicada. Pacientes com agravamento da doença renal crônica, assim como na acidose tubular renal, podem desencadear NAGMA. Na ATR, há disfunção no transportador de íons, levando à reabsorção de bicarbonato prejudicada.

A acidose metabólica de ânion-*gap* aumentado (AGMA) geralmente ocorre por aumento na produção de ácidos que não podem ser excretados pelos rins por causa da redução aguda na taxa de filtração glomerular. Nesse caso, há um consumo de bicarbonato na tentativa de tamponar o excesso de ácido produzido, resultando em piora da acidose metabólica.

A acidose láctica é a causa mais comum de AGMA nos pacientes críticos, sendo o aumento do lactato resultante da má perfusão e da baixa oferta de oxigênio teciduais[4,5]. Por conta da má perfusão tecidual, ocorre produção ineficiente de ATP com transição do metabolismo da glicólise aeróbia para anaeróbia, a fim de manter a demanda metabólica do paciente. A acidose metabólica resultante da hiperlactatemia pode causar depressão miocárdica, resistência às catecolaminas endógenas e choque vasodilatador progressivo. O choque vasodilatador ocorre quando há incapacidade de contração do músculo liso vascular, mesmo com níveis máximos de catecolaminas plasmáticas liberadas em resposta à hipoperfusão. Diante desse mecanismo, a correção transitória do ambiente ácido com uso de bicarbonato ou diálise pode atenuar o choque vasodilatador do paciente. No entanto, o tratamento definitivo é focado na reversão do evento desencadeante dessa acidose.

Os distúrbios do cálcio são comuns, resultantes do aumento dos níveis de fósforo secundário à diminuição da TFG. Diante disso, o manejo da hipocalcemia geralmente envolve a correção da hiperfosfatemia. Nos pacientes com hipocalcemia sintomática, uma dose de cálcio endovenoso deve ser considerada a fim de minimizar os sintomas. Porém, deve-se evitar a suplementação excessiva, visto que pode ocorrer a formação de cristais de fosfato de cálcio[8,9].

A síndrome de lise tumoral é uma emergência oncológica que possui risco aumentado de ocorrência em pacientes em fases iniciais de quimioterapia para tratar malignidades hematológicas. Nesse quadro, há lise maciça de células tumorais com liberação de potássio e fósforo na corrente sanguínea, gerando hipocalcemia, hiperfosfatemia, hipercalemia e hiperuricemia. Os cristais de fosfato de cálcio formados pela precipitação desses íons podem prejudicar o fluxo sanguíneo renal. Nesses casos, o manejo inicial deve ser realizado com uso de cristaloides endovenosos para impedir a formação de mais cristais de fosfato de cálcio, sendo que nos pacientes oligúricos com hiperfosfatemia grave e hipocalemia sintomática a hemodiálise deve ser considerada.

TESTES DIAGNÓSTICOS

O diagnóstico de lesão renal aguda se baseia no nível de creatinina em relação ao basal, considerando aumento maior ou igual a 1,5 vez a creatinina sérica basal ou aumento $\geq$ 0,3 mg/dL em 48 horas[10].

Os exames complementares incluem exame de urina microscópica, urinálise, osmolaridade e eletrólitos urinários, hemograma, ureia, creatinina e eletrólitos séricos (sódio, potássio, magnésio, fósforo e cálcio), ultrassonografia renal e eletrocardiograma (ECG). Somados ao contexto clínico e às comorbidades, esses exames ajudam no diagnóstico das causas de LRA, no estado clínico inicial do paciente e nas possíveis complicações associadas.

O débito urinário não é um bom indicador de disfunção renal, visto que sua redução se dá a partir de uma diminuição considerável da taxa de filtração glomerular. A oligúria é definida por volume urinário de 100 a 400 mL em 24 horas e a anúria, por menos de 100 mL em 24 horas[1,2].

O exame de urina simples (EAS) é feito pela macroscopia (cor, aspecto, odor), pelo uso de fita reagente para análise físico-química e pela análise microscópica do sedimento urinário. Por meio do EAS, temos análise do pH, densidade, presença de proteínas, glicose, bilirrubina, corpos cetônicos, pigmento heme, urobilinogênio, nitrito, esterase leucocitária e sedimento urinário.

A urinálise com microscopia pode ajudar na diferenciação de LRA. Os cilindros refletem o conteúdo do túbulo renal, podendo sugerir a etiologia da LRA. O EAS sem sedimentos urinários com cilindros hialinos pode sugerir etiologia pré-renal ou obstrução. Os cilindros hemáticos podem ser observados na glomerulonefrite ou na vasculite. Os cilindros de gordura sugerem doença glomerular e podem estar associados à proteinúria intensa e síndrome nefrótica. Cilindros granulares e células epiteliais tubulares são encontrados na necrose tubular aguda. Cilindros leucocitários são encontrados na inflamação do parênquima renal, sendo observados na nefrite intersticial, na pielonefrite e na necrose papilar. Cilindros com eosinófilos estão presentes na nefrite intersticial alérgica. Na ingestão de etilenoglicol, cristais de ácido oxálico ou ácido hipúrico podem ser encontrados.

Os eletrólitos urinários podem ser usados para o cálculo da fração de excreção de sódio (FENa) ou de ureia (FEUr). FENa menor que 1% ou FEUr menor que 35% sugerem LRA de causa pré-renal. FENa maior que 2% ou FEUr maior que 35% falam a favor de LRA intrínseca.

O ECG é importante para avaliar repercussões eletrocardiográficas de hipercalemia. Os achados incluem alargamento do complexo QRS, onda T apiculada, intervalo PR prolongado, achatamento ou desaparecimento da onda P, alterações do eixo cardíaco (principalmente para a direita, em razão de bloqueios de ramo), bloqueios atrioventriculares, bradiarritmias, taquiarritmias, elevação ou depressão do segmento ST (principalmente nas derivações V1, V2 e aVR) e padrão de onda T sinusoidal.

O uso do ultrassom renal à beira-leito (POCUS) é de suma importância para descartar causas obstrutivas de LRA, como cálculos urinários ou bexigoma, e para estimar o *status* volêmico do paciente. O POCUS possui sensibilidade e especificidade de 90% para detecção de hidronefrose em obstruções mecânicas. A tomografia computadorizada sem contraste pode ajudar a determinar o local da obstrução.

TRATAMENTO

A terapia para melhora da LRA deve incluir otimização da hemodinâmica e do fluido intravascular, correção de distúrbios hidroeletrolíticos e dos distúrbios graves de pH e interferência de fatores que possam reduzir ainda mais a TFG. Além dessas medidas, é importante identificar possíveis agentes nefrotóxicos e fazer ajustes nas dosagens de drogas de acordo com a TFG do paciente.

Ressuscitação com fluidos

Na LRA pré-renal hipovolêmica, a terapia inicial é realizada com cristaloide intravenoso, tendo como preferência ringer lactato ou solução cristaloide balanceada. Esta se dá pelo fato de que a ressuscitação com fluidos com alta concentração de cloreto pode causar NAGMA, piora da acidose e da função renal. A ressuscitação com fluidos melhora o débito cardíaco e, consequentemente, a perfusão renal e a taxa de filtração glomerular.

O KDIGO possui recomendação 1A contra o uso de dopamina em dose baixa para obter vasodilatação renal. As evidências não demonstraram redução na incidência de LRA, na necessidade de terapia de substituição renal ou na mortalidade do paciente. Na verdade, a dopamina pode piorar a TFG e a perfusão renal[1-4].

Manejo de distúrbios hidroeletrolíticos

O manejo de distúrbios hidroeletrolíticos (DHE) com risco de morte mais comum como consequência da LRA é a hipercalemia. Os níveis séricos aumentados desse íon podem ser resultantes da excreção renal reduzida secundária à redução da TFG, ingesta excessiva, piora da acidose ou extravasamento do potássio do intracelular para o extracelular.

O diagnóstico de hipercalemia se dá pelo aumento do potássio superior a 5,5 mEq/L, com ausência de achados específicos no exame físico ou de sintomas clínicos que se correlacionem com os níveis séricos. No eletrocardiograma (ECG), podemos encontrar anormalidades inespecíficas de repolarização, como apiculação das ondas T, alargamento do complexo QRS e depressão de ST[5,7].

Pacientes com hipercalemia devem ficar com monitorização cardíaca contínua em razão do risco de arritmias. A terapia não deve ser guiada apenas pelos níveis séricos de potássio, mas por sintomas como arritmias cardíacas, náuseas, vômitos, manejo da acidose metabólica e capacidade de compensação respiratória. O tratamento se baseia em três pilares: estabilização de membrana cardíaca, deslocamento de potássio intracelular e remoção do potássio do corpo. Entre as opções, temos:

- Gluconato de cálcio: estabilizador do potencial de ação de membrana cardíaca.
- Solução polarizante e agonistas beta-adrenérgicos inalatórios: insulina age estimulando a bomba Na^+/K^+ ATPase a fim de deslocar o excesso de potássio para o compartimento intracelular e a dextrose na prevenção de hipoglicemia.
- Agonistas beta-adrenérgicos inalatórios: estimulam pela bomba Na^+/K^+ ATPase o deslocamento de potássio do extracelular para o intracelular.
- Diuréticos de alça: auxiliam na excreção de potássio pelos rins ao inibirem os canais de Na/K/Cl.
- Resinas de troca iônicas: impedem a reabsorção enteral de potássio por meio da ligação desse íon à resina.

Essas terapias não são isentas de complicações. No uso de diuréticos de alça, os pacientes com LRA pré-renal hipovolêmica podem desenvolver comprometimento hemodinâmico e TFG reduzida. No uso de resinas de troca em pacientes com choque e, consequentemente, redução da perfusão intestinal, pode haver precipitação de isquemia intestinal e necrose.

Apesar de variadas, as tentativas de excreção renal de potássio podem ser insuficientes, sendo necessária a terapia de substituição renal de emergência.

Terapia com bicarbonato de sódio

A administração de bicarbonato em pacientes com lesão renal aguda é controversa, principalmente naqueles com acidose metabólica com ânion-*gap* aumentado. O uso de bicarbonato melhora a acidemia e o pH sanguíneo, porém não reverte a causa subjacente responsável pela produção de ácido.

Nos pacientes com pH < 7,1, a infusão de bicarbonato pode ajudar na melhora da instabilidade hemodinâmica e da resposta ao vasopressor. Esta se configura uma medida temporária enquanto ocorrem tentativas de reversão do fator desencadeante. O aumento transitório na pressão arterial de dióxido de carbono é evento adverso importante, em razão do deslocamento do tampão de bicarbonato para a esquerda, ilustrado pela equação a seguir:

O estudo BICAR-ICU, publicado em 2018, randomizou 389 pacientes adultos (com idade ≥ 18 anos) criticamente enfermos com acidemia metabólica grave (pH ≤ 7,20), $PaCO_2$ ≤ 45 mmHg, concentração de bicarbonato de sódio ≤ 20 mmol/L e SOFA ≥ 4 e/ou lactato ≥ 2 mmol/L. Esse estudo não encontrou diferença estatisticamente significativa entre o grupo-controle e o grupo intervenção (administração de bicarbonato) no desfecho primário, definido como mortalidade em 28 dias ou presença de pelo menos uma falência de órgão em 7 dias. No entanto, pacientes com lesão renal aguda KDIGO 2 ou 3 apresentaram menores taxas de necessidade de terapia renal substitutiva.

Diante disso, o estudo supracitado pode servir como um tranquilizador do uso de bicarbonato para correção da acidemia metabólica, visto que essa medida poderá atrasar e/ou reduzir a necessidade de terapia renal substitutiva. É importante reforçar, no entanto, os critérios de inclusão para esse estudo. Dessa forma, o uso de bicarbonato na acidemia metabólica não deve ser generalizado para todos os pacientes admitidos no departamento de emergência ou nas unidades de terapia intensiva, na medida em que a administração dessa substância desloca o equilíbrio do tampão de bicarbonato para o lado da produção de água e monóxido de carbono, o que pode ser extremamente prejudicial a pacientes sem capacidade respiratória para eliminação desse gás (como nos casos de cetoacidose respiratória com taquidispneia).

Terapia diurética

A terapia com diuréticos de alça e tiazídicos deve ser administrada apenas em pacientes com lesão renal aguda secundária à sobrecarga volêmica, causando congestão renal e redução da taxa de filtração glomerular. O mecanismo de ação dessas substâncias inclui o estímulo de reabsorção de água livre concomitante à inibição da reabsorção do sódio urinário. Esses fármacos devem ser evitados em pacientes com LRA pré-renal hipovolêmica em razão do risco de piora da hipoperfusão renal. Apesar de o uso de diuréticos estimular a produção de urina e otimizar a volemia do paciente, aparentemente não há redução na mortalidade ou na necessidade de diálise[7,8].

Terapia de substituição renal

A terapia de substituição renal é indicada nos pacientes com LRA grave com falha terapêutica. As indicações para hemodiálise de emergência são acidemia grave (pH < 7,1), hipercalemia, intoxicação por substâncias dialisáveis, hipervolemia resultando em insuficiência respiratória dependente de ventilação mecânica e uremia com complicações como encefalopatia, pericardite e sangramento. O mnemônico AEIOU pode ser utilizado para se lembrar desses critérios. É importante reforçar a característica de refratariedade na maior parte das indicações – nesses casos, a hemodiálise não deve ser a medida inicial, mas uma possibilidade terapêutica diante de um cenário sem melhora ou com piora evolutiva.

TABELA 4 Indicações de hemodiálise imediata conforme o mnemônico AEIOU

	Definição	Observações
A	Acidemia refratária	Definida por pH < 7,1
E	Eletrólitos – distúrbios hidroeletrolíticos refratários	Especialmente hipercalemia (K > 6,5 mEq/L)
I	Intoxicação exógena por drogas dialisáveis	Especialmente lítio e salicilatos, mas incluindo também barbitúricos, metanol e etilenoglicol
O	*Overloading* refratário – sobrecarga de volume	Refratário a medidas diuréticas e na presença de repercussões, especialmente respiratórias
U	Uremia	Na presença de complicações, incluindo sangramentos, pericardite e encefalopatia urêmica

Existem dois modelos de terapia de substituição renal: a hemodiálise intermitente (iHD) e a hemodiálise contínua (CRRT). No primeiro caso, a terapia instituída se estende por curto período, geralmente de 2 a 4 horas, sendo indicada especialmente para situações agudas que precisam ser tratadas com rapidez, como intoxicações exógenas, distúrbios hidroeletrolíticos graves e hipervolemias importantes. Como a taxa de fluxo sanguíneo é alta (geralmente ≥ 500 mL/min), pacientes instáveis não toleram essa modalidade. Já na hemodiálise contínua, as taxas de fluxo sanguíneo são bem menores (girando em torno de 17 a 34 mL/min) e a terapia se estende por até 24 horas, sendo preferida na instabilidade hemodinâmica.

Novas modalidades de terapias substitutivas, como a diálise diária sustentada de baixa eficiência (SLEDD) e a terapia de substituição renal intermitente prolongada (PIRRT), têm se mostrado possibilidades promissoras no manejo de pacientes com lesões renais por combinarem as vantagens da iHD e da CRRT, como possibilidade de não instituição de anticoagulação (que deve ser empregada na iHD), duração intermediária, adaptabilidade da intensidade, relativa manutenção de estabilidade hemodinâmica e boa custo-efetividade.

A despeito da importância das terapias de substituição renal, a possibilidade de complicações também deve ser alvo de discussões, a começar pelos riscos inerentes à punção de acessos venosos para diálise, incluindo pneumotórax, embolia gasosa, trombose e infecção local e sistêmica. Terapias prolongadas podem induzir hipotermia, ainda que máquinas mais novas possuam controle de temperatura. Complicações hematológicas como aumento de sangramento e hemólise, especialmente no uso de anticoagulação, também são possibilidades relevantes. Por fim, o desenvolvimento de distúrbios hidroeletrolíticos adicionais, incluindo cetoacidose normoglicêmica, e distúrbios nutricionais deve ser acompanhado de perto.

Por fim, complicações neurológicas podem estar presentes sob a forma da síndrome do desequilíbrio da diálise. Há controvérsias quanto ao mecanismo fisiopatológico por trás do desenvolvimento dessa síndrome, com alguns autores defendendo a instalação secundária a mudanças agudas e importantes do pH do líquido cefalorraquidiano durante a diálise. O mecanismo mais provável, no entanto, parece estar ligado à redução aguda da osmolalidade plasmática, deslocando o gradiente osmótico em direção ao intracelular e resultando em edema cerebral. Os sintomas mais comuns incluem cefaleia, náusea, vômitos e confusão mental, porém quadros graves com rebaixamento do nível do sensório, convulsões e morte podem estar presentes.

TABELA 5 Complicações de terapias substitutivas renais

Complicações	Exemplos
Relativas à punção	Pneumotórax, embolia gasosa, trombose, sangramento local, infecção local, sepse
Sistêmicas	Instabilidade hemodinâmica, hipoxemia, anafilaxia
Neurológicas	Síndrome do desequilíbrio dialítico
Hematológicas	Hemólise, sangramentos locais e sistêmicos
Relativas à temperatura corporal	Hipotermia
Hidroeletrolíticas	Alcalose metabólica secundária ao uso de citrato, cetoacidose normoglicêmica, hipofosfatemia, hipomagnesemia, hipocalemia, hipercalcemia, disnatremias
Nutricionais	Perda de proteínas, inibição da síntese proteica, hipovitaminoses

REFERÊNCIAS

1. Bellomo R, Kellum JA, Ronco C. Acute kidney injury. Lancet. 2012;380(9843):756-66.
2. Griffin BR, Liu KD, Teixeira JP. Critical care nephrology: Core Curriculum.2020. Am J Kidney Dis. 2020;75(3):435-52.
3. Co I, Gunnerson K. Emergency department management of acute kidney injury, electrolyte abnormalities, and renal replacement therapy in the critically Ill. Emerg Med Clin North Am. 2019;37(3):459-71.
4. Wolfson AB. Renal failure. In: Walls R, Gausche-Hill M, Erickson TB, Wilcox S (eds.). Rosen's emergency medicine: concepts and clinical practice, 10th ed. Philadelphia: Elsevier; 2022.
5. Joannidis M, Meersch-Dini M, Forni LG. Acute kidney injury. Intensive Care Med. 2023;49:665-8.
6. Mehran R, Dangas GD, Weisbord SD. Contrast-associated acute kidney injury. N Engl J Med. 2019;380(22):2146-2155.
7. Bouchard J, Mehta RL. Timing of kidney support therapy in acute kidney injury: What are we waiting for? Am J Kidney Dis. 2022;79(3):417-426.
8. Jaber S, Paugam C, Futier E, Lefrant JY, Lasocki S, Lescot T, et al.; BICAR-ICU Study Group. Sodium bicarbonate therapy for patients with severe metabolic acidaemia in the intensive care unit (BICAR-ICU): a multicentre, open-label, randomised controlled, phase 3 trial. Lancet. 2018;392(10141):31-40. Erratum in: Lancet. 2018;392(10163):2440.
9. Yerram P, Misraa M. Technical and clinical complications of intermittent hemodialysis in the intensive care unit. Critical Care Nephrology. 2019;154:933-941.e3
10. Davenport MS, Perazella MA, Yee J, Dillman JR, Fine D, McDonald RJ, et al. Use of intravenous iodinated contrast media in patients with kidney disease: Consensus statements from the American College of Radiology and the National Kidney Foundation. Radiology. 2020;294(3):660-8.

4

Insuficiência adrenal

Thamyres de Carvalho Rufato
Luís Augusto Ferreira
Marcus Vinicius Melo de Andrade

PONTOS PRINCIPAIS

- Muitos pacientes desenvolvem crise adrenal antes do diagnóstico de insuficiência adrenal, por isso, o emergencista deve estar atento para reconhecer essa condição de forma precoce, antes que o paciente desenvolva sintomas ameaçadores à vida.
- Considere o diagnóstico de crise adrenal em pacientes hipotensos que não respondem à ressuscitação volêmica e/ou vasopressores, e se eles possuírem alterações iônicas clássicas (p. ex., hiponatremia e hipercalemia), ou se a hipoglicemia não responde à infusão de glicose.
- Atenção especial para esse diagnóstico deve ser considerada em pacientes em uso prolongado de corticoides, portadores do vírus da imunodeficiência humana, tuberculose ou com traumatismo craniano.
- O diagnóstico precoce parece ser o principal fator prognóstico do paciente.

INTRODUÇÃO

A insuficiência adrenal é uma condição clínica relativamente comum, mas muitas vezes negligenciada no pronto-atendimento, que pode ser causada por diversas patologias, sendo dividida em: primária (quando há insuficiência da glândula adrenal em si); secundária (quando há falha da estimulação da adrenal pela hipófise); e terciária (quando está ausente o estímulo hipotalâmico). Cada subtipo tem causas de base específicas que diferem em tratamento e seguimento clínico.

A cada ano, 6 a 8% das insuficiências adrenais crônicas irão desenvolver uma crise adrenal, com mortalidade associada de 6%[1-3]. Dos pacientes com insuficiência adrenal primária, 8 a 47% irão desenvolver pelo menos uma crise adrenal ao longo da vida[2,3]. Já entre pacientes portadores do distúrbio secundário, 6 a 35% desenvolverão pelo menos um episódio de crise adrenal ao longo de suas vidas[2-4].

Fatores de risco para o desenvolvimento de insuficiência adrenal incluem: idade avançada, síndromes autoimunes poliglandulares, *diabetes mellitus*, asma, doença cardíaca e histórico prévio de crise adrenal[3].

A glândula adrenal é composta por duas partes, o córtex e a medula. A medula produz catecolaminas, incluindo epinefrina, norepinefrina e dopamina. Já o córtex é composto por três zonas: (1) zona glomerulosa: produz a aldosterona (mineralocorticoide); (2) zona fasciculada: produz o cortisol (glicocorticoide); e (3) zona reticular: produz andrógenos.

O cortisol facilita a resposta do organismo ao estresse (como situações de trauma, ou infecção). Ele é o corticosteroide predominantemente secretado pelo córtex adrenal em humanos. Em um paciente saudável, não submetido a estresse, o cortisol é secretado de acordo com um padrão diurno sob a influência do hormônio adrenocorticotrófico (ACTH), que é o hormônio liberado pela hipófise sob a influência do hormônio liberador de corticotrofina (CRH) secretado pelo hipotálamo. Ambos os hormônios sofrem *feedback* negativo pelo cortisol.

Já a aldosterona é responsável por manter o equilíbrio do sódio e da pressão arterial. Em um contexto de baixa perfusão renal (p. ex., na hipovolemia), a aldosterona faz com que os néfrons retenham o sódio, e secretem potássio e íons hidrogênio. Ela também é regulada pelo eixo hipotalâmico-hipófise-adrenal.

INSUFICIÊNCIA ADRENAL PRIMÁRIA

O distúrbio primário é a forma mais rara, com prevalência crescente na Europa: 39 a 221 casos por 100 mil habitantes, e maior predominância no sexo feminino[3,4]. No Brasil, a etiologia autoimune (anticorpos contra a enzima 21-hidroxilase) corresponde a 39%, tuberculose a 11% e adrenoleucodistrofia a 7,3%[3-5]. Outras causas de importância em ascensão incluem: hemorragia adrenal relacionada ao uso de medicamentos anticoagulantes, inibição da síntese de cortisol pelo etomidato, aumento do catabolismo do glicocorticoide por anticonvulsivantes (p. ex., fenitoína e fenobarbital), uso de antibióticos (p. ex., rifampicina), acometimento das adrenais por tumores, adrenalectomia bilateral e causas congênitas (p. ex., hiperplasia adrenal congênita).

O risco relativo de mortalidade em pacientes com insuficiência adrenal primária é duas vezes maior do que no restante da população[2-5].

INSUFICIÊNCIA ADRENAL SECUNDÁRIA E TERCIÁRIA

A insuficiência adrenal secundária envolve qualquer doença que acometa a hipófise e interfira na secreção de ACTH. É também um distúrbio raro e normalmente causado por adenomas hipofisários ou relacionados ao seu tratamento (p. ex., cirurgia ou radioterapia). Pode se apresentar como uma deficiência da liberação do ACTH de forma isolada ou em associação à deficiência de liberação de outros hormônios hipofisários (pan-hipopituitarismo). Cursa com deficiência de cortisol endógeno, porém sem alterar a produção dos demais hormônios adrenais (aldosterona, androgênio e catecolaminas).

Outras causas de insuficiência adrenal secundária incluem: interrupção abrupta de tratamento crônico com corticoides, traumas (traumatismo cranioencefálico, cirurgia ou irradiação da hipófise), necrose ou sangramento da hipófise (síndrome de Sheehan), medicações (altas doses de uso crônico de progesterona, como megestrol, medroxiprogesterona ou opioides), infecções (tuberculose, meningite, HIV, fungos) e doenças infiltrativas (sarcoidose, amiloidose, hemossiderose, malignidade, linfoma e histiocitose X).

Já a forma terciária está relacionada a anormalidades hipotalâmicas que reduzem a secreção do CRH, sendo a causa mais comum a diminuição abrupta do uso exógeno de glicocorticoides em altas doses. Esse efeito depende da dose, do tempo de tratamento e de características intrínsecas do paciente ou de sua condição clínica, porém pacientes que recebem mais de 30 mg de hidrocortisona (equivalente a 7,5 mg de prednisona ou 0,75 mg de dexametasona) por dia por mais de 3 semanas têm elevada chance de desenvolver sintomas. Outras causas comuns de insuficiência adrenal terciária são tumores, doenças infiltrativas (p. ex., sarcoidose) e radiação intracraniana.

Opioides também podem causar supressão da liberação de ACTH e cursar com insuficiência adrenal funcional em 10 a 20% dos pacientes que usam doses diárias de morfina maior ou igual a 100 mg[6].

APRESENTAÇÃO CLÍNICA

Insuficiência adrenal primária

Na insuficiência adrenal primária (IAP), também conhecida como doença de Addison, há uma falha de produção hormonal da glândula adrenal em si, causando depleção de mineralocorticoides (aldosterona) e glicocorticoides (cortisol). Pelo menos 80% da glândula deve estar comprometida para que o paciente apresente sintomas. Como o eixo hipotálamo-hipófise-adrenal está preservado nesse caso, há aumento dos níveis séricos de ACTH com níveis baixos de cortisol. Como o ACTH é um precursor da melanina, haverá maior conversão de ACTH em melanina, levando a uma hiperpigmentação da pele. Essa característica é exclusiva do paciente portador de IAP[7,8].

As manifestações clínicas podem aparecer em qualquer idade, sendo mais prevalentes dos 20 aos 50 anos. Como os sintomas são muito inespecíficos, o diagnóstico da IAP é extremamente difícil de ser realizado. Cerca de 20% dos pacientes apresentam sintomas por cerca de 5 anos antes do diagnóstico, e aproximadamente 54% deles só serão diagnosticados durante uma crise adrenal, o que piora de maneira significativa o prognóstico associado a essa condição[7-9].

Os sintomas da IAP (Tabela 1) de etiologia autoimune têm início insidioso e se apresentam como hiporexia, perda ponderal não intencional, náusea, dor abdominal, articular e muscular. Fadiga e letargia são sintomas proeminentes. Em razão da perda de eletrólitos pela urina (especialmente sódio), há redução do volume plasmático, causando hipotensão ortostática e avidez por sal. Hipoglicemia severa pode ocorrer, sendo mais comum em crianças. A característica mais marcante da IAP é a hiperpigmentação da pele e mucosas, especialmente em áreas expostas ao Sol ou de fricção da pele. Pacientes que apresentam IAP em associação a diabetes ou doença cardiovascular apresentam taxas de mortalidade até quatro vezes maiores do que pacientes sem outras comorbidades[10].

Os sintomas da IAP resultam da deficiência de cortisol, aldosterona, androgênios e elevados níveis de ACTH:

- A redução do cortisol cursa com perda de peso, letargia, cefaleia e sintomas gastrointestinais.
- A redução da aldosterona cursa com avidez por sal, desidratação, hipotensão postural e síncopes.
- A deficiência de androgênios leva à redução de pelos axilares e púbicos, redução da libido e amenorreia. Essas alterações são incomuns em homens, pois a maior parte dos androgênios masculinos é produzida nos testículos.

TABELA 1 Sinais e sintomas que sugerem insuficiência adrenal primária

Sintomas
Fraqueza
Anorexia, náuseas e vômitos
Dor abdominal
Mialgia e artralgia
Lipotimia
Avidez por sal
Cefaleia
Depressão
Perda de memória
Perda de peso
Achados do exame físico
Hiperpigmentação
Hipotensão postural
Taquicardia
Febre
Rarefação de pelos
Vitiligo
Relacionados ao hipopituitarismo: amenorreia e intolerância ao frio
Problemas clínicos
Instabilidade hemodinâmica
Inflamação recorrente sem causa aparente
Disfunções múltiplas de órgãos
Hipoglicemia
Achados laboratoriais
Hiponatremia
Hipercalemia
Hipoglicemia
Eosinofilia
Aumento dos níveis séricos de troponina

Fonte: Cooper e Stewart, 2003[3].

Insuficiência adrenal secundária

Os sintomas da insuficiência adrenal secundária são decorrentes do baixo nível de cortisol, e podem ter início indolente ou abrupto dependendo da causa de base. Os principais sintomas incluem: perda de peso, fraqueza, fadiga, intolerância ao frio, anorexia, sintomas gastrointestinais, mialgias, artralgia, depressão, apatia, psicose, pseudodemência, rarefação de pelos pubianos e axilares, redução da libido, infertilidade e amenorreia.

Outros sintomas relacionados à deficiência dos demais hormônios produzidos pela hipófise incluem: distúrbios visuais, cefaleia, galactorreia, distúrbios menstruais, acromegalia, hipotireoidismo, convulsões, déficits de crescimento e hipogonadismo.

Ao contrário da IPA, a insuficiência adrenal secundária não cursa com hiperpigmentação, pois os níveis de ACTH estão normais ou baixos. Hipovolemia e hipotensão também são pouco comuns, pois os níveis de aldosterona também se encontram normais.

Insuficiência adrenal terciária

Os sintomas da insuficiência adrenal terciária são secundários aos baixos níveis de cortisol, crônicos e muito similares aos da insuficiência adrenal secundária.

Insuficiência adrenal relativa no paciente crítico

A insuficiência adrenal relativa é uma causa de insuficiência adrenal bastante frequente no cenário de emergência e terapia intensiva, ocorrendo em 10 a 20% dos pacientes gravemente enfermos, sendo desencadeada basicamente por dois motivos[2-4]. O primeiro grupo são pacientes que já apresentam insuficiência adrenal prévia e que, no contexto de uma doença de moderada a severa, passam a necessitar de uma dose maior de corticosteroides para a manutenção de sua fisiologia. Nesses casos, deve-se considerar o incremento da dose de corticoide basal do paciente, em geral dobrando a dose usual.

O segundo grupo são pacientes que apresentavam funcionamento adrenal normal, mas que no intercurso de uma doença grave passam a apresentar insuficiência adrenal. Isto ocorre por diversos fatores, já tendo sido relatados os seguintes: disfunção do eixo hipotálamo-hipófise-adrenal tanto por redução de hormônios liberadores quanto por falha de receptor, causando menor estímulo à secreção de cortisol; pode haver dano direto às adrenais por má perfusão e isquemia ou por disfunção orgânica intrínseca relacionada à inflamação sistêmica; pode haver menor resposta ao cortisol, mesmo com níveis séricos normais, geralmente causada por redução de proteínas carreadoras de cortisol (a concentração da fração livre de cortisol está normal, mas o nível total incluindo fração livre e fração conjugada está depletado).

A suspeição de que há uma insuficiência adrenal subjacente a uma doença grave (p. ex.o: choque hemorrágico grave, sepse etc.) dar-se-á quando houver resposta inadequada ou parcial a um tratamento otimizado de choque, devendo-se iniciar o tratamento com suplementação de corticosteroides empiricamente nesses casos.

Crise adrenal

A crise adrenal aguda é uma condição ameaçadora à vida que requer tratamento imediato, mas de difícil diagnóstico em decorrência de seus sintomas inespecíficos. Pode ser causada por fatores de descompensação agudos naqueles já com diagnóstico de insuficiência adrenal confirmado ou por uma injúria aguda ao eixo hipotalâmico-hipofisário-adrenal. Gastroenterite ou intoxicação alimentar são as causas mais frequentes de crise adrenal, seguidas por infecções, procedimentos dentários ou cirúrgicos, infarto, reações alérgicas, hipoglicemia grave em pacientes com diabetes e estresse psicológico severo.

A crise adrenal é caracterizada por uma hipotensão persistente e um choque distributivo que não responde à ressuscitação volêmica ou ao uso de vasopressores. Os sintomas são muito vagos, o que torna a doença, por exemplo, um importante diagnóstico diferencial de sepse.

Os sintomas incluem:

- Hipotensão/choque (50%).
- Dor abdominal, lombar ou em flancos (86%).
- Febre (60%).
- Anorexia, náuseas ou vômitos (47%).
- Queixas neuropsiquiátricas: confusão, *delirium*, coma (42%).
- Rigidez ou aumento de tensão abdominal (22%).
- Hipotireoidismo.
- Podem estar hipoglicêmicos e, com isso, apresentarem sinais e sintomas de hipoglicemia.

Ela é caracterizada por mal-estar profundo, fadiga, náuseas, vômitos, dor abdominal (em alguns casos podendo apresentar irritação peritoneal), cefaleia, dor muscular ou cãibras e desidratação que cursam com hipotensão e choque. Confusão mental e alteração do nível de consciência, podendo evoluir ao coma, são sintomas relativamente comuns. Hiponatremia, hipercalemia e aumento da concentração sérica de creatinina de etiologia pré-renal, hipoglicemia (especialmente em crianças) e, às vezes, hipocalcemia moderada são situações possíveis. Pacientes com quadro severo podem se apresentar com sódio e potássio séricos normais, decorrentes de vômito intenso com perda de potássio e desidratação.

A insuficiência adrenal secundária tem apresentação mais branda pela manutenção na produção de mineralocorticoides, o que garante um mínimo mecanismo compensatório para manutenção da volemia.

DIAGNÓSTICOS DIFERENCIAIS

O principal desafio no diagnóstico da insuficiência adrenal é a suspeição clínica, pois a hipótese diagnóstica é de fácil confirmação ou exclusão. Qualquer doença que curse com choque indiferenciado, especialmente choque distributivo, deve ser considerada um diagnóstico diferencial importante.

Os principais diagnósticos diferenciais incluem causas de choque, como, por exemplo, hipovolemia, sepse, embolia pulmonar, insuficiência cardíaca ou infarto agudo do miocárdio.

AVALIAÇÃO DIAGNÓSTICA

Em pacientes estáveis, o nível sérico de cortisol pode ser útil, porém ainda não existe um consenso para o ponto de corte na literatura:

- Valores de cortisol sérico basal ≤ 5 mcg/dL com ACTH plasmático > 100 pg/mL sugerem fortemente o diagnóstico de IAP.
- Níveis de ACTH plasmático > 100 pg/mL dispensam a necessidade de realização de testes de estímulo mesmo na vigência de valores de cortisol entre 5 e 10 mcg/dL.
- Cortisol sérico basal ≥ 10 mcg/dL e ACTH plasmático dentro do limite da normalidade são suficientes para refutar o diagnóstico de IAP na maioria dos casos.

Pacientes com cortisol sérico basal entre 5 e 10 mcg/dL e ACTH plasmático elevado (mas < 100 pg/mL) têm indicação de realizar teste de estímulo com cortrosina 250 mg, porém esse medicamento não é aprovado pela Agência Nacional de Vigilância Sanitária (Anvisa) no Brasil. Nesses pacientes, recomenda-se que a dosagem de cortisol e ACTH seja repetida a cada 6 meses e que o paciente receba orientação para reposição de corticoide em situações de estresse físico ou emocional.

Na insuficiência adrenal de origem central, o diagnóstico é confirmado pela presença de baixos níveis de cortisol sérico basal (≤ 5 mcg/dL) com ACTH plasmático baixo ou dentro dos valores de referência para o método utilizado. Porém, o grande desafio diagnóstico ocorre quando o cortisol plasmático se encontra no intervalo de 5 a 10 mcg/dL com ACTH normal. Nesses casos, a recomendação da literatura internacional seria a realização de um teste de estímulo com cortrosina, porém, por conta da indisponibilidade no Brasil, a alternativa seria a realização de um teste de tolerância à insulina, que consiste em induzir hipoglicemia (potente estímulo para liberação de CRH e ACTH) e avaliar a resposta do cortisol sérico. Insulina (na dose de 0,1 a 0,5 UI/kg na suspeita de hipopituitarismo) é administrada com o objetivo de atingir uma glicemia de 35 mg/dL. O cortisol sérico deve ser dosado nos tempos 0, 15', 30', 45', 60' e 90', mesmo que o paciente tenha recebido glicose endovenosa para corrigir a hipoglicemia antes do término do teste. O teste de tolerância à insulina é contraindicado em pacientes com histórico de epilepsia, cardiopatas, doença vascular cerebral e em crianças com menos de 20 kg. Dosagem de cortisol sérico > 18 mcg/dL em qualquer um dos tempos afasta o diagnóstico de insuficiência adrenal.

Crise adrenal

O resultado de exames laboratoriais não deve atrasar o início do tratamento de uma crise adrenal. A suspeição clínica autoriza o início imediato do tratamento.

No paciente crítico, o nível sérico de cortisol pode ser útil, apesar de a sua viabilidade ainda ser controversa.

- Níveis séricos de cortisol > 20 µg/dL (52 mmol/L) tornam o diagnóstico de crise adrenal pouco provável.
- Níveis séricos de cortisol < 10 µg/dL (276 mmol/L) em um paciente crítico (choque severo) sugerem o diagnóstico de crise adrenal, porém não é confirmatório.

Outros exames:

- Íons séricos (sódio, potássio e cloreto).
- Dosagem dos níveis séricos de ACTH, aldosterona e renina (idealmente coletados antes da administração de corticoides).
- TSH, T4L.
- Coagulograma.
- Revisão direcionada à patologia de base, como, por exemplo, suspeita de sepse (bilirrubina total e frações, função renal, hemograma com plaquetas, gasometria arterial, culturas, rotina de urina, raio X ou tomografia conforme suspeição clínica).
- Eletrocardiograma (principalmente para avaliar sinais de hipercalemia).

Na insuficiência adrenal primária, os principais achados laboratoriais incluem: hiponatremia (57 a 88% dos pacientes), hipercalemia (30 a 85%), aumento de escórias renais (55%) e hipoglicemia (67%; especialmente em crianças)[4-6]. Outros achados incluem: anemia (11 a 40%, hipercalcemia (6 a 33%), eosinofilia (17%), diabetes tipo 1 (12%), hipocloremia e acidose.

Já na insuficiência adrenal secundária, os níveis de potássio estão dentro do limite da normalidade ou baixos, pois os níveis de aldosterona estão normais. Hiper ou hiponatremia podem estar presentes por conta da secreção inapropriada do hormônio antidiurético. Considere a dosagem de outros hormônios hipofisários (hormônio do crescimento, luteinizante, estimulador de folículo, tireoidianos) para a pesquisa de pan-hipopituitarismo.

No departamento de emergência, a insuficiência adrenal terciária manifesta as mesmas alterações laboratoriais apresentadas na insuficiência adrenal secundária.

As principais diferenciações entre os achados laboratoriais da insuficiência adrenal primária e a secundária/terciária estão listadas na Tabela 2.

TABELA 2 Principais diferenças laboratoriais entre as insuficiências adrenais primárias e secundária/terciária

Exames laboratoriais	Insuficiência primária	Insuficiência secundária e terciária
Aldosterona	Reduzida ou normal (100%)	Normal (100%)
Sódio	Reduzido (57 a 88%)	Pode estar aumentado ou reduzido
Potássio	Aumentado (30 a 85%)	Normal ou reduzido
Cloreto	Reduzido	Normal
Ureia	Pouco aumentada (55%)	Normal
Glicose	Pouco reduzida (67%)	Muito reduzida

MANEJO

Como o paciente se apresenta muitas vezes com sintomas inespecíficos, deve receber uma avaliação inicial global e sistematizada, seguindo o mnemônico MOVE + ABCDE (Tabela 3).

A/B – Via aérea e ventilação

Deve-se realizar uma avaliação global da via aérea, incluindo avaliação da cavidade oral em busca de potenciais focos (p. ex., traumas ou infecções) que podem ser gatilhos para o surgimento de uma crise adrenal, além de se identificar sinais de obstrução da via aérea.

TABELA 3 MOVE + ABCDE (atendimento inicial ao paciente gravemente enfermo na sala de emergência)

M	Monitorização
O	Oxigênio (se necessário)
V	Acesso venoso
E	E não esquecer da glicemia capilar + eletrocardiograma
A	Via aérea
B	"*Breathing*" (ventilação)
C	Circulação
D	"*Disability*"(avaliação neurológica)
E	Exposição

Deve-se considerar o suporte de O_2 com base em dados clínicos, e caso seja indicada intubação, a intubação assistida por drogas em sequência rápida é o método de escolha, com atenção especial ao risco de agravamento do choque pelo efeito das drogas indutoras.

C – Circulação

Obtenha acesso venoso e solicite revisão laboratorial, porém o tratamento não deve ser postergado por testes diagnósticos. Assim, a dosagem dos níveis séricos de sódio, potássio, ureia, creatinina, glicose, cortisol, ACTH e de outros testes de acordo com a suspeita clínica da patologia de base (p. ex., infecções bacterianas ou virais, infarto do miocárdio ou trauma) deve ser realizada, mas não é a prioridade.

Para início do tratamento, em pacientes com choque e hiponatremia, há preferência pelo uso de NaCl 0,9% na dose de 1 a 3 L e, caso haja hipoglicemia relacionada, sugere-se associar glicose a 5% à solução. Glicose 50% em *bolus* deve ser utilizada conforme necessário para tratar hipoglicemia. Vasopressores (norepinefrina, dopamina ou fenilefrina) devem ser iniciados para pacientes com choque refratário.

D/E – Avaliação neurológica e exposição

Cheque o nível de consciência do paciente por meio de um exame neurológico detalhado. Exponha o paciente à procura de sinais de infecção ou trauma.

Se não houver história prévia de insuficiência adrenal, examine o paciente em busca de sinais de insuficiência adrenal primária/secundária ou terciária, apresentando hiperpigmentação ou sinais de síndrome de Cushing, respectivamente.

Tratamento específico

O tratamento específico consiste na administração de corticoides parenterais, expansão volêmica com cristaloides, vasopressores conforme resposta clínica e correção de distúrbios iônicos.

Quanto aos corticoides de administração parenteral, existem duas opções:

- Hidrocortisona 100 mg, EV, a cada 6 horas é o corticoide de escolha, especialmente se o paciente estiver hipotenso ou caso a revisão laboratorial sugira insuficiência adrenal primária (hiponatremia, hipercalemia), por conta de sua ação glicocorticoide e mineralocorticoide; ou
- Dexametasona 4 mg, EV, a cada 12 horas.

Priorize a identificação e o tratamento de causas subjacentes (p. ex., infecções, infarto do miocárdio, traumas etc.).

Todos os pacientes em crise adrenal devem ser admitidos em leito de terapia intensiva para monitorização contínua e revisão laboratorial seriada.

O fluxograma de atendimento ao paciente em crise adrenal no departamento de emergência se encontra na Figura 1.

Em pacientes portadores de insuficiência adrenal, que não se apresentam em crise adrenal, o médico do departamento de emergência deve levar alguns pontos em consideração para ajuste das doses de corticoides:

- Em pacientes sob aumento de demanda metabólica (cirurgia, trauma, parto), uma dose de hidrocortisona de 100 a 200 mg, EV, deve ser realizada em um período de 24 horas.
  - Hidrocortisona é o corticoide de escolha em razão de seu rápido início de ação e seu efeito mineralocorticoide, especialmente em pacientes portadores de IAP.
- Para doenças mais brandas, o paciente deve receber dose de estresse com dosagem do corticoide de duas a três vezes a dose do corticoide de uso contínuo por pelo menos 24 a 72 horas ou até melhora dos sintomas. Após alta, o paciente deve ser encaminhado para acompanhamento precoce na atenção primária, ou com o endocrinologista, idealmente nas primeiras 24 horas após a alta[11-13].

ACOMPANHAMENTO

Para prevenir futuras crises, é importante determinar a causa que precipitou a crise inicial. Esses pacientes devem ser orientados quanto à imunização anual contra

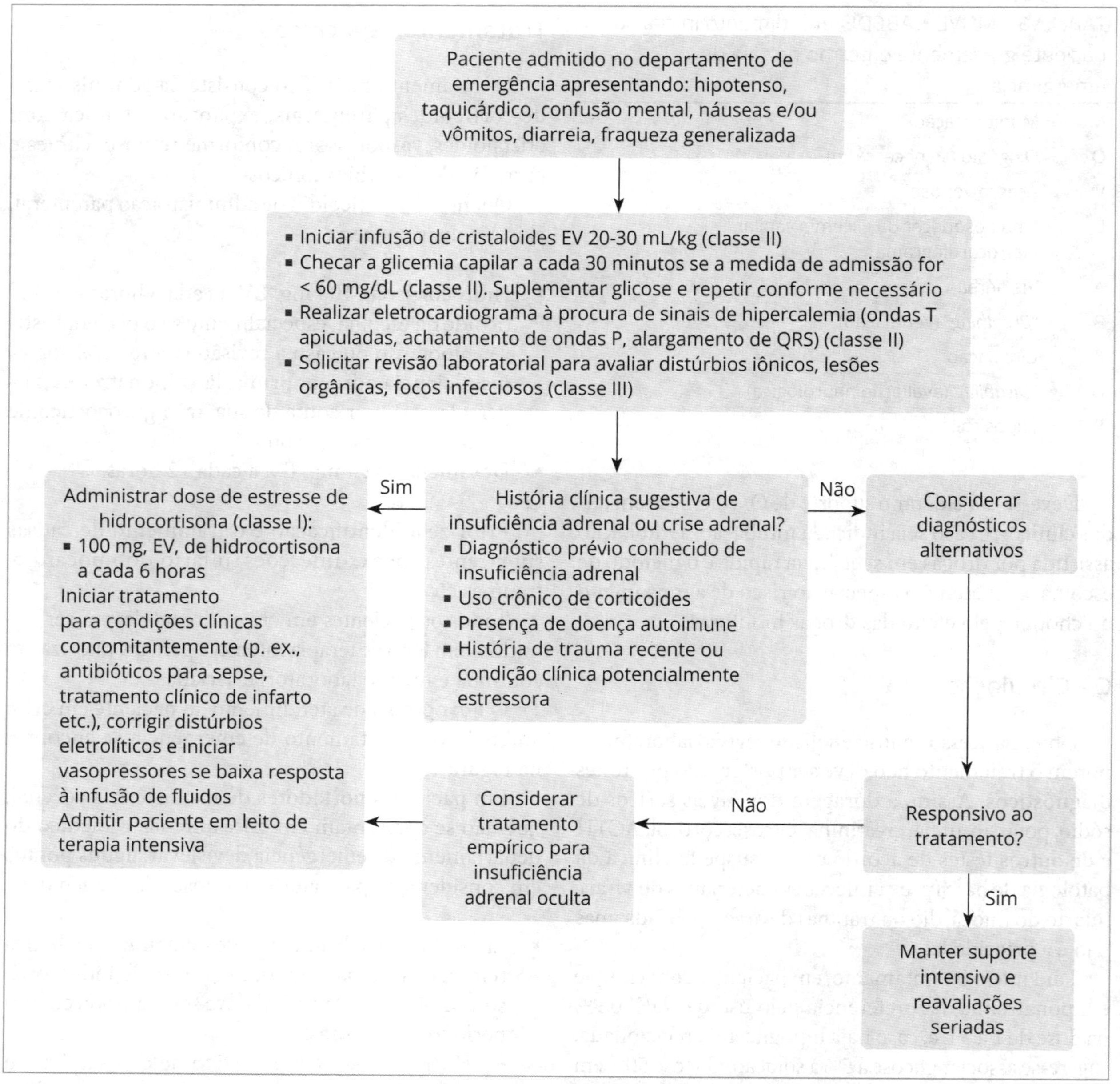

FIGURA 1 Fluxograma de atendimento ao paciente em crise adrenal no departamento de emergência.

influenza, vacina contra pneumococo em > 60 anos e a informar o profissional de saúde quanto a sua dependência de esteroides em qualquer tipo de atendimento médico ou dentário. Os pacientes também devem ser orientados a aumentar a dose de glicocorticoides quando expostos a estresse severo ou doença aguda (p. ex., infecções).

Para pacientes com primodiagnóstico de insuficiência adrenal, a admissão hospitalar deve ser fortemente considerada. Porém, pacientes com doença insidiosa, ou com apresentação atípica, e que não apresentem crise adrenal podem ser candidatos a acompanhamento ambulatorial na atenção primária ou com endocrinologista de confiança, desde que esse acompanhamento possa ser feito de forma precoce.

REFERÊNCIAS

1. Pereira Toralles MB, Kalil JR, Cerqueira LA, Alves CRD. A ação das isoenzimas 11 beta-hidroxisteroide desidrogenase tipo 1 e tipo 2 na patogênese da síndrome de Cushing. RBPS. 2007;20(2):104-10.
2. Husebye ES, Pearce SH, Krone NP, Kämpe O. Adrenal insufficiency. Lancet. 2021;397:613-29.
3. Cooper MS, Stewart PM. Corticosteroid insufficiency in acutely ill patients. N Engl J Med. 2003;348:727-34.
4. Protocolo Clínico e Diretrizes Terapêuticas da Insuficiência Adrenal. Brasília: Ministério da Saúde, 2020. p.1-27.
5. Arlt W; Society for Endocrinology Clinical Committee. Society for endocrinology endocrine emergency guidance: emergency

management of acute adrenal insufficiency (adrenal crisis) in adult patients. Endocr Connect. 2016;5(5):G1-G3.
6. Nelson BK. Adrenal crisis. In: Adams J, Barton ED, Collings J, et al. Emergency medicine: clinicas essentials. 2.ed. Philadelphia: Saunders; 2013. p.1424-1428.
7. Idrose A. Adrenal Insufficiency. In: Tintinalli J, Stapcyznski J, Ma O, et al. Tintinalli's Emergency medicine: a comprehensive Study Guide. 8.ed. Nova Iorque: McGraw-Hill; 2015. p.1479-1482.
8. Hahner S, Loeffler M, Bleicken B, et al. Epidemiology of adrenal crisis in chronic adrenal insufficiency: the need for new prevention strategies. Eur J Endocrinol. 2010;162(3):597-602.
9. Bleicken B, Hahner S, Ventz M, Quinkler M. Delayed diagnosis of adrenal insufficiency is common: a cross-sectional study in 216 patients. Am J Med Sci. 2010;339(6):525-531.
10. Annane D, Pastores SM, Rochwerg B, et al. Guidelines for the diagnosis and management of critical illness-related corticosteroid insufficiency (CIRCI) in critically ill patients (part I): Society of Critical Care Medicine (SCCM) and European Society of Intensive Care Medicine (ESICM) 2017. Intensive Care Med. 2017;43(12)1751-1763.
11. Tucci V, Sokari T. The clinical manifestations, diagnosis, and treatment of adrenal emergencies. Emerg med Clin North Am. 2014;32(2)465-484.
12. Bancos I, Hahner S, Tomlinson J, Arlt W. Diagnosis and management of adrenal insufficiency. Lancet Diabetes Endocrinol. 2015;3(3):216-226.
13. Bornstein SR, Allolio B, Artl W, et al. Diagnosis and treatment of primary adrenal insufficiency: an Endocrine Society Clinical Practice Guideline. J Clin Endocrinol Metab. 2016;101(2):364-389.

5

Distúrbios do sódio

Ester Sena Gomes de Almeida
Fernanda Moreira Ballaris
Marcus Vinicius Melo de Andrade

PONTOS PRINCIPAIS

- A hiponatremia é definida como o sódio sérico < 135 mEq/L, enquanto a hipernatremia como concentrações plasmáticas > 145 mEq/L. Podem ser agudas, quando instaladas em menos de 48 horas, ou crônicas, quando instaladas em mais de 48 horas.
- A gravidade do quadro clínico pode ser definida arbitrariamente por faixas de concentrações séricas, porém os principais parâmetros de avaliação seguem sendo a velocidade de instalação do quadro e a apresentação clínica.
- As disnatremias estão intimamente relacionadas com os distúrbios da água e, portanto, a avaliação do estado volêmico do paciente é essencial para o diagnóstico.
- O cálculo da osmolalidade plasmática auxilia nos diagnósticos diferenciais. A partir desse parâmetro, as hiponatremias podem ser divididas em hipotônicas (hiponatremias verdadeiras), hipertônicas (secundárias a hiperglicemias) ou isotônicas (pseudo-hiponatremias). As hipernatremias são, por convenção, sempre hipertônicas.
- Os cálculos da osmolalidade urinária e do sódio urinário auxiliam ainda na investigação de causas renais. De maneira geral, concentrações de sódio urinário reduzidas indicam causas extrarrenais e aumentadas, causas renais.
- O tratamento das disnatremias se inicia com a avaliação da cronicidade do quadro e da presença de sintomas neurológicos de alarme, como rebaixamento do nível do sensório, convulsões e coma.
- As hiponatremias podem ser tratadas com solução salina hipertônica a 3%. Nos quadros agudos, a correção deve ter como alvo o aumento de 4 a 6 mEq/L/h, não podendo superar 10 a 12 mEq/L/dia em razão do risco de desmielinização osmótica. Pacientes com risco de desenvolvimento dessa síndrome devem ter alvo de correção de 6 a 8 mEq/L/dia.

INTRODUÇÃO

Distúrbios do sódio estão entre os distúrbios hidroeletrolíticos mais prevalentes na prática clínica. Até 10% dos pacientes admitidos no departamento de emergência apresentam hiponatremia (sódio sérico < 135 mEq/L), enquanto apenas 2% apresentam hipernatremia (sódio sérico > 145 mEq/L)[1,2]. Essas porcentagens variam conforme a população estudada e tendem a ser proporcionalmente maiores em idosos, pacientes com comorbidades prévias, como insuficiência cardíaca e cirrose, e em estações do ano mais quentes. De maneira geral, no entanto, a hiponatremia prevalece como o distúrbio de sódio mais frequente[1].

As disnatremias podem se instalar de maneira aguda (< 48h) ou crônica (> 48h), estando a gravidade do quadro clínico relacionada à velocidade de desenvolvimento do distúrbio. Enquanto a maior parte dos distúrbios de sódio apresenta-se de forma crônica, com pacientes assintomáticos ou com sintomas leves, casos agudos (como ingesta excessiva de água em curto espaço de tempo por intoxicação exógena) podem levar a sintomas importantes, especialmente neurológicos. A presença de disnatremia está relacionada a piores desfechos, incluindo maior tempo de internação, necessidade de UTI e maior mortalidade intra-hospitalar, ainda que grande parte dessas consequências esteja relacionada a piores quadros clínicos de base[1,2].

Para entender o impacto do sódio no curso clínico dos pacientes, propondo propedêuticas e terapêuticas efetivas, é preciso entender primeiro a fisiopatologia por trás da instalação das disnatremias. Como principal íon no meio extracelular, impermeável à membrana celular, a concentração do sódio afeta diretamente o volume celular ao influenciar o movimento livre da água através da membrana celular. À concentração do soluto (neste caso, o sódio) damos o nome de osmolalidade e ao efeito desse soluto no volume celular, tonicidade. Para garantir o equilíbrio osmótico e, portanto, preservar as células, a bomba Na-K-ATPase age mantendo altas concentrações do sódio no meio extracelular, enquanto permite que o potássio esteja concentrado principalmente no meio intracelular. Logo, a concentração do sódio plasmático está relacionada à concentração do potássio, assim como à água livre, como descrito na fórmula simplificada de Edelman:

$$Sódio\ plasmático = \frac{Na^{+}_{total} + K^{+}_{total}}{água\ corporal\ total}$$

Não é possível, portanto, separar o equilíbrio do sódio do equilíbrio da água. Em situações de aumento ou redução do sódio sérico, diversos mecanismos entram em ação com o objetivo de estabilizar a osmolalidade sérica, muitos por meio da regulação da retenção ou eliminação de água livre. Na presença de osmolalidade sérica aumentada (como na hipernatremia), por exemplo, receptores centrais localizados no hipotálamo (receptores de tonicidade ou osmorreceptores) estimulam a glândula pituitária posterior a liberar o hormônio antidiurético (ADH ou vasopressina), que induz a translocação e a ativação de aquaporinas nos túbulos contorcidos distais e ductos coletores, absorvendo água livre e tornando a urina mais concentrada. Ainda, a ativação desses osmorreceptores estimula a sensação de sede, levando a maior consumo de água livre, em um mecanismo mediado pela angiotensina[1,2].

Além dos osmorreceptores, barorreceptores influenciam no equilíbrio do sódio e da água pela identificação de situações de hipo ou hipervolemia. Mudanças sutis na pressão arterial podem induzir a liberação de vasopressina e a retenção hídrica. Ainda nesses casos, a ativação do sistema renina-angiotensina-aldosterona estimula a liberação da aldosterona pelo córtex das glândulas adrenais, resultando na reabsorção de sódio e água livre nos túbulos distais e ductos coletores. Por meio da bomba de Na-K-ATPase, esse mecanismo é ainda responsável pela excreção de potássio. Por outro lado, a ação da vasopressina e da aldosterona é antagonizada pelos peptídeos natriuréticos atriais, produzidos pelos átrios e ventrículos e liberados em contextos de hipervolemia, sendo responsáveis por estimular a diurese.

APRESENTAÇÃO CLÍNICA

Enquanto a maior parte dos pacientes com distúrbios do sódio se apresentam de forma assintomática, sintomas neurológicos como cefaleia, letargia, coma e convulsões podem estar presentes, assim como náuseas, vômitos e fraqueza. A presença de sintomas parece estar relacionada ao grau de disnatremia e, especialmente, à velocidade de instalação do quadro[3,4]. A avaliação do estado volêmico nesses casos é essencial para o diagnóstico desses distúrbios. Podemos dividir os pacientes em três grandes grupos conforme a apresentação clínica: hipovolêmicos, euvolêmicos ou hipervolêmicos. As principais causas de disnatremias conforme a volemia do paciente estão resumidas na Tabela 1.

Não existe consenso na literatura quanto aos sintomas de alarme nas apresentações das disnatremias. No entanto, entende-se que sintomas neurológicos, especialmente convulsões, letargia e coma, devem gerar alerta à equipe assistente. Tendo em vista a discordância entre os *guidelines* quanto aos sintomas, pode-se optar por classificar a gravidade dos distúrbios de sódio quanto à concentração sérica, conforme a Tabela 2[4,5].

O exame físico e a anamnese detalhada são essenciais para a investigação diagnóstica de doenças de base que desencadearam a disnatremia de apresentação. Nas hipernatremias, por exemplo, a presença de diagnósticos neurológicos e a fragilidade clínica podem sugerir acesso restrito à água e, portanto, ingesta hídrica reduzida. Sintomas como polidipsia e poliúria podem apontar para hipernatremia secundária a *diabetes insipidus*. Presença de hipertensão e hipercalemia sugerem hiperaldosteronismo primário. Já o uso de antipsicóticos (haloperidol e amitriptilina), anticonvulsivantes (ácido valproico, carbamazepina) e antidepressivos (fluoxetina, inibidores da recaptação de serotonina) levanta a suspeita de hiponatremia secundária à síndrome da secreção

TABELA 1 Causas de distúrbios de sódio conforme o estado volêmico de apresentação

	Hiponatremia	Hipernatremia
Hipovolemia	Perdas gastrointestinais, renais (uso de diuréticos tiazídicos, acidose tubular renal) ou para o terceiro espaço (queimaduras), deficiência de Addison, diurese osmótica	Sensação de sede prejudicada ou acesso à água reduzido, diurese osmótica (secundária ao uso de manitol, hiperglicemia ou alimentação por sonda)
Euvolemia	Síndrome da secreção inapropriada de ADH, polidipsia psicogênica, potomania relacionada à cerveja, uso de MDMA, diuréticos de alça, hipotireoidismo, baixa ingesta proteica com elevada ingesta hídrica ("síndrome do chá com torradas"), deficiência de glicocorticoide, exercício físico extenuante	Intoxicações exógenas (lítio, fenitoína, aminoglicosídeos), *diabetes insipidus* central ou nefrogênico, febre, ventilação mecânica e anemia falciforme
Hipervolemia	Insuficiência cardíaca descompensada, lesão renal aguda ou crônica, síndrome nefrótica, insuficiência hepática	Aumento da ingesta de sódio, uso de bicarbonato de sódio, síndrome de Cushing, síndrome de Conn, hemodiálise, hiperaldosteronismo primário

TABELA 2 Classificação de gravidade das disnatremias conforme a concentração sérica de sódio

	Hiponatremia	Hipernatremia
Leve	129-134 mEq/L	146-149 mEq/L
Moderada	121-129 mEq/L	150-169 mEq/L
Severa	111-120 mEq/L	170-189 mEq/L
Extrema	≤ 110 mEq/L	≥ 190 mEq/L

inapropriada do hormônio antidiurético (SIADH), que pode ser diferenciada da síndrome perdedora de sal por euvolemia ao exame clínico.

Apresentações neurológicas

De maneira geral, as células conseguem responder a mudanças na osmolalidade plasmática por meio da regulação de concentração de solutos intracelulares. Células neuronais, no entanto, levam de 24 a 48 horas para se adaptarem a essas mudanças, podendo requerer até uma semana para a recuperação de solutos transportados ao meio extracelular. Dessa forma, mudanças bruscas na concentração plasmática de sódio podem resultar em dois quadros clínicos importantes: desmielinização osmótica, quando a rápida correção da hiponatremia crônica desvia o gradiente osmótico do intracelular para o extracelular, resultando em rápida saída de água das células; e edema cerebral, quando a rápida correção da hipernatremia crônica induz à rápida translocação de água do meio extracelular para o meio intracelular[5,6].

Na desmielinização osmótica, a contração súbita do volume celular resulta em um curso clínico tipicamente bifásico que caracteriza essa síndrome. Pode ocorrer tanto nas hiponatremias crônicas quanto nas hipernatremias agudas (nesse caso, sem o curso bifásico), e algumas subpopulações específicas possuem risco aumentado do desenvolvimento desse quadro, incluindo etilistas, pacientes subnutridos e idosos, além de pacientes com sódio sérico ≤ 120 mEq/L. Inicialmente, esses pacientes apresentam melhora dos sintomas relacionados à disnatremia de base, evoluindo de modo gradual para piora do quadro neurológico com instalação de distúrbios motores, incluindo de fala e deglutição, hiper-reflexia, convulsões, síndrome do encarceramento e morte. Possuem ainda risco aumentado de sangramentos intracranianos[5-8].

No edema cerebral, por outro lado, o aumento súbito do volume intracelular pode ser resultado tanto da correção rápida de hipernatremias crônicas quanto da instalação de hiponatremias agudas. Apesar de esse fenômeno ter sido relatado apenas em crianças, classicamente se admitiu esse desfecho como possível em adultos, em especial em pacientes psiquiátricos e em mulheres pós-menopausa e em uso de tiazídicos. No entanto, novas evidências científicas têm falhado em demonstrar associação entre rápidas correções de hipernatremia e morbidade e mortalidade neurológica em adultos.

DIAGNÓSTICOS DIFERENCIAIS

Pacientes com disnatremias apresentam sintomas inespecíficos que podem ser resultado de inúmeros quadros clínicos de base. Variando desde sintomas gastrointestinais até sintomas neurológicos, a suspeição do distúrbio de sódio como causa primária da apresentação clínica acontece, na maior parte dos casos, apenas após exames laboratoriais alterados. A anamnese e o exame físico direcionados a fatores de risco para distúrbios hidroeletrolíticos, especialmente uso de medicações, funcionalidade prévia e comorbidades associadas, são essenciais para o diagnóstico diferencial. Rotinas laboratoriais ajudam no descarte de quadros infecciosos, sobretudo nos casos de sintomas gastrointestinais, confusão mental e/ou letargia. Eventos neurológicos agudos devem ser descartados na presença de sintomas como convulsões e coma.

AVALIAÇÃO DIAGNÓSTICA

Conforme citado anteriormente, a avaliação diagnóstica dos distúrbios de sódio se inicia pela identificação do estado volêmico do paciente, que pode se apresentar hipovolêmico, euvolêmico ou hipervolêmico. Parâmetros vitais como frequência cardíaca e pressão arterial, além de tempo de enchimento capilar e turgor da pele, não são confiáveis na determinação desses estados e, ainda que o exame físico possa fornecer informações complementares essenciais, como na identificação de edemas periféricos, o uso da ultrassonografia *point-of-care* é promissora nesse sentido. A presença de padrão B bilateral no exame pulmonar pode sugerir estados hipervolêmicos. Ainda, o cálculo do diâmetro e do índice de colapsabilidade da veia cava inferior pode ajudar na diferenciação de estados hiper e hipovolêmicos. É importante reforçar, no entanto, que esse parâmetro apresenta confiabilidade reduzida em pacientes em ventilação espontânea, auxiliando especialmente no raciocínio clínico de pacientes em ventilação mecânica.

O próximo passo na avaliação diagnóstica é o cálculo da osmolalidade sérica, que pode ser realizado conforme a fórmula a seguir:

$$Osmolalidade\ plasmática = 2 \times [Na^+] + \frac{Glicose}{18} + \frac{Ureia}{6}$$

Aceitam-se como normais os valores entre 275 e 295 mOsm/kg H_2O, classificando-se as alterações como hipotônicas (osmolalidade < 275), isotônicas (osmolalidade normal) ou hipertônicas (osmolalidade > 295). No caso das hiponatremias, estados hipotônicos são também chamados de hiponatremia verdadeira. Por vezes, o sódio pode estar artificialmente reduzido em razão da presença de substâncias de alto peso molecular, como lipídeos, proteínas ou glicose. Nesses casos, a osmolalidade sérica permanece normal e o quadro é caracterizado como pseudo-hiponatremia. Apesar de poder contribuir para o desenvolvimento de quadros isotônicos, enquanto substância osmoticamente ativa a glicose em níveis elevados pode desencadear aumento da osmolalidade sérica e, portanto, hiponatremias hipertônicas, assim como o manitol. Nesses casos, é necessário corrigir o sódio para o valor da glicemia:

$$[Na^+]corrigido = [Na^+]mensurado + 1{,}6 \times (glicemia - 100)$$

A osmolalidade sérica é importante também na avaliação das hipernatremias, especialmente para comparação com a osmolalidade urinária, que deve ser calculada em todas as disnatremias, assim como o sódio urinário. A urina é composta de eletrólitos como o sódio e o potássio, além de outras substâncias osmoticamente ativas como ureia e glicose. A osmolalidade urinária deve acompanhar a osmolalidade plasmática – estados plasmáticos hipertônicos desencadeiam urinas com osmolalidade aumentada, pois aumentam a excreção de sódio, enquanto estados plasmáticos hipotônicos desencadeiam osmolalidade urinária reduzida, pois aumentam a excreção de água livre. Na amostra de 24 horas, os valores de referência giram em torno de 600 a 900 mOsm/dia. O cálculo pode ser realizado a partir da seguinte fórmula:

$$Osmolalidade\ urinária = [Na^+]_{urinário} + [K]_{urinário} + \frac{ureia_{urinária}}{6} + \frac{glicose_{urinária}}{18}$$

A despeito da osmolalidade urinária ser importante, o parâmetro mais confiável para avaliar o impacto da urina na concentração plasmática de sódio é a concentração urinária de eletrólitos, especialmente do sódio urinário. A tonicidade da urina a partir da concentração de seus eletrólitos é avaliada em comparação com a tonicidade do plasma – urinas hipotônicas apresentam menor concentração de sódio e potássio que o plasma; em contraste, urinas hipertônicas apresentam maior concentração desses eletrólitos. Se a soma do sódio e do potássio urinários dividida pela concentração de sódio sérico estiver > 1, é provável que a urina esteja contribuindo para reduzir o sódio sérico. Valores ≤ 0,5 sugerem contribuição da urina no aumento do sódio sérico e valores = 1 indicam que a urina provavelmente não está contribuindo para o distúrbio de sódio presente. Adaptações dessa fórmula, como o *clearance* de água livre de eletrólitos (C_eH_2O), podem ajudar na diferenciação de perdas renais ou extrarrenais de água livre.

Hiponatremias

As hiponatremias são definidas como concentrações séricas de sódio < 135 mEq/L. Estudos recentes mostram que gasometrias arteriais tendem a retornar valores menores de sódio que análises bioquímicas completas (até 4 mEq/L de diferença) e, portanto, deve-se ter cautela no diagnóstico de hiponatremias limítrofes. A diferenciação entre hiponatremias verdadeiras (osmolalidade sérica reduzida) e pseudo-hiponatremias ou hiponatremias hipertônicas é passo importante para definição diagnóstica e, quando necessário, correções do sódio sérico para os níveis de glicose devem ser realizadas. Tratando-se de uma hiponatremia verdadeira, o estado volêmico do paciente deve ser avaliado. Considerações sobre cada subgrupo serão feitas a seguir e, ao fim, encontra-se um fluxograma diagnóstico.

Hiponatremia hipovolêmica

É secundária a níveis reduzidos de água corporal total e de sódio sérico. Os pacientes classificados nesse grupo podem apresentar perdas renais ou extrarrenais. Perdas extrarrenais costumam ser consequência de quadros gastrointestinais que induzem vômitos e diarreia e à perda para o terceiro espaço, como nos grandes queimados e nos quadros sépticos abdominais. Nesses casos, a concentração de sódio urinário está reduzida (< 20 mEq/L), secundária à baixa concentração plasmática de sódio. Vômitos intensos, no entanto, podem levar a aumento na concentração de sódio urinário pela dependência de sódio para a eliminação de bicarbonato – a quantificação de cloreto urinário nessas situações é mais confiável e também está reduzida.

As perdas renais, por sua vez, estão associadas principalmente ao uso de diuréticos tiazídicos, por meio tanto da indução direta de hiponatremia quanto da interferência na capacidade de diluição da urina. Ainda, podem ser consequência de acidose tubular renal tipo IV (deficiência de mineralocorticoides) e da síndrome perdedora de sal. A síndrome perdedora de sal, por sua vez, pode ser secundária a traumatismos cranioencefálicos, hemorragias subaracnoides e neurocirurgias, e possui diagnóstico diferencial difícil com a SIADH. No geral, pacientes com perdas renais possuem concentração urinária de sódio aumentada (> 20 mEq/L) por dificuldade renal na retenção de sódio e cloretos.

Hiponatremia euvolêmica

Está presente nas baixas concentrações plasmáticas de sódio associadas a aumento de água corporal total – localizada especialmente no intracelular, de modo que os pacientes não apresentam critérios clínicos clássicos de hipervolemia (como edema). O protótipo mais comum desses quadros é a SIADH, porém pode ser secundária à polidipsia psicogênica, potomania do bebedor de cerveja, exercícios extenuantes, insuficiência adrenal secundária e hipotireoidismo. Nos casos de polidipsia psicogênica, potomania do bebedor de cerveja, exercícios extenuantes, intoxicações exógenas como *ecstasy* ou uso de medicações de ação nervosa central (como antiepilépticos e antidepressivos), a ingesta excessiva de água livre ou com concentrações baixas de eletrólitos supera a diurese com osmolalidade reduzida (< 100 mOsm/kg). Estudos sugerem que parte importante desses casos, no entanto, esteja ligada ao desenvolvimento de SIADH.

A SIADH está ligada à liberação inapropriada de vasopressina de maneira central (pela glândula pituitária posterior) ou ectópica (p. ex., pelo pulmão), a despeito de osmolalidade plasmática reduzida. Pode ser consequência do uso de medicações psiquiátricas (inibidores da recaptação de serotonina, lítio, carbamazepina), intoxicação exógena por MDMA (*ecstasy*), carcinomas, infecções pulmonares e de sistema nervoso central. A ação da vasopressina induz retenção de água livre e o aumento da água corporal total, por sua vez, induz a natriurese. Portanto, pacientes com SIADH apresentam osmolalidade urinária aumentada (> 100 mOsm/kg, mas geralmente > 300 mOsm/kg) a despeito de hipotonicidade plasmática, além de concentrações urinárias de sódio também elevadas (> 40 mEq/L)[4,8,9].

Hiponatremia hipervolêmica

Está presente nas baixas concentrações plasmáticas de sódio secundárias ao aumento de água corporal total nos espaços intravasculares – nesses casos, há retenção de sódio secundária à ativação do sistema renina-angiotensina-aldosterona (SRAA), porém em níveis menores que a retenção de água provocada pela liberação de vasopressina. Por conta da ativação do SRAA e da liberação da vasopressina, a concentração urinária de sódio está baixa (< 20 mEq/L), mas a osmolalidade urinária não (> 100 mOsm/kg). Nos casos de injúrias renais agudas e crônicas, a hiponatremia hipervolêmica pode se desenvolver a despeito da presença da vasopressina, por meio da redução da taxa de filtração glomerular e consequente aumento de reabsorção de água livre e sódio. Pacientes com esse distúrbio do sódio se apresentam tipicamente com síndromes edemigênicas, incluindo insuficiência cardíaca descompensada, cirrose (na presença de ascite) e síndrome nefrótica. O fluxograma de diagnóstico diferencial das hiponatremias encontra-se na Figura 1.

Hipernatremias

As hipernatremias são definidas como concentrações séricas > 145 mEq/L. Como o sódio é o principal íon no meio extracelular, determinando a osmolalidade plasmática, estados hipernatrêmicos são conceitualmente sempre definidos como hiperosmolares (ou hipertônicos). Assim como na hiponatremia, no entanto, é preciso avaliar se a hipernatremia é verdadeira ou secundária à presença de aumento sérico de proteínas e lipídeos, valendo-se do cálculo da osmolalidade sérica para esse fim. Ainda, é preciso realizar a correção do sódio sérico pela glicemia, conforme fórmula apresentada anteriormente. Constatada a hipernatremia verdadeira, é importante avaliar o estado volêmico do paciente e calcular o déficit de água corporal total, pois esse parâmetro está associado ao grau de hipernatremia. A redução na ingesta de água está presente na totalidade de casos e pode ser agravada por perdas renais ou extrarrenais. A fórmula de déficit de água corporal se encontra a seguir:

Déficit de água corporal =

$$= \textit{água corporal total*} + \left(\frac{[Na^+]}{140} - 1\right)$$

*Observação: a água corporal total é calculada pela multiplicação do peso por 0,6 (no caso de crianças ou homens jovens), 0,5 (no caso de mulheres jovens e homens idosos) e 0,45 (no caso de mulheres idosas).

Nos estados hipovolêmicos, há perda de água corporal total e de sódio plasmático, porém a perda de água é proporcionalmente maior. Está presente em pacientes com sensação de sede prejudicada (por lesões nos osmorreceptores hipotalâmicos) ou em pacientes com sensação preservada, porém incapacidade ou falta de acesso à água (idosos acamados). Ainda, pode ser

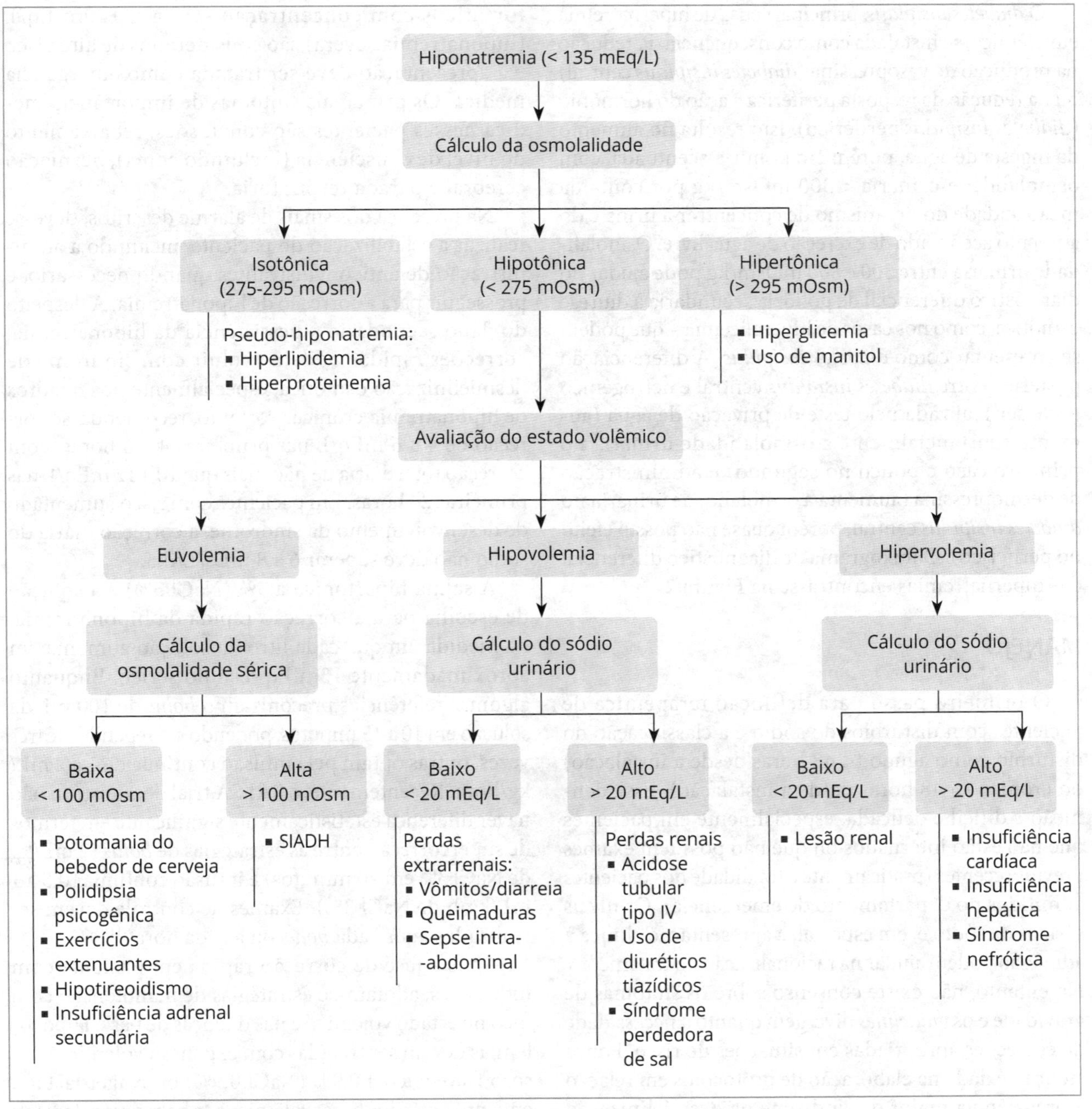

FIGURA 1 Diagnóstico diferencial das hiponatremias.
SIADH: síndrome da secreção inapropriada do hormônio antidiurético.

observada na diurese osmótica e nas perdas extrarrenais – a diferenciação pode se dar pelo sódio urinário, que está aumentado no primeiro caso e reduzido no segundo. Em pacientes euvolêmicos, o sódio sérico está normal, porém há perda de água corporal total, como em *diabetes insipidus*, intoxicações exógenas por lítio e fenitoína, e na anemia falciforme. Por fim, nos estados hipervolêmicos há elevação do sódio plasmático e da água corporal total, porém com aumento proporcionalmente maior do sódio em comparação com a água. Pode ser observado nas intoxicações por ingesta excessiva de sódio, no uso de bicarbonato de sódio nas paradas cardiorrespiratórias e na síndrome de Cushing.

O *diabetes insipidus*, principal causa de hipernatremia euvolêmica, se instalada como consequência da redução na produção de vasopressina (*diabetes insipidus* central) ou na redução da resposta periférica à ação do hormônio (*diabetes insipidus* periférico). Isto resulta no aumento da ingesta de água, porém em poliúria acentuada, com osmolalidade urinária < 300 mOsm/kg por conta da incapacidade do organismo de concentrar a urina e do aumento acentuado de excreção de água livre. Osmolalidade urinária entre 300 e 800 mOsm/kg pode ajudar no diagnóstico diferencial de poliúria secundária à diurese osmótica, como nos casos de hiperglicemia – que podem se apresentar como *diabetes insipidus*. A diferenciação posterior entre *diabetes insipidus* central e nefrogênico pode ser realizada pelo teste de privação de água (aumenta substancialmente a osmolalidade urinária no primeiro caso e pouco no segundo) e administração de desmopressina (aumenta a osmolalidade urinária no *diabetes insipidus* central, porém quase não possui efeito no periférico). O fluxograma de diagnóstico diferencial das hipernatremias encontra-se na Figura 2.

MANEJO

O primeiro passo para definição terapêutica de pacientes com distúrbios do sódio é a classificação do distúrbio como agudo (< 48 horas desde a instalação) ou crônico (> 48 horas desde a instalação). Essa definição é difícil e delicada, especialmente em pacientes que não estão internados ou que não possuem exames prévios recentes (praticamente a totalidade dos pacientes admitidos no departamento de emergência). Os níveis séricos de sódio e, em especial, a apresentação clínica à admissão podem ajudar na racionalização do tratamento. No entanto, não existe consenso sobre os sintomas de gravidade e os *guidelines* divergem quanto à necessidade de correções apropriadas em situações de risco. Pouca atenção é dada na elaboração de protocolos em relação à prevalência maior de síndrome da desmielinização osmótica (secundária à hipernatremia aguda ou na correção rápida de hiponatremias crônicas) quando comparada ao edema cerebral e suas complicações (secundário à hiponatremia aguda ou na correção rápida de hipernatremias crônicas). Portanto, é preciso cautela na interpretação das sugestões terapêuticas atuais.

Tratamento das hiponatremias

A abordagem das hiponatremias se inicia com a avaliação de sinais de alarme, notadamente sintomas neurológicos, bem como da concentração sérica de sódio. Pacientes assintomáticos com concentração sérica ≤ 110 mEq/L (hiponatremia extrema) ou sintomáticos com concentração sérica ≤ 120 mEq/L (hiponatremia severa) são considerados de alto risco e a apresentação deve ser tratada como emergência médica. Os principais sintomas de importância médica nesses pacientes são convulsões, rebaixamento do nível de consciência (incluindo coma), herniação cerebral e parada respiratória.

Na presença dos sinais de alarme descritos, deve-se realizar a estabilização do paciente, incluindo a administração de anticonvulsivantes quando necessário, e prosseguir para a correção de hiponatremia. A despeito do dano secundário à persistência da hiponatremia, correções rápidas podem evoluir com síndrome de desmielinização osmótica, especialmente nos quadros de hiponatremia crônica. Portanto, recomenda-se correção de 4 a 6 mEq/L nas primeiras 4 a 6 horas, com correção total diária de não mais que 10 a 12 mEq/L nas primeiras 24 horas. Em pacientes com risco aumentado de desenvolvimento da síndrome, a correção diária do sódio não deve superar 6 a 8 mEq/L/dia.

A salina hipertônica a 3% (NaCl 3%) é a solução de escolha para a correção rápida da hiponatremia, na medida em que cada litro da solução aumenta em aproximadamente 13 mEq o sódio sérico. Enquanto algumas referências preconizam o *bolus* de 100 mL da solução em 10 a 15 minutos, podendo ser repetido até três vezes, outras optam pela infusão contínua de 1 a 2 mL/kg/hora. Recentemente, o SALSA trial demonstrou não haver diferença estatisticamente significante em termos de supercorreção entre as estratégias de *bolus* (2 mL/kg de NaCl 3% em 20 minutos) e infusão contínua (0,5 a 1 mL/kg/h de NaCl 3%). Exames de controle devem ser realizados após cada *bolus* ou a cada hora[9-11].

Após a fase de correção rápida em paciente com indicações, adotam-se estratégias de manutenção com foco no estado volêmico e nas doenças de base. Hipovolemias devem ser tratadas com expansão volêmica com soro fisiológico a 0,9% (NaCl 0,9%) ou ringer lactato, enquanto estados hipervolêmicos se beneficam de *trials* com restrição hídrica e diureticoterapia. Hemodiálise

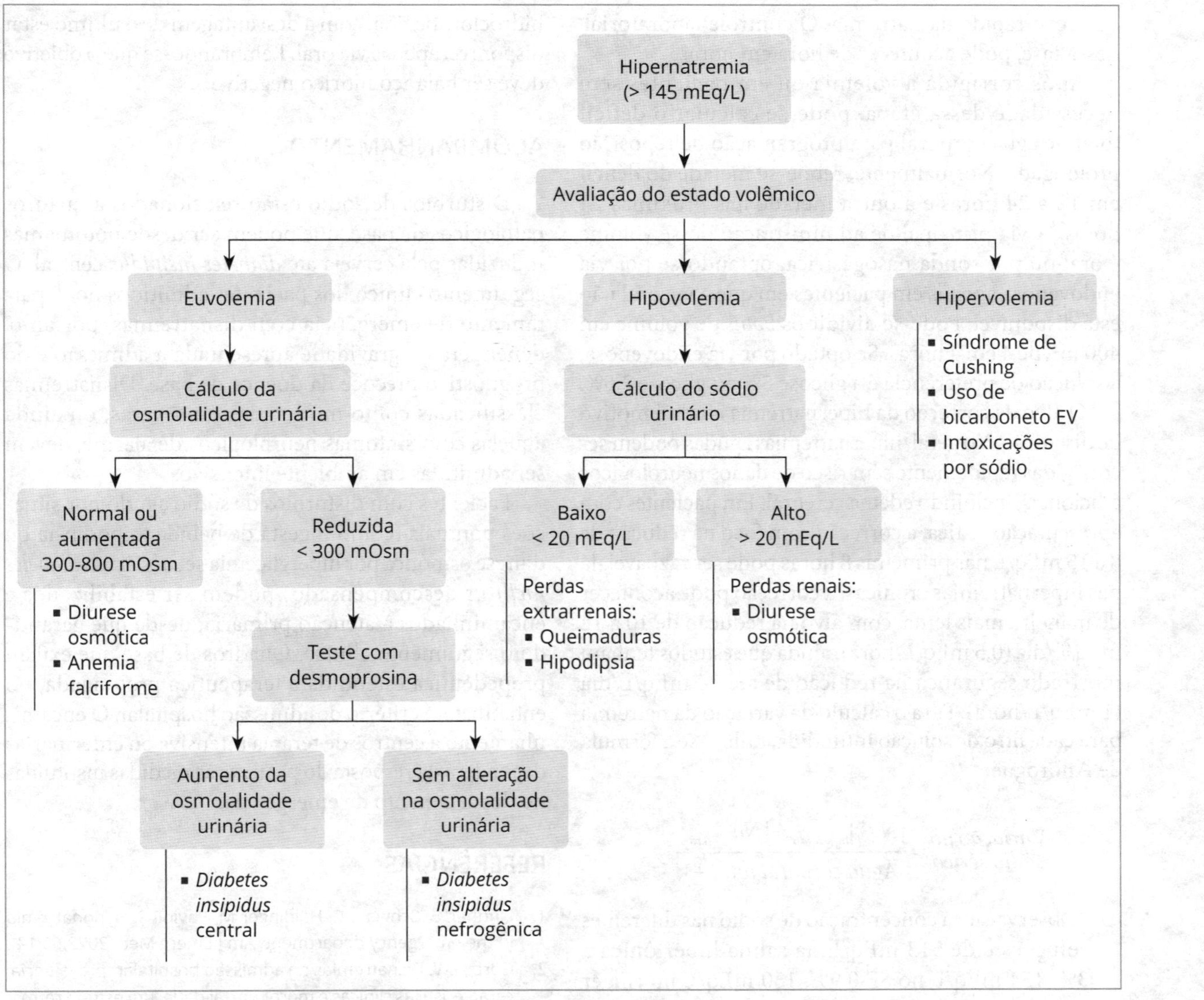

FIGURA 2 Diagnóstico diferencial das hipernatremias.

pode e deve ser considerada em hiponatremias persistentes associadas à congestão sistêmica e injúria renal.

A restrição hídrica é especialmente importante na suspeita de SIADH, e a infusão de NaCl 0,9% pode reduzir ainda mais as concentrações séricas de sódio, assim como a administração de NaCl 3% e desmopressina. Além da restrição hídrica, podem ser úteis o aumento da ingesta de sódio e o uso de diuréticos de alça, como a furosemida, no entanto, o tratamento efetivo dessa síndrome permanece sendo a terapia dirigida à causa de base. Os antagonistas dos receptores de vasopressina (vaptanos) são uma possibilidade, porém ainda não foram liberados no Brasil e o uso de lítio não é recomendado.

Tratamento das hipernatremias

O primeiro passo no tratamento das hipernatremias é a avaliação de sinais de alarme, especialmente sintomas neurológicos como letargia, convulsões, hiper-reflexia ou coma. Esses sintomas estão presentes especialmente na hipernatremia severa (≥ 170 mEq/L), mas podem ocorrer nas hipernatremias moderadas (entre 150 e 169 mEq/L). Na presença desses sintomas ou de sinais de choque, a volemia do paciente deve ser corrigida de maneira rápida e agressiva com a solução disponível, usualmente soro fisiológico a 0,9% (SF 0,9%) ou ringer lactato. Não é necessário cautela excessiva nessa etapa, pois o choque é mais prejudicial ao paciente que a correção rápida da natremia. O controle laboratorial, nessa fase, pode acontecer de hora em hora.

Após corrigida a volemia ou em pacientes sem necessidade dessa etapa, pode-se calcular o déficit total de água corporal para programação de reposição prolongada. Normalmente, repõe-se metade do déficit em 12 a 24 horas e a outra metade nas próximas 24 horas. A via principal de administração desse volume é oral ou por sonda nasogástrica, optando-se por via endovenosa apenas em pacientes em que a via oral não está disponível. Pode-se dividir os *bolus* de volume em 400 mL de 4 em 4 horas. Se optado por via endovenosa, a solução de preferência é a glicose 5% ou glicose 2,5%.

O alvo de correção da hipernatremia ainda é motivo de discussão. No geral, hipernatremias agudas podem ser corrigidas rapidamente sem risco de danos neurológicos adicionais, incluindo edema cerebral. Em pacientes com apresentação crítica, a correção com foco na redução de 8 a 15 mEq/L nas primeiras 8 horas pode ser razoável. Já nas hipernatremias crônicas, a correção pode acontecer de maneira mais lenta, com alvo na redução de 10 a 12 mEq/L/dia (0,5 mEq/L/hora), ainda que estudos tenham mostrado segurança na redução de até 24 mEq/L/dia (1 mEq/L/hora). Para o cálculo da variação da natremia para cada litro de solução infundida, utiliza-se a fórmula de Androgué:

$$\begin{array}{c}\textit{Variação no} \\ \textit{sódio sérico}\end{array} = \frac{[Na^+]_{infundido} - [Na^+]_{sérico}}{\textit{Água corporal total} + 1}$$

*Observação: a concentração de sódio nas diferentes soluções é de 513 mEq/L na salina hipertônica a 3%, 154 mEq/L no SF 0,9%, 130 mEq/L no ringer lactato, 77 mEq/L no SF 0,45% e 0 mEq/L no soro glicosado a 5%.

Para além da correção da hipernatremia com água livre, a causa base do distúrbio deve ser investigada e tratada, do contrário, a disnatremia persistirá. *Diabetes insipidus* central responde bem à desmopressina (DDVAP), usualmente administrada na dose de 1 a 2 mcg IV 4/4 horas ou 6/6 horas. No *diabetes insipidus* nefrogênico, a reposição de água livre é suficiente, com a possibilidade de associação de diuréticos tiazídicos visando reabsorção de água no túbulo distal. Esse quadro responde mal ao uso da DDVAP[12].

A despeito do senso comum, a administração conjunta de água livre e diureticoterapia pode ser benéfica, especialmente em pacientes hipervolêmicos. Nesse caso, a associação de diuréticos de alça com diuréticos tiazídicos promove reabsorção de água livre enquanto limita a absorção renal de sódio. Dessas classes, os medicamentos mais disponíveis no Brasil incluem a furosemida e a hidroclorotiazida, com a desvantagem de o último estar disponível apenas via oral. Lembrando-se que o objetivo deve ser balanço hídrico negativo[12].

ACOMPANHAMENTO

Distúrbios de sódio estão relacionados a quadros patológicos de base, que podem ser desde potomanias induzidas pela cerveja até *diabetes insipidus* central. O seguimento clínico dos pacientes admitidos no departamento de emergência com disnatremias, portanto, dependerá da gravidade apresentada à admissão e do prognóstico precoce da doença de base. Disnatremias classificadas como moderadas ou severas, ou ainda aquelas com sintomas neurológicos de alarme, devem ser admitidas em ambiente intensivo.

Pacientes com distúrbios de sódio agudo por situações pontuais (como ingesta de bebida, hipodipsia ou diurese osmótica por hiperglicemia secundária a *diabetes mellitus* descompensado) podem ser estabilizados e encaminhados à atenção primária, desde que garantido o seguimento clínico. Quadros de base que exijam propedêutica estendida e terapêutica prolongada, no entanto, têm critério de admissão hospitalar. O encaminhamento a centros de terapia intensiva ou enfermarias dependerá da resposta do paciente às medidas instituídas no departamento de emergência.

REFERÊNCIAS

1. Lindner G, Schwarz C, Haidinger M, Ravioli S. Hyponatremia in the emergency department. Am J Emerg Med. 2022;60:1-8.
2. Gortz, LW. Disnatremias na admissão hospitalar: prevalência, características clínicas e morbimortalidade: um estudo retrospectivo e multicêntrico em hospitais brasileiros. Curitiba (Paraná). Tese de mestrado [Pós-Graduação em Medicina Interna e Ciências da Saúde] - Universidade Federal do Paraná; 2021.
3. Baek SH, Jo YH, Ahn S, Medina-Liabres K, Oh YK, Lee JB, et al. Risk of overcorrection in rapid intermittent bolus vs slow continuous infusion therapies of hypertonic saline for patients with symptomatic hyponatremia: The SALSA Randomized Clinical Trial. JAMA Intern Med. 2021;181(1):81-92.
4. Sterns RH. Treatment of severe hyponatremia. Clin J Am Soc Nephrol. 2018;13(4):641-649.
5. Liamis G, Filippatos TD, Elisaf MS. Evaluation and treatment of hypernatremia: a practical guide for physicians. Postgrad Med. 2016;128(3):299-306.
6. Sterns RH. Disorders of plasma sodium--causes, consequences, and correction. N Engl J Med. 2015;372(1):55-65.
7. Braun MM, Barstow CH, Pyzocha NJ. Diagnosis and management of sodium disorders: hyponatremia and hypernatremia. Am Fam Physician. 2015;91(5):299-307.
8. Spasovski G, Vanholder R, Allolio B, Annane D, Ball S, Bichet D, et al.; Hyponatraemia Guideline Development Group. Clinical practice guideline on diagnosis and treatment of hyponatrae-

mia. Eur J Endocrinol. 2014;170(3):G1-47. Erratum in: Eur J Endocrinol. 2014;171(1):X1.
9. Pfennig CL, Slovis CM. Sodium disorders in the emergency department: a review of hyponatremia and hypernatremia. Emerg Med Pract. 2012;14(10):1-26.
10. Arampatzis S, Frauchiger B, Fiedler GM, Leichtle AB, Buhl D, Schwarz C, et al. Characteristics, symptoms, and outcome of severe dysnatremias present on hospital admission. Am J Med. 2012;125(11):1125.e1-1125.e7.
11. Adrogué HJ, Madias NE. The challenge of hyponatremia. J Am Soc Nephrol. 2012;23(7):1140-8.
12. Nguyen MK, Kurtz I. Correction of hypervolaemic hypernatraemia by inducing negative Na+ and K+ balance in excess of negative water balance: a new quantitative approach. Nephrol Dial Transplant. 2008;23(7):2223-7.

6

Distúrbios do potássio

Caio Aguiar Caires
Caio Gonçalves Nogueira
Marcus Vinicius Melo de Andrade

PONTOS PRINCIPAIS

- É pouco provável que o aumento da ingestão isoladamente cause hipercalemia quando pensamos em um indivíduo com o rim saudável, capaz de excretar o excesso de potássio.
- Parestesias e fasciculações musculares nos braços e nas pernas podem ser sinais precoces de hipercalemia.
- A hipocalemia é encontrada com mais frequência clinicamente como uma complicação da terapia diurética usada para tratar hipertensão, insuficiência cardíaca, doença renal e outras condições.

INTRODUÇÃO

O potássio é um cátion de elevada concentração intracelular (140 mEq/L) quando comparada à concentração sérica (3,5 a 5,0 mEq/L). Isso ocorre por conta da ação ativa da bomba de NaK. Dessa forma, em conjunto com sódio, cloreto e outros eletrólitos, ele é responsável pela manutenção dos gradientes de condução intra e extracelular, controlando atividade elétrica neuromuscular, o que é primordial para a manutenção da homeostase corporal.

Sabendo disso, percebemos que alterações na concentração do potássio podem ter repercussões negativas na manutenção dos potenciais de membrana em repouso e, consequentemente, no funcionamento neuromuscular. Assim, podem resultar em situações emergenciais como arritmias cardíacas, paralisia de músculos esqueléticos e instabilidade hemodinâmica.

O potássio entra no corpo por ingestão oral ou infusão intravenosa, é armazenado em grande parte nas células e, depois, excretado na urina. O entendimento mais aprofundado dessa fisiopatologia nos permite entender as etiologias e os tratamentos para as alterações desse íon.

Assim, iremos discutir neste capítulo as habilidades necessárias para que o médico emergencista possa identificar os distúrbios do potássio (hipercalemia e hipocalemia) em tempo hábil, podendo prevenir desfechos negativos extremos e capacitando-o para resolvê-los quando estes ocorrerem.

HIPERCALEMIA

A hipercalemia é um distúrbio potencialmente ameaçador à vida e com alta incidência em diversas situações clínicas no departamento de emergência. É definida como a concentração sérica de potássio maior que 5,0-5,5 mEq/L. Vale ressaltar que esse valor varia dependendo do laboratório e difere entre as medições de plasma e soro.

A estratificação da hipercalemia (leve, moderada ou grave) é realizada pela avaliação dos valores séricos e pela presença de manifestações clínicas, levando em conta principalmente as alterações eletrocardiográficas (Tabela 1).

É importante observar que a pseudo-hipercalemia é uma concentração sérica de potássio falsamente elevada, que pode ocorrer em razão de trauma mecânico, uso prolongado de torniquete (> 1 minuto) ou punho cerrado durante o processo de coleta de sangue[1]. Outros

TABELA 1 Estratificação da hipercalemia[3]

Alterações no eletrocardiograma	+	Moderado	Grave	Grave
	-	Leve	Moderado	Grave
		5,0-6,0	6,0-6,5	> 6,5
		Concentração de potássio		

fatores como coagulação do sangue, centrifugação, leucocitose e trombocitose podem também falsear o valor do potássio sérico.

Etiologia

Geralmente, a hipercalemia se desenvolve mediante aumento de ingestão, diminuição da excreção ou por causa de uma mudança de potássio do compartimento intracelular para o extracelular[2]. É pouco provável que o aumento da ingestão isoladamente cause hipercalemia quando pensamos em um indivíduo com o rim saudável, capaz de excretar o excesso de potássio.

Os principais fatores de risco para o desenvolvimento de hipercalemia são a piora da função renal, conforme expresso por uma menor taxa de filtração glomerular estimada, uma maior concentração basal de potássio, ou a presença de comorbidades, incluindo *diabetes mellitus*, insuficiência cardíaca e doença arterial coronariana. Outro fator de risco (que está muito presente no dia a dia do médico emergencista) é o trauma. Principalmente o trauma de grandes partes moles pode predispor à rabdomiólise, gerando injúria renal e predispondo à hipercalemia.

Além disso, já foram descritos casos de hipercalemia em queimaduras elétricas, exercícios extenuantes, vítimas de combate corporal e em situações de baixa hemoglobina.

Manifestações clínicas

Embora muitos pacientes com hipercalemia possam não apresentar sintomas, ela pode se manifestar clinicamente. Essas manifestações estarão intimamente interligadas com a alteração da transmissão neuromuscular.

Parestesias e fasciculações musculares nos braços e nas pernas podem ser sinais precoces de hipercalemia. Outra forma de manifestação é a fraqueza muscular, que, quando presente, em geral ocorre de maneira ascendente (começando nas pernas, progredindo ao tronco, lembrando a síndrome de Guillain-Barré). Já as alterações cardíacas, como anormalidade de condução e arritmias, podem ser letais.

As manifestações cardíacas da hipercalemia, geralmente progressivas, são causadas por seus efeitos despolarizantes nas células do músculo cardíaco. Ondas T altas e pontiagudas (apiculadas) podem, no entanto, ser sinais precoces de hipercalemia no ECG. Amplitudes diminuídas das ondas P, intervalo PR prolongado e alargamento do complexo QRS também podem ser observados, por causa da diminuição de influxo de sódio nos miócitos cardíacos. O clássico padrão eletrocardiográfico da progressão da hipercalemia ocorre, inicialmente, com a presença de onda T apiculada, evoluindo com aumento do intervalo PR e alargamento do QRS e, posteriormente, com a perda da onda P, com alargamento severo do QRS fundindo com o segmento ST, também alargado, formando o padrão de "onda sinusoidal" (Figura 1).

É válido ressaltar que a hipercalemia também pode gerar outras alterações no ECG. Em pacientes em uso de bloqueadores do nó AV, por exemplo, a hipercalemia pode induzir bradicardia. É a chamada síndrome BRASH (*bradycardia*; *renal failure*; *av node blocker*, *shock*, *hyperkalemia*). Essa síndrome ocorre em razão de um ciclo vicioso no contexto de medicamentos, hipercalemia e insuficiência renal[3]. A insuficiência renal causa hipercalemia e pode causar o acúmulo de alguns bloqueadores do nó AV (p. ex., betabloqueadores). A hipercalemia sinergiza com os bloqueadores do nó AV para causar bradicardia e hipoperfusão. A hipoperfusão, por sua vez, causa piora da insuficiência renal. A chave fisiopatológica da síndrome BRASH é a capacidade da

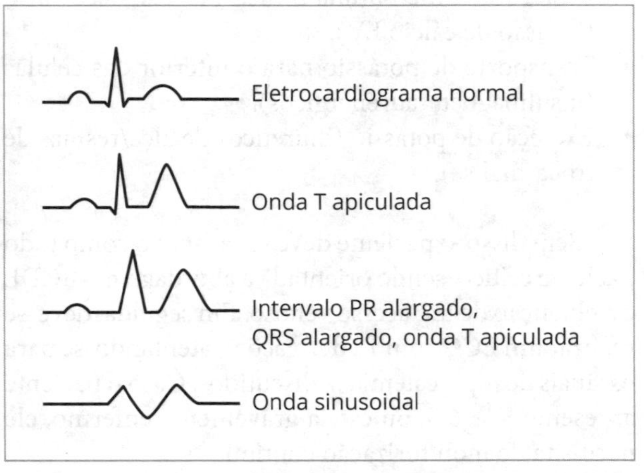

FIGURA 1 Padrão eletrocardiográfico da progressão da hipercalemia[3].

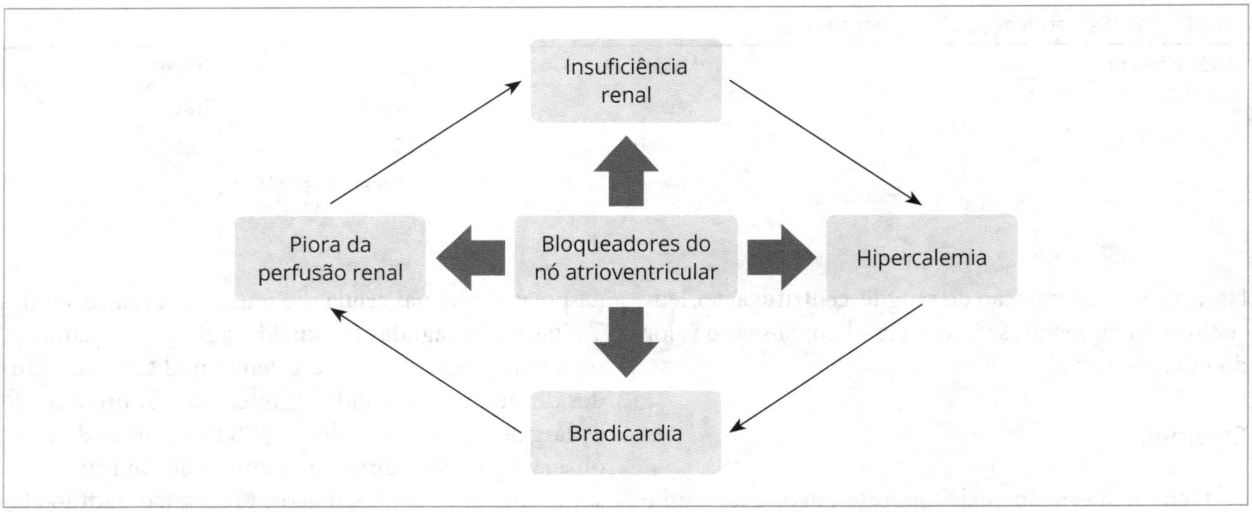

FIGURA 2 Síndrome BRASH (*bradycardia*; *renal failure*; *AV node blocker, shock, hyperkalemia*).

hipercalemia de sinergizar com os bloqueadores do nó AV para causar bradicardia.

O tratamento da BRASH envolve também a estabilização de membrana com cálcio, medidas para deslocamento do potássio para o meio intracelular e medidas de depuração, que serão discutidas neste capítulo posteriormente[2-4]. Em caso de refratariedade ao tratamento, pode-se usar epinefrina, que aumentará a frequência cardíaca e a resistência vascular sistêmica, deslocando o potássio para o meio intracelular.

Manejo da hipercalemia

A condução dos casos de hipercalemia busca evitar desfechos extremos e revertê-los quando ocorrem. Para isso, o médico emergencista deve agir de maneira sistematizada, tendo em mente os principais pilares do tratamento, sendo eles:

- Proteção da membrana miocárdica, se necessário (infusão de cálcio EV).
- Transporte de potássio para o interior das células (insulina, beta-adrenérgicos).
- Excreção de potássio (diuréticos de alça/resinas de troca/diálise).

Além disso, o paciente deve ser avaliado como todo paciente crítico, sendo orientada a abordagem ABCDE e a obtenção de um acesso venoso. Em seguida, deve-se realizar um ECG com 12 derivações, atentando-se para os sinais de hipercalemia já discutidos. Caso o paciente apresente K ≥ 6,0, ou esteja gravemente enfermo, ele necessita de monitorização contínua.

Proteção da membrana miocárdica

A hipercalemia pode cursar com desfechos extremos, como a alteração da atividade despolarizante muscular, o que pode resultar em arritmias cardíacas. A administração endovenosa de cálcio altera rapidamente essa atividade de despolarização, elevando o limiar do potencial de membrana em repouso, tornando as células cardíacas menos excitáveis e, assim, menos susceptíveis a arritmias.

O cálcio está disponível em duas formulações: cloreto de cálcio ou gluconato de cálcio (ambas a 10%). Porém, o cloreto de cálcio tem maior quantidade de cálcio quando comparado ao gluconato (três vezes mais), sendo preferencialmente administrado em acesso venoso central[4]. O cálcio não deve ser administrado em soluções contendo bicarbonato, o que pode levar à precipitação de carbonato de cálcio. Quando administrado em pacientes em uso de digitálicos, o cálcio pode potencializar os efeitos cardiotóxicos dos digitálicos. Dessa forma, pode-se realizar uma solução mais diluída e lentamente para evitar efeitos negativos.

A *European Resuscitation Council* recomenda o uso de 10 mL de cloreto de cálcio a 10% ou 30 mL de gluconato de cálcio (infusão entre 2 e 5 minutos) em pacientes hipercalêmicos com alterações eletrocardiográficas. Esse tratamento é eficaz nos primeiros 3 minutos da administração. Nova dose pode ser administrada dentro de 5 a 10 minutos, caso o paciente permaneça com alterações no ECG.

Se a concentração de potássio for conhecida, mas a realização de ECG ou monitorização não for imediatamente possível, é sugerido dar cálcio a todos os pacientes com concentração de potássio acima de 6,5 mmol/L.

Transporte de potássio para o interior das células

Como a administração de cálcio não resulta em redução da concentração sérica de potássio, outras medidas devem ser tomadas para transportar o potássio do espaço extracelular para o intracelular, o que inclui o uso de insulina e beta-adrenérgicos.

A insulina ativa a bomba de sódio e potássio, induzindo o transporte de potássio para o meio intracelular. A dose indicada é 10 UI de insulina regular humana, juntamente com 25 a 50 g de glicose (para evitar hipoglicemia), por via endovenosa, durante 15 a 30 minutos[4-6]. A redução maior dos níveis de potássio ocorre nos primeiros minutos, com duração de até 2 a 4 horas. Caso necessário, essa dose pode ser repetida. Vale ressaltar que todo paciente que receber solução de glicose-insulina deve ter sua glicemia monitorada pelo menos a cada 1 hora.

Outra maneira de ativar a bomba de sódio e potássio e transportar o potássio para o meio intracelular é pelo uso de beta-agonistas. Estes podem ser utilizados por via inalatória ou endovenosa (não há diferença significativa de eficácia, porém por via EV os pacientes apresentaram maiores efeitos adversos).

A European Resuscitation Council recomenda o Salbutamol como droga de escolha para administração por nebulização na dosagem de 10 a 20 mg. Vale ressaltar que essa dosagem é maior do que a utilizada para tratamento de broncoespasmo, por isso é prudente se atentar aos possíveis efeitos colaterais.

Excreção de potássio

Os meios disponíveis para remover potássio do corpo são: diuréticos de alça, resinas de troca e diálise.

Existem poucos estudos a respeito da ação dos diuréticos no tratamento da hipercalemia. Porém, seu uso é muito comum na prática médica em todo o mundo. Provavelmente, os diuréticos de alça aumentam a excreção de potássio na urina em pacientes com função renal normal ou leve a moderadamente prejudicada, sobretudo quando combinados com hidratação salina para manter o fornecimento e o fluxo distal de sódio. Porém, pacientes com hipercalemia persistente em geral apresentam alteração de função renal e, consequentemente, a secreção renal de potássio está prejudicada; não existem até o momento dados que demonstrem uma resposta efetiva a curto prazo. Assim, os diuréticos não devem ser usados como único meio de remover o potássio do corpo em pacientes com emergência hipercalêmica.

As resinas de trocas de cátions, incluindo patiromer, SZC e SPS, ligam o potássio no trato gastrointestinal em troca de outros íons, como sódio ou cálcio. Essas terapias podem ser usadas para tratar a hipercalemia em pacientes com ou sem comprometimento grave da função renal. Apesar de que, em semelhança aos diuréticos de alça, existem estudos muito limitados sobre o uso de resinas de troca para o tratamento da hipercalemia aguda. Dessa forma, alguns *guidelines*, como o utilizado como referência deste capítulo, orientam a utilização das resinas de troca conforme as práticas locais[4-7].

Por último, a hemodiálise é uma forma de remover grandes quantidades de potássio rapidamente, devendo sempre ser considerada em casos mais graves. A hemodiálise é indicada em pacientes hipercalêmicos com comprometimento grave da função renal e é preferível aos trocadores de cátions se o paciente tiver acesso vascular funcional para diálise e se o procedimento puder ser realizado sem demora. É recomendada a consulta com a equipe de nefrologia na abordagem de todos os pacientes dialíticos que se apresentam no departamento de emergência com hipercalemia. Além disso, pacientes que se apresentam com hipercalemia refratária à terapia ou hipercalemia com lesão renal aguda também devem ser avaliados pela equipe de Nefrologia para consideração de diálise.

HIPOCALEMIA

A hipocalemia é geralmente definida como uma concentração de íons de potássio (K^+) no plasma inferior a 3,5 mmol/L. É um distúrbio eletrolítico comum no departamento de emergência, muitas vezes secundário ou associado com outras patologias que motivaram a procura por atendimento no pronto-socorro. A hipocalemia é encontrada com mais frequência clinicamente como uma complicação da terapia diurética usada para tratar hipertensão, insuficiência cardíaca, doença renal e outras condições. Alguns estudos sugerem que a hipocalemia discreta pode ser encontrada em quase 15% dos pacientes submetidos a análises laboratoriais em ambulatório e até 20% em pacientes hospitalizados[7]. Com frequência, a relevância clínica é limitada, uma vez que apenas 5% dos pacientes hospitalizados apresentam efeitos clinicamente significativos. Hipocalemia grave (em geral, definida como < 2,5 mmol/L) pode ter efeitos potencialmente graves. Quando confrontado com um paciente com hipocalemia, o primeiro passo é determinar se existe uma emergência. A emergência mais grave decorrente de hipocalemia é a arritmia cardíaca. Outra condição que está diretamente relacionada com a hipocalemia é a fraqueza dos músculos respiratórios, sobretudo o diafragma. Isto pode ser particularmente preocupante em um paciente com hipocalemia e acidemia metabólica (p. ex., um paciente com diarreia ou acidose tubular renal distal)[8]. Nessas situações, a acidose respiratória sobreposta decorrente de hipoventilação

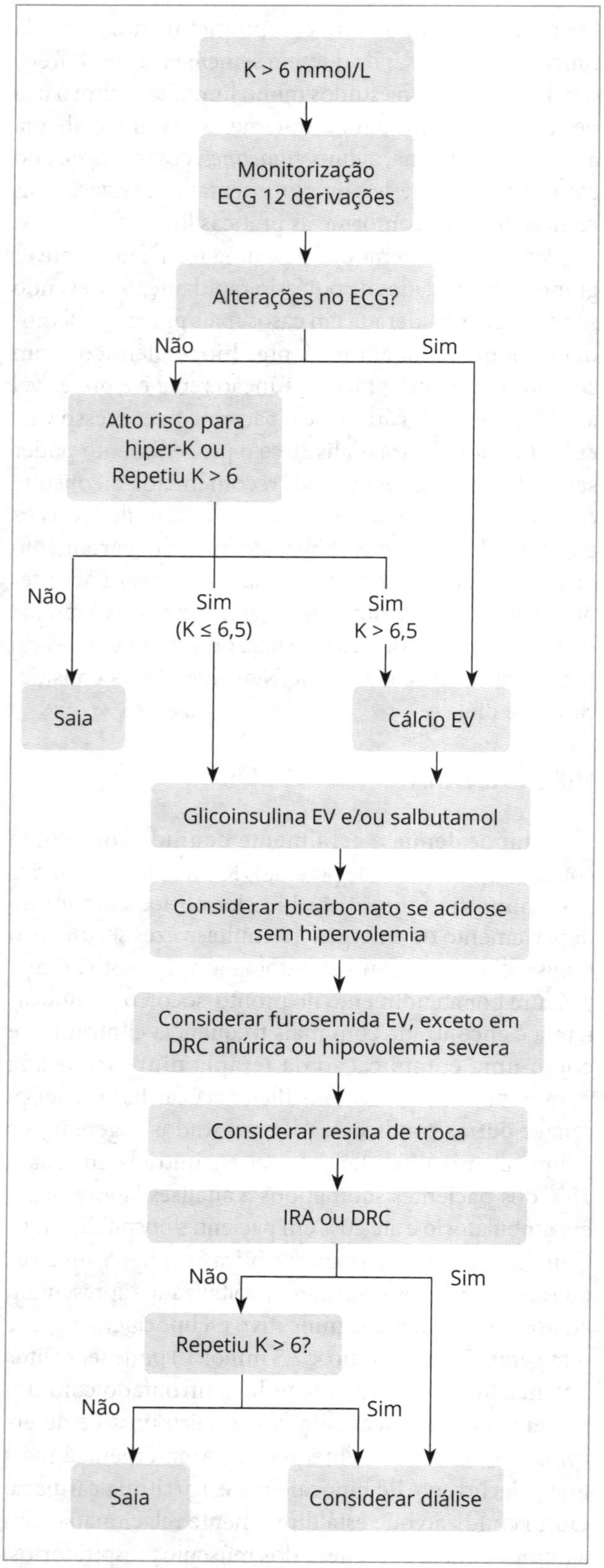

FIGURA 3 Fluxograma de tratamento da hipercalemia[3].
DRC: doença renal crônica; ECG: eletrocardiograma; EV: endovenoso; IRA: insuficiência renal aguda.

por fraqueza da musculatura respiratória pode levar a uma acidemia mista grave. Em situações como essa, a reposição de potássio deve ser iniciada sem demora.

Etiologia

No departamento de emergência, é importante pensar nas principais causas de hipocalemia quando se faz a anamnese e se exploram possíveis diagnósticos. Didaticamente, a hipocalemia pode ser dividida em quatro categorias gerais: distúrbios da ingestão, perdas gastrointestinais/extrarrenais, deslocamentos transcelulares e perdas renais. Com frequência, dados da história clínica podem indicar as possíveis causas. A Tabela 2 resume as principais causas de hipocalemia. O potássio é absorvido no duodeno e no jejuno, assim qualquer doença que afete a capacidade de funcionamento dessas estruturas pode levar a uma ingestão deficiente. Particularmente, pacientes com doenças prévias ou cirurgia bariátrica podem ter o intestino delgado curto. Além disso, a diminuição das enzimas digestivas por conta do *bypass* pode afetar a absorção de potássio. A perda gastrointestinal é uma causa ligeiramente mais comum de hipocalemia. Pacientes com gastroenterite grave podem apresentar vários dias de vômitos e diarreia, o que pode levar a uma hipocalemia acentuada decorrente de uma ingestão deficiente, bem como a perdas gastrointestinais significativas. Tanto os vômitos como a doença diarreica podem levar a níveis baixos de potássio, por perdas diretas e deslocação celular. As perdas renais de potássio podem ocorrer por uma variedade de causas. A hipocalemia induzida por medicamentos é uma doença frequente. Muitos diuréticos, incluindo todos os diuréticos de alça e os tiazídicos, podem provocar hipocalemia em decorrência de perdas diretas no sistema urinário por causa da inibição de reabsorção de potássio no néfron. Até 80% dos pacientes que tomam diuréticos desenvolverão algum nível de hipocalemia. Aqueles com hipomagnesemia e acidose metabólica podem perder potássio na urina por causa da deslocação de eletrólitos. Outros distúrbios endocrinológicos que resultam em excesso de mineralocorticoides (aumento da aldosterona) resultam em retenção de sódio e secreção de potássio. A acidose dos túbulos renais, por uma variedade de causas, particularmente os tipos 1 e 2, resulta também em perda urinária de potássio. Existem várias síndromes genéticas que podem afetar a excreção renal de potássio e levar à hipocalemia, descritas no quadro a seguir[7,8]. Os deslocamentos transcelulares podem ser decorrentes de vários mecanismos e, geralmente, não alteram o potássio corporal total, embora o potássio sérico esteja mais baixo. A alcalose, respiratória ou metabólica, resulta em níveis baixos de potássio sérico. Isto ocorre por conta de

TABELA 2

Paciente apresenta-se com hipocalemia Potássio sérico < 3,5 mEq/L		
Há uma causa identificável clara? ▪ Uso de diurético (alça ou tiazídico) ▪ Perda gastrointestinal (p. ex., diarreia) ▪ Uso de cisplatina, anfotericina, ou liquorice ▪ Deslocamento intracelular agudo do potássio (p. ex., efeitos da insulina) ▪ Baixa ingestão (p. ex., anorexia, síndromes disabsortivas)	Sim →	Tratar a causa subjacente; administrar potássio se necessário ↓
↓ Não		
Há fatores de risco para aldosteronismo primário? ▪ Hipertensão ▪ Terapia diurética com hipertensão resistente ou hipocalemia recorrente	Sim →	Checar razão renina-aldosterona após a reposição de potássio
↓ Não		
Há perda de potássio urinária? ▪ Checar sódio urinário, cloro, potássio e creatinina ▪ Checar magnésio sérico e bicarbonato	Sim →	Baixo cloro urinário e razão sódio-cloro > 1,6 ▪ Avaliar vômitos Razão sódio-cloro urinário aproximadamente 1 ▪ Avaliar uso de diurético ▪ Avaliar tubulopatias e acidose tubular renal Baixo magnésio sérico ▪ Avaliar medicações (p. ex., inibidor de bomba de prótons) ▪ Avaliar tubulopatias
Razão potássio-creatinina urinária > 22 mEq/g sugere perda urinária		
↓ Não		
Cloro urinário alto e razão sódio-cloro < 0,7 ▪ avaliar uso de laxativo		

ATPase trocadora de hidrogênio-potássio que respondem à alcalose. O excesso de insulina, frequentemente iatrogênico, também pode levar à deslocação do potássio de modo intracelular sem reduzir o potássio corporal total. O excesso de catecolaminas, em razão do uso de medicamentos ou de distúrbios endócrinos, pode ainda levar à deslocação do potássio. Doenças raras, como paralisia periódica hipocalêmica, podem levar a deslocações transcelulares, e são particularmente susceptíveis à hipercalemia de rebote se a correção for excessiva.

Existe uma associação clínica importante entre a hipomagnesemia e a hipocalemia. No entanto, não está claro se a depleção de íons Mg^{2+} por si só pode levar à perda renal de íons K^+ e à hipocalemia, ou se tanto a hipomagnesemia como a hipocalemia são causadas pela mesma doença subjacente (p. ex., diarreia, terapia diurética, síndrome de Gitelman). Independentemente disso, é importante ter em mente que pacientes com arritmias cardíacas associadas à hipocalemia podem não responder à terapêutica com a administração de KCl até que o seu déficit de íons Mg^{2+} seja corrigido.

TABELA 3 Doenças genéticas levando à hipocalemia

Desordens relacionadas ao deslocamento do potássio	Alta excreção urinária
Paralisia periódica familiar hipocalêmica	Hiperaldosteronismo primário
Síndrome de Andersen--Tawil	Síndrome de Cushing
	Hiperplasia adrenal congênita
	Síndrome de Liddle
	Síndrome de Bartter
	Síndrome de Gitleman

Manifestações clínicas

A apresentação mais comum é a fraqueza neuromuscular. Esta apresenta-se com mais frequência como uma queixa de "fraqueza generalizada" que, por vezes, pode ser clinicamente relevante ao exame físico. Também podem ser observadas dores musculares, constipação, cãibras e palpitações/arritmia. Fraqueza motora franca, espasmos e fasciculações podem estar presentes. Queixas de parestesia ou dormência, muitas vezes em um padrão não consistente com um dermátomo ou miótomo específico, também podem ser observadas.

As manifestações cardíacas são comuns e constituem um dos maiores riscos de mortalidade. Pacientes com doença cardíaca, especificamente insuficiência cardíaca, podem ser sensíveis a níveis baixos de potássio, mesmo abaixo de 4,0 mmol/L. A baixa concentração sérica de potássio pode levar a uma variedade de arritmias, além de fibrilação atrial/*flutter*, intervalo QT prolongado/ *torsade de pointes*, taquicardia supraventricular, extrassístoles ventriculares e arritmias ventriculares, incluindo fibrilação ventricular.

O mecanismo principal dessas arritmias é a diminuição da reserva de repolarização cardíaca e o aumento do cálcio intracelular decorrente de inibição significativa da atividade da Na^+-K^+ ATPase, causando a acumulação intracelular de Na^+ e Ca^{2+}[8].

As alterações eletrocardiográficas típicas da hipocalemia começam frequentemente com achatamento da onda T, seguido de depressão do segmento ST e, depois, possível inversão da onda T. É comum um QTc prolongado e a caraterística "onda U", uma deflexão positiva após uma onda T, mais bem observada nas derivações precordiais. Em casos mais graves de hipocalemia, podem, por vezes, ser encontradas "ondas de Nikelekam" no ECG. Estas são descritas como uma "onda de Wellen inversa, uma onda T invertida seguida de uma onda U. Outras alterações no ECG que podem ser observadas incluem ondas P altas, QTc prolongado e alterações do segmento ST (sobretudo depressão). Como referido anteriormente, a hipocalemia grave também pode predispor a arritmias potencialmente fatais, incluindo *torsade de pointes*, fibrilação ventricular e taquicardia ventricular.

Tratamento

Os objetivos do tratamento da hipocalemia incluem prevenir situações de risco de vida, como a fraqueza diafragmática, a rabdomiólise e as arritmias cardíacas, além de repor o déficit de potássio (K^+) e corrigir a causa subjacente da hipocalemia. A urgência da terapia depende da gravidade da hipocalemia, das condições associadas (p. ex., um paciente com insuficiência cardíaca que faz uso de digoxina ou um com encefalopatia hepática) e da taxa de queda do K^+ plasmático. Uma queda rápida para menos de 2,5 mmol/L representa alto risco de arritmias cardíacas e requer reposição urgente. Embora a reposição de potássio seja geralmente reservada para pacientes com um déficit real, deve ser considerada em casos de redistribuição de potássio, como na paralisia periódica hipocalêmica, quando há risco iminente de complicações graves, como fraqueza muscular, rabdomiólise e arritmias cardíacas. O risco de arritmia é maior em pacientes idosos, com doença cardíaca orgânica, ou em uso de digoxina ou medicamentos antiarrítmicos.

O potássio é principalmente um cátion intracelular, e um baixo nível sérico geralmente indica um déficit significativo de potássio total no corpo. Cada queda de 0,3 mEq no nível sérico de potássio abaixo do normal correlaciona-se com um déficit corporal total de aproximadamente 100 mEq. Na ausência de náuseas ou vômitos, pacientes com hipocalemia leve ou moderada podem ser tratados com reposição oral de potássio. A reposição oral está disponível em formas líquidas, em pó e em comprimidos, sendo o cloreto de potássio a mais comum. Doses de 40 a 60 mEq por via oral a cada 2 a 4 horas são tipicamente bem toleradas. Se a causa da hipocalemia não for clara ou se for grave e associada à fraqueza profunda, deve-se obter um nível de potássio na urina antes de iniciar a terapia para avaliar se os rins estão excretando potássio inadequadamente em decorrência de uma causa renal ou endócrina. Potássio urinário acima de 13 mEq/L por grama de creatinina indica perdas renais inapropriadas de potássio. O tratamento da hipocalemia é crucial em várias populações de pacientes. A hipocalemia é arritmogênica, especialmente em casos de infarto agudo do miocárdio, situações nas quais os níveis de catecolaminas estão elevados e em ventrículos hipertrofiados ou dilatados. É um fator de risco independente para morbidade e mortalidade em pacientes com insuficiência cardíaca, que necessitam manter níveis séricos de potássio entre 4,0 e 5,0 mEq/L. Para perfusão intravenosa, o cloreto de potássio pode ser administrado com segurança a uma taxa de 10 a 20 mEq/h. Em casos raros, quando é necessária reposição IV superior a 20 mEq/h, como para níveis abaixo de 2,0 mEq/L ou intervalo QT superior a 500 milissegundos, o paciente deve ter monitoramento cardíaco contínuo e acesso venoso central.

A hipocalemia está frequentemente associada à hipomagnesemia, e a gravidade da hipocalemia correlaciona-se com um grau semelhante de hipomagnesemia. A reposição de magnésio em geral deve acompanhar a reposição de potássio. A menos que o paciente receba pelo menos 0,5 g/h de sulfato de magnésio junto com a reposição de potássio, este não será absorvido eficientemente pelas células, resultando em perda de potássio pela excreção. A correção de grandes déficits de potássio pode levar vários dias, com reposição oral e IV simultâneas.

Acompanhamento

Pacientes com hipocalemia leve, acima de 3,5 mEq/dL sem qualquer alteração no ECG, geralmente podem receber alta para casa com acompanhamento ambulatorial próximo para uma nova verificação de potássio em até uma semana. A hipocalemia decorrente de terapia diurética requer aumento da ingestão de potássio, substituição por um agente poupador de potássio ou a sua adição ao tratamento com diurético tiazídico. Uma vez que o paciente recebe alta, se o aumento da ingestão de potássio for desejado, a reposição oral de potássio será mais bem realizada incentivando a ingestão de alimentos ricos em potássio e magnésio, como batata, abacate, feijão preto, tomate e banana. Pacientes nos quais a causa subjacente de sua hipocalemia não pode ser tratada com sucesso, como náuseas e vômitos refratários, requerem internação. Não é recomendado que o paciente receba alta hospitalar até que seu nível de potássio esteja acima de 3,0 mEq/dL, eles podem tolerar alimentos e líquidos e têm intervalo QT inferior a 500 ms[6-8].

REFERÊNCIAS

1. Clase CM, Carrero JJ, Ellison DH, Grams ME, Hemmelgarn BR, Jardine MJ, et al.; Conference Participants. Potassium homeostasis and management of dyskalemia in kidney diseases: conclusions from a Kidney Disease: Improving Global Outcomes (KDIGO) Controversies Conference. Kidney Int. 2020;97:42–61.
2. Lott C, Truhlář A, Alfonzo A, Barelli A, González-Salvado V, Hinkelbein J, et al.; ERC Special Circumstances Writing Group Collaborators. European Resuscitation Council Guidelines 2021: Cardiac arrest in special circumstances. Resuscitation. 2021;161:152-219.
3. Lindnera G, Burdmannb EA, Clasec CM, Hemmelgarnd BR, Herzoge CA, Małyszkof J, et al. Acute hyperkalemia in the emergency department: a summary from a Kidney Disease: Improving Global Outcomes Conference. 2020.
4. Clase CM, Carrero J-J, Ellison DH, Grams ME, Hemmelgarn BR, Jardine MJ, et al., for Conference Participants. Potassium homeostasis and management of dyskalemia in kidney diseases: conclusions from a Kidney Disease: Improving Global Outcomes (KDIGO) Controversies Conference, 2019.
5. Lizyness K, Dewald O. BRASH Syndrome. Treasure Island: StatPearls; 2023 .
6. Grams ME, Hoenig MP, Hoorn EJ. Evaluation of hypokalemia. JAMA. 2021;325(12):1216-7. Erratum in: JAMA. 2021;325(18):1905.
7. Dhondup T, Qian Q. Acid-base and electrolyte disorders in patients with and without chronic kidney disease: an update. Kidney Dis. 2017;3(4):136-48
8. Weiss JN, Qu Z, Shivkumar K. Electrophysiology of hypokalemia and hyperkalemia. Circulation: Arrhythmia and Electrophysiology. 2017;10(3).

7

Distúrbios ácido-base

Caio Gonçalves Nogueira
Julio Boriollo Guerra
Marcus Vinicius Melo de Andrade
Arthur de Campos Soares

PONTOS PRINCIPAIS

- A gasometria deve ser padrão no manejo de qualquer paciente com estado geral preocupante. É um método auxiliar que deve seguir o conceito *point-of-care*.
- A interpretação da gasometria deve seguir estratégias consolidadas, sempre reforçando suspeições diagnósticas, ou seja, o raciocínio clínico.
- Anormalidades nos parâmetros gasométricos podem ser indicadores precoces de condições potencialmente ameaçadoras à vida.
- Na maioria das vezes, o foco do manejo dos distúrbios ácido-base deve ser o tratamento da condição de base, e não a correção do pH.
- Entender o processo fisiopatológico das condições é mais importante que decorar fórmulas para o manejo correto dos distúrbios ácido-base.

INTRODUÇÃO

Qualquer condição ou distúrbio potencialmente fatal acaba sendo expressado em algum tipo de alteração ácido-base. As situações mais comuns são infecções, doenças crônicas agudizadas e intoxicações agudas.

Variações no pH podem ser deletérias, podendo causar disfunções orgânicas múltiplas. Estados acidóticos podem causar disfunções cardíacas graves associados a estados de má perfusão ao ocasionar hipotensão decorrente de vasodilatação arterial e também hipoxemia ao causar desvio na afinidade da hemoglobina por oxigênio[1-5]. Em contraste, estados de alcalose extremos causam má perfusão cerebral por meio de vasoconstrição arterial cerebral com consequente isquemia e crises convulsivas inesperadas no manejo do paciente crítico, caso o médico não esteja atento aos distúrbios ácido-base.

Considerando que o equilíbrio ou homeostase do sistema é feito pelo centro respiratório, rins e sistemas tampão, qualquer condição que afete tais sistemas refletirá em algum tipo de distúrbio ácido-base, sendo de grande ajuda para o emergencista uma gasometria *point-of-care* aliada ao diagnóstico sindrômico.

A interpretação dos dados gasométricos como pH sanguíneo (7,35 a 7,45), pressão parcial de gás carbônico (35 a 45) e bicarbonato (23 a 26) pode fornecer duas informações básicas no atendimento inicial ao paciente grave:

- Etiologia primária do distúrbio.
- Gravidade da condição.

Existem várias abordagens e graus de análise dos distúrbios ácido-base, sendo possível realizar conclusões aprofundadas de vários distúrbios físicos e químicos com o auxílio de fórmulas químicas, porém fogem do objetivo da abordagem em sala de emergência. Os vários métodos de abordagem para interpretação gasométrica têm em comum sempre procurar o valor esperado compensatório do bicarbonato ou do CO_2 e, assim, encontrar distúrbios secundários ou não.

Este capítulo tem por objetivo mostrar o potencial da análise da gasometria no atendimento inicial ao paciente crítico de forma rápida e objetiva.

O modelo proposto para análise gasométrica focado no atendimento inicial ao paciente crítico foca basicamente em mostrar o distúrbio primário por meio do ânion-*gap*, o grau de compensação e se há distúrbios secundários associados. Este modelo se inicia pelo raciocínio clínico e diagnóstico sindrômico, que devem preceder a coleta e interpretação de exames complementares, seguido dos passos:

- Passo 1 – identificar o *status* do pH e o distúrbio primário.
- Passo 2 – identificar o ânion-*gap* e o distúrbio secundário.
- Passo 3 – determinar a gravidade do quadro e a proposta terapêutica.

CONCEITOS BÁSICOS

Passo 1 – Identificar o *status* do pH e o distúrbio primário

Qualquer distúrbio que afete o sistema ácido-base acarretará uma compensação, que dificilmente será perfeita, ocasionando apenas uma das duas opções: acidemia ou alcalemia.

A identificação do distúrbio primário parte do entendimento do bicarbonato como sistema tampão, dado pela equação de Henderson-Hasselbach. A partir disso, podemos concluir a seguinte lógica:

- pH = Bicarbonato (HCO_3^-).
- pCO_2 aumenta = pH cai.
- pCO_2 diminui = pH aumenta.
- Bicarbonato aumenta = pH aumenta.
- Bicarbonato diminui = pH diminui.

Identificação do distúrbio primário

Identificar o distúrbio primário é de suma importância para aproximar o raciocínio clínico da hipótese diagnóstica. Para isso, precisamos:

- Nomear o *status* do pH. Exemplo: pH = 7,02 → acidemia.
- Identificar qual das duas variáveis mais se correlaciona com o *status* do pH. Em uma situação de acidemia, o bicarbonato reduzido sinaliza uma acidose metabólica, enquanto um pCO_2 elevado (podendo ser associado a bicarbonato elevado) sinaliza uma acidose respiratória. Em alcalemias, observamos o contrário: bicarbonato elevado (de forma desproporcional à pCO_2) reflete alcalose metabólica, enquanto pCO_2 reduzida (de forma desproporcional ao bicarbonato) reflete uma alcalose respiratória.

Considerando a fórmula anterior, se a pCO_2 sobe por algum motivo, é esperado que o bicarbonato também aumente, em uma tentativa de manter o pH estável.

Para qualquer situação que altere a homeostase do sistema ácido-base do organismo é esperado que haja uma compensação. Nem sempre tal compensação é perfeita, mas na sua ausência, os níveis de pH sofreriam grandes variações com valores incompatíveis à vida. É o sistema conhecido como tampão[4-8].

Exemplo: na cetoacidose diabética, ocorre falta de insulina e aumento do metabolismo de ácidos graxos, que gera ácidos que são tamponados pelo bicarbonato (acidose metabólica = distúrbio primário). Com a queda do bicarbonato ocorre também a queda de pCO_2 pela hiperventilação (alcalose respiratória = compensação) em uma tentativa de variar o pH como o menor possível. Perceba então que ambos (pCO_2 e bicarbonato) variam na mesma "direção": elevação ou redução. Caso um esteja elevado e o outro reduzido, isto nos sinaliza a presença de distúrbios mistos/compensação incompleta.

Passo 2 – Identificação de distúrbios mistos e o ânion-*gap*

Para cada tipo de distúrbio ácido-base, a compensação é passível de previsão matemática. Isto é, a partir do valor do bicarbonato é possível prever o valor da pCO_2 e vice-versa. Caso o aferido na gasometria esteja fora do valor previsto, estaremos diante de outro distúrbio associado.

ACIDOSE METABÓLICA

Na acidose metabólica, para cada valor de bicarbonato podemos presumir o CO_2 pela fórmula:

pCO_2 esperada = Bicarbonato × 1,5 + 8

Para exemplo, podemos avaliar os seguintes casos:

- Paciente 1: pH = 7,04, bicarbonato = 6 e pCO_2 = 17.
  - pCO_2 = 6 × 1,5 + 8.
  - pCO_2 = 17 * Mesmo valor do pCO_2 do paciente, tratando-se então de um distúrbio simples, acidose metabólica simples.
- Paciente 2: pH = 7,30, bicarbonato = 6 e pCO_2 = 10.
  - pCO_2 esperado = 17 × encontrado = 10. Neste caso, há uma "compensação ventilatória excessiva", indicando um distúrbio secundário – alcalose respiratória.
- Paciente 3: pH = 6,95, bicarbonato = 6 e pCO_2 = 25.
  - Neste caso, há uma compensação ventilatória insuficiente, denotando retenção de CO_2 e gerando uma acidose respiratória secundária.

No terceiro caso, são vários os motivos pelos quais houve um distúrbio misto. Um deles, por exemplo, pode ser decorrente de falência respiratória, em que o paciente consegue hiperventilar para promover uma alcalose respiratória inicial, mas, após certo tempo, caso não corrigido o distúrbio primário, o paciente entrará em falência ventilatória por fadiga muscular, acumulando então pCO_2. Temos, portanto, uma acidose ventilatória associada.

Ânion-*gap*

O potencial elétrico da corrente sanguínea é sempre neutro, ou seja, as moléculas negativas somadas têm praticamente o mesmo valor das positivas. A principal carga positiva é dada pela concentração de sódio, enquanto as principais cargas negativas são dadas pelo cloreto e bicarbonato. Demais ânions como proteínas e ácidos fixos não são mensurados. A esta quantidade de ânions não mensurados denomina-se ânion-*gap*, e pode ter seu conceito simplificado como "a diferença entre cátions e ânions habituais da corrente sanguínea". Caso surja alguma nova molécula no sangue, essa diferença será alterada. Tal nova molécula pode ser um novo ácido decorrente do metabolismo anaeróbico (ácido lático), por exemplo, ou um medicamento de propriedades ácidas (ácido acetilsalicílico)[8-12].

É possível, ainda, que um paciente tenha um distúrbio ácido-base, mas se encontre em um momento em que os valores de pH, pCO_2 e bicarbonato estejam ainda normais e a única pista do distúrbio seja o ânion-*gap* aumentado[12-15].

Portanto, é de suma importância conhecer o ânion-*gap* para se pensar em diagnósticos diferenciais de acidose metabólica. Ânion-*gap* aumentado significa que alguma nova molécula eletricamente ativa surgiu e está interferindo no equilíbrio ácido-base, enquanto um ânion-*gap* normal significa que a alteração ácido-base decorre de alteração primária do bicarbonato ou pCO_2.

Cálculo do ânion-*gap*: [Na] – [Bicarbonato] – [Cl] (o valor normal encontra-se entre 4 e 12).

*Alguns aparelhos informam o valor de ânion-*gap* calculado de forma automática.

*Não é necessário incluir o valor da albumina, uma vez que a proposta de correção do ânion-*gap* pela albumina não tem performance diagnóstica superior ao ânion-*gap* simples.

ACIDOSE METABÓLICA DE ÂNION-*GAP* ELEVADO

O achado de ânion-*gap* elevado significa, portanto, que há algum novo ácido na corrente sanguínea. São causas de acidose metabólica de ânion-*gap* elevado:

- Acidose láctica (hipoperfusão tecidual).
- Cetoacidose diabética/alcoólica/jejum.
- Uremia.
- Intoxicações (AAS, metformina, álcoois tóxicos – metanol e etilenoglicol, paracetamol, cianeto, CO, isoniazida, aminoglicosídeos, tolueno)).

São causas de acidose metabólica de ânion-*gap* normal:

- Diarreia (pela perda gastrointestinal de bicarbonato).
- Fístula pancreática (perda de suco pancreático, que é alcalino) ou de intestino delgado.
- Acidose tubular renal.
- Infusão excessiva de cloreto de sódio (excesso de ânions – cloreto)

IDENTIFICAÇÃO DE ACIDOSES METABÓLICAS DE DIFERENTES CAUSAS – DELTA/DELTA

Apenas com o resultado da gasometria podemos ainda suspeitar de níveis reduzidos de pH (acidose) com duas ou mais causas, por exemplo, acidose láctica associada a vômitos abundantes. Para isso, podemos buscar a proporção entre a variação do bicarbonato com o ânion-*gap*.

O quanto variou ou caiu o bicarbonato comparado com a mesma variação do ânion-*gap* guarda uma proporção aplicável clinicamente.

- Delta bicarbonato = bic. sérico – 24.
- Delta ânion-*gap* = ânion-*gap* real – 10 É importante destacar que o número a ser comparado é o valor absoluto – em módulo, não importando sinal negativo/positivo..

Compare então os resultados:

- Delta AG/Delta Bic. = (AG atual – 10) / (Bic atual – 24).
- Delta AG/Delta Bic > 2 = o aumento do ânion-*gap* foi muito maior que a redução de bicarbonato, então possivelmente temos uma alcalose metabólica associada. Exemplo: cetoacidose associada a vômitos abundantes.
- Delta AG/Delta Bic < 1 = a queda do bicarbonato foi muito maior que o aumento do ânion-*gap*; possivelmente temos acidose metabólica de ânion-*gap* normal associada. Exemplo: acidose láctica associada à diarreia grave.
- Delta/delta entre 1 e 2 = a variação do ânion-*gap* foi proporcional à variação do bicarbonato, então a

acidose de ânion-*gap* aumentado não está associada a outra acidose.

QUADRO CLÍNICO DA ACIDOSE METABÓLICA

Um paciente com acidose metabólica está enfrentando uma condição potencialmente fatal até que se prove o contrário. O emergencista deve direcionar esforços para identificar e tratar a causa base o mais rápido possível. As acidoses metabólicas de ânion-*gap* aumentado geralmente são resultado de condições de maior gravidade, como, por exemplo, na acidose láctica. Das diversas causas de aumento do lactato, a de maior preocupação é a tipo I, ou hipoperfusão tecidual. Assim, deve-se direcionar esforços nesse caso para identificar e tratar a causa do choque do paciente, sendo este o ponto principal da terapêutica nesse tipo de acidose[15-20].

Situação especial: cetoacidose alcoólica

A cetoacidose alcoólica é uma condição especial de acidose metabólica com ânion-*gap* elevado em que o indivíduo se dissocia do metabolismo de carboidratos ao passar por longos períodos usando álcool e corpos cetônicos (gorduras) como fonte principal de energia, o que resulta em novos ácidos na corrente sanguínea, os cetoácidos, assim como na cetoacidose diabética, porém sem hiperglicemia.

Os pacientes com essa condição se apresentam com estigmas de etilismo crônico em grandes quantidades, geralmente com acidoses graves e quadro clínico marcado por taquipneia com padrão respiratório de Kussmaul (inspirações rápidas e profundas), má perfusão tecidual, vômitos e dor abdominal. O paciente pode ou não se apresentar sob efeito de álcool, mais comumente em abstinência, momento em que ele cessou uma das principais fontes de energia.

Portanto, são pacientes sob risco de óbito iminente, considerando que apresentam profunda hipovolemia com má perfusão tecidual e hiperlactatemia.

Considerações sobre a reposição de bicarbonato nas acidoses metabólicas

No sistema tampão formado pelo bicarbonato, ao fornecer/administrar bicarbonato exógeno, o bicarbonato irá tamponar um H^+, inicialmente aumentando o pH e reduzindo a acidose; em seguida, irá gerar H_2O e CO_2. Se este CO_2 adicional gerado for instável como CO_2 no sangue, caso não venha a ser excretado na ventilação alveolar, irá converter novamente a molécula de H_2O em bicarbonato e liberar H^+ adicional, ou seja, mais ácido. Controversamente, então, administrar bicarbonato pode piorar a acidose caso o produto do seu metabolismo, o CO_2, não venha a ser excretado.

Portanto, sempre que for cogitado administrar bicarbonato a um paciente, é importante avaliar o seu padrão respiratório, pois, como dito, frente a uma acidose metabólica é de se esperar que ocorra uma compensação da acidose com alcalose ventilatória.

Não é incomum que o paciente com acidemia grave seja admitido já em insuficiência respiratória em uma tentativa extrema de excretar todo CO_2 possível, e como qualquer musculatura, a mecânica respiratória após um certo tempo trabalhando em intensidade máxima entra em exaustão. É justamente nessa exaustão, fadiga ou insuficiência respiratória crítica que administrar bicarbonato pode ser bastante perigoso ou até mesmo letal, pois o indivíduo já está na máxima ventilação alveolar possível no momento. Caso surja uma carga adicional de CO_2 fruto da administração do bicarbonato, ele não terá condições de excretá-la, o que pode piorar a acidose até níveis iminentemente ameaçadores à vida.

Ressaltamos que na maioria dos casos de acidose metabólica, assim como na maioria dos distúrbios ácido-base, o foco do manejo é tratar a causa base, com a exceção em alguns casos de intoxicação, em que é comprovadamente benéfico alcalinizar o sangue com bicarbonato para favorecer a metabolização e a excreção. Outra exceção possível é na acidose metabólica grave associada à lesão renal aguda, em que uma análise de subgrupo do estudo BICAR-ICU demonstrou alguma redução da necessidade de terapia de substituição renal (desfecho secundário).

Concluindo, administrar bicarbonato a um paciente com determinada acidose metabólica costuma ser uma conduta reservada a poucas situações. O mais assertivo, na maioria dos casos, é tratar ativamente a causa de base.

Usando o exemplo da cetoacidose, algumas referências citam considerar o uso de bicarbonato em caso de acidemias extremas (pH < 6,9), porém também informam a existência de referências que reforçam tal conduta. Nesse caso, o tratamento da acidose mais apropriado se baseia na infusão de insulina após adequada ressuscitação volêmica e níveis apropriados de potássio.

Situação especial: intoxicação por salicilatos

Das diversas intoxicações que geram acidose metabólica, a que tem maior evidência do benefício da infusão de bicarbonato é a intoxicação por ácido acetilsalicílico (AAS). O racional da administração de bicarbonato nessa situação é decorrente da metabolização desse ácido ser prioritariamente renal, e a alcalinização do sangue favorece e promove esse processo de metabolismo. As principais literaturas recomendam manter pH sérico entre 7,55 e 7,65[17-23].

Entretanto, mesmo nessa situação com recomendação formal à administração de bicarbonato, recomendamos que seja continuamente avaliado o padrão respiratório do paciente. Caso haja sinais de insuficiência respiratória grave com iminência de falência respiratória, sugerimos reservar a administração de bicarbonato após proteção de via aérea e ventilação controlada mecanicamente. Nesse caso, é possível mecanicamente excretar todo o CO_2 adicional gerado pela infusão de bicarbonato.

É importante ressaltar que na intoxicação por salicilatos, o quadro inicial é marcado em grande parte das vezes por alcalose respiratória, em decorrência da hiperventilação associada ao consumo de bicarbonato levando a uma hipercompensação, mas acaba evoluindo para acidose metabólica de ânion-*gap* continuamente elevado[18].

Gap-osmolar

Vale a pena ressaltar, ainda dentro da acidose metabólica, sobre o uso do *gap*-osmolar para aumentar a suspeição de intoxicação ao se deparar com acidose metabólica de ânion-*gap* elevado especialmente naqueles sem justificativa óbvia da sua acidose. Consiste em comparar a osmolaridade sanguínea do paciente para a esperada, ou calculada, sendo que grandes variações podem significar substâncias exógenas com poder osmótico presentes na corrente sanguínea.

Especialmente na intoxicação por álcool tóxico, o diagnóstico rápido tem grande impacto no tratamento, pois somente o diagnóstico feito na fase inicial pode propiciar a realização do antídoto adequado – a administração de álcoois não tóxicos que irão competir pela metabolização, não permitindo que os tóxicos sejam metabolizados, causando seus efeitos deletérios.

Fórmula do *gap*-osmolar:

Osmolaridade sérica estimada = 2 × [Na] + [glicose]/18 + ureia/6
Normal: 290 mOsm/kg H_2O

Gap-osmolar = Osm (medida) – Osm (calculada)
Normal < 10

ALCALOSE METABÓLICA

Na maioria das vezes, os quadros de alcalose metabólica são compensatórios à retenção crônica de gás carbônico, comum em pacientes com distúrbios ventilatórios obstrutivos com retenção crônica de CO_2, com o avançar da doença, esses pacientes vivem habitualmente com hipercapnia e, em um processo adaptativo, os rins progressivamente retêm bicarbonato, sendo que tais pacientes têm pH dentro da normalidade basalmente.

Existem algumas situações em que o paciente pode desenvolver alcalose metabólica como distúrbio primário, como nos casos de vômitos de repetição (pela perda de cloretos do suco gástrico) e alguns medicamentos (diuréticos de alça e tiazídicos principalmente). Além disso, pode ocorrer alcalose metabólica de contração, devido a perda desproporcional de volume em relação a perda de bicarbonato (ex.: após diureticoterapia agressiva).

Em uma menor parte das vezes, doenças crônicas (insuficiência cardíaca e cirrose principalmente) em estágios avançados podem causar hipoperfusão renal e, em consequência, retenção de bicarbonato.

Existem relatos de aumento do bicarbonato sérico após hemotransfusões em que o citrato, usado como anticoagulante, é metabolizado em bicarbonato.

Distúrbio primário ou secundário?

Na alcalose metabólica, encontrar a pCO_2 esperada pode ajudar a diferenciar se a alcalose é condição primária ou se trata de uma hipercompensação de um distúrbio respiratório grave prévio. Nessa situação, a pCO_2 esperada é encontrado apenas somando-se o valor do bicarbonato do paciente + 15. Se a pCO_2 do paciente estiver maior que esse valor encontrado, o paciente está retendo mais CO_2 do que deveria, tratando-se de um distúrbio misto.

Exemplo: gasometria = pH = 7,56, pCO_2 = 65, HCO_3^- = 32

pCO_2 esperada = 32 (bicarbonato do paciente) + 15 = 47

Entretanto, o paciente se encontra com pCO_2 de 65, o que indica um distúrbio secundário, no caso, uma acidose respiratória.

Quadro clínico

Na maior parte das vezes, os sintomas são decorrentes da hipercapnia, e não do bicarbonato elevado. A hipercapnia causa sonolência e torpor, evoluindo para piora da hipoventilação com piora da retenção de CO_2 até causar acidose respiratória.

Em valores muito altos (a partir de 40 mM), o excesso de bicarbonato tem potencial de causar arritmias, *delirium*, crises convulsivas e hipocalcemia com parestesias.

Em pacientes críticos, pH acima de 7,45 está associado com aumento da mortalidade, principalmente se a estratégia de correção do distúrbio envolver aumento do *drive* na ventilação mecânica, o que faz aumentar a PaO_2, prejudicial por períodos prolongados.

Manejo

O manejo deve ser direcionado para corrigir o estímulo à retenção ou produção de bicarbonato. Uma medida inicial e efetiva quando o distúrbio decorrer de perda de cloretos é a reposição volêmica com cloreto de sódio, assim como corrigir qualquer distúrbio hidroeletrolítico.

Caso seja decorrente de doenças crônicas, o manejo deverá ser direcionado ao tratamento e/ou compensação.

A acetazolamida, por vezes, é utilizada em ambiente de terapia intensiva como estratégia para inibição da anidrase carbônica, induzindo a excreção renal de bicarbonato, o que se provou ser útil no tratamento da alcalose metabólica.

DISTÚRBIOS RESPIRATÓRIOS

Acidose respiratória

Por definição é a hipercapnia (retenção de CO_2). Pode ser ocasionada por qualquer condição que cause hipoventilação, podendo ter origem no sistema nervoso (drogas, hemorragias cerebrais significativas, trauma direto), no centro respiratório especificamente (narcose) ou na mecânica respiratória de modo geral.

O paciente hipercápnico, por si só, se apresenta sonolento ou torporoso, com cefaleia, clônus multifocal e até mesmo tremores inespecíficos.

Causas de hipercapnia

- Distúrbios hipoventilatórios: medicamentos depressores do *drive* ventilatório (opioides, benzodiazepínicos, barbitúricos, álcool), AVC de tronco, encefalites, hipotireoidismo, contusão pulmonar.
- Distúrbios neuromusculares: Guillain-Barré, esclerose lateral amiotrófica, *miastenia gravis*, hipocalemia, hipocalcemia, distrofia muscular, *Heat Stroke*.
- Distúrbios pulmonares inicialmente manifestam-se como insuficiência respiratória hipoxêmica, podendo evoluir para insuficiência respiratória hipercápnica com sua evolução – TEP, DPOC, pneumonia, ARDS.

Consequências da hipercapnia

A hipercapnia é, em geral, muito bem tolerada se instalada lentamente, com pouco ou nenhum sintoma, visto pacientes com DPOC ou hipoventilação do obeso, que vivem por anos com hipercapnia sem sintomas específicos. Porém, a hipercapnia, quando aguda, pode causar dispneia com agitação, sedação por narcose e aumento da pressão intracraniana por vasodilatação cerebral.

Crônico-agudizado

Pacientes portadores de doenças retentoras de CO_2, como dito, vivem em um estado de compensação também pela retenção de bicarbonato. Em consequência, valores de bicarbonatos elevados são fortemente sugestivos de uma hipercapnia crônica. Esses pacientes vivem com retenção de CO_2 e bicarbonato, mas não com pH alterado, pois houve tempo para uma compensação adequada.

Quando o paciente se apresenta hipercápnico, com bicarbonato elevado e acidótico, muito provavelmente ele está em uma agudização da sua doença crônica. Por exemplo, o portador de DPOC, que é um retentor crônico de CO_2 e, consequentemente, de bicarbonato, mas frente a uma pneumonia, por exemplo, que altera a mecânica ventilatória causando outro distúrbio ácido-base, irá se apresentar acidótico na sala de emergência; temos, portanto, DPOC exacerbado.

Causas de hipercapnia

- Distúrbios hipoventilatórios: medicamentos depressores do *drive* ventilatório (opioides, benzodiazepínicos, barbitúricos, álcool), AVC de tronco, encefalites, hipotireoidismo, contusão pulmonar.
- Distúrbios neuromusculares: Guillain-Barré, esclerose lateral amiotrófica, *miastenia gravis*, hipocalemia, hipocalcemia, distrofia muscular, *Heat Stroke*.
- Distúrbios pulmonares: TEP, DPOC, pneumonia, ARDS.

Consequências da hipercapnia

A hipercapnia é, em geral, muito bem tolerada se instalada lentamente, com pouco ou nenhum sintoma, visto pacientes com DPOC ou hipoventilação do obeso, que vivem por anos com hipercapnia sem sintomas específicos. Porém, a hipercapnia, quando aguda, pode causar dispneia com agitação, sedação por narcose e aumento da pressão intracraniana por vasodilatação cerebral.

Manejo

Além do tratamento da causa de base, o manejo da hipercapnia, quando aguda e sintomática, deve ser realizado produzindo alcalose respiratória artificial, sendo um grande adjunto, nesse caso, a ventilação não invasiva (VNI). A VNI tem enorme potencial adjunto em doenças crônicas pulmonares agudizadas, aumentando a excreção de CO_2, mas principalmente reduzindo o esforço respiratório. É importante salientar que havendo melhora do padrão e do esforço respiratório nesses pacientes, a redução do CO_2 será uma consequência gradual, e que não deve ser critério de falha do método.

ALCALOSE RESPIRATÓRIA (HIPOCAPNIA)

É por definição a hipocapnia – CO_2 baixo, sendo causada por períodos de hiperventilação. A hiperventilação pode ter origem em distúrbio ventilatório (ex.: insuficiência respiratória hipoxêmica + acidose metabólica inicial), ou por quadro de dor, ansiedade ou agitação.

Entretanto, na suspeita de um quadro infeccioso, sobretudo se o paciente estiver sem dor, a alcalose respiratória de bicarbonato normal deve ser entendida como um quadro de sepse em fase inicial até que se prove o contrário. A hipocapnia precede a hipoxemia e a hipotensão nesses casos. Em alcaloses respiratórias crônicas, observa-se uma compensação renal discreta, com redução de bicarbonato sérico.

A abordagem da hipocapnia, em termos práticos, deve ser direcionada a procurar sinais emocionais ou álgicos para a hiperventilação ou causas pulmonares. Qualquer condição pulmonar pode causar alcalose respiratória, muitas delas sendo condições tempo-dependentes e potencialmente fatais, como pneumonia, edema agudo pulmonar, TEP, pneumotórax e broncoespasmo. Portanto, não devemos subestimar tal apresentação clínica e gasométrica.

O manejo da hipocapnia também é direcionado para o tratamento da causa de base. Certifique-se de que o paciente não esteja com dor, desconforto ou ansiedade, mas é obrigatório considerar sepse e os diagnósticos diferenciais ventilatórios.

ACOMPANHAMENTO DOS PACIENTES COM DISTÚRBIOS ÁCIDO-BASE

A decisão sobre alta hospitalar ou internação e necessidade de terapia intensiva para os pacientes com distúrbios ácido-base deve ser individualizada, visto as inúmeras condições e distúrbios que podem alterar o equilíbrio ácido-base.

Em linhas gerais, os pacientes que apresentam lesão de órgão-alvo (taquipneia, alteração do sensório, disfunção renal, hipoperfusão tecidual) devem necessariamente ser internados em unidade de terapia intensiva.

O limiar para internação nos pacientes que se apresentam com distúrbios ácido-base deve ser baixo, pois, na maioria das vezes, a condição de base exige propedêutica e manejo cuidadoso e tem risco potencial à vida. Uma exceção são os pacientes com condições crônicas que alteram o equilíbrio ácido-base progressivamente ao longo dos anos e se encontram com pH dentro da normalidade e sem sintomas relacionados.

ERROS COMUNS NO MANEJO DOS DISTÚRBIOS ÁCIDO-BASE NA EMERGÊNCIA

1) Administrar oxigênio em máscara de alto fluxo em pacientes não hipoxêmicos para tratar taquipneia

A taquipneia pode ter origem em compensação ventilatória de acidose metabólica. Além disso, o oxigênio em alto fluxo induz hipercapnia e a hiperóxia pode ser tóxica, especialmente em pacientes com ventilação/perfusão modificados (DPOC), podendo resultar em hipoventilação e acidose respiratória com repercussão grave no sistema nervoso central. Adotar estratégia de hipoxemia conservadora parece ser a melhor estratégia nesses casos.

2) É preciso intubar o paciente que está taquipneico com esforço

Pacientes com acidose metabólica significativa desenvolvem taquipneia por mecanismo compensatório (alcalose respiratória), podendo ter padrão preocupante, como ocorre na cetoacidose e em intoxicações. Entretanto, tratar agressivamente a causa base tem alto potencial de melhora rápida do padrão respiratório, evitando a intubação na maioria das vezes. Além disso, transicionar um paciente com acidose metabólica grave para ventilação mecânica requer atenção aos parâmetros ventilatórios, pela necessidade de alto volume-minuto.

3) Meu paciente está com acidose metabólica grave, portanto vou administrar bicarbonato

A administração de bicarbonato, especialmente em pacientes graves, pode ser altamente prejudicial, pois são pacientes que já estão realizando o máximo possível de taquipneia compensatória, e o bicarbonato adicional irá gerar CO_2 adicional que, se não excretado, irá piorar a acidose.

4) Fiz VNI no meu paciente com DPOC retentor de CO_2, ele melhorou o padrão respiratório, mas o CO_2 continua alto, então a VNI falhou

A melhora do padrão respiratório e do sensório é o principal indicador de sucesso da VNI para promover acidose respiratória; o próprio paciente com o sensório melhor irá fisiologicamente melhorar a alcalose.

5) Meu paciente etilista crônico está com estado geral alterado, mas acredito que seja somente por estar etilizado

Desconfie sempre de cetoacidose alcoólica em caso de taquipneia e estado geral alterado em pacientes etilistas crônicos. Em geral são acidoses com potencial alto de mortalidade se não reconhecidas e manejadas adequadamente. Solicitar gasometria deve ser conduta-padrão nesses casos[18].

6) Meu paciente diabético está com glicemia HI, mas o pH está normal, portanto não é cetoacidose e não necessita de manejo em departamento de emergência

Muita atenção aos pacientes diabéticos que se apresentam na emergência com suspeita de diabetes descompensada; pH normal não exclui cetoacidose, pois pode ser que ainda haja uma compensação entre CO_2 e bicarbonato, mas o ânion-*gap* está elevado. Considere sempre avaliar o ânion-*gap*, especialmente se bicarbonato reduzido, assim como a presença de cetonemia ou cetonúria.

7) Meu paciente com acidose metabólica e necessidade de grandes expansões volêmicas precisa de cristaloides, vou prescrever apenas cloreto de sódio

O "soro fisiológico" (cloreto de sódio) não é fisiológico. Há excesso de sódio e cloretos, que na corrente sanguínea, em quantidades significativas, resulta em acidose hiperclorêmica. Ou seja, estaremos adicionando uma outra acidose em um paciente que já está com acidose metabólica.

Preferir cristaloides balanceados, como ringer lactato para quantidades significativas parece ser a melhor estratégia nestes casos, embora não haja consenso sobre a superioridade entre cristaloides balanceados ou não em pacientes críticos.

8) Vou prescrever gasometria arterial seriada para manejar meu paciente com distúrbio ácido-base

A gasometria arterial e venosa têm diferença insignificante em relação aos níveis de bicarbonato e pH, e pouca diferença em níveis de pCO_2. Portanto, a menos que seja preciso avaliar parâmetros ventilatórios como relação PaO_2/FiO_2 ou ajustes finos de pCO_2, não são necessárias punções seriadas de artéria para manejo de distúrbios ácido-base. Por ser extremamente dolorosa, a punção arterial gera taquipneia, que pode resultar em mais um distúrbio ácido-base.

REFERÊNCIAS

1. Kitabchi AE, Umpierrez GE, Miles JM, et al. Hyperglycemic crises in adult patients with diabetes. Diabetes Care. 2009;32(7):1335-43.
2. American College of Medical Toxicology. Guidance document: management priorities in salicylate toxicity. J Med Toxicol. 2015;11(1):149-52.
3. Rossaint R, Bouillon B, Cerny V, et al. The European guideline on management of major bleeding and coagulopathy following trauma, 4.ed. Crit Care. 2016;20:100.
4. Soar J, Nolan JP, Bottiger BW, et al. European Resuscitation Council guidelines for resuscitation 2015: section 3. Adult advanced life support. Resuscitation. 2015;95:100-47.
5. O'Driscoll BR, Howard LS, Earis J, et al. British Thoracic Society guideline for oxygen use in adults in healthcare and emergency settings. BMJ Open Respir Res. 2017;4(1):e000170.
6. Hamm LL, Nakhoul N, Hering-Smith KS. Acid-base homeostasis. Clin J Am Soc Nephrol. 2015;10(12):2232-42.
7. Lee S-W, Hong Y-S, Park D-W, et al. Lactic acidosis not hyperlactatemia as a predictor of inhospital mortality in septic emergency patients. Emerg Med J. 2008;25(10):659-65.
8. Gunnerson KJ, Saul M, He S, et al. Lactate versus non-lactate metabolic acidosis: a retrospective outcome evaluation of critically ill patients. Crit Care. 2006;10(1):R22.
9. Emmett M, Narins RG. Clinical use of the anion gap. Medicine (Baltimore). 1977;56(1):38-54.
10. Witte DL, Rodgers JL, Barrett DA 2nd. The anion gap: its use in quality control. Clin Chem. 1976;22(5):643-6.
11. Kraut JA, Madias NE. Serum anion gap: its uses and limitations in clinical medicine. Clin J Am Soc Nephrol. 2007;2(1):162-74.
12. Figge J, Jabor A, Kazda A, et al. Anion gap and hypoalbuminemia. Crit Care Med. 1998;26(11):1807-10.
13. Lugassy DM, Nelson LS. Case files of the medical toxicology fellowship at the New York City Poison Control: bromism: forgotten, but not gone. J Med Toxicol. 2009;5(3):151-7.
14. Murray T, Long W, Narins RG. Multiple myeloma and the anion gap. N Engl J Med. 1975;292(11):574-5.
15. Liamis G, Liberopoulos E, Barkas F, et al. Spurious electrolyte disorders: a diagnostic challenge for clinicians. Am J Nephrol. 2013;38(1):50-57.
16. Astrup P, Jorgensen K, Andersen OS, et al. The acid-base metabolism. A new approach. Lancet. 1960;1(7133):1035-9.
17. Siggaard-Andersen O. The Van Slyke equation. Scand J Clin Lab Invest Suppl. 1977;146:15-20.
18. Schlichtig R, Grogono AW, Severinghaus JW. Human PaCO2 and standard base excess compensation for acid-base imbalance. Crit Care Med. 1998;26(7):1173-9.
19. Stewart PA. Independent and dependent variables of acid-base control. Respir Physiol. 1978;33(1):9-26.
20. Morgan TJ. The Stewart approach--one clinician's perspective. Clin Biochem Rev. 2009;30(2):41-54.
21. Story DA. Stewart acid-base: a simplified bedside approach. Anesth Analg. 2016;123(2):511-5.
22. Story DA. Bench-to-bedside review: a brief history of clinical acid-base. Crit Care. 2004;8(4):253-8.
23. Figge J, Rossing TH, Fencl V. The role of serum proteins in acid--base equilibria. J Lab Clin Med. 1991;117(6):453-67.

8

Distúrbios do cálcio, magnésio e fósforo

Luís Augusto Ferreira
Marcus Vinicius Melo de Andrade

PONTOS PRINCIPAIS

- Além da regulação hormonal, outros fatores como pH sérico e albuminemia podem interferir nos níveis séricos de cálcio ionizado.
- Caso haja persistência da hipercalcemia por longos períodos, pode haver degeneração de diversas estruturas pela deposição de cálcio crônica, como vasos, valvas cardíacas e túbulos renais.
- As principais manifestações agudas da hipocalcemia são desencadeadas pela irritabilidade e hiperatividade neuromuscular.

INTRODUÇÃO

O metabolismo do cálcio e do fósforo ocorre de forma conjunta, envolvendo absorção e excreção intestinal, eliminação e reabsorção renal, e formação ou destruição de cristais ósseos. Os principais mediadores hormonais envolvidos nesse metabolismo estão detalhados a seguir.

O paratormônio (PTH) é secretado pelas paratireoides quando há redução nos níveis séricos de cálcio iônico (fração livre do cálcio sérico). Sua função é aumentar a reabsorção do cálcio depositado nos ossos, estimulando a quebra dos cristais de hidroxiapatita (formados por cálcio, fosfato e água) pelos osteoclastos. O PTH também aumenta em pequena escala a absorção intestinal de cálcio e estimula a reabsorção do cálcio nos rins, com eliminação de fosfato na urina.

A cascata da vitamina D envolve ingestão de precursores na dieta, síntese cutânea de formas pré-ativas e conversão hepática e renal em formas ativas. O grupo desses precursores, formas pré-ativas e ativas, é genericamente chamado de vitamina D[1,2]. Ela age aumentando a absorção intestinal e reduzindo a eliminação renal de cálcio e fosfato, bem como inibindo a secreção de paratormônio, o que em última análise causa aumento dos níveis séricos e corporal total de cálcio e fosfato.

A calcitonina é secretada pelas células C da tireoide e atua inibindo a atividade osteoclástica e, portanto, causando aumento do depósito de cálcio e fosfato sob a forma de hidroxiapatita nos ossos. Sua secreção ocorre por estimulação direta por níveis séricos de cálcio (especialmente após variações agudas pós-alimentares).

O fator de crescimento de fibroblastos 23 (FGF23) tem efeito inibitório na secreção de PTH e na conversão de vitamina D, além de reduzir a reabsorção renal de fosfato. Contudo, seus mecanismos de ação ainda não foram completamente compreendidos.

Além da regulação hormonal, outros fatores como pH sérico e albuminemia podem interferir nos níveis séricos de cálcio ionizado, visto que cerca de 50% do *pool* de cálcio sérico é encontrado sob a forma conjugada com a albumina, e essa ligação é alterada conforme a acidemia (reduz a ligação e aumenta o cálcio livre) ou a alcalemia (intensifica a ligação e reduz o cálcio livre) do plasma. Em pacientes com hipoalbuminemia ou alterações severas de pH, os níveis de cálcio total e iônico podem estar alterados e, nestes casos, sugere-se a dosagem da fração iônica, que é a verdadeira responsável pelas funções metabólicas desse íon[1,2].

O magnésio, todavia, tem o controle dos níveis séricos feito principalmente pelos rins e pela absorção gastrointestinal. Na dieta, a principal fonte de magnésio é o consumo de cereais integrais e o principal sítio de absorção é no intestino delgado. Em pacientes com alimentação adequada, a quantidade de magnésio absorvida é muito superior à necessária (250 a 300 mg/dia vs. 125 a 150 mg/dia), sendo a diferença excretada pelos rins, mediante *feedback* negativo para a reabsorção de magnésio na alça de Henle e túbulo proximal[1,2].

Existe, no entanto, uma pequena sobreposição do metabolismo do magnésio com o de fosfato e o de cálcio. Os principais depósitos de magnésio são os ossos e a reabsorção óssea estimulada pelo paratormônio pode aumentar os níveis séricos de magnésio. Além disso, a hipercalcemia, por inibir a síntese de paratormônio, pode reduzir a reabsorção do magnésio ósseo em estados de carência e contribuir para níveis mais baixos de magnesemia. No caso do fosfato, a sobreposição ocorre no transporte de magnésio no plasma, tendo em vista que uma pequena fração do magnésio sérico é transportada associada a outros íons, dentre eles o fosfato. Além disso, o consumo de alimentos ricos em fosfato pode reduzir a absorção intestinal de magnésio no delgado, e a hipofosfatemia crônica pode contribuir para a incapacidade de reabsorção renal de magnésio e cálcio (o mecanismo dessa relação ainda não foi claramente estabelecido).

APRESENTAÇÃO CLÍNICA

Distúrbios de cálcio

A hipercalcemia leve (11 a 11,5 mg/dL) em geral é assintomática, podendo cursar com sintomas inespecíficos como desatenção e alterações leves de personalidade. Nos casos de hipercalcemia mais severa (≥ 12 mg/dL), pode haver alterações importantes de sistema nervoso central, como letargia, estupor ou coma, além

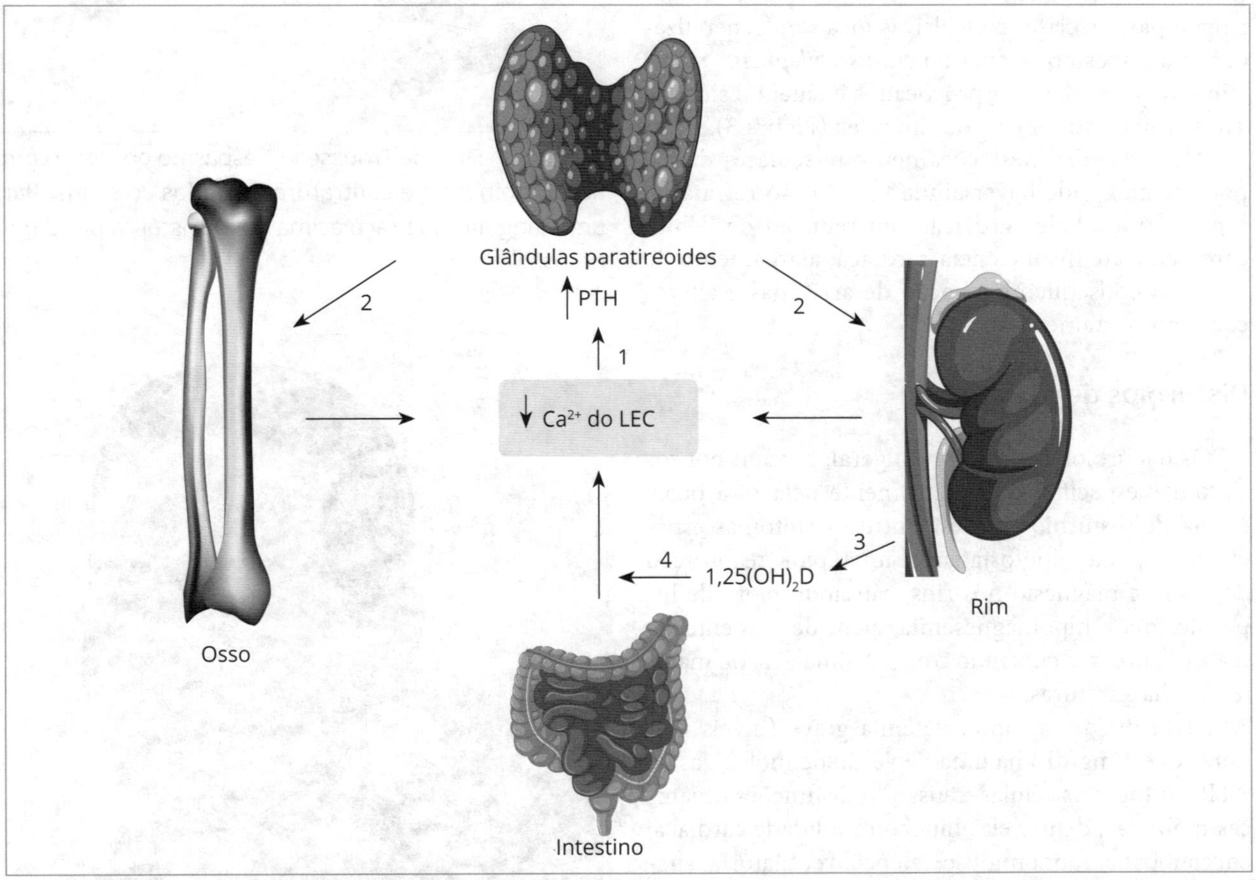

FIGURA 1 Mecanismos de feedback que mantêm as concentrações de cálcio extracelular dentro de uma faixa fisiológica estreita (8,9-10,1 mg/dL. Uma redução do cálcio (Ca^{2+}) do líquido extracelular (LEC) desencadeia um aumento na secreção do paratormônio (PTH) (1) por meio do receptor sensor de cálcio das células paratireóideas. Por sua vez, o PTH resulta em aumento da reabsorção tubular de cálcio pelos rins (2) e reabsorção de cálcio do osso (2) e também estimula a produção renal de 1,25(OH)2D (3). Por sua vez a 1,25(OH)2D atua principalmente no intestino, aumentando a absorção do cálcio (4). Em conjunto, esses mecanismos homeostáticos atuam para normalizar os níveis séricos de cálcio. Fonte: Kasper et al., 2016.

de distúrbios de condução cardíaca como encurtamento de QT, bradicardia, bloqueios de condução cardíaca, sobretudo atrioventriculares, elevação de segmento ST e, raramente, taquiarritmias[2-4]. Outras manifestações menos ameaçadoras à vida são poliúria e polidipsia, pela perda da capacidade renal de concentração da urina, nefrolitíase, fraqueza muscular, hiporexia e náusea. Caso haja persistência da hipercalcemia por longos períodos, pode haver degeneração de diversas estruturas pela deposição de cálcio crônica, como vasos, valvas cardíacas e túbulos renais.

A hipocalcemia, diferentemente da hipercalcemia, pode causar manifestações mais exuberantes, sendo o quadro clínico dependente da velocidade de instalação do distúrbio e dos níveis séricos de cálcio.

As principais manifestações agudas da hipocalcemia são desencadeadas pela irritabilidade e hiperatividade neuromuscular. Pode haver parestesias e contraturas discretas, como contratura de dedos e parestesia de lábios, mas também distúrbios severos, como laringoespasmo, crises convulsivas focais ou generalizadas, e até mesmo tetania ou *status epilepticus*. Sinais clínicos que podem ser provocados incluem o sinal de Trousseau (Figura 2) e o de Chvostek (Figura 3).

Além das manifestações neuromusculares da hipocalcemia, pode haver ainda hipotensão refratária, hipocontratilidade cardíaca com redução de débito cardíaco e até insuficiência cardíaca, alargamento de QT com consequente geração de arritmias e alterações comportamentais.

Distúrbios de fosfato

Os distúrbios de fosfato, em geral, causam poucos sintomas específicos, principalmente pela rara ocorrência de distúrbios graves. Entre os sintomas específicos, há na hipofosfatemia uma pior reabsorção de cálcio e magnésio nos rins, causando piora de hipocalcemia e hipomagnesemia, além de aumento da reabsorção óssea cursando com osteomalácia ou maior tendência a fraturas.

Além disso, na hipofosfatemia grave (níveis menores que 1 mg/dL) há uma depleção de moléculas de ATP em todas as células, causando disfunções orgânicas múltiplas, dentre elas hipocontratilidade cardíaca, encefalopatia, rabdomiólise, falência ventilatória, anemia hemolítica e íleo paralítico.

A hiperfosfatemia pode causar hipocalcemia por diversos motivos, sendo esta a origem dos seus sintomas na maioria das vezes. Os principais mecanismos envolvidos são a inibição da formação de vitamina D, com consequente menor absorção de cálcio da dieta, e a formação de cristais por associação de fosfato e cálcio fora dos ossos, com depósitos nos órgãos (causando calcificação e aterosclerose em artérias) e fragilida-

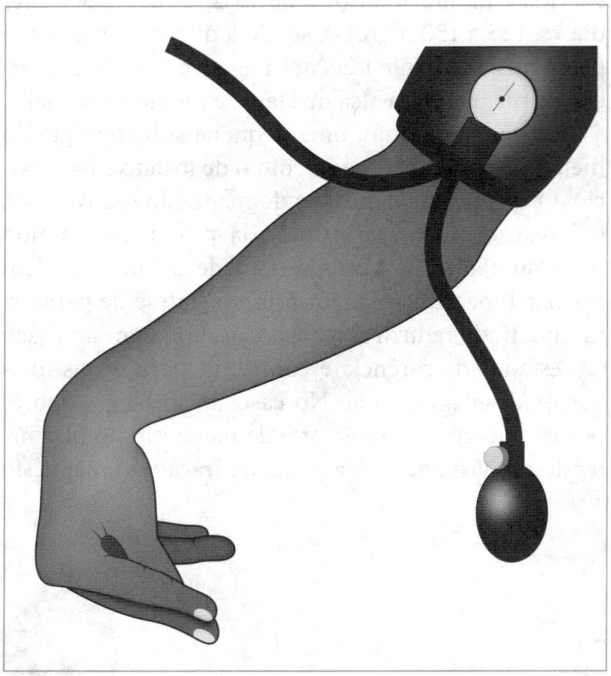

FIGURA 2 Sinal de Trousseau – espasmo do carpo com flexão do punho e contratura de dedos ao se insuflar um manguito no braço acima da PA sistólica por 3 minutos.

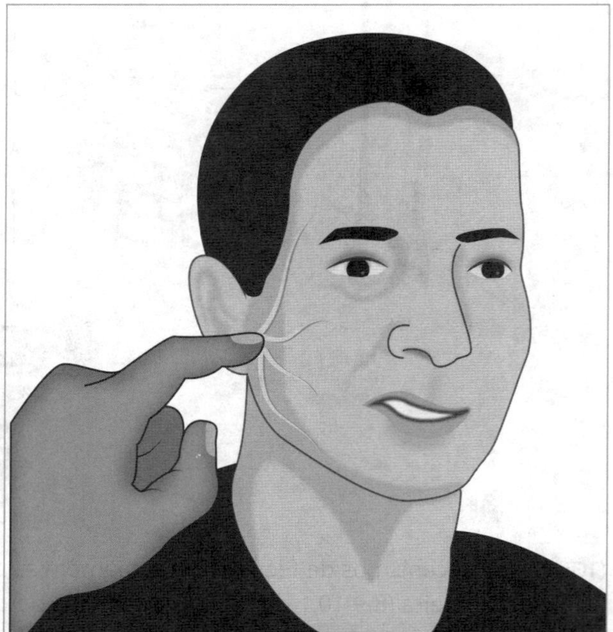

FIGURA 3 Sinal de Chvostek – contratura de musculatura hemifacial ipsilateral ao se percutir a raiz do nervo facial próximo ao conduto auditivo.

de óssea. Pela redução da calcemia, a hiperfosfatemia pode cursar com os sintomas causados pela hipocalcemia já relatados.

Distúrbios de magnésio

A hipermagnesemia é, em geral, bem tolerada. A menos que haja alterações severas (> 7 mg/dL), os pacientes se apresentaram oligo ou assintomáticos, podendo ter sintomas inespecíficos, como náusea, fadiga e fraqueza muscular[3-5]. Na hipermagnesemia severa, pode haver confusão mental, torpor, hiporreflexia, cefaleia, constipação e retenção urinária. Casos com níveis extremos de magnesemia (> 12 mg/dL) podem evoluir com paralisia muscular, íleo paralítico, coma, arritmias (BAV, bradicardia) e até mesmo parada cardiorrespiratória.

A hipomagnesemia, todavia, tende a ser mais sintomática. As principais manifestações envolvem a ativação neuromuscular, causando hiperexcitabilidade tal qual a hipocalcemia. Os pacientes podem se apresentar com tremores, tetanias, fraqueza muscular, nistagmo, agitação ou torpor, evoluindo para convulsões e coma. Pode haver ainda manifestações cardiovasculares como alargamento de QT e QRS, elevação (níveis leves a moderados) ou achatamento (hipomagnesemia grave) de onda T, prolongamento de PR e taquiarritmias, incluindo a taquicardia ventricular polimórfica (*torsades de pointes*)[5,6]. Na hipomagnesemia, pode haver ainda outros distúrbios hidroeletrolíticos causados e/ou piorados pelos baixos níveis de magnésio, tendo em vista que esse íon é um importante cofator em diversos mecanismos de absorção, reabsorção e utilização dos outros íons. Os distúrbios concomitantes mais comuns aos quais o emergencista deve se atentar nos casos de hipomagnesemia são a hipocalemia e a hipocalcemia. Outro ponto relevante em relação à sobreposição de distúrbios iônicos é que mesmo com níveis normais de calcemia, a presença da hipomagnesemia pode causar os sinais de Trousseau e Chvostek, não sendo esses sinais semiológicos exclusivos dos distúrbios do cálcio.

DIAGNÓSTICOS DIFERENCIAIS

Os diagnósticos diferenciais mais importantes dos distúrbios de fosfato, cálcio e magnésio são os próprios distúrbios hidroeletrolíticos, pois além de haver uma similaridade de apresentação clínica e sintomatologia, existe, como já relatado até aqui, uma sobreposição de regulação hormonal, uma coexistência entre eles por serem causados por doenças em comum, bem como o agravamento de alguns distúrbios na presença de outros. Por isso, sempre que houver alguma alteração hidroeletrolítica relevante, outros íons devem ser dosados e o diagnóstico de outros distúrbios deve ser buscado.

AVALIAÇÃO DIAGNÓSTICA

A história clínica é sempre o fator mais importante na elucidação diagnóstica. Na maioria dos pacientes é possível, por meio de coleta detalhada da descrição dos sintomas e doenças de base, definir qual ou quais mecanismos estão envolvidos nos distúrbios hidroeletrolíticos. Uso de álcool, medicamentos ou alterações alimentares severas (cirurgia bariátrica, anorexia, bulimia) são pontos a serem ativamente buscados, pois comumente são causas dessas alterações e, com frequência, são omitidos em decorrência da repercussão social que geram.

Algumas condições e síndromes que devem ser conhecidas pelo emergencista estão relatadas a seguir. Contudo, em pacientes que se apresentem com quadros clínicos graves de qualquer etiologia, bem como aqueles com alterações hemodinâmicas, renais ou neurológicas críticas, deve-se solicitar um painel iônico completo associado a marcadores de disfunção renal, no intuito de se identificar alterações dos íons relatados neste capítulo. Entre os quadros comuns do dia a dia do emergencista que merecem destaque pela correlação comum com essas alterações, vale citar: cetoacidose diabética, insuficiência renal das mais diversas apresentações, complicações do etilismo, desnutrição, pacientes onco-hematológicos, pós-operatório recente ou tardio de tireoidectomia, pacientes com doenças endocrinológicas já conhecidas (congênitas ou adquiridas), diarreia e vômitos persistentes (gastroenterite, hiperêmese gravídica, doenças inflamatórias intestinais etc.).

Síndrome de lise tumoral

A síndrome de lise tumoral, como o nome já diz, é caracterizada pela lesão celular extensa de células tumorais, geralmente desencadeada pelo início ou por uma sessão de quimioterapia. Ela ocorre mais frequentemente em tumores hematológicos, dentre os quais os de mais alto risco são: leucemia (especialmente do tipo linfocítica), linfoma de Burkitt, linfoma de células B e leucemia mieloide aguda.

Em decorrência da grande taxa de replicação e do intenso metabolismo das células tumorais, essas células contêm uma quantidade de fosfato muito maior que as células não tumorais. Por isto, na lise tumoral há uma liberação de quantidades expressivas de fosfato no plasma, com consequente quelação do cálcio

TABELA 1 Medicamentos envolvidos em distúrbios hidroeletrolíticos

Alteração iônica	Medicamentos potencialmente envolvidos
Hipomagnesemia	Diuréticos de alça e tiazídicos Inibidores de bomba de prótons Aminoglicosídeos Anfotericina B Digitálicos Quimioterápicos (cisplatina, ciclosporina) Laxativos Anticorpos (cetuximab, matuzumab, panitumumab)
Hipermagnesemia	Inibidores de bomba de prótons Lítio
Hipofosfatemia	Glicocorticoides Antiácidos Cisplatina Pamidronato
Hiperfosfatemia	Intoxicação por vitamina D Laxativos
Hipercalcemia	Intoxicação por vitamina D Levotiroxina Diuréticos tiazídicos Lítio
Hipocalcemia	Bisfosfonatos Denosumab Cinacalcet Cisplatina Transfusão maciça (citrato)

e geração de hiperfosfatemia e hipocalcemia de forma aguda. Além disso, há também um aumento importante dos níveis de potássio e ácido úrico, podendo haver precipitação de cristais de ácido úrico nos túbulos renais com consequente nefropatia obstrutiva e disfunção renal, sendo este o painel metabólico mais comum na síndrome.

O tratamento da lise tumoral consiste em hiperidratação para aumento da taxa de filtração glomerular e da correção da hipocalcemia[5-7]. Em casos mais graves, pode-se lançar mão da alcalinização da urina com a infusão de bicarbonato, o que aumenta a solubilidade do ácido úrico, mas pode piorar os efeitos da hipocalcemia, pois a alcalemia tende a reduzir a fração iônica do cálcio. A alcalinização não é uma medida unânime e, em decorrência dos efeitos colaterais possíveis, deve ser avaliada pontualmente. Outra medida que pode ser usada é a hemodiálise, que é útil na correção da hipercalemia ameaçadora à vida, no tratamento da acidemia causada pela disfunção renal, bem como na retirada de complexos cálcio-fosfato, reduzindo a formação de cristais.

A prevenção da síndrome de lise tumoral é ainda o melhor tratamento e consiste na hiper-hidratação dos pacientes próximo às sessões de quimioterapia, podendo ou não ser associada ao uso de drogas que reduzem a formação de ácido úrico, como alopurinol ou rasburicase.

Síndrome de realimentação

A síndrome de realimentação foi inicialmente descrita no período pós-Segunda Guerra Mundial, tendo sido uma causa comum de morte de prisioneiros de guerra. O principal fator de risco para a síndrome de realimentação é a desnutrição ou o jejum prolongado, por isto trata-se de uma doença comum em pacientes oncológicos, geriátricos, dependentes químicos ou criticamente enfermos (como grandes queimados). Ela também foi descrita em pacientes renais crônicos dialíticos, diabéticos com controle inadequado e pós-cirurgia bariátrica.

O mecanismo fisiopatológico não é completamente esclarecido, mas se sabe que há um consumo progressivo dos estoques de eletrólitos com *shift* do intracelular para o extracelular, de forma que se mantenham os níveis plasmáticos minimamente normais. Após o reinício da alimentação, ocorre uma hiperestimulação de carreadores iônicos (como a NaK-ATPase) e de hormônios (dentre eles a insulina), causando uma inversão do fluxo iônico, com influxo de grandes quantidades de fósforo e potássio do plasma para o intracelular.

Essa redução aguda da fosfatemia e da calemia são as principais características da síndrome de realimentação, mas pode haver também hipomagnesemia e a deficiência de tiamina. A gravidade da síndrome foi classificada pelo comitê da Sociedade Americana de Nutrição Enteral e Parenteral (ASPEN) conforme a Tabela 3, considerando-se os achados encontrados até 5 dias após o reinício da alimentação.

O tratamento e a prevenção da síndrome de realimentação variam entre os *guidelines* das principais sociedades internacionais. Em geral, recomenda-se a dosagem do painel eletrolítico antes do início da alimentação enteral nos pacientes de alto risco, com monitoramento a cada 12 horas dos níveis iônicos e reposição em caso de queda. Recomenda-se ainda a suplementação empírica de tiamina com dose de 100 mg 30 minutos antes do início da dieta ou infusão de glicose, com manutenção de 100 mg duas vezes ao dia por pelo menos 7 a 10 dias.

A divergência principal é se deve-se infundir magnésio, fósforo e potássio concomitantemente com a dieta em pacientes de alto risco ou se apenas monitorar esses íons. Independentemente da conduta adotada, o

TABELA 2 Critérios de Cairo-Bishop para lise tumoral

Definição clínica da síndrome de lise tumoral* e grau – Cairo Bishop						
Complicação	Grau 0	1	2	3	4	5
Creatinina	≤ 1,5 x ULN	1,5 x ULN	> 1,5 a 3,0 x ULN	> 3,0 a 6,0 x ULN	> 6,0 x ULN	Morte
Arritmia cardíaca	Nenhuma	Intervenção não indicada	Intervenção médica não urgente indicada	Sintomática e controlada incompletamente com medicação ou com cardioversão ou desfibrilação	Arritmia ameaçadora à vida (p. ex., arritmia com IC, hipotensão, síncope e choque)	Morte
Convulsão	Nenhuma		Uma crise convulsiva generalizada breve, convulsão(ões) bem controlada(as) com anticonvusivantes ou convulsão motora focal infrequente não interferindo com as atividades diárias	Convulsão com alteração do nível de consciência, mal controlada com convulsão tônico-clônica generalizada apesar do tratamento realizado	Convulsão de qualquer tipo prolongada, repetida, ou de difícil controle (p. ex., *status* epilépticos, epilepsia intratável	Morte

Síndrome de lise tumoral definida como laboratório de síndrome de lise tumoral mais pelo menos uma complicação clínica.

ponto mais importante é reconhecer os pacientes que estão em risco de apresentar a síndrome para que se possa monitorá-los de forma adequada.

TABELA 3 Classificação de gravidade da síndrome de realimentação

Gravidade	Achados clínico-laboratoriais
Leve	Redução de 10 a 20% dos níveis séricos de fósforo, potássio e/ou magnésio
Moderada	Redução de 20 a 30% dos níveis séricos de fósforo, potássio e/ou magnésio
Grave	Redução > 30% dos níveis séricos de fósforo, potássio e/ou magnésio e/ou sinais de disfunção orgânica decorrente dessa redução e/ou sinais de deficiência grave de tiamina (p. ex., encefalopatia de Wernicke-Korsakoff)

Hiperparatireoidismo

O aumento da secreção de PTH causa maior atividade osteoclástica com consequente aumento dos níveis séricos de fosfato e cálcio. Ele ainda estimula a produção de vitamina D e, por isto, a absorção de cálcio e fosfato no intestino. No entanto, nos rins o PTH estimula a troca de cálcio por fosfato, o que em última análise causa uma elevação da calcemia pelo estímulo nos três sítios citados, mas com níveis normais ou reduzidos de fosfato[7,8]. Pode haver calciúria quando, mesmo havendo estímulo à reabsorção, os níveis de cálcio sérico forem elevados ao ponto de não ser possível que todo o cálcio filtrado nos néfrons seja reabsorvido. Essa hipercalciúria somada à hiperfosfatúria predispõe à formação de cálculos renais, um dos sinais do hiperparatireoidismo. Outros sinais incluem dor e fraturas ósseas, alterações mentais e de comportamento e dor abdominal por íleo paralítico.

O achado mais sugestivo de hiperparatireoidismo primário é a presença concomitante de hipofosfatemia e hipercalcemia. Havendo essa combinação, confirma-se o diagnóstico com a dosagem do PTH sérico (porém esse exame é pouco disponível nos departamentos de emergência).

O hiperparatireoidismo pode ser primário, quando há uma hiperfunção intrínseca das glândulas paratireoides (mais de 80% das vezes relacionado com adenoma de uma única paratireoide), ou secundário, quando há uma hiperfunção das glândulas por estímulo externo. Entre as causas de hiperparatireoidismo secundário, destaca-se a insuficiência renal crônica, que gera uma falha na excreção do fosfato, com hiperfosfatemia inicialmente e formação de cristais cálcio-

-fosfato, com hipocalcemia secundária. Essa queda da calcemia e o aumento do fosfato estimulam a secreção de PTH, causando hiperplasia adrenal no longo prazo (quando há alta produção de PTH mesmo havendo níveis normais ou altos de cálcio, significa que a paratireoide não mais é sensível ao *feedback* negativo da hipercalcemia, o distúrbio é então denominado hiperparatireoidismo terciário). Essa hipersecreção e a disfunção renal irão causar, com o passar do tempo, aumento dos níveis séricos de cálcio e também de fosfato (hiperparatireoidismo terciário).

A investigação do hiperparatireoidismo envolve, além da história clínica, a dosagem de níveis de vitamina D, PTH, calciúria e outros exames que fogem do escopo deste capítulo, tendo em vista que esse tipo de investigação não é usualmente disponível ou realizado no ambiente de emergência, tampouco é o objetivo deste tratado.

O tratamento introdutório no pronto-socorro visa corrigir os distúrbios hidroeletrolíticos inicialmente e afastar fatores confundidores como medicamentos ou doenças correlatas. A correção será discutida a seguir. O tratamento definitivo muitas vezes envolve a paratireoidectomia nos casos primários e terciários, e a hemodiálise com uso de quelantes de fosfato nos casos secundários.

MANEJO

Hipercalcemia

Pacientes em crise hipercalcêmica geralmente apresentam desidratação, estado mental alterado e são propensos a arritmias em decorrência de distúrbios eletrolíticos concomitantes. Por isso, necessitam de acesso intravenoso com infusão de soro fisiológico e monitoramento rigoroso. O soro fisiológico ajuda a inibir a reabsorção do cálcio nos túbulos proximais e corrige a depleção de volume do paciente. Deve ser administrado rapidamente até que a pressão arterial e a perfusão sejam normalizadas. Após o *bolus* inicial, a infusão de solução salina deve ser ajustada para uma taxa de aproximadamente 200 a 300 mL/h, dependendo da idade do paciente, função renal, doenças cardíacas e outras comorbidades, para garantir um débito urinário adequado (2 L/dia). Embora maiores volumes de soro fisiológico possam aumentar a excreção de cálcio, eles também podem aumentar a morbidade e a mortalidade por causa de sobrecarga de volume, edema pulmonar e isquemia miocárdica.

O uso rotineiro de furosemida no manejo da hipercalcemia não é mais recomendado. A furosemida era usada para bloquear a reabsorção distal de cálcio, complementando os efeitos dos túbulos proximais da solução salina. No entanto, não se demonstrou que a furosemida tem efeitos significativos na redução da reabsorção de cálcio. A furosemida deve ser reservada para aumentar a diurese salina e evitar a sobrecarga de volume durante o tratamento da hipercalcemia. Se administrada a pacientes que ainda não estão com volume adequado, pode piorar a hemodinâmica, o estado renal e a hipercalcemia.

Após iniciar a excreção de cálcio com solução salina, outros valores eletrolíticos devem ser monitorados de perto, especialmente os níveis séricos de potássio. As terapias inibidoras de osteoclastos para hipercalcemia grave devem ser consideradas em consulta com o médico assistente ou oncologista do paciente. Medicamentos que inibem a reabsorção óssea mediada por osteoclastos incluem bisfosfonatos, mitramicina, calcitonina e corticosteroides. Os bisfosfonatos intravenosos são os agentes mais estudados e eficazes para tratar hipercalcemia associada à malignidade, principalmente inibindo a função e a sobrevivência dos osteoclastos. O ácido zoledrônico é o bisfosfonato de escolha para hipercalcemia de malignidade, com infusão de 15 minutos. Ele pode ser mais eficaz do que outros bisfosfonatos em manter baixos os níveis de cálcio ao longo do tempo[8-10]. O uso de bisfosfonatos intravenosos é restrito ao tratamento da hipercalcemia aguda com concentrações séricas de cálcio acima de 15 mg/dL e rápida deterioração das funções do SNC, cardíaca, gastrointestinal e renal. O denosumabe é uma nova opção para o tratamento da hipercalcemia de malignidade persistente, apesar dos bisfosfonatos. Em casos raros de arritmia hipercalcêmica com risco à vida ou bloqueio cardíaco, a hemodiálise deve ser considerada. Para crises hipercalcêmicas decorrentes de hiperparatireoidismo primário, a paratireoidectomia de urgência pode ser curativa. As equipes de hematologia, oncologia e cuidados paliativos devem ser envolvidas precocemente no cuidado de pacientes com hipercalcemia associada à malignidade para garantir terapias adequadas. A hipercalcemia leve isolada raramente requer tratamento urgente. No entanto, uma avaliação ambulatorial deve ser discutida na alta hospitalar, pois muitos desses pacientes serão diagnosticados com hiperparatireoidismo.

Hipocalcemia

A maioria dos pacientes assintomáticos e aqueles com sintomas leves podem ser tratados com suplementação oral de cálcio, como carbonato de cálcio. Para pacientes com sintomas moderados a graves, o cálcio intravenoso é administrado na forma de cloreto de cálcio ou gluconato de cálcio. Uma dose de 100 a 300 mg de cálcio elementar administrada ao longo de 5 a 30 minutos pode elevar o nível de cálcio ionizado em 0,5 a 1,5 mEq. O cloreto de cálcio contém 272 mg de cálcio elementar, mas pode ser cáustico para as veias e, portanto, deve ser administrado por acesso venoso central, a menos que os pacientes estejam gravemente doentes e sem acesso central. Já o gluconato de cálcio contém 92 mg de cálcio elementar. Embora essa quantidade seja um terço da contida no cloreto de cálcio, o gluconato de cálcio é mais seguro para administração periférica. A maioria dos pacientes que necessitam de cálcio IV deve ser hospitalizada para monitoramento e tratamento de possíveis efeitos colaterais, como náuseas, vômitos, hipertensão e bradicardia. Pacientes em uso de digoxina são especialmente sensíveis às flutuações dos níveis séricos de cálcio e, portanto, a administração de cálcio intravenoso nesses casos deve ser acompanhada de monitoramento eletrocardiográfico contínuo. A hipocalcemia é um preditor independente de mortalidade por todas as causas em pacientes com insuficiência cardíaca e doença renal crônica, sendo essencial que esses pacientes sejam monitorados de forma rigorosa.

Hipermagnesemia

O manejo da hipermagnesemia é guiado pelas alterações neuromusculares, cardiovasculares e do sistema nervoso central (SNC). A maioria dos pacientes hipermagnesêmicos estáveis ou assintomáticos pode ser tratada interrompendo-se a terapia com magnésio. À medida que os sintomas se tornam mais evidentes, fluidos isotônicos intravenosos são administrados para diluir o magnésio extracelular. Diuréticos como furosemida (1 mg/kg) podem ser usados para promover a excreção de magnésio em pacientes com função renal normal e reverter sintomas leves. Em pacientes com níveis mais elevados de magnésio sérico ou sintomas mais graves, deve-se realizar imediatamente a interconsulta com a equipe de nefrologia para organizar a diálise com dialisato livre de magnésio. Uma sessão de diálise de 3 a 4 horas pode reduzir o nível de magnésio em até 50%. A terapia com cálcio intravenoso para reverter a toxicidade do magnésio deve ser reservada para pacientes com sintomas potencialmente fatais enquanto a diálise está sendo viabilizada. O cálcio antagoniza diretamente os efeitos neuromusculares e cardiovasculares do magnésio e é recomendado em pacientes hipotensos com depressão respiratória e instabilidade cardíaca. No tratamento da hipermagnesemia com risco à vida, administra-se inicialmente 1 g de cloreto de cálcio ou 2 g de gluconato de cálcio, repetindo conforme necessário. Se for preciso, uma infusão contínua de 2 a 4 mg/kg/h pode ser administrada enquanto a diálise está sendo organizada.

Hipomagnesemia

A via de reposição de magnésio depende da gravidade das manifestações clínicas. Pacientes em risco de deficiência de magnésio ou com sintomas consistentes com hipomagnesemia devem ser tratados mesmo que seus níveis séricos de magnésio estejam dentro da faixa normal. O magnésio parenteral é indicado para condições com risco à vida. Em pacientes com função renal normal, uma dose inicial adequada é de 1 a 2 g de sulfato de magnésio intravenoso (IV). Pacientes estáveis com hipomagnesemia podem receber uma dose inicial de 1 a 2 g de sulfato de magnésio IV administrada ao longo de 10 a 60 minutos, seguida por uma dose de manutenção de 0,5 a 1 g/h até que os sintomas desapareçam. A administração de 1 g de magnésio IV aumenta a concentração sérica de magnésio em 0,15 mEq/L dentro de 18 a 30 horas. Pacientes em parada cardiorrespiratória devem receber um *bolus* de 1 a 2 g de sulfato de magnésio por via intravenosa. A administração de magnésio é altamente recomendada para pacientes que estão recebendo reposição de potássio IV. Uma dose de 0,5 g/h é segura para pacientes bem hidratados e com função renal normal. No entanto, a reposição rápida de magnésio a uma taxa superior a 1 a 2 g/h pode causar efeitos adversos, como diminuição dos reflexos tendinosos profundos, depressão respiratória e bloqueio cardíaco. Para pacientes levemente hipomagnesêmicos e assintomáticos, o gluconato de magnésio pode ser administrado por via oral. A absorção oral pode variar, mas o óxido de magnésio, na dose de 400 mg duas vezes ao dia, é comumente prescrito para pacientes com função renal adequada.

Hiperfosfatemia

Uma das etapas mais críticas no manejo da hiperfosfatemia é tratar as causas subjacentes, reduzir a carga de fosfato no corpo, promover a excreção urinária ou realizar hemodiálise. A restrição dietética pode ser suficiente para controlar a hiperfosfatemia em pessoas com insuficiência renal leve, mas é inadequada para aqueles com insuficiência renal mais severa. Como a maioria dos pacientes com hiperfosfatemia grave também apresenta hipocalcemia, o tratamento se concentra na correção de ambas. Em pacientes com função renal normal, a excreção de fosfato pode ser aumentada pela infusão de soro fisiológico associada a diuréticos de alça. Nesses pacientes, a hiperfosfatemia geralmente se resolve em 6 a 12 horas. Em pacientes com insuficiência renal, a hemodiálise ou diálise peritoneal deve ser considerada logo no início do tratamento. Atualmente, o controle do fosfato é iniciado apenas quando ocorre hiperfosfatemia, mas pode ser benéfico intervir de modo mais precoce em pacientes com doença renal crônica. O método ideal para controlar o fosfato sérico em pacientes em diálise pode envolver uma combinação de modificação dietética, quelantes de fosfato e aumento da depuração de fosfato por meio de sessões de diálise mais longas.

Hipofosfatemia

Recomenda-se que pacientes com níveis de fosfato abaixo de 2,0 mg/dL recebam reposição de fosfato, e aqueles com níveis abaixo de 1,0 mg/dL necessitam de tratamento imediato. Como a hipofosfatemia está frequentemente associada à hipocalemia, é comum que esses pacientes também precisem de reposição de potássio. Para pacientes estáveis ou assintomáticos, pode-se administrar fósforo oral na dose de 250 a 500 mg duas vezes ao dia. Preparações intravenosas estão disponíveis como fosfato de sódio (Na_2PO_4 e $NaPO_4$) ou fosfato de potássio (K_2PO_4 e KPO_4). A taxa de infusão e a dose inicial devem ser determinadas com base na gravidade da hipofosfatemia e na presença de sintomas. Se a concentração sérica de fósforo for inferior a 1,5 mg/dL (0,48 mmol/L), pode-se administrar 1,3 mmol/kg de fósforo elementar (até um máximo de 100 mmol) em três ou quatro doses fracionadas ao longo de 24 horas. Para reposição de rotina, pode-se administrar 0,5 mL/h de K_2PO_4, aumentando para 1 mL/h em pacientes com sintomas graves. Cada mililitro de K_2PO_4 contém 3 mmol de fósforo e 4,4 mEq de potássio. A terapia de reposição típica fornece aproximadamente 1 g de fósforo por dia[10,11,12]. Os pacientes devem ser monitorados quanto ao desenvolvimento de hipocalcemia, hipercalemia e hiperfosfatemia durante a administração de fosfato IV, especialmente em casos de insuficiência renal. Pacientes com cetoacidose diabética (CAD) são inicialmente hipofosfatêmicos, mas nenhum estudo demonstrou benefício significativo da reposição de fosfato rotineira na CAD. Os riscos do tratamento rotineiro com fosfato incluem hiperfosfatemia, insuficiência renal, hipocalcemia e hipomagnesemia. Em pacientes com desnutrição grave ou hipofosfatemia significativa, a reposição pode ser considerada, mas não se deve administrar mais de 60 mmol/dia sem justificativa clara.

ACOMPANHAMENTO

Pacientes com estado mental alterado ou arritmias decorrentes de hipercalcemia devem ser internados na UTI para monitoramento constante, gerenciamento de eletrólitos e exames laboratoriais frequentes. Para aqueles com hipercalcemia sintomática, pode ser necessária a internação para ressuscitação volêmica contínua e acompanhamento eletrolítico. Pacientes com hipercalcemia leve a moderada podem receber alta com orientações para evitar desidratação e dietas ricas em cálcio. Para pacientes com malignidade conhecida ou suspeita, a alta deve ser planejada junto à equipe de oncologia.

Pacientes hipocalcêmicos necessitam ser internados em leito monitorado se precisarem de reposição contínua de cálcio em decorrência do risco de bradicardia e hipertensão. Outros podem receber alta com acompanhamento de um médico internista e avaliação ambulatorial por um endocrinologista.

A maioria dos pacientes com hipermagnesemia estável ou assintomática pode ser tratada com a interrupção do uso de magnésio e receber alta com acompanhamento ambulatorial rigoroso. Contudo, pacientes com níveis elevados de magnésio sérico ou sintomas graves devem ser admitidos na UTI após discussão com a equipe de internação[11]. Infelizmente, hipermagnesemia grave tende a ter prognósticos desfavoráveis, mesmo com esforços intensivos para reduzir os níveis de magnésio.

Pacientes com arritmias cardíacas decorrentes de hipomagnesemia devem ser internados na UTI ou unidade coronariana com colaboração da cardiologia. Outros pacientes sintomáticos também podem precisar de leito monitorado para administração de magnésio parenteral[12]. Pacientes assintomáticos frequentemente podem ser tratados com suplementos e orientações de acompanhamento rigorosas. Na alta, a equipe deve incentivar mudanças no estilo de vida, incluindo adequada ingestão de magnésio, o que pode ajudar no controle da pressão arterial, perda de peso e redução do risco de doenças crônicas.

Pacientes com hiperfosfatemia frequentemente precisam ser internados para tratar a causa subjacente da anormalidade eletrolítica. Aqueles que necessitam de hemodiálise devem ser admitidos em leito monitorado e seguir uma dieta com restrição de fosfato. Internação também é necessária para pacientes que requerem ressuscitação volêmica contínua com avaliação da diurese.

A hipofosfatemia assintomática leve pode ser tratada com fosfato oral, enquanto os casos graves ou sintomáticos necessitam de terapia intravenosa de fosfato e internação para monitoramento e exames subsequentes dos eletrólitos séricos. Em geral, todos os pacientes sintomáticos precisam de tratamento com fosfato, e o prognóstico depende da condição primária que causou a hipofosfatemia.

REFERÊNCIAS

1. Walker MD, Shane E. Hypercalcemia: a review. JAMA. 2022;328:1624.
2. Inzucchi SE. Understanding hypercalcemia. Its metabolic basis, signs, and symptoms. Postgrad Med. 2004;115:69.
3. Subramanian R, Khardori R. Severe hypophosphatemia. Pathophysiologic implications, clinical presentations, and treatment. Medicine (Baltimore). 2000;79:1.
4. Weisinger JR, Bellorín-Font E. Magnesium and phosphorus. Lancet. 1998;352:91.
5. Christov M, Jüppner H. Phosphate homeostasis disorders. Best Pract Res Clin Endocrinol Metab. 2018;32(5):685-706.
6. Howard SC, Trifilio S, Gregory TK, et al. Tumor lysis syndrome in the era of novel and targeted agents in patients with hematologic malignancies: a systematic review. Ann Hematol. 2016;95:563.
7. Calvo Villas JM. Tumour lysis syndrome. Med Clin (Barc). 201917;152(10):397-404.
8. Williams SM, Killeen AA. Tumor lysis syndrome. Arch Pathol Lab Med. 2019;143(3):386-93.
9. Silva JSV, Seres DS, Sabino K, et al. ASPEN Consensus Recommendations for Refeeding Syndrome. Nutr Clin Pract. 2020;35:178.
10. Mehanna HM, Moledina J, Travis J. Refeeding syndrome: what it is, and how to prevent and treat it. BMJ. 2008; 336:1495.
11. Meric F, Yap P, Bia MJ. Etiology of hypercalcemia in hemodialysis patients on calcium carbonate therapy. Am J Kidney Dis. 1990;16:459.
12. Bilezikian JP, Brandi ML, Eastell R, Silverberg SJ, Udelsman R, Marcocci C, Potts JT. Guidelines for the management of asymptomatic primary hyperparathyroidism: summary statement from the Fourth International Workshop. J Clin Endocrinol Metab. 2014;99(10):3561-9.

9

Emergências tireoidianas

Ana Cláudia Leite da Silva Ferreira
Breno de Almeida Moura
Marcus Vinicius Melo de Andrade
Bruna Pessoa

PONTOS PRINCIPAIS

- Emergências tireoidianas demandam alto nível de suspeição para serem identificadas.
- A anamnese direcionada é fundamental para o diagnóstico.
- A análise laboratorial não deve adiar o tratamento, pois são condições com alta taxa de mortalidade.

INTRODUÇÃO

As emergências tireoidianas representam os dois extremos da disfunção tireoidiana e são representadas por: coma mixedematoso e tempestade tireotóxica (TT). A ausência de diagnóstico e tratamento adequados levam a prognóstico reservado e com alta mortalidade. Ao abordar essas e outras emergências endócrinas, é importante ter um alto índice de suspeição para o diagnóstico e agir prontamente antes mesmo de haver confirmação laboratorial da disfunção tireoidiana. Essa abordagem se mostra válida, pois nessas condições o tratamento indicado oferece menos malefícios em contraste com os riscos inerentes à doença não tratada[1,2]. Apesar de o coma mixedematoso e a tempestade tireotóxica, em geral, ocorrerem em pacientes com diagnóstico prévio de disfunção tireoidiana é de extrema importância identificar e tratar o evento precipitante, o que pode contemplar alguma condição superposta ou doença de etiologia não tireoidiana. A ausência do reconhecimento de fatores precipitantes pode culminar em continuidade, progressão ou recorrência da disfunção.

As patologias que serão tratadas neste capítulo são a tempestade tireotóxica (TT) e o coma mixedematoso.

O coma mixedematoso é uma complicação rara e extrema do hipotireoidismo com anormalidades de múltiplos órgãos associada à alteração do sensório, com grande potencial de ser fatal. Hoje tal complicação é rara pelo advento e crescente acesso aos tratamentos dos quadros de hipotireoidismo[3]. Pacientes com hipotireoidismo apresentam múltiplas alterações fisiológicas para compensar a deficiência do hormônio tireoidiano, e fatores como infecção, drogas e outros podem sobrecarregar esses mecanismos homeostáticos e levar ao coma mixedematoso. O coma mixedematoso pode ser uma apresentação inicial de qualquer forma de hipotireoidismo, independentemente da causa. Mesmo com diagnóstico e tratamento precoces, a taxa de mortalidade é variável, com registros de até 60%.

Coma mixedematoso é um termo impreciso para a patologia, já que a maioria dos pacientes não apresenta o quadro de coma, sendo sua característica mais comum a deterioração mental.

Sua incidência anual estimada é de 0,22 casos por milhão de pessoas no mundo ocidental. É mais frequente no sexo feminino (80% dos casos), assim como o hipotireoidismo primário, cuja incidência afeta quatro vezes mais mulheres que homens. A população com mais de 60 anos é mais suscetível ao coma mixedematoso. Tal condição apresenta sazonalidade em sua apresentação, sendo mais frequente durante o inverno.

A tempestade tireotóxica, também denominada crise tireotóxica, é uma condição relacionada à elevada concentração sérica de hormônios tireoidianos periféricos – tireotoxicose –, causando disfunções de múltiplos órgãos e sistemas. Seus precipitantes incluem hipertireoidismo não tratado de longa data – sendo a doença de Graves a etiologia mais comum –, cessação abrupta de drogas antitireoidianas, ingestão de hormônio tireoidiano, administração de drogas contendo iodo (lítio, amiodarona), manipulação da glândula tireoidiana, terapia com iodo radioativo, cirurgia não tireoidiana e doenças agudas não tireoidianas, como infecção, trauma, eventos cardio ou cerebrovasculares, tromboembolismo pulmonar, trabalho de parto, eclâmpsia, bem como outros insultos endocrinológicos, como cetoacidose diabética ou coma hiperosmolar[1-3].

Outros possíveis fatores desencadeantes da crise tireotóxica são condição que culminam em rápido aumento da fração livre dos hormônios tireoidianos, como: aumento das catecolaminas e redução na capacidade de proteína de ligação aos hormônios tireoidianos.

A mortalidade reportada da crise tireotóxica é alta e há variabilidade na literatura entre 8 e 25%, o que reforça a necessidade de sua identificação e seu tratamento precoces. Após início de adequado manejo, os pacientes apresentam estabilização clínica nas primeiras 24 horas.

FISIOPATOLOGIA TIREOIDIANA

A glândula tireoide começa a se desenvolver durante a quarta semana gestacional como um espessamento endodérmico do assoalho da faringe primitiva. Seu local de descanso final está localizado no compartimento visceral anterior e inferior do pescoço. Está envolta na fáscia pré-traqueal e acompanhada pela faringe, traqueia, esôfago e nervo laríngeo recorrente. A tireoide tem dois lobos ligados por um istmo. Tem como função principal a produção de dois hormônios: tiroxina (T4), tri-iodotironina (T3). Esses hormônios são responsáveis por regular o metabolismo, que pode diminuir em até 40 a 50% na ausência completa desses hormônios e aumentar em até 60 a 100% com secreção total[2-6].

Os hormônios secretados pela tireoide são T4 e T3 (cerca de 93% T4 e 7% T3). O T3 é quatro vezes mais potente que o T4, e a maioria do T4 converte-se em T3 nos tecidos. A meia-vida do T4 é de sete dias, enquanto o T3 tem uma meia-vida de um dia. Múltiplas proteínas se ligam a T3 e T4. Essas proteínas incluem globulina ligadora de tiroxina, transtirretina (TTR) e albumina.

O iodo é concentrado dentro da célula da tireoide por um simportador de sódio-iodeto que bombeia uma molécula de iodeto e dois íons de sódio. O nível sérico de TSH influencia fortemente a atividade desse simportador. A enzima peroxidase oxida os íons iodeto a iodo. Em seguida, a organificação ocorre pela ligação do iodo ao aminoácido tirosina localizado na molécula de tireoglobulina. A tireoglobulina é armazenada na glândula tireoide e contém aproximadamente 30 moléculas de T4 e algumas moléculas de T3. Na ausência completa da produção de hormônio tireoidiano, a tireoide contém reserva suficiente para suprir a demanda metabólica de cerca de 2 a 3 meses.

O hormônio tireoidiano apresenta ampla ação com receptores em diversos tecidos, ativando ou reprimindo uma variedade de genes. Noventa por cento do hormônio tireoidiano intracelular que se liga e influencia a função celular é T3, que foi convertido de T4 pela remoção de um íon iodeto. Os receptores do hormônio tireoidiano associados ao DNA dentro dos genes-alvo estão ligados aos receptores retinoides X em elementos específicos de resposta ao hormônio tireoidiano. Uma vez acoplados, o processo de transcrição começa e centenas de novas proteínas intracelulares, principalmente enzimas, são formadas[4-6]. Um gene de particular importância é o regulador da expressão da ATPase de cálcio, que é especialmente importante na manutenção do débito cardíaco. Os hormônios tireoidianos têm alguns efeitos não genômicos nas células, que incluem a regulação dos canais iônicos e a fosforilação oxidativa. Esses efeitos estão possivelmente sob a mediação da ligação do hormônio tireoidiano a: membrana plasmática, citoplasma e organelas celulares. Outros efeitos do hormônio tireoidiano incluem aumento da atividade da Na-K-ATPase, elevação do metabolismo de carboidratos, e de ácidos graxos livres (diminuição do colesterol, fosfolipídios e triglicerídeos). Além disso, há incremento na demanda de vitaminas utilizadas como cofatores enzimáticos e elevação metabólica em geral.

TEMPESTADE TIREOTÓXICA

Apresentação clínica

A tempestade tireotóxica é uma condição associada a comprometimento multissistêmico.

O acometimento do sistema nervoso central ocorre em 90% dos pacientes e pode manifestar-se como agitação, ansiedade, delírio, psicose, paralisia pseudobulbar, fraqueza muscular, miastenia, crises convulsivas, estupor e coma[1,2,4,5]. Trombose de seio venoso tem prevalência aumentada no hipertireoidismo grave, devendo-se manter alta suspeição diagnóstica.

Cerca de 50% dos pacientes são acometidos por sintomas cardiovasculares, sendo os mais comuns: taquicardia sinusal, fibrilação atrial (10 a 35% dos casos), taquiarritmias supraventriculares e, mais raramente, taquiarritmias ventriculares[5-8]. Pode haver também redução da resistência vascular periférica e pressão de pulso alargada. Ademais, a tireotoxicose pode acarretar insuficiência cardíaca com alto débito e infarto agudo do miocárdio do tipo II, mesmo em indivíduos previamente hígidos.

Os sintomas gastrointestinais incluem náuseas, vômitos, diarreia, dor abdominal e icterícia, podendo ocorrer também insuficiência hepática.

Estado de hipercoagulabilidade também pode ser associado ao quadro, sendo os eventos tromboembólicos responsáveis por até 18% dos óbitos.

Além disso, podem ser encontradas as seguintes alterações laboratoriais: hiperglicemia, hipercalcemia, leucocitose ou leucopenia, elevação de transaminases hepáticas e enzimas canaliculares.

Diagnósticos diferenciais

- Feocromocitoma.
- Síndrome neuroléptica maligna.
- Síndrome serotoninérgica.
- Hipertermia maligna.
- Intoxicação por simpaticomiméticos – cocaína e derivados e anfetaminas.
- Sepse.

Avaliação diagnóstica

O diagnóstico se baseia em achados clínicos de descompensações multissistêmicas em indivíduo com tireotoxicose evidente, corroborado por sistemas diagnósticos, como o Escore de Burch-Wartofsky (BW) e os critérios da Japan Thyroid Association (JTA), que apresentam alta sensibilidade, porém baixa especificidade[5-7]. Os níveis de hormônios tireoidianos não diferem entre pacientes com critérios de tempestade tireotóxica e hipertireoidismo não descompensado.

Pontuação acima de 45 é altamente sugestiva de TT, enquanto o diagnóstico é improvável quando escore menor que 25[6-8]. Pacientes com escore BW entre 25 e 44 requerem observação e avaliação por médicos especialistas, uma vez que a transição do hipertireoidismo grave para a TT é fluida e a terapia multimodal e precoce para a TT define prognóstico. A Figura 1 apresenta uma proposta de abordagem inicial desse espectro de paciente.

Dosagens de T3 livre, T4 livre, TSH e TRAb devem ser realizadas para confirmação da tireotoxicose e auxílio no diagnóstico etiológico e melhor direcionamento das abordagens terapêuticas. Também devem ser solicitados gasometria, eletrocardiograma, radiografia de tórax, urinálise, hemograma, coagulograma, proteínas totais e frações, bilirrubinas, transaminases, enzimas canaliculares, glicemia, ureia, creatinina e ionograma. Hemoculturas, urocultura e cultura de escarro são essenciais em pacientes com febre alta em que causa óbvia não foi identificada. Realizar eletrocardiograma para avaliar arritmias, infarto agudo do miocárdio e isquemia. Neuroimagem deve ser feita na presença de distúrbio da consciência.

TABELA 1 Escore de Burch-Wartofsky

Disfunção termorregulatória – temperatura (°C)	
37,2-37,7	5
37,8-38,2	10
38,3-38,8	15
38,9-39,4	20
39,5-39,9	25
≥ 40,0	30
Efeitos sobre o sistema nervoso central	
Leve – agitação	10
Moderado – delírio, psicose, letargia extrema	20
Grave – convulsões, coma	30
Disfunções gastrointestinais e hepática	
Moderada – diarreia, náuseas/vômitos, dor abdominal	10
Grave – icterícia não explicada	20
Disfunção cardiovascular – frequência cardíaca (bpm)	
99-109	5
110-119	10
120-129	15
130-139	20
≥ 140	25
Fibrilação atrial	10
Insuficiência cardíaca	
Leve – edema de membros inferiores	5
Moderada – crepitações em bases pulmonares	10
Grave – edema pulmonar	15
História de fator desencadeante	
Negativa	0
Positiva	10

Manejo

A estratégia terapêutica para tratamento de tempestade tireotóxica pode ser dividida em: (a) inibição da síntese, liberação e reabsorção de hormônios tireoidianos; (b) inibição da ação dos hormônios tireoidianos nos tecidos periféricos; (c) prevenção da conversão periférica de T4 em T3; (d) reversão da descompensação sistêmica; (e) tratamento de eventos precipitantes e doenças concomitantes; e (f) terapia definitiva.

Desse modo, com pequenas variações de acordo com a etiologia da tireotoxicose – Tabela 1 –, emprega-se abordagem multimodal com drogas antitireoidianas, iodos inorgânicos, terapia radioativa, tireoidectomia,

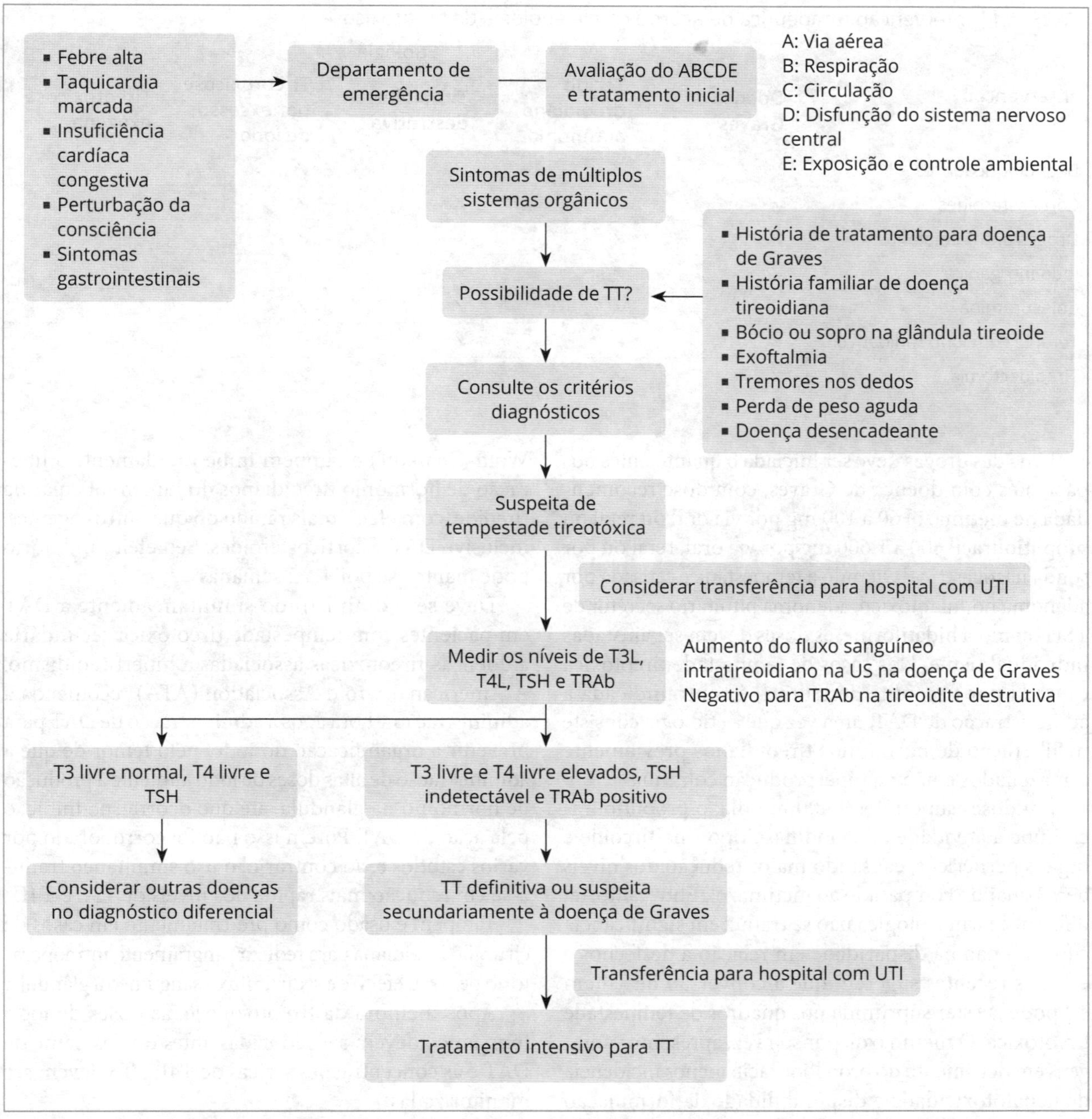

FIGURA 1 Abordagem inicial do paciente com suspeita de emergência tireoidiana.
TRAb: anticorpos antirreceptores de TSH; TSH: hormônio estimulante da tireoide; TT: tempestade tireotóxica.

corticosteroides, betabloqueadores e antitérmicos, entre outras terapêuticas.

Quando a frequência cardíaca ≥ 150 bpm e a classificação de Killip é III ou inferior, a infusão de um betabloqueador é a primeira escolha. O betabloqueador pode ser administrado por via oral quando a frequência cardíaca for < 150 bpm. Quando Killip IV, considerar a infusão de betabloqueador de curta duração quando o pulso for ≥ 150 bpm.

Inibição da síntese de novo hormônio tireoidiano – tionaminas

A principal ação das drogas antitireoidianas (DAT), tionaminas, é inibir diretamente a tireoperoxidase por meio da ligação à iodotirosina nas moléculas de tireoglobulina, resultando na redução da síntese de novas moléculas de hormônio tireoidiano, o que ocorre 60 a 120 minutos após sua administração[4-8].

TABELA 1 Intervenção terapêutica de acordo com a etiologia da tireotoxicose

Intervenção	Etiologia				
	Doença de Graves	Tecido tireoidiano autônomo	Tireoidite destrutiva	Tireotoxicose por excesso de iodo	Tireotoxicose exógena
Beta bloqueadores	✓	✓	✓	✓	✓
Corticosteroides	✓	✓	✓	✓	✓
Drogas antitireoidianas	✓	✓	×	✓	×
Iodo inorgânico	✓	✓	×	×	×
Colestiramina	✓	✓	✓	✓	✓
Terapia com iodo radioativo	✓	✓	✓	✓	×
Tireoidectomia	✓	✓	×	✓	×

Uma das drogas deve ser iniciada o quanto antes nos pacientes com doença de Graves, com dose recomendada de metimazol 60 a 100 mg por via oral ou retal ou propiltiouracil 600 a 1.600 mg por via oral, retal ou por sonda nasogástrica. Quando a tempestade é causada por adenoma nodular tóxico, adenoma pituitário secretor de TSH ou mola hidatiforme, as doses devem ser ajustadas individualmente. Nos casos de tempestade tireotóxica causada por tireoidite destrutiva, é contraindicada a administração de DAT, uma vez que a etiologia consiste na liberação de hormônios tireoidianos previamente armazenados e não na hiperprodução contínua.

Em doses superiores a 400 mg/dia, o propiltiouracil inibe a atividade da deiodinase tipo I na tireoide e órgãos periféricos, causando maior redução dos níveis de T3 quando comparado ao metimazol. Entretanto, tal diferença farmacológica não se traduz em significância clínica – não há disparidade em relação a desfechos e estudos recentes sugerem que a conversão de T4 em T3 pode já estar suprimida nos quadros de tempestade tireotóxica. O metimazol, por sua vez, apresenta vantagens em detrimento do propiltiouracil: menor incidência de hepatotoxicidade e disponibilidade da formulação parenteral em alguns países (ausente no Brasil).

Os efeitos colaterais potenciais são prurido/irritação cutânea, agranulocitose e disfunção hepática. Por isso os pacientes que serão submetidos a esse tratamento devem realizar hemograma, função hepática, transaminases e bilirrubinas. Metimazol deve ser evitado em gestantes, especialmente no primeiro trimestre pelo risco teratogênico (categoria D).

Inibição de liberação de hormônio antitireoidiano – iodo inorgânico

A administração de iodo inorgânico em altas doses diminui a síntese de hormônio tireoidiano pela inibição da oxidação e organificação do iodo (efeito Wolff-Chaikoff) e também inibe rapidamente a liberação de hormônio tireoidianos do lúmen folicular da tireoide, com efeito mais rápido do que outros agentes, inclusive DAT e corticosteroides. Seu efeito inibitório pode manter-se por 1 a 2 semanas[6-9].

Deve ser administrado simultaneamente a DAT em pacientes com tempestade tireotóxica secundária a doenças tireotóxicas associadas a hipertireoidismo. A American Thyroid Association (ATA) recomenda a administração 1 hora após a administração de DAT para prevenir a organificação do iodo, pelo temor de que a administração de altas doses de iodo aumente a produção de hormônio na glândula, até que ocorra sua inibição pela ação da DAT. Porém isso não foi corroborado por vários estudos e, ao contrário, o uso simultâneo traduz-se em redução mais rápida dos níveis de T3L e T4L.

Também é usado como pré-tratamento em casos de cirurgia tireoidiana para reduzir sangramento intraoperatório pelo seu efeito de reduzir fluxo sanguíneo à glândula.

Após melhora da tireotoxicose, as doses de iodo inorgânico devem ser reduzidas antes do desmame de DAT e as concentrações séricas de T4L e T3 devem ser monitorizadas.

Soluções iodadas são contraindicadas se hipersensibilidade ao iodo, superdosagem de iodo, hipertireoidismo induzido por iodo ou tireotoxicose induzida por amiodarona.

As opções terapêuticas são solução de Lugol 4 a 10 gotas via oral ou retal a cada 6 ou 8 horas; solução saturada de iodeto de potássio 5 gotas (0,25 mL ou 250 mg) via oral ou retal a cada 6 horas; ácido iopanoico 1 g intravenoso a cada 8 horas nas primeiras 24 horas e, a seguir, 500 mg a cada 12 horas; ipodato de sódio 0,5 a 3 g por via oral (especialmente útil em pacientes com tireoidite ou tireotoxicose factícia)[8-11]. Os meios de contraste iodados apresentam a vantagem de bloquear simultaneamente a liberação dos hormônios tireoidianos e a conversão periférica de T4 para T3.

Alternativamente, em pacientes com alergia a iodo ou agranulocitose com DAT pode-se fazer uso de carbonato de lítio na dose de 300 mg via oral a cada 6 horas, com dose ajustada para manter litemia em 0,6 a 1,0 mEq/L (0,6 a 1,0 mmol/L). O iodo além de inibir a liberação de hormônio tireoidiano já formado na glândula, também diminui a síntese *de novo*. É contraindicado em gestantes e deve ser usado com cautela durante a lactação.

Inibição da reabsorção ou remoção de hormônios tireoidianos

A colestiramina, na dose de 4 mg a cada 6 horas, reduz os hormônios tireoidianos mais rapidamente que a terapia antitireoidiana isoladamente, por meio da inibição da circulação êntero-hepática. É especialmente indicada quando há contraindicação a DATs e na tireotoxicose factícia.

Plasmaférese deve ser considerada se não houver melhora clínica – especialmente se taquicardia, febre alta e alteração da consciência – após 24 a 48 horas de tratamento multimodal otimizado. Não há estudos prospectivos que comprovem sua eficácia, entretanto, há vários relatos de caso de sucesso, nos quais a plasmaférese, por meio da rápida remoção das proteínas séricas nas quais 99% dos hormônios tireoidianos estão ligados, leva à melhora da tireotoxicose[8-12]. Teoricamente, também pode remover catecolaminas em excesso, citocinas e anticorpos antirreceptores de TSH (TRAb). Porém, ainda é pendente a confirmação de tal hipótese em grandes ensaios clínicos.

Inibição da ação dos hormônios tireoidianos nos tecidos periféricos – betabloqueadores

O bloqueio beta-adrenérgico é recomendado a todos os pacientes com tireotoxicose sintomática, especialmente àqueles com frequência cardíaca em repouso acima de 90 batimentos por minuto, idosos e cardiopatas.

Deve-se dar preferência a betabloqueadores B1-seletivos – esmolol com *bolus* de 1 mg/kg em 30 segundos, seguido de infusão contínua a ~150 μg/kg/min ou bisoprolol 2,5 a 5 mg VO. A frequência cardíaca alvo é menor ou igual a 130 bpm.

Propranolol é o betabloqueador de uso mais bem estabelecido e preferido pela maior parte das entidades, uma vez que em altas doses – 60 a 80 mg VO a cada 4 a 6 horas – também inibe a conversão de T4 em T3. Esse efeito tireoidiano adicional não foi demonstrado para outros betabloqueadores B1-seletivos, entretanto, estudos mais recentes indicam o Esmolol com droga mais segura e mais titulável.

Deve-se considerar descontinuação do uso de betabloqueadores quando frequência cardíaca menor que 80 bpm, pressão arterial sistólica menor que 80 mmHg ou índice cardíaco menor ou igual a 2,2 L/min/m^2.

Pode-se usar verapamil ou diltiazem se broncoespasmo em pacientes com história de asma ou doença pulmonar obstrutiva crônica.

Prevenção da conversão periférica de T4 em T3

Corticoterapia com hidrocortisona na dose inicial de 300 mg IV seguida de 100 mg IV a cada 8 horas ou dexametasona 2 mg IV a cada 6 horas é indicada independente da origem da tempestade tireotóxica pela inibição da conversão periférica de T4 em T3 e, em menor grau, redução da síntese de hormônios pela tireoide. Outro benefício teórico seria o tratamento de possível insuficiência adrenal relativa causada pelo estado hipermetabólico da tempestade tireoidiana e mais rápido *turnover* de cortisol.

Estudos sugerem que a gravidade da doença e a mortalidade foram maiores nos pacientes que fizeram uso de corticosteroides, em detrimento daqueles que não fizeram.

Reversão da descompensação sistêmica

Controle térmico agressivo com antitérmicos e medidas físicas devem ser implementados nos pacientes com febre alta. O uso de salicilatos deve ser evitado pelo potencial de exacerbar a tireotoxicose. Também deve ser realizada pesquisa de foco infeccioso, uma vez que, em algumas séries, a infecção foi a segunda causa mais comum de desencadeante da tempestade tireotóxica.

Com a alta taxa metabólica, deve-se manter paciente euglicêmico e administrar salina isotônica com glicose 5 ou 10% para repor os estoques de glicogênio, conforme necessário.

As perdas volêmicas resultantes de febre, diaforese, vômitos e diarreia também são importantes e o paciente deve ser mantido euvolêmico.

Diagnóstico diferencial e tratamento de sintomas neuropsiquiátricos (distúrbios da consciência, psicose, convulsão, entre outros) devem ser feitos conforme diretrizes já estabelecidas.

O tratamento de fibrilação atrial e da insuficiência cardíaca deve seguir os protocolos vigentes, não havendo contraindicação ao uso de amiodarona – desde que tionamidas já tenham sido administradas para inibir síntese de hormônio tireoidiano pela nova carga de iodo disponibilizada. Uso de nitratos deve ser evitado, uma vez que a tireotoxicose já se associa à vasodilatação sistêmica.

Tratamento de eventos precipitantes e doenças concomitantes

Deve-se implementar busca ativa para fatores desencadeantes e tratamento adequado. Exames complementares de acordo com suspeita clínica devem ser avaliados, conforme já abordado.

Terapia definitiva

Deve ser planejada nas próximas semanas ou meses após a compensação do hipertireoidismo.

Iodo radioativo

Pode ser empregado em pacientes com doença de Graves, especialmente naqueles com contraindicações ao uso de DAT, falha em atingir eutireoidismo com DAT, comorbidades que aumentam risco cirúrgico e história prévia de abordagem cirúrgica ou radioterapia cervical prévia.

Tem como contraindicações absolutas: gravidez, lactação, câncer tireoidiano coexistente ou suspeito e incapacidade de aderir às diretrizes de segurança radioativa.

Deve ser usado com cautela em mulheres que planejam gravidez nos próximos 4 a 6 meses.

Como tal terapia pode causar exacerbação transitória do hipertireoidismo, bloqueio beta-adrenérgico deve ser considerado mesmo em pacientes assintomáticos.

Tireoidectomia

Tireoidectomia total é a melhor maneira de normalizar rapidamente os hormônios tireoidianos e a opção terapêutica mais indicada em pacientes com compressão sintomática ou bócios grandes (≥ 80 g), nódulos tireoidianos grandes, malignidade tireoidiana documentada ou suspeita (citologia suspeita ou indeterminada), baixa captação de iodo radioativo e em mulheres que planejam gravidez nos próximos 6 meses.

Acompanhamento

Todos os pacientes com tempestade tireotóxica devem ser encaminhados à UTI.

COMA MIXEDEMATOSO

Apresentação clínica

Mulher de 62 anos chega à emergência com alteração de sensório com Glasgow de 11. Seu marido relata que ela está sem tomar suas medicações há cerca de 1 mês, porém não sabe quais as suas patologias. Seguindo sua avaliação, ela encontra-se hipotérmica e hipoglicêmica, além de apresentar uma cicatriz cirúrgica bem cicatrizada no pescoço.

O caso clínico descrito é o que seria uma apresentação clássica do coma mixedematoso no pronto atendimento.

Deve-se considerar que o coma mixedematoso é um diagnóstico clínico, pois não há um único teste ou grupo de investigações laboratoriais que estabeleçam o diagnóstico de forma definitiva.

As alterações encontradas nos casos de coma mixedematoso são:

- Sintomas cardiovasculares incluem diminuição do débito cardíaco, hipertensão diastólica, aumento do risco de arritmias (bradicardia, bloqueios cardíacos, prolongamento do intervalo QT e torsades de pointes), diminuição da contratilidade cardíaca, insuficiência cardíaca (rara, ocorre principalmente em pacientes com cardiopatia prévia) e choque cardiogênico. A hipotensão pode ser refratária à reposição de volume, necessitando da administração de hormônios tireoidianos para sua correção adequada. Até o estabelecimento adequado da reposição tireoidiana, é recomendado manter condutas de suporte. Derrame pericárdico e tamponamento cardíaco podem estar presentes, com manifestações características em exame físico e exames complementares.
- Sintomas neurológicos: o coma mixedematoso geralmente apresenta uma progressão lenta para o coma. Na maioria dos casos, os pacientes não evoluem a coma na fase inicial, sendo a letargia mais frequente. Outros achados podem incluir depressão, desorientação, diminuição dos reflexos tendinosos profundos, psicose e lentidão mental. Em situações graves, o paciente pode apresentar episódios de crise convulsiva, inclusive evoluindo para *status epilepticus*, o qual pode ser causado pela hiponatremia. As punções lombares, que geralmente são feitas durante a investigação de causas subjacentes para descartar infecções, podem mostrar elevação da pressão e da contagem de proteínas, atribuíveis ao aumento da permeabilidade meníngea e do fluxo sanguíneo cerebral e diminuição do metabolismo.
- Sintomas respiratórios: a hipoventilação no coma mixedematoso ocorre em decorrência do

comprometimento da resposta ventilatória hipóxica e hipercápnica e da fraqueza muscular diafragmática associada. A principal causa do coma no mixedema parece ser decorrente de depressão respiratória mediante a diminuição da resposta à hipercapnia. Além disso, o inchaço da língua e das cordas vocais leva a uma obstrução da via aérea, contribuindo, assim, para a insuficiência respiratória. Outra questão que pode contribuir é a redução do volume corrente por derrame pleural ou ascite[11-13]. A abordagem dessa via aérea é algo delicado, já que o edema das partes moles pode tornar a intubação difícil, além da possível acidose respiratória causada pela depressão respiratória.

- Sintomas gastrointestinais: o coma mixedematoso comumente causa dor abdominal, náuseas, vômitos, íleo paralítico, anorexia, constipação e ascite. O íleo é de particular importância, pois pode levar ao megacólon[14,15]. Ascite também foi observada em casos de mixedema, mas não é comum. Existem relatos de poucos casos na literatura. Essas complicações gástricas também podem afetar a absorção de medicamentos orais utilizados no tratamento. Sangramento gastrointestinal é um quadro possível de ocorrer, já que o mixedema causa coagulopatia, aumentando assim o risco de sangramentos.
- Rotineiramente no coma mixedematoso encontramos hiponatremia e diminuição da taxa de filtração glomerular. A hiponatremia ocorre principalmente por conta da diminuição do transporte de água para o néfron distal. Outra causa pode ser um aumento no hormônio antidiurético (ADH). A hiponatremia também é um importante fator responsável pela alteração de sensório do paciente. A excreção urinária de sódio poderá estar aumentada ou normal. A osmolalidade urinária estará mais alta em relação à osmolalidade plasmática. Os pacientes também podem ter atonia da bexiga causando retenção urinária.
- Os pacientes com coma mixedematoso têm um risco de sangramento aumentado em decorrência de uma síndrome de von Willebrand tipo 1 adquirida e uma diminuição nos fatores V, VII, VIII, IX e X. Tais alterações são diferentes daquelas com apenas hipotireoidismo leve, que causa um estado de hipercoagulabilidade. Os casos demonstraram que a síndrome de von Willebrand adquirida é reversível com a terapia com T4.

Diagnósticos diferenciais

Temos uma gama enorme de possíveis diagnósticos diferenciais em casos de coma mixedematoso, afinal são sinais e sintomas amplamente presentes em patologias muito mais prevalentes que a discutida. Assim, devemos afastar outras patologias que causam principalmente os sinais e os sintomas mais comuns do coma mixedematoso, como alteração de sensório e hipotermia. Descartar diagnósticos como sepse, meningite, intoxicações exógenas, AVE entre tantos outros. Por isso, é necessário um alto grau de suspeição.

Avaliação diagnóstica

Um fator essencial para chegar rapidamente ao diagnóstico requer um alto índice de suspeição. O coma mixedematoso deve ser considerado em todos os pacientes comatosos ou que apresentem algum grau de comprometimento sensorial com hipotermia ou ausência de febre na presença de infecção, hiponatremia e/ou hipercapnia. Por essa razão, sugerimos a realização de TSH e T4 livre em todos os pacientes com essas características que chegarem à emergência.

Como antecedentes relevantes merecem destaque: história de disfunção tireoidiana, bócio, tireoidectomia, radioiodoterapia, radioterapia cervical, cirurgia e radioterapia hipofisária, traumatismo cranioencefálico, hemorragia pós-parto e tratamento com levotiroxina ou com medicamentos antitireoidianos, amiodarona, lítio ou opioides. A presença concomitante com doenças comumente associadas ao hipotireoidismo (doenças autoimunes, síndrome de Turner, síndrome de Down) deve também ser considerada.

O exame físico pode apresentar os sinais característicos de hipotireoidismo, porém deve-se considerar que nem sempre a coleta de informações poderá ser elucidativa, assim será muito útil buscar outros sinais que orientem o diagnóstico de coma mixedematoso, como cicatriz cervical (história de cirurgia da tireoide), hiperpigmentação e oftalmopatia residual.

O TSH sérico deve ser medido para distinguir o hipotireoidismo primário do central. TSH pode não ser tão alto como seria de esperar em decorrência da presença de uma doença sistêmica grave concomitante que produz uma síndrome de T3 baixo (ou síndrome do doente eutireóideo), que nesse cenário poderia ser chamada de "síndrome do hipotireoidismo doente" . O uso de certas drogas, como a dopamina ou glicocorticoides, também diminui os níveis de TSH. Níveis de T4 e T3 (frações total e livre) sempre serão baixos.

Em todos os casos, medir cortisol e ACTH para avaliar ou descartar a presença de insuficiência adrenal primária ou secundária.

Anemia, leucopenia, hiponatremia, aumento da desidrogenase láctica (LDH), creatinofosfoquinase (CPK) e transaminases, hipercolesterolemia, aumento da creatinina e hipoglicemia podem estar presentes.

A gasometria poderá revelar hipoxemia, hipercapnia e acidose.

Manejo

O coma mixedematoso, como uma verdadeira emergência médica, requer abordagem multidisciplinar e tratamento intensivo.

Vias aéreas e ventilação

O estado comatoso do paciente é perpetuado pela hipoventilação, com retenção de CO_2 e acidose respiratória. A manutenção de uma via aérea adequada é a medida de suporte mais importante, por causa da alta taxa de mortalidade associada com a insuficiência respiratória. A ventilação mecânica é geralmente necessária durante as primeiras 36 a 48 horas, mas em alguns pacientes pode ser preciso continuar a ventilação por até 2 a 3 semanas. A hipercapnia pode ser rapidamente aliviada com ventilação mecânica, mas a hipóxia tende a persistir, possivelmente por causa do *shunt* em áreas pulmonares não aeradas. É aconselhável, portanto, não extubar os pacientes de forma prematura e esperar até que a plena consciência seja alcançada.

Terapia com hormônio tireoidiano

Um dos aspectos mais controversos do manejo do coma mixedematoso é qual preparação de hormônio tireoidiano a ser utilizada e como administrá-la (dose, frequência e via de administração). O tratamento ideal permanece incerto, em decorrência da escassez de estudos clínicos e dificuldades óbvias com a realização de ensaios controlados. Há necessidade de equilibrar e atingir rapidamente uma dose fisiologicamente eficaz de níveis hormonais contra o risco de precipitar um quadro de descompensação cardíaca. Todos os pacientes devem estar sob monitorização contínua, e suspender o hormônio tireoidiano caso sejam detectadas arritmias ou alterações isquêmicas.

Preparações parenterais de T4 ou T3 estão disponíveis para administração intravenosa, porém não são tão rotineiramente disponíveis. Embora as formas orais de T3 ou T4 possam ser administradas por sonda nasogástrica ou nasoenteral no paciente comatoso, essa via apresenta riscos de aspiração e absorção incerta, particularmente na presença de atonia gástrica ou íleo. Um único *bolus* intravenoso de T4 foi popularizado por estudos que sugeriam que a reposição de todo o *pool* estimado de T4 extratireoidiano (geralmente 300 a 600 microgramas) era desejável para restaurar o estado hormonal quase normal. Essa dose de ataque inicial é seguida pela manutenção com dose diária de 50 a 100 microgramas (intravenosa ou oral, se o paciente estiver adequadamente alerta). Doses maiores de T4 provavelmente não têm vantagem e podem, de fato, ser mais perigosas. Há evidências mostrando que a não realização de *bolus* de ataque também é eficaz.

A taxa de conversão de T4 em T3 é reduzida em muitas doenças sistêmicas, portanto, a geração de T3 pode estar reduzida no coma mixedematoso decorrente de qualquer doença associada. Como consequência, alguns trabalhos sugerem que pequenos suplementos de T3 sejam administrados junto com T4 durante os primeiros dias de tratamento. Quando essa terapia é abordada apenas com T3, ela pode ser administrada com 10 a 20 microgramas para *bolus* seguido de 10 microgramas a cada 4 horas nas primeiras 24 horas, caindo para 10 microgramas a cada 6 horas no segundo e no terceiro dias de tratamento, quando a administração oral deve ser viável. O T3 tem um início de ação muito mais rápido que o T4, e o aumento da temperatura corporal e consumo de oxigênio pode ocorrer em 2 a 3 horas após T3 intravenoso, em comparação com as 8 a 14 horas após T4 intravenoso. A outra vantagem do T3 é que ele atravessa a barreira hematoencefálica mais rapidamente do que T4, o que pode ser muito importante em pacientes com sintomas neurológicos relevantes[11-15].

Hipotermia

O tratamento com T4 e/ou T3 restabelecerá a restauração da temperatura corporal normal. Entretanto, até que isso seja alcançado é necessário que medidas suportivas sejam iniciadas. Esse gerenciamento de temperatura é realizado com reaquecimento passivo (uso de luzes para aquecimento, aumento da temperatura do ambiente, uso de cobertores) de preferência, pois o reaquecimento ativo com dispositivos de ar aquecido, cobertores quentes e fluidos IV quentes causará vasodilatação periférica, o que pode contribuir com o choque.

HIPOTENSÃO/CHOQUE

A hipotensão também terá sua correção por meio do tratamento com os hormônios tireoidianos. No entanto, um paciente hipotenso pode necessitar de terapia de reposição de volume adicional, tal qual uso de vasopressores. Em decorrência do risco de insuficiência adrenal associada, é aconselhável a administração de corticoide. A dosagem típica de hidrocortisona é de 100 mg a cada 8 horas durante os primeiros 7 a 10 dias.

A diminuição da reserva adrenal foi encontrada em 5 a 10% dos pacientes, com base em hipopituitarismo ou insuficiência adrenal primária que acompanha a doença de Hashimoto (síndrome de Schmidt). A outra razão para o tratamento com corticosteroides é o potencial risco de precipitar insuficiência adrenal aguda causada pelo metabolismo acelerado de cortisol que segue a terapia com T4. É necessário estar atento aos sinais e sintomas que sinalizam insuficiência adrenal coexistente, como hipotensão, hipotermia, hipoglicemia, hipercalemia e hiponatremia.

Hiponatremia

Como é de conhecimento, a hiponatremia pode causar alterações de sensório e até mesmo quadro convulsivo, e a hiponatremia grave (105 a 120 mmol/L) no mixedema é provavelmente um dos fatores contribuintes mais importantes para o coma nesses pacientes. A taxa de mortalidade em pacientes gravemente enfermos com hiponatremia sintomática foi até 60 vezes maior do que em pacientes sem hiponatremia. O manejo adequado de hiponatremia grave deve ser feito com o tratamento indicado para cada nível de hiponatremia.

Lembre-se de que esse manejo da hiponatremia pode complicar o tratamento do hipotireoidismo descompensado. A hiponatremia geralmente é mais bem tratada com restrição de água livre e diurese hídrica, mas a maioria desses pacientes requer ressuscitação volêmica. A administração intravenosa de cristaloides seguida de diurese de furosemida para remover a água livre pode ser necessária para tratar ambas as condições simultaneamente.

Medidas gerais de suporte

Além das terapias específicas descritas, outros tratamentos serão indicados no manejo de qualquer outro paciente com problemas multissistêmicos. O gerenciamento pode incluir o tratamento de problemas subjacentes, como infecção, insuficiência cardíaca, diabetes ou outras patologias prévias. A administração dos medicamentos de uso crônico pode necessitar de ajustes por conta de sua farmacodinâmica e farmacocinética alteradas causadas pelo coma mixedematoso.

ACOMPANHAMENTO

Mesmo com adequado manejo, o prognóstico associado ao coma mixedematoso é reservado, principalmente, nos paciente com hipotermia grave e hipotensão. Com os avanços em cuidados intensivos, a taxa de mortalidade foi reduzida de 60 a 70% para 20 a 25%. Esses dados reforçam a demanda de manejo em ambiente de terapia intensiva. Vários fatores prognósticos podem estar associados a um resultado fatal, e incluem idade avançada, hipotermia ou bradicardia persistente, pontuação na escala de coma de Glasgow baixa, comprometimento de múltiplos órgãos indicado por uma pontuação APACHE II de mais de 20, ou pontuação SOFA de mais de 6. As causas mais comuns de óbito são insuficiência respiratória, sepse e sangramento gastrointestinal. Diagnóstico precoce e pronto tratamento, com atenção meticulosa ao manejo durante as primeiros 48 horas permanecem críticos para uma terapia eficaz.

Após a resolução do quadro agudo, deve-se manter um acompanhamento das funções e hormônios tireoidianos durante a internação e após a alta hospitalar, ajustando os possíveis *triggers* de piora do hipotireoidismo.

REFERÊNCIAS

1. Elshimy G, Chippa V, Correa R. Myxedema. Treasure Island: StatPearls Publishing; 2023.
2. Ylli D, Klubo-Gwiezdzinska J, Wartofsky L. Thyroid emergencies. Pol Arch Intern Med.2019 Aug 29;129(7-8):526-534. Erratum in: Pol Arch Intern Med. 2019;129(9):653.
3. Brenta G, Vaisman M, Sgarbi JA, et al. Clinical practice guidelines for the management of hypothyroidism. Arq Bras Endocrinol Metabol. 2013;57(4):265-291.
4. Spitzweg C, Reincke M, Gärtner R. Schilddrüsennotfälle: Thyreotoxische Krise und Myxödemkoma [Thyroid emergencies: Thyroid storm and myxedema coma]. Internist (Berl). 2017;58(10):1011-1019.
5. Leung AM. Thyroid Emergencies. J Infus Nurs. 2016;39(5):281-6.
6. Kahaly GJ. Management of Graves thyroidal and extrathyroidal disease: An update. J Clin Endocrinol Metab. 2020;105(12):3704-20.
7. Chiha M, Samarasinghe S, Kabaker AS. Thyroid storm: an updated review. J Intensive Care Med. 2015;30(3):131-40.
8. Pangtey GS, Baruah U, Baruah MP, Bhagat S. Thyroid emergencies: New insight into old problems. J Assoc Physicians India. 2017;65(8):68-76.
9. Bacci MR, Boide Santos JA, Russo FB, et al. Myxedematous coma: a case report. JSM Clin Case Rep. 2013;1(1):1008.
10. Chen YJ, Hou SK, How CK, et al. Diagnosis of unrecognized primary overt hypothyroidism in the ED. Am J Emerg Med. 2010;28(8):866-870.
11. Chiong YV, Bammerlin B, Mariash CN. Development of an objective tool for the diagnosis of myxedema coma. Transl Res. 2015;166(3):233-243.
12. Ross DS, Burch HB, Cooper DS, Greenlee MC, Laurberg P, Maia AL, et al. 2016 American Thyroid Association guidelines for diagnosis and management of hyperthyroidism and other causes of thyrotoxicosis. Thyroid. 2016;26(10):1343-421.
13. Chaker L, Cooper DS, Walsh JP, Peeters RP. Hyperthyroidism. Lancet. 2024;403(10428):768-80.
14. Chaker L, Razvi S, Bensenor IM, Azizi F, Pearce EN, Peeters RP. Hypothyroidism. Nature Rev Dis Primers. 2022;19;8(1):30.
15. Jonklaas J, Bianco AC, Bauer AJ, Burmar KD, Cappola AR, Celi FS, et al. Guidelines for the treatment of hypothyroidism. Thyroid. 2014;24(12):1670-751.

Seção XIII

Emergências hematológicas e oncológicas

COORDENADORA DA SEÇÃO:
Anna Luiza Dutra Poloni

1

Púrpura trombocitopênica imune

Viktoria Weihermann
Richard Diego de Moraes

PONTOS PRINCIPAIS

- Nos casos de sangramentos graves e potencialmente ameaçadores à vida (críticos), é indicada hospitalização e início imediato de tratamento.
- É fundamental ao emergencista lembrar que muitos pacientes atendidos no pronto-socorro necessitarão de outras linhas de terapia, e que devem ser encaminhados para acompanhamento ambulatorial.
- A alta hospitalar ocorre com a resolução dos sangramentos e se as plaquetas estiverem em ascensão, atingindo no mínimo uma resposta parcial.

INTRODUÇÃO

A púrpura trombocitopênica imune (PTI) é uma causa adquirida de plaquetopenia, podendo ser primária ou secundária, na qual são produzidos autoanticorpos contra antígenos plaquetários. Isso ocorre por uma série de mecanismos, envolvendo a perda da imunotolerância a autoantígenos, um desequilíbrio da relação Th1/Th2 e um aumento da produção de anticorpos, com consequente opsonização plaquetária e destruição das plaquetas (principalmente no baço). Esses anticorpos também podem impedir a maturação megacariocítica, podendo haver um problema na produção plaquetária[1].

Essa condição pode ocorrer tanto em crianças quanto em adultos, diferenciando-se no seu curso: as crianças apresentam maior probabilidade de remissão espontânea, menor incidência de doenças subjacentes como causa e, muitas vezes, menor risco de sangramento[2].

DIAGNÓSTICO

Normalmente, pacientes com PTI vão se apresentar no departamento de emergência por causa da ocorrência de sangramentos. Nesse momento, faz-se fundamental a avaliação da gravidade do sangramento – conceito esse que tem diferentes definições na literatura, sendo uma delas apresentada na Tabela 1. Deve-se classificar também se o paciente apresenta um quadro agudo (< 3 meses), persistente (3 a 12 meses) ou crônico (maior que um ano)[3].

TABELA 1 Classificação da gravidade do sangramento[4]

Tipo	Características
Sangramento crítico	Considerado crítico o sangramento em local anatomicamente crítico, que cause instabilidade hemodinâmica ou comprometimento respiratório, incluindo, sangramento intracraniano, intraespinhal, intraocular, retroperitoneal, pericárdico ou intramuscular com síndrome compartimental.
Sangramento grave	Sangramento que resulte na queda de 2 pontos de hemoglobina ou que necessite de transfusão de mais de duas unidades de concentrado de hemácias, porém não se enquadre na definição de sangramento crítico.
Sangramento menor	Sangramento sem critérios para gravidade, incluindo sangramento de pele ou sangramento leve de mucosas.

Na anamnese, é sempre importante avaliar quando se iniciou o quadro; se houve outros sinais e sintomas além da plaquetopenia (chamar a atenção para emagrecimento, febre, linfadenopatia, esplenomegalia); se o paciente já apresentou sangramento previamente; se utiliza alguma medicação para controle de PTI; se já foi submetido a desafios hemostáticos (como procedimentos invasivos, trauma etc.); quais comorbidades apresenta, bem como a lista de medicamentos de uso contínuo.

No exame físico, focamos inicialmente na busca de manifestações hemorrágicas. Na inspeção, buscar por hematomas, equimoses, petéquias e bolhas hemorrágicas. Lembrar sempre que bolhas hemorrágicas em cavidade oral são um preditor importante de sangramento[2]. É importante também sempre avaliar hepato e esplenomegalia, além de linfonodomegalias.

Como exames complementares no pronto-socorro, caso seja o primodiagnóstico, vale a pena lembrar de solicitar os seguintes exames para afastar pseudoplaquetopenia: contagem manual de plaquetas; avaliação de plaquetas no EDTA e citrato; e a avaliação de lâmina de sangue periférico, se possível. Além de confirmar a plaquetopenia, e afastar agregados, a realização da lâmina é importante para avaliar a morfologia das plaquetas (ajudando a diferenciar de algumas plaquetopatias hereditárias), bem como analisar as outras séries.

É importante ressaltar que quadros frequentes no departamento de emergência, como sepse e dengue, podem fazer plaquetopenias severas, e não apresentam os mesmos mecanismos fisiopatológicos que a PTI, sendo seu manejo também distinto.

Posteriormente, é necessário descartar causas secundárias, sempre levando em consideração a história clínica. No geral, solicitam-se sorologias virais (hepatite B, hepatite C, HIV), perfil carencial (ferro, vitamina B12, ácido fólico), investigação de *H. pylori* (embora não seja consenso em todos os *guidelines*) e pode se considerar solicitar exames reumatológicos, incluindo FAN, fator reumatoide e dosagem de antifosfolípides. Lembrar também da dosagem de imunoglobulinas, pois as imunodeficiências podem ser causa de trombocitopenia[3,5].

TRATAMENTO

O manejo da PTI pode ser desafiador. Deparar-se com contagens plaquetárias de, às vezes, mil plaquetas, pode ser motivo de angústia para a maioria dos médicos. O objetivo do tratamento no departamento de emergência, entretanto, é identificar casos potencialmente graves, prevenir sangramento significativo e não, necessariamente, normalizar a contagem de plaquetas em pacientes assintomáticos[5].

TABELA 2 Causas de trombocitopenia imune secundárias[3]

HIV	Imunodeficiência comum variável	Medicamentos
Hepatite B	Lúpus eritematoso sistêmico	Vacinação
Hepatite C	Síndrome antifosfolípide (SAF)	
Helicobacter pylori	Doenças linfoproliferativas	
Deficiência de vitamina B12	Artrite reumatoide	
Deficiência de ácido fólico	Síndrome de Evans (anemia hemolítica autoimune + plaquetopenia imune)	
Ferropenia	Outras infecções virais	

O risco de sangramento, contudo, pode ser difícil de se estimar. Nas PTI, estudos mostram que não há boa correlação entre a contagem plaquetária e a ocorrência de sangramentos clinicamente significativos[6]. Habitualmente, considera-se que este risco seja maior em pacientes que já tenham apresentado sangramento anterior, que apresentem contagem de plaquetas < 10.000/μL, ou que sejam idosos e com outras comorbidades. Nesse sentido, é interessante ressaltar também que, em pacientes com primodiagnóstico, essa distinção é mais difícil e a vigilância deve ser aumentada. A seguir, focaremos no manejo da PTI na população adulta, já que em crianças há certas particularidades e mudanças no tratamento, as quais comentaremos brevemente.

Nos casos de sangramentos graves e potencialmente ameaçadores à vida (críticos), que tipicamente ocorrem com níveis plaquetários abaixo de 20 mil, e usualmente abaixo de 10 mil, é indicada hospitalização e início imediato de tratamento. No caso de o sangramento ser crítico, optamos pela associação entre corticoterapia e imunoglobulina humana (IVIG). O corticoide mais utilizado nesse contexto é a metilprednisolona na dose de 1 g/dia endovenoso por 3 dias. Sobre a IVIG, há duas opções possíveis: 1 g/kg/dia por 1-2 dias ou 400 mg/kg/dia por 5 dias[7]. Nesse contexto, pode ser considerada também a transfusão de plaquetas, como terapia ponte até o início da ação do corticoide e da IVIG, que no geral iniciam em cerca de dois dias. Portanto, habitualmente reservamos transfusão de plaquetas na PTI apenas para os casos de sangramentos críticos, com necessidade de aumento imediato da contagem plaquetária. É interessante ressaltar que o incremento plaquetário é geralmente transitório e com respostas atenuadas, sendo que a IVIG pode potencializar essa resposta. No geral, a dose prescrita é de uma aférese ou de um *pool* (obtido a partir de quatro a seis concentrados de plaquetas). Em algumas referências, no entanto, podemos encontrar a recomendação em triplicar essa dose, tendo em vista a destruição plaquetária[8]. Não há diferença significativa neste cenário entre a transfusão de aférese ou *pool*.

Quando há sangramento grave (que não se configure como crítico), pode-se escolher entre corticoterapia (metilprednisolona ou dexametasona) ou IVIG. Em geral, para sangramentos graves ou críticos, o alvo plaquetário é de 50 mil (ou 100 mil para sangramento em sistema nervoso central). Porém, muitas vezes chegar a esse alvo na PTI não será possível.

Para sangramentos menores ou pacientes com níveis plaquetários abaixo de 30 mil, quando primodiagnóstico, está indicado iniciar tratamento, sendo os corticoides mais uma vez a classe de escolha. As duas principais opções são dexametasona 40 mg por 4 dias (que pode ser via oral ou endovenosa) ou prednisona 0,5-2 mg/kg/dia (usualmente 1 mg/kg/dia, máximo 80 mg/dia) via oral[3,5].

No caso da dexametasona, o tempo médio de resposta nos estudos é de cerca de 7,5 dias[9,10] e, com 14 dias, parece ter maiores taxas de resposta (incluindo parcial e completa) em comparação com a prednisona[11]. Caso com 14 dias, não se tenha obtido resposta, é possível repetir o curso de dexametasona. No geral, são realizados até três cursos. Não é recomendado ou necessário fazer desmame do corticoide nesses casos. Quanto à prednisona, recomenda-se manter a dose de 1 mg/kg/dia por duas semanas e, após esse período, iniciar o desmame, sendo ideal completá-lo em 6 semanas. É interessante lembrar que há pacientes que são corticorrefratários, e essa informação é muito importante que o paciente saiba, já que em casos de urgência será dada preferência ao uso de outras medicações. Em estudo publicado em março de 2024, um *trial* randomizado comparou o uso de prednisona *versus* dexametasona. Nele, a dexametasona mostrou maiores taxas de resposta ao final de 6 semanas, porém na avaliação com 12 meses, a persistência dessa resposta foi inferior ao grupo da prednisona. A dexametasona, portanto, parece uma boa opção para quando um aumento plaquetário rápido é preferido. É importante também sempre lembrar dos efeitos colaterais da corticoterapia, sendo que, neste estudo, a prednisona mostrou um pior perfil de segurança[12].

Pacientes com níveis plaquetários acima de 30 mil (quando diagnóstico) ou acima de 20-30 mil no acompanhamento, no geral, não necessitam de internação nem de início/mudança de tratamento. Para pacientes com PTI, considera-se resposta parcial quando níveis plaquetários acima de 30 mil e resposta completa quando acima de 100 mil[3]. Sobre alta hospitalar, normalmente ela ocorre quando o paciente teve resolução dos sangramentos e está com plaquetas em ascensão, tendo atingido no mínimo uma resposta parcial. Claro que isso deve ser avaliado caso a caso para tornar a alta segura.

É fundamental ao emergencista lembrar que muitos destes pacientes atendidos no pronto-socorro necessitarão de outras linhas de terapia, e que devem ser encaminhados para acompanhamento ambulatorial. Como segunda linha de tratamento, há várias opções, e a escolha deve levar em consideração as particularidades de cada paciente e a disponibilidade. No *guideline* americano[3], as três principais escolhas são rituximabe, esplenectomia e agonistas da trombopoetina (exemplo: eltrombopag e romiplostim). Já no PCDT (Protocolo Clínico de Diretrizes Terapêuticas), documento publicado pelo Ministério da Saúde do Brasil, nos pacientes que apresentaram falha aos corticosteroides e à imunoglobulina humana, a esplenectomia é a opção terapêutica de escolha. Imunossupressores (por exemplo: azatioprina, ciclofosfamida) e agonistas de trombopoetina ficam no geral restritos aos pacientes que apresentam contraindicação à cirurgia ou falha[8]. Importante ressaltar que a indicação cirúrgica geralmente fica restrita aos casos crônicos, com mais de 12 meses de evolução.

Nas crianças recém-diagnosticadas, recomenda-se tratamento se as plaquetas estiverem abaixo de 20 mil. A principal escolha quando ocorrer sangramento não grave é o uso de prednisona 2-4 mg/kg/dia, com um máximo de 120 mg, por 5 a 7 dias[3]. A IVIG, mesmo no contexto de sangramentos menores, também pode ser utilizada. Em caso de sangramento grave, dá-se preferência ao uso da metilprednisolona e/ou IVIG[8].

PRINCIPAIS MENSAGENS PARA O MANEJO DA PTI

- A PTI é uma condição potencialmente grave, porém pode não haver boa correlação entre o nível plaquetário e a ocorrência de sangramentos. Um fator que é fundamental para a avaliação é a história prévia do paciente.
- Quando recém-diagnosticado, lembrar de avaliar e excluir as principais causas de trombocitopenia secundárias.
- Classificar a cronicidade da doença, além da presença e da gravidade do sangramento para definir a conduta.

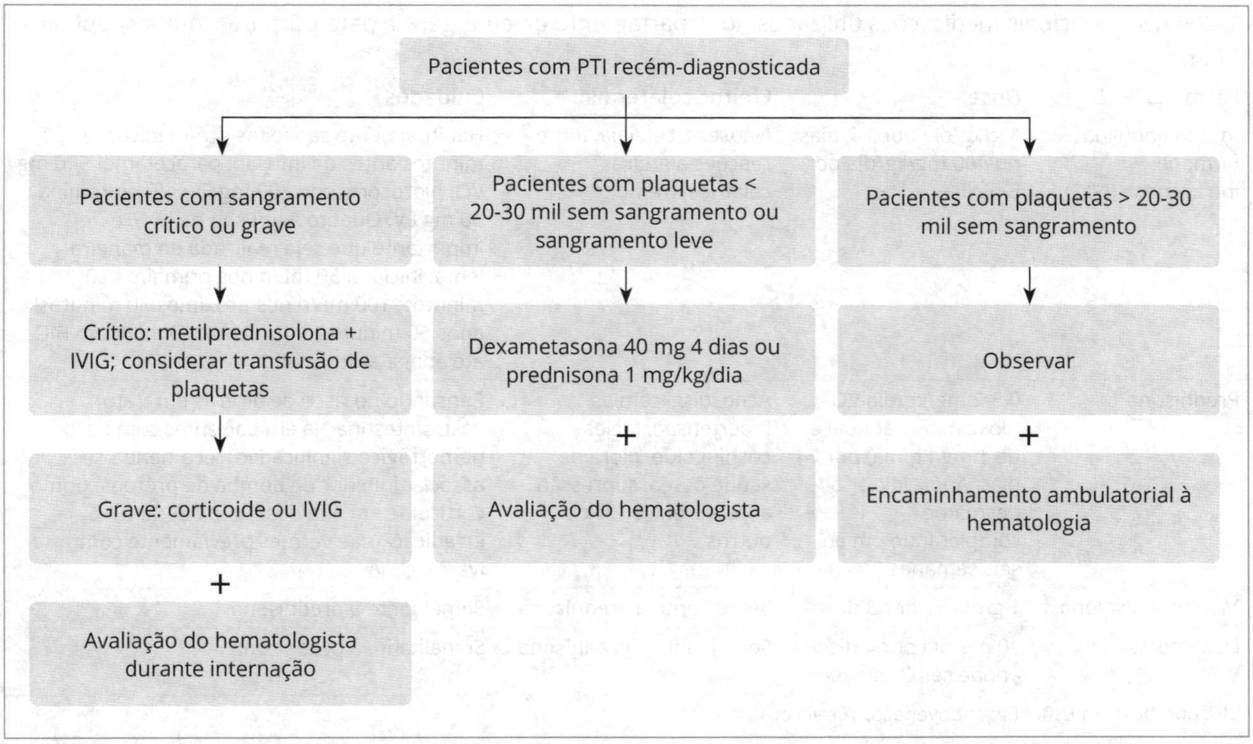

FIGURA 1 Fluxograma para manejo de púrpura trombocitopênica imune (PTI) recém diagnosticada.

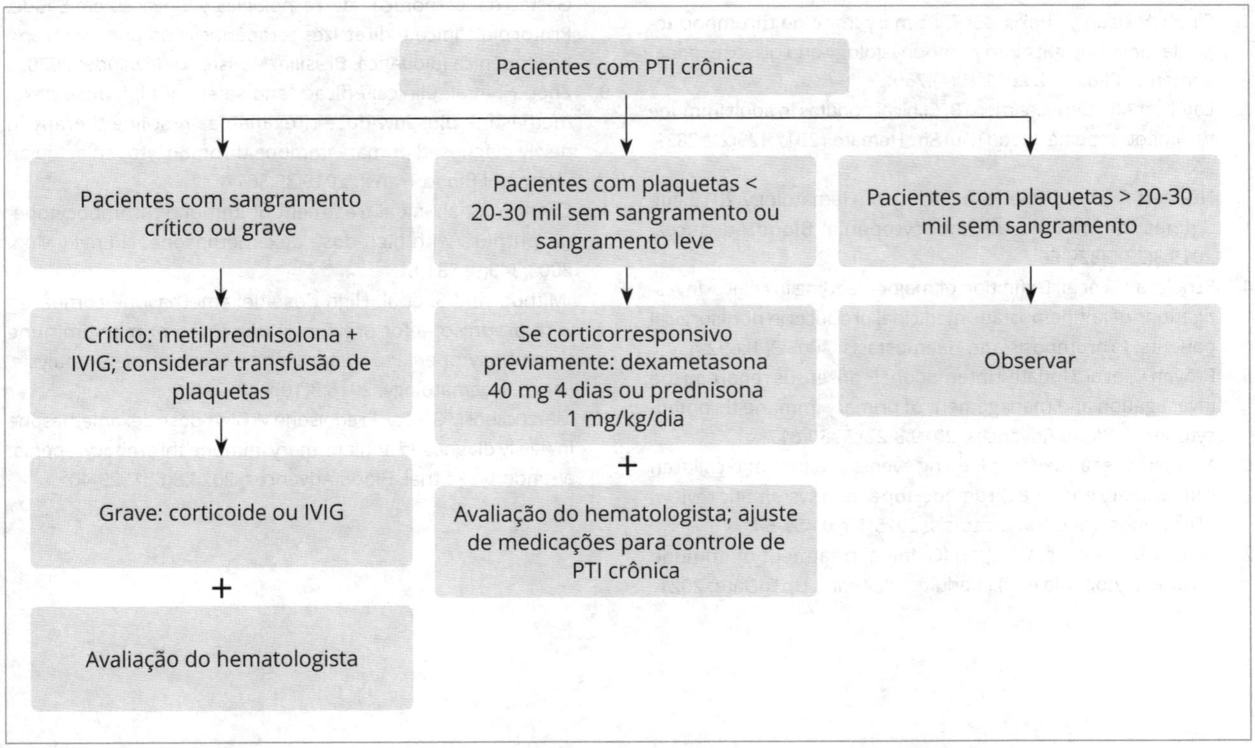

FIGURA 2 Fluxograma para manejo de púrpura trombocitopênica imune (PTI) crônica.

TABELA 3 Principais medicações utilizadas no departamento de emergência para púrpura trombocitopênica imune

Fármaco	Dose	Efeitos colaterais	Cuidados
Imunoglobulina humana intravenosa (IVIG)	1 g/kg/dia por 1-2 dias ou 400 mg/kg/dia por 5 dias	Náuseas, cefaleia, febre, reações alérgicas, calafrios, tremor	Habitualmente são feitas pré-medicações 60 minutos antes da infusão: paracetamol 500 mg VO; hidrocortisona 200 mg EV; difenidramina 50 mg EV. Quanto à infusão da IVIG, é importante que seja realizada de maneira lenta: iniciar a 50 mL/h nos primeiros 30 minutos; 100 mL/h nos próximos 30 minutos; após 60 minutos, infundir a 150 mL/h em BIC até atingir a dose total
Prednisona	0,5-2 mg/kg/dia VO (dose mais habitual é de 1 mg/kg/dia) por 14 dias. Após, iniciar o desmame, completando em até seis semanas	Acne, disglicemias, hipertensão, fácies cushingoide, piora de saúde óssea, supressão adrenal, entre vários outros	Pensando no risco de úlceras em trato gastrointestinal, já em pacientes com risco hemorrágico significativo, recomenda-se associar inibidor de bomba de prótons. Como corticoide em alta dose, considerar a erradicação de vermes previamente com ivermectina
Metilprednisolona	1 g/dia EV por 3 dias	Semelhante à prednisona	Semelhante à prednisona
Dexametasona	40 mg/dia por 4 dias - pode ser EV ou VO	Semelhante à prednisona	Semelhante à prednisona

BIC: bomba de infusão; EV: endovenoso; VO: via oral.

REFERÊNCIAS

1. Singh A, Uzun G, Bakchoul T. Primary immune thrombocytopenia: novel insights into pathophysiology and disease management. J Clin Med. 2021;10(4):789.
2. Lambert MP, Gernsheimer TB. Clinical updates in adult immune thrombocytopenia. Blood J Am Soc Hematol. 2017;129(21):2829-35.
3. Neunert C, et al. American Society of Hematology 2019 guidelines for immune thrombocytopenia. Blood Advances. 2019;3(23):3829-66.
4. Schulman S, et al. Definition of major bleeding in clinical investigations of antihemostatic medicinal products in non-surgical patients. J Thrombosis and Haemostasis. 2005;3(4):692-4.
5. Provan D, et al. Updated international consensus report on the investigation and management of primary immune thrombocytopenia. Blood Advances. 2019;3(22):3780-817.
6. Neunert C, et al. Severe bleeding events in adults and children with primary immune thrombocytopenia: a systematic review. J Thrombosis and Haemostasis. 2015;13(3):457-64.
7. Arnold DM, Cuker A, Kelton JG. Initial treatment of immune thrombocytopenia (ITP) in adults. Waltham: UpToDate; 2021.
8. Brasil. Ministério da Saúde. Secretaria de Ciência, Tecnologia, Inovação e Insumos Estratégicos em Saúde. Departamento de Gestão e Incorporação de Tecnologias e Inovação em Saúde. Protocolo clínico e diretrizes terapêuticas da púrpura trombocitopênica idiopática. Brasília: Ministério da Saúde; 2020.
9. Zhou H, et al. Clinical efficacy and safety of high-dose dexamethasone plus low-dose rituximab as first-line therapy in newly diagnosed primary immune thrombocytopenia. Indian J Hematol Blood Transf. 2019;35:507-12.
10. Cheng Y, et al. Initial treatment of immune thrombocytopenic purpura with high-dose dexamethasone. N Engl J Med. 2003;349(9):831-6.
11. Mithoowani S, et al. High-dose dexamethasone compared with prednisone for previously untreated primary immune thrombocytopenia: a systematic review and meta-analysis. Lancet Haematology. 2016;3(10):e489-e496.
12. Mazzucconi MG, et al. Prednisone vs high-dose dexamethasone in newly diagnosed adult primary immune thrombocytopenia: a randomized trial. Blood Advances. 2024;8(6):1529-40.

2

Distúrbios dos fatores de coagulação

Erica Okazaki
Cynthia Rothschild
Guilherme Almeida Maia
Daniel Ujakow Correa Schubert

PONTOS PRINCIPAIS

- • O processo de hemostasia depende da interação das plaquetas e dos diversos fatores pró-coagulantes e anticoagulantes.
- • O fator de Von Willebrand (FVW) é um dos principais responsáveis pelo processo de adesão e agregação plaquetária.
- • A hemofilia A é uma doença causada pela deficiência do fator VIII.
- • A hemofilia B é uma doença causada pela deficência do fator IX.
- • A doença de Von Willebrand é causada pela redução e/ou alteração da função do FVW. O tratamento dessas doenças é baseado na reposição do fator alterado por concentrados específicos.

INTRODUÇÃO

A hemostasia refere-se ao processo de reparação de vasos sanguíneos danificados, com vistas à contenção do sangramento, à manutenção da fluidez do sangue e à remoção de trombos para restauração da integridade vascular. Após a ruptura da parede de um vaso sanguíneo ou lesão endotelial ocorrem interações entre as células vasculares, os componentes da matriz extracelular, as plaquetas e os fatores de coagulação, resultando em um coágulo de fibrina.

A regulação da coagulação pode ser dividida em três fases. A iniciação, em que ocorre a formação de pequenas quantidades de fatores de coagulação ativados; a amplificação, em que os fatores de coagulação gerados são amplificados; e a propagação, na qual os fatores de coagulação ligam-se a plaquetas ativadas e o trombo de fibrina é formado.

Após um dano vascular, há a exposição do fator tecidual ao sangue, causando a ativação do fator VII. Isso vai ocasionar a ativação da via extrínseca da coagulação, culminando a geração de uma pequena quantidade de trombina, que por sua vez vai ativar plaquetas. O processo de adesão plaquetária é mediado por diversos receptores e fatores, entre eles o fator de von Willebrand (FVW). FVW liga-se ao colágeno exposto interagindo com a glicoproteína Ib/V/IX, receptor nas plaquetas, promo-vendo a adesão plaquetária ao subendotélio. As plaquetas aderidas e ativadas, expressam a glicoproteína IIb/IIIa por meio da ligação ao FVW e ao fibrinogênio, formam pontes entre plaquetas adjacentes. Isso é conhecido como agregação plaquetária, resultando na formação do trombo plaquetário.

Para a formação do coágulo de fibrina, é necessária a conversão do fibrinogênio em fibrina. Tal processo ocorre mediado pelo aumento sucessivo da concentração de trombina, conforme a Figura 1. A trombina é uma proteína com funções coagulantes e anticoagulantes. Ela é responsável por promover a conversão de fibrinogênio em fibrina, formando o trombo. Como anticoagulante, ela ativa a proteína C que, juntamente com a proteína S (função de cofator), inativa os fatores V e VIII ativados. As outras vias de regulação fisiológica da formação do trombo dependem da antitrombina (AT) e do inibidor da via do fator tecidual (TFPI, na sigla em inglês). A AT inibe, principalmente, as formas ativadas dos fatores II, X e IX. O TFPI inativa os fatores X e VII ativados. Após a formação do coágulo estável

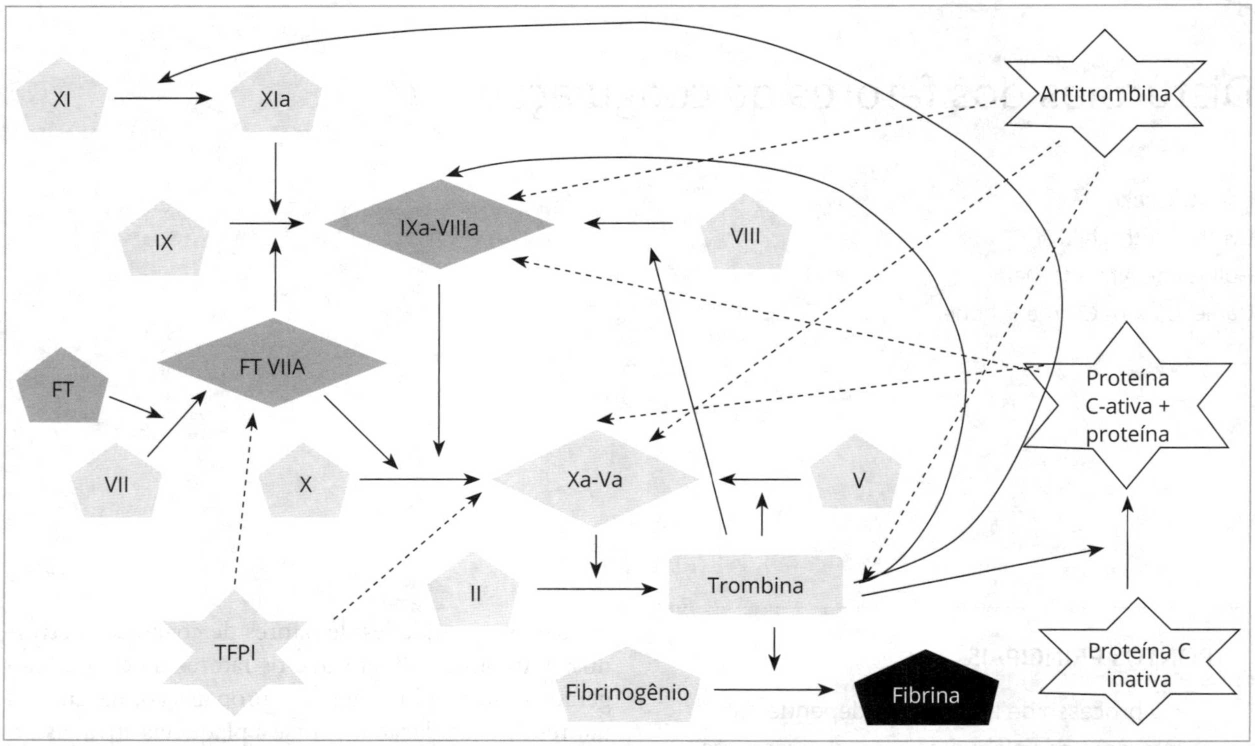

FIGURA 1 Representação esquemática da formação e da degradação do trombo de fibrina e de sua regulação. A via da coagulação ocorre por meio de reações de ativação (setas pretas) e inativação (setas pontilhadas) dos fatores de coagulação (em cinza escuro) que culminam na formação de trombina (em preto). Os complexos (em cinza claro) FT-FVIIa, IXa-VIIIa e Xa-Va promovem a formação e a amplificação de geração da trombina. Os anticoagulantes (em branco) proteína S, proteína C, TFPI e antitrombina ajudam a regular a via da coagulação. FT: fator tecidual; a: ativado; TFPI: inibidor da via do fator tecidual.

(que depende da ação final do fator XIII), este é lisado por ação da plasmina, e a proteólise da fibrina resulta em produtos de degradação da fibrina.

Assim, coagulopatias estão relacionadas à deficiência dos fatores de coagulação, propiciando diversos quadros hemorrágicos nos indivíduos acometidos. Elas podem ser hereditárias ou adquiridas por diversas etiologias.

As hemofilias A e B e a doença de von Willebrand (DVW) são as coagulopatias hereditárias mais comuns, correspondendo a 95% dos casos. As demais constituem alterações do fibrinogênio e dos demais fatores de coagulação.

As formas adquiridas decorrem do consumo de fatores de coagulação, como na coagulação intravascular disseminada; do desenvolvimento de autoanticorpos contra os fatores de coagulação, como na hemofilia A adquirida; na redução de produção dos fatores, como na deficiência de vitamina K.

As manifestações clínicas podem ser sangramentos em mucosas (epistaxe, gengivorragia, trato gastrointestinal ou genitourinário), cordão umbilical, musculoesquelético (hemartrose e hematoma muscular), sistema nervoso central, cutâneos (hematomas e equimoses), uterino, entre outros.

O médico emergencista tem como papel dar o suporte necessário para o reestabelecimento da coagulação do paciente frente a um sangramento e, frente a um paciente com história pessoal e familiar suspeita sem diagnóstico, realizar os testes de triagem da hemostasia (contagem de plaquetas, tempo de protrombina - TP, tempo de tromboplastina parcial ativada – TTPa, tempo de trombina – TT) e encaminhar o paciente para um serviço de hematologia especializado.

O tratamento do quadro hemorrágico nos portadores de coagulopatias hereditárias se baseia na reposição do fator deficiente. Assim, é essencial saber qual tipo de coagulopatia o indivíduo possui para se instituir o tratamento mais adequado. Pode-se utilizar, em algumas situações, tratamentos adjuvantes como antifibrinolíticos, selantes de fibrina e acetato de desmopressina. Já o tratamento das formas adquiridas é direcionado à etiologia da coagulopatia, como, por exemplo, o uso de imunossupressores e reposição de vitamina K.

No Brasil, os indivíduos portadores de coagulopatias hereditárias são cadastrados no Ministério da Saúde, pelo Sistema Web Coagulopatias, e acompanhados em centros especializados. Eles portam carteiras de identificação, nas quais é especificado o diagnóstico da coagulopatia e os telefones de contato dos centros especializados, que podem ser acionados em casos de dúvidas ou emergências. Tais dados podem facilitar o atendimento no serviço de emergência, muitas vezes poupando etapas que poderiam atrasar e, por consequência, piorar o prognóstico desses pacientes.

AVALIAÇÃO CLÍNICA

Independentemente da natureza da coagulopatia, a abordagem inicial dos sangramentos inclui estabilização hemodinâmica com acesso intravenoso, manejo de via aérea, ressuscitação volêmica e identificação dos sangramentos ativos. Em seguida, o médico pode realizar anamnese e exame físico adequados, e solicitar a propedêutica complementar apropriada. É importante saber se o indivíduo possui a carteira de portador de coagulopatia, as medicações de uso contínuo, se faz tratamento profilático de sangramentos com fatores de coagulação, se já recebeu hemotransfusões prévias e conhecer sua história pessoal e familiar de sangramentos.

Os exames laboratoriais iniciais para indivíduos com sangramentos incluem TP, TTPa, hemograma com contagem de plaquetas, TT ou fibrinogênio.

A seguir, serão abordadas as principais coagulopatias hereditárias (hemofilias e doença de von Willebrand) e adquiridas (hemofilia A adquirida e síndrome de von Willebrand adquirida).

HEMOFILIAS

As hemofilias são doenças hemorrágicas hereditárias, ligadas ao sexo, caracterizadas pela deficiência dos fatores de coagulação VIII (hemofilia A) ou IX (hemofilia B). Segundo a Federação Mundial de Hemofilia, estima-se que a prevalência seja de 24,6 casos por 100 mil nascimentos do sexo masculino para hemofilia A e cinco casos por 100 mil nascimentos do sexo masculino para hemofilia B. A hemofilia A é a mais frequente e corresponde a 80% dos casos.

A ausência de antecedentes familiares não exclui o diagnóstico de hemofilia. Apesar de a maioria dos pacientes ser descendente de mães portadoras do gene mutado, cerca de 30% dos casos decorrem de mutações de novo na mãe ou no feto e, portanto, é possível encontrar casos isolados ou apenas irmãos acome-

TABELA 1 Principais manifestações hemorrágicas na hemofilia

Manifestações hemorrágicas	Frequência	Características e particularidades
Hemartrose	70-80%	Aumento do volume articular, calor, dor e restrição da mobilidade articular
		Em crianças pequenas: irritabilidade e redução do uso do membro acometido
		Em crianças maiores/adultos: descrição de aura com formigamento e calor que antecedem o edema e a dor
		Mais frequente em: joelhos > cotovelos > tornozelos > ombros > quadril > punhos
Hematoma muscular	10-20%	Quando pequenos e superficiais tendem a ser autolimitados
		Atenção a sinais de síndrome compartimental: dor, parestesia e redução de pulsos
		Hematoma em músculo iliopsoas: dor em fossa ilíaca e região inguinal, posição antálgica em flexão da coxa. Parestesia em coxa indica compressão do nervo femoral
Hemorragias em cavidades/sítios profundos	5-10%	Sangramentos em assoalho de língua, garganta e pescoço podem causar obstrução de vias aéreas
		Sangramentos retroperitoneais e intraperitoneais
		Sangramento em trato gastrointestinal agudo: hematêmese, melena e hematoquezia – é potencialmente grave e necessita de investigação
Hemorragia em sistema nervoso central	< 5%	Em crianças: na maioria dos casos é precedida por traumatismos
		Em adultos: metade dos casos está associada a traumatismos. Cefaleia não habitual deve ser sinal de alerta para suspeita

tidos, sem a alteração em outras gerações. Apesar de rara, é possível a ocorrência de hemofilia em mulheres, quando o pai é hemofílico e a mãe é portadora do gene da hemofilia, ou quando a mulher portadora do gene mutado apresenta baixos níveis de fator VIII ou IX decorrente da inativação do cromossomo X não afetado (fenômeno de lionização).

Apresentação clínica

A principal manifestação clínica dos pacientes com hemofilia são os sangramentos musculoesqueléticos, sobretudo os quadros de hemartroses (hemorragias articulares), que correspondem a cerca de 70 a 80% das hemorragias, e os hematomas musculares (10 a 20%). Sangramentos em outros tecidos e cavidades podem ocorrer em menor frequência (5 a 10%), e as hemorragias intracranianas acontecem em menos de 5% dos casos. Os episódios hemorrágicos podem ser decorrentes de traumas ou procedimentos invasivos, ou não ter fator desencadeante identificado (chamados sangramentos espontâneos). A Tabela 1 resume as principais manifestações hemorrágicas na hemofilia.

A hemofilia pode ser classificada em grave, moderada ou leve, de acordo com a atividade do fator de coagulação deficiente. Na deficiência dos fatores VIII e IX, observa-se correlação entre a gravidade da hemofilia e a manifestação hemorrágica, como mostra a Tabela 2.

Como os fatores VIII e IX participam do sistema intrínseco da coagulação, o TTPa está prolongado, mas o TP e o TT são normais. A contagem plaquetária também é normal.

Não é possível distinguir a hemofilia A da hemofilia B apenas pelos achados clínicos e prolongamento do TTPa. É necessária a avaliação laboratorial complementar para o diagnóstico final, ou seja, deve-se determinar a atividade dos fatores VIII e IX, conforme ilustrado na Figura 2.

MANEJO

O tratamento da hemofilia é complexo e de custo elevado. Deve ser realizado por uma equipe multiprofissional, em centros de tratamento especializado. Além do manejo dos sangramentos agudos, o cuidado do paciente com hemofilia inclui a prevenção de hemorragias e do desenvolvimento de artropatia, controle da dor, abordagem das complicações da própria doença (musculoesqueléticas) e decorrentes da terapia medicamentosa (desenvolvimento de inibidores e infecções).

Entre os agentes hemostáticos, os concentrados de fatores de coagulação comerciais são os mais utilizados atualmente, tanto para o tratamento dos sangramentos vigentes como para sua prevenção. A reposição do fator deficiente possibilita o tratamento precoce e até mesmo em domicílio. Os concentrados de fator podem ser recombinantes ou derivados de plasma.

No Brasil, a portaria RDC n. 23, de 24 de janeiro de 2002, do Ministério da Saúde, proíbe o uso de crioprecipitado em hemofilia e DVW, exceto na indisponibilidade de concentrados de fator, uma vez que esses produtos são fornecidos pelo Ministério da Saúde aos centros de tratamento cadastrados.

Frente a sangramento agudo, a reposição do fator deficiente deve ser instituída o mais precocemente possível. Recomenda-se o esquema do Manual de Hemofilia do Ministério da Saúde, que se encontra na Tabela 3, disponível no Manual de Hemofilia do Ministério da Saúde[3].

Particularidades relevantes em alguns sangramentos

Sangramento intracraniano

É a hemorragia mais temida na hemofilia e requer a reposição imediata do fator de coagulação deficiente frente à suspeita ou após trauma em cabeça, antes mesmo de se confirmar o sangramento com exames de imagem.

TABELA 2 Classificação das hemofilias conforme a atividade do fator de coagulação deficiente e características clínicas*

Classificação	Atividade do fator VIII ou fator IX	Características clínicas
Grave	< 1%	Sangramentos espontâneos, em geral sem desafios hemostáticos identificáveis.
Moderada	1-5%	Sangramento prolongado após pequenos traumas ou cirurgias, ocasionalmente sangramentos espontâneos.
Leve	5-40%	Sangramentos espontâneos são raros. Hemorragias graves após traumas maiores ou cirurgias.

Fonte: adaptada das Diretrizes no manejo da hemofilia da Federação Mundial de Hemofilia. 3.ed.

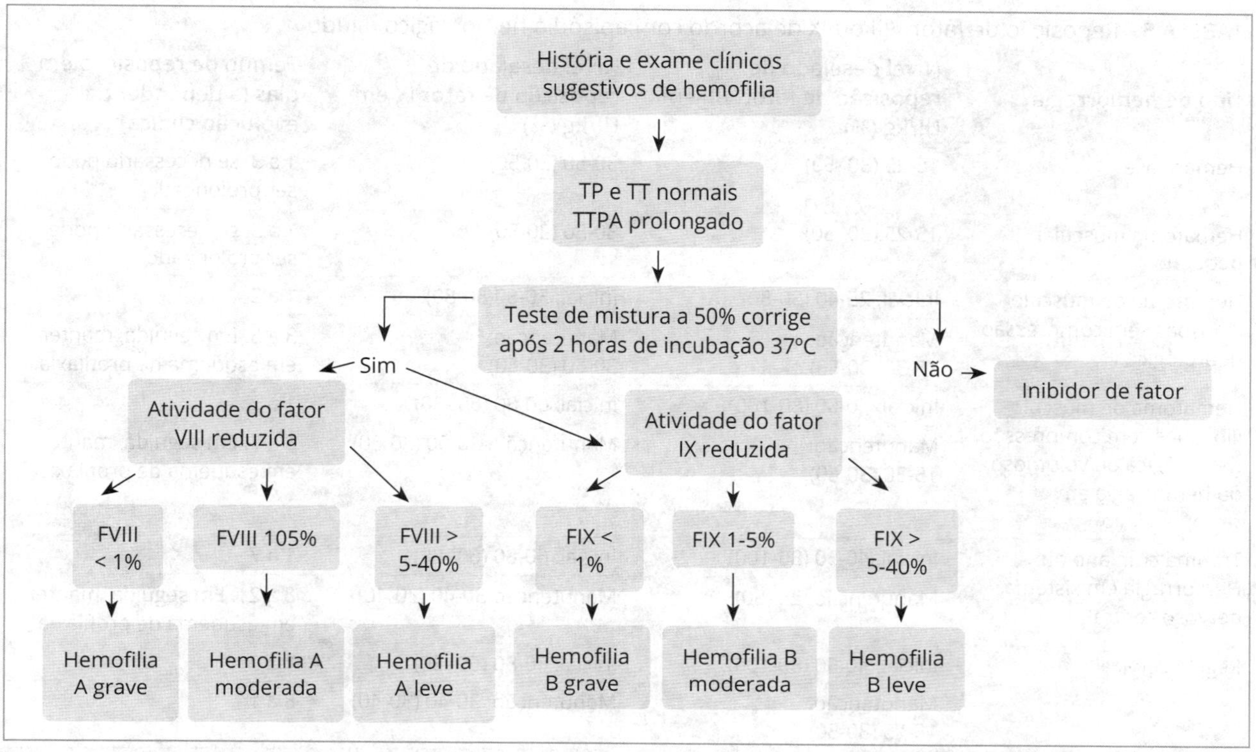

FIGURA 2 Avaliação laboratorial das hemofilias A e B.

Sangramento em músculo iliopsoas: na urgência, frente à forte suspeita ou em presença de sinais que indiquem compressão do nervo femoral, deve-se priorizar a reposição de fator mesmo antes da confirmação com exame de imagem.

Sangramento muscular com síndrome compartimental

Também indica a necessidade de uma dose de concentrado de fator de coagulação antes da confirmação diagnóstica, para evitar que o atraso na reposição de fator contribua para o desenvolvimento de sequelas neurológicas e o comprometimento da musculatura.

Hematúria

Iniciar com hidratação vigorosa antes da reposição de fator. Evitar antifibrinolíticos, em razão do risco de obstrução de vias urinárias por coágulos. Importante investigar o motivo da hematúria (infecção do trato urinário, urolitíase) no caso de persistência do sangramento a despeito da hidratação e reposição de fator.

Epistaxe

Instituir compressão externa com gelo e solicitar avaliação otorrinolaringológica para verificar possível causa local desencadeante do sangramento e intervenção. O uso de antifibrinolíticos localmente é extremamente útil. A depender da intensidade, deve ser quantificada a perda sanguínea pelo hemograma.

Sangramento do trato gastrointestinal

Independentemente de doença hepática associada, deve ser considerada hospitalização, reposição de fator imediata e investigação de lesões anatômicas que tenham contribuído para a hemorragia e cujo tratamento evite recorrência de episódios hemorrágicos.

Presença de inibidor contra o fator deficiente

Cerca de 10 a 30% dos pacientes com hemofilia A e 1 a 5% com hemofilia B podem desenvolver aloanticorpo contra o fator deficiente, denominado inibidor. A suspeita clínica ocorre quando se observa inadequada resposta ao tratamento habitual, ou há aumento na frequência de sangramentos e/ou gravidade dos episódios. O diagnóstico é feito pela quantificação do inibidor. Se o inibidor for de alto título (> 5 UB/mL), paciente deverá usar agentes de bypass, produtos que estimulam a formação de trombina independentemente do fator contra o qual se desenvolveu o inibidor: concentrado de complexo protrombínico parcialmente ativado (CCPa) ou fator VII ativado recombinante. No caso de inibidor de baixo título (até 5 UB/mL), pode-se utilizar o fator deficiente em doses

TABELA 3 Reposição de fator VIII ou IX de acordo com episódio hemorrágico agudo

Tipo de hemorragia	Nível desejado de reposição de fator VIII em UI/kg (%)	Nível desejado de reposição de fator IX em UI/kg (%)	Tempo de reposição em dias (a depender da evolução clínica)
Hemartrose	15-25 (30 -50)	30-50 (30-50)	1 a 3, se necessário pode ser prolongado
Hematoma muscular pequeno	15-25 (30 -50)	30-50 (30-50)	1 a 3, se necessário pode ser prolongado
Hematoma de músculo iliopsoas sem compressão neurológica	Inicial: 25-40 (50-80)	Inicial: 50-80(50-80)	1 a 2
	Manutenção: 15-30 (30-60)	Manutenção: 30-60 (30-60)	3 a 5. Em seguida, manter em esquema de profilaxia
Hematoma de músculo iliopsoas com compressão neurológica ou volumoso ou hemorragia em retroperitônio	Inicial: 40-50 (80-100)	Inicial: 60-80 (60 -80)	1 a 2
	Manutenção: 15-30 (30-60)	Manutenção: 30-60 (30-60)	3 a 7. Em seguida, manter em esquema de profilaxia
Trauma craniano ou Hemorragia em sistema nervoso central	Inicial: 40-50 (80-100)	Inicial: 60-80 (60 -80)	1 a 7
	Manutenção: 25 (50)	Manutenção:30-40 (30-40)	8 a 21. Em seguida, manter em esquema de profilaxia
Região cervical	Inicial: 40-50 (80-100)	Inicial: 60-80 (60 -80)	1 a 7
	Manutenção: 15-25 (30-50)	Manutenção: 30-40 (30-40)	8 a 14
Gastrointestinal	Inicial: 40-50 (80-100)	Inicial: 60-80 (60 -80)	1 a 7
	Manutenção: 25 (50)	Manutenção: 30-40 (30-40)	8 a 14
Sangramento cutâneo ou mucoso (epistaxe, equimoses)	0-15 (0-30)	0-30 (0-30)	Dose única
Hematúria	15-25 (30 -50) após ter iniciado hidratação vigorosa	30-50 (30-50) após ter iniciado hidratação vigorosa	1 a 3 Manter hidratação e repouso até controle da hematúria
Ferimento corto-contuso	0-25 (0-50)	0-40 (0-40)	Dose única
Ferimento profundo	15-25 (30-50)	30-50 (30-50)	1 a 5

Cálculo de reposição de fator VIII – dose (UI) = peso (kg) x (nível de fator desejado – nível de fator basal) / 2
Cálculo de reposição de fator IX – dose (UI) = peso (kg) x (nível de fator desejado – nível de fator basal)
Fonte: Brasil, 2015[3].

dobradas inicialmente. A complexidade do manejo de sangramentos em pacientes com hemofilia e inibidor torna necessário o contato com um hematologista ou a equipe do centro no qual o paciente faz acompanhamento para ser definida a conduta mais adequada no caso de emergências. Mais informações podem ser consultadas no manual de diagnóstico e tratamento de inibidores em pacientes com hemofilia congênita do Ministério da Saúde (https://www.gov.br/saude/pt-br/acesso-a-informacao/participacao-social/consultas-publicas/2021/arquivos/manual-de-diagnostico-e-tratamento-de-inibidores-em-pacientes-com-hemofilia-congnita/view).

DOENÇA DE VON WILLEBRAND (DVW)

A DVW é a coagulopatia hereditária mais comum, de herança autossômica, caracterizada pela redução e/ou alteração da função do fator de von Willebrand (FVW). Ele é uma glicoproteína multimérica produzida pelas células endoteliais e megacariócitos, que além de participar da formação do tampão plaquetário, liga-se ao FVIII, promovendo seu transporte no plasma e evitando sua rápida depuração. A DVW pode ser classificada em três tipos: 1 (alteração quantitativa parcial do FVW), 2 (alteração qualitativa do FVW) e 3 (alteração quantitativa total ou grave). O tipo 2 apresenta quatro subtipos, relacionados ao defeito funcional do FVW e que implicam diferenças no manejo de sangramentos nesses pacientes.

Apresentação clínica

As principais manifestações hemorrágicas são cutaneomucosas, sobretudo epistaxe, sangramentos oral e uterino anormal. Em geral, a gravidade dos episódios hemorrágicos está relacionada ao grau de redução da função do FVW e da atividade do FVIII. Assim, na DVW tipo 3, podem-se observar quadros de hemartrose, sangramento gastrointestinal e em outros territórios profundos, o que é raro nos tipos 1 e 2.

Na DVW, nem sempre o TTPa está prolongado e o tempo de sangramento (TS) tem baixas sensibilidade e especificidade, sendo pouco útil para o diagnóstico.

Manejo

O tratamento dos pacientes com DVW se baseia na reposição de FVW nos sangramentos agudos e no preparo para evitar sangramentos frente a procedimentos invasivos. Pode ser feito por meio do DDAVP (desmopressina) ou concentrados de FVW. No Brasil, até o momento, dispõe-se de concentrado de FVW derivado de plasma que contém FVIII, não estando disponível o concentrado de FVW recombinante. O DDAVP é administrado somente aos pacientes com resposta prévia a um teste com DDAVP, realizado após o diagnóstico da DVW. Nos casos de sangramentos leves, principalmente em mucosas, pode-se utilizar antifibrinolítico. Nos sangramentos uterinos anormais, o uso de estrógenos pode ser bastante útil.

As Tabelas 4 e 5 mostram o tratamento de acordo com o tipo de DVW e o tipo de sangramentos ou procedimentos invasivos.

Diagnósticos diferenciais das coagulopatias hereditárias

Levando-se em conta as manifestações hemorrágicas, os principais diagnósticos diferenciais das hemofilias são as outras doenças hemorrágicas hereditárias, como DVW e outras deficiências de fatores de coagulação. A Tabela 6 mostra as principais alterações comparativas entre os diferenciais das coagulopatias hereditárias.

Distúrbios plaquetários hereditários também podem cursar com manifestações hemorrágicas, mas, de maneira diferente das hemofilias, o TTPa é normal e, em geral, os sangramentos cutaneomucosos são mais prevalentes e a hemartrose espontânea não é um achado comum. Os tempos de coagulação (TP, TTPa e TT) são normais e a contagem plaquetária pode ser normal ou reduzida. Testes especiais para avaliar a função plaquetária definem o diagnóstico.

EMERGÊNCIAS EM COAGULOPATIAS ADQUIRIDAS

Princípios e perspectivas

As coagulopatias adquiridas têm as hemorragias como as principais emergências que acometem esse grupo de pacientes. Entende-se por coagulopatias adquiridas as alterações da hemostasia secundária (basicamente coagulação e fibrinólise) não herdadas: coagulopatias de consumo, coagulopatia do hepatopata, hemofilia adquirida e síndrome de von Willebrand adquirida. Neste capítulo, serão abordadas apenas as duas últimas condições, uma vez que as primeiras são tratadas em outros capítulos.

Hemofilia A adquirida

A hemofilia A adquirida constitui doença hemorrágica decorrente da neutralização da atividade do fator VIII (FVIII) da coagulação por autoanticorpos neutralizantes, em sua maioria da classe IgG4. Acomete pessoas de ambos os sexos, sendo mais frequente em idosos e puérperas. Cerca de 30 a 50% dos casos estão associados a comorbidades (como neoplasias, doenças autoimunes, pênfigo, diabetes) ou medicamentos (antibióticos, pembrolizumab, alemtuzumab e outros) e 5% à gestação[1-3]. No restante, não é possível identificar o fator desencadeante do desenvolvimento dos autoanticorpos.

A prevalência da hemofilia A pode ser estimada considerando-se os dois maiores registros, um inglês e outro alemão, em que os valores encontrados são de 1,4 e seis casos por milhão de habitantes ao ano, respectivamente. Isso mostra a raridade dessa condição, que reflete o desconhecimento sobre ela e a dificuldade para o seu diagnóstico. A taxa de mortalidade por hemofilia A varia entre 9 e 33% e decorre tanto das manifestações hemorrágicas como de complicações relacionadas com o tratamento, com base sobretudo na imunossupressão[1-4].

O emergencista é um dos profissionais que podem se deparar com pacientes com hemofilia A adquirida, sendo importante que conheça a condição, seja capaz de levantar a hipótese frente a um caso suspeito e possa iniciar a investigação laboratorial e as condutas emergenciais, como acionar o hematologista para complementar o diagnóstico e iniciar o tratamento.

TABELA 4 Tratamento de acordo com tipo de doença de von Willebrand e sangramento

Tipo de DVW	Sangramento	Tratamento	Tratamentos adjuvantes
Tipo 1	menor	DDAVP#	antifibrinolíticos, estrógenos
	maior	Concentrado de FVW contendo FVIII	antifibrinolíticos, estrógenos
Tipo 2 (2A, 2M, 2N)	menor	DDAVP#	antifibrinolíticos, estrógenos
	maior	Concentrado de FVW contendo FVIII	antifibrinolíticos, estrógenos
Subtipo 2B	menor/maior	Concentrado de FVW contendo FVIII	antifibrinolíticos, estrógenos
Tipo 3	menor/maior	Concentrado de FVW contendo FVIII	antifibrinolíticos, estrógenos

DVW = doença de von Willebrand; DDAVP = desmopressina; FVW = fator de von Willebrand; FVIII = fator VIII.
# deve ser usada somente se paciente tem resposta a teste do DDAVP prévio. A dose é de 0,3 mcg/kg por via endovenosa ou subcutânea.
Fonte: Brasil, 2008[5].

TABELA 5 Reposição de fator de acordo com o tipo de sangramento e com o porte do procedimento cirúrgico na doença de von Willebrand

Tipo de sangramento	Dose de FVW contendo FVIII (UI/kg)	Frequência	Objetivos
Cirurgia de grande porte	40-50	Diária	Pico de FVIII:C de 100%, com mínimos de > 50%, por 5-10 dias de acordo com o tipo e a gravidade de cada caso
Cirurgia de pequeno porte	30	Diária ou em dias alternados	Pico de FVIII:C de 60%, com níveis mínimos de > 30%, por 2-4 dias.
Exodontia	20	Dose única	Pico de FVIII:C de 40%.
Sangramento espontâneo	25	Diária	Pico de FVIII:C > 50%, até cessar o sangramento (2-4 dias).
Parto e puerpério	40	Diária	Pico de FVIII:C > 80%, com níveis mínimos de 30%, por 3-4 dias.

Fonte: Brasil, 2008[5].

Outras deficiências de fatores de coagulação (como FV, FXI, FXIII, entre outras) podem ser causadas por destruição imunológica também, embora sejam mais raras ainda em relação à hemofilia A adquirida.

Síndrome de von Willebrand adquirida (sVWa)

Denomina-se sVWa a desordem hemorrágica adquirida decorrente da redução da atividade do FVW. É muito rara, podendo estar associada a doenças linfoproliferativas (50% dos casos), cardiopatias (estenose aórtica, dispositivos de oxigenação por membrana extracorpórea – ECMO), doenças mieloproliferativas (como trombocitemia essencial), infecções virais ou doenças autoimunes[4-6]. Vários são os mecanismos que concorrem para essa síndrome e eles dependem da condição de base do paciente: adsorção do FVW à superfície das células neoplásicas, aumento do clearance do FVW por imunocomplexos e lise elevada de FVW por aumento da força de cisalhamento.

Apresentação clínica

Hemofilia A adquirida

A hemofilia adquirida pode ser assintomática ou se apresentar por meio de sangramentos, conforme mostrado na Tabela 7 e na Figura 4.

TABELA 6 Diagnósticos diferenciais das coagulopatias hereditárias

Fator deficiente	Padrão de herança	Alteração laboratorial	Principais manifestações clínicas	Produto(s) utilizado(s) no tratamento	Nível hemostático	Meia-vida do fator
Fibrinogênio	Autossômica recessiva	TP, TTPa e TT prolongados Redução do fibrinogênio	sangramento de coto umbilical, hemorragia em SNC, menorragia, epistaxe, gengivorragia, hemartrose, abortamento de repetição	Concentrado de fibrinogênio Crioprecipitado#	50-100 mg/dL	2-4 dias
Protrombina	Autossômica recessiva	TP e TTPa prolongados TT normal Redução da protrombina	Sangramento de coto umbilical, hemartrose, menorragia, epistaxe, gengivorragia	Concentrado de complexo protrombínico Plasma fresco congelado#	20-30%	3-4 dias
Fator V	Autossômica recessiva	TP e TTPa prolongados TT normal Redução do Fator V	Sangramento de mucosas, hematomas, hemorragia em SNC	Plasma fresco congelado Concentrado de plaquetas	15-20%	36 horas
Fator VII	Autossômica recessiva	TP prolongado TT e TTPa normais Redução do Fator VII	Sangramento de mucosas, hematomas, hemorragia em SNC	Concentrado de complexo protrombínico Plasma fresco congelado#	15-20%	4-6 horas
Fator VIII	Ligada ao sexo recessiva	TTPa prolongado TP e TT normais Redução do Fator VIII	Hemartroses, hematomas musculares, sangramento em músculo iliopsoas	Concentrado de fator VIII Crioprecipitado#	15-20%	8-12h
Fator IX	Ligada ao sexo recessivo	TTPa prolongado TP e TT normais Redução do Fator IX	Hemartroses, hematomas musculares, sangramento em músculo iliopsoas	Concentrado de fator IX Plasma fresco congelado#	15-20%	18-24h
Fator X	Autossômica recessiva	TP e TTPa prolongados TT normal Redução do Fator X	Sangramento cordão umbilical, hematomas, hemartroses	Concentrado de complexo protrombínico Plasma fresco congelado#	15-20%	40-6 horas
Fator XI	Autossômica recessiva	TTPa prolongado TP e TT normais Redução do Fator XI	Sangramento pós-traumático, cirúrgicos	Concentrado de Fator XI (no Brasil não é indisponível) Plasma fresco congelado	15-20%	40-70 horas

(continua)

TABELA 6 Diagnósticos diferenciais das coagulopatias hereditárias *(continuação)*

Fator deficiente	Padrão de herança	Alteração laboratorial	Principais manifestações clínicas	Produto(s) utilizado(s) no tratamento	Nível hemostático	Meia-vida do fator
Fator XII	Autossômica recessiva	TTPa prolongado TP e TT normais Redução do Fator XII	Não cursa com sangramentos	N/A	N/A	N/A
Fator XIII	Autossômica recessiva	TP, TTPa e TT normais Teste de solubilidade do coágulo aumentada Redução do FXIII	Sangramento de coto umbilical, hemorragia em SNC, hemartrose, abortamento de repetição, dificuldade de cicatrização	Concentrado de fator XIII Crioprecipitado# Plasma fresco congelado#	2-5%	11-14 dias
FVW	Autosômica dominante (tipo 1, 2A, 2B, 2M) Autossômica recessiva (2N e tipo 3)	TP e TT normais TTPa pode ou não estar prolongado No tipo 3, há redução importante do FVW:RCo, FVW:Ag e FVIII	Sangramentos em mucosas e pele, hemorragias em TGI, hemartroses	DDAVP quando responsivo após teste prévio Concentrado de FVW contendo FVIII	N/A	Variável – 4,2 a 26h (pós-uso de DDAVP) e 16h pós-infusão de concentrado de FVW derivado de plasma

DDAVP: desmopressina, FVW: fator de von Willebrand, FVW:RCo: cofator da ristocetina, FVW:Ag: antígeno do fator von Willebrand, FVIII: fator VIII da coagulação, N/A: não se aplica, SNC: sistema nervoso central, TGI: trato gastrointestinal, TP: tempo de protrombina, TTPa: tempo de tromboplastina parcial ativada, TT: tempo de trombina.
alternativa na indisponibilidade do concentrado de fator comercial.

As manifestações hemorrágicas na hemofilia adquirida nem sempre são proporcionais aos títulos de inibidores presentes e podem se acentuar caso o paciente use medicamentos antitrombóticos, anti-inflamatórios não esteróides (AINES), seja submetido a procedimentos invasivos (como exodontias, inserção de cateter venoso profundo, intubação orotraqueal, exames endoscópicos, biópsias e outros), ou apresente comorbidades com risco hemorrágico (hepatopatia, nefropatia)[7-10].

Síndrome de von Willebrand adquirida (sVWa)

As principais manifestações clínicas são resultado da redução de FVW e FVIII: sangramentos cutaneomucosos (equimoses e hematomas, epistaxe, gengivorragia, sangramentos digestivos e hematúria). Sangramentos digestivos chegam a ocorrer em 40% dos pacientes, em razão da angiodisplasia associada à deficiência de FVW.

Avaliação diagnóstica e diagnósticos diferenciais

Hemofilia A adquirida

O diagnóstico da hemofilia A adquirida é complexo, pois depende da suspeita clínica de uma condição rara e de recursos laboratoriais que incluem a experiência em distúrbios da hemostasia. Por isso, a avaliação de um hematologista pode agilizar o diagnóstico e o tratamento do paciente, podendo evitar complicações e sequelas. A anamnese de pacientes sintomáticos revela sangramentos geralmente cutaneomucosos de início recente, espontâneos ou resultantes de traumas (geralmente mais intensos do que seria esperado para o trauma referido), além de sintomas relacionados a possíveis condições que possam levar ao desenvolvimento de autoanticorpos, como neoplasias, doenças autoimunes, gestação ou puerpério e cirurgia recente. Sangramentos em outras regiões podem estar presentes, mas relacionados com traumas ou procedimentos invasivos locais. O histórico familiar é negativo com relação a sangramentos anormais.

A exemplo do que ocorre nas hemofilias hereditárias, na hemofilia A adquirida o TTPa é prolongado, por conta da redução da atividade do FVIII, sendo os outros testes de triagem da hemostasia normais. Adicionalmente, é preciso demonstrar a presença de inibidor anti-FVIII e comprovar que o inibidor é mesmo específico para esse fator da coagulação. A Figura 5 ilustra as etapas necessárias para a confirmação laboratorial da hemofilia adquirida.

A hemofilia A adquirida pode ser confundida inicialmente com outras condições hemorrágicas que cursam com prolongamento de TTPa, como o uso de heparina, as hemofilias hereditárias e a doença de von Willebrand. A anamnese (com uso de heparina ou coleta de sangue por cateter com heparina), o histórico pessoal de sangramentos desde a infância ou histórico familiar de sangramentos e as avaliações do antígeno e da atividade do FVW podem diferenciar essas suspeitas.

Síndrome de von Willebrand adquirida (sVWa)

O diagnóstico da sVWa depende da suspeita clínica (sangramento de início recente em paciente com uma das condições predisponentes) e dos exames já mencionados anteriormente, como testes de triagem da hemostasia (em que o TTPa pode estar prolongado ou normal) e testes específicos para o diagnóstico da DVW. A avaliação por hematologista, sobretudo com experiência em hemostasia, é necessária para auxiliar no diagnóstico e no tratamento da sVWa.

Manejo

Hemofilia A adquirida

O tratamento da hemofilia adquirida objetiva o controle de sangramentos e a erradicação do inibidor, para que o FVIII volte a apresentar atividade normal. A participação de um hematologista, preferencialmente especializado em hemostasia, é indispensável, tanto para a identificação dos sangramentos que necessitam de tratamentos específicos como para definir a estratégia de erradicação do inibidor, como em razão do risco concomitante de trombose associado com o uso dos agentes de bypass[10,11]. Nesse sentido, quando se associa o uso de antifibrinolíticos sistêmicos com agentes de bypass, é recomendável guardar um intervalo mínimo de 6 horas entre a administração do antifibrinolítico e a do agente de bypass, sobretudo o CCPa.

O controle dos sangramentos depende da identificação de uma causa local, seu tratamento preferencialmente com medidas locais e, quando o sangramento é mais intenso (com queda dos níveis de hemoglobina) ou a causa não pode ser totalmente tratada, da administração de agentes de bypass, já citados anteriormente e resumidos na Tabela 8.

Esforços devem ser despendidos no sentido de evitar sangramentos nesses pacientes, o que inclui a manipulação cuidadosa de acesso venoso, punções e curativos.

Já a erradicação do inibidor depende da identificação de condição de base que tenha favorecido seu aparecimento e o tratamento dessa condição. A combinação de medicamentos usada para erradicar o inibidor, bem como suas indicações, estão ilustradas na Figura 6.

Sempre que possível, procedimentos invasivos devem ser postergados para depois se erradicar o inibidor e restaurar a função do FVIII.

Síndrome de von Willebrand adquirida (sVWa)

O tratamento de sangramentos na sVWa depende da causa da redução de atividade do FVW, que in-

TABELA 7 Manifestações clínicas da hemofilia adquirida, quando sintomática

Local	Características	Conduta recomendada
Pele	Equimoses extensas e desproporcionais a traumas	Evitar traumas locais Avaliação por hematologista Evitar AINEs, medicamentos antitrombóticos e procedimentos invasivos
Músculo	Hematomas	Avaliação por hematologista Uso de agente de bypass* Medidas hemostáticas locais Imunossupressão/ tratamento da condição de base Evitar AINEs, medicamentos antitrombóticos e procedimentos invasivos
Outros	Sangramentos em locais submetidos a procedimentos invasivos	
Observação	Hemartroses são raras, apenas pós-traumáticas	

AINEs: anti-inflamatórios não esteroides. *Agente de bypass: concentrado de complexo protrombínico parcialmente ativado ou concentrado de fator VII recombinante ativado.

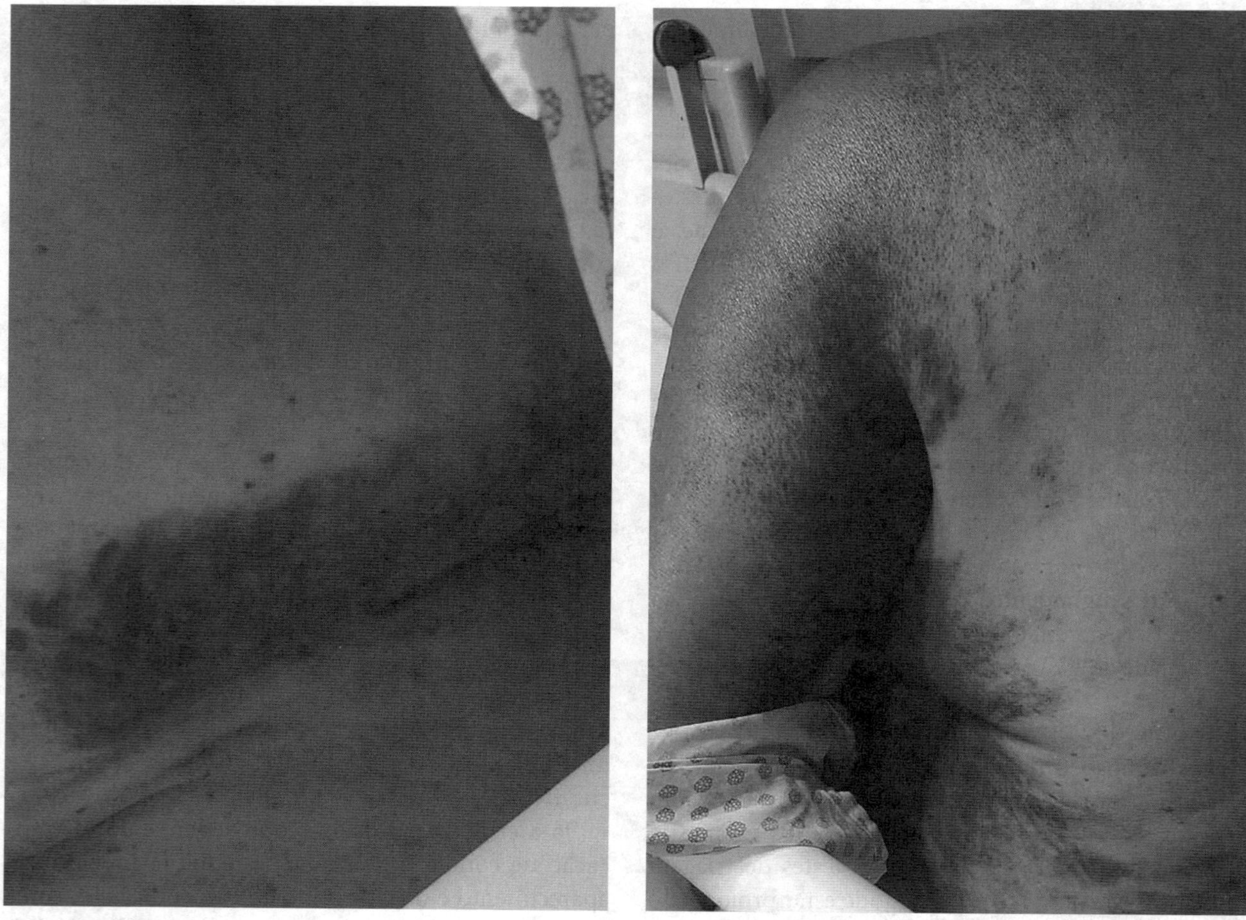

FIGURA 4 Equimoses extensas em regiões acromial, axilar e inframamária esquerdas em paciente com hemofilia A adquirida, com detalhe da região inframamária esquerda.
Fotos obtidas e publicadas com a autorização expressa da paciente.

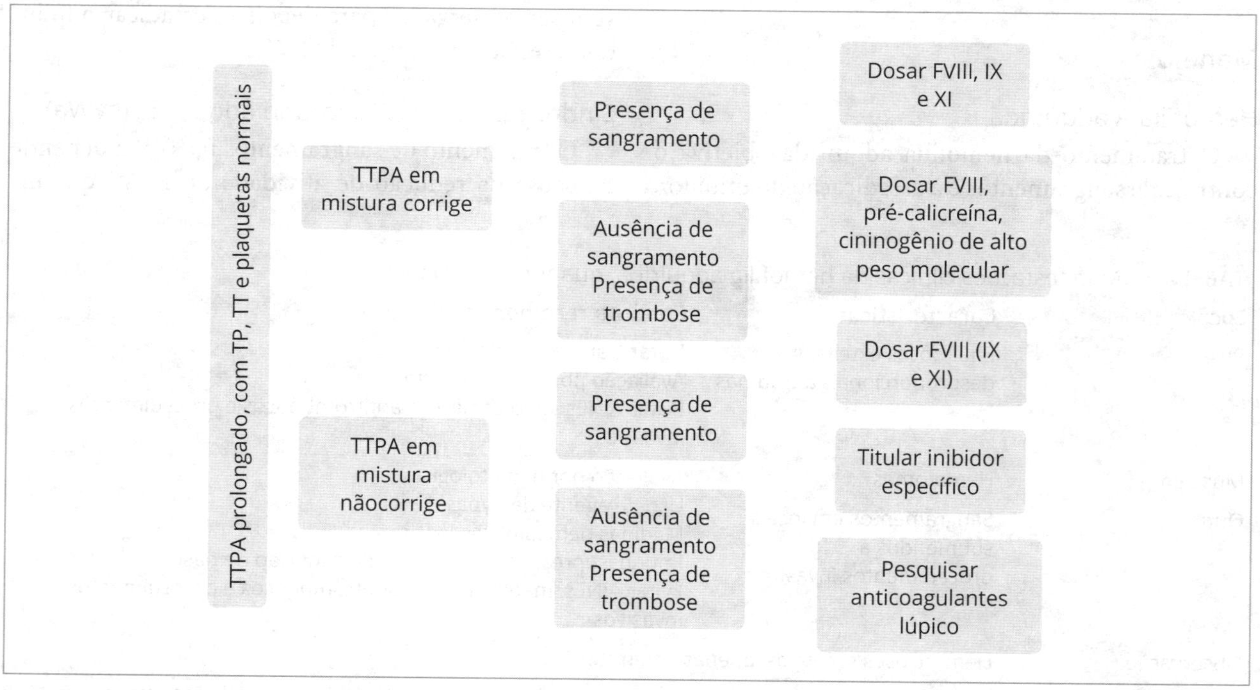

FIGURA 5 Confirmação laboratorial da hemofilia adquirida.
TTPa: tempo de tromboplastina parcial ativada. TP: tempo de protrombina. TT: tempo de trombina. FVIII: fator VIII.

TABELA 8 Controle dos sangramentos

CCPa: 50 a 100 unidades/kg EV a cada 8 a 12 horas, até controle do sangramento: ▪ Dose habitual: 75 unidades/kg EV a cada 8 a 12 horas ▪ Dose máxima diária: 200 unidades/kg ▪ Média de 6 a 10 doses/sangramento moderado ou grave
FVIIa recombinante: 90 a 120 mcg/kg EV a cada 2 a 3h, até o controle do sangramento: Aumento progressivo do intervalo entre as doses

CCPa: concentrado de complexo protrombínico parcialmente ativado. EV: endovenoso. FVIIa: concentrado de FVII ativado recombinante.

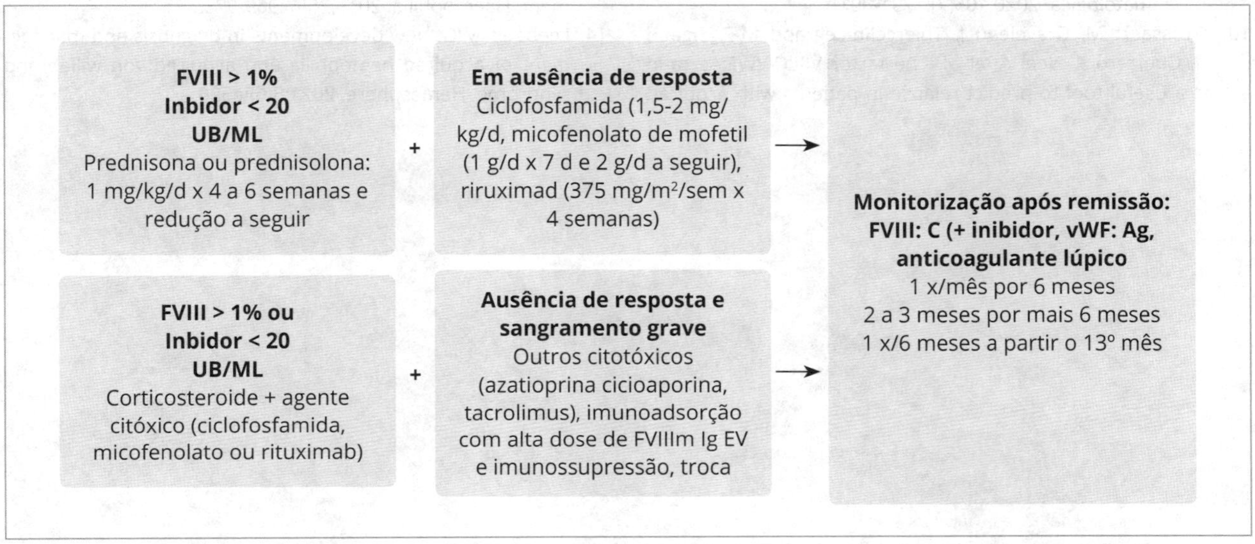

FIGURA 6 Tratamento para erradicar o inibidor na hemofilia A adquirida. UB: unidades Bethesda. vWF:Ag: antígeno do fator de von Willebrand.

fluencia diretamente o mecanismo dessa redução[11-13]. O controle da condição que levou à síndrome é fundamental, bem como medidas para evitar sangramentos e a identificação de causa local para o episódio hemorrágico com seu tratamento com agentes hemostáticos quando possível. Dentre as estratégias disponíveis para controlar sangramentos na sVWa estão a desmopressina, a reposição de FVW, o uso de imunoglobulina endovenosa e o ácido tranexâmico[14].

Acompanhamento

Uma vez diagnosticada a hemofilia A ou a síndrome de von Willebrand adquiridas e controlados os sangramentos, o acompanhamento ambulatorial ficará a cargo do hematologista, que fará o ajuste de medicamentos de acordo com a melhora clínica e a regressão das alterações laboratoriais.

REFERÊNCIAS

1. Versteeg HH, Heemskerk JW, Levi M, Reitsma PH. New fundamentals in hemostasis. Physiol Rev. 2013;93(1):327-58.
2. Hurwitz A, Massone R, Lopez BL. Acquired bleeding disorders. Hematol Oncol Clin North Am. 2017;31(6):1123-1145.
3. Brasil. Ministério da Saúde. Secretaria de Atenção à Saúde. Departamento de Atenção Especializada e Temática. Manual de hemofilia, 2.ed. Brasília: Ministério da Saúde, 2015. Disponível em: https://bvsms.saude.gov.br/bvs/publicacoes/manual_hemofilia_2ed.pdf. Acesso em: 14 ago.2023.
4. Srivastava A, Santagostino E, Dougall A, et al. WFH Guidelines for the management of hemophilia. 3.ed. [published correction appears in Haemophilia. 2021;27(4):699]. Haemophilia. 2020;26 Suppl 6:1-158.
5. Brasil. Ministério da Saúde. Secretaria de Atenção à Saúde. Departamento de Atenção Especializada. Manual de diagnóstico e tratamento da doença de von Willebrand. Brasília: Editora do Ministério da Saúde, 2008. Disponível em: https://bvsms.saude.gov.br/bvs/publicacoes/manual_tratamento_willebrand.pdf. Acesso em: 14 ago.2023.

6. Brasil. Ministério da Saúde. Secretaria de Atenção à Saúde. Departamento de Atenção Especializada e Temática. Manual das coagulopatias hereditárias raras. Brasília: Ministério da Saúde, 2015. Disponível em: https://bvsms.saude.gov.br/bvs/publicacoes/manual_coagulopatias_hereditarias_raras.pdf. Acesso em: 14 ago.2023.
7. Lenting PJ, Christophe OD, Denis CV. von Willebrand factor biosynthesis, secretion, and clearance: connecting the far ends. Blood. 2015;125(13):2019-28.
8. Tiede A, Zieger B, Lisman T. Acquired bleeding disorders. Haemophilia. 2021;27 Suppl 3:5-13.
9. Tiede A, Collins P, Knoebl P, et al. International recommendations on the diagnosis and treatment of acquired hemophilia A. Haematologica. 2020;105(7):1791-801.
10. Trossaert M, Graveleau J, Thiercelin-Legrand M-F, Sigaud M, Guerrero F, Neel A, et al. The factor VIII:C/VWF:Ag ratio as a useful tool to predict relapse in patients with acquired haemophilia A: a retrospective cohort study. Haemophilia. 2019;25:527-34.
11. Mingot-Castellano ME, Núñez R, Rodríguez-Martorell FJ. Acquired haemophilia: Epidemiology, clinical presentation, diagnosis and treatment. Hemofilia adquirida: epidemiología, clínica, diagnóstico y tratamiento. Med Clin (Barc). 2017;148(7):314-322.
12. Kruse-Jarres R, Kempton CL, Baudo F, et al. Acquired hemophilia A: Updated review of evidence and treatment guidance. Am J Hematol. 2017;92(7):695-705.
13. Tiede A, Giangrande P, Teitel J, et al. Clinical evaluation of bleeds and response to haemostatic treatment in patients with acquired haemophilia: A global expert consensus statement. Haemophilia. 2019;25(6):969-978.
14. Leebeek FWG. New developments in diagnosis and management of acquired hemophilia and acquired von willebrand syndrome. Hemasphere. 2021;5(6):e586.

3

Neutropenia febril

Anna Luiza Dutra Poloni

Eduardo Mariani Pires de Campos

PONTOS PRINCIPAIS

- A neutropenia febril é uma condição clínica de extrema relevância em oncologia e hematologia, prevalente nos departamentos de emergência que atendem esse tipo de paciente, caracterizada pela presença de febre em indivíduos com contagem de neutrófilos abaixo de 500 células/mm³ ou uma previsão de queda para valores abaixo desse limiar nos próximos 7 dias.
- A etiologia da neutropenia febril é multifatorial e envolve a interação complexa entre a quimioterapia, a resposta imune comprometida e a microbiota normal.
- O diagnóstico da neutropenia febril exige uma abordagem sistemática, incluindo avaliação clínica, exames de imagem e culturas microbiológicas.
- Os pacientes geralmente apresentam febre com ou sem sintomas associados. A avaliação laboratorial, incluindo hemograma, contagem de neutrófilos e culturas de sangue, urina e outras amostras relevantes, é essencial para identificar a fonte da infecção e o agente causador.
- O manejo da neutropenia febril é desafiador. O tratamento imediato com antibióticos de amplo espectro é imperativo, e deve ser administrado o mais rápido possível após a identificação da febre, ou seja, logo na suspeita da neutropenia febril. Além disso, a escolha dos antibióticos deve levar em consideração a epidemiologia local de resistência microbiana.
- A monitorização rigorosa do paciente, incluindo sinais vitais frequentes e avaliação clínica constante, é essencial para detectar deterioração clínica.
- A profilaxia de infecções é uma estratégia importante, que pode envolver o uso de fatores de crescimento de granulócitos para estimular a produção de neutrófilos ou a administração de antibióticos profiláticos em pacientes de alto risco.

INTRODUÇÃO

A neutropenia febril é uma condição clínica de extrema relevância em oncologia e hematologia, principalmente em departamentos de emergência que recebem esse perfil de paciente. É caracterizada pela presença de febre em pacientes com contagem de neutrófilos abaixo de 500 células/mm³ ou uma previsão de queda para valores próximos desse limiar nos próximos 7 dias. Essa condição resulta de uma supressão da medula óssea, frequentemente induzida por quimioterapia citotóxica em pacientes com tumores sólidos, hematológicos, bem como situações subjacentes, como síndromes mielodisplásicas[1].

O reconhecimento imediato do risco de neutropenia febril em pacientes que procuram o departamento de emergência é de extrema importância. O potencial do desenvolvimento de infecções graves e sepse é inegável e a função do médico emergencista é evitar desfechos desfavoráveis, conduzindo de forma assertiva pacientes com esse tipo de condição clínica.

Os quimioterápicos utilizados para impedir a proliferação de células tumorais podem interferir também na proliferação de outras células com alto teor de replicação, como, por exemplo, as células hematopoiéticas e mucosas. Disso advém o quadro clínico de citopenias e fragilidade das barreiras mucosas, o que pode ocasionar translocação bacteriana, principalmente por enterobactérias.

Em decorrência da neutropenia, o indivíduo apresenta inadequada resposta da imunidade humoral e celular, podendo ser a febre, portanto, o único sintoma desses pacientes nos estágios iniciais da maioria dos casos, porém, com altíssimo potencial de gravidade nos próximos dias.

Estatísticas mostram que de 10 a 50% dos pacientes com tumores sólidos terão pelo menos um episódio de neutropenia febril ao longo do tratamento. Quando são citadas as neoplasias hematológicas, esse número sobe para mais de 80%[1-3].

Mesmo sem febre, pacientes neutropênicos com evidência de infecção (dispneia, hipotensão, hipotermia) devem ser abordados como tendo neutropenia febril.

Dos casos de neutropenia febril, 10 a 25% apresentam hemoculturas positivas, sendo no Brasil a maior prevalência de bactérias Gram-negativas (*Escherichia coli*, *Klebsiella* sp, *Enterobacter* sp, *Pseudomonas aeruginosa*)[3,4]. Quando a neutropenia é prolongada, ou seja, tem duração maior do que 7 dias, aumenta a suspeição para infecções fúngicas, inicialmente por leveduras como *Candida* sp e, posteriormente (> 14 dias), por fungos filamentosos, como *Aspergillus* e *Fusarium*.

ETIOLOGIA E FATORES DE RISCO

Diversos medicamentos quimioterápicos, usados no tratamento de câncer, podem ter como efeito colateral o desenvolvimento de neutropenia. Alguns dos medicamentos quimioterápicos de maior potencial para causar neutropenia incluem:

- Docetaxel: é um agente quimioterápico usado no tratamento de vários tipos de câncer, como mama, próstata e pulmão. A neutropenia é um efeito colateral comum.
- Paclitaxel: assim como o docetaxel, o paclitaxel é usado em vários tipos de câncer e também está associado à neutropenia.
- Etoposídeo: usado no tratamento de pulmão, testículo e ovário.
- Doxorrubicina: um medicamento amplamente utilizado para tratar mama e o linfoma, por exemplo.
- Ciclofosfamida: usada no tratamento de diferentes tipos de câncer, a ciclofosfamida também pode levar à neutropenia.
- 5-fluorouracil (5-FU): utilizado para tratamento principalmente de trato gastrointestinal.
- Carboplatina e cisplatina: esses agentes são comumente usados no tratamento de câncer de ovário, bexiga, entre outros.

TABELA 1 Neutropenia febril – definições

Neutropenia	Neutrófilos < 500 céls./mm³
	Ou
	Neutrófilos < 1.000 céls./mm³ com previsão de queda nas próximas 48 horas
	Neutrófilos < 100 céls./mm³ – neutropenia grave
Febre	Temperatura ≥ 37,8°C no Brasil

Quando suspeitar de neutropenia relacionada aos quimioterápicos?

O termo *nadir* em relação à quimioterapia refere-se ao ponto mais baixo ou à queda mais acentuada na contagem de células sanguíneas, particularmente nas contagens de neutrófilos, que ocorrem após a administração de quimioterapia.

O nadir ocorre geralmente cerca de 5 a 21 dias após a administração da quimioterapia, embora o momento específico possa variar dependendo do regime de tratamento e dos medicamentos utilizados.

Outra situação que merece menção é a neutropenia funcional.

Esta é uma condição observada em doenças hematológicas que afeta a função dos neutrófilos: eles estão presentes em números normais na corrente sanguínea, mas sua capacidade de realizar suas funções protetoras, como fagocitose e quimiotaxia, está prejudicada.

A neutropenia funcional pode ocorrer em várias doenças hematológicas, principalmente as leucemias, incluindo algumas síndromes genéticas raras, como a síndrome de Chédiak-Higashi e a síndrome de Job. Nesses casos, a disfunção dos neutrófilos resulta de mutações genéticas que afetam as vias de sinalização e as funções intrínsecas dessas células.

DIAGNÓSTICO DA NEUTROPENIA FEBRIL

Todo paciente que estiver com febre e em nadir de quimioterapia deve ser considerado suspeito para neutropenia febril, principalmente em serviços em que não haja disponibilidade de acesso rápido ao resultado do hemograma.

Como já descrito, a neutropenia febril é definida como a presença de febre (geralmente uma temperatura corporal superior a 37,8°C) em um paciente com contagem de neutrófilos inferior a 500 células por microlitro de sangue, ou inferior a 1.000 células por microlitro de sangue, com previsão de queda para menos de 500 células nos próximos dias. Para além do diagnóstico laboratorial, é fundamental uma avaliação completa que deve incluir:

- Avaliação clínica: inicialmente, o médico realizará uma avaliação clínica completa do paciente. Isso inclui revisão dos sintomas, histórico médico, tratamentos anteriores (como quimioterapia) e outros fatores que possam contribuir para a neutropenia e a febre.
- Exame físico: um exame físico detalhado, direcionado para procurar sinais de infecção, deve ser realizado
- Exames laboratoriais: é essencial a obtenção de um hemograma de forma rápida para a avaliação da neutropenia assim que houver a suspeita diagnóstica.
- Hemoculturas: é fundamental a coleta de hemoculturas pareadas, inclusive de cateteres de longa permanência para o rastreio de foco infeccioso.
- Outros exames: demais exames para avaliar disfunções orgânicas em um contexto de infecção como lactato, gasometria, bilirrubinas, ureia, creatinina e TAP devem ser solicitados, além de urocultura caso o foco infeccioso não esteja bem estabelecido.
- Isolamento protetor: em muitos casos, pacientes com neutropenia febril são colocados em isolamento protetor para minimizar o risco de exposição a infecções no ambiente hospitalar.
- Tratamento empírico: geralmente, é iniciado um tratamento empírico com antibióticos de amplo espectro assim que a neutropenia febril é diagnosticada. Isso é feito antes mesmo de se identificar a fonte da infecção, para evitar complicações graves.
- Acompanhamento: o paciente é monitorado de perto e a evolução da febre, a contagem de neutrófilos e outros parâmetros são acompanhados para ajustar o tratamento conforme necessário.

ABORDAGEM TERAPÊUTICA DA NEUTROPENIA FEBRIL

Existem várias escalas de estratificação de risco usadas na avaliação de pacientes com neutropenia febril para determinar a probabilidade de complicações e a necessidade de hospitalização[4-7].

Algumas das escalas mais comuns incluem:

- Escala de Estratificação de Risco MASCC (*Multinational Association for Supportive Care in Cancer*): a escala MASCC é amplamente utilizada na prática clínica para avaliar o risco de complicações em pacientes com neutropenia febril e é a que recomendaremos neste tratado. Ela avalia critérios como idade, tipo de tumor, comorbidades médicas, estado funcional, contagem de leucócitos e histórico de infecção fúngica para determinar o risco do paciente de desenvolver complicações graves em decorrência da condição clínica. Com base nesses critérios, o paciente recebe uma pontuação que varia de 0 a 26. Os pacientes são classificados em duas categorias principais: pacientes de baixo risco (geralmente com pontuação 21 ou mais) e de alto risco (em geral com pontuação 20 ou menos).
- Escala de Estratificação de Risco CISNE (*Clinical Index of Stable Febrile Neutropenia*): é uma importante ferramenta complementar para prever se os pacientes que foram classificados como baixo risco na escala MASCC, aparentemente estáveis, de fato não têm potencial de desenvolver complicações graves. Ela leva em conta a performance prévia, se há hiperglicemia induzida pelo estresse, DPOC, doença cardiovascular, mucosite e contagem de monócitos. Ela divide os pacientes em risco I, II, III (baixo, moderado e alto). O ideal é que os pacientes classificados como CISNE II e III sejam considerados como MASCC de alto risco.
- Escala de Estratificação de Risco de Curitiba: esta é outra escala que avalia a probabilidade de complicações em pacientes com neutropenia febril. Inclui critérios como idade, tipo de câncer, presença de comorbidades e febre persistente.
- Escala de Estratificação de Risco de Talcott: essa escala avalia o risco de complicações em pacientes com neutropenia febril com base em critérios como idade, tipo de câncer, estado geral do paciente, presença de comorbidades e gravidade da febre.
- Escala de Estratificação de Risco de CIT (*Copenhagen Index for Neutropenia*): esta é uma escala mais recente que avalia o risco de complicações em pacientes com neutropenia febril. Inclui critérios como idade, tipo de câncer, intensidade do tratamento do câncer, condição médica subjacente, uso de antibióticos profiláticos e outras variáveis clínicas.
- Escala de Estratificação de Risco de Orlewska: essa escala é usada para estratificar o risco em pacientes pediátricos com neutropenia febril. Ela avalia critérios como intensidade do tratamento do câncer,

Gravidade dos sintomas Conforme determinado pelo médico no momento da avaliação	Leves ou nenhum	+5
	Moderado	+3
	Grave	0
Hipotensão PAs < 90 mmHg	Não +5	Sim 0
DPOC Ativo Bronquite crônica ativa, enfisema, VEF diminuído ou necessidade de oxigênio, corticosteroides e/ou broncodilatadores	Não +4	Sim 0
Tipo de câncer	Tumor sólido	+4
	Hematológico, sem infecção fúngica	*4
	Hematológico, com infecção fúngica	0
Necessidade de hidratação venosa	Não +3	Sim 0
Status da febre	Referida	+3
	Aferida	0
Idade (anos)	< 60 +2	> 60 0

FIGURA 1 Escala MASCC (*Multinational Association for Supportive Care in Cancer*). Definem-se como pacientes de baixo risco aqueles cuja pontuação na escala MASCC seja > 21 pontos, e pacientes de alto risco aqueles cuja pontuação na mesma escala seja < 21 pontos.

duração da neutropenia, presença de comorbidades e sinais clínicos.

Esquema de tratamento

O esquema inicial de tratamento antimicrobiano sempre deve ter amplo espectro e cobertura antipseudomonas. A eficácia é semelhante entre monoterapia ou esquemas combinados, no entanto, deve se dar preferência a esquemas combinados nos casos de instabilidade hemodinâmica, infecções polimicrobianas e instituições nas quais germes multirresistentes são mais comuns.

Nos pacientes classificados como de baixo risco é possível iniciar a terapia via oral, mas nos de alto risco o tratamento deve ser feito via endovenosa em regime hospitalar.

Sugerem-se os seguintes esquemas para início de tratamento conforme a classificação de risco:

- Tratamento ambulatorial para pacientes de baixo risco:
  - Amoxicilina + clavulanato de potássio 500 + 125 mg, 8/8h +
  - Ciprofloxacino 500 mg, 8/8h
  - É mandatória a reavaliação clínica em 72 horas para checagem de culturas, ou antes, se paciente apresentar sinais de deterioração clínica.
- Tratamento em regime de internação/hospital dia para pacientes de alto risco
  - Cefepime 2 g, 12/12h ou
  - Tazocin 4,5 g, 6/6h

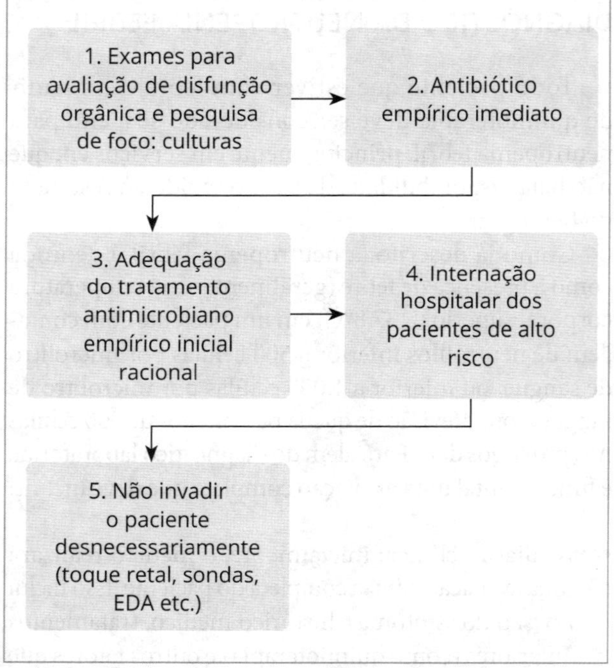

FIGURA 2 Princípios do tratamento.

Deve-se considerar a introdução de vancomicina já no tratamento inicial nas seguintes situações:

- Infecção com alta suspeição de estar relacionada a cateter.
- Cultura positiva para Gram-positivos antes da identificação do agente e do antibiograma.
- Colonização por *Staphylococcus aureus* resistente à meticilina (MRSA) ou Pneumococo resistente à penicilina/cefalosporina.
- Instabilidade hemodinâmica/choque séptico.

Se houver suspeita de colite neutropênica, ou seja, infecção gastrointestinal por *Clostridium difficile*, deve-se associar metronidazol (500 mg, VO, 8/8h) ou Vancomicina via oral (125 mg VO 6/6h) já no tratamento empírico.

Alteração do esquema inicial

O esquema inicial de tratamento deve ser alterado nas seguintes situações:

- Se hemocultura positiva: guiar tratamento conforme antibiograma.
- Se foco infeccioso identificado: adequar tratamento para o foco e manter tempo de tratamento usual para a infecção ou até apresentar neutrófilos > 500 céls./mm³.
- Se não há foco identificado: manter esquema empírico até neutrófilos > 500 céls./mm³ e afebril por mais de 48 horas.
- Se foi começada vancomicina no tratamento inicial, ela deve ser suspensa se nenhum Gram-positivo foi identificado após 48h.

Febre persistente

Pacientes de baixo risco – se mantiver febre após o segundo dia de tratamento, deverão ser tratados como pacientes de alto risco.

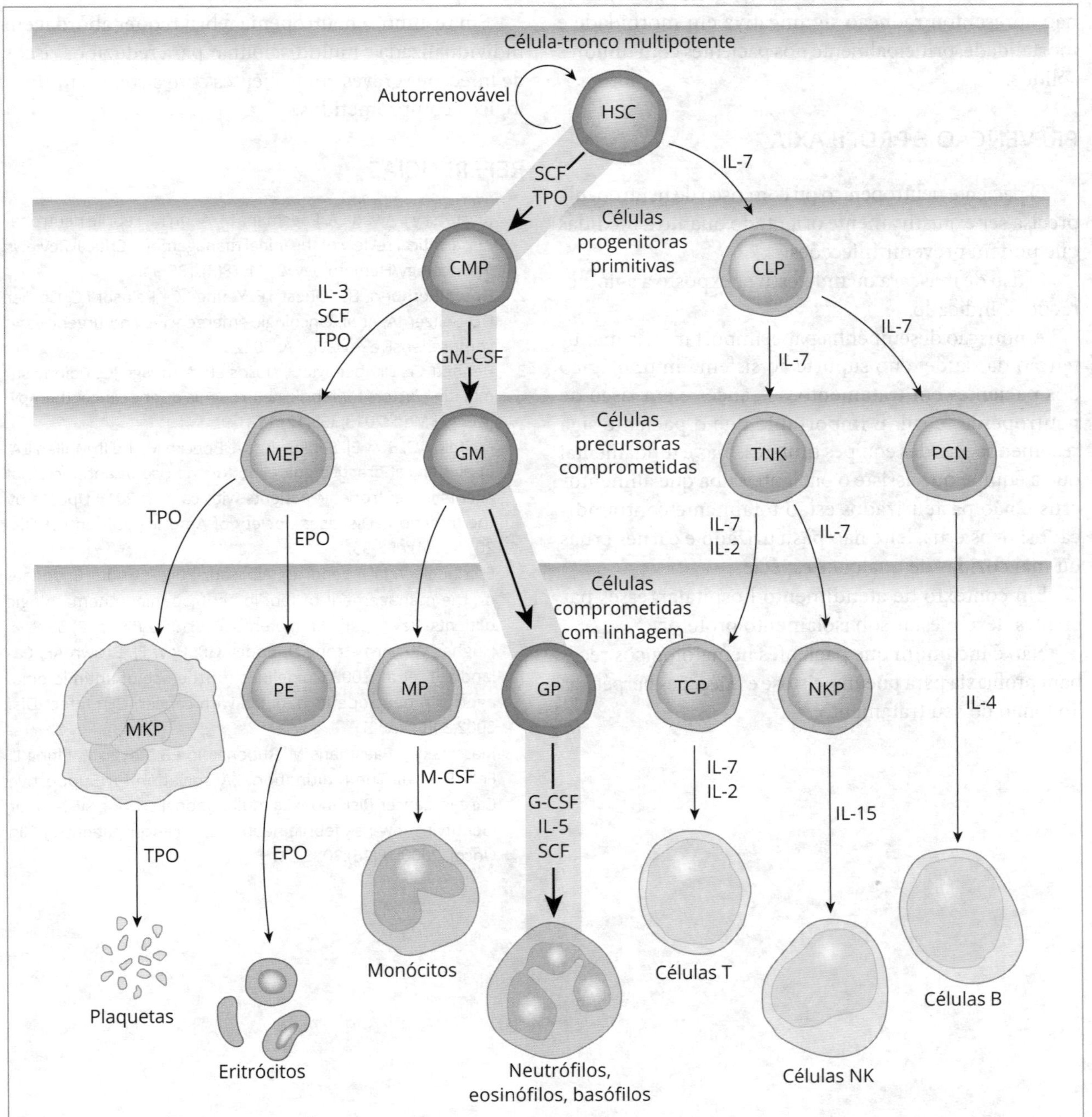

FIGURA 3 Esquema exemplificado da ação dos fatores estimulantes de colônias de granulócitos (G-CSF).
Fonte: Bennett et al., 2013[3].

Pacientes de alto risco – se mantiverem febre após o segundo dia de tratamento, porém estiverem estáveis, deverá se manter o tratamento. No caso de apresentarem instabilidade, a cobertura deverá ser ampliada visando cobrir germes multirresistentes e cobertura antifúngica empírica.

Se a febre persiste por 4 a 7 dias, deve-se iniciar o tratamento antifúngico.

Fatores hematopoiéticos exógenos

Em pacientes com neutropenia febril, o uso de estimuladores de fatores hematopoiéticos exógenos não apresentou redução significativa em morbidade e mortalidade, principalmente nos pacientes com tumores sólidos.

PREVENÇÃO E PROFILAXIA

O paciente neutropênico ou com risco de neutropenia precisa ser exaustivamente orientado quanto a medidas que podem prevenir infecções.

O uso de máscara quando estiver exposto a aglomerações é indicado.

A nutrição desempenha papel importante na manutenção da saúde e no suporte ao sistema imunológico dos pacientes em tratamento de câncer e em risco de neutropenia febril. É importante que o paciente siga recomendações das equipes titulares, mas é fundamental que a equipe que assiste o paciente saiba que alimentos crus e não pasteurizados estão totalmente contraindicados: ovos crus, leite não pasteurizado e carnes cruas ou mal cozidas de qualquer espécie.

Em contexto de atendimento hospitalar, esses pacientes devem estar sob isolamento protetor.

Não é incomum que pacientes hematológicos recebam profilaxia para pneumocistose e infecções herpéticas ao longo do seu tratamento.

CONSIDERAÇÕES FINAIS

A neutropenia febril é uma condição grave comum em pacientes oncológicos e hematológicos, que aumenta consideravelmente o risco de infecções graves e sepse. A base de seu diagnóstico e tratamento envolve avaliação clínica, exames laboratoriais e tratamento com antibióticos de amplo espectro. A prevenção e a profilaxia são fundamentais, incluindo dieta específica e isolamento social em alguns casos. A abordagem terapêutica se baseia em escalas de risco para determinar a necessidade de hospitalização e tratamento oportuno.

Em resumo, a neutropenia febril requer abordagem individualizada e multidisciplinar para reduzir os riscos de infecções graves em pacientes com sistemas imunológicos comprometidos.

REFERÊNCIAS

1. Klastersky J, Awada A, Paesmans M, Aoun M. Febrile neutropenia: a critical review of the initial management. Critical Reviews in Oncology/Hematology. 2011;78(3):185-94.
2. Gould Rothberg BE, Quest TE, Yeung SCJ, Pelosof LC, Gerber DE, Seltzer JA, et al. Oncologic emergencies and urgencies: A comprehensive review. CA. 2022.
3. Bennett CL, Djulbegovic B, Norris LB, Armitage JO. Colony-stimulating factors for febrile neutropenia during cancer therapy. N Engl J Med. 2013;368(12):1131-9.
4. Freifeld AG, Bow EJ, Sepkowitz KA, Boeckh MJ, Ito JI, Mullen CA, et al. Clinical practice guideline for the use of antimicrobial agents in neutropenic patients with cancer: 2010 Update by the Infectious Diseases Society of America. Clin Infect Dis. 2011;52(4):e56-93.
5. Escrihuela-Vidal F, Laporte J, Albasanz-Puig A, Gudiol C. Update on the management of febrile neutropenia in hematologic patients. Rev Espan Quimioterapia. 2019;32 (Suppl 2):55-8.
6. Hughes WT, Armstrong D, Bodey GP, Bow EJ, Brown AE, Calandra T, et al. 2002 Guidelines for the use of antimicrobial agents in neutropenic patients with cancer. Clin Infect Dis. 2002;34(6):730-51.
7. Klastersky J, Paesmans M, Rubenstein EB, Boyer M, Elting L, Feld R, et al. The Multinational Association for Supportive Care in Cancer Risk Index: a multinational scoring system for identifying low-risk febrile neutropenic cancer patients. J Clin Oncol. 2000;18(16):3038-51.

4

Complicações agudas das doenças falciformes

Anna Luiza Dutra Poloni
Felipe Melo Nogueira

PONTOS PRINCIPAIS

- Anemia falciforme é caracterizada como uma doença hereditária e hematológica causada por uma mutação da hemoglobina S (HbS) e sua polimerização em forma de foice.
- Os efeitos da morfologia alterada dos eritrócitos, como vaso-oclusão e isquemia tecidual, serão abordados neste capítulo.
- Distribuição geográfica da doença e sua relação com a malária com prevalência em regiões como África subsaariana, Oriente Médio, Índia e Mediterrâneo, e sua disseminação global. No Brasil, a triagem neonatal é fundamental para o diagnóstico precoce.
- A importância do manejo individualizado da dor aguda.
- Dosagem e escalonamento adequado de analgésicos, especialmente opioides.
- A realização de avaliação diagnóstica abrangente para excluir outras condições e identificar gatilhos para crises.
- O uso criterioso de hidratação intravenosa e oxigenioterapia.
- Educação do paciente para a gestão de risco e reconhecimento precoce dos sinais de crise.
- A referência a cuidados especializados para acompanhamento adequado e planejamento de cuidados.
- A terapia transfusional para anemia falciforme, bem como a síndrome torácica aguda não serão abordadas com detalhe neste capítulo.

INTRODUÇÃO

A doença falciforme é uma patologia hematológica hereditária caracterizada pela mutação no gene que codifica a cadeia beta da hemoglobina, resultando na formação de hemoglobina S (HbS). Quando desoxigenada, a HbS polimeriza, conferindo aos eritrócitos a forma de foice, daí o nome falciforme. Essa alteração morfológica compromete a deformabilidade dos eritrócitos, levando a uma predisposição ao fenômeno de vaso-oclusão e a episódios de hemólise.

As doenças falciformes apresentam complicações agudas e crônicas. As manifestações agudas são diversas e incluem crises vaso-oclusivas, síndrome torácica aguda, AVC, priapismo, sequestro esplênico. Entre as complicações crônicas temos: colecistopatia crônica calculosa, retinopatia, hipertensão pulmonar, doença renal crônica, miocardiopatia.

Do ponto de vista diagnóstico, a doença é comumente identificada por meio de programas de triagem neonatal. Para adultos e crianças que não tiveram acesso a programa de triagem neonatal o diagnóstico costuma ser feito após algum episódio agudo ou durante avaliação de uma complicação da doença e utiliza técnicas como eletroforese de hemoglobina, cromatografia líquida de alta *performance* (HPLC) e a espectrometria de massa.

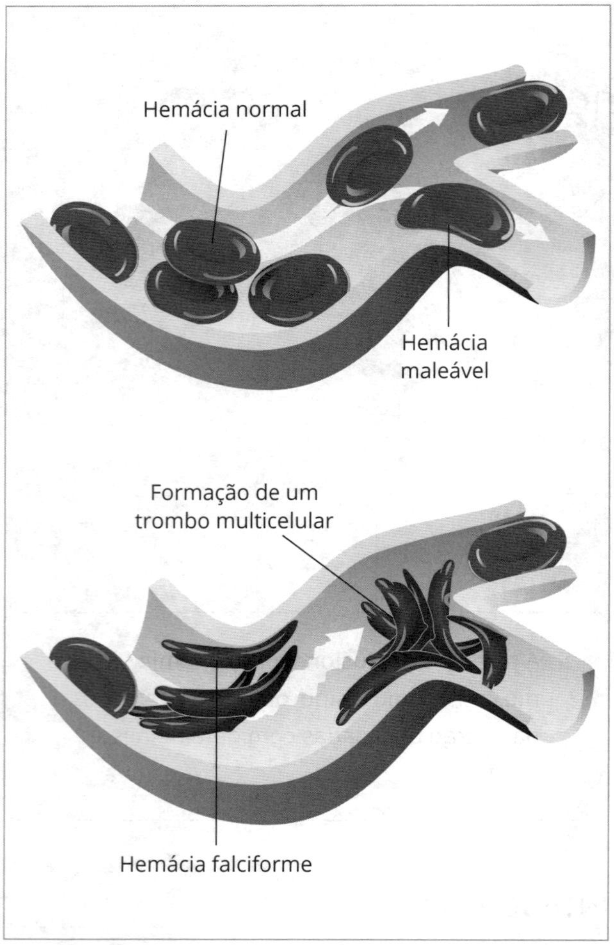

FIGURA 1 Hemácia normal e hemácia falciforme.

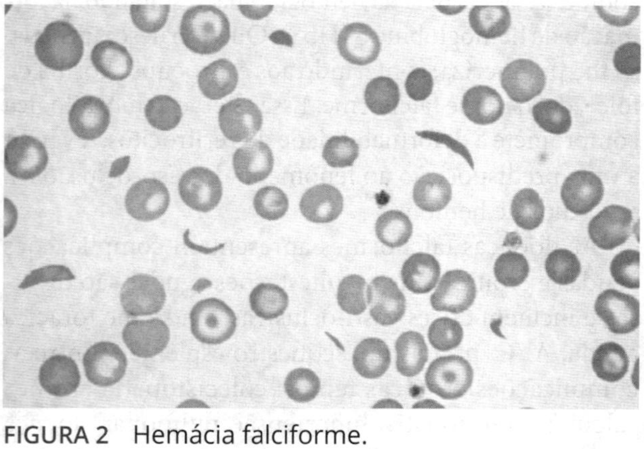

FIGURA 2 Hemácia falciforme.

O manejo terapêutico da doença falciforme requer abordagem multidisciplinar e é focado no alívio dos sintomas, na prevenção das complicações e na melhora da qualidade de vida[1-3]. Inclui o uso de hidroxiureia, um agente quimioterápico que tem como principal mecanismo de ação a diminuição da polimerização da hemoglobina S por aumento de hemoglobina fetal a produção de hemoglobina fetal (HbF), transfusões de hemocomponentes, terapia com quelantes de ferro impreciso, tira e o uso de antibióticos profiláticos a fim de prevenir infecções. Novas terapias, como terapia gênica e novas plataformas de transplante de células tronco hematopoiéticas, estão em estudo e oferecem esperança de um tratamento curativo. Além de múltiplas drogas sendo estudadas que atuam em diversos pontos da fisiopatologia da doença como o voxelotor e o crizanlizumab.

EPIDEMIOLOGIA DA DOENÇA FALCIFORME

A Organização Mundial da Saúde (OMS) estima que aproximadamente 5% da população mundial seja portadora de traços genéticos hemoglobinopáticos, com cerca de 300 a 400 mil bebês nascendo com doença falciforme a cada ano[2-4]. As maiores de prevalência da doença falciforme são observadas na África, onde até 2% dos recém-nascidos em alguns países podem ser afetados pela condição[2-5].

O Brasil possui uma das maiores populações de pessoas com doença falciforme fora da África. A doença falciforme é a hemoglobinopatia hereditária mais comum no país.

Estima-se que aproximadamente 25 a 30 mil pessoas vivam com doença falciforme no Brasil, e cerca de 3,5 mil bebês nascem com a doença a cada ano. A taxa de portadores do traço falciforme (heterozigotos para a mutação HbS) é variável, oscilando entre 2 e 6% na população geral, mas pode chegar a 10% ou mais em regiões com maior influência africana, como a Bahia e o Maranhão.

CRISE VASO-OCLUSIVA

A crise vaso-oclusiva é a complicação aguda mais comum das doenças falciformes, com uma incidência média de 0,4 a 1 episódio por paciente por ano. Essa complicação ocorre em decorrência de vaso-oclusão na medula óssea dos pacientes com doença falciforme, sendo mais comum em ossos longos. A isquemia causada pelo processo oclusivo com consequente liberação de mediadores inflamatórios e expansão óssea é responsável pela dor intensa e mantida que esses pacientes apresentam.

Habitualmente a crise vaso-oclusiva tem duração de 4 a 5 dias, com 1 a 3 dias de pródromo. Habitualmente o fator desencadeante da crise não é facilmente elucidado, porém é sempre importante manter vigilância sobre a existência desses gatilhos como infecções, desidratação, gestação, febre e mudanças ambientais como frio, alteração da qualidade do ar ou grandes altitudes.

Quando presentes, os fatores desencadeantes devem ser controlados. As infecções devem ser tratadas e a desidratação, corrigida. Hidratação além da correção da desidratação ou uso de solução salina 0,45% não são indicadas nesses pacientes, podendo inclusive aumentar o risco de complicações.

A dor na DF não deve ser avaliada exclusivamente por achados físicos ou testes laboratoriais, mas sim pela autoavaliação do paciente, que é o método-padrão. Profissionais de saúde devem evitar a retenção ou subdosagem de analgésicos baseando-se na estabilidade do nível de hemoglobina ou ausência de hemólise, e o uso de placebo é veementemente contraindicado[4-6].

A agilidade no manejo da dor é crucial para evitar ciclos de resposta ao estresse e vasoconstrição, que pioram a vaso-oclusão. O tratamento requer uma abordagem personalizada e estabelecida em protocolos, preferencialmente delineados em colaboração com a família do paciente. Esses protocolos têm demonstrado reduzir atrasos no tratamento e melhorar os resultados clínicos.

Os episódios dolorosos são, muitas vezes, gerenciados em casa, mas quando a dor excede a capacidade de manejo domiciliar com opioides orais, o paciente busca auxílio em departamentos de emergência[6-8]. A avaliação da dor deve ser rápida e livre de preconceitos, evitando o não reconhecimento da complicação e a correta avaliação da intensidade e as causas subjacentes da dor, o que poderia levar à retenção desnecessária de opioides.

A Sociedade Americana de Hematologia recomenda fortemente o uso de protocolos institucionais padronizados nas unidades de emergência para tratamento de dor em pacientes falciformes. Essa prática tem como principal objetivo evitar o atraso no início da analgesia. Tempo de triagem menor que 15 minutos e tempo porta-agulha menor que 30 minutos estão associados a menores taxas de complicações, incluindo menor evolução para síndrome torácica aguda, menor dose total de opioide e menor tempo de hospitalização.

A primeira avaliação médica do paciente falciforme em crise vaso-oclusiva deve ser sistematizada e objetiva, sendo necessário estabelecer a localização, a qualidade e a intensidade da dor, bem como a determinação de possíveis fatores desencadeantes, o tempo de início da crise e o uso domiciliar de analgésicos. Para avaliação da intensidade da dor recomendamos o uso de escalas que devem ser adequadas para a idade do paciente, como a *Wong-Baker FACES Scale* para crianças e escala visual analógica para adolescentes e crianças.

A dose inicial de opioide deve se basear na dor relatada pelo paciente e nas doses anteriores necessárias para controle da dor. e o uso de domiciliar de opioides antes de admissão no serviço de emergência. Para pacientes livres de tratamento costumamos iniciar morfina EV em uma dose de 0,1-0,15 mg/kg, ou equivalente. A dose deverá ser repetida a cada 4 horas, porém a dor deve ser reavaliada a cada 15-30 minutos, com uma nova dose de opioide em caso de não controle da dor. A dose de resgate deve ser adicionada à dose de horário seguinte. Caso o paciente consiga controle da dor com doses de horário, sem necessidade de resgates por 12 horas, o paciente poderá receber alta da unidade de emergência com prescrição de opioide oral em dose equivalente à que o paciente recebeu durante a internação por 3 a 5 dias. Caso o controle da dor não seja atingido nesse período, o paciente deve ser internado e a estratégia de analgesia deve ser ampliada. Atualmente a Sociedade Americana de Hematologia sugere uso de doses subanestésicas de cetamina e a instituição da analgesia controlada pelo paciente (PCA), quando disponível.

Analgesia controlada pelo paciente (PCA)

- PCA: para pacientes hospitalizados, a analgesia controlada pelo paciente (PCA) com morfina ou outro opioide adequado é frequentemente utilizada. A PCA permite que o paciente administre pequenas doses de opioide de forma segura quando sentir dor, até um máximo definido.
- Doses de PCA: a dosagem de PCA é ajustada para permitir doses de resgate frequentes, geralmente a cada 5 a 10 minutos, sem superar o limite máximo horário. Além do tratamento com opioides, a Sociedade Americana de Hematologia recomenda o uso de AINEs por cursos de 3 a 7 dias, quando o paciente não apresenta histórico de proteinúria ou doença ulcerosa péptica. Também é recomendado o uso de terapias não farmacológicas como massagem, TENS (estimulação elétrica nervosa transcutânea), yoga e técnicas de relaxamento guiado por realidade virtual.

Considerações importantes

- Monitoramento: pacientes recebendo opioides devem ser monitorados para sinais de toxicidade opioide, como depressão respiratória.
- Reavaliação contínua: a dor e os efeitos colaterais devem ser continuamente reavaliados e o tratamento, ajustado conforme necessário.
- Analgesia multimodal: a utilização de uma abordagem multimodal para o controle da dor, que pode incluir adjuvantes analgésicos, é encorajada para reduzir a necessidade de opioides.

Terapias que não utilizamos

Agentes antiagregantes plaquetários: os dados disponíveis não apoiam o uso de agentes antiagregantes plaquetários para o manejo da dor na DF. O ensaio DOVE (determinando os efeitos da inibição plaquetária

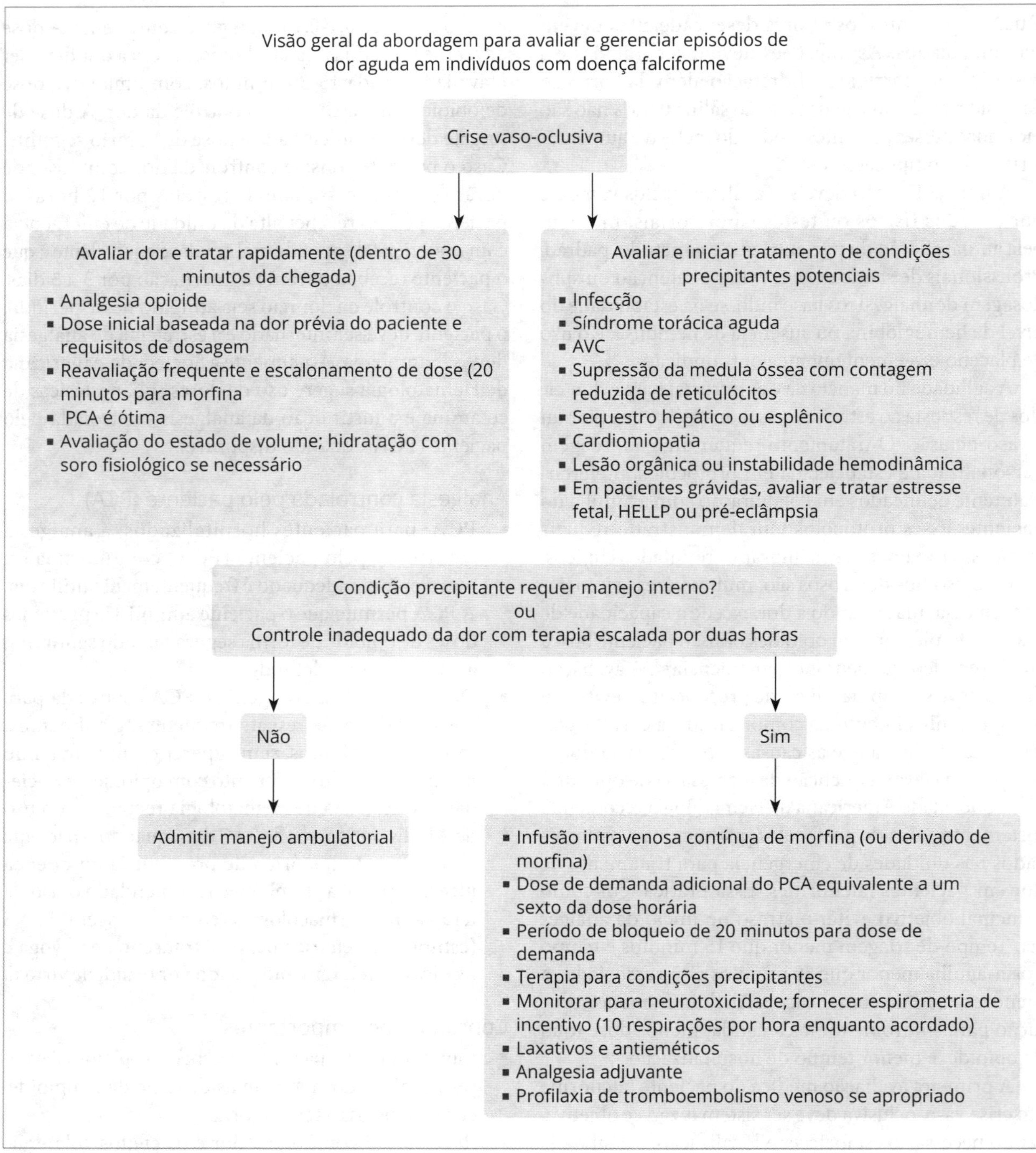

FIGURA 3 Esquema de abordagem da dor.

em eventos vaso-oclusivos), que atribuiu aleatoriamente 341 crianças e adolescentes com DF para receber prasugrel ou placebo para prevenção, mostrou tendência a uma taxa menor de episódios de dor aguda que não alcançou significância estatística[8-11]. Um ensaio clínico subsequente de ticagrelor *versus* placebo também não mostrou redução nos eventos de dor vaso-oclusiva (taxa anualizada de episódios de dor 2,7 *versus* 2,6 com placebo; taxa de razão 1,06, IC 95% 0,75-1,50)[11-15].

- Oxigênio: o oxigênio não é usado durante eventos vaso-oclusivos não complicados quando dessaturação e não há sintomas respiratórios. No entanto, monitoramos de perto essas complicações e administramos oxigênio para hipoxemia, conforme discutido anteriormente.
- Glicocorticoides: apenas um ensaio clínico randomizado abordou o uso na DF, no qual 36 crianças com crise falcêmica (CF) que foram internadas no

hospital por dor aguda foram aleatoriamente designadas para receber metilprednisolona intravenosa ou placebo (todos receberam morfina). A duração da terapia hospitalar foi mais curta no grupo de glucocorticoides (41 *versus* 71 horas). No entanto, um número maior no grupo de glucocorticoides foi readmitido no hospital dentro de uma semana após a alta (3 *versus* 15%)[14-18]. Portanto, não usamos glucocorticoides para dor aguda, conforme a última diretriz da Sociedade Americana de Hematologia[18-20].

Os corticoides podem estar associados com dor de rebote e efeitos adversos que são especialmente preocupantes nessa população (sangramento gastrointestinal e necrose avascular do osso), reduzindo ainda mais o entusiasmo com esse tratamento.

- Magnésio: o magnésio foi proposto como método potencialmente seguro de tratar a dor em razão do seu papel potencial no fluxo iônico, que pode afetar a hidratação das hemáceas e a propensão à falcização. No entanto, um ensaio clínico randomizado em 208 crianças com dor aguda (*MAGnesium for children in Crisis [MAGiC]*) não demonstrou nenhum benefício na duração da internação[22-28].
- Transfusão: a transfusão de concentrados de hemácias (CH) não é um tratamento para crise vaso-oclusiva não complicada sem anemia sintomática. No entanto, a crise vaso-oclusiva pode acompanhar outras complicações da DF para as quais a transfusão é indicada.

PREVENÇÃO DE COMPLICAÇÕES

Pacientes em crise vaso-oclusiva estão em risco de desenvolver complicações agudas. A identificação precoce e o manejo adequado podem prevenir eventos como a síndrome torácica aguda, que é a segunda causa mais comum de morte em pacientes com doença falciforme e que requer intervenção imediata[29].

SÍNDROME TORÁCICA AGUDA

A síndrome torácica aguda (STA) é uma das complicações mais graves da doença falciforme e considerada uma emergência médica, sendo a segunda maior causa de internação em pacientes falciformes e com uma mortalidade de aproximadamente 10%. Caracteriza-se pela associação de sintomas respiratórios, que incluem dor torácica, febre, tosse e dispneia e hipoxemia, como surgimento de novas opacidades em exame de imagem de tórax, incluindo radiografia, tomografia ou US[27-30].

Essa condição pode ser precipitada por várias causas, incluindo infecção pulmonar, infarto pulmonar decorrente de vaso-oclusão, evento tromboembólico, atelectasia ou embolia gordurosa. O termo síndrome torácica aguda foi cunhado justamente por ser um cenário com múltiplas causas, que desembocam em uma apresentação clínica comum com necessidade de abordagem precoce e padronizada.

Exames laboratoriais adicionais podem incluir hemograma, gasometria arterial, provas de hemólise, reticulócitos e hemoculturas.

Após o diagnóstico de síndrome torácica aguda o paciente deve receber antibioticoterapia EV com cefalosporina de terceira ou quarta geração associada a macrolídeo para cobertura de *Mycoplasma* e *Chlamydia*, além de suporte respiratório com oxigenoterapia ou ventilação com pressão positiva se indicado. Transfusão simples de concentrado de hemácia filtrado e fenotipado deve ser indicado se houver queda dos níveis basais de hemoglobina. Transfusão de troca manual ou automatizada visando hemoglobina S menor que 30% deve ser indicada em casos graves ou refratários.

A prevenção da STA centra-se no controle adequado da doença falciforme, incluindo a utilização de terapias como hidroxiureia para reduzir a ocorrência de crises. A vacinação contra pneumococos e *Haemophilus influenzae* também é recomendada.

Cerca de 25% dos pacientes com anemia falciforme apresentarão um episódio de AVC durante a vida. Esses pacientes apresentam risco aumentado tanto para AVC isquêmico quanto hemorrágico.

A fisiopatologia do AVC isquêmico do paciente falciforme é complexa e envolve a expansão da camada média das grandes artérias cerebrais secundárias à inflamação local e lesão isquemia-reperfusão crônica. Esse processo leva a uma diminuição da luz desse vaso e consequente formação de trombo nesse vaso estreitado. O AVC hemorrágico, por sua vez está relacionado ao maior risco de formações aneurismáticas nessa população, bem como alterações vasculares associadas à hipóxia como a moyamoya.

Diagnosticar que o AVC do paciente é relacionado à anemia falciforme é fundamental para o manejo dessa complicação, pois será definidor da conduta ainda no primeiro atendimento. Afinal o paciente falciforme que apresenta AVC não deve ser candidato a terapias trombolíticas, por outro lado, deve ser imediatamente iniciada troca de massa eritrocitária manual ou automatizada, com o objetivo de manter hemoglobina S menor que 30%[29-32].

REFERÊNCIA A CUIDADOS ESPECIALIZADOS

O departamento de emergência atua como ponto de triagem para determinar a necessidade de internação hospitalar para uma gestão mais intensiva ou de referência a especialistas em hematologia, reforçando assim o acompanhamento e o plano de cuidados contínuos.

PESQUISA CLÍNICA E MELHORIA DA QUALIDADE

Cada apresentação de um paciente com crise vaso-oclusiva é uma oportunidade para a coleta de dados, que podem contribuir para a pesquisa clínica e para a melhoria da qualidade do atendimento a essa população específica.

Portanto, o reconhecimento imediato e a gestão proativa das crises vaso-oclusivas no departamento de emergência são essenciais para a redução dos riscos de eventos adversos graves e para o melhor desfecho clínico dos pacientes com doença falciforme.

TABELA 1 Manifestações clínicas da doença falciforme

Categoria	Aguda	Crônica
Dor	Episódios de dor vaso-oclusiva aguda, síndrome torácica aguda	Dor de infarto tecidual, osteonecrose, úlceras
Infecção	Sepse, pneumonia, meningite	Esplenomegalia funcional, úlceras nas pernas, osteomielite
Anemia	Crise aplástica, sequestro esplênico, crise hiper-hemolítica	Anemia hemolítica compensada, hiperesplenismo crônico
SNC	Acidente vascular cerebral isquêmico, acidente vascular cerebral hemorrágico, convulsões, ataque isquêmico transitório	Infartos cerebrais silenciosos, atraso cognitivo, problemas comportamentais
Pulmonar	Síndrome torácica aguda, asma, embolia gordurosa pulmonar, tromboembolismo pulmonar	Hipertensão pulmonar, respiração desordenada, doença pulmonar restritiva crônica
Rim	Infarto renal, toxicidade medicamentosa, hematúria, lesão renal aguda, síndrome nefrótica aguda	Hipertensão, insuficiência renal crônica, defeito de concentração, *diabetes insipidus* nefrogênico, carcinoma de células renais
Esquelético	Dactilite, necrose avascular	Osteoporose, osteomielite
Cardíaco	Infarto do miocárdio, disritmia, morte súbita, disfunção autonômica	Disfunção diastólica, insuficiência cardíaca
Hepatobiliar	Crise de sequestro hepático, colecistite, lesão hepática, colestase intra-hepática aguda	Cálculos biliares de pigmento
Ocular	Oclusão da artéria retiniana, hifema, descolamento da retina	Retinopatia proliferativa, cegueira
Obstetrícia	Complicações fetais e maternas	
Geniturinário	Priapismo	Disfunção erétil
Endócrino		Puberdade atrasada, crescimento reduzido
Outros	Falência de múltiplos órgãos, tromboembolismo venoso	Estresse psicossocial e saúde mental reduzida

SNC: sistema nervoso central.

TABELA 2 Doença sistêmica aguda

Diagnóstico potencial	História	Clínico	Laboratório/imagem/outros testes
Insuficiência hepática aguda	Doença crônica, uso de drogas, ou falha renal multifatorial	Febre, icterícia, hipoglicemia, mudança no *status* mental sugerindo falha orgânica	Hemoglobina e plaquetas baixas, INR elevado, bilirrubinas, testes de função hepática, amônia, lactato, USG/RM de fígado/abdome
Reação transfusional hemolítica atrasada (DHTR)	Recebeu transfusão (dentro de 24 horas para adultos ATR, até um mês para DHTR)	Dor nas costas, urina escura	Hemoglobina baixa e plaquetas, bilirrubina indireta elevada, haptoglobina baixa, teste de Coombs direto positivo

TABELA 3 Dor abdominal

Diagnóstico potencial	História	Clínico	Laboratório/imagem/outros testes
Hepatite viral aguda	Viagem recente, sexo sem proteção, IVDA, história familiar de hepatite, consumo de álcool	Icterícia, hepatoesplenomegalia, AR, febre baixa	Aumento das transaminases, testes de função hepática, IgM anti-HAV, anti-HBc IgM, anti-HEV IgM
Sepse	Histórico de exposição, imunodeficiências, portadores de PICC ou outros dispositivos invasivos	Febre, hipotensão, taquicardia, confusão, oligúria	Hemoculturas, eletrólitos, função renal, função hepática, gasometria arterial, lactato
Colecistite ou colangite	Histórico de colelitíase, intolerância à gordura, história de álcool ou hepatite, cirurgia abdominal prévia	Febre, icterícia, dor no quadrante superior direito, sinal de Murphy positivo	Aumento de bilirrubinas/FA/AST/ALT/GGT, USG ou TC de abdome superior
Pancreatite aguda	Histórico de abuso de álcool, história de colecistite ou colelitíase, hipertrigliceridemia, medicações	Dor epigástrica aguda irradiando para as costas, náusea/vômito, distensão abdominal	Amilase e lipase elevadas, inflamação na TC de abdome

TABELA 4 Dor no peito

Diagnóstico potencial	História	Clínico	Laboratório/imagem/outros testes
Síndrome coronariana aguda	Histórico de doença cardíaca, hipertensão, diabetes, fumo, colesterol alto, histórico familiar de DAC	Dor no peito com irradiação para o braço/mandíbula, náusea, suor frio, dispneia	ECG, marcadores cardíacos (troponina), angiografia coronariana se indicado
Embolia pulmonar	Histórico de DVT/TEP, se imobilizado recentemente ou cirurgia, uso de anticoncepcionais orais	Dispneia súbita, dor pleurítica no peito, taquicardia, sinais de DVT	D-dímero, CTPA ou V/Q *scan*

TABELA 5 Dor óssea/nas extremidades

Diagnóstico potencial	História	Clínico	Laboratório/imagem/outros testes
Necrose avascular óssea (AVN)	Uso de corticosteroides, álcool, trauma, doenças falciformes, coagulopatias	Dor articular progressiva, limitação de movimento, especialmente no quadril	Ressonância magnética (mais sensível nos estágios iniciais da AVN), radiografia pode ser necessária para encontrar achados tardios
Gota	Dieta rica em purinas, uso de diuréticos, álcool, história familiar de gota	Dor súbita, vermelhidão, inchaço em articulações, frequentemente no dedão do pé	Níveis elevados de ácido úrico, aspirado sinovial para cristais de urato monossódico, ultrassom ou radiografia podem mostrar tofos ou erosões
TVP	Viagem recente, imobilização, cirurgia, COC, trombofilias conhecidas	Inchaço da perna com dor, eritema, calor local, sinais de Homans ou Pratt positivos	Ultrassonografia Doppler venosa
Osteomielite	História de trauma, feridas abertas, úlceras, injeções IV, uso recente de próteses	Dor óssea com ou sem febre, vermelhidão, calor, inchaço sobre o osso afetado, drenagem de fístulas	Hemoculturas, VHS, PCR, imagens por raio-X, RM ou TC, biópsia óssea

TVP: trombose venosa profunda.

TABELA 6 Dor generalizada/difusa

Diagnóstico potencial	História	Clínico	Laboratório/imagem/outros testes
Neuropatia periférica	História de diabetes, uso de álcool, deficiência vitamínica, toxicidade por metais pesados	Parestesias, dor de queimação, atingimento de meias e luvas, déficit sensorial	Eletroneuromiografia, níveis de glicemia e HbA1c, vitaminas B12 e folato, metais pesados
Abstinência de opioides	Uso recente de opioides e parada abrupta ou redução da dose	Ansiedade, insônia, suor, tremores, diarreia, dores no corpo, sintomas autonômicos	Clínica da apresentação é geralmente suficiente, pode usar escalas de avaliação de abstinência de opioides

CONSIDERAÇÕES FINAIS

Em síntese, a gestão da dor em pacientes com doença falciforme (DF) no ambiente de emergência é um aspecto vital e multifacetado do cuidado que impacta diretamente na qualidade de vida e nos desfechos clínicos. A escolha e a dosagem de opioides, com preferência para protocolos estabelecidos e personalizados, formam a base do tratamento, enquanto a hidratação adequada e o monitoramento para sinais de toxicidade opioide são cruciais para o sucesso terapêutico.

Portanto, a abordagem de emergência para pacientes com DF exige não apenas ação imediata e eficaz para o alívio da dor, mas também consideração cuidadosa das particularidades individuais, estratégias de prevenção de complicações e um compromisso com a melhoria contínua da qualidade do cuidado. A colaboração entre o paciente, a família e os profissionais de saúde é imperativa para garantir que o manejo da dor seja realizado com a devida compaixão, eficácia e respeito às necessidades únicas de cada indivíduo com doença falciforme.

REFERÊNCIAS

1. Ballas SK. The sickle cell painful crisis in adults: phases and objective signs. Hemoglobin. 1995;19:323.
2. Glassberg J, Tanabe P, Richardson L, Debaun M. Among emergency physicians, use of the term "Sickler" is associated with negative attitudes toward people with sickle cell disease. Am J Hematol. 2013;88:532.
3. Yawn BP, Buchanan GR, Afenyi-Annan AN, et al. Management of sickle cell disease: summary of the 2014 evidence-based report by expert panel members. JAMA. 2014;312:1033.
4. Lottenberg R, Hassell KL. An evidence-based approach to the treatment of adults with sickle cell disease. Hematology Am Soc Hematol Educ Program. 2005;58.
5. Sins JWR, Mager DJ, Davis SCAT, et al. Pharmacotherapeutical strategies in the prevention of acute, vaso-occlusive pain in sickle cell disease: a systematic review. Blood Adv. 2017;1:1598.
6. Brandow AM, Carroll CP, Creary S, et al. American Society of Hematology 2020 guidelines for sickle cell disease: management of acute and chronic pain. Blood Adv. 2020;4:2656.
7. Brookoff D, Polomano R. Treating sickle cell pain like cancer pain. Ann Intern Med. 1992;116:364.
8. Smith WR, Penberthy LT, Bovbjerg VE, et al. Daily assessment of pain in adults with sickle cell disease. Ann Intern Med. 2008;148:94.
9. Lanzkron S, Little J, Wang H, et al. Treatment of acute pain in adults with sickle cell disease in an infusion center versus the emergency department: A multicenter prospective cohort study. Ann Intern Med. 2021;174:1207.
10. Zempsky WT. Evaluation and treatment of sickle cell pain in the emergency department: Paths to a better future. Clin Pediatr Emerg Med. 2010;11:265.
11. Wilkie DJ, Molokie R, Boyd-Seal D, et al. Patient-reported outcomes: descriptors of nociceptive and neuropathic pain and barriers to effective pain management in adult outpatients with sickle cell disease. J Natl Med Assoc. 2010;102:18.
12. Ballas SK, Delengowski A. Pain measurement in hospitalized adults with sickle cell painful episodes. Ann Clin Lab Sci. 1993;23:358.
13. Miller ST, Kim HY, Weiner D, et al. Inpatient management of sickle cell pain: a 'snapshot' of current practice. Am J Hematol. 2012;87:333.
14. Panepinto JA, Brousseau DC, Hillery CA, Scott JP. Variation in hospitalizations and hospital length of stay in children with vaso-occlusive crises in sickle cell disease. Pediatr Blood Cancer. 2005;44:182.
15. Ellison AM, Bauchner H. Socioeconomic status and length of hospital stay in children with vaso-occlusive crises of sickle cell disease. J Natl Med Assoc. 2007;99:192.
16. Tanabe P, Hafner JW, Martinovich Z, Artz N. Adult emergency department patients with sickle cell pain crisis: results from a quality improvement learning collaborative model to improve analgesic management. Acad Emerg Med. 2012;19:430.
17. Raphael JL, Oyeku SO. Sickle cell disease pain management and the medical home. Hematology Am Soc Hematol Educ Program. 2013;2013:433.
18. Simckes AM, Chen SS, Osorio AV, et al. Ketorolac-induced irreversible renal failure in sickle cell disease: a case report. Pediatr Nephrol. 1999;13:63.
19. Co JP, Johnson KB, Duggan AK, et al. Does a clinical pathway improve the quality of care for sickle cell anemia? Jt Comm J Qual Saf. 2003;29:181.
20. Jayaram A, Nagel RW, Jasty R. Impact of clinical pathway on quality of care in sickle cell patients. J Pediatr Hematol Oncol. 2010;32:537.

21. Morrissey LK, Shea JO, Kalish LA, et al. Clinical practice guideline improves the treatment of sickle cell disease vasoocclusive pain. Pediatr Blood Cancer.2009;52:369.
22. Gonzalez ER, Bahal N, Hansen LA, et al. Intermittent injection vs patient-controlled analgesia for sickle cell crisis pain. Comparison in patients in the emergency department. Arch Intern Med.1991;151:1373.
23. van Beers EJ, van Tuijn CF, Nieuwkerk PT, et al. Patient-controlled analgesia versus continuous infusion of morphine during vaso--occlusive crisis in sickle cell disease, a randomized controlled trial. Am J Hematol. 2007;82:955.
24. Vichinsky EP, Styles LA, Colangelo LH, et al. Acute chest syndrome in sickle cell disease: clinical presentation and course. Cooperative Study of Sickle Cell Disease. Blood. 1997;89:1787.
25. Brousseau DC, Scott JP, Badaki-Makun O, et al. A multicenter randomized controlled trial of intravenous magnesium for sickle cell pain crisis in children. Blood. 2015;126:1651.
26. Griffin TC, McIntire D, Buchanan GR. High-dose intravenous methylprednisolone therapy for pain in children and adolescents with sickle cell disease. N Engl J Med. 1994;330:733.
27. Leschke J, Panepinto JA, Nimmer M, et al. Outpatient follow-up and rehospitalizations for sickle cell disease patients. Pediatr Blood Cancer. 2012;58:406.
28. Sinatra R. Causes and consequences of inadequate management of acute pain. Pain Med. 2010;11:1859.
29. Bellet PS, Kalinyak KA, Shukla R, et al. Incentive spirometry to prevent acute pulmonary complications in sickle cell diseases. N Engl J Med. 1995;333:699.
30. Solomon LR. Treatment and prevention of pain due to vaso-occlusive crises in adults with sickle cell disease: an educational void. Blood. 2008;111:997.
31. Okpala I, Tawil A. Management of pain in sickle-cell disease. J R Soc Med. 2002;95:456.
32. Vichinsky EP, Johnson R, Lubin BH. Multidisciplinary approach to pain management in sickle cell disease. Am J Pediatr Hematol Oncol. 1982;4:328.

5
Síndrome de lise tumoral

Wanli Ho

PONTOS PRINCIPAIS

- Com o desenvolvimento e a evolução das terapias antineoplásicas, o risco de desenvolvimento da síndrome de lise tumoral, bem como do aumento de sua gravidade tornaram-se mais frequentes, levando a um desafio maior no diagnóstico e no tratamento entre as diversas equipes assistenciais.
- Como toda síndrome, a de lise tumoral também é caracterizada pela presença de sinais e sintomas clínicos associados a critérios laboratoriais, listados a seguir[1].
- Sinais e sintomas clínicos: fraqueza, astenia, queda do estado geral, náuseas, vômitos, piora de função renal, síncope, arritmias, mioclonias, convulsões, hematúria e SIRS (síndrome da resposta inflamatória sistêmica).
- Achados laboratoriais: hiperuricemia, hipocalcemia, hipercalemia (hiperpotassemia) e hiperfosfatemia.
- Com a satisfatória expansão do campo de atuação do médico emergencista, que, agora, tem passado a atuar também em serviços já especializados, faz-se necessária uma pronta e atualizada revisão sobre o tema[2].

INTRODUÇÃO

A síndrome de lise tumoral constitui-se em uma emergência oncológica decorrente de grande liberação de eletrólitos (potássio e fósforo) e de metabólitos decorrentes da degradação dos ácidos nucleicos na circulação sanguínea periférica[3].

Essa intercorrência está mais relacionada a tumores hematológicos malignos, como os linfomas de alto grau (p. ex., o subtipo Burkitt) e o grupo das leucemias linfoblásticas agudas. Contudo, ela ainda pode se desenvolver em pacientes com tumores de alta taxa de proliferação, tumores com alta carga de doença e, ainda, naqueles com alta sensibilidade à terapia citotóxica empregada[2].

O começo do quadro pode ocorrer entre 12 e 72 horas após o início do tratamento, porém, também pode ocorrer espontaneamente.

Uma vez que as apresentações clínica e laboratorial não são específicas dessa síndrome e podem estar presentes em outras descompensações clínicas, o diagnóstico pode se mostrar duvidoso e difícil em um primeiro momento.

FISIOPATOLOGIA

Após ocorrer a lise das células tumorais, com o início do tratamento (e, também, eventualmente de forma espontânea em tumores de alto volume ou rápida replicação), temos a liberação para a corrente sanguínea periférica de uma grande quantidade de íons e de ácidos nucleicos. O metabolismo destes últimos leva à produção de hipoxantina e, desta, em xantina e ácido úrico[3, 12].

Tais compostos exercem efeito direto sobre a excreção, diminuindo a capacidade de filtração e de eliminação e, também, levam à obstrução dos túbulos renais por causa da formação de cristais de ácido úrico neles. A deposição de fosfatos de cálcio nos mesmos túbulos também pode contribuir para a lesão renal aguda.

Hiperuricemia

Após a morte celular, ocorre o catabolismo dos ácidos nucleicos com a consequente liberação de purinas. Elas são degradadas em hipoxantina, xantina e, por último, em ácido úrico, um composto pouco solúvel capaz de cristalizar-se nos túbulos renais (Figura 1).

Há, ainda, outros mecanismos envolvidos na lesão renal induzida pela hiperuricemia: ocorre vasoconstrição renal, com posterior diminuição do aporte sanguíneo, levando a um estado inflamatório, com a liberação de mediadores inflamatórios, citocinas e, assim, a síndrome de resposta inflamatória sistêmica[4].

Hipercalemia

Pode se constituir em uma alteração mais precoce e grave que a do fosfato. Ocorre por conta da liberação precoce do potássio, induzida pelo estresse oxidativo do tratamento e, também, posteriormente, pela lise celular[4].

Hiperfosfatemia

As células tumorais apresentam maior conteúdo intracelular de fósforo que as células sadias e, por esse motivo, quando sofrem apoptose, levam a um aumento da fosfatemia, com a precipitação de cristais de fosfato de cálcio em diversos lugares (rins, sistema de condução

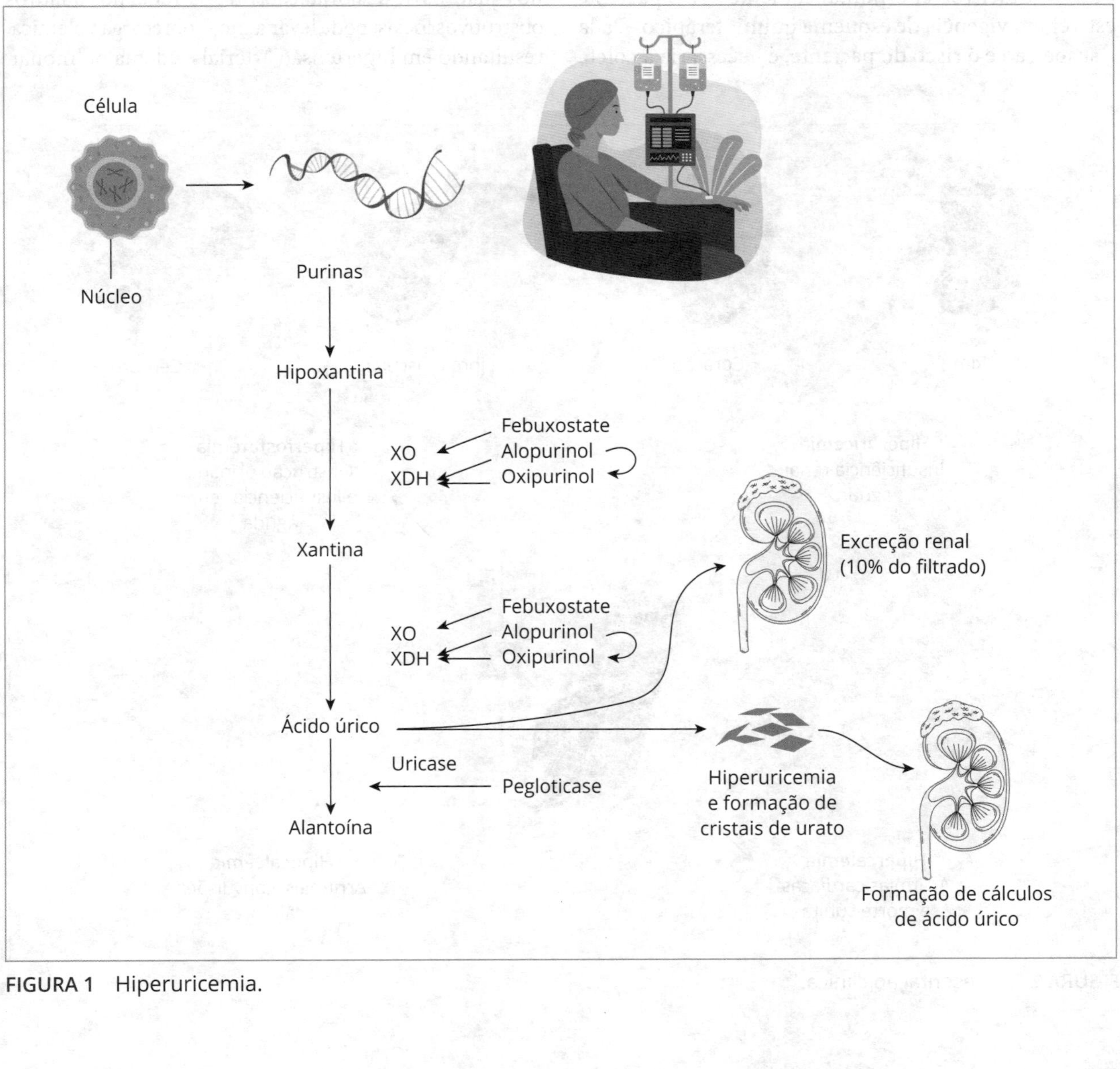

FIGURA 1 Hiperuricemia.

elétrica cardíaca, pele e articulações). Enquanto a precipitação dos cristais de ácido úrico ocorre em ambientes com pH ácido, a dos cristais de fósforo ocorre em ambientes com pH alcalino[4].

Hipocalcemia

Está intimamente ligada ao consumo em decorrência da precipitação sob a forma de cristais de fosfato[4].

APRESENTAÇÃO CLÍNICA

A apresentação clínica cursa com queixas inespecíficas, o que pode se tornar um desafio caso não haja suspeição por parte do médico que está atendendo um paciente oncológico. É importante se atentar para o tipo da doença oncológica, sobretudo aquelas com maior fator de risco do desenvolvimento da síndrome de lise tumoral (p. ex., linfomas de alto grau), que pode se desenvolver espontaneamente e se o paciente estiver em vigência de esquema quimioterápico. Dada a suspeição e o risco do paciente, é necessária a coleta laboratorial dos componentes que definem o diagnóstico da síndrome.

Posto isso, a atuação do médico emergencista devidamente habilitado e treinado para o reconhecimento precoce pode fazer toda a diferença no manejo inicial e, em consequência, no desfecho do caso.

História clínica

De forma geral, com o início dos tratamentos oncológicos, o paciente, mais comumente, poderá apresentar fraqueza, queda de estado geral, inapetência, náuseas, vômitos, diarreia e baixa ingesta alimentar. Ou seja, um conjunto de sintomas inespecíficos e muito frequentes na prática clínica.

Alguns pacientes poderão, ainda, apresentar condições clínicas que contribuirão para o seu aparecimento ou para o agravamento do quadro. A presença de disfunção renal prévia, seja por um mecanismo pré-renal nos quadros de desidratação, ou pós-renal nos quadros obstrutivos locais, pode levar a uma sobrecarga volêmica, resultando em hipertensão arterial e edema pulmonar.

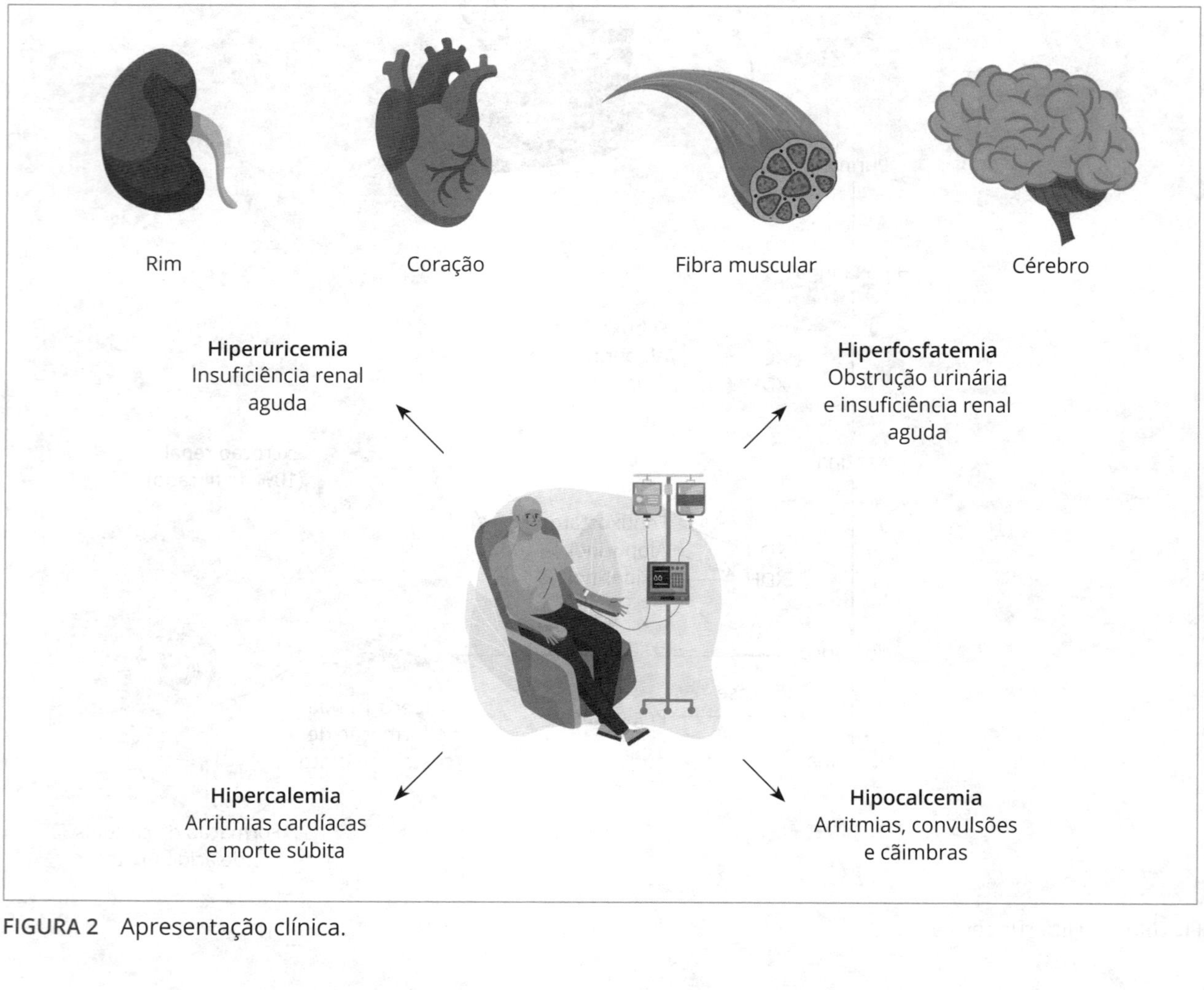

FIGURA 2 Apresentação clínica.

Exame físico e complementar

O exame físico não trará nenhum achado específico da síndrome. Muito pelo contrário, dada a complexidade da doença oncológica e de suas intercorrências, o médico encontrará achados presentes em outras descompensações clínicas frequentes.

Deve-se observar, no entanto, a presença de espasmos e cãibras musculares, alterações de frequência ou ritmo cardíaco, relato de possíveis alterações de nível de consciência que podem ser compatíveis com crises ou escapes convulsivos.

DIAGNÓSTICOS DIFERENCIAIS

Apesar de a suspeita clínica ser simples, a confirmação do seu diagnóstico pode necessitar da exclusão de várias outras complicações. Os principais achados clínicos e laboratoriais dessa síndrome também estão presentes em outras intercorrências oncológicas frequentes, como a toxicidade à quimioterapia, a SIRS/sepse, a desidratação, a oligúria e a própria insuficiência renal decorrente de outros fatores listados mais tarde.

Dentro do grupo das toxicidades, vale destacar:

- Gastrointestinal: pode levar a um quadro de náuseas, vômitos e/ou diarreia e, consequentemente, hipotensão, desidratação e piora de função renal com distúrbios hidroeletrolíticos associados[14,15].
- Renal: a nefrotoxicidade induzida pelo quimioterápico pode decorrer da lesão a qualquer segmento do néfron, de forma aguda ou crônica. Desde os quimioterápicos mais convencionais até os mais recentes, como os da terapia-alvo e da imunoterapia, podem causar lesão renal. A cisplatina, por exemplo, está associada à necrose tubular aguda (NTA). O metotrexato pode ocasionar, além da NTA, a nefropatia por depósito de cristais. A ciclofosfamida pode ocasionar dano tubular e cistite hemorrágica[5].
- Cardiotoxicidade: o dano cardíaco pode se apresentar em uma série de formas, dentre elas: alterações metabólicas, alterações pressóricas (hipertensão arterial), disfunções miocárdicas, arritmias e tromboembolismo arterial ou venoso. Na prática clínica, a cardiotoxicidade por antracíclicos (como a doxorrubicina) é a mais encontrada e estudada[6].

A insuficiência renal aguda ou a agudização de uma doença renal crônica prévia conferem um aumento de morbidade e de mortalidade[7] no paciente oncológico e podem, didaticamente, ser divididas conforme o sítio de localização descrito a seguir[8]. No entanto, vale ressaltar que, no mesmo paciente, podemos ter a presença concomitante de mais de uma etiologia.

- Injúria renal aguda (IRA) pré-renal: o principal mecanismo envolvido se deve à hipovolemia decorrente de náuseas, vômitos, diarreia, baixa ingesta e febre.
- IRA renal: aqui podemos identificar o acometimento renal pela doença de base (como no mieloma múltiplo e na amiloidose), a progressão de doença por infiltração loco-regional, a necrose tubular aguda por toxicidade à quimioterapia e a própria síndrome de lise tumoral.
- IRA pós-renal: nessa etiologia, podemos identificar os quadros de obstrução das vias urinárias.

AVALIAÇÃO DIAGNÓSTICA

Após a realização de anamnese e exame físico adequados, a confirmação diagnóstica dessa síndrome se dará após a complementação com os exames laboratoriais já citados.

A constante ampliação e a incorporação da ultrassonografia à prática clínica por médicos emergencistas têm se mostrado satisfatórias, permitindo maior agilidade na confirmação diagnóstica e, também, na instituição das condutas terapêuticas.

Deve-se enfatizar, novamente, que não existe qualquer achado clínico, físico, laboratorial ou radiológico específico dessa síndrome.

A realização de ultrassonografia de rins e vias urinárias, associada a um eletrocardiograma, completa a propedêutica inicial do atendimento.

DEFINIÇÕES, CLASSIFICAÇÕES E ESTRATIFICAÇÃO DE RISCO

Apesar do que foi exposto anteriormente e de todo o conhecimento já existente sobre as alterações clínicas e laboratoriais, não há um consenso geral sobre a definição ou mesmo sobre a classificação de gravidade da síndrome de lise tumoral.

Em 1993, Hande e Garrow realizaram a primeira classificação da síndrome. Posteriormente, em 2004, Cairo e Bishop efetuaram uma atualização dela. Modificações subsequentes orientam que variações de até 25% dos valores de base não devem ser consideradas[2].

De acordo com a última definição, o paciente poderá apresentar as duas formas possíveis da síndrome:

- Síndrome laboratorial:
  - Hiperuricemia: $\geq$ 8 mg/dL ou aumento de 25% do valor basal.

Síndrome de lise biológica Presença de dois ou mais achados a seguir:	Síndrome de lise clínica Presença de síndrome de lise biológica mais um dos achados a seguir:
▪ Calcemia (não ionizada) < 1,75 mmol/L ou redução de 25% do início ▪ Calemia = 6 mmol/L ou aumento de 25% do início ▪ Fosfatos = 1,45 mmol/L ou aumento de 25% do início	▪ Lesão renal aguda ▪ Arritmia cardíaca ou morte súbita ▪ Convulsão

FIGURA 3 Classificação de Cairo e Bishop.

  - Hipocalcemia: ≤ 7 mg/dL ou redução de 25% do valor basal.
  - Hipercalemia: ≥ 6 mg/dL ou aumento de 25% do valor basal.
  - Hiperfosfatemia: ≥ 4,5 mg/dL ou aumento de 25% do valor basal.
- Síndrome clínica: presença de síndrome laboratorial associada com insuficiência renal aguda, arritmia cardíaca, convulsão e morte súbita. Pode ser classificada em graus, conforme a Figura 4[1].

Estratificação de risco

A estratificação de risco de desenvolvimento da síndrome de lise tumoral leva em consideração o tamanho da carga tumoral e a sensibilidade da neoplasia ao tratamento instituído[1].

Assim, de forma geral, para pequenas neoplasias o risco de desenvolvimento é baixo e aumenta conforme o volume de doença, e a sensibilidade dela aos quimioterápicos também se eleva.

MANEJO

O passo inicial envolvido no manejo dessa síndrome consiste na identificação precoce dos pacientes mais suscetíveis ao seu aparecimento. Para isso, é imprescindível realizar uma anamnese adequada e completa, buscando identificar os principais fatores de risco na história do paciente.

Deve-se atentar para: o tipo de tratamento empregado (como o citotóxico), o tipo de neoplasia (p. ex., os tumores hematológicos malignos já citados), a presença de uma carga tumoral volumosa e a existência ou a possibilidade de aparecimento de disfunções metabólicas e orgânicas concomitantes (como a insuficiência renal).

O objetivo inicial de qualquer terapêutica, nesses casos, é impedir o desenvolvimento e o aparecimento da síndrome. Se isso já não for possível, no momento do

0	1	2	3	4	5	Grau
≤ 1,5 limite superior da normalidade	= 1,5 limite superior da normalidade	De 1,5 a 3,0 limite superior da normalidade	De 3,0 a 6,0 limite superior da normalidade	≥ 6,0 limite superior da normalidade	Morte	Creatinina
Ausentes	Sem intervenção	Intervenção não urgente	Sintomática, controlada parcial com antiarrítmico ou controlada com dispositivo	Arritmia com instabilidade	Morte	Arritmia
Ausentes	Ausentes	Convulsão generalizada curta, convulsão controlada com medicação ou crise parcial	Alteração da consciência em crise de difícil controle	Crises prolongadas e reentrantes	Morte	Convulsão

FIGURA 4 Graduação da síndrome de lise tumoral.

TABELA 1 Estratificação de risco

	Pequena sensibilidade	Moderada sensibilidade	Alta sensibilidade
Carga tumoral pequena	Risco desprezível ou não relevante	Risco desprezível ou não relevante	Risco desprezível ou não relevante
Carga tumoral média	Risco desprezível ou não relevante	Risco baixo	Risco alto
Carga tumoral grande	Risco baixo	Risco intermediário	Alto risco

atendimento, deve-se priorizar a prevenção do aparecimento das manifestações renais, cardíacas e neurológicas e, também, evitar qualquer disfunção orgânica.

Hidratação

O passo inicial do manejo consiste em realizar hidratação endovenosa adequada, utilizando solução isotônica, visando débito urinário maior que 100 mL/m^2/h. Deve-se atentar, neste ponto, aos pacientes com comorbidades já preestabelecidas, como insuficiência cardíaca, doença renal crônica prévia ou disfunção renal já estabelecida. Se ocorrer o aparecimento de oligúria, o paciente precisa ser reavaliado para ajuste da hidratação.

A alcalinização da urina com bicarbonato de sódio não está indicada de rotina e pode ser empregada nos casos em que já houver acidose metabólica estabelecida.

Terapias hipouricêmicas

A rasburicase constitui-se uma enzima urato-oxidase recombinante obtida por modificação genética de uma cepa do *Saccharomyces cerevisiae*. É um potente agente urolítico, catalisador da oxidação do ácido úrico em alantoína, um composto mais hidrossolúvel e de melhor excreção renal que o seu precursor. Na indisponibilidade, em razão de seu alto custo, deve-se utilizar o alopurinol. Pacientes com deficiência de G6P6D não devem utilizar essa medicação[9].

O alopurinol ainda se constitui a opção farmacológica de mais baixo custo, com boa tolerância e relativa segurança para o uso clínico. É um inibidor competitivo da enzima xantino-oxidase, responsável pela oxidação da hipoxantina em xantina e, também, dela em ácido úrico (Figura 5). Seu principal metabólito ativo, o oxipurinol, também atua como um inibidor da xantina e apresenta meia-vida plasmática maior que o seu precursor. O *clearance* do alopurinol e do alopurinol está reduzido em pacientes com insuficiência renal, sendo necessária, nesses casos, uma redução da dose nesses pacientes[10].

Para paciente com alto ou moderado risco de desenvolvimento da síndrome, deve-se fazer o devido monitoramento em ambiente de unidade de terapia intensiva (UTI) ou, pelo menos, em sala de emergência. Nesses casos, é indicado o uso da rasburicase com hiper-hidratação endovenosa[11].

Já nos casos com menor risco, pode-se instituir o uso de alopurinol, na dose de 100 mg/m^2 a cada 8 horas, com um máximo de 800 mg/dia (dividido em até três tomadas diárias)[11].

Nos casos mais graves, apesar da instituição dessas medidas, o médico precisa, ainda, estar preparado para a evolução rápida da insuficiência renal, levando à necessidade de realização de hemodiálise de urgência.

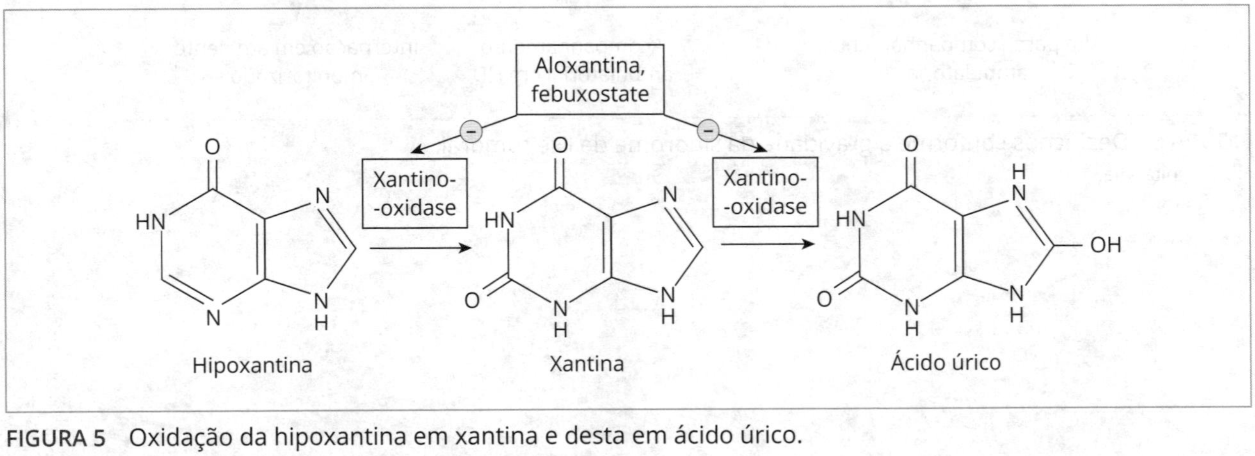

FIGURA 5 Oxidação da hipoxantina em xantina e desta em ácido úrico.

ACOMPANHAMENTO

A admissão de um paciente potencialmente suscetível a apresentar ou a desenvolver a síndrome de lise tumoral traz consigo o desafio de um esforço diagnóstico, visando a instituição adequada e precisa das medidas de suporte necessárias para a pronta recuperação do paciente oncológico.

Até a sua confirmação, ou exclusão, o médico necessita do suporte de vários recursos, como: um serviço de laboratório de urgência disponível 24 horas, uma equipe de interconsulta completa, com nefrologista, cardiologista e intensivista e uma retaguarda de leitos para monitorização em Sala de Emergência e/ou UTI, com suporte de diálise para os casos mais graves[13].

O tratamento é de suporte e, a depender de onde o médico emergencista estiver atuando, se fará necessária a transferência do paciente para algum serviço de maior complexidade, que disponha dos recursos listados. Até a conclusão da investigação, o médico que primeiro fizer o atendimento tem o importante papel de já instituir as medidas iniciais necessárias, visando a correção dos distúrbios encontrados.

Dada a alta mortalidade e morbidade dos pacientes oncológicos com essa síndrome, o desfecho apresentado na totalidade dos casos é a internação para suporte clínico, visando a vigilância hemodinâmica e de função renal.

O agendamento de um retorno ambulatorial precoce é extremamente recomendado nesses casos, para que a equipe assistencial possa avaliar a continuidade dos ciclos, a necessidade de uma pausa no tratamento, ou, até mesmo, a redução de dose ou a suspensão completa das próximas doses.

O paciente com baixo risco de desenvolvimento da síndrome pode realizar o acompanhamento e o monitoramento clínico-laboratorial diariamente em regime de hospital-dia. Já aqueles com alto risco necessitam de internação em regime de monitorização contínua (em UTI) para coleta seriada, a cada 4 ou 6 horas, da rotina laboratorial[11].

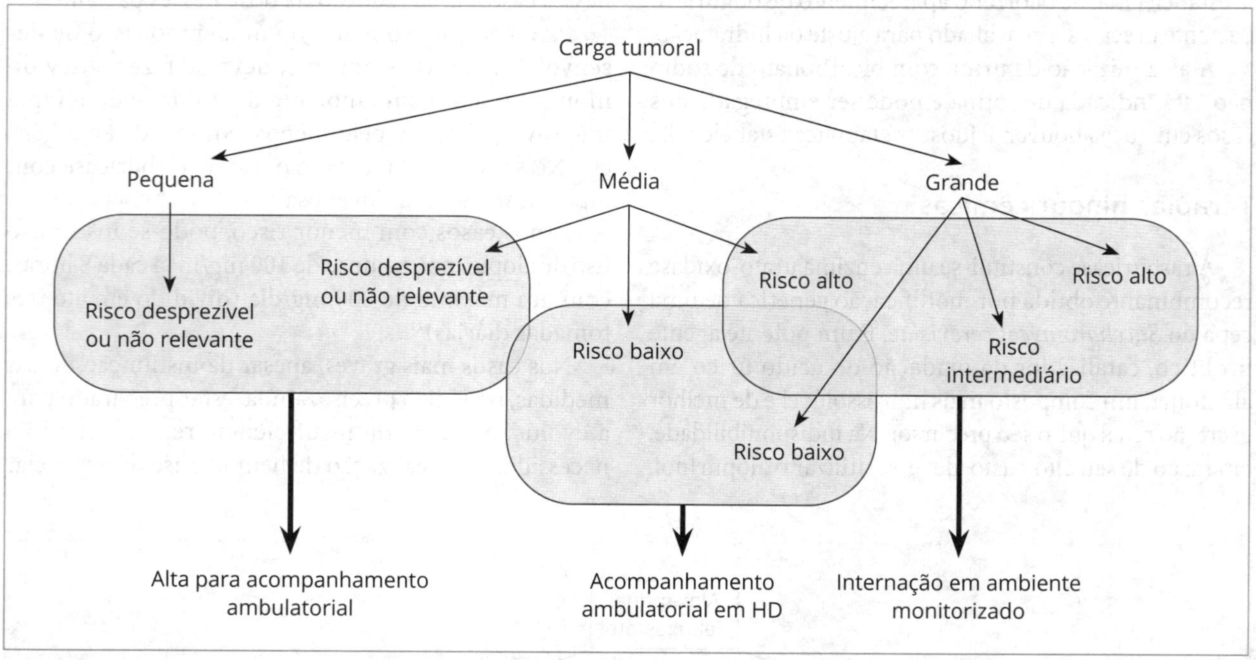

FIGURA 6 Desfechos conforme a gravidade da síndrome de lise tumoral.
HD: hospital-dia.

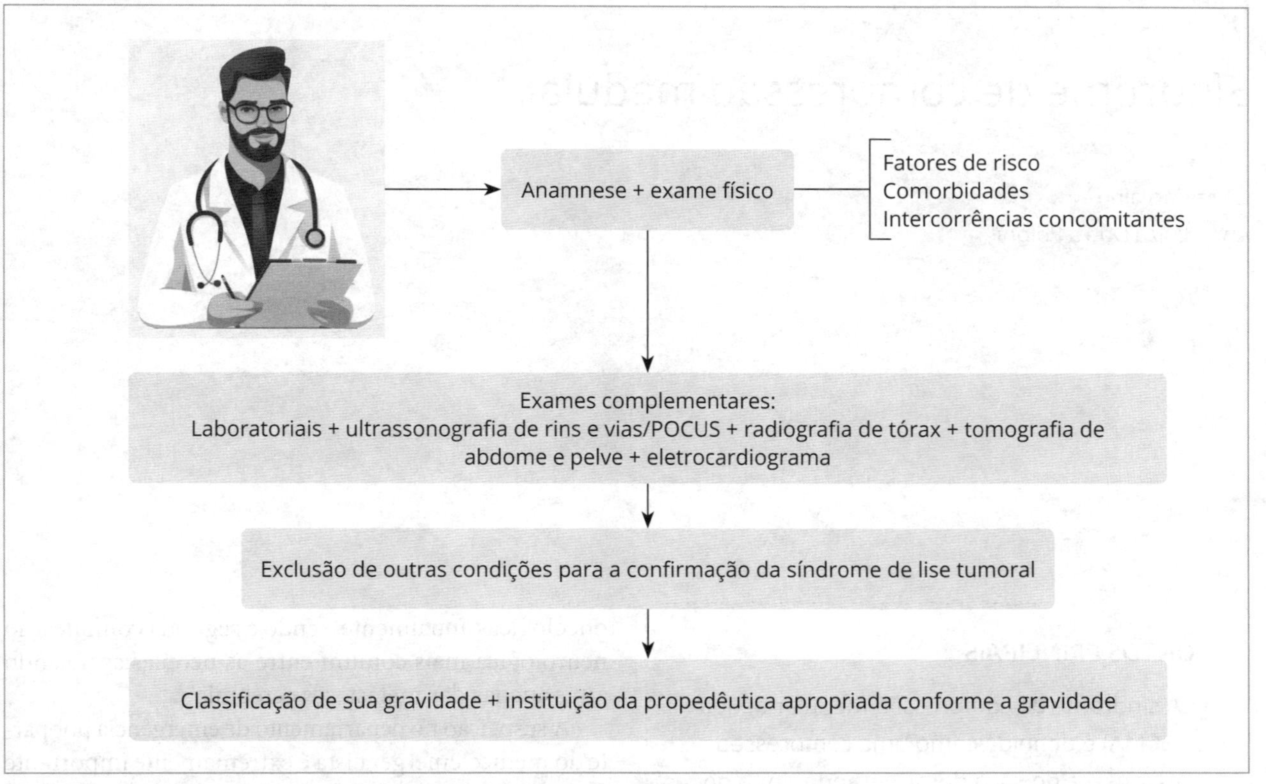

FIGURA 7 Fluxograma de atendimento da síndrome de lise tumoral.

REFERÊNCIAS

1. Magario MB, Dal Belo PP, Rapatoni L, Peria FM. Síndrome de lise tumoral. Urgências e emergências em oncologia: Divisão de Oncologia Clínica do Hospital das Clínicas da Faculdade de Medicina de Ribeirão Preto – USP. 2015;123-34.
2. Darmon M, Malak S, Guichard I, Schlemmer B. Acute tumor lysis syndrome: a comprehensive review. Rev Bras Ter Intens. 2008;20(3):278-85.
3. Brandão Neto RA. Síndrome de lise tumoral. MedicinaNET [Internet]. www.medicinanet.com.br. [cited 2023 Aug 13]. Disponível em: https://www.medicinanet.com.br/conteudos/revisoes/6532/sindrome_de_lise_tumoral.htm#:~:text=A%20classifica%C3%A7%C3%A3o%20de%20Cairo%20e.
4. Gandra CVS, Starling MTM, Gomes NN, Carvalho RS, Gandra SVS. Acute tumor lysis syndrome: a literature review. Rev Méd Minas Gerais. 2016;26.
5. Mattiello IC, Trapp AG, Kroth LV. Chemotherapy nephrotoxicity of conventional citotoxic agentes. Acta Méd (Porto Alegre). 2018;39(2):214-224.
6. Kalil Filho R, Hajjar LA, Bacal F, Hoff PM, Diz Mdel P, Galas FRBG, et al. I Diretriz Brasileira de Cardio-Oncologia da Sociedade Brasileira de Cardiologia. Arq Bras Cardiol. 2011;96(2 suppl.1):1-52.
7. Rosner MH, Perazella MA. Acute kidney injury in patients with cancer. N Engl J Med. 2017;376(18):1770-81.
8. Magario MB; Dal Belo PP, Rapatoni L, Peria FM. Insuficiência renal aguda relacionada à malignidade. Urgências e emergências em oncologia: Divisão de Oncologia Clínica do Hospital das Clínicas da Faculdade de Medicina de Ribeirão Preto – USP. 2015;171-80.
9. Badaró CDL, Chaves JAR, Silva PGA, Oliveira JMG. Efficacy of rasburicase for prevention and treatment of tumor lysis syndrome: a systematic literature review. Rev Baiana Saúde Pública. 2022;46(Supl. Especial 1):160-74.
10. Azevedo VF, Lopes MP, Catholino NM, Paiva ES, Araújo VA, Pinheiro GRC. Revisão crítica do tratamento medicamentoso da gota no Brasil. Revista Brasileira de Reumatologia [Internet]. 2017;57(4):346-55.
11. Larson RA, Pui CH. Tumor lysis syndrome: prevention and treatment. UpToDate. 2024. Disponível em: https://www.uptodate.com/contents/tumor-lysis-syndrome-prevention-and-treatment?search=tumor-lysis-syndrome-&-topicRef=4530&source=related_link#H21712107.
12. Martins HS. Síndrome de lise tumoral. In: Martins HS, Brandao Neto RA, Scalabrini Neto A, Velasco IT. Emergências clínicas: Abordagem prática. 8.ed. Barueri: Manole, 2013.
13. Azoulay E, Moreau D, Alberti C, Leleu G, Adrie C, Barboteu M, et al. Predictors of short-term mortality in critically ill patients with solid malignancies. Intensive Care Med. 2000;26(12):1817-23.
14. Magario MB, Dal Belo PP, Rapatoni L, Peria FM. Náuseas e vômitos induzidos por quimioterapia. Urgências e emergências em oncologia: Divisão de Oncologia Clínica do Hospital das Clínicas da Faculdade de Medicina de Ribeirão Preto – USP. 2015;107-14.
15. Magario MB, Dal Belo PP, Rapatoni L, Peria FM. Diarreia induzida por quimioterapia. Urgências e emergências em oncologia: Divisão de Oncologia Clínica do Hospital das Clínicas da Faculdade de Medicina de Ribeirão Preto – USP. 2015;97-105.

6

Síndrome de compressão medular

Clara Carvalho
Anna Luiza Dutra Poloni

PONTOS PRINCIPAIS

- A síndrome de compressão medular aguda (SCMA) é definida como uma compressão extrínseca do saco dural, gerando dor e podendo resultar em perda de funcionalidade.
- O reconhecimento precoce no departamento de emergência pode impactar no prognóstico e na sobrevida da doença.
- Em pacientes oncológicos com dor lombar, sintomas motores, sensitivos e disautonômicos, sempre suspeitar de síndrome de compressão medular.
- O sintoma mais frequente é a dor lombar que, na maioria das vezes, precede disfunção neurológica.
- O diagnóstico é feito por exame de imagem, preferencialmente por meio da ressonância magnética.
- Pacientes devem ter avaliação breve da equipe de Neurocirurgia para definição do tratamento definitivo.

INTRODUÇÃO

A síndrome de compressão medular aguda (SCMA) é definida como uma compressão extrínseca do saco dural, gerando dor e podendo resultar em perda de função. É uma complicação relativamente comum, com incidência entre 3 e 5% entre os pacientes que morrem por doenças oncológicas anualmente, sendo a segunda complicação neurológica mais comum entre as neoplasias, ficando atrás apenas das metástases cerebrais[1,2].

A suspeição no departamento de emergência por parte do médico emergencista é extremamente importante para o prognóstico da doença. Reconhecer sintomas iniciais, como dor, e fazer a investigação diagnóstica da maneira correta podem ser cruciais para retardar ou evitar a perda de funcionalidade. Pacientes sem déficit neurológico ao diagnóstico têm chance de recuperar a funcionalidade em 80% dos casos, em mielopatias moderadas a chance de recuperação é de 50% e, em pacientes plégicos, a chance torna-se < 5%[1-4].

A medula espinhal pertence ao sistema nervoso central, envolvida por três meninges (dura-máter, aracnoide e pia-máter), estabelecendo-se do forame magno até as vértebras L1-L2, e abaixo desse nível os nervos lombossacrais formam a cauda equina. O saco dural é uma estrutura que envolve a medula e a cauda equina. Apesar de a síndrome ser nomeada de compressão medular, como a fisiopatologia da compressão dural não difere significativamente em nível proximal/distal, podemos abordar de maneira conjunta.

A SCMA pode ser a manifestação inicial em 20% dos pacientes com neoplasias. A maioria dos casos, cerca de 85 a 90%, se origina de tumores metastáticos nos corpos vertebrais, e sabe-se que qualquer neoplasia maligna metastática pode causar síndrome de compressão medular aguda[1-3]. As neoplasias mais comumente associadas são mieloma múltiplo (15%), linfomas (13,9%) e próstata (5,5%), ou seja, pacientes diagnosticados com essas patologias têm chance maior de desenvolver a doença. Porém, há um diagnóstico maior em pacientes com neoplasias de pulmão, mama ou mieloma múltiplo[2-4].

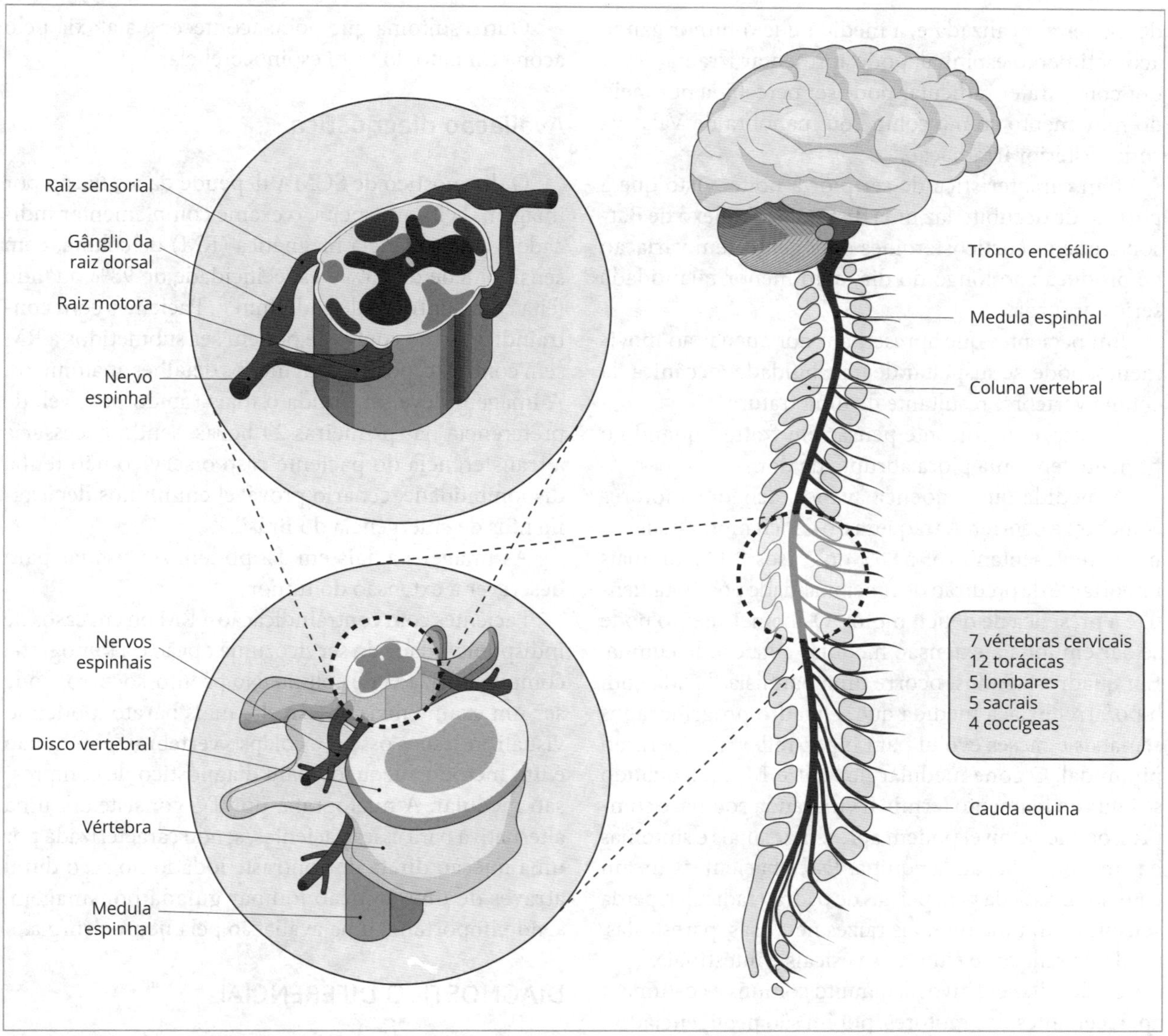

FIGURA 1 Representação neuroanatômica.

Na localização na coluna vertebral, a coluna torácica detém 60% dos casos, seguida da coluna lombossacral, com 30%, e da coluna vertebral, com 10%[5].

A incidência cumulativa diminui com a idade, sendo 4,4% entre pacientes com 40 a 50 anos e 1,66% em pacientes com 70 a 80 anos[4,5]. Pacientes que não são submetidos a tratamento têm sobrevida mediana de um mês, visto que seus principais sintomas clínicos, como imobilidade e retenção urinária, podem gerar diversas complicações com prognóstico reservado, já pacientes com tratamento têm sobrevida média variando de 3 a 16 meses[4-6].

A maioria dos casos de SCMA tem um envolvimento anterior ou anterolateral do saco dural. O tumor invade o espaço epidural e, geralmente, cresce circundando o saco dural em razão de menor resistência local. Com esse crescimento, o plexo epidural acaba sendo obstruído, gerando um edema vasogênico local que, em consequência, pode evoluir para uma lesão hipóxico-isquêmica-neuronal, um edema citotóxico e, posteriormente, uma lesão irreversível da medula espinhal.

APRESENTAÇÃO CLÍNICA

O paciente pode apresentar-se no pronto-socorro com uma variação de sintomas decorrentes da síndrome, como dor, achados motores, sensitivos, disfunções vesicais e intestinais e até mesmo com síndrome da cauda equina.

A dor é um sintoma cardinal, presente em 83 a 96% dos casos, sendo um sintoma inicial da síndrome presente antes de acometimentos sensitivos, motores, vesicais ou intestinais[4,5]. A dor pode ter um caráter único ou misto (radicular, óssea, axial), geralmente inicia-se de maneira localizada e, à medida que o tumor ganha acometimento espinhal, pode apresentar irradiação. A dor com caráter radicular pode ser percebida por meio do movimento com a coluna ou manobra de Valsalva com posterior irradiação.

Tem característica de ser pior à noite, visto que a posição de decúbito faz uma distensão do plexo de Batson e que os corticosteroides endógenos têm variação de produção ao longo do dia, com menor quantidade sérica noturna.

Em pacientes que apresentam dor apenas ao movimento, pode-se suspeitar de instabilidade mecânica da coluna vertebral resultante de uma fratura.

É sempre importante pensar em fratura quando o paciente tem uma piora abrupta da dor.

À medida que a doença avança, achados motores começam a ocorrer. A fraqueza é o déficit motor mais comum, representando 65 a 80% dos casos[4-6]. O fator mais importante de predição de funcionalidade pós-tratamento é a presença de déficit motor. O acometimento pode se dar em toda a extensão medular e na cauda equina. Em quadros agudos, ocorre uma paralisia flácida com hipo/arreflexia; à medida que o quadro progride, após semanas e meses evolui para hiper-reflexia e liberação piramidal. O cone medular fica entre L1 e L2, quando se junta ao filamento terminal vira cauda equina, e compressões nesse nível podem apresentar sinais e sintomas da síndrome da cauda equina. Esses pacientes cursam com dor irradiada para pernas de padrão radicular, perda sensorial em uma ou mais raízes nervosas, parestesias, perda de reflexos e sintomas vesicais e intestinais.

Os déficits sensitivos são muito comuns e costumam aparecer antes dos motores, porém são negligenciados. É raro ser uma queixa que motive o paciente a buscar atendimento médico no pronto-socorro. As alterações de sensibilidade tipicamente encontram-se um a cinco níveis abaixo do real local da compressão medular. Pacientes podem apresentar sinal de Lhermitte, uma sensação de choque após flexão do pescoço, sendo característico de compressão de coluna cervical. Apesar de descrito, esse sinal não é específico para SCMA, podendo ser encontrado em outras doenças. A perda de reflexo profundo é um dos sinais mais sensíveis para nivelar a compressão.

Disfunção vesical e intestinal são sinais mais tardios da doença. A retenção urinária é uma manifestação de disfunção autonômica que ocorre na síndrome, porém não é específica e deve-se lembrar que uso de opioides também pode gerar esse sintoma. A presença de anestesia em sela (dormência perineal) pode ajudar a fazer o diagnóstico diferencial. Muitos pacientes podem precisar de cateterização vesical de demora ou intermitente durante o dia.

Outro sintoma que pode acontecer é a ataxia pelo acometimento do trato espinocerebelar.

Avaliação diagnóstica

O diagnóstico de SCMA depende da avaliação por imagem. Feita a suspeita, o exame complementar indicado é a ressonância magnética (RM) de coluna, com sensibilidade de 93% e especificidade de 98% quando feita com contraste de gadolínio[5-7]. Pacientes com contraindicação ao contraste podem ser submetidos a RM sem contraste, porém com menos detalhes anatômicos. A imagem deve ser obtida o mais rápido possível, de preferência nas primeiras 24 horas, sendo necessária a transferência do paciente caso o serviço não tenha disponibilidade, cenário provável em muitos departamentos de emergência do Brasil.

As imagens axiais em T2 podem ser usadas para descrever a extensão do tumor.

Pacientes com contraindicação à RM ou em casos de indisponibilidade do serviço, uma opção é a tomografia computadorizada de coluna. No pronto-socorro, pode ser um exame mais acessível e mais barato, podendo visualizar lesões ósseas e colapso vertebral, porém não é um método adequado para diagnóstico de compressão medular. A mielografia por TC consiste em uma alternativa para esses pacientes, sendo caracterizada por uma injeção direta de contraste iodado no saco dural através de uma punção lombar guiada por imagem, sendo importante uma avaliação pela neurocirurgia.

DIAGNÓSTICO DIFERENCIAL

Pacientes com doenças oncológicas podem apresentar diversas outras causas de dor lombar e disfunção neurológica além de SCMA. Metástases intramedulares, leptomeníngeas e plexopatia maligna são doenças que podem se manifestar de maneira semelhante à compressão medular, sendo necessário exame de imagem, análise de liquor e avaliação neurológica adequada. A mielopatia por irradiação também deve ser considerada em pacientes que receberam radioterapia anteriormente na coluna ou em estruturas próximas à coluna, e RM é útil para diagnóstico.

Doenças não neoplásicas também podem entrar como diagnóstico diferencial, incluindo doenças degenerativas da coluna como hérnia de disco intervertebral, espondiloses e cistos sinoviais. Pacientes com histórico de osteomielite vertebral, uso de drogas intravenosas e uso de cateteres de longa permanência podem ter abscesso epidural espinhal como diagnóstico diferencial. Esses casos podem precisar de biópsia, visto que patógenos

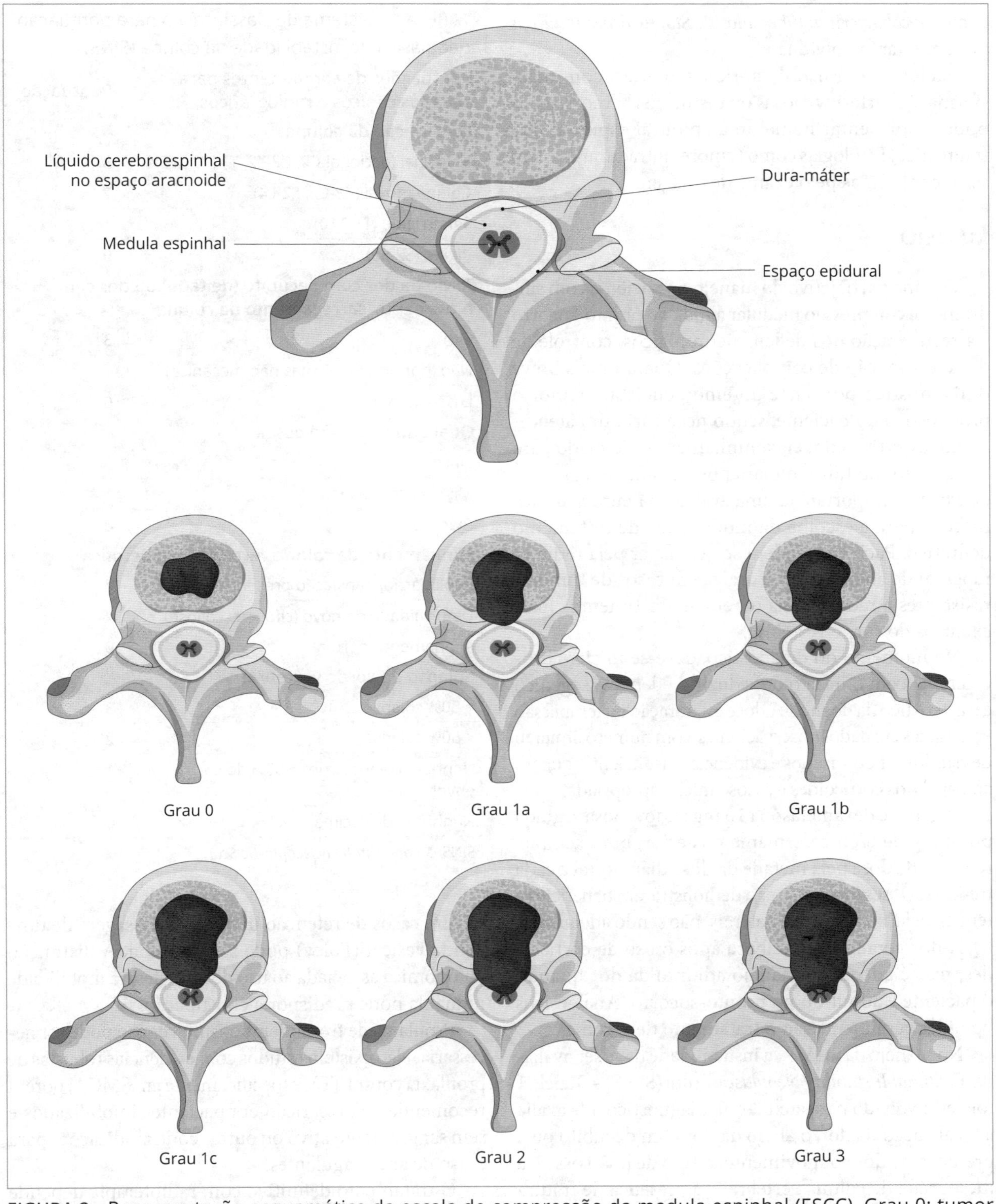

FIGURA 2 Representação esquemática da escala de compressão da medula espinhal (ESCC). Grau 0: tumor confinado ao osso (não considerado ESCC); grau 1: tumor com extensão peridural sem contato com a medula espinhal ou apenas pilar medular sem deslocamento; grau 1a: tumor epidural sem compressão do saco tecal; grau 1b: tumor epidural com compressão do saco tecal, mas sem contato com o cordão; grau 1c: tumor epidural com compressão do saco tecal e contato medular sem compressão; grau 2: tumor que desloca ou comprime a medula espinhal, sem extensão tumoral circunferencial ou obliteração do espaço do líquido cefalorraquidiano (LCR); grau 3: tumor com extensão epidural circunferencial e/ou que causa compressão grave da medula espinhal com obliteração do espaço liquórico. Os graus 2 e 3 representam uma compressão de maior risco.

como *Mycobacterium tuberculosis* e *Staphylococcus aureus* podem estar envolvidos.

Pacientes em uso de anticoagulantes, com más-formações arteriovenosas ou distúrbios hemorrágicos podem apresentar hematoma epidural espinhal não traumático. Patologias como tumores intradurais podem ser reconhecidas pelo exame de imagem.

MANEJO

O principal objetivo do manejo do paciente com síndrome de compressão medular aguda no pronto-socorro é a recuperação dos déficits neurológicos, controle de dor e prevenção de complicações. Quanto mais breve o diagnóstico por parte do emergencista, melhor o prognóstico do paciente, sendo necessário um atendimento assertivo com encaminhamento adequado para tratamento multidisciplinar após tratamento agudo. É de extrema importância uma avaliação neurocirúrgica precoce para a escolha da modalidade de tratamento definitivo. Pacientes podem se beneficiar pela radioterapia ou de abordagem cirúrgica em casos de tumores resistentes à radioterapia ou em acometimentos mais extensos do corpo vertebral.

No momento do diagnóstico, deve-se iniciar corticoterapia com o intuito de reduzir o edema vasogênico característico da doença. A dose e a duração da terapia são embasadas em dados observacionais, com número limitado de estudos randomizados e evidências insuficientes quanto ao papel dos corticoides e à dose inicial apropriada.

Sugere-se dexametasona 10 mg endovenosa seguida por 4 mg de 6/6h e desmame posterior; por exemplo, redução da dose pela metade da dose diária total a cada três dias. Doses mais altas não demonstraram benefícios e têm associação a efeitos colaterais, não sendo adequadas.

A dor geralmente melhora após o uso de corticoides, mas é adequado manejo adjunto da dor quando o paciente é admitido no pronto-socorro. Analgésicos opioides geralmente são o tratamento de escolha.

No manejo da SCMA, a instabilidade deve ser avaliada. O *Spinal Instability Neoplastic Score* (SINS) – Tabela 1 foi desenvolvido para auxiliar no diagnóstico. Ele avalia a localização da dor, o alívio da dor com decúbito ou a presença de dor ao movimento, o tipo de lesão óssea, a radiografia da coluna vertebral e a presença de fratura do corpo vertebral[8-11].

Pacientes com escore até 6 são caracterizados com coluna estável. Acima desse corte, a coluna pode ser potencialmente instável (7 a 12) ou instável quando pontuação maior que 18. Esses pacientes requerem uma avaliação imediata e, possivelmente, abordagem cirúrgica.

TABELA 1 Sistema de classificação para pontuação neoplásica de instabilidade da coluna (SINS)

Pontuações de componentes para achados clínicos e radiográficos	Pontuação
Localização da coluna	
Juncional (occipital-C2, C7-T2, T11-L1, L5-S1)	3
Coluna móvel (C3-C6, L2-L4)	2
Semirrígido (T3-T10)	1
Rígido (S2-S5)	0
Alívio da dor com decúbito (deitado) ou dor com movimento/carregamento da coluna	
Sim	3
Não (dor ocasional, mas não mecânica)	1
Lesão indolor	0
Qualidade da lesão óssea	
Lítico	3
Misto lítico/blástico	1
Blástico	0
Alinhamento da coluna vertebral radiográfica	
Subluxação/translação presente	4
Deformidade de novo (cifose/escoliose)	2
Alinhamento normal	0
Colapso do corpo vertebral	
> 50% colapso	3
< 50% colapso	2
Nenhum colapso com > 50% do corpo envolvido	1
Nenhuma das acima	0

SINS: *Spinal Instability Neoplastic Score*.

Em casos de retenção urinária, a passagem de uma sonda vesical (Foley) pode ser indicada. A disfunção autonômica associada ao uso de opioides e à mobilidade reduzida pode predispor à constipação.

Profilaxia de tromboembolismo venoso pode ser necessária. Não existem estudos com evidências robustas de profilaxia contra TEV especificamente em SMCA, porém recomenda-se prescrição em pacientes imobilizados e sem sangramento ativo ou outras contraindicações para o uso de anticoagulantes.

O tratamento definitivo com radioterapia depende da radiossensibilidade do tumor (Tabela 2).

Casos mais graves, com acometimento extenso vertebral, podem precisar de cirurgia. Técnicas mais modernas de radioterapia como radiocirurgia estereotáxica espinal podem ser tratamento de escolha para tumores menos sensíveis.

TABELA 2 Radiossensibilidade do tumor

Tumores radiossensíveis
Linfoma
Mieloma
Câncer de pulmão de pequenas células
Tumores de células germinativas
Câncer de próstata
Câncer de mama
Tumores radiorresistentes
Melanoma
Carcinoma de células renais
Câncer de pulmão de células não pequenas
Cânceres gastrointestinais
Sarcoma

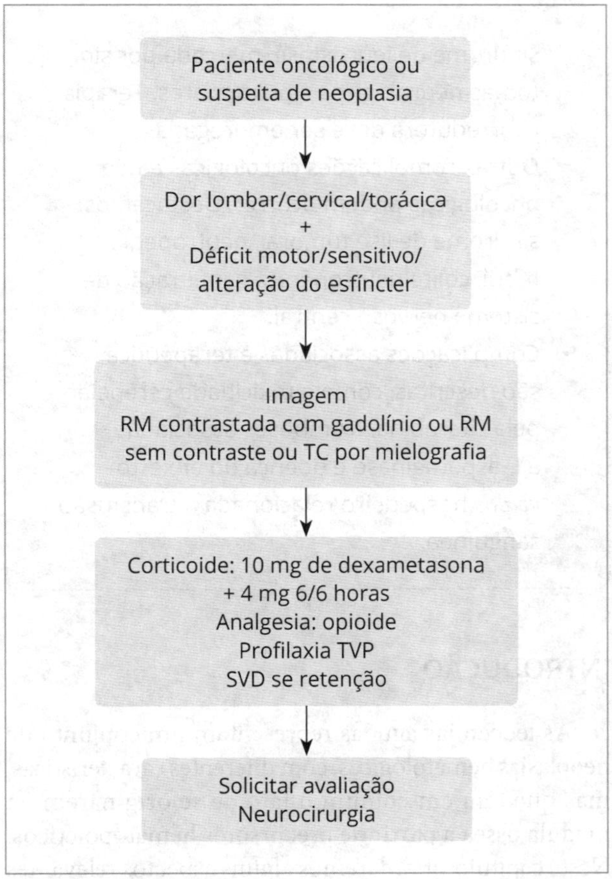

FIGURA 3 Fluxograma.
RM: ressonância magnética; SVD: sonda vesical de demora; TC: tomografia computadorizada; TVP: trombose venosa profunda.

ACOMPANHAMENTO

Após tratamento inicial, deve-se discutir com especialistas e equipe multidisciplinar sobre o seguimento do paciente. Deverá ser internado para controle de sintomas e resolução de quadro agudo. Caso haja indisponibilidade de exame de imagem e avaliação da neurocirurgia, regular paciente para serviço com disponibilidade de especialistas. Pacientes não devem ter alta do pronto-socorro sem definição estabelecida, visto que aqueles sem tratamento têm prognóstico reservado, com média de um mês de sobrevida.

REFERÊNCIAS

1. Della-Giustina D. Evaluation and treatment of acute back pain in the emergency department. Emerg Med Clin North Am. 2015;33:311-326.
2. Lawton AJ, Lee KA, Cheville AL, et al. Assessment and management of patients with metastatic spinal cord compression: a multidisciplinary review. J Clin Oncol. 2019;37:61-71.
3. Velasco IT, Brandão Neto RA, Souza HP, Marino LO, Marchini JFM, Alencar JCG de. Medicina de emergência: abordagem prática. 2019 [citado 2023 jul. 30]
4. Maranzano E, Latini P, Beneventi S, et al. Comparison of two different radiotherapy schedules for spinal cord compression in prostate cancer. Tumori. 1998;84:472.
5. Patnaik S, Turner J, Inaparthy P, Kieffer WK. Metastatic spinal cord compression. Br J Hosp Med. 2020;81:1-10.
6. Hussain I, Barzilai O, Reiner AS, et al. Patient-reported outcomes after surgical stabilization of spinal tumors: symptom-based validation of the Spinal Instability Neoplastic Score (SINS) and surgery. Spine J. 2018;18:261.
7. Bach F, Larsen BH, Rohde K, et al. Metastatic spinal cord compression. Occurrence, symptoms, clinical presentations and prognosis in 398 patients with spinal cord compression. Acta Neurochir (Wien). 1990;107:37.
8. Laufer I, Zuckerman SL, Bird JE, et al. Predicting Neurologic Recovery after Surgery in Patients with Deficits Secondary to MESCC: Systematic Review. Spine (Phila Pa 1976). 2016;41 Suppl 20:S224.
9. Loblaw DA, Laperriere NJ, Mackillop WJ. A population-based study of malignant spinal cord compression in Ontario. Clin Oncol. 2003;15:211-217.
10. Gilbert RW, Kim JH, Posner JB. Epidural spinal cord compression from metastatic tumor: diagnosis and treatment. Ann Neurol.1978;3(1):40-51.
11. Bradbury EJ, McMahon SB. Spinal cord repair strategies: why do they work? Nat Rev Neurosci. 2006;7(8):644-53.

7

Leucemias agudas

Victor Van Vaisberg
Anna Luiza Dutra Poloni
Viktoria Weihermann

PONTOS PRINCIPAIS

- Leucemias agudas são neoplasias hematológicas marcadas pela proliferação de formas jovens denominadas blastos, dividindo-se em duas linhagens principais: mieloide e linfoide.
- O departamento de emergência é um cenário importante para esse conjunto de patologias, considerando que a maioria delas receberá seu diagnóstico na emergência. Atrasos no início da terapêutica são associados a piores desfechos.
- O tempo de instalação é variável, mais comumente de dias a semanas, podendo se apresentar ao departamento de emergência com sintomas decorrentes de citopenias e infiltração de órgãos por blastos ou com complicações oncológicas ou não oncológicas.
- A leucemia promielocítica aguda merece atenção especial considerando a sua coagulopatia característica, o risco de sangramento e a possibilidade terapêutica com ácido all-trans-retinoico (ATRA). Pacientes em uso dessa medicação podem cursar com síndrome de diferenciação, a qual tem boa resposta com o uso de corticosteroides.
- Hiperleucocitose é definida como mais de 100 mil leucócitos/mm^3 em sangue periférico. Repercussões perfusionais levam à síndrome de leucostase, marcada por sintomas neurológicos e pulmonares. Terapia citorredutora deve ser empregada.
- Outras complicações oncológicas e não oncológicas podem ocorrer. Destacamos: síndrome de lise tumoral, neutropenia febril, colite neutropênica e infiltração de sistema nervoso central.
- Complicações associadas à terapêutica são descritas, como a toxicidade cerebelar pela citarabina, tromboses associadas à L-asparaginase e doença do enxerto *versus* hospedeiro relacionada a transfusão sanguínea.

INTRODUÇÃO

As leucemias agudas representam um conjunto de neoplasias hematológicas, com diferentes características, mas que têm em comum o fato de se originarem na medula óssea a partir de precursores hematopoiéticos. Neste capítulo, abordaremos alguns aspectos relevantes da hematopoese, as bases fisiopatológicas da doença, os diferentes tipos de leucemia e como essas doenças podem se apresentar no departamento de emergência e suas complicações[1,2].

HEMATOPOESE NORMAL E FISIOPATOLOGIA

Hematopoese é o processo pelo qual são formadas as células do sangue. Células pluripotentes na medula óssea são capazes de se proliferar, renovando-se e, também, diferenciando-se em dois precursores: mieloides e linfoides.

Cada um desses dois grupos de células será exposto a diferentes microambientes por meio de citocinas e fatores de diferenciação. Células mieloides permanecerão na medula e se diferenciarão em células maduras: hemácias, megacariócitos (que formarão as plaquetas), granulócitos, eosinófilos e monócitos. Já os percursores linfoides, a depender se comprometidos com linhagem B ou T, terão parte da sua maturação na medula óssea e migrarão para órgãos linfoides para completar sua maturação e diferenciação. Uma visão esquemática da hematopoese normal pode ser encontrada na Figura 1.

Embora se trate de um processo complexo, é interessante o domínio do emergencista da lógica envolvida. Uma vez que fique claro que a hematopoese é um contínuo de proliferação e diferenciação celular, o momento desse processo em que a falha acontecerá levará a doenças distintas. Nas leucemias agudas, erros precoces levam ao aumento da proliferação de células imaturas, denominadas blastos. Contudo, não há capacidade de diferenciação dessas células para formas maduras. Os dois principais grupos são as leucemias linfoides agudas – linfoblastos – e as leucemias mieloides agudas – mieloblastos[3]. Em neoplasias hematológicas crônicas, como as leucemias crônicas, existe aumento da proliferação celular sem a perda de capacidade de diferenciação, o que gera um aumento de formas maduras circulantes na periferia. Linfomas, por sua vez, são o grupo de doenças em que há proliferação de linfócitos que ainda podem estar amadurecendo em órgãos linfoides.

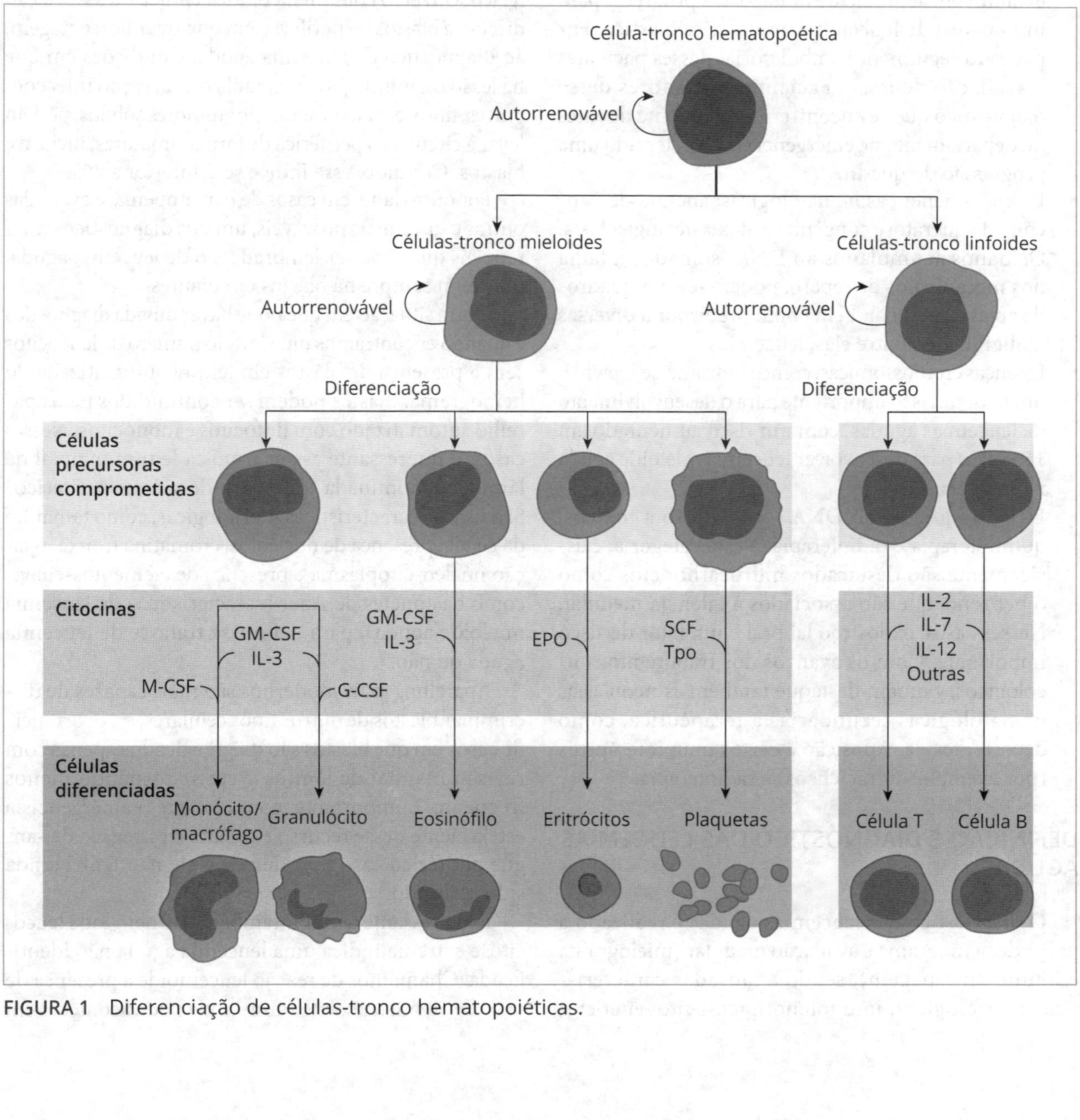

FIGURA 1 Diferenciação de células-tronco hematopoiéticas.

Inúmeras proteínas fazem parte da regulação dos processos celulares envolvidos na hematopoese. O acúmulo de mutações que levam a falhas no processo de regulação do ciclo celular levará à replicação desordenada, e dificilmente um único evento isolado causará adoecimento. A maneira pela qual esses eventos se somam e interagem ainda é pouco compreendida, contudo existem alguns fatores de risco bem estabelecidos para a ocorrência de leucemias agudas. O conhecimento desses fatores torna-se importante à medida que ajuda a identificar pacientes no departamento de emergência com maior risco de seu quadro ser explicado por uma leucemia aguda. Assim, podemos citar:

- Doenças hematológicas prévias: síndrome mielodisplásica, mielofibrose e leucemia mieloide crônica. Todas essas doenças em seu curso natural podem evoluir com acúmulo de mutações, e progredir para um quadro de leucemização ou crise blástica. Faz parte do seguimento ambulatorial desses pacientes a avaliação de risco. Pacientes portadores desse diagnóstico que se encontrem agudamente doentes no departamento de emergência podem ter tido uma progressão do quadro[3,4].
- Doenças genéticas hematológicas: anemia de Fanconi, disqueratose congênita e ataxia-telangiectasia. Os danos acumulados ao DNA, somados à falha nos mecanismos de reparo, podem levar a quadros de aplasia medular, bem como predispor a diversas malignidades, entre elas, leucemias.
- Doenças cromossômicas, como síndrome de Down. É um fator de risco importante para o desenvolvimento de leucemias agudas, com um risco aumentado em 150 vezes para desenvolver leucemia mieloide aguda na infância.
- Dano adquirido ao DNA – exposição a tóxicos, quimioterapia e radioterapia. Nesta categoria, classicamente são destacados hidrocarbonetos como o benzeno, que são associados à falência medular. Nesses casos, exposição laboral é um fator de risco importante. Com os avanços dos tratamentos oncológicos, ganham destaque também as neoplasias hematológicas secundárias à terapêutica, como decorrentes da exposição a certos quimioterápicos (por exemplo, antracíclicos) e radioterapia.

DEFINIÇÃO E DIAGNÓSTICO DAS LEUCEMIAS AGUDAS

O diagnóstico das leucemias agudas é realizado a partir de hemograma e avaliação medular (mielograma e imunofenotipagem), sendo analisadas características morfológicas, imunofenotípicas, citogenéticas, citoquímicas e moleculares. Como citado anteriormente, o principal elemento que historicamente caracteriza as leucemias agudas é a presença aumentada de blastos; no entanto, nas definições atuais mutações genéticas vêm ganhando cada vez mais espaço e transformando a definição da doença. Em condições fisiológicas, encontramos um pequeno número de mieloblastos fisiológicos na medula óssea, inferior a 5%, e não encontramos blastos em sangue periférico. Tradicionalmente, considera-se que um nível de blastos acima de 20% fecha o diagnóstico de uma leucemia aguda. Atualmente, entretanto, na presença de algumas alterações genéticas específicas, considera-se o diagnóstico independentemente do percentual de blastos.

Existem duas situações que frequentemente geram dúvidas quanto ao diagnóstico de leucemia aguda. A primeira delas é a presença de blastos em sangue periférico. Um erro comum na prática clínica é a associação direta de blastos na periferia, em qualquer porcentagem, ao diagnóstico de leucemia aguda. Condições em que há lesão ou infiltração da medula óssea, como infecções graves, fibrose ou metástases por tumores sólidos, podem levar à circulação periférica de formas imaturas, inclusive blastos. Contudo, esse índice será inferior a 20%.

Por outro lado, em casos de pancitopenia, e excluídas outras causas mais prováveis, um dos diagnósticos diferenciais que deve ser lembrado é o de leucemia aguda, pois nem sempre há blastos circulantes.

Outra situação em que pode haver dúvida diagnóstica é quando encontramos um elevado número de leucócitos sem a presença de blastos em leitura automatizada do hemograma. Blastos podem ser confundidos pelo aparelho automatizado com linfócitos e monócitos. Nesses casos, é interessante associarmos a leitura manual da lâmina, denominada "esfregaço de sangue periférico". São usadas características morfológicas, como tamanho da célula, presença de nucléolos, cromatina frouxa, relação núcleo-citoplasma e presença de elementos-chave, como bastonetes de Auer (característicos da leucemia mieloide aguda), para definir se trata-se de leucemia aguda ou não.

Aparelhos mais modernos são mais capazes de discriminar blastos de outros tipos celulares, e a ocorrência de casos em que blastos são diagnosticados apenas com revisão manual de lâmina, vem se tornando menos frequente. É importante, contudo, que o emergencista esteja ciente desse recurso e solicite o esfregaço de sangue periférico caso haja dúvida e ele não tenha ainda sido realizado.

É interessante lembrar também que nem toda leucocitose extrema indica uma leucemia aguda não identificada. Chamamos de reação leucemoide a presença de mais de 50 mil leucócitos/mm^3, e ela pode acontecer em quadros infecciosos, como infecções bacterianas graves, colite pseudomembranosa ou mononucleose infecciosa, ou como quadro paraneoplásico em tumores sólidos.

Leucemias agudas em números

Leucemias agudas são um grupo de doenças raras. No Brasil, aproximadamente 10 mil casos de leucemia aguda são diagnosticados todos os anos, com risco aproximado de cinco para cada 100 mil habitantes. Em adultos, 80% dos casos são de leucemia mieloide aguda, enquanto em crianças 75% são de leucemia linfoide aguda[2-5].

Do ponto de vista prognóstico, há bastante heterogeneidade. De maneira geral, a sobrevida melhorou significativamente nos últimos 20 anos. Em torno de 90% das crianças com leucemia linfoide aguda atingirão a cura. Já essa porcentagem de adultos afetados cai drasticamente para 30 a 40%[4]. Quando falamos de leucemia mieloide aguda, as taxas de sobrevida em 5 anos são algo em torno de 40%, sendo ainda menores quando de alto risco genético ou em pacientes idosos. Um dos principais fatores prognósticos parece ser a idade. Quanto mais velho um paciente, maior a probabilidade de ter fatores que conferem alto risco e de ter menor *performance* para tolerar tratamentos mais agressivos, como o transplante de medula óssea.

APRESENTAÇÃO NO DEPARTAMENTO DE EMERGÊNCIA

Neste capítulo, organizamos as apresentações e potenciais complicações das leucemias agudas no departamento de emergência em quatro categorias. Essa organização tem finalidade sobretudo didática. Leucemias agudas são fator de risco para inúmeras complicações, e frequentemente são quadros complexos.

Frente a um paciente com diagnóstico de leucemia, as suas diversas manifestações clínicas não devem ser reduzidas a apenas uma única causa ou intercorrência. Por exemplo, a dispneia de um paciente que recebe o diagnóstico de leucemia aguda em uma visita ao departamento de emergência pode ser multifatorial: a própria anemia pode ser um fator, porém complicações pulmonares, como síndrome de hiperviscosidade, tromboembolismo pulmonar ou infecção podem estar contribuindo ativamente.

Assim, nesta seção organizamos as apresentações e as intercorrências da seguinte forma:

- Apresentação inicial.
- Complicações oncológicas.
- Complicações não oncológicas.
- Complicações associadas à terapêutica.

Apresentação inicial

O departamento de emergência é um cenário de prática fundamental para o paciente com leucemia aguda. Um levantamento inglês apontou que 54% das leucemias agudas são diagnosticadas no departamento de emergência. Um segundo estudo apontou que crianças diagnosticadas com leucemia aguda iniciam seu tratamento mais rapidamente do que aquelas que são diagnosticadas por um médico de família e comunidade. O atraso no tratamento por conta de problemas relacionados à assistência médica é uma causa importante de mortalidade e piores desfechos em pacientes com leucemia aguda em países em desenvolvimento[4-6]. Dessa maneira, é fundamental que o emergencista saiba manejar não apenas as complicações nos pacientes que já receberam o diagnóstico de leucemia aguda, mas também diagnosticar os pacientes com primodiagnóstico.

O tempo de instalação das leucemias agudas é rápido. Pacientes costumam procurar o departamento de emergência agudamente doentes, com poucos dias a semanas de evolução. As queixas principais são extremamente variadas, pouco específicas e comuns ao departamento de emergência. Em uma primeira avaliação, múltiplas hipóteses diagnósticas podem ser levantadas, e com frequência leucemia aguda é uma das hipóteses, mas não a principal[5-7].

Considerando a fisiopatologia da doença, existem duas grandes causas que justificam os sinais e os sintomas observados:

- Citopenias: anemia sintomática é frequente, e pacientes queixam-se de dispneia, astenia, cefaleia e dor torácica. Até 60% dos pacientes apresentam sangramentos, sobretudo aqueles decorrentes de falha na hemostasia primária por conta de trombocitopenia – gengivorragia, petéquias e equimoses. Por fim, infecções de repetição, infecções severas, úlceras cutâneas e acometimento do trato gastrointestinal podem acontecer no contexto de neutropenia ou disfunção imunológica.
- Infiltração de blastos em órgãos sólidos: particularmente comum em alguns tipos de leucemia mieloide aguda e leucemia linfoide aguda, podemos encontrar hepatomegalia, esplenomegalia, linfonodomegalia e infiltração gengival. A infiltração de sistema nervoso central será discutida em separado considerando a sua gravidade.

A presença de sintomas osteomusculares e articulares é praticamente exclusiva da faixa etária pediátrica, sendo infrequente em adultos. Até um terço dos pacientes pediátricos apresentam dor óssea ou lombar, e até metade deles pode apresentar alterações radiográficas em ossos – erosão, fratura patológica e desmineralização. Alguns casos na população pediátrica devem chamar a atenção para a possibilidade de leucemia aguda: febre de origem indeterminada, linfonodomegalia persistente e quadros de infecção de repetição com sinais de alarme (palidez, anemia, visceromegalia e sangramentos).

Todos os casos de leucemias agudas diagnosticadas no departamento de emergência devem ser internados independentemente de faixa etária. Isso objetiva não atrasar a terapêutica e diminuir os desfechos negativos. A internação de casos potencialmente suspeitos, mas que não se confirmou leucemia aguda, deve ser individualizada e é uma decisão médica. Normalmente, leucemias agudas cursam com leucocitose em associação com anemia e plaquetopenia, mas também podemos observar pancitopenia.

Para a tomada de decisão de internação de casos não confirmados de leucemia aguda, deve-se levar em conta a disponibilidade dos recursos, a possibilidade de encaminhamento ambulatorial e o acesso ao hematologista. Caso opte-se pela internação, a investigação inicial deve objetivar analisar outras possíveis causas de falência medular, tais como: infecções virais (HIV, HBV, HCV, parvovírus, CMV, EBV), carências nutricionais (B12, ácido fólico, ferro), drogas mielotóxicas, imunodeficiências, entre outras.

Para toda leucemia aguda na emergência, é fundamental coletar hemograma, sorologias virais, eletrólitos, ácido úrico, função renal, transaminases, bilirrubinas, canaliculares, tempo de protrombina, tempo de tromboplastina parcial ativado, fibrinogênio, dímero D, desidrogenase láctica, beta hCG (para mulheres em idade fértil) e tipagem sanguínea.

Deve-se sempre também avaliar a necessidade transfusional. Costuma-se solicitar transfusão de hemácias quando Hb < 7g/dL e de plaquetas quando menores que 10 mil. Em caso de febre, usualmente são transfundidas plaquetas quando abaixo de 20 mil, e se houver sangramentos, usamos o corte de 50 mil. Uma dúvida comum é sobre optar por pool ou aférese. Estudos mostram que não há diferença. Lembrar também da importância de solicitar hemocomponentes filtrados e irradiados.

Leucemia promielocítica aguda

Leucemia promielocítica aguda (LPA) é um subtipo de leucemia mieloide aguda que representa uma emergência médica desde o momento da sua suspeita. Embora seja infrequente, representando aproximadamente 3% entre todos os casos de leucemia mieloide aguda, apresenta maior proporção entre os mais jovens. Tem média de idade ao diagnóstico de 44 anos. Nas leucemias mieloides agudas, a média de idade no diagnóstico é 68 anos. Tal doença é caracterizada pela translocação entre os cromossomos 15 e 17, formando o gene de fusão PML-RARA.

Caso não seja tratada, a LPA apresenta elevada mortalidade. Sua principal marca é a coagulopatia, sendo muito mais frequente do que em outras formas de leucemia mieloide aguda. Devemos suspeitar de LPA em pacientes que tenham manifestações hemorrágicas e/ou alteração nas provas de coagulação – elevação do tempo de protrombina, elevação do tempo de tromboplastina parcial ativada, elevação de dímero-D e consumo de fibrinogênio.

De maneira sintética, na coagulopatia da LPA ocorre hiperexpressão de fator tecidual e anexina II. Por uma série de mecanismos, essa molécula leva à ativação do sistema de coagulação, degradação e produção simultâneas de fibrinogênio e proteólise não específica. Dessa maneira, ocorre um fenômeno similar a uma coagulação intravascular disseminada associada com microangiopatia.

As principais manifestações são hemorrágicas, e devemos lembrar sempre do risco de sangramento em sistema nervoso central. Em um polo menos frequente, podem ocorrer tromboses, como trombose venosa profunda e acidente vascular encefálico isquêmico. Tanto complicações hemorrágicas como complicações trombóticas são muito mais frequentes no período de indução do tratamento ou se alguma infecção estiver presente. O diagnóstico de coagulopatia é eminentemente clínico. Apresentação clínica somada a dados laboratoriais como elevação do tempo de protrombina, elevação do tempo de protrombina ativada, elevação de dímero-D e consumo de fibrinogênio podem direcionar para o diagnóstico.

O uso do ácido all-trans-retinoico (ATRA) mudou a história natural da doença. A coagulopatia da LPA acontece em boa parte em decorrência da ação de promielócitos anômalos. Essa molécula age permitindo a diferenciação desses promielócitos em granulócitos maduros e melhorando, consequentemente, a coagulopatia. A adição do ATRA ao esquema quimioterápico usado em outras formas de leucemia mieloide aguda permitiu índices de remissão próximos a 90%. Especialistas recomendam a administração de ATRA mesmo em casos suspeitos de LPA que ainda não se confirmaram. Caso o diagnóstico de LPA não se confirme, ATRA deve ser descontinuado. A administração de ATRA é via oral, e segundo o fabricante, a dose é de 45 mg/m^2/dia, divididos em duas tomadas.

Adicionalmente, as discrasias sanguíneas devem ser monitoradas de uma a duas vezes por dia, e anormalidades devem ser corrigidas:

- Transfusão de plaquetas para manter valor acima de 30 mil se sem sangramento ou 50 mil plaquetas

com sangramento. Caso haja sangramento em sistema nervoso central, manter acima de 100 mil plaquetas/mm^3.
- Crioprecipitado (1 U a cada 10 kg) para manter fibrinogênio acima de 150 mg/dL.
- Transfusão de plasma fresco congelado se tempo de protrombina com atividade < 60% e TTPa > 1,5 , a despeito de correção do fibrinogênio.

Complicações oncológicas

Pacientes oncológicos são predispostos a uma série de complicações. Apesar de algumas delas serem potencialmente precipitadas pela terapêutica, como a neutropenia febril e a síndrome de lise tumoral, a seção "Complicações associadas à terapêutica" foi reservada para situações em que há efeito direto da droga em uso. As principais intercorrências oncológicas nas leucemias agudas são:

- Hiperleucocitose e leucostase.
- Neutropenia febril.
- Colite neutropênica.
- Infiltração de sistema nervoso central.
- Síndrome de lise tumoral.

Hiperleucocitose e leucostase

Hiperleucocitose refere-se ao aumento do número de leucócitos circulantes: usualmente definido em mais de 100 mil leucócitos/mm^3. O aumento global de leucócitos é fator de risco para uma série de complicações, contudo a capacidade de um indivíduo de tolerar maior ou menor número de leucócitos atribui-se sobretudo ao diagnóstico onco-hematológico de base.

Blastos, quando aumentados em número, podem se impactar na microcirculação causando distúrbios perfusionais. O desenvolvimento de sintomas nesse contexto é chamado de leucostase ou síndrome de hiperviscosidade. Os órgãos mais afetados são pulmão e retina, porém podem também ser afetados rins, cérebro, coração e pênis. Os pacientes podem se queixar de cefaleia, zumbido, tontura, dispneia, perda visual, entre vários outros sintomas.

É considerado caso suspeito de leucostase qualquer indivíduo com mais de 100 mil leucócitos/mm^3 intercorrendo com nova hipoxemia ou desconforto respiratório ou novos sintomas neurológicos. Avaliação retiniana por fundo de olho pode ser útil no diagnóstico da leucostase.

O manejo se baseia na citorredução, que pode ser mecânica ou química. Uma aférese terapêutica com intuito de reduzir o número de leucócitos pode ser realizada, devendo sempre ser indicada e realizada na presença de um hematologista. Corticoide nas leucemias linfoides e hidroxiureia nas leucemias mieloides também são usados com objetivo de citorredução.

Em cenários de hiperleucocitose, devemos nos atentar a dois casos em que há problemas em mensurações. No primeiro, observamos PaO_2 baixa na gasometria arterial – fenômeno chamado de sequestro leucocitário –, em que temos um paciente clinicamente bem, com SpO_2 adequada e hipoxemia na gasometria arterial. O segundo são alterações do potássio. Pseudo-hipercalemia pode ocorrer como resultado da liberação de potássio dos blastos na amostra.

Por fim, deve-se ter cautela ao transfundir pacientes com hiperleucocitose considerando que pode haver aumento da viscosidade sanguínea levando à piora dos sintomas de leucostase. Idealmente, se indicadas, transfusões devem acontecer durante a leucaférese[11].

Neutropenia febril

O manejo da neutropenia febril é discutido em detalhes em outro capítulo desta obra. Contudo, algumas particularidades do paciente com leucemia aguda devem ser ressaltadas:

- São frequentemente colonizados por organismos multidroga-resistentes pelo elevado número de internações e uso prévio de antimicrobianos. Isso deve ser levado em conta na escolha do antibiótico em casos de sepse e neutropenia febril.

O uso de cateter venoso central de curta ou longa permanência é bastante frequente. Nesses casos, a cobertura para germes Gram-positivos deve ser ampliada, e em pacientes em grave estado geral deve haver discussão sobre remoção emergencial do cateter – incluindo dispositivos de longa permanência para infusão. É importante sempre lembrar também do risco elevado de infecção fúngica nesses pacientes.

O uso de filgrastim (G-CSF) é controverso de maneira geral na neutropenia febril. Como nas leucemias agudas hipotetiza-se sobre o risco de estimular o clone neoplásico, não é usado de modo geral.

Colite neutropênica

Colite neutropênica é uma complicação potencialmente grave que acontece no cenário de neutropenia. Disrupção da mucosa intestinal propiciada por mucosite e neutropenia leva à translocação bacteriana, sendo a constipação intestinal outro fator contribuinte. Agentes frequentes são: *Pseudomonas* spp, *E. coli*, *Klebsiella* spp. e *S. aureus*[7-10].

Do ponto de vista clínico, apresenta-se com dor abdominal, náuseas, vômitos e ocorre em contexto de febre e neutropenia. O manejo envolve antimicrobianos, jejum, desobstrução gástrica se necessário e discussão sobre via alternativa de nutrição. Manejo cirúrgico é reservado para casos em que há sangramento, isquemia e perfuração.

Infiltração de sistema nervoso central

Infiltração leucêmica no sistema nervoso central, também conhecida como meningite leucêmica, é um grande desafio no manejo das leucemias agudas. É bastante frequente na leucemia linfoide aguda, sendo inclusive indicada profilaxia com quimioterápicos intratecais. Na leucemia mieloide aguda, embora infrequente, quando acontece é causa de diminuição de sobrevida significativa.

Do ponto de vista clínico, é interessante o emergencista reconhecer os casos que são suspeitos para esse acometimento e merecem investigação direcionada[11-13]. Sintomas podem ser sutis, ou se manifestar com hipertensão intracraniana – cefaleia, náuseas, vômitos, alterações da visão e do estado mental –, acometimento de pares cranianos ou déficit focal.

Síndrome de lise tumoral

A síndrome de lise tumoral é de significativo interesse no manejo das leucemias agudas. Contudo, por não haver diferenças no seu manejo em relação às demais neoplasias, é discutida em capítulo destinado para essa patologia. Ressaltamos a maior ocorrência de síndrome de lise tumoral espontânea em leucemias agudas do que em neoplasias de órgãos sólidos[14].

Complicações não oncológicas

Na leucemia aguda, múltiplas complicações podem acontecer em decorrência de falência medular, coagulopatia e elevado *status* pró-inflamatório. Essas complicações não são exclusivas de pacientes com câncer, e também não ocorrem em decorrência do seu tratamento[15]. Por seu manejo não apresentar particularidades em relação a pacientes não oncológicos, neste capítulo não haverá detalhamento em profundidade. Para referência, consultar os capítulos específicos. A saber, as complicações relevantes são:

- Tromboembolismo pulmonar.
- Coagulopatia.
- Anemia sintomática grave.
- Infecções graves e sepse.
- Síndrome do desconforto respiratório do adulto.
- Síndrome de disfunção de múltiplos órgãos e sistemas.

Complicações associadas à terapêutica

Como mencionado anteriormente, o manejo das leucemias agudas envolve o uso de quimioterápicos, estratégias citorredutoras, transplante de medula e suporte transfusional. Todas essas modalidades podem cursar com complicações, como reações alérgicas, imunes, toxicidade aos quimioterápicos e reações transfusionais.

Brevemente, é interessante esquematizar a organização lógica do tratamento das leucemias agudas. Este acontece em três períodos distintos:

- Indução – primeiras semanas: quimioterapia multimodal intensiva com o objetivo de atingir remissão da doença.
- Consolidação – primeiros meses: administração em ciclos, podendo ser similar à terapia de indução. Visa destruir células neoplásicas remanescentes. Nesse momento, pode haver discussão de transplante de medula óssea.
- Manutenção – primeiros anos: regimes individualizados, podendo ocorrer também em ciclos. Tem por objetivo impedir a recaída.

Recomendamos a internação hospitalar de casos recém-diagnosticados de leucemias agudas para quimioterapia indutora. Essa é a fase de maior incidência de eventos adversos associados à terapêutica. Desse modo, o médico emergencista não terá contato com muitas dessas complicações. Contudo, o uso de muitos desses compostos perdurará durante a fase de consolidação e manutenção do tratamento, podendo acontecer intercorrências em menor frequência. Discutiremos neste capítulo as seguintes complicações associadas ao tratamento:

- Síndrome de diferenciação na leucemia promielocítica aguda.
- Toxicidade cerebelar induzida por citarabina.
- Trombose associada com L-asparaginase.
- Doença do enxerto contra o hospedeiro associada à transfusão.

Síndrome de diferenciação na leucemia promielocítica aguda

A síndrome de diferenciação na leucemia promielocítica aguda é uma emergência médica que acomete até 25% dos pacientes em uso de ATRA ou trióxido de arsênio, com mediana de acometimento no 11º dia de uso das medicações[9]. Tem elevada mortalidade se não tratada.

A fisiopatologia envolve o fato de que ATRA e trióxido de arsênio agem modulando a maturação dos promielócitos neoplásicos. A síndrome de diferenciação acontece por infiltração dessas células que amadureceram no parênquima pulmonar – ocorre hiperexpressão de beta-2-integrina nas células maduras favorecendo sua adesão. Além disso, ocorre liberação exacerbada de citocinas pró-inflamatórias por parte das células envolvidas nessa cascata imune.

A síndrome de diferenciação deve ser suspeitada em todos os casos de paciente recebendo ATRA ou trióxido de arsênio que se apresentem ao departamento de emergência com novo infiltrado pulmonar ou novo derrame pericárdico. Além dessas duas manifestações, pacientes frequentemente apresentam edema periférico, ganho de peso, leucocitose, injúria renal aguda, febre e hipotensão.

À avaliação inicial, é comum que outros diagnósticos sejam cogitados antes da síndrome de diferenciação: insuficiência cardíaca descompensada, pneumonia e sepse. Pode realmente haver manifestação sincrônica de mais de uma patologia, porém considerando a letalidade e a resposta à terapêutica, recomenda-se o tratamento presuntivo da síndrome de diferenciação[10]. O uso de terapêutica para cenários de hipervolemia ou infecção deve ser individualizado.

Pela excelente resposta ao corticoide, é recomendado que casos suspeitos para síndrome de diferenciação sempre recebam dexametasona 10 mg duas vezes ao dia; além disso, em casos de pacientes com leucocitose ou disfunção renal, alguns protocolos recomendam profilaxia com corticoide na vigência do uso do ATRA. ATRA deve ser descontinuada apenas em casos graves que evoluem com insuficiência respiratória e necessidade de internação em leito de terapia intensiva.

Toxicidade cerebelar induzida por citarabina

Citarabina é um quimioterápico usado no tratamento de leucemia mieloide aguda, leucemia linfoide aguda e outras malignidades hematológicas. É uma droga interessante por cruzar a barreira hematoencefálica. Contudo, isso pode causar toxicidade neurológica.

O principal acometimento é cerebelar, levando a um quadro de ataxia, instabilidade, dismetria, disartria e nistagmo. O quadro é mais insidioso, porém pioras abruptas podem gerar dúvidas quanto à síndrome neuromuscular aguda. A manifestação inicial costuma ser nistagmo horizontal. Secundariamente, também são descritas convulsões, disfunção neurológica e até mesmo morte.

A fisiopatologia não é completamente elucidada. Profilaticamente, a administração de piridoxina pode ser realizada com benefício restrito. Para pacientes sintomáticos, não existe tratamento estabelecido para além da suspensão da medicação. Anedoticamente, punção lombar e metilprednisolona foram usadas para tratamento da condição. A chave está na prevenção, fazendo ajuste de dose em pacientes com maior risco: idosos, disfunção renal e disfunção hepática.

Trombose associada a L-asparaginase

L-asparaginase é um quimioterápico usado no tratamento da leucemia linfoblástica aguda em crianças e adultos. Uma complicação importante associada ao seu uso é a ocorrência de tromboses venosas, incluindo sítios potencialmente graves, como a trombose venosa cerebral. Acredita-se que parte da incidência aumentada de eventos tromboembólicos na leucemia linfoblástica aguda decorra do uso dessa medicação – a incidência de tromboses em usuários de L-asparaginase é de 6%[5-10].

Para a trombose já estabelecida, o tratamento se baseia no uso de heparina de baixo peso molecular. Deve-se ter um cuidado especial na anticoagulação, tendo em vista o risco de resistência à heparina secundário ao uso da asparaginase.

As manifestações trombóticas decorrem da depleção de asparagina, que é um precursor de múltiplas proteínas da hemostasia. A depleção de antitrombina III é um dos principais fatores que aumentam o risco trombótico. Dessa forma, alguns especialistas advogam o uso de:

- Concentrado de antitrombina, o que entretanto está longe de ser consenso em literatura.

Doença do enxerto contra o hospedeiro associada à transfusão

A doença do enxerto contra o hospedeiro associada à transfusão (TA-GVHD) é uma complicação rara que acontece devido aos linfócitos presentes na transfusão. Em linhas gerais, linfócitos T transfundidos escapam ao reconhecimento como células estrangeiras pelo hospedeiro, e eventualmente orquestram uma resposta contra o hospedeiro. Trata-se de uma complicação grave e potencialmente fatal. Costuma cursar com febre, *rash*, citopenias, sintomas gastrointestinais e disfunção hepática. Ocorre mais comumente em pacientes imunossuprimidos, e no caso de transfusões HLA compatível.

A instalação acontece de 1 a 4 semanas após a transfusão especialmente, de hemocomponentes não leucorreduzidos e não irradiados.

As principais medidas estão na esfera da prevenção: irradiar hemoderivados em pacientes imunocomprometidos e, para transfusão entre doador e receptor aparentados, filtrar com finalidade de leucodepleção e evitar doações de sangue entre parentes de primeiro grau.

REFERÊNCIAS

1. Zuckerman T, Ganzel C, Tallman MS, Rowe JM. How I treat hematologic emergencies in adults with acute leukemia. Blood. 2012;120(10):1993-2002.

2. Rose-Inman H, Kuehl D. Acute leukemia. Hematol Oncol Clin North Am. 2017;31(6):1011-28.
3. Röllig C, Ehninger G. How I treat hyperleukocytosis in acute myeloid leukemia. Blood. 2015;125(21):3246-52.
4. Platzbecker U, Avvisati G, Cicconi L, Thiede C, Paoloni F, Vignetti M, et al. Improved outcomes with retinoic acid and arsenic trioxide compared with retinoic acid and chemotherapy in non-high-risk acute promyelocytic leukemia: Final results of the randomized Italian-German APL0406 Trial. J Clin Oncol. 2017;35(6):605-12.
5. Lehmann S, Ravn A, Carlsson L, Antunovic P, Deneberg S, Möllgård L, et al. Continuing high early death rate in acute promyelocytic leukemia: a population-based report from the Swedish Adult Acute Leukemia Registry. Leukemia. 2011;25(7):1128-34.
6. Truelove E, Fielding AK, Hunt BJ. The coagulopathy and thrombotic risk associated with L-asparaginase treatment in adults with acute lymphoblastic leukaemia. Leukemia. 2013;27(3):553-9.
7. Sanz MA, Montesinos P. How we prevent and treat differentiation syndrome in patients with acute promyelocytic leukemia. Blood. 2014;123(18):2777-82.
8. Brasme JF, Morfouace M, Grill J, Martinot A, Amalberti R, Bons--Letouzey C, et al. Delays in diagnosis of paediatric cancers: a systematic review and comparison with expert testimony in lawsuits. Lancet Oncol. 2012;13(10):e445-59.
9. Dores GM, Devesa SS, Curtis RE, Linet MS, Morton LM. Acute leukemia incidence and patient survival among children and adults in the United States, 2001-2007. Blood. 2012;119(1):34-43.
10. Ebert EC, Hagspiel KD. Gastrointestinal manifestations of leukemia. J Gastroenterol Hepatol. 2012;27(3):458-63.
11. Nazemi KJ, Malempati S. Emergency department presentation of childhood cancer. Emerg Med Clin North Am. 2009;27(3):477-95.
12. Pui CH, Thiel E. Central nervous system disease in hematologic malignancies: historical perspective and practical applications. Semin Oncol. 2009;36(4 Suppl 2):S2-S16.
13. Radeski D, Cull GM, Cain M, Hackett LP, Ilett KF. Effective clearance of Ara-U the major metabolite of cytosine arabinoside (Ara-C) by hemodialysis in a patient with lymphoma and end-stage renal failure. Cancer Chemother Pharmacol. 2011;67(4):765-8.
14. Ganzel C, Becker J, Mintz PD, Lazarus HM, Rowe JM. Hyperleukocytosis, leukostasis and leukapheresis: practice management. Blood Rev. 2012;26(3):117-22.
15. Freifeld AG, Bow EJ, Sepkowitz KA, Boeckh MJ, Ito JI, Mullen CA, et al. Clinical practice guideline for the use of antimicrobial agents in neutropenic patients with cancer: 2010 Update by the Infectious Diseases Society of America. Clin Infect Dis. 2011;52(4):427-31.

8

Hipercalcemia associada à malignidade

Felipe Liger Moreira

PONTOS PRINCIPAIS

- Hipercalcemia aguda mais comumente se apresentará com anormalidades neurológicas e lesão renal aguda com ou sem arritmias cardíacas.
- O tratamento de primeira linha para hipercalcemia associada à malignidade é administra-ção de fluidos intravenosos, o que deve ser iniciado concomitante a toda e qualquer for-ma de suporte clínico ao paciente.
- Uma vez que ocorra lesão renal aguda, o seu manejo não deve se basear em corrigir os valores de creatinina sérica, mas alcançar euvolemia.

INTRODUÇÃO

A melhoria alcançada na última década no tratamento oncológico aumentou a sobrevida dos pacientes ao mesmo tempo que causou maior e progressiva prevalência das emergências oncológicas.

Hipercalcemia associada à malignidade é relativamente frequente dentre todas as emergências oncológicas descritas, ocorrendo em aproximadamente 30% dos cânceres, sendo a causa mais comum de hipercalcemia em pacientes internados e a segunda causa mais comum de hipercalcemia em adultos[1,2]. Os mecanismos envolvidos são diversos, sendo o mais usual relacionado à produção excessiva da proteína relacionada ao paratormônio (PTHrP) em 80% dos casos – hipercalcemia humoral da malignidade[2,3].

Pode ser causada tanto por tumores sólidos (especialmente os de subtipo de células escamosas produtoras de PTHrP) como por malignidade hematológica. A presença de hipercalcemia da malignidade em paciente oncológico com frequência indica pior prognóstico, sendo o câncer evidente clinicamente quando os sinais e os sintomas da hipercalcemia estão presentes.

A sintomatologia da hipercalcemia associada à malignidade tem associação relativamente previsível com o valor do cálcio sérico. Contudo, os sinais e os sintomas inespecíficos podem contribuir com o atraso na sua identificação e conduta[4]. O tratamento é focado em compensar clinicamente o paciente, revertendo as suas alterações em diversos sistemas orgânicos, ao mesmo tempo que medidas redutoras do cálcio sérico são realizadas.

MECANISMOS DE HIPERCALCEMIA

A homeostase do cálcio é alcançada por paratormônio e calcitriol (forma ativa da vitamina D), que ocasionam aumento do cálcio sérico e, em efeito oposto, pela calcitonina, que possui efeito redutor. Contudo, o efeito redutor da calcitonina humana tem mínima influência na homeostase (Figura 1).

Há diversos mecanismos pelos quais a hipercalcemia associada à malignidade pode ocorrer (Tabela 1):

- Produção excessiva de PTHrP, denominada hipercalcemia humoral da malignidade.
- Metástases osteolíticas com liberação local de citocinas, incluindo fatores ativadores dos osteoclastos.
- Produção tumoral de calcitriol – forma ativada da vitamina D.

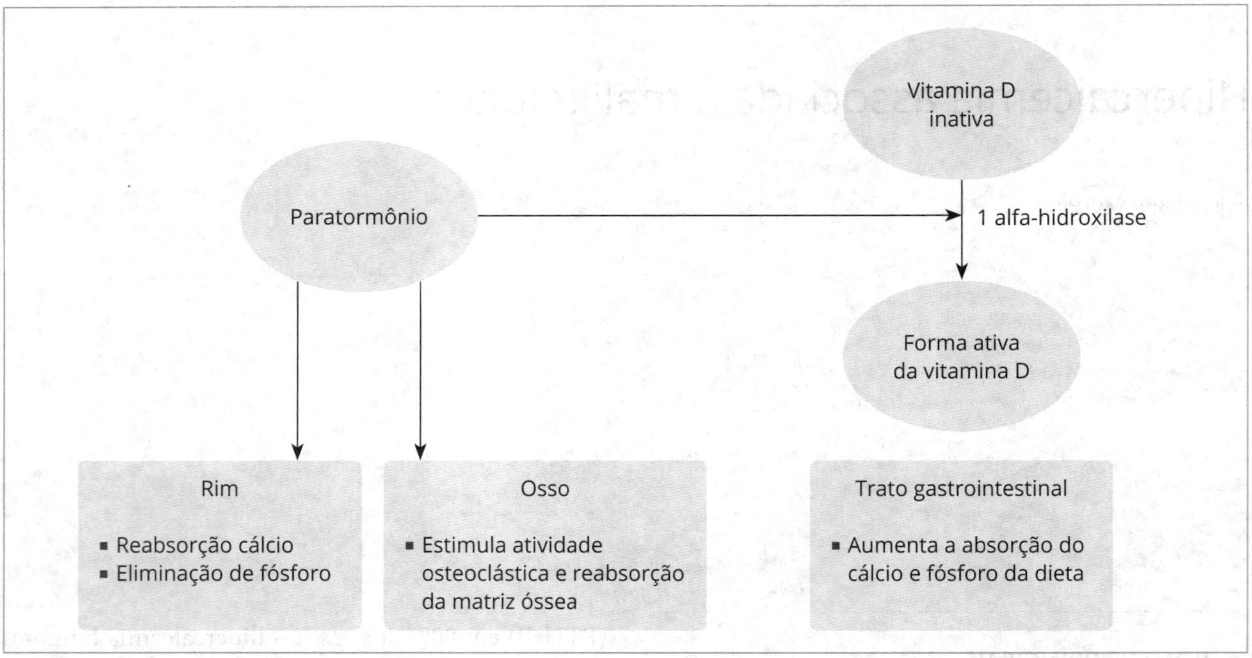

FIGURA 1 Representação esquemática da homeostase do cálcio. As moléculas sinalizadoras estão representadas em círculos e os efeitos são representados pelas setas e quadrados

A produção ectópica de PTH é um mecanismo incomum, restrito a relatos de casos, mas é possível coexistir hiperparatireoidismo primário no mesmo paciente, sendo um evento mais frequente.

APRESENTAÇÃO CLÍNICA

Os sinais e os sintomas de hipercalcemia são inespecíficos, motivo que deve levar o médico emergencista a sempre considerar sua possibilidade quando diante de pacientes com sintomas neurológicos, gastrointestinais, urinários e/ou cardíacos. As manifestações dependem de vários fatores além do valor absoluto do cálcio sérico, como, por exemplo, idade do paciente, velocidade de aumento do cálcio e comorbidades[5]. O paciente pode apresentar sintomas gastrointestinais, como por exemplo dor abdominal, náusea, vômito e constipação. Sintomas urinários como poliúria e polidipsia podem estar associados à lesão renal aguda, normalmente levando ao estado de hipovolemia e desidratação; a presença de rebaixamento de nível consciência nos pacientes pode agravar ainda mais a desidratação por impossibilitar a ingestão de água. Sintomas neurológicos podem ser confundidos com diversas condições, uma vez que podem variar de sonolência a coma e alterações cognitivas.

Hipercalcemia aguda mais comumente se apresentará com anormalidades neurológicas e lesão renal aguda com ou sem arritmias cardíacas. Se a condição se cronificar, alterações neurológicas podem ser facilmente confundidas com demência primária e, inevitavelmente, nefrocalcinose e nefrolitíase ocorrerão, apesar de incomuns de serem causadas por hipercalcemia associada à malignidade. O exame físico, bem como os achados eletrocardiográficos são inespecíficos e devem ser utilizados apenas para exclusão de outros diagnósticos. O encurtamento do intervalo QT é um achado comum inicialmente, progredindo a ocorrência de arritmias caso a hipercalcemia se acentue.

DIAGNÓSTICOS DIFERENCIAIS

O diagnóstico diferencial de hipercalcemia associada à malignidade é amplo. Entretanto, o médico emergencista deve considerar os diagnósticos ameaçadores à vida antes de qualquer abordagem, evitando estabelecer um diagnóstico definitivo apenas com base na apresentação clínica. As infecções com manifestações sistêmicas, sobretudo infecção de sistema nervoso central, bem como as lesões cerebrovasculares e distúrbios metabólicos (hiper ou hiponatremia, acidemia), constituem possíveis ameaças à vida do paciente e devem sempre ser consideradas à avaliação inicial de qualquer paciente com manifestações gastrointestinais, urinárias, neurológicas e/ou cardíacas.

TABELA 1 Neoplasias malignas associadas aos seus respectivos mecanismos de hipercalcemia. Como pode ser observado, é possível que as neoplasias causem hipercalcemia por mecanismos diferentes e simultâneos

Hipercalcemia humoral (secreção de PTHrP)
Carcinoma de células escamosas
Carcinomas renais
Carcinoma de bexiga
Carcinoma de mama
Carcinoma ovariano
Carcinoma prostático
Carcinoma colorretal
Linfoma não Hodgkin
Leucemia mieloide crônica
Leucemia
Linfoma
Metástases osteolíticas
Carcinoma de mama
Mieloma múltiplo
Linfoma
Leucemia
1,25-di-hidroxivitamina D
Linfoma (não Hodgkin, Hodgkin, linfomatose/ granulomatose)
Disgerminomas ovarianos
Secreção ectópica de PTH
Carcinoma ovariano
Carcinoma pulmonar
Tumor neuroectodérmico
Rabdomiossarcoma
Carcinoma pancreático

AVALIAÇÃO LABORATORIAL

Em condições normais, o cálcio encontra-se em uma fração livre (ionizada) e ligada a proteínas plasmáticas (principalmente à albumina). A medida do cálcio livre (ionizado) é a etapa mais importante na avaliação de hipercalcemia associada à malignidade. É possível medir o cálcio total e corrigir o seu valor pela albumina, mas tal ação não é acurada, já que diversos fatores afetam a avidez do cálcio pelas proteínas plasmáticas e diversas medicações competem com o cálcio pelo seu sítio de ligação nas proteínas plasmáticas. Portanto, é recomendado que a fração livre (ionizada) seja medida diante da suspeita de hipercalcemia associada à malignidade[3-6].

Avaliações adicionais de outros eletrólitos como sódio, potássio, bicarbonato, cloro, magnésio e fósforo devem ser realizadas, bem como avaliação da função renal. A avaliação do mecanismo de hipercalcemia não deve ser realizada no departamento de emergência, uma vez que o tratamento inicial não é etiologia-específico.

TRATAMENTO

Hipercalcemia grave (> 14 mg/dL) deve ser manejada em ambiente hospitalar e de cuidados críticos, especialmente quando a velocidade de ocorrência for rápida, pois pode levar ao óbito caso não seja identificada e tratada rapidamente. Entretanto, se o valor do cálcio sérico for menor que 14 mg/dL e o paciente apresentar equipe assistencial para consulta ambulatorial, ele pode ter o seu manejo realizado fora do ambiente hospitalar.

O tratamento de primeira linha para hipercalcemia associada à malignidade é administração de fluidos intravenosos, o que deve ser iniciado concomitante a toda e qualquer forma de suporte clínico ao paciente. O cálcio, quando elevado, prejudica a reabsorção de água e sódio pelos túbulos renais, levando à hipovolemia. A hipovolemia limita a habilidade do rim de eliminar cálcio, criando um ciclo deletério que propaga a hipercalcemia e a hipovolemia. Para interromper esse ciclo, euvolemia deve ser alcançada. A administração de fluidos intravenosos é tema de bastante debate até os tempos atuais, não sendo o objetivo deste capítulo discuti-la. Entretanto, os conceitos envolvidos na administração de fluidos e manejo de lesão renal aguda pré-renal devem estar presentes para evitarmos complicações evitáveis. Uma vez que ocorra lesão renal aguda, o seu manejo não deve se basear em corrigir os valores de creatinina sérica, mas alcançar euvolemia. A princípio, o tratamento se inicia com administração de *bolus* de 1 a 2 litros de solução cristaloide, seguida por 200 a 500 mL/hora[4-8]. Os pacientes anúricos ou oligúricos devem ser agressivamente tratados, uma vez que estados de hipovolemia acentuada são a regra e a resposta é esperada. Entretanto, a agressividade no tratamento pode causar hipervolemia, o que deve levar à correção com estímulo à diurese, terapia de substituição renal (diálise) e ventilação com pressão positiva. Historicamente, havia debate marcante sobre o uso de diuréticos de alça mediante seus efeitos calciuréticos. Entretanto, foi comprovado que o uso leva a mínimo efeito, ao passo que é associado à alta taxa de complicações, motivo pelo qual deve ser utilizado apenas para manejo de hipervolemia. Outros diuréticos, como os tiazídicos, devem ser evitados em pacientes hipercalcêmicos, pois levam a aumento de reabsorção de cálcio no túbulo distal. A presença de anúria ou oligúria após a abordagem inicialmente recomendada pode ser indicativo da necessidade de instituir diálise (hemodiálise).

A terapia farmacológica para hipercalcemia deve ser iniciada concomitante à correção de hipovolemia. Os bifosfonatos são a terapia farmacológica primária atuando por inibir *turnover* ósseo por meio da redução da função dos osteoclastos e diretamente estabilizando a matriz óssea. Embora efetivos, tais drogas requerem dias para reduzir os níveis de cálcio sérico, podendo tal efeito não ser visto por 7 a 10 dias[4-8]. O pamidronato e o ácido zoledrônico são exemplos de bifosfonatos validados para uso. O pamidronato é administrado ao longo de 2 a 4 horas em dose única de 90 mg, enquanto o ácido zoledrônico é administrado em 15 a 30 minutos em dose de 4 mg, ambos por via intravenosa. É esperada uma redução de 3 a 4 mg/dL no valor do cálcio sérico. É importante alertar para possível reação de fase aguda que ocorre em até 30% dos casos nas primeiras 36 horas, consistindo em febre, mialgia, artralgia e cefaleia, devendo ser manejada apenas com antipiréticos e anti-histamínicos; efeitos adversos menos comuns consistem em lesão renal aguda e osteonecrose de mandíbula[8,9].

A calcitonina tem rápido início de ação (12 a 24 horas) e pode ser útil nas manifestações ameaçadoras à vida, como arritmias cardíacas. A explicação para tal efeito, já que a calcitonina humana tem pouca influência na homeostase do cálcio, é que a calcitonina utilizada é extraída do salmão, que possui potência superior à calcitonina humana. Entretanto, à medida que é utilizada, o seu efeito é reduzido (taquifilaxia), motivo pelo qual é imprescindível que seja administrada concomitante ao bifosfonato. A droga deve ser utilizada por via subcutânea ou intramuscular na dose de 4 a 8 unidades/kg de 6/6h, o que deve levar à redução de 1 a 2 mg/dL no cálcio sérico. O que limita o seu uso na prática médica é o alto custo.

Há outras opções farmacológicas, mas devem ser encaradas como terapias de segunda linha ou opções em casos específicos. O denosumab, anticorpo monoclonal humano que inibe o ligante RANK, tem sido utilizado em pacientes com hipercalcemia resistente aos bifosfonatos em casos de falha terapêutica ou como primeira opção em casos de lesão renal com CrCl (*clearance* de creatinina) < 30 mL/min. A sua ação não é significativamente mais rápida ou potente em relação aos bifosfonatos. A diálise (hemodiálise) pode rapidamente reduzir os níveis séricos do cálcio e deve ser considerada em pacientes com manifestações ameaçadoras à vida ou refratários às terapias anteriores. Independentemente da escolha da terapia, o tratamento do câncer subjacente deve ser iniciado com rapidez se for compatível com os objetivos do cuidado, pois é a única forma de reverter definitivamente a hipercalcemia e evitar a sua recorrência.

REFERÊNCIAS

1. Minisola S, Pepe J, Piemonte S, Cipriani C. The diagnosis and management of hypercalcaemia. BMJ. 2015;350:h2723.
2. Donovan PJ, Achong N, Griffin K, Galligan J, Pretorius CJ, McLeod DS. PTHrP-mediated hypercalcemia: causes and survival in 138 patients. J Clin Endocrinol Metab. 2015;100:2024-9.
3. Jin J, Chung JO, Chung MY, Cho DH, Chung DJ. Clinical characteristics, causes and survival in 115 cancer patients with parathyroid hormone related protein-mediated hypercalcemia. J Bone Metab. 2017;24:249-55.
4. Ramos REO, Perez Mak M, Alves MFS, et al. Malignancy-related hypercalcemia in advanced solid tumors: survival outcomes. J Glob Oncol. 2017;3:728-33.
5. Liu Y, Perez-Riera AR, Barbosa-Barros R, et al. Severe hypercalcemia from multiple myeloma as an acquired cause of short QT. J Electrocardiol. 2018;51:939-40.
6. Basok AB, Rogachev B, Haviv YS, Vorobiov M. Treatment of extreme hypercalcaemia: the role of haemodialysis. BMJ Case Rep. 2018;2018.
7. Trabulus S, Oruc M, Ozgun E, Altiparmak MR, Seyahi N. The use of low- calcium hemodialysis in the treatment of hypercalcemic crisis. Nephron. 2018;139:319-31.
8. El-Hajj Fuleihan G, Clines GA, Hu MI, et al. Treatment of hypercalcemia of malignancy in adults: an Endocrine Society clinical practice guideline. J Clin Endocrinol Metab. 2023;108(3):507-28.
9. Hu MI. Hypercalcemia of malignancy. Endocrinol Metab Clin North Am. 2021;50(4):721-8.

9 Transfusões sanguíneas e reações transfusionais

Annelise Passos B. Wanderley Vargens
Fernanda Leite de Barros Wendel
Klicia Duarte Amorim

PONTOS PRINCIPAIS

- A prova completa de compatibilidade é demorada, podendo levar até dias para que seja feita a testagem integral, situação incondizente com os pacientes na emergência.
- Em casos de extrema urgência, o médico solicitante assume o termo de responsabilidade, devendo estar ciente dos riscos e possíveis consequências da sua decisão.
- Nem sempre é possível entender, no departamento de emergência, qual reação transfusional (RT) está ocorrendo. A melhor forma de prevenir uma RT é evitar transfusões desnecessárias.

INTRODUÇÃO

Os experimentos com transfusões sanguíneas começaram a ser feitos no século XVII, inicialmente utilizando-se animais. Em 1666, Richard Lower fez a primeira transfusão entre dois cães na Inglaterra e, nos anos seguintes, Jean Denis, na França, utilizou sangue de outras espécies, como bezerros e ovelhas, para transfusão em humanos. Apenas em 1818 tem-se o primeiro registro de transfusão sanguínea entre humanos, feita por James Blundell, um obstetra em Londres que, observando que todos os cães que recebiam sangue humano invariavelmente morriam, decretou que apenas material humano deveria ser usado em seus pacientes. Diante de seu considerável sucesso tratando mulheres com hemorragia pós-parto com transfusões sanguíneas, iniciou-se a era moderna da medicina transfusional[1].

Inicialmente as transfusões eram feitas com sangue total, sem processamento da doação, sendo realizada inclusive a canulação direta entre doador e receptor. O uso de citrato em doses não tóxicas como anticoagulante no início do século XX permitiu o armazenamento de sangue antes de seu uso – primeiro por algumas horas, depois por semanas. Em consequência, foi possível começar a organizar serviços de bancos de sangue, especialmente necessários no período da Segunda Guerra Mundial. A dificuldade de se transportar grandes volumes de doações para os hospitais de guerra também estimulou trabalhos com o fracionamento do sangue total – na década de 1940, importantes estudos foram feitos com a separação de elementos plasmáticos, e a transfusão de albumina foi utilizada pela primeira vez para tratar soldados no ataque de Pearl Harbour[11].

Hoje, praticamente todas as hemotransfusões são feitas com hemocomponentes (derivados diretos da bolsa de sangue total) ou hemoderivados (produtos resultantes de processos farmacológicos feitos pela indústria, como albumina, globulinas e concentrados de fatores de coagulação). Alguns estudos recentes propõem a retomada do uso de sangue total em traumas extensos, indicando vantagens hemostáticas e redução de sobrecarga volêmica em relação a terapias com hemocomponentes separados. Porém, ainda são raros os serviços que dispõem de sangue total para transfusão[8].

DOAÇÃO E PROCESSAMENTO

No Brasil, 100% das hemotransfusões são feitas a partir de sangue doado voluntariamente, sem remuneração, a bancos de sangue e hemocentros responsáveis por fazer a triagem dos doadores, visando o aumento da segurança no procedimento tanto para o doador quanto para o receptor. Mesmo cumprindo rigorosas normas de controle, toda transfusão de sangue apresenta riscos de infecções e reações adversas (a serem exploradas posteriormente)[22]. Por isso, cada indicação de hemotransfusão deve ser cautelosa, pesando-se os benefícios esperados e avaliando-se as potenciais complicações, estando a equipe preparada para detectá-las de modo precoce e iniciar medidas de suporte imediatamente.

Após receber a doação, o banco de sangue realiza o fracionamento do sangue total em seus componentes: concentrado de hemácias, plaquetas, plasma fresco congelado (PFC) e crioprecipitado (fibrinogênio, fator VIII, fator XIII, fibronectina)[22]. Ao longo dos anos, a indicação de cada um desses produtos foi sendo refinada até chegarmos às indicações atuais. No entanto, existem novos estudos em andamento que podem, em um futuro próximo, mudar a maneira como vemos e fazemos a transfusão de sangue em alguns subgrupos.

Cada serviço tem seu próprio protocolo de hemotransfusão para orientar as práticas de seus profissionais. Várias regras e indicações são comuns na maioria dos guias operacionais, mas pode haver peculiaridades a depender da instituição, principalmente na disponibilidade de produtos mais específicos.

TIPAGEM

Realizar a tipagem sanguínea do receptor e a prova cruzada com a amostra a ser transfundida é um dos principais procedimentos para garantir a segurança da transfusão. A tipagem sanguínea do paciente deve ser solicitada assim que se cogitar a necessidade de transfusão. São testados, obrigatoriamente, antígenos do sistema ABO e Rh e pesquisa de anticorpos antieritrocitários irregulares. O ideal é que seja transfundida uma doação de grupos ABO e Rh idênticos ao do receptor. Na ausência de estoque disponível, pode-se considerar o uso de uma amostra compatível, apesar de não idêntica (ver Tabela 1).

Já a prova cruzada é feita com o soro do receptor e hemácias do doador para checar se ocorre aglutinação – indicando incompatibilidade das amostras e sendo uma contraindicação àquela transfusão. A prova completa de compatibilidade é demorada, principalmente se a pesquisa de anticorpos irregulares do receptor for positiva. Neste caso, pode-se levar até dias para que seja feita a testagem integral, situação incondizente com os pacientes na emergência.

MODALIDADES DE TRANSFUSÃO

O tempo para liberação de hemocomponentes pelo banco de sangue pode variar de acordo com a urgência da transfusão. A disponibilidade mais rápida das bolsas, porém, implica não realizar todas as testagens necessárias, assumindo-se maior risco de reação transfusional. Por isso é tão importante avaliar corretamente a modalidade de transfusão indicada, sendo, no geral:

- Programada para dia e horário determinados (raro em situação de emergência, comum em cirurgias e internações eletivas).
- Não urgente, podendo ser realizada em até 24 horas.
- Urgente, sendo necessária em até 3 horas.

TABELA 1 Compatibilidade sanguínea

		Doadores							
		O–	O+	B–	B+	A–	A+	AB–	AB+
Receptores	AB+	💧	💧	💧	💧	💧	💧	💧	💧
	AB–	💧		💧		💧		💧	
	A+	💧	💧			💧	💧		
	A–	💧				💧			
	B+	💧	💧	💧	💧				
	B–	💧		💧					
	O+	💧	💧						
	O–	💧							

- Extrema urgência, quando o atraso da transfusão acarreta risco para a vida do paciente.

Em casos de extrema urgência, o médico solicitante assume o termo de responsabilidade, devendo estar ciente dos riscos e possíveis consequências da sua decisão. Em caso de dúvidas sobre a indicação, deve-se compartilhar a decisão com os responsáveis pelo banco de sangue, avaliando as possibilidades mais seguras.

De modo geral, na impossibilidade de se testar o receptor e na necessidade de transfusão em extrema urgência em pacientes instáveis, utilizam-se hemácias tipo O, sendo a preferência de Rh negativo para pacientes jovens com possibilidade de gestação futura (pelo risco de doença hemolítica do recém-nascido). Outros pacientes podem receber hemácias do grupo O positivo, já que a chance de reações hemolíticas intravasculares agudas é pequena mesmo entre pessoas previamente sensibilizadas. Em relação à transfusão de plasma na mesma situação, opta-se por plasma fresco congelado tipo AB, que não contém anticorpos a antígenos A ou B[20].

RECOMENDAÇÕES GERAIS

Atualmente, a recomendação de cada componente se dá com um alvo terapêutico estabelecido a depender da patologia do paciente e do contexto clínico em que este está inserido. Os índices laboratoriais são elementos importantes para guiar a indicação de transfusão, porém, sempre deve ser avaliada a condição clínica do paciente antes da prescrição. Instabilidade hemodinâmica, antecedentes de doenças cardiovasculares, pulmonares ou oncológicas, sangramento ativo ou sinais de sangramento iminente, rebaixamento de nível de consciência e outros sinais de choque hemorrágico são indicativos para transfusão de extrema urgência, ainda que os níveis de hemoglobina estejam limítrofes.

Antes do início de qualquer transfusão, deve-se realizar a dupla checagem entre a prescrição médica, o paciente receptor e a amostra enviada pelo banco de sangue. Se for verificada alguma discordância de dados, não se deve prosseguir com o procedimento.

Nenhuma substância ou medicamento deve ser adicionado à bolsa de hemocomponente ou infundido pela mesma linha venosa – com exceção de soro fisiológico em casos muito específicos. Ringer lactato, por conter cálcio, pode causar a coagulação do produto sanguíneo. Já soluções hipotônicas, como soro glicosado, podem levar à hemólise.

Toda hemotransfusão deve ser supervisionada por um médico capacitado para lidar com possíveis reações transfusionais. Os primeiros dez minutos da infusão são cruciais, devendo ser acompanhados à beira-leito, e o paciente deve ser reavaliado periodicamente. A infusão de hemocomponentes deve ser feita em até 4 horas – após este período, o processo deve ser interrompido e o restante da bolsa, descartado[2,22,23].

CONCENTRADO DE HEMÁCIAS

O objetivo da transfusão de concentrado de hemácias é aumentar a oferta tecidual de oxigênio em nível microvascular. As recomendações recentes vêm apontando estratégias conservadoras para as transfusões, considerando limites gerais de tolerância de hemoglobina de 7 g/dL. Em pacientes jovens estáveis, sem comorbidades e sem sangramento ativo, pode-se considerar um limite ainda mais restrito, de 6 g/dL. Os estudos sugerem que

TABELA 2 Recomendações gerais

Produto	Alvo	Volume	Rendimento
Concentrado de hemácias	População geral Hb = 7-8 g/dL DAC: Hb = 8 g/dL Oncológicos críticos: Hb = 9 g/dL	Adultos 250-350 mL Crianças 10-15 mL/kg	Hb – 1 g/dL ou Ht – 3% após 15 min
Plaquetas	Profilático ▪ > 50 mil para cirurgias de SNC e oftalmológicas ▪ 10 mil a 50 mil para cirurgias no geral ▪ 10 mil para outras condições* ▪ Terapêutico ▪ > 50 mil em sangramentos ▪ > 100 mil se sangramento intracraniano	Adultos: 1 bolsa/10 kg ou 1 aférese Crianças: 5-10 mL/kg	50.000/mm³ após 1 hora
Plasma fresco congelado	Normalização do teste de coagulação alterado	Adulto: 1-2 unidades (10-20 mL/kg) Criança: 10-15 mL/kg	Prova de coagulação a depender da deficiência
Crioprecipitado	Fibrinogênio < 100 mg/dL	Adulto: 1-2 unidades/10 kg Criança 1 U/5 kg	5-10 mg/dL fibrinogênio por unidade

a população com síndrome coronariana aguda pode se beneficiar de um corte mais permissivo (8 g/dL), bem como pacientes oncológicos críticos (9 g/dL)[2,24].

Tipos de concentrados de hemácias

O concentrado de hemácias é composto por eritrócitos remanescentes da bolsa de sangue total coletada do doador após passar por centrifugação e extração do plasma. Deve conter um volume aproximado entre 270 e 320 mL, com hematócrito entre 50 e 80% (dependendo se há solução aditiva ou não). Assim como as plaquetas, o concentrado de hemácias pode ser submetido a processos complementares para aumentar a segurança da transfusão: leucorredução, irradiação e lavagem.

Leucorredução (filtrado)

Processo de remoção de 99,9% dos leucócitos do produto sanguíneo inicial por meio da filtração. Pode ser feita antes de o material ser armazenado (pré-estocagem) ou durante a transfusão (pós-estocagem). As plaquetas podem ser leucorreduzidas já durante a coleta por aférese. Alguns serviços adotam a leucorredução universal pré-estocagem de forma rotineira, sem que seja necessário o pedido específico de hemocomponente filtrado. A intenção do processo é diminuir a incidência de reação febril não hemolítica, prevenir a aloimunização aos antígenos leucocitários, principalmente nos pacientes politransfundidos, e reduzir o risco de transmissão de citomegalovírus (CMV) na ausência de hemocomponentes CMV negativos – preocupação bastante relevante para os pacientes candidatos a transplante de medula óssea (TMO) e imunodeprimidos. Pela Associação Brasileira de Hematologia, Hemoterapia e Terapia Celular[31], as indicações de maior relevância no contexto de emergência são:

- Hemoglobinopatias.
- Anemias hemolíticas hereditárias.
- Antecedente de duas ou mais reações febris não hemolíticas.
- Síndromes de imunodeficiências congênitas.
- Candidatos a transplante de medula óssea.
- Anemia aplástica.
- Leucemia mieloide aguda.
- Doenças onco-hematológicas sem esclarecimento diagnóstico.
- Portadores de doença plaquetária com transfusões frequentes.
- Prevenção de infecção para CMV em paciente HIV positivo com sorologia negativa para CMV, candidato a transplante de órgãos e medula óssea se doador e receptor forem negativos para CMV, gestantes com sorologia não reativa ou desconhecida para CMV, RN prematuro e de baixo peso (1.200 g) de mães CMV negativas ou com *status* sorológico desconhecido.

Irradiação

Uso de irradiação gama para eliminar os linfócitos T dos hemocomponentes, com o objetivo de prevenir a doença do enxerto contra hospedeiro transfusional (conhecida pela sigla do inglês TA-GVHD). Apesar de rara, essa afecção apresenta alta letalidade, sendo especialmente importante entre pacientes imunodeprimidos graves. As indicações de maior relevância no contexto de emergência são:

- Recém-nascidos prematuros (inferior a 28 semanas) e/ou de baixo peso (1.200 g).
- Portadores de imunodeficiências congênitas graves.
- Pós-transplante de medula óssea autólogo ou alogênico.
- Receptor de transplante de órgãos sólidos em uso de imunossupressores.
- Portadores de linfomas, leucemia mieloide aguda e anemia aplástica em quimioterapia ou imunossupressor (atual ou nos últimos 6 meses).
- Receptor de concentrado de plaquetas HLA compatíveis.
- Quando o receptor tiver qualquer grau de parentesco com o doador.

Lavado

Uso de solução isotônica para lavagem do concentrado de hemácias para remoção das proteínas plasmáticas (especialmente IgA) e leucócitos residuais, com o objetivo de diminuir reações de hipersensibilidade. As indicações são:

- Antecedente de reações alérgicas graves associadas a transfusões não evitadas com uso de medicamentos.
- Pacientes deficientes de IgA, haptoglobina ou transferrina com história prévia de reação anafilática durante transfusões anteriores.

A infusão do concentrado de hemácias deve ser feita em uma velocidade de 1 a 2 mL/min (60 a 120 mL/h) e não pode superar o tempo máximo de 4 horas. A infusão não deve ser feita na mesma via de outras medicações como dito previamente (com exceção de soro fisiológico). Em acessos centrais, pode ser feita em lúmen separado no mesmo cateter que outras medicações. A avaliação de rendimento pode ser feita após 15 minutos, porém nem sempre há indicação desse procedimento.

PLAQUETAS

Os concentrados de plaquetas podem ser obtidos por bolsas de sangue total ou por aférese. No primeiro caso, cada bolsa de sangue total doada rende em média 50 mL de plaquetas, sendo necessária 1 unidade/10 kg de peso do receptor. Para um adulto médio, indicam-se de 4 a 6 unidades de plaquetas – ou um "*pool*" de plaquetas randômicas, com cerca de 250 mL, obtidas de diversos doadores. Neste tipo de captação, o concentrado de plaquetas apresenta grande quantidade de leucócitos, podendo passar por filtração para leucorredução.

Já as plaquetas obtidas por aférese são provenientes de um único doador por um método automatizado de centrifugação realizado durante a coleta, direcionando as plaquetas para uma bolsa e retornando os outros hemocomponentes ao doador. Cada doação rende uma bolsa de cerca de 200 mL de plaquetas e, geralmente, o conteúdo já é leucorreduzido na própria coleta.

A indicação de transfusão de plaquetas deve ser considerada de forma judiciosa, pois existem cenários de pacientes com plaquetopenia em que não há indicação de transfusão de plaquetas. Pelo contrário, transfusão em condições como púrpura trombocitopênica trombótica (PTT), síndrome hemolítico-urêmica (SHU), síndrome HELLP (hemólise, enzimas hepáticas elevadas, baixa contagem de plaquetas) e trombocitopenia induzida pela heparina (HIT) podem aumentar o risco de microtromboses. Assim como os concentrados de hemácias, o conteúdo plaquetário pode ser leucorreduzido e lavado quando houver indicação.

Pacientes com possibilidade de gestações futuras e Rh negativo devem, preferencialmente, receber plaquetas de Rh negativo. Se não houver disponibilidade, sugere-se a administração profilática de globulina Anti-D após a transfusão.

Indicação profilática

- Profilaxia de sangramentos na população geral: < 10 mil.
- Profilaxia de sangramentos pré-cirúrgica: < 50 mil.
- Profilaxia de sangramentos em paciente neurocirúrgico ou oftalmológico: < 100 mil.
- Trauma: < 100 mil.
- Profilaxia para punção de acesso venoso central: < 20 mil.
- Profilaxia para punção lombar: < 50 mil.
- Paciente oncológico sem afecções agudas: < 10 mil.
- Paciente oncológico com afecções agudas (febre ou infecção ativa): < 15 mil a 20 mil.

Indicação em sangramentos

- Sangramento ativo: < 50 mil.
- Sangramento neurocraniano: < 100 mil.

Situações especiais

- Púrpura trombocitopênica idiopática (PTI): transfusão apenas em caso de sangramento ativo ou plaqueta < 5 mil + febre. Pelo baixo rendimento das plaquetas, não há necessidade de transfusão se paciente sem gravidade ou sangramento pequeno[25].
- PTT: apenas em caso de sangramento intracraniano ameaçador à vida. Transfundir plaquetas nesse paciente vai agravar o quadro de base, portanto é necessário plasmaférese antes. Esses casos idealmente devem ser discutidos com a hematologia.
- SHU: apenas em caso de sangramento intracraniano ameaçador à vida. Transfundir plaquetas nesse paciente vai agravar o quadro de base, portanto deve ser evitado. Esses casos idealmente devem ser discutidos com a hematologia.
- HIT: apenas em caso de sangramento e plaquetas < 50 mil (< 100 mil se sangramento intracraniano). Não transfundir plaquetas profilaticamente nesse paciente.
- Coagulação intravascular disseminada (CIVD): transfusão em casos específicos com plaquetas < 10 mil ou sangramentos e plaquetas < 50 mil.
- Leucemia promielocítica: transfusão se plaquetas < 30 mil.
- Leucemia mieloide aguda: transfusão se plaqueta < 10 mil.
- Dengue, leptospirose, riquetsiose: não transfundir plaquetas.

PLASMA FRESCO CONGELADO

O plasma fresco congelado é obtido após a retirada de hemácias e leucócitos do sangue total por meio da centrifugação – o produto restante é congelado em até 8 horas após a coleta. Cada unidade deve ter volume superior a 150 mL, contendo níveis hemostáticos de todos os fatores de coagulação, inclusive FV, FVIII e 2 a 4 mg de fibrinogênio/mL.

A dose inicial indicada é de 10 a 20 mL/kg do receptor, e o rendimento da transfusão deve ser avaliado por meio da comparação entre o tempo de atividade de protrombina (TAP) e o tempo de tromboplastina parcial ativado (TTPa) antes e após a infusão. Além do coagulograma, pode-se utilizar métodos viscoelásticos, como TEG e ROTEM, para orientação transfusional e seguimento desses pacientes.

A transfusão de PFC deve ser do mesmo tipo para o sistema ABO do receptor (ou, na falta de estoque específico, usar tipagem compatível), porém sem necessidade de tipagem do sistema Rh. O doador de plasma do tipo AB é universal, já que não possui anticorpos anti A e anti B. Por outro lado, o doador do tipo O tem anti A e anti B, devendo ser transfundido apenas para tipo semelhante.

Como o próprio nome diz, PFC é congelado e leva de 20 a 40 minutos para descongelar após a seleção da bolsa. O tempo de infusão deve ser de 30 a 60 minutos – se mantido em temperatura ambiente, deve ser descartado após 4 horas do descongelamento, não podendo ser recongelado.

Está indicado em casos de:

- Correção de deficiência de fatores de coagulação inata ou adquirida, quando não há concentrado industrializado disponível, porém é uma transfusão de baixo rendimento (0,7 a 1 U/mL de fator VIII), que só deve ser feita em casos de sangramentos ou em preparo cirúrgico.
- Sangramento em pacientes intoxicados por dicumarínicos na indisponibilidade de complexo protrombínico.
- Protocolos de transfusão maciça.
- Doença hepática grave com déficit de múltiplos fatores de coagulação em presença de sangramento ou necessidade de procedimento cirúrgico.
- CIVD grave, com sangramento ativo.
- PTT, em especial, associado à plasmaférese.
- Trombose por deficiência de antitrombina, quando não houver concentrado específico.
- Hemorragia por déficit de fatores de vitamina K dependentes em recém-nascidos.
- Pacientes com edema angioneurótico (edema de Quincke) recidivante, causado por déficit de inibidor C1-esterase.

CRIOPRECIPITADO

O plasma a 4°C apresenta um conteúdo precipitado branco rico em fator de von Willebrand, fator VIII, fator XIII, fibrinogênio e fibronectina. Indicado em situações de trauma com perda significativa de sangue e fibrinogênio < 100 mg/dL (algumas referências sugerem 150 mg/dL). Idealmente, deve ser realizada avaliação de compatibilidade ABO[26].

A transfusão de crioprecipitado está indicada em casos de CIVD com fibrinogênio < 100 mg/dL, hipofibrinogenemias hereditárias ou adquiridas (CIVD), trauma grave (no contexto de PTM) e deficiência de alguns fatores (XIII e vW) na ausência dos concentrados específicos (concentrado de fator XIII e concentrados de fator de von Willebrand ou concentrados de fator VIII ricos em multímeros de von Willebrand).

Cálculo de volume do crioprecipitado em etapas:

- Peso (kg) × 70 mL/kg = volume sanguíneo (mL).
- Volume sanguíneo (mL) × (1,0 – hematócrito) = volume plasmático (mL).
- mg de fibrinogênio desejado = [fibrinogênio desejado (mg/dL) – fibrinogênio inicial (mg/dL) × volume plasmático (mL)/100 mL/dL.
- Número de bolsas de crioprecipitado = mg de fibrinogênio desejado/250.

Uma forma mais prática e aproximada de calcular a quantidade de crioprecipitado a ser transfundida é 1 a 1,5 bolsa/10 kg. Deve ser infundido rapidamente, com equipo aberto.

FATORES CONCENTRADOS

O complexo protrombínico é um tipo de concentrado dos fatores II, VII, IX e X (vitamina K dependente). É muito útil na reversão de quadro de intoxicação por varfarina e outros dicumarínicos. Dose: INR < 3,0 – 25 U/kg; INR ≥ 3,0 – 35 a 50 U/kg.

Reações transfusionais agudas

A reação transfusional (RT) acontece em aproximadamente 1% dos pacientes transfundidos e é definida como um evento que ocorre como consequência da transfusão de hemoderivados, podendo iniciar durante ou após a sua administração. Nem sempre é possível entender, no departamento de emergência, qual RT está ocorrendo. A melhor forma de prevenir uma RT é evitar transfusões desnecessárias.

No departamento de emergência (DE), as RT podem ser divididas em reações transfusionais não ameaçadoras à vida, como a reação febril não hemolítica, a reação alérgica não anafilática e a hipotensão primária, ou como reações ameaçadoras à vida, como a reação hemolítica aguda, a reação transfusional anafilática, a sobrecarga circulatória relacionada à transfusão (TACO), a lesão pulmonar aguda relacionada à transfusão (TRALI) e a sepse relacionada à transfusão. Há outros tipos de RT, porém são extremamente raras no pronto-socorro. Além disso, as reações transfusionais crônicas não serão abordadas neste capítulo.

O diagnóstico de qual reação transfusional está acontecendo pode ser um desafio para o emergencista, pois, muitas vezes, essas reações iniciam com sintomas inespecíficos, como febre e calafrios, comuns a vários tipos de RT, inclusive as reações transfusionais ameaçadoras à vida. Portanto, todas as RT devem ser consideradas potencialmente graves e avaliadas com cuidado. Saber sobre o histórico de transfusões anteriores do paciente é fundamental para tentar reduzir a probabilidade de uma RT.

Atualmente, as transfusões de hemoconcentrados estão mais seguras que nas décadas anteriores, em decorrência da melhora nos procedimentos de hemovigilância.

Em caso de suspeita de qualquer reação transfusional no DE, o médico emergencista deve seguir os seguintes passos:

- Interrompa imediatamente a transfusão sanguínea.
- Entre em contato com o banco de sangue, comunique sobre a reação transfusional e encaminhe o restante da bolsa de sangue ao setor responsável.
- Avalie o paciente e inicie o tratamento dirigido para as principais hipóteses diagnósticas. A conduta inicial deve ser tomada mesmo antes da liberação dos resultados dos exames complementares, caso sejam necessários.
- Caso necessário, solicite exames complementares para auxílio do diagnóstico.

A confirmação da identificação do paciente no rótulo da bolsa de sangue que está sendo transfundida é um passo importante para elucidação diagnóstica.

Os sinais e os sintomas mais prevalentes em pacientes com reações transfusionais são febre, calafrios, prurido e urticária. Sintomas como dispneia, rebaixamento do nível de consciência, icterícia, hipertensão ou hipotensão, dor abdominal ou lombar, alterações urinárias e sangramentos podem indicar uma reação grave, potencialmente fatal.

Todos os pacientes com suspeita de reação hemolítica aguda, reação transfusional anafilática, sepse relacionada à transfusão e TRALI precisarão de exames complementares para a realização do diagnóstico diferencial.

A decisão sobre novas transfusões, caso o paciente necessite, deve ser individualizada. Pacientes com reação alérgica não anafilática e TACO, por exemplo, talvez possam receber novas transfusões de forma segura.

Reações não ameaçadoras à vida/condições benignas

Reação febril não hemolítica (RFNH)

A reação febril não hemolítica é a reação transfusional que acontece após a reação entre os anticorpos do receptor (paciente) e os leucócitos do sangue do doador, ocorrendo a liberação de interleucinas. Segundo o protocolo de hemovigilância do Centro de Controle de Doenças (CDC) dos Estados Unidos, a RFNH é uma reação que ocorre em até 4 horas após o término da transfusão e para a qual nenhuma outra condição poderia explicar os sinais e sintomas, que são febre (aumento de 1 grau em relação à temperatura pré-transfusional e ser maior que 38ºC) e calafrios. É a reação transfusional mais comum, ocorrendo em 1% das transfusões[27].

É importante ressaltar que a RFNH não possui manifestações sistêmicas e é um diagnóstico de exclusão. Outras reações potencialmente graves e que também podem se manifestar com febre devem ser excluídas antes do diagnóstico final de RFNH. Não há testes disponíveis que consigam confirmar a presença dessa patologia.

Em pacientes mais suscetíveis a reações transfusionais, a leucorredução pré-armazenamento do sangue e a lavagem podem diminuir o risco de RFNH. A leucorredução pode reduzir em até três vezes a incidência de RFNH.

O tratamento dessa complicação inclui interromper a transfusão até a exclusão de condições potencialmente fatais, além de medidas de suporte, como a prescrição de antitérmicos, sendo paracetamol ou dipirona as medicações mais utilizadas. Alguns pacientes, como os que possuem anemia falciforme, podem necessitar de internação por apresentarem febre após uma transfusão sanguínea, devendo-se prescrever antibióticos empiricamente até que uma possível sepse relacionada à transfusão seja excluída como hipótese diagnóstica.

Não há evidência de benefício do uso pré-transfusional de antitérmicos.

Reação alérgica não anafilática ou reação transfusional urticariforme

Reação alérgica não anafilática (RANA) é uma reação aguda de hipersensibilidade tipo 1 a um produto sanguíneo, em que ocorre a reação entre os anticorpos de IgE (imunoglobulinas E) do receptor (paciente) e um alérgeno da bolsa de sangue, resultando na liberação de histamina, iniciando, normalmente, em até 4 horas após a transfusão. A reação alérgica não anafilática é a segunda reação transfusional mais comum.

O diagnóstico é clínico e o paciente apresenta sintomas leves, como lesões urticariformes e prurido, podendo também manifestar angioedema localizado, permanecendo clinicamente estável. Pacientes com apenas urticária e prurido não necessitam de exames laboratoriais, desde que não haja outros sintomas alérgicos, como angioedema sistêmico, sibilância ou hipotensão.

Após a suspeita de reação alérgica não anafilática, é necessário interromper imediatamente a transfusão e administrar anti-histamínicos, como a difenidramina, 25 a 50 mg, endovenosa, para alívio dos sintomas. Em casos de persistência dos sintomas, recomenda-se prescrever anti-histamínicos H1, como a hidroxizina, 50 mg, via oral, ou doses adicionais de difenidramina. A melhora dos sintomas após a administração de anti-histamínicos sugere a presença de reação alérgica em vez de anafilaxia. Em caso de melhora clínica e ausência de sintomas que sugiram anafilaxia, a transfusão pode ser retomada.

Até o presente momento não há benefício comprovado no uso pré-transfusional de medicações para diminuir a incidência de reações alérgicas, além de poderem causar eventos adversos como sonolência. A solicitação de lavagem dos produtos sanguíneos pode ser feita em pacientes com histórico de reações transfusionais alérgicas de repetição.

Reação transfusional hipotensiva ou hipotensão primária

Segundo o protocolo de hemovigilância do Centro de Controle de Doenças (CDC) dos Estados Unidos, a reação transfusional hipotensiva (RTH) é definida pela queda da pressão arterial sistólica (PAS) em pelo menos 30 mmHg e PAS menor que 80 mmHg sem outras causas que justifiquem a hipotensão, ou seja, para o diagnóstico de hipotensão primária, é necessária a exclusão de outras reações transfusionais, como reação hemolítica aguda, TRALI, sepse e anafilaxia. A RTH é uma condição rara e costuma ser revertida após a interrupção da transfusão, não necessitando de abordagens específicas.

Os mecanismos da RTH não são bem esclarecidos, apesar de parecerem estar associados com liberação de citocinas, como a bradicinina.

Reações ameaçadoras à vida/ potencialmente fatais

Reação hemolítica aguda (RHA)

A reação hemolítica aguda ocorre em razão da incompatibilidade imunológica entre as hemácias do sangue transfundido e o sistema imunológico do paciente. Os anticorpos do paciente reagem com as hemácias da bolsa de sangue, ativando o sistema de fagocitose, consequentemente, ativando a liberação de citocinas pró-inflamatórias. Essa resposta inflamatória causa vasodilatação e, em casos mais graves, choque. A liberação das citocinas é responsável pelo surgimento de febre, calafrios, dor abdominal ou em flancos. Em alguns pacientes, pode ocorrer ativação da cascata do sistema complemento. Esse sistema pode facilitar a fagocitose e a destruição das hemácias, ou seja, hemólise. Por esses motivos, pacientes que desenvolvem RHA podem apresentar esferócitos ou microesferócitos no esfregaço de sangue periférico, além do aumento de bilirrubinas, hipercalemia, hemossiderina na urina, aumento de desidrogenase lática (DHL) e outros produtos da degradação da hemácia, além de hemoglobinemia, hemoglobinúria e, posteriormente, insuficiência renal aguda decorrente de necrose tubular aguda[9].

As reações transfusionais hemolíticas podem ser divididas em agudas ou tardias, porém apenas as reações agudas serão abordadas neste capítulo.

A RHA ocorre nas primeiras 24 horas após a transfusão, é uma condição rara e que normalmente acontece logo após o início da transfusão, podendo apresentar-se de formas leves ou potencialmente fatais. A causa mais comum de RHA ocorre após erro humano, por conta da incompatibilidade ABO, quando a bolsa de sangue é transfundida no paciente errado. Uma pequena parcela dos pacientes pode apresentar reações em decorrência de outros antígenos, como grupos sanguíneos Kell, Duffy ou Jk.

Além disso, na RHA a hemólise pode ser intra ou extravascular, estando, esta última, predominantemente no sistema reticuloendotelial, presente no fígado e no baço.

Os sinais e os sintomas da RHA incluem febre, calafrios, hematúria, dor ao longo da veia de infusão, oligúria ou anúria, epistaxe, sangramento no local de punção, dor abdominal ou em flancos, cefaleia, vômitos, hipotensão, arritmias, ansiedade, inquietação e sensação de morte. Os pacientes podem apresentar também insuficiência renal aguda e hipercalemia.

Na suspeita clínica de RHA, alguns exames laboratoriais são importantes para o diagnóstico. Os exames a serem solicitados são: repetir o teste de compatibilidade ABO, coombs direto, hemograma, gasometria venosa, ureia, creatinina, sódio, potássio, DHL, urina tipo 1 (também chamada de EAS ou sumário de urina), bilirrubinas total e frações, tempo de protrombina (TP), tempo de tromboplastina parcial ativada (TTPA), fibrinogênio e d-dímero e haptoglobina. O fibrinogênio e a haptoglobina costumam estar diminuídos na RHA. Por outro lado, a bilirrubina indireta, DHL e d-dímero estão aumentados. Deve-se solicitar hemoglobinas seriadas para avaliar possível necessidade de novas transfusões.

O tratamento da RHA inclui interromper imediatamente a transfusão sanguínea, realizar monitorização cardiopulmonar, hidratação vigorosa e suporte hemodinâmico, como o uso de drogas vasoativas. É importante comunicar o banco de sangue sobre a ocorrência da RHA. Se possível, deve-se evitar novas transfusões.

A hidratação vigorosa é um importante pilar do tratamento e visa reduzir os níveis de produtos sanguíneos na circulação, diminuindo a probabilidade de lesão renal, além do auxílio do manejo da hipotensão. A velocidade de infusão de solução salina deve ser de 100 a 200 mL/h e o débito urinário, maior que 1 mL/kg/h ou de 100 a 200 mL/h. A hidratação deve finalizar apenas quando não houver mais suspeita clínica e laboratorial de hemólise. Os vasopressores, como a noradrenalina, podem ser utilizados em casos de choque refratário à hidratação[28].

Reação transfusional anafilática

A reação transfusional anafilática (RTA) é uma resposta alérgica sistêmica aguda, potencialmente fatal, em que ocorre uma reação de hipersensibilidade do tipo 1 a um produto sanguíneo, acontecendo, normalmente, segundos a minutos após o início da transfusão sanguínea. Pacientes atópicos têm maior chance de apresentar esse tipo de reação.

O diagnóstico da reação transfusional anafilática é clínico e feito com base nos sinais e sintomas, no tempo de início do quadro clínico e na boa resposta à administração de adrenalina.

Os sintomas da RTA são semelhantes aos de anafilaxia por outras causas. O paciente apresenta sintomas de reação alérgica, como urticária, prurido ou angioedema, associados com sinais de alarme, como hipotensão, alterações respiratórias (estridor, edema de glote, sibilos, tosse, dispneia ou tosse), além de dor abdominal, vômitos e dor torácica. Cerca de 10 a 20% dos pacientes podem não apresentar sintomas cutâneos. Todos os pacientes com suspeita de anafilaxia devem ser monitorizados.

O tratamento dessa complicação consiste em interromper imediatamente a transfusão sanguínea, associado com administração de adrenalina, na dose de 0,3 a 0,5 mg em adultos ou 0,01 mg/kg em crianças, com dose máxima de 0,5 mg em cada administração, via intramuscular, no músculo vasto lateral da coxa. Essa via de administração leva a um aumento mais rápido da concentração sérica da medicação do que a via subcutânea. A adrenalina tem efeito beta-2-adrenérgico, ocasionando broncodilatação e diminuição da liberação de mediadores inflamatórios de mastócitos e basófilos. Além disso, tem efeito alfa-1-adrenérgico, aumentando a resistência vascular periférica (vasoconstrição) e diminuindo edema de mucosas, como, por exemplo, das vias aéreas superiores. A administração da adrenalina deve ser prontamente realizada após a suspeita de anafilaxia relacionada à transfusão, não devendo esperar a preparação de outras medicações, como os anti-histamínicos ou os corticoides, que são secundárias no tratamento da anafilaxia. A dose pode ser repetida a cada 5 a 15 minutos, se necessário. Em caso de refratariedade dos sintomas, mesmo após a administração de 3 ou mais doses de adrenalina, a mesma medicação pode ser administrada em bomba de infusão contínua, iniciando com 0,1 mcg/kg/min. É necessário atentar-se para que não haja erros relacionados à administração da adrenalina em bomba de infusão contínua, que podem ocasionar complicações cardiovasculares. Não há, atualmente, estudos que comprovem eficácia da associação de outros vasopressores à adrenalina em infusão contínua[29].

O uso de anti-histamínicos, como a difenidramina, pode ser feito para alívio da urticária e do prurido, porém não melhora a obstrução de via aérea, a hipotensão ou os sintomas gastrointestinais. Os broncodilatadores inalatórios, como o salbutamol, e ventilação mecânica não invasiva podem ser indicados para alguns pacientes com broncoespasmo grave. Os glicocorticoides são amplamente usados no tratamento de anafilaxia, porém uma revisão sistemática em 2020 não conseguiu demonstrar benefício no seu uso, portanto, essas medicações não devem ser administradas rotineiramente, sendo reservadas para alguns pacientes. Caso seja necessário, a metilprednisolona na dose de 125 mg pode ser administrada. Nos pacientes que evoluem com hipotensão, opta-se pela administração de fluidos.

Caso o paciente evolua com deterioração clínica e desconforto respiratório em piora progressiva mesmo após a administração da adrenalina, como acontece em pacientes com obstrução da via aérea em decorrência de angioedema, a intubação deve ser realizada. O atraso na indicação de intubação pode levar à obstrução completa da via aérea. Nesse cenário, recomenda-se utilizar o videolaringoscópio e o bougie na primeira tentativa de intubação (plano A). Caso haja falha na intubação orotraqueal, a cricotireoidostomia de emergência é a escolha para manutenção da via aérea.

Não há benefício no uso pré-transfusional de anti-histamínicos ou corticoides.

Sobrecarga circulatória associada à transfusão (TACO – *transfusion-associated circulatory overload*)

A sobrecarga circulatória associada à transfusão (TACO) é uma complicação relacionada à transfusão sanguínea que ocorre quando o sistema cardiovascular não consegue se adaptar ao aumento do volume circulatório, resultando em edema pulmonar. Configura-se como uma síndrome de desconforto respiratório agudo, condição ameaçadora à vida, que geralmente acontece nas 6 primeiras horas após a transfusão sanguínea. Ela acontece devido ao volume de hemoderivados transfundidos, causando edema pulmonar hidrostático (cardiogênico) e, posteriormente, choque cardiogênico. Atualmente, sabe-se que a fisiopatologia exata da TACO não é bem compreendida, que os seus mecanismos são complexos e vão além da compreensão do que ocorre na insuficiência cardíaca. Alguns componentes presentes na bolsa de sangue também podem ser responsáveis pela reação transfusional. A TACO é a principal causa de mortalidade associada à transfusão, seguida da TRALI. A presença de TACO é um fator de risco independente para o aumento da morbidade e da mortalidade intra-hospitalar e a sua frequência estimada varia de 1 a 8%.

Alguns pacientes têm maior risco de desenvolver a sobrecarga circulatória associada à transfusão, como, por exemplo, os cardiopatas, pois eles têm menor adaptabilidade à sobrecarga de volume. Cardiomegalia, insuficiência cardíaca, pressão arterial elevada, idade acima de 70 anos, doença renal aguda ou crônica, balanço hídrico positivo e cirurgia de emergência são fatores de risco associados à TACO.

Os sinais e sintomas incluem: dispneia, taquipneia, ortopneia, hipoxemia, febre, calafrios, hipotensão ou hipertensão, insuficiência renal aguda. Além disso, pode ter turgência jugular e edema periférico. A *National Healthcare Safety Network* (NHSN)*, em 2016, definiu TACO como início ou exacerbação de três ou mais dos seguintes critérios, dentro das 6 primeiras horas após a transfusão:

- Desconforto respiratório agudo (dispneia, tosse e ortopneia).
- Balanço hídrico positivo.
- BNP elevado.
- Rx tórax com edema pulmonar.
- IC esquerda.
- Pressão venosa central elevada.

Infelizmente não há testes específicos para o diagnóstico de TACO, que é feito a partir dos sintomas e sinais mencionados anteriormente. A solicitação de exames laboratoriais como BNP ou pró-BNP ajuda na elucidação, embora eles não sejam necessários para o diagnóstico. O aumento de BNP ou pró-BNP está associado ao enchimento ventricular aumentado e estiramento miocárdico. Em relação aos exames de imagem, o raio X de tórax apresenta infiltrados intersticiais bilaterais.

O tratamento da sobrecarga circulatória associada à transfusão inclui interromper a transfusão imediatamente e dispor de medidas de suporte, como oxigênio e antitérmicos, se necessário. Além disso, o médico emergencista deve considerar o uso de diuréticos, como a furosemida, endovenosa, 1 a 2 mg/kg. A hipoxemia pode ser corrigida com oxigênio suplementar, uso de ventilação mecânica não invasiva ou invasiva.

Em pacientes de alto risco para TACO, a fim de reduzir a ocorrência dessa reação transfusional, recomenda-se fazer a transfusão lentamente, em mais de 4 horas ou 1 mL/kg/h. A redução de volume infundido também é uma estratégia eficaz.

* A National Healthcare Safety Network (NHSN) é um sistema de vigilância seguro baseado na internet que integra sistemas de vigilância de segurança de pacientes e profissionais de saúde gerenciados pelos Centros de Controle e Prevenção de Doenças da Divisão de Promoção da Qualidade da Saúde (CDC, DHQP).

Lesão pulmonar aguda associada à transfusão (TRALI – *transfusion-related acute lung injury*)

A lesão pulmonar aguda relacionada à transfusão (TRALI) é uma síndrome do desconforto respiratório agudo e a sua fisiopatologia não está completamente elucidada. Acredita-se que é uma complicação relacionada à transfusão sanguínea em que ocorre a ativação dos neutrófilos, responsáveis pela produção de citocinas que danificam o endotélio capilar pulmonar, aumentando a sua permeabilidade, resultando em extravasamento de fluidos e lesão pulmonar, ocorrendo, geralmente, em até seis horas após a transfusão. Na TRALI, ocorre edema pulmonar não hidrostático e não cardiogênico e deve ser suspeitada quando o paciente apresentar insuficiência respiratória aguda durante ou após uma transfusão sanguínea. A leucorredução dos produtos sanguíneos pode ser realizada para redução de incidência de TRALI em pacientes com histórico transfusional positivo para tal complicação.

Os fatores de risco para lesão pulmonar aguda associada à transfusão são etilismo, choque, cirurgia hepática prévia, tabagismo atual, pico de pressão nas vias aéreas durante a ventilação mecânica e balanço hídrico positivo.

O diagnóstico é clínico e não há necessidade de exames para elucidação. Porém, por se tratar de uma descompensação aguda grave, faz-se necessário solicitar exames, como hemograma, função renal e hepática. Os sinais e sintomas presentes são dispneia, taquipneia, taquicardia, febre, hipoxemia, cianose, calafrios, hipotensão ou hipertensão. A radiografia de tórax apresenta infiltrados intersticiais bilaterais e está presente em quase 100% dos pacientes. Em decorrência da gravidade da doença, é necessária a internação hospitalar em ambiente de terapia intensiva.

O manejo do paciente com suspeita ou confirmação de TRALI no departamento de emergência inclui a interrupção imediata da transfusão e cuidados de suporte, principalmente hemodinâmico e ventilatório, sendo a correção da hipoxemia uma das mais importantes bases do tratamento. Pacientes com TRALI frequentemente apresentam hipotensão que pode ser revertida com ressuscitação volêmica cautelosa ou se necessário, com uso de drogas vasoativas, como a noradrenalina. A hipoxemia pode ser corrigida com oxigênio suplementar, uso de ventilação mecânica não invasiva ou invasiva, a intubação orotraqueal. Os diuréticos podem ser utilizados. O uso de corticoides não tem evidência de benefício nessa reação, de acordo com os estudos existentes até o momento.

Sepse associada à transfusão

A sepse associada à transfusão (SAT) é causada pela transfusão de uma bolsa de sangue que contém microrganismos, principalmente as bactérias, sendo as gram-positivas as mais prevalentes e as gram-negativas as de maior mortalidade. De acordo com um estudo realizado pela Cruz Vermelha Americana, o principal agente responsável pela SAT é o *Streptococcus* (*viridans, bovis* e beta-hemolíticos), seguido pelo *Staphylococcus* coagulase-negativo e *Staphylococcu aureus*. Outros microrganismos como *Escherichia coli, Klebsiella, Serratia, Bacillus* e *Enterobacter* também podem causar SAT. Atualmente, o número de mortes associadas a essa reação é baixo por conta das estratégias de inativação dos patógenos do sangue a ser transfundido.

Os pacientes com SAT podem apresentar como sinais e sintomas: febre, calafrios, taquicardia, hiper ou hipotensão. Dor abdominal, dor nas costas, náuseas, vômitos e hipotermia também foram registrados.

Para o diagnóstico de sepse relacionada à transfusão, recomenda-se coletar dois pares de hemoculturas (aeróbios e anaeróbios), a fim de identificar o microrganismo responsável pela sepse, porém o resultado desses exames não deve atrasar o início do tratamento. Além disso, é necessário solicitar exames laboratoriais para realizar o diagnóstico diferencial com outras reações, principalmente a reação hemolítica aguda.

O tratamento de SAT inclui interromper imediatamente a transfusão, administrar antibióticos de amplo espectro e fornecer suporte hemodinâmico. A vancomicina e o cefepime conferem uma ampla cobertura para os germes mais prevalentes. Após o microrganismo ser identificado nas culturas, a antibioticoterapia deverá ser direcionada para tal patógeno. Para o manejo da hipotensão, deve-se realizar expansão volêmica e, em casos de choque refratário à hidratação, os vasopressores, como a noradrenalina, podem ser utilizados. Antitérmicos podem ser prescritos em caso de febre.

Diagnóstico diferencial

Para saber qual reação transfusional está ocorrendo, é necessário saber os sinais e os sintomas que as diferem e quais exames podem auxiliar no diagnóstico.

Pacientes com febre e calafrios sugerem reação febril não hemolítica, reação hemolítica aguda, TRALI ou sepse relacionada à transfusão. Uma vez que o paciente não apresente esses sintomas, deve-se pensar em reação transfusional alérgica, reação transfusional anafilática e TACO. Caso o paciente não desenvolva outros sintomas além de febre e calafrios, a RFNH é o diagnóstico mais provável. Por outro lado, se esses sintomas estiverem associados a sangramentos, como a hematúria, ou dor abdominal ou em flancos, a reação hemolítica aguda é a principal hipótese. Na TRALI, o paciente apresenta dispneia e hipotensão associadas à febre ou calafrios. Na sepse, o paciente terá hipotensão e hemoculturas positivas.

Caso o paciente evolua com dispneia, as possíveis hipóteses diagnósticas são anafilaxia, TACO ou TRALI. Normalmente, a dispneia da anafilaxia está associada a estridor ou sibilos na ausculta respiratória, podendo também apresentar angioedema e urticária, que tendem a melhorar após a administração de adrenalina. Por outro lado, a melhora clínica em TACO e TRALI está associada ao uso de diuréticos.

Diferenciar TACO e TRALI no departamento de emergência pode ser difícil, pois as duas condições clínicas podem apresentar dispneia, taquipneia, hipoxemia, febre, calafrios, hipotensão ou hipertensão e insuficiência renal aguda. A TRALI é acompanhada de febre, diferentemente da TACO, que, por outro lado, costuma ser mais responsiva a diuréticos que a TRALI. Além disso, a TACO está associada a aumento de peptídeo natriurético cerebral (BNP) ou pró-BNP[30].

Tanto a reação hemolítica aguda quanto a sepse podem estar associadas à coagulação intravascular disseminada (CIVD).

Segue, mais adiante, um fluxograma para auxiliar na realização de diagnóstico diferencial entre as reações transfusionais a partir dos sintomas, ajudando, consequentemente, na tomada de decisão no departamento de emergência. É importante destacar que todo paciente deve ser avaliado individualmente, levando-se em consideração outros sintomas presentes e seu contexto clínico.

Grupos especiais

Alguns grupos de pacientes, seja pela sua patologia ou pelo uso de medicações, têm probabilidade menor ou maior de desenvolver uma reação transfusional que a população geral.

Pacientes com câncer/oncológicos

Pacientes com câncer têm uma alta incidência de anemia crônica, por esse motivo necessitam de transfusões sanguíneas frequentemente, o que aumenta a produção de aloanticorpos, tornando-os mais suscetíveis a uma RT.

Imunossuprimidos

Pacientes imunossuprimidos têm menor probabilidade de desenvolver aloanticorpos.

Pacientes com doenças autoimunes

Pacientes com condições autoimunes, como lúpus eritematoso sistêmico e artrite reumatoide, têm maior probabilidade de desenvolver aloanticorpos.

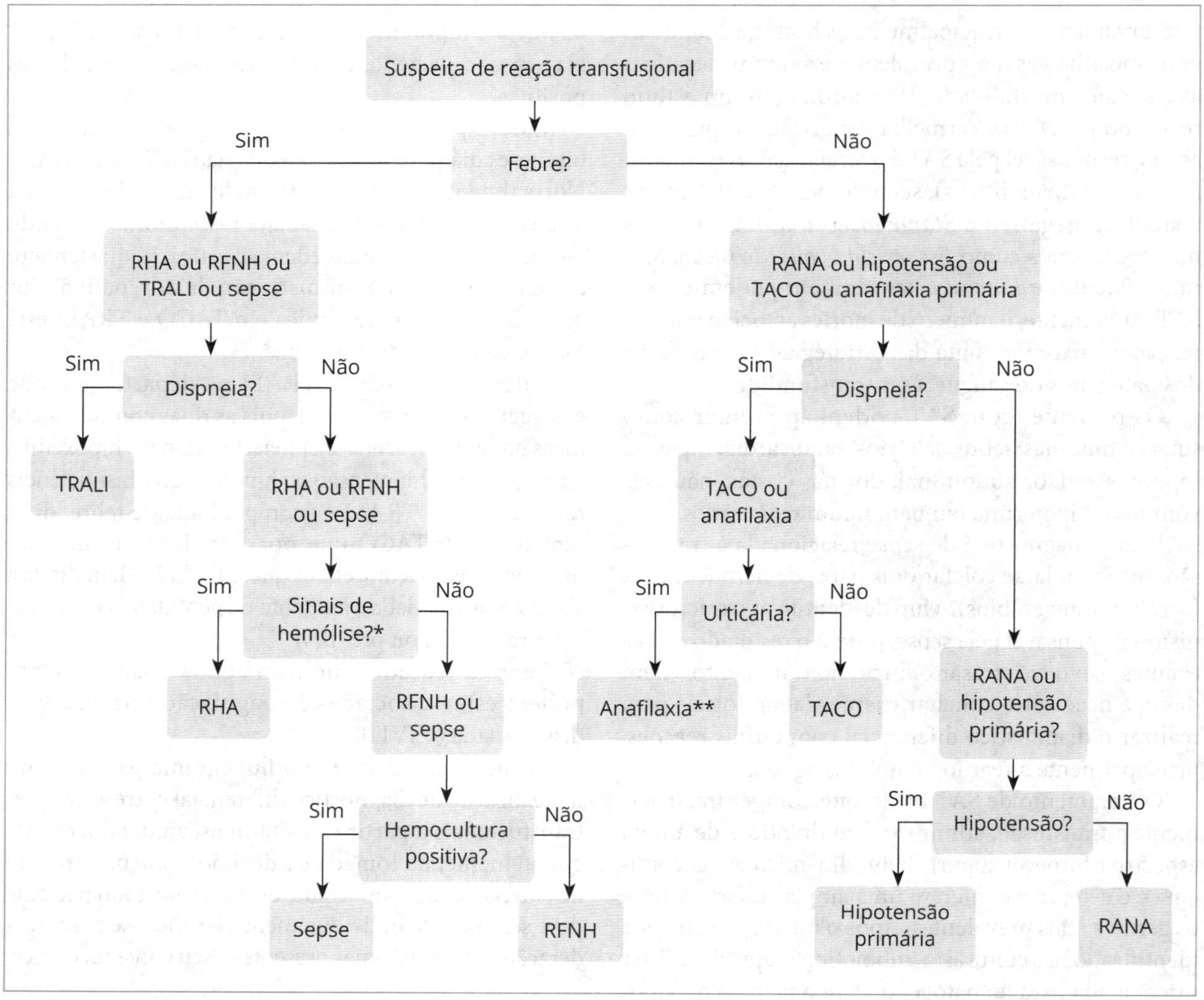

FIGURA 1 Fluxograma de auxílio para tomada de decisão após suspeita de reação transfusional.

* Sinais de hemólise sangramentos, esferócitos no esfregaço do sangue periférico, hiperbilirrubinemia, hemossiderina na urina, aumento de desidrogenase lática (DHL). ** É importante lembrar que urticária e prurido não aparecem em cerca de 10-20% dos pacientes com reação transfusional anafilática.

RANA: reação alérgica não anafilática; RFNH: reação febril não hemolítica; RHA: reação hemolítica aguda; TACO: sobrecarga circulatória relacionada à transfusão; TRALI: lesão pulmonar aguda relacionada à transfusão.

Pacientes com anemia falciforme

As transfusões sanguíneas são comuns na vida de pacientes com anemia falciforme. Eles apresentam anemia crônica e necessitam constantemente de transfusões para tratar descompensações agudas, prevenir complicações e melhorar os níveis de hemoglobina.

Esses mesmos pacientes produzem aloanticorpos após múltiplas exposições. A aloimunização é um fenômeno que ocorre quando uma pessoa desenvolve uma resposta imunológica contra antígenos presentes nas células sanguíneas de outra pessoa, ou seja, de uma bolsa sanguínea. Além disso, pacientes com síndrome torácica aguda têm probabilidade maior de desenvolver reação transfusional.

Portanto, a fim de evitar reações transfusionais no paciente com anemia falciforme, a transfusão precisa ser bem indicada. Na tentativa de diminuir a probabilidade de reação transfusional nesses pacientes, pode-se realizar leucorredução das bolsas de sangue.

Crianças

A prevalência de reações transfusionais em crianças é mais alta que nos adultos, sendo as crianças com mais de 2 anos as mais vulneráveis a esse evento, porém a maioria das reações é leve[13]. O principal perfil das reações transfusionais na população pediátrica consistiu principalmente em eventos alérgicos envolvendo pacientes politransfundidos e, na maioria das vezes, relacionados ao concentrado de plaquetas.

REFERÊNCIAS

1. Giangrande PLF. The history of blood transfusion. Br J Haematol. 2000;110:758-67.
2. Carson JL, et al. Transfusion thresholds for guiding red blood cell transfusion. Cochrane Database Syst Rev. 2021;2022(1).
3. Chou ST, et al. American Society of Hematology 2020 guidelines for sickle cell disease: transfusion support. Blood Advances. 2020;4(2):327-55.
4. Consunji R, et al. The effect of massive transfusion protocol implementation on the survival of trauma patients: a systematic review and meta-analysis. Blood Transfusion. 2020;18(6):434-45.
5. Fahrendorff M, Oliveri RS, Johansson PI. The use of viscoelastic haemostatic assays in goal-directing treatment with allogeneic blood products – A systematic review and meta-analysis. Scand J Trauma Resusc Emerg Med. 2017;25(1).
6. Goel R, Tobian AAR, Shaz BH. Noninfectious transfusion-associated adverse events and their mitigation strategies. Blood. 2019;133(17):1831-39.
7. Graham CA, et al. Identifying and understanding transfusion reactions in the oncology population. Semin Oncol Nurs. 2021;37(2):151137.
8. Hanna M, Knittel J, Gillihan J. The use of whole blood transfusion in trauma. Curr Anesthesiol Rep. 2022;12:234-9.
9. Hendrickson JE, Fasano RM. Management of hemolytic transfusion reactions. Hematology. 2021;2021(1):704-9.
10. Hervig TA, et al. Re-introducing whole blood for transfusion: considerations for blood providers. Vox Sanguinis. 2020;116(2):167–174.
11. Hess JR, Thomas MJG. Blood use in war and disaster: lessons from the past century. Transfusion. 2003;43(11):1622-33.
12. Osterman JL, Arora S. Blood product transfusions and reactions. Hematology/Oncology Clinics of North America. 2017;31(6):1159-70.
13. Pedrosa AKKV, et al. Blood transfusion reactions in children: associated factors. Jornal de Pediatria (English Edition). 2013;89(4):400-6.
14. Raval JS, Griggs JR, Fleg A. Blood product transfusion in adults: Indications, adverse reactions, and modifications. American Family Physician. 2020;102(1):30–38.
15. Rossaint R, et al. The European guideline on management of major bleeding and coagulopathy following trauma: sixth edition. Critical Care. 2023;27(1).
16. Semple JW, Rebetz J, Kapur R. Transfusion-associated circulatory overload and transfusion-related acute lung injury. Blood. 2019;133(17):1840-53.
17. Teodoro L, et al. Does the evidence support the importance of high transfusion ratios of plasma and platelets to red blood cells in improving outcomes in severely injured patients: a systematic review and meta-analyses. Transfusion. 2019;59(11):3337-49.
18. Tormey CA, Hendrickson JE. Transfusion-related red blood cell alloantibodies: induction and consequences. Blood. 2019;133(17):1821-30.
19. Torres CM, et al. Association of whole blood with survival among patients presenting with severe hemorrhage in US and Canadian adult civilian trauma centers. JAMA Surgery. 2023;158(5):532.
20. Vernon T, Morgan M, Morrison C. Bad blood: A coagulopathy associated with trauma and massive transfusion review. Acute Medicine & Surgery. 2019.
21. Zimring JC, Spitalnik SL. Pathobiology of transfusion reactions. Annual Review of Pathology: Mechanisms of Disease. 2015;10(1):83-110.
22. Brasil. Ministério da Saúde. Secretaria de Atenção à Saúde. Departamento de Atenção Especializada e Temática. Guia para uso de hemocomponentes / Ministério da Saúde, Secretaria de Atenção à Saúde, Departamento de Atenção Especializada e Temática. 2.ed. Brasília: Ministério da Saúde, 2015.
23. Pedrosa AKKV, et al. Blood transfusion reactions in children: associated factors. J Pediatr (Rio J). 2013;89(4):400-6.
24. Hanna EB, Alexander KP, Chen AY, Roe MT, Funk M, Saucedo JF. Characteristics and in-hospital outcomes of patients with non-ST-segment elevation myocardial infarction undergoing an invasive strategy according to hemoglobin levels. Am J Cardiol. 2013;111(8):1099.
25. Goel R, et al. Platelet transfusion practices in immune thrombocytopenia related hospitalizations. Transfusion. 2019;59(1):169-76.
26. Fries D, Martini WZ. Role of fibrinogen in trauma-induced coagulopathy. Br J Anaesth. 2010;105(2):116-21.
27. Centers for Disease Control and Prevention. National Healthcare Safety Network Biovigilance Component Hemovigilance Module Surveillance Protocol.
28. Brandão RAN et al. Medicina de emergência: abordagem prática.17 edição. Santana de Parnaíba: Manole, 2023.
29. Soutar R, McSporran W, Tomlinson T, et al. Guideline on the investigation and management of acute transfusion reactions. Br J Haematol. 2023; 201:832.
30. Skeate RC, Eastlund T. Distinguishing between transfusion related acute lung injury and transfusion associated circulatory overload. Curr Opin Hematol. 2007;14:682.
31. ABHH. Consenso da Associação Brasileira de Hematologia, Hemoterapia e Terapia Celular sobre patient blood management; 2023. Disponível em: https://www.abhhoficial.com.br/.

Seção XIV

Emergências infecciosas

COORDENADOR DA SEÇÃO:
Leonardo Goltara Almeida

1

Influenza

Tâmea Aparecida Linhares Pôssa Oliveira
Luiza Braun Lirio Nascimento Cadorini
Leonardo Goltara Almeida

- A influenza é uma infecção viral aguda que afeta o sistema respiratório e possui alta transmissibilidade. Ocorre durante todo o ano, mas é mais frequente nos meses de outono e inverno, quando as temperaturas caem, principalmente nas regiões Sul e Sudeste do país. Sua etiologia envolve diferentes tipos de vírus de RNA, sendo os de espécies de relevância clínica em humanos os tipos A, B, C e D. Dentre eles, o tipo A é o mais comum e geralmente o causador das epidemias mais graves[1].
- A clínica varia de sintomas leves como tosse, mialgia, cefaleia e febre a quadros mais graves de complicações como pneumonia, miocardites e encefalites que cursam com uma resposta inflamatória exacerbada do hospedeiro.
- A infecção pelo vírus influenza é uma doença de extrema importância do ponto de vista de saúde pública. A alta transmissibilidade do vírus, associada ao alto índice de mutações, requer uma observação epidemiológica constante, buscando evitar o surgimento de novas pandemias. Do ponto de vista clínico, o objetivo do nosso capítulo é conhecer os sinais e os sintomas mais recorrentes e saber identificar as populações de risco para o desenvolvimento de complicações, que são aspectos de suma importância no departamento de emergência, tanto para o diagnóstico quanto para o estabelecimento da conduta precocemente. Além das medidas de prevenção gerais, que envolvem as boas práticas de higiene, a etiqueta respiratória e o distanciamento de pacientes contaminados, a vacinação anual ainda é a principal ferramenta disponível.

ETIOLOGIA

A influenza é causada pelo vírus influenza que pertence à família Orthomyxoviridae, um grupo de vírus RNA de fita negativa. Há quatro gêneros principais descritos: Alphainfluenzavirus (anteriormente denominado Influenzavirus A), Betainfluenzavirus (anteriormente denominado Influenzavirus B), Gammainfluenzavirus (anteriormente denominado Influenzavirus C), Deltainfluenzavirus (anteriormente denominado Influenzavirus D), segundo a Taxonomia Internacional de Vírus. Somente os vírus influenza A, B e C são citados como causa de infecções em humanos. Os vírus A e B são os responsáveis pela influenza sazonal. O vírus influenza A pelas pandemias e o vírus influenza C por surtos ocasionais[2-4].

Os vírus influenza A e B apresentam maior variabilidade, sendo divididos em subtipos, de acordo com as diferenças de suas glicoproteínas de superfície, denominadas hemaglutinina (HA) e neuraminidase (NA). Atualmente, são conhecidos 18 subtipos de HA e 11 de NA. Historicamente, três subtipos de HA (H1, H2 e H3) adquiriram a habilidade de serem transmitidos de forma eficiente entre humanos. Outros subtipos, todavia, como H5, H6, H7 e H9, ocasionalmente, acometem humanos e são considerados possíveis ameaças para uma futura pandemia. A combinação entre hemaglutinina (HA) e neuraminidase (NA) é que dá o nome do subtipo, como H1N1, reconhecido na pandemia de 2009, e H1N2, descoberto na Holanda mais recentemente em 2018, e assim sucessivamente[5].

TRANSMISSÃO

A transmissão da influenza ocorre por contato direto, pessoa-pessoa, ou indireto, por meio de superfícies ou objetos contaminados (fômites)[6-8].

A transmissão direta ocorre pela via respiratória, por meio de gotículas ou aerossóis expelidos durante os atos de espirrar, tossir ou falar de indivíduos infectados. A pessoa com influenza pode transmitir o vírus a outras pessoas distanciadas em até aproximadamente 1,5 metro. Essa disseminação ocorre mais facilmente em ambientes fechados, sobretudo no inverno, quando as pessoas ficam, por mais tempo, juntas[6-8].

Na transmissão indireta, a pessoa pode adquirir influenza ao tocar uma superfície ou um objeto contaminado com secreções infectadas com o vírus influenza[6].

O vírus influenza pode sobreviver por 24 a 48 horas em superfícies, como mesas de cafeterias, livros, superfícies rígidas, teclado de computador, maçanetas e mesas de escritório[6].

O período de incubação da gripe é de 1 a 4 dias para influenza A e 0 a 6 dias para influenza B. A transmissão do vírus a partir de indivíduos infectados ocorre 1 a 2 dias antes do início dos sintomas. O pico da excreção viral ocorre entre 24 e 72 horas do início da doença e declina até níveis não detectáveis por volta do quinto dia após o início dos sintomas. As crianças, comparadas aos adultos, excretam vírus mais precocemente, com maior carga viral e por períodos mais longos, podendo durar de 7 a 10 dias ou mais[6].

As crianças pequenas que não tiveram múltiplas exposições anteriores aos vírus influenza são bastante suscetíveis à infecção e, geralmente, apresentam febre mais alta e sintomas mais graves, eliminando um número maior de partículas virais por períodos mais longos[9].

Imunocomprometidos podem excretar vírus por semanas ou até meses. No ambiente hospitalar, todavia, deve-se manter o isolamento, ainda que não haja febre, até que os pacientes não apresentem mais sintomas respiratórios[9].

Os vírus influenza mudam suas características antigênicas com frequência, e sua disseminação depende da suscetibilidade da população a vírus com novos antígenos.

O impacto das epidemias de influenza é reflexo da interação entre a variação antigênica viral, o nível de proteção da população para as cepas circulantes e o grau de virulência dos vírus[9].

FISIOPATOLOGIA

A interação de HA e NA – determinantes antigênicos do vírus influenza – com as células humanas é responsável pela resposta à infecção. A proteína HA liga-se a resíduos de ácido siálico expressos nas vias aéreas ou no epitélio alveolar, desencadeando a endocitose das partículas virais. O vírus completa a montagem, brotamento e cisão na membrana celular. A NA corta a conexão entre a HA de partículas virais recém-formadas e os receptores de ácido siálico na superfície celular, liberando novos vírus, que infectam as células vizinhas. A resposta inflamatória do hospedeiro ao vírus influenza está relacionada à lesão pulmonar induzida pelo vírus influenza, mais que a carga viral infectante. O vírus influenza inicialmente infecta o trato respiratório superior, posteriormente infecta o trato respiratório inferior à medida que a doença se agrava. A infecção de células epiteliais, células endoteliais e macrófagos alveolares leva à produção de citocinas; as células imunes adaptativas são ativadas e reguladas para secretar novas citocinas, que têm como função a eliminação viral. Um desequilíbrio entre a produção de citocinas pró-inflamatórias e a respostas anti-inflamatórias leva a uma resposta pró-inflamatória agressiva, que é uma das razões para o aumento da mortalidade durante a infecção pelo vírus influenza[3,7,10-13].

GRUPO DE RISCO

Embora a influenza seja uma doença aguda, autolimitada e mais comumente não complicada em pessoas saudáveis, há certos grupos que podem evoluir com uma doença grave e maior mortalidade. Esses grupos incluem idosos, crianças, gestantes, pacientes portadores de doenças crônicas (como diabetes, asma e doenças cardiovasculares), profissionais de saúde e indígenas, como mostrado na Tabela 1. É necessário que o departamento de emergência tenha suporte adequado para essa parcela da população, visto que estão mais suscetíveis a desenvolverem complicações graves da doença, como pneumonia, SRAG (síndrome respiratória aguda grave), pneumonia bacteriana secundária e sepse[5].

TABELA 1 População de risco para complicações pela influenza

Crianças < 5 anos, mas especialmente < 2 anos (maior risco de hospitalização) e < 6 meses (maior mortalidade)
Adultos ≥ 60 anos
Grávidas em qualquer idade gestacional ou puérperas até 2 semanas após o parto (incluindo aborto ou perda fetal)
Residentes de asilos e instituições de longa permanência
População indígena aldeada ou com dificuldade de acesso
Comorbidades incluindo: pneumopatias (incluindo asma), transtornos neurológicos que podem comprometer a função respiratória ou aumentar o risco de aspiração, cardiovasculopatias (excluindo hipertensão arterial sistêmica), distúrbios hematológicos (incluindo anemia falciforme), endócrinos (incluindo diabetes mellitus), renais, hepáticos, imunossupressão (por medicamentos ou pelo vírus da imunodeficiência humana, obesidade (IMC > 40 em adultos); indivíduos menores de 19 anos em uso prolongado com ácido salicílico (risco de síndrome de Reye).

Idosos, seja por imunossenescência, doenças crônicas concomitantes ou ambas, também correm risco de doenças mais graves, hospitalização e complicações infecciosas[6].

Além dos extremos de idade, outros grupos de risco de doença grave, hospitalização ou morte incluem aqueles com doenças pulmonares ou cardíacas crônicas, *diabetes mellitus* ou condições imunocomprometidas[6].

Possivelmente pela dificuldade em lidar com as secreções respiratórias, indivíduos com distúrbios neuromusculares também são reconhecidos como de risco aumentado para gravidade[6].

A gravidez há muito é reconhecida como um fator de risco para influenza grave, possivelmente em razão do aumento das demandas cardiopulmonares da gravidez ou pelos efeitos da gravidez no sistema imunológico; o risco aumenta a cada trimestre e persiste no período pós-parto[6].

Durante a pandemia de influenza A H1N1 de 2009, a obesidade mórbida com índice de massa corporal > 35 a 40 kg por m^2 também foi reconhecida como um importante fator de risco. A obesidade está associada à replicação excessiva do vírus influenza, aumento da gravidade das infecções bacterianas secundárias e redução da eficácia da vacinação[6].

QUADRO CLÍNICO

Os sintomas associados à infecção pelo vírus influenza variam desde uma doença respiratória leve confinada ao trato respiratório superior e caracterizada por febre de início súbita, de 37,8 a 40°C, tosse e mialgia. Podemos ainda encontrar: dor de garganta, coriza, cefaleia e fadiga. Pode evoluir com sintomas mais graves como dispneia e cianose[14].

A infecção pelo vírus influenza também pode levar a complicações não respiratórias afetando o coração, o sistema nervoso central e outros sistemas e órgãos[14].

A influenza pandêmica ocorre a cada 10 a 50 anos e é caracterizada pela introdução de uma nova cepa do vírus influenza A que é muito diferente das cepas circulantes anteriormente; a falta de imunidade preexistente em humanos é frequentemente associada à gravidade da infecção e ao aumento da mortalidade[6,14].

Influenza não complicada

Os sintomas da influenza típica não complicada costumam iniciar-se de maneira abrupta após um curto período de incubação de 1 a 2 dias. Os sintomas mais comuns incluem os da síndrome gripal com duração de cerca de 8 dias, como:

- Febre de início súbito variando em 37,8 a 41°C.
- Tosse.
- Mialgia.
- Dor de garganta.
- Cefaleia.
- Artralgia (sem artrite).

Os sintomas menos comuns incluem os gastrointestinais, como vômitos e diarreia, que geralmente não fazem parte da gripe em adultos, mas podem ocorrer em 10 a 20% das crianças[6].

Idosos (≥ 60 anos) e pacientes imunossuprimidos têm maior probabilidade de apresentar sinais e sintomas sutis; podem apresentar-se sem febre e com sintomas sistêmicos mais leves do que outros pacientes; no entanto, adultos mais velhos têm uma frequência maior de alteração do estado mental. Achados típicos como dor de garganta, mialgias e febre podem estar ausentes, e sintomas generalizados como anorexia, mal-estar, fraqueza e tontura são passíveis de predominar[6].

Outras apresentações menos comuns da influenza incluem doença respiratória afebril (semelhante ao resfriado comum) ou doença com sinais e sintomas sistêmicos na ausência de envolvimento do trato respiratório[6].

O espectro de manifestações clínicas e a gravidade da infecção podem variar de acordo com os diferentes tipos de influenza[7].

É importante salientar que os sintomas causados pelas diferentes cepas de influenza A ou B são os mesmos. Entretanto, a infecção grave, com necessidade de internação ou com complicações fatais, é significantemente maior nas infecções causadas pela Influenza A (H1N1) em populações pouco experimentadas pelo vírus. Entre os indivíduos vacinados, as manifestações clínicas podem ser semelhantes, mas tendem a ser menos graves[6].

Adultos com influenza não complicada geralmente apresentam febre e sintomas respiratórios por cerca de três dias, após os quais a maioria mostra sinais de melhora; a recuperação completa pode levar de 10 a 14 dias (mais em idosos ≥ 60 anos); no entanto, alguns pacientes apresentam sintomas persistentes de fraqueza ou fadiga por várias semanas[6].

Influenza complicada

As complicações mais comuns na infecção por influenza são:

- Pneumonia bacteriana.
- Sinusite.
- Otite.
- Desidratação.
- Piora de doenças crônicas como insuficiência cardíaca, asma ou diabetes.
- Pneumonia primária por influenza.

A grande complicação da influenza é a pneumonia, que, tipicamente, é grave, podendo levar à SRAG ou à falência orgânica multissistêmica. Deve ser suspeitada quando os sintomas persistem e pioram, não ocorrendo a resolução esperada para influenza. Dessa forma, os principais sintomas que podem somar-se ao quadro de base incluem febre alta, dispneia e cianose[6].

A infecção por influenza ainda está associada ao desenvolvimento de pneumonias bacterianas secundárias, complicação essa de grande morbidade e mortalidade, especialmente naqueles com mais de 60 anos. Isso ocorre por conta da lesão ao epitélio traqueobrônquico promovida pelo vírus, predispondo a infecções bacterianas[6].

As principais bactérias envolvidas são o *Streptococcus pneumoniae* e o *Staphylococcus aureus* (ambos sensíveis e resistentes à meticilina), mas *Pseudomonas aeruginosa, Haemophilus influenzae, Klebsiella pneumoniae, Moraxella catarrhalis* e outras também podem estar relacionadas ao quadro[6].

Alguns casos de pneumonia podem progredir rapidamente para a SRAG, que é definida em indivíduo de qualquer idade com internação hospitalar por doença respiratória aguda grave, caracterizada por febre, tosse e dispneia, acompanhadas ou não dos seguintes sintomas: aumento da frequência respiratória de acordo com a idade, hipotensão em relação à pressão arterial habitual do paciente; em crianças, além dos itens anteriores, observar também: batimentos de asa de nariz, cianose, tiragem intercostal, desidratação e inapetência[6].

Também são considerados pacientes com SRAG aqueles que apresentam síndrome gripal e exacerbação da doença de base. A dificuldade para respirar pode ser um sinal importante para a doença, assim como a presença de hipoxemia, desidratação, sonolência e a persistência da febre por mais de 72 horas[6].

DIAGNÓSTICO E NOTIFICAÇÃO

O diagnóstico de influenza não complicada deve ser suspeitado em pacientes com início abrupto de febre, tosse e mialgia quando a atividade influenza está presente na comunidade; outros sintomas, como mal-estar, dor de garganta, náusea, congestão nasal e dor de cabeça, são comuns no contexto da gripe, bem como de algumas outras doenças virais. Entre pacientes imunossuprimidos e adultos ≥ 65 anos, deve-se suspeitar de influenza no contexto de sintomas sistêmicos mais leves, com ou sem febre. Principalmente durante as temporadas de transmissão de influenza sazonal, o diagnóstico costuma ser clínico, com base na apresentação dos sinais e sintomas, com sensibilidade superior a 50%, não sendo necessária a confirmação laboratorial para dar início ao tratamento empírico[12,15].

Quem deve testar?

O teste para influenza é justificado se os resultados influenciarem decisões de manejo clínico (como terapia antiviral ou antimicrobiana, avaliação diagnóstica adicional, profilaxia para contatos de alto risco e/ou intervenções de controle de infecção) ou atividade de saúde pública (como intervenções para gestão de surtos)[12,15].

A detecção do vírus influenza pode reduzir testes desnecessários para outras etiologias, reduzir o uso inapropriado de antibióticos, melhorar a eficácia das medidas de prevenção e controle de infecções e aumentar o uso adequado de medicamentos antivirais[12,15].

No entanto, os resultados dos testes não devem atrasar o início do tratamento antiviral empírico ou a implementação de medidas de prevenção de infecções[12,15].

A decisão de testar não deve ser influenciada pelo *status* de vacinação contra influenza; a vacina contra influenza oferece proteção variável contra a infecção pelo vírus influenza[12,15].

Quando o vírus influenza está circulando

Quando o vírus influenza está circulando (no hemisfério norte, geralmente de setembro a abril; no hemisfério sul, geralmente de abril a setembro), o teste é indicado nas seguintes circunstâncias:

- Pacientes imunocomprometidos ou com alto risco de complicações apresentando doença semelhante à influenza, pneumonia ou doença respiratória inespecífica (p. ex., tosse sem febre)[12,15].
- Pacientes com sintomas respiratórios agudos (com ou sem febre) e exacerbação de uma condição médica crônica (como asma, doença pulmonar obstrutiva crônica ou insuficiência cardíaca) ou complicação da gripe (como pneumonia)[12,15].
- Pacientes hospitalizados com sintomas respiratórios agudos (com ou sem febre) ou exacerbação de uma condição médica crônica (como asma, doença pulmonar obstrutiva crônica ou insuficiência cardíaca)[12,15].

Quando o vírus influenza não está circulando

Quando o vírus influenza não está circulando, o teste para os grupos descritos garante consideração no cenário de exposição epidemiológica relevante (p. ex., exposição a uma pessoa diagnosticada com influenza, um surto de influenza, um surto de doença respiratória de causa incerta ou viagem recente a uma área com atividade conhecida da gripe)[12,15].

Como fazer a escolha do teste?

Vários testes estão disponíveis para o diagnóstico da gripe sazonal. Listamos alguns principais na Tabela 2[12,15].

Como coletar amostras?

A obtenção de amostras é um aspecto crucial na investigação de doenças infecciosas, uma vez que essas informações podem ajudar a identificar o agente etiológico e orientar o tratamento adequado. É importante que as amostras sejam coletadas o mais rápido possível após o início dos sintomas, de preferência dentro de quatro dias. Isso é crucial porque, nesse período, o número de patógenos é geralmente maior na amostra, aumentando assim a probabilidade de detectar o agente infeccioso. Além disso, é importante tomar medidas adequadas de coleta e armazenamento de amostras para minimizar o risco de contaminação e garantir a qualidade do material coletado. Com base nessas considerações, é fundamental que as amostras sejam recolhidas conforme as orientações-padrão e que a análise seja realizada em laboratórios credenciados e com capacidade técnica suficiente para fornecer resultados precisos e confiáveis[12,15].

TABELA 2 Características de testes recomendados para determinar Influenza

Teste		Tempo para resultados	Comentários
Testes recomendados	Ensaios moleculares convencionais, incluindo RT-PCR em tempo real e PCR multiplex (detecção de ácido nucleico)	1 a 8 horas	Alta sensibilidade e especificidade Pode diferenciar influenza A e B, bem como subtipos de influenza A Multiplex PCR detecta outros vírus respiratórios e patógenos bacterianos
	Ensaios moleculares rápidos (detecção de ácido nucleico)	15 a 30 minutos	Alta sensibilidade e especificidade Pode diferenciar influenza A e B, mas não pode diferenciar subtipos de influenza A
Testes adicionais	Testes rápidos de diagnóstico da gripe (detecção de antígenos)	< 15 minutos	Sensibilidade baixa a moderada; alta especificidade
	Imunofluorescência direta e indireta (detecção de antígenos)	1 a 4 horas	Sensibilidade moderadamente alta; alta especificidade
Cultura viral	Shell cultura viral	1 a 3 dias	Sensibilidade moderadamente alta; maior especificidade Não é útil para gerenciamento clínico oportuno Usado para vigilância em saúde pública
	Isolamento em cultura celular		

DIAGNÓSTICO DIFERENCIAL

Os sinais e os sintomas da influenza frequentemente se sobrepõem aos de outras infecções virais respiratórias e podem ser clinicamente indistinguíveis na ausência de testes diagnósticos[4,10,12,15,16].

- Síndrome respiratória aguda grave coronavírus 2/ covid-19: pode ser difícil distinguir entre influenza e covid-19 com base apenas nas manifestações clínicas. Fadiga, dor de cabeça, diarreia, distúrbios olfativos (como anosmia ou hiposmia) e distúrbios do paladar (como ageusia ou hipogeusia) são mais comuns com covid-19 do que com influenza. O diagnóstico de covid-19 é estabelecido por meio de teste de amplificação de ácido nucleico ou teste de antígeno. Um resultado de teste positivo para influenza ou covid-19 não descarta a coinfecção quando ambos os vírus estão circulando[4,10,12,15,16].
- Vírus sincicial respiratório (VSR): o VSR causa surtos sazonais de doenças do trato respiratório em todo o mundo, geralmente durante o inverno. É comum entre crianças, mas também é uma causa importante e muitas vezes não reconhecida de infecção do trato respiratório em adultos mais velhos e pacientes imunocomprometidos. O diagnóstico é estabelecido por meio de um ensaio baseado na reação em cadeia da polimerase[4,10,12,15,16].
- Resfriado comum: o resfriado comum pode ser causado por vários vírus diferentes, incluindo rinovírus, parainfluenza e coronavírus do resfriado comum. Em geral, em comparação com a gripe, os sintomas do resfriado são comumente mais leves, a congestão nasal é mais frequente e os resfriados raramente resultam em sérios problemas de saúde ou complicações. O diagnóstico se baseia nas manifestações clínicas[4,10,12,15,16].
- Pneumonia bacteriana: a pneumonia bacteriana pode se apresentar como uma complicação da gripe ou de forma independente. Os pacientes com pneumonia bacteriana geralmente apresentam febre, dispneia, tosse e produção de escarro[4,10,12,15,16].

Achados laboratoriais

Os achados laboratoriais geralmente não são úteis para fazer o diagnóstico de influenza. As contagens de leucócitos são normais ou baixas no início da doença, mas podem se tornar elevadas mais tarde. Contagens de glóbulos brancos > 15.000 células/µL sugerem superinfecção bacteriana.

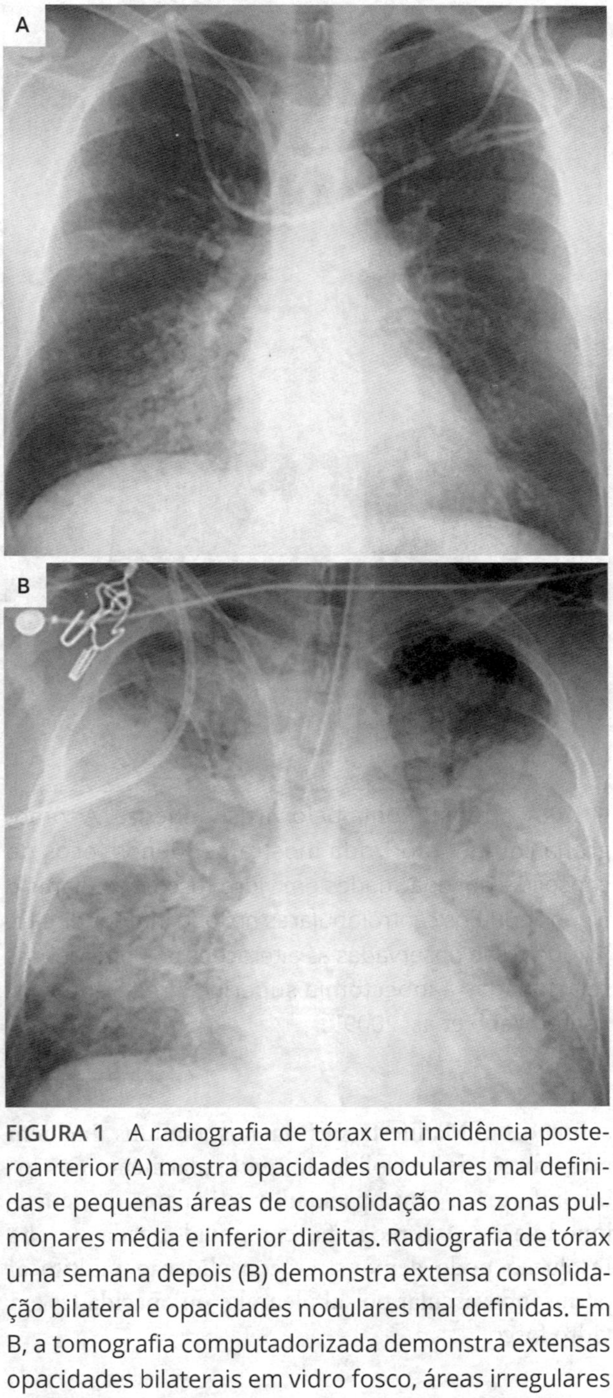

FIGURA 1 A radiografia de tórax em incidência posteroanterior (A) mostra opacidades nodulares mal definidas e pequenas áreas de consolidação nas zonas pulmonares média e inferior direitas. Radiografia de tórax uma semana depois (B) demonstra extensa consolidação bilateral e opacidades nodulares mal definidas. Em B, a tomografia computadorizada demonstra extensas opacidades bilaterais em vidro fosco, áreas irregulares de consolidação e vários nódulos centrolobulares.
Fonte: Muller et al., 2007[13].

Achados radiográficos

As manifestações radiográficas da pneumonia primária por influenza incluem opacidades reticulares ou reticulonodulares bilaterais, com ou sem consolidação

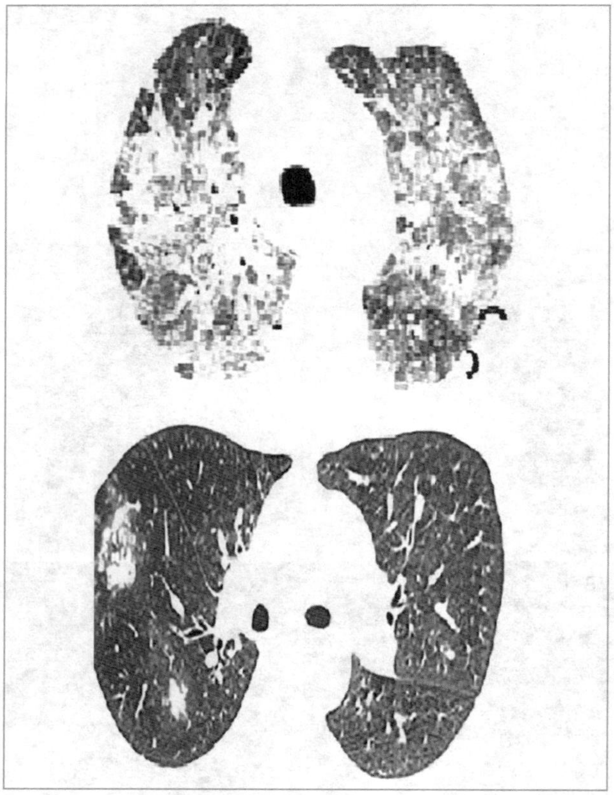

FIGURA 2 Pneumonia pelo vírus influenza. A tomografia computadorizada mostra pequenos focos de consolidação, opacidades em vidro fosco irregulares e alguns nódulos centrolobulares no lobo inferior direito. Também são observadas as alterações pós-operatórias relacionadas à lobectomia superior direita anterior. Fonte: Webb et al., 2009[17].

sobreposta. Manifestações menos comuns incluem áreas focais de consolidação, particularmente nos lobos inferiores, sem opacidades reticulares ou reticulonodulares. A tomografia computadorizada de alta resolução pode demonstrar consolidação multifocal peribroncovascular ou subpleural e/ou opacidades em vidro fosco.

POCUS

Existem dados crescentes sobre o uso da ultrassonografia pulmonar para diagnosticar pneumonia, particularmente em pacientes instáveis no departamento de emergência ou unidade de terapia intensiva, nos quais é difícil obter radiografias de tórax de boa qualidade. Em três grandes metanálises, a sensibilidade da ultrassonografia pulmonar foi de aproximadamente 80 a 90% e a especificidade, de aproximadamente 70 a 90%.

MANEJO CLÍNICO E TRATAMENTO

Os antivirais fosfatos de oseltamivir (Tamiflu®) e zanamivir (Relenza®) são medicamentos inibidores de neuraminidase, classe de drogas planejadas contra o vírus influenza. O tratamento com o antiviral, de maneira precoce, pode reduzir a duração dos sintomas e, principalmente, a ocorrência de complicações da infecção pelo vírus influenza. Estudos observacionais incluindo pacientes hospitalizados demonstraram maior benefício clínico quando o fosfato de oseltamivir é iniciado até 48 horas do início dos sintomas[6].

Entretanto, alguns estudos sugerem que o fosfato de oseltamivir pode ainda ser benéfico para pacientes hospitalizados se iniciado de 4 a 5 dias após o começo do quadro clínico. No caso de pacientes gestantes em qualquer trimestre com infecção por influenza A (H1N1), o maior benefício em prevenir falência respiratória e óbito foi demonstrado nos casos que receberam tratamento até 72 horas, porém ainda houve benefício quando iniciado entre 3 a 4 dias após o começo dos sintomas, quando comparado com casos que receberam o antiviral após 5 dias do início do quadro clínico[6].

Os efeitos do uso dos antivirais em situações clínicas graves não foram avaliados em estudos clínicos randomizados controlados duplos-cegos, incluindo placebo, uma vez que a maior parte dos estudos clínicos anteriores foi conduzida em pacientes ambula-

TABELA 3 Drogas disponíveis aprovadas para pacientes com influenza hospitalizados

Agente antiviral	Dose/tratamento	Dose profilaxia	Contraindicações
Oseltamivir	75 mg por via oral duas vezes ao dia por 5 dias	75 mg por via oral uma vez ao dia; duração habitual 7 dias	N/D
Zanamivir	10 mg (duas inalações de 5 mg) duas vezes ao dia por 5 dias	10 mg (duas inalações de 5 mg) uma vez ao dia; duração habitual de 7 dias	Zanamivir (inalado) é contraindicado em pacientes com asma ou doença pulmonar obstrutiva crônica e não deve ser usado para tratamento de gripe grave (pelos dados limitados)

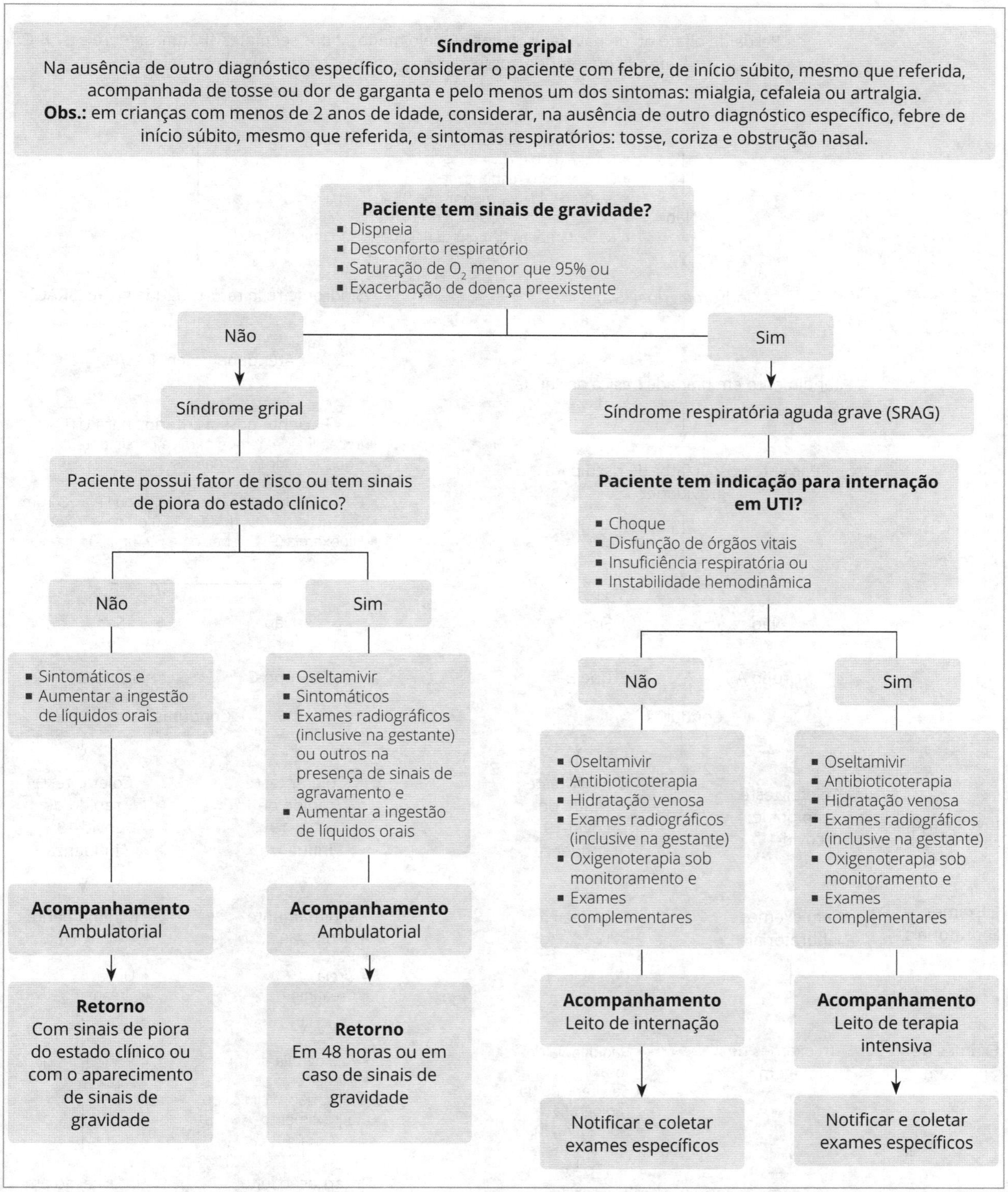

FIGURA 4 Fluxograma do manejo de acordo com o quadro clínico de pacientes com influenza. Fonte: Brasil, 2021[1].

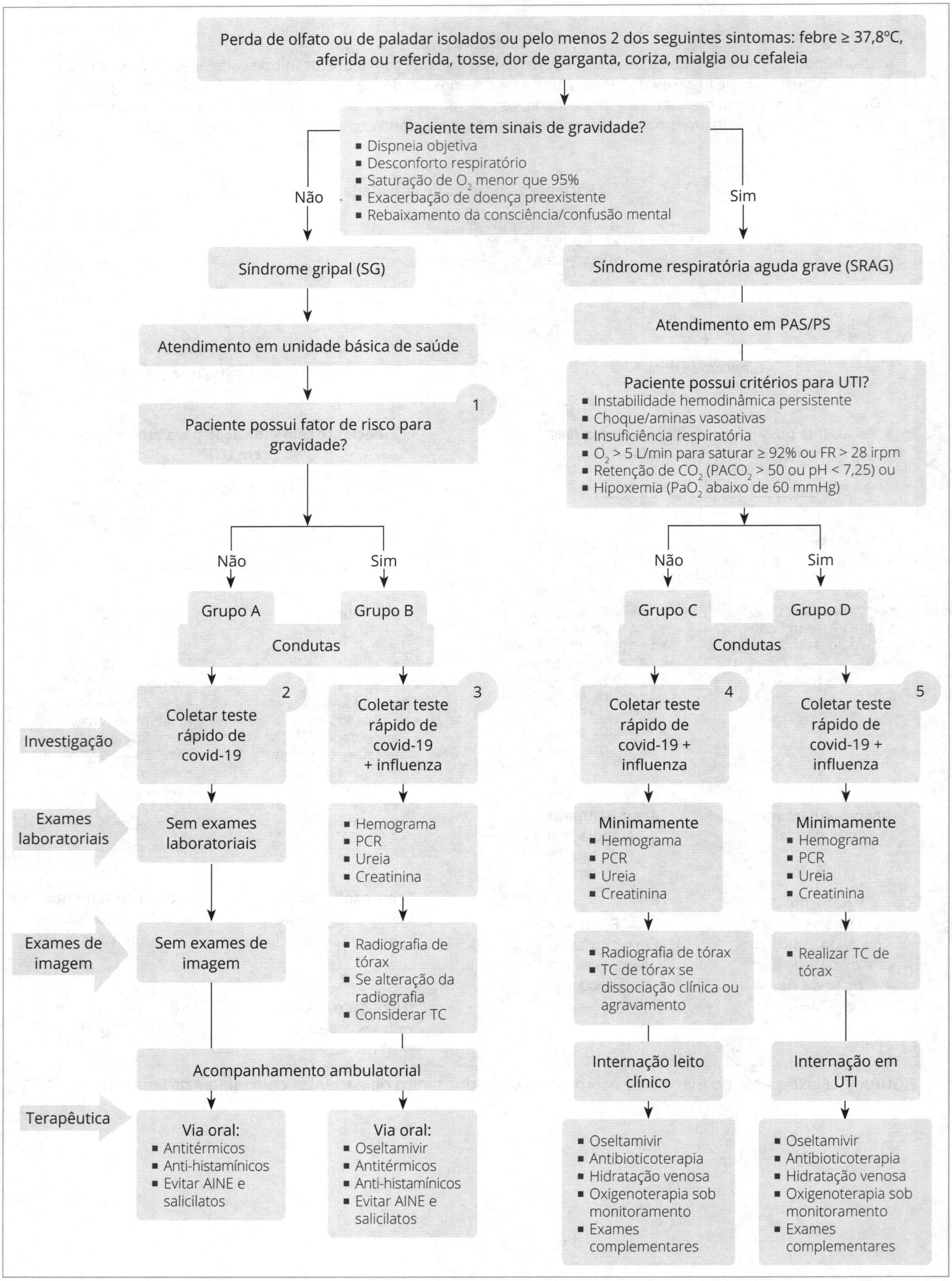

FIGURA 3 Fluxograma para manejo de pacientes com síndrome gripal que pode indicar influenza. *(continua)*
Fonte: Brasil, 2021[1].

Recomendações →

Paciente com resultado positivo: isolamento domiciliar por 10 dias do início dos sintomas + 24 horas afebril sem uso de antitérmico e ausência de sintomas respiratórios (após os 7 dias).
Paciente aguardando coleta ou resultado: afastamento por 3 dias e, se necessário, reavaliação ambulatorial
Retornar em caso de sinais de gravidade

FIGURA 3 Fluxograma para manejo de pacientes com síndrome gripal que pode indicar influenza. *(continuação)*
Fonte: Brasil, 2021[1].

toriais apresentando apenas síndrome gripal. Segundo as agências internacionais, os inibidores de neuraminidase (oseltamivir e zanamivir) são considerados stand of care e únicas drogas disponíveis aprovadas para pacientes com influenza hospitalizados[6].

As Figuras 3 e 4 ilustram alguns dos fluxogramas utilizados para guiar o raciocínio clínico no manejo dos pacientes infectados por influenza conforme sinais de gravidade[6].

RECOMENDAÇÕES DE ISOLAMENTO

O isolamento em ambiente hospitalar não é necessário na maioria dos casos de influenza, a menos que o paciente apresente uma complicação grave da gripe ou seja hospitalizado por outros motivos. Os pacientes com sintomas leves a moderados de gripe podem ser tratados em casa com repouso, ingestão de líquidos e medicamentos para alívio dos sintomas. Já os pacientes com sintomas mais graves ou complicações devem ser hospitalizados e isolados em quartos individuais com pressão negativa a fim de evitar a disseminação do vírus para outros pacientes e profissionais de saúde.

Com base no encaminhamento para o isolamento, é recomendado, como mostra a Figura 5, que os pacientes, médicos, enfermeiros e qualquer indivíduo que possa ter contato com o paciente infectado tomem medidas de prevenção, assim como o próprio indivíduo. Essa medida auxilia no controle da propagação de novos casos de infecção, assim como na possibilidade de agravantes decorrentes de sistema imunológico debilitado[6].

RECOMENDAÇÕES ADICIONAIS

- Precauções-padrão: aplicadas para todos os pacientes, independentemente do diagnóstico ou suspeita de infecção. São elas: higienização das mãos; utilização de EPI (luvas, máscara, avental, protetor ocular), de acordo com o grau de exposição; descarte seguro de perfurocortantes (não encapar ou desconectá-los)[6].
- Precauções para gotículas (respiratórias): indicadas para pacientes com infecção transmitida por gotículas, através de tosse, fala e espirro, como no caso da influenza. São elas: quarto privativo ou coorte (pacientes com o mesmo microrganismo); higienização das mãos; uso de máscara cirúrgica ao entrar no quarto privativo e retirá-la antes de deixar o quarto, descartando-a no lixo e, imediatamente, fazer higienização das mãos com álcool a 70%[6].
- Precaução respiratória: se precisar deslocar-se para realizar exames ou para outra unidade do hospital, deve usar uma máscara cirúrgica. Informar ao setor antes de remover o paciente[6].
- Isolamento no quarto privativo para crianças e adultos imunocompetentes: deverá ser mantido por 7 dias após o começo dos sintomas ou até 24 horas após a resolução da febre e sintomas respiratórios, sem uso de antitérmico. Crianças podem eliminar o vírus por até 14 dias. Dentro do possível, evitar visitas ao paciente internado com influenza. O visitante deverá usar máscara cirúrgica, evitar tocar em superfícies ou artigos e higienizar as mãos com álcool a 70%, imediatamente após a retirada da máscara cirúrgica[6].
- Uso de máscaras com proteção para aerossóis: em procedimentos com risco de geração de aerossóis: intubação, aspiração, broncoscopia, necropsia, reanimação cardiopulmonar, entre outros. Usar máscara em quarto privativo e, se possível, em unidade de isolamento respiratório com pressão negativa e filtro HEPA (*high efficiency particulate arrestance*)[6].

INDICAÇÕES PARA INTERNAÇÃO EM UNIDADE DE TERAPIA INTENSIVA

Instabilidade hemodinâmica persistente (pressão arterial que não respondeu à reposição volêmica – 30 mL/kg de solução cristaloide nas primeiras 3 horas), indicando uso de amina vasoativa (p. ex., noradrenalina, dopamina, adrenalina). Sinais e sintomas de insuficiência respiratória, incluindo hipoxemia (PaO_2 abaixo de 60 mmHg) com necessidade de suplemen-

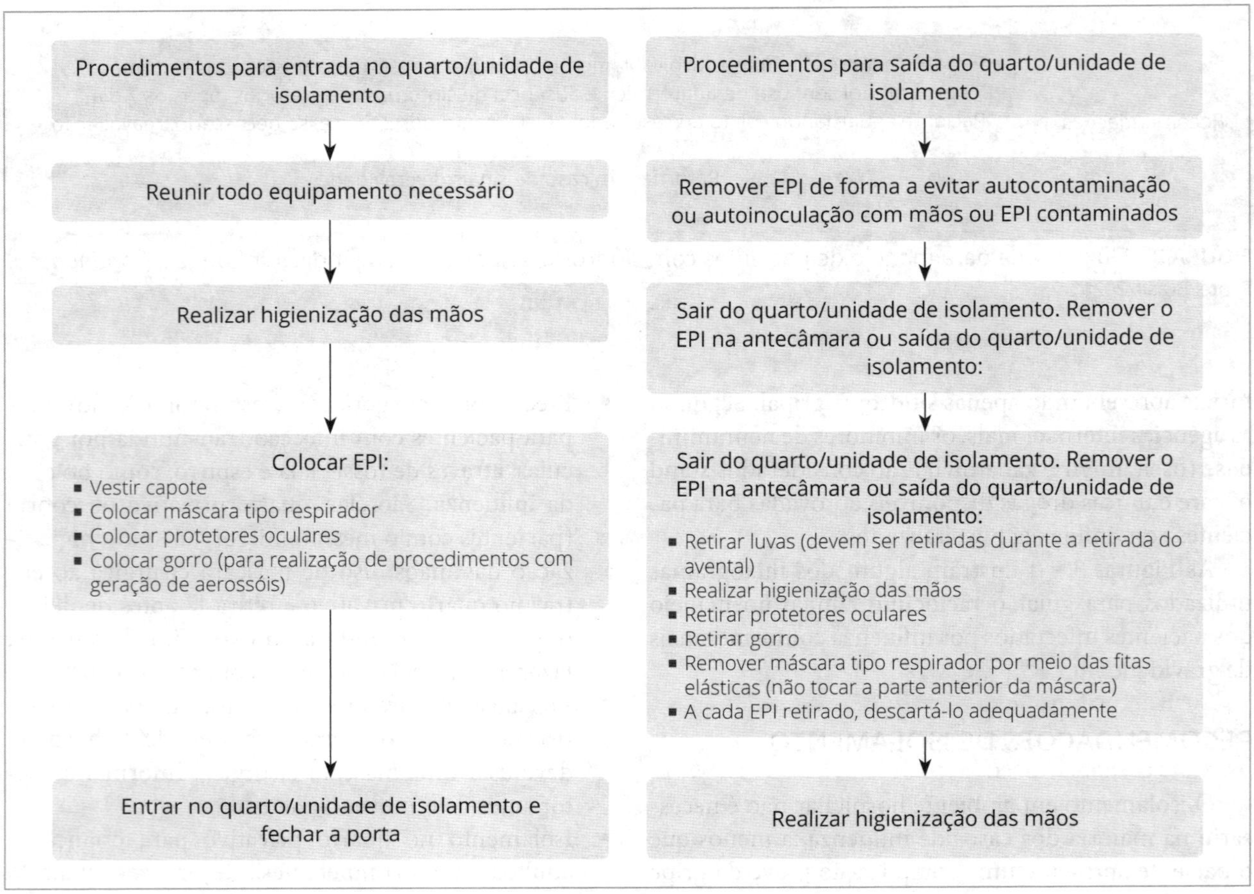

FIGURA 5 Orientações para entrada e saída do isolamento.
EPI: equipamento de proteção individual. Fonte: Brasil, 2009[18].

tação de oxigênio para manter saturação arterial de oxigênio acima de 90%. Evolução para outras disfunções orgânicas, como insuficiência renal aguda e disfunção neurológica[6].

VACINA

O controle da influenza requer vigilância qualificada, somada às ações de imunização anuais, direcionadas especificamente aos grupos de maior vulnerabilidade e com maior risco para desenvolver complicações. A vacinação anual contra influenza é a principal medida utilizada para se prevenir a doença, porque pode ser administrada antes da exposição ao vírus e é capaz de promover imunidade durante o período de circulação sazonal do vírus influenza, reduzindo o agravamento da doença. É recomendada a vacinação anual contra influenza para os grupos-alvo definidos pelo Ministério da Saúde, mesmo que já tenham recebido a vacina na temporada anterior, pois se observa queda progressiva na quantidade de anticorpos protetores. Essa recomendação é válida mesmo quando a vacina indicada contém as mesmas cepas utilizadas no ano anterior[6].

Vacinação anual dos profissionais de saúde

Os profissionais de saúde são mais expostos à influenza e estão incluídos nos grupos prioritários para vacinação, não apenas para sua proteção individual, mas também para evitar a transmissão dos vírus aos pacientes de alto risco[6].

Notificações

- Todo caso de SRAG hospitalizado deve ser notificado.
- Nos casos de surtos, a vigilância epidemiológica local deverá ser prontamente notificada/informada.
- O Brasil possui uma rede de unidades sentinelas para vigilância da influenza, distribuídas em serviços de saúde, em todas as unidades federadas do país, que monitoram a circulação do vírus influenza por meio de casos de SG e SRAG.

TABELA 2 Orientações do uso da quimioprofilaxia

Droga	Faixa etária		Quimioprofilaxia
Fosfato de oseltamivir (Tamiflu®)	Adulto		75 mg/dia, VO/10 dias
	Criança maior de 1 ano de idade	≤ 15 kg	30 mg/dia, VO/10 dias
		> 15 kg a 23 kg	45 mg/dia, VO/10 dias
		> 23 kg a 40 kg	60 mg/dia, VO/10 dias
		> 40 kg	75 mg/dia, VO/10 dias
	Criança menor de 1 ano de idade	0 a 8 meses	3 mg/kg ao dia, 10 dias
		9 a 11 meses	3,5 mg,kg ao dia, 10 dias
Zanamivir (Relenza®)	Adulto		10 mg; duas inalações de 5 mg, uma vez ao dia, 10 dias
	Criança	≥ 5 anos	10 mg; duas inalaçções de 5 mg uma vez ao dia, 10 dias

QUIMIOPROFILAXIA

Os medicamentos antivirais apresentam de 70 a 90% de efetividade na prevenção da influenza e constituem ferramenta adjuvante da vacinação. Entretanto, a quimioprofilaxia indiscriminada não é recomendável, pois pode promover o aparecimento de resistência viral. A quimioprofilaxia com antiviral não é recomendada se o período após a última exposição a uma pessoa com infecção pelo vírus for maior que 48 horas. Considera-se exposição quando a pessoa teve contato com caso suspeito ou confirmado para influenza em até 48 horas. Para que a quimioprofilaxia seja efetiva, o antiviral deve ser administrado durante a potencial exposição à pessoa com influenza e continuar por mais 7 dias após a última exposição conhecida[6].

Indicações da quimioprofilaxia para influenza

- Pessoas com risco elevado de complicações não vacinadas ou vacinadas há menos de duas semanas, após exposição a caso suspeito ou confirmado de influenza[6].
- Crianças com menos de 9 anos, primovacinadas, necessitam de segunda dose da vacina com intervalo de um mês para serem consideradas vacinadas. Aquelas com condições ou fatores de risco que foram expostas a caso suspeito ou confirmado no intervalo entre a primeira e a segunda dose ou com menos de duas semanas após a segunda dose[6].
- Pessoas com graves deficiências imunológicas (p. ex., pessoas que usam medicamentos imunossupressores; pessoas com aids com imunodepressão ou outros fatores que possam interferir na resposta à vacinação contra a influenza), após contato com pessoa com infecção[6].
- Profissionais de laboratório, não vacinados ou vacinados há menos de 15 dias, que tenham manipulado amostras clínicas de origem respiratória que contenham o vírus influenza sem uso adequado de EPI[6].
- Trabalhadores de saúde, não vacinados ou vacinados há menos de 15 dias, e que estiveram envolvidos na realização de procedimentos invasivos geradores de aerossóis ou na manipulação de secreções de caso suspeito ou confirmado de influenza sem o uso adequado de EPI[6].
- Residentes de alto risco em instituições fechadas e hospitais de longa permanência, durante surtos na instituição, deverão receber quimioprofilaxia, se tiverem comorbidades[6].

REFERÊNCIAS

1. Brasil, Secretaria de Estado da Saúde. Abordagem integrada para síndrome respiratória no contexto da pandemia COVID-19 sobreposta à epidemia da influenza. Espírito Santo: Secretaria de Saúde; 2021. v.1
2. Beirigo APT, Pereira IS, Costa PS. Influenza A (H1N1): revisão bibliográfica. SaBios-Revista de Saúde e Biologia. 2017;12(2):53-67.
3. Javanian M, Barary M, Ghebrehewet S, Koppolu V, Vasigala V, Ebrahimpour S. A brief review of influenza virus infection. J Med Virol. 2021;93(8):4638-46.
4. Krammer F, Smith GJD, Fouchier RAM, Peiris M, Kedzierska K, Doherty PC, et al. Influenza. Nat Rev Dis Primers. 2018;4(1):3.
5. Brasil, Ministério da Saúde. Protocolo de tratamento de influenza. Secretaria de Vigilância em Saúde. Brasília: Departamento de Vigilância das Doenças Transmissíveis; 2017.
6. Camus A. Influenza A (H1N1): histórico, estado atual no Brasil e no mundo, perspectivas. Rev Med Minas Gerais. 2019;19(2):132-9.

7. Ribeiro J, Bellei N. Influenza (Gripe). Sociedade Brasileira de Infectologia, 2017.
8. Silveira AA. Vacina para o vírus Influenza A (H1N1). Referências em Saúde da Faculdade Estácio de Sá de Goiás-RRS-FESGO. 2019;2(1).
9. Eberle AD, Casali AM. Crise organizacional e sensemaking: o caso de um hospital público no contexto da pandemia de influenza A (H1N1). Cadernos EBAPE BR. 2012;10:820-40.
10. Klompas M, et al. Avaliação clínica e testes diagnósticos para pneumonia adquirida na comunidade em adultos. UpToDate, 2023.
11. Moura AS, Rocha RL. Endemias e epidemias: dengue, leishmaniose, febre amarela, influenza, febre maculosa e leptospirose. Belo Horizonte: Nescon/UFMG, 2012.
12. Uyeki TM, Bernstein HH, Bradley JS, Englund JA, File TM, Fry AM, et al. Clinical practice guidelines by the Infectious Diseases Society of America: 2018 Update on diagnosis, treatment, chemoprophylaxis, and institutional outbreak management of seasonal influenzaa. Clin Infect Dis. 2019;68(6):895-902.
13. Müller NL, Franquet T, Lee KS, Silva IS. Imaging of pulmonary infections. Philadelphia: Lippincott Williams & Wilkins, 2007.
14. Brasil, Agência Nacional de Vigilância Sanitária. Microbiologia clínica para o controle de infecção relacionada à assistência à saúde – Módulo 3: Principais Síndromes Infecciosas. ANVISA; 2010. n.9.
15. Uyeki TM, Hui DS, Zambon M, Wentworth DE, Monto AS. Influenza. Lancet. 2022;400(10353):693-706.
16. Paules C, Subbarao K. Influenza. Lancet Lond Engl. 2017.
17. Webb WR, Müller NL, Naidich DP (eds.). High-resolution CT of the lung, 4th ed. Philadelphia: Lippincott Williams & Wilkins; 2009.
18. Brasil, Ministério da Saúde. Protocolo de procedimentos para o manejo de casos e contatos de influenza A(H1N1). Brasília: Gabinete Permanente de Emergências de Saúde Pública; 2009. v.5.
19. Almeida F, et al. Consenso para o tratamento e profilaxia da influenza (Gripe) no Brasil. Sociedade brasileira de pediatria. 2015;5.
20. Costa LMC, Merchan-Hamann E. Pandemias de influenza e a estrutura sanitária brasileira: breve histórico e caracterização dos cenários. Revista Pan-Amazônica de Saúde. 2016;7(1):15.
21. Junior APN, et al. Apresentação clínica e evolução de pacientes com infecção por Influenza A (H1N1) que necessitaram de terapia intensiva durante uma pandemia de 2009. Rev Bras Ter Intens. 2010;22:333-8.
22. Keilman LJ. Seasonal Influenza (Flu). Nurs Clin North Am. 2019;54(2):227-43.
23. Temporão JG. O enfrentamento do Brasil diante do risco de uma pandemia de influenza pelo vírus A (H1N1). Epidemiologia e Serviços de Saúde. 2009;18(3):201-204.

2

Sepse

Alan dos Santos Moreira
Adenilton Mota Rampinelli
Déborah Dellabianca Bento
Leticia Rego Dalvi

PONTOS PRINCIPAIS

- O qSOFA é um marcador de gravidade, mais bem empregado para estratificação de risco à beira do leito e alerta precoce para escalonamento dos cuidados em decorrência do alto risco de óbito.
- A hipotensão arterial e baixa perfusão periférica gera hipo-oxigenação tecidual globalmente, acarretando a necessidade de maior utilização de oxigênio a nível celular, que é prejudicada com a oxidação mitocondrial inadequada.
- A escolha do antibiótico é feita empiricamente, de acordo com o foco infeccioso suspeito e algumas particularidades devem ser levadas em consideração na escolha da terapia a ser utilizada.

INTRODUÇÃO

Sepse é uma emergência médica comum nos departamentos de emergência do mundo inteiro. Possui alta taxa de mortalidade e estima-se que 20% de todas as mortes do mundo por sepse sejam evitáveis quando o diagnóstico é feito de forma precoce. Esse assunto é tão relevante que há o Dia Mundial da Sepse, no dia 13 de setembro, para trazer à evidência essa doença[1].

De acordo com a Organização Mundial da Saúde (OMS), a sepse é uma das doenças que mais mata globalmente, cerca de 11 milhões de vítimas por ano; e o Brasil tem uma das maiores taxas de mortalidade no mundo, aproximadamente 240 mil pessoas por ano. Possui alta gravidade e alta taxa de internação, chegando a uma taxa de letalidade global de 55%, de acordo com dados do estudo nacional SPREAD, realizado em 2014 em 317 unidades de terapia intensiva (UTI)[2]. A mortalidade tão alta se deve à demora de reconhecimento da afecção e de tratamento inadequado. Por isso, é de extrema importância que o médico emergencista saiba reconhecer um quadro que tenha sepse como hipótese diagnóstica principal para iniciar o tratamento imediatamente a fim de tentar reduzir a taxa de mortalidade, o tempo de internação e a sequela nos pacientes acometidos[1].

Diferentemente de infecção não complicada, quando o paciente apresenta uma infecção localizada e sem a presença de disfunção orgânica, a sepse foi definida em 2016 como disfunção orgânica ameaçadora à vida, causada por uma resposta desregulada à infecção. Para identificarmos as disfunções orgânicas é recomendada a utilização do escore SOFA (*Sequential Sepsis-related Organ Failure Assessment*); e para definição diagnóstica da disfunção é necessária a alteração aguda de dois ou mais critérios[3].

Como definição, paciente em choque séptico é aquele que possui critério de sepse e que apresenta hipotensão persistente e refratária, com necessidade do início de drogas vasopressoras para manter pressão arterial média (PAM) maior ou igual a 65 mmHg e nível de lactato sérico maior que 2 mmol/L ou 18 mg/dL, apesar da expansão volêmica adequada. Pacientes que se enquadram nesses critérios possuem mortalidade acima de 40%[3].

Sabe-se que a identificação precoce é fundamental na tentativa de redução da morbidade e mortalidade desses pacientes. Por isso, há diversos estudos que analisaram e compararam as ferramentas para serem utilizadas na triagem, como *quick Sequential Organ Failure Assessment* (qSOFA), Síndrome da Resposta Inflamatória Sistêmica (SRIS), *Modified Early Warning Score* (MEWS) e *National*

TABELA 1 Parâmetros Critérios SOFA

Critérios SOFA Presença de 2 ou mais critérios					
	0	**1 ponto**	**2 pontos**	**3 pontos**	**4 pontos**
Respiração relação P/F	≥ 400	< 400	< 300	< 200 com suporte ventilatório	< 100 com suporte ventilatório
Coagulação plaquetas/mm^3	≥ 150 mil	< 150 mil	< 100 mil	< 50 mil	< 20 mil
Fígado Bilirrubina (mg/dL)	< 1,2	1,2-1,9	2,0-5,9	6,0-11,9	> 12,0
Cardiovascular (drogas: mcg/kg/min)	PAM ≥ 70 mmHg	PAM < 70 mmHg	Dopamina < 5 ou dobutamina qualquer dose	Dopamina 5,1-15 ou adrenalina ≤ 0,1 ou noradrenalina ≤ 0,1	Dopamina ≥ 15 ou adrenalina > 0,1 ou noradrenalina > 0,1
SNC Escala de Glasgow	15	13-14	10-12	6-9	3-5
Renal Creatinina (mg/dL) ou débito urinário	< 1,2	1,2-1,9	2,0-3,4	3,5-4,9 < 500 mL/dia	≥ 5,0 < 200 mL/dia

SOFA: *Sequential Sepsis-related Organ Failure Assessment.*
Fonte: Singer et al., 2016[3].

Early Warning Score (NEWS), que avalia critérios de deterioração dos pacientes.

O qSOFA é um marcador de gravidade, mais bem empregado para estratificação de risco à beira do leito e alerta precoce para escalonamento dos cuidados em decorrência do alto risco de óbito. Esse escore possui menor sensibilidade e, portanto, não deve ser utilizado como ferramenta de triagem da sepse em comparação com os critérios de SRIS, NEWS ou MEWS, que demonstraram resultados superiores na triagem de pacientes com suspeita de sepse para o início do tratamento adequado. Vale ressaltar que, devido à alta sensibilidade, alguns desses critérios estarão presentes em pacientes hospitalizados, mesmo nos que nunca desenvolveram infecção ou sepse[4].

Os principais fatores de risco para sepse incluem: admissão em unidade de terapia intensiva (decorrente do risco de infecção nosocomial e infecção por bactérias multirresistentes); idade avançada (maior ou igual a 65 anos), estes também apresentam maior risco de mortalidade e probabilidade aumentada de internação prolongada; imunossupressão (neoplasias malignas, infecção por HIV/aids, asplenia, uso de drogas imunossupressoras, imunossupressões primárias); doença renal e hepática crônicas; diabetes e obesidade e histórico de hospitalização e internação prévia (decorrente da alteração em microbiota do paciente e pela exposição recente a antimicrobianos).

Sabe-se que o choque séptico é um tipo de choque distributivo, ou seja, cursa com vasoplegia. O choque vasoplégico tem etiologia multifatorial e é caracterizado por redução da resistência vascular periférica, acarretando

TABELA 2 Parâmetros para avaliação dos sintomas do quadro clínico da sepse

Critérios SRIS	**qSOFA**
Presença de 2 ou mais critérios:	Presença de 2 ou mais critérios:
Temperatura corporal > 38°C ou < 36°C	Frequência respiratória ≥ 22
Frequência respiratória > 20 IRPM ou PCO_2 < 32 mmHg	Alteração no nível de consciência
Frequência cardíaca > 90 BPM	Pressão arterial sistólica ≤ 100
Leucocitose > 12.000 céls./mm^3 ou < 4.000 céls./mm^3 ou mais de 10% de células imaturas	

qSOFA: *quick Sequential Organ Failure Assessment*; SRIS: Síndrome da Resposta Inflamatória Sistêmica.
Fonte: Fernando et al., 2018[3].

hipotensão arterial, resultado da liberação de substâncias vasodilatadoras intrínsecas que, por vezes, geram resposta reduzida aos vasopressores. Nessa afecção, precisamos garantir um aporte de fluidos intravasculares e muito frequentemente é necessário iniciar rapidamente drogas vasoativas para restaurar o tônus vascular[5].

A hipotensão arterial e baixa perfusão periférica gera hipo-oxigenação tecidual globalmente, acarretando a necessidade de maior utilização de oxigênio a nível celular, que é prejudicada com a oxidação mitocondrial inadequada. Portanto, o choque vasoplégico acarreta um estado hiperdinâmico secundário ao estresse, levando à glicólise aeróbica e aumentando a produção de lactato[5].

APRESENTAÇÃO CLÍNICA

Os sintomas iniciais podem ser inespecíficos, como queda do estado geral, rebaixamento do nível de consciência, desorientação, febre, inapetência, sudorese, aumento do tempo de enchimento capilar, além dos sintomas relacionados aos diferentes focos infecciosos, como dispneia, tosse, disúria, diarreia, sinais cutâneos flogísticos, presença de secreção purulenta etc. Além destes existem classificações de variações de alguns sintomas de acordo com o quadro clínico do indivíduo, podendo apresentar queixas como as presentes na Tabela 3.

TABELA 3 Características de variáveis infecciosas

Infecção documentada ou suspeita e alguns dos seguintes:	
Variáveis gerais	Febre e hipotermia; taquicardia; taquipneia; alteração do estado mental; edema ou balanço hídrico positivo; hiperglicemia.
Variáveis inflamatórias	Leucocitose; leucopenia ou desvio à esquerda; elevação de procalcitonina ou proteína C reativa.
Variáveis hemodinâmicas	Hipotensão arterial; saturação venosa baixa; débito cardíaco aumentado.
Variáveis de disfunção orgânica	Hipoxemia; redução do débito urinário ou elevação creatinina; alteração da coagulação ou plaquetopenia; intolerância a dieta (alteração da motilidade intestinal); alteração da função hepática (aumento de bilirrubinas).
Variáveis de perfusão tecidual	Hiperlactemia; diminuição do enchimento capilar ou livedos.

Fonte: Cruz e Macedo, 2016[6].

À medida que o quadro infeccioso evolui, os pacientes podem apresentar sinais de má perfusão tecidual, gerando disfunções orgânicas múltiplas, cursando com sintomas não relacionados à infecção inicial, como rebaixamento do nível de consciência importante, distúrbios de coagulação, alteração de função renal e hepática, insuficiência respiratória aguda, oligúria, entre outros.

Dentre os diagnósticos diferenciais, devemos lembrar de afecções que cursam com diferentes disfunções orgânicas, como insuficiência cardíaca descompensada, cetoacidose metabólica, choque cardiogênico, tromboembolismo pulmonar, distúrbios metabólicos e choque anafilático.

Por isso, a importância de realizar uma avaliação inicial minuciosa e reavaliar continuamente, a fim de uma melhor acurácia da história e exame físico.

DIAGNÓSTICO

O diagnóstico é dado pela suspeita ou confirmação de um quadro infeccioso, através de culturas positivas, associadas a sinais de disfunção orgânica. Esta última pode ser avaliada clinicamente, com alguns sinais e sintomas já citados anteriormente, e complementada pela avaliação laboratorial, solicitando os exames presentes no escore SOFA (bilirrubina total e frações, creatinina, hemograma, coagulograma, gasometria arterial para cálculo de relação pressão arterial de oxigênio pela fração de oxigênio inspirada (P/F) e lactato sérico)[7]. Além destes, a realização de outros exames laboratoriais, como proteína C-reativa (PCR) e a procalcitonina, tornou-se alternativa viável para auxiliar a determinação do quadro clínico e o seu nível de intensidade.

O exame físico envolve avaliação da pele e das mucosas, presença de secreções e outras características superficiais que possam indicar sinais de infecção/sepse de forma a concluir um exame clínico completo para avaliar o nível de intensidade dos sintomas, permitindo a classificação e a delimitação do prognóstico para decisão do tratamento, e definição de encaminhamento à unidade de internação ou à UTI[8].

A dosagem do lactato pode auxiliar em caso de dúvida diagnóstica, uma vez que quando em níveis elevados aumenta a probabilidade de diagnóstico final de sepse nos pacientes suspeitos, porém não deve ser utilizado de forma isolada, lembrando sempre desse parâmetro como sendo importante no diagnóstico de choque séptico[9].

Outro fator essencial do diagnóstico que acompanha os casos mais graves se trata do exame de verificação de *mottling score*, em que é avaliada a coloração da pele, podendo indicar um estágio avançado de sepse, principalmente em regiões do corpo mais específicas, como os membros inferiores. Este exame normalmente é acompanhado de um diagnóstico grave e de uma probabilidade de óbito em quatorze dias[8]. Parâmetro esse de fácil avaliação e realizado à beira do leito, assim como o tempo de enchimento capilar, já mencionado e de suma importância[10].

Existem ainda, atualmente, novas tecnologias e mecanismos para auxiliar o diagnóstico através de exames de imagem direcionados, como a realização do POCUS (ultrassonografia *point-of-care*), em que o ultrassom pode ser utilizado para detectar precocemente e à beira do leito algumas alterações, como infiltrados pulmonares, derrame pleural, pneumotórax, presença de abscesso, função de contração cardíaca etc., e para guiar procedimentos como punções/drenagem de líquidos cavitários e passagem de cateteres e acessos. Muitas vezes, devido à instabilidade e à gravidade dos pacientes e consequente impossibilidade de mobilização destes, esta é uma das únicas formas de realização de exames de imagem mais específicos, assim como a tradicional radiografia no leito.

TRATAMENTO

Uma vez levantada a hipótese diagnóstica de sepse, algumas medidas devem ser estabelecidas de imediato, visando ao tratamento adequado e precoce. Nesse contexto, essas medidas iniciais são imprescindíveis e são chamadas de hora de ouro da sepse, que estão descritas na Tabela 4.

Expansão volêmica com solução cristaloide, coleta de culturas aeróbias e anaeróbias (hemocultura em duas amostras em sítios diferentes, cultura de cateteres ou cultura do foco da infecção), dosagem de lactato, início de droga vasoativa, se necessário, além de antibioticoterapia empírica de acordo com o foco suspeito, devem ser realizados. Ressalta-se sempre que a coleta de culturas e outros procedimentos não deve atrasar a administração dos antimicrobianos. Essas medidas estão contidas na hora de ouro do tratamento da sepse e o paciente deve ser monitorizado e reavaliado após medidas iniciais e repetidamente, visando à detecção de deterioração clínica precoce.

A administração endovenosa de fluidos deve ser realizada visando a uma expansão volêmica com 30 mL/kg nas primeiras três horas de ressuscitação para pacientes com choque séptico ou com evidência de hipoperfusão. A recomendação é que seja utilizada solução cristaloide isotônica balanceada, como o ringer lactato. Essa recomendação deve ser sempre individualizada e o paciente precisa ser reavaliado constantemente devido ao risco de sobrecarga hídrica, principalmente em pacientes com fatores de risco para tal (cardiopatas, doentes renais crônicos).

Para avaliação de fluidorresponsividade, há a recomendação de medidas dinâmicas, como manobra de elevação dos membros inferiores com avaliação do débito cardíaco, variação de pressão de pulso e variáveis ecocardiográficas quando disponível. A ressuscitação volêmica tem como objetivo o clareamento do lactato sérico e a melhora da perfusão tecidual, devendo ser guiada por esses e outros parâmetros, como o tempo de enchimento capilar. É observada uma maior mortalidade em paciente com níveis elevados de lactato[5].

TABELA 4 Condutas da hora ouro da sepse

Hora ouro na sepse
Solicitar exames laboratoriais, incluindo dosagem lactato
Solicitar culturas (não deve atrasar o início da antibioticoterapia
Antibioticoterapia amplo espectro
Ressuscitação volêmica (30 mL/kg até 3 horas)
Início de vasopressores caso necessário

Fonte: Singer et al., 2016[2].

A pressão arterial média (PAM) alvo de 65 mmHg deve ser atingida rapidamente e para tanto deve-se iniciar precocemente a administração de droga vasoativa, não sendo obrigatória a realização de toda expansão volêmica antes de seu início[7] ou o uso de um cateter venoso central.

A droga de escolha na sepse é a norepinefrina. Quando se faz necessário o uso de doses altas (acima de 0,25-0,5 mcg/kg/min), a associação de um segundo vasopressor, de preferência a vasopressina, é recomendada em comparação com o aumento da dose da norepinefrina ou outros vasopressores devido a menor carga adrenérgica associada. Um terceiro vasopressor pode ser associado caso haja choque séptico refratário ou na indisponibilidade da vasopressina. A terceira droga de associação recomendada é a epinefrina, porém com fracas evidências[11].

As drogas vasoativas podem ser iniciadas em acesso venoso periférico para manutenção de pressão arterial até que um acesso venoso central seja estabelecido a fim de reduzir as chances de complicações e acelerar a normalização da pressão arterial. A monitorização de pressão arterial invasiva deve ser garantida assim que possível[9].

O início da droga vasoativa pelo acesso periférico foi associado à otimização de processos de atendimento, como menor tempo de início de vasopressor e menor tempo de início de antimicrobianos; além disso, não houve associação com aumento de mortalidade[12]. Ao contrário, o atraso no início dessa terapia e consequentemente o maior tempo em que a PAM permanece abaixo de 65 mmHg acarreta maior mortalidade[13].

O ideal é que o acesso periférico seja puncionado na fossa antecubital, a maioria das complicações, como extravasamento, ocorrem quando a droga é infundida em cateter mal posicionado e localizado distalmente a essa localização. A ocorrência da lesão tecidual é mais provável quando ocorre administração prolongada de vasopressores; no entanto, quando infundidos em curto período (menos de 6 horas) em acesso periférico proximal e bem posicionados, essas complicações são infrequentes[14].

No caso de choque séptico em pacientes com disfunção miocárdica, recomenda-se o uso de dopamina associado à noradrenalina ou epinefrina como droga de primeira escolha devido a seu efeito inotrópico[9].

ANTIBIOTICOTERAPIA

O antibiótico é um dos pilares do tratamento da sepse e do choque séptico, fundamental para todos os pacientes. Deve ser iniciado precocemente de acordo com a individualidade de cada paciente e guiado pelo perfil e etiologia infecciosa do sítio primário da infecção.

A coleta de culturas deve sempre ser priorizada antes da administração dos antimicrobianos, desde que esta não atrase o uso da medicação por mais de 45 minutos.

Caso haja quadro de sepse possível e sem choque, é possível adiar o início do antibiótico; nesse caso, há recomendação de reavaliar continuamente e pesquisar diagnósticos diferenciais, podendo postergar em até 3 horas a decisão de início da terapia antimicrobiana. Essa avaliação deve ser rápida, incluindo exame clínico, exames complementares e tratamento imediato de condições agudas que podem ser fatores confundidores com sepse. Após melhor e mais detalhada avaliação, caso a probabilidade de sepse então seja considerada alta, a terapia antimicrobiana deve ser instituída.

Se sepse descartada após o início da terapia, esta deve ser descontinuada.

Para aqueles casos em que a sepse ou choque séptico seja a principal hipótese diagnóstica, a terapia antimicrobiana deve ser iniciada em até uma hora da admissão. A escolha do antibiótico é feita empiricamente, de acordo com o foco infeccioso suspeito e algumas particularidades devem ser levadas em consideração na escolha da terapia a ser utilizada:

- Caso o paciente tenha alto risco para infecção com MRSA (história de infecção ou colonização por MRSA, uso de antibióticos EV recentemente, infecções cutâneas recorrentes, uso de dispositivos invasivos, hemodiálise, histórico de internação recente) deve ser iniciada cobertura para MRSA empiricamente. Da mesma forma, caso haja alto risco de infecção por organismos resistentes a múltiplas medicações (MDR), deve ser iniciada dupla terapia antimicrobiana com cobertura para Gram-negativos ou terapia única, caso seja utilizada alguma das novas associações de betalactâmicos e inibidores da betalactamase (ceftalozane-tazobactam, ceftazidima-avibactam, imipenem-cilastatina-relebactam etc.).
- Para pacientes com risco de infecção fúngica (colonização por *Candida*, neutropenia, imunossupressão grave, gravidade da doença, maior tempo de permanência na UTI, dispositivos intravasculares, uso de drogas injetáveis, uso de nutrição parenteral total, uso de antibióticos de amplo espectro, infecção com perfuração do trato gastrointestinal, presença de marcadores séricos como beta-D-glucana ou galactomanana, realização de hemodiálise) deve-se iniciar um antifúngico imediatamente.
- O controle do foco infeccioso anatômico específico, quando identificado, é dos principais pilares para o tratamento, devendo-se, portanto, programar intervenção de controle dele assim que possível, como drenagem de abscessos/secreções e desbridamento de tecido infectado. O ideal é que seja realizado de forma menos invasiva, sempre pesando o binômio risco-benefício.
- Não é recomendada a utilização de agentes antivirais empiricamente, pois raramente infecções virais são causa primária de sepse, por mais que vírus como Influenza e SARS-CoV-2 sejam causas conhecidas dessa condição.

Biomarcadores como procalcitonina e proteína C reativa podem ser usados como adjuvantes na tomada de decisão de retirada ou de descalonar o antibiótico, porém nunca devem ser utilizados como parâmetro para início do tratamento.

No caso de suspeita de infecção secundária a acessos intravasculares, deve ser avaliada criteriosamente a necessidade de manter o acesso, sendo, na maioria dos casos, necessária a retirada dele, principalmente nos acessos de curta duração.

Em relação à administração dos antimicrobianos, o uso de betalactâmicos em infusão prolongada (ou contínua) após *bolus* inicial deve ser priorizado ao invés da infusão convencional, decorrente do melhor aproveitamento das propriedades farmacocinéticas e farmacodinâmicas envolvidas na interação das drogas com o estado hiperdinâmico do paciente, atingindo assim melhores níveis séricos terapêuticos.

Por fim, o descalonamento e o uso de curtas durações, ao invés de durações mais longas, da antibioticoterapia é parte fundamental do seguimento do paciente, a fim de reduzir efeitos colaterais, interações medicamentosas e resistência antimicrobiana[9].

MEDIDAS ADICIONAIS

Medidas de suporte de vida devem ser instituídas desde a admissão do paciente, de acordo com a necessidade individual.

Oxigênio nasal de alto fluxo, ventilação não invasiva (VNI), se não contraindicada, e até ventilação mecânica invasiva (VMI) protetora podem ser utilizados, se necessário. O oxigênio deve ser usado com parcimônia para diminuir a exposição ao oxigênio e reduzir a lesão oxidativa pulmonar e sistêmica. A recomendação, caso VMI iniciada, é utilizar baixo volume corrente (4-6 mL/kg), pressão de platô de 30 cmH_2O e PEEP mais alta. Mais detalhes do manejo respiratório serão dados no capítulo específico de VMI[9].

Em pacientes com quadro de choque séptico e uso de vasopressores continuamente, é recomendado o uso

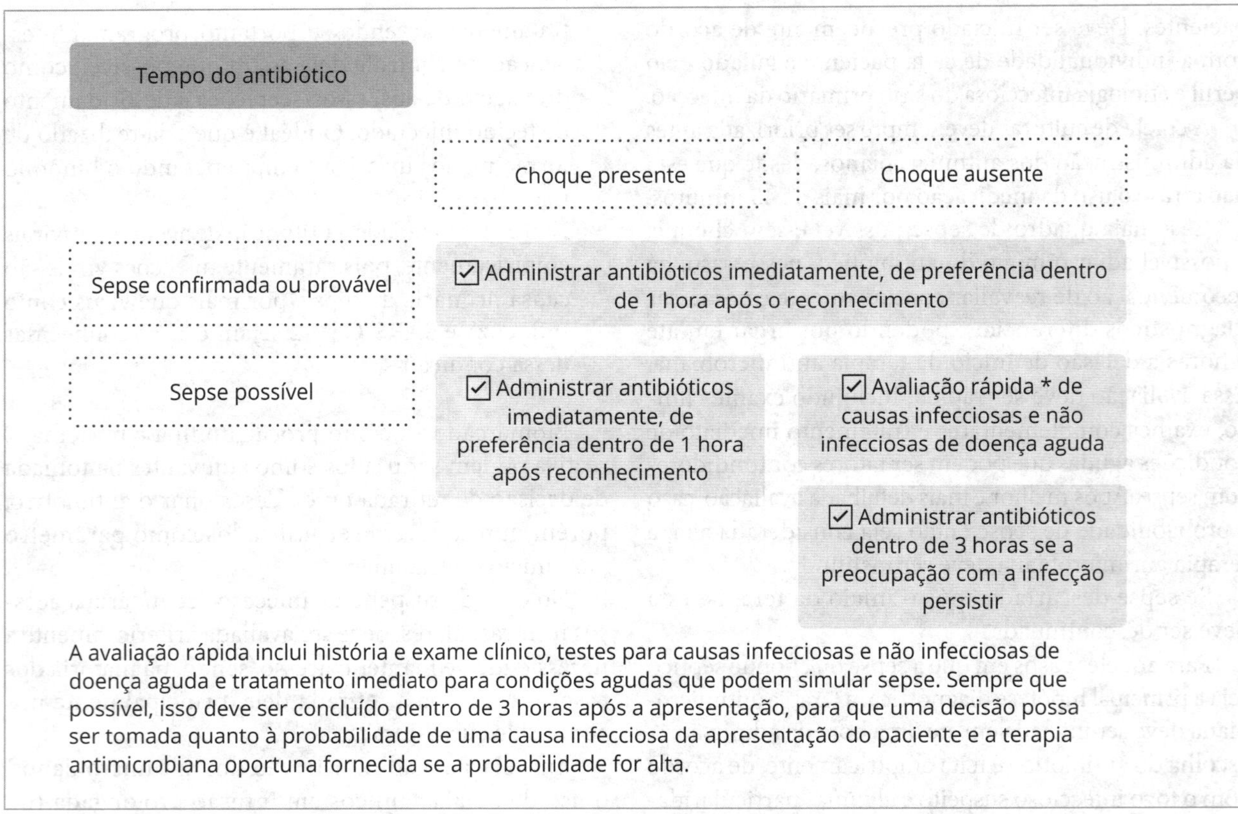

FIGURA 1 Interações da sepse e o tratamento de antibioticoterapia.
Fonte: Evans et al., 2021[9].

de hidrocortisona endovenosa na dose de 200 mg/dia, podendo ser em infusão contínua ou dividido entre doses de 6/6 h. O corticoide de escolha é a hidrocortisona, decorrente de seu efeito mineralocorticoide adicional, e deve ser iniciado quando a dose de norepinefrina infundida é maior ou igual a 0,25 mcg/kg/min, pelo menos 4 horas após seu início para manter a PAM alvo.

Além disso, quando ocorre choque refratário, é importante considerar a titulação dessas drogas para doses mais altas ou a mudança para outras drogas com mecanismos de ação diferentes[15].

A profilaxia de úlcera de estresse com inibidores de bomba de prótons em pacientes com fatores de risco (principalmente coagulopatia, choque ou doença hepática crônica) para sangramento gastrointestinal e profilaxia medicamentosa para tromboembolismo venoso (TEV), caso não haja contraindicação, deve ser adicionada à prescrição de todos os pacientes internados. A heparina de baixo peso molecular parece ser superior quando comparada à heparina não fracionada para evitar a incidência de trombose venosa profunda (TVP). Ambas as recomendações não possuem evidências robustas.

O controle glicêmico com insulina deve ser realizado sempre que a glicemia se mantiver acima de 180 mg/dL, para manter níveis de glicose entre 144 e 180 mg/dL. O descontrole glicêmico, como hipoglicemia ou hiperglicemia, está associado ao aumento de mortalidade[16].

Frequentemente, os pacientes evoluem com lesão renal aguda, porém nem todos os casos necessitam de terapia de substituição renal (TSR). Os pacientes podem permanecer com alterações de escórias renais sem indicação de TSR. Esta deve ser instituída quando o paciente evoluir com LRA (< 0,3 mL/kg/h para 24 horas ou mais, anúria por 12 horas ou mais ou nível de creatinina 3 vezes a linha base acompanhada por rápido aumento de 0,5 mg/dL). Além disso, em casos em que haja critérios de urgência dialítica, como acidose metabólica grave refratária a medidas clínicas, hipercalemia refratária, uremia ou hipervolemia refratária, a TSR deve ser realizada[9].

O uso de bicarbonato rotineiramente não é recomendado e é reservado para situações específicas como acidose metabólica grave (pH < 7,2) e lesão renal aguda (LRA) (escore AKIN 2 ou 3)[17].

Nas novas recomendações de manejo da sepse, há orientação de iniciar ou retornar a nutrição enteral o mais precoce possível (< 72 horas), visando à nutrição adequada dos pacientes e à redução de translocação bacteriana. Porém, o retorno da dieta não deve ser realizado caso instabilidade hemodinâmica e uso de altas doses de drogas vasoativas. As evidências são fracas, mas as recomendações são feitas em cima de plausível possibilidade de benefício, tendo em vista a manutenção da integridade intestinal, redução da resposta inflamatória e possível redução da resistência à insulina[18].

A transfusão de concentrado de hemácias é realizada restritivamente, ou seja, o corte para a transfusão deve ser quando a dosagem de hemoglobina estiver 7,0 g/dL ou menos. É importante avaliação da clínica do paciente, pois em algumas situações específicas, como isquemia miocárdica, hipoxemia grave e hemorragia aguda, pode ser realizado com níveis de hemoglobina maiores do que o descrito acima.

A reabilitação desses pacientes deve ser realizada de forma eficaz na tentativa de reduzir a debilidade e a morbidade. Esse é um passo fundamental, visando à alta com qualidade de vida após o período de internação.

Além disso, princípios do cuidado paliativo no plano de tratamento podem ser integrados ao plano de tratamento dos pacientes e familiares. A conversa com o paciente e com os familiares deve ser realizada de forma clara e com termos simples de fácil entendimento, para que todos compreendam o que está ocorrendo e quais os planos terapêuticos.

O tratamento da sepse é complexo e envolve uma série de medidas para o controle da infecção, suporte clínico e ressuscitação hídrica e hemodinâmica. No entanto, mesmo com um tratamento adequado, os pacientes que sobrevivem à sepse podem apresentar sequelas cognitivas significativas, além de uma redução da qualidade de vida e aumento do risco de morte nos anos seguintes.

Por isso, é fundamental o investimento em medidas preventivas para reduzir a incidência de sepse e melhorar a qualidade de vida dos pacientes internados nas UTIs. Isso inclui ações de educação em saúde, treinamento de profissionais da saúde no diagnóstico precoce da sepse e medidas de prevenção de infecções hospitalares, uma das principais causas da sepse grave.

Após a alta hospitalar, esses pacientes podem ainda apresentar complicações significativas, incluindo um aumento da taxa de mortalidade quando comparados a pacientes criticamente enfermos, porém sem sepse; esse número é ainda pior quando comparado com pacientes com choque séptico. Essas complicações podem ser mais comuns em pacientes idosos comparativamente com os mais jovens[19].

REFERÊNCIAS

1. Almeida NRC, et al. Análise de tendência de mortalidade por sepse no Brasil e por regiões de 2010 a 2019. Rev Saúde Pública. 2022;56.
2. Machado FR, Cavalcanti AB, Bozza FA, Ferreira EM, Angotti Carrara FS, et al.; SPREAD Investigators; Latin American Sepsis Institute Network. The epidemiology of sepsis in Brazilian intensive care units (the Sepsis PREvalence Assessment Database, SPREAD): an observational study. Lancet Infect Dis. 2017;17(11):1180-9.
3. Singer M, Deutschman CS, Seymour CW, et al. The third international consensus definitions for sepsis and septic shock (Sepsis-3). JAMA. 2016;315:801-10.
4. Fernando SM, Tran A, Taljaard M, Cheng W, Rochwerg B, Seely AJE, Perry JJ. Prognostic accuracy of the Quick Sequential Organ Failure Assessment for mortality in patients with suspected infection. Ann Intern Med. 2018;168(4):266.
5. Levy Bruno, et al. Vasoplegia treatments: the past, the present, and the future. Crit care. 2018;22(1):1-11.
6. Cruz LL, Macedo CC. Perfil epidemiológico da sepse em hospital de referência no interior do Ceará. ID on-line. Rev Psicologia. 2016;10(29):71-99.
7. Wieruszewski PM, Khanna AK. Vasopressor choice and timing in vasodilatory shock. Crit Care. 2022;26(1):1-8.
8. Santos DM dos, et al. Associação entre perfusão periférica, microcirculação e mortalidade em sepse: uma revisão sistemática. Braz J Anesthesiol. 2019;69(6):605-21.
9. Evans L, Rhodes A, Alhazzani W, Antonelli M, Coopersmith CM, French C, et al. Surviving Sepsis Campaign: international guidelines for management of sepsis and septic shock 2021. Crit Care Med. 2021.
10. Glenn H, et al., Effect of a resuscitation strategy targeting peripheral perfusion status vs serum lactate levels on 28-day mortality among patients with septic shock. JAMA. 2019;321(7):654-64.
11. Guinot P-G, et al. Vasopressor-sparing strategies in patients with shock: a scoping-review and an evidence-based strategy proposition. J Clin Med. 2021;10(14):3164.
12. Delaney A, Finnis M, Bellomo R, Udy A, Jones D, Keijzers G, MacDonald S, Peake S. Initiation of vasopressor infusions via peripheral versus central access in patients with early septic shock: a retrospective cohort study. Emergency Medicine Australasia. 2019;1742-6723.13394.
13. Beck V, Chateau D, Bryson GL, Pisipati A, Zanotti S, Parrillo JE, Kumar A. Timing of vasopressor initiation and mortality in septic shock: a cohort study. Critical Care. 2014;18(3):R97.
14. Loubani OM, Green RS. A systematic review of extravasation and local tissue injury from administration of vasopressors through peripheral intravenous catheters and central venous catheters. J Crit Care. 2015;30(3):653.e9-653.e17.
15. Bruno PCRG-F; TONIAL, PRE-C. Sepsis e choque séptico. Sociedade Latinoamericana, v. 1, ed.1, 2021.
16. Diabetes Care in the Hospita. Standards of medical care in diabetes – 2018. Diabetes Care. 2018;41(Suppl.1):S144-S151.
17. Jaber S, Paugam C, Futier E et al. Sodium bicarbonate therapy for patients with severe metabolic acidaemia in the intensive care unit (BICAR-ICU): a multicentre, open-label, randomised controlled, phase 3 trial. Lancet. 2018;392(10141):31-40.
18. McClave SA, Heyland DK. The physiologic response and associated clinical benefits from provision of early enteral nutrition. Nutr Clin Pract. 2009;24(3):305-15.
19. Contrin LM, et al. Qualidade de vida de sobreviventes de sepse grave após alta hospitalar. Rev Latino-Americana Enfermagem. 2013;21:795-802.
20. Redfern OC, et al. A comparison of the Quick Sequential (Sepsis-Related) Organ Failure Assessment Score and the National Early Warning Score in non-ICU patients with/without infection. Crit Care Med. 2018;8(1):1-9.

3

HIV

José Victor Bortolotto Bampi
Camila Magioni Figueira
Déborah Dellabianca Bento
Leonardo Goltara Almeida

PONTOS PRINCIPAIS

- Em fases agudas, os testes convencionais disponíveis na emergência podem ter resultados falsos-negativos.
- A radiografia de tórax muitas vezes revela um infiltrado intersticial peri-hilar e simétrico, embora em alguns casos também possam ser identificados pneumatoceles e pneumotórax.
- Diversos fatores estão associados à presença de infecções parasitárias intestinais em pacientes com HIV, incluindo desnutrição, baixo nível socioeconômico, higiene pessoal e ambiental precária, contaminação de alimentos, falta de acesso à água potável e saneamento básico.

INTRODUÇÃO

As habilidades necessárias para o atendimento adequado a pessoas vivendo com HIV/aids (PVHA) nos departamentos de emergência ainda é de grande importância. No Brasil, entre 2007 e 2023 foram notificados 489.594 casos novos de infecção pelo HIV e uma média anual de 35,9 mil desses casos apresentaram progressão para a síndrome da imunodeficiência adquirida (aids). Apesar dessa epidemia atingir desproporcionalmente grupos marginalizados e vulneráveis, a infecção está presente em todos os gêneros, faixas etárias, etnias e orientações sexuais[1,2].

Com o advento do tratamento antirretroviral (TARV) houve uma mudança drástica na história natural da doença. Sem tratamento adequado, permanece a evolução natural para aids anos após a infecção inicial e o consequente aparecimento de infecções oportunistas (IO), levando a óbito. Realizando o manejo adequado com TARV, já é demonstrado que a qualidade e expectativa de vida de PVHA se iguala à de pessoas não infectadas[3].

Em pacientes com diagnóstico recente ou no próprio ambiente de emergência, o acolhimento inicial e compreensão de quanto o paciente entende sobre o HIV é fundamental para o acompanhamento posterior adequado. É frequente pacientes que não buscam novas consultas e se afastam do serviço de saúde por informações erradas ou mal compreendidas e até mesmo preconceito contra seu *status* sorológico, gênero e orientação sexual.

Na avaliação inicial, devemos revisar a história patológica pregressa do paciente perguntando quando soube do diagnóstico, uso de TARV e há quanto tempo (incluindo quais medicações e se as toma diariamente), contagem de CD4+ e carga viral mais recente. Também são fundamentais perguntas gerais sobre outras patologias atuais ou passadas, incluindo hepatites virais, tuberculose, infecções sexualmente transmissíveis (IST) e outras IO com tratamento adequado. Fatores de risco cardiovascular, passado obstétrico, sintomas psiquiátricos e uso de substâncias também são importantes. Além disso, deve ser perguntado acerca de outras comorbidades não relacionadas ao HIV, medicações em uso e alergias[3,4].

O exame físico e a anamnese do paciente com infecção recente ou crônica deve incluir uma avaliação completa de todos os sistemas. Alterações sistêmicas ou focais podem ser os primeiros sinais de uma IO incipiente, sendo necessária a avaliação de:

- Perda ou ganho de peso.
- Sudorese noturna.
- Febre.
- Lesões cutâneas, orais e genitais.
- Linfonodomegalia localizada ou generalizada.
- Hepatoesplenomegalia.
- Dispneia e tosse.
- Disfagia e/ou odinofagia.
- Diarreia, náuseas ou dores abdominais.
- Alterações neurocognitivas e focais.
- Alterações de força ou sensibilidade.
- Alterações de acuidade visual.
- Cefaleia.
- Crises convulsivas.

Contudo, é importante mencionar que, apesar de na realidade brasileira a maior causa de mortalidade decorrente do HIV são as IO, não devemos descartar as demais causas comuns de visitas ao departamento de emergência. Pacientes com tratamento regular e adequado nível de linfócitos TCD4+ têm um risco muito menor de desenvolvimento de IO, sendo então possíveis diagnósticos não relacionados diretamente com o HIV[4,6].

SÍNDROME RETROVIRAL AGUDA

O quadro clínico da infecção aguda por HIV é variável e inespecífico, podendo imitar uma doença viral benigna, como infecções respiratórias virais ou síndrome *mono-like*. Os sintomas mais frequentes são febre, *rash* cutâneo, cefaleia, fadiga, odinofagia, diarreia, mialgia e artralgia, apresentando 1 a 4 semanas após a infecção inicial, podendo durar até 3 a 4 semanas. O *rash* cutâneo característico é a presença de eritema maculopapular em face, tórax superior, extremidades, palma das mãos e planta dos pés. Além disso, pode se apresentar juntamente com ulcerações em genitais, boca, esôfago ou ânus.

Quadros graves de HIV agudo não são comuns, mas até 90% dos pacientes apresentam algum sintoma autolimitado que frequentemente passa despercebido pela similaridade com outras patologias mais comuns[5].

É importante ressaltar que em fases agudas os testes convencionais disponíveis na emergência podem ter resultados falsos-negativos. No contexto de alta suspeita clínica se fazem necessários testes como Elisa de 4ª geração, dosagem de carga viral ou repetir o teste sorológico 2 semanas após o primeiro. Indivíduos na fase crônica da infecção são identificados com sucesso com qualquer combinação de testes de triagem disponíveis no *Manual Técnico para o Diagnóstico da Infecção pelo HIV* do Ministério da Saúde (MS)[5].

INFECÇÃO CRÔNICA E AIDS

Após o quadro clínico inicial há um período de estabilidade da carga viral e declínio progressivo da contagem de linfócitos TCD4+, muitas vezes assintomáticos ou com poucos sinais clínicos evidentes, como linfadenopatia e fadiga persistentes.

No período em que o TCD4+ permanece acima de 350 céls./mm^3, podem acontecer episódios de infecções bacterianas simples ou até mesmo tuberculose (TB). À medida que a infecção progride, tornam-se mais frequentes sintomas constitucionais gerais como diarreia crônica, perda de peso, alterações neurológicas, cefaleia e lesões orais como leucoplasia pilosa, geralmente representando um nível de TCD4+ entre 350 e 200 céls./mm^3.

A progressão para doença evidente pode acontecer tão rapidamente quanto alguns meses após a infecção ou mais de 10 anos após. Apenas com a avaliação clínica dos casos crônicos não é possível prever quando se deu a infecção inicial nem precisar sua evolução.

A definição de aids se dá pelo aparecimento das doenças definidoras de aids ou a queda dos linfócitos TCD4+ abaixo de 200 céls./mm^3. Na Tabela 1 estão as infecções e neoplasias referidas, bem como sinais clínicos de imunodeficiência moderada[3].

TABELA 1 Manifestações de imunodeficiência

Manifestações de imunodeficiência avançada (doenças definidoras de aids)
Síndrome consumptiva associada ao HIV (perda involuntária de mais de 10% do peso habitual), associada a diarreia crônica (dois ou mais episódios por dia com duração ≥ 1 mês) ou fadiga crônica e febre ≥ 1 mês
Pneumonia por *Pneumocystis jiroveci*
Pneumonia bacteriana recorrente (dois ou mais episódios em um ano)
Herpes simples com úlceras mucocutâneas (duração > 1 mês) ou visceral em qualquer localização
Candidíase esofágica ou de traqueia, brônquios ou pulmões
Tuberculose pulmonar e extrapulmonar
Sarcoma de Kaposi
Doença por citomegalovírus (retinite ou outros órgãos, exceto fígado, baço ou linfonodos)
Neurotoxoplasmose
Encefalopatia pelo HIV
Criptococose extrapulmonar
Infecção disseminada por micobactérias não *M. tuberculosis*
Leucoencefalopatia multifocal progressiva (LEMP)

(continua)

TABELA 1 Manifestações de imunodeficiência (*continuação*)

Criptosporidiose intestinal crônica (duração > 1 mês)
Isosporíase intestinal crónica (duração > 1 mês)
Micoses disseminadas (histoplasmose, coccidiomicose)
Septicemia recorrente por *Salmonella* não *thyphi*
Linfoma não Hodgkin de células B ou primário do sistema nervoso central
Carcinoma cervical invasivo
Reativação de doença de Chagas (meningoencefalite e/ou miocardite)
Leishmaniose atípica disseminada
Nefropatia ou cardiomiopatia sintomática associada ao HIV
Manifestações de imunodeficiência moderada
Perda de peso inexplicada (> 10% do peso)
Diarreia crônica por mais de um mês
Febre persistente inexplicada por mais de um mês (> 37,6°C, intermitente ou constante)
Candidíase oral persistente
Candidíase vulvovaginal persistente, frequente ou não responsiva à terapia
Leucoplasia pilosa oral
Infecções bacterianas graves (p. ex., pneumonia, empiema, meningite, piomiosite, infecções osteoarticulares, bacteremia, doença inflamatória pélvica grave)
Estomatite, gengivite ou periodontite aguda necrosante
Anemia inexplicada (< 8 g/dL), neutropenia (< 500 céls./µL) e/ou trombocitopenia crônica (< 50.000 céls./µL)
Angiomatose bacilar
Displasia cervical (moderada ou grave)/carcinoma cervical *in situ*
Herpes zoster (> 2 episódios ou > 2 dermátomos)
Listeriose
Neuropatia periférica
Púrpura trombocitopênica idiopática (PTI)

Fonte: adaptada de Centers for Disease Control and Prevention (CDC), 1992; CDC 1999; World Health Organization (WHO), 2006; WHO, 2007.
Incluem as manifestações classificadas como estágio clínico 4 pela Organização Mundial da Saúde (OMS) e as definidoras de aids pelo CDC. Incluem as manifestações classificadas como estágio clínico 3 pela OMS e sintomas atribuídos ao HIV ou indicativos de imunodeficiência celular, mas não definidores de aids.

TERAPIA ANTIRRETROVIRAL

O diagnóstico e tratamento precoce diminuem as reservas virais, a cascata inflamatória, a progressão da doença e evitam o aparecimento de IO. Assim, diminuímos o risco individual e a cascata de transmissão na comunidade, tendo em vista que o paciente em tratamento regular com carga viral indetectável por 6 meses não transmite o vírus por relações sexuais.

O início da TARV idealmente acontece no dia do diagnóstico ou no máximo 7 dias, assim que o paciente estiver informado da sua condição, benefícios e riscos da medicação e necessidade de tomada diária para o resto da vida, sendo indicada para todas as pessoas com HIV, independentemente da contagem de linfócitos T CD4+[3,4]. Contudo, no ambiente do departamento de emergência podemos encontrar situações em que devemos atrasar o início do tratamento. Essas situações são quadros de meningite criptocócica ou tuberculosa, devido ao risco de síndrome inflamatória da reconstituição imune (SIRI).

A SIRI é um fenômeno imune resultante de novos sintomas ou piora de sintomas de doenças oportunistas após o início da TARV, ocorrendo em aproximadamente 20% dos pacientes, sobretudo em pacientes que iniciam o tratamento com doenças avançada e imunodeficiência grave (CD4+ < 100 céls./mm^3), na presença de coinfecções e/ou comorbidades associadas.

Nos quadros já descritos, a introdução de TARV com o tratamento específico da IO pode gerar efeitos devastadores em quadros neurológicos específicos. A recomendação do MS se mantém em aguardar 4-6 semanas do tratamento antimicrobiano para iniciar TARV em casos de meningite criptocócica ou tuberculosa. Não há mais recomendação em atrasar TARV nos demais casos de TB ou outras IO, tendo em vista que os benefícios do início precoce da medicação superam os riscos de SIRI.

Não há medicações específicas para SIRI. O manejo envolve prevenir complicações, identificar e manejar precocemente. Priorizar o diagnóstico e o tratamento da infecção oportunista identificada é a base, e a TARV não deve ser interrompida, exceto em casos graves, nos quais pode ser associado ao tratamento prednisona 1 a 2 mg/kg durante 1 a 2 semanas, com posterior e gradual desmame.

INFECÇÕES OPORTUNISTAS

Infecções respiratórias relacionadas ao HIV

Dentre as principais doenças oportunistas relacionadas ao HIV, quatro são as que se destacam quanto ao acometimento do sistema respiratório: pneumocistose (PCP), tuberculose, paracoccidioidomicose (PCM) e histoplasmose. O manejo e o tratamento de pneumonia da comunidade, influenza, SARS-CoV-2 e demais vírus respiratórios não diferem daqueles de pessoas não infectadas pelo HIV e não serão abordados neste capítulo.

Pneumocistose

A PCP é uma das doenças oportunistas mais comuns em pessoas vivendo com HIV com contagem de linfócitos T CD4+ abaixo de 200 céls./mm³. Seus sintomas tendem a se desenvolver de forma insidiosa e incluem febre, tosse seca e progressiva falta de ar. Perda de peso e fadiga também são queixas frequentes entre os pacientes.

No exame físico, é comum encontrar taquicardia, taquipneia e, ocasionalmente, estertores finos na ausculta pulmonar. No entanto, cerca de metade dos casos pode não apresentar alterações perceptíveis no exame físico pulmonar, mesmo com grande área de lesão em radiografias. Também não há achados laboratoriais que possam direcionar o diagnóstico, à exceção de desidrogenase lática sérica elevada.

A radiografia de tórax muitas vezes revela um infiltrado intersticial peri-hilar e simétrico, embora em alguns casos também possam ser identificados pneumatoceles e pneumotórax. É importante notar que não existe uma imagem radiológica característica da PCP. Quando não são detectadas anormalidades na radiografia de tórax (o que ocorre em cerca de 1/4 dos casos), a realização de uma tomografia de tórax pode ser recomendada, pois essa técnica pode evidenciar a presença de uma aparência de vidro fosco nos pulmões.

O diagnóstico da PCP é presumido com base em dados clínicos, achados laboratoriais e exames de imagem, uma vez que não existem sinais e sintomas específicos da doença. A confirmação diagnóstica é obtida por meio da identificação do agente etiológico em amostras respiratórias. A pesquisa direta em amostras de escarro, seja induzido ou espontâneo, possui baixa sensibilidade, mas a precisão do diagnóstico pode ser aumentada com a coleta de material por meio de broncoscopia com lavagem broncoalveolar (LBA) e biópsia pulmonar transbrônquica.

A escolha do esquema terapêutico e a associação de corticoide oral é guiada pela gravidade clínica do paciente, conforme mostrado na Tabela 2.

A terapia para a pneumocistose (PCP) geralmente inclui a administração de corticosteroides quando a pressão arterial de oxigênio (PaO_2) está abaixo de 70 mmHg em ar ambiente ou gradiente alvéolo-capilar acima de 35 mmHg. A dose recomendada é de 40 mg via oral 2x ao dia (ou 75% de dose equivalente de metilprednisolona IV) por 5 dias, reduzindo a dose pela metade a cada 5 dias até o tempo total de 21 dias.

A necessidade de suporte ventilatório, seja invasivo ou não invasivo, durante o tratamento da PCP está associada a um prognóstico menos favorável. Não há contraindicações para início da TARV em casos de PCP. Após o término do tratamento, a profilaxia secundária de recidivas deve ser realizada com sulfametoxazol + trimetoprima via oral, na dose de 800 mg + 160 mg três vezes na semana até o TCD4+ alcançar mais de 200 céls./mm³ por 3 meses.

TABELA 2 Esquemas de tratamento para pneumocistose

Pneumonia leve a moderada (PaO_2 ≥ 70 mmHg)
Os esquemas indicados incluem medicamentos administrados preferencialmente por VO.
A primeira escolha é a associação sulfametoxazol + trimetoprima 400 mg/80 mg ou 800 mg/160 mg (na dosagem de 15 a 20 mg/kg/dia de trimetoprima), dividida a cada 6 ou 8 horas, por 21 dias.
O esquema alternativo para casos de intolerância ou contraindicação à sulfa é clindamicina 300 mg, por via oral, a cada seis horas + primaquina 15 a 30 mg (um a dois comprimidos de 15 mg), VO, uma vez ao dia, por 21 dias.
Pneumonia moderada a grave (PaO_2 < 70 mmHg)
Recomendam-se esquemas administrados preferencialmente por via IV. A mudança de via de administração de IV para VO deve ser realizada quando ocorrer melhora clínica.
O esquema de escolha é a associação sulfametoxazol + trimetoprima 400 mg/80 mg ou 800 mg/160 mg (na dosagem de 15 a 20 mg/kg/dia de trimetoprima), dividida a cada 6 ou 8 horas, por 21 dias.
Clindamicina 600 mg, IV, a cada seis ou oito horas, conforme disponibilidade local, + primaquina 15 a 30 mg (um a dois comprimidos de 15 mg), VO, uma vez ao dia é o principal esquema alternativo em caso de intolerância ou contraindicação à sulfa.
A associação de corticoides ao tratamento de PCP moderada a grave apresentou redução importante na mortalidade.

Fonte: Dathi/SVSA/MS.
IV: intravenosa; PaO: pressão arterial de oxigênio; PCP: pneumocistose; SMX: sulfametoxazol; TMP: trimetoprima; VO: via oral.

Coinfecção tuberculose – HIV

A TB é a doença responsável pela maior mortalidade em PVHA no Brasil e no mundo. Em 2020, houve 10,6 milhões de casos da doença no mundo, com 703 mil casos ocorrendo em PVHA. No Brasil, 10,2% das pessoas diagnosticadas com TB também são diagnosticadas com HIV durante o tratamento. O risco de desenvolver TB começa logo no primeiro ano após a infecção pelo HIV, mesmo antes da queda pronunciada dos linfócitos TCD4+[6,8]. Portanto, é de extrema importância que estes pacientes sejam rotineiramente avaliados quanto à presença de TB em todas as visitas aos serviços de saúde, por meio de questionamentos sobre febre, tosse, emagrecimento e sudorese noturna.

A apresentação clínica da TB em PVHIV varia de acordo com o grau de imunossupressão. Em indivíduos com contagem de linfócitos TCD4+ acima de 200 céls./mm³, os sinais e sintomas podem assemelhar-se aos de pacientes não infectados pelo HIV, e a doença geralmente está restrita à forma pulmonar. Em pacientes com imunodeficiência avançada, tornam-se mais frequentes as formas extrapulmonares e disseminadas, especialmente as formas ganglionares e meningoencefálicas.

É importante ressaltar que podem ocorrer padrões radiográficos diferentes na radiografia de tórax nos pacientes com aids. Nestes casos, a presença de cavitação, que é comum em pacientes com contagens mais altas de CD4+, torna-se menos frequente. Além disso, a radiografia de tórax pode não mostrar alterações em até metade dos casos, mesmo quando em pacientes sintomáticos e com cultura de escarro positiva. Portanto, a tomografia de tórax pode desempenhar um papel importante como uma ferramenta complementar, identificando alterações como infiltrados reticulonodulares, que podem passar despercebidas na radiografia de tórax[9].

O diagnóstico confirmatório depende da forma clínica apresentada. A pesquisa direta do bacilo, cultura e testes moleculares podem ser realizadas em diversas amostras biológicas (escarro, aspirado traqueal, lavado brônquico, material de biópsia, coleções, liquor, dentre outros), sendo o desempenho pior em formas extrapulmonares devido à menor presença de bacilos.

O teste indicado prioritariamente para diagnóstico em adultos no Brasil é o Teste Rápido Molecular para Tuberculose (TRM-TB, GeneXpert®), que detecta a presença do bacilo na amostra clínica e se há resistência à rifampicina. Em amostra única de escarro apresenta uma sensibilidade de aproximadamente 69% em pacientes com baciloscopia negativa, o que significa que pode não detectar a TB em quase um terço dos casos. No entanto, sua sensibilidade aumenta consideravelmente para cerca de 97% em pacientes com baciloscopia positiva, tornando-o mais eficaz na detecção da doença em estágios avançados. Se disponível, o TRM-TB Ultra ultrapassa 88% de sensibilidade e 95% de especificidade[4].

Idealmente, na suspeita de TB pulmonar é recomendada a coleta de duas amostras de escarro, uma no primeiro contato com o paciente e outra no dia seguinte pela manhã. Em pelo menos uma das amostras é indicada a realização de TRM-TB e ambas devem ser encaminhadas para cultura para melhor sensibilidade.

Recentemente foi desenvolvido um teste de antígeno lipoarabinomanano em urina (LF-LAM) como teste rápido urinário *point-of-care*, já disponível em alguns centros brasileiros. Esse teste é indicado para PVHA assintomáticas (rastreio) com contagem de TCD4+ inferior a 200 céls./mm³ e PVHA com sintomas de TB pulmonar e extrapulmonar, independentemente do valor de TCD4+[4].

Em casos de LF-LAM reagente, deve-se instituir o tratamento mesmo em casos assintomáticos, complementando a investigação com TRM-TB e baciloscopia/cultura. Nos casos de LF-LAM não reagentes, deve-se prosseguir com a investigação habitual na suspeita de TB.

O tratamento é o mesmo da população geral. O esquema preconizado consiste no esquema RIPE (rifampicina, isoniazida, pirazinamida e etambutol) em formulação combinada por 2 meses, seguido por 4 meses de rifampicina e isoniazida também em dose fixa, conforme a Tabela 3. Em acometimentos de sistema nervoso central

TABELA 3 Esquema de tratamento básico para tuberculose em formas não ósseas e não meningoencefálicas

Fases do tratamento	Medicamentos	Faixa de peso	Unidade/dose	Meses
Intensiva (2RIPE)[a]	RIPE 150/75/400/27g mg, comprimido em dose fixa	20 a 30 kg	2 comprimidos	2
		36 a 50 kg	3 comprimidos	
		51 a 70 kg	4 comprimidos	
		Acima de 70 kg	5 comprimidos	
Manutenção (4RI)[b]	RI 300/150 mg ou 150/75 mg, comprimido em dose fixa combinada	20 a 35 kg	1 comprimido de 300/150 mg ou 2 comprimidos de 150/75 mg	4
		36 a 50 kg	1 comprimido de 300/150 mg +1 comprimido de	
		51a 70 kg	150/75 mg ou 3 de comprimidos de 150/75 mg 2 comprimidos de 300/150 mg ou 4 comprimidos de 150/75 mg	
		Acima de 70 kg	2 comprimidos de 300/150 mg + 1 comprimido de 150/75 mg ou 5 comprimidos de 150/75 mg	

(SNC) e osteoarticular, é indicado estender a segunda fase para 10 meses, totalizando 12 meses de tratamento.

Outro ponto crucial é o início do tratamento antirretroviral durante o tratamento da TB em pacientes com coinfecção HIV-TB. Em formas fora do sistema nervoso central, não há contraindicações para o início da TARV em até uma semana. Ainda assim, em pacientes com bom estado geral e doença não grave, é indicado em alguns serviços aguardar 7 dias de RIPE para início da TARV, tendo em vista a grande quantidade de comprimidos e a possível confusão de efeitos colaterais.

Paracoccidioidomicose

A PCM é uma infecção fúngica sistêmica causada pela inalação de conídios do gênero *Paracoccidioides* sp., sendo mais comum no Brasil, onde é endêmica, principalmente na região Sudeste, Centro-Oeste e Sul, atingindo sobretudo homens que residem na área rural[10].

Na maioria dos casos, a infecção inicial não apresenta sintomas notáveis devido à resposta imunológica do corpo. Nos quadros de imunossupressão grave, como na aids, as formas latentes podem progredir para doença grave. Notadamente, há sobreposição de formas clínicas e os pacientes costumam ser mais jovens que na população geral.

A forma aguda/juvenil da doença é menos frequente, tendo uma evolução rápida com acometimento do sistema fagocítico/mononuclear. A apresentação normalmente é com linfadenomegalia generalizada ou local, que pode se tornar supurativa, hepatoesplenomegalia, lesões ulceradas no trato digestivo e oral, febre, perda de peso e fraqueza. Na forma crônica (do adulto), é onde se encontram a maioria dos casos. Mais frequente é o acometimento pulmonar, com lesões crônicas que evoluem lentamente.

Em casos de coinfecção com o HIV, a PCM tende a se manifestar de forma mais disseminada, com febre e sintomas inflamatórios, infiltrado pulmonar difuso e até lesões em sistema nervoso central e outros tecidos. Os principais diagnósticos diferenciais da PCM em PVHA são TB, histoplasmose e outras micobactérias não tuberculosas[4].

O diagnóstico em pacientes com HIV envolve a busca por leveduras de *Paracoccidioides* sp. no exame direto ou cultura de escarro, aspirado de linfonodos e material de biópsia. Também, além da pesquisa de anticorpos anti-*Paracoccidioides*, com o teste de imunodifusão dupla em agar tendo uma sensibilidade de 80% e especificidade de 90%.

Os esquemas de tratamento da PCM dependem da gravidade e das formas clínicas. Em casos graves, as formulações lipídicas de anfotericina B (lipossomal e complexo lipídico) são indicadas pela redução de possíveis efeitos colaterais, conforme descrito na Tabela 4. Na indisponibilidade dessas formas, a anfotericina B desoxicolato é a alternativa, na dose de 1 mg/kg/dia (máximo de 50 mg/dia).

O tempo total de tratamento deve ser guiado pela resposta clínica, sorológica e microbiológica. Ao fim do tratamento também é recomendado que se mantenha profilaxia secundária em pessoas com contagem TCD4+ abaixo de 200 céls./mm³, com uso de itraconazol 100-200 mg diários ou sulfametoxazol + trimetoprima 800 + 160 mg de 12 em 12 horas por pelo menos 3 meses com TCD4 acima de 200 céls./mm³.

Histoplasmose

A histoplasmose é uma doença causada primariamente pelo *Histoplasma capsulatum*, fungo presente no solo

TABELA 4 Esquemas de tratamento para paracoccidioidomicose

Apresentação	Tratamento	Duração média
Leve a moderada	1ª opção: itraconazol 200 mg/dia (2 cápsulas de 100 mg em dose única), VO, ou 200 mg (2 cápsulas de 100 mg), VO, de 12/12 horas	9 a 18 meses
	2ª opção: sulfametoxazol + trimetoprima (400 mg + 80 mg), 2 comprimidos de 8/8 horas ou de 12/12 horas	18 a 24 meses*
Grave	Anfotericina B complexo lipídico, 3 a 5 mg/kg/dia OU Anfotericina B lipossomal 3 mg/kg/dia	2 a 4 semanas (até melhora clínica)#
Neuroparacoccidioidomicose	1ª opção: Anfotericina B complexo lipídico, 3 a 5 mg/kg/dia OU Anfotericina B lipossomal 3 mg/kg/dia	2 a 4 semanas (até melhora clínica)
	2ª opção: sulfametoxazol + trimetoprima 80 mg/mL + 16 mg/mL, IV$, 2 a 3 ampolas, de 8/8 horas	

Fonte: Dathi/SVSA/MS.
IV: intravenoso; PCM: paracoccidioidomicose; VO: via oral.
* Avaliar estado nutricional, quadro respiratório e/ou neurológico, hipotensão e ascite.
# Requer tratamento de manutenção com itraconazol ou sulfametoxazol + trimetoprima.
$ Preferencial para pessoas com quadro de insuficiência respiratória, tratamento empírico para pneumocistose.

e em fezes de aves e morcegos. Em algumas localidades a incidência anual da infecção em PVHA chega até 25%, por vezes superando a de TB. Também, pela frequente coinfecção TB-histoplasmose em áreas endêmicas (até 20% dos casos), faz-se necessária a investigação simultânea das patologias em áreas endêmicas. No Brasil, as áreas mais acometidas são as regiões Nordeste, Centro-Oeste e Sudeste[4].

Esta doença pode se manifestar de duas formas: como uma infecção primária ou como resultado da reativação endógena. A apresentação clínica da histoplasmose varia significativamente com base no estado imunológico do paciente, sendo que uma contagem mais baixa de linfócitos T CD4+ (< 150 céls./mm^3) aumenta o risco de desenvolvimento de uma forma disseminada da doença.

Um dos principais modos de apresentação da histoplasmose é sob a forma de pneumonia, e um dos achados radiológicos mais característicos é o infiltrado pulmonar retículo-nodular-difuso. Os sintomas clínicos incluem febre, perda de peso, linfadenomegalia, alterações pulmonares, hepatomegalia, esplenomegalia e múltiplas lesões mucocutâneas, podendo evoluir de pápulas para úlceras e nódulos umbilicados. A presença das lesões cutâneas indica uma maior disseminação do patógeno e um marcador de mau prognóstico.

No laboratório podemos encontrar pancitopenia, elevação de transaminases e grandes aumentos de desidrogenase láctica (acima de 1.000 Ul/L), que apesar de não específicos sugerem o diagnóstico com relação a outras patologias.

A forma de diagnóstico mais amplamente disponível no Brasil, apesar de menos sensível, é a busca direta do fungo e cultura de materiais de biópsia, creme leucocitário ou aspirado de medula óssea. Em alguns centros temos disponíveis a pesquisa de antígenos de *H. capsulatum* em ELISA ou testes rápidos disponíveis para sangue e urina. A sensibilidade geral dos métodos é de 95% e a especificidade de 97%, apontando o diagnóstico rápido, tendo em vista a demora dos testes microbiológicos. Testes moleculares para detecção de DNA são menos disponíveis e menos padronizados que os referidos anteriormente, mas em geral mantêm a sensibilidade e a especificidade dos testes de antígeno[11].

O tratamento antifúngico específico depende das manifestações clínicas e da gravidade atual do quadro. Define-se como forma moderada ou grave a presença de pelo menos um dos sinais a seguir:

- Insuficiência respiratória ou circulatória.
- Acometimento dos SNC.
- Insuficiência renal.
- Alteração da coagulação.
- *Status* de desempenho da OMS ≥ 2, no qual a pessoa fica confinada a uma cama ou cadeira por mais da metade das horas de vigília, sendo apenas capaz de autocuidado limitado.

A descrição da terapia adequada de histoplasmose está descrita na Tabela 5:

TABELA 5 Esquemas de tratamento para histoplasmose

Forma clínica	Esquema terapêutico
Histoplasmose pulmonar aguda*	Leve a moderada: itraconazol 200 mg (2 cápsulas de 100 mg) 3x/dia, VO, por 3 dias, seguido de itraconazol 400 mg (4 cápsulas de 100 mg)/dia, por 6 a 12 semanas. Moderada a grave: complexo lipídico de anfotericina B, 5 mg/kg/dia por 2 semanas, seguido de itraconazol 400 mg (4 cápsulas de 100 mg)/dia, por 6 a 12 semanas.
Histoplasmose pulmonar crônica	Itraconazol 200 mg (2 cápsulas de 100 mg)/dia ou de 12/12h, VO, por 12 a 24 meses. Manter o medicamento enquanto houver melhora, de acordo com o monitoramento de imagens a cada 6 meses.
Histoplasmose disseminada	Moderada: itraconazol 200 mg (2 cápsulas de 100 mg) 3x/dia, VO, por 3 dias, seguido de itraconazol 400 mg (4 cápsulas de 100 mg)/dia, VO, por 12 meses# Grave: complexo lipídico de anfotericina B, 5 mg/kg/dia, IV, por 1 a 2 semanas, seguido de itraconazol 200 mg (2 cápsulas de 100 mg) de 12/12 horas, VO, por 12 meses# Grave com comprometimento do SNC$; anfotericina B lipossomal 3 mg/kg/dia, IV, por 1 a 2 semanas, seguida de itraconazol 200 mg (2 cápsulas de 100 mg) de 12/12 horas, VO, por 12 meses#

Fonte: CGTM/Dathi/SVSA/MS.
IV: intravenoso; SNC: sistema nervoso central; VO: via oral.
* A forma pulmonar aguda deverá ser sempre tratada. Após a cura clínica, monitorar a pessoa clínica, radiológica e imunologicamente.
# A terapia de manutenção pode ser considerada em um tempo inferior a 12 meses (3 a 6 meses), principalmente em pessoas que apresentem interação medicamentosa ou efeitos colaterais importantes, considerando-se o risco de recidiva. Nesses casos, as pessoas devem estar recebendo TARV regularmente, mantendo boa adesão – com supressão da carga viral e recuperação do *status* imunológico (contagem de linfócitos T-CD4+ acima de 150 céls./mm^3) – e se encontrar clinicamente estáveis.
$ Nos casos de meningite confirmada, a dose de anfotericina B lipossomal poderá ser aumentada para 5 mg/kg/dia, IV, caso não haja resposta à dose preconizada, com extensão do tempo de tratamento para 4 a 6 semanas.

Alterações neurológicas relacionadas ao HIV

O diagnóstico e manejo das IO, acometendo o SNC, é um dos maiores desafios no departamento de emergência envolvendo PVHA. Não só representam quadros altamente letais mesmo com tratamento apropriado, mas com frequência há sobreposições de quadros clínicos com coinfecções.

Em estudos brasileiros a frequência de coinfecções em pacientes PVHA admitidos em hospitais terciários por quadros neurológicos variou de 12% a 20%, com uma mortalidade geral em um ano acima de 30%. No mundo todo, a causa mais comum de infecções do SNC em PVHA é a toxoplasmose cerebral, seguida por tuberculose, criptococose e doença citomegálica. Em quadros de evolução muito aguda, permanecem presentes as etiologias similares à população geral, como meningite bacteriana e viral [6,12-14].

O manejo de todas exige um serviço de maior complexidade, por muitas vezes o diagnóstico se basear na coleta de líquido cefalorraquidiano (LCR) precedido de tomografia computadorizada (TC) ou ressonância magnética (RNM) de crânio para a identificação de possíveis lesões de massa e efeitos de desvio de linha média, contraindicando a coleta de LCR. Um cuidado especial deve ser tomado nos pacientes com sinais de hipertensão intracraniana, sendo necessária a tomada das mesmas medidas de neuroproteção que em outras situações clínicas que não sejam IO.

Toxoplasmose cerebral

A toxoplasmose cerebral é a principal patologia oportunista em PVHA em imunossupressão grave admitida em pronto-socorro com sintomas do SNC. Ela ocorre não pela infecção inicial, mas pela reativação de cistos latentes do protozoário de infecções antigas. A evolução é em geral subaguda e suas manifestações clínicas dependem da topografia da lesão. Seus sintomas incluem cefaleia e febre, alterações neurológicas focais, desorientação, confusão mental, ataxia, letargia, alterações visuais, síndrome demencial e hipertensão intracraniana[14].

O diagnóstico definitivo se dá apenas pela histopatologia das lesões. Contudo, podemos realizar o diagnóstico presuntivo pelo quadro clínico-radiológico compatível, associado à resposta clínica positiva e à diminuição das lesões em imagem entre 10 e 14 dias após tratamento adequado. Dessa forma, há recomendação consolidada para o tratamento empírico em pacientes com lesões de SNC e quadros compatíveis, principalmente quando há a presença de sinais neurológicos focais no exame físico[4].

Os achados radiológicos são mais bem identificados na RNM de crânio, porém a TC de crânio com contraste venoso também permite a visualização de lesões: as lesões captam contraste e apresentam edema perilesional, presentes mais frequentemente em região de gânglios da base, mas podendo ser múltiplas e disseminadas por toda a topografia. É importante pontuar que, apesar de sensíveis, os exames de imagem não conseguem diferenciar as lesões por toxoplasmose de outras patologias, como linfoma e tuberculoma.

A maioria dos pacientes têm presença de anticorpo IgG antitoxoplasma positivo, porém se negativo, não exclui o diagnóstico. Habitualmente, o LCR não possui alterações, mas pode apresentar pleocitose ou proteinorraquia discretas. Também podemos buscar o DNA de *Toxoplasma gondii* no LCR com testes de PCR, tendo uma sensibilidade moderada (~50%) e especificidade superior a 95%[4].

Em casos em que há desvio de linha média, sinais de hipertensão intracraniana, não melhora neurológica com o tratamento padrão ou alta suspeita diagnóstica alternativa, é ideal uma consulta neurocirúrgica para avaliação de medidas de descompressão ou biópsia cerebral.

O esquema atual de escolha para o tratamento contém sulfametoxazol + trimetoprima. Esquemas contendo pirimetamina e sulfadiazina não demonstraram diferença em desfechos significativos e levam a mais efeitos colaterais e maior número de comprimidos com posologia mais complexa[15,16]. Não há necessidade de uso profilático de anticonvulsivantes. Na Tabela 6 descrevemos os esquemas de tratamento.

Também, após o período de tratamento é necessária a manutenção de profilaxia secundária com sulfametoxazol + trimetoprima 800 + 160 mg de 12 em 12 horas até a contagem TCD4+ persistir acima de 200 céls./mm^3 por 6 meses.

Meningite criptocócica

A meningite criptocócica é causada pelas leveduras *Cryptococcus neoformans e Cryptococcus gattii,* sendo a principal causa de infecções do SNC por fungos no mundo. Na maioria das vezes, trata-se de fato de meningoencefalite pelo acometimento de parênquima cerebral, mas manteremos o termo atual por convenção[4].

O contágio inicial se dá pela aspiração da levedura presente no solo e em matéria orgânica em decomposição, fixando-se no pulmão para formar uma infecção latente e contida, na maioria das vezes assintomática. O tratamento da criptococose pulmonar se assemelha ao da forma meningoencefálica, com notas para a

TABELA 6 Esquemas de tratamento para toxoplasmose cerebral

Esquemas			Tempo de tratamento
Sulfadiazina, VO, a cada seis horas, nas seguintes doses: Abaixo de 60 kg: 1.000 mg (2 comprimidos de 500 mg) 60 kg ou mais: 1.500 mg (3 comprimidos de 500 mg)	+ Pirimetamina, 200 mg (8 comprimidos de 25 mg) VO no primeiro dia, seguida das doses VO: Abaixo de 60 kg: 50 mg/dia (2 comprimidos de 25 mg) 60 kg ou mais: 75 mg/ dia (3 comprimidos de 25 mg)	+ Ácido folínico 10 mg/dia, VO	6 semanas
Ou			
Sulfametoxazol + trimetoprima: 25 mg/kg de sulfametoxazol, 2 vezes por dia, VO ou IV.			6 semanas

IV: intravenoso; VO: via oral. Fonte: Departamento de HIV/AIDS, Tuberculose, Hepatites Virais e Infecções Sexualmente Transmissíveis (Dathi)/Secretaria de Vigilância em Saúde e Ambiente (SVSA)/Ministério da Saúde (MS).

possível ressecção cirúrgica de massas pulmonares não responsivas.

Nas PVHA, a queda da imunidade propicia a migração do patógeno para o SNC e consequente infecção. Tem grande letalidade, variando entre 13 e 73% dos casos, grande parte devido à intensa hipertensão intracraniana (HIC) apresentada em alguns casos pela obstrução de drenagem do LCR pela multiplicação fúngica[17].

Normalmente apresenta-se de forma subaguda (2-4 semanas), porém também pode ocorrer de forma aguda e crônica. Os sintomas mais frequentes são febre, náusea e vômitos, cefaleia (associada ou não a fotofobia e alterações visuais), sinais meníngeos, alterações de comportamento e memória e convulsões. A HIC se manifesta da forma habitual a outras patologias, com vômitos, diplopia, confusão mental e papiledema.

Os principais fatores de pior prognóstico são pacientes que se apresentam com celularidade baixa no LCR (< 20 céls./mm^3), rebaixamento do nível de consciência, HIC, crises convulsivas, elevada carga fúngica liquórica em testes de aglutinação e neuroimagem com pseudocistos.

A investigação diagnóstica basal consiste em TC de crânio e coleta de LCR, em especial para o diagnóstico de HIC através da medida de pressão de abertura. Uma pressão inicial maior que 25 cmH_2O faz necessária uma retirada de LCR até a pressão reduzir 50% da inicial ou ficar abaixo de 20 cmH_2O (representando uma retirada de 20 a 30 mL, em geral). Por vezes, é preciso punções lombares de alívio diárias nos pacientes até melhora clínica ou estabilização da pressão para evitar HIC. Nos casos refratários há pelo menos uma semana de punções, é interessante uma avaliação neurocirúrgica para derivação liquórica[4].

Na TC de crânio, podemos visualizar atrofia cortical e subcortical, além de lesões bilaterais hipodensas que não captam contraste, principalmente nos espaços perivasculares dos gânglios da base. Essas lesões, chamadas de pseudocistos mucinosos, são mais bem visualizadas através da RM de crânio.

O diagnóstico definitivo pode ser realizado pela pesquisa direta com tinta da China e cultura no LCR. Também, recomenda-se a realização de teste de fluxo lateral para antígeno criptocócico (LF-CrAg) ou teste de aglutinação de látex no liquor. Os testes têm desempenhos similares, com sensibilidade acima de 98% e especificidade de 99%. O LF-CrAg dá um resultado rápido em até 15 minutos, enquanto a tinta da China pode demorar pela dinâmica laboratorial local e tem uma sensibilidade entre 60 e 90%.

PVHA, mesmo assintomáticas, que testam reagente para LF-CrAg sérico através de protocolos de rastreio, devem ter punção lombar realizada para investigação de doença criptocócica subclínica[4].

O tratamento tem três partes principais: indução, consolidação e manutenção; essas fases se baseiam em combinações de anfotericina B, flucitosina e fluconazol. A depender do quadro clínico, em pacientes com resposta inadequada, cultura de LCR persistente após 2 semanas e presença de pseudocistos mucinosos, podemos prolongar o tratamento de indução com anfotericina B por mais tempo.

Ressaltamos que o manejo da HIC pelas punções de alívio também se enquadra como ponto fundamental do tratamento. Até o momento, não há medidas farmacológicas que comprovadamente aliviam a pressão na meningite criptocócica, sendo de extrema necessidade que o caso seja manejado em serviço com profissionais capacitados para a punção de alívio e manometria.

Na Tabela 7 estão descritas as medicações e as doses para o manejo.

É importante ressaltar que a fase de manutenção deve ser mantida como profilaxia secundária até o paciente apresentar elevação da contagem TCD4+ acima

TABELA 7 Esquemas de tratamento para meningite criptocócica

Fase do tratamento	Esquema para tratamento	Duração
Indução	Anfotericina B lipossomal: 3 mg/kg/dia, IV + Flucitosina: 100 mg/kg/dia, VO, 6/6h	Pelo menos 2 semanas
Consolidação	Fluconazol: 400 mg a 800 mg/dia, VO ou IV	Pelo menos 8 semanas
Manutenção	Fluconazol: 200 mg/dia, VO	Pelo menos 6 a 12 meses

IV: intravenoso; VO: via oral. Fonte: Departamento de HIV/AIDS, Tuberculose, Hepatites Virais e Infecções Sexualmente Transmissíveis (Dathi)/Secretaria de Vigilância em Saúde e Ambiente (SVSA)/Ministério da Saúde (MS).

de 200 céls./mm^3 por 6 meses. Além disso, devemos aguardar de 4 a 6 semanas após o início do tratamento antifúngico para início de TARV, dado o alto risco de formas graves de SIRI.

Tuberculose meningoencefálica

A infecção do SNC representa a forma mais grave da doença, representando 10% dos casos de TB em PVHA, com letalidade de até 41% no primeiro ano de acompanhamento. Também é possível encontrar doença pulmonar concomitante em até 59% dos casos. Em pacientes com queixa principal de TB pulmonar é importante manter a atenção para sinais neurológicos e prosseguir a investigação de invasão do SNC, se necessário[4,8].

Em geral, a doença é aguda ou subaguda, com início a partir de sintomas gerais como febre, cefaleia, mal-estar inespecífico, irritabilidade ou alterações de personalidade. A progressão leva a uma característica meníngea com cefaleia contínua, vômitos, rebaixamento do nível de consciência e confusão. Podem estar presentes alteração de nervos cranianos (principalmente pares II, III, IV, VI e VII) com alterações de força e sensibilidade dos membros. Sinais meníngeos clássicos são frequentes, embora a "tríade clássica" de cefaleia, febre e meningismo ocorra em apenas 15% dos casos confirmados[7].

A TC ou RM de crânio podem revelar realce meníngeo, áreas isquêmicas ou hidrocefalia. Apesar de menos comum, é possível encontrar lesões de massa chamadas tuberculomas, como diferencial das demais patologias com efeito de massa. No entanto, o diagnóstico definitivo é obtido por meio do LCR. A análise quimiocitológica em 65% dos casos tem uma celularidade moderada (100-500 céls./mm^3) linfocítica e proteinorraquia moderada (100-500 mg/dL). Em mais de 80% dos casos encontramos o achado clássico de glicose no LCR abaixo de 45 mg/dL. Quanto à adenosina deaminase (ADA), o melhor valor avaliado para indicar o diagnóstico em revisões sistemáticas foi de 5,3 U/L, com uma sensibilidade e especificidade de 84%[18].

A pesquisa direta do bacilo e a cultura, apesar de específicas, têm uma baixa sensibilidade e demoram muito com relação à gravidade do quadro; contudo, não deixam de lado sua utilidade. Como discutido anteriormente para TB pulmonar, a técnica recomendada pelo MS para diagnóstico é a detecção de DNA através do TRM-TB em liquor, possuindo uma sensibilidade de 71%. Se disponível, com TRM-TB Ultra a sensibilidade aumenta para 89%.

O tratamento específico é o mesmo que nas formas pulmonares, com extensão da fase de manutenção para 10 meses ao invés de 4 meses, completando 1 ano de tratamento. Lembramos também da necessidade de aguardar pelo menos 4 semanas da terapia específica para início de TARV pelo risco de SIRI. A Tabela 8 apresenta as orientações para dosagem da medicação.

Quanto ao uso de corticoides, apesar de um estudo recente em 2023 não ter encontrado benefício, o conjunto de evidências anteriores aponta o contrário. Também há uma revisão da Cochrane de 2016[19] com esses dados anteriores demonstrando que uso de corticoides associados leva a uma redução significativa da mortalidade imediata, apesar de não existir evidência de benefício para evitar sequelas neurológicas posteriores. O MS também mantém a recomendação de associação de prednisona ou dexametasona nesses casos[4].

Doença citomegálica

A doença causada pelo citomegalovírus (CMV) geralmente afeta pacientes com imunodepressão grave, com TCD4 abaixo de 100 céls./mm^3. A forma mais comum de apresentação é a neurorretinite. Apesar de ser frequente e também ser considerada como acometimento de SNC, a doença citomegálica disseminada pode ocorrer sem esse sintoma[4]. À frente, discutiremos a doença intestinal.

Comumente, o acometimento ocular é unilateral, mas na progressão da doença pode levar a lesões bilaterais. A apresentação inicial pode se dar com baixa acuidade visual progressiva e aparecimento de escotomas, sendo o diagnóstico feito primariamente pelo aspecto das lesões no exame visual de fundo de olho. O principal diagnóstico diferencial é toxoplasmose ocular, menos frequente.

TABELA 8 Orientações para dosagem da medicação

Fases do tratamento	Medicamentos	Faixa de peso	Unidade/dose	Meses
Intensiva (2RHZE)a	RHZE 150/75/400/275 mg, comprimido em dose fixa combinada	20 a 35 kg	2 comprimidos	2
		36 a 50 kg	3 comprimidos	
		51a 70 kg	4 comprimidos	
		Acima de 70 kg	5 comprimidos	
Manutenção (10RH)b	RH 300/150 mg ou 150/75 mg, comprimido em dose fixa combinada	20 a 35 kg	1 comprimido de 300/150 mg ou 2 comprimidos de 150/75 mg	10
		36 a 50 kg	1 comprimido de 300/150 mg +1 comprimido de 150/75 mg ou 3 comprimidos de 150/75 mg	
		51a 70 kg	2 comprimidos de 300/150 mg ou 4 comprimidos de 150/75 mg	
		Acima de 70 kg	2 comprimidos de 300/75 mg + 1 comprimido de 150/75 mg ou 5 comprimidos de 150/75 mg	

Nos casos de meningoencefalite:
Associar corticoide: prednisona (1 a 2 mg/kg/dia) por 4 semanas ou, nos casos graves de meningite tuberculosa, dexametasona injetável (0,3 a 0,4 mg/kg/dia), por 4 a 8 semanas, com redução gradual da dose nas quatro semanas subsequentes.
Para evitar sequelas em casos de meningite tuberculosa, recomenda-se iniciar a fisioterapia o mais cedo possível.

Fonte: Coordenação-Geral de Vigilância da Tuberculose, Micoses Endêmicas e Micobactérias Não Tuberculosas (CGTM)/ Departamento de HIV/AIDS, Tuberculose, Hepatites Virais e Infecções Sexualmente Transmissíveis (Dathi)/Secretaria de Vigilância em Saúde e Ambiente (SVSA)/Ministério da Saúde (MS)..
a RHZE: combinação de rifampicina (R), isoniazida (H), pirazinamida (Z) e etambutol (E).
b RH: combinação de rifampicina (R) e isoniazida (H).

A encefalite citomegálica apresenta um curso clínico que pode ser lento, às vezes confundindo-se com a encefalite causada pelo HIV, mas também pode progredir rapidamente, assemelhando-se a uma encefalite aguda ou subaguda. O diagnóstico precoce e o início do tratamento são cruciais, pois as sequelas estão diretamente relacionadas ao tempo até o tratamento. É importante mencionar que, em alguns casos, a única anormalidade radiológica é a atrofia corticossubcortical.

A polirradiculopatia citomegálica se manifesta clinicamente como paraparesia flácida arreflexa, com início agudo ou subagudo. O liquor tipicamente mostra pleocitose neutrofílica, mas a ausência desse achado não exclui a suspeita diagnóstica, sendo a pesquisa de DNA do CMV por PCR necessária para confirmação diagnóstica[4].

O tratamento da encefalite e polirradiculopatia citomegálica deve ser iniciado o mais cedo possível. As opções terapêuticas incluem ganciclovir, foscarnet ou ambos, com preferência pelo tratamento combinado de indução em pacientes com sintomas graves ou com histórico de uso prévio desses antivirais. O período de tratamento para as formas neurológicas da doença citomegálica é mais longo em comparação com o tratamento da coriorretinite, geralmente com duração mínima de 4 semanas ou até a resolução dos sintomas.

O uso da terapia antirretroviral altamente ativa (TARV) melhorou o prognóstico dessas complicações, embora a letalidade ainda seja elevada. Após a cura dos casos de retinite, ainda é necessária a profilaxia secundária com ganciclovir 3x por semana, que deve ser interrompida somente após a contagem de CD4 se recuperar para valores acima de 100 céls./mm^3 por um período de 3 a 6 meses. Na Tabela 9 estão descritas as orientações para o tratamento, a depender da forma clínica.

Alterações gastrointestinais relacionadas ao HIV

Pacientes infectados pelo HIV enfrentam um risco significativamente maior de contrair infecções oportunistas, que são comuns nos estágios avançados da aids. Essas infecções oportunistas representam cerca de 80% das causas de mortalidade em pacientes com HIV/aids, sendo mais prevalentes quando a contagem de células CD4 está abaixo de 200 céls./mm^3, mesmo com o uso da terapia antirretroviral (TARV). No Brasil, a prevalência de infecções parasitárias intestinais em pacientes com HIV é de aproximadamente 24%[4,6,20,21].

Diversos fatores estão associados à presença de infecções parasitárias intestinais em pacientes com HIV,

TABELA 9 Esquemas de tratamento e profilaxia para doença citomegálica

Sítio de acometimento	Medicamento	Dose/tempo de tratamento	Observações
Lesões da retina	Ganciclovir*	5 mg/kg a cada 12 horas, IV, durante 14 a 21 dias	Seguir com profilaxia secundária.
Aparelho digestivo	Ganciclovir*	5 mg/kg a cada 12 horas, IV, durante 3 a 6 semanas, até resolução dos sintomas	
	Valganciclovir	900 mg a cada 12 horas, VO, durante 3 a 6 semanas, até resolução dos sintomas	Doença moderada e sem intolerância a medicamentos por VO
Sistema nervoso central ou periférico	Ganciclovir*	5 mg/kg a cada 12 horas, IV, até resolução dos sintomas	Quando disponível, avaliar PCR DNA-CMV no liquor e manter tratamento até clareamento do liquor (PCR negativo)#
Profilaxia secundária (retinite)			
Esquema com:	Valganciclovir	900 mg, 1 vez ao dia, VO	Manter até CD4 acima de 100 céls./mm^3 e carga viral do HIV indetectável por período superior a 3 meses
	Ganciclovir	5 mg/kg, 1 vez ao dia, 5 vezes na semana, IV	

Fonte: adaptada de European AIDS Clinical Society (EACS), 2022.
CD4: contagem de linfócitos T-CD4+; CMV: citomegalovírus; IV: intravenoso; PCR: reação em cadeia da polimerase; VO: via oral.
* Atentar para os efeitos adversos hematológicos do ganciclovir (neutropenia).
# Considerando a elevada morbimortalidade desse agravo, orienta-se acompanhamento com especialista.

incluindo desnutrição, baixo nível socioeconômico, higiene pessoal e ambiental precária, contaminação de alimentos, falta de acesso à água potável e saneamento básico. Além disso, queixas gastrointestinais são comuns em pacientes com HIV/aids.

Os sintomas gastrointestinais que podem afetar pacientes com HIV/aids incluem diarreia, dificuldade ao engolir (disfagia/odinofagia), náusea, vômitos, perda de peso, dor abdominal, doenças anorretais, icterícia, aumento do fígado (hepatomegalia), sangramento gastrointestinal e tumores gastrointestinais, como o sarcoma de Kaposi e o linfoma não Hodgkin. A diarreia é um sintoma especialmente comum, principalmente em infecções parasitárias causadas por *Cryptosporidium* spp., *Isospora belli* e *Cyclospora cayetanensis*, levando a episódios crônicos, persistentes e volumosos de diarreia, com perda significativa de fluidos e eletrólitos, resultando em perda de peso e dor abdominal.

Candidíase esofágica e orofaríngea

A candidíase é uma infecção causada principalmente pelo fungo *Candida albicans* e é comum em pacientes com contagem de células CD4 abaixo de 200 céls./mm^3.

A candidíase orofaríngea geralmente ocorre em pacientes com contagem de CD4 inferior a 100 céls./mm^3. Ela se manifesta com placas brancas removíveis na boca, que podem ser facilmente raspadas, bem como queilite angular (rachaduras nos cantos da boca) ou pápulas eritematosas na mucosa orofaríngea. Por outro lado, a candidíase esofágica causa dor retroesternal difusa, disfagia (dificuldade de engolir) e/ou odinofagia (dor ao engolir).

O diagnóstico da candidíase é principalmente clínico, uma vez que o fungo *Candida* é uma parte normal da flora da mucosa. Portanto, sua presença não é suficiente para o diagnóstico da infecção. Em casos de esofagite candidiásica que não responde ao tratamento, uma endoscopia digestiva alta (EDA) é indicada para avaliar outras possíveis causas.

O tratamento da candidíase orofaríngea geralmente envolve o uso de fluconazol, 100 mg por dia, por 7 a 14 dias. Em casos graves, o fluconazol é a primeira escolha devido à menor taxa de recidiva. Uma alternativa é o uso de nistatina na forma de suspensão oral, com gargarejo de 4-5 vezes ao dia.

No caso da candidíase esofágica, os antifúngicos da família dos azóis, como o fluconazol (200-400 mg via oral ou 400 mg/dia via intravenosa) e o itraconazol (200 mg/dia na forma líquida), são frequentemente usados como tratamento de primeira escolha. O uso intravenoso é recomendado em casos de disfagia significativa. Em alternativa ou em casos resistentes ao fluconazol, outras opções incluem voriconazol (200 mg a cada 12 horas via oral ou intravenosa), anfotericina desoxicolato (0,6 mg/kg/dia intravenoso), anfotericina lipossomal (3-4 mg/kg/dia), caspofungina (50 mg/dia) ou anidulafungina (0,6 mg/kg/dia). Se não houver resposta ao tratamento, é aconselhável realizar uma endoscopia para diagnóstico diferencial, uma vez que a maioria dos casos responde ao tratamento sistêmico dentro de 7 a 14 dias.

Citomegalovírus gastrointestinal

O citomegalovírus (CMV) é um vírus da família do herpesvírus que tem a capacidade de permanecer em estado latente no corpo, sendo reativado em pessoas com infecção pelo HIV devido à imunodepressão causada pelo vírus, especialmente quando a contagem de células CD4 está abaixo de 100 céls./mm^3 ou quando há alta carga viral (CV superior a 100.000 cópias/mL). O CMV pode afetar vários órgãos e sistemas, incluindo a retina, trato gastrointestinal, pulmões, fígado, vias biliares e sistema nervoso central.

Uma das principais manifestações do CMV em pacientes com HIV é a doença do trato gastrointestinal, que pode afetar desde a boca até o reto. O cólon é o local mais suscetível à infecção pelo CMV, seguido pelo estômago, esôfago, ceco, duodeno, sigmoide e reto. Os sintomas clínicos variam, dependendo do local afetado, e são geralmente inespecíficos.

O diagnóstico da infecção por CMV envolve exames endoscópicos para identificar as lesões e biópsias para análise histopatológica, que possui alta especificidade. Um achado clássico é a presença de "olhos de coruja" nas úlceras da mucosa. Alterações radiológicas na tomografia computadorizada, como diminuição da espessura da parede, ulceração da mucosa e estreitamento do lúmen intestinal, podem ser observadas, mas não são específicas e podem envolver principalmente o cólon e o ceco.

O tratamento de escolha para a infecção por CMV é a administração intravenosa de ganciclovir na dose de 5 mg/kg a cada 12 horas, por um período de 14 a 21 dias. Nos pacientes diagnosticados, é fundamental realizar avaliação oftalmológica, incluindo fundoscopia, para diagnosticar a retinite por CMV precocemente.

Ciclosporíase

A doença causada pelo protozoário *Cyclospora cayetanensis* é uma infecção que resulta em uma diarreia líquida, a qual pode ser severa e explosiva. Além da diarreia, os sintomas associados a essa infecção incluem náusea, anorexia (falta de apetite), perda de peso, dor abdominal em cólica, flatulência, dores musculares, fadiga, vômitos e, em alguns casos raros, febre baixa. A transmissão da *Cyclospora* ocorre por via fecal-oral, frequentemente devido à ingestão de frutas, verduras e água contaminadas.

Para o diagnóstico da infecção por *Cyclospora*, é necessário solicitar exames laboratoriais específicos, pois as colorações de rotina nem sempre são capazes de identificar o protozoário. Portanto, em casos de suspeita clínica, é recomendável solicitar a pesquisa de oocistos nas fezes frescas, utilizando técnicas como coloração com Ziehl Neelsen modificado, Kinyon modificado ou o uso de microscópio de fluorescência com ultravioleta epifluorescente.

O tratamento da infecção por *Cyclospora* é realizado com sulfametoxazol-trimetoprim (SMX-TMP), na dose de 160 + 800 mg a cada 12 horas, por um período de 7 dias. É importante seguir rigorosamente o regime de tratamento prescrito pelo médico para garantir a eficácia da terapia e a resolução dos sintomas.

Além do tratamento, a prevenção também desempenha um papel fundamental na redução da infecção por *Cyclospora*. Isso inclui a adoção de boas práticas de higiene, como lavar bem as frutas e verduras antes de consumi-las e consumir água potável, além de evitar alimentos que possam estar contaminados.

REFERÊNCIAS

1. World Health Organization. Consolidated guidelines on HIV prevention, testing, treatment, service delivery and monitoring: recommendations for a public health approach. Geneva: WHO; 2021. Disponível em: https://www.who.int/publications-detail-redirect/9789240031593
2. Brasil. Ministério da Saúde. Boletim Epidemiológico – HIV e AIDS 2023. Brasília: Ministério da Saúde; 2024.
3. Brasil. Ministério da Saúde. Protocolo Clínico e Diretrizes Terapêuticas para Manejo da Infecção pelo HIV em Adultos: Módulo 1: Tratamento. Brasília: Ministério da Saúde; 2024. 116 p.
4. Brasil. Ministério da Saúde. Protocolo Clínico e Diretrizes Terapêuticas para Manejo da Infecção pelo HIV em Adultos: Módulo 2: Coinfecções e Infecções Oportunistas. Brasília: Ministério da Saúde; 2024. 135 p.
5. Brasil. Ministério da Saúde. Manual Técnico para o Diagnóstico da Infecção pelo HIV em Adultos e Crianças. Brasília: Ministério da Saúde; 2016. 149 p.
6. Ford N, Shubber Z, Meintjes G. Causes of hospital admission among people living with HIV worldwide: a systematic review and meta-analysis. Lancet HIV. 2015;2(10):e438–e444.
7. Brasil. Ministério da Saúde. Secretaria de Vigilância em Saúde. Departamento de Vigilância das Doenças Transmissíveis. Manual de Recomendações para o Controle da Tuberculose no Brasil. 2nd ed. Brasília: Ministério da Saúde; 2019 [cited 2024 Feb 2]. Available from: https://bvsms.saude.gov.br/bvs/publicacoes/manual_recomendacoes_controle_tuberculose_brasil_2_ed.pdf
8. Brasil. Ministério da Saúde. Secretaria de Vigilância em Saúde e Ambiente. Coinfecção TB-HIV: 2022. Boletim Epidemiológico, Brasília, n. esp.; 2023.
9. Brasil. Ministério da Saúde. Imagens radiológicas da tuberculose: manejo clínico e ações programáticas. Brasília: Ministério da Saúde; 2022. 104 p.
10. Shikanai-Yasuda MA, Mendes RP, Colombo AL, Queiroz-Telles F, Kono AS, Paniago AM, et al. Brazilian guidelines for the clinical management of paracoccidioidomycosis. Rev Soc Bras Med Trop. 2017;50(4):1-26.
11. Villareal K, Price A, Pasqualotto AC, Bahr NC. The current and future states of diagnostic tests for histoplasmosis with a focus on people with HIV and disseminated histoplasmosis. J Fungi (Basel). 2023;9(8):793.

12. Telles JP, Fernandes R, Barros TD, Maestri A, Vitoriano T, Borges L, et al. Neurological manifestations in people living with HIV/AIDS in the late cART era: a prospective observational study at a tertiary healthcare center in São Paulo, Brazil. HIV Res Clin Pract. 2021;22(4):87-95.
13. Croda MG, Vidal JE, Hernández AV, Dal Molin T, Gualberto FA, de Oliveira AC. Tuberculous meningitis in HIV-infected patients in Brazil: clinical and laboratory characteristics and factors associated with mortality. Int J Infect Dis. 2010;14(7):e586-91.
14. Telles JPM, Vidal JE. Cerebral toxoplasmosis with neurological co--infection in people living with AIDS/HIV: results of a prospective cohort in São Paulo, Brazil. Arq Neuropsiquiatr. 2023;81(1):33-9.
15. Rajapakse S, Shivanthan MC, Samaranayake N, Rodrigo C, Fernando SD. Antibiotics for human toxoplasmosis: a systematic review of randomized trials. Pathog Glob Health. 2013;107(4):162-9.
16. Torre D, Casari S, Speranza F, Donisi A, Gregis G, Poggio A, et al. Randomized trial of trimethoprim-sulfamethoxazole versus pyrimethamine-sulfadiazine for therapy of toxoplasmic encephalitis in patients with AIDS. Antimicrob Agents Chemother. 1998;42(6):1346-9.
17. Williamson PR, Jarvis JN, Panackal AA, Fisher MC, Molloy SF, Loyse A, et al. Cryptococcal meningitis: epidemiology, immunology, diagnosis and therapy. Nat Rev Neurol. 2017;13(1):13-24.
18. Tuon FF, Higashino HR, Lopes MI, Litvoc MN, Atomiya AN, Antonangelo L, et al. Adenosine deaminase and tuberculous meningitis: a systematic review with meta-analysis. Scand J Infect Dis. 2010 ;42(3):198-207.
19. Prasad K, Singh MB, Ryan H. Corticosteroids for managing tuberculous meningitis. Cochrane Database Syst Rev. 2016;CD002244.
20. Alemayehu E, Gedefie A, Adamu A, Mohammed J, Kassanew B, Kebede B, et al. Intestinal parasitic infections among HIV-infected patients on antiretroviral therapy attending Debretabor General Hospital, Northern Ethiopia: a cross-sectional study. HIV AIDS (Auckl). 2020.
21. Getachew T, Hailu T, Alemu M. Prevalence of opportunistic intestinal parasitic infections among HIV/AIDS patients before and after commencement of antiretroviral treatment at Felege Hiwot Referral Hospital: a follow-up study. HIV AIDS (Auckl). 2021.

4

Leptospirose

Juliette Valadão Leite Souza
Camila Magioni Figueira
Leonardo Goltara Almeida
Rafael Lima Mc Gregor von Hellmann

PONTOS PRINCIPAIS

- Leptospirose é uma doença endêmica no Brasil, com incidência aumentada em períodos de chuvas e enchentes, afetando principalmente áreas metropolitanas e de baixa renda devido à má condição de saneamento e infestação de roedores.
- A doença é causada por bactérias do gênero *Leptospira*, com roedores sendo os principais reservatórios, embora mais de 160 espécies de mamíferos possam ser reservatórios.
- Ocorre de maneira acidental, geralmente através da exposição de lesões de pele ou mucosas à água ou solo contaminado com urina de animais infectados.
- A leptospirose pode variar de formas leves e autolimitadas a formas graves, como a síndrome de Weil, que envolve icterícia, insuficiência renal aguda e hemorragia.
- O diagnóstico é feito com base em critérios clínicos-epidemiológicos e confirmado por testes laboratoriais como ELISA-IgM, microaglutinação (MAT) e PCR.
- A leptospirose anictérica pode apresentar uma fase aguda, com sintomas como febre, cefaleia e mialgia, e uma fase imune, caracterizada por meningite asséptica e uveíte.
- A leptospirose ictérica, ou doença de Weil, ocorre em cerca de 10% dos casos sintomáticos e tem uma alta mortalidade, podendo envolver complicações como hemorragia pulmonar e miocardite.
- Inclui o uso de antibióticos, como amoxicilina e penicilina, e medidas de suporte para complicações, com a necessidade de hospitalização imediata em casos graves.
- Envolve medidas de saneamento básico, controle de roedores e educação sobre os riscos da exposição a ambientes contaminados, além de quimioprofilaxia para indivíduos de alto risco.
- Inclui doenças com sintomas semelhantes, como dengue, chikungunya, malária e outras síndromes febris agudas, destacando a importância de um diagnóstico diferencial preciso.

INTRODUÇÃO

A leptospirose é uma doença infecciosa febril aguda e sistêmica, cuja apresentação clínica varia dependendo do estágio e da gravidade. É causada por bactérias espiroquetas do gênero *Leptospira*.

No Brasil, a leptospirose é uma doença endêmica, tornando-se epidêmica em períodos chuvosos, principalmente nas capitais e áreas metropolitanas, devido às enchentes associadas à aglomeração populacional de baixa renda, às condições inadequadas de saneamento e à alta infestação de roedores infectados[4].

Em nosso país, a letalidade da doença é em torno de 9% e as regiões mais afetadas são a Sul e Sudeste[4].

EPIDEMIOLOGIA

Revisão sistemática realizada por Costa et al. estimou que há um milhão de casos de leptospirose por ano e 59 mil mortes relacionadas à doença no mundo. No Brasil, o número de casos variou de 1804 a 4967 entre os períodos de 2007 a 2023[8].

É comum haver aumento súbito do número de casos após catástrofes ambientais, como visto nas enchentes sofridas pelo estado do Rio Grande do Sul no ano de 2024.

Os reservatórios animais da doença são os mamíferos, mais comumente os roedores; no entanto, mais de 160 espécies de mamíferos já foram identificadas como reservatórios de cepas patogênicas da leptospirose. Além disso, as bactérias podem permanecer vivas por dias a meses em solo ou água contaminados.

A transmissão para humanos ocorre de maneira acidental. O contato do organismo com portas de entrada, como lesões de pele, mucosas e conjuntivas facilita a transmissão.

Os principais fatores de risco para a transmissão da doença incluem atividades ocupacionais, como fazendeiros, trabalhadores de abatedouros; atividades recreacionais, como canoagem; viagem a locais endêmicos; lesões de pele; ambientes com roedores e aglomeração populacional com baixas taxas de saneamento[1-3].

APRESENTAÇÃO CLÍNICA

A doença da leptospirose apresenta manifestações clínicas que variam desde um quadro oligossintomático e autolimitado até formas graves, como a síndrome de Weil, que é caracterizada pela tríade de icterícia, hemorragia (geralmente pulmonar) e lesão renal aguda. Miocardite e rabdomiólise também podem ocorrer nessa fase da doença.

O período de incubação pode variar de 1 a 30 dias, sendo mais comum entre 5 e 14 dias. A fase inicial ocorre com febre frequentemente acompanhada de dor de cabeça e dor muscular, sendo difícil diferenciá-la de outras síndromes febris agudas, como dengue[3].

Um caso suspeito de leptospirose é definido como um indivíduo que apresenta febre, dor de cabeça e dores musculares, associadas a pelo menos um dos seguintes critérios:

- História epidemiológica sugestiva nos últimos 30 dias antes do início dos sintomas, incluindo exposição a enchentes, alagamentos, esgoto, fossas, entulhos; atividades laborais de risco, como catadores de lixo ou materiais recicláveis, trabalhadores de limpeza de córregos ou que tenham contato com água ou esgoto, pessoas que cuidam de animais, agricultura em áreas alagadas; residência ou trabalho em regiões endêmicas.
- Presença de pelo menos um dos seguintes sinais/sintomas: vermelhidão conjuntival, sinais de lesão renal aguda, icterícia/aumento das bilirrubinas, eventos hemorrágicos.

O estudo da doença leptospirose pode ser dividido em anictérica e ictérica. A leptospirose que se manifesta com icterícia é mais grave.

A leptospirose anictérica é mais comum e descrita, usualmente, como uma doença bifásica, apresentando uma fase aguda e uma fase imune. No entanto, a grande maioria das pessoas infectadas não evoluem para a fase imune. Em alguns casos, as fases da doença se misturam.

A fase aguda da leptospirose anictérica dura em média 2 a 9 dias. Os sintomas mais comuns são: febre, cefaleia, mialgia (especialmente nas panturrilhas e na região lombar). Náusea e vômito ocorrem em metade dos pacientes, enquanto diarreia e tosse seca em 25 a 35% dos casos[1-5]. Sintomas menos comuns são artralgia, faringite e dor abdominal. Hemorragia pulmonar rapidamente progressiva pode acontecer na fase aguda, porém é mais comum na leptospirose ictérica.

Na avaliação clínica desses pacientes, é fundamental observar a presença de hiperemia conjuntival; em alguns casos pode haver hemorragia subconjuntival. Além disso, a avaliação de hepato, espleno e linfonodomegalia é fundamental. Alguns pacientes podem apresentar lesões de pele que podem ser desde lesões maculopapulares até purpuras.

A avaliação da leucometria pode estar normal ou alterada, podendo ser inespecífica. Alguns pacientes podem ter trombocitopenia, pancitopenia ou nenhuma alteração. É comum haver o aumento de marcadores inflamatórios, como a velocidade de hemossedimentação. Além disso, quase metade dos pacientes podem apresentar elevação da creatinofosfoquinase, indicando comprometimento muscular e rabdomiólise.

A fase imune da leptospirose anictérica costuma acontecer após a fase aguda; no entanto, em raros casos pode acontecer antes. Os sintomas clínicos nessa fase são reinício da febre, cefaleia, mialgia, com náusea, vômitos e dor abdominal. O grande marco clínico da fase imune é a presença de meningite asséptica. Marcada pela presença de cefaleia, febre, cervicalgia/rigidez de nuca. Em geral, o liquor apresenta neutrofilia ou pleocitose linfocítica, com elevação discreta das proteínas e glicose normal (raramente a glicose pode estar reduzida). Em um estudo brasileiro, Romero et al. detectaram a presença de

DNA da leptospira em 93% dos pacientes com meningite asséptica[10]. Outra manifestação comum dessa fase é a presença de uveíte, podendo ser anterior ou posterior.

A leptospirose ictérica, também chamada de doença de Weil, ocorre em aproximadamente 10% dos casos sintomáticos de leptospirose e apresenta uma mortalidade de até 15%[4-8]. A síndrome de Weil é caracterizada por febre, icterícia e insuficiência renal aguda. Hemorragia pulmonar, miocardite e rabdomiólise também podem fazer parte da síndrome. Há aumento de bilirrubina conjugada e discreto aumento das aminotransferases; no entanto, falência hepática é rara. Hemorragia pulmonar é uma das complicações mais graves. Ocorre em menos de 5% dos pacientes, mas apresenta uma mortalidade de 70%[8]. Esses pacientes apresentam trombocitopenia, anemia e coagulação intravascular disseminada. Alguns podem ter miocardite com insuficiência cardíaca aguda e choque cardiogênico. Eles costumam apresentar insuficiência renal aguda com anormalidades do potássio e hiponatremia.

DIAGNÓSTICO

A suspeita clínica para leptospirose deve levar em conta dados epidemiológicos do paciente, associados aos sintomas apresentados. Vale ressaltar que os sintomas iniciais da doença são inespecíficos, o que pode dificultar o diagnóstico da doença.

Os principais exames específicos utilizados para o diagnóstico da leptospirose são a sorologia ELISA-IgM, a reação de soroaglutinação microscópica (MAT) e o PCR para leptospira no sangue ou na urina, quando disponível. Também é possível coletar amostras para cultura, mas a taxa de sucesso é extremamente baixa. Os anticorpos IgM podem ser detectados a partir do quinto dia de doença, e são utilizados diversos métodos para sua detecção.

A soroaglutinação microscópica (ou microaglutinação – MAT) é um teste que detecta anticorpos produzidos contra os antígenos dos sorovares de leptospira, obtidos a partir de culturas bacterianas. Esse ensaio é altamente sensível e específico, sendo capaz de identificar sorotipos específicos da bactéria. É o teste de preferência e o mais recomendado pelo Ministério da Saúde, sendo considerado padrão-ouro pela OMS. O resultado do teste é considerado positivo quando apresenta uma diluição igual ou superior a 1:100.

O PCR (reação em cadeia da polimerase) é um teste mais precoce e pode ser positivo antes do surgimento dos anticorpos IgM. Ele é mais sensível durante a fase de bacteremia, que ocorre na primeira semana da doença. No entanto, o PCR não fornece informações sobre a variante sorológica da leptospira.

CRITÉRIOS PARA CONFIRMAÇÃO DIAGNÓSTICA

De acordo com o *Manual para Diagnóstico e Manejo Clínico da Leptospirose* do Ministério da Saúde, o diagnóstico da doença pode ser confirmado por critério laboratorial ou clínico-epidemiológico, dependendo da situação.

Critério laboratorial

Um caso suspeito associado a um ou mais exames diagnósticos:

- Teste ELISA-IgM reagente, com soroconversão na microaglutinação (primeira amostra, na fase aguda, não reagente; seguida por uma segunda amostra, entre o 14º e 60º dia de doença, com título igual ou superior a 200).
- Aumento de quatro vezes ou mais nos títulos da microaglutinação entre duas amostras coletadas com um intervalo de 14 a 60 dias de sintomas.
- Quando não há disponibilidade de duas ou mais amostras, um título igual ou superior a 800 na microaglutinação confirma o diagnóstico.
- Isolamento de *Leptospira* no sangue.
- PCR positivo em amostras de sangue de pacientes que faleceram antes do 7º dia do início dos sintomas.
- Em caso de óbito após o 7º dia de doença, sem a possibilidade de coletar duas amostras e se o município não tiver um Sistema de Verificação de Óbito (SVO), o diagnóstico pode ser confirmado pelo critério clínico-epidemiológico após avaliação do quadro.
- Imuno-histoquímica ou outras análises anatomopatológicas coradas com tinta de prata positivas.

É importante destacar que, caso um exame sorológico específico para leptospirose (ELISA-IgM, microaglutinação) resulte NEGATIVO, com amostra sanguínea coletada antes do 7º dia do início dos sintomas, isso não descarta a suspeita do caso. É necessário realizar uma nova coleta de amostra sanguínea a partir do 7º dia do início dos sintomas para auxiliar na interpretação diagnóstica.

Critério clínico-epidemiológico

Quando não há disponibilidade de um exame específico para confirmação diagnóstica, é considerado o critério clínico-epidemiológico. Nesse caso, um caso suspeito é confirmado quando apresenta febre e alterações nas funções hepática, renal ou vascular, juntamente com uma história epidemiológica compatível.

DIAGNÓSTICOS DIFERENCIAIS

A leptospirose apresenta uma ampla variedade de manifestações clínicas, desde formas oligossintomáticas até quadros graves. Além disso, não existem sinais ou sintomas específicos da doença, o que pode dificultar o diagnóstico e o início do tratamento adequado. Portanto, é necessário considerar e descartar diversos diagnósticos diferenciais para formular uma hipótese diagnóstica mais precisa[8,9]. O diagnóstico diferencial deve ser baseado em dados clínicos e epidemiológicos.

Na fase inicial, alguns dos diagnósticos diferenciais a serem considerados são: dengue, chikungunya, malária, influenza (síndromes gripais), riquetsioses, doença de Chagas aguda, entre outros. A dengue pode ser especialmente desafiadora de distinguir da leptospirose, pois ambas podem apresentar quadros clínicos que variam de leves a graves, incluindo manifestações hemorrágicas. A chikungunya é caracterizada por febre e artralgia intensa. Em áreas endêmicas para malária, é fundamental descartar essa infecção por meio de exame específico de gota espessa.

Na fase tardia, os diagnósticos diferenciais incluem hepatites virais agudas, dengue hemorrágica, hantavirose, febre amarela, malária grave, febre tifoide, endocardite, riquetsioses, doença de Chagas aguda, pneumonia, pielonefrite aguda, apendicite aguda, sepse, meningites, colangite, colecistite aguda, coledocolitíase, esteatose aguda da gravidez, síndrome hepatorrenal, síndrome hemolítico-urêmica, outras vasculites, como o lúpus eritematoso sistêmico, entre outras condições.

QUIMIOPROFILAXIA

A literatura atual não oferece evidências sólidas, independentemente do nível de risco de contaminação do indivíduo, que confirmem o impacto da quimioprofilaxia em desfechos clinicamente relevantes, como a necessidade de internação hospitalar, atendimento em unidades de saúde ou mortalidade[11]. A Associação Brasileira de Medicina de Emergência recomenda o uso da quimioprofilaxia somente para pacientes de alto risco, isto é, aqueles que apresentem lacerações na pele associadas a exposição contínua de água contaminada ou enchente; submersão em água de enchente ou ingestão de água potencialmente contaminada[12].

TRATAMENTO

O tratamento da leptospirose envolve o uso de antibióticos em combinação com medidas de suporte para o tratamento das complicações, como terapia de substituição renal, quando necessário.

Pacientes com quadros leves de leptospirose e sem comorbidades podem ser tratados de forma ambulatorial, com acompanhamento regular a cada 48 horas para monitorar o surgimento de possíveis sinais de alerta. Por outro lado, casos graves da doença ou pacientes com comorbidades conhecidas devem ser hospitalizados imediatamente e iniciar o tratamento com antibióticos, mesmo sem o diagnóstico confirmado.

Terapia antibiótica

Fase precoce

- Adultos – amoxicilina: 500 mg, via oral, 8/8h, por 5 a 7 dias.
  - Opção: doxiciclina 100 mg, via oral, 12/12h, por 5 a 7 dias.
- Crianças – amoxicilina: 50 mg/kg/dia, via oral, divididos, 8/8h, por 5 a 7 dias.

Fase tardia

- Adultos – penicilina G cristalina: 1,5 milhões UI, IV, de 6/6 horas.
  - Opção: ampicilina 1 g, IV, 6/6 h.
  - Ou ceftriaxona 1 a 2 g, IV, 24/24 h.
  - Ou cefotaxima 1 g, IV, 6/6 h.
  - Alternativa aos betalactâmicos: azitromicina 500 mg, IV, 24/24 h.
- Crianças – penicilina cristalina: 50 a 100.000 U/kg/dia, IV, em quatro ou seis doses.
  - Opção: ampicilina: 50-100 mg/kg/dia, IV, divididos em quatro doses.
  - Ou ceftriaxona 80-100 mg/kg/dia, em uma ou duas doses.
  - Ou cefotaxima 50-100 mg/kg/dia, em duas a quatro doses.
  - Alternativa aos betalactâmicos: azitromicina 10 mg/kg/dia, IV.

O tratamento endovenoso deve ser feito por pelo menos 7 dias.

É importante lembrar que a doxiciclina não deve ser utilizada em crianças menores de 9 anos, mulheres grávidas e em pacientes portadores de nefropatia ou hepatopatia.

É importante evitar o uso de medicamentos nefrotóxicos, hepatotóxicos, anticoagulantes e antiplaquetários, especialmente em casos com manifestações hemorrágicas. Pacientes que apresentam sinais de instabilidade hemodinâmica, comprometimento respiratório, rebaixamento do nível de consciência ou disfunção orgânica devem ser encaminhados para leitos de UTI.

O manejo das disfunções orgânicas segue os mesmos princípios de tratamento aplicados em pacientes com sepse causada por outros agentes. Isso pode incluir suporte ventilatório, reposição volêmica com cristaloides, uso de drogas vasoativas, terapia renal substitutiva e transfusão de hemoderivados.

Não há evidências robustas para a indicação de corticosteroides e plasmaferese em pacientes com doença grave de rotina.

CONSIDERAÇÕES FINAIS

A leptospirose continua sendo uma doença infecciosa de relevância global, especialmente em regiões tropicais e subtropicais, como o Brasil. Caracterizada por sua variabilidade clínica e alta letalidade em formas graves, a leptospirose demanda uma abordagem multidisciplinar para seu manejo adequado. A prevenção, através de melhorias no saneamento básico e controle de roedores, juntamente com a educação da população sobre os riscos associados à exposição a ambientes contaminados, é crucial. O diagnóstico precoce e o tratamento adequado com antibióticos e medidas de suporte podem reduzir significativamente a mortalidade e a morbidade associadas à doença.

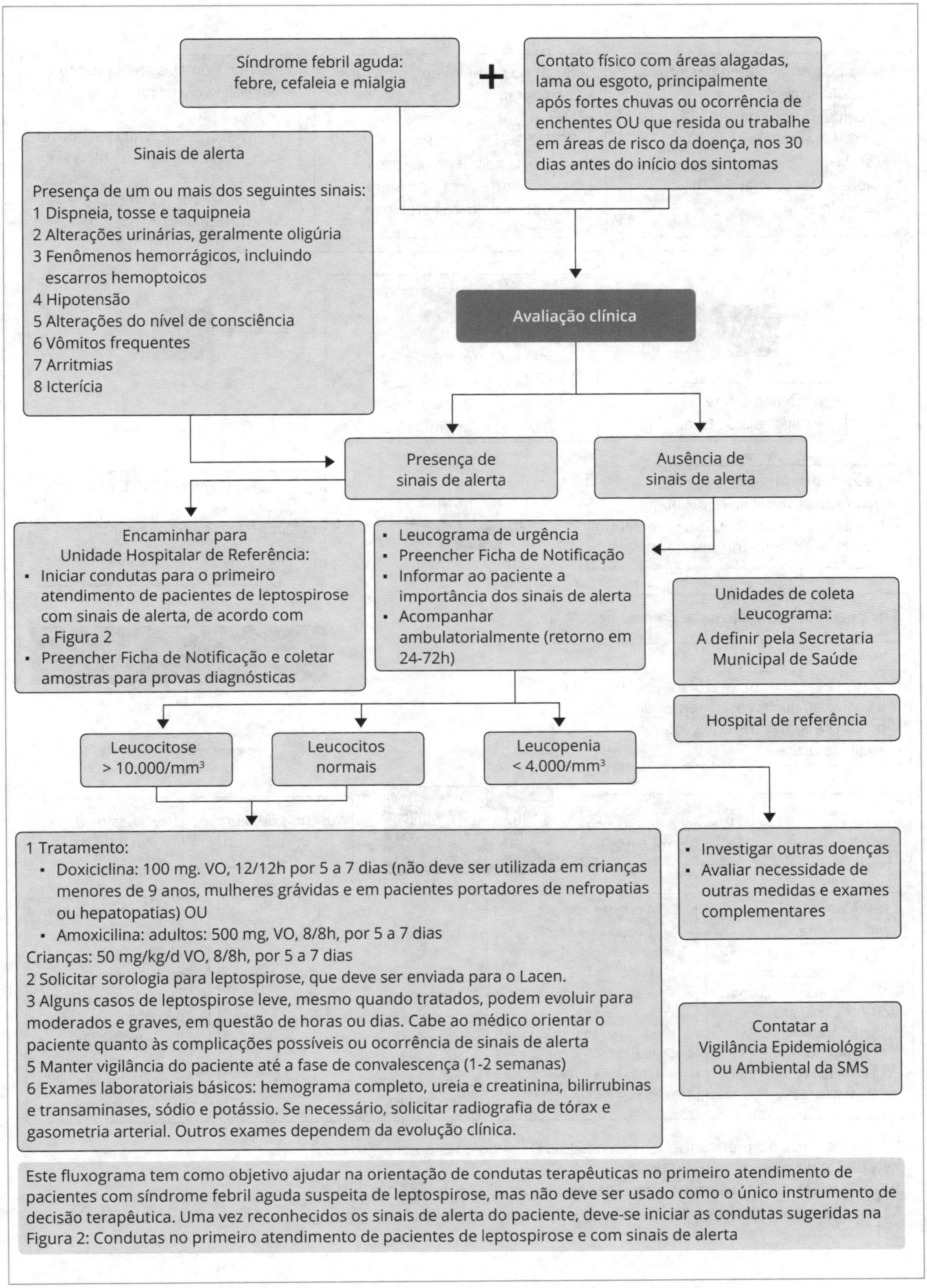

FIGURA 1 Conduta médica diante de um paciente com síndrome febril aguda suspeita de leptospirose.
Fonte: Sistema Único de Saúde/Ministério da Saúde.

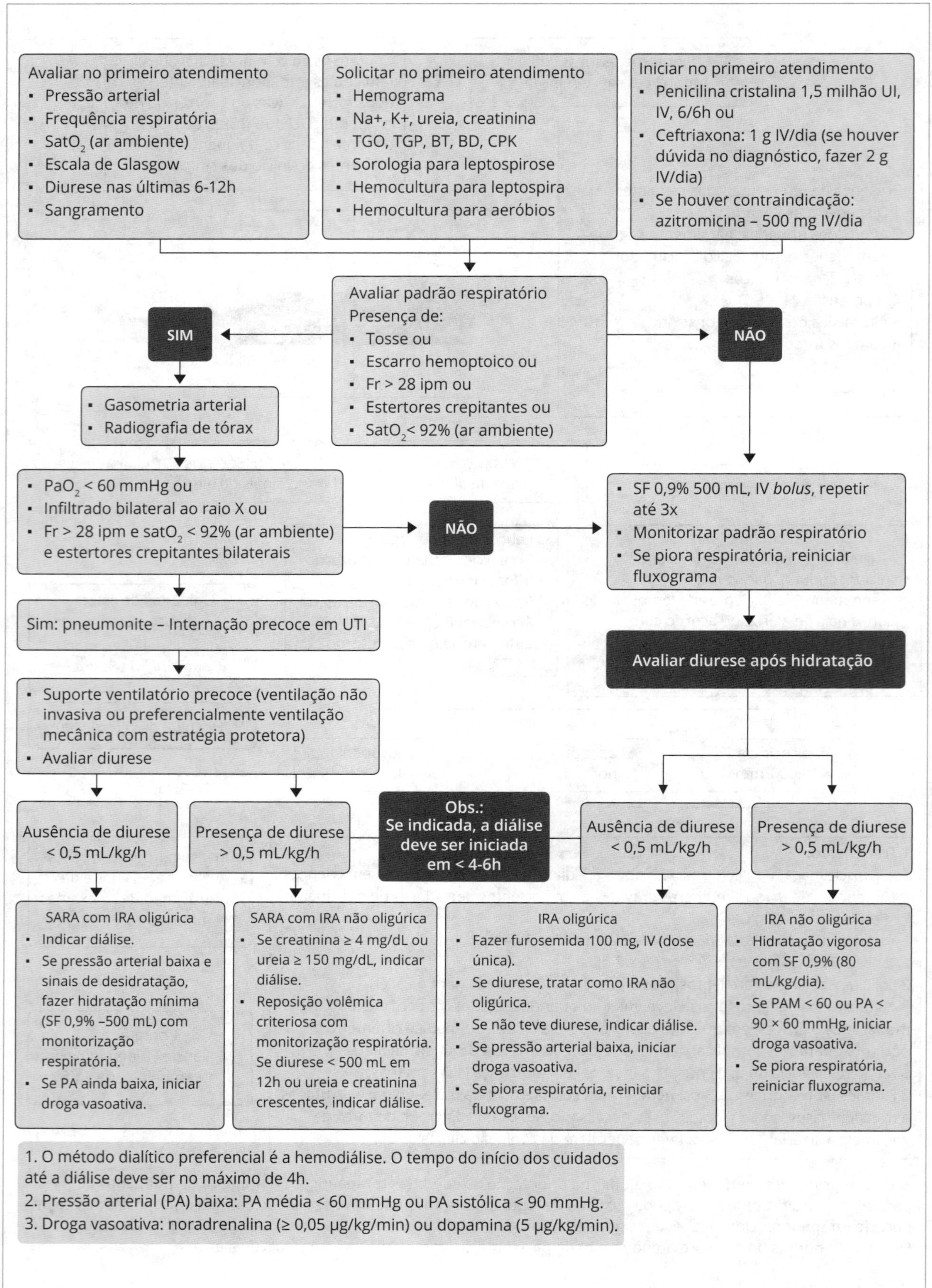

FIGURA 2 Conduta clínica no primeiro atendimento de pacientes de leptospirose e com sinais de alerta.
Fonte: Sistema Único de Saúde/Ministério da Saúde.

REFERÊNCIAS

1. Bennett JE, et al. Mandell Douglas, and Bennett's. Principles and practice of infectious diseases, 9th ed. Philadelphia: Elsevier; 2020.
2. Rajapakse S. Leptospirosis: clinical aspects. Clin Med (Lond). 2022;22(1):14-7.
3. Focaccia R, ed. Veronesi: tratado de infectologia. 5. ed. rev. e atual. São Paulo: Atheneu; 2015.
4. Brasil. Ministério da Saúde. Secretaria de Vigilância em Saúde. Leptospirose: diagnóstico e manejo clínico. Departamento de Vigilância das Doenças Transmissíveis. Brasília: Ministério da Saúde, 2014.
5. Samrot AV, Sean TC, Bhavya KS, Sahithya CS, Chan-Drasekaran S, Palanisamy R, et al. Leptospiral infection, pathogenesis and its diagnosis – a review. pathogens. 2021;10(2):145.
6. Bharti AR, et al. Leptospirosis: a zoonotic disease of global importance. The Lancet Infect Diseases, [S.l.]. 2003;3(12):757-71.
7. Selvarajah S, Ran S, Roberts NW, Nair M. Leptospirosis in pregnancy: a systematic review. PLoS Negl Trop Dis. 2021;15(9):e0009747.
8. Costa F, Hagan JE, Calcagno J, Kane M, Torgerson P, Martinez-Silveira MS, et al. Global morbidity and mortality of leptospirosis: a systematic review. PLoS Negl Trop Dis. 2015;9(9):e0003898.
9. Wesley Farr R. Leptospirosis, clinical infectious diseases. 1995;21(1):1-8.
10. Costa F, Hagan JE, Calcagno J, Kane M, Torgerson P, Martinez-Silveira MS, et al. Global morbidity and mortality of leptospirosis: a systematic review. PLoS Negl Trop Dis. 2015;9(9):e0003898.
11. Romero EC, Blanco RM, Yasuda PH. Aseptic meningitis caused by Leptospira spp diagnosed by polymerase chain reaction. Mem Inst Oswaldo Cruz. 2010;105(8):988-92.
12. Brasil. Ministério da Saúde. Situação Epidemiológica da Leptospirose no Brasil. Disponível em: https://www.gov.br/saude/pt-br/assuntos/saude-de-a-a-z/l/leptospirose/situacao-epidemiologica. Acesso em: 21 jun. 2024.
13. von Hellmann R, et al. Recomendação da Associação Brasileira de Medicina de Emergência (ABRAMEDE) sobre a quimioprofilaxia para a leptospirose na crise ambiental do Rio Grande do Sul. Disponível em: https://www.conferencebr.com/conteudo/arquivo/recomendacoes-leptospirose--abramede--02-1715386757.pdf. Acesso em: 21 jun. 2024.

5
Tétano

Luiz Jorge Moreira Neto
Vitor Luchi Binda
Luiza Braun Lirio Nascimento Cadorini

PONTOS PRINCIPAIS

- A população de risco para o desenvolvimento de tétano inclui neonatos, pela manipulação do cordão umbilical, pacientes obstétricos, pós-cirúrgicos, com infecção dentária, diabéticos com lesões ulceradas em extremidades, usuários de drogas injetáveis e homens submetidos a circuncisão na África subsaariana
- O tétano possui diversos diagnósticos diferenciais, incluindo hipocalcemia, meningite, abscesso e envenenamentos.
- Após a história de ferimentos, a situação vacinal de todos os pacientes deve ser revisada. Aqueles com *status* vacinal desconhecido ou incerto devem ser considerados não imunizados.

INTRODUÇÃO

O tétano é uma doença mundialmente conhecida desde o Egito antigo, sendo caracterizado por espasmos musculares causados pela ação de toxinas da bactéria *Clostridium tetani* (Figura 1). Esta é uma bactéria Gram-positiva anaeróbia estrita e formadora de esporos resistentes ao calor e desinfetantes químicos. Ela vive no solo e na poeira, mas também é encontrada nas fezes de humanos e animais e não sobrevive na presença de oxigênio.

A infecção ocorre pela introdução dos esporos em ferimentos superficiais ou profundos, assim como em abrasões, úlceras de pele crônica, abscessos, otite média, abrasões da córnea, parto e procedimentos dentários (Tabela 1). O tétano pós-operatório pode ocorrer após procedimentos cirúrgicos, provavelmente por infecções endógenas, já que 10% das pessoas possuem *C. tetani* colonizando o cólon. A infecção depende de condições teciduais que propiciem o desenvolvimento dos bacilos, o que inclui feridas sujas, desvitalizadas, corpos estranhos ou outras bactérias.

Após a inoculação, os esporos se transformam em uma haste vegetativa que produz tetanospasmina metaloprotease (toxina tetânica) e tetanolisina. A tetanolisina causa destruição tecidual local, propiciando um ambiente ideal para a proliferação bacteriana. Após atingir a medula espinhal e o tronco cerebral, a toxina se liga de forma irreversível a receptores locais, bloqueando a liberação pré-sináptica de neurotransmissores inibitórios gabaérgicos e glicinérgicos. Sem a liberação de neurotransmissores inibitórios, os músculos apresentam contrações e espasmos musculares característicos do tétano. Além disso, ela afeta o sistema nervoso autônomo, ocasionando liberação de catecolaminas que geram hipertensão, sudorese e taquicardia.

EPIDEMIOLOGIA

O centro de controle e prevenção de doenças dos Estados Unidos (CDC) reportou um total de 264 casos entre 2009 e 2017. Mundialmente, foram relatados 14.860 casos de tétano em 2011[1,2]. A letalidade mundial dos casos é de 18%, mas chega a 50% na população com mais de 70 anos. Existem casos relatados em pacientes vacinados, mas sem mortes.

Entre 2012 e 2022, foram registrados 2.590 casos de tétano acidental no Brasil, sendo a maioria deles no

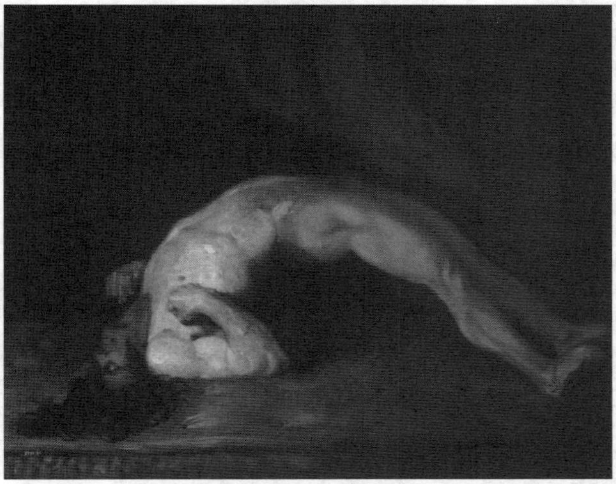

FIGURA 1 Pintura representando paciente com tétano. Título da obra: Opistótono. Pintada por Charles Bell, 1809.

TABELA 1 Fatores predisponentes do tétano

Lesão penetrante
Aborte séptico
Tecido desvitalizado
Corpo estranho
Isquemia localizada
Fraturas expostas
Lesão contaminada por outras bactérias
Aplicação intramuscular não esterilizada
Infecções dentárias
Úlcera de extremidades em diabéticos
Cirurgias abdominais com infecção e necrose
Manipulação do cordão umbilical

Nordeste. O coeficiente de incidência variou de 0,16, em 2012, para 0,05 por 100.000, em 2022. No mesmo período, 81% dos casos ocorreram na faixa etária entre 30 e 79 anos. A letalidade do tétano no Brasil é mais elevada do que a de países desenvolvidos[3-5].

A população de risco para o desenvolvimento de tétano inclui neonatos, pela manipulação do cordão umbilical, pacientes obstétricos, pós-cirúrgicos, com infecção dentária, diabéticos com lesões ulceradas em extremidades, usuários de drogas injetáveis e homens submetidos a circuncisão na África subsaariana. A doença predomina no meio rural, sem estar relacionada necessariamente a atividades agrícolas.

As feridas podem ser consideradas triviais e, em mais de 50% dos casos, ocorrem dentro de casa ou não são consideradas graves o suficiente para que o paciente procure ajuda médica. Em 15 a 25% dos casos não há evidência de um ferimento recente[7].

QUADRO CLÍNICO

O período de incubação do tétano pode variar de 3 a 21 dias, mas pode ser mais curto se estiver relacionado a pior prognóstico, principalmente até 7 dias após o acidente (Figura 2). A inoculação próxima ao sistema nervoso central possui tempo de incubação menor do que as inoculações mais distantes do sistema nervoso central.

Existem quatro formas diferentes de tétano descritas. São elas o tétano generalizado, o localizado, o cefálico e o neonatal.

TABELA 2 Fatores de risco para evolução desfavorável

Período de incubação menor que 7 dias
Rápida progressão (abaixo de 48 horas)
Idade acima de 60 anos
Comorbidades graves associadas
Complicações infecciosas, hemodinâmicas, respiratórias ou renais na admissão

Tétano generalizado

É a forma mais comum de tétano, relacionada a espasmos musculares de músculos agonistas e antagonistas por todo o corpo. O sintoma clássico mais comum é o trismo, decorrente da contração do músculo masseter. Também podem ocorrer contrações de mais músculos, levando a um sorriso sardônico característico do tétano. Outros sintomas incluem irritabilidade, sialorreia, hidrofobia, fraqueza e mialgia.

Os espasmos musculares podem ocorrer espontaneamente ou por estímulos de toque ou ruídos. Esses espasmos podem causar rotura de vértebras, ossos e tendões. Espasmos de musculatura laríngea podem causar insuficiência respiratória e morte. Além disso, é possível ocorrer uma contração generalizada e prolongada, semelhante à postura de decorticação, conhecida como opistótono[6].

A principal causa de morte em pacientes que sobrevivem à fase aguda é a disautonomia, que leva à taquicardia, diaforese, arritmias e hipertermia.

A progressão da doença ocorre dentro de 2 semanas; se o paciente sobreviver à doença, regride completamente dentro de 4 semanas.

Tétano localizado

No tétano localizado, os espasmos musculares ocorrem próximos ao local de inoculação, mas podem progredir para a forma generalizada. A doença pode ser leve ou grave, mas a mortalidade é menor que na forma generalizada. Essa forma é passível de persistir por semanas a meses antes da recuperação.

Tétano cefálico

O tétano cefálico é uma forma rara na qual ocorrem paralisia dos nervos cranianos e espasmos musculares. A paralisia precede os espasmos, levando, muitas vezes, ao diagnóstico incorreto.

Pacientes manifestam trismo e paralisias dos nervos III, IV, VII, IX, X ou XII ipsilateral ao sítio de infecção local. O nervo mais acometido é o nervo facial (VII par), mimetizando a paralisia facial periférica. A maioria dos casos ocorre após otite média aguda ou trauma facial.

A evolução da doença é variável. A maior parte dos casos evolui para a resolução completa, mas alguns podem evoluir para a forma generalizada, com taxa de mortalidade de 15 a 30%[8].

Tétano neonatal

É o tétano generalizado que ocorre em recém-nascidos em locais em que a imunização materna é precária e materiais contaminados foram utilizados na manipulação e proteção do cordão umbilical. O quadro clínico se inicia após 5 a 13 dias da manipulação do cordão.

Os sintomas iniciam na primeira semana de vida, e incluem irritabilidade e má alimentação. A primeira manifestação do tétano neonatal é a dificuldade de sucção do seio materno. Após algumas horas, a dificuldade se acentua e iniciam trismos e disfagia. Ao se estimular o reflexo de sucção introduzindo o dedo na boca do recém-nascido, o reflexo está abolido. Diagnósticos diferenciais dessa forma de tétano incluem meningite, convulsões e sepse.

A mortalidade chega a 100% em decorrência da quantidade de toxina para o peso da criança, e pode ser reduzida para menos de 50% com medicações básicas e equipe experiente.

Classificação de Ablett para a gravidade do tétano

- Leve: trismo leve a moderado, espasticidade generalizada, ausência de desconforto respiratório, sem espasmos, pequena ou ausência de disfagia.
- Moderado: trismo moderado, rigidez marcada, espasmos leves a moderados, desconforto respiratório moderado com frequência respiratória acima de 30 incursões por minuto, disfagia leve.
- Severo: trismo severo, espasticidade generalizada, espasmos prolongados, frequência respiratória acima de 40 incursões por minuto, apneia, disfagia severa, taquicardia acima de 120 batimentos por minuto.
- Muito grave: classificação nível III associada a distúrbios cardiovasculares violentos, hipertensão severa e taquicardia alternando com hipotensão e bradicardia, que podem ou não ser persistentes.

DIAGNÓSTICO

O diagnóstico do tétano é terminantemente clínico. A cultura da ferida não é indicada, por se apresentar positiva em apenas um terço dos casos e, mesmo que positiva, não indica se a bactéria é de uma cepa produtora de toxina. Não existem exames laboratoriais que confirmem ou excluam a doença.

O teste da espátula pode ser utilizado. Ele consiste em tocar a orofaringe do paciente com uma espátula de língua. Caso o paciente se engasgue e expila a espátula, o resultado é negativo. Caso o paciente apresente espasmo reflexo e morda a espátula o resultado é positivo. Esse teste apresenta 94% de sensibilidade e 100% de especificidade para o tétano[7-10].

A dosagem de CK pode ser utilizada para o diagnóstico concomitante de rabdomiólise, devendo ser acompanhada a função renal dos pacientes para o diagnóstico de lesão renal aguda.

DIAGNÓSTICO DIFERENCIAL

O tétano possui diversos diagnósticos diferenciais, incluindo hipocalcemia, meningite, abscesso e envenenamentos.

Exames como cálcio sérico são úteis no diagnóstico diferencial com hipocalcemia. A tomografia computadorizada pode ser utilizada para avaliação da doença intracraniana. Uma punção lombar pode excluir meningite, estando normal no tétano. A eletroneuromiografia pode ser útil na diferenciação entre tétano cefálico e localizado.

O envenenamento por estricnina pode levar a espasmos generalizados, mimetizando tétano generalizado, e sua incidência é semelhante à do tétano nos Estados Unidos. Assim, testes no sangue e urina para estricnina devem ser realizados para diferenciação.

O trismo é frequentemente causado por infecções intraorais e um exame físico cuidadoso juntamente com inspeção da cavidade oral deve ser feito.

A raiva deve ser considerada quando houver disfunção de tronco encefálico, o que inclui disfagia e disfunção de músculos respiratórios. Também estão presentes convulsões, alterações de comportamento, paralisia e morte dentro de 48 horas. Essa enfermidade está relacionada a mordeduras de mamíferos infectados com o vírus, sendo que o cão pode também transmitir o tétano caso a ferida esteja contaminada.

COMPLICAÇÕES

A insuficiência respiratória resulta do espasmo das musculaturas laríngea e respiratória, assim como das paredes torácica e abdominal, resultando em uma obstrução das vias aéreas ou impossibilidade de ventilação. As disritmias e a parada cardíaca são os eventos mais comuns durante a fase disautonômica, por causa da liberação exacerbada de catecolaminas. Essa liberação resulta em taquicardia, hipertensão, miocardite e edema pulmonar. Muitas vezes, o eletrocardiograma é capaz de detectar alterações em decorrência da ação da toxina ou do quadro disautonômico.

Espasmos musculares severos podem causar fraturas e subluxações vertebrais. Estudos mostram relações entre fratura vertebral e idade, sendo menos frequente em menores de 25 anos e quase inexistente no tétano neonatal. As fraturas também dependem do grau de hipertonia dos espasmos[11].

Outras complicações incluem embolia pulmonar, principalmente em idosos, infecções bacterianas secundárias, sobretudo decorrentes de broncoaspiração, hemorragias traqueais e retenção de urina.

TRATAMENTO

Tratamento agudo

Todos os pacientes com tétano devem ser monitorizados e mantidos em unidade de terapia intensiva. O tratamento do tétano envolve quatro pilares, que devem ser feitos simultaneamente. É importante ressaltar que a maioria dos tratamentos de suporte sugeridos se baseia em poucos relatos de casos e pequenos ensaios clínicos com a maior parte no fim do século XX, tendo em vista que a vacinação hoje reduziu bastante a incidência de tétano no mundo.

Suporte

O suporte envolve controle dos sintomas e dos espasmos. Os espasmos reflexos podem ser desencadeados por ruídos altos ou outros estímulos, assim a manipulação do paciente deve ser feita o mínimo possível, e este deve ser mantido em um local calmo e silencioso.

Controle dos espasmos

Os benzodiazepínicos são a base para o tratamento do tétano, já que são agonistas dos receptores GABA e antagonizam indiretamente a toxina tetânica, porém não têm efeito na inibição da liberação da glicina.

O diazepam é o benzodiazepínico mais estudado, porém o lorazepam e o midazolam são igualmente eficazes. A dose inicial do diazepam é 10 a 30 mg a cada 4 horas ou uma infusão contínua de 5 mg/kg/dia. Midazolam pode ser usado na dose de 5 a 15 mg/kg/h ou conforme a necessidade.

O diazepam tem ampla margem de segurança, início de ação rápido e pode ser administrado por via oral, endovenosa ou retal. Porém, possui o risco teórico de acidose lática, em decorrência do veículo de diluição, sendo preferível o uso de midazolam quando doses elevadas de benzodiazepínicos são precisas.

Em casos de difícil controle dos espasmos musculares, sedativos como a clorpromazina são úteis. A dose recomendada é de 25 mg, administrada de 1 a 6 vezes ao dia e 1 mg/kg/dia em recém-nascidos.

O uso de barbitúricos, baclofeno intratecal e neurolépticos não tem vantagem em relação aos benzodiazepínicos.

Relatos de casos utilizaram o dantrolene – um relaxante muscular sem ação no sistema nervoso central – como um adjuvante no combate a espasmos musculares com benzodiazepínicos, diminuindo a necessidade de ventilação mecânica.

Vecurônio e outros agentes que não afetam *status* hemodinâmico são preferíveis; o pancurônio é comumente utilizado, mas pode piorar a instabilidade autonômica. Geralmente, os bloqueadores neuromusculares são administrados em infusão contínua.

Dados na literatura não mostram evidência de diminuição da mortalidade do tétano durante a infusão de sulfato de magnésio. Porém, ele diminui a necessidade de drogas para controle de espasmos e disautonomia. A dose recomendada é de 40 mg/kg ao longo de 30 minutos, seguida de infusão contínua de 2 g por hora para pacientes acima de 45 kg ou 1,5 g para pacientes com menos de 45 kg[12-14].

Controle da insuficiência respiratória

Se os espasmos não puderem ser controlados com essas medicações ou houver sinais de insuficiência respiratória, o paciente deve receber bloqueadores neuromusculares e ser iniciada a ventilação mecânica. O uso de suxametônio pode levar à hipercalemia, podendo ser utilizado até 4 dias após início dos sintomas, porém bloqueadores não despolarizantes são preferíveis. O pancurônio está associado com o aumento de catecolaminas, podendo piorar o quadro de instabilidade autonômica. O rocurônio tem efeito mais rápido e não apresenta efeitos cardiovasculares significativos, e pode ser utilizado na dose de 1,5 mg/kg. O pancurônio também pode ser utilizado na dose de 0,01 mg/kg em *bolus* e, depois de 3 minutos, na dose 0,15 mg/kg. Os bloqueadores neuromusculares devem ser interrompidos uma vez ao dia para avaliar a resposta do paciente. Todos os pacientes devem ser considerados para realização precoce de traqueostomia, a fim de impedir espasmos reflexos causados pelo tubo endotraqueal, além do tempo prolongado de necessidade de ventilação mecânica.

Controle da disautonomia

A disautonomia e a hiperativação simpática podem ser controladas com uso de betabloqueadores, como o esmolol, em infusão contínua. A clonidina pode ser utilizada na dose de 0,3 mg a cada 8 horas por via oral, sonda ou venosa em infusão, se for o caso.

Dexmedetomidina e bupivacaína epidural também podem ser utilizadas.

Eliminação de toxina não ligante e imunização ativa

A imunização com imunoglobulina antitetânica humana (HTIG) ou soro antitetânico (SAT), com preferência pela imunoglobulina, e a imunização ativa com a vacina dT devem ser iniciadas o mais rápido possível. A HTIG neutraliza a toxina circulante e diminui a mortalidade da doença, porém não neutraliza a toxina já presente no sistema nervoso. Ela deve ser administrada em um local diferente da administração da vacina dT. Não há diferença entre dose de adultos e crianças, sendo 500 unidades intramusculares da imunoglobulina já suficientes; a dose do soro recomendado para o tratamento é de 20.000 unidades. Geralmente, recomenda-se a inoculação próxima ao local da ferida. Não há benefício claro na administração de imunoglobulina intratecal.

O soro pode ser extraído de sangue de cavalos estimulados pela toxina (soro heterólogo) ou de humanos (soro homólogo). Em alguns países, o SAT heterólogo está sendo substituído pelo homólogo, principalmente como forma de prevenção do choque anafilático, que, algumas vezes, pode causar mais mortes do que o tétano propriamente dito[13].

A vacina deve ser administrada em todos os pacientes. A vacina dT deve ser feita em três doses em pacientes com *status* vacinal desconhecido ou incompleto com intervalos de duas semanas entre elas; já a vacina dTpa pode ser feita em apenas uma dose[10].

Prevenção da produção adicional da toxina

A prevenção de produção de mais toxina tetânica se baseia no tratamento da infecção por *C. tetani*. O debridamento da ferida é recomendado para erradicar os esporos e o tecido necrótico, porém pode induzir uma liberação adicional de toxina, passível de ser iniciada após a administração de HTIG.

O antibiótico de escolha para o tratamento é o metronidazol. Este possui melhor penetração em tecidos desvitalizados e abscessos do que a penicilina G, que também pode ser utilizada na dose endovenosa de 2 a 4 milhões de unidades a cada 4 ou 6 horas. Além disso, a penicilina possui efeito antagonista de GABA, podendo potencializar os efeitos do toxoide tetânico. A dose de metronidazol recomendada é 500 mg via oral ou endovenosa a cada 6 horas, e a duração do tratamento varia de 7 a 10 dias.

Macrolídeos, doxiciclina, cloranfenicol e tetraciclinas são opções para pacientes alérgicos ao metronidazol.

Em infecções mistas, podem ser usadas cefalosporinas como cefazolina (1 a 2 gramas a cada 8 horas), cefuroxima (2 gramas a cada 6 horas) e ceftriaxona (1 a 2 gramas a cada 24 horas).

TABELA 3 Doses de metronidazol para crianças e recém-nascidos

Peso e idade	Dose
Neonatos < 1.200 g e de 0 a 7 dias	7,5 mg/kg IV ou via oral a cada 24 horas
Neonatos < 1.200 g e 8 a 28 dias	7,5 mg/kg IV ou via oral a cada 12 horas
Neonatos > 1.200 g e 0 a 7 dias	7,5 mg/kg IV ou via oral a cada 12 horas
Neonatos > 1.200 g e 8 a 28 dias	25 a 30 mg/kg/dia IV ou via oral a cada 12 horas
Lactentes e crianças	30 mg/kg/dia IV dividida a cada 6 horas, máximo de 4 g/dia

Prognósticos

A taxa de mortalidade mundial do tétano generalizado varia de 45 a 55%, sendo maior nos casos em que os pacientes recebem o tratamento mais moderno. No tétano localizado, a mortalidade fica em torno de 1%; já no tétano neonatal fica acima dos 60%. Mesmo que os pacientes não apresentem sequelas neurológicas após a recuperação, rigidez muscular pode persistir por muitos meses.

Em decorrência do período prolongado de imobilidade, ocorre uma perda de massa magra importante nos pacientes. Estudos mostram boa recuperação da massa magra dentro de 6 meses, porém, reduzida em pacientes acima de 7 anos.

PROFILAXIA

A vacinação antitetânica inclui uma forma inativada da tetanospasmina, conferindo imunidade de quase 100% em pessoas que receberam três doses.

O programa nacional de imunização oferece a administração da vacina de tétano em crianças juntamente com a difteria e a coqueluche, na forma da vacina DTP. Essa vacina é administrada idealmente aos 2, 4 e 6 meses de vida incluída na vacina pentavalente, que também oferece imunização contra hepatite B e *Haemophilus influenzae*. Aos 15 meses e aos 4 anos, é feito reforço com a vacina DTP.

Como o grau de imunização declina após 5 a 10 anos, é feito reforço na forma da vacina dT a cada 10 anos. Além disso, todas as gestantes devem receber a vacina dTpa após 20 semanas de gestação, em cada gestação.

Indivíduos não vacinados na infância devem receber três doses da vacina dT a partir dos 7 anos, com reforço a cada 10 anos.

Em indivíduos idosos, usuários de drogas injetáveis e infectados com o vírus da imunodeficiência (HIV), a queda da imunidade ocorre de maneira mais rápida e a resposta vacinal é mais lenta.

Além da profilaxia pela vacina, existem medidas gerais importantes que podem ser adotadas para a prevenção da doença que incluem: (1) proteção dos membros inferiores com o uso de sapatos e roupas; (2) higiene e antissepsia no tratamento de ferimentos banais; (3) cuidados médicos após acidentes; (4) assistência obstétrica durante a gravidez e o parto; (5) substituição do transporte de tração animal por veículos motorizados.

Após a história de ferimentos, a situação vacinal de todos os pacientes deve ser revisada. Aqueles com *status* vacinal desconhecido ou incerto devem ser considerados não imunizados. A profilaxia do tétano após ferimentos depende do *status* vacinal do indivíduo, tempo da última dose em caso de pacientes com imunização completa e condições da ferida. Feridas consideradas de alto risco de tétano incluem ferimentos profundos ou superficiais sujos, com corpos estranhos ou tecidos desvitalizados, queimaduras, feridas puntiformes ou por arma branca e de fogo, mordedura, politrauma e fratura exposta.

A vacinação recomendada para a profilaxia em casos de feridas inclui DTPa para crianças com menos de 7 anos, dTpa para maiores de 7 anos e dT para adultos que já receberam uma dose de dTpa. A única contraindicação ao uso da vacina é a história de reações anafiláticas graves.

Pacientes com feridas de alto risco e história vacinal incerta devem receber, além da vacina, a imunoglobulina antitetânica ou o soro antitetânico intramuscular. Isso também vale para pacientes idosos, imunocomprometidos e desnutridos graves com feridas de alto risco e última dose da vacina há mais de 10 anos. A imunoglobulina não é contraindicada na gestação, e esta deve ser feita em um sítio diferente da vacina na dose recomendada de 250 unidades. Em caso de utilização de soro, a dose profilática é de 5.000 unidades.

A imunoglobulina está bem indicada para pacientes com reação adversa a qualquer tipo de soroterapia, incluindo soros antiofídicos, antirrábicos, escorpiônicos etc., imunodeprimidos, recém-nascidos em situação de risco para tétano e recém-nascidos com ferimentos de risco para tétano.

TABELA 4 Conduta na profilaxia do tétano

História vacinal	Ferida de baixo risco	Ferida de alto risco
Desconhecida ou menor que três doses	Profilaxia com vacina	Profilaxia com vacina e SAR/ HTIG
Pelo menos três, doses, sendo a última há menos de 5 anos	Não realizar profilaxia	Não realizar profilaxia
Pelo menos três, doses, sendo a última entre 5 e 10 anos	Não realizar profilaxia	Profilaxia com vacina
Pelo menos três doses, sendo a última há mais de 10 anos	Profilaxia com vacina	Profilaxia com vacina

REFERÊNCIAS

1. Cook TM, Protheroe RT, Handel JM. Tetanus: a review of the literature. Br J Anaesth. 2001;87(3):477-87.
2. Trung TN, Duoc NVT, Nhat LTH, Yen LM, Hao NV, Truong NT, et al. Functional outcome and muscle wasting in adults with tetanus. Transactions of The Royal Society of Tropical Medicine and Hygiene. 2019;113(11):706-13.
3. Edelweiss EL, Martins SM. Tratamento do tétano com diazepam. Rev Soc Bras Med Trop.1967;1(3):147-58.
4. Blencowe H, Lawn J, Vandelaer J, Roper M, Cousens S. Tetanus toxoid immunization to reduce mortality from neonatal tetanus. Int J Epidemiol. 2010;39(Supplement 1):i102–9.
5. Ministério da Saúde. Situação epidemiológica do tétano acidental. Disponível em: https://www.gov.br/saude/pt-br/assuntos/saude-de-a-a-z/t/tetano-acidental/situacao-epidemiologica-do--tetano-acidental.
6. Rodrigo C, Samarakoon L, Fernando SD, Rajapakse S. A meta-analysis of magnesium for tetanus. Anaesthesia. 2012;67(12):1370-4.
7. Ministério da Saúde (Brasil). Secretaria de Vigilância em Saúde. Coordenação-Geral de Desenvolvimento da Epidemiologia em Serviços. Guia de Vigilância em Saúde: volume único [recurso eletrônico]. 3.ed. Brasília: Ministério da Saúde, 2019.
8. Caleo M, Schiavo G. Central effects of tetanus and botulinum neurotoxins. Toxicon. 2009;54(5):593-9.
9. Tane N, Okuda N, Imanaka H, Nishimura M. Neurally adjusted ventilatory assist improves patient-ventilator synchrony in

a patient with etanus and unstable diaphragmatic electrical activity. Respir Care. 2015;60(4):e76-9.
10. Centers for Disease Control and Prevention Tetanus. Epidemiology and prevention of vaccine preventable disease: the pink book. 14.ed. Washington: Public Health Foundation, 2021.
11. Srigley JA, Haider S, Johnstone J. A lethal case of generalized tetanus. Canadian Medical Association J. 2011;183(9):1045-8.
12. Brook I. Current concepts in the management of Clostridium tetani infection. Exp Rev Anti-infective Ther. 2008;6(3):327-36.
13. Takano K. Neurophysiological aspects of tetanus toxin effects on the motor system. Eur JEpidemiology.1985;1(3).
14. Walls RM, Hockberger RS, Gausche-Hill M, Bakes KM. Rosen's emergency medicine: concepts and clinical practice. 9.ed. Philadelphia: Elsevier; 2018.

6

Arboviroses

Alan dos Santos Moreira
Adenilton Mota Rampinelli
Déborah Dellabianca Bento
Leticia Rego Dalvi

PONTOS PRINCIPAIS

- Os quadros graves de dengue podem se apresentar também com evolução para disfunção orgânica (hepatite, desordens neurológicas, miocardite, sangramento grave), mesmo sem extravasamento de plasma ou choque.
- Com a suspeita diagnóstica de dengue pode-se iniciar as primeiras condutas, mas sempre convém solicitar exames laboratoriais para corroborar a hipótese diagnóstica até o resultado dos exames específicos.
- Infecções assintomáticas podem ocasionar transmissão vertical, porém o uso rotineiro de sorologia para zika no pré-natal de gestantes sem sintomas, residentes em áreas epidêmicas de zika, não é recomendado.
- A consciência dos sintomas de chikungunya em cada caso ajuda de forma significativa na análise clínica do desenvolvimento do prognóstico do indivíduo infectado.

INTRODUÇÃO

Arboviroses são infecções virais transmitidas por artrópodes (mosquitos, carrapatos, pulgas.) de grande impacto no Brasil e no mundo atualmente, com uma perspectiva de novas epidemias nos próximos anos devido aos efeitos do aquecimento global, como visto agora no início de 2024. Dentre as doenças mais comuns causadas por arbovírus, e que vamos abranger neste capítulo, podemos destacar a dengue, chikungunya e zika. Já quanto ao vetor, o de maior importância atualmente no Brasil, capaz de transmitir todas essas doenças citadas, é o *Aedes aegypti*, um pernilongo, cuja fêmea hematófaga é a responsável pela picada tanto nos humanos como nos reservatórios animais, possui hábitos prevalentemente diurnos, com maior atuação do período crepuscular e diversos mecanismos de sobrevivência, tornando-a capaz de habitar todo nosso território nacional.

Essas condições, por consequência de sua forma de transmissão ser dependente de um vetor, apresentam uma distribuição sazonal com surtos mais frequentes nos meses mais quentes do ano, durante o verão. Possuem uma distribuição em todo território nacional, com diferentes prevalências e incidências anuais. Atualmente presenciamos um grande aumento no número de casos, principalmente de dengue e chikungunya, em diversos estados do Brasil.

Apesar de a grande maioria dos pacientes apresentarem recuperação completa dos sintomas após alguns dias, alguns quadros podem perdurar por semanas ou meses e até deixar sequelas incapacitantes permanentes, acarretando assim um alto custo aos cofres públicos.

No caso do Brasil, as doenças causadas pelos arbovírus, como o caso da dengue, geram um dos maiores custos de atendimento nos departamentos de emergência e saúde pública de todas as Américas, chegando a um índice de aproximadamente 42% dos gastos totais relacionados à doença no continente. Desta forma, cerca de US$ 1,35 bilhões são gastos ao ano, em custos médicos e não médicos, agregados induzidos pela dengue[1].

Quanto à apresentação clínica, os pacientes normalmente se apresentam no departamento de emergência com sintomas inespecíficos de uma doença febril leve (febre, cefaleia, mialgia, artralgia, exantema, fadiga, náuseas e vômitos) até síndromes ictérico-hemorrágicas, neurológicas e articulares, fazendo que possuam, portanto, diversas condições possíveis para o quadro, tornando assim o diagnóstico clínico difícil de ser realizado sem demais exames complementares. Entre os principais diagnósticos diferenciais infecciosos estão: as próprias arboviroses (dengue, zika, chikungunya, febre amarela, febre maculosa...), leptospirose, hantavirose, gastroenterites, doenças exantemáticas e muitas outras. Para maior compreensão do quadro clínico e suas especificidades, vamos abordá-las separadamente a seguir.

DENGUE

A dengue é uma doença causada por um arbovírus de RNA fita simples, da família *Flaviviridae*, que possui quatro diferentes sorotipos (DENV 1-4). É uma doença endêmica em mais de 100 países no mundo, sendo que o Brasil concentra grande parte do montante desses casos[2].

Atualmente, no Brasil, temos a circulação de todos os quatro sorotipos, como mostra a Figura 1, mas com maior prevalência de DENV-1 e DENV2[3].

O período de incubação varia normalmente entre 4 e 8 dias (máximo 14 dias) e a maioria dos pacientes apresentam uma forma assintomática ou subclínica da doença. Os sintomas apresentam um amplo aspecto clínico e apenas uma pequena parcela dos infectados vai apresentar doença grave, caracterizada por extravasamento plasmático importante, com a presença ou não de sangramentos, podendo evoluir para óbitos em alguns casos, principalmente quando o choque está presente[2].

É uma doença que se inicia de forma abrupta e segue, normalmente, três fases: febril, crítica e de recuperação. Como mostra a Figura 2[4].

A fase febril tem duração de 2 a 7 dias, tendo como primeiro sintoma a febre alta, geralmente > 39ºC, de início súbito, associada a outros sintomas, como cefaleia, mialgia, artralgia e dor retro-orbitária. Além disso, em 50% dos casos, frequentemente ao desaparecimento da febre, pode estar presente exantema maculopapular que atinge face, tronco e membros, que não poupa plantas de pés e palmas de mãos, podendo ser pruriginoso ou não. Anorexia, náusea, vômitos e diarreia podem também estar presentes em menor proporção.

Após esse período, a maioria dos acometidos evoluem com melhora progressiva dos sintomas e recuperação completa do caso.

A fase crítica ocorre em alguns pacientes e tem início com o declínio da febre (defervescência) em decorrência de uma maior permeabilidade capilar, acompanhado de aumento do hematócrito, levando a um choque hipovolêmico, disfunção orgânica, acidose metabólica, distúrbios de coagulação e hemorragias volumosas, podendo, então, evoluir com alta gravidade, necessitando de medidas e manejo clínico mais intensivo[2,4].

Essa fase se dá geralmente entre o terceiro e sétimo dia de doença e geralmente é quando ocorre o apareci-

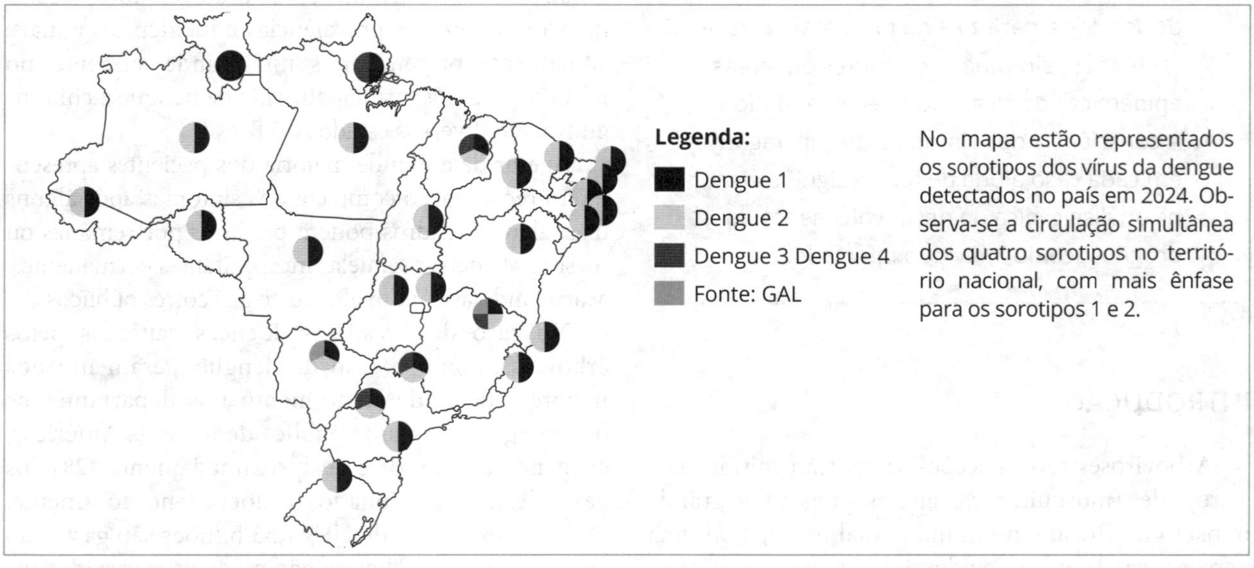

FIGURA 1 Dengue no Brasil (2024).
Fonte: Centro de Operações de Emergências, 2024[3].

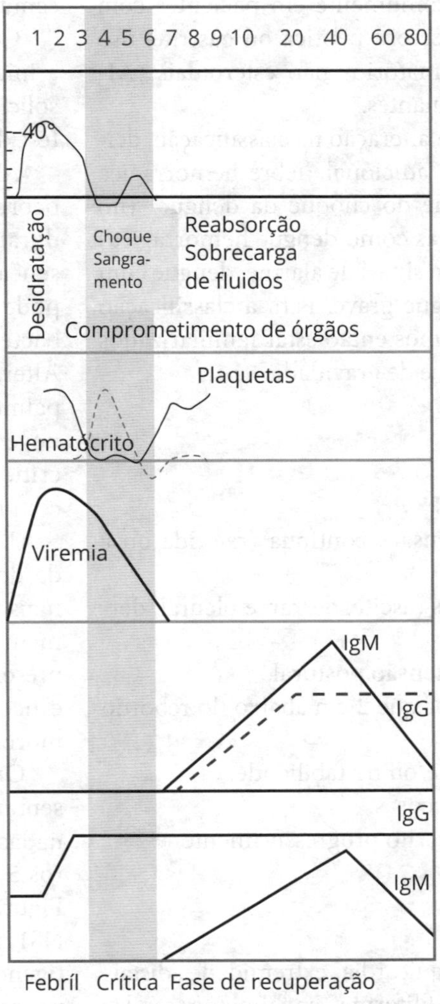

Fonte: World Health Organization (2009), com adaptações.

FIGURA 2 Fases da dengue.
Fonte: Brasil, 2024[4].

mento dos sinais de alarme e sinais de gravidade. É de rápida instalação e possui curta duração (após terapia antichoque adequada), porém pode levar o paciente a óbito rapidamente (12 a 24 horas).

Os quadros graves podem se apresentar também com evolução para disfunção orgânica (hepatite, desordens neurológicas, miocardite, sangramento grave), mesmo sem extravasamento de plasma ou choque. Nessas situações, caso não seja feito o tratamento adequado, pode-se apresentar até 20% de mortalidade. Quando a reposição hídrica e o manejo são feitos adequadamente, essa mortalidade cai para menos de 1%[2].

A maioria dos casos graves ocorre em uma segunda infecção, tendo em vista que cada infecção acarreta uma soroproteção duradoura apenas ao sorotipo que foi infectado, podendo então adquirir a doença em quatro momentos diferentes, pelos quatro sorotipos diferentes. Esse fator acontece devido ao chamado *antibody-dependent enhancement* (aprimoramento dependente de anticorpos), no qual, quando ocorre uma segunda infecção, os anticorpos existentes por uma infecção prévia facilitam a entrada do novo vírus em nossas células de defesa (monócitos, macrófagos e células dendríticas), acelerando assim a replicação viral e acarretando uma maior carga viral, e consequente resposta inflamatória, nessa segunda infecção[5].

As hemorragias costumam ocorrer entre o quarto e o quinto dia, geralmente precedido por sinais de alarme. Os sangramentos podem acontecer no trato gastrointestinal, mais comumente em pacientes com histórico de doença ulcerosa péptica ou gastrite, uso frequente de anti-inflamatórios não esteroidais (AINEs) e uso de anticoagulantes.

Em 2009 houve uma alteração na classificação, deixando-se de adotar a tradicional "febre hemorrágica da dengue" e "síndrome do choque da dengue" (no Brasil, mais usado apenas como dengue hemorrágica) para o atual: dengue sem sinais de alarme, dengue com sinais de alarme e dengue grave. Para a classificação e conduta correta, devemos então estar familiarizados com os sinais de alarme e de gravidade:

Sinais de alarme

- Vômitos persistentes.
- Dor abdominal intensa e contínua (referida ou à palpação).
- Acúmulo de líquidos (ascite, derrame pleural, derrame pericárdico).
- Lipotimia e/ou hipotensão postural.
- Hepatomegalia maior que 2 cm abaixo do rebordo costal.
- Letargia, sonolência e/ou irritabilidade.
- Sangramentos de mucosas.
- Aumento do hematócrito progressivamente.

Sinais de gravidade

- Sinais de choque (taquicardia, extremidades distais frias, pulso fraco e filiforme, enchimento capilar maior que 2 segundos, pressão arterial convergente – menor que 20 mmHg –, taquipneia, oligúria, hipotensão arterial, cianose, insuficiência respiratória).
- Sangramento grave.
- Comprometimento grave de órgãos.

A fase de recuperação ocorre 24 a 48 horas após a fase crítica, em que haverá a reabsorção do conteúdo extravasado e melhora clínica. Alguns pacientes podem apresentar *rash* cutâneo pruriginoso ou não apenas nessa fase. Normalmente, para a recuperação completa é necessário entre 1 e 2 semanas, mas pode se estender por meses[5].

DIAGNÓSTICO

O caso suspeito de dengue é definido como início súbito de febre, entre 2 e 7 dias de duração, e dois ou mais achados: cefaleia, mialgia, dor retro-orbitária, náusea, vômitos, exantema, artralgia, petéquias, prova do laço positiva, leucopenia. Ou então, toda criança com quadro febril agudo com duração entre 2 e 7 dias, sem foco de infecção aparente[4].

Com a suspeita diagnóstica já estamos autorizados a iniciar as primeiras condutas, mas sempre convém solicitar exames laboratoriais para corroborar a hipótese diagnóstica até o resultado dos exames específicos.

Algum grau de trombocitopenia e leucopenia ocorre em quase todas as pessoas, principalmente durante a fase febril, podendo estar associado a presença de linfócitos atípicos. Neutropenia também pode ocorrer, porém sem associação com infecções bacterianas secundárias ou aumento de mortalidade. Alterações no coagulograma são frequentes, principalmente com aumento de TTPA e redução do fibrinogênio, apresentando sua pior fase durante a fase crítica da doença. Grande parte dos doentes cursam com transaminases elevadas, normalmente com AST > ALT devido ao componente muscular importante da doença. Hipoalbuminemia é frequente em casos mais graves, demonstrando gravidade do extravasamento plasmático. Disfunção renal não costuma estar presente, mas pode acontecer em quadros de choque e necrose tubular, ou em pacientes com outras comorbidades de base[5].

Quanto ao diagnóstico definitivo, os testes apresentam algumas limitações, principalmente relacionadas à fase de apresentação da doença. Nos primeiros 5 dias, quando há maior viremia (como visto na Figura 2), deve ser solicitada a pesquisa do antígeno NS1, isolamento viral ou RT-PCR. A pesquisa de antígeno NS1 está disponível como teste rápido (imunocromatográfico) e tem maior sensibilidade em infecções primárias. Após o sétimo dia de início de sintomas, deve ser feita a sorologia IgM, a qual apresenta pico de concentração em 10 a 14 dias e pode manter positivo por até 3 meses, e IgG, esse ficando positivo também após 1 semana, mas permanecendo positivo por toda a vida[2,5].

Os testes sorológicos e até a pesquisa de NS1 podem demonstrar reação cruzada com o zika vírus.

ABORDAGEM TERAPÊUTICA[4,5]

Devemos notificar os casos suspeitos e, de acordo com quadro clínico, classificar e estratificar o paciente em grupos: A, B, C ou D, conforme descrição a seguir.

Grupo A

Suspeita de dengue, pacientes sem sinais de alarme, sem comorbidades, fator de risco, risco social ou condições clínicas especiais. Prova do laço negativa e ausência de sangramento espontâneo.

- Exames complementares não são obrigatórios, e devem ser realizados a critério do médico assistente.
- Analgesia com analgésicos comuns (dipirona e paracetamol).
- Não devem ser prescritos AINEs, salicitalos ou corticoesteroides.
- Manter alimentação, orientar repouso e hidratação oral.
- Retorno quando houver defeverscência ou no quinto dia de início de sintomas (fase crítica).

Adultos: A hidratação oral deve ser realizada com 60 mL/kg/dia, sendo 1/3 nas primeiras 4-6 horas após o atendimento, com solução de reidratação oral (SRO); os outros 2/3 restantes devem ser orientados a ingestão de líquidos caseiros (água, suco de frutas, soro caseiro, chás, água de coco etc.).

Crianças (menores de 13 anos): oferecer 1/3 na forma de SRO e o restante por meio de oferta de água, suco e chás. A quantidade deve ser também baseada pelo peso:

- até 10 kg: 130 mL/kg/dia.
- acima de 10 kg a 20 kg: 100 mL/kg/dia.
- acima de 20 kg: 80 mL/kg/dia.

Grupo B

Suspeita de dengue, pacientes sem sinais de alarme, porém com comorbidades, risco social, prova do laço positiva ou sangramentos espontâneos de pele ou induzido presentes, porém sem repercussão hemodinâmica. Condições clínicas especiais: lactentes (< 24 meses), gestantes, idosos > 65 anos, hipertensão arterial ou outras doenças cardiovasculares graves, *diabetes mellitus*, doença pulmonar obstrutiva crônica (DPOC), asma, obesidade, doenças hematológicas crônicas, doença renal crônica, doença ulcerosa péptica, hepatopatias e doenças autoimunes.

- Solicitar exame complementar: hemograma para todos, demais exames dependendo de comorbidades base e avaliação médica individual.
- Manter observação clínica até resultado de exames, idealmente deve-se ter o resultado do primeiro hematócrito em 2-4 horas.
- Enquanto aguarda os exames, iniciar hidratação oral igual grupo A e, se intolerância à via oral, iniciar hidratação intravenosa (2-4 mL/kg/h).
- Sintomáticos (dipirona/paracetamol, antieméticos).
- Condutas conforme resultado de hemograma/outros exames complementares e reavaliação clínica.

Hematócrito normal: tratamento ambulatorial como categoria A, com reavaliação diária, e procura imediata de atendimento médico, caso de sangramento ou sinais de alarme, até 48 horas após a defervescência.

Hemoconcentração ou surgimento de sinais de alarme, seguir como grupo C.

Grupo C

Pacientes com sinais de alarme ou aumento progressivo do hematócrito, mas sem sinais de gravidade.

- Iniciar reposição volêmica imediata (10 mL/kg de soro fisiológico na primeira hora).
- Internação até estabilização, por pelo menos 48 horas.
- É obrigatório solicitar hemograma, transaminases e albumina; outros exames complementares conforme critério médico.
- Exames específicos para confirmação de dengue são obrigatórios, mas não são essenciais para a conduta clínica.
- Reavaliação clínica após 1 hora e manter hidratação 10 mL/kg de soro fisiológico na segunda hora até avaliação do hematócrito (no máximo em até 2 horas).

Caso melhora clínica e laboratorial, sinais vitais estáveis, diurese normal e queda do hematócrito: iniciar fase de manutenção do soro fisiológico em duas fases:

- 1ª fase: 25 mL/kg em 6 horas e se houver melhora clínica iniciar a 2ª fase.
- 2ª fase: 25 mL/kg em 8 horas.

Caso mantenha alteração hemodinâmica ou hemoconcentração: repetir fase de expansão (20 mL/kg em 2 horas) até 3 vezes; manter reavaliação clínica após cada hora e de hematócrito a cada 2 horas. Se não melhorar, seguir o plano D.

Critérios de alta: ausência de febre por 24 horas, melhora visível do quadro clínico, hematócrito normal e estável em 24 horas, plaquetas em ascensão. Esses pacientes devem ser reavaliados conforme plano B.

Grupo D

Presença de sinais de choque (taquicardia, extremidades frias, pulso filiforme, tempo de enchimento capilar [TEC] maior que 2 segundos, oligúria, cianose, taquipneia/insuficiência respiratória, comprometimento grave de órgão, pressão arterial convergente, hipotensão arterial), sangramento grave ou disfunção orgânica grave.

- Internação em leito de unidade de terapia intensiva.
- Solicitar exames: hemograma, transaminases e albumina para todos, outros exames conforme a necessidade (ureia, creatinina, eletrólitos, gasometria, ecocardiograma, radiografia de tórax, ultrassonografia de abdome, dentre outros).
- Reposição volêmica imediata: expansão rápida endovenosa com soro fisiológico 0,9% (20 mL/kg em até 20 minutos).
- Reavaliação a cada 15 a 30 minutos e hematócrito em 2 horas.
- Exames específicos para confirmação de dengue são obrigatórios, mas não são essenciais para a conduta clínica.

Caso melhora clínica e do hematócrito, seguir o plano C.

Caso resposta inadequada (persistência do choque), deve-se avaliar o hematócrito:

- Hematócrito em elevação: utilizar albumina endovenosa (0,5-1 g/kg, se disponível).
- Hematócrito em queda sem persistência do choque ou sangramentos, porém com surgimento de outros sinais de alarme, devemos pesquisar sinais de insuficiência cardíaca, sinais de hiper-hidratação ou outras condições associadas.
- Hematócrito em queda, porém com persistência do choque: investigar hemorragia e coagulopatia de consumo. Caso hemorragia, transfundir concentrado de hemácias (10-15 mL/kg/dia), se coagulopatia, avaliar necessidade de uso de plasma fresco (10 mL/kg), vitamina K endovenosa e crioprecipitado (1 U para cada 5-10 kg). Transfusão de plaquetas caso sangramento persistente não controlado após correção dos fatores de coagulação ou se trombocitopenia mais INR > 1,5 vez o valor de referência.

É importante lembrar de recomendar o uso de repelente para todos os pacientes, a fim de diminuir o ciclo de transmissão da doença.

Manter hidratação durante todo o período febril e por até 24-48 horas após o término da febre.

Pacientes em uso de anticoagulantes ou antiagregantes plaquetários devem ter sua avaliação clínica individualizada para avaliar a suspensão ou não das medicações. Geralmente, quando há a presença de sangramentos associados a trombocitopenia com PLQ < 30.000/L, estes devem ser suspensos e o paciente internado em leito de observação. Se plaquetas acima de 50.000/L devem ser mantidas as medicações e se plaquetas entre 50.000 e 30.000 deve ser avaliado o risco benefício da suspensão dos medicamentos.

Não há medicamento antiviral com evidência de benefícios no tratamento da dengue.

Atualmente, possuímos 2 vacinas disponíveis no Brasil, a antiga Dengvaxia e a mais recente Qdenga. Ambas são feitas com vírus vivo atenuado, tendo assim suas contraindicações específicas, e possuem eficácias diferentes de acordo com cada sorotipo. Somente a primeira possui uma condição importante, e apenas quem já teve dengue no passado pode tomá-la.

ZIKA VÍRUS

É uma doença causada pelo vírus zika (ZIKV), um *Flavivirus*, com formas de transmissão vetorial (picada do mosquito *Aedes aegypti*), ou por via sexual, pós-transfusional e vertical (transplacentária).

Apresenta atualmente incidência menor no Brasil, se comparada às outras arboviroses, com aparecimento pela primeira vez no país em 2015. Já em 2015 a 2016 presenciamos a maior epidemia de zika já vista, com cerca de 440.000-1.300.000 casos estimados[6].

À semelhança de outros flavivírus, o ZIKV é neurotrópico; com as epidemias de zika em diferentes países asiáticos e também no Brasil em 2015, conseguiu-se fazer uma melhor associação e comprovação desse neurotropismo, na qual houve aumento exponencial da incidência de manifestações neurológicas, incluindo síndrome de Guillain-Barré, meningoencefalites, anormalidades em fetos recém-nascidos, englobando as malformações congênitas, com destaque para a microcefalia[7].

Alerta para gestantes que representam população com maior risco para complicações com relação à doença; o vírus possui elevado potencial teratogênico, estando associado a casos graves de malformações congênitas (microcefaleia) quando a infecção ocorre, principalmente no primeiro trimestre.

Quadro clínico

A zika possui período de incubação de 1 a 14 dias depois da picada do mosquito infectado ou relação sexual, podendo se estender por até poucas semanas[8].

A forma mais prevalente é a assintomática, mas quando sintomática geralmente cursa de forma benigna e autolimitada, com melhora dos sintomas entre 3 e 7 dias após seu início; porém é importante identificar os casos graves que podem cursar com complicações neurológicas (síndrome de Guillain-Barré, encefalites, mielites e neurites ópticas). Os sintomas mais comuns são febre baixa (menor que 38,5ºC), exantema (geralmente pruriginoso e maculopapular craniocaudal) de início precoce, conjuntivite não purulenta, cefaleia,

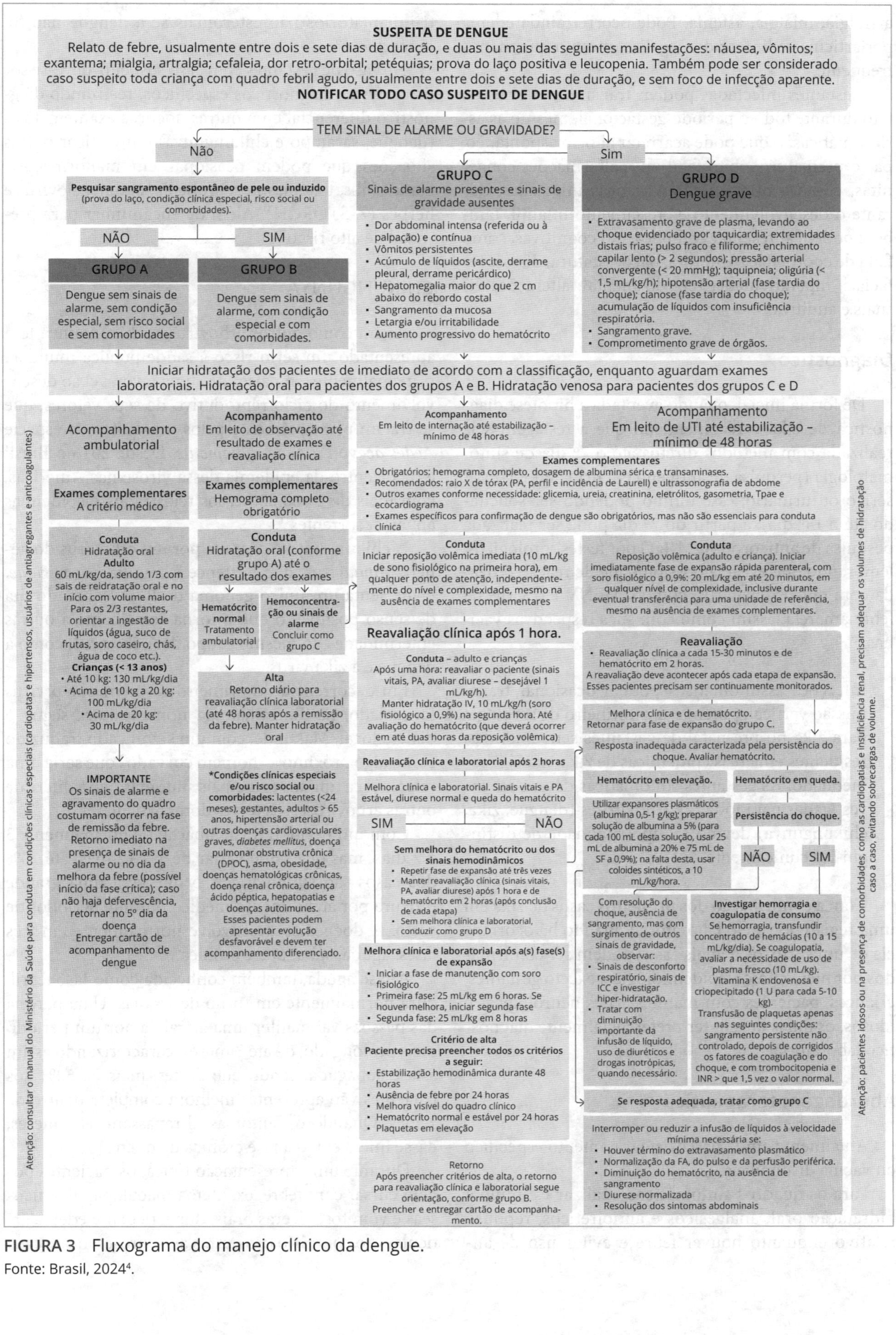

FIGURA 3 Fluxograma do manejo clínico da dengue.
Fonte: Brasil, 2024[4].

artralgia, mialgia, astenia. Pode ocorrer ainda edema periarticular e linfonodomegalias, mesmo que menos frequente.

Gestantes infectadas podem transmitir o vírus ao feto durante todo o período gestacional, mesmo as assintomáticas, o que pode acarretar aborto espontâneo, parto prematuro, óbito fetal ou malformações congênitas, como a microcefalia. Crianças infectadas, durante o desenvolvimento e crescimento infantil, também podem apresentar complicações cognitivas, como falta de coordenação motora, baixa estatura, distorções faciais, hiperatividade, retardo mental, alterações visuais e auditivas.

Diagnóstico

De forma inicial, quando aventada a hipótese diagnóstica de zika é recomendado que a testagem seja realizada com métodos diretos até o 7º dia de sintomatologia (pesquisa de antígeno em urina ou RT-PCR sérico ou urinário, esse último podendo ser solicitado até o 14º dia); a partir do 7º dia pode ser realizada pesquisa de anticorpos IgM/IgG por testes sorológicos, lembrando que existe a possibilidade de reação cruzada com outros flavivírus, como o DENV e o vírus da febre amarela, assim como com suas respectivas vacinas[9,10].

- Infecções assintomáticas podem ocasionar transmissão vertical, porém o uso rotineiro de sorologia para zika no pré-natal de gestantes sem sintomas, residentes em áreas epidêmicas de zika, não é recomendado. As gestantes sintomáticas devem ser investigadas para todas as arboviroses (dengue, zika, chikungunya) devido à impossibilidade de distingui-los clinicamente.

Com a confirmação dos primeiros casos de zika em uma região por meio laboratorial quando há ocorrência de um surto, os demais casos podem ser confirmados por meio clínico-epidemiológico, exceto gestantes, crianças, pacientes com manifestações neurológicas e idosos, os quais devem ter preferencialmente diagnóstico laboratorial.

Abordagem terapêutica

Atualmente ainda não existe tratamento específico ou vacina disponíveis.

Para os quadros sintomáticos, realizar estímulo a hidratação oral, analgésicos e antipiréticos, repouso relativo enquanto houver febre e evitar uso de anti-inflamatórios não esteroidais se a dengue não foi descartada[10].

No caso de gestantes com caso suspeito, deve-se solicitar testes diagnósticos específicos, realizando diagnóstico diferencial com outras doenças exantemáticas (dengue, sarampo e chikungunya) e investigar outras situações que podem ocasionar em malformações, como sífilis, toxoplasmose, rubéola, citomegalovírus e herpes (Z-STORCH). Além de encaminhar para pré-natal de alto risco[10].

CHIKUNGUNYA

Assim como outros arbovírus, a chikungunya tem apresentado um sério risco à saúde pública mundial, principalmente em países de clima favorável ao desenvolvimento do ciclo reprodutivo de seus vetores, que se tratam principalmente pelos mosquitos da espécie *Aedes aegypti* e *Aedes albopictus*. Desde 2016 o Brasil é o epicentro da epidemia dessa virose nas Américas, com mais de 1.600.000 casos registrados e epidemias anuais recorrentes[11].

A chikungunya é causada por um arbovírus do gênero *Alphavirus*, que pertence à família *Togaviridae*, e apresenta um único genoma de RNA contendo fita de senso positiva, o que o torna semelhante a outras enfermidades do mesmo grupo dos arbovírus, como a dengue e a zika vírus.

Em decorrência do primeiro caso em que o vírus foi isolado, na Tanzânia, sua nomenclatura segue o dialeto local, Makonde, com um significado traduzido como algo próximo a "homem curvado", que seria uma referência a um dos principais sintomas que a difere de outras arboviroses, as fortes dores articulares[12].

Com um período de incubação de normalmente 3 a 7 dias, mas que pode variar de 1 a 12 dias, até 70% dos casos são sintomáticos, o que gera uma grande procura por atendimento médico durante períodos de surto. A doença se desenvolve normalmente em três fases: aguda, subaguda e crônica.

A fase aguda, também conhecida como fase febril, dura normalmente em torno de 14 dias. Uma parcela das pessoas vai manter uma artralgia por um período mais prolongado, de até 3 meses, caracterizando assim a fase subaguda, sendo que destes, mais de 50% dos pacientes vão apresentar melhora completa dentro de 1 mês. Quando os sintomas ultrapassam os 3 meses, dá-se início então à fase crônica da doença.

Durante uma apresentação típica, os pacientes podem cursar com febre, exantema maculopapular, náuseas e vômitos, úlceras orais, dor articular e edema articular. Ao contrário das outras arboviroses, nesse caso a doença extrapola a artralgia, manifestando quadros de artrites graves. Quanto maior a idade, maior a chance de cronificação. Acredita-se que até 30 a 40% dos casos podem ficar com sequelas[13,14].

A consciência destes sintomas em cada caso ajuda de forma significativa na análise clínica do desenvolvimento do prognóstico do indivíduo infectado, sendo de grande relevância destacar que existem casos atípicos que necessitam de cuidados especiais e precisam de grande atenção aos sinais e sintomas apresentados.

Nestes casos é possível identificar um ou mais dos seguintes sintomas[14,15]:

- Meningoencefalites.
- Mielopatia, mielites e mieloneuropatia.
- Miopatia e neuropatia periférica.
- Hepatite.
- Conjuntivite, uveíte e neurite óptica.
- Hemorragias.
- Lesão renal aguda.
- Pneumonite.
- Miocardia ou arritimias.

Por consequência da semelhança dos sintomas entre as arboviroses já mencionadas, o diagnóstico laboratorial é de suma importância para distinção dos casos e manejo adequado. Laboratorialmente, a chikungunya cursa com alterações menos significativas, como plaquetopenia discreta (normalmente > 100.000/L e raras manifestações hemorrágicas), linfopenia (alteração mais comum observada), hipocalcemia e, raramente, aumento de transaminases.

Dentre os exames laboratoriais específicos, é possível destacar o uso do RT-PCR sérico durante os primeiros 7 dias de sintomas e, após essa fase, o uso da sorologia IgM (positivo a partir do 5 dia de sintoma, podendo perdurar até 2 meses). É possível também fazer o diagnóstico retrospectivo a partir do IgG quando há o aumento de quatro vezes o título dos exames em comparação com a primeira amostra coletada durante a fase aguda e a segunda amostra durante a fase convalescente, após 2 semanas da primeira[15]. O teste imunocromatográfico é considerado um teste de triagem; sendo assim, quando esse for positivo, é recomendado solicitar para confirmação a sorologia por ELISA[13].

Abordagem terapêutica[13,15]

Na maioria dos casos, não é necessária internação, sendo conduzido com analgesia via oral e orientações. Essa condição normalmente apresenta um espectro leve e com baixa mortalidade. Os critérios mais utilizados para internação são alterações hemodinâmicas, dor não controlada por analgésicos simples (dipirona/paracetamol) ou opioides comuns (tramadol ou codeína), sangramentos, descompensação de comorbidades preexistentes ou manifestações atípicas.

A fim de estratificar a dor, pode ser usada a escala visual analógica (EVA). Assim como na dengue, na fase aguda não se deve utilizar AINEs ou corticoides como droga de primeira linha.

- Casos de dor leve (EVA de 1 a 3) podem ser tratados com analgésicos comuns como dipirona (30-50 mg/kg/dose, de 6 em 6 horas) ou paracetamol (500-750 mg de 4 em 4 ou 6 em 6 horas, não ultrapassando 4 g por dia) em doses fixas, e não "se necessário".
- Se dor moderada (EVA 4 a 6), mantém-se o uso dos analgésicos comuns em associação, intercalando essas medicações em horários alterados a cada 3 horas.

Na dor moderada, podemos lançar mão de analgésico comum EV (dipirona 30 mg/kg) ou opioide fraco, como tramadol (100 mg EV), caso a dor persista. Normalmente essa estratégia é utilizada em dores poliarticulares e/ou incapacitantes. O uso concomitante de antieméticos nesse caso é importante devido à náusea possivelmente pré-existente da dor, associada ao efeito nauseante do tramadol.

- Se dor forte e intensa (EVA de 7 a 10), deve-se usar opioide fraco (tramadol 50-100 mg de 6 em 6 horas ou codeína 30 mg a cada 6 horas) em associação com análgesico comum.

Outro fator importante a ser considerado é o componente de dor neuropática, principalmente em pacientes com dor moderada/intensa, podendo estar presente em até 30% dos casos. Para a pesquisa desse componente, podem ser utilizados questionários específicos. Se este estiver presente, deve-se então associar drogas neuromoduladoras (amitriptilina, gabapentina, pregabalina).

Deve-se evitar amitriptilina em idosos e cardiopatas, devido a efeitos possíveis de sedação e arritmia cardíaca.

O uso da gabapentina deve ser cauteloso, havendo um aumento progressivo da dose em decorrência da aceitação pessoal, pois essa em altas doses também pode levar a um efeito sedativo não desejado. Deve-se iniciar com 300 mg a cada 12 horas, podendo chegar até 1.200 mg/dia. Além disso, deve-se estimular repouso domiciliar, ingesta hídrica dos pacientes e orientar o uso de compressas frias nas articulações como medida anti-inflamatória local.

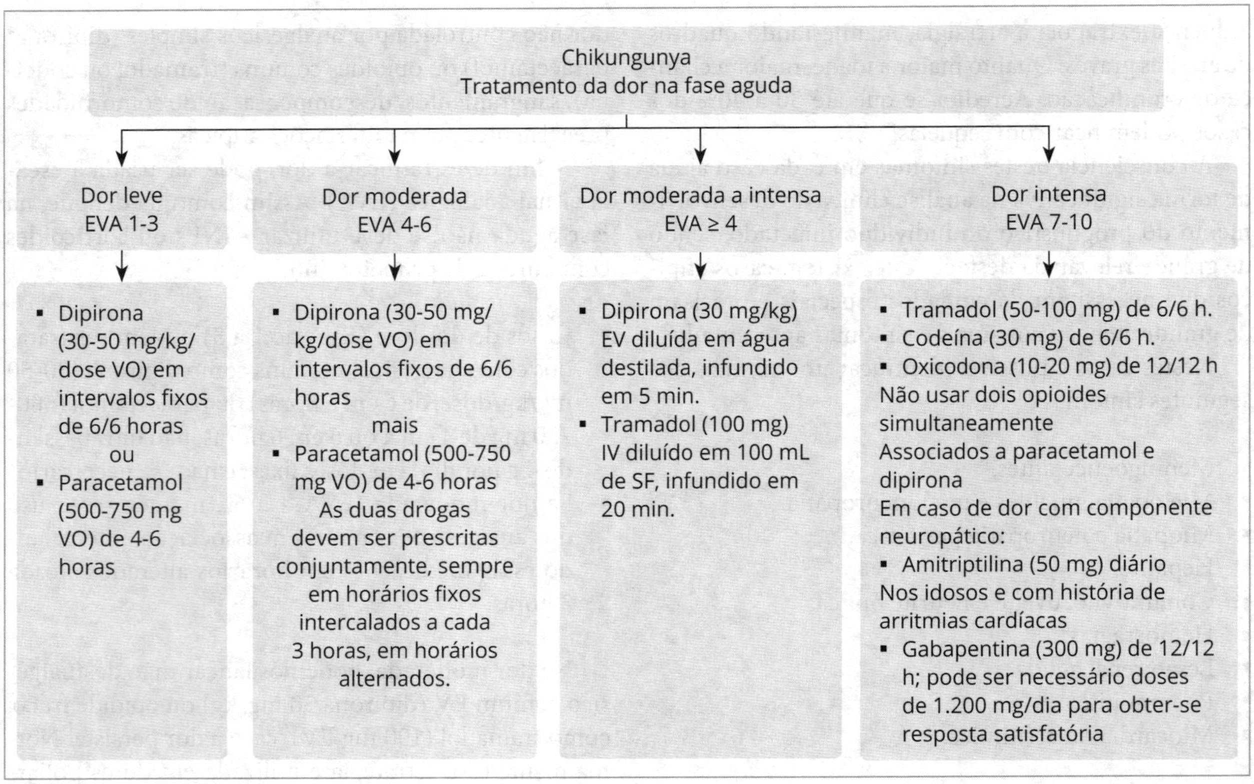

FIGURA 4 Variação de tratamento em caso de chikungunya.
Fonte: Guerra, 2021.

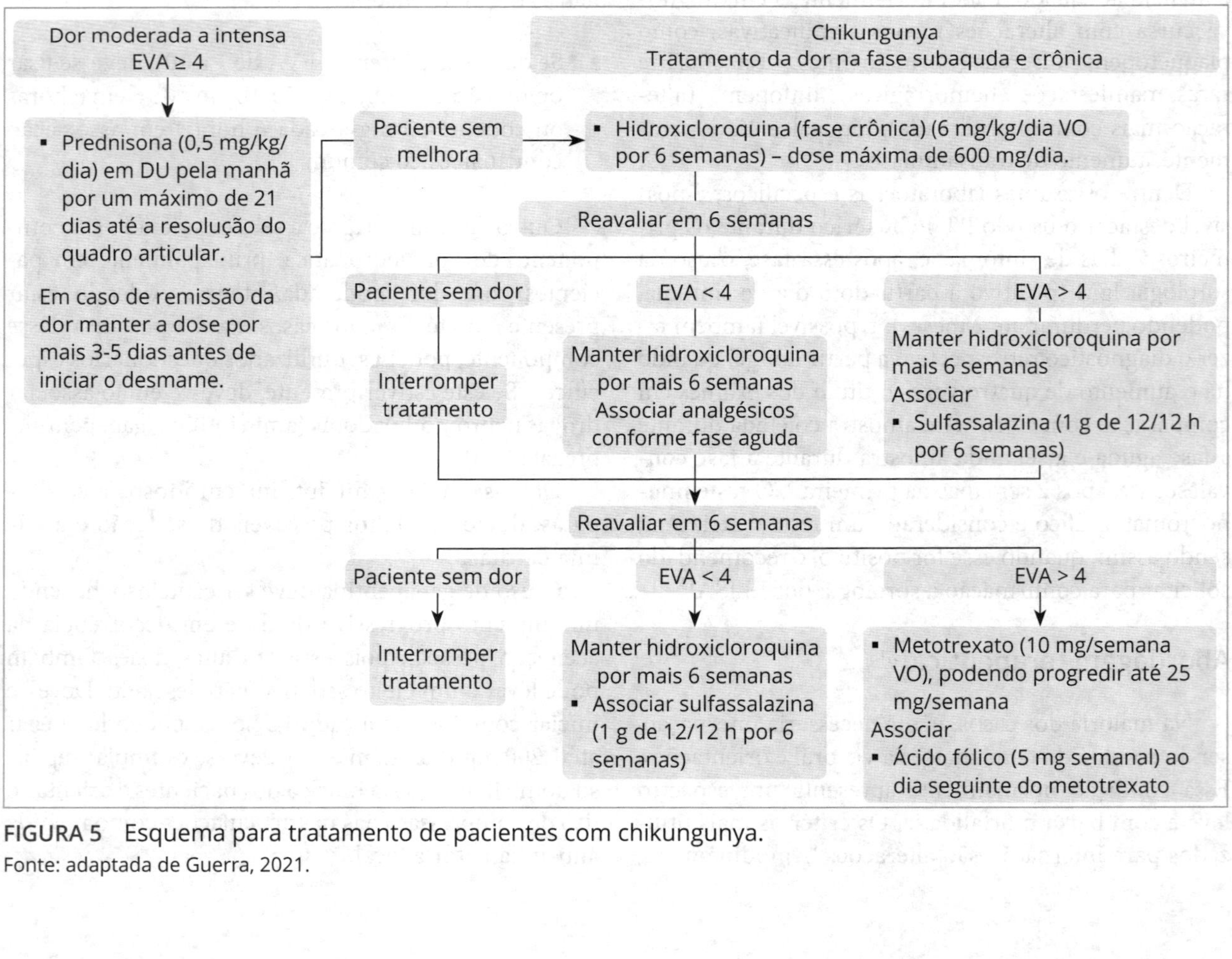

FIGURA 5 Esquema para tratamento de pacientes com chikungunya.
Fonte: adaptada de Guerra, 2021.

Durante a fase subaguda e crônica, podem ser usadas outras medicações, como corticoides (prednisona), hidroxicloroquina, sulfassalazina e metotrexato, além de encaminhar o paciente ao reumatologista para melhor condução do caso e investigação de outras causas adjacentes.

REFERÊNCIAS

1. Teich V, Arinelli R, Fahham L. Aedes aegypti e sociedade: o impacto econômico das arboviroses no Brasil. JBES: Braz J Health Economics/J Bras Economia Saúde. 2017;9(3).
2. Guzman MG, Harris E. Dengue. Lancet. 2015;385(9966):453-65.
3. Centro de Operações de Emergências (COE). Dengue e outras arboviroses: informe semanal. Disponível em: https://www.gov.br/saude/pt-br/assuntos/saude-de-a-a-z/a/arboviroses/informe-semanal/informe-semanal-no-02-coe. Acesso em: 14 jun. 2024.
4. Brasil. Ministério da Saúde. Dengue: diagnóstico e manejo clínico, 6.ed. Brasília: Ministério da Saúde; 2024.
5. Wilder-Smith A, Ooi EE, Horstick O, Wills B. Dengue. Lancet. 2019;393(10169):350-63.
6. Bogoch II, Brady OJ, Kraemer MUG, German M, Creatore MI, Kulkarni MA, et al. Anticipating the international spread of Zika virus from Brazil. Lancet. 2016;387(10016):335-6.
7. Wikan N, Smith DR. Zika virus: history of a newly emerging arbovirus. Lancet Infect Dis. 2016;16(7):e119-e126.
8. Turmel JM, Abgueguen P, Hubert B, Vandamme YM, Maquart M, Le Guillou-Guillemette H, Leparc-Goffart I. Late sexual transmission of Zika virus related to persistence in the semen. Lancet. 2016;387(10037):2501.
9. Peters R, Stevenson M. Zika virus diagnosis: challenges and solutions. Clin Microbiol Infect. 2019;25(2):142-6.
10. Duarte G, Miranda AE, Bermúdez XPD, Saraceni V, Martínez-Espinosa FE. Protocolo brasileiro para infecções sexualmente transmissíveis 2020: infecção pelo vírus Zika. Epidemiol Serv Saúde. 2021;30(spe1):e2020609.
11. de Souza WM, Ribeiro GS, de Lima STS, de Jesus R, Moreira FRR, Whittaker C, et al. Chikungunya: a decade of burden in the Americas. Lancet Reg Health Am. 2024;30:100673.
12. Pérez Sánchez G, Ramírez Alvarez G, Pérez Gijón Y, Canela Lluch C. Fiebre de Chikungunya: enfermedad infrecuente como emergencia médica en Cuba. MEDISAN . 2014;18(6):848-56.
13. Brasil. Ministério da Saúde. Chikungunya – manejo clínico. Disponível em: https://bvsms.saude.gov.br/bvs/publicacoes/chikungunya_manejo_clinico.pdf. Acesso em: 16 jul. 2024.
14. de Lima Cavalcanti TYV, Pereira MR, de Paula SO, Franca RFO. A review on chikungunya virus epidemiology, pathogenesis and current vaccine development. Viruses. 2022;14(5):969.
15. Bartholomeeusen K, Daniel M, LaBeaud DA, Gasque P, Peeling RW, Stephenson KE, et al. Chikungunya fever. Nat Rev Dis Primers. 2023;9(1):17. Erratum in: Nat Rev Dis Primers. 2023;9(1):26.

7

Tuberculose

Juliette Valadão Leite Souza
Camila Magioni Figueira
Leonardo Goltara Almeida
Eusébio Lino dos Santos Júnior

PONTOS PRINCIPAIS

- A tuberculose é uma doença infectocontagiosa causada pelo *Mycobacterium tuberculosis*, também conhecido como bacilo de Koch.
- No departamento de emergência, é importante considerá-la como um diagnóstico diferencial em casos de:
  - Insuficiência respiratória aguda.
  - Febre de origem indeterminada.
  - Hemoptise.
  - Tosse persistente prolongada.
- A transmissão da tuberculose ocorre por via respiratória, através da inalação de aerossóis provenientes da:
  - Tosse.
  - Fala.
  - Espirro.
  - Respiração de um paciente bacilífero com tuberculose das vias aéreas (pulmonar ou laríngea).
- Indivíduos com suspeita de tuberculose pulmonar devem ser alocados em isolamento respiratório e os profissionais de saúde devem usar equipamentos de proteção individual (EPI).
- O quadro clínico clássico da tuberculose inclui:
  - Tosse persistente por mais de 3 semanas.
  - Febre vespertina.
  - Sudorese noturna.
- Esses sintomas devem ser avaliados com atenção no contexto de emergências médicas.

INTRODUÇÃO

A tuberculose representa um diagnóstico diferencial significativo nos casos de febre de origem indeterminada e tosse persistente prolongada, tornando-se uma questão relevante no departamento de emergência (DE). É essencial saber suspeitar de tuberculose nesse contexto, considerando o diagnóstico sindrômico inicial feito no DE, especialmente devido à necessidade de isolamento respiratório na forma mais comum da doença[1].

O Brasil está entre os 30 países com alta carga de tuberculose; sendo assim, é considerado prioritário pela Organização Mundial da Saúde (OMS) para o controle da doença em todo o mundo. O país possui o Programa Nacional de Controle da Tuberculose, que elaborou um plano nacional com estratégias em todos os níveis de atenção, com o objetivo de eliminar a tuberculose como um problema de saúde pública[1,2]. A tuberculose é uma doença de notificação compulsória no Brasil, de acordo com a Portaria n. 1271, de 6 de junho de 2014[1-3].

APRESENTAÇÃO CLÍNICA

História clínica

A tuberculose é uma doença infectocontagiosa causada pelo complexo *Mycobacterium tuberculosis*, também conhecido como bacilo de Koch. Trata-se de um bacilo álcool-ácido resistente (BAAR), de mecanismo aeróbio e crescimento lento.

A transmissão da doença ocorre por via respiratória, através da inalação de aerossóis provenientes da tosse, fala, espirro ou até mesmo a respiração de um paciente bacilífero[3,4]. O termo "bacilífero" refere-se a indivíduos com tuberculose pulmonar ou laríngea que apresentam baciloscopia positiva no escarro. Pacientes com baciloscopia negativa no escarro têm menor capacidade de transmitir a doença, embora possam ter testes rápidos de tuberculose ou cultura positivos no escarro. Indivíduos com cultura de escarro negativa e variantes de tuberculose extrapulmonar exclusiva não são contagiosos. O risco de transmissão da tuberculose persiste enquanto houver eliminação de bacilos no escarro, mas tende a diminuir gradualmente após o início do tratamento[5].

A história natural da doença pode ter quatro desfechos após a inalação de aerossóis: eliminação imediata do microrganismo, infecção latente, desenvolvimento imediato da doença ativa (doença primária) ou reativação da doença após um longo período de latência[6].

A doença primária ocorre quando o sistema imunológico inato falha em eliminar o bacilo, permitindo sua proliferação nos macrófagos dos alvéolos, que podem se espalhar dos pulmões para outros tecidos. Nos pulmões, os macrófagos produzem citocinas (incluindo fator de necrose tumoral alfa, TNF-alfa) que atraem outras células fagocíticas, formando um granuloma nodular conhecido como tuberculoma ou nódulo de Gohn. A partir disso, ocorre uma replicação bacteriana descontrolada que se estende aos linfonodos, onde é induzida a resposta celular adaptativa, levando ao surgimento de linfonodomegalias. O complexo de Ranke é a denominação dada quando o nódulo de Gohn está associado a um linfonodo aumentado ou calcificado[7]. Uma resposta imunológica adaptativa eficaz, que se desenvolve nas semanas seguintes à infecção inicial, consegue interromper a proliferação do bacilo. No entanto, caso essa resposta seja falha, a lesão tecidual causada pela bactéria pode resultar em destruição pulmonar progressiva e disseminação hematogênica, resultando na tuberculose disseminada.

A forma primária é mais comumente relatada em crianças e adolescentes, embora adultos, particularmente os imunossuprimidos, também podem apresentá-la.

A reativação da doença está principalmente associada a condições de imunossupressão, como a coinfecção com o vírus da imunodeficiência humana (HIV), que representa o principal fator de risco para o desenvolvimento da doença[8]. Outros fatores importantes incluem *diabetes mellitus*, neoplasias malignas, tabagismo, uso de corticosteroides e imunossupressores, etilistas, entre outros. A idade também desempenha um papel relevante, com maior risco de reativação em indivíduos menores de 2 anos ou acima de 60 anos.

Alguns grupos populacionais são mais vulneráveis à tuberculose, como pessoas em situação de rua, pessoas privadas de liberdade, povos indígenas e imigrantes.

TABELA 1 Grupos populacionais mais vulneráveis à infecção pelo *Mycobacterium tuberculosis*

Pessoas em situação de rua
Imigrantes
Indivíduos privados de liberdade
Indígenas

Embora o risco seja menor, os indivíduos saudáveis, sem comorbidades ou vulnerabilidades implicadas, também podem desenvolver tuberculose, principalmente em um cenário de alto risco, como é o caso do Brasil.

É importante frisar que a infecção prévia pelo *M. tuberculosis* não causa imunidade e reinfecções podem ocorrer diante de nova exposição ao bacilo, assim como quadros de reativação. Na ausência de tratamento em caso de doença em atividade, a mortalidade gira em torno de 80% dos casos.

Quadro clínico

O quadro clínico clássico da tuberculose é caracterizado por sintomas como tosse persistente por mais de 3 semanas, febre vespertina e sudorese noturna. À medida que a doença progride, pode ocorrer hemoptise, raramente maciça. A apresentação clínica da tuberculose pode variar, dependendo do local afetado pela doença.

Na tuberculose pulmonar, os sintomas mais comuns são tosse persistente, seca ou produtiva, sudorese noturna e febre vespertina. No início a tosse tende a ser mais leve e pouco produtiva, mas piora com a progressão da doença. Já a dispneia pode ocorrer no contexto de envolvimento pulmonar extenso. Perda ponderal involuntária significativa e anorexia são frequentes na doença avançada[1,5,6].

Na tuberculose extrapulmonar, há uma variedade de apresentações, como tuberculose pleural, tuberculose

> Em caso de suspeita de tuberculose pulmonar, o paciente deve ser colocado em um leito de isolamento respiratório. Os profissionais de saúde devem usar equipamentos de proteção individual (EPI), como máscaras PFF2/N95. Se for necessário transportar o paciente para outra unidade, ele deve usar uma máscara cirúrgica.

ganglionar, tuberculose meningoencefálica, tuberculose pericárdica e tuberculose óssea, cada uma com sinais e sintomas específicos de acordo com o local afetado.

Uma forma importante de apresentação é a tuberculose miliar, que resulta da disseminação hematogênica da micobactéria, e é mais frequente em pacientes imunocomprometidos. O envolvimento pulmonar acontece na maioria dos casos. Os principais sintomas são tosse, febre, perda ponderal, sudorese, dispneia, hepatoesplenomegalia, além de sintomas gastrointestinais. Pode se manifestar como uma doença fulminante, com disfunção múltipla de órgãos, insuficiência respiratória.

A tuberculose pleural é a forma mais comum de tuberculose extrapulmonar em pessoas não infectadas pelo HIV. O paciente apresenta tosse, dor torácica pleurítica e dispneia com frequência. Geralmente é unilateral, de tamanho pequeno a moderado e, em pacientes sem infecção pelo HIV, acomete o lado direito com maior frequência que o esquerdo, enquanto nos pacientes que vivem com HIV não há esta predileção. Na tuberculose pleural, é comum a tríade de astenia, anorexia e emagrecimento em cerca de 70% dos pacientes[3,4].

A tuberculose ganglionar periférica é a forma mais frequente de tuberculose extrapulmonar em pessoas infectadas pelo HIV. Manifesta-se como linfonodomegalias indolores e assimétricas, sendo que as cadeias mais acometidas são as das regiões cervical anterior, cervical posterior e supraclavicular. O exame físico demonstra uma massa fixa, aderida às estruturas profundas. Flutuação e drenagem purulenta podem estar presentes. Sintomas sistêmicos não são tão comuns[10,11].

A tuberculose meningoencefálica pode apresentar sintomas como irritabilidade, alterações comportamentais, cefaleia holocraniana, sonolência, anorexia, vômitos, febre, fotofobia, rigidez de nuca e sinais focais, como paralisia de nervos cranianos, sendo um dos principais diagnósticos diferenciais em casos de meningoencefalite de evolução subaguda ou crônica.

Na tuberculose pericárdica, os principais sintomas são correspondentes a um quadro de pericardite ou tamponamento cardíaco. O paciente apresenta dor torácica, tosse seca e dispneia, podendo ocorrer também febre, emagrecimento, astenia, tontura, sinais de congestão (edema de membros inferiores, dor no hipocôndrio direito, aumento do volume abdominal) e sinais de tamponamento cardíaco.

Na tuberculose óssea, o quadro clínico varia de acordo com a localização e o número de ossos afetados. A espondilite ocorre principalmente nas colunas torácica baixa e lombar. Esta forma vertebral, também conhecida como mal de Pott, manifesta-se com lombalgia, dor local à palpação e espasmos musculares. Sintomas sistêmicos estão presentes em menos de 40% dos casos. Artrite e osteomielite de ossos longos também podem ser formas de apresentação, entretanto são menos comuns.

É importante reconhecer essas diferentes apresentações clínicas da tuberculose, pois isso auxilia no diagnóstico e na abordagem terapêutica adequada para cada caso.

Exame físico

Durante o exame físico de um paciente com tuberculose pulmonar, podem ser observados sinais de comprometimento do estado geral, emagrecimento (inclusive na face, com redução das bolas de Bichat, que destacam os contornos ósseos. Na ausculta pulmonar, pode haver diminuição do murmúrio vesicular, além de um som de sopro anfórico. No caso da tuberculose miliar, podem ser encontradas hepatomegalia, alterações no sistema nervoso central e manifestações cutâneas, como lesões vermelhas, manchas, pápulas e vesículas.

Na tuberculose extrapulmonar, alguns achados possíveis no exame físico incluem:

- Redução ou ausência do murmúrio vesicular na ausculta pulmonar, no caso de tuberculose pleural com derrame.
- Presença de linfonodomegalias em várias regiões, principalmente nas regiões cervical anterior, cervical posterior e supraclavicular. Os gânglios linfáticos podem apresentar consistência variável, estar aderidos uns aos outros e aos planos profundos, serem flutuantes e/ou apresentar fistulização, com sinais inflamatórios na pele adjacente.
- Sinais focais que variam de acordo com a topografia de comprometimento encefálico.
- Sinais de comprometimento de pares de nervos cranianos.
- Rigidez de nuca.
- Dor no quadrante superior direito do abdome devido à congestão hepática.
- Aumento do volume abdominal devido à presença de ascite.

- Diminuição dos sons cardíacos, hipotensão arterial e aumento da turgência jugular (tríade de Beck, pouco frequente, porém característica de tamponamento cardíaco).
- Dor à palpação da coluna vertebral e das articulações.
- Outros sinais e sintomas relacionados ao local afetado pela doença.

É importante ressaltar que o paciente pode estar em bom estado geral e não apresentar alterações significativas durante o exame físico. As manifestações variadas estão relacionadas ao local afetado pela tuberculose e ao quão avançada está a doença.

Diagnósticos diferenciais

A tuberculose deve ser considerada no diagnóstico diferencial de casos de tosse persistente prolongada, febre de origem indeterminada e síndrome consumptiva. No caso da tuberculose pulmonar, é importante considerar outras condições, como micoses endêmicas, silicose, neoplasias (como câncer de pulmão, sarcoma de Kaposi, linfomas etc.), infecções bacterianas (nocardiose, abscesso pulmonar, pneumonia necrotizante), micobacterioses não tuberculosas, doenças autoimunes, como sarcoidose e vasculites pulmonares.

Nas formas extrapulmonares da tuberculose, os diagnósticos diferenciais são ainda mais variados devido ao envolvimento de diferentes órgãos e sistemas. Na forma pleural, o principal diagnóstico diferencial são os linfomas. Na forma ganglionar, devem ser consideradas doenças linfoproliferativas, infecções por outras micobactérias, linfadenites bacterianas, infecções fúngicas, toxoplasmose e sarcoidose. Na tuberculose meningoencefálica, os diagnósticos diferenciais incluem neurotoxoplasmose, neurocisticercose, meningoencefalite criptocócica, abscesso cerebral, linfoma do sistema nervoso central, tumores cerebrais primários ou metastáticos, meningite sifilítica e doenças autoimunes. Na tuberculose óssea, a artrite séptica e a osteomielite são os principais diagnósticos diferenciais, além de etiologias não infecciosas, como osteossarcoma e mieloma múltiplo.

É importante considerar esses diagnósticos diferenciais para realizar uma avaliação clínica abrangente e adequada, além de utilizar exames complementares, como testes laboratoriais, exames de imagem e culturas, para confirmar ou descartar a presença de tuberculose.

Avaliação diagnóstica

A pesquisa bacteriológica é de fundamental importância em adultos, tanto para o diagnóstico quanto para o controle de tratamento da tuberculose. A seguir, serão descritos os exames que podem ser realizados.

Exame microscópico direto (baciloscopia direta)

A pesquisa do bacilo álcool-ácido resistente (BAAR), pelo método de Ziehl-Nielsen, é a técnica mais comumente utilizada para o diagnóstico, sendo amplamente disponível. A baciloscopia do escarro permite a detecção de até 80% dos casos de tuberculose pulmonar em adultos. Do ponto de vista epidemiológico isso é muito importante, visto que a baciloscopia positiva está diretamente relacionada ao potencial de transmissão da doença. Em crianças, entretanto, devido à dificuldade de obtenção de uma amostra de escarro de boa qualidade, há uma menor sensibilidade da baciloscopia.

A baciloscopia de escarro está indicada em caso de suspeita clínica e/ou radiológica de tuberculose pulmonar, independentemente do tempo de tosse, devendo ser realizada em duas amostras (1ª no primeiro contato com o paciente em questão; 2ª no dia seguinte, com coleta do material preferencialmente ao despertar).

Se amostras negativas e presença de forte suspeita clínica e radiológica de tuberculose, amostras adicionais podem ser solicitadas. A baciloscopia de outros materiais biológicos está indicada diante de suspeita clínica de tuberculose extrapulmonar.

O diagnóstico é confirmado e o tratamento pode ser iniciado diante de um resultado de baciloscopia positivo em paciente com quadro clínico compatível com tuberculose. É importante lembrar, no entanto, que a baciloscopia pode ser positiva devido a outros microrganismos, como *Nocardia* sp., *Actinomyces* sp. e micobactérias não tuberculosas.

> Baciloscopia positiva
> +
> Quadro clínico compatível com tuberculose

Portanto, o diagnóstico de certeza só é dado com a cultura e/ou testes moleculares positivos.

A baciloscopia pode ser posteriormente utilizada também no acompanhamento e controle de cura da doença.

É importante ressaltar que o paciente em que foi realizada coleta de BAAR devido a suspeita de tuberculose pulmonar deverá permanecer alocado em leito de isolamento respiratório e a equipe de profissionais de saúde deverá utilizar EPIs, incluindo máscara PFF2/N95.

Cultura para micobactérias

A cultura para micobactérias é considerada o padrão-ouro para o diagnóstico da tuberculose, pois permite a identificação precisa do agente etiológico e também a realização de testes de sensibilidade aos medicamentos antituberculose. Tem elevada sensibilidade e especificidade, de forma que pode aumentar o rendimento diagnóstico no escarro em até 30% nos casos de baciloscopia negativa.

A cultura pode ser feita a partir de diferentes tipos de amostras, como escarro, líquidos corporais e aspirados de lesões. No entanto, a cultura é um método demorado e pode levar de semanas a meses para obter resultados. Por esse motivo, não é utilizada rotineiramente na avaliação inicial de suspeita de tuberculose, mas é especialmente útil para confirmar casos de tuberculose extrapulmonar ou quando há suspeita de resistência aos medicamentos.

O Ministério da Saúde recomenda que ela sempre seja realizada em locais onde o teste rápido molecular (TRM) não estiver disponível, nos casos de TRM positivo e nos casos de TRM negativo com suspeita clínica e persistência do quadro.

Teste de sensibilidade aos medicamentos antituberculose

O teste de sensibilidade aos medicamentos antituberculose é realizado a partir de culturas de micobactérias, com o objetivo de identificar a suscetibilidade ou resistência do agente à rifampicina e a outros medicamentos utilizados no tratamento da tuberculose. Esse teste é importante para orientar o esquema terapêutico adequado, especialmente em casos de suspeita de resistência aos medicamentos antituberculose.

Teste rápido molecular para tuberculose (TRM-TB)

O TRM-TB identifica o DNA dos bacilos do complexo *M. tuberculosis*, apresentando sensibilidade superior à da baciloscopia (90%), e detecta a presença de resistência à rifampicina (sensibilidade 95%)[3,4]. É necessária somente uma amostra de escarro para a realização do teste, com resultado em aproximadamente duas horas.

Seu uso está indicado nas situações a seguir:

- Diagnóstico de casos novos de TB pulmonar e laríngea em adultos e adolescentes, incluindo aqueles de populações de maior vulnerabilidade.
- Diagnóstico de TB extrapulmonar (pode ser realizado com amostras de liquor, gânglios linfáticos, lavado gástrico e outros tecidos).
- Triagem de resistência à rifampicina, nos casos de retratamento ou suspeita de falência ao tratamento.

O TRM-TB deve ser realizado em crianças quando existe a possibilidade e facilidade de coleta de escarro. O uso rotineiro está particularmente indicado em adolescentes (≥ 10 anos de idade), pois a maioria tem TB bacilífera e, além disso, é capaz de coletar amostras adequadas de escarro para exame. Não se recomenda dar ênfase à confirmação diagnóstica de TB pulmonar na infância, que geralmente é não bacilífera. Além disso, crianças pequenas são incapazes de expectorar e, portanto, os espécimes para processar o TRM-TB teriam que ser colhidos por lavado gástrico, escarro induzido, lavado brônquico ou outros métodos invasivos. Quando essas amostras forem colhidas para o TRM-TB, a cultura deve ser sempre solicitada, e a interpretação dos resultados com relação à presença de complexo *Mycobacterium tuberculosis* (MTB) e resistência à rifampicina é semelhante a interpretações em adultos[6,7].

Como também pode detectar bacilos mortos ou inviáveis, o TRM-TB não deve ser utilizado para diagnóstico nos casos de retratamento (reingresso após abandono e recidivas). Nesses casos, o diagnóstico da TB deve ser feito com baciloscopia de escarro e cultura para micobactérias, seguida do teste de sensibilidade antimicrobiano (TS) para verificação de resistência aos fármacos, e o TRM-TB poderá ser utilizado apenas para triagem da resistência à rifampicina. Da mesma forma, o TRM-TB também pode ser utilizado para triagem de resistência à rifampicina em pacientes com suspeita de falência ao esquema básico.

O TRM-TB pode ser utilizado para diagnóstico de TB extrapulmonar, nas seguintes amostras: liquor, gânglios linfáticos e outros tecidos. Nesses casos, como a sensibilidade é mais baixa que nas amostras pulmonares, o resultado negativo não exclui tuberculose.

Por fim, o diagnóstico da infecção lactente pelo *M. tuberculosis* (ILTB) não possui relevância no âmbito do departamento de emergência, fugindo do escopo deste capítulo.

É importante ressaltar que o diagnóstico da tuberculose não se baseia apenas em um método isolado, mas sim em uma combinação de informações clínicas, radiológicas e laboratoriais. Os métodos bacteriológicos, como baciloscopia, teste rápido molecular e cultura, desempenham um papel crucial na confirmação diagnóstica, identificação da carga bacilar e detecção de resistência aos medicamentos. A escolha do método a ser utilizado depende do contexto clínico, disponibilidade dos recursos laboratoriais e diretrizes locais.

Exames complementares

Os exames de imagem auxiliam na identificação de alterações causadas pelo acometimento atual ou prévio pela tuberculose. Os mais amplamente disponíveis no departamento de emergência e utilizados no Brasil são a radiografia e a tomografia computadorizada de tórax, descritos a seguir. Além destes, é crescente o uso de ultrassom *point-of-care* (POCUS) na emergência, que se apresenta como recurso diagnóstico de extrema valia.

Radiografia de tórax

O exame de imagem de escolha na avaliação inicial do paciente e no acompanhamento da doença é a radiografia de tórax. Deve ser solicitada em todos os casos com suspeita clínica de tuberculose pulmonar. Sua realização tem o intuito de avaliar a presença ou não de doença pulmonar concomitante, avaliar a extensão do acometimento pela doença e a evolução da imagem durante o tratamento. No caso de tuberculose, pode evidenciar diversos padrões radiológicos: cavitações, nódulos, consolidações (que podem ser micronodulares difusas, imagem característica de tuberculose miliar), massas, processo intersticial (miliar), atelectasias, alargamento de mediastino e derrame pleural. A radiografia de tórax pode não apresentar alterações em até 15% dos casos.

A TB pós-primária classicamente se apresenta como uma infiltração focal do(s) lobo(s) superior(es), apical. A doença pode ser uni ou bilateral e cavitação pode estar presente. Mas também pode haver acometimento de outras regiões pulmonares, além de linfadenopatia hilar/mediastinal, massas pulmonares (tuberculoma) e lesões nodulares de distribuição randômica (padrão miliar).

Tomografia computadorizada de tórax

A tomografia computadorizada (TC) de tórax se encontra como outra opção de exame de imagem, principalmente quando não são encontradas alterações na radiografia de tórax e em imunodeprimidos. Ela apresenta maior sensibilidade na identificação de alterações. Dentre as alterações sugestivas de tuberculose ativa que podem ser identificadas pela TC de tórax, encontram-se: cavitações, nódulos, consolidações, paredes brônquicas espessadas, massas, bronquiectasias e aspecto de "árvore em brotamento", sugestiva de bronquiolite. A tomografia computadorizada de crânio apresenta muita importância em caso de suspeita de tuberculose meningoencefálica, podendo evidenciar hidrocefalia, espessamento das meninges e áreas de infarto cerebral.

Teste rápido para HIV

Todos os pacientes com diagnóstico de tuberculose devem ser testados para HIV imediatamente, preferencialmente via teste rápido, conforme recomendação do *Manual técnico para o diagnóstico da infecção pelo HIV em adultos e crianças* do Ministério da Saúde.

Ultrassonografia *point-of-care*

No indivíduo com tuberculose, alguns achados podem ser encontrados durante a avaliação, a depender do sítio acometido, porém nenhum é patognomônico da doença. No caso da tuberculose pulmonar, pode-se verificar:

- "Sinal do código de barras" ao modo M, nos casos em que se desenvolve pneumotórax.
- Aumento de linhas B (> 3) também pode ocorrer em caso de congestão pulmonar, inclusive podendo-se encontrar derrame pleural, evidenciado pelo encontro de imagem anecoica entre o tecido pulmonar superiormente e o diafragma inferiormente, representado por fina estrutura hiperecoica. Se derrame pleural volumoso, pode-se também encontrar o "sinal do *jellyfish*", em que se pode perceber o pulmão "nadando" no líquido.
- Presença de linhas C, hiperecoicas, que correspondem a áreas de consolidação; entre outros achados.

Em casos de tuberculose extrapulmonar:

- Na tuberculose meningoencefálica, se houver evolução para hipertensão intracraniana, pode-se encontrar o espessamento da bainha do nervo óptico através de sua medida na ultrassonografia de nervo óptico.
- No desenvolvimento de derrame pericárdico em casos de tuberculose pericárdica, este pode ser evidenciado ao POCUS cardíaco, principalmente na janela paraesternal longitudinal, podendo-se estimar seu volume e verificar o grau de interferência na dinâmica do coração – presença ou não de colabamento de câmaras cardíacas.

MANEJO

Tratamento farmacológico

Os medicamentos antituberculose atuam em caso de atividade metabólica, bloqueando a síntese de metabólitos essenciais ao crescimento do bacilo ou interferindo em seu sistema enzimático. Conforme as recomendações do Ministérios da Saúde, o tratamento da tuberculose é realizado em duas fases: a intensiva e a de manutenção. A primeira fase visa reduzir a população bacilar de forma rápida, com consequente redução da contagiosidade. A fase de manutenção tem o intuito de reduzir a possibilidade de recidiva da doença e eliminar bacilos latentes ou persistentes.

O esquema básico para adultos e adolescentes (idade superior a 10 anos) é composto por quatro fármacos na fase de ataque e dois fármacos na fase de manutenção. Na criança (idade inferior a 10 anos), o que difere é que a fase de ataque é composta por três fármacos.

O esquema básico inicial para adultos e adolescentes está indicado para casos novos de tuberculose ou retratamento, que apresentam doença ativa em adultos e adolescentes, em todas as apresentações clínicas, exceto as formas meningoencefálica e osteoarticular.

O que difere no tratamento das formas de tuberculose meningoencefálica e osteoarticular, isoladas ou em concomitância com outras apresentações da doença, em adultos e adolescentes acima de 10 anos, do esquema básico exposto anteriormente é a duração da fase de manutenção, que nestes casos é estendida para 10 meses.

Além disso, na tuberculose meningoencefálica, deve-se associar corticosteroide ao esquema terapêutico supracitado, conforme segue[9,10]:

- Prednisona (1 a 2 mg/kg/dia) por 4 semanas; ou
- Em casos graves de tuberculose meningoencefálica: dexametasona injetável (0,3 a 0,4 mg/kg/dia), por 4 a 8 semanas, com desmame gradual da dose nas próximas quatro semanas.

Um estudo clínico randomizado publicado em 2023 avaliou o uso de dexametasona adjunto ao tratamento da meningite tuberculosa em pacientes infectados pelo HIV[9]. Os resultados demonstraram que não houve melhora na sobrevida ou redução do risco de síndrome de reconstituição imune. Todavia, estudos prévios demonstraram uma redução no risco de morte com esta estratégia e este estudo foi restrito apenas a pessoas vivendo com HIV[7,8,10]. A elevada taxa global de mortalidade de 46% no presente estudo aponta para a necessidade contínua de melhores terapias.

Esquema de tratamento em crianças

O esquema básico para crianças (< 10 anos de idade) em casos novos e de retratamento, com doença ativa de todas as formas de tuberculose pulmonar e extrapulmonar, com exceção das formas meningoencefálica e osteoarticular, está descrito na Tabela 3.

Além disso, no caso de crianças com tuberculose coinfectadas com HIV ou desnutridas, deve-se realizar a suplementação de piridoxina – vitamina B6, seguindo a dose de 5 a 10 mg/dia.

Os casos de prolongamento da fase de ataque fogem ao escopo do departamento de emergência e não são citados neste livro. A troca de medicações devido a intolerância, resistência ou por quaisquer outros motivos será realizada apenas sob a orientação de médico infectologista.

Se houver o desenvolvimento de quaisquer infecções secundárias em pacientes internados, o seu manejo deve ser avaliado caso a caso, de acordo com o local da infecção, e preferencialmente sob a orientação de médico infectologista.

Critérios de internação e alta hospitalar

O tratamento da tuberculose, em geral, é realizado a nível ambulatorial. Entretanto, existem algumas recomendações de internação hospitalar que podem ser encontradas no âmbito do departamento de emergência:

TABELA 2 Esquema de tratamento de tuberculose em adultos e adolescentes (idade superior a 10 anos)

Esquema	Peso (kg)	Dose	Duração do uso
RHZE 150/75/400/275 mg (doses fixas combinadas em um único comprimido)	20 a 35	2 comprimidos	2 meses (fase intensiva)
	36 a 50	3 comprimidos	
	51 a 70	4 comprimidos	
	> 70	5 comprimidos	
RH 300/150 mg ou 150/75 mg	20 a 35	1 comprimido de 300/150 mg ou 2 comprimidos de 150/75 mg	4 meses (fase de manutenção)
	36 a 50	1 comprimido de 300/150 mg + 1 comprimido de 150/75 mg ou 3 comprimidos de 150/75 mg	
	51 a 70	2 comprimidos de 300/150 mg ou 4 comprimidos de 150/75 mg	
	> 70	2 comprimidos de 300/150 mg + 1 comprimido de 150/75 mg ou 5 comprimidos de 150/75 mg	

E: etambutol; H: isoniazida; R: rifampicina; Z: pirazinamida.
Fonte: Adaptada de Rational Pharmaceutical Management Plus, 2005; WHO, 2003; Brasil, 2019.

TABELA 3 Esquema de tratamento de tuberculose em crianças (idade inferior a 10 anos)

Peso \ Drogas	Esquema de tratamento 2RHZ Rifampicina	2RHZ Isoniazida	2RHZ Pirazinamida	4RH Rifampicina	4RH Isoniazida
Até 20 kg (mg/kg/dia)	15 (10 a 20)	10 (7 a 15)	35 (30 a 40)	15 (10 a 20)	10 (7 a 15)
≥ 21 kg a 25 kg (mg/dia)	300	200	750	300	200
≥ 26 kg a 30 kg (mg/dia)	450	300	1.000	450	300
≥ 31 kg a 35 kg (mg/dia)	500	300	1.000	500	300
≥ 36 kg a 39 kg (mg/dia)	600	300	1.500	600	300
≥ 40 kg a 44 kg (mg/dia)	600	300	1.500	600	300
≥ 45 kg (mg/dia)	600	300	2.000	600	300

E: etambutol; H: isoniazida; R: rifampicina; Z: pirazinamida.
Fonte: adaptada de Rational Pharmaceutical Management Plus, 2005; WHO, 2003; Brasil, 2019.

- Intercorrências clínicas e/ou cirúrgicas relacionadas ou não à tuberculose que necessitem de tratamento e/ou procedimento a nível hospitalar, como insuficiência respiratória aguda, choque, dentre outros.
- Tuberculose com acometimento meningoencefálico.
- Intolerância às medicações antituberculose não controlável a nível ambulatorial.
- Estado geral que não permita tratamento a nível ambulatorial.
- Pessoa em situação de vulnerabilidade social, principalmente quando se trata de um caso de retratamento, multirresistência ou falência do tratamento.

Os pacientes com tuberculose com necessidade de oxigenioterapia em alto fluxo, ventilação não invasiva ou invasiva, droga vasoativa e rebaixamento importante do nível de consciência deverão ser manejados em ambiente de terapia intensiva após serem manejados inicialmente no DE.

Após a internação, os critérios de alta hospitalar terão como base, primordialmente, a melhora clínica e hemodinâmica do paciente, em especial no que se refere à melhora do estado geral e à ausência de necessidade de oxigenoterapia, uso de antibioticoterapia endovenosa em caso de infecção secundária e uso de droga vasoativa. Deve-se levar em conta também a possibilidade de o paciente dar continuidade ao tratamento no ambiente domiciliar, com o apoio e acompanhamento da Unidade Básica de Saúde (UBS) mais próxima de sua residência, ou do Centro de Tratamento de Doenças Infecciosas da região.

O prognóstico do paciente após a internação ou após o tratamento varia conforme a localização e o grau de acometimento tecidual, com algumas sequelas possíveis em decorrência da doença, como a fibrose pulmonar no caso da tuberculose pulmonar, que pode ocasionar dificuldades respiratórias de diferentes graus.

Vacinação

A vacina BCG (bacilo Calmette-Guérin) é utilizada no controle da tuberculose, prevenindo as formas graves da doença, como as disseminações hematogênicas e a meningoencefalite. Ela não protege os indivíduos já infectados pelo *M. tuberculosis*, assim como não evita que o indivíduo adoeça por conta da reativação do bacilo no organismo ou após uma reinfecção.

A vacina faz parte do calendário vacinal, sendo obrigatória no Brasil, e está indicada para crianças até os 5 anos de idade e para pessoas de qualquer idade que convivem com portadores de hanseníase. A vacina é contraindicada em imunossuprimidos e recém-nascidos de mães que fizeram uso de medicações potenciais causadoras de imunodepressão do feto durante a gestação, e em prematuros, até que atinjam 2 kg de peso.

REFERÊNCIAS

1. Ministério da Saúde (Brasil). Secretaria de Vigilância em Saúde. Departamento de Vigilância das Doenças Transmissíveis. Programa Nacional de Controle de Tuberculose. Vigilância epidemiológica da tuberculose: Análise de indicadores operacionais e epidemiológico a partir da base de dados do Sinan versão 5.0. Brasília: Ministério da Saúde, 2015.
2. Ministério da Saúde (Brasil). Secretaria de Vigilância em Saúde. Departamento de Vigilância das Doenças Transmissíveis. Manual de recomendações para o controle da tuberculose no Brasil, 2ª edição. Brasília: Ministério da Saúde, 2019.
3. Ministério da Saúde (Brasil). Boletim epidemiológico tuberculose 2023. Secretaria de Vigilância em Saúde e Ambiente. Março, 2023.

4. Silva, MEN. et al. Aspectos gerais da tuberculose: uma atualização sobre o agente etiológico e o tratamento. Rev Bras Análises Clín. 2018.
5. Ministério da Saúde (Brasil). Portaria n. 1.271, de 6 de junho de 2014. Define a Lista Nacional de Notificação Compulsória de doenças, agravos e eventos de saúde pública nos serviços de saúde públicos e privados em todo o território nacional, nos termos do anexo, e dá outras providências. Brasília: Diário Oficial da União 9 jun 2014;Seção 1.
6. Raizada N, Sachdeva KS, Nair SA, et al. Enhancing TB case detection: experience in offering upfront Xpert MTB/RIF testing to pediatric presumptive TB and DR TB cases for early rapid diagnosis of drug sensitive and drug resistant TB. PLoS One. 2014;9(8):e105346.
7. Detjen AK, DiNardo AR, Leyden J, et al. Xpert MTB/RIF assay for the diagnosis of pulmonary tuberculosis in children: a systematic review and meta-analysis. Lancet Respir Med. 2015;3(6):451-61.
8. Benincá VM, Meira Júnior LE, Guimarães HP. Guia prático de ultrassom. São Paulo: Editora dos Editores; 2022.
9. Donovan J, Bang ND, Imran D, Nghia HDT, Burhan E, et al. Adjunctive dexamethasone for tuberculous meningitis in HIV-positive adults. October 12, 2023. N Engl J Med. 2023;389:1357-67.
10. Thwaites GE, Bang ND, Dung NH, Quy HT, Oanh DTT, Thoa NTC, et al. Dexamethasone for the treatment of tuberculous meningitis in adolescents and adults. N Engl J Med. 2004;351(17):1741-51.
11. Pio JE. Tuberculose e biossegurança. Pulmão RJ. 2012;21(1):65-67.
12. Brasil. Ministério da Saúde. Manual técnico para o diagnóstico da infecção pelo HIV em adultos e crianças. Brasília: Ministério da Saúde; 2018.

8

Doenças meningocóccicas

Pedro Paulo Silva de Figueiredo
Luiz Jorge Moreira Neto
Maria Eduarda Guelfi Pinto

PONTOS PRINCIPAIS

- Em lactentes e crianças pequenas, que são mais frequentemente afetados pela doença meningocócica, os sintomas podem não seguir o padrão clássico, e é comum que a meningite e a sepse ocorram de forma simultânea
- Três sinais clínicos de meningococcemia precoce em crianças e adolescentes incluem dor nas pernas, mãos e pés frios, e coloração anormal da pele
- Todos os contatos próximos de um caso de doença meningocócica, independentemente do estado vacinal, devem receber a quimioprofilaxia.

INTRODUÇÃO

A doença meningocócica (DM) é uma infecção aguda causada pela bactéria *Neisseria meningitidis,* o meningococo, que tem o ser humano como seu único hospedeiro natural. Essa enfermidade está amplamente disseminada em todo o mundo e é conhecida por sua natureza epidêmica e altas taxas de morbidade e letalidade. O meningococo é um patógeno capaz de desencadear doenças extremamente graves em seres humanos, incluindo meningite meningocócica e meningococcemia[1]. Os microrganismos pertencentes a essa espécie são cocos Gram-negativos que tendem a se agrupar em pares (diplococos) e apresentam uma morfologia característica em forma de feijão ou rim[1,2].

A *Neisseria meningitidis* é frequentemente encontrada colonizando as vias nasais e orofaríngeas dos seres humanos, mas também em outras regiões do corpo, como mucosa anal, conjuntiva e trato urogenital.

TRANSMISSÃO E RISCO DE DESENVOLVIMENTO DA PATOLOGIA

A *Neisseria meningitidis* é transmitida de pessoa para pessoa por meio das vias respiratórias, sobretudo pela disseminação de gotículas respiratórias. Esse tipo de transmissão é especialmente relevante em ambientes fechados, em que há maior contato próximo entre indivíduos e maior chance de exposição às gotículas infectadas. É importante destacar que a transmissão também pode ocorrer por contato direto com secreções respiratórias ou superfícies contaminadas. O risco de desenvolver meningite é mais elevado em crianças com menos de cinco anos, especialmente nos primeiros 12 meses de vida, embora possa ocorrer em qualquer faixa etária, o que denota a importância desse diagnóstico em crianças[2]. Entretanto, ocorrem casos também em idosos, com a chamada curva bimodal, em que há acúmulo de incidência em menores de 5 anos e maiores de 60 anos.

SINAIS E SINTOMAS

A tríade clássica dos sintomas da meningite é febre, rigidez na nuca e cefaleia[1,2,3]. Em lactentes e crianças pequenas, que são mais frequentemente afetados pela doença meningocócica, os sintomas podem não seguir o padrão clássico, e é comum que a meningite e a sepse ocorram de forma simultânea. Contudo, na fase inicial, a doença meningocócica, incluindo a meningite, pode apresentar sintomas pouco específicos, especialmente em crianças, que podem não manifestar os sinais característicos. Por esse motivo, o grau de suspeição deve ser altíssimo nos menores de 5 anos[3,4].

A apresentação clínica varia de acordo com a idade, e é comum que as crianças sejam inicialmente diagnosticadas de forma incorreta. Os sintomas são geralmente sutis em crianças pequenas, tornando o diagnóstico mais desafiador do que em crianças mais velhas ou adolescentes. Sinais como irritabilidade e letargia são frequentes nessa faixa etária. Em alguns casos, podem ocorrer convulsões no início da doença. No entanto, a rigidez de nuca é pouco comum em crianças com menos de 2 anos, enquanto o abaulamento da fontanela anterior pode ocorrer em bebês com menos de 18 meses[5]. Os lactentes geralmente apresentam uma progressão mais rápida da doença em comparação com crianças mais velhas. Nestas últimas, os sintomas mais comuns incluem febre, náuseas, vômitos, fotofobia, dor de cabeça, agitação, diminuição da consciência e rigidez de nuca. Convulsões e sinais neurológicos focais são menos frequentes nessa faixa etária. Em adultos, há ocorrência frequente da tríade clássica de febre, rigidez de nuca, já a alteração do estado mental é pouco comum. No entanto, a grande maioria desses pacientes apresenta pelo menos dois dos quatro sintomas principais, incluindo dor de cabeça, febre, rigidez de nuca e alterações no estado mental.

A meningococcemia, que é a doença meningocócica sistêmica sem quadro meníngeo associado, é uma infecção de evolução dramática, que progride rapidamente e leva à falência de múltiplos órgãos e morte em 24 horas, e é mais comum em crianças. Com frequência, os sintomas inespecíficos, como febre, sonolência, náuseas, vômitos, irritabilidade e falta de apetite, estão presentes dentro das primeiras 4 a 6 horas da doença[6]. Uma erupção cutânea hemorrágica de rápida progressão é um dos sintomas mais comuns associados à meningococcemia. Essa erupção geralmente começa nas extremidades inferiores, podendo afetar as membranas mucosas e os olhos. As lesões cutâneas podem incluir manchas, máculas, urticária, petéquias, púrpura e equimoses. A erupção purpúrica pode evoluir para uma forma grave chamada púrpura fulminante, que é uma manifestação da coagulação intravascular disseminada[7]. Esses casos estão frequentemente associados ao choque séptico e podem levar à necrose cutânea, isquemia ou infarto nos dedos ou membros, muitas vezes exigindo amputação.

Três sinais clínicos de meningococcemia precoce em crianças e adolescentes incluem dor nas pernas, mãos e pés frios, e coloração anormal da pele[8]. Essas características podem indicar comprometimento dos sinais vitais. Além disso, alguns autores relataram casos de meningococcemia crônica, caracterizada por episódios recorrentes de febre, dor nas articulações e/ou artrite, acompanhados de erupção cutânea e dor de cabeça, lembrando a endocardite bacteriana subaguda.

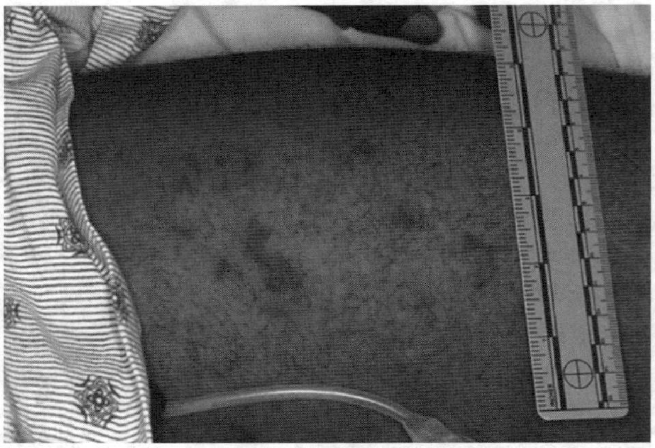

FIGURA 1 Petéquias e púrpura em paciente adolescente com meningococcemial. Fonte: Shah et al., 2021[13].

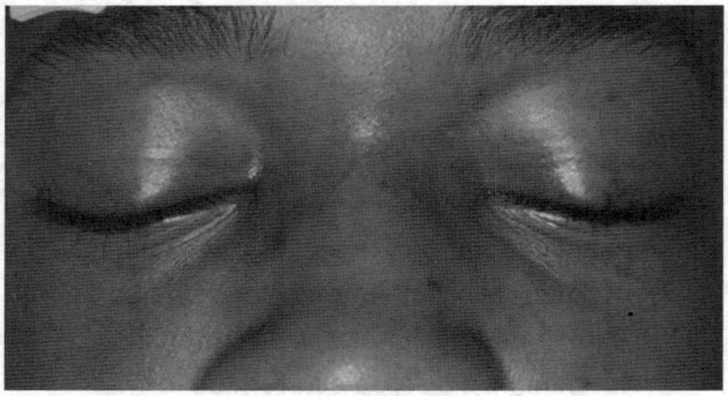

FIGURA 2 Petéquias periorbitárias sutis e púrpura em paciente com meningococcemia. Fonte: Shah et al., 2021[13].

EXAME FÍSICO

É essencial realizar um exame físico minucioso e detalhado, com o paciente desprovido de roupas, a fim de identificar possíveis lesões cutâneas. É importante verificar especialmente as áreas nas quais foram aplicadas pressões, como durante a medição da pressão arterial ou o uso de garrotes, pois podem surgir petéquias nessas regiões. Os sinais vitais revelam hipotensão associada com taquicardia, que inicialmente responde à administração intravenosa de líquidos para hidratação. No entanto, essa resposta pode retardar o diagnóstico e o início precoce do tratamento antimicrobiano e de suporte.

Além disso, é recomendado realizar os testes de Kernig e Brudzinski para avaliar a presença de irritação meníngea, aumentando o valor preditivo positivo do diagnóstico. Porém, é importante ressaltar que a ausência desses sinais não exclui a possibilidade de meningococcemia. Em lactentes, a avaliação desses sinais provavelmente não será viável, mas podemos contar com a avaliação da fontanela, que pode apresentar tensão e abaulamento. Infelizmente não há sinal clínico que exclua meningite, seja ela qual for[9]. Ou seja, de forma prática: caso haja suspeita de meningite e não seja possível confirmar qualquer diagnóstico alternativo, o paciente deve ser submetido à punção lombar.

EXAMES

A detecção definitiva da infecção meningocócica é geralmente realizada por meio do isolamento bacteriológico da *N. meningitidis* a partir de fluidos corporais, em especial sangue (hemocultura) e líquido cefalorraquidiano (LCR), sendo esse o padrão-ouro, além de ser pesquisada em outros líquidos, como o sinovial e o pleural. No caso de meningite, é possível observar a presença de diplococos Gram-negativos intracelulares e extracelulares no líquido cefalorraquidiano (LCR), leucócitos acima de 100/mm^3, hipoglicorraquia, hiperproteinorraquia e a cultura positiva em 90% dos casos[5-9].

Quando o paciente apresenta quadro de coma, a tomografia computadorizada (TC) do cérebro deve ser utilizada para descartar a ocorrência de hemorragia intracraniana, sendo um recurso de imagem útil nesses casos. Pacientes imunodeprimidos, com quadro convulsivo focal ou generalizado e em extremos de idade preferencialmente devem ser avaliados por tomografia computadorizada antes de serem submetidos à punção liquórica.

Na presença de meningococcemia, casos graves podem apresentar distúrbios metabólicos, como hipoglicemia, hipocalemia, hipocalcemia, hipomagnesemia, hipofosfatemia e acidose metabólica. Além disso, é possível observar anemia, coagulopatia e redução dos níveis de proteína C, fibrinogênio, protrombina e fatores de coagulação (V, VII e X)[6].

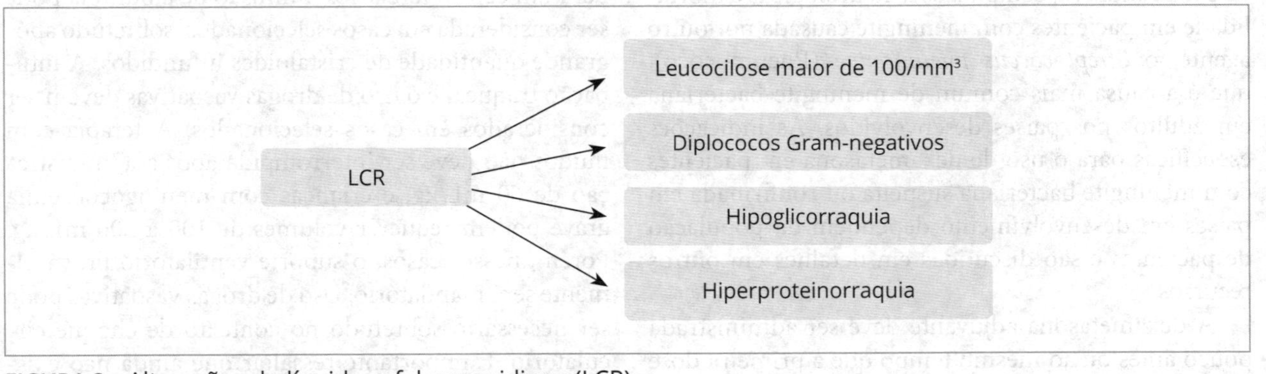

FIGURA 3 Alterações do líquido cefalorraquidiano (LCR).

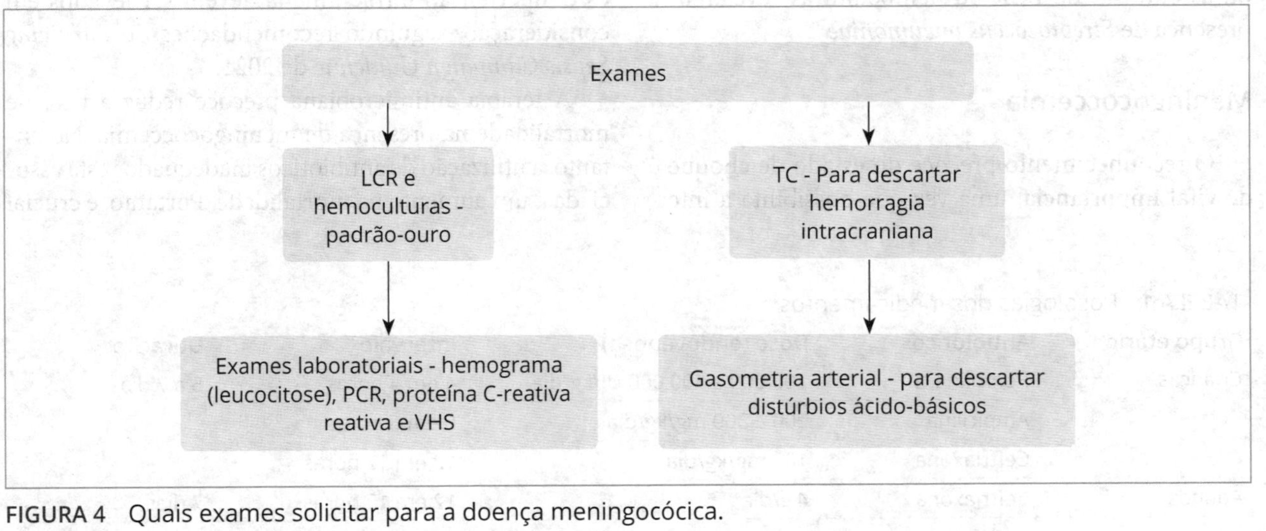

FIGURA 4 Quais exames solicitar para a doença meningocócica.

TRATAMENTO

A terapia com antibióticos deve ser iniciada prontamente, logo após o diagnóstico clínico de meningococcemia, sem atrasos decorrentes da investigação clínica.

A escolha do antibiótico a ser utilizado deve levar em consideração a resistência bacteriana e a disponibilidade local. Em grande parte dos locais, as cefalosporinas de terceira geração administradas por via endovenosa ou intramuscular, como ceftriaxona ou cefotaxima, são consideradas a primeira opção. Na ausência dessas opções, a penicilina administrada por via endovenosa deve ser utilizada. A duração recomendada da terapia é de 7 dias para meningite e meningococcemia[7-9].

Para pacientes suspeitos de meningite bacteriana, nos quais o agente causador ainda é desconhecido, recomenda-se o uso de dexametasona. A administração intravenosa de glicocorticoides, geralmente dexametasona, antes ou simultaneamente à administração de antibióticos, tem sido associada a uma redução na taxa de perda auditiva, complicações neurológicas e mortalidade em pacientes com meningite causada por outro agente, o *Streptococcus pneumoniae* (Pneumococo), que é a causa mais comum de meningite bacteriana em adultos nos países desenvolvidos. As indicações específicas para o uso de dexametasona em pacientes com meningite bacteriana suspeita ou confirmada em países em desenvolvimento dependem da população de pacientes e são discutidas em detalhes em outros recursos.

A dexametasona adjuvante deve ser administrada pouco antes ou ao mesmo tempo que a primeira dose de antibióticos, quando apropriado. A continuidade do uso de dexametasona deve ser mantida se a coloração de Gram do líquido cefalorraquidiano (LCR) e/ou as culturas de LCR ou hemoculturas revelarem a presença de *Streptococcus pneumoniae*[10].

Meningococcemia

O reconhecimento precoce do estado de choque é de vital importância, uma vez que possibilita a intervenção imediata e contribui para um desfecho mais favorável. O choque é caracterizado pela incapacidade do sistema circulatório em fornecer perfusão adequada aos tecidos. Assim, é crucial identificar sinais de hipoperfusão, como perfusão periférica deficiente, alteração do nível de consciência e redução do débito urinário[11]. A taquicardia pode ser o único sinal precoce presente, e a hipotensão geralmente indica uma reserva hemodinâmica limitada na criança. Portanto, na prática clínica diária, quando há suspeita de meningococcemia em uma criança, é essencial instituir imediatamente a terapia com fluidos.

A terapia com fluidos deve ser iniciada assim que os primeiros sinais de choque forem identificados. O objetivo é restabelecer os parâmetros fisiológicos normais para a idade, como frequência cardíaca, tempo de enchimento capilar, débito cardíaco e pressão arterial. A abordagem inicial e emergencial deve envolver administração repetida de bolus de 20 mL/kg de solução cristaloide isotônica, até que o estado de choque seja resolvido. Se mais de 60 mL/kg de fluidos tiverem sido administrados, é recomendado encaminhar a criança para um centro terciário. A infusão de albumina pode ser considerada em casos selecionados, sobretudo após grande quantidade de cristaloides infundidos. A intubação traqueal e o uso de drogas vasoativas devem ser considerados em casos selecionados. A terapia com fluidos não deve ser interrompida após a administração de 60 mL/kg, e crianças com meningococcemia grave podem requerer volumes de 100 a 200 mL/kg. Porém, nesses casos, o suporte ventilatório provavelmente será mandatório. Uso de drogas vasoativas pode ser necessário sobretudo no contexto de choque circulatório. É importante ressaltar que ainda não existem evidências de alta qualidade relacionadas com a quantidade de fluidos administrados no contexto da meningococcemia. Fatores como sobrecarga volêmica e hipertensão intracraniana devem ser levados em consideração, seguindo recomendações do *Surviving Sepsis Campaign Guideline* de 2021.

A terapia antimicrobiana precoce reduz a taxa de mortalidade na presença de meningococcemia. No entanto, a utilização de antibióticos inadequados está associada a um aumento na mortalidade. Portanto, é crucial

TABELA 1 Posologias dos medicamentos[14]

Grupo etário	Antibióticos	Dose (endovenosa)	Intervalo	Duração
Crianças	Penicilina G	200.000 a 400.000 UI/kg/dia	4 em 4 horas	5 a 7 dias
	Ampicilina	200 a 300 mg/kg/dia	6 em 6 horas	
	Ceftriaxona	100 mg/kg/dia	12 em 12 horas	
Adultos	Ceftriaxona	4 g/dia	12 em 12 horas	7 dias

administrar o mais cedo possível um tratamento com antibióticos de amplo espectro que apresentem boa penetração no líquido cefalorraquidiano (p. ex., ceftriaxona e cefotaxima). Caso já tenha sido administrado um antibiótico com espectro mais limitado, é recomendado ajustar o tratamento para uma opção com espectro mais abrangente até que a sensibilidade aos antimicrobianos seja conhecida. Quando os resultados de sensibilidade estiverem disponíveis, a escolha da antibioticoterapia pode ser direcionada por eles, com atenção especial para a utilização de antibióticos que apresentem uma concentração inibitória mínima adequada.

Se a reposição de fluidos apropriada tiver sido realizada e a criança ainda apresentar instabilidade hemodinâmica, é necessário iniciar o uso de agentes vasoativos. A noradrenalina é o vasopressor preferencial para o tratamento da hipotensão e deve ser administrada por via intravenosa central. Em crianças com suspeita de pressão intracraniana elevada, deve-se evitar o uso da veia jugular[10].

A terapia com corticosteroides com dose de reposição (25 mg/m^2 de hidrocortisona quatro vezes) diariamente é útil em crianças com choque refratário associado com resposta prejudicada da glândula adrenal[11-13].

Embora a quimioprofilaxia não garanta proteção absoluta e de longa duração, tem sido amplamente adotada como medida efetiva na prevenção de casos secundários. Estes são pouco frequentes e, em geral, ocorrem nas primeiras 48 horas após o surgimento do primeiro caso.

O risco de contrair a doença entre os contatos próximos é maior nos primeiros dias após o início da doença, o que torna necessário administrar a quimioprofilaxia o mais rapidamente possível.

A quimioprofilaxia é indicada para os contatos próximos de casos suspeitos de doença meningocócica, incluindo os residentes do mesmo domicílio, pessoas que compartilham o mesmo dormitório (em alojamentos, quartéis etc.), indivíduos em creches e escolas e aqueles diretamente expostos às secreções do paciente[7-10].

Também é recomendada a quimioprofilaxia para o próprio paciente no momento da alta ou internação, seguindo o mesmo esquema indicado para os contatos próximos, exceto se o tratamento da doença tiver sido realizado com ceftriaxona.

Não há recomendação de quimioprofilaxia para profissionais de saúde que tenham atendido casos de doença meningocócica, exceto para aqueles que realizaram procedimentos invasivos (como intubação orotraqueal ou passagem de cateter nasogástrico) sem o uso adequado de equipamento de proteção individual (EPI).

A rifampicina é o antibiótico preferido para a quimioprofilaxia e deve ser administrada em dose adequada e ao mesmo tempo para todos os contatos próximos, preferencialmente dentro de 48 horas após a exposição à fonte de infecção (o paciente), levando em consideração os períodos de transmissibilidade e incubação da doença. Em gestantes, a rifampicina tem sido utilizada para a quimioprofilaxia, não havendo evidências de efeitos teratogênicos. A decisão de usar antibióticos durante a gravidez deve ser avaliada pelo médico responsável, considerando a relação entre risco e benefício.

Todos os contatos próximos de um caso de doença meningocócica, independentemente do estado vacinal, devem receber a quimioprofilaxia. É importante verificar o cartão de vacinação, pois crianças e adolescentes não vacinados devem receber a quimioprofilaxia e atualizar sua imunização de acordo com as diretrizes do Programa Nacional de Imunizações do Ministério da Saúde.

VACINAÇÃO

A vacina meningocócica C (conjugada) está incluída no Calendário Nacional de Vacinação do Programa Nacional de Imunizações e faz parte da vacinação de rotina desde 2010. O esquema vacinal consiste em duas doses administradas aos 3 e 5 meses de vida, com um intervalo mínimo de 30 dias e máximo de 60 dias entre elas. Uma dose de reforço é recomendada aos 12 meses de idade, podendo ser administrada até os 4 anos.

A partir de 2017, a vacina meningocócica C (conjugada) também foi incorporada para adolescentes de 11 a 14 anos, como dose única ou reforço, dependendo do histórico vacinal. Desde 2020, a vacina meningocócica ACWY (conjugada) está disponível para adolescentes de 11 e 12 anos[11,12].

A diferença entre as vacinas meningocócicas reside na proteção contra diferentes sorogrupos da bactéria meningococo. A vacina meningocócica C, por sua vez, confere proteção específica contra o sorogrupo C. Já a vacina ACWY oferece proteção contra quatro soro-

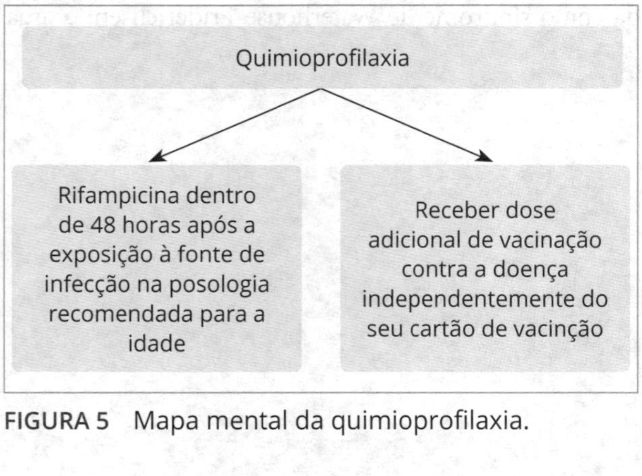

FIGURA 5 Mapa mental da quimioprofilaxia.

grupos diferentes: A, C, W e Y. Isso significa que essa vacina é capaz de prevenir infecções causadas por esses quatro sorogrupos específicos do meningococo. Existe a vacina contra o meningococo B em clínicas privadas há alguns anos e cada vez mais crianças têm sido vacinadas contra esse agente.

DIAGNÓSTICOS DIFERENCIAIS

Meningite viral: pacientes com meningite viral apresentam um período mais prolongado de febre e cefaleia, porém costumam estar em bom estado geral, ao contrário dos pacientes com meningite bacteriana, que tendem a estar mais debilitados. No exame do liquor, observa-se que o liquor pode apresentar aspecto normal ou turvo, e há predominância de linfócitos na contagem de células (pleocitose linfocitária acima de 60%). Os níveis de proteínas no liquor podem estar dentro dos limites normais ou discretamente alterados (entre 80 e 100 mg/dL), e os níveis de glicose são normais.

COMPLICAÇÕES

As consequências da meningococcemia incluem o desenvolvimento de necrose na pele (infarto isquêmico dos tecidos moles), perda auditiva, surdez, convulsões, amputações e formação de cicatrizes na pele. A diminuição da perfusão dos órgãos em razão de hipovolemia, vasoconstrição e insuficiência cardíaca pode resultar em lesão renal aguda pré-renal, que se manifesta como oligúria (produção reduzida de urina) ou anúria (ausência de produção de urina) e pode levar à necrose tubular aguda. Complicações imunológicas ou reativas, como artrite, vasculite cutânea, irite e pericardite, ocorrem por conta da deposição de complexos imunes contendo antígenos polissacarídeos, IgG e C3, resultando em inflamação aguda[13].

SÍNDROME DE WATERHOUSE-FRIDERICHSEN

A hemorragia adrenal maciça, também conhecida como síndrome de Waterhouse-Friderichsen, é uma complicação rara, porém grave, da sepse grave. É mais comumente observada como uma consequência da infecção meningocócica e, com frequência, resulta em um diagnóstico presumido de septicemia meningocócica durante a autópsia. Essa síndrome é caracterizada pela rápida progressão para insuficiência adrenal, hipotensão e presença de uma erupção cutânea difusa de cor púrpura.

REFERÊNCIAS

1. Batista RS, Gomes AP, Gazineo JL, Miguel PS, Santana LA, Oliveira L, Geller M. Meningococcal disease, a clinical and epidemiological review. Asian Pac J Trop Dis. 2017;10:1019-29.
2. Millar BC, Banks L, Bourke TW, Cunningham M, Dooley JSG, Elshibly S, et al. Meningococcal disease section 3: Diagnosis and management. Ulster Med J. 2018;87(2):94-8.
3. Bosis S, Mayer A, Esposito S. Meningococcal disease in childhood: epidemiology, clinical features and prevention. J Prev Med Hyg [Italy]. 2015;56:121-4.
4. Beek DV, Gans J, Spanjaard L, Weisfelt M, Reitsma JB, Vermeulen M. Clinical features and prognostic factors in adults with bacterial meningitis. N Engl J Med. 2004;351:1849-59.
5. Takada S, Fujiwara S, Inoue T, Kataoka Y, Hadano Y, Matsumoto K, et al. Meningococcemia in adults: a review of the literature. Intern Med. 2016;55:567-72.
6. Siddiqui JA, Ameer MA, Gulick PG. Meningococcemia. Treasure Island: StartPearls. 2022.
7. Branco RG, Amoretti CF, Tasker RC. Doença meningocócica e meningite. J Pediatr. 2007;83.
8. Motta F. Sociedade Brasileira de Pediatria. Porto Alegre – RS, Brasil]. Fascicle 3. 2015.
9. Hasbun R. Treatment of bacterial meningits caused by specific pathogens in adults. UpToDate. 2024.
10. Hamilton D, Harris MD, Foweraker J, Gresham GA. Waterhouse–Friderichsen syndrome as a result of non-meningococcal infection. J Clin Pathol. 2004;57:208-9.
11. Ministério da Saúde (BR). Guia de vigilância em saúde. [Brasília]. Ministério da Saúde (BR). 2022. 5.ed. Disponível em: https://bvsms.saude.gov.br/bvs/publicacoes/guia_vigilancia_saude_5ed_rev_atual.pdf.
12. Cordeiro AP. Pesquisa de biomarcadores e alvos terapêuticos para as meningites por meio da proteômica comparativa do liquor de pacientes [dissertação de mestrado]. Centro de Pesquisas René Rachou [Belo Horizonte]. 2013;174-90.
13. Shah A, Sobolewski B, Mittiga MR. Meningococcemia. The atlas of emergency medicine. Knoop KJ, et al. 2021. 5.ed.

9

Febre amarela

Flávia Bartolleti
Larissa Senna Rodrigues
Maria Beatriz dos Santos Faeti
Leonardo Goltara Almeida

PONTOS PRINCIPAIS

- Arbovirose endêmica em regiões tropicais da América e África imunoprevenível através da vacinação.
- Possui espectro clínico variável, apresentando-se na maioria dos casos com manifestações leves a moderadas, porém os casos graves possuem alta mortalidade.
- A forma grave é de rápida evolução e caracteriza-se por ser uma febre hemorrágica com importante disfunção hepática, insuficiência renal e encefalopatia.
- Não há tratamento específico, sendo que o manejo envolve suporte clínico de hidratação, diálise precoce nos casos de acidose, profilaxia anticonvulsivante e de enterorragia.

INTRODUÇÃO

Considerada como o protótipo das febres hemorrágicas virais, a febre amarela é amplamente conhecida por ser uma enfermidade grave, de caráter sistêmico, de rápida evolução clínica e com altos índices de mortalidade. Entretanto, assim como outras doenças causadas por vírus, compreende-se que a maioria dos casos de febre amarela é oligossintomática e autolimitada, sendo que numa menor parte ocorre a forma grave da doença tal qual é reputada. Distribui-se em regiões de matas tropicais nos continentes americanos (América do Sul e Central) e África (região subsaariana), não sendo endêmica no continente asiático[1,2].

O arbovírus da febre amarela, da família *Flaviviridae*, é transmitido a humanos e primatas não humanos por mosquitos *Aedes* sp., *Haemagogus* sp. e *Sabethes* sp. durante o repasto sanguíneo das fêmeas. Em vista disso, o Ministério da Saúde considera dois principais modos em que ocorre a transmissão da doença:

- Ciclo silvestre: dá-se em florestas, particularmente em zonas tropicais, em que primatas não humanos são os reservatórios virais e os vetores são mosquitos dos gêneros *Haemagogus* e *Sabethes*. Humanos que adentrem ao ambiente florestal ou periurbano, em que há sobreposição de ecossistemas silvestres e de matas rurais, são hospedeiros acidentais. A transmissão silvestre ou intermediária é a principal em todo o mundo e a monitorização das epizootias é de extrema relevância para o controle da enfermidade e manejo de políticas públicas, a fim de evitar a transmissão urbana ou periurbana.
- Ciclo urbano: No Brasil, o ciclo urbano da doença é considerado erradicado desde a década de 1940, após campanha vacinal e controle do vetor. Destaca-se a presença de mosquitos do gênero *Aedes*, particularmente o *Aedes aegypti*, extremamente adaptado ao ambiente urbano e potencial transmissor do vírus da febre amarela.

A prevenção se dá pela profilaxia primária por meio da vacina, a qual possui eficácia acima de 95% e é distribuída gratuitamente pelo Sistema Único de Saúde. Graças à estratégia vacinal, atualmente são registrados poucos ou algumas dezenas de casos anuais em humanos nas Américas e o último surto da doença no Brasil, ocorrido nos estados de Minas Gerais, Bahia, São Paulo, Paraná e Rio Grande do Sul entre 2016 e 2018, se deu principalmente pela baixa cobertura vacinal nessas regiões, as quais não eram consideradas endêmicas até então[2,3].

A vacina contém vírus vivo atenuado e atualmente é recomendada em todo território nacional em dose única para adultos. Para as crianças, a vacina é aplicada a partir dos 9 meses de idade e se faz necessária uma dose de reforço aos 4 anos. Para indivíduos acima dos 60 anos deve ser ponderado o risco, devido aos eventos adversos, pelo benefício da proteção, como a exposição em ambiente silvestre com conhecida circulação viral. Contraindica-se a vacinação em pessoas imunossuprimidas e com alergia aos componentes da vacina (principalmente ao ovo de galinha)[3].

É importante ressaltar que a vacina necessita de um período mínimo de 10 dias para indução da imunidade e casos de febre amarela podem ocorrer nesse período, porém também se faz necessário descartar a doença viscerotrópica induzida pelo vírus vacinal, a qual, entretanto, é extremamente rara.

Sendo assim, a febre amarela é uma enfermidade de transmissão complexa e dependente de múltiplos fatores. Além do mais, a emergência das alterações climáticas e a modificação dos ambientes silvestres pelo homem contribui para a expansão da área de circulação viral, fato que associado a baixa cobertura vacinal pode desencadear um novo surto nos próximos anos.

FISIOPATOLOGIA E APRESENTAÇÃO CLÍNICA

Após a transmissão através da picada do mosquito se inicia o período de incubação, que dura em geral do 3º ao 6º dia, podendo se estender até o 15º dia, no qual o vírus se dissemina sistemicamente e, a depender da evolução, pode desencadear disfunção orgânica generalizada através de exacerbada resposta inflamatória[4].

O período inicial de infecção é caracterizado por sintomas inespecíficos, podendo ser até oligossintomáticos, que na maioria são leves a moderados e autolimitados. Nessa fase ocorre febre elevada de início súbito, cefaleia intensa e duradoura, inapetência, náuseas e mialgia.

As formas graves e malignas representam 20 a 40% dos casos e apresentam taxas de mortalidade que podem chegar até os 50%. Os sintomas iniciais são mais intensos, podendo estar acompanhados de náuseas e vômitos frequentes, icterícia, oligúria e manifestações hemorrágicas. Essa evolução é fisiopatologicamente caracterizada por uma "tempestade de citocinas", a qual inicia uma série de eventos, como lesão endotelial, fibrinólise, distúrbios de coagulação, aumento da permeabilidade capilar e o extravasamento plasmático. O principal órgão afetado é o fígado, onde ocorre indução de apoptose e insuficiência aguda, a qual contribui para o distúrbio de coagulação (deficiência na produção dos fatores de coagulação hepáticos II, V, VII, IX e X), provocando também elevação maciça de transaminases, aumento de bilirrubinas e encefalopatia hepática. No caso da febre amarela, TGO comumente estará mais elevada que a TGP (diferentemente de outras hepatites virais) em decorrência da associação da lesão em outros órgãos, tal como o coração, e frequentemente a icterícia não é uma regra, apesar de o nome da enfermidade ser referente à cor amarela.

O comprometimento renal é comum desde a apresentação inicial nos casos graves, com potencial evolução para insuficiência renal aguda por lesão tubular renal, proteinúria e acidose metabólica sem elevação substancial de escórias nitrogenadas, mecanismo que pode estar relacionado à ação direta do vírus nos túbulos renais.

Neurologicamente pode haver manifestações que vão desde sonolência até rebaixamento de nível de consciência, com necessidade de IOT. As convulsões são relativamente comuns, principalmente quando há elevação de amônia arterial. A elevação da pressão intracraniana também é descrita.

No coração ocorre frequentemente a bradicardia até menor que 40 bpm, que pode contribuir drasticamente para a hipotensão, má perfusão tecidual e acidose metabólica. Miocardite aguda e comprometimento da função de ejeção durante o curso da infecção também podem ocorrer, bem como arritmias que não são acompanhadas da elevação de troponinas.

A elevada discrasia sanguínea apresenta-se com elevação do tempo de protrombina, depleção importante de fator V e fibrinogênio com plaquetopenia discreta, acarretando manifestações hemorrágicas por hematêmese, melena, hematúria, metrorragia, petéquias, equimoses, epistaxe, sangramento gengival e sangramento maciço em sítios de venopunção central. A hemorragia digestiva contribui para o choque hipovolêmico e o colapso do sistema circulatório e é frequentemente a causa final de óbito nesses pacientes. Disfunção pancreática com evolução até pancreatite necro-hemorrágica foram descritos e associados a pior prognóstico [1,3,4].

Classicamente, são descritos três estágios da doença, os quais podem ou não ocorrer de forma distinguível:

- Período de infecção: início súbito de pródromos virais, com febre alta (podendo chegar aos 41°C), prostração, cefaleia, lombalgia, mialgias, tonturas, náuseas e vômitos. Duração habitual de 3 a 6 dias. Pode ocorrer sufusão conjuntival e bradicardia, caracterizada pelo sinal de Faget (bradicardia acompanhando febre alta). Laboratorialmente observa-se neutropenia, PCR baixa e aumento das transaminases antecedendo a icterícia, quando presente.
- Remissão: ocorre declínio da temperatura e melhora dos sintomas, resultando em alívio do paciente.

Entretanto, essa resolução pode ser apenas aparente e predispor o período toxêmico da doença em poucas horas a no máximo dois dias, de forma que o paciente deve ser mantido em observação até a melhora substancial e estabelecida.

- Período toxêmico: exacerbação da resposta inflamatória e colapso de múltiplos sistemas, principalmente pela insuficiência hepática e renal, choque hemodinâmico e discrasia sanguínea. Os sintomas retornam com maior intensidade, inclusive a febre, que possui um caráter bifásico na evolução da doença, incorporados a manifestações gastrointestinais intensas e por vezes com enterorragia exteriorizada, oligúria, convulsões e rebaixamento do nível de consciência. Pacientes frequentemente vão a óbito em poucos dias ou horas da instalação da fase toxêmica.

DEFINIÇÃO DE CASO

Segundo o *Manual de manejo clínico da febre amarela*, do Ministério da Saúde, pacientes com suspeita de febre amarela são aqueles procedentes de zonas de risco e/ou com evidência de circulação viral nos últimos 15 dias, apresentando quadro febril agudo de até sete dias, acompanhado de dois ou mais dos seguintes sinais e sintomas: cefaleia, mialgia, lombalgia, mal-estar, calafrios, náuseas, tonturas, dor abdominal, icterícia, manifestações hemorrágicas e elevação de transaminases[7].

Apesar de extrema relevância e de ser item obrigatório tanto na anamnese como na notificação do caso, a suspeição deve ser independente do estado vacinal do indivíduo. Pacientes com vacinação recente devem ser investigados para doença viscerotrópica do vírus vacinal, embora não haja distinção no manejo.

DIAGNÓSTICO LABORATORIAL

A sorologia com captura de anticorpos IgM pode ser realizada no soro ou no liquor e deverá ser coletada a partir do 7º dia de início dos sintomas.

Para o diagnóstico precoce deve ser solicitado o isolamento viral ou a pesquisa de DNA através da técnica de PCR no soro até o 7º ou 10º dia do início de sintomas, respectivamente, ou até o 15º dia de sintomas no caso da PCR de urina. O isolamento viral e técnicas de imuno-histoquímica podem ser realizados nos tecidos para diagnóstico após o óbito.

MANEJO CLÍNICO

Todos os casos suspeitos de febre amarela devem obrigatoriamente ter investigação clínica e laboratorial à apresentação no Departamento de Emergência. Devem ser solicitados hemograma completo, creatinina, transaminases e RNI, além de outros exames que se julguem necessários a depender da sintomatologia.

Sinais de evolução desfavorável devem ser avaliados, dentre eles: sonolência e confusão mental, oligúria, sinais de má perfusão ou hipotensão, vômitos, desidratação, insuficiência respiratória e arritmias. O *Manual de manejo clínico da febre amarela* apresenta a seguinte classificação de risco:

- Sinais de gravidade: oligúria, sonolência, confusão mental, torpor, coma, convulsões, sangramento, dificuldade respiratória, hipotensão, sinais de má perfusão e/ou TGO ou TGP ≥ 2.000, creatinina ≥ 2, RNI ≥ 1,5 e plaquetas < 50.000.
- Sinais de alarme – forma moderada: vômitos, diarreia, dor abdominal e/ou TGO ≥ 500 e CR ≥ 1,3.
- Paciente com forma leve: sem a presença de sinais de alarme ou gravidade.

O manejo inicial de pacientes com forma leve da doença deve ocorrer com hidratação via oral (60 mL/kg/dia) ou, em caso de intolerância, utilizar 30 mL/kg/dia de cristaloides por via venosa. Sintomáticos devem ser utilizados para controle dos sintomas, evitando-se drogas potencialmente hepatotóxicas ou que possam prejudicar o distúrbio de coagulação desde o princípio, tais como paracetamol, anti-inflamatórios não esteroidais (AINEs) e ácido acetilsalicílico (AAS).

É fundamental o seguimento do paciente ambulatorialmente e a realização de controle das provas laboratoriais para acompanhamento da evolução. Além disso, toda suspeita deverá ser notificada em até 24 horas, o que é relevante na medida em que intervenções sanitárias locais poderão ser instituídas de maneira precoce.

A partir do paciente classificado como moderado, a internação hospitalar se faz necessária para garantir adequada monitorização dele, principalmente em casos de oligúria com necessidade de hemofiltração precoce e/ou manifestações hemorrágicas evoluindo com anemia. Paciente graves devem ser encaminhados ao suporte de vida avançado. Além das medidas de hidratação já descritas acima, um rígido controle de balanço hídrico deve ser instituído objetivando que esteja próximo a zero.

A diálise é indicada aos pacientes com nível de bicarbonato sérico menor do que 18 meq/L e/ou hipervolemia e/ou hipercalemia e/ou oligúria, mesmo que não estejam elevadas as escórias nitrogenadas. Atenção redobrada à passagem de cateter em veias centrais devido ao potencial risco de sangramento grave – orienta-se a passagem do cateter com dilatação apenas da pele e subcutâneo.

Antecipar distúrbios neurológicos desde a admissão. Realizar avaliação diária de sinais de hipertensão intracraniana e antecipar medidas clínicas, como a elevação da cabeceira entre 30 e 45º, e, em caso de pacientes intubados, utilizar estratégia de ventilação protetora. Pacientes com encefalopatia hepática de qualquer grau ou amônia arterial > 70 mcg são beneficiados com profilaxia de crise convulsiva com levetiracetam ou fenitoína, além do manejo de evacuações utilizando-se laxativos. Nas crises convulsivas o controle deverá ser instituído com diazepam seguido de fenitoína. Em casos de *status epilepticus*, avaliar o uso de bomba de infusão contínua de midazolam.

A transfusão de sangue e hemocomponentes devem ser realizados conforme as orientações do Ministério da Saúde e protocolos institucionais. É contraindicado o uso de anticoagulantes, mesmo que em dose profilática, e o uso de ácido tranexâmico deve ser utilizado profilaticamente em pacientes com coagulopatia e/ou plaquetopenia < 90.000/mm^3, ou em casos de sangramento já instituído. Inibidor da bomba de prótons em dose de enterorragia (omeprazol 40 mg de 12/12h) deve ser iniciado independentemente da manifestação de sangramentos.

Na série de casos de Yeh-Li et al., a troca plasmática foi uma estratégia promissora para o manejo de pacientes com febre amarela grave e deve ser considerada a transferência para um serviço de referência. O transplante de fígado é uma estratégia que deve ser discutida com equipe especializada e individualizada para cada paciente.

O uso de antimicrobianos é controverso e deverá ser instituído em caso de possível infecção secundária ou infecções associadas à assistência à saúde, conforme o protocolo da instituição.

DIAGNÓSTICO DIFERENCIAL

Casos leves a moderados da doença são facilmente confundíveis com outras arboviroses endêmicas no Brasil, tais como a dengue, zika e chikungunya. A dengue deve ser a primeira hipótese na suspeita de qualquer arbovírus devido a sua alta prevalência no território nacional e à necessidade de se implementar com antecedência as medidas de hidratação VO ou EV. A dengue grave pode se assemelhar clinicamente com a febre amarela nos quadros hemorrágicos, a qual, entretanto, se dá principalmente por plaquetopenia, o que pode ser uma pista para o diagnóstico diferencial. Felizmente, há maior disponibilidade de diagnóstico para os casos de dengue e outras arboviroses mais comuns, inclusive com estratégias *point-of-care*.

Enfermidades de outras etiologias virais, como a influenza, costumam apresentar-se com síndrome respiratória, dispneia, tosse e odinofagia e não estabelecem comprometimento hepático e/ou hemorrágico.

A síndrome febril ictérica é comum às hepatites virais agudas, dentre as quais a hepatite A se configura como importante diagnóstico diferencial por ser de início abrupto, porém teremos nesta a instalação de diarreia. Os casos de hepatite fulminante pelos vírus da hepatite B e C podem ser suspeitados quando há exposição a sangue em acidentes perfurocortantes ou por possível transmissão sexual.

A leptospirose é muito comumente confundida com febre amarela por também ser ictérico-hemorrágica. Cabe lembrar que esta é muito mais comum que a febre amarela, tem um caráter mais urbano (mas também pode ocorrer em ambientes periurbanos como em atividades agrícolas), vínculo epidemiológico associado à exposição a inundações, esgoto, lixo e entulho e não se apresenta com elevação de transaminases expressiva.

Por fim, a malária é um importante diagnóstico diferencial por cursar com semelhante risco epidemiológico. Em todos os casos de síndrome febril ictérica associados à exposição recente ao ambiente silvestre em matas tropicais, deverá ser investigada malária para a instalação do tratamento específico precocemente.

CONSIDERAÇÕES FINAIS

Embora atualmente seja uma doença de raríssima instalação em humanos fora de períodos de surto, casos esporádicos podem ocorrer em indivíduos não imunizados com exposição a áreas endêmicas de risco, principalmente ao ambiente silvestre e rural. Há que se considerar também possíveis casos em viajantes e imigrantes de zonas de alta endemicidade, bem como estar atento à vigilância epidemiológica em primatas não humanos da localidade.

Como a fase inicial ocorre com sintomas inespecíficos, na suspeita o paciente deve ser investigado e acompanhado mesmo que ambulatorialmente, com vigilância dos sinais que predispõem gravidade e com atenção redobrada à melhora aparente que pode ocorrer na remissão da doença. O paciente que evolui para a forma grave deverá ter suporte clínico avançado para manejo das múltiplas disfunções orgânicas.

Sendo assim, a febre amarela é um diagnóstico diferencial importante no Departamento de Emergência, pela urgência em garantir suporte clínico precoce e adequado ao paciente que venha a evoluir de forma grave.

REFERÊNCIAS

1. Yeh-Li H, Joelsons D, Leite GFC, et al. Severe yellow fever in Brazil: clinical characteristics and management. J Travel Med. 2019;26.
2. Centers for Disease Control and Prevention (CDC). Fatal yellow fever in a traveler returning from Amazonas, Brazil, 2002. MMWR Morb Mortal Wkly Rep. 2002;51:324.

3. Panamerican Health Organization. Yellow Fever. [acesso em 10 de junho de 2024]. Disponível em https://www.paho.org/en/topics/yellow-fever
4. Kallas EG, D'Elia Zanella LGFAB, Moreira CHV, et al. Predictors of mortality in patients with yellow fever: an observational cohort study. Lancet Infect Dis. 2019;19:750.
5. Kallas EG, Wilder-Smith A. Managing severe yellow fever in the intensive care: lessons learnt from Brazil. J Travel Med. 2019.
6. Monath TP. Yellow fever: an update. The Lancet Infectious Diseases. 2001;1(1):11-20.
7. Brasil. Ministério da Saúde. Manual de manejo clínico da febre amarela. 2020. [acesso em 10 de junho de 2024]. Disponível em bvsms.saude.gov.br/bvs/publicacoes/manual_manejo_clinico_febre_amarela.pdf

10

Antibioticoterapia

Victor Van Vaisberg
Juliana Silveira Zanettini
Marjurye Gross Ramos Pereira
Julia Dullius Oliveira

PONTOS PRINCIPAIS

- A prescrição de antimicrobianos é uma atividade usual e muito importante no departamento de emergência.
- Um raciocínio bem estruturado, levando em conta diagnóstico, topografia e perfil de resistência, é a base para escolha do melhor antimicrobiano no departamento de emergência.
- Outras decisões importantes a serem tomadas quanto aos antimicrobianos envolvem a via de administração, dose posologia e duração de tratamento.
- Os eventos adversos associados a terapêutica devem ser conhecidos e monitorizados durante o tratamento, e o risco-benefício deve ser avaliado caso a caso.
- Para conseguir classificar adequadamente um antimicrobiano, devemos conhecer sua estrutura química, ação biológica, mecanismo de ação e espectro de cobertura.
- Os betalactâmicos são o principal grupo de antimicrobianos usados na prática clínica, tanto pelo número de representantes da classe quanto pela frequência de sua prescrição. Eles agem inibindo a síntese de parede celular, e mecanismos emergentes de resistência envolvem as betalactamases.

INTRODUÇÃO

Do ponto de vista médico-sanitário, a descoberta dos antibióticos na 3ª década do século XX foi revolucionária: permitiu que doenças antes devastadoras pudessem ser tratadas e controladas. A expectativa de vida global, consequentemente, aumentou[1,2]. Hoje, faz parte da rotina de um médico emergencista a prescrição de antimicrobianos. Uma das grandes emergências com as quais lidamos, o choque séptico, tem na sua base de manejo a prescrição adequada de antimicrobianos. Além disso, inúmeras condições tratadas no departamento de emergência envolvem a prescrição de antibióticos.

Os desafios, contudo, são vários. Por agirem diretamente em patógenos, a prescrição de antimicrobianos intrinsecamente envolverá a discussão sobre resistência bacteriana. Em sua própria descoberta, de maneira acidental, a penicilina erradicou *S. aureus* em cultura de células[3]. O uso desse antibiótico é impraticável há anos, por desenvolvimento de resistência. A prescrição de antimicrobianos envolve estudo constante, necessidade de educação continuada e conhecimento sobre a flora bacteriana local. Além disso, o uso indiscriminado de antimicrobianos torna ainda mais turbulento o cenário de resistência, gerando infecções mais severas, com potencial terapêutico mais restrito, e em última instância, custos associados à saúde[1,3].

Este capítulo tem por objetivo fazer uma revisão abrangente sobre o uso de antimicrobianos no Departamento de Emergência, de modo a facilitar a tomada de decisão clínica. Abordaremos os princípios para prescrição de um antimicrobiano e seus principais grupos e classificações.

ESTRUTURAÇÃO DE RACIOCÍNIO

A prescrição de um antimicrobiano pode ser um processo desafiador. É importante reconhecer que essa tomada de decisão, que em última instância é clínica, integrará conhecimentos de diversas cadeiras, como, por exemplo: Biologia Celular, Microbiologia e Farmacologia. Dessa forma, podem existir várias formas de desenvolver o raciocínio clínico.

Uma abordagem possível é começar pela clínica do paciente. Com base nos sintomas, sinais e exames complementares, chegamos a uma hipótese diagnóstica. Conhecendo a doença que estamos tratando, sabemos os antimicrobianos que estão indicados. Por exemplo, ao diagnosticar uma infecção de trato urinário não complicada comunitária, a maioria das referências aceitará como primeiras opções de tratamento nitrofurantoína, fosfomicina e sulfametoxazol-trimetoprim[2,5].

Outra forma de abordar essa questão é considerar o agente causador do processo infeccioso, e aliar esse conhecimento ao que sabemos dos diversos grupos de antimicrobianos e suas principais propriedades. Por exemplo, no caso descrito, o germe que estaríamos mais interessados em cobrir seria *E. coli*, que é um bacilo Gram-negativo. O próximo passo é, diante das mais diversas categorias de antimicrobianos, rever quais ofertaram esse espectro de cobertura.

Na prática, os dois raciocínios já expostos são complementares e sinérgicos. Diagnosticamos um foco infeccioso, sabemos quais são os agentes causadores, e acessamos – com base nas recomendações técnico-científicas mais atuais – quais são os antibióticos possíveis de serem utilizados. A Tabela 1 tem por objetivo fazer uma integração básico-clínica, sumarizando e integrando as principais infecções comunitárias atendidas no departamento de emergência com seus agentes causadores e a terapêutica proposta.

PRINCÍPIOS BÁSICOS DOS ANTIMICROBIANOS

Os antimicrobianos são classificados de acordo com o grupo de agentes contra os quais são efetivos:

- Antibacterianos.
- Antivirais.
- Antifúngicos.
- Anti-helmínticos ou antiparasitários.

Os antimicrobianos podem ser inespecíficos – tendo ação antisséptica ou desinfetante – ou específicos. Por uma questão de nomenclatura, os antimicrobianos específicos naturais obtidos por meio de outros seres vivos são chamados de antibióticos; enquanto os

TABELA 1 Correlação dos diagnósticos infecciosos mais comuns no departamento de emergência com sua clínica, agentes causadores mais frequentes e possibilidades terapêuticas

Diagnóstico	Sintomatologia clássica	Agentes envolvidos	Terapêutica para infecções comunitárias
Pneumonia	Tosse produtiva, febre, queda do estado geral, semiologia pulmonar e exames compatíveis com consolidação	Vírus respiratórios, pneumococco e germes atípicos (*mycoplasma*, *chlamydia* e *legionella*)	Domiciliar: amoxicilina; amoxicilina-clavulanato; azitromicina (em associação a penicilina ou não) ou levofloxacina
			Internação: ceftriaxona + macrolídeo; levofloxacina
Infecção de trato urinário	Cistite: disúria, polaciúria, dor suprapúbica, urgincontinência, retenção urinária, hematúria e piúria	Bacilos Gram-negativos (*E. coli*)	Cistite: nitrofurantoína; fosfomicina ou sulfametoxazol-trimetoprim
	Pielonefrite: dor lombar, sinal de Giordano positivo, febre, náuseas, vômitos e queda do estado geral		Pielonefrite: ceftriaxona; quinolonas; amoxicilina-clavulanato ou cefuroxima
Infecção de pele e partes moles	Hiperemia, calor, rubor, dor e edema cutâneo	*S. aureus* e *Streptococcus*	Domiciliar: cefalosporina de 1ª geração via oral (cefalexina, cefadroxila), clindamicina ou sulfametoxazol-trimetoprim
			Internação: cefalosporina de 1ª geração injetável; penicilina com ação anti-stafilo (oxacilina) e/ou cefalosporina 3ª geração (ceftriaxona)

compostos sintéticos são chamados de quimioterápicos antimicrobianos.

É de interesse técnico-científico compreender a ação biológica de um antibiótico nas bactérias. Ele pode levar a uma parada de sua replicação – sendo chamado de bacteriostático – ou ter efeito letal – sendo chamado de bactericida. Isso é relevante à medida que a interrupção de um agente bacteriostático antes do tempo adequado de tratamento pode levar a piora do quadro clínico por retomada do metabolismo bacteriano[6].

Existe uma grande diversidade do ponto de vista de mecanismo, sendo os principais processos pelos quais os antibióticos agem:

- Inibição da síntese da parede celular.
- Inibição da função da membrana celular.
- Inibição do metabolismo bacteriano.
- Inibição da síntese de proteínas (subunidades 30s e 50s dos ribossomos).
- Inibição da síntese de ácido nucleico.

De modo sintético, para conseguir definir e classificar um antimicrobiano, precisamos das seguintes informações:

- Estrutura química.
- Ação biológica: bacteriostático ou bactericida.
- Mecanismo de ação.
- Espectro de cobertura.

PRINCÍPIOS DO USO ADEQUADO DE ANTIBIÓTICOS NO DEPARTAMENTO DE EMERGÊNCIA

O início da terapia antimicrobiana é de maneira geral empírico. Para a tomada de decisão, inúmeros fatores são levados em conta:

- Patógenos mais prováveis a partir da sua origem anatômica – diagnóstico topográfico da infecção.
- Probabilidade de resistência microbiana:
  - Colonização prévia por germes multidroga-resistente.
  - Uso recente de antimicrobianos.
  - Exposição a unidades de saúde.
  - Padrão de resistência local.
- Biodisponibilidade do antibiótico no tecido específico alvo.
- Possibilidade de controle local de foco, i. e.: abordar cirurgicamente focos fechados ou cujo controle envolve cirurgia, como debridamento ou drenagem.
- Disponibilidade e resultado de testes rápidos, tais como coloração de Gram e testes moleculares.
- Fatores relacionados ao hospedeiro:
  - Alergias e outros eventos adversos prévio.
  - Insuficiência renal.
  - Imunossupressão.

Além de determinar qual antimicrobiano será usado, faz parte da tomada de decisão definir a dose apropriada e a via de administração da medicação.

O início da terapia antimicrobiana deve ser o mais breve possível. Contudo, é importante reconhecer que, segundo as recomendações mais atuais, as principais emergências que ditam o início breve de terapia são a sepse de alta probabilidade e o choque séptico[6,7]. Desse modo, fora desses cenários, existe tempo hábil para ponderar riscos e benefícios da antibioticoterapia.

Recomenda-se a solicitação de culturas, quando possível, para identificação de patógenos e sua suscetibilidade antimicrobiana. O benefício de hemoculturas é claro em casos suspeitos de sepse e choque séptico. Em outros cenários, em que há suspeita de infecção sem sepse, o benefício é mais restrito. Cultura de secreções e fluidos – urina, secreção traqueal, bolhas epidérmicas – pode ser usada de maneira adjuvante para identificação de patógeno associado a foco[6-9]. A coleta de culturas não deve atrasar a administração de antimicrobianos em cenários suspeitos de sepse ou choque séptico.

O espectro de cobertura antimicrobiana deve ser o mais estreito possível, e deve ser guiado pela clínica e pelo resultado de culturas. Desse modo, no seguimento de pacientes que eventualmente permaneçam no departamento de emergência, devemos periodicamente reacessar necessidade de escalonamento ou desescalonamento da terapia antimicrobiana. Além disso, devemos rever doses e componentes da terapêutica que se mostraram desnecessários após investigação complementar. É boa prática retirar completamente a terapia antimicrobiana de pacientes cujo foco infeccioso foi descartado.

A via oral é sempre preferível às vias parenterais. Esse ajuste deve ser feito sempre que possível de modo a diminuir custos, reduzir complicações associadas a acesso vascular e permitir a alta hospitalar.

A duração da terapêutica deve ser a menor possível. Inúmeros estudos randomizados-controlados de não inferioridade compararam tempo padrão de tratamento com cursos curtos. Exemplos são pneumonia, bacteremia por *S. aureus*, candidemia e infecções abdominais complicadas. Existe um direcionamento das evidências de que os cursos curtos não são inferiores aos cursos de duração usual. Além disso, biomarcadores, tais como a procalcitonina, podem ser usados como adjuvantes na tomada de decisão de suspensão do antibiótico em pacientes críticos em cenários de sepse indiferenciada ou broncopneumonia.

A monitorização de níveis séricos de drogas pode ser usada como ferramenta adicional de monitorização, sobretudo em cenários em que a janela terapêutica é muito estreita. Um exemplo corrente da prática clínica é a dosagem de vancocinemia para pacientes em uso de vancomicina. O emprego da sua dosagem reduz custos, nefrotoxicidade, tempo de permanência hospitalar e até mesmo mortalidade.

Os eventos adversos mais associados às drogas prescritas devem ser considerados no momento da sua prescrição, e posteriormente monitorados. De maneira geral, antimicrobianos podem se associar com inúmeros eventos adversos[6-10]. A saber, os mais comuns são: hipersensibilidade ou alergia, injúria renal, trombocitopenia, disfunção neurológica, infecção por *Clostridioides difficile* e resistência antimicrobiana.

PRINCIPAIS ANTIMICROBIANOS

A próxima sessão reunirá os principais grupos de antimicrobianos disponíveis, e fará uma breve revisão sobre cada um deles. Abordaremos as diferentes classes de antimicrobianos, dando ênfase para seu mecanismo de ação, formas de resistência, indicações, efeitos adversos e interações medicamentosas mais comuns. Uma representação esquemática pode ser encontrada na Figura 1.

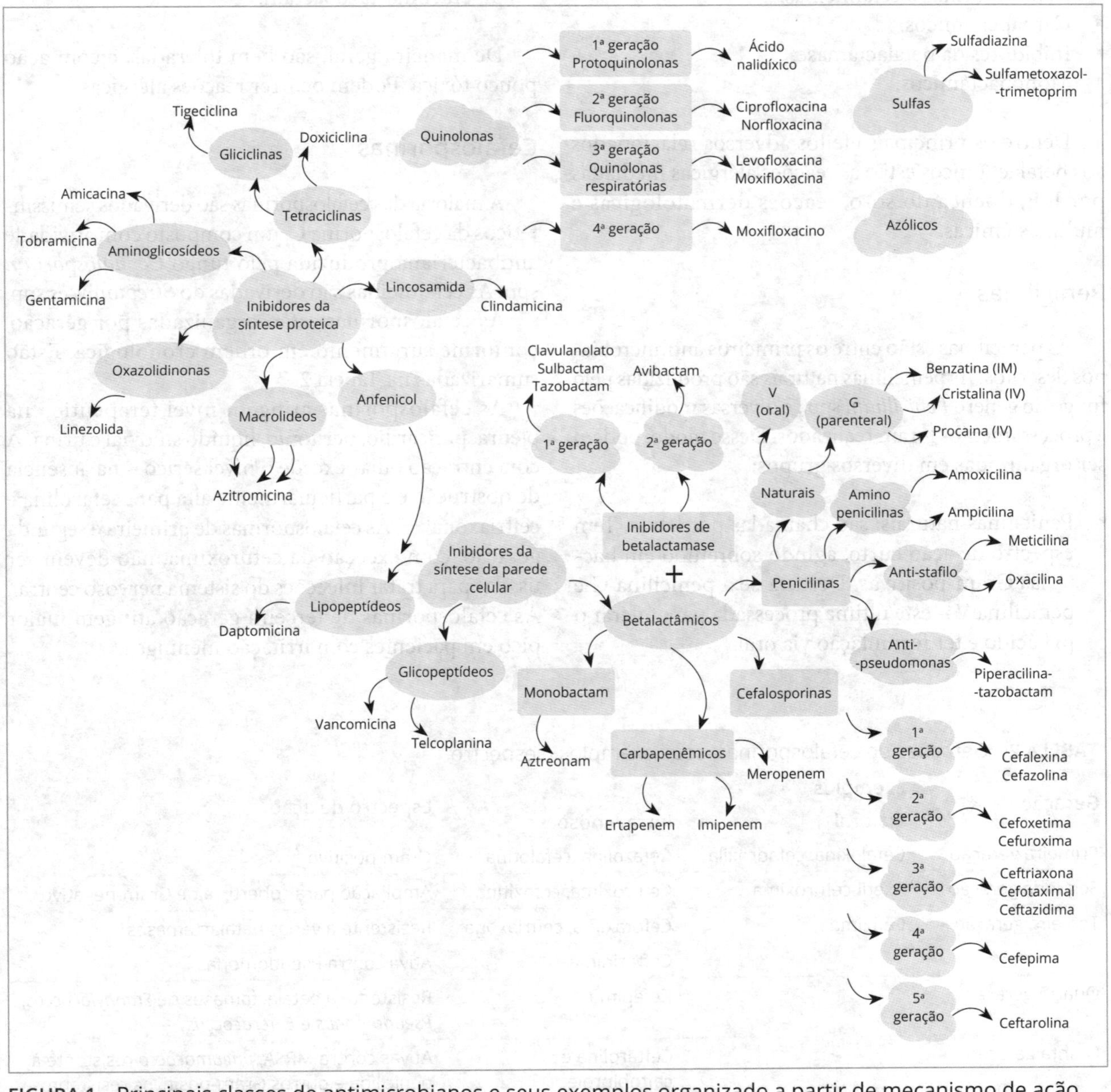

FIGURA 1 Principais classes de antimicrobianos e seus exemplos organizado a partir de mecanismo de ação.

ANTIBIÓTICOS INIBIDORES DA SÍNTESE DA PAREDE CELULAR

Betalactâmicos

Os betalactâmicos representam o maior e principal grupo de antibacterianos. Além de ser o grupo com mais antimicrobianos, é também o mais prescrito na prática clínica. Do ponto de vista bioquímico, todos compartilham entre si o anel betalactâmico e inibem a síntese da parede celular.

São subgrupos de betalactâmicos:

- Penicilinas.
- Cefalosporinas e cefamicinas.
- Carbapenêmicos.
- Inibidores da betalactamase.
- Monobactâmicos.

Dentre os principais efeitos adversos relacionados aos betalactâmicos estão as reações alérgicas mediadas por IgE, doença do soro, reações dermatológicas e multissistêmicas.

Penicilinas

As penicilinas estão entre os primeiros antimicrobianos descritos. As penicilinas naturais são produzidas pelo fungo do gênero *Penicillium* spp., e diversas modificações e processamentos foram realizados. Desse modo, podem ser organizadas em diversos grupos:

- Penicilinas naturais: são chamadas por letras. Têm espectro de ação curto, agindo sobretudo em bactérias Gram-positivas. Destaca-se a penicilina G e penicilina V – esta última processada para tolerar o pH ácido e ter formulação via oral.
- Penicilinas com ação antiestafilocóccica: são as penicilinas resistentes a penicilinase – mecanismo comum de betalactamase desenvolvido pelos *Staphylococcus*. São representantes proeminentes a oxacilina e a meticilina.
- Penicilinas semissintéticas: têm amplo espectro de ação, incluindo bactérias Gram-negativas. Principais representantes são ampicilina e amoxicilina. Por serem suscetíveis a penicilinases, são comumente associadas a inibidores de betalactamase.
- Penicilinas com ação antipseudomonas: apenas administradas por via parenteral. Piperacilina tem o espectro mais largo, e todas são suscetíveis a betalactamases. Dessa forma, é comum a associação piperacilina-tazobactam.

De maneira geral, são bem toleradas, e com ação pouco tóxica. Podem ocorrer reações alérgicas.

Cefalosporinas

A maioria das cefalosporinas são derivados semissintéticos da cefalosporina C, um composto com atividade antibacteriana produzida pelo fungo *Cephalosporium* spp. As cefamicinas são derivadas do *Streptomyces* spp.

As cefalosporinas estão organizadas por geração, conforme surgimento em ordem cronológica. Estão sumarizadas na Tabela 2.

As cefalosporinas atingem nível terapêutico na pleura, pericárdio, peritônio, líquido sinovial e urina. A concentração biliar excede o nível sérico – na ausência de obstrução e é particularmente alta para cefazolina e ceftriaxona[11,12]. As cefalosporinas de primeira e segunda geração, com exceção da cefuroxima, não devem ser usadas para tratar infecções do sistema nervoso central. As cefalosporinas de terceira geração atingem maior pico em pacientes com irritação meníngea.

TABELA 2 Gerações de cefalosporinas, seus exemplos e espectro

Geração	Exemplos		Espectro de ação
	Via oral	Intravenoso	
Primeira geração	Cefalexina, cefadroxila	Cefazolina, cefalotina	Gram-positivo
Segunda geração	Axetil-cefuroxima	Cefuroxima, cefoxitina	Ampliação para cobertura de Gram-negativo
Terceira geração	Cefixima	Cefotaxima, ceftriaxona	Resistente a várias betalactamases
		Ceftazidima	Ativa contra Pseudomonas
Quarta geração		Cefepima	Resistente a betalactamases de *Staphylococcus*, *Pseudomonas* e *Enterococcus*
Quinta geração		Ceftarolina e ceftobiprole	Ativas contra MRSA, *pneumococco* resistente à penicilina e outros Gram-positivos resistentes

MRSA: *Staphylococcus metilicino*-resistente.

CARBAPENÊMICOS

São antibióticos de espectro extremamente largo. Têm ação contra Gram-positivos – não incluem *S. aureus* meticilino-resistente ou *Enterococcus*) e múltiplos subgrupos de Gram-negativos, incluindo ESBL (betalactamase de espectro estendido) – que inativam todos os outros betalactâmicos[12-14]. Tem a característica de não sofrer ação de muitas betalactamases, sendo drogas extremamente versáteis. Os principais representantes da prática clínica são: meropenem, imipenem e ertapenem.

Do ponto de vista de espectro, existem pequenas diferenças: ertapenem não apresenta cobertura contra *Pseudomonas* spp. e *Acinetobacter* spp.

São drogas relativamente seguras. Pode haver alergia cruzada com penicilinas. Todos os betalactâmicos são apontados por diminuir o limiar convulsivo, porém os carbapenêmicos são o subgrupo mais relevante. Dentre eles, imipenem é o que mais se associa a convulsões. Desse modo, não deve ser utilizado em infecções de sistema nervoso central.

O principal ponto de atenção compete ao seu uso racional: os carbapenêmicos são antimicrobianos potentes, e são aliados no manejo do paciente grave com risco de germe multidroga-resistente (MDR)[15]. Dessa forma, preconiza-se o seu uso racional. Além disso, é importante ressaltar que são fortes indutores de resistência antimicrobiana – o que deve ser ainda mais ponderado na sua prescrição.

INIBIDORES DA BETALACTAMASE

Trata-se de moléculas que intrinsecamente têm baixo poder antimicrobiano. Contudo, quando adicionadas a outros betalactâmicos, têm a capacidade de bloquear a ação de betalactamases que inibiriam os betalactâmicos. Assim, seu emprego resulta em antibióticos com espectro de ação ampliado. Apesar de nenhum deles inibir metalocarbapenemases como a New Delhi, muitos podem inibir betalactamases mediadas por plasmídeo, de ação comossomal (como as ampC) e até mesmo outras carbapenemases[14-19].

Associações frequentes são:

- Amoxicilina-clavulanato.
- Ampicilina-sulbactam.
- Piperacilina-tazobactam.
- Ceftazidima-avibactam.
- Meropenem-vaborbactam.
- Imipenem-relebactam.

Monobactâmicos

O aztreonam é um medicamento de uso mais limitado no Departamento de Emergência. Trata-se de um betalactâmico monocíclico com atividade in vitro contra a maioria dos Gram-negativos aeróbicos e facultativos, incluindo as enterobactérias e *P. aeruginosa*. Não têm atividade sobre Gram-positivos e anaeróbios – a maioria das cepas de *Acinetobacter* e *S. maltophilia* são resistentes. Cepas de *P. aeruginosa* resistentes ao aztreonam geralmente surgem durante o tratamento com aztreonam isolado.

GLICOPEPTÍDEOS

Vancomicina

A vancomicina age bloqueando a polimerização de glicopeptídeo, inibindo a síntese da parede celular bacteriana. Sua excreção se dá totalmente por filtração glomerular, necessitando de ajuste de dose, a depender da função renal do paciente.

Trata-se de antibiótico amplamente empregado na prática clínica para tratamento de infecções causadas por bactérias Gram-positivo, como *S. aureus* meticilino-resistente e *Streptococcus*. Desse modo, é utilizada no tratamento de infecções de corrente sanguínea em pacientes de risco, endocardite, pneumonia, meningite e infecção de pele e partes moles. Além disso, sua formulação via oral é usada no tratamento das infecções causadas pelo *Clostridioides difficile*.

O perfil de segurança chama atenção para nefrotoxicidade, ototoxicidade e uma reação cutânea dependente da velocidade de infusão chamada de síndrome do homem vermelho. Ela é marcada por prurido, eritema, rubor facial e angioedema. A monitorização sérica dos níveis de vancomicina pode prevenir eventos adversos. Sua associação com outros medicamentos, tais como aminoglicosídeos ou piperacilina-tazobactam, parece estar associada a mais eventos adversos.

A dose administrada de vancomicina deve ser baseada no peso corporal real em não obesos, e dosagens subsequente ajustadas com base no monitoramento terapêutico de função renal, necessidade de hemodiálise, controle clínico e vancocinemia. Recomenda-se o uso de protocolos estruturados para gerenciamento da faixa terapêutica.

Teicoplanina

A teicoplanina apresenta o mesmo espectro de ação da vancomicina, porém com uma meia-vida mais longa e menor potencial de nefro e ototoxicidade. Não há necessidade de monitorização de níveis tóxicos. Também com excreção renal, conta com as mesmas indicações terapêuticas da vancomicina. A dose comum em adultos é de 400 mg, a ser administrada a cada intervalo de 12 horas. Uma vantagem do seu uso é a via intramuscular, o que pode permitir a desospitalização de alguns pacientes para término de tratamento em esquema de hospital-dia ou regime domiciliar.

Não é aconselhável o uso desta substância para tratar infecções em mulheres grávidas.

LIPOPEPTÍDEOS

Daptomicina

A daptomicina apresenta espectro de ação similar aos glicopetídeos, somando ação bactericida contra *Enterococcus* resistentes à vancomicina e à teicoplanina. Seu uso está indicado em infecções graves de pele e tecido subcutâneo por *S. aureus* resistente à meticilina, *Enterococcus faecalis* e *Estreptococcus* spp., sendo sua dose 4 mg/kg em dose única diária[20].

Age por meio da ligação à membrana citoplasmática bacteriana e inibição de sua síntese proteica, resultando em sua ação bactericida. Essa droga é inativada pelo surfactante, não estando assim indicada em infecções de parênquima pulmonar. Em casos de infecções de corrente sanguínea ou endocardite bacteriana, a dose pode ser aumentada para 6 mg/kg/dia.

ANTIBIÓTICOS INIBIDORES DA SÍNTESE PROTEICA

Aminoglicosídeos

Aminoglicosídeos agem nos ribossomos, afetando a síntese proteica. Têm ação em germes Gram-negativos aeróbicos e em Gram-positivos, incluindo micobactérias. É interessante notar que têm demonstrado relativa estabilidade em relação ao desenvolvimento de resistência bacteriana. Os principais representantes deste grupo são gentamicina, tobramicina e amicacina[21].

São pouco usados em monoterapia, exceto em infecções de trato urinário – a principal indicação dos aminoglicosídeos como monoterapia está no tratamento de infecções urinárias por organismos Gram-negativos multirresistentes, em especial as enterobactérias resistentes a carbapenêmicos. Ademais, a terapia combinada empírica está indicada em cenários de infecções graves. É importante ressaltar que os aminoglicosídeos têm baixa penetração em pulmões, abscessos e sistema nervoso central. Assim, não devem ser usados como monoterapia no tratamento de infecções nesses sítios.

A maneira tradicional de se administrar aminoglicosídeos em adultos consiste em uma dose baseada no peso do paciente dividida de 2 a 3 vezes ao dia, desde que função renal normal. Uma outra maneira é a dose única diária, que também pode ser usada, em especial na vigência de perda de função renal. O intervalo estendido (dose única diária) tem eficácia comparável com o do intermitente, porém oferece pelo menos três vantagens: possibilidade de menor nefrotoxicidade, comodidade posológica e redução de custos. Em relação à toxicidade, a administração estendida parece ter menor incidência de insuficiência renal aguda.

A monitorização da concentração sérica em pacientes com função renal normal é desejada após mais de 72 horas de seu uso ou quando há mudança da função renal. Para intervalos estendidos, a concentração sérica de pico deve ser de 15 a 20 mcg/mL.

MACROLÍDEOS

São medicamentos que interferem na síntese proteica por ação ribossomal. Macrolídeos mais novos, como azitromicina e claritromicina, derivam da eritromicina. Mudanças na estrutura química permitem que esses sejam mais estáveis em ambiente ácido, melhorando a absorção oral, a tolerabilidade e propriedades farmacocinéticas – assim, tendo um espectro de ação mais amplo que a eritromicina.

Apresentam atividade contra Gram-positivos, Gram-negativos, germes atípicos, patógenos envolvidos em infecções sexualmente transmissíveis, micobacterioses e algumas cepas de *Pseudomonas* spp.

Em relação aos eventos adversos, associam-se a intolerância gastrointestinal, hepatotoxicidade, prolongamento de intervalo QT e outros eventos cardiovasculares.

LINCOSAMIDAS

O principal fármaco que representa a sua classe é a clindamicina. Seu mecanismo de ação envolve alterações na superfície da parede celular bacteriana, diminuindo a adesão às células hospedeiras e aumentando a morte intracelular. É considerado um antibiótico bacteriostático, mas é bactericida também contra algumas cepas microbianas.

Geralmente tem atividade in vitro contra *Staphylococcus*, *Streptococcus* do grupo *Viridans*, *Streptococcus pyogenes* e *Streptococcus pneumoniae*. Também demonstra atividade potente contra anaeróbios; contudo, o aumento das taxas de resistência entre *B. fragilis* limitou sua utilidade contra esses organismos. Age também inibindo a produção da toxina estafilocócica, responsável pela síndrome do choque tóxico.

Os efeitos adversos mais comuns são gastrointestinais, sendo o principal evento a diarreia. São bastante associados também a colite, principalmente por *Clostridioides difficile*. Alguns pacientes podem apresentar erupções cutâneas maculopapulares como reação alérgica à droga.

ANFENICÓIS

A classe é representada pelo cloranfenicol, um antibiótico bacteriostático. Possui espectro de atividade contra bactérias Gram-positivas, Gram-negativas, riquetsias, *Chlamydia* e *Mycoplasma*. Tem como principais indicações as infecções graves do sistema nervoso central (SNC), epiglotite aguda na criança e febre tifoide.

Apresenta como principal evento adverso supressão medular, podendo levar a anemia aplásica ou depressão medular reversível relacionada a níveis séricos elevados. Outros eventos adversos possíveis são sintomas gastrointestinais, reações cutâneas alérgicas, cefaleias, neurites e síndrome do lactente cinzento. Seu uso é contraindicado caso exista algum outro fármaco com a mesma cobertura disponível. Seu uso deve ser evitado na gestação, principalmente no 3º trimestre, e nos recém-nascidos, pelo risco de síndrome do lactente cinzento.

OXAZOLIDINONAS

Linezolida e tedizolida

Linezolida e tedizolida possuem ação bacteriostática, inibindo o início da síntese proteica bacteriana e a produção de toxinas por conta da sua ação em ribossomos. Demonstram atividade *in vitro* contra diversas bactérias Gram-positivas, incluindo germes multidroga-resistentes, como *S. aureus* meticilino-resistente e *Enterococcus* resistente à vancomina. Ademais, possuem atividade *in vitro* contra diversos *Mycobacterium* spp., incluindo *Mycobacterium tuberculosis* e micobactérias não tuberculosas. É aprovada para o tratamento de adultos e crianças com pneumonia (adquirida na comunidade ou nosocomial), infecções de pele e partes moles, micobacterioses e nocárdia.

TETRACICLINAS

O principal representante dessa classe é a doxiciclina. As glicilciclinas são análogos da tetraciclina, sendo a tigeciclina a primeira dessa subclasse de agentes. Ela também compreende uma série de novos antimicrobianos, tais como eravaciclina, sareciclina e omadaciclina. De maneia sintética, atuam inibindo a atividade ribossomal e RNA transportador[22].

O uso das tetraciclinas tem sido relacionado à descoloração dentária em crianças com menos de 8 anos de idade, se uso repetido ou prolongado. Com exceção da doxiciclina e da tigeciclina, as demais não devem ser usadas com pacientes com doença renal terminal. Ambas não necessitam de ajuste conforme a taxa de filtração glomerular ou se paciente em diálise.

A doxiciclina pode ser administrada duas vezes ao dia, via oral ou endovenosa, e causa menos fotossensibilidade dentre as tetraciclinas[23,24]. É a única tetraciclina que pode ser usada em crianças com menos de 8 anos, visto que se liga menos ao cálcio. Ela atua contra os seguintes germes: *Rickettsia* spp., *Borrelia* spp., *Coxiella burnetii, Treponema* spp., *Chlamydia* spp., *Mycoplasma pneumoniae, Plasmodium* spp., *Vibrio cholerae, Vibrio vulnificus, Brucella* spp., *Calymmatobacterium granulomatis, Leptospira, Borrelia burgdorferi, Borrelia recurrentis, Burkholderia pseudomallei, Mycobacterium marinum, Entamoeba histolytica, Ehrlichia* spp. e *Anaplasma* spp.

A tigeciclina, por sua vez, tem atividade contra agentes Gram-positivos em sua maioria, incluindo: *Enterococcus* spp., *Enterococcus* resistente à vancomina, *Listeria* spp., *Streptococcus* spp., *Staphylococcus aureus* e *Staphylococcus epidermidis*, incluindo *Staphylococcus* resistentes à meticilina. A tigeciclina também tem atividade contra germes Gram-negativos: *Acinetobacter baumannii, Citrobacter* spp., *Enterobacter* spp., *Escherichia coli, Klebsiella* spp., *Pasteurella multocida, Serratia marcescens e Stenotrophomonas maltophilia.*

INIBIÇÃO DA SÍNTESE DE ÁCIDO NUCLEICO

Fluorquinolonas

As fluorquinolonas são antibióticos bactericidas que inibem diretamente a síntese de DNA bacteriano. Ligam-se às enzimas envolvidas no metabolismo de ácidos nucleicos, gerando uma quebra na estrutura do DNA. Todas as quinolonas têm alta biodisponibilidade oral e grande volume de distribuição, sendo absorvidas a partir do trato gastrointestinal superior[21-23].

De maneira similar às cefalosporinas, organizam-se em gerações cronológicas, diferindo entre elas o seu espectro de ação:

- Primeira geração: agem em enterobactérias de via urinária e intestinal, como o ácido nalidíxico.
- Segunda geração: ação em coccos e bacilos Gram-negativos com ação variável contra *P. aeruginosa* e *Staphyloccos* sensíveis a oxacilina.
  - Ciprofloxacino e ofloxacino com ação sistêmica.
  - Norfloxacino com ação local.
- Terceira geração: são as quinolonas respiratórias, com cobertura para Gram-negativos e Gram-positivos, destacando-se a ação em germes respiratórios, tais como *Streptococcus pneumonia*, hemófilos, *Mycoplasma*, *Chlamydia* e *Legionella*. Destaca-se o levofloxacino.

- Quarta geração: além de cobrir Gram-positivos e Gram-negativos, soma a cobertura para anaeróbios. O único medicamento dessa geração comercializado no Brasil é o moxifloxacino.

Os usos clínicos são múltiplos, podendo ser utilizados em infecções cutâneas, osteoarticulares, gastrointestinais, respiratórias e urinárias. De maneira geral, são drogas consideradas eficazes, e muito da evidência que se tem para o seu uso advém de estudos clínicos randomizados-controlados.

Alguns potenciais eventos adversos associados ao seu uso enquanto classe são discutidos, e pesar risco-benefício para a sua prescrição é adequado:

- Intolerância gastrointestinal é leve e transitória.
- Acometimento nervoso é um dos mais frequentes, destacando-se neuropatia periférica.
- Arritmias associadas ao prolongamento do intervalo QT, apesar de raras, são descritas.
- Seu potencial teratogênico e no crescimento faz que seu uso seja desaconselhado na gestação e na lactação. O uso pediátrico deve ponderar risco-benefício.
- Estudos observacionais associaram seu uso ao aumento do risco de doenças do colágeno, tais como aneurisma de aorta, dissecção de aorta e tendinopatias, como rotura do tendão aquileu.
- São medicações com potencial de causar delirium, e seu uso deve ser ponderado em idosos.
- São indutores de resistência, e a resistência comunitária vem crescendo para diversos germes. De maneira geral, isso faz que busquemos cada vez mais ser precisos em nossas indicações, reservando quinolonas para infecções com documentação microbiológica de suscetibilidade e que tenham maior benefício.

SULFAS

São compostos derivados da sulfonilamida e agem na síntese de material nucleico. São compostos sintéticos, de amplo espectro de ação. A emergência de resistência bacteriana, contudo, levou ao seu progressivo desuso. Na década de 1970, a descoberta de inibidores da redutase, como o trimetoprim, e sua associação às sulfas fez que sua prescrição aumentasse. Essa categoria de compostos que agem no metabolismo do ácido fólico tem ação sinérgica às sulfas, de modo que a sua associação permite uma cobertura contra bactérias Gram-positivas e Gram-negativas.

A associação sulfametoxazol-trimetoprim, também chamada de cotrimoxazol, torna-se, então, extremamente popular na prática clínica. Considerando seu amplo espectro de ação, é usada no tratamento de infecções de pele, infecções de trato urinário e no tratamento de afecções não causadas por bactérias. Nesse sentido, tem papel no tratamento de doenças como a toxoplasmose e a pneumocistose. É usada também como profilaxia antimicrobiana em pessoas que vivem com Aids e pacientes onco-hematológicos. Existem também formulações bacteriostáticas tópicas, como a sulfadiazina de prata. Sulfas também podem ser usadas no tratamento de doenças autoimunes, como a artrite reumatoide e doença de Crohn.

Eventos adversos são frequentes, atingindo até 8% dos pacientes[25]. São descritas reações de hipersensibilidade, alergia mucocutânea, anafilaxia e piora de função renal – essa última associada a deposição de metabólitos nos túbulos, a cristalúria sulfonamídica. Hipercalemia também é descrita por conta da diminuição da excreção de potássio e deve ser monitorizada em pacientes de risco – altas doses de trimetoprim, idade avançada, piora de função renal e uso sincrônico de outras medicações associadas a hipercalemia.

ANTIBIÓTICOS COM AÇÃO NA MEMBRANA CELULAR

Polimixinas

As polimixinas compreendem uma classe de diversos compostos diferentes; no entanto, apenas a polimixina B e a polimixina E (colistina) estão em uso clínico. São drogas bactericidas que se ligam a polissacarídeos e fosfolipídios da membrana celular externa das bactérias Gram-negativos, rompendo-a.

São geralmente utilizadas para o tratamento de infecções por bacilos Gram-negativos multirresistentes nosocomiais, principalmente *Pseudomonas* spp. e *Acinetobacter* spp. Também oferecem cobertura para enterobactérias resistentes aos carbapenêmicos. No entanto, bactérias Gram-positivas e coccos Gram-negativos são inerentemente resistentes às polimixinas[26].

As reações adversas mais comuns são nefrotoxicidade e neurotoxicidades. Quanto à primeira, os pacientes podem apresentar hematúria, proteinúria, oligúria e insuficiência renal aguda. A insuficiência renal aguda parece ser reversível. Não é necessário ajuste de dose pela função renal quando utilizada a polimixina B. As polimixinas têm sido associadas a tontura, fraqueza, parestesia facial e periférica, vertigem, distúrbios visuais, confusão, ataxia e bloqueio neuromuscular, que podem levar a insuficiência respiratória ou apneia. Outras manifestações neurológicas incluem psicose, coma, convulsões, ptose, diplopia, arreflexia, disfagia e disfonia. Cerca de 7% dos pacientes podem apresentar sintomas de neurotoxicidade, sendo o principal evento adverso as parestesias[27-30].

AZÓLICOS

Os antifúngicos azólicos podem ser divididos em dois grupos: os triazóis (fluconazol, itraconazol, voriconazol, posaconazol e isavuconazol) e os imidazóis (miconazol, clotrimazol, cetoconazol). De maneira geral, agem inibindo uma enzima necessária para a membrana celular fúngica, aumentando assim a sua permeabilidade, causando morte e lise tumoral. Cada membro da classe dos azóis apresenta um espectro único de atividade.

Os principais efeitos adversos dos azóis envolvem sintomas gastrointestinais (náuseas, dor abdominal, vômitos e diarreia)[31]. Os azóis, de maneira geral, podem causar hepatotoxicidade, envolvendo desde elevações leves nas transaminases até insuficiência hepática fulminante. Podem se associar a prolongamento do intervalo QT e rabdomiólise.

REFERÊNCIAS

1. Veiga RP, Paiva JA. Pharmacokinetics-pharmacodynamics issues relevant for the clinical use of betalactam antibiotics in critically ill patients. Crit Care. 2018;22(1):233.
2. Miller JM, Binnicker MJ, Campbell S, Carroll KC, Chapin KC, Gilligan PH. A Guide to Utilization of the Microbiology Laboratory for Diagnosis of Infectious Diseases: 2018 Update by the Infectious Diseases Society of America and the American Society for Microbiology. Clin Infect Dis. 2018;67(6):e1-e94.
3. Yadav K, Meeker D, Mistry RD, Doctor JN, Fleming-Dutra KE, Fleischman RJ. A multifaceted intervention improves prescribing for acute respiratory infection for adults and children in emergency department and urgent care settings. Acad Emerg Med. 2019;26(7):719-31.
4. Charani E, Mendelson M, Pallett SJC, Ahmad R, Mpundu M, Mbamalu O, et al. An analysis of existing national action plans for antimicrobial resistance-gaps and opportunities in strategies optimising antibiotic use in human populations. Lancet Glob Health. 2023;11(3):e466-e474.
5. Peyrony O, Gerlier C, Barla I, Ellouze S, Legay L, Azoulay E, et al. Antibiotic prescribing and outcomes in cancer patients with febrile neutropenia in the emergency department. PLoS One. 2020;15(2):e0229828.
6. Kang SH, Jo YH, Lee JH, Jang DH, Kim YJ, Park I. Antibiotic prescription consistent with guidelines in emergency department is associated with 30-day survival in severe community-acquired pneumonia. BMC Emerg Med. 2021;21(1):108.
7. de Souza ZN, de Moura DF, de Almeida Campos LA, Córdula CR, Cavalcanti IMF. Antibiotic resistance profiles on pathogenic bacteria in the Brazilian environments. Arch Microbiol. 2023;205(5):185.
8. Pereira LB, Zanetti MOB, Sponchiado LP, Rodrigues JPV, Campos MSA, Varallo FR, Pereira LRL. Antibiotic use in Brazilian hospitals in the 21st century: a systematic review. Rev Soc Bras Med Trop. 2021;54:e08612020.
9. Pulia M, Redwood R, May L. Antimicrobial stewardship in the emergency department. Emerg Med Clin North Am. 2018;36(4):853-72.
10. Gonzalez MD, Chao T, Pettengill MA. Modern blood culture: management decisions and method options. Clin Lab Med. 2020;40(4):379-92.
11. Eyler RF, Shvets K. Clinical pharmacology of antibiotics. Clin J Am Soc Nephrol. 2019;14(7):1080-90.
12. Torumkuney D, Nijhara P, Beltrame CO, Baisch EQ, Ferreira RM. Country data on AMR in Brazil in the context of community--acquired respiratory tract infections: links between antibiotic susceptibility, local and international antibiotic prescribing guidelines, access to medicine and clinical outcome. J Antimicrob Chemother. 2022;77(Suppl1):i35-i42.
13. 14-Olson G, Davis AM. Diagnosis and treatment of adults with community-acquired pneumonia. JAMA. 2020;323(9):885-6.
14. Metlay JP, Waterer GW, Long AC, Anzueto A, Brozek J, Crothers K,. Diagnosis and treatment of adults with community-acquired pneumonia. An official clinical practice guideline of the American Thoracic Society and Infectious Diseases Society of America. Am J Respir Crit Care Med. 2019;200(7):e45-e67.
15. Chen FC, Ho YN, Cheng HH, Wu CH, Change MW, Su CM. Does inappropriate initial antibiotic therapy affect in-hospital mortality of patients in the emergency department with Escherichia coli and Klebsiella pneumoniae bloodstream infections? Int J Immunopathol Pharmacol. 2020;34:2058738420942375.
16. Peltan ID, Brown SM, Bledsoe JR, Sorensen J, Samore MH, Allen TL, et al. ED door-to-antibiotic time and long-term mortality in sepsis. Chest. 2019;155(5):938-46.
17. Costa-Júnior SD, Ferreira YLA, Agreles MAA, Alves ÁEF, Melo de Oliveira MB, Cavalcanti IMF. Gram-negative bacilli carrying mcr gene in Brazil: a pathogen on the rise. Braz J Microbiol. 2023;54(2):1009-1020.
18. Giacobbe DR, Di Pilato V, Karaiskos I, Giani T, Marchese A, Rossolini GM, Bassetti M. Treatment and diagnosis of severe KPC-producing Klebsiella pneumoniae infections: a perspective on what has changed over last decades. Ann Med. 2023;55(1):101-113.
19. Tamma PD, Aitken SL, Bonomo RA, Mathers AJ, van Duin D, Clancy CJ. Infectious Diseases Society of America 2023 guidance on the treatment of antimicrobial resistant Gram-negative infections. Clin Infect Dis. 2023:ciad428.
20. Conde MB, Melo FA, Marques AM, Cardoso NC, Pinheiro VG, Dalcin PT, et al.; BTA Committee on Tuberculosis; BTA Guidelines on Tuberculosis Work Group. III Brazilian Thoracic Association guidelines on tuberculosis. J Bras Pneumol. 2009;35(10):1018-48.
21. Terra C, de Mattos ÂZ, Chagas MS, Torres A, Wiltgen D, Souza BM, Perez RM. Impact of multidrug resistance on the management of bacterial infections in cirrhosis. World J Clin Cases. 2023;11(3):534-44.
22. Charshafian S, Liang SY. Rapid fire: infectious disease emergencies in patients with cancer. Emerg Med Clin North Am. 2018;36(3):493-516.
23. Reynolds D, Kollef M. The epidemiology and pathogenesis and treatment of pseudomonas aeruginosa infections: an update. Drugs. 2021;81(18):2117-31.
24. Tuon FF, Dantas LR, Suss PH, Tasca Ribeiro VS. Pathogenesis of the Pseudomonas aeruginosa biofilm: a review. Pathogens. 2022;11(3):300.

25. Pereira LC, Fátima MA, Santos VV, Brandão CM, Alves IA, Azeredo FJ. Pharmacokinetic/pharmacodynamic modeling and application in antibacterial and antifungal pharmacotherapy: a narrative review. Antibiotics (Basel). 2022;11(8):986.
26. Wall S. Prevention of antibiotic resistance – an epidemiological scoping review to identify research categories and knowledge gaps. Glob Health Action. 2019;12(1):1756191.
27. Khan DA, Knowles SR, Shear NH. Sulfonamide hypersensitivity: fact and fiction. J Allergy Clin Immunol Pract. 2019;7(7):2116-23.
28. Stašek J, Keller F, Kočí V, Klučka J, Klabusayová E, Wiewiorka O, et al. Update on therapeutic drug monitoring of betalactam antibiotics in critically ill patients-a narrative review. Antibiotics (Basel). 2023;12(3):568.
29. Sartelli M, Coccolini F, Kluger Y, Agastra E, Abu-Zidan FM, Abbas AES, et al. WSES/GAIS/SIS-E/WSIS/AAST global clinical pathways for patients with intra-abdominal infections. World J Emerg Surg. 2021;16(1):49.
30. Lima LM, Silva BNMD, Barbosa G, Barreiro EJ. β-lactam antibiotics: An overview from a medicinal chemistry perspective. Eur J Med Chem. 2020;208:112829.
31. Pereira JG, Fernandes J, Duarte AR, Fernandes SM. β-Lactam dosing in critical patients: a narrative review of optimal efficacy and the prevention of resistance and toxicity. Antibiotics (Basel). 2022;11(12):1839.

Seção XV

Emergências oftalmológicas e otorrinolaringológicas

COORDENADOR DA SEÇÃO:

Khalil Feitosa de Oliveira

1

Emergências em oftalmologia

Bruno Santos Campos Gomes
Hugo Brito de Carvalho
Arthur Amaral Nassaralla
Helio de Andrade Pimentel Neto

PONTOS PRINCIPAIS

- A acuidade visual é a parte mais importante da avaliação, visto que a sua alteração é mais relacionada com situações de emergência oftalmológica.
- O POCUS ocular é feito com o uso do transdutor linear e com o olho do paciente fechado.
- No glaucoma agudo, a pressão do olho aumenta de forma intensa e aguda, a ponto de danificar o nervo óptico de forma rápida e irreversível.
- As principais emergências oculares relacionadas ao trauma ocular são: trauma ocular aberto; queimaduras químicas; e síndrome compartimental da órbita, que é relacionada ao hematoma retrobulbar

INTRODUÇÃO

O médico emergencista em diversos momentos vai se deparar com acometimentos oculares, cabendo a ele identificar situações de emergência oftalmológicas ou mesmo ditar os melhores manejos para casos mais simples.

O objetivo deste capítulo é guiar o emergencista na condução dos casos oftalmológicos. Desde os mais prevalentes, como situações de olho vermelho, até as situações que ameaçam a visão do paciente de forma aguda.

Para isso, o capítulo está organizado da seguinte forma:

- Anatomia e exame ocular básico na emergência.
- Emergências oftalmológicas.
- Trauma ocular.
- Causas de olho vermelho.
- Perda visual aguda persistente.
- Fundo de olho e POCUS ocular.

ANATOMIA

O conhecimento da anatomia do olho é clinicamente útil na triagem da gravidade da lesão e na comunicação com o oftalmologista. O olho é composto basicamente por três camadas (Figura 1):

- A camada fibrosa externa (córnea e esclera).
- A camada vascular média (coroide, corpo ciliar e íris) ou úvea.
- A camada neural interna (retina).

A esclera e a córnea são consideradas a parede ocular para efeitos da classificação do trauma, ainda que na realidade formem somente a parte mais externa do olho. A junção da córnea e da esclera é conhecida como limbo. A superfície epitelial da conjuntiva e da córnea funcionam como uma barreira ao meio externo, prevenindo infecções. A conjuntiva é um tecido fino e transparente que cobre a superfície externa do olho, consistindo em duas partes contínuas – uma na superfície interna da pálpebra (conjuntiva tarsal) e outra sobre a esclera (conjuntiva bulbar), sendo que o limite entre elas é uma estrutura em fundo de saco conhecida como fórnice conjuntival (Figura 2A). Em relação às estruturas perioculares temos as pálpebras, moldadas internamente pela placa tarsal, garantindo firmeza no contato das pálpebras com a superfície ocular. O sistema canalicular (Figura 2B) é essencial na drenagem das lágrimas da superfície ocular para a nasofaringe. O septo orbitário divide as regiões pré e pós-septal – essa separação anatômica é importante, pois no espaço pós-septal temos o compartimento orbitário que alberga os músculos extraoculares, a gordura retro-orbital, a artéria oftálmica (cujo ramo é a artéria central da retina), veias oftálmica superior e inferior; e o nervo óptico. Com sua parede óssea, a órbita é um espaço confinado em que o trauma ou o hematoma podem causar uma síndrome compartimental, em que o aumento da pressão intraorbital é transmitido ao olho e ao nervo óptico.

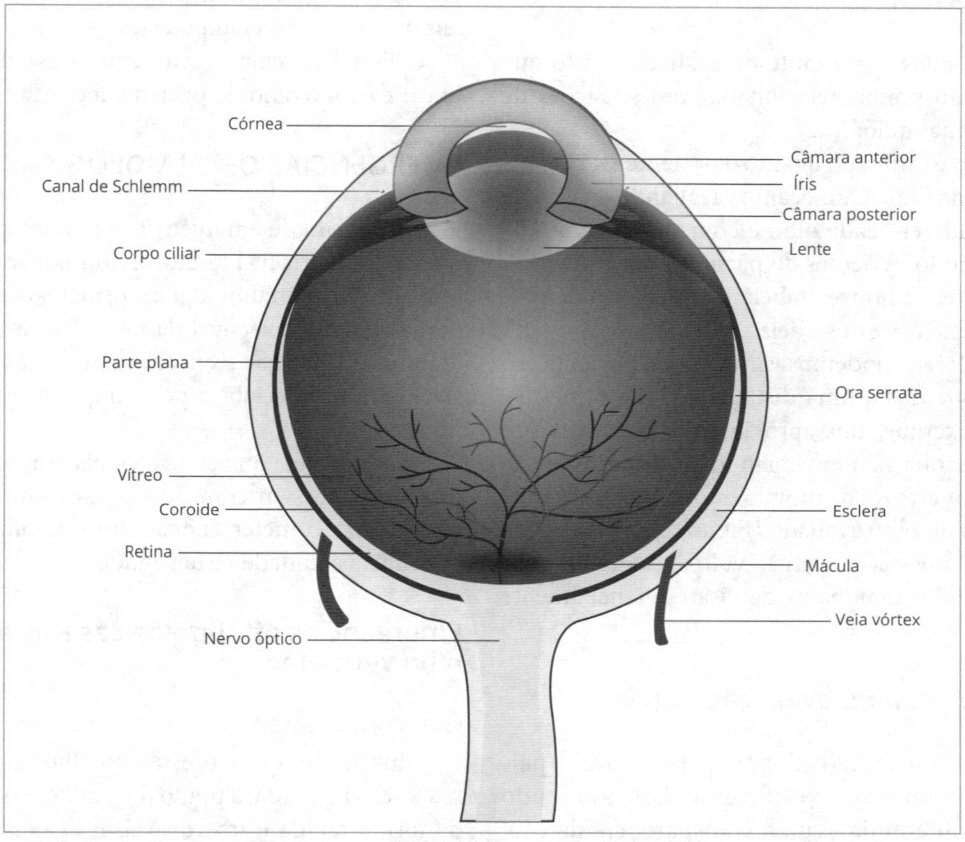

FIGURA 1 Anatomia do olho em desenho e no ultrassom *point-of-care* (POCUS) ocular.

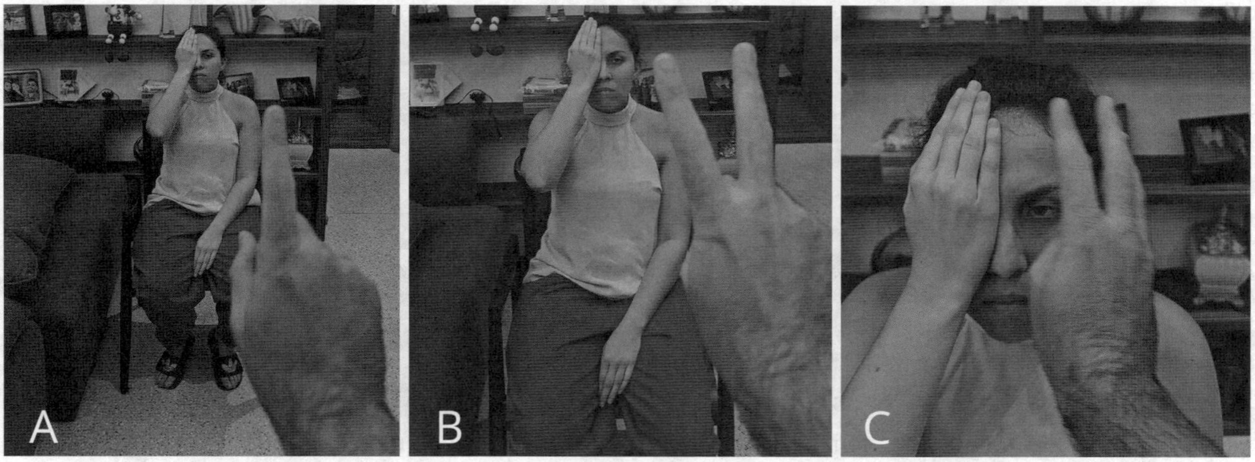

FIGURA 2 Avaliação de conta dedos em um dos olhos. Primeiro a 4-6 metros do paciente. Caso o paciente não enxergue, o examinador se aproxima a 2 metros. Caso se mantenha não enxergando, é verificado por meio de movimento de mãos se o paciente enxerga vultos. Fonte: acervo pessoal.

EXAME OCULAR NA EMERGÊNCIA

Todo paciente com alguma queixa ocular deve ter seu olho avaliado. Para isso, podemos dividir o exame oftalmológico essencial em três partes na emergência: acuidade visual; ectoscopia e avaliação pupilar; fundo de olho ou POCUS ocular, se necessário.

Acuidade visual

É a parte mais importante da avaliação, visto que a sua alteração é mais relacionada com situações de emergência oftalmológica.

O objetivo é estimar o quanto o paciente está enxergando em cada olho. Começamos avaliando a visão de modo separado em cada olho e com sua melhor correção (mantendo os óculos do paciente, por exemplo).

Idealmente, se houver tabela de Snellen na emergência, podemos fazer uso dela.

Caso contrário, podemos verificar se o paciente enxerga nossos dedos a uma distância de 4 a 6 metros. Caso não enxergue, nos aproximamos a 2 metros e caso se mantenha não enxergando verificamos se ele enxerga vultos através de movimentos lentos com nossa mão perto do olho avaliado (Figura 2).

Se o paciente não enxergar vultos, podemos estimar como sendo uma baixa de visão potencialmente irreversível.

Ectoscopia ocular e avaliação pupilar

Consiste em avaliar danos perioculares, palpebrais e conjuntivais. Verificamos isso avaliando equimoses, hiperemia ocular, transparência da córnea e com uma lanterna verificando reflexo pupilar e posição da íris (Figura 3).

Exame de fundo de olho e/ou POCUS ocular

Essa parte do exame não é obrigatória em todos os acometimentos oculares, mas é altamente recomendada em traumas e baixas visuais agudas, com exceção dos casos de alto risco de perfuração ocular.

O fundo de olho pode ser realizado com diversas técnicas, como oftalmoscopia direta com oftalmoscópio, fundoscopia com *smartphone*, retinógrafos portáteis ou com uso da lâmpada de fenda Figura 4.

O POCUS ocular é feito com o uso do transdutor linear e com o olho do paciente fechado.

EMERGÊNCIAS OFTALMOLÓGICAS

O conceito de emergências oftalmológicas é muito discutido e varia na literatura. Contudo, podemos citar sete situações oftalmológicas principais com risco de perda aguda irreversível da visão. Nesses casos, saber identificar, manejar e encaminhar o mais rápido possível para o especialista pode impedir que o paciente fique cego.

Vale ressaltar que as principais emergências oftalmológicas cursam com dois pontos em comum: elas costumam acometer apenas um dos olhos e cursam com baixa acuidade visual aguda.

Emergências oftalmológicas relacionadas a olho vermelho

Glaucoma agudo

Situação em que a pressão do olho aumenta de forma intensa e aguda, a ponto de danificar o nervo óptico de forma rápida e irreversível. É associado em grande parte das vezes com uma predisposição anatômica – glaucoma agudo por ângulo fechado, mas também

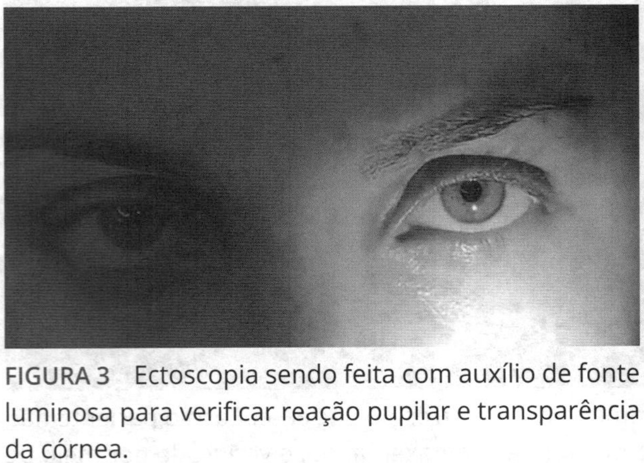

FIGURA 3 Ectoscopia sendo feita com auxílio de fonte luminosa para verificar reação pupilar e transparência da córnea.
Fonte: acervo pessoal.

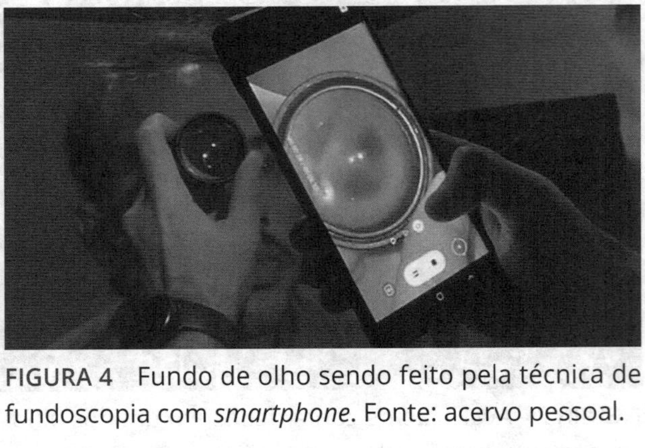

FIGURA 4 Fundo de olho sendo feito pela técnica de fundoscopia com *smartphone*. Fonte: acervo pessoal.

pode ser relacionado com neovasos associados a diabetes muito descompensada ou após oclusões venosas da retina em paciente com hipertensão arterial. Ainda, uveítes intensas, traumas e cataratas avançadas podem favorecer uma crise de glaucoma (Figura 5).

Sinais e sintomas

A baixa visual é muito comum, mas existem quatro sinais que, se presentes, indicam o glaucoma agudo como hipótese mais provável:

- Olho vermelho e muito doloroso, por vezes associado a cefaleia.
- Pupila média fixa no olho acometido, tendo pouco ou nenhum reflexo à luz.
- Edema de córnea, visto como córnea mais "embaçada" quando comparado ao outro olho.
- Aumento de pressão ocular intensa, podendo ser verificado um olho "tenso" com palpação bidigital comparando com olho não acometido.

Tratamento

Medicações tópicas, orais e endovenosas que abaixem a pressão ocular. Após controle da crise, ele deve ser encaminhado para o especialista a fim de realizar possível procedimento oftalmológico.

Sugestão de prescrição na emergência para crises de glaucoma agudo:

- Analgesia EV, por vezes necessitando de AINEs e morfina.
- Manitol 20% 500 mL, EV, em 30 a 60 minutos: gera desidratação do humor vítreo e redução da pressão intraocular.
  - É possível repetir uma bolsa de 250 mL em 20 minutos após a primeira.

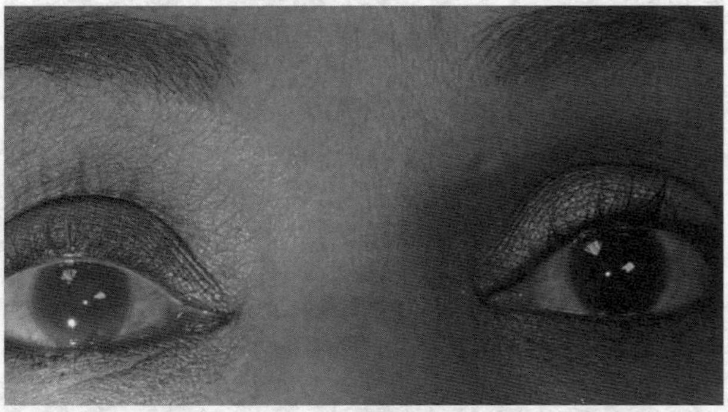

FIGURA 5 Quadro de crise de glaucoma agudo. Repare na diferença entre os olhos. O olho acometido apresenta hiperemia, pupila médio fixa com pouca ou nenhuma reação à luz e a córnea se encontra edemaciada (embaçada em relação à do outro olho).

  - Contraindicado em pacientes com insuficiência renal crônica grave ou insuficiência cardíaca congestiva.
- Acetazolamida 500 mg, VO, em dose única: reduz a produção do humor aquoso ao inibir a anidrase carbônica.
- Colírio de acetato de prednisolona 1% (via ocular) 5-5 minutos 3 vezes, com o objetivo de reduzir a inflamação ocular associada.

- Colírios hipotensores: via ocular:
  - Maleato de timolol 0,5% 1 vez (evitar em pacientes com bloqueios cardíacos ou asma);
  - Tartarato de brimonidina 0,2% 1 vez;
  - Cloridrato de dorzolamida 2% 1 vez.

- Colírio de pilocarpina 2% – via ocular – 5-5 min 3 vezes: ação colinérgica, tem por objetivo promover fechamento pupilar e quebra do bloqueio irido cristaliniano. Deve ser evitado em situações de glaucoma secundário a neovasos por diabetes descompensada.
- Encaminhar com urgência ao oftalmologista.

Úlcera de córnea

Consiste em uma infecção da córnea, comumente bacteriana, com potencial de perfuração ocular.

Geralmente está relacionada ao mau uso de lentes de contato ou trauma ocular (p. ex., com um corpo estranho).

Sinais e sintomas

Paciente apresenta baixa visual junto com dor intensa ocular associada a hiperemia proeminente.

À ectoscopia ainda verificamos na córnea do paciente uma opacidade comumente esbranquiçada.

Tratamento

É necessário pingar colírio antibiótico, de preferência quinolonas de quarta ou quinta geração.

Sugestão de prescrição/receita

Uso oral ou EV: medicações analgésicas escalonando pelo nível de dor.

Uso ocular:

- Moxifloxacino ou gatifloxacino colírio <u>sem</u> corticoide.
  - Aplicar 1 gota no olho afetado a cada 1/1h até avaliação oftalmológica.
- Colírio lubrificante sem conservantes.
  - Pingar se desconforto ocular quantas vezes for necessário.

- Higienização de área periocular e cílios com soro fisiológico se houver acúmulo de secreção.
- Avaliação oftalmológica com urgência.

Emergências oftalmológicas relacionadas a trauma ocular

Perfuração ocular/trauma ocular aberto

Paciente que sofreu um trauma no olho pode ser acometido de uma ruptura do globo ocular. Geralmente através de uma perfuração ou penetração da córnea, embora a ruptura da esclera também seja possível. Nessas situações o conteúdo intraocular por diferença de pressão tende a extravasar e gerar uma perda estrutural e de visão irreversível se não corrigida a tempo.

Sinais e sintoma

O paciente vai referir uma baixa visual associada ou não à dor. Muitas vezes veremos estigmas de trauma como equimose, edema periocular ou sangramento conjuntival.

Na ectoscopia, a posição da pupila e íris é crucial para avaliação. Em casos de perfuração corneana ou escleral anterior, conseguimos ver a íris deslocada para tamponar a abertura. Esse sinal é altamente sugestivo de trauma ocular aberto (Figura 6).

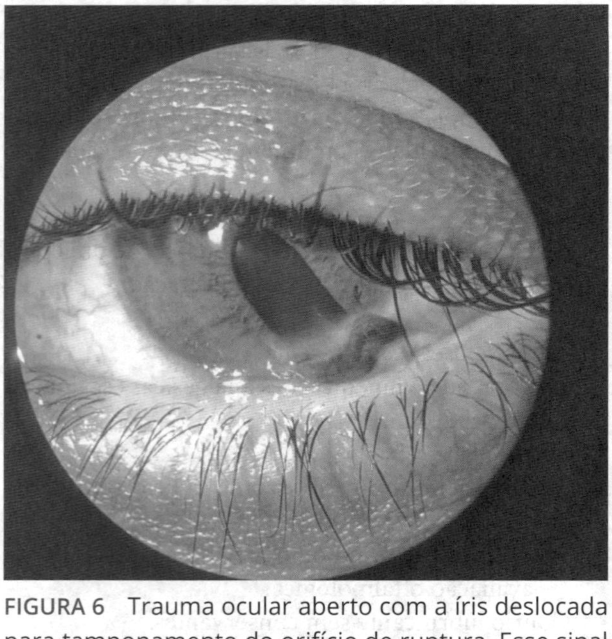

FIGURA 6 Trauma ocular aberto com a íris deslocada para tamponamento do orifício de ruptura. Esse sinal é extremamente sugestivo de trauma ocular aberto.

Tratamento

O tratamento de emergência será cirúrgico. Nesses casos o principal manejo é evitar pressão sobre o olho acometido, fazendo um curativo não compressivo. Além disso, não se deve utilizar colírios, fazendo uso da analgesia sistêmica e encaminhamento o mais rápido possível para serviço de referência.

A profilaxia antibiótica empírica é aconselhada, ainda que faltem evidências científicas de benefício, já que uma complicação possível é a endoftalmite. Recomenda-se o uso endovenoso de vancomicina (15 mg/kg, dose máxima 1,5 g) e ceftazidima (50 mg/kg, dose máxima 2 g) para cobrir os microrganismos mais comumente envolvidos (*Bacillus* sp., *Staphylococcus* coagulase-negativos, *Streptococcal* sp., *S. aureus* e organismos Gram-negativos).

Síndrome compartimental da órbita

Situação em que um hematoma retrobulbar pressiona o nervo óptico e globo ocular com risco de dano permanente ao nervo óptico.

Sinais e sintomas

Com uma história compatível, muitas vezes relacionado a trauma ocular, aparece com baixa acuidade visual, dor ocular, proptose e edema palpebral "pétreo".

Tratamento

Cantotomia e cantólise inferior para descomprimir a órbita.

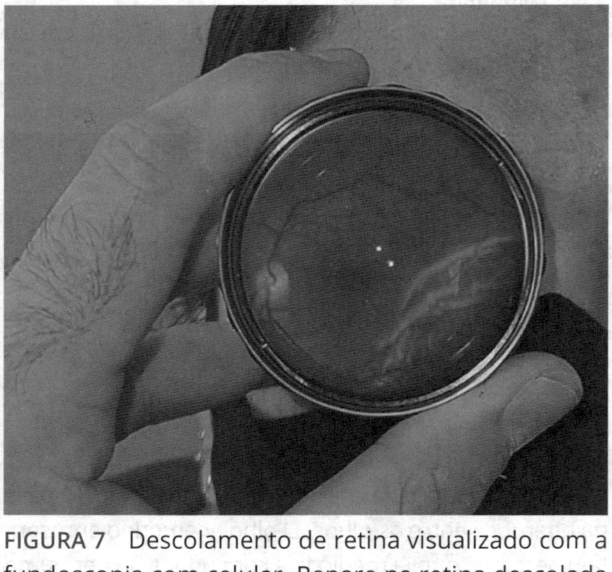

FIGURA 7 Descolamento de retina visualizado com a fundoscopia com celular. Repare na retina descolada de aspecto esbranquiçado inferiormente na imagem de aspecto esbranquiçado. Fonte: acervo pessoal.

O procedimento pode ser realizado sob anestesia local com bloqueio de campo. Em caso de sedação, deve-se evitar quetamina pelo risco de elevação da pressão ocular. Consiste em realizar incisão cutânea de aproximadamente 1 cm no canto lateral (cantotomia), seguida da incisão do tendão cantal lateral (cantólise) com tesoura.

Queimadura química ocular

Comumente acidentes com produtos químicos acometem o olho e podem levar a dano corneano e ocular permanente.

Sinais e sintomas

História de contato com substância no olho associado a embaçamento visual, dor e olho vermelho. Muitas vezes se verifica edema ou opacidade de córnea nos casos mais avançados.

Tratamento

O tratamento consiste em irrigação abundante do olho acometido, inclusive nos fórnices conjuntivais. Pode ser usado soro fisiológico ou, se não disponível, água da torneira. O mais importante é irrigar o olho de modo constante, a fim de remover qualquer resquício presente da substância.

Emergências oftalmológicas relacionadas a baixas visuais agudas

Descolamento de retina

Quadro em que retina neurossensorial se desinsere do resto da túnica posterior do olho (Figura 7). Pode ocorrer espontaneamente ou como consequência de um trauma. Ainda, acaba sendo mais comum em pacientes com alta miopia ou outras fragilidades retinianas

Sinais e sintomas

Alterações visuais, podendo cursar com quadro de fotopsias (*flashes* luminosos), "manchas na visão" ou sensação de perda de campo visual.

O quadro não cursa com dor nem hiperemia ocular. E o diagnóstico é feito por meio do exame de fundo de olho em que se verifica a retina neurossensorial descolada.

O POCUS ocular ou até mesmo tomografia de órbita com cortes finos são outras opções de exames diagnósticos na emergência.

Tratamento

O único tratamento é cirúrgico, havendo melhor prognóstico o quanto antes for realizada a cirurgia. Nessas situações o encaminhamento rápido é imprescindível para manutenção da visão.

Oclusão da artéria central da retina (OACR)

A artéria central da retina é a principal fonte de suprimento de sangue para a retina interna. A oclusão dela, geralmente de forma embólica, ocasiona uma perda visual persistente aguda.

Sinais e sintomas

O quadro ocorre com perda visual aguda sem hiperemia ou dor ocular.

Para diagnóstico é necessário o exame de fundo de olho, no qual verificamos o sinal da mácula em cereja, em que a mácula parece hiperemiada ao lado de uma retina pálida pela oclusão arterial.

Tratamento

O quadro de baixa visual pode ser irreversível a partir de 90 minutos de início do quadro. As intervenções envolvem a tentativa de diminuir a pressão ocular (massagem ocular vigorosa, manitol EV, paracentese de câmara anterior ou colírios) em uma tentativa de mobilizar o êmbolo.

Ainda, é importante ressaltar que o paciente vítima de uma OACR deve passar por uma triagem imediata para AVC, com imagem de carótida e do SNC, visto o alto risco desse evento associado.

TRAUMA OCULAR

Introdução

O termo traumatismo ocular (referido nos trabalhos internacionais como "*eye injuries*") é usado na prática clínica e mesmo no meio acadêmico para lesões não somente do globo ocular, mas também das estruturas perioculares (órbitas e pálpebras).

Nas situações em que existe o trauma ocular é sempre importante verificarmos de modo inicial a possibilidade de se tratar de uma emergência oftalmológica, em que a perda de visão de modo irreversível pode ocorrer. Para isso, além do exame físico é descrito cada vez mais o uso do *point-of-care* ocular.

As principais emergências oculares relacionadas ao trauma ocular são: trauma ocular aberto; queimaduras químicas; e síndrome compartimental da órbita, que é relacionada ao hematoma retrobulbar.

Epidemiologia

A Organização Mundial de Saúde (OMS) estima que aproximadamente 55 milhões de lesões oculares ocorram anualmente no mundo, resultando em um média de 23 milhões de indivíduos com baixa visual ao menos unilateral. Setenta por cento de todas as lesões e até 95% das lesões ocupacionais ocorrem em homens, cuja média de idade é de 29 anos. Existe uma predominância das lesões corneanas e pode ocorrer no ambiente de trabalho ou doméstico, sendo algo variável com a epidemiologia de cada região ou país. Com a preocupação crescente com o uso de EPI (equipamentos de proteção individual) oculares a tendência referida na literatura é que o ambiente doméstico se torne mais relacionado ao trauma.

Trauma ocular aberto

Situação de risco iminente de perda visual que deve ser sempre que possível diagnosticada e encaminhada para reparo cirúrgico.

Conforme referido na seção – Emergências oculares –, o principal após o diagnóstico é evitar pressão sob o olho com curativo não compressivo. Para esse fim, podemos utilizar protetores oculares ou até mesmo improvisar com um copo de café descartável. Além disso, realizar analgesia e encaminhar o paciente com urgência para serviço de referência é crucial.

Trauma ocular fechado com hifema traumático (Figura 8)

É a presença de nível sanguíneo na câmara anterior. Uma graduação do nível do hifema tem correlação prognóstica, havendo maior risco de sequelas visuais em hifemas maiores. Geralmente é acompanhado de fotofobia, aniscoria, baixa visual e aumento da pressão ocular. O emergencista deve assegurar analgesia, medidas antieméticas e contato imediato com o oftalmologista. Uso de colírios cicloplégicos e corticosteroides podem ser iniciados desde que se tenha excluído a presença de trauma ocular aberto.

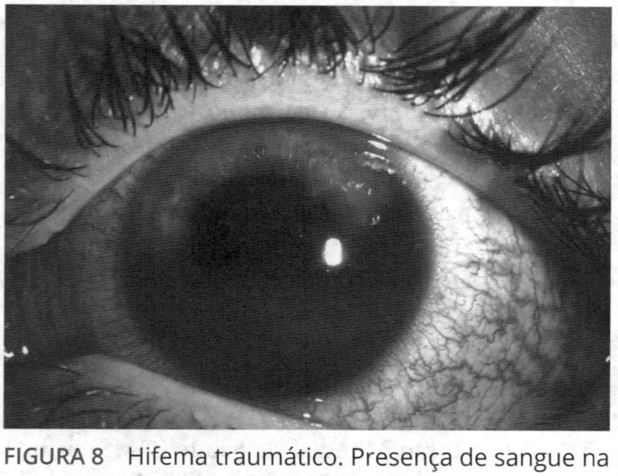

FIGURA 8 Hifema traumático. Presença de sangue na câmara anterior do olho.

Laceração de pálpebra

O trauma ocular pode acompanhar a laceração palpebral em grande parte dos pacientes acometidos. Nos casos de lesões com trauma ocular aberto, um quarto dos casos apresentam lacerações palpebrais ou periorbitais associadas.

O mais importante nesses casos é não tentar suturar lacerações palpebrais complicadas, que são aquelas que acometem a espessura total, lacerações com prolapso de gordura orbital e suspeita de lesão no sistema de drenagem lacrimal. Esses casos devem ser encaminhados para o oftalmologista, de preferência especialista em plástica.

A sutura inadvertida de cortes mais complexos pode gerar problemas permanentes, como cicatrizes, mau posicionamento das pálpebras e lacrimejamento.

As lacerações na pálpebra devem ser reparadas dentro de 24 horas após a lesão para evitar cicatrizes e promover o alinhamento adequado dos tecidos palpebrais.

Lacerações simples e superficiais que são horizontais e seguem as linhas da pele e que envolvem menos de 25% da pálpebra geralmente cicatrizam bem sem sutura.

Intubação orotraqueal em pacientes com risco de trauma ocular aberto

Casos que requeiram intubação da via aérea apresentam contraindicação relativa para o uso de quetamina em alta dose (6 mg/kg EV) ou succinilcolina devido ao potencial de aumento da pressão ocular e risco de extrusão de conteúdo. Contudo, doses de quetamina menores que 3 mg/kg parecem não causar aumento da pressão ocular, porém é comum ocorrer vômito, fazendo que outros sedativos, como etomidato e propofol, sejam preferenciais. O uso de outros agentes paralíticos, como rocurônio, evita esse risco.

OLHO VERMELHO

Introdução

A vermelhidão ocular é uma queixa comum na prática diária, destacando-se como a principal razão para atendimentos em serviços de urgência oftalmológica.

A hiperemia observada advém principalmente da conjuntiva, camada de tecido conjuntivo altamente vascularizada anterior à esclera. Em situações de acometimento ocular inflamatório ou infeccioso ocorre uma vasodilatação conjuntival, gerando o aspecto de vermelhidão.

Estudos apontam que a conjuntivite e a blefaroconjuntivite infecciosa são os diagnósticos mais frequentes em casos de olho vermelho; contudo, situações graves como o glaucoma agudo e a úlcera de córnea – citados na seção de Emergências oftalmológicas – devem sempre ser excluídas antes da prescrição de qualquer tratamento.

O objetivo dessa seção é abordar aspectos gerais relacionados a pacientes com olho vermelho, considerando os principais diagnósticos diferenciais e a conduta direcionada ao médico emergencista. A Tabela 1 apresenta um resumo das condições etiológicas e apresentações.

Conjuntivites

As inflamações conjuntivais, conhecidas como conjuntivite, constituem um grupo heterogêneo de alterações oftalmológicas com diversas origens, tais como infecciosa, química, alérgica ou autoimune. As conjuntivites podem estar associadas a alterações palpebrais e cutâneas, podendo se associar a piores desfechos oculares

Conjuntivites virais

Conjuntivite viral é predominantemente causada por diversos vírus, sendo o adenovírus um dos principais A transmissão da conjuntivite adenoviral ocorre pelo contato com objetos contaminados ou por disseminação de afecções do trato respiratório. O período de incubação é de aproximadamente sete dias, e a doença, geralmente, resolve-se espontaneamente em até quatorze dias. O quadro clínico clássico cursa com hiperemia ocular, secreção mucopurulenta, prurido ocular e sensação de areia nos olhos, com início agudo. Cerca de 50% dos casos são bilaterais. Deve-se excluir lesões palpebrais adjacentes, como vesículas e pápulas, reduzindo a probabilidade de conjuntivites secundárias ao herpes simples e poxvírus. A presença de linfadenopatia pré-auricular e submandibular não é incomum. O uso de lubrificantes oculares pode aliviar os sintomas sem risco de efeitos colaterais. Em decorrência da alta transmissibilidade, o afastamento do trabalho é essencial por 4 a 10 dias dias. Em caso de piora dos sintomas ou ausência de resolução após dez a quatorze dias, o encaminhamento oftalmológico é essencial.

Conjuntivites bacterianas

As conjuntivites bacterianas são menos comuns que as virais e podem ser causadas por uma ampla gama de patógenos, como *Staphylococcus aureus, Streptococcus pneumoniae, Moraxalla catarrhalis, Haemophilus* spp., *Chlamydia trachomatis* e *Neisseria* spp. A doença é altamente contagiosa e pode se apresentar de forma hiperaguda (início em menos de 24 horas), aguda (apresentação entre 1 e 7 dias) e crônica (mais de 7 dias de evolução), transmitindo-se principalmente por contato direto ou pela ascendência de patógenos das vias aéreas. A conjuntivite bacteriana hiperaguda está frequentemente associada à *Neisseria gonorrhoeae* em adultos sexualmente ativos e, mais raramente, à *Neisseria meningitidis*. A infecção é caracterizada por início súbito e progressão rápida, levando à perfuração da córnea na maioria dos casos não tratados. Os sintomas incluem secreção purulenta abundante, dor, fotofobia e piora da acuidade visual. Nos casos suspeitos, o tratamento pode ser iniciado com ceftriaxona 1 g intramuscular associado a azitromicina via oral 1 g dose única devido à possível infecção concomitante por *C. trachomatis* (ocorre em até de 30% dos casos) e colírio à base de ciprofloxacino. O encaminhamento oftalmológico imediato é essencial, devido à gravidade do caso. A conjuntivite bacteriana aguda é a forma mais comum, com sinais e sintomas persistindo por menos de três a quatro semanas. A diferenciação do quadro em relação às virais é desafiadora mesmo para oftalmologistas. Um ponto importante é que as conjuntivites bacterianas agudas geralmente não apresentam linfadenopatia. O tratamento consiste em colírios à base de quinolona, tendo como opções aminoglicosídeos ou cloranfenicol.

Conjuntivite alérgica

A alergia ocular compreende um espectro de condições relacionadas à reação de hipersensibilidade, sendo frequentemente associada a doenças atópicas, tais como rinite alérgica, eczema e asma. O quadro clássico de apresentação manifesta-se como conjuntivite crônica recidivante, muitas vezes associado a um período específico, contato com alérgenos ou permanência em determinados ambientes, com predomínio de prurido intenso e queimação. A conjuntivite alérgica sazonal é a forma mais prevalente da doença, com sintomas que comumente ocorrem durante o período de polinização. O tratamento inicial fundamenta-se em três pilares: redução da exposição a alérgenos, uso de lágrimas artificiais e antialérgicos – orais, como loratadina, e tópicos, como olopatadina e cetotifeno.

HIPOSFAGMA

O hiposfagma, também chamado de hemorragia subconjuntival, é o sangramento para o espaço tenoniano normalmente a partir de microlesões vasculares. Essa alteração é benigna e pode ocorrer secundária a traumas ou manobras de Valsalva, como em casos de tosse e vômitos intensos. A vermelhidão em geral é intensa e pode progredir nos primeiros dias. A ausência de sintomas adicionais é característica marcante do quadro, não apresentando dor, fotofobia, secreção ou demais sintomas. O quadro em geral é autolimitado, durante uma a duas semanas. Nenhuma terapia específica é indicada. Em casos de recorrência, pode estar associado a discrasias sanguíneas ou uso de terapia anticoagulante.

UVEÍTES

Uveíte é o termo geral que descreve inflamações intraoculares. Geralmente é secundária a infecção ou doença autoimune. Pode cursar com fotofobia e vermelhidão quando atinge a porção anterior do olho, podendo-se manifestar isoladamente como uma baixa acuidade visual de início súbito. Podem ser classificadas em uveíte anterior, acometendo a íris ou corpo ciliar uveítes intermediárias – àquelas que atingem o vítreo; e uveítes posteriores – envolvem a coroide, a retina, ou o nervo óptico. A causa é idiopática em aproximadamente 30% dos casos; no entanto, podem ser causadas por uma infinidade de doenças infecciosas e inflamatórias. Assim, o envolvimento extraocular ou sistêmico deve ser investigado. As causas infecciosas incluem herpes simples, herpes zoster, citomegalovírus, hanseníase e toxoplasmose. Alguns exemplos de doenças inflamatórias sistêmicas que causam uveíte incluem sarcoidose, artrite psoriática, lúpus eritematoso, doença de Kawasaki e doença inflamatória intestinal.

Atenção: pacientes com sinais francos de inflamação ocular (uveíte) com história recente de trauma, cirurgia oftalmológica, ceratite ou de infecção endógena ativa devem ser investigados imediatamente por um especialista para se excluir a presença de endoftalmite aguda.

EPISCLERITES E ESCLERITES

As esclerites e as episclerites são quadros que atingem principalmente mulheres entre os 20 e 60 anos. A episclerite é um quadro em geral brando, marcado por uma hiperemia superficial secundária ao engurgitamento do plexo episcleral superficial com queixa de dor discreta ou ausente. Cerca de 70% dos casos de episclerite são idiopáticos, com instalação súbita e resolução em até duas semanas. Em sua maioria, os quadros são unilaterais, de apresentação focal. Casos recorrentes necessitam de investigação sistêmica, tendo destaque a artrite reumatoide, doenças inflamatórias intestinais e doenças infecciosas. O uso de AINEs tópicos e orais pode colaborar para a resolução do quadro. A esclerite normalmente atinge mulheres com idade mais avançada que na episclerite. O engurgitamento vascular ocorre na região do plexo episcleral profundo. A hiperemia é marcante, sendo mais bem visualizada a iluminação natural do sol. O paciente em geral se queixa de dor moderada a intensa, podendo estar associada a baixa acuidade visual. Os quadros de esclerite têm forte associação com doenças sistêmicas como a artrite reumatoide e granulomatose com poliangeite. O encaminhamento ao oftalmologista e ao reumatologista é de suma importância. O teste da fenilefrina, no qual se instila uma gota do colírio, colabora na diferenciação entre os quadros. Nos casos de episclerite, a melhora é marcante, enquanto na esclerite a melhora é branda.

PERDA VISUAL AGUDA PERSISTENTE

Introdução

Perda visual ou baixa da acuidade visual (BAV) aguda persistente é definida como aquela com início abrupto e que dura ao menos 24 horas. Trata-se de um quadro incômodo para o paciente e que tem potencial para consequências devastadoras. A avaliação e a abordagem corretas são cruciais para um melhor prognóstico (Algoritimo 4).

Etiologias

As causas de BAV aguda persistente podem ser categorizadas em três grupos distintos quanto à anatomia do olho: distúrbios de meio, da retina e da via óptica.

Distúrbios de meio

Abrasão corneana e ceratite

Abrasão é a perda de tecido epitelial secundária a um trauma mecânico, e ceratite é a inflamação da córnea secundária a um trauma, infecção ou alergia. Esses quadros cursam com BAV, irregularidade da superfície corneana, olho vermelho e sensação de corpo estranho. O uso de um colírio de fluoresceína pode denunciar o local da lesão. As causas mais comuns de ceratite são infecção e trauma, sendo que em grande parte das vezes está relacionada ao uso indevido de lentes de contato. Preferencialmente, os pacientes com ceratite importante (dor marcante, grande área de depitelização, usuários de lente de contato ou história de trauma com vegetais) devem ser avaliados por um oftalmologista em até 24 horas.

Os demais casos de abrasão sem possível infecção secundária podem ser tratados com colírio lubrificante ou pomada oftálmica reepitelizante.

Edema de córnea

A córnea, quando edemaciada, perde a sua transparência e o seu brilho, tornando-se acinzentada. Pode ser subsequente a várias etiologias, sendo as mais comuns a queimadura química grave e o glaucoma agudo de ângulo fechado.

Alterações cristalinianas

Sendo a lente natural do olho, o cristalino é vital para uma boa acuidade visual. Mudanças no tamanho, transparência ou posicionamento do cristalino podem alterar a transmissão e o foco da luz até a retina e piorar a acuidade visual. A catarata (opacificação do cristalino) normalmente não ocorre de maneira aguda e é indolor (exceto em traumas). Hiperglicemia pode gerar um edema do cristalino e aumentar o erro refrativo (com embaçamento visual repentino, mas indolor e de resolução espontânea). O deslocamento do cristalino pode ocorrer secundário a traumas contusos ou espontaneamente em doenças do colágeno, como síndrome de Marfan; pode haver outras manifestações como aumento da pressão ocular e descolamento de retina, sendo necessário abordagem cirúrgica pelo oftalmologista.

Hemorragia vítrea

Traumas, roturas de retina ou condições com fragilidade vascular retiniana (como *diabetes mellitus*, mesmo que controlado) podem gerar uma hemorragia do humor vítreo. A BAV súbita geralmente é proporcional à quantidade de sangue na cavidade vítrea. Redução do reflexo vermelho e inabilidade de se visualizar o nervo óptico à oftalmoscopia em vigência de córnea e cristalinos transparentes sugerem alteração da transparência do humor vítreo. Tais pacientes devem ser referidos ao especialista em até 48 horas.

TABELA 1 Acometimentos com olho vermelho

Olho vermelho	Características. principais	Prescrição sugerida
Conjuntivite infecciosa	Prurido, ardência, agudo não recorrente Começa 1 olho > passa para o outro, IVAs recente, Lnn pré-auriculares (crianças)	▪ Uso ocular – olho acometido ▪ LBF ocular: aplicar 1 gota se desconforto ocular ▪ Compressas geladas: aplicar 4 a 5x ao dia até melhora.
Conjuntivite alérgica	Recorrente, relação com outros quadros alérgicos, bilateral, PRURIDO predominante.	▪ Uso ocular – ambos os olhos ▪ LBF ocular: aplicar 1 gota se desconforto ocular ▪ Compressas geladas: aplicar 4 a 5x ao dia até melhora. ▪ Cloridrato de olopatadina colírio: aplicar 1 gota em cada olho a cada 12 horas por 6 semanas.
Hiposfagma	História/situações que gerem aumento abrupto de PA: estresse, trauma, exercício físico ou descontrole da HAS, sem dor ou baixa visual.	▪ Uso ocular – olho acometido ▪ LBF ocular: aplicar 1 gota se desconforto ocular ▪ Compressas geladas: aplicar 4 a 5x ao dia até melhora.
Ceratite não infecciosa (corpo estranho/ abrasões)	Monocular (1 olho acometido) Dor intensa, não deixa dormir	▪ Uso ocular – olho acometido ▪ Moxifloxacina colírio: aplicar 1 gota 6/6h por 7 dias ▪ Regencel pomada: aplicar fina camada a cada 8 horas por 7 dias ▪ LBF ocular: aplicar 1 gota se desconforto ocular
Uveíte	Monocular, fotofobia intensa, olho vermelho, embaçamento visual leve. Outros acometimentos descartados.	▪ Uso ocular – olho acometido ▪ Dexametasona 1 mg/mL: aplicar 1 gota 4/4 horas por 5 dias ▪ Após, aplicar 1 gota a cada 6 horas, por 5 dias ▪ Após, aplicar 1 gota a cada 8 horas, por 5 dias ▪ Após, aplicar 1 gota a cada 12 horas, por 5 dias ▪ Após, aplicar 1 gota ao dia ▪ Após, cessar uso. ▪ Ciclopentolato ou tropicamida 1%: aplicar 1 gota no olho acometido a cada 8 horas por 7 a 10 dias ▪ LBF ocular: aplicar 1 gota se desconforto ocular

(continua)

TABELA 1 Acometimentos com olho vermelho

Olho vermelho	Características. principais	Prescrição sugerida
Blefarite	Sensação de areia no olho Olho pouco vermelho Coceira Quadro recorrente de semanas, meses ou anos	▪ Uso ocular – ambos os olhos ▪ LBF ocular: aplicar 1 gota se desconforto ocular ▪ Shampoo neutro infantil: esfregar região dos cílios com shampoo após 5 min de compressa morna 2 a 3x ao dia até melhora
Hordéolo	Inchaço ou nodulação avermelhada pálpebra Dor local	▪ Uso ocular – olho acometido ▪ Compressas mornas: aplicar no local de nodulação 4 a 6x ao dia associado a leve pressão ou massagem. ▪ Pomada oftálmica de cloridrato de ciprofloxacino 3,5 mg/g + dexametasona 1 mg/g: aplicar na região de nodulação fina camada a cada 8 horas por 7 dias ▪ LBF ocular: aplicar 1 gota se desconforto ocular ▪ Shampoo neutro infantil: esfregar região dos cílios com shampoo após 5 min de compressa morna 2 a 3x ao dia até melhora

Hifema e uveíte

São distúrbios de meio já discutidos previamente.

Oclusão de veia central da retina (OVCR)

Em contraste com a OACR, a OVCR cursa com uma fundoscopia mais dramática, evidenciando múltiplas hemorragias próximas às arcadas vasculares da retina, podendo cursar com edema de disco a manchas algodonosas. Ainda, o paciente cursa com uma perda subaguda da visão secundária à estase vascular.

Distúrbios da via óptica

Neuropatia óptica isquêmica aguda (NOIA)

De maneira semelhante à OACR, na NOIA ocorre uma interrupção do suprimento sanguíneo para o nervo óptico. Ocorre em pacientes com mais de 50 anos. Cursa com uma BAV ou escotoma altitudinal súbitos, persistente, indolor, podendo ser grave. Pode ser dividida em arterítica (NOIA-A, secundária a arterite temporal) ou não arterítica (NOIA-NA, secundária a processo vascular aterosclerótico). Ao exame, os pacientes geralmente apresentarão defeito pupilar aferente relativo (DPAR), edema do disco óptico, com bordos irregulares e aumento da tortuosidade vascular. A NOIA-A deve sempre ser descartada pelo risco de vida e de comprometimento do olho contralateral. Os pacientes com arterite temporal apresentarão, em geral, claudicação da mandíbula, cefaleia temporal, febre, fadiga e idade mais avançada. VHS e PCR aumentados podem corroborar o diagnóstico. Se a suspeita for confirmada, corticoterapia em alta dosagem deve ser iniciada imediatamente e o paciente deve ser encaminhado ao oftalmologista.

Neurite óptica (NO)

Doença autoimune desmielinizante do nervo óptico, podendo estar associada a várias condições, sendo a mais comum a esclerose múltipla (EM), em que até 20% dos pacientes apresentam neurite como manifestação inicial. Dor à movimentação ocular, BAV, perda da visão de cores, de sensibilidade ao contraste e DPAR são apresentações típicas. Ao exame, o paciente pode apresentar disco óptico edemaciado em até 25% dos casos. Uma vez diagnosticada a neurite, o tratamento abrange o uso de corticoterapia em altas doses

Defeitos quiasmáticos ou retroquiasmáticos

Defeitos da via visual posteriores ao nervo óptico vão se apresentar com perdas de campo visual específicas, sendo a mais clássica a hemianopsia heterônima bitemporal, descrita em lesões quiasmáticas compressivas (p. ex., adenoma de hipófise). Posterior ao quiasma, as perdas campimétricas serão sempre homônimas e do lado oposto àquele da via lesada, devendo ser assegurada a avaliação urgente do neurologista.

FUNDO DE OLHO E POCUS OCULAR NA EMERGÊNCIA

Fundo de olho: exame que consiste em ver o polo posterior da retina do paciente a fim de avaliar acometimentos oculares, mas também como auxílio diagnóstico no exame físico de quadros sistêmicos Figura 9.

Na emergência, particularmente, seu uso pode ser importante para avaliações de situações como:

- Baixa visual aguda: podendo diagnosticar situações como descolamento de retina ou outros danos reti-

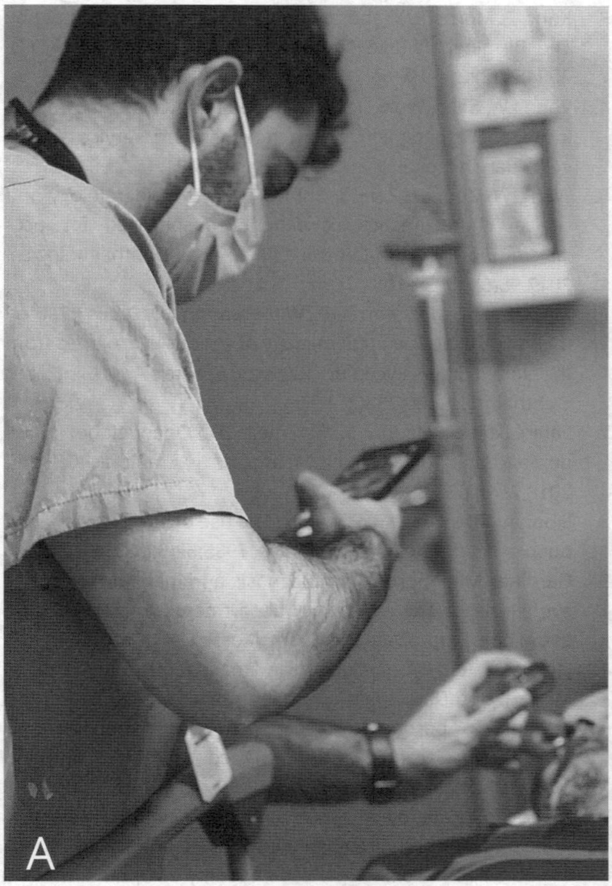

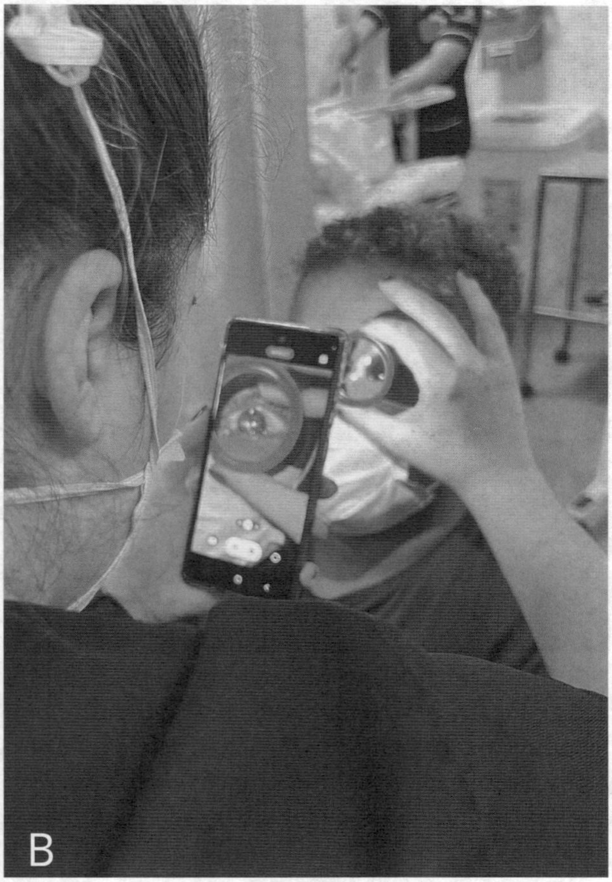

FIGURA 9 Realização de fundoscopia com *smartphone*.
Fonte: acervo pessoal.

nianos com necessidade de intervenções emergenciais.

- Papiledema: edema ou borramento de disco óptico bilateral associado a hipertensão intracraniana.
- Emergência hipertensiva: presença de edema de disco óptico associado a exsudatos moles, exsudatos duros e hemorragias retinianas.
- Maus-tratos em lactentes: a presença de hemorragias difusas retinianas pode ser altamente sugestiva de síndrome do "*shaken baby*".
- Neuropatias ópticas agudas: é verificado edema unilateral de disco óptico.
- Auxílio em focos infecciosos: presença de manchas de Roth pode sugerir fortemente endocardite ou lesões exsudativas sugerirem infecções como citomegalovírus ou candidíase sistêmica.

Técnicas: as técnicas mais disponíveis na emergência são a oftalmoscopia direta com oftalmoscópio e a mais recente é descrita como fundoscopia com smartphone, em que é utilizado um celular no modo vídeo alinhado com uma lente de condensação de 20 dioptrias (Figura 7).

Dentre os limitadores da técnica está a necessidade de realizar o exame em midríase para melhor acurácia. Dessa forma, utilizar de uma a três gotas de tropicamida (colírio) em ambos os olhos é recomendado 20 minutos antes do exame.

POCUS ocular: exame com ultrassom à beira do leito em que utilizamos o probe linear para avaliar as estruturas oculares e perioculares (Figura 10).

Particularmente útil e validado para situações como:

- Avaliação de papiledema pela aferição da bainha do nervo óptico: a bainha do nervo óptico acima de 5 mm de largura a 3 mm da inserção do nervo no olho é altamente sugestiva de papiledema em adultos.
- Baixa visual aguda, em que é possível verificar descolamento de retina e hemorragia vítrea com sensibilidade e especificidade maiores que 80%.
- Traumas oculares: situações como luxação de cristalino, hemorragia vítrea e corpo estranho intraocular são possibilidades de diagnóstico pós-trauma oftalmológico.

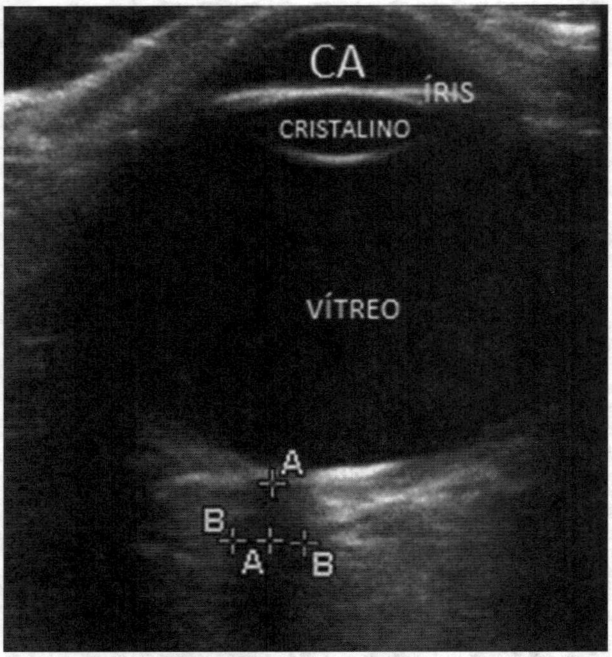

FIGURA 10 Anatomia do olho visualizada ao POCUS ocular. Repare que o conteúdo da câmara posterior é hipoecoico, representando um vítreo sem alterações. Ainda os pontos A-A indicam 3 mm abaixo da inserção do nervo óptico e B-B a medida da bainha do nervo óptico.

- Celulite periorbitária: tem sido cada vez mais descrito o uso do POCUS ocular para diferenciar a celulite pós-septal – situação de extrema gravidade – e a pré-septal, quadro de tratamento ambulatorial.

REFERÊNCIAS

1. Agrawal R, Shah M, Mireskandari K, Yong GK. Controversies in ocular trauma classification and management: review. Int Ophthalmol. 2013;33(4):435-45.
2. Kuhn F, Morris R, Witherspoon CD, Heimann K, Jeffers JB, Treister G. A standardized classification of ocular trauma. Ophthalmology. 1996;103(2):240-3.
3. Kuhn F, Morris R, Witherspoon CD, Mester V.J Fr Ophtalmol. The Birmingham Eye Trauma Terminology system (BETT). 2004;27(2):206-10.
4. Voon LW, See J, Wong TY. The epidemiology of ocular trauma in Singapore: perspective from the emergency service of a large tertiary hospital. Eye. 2001;15(Pt 1):75-81.
5. Wang W, Zhou Y, Zeng J, Shi M, Chen B. Epidemiology and clinical characteristics of patients hospitalized for ocular trauma in South-Central China. Acta Ophthalmologica. 2017;95(6):e503-e10.
6. May DR, Kuhn FP, Morris RE, Witherspoon CD, Danis RP, Matthews GP, et al. The epidemiology of serious eye injuries from the United States Eye Injury Registry. Graefe's Arch Clin Exper Ophthalmol. 2000;238(2):153-7.
7. Sahin Atik S, Ugurlu S, Egrilmez ED. Open globe injury: demographic and clinical features. J Craniofacial Surg. 2018;29(3):628-631.
8. Libonati MM, Leahy JJ, Ellison N. The use of succinylcholine in open eye surgery. Anesthesiology. 1985;62(5):637-40.
9. Gardiner MF. Approach to diagnosis and initial treatment of eye injuries in the emergency department. In: Torrey SB, Jacobs DS, ed. UptoDate. Waltham, Mass.: UpToDate, 2023.
10. Jacobs DS. Red eye: evaluation and management. In: Gardiner MF., ed. UptoDate. Waltham, Mass.: UpToDate, 2023.
11. Leveque T. Approach to the adult with acute persistent visual loss. In: Gardiner MF, Edlow JA, ed. UptoDate. Waltham, Mass.: UpToDate, 2023.
12. American Academy of Ophthalmology. Fundamentals and principles of ophthalmology. BCSC: Basic and clinical science course 2022-2023. American Academy of Ophthalmology; 2022.
13. Propst SL, Kirschner JM, Strachan CC, et al. Ocular point-of--care ultrasonography to diagnose posterior chamber abnormalities: a systematic review and meta-analysis. JAMA New Open. 2020;3(2):e1921460.
14. 14. Walsh A, Lewis K. EMS Management of eye injuries. In: StatPearls. Treasure Island: StatPearls Publishing; 2023.
15. Weimer JM, Rink M, Vieth T, et al. Development and evaluation of a point-of-care ocular ultrasound curriculum for medical students: a proof-of-concept study. BMC Med Educ. 2023;23:723.
16. Gervasio K, Peck T. The Wills eye manual: office and emergency room diagnosis and treatment of eye disease, 8th ed. Philadelphia: LWW; 2021.
17. Salmon J. Kanski's clinical ophthalmology, 9th ed. WB Saunders, 2023.
18. Iqbal U. Smartphone fundus photography: a narrative review. Int J Retina Vitreous. 2021;7(1):44.

2

Epistaxe

Lisiane Segato Kruse
Luis Paulo Kruse

PONTOS PRINCIPAIS

- As epistaxes são responsáveis por 0,5 a 1% de todos os atendimentos em emergência.
- São divididas em anteriores ou posteriores, conforme a localização do sangramento, com implicações na escolha do tratamento.
- O tratamento deve se iniciar com a estabilização ventilatória e hemodinâmica.
- Observa-se uma sequência progressivamente mais complexa, conforme necessidade: compressão digital, cauterização, tamponamento anterior, tamponamento anteroposterior, ligadura da artéria sangrante e sua embolização.
- Em casos mais complexos, deve-se sempre solicitar a avaliação de um especialista.

INTRODUÇÃO

Epistaxe é o sangramento que se origina no vestíbulo nasal, na cavidade nasal ou na nasofaringe[1]. É uma das principais urgências otorrinolaringológicas, sendo responsável por 0,5 a 1% de todos os atendimentos em pronto-socorro[2].

Estima-se que 60% da população irá apresentar ao menos um episódio de epistaxe ao longo da vida, na maioria das vezes de pequena monta, autolimitado e sem repercussões sistêmicas[2]. Apenas 10% dos indivíduos afetados, geralmente os com quadros mais graves, persistentes ou recorrentes, irão buscar atendimento médico[2]. Entre os que procuram serviços de emergência por epistaxe, 6% necessitarão de hospitalização[2]. A taxa de mortalidade por epistaxe maciça é menor do que 0,01%[3].

A epistaxe pode ocorrer em qualquer idade, mas tende a apresentar uma distribuição etária bimodal, sendo o primeiro pico em crianças entre 2 e 10 anos e o segundo em adultos com mais de 60 anos[2,4]. A maioria das epistaxes graves, com necessidade de internação, ocorre em idades acima de 65 anos[5].

CONSIDERAÇÕES SOBRE A VASCULARIZAÇÃO DA MUCOSA NASAL

Importa conhecer a anatomia vascular da mucosa nasal, tendo em vista que a apresentação clínica, o manejo e o prognóstico dos pacientes com epistaxe tendem a diferir, dependendo do local de origem do sangramento.[6] A Figura 1 mostra uma representação esquemática da vascularização arterial do septo nasal (A) e da parede nasal lateral (B), indicando os sítios mais frequentes de sangramento.

A mucosa nasal é ricamente vascularizada por ramos das artérias carótidas externa e interna[3]. O sistema carotídeo externo é o responsável pela irrigação de quase 80% do nariz, com as artérias esfenopalatina e palatina maior (ramos da artéria maxilar interna) suprindo a parede nasal lateral abaixo do corneto médio e a porção inferior do septo nasal, e a artéria labial superior (ramo da artéria facial), a porção anterior do septo nasal[7]. Já o sistema carotídeo interno, por meio das artérias etmoidais anterior e posterior, nutre o teto nasal[8].

Há inúmeras anastomoses entre ramos terminais ipsilaterais e contralaterais dos sistemas carotídeos interno e externo[7]. O plexo anastomótico de Kiesselbach,

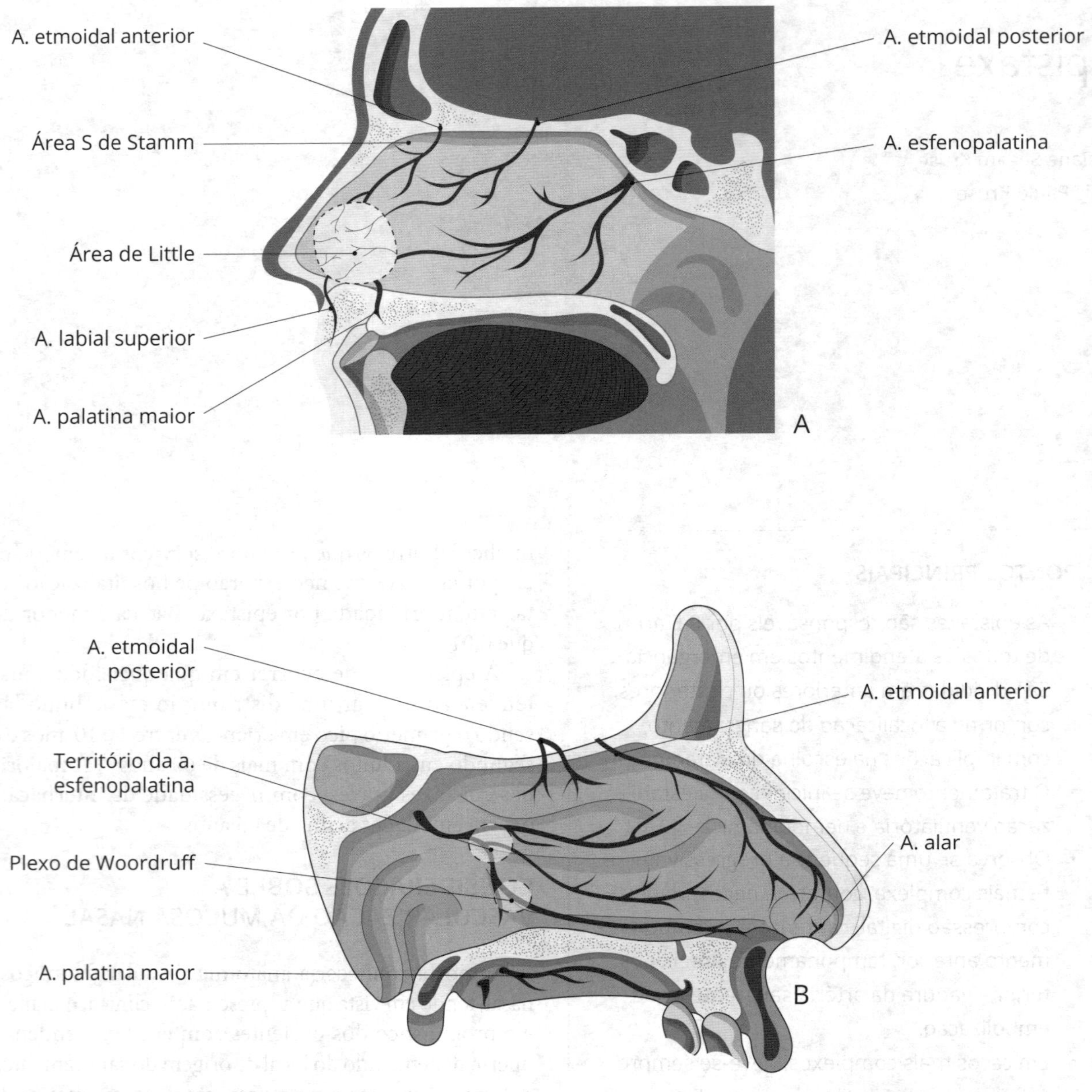

FIGURA 1 Vascularização arterial do septo nasal (A) e da parede nasal lateral (B). Ramos das artérias carótidas internas e externa. Em destaque, a área de Little (pontilhada), principal origem da epistaxe anterior, e o território da artéria esfenopalatina (destaque pontilhado) e a área S de Stamm, principais origens da epistaxe posterior. Também indicado o plexo venoso de Woordruff em destaque pontilhado.

situado na área de Little, na porção anteroinferior do septo cartilaginoso, é formado por ramos terminais das artérias esfenopalatina, palatina maior, labial superior e etmoidais[8].

LOCALIZAÇÃO DO SANGRAMENTO

Com base no local de origem do sangramento, as epistaxes são classificadas em anteriores e posteriores. Tradicionalmente, define-se epistaxe anterior como sendo aquela em que é possível identificar o ponto sangrante na rinoscopia anterior[6]. Como este conceito depende da habilidade do examinador, estudos recentes têm considerado como sendo anterior a epistaxe que se origina anteriormente ao plano da abertura piriforme[7].

As epistaxes anteriores respondem por mais de 90% dos casos e se originam anteriormente ao plano da abertura piriforme. Elas incluem os sangramentos do septo anterior, da pele do vestíbulo nasal e da junção mucocutânea. Usualmente têm origem na área de Little, mas também podem advir da veia retrocolumelar, locais mais suscetíveis ao trauma digital e ao ressecamento da mucosa nasal[1]. Por envolver vasos pouco calibrosos, tendem a ser autolimitadas ou controladas com medidas simples[4].

Entre 5 e 10% das epistaxes são posteriores. Em sua maior parte, têm origem no território irrigado pela artéria esfenopalatina e seus ramos e na área S de Stamm, irrigada por ramos da artéria etmoidal anterior[9]. Menos do que 10% das epistaxes posteriores têm participação do plexo venoso de Woodruff – localizado no meato inferior, próximo à coana[10]. A ausência de ponto sangrante identificável na rinoscopia anterior, o sangramento volumoso por ambas as fossas nasais e/ou que escorre pela nasofaringe e a presença de hematêmese e melena sugerem uma epistaxe posterior[4]. As epistaxes posteriores tendem a ser mais graves e mais difíceis de controlar[11].

ETIOLOGIA

As epistaxes também podem ser classificadas em primárias ou secundárias. As primárias são idiopáticas e espontâneas e representam cerca de 85% dos casos[4]. Nas secundárias, a epistaxe é um sintoma de uma condição subjacente, tal como trauma nasal, coagulopatia ou malformação vascular[12].

A epistaxe tem etiologia multifatorial, podendo ter causas locais, sistêmicas, ambientais e medicamentosas[13]. O trauma nasal, incluindo as fraturas nasais acidentais e não acidentais, a manipulação digital e o barotrauma, é responsável por cerca de 17% das consultas em emergência por epistaxe, sendo a principal causa de epistaxe na população pediátrica[4].

Outras causas locais de epistaxe são a introdução de corpos estranhos, doenças inflamatórias (rinites, resfriados, rinossinusites), uso de drogas inaláveis (cocaína), alterações anatômicas (desvios e perfurações septais) e tumores nasais (benignos e malignos). Intubação nasotraqueal, inserção de sondas nasogástricas e o uso crônico de cateteres nasais são causas comuns de epistaxe em pacientes hospitalizados.

A presença de epistaxe recorrente unilateral associada à obstrução nasal unilateral, progressiva e permanente deve levantar a suspeita de neoplasia.[1] Os pacientes com estas queixas devem ser encaminhados ao otorrinolaringologista para a realização de exame endoscópico nasal.

Entre os fatores predisponentes sistêmicos destacam-se a hipertensão arterial sistêmica (HAS), as coagulopatias secundárias a doenças hepáticas ou renais, as doenças genéticas (hemofilia, von Willebrand, doença de Osler-Rendu-Weber) e as que cursam com alteração quantitativa ou qualitativa das plaquetas (púrpura trombocitopênica idiopática, aplasia de medula). A associação entre HAS e epistaxe é controversa.

Inúmeros estudos demonstraram que pacientes com epistaxe têm uma chance maior de apresentar HAS, mas não está claro se é devida a uma HAS prévia com danos vasculares crônicos ou ao "efeito do jaleco branco", em que os níveis pressóricos se alteram quando o paciente está na consulta médica. A HAS não é considerada uma causa direta de epistaxe, mas está relacionada a sangramentos mais graves ou refratários.[4]

As causas medicamentosas envolvem o uso de anticoagulantes dependentes da vitamina K (varfarina sódica), os anticoagulantes orais diretos (dabigatrana, edoxabana, rivaroxabana, apixabana) e os antiagregantes plaquetários (ácido acetilsalicílico, clopidogrel). Os anticoagulantes e antiagregantes plaquetários aumentam o risco de epistaxe, mas apenas os inibidores dos fatores de coagulação dependentes da vitamina K (varfarina) estão associados a epistaxe grave[14]. Anti-inflamatórios não esteroidais, bem como descongestionantes e corticoides nasais, também podem gerar epistaxe.

Fatores ambientais também têm papel nos casos de epistaxe. Nos países de clima frio, a epistaxe é mais comum nos meses de inverno, tendo em vista que o uso de sistemas de aquecimento diminui a umidade do ar ambiente e aumenta a evaporação da água da mucosa nasal, favorecendo o ressecamento da mucosa nasal e a epistaxe[4].

É importante frisar que a epistaxe é rara em menores de 2 anos. Ainda que possa ser idiopática ou secundária a infecções das vias aéreas superiores ou a traumas acidentais, é fundamental descartar a existência de doenças sistêmicas graves, como leucemia aguda e coagulopatias, e de trauma não acidental (síndrome da criança espancada). Há estudos mostrando que traumas não acidentais respondem por 44% dos casos de epistaxe em menores de 2 anos[15].

MANEJO

O tratamento da epistaxe depende de diversos fatores, como a gravidade, a localização e a etiologia do sangramento, a existência ou não de comorbidades associadas, a experiência da equipe médica em manejar esses casos e os recursos médico-hospitalares disponíveis no momento do atendimento[11]. As condutas tornam-se progressivamente mais complexas à medida que os métodos mais simples vão falhando em controlar o sangramento.

Suporte avançado de vida

A epistaxe pode se apresentar como uma emergência médica. Diante de um paciente que refere ou apresenta epistaxe ativa volumosa, a primeira medida consiste em assegurar a via aérea, a respiração e a circulação (ABC).[4] Tratar as condições que põem em risco a vida do paciente deve ter prioridade sobre fazer cessar o sangramento[4].

Deve-se garantir a permeabilidade das vias aéreas, já que sangramentos abundantes podem obstruí-las ou colocar o paciente em risco de aspiração – sobretudo se idoso com doenças pré-existentes ou se com alteração do nível de consciência. Hipoxemia, estridor e esforço respiratório sugerem obstrução das vias aéreas. Dada a dificuldade em se oferecer oxigênio por máscara para pacientes com epistaxe ativa, se necessário, deve-se providenciar via aérea definitiva (intubação orotraqueal ou traqueostomia).

Ao mesmo tempo, deve-se assegurar a estabilidade hemodinâmica: avaliar pulsos, tempo de enchimento capilar, coloração e temperatura da pele, e pressão arterial. Se sinais de perfusão inadequada, deve-se instalar acesso venoso periférico e proceder a reposição volêmica[16]. O nível de consciência também deverá ser avaliado, pois a diminuição do sensório, que pode estar presente em traumatismos cranioencefálicos, doenças metabólicas, uso de sedativos e hipovolemia, aumenta o risco de aspiração.

Nos casos de epistaxe grave ou recorrente, deve-se solicitar hemograma com plaquetas para estimar a quantidade de sangue perdido. Exames de coagulação (TP e KTTP) estão indicados para os pacientes pediátricos, os com coagulopatias e os que fazem uso de anticoagulantes.[4]

Anamnese dirigida

Estando a epistaxe ativa e o paciente clinicamente estável, o médico deve atuar para, concomitantemente, tranquilizar o paciente, controlar a hemorragia e fazer uma anamnese dirigida. Deve questionar sobre o início, a duração, a quantidade e a lateralidade do sangramento, sobre a ocorrência de episódios prévios. Condições que possam predispor o paciente ao sangramento, incluindo traumas, distúrbios de coagulação, uso de medicamentos e consumo de álcool, também devem ser investigadas.

É importante se certificar de que realmente se trata de um caso de epistaxe. Certos sangramentos se exteriorizam pelo nariz, mas não se originam na mucosa nasal, como, por exemplo, nos casos de hemorragias digestivas profusas e de fraturas de base de crânio[3].

Procedimentos iniciais

O paciente deve ser colocado em posição sentada e com a cabeça inclinada para a frente, a fim de prevenir a aspiração e a deglutição de sangue.[4] Indica-se a remoção dos coágulos das fossas nasais, seja assoando, aspirando ou lavando o nariz com soro fisiológico, tendo em vista que a sua presença ajuda a manter o sangramento por fibrinólise local[17].

A compressão bidigital firme e ininterrupta das asas nasais sobre a porção anterior do septo nasal, por 5 a 15 minutos, faz cessar a hemorragia na maior parte das epistaxes anteriores. O tempo exato de compressão necessário para fazer cessar o sangramento não está estabelecido, estando indicado no mínimo 5 minutos[18]. Os resultados desta manobra podem ser otimizados pelo uso de vasoconstritores tópicos, que devem ser aplicados na fossa nasal sangrante após a remoção dos coágulos e antes da compressão[19].

Medicamentos como o cloridrato de oximetazolina 0,05%, o cloridrato de nafazolina 0,05% e a adrenalina na diluição de 1:100.000 podem ser aplicados através da instilação de 3 a 5 gotas diretamente sobre a mucosa nasal ou serem usados para impregnar uma tira de algodão que será inserida na fossa nasal. Alguns autores[4] sugerem que o uso de algodão embebido na solução injetável de ácido tranexâmico 50 mg/mL ou a aplicação direta de 3 mL desta solução na fossa nasal sangrante podem ser alternativas ao vasoconstritor.

Cauterização química ou elétrica do vaso sangrante

Cumprido o tempo da compressão digital, o médico deverá remover o algodão da fossa nasal (se presente) e, equipado com fonte de luz, espéculo nasal e abaixadores de língua, examinar a cavidade nasal e a orofaringe do paciente. Na rinoscopia, além de tentar identificar o local de origem do sangramento, deverá buscar a presença de corpos estranhos, especialmente em crianças, e de lesões tumorais. Na oroscopia, deverá avaliar a existência ou não de coágulos e/ou de sangramento posterior ativo.

Sendo visualizado o vaso sangrante, recomenda-se a sua cauterização química ou elétrica, sob anestesia tópica com algodão embebido em lidocaína a 2%, associada ou não a um vasoconstritor, por 10 minutos[17]. O uso da lidocaína está contraindicado em menores de 6 anos e em pacientes com epilepsia não controlada, devido ao risco de convulsões.

A cauterização química está indicada para sangramentos de pequena monta, sendo ideal para crianças[3]. Pode ser feita com bastão de nitrato de prata a 75% ou com algodão com pequena quantidade de ácido tricloroacético a 30% ou a 50%. Após a retirada do algodão com anestésico, deve-se aplicar o agente químico diretamente sobre o ponto sangrante por cerca de 10 segundos.

Indica-se a cauterização elétrica com cautério bipolar para sangramentos anteriores volumosos. Por ser mais agressiva e profunda, é mais propensa a causar lesão ao pericôndrio da cartilagem quadrangular e posterior perfuração septal, devendo ser realizada pelo médico otorrinolaringologista[20]. Estudos mostram que a cauterização elétrica é mais efetiva em controlar sangramentos ativos e está associada a uma menor taxa de recidiva da epistaxe quando comparada à cauterização química[5].

Ambos os métodos podem causar rinorreia, formação de crostas nasais, queimaduras na pele do vestíbulo nasal e até mesmo perfuração septal. Na tentativa de prevenir perfurações do septo nasal, não se indica cauterizar seus dois lados no mesmo procedimento e, havendo epistaxe recorrente, deve-se aguardar de 4 a 6 semanas para repetir a cauterização. Após a cauterização, estão indicadas lavagens nasais com solução salina e a aplicação de creme de sulfato de neomicina + bacitracina zíncica a fim de evitar a formação de crostas e acelerar o processo de cura.

Tamponamento anterior

Quando a cauterização falhar em controlar a epistaxe, ou na falta de equipamentos apropriados e/ou condições adequadas para realizar a cauterização, ou ainda quando não se identifica o ponto sangrante, está indicado o tamponamento nasal anterior, em uma ou ambas as fossas nasais, a depender da apresentação clínica. Há diversos tipos de tampões anteriores disponíveis, e nenhum se mostrou superior aos demais no controle do sangramento. Os tampões podem ser absorvíveis ou não absorvíveis.

Os tampões absorvíveis devem ser colocados diretamente sobre a área sangrante. São fáceis de aplicar e, por não precisarem ser removidos, estão indicados para crianças e para pacientes com distúrbios da coagulação. Tanto as gelatinas (Gelfoam®, FloSeal®, Surgifoam®) como a celulose oxidada regenerada (Surgicel®) controlam o sangramento fornecendo uma matriz física para a iniciação do coágulo.

Os tampões não absorvíveis compreendem gaze vaselinada, cadarço lubrificado com pomada de antibiótico, dedo de luva preenchido com gaze ou esponja, preservativo preenchido com esponja e tampões comerciais, tais como Rapid Rhino® e Merocel®. Os tampões comerciais são mais simples de usar e, se disponíveis, devem ser a primeira escolha. Tampões de gaze vaselinada e de cadarço lubrificado com pomada de antibiótico devem ser introduzidos em "pilha" ou sanfona até preencher por completo a fossa nasal.

Ressalta-se que, independentemente do tipo, o tampão deverá ser fixado anteriormente, a fim de evitar progressão posterior e eventual obstrução de vias aéreas. A maioria dos estudos indica que o tampão anterior não absorvível deverá ser mantido por 48 horas. A antibioticoterapia sistêmica profilática não está indicada para pacientes com tamponamento anterior, excetuando-se aqueles que tenham outras indicações para antibioticoprofilaxia, como válvulas cardíacas metálicas ou imunodeficiências[4].

Tamponamento anteroposterior

Diante de um caso de epistaxe posterior ou tendo falhado o tampão anterior adequadamente posicionado em controlar a hemorragia, está indicado o tamponamento anteroposterior. Podem ser usados tampões comerciais desenvolvidos para essa finalidade, tais como Merocel® e Rapid Rhino®.

Apesar de não estarem licenciadas para este fim, algumas diretrizes atuais reconhecem a eficácia do uso de sondas vesicais de Foley no controle da epistaxe posterior grave[1]. A Figura 2 mostra a representação esquemática do tamponamento posterior com sonda de Foley.

Uma sonda de Foley número 16 ou 18 lubrificada com gel de lidocaína a 2% é introduzida na fossa nasal que está sangrando e progredida ao longo do assoalho desta até que sua ponta seja visualizada na orofaringe[1]. A seguir, o balonete é inflado com 7 a 10 mL de água estéril, e a sonda é gentilmente tracionada em direção à coana.[1] Persistindo o sangramento, acrescenta-se água ao balonete, até um volume máximo de 15 mL. Para um melhor controle do sangramento, realiza-se o tamponamento anterior da fossa nasal sangrante com gaze vaselinada, cadarço envolvido em pomada antibiótica ou esponja. Por fim, visando manter a pressão do balonete contra a nasofaringe, coloca-se um *clamp* umbilical na extremidade da Foley junto à asa nasal. A colocação de uma gaze entre a asa do nariz e o *clamp* diminuiu o risco de necrose da asa nasal.

Observa-se que, como a sonda de Foley não tem marcação, é fácil inflar o balonete quando ele está no lugar errado. Sendo inflado no nariz, não controlará a hemorragia e causará dor ao paciente; sendo inflado na hipofaringe, poderá obstruir as vias aéreas.

Está indicada a internação hospitalar para todos os pacientes com tamponamento anteroposterior[1]. Também se recomenda a antibioticoterapia sistêmica profilática para evitar sinusites e síndrome do choque tóxico. Indica-se a amoxicilina com clavulanato de potássio pelo tempo do tamponamento e por mais 5 dias após a remoção do tampão. No caso de alergia à penicilina, pode-se usar a claritromicina.

Uso de ácido tranexâmico

O ácido tranexâmico é um agente antifibrinolítico utilizado em uma ampla variedade de situações clínicas para prevenir e tratar hemorragias. Pode ser administrado por

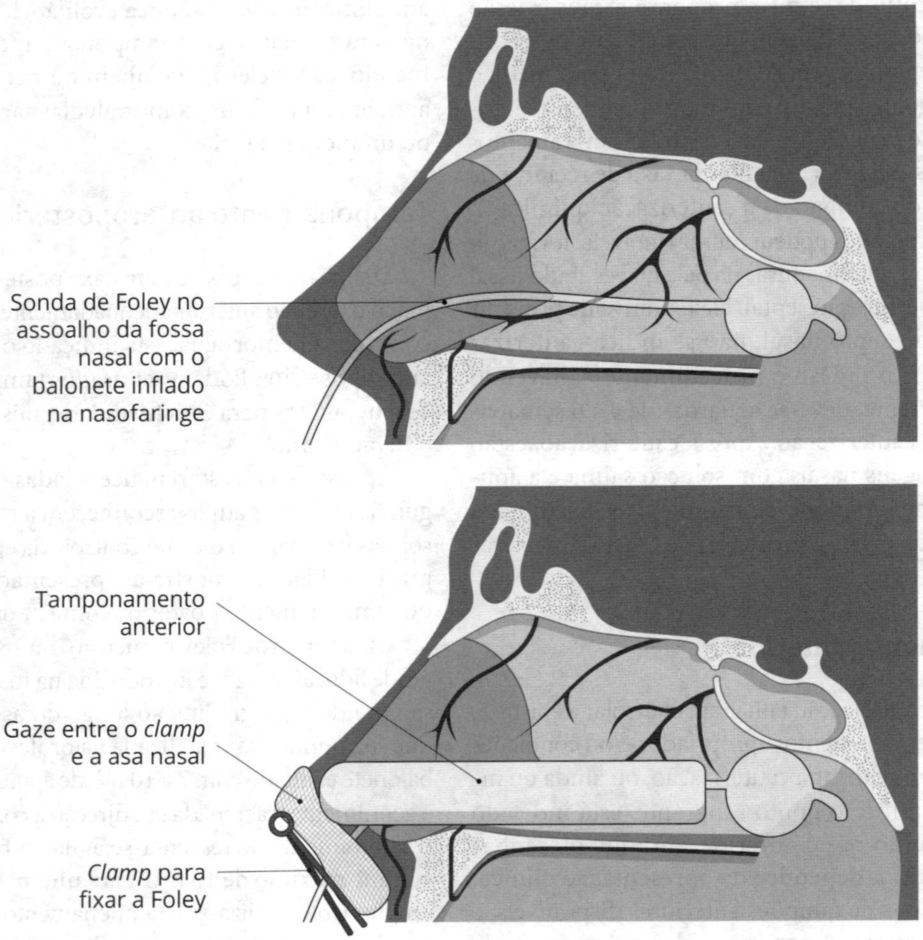

FIGURA 2 Representação do tamponamento anteroposterior com sonda de Foley.

via oral, intravenosa ou aplicado topicamente. É contraindicado em pacientes com doença tromboembólica. Em casos de maior dificuldade no controle da epistaxe, pode ser considerado o uso endovenoso do ácido tranexâmico (10 mg/kg/dose em crianças e 500 a 1.000 mg/dose em adultos, 3 vezes ao dia, injeção lenta de 50 mg/minuto).

FALHA NO TRATAMENTO

Pacientes com sangramento persistente ou recorrente não controlado com o tamponamento nasal anteroposterior devem ser encaminhados para serviços especializados a fim de avaliar se são elegíveis para tratamento cirúrgico ou embolização arterial.

Tratamento cirúrgico

O tratamento cirúrgico está indicado nos casos em que a epistaxe persiste apesar de tampão nasal adequadamente posicionado, bem como naqueles em que recorre após a retirada do tampão. Em pacientes com alto risco de apresentar instabilidade hemodinâmica, indicações cirúrgicas mais precoces podem diminuir a necessidade de transfusões sanguíneas. Epistaxe posterior, hematócrito < 38% e necessidade de transfusão sanguínea são fatores preditivos para a necessidade de tratamento cirúrgico.

A visualização endoscópica da cavidade nasal permite localizar o vaso sangrante com maior facilidade e precisão, bem como proceder a sua cauterização com alto índice de eficácia. Atualmente, o procedimento de escolha para o controle das epistaxes posteriores é a cauterização ou ligadura endoscópica do vaso sangrante, na maioria das vezes a artéria esfenopalatina ou a artéria etmoidal anterior.

Embolização arterial

A angiografia seletiva das artérias carótidas comuns seguida pela embolização arterial (EA) deve ser considerada o último recurso no manejo da epistaxe, tendo em vista o risco de complicações, a exposição à radiação e o custo elevado[21]. É elegível quando há contraindicação à cirurgia, falha do tratamento cirúrgico e nas epistaxes secundárias a pseudoaneurismas e a tumores do nariz e da base do crânio.

Complicações graves, como hemiplegia, oftalmoplegia, paralisia facial e amaurose, podem ocorrer em até 4% dos casos e se devem à migração do êmbolo. A taxa de sucesso deste método no controle da epistaxe intratável é 89% e a taxa de ressangramento, 19%[21].

REFERÊNCIAS

1. Diamond L. Managing epistaxis. JAAPA. 2014;27(11):35-9.
2. Pallin DJ, Chng YM, McKay MP, Emond JA, Pelletier AJ, Camargo Jr CA. Epidemiology of epistaxis in US emergency departments, 1992 to 2001. Ann Emerg Med. 2005;46(1):77-81.
3. Balbani APS, Formigoni GGS, Botugan O. Tratamento da epistaxe. Rev Ass Med Brasil. 1999;45(2):189-93.
4. Krulewitz NA, Fix MI. Epistaxis. Emerg Med Clin N Am. 2019;37(1):29-39.
5. Beck R, Sorge M, Schneider A, Dietz A. Current approaches to epistaxis treatment in primary and secondary care. Dtsch Arztebl Int [Internet]. 2018;115(1-02):12-22.
6. Supriya M, Shakeel M, Veitch D, Ah-See KW. Epistaxis: prospective evaluation of bleeding site and its impact on patient outcome. J Laryngol Otol [Internet]. 2010;124(7):744-9.
7. Wong AS. Epistaxis: a guide to assessment and management. J Fam Pract. 2018;67(12):E13-E20.
8. Viehweg TL, Roberson JB, Hudson JW. Epistaxis: diagnosis and treatment. J Oral Maxillofac Surg [Internet]. 2006;64(3):511-8.
9. Loures CN, Castro TC, Luz-Matsumoto GR, et al. Systematic endoscopic assessment of bleeding sites in severe epistaxis: the role of the S-point and the superior epistaxis. Rhinol. 2020;58(5):477-81.
10. Almeida GS, Diógenes CA, Pinheiro SD. Endoscopia nasal e a localização do sítio de sangramento na epistaxe: a revolução da última década. Rev Bras Otorrinolaringol. 2005;71(2):146-8.
11. Bertrand B, Eloy P, Rombaux P, Lamarque C, Watelet JB, Collet S. Guidelines to the management of epistaxis. B-ENT. 2005;(Suppl1):27-41. Disponível em: https://www.researchgate.net/publication/7407797_Guidelines_to_the_management_of_epistaxis.
12. Middleton PM. Epistaxis. Em Med Australa. 2004;16(5-6):428-40.
13. Kuo CL. Updates on the management of epistaxis. Clin Med Ther. 2019;1(1):1-8.
14. Mitchell MB, Workman AD, Lu R, Bhattacharyya N. Risk of inpatient epistaxis admission related to oral anticoagulation medication use. Laryngoscope Investig Otolaryngol. 2023;8(4):824-6.
15. DeLaroche AM, Tigchelaar H, Kannikeswaran N. A rare but important entity: epistaxis in infants. J Emerg Med. 2017;52(1):89-92.
16. Solomon CG, Seikaly H. Epistaxis. N Eng J Med. 2021; 384(10):944-51.
17. Bequignon E, Vérillaud B, Robard L, et al. Guidelines of the French Society of Otorhinolaryngology (SFORL). First-line treatment of epistaxis in adults. Eur Ann Otorhinolaryngol Head Neck Dis. 2017;134(3):185-9.
18. Tunkel DE, Anne S, Payne SC, et al. Clinical Practice Guideline: Nosebleed (Epistaxis). Otolaryngol Head Neck Surg. 2020;162(suppl1):S1-S38.
19. Krempl GA, Noorily AD. Use of oxymetazoline in the management of epistaxis. Ann Otol Rhinol Laryngol. 1995;104(9 Pt 1):704-6.
20. Mcleod RWJ, Price A, Williams RJ, Smith ME, Smith M, Owens D. Intranasal cautery for the management of adult epistaxis: systematic review. J Laryngol Otol. 2017;131(12):1056-64.
21. Bonnici M, Orabi NA, Gannon M, et al. Complications and outcomes of endovascular embolization for intractable epistaxis: a systematic review and meta-analysis. Ann Otol Rhinol Laryngol. 2023;132(10): 1233-48.

3 Otite

Amanda Castilho de Souza Balbino
Gabriela Stefanescu Silva
Bárbara Canto Estevam

PONTOS PRINCIPAIS

- Os sintomas de otite externa incluem prurido, otalgia, edema e eritema do canal auditivo, além de otorreia.
- Pode haver dor significativa ao manipular a orelha externa, com sinais inflamatórios e eritematosos envolvendo a aurícula.
- Em casos de otite média crônica supurada, a história clínica de uma otite média persistente, com otalgia, vertigem, perda auditiva e zumbido, é sugestiva
- A miringite bolhosa afeta apenas a membrana timpânica, não atingindo o ouvido médio, e costuma causar dor local mais intensa devido à rica inervação da membrana timpânica.

INTRODUÇÃO

As otites são inflamações do conduto auditivo que podem ser causadas por diversos fatores, sendo as causas infecciosas as mais prevalentes. Elas podem ser classificadas em relação ao tempo de instalação, local de acometimento e agente etiológico. Quanto ao tempo, é considerada aguda quando os sintomas estão presentes há menos de 4 semanas e crônica quando persistem por mais de 12 semanas[1,2].

A otite interna (OI), ou labirintite, é a inflamação do ouvido interno. Além da etiologia infecciosa, pode ser manifestação de uma doença sistêmica. Essa condição geralmente se apresenta com vertigem, náusea/vômito, zumbido ou hipoacusia, e seu tratamento é direcionado para a etiologia e o controle dos sintomas. A maioria dos pacientes não apresenta sintomas residuais após o tratamento adequado.

A otite média aguda (OMA) é um processo infeccioso caracterizado pela presença de fluido inflamatório no ouvido médio. É uma das principais queixas no pronto-socorro pediátrico e a principal causa de prescrição de antibióticos para crianças menores de 10 anos, embora o tratamento com antibióticos seja controverso em alguns países[2-4]. Esse processo ocorre quando há prejuízo na função de drenagem das secreções pela tuba auditiva, causando retenção purulenta local. É mais comum em crianças devido à conformação anatômica da tuba nesta faixa etária, que é mais curta e horizontalizada, dificultando a drenagem da secreção local.

Quando há inflamação do canal auditivo, trata-se de otite externa aguda (OEA), que tem como principal causa a infecção bacteriana, mas também pode estar associada a alergias, eczema e psoríase. A maioria dos casos ocorre após mergulhos ou higiene inadequada do canal auditivo com trauma leve local, tendo grande caráter sazonal.

ANATOMIA

O ouvido é dividido anatomicamente em três partes: externo, médio e interno. O ouvido externo é composto pelo pavilhão auricular e canal auditivo. O ouvido médio é separado do externo pela membrana timpânica e consiste em uma cavidade de ar que contém três pequenos ossos – martelo, bigorna e estribo –, que se conectam à orofaringe através da tuba auditiva (Eustáquio). O ouvido interno é composto pela cóclea, vestíbulo, canais semicirculares e nervo vestibulococlear, todos repletos de um líquido responsável pela percepção das alterações na velocidade do movimento e manutenção do equilíbrio.

CLASSIFICAÇÃO

Patologias do ouvido externo

Otite externa

Epidemiologia e fatores de risco

A otite externa é uma condição comum que pode afetar todas as idades, com um pico de incidência entre 7 e 14 anos, sendo rara antes dos 2 anos[4,5]. O principal fator de risco é a umidade, com maior incidência durante o verão e em climas tropicais. As causas infecciosas podem ser bacterianas, virais ou fúngicas, sendo as infecções bacterianas mais comuns causadas por *Staphylococcus aureus* e *Pseudomonas aeruginosa*. A infecção viral mais significativa é pelo vírus herpes-zóster, que pode causar a síndrome de Ramsay-Hunt, manifestando-se com paralisia facial e lesões vesiculares no conduto auditivo.

QUADRO 1 Fatores de risco da otite externa
Umidade
Trauma
Condições dermatológicas
Obstrução do canal auditivo
Radioterapia ou quimioterapia
Estresse
Imunocomprometidos

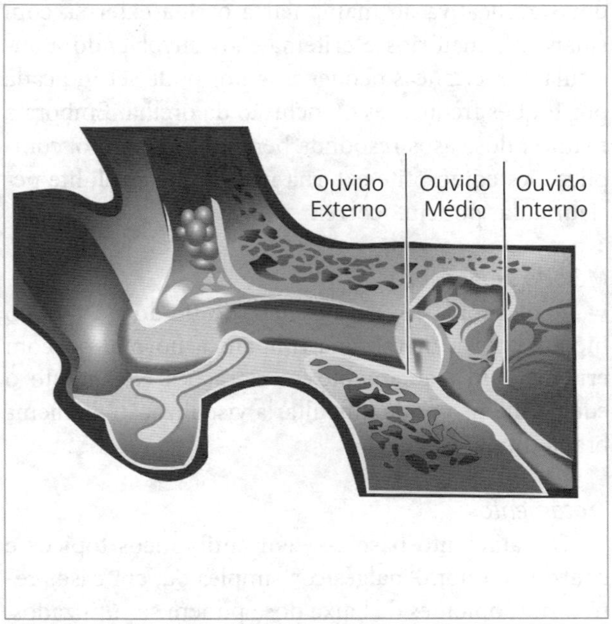

FIGURA 1 Divisão anatômica do ouvido.

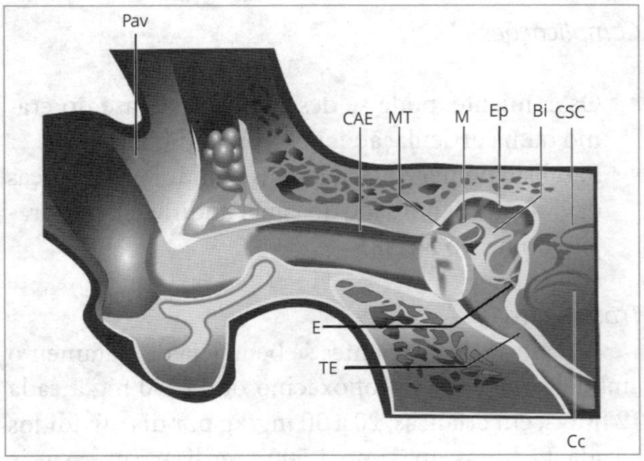

FIGURA 2 Anatomia do ouvido.
Bi: bigorna; CAE: conduto auditivo externo; Cc: cóclea; CSC: canais semicirculares; E: estribo; Ep: epitímpano; M: martelo; MT: membrana timpânica; Pav: pavilhão auricular; TE: trompa de Eustáquio.

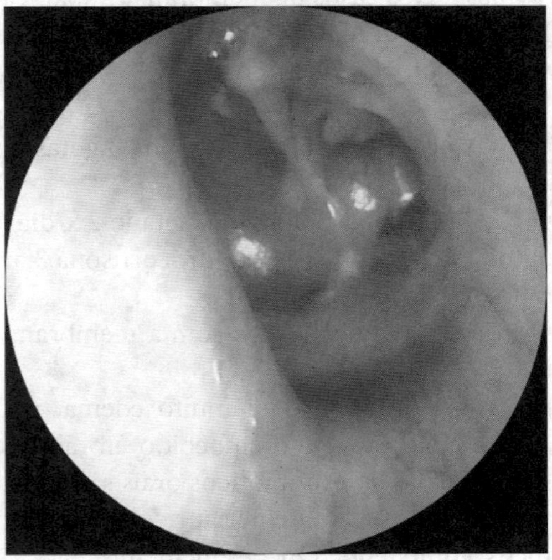

FIGURA 3 Otoscopia normal.
Acervo pessoal de Gabriele Biller – residente de Otorrinolaringologia da Santa Casa de Misericórdia de Barretos.

QUADRO 2 Principais patógenos da otite externa

Staphylococcus aureus
Pseudomonas aeruginosas
*Candida**
*Aspergillus**
Polimicrobiana

* Patógenos raros.

Clínica

Os sintomas incluem prurido, otalgia, edema e eritema do canal auditivo, além de otorreia. Pode haver dor significativa ao manipular a orelha externa, com sinais inflamatórios e eritematosos envolvendo a aurícula. Em crianças pequenas, a dor pode ser indicada por toques frequentes ou oclusão da orelha. Embora a maioria dos casos responda bem ao tratamento, complicações como otite externa necrosante e celulite periauricular podem ocorrer.

Método diagnóstico

A otoscopia revela ausência de fluido no ouvido médio, com a membrana timpânica normal ou com eritema, sem abaulamentos ou retrações. No entanto, o edema intenso pode dificultar a visualização da membrana timpânica.

Tratamento

O tratamento baseia-se em antibióticos tópicos e controle da dor. Analgésicos simples ou, em casos refratários, opioides de baixa dose podem ser utilizados. A primeira linha de tratamento é com antibióticos tópicos por 7 a 14 dias, com cobertura para *S. aureus* e *P. aeruginosa*. Nos casos de membrana timpânica perfurada, as fluoroquinolonas são preferíveis devido à ausência de ototoxicidade. São opções:

- Ciprofloxacino com hidrocortisona 3 gotas no ouvido afetado 2 x/dia.*
- Ofloxacino 5 gotas no ouvido afetado 2 x/dia.*
- Polimixina B, neomicina e hidrocortisona 3 a 4 gotas no ouvido afetado 4 x/dia.

* Primeira opção em casos com a membrana perfurada.

Em casos graves ou com muito edema, pode-se usar um tampão otológico embebido em antibiótico tópico por 2 a 3 dias. Antibióticos orais são indicados para pacientes com celulite periauricular ou sintomas sistêmicos, como febre. Opções incluem:

- Levofloxacino 500 mg 1 x/dia por 7 dias
- Cefuroxima 500 mg por via oral 2 x/dia.*
- Amoxicilina-clavulanato 875 mg por via oral 2 x/dia durante 7 dias.*

* Ausência de cobertura a *Pseudomonas aeruginosa*.

Otite externa necrosante

Epidemiologia e fatores de risco

A OEN, anteriormente denominada maligna, é uma rara complicação da otite externa, geralmente causada por *Pseudomonas aeruginosa*. A infecção pode acometer tecidos moles e ossos subjacentes, sendo potencialmente grave devido ao risco de osteomielite dos ossos da região temporal e base do crânio. É mais comum em pacientes idosos, diabéticos ou imunocomprometidos, ocorrendo quando a infecção se estende ao osso e à cartilagem, causando otalgia severa e possível irradiação para a articulação temporomandibular.

Clínica

Geralmente, o paciente se apresentará com otalgia intensa, associada a otorreia, que não apresentará melhora mediante uso de antibioticoterapia tópica, diferentemente das otites externas. A queixa álgica, além de mais intensa no período noturno, pode irradiar para a articulação temporomandibular, ocasionalmente apresentando também espasmo mandibular7.

Método diagnóstico

A otoscopia mostra edema, eritema e otorreia. Um achado clássico é o tecido de granulação na porção inferior do canal auditivo externo, embora nem sempre esteja presente. Exames laboratoriais geralmente são normais, exceto pela proteína C reativa e velocidade de hemossedimentação elevadas. A confirmação diagnóstica é feita por tomografia ou ressonância magnética, revelando osteomielite ou acometimento de estruturas adjacentes.

Complicações

- Osteomielite: pode se desenvolver na base do crânio ou na articulação temporomandibular.
- Paralisia do nervo facial: mais comum em crianças devido à proximidade do canal auditivo com o trajeto do nervo facial.

Tratamento

A maioria dos pacientes se beneficia de tratamento ambulatorial com ciprofloxacino oral (750 mg a cada 12 horas; em crianças: 20 a 30 mg/kg por dia, divididos a cada 12 horas, máximo 1.500 mg/dia). Em caso de intolerância ou alergia, betalactâmicos intravenosos com cobertura anti-*Pseudomonas* são uma opção. Critérios para internação hospitalar incluem:

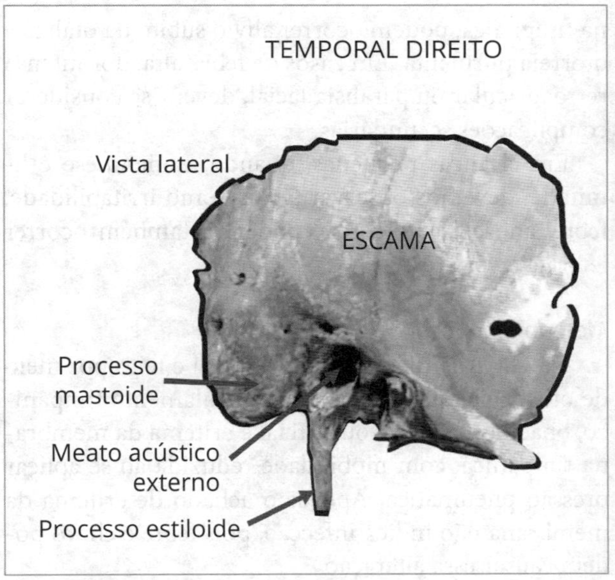

FIGURA 4 Ossos adjacentes ao meato acústico.
Fonte: Anatomia Odonto[11].

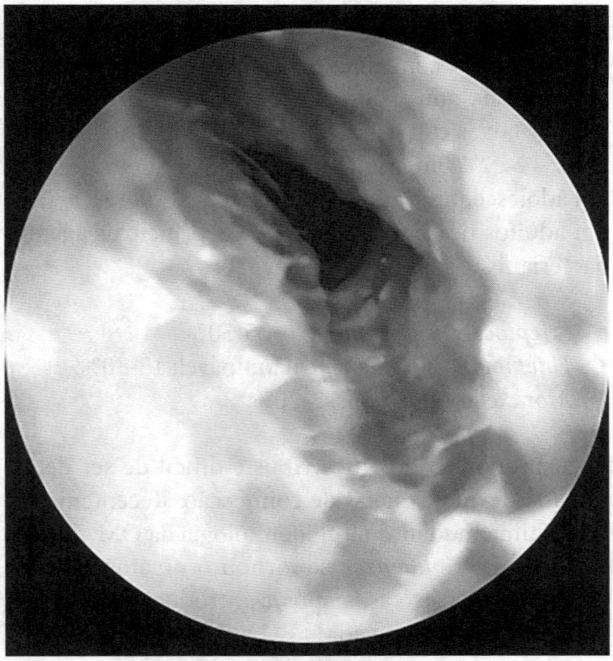

FIGURA 5 Otite externa maligna.
Acervo pessoal de Ricardo McKay Bilton – médico residente de Otorrinolaringologia do Hospital das Clínicas da Faculdade de Medicina da Universidade de São Paulo (HCFMUSP).

- Diabetes descompensado.
- Imunodepressão.
- Paralisia de nervos cranianos ou infecção além dos tecidos moles do ouvido externo.
- Refratariedade dos sintomas após 48 a 72 horas de tratamento oral.

Nesses casos, a terapia combinada com ciprofloxacino intravenoso e betalactâmico intravenoso é indicada. A duração da terapia antibiótica depende da gravidade dos sintomas, variando de 6 a 8 semanas em casos de osteomielite extensa a períodos mais curtos em casos mais leves.

Otomicose

Epidemiologia e fatores de risco

A infecção fúngica do ouvido externo representa 9% a 27% dos casos de otite externa e mais de 30% dos casos de otorragia[6-10]. Fatores de risco incluem lesões traumáticas, manipulação do canal auditivo com equipamentos não estéreis, entrada de corpo estranho, umidade e infecção fúngica das unhas ou dermatofitoses ao redor da orelha. Os agentes causais mais comuns são *Candida parapsilosis* e *Aspergillus niger*.

Clínica

Os sintomas incluem prurido, secreção, desconforto no canal auditivo e edema leve.

Método diagnóstico

A otoscopia pode revelar hifas, pontos pretos ou revestimento negro, sugerindo infecção por *Aspergillus* sp., ou material esbranquiçado-sebáceo, sugerindo infecção por *Candida*.

Tratamento

O tratamento inclui limpeza do canal auditivo e aplicação de antifúngico tópico. Em pacientes com membrana timpânica íntegra, clotrimazol 1% é aplicado duas vezes ao dia por 10 a 14 dias. Persistindo os sintomas, é indicada a avaliação por um otorrinolaringologista. Para pacientes com membrana timpânica perfurada ou refratários ao tratamento tópico, o antifúngico sistêmico deve ser escolhido com base em cultura e sensibilidade. Na indisponibilidade desses exames, anfotericina B lipossomal é indicada para o tratamento de *Aspergillus*, e fluconazol, para *Candida* sp.

Patologias do ouvido médio

Otite média aguda

A OMA bacteriana é caracterizada pela presença de líquido infectado no ouvido médio devido ao comprometimento da função da tuba auditiva, podendo estar associada a otorreia se a inflamação causar ruptura da membrana timpânica.

Epidemiologia e fatores de risco

De acordo com uma revisão sistemática de 2012, a incidência anual de casos de OMA ocorre nas seguintes faixas etárias: 45-60% em crianças abaixo de 5 anos; 19-22% em crianças entre 5 e 14 anos; 3,1-3,5% em adolescentes e adultos entre 15 e 24 anos; 1,5-2,3% em adultos de 25 a 85 anos[10-15]. Os principais agentes bacterianos e suas prevalências são:

- *Streptococcus pneumoniae*: 25-50%.
- *Haemophilus influenzae* não tipável: 15-30%.
- *Moraxella catarrhalis*: 3-20%.

A proporção de otites virais é difícil de ser determinada devido às taxas de coinfecção. Recentemente, houve uma mudança na epidemiologia da OMA grave, em que o *H. influenzae* se tornou o organismo mais prevalente nesses casos após a introdução da vacina pneumocócica conjugada.

Clínica

Nos adultos, a OMA geralmente é precedida por infecções das vias aéreas superiores ou rinite alérgica, apresentando-se de forma unilateral, com otalgia e abafamento auditivo . Quando há ruptura da membrana timpânica, podem ocorrer alívio súbito da otalgia e otorreia purulenta. Em casos de febre alta, dor intensa retroauricular ou paralisia facial, devem-se considerar complicações secundárias.

Em crianças pequenas, quando a anamnese é limitada, devemos observar sinais como irritabilidade, febre, anorexia e otorreia, podendo também ocorrer letargia e vômitos.

Método diagnóstico

Na OMA, o diagnóstico principal é feito por meio de otoscopia, que pode revelar abaulamento timpânico, opacificação total ou parcial e eritema da membrana timpânica, com mobilidade reduzida ao se aplicar pressão pneumática. Apenas o achado de eritema da membrana não indica infecção, pois febre e choro podem causar essa alteração.

Durante a otoscopia, a presença de cerume pode prejudicar o exame físico e deve ser removida cuidadosamente por curetagem ou aspiração sob visualização direta. A remoção do cerume por irrigação local deve ser evitada se houver suspeita de OMA, pois há risco de rompimento da membrana timpânica.

Em casos de otite média crônica supurada, a história clínica de uma otite média persistente, com otal-

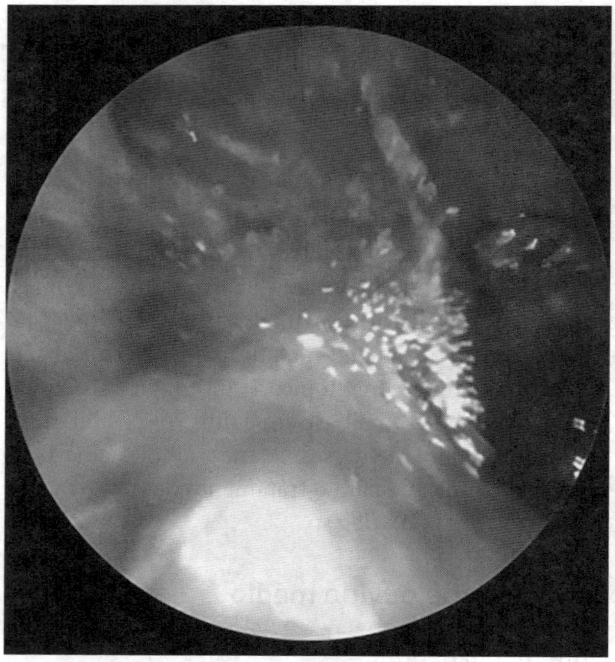

FIGURA 6 Hifas em cavidade de mastoide.
Acervo pessoal de Ricardo McKay Bilton – médico residente de Otorrinolaringologia do Hospital das Clínicas da Faculdade de Medicina da Universidade de São Paulo (HCFMUSP).

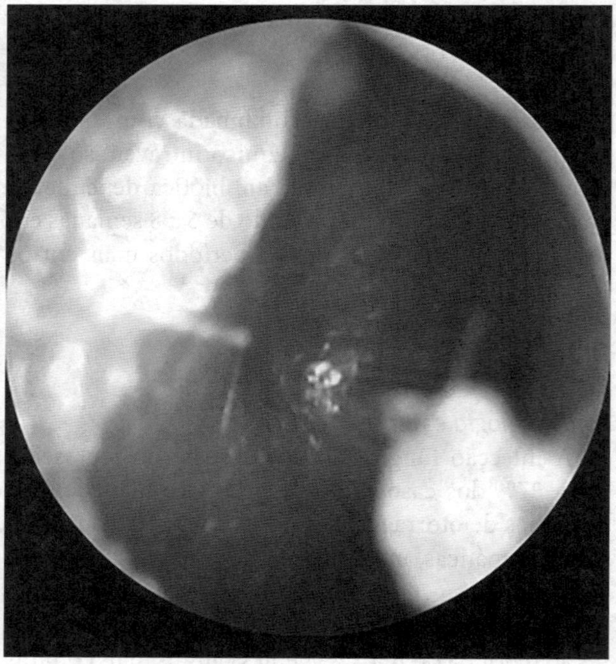

FIGURA 7 Otite média aguda não supurada, ectasias vasculares radiais e em cabo do martelo, abaulamento e opacificação.
Acervo pessoal de Ricardo McKay Bilton – médico residente de Otorrinolaringologia do Hospital das Clínicas da Faculdade de Medicina da Universidade de São Paulo (HCFMUSP).

gia, vertigem, perda auditiva e zumbido, é sugestiva. À otoscopia, pode-se observar a drenagem de pus através do sítio de perfuração da membrana timpânica, além de pólipos e tecido de granulação no canal auditivo. É importante diferenciar de otite externa, pela dificuldade de visualizar a origem da secreção.

Tratamento

Nos adultos, está indicado o tratamento com antibiótico oral em todos os casos. Na população pediátrica, a decisão considera a idade do paciente, comorbidades, lateralidade (uni ou bilateral), sinais e sintomas (Tabela 1).

São indicações de antibiótico na infância: idade inferior a 6 meses ou sinais de gravida de (otalgia moderada ou grave, otalgia por mais de 48 horas ou febre acima de 39°C). Imunodeficientes ou pacientes com implantes cocleares também devem receber antibióticos, independentemente da idade.

Na ausência de sinais que indiquem a necessidade de antibióticos na infância, pode-se adotar uma conduta conservadora, com prescrição apenas de sintomáticos e reavaliação em 48 horas.

A droga de primeira escolha na população pediátrica é a amoxicilina, na dose de 50 a 90 mg/kg/dia, em duas doses diárias. No Brasil, devido ao perfil de baixa resistência do pneumococo, recomenda-se iniciar com 50 mg/kg/dia. A prescrição de amoxicilina-clavulanato pode ser uma opção se a criança apresentar fatores de risco para agentes produtores de betalactamase.

Em caso de falha terapêutica após 48 horas, deve-se reexaminar o paciente e considerar novo foco infeccioso ou complicações. Se houver suspeita de resistência ao antimicrobiano, podem-se utilizar os fármacos apresentados na Tabela 2.

Nos adultos, a terapia de primeira linha é a amoxicilina-clavulanato. Se indisponível, pode-se usar amoxicilina como primeira escolha. Outras opções incluem os fármacos apresentados na Tabela 3.

Pacientes com sintomas leves a moderados devem ser tratados por 5 a 7 dias. Na presença de otalgia grave ou sintomas sistêmicos, a antibioticoterapia pode ser realizada por 10 dias. Se não houver resposta ao tratamento inicial após 48 a 72 horas, deve-se reavaliar o paciente e considerar outra hipótese diagnóstica ou foco infeccioso. Se houver suspeita de resistência ao antimicrobiano, podem-se usar os fármacos apresentados na Tabela 4.

Para casos de alergia grave aos betalactâmicos, podem-se utilizar os fármacos apresentados na Tabela 5.

Se houver perfuração da membrana timpânica, pode-se usar antibiótico tópico (ver em tratamento de otite externa), mas não há evidências de mudança no desfecho clínico. É importante orientar o paciente a evitar mergulhar ou nadar e proteger o ouvido da água durante o banho até que a perfuração se resolva.

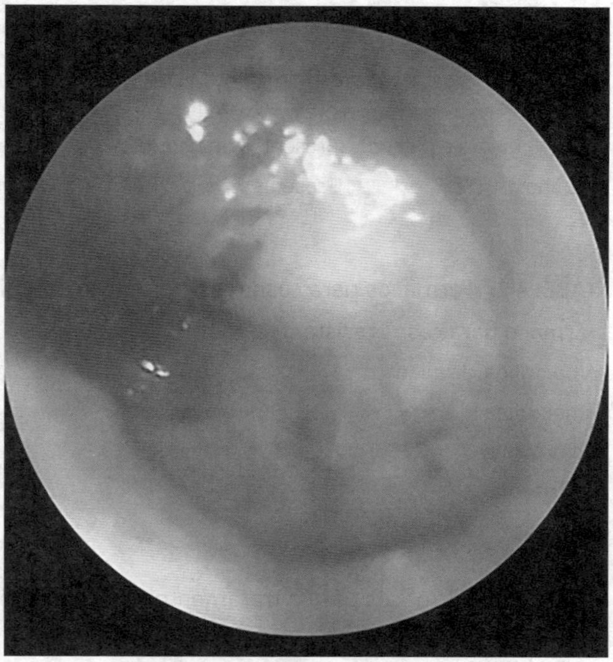

FIGURA 8 Otite média aguda supurada com abaulamento e otorreia.
Acervo pessoal de Ricardo McKay Bilton – médico residente de Otorrinolaringologia do Hospital das Clínicas da Faculdade de Medicina da Universidade de São Paulo (HCFMUSP).

Se o paciente apresentar OMA recorrente, perda auditiva persistente ou perfuração crônica da membrana timpânica, deve-se encaminhá-lo ao otorrinolaringologista.

Complicações

- Mastoidite aguda: ocorre quando a infecção se propaga do ouvido médio para as células mastoides ipsilaterais, causando um processo inflamatório e infeccioso que pode levar à erosão óssea. É mais comum em crianças pequenas. Fatores de risco incluem idade inferior a 2 anos, OMA recorrente e quadros graves. Sintomas incluem dor, calor, eritema e edema retroauricular. A confirmação é feita por tomografia computadorizada (TC) da região temporal. O tratamento consiste em internação hospitalar, antibiótico intravenoso e drenagem cirúrgica do abscesso se necessário.
- Labirintite supurada: caracteriza-se por infecção bacteriana da cóclea e labirinto vestibular, com rápida progressão dos sintomas e perda auditiva irreversível. Pacientes apresentam vertigem intensa,

TABELA 1 Tratamento da otite média aguda na população pediátrica

Idade	Sinais de gravidade	Lateralidade	Conduta
< 6 meses	Presentes ou não	Uni ou bilateral	Antibióticos e sintomáticos
Entre 6 meses e 2 anos	Presentes ou não	Bilateral	Antibióticos e sintomáticos
> 2 anos	Presentes	Uni ou bilateral	Antibióticos e sintomáticos

TABELA 2 Fármacos para casos resistentes ao antimicrobiano

Fármaco para casos resistentes	Posologia
Amoxicilina-clavulanato	90 mg/kg/dia + 6,4 mg/kg/dia 2x/dia
Amoxicilina	90 mg/kg/dia 2 x/dia
Cefuroxima	30 mg/kg/dia 2 x/dia
Ceftriaxona	50 mg/kg intramuscular 1 x/dia

TABELA 3 Fármacos para o tratamento da otite média aguda em adultos

Fármaco	Posologia
Amoxicilina-clavulanato	875/125 mg via oral 2 x/dia
Amoxicilina	500 mg via oral 3x ao dia
	875 mg via oral 2 x/dia
Cefuroxima	500 mg via oral 2 x/dia
Ceftriaxona	1g EV ou 1g intramuscular 1 x/dia por 3 dias
Doxiciclina	500 mg via oral 2 x/dia
Levofloxacino	500 mg via oral 1 x/dia

TABELA 4 Fármacos para casos de suspeita de resistência ao antimicrobiano

Fármaco para casos resistentes	Posologia
Amoxicilina-clavulanato liberação prolongada	2.000 mg + 125 mg 2 x/dia por 10 dias
Ceftriaxona	1g EV ou 1 g IM 1 x/dia por 3 dias
Levofloxacino	500 mg via oral 1 x/dia

TABELA 5 Fármacos para casos de alergia grave a betalactâmicos

Fármaco para casos de alergia grave	Posologia adulto	Posologia pediátrica
Clindamicina	300 mg 3 x/dia	30 a 40 mg/kg/dia
Eritromicina		50 mg/kg/dia
Claritromicina	500mg 2 x/dia	15 mg/kg/dia

náuseas e vômitos, perda auditiva sensorioneural, febre e sintomas de otite média.

- Abscesso cerebral: geralmente está associado a quadro de OMA grave com extensão intracraniana. Pacientes apresentam febre, cefaleia intensa, vômitos, alterações do estado mental e sinais neurológicos focais. A TC de crânio revela coleções circunscritas com contraste. É necessário antibiótico intravenoso e drenagem cirúrgica.

Otite média serosa ou com efusão

Epidemiologia e fatores de risco

A otite média serosa ou com efusão é mais comum na infância, com pico de incidência entre 6 e 13 meses, sendo a causa mais comum de procedimentos otológicos e perda auditiva em crianças. Sua etiologia é multifatorial, com os principais fatores associados sendo disfunção da tuba auditiva, como rinossinusites, hipertrofia de adenoide, infecções de repetição ou fatores de disfunção velopalatina, como anormalidades craniofaciais18. Os patógenos mais frequentes são os mesmos da OMA: *Streptococcus pneumoniae*, *Haemophilus influenzae* não tipável e *Moraxella catarrhalis*.

Clínica

A otite média serosa é caracterizada pela presença de fluido na orelha média sem sinais de infecção bacteriana ou doença local associada. Em crianças, pode ser assintomática ou apresentar poucos sintomas. Em adultos e crianças mais velhas, geralmente causa perda auditiva condutiva temporária, plenitude auditiva, dor local leve e episódica, estalos, zumbidos e sensação de borbulhas.

Método diagnóstico

À otoscopia, observa-se uma membrana timpânica intacta ou com retração, sem brilho, com redução da translucidez, e fluido amarelado ou claro formando nível hidroaéreo, com diversas bolhas (efusão serosa). Ao realizar a manobra pneumática, há redução ou ausência de movimentação da membrana timpânica, podendo-se observar mobilização dos níveis hidroaéreos.

Tratamento

O tratamento da OME é controverso. Pode-se realizar tratamento empírico com antibioticoterapia oral, visto que essa conduta reduz significativamente os níveis de recorrência e sintomas. Contudo, alguns autores consideram que essa medida não altera o curso da doença. O tratamento clínico da OME é similar ao da OMA. Nos casos em que o tratamento clínico se mostra ineficaz, está indicada a abordagem cirúrgica com timpanotomia e aspiração da secreção. Portanto, na suspeita diagnóstica, está indicado encaminhamento a um especialista para reavaliação após o tratamento clínico empírico.

Miringite bolhosa

Epidemiologia e fatores de risco

Estima-se que, para cada 20 casos de OMA, haverá um caso de miringite, sendo, portanto, sua incidência bem menor. A maioria dos casos ocorre em crianças do sexo masculino, entre 2 e 8 anos, sendo incomum em crianças abaixo de 2 anos. Embora se acredite que a maioria dos casos seja causada por vírus, estudos antigos identificaram *Streptococcus pneumoniae* como o agente etiológico bacteriano mais comum, seguido por *Haemophilus influenzae*, *Moraxella catarrhalis*, *Streptococcus* do grupo A e *Staphylococcus aureus*. A incidência aumenta nos meses de inverno, devido à redução do funcionamento da tuba de Eustáquio no frio.

Clínica

Diferentemente da OMA, a miringite bolhosa afeta apenas a membrana timpânica, não atingindo o ouvido médio, e costuma causar dor local mais intensa devido à rica inervação da membrana timpânica. Quando uma das bolhas se rompe, há melhora da dor.

Método diagnóstico

A otoscopia costuma revelar reflexo luminoso reduzido ou ausente da membrana timpânica, com redução da mobilidade, além de uma membrana mais fina e eritematosa. As bolhas podem se romper e formar otorreia sanguinolenta. Não são necessários diagnósticos de imagem nem laboratoriais.

Tratamento

Devido à elevada taxa de recorrência, deve-se iniciar antibioticoterapia precoce com amoxicilina 80 a 90 mg/kg/dia, se não houver uso recente dela nos últimos 30 dias. Em caso de uso recente de amoxicilina, deve-se associar clavulanato. Caso o paciente seja alérgico às penicilinas, pode-se usar azitromicina ou claritromicina.

Complicações

A ocorrência de perda auditiva secundária à miringite é elevada. Há um relato de caso que apoia o uso de corticosteroide tópico para reduzir a incidência de perda auditiva, mas faltam estudos que demonstrem evidência robusta disso.

Patologias do ouvido interno

Labirintite (ou otite interna)

Epidemiologia e fatores de risco

A labirintite é a inflamação do labirinto membranoso do ouvido interno com incidência desconhecida e poucos dados epidemiológicos descritos. A incidência parece aumentar com a idade, podendo ocorrer em todas as faixas etárias, mas sendo mais comum entre 30 e 50 anos. Entre as causas, pode ser resultado de processo inflamatório ou infeccioso, trauma do osso temporal, hemorragias, doença autoimune ou tumor. A causa mais comum é a infecciosa, que pode ser viral ou bacteriana, sendo as virais as mais prevalentes e em geral associadas a infecção de vias aéreas superiores. Diversos vírus podem gerar sintomas vestibulares, como os vírus do resfriado comum, gripe, sarampo, caxumba, até mesmo covid-19 ou HIV. As infecções podem atingir o ouvido interno por via hematogênica, contiguidade ou através das meninges. Dessa forma, infecções do ouvido médio ou das meninges podem apresentar complicações ou sintomas vestibulares devido ao acometimento do ouvido interno. A labirintite também pode ser complicação de doença autoimune, sífilis, síndrome de Ramsay-Hunt, ou, em casos nos quais não se identifica nenhum fator causal, ser idiopática.

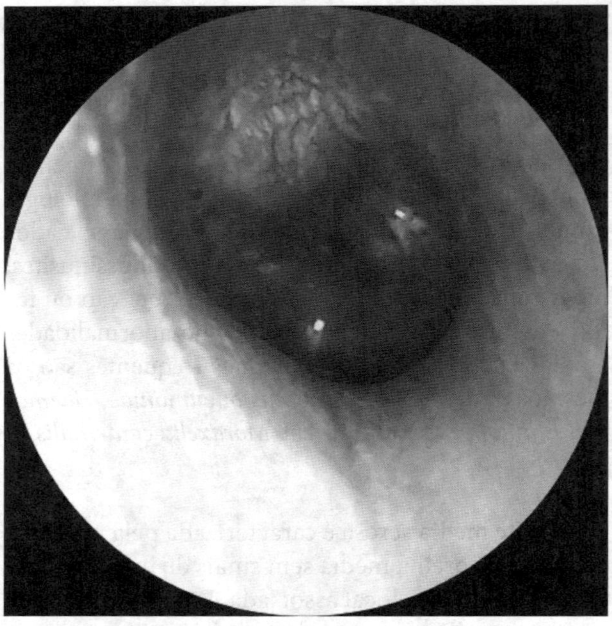

FIGURA 9 Miringite bolhosa.
Acervo pessoal de Gabriele Biller – residente de Otorrinolaringologia da Santa Casa de Misericórdia de Barretos.

Clínica

Os principais sintomas são vertigem intensa, náuseas, vômitos, zumbido e hipoacusia. A vertigem costuma ser autolimitada, raramente mais de 72 horas, e a presença de hipoacusia diferencia clinicamente a labirintite da neurite vestibular, que não apresenta sintomas auditivos[15-19]. Em raras circunstâncias, há persistência de sintomas episódicos por várias semanas. Nesses casos, é importante reconsiderar diagnósticos diferenciais ou complicações. Quando há perda auditiva neurossensorial irreversível, a presença de ossificação patológica do labirinto deve ser cogitada e investigada com exames complementares. Na ausência de sintomas, fatores de risco ou outras doenças que possam justificar os sintomas vestibulares, deve-se considerar a possibilidade de labirintite idiopática.

Método diagnóstico

Anamnese e exame físico direcionado são essenciais para o diagnóstico clínico. Na história, é importante buscar fatores de risco como infecções virais recentes, trauma do osso temporal, cirurgia otológica, hemorragia do conduto auditivo ou sinais clínicos que indiquem a presença de OMA ou meningite. Além disso, a busca ativa por sintomas neurológicos, como disartria, disfagia, parestesias ou paresias, é fundamental para avaliar o possível acometimento do tronco cerebral. No exame físico, o nistagmo frequentemente pode estar presente, além de distúrbios da marcha e equilíbrio[20-21]. A otoscopia pode contribuir com o diagnóstico ao identificar sinais de colesteatoma, tumor benigno que afeta o ouvido médio, ou OMA. Quando pertinente, deve-se expandir a investigação com avaliação laboratorial e sorologias para HIV e sífilis. A solicitação de tomografia ou ressonância magnética está indicada aos pacientes com perda auditiva neurossensorial refratária ou persistente para investigar complicações e diagnósticos diferenciais, como a labirintite ossificante ou idiopática.

Tratamento

O tratamento da labirintite é direcionado à causa subjacente, geralmente de modo ambulatorial. É importante estimular a movimentação do paciente o mais precocemente possível, mesmo que isso possa piorar a vertigem, pois acredita-se que evitar o repouso absoluto contribui para a compensação vestibular e o prognóstico. Causas virais originadas no trato respiratório superior são tratadas com sintomáticos, hidratação e repouso relativo; causas bacterianas são tratadas com antibiótico direcionado para o sítio de origem da infecção. Em doenças autoimunes, o corticoide pode ser usado no controle sintomático, e, se identificado um agente específico, como HIV, sífilis, COVID-19 ou herpes, deve-se individualizar e direcionar o tratamento. A prescrição de benzodiazepínicos ou anti-histamínicos pode ser utilizada até as primeiras 72 horas de sintomas para evitar inibir a compensação vestibular[22].

Uma minoria dos casos precisará de intervenção cirúrgica, por isso, na persistência ou refratariedade dos sintomas, está indicada avaliação com especialista focal. Além disso, pacientes com perda auditiva súbita podem receber corticosteroides e precisarão ser encaminhados a um especialista. Para os casos refratários, mesmo solucionada a labirintite aguda, está indicada a reabilitação neurovestibular.

REFERÊNCIAS

1. Barkwill D, Arora R. Labyrinthitis. Treasure Island: StatPearls; 2024.
2. Hajjar LA, Brandão Neto RA, Marino LO, Marchini JFM, Alencar JCG, Turaça K, et al. Medicina de emergência: abordagem prática. 18. ed. Barueri: Manole; 2024.
3. Medina-Blasini Y, Sharman T. Otitis externa. Treasure Island: StatPearls Publishing; 2023.
4. Paço J. Otites na prática clínica. Guia de diagnóstico e tratamento. Círculo Médico; 2010.
5. Buttaravoli P, Leffler SM, Herrington R. Minor emergencies. Elsevier Health Sciences; 2021.
6. Grandis JR. Necrotizing (malignant) external otitis. Waltham: UpToDate; 2024.
7. Schaefer P, Baugh RF. Acute Otitis Externa: An Update. Am Fam Physician. 2012;86(11):1055-61.
8. Goguen LA. External otitis: Pathogenesis, clinical features, and diagnosis. Waltham: UpToDate; 2023.
9. Kaushik V, Malik T, Saeed SR. Interventions for acute otitis externa. Cochrane Database Syst Rev. 2010;(1):CD004740.
10. Osso temporal. Anatomia Odonto. [acesso em julho de 2024]. Disponível em: https://anatomiaodonto.uff.br/osso-temporal/
11. Mofatteh MR, Naseripour Yazdi Z, Yousefi M, Namaei MH. Comparison of the recovery rate of otomycosis using betadine and clotrimazole topical treatment. Braz J Otorhinolaryngol. 2018;84(4):404-9.
12. García-Martos P, Delgado D, Marín P, Mira J. Analysis of 40 cases of otomycosis. Enferm Infecc Microbiol Clin. 1993;11(9):487-9.
13. Traldi PC, Brito AR, Cunha JP. Urgências e emergências pediátricas. Série Pediatria SOPERJ. Barueri: Manole; 2023.
14. NICE. Otitis media (acute): antimicrobial prescribing. [acesso em julho de 2024]. Disponível em: https://www.nice.org.uk/guidance/ng91
15. Esposito S, Novelli A, Noviello S. Treatment of acute otitis media in paediatrics: a meta-analysis. Infez Med. 2005;13(2):63-71.
16. Pinto S, Costa J, Vaz Carneiro A, Fernandes R. Analysis of the Cochrane Review. Antibiotics for acute otitis media in children. Cochrane Database Syst Rev. 2013;1:CD000219. Acta Med Port. 2013;26(6):633-6.
17. Otite média. [acesso em julho de 2024]. Disponível em: https://www.otorrinousp.org.br/imageBank/seminarios/seminario_34.pdf
18. Ghosh A. Atlas colorido de otologia. Thieme Revinter; 2023.
19. Kasinathan S, Kondamudi NP. Bullous myringitis. PubMed. Treasure Island: StatPearls Publishing; 2020.
20. Taxak P, Ram C. Labyrinthitis and labyrinthitis ossificans: a case report and review of the literature. J Radiol Case Rep. 2020;14(5):1-6.
21. Oussoren FK, Schermer TR, Bruintjes TD, Leeuwen RBV. Idiopathic labyrinthitis: symptoms, clinical characteristics, and prognosis. J Int Adv Otol. 2023;19(6):478-84.
22. Saniasiaya J, Kulasegarah J. Acute labyrinthitis: a manifestation of COVID-19 in a teenager. BMJ Case Rep. 2023;16(12):e258290.

4

Rinossinusite aguda

Vitor Machado Benincá
Yarlen Siebra de Sá
Yury Tavares de Lima

PONTOS PRINCIPAIS

- Estima-se que 1 a cada 7 pessoas tenham, pelo menos, um episódio de rinossinusite ao ano.
- A maior parte das rinossinusites possuem etiologia viral.
- Rinossinusites com duração igual ou superior a 10 dias têm alta probabilidade de ter como etiologia um agente bacteriano.
- Imunossuprimidos possuem risco aumentado de complicações secundárias às rinossinusites.
- Corticosteroides inalatórios podem ser recomendados no manejo da rinossinusite, diferentemente dos sistêmicos, que não estão indicados.
- Antibióticos devem ser prescritos de maneira criteriosa, e não são recomendados de rotina para todos os pacientes com rinossinusite aguda.

INTRODUÇÃO

A rinossinusite aguda (RSA) é definida como um quadro inflamatório e sintomático da mucosa da cavidade paranasal. Durante algum tempo, o termo sinusite foi amplamente utilizado; contudo, a inflamação dos seios paranasais, sem acometimento da mucosa nasal, é rara e, por essa razão, o termo rinossinusite é mais recomendado[1].

Podemos classificá-la como aguda quando o período de acometimento é de até 4 semanas, apesar de alguns autores considerarem que sintomas que perduram entre 4 e 12 semanas são indicativos para classificá-la como subaguda. Se o quadro clínico se prolongar por mais de 12 semanas, define-se como crônica. Algumas pessoas podem apresentar recorrências frequentes e caso estes episódios durem menos de 30 dias e se repitam com intervalo mínimo de 10 dias (remissão completa dos sintomas entre um episódio e outro, neste período) ela pode ser classificada como aguda recorrente[1,2].

Estima-se que, nos Estados Unidos, de 10 a 15% das pessoas apresentem pelo menos um episódio de rinossinusite anualmente. No entanto, esses valores podem variar de acordo com a região geográfica e a faixa etária analisada. Deve-se levar em consideração também que muitos pacientes não procuram unidades de saúde, mesmo com o quadro típico, o que pode mascarar sua real prevalência[2].

A etiologia pode ser extremamente variável, compreendendo desde infecções de vias aéreas superiores, por vírus, bactérias ou fungos, até exposições a alérgenos. No entanto, etiologia viral é a mais comum. *Rhinovirus*, *Influenzae*, *Adenovirus* e *Parainfluenzae* são os agentes mais prevalentes. Dentre os agentes bacterianos destacam-se: *Streptococcus pneumoniae*, *Haemophilus influenzae* e *Moraxella catarrhalis.* No caso de infecção por *Staphylococcus aureus,* agente incomum, mas que pode responder a até 29% das rinossinusites esfenoidais, deve-se atentar para uma possível resistência à terapêutica inicial e necessidade de mudança do esquema de tratamento. É importante destacar que em pacientes imunocomprometidos o *S. aureus* também deve ser considerado. O perfil etiológico em rinossinusites nosocomiais é representado principalmente pela *Pseudomonas aeruginosa* e pela *Klebsiella pneumoniae*. Pacientes com infecção ativa não tratada pelo HIV e pacientes com fibrose cística podem apresentar um perfil bacteriano mais propenso a infecções por *Pseudomonas aeruginosa*.

Infecções virais tendem a apresentar uma evolução clínica mais favorável, com sintomas que chegam ao ápice até o quinto dia do início do quadro, evoluindo com posterior melhora e resolução até o décimo dia. As infecções bacterianas, contudo, compreendem de 2 a 10% dos casos de rinossinusites agudas, e naturalmente possuem um período de evolução superior a 10 dias, com um quadro de piora após um leve intervalo com melhora. Destaca-se que as rinossinusites agudas virais podem predispor etiologias bacterianas, em virtude de um déficit na drenagem do epitélio ciliar, secundário ao quadro de inflamação e edema, gerando um meio propício para o crescimento bacteriano[3].

Com base nisso, apesar de ser comum evidenciar a prescrição de antibioticoterapia para pacientes com rinossinusites agudas na atenção primária à saúde (APS) ou no departamento de emergência (DE), o uso desses medicamentos não deve ser amplamente recomendado, devendo obedecer a critérios bem definidos e fluxogramas para sua prescrição.

Pacientes imunossuprimidos estão em grupo de risco para o desenvolvimento de doenças respiratórias oportunistas e têm maior predisposição ao desenvolvimento de complicações secundárias às rinossinusites, apesar de extremamente raras. Celulites, abscessos e meningite podem ser exemplos de desfechos clínicos desfavoráveis.

Os três fatores fundamentais que justificam a maioria das fisiopatologias das rinossinusites são: patência dos óstios dos seios paranasais, a qualidade das secreções nasais e a função ciliar.

APRESENTAÇÃO CLÍNICA

Os sintomas mais frequentes em pacientes com rinossinusites são congestão e secreção nasal, que pode ter aspecto hialino ou purulento (mesmo em infecções virais), febre, dor e sensação de pressão em áreas que envolvem os seios da face.

Portanto, apenas pela análise isolada de sintomas não é possível diferenciar a etiologia do quadro. Sintomas que perduram por períodos superiores a 10 dias, possuindo início debilitante, seguido por leve quadro de melhora, com piora subsequente, descrevem quadros mais característicos de um agente bacteriano[2,3].

Rinossinusites agudas (RSA) de origem viral ou alérgica geralmente possuem sintomas com duração de até 10 dias. Os sintomas costumam envolver frequentes episódios de tosses secas e espirros, e por vezes prurido ocular.

Imunossuprimidos devem ser cuidadosamente avaliados, em especial se queixa de febre alta e persistente, e dor facial de elevada intensidade. Complicações como celulite ou abscessos periorbitários e orbitários podem gerar – além dos sintomas supracitados – edema, hiperemia e restrição do movimento palpebral, comprometendo a motricidade ocular.

A meningite é uma complicação rara, porém grave, podendo cursar com rebaixamento do nível de consciência, febre e sinais meníngeos, como: rigidez nucal, sinais de Brudzinski e Kernig positivos. Deve-se ficar claro que a presença ou ausência desses sinais semiológicos não exclui ou confirma a doença, e não deve atrasar, em hipótese alguma, a punção lombar para avaliação de conteúdo liquórico ou outros testes à beira do leito, diante da suspeita diagnóstica.

AVALIAÇÃO DIAGNÓSTICA

Em geral, o diagnóstico de RSA é clínico. Com base nos critérios da Infectious Disease Society of America (IDSA), são necessários 2 critérios maiores, ou 1 critério maior e 2 menores. Veja a Tabela 1.

TABELA 1 Critérios diagnósticos para rinossinusite aguda (RSA)

Sintomas maiores	Sintomas menores
Descarga nasal anterior purulenta	Cefaleia
Descarga nasal posterior purulenta ou hialina	Dor auricular ou sensação de pressão em ouvidos
Congestão ou obstrução nasal	Halitose
Sensação de face congesta	Dor dental
Dor ou sensação de pressão facial	Tosse
Hiposmia ou anosmia	Fadiga
Febre (em casos agudos)	Febre (em casos subagudos ou crônicos)

O desafio para o diagnóstico encontra-se na elucidação da etiologia, visto que a cultura de aspirado do seio nasal, considerada o padrão-ouro, não possui alta disponibilidade no Brasil, tem custo elevado e tempo significativo para o resultado, sendo recomendado apenas para casos pontuais. Para isso, a *IDSA* orienta que a suspeita de rinossinusite aguda bacteriana deve ser considerada se:

- Sintomas com duração ≥ 10 dias, sem sinais de melhora clínica.

- Sintomas severos, como descarga purulenta nasal e febre ≥ 39ºC por mais de 3 dias.
- Piora do quadro clínico após leve período de melhora com duração de pelo menos 5-6 dias.

Exames complementares como tomografia computadorizada (TC) de seios paranasais, órbita e crânio e ressonância magnética (RM) de crânio podem ser solicitados em casos atípicos, em populações específicas ou em casos de investigação de recorrências[4]. A TC de seios da face tipicamente evidencia nível hidroaéreo, espessamento mucoso e opacificação no seio acometido, achados não específicos para RSA. O uso do contraste na TC auxilia nos diagnósticos diferenciais e na pesquisa de complicações. A radiografia de seios da face, por sua vez, não é recomendada em nenhuma situação devido à baixa acurácia do exame. A cultura de secreção do seio nasal pode ser solicitada diante da suspeita de RSA bacteriana com falha da antibioticoterapia instaurada para tratamento, mas, em geral, não é feita no DE[5].

DIAGNÓSTICOS DIFERENCIAIS

Os diagnósticos diferenciais envolvendo rinossinusites são variáveis. Dentre as principais hipóteses diagnósticas, podemos considerar:

- Cefaleias (migrânea; em salvas; tensional, entre outras).
- Infecções e/ou inflamações dentárias.
- Inflamação das articulações temporomandibulares.
- Tumores.
- Abscessos intracranianos.
- Corpo estranho na cavidade nasal.
- Meningite.

É importante frisar que, em geral, os quadros de rinossinusites, independentemente do tempo, têm acometimento bilateral. Com isso, sintomatologias unilaterais (seja obstrução, secreção ou dor facial) devem fazer que o examinador considere quadros odontológicos ou neoplásicos, bem como alterações anatômicas (p. ex., pólipos) em seu raciocínio clínico.

MANEJO

Raramente pacientes com rinossinusites agudas necessitam de internamento hospitalar. Dentre as orientações para o manejo ambulatorial, destacam-se: hidratação do paciente e lavagem de cavidade nasal (com solução salina ou solução hipertônica), tanto na população adulta quanto na pediátrica. As lavagens nasais devem ser constantes, sugerindo-se a cada 6 ou 4 horas ou conforme produção local de muco espesso. Deve-se ter cuidado para lavagens excessivas não causarem irritação à mucosa ou lesões locais pela introdução de objetos pontiagudos como seringas, sobretudo em crianças.

Sintomáticos devem fazer parte da prescrição, a fim de garantir melhora, ainda que parcial, do quadro clínico. Analgésicos comuns são rotineiramente prescritos, bem como anti-inflamatórios não esteroidais (AINEs), em especial se houver queixas de odinofagia associada.

Corticoides inalatórios podem ser utilizados, como o propionato de fluticasona ou o furoato de mometasona (este último na dose de 50 mcg duas vezes ao dia por 7 a 14 dias). Corticosteroides sistêmicos como prednisona, prednisolona, hidrocortisona não são recomendados.

Anti-histamínicos podem ser prescritos contanto que a hipótese diagnóstica de rinossinusite esteja associada a sintomas alérgicos; caso contrário, não há recomendação. O IDSA não recomenda o uso de descongestionantes nasais, e o uso de mucolíticos carece de evidências que comprovem pleno benefício a fim de fazer parte da prescrição. Agonistas adrenérgicos sistêmicos via oral, como a pseudoefedrina, não proporcionam vantagens sob os agentes tópicos e causam mais efeitos colaterais, não sendo indicados.

O uso de antibióticos não deve ser feito de rotina, estando reservados para pacientes com suspeita de rinossinusite de etiologia bacteriana, de acordo com a forma de progressão ou de início dos sintomas. Sendo assim, recomenda-se que o paciente seja reavaliado a cada 2 a 3 dias, com o intuito de se observar a evolução da doença de maneira fidedigna. A antibioticoterapia deve ser iniciada tão logo seja identificada a possibilidade de agente bacteriano.

Amoxicilina + clavulanato (875/125 mg, 12/12h) corresponde à primeira linha de antibióticos recomendados, por 5 a 7 dias em adultos. Em casos de adultos com quadros recorrentes, imunossuprimidos ou crianças pode-se manter o tratamento por 10 dias (até em média 14 dias). Caso haja indicação de tratamento endovenoso, a escolha é pela ceftriaxona 50 mg/kg.

Fatores associados com maior risco de resistência antimicrobiana:

- Idade < 2 ou > 65 anos.
- Uso de antibióticos no mês anterior.
- Internação prévia nos últimos 5 dias.
- Comorbidades.
- Imunossupressão.

Para alérgicos a penicilina, o uso de doxiciclina (100 mg, 12/12h) ou de claritromicina (500 mg, 12/12h) pode ser recomendado; todavia, o IDSA orienta o uso de levofloxacino ou moxifloxacino. Macrolídeos, como a azitromicina e claritromicina, são medicações de 2ª linha para o tratamento da RSA bacteriana. Devemos estar atentos no DE aos pacientes idosos com quadros de *delirium* hipo/hiperativo, considerando que o uso das quinolonas aumenta essa probabilidade. Por tal razão, também são consideradas medicações de 2ª linha e seu uso deve ser criterioso para essa população.

Pacientes sem melhora dos sintomas após 3 dias do início do esquema antimicrobiano devem ter seu diagnóstico revisto para possível troca do esquema ou considerar outro diagnóstico diferencial.

A Figura 1 demonstra a sequência de condutas diante da suspeita de sinusopatia.

Sintomas sugestivos de RSA

Os sintomas proeminentes incluem congestão nasal, secreção purulenta, rinorreia, drenagem pós-nasal, dor facial ou dentária, dor de cabeça, pigarro e tosse. Qualquer paciente com inchaço ou dor orbital, inchaço da fronte e/ou diplopia deve ser avaliado com urgência. As crianças também podem apresentar aumento da irritabilidade e vômitos que ocorrem em associação com engasgos na drenagem do muco e/ou tosse prolongada[5-7].

História e exame físico

Revise o histórico médico para diagnóstico de RSA e sintomas subjacentes que são fatores de risco. O exame geral inclui uma avaliação de sinais de inflamação das vias aéreas superiores e dos seios da face associados à obstrução nasal, e edema da mucosa e secreções purulentas. Os sinais podem incluir sensibilidade à digitopressão sobre os seios da face, olheiras e/ou edema periorbital. Eritema faríngeo, hiperplasia linfoide

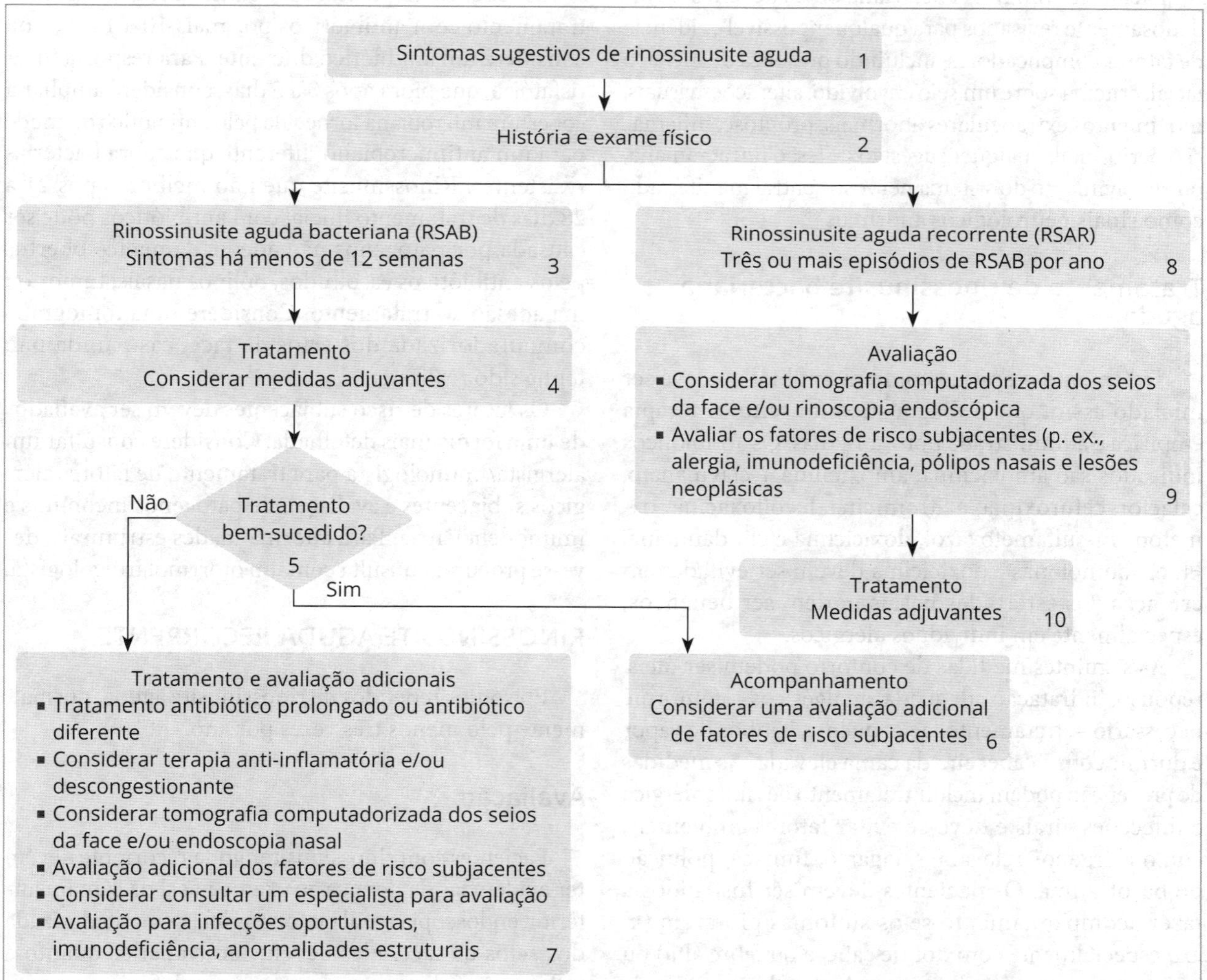

FIGURA 1 Abordagem completa diante de um caso de rinossinusite aguda.
Fonte: Peters et al., 2014.

e material purulento na faringe posterior também são frequentemente observados.

O exame nasal em pacientes com RSA pode mostrar eritema e secreções purulentas. Os pólipos nasais podem contribuir para a congestão nasal. RSA pode iniciar ou piorar a asma e hiperresponsividade brônquica. Assim, ausculta e outras medições objetivas do fluxo de ar, como espirometria de consultório, deve ser considerada em qualquer paciente com possível rinossinusite e tosse.

RINOSSINUSITE BACTERIANA AGUDA

A rinossinusite bacteriana aguda é definida como sintomas e sinais por menos de 12 semanas. O diagnóstico de RSA baseia-se principalmente na história clínica, no exame físico, e possivelmente outras avaliações auxiliares, incluindo endoscopia ou imagens radiográficas. Na maioria dos casos o diagnóstico é feito presumivelmente e o tratamento é iniciado.

Pacientes com RSA bacteriana óbvia devem ser cuidadosamente revisados para qualquer possível evidência de fatores complicadores, incluindo presença de inchaço facial, eritema sobre um seio envolvido, alterações visuais, movimentos extraoculares anormais, proptose, inflamação periorbital, qualquer sugestão de lesão intracraniana, ou envolvimento do sistema nervoso central manifestado como sinais neurológicos anormais[5-8].

Tratamento de rinossinusite bacteriana aguda

Tratamento empírico com um antibiótico deve ser iniciado assim que o diagnóstico for feito. A terapia empírica é administrada por 7 a 14 dias. Os antibióticos indicados são amoxicilina, amoxicilina + clavulanato, cefaclor, cefuroxima, azitromicina, levofloxacina, trimetoprim-sulfametoxazol, doxiciclina e clindamicina. Fluoroquinolonas e doxiciclina devem ser evitadas em crianças. Os esteroides nasais podem ser benéficos, especialmente em indivíduos alérgicos.

As seguintes medidas de conforto podem ser úteis: repouso, hidratação adequada, analgésicos – conforme necessário –, tratamento facial quente, banhos de vapor e dormir com a cabeceira da cama elevada. As medidas de prevenção podem incluir tratamento de rinite alérgica e infecções virais e deve-se evitar fatores ambientais, como alérgenos relevantes, cigarro, fumaça, poluição ou barotrauma. Os pacientes devem ser instruídos a fazer acompanhamento se os sintomas piorarem (p. ex., especialmente com dor de cabeça ou febre alta) ou se os sintomas não melhorarem dentro de 3 a 5 dias de tratamento.

Tratamento bem-sucedido?

- Resposta completa: O paciente melhora sintomaticamente para quase normal.
- Resposta parcial: O paciente melhorou sintomaticamente, mas não voltou ao normal no final do primeiro ciclo de antibióticos.
- Resposta ruim: O paciente apresenta pouca ou nenhuma melhora sintomática após o primeiro curso de antibioticoterapia.

Acompanhamento

Nenhuma avaliação adicional para rinossinusite não complicada resolvida. Considere uma avaliação mais aprofundada dos fatores de risco subjacentes.

Tratamento e avaliação adicionais

Para resposta parcial mas satisfatória, continue o tratamento com antibióticos por mais 10 a 14 dias ou considere um antibiótico diferente. Para resposta insatisfatória, que piora após 3 a 5 dias, considere ampliar a cobertura microbiana fornecida pelo antibiótico ou mude para um antimicrobiano diferente que cubra bactérias resistentes. Rinossinusite que não melhora após 21 a 28 dias de tratamento inicial com antibióticos pode ser causada por patógenos não adequadamente cobertos pelos antibióticos escolhidos, pólipos nasais, tumor ou má adesão ao tratamento. Considere uma tomografia computadorizada dos seios da face, caso ainda não tenha sido realizada.

Os fatores de risco subjacentes devem ser avaliados de uma forma mais detalhada. Considere consultar um alergista/imunologista para tratamento de fatores alérgicos subjacentes e avaliação de patógenos incomuns e imunodeficiência. Para anormalidades estruturais, deve-se procurar consulta com um otorrinolaringologista.

RINOSSINUSITE AGUDA RECORRENTE

Episódios repetidos de rinossinusite aguda, normalmente pelo menos três vezes por ano.

Avaliação

Pacientes com rinossinusite aguda recorrente devem ter evidências da doença ao exame nasal da câmara anterior, endoscopia nasal ou tomografia computadorizada dos seios da face. Eles devem ser avaliados quanto à inflamação subjacente, alergia, imunodeficiência e anomalias anatômicas. A cultura da drenagem é apropriada.

Tratamento

O tratamento imediato deve seguir os preceitos convencionais na aguda simples e na recorrente, conforme já descrito.

Acompanhamento

Pacientes sem sintomas sistêmicos exacerbados ou toxemia podem ser tratados em regime ambulatorial, idealmente com reavaliações em 48 a 72 horas ou antes, se piora da cefaleia, retorno da febre, sintomas neurológicos como alteração de nível de consciência ou alterações visuais. Pacientes com toxemia, imunocomprometidos ou comprometimento das reavaliações devem ser tratados em ambiente hospitalar.

REFERÊNCIAS

1. Chow AW, Benninger MS, Brook I, et al. IDSA clinical practice guideline for acute bacterial rhinosinusitis in children and adults. Clin Infect Dis. 2012;54(8):e72-e112.
2. Lemiengre MB, van Driel ML, Merenstein D, Liira H, Mäkelä M, De Sutter AI. Antibiotics for acute rhinosinusitis in adults. Cochrane Database Syst Rev. 2018;9(9):CD006089.
3. Orlandi RR, Kingdom TT, Hwang PH, et al. International consensus statement on allergy and rhinology: rhinosinusitis. Int Forum Allergy Rhinol. 2016;6(S1):S22-S209.
4. Thomas KE, Hasbun R, Jekel J, Quagliarello VJ. The diagnostic accuracy of Kernig's sign, Brudzinski's sign, and nuchal rigidity in adults with suspected meningitis. Clin Infect Dis. 2002;35(1):46-52.
5. Walls RM, Hockberger RS, Gausche Hill M. Rosen medicina de emergência: conceitos e prática médica, 9.ed. Rio de Janeiro: GEN/Guanabara Koogan; 2019.
6. Peters AT, Spector S, Hsu J, Hamilos DL, Baroody FM, Chandra RK, et al. Diagnosis and management of rhinosinusitis: a practice parameter update. Annals of Allergy, Asthma & Immunology. 2014;113(4):347-385.
7. Rosenfeld RM. Clinical practice: acute sinusitis in adults. N Engl J Med. 2016;375(10):962-70.
8. Bird J, Biggs TC, Thomas M, Salib RJ. Adult acute rhinosinusitis. BMJ. 2013;346:f2687.

Seção XVI

Emergências em dermatologia e imunologia

COORDENADORES DA SEÇÃO:

Rodrigo Silva de Quadros

Alexandra Rodrigues de Freitas

1

Síndrome de Steven-Johnson e necrólise epidérmica tóxica

Rodrigo Silva de Quadros
Alexandra Rodrigues de Freitas

PONTOS PRINCIPAIS

- Tanto a síndrome de Steven-Johnson quanto a necrólise epidérmica tóxica são reações mucocutâneas graves, geralmente desencadeadas pelo uso de fármacos.
- São consideradas um mesmo espectro de uma doença, sendo divididas de acordo com o grau de acometimento da área corporal.
- Os sintomas costumam se iniciar de 1 a 4 semanas após a exposição ao fármaco, e podem aparecer em até 48 horas em caso de reexposição.
- O pródromo é caracterizado por febre, fadiga e mal-estar generalizado, e as lesões cutâneas são disseminadas por todo o corpo, muito dolorosas.
- O tratamento de ambas as farmacodermias é complexo e multidisciplinar, mas há o consenso de que o paciente deve ser tratado como um grande queimado, focando em hidratação e correção de distúrbios hidroeletrolíticos.

INTRODUÇÃO

A síndrome de Stevens-Johnson (SSJ) e a necrólise epidérmica tóxica (NET) são farmacodermias raras, potencialmente fatais, geralmente desencadeadas após administração de determinadas drogas, na forma de reações mucocutâneas[1].

A SSJ e a NET são emergências dermatológicas, sendo de essencial importância a agilidade e expertise da equipe médica para identificar e solucionar a causa desta manifestação, seja ela medicamentosa ou infecciosa. Para isso, é imprescindível que a equipe multiprofissional tenha pleno conhecimento sobre o assunto, possibilitando um fluxo de atendimento rápido e eficiente.

EPIDEMIOLOGIA

Tanto a SSJ quanto a NET são afecções dermatológicas que podem ocorrer em qualquer etapa da vida, porém apresentam pico de incidência durante a segunda década de vida. No Brasil, os dados epidemiológicos são escassos, mas estima-se que a taxa de incidência da SSJ varie de 1,2 a 6 casos por milhão de pessoas por ano, e da NET varie de 0,4 a 1,2 casos por milhão de pessoas por ano[1-3].

Ao analisar a literatura, percebe-se que a incidência dessas farmacodermias aumenta de acordo com a idade e com a presença de fatores de risco, tais como o uso de múltiplos medicamentos, imunossupressão, entre outros. Parece haver também uma relação mais bem estabelecida entre o uso de medicamentos e a NET, quando comparado à SSJ. Cerca de 95% dos pacientes com NET fazem uso de múltiplos medicamentos, e destes, 80% apresentam relação direta entre o hábito medicamentoso e o desenvolvimento da erupção cutânea. Por outro lado, na SSJ, apenas 50% dos casos são comprovadamente de etiologia medicamentosa.

Estima-se que taxa de mortalidade média varie de 1% a 5% para a SSJ e de 25% a 35% para a NET; ambas as taxas podem aumentar significativamente em pacientes idosos e com múltiplas comorbidades, aumentando também naqueles pacientes com uma grande área de superfície corpórea acometida pelo desprendimento epidérmico[2,3,4].

FATORES DE RISCO

Os principais fatores de risco relacionados a essas farmacodermias incluem imunossupressão, quadros oncológicos, doenças autoimunes e fatores predisponentes genéticos. Dados sugerem que há um risco aumentado em até 100 vezes para pacientes em estágio avançado de infecção por HIV para o desenvolvimento de NET, quando comparado com a população geral[3-6]. Foi percebido também que pacientes com câncer ativo tendem a apresentar pior prognóstico, com maior taxa de complicações e maior índice de morbidade.

Alguns estudos recentes sugerem também a possibilidade de múltiplos fatores genéticos estarem envolvidos na predisposição da SSJ/NET, incluindo certos tipos de antígenos leucocitário humano (HLA) como HLA-B*15:02 e HLA-B*15:11. As associações mais importantes percebidas são entre o HLA-B*15:02 e o uso de carbamazepina e outros anticonvulsionantes aromáticos. Outros polimorfismos genéticos envolvem o CYP2CP19, que codifica uma isoforma do citocromo P450, e podem conferir um risco aumentado para SSJ/NET. Adiciona-se também à patogênese dessas farmacodermias o polimorfismo nos genes pró-apoptótico FasL, TLR-3 e via sinalizadora receptor IL-4/ IL-13, que são variáveis para populações distintas. No entanto, maiores estudos são necessários para avaliar detalhadamente o papel do polimorfismo genético na interação com os medicamentos e a predisposição a SSJ/NET.

ETIOLOGIA

A SSJ e a NET ocorrem mais comumente por reações adversas a medicamentos, independentemente da dose administrada. Na Tabela 1 estão listados os principais medicamentos associados a essas afecções.

A SSJ e a NET também podem ser precipitadas eventualmente por imunizações e por infecções virais e bacterianas. Há, porém, uma dificuldade em diferenciar a etiologia da farmacodermia nesses casos, podendo ser tanto a infecção propriamente dita, os medicamentos utilizados para seu tratamento ou a associação de ambos. Seguem listados, na Tabela 2, os principais agentes virais e bacterianos relacionados.

É importante ressaltar que a NET pode ser desencadeada por linfomas, radioterapia ou doenças do enxerto contra o hospedeiro.

TABELA 1 Principais fármacos associados ao desenvolvimento de síndrome de Stevens-Johnson e necrólise epidérmica

Anti-inflamatórios não esteroides (AINEs)	Cetoprofeno, diclofenaco, ácido acetilsalicílico (AAS), cetorolaco, meclofenamato, piroxicam, entre outros
Anticonvulsivantes	Oxcarbamazepina, carbamazepina, lamotrigina, fenitoína, fenobarbital
Antimicrobianos	Amoxicilina, ampicilina, sulfametoxazol, trimetoprima, sulfadiacina, cefotaxima, cefalexina, fluconazol, sulfassalazina;
Antivirais	Indinavir, aciclovir e zidovudina
Antineoplásicos	Ciclofosfamida, docetaxel e anastrozol
Barbitúricos	Fenobarbital, pentobarbital, secobarbital e amobarbital
Diuréticos	Metolazona, meticlotiazida e amilorida
Outros	Alopurinol, topiramato, amiodarona, minoxidil, digoxina, bisoprolol, enalapril, hidralazina, pravastatina, valdecoxib e amifostina

TABELA 2 Principais agentes virais e bacterianos relacionados à síndrome de Stevens-Johnson e necrólise epidérmica

Agentes virais	HIV, influenza, vírus herpes simples (HSV), Epstein-Barr vírus, hepatites, coxsackie, varíola e enteroviroses
Agentes bacterianos	Micobactérias, estreptococos-beta hemolítico do grupo A, difteria, febre tifoide e brucelose

FISIOPATOLOGIA

Apesar de seu mecanismo ainda ser pouco evidenciado, acredita-se que a patogênese básica envolve uma reação de hipersensibilidade tardia aos fármacos, que leva à extensa morte celular de queratinócitos por apoptose. Os três componentes de imunoglobulina (IgG) e do complemento depositam-se na junção dermoepidérmica e em torno dos pequenos vasos da derme. As células T CD8+ reconhecem o complexo maior de histocompatibilidade I (MHC-I), modificadas por um antígeno, e produzem as lesões de pele características da SSJ/NET.

Em análise histopatológica, é possível encontrar necrose em células satélites nos estágios iniciais, progredindo para necrose da epiderme, contrastando com alguns raros infiltrados inflamatórios da derme. A NET apresenta menor infiltrado inflamatório e maior destruição epidérmica. Além disso, importantes citocinas, como interleucina (IL)-6, TNF-α, interferon-γ, IL-18 e ligante de Fas (FasL), também estão presentes na epiderme lesionada e/ou no fluido das vesículas de pacientes com NET.

O Fas ligante (FasL), que é membro da família de citocinas TNF, pode induzir apoptose ao ligar-se ao receptor de morte (Fas). Estes receptores atuam como sensores da célula, que detectam sinais de morte celular e prontamente incitam o processo de apoptose, por meio do recrutamento das proteínas de sinalização intracelular FADD e pró-caspase 8. Esse processo leva à ativação da protease caspase 8, e subsequentemente ativa outras caspases efetoras (3, 6, 7), que causam desintegração celular e morte.

Também existem evidências de que outra molécula citotóxica desempenha um papel na apoptose de queratinócitos observada em SSJ/NET. Altas concentrações de granulisina, uma proteína citolítica secretada por linfócitos T citotóxicos (CTLs), células *natural killer* (NK) e as células *natural killer T* (NKT) foram encontradas no líquido da bolha de pacientes com SSJ/NET.

Por fim, o intervalo entre o início da terapia com medicamentos e a manifestação clínica de Stevens-Johnson ou necrólise epidérmica tóxica é, tipicamente, de 1 a 4 semanas, o que indica um período de sensibilização e fornece ainda mais suporte para o papel do sistema imunológico em sua patogênese. Esse período é consideravelmente menor em pacientes que são expostos novamente ao medicamento previamente causador de SSJ/NET.

Em resumo, a patogênese da SSJ/NET pode ser definida como: após a exposição a certos tipos de drogas, um indivíduo com fatores predisponentes particulares desencadeia uma reação imune específica ao medicamento ou a um de seus metabólitos. Como resultado de uma interação de tipos de células e citocinas, que ainda não são devidamente definidos, há uma forte expressão da molécula citolítica FasL nos queratinócitos, bem como a secreção granulisina de CTLs, células NK e células NKT. Isso leva à ação de FasL e à apoptose mediada por granulisina dos queratinócitos e, consequentemente, à necrose epidérmica e à ruptura.

CLASSIFICAÇÃO

A NET e a SSJ são consideradas duas extremidades de um mesmo espectro de doença, sendo a SSJ a forma mais branda, e a NET a forma mais grave. Há ainda uma situação intermediária, em que ocorre uma sobreposição entre a SSJ e a NET. A classificação da doença é feita de acordo com o grau de acometimento/descolamento cutâneo do paciente:

- Síndrome de Stevens-Johnson: destacamento epidérmico < 10% da área superficial corpórea.
- Sobreposição SSJ/NET: entre 10 e 30% da área superficial corpórea.
- Necrólise epidérmica tóxica: destacamento epidérmico > 30% da área superficial corpórea.

MANIFESTAÇÃO CLÍNICA

As manifestações clínicas iniciais da SSJ e da NET incluem um período prodrômico com sintomas inespecíficos, similares a uma infecção gripal, podendo incluir febre (geralmente > 39°C), dor de garganta, cefaleia, mialgias, artralgias, astenia, mal-estar geral, prurido/queimação conjuntival e coriza entre 1 e 3 dias antes do acometimento mucocutâneo, podendo se prolongar por, em média, 2 semanas[4-7].

É importante pontuar que após a exposição ao fator causal, o tempo de latência das afecções gira em torno de 1 a 4 semanas (média de 14 dias). No entanto, se houver reexposição ao medicamento, os sintomas podem surgir em menos de 48 horas.

A apresentação clínica da SSJ e da NET é caracterizada por lesões cutâneas hipersensíveis, geralmente iniciando-se em região de tronco, face, palmas das mãos (Figura 1B), plantas dos pés (Figura 1C) e parte proximal dos membros superiores e inferiores, e costuma poupar os segmentos distais e o couro cabeludo. Mais de 90% dos pacientes apresentam também acometimento de mucosas oral – incluindo lábios e língua (Figura 1A), ocular (conjuntivite), anal e/ou genital (uretrites e vulvovaginites). Essas lesões apresentam intensidade dolorosa elevada, sendo frequente a queixa de sintomas como disúria, fotofobia e dor ao se alimentar, resultando em prejuízo na ingestão de água e alimentos, com consequente quadro de desidratação e desnutrição.

As erosões possuem rápida progressão e aspecto morfológico inicial de máculas purpúricas ou eritematosas e acinzentadas, de forma e tamanho irregular, além de lesões em alvo, tanto típicas (tipo eritema polimorfo – olho de boi) quanto atípicas (predominantes

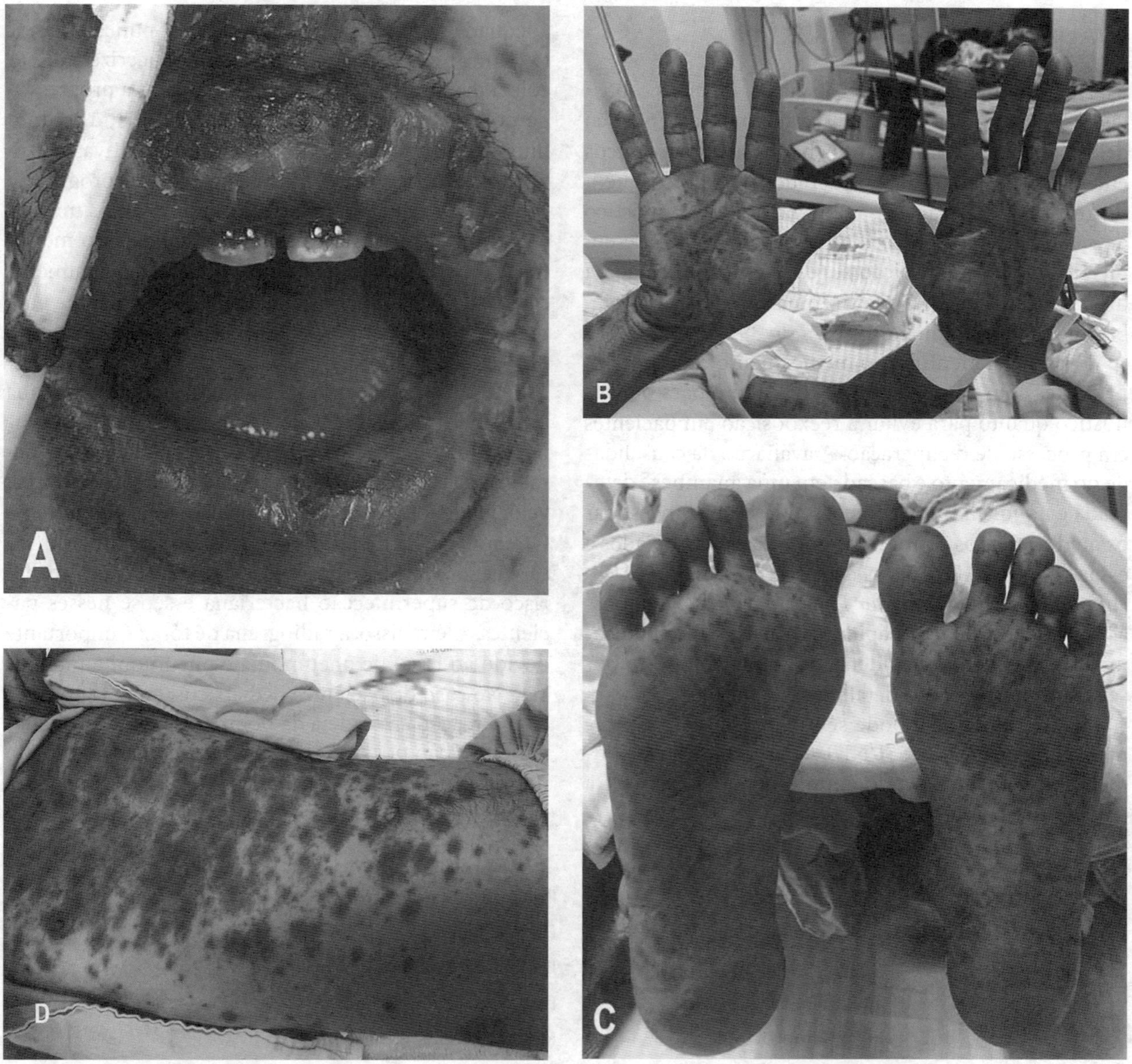

FIGURA 1 Locais comuns de acometimento. A: Erosões em região perioral. B: Máculas eritematosas na região palmar. C : Máculas eritematosas em região plantar. D: Presença de lesões em alvo típicas e coalescentes em tronco.

e mais características), com propensão a coalescência (Figura 1D). Ao pressionar tais lesões tangencialmente, observa-se um descolamento epidérmico e a pele pode se apresentar com aparência de "papel de cigarro molhado" (sinal de Nikolsky positivo). Posteriormente, podem evoluir para pápulas e, com o desprendimento epiderme-derme, progredir para vesículas ou bolhas, que se deslocam e se estendem lateralmente (sinal de Asboe-Hansen positivo) ao serem submetidas à digitopressão suave.

Conforme mencionado anteriormente, embora o quadro clínico da SSJ seja semelhante ao da NET, esta última é caracterizada por uma apresentação clínica mais grave, apresentando descolamento epidérmico extenso que acomete toda a superfície tegumentar, sendo semelhante a uma vítima de lesão térmica, o que confere ao paciente o aspecto de grande queimado. Além disso, as manifestações sistêmicas são mais prevalentes na NET e são representadas por: anemia, linfopenia, alterações no sistema respiratório (traqueíte, bronquite e pneumonite), esofagite, diarreia, hemorragias gastrointestinais (associadas a melena), necrose tubular aguda, glomerulonefrites, linfadenopatias, hipoalbuminemia, hiperglicemia e, em alguns casos, alteração do nível de consciência.

AVALIAÇÃO E DIAGNÓSTICO

Até o momento, existem poucas evidências robustas e aceitas universalmente a respeito do diagnóstico dessas farmacodermias, e os achados histopatológicos encontrados não são considerados específicos nem diagnósticos. Apesar dessas limitações, o diagnóstico dessas doenças é clínico e estabelecido com base em um histórico de exposição sugestiva ou confirmada a drogas e/ou ocorrência de sintomas prévios, como febre aguda, normalmente excedendo 39ºC e mal-estar.

É essencial identificar o medicamento causador em pacientes com suspeita de SSJ/NET, tanto para o diagnóstico quanto para evitar a reexposição em pacientes em processo de recuperação. A avaliação da causalidade do medicamento é baseada em uma anamnese detalhada e no julgamento clínico, sendo crucial investigar os medicamentos conhecidos por estarem associados a essas doenças. Além disso, o algoritmo ALDEN (*Algorithm of Drug Causality for Epidermal Necrolysis*) possibilita uma avaliação rápida da causalidade medicamentosa na necrólise epidérmica, sendo composto por seis parâmetros, como detalhado na Tabela 3.

A biópsia da pele pode ser solicitada para confirmar o diagnóstico de SSJ/NET e descartar outras condições semelhantes, sendo importante obter a amostra adequada por meio de uma biópsia por punção grande (> 4 mm) ou raspagem profunda ("saucerização"). A coleta da amostra deve ser realizada após a progressão da doença e, para diagnóstico de SSJ/NET, a imunofluorescência direta deve ser sempre negativa. A importância de a coleta ser realizada após a progressão da doença se deve ao fato de que, nos estágios iniciais, é comum observar um infiltrado inflamatório mononuclear perivascular na derme papilar, principalmente composto por linfócitos T, o qual não é suficiente para realizar o diagnóstico e pode ocorrer em diversas condições[6-9].

A avaliação laboratorial e por imagem desempenha um papel fundamental no acompanhamento e prognóstico da doença. Recomenda-se a solicitação de hemograma completo com painel metabólico diferencial, velocidade de hemossedimentação (VHS), proteína C-reativa (PCR) e culturas bacterianas e fúngicas do sangue, das feridas e das lesões mucosas devido ao alto risco de superinfecção bacteriana e sepse nesses pacientes. Além disso, a radiografia de tórax é importante devido ao risco de pneumonia e pneumonite intersticial. No caso de pacientes pediátricos, é relevante solicitar a reação em cadeia da polimerase e/ou sorologias para infecção por *Mycoplasma pneumoniae* no estágio inicial da doença e 3 semanas após. Estudos em peque-

TABELA 3 Algoritmo ALDEN

Critérios	Valores	Parâmetros aplicados	Pontos
Tempo decorrido entre a ingestão inicial da droga e o início da reação	Muito provável: +3	De 5 a 28 dias	–3 a +3
	Provável: +2	De 29 a 56 dias	
	Possível: +1	De 1 a 4 dias	
	Improvável: –1	Mais de 56 dias	
	Excluído: –3	Droga administrada no dia ou no dia seguinte ao início da reação	
Probabilidade da presença da droga no organismo no momento da reação	Muito provável: 0	Droga administrada até o dia de início da reação, ou interrompida em um momento anterior a 5 vezes o tempo de meia vida de eliminação da droga	–3 a 0
	Improvável: –1	Administração da droga interrompida em um momento anterior ao dia de início da reação, porém função hepática ou renal está alterada e há suspeita de interação medicamentosa	
	Excluído: –3	Administração da droga interrompida em um momento anterior ao dia de início da reação, porém função hepática ou renal estão normais e não há suspeita de interação medicamentosa	

(continua)

TABELA 3 Algoritmo ALDEN *(continuação)*

Critérios	Valores	Parâmetros aplicados	Pontos
Histórico prévio de exposição à mesma droga com ou sem reação	Positivo para uma doença ou droga específica: 4	SSJ ou NET desencadeada após o uso de uma mesma droga	–2 a 4
	Positivo para uma doença ou droga esa: 2	SSJ ou NET desencadeada após uso de uma droga similar ou outra reação desencadeada após o uso de uma mesma droga	
	Positivo para uma doença ou droga não específica: 1	Outra reação desencadeada após o uso de uma droga similar	
	Desconhecido: 0	Sem histórico de exposição a uma mesma droga específica	
	Negativo: –2	Nenhuma reação desencadeada após o uso dessa mesma droga específica	
Possível desfecho	Neutro: 0	Droga interrompida ou desconhecida	0 a –2
	Negativo: –2	Droga ainda administrada, porém sem nenhuma reação	
Tipo da droga suspeita de causar Síndrome de Stevens-Johnson/necrólise epidérmica	Muito suspeita: 3	Droga presente na lista das drogas mais relacionadas à SSJ/NET de acordo com estudos de caso-controle	–1 a 3
	Suspeita: 2	Droga com risco definido, porém menor, de acordo com estudos de caso-controle	
	Provável: 1	Droga sob vigilância; há casos registrados, porém com epidemiologia suspeita	
	Desconhecido: 0	Todas as outras drogas que não fazem parte da lista principal, incluindo novos medicamentos no mercado	
	Não suspeita: –1	Droga sem associação registrada previamente, embasada em estudos caso controle	
Outra causa mais provável	Possível –1	Listar todas as drogas de uso do paciente aplicando os critérios acima; se baixa pontuação (< 3), considerar outra causa mais provável	–1

Fonte: Sassolas et al., 2010[9].

TABELA 4 Interpretação de resultado e pontuação final do Algoritmo ALDEN

Pontuação final: –12 a 10
A partir da soma da pontuação de cada item acima, definimos a probabilidade de acordo com os valores abaixo:
< 0: muito improvável
0 a 1: improvável
2 a 3: possível
4 a 5: provável
≥ 6: muito provável

na escala avaliaram alguns marcadores séricos de SSJ/NET, como ligante FAS solúvel, ligante CD40 solúvel e outros, porém não foi possível determinar se eles podem ser úteis para o diagnóstico precoce da doença.

TRATAMENTO E DESFECHO DO PACIENTE

É extremamente importante o entendimento de que, no departamento de emergência, é primordial a identificação da doença e o controle de seus sintomas, visando à estabilização do paciente e à sua transferência para o setor mais adequado para sua continuidade de cuidados o mais rápido possível. Sendo assim, após o primeiro atendimento, estabilização clínica e controle dos sintomas, bem como a coleta de exames e identificação de critérios de sepse, o paciente deve ser encaminhado para o centro de referência, na maioria das vezes sendo o centro de terapia intensiva do local. Deve-se ter em mente que o atraso na identificação de fatores de instabilidade, como desidratação, hipotensão, febre e desconforto respiratório, pode trazer consequências graves e aumentar drasticamente a morbimortalidade do paciente com SSJ/NET[9-13].

O tratamento das farmacodermias é complexo, multidisciplinar e envolve cuidados de suporte em várias áreas. Isso inclui o tratamento das feridas, gerenciamento de fluidos e eletrólitos, suporte nutricional, controle da temperatura e da dor, prevenção e gerenciamento de infecções, cuidados oculares e suporte de órgãos, se necessário. A primeira medida a ser tomada diante de um caso de SSJ ou NET é a retirada do fármaco suspeito. É importante ressaltar que há a necessidade de um cuidado ainda mais especial quando as mucosas dos olhos, boca e trato urogenital são afetadas.

A hidratação é essencial, principalmente nas primeiras 24 horas, e deve seguir um protocolo de reposição de fluidos semelhante ao de pacientes grande queimados, sendo indicados 2 mL/kg/área corporal nas primeiras 24 horas; e, após esse período, administrar fluidos visando a um débito urinário de 0,5 a 1,0 mL/kg/h. A ingestão e a eliminação de fluidos devem ser monitorizadas rigorosamente para evitar hipoperfusão e choque hipovolêmico, bem como sinais de hipervolemia. É importante ressaltar também a necessidade de controle térmico, para evitar maior área de destacamento de epiderme e hipotermia.

A seguir estão especificados os cuidados direcionados para as principais afecções da SSJ e NET.

Abordagem para o tratamento de feridas

As feridas cutâneas podem ser abordadas de forma conservadora ou cirúrgica, a depender do grau de acometimento e extensão. No caso da abordagem conservadora ou "anticisalhamento", a epiderme destacada ou em vias de destacamento deve ser mantida *in situ* com curativos biológicos, sendo que a cada troca de curativos a pele deve ser limpa com água estéril ou solução diluída de clorexidina.

Em casos de necessidade de tratamento cirúrgico, a remoção da epiderme desvitalizada deve ser realizada via desbridamento, podendo ser aplicadas membranas biológicas no local após o procedimento.

Nutrição

O aporte nutricional deve ser iniciado precocemente, sendo indicadas dietas líquidas ou semilíquidas/pastosas. Durante a fase inicial da SSJ/NET, em que o catabolismo é predominante, deve-se estimar uma necessidade calórica de 20 a 25 kcal/kg por dia, e de 25 a 30 kcal/kg por dia durante a fase anabólica de recuperação.

Como o acometimento de mucosa oral é relativamente predominante nos pacientes, a passagem de sonda nasogástrica ou nasoentérica está indicada; sendo essencial o cuidado durante a passagem para minimizar danos às mucosas afetadas.

CONTROLE DA DOR

O controle álgico é de extrema importância no manejo do paciente acometido por SSJ ou NET, pois suas lesões são extremamente dolorosas. Sendo assim, deve ser realizado um esquema de analgesia fixo, intercalando drogas não opioides com drogas opioides, além de uma dose de resgate, caso necessário, geralmente sendo utilizada a morfina para esse caso específico.

Estão listadas na Tabela 5 algumas das medicações mais utilizadas e suas respectivas doses.

É importante ressaltar que a morfina deve ser administrada apenas em caso de dor não controlada pelas medicações habituais, e no caso de uso por mais de 2 dias para controle álgico, deve ser adicionado laxante à prescrição devido ao potencial constipante da morfina.

Prevenção e tratamento de infecções

Devido ao elevado potencial de infecção associado à SSJ/NET, devem ser realizadas culturas bacterianas de pele, sangue, cateteres e tubos gástricos com intervalos regulares. O tratamento com antibiótico deve ser embasado nos resultados das culturas e antibiogramas, sendo que os principais patógenos envolvidos são *Staphylococcus aureus* e *Pseudomonas aeruginosa*.

TABELA 5 Principais medicações utilizadas e suas doses

Drogas não opioides	
Dipirona	1-2 g EV até 4/4h (dose máxima 5 g em 24h)
Paracetamol	500-750 mg VO de 6/6h
Drogas opioides	
Tramadol (comprimido)	50-100 mg VO até de 6/6h
Tramadol (ampola 50 mg/mL)	50-100 mg + 50-100 mL SF 0,9% (concentração final 1 mg/mL) EV até de 6/6h
Morfina (ampola 10 mg/mL)	10 mg + 9 mL SG 5% (concentração final 1 mg/mL) – administrar 3 mg EV até de 15/15 min, sendo dose máxima 15 mg em 1h

A antibioticoprofilaxia é contraindicada nos pacientes com SSJ/NET. A atenção com a manipulação do paciente de forma estéril e vigilância aos sinais de sepse é fundamental.

Manejo respiratório

Todos os pacientes precisam ser monitorizados de perto para envolvimento respiratório durante a fase aguda e encaminhados para uma unidade de terapia especializada, quando necessário. Deve-se considerar também que cerca de 40% dos pacientes com SSJ/NET têm acometimento respiratório; e, apesar de a ventilação mecânica aumentar a taxa de morbimortalidade em até 50%, a ventilação não invasiva é contraindicada devido às lesões cutâneas.

Devem ser solicitados exames complementares como radiografia de tórax e gasometria arterial, para avaliar sinais clínicos sugestivos de acometimento pulmonar, como dispneia, tosse e manifestações de hipoperfusão.

Manejo urogenital

Considerando que há acometimento urogenital em até 70% dos pacientes, deve ser realizado exame urogenital/ginecológico precoce, além de ser necessário ainda mais cuidado com curativos e higiene da região acometida[10-14]. Dessa forma, deve-se preferir os curativos não adesivos em erosões urogenitais, para reduzir a dor e prevenir aderências, além de utilizar corticosteroides tópicos de potência moderada para a fase aguda (p. ex., pomadas de hidrocortisona e cremes de fluticasona), cremes de barreira (vaselina). Alguns estudos sugerem que creme de estrogênio pode ser usado, pois ajuda na reepitelização da área acometida.

Em pacientes do sexo feminino, sugere-se lavagem suave com água ou banhos de assento, supressão menstrual (se em menacme) e uso de pomadas intravaginais e/ou dilatadores vaginais para prevenir estenoses e aderências. Já em pacientes masculinos, se não circuncidados, realizar retração diária do prepúcio para prevenir aderências.

Manejo ocular

É preciso avaliar repetidamente todos os pacientes quanto ao envolvimento ocular, mesmo aqueles que não apresentarem envolvimento visível no início da doença, uma vez que até 90% dos pacientes têm a região ocular afetada em algum momento da doença e que as sequelas crônicas são imprevisíveis[15,16].

As metas incluem redução da inflamação destrutiva na superfície ocular, prevenção de aderências conjuntivais, tratamento profilático de infecções oculares e diagnóstico e tratamento precoce de complicações. Em pacientes com acometimento ocular, é indicado o uso de enxagues com solução salina para limpar os olhos, pálpebras e remover detritos. Já naqueles sem envolvimento, indica-se lubrificação diária múltipla com colírios sem conservantes (lagrimas artificiais) ou pomadas.

Terapias sistêmicas

Evitar o uso de corticosteroides sistêmicos, imunoglobulina intravenosa, pulsoterapia com corticosteroides, ciclosporinas e plasmaferese devido à escassez de estudos e conflitos de evidências.

Medidas de suporte adicionais

Implementar profilaxia para úlceras de estresse, reposição de componentes sanguíneos, quando necessário, prevenção de trombose venosa profunda, manutenção dos níveis glicêmicos e monitoramento dos sinais vitais.

REFERÊNCIAS

1. Bolognia JL, Jorizzo JL, Schaffer JV. Dermatologia, v. 1. 3. ed. Rio de Janeiro: Elsevier; 2015.
2. Bulisani ACP, Sanches GD, Guimarães HP, Lopes RD, Vendrame LS, Lopes AC. Síndrome de Stevens-Johnson e Necrólise Epidérmica Tóxica em Medicina Intensiva. Rev Brasi Ter Intens. 2006;18(3).
3. Coelho ID. Síndrome Stevens-Johnson e Necrólise Epidérmica Tóxica. Orientadora: Maria Margarida Martins Gonçalo. 2013. 81 f. TCC (Mestrado integrado) – Curso de Medicina. Faculdade de Medicina da Universidade de Coimbra, set, 2013.
4. Creamer D, et al. U.K. guidelines for the management of Stevens-Johnson syndrome/toxic epidermal necrolysis in adults 2016. Br J Dermatol. 2016;174(6):1194-227.
5. De Prost N, et al. Bacteremia in Stevens-Johnson syndrome and toxic epidermal necrolysis: epidemiology, risk factors, and predictive value of skin cultures. Medicine. 2010;89(1):28-36.
6. Duplisea MJ, et al. Performance of ABCD-10 and SCORTEN mortality prediction models in a cohort of patients with Stevens-Johnson syndrome/toxic epidermal necrolysis. J Am Acad Dermatol. 2021;85(4):873-7.
7. Kumar V, Aster JC, Abbas AK, Fausto N. Robbins & Cotran Patologia: bases patológicas das doenças. 8. ed. Rio de Janeiro: Guanabara Koogan; 2010.
8. Rivitti EA. Manual de dermatologia clínica de Sampaio e Rivitti. São Paulo: Artes Médicas, 2014.
9. Sassolas B, Haddad C, Mockenhaupt M, Dunant A, Liss Y, Bork K, et al. ALDEN, an Algorithm for Assessment of Drug Causality in Stevens-Johnson Syndrome and Toxic Epidermal Necrolysis: comparison with case-control analysis. Clin Pharmacol Therap. 2010;88(1).
10. Vieira NAS, Cisne FIM, Magalhães FM, Nogueira VMG, Oliveira MAS. Síndrome de Stevens-Johnson: revisão integrativa. Revista Sustinere. jan-jun, 2021;9(1):96-107.
11. High WA. Stevens-Johnson syndrome and toxic epidermal necrolysis: Pathogenesis, clinical manifestations, and diagnosis. UpToDate. 2022.
12. Lee, HY. Stevens-Johnson syndrome and toxic epidermal necrolysis: Management, prognosis, and long-term sequelae. UpToDate. 2022.
13. Koh HK, Fook-Chong S, Lee HY. Assessment and Comparison of Performance of ABCD-10 and SCORTEN in Prognostication of Epidermal Necrolysis. JAMA Dermatology. 2020;156(12):1294-9.
14. Schwartz RA, McDonough PH, Lee BW. Toxic epidermal necrolysis. Part I. Introduction, history, classification, clinical features, systemic manifestations, etiology, and immunopathogenesis. J Am Acad Dermatol. 2013.
15. Schwartz RA, McDonough PH, Lee BW. Toxic epidermal necrolysis: Part II. Prognosis, sequelae, diagnosis, differential diagnosis, prevention, and treatment. Journal of the American Academy of Dermatology. 2013.
16. Zimmerman D, Dang NH. Stevens-johnson syndrome (SJS) and toxic epidermal necrolysis (TEN): Immunologic reactions. Oncologic Critical Care. 2019. p. 267-80.

2

Erisipela e celulite

Rodrigo Silva de Quadros
Alexandra Rodrigues de Freitas

PONTOS PRINCIPAIS

- As infecções de pele são queixas frequentes no departamento de emergência, sendo a erisipela e a celulite duas das infecções de pele que merecem atenção especial do médico emergencista.
- A erisipela é mais comumente associada a infecção pelo *S. pyogenes*, enquanto a celulite costuma ser causada pelo *S. aureus*.
- Podem ser semelhantes em suas manifestações clínicas, porém a erisipela se manifesta com bordas mais definidas, acometendo mais os membros inferiores; já a celulite costuma cursar com bordas menos definidas e acomete camadas mais profundas da pele.
- Ambas as infecções necessitam de identificação e manejo imediatos, para evitar o agravamento do quadro. O diagnóstico é sumariamente clínico, mas podem ser utilizados exames complementares para descartar diagnósticos diferenciais e complicações.

INTRODUÇÃO

A erisipela e a celulite são infecções de pele que acometem todas as faixas etárias, independentemente de sexo e idade, e ocorrem devido a uma quebra de continuidade da barreira mecânica proporcionada pelo estrato córneo. Essa ruptura pode ser gerada por diversos fatores, como queimaduras, mordeduras/picaduras, escoriações, cirurgias prévias ou úlceras vasculares distúrbios dermatológicos, entre outros, que permitem a invasão de bactérias nas estruturas dérmicas superficiais e profundas, ocasionando a infecção[1,2].

A erisipela, denominada também de celulite superficial, é uma infecção aguda da derme com importante comprometimento da rede linfática superficial, relacionada principalmente ao *Streptococcus pyogenes*, beta-hemolítico do grupo A, mas também pode ser causada por outros grupos estreptococos e, raramente, pelo *Staphylococcus aureus*.

Já a celulite é uma forma mais profunda de acometimento da infecção, que atinge o tecido subcutâneo juntamente com a derme, podendo estar associada ou não a necrose e está relacionada principalmente ao *Staphylococcus aureus*. Apesar disso, a celulite pode ser derivada de outros patógenos, como o *Streptococcus pyogenes*, *Streptococcus pneumoniae* – principalmente quando relacionada à face – e até o *Haemophilus influenzae* do tipo B, em crianças menores de 3 anos[2,3].

PREVALÊNCIA

Tanto a celulite quanto a erisipela têm maior incidência em crianças e idosos, porém estão presentes em todas as faixas etárias e sexo. Entretanto, a população caucasiana aparentemente apresenta maior risco, além de fatores como insuficiência venosa, linfedema, doença vascular periférica, *diabetes mellitus*, obesidade, úlceras e trauma local, que aumentam os riscos do paciente de desenvolver essas patologias, por se correlacionarem a alteração da barreira cutânea ou vascularização. Nos Estados Unidos, atingem 200 casos a cada 100 mil pacientes ao ano e têm gravidade variável, podendo resultar em altas taxas de morbidade[2,3].

MANIFESTAÇÃO CLÍNICA

A erisipela manifesta-se com placas avermelhadas, edema e bordas bem definidas, principalmente nos membros inferiores, como destacado na Figura 1. É possível ocorrer acometimento de face e membros superiores. Provoca sinais flogísticos, por vezes com formação de bolhas e aumento dos gânglios linfáticos. A doença tem evolução aguda e é acompanhada de sintomas sistêmicos, como febre e mal-estar. Depois do alívio dos sintomas, é possível o reaparecimento da erisipela, também chamada de erisipela recorrente, devido à persistência do edema local (linfedema), o que favorece o surgimento de novos episódios infecciosos. Esse ciclo pode levar ao aumento gradual da região afetada, acompanhado de edema e formação de tecido fibroso, o que caracteriza a condição conhecida como elefantíase.

Em relação à erisipela facial, ocorrem casos raros com sintomas clínicos semelhantes aos observados nos membros inferiores. Esses casos podem surgir após traumas ou ferimentos, porém, muitas vezes, não é possível identificar uma porta de entrada exata para a bactéria. Nessas situações, é importante descartar infecções locais, como sinusites, amigdalites e problemas dentários.

Por outro lado, a celulite é caracterizada por rubor, edema e bordas menos definidas, o que acontece devido ao envolvimento profundo na camada do tecido subcutâneo com surgimento no local de entrada da infecção, como apontado na Figura 2. Geralmente, não apresenta muitos sintomas sistêmicos, sendo mais predominante no local. A evolução pode variar de subaguda a crônica. Sobre a celulite na face, pode ocorrer em qualquer região, mais predominantemente na região periorbitária[4]. Em crianças, essa infecção pode ser causada pelo *Haemophilus influenzae*. Complicações são raras, e é extremamente incomum que o sistema nervoso central seja afetado.

A celulite também pode apresentar características que a classifiquem em diferentes níveis de gravidades, sendo mais raras as apresentações moderadas e graves:

- Leve: localizada, sem quadro sistêmico associado e sem outros fatores ou comorbidades vinculados.
- Moderada: localizada, porém com quadro sistêmico associado e/ou com comorbidades, como insuficiência vascular periférica e obesidade.
- Grave: de acometimento extenso, com quadro de sepse associado e disfunções orgânicas sistêmicas, exemplificada na Figura 3.

Embora haja semelhanças entre celulite e erisipela, algumas características clínicas e evolutivas ajudam a distingui-las, explanadas na Tabela 1.

DIAGNÓSTICO

O diagnóstico é basicamente clínico, baseado nos aspectos morfológicos de cada lesão, nas características descritas pelo paciente e na anamnese, como histó-

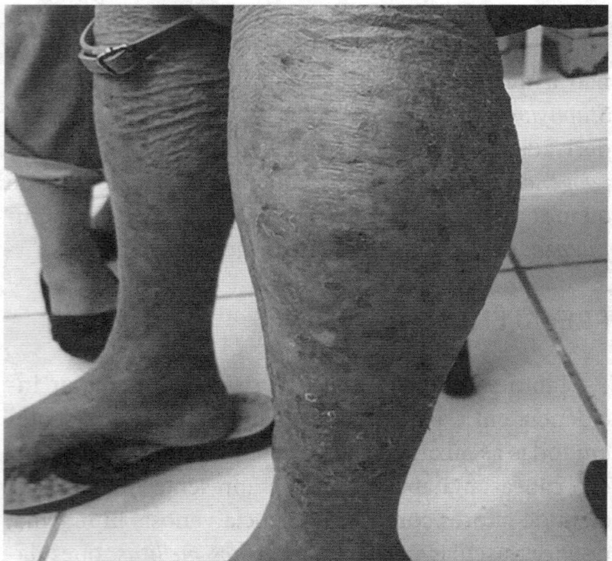

FIGURA 1 Membro inferior com características de erisipela.
Fonte: arquivo pessoal.

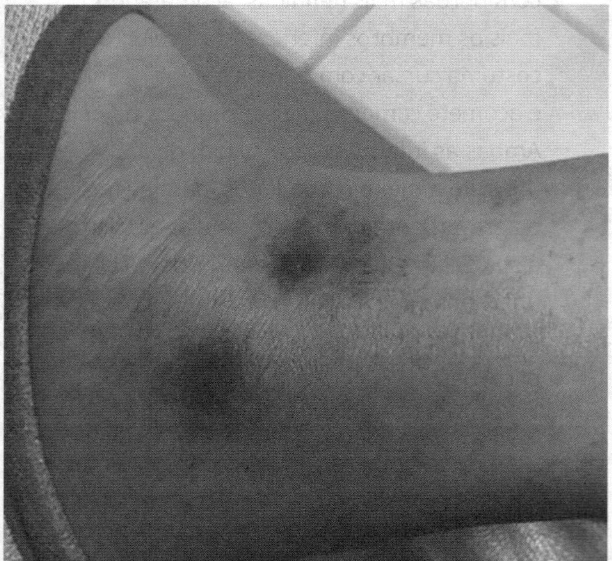

FIGURA 2 Provável ponto de entrada com rubor e bordas mal definidas.
Fonte: arquivo pessoal.

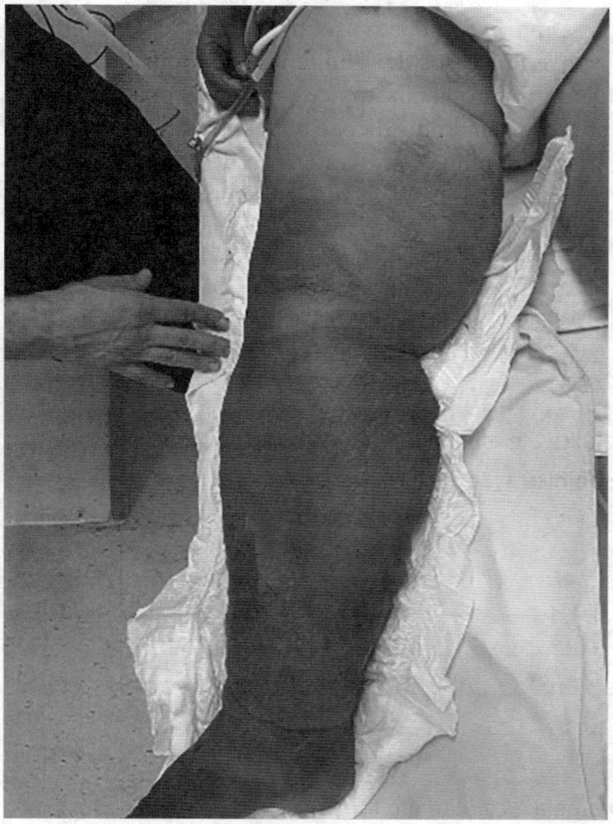

FIGURA 3 Celulite grave de membro inferior; paciente com disfunção orgânica e sepse.
Fonte: arquivo pessoal.

ria patológica pregressa, ocorrência de viagens, exposição a animais, traumas locais e idade.

Habitualmente, exames laboratoriais não são necessários para o diagnóstico, mas geralmente podem-se observar leucocitose e aumento da proteína C reativa, este último um parâmetro de maiores sensibilidade e especificidade. Em casos em que é cogitada a internação, a avaliação da função renal e eletrólitos deve ser levada em consideração.

A realização de culturas tanto de biópsias de pele como aspirações, assim como a hemocultura, geralmente negativa, pode ser reservada em casos de imunossuprimidos e grandes queimados, ou que apresentem bacteremia, sepse ou necessidade de internação. Em caso de erisipela facial/celulite resistentes, é importante fazer cultura e antibiograma das secreções.

Com relação à avaliação da extensão da lesão, ou quando há comprometimento de outras funções orgânicas, podem-se utilizar exames de imagem para descartar outros diagnósticos. A ultrassonografia é valiosa para verificar a presença de coleções ou abcessos, enquanto a tomografia pode auxiliar na exclusão de osteomielite[5]. É essencial aventar a possibilidade de fasciite necrosante em casos de necrose da pele, parestesias, edema tenso e contagem de leucócitos acima de 14.000 células/mm^3.

Convém atentar-se aos diagnósticos diferenciais mais importantes: tromboflebites, trombose venosa profunda, angioedema e herpes-zóster. Além destes, dermatite de contato em fase inicial, dermatite de estase, urticária, picada de insetos (hipersensibilidade), erupção medicamentosa fixa, eritema nodoso e eritema migratório também devem ser considerados.

TRATAMENTO

O tratamento dessas infecções de pele depende, a princípio, da intensidade do quadro infeccioso, suas manifestações clínicas e a localização da lesão dermatológica, fatores que devem ser levados em consideração na tomada de decisão e na escolha das medicações.

De maneira geral, o tratamento da celulite e erisipela, quando afetam os membros inferiores, consiste em antibioticoterapia, repouso, elevação das pernas em casos de edema vespertino e aplicação de compressas frias para alívio da dor. A droga de escolha é a penicilina. Nesse caso, utiliza-se a penicilina G cristalina na dose de 5-10 milhões de unidades, administrada por via endovenosa ou intramuscular a cada 4 ou 6 horas[4-8].

O sulfametoxazol-trimetoprima também é indicado em conjunto com a penicilina, dependendo da evolução e do quadro clínico. Além disso, nos casos em que há suspeita de infecção por estafilococos e/ou estreptococos, a oxacilina 500 mg, a cada 4 ou 6 horas, também é uma opção[9,10]. Nos casos de celulite nos membros inferiores que se manifestem com edema, eritema e aumento local da tempera-

TABELA 1 Comparações clínicas entre erisipela e celulite

	Agente infeccioso	Celulite
Profundidade	Derme superficial e vasos linfáticos superficiais	Derme profunda e hipoderme
Clínica	Eritema, edema, bordas bem definidas, lesão elevada e dolorosa	Eritema, edema, bordas pouco definidas e dolorosas
Sintomas	Sintomas sistêmicos	Apenas sintomas locais
Evolução	Aguda	Subaguda/crônica

tura, as drogas de escolha são as cefalosporinas ou macrolídeos. Além disso, para evitar recidivas, é recomendado evitar posições eretas e a deambulação. As principais drogas utilizadas estão especificadas na Tabela 2.

Nos casos que se relacionam com a face, o acompanhamento se torna mais rigoroso, sendo importante a realização de antibiograma e cultura das secreções durante a internação do paciente. As principais opções terapêuticas, nesse caso, estão listadas na Tabela 3.

Uma exceção ao uso de antibióticos sistêmicos ocorre nos casos de celulite perianal, nos quais o uso de antimicrobianos tópicos, como a mupirocina ou creme de ácido fusídico, é o ideal. Por fim, no caso de erisipela bolhosa, a investigação de comorbidades no paciente é essencial, sendo mais comum a presença de *diabetes mellitus*, desnutrição, anemias, neoplasias e o uso crônico de corticosteroides. Nessas situações, a internação é considerada, e o tratamento segue conforme mencionado anteriormente.

TABELA 2 Medicamentos utilizados no tratamento da celulite e erisipela de membros inferiores

Medicamento	Dose	Via de administração	Frequência	Duração
Cefalexina	500 mg	VO	4 vezes ao dia	10 dias
Amoxicilina	500 mg	VO	3 vezes ao dia	10 dias
Azitromicina	500 mg	VO	1 vez ao dia	5 dias
Cefazolina	1 g	IV	A cada 6 horas	10 a 14 dias
Penicilina G cristalina	5.000.000 UI	IV	4 vezes ao dia	-
Clindamicina	300 a 600 mg	IV	3 vezes ao dia	10 a 14 dias

TABELA 3 Medicamentos utilizados no tratamento da erisipela e celulite em face

Medicamento	Dose	Via de administração	Frequência	Duração
Heparina	5.000 UI	IV	A cada 8 horas	-
Cefazolina	1 g	IV	A cada 6 horas	10 a 14 dias
Oxacilina	2g	IV	3 a 4 vezes ao dia	10 a 14 dias
Penicilina G cristalina	5.000.000 UI	IV	4 vezes ao dia	-
Clindamicina	300 a 600 mg	IV	3 vezes ao dia	10 a 14 dias
Vancomicina	1 g	IV	A cada 12 horas	10 a 14 dias

REFERÊNCIAS

1. Burns DA, Campos Júnior D, Silva LR, Borges WG, orgs. Tratado de pediatria: Sociedade Brasileira de Pediatria, 4. ed. Barueri: Manole; 2017.
2. Caetano M, Amorim I. Erisipela, artigo de revisão. Acta Med Port. 2005;18:385-93.
3. Fitzpatrick TB, Goldsmith LA, Wolff K. Fitzpatrick's dermatology in general medicine, 9. ed. New York: McGraw-Hill; 2019.
4. 4. Hospital Israelita Albert Einstein. Guia do episódio de cuidado. 2023.
5. Kasper D, Fauci A, organizadores. Doenças Infecciosas de Harrison, 18. ed. Porto Alegre: AMGH; 2015.
6. Marcondes E, Vaz FA, Ramos JL, Okay Y. Pediatria básica, 9. ed. São Paulo: Sarvier; 2002.
7. Martins MA, Favarato MHS, Saad R, coords. Manual do residente de clínica médica, 3.ed. Barueri: Manole; 2022.
8. Miot HA, Miot LDB. Protocolos de condutas em dermatologia, 2. ed. Rio de Janeiro: Roca; 2017.
9. Sampaio SAP, Rivitti EA. Manual de dermatologia clínica de Sampaio e Rivitti, 1. ed. São Paulo: Artes Médicas; 2014.
10. Hajjar LA, Brandão Neto RA, Marino LO, Marchini JFM, Alencar JCG, Turaça K, et al. Medicina de emergência: abordagem prática, 18. ed. Barueri: Manole; 2024.

3

Anafilaxia

Rodrigo Silva de Quadros
Alexandra Rodrigues de Freitas
Rodrigo Antonio Brandão Neto

PONTOS PRINCIPAIS

- A anafilaxia é uma condição ameaçadora à vida, que deve ser reconhecida e manejada de imediato pelo médico emergencista.
- A anamnese e o exame clínico são fundamentais para um diagnóstico correto e seu tratamento.
- Os pacientes podem apresentar desde urticária e angioedema até uma parada cardiorrespiratória como consequência da anafilaxia, devido ao comprometimento respiratório e cardiovascular nos casos graves.
- A avaliação primária no departamento de emergência deve seguir o ABCDE, para avaliação sistematizada dos sistemas mais acometidos e que podem ameaçar a vida do paciente.
- O tratamento é feito de forma sistematizada, e o uso de adrenalina intramuscular é a primeira linha de tratamento, seguida pelo uso de anti-histamínicos e glicocorticoides.

INTRODUÇÃO

A anafilaxia é considerada uma emergência clínica, ameaçadora à vida do paciente, que deve ser prontamente reconhecida e manejada pelo médico emergencista. É considerada uma resposta sistêmica aguda e potencialmente fatal desencadeada pela exposição a algum alérgeno. A definição mais aceita de anafilaxia é a de Sampson et al., que definiram a anafilaxia como uma reação alérgica que é rápida na sua instalação e pode causar complicações graves que incluem a morte[1-3]. Essa reação ocorre em uma cascata potencialmente fatal, causada pela liberação de mediadores de mastócitos e basófilos de forma dependente de IgE.

A reação anafilactoide, por sua vez, descreve as respostas que são clinicamente indistinguíveis da anafilaxia, mas que não são IgE mediadas, e não necessitam de uma exposição sensibilizadora. A via final na reação anafilática ou anafilactoide é a mesma, e o termo "anafilaxia" é agora utilizado para se referir a ambos, envolvendo ou não reação com IgE. O contraste radiológico, por exemplo, é um agente que provoca a reação anafilactoide.

As manifestações da anafilaxia podem variar desde urticária e angioedema até os comprometimentos respiratório e gastrintestinal e/ou hipotensão arterial, podendo cursar com colapso cardiovascular (choque anafilático).

A incidência precisa de anafilaxia é desconhecida, porém globalmente citam-se entre 50 e 112 casos por cada 100 mil pessoas e representam 1 a cada 2.300 atendimentos na emergência nos Estados Unidos. Apesar do aumento do registro de casos em algumas partes do mundo, principalmente relacionados ao uso de medicamentos, sua mortalidade continua baixa, sem ultrapassar 0,51 por milhão de pessoas/ano.

Medicamentos e alimentos constituem os agentes causadores mais comuns de anafilaxia. Os medicamentos mais frequentemente citados incluem anti-inflamatórios não hormonais (AINH) e antibióticos, como os betalactâmicos, enquanto alimentos parecem ter distribuição diferenciada em relação à idade: leite de vaca e clara de ovo entre lactentes e pré-escolares, crustáceos entre adolescentes e adultos[2-4].

Apesar desses registros, a anafilaxia pode ser desencadeada por qualquer alérgeno, como picadas de insetos, radiocontrastes iônicos, látex e exercícios físicos. Uma curiosidade é que a anafilaxia ao látex pode, ainda, resultar em reação cruzada com algumas frutas, como *kiwi*, abacate, banana ou mamão, fenômeno conhecido como "síndrome látex-fruta". Em cerca de 10% dos casos, não se identifica o agente desencadeante.

FISIOPATOLOGIA

De maneira geral, a anafilaxia surge de uma ou mais vias de ativação de mastócitos, resultando em liberação de histamina e outros mediadores de mastócitos e basófilos. A via de ativação mais comum é a anafilaxia imunológica IgE mediada e ocorre quando um fator alérgeno interage com imunoglobulinas específicas e desencadeia uma resposta inflamatória com liberação de novos mediadores. É possível, porém, que outros mecanismos imunológicos (como interação com sistema complemento, fatores de coagulação, prostaglandinas e outros) e mecanismos não imunológicos (exercícios físicos, contato com algumas drogas) causem ativação direta de mastócitos por mecanismos ainda não elucidados. Classificamos esses casos, respectivamente, como anafilaxia imunológica não IgE mediada e não imunológica. Em alguns casos, na chamada anafilaxia idiopática, o fator etiológico desencadeante não é identificado, nem seu mecanismo de ação.

MANIFESTAÇÃO CLÍNICA E DIAGNÓSTICO

O diagnóstico da anafilaxia é essencialmente clínico, e suas manifestações podem variar de reações leves a fatais, geralmente de início súbito, dentro de segundos/minutos a horas após exposição a algum agente causal. As principais manifestações clínicas incluem:

- Cutâneas: urticária, eritema, prurido, angioedema.
- Respiratórias: dispneia, tosse, broncoespasmo, espirro, coriza, prurido nasal, edema de laringe.
- Cardiovasculares: arritmias, tontura, síncope, dor precordial, hipotensão, choque.
- Gastrintestinais: dor abdominal (cólicas), gosto metálico na boca, náuseas, êmese, diarreia.
- Outras: cefaleia, convulsões.

Uma anamnese detalhada auxiliará na determinação do início do quadro e na identificação das características e sintomas que o paciente apresenta. Na suspeita de um quadro de anafilaxia, é importante registrar o agente suspeito, dose (no caso de medicamentos), via de administração, tempo do início e a progressão dos sintomas, bem como tratamentos realizados e possíveis fatores associados.

Em 2020, a World Allergy Organization (WOA) relacionou critérios clínicos à probabilidade diagnóstica de anafilaxia, conforme demonstrado na Tabela 1[3-4].

TABELA 1 Critérios para o diagnóstico de anafilaxia pela World Allergy Organization

A anafilaxia é altamente provável quando qualquer um dos dois critérios a seguir são atendidos:
1. Início agudo de uma doença (minutos a algumas horas) com envolvimento simultâneo da pele, do tecido mucoso ou de ambos (por exemplo, urticária generalizada, prurido ou rubor, inchaço dos lábios-língua-úvula). E pelo menos um dos seguintes: a) Comprometimento respiratório (por exemplo, dispneia, broncoespasmo, estridor, pico de fluxo expiratório reduzido, hipoxemia). b) Pressão arterial reduzida ou sintomas associados de disfunção de órgão-alvo (por exemplo, hipotonia [colapso], síncope, incontinência). c) Sintomas gastrintestinais graves (por exemplo, cólicas abdominais intensas, vômitos repetitivos), especialmente após a exposição a alérgenos não alimentares.
2. Início agudo de hipotensão ou broncoespasmo ou envolvimento laríngeo após exposição a um alérgeno conhecido ou altamente provável para aquele paciente (minutos a algumas horas), mesmo na ausência de envolvimento cutâneo típico.

Sampson e colaboradores propõem outros critérios diagnósticos que se tornaram clássicos:

- Início abrupto dos sintomas: ocorrência de minutos a algumas horas com o envolvimento de pele, mucosas e pelo menos um dos seguintes:
  - Envolvimento respiratório.
  - Diminuição pressórica com sintomas de disfunção orgânica.

Um segundo critério diagnóstico proposto inclui os seguintes:

- Ocorrência de dois ou mais dos seguintes rapidamente após exposição a alérgeno:
  - Envolvimento de pele ou mucosas.
  - Envolvimento respiratório.
  - Diminuição pressórica ou sintomas associados.
  - Sintomas gastrintestinais persistentes.

Um terceiro critério foi proposto e inclui:

- Queda pressórica após exposição ao alérgeno a que o paciente tem sabida predisposição: o critério em adultos é pressão arterial sistólica abaixo de 90 mmHg ou queda de 30% dos níveis basais do paciente.

A presença de qualquer um desses três critérios diagnósticos citados torna o diagnóstico de anafilaxia altamente provável.

Em relação ao diagnóstico da anafilaxia, além da anamnese e exame clínico bem detalhados, há a possibilidade de fazer a dosagem de triptase plasmática, porém ainda é pouco utilizada na prática clínica. Já a dosagem de imunoglobulinas específicas pode auxiliar na identificação de potenciais gatilhos e fatores causais, porém não contribuem para diagnóstico em um contexto de emergência, devendo ser solicitadas posteriormente, em contexto ambulatorial, para educação do paciente e manejo em longo prazo.

Entre os diagnósticos diferenciais, podemos citar angioedema, crise asmática, laringotraqueíte aguda, ansiedade/crise de pânico, síndrome vasovagal, tromboembolismo pulmonar, crise tireotóxica, síndrome carcinoide, feocromocitoma.

TRATAMENTO

O primeiro passo é evitar o fator precipitante, por exemplo interrompendo a infusão de medicação que iniciou o quadro anafilático. O manejo no serviço de emergência começa com o ABC primário (vias aéreas, respiração, circulação) e manobras de reanimação conforme necessidade, e deve-se obter um acesso venoso. Dentro dessa avaliação, é preciso individualizar cada caso, priorizando a identificação de alterações potencialmente fatais e sua correção imediata. Para uma reanimação adequada, pode ser necessária a administração de oxigênio suplementar, volume intravenoso ou aquisição de via aérea definitiva ou até mesmo cirúrgica[4-6].

Após a reanimação primária, inicia-se prontamente o tratamento medicamentoso. A primeira linha de tratamento é a epinefrina intramuscular, aplicada idealmente no músculo vasto lateral, administrado pelo próprio paciente ou por profissionais de saúde. A dose recomendada é de 0,01 mg/kg, atingindo um máximo de 0,5 mg, por via intramuscular, usualmente administrada no vasto lateral do quadríceps. Essa dose pode ser repetida entre 5 e 15 minutos se os sintomas forem refratários. A adrenalina possui efeitos alfa- e beta-adrenérgicos que resultam em vasoconstrição e broncodilatação, agindo diretamente sobre o edema de mucosas, diminuindo a obstrução de vias aéreas superiores e na hipotensão. A administração por via intravenosa não é recomendada como tratamento inicial, mas, em casos refratários a múltiplas doses intramusculares ou em caso de progressão para parada cardiorrespiratória, podemos utilizar epinefrina intravenosa na diluição de 1:10.000 ou 1:100.000. Em casos de obstrução de via aérea superior, deve-se considerar adição de nebulização com epinefrina como tratamento adjuvante à administração intramuscular.

A maioria dos pacientes com anafilaxia pode ser posicionada em decúbito dorsal para monitorização e tratamentos adequados. No entanto, é possível que pacientes em insuficiência respiratória necessitem permanecer com a cabeceira elevada e/ou sentados para melhor conforto. Para gestantes, mantenha a lateralização para esquerda. A elevação de membros inferiores ainda é controversa, porém recomendada por alguns protocolos.

A segunda linha de tratamento inclui o uso de beta-2-agonistas, anti-histamínicos e glicocorticoides. É importante relembrar que nenhum deles se mostrou superior à primeira linha e seu uso não deve atrasar a administração de epinefrina. Em casos de broncoconstrição, beta-2-agonistas inalatórios podem otimizar o tratamento, enquanto anti-histamínicos oferecem melhora de sintomas cutâneos. No entanto, é preciso atentar-se aos possíveis efeitos indesejáveis de cada tratamento adjuvante, como sonolência ou hipotensão. O uso de glicocorticoides ainda é questionável, mas acredita-se que auxilie na profilaxia de reações bifásicas.

Essas medidas, desde o tratamento de primeira linha ao uso de beta-2-agonistas e anti-histamínicos, estão resumidas na Tabela 2.

TABELA 2 Resumo do tratamento agudo de anafilaxia

Remoção de agente desencadeante.
Avaliação de A (vias aéreas), B (respiração), C (circulação) e D (neurológico) e reanimação quando necessário.
Administração de epinefrina (adrenalina) 0,01 mg/kg, máximo de 0,5 mg, IM. Repetir a dose de 5-15 minutos, se necessário.
Posicionamento de conforto.
Considerar tratamentos adicionais: beta-2-agonistas, anti-histamínicos, corticoides e/ou epinefrina inalatória (nebulização) conforme o quadro clínico.

Em pacientes com rápida progressão de sintomas, com o paciente arresponsivo se apresentando em possível parada cardiorrespiratória, foi desenvolvido o protocolo AMAX4 (Figura 1) para pacientes com asma e anafilaxia que, além de reforçar a importância da rápida e correta aplicação da adrenalina, visa à obtenção de uma via aérea definitiva e ventilação em até 4 minutos para que não ocorra lesão isquêmica cerebral.

Em um cenário em que a obtenção da via aérea definitiva se faz necessária, esse protocolo reforça a ideia de que a primeira tentativa de intubação deve ser a única e a melhor, e para isso devemos lançar mão de bloqueadores neuromusculares; que o operador seja o mais capacitado da equipe; em caso de reanimação cardiopulmonar iniciada, deve ser interrompida para a tentativa. O AMAX4 orienta, ainda, que o tubo endotraqueal deve ter *cuff* para permitir a ventilação recomendada (em altas pressões) e que não devemos aceitar o uso de dispositivos extraglóticos (como máscara laríngea) como suficientes nesses pacientes. Assim que é garantida a via aérea definitiva, preconiza-se ainda a utilização de parâmetros de ventilação elevados (aceitar pressões inspiratórias elevadas)[4-7]. Caso o ventilador não esteja preparado, utilizar o dispositivo bolsa-valva para ventilação manual. Simultaneamente ao início da ventilação, medidas para broncoespasmo (adrenalina, broncodilatadores, magnésio, cetamina e corticoides) devem ser iniciados. Após o tratamento adequado, é recomendado que pacientes com quadros leves permaneçam em observação de 6 a 8 horas, enquanto casos graves mantenham acompanhamento entre 24 e 48 horas. Cerca de 10% dos casos de anafilaxia apresentam reações bifásicas, e metade delas em geral ocorre em até 12 horas do episódio agudo.

Na ocasião de alta hospitalar, devem-se prescrever corticoides por via oral (prednisona ou prednisolona 1-2 mg/kg/dia) de 5 a 7 dias, bem como anti-histamínicos H1 de 2ª geração (ex.: desloratadina) por 7 dias, para evitar a recorrência de sintomas. Todos os pacientes com reações anafiláticas devem ser encaminhados ao especialista em alergia para acompanhamento e investigação etiológica, avaliação de risco e prevenção de novos episódios. É importante fornecer orientações ao paciente e aos familiares sobre reconhecimento precoce de novas crises e condutas citadas[8].

Para melhor entendimento do manejo da anafilaxia no departamento de emergência, foi adaptado para a língua portuguesa a Figura 1, de acordo com a atualização de anafilaxia da European Academy of Allergy and Clinical Immunology (EAACI), de 2021.

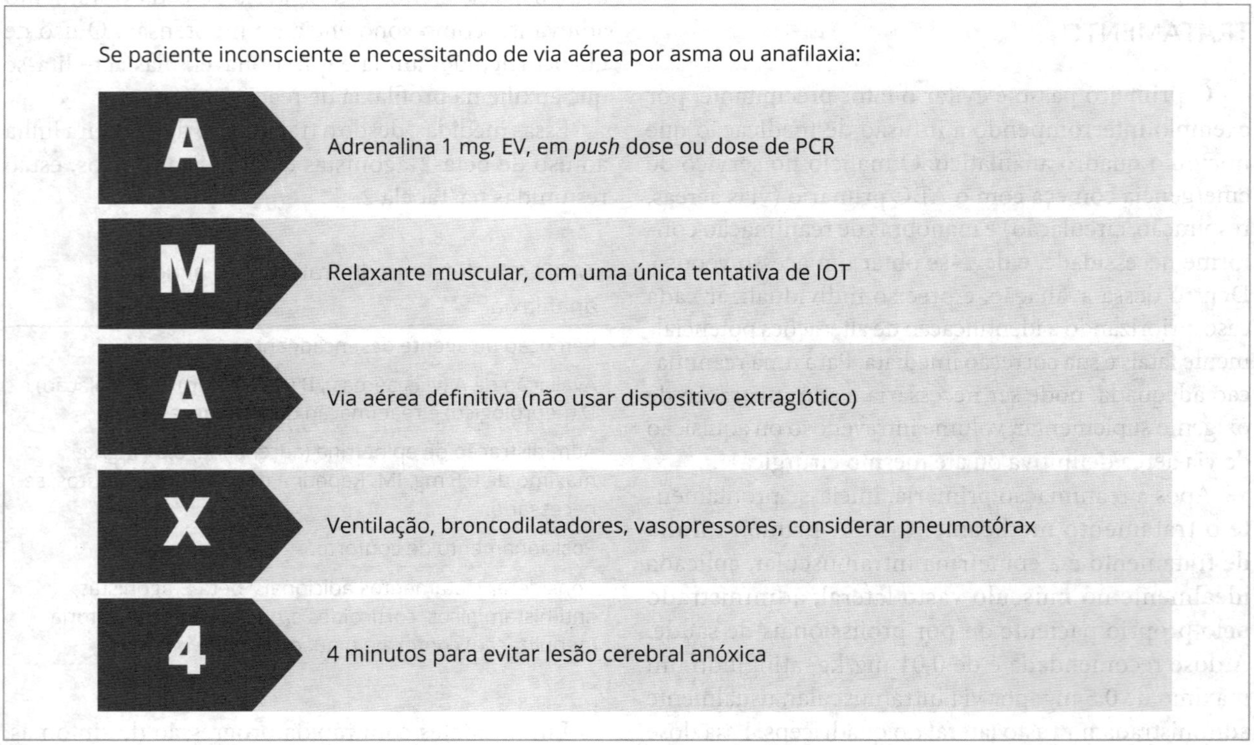

FIGURA 1 Protocolo AMAX4 para pacientes com asma ou anafilaxias graves.

Anafilaxia?

↓

Exame inicial: A (via aérea), B (respiração), C (circulação), D (neurológico), E (exposição)

↓

Suspeitar de anafilaxia se:

- Início súbito e agudo.
- Avaliação de A, B ou C alteradas e com risco de vida.
- Alterações de pele, mucosas e/ou sintomas gastrintestinais (nem sempre presentes).

Sinais/sintomas:

- Via aérea (A) e respiração (B): disfagia, dispneia, estridor, taquipneia, cianose, rouquidão.
- Circulação (C): taquicardia, hipotensão, tontura, confusão mental.
- Pele, mucosas e sistema gastrintestinal: prurido, rubor, urticaria, angioedema, vômitos, dor abdominal.

↓

Administrar adrenalina intramuscular:

- Crianças < 25-30 kg: 0,15 mg.
- Crianças/adultos > 30 kg: 0,3 mg.

- Chamar ajuda.
- Remover agente causal se possível.
- Posicionar paciente:
- Se sintomas respiratórios: paciente sentado.
- Se sintomas cardiovasculares: paciente deitado com os membros inferiores elevados.

↓

Administrar adrenalina intramuscular:

- Crianças < 25-30 kg: 0,15 mg.
- Crianças/adultos > 30 kg: 0,3 mg.

- Chamar ajuda.
- Remover agente causal se possível.
- Posicionar paciente:
- Se sintomas respiratórios: paciente sentado.
- Se sintomas cardiovasculares: paciente deitado com os membros inferiores elevados.

↓

Oxigênio em alto fluxo com bolsa reservatório:

- Se sintomas respiratórios/cardiovasculares graves: fluidos/cristaloides intravenosos:
- Crianças < 25-30 kg: 10 mL/kg (máximo de 500 mL), repetir se necessário.
- Crianças/adultos > 30 kg: 500 mL *bolus*, repetir se necessário.
- Se estridor: nebulização com adrenalina, complementar à adrenalina intramuscular:
- Crianças e adultos: 1 mg adrenalina + 4 mL SF 0,9%, repetir se necessário.
- Se chiado/broncoespasmo: nebulização ou inalação com beta-2-agonista:
- Adultos e crianças em idade escolar: nebulização 5 mg/inalação 600 mcg.
- Crianças pré-escolares: nebulização 2,5 mg/inalação 400 mcg.

↓

Se não melhora ou sintomas refratários em 5-10 minutos: repetir adrenalina intramuscular e infusão de fluidos

↓

Falência respiratória ou circulatória apesar das medidas já tomadas:

- Avaliar infusão contínua de adrenalina e transferência para centro de terapia intensiva.
- Se parada cardiorrespiratória: seguir conforme protocolos.

↓

Considerar tratamento de segunda linha/medicamentos adicionais: anti-histamínicos e glicocorticoides

FIGURA 2 Anafilaxia.

Fonte: traduzida e adaptada de Muraro et al., 2022[4].

REFERÊNCIAS

1. Associação Brasileira de Alergia e Imunologia. Anafilaxia: o que você precisa saber. Recife: ASBAI; 2021.
2. Cardona V, Ansotegui IJ, Ebisawa M, El-Gamal Y, Rivas MF, Fineman S, et al. World Allergy Organization Anaphylaxis Guidance 2020. World Allergy Organ J. 2020;13(10):100472.
3. Gabrielli S, Clarke A, Morris J, Eisman H, Gravel J, Enarson P, et al. Evaluation of prehospital management in a Canadian Emergency Department Anaphylaxis Cohort. J Allergy Clin Immunol Pract. 2019;7(7):2232-2238.e3.
4. Muraro A, Worm M, Alviani C, Cardona V, DunnGalvin A, Garvey LE, et al. EAACI guidelines: Anaphylaxis (2021 update). Allergy. 2022;77(2):357-77.
5. Sampson HA, Muñoz-Furlong A, Campbell RL, Adkinson Jr NF, Bock AS, Branum A, et al. Second symposium on the definition and management of anaphylaxis: summary report – Second National Institute of Allergy and Infectious Disease/Food Allergy and Anaphylaxis Network symposium. J Allergy Clin Immunol. 2006;117(2):391-7.
6. Shaker MS, Wallace DV, Golden DBK, Oppenheimer J, Bernstein JA, Campbell RA, et al. Anaphylaxis – a 2020 practice parameter update, systematic review, and Grading of Recommendations, Assessment, Development and Evaluation (GRADE) analysis. J Allergy Clin Immunol. 2020;145(4):1082-123.
7. Simons FE, Ardusso LR, Bilò MB, Cardona V, Ebisawa M, El-Gamal YM, et al. International consensus on (ICON) anaphylaxis. World Allergy Organ J. 2014;7(1):9.
8. Sociedade Brasileira de Pediatria. Departamento Científico de Alergia. Guia Prático de Atualização. São Paulo: SBP; 2021.

Seção XVII

Emergências reumatológicas

COORDENADORES DA SEÇÃO:
Eliana Almeida de Oliveira
Vivakanand Satram

1

Vasculites

Vivakanand Satram
Eliana Almeida de Oliveira

PONTOS PRINCIPAIS

- Os achados clínicos e a história da doença são os principais meios para o diagnóstico de arterite de células gigantes.
- A arterite de Takayasu acomete a aorta e seus ramos principais, podendo afetar as coronárias e a artéria pulmonar, com formação de granulomas e inflamação na camada média do vaso.
- A poliarterite nodosa acomete predominantemente vasos de médio calibre, mas também pequenas artérias como as da pele.
- Os sintomas da doença de Kawasaki incluem febre, aumento dos gânglios linfáticos, exantema mucocutâneo com manchas vermelhas na pele, que tipicamente afetam as palmas das mãos e as solas dos pés e evoluem para descamação.

INTRODUÇÃO

Entende-se por doenças reumatológicas o conjunto de diferentes doenças que afetam o aparelho locomotor: ossos, articulações, cartilagens, músculos, tendões e ligamentos. Entre elas, excluem-se as lesões agudas causadas por trauma, que têm fisiopatologia muito diferente das lesões reumatológicas agudas.

As doenças reumatológicas afetam cerca de 3% da população, sendo comuns nos serviços de pronto atendimento[1,2]. Dor intensa e dificuldade em atividades diárias são as principais queixas. Aproximadamente de 10 a 25% dos pacientes que procuram atendimento por emergências reumatológicas necessitam de internação e 1/3 destes são encaminhados à unidade de terapia intensiva[1-4].

Neste capítulo, destacam-se as vasculites como uma das principais patologias de etiologia reumatológica no departamento de emergência. Essas doenças graves, com manifestações multissistêmicas e diagnóstico complexo, exigem que o médico emergencista mantenha alta suspeição diagnóstica. A avaliação deve ser realizada em colaboração com a equipe de especialistas focais, especialmente em casos que se apresentem de forma aguda ou agudizada.

VASCULITES

As vasculites são doenças imunologicamente mediadas, em que ocorre dano nas paredes dos vasos sanguíneos, causando inflamação e lesões, podendo haver a formação de trombos e complicações que podem levar a emergências médicas graves. As vasculites são doenças heterogêneas e a epidemiologia varia com cada tipo de comprometimento.

Classificação

As vasculites podem comprometer vasos sanguíneos de diferentes tamanhos e são classificadas em vasculite de grandes, médios e pequenos vasos. Lesões em grandes vasos provocam claudicação, diferença de pulso e diferença de pressão. Em médios vasos causam isquemias viscerais, neuropatias, nódulos e úlceras. Nos pequenos vasos podem se apresentar com púrpura, úlceras e neuropatias.

Também podem ser classificadas como primárias (idiopáticas) ou secundárias, quando há o envolvimento de alguma doença autoimune ou infecciosa. Os principais exemplos de vasculites com importância em contexto emergencial são descritos a seguir:

- Vasculite de grandes vasos: (i) arterite de células gigantes (arterite temporal) e (ii) arterite de Takayasu.
- Vasculite de médios vasos: (i) poliarterite nodosa (PAN) e doença de Kawasaki.
- Vasculite de pequenos vasos: (i) vasculites associadas ao anticitoplasma de neutrófilos (ANCA), (ii) vasculites por imunocomplexos.

Vasculites de grandes vasos

Arterite de células gigantes ("arterite temporal")

É uma vasculite granulomatosa de artérias de grande calibre, com predileção por ramos da carótida e vertebrais, como a artéria temporal, podendo atingir artérias de pequeno calibre, como a da retina e o nervo óptico. Acomete principalmente pessoas a partir dos 50 anos (pico entre 70 e 80 anos)[3].

O curso da doença é subagudo, com sintomas constitucionais, como fadiga, perda de peso e febre baixa. Há dois tipos de apresentação, o fenótipo craniano e o de grandes vasos.

O primeiro pode estar associado à polimialgia reumática em 40 a 60% dos casos, com dor e rigidez na cintura pélvica e/ou cintura escapular e dor à palpação e mobilização da musculatura proximal dos membros[4-6]. Apesar do curso subagudo, o paciente pode procurar o serviço de emergência por cefaleia intensa e persistente por vários dias, associada, muitas vezes, a claudicação da mandíbula (fadiga ou dor à mastigação) ou da língua. Pode ocorrer perda visual súbita e indolor, geralmente unilateral, que pode ser irreversível. Muitas vezes, antes de ser irreversível, ocorrem episódios de perda transitória de visão, que devem chamar atenção para a gravidade do quadro e necessidade de tratamento imediato. Em casos de longa evolução, a doença pode levar a AIT ou AVE.

No segundo tipo, há inflamação na aorta e seus ramos proximais, com possibilidade de formação de aneurismas, dissecção, oclusão ou estenoses e ectasias. Essas alterações podem levar a uma diferença na amplitude dos pulsos periféricos e da pressão arterial, principalmente entre os membros superiores, pois seus vasos são mais acometidos.

Diagnóstico

Os achados clínicos e a história da doença são os principais meios para o diagnóstico. Geralmente, há sensibilidade à palpação do couro cabeludo ou na região temporal, no fenótipo craniano. A palpação dos pulsos periféricos e a aferição da pressão arterial podem ser assimétricas nos quatro membros, particularmente nos superiores. Uma diferença maior que 10 mmHg é significativa.

Proteína C-reativa e VHS, que são provas de atividade inflamatória, e pelo menos um deles frequentemente está elevado. Um resultado normal não exclui o diagnóstico. Também deve ser solicitado hemograma completo, função hepática e renal. A ultrassonografia com Doppler pode mostrar alterações inflamatórias anatômicas dos vasos temporais, mas depende do treinamento e da experiência do examinador. A angiorressonância ou a angiotomografia computadorizada podem mostrar alterações nas artérias intracranianas.

Arterite de Takayasu

Acomete a aorta e seus ramos principais, podendo afetar as coronárias e a artéria pulmonar, com formação de granulomas e inflamação na camada média do vaso, causando espessamento e oclusões, eventualmente formando aneurismas e dilatações dos vasos afetados. Afeta principalmente mulheres jovens e, apesar de iniciar antes dos 40 anos, por ser uma doença crônica e silenciosa, o diagnóstico geralmente é feito após essa idade. Tem maior prevalência em pessoas de origem asiática.

O paciente pode ir à emergência quando a doença está mais avançada e surgem queixas mais agudas, como claudicação e isquemia de um membro, por exemplo. Nesse caso, pode haver diferença na medida da pressão arterial entre os membros, maior que 10 mmHg. Os sintomas variam de acordo com os vasos afetados. O comprometimento da carótida pode causar dor à palpação desse vaso, tontura, síncope e acidente vascular cerebral. A lesão da artéria renal pode levar a hipertensão secundária e de difícil controle e perda da função renal no lado afetado. As artérias mesentéricas, quando afetadas, podem causar angina mesentérica, dificuldade de absorção de alimentos e perda de peso. As coronárias são afetadas com menor frequência, mas seu acometimento pode levar à isquemia miocárdica.

Diagnóstico

Proteína C-reativa e velocidade de hemossedimentação (VHS) estão elevados em até 75% dos casos com inflamação ativa[4,5]. Atualmente, a angiotomografia e a angiorressonância magnética são métodos de imagem de escolha, pois não são invasivos e podem mostrar lesões arteriais típicas. A arteriografia, por ser invasiva, fica restrita para casos com indicação cirúrgica de desobstrução dos vasos, em casos de isquemia ou aneurismas com risco de ruptura, e o cirurgião vascular deve ser consultado, além do reumatologista.

Tratamento

É semelhante nesses dois tipos de vasculite. Prednisona na dose de 0,5-1 mg/kg/dia deve ser iniciada o mais breve possível e mantida por 4 semanas, pelo menos, com redução progressiva no acompanhamento[5-9]. Quando houver associação com polimialgia reumática, a divisão da dose em duas tomadas (manhã e noite) é mais efetiva para redução da dor e rigidez matinal.

Pulsoterapia com metilprednisolona entre 500 mg e 1 g/dia endovenosa (diluída em soro fisiológico 250 mL), administrada em 1 hora, por 3 dias consecutivos, é usada para os casos graves, com alteração visual como amaurose fugaz, diplopia ou neurite óptica, isquemia cerebral ou de membro[7-9]. Após, seguir com prednisona oral 0,5 a 1 mg/kg/dia, com redução progressiva de acordo com o caso.

É fundamental encaminhar ao reumatologista, para acompanhamento e introdução do uso de imunossupressor, como metotrexato, precocemente, o que torna mais rápida a redução da dose de corticoide no acompanhamento. Se possível, solicitar avaliação já no setor de emergência. O metotrexato pode ser iniciado assim que estiver disponível o resultado de provas de função hepática, renal, marcadores de hepatite viral e hemograma completo. A dose inicial pode ser 10 mg (4 cp de 2,5 mg), VO, 1 vez por semana. Outros imunossupressores, como azatioprina, leflunomida e micofenolato mofetil, podem ser usados como alternativa. O tocilizumabe (inibidor de interleucina-6) pode ser utilizado em casos refratários.

Nos casos de isquemia grave, pode haver indicação cirúrgica, mas é preferível que a inflamação esteja controlada antes do procedimento, para reduzir o risco de complicações.

Vasculite de médio vaso

Poliarterite nodosa (PAN clássica)

Acomete predominantemente vasos de médio calibre, mas também pequenas artérias como as da pele. O processo de inflamação da parede do vaso é necrosante, causando dilatações, aneurismas e estenoses. Ocorre em qualquer idade, mas geralmente é diagnosticada a partir dos 50 anos. Pode ser idiopática ou associada ao vírus B ou C da hepatite, ao HIV e a alguns tipos de leucemia.

A apresentação clínica do comprometimento no sistema nervoso periférico é súbita em 50 a 75% dos casos, por vasculite da *vasa nervorum*, com parestesias ou hipoestesias por mononeurite múltipla ou polineuropatia. Mas o paciente pode procurar a emergência por apresentação mais grave, de perda súbita de força de extremidade ("pé caído" ou "mão caída"). O sistema nervoso central (SNC) é raramente atingido e os pulmões caracteristicamente não são. Quando há acometimento da pele, as manifestações típicas são: livedo reticular, nódulos subcutâneos, úlceras e necrose de dedos. Sintomas sistêmicos como febre, fadiga, artralgias, perda de peso e cefaleia estão presentes em 50% dos pacientes. A vasculite de artérias mesentéricas leva a sintomas de isquemia intestinal, como angina mesentérica, diarreia ou sangramento digestivo baixo. Pode ocorrer pancreatite e colelitíase alitiásica. A inflamação das artérias renais pode causar hipertensão secundária e insuficiência renal. Os testículos, olhos e coração podem ser acometidos mais raramente.

Diagnóstico

Não há teste diagnóstico específico, mas provas de atividade inflamatória, como VSG e proteína C-reativa, podem estar elevadas. Deve ser solicitado hemograma, que pode mostrar anemia de doença crônica e leucocitose ou anemia ferropriva se houver sangramento intestinal. As provas de função hepática e renal são importantes para avaliar a possibilidade de lesão desses órgãos. Como pode haver associação com hepatite B e C e HIV, os marcadores de infecção devem ser solicitados.

É importante fazer o diagnóstico diferencial com lúpus eritematoso sistêmico (LES), outras vasculites e infecções, sendo indicado solicitar FAN, crioglobulinas, ANCA e hemoculturas.

Os exames de imagem de angiotomografia ou angiorressonância magnética são preferenciais em vez da arteriografia, pois não são invasivos e podem mostrar lesões arteriais típicas: aneurismas fusiformes ou saculares nas artérias de médio calibre que irrigam os órgãos. A biópsia de pele auxilia no diagnóstico, mas não é feita na emergência, sendo fundamental o encaminhamento ao reumatologista. As biópsias de nervo e de músculo também podem auxiliar, mas os laboratórios que analisam são de difícil acesso e não são feitas na emergência.

Pelo menos 3 de 10 critérios:

- Perda de peso ≥ 4 kg.
- Livedo reticular.
- Sensibilidade ou dor testicular.
- Mialgias, fraqueza ou sensibilidade em membros inferiores.
- Mononeuropatia ou polineuropatia.
- Pressão arterial diastólica > 90 mmHg.
- Ureia sérica elevada (> 40 mmHg) ou creatinina sérica elevada (> 1,5 mmHg).
- Infecção pelo vírus da hepatite B.
- Anormalidade arteriografia.
- Biópsia de artérias pequenas ou artérias grandes evidenciando neutrófilos polimorfonucleares.

Tratamento

A pulsoterapia com 500 mg a 1 g/dia de metilprednisolona por 3 dias deve ser iniciada no momento do diagnóstico, quando houver sinais de manifestações graves como isquemia mesentérica, de extremidades digitais ou cardíaca, assim como acometimento do SNC, periférico ou lesão renal. Nestes casos, deve ser associada à ciclofosfamida oral ou endovenosa. A aplicação endovenosa tem menos toxicidade vesical, é usada na dose de 15 mg/kg (máximo 1,2 g) a cada 15 dias por 3 doses, seguidas de aplicações mensais que ficarão a critério do especialista, no segmento. Após a pulsoterapia com corticoide, deve ser usada prednisona inicialmente 1 mg/kg/dia, reduzida no acompanhamento assim que possível. Em casos não tão graves, em vez da ciclofosfamida, outro imunossupressor, como azatioprina ou metotrexato, deve ser associado.

Quando associada à hepatite B, além da prednisona, pode ser feita plasmaferese e, no acompanhamento, a terapia para o vírus B.

A presença de comprometimento gastrintestinal, cardíaco, do sistema nervoso, perda de função renal ou proteinúria maior que 1 g/24 horas indica piora do prognóstico e necessidade de terapia mais agressiva e precoce, com ciclofosfamida endovenosa, iniciada junto com metilprednisolona. Um dos esquemas propostos é de 0,6 g/m^2 a cada 15 dias por 3 doses, seguida por aplicações mensais. A dose inicial pode ser feita já na emergência, mas o regime de manutenção fica a critério do especialista focal.

Doença de Kawasaki

A doença de Kawasaki afeta as artérias de médio e pequeno calibre, causando a formação de imunocomplexos. Isso pode levar a complicações nas coronárias, como tromboses e aneurismas. A doença é mais comum em crianças menores de 5 anos, especialmente no sexo masculino. Os sintomas incluem febre, aumento dos gânglios linfáticos, exantema mucocutâneo com manchas vermelhas na pele, que tipicamente afetam as palmas das mãos e as solas dos pés e evoluem para descamação. Os lábios também podem ficar vermelhos, descamados e pode ocorrer eritema na mucosa oral e na língua, com projeção de papilas, dando a aparência de morango. A doença também pode afetar os olhos, sendo a conjuntivite não purulenta o sintoma mais comum. No entanto, a uveíte anterior geralmente é bilateral e, em casos raros, pode levar à cegueira. O reconhecimento desses achados é essencial para o diagnóstico e tratamento precoce, o que reduz o risco de complicações, como lesões nas coronárias.

Critérios principais para o diagnóstico (apresentando 5 de 6 critérios):

- Febre com duração de 4 dias ou mais.
- Infecção conjuntival não purulenta bilateral.
- Mudanças na cavidade oral e nos lábios (incluindo lábios secos, fissura labial, língua de morango, mucosa orofaríngea difusamente avermelhada).
- *Rash* polimorfo com predominância no tórax.
- Inchaço não purulento de linfonodos cervicais acima de 1,5 cm.
- Modificações nas extremidades (incluindo eritema das palmas das mãos e dos solos dos pés, edema endurecido das mãos e dos pés, descamação membranosa das pontas dos dedos das mãos).

O tratamento da doença de Kawasaki inclui o uso de AAS (ácido acetilsalicílico) na dose de 80 a 100 mg/kg/dia, divididos em 4 doses diárias, por 14 dias. Após esse período, a dose é reduzida para uma vez ao dia. Nos casos em que há comprometimento das coronárias, é necessário administrar gamaglobulina endovenosa na dose de 2 g/kg. Em casos de trombose coronariana, é importante iniciar o tratamento com trombolítico e realizar acompanhamento com um cardiologista. Estudos recentes sugerem o uso de corticoides para reduzir complicações coronarianas em crianças com comprometimento mais grave na descendente anterior ou coronária direita, ou em crianças menores de 6 meses. Nesses casos, sugere-se uma dose de 2 mg/kg/dia, com dose máxima de 60 mg, e redução gradual ao longo de 15 dias. No entanto, o uso de corticoides não é recomendado para outros pacientes.

Vasculite de pequeno vaso

Vasculites de pequeno vaso associadas aos anticorpos anticitoplasma de neutrófilos (ANCA)

Incluem granulomatose com poliangeíte, poliangeíte microscópica, granulomatose eosinofílica com poliangeíte (Churg-Strauss).

Os ANCA são biomarcadores de algumas vasculites que afetam predominantemente vasos de pequeno calibre. A detecção, no soro, destes anticorpos é feita por imunofluorescência indireta e há dois padrões principais no resultado: o padrão citoplasmático (C-ANCA), fortemente associado à granulomatose com poliangeíte, e o periférico (P-ANCA), associado à poliangeíte microscópica. Um padrão atípico também pode ocorrer, mas está relacionado a outras doenças.

Este tipo de vasculite, assim como as demais, por ser sistêmico e crônico, geralmente cursa com febre, mal-estar, artralgia e perda de peso. Há aumento de provas inflamatórias com VSG e proteína C-reativa.

Granulomatose com poliangeíte (antes granulomatose de Wegener)

Apresenta inflamação granulomatosa e necrosante dos pequenos vasos. É rara, aparece em pessoas com média de idade em torno de 40 anos, sem predomínio de sexo. Geralmente se inicia na mucosa das vias aéreas superiores, com sinusite crônica, que produz rinorreia purulenta, epistaxe e úlceras orais e nasais. Mais raramente, essas úlceras podem ser profundas e causar perfuração do septo nasal. A inflamação da mucosa faríngea pode causar obstrução da tuba auditiva, com otite média supurativa aguda ou serosa crônica. O acometimento da laringe pode levar o paciente à emergência com queixa de rouquidão, dispneia e, em casos mais graves, com estridor respiratório ou estenose de traqueia, tipicamente subglótica. O comprometimento pulmonar ocorre em pelo menos 50% dos casos, podendo haver a formação de infiltrado pulmonar, nódulos e opacidades com obstrução brônquica que levam à pneumonia bacteriana. Pode haver hemoptise e tosse produtiva, além da dispneia. Os nódulos podem cavitar evoluindo com infecção oportunística como *Pneumocystis carinii*, fungos e micobactéria. O envolvimento renal é menos frequente na fase inicial, mas pode haver glomerulonefrite, com hematúria, proteinúria, cilindros urinários e insuficiência renal. O acometimento ocular é frequente e pode ocorrer uveíte, conjuntivite, esclerite, edema palpebral. Sintomas mais específicos são proptose, diplopia, compressão retro-orbitária e do nervo óptico por infiltrado inflamatório.

Poliangeíte microscópica (PAM)

É uma vasculite necrosante, não granulomatosa, em que ocorre lesão renal, com glomerulonefrite que frequentemente está associada à inflamação dos capilares pulmonares, podendo levar a um quadro grave com sangramento pulmonar. Pode ocorrer também vasculite cutânea, com petéquias, púrpura, neuropatia periférica, com parestesias, hipoestesia e vasculite intestinal, com isquemia mesentérica, dor abdominal e sangramento digestivo.

Granulomatose eosinofílica com poliangeíte (Churg-Strauss)

É a menos frequente, ocorre inflamação granulomatosa e eosinofílica. Na primeira fase da doença (prodrômica), não ocorre vasculite, mas asma e rinite. Na segunda fase ocorre eosinofilia no sangue periférico e tecidos; essas fases podem durar vários anos. A terceira fase é quando ocorre a vasculite sistêmica, com infiltrados pulmonares, raramente com hemorragia. Também pode ocorrer miocardite, pericardite, raramente vasculite das coronárias. O acometimento intestinal com isquemia e sintomas já descritos. A vasculite cutânea pode causar púrpura palpável e nódulos subcutâneos. A mononeurite múltipla é a forma mais comum de envolvimento neurológico. A lesão renal não é comum, mas pode ocorrer, principalmente quando o ANCA é detectado.

O padrão-ouro para confirmação diagnóstica é a biópsia do órgão afetado. Mas a presença do C-ANCA, ou P-ANCA, além das características clínicas, e exames de imagem pulmonar podem levar ao diagnóstico, se a biópsia não for possível. É importante rastrear (e tratar) infecções que podem estar associadas.

Na presença de glomerulonefrite rapidamente progressiva ou hemorragia alveolar ou sintomas sistêmicos graves, com doença generalizada, está indicada a ciclofosfamida oral ou endovenosa. A aplicação endovenosa tem menos toxicidade vesical e é usada na dose de 15 mg/kg (máximo 1,2 g) a cada 15 dias por 3 doses, seguidas de aplicações mensais que ficarão a critério do especialista, no segmento. O uso de prednisona 0,5 a 1 mg/kg/dia deve ser iniciado o mais breve possível e mantido pelo menos 1 mês, com redução da dose a critério do especialista. Em casos graves, pode ser usada pulsoterapia endovenosa com metilprednisolona 1 g, associada à ciclofosfamida, seguida da dose de manutenção com prednisona. Em casos menos graves, como comprometimento ainda restrito às vias aéreas superiores, o metotrexato pode ser usado em substituição à ciclofosfamida, inicialmente 15 mg 1 vez/semana e aumentado no próximo mês, conforme a resposta e tolerância.

Vasculites por imunocomplexos

Comprometem pequenos vasos e ocorre depósito de imunoglobulinas e complemento nas paredes dos vasos acometidos.

Vasculite crioglobulinêmica

Crioglobulinas são anticorpos que precipitam em temperaturas abaixo de 37°C e tornam-se solúveis quando reaquecidas. Neste tipo de vasculite, há depósito de crioglobulinas na parede dos vasos, obstruindo ou dificultando a passagem do sangue. É mais comum em mulheres com idade entre 40 e 65 anos. Pode estar associada a infecções, como hepatite C, doenças imunomediadas, como o lúpus eritematoso sistêmico, a síndrome de Sjögren ou doenças hematológicas linfoproliferativas. Pode também ser idiopática. O paciente pode chegar à emergência com um caso leve e manifestações na pele, como púrpura palpável, geralmente nos membros inferiores, e assintomáticas, às vezes associadas ao fenômeno de Raynaud. Pode haver artralgias e neuropatia periférica. Em casos graves e mais raros, pode haver úlceras na pele ou comprometimento renal, com proteinúria, hematúria e insuficiência renal, além de vasculite no intestino e no SNC.

Deve-se solicitar a pesquisa de crioglobulinas no sangue quando houver quadro clínico sugestivo. Para evitar falso-negativo, o material deve ser coletado em seringa pré-aquecida e mantido a 37ºC, inclusive na centrifugação. O fator reumatoide costuma ser positivo nesses pacientes e a dosagem de complemento pode ser baixa, particularmente C2 e C4.

Quando associada a outras doenças, o tratamento da doença de base é a única terapia que melhora os sintomas a médio e longo prazo da vasculite crioglobulinêmica. Em casos graves, com lesão renal e outras complicações, a pulsoterapia com metilprednisolona e rituximabe é a terapia de escolha. Lesões purpúricas e artralgia podem responder à prednisona, em doses abaixo de 0,5 mg/kg/dia, por curto período.

Vasculite urticariforme hipocomplementêmica

Nessa vasculite, há lesões cutâneas semelhantes à urticária crônica, porém menos pruriginosas e que deixam hiperpigmentação residual. Está associada à presença do anticorpo anti-C1q. Está relacionada a outras manifestações sistêmicas, como artralgias, artrite, dor abdominal, náusea e vômito. Pode haver glomerulonefrite e comprometimento pulmonar, com tosse e dispneia.

A dosagem baixa de complemento sérico (C3, C4 e CH50) e do anti-C1q, juntamente com os achados clínicos, sugere o diagnóstico, mas a biópsia de pele mostrando vasculite de pequenos vasos é fundamental.

Anti-histamínicos e prednisona podem ser usados em casos leves a moderados. A colchicina 0,5 mg duas vezes ao dia pode auxiliar nas manifestações cutâneas, assim como a hidroxicloroquina 400 mg ao dia ou a dapsona 50 a 100 mg ao dia, em casos mais resistentes. Para casos graves, além de corticoide em doses mais altas, deve ser associado o uso de imunossupressores como o micofenolato mofetil ou o metotrexato.

Vasculite por IgA (púrpura de Henoch-Schönlein)

É a forma mais comum de vasculite sistêmica na infância, mais frequente entre 3 e 15 anos, e ocorre depósito de IgA na parede dos vasos. Muitas vezes é precedida de infecção ou uso de medicamento, mas pode estar relacionada à vacinação ou à picada de inseto. Geralmente é autolimitada e tem bom prognóstico. As lesões cutâneas se iniciam como máculas eritematosas que evoluem para púrpura palpável e petéquias nos membros inferiores, sendo classicamente associadas à artrite de grandes articulações dos membros inferiores, que é autolimitada e não deixa sequelas. Pode ocorrer dor abdominal, às vezes intensa, simulando abdome agudo, e surge geralmente em torno de uma semana após as lesões cutâneas. Em raros casos, pode haver isquemia mesentérica ou intussuscepção. Quando ocorre em adultos, há maior incidência de nefrite, que é rara em crianças.

O diagnóstico é clínico, corroborado pela elevação da velocidade de sedimentação globular (VSG) e leucocitose sem plaquetopenia. Esses exames, associados à dor abdominal intensa, podem levar à laparotomia, mas exames de imagem como a tomografia computadorizada podem ajudar a fazer o diagnóstico diferencial. Níveis elevados de IgA e redução de complementos (C3 e C4) podem ser detectados na fase aguda. Também pode haver anemia. A biópsia de pele mostra depósitos de IgA, mas não é realizada na emergência, assim como a biópsia renal, indicada quando há comprometimento dos rins.

Nos casos leves, a inflamação articular pode ser tratada com AINE por curto prazo. Quando há dor abdominal ou comprometimento renal, o uso de corticoide está indicado. Utliza-se prednisona 1 mg/kg/dia, máximo 60 mg, ou pulsoterapia com 1 g de metilprednisolona por 3 dias, quando houver sinais de vasculite intestinal mais grave ou rápido comprometimento renal e proteinúria intensa. Nesse caso, também deve ser associado inibidor de ECA e imunossupressor como micofenolato de mofetila ou ciclofosfamida.

DOENÇA DE BEHÇET

Acomete artérias e veias de todos os calibres e não tem etiologia definida. Caracteriza-se por úlceras orais e genitais recorrentes e lesões cutâneas. Pode haver artralgia ou artrite, inflamação ocular e, mais raramente, manifestações neurológicas e gastrointestinais. Ocorre principalmente em jovens de 25 a 35 anos.

O paciente pode apresentar-se à emergência com queixa de úlceras orais dolorosas e recidivantes, que são a principal manifestação. São arredondadas, eritematosas e não deixam cicatriz. Em 75% dos casos, ocorrem úlceras genitais, com morfologia semelhante, mas um pouco menos dolorosas. Podem ser perianais, perineais e, nos homens, podem aparecer também no escroto. Úlceras de mucosa podem ocorrer em todo o trato intestinal, principalmente no íleo terminal e ceco. O envolvimento da pele é frequente, com acne, eritema nodoso e tromboflebite superficial. O acometimento ocular é uma das formas mais graves de apresentação, mais comum em homens, e pode ocorrer uveíte e vasculite da retina, podendo levar à cegueira. As manifestações neurológicas são raras, mas também graves, com vasculite do parênquima cerebral, cerebelar ou trombose venosa no SNC. Pode causar cefaleia, sinais de hipertensão intracraniana ou irritação meníngea.

Diagnóstico

- Úlcera oral recorrente: afta menor, afta maior ou úlcera herpetiforme observada pelo médico ou pelo paciente, com recorrência em pelo menos 3 vezes em um período de um mês.
- Mais dois de: úlcera genital recorrente; ulceração de afta ou cicatriz observada pelo médico ou pelo paciente.
- Lesões oculares: uveíte anterior, uveíte posterior ou células *in vitro* observadas no exame de lâmpada de fenda, ou vasculite retinal observada pelo oftalmologista.
- Lesões cutâneas: eritema nodoso observado pelo médico ou pelo paciente, pseudofoliculite ou lesões papulopustulosas ou nódulos em forma de acne observados pelo médico em pacientes pós-adolescentes que não estão em tratamento com corticoides.
- Teste de patergia positivo visto pelo médico em 24 a 48 horas.

Tratamento

É feito de acordo com as manifestações clínicas. Para as úlceras orais, pode ser usado colchicina 0,5 mg 2 a 3 vezes ao dia, prednisona na dose de 10 a 20 mg ao dia por poucos dias até a resolução das úlceras. Imunossupressores devem ser associados na persistência dos sintomas, como azatioprina 2,5 mg/kg/dia[10,11]. O acompanhamento com especialistas (oftalmo, reumato e, se for o caso, gastroenterologista) é importante, pois pode ser necessário o uso de outras terapias, como ciclosporina ou imunobiológicos. O comprometimento do SNC é grave e deve ser tratado o mais precocemente possível com pulsoterapia com metilprednisolona em esquema semelhante às outras vasculites.

LÚPUS ERITEMATOSO SISTÊMICO

É uma doença autoimune, caracterizada pela produção de autoanticorpos dirigidos a antígenos celulares, particularmente do núcleo das células, que levam a lesões teciduais. É mais comum em mulheres em idade reprodutiva e tem etiologia multifatorial, com a participação de fatores genéticos, hormonais, ambientais e infecciosos. Pode afetar vários órgãos e sistemas, havendo um grande espectro na apresentação clínica, mas mulheres jovens com queixas sistêmicas, como fadiga, queda de cabelo e febre baixa, associadas a algum dos critérios diagnósticos clínicos, devem sempre levantar a suspeita de LES.

O diagnóstico pode ser feito na emergência ou pacientes sabidamente com LES podem procurar atendimento por exacerbação aguda da doença, que é comum e deve ser rapidamente tratada.

Diagnóstico

É feito pela presença de pelo menos 4 dos 11 critérios diagnósticos, não necessariamente ao mesmo tempo (American College of Rheumatology). O exame do fator antinuclear (FAN) é positivo em 95% dos casos de LES em atividade.

- Mucocutâneo: é muito frequente. As lesões de pele variam de pápulas eritematosas a violáceas, às vezes bolhosas, predominando em áreas expostas ao sol (face, tórax superior e membros superiores). Podem ser muito intensas no verão, mas a luz fluorescente também pode ser agravante. A ocorrência de púrpura pode estar relacionada à plaquetopenia ou à vasculite cutânea; neste caso, frequentemente, são púrpuras palpáveis (com elevação da pele). A vasculite é característica em artérias de pequeno calibre, em alguns casos pode ocorrer úlceras nas polpas digitais, às vezes com necrose digital.
- Renal: a nefrite lúpica pode ser assintomática, tendo alterações somente laboratoriais, mas a inflamação ativa quase sempre está acompanhada de sintomas sistêmicos, como astenia, perda de peso e alopecia. Edema de membros inferiores, associado ou não a hipertensão arterial em paciente com LES, sugere a possibilidade de nefrite lúpica com síndrome nefrótica. A nefrite do tipo membranosa (classe 5) é mais associada à proteinúria nefrótica.
- Respiratório: febre, dispneia e tosse podem ser manifestações de pneumonite lúpica aguda, que é uma forma grave da doença e exige internação hospitalar, mas é fundamental descartar infecção respiratória. A presença de escarro hemoptoico e disfunção respiratória sugere a forma mais grave de pneumonite aguda lúpica, com mortalidade de até 50%. A dor torácica ventilatório-dependente pode estar associada à serosite, com ou sem derrame pleural detectável, que geralmente é bilateral e pode se apresentar como panserosite, associada a derrame pericárdico e ascite. A hipertensão pulmonar deve ser suspeitada na presença de dispneia progressiva, ausência de hipoxemia e raio X de tórax normal.
- Cardiovascular: a presença de derrame pericárdico é geralmente observada em exames de imagem e raramente se manifesta clinicamente. O tamponamento cardíaco é raro, mas quando ocorre manifesta-se como dor torácica, atrito pericárdico, abafamento de bulhas, pulso paradoxal e turgência jugular. Dor torácica sugestiva de isquemia miocárdica deve ser investigada como síndrome coronariana, pois o LES é fator de risco independente para evento cardiovascular, mesmo em jovens, devido à própria atividade

inflamatória e ao uso crônico de corticoides. A associação com anticorpos antifosfolípides aumenta mais o risco, inclusive, de outros eventos, como isquemia mesentérica, trombose e isquemia de membros. A endocardite de Libman-Sacks é raramente sintomática, mas está relacionada à doença cerebrovascular por tromboembolismo. O diagnóstico clínico de miocardite é raro, mas disfunção miocárdica leve pode aparecer na ecocardiografia. O fenômeno de Raynaud ocorre em 20 a 40% dos casos, geralmente na fase ativa da doença.

- Neurológico: o envolvimento do SNC e periférico é bastante variável, podendo levar desde cefaleia e neuropatia periférica até condições mais graves e raras, como estado confusional agudo, psicose, convulsão ou acometimento da medula, como mielite transversa, que leva à paresia e à plegia de membros inferiores. A concomitância de outras manifestações não neurológicas, alterações sugestivas em neuroimagens e presença de antifosfolípides corroboram a hipótese de envolvimento neurológico pelo LES. Outras possíveis causas, como efeito de medicações, infecção, neoplasia e alterações metabólicas, devem sempre ser excluídas. A discussão com especialistas é fundamental. O risco de acidente vascular cerebral, assim como o cardiovascular, é aumentado em pacientes com lúpus.
- Articular: a artrite costuma ser simétrica nas pequenas articulações das mãos, punho e joelho, intermitente e não erosiva, dificilmente levando o paciente à emergência. A presença de dor aguda muito intensa em uma ou duas articulações, como ombro ou quadril, deve levantar a possibilidade de complicações como necrose asséptica de cabeça de úmero ou fêmur, relacionada ao LES, e infecção articular, que está mais associada à terapia imunossupressora intensa.
- Gastrointestinal: a serosite com ascite pode causar dor abdominal, febre, náusea, vômitos e diarreia. A dor abdominal, mais raramente, pode estar associada à pancreatite e à isquemia mesentérica.

TABELA 1 Critérios EULAR/ACR para a classificação do lúpus eritematoso sistêmico[a]

Domínio[b]	Peso[c]
Domínios clínicos	
Constitucional: Febre (> 38°C)	2
Hematológico: Leucopenia (< 4.000/mcL) Trombocitopenia (contagem de plaquetas < 100.000/mcL) Hemólise autoimune [d]	3 4 4
Neuropsiquiátrica: Delirium Psicose Convulsão (generalizada ou parcial/focal)	2 3 5
Mucocutâneos: Alopecia não cicatrizante Úlceras orais[e] Lúpus eritematoso cutâneo subagudo ou lúpus eritematoso discoide Lúpus cutâneo agudo	2 2 4 6
Serosal: Derrame pleural ou derrame pericárdico Pericardite aguda	5 6
Musculoesquelético: Envolvimento articular[f]	6
Renal: Proteinúria (> 0,5 g/24 h) Biópsia renal classe II ou nefrite lúpica classe V Biópsia renal classe ou nefrite lúpica classe IV	4 8 10
Domínios imunológicos	
Anticorpos antifosfolipídie: Anticorpos anticardiolipina ou Anticorpos anti-beta2 glicoproteína 1 ou Anticoagulante lúpico	2
Proteínas do sistema complemento: C3 baixo ou C4 baixo C3 baixo e C4 baixo	3 4
Anticorpos específicos para lúpus eritematoso sistêmico: Anticorpo anti-dsDNA ou Anticorpo anti-Smith	6

(continua)

TABELA 1 Critérios EULAR/ACR para a classificação do lúpus eritematoso sistêmico[a] (*continuação*)

[a] Os pacientes só são elegíveis para esses critérios se têm ANA positivo ≥1:80.
[b] Os critérios não precisam ocorrer simultaneamente. Deve-se utilizar somente o critério de maior ponderação em um único domínio. O lúpus eritematoso sísmico deve ser a explicação mais provável para cada critério.
[c] Atribui-se a cada critério um peso de 2 a 10. Se a pontuação do paciente é de 10 ou mais e pelo menos um critério clínico é atendido, a doença é classificada como lúpus eritematoso sistêmico.
[d] Evidências de hemólise autoimune (como a presença de reticulocitose, baixa haptoglobina, bilirrubina indireta elevada, desidrogenase láctica elevada) e teste direto de antiglobulina (teste de Coombs direto).
[e] Esse critério pode ser observado durante o exame físico ou ao revisar uma foto.
[f] Define-se envolvimento articular como sinovite em ≥ 2 articulações caracterizadas por edema ou derrame ou sensibilidade em 2 articulações e pelo menos 30 minutos de rigidez matinal.
ANA: anticorpos antinucleares; anti-dsDNA: anti-DNA de cadeia dupla (ds); EULAR/ACR: European League Against Rheumatism/ American College of Rheumatology; LES: lúpus eritematoso sistêmico.
Fonte: adaptada de Manuais MSD, 2024[11].

É importante reconhecer infecções associadas, pois muitas vezes uma infecção é a causa da exacerbação da atividade inflamatória e deve ser tratada junto com a doença. Sintomas de infecção, como febre e dor, podem estar ausentes devido ao uso de corticoides em doses mais altas e à terapia imunossupressora.

Exames

- FAN: Deve ser solicitado somente para diagnóstico, não sendo necessário para acompanhamento, já que pode manter-se positivo mesmo com a doença controlada. A presença do FAN pode ocorrer em outras doenças imunomediadas e, em até 30% da população geral, sendo fundamental a associação com outros critérios diagnósticos. Quando a suspeita de LES é alta e o FAN é negativo, é importante solicitar anti-Ro (Anti-SSA), que está relacionado a FAN falsamente negativo.
- Hemograma com plaquetas: Anemia é comum no LES, geralmente devido à doença crônica e à atividade inflamatória. Quando intensa, mais rara, deve-se pesquisar a presença de hemólise por autoanticorpos, caracterizada por reticulócitos elevados, Coombs direto positivo, aumento de LDH e bilirrubinas com predominância de indiretas. Plaquetopenia pode ocorrer por autoanticorpos específicos ou pela presença de antifosfolipídios. Leuco ou linfopenia ocorre em mais da metade dos casos, raramente sendo necessário tratamento específico. Queda rápida do hematócrito em um paciente com LES, associada a um infiltrado alveolar difuso, deve alertar o médico sobre a possibilidade de hemorragia alveolar.
- Transaminases e bilirrubinas: O aumento de bilirrubinas indiretas sugere a presença de anemia hemolítica. O comprometimento hepático pelo LES é raro; entretanto, o aumento de transaminases pode ocorrer nas fases agudas da doença, mas sua elevação é mais frequente por efeito de medicamentos.
- Exame do sedimento urinário: Proteinúria maior que 0,5 g/dia ou 3 cruzes no exame qualitativo de urina, presença de cilindros (hemáticos, granulosos ou mistos) e hematúria são marcadores de nefrite lúpica ativa, não controlada.
- Ureia e creatinina: fazem parte da avaliação da função renal, mas só estarão elevadas, por nefrite lúpica, em casos de média e longa evolução.
- Anticorpo Anti-DNA nativo: é considerado específico de LES, mas a sensibilidade em torno de 50%. Está relacionado com doença ativa, particularmente com comprometimento renal.
- Complementos (C3, C4): em valor abaixo do normal, geralmente estão relacionados com doença ativa.
- Anticorpos antifosfolípides (anticardiolipina IgG, IgM e anticoagulante lúpico): estão associados a risco aumentado de eventos isquêmicos e devem ser solicitados em pacientes com LES na presença de sintomas de SNC, isquemias agudas de órgão ou membro ou de tromboses e na presença de plaquetopenia, que estão associados à síndrome antifosfolípide.
- Eletrocardiograma (ECG): importante na presença de dor torácica ou dor abdominal para identificação de síndrome coronariana aguda, já que o LES é fator de risco independente para doença aterosclerótica.
- Ultrassonografia *point-of-care* (POCUS): Pode detectar derrame pleural e pericárdico ou líquido de ascite relacionados à serosite, hepato ou esplenomegalia relacionados ao LES, trombose venosa profunda.
- Ecocardiograma: pode mostrar espessamento ou derrame pericárdico, com ou sem sinais de tamponamento.
- Avaliação do liquor: os achados são inespecíficos, podendo ser normais ou apresentar proteína aumentada, glicose diminuída e pleocitose linfocitária. Na presença de sintomas neurológicos, é importante excluir outras causas de comprometimento do SNC.
- Avaliação do derrame pleural: classicamente há aumento de proteínas, desidrogenase lática, leucócitos e, às vezes, FAN pode ser detectado.
- Radiografia de tórax: auxilia na detecção de derrame pleural, mas raramente é volumoso. Na pneumonite, há infiltrado pulmonar alveolar, com predomínio em bases, sendo que metade dos pacientes apresenta derrame pleural associado. É importante no diagnóstico diferencial de infecções, insuficiência cardíaca e outras patologias.
- Tomografia computadorizada (TC) de tórax: mais sensível para avaliação do parênquima pulmonar que a radiografia. Angiotomografia auxilia na detecção de trombose ou infarto pulmonar.
- TC de abdome: mais sensível que a ultrassonografia para no diagnóstico diferencial de patologias abdominais. A angiotomografia pode mostrar isquemia mesentérica e outras obstruções vasculares.
- TC crânio ou ressonância magnética (RM) de encéfalo: podem não ter alterações, mesmo com sintomas no SNC, mas auxiliam no diagnóstico diferencial. Podem demonstrar infartos cerebrais. A RM tem maior probabilidade de evidenciar alterações relacionadas à vasculite.
- Biópsia renal: apesar de ser importante na investigação da nefrite lúpica, não deve ser feita na emergência, mas eletivamente no acompanhamento com reumatologista.

Tratamento

Varia de acordo com o comprometimento:

- Mucocutâneo: protetor solar UVA e UVB e antimalárico, como a hidroxicloroquina 5 mg/kg/dia (máximo 1 cp de 400 mg/dia) ou o difosfato de cloroquina 4 mg/kg/dia, máximo 1 cp 250 mg/dia devem ser usados em todos os pacientes com LES. A toxicidade na retina é incomum, está relacionada com longo tempo de uso, em torno de 5% em 5 anos, sendo um pouco mais frequente com difosfato de cloroquina. Corticoide tópico, como clobetasol (alta potência), pode ser usado 2 vezes ao dia para o tratamento de lesões mais localizadas da pele, mas deve ser evitado na face, assim como o uso dos fluorados, pelo risco de atrofia cutânea. Prednisona em dose menor que 0,5 mg/kg/dia pode ser associada, preferencialmente por menos de 4 semanas, até reavaliação com especialista. Assim que estiver disponível o resultado de provas de função hepática, renal, marcadores de hepatite viral e hemograma completo, pode ser iniciado imunossupressor como metotrexato dose inicial 12,5 mg (5 cp de 2,5 mg), uma vez por semana, ou azatioprina 50 a 100 mg/kg/dia. Para lesões bolhosas da pele, pode ser usado dapsona 100 mg 1 cp/dia.
- Renal: deve ser individualizado, de acordo com a classe da nefrite. Se a biópsia já tiver sido feita, o paciente pode ser encaminhado à emergência para iniciar tratamento enquanto aguarda internação hospitalar. As glomerulonefrites proliferativa, focal ou difusa (classe III e IV) são as mais graves e devem ser prontamente tratadas pelo risco de insuficiência renal a curto e médio prazo. Estão associadas com alterações do sedimento urinário, geralmente sem proteinúria nefrótica. A membranosa (classe V) está mais associada à síndrome nefrótica e deve ser igualmente tratada. O tratamento é com pulsoterapia de metilprednisolona 1 g/dia por 3 dias, seguidos de prednisona 0,5 a 1 mg/kg/dia em doses regressivas nas próximas semanas, associadas a pulsos de ciclofosfamida endovenosa ou micofenolato mofetil. Para a glomerulonefrite mesangial (classe II), pode ser usado corticoide oral e azatioprina, mas não necessita de tratamento de emergência. O controle da hipertensão com níveis menores que 130/80 mmHg, assim como o uso de inibidores da ECA ou BRA, reduz a proteinúria e a perda de função renal, sendo indicados na associação do tratamento.
- Serosite: Pode ser tratada com anti-inflamatório não hormonal em doses usuais. Quando mais importante, prednisona em dose menor que 0,5 mg/kg/dia. Quando houver derrame pleural volumoso, é importante afastar outras causas, como tuberculose, através da toracocentese.
- Neuropsiquiátricas: As manifestações relacionadas a tromboses e presença de antifosfolípides devem ser tratadas com heparina de baixo peso molecular na fase aguda e anticoagulante oral no acompanhamento (ver "Síndrome antifosfolípide"). Apresentações de vasculite do SNC viram lúpus grave.
- Lúpus grave: manifestações ameaçadoras de vida ou severa lesão de órgão, como vasculite no SNC, pneumonite, anemia hemolítica ou plaquetopenia severas, têm indicação de pulsoterapia endovenosa de metilprednisolona 500 mg a 1 g (diluído em soro fisiológico) por 3 dias associado a imunossupressor. Micofenolato mofetil (com 500 mg) tem se mostrado potente na dose de 1 a 3 g por dia, para tratamento do LES, exceto com comprometimento do SNC. Ciclofosfamida 0,5 a 1,0 g/m^2 de superfície corporal, mensal, preferencialmente endovenosa. Deve-se considerar também a utilização de pulso de imunoglobulina endovenosa e plasmaferese, em casos resistentes ou na vigência de infecção associada.
- O uso de corticoide em dose alta a médio e longo prazo leva a vários efeitos deletérios e deve ser reduzido para dose equivalente a prednisona 7,5 mg/dia ou menos, assim que possível, sendo fundamental a avaliação precoce do reumatologista. A pulsoterapia com corticoide e o uso de imunossupressor auxiliam na redução mais rápida do corticoide.
- Metilprednisolona intravenosa: dose inicial de 500 a 1.000 mg, por 3 dias, diluída em soro fisiológico 250 a 500 mL em 1 hora. Seguida de redução gradual da dose para prednisona oral.
- Imunossupressores: micofenolato mofetil 500 mg 1 a 3 g/dia. É teratogênico e deve ser descontinuado 6 semanas antes da concepção. Seu custo é alto, comparado com metotrexato ou azatioprina.
- Ciclofosfamida: dose de 500 a 1.000 mg/m^2, por via intravenosa.
- Azatioprina: dose de 1 a 2,5 mg/kg por dia, administrada por via oral.
- Terapias biológicas: rituximabe – dose de 1.000 mg por via intravenosa, administrada em duas infusões separadas por duas semanas; belimumabe – dose de 10 mg/kg por via intravenosa, seguida de uma dose de 10 mg/kg a cada 4 semanas.
- Analgésicos e anti-inflamatórios não esteroides (AINEs):

SÍNDROME DO ANTICORPO ANTIFOSFOLÍPIDE (SAF)

A síndrome pode ser definida como uma associação de fenômenos trombóticos arteriais ou venosos e/ou perda fetal de repetição, na presença de anticorpos antifosfolípides (aFLs). Está ligada a um desequilíbrio da homeostasia da coagulação do sangue, com predomínio de fatores pró-coagulantes e vasoconstritores. Os anticorpos AFLs reconhecem antígenos de proteínas ligadas a lipídeos, que interferem em reações pró-coagulantes e anticoagulantes de membranas celulares. Existem vários anticorpos já descritos na SAF; entre as proteínas que funcionam como antígeno temos, beta 2 glicoproteína-1 (B2GP1), a protrombina e componentes da via da proteína C.

A relação trombose venosa arterial é 2:1 e tende a ser recorrente. Quando a primeira trombose é venosa, em mais de 75% dos casos a recorrência será venosa; e se for arterial, no primeiro episódio, em mais de 90% das vezes, a recorrência será arterial. A trombose pode atingir vasos de tamanhos diferentes e tem manifestações clínicas variadas.

A SAF é mais prevalente em mulheres em idade reprodutiva. Em quase metade dos casos é primária, mas pode ser associada a outras doenças, sendo o lúpus eritematoso sistêmico a enfermidade mais associada, mas também pode ser induzida por medicamentos como a procainamida, hidralazina e propiltiouracil.

Diagnóstico

Deve haver pelo menos um critério clínico e um critério laboratorial:

Critérios clínicos

- Trombose vascular: um ou mais episódios de trombose arterial, venosa ou de pequenos vasos, confirmado por Doppler ou histopatológico (exceto trombose venosa superficial). Para confirmação histológica, deve haver trombose sem evidência de inflamação na parede do vaso.
- Morbidade gestacional: um ou mais óbitos fetais inexplicados de fetos sem morfologia alterada, após a 10ª semana de gestação, ou um ou mais partos prematuros com neonatos de morfologia normal, antes da 34ª semana por grave pré-eclâmpsia, eclâmpsia ou grave insuficiência placentária, ou três ou mais abortos espontâneos consecutivos antes da 10ª semana, após exclusão de anormalidade materna anatômica ou hormonal e de causas cromossômicas parentais.

Critérios laboratoriais

- Anticorpos anticardiolipina: IgG e IgM presentes no sangue em título moderado a alto em pelo menos duas ocasiões, com intervalo mínimo de 12 semanas. Estes anticorpos devem ser detectados por ELISA, padronizados para antígeno B2GP-1.
- Anticoagulante lúpico: presente no sangue em duas ou mais ocasiões, com intervalo mínimo de 12 semanas, de acordo com as orientações da Sociedade de Trombose e Hemostasia.
- Anti-beta2 glicoproteína 1: IgM ou IgG no plasma em duas ou mais ocasiões com 12 semanas de intervalo, medidos por ELISA padronizado.
- Anticorpos anticardiolipinas podem ser detectados em várias doenças infecciosas, como pelo HIV, sífilis e outras infecções virais, mas estes não são dependentes do B2GP1 e não estão associados à SAF.

Além dos exames para critérios laboratoriais, são recomendados:

- POCUS (*point-of-care ultrasound*): Pode auxiliar no diagnóstico de trombose venosa profunda ou embolia pulmonar.
- Hemograma com plaquetas: plaquetopenia pode ocorrer e, mais raramente, anemia hemolítica. A presença de leucopenia sugere associação com LES.
- Creatinina e transaminases: Podem aumentar nos casos raros de trombose de vasos renais ou hepáticos.
- FAN: para identificar associação com LES, porém uma parcela de pacientes com SAF tem FAN positivo, em baixos títulos.
- Dosagem de proteína C, proteína S, antitrombina III: para diagnóstico diferencial com outras trombofilias.
- Angiografia (CTA ou MRA): quando a ecografia não for definitiva para identificação de trombose.

Tratamento

Recomenda-se o controle de outros fatores de risco para tromboembolismo, como tabagismo, hipertensão, diabetes, dislipidemia e sedentarismo, além do incentivo a hábitos saudáveis. O uso de anticoncepcionais orais deve ser evitado.

A anticoagulação plena, com antagonistas da vitamina K, tem como objetivo manter a razão normalizada internacional (RNI) entre 2 e 3. Para indivíduos com o primeiro episódio de trombose arterial, recomenda-se manter a RNI entre 3 e 4, levando em consideração o risco individual de sangramento/trombose. As evidências para o uso de anticoagulantes orais diretos no tratamento da SAF ainda são limitadas, mas a rivaroxabana deve ser evitada em pacientes com positividade em três tipos de aFls nos exames, pois mostrou-se menos efetiva na profilaxia em comparação com a varfarina. Em casos de recorrência de eventos trombóticos, apesar da terapia adequada, recomenda-se associar AAS em baixa dose, aumentar a RNI para 3 a 4 ou considerar o uso de heparina de baixo peso molecular[11]. A duração da anticoagulação, a princípio, é a longo prazo e deve ser individualizada de acordo com os fatores de risco existentes.

Síndrome antifosfolípide catastrófica (SAFC)

É assim chamada quando o paciente apresenta trombose simultânea ou sequencial em três ou mais órgãos. Trata-se de uma apresentação rara, porém com evolução grave e muitas vezes fatal. Nesses casos, o tratamento deve ser mais agressivo, com administração de pulsos de metilprednisolona por 3 dias, seguidos de prednisona 1 mg/kg, com redução gradual de dose conforme a resposta. A plasmaferese pode ser realizada, principalmente em pacientes com perda de função renal ou apresentação semelhante à púrpura trombocitopênica trombótica. A imunoglobulina endovenosa, na dose entre 0,4 e 2 g/kg em infusão única, pode ser administrada como alternativa à plasmaferese, especialmente em pacientes com trombocitopenia. Essas condutas devem ser acompanhadas por reumatologistas e hematologistas. Em casos refratários, deve-se considerar o uso de rituximabe.

ERITEMA NODOSO

O eritema nodoso é uma inflamação do tecido adiposo subcutâneo, que se apresenta como nódulos eritematosos, firmes e dolorosos à palpação, de início súbito, localizados geralmente nas pernas. Trata-se de uma reação de hipersensibilidade a vários antígenos e pode estar associada a diferentes estímulos ou doenças.

É mais comum em mulheres de 20 a 40 anos, com uma frequência 3 a 6 vezes maior do que em homens. Entre 30 e 50% das vezes é idiopático, mas está mais frequentemente relacionado a infecções respiratórias bacterianas.

Causas mais comuns de eritema nodoso

- Bacteriana: *Streptococcus* (principalmente por faringite), tuberculose, sarcoidose e hanseníase.
- Viral: Mononucleose infecciosa, hepatite B ou C, infecção por HIV.
- Fúngica: Coccidioidomicosis, histoplasmosis, blastomicosis.
- Drogas: Anticoncepcional oral, penicilina, sulfonamidas, anti-TNFs.
- Doenças inflamatórias: doença de Behçet, doenças inflamatórias intestinais.
- Outros: gestação, doenças linfoproliferativas.

A tríade de sarcoidose, artrite de tornozelos e adenopatia no hilo pulmonar é conhecida como síndrome de Löfgren. Esta apresentação da sarcoidose tem bom prognóstico, podendo ser autolimitada.

Diagnóstico

O diagnóstico é clínico, baseado nas características e localização das lesões. É importante investigar possíveis causas associadas.

Exames laboratoriais

Hemograma com plaquetas, proteína C-reativa e velocidade de hemossedimentação. Esses últimos exames são feitos para acompanhar a evolução da causa subjacente.

Exame de imagem

Raio X de tórax, reação de Mantoux (em casos suspeitos de tuberculose).

Tratamento

O tratamento envolve repouso, elevação das pernas e compressas frias. O uso de anti-inflamatórios em doses usuais pode ajudar a reduzir a inflamação e a dor. A colchicina pode ser uma alternativa, com dose de 0,5 mg duas vezes ao dia (até 2 g ao dia, sendo que nessa dose é mais associada à diarreia). Quando a sarcoidose é secundária, o tratamento da causa subjacente é fundamental para a resolução das lesões.

REFERÊNCIAS

1. Koike H, Nishi R, Ohyama K, Morozumi S, Kawagashira Y, Furukawa S, et al. ANCA-associated vasculitic neuropathies: a review. Neurol Ther. 2022;11(1):21-38.
2. Kermani Tayseer A, Warrington KJ, Dua AB. Treatment guidelines in vasculitis. Rheum Dis ClinNorth Am. 2022;48(3):705-24.
3. Yaseen K, Mandell BF. ANCA associated vasculitis (AAV): a review for internists. Postgraduate Medicine. 2022;1-11.
4. Saadoun D, Vautier M, Cacoub P. Medium- and large-vessel vasculitis. Circulation. 2021;143(3):267-82.
5. Hansen ME, Springer JM, Byram K. Diagnostic and therapeutic challenges of vasculitis. Can J Cardiol. 2022;38(5):623-33.
6. Gomes, RS, De Araújo DB, Flato UAP. Diagnóstico da monoartrite aguda na emergência. Medicina contemporânea: uma abordagem crítica. 2009;7(2):104-10.

7. Alpay-Kanitez N, Çelik S, Bes C. Polyarthritis and its differential diagnosis. Eur J Rheumatol. 2018;6(4):167-73.
8. Singh S, Mehra S. Approach to polyarthritis. Indian J Pediatr. 2010;77(9):1005-10.
9. Seaton KK, Kharbanda A. Evidence-based management of Kawasaki disease in the emergency department. Pediat Emerg Med Practice. 2015;12(1):1-20; quiz 21.
10. Aringer M, Costenbader K, Daikh D, Brinks R, Mosca M, Ramsey-Goldman R, et al. 2019 European League Against Rheumatism/American College of Rheumatology Classification Criteria for Systemic Lupus Erythematosus. Arthritis Rheumatol. 2019;71(9):1400-12.
11. Manuais MSD. Edição para profissionais. Critérios EULAR/ACR para a classificação do lúpus eritematoso sistêmico; 2024. Disponível em: https://www.msdmanuals.com/pt-br/profissional/multimedia/table/crit%C3%A9rios-eularacr-para-a-classifica%C3%A7%C3%A3o-do-l%C3%BApus-eritematoso-sist%C3%AAmicoa. Acesso em: 31 jul. 2023.

2

Artrites

Vivakanand Satram
Eliana Almeida de Oliveira

PONTOS PRINCIPAIS

- A dor articular é uma queixa comum em atendimentos de emergência e pode ser causada por lesões traumáticas, infecções, doenças autoimunes e inflamatórias ou degenerativas.
- As espondiloartrites e a artrite psoriásica podem se apresentar como monoartrite e, menos comumente, a artrite reumatoide em fase inicial
- A presença de cristais de ácido úrico ou de pirofosfato de cálcio confirma o diagnóstico das microcristalinas.
- Na artrite séptica, o tratamento consiste em início imediato de antibioticoterapia e pronta remoção do material purulento por artrocentese.

INTRODUÇÃO

As emergências reumatológicas demandam atenção rápida e precisa pelo médico emergencista, que desempenha um papel essencial no reconhecimento precoce e manejo adequado dessas condições para um bom prognóstico.

Neste capítulo, serão discutidas as principais emergências osteomusculares de cunho inflamatório não traumático no departamento de emergência. Será abordada sua avaliação diagnóstica, seu manejo clínico e farmacológico sob a ótica do emergencista, prognóstico dos casos e direcionamento do paciente.

DOR ARTICULAR

As articulações são estruturas complexas que permitem o movimento e a conexão entre os ossos do corpo. Diferentes tipos de articulações, como as sinoviais (joelho, ombro) e as cartilaginosas (coluna vertebral), podem ser afetadas.

A dor articular é uma queixa comum em atendimentos de emergência e pode ser causada por lesões traumáticas, infecções, doenças autoimunes e inflamatórias ou degenerativas. O reconhecimento da causa e o tratamento precoce reduzem o tempo de incapacidade e limitação funcional, assim como o risco de complicações[1].

O diagnóstico etiológico da dor articular é determinado principalmente através da história clínica e do exame físico. Na avaliação do paciente, deve-se considerar principalmente o número de articulações envolvidas, a localização, o tempo de evolução e a associação com outros sintomas e sinais.

Quando, além da dor, há eritema, aumento de volume ou derrame articular, caracteriza-se como artrite. Pode ser monoarticular, oligoarticular (quando 2 a 4 articulações são afetadas) ou poliarticular (quando 5 ou mais articulações são afetadas).

MONOARTRITES

Excetuando o trauma, as causas mais comuns são artrite induzida por cristais e artrite séptica, que serão descritas a seguir. As espondiloartrites e a artrite psoriásica podem se apresentar como monoartrite e, menos comumente, a artrite reumatoide em fase inicial. A osteonecrose também pode se apresentar como monoartrite, tendo como fatores de risco o alcoolismo, o lúpus eritematoso sistêmico e o uso crônico de corticoides.

Nesse caso, a dor é o principal sintoma, com sinais inflamatórios pouco exuberantes.

Artrites induzidas por cristais

São doenças em que minerais são depositados em estruturas articulares e periarticulares, resultando em processo inflamatório. As mais comuns são a gota, que é causada pelos cristais de monourato de sódio (ácido úrico), e a pseudogota ou artropatia de pirofosfato de cálcio (APFC), que é causada pelo cristal de pirofosfato de cálcio.

A gota cursa com aumento de hiperuricemia e é mais comum em homens, com início geralmente em torno dos 30 anos[2]. Em mulheres, ocorre mais frequentemente após a menopausa. Indivíduos com gota têm mais frequência de obesidade, hipertensão, diabetes, dislipidemia e consumo aumentado de álcool. As crises podem ser desencadeadas por estresse físico, cirurgia, aumento do consumo de álcool, carnes e embutidos.

Diagnóstico

O diagnóstico é predominantemente clínico, com a história característica de monoartrite com dor intensa, de início súbito, de forte intensidade, com calor, rubor e edema (derrame articular) e sem história de trauma. As articulações mais frequentemente afetadas são as dos membros inferiores. A primeira metatarsofalangeana (MTF) é tipicamente afetada nas primeiras crises, que inicialmente são autolimitadas e duram horas ou dias. Após, há intervalos assintomáticos de meses ou anos. Com o tempo e sem tratamento, as crises tendem a ficar mais duradouras e os intervalos diminuem. Após anos de evolução, pode haver o acometimento de várias articulações ao mesmo tempo (oligo ou poliarticular), com formação de tofos (depósito de ácido úrico em tecidos, como orelhas, próximos aos cotovelos e mãos) e causar deformidades articulares.

O diagnóstico definitivo é feito pela identificação de cristais de ácido úrico no líquido sinovial. É difícil coletar o líquido da primeira MTF e, se a história é característica, o tratamento pode ser feito empiricamente na emergência e a avaliação complementar, feita no seguimento médico, é fundamental.

A APFC se caracteriza pelo depósito deste cristal nos tecidos e articulações. Afeta ambos os sexos, sendo um pouco mais prevalente em homens jovens e mulheres idosas com doenças crônicas.

A apresentação clássica é de monoartrite aguda, na grande maioria das vezes no joelho, mas também pode ser no punho, ombro ou tornozelo e, mais raramente, outras pequenas articulações do pé ou mão podem ser afetadas. As crises também são autolimitadas, durando de 1 a 3 semanas.

Artrite séptica

Qualquer bactéria potencialmente pode causar artrite séptica, além de fungos e micobactérias, dependendo dos fatores de risco do hospedeiro. O diagnóstico e o tratamento precoce têm extrema importância, pois a infecção pode causar grave lesão articular e alto risco de morbimortalidade para o paciente. As artrites bacterianas podem ser divididas em gonocócicas e não gonocócicas.

Artrite séptica não gonocócica

O *S. aureus* é o principal germe em todas as idades, associado a trauma, lesões cutâneas, uso de cateter venoso central ou periférico ou articulações previamente lesionadas, seguido do *Streptococcus* sp. Bactérias Gram-negativas são mais frequentes acima de 60 anos. De modo geral, o início dos sintomas pode ser agudo ou subagudo, com dor e eritema importantes e derrame articular, afetando principalmente grandes articulações, como joelho e quadril, mas punho e tornozelo também são frequentes. Geralmente há febre, que é menos comum em pacientes idosos ou em uso de corticoide. As vias de disseminação são hematogênicas, por contiguidade na osteomielite ou infecção de pele, ou por inoculação direta em trauma ou cirurgia. O risco aumenta em pacientes com doenças de base como artrite reumatoide, lúpus eritematoso sistêmico, diabetes, insuficiência renal crônica, neoplasia e outros pacientes imunodeprimidos, presença de cateter intravenoso ou prótese articular[5,6]. Usuários de drogas endovenosas também apresentam maior risco e, nesses casos, a artrite séptica geralmente ocorre no esqueleto axial, como esternoclavicular, coluna, quadril, ombro ou sínfise púbica. A infecção por micobactéria ou fungo é bem mais rara e está relacionada a pacientes imunodeprimidos, costumando ser subaguda ou crônica, com menos dor e eritema local.

Exames laboratoriais

- Ácido úrico sérico: quando elevado, sugere o diagnóstico de gota, mas um valor normal ou até baixo não exclui esse diagnóstico.
- Análise do líquido sinovial: é mais facilmente coletado no joelho ou tornozelo, havendo aumento da celularidade e predomínio de polimorfonucleares nas artrites séptica e cristalinas. Uma contagem de leucócitos maior do que 50.000/mm^3 é usada como ponto de corte discriminante de artrite séptica. Alguns marcadores no líquido sinovial podem ser úteis no diagnóstico de artrite séptica, como dosagem de glicose – uma razão glicose sérica/glicose sinovial < 0,5 ou glicose do líquido sinovial < 27 g/dL, dosagem de proteína alta > 3 g/dL, desidrogenase (LDH) >

250 U/L, fator de necrose tumoral-α e lactato > 10 mmol/L têm demonstrado excelente acurácia diagnóstica. O líquido pode ter aspecto purulento. Bacterioscopia e cultura são positivas em mais de 50 a 75% das vezes e a hemocultura em torno de 50% no caso de artrite infecciosa. Se houver área de infecção de pele junto à articulação, esta não deve ser puncionada, pelo risco de inoculação da bactéria para o espaço intra-articular, que pode estar apenas com inflamação reacional ao processo da pele e subcutâneo; neste caso, os sintomas inflamatórios articulares são bem menos exuberantes. A presença de cristais de ácido úrico ou de pirofosfato de cálcio confirma o diagnóstico das microcristalinas. O líquido articular normal é estéril e a presença de germes indica infecção articular. Se o líquido for hemorrágico, sugere a presença de lesão traumática ou neoplasia.

- Bioquímica do sangue e urina: a investigação completa deve ser feita no acompanhamento a seguir, mas está indicada a solicitação de creatinina, glicose, transaminases e EQU na emergência, para indicar o tratamento.
- Hemograma com plaquetas: pode haver leucocitose com desvio na gota e na artrite séptica.
- Provas de atividade inflamatória: VSG e proteína C-reativa estão aumentados e auxiliam no acompanhamento durante o tratamento.

Exames por imagem

- Radiografia da articulação acometida: nas crises iniciais de gota, pode haver somente aumento de partes moles, mas nas recorrências, pode haver erosões grosseiras e marginais, mas espaço articular preservado. Na APFC, observa-se linhas de calcificação sobre a cartilagem articular ou menisco e ligamento, geralmente associado a alterações degenerativas. Na artrite infecciosa, há apenas aumento de partes moles na fase inicial; após 2 semanas, já podem aparecer erosões e redução do espaço articular.
- Ultrassonografia *point-of-care* (POCUS): auxilia na localização e punção de articulações de difícil acesso. Na gota, pode demonstrar espessamento sinovial com depósitos hiperecoicos, densidade linear sobre a cartilagem (sinal do "duplo contorno") ou depósitos tofáceos (áreas hiperecoicas).
- Cintilografia óssea: pode ser útil no caso de suspeita de infecção, especialmente no esqueleto axial, quando há dúvida se o acometimento é apenas de partes moles. Atentar que hipercaptação mostra inflamação, podendo estar presente em artropatia inflamatória crônica.

Tratamento

Nas artrites cristalinas, os objetivos são resolver a crise aguda e, na gota, prevenir novas crises, evitando deformidades e a cronificação do quadro. O anti-inflamatório em doses usuais ajuda na resolução da crise e deve ser iniciado o mais precoce possível. A colchicina deve ser iniciada preferencialmente nas primeiras 24 horas, na dose de 0,5 mg a 1 g na primeira dose, depois 0,5 mg 2 a 3 vezes ao dia até a resolução da crise. Não é aconselhável a administração de vários comprimidos de colchicina em curto espaço de tempo até a melhora da dor, devido aos efeitos gastrintestinais (náusea, vômito e diarreia). Se as crises forem frequentes, pode ser usada 1 vez ao dia por 3 a 6 meses, para auxiliar na prevenção de recorrências. Anti-inflamatórios e colchicina devem ser evitados (isolados ou em combinação) em pacientes com doença renal grave (taxa de filtração glomerular < 30 mL/min).

Se for descartada infecção, a infiltração com corticoide, como acetato de metilprednisolona, auxilia na resolução da crise. A ultrassonografia pode auxiliar em articulações de mais difícil acesso, como a prednisona (oral) 10 a 20 mg ao dia por curto período pode ser efetiva na fase aguda, principalmente naqueles pacientes com contraindicação para uso de anti-inflamatórios[7].

Para a prevenção de novas crises e da gota crônica, deve ser iniciado o alopurinol, na dose de 100 a 300 mg ao dia, devendo ser ajustado na presença de insuficiência renal[3-5].

Na artrite séptica, o tratamento consiste em início imediato de antibioticoterapia e pronta remoção do material purulento por artrocentese. A avaliação com ortopedista é importante, pois muitas vezes é necessária a exploração cirúrgica para lavagem articular.

A escolha dos antibióticos é baseada na suspeita do patógeno mais provável, de acordo com o contexto clínico e ajustado de acordo com o Gram e resultado da cultura. Deve ser iniciada vancomicina 15 a 20 mg/kg EV a cada 8 a 12 horas. Na suspeita de bacilos Gram-negativos, usar cefalosporina de 3ª geração, como cefepime 2 g, EV, a cada 8 a 12 horas ou ceftazidima 2 g EV 8/8h ou aminoglicosídeo, como gentamicina. O tratamento endovenoso deve ser mantido por 2 semanas, pelo menos, e seguido com oral por mais 1 a 2 semanas.

POLIARTRITE

Além das doenças difusas do tecido conjuntivo, algumas infecções virais e a artrite gonocócica em fase inicial podem se apresentar com inflamação de várias articulações.

Artrite gonocócica

Neisseria gonorrhoeae (diplococos Gram-negativos) é o principal germe em adultos jovens, sexualmente ativos e inicialmente se apresenta como poliartrite. Fatores de risco são: gestação, puerpério, período menstrual e deficiência de complemento.

Diagnóstico

É predominantemente clínico. Na fase inicial, há febre, tenossinovite ou poliartrite migratória de mãos, punhos, cotovelos, joelhos e tornozelos e associação com lesões de pele como pústulas ou vesículas hemorrágicas ou necróticas, deficiência congênita de complemento. Este quadro pode se resolver espontaneamente ou evoluir para monoartrite ou oligoartrite. A uretrite inicial é assintomática em 50% das vezes. A *Neisseria* pode ser cultivada na hemocultura, principalmente na primeira semana, a partir do líquido sinovial, lesões cutâneas, uretra, cérvice, faringe. É importante semear em meio de cultura específico e logo após a coleta de material.

Tratamento

Deve ser iniciado o mais breve possível. Na suspeita de *neisseria*, usar ceftriaxona 1 g EV 24/24h por 7 dias. O tratamento endovenoso deve ser mantido por 24 horas após o término dos sintomas e completado com cefalosporina oral de 3ª geração, como cefixima 400 mg 12/142h por 7 dias. Azitromicina 1 g via oral, dose única, ou doxiciclina 100 mg, 2 vezes ao dia, por 7 dias, devem ser associadas pela possibilidade de potencial coinfecção por *Chlamydia*. Na fase monoarticular ou oligoarticular, é importante a punção articular para coleta de material e alívio da dor e o tratamento deve ser mantido por 14 dias. A evolução é favorável, geralmente não sendo necessária cirurgia, porém está indicada avaliação do ortopedista.

Artrites virais

O mecanismo causal da poliartralgia ou poliartrite não está bem esclarecido, pode ser a própria presença do vírus na articulação ou formação de imunocomplexos e ativação de processos inflamatórios. Os vírus mais frequentes associados à poliartrite são hepatites virais, rubéola, parvovírus B (eritema infeccioso), HIV, Epstein-Barr, dengue, zika, covid-19 e chikungunya.

Diagnóstico

É fundamentalmente clínico. De um modo geral, há dor articular ou artrite, com comprometimento simétrico das articulações, podendo estar associado à erupção cutânea eritematosa e adenomegalias. Na infecção por chikungunya, além de febre alta, a artrite pode ser muito intensa e incapacitante, com mialgias, e a erupção cutânea aparece no tronco, face e extremidades. A artrite pode ficar crônica e o paciente deve seguir acompanhamento médico após avaliação na emergência. Na hepatite, não há eritema cutâneo e há mais sintomas de náusea, inapetência e fadiga. A poliartrite geralmente precede a icterícia por dias a semanas e melhora após o surgimento desta.

Exames laboratoriais

Sorologias virais ajudam a identificar o vírus causador. O hemograma pode ser normal ou mostrar linfocitose. Na dengue, pode haver plaquetopenia. Na suspeita de hepatite, devem ser solicitadas transaminases, TP e bilirrubinas.

Tratamento

Na fase aguda, usar analgésicos, corticosteroides em dose menor que 0,5 mg/kg/dia dividido em duas tomadas ou anti-inflamatório em doses usuais, evitando-se esses 2 últimos em caso de suspeita de dengue. Outras estratégias comuns incluem repouso e proteção articular.

O prognóstico das artrites virais agudas, em geral, é bom. A artrite não é erosiva e é autolimitada, com duração do quadro em torno de 15 dias, no máximo 4 a 6 semanas. Eventualmente, o quadro viral estimula o aparecimento de uma doença autoimune, como artrite reumatoide ou espondiloartrite, em pacientes predispostos.

REFERÊNCIAS

1. Gomes RS, De Araújo DB, Flato UAP. Diagnóstico da monoartrite aguda na emergência. Medicina Contemporânea: uma Abordagem Crítica. 2009;7(2):104-110.
2. Alpay-Kanitez N, Çelik S, Bes C. Polyarthritis and its differential diagnosis. Eur J Rheumatol. 2018;6(4):167-73.
3. Singh S, Mehra S. Approach to polyarthritis. Indian J Pediatrics. 2010;77(9):1005-1010.
4. Coakley G, Mathews C, Field M, Jones A, Kingsley G, Walker D, et al.; on behalf of the British Society for Rheumatology Standards, Guidelines and Audit Working Group, BSR & BHPR, BOA, RCGP and BSAC guidelines for management of the hot swollen joint in adults, Rheumatology. 2006;45(8):1039-41.
5. Janssens HJ, Fransen J, Van de lisdonk EH, Van riel PL, Van weel C, Janssen M. A diagnostic rule for acute gouty arthritis in primary care without joint fluid analysis. Arch Intern Med. 2010;170(13):1120-6.
6. Smolen JS, Aletaha D, McInnes IB. Rheumatoid arthritis [published correction appears in Lancet. 2016;388(10055):2023-2038.
7. Long B, Koyfman A, Gottlieb M. Evaluation and management of septic arthritis and its mimics in the emergency department. West J Emerg Med. 2019;20(2):331-41.

Seção XVIII

Intoxicação exógena

COORDENADORES DA SEÇÃO:

Juliana Sartorelo Carneiro Bittencourt Almeida
Thamyres de Carvalho Rufato

1

Abordagem ao paciente com intoxicação aguda

Ana Paula Silva Gontijo
Juliana Sartorelo Carneiro Bittencourt Almeida

PONTOS PRINCIPAIS

- De acordo com o Sistema Nacional de Informações Tóxico-Farmacológicas (Sinitox), em torno de 27% das intoxicações são por medicamentos, em torno de 7% por agrotóxicos e raticidas, 7% por domissanitários e cosméticos e 3,6% se relacionam a drogas de abuso.
- Benzodiazepínicos, antidepressivos tricíclicos e analgésicos correspondem a 38% do total das intoxicações, levando em conta todos os principais agentes medicamentosos.
- A determinação da toxíndrome pode auxiliar no manejo inicial do paciente intoxicado e na investigação propedêutica e de possíveis complicações associadas.
- No atendimento pré-hospitalar, é prioritário identificar e estabilizar sinais de gravidade, avaliar a glicemia capilar e observar as características da cena.
- Descontaminação gástrica é um procedimento em desuso que não deve ser realizado rotineiramente. Deve ser individualizado, feito em até 60 minutos da ingestão, em substâncias potencialmente tóxicas e pacientes sem contraindicações.
- O carvão ativado é um adsorvente com evidências de benefícios para algumas substâncias. Deve ser realizado seguindo critérios e indicações. Para algumas substâncias, como o fenobarbital e a carbamazepina, seu uso seriado traz benefícios.
- Algumas dosagens séricas de substâncias são úteis no diagnóstico e/ou acompanhamento da intoxicação, dentre elas paracetamol, fenobarbital, carbamazepina, ferro sérico, metemoglobinemia, carboxi-hemoglobina e etanol.
- A realização de "*screenings* toxicológicos" para múltiplas substâncias não deve ser um procedimento de rotina e não é fundamental para a condução do paciente com suspeita de intoxicação.
- Os antídotos são necessários em menos de 2% dos casos, mas quando bem indicados impactam positivamente no prognóstico.

INTRODUÇÃO

A toxicologia é uma ciência de interesse desde os primórdios da humanidade. Documentos datados de 1500 a.C. (Papiro de Ebers) contêm informações sobre venenos como cicuta, ópio e chumbo. Paracelso trouxe conceitos-chaves para a especialidade, em meados do século XVII, como a máxima de que a diferença entre veneno e remédio está na dose (relação dose-resposta)[1]. Com o advento dos anestésicos e desinfetantes no fim dos anos de 1850, leis foram criadas com o intuito de promover o controle do uso de substâncias em medicamentos e alimentos em todo o mundo, e assim teve início o estudo da toxicologia nos tempos atuais.

A incidência de envenenamento é subestimada mundialmente devido à subnotificação e escassez de ferramentas epidemiológicas direcionadas. Segundo o 39º Annual Report of the National Poison Data System®, do America's Poison Centers, em 2021 ocorreram 2.080.917 intoxicações nos Estados Unidos. As classes de substâncias mais frequentemente envolvidas em exposições humanas foram analgésicos (11,2%), domissanitários (7,49%), cosméticos/produtos de higiene pessoal (5,88%), antidepressivos (5,61%) e sedativos/hipnóticos/antipsicóticos (4,73%). Em relação a crianças de 5 anos ou menos, foram cosméticos/produtos de higiene pessoal (10,8%), produtos de limpeza doméstica (10,7%), analgésicos (8,16%), suplementos dietéticos/ervas/homeopáticos (7,00%) e corpos estranhos/brinquedos/diversos (6,51%)[2].

No Brasil, estima-se um total de 775.649 admissões hospitalares por envenenamento nos últimos anos (DataSUS 2017-2021)[3], levando-se em consideração que, apesar de compulsória, há uma inegável subnotificação no país. Além disso, 25% das internações médicas de rotina envolvem alguma forma de evento adverso do paciente relacionado ao medicamento, e até 30% das internações psiquiátricas agudas são por tentativa de automutilação por exposição química[4].

Entre 1996 e 2005, Mota e colaboradores observaram no Brasil uma taxa de mortalidade por intoxicações medicamentosas de 4,6 óbitos/10 mil registros, sendo 44% dos óbitos ocorridos na faixa etária de 20 a 39 anos. Em relação à prevalência, em 2017, de acordo com o Sistema Nacional de Informações Tóxico-Farmacológicas (Sinitox), 27% das intoxicações foram por medicamentos, em torno de 7% por agrotóxicos e raticidas, 7% por domissanitários e cosméticos e 3,6% se relacionam a drogas de abuso. Dessas classes, segundo o Sinitox, benzodiazepínicos, antidepressivos tricíclicos e analgésicos correspondem a 38% do total das intoxicações, levando em conta todos os principais agentes medicamentosos[5].

É inegável a necessidade de capacitação do médico emergencista no manejo de intoxicações agudas e acidentes por animais peçonhentos. O departamento de emergência (DE) é a grande porta de entrada para pacientes vítimas de envenenamentos, e disponibilizar conhecimento e oportunidades nesse sentido impacta diretamente no cuidado com o paciente e na saúde pública.

FUNDAMENTOS SOBRE TOXICINÉTICA E TOXIDINÂMICA

O conceito de intoxicação diz respeito a um conjunto de sinais e sintomas provocados pela exposição de um organismo vivo a uma substância. Tal condição pode se manifestar por sinais e sintomas inespecíficos, síndromes específicas ou pela combinação destes. É de competência do médico emergencista reconhecer o paciente em contexto de suspeita de intoxicação exógena ou intoxicação confirmada e instituir o manejo adequado, a fim de reduzir a morbidade, a mortalidade e complicações associadas.

A compreensão sobre farmacocinética e farmacodinâmica das substâncias pode auxiliar no entendimento e na abordagem inicial do paciente intoxicado. Formas de absorção, distribuição, metabolismo e excreção podem nortear a indicação de certos procedimentos, como necessidade de lavagem gástrica, carvão ativado, uso de antídoto específico, coleta laboratorial ou necessidade de hemodiálise ou plasmaférese. O conhecimento dos mecanismos de ação da toxina nos possíveis órgãos e sistemas acometidos também são fatores importantes na condução do caso e na predição de complicações e desfechos.

A absorção é via dependente, podendo ser oral, parenteral, enteral ou cutânea (inclui mucosas). Na ingestão, a absorção efetiva ocorre em um tempo médio de 30 minutos a 2 horas, dependendo das propriedades químicas da substância. Por via parenteral, em geral a absorção é imediata, e a maior parte das medicações faz seu pico entre 30 e 90 segundos. Já no uso subcutâneo ou intramuscular, a absorção é mais lenta, com pico de ação em torno de 1 hora.

O volume de distribuição corporal interfere diretamente no tempo de ação, nível sérico e meia-vida; além de ser um dado importante diante de estratégias de eliminação das substâncias. A hemodiálise, por exemplo, é mais útil na remoção de toxinas de baixo peso molecular, pequeno volume de distribuição, baixo grau de ligação proteica e alta hidrossolubilidade. As principais vias de metabolização das substâncias são renal, pulmonar, gastrintestinal e glandular, e grande parte é feita por passagem renal e/ou hepática. Substâncias voláteis são excretadas principalmente pelos pulmões.

TOXÍNDROMES

Toxíndrome é a denominação dada à constelação de sinais e sintomas que se relaciona a um grupo específico de substâncias. A determinação da toxíndrome pode auxiliar no manejo inicial do paciente intoxicado e na investigação propedêutica e de possíveis complicações associadas[6]. Dentre elas, destacam-se colinérgica, anticolinérgica, simpaticomimética, sedativo/hipnótica, serotoninérgica, narcótica e síndrome neuroléptica maligna, detalhadas na Tabela 1.

TABELA 1 Toxíndromes e suas manifestações clínicas

Toxíndrome	Manifestações clínicas	Exemplos de substâncias	Base do tratamento
Simpatomimética: substâncias que atuam em receptores alfa e beta-adrenérgicos, provocando um estado de hiperestimulação	Taquicardia, hipertensão, sudorese, agitação psicomotora, midríase, hipertermia, alucinações, arritmias e convulsões. As complicações mais comuns são arritmias ventriculares, infarto agudo do miocárdio, acidente vascular cerebral isquêmico ou hemorrágico e insuficiência renal por rabdomiólise	Cocaína, anfetaminas, cafeína, ácido lisérgico dietilamida (LSD), teofilina, salbutamol e descongestionantes nasais contendo nafazolina, efedrina ou similares	Benzodiazepínicos e tratamento das complicações associadas
Síndrome anticolinérgica: causada por substâncias que atuam como antagonistas dos receptores muscarínicos	Taquicardia, agitação, midríase, hipertermia, rubor facial, boca seca, retenção urinária, diminuição dos ruídos hidroaéreos, *delirium*, disartria, alucinações, convulsões, encefalopatia e coma. Predisposição a arritmias cardíacas, alargamento de QT e QRS hipotensão	Anti-histamínicos, antiparkinsonianos, antipsicóticos, antiespasmódicos, atropina, antidepressivos e relaxantes musculares	Uso de benzodiazepínicos se necessário, tratamento das convulsões e das alterações cardiovasculares. No caso destas, é desejável o uso de bicarbonato de sódio EV na dose de 1 a 2 mEq/kg em caso de arritmia cardíaca ou QRS > 120ms, principalmente nas intoxicações por antidepressivos tricíclicos. O uso de fisiostigmina não é recomendado
Síndrome colinérgica: causada por substâncias que inibem a enzima acetilcolinesterase, aumentando a concentração de acetilcolina circulante e consequentemente os estímulos em receptores orgânicos nicotínicos e muscarínicos	Muscarínicas: bradicardia, miose (induzindo alterações visuais e dor ocular), sialorreia, sudorese, vômitos, dor abdominal, broncorreia (induzindo edema agudo de pulmão), incontinência urinária e fecal Nicotínicas: nos gânglios paravertebrais, os receptores nicotínicos se opõem aos muscarínicos, resultando em taquicardia, hipertensão, fasciculações musculares, paralisia diafragmática com consequente insuficiência respiratória aguda e distúrbios hidroeletrolíticos Sistema nervoso central: rebaixamento e convulsões	Organofosforados e carbamatos (chumbinho), princípios ativos de vários pesticidas, herbicidas e em armas químicas	Sintomas muscarínicos: atropina venosa 1 a 2 mg em *bolus* a cada 5 minutos até que estes sejam revertidos. Sintomas nicotínicos: pralidoxima, exclusivamente em intoxicações por organofosforados; mas seu uso deve ser precoce e criterioso, e esse antídoto atualmente não está disponível no Brasil
Síndrome sedativo/ hipnótica: substâncias que agem no sistema nervoso central, principalmente em receptores gabaérgicos	Rebaixamento do sensório, hipotensão, bradicardia, miose e hipotonia. Em altas doses, pode ocorrer bradipneia	Benzodiazepínicos, etanol e barbitúricos	O tratamento suportivo/sintomático visa evitar complicações e manter a via aérea pérvia. O uso de flumazenil não está indicado rotineiramente

(continua)

TABELA 1 Toxíndromes e suas manifestações clínicas (*continuação*)

Toxíndrome	Manifestações clínicas	Exemplos de substâncias	Base do tratamento
Síndrome narcótica: os opioides atuam no organismo mimetizando peptídeos endógenos que atuam em diversas regiões. Além do estímulo a receptores dopaminérgicos, atuam em receptores de diversos sistemas	Diferentes graus de sedação até o coma, hipotensão, bradicardia, miose, hipotonia, bradipneia, apneia	Morfina e seus derivados, codeína, tramadol, fentanila, loperamida, tintura de ópio	Suporte clínico e ventilatório Naloxona: de 0,4 a 2 mg por vias endovenosa, intramuscular, intranasal ou endotraqueal; pode ser repetida a cada 2-3 minutos, porém, se o paciente tem necessidade de muitas doses na primeira hora, é provável que seja necessária a intubação orotraqueal Parada cardiorrespiratória: naloxona 2 mg EV
Síndrome serotoninérgica: hiperestimulação dos receptores 5HT serotoninérgicos pós-sinápticos, que pode levar a sintomas adrenérgicos periféricos e liberar neurotransmissores glutamatérgicos, dopaminérgicos e gabaérgicos	Hiper-reatividade muscular: tremores, hiper-reflexia, mioclonias, clonias oculares Alteração do estado mental: agitação, hipomania, confusão mental, taquicardia, hipertensão, diaforese, sialorreia, diarreia, midríase, hipertermia, rabdomiólise em decorrência das mioclonias e hipertermia, coagulação intravascular disseminada, convulsões	Inibidores da monoaminoxidase, inibidores seletivos da recaptação de serotonina e inibidores não seletivos da recaptação de 5HT	A síndrome serotoninérgica é bastante rara, pois a margem entre dose tóxica e terapêutica é geralmente ampla; tratamento suportivo e das complicações; casos graves, refratários a 24 horas de suporte clínico Ciproeptadina: dose inicial de 12 mg por via oral ou sonda nasogástrica, seguida de 2 mg a cada 2 horas se os sintomas persistirem. Dose de manutenção: 8 mg a cada 6 horas após a estabilização do paciente, se necessário (dose máxima: 32 mg/dia) Clorpromazina: 50-100 mg IM ou 25-50 mg EV (até 400 mg/dia)
Síndrome neuroléptica maligna (SNM): há redução da atividade dopaminérgica pelo bloqueio dos receptores D_2 da dopamina do sistema nervoso central, causando uma hiperatividade colinérgica relativa. Alterações em outros neurotransmissores (ex.: GABA, epinefrina e serotonina) também podem estar envolvidas	Hipertermia (geralmente temperaturas ≥ 38 °C); rigidez muscular de intensidade variável, podendo apresentar trismo e opistótono; alteração do estado mental: o delírio é sintoma característico da SNM, com flutuações típicas nos níveis de consciência, desorientação e agitação psicomotora Instabilidade autonômica (sistema nervoso autônomo): taquicardia, hipertensão, hipotensão postural (labilidade pressórica), sudorese, sialorreia (ou xerostomia), taquipneia, disritmias	Todos os antipsicóticos podem induzir à SNM, inclusive os atípicos mais recentes, porém é mais comum com o uso dos antipsicóticos típicos (primeira geração), em especial os derivados da butirofenona (ex.: haloperidol) e fenotiazínicos (flufenazina). Pode ocorrer em pacientes com parkinsonismo após retirada súbita de L-dopa ou outro agonista dopaminérgico	O tratamento depende da gravidade das manifestações. Casos leves: lorazepam: 0,5-1,0 mg EV a cada 6 horas Casos moderados: Bromocriptina (1ª escolha): adulto: 2,5-7,5 mg por via oral ou sonda nasogástrica a cada 8 horas (dose média para adultos: 5 mg a cada 8 horas). Pode ser aumentada até o total diário de 45 mg. Vários dias de terapia podem ser necessários para a reversão completa da SNM. A dose pediátrica é desconhecida Amantadina: 100 mg por via oral ou sonda nasogástrica a cada 12 horas, podendo ser continuada durante 10 dias e diminuída gradualmente Casos graves: Associar bromocriptina ou amantadina nas doses anteriores; dantroleno (relaxante muscular): dose inicial de 1-2,5 mg/kg EV, seguida de 1 mg/kg a cada 6 horas se for observada uma resolução rápida da febre e rigidez, com redução ou mudança para dantroleno oral após os primeiros dias

Fonte: elaborado pelas autoras.

ATENDIMENTO INICIAL AO PACIENTE INTOXICADO

O atendimento ao paciente com suspeita ou intoxicação confirmada no Brasil ainda é um desafio. O conhecimento na área é pouco difundido; apesar de haver centros especializados em atendimento presencial ou telefônico (CIATox) disponíveis 24 horas por dia e distribuídos por todo o país, há limitações na formação acadêmica do profissional de saúde e pouco investimento na capacitação na área para as equipes que atuam no DE e pré-hospitalar.

Pré-hospitalar

Na abordagem pré-hospitalar do paciente com suspeita de intoxicação, a Central de Regulação do Atendimento Móvel deve se nortear pelas seguintes características, a fim de determinar a necessidade de deslocamento de unidade avançada à cena:

- Presença de sinais e sintomas ameaçadores à vida.
- Presença de instabilidade psíquica que coloque em risco a integridade do paciente ou de terceiros.
- Intoxicação por substâncias sabidamente de alta toxicidade, com ingestão há menos de 6 horas.

Em pacientes que não manifestem sinais de instabilidade, caso o deslocamento de unidade avançada atrase o atendimento hospitalar, a unidade básica pode ser acionada.

A glicemia capilar imediata é mandatória frente ao paciente com alteração do nível de consciência, pois pode ser a causa ou um fator agravante do quadro. Antes da avaliação toxicológica propriamente dita, a vítima deve receber suporte avançado de vida, pois será o responsável pela boa evolução clínica na maioria dos casos[7].

Na presença de intoxicação cutânea, os procedimentos de descontaminação devem ser realizados na cena, quando houver estrutura no local, utilizando-se água corrente, com atenção à hipotermia e exposição desnecessária da vítima. O uso de equipamentos de proteção individual (EPI) pelos socorristas é fundamental, pois pode haver contaminação e absorção cutânea da substância tóxica.

Em exposições inalatórias, a segurança da equipe é prioridade, pois o agente tóxico ainda pode estar presente no local e contaminá-la. Caso se desconheça o agente ou no caso de agentes sabidamente tóxicos por inalação (cianeto, ácido sulfídrico, fosfina, organofosforados), o atendimento do paciente só deve ser realizado com o uso de EPI e máscaras adequadas para proteção contra o intoxicante. O uso de oxigênio a 100% é benéfico na maioria dos casos.

Em casos de suspeita ou caso confirmado de ingestão de substâncias, a equipe deve se atentar às características da cena (presença de cartelas vazias, álcool, vômitos, sinais de trauma) e, se possível, levar ao hospital a substância supostamente ingerida. Essas informações podem ser fundamentais para a condução posterior do caso.

Atendimento hospitalar

O atendimento começa pela triagem adequada e alocação correta na prioridade de atendimento. Grande parte dos pacientes com intoxicação é admitida sem alterações de sinais vitais, porém o contexto de tentativa de autoextermínio por si só, ou a presença de substância potencialmente tóxica, são indicações indiscutíveis de atendimento inicial em sala de emergência. Nesse contexto, há geralmente três perfis de paciente.

Paciente alerta

Nos primeiros 10 minutos, iniciam-se monitorização cardíaca, oximetria de pulso, temperatura e aferição da glicemia. Devem ser feitos eletrocardiograma (ECG) e avaliação de necessidade de estabilização hemodinâmica ou de via aérea definitiva[7]. Informações trazidas pela equipe do pré-hospitalar, familiares e pelo próprio paciente são úteis após a estabilização inicial, a fim de determinar a necessidade de procedimentos como descontaminação, uso de carvão ativado, antídotos e outras estratégias de eliminação do intoxicante. É importante não menosprezar o paciente admitido com bom nível de consciência e realizar reavaliações periódicas. Durante o período de observação, podem ocorrer rebaixamento do sensório, convulsões, instabilidade hemodinâmica, arritmias, entre outros, a depender do intoxicante envolvido. Em pacientes em tentativa de autoextermínio, a permanência em sala de emergência visa diminuir o risco de autoagressão, evasão e nova tentativa imediata.

Paciente comatoso

Diante de um paciente com rebaixamento de sensório e escassez de informações, a intoxicação é um diagnóstico de exclusão. Alterações neurológicas, infecciosas e relacionadas ao trauma devem ser investigadas. Nesse momento, não está indicado o uso de flumazenil, e a naloxona só deve ser administrada na suspeita de intoxicação por opioides após avaliação criteriosa da história e manifestações clínicas. À admissão, o paciente vítima de intoxicação com rebaixamento de sensório deve receber monitorização cardíaca, oximetria de pulso, temperatura e aferição de glicemia capilar. Tais ações possibilitam a identificação de três causas de coma reversível: hipoxemia, hipotermia e hipoglicemia, que se corrigidas favorecem o despertar do paciente[6,7].

Essas condições são causas frequentes de rebaixamento do sensório no DE e não raramente estão presentes no paciente intoxicado. Após monitorizações e correções, se necessário das causas reversíveis de coma, devemos providenciar um ECG e avaliar a necessidade de otimização hemodinâmica e proteção de via aérea. Uma vez estabilizado e com proteção de via aérea, em caso de suspeita de trauma concomitante ou de a intoxicação não justificar o quadro apresentado, o paciente deve ser encaminhado ao setor de imagem para exclusão de causas estruturais. Uma vez afastadas lesões estruturais com exame de imagem e associada a história da doença atual, se inicia o atendimento específico e direcionado para o paciente vítima de intoxicação.

Paciente alerta e combativo por agitação psicomotora

O paciente admitido com sinais de agitação psicomotora ou alucinações também é um desafio. Nesses casos, a equipe deve atuar precocemente visando proteger o paciente e a equipe assistente durante o atendimento. Excluídas causas reversíveis como hipoxemia, hipoglicemia, dor, os benzodiazepínicos devem ser a primeira escolha para a contenção química, pois, além da possibilidade de diversas vias de administração (oral, intramuscular, venosa e por mucosas), tempo de ação efetivo e tempo de meia-vida rápido, a interação da droga com o intoxicante em casos de síndromes simpatomiméticas e anticolinérgicas (as principais associadas a quadros de agitação) é desejável e cardioprotetora. Existe a possibilidade de quetamina[6,7] para agitação psicomotora, entretanto o emergencista deve usar a dose efetiva de dissociação para não obter efeito rebote com a agitação e piora do quadro psicomotor, além de seu uso ser restrito em pacientes com sintomas adrenérgicos e anticolinérgicos importantes. Assim, como o benzodiazepínico, a quetamina possui versatilidade de vias, tempo de ação rápido e tempo de meia-vida curto. Neurolépticos devem ser evitados, pois em interação com substâncias estimulantes rebaixam o limiar convulsivo e aumentam o risco de arritmias cardíacas por atuação nos canais de sódio.

SUPORTE AVANÇADO DE VIDA E PARTICULARIDADES NA INTOXICAÇÃO

A prioridade no paciente intoxicado é sempre o suporte avançado de vida. A Figura 1 resume as principais condutas à admissão do paciente intoxicado.

Via aérea

Os critérios de indicação de uma via aérea definitiva no paciente intoxicado são motivo de dúvidas e contradições. Num primeiro momento, independente da intoxicação, se o paciente exibe alguma ou mais de uma das três indicações maiores de via aérea definitiva – dificuldade em proteger vias aéreas, insuficiência ventilatória ou desfecho clínico desfavorável pela gravidade –, a intubação deve ser procedida sem hesitação. No momento da intubação, alguns fatores complicadores associados à intoxicação, como acidose, hipotensão, hipercalemia e distúrbios de condução cardíaca, podem estar presentes, tornando necessária a otimização do paciente antes de proceder a via aérea definitiva.

A escala de coma de Glasgow, apesar de suas limitações, ainda é a ferramenta mais utilizada na tomada de decisão para intubação do paciente intoxicado com rebaixamento do sensório. Os estudos sobre o tema são contraditórios e inconclusivos, e, enquanto o risco de aspiração permanece alto em pacientes obnubilados, faltam indicadores objetivos da necessidade de realizar intubação orotraqueal[8].

A decisão sobre a necessidade de via aérea definitiva, portanto, deve basear-se na avaliação inicial e no curso clínico esperado de acordo com o intoxicante. A escala de coma de Glasgow deve ser considerada, mas não deve ser o único fator determinante na intubação; conhecimento prévio sobre as principais intoxicações agudas contribui para uma decisão assertiva[9].

Com relação às drogas utilizadas na sequência rápida, o uso de agentes sedativos como benzodiazepínicos ou propofol como agentes de indução é desejável em pacientes que cursem com crise adrenérgica, agitação, convulsões, mas pode causar depressão miocárdica. A quetamina tem várias qualidades desejáveis como agente sedativo; tende a manter a patência das vias aéreas, além de ser uma boa escolha em pacientes com bradicardia, hipotensão ou hipocontratilidade cardíaca, porém, em pacientes que apresentem sinais adrenérgicos ou anticolinérgicos importantes, pode exacerbar tais manifestações e aumentar a demanda miocárdica de oxigênio. O etomidato parece ser a droga mais segura nesses cenários[10,11].

Bloqueadores neuromusculares melhoraram as condições de intubação e as taxas de sucesso da intubação em pacientes envenenados. Agentes despolarizantes de início rápido e ação curta, como a succinilcolina, podem ser empregados na maioria dos casos, mas são contraindicados a pacientes sujeitos a hipercalemia, ou rabdomiólise (intoxicação por digoxina, cocaína, politrauma associado, período de imobilidade prolongado) e devem ser evitados em intoxicações por anticolinesterásicos por agirem no mesmo sítio do intoxicante. Nesses casos, os bloqueadores não despolarizantes, como rocurônio ou cisatracúrio, seriam a melhor opção.

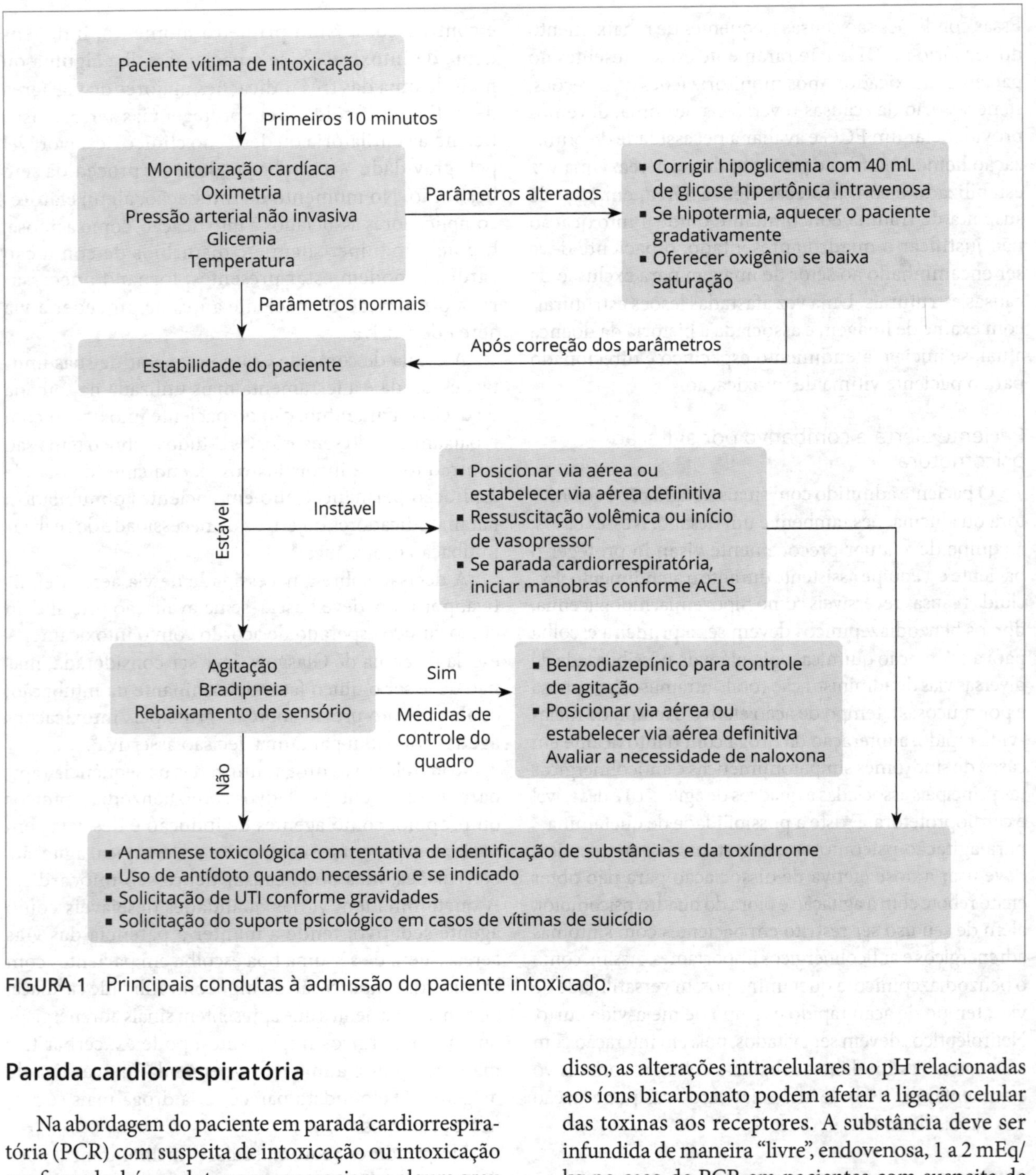

FIGURA 1 Principais condutas à admissão do paciente intoxicado.

Parada cardiorrespiratória

Na abordagem do paciente em parada cardiorrespiratória (PCR) com suspeita de intoxicação ou intoxicação confirmada, há condutas que se associam a algum grau de benefício e estão descritas a seguir:

- Bicarbonato de sódio: é atualmente recomendado como droga de primeira escolha para taquiarritmias de complexo largo e/ou hipotensão resultante de suspeita de indução por drogas que atuam bloqueando os canais de sódio[7]. A reversão da toxicidade se dá por diversos mecanismos: primeiro, altas concentrações de sódio no canal de sódio voltagem-dependente podem resultar em uma competição direta. Além disso, as alterações intracelulares no pH relacionadas aos íons bicarbonato podem afetar a ligação celular das toxinas aos receptores. A substância deve ser infundida de maneira "livre", endovenosa, 1 a 2 mEq/kg no caso de PCR em pacientes com suspeita de intoxicações por substâncias que atuem em canais de sódio. Segundo as diretrizes do TOX-ACLS (Toxicologic-Oriented Advanced Cardiac Life Support), intoxicações por cocaína e antidepressivos tricíclicos se beneficiam do uso de bicarbonato durante a PCR[7].
- Utilização de lidocaína preferencialmente à amiodarona: em pacientes com suspeita de intoxicação por substâncias que atuem em canais de sódio, a lidocaína é o antiarrítmico de escolha[7,12], em detrimento da amiodarona, que possui efeito sinérgico sobre os

canais de sódio, aumentando o risco de arritmias. Essa indicação é suportada principalmente nas intoxicações por cocaína e antidepressivos tricíclicos.

- Gluconato de cálcio: em intoxicações por betabloqueadores e bloqueadores de canais de cálcio, a infusão de gluconato de cálcio a 10% 10 a 30 mL em *bolus* durante o atendimento à PCR está indicada por atuar nos canais de cálcio, mesmo sítio de ação das drogas citadas, melhorando o inotropismo cardíaco[12].
- Emulsão lipídica: seu benefício comprovado está em pacientes que evoluem com PCR associada a intoxicações por anestésicos locais. Em pacientes que cursam com o quadro associado a intoxicação por drogas lipofílicas, ainda não há estudos suficientes que suportem a sua indicação como droga de primeira linha, mas pode ser considerada quando não há resposta às terapias de escolha. Quando indicado, um esquema proposto na PCR seria um *bolus* de 1,5 mL/kg de emulsão lipídica a 20%[12].
- Antídotos: alguns antídotos podem trazer benefícios se administrados durante a assistência à PCR. A naloxona, em pacientes com apneia ou em PCR, utilizada na dose inicial de 2 mg, mostrou benefício em dois *trials* americanos recentes. Hidroxocobalamina pode ser utilizada na dose de 10 g em pacientes intoxicados por cianeto[12].

Anamnese toxicológica específica

Durante a anamnese direcionada, as informações transmitidas diretamente pelo paciente são mais precisas em relação ao agente, via de uso e tempo decorrido; porém, informações complementares trazidas pelos familiares ou equipe pré-hospitalar também são de extrema importância. Alguns pacientes em contexto de envenenamento devido ao quadro psíquico demandam abordagem conjunta com o serviço da Psicologia no acolhimento e na coleta de informações. As informações mais importantes estão resumidas na Tabela 2.

TABELA 2 Anamnese toxicológica

Substâncias ingeridas	Suposta quantidade, se já usuário, em caso de substância desconhecida; quais eram as medicações presentes no domicílio, procurar nos pertences do paciente e no domicílio cartelas e frascos vazios
Tempo de ingestão	Possível intervalo de tempo; se desconhecido, perguntar quando o paciente foi visto bem pela última vez
Características da cena	Possibilidade de vômito e broncoaspiração, convulsões no domicílio (liberação de esfíncteres, sinais de mordedura), possibilidade de trauma, queda da própria altura
Comorbidades	--
Diagnósticos diferenciais	Início súbito ou insidioso, presença de alterações ou sintomas anteriores, déficits neurológicos, febre, sinais infecciosos, possibilidade de doença psiquiátrica (catatonia, psicose)

Fonte: elaborado pelas autoras.

Exame físico – identificação da substância ou toxíndrome

O exame físico primário, durante a estabilização, traz elementos que ajudam a identificar sinais e sintomas associados a determinada substância ou toxíndrome, e auxiliar inclusive no diagnóstico diferencial. Alguns parâmetros a serem avaliados estão descritos na Tabela 3.

Como parte da avaliação primária, deve ser solicitado um ECG para verificar alterações agudas de condução. Intoxicações por drogas arritmogênicas podem ser identificadas neste momento, ou na seriação do ECG, conforme necessidade. Em situação de estabilidade hemodinâmica ou após estabilização, a sistematização do atendimento traz informações importantes, além de auxiliar na identificação de diagnósticos diferenciais

TABELA 3 Exame físico do paciente Intoxicado

Pupilas	Miose: anticolinesterásicos, opioides, benzodiazepínicos, fenobarbital	Midríase: anticolinérgicos, simpatomiméticos	Anisocoria: constitucional, diagnóstico diferencial
Mucosas	Secas: anticolinérgicos, desidratação	Hipersecreção: anticolinesterásicos, simpatomiméticos	Lesões: cáusticos, trauma concomitante
Tônus	Hipertonia: impregnação neuroléptica, *status epilepticus*, simpatomiméticos	Hipotonia: drogas depressoras	Fasciculações: anticolinesterásicos, afecções do sistema nervoso central
Odores, vestígios e substância	Odores: etanol, solventes, naftaleno, alho (organofosforado)	Vestígios: grânulos de carbamatos em vestes ou molares, cocaína nas narinas, comprimidos no vômito	Identificação da substância: fotografia, solicitar o produto, receituário do paciente

Fonte: elaborado pelas autoras.

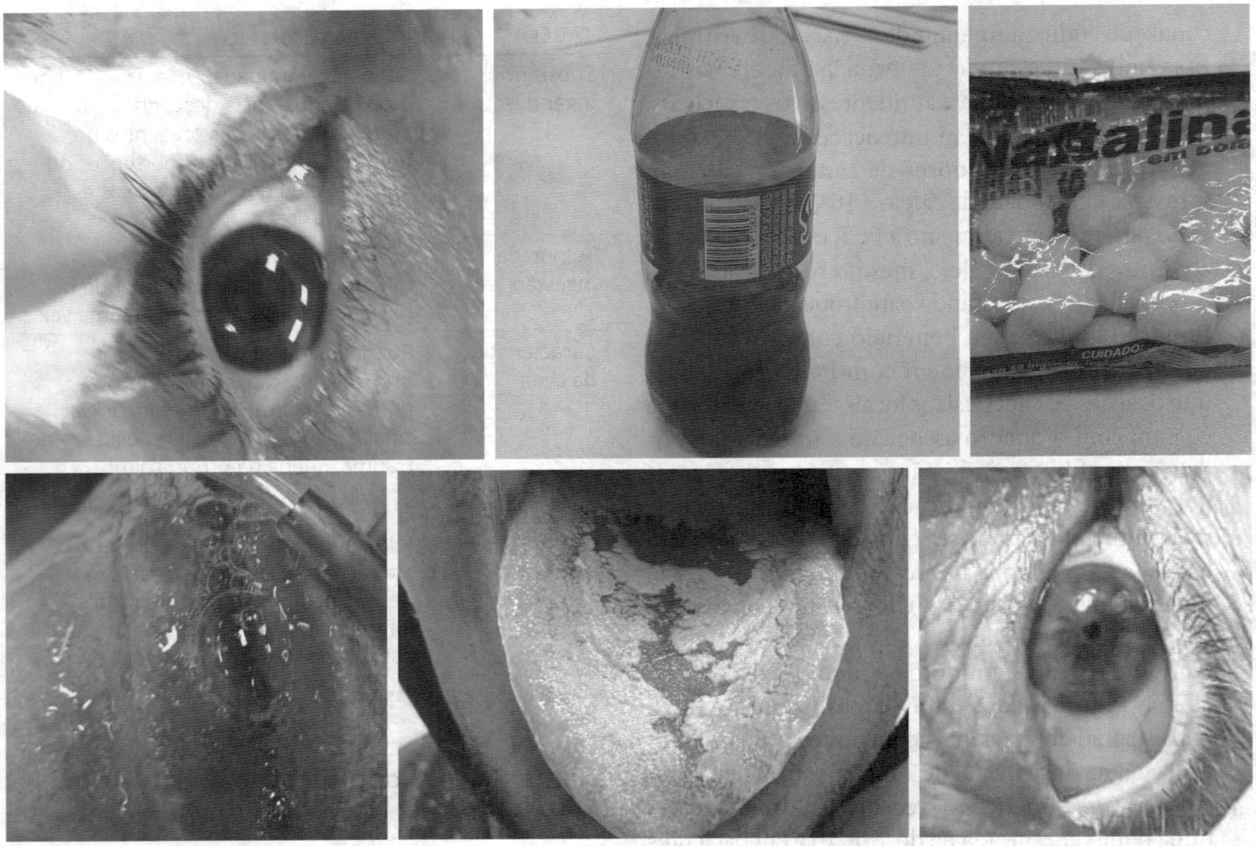

FIGURA 2 Alterações possíveis no exame físico de pacientes intoxicados.
Fonte: Juliana Sartorelo Carneiro Bittencourt Almeida.

como hipoglicemia, *status* convulsivo, hemorragia intracraniana ou causas traumáticas.

Estratégias de descontaminação

Uma das etapas de atendimento do paciente intoxicado consiste nos métodos de descontaminação para retirar precocemente o agente intoxicante, na tentativa de evitar mais danos ao paciente. Ao iniciar medidas de descontaminação, o emergencista deve se atentar para o modo eficaz de retirada do agente, bem como paramentação adequada para não se contaminar e não contaminar a equipe; em muitos casos, esses pacientes são encaminhados, se houver estabilidade, para uma sala de descontaminação. Os meios usados são descontaminação dérmica, ocular, pulmonar e gástrica, esta última a mais conhecida nas práticas emergenciais de atendimento.

- Descontaminação cutânea: a pele é um grande órgão capaz de absorver várias substâncias mesmo mantendo sua integridade total. A primeira atitude após paramentação adequada e segurança da equipe é a retirada de roupas do paciente e o armazenamento adequado para não promover a intoxicação de outras pessoas. Apenas a retirada das roupas, remove em torno de 75% dos agentes externos. Em um segundo momento, o paciente deve ser lavado com água corrente em abundância por 15 a 30 minutos, desde que não apresente sinais de gravidade[13]. Atenção a hipotermia e exposição íntima do paciente. Na presença de substâncias lipofílicas como óleos, piche, tíner e outros hidrocarbonetos líquidos, além da lavagem com água abundante, devemos fazer períodos de lavagem com sabão neutro ou óleo mineral. Em situações de intoxicação com particulados sólidos, antes da lavagem com água, deve-se proceder à remoção dos resíduos sólidos por meio de raspagem do local com abaixador de língua, utilização de esponja ou até mesmo retirada manual.
- Descontaminação ocular: a intoxicação ocular se dá mais comumente por líquidos ou gases, mas independentemente da causa deve ser realizada lavagem em abundância com água ou solução fisiológica da região medial para lateral, com o intuito de evitar que o agente não se acumule na carúncula lacrimal no lago lacrimal. Para uma lavagem efetiva de todo o globo ocular, ambas as pálpebras devem ser

evertidas[13], e movimentos oculares podem ser solicitados ao paciente. Neste momento, se algum corpo estranho for encontrado, este deve ser retirado com um cotonete. Após a descontaminação e liberação clínica desse paciente, este deve ser encaminhado para avaliação oftalmológica.

- Descontaminação respiratória: remoção do paciente do local de contaminação e permanência em ambiente arejado são fundamentais. Na presença de substâncias irritantes de vias aéreas, pode ser utilizada a nebulização com soro fisiológico, promovendo a umidificação das vias aéreas. Em caso de hiper-reatividade brônquica e broncoespasmos, os broncodilatadores estão indicados. Em caso de exposição a substâncias asfixiantes, o fornecimento de oxigênio a 100% por máscara não reinalante é a base para atendimento inicial, e a equipe também deve estar protegida com o uso de EPI adequado[13].
- Descontaminação gástrica: não deve ser realizada rotineiramente e segue preceitos básicos para que a conduta não se torne mais deletéria do que a intoxicação propriamente dita. Tanto a lavagem gástrica quanto o uso de carvão ativado podem cursar com broncoaspiração e pneumonite química com consequente evolução para pneumonia e síndrome do desconforto respiratório agudo (SDRA); logo, em pacientes sonolentos, comatosos ou com risco de convulsões, o risco-benefício deve ser questionado e, se houver vantagem no procedimento, o paciente deve ter a via aérea protegida antes da realização da descontaminação. Mesmo que o paciente esteja alerta, a indicação de descontaminação deve seguir uma série de critérios, detalhados a seguir.

Lavagem gástrica

Há mais de 200 anos a lavagem gástrica (LG) está presente nos atendimentos aos pacientes intoxicados. Atualmente, diante das evidências científicas na área, está em desuso. O posicionamento dos últimos consensos sobre o tema (1999 e 2004) e das sociedades de toxicologia europeias e dos Estados Unidos desaconselha o procedimento[14,15].

Em 2021, nos Estados Unidos, menos de 1% dos pacientes intoxicados foram submetidos à LG[2]. Para aquelas medicações cujo procedimento pode ter algum benefício, os estudos mostram que, com 1 hora de ingestão, retira-se uma média de 5 a 30% do princípio ativo. Além disso, a chance de intubação de um paciente após o procedimento aumenta em até quatro vezes. Um dado interessante é que, no caso de coingestão de diversas medicações, em nenhum dos estudos analisados a LG mostrou benefícios[14,15].

Segundo as diretrizes atuais, a LG não melhora as taxas de morbimortalidade, tempo de recuperação ou os resultados médicos finais de pacientes, mesmo quando o tratamento é iniciado dentro de 60 minutos. Dado que a LG pode estar associada a várias complicações potencialmente fatais (pneumonite por aspiração, perfuração esofágica ou gástrica, desequilíbrios hídricos e eletrolíticos e arritmia), não deve ser executada rotineiramente. Nas raras situações em que a LG pode parecer apropriada, os médicos devem considerar o tratamento com carvão ativado ou observação e cuidados suportivos em substituição[14,15].

Se, apesar dessas evidências, o médico assistente considerar a possibilidade do procedimento, este deve ser baseado nas especificidades da ingestão: quantidade estimada, formulação e tamanho da pílula ou comprimido, tempo desde a exposição, ingestões concomitantes, condições médicas coexistentes e idade e tamanho do paciente.

As principais contraindicações seriam pacientes sonolentos ou comatosos que não têm via aérea protegida, crianças muito pequenas devido ao risco maior de broncoaspiração e reflexo vasovagal exacerbado, em ingestão de corrosivos ou na presença de hidrocarbonetos, presença de varizes esofágicas ou outras lesões em trato digestivo alto, cirurgia recente de trato gastrintestinal, gestantes a partir do segundo trimestre, fraturas de face, entre outras.

Como complicações, podem ocorrer aspiração, hipoxemia, laringoespasmo, trauma de vias aéreas, esôfago ou estômago, intoxicação hídrica, alterações cardiovasculares associadas ao reflexo vasovagal, distração das prioridades de atendimento efetivo. Vale ressaltar que o xarope de ipeca, como demais estimulantes de vômitos, estão contraindicados na maior parte das intoxicações devido ao risco de aspiração, hipoxemia, lesão esofágica e por geralmente não haver resultado efetivo na descontaminação. A técnica do procedimento está descrita na Figura 3.

Carvão ativado

Seu principal efeito é a adsorção de substâncias quando em contato com elas, devido à sua porosidade, impedindo a absorção pelo trato gastrintestinal. Assim como a lavagem, o uso de carvão deve seguir critérios específicos para não causar danos ao paciente.

A maioria dos estudos corrobora com uma janela entre 1 e 4 horas para administração do carvão ativado (CA), com uma redução média na absorção de 47,3%, 40,07%, 16,5% e 21,13% quando foi administrado aos 30, 60, 120 e 180 minutos, respectivamente. Dados GRADE mais altos foram limitados a alguns envenenamentos selecionados, como paracetamol e salicilatos[16]. Em

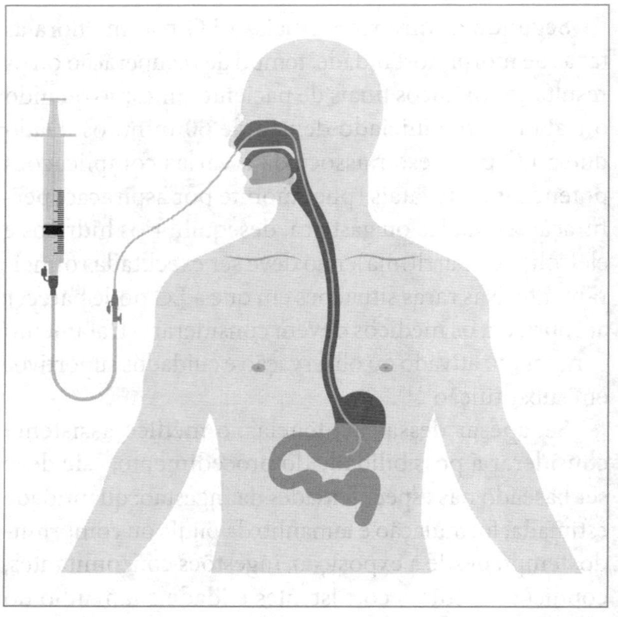

FIGURA 3 Lavagem gástrica: colocar o paciente em decúbito dorsal com a cabeceira elevada, fazer a medição desde o nariz, passando pelo lobo da orelha e terminando no apêndice xifoide, e marcar o local. Introduzir a sonda (o mais calibrosa possível) com o auxílio de geleia de xilocaína na narina até a marcação. Conferir o posicionamento da sonda através de insuflação de ar e ausculta da região gástrica. Infundir e retirar 200 mL de SF 0,9% (adulto) ou 5 a 10 mL/kg em crianças com o paciente em decúbito lateral esquerdo, até que a secreção saia clara.

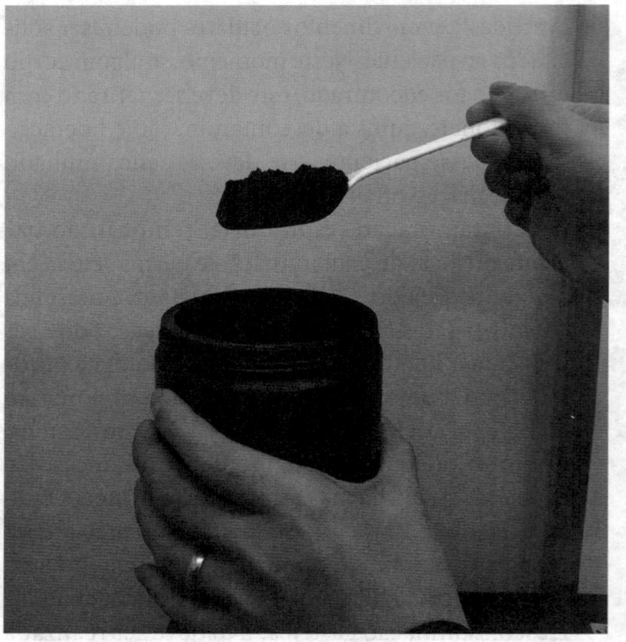

FIGURA 4 Carvão ativado.
Fonte: Juliana Sartorelo Carneiro Bittencourt Almeida.

coingestão de múltiplas substâncias, não houve benefício na administração do CA.

A indicação deve ser individualizada e de acordo com a substância. Quando houver indicação, o CA deve ser administrado no paciente na dose de 1 g/kg de carvão, sendo a dose máxima de 50 g diluída em 200 mL de SF 0,9%, SG 5% ou água. O uso de CA seriado está indicado para algumas substâncias que fazem recirculação êntero-hepática ou diálise intestinal, como a carbamazepina, fenobarbital, dapsona e teofilina, com uma dose de ataque seguida de doses subsequentes a cada 4 horas por até 24 horas[16] (dose de ataque: 1 g/kg até 50 g/doses subsequentes de 0,5 g/kg até 25 g a cada 4 horas).

O uso de CA está contraindicado a pacientes comatosos, sem defesa de via aérea, pacientes combativos, pacientes instáveis sem atendimento suportivo, uso de corrosivos, cirurgias do trato gastrintestinal recentes ou traumas gastroesofágicos. A aspiração de CA provoca pneumonite química grave e pode ser extremamente deletéria para os pacientes em geral. Obstrução e isquemia mesentérica são causadas por concreções intestinais; distúrbios hidroeletrolíticos também são complicações possíveis. Vale ressaltar que, em intoxicações com álcoois, metais e hidrocarbonetos, não se usa CA, pois ele não tem potencial adsortivo.

Apesar das evidências de redução de absorção, não há comprovação de que a administração de CA melhore o resultado clínico. A menos que um paciente tenha uma via aérea intacta ou protegida, a administração é contraindicada.

Lavagem intestinal

No Brasil, é pouco empregada, devido à dificuldade de execução e pouca familiaridade com a técnica. Usada em casos selecionados, principalmente intoxicações por metais, consiste na administração de solução osmótica, polietilenoglicol (PEG), na luz intestinal, a fim de aumentar o trânsito e reduzir a permanência e consequente absorção da substância no local. Essa medida é usada em casos de intoxicação por metais (ferro, lítio, chumbo), ingestão de arsênico e ingestão maciça de tabletes de drogas. Geralmente se faz o PEG por 6 horas, 2 L/hora, e em crianças, 25 mL/kg/hora[13].

USO DE ANTÍDOTOS

Antídotos são medicações que, através de diversos mecanismos, de ação são capazes de reduzir os efeitos do intoxicante ou de seus metabólitos e as repercussões clínicas causadas pela intoxicação. Poucas substâncias têm um antídoto específico, portanto a maior parte dos casos de intoxicação deve ser abordada através de medidas suportivas gerais.

A indicação do antídoto se restringe a casos específicos, dentro de um intervalo determinado, a partir da presença de uma história ou de alterações clínicas e/ou laboratoriais que indiquem a necessidade de seu uso. Os principais antídotos utilizados na prática clínica serão detalhados nos capítulos correspondentes. Sendo assim, neste capítulo objetivou-se destacar os antídotos das intoxicações mais prevalentes, de acordo com o intervalo de tempo para início e critérios de uso.

Antídotos com indicação de uso durante atendimento inicial na sala de emergência

- Naloxona: usada para reverter os efeitos da intoxicação por opioides em pacientes que se apresentem com depressão respiratória. Deve ser administrada em doses tituladas de 0,4-2 mg e pode ser repetida a cada 3 minutos[10,13]. Na maioria dos casos, após três tentativas sem recobrar efetivamente o padrão ventilatório e sustentação de sensório, deve-se proceder a intubação e tratamento suportivo. Doses repetidas, administração rápida ou infusão contínua estão associadas a edema agudo de pulmão, e a administração em paciente dependente de opioide pode levar a um quadro de agitação intensa e predispor a convulsões. Todas essas variáveis devem ser levadas em consideração antes da realização do antídoto.
- Atropina: a síndrome colinérgica causada por pesticidas contendo organofosforados ou carbamatos (agentes anticolinesterásicos) é revertida com atropina, na dose de 1-2 mg EV em *bolus* a cada 2-3 minutos até a reversão do quadro[10,13]. A atropina age como antagonista competitivo da acetilcolina nos receptores muscarínicos, induzindo a melhora dos sintomas colinérgicos. A principal causa de óbito nos intoxicados por anticolinesterásicos é a insuficiência respiratória causada pela broncorreia provocada pela ingestão de tais intoxicantes, logo o uso de atropina está indicado precocemente, na presença de sinais secretivos, a fim de evitar a progressão destes para acometimento pulmonar grave.
- Oxigênio: antídoto para intoxicações por monóxido de carbono (CO) e adjuvante frente a outros gases asfixiantes, como cianeto e sulfeto de hidrogênio. Vítimas de incêndios em ambientes fechados que sejam expostos a fumaça por mais de 30 minutos podem desenvolver quadros graves associados à ligação do CO à hemoglobina. Este, uma vez presente no pulmão, compete no ciclo da hematose alveolar, por ter mais afinidade ao grupo heme e estabelecer uma ligação mais forte. Para reverter esse quadro, que causa de sonolência e cefaleia a rebaixamento do sensório, convulsões e arritmias cardíacas, deve-se fornecer ao paciente altas concentrações de oxigênio. Para a maioria, com sintomas leves a moderados, o oxigênio por máscara com reservatório a 100% por cerca de 90 minutos é capaz de reverter a ligação da carboxi-hemoglobina e os sintomas associados, porém uma parcela destes pode necessitar de ventilação mecânica invasiva ou tratamento em câmara hiperbárica.
- Bicarbonato de sódio: é uma medicação comum nos DE e possui indicações bem estabelecidas nas intoxicações. Seu uso principal visa promover a alcalinização, sérica atuando nos canais de sódio cardíacos, que em intoxicações graves por antidepressivos tricíclicos estão bloqueados, predispondo a arritmias ventriculares. Nesses casos, o uso de bicarbonato na dose de ataque de 1-2 mEq/kg está indicado na presença de hipotensão refratária a volume, QRS alargado (> 120 ms) e presença de arritmias cardíacas. O aumento da concentração de sódio durante o bloqueio dos canais mantém a oferta do íon e diminui a ação inotrópica negativa, melhorando a condução e contratilidade cardíaca[12].
- Hidroxocobalamina: é um antídoto ainda pouco disponível no Brasil nos DE, mas a melhor opção em intoxicação por cianeto (CN). Seu mecanismo de ação consiste no consumo de CN pela hidroxocobalamina produzindo vitamina B12. Esse consumo efetivo de CN promove melhora da hemodinâmica do paciente e restaura seu mecanismo mitocondrial de oxigenação. A dose a ser feita é de 5 g de hidroxocobalamina em soro fisiológico 200 mL em uma infusão de 15 minutos. Para a população pediátrica, deve ser realizada a dose de 70 mg/kg[10,13].
- Glucagon e gluconato de cálcio: no cenário de emergência é muito comum se deparar com pacientes com intoxicação por betabloqueadores ou bloqueadores de canais de cálcio. As medicações de escolha quando há depressão miocárdica e instabilidade hemodinâmica são o glucagon e o gluconato de cálcio. O glucagon é um hormônio anabólico que age no coração, provocando inotropismo positivo e cronotropismo positivo independente da via dos receptores beta-adrenérgicos, aumentando a dinâmica cardíaca com promoção do aumento da frequência cardíaca e estabilidade pressórica do paciente. No Brasil, há somente a apresentação intramuscular (IM) ou subcutânea (SC), que devem ser realizadas na dose de 5 mg IM, podendo ser repetida até três vezes. Casos refratários serão detalhados no capítulo correspondente. O gluconato de cálcio possui um efeito inotrópico positivo no miocárdio devido à

elevação de cálcio na corrente sanguínea e otimização da funcionalidade dos canais de cálcio na contração miocárdica. Podem ser administrados até 30 Ml em dose de ataque, e doses adicionais conforme resposta do paciente.

Antídotos com indicação de uso após estabilização do paciente

- N-acetilcisteína (NAC): antídoto nas intoxicações por paracetamol, que deve ser iniciado preferencialmente nas primeiras 8 horas após a ingestão de 10 g ou mais de paracetamol no indivíduo adulto e 200 mg/kg na criança, na dose de ataque de 140 mg/kg, seguida de 17 doses de 70 mg/kg, por via oral ou sonda nasogástrica, diluídas em 200 mL de água ou por via endovenosa, conforme especificado no capítulo correspondente. As alterações de função hepática e transaminases ocorrem normalmente após as primeiras 24 a 48 horas, e não se devem esperar as evidências de lesão hepática para o seu início, pois, uma vez estabelecida a lesão, o antídoto não tem mais efeito.
- Octreotida: substância análoga da somatostatina humana, o octreotida é muito conhecido na emergência para o uso em pacientes cirróticos com hemorragia digestiva. Porém, poucos emergencistas conhecem diante da refratariedade das intoxicações por sulfonilureias. Diante desses casos, a primeira linha de tratamento é a glicose hipertônica 50% seguida de SG 10% de manutenção e liberar a dieta do paciente. A octreotida só será indicada se o paciente for refratário ao manejo inicial.

Antídotos com indicação de uso se evidência clínica e laboratorial de intoxicação

- Etanol/fomepizole: o etanol é uma substância antiga e já bem conhecida pela sua ação eficaz contra a intoxicação pelo metanol e etilenoglicol. Essa efetividade se dá por mecanismo de competição enzimática entre os álcoois e a desidrogenase alcoólica. O etanol possui mais afinidade com a enzima e em altas concentrações se torna o substrato de maior biodisponibilidade, fazendo que a enzima degrade o etanol, e não o metanol ou o etilenoglicol, evitando a produção de metabólitos tóxicos ao organismo. O fomepizole é um substrato competidor assim como o etanol e possui grande eficácia na intoxicação alcoólica. É agente de preferência para o uso da intoxicação, porém indisponível no Brasil.
- Azul de metileno: deve ser iniciado avaliando-se critérios clínicos e laboratoriais. Usado nas intoxicações por naftaleno, anestésicos, dapsona, nitroprussiato e outras substâncias metemoglobilizantes. A metemoglobinemia pode levar a cefaleia, sintomas gastrintestinais, choque e rebaixamento do sensório; porém, em intoxicações cujos níveis de metemoglobina estejam abaixo de 30%, é rara a associação a sinais de gravidade, e recomenda-se apenas a suspensão da droga. O azul de metileno está indicado quando os níveis de metemoglobina estiverem acima de 30%, em vigência de sinais de gravidade. A dose inicial é de 1 a 2 mg/kg EV em 5 minutos e pode ser repetida em 1 hora caso não haja queda nos níveis de metemoglobina.
- Quelantes: estão indicados em intoxicações por metais desde que haja evidência clínica e laboratorial de intoxicação. Os tipos, seu uso e indicações serão detalhados em capítulo específico.

Antídotos sem indicação de administração rotineira

- Flumazenil: é o antídoto dos benzodiazepínicos. É uma droga arritmogênica e pró-convulsivante, principalmente em sinergismo com outras substâncias que potencializam esse efeito, como antidepressivos tricíclicos. O uso rotineiro em pacientes com coma a esclarecer não é recomendado, visto que se associa ao aumento da morbimortalidade. A intoxicação por benzodiazepínicos é benigna na maioria dos casos e raramente leva a depressão importante do SNC, sendo indicado tratamento suportivo. Nas intoxicações por benzodiazepínicos que cursam com rebaixamento importante do sensório, a coingestão com drogas arritmogênicas e convulsivantes é a regra (antidepressivos tricíclicos, carbamazepina, neurolépticos), portanto o flumazenil está formalmente contraindicado, pelo risco de precipitar complicações como arritmias e convulsões. Seu uso está indicado em casos de coma exclusivamente por benzodiazepínicos, em ambiente controlado, pesados riscos e benefícios, conhecendo-se as comorbidades. É realizado por via endovenosa 0,3 mg administrado em 1 minuto, seguido de 0,1 mg por minuto até a dose máxima de 1-2 mg. A infusão contínua não é recomendada.

Existem milhares de substâncias tóxicas, e pouquíssimas delas possuem antídoto específico. Destas, uma pequena proporção tem antídotos que devem ser utilizados durante a abordagem inicial no DE. Ou seja, uma abordagem inicial adequada, direcionada para o tratamento das condições ameaçadoras à vida, evitando-se procedimentos de descontaminação desnecessários, seria uma conduta assertiva para a maioria dos pacientes em contexto de envenenamento. Quando necessário, recorrer a boas fontes de informação como os Centros de Informação e Assistência Toxicológica, pode fazer a diferença.

PROPEDÊUTICA LABORATORIAL

Os exames laboratoriais não devem retardar o tratamento nem a assistência intensiva do paciente intoxicado, não são prioridade no atendimento inicial e de maneira geral são solicitados em um segundo tempo de avaliação. O paciente com critérios de gravidade deve ser guiado pelos sinais clínicos: glicemia, função renal, função hepática, eletrólitos, gasometria, lactato[10,13].

A gasometria quando presente e de acesso rápido se torna de extrema importância para a avaliação de quadros em que há suspeita de acidose ou distúrbios hidroeletrolíticos associados, além de distúrbios de transporte do heme (metemoglobina e carboxi-hemoglobina). Em pacientes instáveis do ponto de vista respiratório ou intubados, é em sua análise que se avaliam as pressões efetivas dos gases (PCO_2 e PO_2) e o pH sanguíneo.

Os "*screenings* toxicológicos" na prática clínica são de uso restrito e eficácia questionável, pois estão sujeitos a vieses e falsos negativos. Por serem qualitativos, trazem informações pobres a respeito da concentração da substância no organismo, e muitos sofrem influências da interação com outros medicamentos e substâncias, além de alterações relacionadas ao processo de metabolização. Em se tratando do nível sérico quantitativo de algumas substâncias, este pode auxiliar tanto no diagnóstico quanto no seguimento clínico e na avaliação de eficácia de antídotos. Dentre elas, destacam-se paracetamol, fenobarbital, etanol, carbamazepina, carboxi-hemoglobina, lítio, teofilina, ferro, salicilatos e digoxina.

MÉTODOS DE ELIMINAÇÃO

Os métodos de eliminação estão indicados quando a excreção de substâncias potencialmente tóxicas interfere diretamente nos desfechos ou no surgimento de complicações associadas à intoxicação. As técnicas mais utilizadas são a diurese forçada, alcalinização urinária, hemodiálise e circulação extracorpórea. Apesar da importância de identificação de um paciente vítima de intoxicação que necessita de uma dessas terapias, só estão indicadas com o paciente estabilizado e com o tratamento suportivo otimizado.

A diurese forçada consiste em realizar hiper-hidratação, associada ou não ao uso de diuréticos de alça. Já foi muito recomendada em diversas intoxicações cujo intoxicante fosse de excreção predominantemente urinária. Hoje em dia, devido à associação com o risco de iatrogenias como hipervolemia, necrose tubular aguda, desidratação e distúrbios hidroeletrolíticos, está em desuso. A intoxicação por lítio é uma das poucas em que a recomendação de hiper-hidratação parece trazer mais benefícios do que riscos[4,8,26]. Nesse caso, a meta é manter um débito urinário acima de 2 mL/kg/hora.

Já a alcalinização consiste em administrar bicarbonato de sódio com o intuito de tornar o pH urinário alcalino, aumentando assim a excreção de substâncias ácidas. Como medida protetiva para o paciente, o pH sanguíneo deve ficar entre 7,45 e 7,50, já o pH urinário deve estar em torno de 8,0. Também a alcalinização urinária se associa a riscos, principalmente devido à sobrecarga de sódio, e está em desuso. Hoje em dia, a alcalinização urinária é indicada nas intoxicações por salicilatos.

Entre os métodos de eliminação, a hemodiálise é aquela que parece ter indicações mais precisas e baseadas em evidências. Algumas substâncias que se beneficiaram desse procedimento devido à eficácia do método em remover o intoxicante ou seus metabólitos são fenobarbital, álcoois tóxicos (metanol, etilenoglicol), ácido valproico, lítio e salicilatos. Destacando que a hemodiálise não é um procedimento isento de riscos e deve ser realizada apenas em pacientes que sejam refratários às medidas iniciais ou que cursem com repercussões que tornem necessária a terapia dialítica (insuficiência renal, distúrbios acidobásicos ou hidroeletrolíticos graves). Em intoxicações maciças por substâncias metemoglobinizantes, que produzam mais de 30% de meta-hemoglobina e não respondam às medidas terapêuticas iniciais, pode ser necessária a filtração sanguínea extracorpórea para melhora da vitalidade das hemácias e do prognóstico do paciente[17].

CONSIDERAÇÕES FINAIS

O atendimento ao paciente intoxicado ainda é um desafio para o emergencista, que deve oferecer um atendimento sistematizado e consciente dos riscos, benefícios e consequências associadas a cada uma de suas tomadas de decisão, proporcionando um tratamento que contribua para um desfecho positivo. O contato telefônico com os Centros de Informação Toxicológica (CIT), o acesso a ferramentas e bancos de dados de consulta rápida sabidamente qualificados para informações acerca de intoxicações (ToxBase, Micromedex, UpToDate) são de suma importância diante do desconhecimento, pois a realização de procedimentos desnecessários na maior parte das vezes é um fator complicador diante de um paciente intoxicado. Agregar conhecimento em prol do benefício do paciente é um dever no tocante à assistência em saúde.

REFERÊNCIAS

1. Almeida, JS. Toxicologia como área de atuação da medicina de emergência. In: PROMEDE C7V1. Artmed Panamericana. 2024;7(1):151-70.
2. Gummin DD, Mowry JB, Beuhler MC, Spyker DA, Rivers LJ, Feldman R, et al. 2021 Annual Report of the National Poison Data System© (NPDS) from America's Poison Centers: 39th Annual Report. Clin Toxicol (Phila). 2022;60(12):1381-643.
3. Brasil. Ministério da Saúde. SINAN - Sistema de Informação de Agravos de Notificação. Intoxicações exógenas: dados referentes ao período de 2017 a 2021. Brasília, 2024. Disponível em: http://tabnet.datasus.gov.br/cgi/deftohtm.exe?sinannet/cnv/Intoxbr.def.
4. de Andrade SM, Cunha MA, Holanda EC, Coutinho GSL, Verde RMCL, Oliveira EH. Caracterização do perfil das intoxicações medicamentosas por automedicação no Brasil, durante o período de 2010 a 2017. Res Soc Dev. 2020;9(7):e23697395 2-e236973952.
5. Bochner R, Freire MM. Análise dos óbitos decorrentes de intoxicação ocorridos no Brasil de 2010 a 2015 com base no Sistema de Informação sobre Mortalidade (SIM). Ciênc Saúde Coletiva. 2020;25(2).
6. Mégarbane B. Toxidrome-based approach to common poisonings. Asia Pac J Med Toxicol. 2014.
7. Albertson TE, Dawson A, de Latorre F, Hoffman RS, Hollander JE, Jaeger A, et al. TOX-ACLS: toxicologic-oriented advanced cardiac life support. Ann Emerg Med. 2001;37(4 Suppl):S78-90.
8. Forsberg S, Höjer J, Ludwigs ULF. Hospital mortality among poisoned patients presenting unconscious. Clin Toxicol (Phila). 2012;50(4):254-7.
9. Burket GA, Horowitz BZ, Hendrickson RG, Beauchamp GA. Endotracheal Intubation in the pharmaceutical-poisoned patient: a narrative review of the literature. J Med Toxicol. 2021;17(1):61-9.
10. Gilbert SG, Eaton DL. Princípios de toxicologia. In: Klaassen CD, Watkins III JB. Fundamentos em toxicologia de Casarett e Dull. 2. ed. Rio Grande do Sul: AMGH; 2012. p. 5-19.
11. Walls RM. Rosen's emergency medicine: concepts and clinical practice, 9. ed. Philadelphia: Elsevier; 2018.
12. Lavonas EJ, Akpunonu PD, Arens AM, Babu KM, Cao D, Hoffman RS, et al.; American Heart Association. 2023 American Heart Association focused update on the management of patients with cardiac arrest or life-threatening toxicity due to poisoning: an update to the American Heart Association Guidelines for Cardiopulmonary Resuscitation and Emergency Cardiovascular Care. Circulation. 2023;148(16):e149-e184.
13. Andrade Filho A, Campolina D, Borges M. Toxicologia na prática clínica. 2. ed. Belo Horizonte: Folium; 2013.
14. Benson BE, Hoppu K, Troutman WG, Bedry R, Erdman A, Höjer J. Position paper uptodate: gastric lavage for gastrointestinal decontamination. Clin Toxicol (Phila). 2013;51(3):140-6.
15. Vale JA, Kulig K, American Academy of Clinical Toxicology, European Association of Poisons Centres and Clinical Toxicologists. Position paper: gastric lavage. J Toxicol Clin Toxicol. 2004;42(7):933-43.
16. Olson KR. Activated charcoal for acute poisoning: one toxicologist's journey. J Med Toxicol. 2010;6:190-8.
17. Yaxley J, Scott T. Dialysis and extracorporeal therapies for enhanced elimination of toxic ingestions and poisoning. Ther Apher Dial. 2022;26(5):865-78.
18. Irwin RS, Lilly CM, Mayo PH, Rippe JM. Irwin and Rippe intensive medical care; 8. ed. Wolters Kluwer; 2018.
19. Bochner R, Souza VMFA. Panorama das intoxicações e envenenamentos registrados no Brasil pelo Sistema Nacional de Informações (Tóxico-Farmacológicas SINITOX). 2008.
20. Nelson LS, Howland MA, Lewin NA, Smith SW, Goldfrank LR, Hoffman RS. Goldfrank's toxicologic emergencies. 11. ed. New York: McGraw-Hill; 2019.

2

Álcoois tóxicos

Guido Cezar Schuartz Bergamin
Patricia Drumond
Rebeca Tamara Milan

PONTOS PRINCIPAIS

- Embora a maioria das exposições ocorra por ingestão oral, a inalação ocupacional e recreativa de forma crônica de metanol de fluidos de limpeza e resfriamento resulta em toxicidade, causando disfunção neurológica.
- O etilenoglicol é um irritante gástrico e pode produzir náuseas e vômitos logo após a ingestão.
- Avaliação de fundo de olho e acompanhamentos oftalmológico e neurológico do paciente são importantes tanto para diagnóstico quanto para acompanhamento em casos de ingestão de dietilenoglicol.

INTRODUÇÃO

Quase a totalidade dos álcoois apresenta alguma toxicidade para o ser humano, inclusive o etanol, presente em bebidas alcoólicas. Entretanto, alguns álcoois, como metanol, etilenoglicol e dietilenoglicol, são extremamente nocivos, com toxicidade aguda importante, risco de óbito e sequelas. São substâncias largamente utilizadas na indústria, apresentando por isso risco de ingestão acidental ou mesmo proposital. Há relatos na literatura de vários acidentes envolvendo múltiplas vítimas – o mais recente foi o caso de intoxicação por dietilenoglicol presente na cerveja belorizontina Backer, no final de 2019 e início de 2020[1,2].

A seguir, serão detalhados os principais álcoois tóxicos e suas manifestações clínicas. Os tópicos diagnóstico diferencial, manejo e destino serão detalhados de maneira unificada, pois compartilham conteúdos semelhantes.

METANOL

O metanol é um álcool límpido, volátil, incolor e de sabor levemente adocicado. Também é conhecido como álcool de madeira, por ser produzido a partir da destilação destrutiva da madeira. Como solvente, está presente em soluções de limpeza, adesivos, esmaltes, corantes e removedores de tinta. É comumente encontrado em fluidos de lavagem de para-brisa, anticongelantes ou em cachaças artesanais. Atualmente, a legislação brasileira não permite o uso de metanol como combustível, mas a substância já foi utilizada na composição do álcool em postos para abastecimento de veículos, o que aumentava os riscos de exposição e intoxicação. Toxicidade sistêmica após inalação ou exposição dérmica agudamente é muito baixa, sem necessidade de avaliação ou observação extensa após pequenas exposições[2-4].

O metanol é rapidamente absorvido pelo trato gastrointestinal (TGI) com meia-vida de absorção média de 5 minutos e atinge concentração máxima em 30 a 60 minutos. Embora a maioria das exposições ocorra por ingestão oral, a inalação ocupacional e recreativa de forma crônica de metanol de fluidos de limpeza e resfriamento resulta em toxicidade, causando disfunção neurológica. A exposição transdérmica também pode levar a toxicidade significativa do metanol sem dose letal estabelecida.

O próprio metanol tem toxicidade muito baixa, mas sua metabolização resulta em metabólitos muito tóxicos, em particular o ácido fórmico, que se dissocia em formiato e íons de hidrogênio (Figura 1).

Em concentrações muito baixas, tem meia-vida de eliminação de cerca de 2 a 3 horas. Já em concentrações tóxicas, sua meia-vida de eliminação é de quase 24 horas. O ácido fórmico, seu principal metabólito tóxico, tem uma meia-vida de quase 20 horas. Ele se liga eficientemente ao ferro, resultando na inibição da citocromo oxidase mitocondrial, e interfere no metabolismo oxidativo de maneira semelhante à do cianeto, monóxido de carbono e sulfeto de hidrogênio. A dissociação do ácido fórmico em íons formiato e hidrogênio leva à acidose. Isso leva ao metabolismo anaeróbico e desenvolvimento de acidose láctica.

Além disso, o metabolismo do metanol aumenta a relação $NADH/NAD^+$, o que favorece a conversão de piruvato em lactato, piorando a acidose associada à hiperlactatemia. A interferência do metabolismo oxidativo, aliada à acidose, promove ainda mais a produção de lactato e piora o estado acidótico. A diminuição do pH promove a difusão do ácido fórmico através das membranas celulares, em particular para o sistema nervoso central (SNC). O efeito final envolve a hipóxia tecidual e a inibição da respiração intracelular.

Apresentação clínica

O ácido fórmico lesa principalmente o disco óptico da retina e o nervo óptico. Essas células são mais suscetíveis à hipóxia celular devido a baixos níveis de mitocôndrias e citocromo oxidase, tornando a oxidação do ácido fórmico mais lenta no olho em comparação com o cérebro.

A inibição da citocromo oxidase mitocondrial resulta na diminuição da produção de trifosfato de adenosina (ATP), levando a danos na bainha de mielina e perda da visão. O agravamento da acidose potencializa esses efeitos ao aumentar a difusão do ácido fórmico através das membranas celulares para os neurônios. Os gânglios da base e a substância branca subcortical são afetados pelo ácido fórmico de maneira semelhante à toxicidade ocular.

Os sinais e sintomas clínicos de intoxicação por metanol geralmente envolvem o TGI, o SNC e o sistema óptico. Logo após a exposição, os pacientes apresentam irritação gastrintestinal, embriaguez e rebaixamento do nível de consciência. O metanol tem um efeito menos inebriante do que o etanol, mas causa fala arrastada, ataxia, confusão e depressão do SNC semelhantes. Desconforto abdominal e vômitos ocorrem devido à irritação da mucosa, e os pacientes podem desenvolver pancreatite aguda. Pode ocorrer um período de latência, de 1 a 72 horas, com desenvolvimento de sintomas visuais à medida que o metanol é metabolizado e o ácido fórmico se acumula.

Distúrbios visuais ocorrem em 30 a 70% dos pacientes. Os achados oftalmológicos iniciais incluem resposta pupilar reduzida à luz, hiperemia do disco óptico e o aspecto mais característico, algum grau de perturbação visual, incluindo pontos com visão turva (comumente referida como "visão de tempestade de neve"). A disfunção retiniana é potencialmente reversível. A incidência de anormalidades oftalmológicas correlaciona-se diretamente com o grau de acidose[4,5].

À medida que a acidose progride, desenvolve-se taquipneia compensatória. A acidose pode ser grave, com

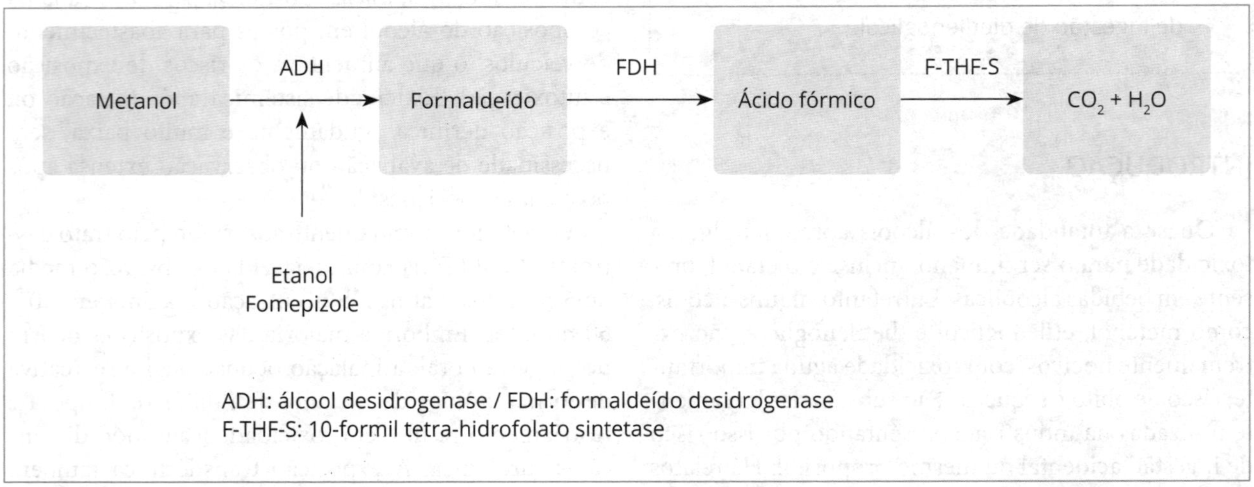

FIGURA 1 O metanol é metabolizado no fígado pela álcool desidrogenase (ADH) em formaldeído. O formaldeído é então metabolizado pela aldeído desidrogenase (ALDH) muito rapidamente, com meia-vida de 1 a 2 minutos, em ácido fórmico. O ácido fórmico pode se combinar com o tetra-hidrofolato (THF) para formar o 10-formil THF, que pode ser metabolizado em dióxido de carbono e água.

muitos pacientes apresentando pH arterial inferior a 7,0 e nível sérico de bicarbonato inferior a 10 mEq/L. A taquicardia é frequentemente observada, mas os pacientes raramente têm arritmias cardíacas significativas.

O quadro clínico clássico é de um paciente admitido com sinais de embriaguez e sintomas gastrintestinais que evoluem com taquipneia, rebaixamento de SNC, distúrbios visuais e instabilidade hemodinâmica. Se não tratado adequadamente, há evolução para choque refratário, distúrbios hidroeletrolíticos (DHE) e acidose grave, coma e óbito.

Abordagem diagnóstica

Apesar de o sintoma clássico das intoxicações por álcoois tóxicos ser a acidose grave com ânion-*gap* (AG) aumentado, devido ao período de latência do metabolismo do metanol, um AG normal inicial não exclui a ingestão desse álcool.

O ácido fórmico pode ser medido usando análise enzimática, mas esse teste não está disponível rotineiramente. Disfunção visual ocorre com uma concentração de formiato maior que 20 a 30 mg/dL. Os indicadores de mau prognóstico incluem uma concentração de formiato superior a 50 mg/dL e um pH inferior a 7,0. Concentrações máximas de metanol inferiores a 20 mg/dL geralmente não estão associadas à toxicidade, mas concentrações máximas de metanol superiores a 50 mg/dL indicam exposição significativa e grave.

A neuroimagem com ressonância magnética e tomografia computadorizada (TC) pode ser realizada para pacientes com diminuição do sensório. O achado mais consistente para intoxicação por metanol é a necrose bilateral do putâmen. No entanto, esse achado não é específico para envenenamento por metanol, e a neuroimagem costuma ser normal nas primeiras 24 horas após a exposição[6].

Gasometria, lactato e ionograma, assim como exames de função renal e hepática, devem ser realizados durante a evolução desses pacientes, pelo menos de 12 em 12 horas e durante o tratamento para correção de DHE e acompanhamento. Os pacientes que sobrevivem à toxicidade aguda do metanol podem ter complicações permanentes, incluindo cegueira e déficits neurológicos. Pode ocorrer uma síndrome extrapiramidal semelhante ao Parkinson, com bradicinesia, tremor e demência[7].

ETILENOGLICOL

O etilenoglicol (EG) é um líquido incolor, inodoro e de sabor doce. É um componente comum de soluções anticongelantes e de degelo porque reduz o ponto de congelamento da água. Fontes adicionais de EG incluem fluidos de freio hidráulico, solventes industriais, estabilizador de espuma, tintas e cosméticos. Como o EG tem um sabor doce, muitas vezes é substituído pelo etanol e tem levado historicamente a envenenamentos em massa. O EG é rapidamente absorvido pelo TGI, com níveis sanguíneos máximos dentro de 1 a 4 horas após a ingestão. É altamente solúvel em água e, ao contrário do metanol ou do isopropanol, não é volátil à temperatura ambiente. Assim, suas absorções transdérmica e pulmonar são extremamente limitadas, e a toxicidade dessas vias de exposição não é esperada ou observada.

A conversão do ácido glicólico em ácido glioxílico é a etapa limitante da taxa de eliminação do EG. O ácido glicólico é o metabólito tóxico, e seu acúmulo é o principal responsável pela acidose metabólica. Uma vez que o ácido glicólico é convertido em ácido glioxílico, ele pode ser metabolizado por uma das várias vias (Figura 2) – a principal é a conversão do ácido glioxílico em ácido oxálico. As etapas metabólicas de oxidação resultam na conversão do NAD^+ em NADH, que converte piruvato em lactato, gerando acidose láctica.

O ácido oxálico pode formar complexos com o cálcio, o que leva à hipocalcemia e à precipitação de cristais de oxalato de cálcio nos tecidos e na urina. Esses cristais se precipitam nos túbulos renais proximais e são o principal fator contribuinte para o desenvolvimento de necrose tubular aguda e insuficiência renal[7].

A meia-vida relatada de EG varia de 3 a 9 horas, mas, quando o metabolismo é inibido por etanol ou fomepizole, a meia-vida aumenta até 20 horas. Com hemodiálise (HD), a meia-vida do EG é de cerca de 2 a 3 horas, dependendo das taxas de fluxo[8].

Apresentação clínica

O EG é um irritante gástrico e pode produzir náuseas e vômitos logo após a ingestão. Fatores de mau prognóstico na admissão incluem hipercalemia, acidose metabólica grave, insuficiência renal, convulsões, coma e atrasos no tratamento. As convulsões estão associadas a maior risco de óbito. O quadro clínico da toxicidade do EG é normalmente dividido em três estágios:

- Fase 1 ou fase neurológica aguda: ocorre ao longo de 30 minutos a 12 horas após a ingestão com EG, caracterizada por embriaguez e euforia semelhantes às do etanol. Em intoxicações graves, a depressão do SNC pode progredir para coma, hipotonia e convulsões. O edema cerebral pode se desenvolver a partir da deposição de cristais de oxalato de cálcio e danos citotóxicos que contribuem para a depressão do SNC.

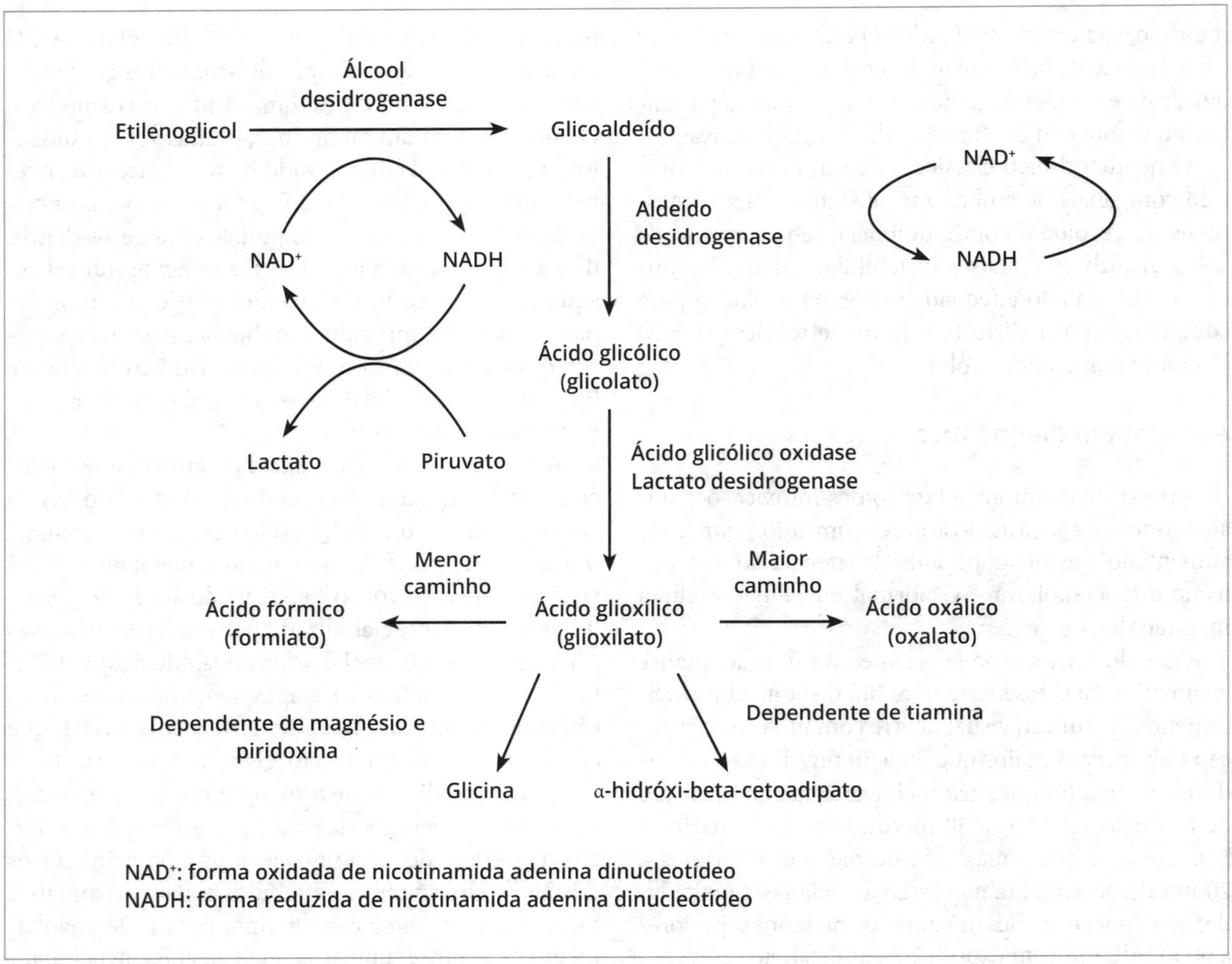

FIGURA 2 Metabolismo do etilenoglicol.

- Fase 2 ou cardiopulmonar: ocorre entre 12 e 24 horas após a ingestão, evoluindo com taquicardia, acidose metabólica grave e taquipneia compensatória. Podem ocorrer edema pulmonar e síndrome do desconforto respiratório agudo (SDRA), levando à hipóxia. Pode ocorrer falência de múltiplos órgãos com colapso circulatório, e a maioria das mortes acontece durante esse estágio.
- Fase 3 ou renal: ocorre entre 24 e 72 horas após a ingestão com o desenvolvimento de insuficiência renal aguda (IRA) a partir da deposição de cristais de oxalato de cálcio. A insuficiência renal pode ser anúrica, oligúrica ou não oligúrica e frequentemente requer HD, em alguns casos, meses após a exposição. A função renal em geral retorna ao normal, mas ocasionalmente o dano pode ser permanente.

As sequelas neurológicas tardias comumente se apresentam como paralisia bulbar de 5 a 20 dias após a ingestão, sendo o nervo craniano VII o mais comumente envolvido. Os achados clínicos incluem oftalmoplegia, diplopia, nistagmo, queda facial, perda sensorial facial, perda auditiva, disfagia e vertigem.

Abordagem diagnóstica

A contribuição do EG para o intervalo osmolar é relativamente pequena em comparação com outros álcoois, ou seja, *gap* osmolar elevado pode sugerir ingestão de EG, mas um *gap* normal não exclui. O ácido glicólico é estruturalmente semelhante ao lactato e pode causar uma elevação de lactato falso positivo.

A cristalúria de oxalato de cálcio pode ser de duas formas principais, cristais de oxalato de cálcio diidratado, em forma de agulha, ou cristais de oxalato de cálcio diidratado, em forma de poliedro. Os cristais de monoidrato de oxalato de cálcio podem ser confundidos com cristais de ácido hipúrico. Os cristais podem ser encontrados na urina de 4 a 8 horas após a exposição.

O corante fluoresceína é frequentemente adicionado a agentes anticongelantes para auxiliar na detecção de vazamentos em radiadores de automóveis, de modo que os pacientes que ingerem agentes anticongelantes contendo EG podem exibir fluorescência urinária sob uma lâmpada de Woods. A fluorescência urinária, no entanto, não é específica nem sensível para diagnosticar ou excluir a intoxicação por EG.

O grau de acidose (particularmente um pH < 7,2-7,3) prevê um aumento no nível de creatinina e aumento de mortalidade. Uma concentração máxima de EG inferior a 20 mg/dL geralmente não está associada a toxicidade significativa, no entanto concentrações séricas superiores a 50 mg/dL estão associadas à toxicidade grave[8].

Na intoxicação por EG, a concentração sérica de ácido glicólico é a força motriz para a acidose. Concentrações de ácido glicólico superiores a 99 mg/dL estão fortemente associadas à toxicidade grave do SNC e mortalidade. As concentrações séricas de ácido glicólico normalmente não estão prontamente disponíveis em tempo hábil, e apenas uma pequena porcentagem de laboratórios de referência realiza esse teste.

Gasometria, lactato e ionograma, assim como exames de função renal e hepática, devem ser realizados durante a evolução desses pacientes, pelo menos de 12 em 12 horas e durante o tratamento para correção de DHE e acompanhamento. Avaliação e acompanhamento neurológico ao longo da internação ou mesmo após a alta em pacientes que apresentem sequelas são desejáveis para a identificação e abordagem precoce das alterações.

DIETILENOGLICOL

O dietilenoglicol (DEG) é um líquido viscoso, incolor, inodoro e de sabor adocicado. É um componente comum de anticongelantes, lubrificantes, tintas, adesivos, umectantes e solventes de tabaco. É encontrado também como contaminante em produtos farmacêuticos e adulterante ilegal de vinhos brancos.

Extremamente tóxico, com absorção por via oral, praticamente não é absorvido por via inalatória devido à baixa pressão de vapor e pela pele apenas em contatos prolongados em áreas de superfície extensa com solução de continuidade. É metabolizado no fígado em 2-ácido hidroxietoxiacético (HEAA) pela álcool desidrogenase e em ácido diglicólico (DGA) – principal responsável pela toxicidade renal – pela aldeído desidrogenase. O pico plasmático ocorre entre 25 e 120 minutos, mas os sintomas da intoxicação podem demorar a aparecer em casos de ingestão concomitante com etanol. A dose fatal em adultos é de cerca de 1 mL/kg.

Apresentação clínica

Os primeiros sintomas ocorrem rapidamente após ingestão da substância: sintomas gastrointestinais e alteração do nível de consciência seguidos por injúria renal e sintomas neurológicos que podem demorar mais a aparecer. A clínica da intoxicação por DEG pode ser dividida em três fases, podendo ocorrer sobreposição:

- Fase 1: caracterizada por sintomas gastrintestinais: náuseas, vômitos, dor abdominal e mais raramente diarreia. Tem início precoce dos sintomas, mas pode ser retardada em até 48 horas pela ingestão concomitante com etanol. Também podem ocorrer sintomas neurológicos como alteração do nível de consciência, confusão mental, desorientação, sonolência, depressão respiratória e coma. Nessa fase o paciente já pode apresentar acidose metabólica e hipotensão.
- Fase 2: se estende do primeiro até o terceiro dia após ingestão, caracterizada por piora da acidose metabólica e injúria renal associada a aumento da creatinina. Podem ocorrer também toxicidade hepática, hipertensão, taquicardia, arritmias, pancreatite, hipercalcemia e hiponatremia. Sem tratamento, o paciente pode evoluir para óbito em 2 a 7 dias e, caso isso não ocorra, geralmente evolui com insuficiência renal dialítica.
- Fase 3: nessa fase, que pode durar de 5 a 10 dias após ingestão, estão presentes sintomas neurológicos. Paralisia facial, neurite óptica, paralisia de nervo craniano e bulbar, coma, fraqueza bilateral em membros superiores, membros inferiores ou em todos os membros e fraqueza musculatura respiratória podendo levar à parada respiratória e necessidade de ventilação mecânica são sintomas que podem se iniciar até semanas após ingestão, durar semanas a meses ou mesmo deixar sequelas. Neuropatia axonal aguda evoluindo com neuropatia desmielinizante parece ser a fisiopatologia da neurotoxicidade tardia da intoxicação. Pode ocorrer óbito por dano neurológico ou injúria cerebral fulminante.

Abordagem diagnóstica

O tempo e a dosagem do DEG são critérios a serem avaliados, pois os achados laboratoriais variam conforme esses fatores, considerando que o composto e seus metabólitos têm baixo volume de distribuição e ligação proteica, ou seja, rapidamente é filtrado pelos rins e excretado na urina. A cromatografia gasosa é o teste de diagnóstico padrão-ouro: consiste na medição da concentração sérica do DEG, entretanto na maioria das vezes essa técnica não está disponível na assistência.

Avaliação de fundo de olho e acompanhamentos oftalmológico e neurológico do paciente são importantes tanto para diagnóstico quanto para acompanhamento. Acompanhamento de gasometria, ionograma e função renal a cada 12 horas inicialmente deve ser realizado para correção de DHE e avaliação da efetividade das medidas terapêuticas. Função hepática e transaminases podem se alterar na segunda fase da intoxicação. As alterações neurológicas a princípio não se correlacionam com achados tomográficos, embora haja relatos de identificação de edema cerebral na ressonância magnética em pacientes que cursam com intoxicação grave.

Diagnósticos diferenciais na intoxicação por álcoois tóxicos

A apresentação classicamente descrita da ingestão de álcool tóxico inclui uma acidose metabólica com AG aumentado e um *gap* osmolar elevado. Como em geral o paciente admitido precocemente apresenta sinais compatíveis com embriaguez, o principal diagnóstico diferencial a ser descartado é a intoxicação por etanol.

Nesse sentido, cabe enfatizar que, em ingestões maciças, a intoxicação por etanol também pode cursar com acidose metabólica grave com AG aumentado e DHE. A principal diferença nesse caso é que o tratamento de suporte com hidratação e sintomáticos tende a reverter a acidose; no caso dos álcoois tóxicos, a acidose é refratária a essas medidas.

Outras causas de diminuição do sensório que devem ser excluídas incluem hipoglicemia, hipóxia, infecções, trauma, convulsões, distúrbios metabólicos, intoxicação por outras substâncias (opiáceos, monóxido de carbono, sedativos-hipnóticos e benzodiazepínicos).

Em pacientes admitidos com acidose metabólica refratária, o agravamento da acidose, apesar da hidratação adequada de fluidos e nenhuma evidência de isquemia subjacente produzindo acidose láctica, deve levantar a preocupação com a ingestão de álcool tóxico.

A presença do chamado *gap* duplo (osmolar e AG elevados) é classicamente descrita para a ingestão tóxica de álcool. Muitas outras situações, no entanto, podem causar um quadro semelhante, incluindo cetoacidose diabética, cetoacidose alcoólica, insuficiência renal, falência de múltiplos órgãos e choque séptico. As principais causas estão descritas na Tabela 1.

O desenvolvimento de manifestações oculares com piora da acidose é um forte indicador de intoxicação por metanol.

A cristalúria de oxalato de cálcio não é específica para EG e está presente apenas em até 50% dos casos de ingestão de EG[4-9]. Indivíduos saudáveis com ingestão dietética excessiva de vitamina C ou alimentos ricos em oxalato (por exemplo, alho, tomate, espinafre, ruibarbo e chá) podem ter cristalúria incidental de oxalato de cálcio. Outras condições que cursem com IRA também devem ser consideradas: antimicrobia-

TABELA 1 Causas de aumento de *gap* osmolar e ânion-*gap*[10]

Gap osmolar	Ânion-*gap*	Duplo *gap*	Características definidoras
1. Metanol 2. Etilenoglicol 3. Isopropanol 4. Manitol 5. Acetona 6. Glicerol 7. Propilenoglicol 8. Sorbitol 9. Frutose 10. Diatrizoato 11. Acetonitrila 12. Etil éter 13. Hiperlipidemia 14. Hiperproteinemia 15. Cetoacidose diabética 16. Cetoacidose alcoólica 17. Síndrome falciforme 18. Uremia 19. Falência de múltiplos órgãos 20. Choque séptico	1. Cetoacidose alcoólica 2. Cianeto, monóxido de carbono, colchicina 3. Acetaminofeno (grande ingesta) 4. Tolueno 5. Paraldeído 6. Propilenoglicol 7. Fenformina 8. Isoniazida, ferro e ibuprofeno 9. Acidose láctica (sepse, isquemia) 10. Etilenoglicol 11. Salicilato 12. Metanol, metformina 13. Uremia 14. Cetoacidose diabética	1. Metanol 2. Etilenoglicol 3. Cetoacidose diabética 4. Cetoacidose alcoólica 5. Uremia 6. Choque séptico 7. Falência de múltiplos órgãos	1. Perda visual: metanol 2. Hipocalemia e cristais de oxalato de cálcio na urina: etilenoglicol 3. Hiperglicemia, cetonúria: cetoacidose diabética 4. Glicemia normal ou hipoglicemia, cetonúria: cetoacidose alcoólica 5. Hemoculturas positivas e acidose láctica: choque séptico

nos, anfotericina B, quimioterápicos, DEG, bisfosfonatos, meio de contraste radiológico.

A associação entre hipocalcemia, acidose metabólica, IRA e cristalúria de oxalato de cálcio sugere fortemente toxicidade por EG. Em última análise, o diagnóstico definitivo requer confirmação laboratorial das concentrações de EG no sangue ou soro.

Cálculo do ânion-*gap* e do *gap* osmolar

Como já dito, o hiato osmolar e o AG podem auxiliar no diagnóstico da intoxicação por álcoois tóxicos. Sendo assim, é necessário calculá-los ao longo do acompanhamento do paciente. A osmolaridade sérica medida é acessível através de exame laboratorial e será necessária para o cálculo do *gap* osmolar (Tabela 2). Para o cálculo do AG, um ionograma fornece os parâmetros utilizados.

TABELA 2 Cálculos utilizados na avaliação laboratorial

Parâmetro	Cálculo	Valor de referência
Ânion-*gap*	$(Na^+ + K^+) - (Cl^- + HCO^3)$	10 a 16 mEq/L
Gap osmolar	OM – OC OC = 2 x Na^+ + ureia/2,8 + glicose/18	10

OC: osmolaridade sérica calculada; OM: osmolaridade sérica medida.

Manejo das intoxicações por álcoois tóxicos

As medidas de suporte iniciais como monitorização contínua, abertura e garantia de patência de vias aéreas, suportes ventilatório e hemodinâmico e realização de eletrocardiograma (ECG) devem ser realizadas em todos os pacientes. Os álcoois são rapidamente absorvidos pelo TGI, portanto a lavagem gástrica (LG) não deve ser feita em situações rotineiras, exceto se exposição a grandes volumes (como um frasco inteiro de fluido de limpeza de para-brisa ou anticongelante) em paciente que se apresenta com menos de 1 hora após a ingestão. Carvão ativado não adsorve álcool, logo seu uso não é indicado.

Tratamento

As prioridades na exposição ao álcool tóxico são a correção da acidose, a inibição da produção de metabólitos tóxicos e a eliminação do álcool original. A terapia deve ser iniciada com base em forte suspeita clínica, e o tratamento não deve ser adiado enquanto se aguarda a determinação das concentrações séricas específicas. Como o grau de acidose se correlaciona com a gravidade e o resultado, deve-se administrar bicarbonato de sódio quando o paciente apresenta um pH < 7,3. O bicarbonato deve ser administrado em bolus de 1 a 2 mEq/kg, e deve-se preparar uma dose de manutenção contendo 133 mEq (no frasco de bicarbonato 8,4%, 1 mEq = 1 mL) de bicarbonato diluídos em 1 litro de dextrose 5%, e infundir a uma taxa de 150 a 250ml/h em adultos – a infusão deve ser descontinuada quando o paciente atinge pH > 7,35. O uso de bicarbonato não deve impedir a eliminação definitiva do álcool original com HD, e deve-se monitorar os níveis de sódio de potássio, pois podem estar presentes hipernatremia e hipocalemia.

O paradoxo das vacinas polissacarídicas
Intoxicação por álcool tóxico e pH < 7,3
Exemplo: paciente de 70 kg
Bolus de bicarbonato 8,4%: 70 a 140 mL +
Solução: 133 mL de HCO_3 + 1.000 mL de SGI 5% e infundir a 150 a 250 mL/h

Temos dois antídotos para tratamento de intoxicação por álcool tóxico: fomepizole e etanol. O fomepizole é mais seguro e de fácil administração, com uma redução de sete vezes na taxa de eventos adversos a medicamentos em relação ao etanol. Entretanto, não está disponível no Brasil. O objetivo principal é inibir a produção de metabólitos, inibindo a ADH. Na prática clínica, entretanto, devemos iniciar terapia com antídoto se houver forte suspeita de ingestão, pois o

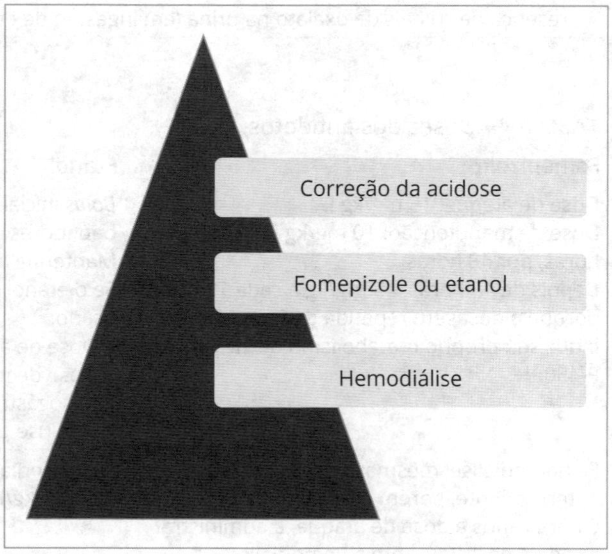

FIGURA 3 Base do tratamento das intoxicações por álcoois tóxicos.

retardo no bloqueio do ADH pode levar ao desenvolvimento de acidose e consequências deletérias.

Os efeitos colaterais do fomepizole incluem dor de cabeça, náusea, tontura, flebite e elevação reversível do nível de transaminase hepática. O fomepizole é menos suscetível a erros de dosagem do que o etanol. A administração de etanol é complexa porque a dosagem utilizada no tratamento já é considerada tóxica e pode causar piora do rebaixamento do SNC e depressão respiratória, associadas a hipotensão, vômitos, flebite e hipoglicemia. Com a inibição do ADH, a meia-vida do metanol é significativamente estendida (> 50 horas). Os pacientes que se apresentam logo após a ingestão de metanol sem acidose podem ser tratados apenas com inibição do ADH, mas podem ter hospitalizações prolongadas devido à meia-vida estendida do composto original. A eliminação do álcool original via HD é o pilar da terapia em ingestões graves de álcool tóxico, já que remove o álcool original e seus metabólitos, corrige a acidose e auxilia no gerenciamento de fluidos e na estabilização cardiovascular. Na Tabela 5 estão as principais indicações de HD em intoxicações por álcool tóxico.

A descontinuação da HD deve ser feita quando há negativação da dosagem sérica do álcool tóxico ou reversão do distúrbio ácido-básico. Distúrbios oftalmológicos não são indicação para continuação da diálise após correção do distúrbio metabólico. O ácido folínico pode ajudar na eliminação do ácido fórmico, mas não houve testes em humanos para apoiar sua eficácia. A dose recomendada é de 1 mg/kg (dose máxima: 50 mg) de ácido folínico IV a cada 4 a 6 horas até a eliminação do metanol e a resolução da acidose[11-15].

A piridoxina e a tiamina são cofatores no metabolismo do EG. A piridoxina auxilia na conversão do metabolismo do ácido glioxílico em glicina. A tiamina estimula a conversão do ácido glioxílico em alfa-hidroxi- beta-cetoadipato. Nenhum dado clínico, no entanto, suporta a eficácia desses cofatores em pacientes saudáveis com ingestão de EG. Devem ser administrados a pacientes com deficiências vitamínicas, como alcoólatras e desnutridos.

As doses recomendadas para adultos são tiamina 100 mg IV diariamente e piridoxina 100 mg IV diariamente, por 2 dias. Se os pacientes apresentarem hipocalcemia sintomática (alterações de intervalo no eletrocardiograma e arritmias), devem ser tratados com gluconato de cálcio ou cloreto de cálcio IV conforme o necessário[15-19].

Acompanhamento

Assintomáticos podem receber alta hospitalar 6 horas após a ingestão nas seguintes condições:

TABELA 3 Critérios para iniciar bloqueio da enzima álcool desidrogenase por intoxicação por álcool tóxico

Metanol sérico ou etilenoglicol sérico na concentração ≥ 2 mg/dL ou
História de ingestão de metanol, etilenoglicol ou dietilenoglicol e um *gap* osmolar > 10 mOsm/L ou
▪ Alta suspeição clínica de ingestão de álcool tóxico e pelo menos dois dos seguintes achados: ▪ pH arterial < 7,3. ▪ BIC < 20 mEq/L. ▪ *Gap* osmolar > 10 mOsm/L. ▪ Presença de cristais de oxalato na urina (em ingestão de etilenoglicol).

TABELA 4 Doses dos antídotos

Fomepizole	Etanol
Dose de ataque: 15 mg/kg EV Dose de manutenção: 10 mg/kg EV a cada 12 horas, por 48 horas Depois de 48 horas: 15 mg/kg a cada 12 horas porque a dosagem repetida de fomepizole induz seu próprio metabolismo do citocromo P-450.	*Bolus* inicial de 600 mg/kg seguido de infusão de 66 mg/kg/h em não bebedores e 154 mg/kg/h. Mantenha as concentrações séricas de etanol entre 100 e 150 mg/dL. Se o etanol IV não estiver disponível, um protocolo de etanol oral pode ser usado: ▪ Dose de ataque: 1,5 a 2 mL/kg VO ou sonda nasogástrica de liquor. ▪ Dose de manutenção: 0,2 a 0,5 mL/kg por hora VO ou sonda nasogástrica. ▪ Não use preparações orais de etanol EV.
Se hemodiálise: mesmas doses descritas anteriormente, porém começar manutenção 6 horas após a dose de ataque, e administrar a cada 4 horas durante a hemodiálise contínua.	Se hemodiálise: a dose sobe para 169 mg/kg/h para não bebedores e 257 mg/kg/h para alcoolistas.

TABELA 5 Indicações para hemodiálise após ingestão de álcool tóxico

Acidose metabólica refratária: pH < 7,25 com ânion-*gap* > 30 mEq/L e/ou déficit de base < -15.
Anormalidades visuais.
Insuficiência renal.
Deterioração dos sinais vitais apesar dos cuidados de suporte agressivos.
Anormalidades eletrolíticas refratárias à terapia convencional.

- Ureia, creatinina, ionograma e gasometria normais e realizados após 6 horas de ingestão.
- *Gap* osmolar < 10 mOsm/kg.
- AG < 16 mmol/L.

Pacientes cuja intoxicação ocorreu em contexto de autoextermínio devem ser avaliados por equipe de Psicologia/Psiquiatria para correto encaminhamento ambulatorial, para evitar recorrências.

Acompanhamento neurológico é desejável aos que apresentem sequelas. Em caso de intoxicação por EG

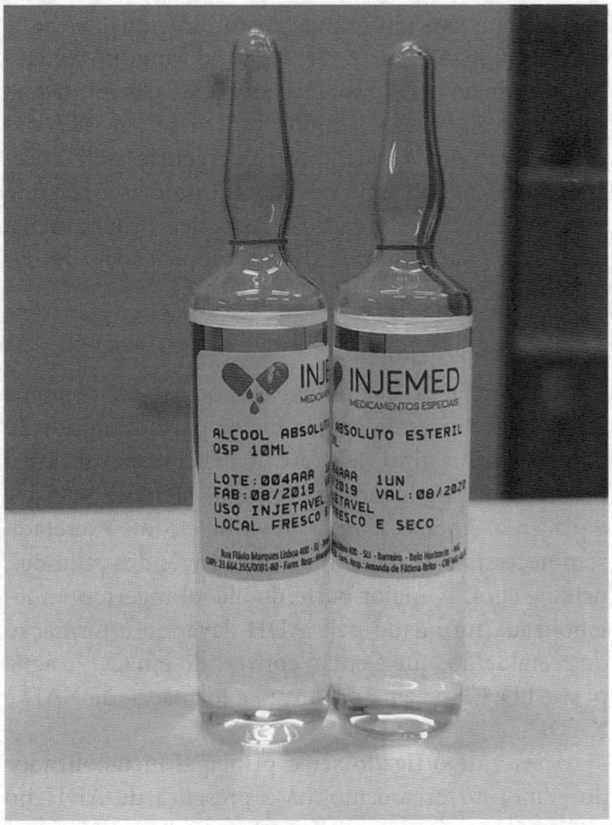

FIGURA 4 Frasco de etanol a 100%: antídoto disponível no Brasil.
Créditos: Juliana Sartorelo Carneiro Bittencourt Almeida.

que evolua com sintomas motores, a retomada de atividades de vida diária pode levar em torno de 18 meses. Os pacientes que sobrevivem à toxicidade aguda do metanol podem ter complicações permanentes, incluindo cegueira e déficits neurológicos. Pode ocorrer uma síndrome extrapiramidal semelhante a Parkinson, com bradicinesia, tremor e demência.

OUTROS ÁLCOOIS TÓXICOS

Isopropanol

Isopropanol, ou IPA, é um álcool incolor, de odor frutado e com sabor amargo. É utilizado com muita frequência na indústria de cosméticos e de sanitizantes e comumente empregado como solvente. A intoxicação por esse álcool varia de 15 mil a 21 mil novos casos por ano nos Estados Unidos. Em sua maioria, esses acidentes são não intencionais e não têm registro de casos fatais.

O isopropanol é rapidamente absorvido no TGI, com pico de concentração plasmática em 30 minutos. A maioria dos acidentes ocorre por ingestão, porém esse álcool também pode ser absorvido pela pele, por via inalatória e por via retal.

O metabolismo primário do isopropanol ocorre no fígado, onde ele é reduzido a acetona. Em seguida, a acetona é metabolizada em hidroxiacetona, que então utiliza a via aeróbia ou anaeróbia para metabolização. Assim, o principal metabólito é a acetona, que atinge o pico de concentração plasmática de 7 a 30 horas pós-exposição, com tempo de meia-vida de até 24 horas. A via primária de excreção é a renal, com 20% do isopropanol já excretado na primeira passagem[14-21].

Como principal efeito colateral a ingestão de isopropanol é a depressão do SNC, essa substância é considerada duas vezes mais embriagante que o etanol. Além de rebaixamento do nível de consciência, o isopropanol também leva à depressão respiratória. Intoxicação com elevada quantidade da substância pode levar a severa vasodilatação e diminuição do inotropismo cardíaco, cursando com hipotensão. Exposição tópica ocular leva a desepitelização da esclera, com ressecamento do olho e irritação local.

Apresentação clínica

O isopropanol é irritante a todo tipo de mucosa, dessa forma seus efeitos na mucosa do TGI irão ocorrer cerca de 1 hora após sua ingestão. Seus efeitos consistem em náuseas, vômitos e dor abdominal. Com ingestões de maiores doses, é esperado que ocorram úlceras gástricas sangrantes, hematêmese e perda sanguínea pelo TGI. Pancreatite é sempre uma complicação em potencial, assim como na ingestão de outros tipos de álcoois. Por ser muito irritante às mucosas, pode cursar com hemorragia alveolar se houver contato com a mucosa pulmonar em situações de broncoaspiração.

O rebaixamento de sensório pode variar de estupor ao coma, podendo apresentar também cefaleia, tontura, ataxia, hipotonia, hiporreflexia, disartria e convulsões. As pupilas podem variar de tamanho, mas é comum que permaneçam mióticas. A perda de consciência é associada a depressão respiratória, que evolui para hipóxia, e o risco de pneumonite broncoaspirativa é real. Quando o paciente se apresenta com hipotensão, significa que está intoxicado gravemente e aumenta seu risco de mortalidade[15-20]. Devido ao rebaixamento do nível de consciência e à imobilidade secundária, é preciso ter atenção com rabdomiólise, mioglobinúria e IRA. A hipoglicemia não é um achado comum dessa intoxicação. Dermatite de contato é esperada após o contato do álcool com a pele; crianças, inclusive, podem sofrer queimaduras. Cetose sem acidose metabólica é um achado clássico desse tipo de intoxicação.

Abordagem diagnóstica

O achado de laboratório mais comum é cetose sem acidose e com euglicemia. O metabólico responsável pela toxicidade é a acetona, que não é capaz de elevar o AG, porém a acetona e o isopropanol contribuem para aumentar o *gap* de osmolaridade. A acetona pode ser mensurada em 30 minutos no sangue e em 3 horas na urina. A acetona pode interferir na excreção de creatinina, criando uma pseudo-IRA, com aumento de creatinina com ureia normal. Intoxicações graves podem levar ao aumento de lactato[21].

O mensuramento sérico do isopropanol é o padrão-ouro. O aumento sérico de isopropanol não tem correlação com gravidade nem desfecho desfavorável. Concentrações séricas de 50 mg/dL já são o suficiente para causar intoxicação com hipotensão e acidose láctica[1].

Manejo

O tratamento suportivo é o objetivo principal da intoxicação por isopropanol. Não há nenhuma evidência de descontaminação gástrica. Ao contato com a pele, lavar exaustivamente com água e sabão, para descontaminação. O uso de inibidores da bomba de prótons endovenosos é recomendado até que o paciente tolere a ingestão oral de fluidos e comida. Endoscopia digestiva alta (EDA) é recomendada para tratar sangramentos ativos que causem instabilidade hemodinâmica, necessitem de transfusão, piora clínica ou para descartar outras causas de sangramento do TGI. Para pacientes comatosos, a intubação é indicada para proteção de via aérea. A hipotensão é geralmente responsiva a fluídos. Em casos de hipotensão refratária a volume iniciar vasopressor, preferencialmente a noradrenalina. Se não houver resposta, iniciar vasopressina. Se mesmo assim persistir hipotensão, há indicação de HD. Não há indicação de administração de antídoto pois apenas vai prolongar o tempo de RNC e hipotensão.

Alguns autores sugerem HD para níveis de 400mg/dL, presença de hipotensão e acidose lática, porém não há evidência clara dessa recomendação.

Acompanhamento

O isopropanol é rapidamente absorvido e seu tempo de ação é curto, pacientes que estão estáveis e alertas em 6 horas após a ingestão desse álcool, podem ser liberados do departamento de emergência. Paciente com sinais de embriaguez e rebaixamento do nível de consciência deve ser admitido e monitorado por 24 horas. Solicitar EDA se o paciente apresentar sangramento do TGI. A pacientes inconscientes e com hipotensão refratária, solicitar HD.

Etanol

O consumo excessivo de álcool é algo presente na sociedade e tem um grande custo individual, social e para a saúde pública. A Organização Mundial da Saúde atribuiu ao consumo de álcool 5,3% das mortes no mundo. Nos Estados Unidos, estima-se que 38% das procuras ao departamento de emergência estejam relacionadas ao consumo de álcool. Como este capítulo não se destina à intoxicação alcoólica propriamente dita e esse é um assunto extenso, o tópico será abordado resumidamente.

Apresentação clínica

A absorção do álcool ingerido ocorre em pequena quantidade no estômago; a maior parte da absorção ocorre no intestino delgado. A distribuição tecidual ocorre de forma igualitária entre os tecidos, inclusive a placenta. Apenas 2% do álcool ingerido é excretado sem necessitar de metabolização através dos pulmões, urina e suor. A maior parte do álcool ingerido é metabolizada no fígado pela ADH, levando à formação de acetaldeído, que é então convertido em CO_2 e água pela ALDH. Essa enzima levará à formação de NAD e NADH.

Apesar de o fígado ser o principal metabolizador do etanol no organismo, há a presença de ADH no estômago, porém em mulheres e população asiática o número de enzimas é reduzido, levando a maior vulnerabilidade ao abuso de etanol. A taxa de eliminação do álcool tem duas variáveis: a primeira é uma eliminação constante para pequenas quantidades ingeridas, quando maiores quantidades são ingeridas, principalmente no uso crônico, e a via do citocromo P450 é ativada e aumenta sua produção conforme aumenta o nível sérico de etanol[14].

Os efeitos fisiológicos do etanol variam de acordo com a sua concentração sérica. A partir de 20 mg/dL, causa diminuição do controle motor fino e julgamento prejudicado, lembrando que devem ser consideradas as variabilidades citadas no parágrafo anterior. A mensuração sérica de etanol deve ser realizada, e a quantidade de 150 mg/dL leva a sintomas de intoxicação. Conforme a quantidade de etanol sérica aumenta, o nível de consciência do indivíduo diminui, podendo inclusive levar ao coma. A morte pode ser causada por broncoaspiração e depressão respiratória.

O etanol tem efeito de adição e sinergia com outras drogas, como opioides e sedativos. A intoxicação aguda por etanol e outras drogas diminui o metabolismo dessa outra droga, por competir com a mesma enzima metabolizadora no fígado. O etanol prolonga os efeitos da aspirina, assim como aumenta o tempo de sangramento e reduz o metabolismo da varfarina, levando a um aumento da anticoagulação do organismo. Também existe um aumento do risco de sangramento gastrintestinal alto quando o uso de anti-inflamatório não esteroide e álcool é feito concomitantemente.

Diagnóstico diferencial

O abuso agudo de álcool no departamento de emergência deve ser um diagnóstico de exclusão. A alteração de comportamento do paciente deve ser considerada; o uso concomitante de outras drogas ou fármacos, traumatismo cranioencefálico e infecção grave levando ao rebaixamento do nível de consciência devem ser levados em consideração – assim como hipoglicemia, hipóxia, carbonarcose, *overdose* por outros álcoois, envenenamento por EG, ou isopropanol ou metanol. Também devem ser considerados diagnósticos diferenciais encefalopatia hepática, psicose, vertigem, estado pós-ictal e convulsões do tipo psicomotora.

Abordagem diagnóstica

A dosagem sérica de etanol está disponível em boa parte dos hospitais terciários do país. Deve ser considerado realizar tomografia de crânio se o paciente não tiver nível de consciência para responder às perguntas da anamnese. Também considerar glicemia capilar como um dos primeiros testes a serem realizados no paciente no departamento de emergência. Deve ser considerado solicitar AST e ALT; se AST maior que duas vezes o ALT, considerar abuso crônico de etanol.

Manejo

A paciente em coma ou torporoso, considerar intubação orotraqueal para proteção da via aérea. Se hipoglicemia constatada, realizar correção intravenosa com 30 g de glicose hipertônica. Pacientes com evidência de desnutrição devem receber tiamina 100 a 250 mg IM ou IV 1 x/dia por 3 a 5 dias. Se intoxicação concomitante por opioide, considerar o uso de naloxona.

Como já dito, o paciente em libação alcoólica pode apresentar-se com acidose metabólica à admissão, sem que isso signifique intoxicação por álcool tóxico. No caso da intoxicação por etanol, a acidose metabólica, mesmo quando atinge níveis extremos, é facilmente revertida através de medidas suportivas como hidratação e correção de DHE, diferentemente dos envenenamentos por álcoois tóxicos, em que refratariedade e necessidade de tratamento específico.

Acompanhamento

Lembrando-se do prejuízo do abuso de álcool, considerar encaminhamentos psiquiátricos e clínicos apropriados.

REFERÊNCIAS

1. Lim CS, Demeter BL, Leikin JB. Fatality after inhalation of methanol- containing paint stripper. Clin Toxicol. 2015;53(4):411.
2. Choi JH, Lee SK, Gil YE, Ryu J, Jung-Choi K, Kim H, et al. Neurologic complications resulting from non-oral occupational methanol poisoning. J Korean Med Sci. 2017;32(2):371-6.
3. Ma Z, Jiang H, Wang J. Clinical analysis of severe visual loss caused by inhalational methanol poisoning in a chronic process with acute onset: a retrospective clinical analysis. BMC Ophthalmol. 2019;19(1):124.
4. Drangsholt E, Vangstad M, Zakharov S, Hovda KE, Jacobsen D. The hypothesis of circulus hypoxicus and its clinical relevance in patient with methanol poisoning: an observational study of 35 patients. Basic Clin Pharmacol Toxicol. 2018;123:749-55.
5. Urban P, Zakharov S, Diblik P, Pelclová D, Ridzon P. Visual evoked potentials in patients after methanol poisoning. Int J Occup Environ Health. 2016;29(3):471-8.
6. Kraut JA, Mullins ME. Toxic alcohols. N Engl J Med. 2018;378:270-80.
7. Zakharov S, Pelclova D, Diblik P, Urban P, Kuthan P, Nurieva O, et al. Long-term visual damage after acute methanol poisonings: longitudinal cross-sectional study in 50 patients. Clin Toxicol. 2015;53(9):884-92.
8. Rulisek J, Balik M, Polak F, Waldauf P, Pelclova D, Belohlavek J, et al. Cost-effectiveness of hospital treatment and outcomes of acute methanol poisoning during the Czech Republic mass poisoning outbreak. J Crit Care. 2017;39:190-8.

9. Rulisek J, Waldauf P, Belohlavek J, Balik M, Kotikova K, Hlusicka J, et al. Health-related quality of life determinants in survivors of a mass methanol poisoning outbreak: six- year prospective cohort study. Clin Toxicol. 2020:1-11.
10. Kraut JA. Diagnosis of toxic alcohols: limitations of present methods. Clin Toxicol. 2015;53(7):589-95.
11. Roberts DM, Yates C, Megarbane B, Winchester JF, Maclaren R, Gosselin S, et al. Recommendations for the role of extracorporeal treatments in the management of acute methanol poisoning: a systematic review and consensus statement. Crit Care Med. 2015;43:461-72.
12. Skaaland H, Larstorp ACK, Lindberg M, Jacobsen D. Reference values for osmolal gap in healthy subjects and in medical inpatients. Scan J Clin Lab Invest. 2019;1-5.
13. Gallagher N, Edward FJ. The diagnosis and management of toxic alcohol poisoning in the emergency department: a review article. Adv J Emerg Med. 2019;3(3):e28.
14. McMartin K, Jacobsen D, Hovda KE. Antidotes for poisoning by alcohols that form toxic metabolites. Br J Clin Pharmacol. 2016;81(3):505-15.
15. Hovda KE, Gadeholt G, Evtodienko V, Jacobsen D. A novel bedside diagnostic test for methanol poisoning using dry chemistry for formate. Scand J Clin Lab Invest. 2015;75(7):610-4.
16. Lung DD, Kearney TE, Brasiel JA, Olson KR. Predictors of death and prolonged renal insufficiency in ethylene glycol poisoning. J Intensive Care Med. 2015;30:270-7.
17. Rasamison R, Besson H, Berleur MP, Schicchi A, Mégarbane B. Analysis of fomepizole safety based on a 16-year post-marketing experience in France. Clin Toxicol. 2019;1-6.
18. Basnayake BMDB, Wazil AWM, Nanayakkara N, Mahanama RMBSS, Premathilake PNS, Galkaduwa KKMCDK. Ethylene glycol intoxication following brake fluid ingestion complicated with unilateral facial nerve palsy: a case report. J Med Case Rep. 2019;13(1):203.
19. Sagar S, Jimenez CA, Mckelvy BJ. Lactate gap as a tool in identifying ethylene glycol poisoning. BMJ Case Rep. 2018.
20. Hauvik LE, Varghese M, Nielsen EW. Lactate gap: a diagnostic support in severe metabolic acidosis of unknown origin. Case Rep Med. 2018.
21. Tuero G, Gonzalez J, Sahuquillo L, Freixa A, Gomila I, Elorza MA, et al. Value of glycolic acid analysis in ethylene glycol poisoning: a clinical case report and systematic review of the literature. Forensic Sci Int. 2018;290:e9-e14.
22. Meng X, Paul S, Federman DJ. Metabolic acidosis in a patient with isopropyl alcohol intoxication: a case report. Ann Intern Med. 2015;162(4):322-3.
23. Bulathsinghala M, Keefer K, Van de Louw A. Trimethoprim/sulfamethoxazole-induced severe lactic acidosis: a case report and review of the literature. Medicine. 2016;95(17):e3478.

3
Paracetamol

Thamyres de Carvalho Rufato
Ursula Gramiscelli Hasparyk

PONTOS PRINCIPAIS

- A intoxicação por paracetamol é de grande relevância para a saúde pública internacional, sendo a principal causa de transplante hepático nos Estados Unidos, e vem ganhando espaço no Brasil e demais países subdesenvolvidos ou em desenvolvimento.
- Apesar de muito prevalente, tem evolução benigna quando identificada e tratada de modo precoce, estando, nessas condições, associada a baixa morbimortalidade.
- O paciente deve sempre ser abordado quanto à intenção do uso, questionado diretamente sobre a quantidade, horário da ingestão ou uso concomitante de outros medicamentos. A lavagem gástrica e o carvão ativado podem ser indicados se admissão com até 2 horas da ingesta, devendo sua indicação ser individualizada de acordo com o contexto e a clínica do paciente.
- A N-acetilcisteína é o antídoto mais utilizado e tem sua melhor resposta quando iniciada em até 8 horas da ingestão da superdosagem do medicamento. Se corretamente tratado, tem boa evolução clínica e não cursa com sequelas.
- Após tratamento adequado, o paciente deve ser referenciado para serviço de atenção psiquiátrica/psicológica se a intenção de uso for por tentativa de autoextermínio.

INTRODUÇÃO

Desde a sua introdução clínica em 1955, o acetaminofeno (ou paracetamol) é um dos principais medicamentos analgésicos utilizados em todo o mundo. No Brasil é comercializado em mais de 100 apresentações de venda livre, em sua grande maioria em múltiplas preparações para uso em quadros gripais, mas também é vendido em apresentações isoladas de 500 mg, 750 mg ou 1.000 mg.

A intoxicação por paracetamol pode cursar com hepatotoxicidade severa e é potencialmente fatal, sendo um problema de saúde pública em ascensão em países subdesenvolvidos ou em desenvolvimento. Atualmente é a principal causa de intoxicação em países industrializados, sendo responsável por cerca de 500 mortes anualmente nos Estados Unidos. É a principal causa de transplante hepático nos Estados Unidos e no Reino Unido[1].

No Brasil não há dados fidedignos sobre sua real prevalência devido à grande subnotificação de casos. O Sistema de Informação de Agravos de Notificação (SINAN) estimou que de um total de 775.649 admissões hospitalares por envenenamento (período 2017-2021), medicamentos analgésicos representaram 11,2% das intoxicações em adultos e 8,4% em crianças[2]; dentre elas, o paracetamol compreende cerca de 68% dos casos. Casos de intoxicação por paracetamol vêm aumentando exponencialmente na última década no país, e em alguns Centros de Informação Toxicológica o número de atendimentos cresceu 200% nesse período, principalmente em adultos jovens devido a tentativas de autoextermínio. Um estudo multicêntrico realizado no Brasil mostrou que 14% das insuficiências hepáticas agudas foram por paracetamol[3]. Em 2017, segundo dados do Sistema de Vigilância Epidemiológica, 3,5% de todas as intoxicações notificadas continham paracetamol[4].

Quando utilizado em doses terapêuticas é um medicamento seguro, e cerca de 90% é metabolizado no fígado em sulfato e conjugados glucuronídeos que são eliminados na urina. Aproximadamente 5% serão metabolizados pelo citocromo P450 2E1 em N-acetil-p-benzoquinonaimina (NAPQI), que é um composto eletrofílico tóxico altamente reativo. O NAPQI é rapidamente conjugado à glutationa hepática, formando metabólicos não tóxicos de cisteína e ácidos mercaptúricos que serão eliminados na urina (Figura 1)[5].

Em doses excessivas, a via comum que conjuga o paracetamol se torna saturada, resultando em aumento da produção de NAPQI pelo citocromo P450. Um dos primeiros eventos associados à intoxicação por paracetamol são o esgotamento dos estoques de glutationa, que evoluem para lesão hepática quando atingem aproximadamente 30% dos valores normais. Com isso, o NAPQI não neutralizado pela glutationa fica livre para interagir com alvos alternativos, como macromoléculas nucleofílicas, proteínas, DNA e lipídios não saturados. Essa ligação alternativa leva a uma série de eventos celulares que resultam na necrose de hepatócitos.

Esta intoxicação geralmente tem evolução benigna em decorrência da existência da N-acetilcisteína (NAC), um antídoto utilizado desde a década de 1970. A NAC é um precursor da glutationa, repondo seus estoques hepáticos para impedir que o NAPQI se ligue de modo covalente às células hepáticas.

A progressão do quadro de intoxicação por paracetamol é classificada em quatro fases: efeitos tóxicos pré-clínicos, lesão hepática, insuficiência hepática e recuperação. A necessidade de N-acetilcisteína é normalmente determinada pela quantidade de paracetamol ingerida pelo paciente e a dosagem do nível sérico de paracetamol coletada entre 4 e 24 horas após a ingesta, e o seu resultado deve ser comparado ao nomograma de Rumack-Matthew (Figura 2), sendo esse o padrão-ouro para o diagnóstico.

A dose tóxica pode variar entre os indivíduos de acordo com os níveis basais de glutationa ou outros fatores de risco que predispõem a disfunção hepática[6]:

- É improvável a progressão para lesão hepática em ingestas < 150 mg/kg em crianças ou 7,5 a 10 g em adultos.

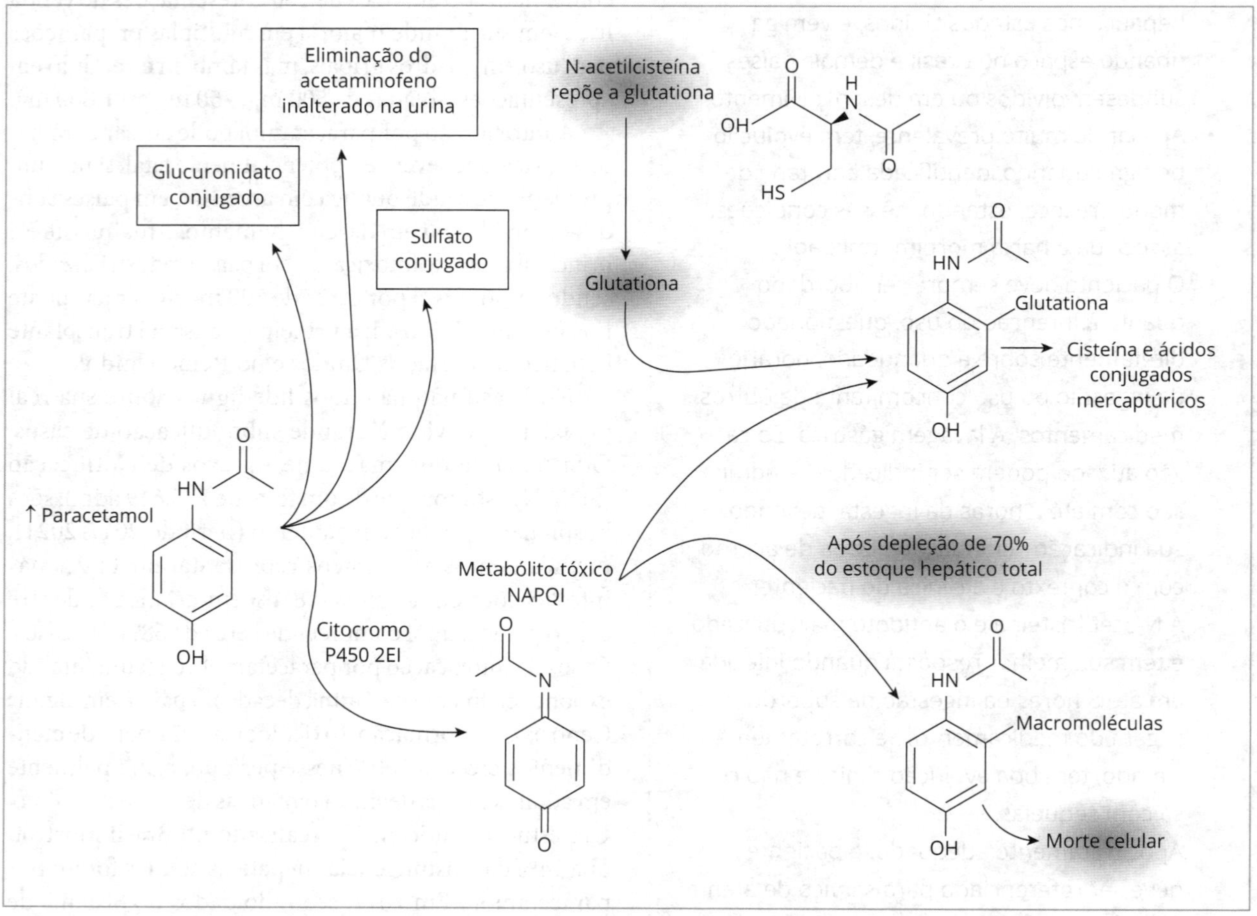

FIGURA 1 Fisiopatologia da lesão hepática induzida por doses tóxicas de paracetamol.
Fonte: elaborada pelas autoras e adaptada de Heard, 2008.

- É provável que ocorra toxicidade com ingestões únicas superiores a 250 mg/kg ou superiores a 12 g durante um período de 24 horas.
- Praticamente todos os pacientes que ingerem doses superiores a 350 mg/kg desenvolvem toxicidade hepática grave, a menos que sejam adequadamente tratados.

Alguns fatores clínicos estão associados a maior risco de lesão hepática em caso de intoxicação por paracetamol e incluem: desnutrição (incluindo jejum por mais de um dia ou redução de ingesta alimentar), caquexia, transtornos alimentares (anorexia ou bulimia), comprometimento do desenvolvimento ou fibrose cística em paciente pediátrico, síndrome da imunodeficiência adquirida (Aids), alcoolismo crônico e uso concomitante de opiáceos. Esses fatores estão principalmente relacionados à depleção do estoque de glutationa, facilitando assim a produção dos metabólitos tóxicos e, consequentemente, a lesão hepática. Alguns medicamentos também podem interferir, especialmente se esses medicamentos forem indutores das enzimas hepáticas e se forem usados a longo prazo, como carbamazepina, fenobarbital, fenitoína, primidona, rifampicina, rifabutina, efavirenz, nevirapina e o fitoterápico erva-de-são-joão.

APRESENTAÇÃO CLÍNICA

História clínica e exame físico

Os estágios de intoxicação são divididos em quatro fases que abrangem sequencialmente desde as primeiras 24 horas até 2 semanas da sua ingestão. As manifestações iniciais são frequentemente leves e inespecíficas, sendo ineficazes para predizer hepatotoxicidade.

O primeiro estágio inclui desde a primeira até a 24ª hora da ingestão, e os sintomas apresentados mais comumente são náusea, vômitos, diaforese, letargia e mal-estar, apesar de alguns pacientes serem frequentemente assintomáticos. Nesse estágio, exames de função hepática estão normais. Apesar de raro, após overdose maciça de paracetamol (> 30 g) pode cursar com depressão do sistema nervoso central e acidose metabólica com ânion-*gap* elevado[7].

O segundo estágio inclui desde 24 a 72 horas após a ingestão, e caracteriza o início da lesão hepática e, em casos mais graves, nefrotoxicidade. Inicialmente, o paciente apresenta melhora clínica, com resolução dos sintomas do primeiro estágio, enquanto ocorre piora subclínica com elevação das aminotransferases hepáticas (aspartato aminotransferase – AST, e alanina aminotransferase – ALT). A partir da progressão do segundo estágio da intoxicação, os pacientes passam a apresentar dor no quadrante superior direito, o fígado pode estar aumentado e doloroso à palpação ao exame físico, demais sintomas irão depender do grau de lesão hepática. Concomitantemente, podem ocorrer sintomas de disfunção renal, como oligúria, e são descritos alguns casos de pancreatite aguda, frequentemente associados ao uso crônico de álcool.

O terceiro estágio de intoxicação por paracetamol abrange das 72 às 96 horas após a ingestão. Nessa fase, reaparecem os sintomas do primeiro estágio associados a icterícia, confusão mental (sintoma de encefalopatia hepática) e pico das alterações em provas de função hepática, com sintomas de falência hepática fulminante que incluem torpor ou coma e, raramente, hemorragias. O óbito por falência múltipla de órgãos ocorre comumente nesse estágio.

O quarto e último estágio tem início após o quarto dia e se estende até duas semanas após a ingesta. Os pacientes que sobrevivem às primeiras 96 horas da ingesta iniciam uma fase de recuperação que pode ser prolongada, com resolução dos sintomas e normalização dos exames laboratoriais que podem demorar muitas semanas (a depender da gravidade da intoxicação). Histologicamente, observam-se alterações preferencialmente pela área centrolobular (zona III), sendo sua recuperação ainda mais demorada que a clínica, tomando até 3 meses. Após remissão completa dos sintomas e das alterações, não se observam casos de disfunção hepática crônica.

A injúria renal aguda é rara e ocorre em menos de 1% dos casos, porém em pacientes com lesão hepática moderada a severa pode estar presente em mais 50% dos casos. A fisiopatologia da injúria renal é secundária à lesão direta dos túbulos renais, além de isquemia endotelial que agrava a lesão tubular. Os sinais e sintomas incluem oligúria, hematúria, proteinúria e alterações visíveis na urina, principalmente nos estágios II e III. Após quatro semanas da intoxicação, a função renal tende a retornar ao basal do paciente, apesar de haver a possibilidade de realização de diálise durante o episódio agudo em casos mais graves. Não há evidências de que a NAC tenha efeito sobre a lesão renal[8].

AVALIAÇÃO DIAGNÓSTICA

O paracetamol é rápido e completamente absorvido pelo trato gastrointestinal (duodeno); suas concentrações séricas atingem o pico após cerca de quatro horas de uma superdosagem, mas podem ser retardadas além desse período quando há o uso concomitante de drogas que retardam o esvaziamento gástrico (p. ex., opiáceos e agentes anticolinérgicos). As concentrações séricas terapêuticas variam de 10 a 20 μg/mL[5].

Todos os pacientes devem ser avaliados quanto à história clínica para predição da gravidade da intoxicação. Devemos questionar o paciente, sempre que possível, sobre a intenção do abuso (autoextermínio ou não), padrão de uso (único ou de repetição), tempo de ingesta, presença de coingesta de outros medicamentos ou presença de comorbidades que possam predispor a lesão hepática.

Exames iniciais solicitados devem incluir gasometria, lactato, eletrólitos, ureia, creatinina, bilirrubina total e frações, tempo de protrombina (TP), razão normalizada internacional (RNI), AST e ALT, estando estes relacionados ao prognóstico conforme seus valores iniciais; e estão frequentemente inalterados nas primeiras 24 horas. Em pacientes com uso intencional ou história incerta, um painel toxicológico em amostras de sangue e urina deve ser solicitado conforme suspeição clínica e disponibilidade do serviço.

A concentração sérica das aminotransferases é frequentemente normal e inicia sua alteração após 8 a 12 horas da ingestão, porém em caso de ingestão massiva a elevação é mais precoce. O segundo estágio da intoxicação, entre 24 e 72 horas, apesar da melhora clínica do paciente, inicia-se com uma piora laboratorial, com elevação das enzimas AST e ALT. Dos pacientes que apresentam lesão hepática, mais da metade irá apresentar elevação das aminotransferases dentro das primeiras 24 horas e todos terão elevação laboratorial com 36 horas. Concomitantemente, podem ocorrer elevações do TP, da bilirrubina total e queda da função renal. No terceiro estágio, entre 72 e 96 horas da ingestão, ocorre o pico das alterações de função hepática com importante elevação das transaminases, aumento dos níveis séricos de amônia e evidências de diátese hemorrágica. Sinais de hepatotoxicidade severa incluem ALT e AST plasmáticos que excedem 10.000 IU/L, prolongamento do TP e do RNI, hipoglicemia, acidose lática e bilirrubina total acima de 4 mg/dL, geralmente por elevação da fração indireta. Em caso de injúria renal aguda observa-se elevação de ureia e creatinina séricas, além de proteinúria, hematúria e presença de restos celulares epiteliais e granulares na urinálise[9].

Avaliação em casos de intoxicação aguda de paracetamol de liberação rápida

A interpretação do resultado do nível sérico de paracetamol é baseada no nomograma de Rumack-Matthew (Figura 2). Esse nomograma foi criado na década de 1970 e consiste em um gráfico de nível sérico de paracetamol pelo tempo de ingesta[10]. Ele prediz a chance de hepatotoxicidade e a necessidade de tratamento com o antídoto, desde que o nível sérico tenha sido coletado entre 4 horas e até 24 horas após a ingestão. Não há indicação de realizar a dosagem sérica de paracetamol antes de 4 horas da ingesta, uma vez que a absorção não terá sido completa.

Os pacientes admitidos no departamento de emergência com relato de ingesta aguda de paracetamol, cuja dose tenha atingido 10 g em adultos ou 200 mg/kg (a que for menor), e que sejam admitidos em até 24 horas da ingesta, devem ter seu nível sérico de paracetamol dosado e o resultado plotado no nomograma, caso a intersecção fique acima da "linha de tratamento" de 150 µg/mL a partir de quatro horas de ingesta, o paciente deverá receber o tratamento com o antídoto. Caso o resultado fique abaixo da "linha de tratamento" o paciente não necessita do tratamento com antídoto. Há algumas variações quanto à linha de corte de tratamento para o nomograma, sendo a versão utilizada neste capítulo a mais utilizada devido a sua segurança e eficácia[6].

Pacientes não tratados e com dosagem de paracetamol sérico negativa e função hepática e renal normais dentro das 24 horas da ingesta possuem ótimo prognóstico e geralmente não cursam com lesão hepática. Deve-se atentar especialmente para os pacientes sob risco de intoxicação, para os quais outros exames podem auxiliar a indicar se apresentam risco para lesão hepática, como valores elevados de gama glutamil transferase (GGT), presença de cetonas na urinálise e baixa concentração

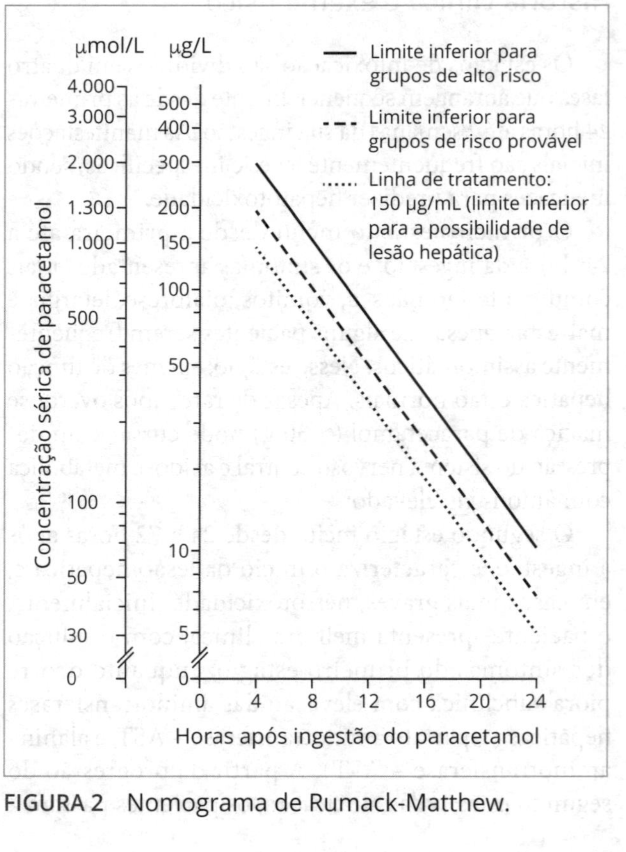

FIGURA 2 Nomograma de Rumack-Matthew.

sérica de ureia, fatores de mau prognóstico associados principalmente à desnutrição.

Avaliação em casos de intoxicação aguda de paracetamol de liberação prolongada

Formulações de liberação prolongada não são comuns para comercialização no Brasil; apesar de acessíveis e aprovadas pela ANVISA, são disponibilizadas principalmente em compostos associados a opioides.

Não há consenso quanto ao uso do nomograma em situações de intoxicação por preparações de paracetamol de liberação prolongada. A orientação em alguns países, e até mesmo de alguns fabricantes, é de que devemos dosar o nível sérico de paracetamol à admissão (desde que com pelo menos 4 horas da ingesta); e dosar também após 4 horas da primeira coleta, sendo necessário, para indicar o tratamento, que ambos os resultados devem estar acima da "linha de tratamento".

Avaliação em casos de intoxicação por doses supraterapêuticas de repetição

Esses casos são de mais difícil identificação, pois normalmente ocorrem em pacientes sob uso contínuo e repetido de analgésicos para dor crônica e não informam diretamente sobre a intoxicação. Esses pacientes se apresentam com sinais de sintomas de início insidioso, inespecíficos e que facilmente podem ser confundidos com quadros hepáticos virais. O paciente deve ser ativamente questionado sobre o uso de paracetamol e padrão de uso nos dias anteriores. A concentração sérica de paracetamol comumente está em níveis terapêuticos nesses pacientes e, por isso, o nomograma não é aplicável neste contexto. Apesar da dificuldade em estabelecer doses tóxicas, considera-se ingestões diárias acima de 4 g ou 60 mg/kg por mais de 48 a 72 horas potencialmente tóxicas, e na presença de sintomas ou alterações laboratoriais esses pacientes devem ser candidatos a tratamento e acompanhamento laboratorial[6].

Avaliação de pacientes que cursem com sinais de insuficiência hepática

Pacientes que em qualquer momento da admissão cursarem com sinais de insuficiência hepática, tais como icterícia, transaminases > 3.000 UI/L e encefalopatia hepática, devem ter exames laboratoriais acompanhados a cada 12 horas (gasometria venosa, ionograma, lactato, hemograma, função renal e hepática e transaminases) e acionamento de serviço de gastroenterologia/cirurgia responsável por indicação de transplantes. Esses pacientes devem ser manejados preferencialmente em ambiente de terapia intensiva; e a presença de acidose metabólica, coagulopatia, elevação progressiva de bilirrubinas e encefalopatia hepática sugere mau prognóstico e necessidade de transplante hepático de urgência.

DIAGNÓSTICOS DIFERENCIAIS

Os principais diagnósticos diferenciais enquadram situações de disfunção hepática aguda. A hepatite induzida pela intoxicação por paracetamol é um quadro agudo, de progressão rápida, marcado por elevação das aminotransferases (ALT > 1.000 UI/L) e associado ao alargamento do tempo de protrombina e do RNI. A intoxicação crônica por paracetamol em usuários de álcool é também marcada por elevação das aminotransferases nas mesmas dimensões, associada com hipovolemia, icterícia, coagulopatia, hipoglicemia e injúria renal aguda.

Outros importantes diagnósticos diferenciais a serem considerados em pacientes com disfunção hepática aguda são hepatite aguda relacionada ao abuso de álcool, hepatite induzida por outras drogas ou toxinas, síndrome de Reye, doença hepatobiliar, hepatite viral e hepatite isquêmica (geralmente ocorre após período de hipotensão prolongada).

Diferentemente da intoxicação aguda por paracetamol, na hepatite aguda por abuso de álcool e na intoxicação crônica por paracetamol no usuário crônico de álcool o paciente geralmente tem relação AST/ALT acima de dois. Além disso, as aminotransferases são significativamente mais baixas em pacientes com hepatite relacionada ao abuso de álcool e raramente excedem 500 IU/L. No caso dos pacientes com hepatite viral aguda, elevações expressivas da bilirrubina total (acima de 1 mg/dL) podem simular uma reação falso-positivo na dosagem sérica do paracetamol, levando ao atraso do diagnóstico primário.

MANEJO

A assistência pré-hospitalar inclui avaliação adequada, medidas de primeiros socorros e transferência para local de referência com antídoto disponível.

Descontaminação gástrica

Deve ser administrada dose de 1 g/kg até no máximo 50 g de carvão ativado diluído na proporção de um quarto de soro fisiológico ou água, por via oral ou sonda nasogástrica, em adultos que estejam cooperativos e que se apresentem com 1 a 2 horas da ingesta do paracetamol. Ele pode reduzir a absorção do paracetamol e a necessidade de tratamento com o antídoto[11]. Após um período de 2 horas, a indicação deve ser individualizada e não deve atrasar o início da NAC, caso este seja de administração oral. Não há indicação de doses seriadas.

A lavagem gástrica, apesar de não demonstrar impacto positivo nos desfechos, pode ser realizada em até 60 minutos da ingestão, em situações de ingestão de suposta dose tóxica, sendo dispensável em caso de possibilidade de administração precoce do carvão ativado. Para realização do procedimento é importante observar contraindicações e riscos ao paciente e nunca realizá-lo em pacientes que não apresentem via aérea protegida.

Intoxicação aguda por paracetamol com tempo de ingesta conhecido

No Brasil há pouca disponibilidade da dosagem de nível sérico de paracetamol. Em caso de indisponibilidade, o paciente deve ser tratado de maneira empírica se referir ingesta ≥ 10 g ou > 200 mg/kg (o que for menor). O tratamento é mais eficaz se iniciado nas primeiras 8 horas após a ingestão, portanto deve ser iniciado o mais precocemente possível.

Se houver possibilidade de dosagem do paracetamol, caso o paciente se apresente dentro de 8 horas da ingesta, ele deve ter o seu nível sérico de paracetamol coletado e o resultado plotado no nomograma para confirmar a indicação do tratamento (desde que o tratamento com o antídoto possa ser iniciado ainda dentro das primeiras 8 horas).

Em pacientes que se apresentam com 8 horas ou mais, devemos iniciar a NAC imediatamente se a dose referida pelo paciente à admissão for potencialmente tóxica, ou se o paciente apresentar sinais sugestivos de intoxicação (p. ex., náuseas, vômitos, dor à palpação em hipocôndrio direito ou hepatomegalia). Devemos solicitar coleta para dosagem do nível sérico de paracetamol, ALT e RNI, e a NAC deve ser iniciado imediatamente após a coleta. Caso o resultado fique abaixo da "linha de tratamento" com ALT normal, o tratamento com a NAC deve ser descontinuado. Se acima da "linha de tratamento", o tratamento deve ser continuado. O ALT e o RNI à admissão predizem o risco de toxicidade[6].

A Figura 3 resume a indicação de NAC em caso de intoxicação aguda com tempo de ingesta conhecido.

Intoxicação aguda com tempo de ingesta desconhecido ou dose ingerida desconhecida

Em casos de tempo de ingesta desconhecido, ou incerto a partir da história clínica, o paciente deve ser tratado com o antídoto. Em caso de desconhecimento da dose ingerida, deve-se estimar o pior cenário e caso haja possibilidade de dose tóxica, o tratamento deve ser iniciado imediatamente (Figura 4).

Intoxicação por paracetamol de liberação prolongada

Se há suspeita de dose tóxica e não houver possibilidade de dosagem sérica, o paciente deve receber o tratamento completo com NAC.

No que tange à dosagem sérica, esses pacientes têm uma absorção mais lenta, o que compromete a avaliação por meio do nomograma. O paciente deve ter o nível sérico de paracetamol coletado com 4 horas da ingesta se relato de ingesta > 200 mg/kg ou 10 g (a que for menor); o tratamento com o antídoto deve ser iniciado imediatamente. Novo nível sérico deve ser coletado após 4 horas da dosagem inicial. Se ambos os resultados estiverem acima da linha de tratamento, o paciente deve continuar com o protocolo de tratamento com o antídoto. Porém, se ambos os resultados estiverem abaixo da linha de tratamento, a NAC deve ser descontinuada.

Intoxicação por doses supraterapêuticas de repetição

Há pouca evidência científica que guie a estratificação de risco de lesão hepática para pacientes com intoxicação por doses supraterapêuticas de repetição. O nomograma de Rumack-Matthew não se aplica para diagnóstico nessa situação. Portanto, nesses casos, após suspeição clínica, principalmente se o paciente for sintomático, deve receber o protocolo completo de tratamento com o antídoto.

Antídoto específico – N-acetilcisteína

A NAC é um doador de grupos sulfidrílicos, que repõe o estoque de glutationa e é amplamente disponível nos principais centros hospitalares. Foi demonstrado que a eficácia da NAC se dá principalmente quando administrado dentro das primeiras 8 horas da ingesta, mas pode melhorar desfechos mesmo em pacientes com encefalopatia, e pacientes com > 8 horas da ingestão devem ser tratados caso haja indicativos de lesão hepática. A NAC pode ser administrada via oral ou endovenosa, sendo ambas formas eficazes de modo equivalente, considerando a vantagem de que a forma endovenosa é mais rápida de ser administrada e pode ser feita mesmo se o paciente apresentar vômitos[12].

No Brasil, a NAC venosa não é amplamente disponível, tem sua apresentação em ampolas de 300 mg/3 mL e a sua administração é realizada conforme mostrado na Tabela 1. Cerca de 10 a 20% dos pacientes tratados com NAC venoso apresentam reação de hipersensibilidade que varia quanto à gravidade; por isso, durante sua infusão, os pacientes devem ser monitorizados e reavaliados

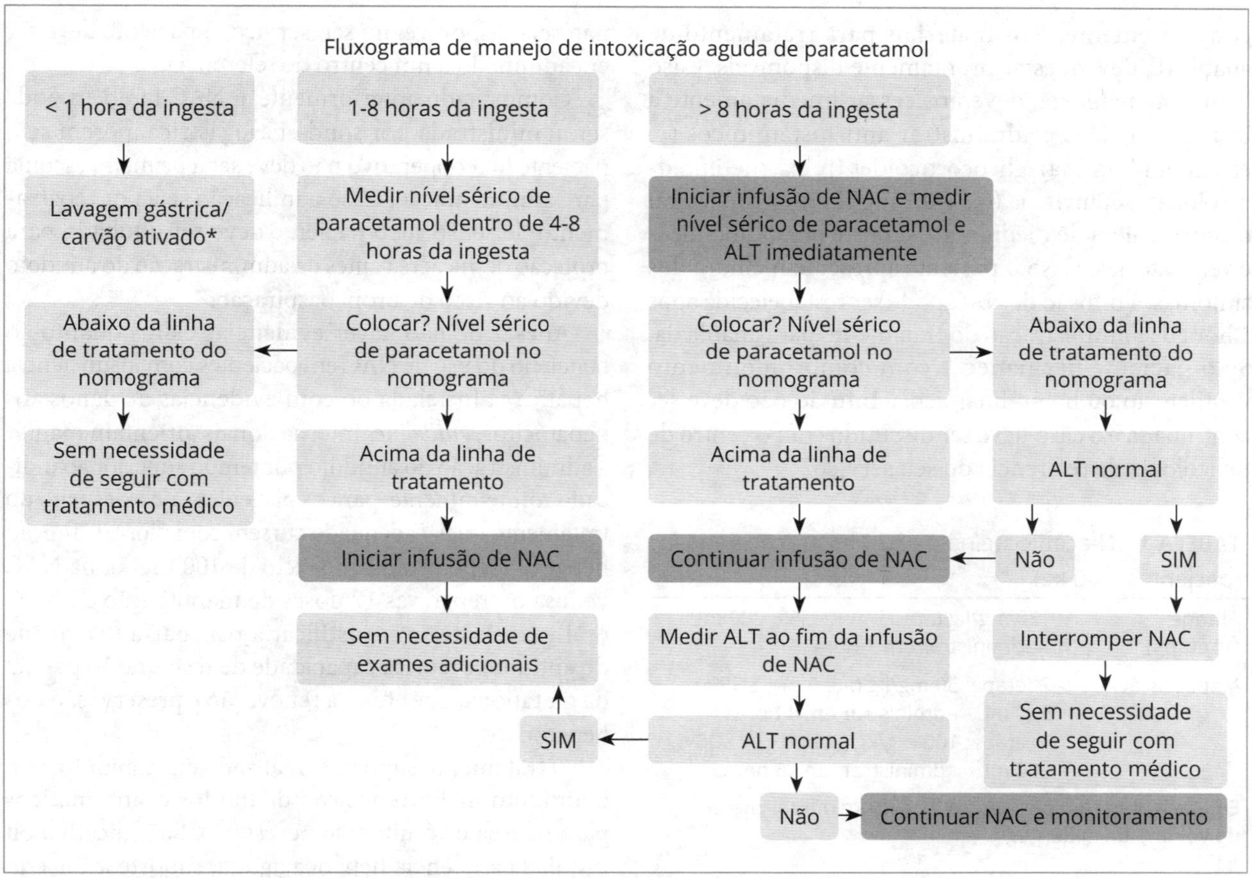

FIGURA 3 Tratamento em intoxicações agudas com tempo de ingesta conhecido.

NAC: N-acetilcisteína. * Adultos cooperativos que ingeriram potencialmente mais de 10 g ou 200 mg/kg, o que for menor.

Fonte: elaborado pelas autoras.

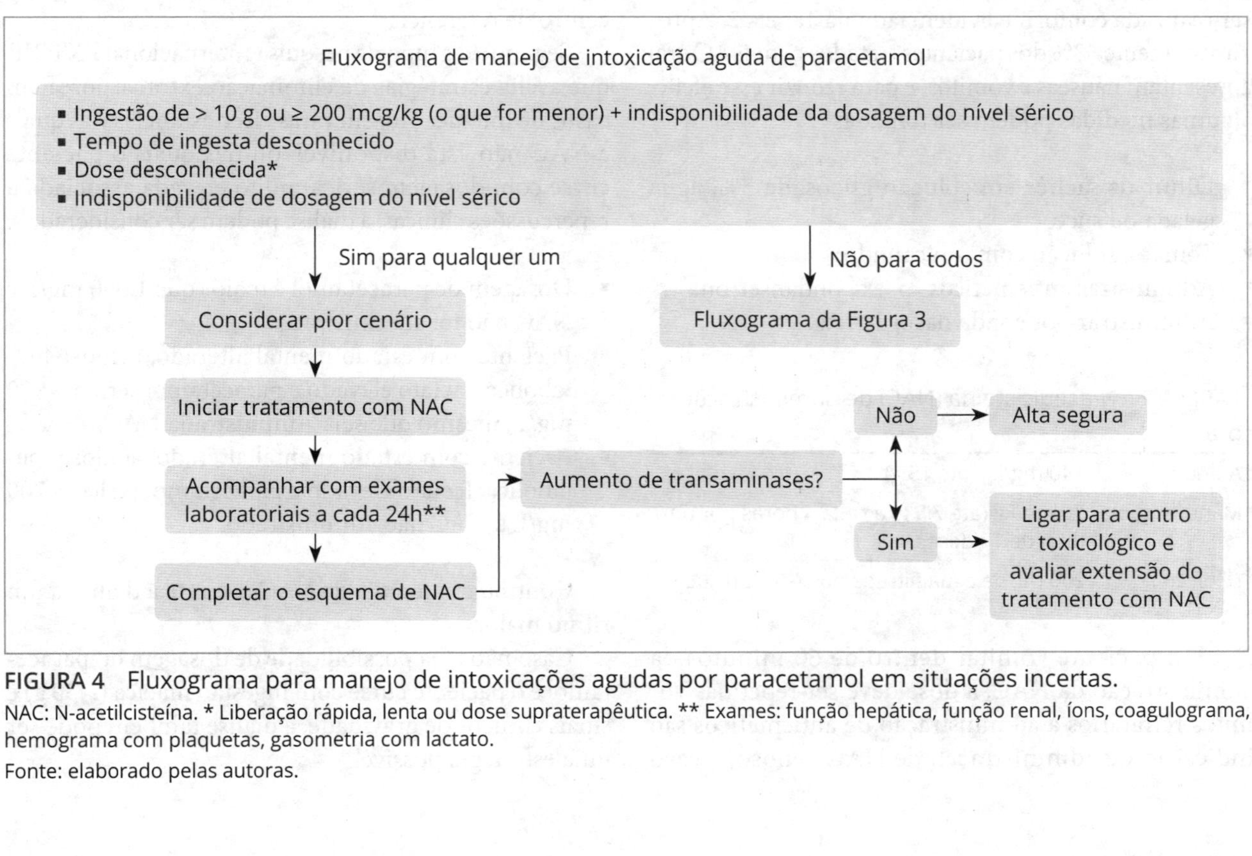

FIGURA 4 Fluxograma para manejo de intoxicações agudas por paracetamol em situações incertas.

NAC: N-acetilcisteína. * Liberação rápida, lenta ou dose supraterapêutica. ** Exames: função hepática, função renal, íons, coagulograma, hemograma com plaquetas, gasometria com lactato.

Fonte: elaborado pelas autoras.

constantemente, e os materiais para tratamento de anafilaxia devem estar prontamente disponíveis. Caso ocorra a anafilaxia, devemos cessar imediatamente a infusão da NAC e administrar anti-histamínicos (p. ex., difenidramina), glicocorticoides (p. ex., metilprednisolona) e epinefrina (0,3 a 0,5 mg IM no vasto lateral da coxa), além de medidas de suporte hemodinâmicas e ventilatórias. Caso o paciente apresente melhora dos sintomas, a infusão de NAC pode ser restabelecida após 1 hora da administração do tratamento para anafilaxia. Se o paciente permanecer com comprometimento ventilatório ou hemodinâmico, a infusão não deve ser continuada e o caso deve ser discutido com o centro de toxicologia de referência do seu serviço.

TABELA 1 N-acetilcisteína de administração venosa (pacientes > 40 kg)

Ataque (1ª etapa)	150 mg/kg (até 15 g) + SG5% 200 mL - administrar em 1 hora
Manutenção	2ª etapa: 50 mg/kg (até 5 g) + SG5% 500 mL - administrar em 4 horas 3ª etapa: 100 mg/kg (até 10 g) + SG5% 500 mL - administrar em 16 horas
Em pacientes com peso entre 21 e 40 kg utilizar metade do volume de diluente.	

A NAC oral é mais amplamente disponível em território nacional; apresenta-se como sachês (100 mg/5 g; 200 mg/5 g ou 600 mg/5 g) e sua administração deve ser realizada conforme evidenciado na Tabela 2. Aproximadamente 33% dos pacientes tratados com NAC oral apresentam náuseas e vômitos, e para reduzir esse efeito, algumas medidas podem ser tomadas[13]:

- Diluir os sachês em solução glicosada 5%, água gelada ou suco.
- Tomar a solução com um canudo.
- Administrar antieméticos (p. ex., ondansetrona).
- Administrar por sonda nasogástrica.

TABELA 2 N-acetilcisteína (NAC) de administração oral

Ataque	140 mg/kg (até 15 g)
Manutenção	70 mg/kg (até 7,5 g) a cada 4 horas por um total de 17 doses.
Diluição	200 mL de água filtrada ou SG5% ou suco

Se o paciente vomitar dentro de 60 minutos da administração da NAC, a dose deve ser repetida. Vômitos refratários à administração de antieméticos são indicação de administração de NAC venoso, e caso não seja disponível no seu serviço, o paciente deve ser encaminhado a um centro de referência.

Como citado anteriormente, a NAC também pode ser administrada por sonda nasogástrica, porém se o paciente for cooperativo não deve ser a primeira escolha para administração. Caso a indicação seja por rebaixamento de sensório, o paciente deve ser intubado para proteção de via aérea antes da administração do antídoto devido ao risco de broncoaspiração.

Apesar de não haver evidências claras quanto ao benefício do uso de NAC em pacientes com insuficiência hepática já instalada ou com evidências de danos aos hepatócitos, *guidelines* internacionais[6] orientam manter a administração do antídoto por tempo superior ao indicado rotineiramente, para os pacientes que a despeito do tratamento inicial adequado cursem com piora da função hepática (repetir o último ciclo de 100 mg/kg na NAC venosa ou repetir as 17 doses de manutenção da NAC oral). A estratégia se justificaria pela baixa toxicidade do antídoto e teórica capacidade de restauração parcial da glutationa, que atua na renovação e preservação dos hepatócitos.

O tratamento suportivo realizado em conjunto com o antídoto inclui reposição de fluidos e sintomáticos para náusea e vômitos, se necessário. Se indicativo ou instalada a falência hepática aguda, suporte avançado direcionado deve ser estabelecido, e considera-se transplante hepático. O transplante hepático é bem-sucedido quando lesão avançada é identificada precocemente e o paciente deve ser encaminhado rapidamente a um centro de referência[14].

Segundo o grupo de pesquisa Internacional EXTRIP, que avalia estratégias de eliminação extracorpórea em casos de intoxicação, em raras circunstâncias nas quais a NAC não está disponível, ou nas quais o paciente curse com dosagem sérica muito elevada associada a repercussões clínicas, a diálise poderá ser considerada[14]:

- Dosagem de paracetamol é maior que 1.000 mg/L e NAC não foi administrado.
- Paciente com estado mental alterado, acidose metabólica, lactato elevado e paracetamol sérico > 900 mg/L, mesmo que seja administrada NAC.
- Paciente com estado mental alterado, acidose metabólica, lactato elevado e paracetamol sérico > 700 mg/L e NAC não administrado.

Continuar a terapia de NAC durante a diálise a um ritmo maior.

Caso não haja possibilidade de dosagem do paracetamol e o paciente curse com ingestão maciça (> 30 g) e sinais clínicos de gravidade, a diálise também pode ser uma estratégia possível.

ACOMPANHAMENTO

O paciente não pode ser liberado antes do término do tratamento e não deve ser liberado para terminar o tratamento em domicílio. Durante a internação, deve ficar em setor sob vigilância em decorrência do alto risco de evasão, por ser um paciente, na grande maioria das vezes, assintomático.

Quando completado o protocolo de tratamento e o paciente apresentar-se assintomático e sem evidência de injúria hepática ou renal ao exame laboratorial, pode receber alta hospitalar com encaminhamento para serviço de acompanhamento psicológico/psiquiátrico em caso de tentativa de autoextermínio. Em pacientes cuja intoxicação se deu por erro de dosagem, devem ser devidamente orientados quanto à administração e os riscos associados ao uso indevido.

REFERÊNCIAS

1. Bronstein AC, Spyker DA, Cantilena LR Jr, Green J, Rumack BH, Heard SE. 2006 Annual Report of the American Association of Poison Control Centers' National Poison Data System (NPDS). Clin Toxicol (Phila). 2007;45(8):815-917.
2. Brasil. Ministério da Saúde. Sistema de Informação de Agravos de Notificação (SINAN). Intoxicação exógena. Acesso em: http://tabnet.datasus.gov.br/cgi/tabcgi.exe?sinannet/cnv/Intoxbr.def.
3. Freitas JAB, et al. Medicamentos isentos de prescrição: perfilde consumo e os riscos tóxicos do paracetamol. Revinter.2017;10(3):134-154.
4. Lagemann LM, Okuyama JH, Silva MT. Interações medicamentosasgraves em intoxicações por paracetamol no Brasil: estudo transversal baseado no Sistema Nacional de Agravos de Notificação. Revista Brasileira de Farmácia Hospitalar e Serviços de Saúde. 2021;12(3):660.
5. Davis M, Labadarios D, Williams RS. Metabolism of paracetamol after therapeutic and hepatotoxic doses in man. J Int Med Res. 1976;4(4 Suppl):40-5.
6. Daly FF, Fountain JS, Murray L, Graudins A, Buckley NA; Panel of Australian and New Zealand clinical toxicologists. Guidelines for the management of paracetamol poisoning in Australia and New Zealand – explanation and elaboration. A consensus statement from clinical toxicologists consulting to the Australasian poisons information centres. Med J Aust. 2008;188(5):296-301.
7. Ghanem CI, Pérez MJ, Manautou JE, Mottino AD. Acetaminophen from liver to brain: New insights into drug pharmacological action and toxicity. Pharmacol Res. 2016;109:119-31.
8. Blakely P, McDonald BR. Acute renal failure due to acetaminophen ingestion: a case report and review of the literature. J Am Soc Nephrol. 1995;6:48.
9. Singer AJ, Carracio TR, Mofenson HC. The temporal profile of increased transaminase levels in patients with acetaminophen-induced liver dysfunction. Ann Emerg Med. 1995;26:49.
10. Rumack BH, Matthew H. Acetaminophen poisoning and toxicity. Pediatrics. 1975;55(6):871-6.
11. Ferner RE, Dear JW, Bateman DN. Management of paracetamol poisoning. BMJ. 2011;342:d2218.
12. Heard KJ. Acetylcysteine for acetaminophen poisoning. N Engl J Med. 2008;359(3):285-92.
13. Andrade, A; Leidenz, FB. Cardoso MFE; Costa, VBS. Paracetamol. in: FILHO, AA; CAMPOLINA, D; DIAS, MB. Toxicologia na prática clínica. Belo Horizonte: Follium, p.527-31, 2013.
14. Gosselin S. et al. Extracorporeal treatment for acetaminophen poisoning. Recommendations from the EXTRIP workgroup, Clinical Toxicology. 2014;52(8):856-67.

4

Anti-inflamatórios não esteroidais e ácido acetilsalicílico

Andressa Pi Rocha Reis
Hannah de Castro Almeida
Polianna Lemos Moura Moreira Albuquerque

PONTOS PRINCIPAIS

- Os analgésicos são a classe mais comumente envolvida em intoxicações, representando cerca de 11% dos casos.
- O envenenamento por anti-inflamatórios não esteroidais e ácido acetilsalicílico é uma preocupação significativa na prática clínica devido à sua ampla utilização e aos riscos associados ao uso excessivo ou inadequado dessas substâncias.
- Essas intoxicações podem levar a complicações graves, incluindo lesões renais, distúrbios gastrintestinais, toxicidade hepática e alterações no equilíbrio ácido-básico.
- No caso do ácido acetilsalicílico, a tríade do salicismo – hiperventilação, irritação gastrintestinal e diminuição da acuidade auditiva – pode estar presente à admissão.
- À medida que as repercussões da interferência no metabolismo aeróbico evoluem, o quadro piora progressivamente. O quadro inicial de hiperventilação e sintomas gastrintestinais pode evoluir com confusão mental, distúrbios hidroeletrolíticos, sangramentos, febre, agitação intensa, choque, edema cerebral, edema pulmonar, lesões em órgãos-alvo, até culminar no óbito.
- A hemodiálise é considerada o método de escolha em pacientes com acidose grave, insuficiência renal e sinais de lesão de órgão-alvo.
- As lesões renais associadas ao uso de anti-inflamatórios não esteroides podem variar em gravidade e apresentação clínica.
- Outra complicação associada ao uso desses anti-inflamatórios é a lesão de mucosa gástrica, que pode levar a úlceras e sangramento gastrintestinal.
- O tratamento na intoxicação por esses anti-inflamatórios é basicamente suportivo e sintomático.

INTRODUÇÃO

A intoxicação aguda é uma preocupação global de saúde pública. O relatório anual de 2021, do National Poison Data System (NPDS), da American Association of Poison Control Centers, destaca a importância de compreender as principais causas desse problema. O estudo revela que cinco classes de substâncias estão frequentemente envolvidas nas exposições humanas: os analgésicos representaram 11,2% dos casos relatados, substâncias de limpeza doméstica seguiram em segundo lugar, com 7,49% das exposições, e produtos de beleza e cuidados pessoais, antidepressivos e sedativos/hipnóticos/antipsicóticos também demonstraram uma presença alarmante, com taxas de 5,88%, 5,61% e 4,73%, respectivamente[1].

Os medicamentos anti-inflamatórios não esteroidais (AINEs) formam um grupo de drogas com estruturas diversas, mas com um mecanismo de ação comum: a inibição reversível da cicloxigenase. São amplamente utilizados por suas propriedades analgésicas, antipiréticas e anti-inflamatórias. A maioria dos AINEs atua de forma não específica sobre as duas isoformas da cicloxigenase (COX-1 e COX-2), sendo a última produzida nos locais inflamatórios do tecido. A inibição dessas enzimas é responsável pela ação anti-inflamatória dos AINEs[2]. A Tabela 1 traz as classes de AINEs e seus principais representantes.

TABELA 1 Classificação dos anti-inflamatórios não esteroidais e seus principais representantes

Classe	Exemplos
Salicilatos	Ácido acetilsalicílico, diflunisal
Derivados do ácido acético	Indometacina, etodolaco, diclofenaco
Derivados do ácido propiônico	Ibuprofeno, naproxeno, cetoprofeno, flurbiprofeno
Derivados do ácido enólico	Nimesulida, tenoxicam
Coxibes	Celecoxibe, etoricoxibe
Oxicans	Meloxicam, piroxicam

Fonte: Guimarães e De Andrade, 2022.

A intoxicação por AINEs e ácido acetilsalicílico (AAS) é uma preocupação significativa na prática clínica, devido à sua ampla utilização e aos riscos associados ao uso excessivo ou inadequado dessas substâncias. Embora esses medicamentos sejam considerados seguros quando utilizados de acordo com as instruções médicas e em doses adequadas, a intoxicação por esses medicamentos pode ocorrer em situações de uso excessivo, ingestão acidental ou em tentativas de suicídio. Seu uso em excesso pode levar a complicações graves, incluindo lesões renais, distúrbios gastrintestinais, toxicidade hepática e alterações no equilíbrio acidobásico.

ÁCIDO ACETILSALICÍLICO

O AAS foi a primeira medicação com efeito anti-inflamatório sintetizada no mundo, em 1897, na Alemanha. No Brasil, é um dos analgésicos disponíveis para venda livre, presente em várias formulações e em associações a outros medicamentos. A partir da ascensão de casos de dengue, sua comercialização sofreu uma queda significativa.

Em países como Inglaterra, Austrália e Irlanda, os analgésicos passaram a ser embalados e vendidos em pequenas quantidades. Isso resultou numa redução de 22% nas mortes por suicídio de paracetamol e salicilato[3]. Intoxicações por grandes quantidades de aspirina caíram em média 39% nos países em que a medicação passou a ser distribuída em embalagens menores. No Brasil, apesar da ampla disponibilidade e do baixo custo, os casos de intoxicação grave são raros, porém associados a elevada morbimortalidade.

Apresentação clínica

Os salicilatos são rapidamente absorvidos pelo trato gastrintestinal, com meia-vida em torno de 2 a 4 horas em doses terapêuticas. Porém, em caso de superdosagem, tanto a meia-vida quanto o pico sérico e a excreção da droga são alterados. Na intoxicação, pode ocorrer espasmo do piloro, retardando o esvaziamento gástrico e levando até mesmo à formação de concreções e bezoares.

Doses terapêuticas de até 4 a 6 g/dia são utilizadas em doenças reumatológicas, pericardite e outras patologias. Em doses terapêuticas, a eliminação é prioritariamente hepática; cerca de 10% são excretados inalterados na urina. No caso de superdosagem, a parcela excretada pelos rins aumenta consideravelmente, pela incapacidade hepática de metabolização, e a meia-vida pode ser superior a 20 horas. Doses abaixo de 150 mg/kg raramente se associam a toxicidade; doses agudas, entre 300 e 500 mg/kg, podem levar a intoxicações graves, e, no caso da intoxicação crônica, os sintomas podem ocorrer quando há ingestão acima de 100 mg/kg/dia por mais de 3 dias[4,5].

O principal mecanismo de toxicidade se dá por meio da interrupção da função mitocondrial, o que aumenta o metabolismo anaeróbico com consequente acidose láctica. Sendo o AAS um ácido exógeno, sua presença também contribui para o estado acidótico – principal característica da intoxicação.

Pode apresentar uma variedade de sinais e sintomas, dependendo da dose ingerida e da sensibilidade individual. Inicialmente a intoxicação pode se manifestar com náuseas e vômitos, que podem ser persistentes e intensos, dor epigástrica, tontura e vertigem.

Por aumento da pressão no labirinto e acometimento dos canais de cloro das células sensitivas cocleares, pode ocorrer tinido nos ouvidos (um sintoma comum e que pode variar de um leve zumbido a um som mais alto e perturbador). Tal sintoma pode ser um dado importante do exame físico frente a um paciente com suspeita dessa intoxicação.

A tríade do salicismo (Figura 1) – hiperventilação, irritação gastrintestinal e diminuição da acuidade auditiva – pode estar presente à admissão, porém os sintomas podem passar despercebidos, principalmente se não for realizado um exame físico direcionado. Os sintomas gastrintestinais podem ser leves ou tardios, e as alterações auditivas podem não ser percebidas[6].

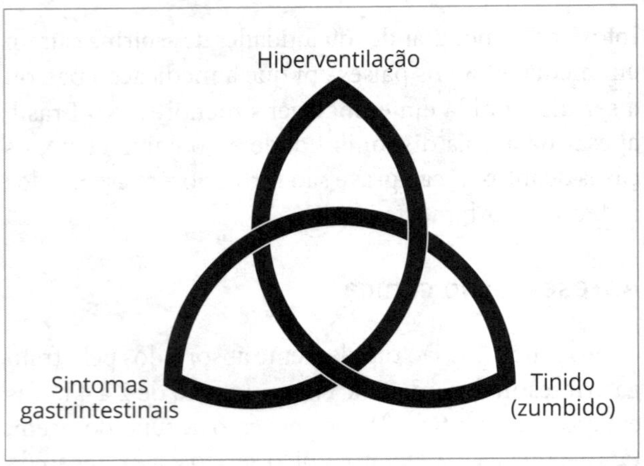

FIGURA 1 Tríade do salicismo.

A hiperventilação ocorre por dois mecanismos distintos; inicialmente há estimulação direta do centro respiratório, levando a alcalose respiratória. Posteriormente, com o desenvolvimento da acidose láctica, o mecanismo passa a ser compensatório.

À medida que as repercussões da interferência no metabolismo aeróbico evoluem, o quadro piora progressivamente. O quadro inicial de hiperventilação e sintomas gastrintestinais evolui para confusão mental, distúrbios hidroeletrolíticos, sangramentos, febre, agitação intensa, choque, edema cerebral, edema pulmonar, lesões em órgãos-alvo, até culminar em óbito.

A acidose metabólica com ânion-*gap* aumentado se deve principalmente ao acúmulo de ácido salicílico no organismo. Esse ácido interfere no metabolismo dos carboidratos e ácidos graxos, afetando o equilíbrio ácido-básico do organismo. Por ser um ácido fraco que se dissocia liberando íons de hidrogênio, aumenta a concentração desses íons no sangue. Múltiplos mecanismos podem levar a essa condição, entre eles a interferência dessa substância na função normal das mitocôndrias, inibindo a fosforilação oxidativa e levando à produção de ácido láctico. Além disso, o AAS inibe a atividade da enzima anidrase carbônica, resultando em uma diminuição na excreção de íons bicarbonato pelos rins, contribuindo para a acidose. Com o aumento do ânion-*gap*, ocorre um acúmulo de ácidos não medidos no sangue, como o ácido salicílico, que não são detectados nas análises de rotina[7].

Os sintomas relacionados a essa condição incluem taquipneia, na tentativa de compensar o distúrbio metabólico e aumentar a eliminação de dióxido de carbono. Podem ocorrer também distúrbios hidroeletrolíticos e alterações neurológicas, como confusão mental, delírio ou convulsões. É importante investigar, em pacientes com sinais obstrutivos, lesão e obstrução de trato gastrointestinal por formação de bezoares, em ingestões maciças.

Abordagem diagnóstica

Inicialmente, não há alterações laboratoriais no paciente intoxicado por AAS, o que pode falsear a gravidade do quadro. Os principais exames a serem acompanhados são: gasometria venosa, lactato, hemograma, eletrólitos, glicemia, funções renal e hepática e coagulograma.

A gasometria é um dos primeiros exames a se alterar e deve ser seriada. Inicialmente pode mostrar alcalose respiratória com bicarbonato normal ou levemente reduzido (em pacientes admitidos precocemente, nas primeiras 4-6 horas). Com a progressão, em casos graves instala-se a acidose metabólica progressiva e refratária, com aumento do ânion-*gap* (inicialmente pode estar normal), alargamento do RNI, tendência a hipocalemia e desidratação (perdas insensíveis, vômitos).

Cálculo do ânion-*gap*[8]: $(Na^+ + K^+) - (Cl + HCO_3)$
VR: 8-16 mEq/L

Alterações de glicemia podem estar presentes por depleção do glicogênio e consequente aumento da gliconeogênese, podendo haver hipo ou hiperglicemia. A dosagem sérica dos salicilatos geralmente não reflete a gravidade da intoxicação e tem pouca disponibilidade no Brasil. Quando disponível, em geral níveis entre 30 e 70 mg/dL 6 horas após a ingestão se associam a intoxicação moderada, e níveis maiores que 70-100 mg/dL a intoxicações graves. Quando indicado, o diagnóstico por meio de exames complementares pode ser feito através de[4,5]:

- Teste rápido na urina (beira de leito): 1 mL de cloreto férrico a 10% é adicionado a 5 mL de urina. A urina é ligeiramente aquecida (eliminação de corpos cetônicos), e é observado se há uma mudança de coloração para roxo/cor violeta persistente.
- Outro teste: adição de 1 mL de reagente de Trinder a 1 mL de urina. Em caso positivo, mudança para coloração violeta é observada.

Exames de imagem como tomografia de crânio, raio x de tórax e avaliação pelo ultrassom *point-of care* (POCUS) devem ser realizados de acordo com a gravidade e os sintomas apresentados, ou em caso de diagnóstico diferencial[17]. Em pacientes com suspeita de obstrução por bezoares, devem ser feitas propedêutica adequada e avaliação pela cirurgia geral.

Diagnóstico diferencial

Cetoacidose diabética, sepse e outras causas de acidose com ânion-*gap* aumentado, como intoxicação por álcoois tóxicos e ácido valproico, entram no diagnóstico diferencial dessa intoxicação. Em usuários crônicos ou pacientes atendidos na fase tardia da intoxicação, o fator confusional é maior, e a probabilidade de erro diagnóstico e atraso no início do tratamento também, portanto, em usuários crônicos ou pacientes com sintomas sistêmicos, associados a acidose metabólica importante, o diagnóstico deve ser investigado.

Manejo

Mesmo na fase inicial, o paciente deve ser acompanhado em sala de emergência, monitorizado, iniciando-se mensuração de glicemia, temperatura, diurese e balanço hídrico e identificação de sinais de gravidade.

A manutenção da perviedade das vias aéreas e da volemia e a correção dos distúrbios hidroeletrolíticos são fundamentais. As perdas insensíveis são importantes, pois é comum haver febre, sudorese, hiperventilação e aumento do catabolismo. Além disso, os vômitos agravam o quadro, alertando para a necessidade de reposição volêmica agressiva e de eletrólitos. Mesmo pacientes teoricamente euglicêmicos se beneficiam da administração de glicose em soro esquema, pois pode haver neuroglicopenia.

A descontaminação gástrica não é um procedimento aconselhado na maioria dos casos, principalmente porque os vômitos são frequentes e pode haver alteração do nível de consciência, aumentando o risco de broncoaspiração. O procedimento pode ser feito nos primeiros 60 minutos de ingestão de grandes quantidades em pacientes com via aérea protegida, porém o carvão ativado mostra superioridade na redução da absorção da droga e na possibilidade de administração, devendo ser priorizado. Há recirculação enteroentérica, portanto o carvão seriado a cada 4 horas nas primeiras 24 horas também traz benefícios. Devido à característica dos salicilatos de aumentarem o risco de obstrução por concreções, a administração de carvão ativado seriado deve ser cautelosa, e os ruídos hidroaéreos e evacuação devem ser monitorados[6].

Tradicionalmente, a alcalinização urinária tem sido utilizada como medida de tratamento para aumentar a excreção renal de ácido salicílico, realizada através da administração endovenosa de bicarbonato de sódio. Quando o pH urinário é mais ácido, a maior parte do ácido salicílico é reabsorvida nos túbulos renais; porém, quando a urina é mais alcalina, o ácido se torna mais ionizável, o que aumenta a sua excreção. Devemos monitorar o pH urinário, que deve ser mantido acima de 7,5. A eficácia da alcalinização urinária na intoxicação por AAS não é claramente estabelecida. Estudos clínicos e evidências científicas são limitados, e há divergências nos resultados. Além disso, a alcalinização urinária pode trazer riscos como distúrbios eletrolíticos, sobrecarga de fluidos e edema pulmonar e cerebral. O último documento das sociedades de toxicologia sobre o assunto é de 2007 e determina que "a alcalinização da urina deve ser considerada o tratamento de primeira linha em pacientes com intoxicação por salicilato moderada a grave que não atendem aos critérios para hemodiálise"[9].

A alcalinização é realizada com bicarbonato de sódio 2 a 3 mEq/kg em 20 minutos, seguida de solução 0,5 mEq/kg/h, mantendo um débito urinário maior que 2 mL/kg/h; o aumento do débito urinário é desejável, pois o acréscimo no ritmo de filtração glomerular aumenta também a excreção urinária do salicilato. A hemodiálise é considerada o método de escolha em pacientes com acidose grave, insuficiência renal e sinais de lesão de órgão-alvo. Mais detalhes sobre o assunto serão abordados no próximo tópico.

Tratamento da acidose metabólica

O tratamento da acidose metabólica induzida pelo AAS requer abordagens específicas para corrigir o desequilíbrio ácido-básico e minimizar os danos ao organismo. A Tabela 2 foi elaborado para auxiliar no entendimento e no manejo adequado dessa condição, incluindo critérios para considerar a diálise e outros parâmetros relevantes.

Na Tabela 2, foram incluídos critérios para considerar a diálise em pacientes com intoxicação grave. Esses critérios podem incluir um pH sanguíneo < 7,2, níveis séricos de ácido salicílico, sintomas graves, como convulsões, coma ou insuficiência respiratória, e outros parâmetros relevantes para avaliar a gravidade da intoxicação e a necessidade de intervenção mais agressiva.

É importante destacar outras medidas de suporte que podem ser adotadas no tratamento da acidose metabólica induzida pelo AAS. A hidratação adequada é essencial para promover sua excreção renal e prevenir a desidratação, que pode agravar a acidose. O controle da temperatura corporal também é importante, uma vez que a hipertermia pode ocorrer como resultado da intoxicação[8].

O monitoramento rigoroso dos níveis de eletrólitos, como sódio, potássio e bicarbonato, é fundamental para avaliar e corrigir qualquer desequilíbrio eletrolítico que possa estar presente. A função renal deve ser monitorada de perto, uma vez que a intoxicação pode levar ao desenvolvimento de lesão renal. Cada caso deve ser avaliado individualmente, levando em consideração a gravidade da intoxicação, a presença de sintomas e a resposta clínica do paciente às medidas terapêuticas adotadas.

TABELA 2 Manejo da acidose metabólica relacionada ao uso de salicilatos

Critério	Descrição
Nível sérico de ácido acetilsalicílico	Avaliar a concentração do ácido acetilsalicílico no sangue. Valores acima de 100 mg/dL podem indicar intoxicação grave.
Tempo desde a ingestão	Levar em consideração o tempo decorrido desde a ingestão do ácido acetilsalicílico. Intoxicações recentes podem exigir medidas de descontaminação gastrintestinal antes da diálise.
Presença de sintomas graves	Avaliar a gravidade dos sintomas clínicos apresentados, como acidose metabólica grave, alterações do sistema nervoso central, distúrbios hemodinâmicos, edema pulmonar, insuficiência renal aguda, entre outros.
Nível de acidose	Verificar o pH sanguíneo e a presença de acidose metabólica significativa (pH < 7,2). A acidose grave pode ser um indicativo para iniciar a diálise.
Complicações renais	Observar a função renal e a presença de insuficiência renal aguda. A diálise pode ser necessária se houver evidência de lesão renal aguda significativa.
Capacidade de eliminação própria	Avaliar a capacidade do paciente em eliminar o ácido acetilsalicílico por via renal. Pacientes com comprometimento renal podem não conseguir excretar o medicamento de forma adequada, o que torna a diálise uma opção de tratamento.
Outras terapias disponíveis	Considerar as opções de tratamento disponíveis, como alcalinização urinária e terapias de suporte, antes de optar pela diálise.
Avaliação clínica global	Fazer uma avaliação clínica completa, levando em conta fatores individuais, como idade, comorbidades, história médica e capacidade de tolerar o procedimento de diálise.

Fonte: De Oliveira Campos et al., 2021.

Acompanhamento

Pacientes com suspeita de intoxicação por doses potencialmente tóxicas de salicilatos devem ser monitorizados clínica e laboratorialmente por pelo menos 24 horas. Na ausência de sinais de acidose nesse período, podem receber alta. Pacientes que evoluem com sinais de gravidade devem ter a alta individualizada de acordo com o quadro clínico e o tratamento empregado.

ANTI-INFLAMATÓRIOS NÃO ESTEROIDAIS

Apresentação clínica

Os AINEs são conhecidos por sua capacidade de causar danos aos rins, especialmente quando utilizados de forma crônica ou em doses elevadas. Esses medicamentos são amplamente utilizados para aliviar a dor, reduzir a inflamação e controlar a febre. No entanto, seu uso indiscriminado ou prolongado pode levar a complicações renais.

As lesões renais associadas ao uso de AINEs podem variar em gravidade e apresentação clínica. Uma das principais complicações é a nefrite intersticial, inflamação dos tecidos renais que afeta os túbulos e o interstício. A nefrite intersticial induzida por AINEs pode causar disfunção renal, diminuição da taxa de filtração glomerular e até mesmo insuficiência renal aguda. Outra lesão renal relacionada ao uso de AINEs é a necrose papilar renal, que envolve a morte das células renais nas papilas, regiões localizadas nas extremidades dos túbulos renais. Pode resultar em sangramento urinário, dor lombar e comprometimento da função renal[10].

Os AINEs também podem causar síndrome nefrótica, condição caracterizada por perda excessiva de proteínas na urina, edema e níveis reduzidos de albumina sérica. Pode ser desencadeada pelo uso prolongado, resultando em danos aos glomérulos renais. É importante ressaltar que indivíduos com condições de base preexistentes, como insuficiência renal ou desidratação, estão sob maior risco de desenvolver complicações renais associadas. Portanto, os profissionais de saúde devem estar cientes dessas possíveis consequências e considerar alternativas aos AINEs em pacientes com maior suscetibilidade.

Ao prescrevê-los, é essencial avaliar cuidadosamente os fatores de risco individuais e tomar medidas para minimizar o risco de lesões renais. Isso inclui utilizar a menor dose efetiva durante o menor período de tempo necessário, monitorar a função renal regularmente, estar atento aos sinais de toxicidade renal e considerar opções de tratamento em pacientes com maior vulnerabilidade.

Outra complicação associada ao uso de anti-inflamatórios é a lesão de mucosa gástrica, que pode levar a úlceras e sangramento gastrintestinal. Essa lesão ocorre devido a múltiplos mecanismos, incluindo inibição da enzima COX, redução da produção de prostaglandinas protetoras e aumento da produção de substâncias agressivas, como os radicais livres. As prostaglandinas desempenham um papel fundamental na manutenção da mucosa gástrica saudável: estimulam a produção de muco, que forma uma camada protetora na mucosa gástrica, ajudando a prevenir danos causados pelos ácidos e enzimas digestivas. Além disso, as prostaglandinas aumentam o fluxo sanguíneo na mucosa, favorecendo a regeneração celular e a cicatrização de lesões.

A inibição da COX pelos AINEs resulta em desvio do metabolismo do ácido araquidônico para outras vias, como a da lipoxigenase, que pode levar à produção de substâncias agressoras, como os leucotrienos, que podem causar danos à mucosa gástrica. Com a diminuição das prostaglandinas protetoras e o aumento de substâncias agressoras, ocorre uma desestabilização da barreira mucosa. A perda da integridade da barreira mucosa permite que os ácidos e enzimas digestivas causem danos diretos às células epiteliais da mucosa gástrica, resultando em inflamação e lesão tecidual. Essa lesão se manifesta clinicamente como dor abdominal, náuseas, vômitos e sangramento gastrintestinal.

Outras alterações clínicas foram descritas na intoxicação por AINEs, como hipotensão, alteração do sistema nervoso central (variando de sonolência ao coma) e episódios de crise convulsiva. Anemia aplástica e agranulocitose, apesar de raras e idiossincráticas (não são dose-dependentes), também podem ocorrer. Reações alérgicas são comuns, principalmente em pacientes com urticária crônica ou asmáticos[10].

A Tabela 3 contém as doses tóxicas dos AINEs mais comumente utilizados e pode ser uma ferramenta valiosa na avaliação de pacientes expostos a essas substâncias. Eles fornecem informações importantes que auxiliam os clínicos na rápida identificação da gravidade da intoxicação e na determinação das medidas de tratamento adequadas.

Convém lembrar que essas doses tóxicas são apenas uma referência geral e podem variar dependendo de fatores como idade, peso corporal, saúde geral do paciente e presença de outras condições médicas.

TABELA 3 Doses tóxicas dos anti-inflamatórios não esteroidais

AINEs	Dose tóxica	Principais sinais e sintomas
AAS	≥ 150 mg/kg	Náuseas, vômitos, dor abdominal, tontura, zumbido nos ouvidos, confusão, sudorese, taquipneia, hiperventilação, acidose metabólica, alterações no sistema nervoso central (convulsões, coma) e complicações respiratórias e cardiovasculares graves.
Ibuprofeno	≥ 400 mg/kg	Dor abdominal, náuseas, vômitos, tontura, sonolência, dor de cabeça, confusão, irritabilidade, alterações do ritmo cardíaco, insuficiência renal aguda, sangramento gastrintestinal e risco de insuficiência hepática.
Diclofenaco	≥ 150 mg/kg	Dor abdominal intensa, náuseas, vômitos, diarreia com ou sem sangue, úlceras gastrintestinais, sangramento gastrintestinal, insuficiência renal aguda, hepatotoxicidade, tontura, sonolência e risco de insuficiência cardíaca.
Naproxeno	≥ 500 mg/kg	Dor abdominal, náuseas, vômitos, tontura, sonolência, dor de cabeça, confusão, irritabilidade, úlceras gastrintestinais, sangramento gastrintestinal, insuficiência renal aguda, alterações do ritmo cardíaco e risco de insuficiência hepática.
Celecoxibe e meloxicam	Não há dados específicos disponíveis	Dor abdominal, náuseas, vômitos, diarreia, úlceras gastrintestinais, sangramento gastrintestinal, reações de hipersensibilidade (*rash* cutâneo, urticária), insuficiência renal aguda e risco de insuficiência cardíaca.

AAS: ácido acetilsalicílico; AINEs: anti-inflamatórios não esteroides.
Fonte: Micromedex.

Diagnóstico diferencial

Diagnosticar uma intoxicação aguda por AINEs pode ser um desafio na ausência de um histórico de exposição, pois o paciente se apresenta com sintomas inespecíficos e comumente encontrados em demais situações clínicas, como hemorragia digestiva, sepse, patologias que acometem o sistema nervoso central (por exemplo, meningite) e convulsões; mas que podem ser manejadas com medidas de suporte-padrão. Medicamentos comumente ingeridos ou confundidos com AINEs, como o AAS e o paracetamol, devem sempre ser considerados no diagnóstico diferencial.

Manejo

A intoxicação por AINEs apresenta desafios clínicos significativos e pode resultar em complicações graves.

É fundamental reconhecer os sinais e sintomas dessas intoxicações e estar ciente das medidas de tratamento apropriadas. Durante o atendimento do paciente intoxicado por AINEs, ele deve ser avaliado quanto aos sinais vitais, nível de consciência e estabilidade hemodinâmica. Devem ser realizados glicemia capilar e exames laboratoriais, como hemograma completo, eletrólitos, funções renal e hepática, coagulograma e gasometria arterial com lactato. Eletrocardiograma também deve ser feito.

A mensuração do nível sérico dos AINEs dá acesso à severidade da intoxicação, porém não tem papel muito claro em situações agudas, pois sua concentração sérica tem fraca correlação com os sintomas e não interfere no manejo clínico. Portanto, não é indicada em intoxicações agudas[12].

A administração precoce de carvão ativado pode ser feita para reduzir a absorção dos AINEs não metabolizados no trato gastrintestinal, mas apenas quando houver ingestão de dose tóxica, em até 60 minutos, e se não houver contraindicações ao procedimento (devem-se garantir a segurança e patência das vias aéreas). Embora certos AINEs tenham recirculação êntero-hepática (como naproxeno e piroxicam), nenhum estudo clínico demonstrou benefício no uso de múltiplas doses de carvão ativado, e a American Academy of Clinical Toxicology não recomenda o seu uso.

A hidratação intravenosa é necessária para manter um bom fluxo sanguíneo renal e prevenir a insuficiência renal aguda. Em casos de hipotensão, além do uso de cristaloides, deve-se considerar o uso de drogas vasoativas. A alcalinização urinária pode ser necessária para corrigir uma acidose metabólica grave, porém sua indicação deve ser individualizada e não deve ser feita de forma rotineira. O controle da dor e dos sintomas gastrintestinais pode ser realizado com medicamentos como antiácidos ou inibidores da bomba de prótons. Convulsões devem ser tratadas com benzodiazepínicos. O paciente deve ser monitorado de perto, incluindo avaliação contínua da função renal, eletrólitos, hemograma e distúrbios de coagulação[13].

A remoção extracorpórea de AINEs por hemodiálise é ineficaz devido ao alto grau de ligação às proteínas, característica marcantes de todos os AINEs. Plasmaférese e oxigenação por membrana extracorpórea mostraram benefícios em casos de ingestão maciça. Porém, tais medidas invasivas não são rotineiramente indicadas ou necessárias, devendo, em situações extremas, a indicação ser individualizada e discutida com centro toxicológico de referência[14].

Acompanhamento

Pacientes com ingestão abaixo de 100 mg/kg que se apresentem assintomáticos podem receber alta com segurança após período de 4 a 6 horas de observação, a depender do agente ingerido, pois medicamentos com meia-vida mais longa, como o naproxeno, requerem maior tempo de observação.

Pacientes com sinais de intoxicação grave (pH $< 7,3$, disfunção renal aguda e alteração do nível de consciência) devem ter sua alta condicionada à melhora clínica após receber medidas de suporte necessárias. Além disso, a cointoxicação por AAS e paracetamol pode interferir no tempo de observação. Pacientes com intoxicação em contexto de autoextermínio devem ter suas demandas psicossociais atendidas e encaminhados para acompanhamento ambulatorial com psicólogo/psiquiatra, para evitar recorrências.

REFERÊNCIAS

1. Gummin DD, Mowry JB, Beuhler MC, et al. 2021 Annual Report of the National Poison Data System (NPDS) from America's Poison Centers: 39th Annual Report. Clin Toxicol (Phila). 2022;60(12):1381-643.
2. Guimarães INO, De Andrade LG. Atuação farmacêutica frente ao uso indiscriminado de anti-inflamatórios não esteroidais (AINEs) por hipertensos. Rev Ibero-Americana Human Ciênc Educ. 2022;8(4):433-44.
3. Oliveira THN. Caracterização dos eventos adversos e das intoxicações relacionados aos medicamentos isentos de prescrição no Brasil segundo Sistema Nacional de Informações sobre Mortalidade (SIM) e internação (SIH/SUS). 75 f. Dissertação (Mestrado em Saúde Coletiva) – Universidade Federal Fluminense, Niterói, 2023.
4. Sepúlveda RA, Ortega M, Donoso N, Jara A. Intoxicación por ácido acetilsalicílico, fisiopatología y manejo [Physiopathology and management of acetylsalicylic acid intoxication]. Rev Med Chil. 2018;146(11):1309-16.
5. O'Malley GF. Emergency department management of the salicylate-poisoned patient. Emerg Med Clin North Am. 2007;25(2):333-46.
6. Carvalho, FB; Fioravante, ALC. Salicilatos. In: Andrade, A; Campolina, D, Dias, MB. Toxicologia na Prática Clínica. Belo Horizonte: Folium, p 627-34, 2013.
7. Mello da Silva CA. Emergências toxicológicas: princípios e prática do tratamento de intoxicações agudas. 1. ed. Barueri: Manole; 2022.
8. De Oliveira Campos JL, Dias RF, Cota LB, Monteiro MC, Silva ACS. Medicina em desenho: distúrbios hidroeletrolíticos e ácido-básicos. CRV; 2021.
9. Proudfoot AT, Krenzelok EP, Vale JA. Position Paper on urine alkalinization. J Toxicol Clin Toxicol. 2004;42(1):1-26.
10. O'Donnell JC, et al. Toxicology review: nonsteroidal anti--inflammatorydrug (NSAID) poisoning. Pediatr Emerg Care.2019;35(4):e70-e74.

11. Micromedex. Nonsteroidal anti-inflammatory drugs (NSAIDs. In: Cerner Multum [database on the Internet]. Greenwood Village (CO): IBM Corporation. Disponível em: www.micromedexsolutions.com.
12. Hunter LJ, Wood DM, Dargan PI. The patterns of toxicity andmanagement of acute nonsteroidal anti-inflammatory drug (NSAID) overdose. Open Access Emerg Med. 2011;3:39-48.
13. Haddad LM, Winchester JF. Clinical management of poisoning and drug overdose, 4. ed. Philadelphia: WB Saunders; 2007.
14. Bilbao-Meseguer I, Rodríguez-Gascón A, Barrasa H,et al. Augmented renal clearance in critically ill patients: a systematic review. Clin Pharmacokinet. 2018;57(9):1107-121.

5 Anticolinesterásicos

Guilherme Fagundes Nascimento
Luís Augusto Ferreira

PONTOS PRINCIPAIS

- Os anticolinesterásicos são medicamentos frequentemente usados nas tentativas de autoextermínio no Brasil, sendo o "chumbinho" o mais conhecido popularmente.
- O comércio de raticidas derivados de carbamato é ilegal, mas muito comum. Já os organofosforados são livremente vendidos na forma de defensivos agrícolas.
- As manifestações mais comuns são as muscarínicas, mas crianças e pacientes com intoxicações graves podem apresentar sintomas nicotínicos e neurológicos mais proeminentes.
- O tratamento dos sintomas muscarínicos é feito com atropina em doses repetidas, sem dose-limite.
- A síndrome intermediária é importante causa de mortalidade em pacientes intoxicados com organofosforados.
- O prognóstico em geral é favorável, mas depende eminentemente do tratamento rápido e assertivo.

INTRODUÇÃO

Os principais agentes anticolinesterásicos responsáveis por intoxicações são os organofosforados e os carbamatos. Trata-se de substâncias químicas desenvolvidas inicialmente para uso como agrotóxicos, tendo se difundido nesse propósito após 1950 principalmente, substituindo os organoclorados por serem inseticidas mais potentes e com menor persistência ambiental.

Os organofosforados já foram utilizados para fins bélicos como os gases Sarin e Tabun, de elevada toxicidade e reconhecidos como gases neurotóxicos. Esses compostos atualmente são usados para controle de vetores de doenças (como dengue e febre amarela) em nosso país. Atualmente existem cerca de 40 tipos diferentes de agrotóxicos com esse princípio ativo utilizados como inseticidas; os mais comumente utilizados são: diazinon, neguvon, malation, metilparation, metamidofós, acefato, fentoato, vamidotion, naled e fenitrotion.

Já os carbamatos têm sido frequentemente relacionados a intoxicações em humanos e a animais. Embora tenha sido proibida em 2012 a comercialização no Brasil do aldicarbe, um potente carbamato, ele ainda é facilmente encontrado em lojas de bairros e "camelôs" pelo país, vendido como raticida. Os raticidas, popularmente conhecidos como "chumbinhos", são importados e vendidos ilegalmente e apresentam diversas composições, podendo se apresentar com carbamato isoladamente (o aldicarbe e o carbofurano são os mais frequentes) ou em associação a organofosforados, fluoracetato de sódio e até cumarínicos. Além disso, podem conter substâncias como hidrocarbonetos, areia, alpiste e grafite como excipiente, veículo e/ou diluente[1]. Vale destacar que muitas vezes são vendidos sem rótulos, ou com rótulos com informações não condizentes com o conteúdo, devendo-se sempre manter a atenção à apresentação do quadro clínico para o diagnóstico da toxíndrome correta.

Os carbamatos são granulados de cor escura e inodoros e podem ser vendidos também na forma líquida, nas colorações azul-escura, verde ou preta. Quando usados para fins de homicídio, em geral são misturados com

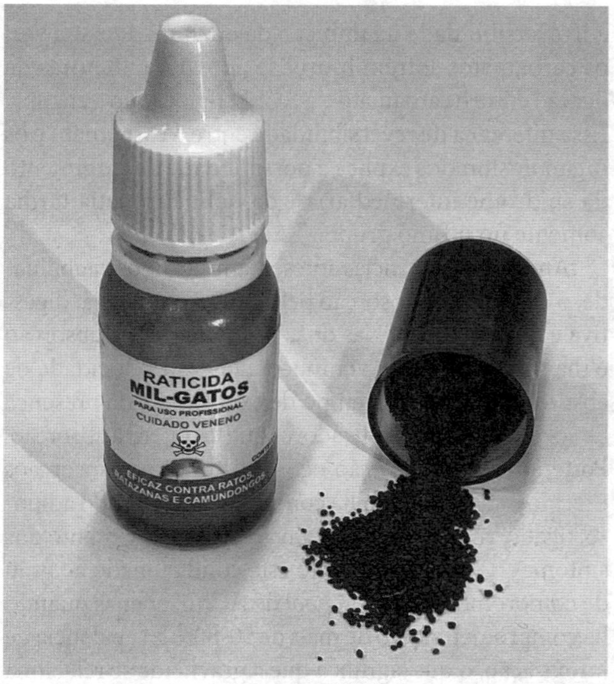

FIGURA 1 Frasco de chumbinho e composto líquido na cor azul com carbamato produzido clandestinamente.
Fonte: Juliana Sartorelo Carneiro Bittencourt Almeida.

comidas escuras como feijão, chocolate e brigadeiro, na tentativa de ocultá-los.

As intoxicações por carbamatos e organofosforados são decorrentes principalmente da tentativa de autoextermínio, exposição acidental e homicídio. Os casos mais graves estão relacionados às tentativas de autoextermínio e homicídios, sendo as intoxicações acidentais em geral mais leves. O baixo custo, a facilidade de produção e a baixa fiscalização tornaram os carbamatos e organofosforados populares em nosso meio, o que levou a diversas intoxicações e os transformou em um problema de saúde pública, principalmente considerando que são drogas com alto potencial de morbidade e mortalidade.

Esse problema decorre secundariamente da fiscalização precária da comercialização desses produtos, do não uso ou não fornecimento de equipamentos de proteção individual (EPI) quando em situação de risco, associados à falta de estrutura de saúde necessária em muitas áreas para o atendimento adequado às vítimas de intoxicação e de treinamento médico no manejo de intoxicações.

Anualmente ocorrem no mundo cerca de 800 mil mortes por suicídio, e o Brasil ocupa o oitavo lugar nesse ranking, segundo a Organização Mundial da Saúde. Conforme dados do Sinitox (Sistema Nacional de Informações Tóxico-Farmacológicas) de 2017, foram registradas 4.530 intoxicações por agrotóxicos de uso agrícola ou domésticos e raticidas, ocasionando 63 óbitos[2].

Assumindo que, entre os agrotóxicos, os organofosforados e carbamatos são os principais causadores de eventos de morbimortalidade e usando os CID relacionados a intoxicações acidentais, autoprovocadas e de envenenamento a terceiros relacionados ao uso de pesticidas (CID T60, X48, X68, X87, Y18), tivemos, entre os anos de 2000 e 2021, 15.006 óbitos por pesticidas, dos quais 11.760 secundários a suicídio.

TABELA 1 Óbitos por pesticidas no Brasil entre 2000 e 2021

CID-10	2000-2010	2011-2021	Total
X48 Envenenamento acidental por exposição a pesticidas	547	483	1.030
X68 Autointoxicação intencional a pesticidas	6.767	4.993	11.760
X87 Agressão por pesticidas	40	31	71
Y18 Envenenamento por exposição a pesticidas, intenção não determinada	1.327	818	2.145
Total	8.681	6.325	15.006

Fonte: Pezzini et al., 2023[2].

No mesmo período, a Região Nordeste teve o maior número absoluto de óbitos relacionados a agrotóxicos, seguido de Sudeste, Sul, Centro-Oeste e Norte. Considerando-se ainda que proporcionalmente a população do Nordeste é menor que a do Sudeste, em termos também proporcionais à frequência de intoxicação por agrotóxicos naquela região é muito maior que no Sudeste.

APRESENTAÇÃO CLÍNICA

Para compreender a apresentação clínica da intoxicação por anticolinesterásicos, faz-se necessário conhecer os mecanismos de ação e consequentemente a fisiopatologia da toxicidade desses agentes. Os carbamatos e os organofosforados possuem estruturas químicas bastante diferentes: o primeiro é derivado do ácido carbâmico, e o segundo, do ácido fosfórico. Apesar disso, ambos apresentam o mesmo comportamento farmacológico, que se dá pela inativação da atividade da enzima acetilcolinesterase (AChE), de forma reversível (carbamatos) ou irreversível (organofosforados). Essa enzima é de extrema importância em diversas sinapses do sistema nervoso central e periférico, tanto de organismos vertebrados quanto invertebrados, atuando como reguladora da transmissão nervosa pela redução da concentração da acetilcolina através da hidrólise dela[3,4]. A acetilcolina é um neurotransmissor e, entre suas diversas ações, realiza uma mediação da contração muscular da musculatura lisa quanto da esquelética, além da estimulação pré-ganglionar no sistema nervoso autônomo, tanto simpático como parassimpático, e no pós-ganglionar parassimpático.

Existem em nosso organismo três tipos de colinesterase: a acetilcolinesterase ou colinesterase eritrocitária, sintetizada nos eritrócitos e encontrada no tecido nervoso e na junção neuromuscular, e que possui afinidade específica para acetilcolina; a pseudocolinesterase ou butirilcolinesterase ou colinesterase plasmática, sintetizada no fígado e encontrada no intestino, pâncreas e sistema nervoso central e periférico; por fim, a esterase neuropática alvo, que é encontrada principalmente no sistema nervoso e linfócitos e pode estar relacionada à neuropatia tardia.

Assim, a toxicidade tanto dos carbamatos quantos dos organofosforados decorre do acúmulo de acetilcolina nas fendas sinápticas pela inibição de sua degradação pela AChE. Com o aumento da concentração de acetilcolina nas fendas sinápticas, tem-se um aumento de ativação de receptores nicotínicos e muscarínicos pela acetilcolina, gerando a síndrome colinérgica aguda. Além disso, por mecanismo ainda não muito claros, podem ocorrer manifestações clínicas subagudas, chamadas de síndrome intermediária, e manifestações crônicas após a exposição a organofosforados. Essas manifestações serão descritas mais à frente.

Os organofosforados ligam-se à AChE, formando um complexo de grande estabilidade através de uma ligação que pode tornar-se irreversível. Após 24-48 horas da ligação do organofosforado com a AChE, ocorre uma reação de envelhecimento da enzima, ocasionado pela hidrólise de um radical R, que determina

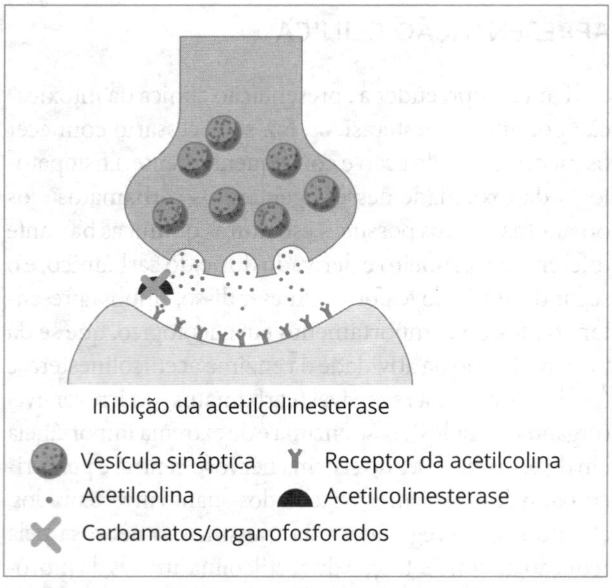

FIGURA 2 Ação dos anticolinesterásicos na colinesterase e aumento da concentração da acetilcolina.

a irreversibilidade da inibição da enzima[5]. Por sua vez, os carbamatos sofrem hidrólise após 12 a 48 horas da ligação entre o carbamato e a AChE, renovando a enzima. Essa diferença de reversibilidade entre o carbamato e os organofosforados explica a possibilidade de surgimento da síndrome intermediária e da polineuropatia tardia somente no último grupo.

Ambas as substâncias apresentam alta lipossolubilidade, o que permite absorção pelas vias respiratória, digestiva e mucocutânea. Nas duas primeiras vias a absorção é mais rápida, já pela via mucocutânea a velocidade de absorção depende do tempo de exposição e da presença de solventes ou emulsificadores que facilitem a absorção. Posteriormente à absorção, ocorre distribuição para órgãos e tecidos, atingindo-se alta concentração no tecido adiposo, fígado, rins e glândulas salivares. O aparecimento dos sintomas do envenenamento está condicionado ao grau de comprometimento do *pool* de AChE; apenas quando há comprometimento de mais de 50-80% há evidência de intoxicação, o que significa que a gravidade se relaciona diretamente à quantidade da substância ingerida.

Os organofosforados que possuem um radical de enxofre (aqueles terminados com o sufixo "on" – malation, diazinon, neguvon) só desencadeiam sintomas após a primeira passagem pelo fígado. Isso quer dizer que os sintomas da intoxicação podem demorar até 6 horas para se manifestar, subestimando sua gravidade. Os organofosforados também atravessam a barreira hematoencefálica, podendo produzir toxicidade no sistema nervoso central, característica esta não usualmente presente nos carbamatos. A eliminação dos metabólitos ocorre principalmente pela urina e uma mínima quantidade pelas fezes e ar, com variações entre os compostos[5]. A meia-vida é bastante variável, a depender do tipo de organofosforado ou carbamato e da quantidade exposta, podendo ser de minutos a várias horas.

Os agrotóxicos são classificados pela sua toxicidade de forma padronizada pela IPCS (International Programme on Chemical Safety) em extremamente tóxicos, altamente tóxicos, medianamente tóxicos e pouco tóxicos. A classificação toxicológica dos compostos é baseada na dose letal 50 (DL50) de cada pesticida, que é a quantidade da menor dose de tóxico que, uma vez administrada em dose única, causa morte da metade da população em estudo – no caso, animais de laboratório[6]. Na Tabela 2 destaca-se a toxicidade de alguns organofosforados e carbamatos presentes em nosso meio.

APRESENTAÇÃO AGUDA

A manifestação clínica inicial depende da via de intoxicação:

TABELA 2 Toxicidade de organofosforados e carbamatos

Toxicidade oral	Organofosforado	Carbamato
Extrema	Demeton-metil, metilparation, forate, paration	Aldicarbe
Alta	Diclorfos, metamidofós, vamidotion	Aminocarb, carbofuran, mecarban
Moderada	Cianofos, clorpirifós, fentoato, naled, fenitrotion, formotion	Carbaril, metiocarb, propoxur
Pouco	Acefato, malation, triclorfon	Fenotiocarb, metomil

Fonte: modificado de Vale, 1998[5].

1. Ingestão: dor abdominal, náuseas e vômitos, diarreia e defecação involuntária.
2. Inalatória: desconforto torácico, rinorreia, hipersalivação e broncorreia.
3. Cutânea: sudorese profusa e fasciculação localizada.
4. Ocular: miose e dor nos olhos (Figura 3).

Independentemente da via de intoxicação inicial, a manifestação tende a se tornar sistêmica, com o surgimento da síndrome colinérgica que tem apresentação variável, a depender de quais receptores serão mais estimulados, os nicotínicos ou os muscarínicos. Além disso, a manifestação clínica e a gravidade dependem de outros fatores, como o tipo de organofosforado ou carbamato, a dose, a idade do paciente e a associação a solventes que podem aumentar a absorção e gerar vômitos, com risco de aspiração e pneumonite, aumentando a gravidade do quadro. A forma e frequência das apresentações são muito variáveis, mas em geral a miose é o sintoma mais frequente e precoce, entre 40% e 80% das apresentações[3,4]. Os sintomas muscarínicos em geral aparecem primeiro nas apresentações leves e moderadas e não costumam durar mais que 24 horas

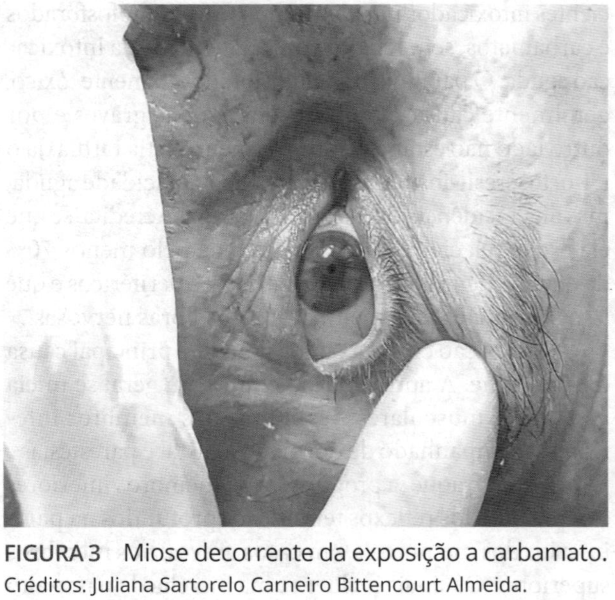

FIGURA 3 Miose decorrente da exposição a carbamato.
Créditos: Juliana Sartorelo Carneiro Bittencourt Almeida.

após a ingestão. Nas intoxicações graves, os sintomas nicotínicos geralmente predominam desde o início. Os sinais e sintomas estão descritos na Tabela 3.

Outras manifestações além das descritas na Tabela 3 incluem as cardíacas, que podem se apresentar como bloqueios atrioventriculares, alargamento do intervalo QT, mudanças no segmento ST, onda T apiculada, taquicardia ventricular, *torsades de pointes*, fibrilação ventricular e assistolia. Existe dúvida se tais manifestações cardíacas são pela intoxicação em si ou pela hipoxemia secundária. Contudo, é certo que cerca de um terço dos pacientes apresenta sinais de isquemia miocárdica, tanto eletrocardiograficamente quanto por aumento de troponina[3,4].

As manifestações do sistema nervoso central variam desde cefaleia, ansiedade, tremores, visão turva, confusão, convulsão, coma, hipotermia e depressão central respiratória. Um dos sinais clássicos de intoxicação por anticolinesterásicos, mas que surge apenas em uma parcela de pacientes gravemente intoxicados principalmente por organofosforados, após 3 a 40 horas da intoxicação, é o surgimento de opsoclono caracterizado por um movimento ocular rápido, anormal, caótico, involuntário e repetitivo, que pode durar até alguns dias e se recupera espontaneamente.

Em crianças, são descritas apresentações clínicas bastante diferentes das dos adultos, sendo as manifestações do sistema nervoso central muito mais comuns e graves. Diminuição do nível de consciência, estupor, flacidez e coma se apresentam mais rápido e mais frequentemente. As manifestações muscarínicas são infrequentes em crianças. Assim, em crianças admitidas no setor de emergência com manifestações de sistema nervoso central e ausência de alterações clínicas muscarínicas, o diagnóstico de intoxicação por anticolinesterásicos não deve ser excluído[3,4].

Em geral, quando os pacientes adultos não procuram rapidamente atendimento médico, são encontrados em péssima higiene corporal, devido às manifestações clínicas, com vômitos, liberação de esfíncter urinário e fecal, diaforéticos e sialorreicos.

Assim, em um atendimento de emergência quando não há uma história clínica clara de intoxicação por

TABELA 3 Sinais e sintomas da intoxicação por anticolinesterásicos

	Manifestações clínicas	Sinais e sintomas
Aguda	Muscarínica	Bradicardia, hipotensão, miose, sudorese excessiva, visão turva, sialorreia, lacrimejamento, rinorreia, broncorreia, sibilos.
		Vômito e diarreia, incontinências urinária e fecal, dispneia, dor abdominal, fadiga respiratória, edema agudo de pulmão não cardiogênico.
	Nicotínica	Midríase, taquicardia, hipertensão, fasciculações musculares, cãibras, fraqueza, espasmos, paralisia, vasoconstrição periférica, hiperglicemia, palidez.
	Síndrome colinérgica central	Cefaleia, vertigem, agitação, ansiedade, tremores, hipotermia, disartria, ataxia, confusão mental, torpor, convulsão, coma, depressão do centro respiratório.
Subaguda	Síndrome intermediária	Fraqueza muscular difusa, principalmente musculatura respiratória e musculatura proximal de membros.
Crônica	Polineuropatia tardia	Parestesias distais, fraqueza progressiva, diminuição dos reflexos tendinosos, ataxia.
		Flacidez muscular distal caracterizando uma axonopatia distal com degeneração nervosa proximal.
	Transtorno neuropsiquiátrico	Cefaleia persistente, confusão mental, letargia, ansiedade, labilidade emocional, irritabilidade, depressão, pensamentos suicidas.

Fonte: elaborada pelos autores.

anticolinesterásicos, deve-se considerar esse diagnóstico quando há a toxíndrome colinérgica, caracterizada por miose, sintomas secretivos intensos, diaforese, hipoventilação pulmonar secundária à broncorreia e broncoespasmo, bradicardia e hipotensão.

A principal causa de óbito e complicações na intoxicação aguda por anticolinesterásicos é a hipoxemia prolongada, que evolui para insuficiência respiratória causada pela broncorreia. O paciente se asfixia em suas próprias secreções. O quadro é comumente confundido com edema agudo de pulmão e frequentemente tratado erroneamente, o que aumenta ainda mais a chance de complicações associadas.

APRESENTAÇÃO SUBAGUDA – SÍNDROME INTERMEDIÁRIA

A etiologia dessa apresentação, embora não esteja ainda completamente esclarecida, aparentemente está relacionada ao excesso persistente de AChE na junção neuromuscular. Tal manifestação é exclusiva dos organofosforados, não ocorrendo em intoxicações por carbamatos. A descrição de incidência dessa apresentação clínica é bastante variável; estudos mais recentes estimam um risco de 10%$ a 40% após intoxicação oral por organofosforados[7,8].

Geralmente a síndrome intermediária se manifesta de 24 a 96 horas após a intoxicação, cursando inicialmente com fraqueza para flexão cervical e evoluindo com diminuição dos reflexos profundos, alteração de nervo craniano, fraqueza da musculatura proximal e insuficiência respiratória por acometimento da musculatura diafragmática. O tempo de recuperação do quadro neurológico varia de 2 a 3 semanas, sendo necessário nesse período, muitas vezes, suporte ventilatório mecânico prolongado. Os níveis de AChE ou colinesterase eritrocitária estão relacionados tanto à piora clínica quanto à melhora nessa fase. Por sua vez, o estudo eletrofisiológico precede a piora clínica do paciente intoxicado na fase subaguda e apresenta melhora no exame muito antes de haver a recuperação funcional de fato[7,8].

APRESENTAÇÕES CRÔNICAS – NEUROPATIA TARDIA E NEUROPSIQUIÁTRICAS

A neuropatia tardia ocorre exclusivamente em pacientes intoxicados por alguns tipos de organofosforados e carbamatos, sem relação com a gravidade da intoxicação aguda. O paration, organofosforado altamente tóxico, geralmente causa manifestações agudas graves e por outro lado não está relacionado a neuropatia tardia. Já o tri-orto-cresil-fosfato apresenta baixa toxicidade aguda, mas alta incidência de neuropatia tardia. Acredita-se que ela esteja relacionada ao consumo de pelo menos 70% da enzima neuropática alvo nos nervos periféricos e que isso se associe a desmielinização das fibras nervosas[7].

A exposição crônica ocupacional é a principal causa da síndrome. A apresentação clínica em geral se inicia com dores musculares e câimbras nos membros inferiores, acompanhado de dormência distal e parestesias[7]. Evolui com fraqueza progressiva de membros inferiores e depressão dos reflexos tendinosos profundos na parte inferior dos membros e, em casos graves, nos membros superiores. Os sinais incluem uma marcha de passo alto bilateral, queda do pé e, em casos graves, quadriplegia com pés e punhos caídos, bem como sinais piramidais. Pode haver recuperação significativa de função nervosa periférica, mas, dependendo do grau de envolvimento piramidal, a ataxia espástica pode ser permanente. A recuperação em pacientes jovens é completa na maioria das vezes.

Alguns pacientes desenvolvem alterações neuropsiquiátricas como diminuição da memória e da atenção, letargia, ansiedade, labilidade emocional, irritabilidade e depressão, embora ainda haja dúvidas se tais alterações estão relacionadas à intoxicação em si ou hipóxia decorrente da intoxicação. Há relatos de casos com intoxicação acidental grave por organofosforados que semanas após a intoxicação desenvolveram pensamentos suicidas não presentes antes da intoxicação[7]. Outros sintomas também são descritos, como mudança de personalidade, deficiência de concentração e memória, redução da tolerância ao álcool, olfato intensificado, alteração da caligrafia e distúrbio de linguagem.

DIAGNÓSTICO DIFERENCIAL

O diagnóstico diferencial se dará pelas manifestações clínicas de apresentação. Alguns dos sintomas comuns da toxíndrome colinérgica como miose, bradicardia, confusão mental e coma podem ser confundidos com a toxíndrome por opioide. Pacientes admitidos em insuficiência respiratória cursando com broncoespasmo e crepitações difusas devem ter como diagnóstico diferencial o edema agudo de pulmão cardiogênico e a crise asmática grave. Outras manifestações clínicas, como rinorreia, sialorreia, fasciculações, entre outras, ajudam na diferenciação diagnóstica.

Alterações de nível de consciência acompanhadas de alterações pupilares devem ter como diagnóstico diferencial eventos neurológicos como hemorragia intraparenquimatosa, subaracnóidea ou acidente vascular cerebral isquêmico de tronco encefálico. Algumas situações em que há descarga catecolaminérgica podem mimetizar os sintomas secretivos e/ou de sistema nervoso central, sobretudo em crianças. O escorpionismo grave e as intoxicações por drogas simpatomiméticas seriam os principais diagnósticos diferenciais nesse caso.

AVALIAÇÃO DIAGNÓSTICA

O diagnóstico é eminentemente clínico, mas, em casos duvidosos e/ou quando não há um nexo objetivo entre o uso da droga e a apresentação, pode-se fazer uso da dosagem sérica de pseudoacetilcolinesterase ou da AChE propriamente dita. Essa dosagem não é capaz de averiguar os níveis da enzima na placa motora, tampouco no sistema nervoso central, contudo a redução dos níveis séricos sugere intoxicação. Em geral a dosagem de pseudoacetilcolinesterase é mais disponível, mas menos fidedigna com a gravidade da intoxicação, tendendo a superestimá-la.

A dosagem das enzimas não se presta para diagnósticos nos quadros crônicos, mas é um importante fator para se considerar na alta do paciente, tendo em vista que pacientes que se mantenham com níveis baixos de AchE após as primeiras 12-24 horas provavelmente foram expostos a organofosforados e apresentam potencial de recrudescimento de sintomas, portanto não devem ser liberados. Na intoxicação por carbamatos, a normalização dos níveis da AchE ocorre geralmente entre 12 e 72 horas; já nas intoxicações por organofosforados, a enzima permanece baixa por até 3 a 4 semanas.

Além da dosagem da enzima, amplamente disponível em hospitais terciários, é importante acompanhar o ionograma e parâmetros gasométricos dos pacientes que se apresentem com sintomas, pois os sintomas muscarínicos podem provocar hipovolemia e hipoxemia, como dito anteriormente. Elevação de amilase pode ocorrer, por estímulo à secreção exócrina do pâncreas, não estando associada à pancreatite na maioria das vezes, embora a complicação seja relatada em alguns casos.

MANEJO

O primeiro ponto de atenção no tratamento desses pacientes é a proteção individual da equipe, uma vez que as drogas citadas têm potencial de absorção cutâneo-mucosa. Assim, a manipulação de secreções e roupas do paciente sem uso de EPI adequado pode levar à intoxicação da equipe assistente. Luvas e capotes preferencialmente impermeáveis, bem como máscaras, óculos e gorros devem sempre ser utilizados.

O manejo inicial segue a lógica de todo e qualquer paciente grave, devendo-se prestar devida atenção à correção de fatores ameaçadores à vida. É preciso reiterar a importância do manejo da via aérea e da ventilação desses pacientes, uma vez que o principal mecanismo de morte nessa intoxicação é a insuficiência respiratória, causada por diversos fatores, entre os quais broncorreia e broncoespasmo, sialorreia com macroaspiração e, mais tardiamente, falência respiratória por inatividade e/ou fadiga muscular. O manejo da via aérea nesse cenário tende a ser desafiador, e o máximo esforço deve ser feito para que, caso seja necessária a instalação de uma via aérea definitiva, a primeira tentativa de intubação seja exitosa e, caso contrário, se disponha de dispositivos de resgate rapidamente[9].

A descontaminação deve ser criteriosa, podendo ser utilizada a lavagem e/ou o carvão ativado em até 60 minutos da exposição em casos de ingestão. O uso após 1 hora de ingestão é bastante questionável devido à rápida absorção por essa via. Outros métodos de descontaminação envolvem a retirada de roupas sujas com o produto, a lavagem da pele com água e sabão alcalino, limpeza de secreções corpóreas como vômitos, saliva e fezes e a limpeza da cavidade oral. Durante a descontaminação de pele, fâneros e mucosas, há de se ter especial atenção ao risco de contaminação da equipe.

A atropina é a primeira linha de tratamento quando há predomínio de manifestações muscarínicas. Ela tem ação anticolinérgica por competir com a acetilcolina pelos seus receptores. A administração da atropina é feita por via endovenosa, na dose de 1 a 2 mg para adultos ou 0,05 mg/kg para crianças, repetindo-se a administração a cada 5 minutos conforme necessidade. Não há dose-limite, por isso a resposta e a cessação da administração da droga devem ser guiadas pela clínica do paciente. A atropinização adequada é atingida quando se revertem os sintomas respiratórios (broncorreia e broncoespasmo) e demais sintomas secretivos. Taquicardia e midríase são efeitos esperados da droga e não devem ser considerados um motivo para a interrupção das doses caso ainda existam sintomas muscarínicos vigentes[10]. Outro detalhe importante: a atropina não tem ação no tratamento de manifestações de sistema nervoso central ou nicotínicas. Caso as doses de atropina excedam o necessário, o paciente pode apresentar sinais de intoxicação atropínica, entre eles íleo paralítico, retenção urinária, xerostomia, alucinações, agitação psicomotora, taquicardia severa, midríase e rubor facial.

O uso de atropina contínua em bomba de infusão é desaconselhado, pois o quadro é dinâmico, demanda a presença do profissional à beira do leito enquanto persistem os sintomas, e o procedimento pode proporcionar uma falsa sensação de tranquilidade. Além disso, por ter uma resposta rápida à atropina, que tem uma meia-vida curta, e, pela possibilidade de recorrência dos sintomas, o uso em *bolus* permite um maior controle do paciente, percepção dos sintomas e possíveis complicações. O uso de atropina em bomba de infusão está mais relacionado à intoxicação atropínica, pois se perde o parâmetro de resposta do paciente.

Em pacientes que apresentem sintomas respiratórios isolados – apresentação mais comum em intoxicações leves via inalatória – podem ser utilizados broncodilatadores alfa-agonistas, que causam menos efeitos colaterais que a atropina.

Para o tratamento das manifestações nicotínicas e das crises convulsivas, a classe medicamentosa de escolha é a dos benzodiazepínicos. A literatura é escassa para recomendar uma droga ou outra. O midazolam possui a vantagem de poder ser administrado pelas vias endovenosa, intramuscular e até mesmo intranasal, o que o torna uma troca um tanto quanto adequada, mas diazepam por via endovenosa é uma alternativa igualmente aceita. Também não há dose-alvo, devendo o controle dos sintomas ser o guia para o uso.

No caso específico dos organofosforados, há uma classe de drogas classicamente recomendada no tratamento das intoxicações. Todavia, essa classe não está usualmente disponível nos departamentos de emergência brasileiros. Trata-se das oximas, representadas principalmente pela pralidoxima, substância análoga aos anticolinesterásicos, que compete com os organofosforados pelo sítio de ligação à enzima colinesterase, quebrando a ligação com o agente intoxicante. Ela deve ser usada o mais precocemente possível, pois seu efeito é maior quando a ligação AchE-organofosforado ainda não está tão estável, perdendo seu efeito à medida que a ligação "envelhece".

A dose da pralidoxima é controversa e motivo de discussão e estudo. Em geral, recomenda-se um ataque inicial de 500 mg a 2 g diluídos em 100 mL de solução fisiológica na primeira hora, seguido de infusão contínua ou administração intermitente *a posteriori*. Usualmente a dose de 400 mg a cada 6 horas até 500 mg/h para casos graves é recomendada. Para crianças recomendam-se 25-50 mg/kg de dose inicial com doses repetidas posteriormente a depender da persistência dos sintomas. Por se tratar de uma análoga aos anticolinesterásicos, a pralidoxima pode gerar sintomas muscarínicos; nesse caso, será necessário o uso de atropina. O medicamento está indicado em intoxicações por organofosforados que cursem com sintomas nicotínicos intensos e refratários ao tratamento suportivo[9,11].

ACOMPANHAMENTO

A mortalidade está associada à maior idade e ao maior tempo de exposição da vítima ao anticolinesterásico, variando de 2,5% a 25% o número de vítimas que evoluem para óbito. Em 85% dos pacientes que precisam de ventilação mecânica, a intubação orotraqueal ocorre nas primeiras 12 horas da intoxicação. Entre os pacientes que evoluem para óbito, esse desfecho ocorre na maioria das vezes nas primeiras 48 horas. Vítimas de intoxicação admitidas com Escala de Coma de Glasgow menor ou igual a 13 ou sintomas nicotínicos intensos têm pior prognóstico. Contudo, os organofosforados mais lipofílicos (ex.: paration, metilparation, fention) apresentam manifestação de gravidade mais tardiamente e de forma prolongada.

Uma escala desenvolvida e validada para avaliação de gravidade na intoxicação por organofosforados é a Escala de Peradenya[12], devendo ser usada no momento da admissão do paciente (Tabela 4). Outros estudos mostram correlação de gravidade de escalas como APACHE, SAPS-II com gravidade de intoxicação por organofosforados.

TABELA 4 Escala de Peradenya de intoxicação por organofosforados

Manifestação clínica	Apresentação	Pontuação
Tamanho da pupila	> 2 mm	0
	< 2 mm	1
	Pupila pontina	2
Frequência respiratória	< 20 irpm/min	0
	> 20 irpm/min	1
	> 20 irpm/min com cianose central	2
Frequência cardíaca	> 60 bpm	0
	41-60 bpm	1
	< 40 bpm	2
Fasciculação	Ausente	0
	Presente, generalizada ou contínua	1
	Ambos, generalizada e contínua	2
Nível de consciência	Consciente	0
	Comprometimento da resposta ao comando verbal	1
	Sem resposta verbal	2
Convulsão	Ausente	0
	Presente	1
Gravidade	Leve	0-3
	Moderada	4-7
	Grave	8-11

Fonte: Malaviya et al., 2023[12].

Casos leves a moderados devem ser mantidos em observação por pelo menos 12-24 horas após o uso da última dose de atropina. Pacientes com manifestações muscarínicas graves ou que apresentem manifestações nicotínicas e de sistema nervoso central devem ser internados e mantidos no hospital por períodos maiores. Em casos em que haja a possibilidade de intoxicação por organofosforados, deve-se ter atenção quanto à possibilidade de síndrome intermediária, cuja manifestação principal é dispneia e insuficiência respiratória hipercápnica tardias, manifestando-se comumente 72 horas a 5 dias após a intoxicação.

REFERÊNCIAS

1. Lanzarin LD. Intoxicações por agrotóxicos anticolinesterásicos – popular "chumbinho": estudo dos registros do CIT/SC. 52 f. Monografia (Graduação em Medicina) – Universidade Federal de Santa Catarina, Florianópolis, 2007.
2. Pezzini TR, Fernandes PS, Magalhães LR, Zaccariotto DB, Verone BA, Merlini AB. Epidemiologia da intoxicação por carbamato no Brasil no período de 2010 a 2020. Braz J Emerg Med. 2023;3(1):8-13.
3. Lifshitz M, Shahak E, Bolotin A, Sofer S. Carbamate poisoning in early childhood and in adults. J Toxicol Clin Toxicol. 1997;35(1):25-7.
4. Lifshitz M, Shahak E, Sofer S. Carbamate and organophosphate poisoning in young children. Pediatr Emerg Care. 1999;15(2):102-3.
5. Vale JA. Toxicokinetic and toxicodynamic aspects of organophosphorus (OP) insecticide poisoning. Toxicol Lett. 1998;102-3:649-52.
6. Diretrizes Brasileiras para Tratamento de Intoxicações por Agrotóxicos. Capítulo 2. Disponível em: http://www.aenda.org.br/wp-content/uploads/2020/04/cir1095-anexo-conitec_intoxicacoes-agrotoxicos-cap-ii.pdf
7. Lotti M, Bleecker ML. Occupational neurology. San Diego: Elsevier Science & Technology Books; 2015.
8. Abdollahi M, Karami-Mohajeri S. A comprehensive review on experimental and clinical findings in intermediate syndrome caused by organophosphate poisoning. Toxicol Appl Pharmacol. 2012;258(3):309-14.
9. Brent J, Burkhart K, Dargan P, Hatten B, Megarbane B, Palmer R, et al. Critical care toxicology: diagnosis and management of the critically poisoned patient. New York: Springer; 2017.
10. Andrade Filho A. Campolina D, Dias MB. Toxicologia na prática clínica. Folium: Belo Horizonte; 2013. 675p.
11. Vinhal D, Hugo V, Soares C. Intoxicação por organofosforados: uma revisão da literatura. Revista Científica FacMais. 2018;14(3).
12. Malaviya NB, Parikh R, Pancholi K, Belim OB. Assessment of the peradeniya organophosphorus poisoning scale as a severity and prognostic marker in patients with acute organophosphorus poisoning presenting to an emergency medicine department. Cureus. 2023;15(6):e40277.
13. Nogueira F de AM, Szwarcwald CL, Damacena GN. Exposição a agrotóxicos e agravos à saúde em trabalhadores agrícolas: o que revela a literatura? Rev Bras Saúde Ocup. 2020.
14. Karalliedde L, Baker D, Marrs TC. Organophosphate-induced intermediate syndrome. Toxicol Rev. 2006;25(1):1-14.
15. Mevada B, Parikh S, Chaudhari K, Gadani Z, Dabhi V, Nayi V, et al. Assess severity of organophosphate poisoning by Peradeniya Organophosphorus Poisoning (Pop) Scale. Indian J Forensic Med Toxicol. 2022;16(3).

6

Antidepressivos tricíclicos e inibidores seletivos da recaptação de serotonina

Juliana Sartorelo Carneiro Bittencourt Almeida
Isabella Cristina do Carmo

PONTOS PRINCIPAIS

Antidepressivos tricíclicos:

- Os tricíclicos são a principal causa de óbito por intoxicações por medicamentos no Brasil.
- A toxicidade se deve a alterações cardiovasculares e dose tóxica pouco acima da dose terapêutica.
- O alargamento de QRS é um preditor de gravidade e mortalidade.
- Se o paciente apresentar alargamento de QRS, arritmias ou hipotensão, além do manejo de fluidos, deve receber de 1 a 2 mEq/kg de bicarbonato de sódio o mais precocemente possível.
- Evitar o uso de fenitoína ou amiodarona, pois essas drogas inibem canais de sódio e pioram o quadro cardiovascular. Se convulsões, utilizar benzodiazepínicos; se evolução para parada cardiorrespiratória, utilizar lidocaína.
- O bicarbonato de sódio é o principal agente no tratamento dos sintomas cardiovasculares e impacta diretamente no prognóstico do paciente.
- Os pacientes devem ser admitidos em leito de observação e mantidos em observação por pelo menos 24 horas, mesmo que assintomáticos.
- Inibidores seletivos da recaptação de serotonina:
- São drogas bem mais seguras que os tricíclicos, pois sua dose tóxica é superior a 30 vezes a terapêutica.
- A síndrome serotoninérgica, manifestação mais grave dessa intoxicação, é uma condição potencialmente fatal, associada ao aumento da atividade da serotonina no sistema nervoso central e periférico.
- A síndrome serotoninérgica é diagnosticada com base em achados clínicos, hiperatividade autonômica e anormalidades neuromusculares associada ao uso de um agente serotoninérgico (critérios de Hunter).
- O tratamento se baseia na retirada da droga, medidas suportivas/sintomáticas e controle de temperatura. Antagonistas serotoninérgicos somente são indicados em casos graves e refratários a medidas clínicas.

ANTIDEPRESSIVOS TRICÍCLICOS

Introdução

Os antidepressivos tricíclicos (ADT) são medicamentos antigos, sintetizados pela primeira vez na década de 1940. Já foram largamente utilizados no mundo, porém, devido aos efeitos colaterais e à descoberta de outras substâncias mais eficazes no tratamento de transtornos psiquiátricos, sua comercialização vem caindo progressivamente, sobretudo em países desenvolvidos. Apesar disso, são associados a importante toxicidade, sendo ainda a quinta causa de óbito nos Estados Unidos entre medicamentos e a primeira no Brasil[1,2].

Sua toxicidade e morbimortalidade se devem principalmente às manifestações cardiovasculares associadas à superdosagem e ao fato de a dose tóxica ser atingida com a ingestão de uma quantidade pouco acima da terapêutica. Sabe-se que de 70% a 85% das intoxicações por ADT são intencionais, em mulheres, que a maioria dos óbitos (60%) se deve à amitriptilina e são responsáveis por 33% dos óbitos relacionados a intoxicações. Na década de 1970, a mortalidade chegava a 15%; felizmente, houve grande redução, graças à evolução nas medidas de tratamento e melhoria dos recursos em saúde[3].

Os ADT mais comuns no Brasil são a amitriptilina, imipramina, nortriptilina e clomipramina.

Apresentação clínica

Habitualmente são bem absorvidos pelo trato gastrintestinal, porém em superdosagem podem retardar o esvaziamento gástrico, o que interfere na absorção e prolonga a meia-vida da droga. As concentrações séricas atingem o pico em 8-12 horas da ingestão, e a meia-vida, em caso de superdosagem, pode variar entre 10 e 80 horas[3].

São lipofílicos, com grande volume de distribuição, entre 10 e 50 L/kg, o que torna a diálise uma estratégia muito pouco eficaz na sua eliminação. Ligam-se fortemente à albumina (90-95%), e sua metabolização é hepática; menos de 5% são excretados por via renal[4].

A ação desejada do antidepressivo é o estímulo à liberação e inibição da receptação de neurotransmissores como noradrenalina, dopamina e serotonina, causando melhora no humor, disposição e energia do paciente deprimido. Porém, em caso de superdosagem, a medicação atua como antagonista de receptores muscarínicos, alfa-adrenérgicos periféricos e histamínicos, além de promover a inibição dos canais rápidos de sódio e a estabilização da membrana, causando hiperexcitabilidade no sistema nervoso central, demora na despolarização e retardo na condução cardíaca. Há também estímulo ao influxo de potássio na célula, predispondo à hipocalemia e ao bloqueio de canais de cálcio. Tais mecanismos podem desencadear os seguintes sintomas:

- Ação anticolinérgica: taquicardia sinusal, agitação, midríase, nistagmo, retenção urinária, boca seca, hipertermia, hipertensão transitória inicial.
- Antagonista histamínico: diferentes graus de sedação, que vão desde sonolência leve até coma.
- Bloqueio alfa-adrenérgico periférico e ação sobre canais de cálcio: hipotensão refratária, efeito inotrópico negativo e choque.
- Efeito quinidina-símile (causado pelo bloqueio de canais de sódio): prolongamento dos intervalos PR e QT, alargamento do QRS, taquicardia ventricular, fibrilação ventricular.
- Ação sobre canais de sódio, cálcio e potássio: predisposição a arritmias e bloqueio atrioventricular. A presença de bradicardia ou bloqueios se associa a mau prognóstico.
- Atuação sobre neurotransmissores e canais de sódio no sistema nervoso central: convulsões, *status epilepticus*. A presença de convulsões é critério de mau prognóstico e se associa a predisposição a arritmias cardíacas.

O mecanismo de toxicidade descrito leva a repercussões graves, que podem surgir de acordo com um *timing* passível de previsibilidade, e são resumidas de acordo com a ordem de aparecimento na Tabela 1.

TABELA 1 Aparecimento de sintomas na intoxicação por antidepressivos tricíclicos de acordo com o tempo de ingestão

Sintomas	Intervalo de tempo para aparecimento
Agitação, delírio (anticolinérgicos)	Primeira hora
Sedação	2 a 6 horas
Convulsões	Primeiras 6 horas
Taquicardia sinusal, midríase, retenção urinária	Até 24 horas
Alargamento de QRS, arritmias cardíacas, hipotensão	Até 24 horas

Fonte: elaborado pelas autoras.

As alterações cardiovasculares, como são a principal causa de morte, devem ser identificadas precocemente e tratadas imediatamente[5]. Há associação entre a presença de alargamento do QRS e outras manifestações clínicas, como se pode observar na Tabela 2.

TABELA 2 Associação entre QRS e manifestações clínicas

QRS	Correlação
> 100 ms	Preditor de convulsões
> 120 ms	Preditor de gravidade
➤ → 160 ms	Preditor de arritmias ventriculares

Fonte: elaborado pelas autoras.

A ingestão de doses maiores que 20 mg/kg tem alta letalidade, porém ingestões acima de 5 mg/kg,

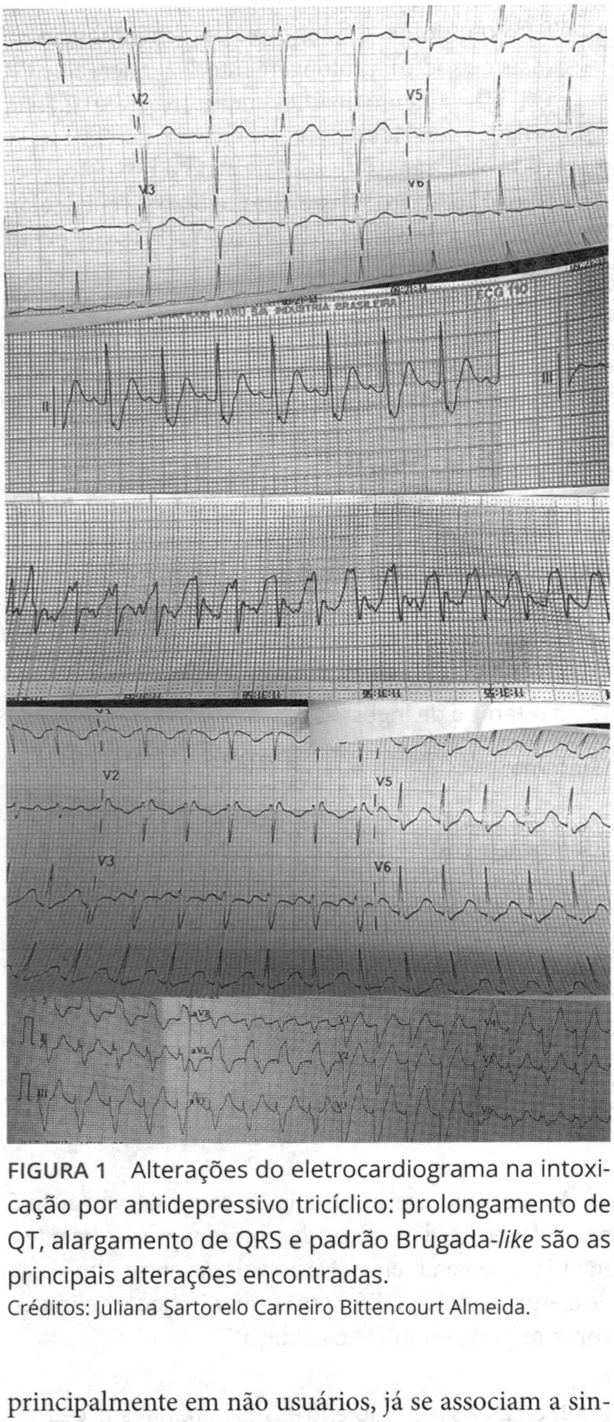

FIGURA 1 Alterações do eletrocardiograma na intoxicação por antidepressivo tricíclico: prolongamento de QT, alargamento de QRS e padrão Brugada-*like* são as principais alterações encontradas.
Créditos: Juliana Sartorelo Carneiro Bittencourt Almeida.

principalmente em não usuários, já se associam a sintomas cardiovasculares, coma e outros sintomas ameaçadores à vida.

Abordagem diagnóstica

A dosagem sérica de ADT, apesar de pouco disponível, tem papel no diagnóstico da intoxicação. Níveis acima de 300 ng/dL são indicativos de superdosagem, embora não exista correlação direta entre o nível sérico e o grau de toxicidade. Estima-se que níveis séricos acima de 800 ng/dL se relacionem a casos mais graves. Não há indicação de seriar o exame para acompanhamento, pois é o quadro clínico o norteador nesses casos, e é necessário ter cautela na interpretação do exame, pois intoxicações por carbamazepina, difenidramina, ciproeptadina, entre outras, podem produzir resultados falsos positivos.

A avaliação inicial com glicemia capilar e eletrocardiograma (ECG) traz informações importantes no caso da suspeita de intoxicação por ADT. Na investigação do paciente, informações como horário de ingestão, quantidade, coingestão de outras medicações, comorbidades e intercorrências da cena ou do transporte (vômitos, convulsões, broncoaspiração) são de grande valia na predição de gravidade.

O ECG seriado é o exame de maior importância, e, em pacientes que necessitem de intubação ou de tratamento com bicarbonato, a gasometria seriada também deve ser feita. Investigação de distúrbios hidroeletrolíticos é desejável, pela predisposição a arritmias, e, em pacientes que cursem com convulsões ou períodos de imobilidade prolongada, o acompanhamento da creatinofosfoquinase e da função renal também deve ser feito. Como a metabolização da droga é hepática, quando houver história ou suspeita de alterações hepáticas, as transaminases e os exames de avaliação da função do órgão estão indicados.

Radiografia de tórax, hemograma e marcadores infecciosos devem ser acompanhados em pacientes intubados e/ou com suspeita de broncoaspiração. Em pacientes que intercorram com choque, o PoCUS pode ser feito para acompanhamento terapêutico.

Diagnóstico diferencial

Em relação a substâncias envolvidas em intoxicações, todas aquelas cujo perfil justifica a presença de uma síndrome anticolinérgica ou que curse com arritmias e choque são possíveis diagnósticos diferenciais. Envenenamentos por carbamazepina, lamotrigina, ciclobenzaprina e neurolépticos podem evoluir com sinais e sintomas semelhantes e em geral têm similaridade no manejo.

Entre as causas orgânicas que devem ser excluídas, estão todas aquelas que cursem com rebaixamento do nível de consciência e alterações cardiovasculares, como sepse, afecções do sistema nervoso central, embolia pulmonar, insuficiência cardíaca etc.

Caso seja necessária a extensão da propedêutica com tomografia de crânio, punção liquórica ou avaliação de outras especialidades para elucidação diagnóstica, esta deve ser realizada precocemente, para não atrasar o tratamento do paciente.

Manejo

As medidas iniciais de suporte devem ser priorizadas no paciente com suspeita de intoxicação por ADT.

Atendimento pré-hospitalar

Pelo potencial de rebaixamento do nível de consciência, convulsões e arritmias cardíacas precoces, o ideal é que a abordagem inicial seja realizada por unidade avançada. Mesmo pacientes que não apresentem instabilidades na cena podem evoluir rapidamente para quadros graves, pois as manifestações ameaçadoras à vida podem aparecer nas primeiras 2 a 6 horas da ingestão.

A realização do ECG na cena quando for possível pode auxiliar na condução do caso, principalmente em relação à predição de arritmias ou choque. Pacientes que apresentem alargamento de QRS, arritmias ou hipotensão na cena devem receber bicarbonato de sódio 1-2 mEq/kg em *bolus*, durante o deslocamento até a unidade hospitalar, pois a medida reduz o risco de parada cardiorrespiratória (PCR) durante o transporte[3].

Em pacientes com Glasgow limítrofe, a proteção de via aérea é recomendada, pois o rebaixamento ocorre rapidamente e o risco de broncoaspiração durante o transporte se a via aérea não estiver protegida é grande. A intubação sob sequência rápida é a recomendada, e o ideal é que seja realizada com medicações cardioestáveis.

Caso haja convulsões, o uso de fenitoína está contraindicado, pelo seu potencial arritmogênico, e a abordagem deve ser feita com benzodiazepínicos. A amiodarona em caso de arritmias ventriculares também é contraindicada, pois apresenta o mesmo mecanismo de inibição de canais de sódio e pode piorar o quadro cardiovascular.

Descontaminação gástrica e carvão ativado são contraindicados nessa primeira abordagem, pelo risco de rebaixamento súbito, convulsões e arritmias; esse benefício só deve ser avaliado posteriormente, durante a avaliação hospitalar.

Abordagem hospitalar

Glicemia capilar, ECG e monitorização dos sinais vitais devem ser as primeiras medidas em pacientes admitidos com suspeita de intoxicação por ADT. Mantém-se a perviedade das vias aéreas, oferecendo oxigênio em caso de saturação < 94% ou promovendo a intubação em pacientes com insuficiência respiratória ou coma. Idealmente, deve-se realizar punção de dois acessos venosos calibrosos, devido ao risco de choque.

Em pacientes admitidos já com sinais de instabilidade hemodinâmica não responsiva a volume, presença de arritmia cardíaca ou QRS > 120 ms, deve ser prontamente iniciada infusão de bicarbonato de sódio a 1 a 2 mEq/kg em *bolus*. O uso de aminas está indicado nessa fase inicial se houver hipotensão ou choque, mas há tendência à progressão ou refratariedade do choque às medidas habituais caso o bicarbonato não seja iniciado.

Em pacientes que evoluem com PCR, a solução de bicarbonato sem diluição deve ser infundida durante toda a assistência, e, em caso de necessidade de antiarrítmicos, a lidocaína deve ser a escolha, evitando-se a amiodarona.

Pacientes que evoluem com convulsões devem receber benzodiazepínicos, e, em caso de crises reentrantes, a solução contínua de benzodiazepínicos ou de fenobarbital (15-20 mg/kg) é a escolha, pois a fenitoína é contraindicada devido ao seu potencial arritmogênico. Nesses pacientes, deve-se ficar atento ao aparecimento de arritmias, pois as convulsões são preditores de acometimento cardiovascular nessa intoxicação[4].

Lavagem gástrica pode ser realizada caso a ingestão tenha ocorrido em até 60 minutos e o carvão ativado também pode ser administrado observando-se esse

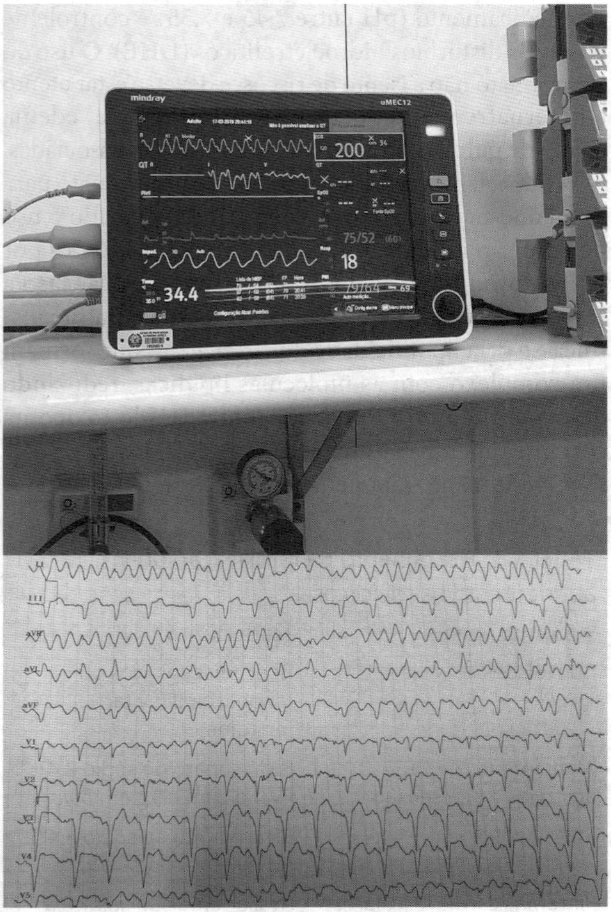

FIGURA 2 Arritmia ventricular e parada cardiorrespiratória associada ao uso de tricíclicos.
Fonte: Juliana Sartorelo Carneiro Bittencourt Almeida e Felipe Carvalhaes.

intervalo, tendo em mente os riscos do procedimento (broncoaspiração, convulsões, desencadear arritmia etc.) e as contraindicações, como via aérea desprotegida. Os procedimentos de descontaminação não devem atrasar a abordagem inicial das manifestações de gravidade.

O bicarbonato de sódio é o principal agente no tratamento dos sintomas cardiovasculares e impacta diretamente no prognóstico desse paciente. O uso da substância visa aumentar a concentração sérica de sódio, revertendo o bloqueio dos canais de sódio. Deve ser administrado conforme as orientações a seguir[6]:

- Administração de bicarbonato de sódio: Ex.: paciente de 70 kg
- Presença de:
  - Hipotensão refratária a volume.
  - QRS > 120 ms.
  - Arritmia cardíaca.

A solução deve ser mantida por 12 horas a partir da resolução do motivo pelo qual foi iniciada. Deve ser realizada gasometria seriada para avaliação da efetividade do medicamento (pH entre 7,45 e 7,55) e controle de possíveis distúrbios hidroeletrolíticos (DHE). O uso do bicarbonato não é isento de riscos, e deve-se estar atento a hipernatremia, hipocalemia, hipervolemia, edema agudo de pulmão, entre outras complicações associadas.

Em pacientes refratários ao uso de bicarbonato para as manifestações cardiovasculares, está indicado o uso de emulsão lipídica a 20% na dose de 1,5 mL/kg por via endovenosa[6]. A solução pode ser repetida, caso a resposta seja ausente ou parcial. O uso da emulsão justifica-se pela lipofilicidade dos tricíclicos, que formam um complexo com as moléculas lipídicas, reduzindo de maneira importante a concentração do tóxico na corrente sanguínea e até mesmo nos tecidos.

O resumo do tratamento está destacado na Tabela 3.

TABELA 3 Tratamento da intoxicação por antidepressivos tricíclicos

Sintomas/sinais	Tratamento
Convulsões	Benzodiazepínicos ou fenobarbital (evitar fenitoína)
Alargamento de QRS, arritmias e hipotensão	Bicarbonato de sódio 8,4% EV 1 a 2 mEq/kg em *bolus*
PCR	Bicarbonato de sódio 8,4% EV; evitar amiodarona
Sintomas cardiovasculares refratários ao bicarbonato	Avaliar emulsão lipídica a 20% 1,5 mL/kg

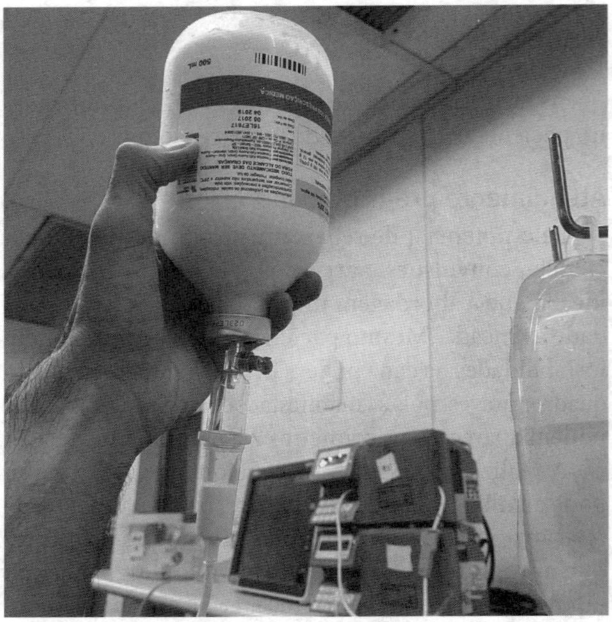

FIGURA 3 Uso de emulsão lipídica em pacientes com sintomas cardiovasculares refratários ao bicarbonato. Fonte: Felipe Carvalhaes.

Acompanhamento

Pelo risco tardio de manifestações cardiovasculares, todo paciente que tenha ingerido uma quantidade superior a 5 mg/kg de ADT deve permanecer em observação em sala de emergência por pelo menos 24 horas. A ocorrência de PCR sem pródromos nesses pacientes não é incomum.

Em pacientes que evoluem com sinais de gravidade, a alta deve ser individualizada de acordo com a resposta terapêutica. Pela gravidade, esses pacientes devem ser manejados preferencialmente em ambiente de terapia intensiva.

INIBIDORES SELETIVOS DA RECAPTAÇÃO DE SEROTONINA

Introdução

Originários na década de 1980, os inibidores seletivos da recaptação de serotonina (ISRS) são dignos de destaque, tanto pela sua ampla adoção médica como pela sua aplicação expandida em diversos diagnósticos. Esses medicamentos antidepressivos são os mais comumente prescritos em escala global, principalmente devido à sua boa tolerabilidade em comparação com outras classes de fármacos, graças em grande parte ao seu perfil de segurança. Os ISRS possuem baixa toxicidade e provocam poucos efeitos colaterais anticolinérgicos[7].

O grupo dos ISRS inclui alguns fármacos, entre eles citalopram, escitalopram, fluoxetina, fluvoxamina, paroxetina e sertralina. Destes, o único fornecido pelo Sistema Único de Saúde no Brasil é a fluoxetina. O uso dos ISRS é variado; além do tratamento da depressão, são prescritos para tratar transtornos de ansiedade, distúrbios alimentares, sintomas vasomotores moderados a graves da menopausa, transtorno obsessivo-compulsivo, transtorno de estresse pós-traumático, ejaculação precoce, transtorno disfórico pré-menstrual e transtorno de sintomas somáticos.

Os ISRS formam um grupo de medicamentos com estruturas diversas, que atuam inibindo seletivamente a recaptação pré-sináptica de serotonina, sem afetar de forma significativa a recaptação de norepinefrina ou dopamina. Essa propriedade confere aos pacientes que fazem uso dessas medicações uma maior tolerância aos efeitos terapêuticos.

Como os ISRS têm pouco ou nenhum antagonismo dos receptores muscarínicos, histamínicos ou adrenérgicos, eles normalmente não causam sintomas anticolinérgicos, sedação e hipotensão. Entretanto, são os medicamentos antidepressivos mais prescritos na atualidade. Assim, o abuso dessa classe é comum, e em doses altas podemos encontrar os efeitos tóxicos, sendo importante conhecê-los e individualizar cada componente do grupo.

A serotonina (5-hidroxitriptamina ou 5-HT) é um neurotransmissor liberado no cérebro por neurônios originados nos núcleos da rafe do tronco cerebral. A neurotransmissão serotoninérgica no cérebro envolve pelo menos 14 tipos diferentes de receptores de serotonina pré- e pós-sinápticos. Todos os ISRS diminuem de forma potente a ação da bomba pré-sináptica de recaptação de serotonina em até 90%. Isso aumenta o tempo em que a serotonina está disponível na sinapse e aumenta a ocupação pós-sináptica do seu receptor. No entanto, a inibição da recaptação não parece ser suficiente para tratar a depressão. A inibição da recaptação ocorre logo após o início do tratamento, e os efeitos terapêuticos completos podem não aparecer por 3 a 8 (ou mais) semanas após o início do tratamento. Além disso, o tratamento com ISRS por semanas modifica os receptores serotoninérgicos; as alterações variam dependendo do subtipo de receptor de serotonina. O perfil de efeitos colaterais relativamente benigno se deve à sua seletividade[7].

Embora sejam seletivos para o sistema 5-HT, eles não são específicos para os diferentes subtipos de receptores 5-HT. Os ISRS estimulam os receptores 5-HT1, o que resulta em efeitos ansiolíticos e antidepressivos, mas também estimulam os receptores 5-HT2, o que pode levar a sintomas de ansiedade, insônia e disfunção sexual, além dos receptores 5-HT3, que frequentemente causam náuseas e cefaleia.

Com exceção da paroxetina, os ISRS não exercem impacto significativo nos receptores alfa-adrenérgicos, histamínicos ou colinérgicos. A paroxetina, por sua vez, apresenta uma ação levemente antagônica nos receptores colinérgicos. Os efeitos colaterais que surgem durante o tratamento são principalmente atribuídos aos efeitos desses medicamentos nos receptores de serotonina.

Após serem ingeridos, os medicamentos atingem níveis plasmáticos dentro de algumas horas, variando de 1 a 8 horas, e a meia-vida é descrita na Tabela 4. Em geral, a sua absorção não é afetada pela ingestão de alimentos, com exceção da sertralina, que é absorvida de forma mais rápida quando tomada junto com alimentos. Uma vez absorvidos, os ISRS se ligam às proteínas plasmáticas e são amplamente distribuídos por todo o corpo, incluindo o cérebro, devido à sua natureza lipofílica[8].

TABELA 4 Meia-vida dos inibidores seletivos da recaptação de serotonina

Medicamento	Tempo
Citalopram	33 horas
Escitalopram	33 horas
Fluoxetina	16 dias
Fluvoxamina	22 horas
Paroxetina	21 horas
Sertralina	26 horas

Fonte: ToxBase.

Apresentação clínica

Os ISRS geralmente são mais seguros do que os ADT e os inibidores da monoaminoxidase (IMAO). As doses necessárias para que haja efeitos de intoxicação são substancialmente superiores às terapêuticas. Ingestões superiores a 30 vezes a dose diária habitual raramente produzem sintomas. Acima de 50 vezes, podem causar tremores, sintomas gastrintestinais como vômitos e depressão do sistema nervoso central. A maior parte dos eventos fatais associa-se a grandes ingestões, maiores que 150 vezes a dose diária habitual, ou quando se associam outras drogas, como álcool, benzodiazepínicos e demais classes de antidepressivos[9].

Cerca de 31% a 32% das intoxicações por tricíclicos requerem intubação orotraqueal, comparados com 4-6% dos ISRS. Da mesma forma, 31-35% dos tricíclicos requerem internações em unidades de terapia intensiva, comparados com 0 a 6% das intoxicações por ISRS. Um estudo mostrou a incidência de 1,6 morte por milhão na prescrição de ISRS, comparado a 34,8 por tricíclicos e 20 por IMAO[10].

Devem-se diferenciar efeitos adversos comuns típicos da classe com os efeitos de intoxicação ou até mesmo a síndrome serotoninérgica, manifestação mais grave da intoxicação por essa classe de medicamento.

Os efeitos adversos mais comuns envolvem náusea, xerostomia, cefaleia, insônia, diarreia, disfunção sexual, sonolência, sudorese, tremor, mudança de peso, hiponatremia. A intoxicação, por sua vez, manifesta-se com os mesmos sintomas dos adversos, de forma potencializada.

Apesar de ter efeitos adversos comuns, os ISRS possuem substâncias estruturalmente diferentes, sendo importante individualizar cada intoxicação com base nas particularidades de cada droga (Tabela 5).

Síndrome serotoninérgica

A síndrome serotoninérgica (SS) é uma condição potencialmente fatal, associada ao aumento da atividade da serotonina no sistema nervoso central e periférico. Contempla inúmeros achados clínicos, que variam de leves a graves, entre eles alterações do estado mental, hiperatividade autonômica e anormalidades neuromusculares. Podemos encontrar o paciente com esses sintomas no uso terapêutico de algumas drogas, mas principalmente em casos de autointoxicação intencional e em interações medicamentosas[11].

Os ISRS formam o grupo mais comumente associado à SS, porém são menos associados a casos graves em comparação com medicamentos que inibem a monoaminoxidase. Já os inibidores da recaptação de serotonina-noradrenalina (ISRSN), por exemplo, são ligeiramente mais propensos a causar SS em comparação com ISRS, mas várias vezes menos prováveis em comparação com uma coingestão de IMAO[11].

A SS é diagnosticada com base em achados clínicos. Nenhum exame laboratorial confirma o diagnóstico. As concentrações de serotonina não se correlacionam com os achados clínicos. Estudos diagnósticos adicionais são usados para excluir outras etiologias e monitorar possíveis complicações[11].

O mecanismo fisiopatológico dessa síndrome não é completamente elucidado, mas sabe-se que há estímulo excessivo dos receptores 5-HT2A e 5-HT1A. Os sintomas mais comuns são agitação, incoordenação motora, rigidez muscular, mioclonia, diaforese, tremores, taquicardia e hipertermia. Para ajudar no diagnóstico da SS existem os critérios de toxicidade de Hunter. Devemos primeiro ter o uso de um agente serotoninérgico associado a condições clínicas[11].

Para preencher os critérios de Hunter, um paciente deve ter a presença de um agente serotoninérgico e atender a uma das seguintes condições (Figura 4).

A SS normalmente não é um diagnóstico de exclusão se os critérios de Hunter forem atendidos. No entanto, é improvável que pacientes em doses terapêuticas desenvolvam essa condição. Sendo assim, para considerar a presença de agente serotoninérgico, deve-se obedecer aos seguintes critérios (Tabela 6).

Caso nenhum deles esteja presente, a SS deve ser considerada um diagnóstico de exclusão, e outras etiologias devem ser investigadas.

TABELA 5 Principais inibidores seletivos da recaptação de serotonina e suas peculiaridades

Medicamento	Dose habitual	Dose máxima	Peculiaridades
Citalopram	20-40 mg/dia	40 mg/dia	Seu mecanismo de toxicidade se dá pelo prolongamento do intervalo QTc, que predispõe a taquiarritmias como torsades de pointes. Pacientes idosos, com lesão hepática ou em uso de medicações que interajam com CYP2C19, podem levar a intoxicação em doses menores que a habitual.
Escitalopram	10 mg	30 mg	Isômero do citalopram, com efeito mais potente na inibição da recaptação de serotonina, logo possui efeitos adversos semelhantes, incluindo os cardiotóxicos listados anteriormente
Fluoxetina	20-60 mg	80 mg	Maior meia-vida dentre as drogas do grupo. Único que possui metabólito com atividade clínica significativa (norfluoxetina).
Fluvoxamina	50-200 mg	300 mg	Um dos primeiros antidepressivos ISRS a serem estudados. Substância derivada da fluoxetina.
Paroxetina	20-40 mg	40 mg	A paroxetina, junto com o citalopram, é um dos ISRS que mais cursam com efeito sedativo. Mais relacionada a episódios de hiponatremia, principalmente em idosos. É o que mais leva a sintomas de retirada, com efeitos de agitação psicomotora, sudorese, ansiedade etc.
Sertralina	50-200 mg	300 mg	É o antidepressivo com maior segurança cardiovascular.

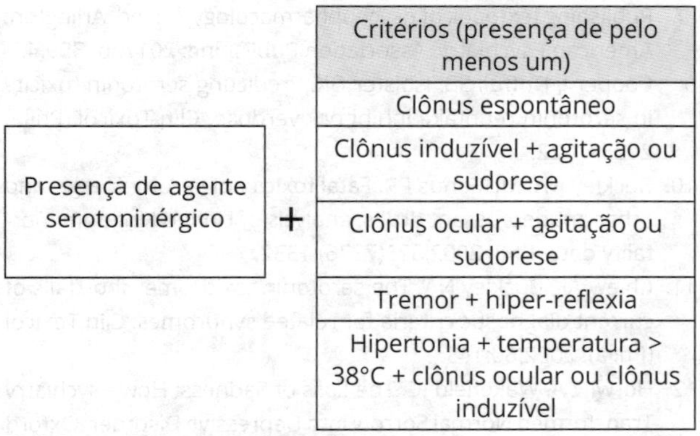

FIGURA 4 Critérios de Hunter.

TABELA 6 Critérios de associação de fármacos para síndrome serotoninérgica

Overdose com um agente serotoninérgico, exceto um agonista direto do receptor de serotonina.
Interação fármaco-droga de dois agentes serotoninérgicos, exceto quando ambos são agonistas diretos dos receptores de serotonina.
Início ou aumento da dose de um agente serotoninérgico ou agente que diminua o metabolismo do agente serotoninérgico.

Apesar de sua importância clínica na prática toxicológica, a SS pode ser subdiagnosticada por uma série de razões. As manifestações podem ser erroneamente atribuídas a outra causa; casos leves podem ser descartados ou os médicos podem não suspeitar da condição. A ingestão de múltiplos estimulantes (por exemplo, anfetaminas com agentes serotoninérgicos) pode causar uma combinação excitatória que pode não ser facilmente classificada como toxicidade serotoninérgica pura. Muitos relatos na literatura atribuem erroneamente sinais e sintomas inespecíficos sem uma etiologia precipitante clara à SS.

Manejo

Embora a SS não seja frequentemente fatal, ela é comum na prática médica e alguns princípios devem ser seguidos para garantir tratamento efetivo ao paciente intoxicado. São pontos importantes ao tratamento:

- Interrupção imediata de todos os agentes serotoninérgicos.
- Medidas suportivas.
- Em casos selecionados, controle de agitação com benzodiazepínicos.
- Administração de antagonistas da serotonina.

A. A resolução do quadro de SS habitualmente ocorre 24 horas após a suspensão do agente responsável de forma espontânea, portanto a medida mais importante nesses casos é a retirada da droga[11].

B. Em pacientes com complicações secundárias a intoxicação, como hipertermia importante (> 41 °C), rabdomiólise que cursa com insuficiência renal, instabilidade autonômica (convulsão/agitação psicomotora importante), insuficiência respiratória, entre outras, devem-se garantir medidas suportivas. Nos casos de hipertermia, é importante fazer a monitorização e o controle da temperatura, como compressas geladas, infusão de solução cristaloide refrigerada e antitérmicos. A rabdomiólise pode ser manejada com hidratação venosa vigorosa, visando normalizar os níveis de creatinofosfoquinase e evitando lesões renais agudas. A instabilidade autonômica pode cursar com sintomas como sudorese excessiva, agitação psicomotora, taquicardia, hipertensão, que devem ser manejados conforme a demanda. Por fim, o suporte ventilatório é medida importante para pacientes que evoluem com insuficiência respiratória secundária aos sintomas da intoxicação, como mioclonias, incoordenação motora e rigidez que levem a dificuldade respiratória[11].

C. O uso de benzodiazepínicos deve ser considerado com cautela no controle da agitação psicomotora. A contenção química é preferível à contenção física para pacientes agitados. Restrições físicas podem causar contrações musculares isométricas, levando a acidose láctica profunda e hipertermia. Preferencialmente, devem-se usar benzodiazepínicos de curta ação (como midazolam) para evitar sonolência excessiva[11]. As doses devem ser tituladas e individualizadas dependendo da resposta do paciente, podendo ser repetidas a cada 8 a 10 minutos. O uso de benzodiazepínicos também auxilia no controle de possíveis crises convulsivas causadas pela intoxicação serotoninérgica.

D. A administração de antagonista de serotonina é indicada apenas em casos graves, refratários a 24 horas de suporte clínico. O fármaco de escolha é a ciproeptadina, anti-histamínico H1 de primeira geração. A dose inicial é de 12 mg por via oral ou enteral, seguida de 2 mg a cada duas horas caso os sintomas persistam. A dose máxima diária é de 32 mg/dia. Outra droga que pode ser utilizada é a clorpromazina, embora alguns estudos não demonstrem eficácia comprovada. A dose preconizada é de 50-100 mg IM ou 2-50 mg EV somente em casos graves que não respondem ao tratamento anterior por seus efeitos adversos[4].

Acompanhamento

Pacientes com SS grave requerem cuidados em uma unidade de terapia intensiva. Aqueles com sintomas moderados devem ser admitidos para observação e monitorizados até que os sintomas se resolvam. Casos leves podem ser observados por 4 a 6 horas. Caso, durante esse período, o estado mental e os sinais vitais do paciente permaneçam normais, não haja aumento do clônus ou dos reflexos tendinosos profundos e seja assegurado um acompanhamento próximo, o paciente pode receber alta.

REFERÊNCIAS

1. Bronstein AC, Spyker DA, Cantilena LR Jr, Rumack BH, Dart RC. 2011 Annual report of the American Association of Poison Control Centers' National Poison Data System (NPDS): 29th Annual Report. Clin Toxicol (Phila). 2012;50:911.
2. Brasil. Ministério da Saúde. Sistema de Informação de Agravos de Notificação (SINAN). Intoxicação exógena. Acesso em: http://tabnet.datasus.gov.br/cgi/tabcgi.exe?sinannet/cnv/Intoxbr.def.
3. Woolf AD, Erdman AR, Nelson LS, et al. Tricyclic antidepressant poisoning: an evidence-based consensus guideline for out-of--hospital management. Clin Toxicol (Phila). 2007;45(3):203-33.
4. Andrade Filho A, Campolina D, Dias MB. Toxicologia na prática clínica. 2. ed. Belo Horizonte: Folium; 2013.
5. Hanacoody HK, Thomas SH. Tricyclic antidepressant poisoning: cardiovascular toxicity. Toxicol Rev. 2005;24(3):205-14.
6. Lavonas EJ, et al. 2023 American Heart Association focused update on the management of patients with cardiac arrest or life-threatening toxicity due to poisoning: an update to the American Heart Association guidelines for cardiopulmonary resuscitation and emergency cardiovascular care. Circulation. 2023;148(16):e149-e184.
7. Vedovato K, Trevizan AR, Zucoloto CN, Bernardi MDL, Zanoni JN, Martins JVCP. O eixo intestino-cérebro e o papel da serotonina. Arq Ciênc Saúde Unipar. 2014;18(1):33-42.
8. Carpenter LL, Schatzberg AF. Sertraline. In: Schatzberg AF, Nemeroff CB, editores. The American Psychiatric Association Publishing textbook of psychopharmacology, 5th ed. Arlington: American Psychiatric Association Publishing; 2017. p. 359.4.
9. Cooper J, Duffull SB, Isbister GK. Predicting serotonin toxicity in serotonin reuptake inhibitor overdose. Clin Toxicol (Phila) 2023;61:22.
10. Buckley NA, McManus PR. Fatal toxicity of serotoninergic and other antidepressant drugs: analysis of United Kingdom mortality data. BMJ. 2002;325(7376):1332.
11. Chiew AL, Buckley NA. The serotonin toxidrome: shortfalls of current diagnostic criteria for related syndromes. Clin Toxicol (Phila). 2022;60:143.
12. Horwitz A, Wakefield JC. The Loss of Sadness: How Psychiatry Transformed Normal Sorrow into Depressive Disorder. Oxford University Press; 2007.
13. Rosenbaum JF, Ionescu DF. Fluoxetine. In: Schatzberg AF, Nemeroff CB, editores. The American Psychiatric Association Publishing textbook of psychopharmacology, 5th ed. Arlington: American Psychiatric Association Publishing; 2017. p. 335.
14. Howlett JR, Stein MB, Nemeroff CB. In: Schatzberg AF, Nemeroff CB, editores. The American Psychiatric Association Publishing textbook of psychopharmacology, 5th ed. Arlington: American Psychiatric Association Publishing; 2017. p. 385.3.
15. Aboujaoude E, Koran LM. Fluvoxamine. In: Schatzberg AF, Nemeroff CB, editores. The American Psychiatric Association Publishing textbook of psychopharmacology, 5th ed. Arlington: American Psychiatric Association Publishing; 2017. p. 419.5.
16. Parthipan A, Banerjee I, Humphreys K, Asch SM, Curtin C, Carroll I, et al. Predicting inadequate postoperative pain management in depressed patients: A machine learning approach. PLoS One. 2019;14:e0210575.
17. Klein-Schwartz W, Anderson B. Analysis of sertraline-only overdoses. Am J Emerg Med. 1996;14(5):456.
18. Bailey B, Buckley NA, Amre DK. A meta-analysis of prognostic indicators to predict seizures, arrhythmias or death after tricyclic antidepressant overdose. J Toxicol Clin Toxicol. 2004;42(6):877-88.

7

Anticonvulsivantes

Paola Isabelle Mariano
Keytty Anny Santos Oliveira

PONTOS PRINCIPAIS

- Todo paciente intoxicado é potencialmente grave e deve ser admitido em sala de emergência, focando no atendimento inicial seguindo o mnemônico MOVE > ABCDE.
- Garantir patência de via aérea, ofertar oxigênio em indivíduos com saturação inadequada e avaliar necessidade de via aérea definitiva. Monitorização cardíaca contínua deve ser estabelecida, assim como eletrocardiograma seriado. Tratamento de hipotensão e choque.
- Obter história clínica completa e, sempre que possível, quantificar a dose ingerida. Procurar vestígios de violência interpessoal ou autoprovocada, como equimoses ou sinais de automutilação. Estar atento à possibilidade de múltiplas substâncias associadas, medicações de diversas classes e concomitância com abuso de álcool/drogas.
- Lavagem gástrica e carvão ativado não devem ser realizados rotineiramente, e sim de maneira individualizada, a depender de substância, riscos e contexto.
- Carvão ativado é administrado em até 2 horas da ingesta para a maioria dos anticonvulsivantes, na dose de 50 g. Em casos específicos, como fenobarbital e carbamazepina, além da dose inicial, deve-se seguir com administração seriada de 25 g a cada 4 horas durante 24 horas.
- Dosagem sérica do medicamento, quando disponível, deve ser obtida a partir de 4 horas da ingesta. Pode ser repetida a cada 24 horas até um declínio evidente e/ou melhora clínica do paciente.
- Terapias específicas como hemodiálise e administração de emulsão lipídica serão descritas para os casos indicados ao longo do capítulo.

INTRODUÇÃO

Os anticonvulsivantes têm grande importância clínica no cenário atual de intoxicações medicamentosas, em virtude de ampla utilização não somente no tratamento de epilepsia, como também no de enxaqueca, transtornos comportamentais, dor crônica, síndromes de abstinência, dentre outros.

Em relação às mortes por autointoxicação intencional no país, os anticonvulsivantes estão entre as principais causas, compreendendo junto aos sedativos e psicotrópicos mais de 20% dos óbitos, além de estar entre as cinco classes medicamentosas mais associadas a óbitos por intoxicações acidentais em menores de 4 anos[1]. Esses números se devem provavelmente às várias indicações terapêuticas dessas medicações, prescrição médica indiscriminada e baixo custo.

Na lista do Rename (Relação Nacional de Medicamentos Essenciais)[2], disponibilizados gratuitamente pelo

Sistema Único de Saúde (SUS), constam os seguintes representantes dessa classe: carbamazepina, fenitoína, fenobarbital, lamotrigina, levetiracetam, topiramato e valproato de sódio. No Brasil, a principal medicação anticonvulsivante envolvida em relato de intoxicação exógena é a carbamazepina, seguida pelo fenobarbital.

DIAGNÓSTICOS DIFERENCIAIS

Diagnósticos diferenciais devem ser propostos sempre que houver suspeita de intoxicação por anticonvulsivantes associada a rebaixamento do sistema nervoso central (SNC). Além da coingestão de substâncias, diagnósticos clínicos devem ser investigados, principalmente diante de uma história confusa, escassez de informações e quadro não compatível com a suspeita clínica.

Condições que culminem com alteração do nível de consciência devem ser lembradas, como intoxicações por álcool/drogas, psicotrópicos, monóxido de carbono e opioides. Infecções, distúrbios hidroeletrolíticos, hipoglicemia e outras alterações metabólicas devem ser descartadas, além de insultos neurológicos agudos do SNC (eventos isquêmicos ou hemorrágicos). Ectoscopia e exame físico direcionado em busca de sinais de trauma cranioencefálico (TCE) devem sempre ser realizados (atentar para a presença de ferimentos cortocontusos, hematomas, fratura de crânio)[3].

Em pacientes que se apresentem com alterações eletrocardiográficas, arritmias e/ou instabilidade hemodinâmica, deve-se fazer diagnóstico diferencial com intoxicação por quaisquer drogas que cursem com bloqueio dos canais de sódio, potássio e cálcio, como antidepressivos tricíclicos, antiarrítmicos, anti-hipertensivos e substâncias ilícitas. Doenças cardíacas também devem ser lembradas, como canalopatias, distúrbios de condução e eventos isquêmicos.

Qualquer quadro de intoxicação exige perspicácia no momento de redigir o prontuário, principalmente quando o paciente já se apresenta com rebaixamento do nível de consciência à admissão. Ao se assumir como única e verdadeira a história relatada por terceiros, diagnósticos diferenciais deixam de ser investigados, e a origem da violência (autoprovocada ou interpessoal) pode ainda não estar totalmente esclarecida.

ACOMPANHAMENTO

Quadros de intoxicações leves devem ser observados no departamento de emergência até se atingir controle de sintomas. Esse período de observação será individualizado, tendo em vista particularidades do paciente envolvido, como disfunções renais ou hepáticas prévias, quantidade ingerida, uso anterior da medicação, concomitância com outras substâncias e tempo de ação das drogas. De modo geral, pacientes com quadros leves devem permanecer em observação por 12 a 24 horas, descartando as complicações associadas e considerando suas peculiaridades. No caso de drogas arritmogênicas, o tempo mínimo de observação deve ser de 24 horas após o paciente estar completamente assintomático.

O paciente vítima de autointoxicação intencional deve permanecer acompanhado, e preconiza-se avaliação psicológica/psiquiátrica antes da alta segura para o domicílio, assim como garantir vinculação ao ambulatório para acompanhamento em longo prazo. Não negligenciar a urgência psiquiátrica associada ao evento. Pacientes graves devem ser encaminhados para ambiente de terapia intensiva após estabilização em sala de emergência. Mais detalhes do manejo serão descritos ao longo do capítulo.

FENOBARBITAL

O fenobarbital pertence à classe dos barbitúricos, sendo uma substância sedativo-hipnótica prescrita desde o início do século XX. Até meados de 1950, foi muito utilizado como sedativo, porém, com o advento dos benzodiazepínicos, passou a ser gradualmente menos recomendado. Atualmente, tem sido indicado no tratamento anticonvulsivante e em alguns casos de abstinência alcoólica, no entanto seu uso é cada vez mais restrito, devido ao surgimento de novas classes medicamentosas antiepilépticas com menos efeitos colaterais e menor toxicidade.

Em países desenvolvidos, a taxa de intoxicação por fenobarbital decresce progressivamente. Tal fato pode ser atribuído a uma combinação de fatores, incluindo a melhor vigilância epidemiológica, regulamentação mais rigorosa, maior acesso a tratamentos alternativos e melhor educação em saúde. Apesar disso, estatísticas dos Estados Unidos mostram que, em Nova Iorque, no período de 1990-2007, os barbitúricos foram utilizados em tentativas de suicídio em cerca de 11% dos adultos jovens e 27% dos idosos. Além disso, no relatório da SAMSHA (Substance Abuse and Mental Health Services Administration) de 2007, os barbitúricos foram responsáveis por cerca de 1,2% do total de admissões hospitalares por uso não médico de medicamentos[4].

Embora tenha seu risco de toxicidade muito bem definido, ainda é uma droga amplamente utilizada no tratamento de epilepsia e crises convulsivas no Brasil. Isso se deve ao seu baixo custo e ampla disponibilidade, podendo ser administrada pelas vias oral (VO), intramuscular (IM) ou endovenosa (EV). No país, é o segundo anticonvulsivante mais envolvido em admissões hospitalares por intoxicação aguda.

Farmacologia

Seu mecanismo de ação está relacionado à ativação dos receptores GABA-A, resultando num aumento dos neurotransmissores GABA (ácido gama-aminobutírico) e atuando em todo o SNC. Tal classe medicamentosa potencializa as correntes de cloreto GABA induzidas ao manterem a abertura dos canais de cloro sustentada. Dessa forma, a membrana pós-sináptica se mantém hiperpolarizada, diminuindo a excitabilidade neuronal[4].

Além disso, o fenobarbital tem ação nos receptores AMPA de glutamato, bloqueando-os e reduzindo as despolarizações induzidas pelo neurotransmissor. Sendo assim, seu efeito depressor no SNC se dá pela ação ativadora dos receptores GABA-A inibitórios e redução dos efeitos excitatórios dos receptores AMPA. Isso ocorre de tal forma que diminui o impulso neurogênico e hipóxico da neurofisiologia respiratória, causando bradipneia ou até mesmo apneia[4].

O fenobarbital possui rápida absorção no trato digestivo, em torno de 30 minutos, atingindo pico de ação em 4 horas. A presença de alimento na cavidade gástrica retarda a sua absorção. Após atingir o nível sérico, os barbitúricos são amplamente distribuídos entre os tecidos, atravessando inclusive a barreira placentária, com concentração sérica fetal igual à materna[4].

O fenobarbital tem seu metabolismo em boa parte hepático e liga-se agudamente ao citocromo P450, causando diversas interações medicamentosas e com substratos endógenos. Possui muitos metabólitos ativos, o que pode ocasionar num efeito comatoso cíclico, onde a manifestação clínica pode não corresponder aos níveis plasmáticos. Seu nível terapêutico sérico gira em torno de 15-40 µg/mL; concentrações acima de 50 µg/mL podem estar relacionadas a intoxicações graves. Além disso, possui meia-vida extensa, variando entre 80 e 160 horas[5].

Por se tratar de uma molécula menos lipossolúvel comparada com os outros barbitúricos, o fenobarbital tem cerca de 25% de suas moléculas excretadas de forma inalterada na urina. Sua meia-vida é influenciada pela idade (idosos e crianças possuem metabolização mais lenta), e hepatopatas também têm maior dificuldade de metabolização da droga, aumentando seu tempo de ação. Além disso, pacientes expostos cronicamente ao fármaco possuem metabolização acelerada dele, necessitando de doses cerca de 5 a 10 vezes maiores que a habitual para induzir sedação. Por outro lado, pacientes submetidos ao uso concomitante de outras drogas, como benzodiazepínicos, antidepressivos tricíclicos, propofol ou etomidato, podem ter sua dose tóxica vigorosamente reduzida.

Apresentação clínica

Os sintomas associados ao uso de fenobarbital variam de acordo com a dose ingerida, exposição crônica ou presença de hepatopatias. Devido ao seu mecanismo de ação, os achados mais observados são relacionados ao SNC, embora tal droga ainda exerça efeitos sobre os sistemas respiratório, cardiovascular e digestivo.

Como possui boa absorção enteral, além de retardar o esvaziamento gástrico, as manifestações clínicas relacionadas a seu uso podem se iniciar em até 30 minutos após a ingesta. Os primeiros sintomas a se manifestarem são pensamento e fala lentificados, sonolência e alteração da coordenação motora. Além disso, pode ocorrer o chamado efeito de agitação paradoxal, principalmente em idosos, no qual o paciente apresenta estado de agitação e euforia, semelhantes ao da embriaguez[5].

Pacientes com intoxicações graves podem cursar com depressão do SNC, com coma profundo, perda de todos os reflexos, hipotermia e linha isoelétrica no eletroencefalograma (EEG). As pupilas habitualmente estão normais ou mióticas, porém em casos graves pode haver midríase fixa, por relaxamento da musculatura oculomotora, o que muitas vezes entra no diagnóstico diferencial de morte encefálica[5].

A depressão respiratória, pouco sensível à hipoxemia, cursa com uma respiração superficial e lenta, com franca insuficiência e necessidade de intervenção imediata em caso de intoxicações mais graves. A supressão do centro respiratório associada ao rebaixamento do SNC predispõe a aspiração gástrica e insuficiência respiratória, principal mecanismo de morbimortalidade da intoxicação.

Pacientes com intoxicações graves podem evoluir com hipotensão e instabilidade hemodinâmica relacionados a perda do tônus vascular e, nos casos de doses mais elevadas, depressão miocárdica direta. Há consequente hipoperfusão renal, sendo causa de oligúria e insuficiência renal nesses pacientes. Os indivíduos cardiopatas e idosos são os mais suscetíveis às tais manifestações. As arritmias cardíacas raramente estão associadas.

Em cerca de 6% dos pacientes com intoxicação por barbitúricos, nota-se a presença de bolhas translúcidas e tensas, com halo eritematoso que aparece principalmente em pontos de pressão após cerca de 12 a 24 horas. Um fato curioso relacionado é que a concentração da droga no conteúdo da lesão é equiparável à concentração sérica da droga (Figura 1).

Avaliação diagnóstica

O diagnóstico da intoxicação baseia-se nas manifestações clínicas compatíveis, história patológica detalhada e dosagem de nível sérico de fenobarbital.

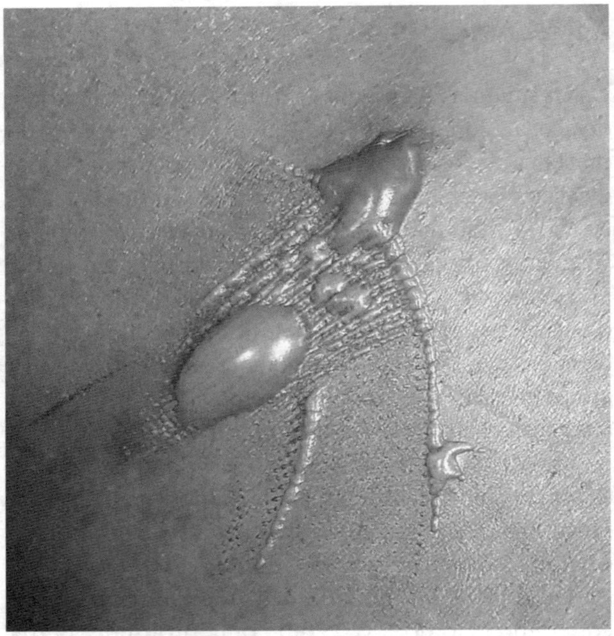

FIGURA 1 Lesão bolhosa associada à intoxicação por Fenobarbital.
Fonte: Juliana Sartorelo Carneiro Bittencourt Almeida.

A dosagem sérica da droga, acessível em grande parte dos hospitais terciários do país, apresenta correlação com a gravidade da intoxicação, sendo uma ferramenta importante no diagnóstico e seguimento do paciente[5]. Tal dado, associado aos sinais e sintomas, pode auxiliar inclusive na indicação de terapias adicionais como a hemodiálise. A dosagem inicial deve ser feita pelo menos 4 horas após a ingesta, tempo necessário para que a droga atinja seu pico de concentração, e repetida a cada 24 horas, conforme evolução do doente. Caso não haja disponibilidade de dosagem sérica do fenobarbital, o manejo deve ser guiado pela apresentação clínica, não sendo tal recurso imprescindível no seguimento dos pacientes intoxicados.

Outros exames que auxiliam no diagnóstico e identificação de complicações são: glicemia, função renal, função hepática, ionograma, gasometria e eletrocardiograma (ECG). Radiografia ou ultrassonografia de tórax auxiliam na investigação de broncoaspiração. O PoCUS também é uma ferramenta útil na avaliação hemodinâmica e de fluidorresponsividade do doente. Tomografia computadorizada (TC) de crânio é útil na investigação de outras causas de supressão do SNC.

Manejo

Não há antídoto específico, sendo assim o manejo do doente se baseia principalmente em medidas de suporte. Deve ser realizado em ambiente com cuidados intensivos, monitorização contínua e avaliação neurológica seriada. A perda de proteção de via aérea (geralmente em escala de coma de Glasgow ≤ 8) ou sinais de insuficiência respiratória indicam a necessidade de intubação endotraqueal (IET). O estado hemodinâmico também deve ser acompanhado; pacientes com intoxicações graves podem apresentar instabilidade hemodinâmica com indicação de infusão de cristaloides conforme tolerância e, se refratário, avaliação do uso de aminas vasoativas. Pacientes que recebem cuidados suportivos adequados evoluem em sua grande maioria com desfechos favoráveis.

Medidas de descontaminação são indicadas de acordo com a permissividade do quadro clínico. Pacientes com qualquer alteração do nível de consciência não devem receber lavagem gástrica ou carvão ativado, pelo elevado risco de aspiração gástrica nas vias pulmonares, exceto se via aérea avançada garantida. Também não está indicada IET apenas para realizar tais medidas, devido aos riscos inerentes ao procedimento.

A lavagem gástrica, quando indicada (via aérea protegida e estabilidade hemodinâmica) deve ser realizada em até 60 minutos da ingesta do fármaco. Embora seja uma medida de descontaminação amplamente divulgada, não existem níveis de evidências robustos que comprovem a redução de mortalidade e morbidade por esse método.

O carvão ativado enteral está indicado e apresenta benefícios na maioria dos casos. Suas contraindicações seguem a mesma orientação das intoxicações em geral (via aérea desprotegida, traumas de face, lesões agudas de trato gastrointestinal [TGI], dentre outras). O uso de múltiplas doses de carvão ativado (MDAC) tem se mostrado benéfico na redução da meia-vida, inclusive nas intoxicações EV. Uma revisão sistemática do *Clinical Toxicology* de 2021 mostrou que o uso de MDAC reduz consideravelmente a meia-vida do fenobarbital, quando comparado a dose única de carvão ativado, de 93 ± 52 horas para 36 ± 13 horas. Outros estudos mostram redução da meia-vida de eliminação em torno de 50% a 80%. Isso se deve principalmente à capacidade do carvão ativado de promover diálise intestinal dos barbitúricos[6]. Ou seja, ele aumenta o gradiente transmembrana de difusão da droga através do TGI, sequestrando a droga para a luz intestinal e reduzindo drasticamente a concentração sérica dela.

Deve ser administrado no adulto na dose inicial de 50 g, seguida de 25 g a cada 4 horas por 24 horas, sendo hoje a principal medida terapêutica após os cuidados suportivos. Vale lembrar o risco de obstrução intestinal, devendo-se observar o padrão de evacuação desses pacientes.

Por se tratar de uma droga com excreção renal, a reposição de fluidos para proteção da função renal é de extrema importância. Pacientes intoxicados por fenobarbital devem receber hidratação objetivando diurese com alvo entre 1 e 2 mL/kg/h.

Nos casos em que há instabilidade hemodinâmica não fluidorresponsiva, manutenção dos sintomas após MDCA ou coma prolongado e/ou esperado (níveis séricos de fenobarbital acima de 100 µg/mL), está indicada a hemodiálise (HD) intermitente. Vale ressaltar que a indicação de HD não deve ser guiada pela função renal, mas sim pelas manifestações de intoxicação grave e refratária[7].

O uso de alcalinização urinária para aumento da excreção do fármaco pela diurese não é mais indicado. Estudos evidenciaram que o bicarbonato aumenta o risco de acidose metabólica paradoxal e não melhora o desfecho clínico[7]. Além disso, possui benefício inferior quando comparado com MDCA ou HD.

CARBAMAZEPINA

A carbamazepina é um anticonvulsivante amplamente utilizado no Brasil, não somente para tratamento de epilepsia, como também para controle de neuralgia do trigêmeo e tratamento de transtornos psiquiátricos na função de estabilizador de humor. Sua apresentação comercial se dá em comprimidos simples e de liberação prolongada, além de suspensão oral. É uma droga derivada dos benzodiazepínicos e tem estrutura química similar à dos antidepressivos tricíclicos.

Farmacologia

A carbamazepina interage com vários receptores e canais iônicos. Seu efeito terapêutico resulta da ligação aos canais de sódio em seu estado inativado, o que inibe a despolarização do neurônio e diminui a liberação de glutamato. Tal ação sobre os canais de sódio também é responsável pelo potencial arritmogênico da droga, que se manifesta principalmente através de alargamento do QRS e predisposição a arritmias ventriculares. Também tem efeito anticolinérgico – propriedade mais evidente em casos de superdosagem em comparação com seu uso terapêutico. O pico de concentração ocorre entre 12 e 24 horas, podendo se estender em casos de superdosagem, pois a absorção se torna lenta e errática.

Possui metabolização hepática através do citocromo P450 (CYP) 3A4 e tem como metabólito o 10,11-epoxicarbamazepina, que se espalha rapidamente pelos tecidos. Pode induzir múltiplas isoenzimas do citocromo P450, gerando uma série de interações medicamentosas. Eritromicina, fluoxetina e cimetidina aumentam os níveis de carbamazepina, enquanto a fenitoína e o fenobarbital os diminuem. A excreção se dá pelas vias fecal e renal.

A carbamazepina parece ter um efeito paradoxal nos receptores de adenosina. Em doses terapêuticas, a droga inibe a recaptação pré-sináptica da adenosina, resultando em modulação e inibição da neurotransmissão de glutamato. No caso de superdosagem, a carbamazepina antagoniza os receptores de adenosina, resultando em um efeito pró-convulsivante – associado à hiperexcitabilidade provocada pelo bloqueio dos canais de sódio no SNC, tende a provocar a atividade convulsiva comumente vista nos casos de intoxicações.

Apresentação clínica

A toxicidade pela carbamazepina pode acontecer devido a concentrações séricas crônicas supraterapêuticas ou intoxicações agudas.

Em se tratando de efeitos colaterais de longa data, temos como mais comuns a hiponatremia e a hepatotoxicidade. A hiponatremia ocorre devido ao aumento da secreção do hormônio antidiurético ou aumento da sensibilidade dos osmorreceptores periféricos ao ADH. Alterações hematológicas podem acontecer, como anemia aplástica e agranulocitose[8,9].

A intoxicação aguda apresenta-se inicialmente com sintomas anticolinérgicos, como midríase, agitação, taquicardia, rubor facial, retenção urinária e diminuição da motilidade gastrintestinal, evoluindo com sintomas neurológicos como nistagmo, ataxia, vertigem, convulsões, depressão respiratória e até mesmo o coma[8,9].

Os efeitos cardiotóxicos, através do bloqueio dos canais de sódio, estão presentes nas intoxicações graves, geralmente em doses superiores a 60 g, podendo incluir depressão miocárdica, alargamento do QRS e prolongamento do intervalo QT. A anormalidade de condução do QRS predispõe a arritmias ventriculares e hipotensão[8,9].

Avaliação diagnóstica

Participam do diagnóstico a história clínica e a presença de sinais e sintomas compatíveis com a intoxicação. É importante salientar que, nas primeiras horas da intoxicação, o paciente intercorre com oscilações de sensório que vão de intensa agitação a torpor, o que pode mascarar a gravidade, confundir ou atrasar medidas terapêuticas.

A dosagem de carbamazepina é bastante disponível em hospitais terciários no país e pode auxiliar na definição diagnóstica e acompanhamento, mas sua correlação com a gravidade do quadro é questionável. Deve ser realizada preferencialmente após 4 horas da ingestão e pode ser repetida a cada 24 horas. Níveis séricos terapêuticos estão entre 4 e 10 ng/dL, porém níveis acima de 40 ng/dL geralmente são observados em casos graves[10].

É primordial a obtenção de ECG seriado devido à cardiotoxicidade imposta pela droga. Glicemia, ionograma, gasometria e funções renal e hepática também devem ser acompanhados, assim como acompanhamento gasométrico em pacientes em uso de ventilação mecânica.

Manejo

Não existem antídotos específicos para a substância. Pacientes com quadro de intoxicações graves por carbamazepina devem ser mantidos sob cuidados intensivos em ambientes com monitorização contínua. Medidas de suporte à vida devem ser realizadas assim como já descrito no início do capítulo. A lavagem gástrica pode ser realizada em até 1 hora da ingestão da droga, desde que a via aérea esteja protegida e o paciente tenha nível de consciência adequado, minimizando riscos de broncoaspiração. Em caso de rebaixamento do sensório, sem proteção de via aérea, tal procedimento está contraindicado!

Carvão ativado deve ser administrado inicialmente na dose de 50 g e repetido a cada 4 horas na dose de 25 g, até se completarem 24 horas da ingesta. A administração seriada de carvão ativado é justificada, por produzir interrupção da circulação enteroentérica e, em alguns casos, êntero-hepática e enterogástrica[6]. Deve-se estar atento à redução da motilidade gastrintestinal devido aos efeitos anticolinérgicos e à possibilidade de obstrução intestinal, acompanhando o padrão de evacuações.

ECG seriado é primordial, devido ao risco de arritmias ventriculares fatais. As alterações iniciais detectáveis são de alargamento de QRS > 110 msec e prolongamento de intervalo QT. Nesses casos, e principalmente se paciente hipotenso, está indicado tratamento com bicarbonato de sódio na dose de 100 a 150 mEq em *bolus*. Atenção especial deve ser dada à alteração eletrocardiográfica de supra de AVR, por se demonstrar como preditor de evolução para arritmia maligna[11].

Convulsões devem ser tratadas com benzodiazepínicos, lembrando que neste caso torna-se contraindicada a associação de fenitoína para o tratamento de crises devido à potencialização da cardiotoxicidade. Em casos refratários, proceder com intubação e administração de midazolam contínuo.

Pacientes hipotensos devem ser tratados com expansão volêmica com cristaloides isotônicos, e, em caso de refratariedade, norepinefrina deve ser associada, em decorrência de depressão miocárdica causada pela droga.

É questionável a indicação de HD para os casos de intoxicação por carbamazepina, pois em concentrações terapêuticas a carbamazepina é altamente ligada a proteínas, limitando a eficácia da eliminação extracorpórea. Caso seja utilizada, deve ser iniciada em pacientes graves que se apresentem com convulsões refratárias, instabilidade hemodinâmica com demanda de vasopressores ou arritmias potencialmente fatais. Nesses casos, a taxa de depuração em HD de alto fluxo é superior à HD venosa contínua, embora esta acarrete menos riscos a pacientes instáveis.

A hemoperfusão com carvão pode ser eficaz, mas muitas vezes é difícil de se obter, e o procedimento acarreta riscos (por exemplo, trombocitopenia, coagulopatia, hipotermia, hipocalcemia, hipofosfatemia e hipoglicemia). Em um pequeno estudo retrospectivo, os pacientes gerenciados com hemoperfusão precoce por carvão apresentaram concentrações menores de carbamazepina, menos casos de depressão respiratória, menos convulsões e hospitalizações mais curtas em comparação com pacientes não tratados com eliminação extracorpórea.

Pacientes que desenvolvem toxicidade cardiovascular significativa refratária às medidas habituais podem ser tratados com emulsão lipídica intravenosa, na dose de 1,5 mL/kg EV em *bolus*, sob vigilância de parâmetros hemodinâmicos, para se avaliar resposta e seguimento da terapêutica[12].

Não é recomendado o uso de fisostigmina para tratar efeitos anticolinérgicos, em virtude da desproporção do curto efeito de ação da fisostigmina em relação ao tempo de meia-vida da carbamazepina, e dos efeitos colaterais importantes associados ao medicamento, sendo uma medida transitória, associada a riscos e irrelevante para o desfecho final.

FENITOÍNA

A fenitoína é amplamente utilizada para crises convulsivas tônico-clônico generalizadas e crises parciais. Sua apresentação comercial está disponível em comprimidos de liberação rápida e prolongada, e em âmbito hospitalar há ampolas de administração parenteral de fosfenitoína (pró-fármaco hidrossolúvel).

Farmacologia

A fenitoína atua por meio de ligação às proteínas plasmáticas, principalmente albumina; dessa forma, os níveis de fenitoína são afetados pela hipoalbuminemia presente em idosos, nefropatas, hepatopatas, doentes críticos e no contexto de neurotrauma.

Seu mecanismo de ação limita o disparo repetitivo dos potenciais de ação através da inativação dos canais de sódio. Ela se liga e inibe os canais de sódio dependentes de tensão, encontrados no tecido neuronal e cardíaco[13]. O aumento do limiar de membrana para despolarização após o bloqueio do canal de sódio reduz a suscetibilidade do tecido neuronal a estímulos epileptogênicos. A inibição excessiva prejudica a função cerebral, levando a incoordenação e estado mental alterado. Em concentrações tóxicas, os canais de sódio de alta frequência e espontâneos são inibidos, incluindo aqueles nos tecidos cardíacos responsáveis pela iniciação do potencial de ação, levando à redução da duração do potencial de ação e períodos refratários prolongados. Essas alterações predispõem a arritmias, predominantemente com administração parenteral e muito raramente com uso oral[13].

Alguns fármacos, como o ácido valproico, podem competir por sítio de ligação com as proteínas do plasma; quando em associação, podem resultar em aumentos marcantes da fenitoína. A velocidade de eliminação da fenitoína varia a depender de sua concentração – o tempo de meia-vida plasmática varia entre 6 e 24 horas, porém, com aumento da concentração, esse tempo se eleva desproporcionalmente[14].

Como particularidade dessa medicação, deve-se tomar cuidado com trocas de formulações, pois há um aumento de aproximadamente 8% no conteúdo da droga na forma de ácido livre em comparação com o sal de sódio. É um medicamento sabidamente teratogênico, podendo cursar com síndrome da hidantoína fetal que se manifesta com microcefalia, retardo mental, anormalidades craniofaciais e hipoplasia digital[14].

Apresentação clínica

A toxicidade da fenitoína está relacionada a poucos eventos adversos graves ou casos fatais. De acordo com o Relatório Anual de 2015 do Sistema Nacional de Dados de Envenenamento da American Association of Poison Control Centers (AAPCC), houve 1.606 exposições à fenitoína como substância única, resultando em apenas 33 eventos graves e duas mortes. Foram registradas quatro mortes em casos de exposição a múltiplas substâncias, onde a fenitoína foi considerada contribuinte, mas não a principal causa de morte. A Food and Drug Administration (FDA), dos Estados Unidos, relatou 29 casos de eventos cardíacos relacionados à infusão de fosfenitoína entre 1997 e 2002, dos quais dez resultaram em morte. Esses eventos incluíram arritmias como bradicardia, bloqueio atrioventricular de alto grau e parada sinusal[15]. Não está claro se todas essas arritmias podem ser atribuídas diretamente à fosfenitoína, pois muitos dos pacientes já apresentavam doenças cardíacas significativas ou estavam em estado de estresse cardíaco devido a crises epilépticas graves.

A intoxicação aguda manifesta-se com sintomas relacionados a disfunções do cerebelo e sistema vestibular (náuseas e vômitos, nistagmo, ataxia e rebaixamento do sensório). Intoxicações graves podem cursar com depressão significativa do nível de consciência.

A cardiotoxicidade é mais frequente em pacientes idosos e/ou previamente cardiopatas. A fenitoína prolonga o período refratário efetivo e suprime o marca-passo ventricular, encurtando assim o potencial de ação no coração. A velocidade ideal de administração parenteral para minimizar efeitos colaterais é de 50 mg por minuto. Infusões venosas rápidas podem causar bradicardia, atrasos na condução atrioventricular, hipotensão e arritmias ventriculares fatais.

Uma manifestação incomum da fenitoína é conhecida como "síndrome da luva roxa" e ocorre após administração parenteral, num período até 24 horas da infusão EV. Apresenta-se com edema, bolhas, dor e descoloração da extremidade. Pulsos periféricos e sensibilidade podem estar reduzidos, podendo complicar com necrose tecidual. O mecanismo provável se deve a irritação por propilenoglicol, vasoconstrição, vasculite ou formação de microtrombos ou extravasamento de fenitoína para tecidos moles.

Avaliação diagnóstica

A suspeita de intoxicação por fenitoína se dá através de história clínica compatível e na presença de sintomas sugestivos, como incoordenação motora e alteração do nível de consciência. Em se tratando de intoxicação por via parenteral, alterações eletrocardiográficas com ou sem hipotensão podem estar presentes, e deve-se checar o tempo de administração em equipamento de bomba de infusão. A dosagem sérica seriada deve ser realizada, quando disponível, até seu declínio evidente.

Realização de ECG é imprescindível para todos os casos suspeitos, em busca de alterações eletrocardiográficas, como bradicardia, bloqueio atrioventricular, bloqueio sinoatrial e arritmias. Função hepática e dosagem de albumina devem ser obtidos, uma vez que tais alterações contribuem para a gravidade dessas intoxicações. Ionograma e glicemia também devem ser dosados.

Manejo

Seguir os mesmos princípios citados na introdução do capítulo para atendimento inicial às intoxicações graves. Caso o paciente necessite de uma via aérea definitiva, não deve ser feito uso de lidocaína como pré-medicação para indução anestésica na intubação, pois ela possui as mesmas propriedades antiarrítmicas da fenitoína. Administrar solução salina isotônica se hipotensão e, em caso de refratariedade, iniciar infusão de amina vasoativa.

Obter ECG à admissão e tratar as alterações eletrocardiográficas detectadas. Em caso de intoxicação por infusão venosa, as bradiarritmias em geral desaparecem após sua interrupção, mas podem exigir tratamento medicamentoso com atropina, epinefrina ou dopamina e até mesmo estimulação com marcapasso transcutâneo ou transvenoso. O prolongamento do intervalo QT durante a infusão de fosfenitoína pode ser decorrente de hiperfosfatemia e hipocalcemia – tais alterações iônicas devem ser prontamente corrigidas de acordo com o manejo clínico habitual[5].

Lavagem gástrica não é recomendada, e carvão ativado em dose de ataque pode ser administrado na primeira hora pós-ingestão, guardados os cuidados relacionados à proteção de via aérea. Estudos sobre a eficácia de múltiplas doses de carvão são inconclusivos e contraditórios; no caso de intoxicações graves ou ingestão maciça, pode ser administrado com a justificativa de atuação na circulação êntero-hepática da droga.

Convulsões são tratadas com benzodiazepínicos; em casos recorrentes, associar fenobarbital ou levetiracetam. Apesar da alta ligação às proteínas plasmáticas, a fenitoína é moderadamente dialisável. HD intermitente ou hemoperfusão foi proposta pelo grupo de trabalho EXTRIP em casos de envenenamento grave com coma prolongado ou ataxia incapacitante prolongada[16].

ÁCIDO VALPROICO

O ácido valproico, também conhecido como valproato de sódio, teve sua descoberta acidental como anticonvulsivante e uso autorizado nos Estados Unidos no final da década de 1970. É um ácido carboxílico de cadeia ramificada simples, amplamente utilizado no tratamento de epilepsias parciais ou generalizadas, crise de mania e profilaxia de enxaqueca no Brasil e no mundo.

Trata-se de uma droga amplamente disponível no Brasil, disponibilizada nas suas formulações orais em cápsulas, comprimidos, xarope ou solução. Em outros países, pode estar disponível na forma endovenosa. No Brasil, as intoxicações graves pela droga vêm aumentando progressivamente nos últimos anos, provavelmente associado ao uso crescente da medicação em quadros de mania e bipolaridade.

Farmacologia

O ácido valproico exerce efeitos no SNC semelhantes aos da fenitoína, com múltiplos mecanismos de ação, porém nem todos tão bem estabelecidos na literatura. Atua no bloqueio dos canais de sódio dependentes de voltagem. Além disso, em doses clinicamente relevantes, aumenta as concentrações de GABA no cérebro, por meios ainda não elucidados.

Aparentemente, não possui efeito direto do valproato sobre o receptor GABA(A), mas pode aumentar a liberação de GABA através da ação pré-sináptica nos receptores GABA(B). Acredita-se que a inibição da enzima GABA-T nos terminais nervosos também contribua para o aumento dos níveis pré-sinápticos de GABA. Além disso, pode aumentar a síntese de GABA, ativando a enzima descarboxilase do ácido glutâmico (GAD). Por fim, também atua fracamente contra as correntes de cálcio do tipo T (baixa voltagem)[14].

Disponível nas formulações orais e venosas, mais comumente é usado por via oral. Tem boa absorção gástrica, com pico de concentração plasmática em 4 horas, mas pode variar se formulação de liberação lenta ou se ingerido durante as refeições. Cerca de 95% da metabolização é hepática, com meia-vida aproximada de 15 horas e variação de até 30 horas nas intoxicações agudas. Possui concentração plasmática em nível terapêutico entre 50 e 100 mg/L[14].

Uma pequena parcela do valproato é metabolizado pela p450, porém pode gerar metabólitos tóxicos principalmente em usuários crônicos, atingindo as vias hepáticas e neurológicas de forma idiossincrática. Os metabólitos ácidos 2-propil-2-pentenoico e 2-propil-4-pentenoico estão relacionados com edema cerebral e lesão hepática, respectivamente. Além disso, reduz os estoques de carnitina hepática, favorecendo a hiperamonemia (proporcional aos níveis séricos da droga).

Acredita-se que a hiperamonemia associada ao uso do ácido valproico se deva ao metabólito ácido propiônico, que inibe uma enzima do ciclo de ureia importante na eliminação da amônia. Isso eleva os níveis séricos de amônia, resultando frequentemente em encefalopatia. Além disso, pode aumentar os níveis de amônia por meio da carnitina, com correlação sérica inversamente proporcional[13].

Possui excreção urinária predominante, com cerca de 3% do fármaco eliminado inalterado na urina. Possui poucas interações medicamentosas quando comparado a fenitoína e carbamazepina.

Apresentação clínica

A toxicidade do valproato se manifesta principalmente como rebaixamento do SNC, variando de leve sonolência a coma ou, em casos graves, edema cerebral fatal. A depressão do SNC pode se desenvolver rapidamente; no entanto, a ingestão de formulações de liberação retardada pode atrasar seu início e progressão. Embora as concentrações da droga livre e total não se correlacionem diretamente com a gravidade dos efeitos clínicos, é comum que pacientes que ingerem mais de 200 mg/kg ou com concentrações séricas superiores a 180 mg/L experimentem algum grau de depressão do SNC. Concentrações maiores que 850 mg/L estão relacionadas a maior incidência de coma, e intoxicações maciças podem cursar com crises convulsivas tônico-clônicas generalizadas.

Edema cerebral é a complicação mais relacionada a intoxicações agudas por ácido valproico. Sua instalação ocorre de 12 horas a 4 dias após a ingesta, e o mecanismo patológico aparenta estar associado ao acúmulo do metabólito 2-en-avalproato no cérebro e no plasma. Tal produto possui meia-vida de eliminação prolongada (43 horas) e pode ser responsável pela persistência do coma em alguns pacientes, apesar da queda de nível sérico do valproato.

A alteração mais prevalente é a hiperamonemia. Estudos transversais e prospectivos relataram prevalência de até 100% nos pacientes intoxicados. Pode ocorrer após uso agudo ou crônico do fármaco, e não é incomum estar acompanhada de função hepática normal. Em metade dos casos, a elevação sérica de amônia é assintomática, sem encefalopatia clínica e mais comumente encontrada em usuários crônicos[13].

Quando a encefalopatia está presente, é importante se atentar para os seguintes sinais: confusão mental, letargia, vômitos e convulsões. O início pode ser imediato após exposição aguda ou insidioso em pacientes com uso crônico e, raramente, evolui com coma e óbito. Entretanto, o grau de encefalopatia não está relacionado com os níveis séricos de valproato. É mais prevalente em combinação com uso de fenobarbital, fenitoína, carbamazepina ou acetazolamida.

A hepatotoxicidade está mais relacionada ao uso crônico, porém pode estar presente em intoxicações agudas, com pequenas elevações de aminotransferases. Raras vezes evolui com insuficiência hepática fulminante idiossincrática, mais prevalente em crianças menores de 2 anos de idade. Superdosagens de ácido valproico também estão relacionadas a alterações metabólicas como hipernatremia, hiperosmolaridade, hipocalcemia, hipofosfatemia e acidose metabólica por duas vias: metabólitos dos ácidos 2-propil-2-pentenoico e 2-propil-4-pentenoico; e inibição da oxidação dos ácidos graxos.

Supressão da medula óssea, cursando com trombocitopenia e leucopenia após 3 a 5 dias da ingesta, pode ocorrer. Apresenta resolução espontânea em semanas.

Avaliação diagnóstica

O ácido valproico é uma droga mensurável, com técnica amplamente disponível nos grandes centros. A primeira dosagem deve ser feita após 4 horas da ingesta, confirmando a exposição e determinando o nível tóxico da droga. Avaliação seriada pode ser benéfica em vigência de piora clínica ou rebaixamento prolongado, auxiliando também na indicação de diálise.

É importante investigar complicações associadas e diagnósticos diferenciais. Na rotina inicial, devem ser realizados glicemia, ECG, ionograma, gasometria, hemograma, enzimas hepáticas e dosagem sérica de amônia. TC de crânio auxilia no diagnóstico de edema cerebral e outras causas de alteração do SNC.

Manejo

O tratamento de intoxicações por ácido valproico é suportivo com manejo intensivo. Pacientes com rebaixamento do nível de consciência podem precisar de intubação, e crises convulsivas devem ser controladas com benzodiazepínicos.

Descontaminação por meio de carvão ativado enteral está indicado na maioria dos casos, com proteção de via aérea e intoxicação com até 2 horas de evolução. Devem ser realizados 50 g em dose única, não sendo recomendado uso de MDCA[6]. Lavagem gástrica pode ser considerada nos casos com menos de uma hora de evolução e em casos de intoxicação maciça, sempre se atentando à proteção de via aérea.

Pacientes com concentração plasmática acima de 1.300 mg/L, instabilidade hemodinâmica ou edema cerebral possuem indicação de diálise até melhora clínica ou níveis séricos entre 50 e 100 mg/L. Em casos com coma, depressão respiratória, hiperamonemia aguda ou pH < 7,10, a diálise pode ser considerada. O manejo inicial do choque deve ser feito com solução cristaloide, se refratário, aminas vasoativas[13].

A suplementação de carnitina é considerada opção terapêutica. Está indicada nos casos de encefalopatia hiperamonimênica, coma, concentração sérica de ácido 2-propilpentanoico > 450 μg/mL (> 3.120 μmol/L), hepatotoxicidade grave ou hiperamonemia assintomática com manifestações tóxicas graves por ácido valproico. Deve ser administrada na dose de 100 mg/kg (máximo 6 g) EV em 30 minutos, seguida de 50 mg/kg (máximo 3 g) EV a cada 8 horas[5]. O tratamento deve ser continuado até que os sinais de gravidade descritos se resolvam.

LAMOTRIGINA

A lamotrigina é utilizada para o tratamento de crises convulsivas parciais e generalizadas, tratamento da síndrome de Lennox-Gastaut e para terapia aguda e de manutenção no transtorno afetivo bipolar. Foi desenvolvida inicialmente como agente antifólico, mas suas propriedades anticonvulsivantes não se baseiam na redução do folato. É uma medicação relativamente nova no contexto de autointoxicações nos departamentos de emergência em todo o país, porém associada a elevada morbimortalidade.

Farmacologia

A lamotrigina bloqueia os disparos repetitivos persistentes dos neurônios e retarda a recuperação da inativação dos canais de sódio recombinantes, similarmente aos mecanismos da carbamazepina e fenitoína. Porém, a lamotrigina demonstra ser mais eficaz contra um espectro mais amplo de convulsões, sugerindo ações adicionais em comparação com essas drogas, o que pode ser explicado pela redução da liberação sináptica de neurotransmissores excitatórios que sintetizam glutamato e aspartato[17,18].

O efeito sobre os canais de sódio é o principal responsável pela cardiotoxicidade da medicação e pelo potencial pró-convulsivante presente na superdosagem. Alterações no QRS e QT e predisposição a arritmias ventriculares e choque refratário são as manifestações clínicas mais associadas a um desfecho desfavorável. Tem excelente biodisponibilidade oral (aproximadamente 98%), e o pico de concentração sérica ocorre em 3 horas após doses terapêuticas. Apenas 55% da lamotrigina liga-se às proteínas plasmáticas. É conjugada com ácido glucurônico e forma metabólitos inativos que são excretados na urina. As concentrações plasmáticas têm relação linear com a dose. O uso concomitante de fenitoína, carbamazepina e fenobarbital reduz a meia-vida e a concentração plasmática da lamotrigina. De modo contrário, o uso simultâneo de ácido valproico aumenta a concentração da lamotrigina em decorrência da redução da glicuronidação[17,18].

Apresentação clínica

A toxicidade da lamotrigina ocorre principalmente quando em associação a outros anticonvulsivantes. As manifestações clínicas mais comumente apresentadas são alteração do nível de consciência (variando da sonolência, letargia até o coma), crises convulsivas e manifestações cardiovasculares, principalmente taquicardia, alargamento de QRS, arritmias e choque refratário. Pode acontecer também erupção cutânea[17,18].

Devido ao seu potencial pró-arrítmico, a lamotrigina deve ser evitada em pacientes com distúrbios de condução (por exemplo, bloqueio atrioventricular de 2º ou 3º grau), arritmias ventriculares ou doenças cardíacas prévias, como isquemia miocárdica, insuficiência cardíaca, doença cardíaca estrutural, síndrome de Brugada ou outras canalopatias por sódio. O uso concomitante de outros bloqueadores de canais de sódio pode aumentar o risco de arritmias.

Avaliação diagnóstica

Fazem parte da avaliação diagnóstica da intoxicação por lamotrigina uma história clínica compatível e elementos que corroborem a suspeita, como cartelas com comprimidos faltantes, uso concomitante com ácido valproico, introdução recente da medicação ou período de progressão de dose. O paciente geralmente se apresenta com quadro de tontura e sonolência.

ECG deve ser obtido à admissão diante do potencial pró-arrítmico da medicação. Glicemia, ionograma, função hepática e gasometria também devem ser solicitados. Dosagem sérica de lamotrigina deve ser realizada, quando disponível, mas o nível tóxico é variável, conforme estudos já publicados, e sua disponibilidade é restrita no Brasil.

Manejo

A descontaminação gastrointestinal e o uso de carvão ativado podem ser feitos na primeira hora, desde que o paciente esteja com a via aérea protegida e não apresente contraindicações ao procedimento.

ECG seriado deve ser obtido em busca de alterações eletrocardiográficas, sendo mais comuns a taquicardia sinusal, taquiarritmia de complexo largo e bloqueios atrioventriculares. A fase zero do potencial de ação celular é retardada pelo bloqueio do canal de sódio com níveis séricos variáveis de lamotrigina, resultando em prolongamento do QRS e QTc e presença de onda R nas derivações I e aVR.

Os dados disponíveis na literatura não são consistentes para indicar administração de bicarbonato de sódio nos casos de manifestações cardiovasculares, contudo pode ser utilizado na dose de 1 a 2 mEq/kg em *bolus*[11]. Para o manejo das arritmias, deve-se dar preferência à lidocaína e evitar amiodarona.

Está bem estabelecida a indicação de emulsão lipídica para resolução de manifestações cardiovasculares graves e sintomas neurológicos refratários[12,19]. O mecanismo exato de ação da emulsão lipídica permanece apenas parcialmente compreendido, mas três mecanismos possíveis foram propostos. O primeiro sugere a formação de um compartimento lipídico expandido dentro do espaço intravascular que diminui os níveis de drogas livres e, portanto, a toxicidade; o segundo propõe que ela aumenta os níveis de cálcio dos miócitos cardíacos, aumentando sua ação inotrópica; e o terceiro fala sobre o aumento do transporte de ácidos graxos na membrana mitocondrial interna. A dose preconizada é de 1-2 mL/kg em *bolus*, EV, podendo ser realizada em acesso periférico.

A realização de HD é controversa e sem evidências robustas que demonstrem redução na concentração

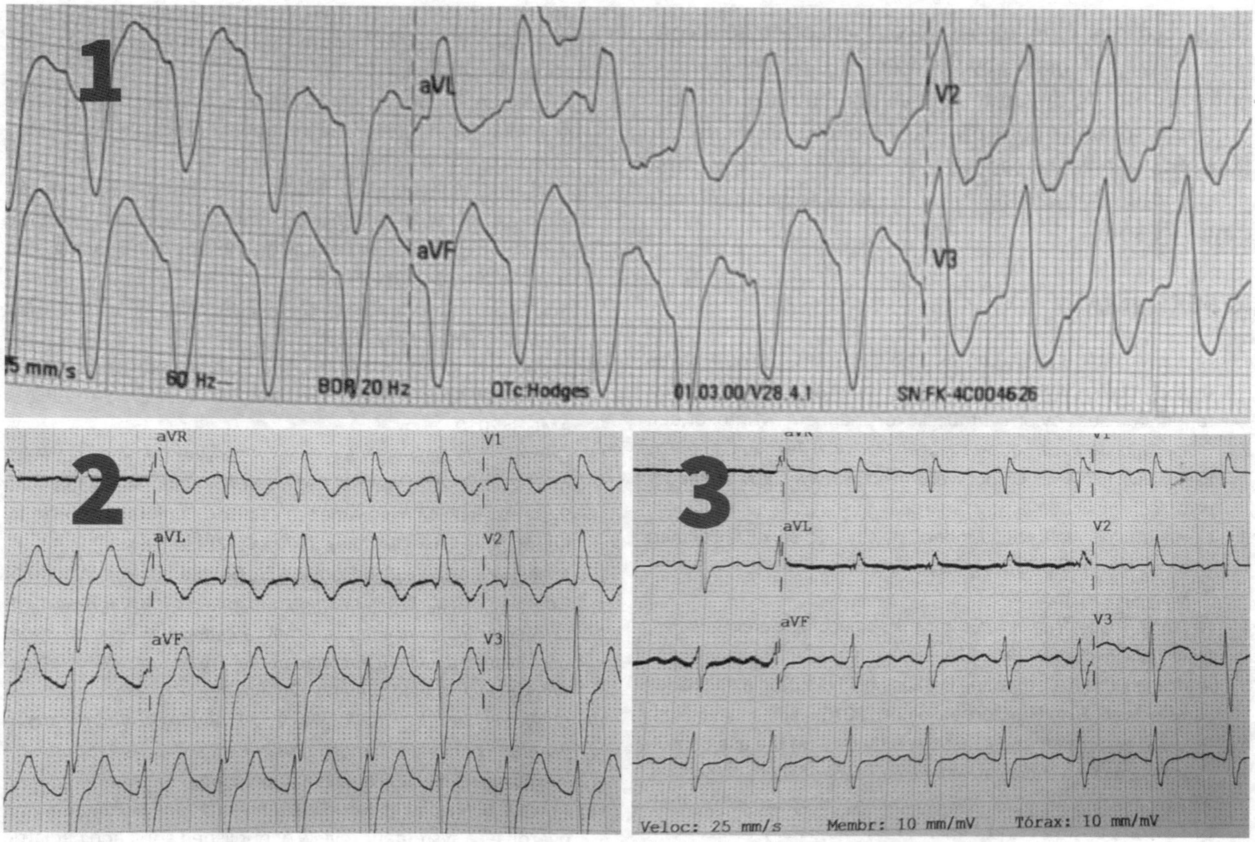

FIGURA 2 Eletrocardiograma de paciente com intoxicação por lamotrigina – antes e depois do uso de emulsão lipídica.

Fonte: Natália Dias.

TABELA 1 Comparação entre os anticonvulsivantes

Droga	Mecanismo de ação	Meia-vida	Principais manifestações	Manejo
Fenobarbital	Estimulação GABA-A e bloqueio AMPA de glutamato	80 a 120 horas	Depressão do SNC, pode simular morte encefálica; depressão cardiorrespiratória	Suportivo; dosagem sérica*; MDCA; diálise**
Carbamazepina	Inibição dos canais de Na+, reduz liberação de glutamato; ação anticolinérgica	20 a 35 horas	Depressão do SNC, convulsões***, sintomas anticolinérgicos, arritmias.	Suportivo; MDCA; ECG seriado; bicarbonato de sódio, emulsão lipídica****; hemoperfusão com carvão
Fenitoína	Inativação dos canais de Na+	6 a 24 horas	Náuseas, vômitos, ataxia, depressão do SNC, convulsões, bradicardia e arritmias	Suportivo; ECG seriado; carvão ativado; diálise**
Ácido valproico	Bloqueio de canais de Na+ e estimulação GABA	15 a 30 horas	Depressão do SNC, edema cerebral, encefalopatia, hiperamonemia e acidose metabólica	Suportivo; dosagem sérica; carvão ativado; diálise; carnitina
Lamotrigina	Bloqueio de canais de Na+	25 a 43 horas	Depressão do SNC, crise convulsiva***, arritmias.	Suportivo; carvão ativado; ECG seriado; bicarbonato de sódio; emulsão lipídica

* Dosagem sérica deve ser feita após 4 horas da ingesta.

** Diálise deve ser reservada para intoxicações graves. Fenobarbital: instabilidade hemodinâmica, pouca ou nenhuma melhora após MDCA ou nível sérico > 100 μg/mL; fenitoína: coma prolongado ou ataxia incapacitante prolongada; ácido valproico: nível sérico > 1.300 mg/L, instabilidade hemodinâmica ou edema cerebral.

*** Crises convulsivas devem ser tratadas com benzodiazepínicos, e fenitoína não deve ser utilizada nesses casos. **** Bicarbonato de sódio e emulsão lipídica devem ser reservados para casos com arritmias.

sérica da droga. Convulsões devem ser conduzidas com benzodiazepínicos, e a evolução para *status epilepticus* pode acontecer, devendo ser adequadamente tratada, preferencialmente com propofol e barbitúricos. Evitar fenitoína nesses casos, pelo fato de possuir a mesma propriedade farmacológica em relação ao bloqueio dos canais de sódio.

REFERÊNCIAS

1. Brasil. Ministério da Saúde. Sistema de Informação de Agravos de Notificação (SINAN). Intoxicação exógena. Acesso em: http://tabnet.datasus.gov.br/cgi/tabcgi.exe?sinannet/cnv/Intoxbr.def.
2. Brasil. Ministério da Saúde. Relação Nacional de medicamentos Essenciais. RENAME. Disponível em; https://www.gov.br/saude/pt-br/composicao/sectics/rename.
3. Günaydın YK, Akıllı NB, Dündar ZD, Köylü R, Sert ET, Çekmen B, et al. Antiepileptic drug poisoning: three-year experience. Toxicol Rep. 2015;2:56-62.
4. Nelson LS, Goldfrank LR. Goldfrank's toxicologic emergencies. New York: McGraw-Hill; 2019.
5. Andrade Filho A, Campolina D, Dias MB. Toxicologia na prática clínica. 2. ed. Belo Horizonte: Folium; 2013.
6. Position statement and practice guidelines on the use of multi-dose activated charcoal in the treatment of acute poisoning. American Academy of Clinical Toxicology; European Association of Poisons Centres and Clinical Toxicologists. J Toxicol Clin Toxicol. 1999;37(6):731-51.
7. Mactier R, Laliberte M, Mardini J, Ghannoum M, Lavergne V, Gosselin S, et al. Extracorporeal treatment for barbiturate poisoning: recommendations from the EXTRIP Workgroup. Am J Kidney Dis. 2014;64(3):347-58.
8. Graudins A, Peden G, Dowsett RP. Massive overdose with controlled-release carbamazepine resulting in delayed peak serum concentrations and life-threatening toxicity. Emerg Med. 2002;14:89-94.
9. Hojer J, Malmlund HO, Berg A. Clinical features in 28 consecutive cases of laboratory confirmed massive poisoning with carbamazepine alone. Clin Toxicol. 1993;31(3):449-58.
10. Spiller HA, Krenzelok EP, Cookson E. Carbamazepine overdose: a prospective study of serum levels and toxicity. Clin Toxicol. 1990;28(4):445-58.
11. Bruccoleri RE, Burns MM. A literature review of the use of sodium bicarbonate for the treatment of QRS widening. J Med Toxicol. 2016;12:121-9.
12. Gosselin S, Hoegberg LCG, Hoffman RS, Graudins A, Stork CM, Thomas SHL, et al. Evidence-based recommendations on the use of intravenous lipid emulsion therapy in poisoning. Clin Toxicol. 2016;54(10):899-923.
13. Murty S. Antiepileptic overdose. Indian J Crit Care Med. 2019;23(Suppl 4):S290-S295.
14. Brunton LL, Chabner BA, Knollmann BC. Goodman & Gilman: Manual de farmacologia e terapêutica. 12. ed. Porto Alegre: AMGH; 2010.
15. Gummin DD, Mowry JB, Beuhler MC, Spyker DA, Rivers LJ, Feldman R, et al. 2021 Annual Report of the National Poison Data System© (NPDS) from America's Poison Centers: 39th Annual Report. Clin Toxicol (Phila). 2022;60(12):1381-643.
16. Anseeuw K, Mowry JB, Burdmann EA, Ghannoum M, Hoffman RS, Gosselin S, et al.; EXTRIP Workgroup. Extracorporeal Treatment in Phenytoin Poisoning: Systematic Review and Recommendations from the EXTRIP (Extracorporeal Treatments in Poisoning) Workgroup. Am J Kidney Dis. 2016;67(2):187-97.
17. Chavez P, Dominguez AC, Herzog E. Evolving electrocardiographic changes in lamotrigine overdose: a case report and literature review. Cardiovasc Toxicol. 2014.
18. Alyahya B, Friesen M, Nauche B, Laliberté M. Acute lamotrigine overdose: a systematic review of published adult and pediatric cases. Clin Toxicol. 2017.
19. Sirianni AJ, Osterhoudt KC, Calello DP, Muller AA, Waterhouse MR, Goodkin MB, et al. Use of lipid emulsion in the resuscitation of a patient with prolonged cardiovascular collapse after overdose of bupropion and lamotrigine. Ann Emerg Med. 2008;51:412-5.
20. Klaassen CD, Watk ins JB. Casarett and Doull's essentials of toxicology. 3. ed. New York: McGraw-Hill; 2015.

8
Drogas cardiovasculares

Juliana Sartorelo Carneiro Bittencourt Almeida
Hugo Mourão Oliveira

PONTOS PRINCIPAIS

- A fisiopatologia e a gravidade das intoxicações por drogas cardiovasculares são bastante variáveis, dependendo principalmente da classe do medicamento envolvido.
- Bloqueadores do sistema renina-angiotensina geralmente não se associam a intoxicações graves, sendo hipotensão leve e hipercalemia as principais repercussões.
- A amiodarona possui toxicidade aguda, principalmente relacionada à predisposição a arritmias, e crônica, causando repercussões pulmonares e hormonais.
- As intoxicações por digoxina, betabloqueadores e bloqueadores de canais de cálcio são as mais associadas a choque cardiogênico e bradicardia.
- O uso de antídotos específicos para as intoxicações por betabloqueadores e bloqueadores de canais de cálcio está bem estabelecido e melhora o prognóstico.
- A emulsão lipídica é uma alternativa para tratamento de intoxicações por betabloqueadores e bloqueadores de canais de cálcio que cursem com choque refratário apesar do emprego dos antídotos adequados e tratamento de suporte.

INTRODUÇÃO

Intoxicações por drogas cardiovasculares são eventos frequentes no atendimento de urgência e emergência, em decorrência da alta disponibilidade dessas medicações nos domicílios. Comumente associadas a diversos medicamentos em tentativas de autoextermínio, ingestões acidentais por crianças, erros de administração em idosos, a gravidade de tais eventos varia de quase desprezível a fatalidades dificilmente reversíveis.

Nos Estados Unidos, em 2021, foram notificadas 116.165 exposições a medicamentos cardiovasculares. O relatório Anual do Sistema de Dados dos Centro de Toxicologia do país aponta que os betabloqueadores e bloqueadores de canal de cálcio estão entre as 10 drogas mais fatais em casos de intoxicação por somente um agente tóxico[1].

Um estudo publicado no Brasil em 2014 por Souza et al.[2] identificou que 11% das reações adversas são por drogas cardiovasculares. Em relação à ocorrência de danos à saúde da população geral, tais substâncias ocupavam o quarto lugar. Em Londrina, em um estudo realizado entre 1985-2014[3], 5,3% do total de casos de intoxicação notificados foi por drogas cardiovasculares.

Reconhecer o risco de interações medicamentosas com tais substâncias, identificar fragilidades orgânicas e psíquicas dos usuários e permitir ajustar a monitorização e o tratamento do paciente ao nível de complexidade exigido pela situação são as medidas que possibilitam reduzir a mortalidade e a morbidade desses eventos. Na maioria dos casos, o suporte adequado às funções vitais é suficiente para a solução da intoxicação, tendo em vista seu caráter autolimitado, e esse suporte deve ser prioridade no manejo. Os antídotos e tratamentos específicos usados nos casos mais graves geralmente são eficazes, apesar de nem sempre estarem disponíveis, e saber indicá-los determina menor duração e/ou gravidade do quadro.

BLOQUEADORES DO SISTEMA RENINA-ANGIOTENSINA

Apresentação clínica

Bloqueadores do sistema renina-angiotensina (inibidores de enzima conversora de angiotensina [iECA], bloqueadores do receptor de angiotensina [BRA]) estão entre as drogas mais utilizadas pela população em vigência da alta prevalência de doenças cardiovasculares no Brasil e no mundo.

Quando em uso crônico, diversos efeitos em relação a perfusão renal, manejo de íons e disfunções cardíacas e vasculares podem ser observados e acompanhados. Felizmente, em caso de uso agudo de superdosagens, essas medicações apresentam poucos efeitos graves no organismo. Por conta do efeito de bloqueio do sistema renina-angiotensina, geram hipotensão arterial, que pode se manter por um período relativamente longo em caso de ingestão de grande quantidade. Apesar da duração, raramente a hipotensão observada é grave, não trazendo repercussão sistêmica importante[4].

Devemos atentar para um possível bloqueio da produção urinária nas primeiras horas após a ingestão de iECA e BRA, relacionadas ao menor fluxo na arteríola aferente dos néfrons e à redução, mesmo que leve, do fluxo de artéria renal. O uso dessas classes de medicamentos está associado à redução da eliminação de potássio nos rins e a consequente hipercalemia. Apesar do envolvimento de alterações em órgãos vitais, é apresentada resolução espontânea, na maioria dos casos, sem sequelas[4].

É importante ressaltar que, embora com pouca gravidade individual, em combinação com drogas vasodilatadoras, nefrotóxicas ou cardiotóxicas, potencializam danos orgânicos. Não são os principais agentes de gravidade, mas não devem ser completamente desconsiderados.

As principais repercussões clínicas observadas no caso de ingestão aguda de superdosagens desses medicamentos são, portanto, hipotensão leve e autolimitada, redução da diurese, elevação de escórias renais e distúrbios do potássio.

Diagnósticos diferenciais

Atribuir toda manifestação de hipotensão à ingesta dessas medicações pode impedir o reconhecimento de outros diagnósticos com maior potencial de gravidade e intervenção. A avaliação de eventos cardiovasculares como síndrome coronariana ou arritmias deve ser feita cuidadosamente em caso de instabilidade cardiovascular. O risco de quadro séptico deve ser discutido se houver indicativos na anamnese para essa possibilidade, ou se não houver história bem definida. A intoxicação aguda no contexto de uso crônico de alguns diuréticos e BRAs pode já apresentar um distúrbio hidroeletrolítico (DHE) subagudo associado. Outras medicações cardiotóxicas podem cursar com hipotensão e se associar a quadros cardiovasculares mais graves que necessitem de intervenções específicas.

Sintetizando, em caso de relato de ingestão de iECA ou BRA que curse com hipotensão importante ou choque refratário, diagnósticos diferenciais ou coingestão de outras substâncias deverão ser investigados, pois tal repercussão não é compatível com a ingestão isolada desses agentes.

Avaliação diagnóstica

Em caso de confiabilidade na história clínica do paciente e na classe dos medicamentos ingeridos, os anti-hipertensivos não necessitam de qualquer avaliação laboratorial ou por imagem adicional na maioria dos casos.

Em vigência de ingestão maciça ou alterações renais prévias, a realização de função renal e avaliação do ionograma, principalmente dos níveis séricos de potássio, é necessária e deve ser realizada pelo menos 4 horas após a intoxicação.

Em caso de impossibilidade de ingesta hídrica adequada, é importante acompanhar o balanço hídrico do paciente e avaliar a presença de DHE. O uso de métodos de imagem e avaliação laboratorial adicional será necessário em caso de deterioração inesperada do quadro, principalmente quando há risco de redução do fluxo renal pelos iECA e BRA ou evento cardiovascular associado à hipotensão prolongada.

Manejo

Como na maior parte das intoxicações agudas, deve haver suporte clínico, com avaliação de medidas de risco imediato e estabilização de via aérea, suporte ventilatório e otimização circulatória. Alterações graves nesses quesitos não são comuns nos quadros de iECA ou BRA isolados, então suspeição de outro diagnóstico deve ser levantada.

O uso de descontaminação gastrointestinal e carvão ativado não está indicado, pela benignidade do quadro e pelos riscos associados aos procedimentos. Em decorrência da baixa gravidade observada na grande maioria dos casos, associada aos riscos cada vez mais estudados nas medidas de descontaminação gástrica, a intoxicação por anti-hipertensivos raramente apresenta benefício suficiente para justificar a adoção de tais medidas.

Não há antídotos específicos e a infusão de cristaloides geralmente é suficiente quando ocorre hipotensão, sendo muito rara a necessidade de uso de vasopressores[4].

A correção de DHE deve ser guiada pelos parâmetros clínicos e laboratoriais, não sendo necessária abordagem profilática ou precoce de tais condições. Hipercalemia é o efeito mais frequente nesse sentido, raramente grave, e pode ser conduzida pelo tratamento usual dessa condição. O aumento de escórias renais pode ser observado em casos de maior gravidade, e a evolução para disfunção renal clinicamente significativa é incomum[4].

Em caso de oligúria associada a iECA e BRA, afastadas outras causas, o uso de dose única de diurético é suficiente para reduzir o tempo de evolução[4].

A diálise apresenta eficácia teórica para a maioria dessas drogas, mas dificilmente será necessária por essa indicação[4].

Acompanhamento

Por causa da baixa gravidade esperada e da boa resposta ao manejo das manifestações clínicas observadas, tais medicações necessitam observação em serviço de urgência por um tempo curto. Se não forem observados sinais de intoxicação, geralmente mantemos o paciente em observação por tempo equivalente a uma "meia-vida" da medicação, o que nos oferece segurança para alta clínica. Em caso de complicações e na presença de DHE, a resolução dessas condições associada a uma estabilidade mantida por mais de 12 horas permite uma alta segura para o paciente.

As circunstâncias da intoxicação (tentativa de autoextermínio [TAE] ou evento adverso) podem implicar necessidade de avaliações psicossociais adicionais no caso.

AMIODARONA

Apresentação clínica

O uso de antiarrítmicos tem prevalência relativamente alta na população, sendo uma medicação de fácil obtenção. As intoxicações propositais são raras por conta do desconhecimento da população sobre a gravidade, mas os eventos acidentais podem também trazer complicações imediatas que requerem atendimento em emergência. A amiodarona está entre os medicamentos mais utilizados para esse fim e, portanto, o antiarrítmico mais frequente em casos de intoxicação.

É um antiarrítmico potente, muito utilizado, apesar de ter diversos efeitos colaterais. Atua principalmente bloqueando canais de potássio, mas também age em canais de sódio e cálcio, além de bloquear receptores beta e alfa-adrenérgicos. Além da ação cardíaca, a substância é detectada nos tecidos pulmonar, cutâneo e ocular, e apresenta potentes efeitos sobre a tireoide. É uma droga de grande distribuição, com depósito em diversos tecidos que geram uma longa meia-vida. Sua concentração plasmática máxima é atingida em 3 a 7 horas após a administração oral. A amiodarona afeta a biodisponibilidade, a ligação com as proteínas plasmáticas, o metabolismo pelos citocromos hepáticos e a eliminação renal dos antiarrítmicos administrados concomitantemente. O efeito arritmogênico da droga é potencializado por hipocalemia ou hiperglicemia[5].

Em intoxicações agudas, eventos mais raros, o maior risco envolve os efeitos cardíacos, que cursam com alterações eletrocardiográficas como o prolongamento do intervalo QT e o alargamento do QRS, bradicardia e bloqueio atrioventricular (AV), repercutindo em hipoperfusão tecidual. A intoxicação aguda está associada a uso venoso em sobredose ou ingestas maciças[5].

Mesmo em doses terapêuticas, pacientes podem apresentar toxicidade pela amiodarona, sendo mais comuns as alterações tireoidianas principalmente por efeito direto citotóxico, que podem se manifestar como hipotireoidismo ou tireotoxicose. Alterações pulmonares geralmente se manifestam como pneumonite intersticial, mas podem envolver bronquiolite e hemorragia alveolar. Há depósito da medicação nas córneas e outros tecidos oculares, podendo gerar lesões e incidência relativamente importante de hepatotoxicidade.

Diagnósticos diferenciais

Eventos cardiovasculares por outras etiologias devem ser sempre avaliados, devendo a possibilidade de síndrome coronariana ser aventada, em especial se a história não for altamente sugestiva de intoxicação. Intoxicação combinada com outras drogas que afetam canais iônicos potencializam a gravidade.

A pneumonite por amiodarona é diagnóstico de exclusão na prática clínica, devendo ser aventadas hipóteses mais comuns e tratáveis como infecções e condições paraneoplásicas.

Por se tratar de toxicidades subagudas e crônicas, os efeitos da amiodarona ocorrem sem indicativos de ingesta de sobredose no contexto da admissão hospitalar, sendo importante avaliar o uso da droga nas semanas anteriores.

Avaliação diagnóstica

A eletrocardiografia precoce e seriada é essencial para diagnóstico e avaliação de distúrbios do ritmo e da condução cardíaca, além do diagnóstico diferencial com síndrome coronariana. A avaliação do valor de íons séricos ajuda na condução do caso. Avaliação laboratorial e de imagem do fígado podem ajudar em caso de intoxicação suspeita sem uso de superdosagem.

Para a toxicidade crônica por amiodarona, os exames de função tireoidiana são importantes, mas não decisivos ao diagnóstico. A avaliação de quadro pulmonar suspeito envolve exames de imagem, preferencialmente a tomografia computadorizada.

Manejo

A estabilização do quadro, observando e corrigindo riscos imediatos às vias aéreas, ventilação e sistema cardiovascular, é prioridade. Em caso de arritmias, o uso de amiodarona na abordagem inicial deve ser evitado, favorecendo outras classes de antiarrítmicos como a lidocaína. Na detecção de *torsades de pointes*, devemos considerar a infusão de magnésio. Bradicardia sintomática pode ser inicialmente revertida com atropina.

É indicada monitorização cardíaca contínua por pelo menos 24 horas. A indução de vômitos está contraindicada pelo risco de DHE e convulsões. Lavagem gástrica tem eficácia nos primeiros 60 minutos da ingesta. Já o carvão ativado, em dose única, pode ser usado nas primeiras 6 horas, porém em pacientes que apresentem alterações eletrocardiográficas precoces ou sinais de instabilidade, ambos os procedimentos só devem ser realizados após estabilização clínica, pois potencializam o risco de arritmias[5].

A alcalinização sérica tem potencial de corrigir alargamentos de QT e QRS, reduzindo a incidência de arritmias graves. O bicarbonato de sódio diminui a concentração livre do fármaco, promove a dissociação da amiodarona dos canais de sódio e aumenta a concentração extracelular de sódio, auxiliando no desbloqueio dos receptores. A dose do bicarbonato de sódio hipertônico é 1-2 mEq/kg em *bolus* seguido de infusão contínua (15 a 20 mL/h) para manter um alvo de pH sérico entre 7,45 e 7,55. Em caso de arritmias ventriculares, o uso de lidocaína deve ser favorecido, evitando o uso de amiodarona por prolongar QT[5].

Observar DHE e corrigir hipotensão com cristaloides. Em casos refratários, avaliar vasopressores contínuos. Em caso de convulsões, priorizar o uso de benzodiazepínicos e barbitúricos, evitar uso de fenitoína e outros anticonvulsivantes com efeitos sobre os canais de sódio.

Em quadros graves tanto as arritmias quanto o choque podem ser refratários a todas as medidas, e o prognóstico é reservado. A emulsão lipídica, apesar de pouco estudada nesse contexto em decorrência da baixa incidência de intoxicações, mostrou-se eficaz em estudos *in vitro* e relatos de caso. O mecanismo de ação não é claro; a formação de um "bolsão de lípides" a partir do sequestro de drogas lipofílicas é a principal hipótese. As drogas com alta lipossolubilidade formam complexos com a emulsão, reduzindo assim as concentrações séricas e teciduais do tóxico, pela geração de um gradiente de concentração. Além disso, sugere-se que a presença de alta concentração de lípides exerça um efeito inotrópico positivo com metabolização mais eficiente dos ácidos graxos. A dose recomendada é de 1,5 ml/kg endovenosa em *bolus*[6,7].

A tireotoxicose tipo II (por tireoidite direta) e a lesão pulmonar por amiodarona respondem a curso de corticoides. A tireotoxicose tipo I (por sobrecarga de iodo em tireoide previamente doente) deve ser manejada com antitireoidianos como tapazol e propiltiouracil. A amiodarona deve ser suspensa em quase todos os casos em que não houver risco proibitivo pela doença arritmogênica, mas, por sua longa meia-vida (3-10 dias), a melhora pode ser lenta[4].

Em caso de bradicardia prolongada, marcapassos externos devem ser utilizados, e, dependendo da demora e da intensidade dos sintomas, pode ser necessário marca-passo transvenoso.

Acompanhamento

Pacientes assintomáticos devem ser monitorizados por 24 horas, no caso de amiodarona em altas quantidades, por pelo menos 3 dias. Pacientes com alterações de condução devem manter-se em melhora por pelo menos 24 horas antes de receberem alta. Em caso de intoxicação com dose terapêutica, o encaminhamento para reavaliação do tratamento contínuo é obrigatório, com suspensão da droga se o risco arritmogênico permitir.

DIGITÁLICOS

Apresentação clínica

Digitálicos, apresentados no mercado brasileiro pela digoxina e pelo deslanosídeo, são drogas que agem sobre as bombas iônicas da membrana celular, influenciando principalmente a condução e a contratilidade das fibras musculares cardíacas. Usadas para efeito inotrópico em quadros de insuficiências cardíacas graves ou para controle de taquiarritmias supraventriculares, apresentam estreita faixa terapêutica e potencial de intoxicação mesmo com o uso correto das doses indicadas. Seu metabolismo também é influenciado por diversas drogas de uso habitual na população, assim como pela função hepática e pelos alimentos presentes na dieta.

A intoxicação grave ocorre com manifestações cardíacas, potencialmente fatais, que envolvem diversos tipos de arritmias. A taquicardia ou fibrilação atrial associada a condução AV prejudicada é forte indicativo de intoxicação digitálica, enquanto a taquicardia ventricular (TV) é bidirecional, a taquicardia de complexo estreito com morfologia de BRD é altamente específica desse quadro. O infradesnivelamento do segmento ST em derivações de QRS negativo é sinal precoce e importante de uma intoxicação crônica em evolução[8].

Manifestações clínicas inespecíficas precedem as alterações cardíacas, como letargia, vertigem, cefaleia e confusão mental, alterações gastrointestinais e alterações visuais (alucinações, visão "colorida", fotofobia e perda rápida de acuidade)[8].

Diagnósticos diferenciais

Os sintomas inespecíficos associados a uma intoxicação digitálica inicial podem se confundir com quadros neurológicos agudos, infecções e descompensações orgânicas diversas. Por ser medicação usada frequentemente em casos de cardiopatia grave, um novo evento cardíaco ou vascular deve ser considerado e investigado.

Por apresentar tratamento específico, a intoxicação deve ser suspeitada em vigência de arritmias em usuários crônicos.

Avaliação diagnóstica

A disponibilidade de dosagem sérica da digoxina e sua relação com níveis terapêuticos bem definidos (0,5-1,0 ng/mL) permitem maior facilidade e precisão diagnóstica, devendo ser feita a dosagem, quando disponível, em todos os casos suspeitos. O nível terapêutico não exclui ou confirma o diagnóstico de intoxicação se a suspeita clínica é forte, por existirem variações na tolerância pessoal e interações com outras substâncias. A dosagem em casos de uso recente deve ser feita preferencialmente após 6 horas do uso, para evitar resultados inconsistentes com o quadro real por causa da redistribuição corporal. A dosagem também auxilia no direcionamento de terapia imune específica, relacionando o nível sérico com a quantidade de anticorpo a ser utilizada[8].

O acompanhamento eletrocardiográfico auxilia no diagnóstico e na avaliação de gravidade. A dosagem de íons é importante para o manejo, principalmente de potássio e magnésio séricos. A avaliação do quadro hepático e renal auxilia na definição da etiologia da intoxicação em casos de uso terapêutico.

Manejo

A estabilização do paciente e o controle de arritmias são prioridades, com uso de lidocaína para a correção do ritmo em caso de repercussão clínica, e de atropina em caso de bradicardias importantes. Paciente com suspeita de intoxicação deve ser mantido em monitorização cardíaca contínua por pelo menos 48 horas em decorrência da meia-vida longa, mesmo se assintomático.

O uso de anticorpo específico para digoxina (Fab) é medida eficaz e segura, com redução da gravidade, mortalidade e morbidade associados ao quadro. Em casos agudos, se indicado tratar empiricamente, recomenda-se o uso de 6 ampolas (240 mg). Se realizada dosagem sérica, a dose é de 40 mg para cada 0,6 mg de digoxina a ser neutralizado, sendo possível utilizar a fórmula[9]:

$$\text{N}^{\text{o}}\ \text{de frascos} = \frac{\text{nível sérico (ng/mL)} \times \text{peso (kg)}}{100}$$

Administrar em 15-30 minutos (utilizar em *bolus* se PCR).

São critérios para o uso do anticorpo Fab[9]:

- Hipercalemia refratária às medidas de rotina (K > 5,0).
- Presença de arritmias potencialmente fatais.
- Intoxicação crônica com arritmias, sintomas gastrointestinais e alteração aguda do estado mental.
- Concentração sérica de digoxina >15 ng/mL em qualquer momento ou >10 ng/mL nas primeiras 6 horas após intoxicação.
- Ingestão aguda de 10 mg em adultos ou 4 mg em crianças.

Como na maioria dos hospitais brasileiros o Fab não é disponível, o tratamento deve se basear em suporte, e, nesse sentido, o tratamento dos distúrbios de potássio e magnésio são determinantes. Em caso de hipomagnesemia, a infusão de 2 g de sulfato de magnésio é a escolha, principalmente na presença de arritmias. A hipocalemia pode ser tratada com suplementação oral ou venosa, a depender do grau e do estado do paciente. A presença de hipercalemia leve pode proteger contra taquiarritmias, porém na vigência de hipercalemia importante, esta deve ser corrigida com medidas clínicas habituais (glicoinsulina, quelantes e bicarbonato de sódio). Taquiarritmias ventriculares geralmente respondem à correção de hipocalemia e hipomagnesemia.

O risco de provocar arritmias de difícil controle com a cardioversão é aumentado na presença de intoxicação por digitálicos e se eleva proporcionalmente à energia utilizada. Ela só deve ser realizada em caso de instabilidade hemodinâmica, com a menor carga possível.

Se for necessário o uso de betabloqueadores, devemos favorecer os de curta duração. Em caso de bradicardia prolongada, marcapassos externos devem ser utilizados, porém eles também podem induzir arritmias e só devem ser usados na ausência do anticorpo Fab ou se não houver resposta a outras medidas.

A descontaminação gástrica por vômitos ou lavagem não é recomendada, pelo risco de reflexo vagal, mas, se usada, deve ser avaliada na primeira meia hora de ingesta. A efetividade do carvão ativado é mais bem estudada, e ele ser indicado em doses seriadas para redução mais eficaz do nível sérico, em doses de 0,5 g/kg (máximo 25 g) a cada 4 horas, por 24 horas, sempre em observação da segurança de vias aéreas do paciente durante o uso[10].

Acompanhamento

A observação e a monitorização cardíaca devem compreender a longa meia-vida, devendo ser de no mínimo 48 horas se observadas alterações eletrocardiográficas. A correção dos fatores etiológicos deve preceder a alta hospitalar. A monitorização do nível sérico contribui para critérios de alta, mas não substitui a avaliação clínica seriada.

BLOQUEADORES DE CANAIS DE CÁLCIO

Apresentação clínica

Medicações de uso frequente na prática, os bloqueadores de canal de cálcio (BCC) são comumente divididos em diidropiridínicos (anlodipino e nifedipino) e não diidropiridínicos (verapamil e diltiazem), com efeitos terapêuticos distintos. Betabloqueadores e BCC são as principais drogas cardiovasculares relacionadas a óbito em caso de intoxicação.

A atuação em canais de cálcio na membrana celular do músculo liso arterial e no miocárdio influenciam a resistência vascular periférica e o débito cardíaco. Os BCC não diidropiridínicos também exercem inibição direta sobre os nós sinusal e atrioventricular. A influência em canais de cálcio também interfere na liberação e na atuação da insulina no organismo.

No caso de intoxicações agudas, ambos os grupos se apresentam com hipotensão, e os diidropiridínicos cursam também com taquicardia reflexa inicialmente. Em casos de maior gravidade, todos os BCC costumam evoluir com bradicardia que, combinada à hipotensão por causa da vasodilatação periférica e central, configuram evolução para casos de choque distributivo e cardiogênico, bradicardias sintomáticas, disfunção renal e risco de óbito. Intoxicações por anlodipino graves apresentam vasoplegia ainda mais pronunciada, provavelmente associada a efeitos sobre o óxido nítrico periférico[11].

Diagnósticos diferenciais

Se não há histórico de intoxicação, o quadro de hipotensão com taquicardia ou bradicardia marcante levanta suspeita de evento cardíaco como síndrome coronariana aguda (SCA) ou doença valvar. Suspeita de sepse grave deve ser avaliada.

Intoxicações combinadas a drogas vasodilatadoras ou cardiotóxicas podem potencializar a gravidade de ingestas inicialmente pouco representativas.

Avaliação adicional

O ECG mostra alterações de condução, como aumento do intervalo PR, QT e QRS, e auxilia na avaliação da bradicardia. A dosagem sérica de íons auxilia no manejo de condições de maior risco, e a avaliação do pH sérico, lactato e glicemia são essenciais nos casos graves, por causa do manejo que costuma incluir insulinoterapia.

Manejo

Estabilização inicial – em casos de instabilidade, avaliar infusão de cálcio (gluconato ou cloreto) na dose de 30-60 mL. O uso de atropina para manejo imediato e inicial de bradicardia com repercussão hemodinâmica é indicado, mas pode não ser efetivo em casos graves. Vasopressores podem ser indicados em casos de refratariedade às medidas iniciais, sem diferença documentada de efetividade entre as disponíveis[11].

A descontaminação gástrica pode ter efetividade em até 1 hora, e o carvão ativado é eficaz em dose única nas primeiras 2 horas[11].

O glucagon, apesar do acesso limitado no país, é indicado na presença de hipotensão refratária e bradiarritmias. A dose inicial é de 5-10 mg EV em *bolus*, podendo ser repetida a cada 5 minutos, a depender da resposta. A dose de manutenção é de 0,1 mg/kg/h. No Brasil, em muitos hospitais a única formulação disponível de glucagon é para uso IM/SC; caso seja a única opção acessível, a dose de 5-10 mg pode ser realizada também por essas vias.

A solução de glicoinsulina, através de mecanismos de facilitação de uso de glicose, redução de resistência vascular periférica e inotropismo direto, foi observada como medida de reversão da toxicidade aguda grave em bloqueadores de canal de cálcio. Quando observada depressão miocárdica, está recomendado uso de infusão de 1 UI/kg em *bolus*, seguida de infusão de 1 a 5 UI/kg/h, ajustada até resposta hemodinâmica positiva[12]. Observar a glicemia e corrigir, preferencialmente, em via venosa separada, é parte importante do manejo contínuo, devendo ser monitorizada mesmo após o término da infusão de insulina. É esperado observar hipocalemia, que se trata de remanejo das reservas de potássio intra e extracelulares, devendo ser corrigida somente se houver motivo para perda de potássio real. Deve-se também monitorizar o magnésio sérico durante o tratamento.

A infusão de cálcio, que em teoria colabora para a reversão do antagonismo dos canais, demonstrou pouca efetividade, não sendo recomendada como terapia isolada. A recomendação é de dose de gluconato de cálcio 10%, 0,6 mL/kg em *bolus*, seguido de infusão contínua de 0,6 mL/kg com o objetivo de manter o nível sérico de cálcio iônico duas vezes acima do valor normal[13].

Em casos refratários às medidas descritas, a emulsão lipídica a 20% está indicada na dose de 1,5 mL/Kg EV em *bolus*[6].

Na manutenção de disfunção cardíaca, o uso de inotrópicos traz benefício no desfecho, principalmente estudado nos casos de não diidropiridínicos. Não há definição de um inotrópico mais efetivo. O uso de marcapasso não mostra evidências de alteração significativa no inotropismo cardíaco.

A diálise não está indicada por sua baixa eficácia.

Acompanhamento

Pacientes devem ser monitorizados nas primeiras 12 horas mesmo se assintomáticos, e por até 24 horas nos casos de drogas de liberação lenta. Em quadros de maior gravidade, no qual o paciente evolui para hipotensão ou bradiarritmia, ele deve permanecer em observação por até 24 horas após atingida estabilidade clínica. Somente após esse período podemos considerar a alta hospitalar segura.

BETABLOQUEADORES

Apresentação clínica

Os betabloqueadores (BBQ) com os BBC são as drogas cardiovasculares mais associadas a óbito em contexto de intoxicação[4]. São medicações amplamente utilizadas no tratamento de hipertensão, arritmias cardíacas, enxaqueca e para tratamento de glaucoma através de soluções oftalmológicas.

O efeito terapêutico dos BBQ advém de sua propriedade de antagonismo de receptores adrenérgicos. Podem ser cardiosseletivos, ou seja, bloquear seletivamente os receptores B1, bloquear de maneira não seletiva os receptores B1 e B2, e podem ter ação bloqueadora alfa e beta-adrenérgicas não seletivas. Alguns possuem atividade simpatomimética intrínseca, ação antiarrítmica e propriedades vasodilatadoras diretas. Essas propriedades são detalhadas na Tabela 1.

No contexto de intoxicação, a presença de doença cardíaca de base ou o uso de outros medicamentos com propriedades cardiotóxicas como antidepressivos tricíclicos e bloqueadores de canais de cálcio podem agravar a intoxicação.

TABELA 1 Farmacodinâmica dos betabloqueadores

Propriedade	Medicamento
Agonistas parciais com bloqueios B1 e B2 (atividade simpatomimética intrínseca)	Alprenolol Carteolol Pindolol Oxprenolol
Cardiosseletivos (bloqueio B1)	Atenolol Betaxolol Bisoprolol Esmolol Metoprolol Nebivolol (Atividade vasodilatadora direta)
Bloqueadores não seletivos (bloqueios B1 e B2)	Propranolol (antiarrítmico tipo I – estabilizador de membrana, bloqueia canais de sódio) Timolol Nadolol
Atividade bloqueadora alfa e beta (bloqueios B1 e B2)	Carvedolol (antiarrítmico tipo I – estabilizador de membrana, bloqueia canais de sódio) Labetalol
Bloqueador não seletivo e bloqueio de canais de potássio (antiarrítmico do tipo III)	Sotalol

Fonte: modificada de Nelson et al., 2022[4].

São medicamentos lipossolúveis e suas meias-vidas são variáveis de acordo com o tipo, podendo durar 8 minutos no caso do esmolol, até 32 horas no caso do nebivolol. A toxicidade também varia de acordo com o tipo de medicamento, as comorbidades do paciente e a suscetibilidade individual, sendo comum o aparecimento de efeitos adversos como hipotensão postural, bradiarritmias e bradicardia sintomática mesmo em doses terapêuticas. Pacientes portadores de doenças pulmonares desencadeantes de broncoespasmo têm seu uso contraindicado, exceto para os cardiosseletivos.

Em relação à intoxicação aguda, a ingestão de 2 a 3 vezes a dose terapêutica já é considerada potencialmente grave.

Os sintomas cardiovasculares são predominantes, sendo a hipotensão, a bradicardia e as bradiarritmias (bloqueio AV) as manifestações mais comuns. Em intoxicações graves com choque refratário a volume e aminas, bradicardia sintomática não responsiva a atropina e bloqueio de alto grau são a regra.

Intoxicações por propranolol tendem a ser mais graves, por suas propriedades como depressor de membrana, podendo haver choque cardiogênico e parada cardiorrespiratória em assistolia. Em betabloqueadores com propriedades simpatomiméticas intrínsecas, pode haver inicialmente taquicardia e hipertensão leves, o que pode mascarar o quadro.

Diagnósticos diferenciais

O diagnóstico diferencial se faz com patologias orgânicas que evoluem com hipotensão e bradiarritmias, como SCA, insuficiência cardíaca e sepse. Intoxicações por BCC também apresentam sintomas semelhantes, e o mesmo pode ocorrer com antidepressivos tricíclicos.

Deve-se sempre aventar a possibilidade de coingestão de medicamentos, pois outros medicamentos cardioativos podem atuar em sinergismo e potencializar os efeitos deletérios do betabloqueador.

Em caso de suspeita de efeitos adversos por uso habitual de dose terapêutica, o mesmo cuidado com a exclusão de diagnósticos clínicos deve ser tomado, principalmente diante de pacientes previamente cardiopatas com hipotensão postural e bradicardia sintomática.

Avaliação diagnóstica

A dosagem sérica de betabloqueadores não está disponível rotineiramente para diagnóstico, portanto ela se firma na presença de história e exame físico compatíveis.

Eletrocardiograma de 12 derivações é primordial e deve ser seriado ao longo do período de observação a fim de detectar e intervir precocemente em distúrbios de condução.

Exames laboratoriais a fim de avaliar e acompanhar parâmetros de perfusão periférica como lactato, gasometria e escórias renais são importantes em pacientes que cursarem com hipotensão. Ionograma deve ser realizado em todos os pacientes que cursem com alterações de condução, pois distúrbios iônicos podem predispor ou agravar o quadro.

A realização do ultrassom *point-of-care* (POCUS) pode auxiliar na avaliação cardíaca e volêmica do paciente e acompanhar a efetividade das medidas terapêuticas.

Manejo

O tratamento da intoxicação aguda por betabloqueadores é muito semelhante ao tratamento de intoxicação por BCC, e apresenta melhor resposta aos antídotos específicos segundo a literatura.

Manutenção dos sinais vitais, da perviedade das vias aéreas e o tratamento de sinais de instabilidade são prioridades. Pacientes com hipotensão responsiva a administração de cristaloides e com bradicardia que responda à administração de atropina provavelmente apresentam uma intoxicação leve e com bom prognóstico.

Para aqueles que intercorram com hipotensão refratária a volume, bradiarritmias ou bradicardia não responsiva a atropina, deve-se iniciar aminas vasoativas e a administração dos antídotos específicos seguindo a orientação a seguir:

- Gluconato de cálcio a 10%: tratamento adjuvante que pode ser utilizado ao longo de todo o processo de estabilização. Inicialmente na dose de 10-30 mL (se houver apenas cloreto de cálcio disponível a dose deve ser um terço da anteriormente descrita). O paciente pode receber até 100 mL nas primeiras 12 horas de assistência se houver manutenção do choque[4].
- Glucagon: antídoto de escolha, apesar de pouco disponível. Deve ser iniciado com 5 a 10 mg EV em *bolus*, podendo ser repetido a cada 5 minutos conforme resposta. Infusão contínua deve ser de 0,1 mL/kg/h. No Brasil, na maioria dos locais a apresentação parenteral é IM ou SC; nesse caso a dose a ser administrada é a mesma e não há possibilidade de manter infusão de manutenção[4].
- Solução de glicoinsulina: escolha quando não há glucagon disponível, e em caso de refratariedade ao tratamento com este. Solução: 1 unidade de insulina regular + 1 mL de SGH50%, infundir a 1 UI/kg/h. Monitorar glicemia do paciente de 1/1 h, que deve estar entre 100 e 250 mg/dL[12], acompanhar ionograma e repor potássio se necessário. A solução deve ser mantida enquanto durar a instabilidade hemodinâmica.
  - Ex: paciente de 70 kg
  - Solução: 200 UI de insulina regular + 200 mL de SGH50%
  - Infundir a 70 mL/h em bomba de infusão contínua
- Emulsão lipídica a 20%: deve ser iniciada em paciente refratário a todas as medidas anteriores. Dose: 1,5 mL/kg endovenoso em *bolus*. A substância atua através da formação de um compartimento lipídico expandido dentro do espaço intravascular, que diminui a concentração do medicamento no sangue e nos tecidos[6]. Além disso, pode haver aumento do transporte de ácidos graxos na membrana mitocondrial interna, melhorando o inotropismo cardíaco.

A lavagem gástrica pode ser realizada até 60 minutos após a ingestão de quantidade potencialmente tóxica, desde que não haja instabilidade ou alteração eletrocardiográfica, pois o procedimento potencializa arritmias. O carvão ativado é eficaz se administrado em até 2 horas após a ingestão de dose tóxica. Dados sobre doses seriadas são contraditórios, portanto, não há recomendação formal para a administração.

A hemodiálise, a princípio, não tem benefício, exceto em casos de ingesta de betabloqueadores hidrossolúveis e com baixo volume de distribuição, como atenolol, nadolol e sotalol.

Acompanhamento

Pacientes assintomáticos devem permanecer em observação por 6 a 12 horas, a depender da meia-vida do betabloqueador ingerido. Pacientes que cursem com hipotensão ou alterações de condução cardíaca devem ser tratados conforme protocolo, e a alta deve estar condicionada à permanência por pelo menos 24 horas de níveis pressóricos normais e ECG dentro da normalidade.

Avaliação psíquica do paciente em caso de tentativas de autoextermínio é fundamental com encaminhamento para avaliação psiquiátrica de urgência à alta, caso se julgue necessário.

CLONIDINA

Apresentação clínica

A clonidina é um agonista alfa-2 com indicação de uso em situações de hipertensão arterial, geralmente como medicação associada em casos de tratamento mais complexo. Atua com redução do tônus adrenérgico e redução do tônus vascular através de ativação da via do óxido nítrico. Por ativar também receptores no sistema nervoso central, apresenta potencial sedativo, ainda mais marcante na população pediátrica.

A apresentação mais comum é de hipotensão, associada a rebaixamento de nível de sensório e miose, com quadros mais graves evoluindo com bradicardia e bradipneia.

Diagnósticos diferenciais

As manifestações clínicas tornam difícil a diferenciação de outras intoxicações agudas, como outros anti-hipertensivos, sedativos ou opioides.

Um rebaixamento sensório não explicado, ainda mais em crianças, pode ter diversos diagnósticos graves que precisam ser investigados, desde hipoglicemia a infecções graves, que necessitam intervenções específicas imediatas.

Avaliação adicional

A dosagem de clonidina não contribui para definição diagnóstica específica ou gravidade.

Glicemia capilar para exclusão de hipoglicemia diante de um quadro de sedação é fundamental. Obter parâmetros gasométricos em caso de alterações neurológicas e respiratórias, íons e escórias renais ajudam na programação do manejo.

Eletrocardiografia é importante para a avaliação da condução cardíaca, e a ultrassonografia à beira-leito pode ajudar a identificar alterações cardíacas e a compreender o estado hemodinâmico do paciente.

Manejo

O suporte clínico com estabilização do paciente é prioridade. A intoxicação por clonidina apresenta resposta, em quase metade dos casos, à infusão de naloxona para recuperação neurológica e respiratória, podendo ser feita dose de 0,1 mg/kg (máximo 2 mg) em ataque. Em casos sem resposta inicial, segurança de via aérea e capacidade ventilatória devem ser obtidas. A hipotensão, principalmente se associada a bradicardia, pode representar risco imediato, e deve ser manejada inicialmente com infusão de cristaloides conforme tolerância e doses de atropina. O uso de aminas vasoativas em casos inicialmente refratários está indicado, sem preferências a uma medicação específica[4].

A descontaminação gástrica deve ser avaliada cuidadosamente pelo risco de reflexo vagal com exacerbação de hipotensão e bradicardia, além do quadro neurológico associado. O carvão ativado tem efetividade documentada, principalmente nas primeiras 2 horas, mas a proteção de vias aéreas deve ser observada.

Acompanhamento

Os efeitos tóxicos da clonidina geralmente são observados nas primeiras 6 horas, sem relatos de gravidade tardia após 12 horas se inicialmente assintomático. O quadro pode se prolongar em situações de disfunção renal. A observação hospitalar está indicada por 12 horas em casos assintomáticos e por 24 horas após a resolução dos sintomas nos demais pacientes.

DIURÉTICOS E HIDRALAZINA

Os diuréticos, em suas diversas classes, agem facilitando a perda de água livre pelo corpo, ao afetar o transporte de íons nos rins. A intoxicação aguda por tais medicamentos é rara, geralmente leve e dificilmente requer tratamento específico.

Diuréticos tiazídicos geram aumento da eliminação de sódio e outros íons. Diuréticos de alça causam perda de água livre, magnésio e cálcio. Esses mecanismos aumentam o risco de DHE, raramente observado se o paciente tiver condições de manter ingesta oral adequada[4].

O risco aumenta se houver combinação com medicações cardiotóxicas ou neurotóxicas, mas o tratamento consistirá no suporte clínico, com correção aos distúrbios identificados que estejam trazendo repercussões sintomáticas aos pacientes. Pela baixa toxicidade, são ingestas em que o uso de medidas de descontaminação gastrointestinal apresenta mais riscos que benefícios, não sendo recomendadas.

A hidralazina, um vasodilatador arteriolar direto, apresenta baixa toxicidade, com efeitos principalmente em agravar quadro de hipotensão associada a outros intoxicantes. Por sua gravidade baixa e meia-vida curta, não se recomenda uso de medidas específicas para descontaminação ou tratamento, sendo o suporte clínico o caminho mais bem indicado[4].

PROPAFENONA E OUTROS ANTIARRÍTMICOS

A propafenona atua bloqueando canais de sódio, principalmente, e também de potássio e cálcio, além de um pequeno efeito betabloqueador. Sua dependência pelo metabolismo hepático gera grande influência nos efeitos e tempo de duração nos pacientes hepatopatas. Sua alta ligação a proteínas plasmáticas torna a diálise pouco eficaz em sua eliminação[14].

A intoxicação manifesta-se geralmente por efeitos cardiovasculares, principalmente com prejuízo inotrópico e cronotrópico, consistindo em hipotensão, bradicardia, bloqueio AV, aumento de QRS e QT, *torsade de pointes* e até mesmo assistolias[14].

Outros antiarrítmicos de diversas classes apresentam mecanismos diversos de funcionamento; a amiodarona e os betabloqueadores foram abordados previamente, e os demais são raramente utilizados no mercado.

É importante considerar o risco de arritmia e bradicardia nas intoxicações que associam essas medicações, com necessidade de monitorização cardíaca e análise da condução. Deve-se evitar o uso de amiodarona em casos com QT prolongado, preferindo-se lidocaína, e considerar o uso de bicarbonato de sódio na abordagem do QRS aumentado agudamente.

Segue fluxograma para o manejo de intoxicações pelas principais drogas cardiovasculares (Figura 1).

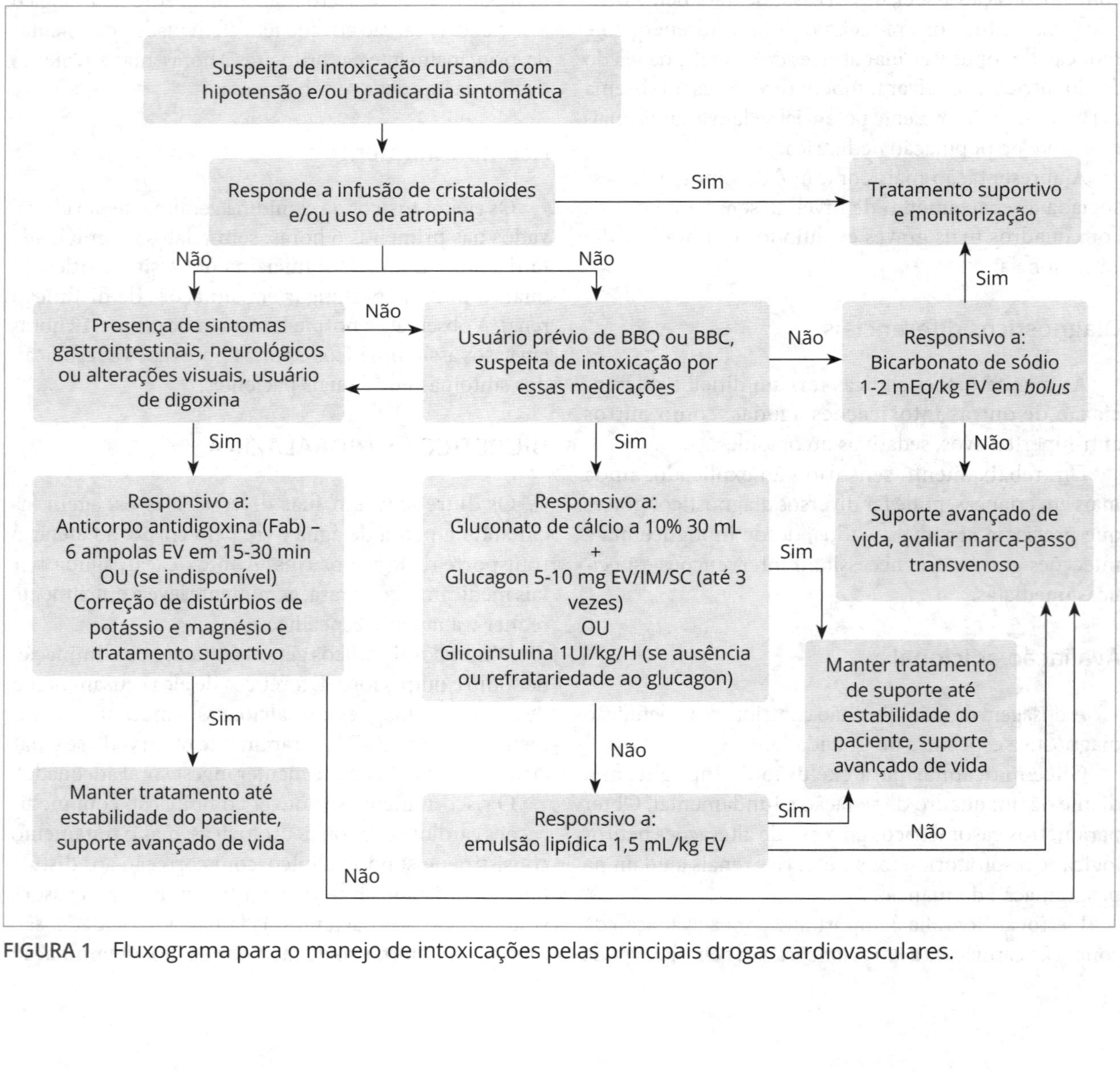

FIGURA 1 Fluxograma para o manejo de intoxicações pelas principais drogas cardiovasculares.

REFERÊNCIAS

1. Gummin DD, Mowry JB, Beuhler MC, Spyker DA, Rivers LJ, Feldman R, et al. 2021 Annual Report of the National Poison Data System© (NPDS) from America's Poison Centers: 39th Annual Report. Clin Toxicol (Phila). 2022;60(12):1381-643.
2. Souza TT, Godoy RR, Rotta I, Pontarolo R, Fernandez F. Morbidade e mortalidade relacionadas a medicamentos no Brasil: revisão sistemática de estudos observacionais. Rev de Cien Farm Básica e Apl. 2014;35(4):519-32.
3. Mathias TL, Guidoni CM, Girotto E. Tendências de eventos toxicológicos relacionados a medicamentos atendidos por um Centro de Informações Toxicológicas. Rev Bras Epidemiol. 2019;22:e190018.
4. Nelson LS, Howland MA, Lewin NA, Smith SW, Goldfrank LR, Hoffman RS. Goldfrank's toxicologic emergencies, 11.ed. New York: McGraw-Hill Education; 2022.
5. Cole JB, Arens AM. Cardiotoxic medication poisoning. Emerg Med Clin North Am. 2022;40(2):395-416.
6. Paneta M, Waring WS. Literature review of the evidence regarding intravenous lipid administration in drug-induced cardiotoxicity. Expert Rev Clin Pharmacol. 2019;12(7):591-602.
7. Bologa C, Lionte C, Popescu A, Sorodoc V, Sorodoc L. First case of acute poisoning with amiodarone and flecainide in attempted suicide successfully managed with lipid emulsion therapy in the emergency department: case report and literature review. Healthcare (Basel). 2021;9(6):671.
8. Patocka J, Nepovimova E, Wu W, Kuca K. Digoxin: pharmacology and toxicology – a review. Environ. Toxicol Pharmacol. 2020;79:103400.
9. Chan BS, Buckley NA. Digoxin-specific antibody fragments in the treatment of digoxin toxicity. Clin Toxicol (Phila). 2014;52(8):824-36.
10. Bauman JL, Didomenico RJ, Galanter WL. Mechanisms, manifestations, and management of digoxin toxicity in the modern era. Am J Cardiovasc Drugs. 2006;6(2):77-86.
11. Graudins A, Lee HM, Druda D. Calcium channel antagonist and beta-blocker overdose: antidotes and adjunct therapies. Br J Clin Pharmacol. 2016;81(3):453-61.
12. Engebretsen KM, Kaczmarek KM, Morgan J, Holger JS. High-dose insulin therapy in beta-blocker and calcium channel-blocker poisoning. Clin Toxicol (Phila). 2011;49(4):277-83.
13. St-Onge M, Anseeuw K, Cantrell FL, Gilchrist IC, Hantson P, Bailey B, et al. Experts consensus recommendations for the management of calcium channel blocker poisoning in adults. Crit Care Med. 2017;45(3):e306-e315.
14. Cole JB, Arens AM, Laes JR, et al. High dose insulin for beta--blocker and calcium channel-blocker poisoning. Am J Emerg Med. 2018;36(10):1817-24.
15. Krenz JR, Kaakeh Y. An overview of hyperinsulinemic-euglycemic therapy in calcium channel blocker and β-blocker overdose. Pharmacotherapy. 2018;38(11):1130-42.

9

Cocaína

José Miguel Assis Borges
Lara Miranda Rodrigues da Cunha
Juliana Sartorelo Carneiro Bittencourt Almeida

PONTOS PRINCIPAIS

- Cerca de 3,8% da população adulta e 2,3% dos adolescentes no Brasil já usaram cocaína pelo menos uma vez na vida.
- A síndrome simpatomimética é sua apresentação mais típica.
- A presença de adulterantes pode aumentar a toxicidade da droga, e a coingestão de álcool produz um metabólito denominado cocaetileno, que prolonga o efeito arritmogênico da droga.
- O tratamento do paciente em contexto de intoxicação aguda por cocaína, em franca síndrome simpatomimética, deve se basear no uso de benzodiazepínicos. Cetamina deve ser evitada, podendo agravar arritmias, agitação e hipertensão.
- Os *body packers* que desenvolvem toxicidade necessitam de intervenção cirúrgica imediata por conta de risco de morte iminente.
- Nitroglicerina pode ser usada para hipertensão induzida por cocaína, inclusive na presença de dor torácica, refratária a benzodiazepínicos.
- Taquicardias ventriculares de QRS largo por conta da cocaína podem responder à terapia com bicarbonato de sódio.
- Hipertermia, emergências hipertensivas (IAM, AVE), arritmias e rabdomiólise são complicações mais comuns associadas ao uso agudo da droga.

INTRODUÇÃO

A cocaína é a droga psicoestimulante mais consumida na Europa e seu uso abusivo tem aumentado progressivamente. Trata-se de um alcaloide que é sintetizado e armazenado nas folhas de *Erythroxylum coca* para afastar insetos e herbívoros; a planta é nativa da América do Sul, do México, das Índias Ocidentais e da Indonésia, e culturas antigas usavam folhas de coca por causa de suas propriedades anestésicas e em cerimônias religiosas.

Atualmente, o uso de cocaína de maneira recreativa tornou-se um grande problema de saúde pública. No Brasil, 3,8% da população adulta (maiores de 18 anos) já usou cocaína ao menos uma vez na vida, representando cerca de 5 milhões de brasileiros. A prevalência do uso de cocaína nos últimos 12 meses nessa população é de 1,7%. No caso dos adolescentes, 2,3% declararam ter utilizado pelo menos uma vez na vida e 1,6% nos últimos 12 meses – representando cerca de 225 mil jovens em todo o país[1].

Cocaína, anfetaminas e derivados de anfetaminas são drogas simpatomiméticas. Esses agentes ativam o sistema nervoso simpático, causando liberação de neurotransmissores (serotonina, norepinefrina, dopamina, epinefrina), e atuam nas sinapses, ativando as vias neurais de maneira intensa e persistente. O uso excessivo pode levar a taquicardia, hipertensão, midríase, diaforese, hipertermia, hiper-reflexia e agitação. Se não tratada, a síndrome simpatomimética pode levar a convulsões, infarto agudo do miocárdio, acidente vascular cerebral, rabdomiólise, coma e morte.

A pasta de cocaína não purificada é o substrato de base para a produção das diversas apresentações comercializadas como drogas de abuso. O crack (base livre cristalizada do alcaloide) é inalado através de um "cachimbo" (Figura 1) e projetado a fim de tolerar a alta temperatura necessária para volatilizar a cocaína pura.

A alta lipossolubilidade e o rápido transporte dos pulmões para o cérebro contribuem para o início de ação em segundos, o que a torna extremamente viciante. Os sais de cocaína solúveis em água (ou seja, cloridrato de cocaína e sulfato de cocaína) estão disponíveis como um pó cristalino branco que é inalado por via intranasal ou dissolvido e injetado por via intravenosa[2].

Ambas as formas químicas são prontamente absorvidas por todas as membranas mucosas do corpo, incluindo boca, nariz, pulmões, estômago e intestino; porém diferenças na composição química, biodisponibilidade, início e pico de ação determinam os efeitos e a gravidade dos danos físicos e psicológicos que podem resultar de seu uso.

A mistura da cocaína com opioides sintéticos é uma ameaça significativa, principalmente nos Estados Unidos. Essas misturas são conhecidas como "*speedballs*" (cocaína e heroína) e "*super speedballs*" (cocaína, heroína e fentanil)[2]. Ao misturar cocaína e opioides intencionalmente, objetiva-se associar o potencial estimulante da cocaína com o efeito depressor da heroína e/ou do fentanil, de modo a reduzir o mal-estar associado à supressão brusca da ação da cocaína. No entanto, muitas vezes a cocaína e o fentanil são embalados juntos para comercialização sem o conhecimento dos usuários, aumentando o risco de intoxicação pelo opioide.

Atualmente, várias substâncias são utilizadas na adulteração do cloridrato de cocaína. Os anestésicos locais parecem ser as substâncias com maior histórico de uso como adulterantes de cocaína, enquanto o levamisol (anti-helmíntico amplamente utilizado na medicina veterinária) e a fenacetina (um analgésico) aparecem como os mais frequentemente encontrados nos últimos 10 a 15 anos. Muitos desses representam riscos significativos à saúde, pois seus efeitos tóxicos se somam aos da cocaína. O principal objetivo do uso de adulterantes de menor custo é reduzir a porcentagem de pasta base e aumentar seu rendimento, visando a maiores lucros na comercialização[3].

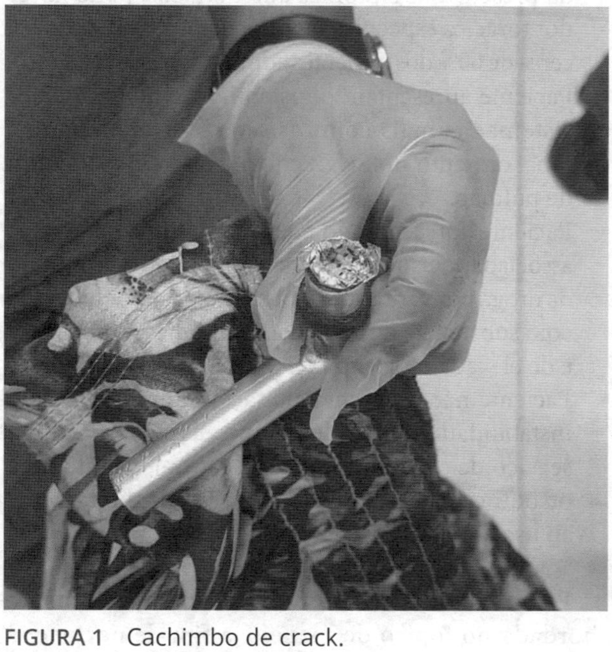

FIGURA 1 Cachimbo de crack.
Fonte: Felipe Carvalhaes Pôssas.

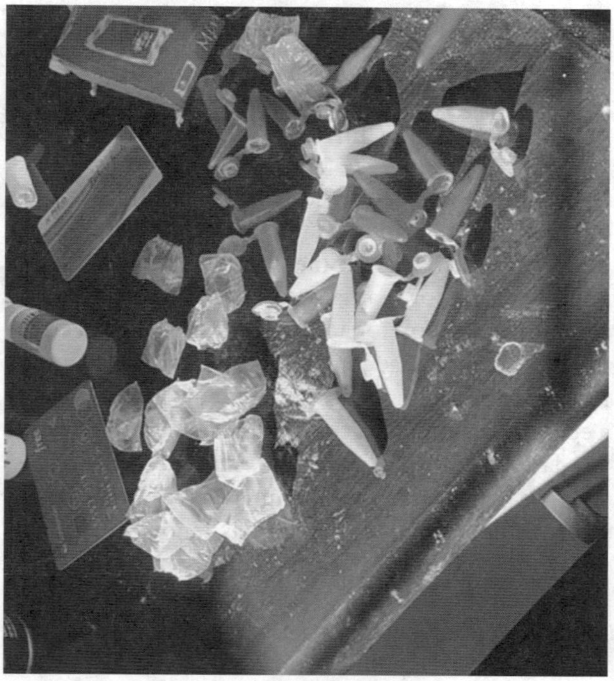

FIGURA 2 Pinos e papeletes de cocaína.
Fonte: José Miguel.

A administração oral da cocaína é rara e ocorre habitualmente com o intuito de contrabandear ou esconder a droga. São exemplos:

- *Body packer*: indivíduo que ingere embalagens contendo cocaína para o tráfico internacional de grandes volumes da droga. No Brasil são conhecidos como "mulas". Esses pacotes são embalados em látex resistente, tornando sua ruptura pouco frequente. Geralmente são recuperados através da eliminação fecal.
- *Body stuffers:* indivíduos que ingerem embalagens para fuga de flagrantes policiais. Nesse caso há ingestão de menor quantidade, na forma de papelotes mais frágeis, oferecendo assim maior risco de ruptura.

A intoxicação aguda por rompimento do invólucro é mais comum e de menor gravidade nos *body stuffers*, quando comparada às intoxicações por ruptura de cápsulas transportadas por *body packers*. Como têm alta concentração de pasta base purificada, as manifestações clínicas no segundo caso podem ser graves, muitas vezes, com necessidade de remoção cirúrgica imediata pela toxicidade elevada.

APRESENTAÇÃO CLÍNICA

As principais manifestações clínicas do uso agudo de cocaína se relacionam à liberação maciça de dopamina, epinefrina, norepinefrina e serotonina. Esses neurotransmissores atuam em diferentes subtipos de receptores, proporcionando diversos efeitos. A norepinefrina causa vasoconstrição pela estimulação dos receptores alfa-adrenérgicos no músculo liso vascular, já a epinefrina aumenta a contratilidade miocárdica através da estimulação dos receptores beta1-adrenérgicos. Além da liberação de catecolaminas, a recaptação desses neurotransmissores é inibida nas fendas sinápticas, alterando o equilíbrio normal entre tônus excitatório e inibitório no sistema nervoso central (SNC). A estimulação subsequente propaga a liberação periférica de catecolaminas[4] (Figura 3).

Outro efeito da cocaína é retardar os impulsos nervosos nas fibras de dor neuronal, bloqueando o influxo de sódio através das membranas celulares e gerando um efeito anestésico. Quando esse mesmo bloqueio ocorre nos canais de sódio das células miocárdicas, há um efeito pró-arrítmico.

A metabolização da cocaína ocorre no fígado e no plasma. No fígado, a droga é transformada principalmente no metabólito ativo norcocaína, que potencializa sua ação[4]. No plasma, é metabolizada em éster metílico de ecgonina através da pseudocolinesterase (colinesterase plasmática); tal substância pode ter efeito protetor, pois é um vasodilatador. A benzoilecgonina, é o metabólito da cocaína identificado por exames toxicológicos de urina.

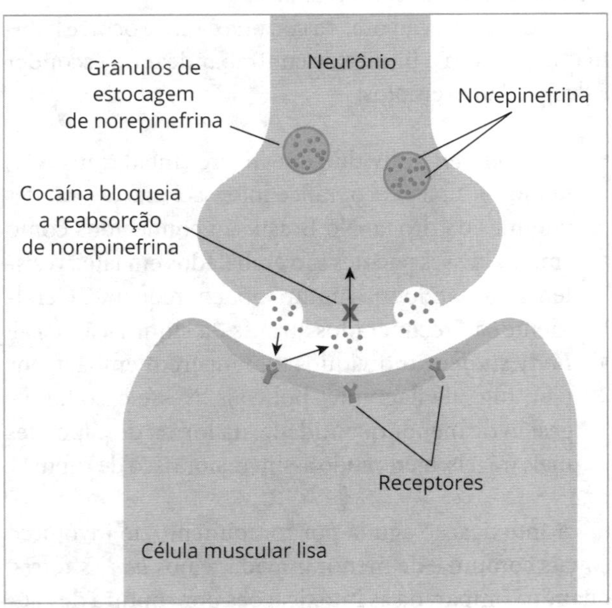

FIGURA 3 Fisiopatologia da cocaína sobre os neurotransmissores.
Fonte: José Miguel.

O uso concomitante de etanol forma um metabólito ativo denominado cocaetileno. Tal substância aumenta a duração da intoxicação com relação aos efeitos cardiovasculares.

A toxicidade por cocaína envolve múltiplos órgãos. A queixa principal é cardiopulmonar: 56% dos pacientes descrevem algum grau de desconforto torácico à admissão hospitalar. A maior parte das repercussões causadas pela droga decorrem de seu efeito vasoconstritor, de espasmos vasculares e de sua propriedade pró-trombótica. Tais características podem culminar em infarto cerebral, infarto agudo do miocárdio, oclusão da artéria central da retina, amaurose, isquemia mesentérica e infarto renal. O aumento da demanda de oxigênio pelos tecidos, causado pelos efeitos adrenérgicos, também contribui para as alterações sistêmicas[5]. Nesse sentido, com base na segunda edição do *Critical Care Toxicology*[10], as manifestações clínicas podem ser classificadas conforme a Tabela 1.

O paciente em uso agudo de cocaína pode apresentar-se no departamento de emergência com diferentes quadros clínicos. A princípio, todos devem receber o primeiro atendimento na sala de emergência.

- Paciente agitado, queixas inespecíficas: sintomas adrenérgicos são a regra, como taquicardia, hipertensão, agitação, agressividade, midríase, sudorese.
- Paciente agitado, com queixa de dor torácica: além da presença de sintomas adrenérgicos, pode haver dor torácica específica ou inespecífica (realidade em cerca de 60% dos pacientes admitidos nesse contexto).
- Paciente apresentando instabilidade de um órgão/sistema: as mais comuns são: arritmia, choque, rebaixamento do SNC, convulsões, edema agudo de pulmão.
- Paciente apresentando falência múltipla de órgãos: associada ao uso agudo intenso, repetido ou contínuo da droga por vários dias ou uso de cocaína adulterada com substância de toxicidade elevada. Situação rara e de elevada mortalidade.
- Paciente não apresenta alterações adrenérgicas ou instabilidade: apesar de referir o uso, ele procura o serviço de saúde por demanda social, psiquiátrica ou outra situação clínica não associada diretamente ao uso agudo da droga.

Para fins didáticos, essa divisão será novamente abordada no tópico de manejo, a fim de nortear as

TABELA 1 Manifestações clínicas categorizadas por acometimento sistêmico

Sistema	Manifestação	Fisiopatologia
Sistema nervoso central	Hipertermia Acidentes cerebrovasculares Crises convulsivas Neuropsiquiátricas: ansiedade, psicose e ideação suicida Distúrbios motores: distonia, coreoatetose, discinesia vestíbulo--lingual e exacerbação da síndrome de Tourette	Efeito direto na termorregulação por mecanismo dopamina-dependente. Aterosclerose acelerada e aumento da PIC por conta de vasoconstrição, hiperexcitabilidade do SNC por bloqueio de canais de sódio, atuação em receptores 5HT induzindo alucinações, alterações crônicas de neurotransmissores induzindo ou predispondo a psicose, distúrbios do movimento de etiologia dopaminérgica.
Sistema cardiovascular	Infarto agudo do miocárdio Arritmias: taquicardia sinusal (mais comum), fibrilação atrial, taquicardia de QRS estreito ou largo, torsade de pointes e fibrilação ventricular. Dissecção de aorta	Descarga adrenérgica induz a vasoconstrição periférica e de coronárias, levando a vasoespasmos e aumento da demanda cardíaca. Aterosclerose acelerada causada por contínua lesão endotelial induz à formação de trombos. Ação sobre canais de sódio induz a arritmias. Importantes elevações pressóricas levam ao aumento das forças de cisalhamento nos grandes vasos, gerando sua dissecção e ruptura.
Sistema respiratório	Edema pulmonar "Pulmão de crack" Barotrauma: pneumomediastino, pneumopericárdio e pneumotórax Queimadura térmica das vias aéreas	Edema agudo pulmonar (EAP) cardiogênico e síndrome do desconforto respiratório agudo (SDRA) resultante do efeito direto da cocaína ou de adulterantes nos alvéolos e na permeabilidade do endotélio. A presença de infiltrados nodulares e coalescentes no parênquima pulmonar pode se associar ao uso crônico de crack; bronquiolite obliterante, hemorragia alveolar, pneumonia e broncoespasmo são achados frequentes. O esforço inspiratório e a tosse, associados principalmente ao ato de fumar crack, aumentam a pressão intra-alveolar e o risco de barotrauma. O ar quente inalado, muitas vezes associado a outras substâncias (palha de aço queimada, provoca queimaduras térmicas locais).
Sistema gastrointestinal	Isquemia mesentérica Colite Abdômen agudo obstrutivo e perfurativo Infarto esplênico	A isquemia mesentérica pode ocorrer tanto por vasoconstrição quanto pela presença de trombos em vasos ateroscleróticos formados pela lesão endotelial constante. A colite pode ocorrer quando há isquemia do intestino grosso. A ingestão de pacotes ou cápsulas de cocaína pode levar a obstrução e lesão de trato gastrointestinal. Quando a cocaína é injetada via intravenosa, pode ocorrer redução de 25% no volume do baço, causando aumento da concentração de hemoglobina e do hematócrito.
Sistema geniturinário	Infarto renal Necrose tubular aguda Insuficiência renal aguda Insuficiência renal crônica Vasculites com deposição de imunocomplexos.	Lesão da microvasculatura renal por vasoconstrição, ou, indiretamente, por conta de hipertermia, crises convulsivas e rabdomiólise. Infarto renal, gerado pelo espasmo da vasculatura renal com trombogênese por conta do efeito direto da cocaína no funcionamento das plaquetas e na cascata de prostaglandina. A presença de adulterantes pode causar nefrotoxicidade direta ou induz a reações imunológicas e quadros de vasculites.
Alterações metabólicas e hidroeletrolíticas	Rabdomiólise Acidose metabólica Hiperlactatemia Distúrbios hidroeletrolíticos Coagulação intravascular disseminada	Associadas ao intenso catabolismo e estado inflamatório ligado à descarga de catecolaminas e sua consequente ação em órgãos e sistemas. Degeneração miofibrilar da musculatura esquelética, predisposição à isquemia muscular por conta da vasoconstrição. Desidratação por agitação e hipertermia intensifica as alterações metabólicas e hidroeletrolíticas.
Alterações útero-placentárias	Aborto espontâneo, descolamento prematuro de placenta e trabalho de parto prematuro Complicações fetais: alterações no desenvolvimento, baixo peso, anormalidades neurológicas e genitais, e crescimento intrauterino restrito (CIUR)	Secundárias aos efeitos vasoconstritores no fluxo sanguíneo útero-placentário.

Fonte: modificada de Brent et al., 2017[6].

condutas diante dos quadros clínicos mais frequentemente encontrados pelo médico emergencista.

AVALIAÇÃO DIAGNÓSTICA

Pacientes oligossintomáticos e com sintomas autolimitados não necessitam de avaliação laboratorial de rotina. Em pacientes que cursam com manifestações clínicas intensas ou que relatem uso ao longo de vários dias uma avaliação mais cuidadosa deve ser realizada.

Para acompanhamento clínico, a dosagem de eletrólitos, função renal, marcadores de lesão muscular e cardíaca e eletrocardiograma (ECG) são os exames de escolha. O ECG deve ser realizado de maneira rotineira e precoce, porém raramente mostrará sinais de isquemia aguda ou arritmias. Em vigência de dor torácica associada ao uso de cocaína, o ECG pode estar alterado em até 80% dos casos, portanto, não é capaz de confirmar ou excluir a presença de lesão cardíaca na maioria desses casos. Sabe-se que variações "normais" encontradas em pacientes jovens podem dificultar ou atrasar a interpretação de isquemia miocárdica; além disso, sinais de sobrecarga de ventrículo esquerdo (VE) e padrão *Strain* podem ocorrer já que a hipertrofia de VE é comum em usuários crônicos. Logo, os marcadores cardíacos (troponina e CKMB) são auxiliares indispensáveis ao aventar essa hipótese diagnóstica, sendo a troponina o método preferível, se disponível[5].

A angiotomografia de coronárias, teste de esforço e o teste de stress com dobutamina são boas estratégias de investigação em pacientes com dor torácica e risco baixo a moderado na exclusão do infarto agudo do miocárdio, embora sua disponibilidade seja limitada em muitos serviços de saúde.

A radiografia de tórax é importante para identificar alargamento de mediastino em pacientes com suspeita de dissecção ou no diagnóstico diferencial da dor torácica. Já a tomografia de crânio, angiotomografia de tórax ou de abdome serão indicadas quando guiadas pela condição clínica do paciente.

O PoCUS é uma boa alternativa para a avaliação complementar de pacientes com instabilidade hemodinâmica e para a avaliação cardíaca e pulmonar em pacientes que cursam com dor torácica e/ou dispneia.

A cocaína e a benzoilecgonina (BE), seu principal metabólito, podem ser detectados no sangue, na urina, na saliva, no cabelo e no mecônio. Embora seja rapidamente eliminada, a BE é facilmente detectada na urina por até dois a três dias após o uso[4]. Entretanto, o teste de urina não consegue distinguir o uso recente ou prévio da droga; além disso, resultados falso-negativos podem ocorrer quando a urina é propositalmente diluída pelo aumento da ingesta de líquidos, levando a uma concentração de cocaína na urina abaixo do limiar de interpretação do teste. Já o teste capilar pode gerar testes falso-positivos. No contexto de atendimento à intoxicação aguda, o manejo do paciente baseia-se na presença de sintomas, portanto a testagem torna-se desnecessária e muitas vezes perpassa por questões éticas complexas.

DIAGNÓSTICO DIFERENCIAL

Substâncias cujo uso se associa a sintomatologia adrenérgica são o principal diagnóstico diferencial em relação à cocaína. Anfetaminas, metanfetaminas, cafeína, descongestionantes nasais contendo nafazolina, efedrina, pseudoefedrina e outros estimulantes podem desencadear quadros semelhantes, porém com intensidade e duração bastante variáveis. Intoxicações por substâncias anticolinérgicas também podem se apresentar inicialmente de maneira semelhante.

A história clínica é a principal ferramenta de diferenciação nesses casos, e mesmo que seja inconclusiva, diante de um paciente com quadro adrenérgico, o acompanhamento, tratamento e possíveis complicações serão semelhantes.

Não se pode esquecer outras entidades clínicas associadas a quadros adrenérgicos como feocromocitoma, tireotoxicose, síndrome de abstinência alcoólica, ataques de pânico, e, como na maioria das situações, intoxicações são um diagnóstico de exclusão. Em vigência de quadro adrenérgico e história clínica não compatível, a investigação de diagnósticos clínicos é prioritária.

O uso de testes qualitativos para a investigação diagnóstica traz dilemas éticos e pode envolver outras esferas, que não as relacionadas ao manejo clínico. Caso haja demanda de investigação policial, judicial ou semelhante, ela cabe aos órgãos periciais (IML, delegacias e afins) e não à equipe de saúde responsável pelo paciente.

MANEJO

Como não há antídoto específico, o tratamento da intoxicação por cocaína é baseado em medidas emergenciais de suporte. Tais medidas são elencadas resumidamente a seguir.

Pré-hospitalar

O paciente com suspeita de uso de substâncias e agitação psicomotora é sempre um desafio na cena. A prioridade é a segurança da equipe, do próprio paciente e de terceiros; nesse sentido, pode ser necessário o apoio de agentes de segurança pública.

A retirada da cena de objetos que possam trazer riscos e que possam ser utilizados como armas deve ser realizada de maneira ágil e discreta. A via de saída ou escape para a equipe deve estar visível e desbloqueada. Se houver terceiros na cena que piorem a agitação da vítima, estes devem ser afastados do local.

Quando as intervenções verbais e não verbais não forem suficientes para acalmar o paciente, será necessário lançar mão de contenção física, mecânica e/ou química. A contenção mecânica deve ser realizada por profissionais experientes e com a técnica adequada, a fim de evitar lesões traumáticas. Após a imobilização física do paciente, faixas devem ser utilizadas com o intuito de restringir os movimentos dos membros, atrelando o paciente à maca, mantendo a posição anatômica.

A medicação ideal para a contenção química é aquela de administração fácil e segura, rápido início de ação e meia-vida curta, a fim de manter o controle sobre os sinais vitais e o nível de consciência. No caso de usuários de cocaína, a primeira escolha são os benzodiazepínicos. Lorazepam e midazolam atendem às exigências descritas e podem ser aplicados por via intramuscular, sem efeito errático. A cetamina, apesar de muito utilizada em contextos de agitação psicomotora, deve ser reservada para casos refratários ao uso de benzodiazepínicos, pois pode piorar sintomas adrenérgicos, quadros alucinatórios e, em sinergismo com benzodiazepínicos, provocar sedação excessiva. Neurolépticos são contraindicados pelo risco potencial de arritmias e convulsões.

Intra-hospitalar e orientações gerais

À admissão hospitalar, medidas suportivas são prioritárias. Deve-se manter via aérea patente, focando principalmente em posicionamento, oxigênio suplementar e intubação orotraqueal, se necessário. Drogas que devem ser evitadas na sequência rápida de intubação: cetamina, por seu efeito arritmogênico, e succinilcolina, pois a acetilcolinesterase metaboliza tanto a succinilcolina quanto a cocaína, gerando competição pelo receptor, podendo prolongar o efeito do bloqueador neuromuscular, além do risco potencial de rabdomiólise e hipercalemia associado às propriedades catabólicas da droga.

A base do tratamento dos sintomas adrenérgicos e da dor torácica é o uso do benzodiazepínico. Em pacientes colaborativos, benzodiazepínicos orais de longa duração, como o diazepam ou clonazepam, podem ser utilizados. Para pacientes agressivos, que colocam a si mesmos ou a terceiros em risco e necessitam de contenção química rápida e eficaz, midazolam ou lorazepam são a primeira escolha e podem ser administrados por via endovenosa ou intramuscular com segurança.

A descontaminação só é indicada em caso de ingestão da droga (*body packers* ou *body stuffers*), sendo contraindicada quando a cocaína é usada em fumo, ou quando inalada e injetada. O método de descontaminação é pelo carvão ativado administrado via oral (50 g diluído em 200 mL de soro fisiológico, manitol ou água). As doses de administração podem ser repetidas a cada 4 horas por até 12 horas. A irrigação intestinal com polietilenoglicol também pode ser uma opção em caso de ingestão do conteúdo em forma de pacotes. Se houver suspeita de obstrução, perfuração ou hemorragia gastrointestinal, tais medidas estão totalmente contraindicadas, devendo o paciente ser submetido a uma laparotomia com remoção cirúrgica em caráter emergencial.

A abordagem terapêutica de acordo com o perfil de paciente admitido na sala de emergência é descrita a seguir:

- Paciente apresentando sintomas adrenérgicos e manifestações inespecíficas: iniciar benzodiazepínicos, realizar ECG, manter em observação na sala de emergência por pelo menos 6 horas. Em pacientes que relatam uso prolongado da droga ou que apresentem sinais de desidratação ou estado geral comprometido, a avaliação laboratorial e o tratamento dos achados clínicos se faz necessária.
- Paciente com dor torácica e uso agudo de cocaína: realização imediata de ECG de 12 derivações e monitorização. Administrar benzodiazepínico para tratamento da dor torácica. Se dor atípica, sem alteração eletrocardiográfica, investigar diagnósticos diferenciais com o auxílio de propedêutica de imagem e laboratorial (radiografia de tórax, PoCUS, enzimas).

Quando a dor torácica é sugestiva de síndrome coronariana aguda, a diretriz mais recente sobre o tema, da American Heart Association[8], indica realizar tratamento inicial com benzodiazepínicos, associar nitrato se dor refratária e bloqueador de canal de cálcio se permanência da dor ou hipertensão. O ácido acetilsalicílico (AAS) também mostra benefícios e deve ser administrado. Outros antiagregantes plaquetários e heparina não foram estudados especificamente em contextos de dor torácica associada ao uso agudo de cocaína; a literatura pontua que parece haver benefício em seu uso, mas não há uma recomendação formal. Tais medicamentos devem ser avaliados com cautela, já que são pacientes com maior risco de sangramento, portanto a prescrição deve ser criteriosa e individualizada.

Alterações eletrocardiográficas sugestivas de vasoespasmo ocorrem quando o supradesnivelamento ST de derivações contíguas desaparecem espontaneamente ou após uso de benzodiazepínicos, associados ou não a nitroglicerina; caso contrário, sugerem fortemente infarto agudo do miocárdio transmural. Pacientes mais jovens com repolarização precoce, pacientes com hipertrofia ventricular esquerda (HVE) ou padrão de Brugada por conta das propriedades de bloqueio do canal de sódio proveniente do abuso de cocaína podem mimetizar isquemia aguda (Figuras 4 e 5).

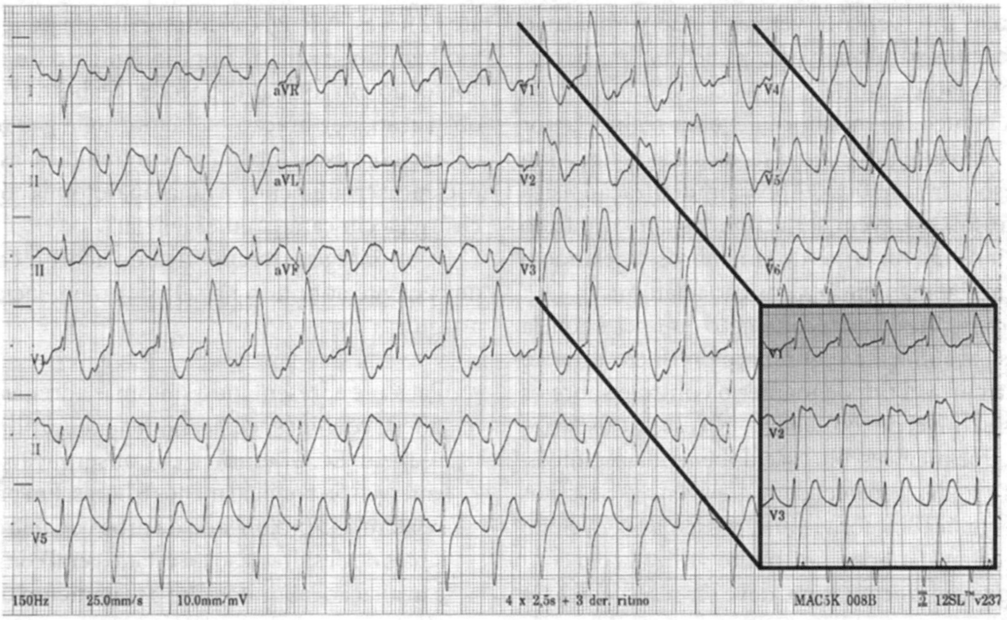

FIGURA 4 Eletrocardiograma com alterações no padrão de Brugada[7]

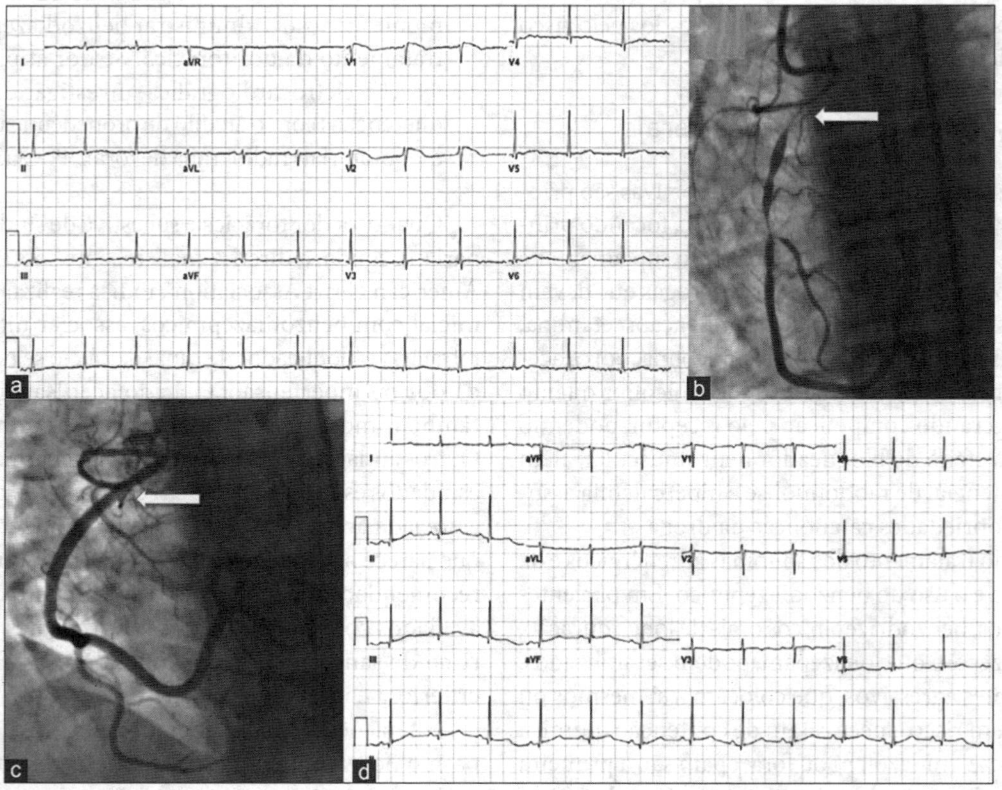

FIGURA 5 Painel A – Eletrocardiograma com supradesnivelamento do segmento ST sugestivo de padrão de Brugada com dor torácica contínua. Painel B – Arteriografia de coronária direita demonstrando vasoespasmo coronariano com espasmo em óstio. Painel C – Resolução do vasoespasmo coronariano após administração de nitroglicerina intracoronária. Painel D – Eletrocardiograma demonstrando resolução do padrão de Brugada.
Fonte: Manda et al., 2016[8].

A AHA contraindica o uso de betabloqueadores, por conta do bloqueio do receptor beta-2 (mediador vasodilatador), causando piora paradoxal da hipertensão[5]. Alguns estudos recentes mostram não haver aumento da mortalidade associada ao seu uso, porém os mesmos estudos não foram capazes de mostrar associação com benefícios nem melhora dos desfechos[9]. Quando a intoxicação está associada a infarto agudo do miocárdio e a taquicardia fica resistente ao uso de benzodiazepínicos e ajuste volêmico; betabloqueadores cardiosseletivos (esmolol ou metoprolol) podem ser utilizados, de preferência, associados a um vasodilatador. O uso de labetalol (alfa e betabloqueador) é controverso, mas é considerado em casos de hipertensão e taquicardia persistente e refratária.

Pacientes com risco baixo a moderado que durante o período de observação evoluem com melhora do quadro devem ser submetidos a investigação não invasiva com o uso de testes de esforço, angiotomografia de coronárias ou teste de estresse com dobutamina. O protocolo de acompanhamento da dor torácica em usuários de cocaína está descrito na Figura 6.

- Paciente apresentando instabilidade de algum órgão/sistema: a admissão de pacientes com quadros graves associados ao uso de cocaína é rara e deve seguir prioritariamente medidas de suporte avançado de vida.

Na evidência de infarto agudo do miocárdio com supradesnivelamento do segmento ST, a primeira escolha

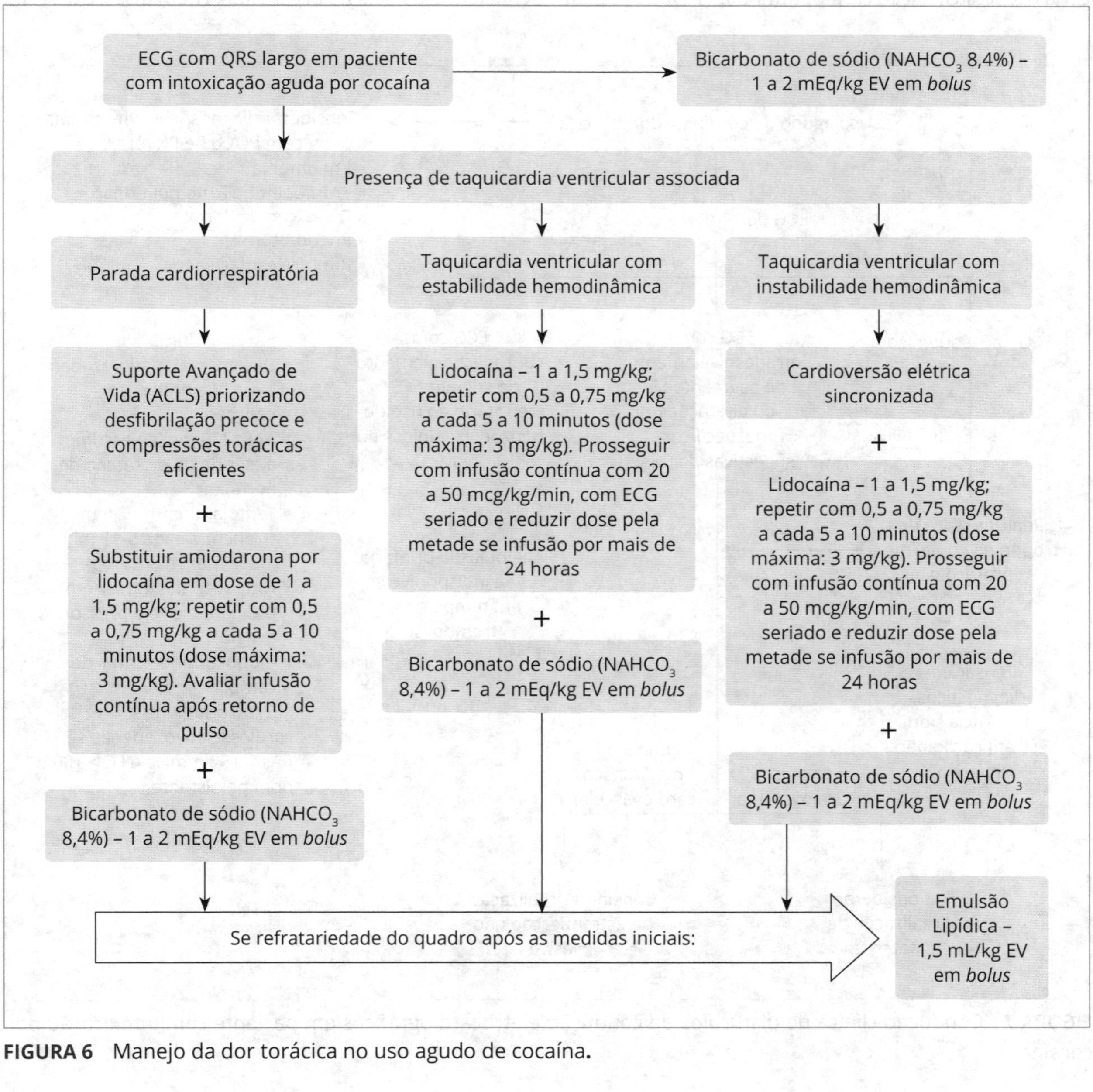

FIGURA 6 Manejo da dor torácica no uso agudo de cocaína.

para abordagem é a angioplastia primária. Caso esta não esteja disponível em tempo hábil, a trombólise deve ser realizada, apesar do risco aumentado de sangramento, pois sabe-se que a cocaína é altamente trombogênica, sobrepondo-se ao efeito esperado do espasmo coronariano.

Quando há arritmias ou QRS alargado, o tratamento deve ser feito com bicarbonato de sódio em dose de 1 a 2 mEq/kg em *bolus* via endovenosa. Se evoluir para taquiarritmia de QRS largo, a preferência de antiarrítmico é a lidocaína. Em pacientes com sintomatologia cardiovascular grave (arritmias ou choque refratário) que não respondem ao tratamento habitual, o uso de emulsão lipídica mostra-se eficaz, na dose de 1,5 mL/kg em *bolus*[10].

Pacientes atendidos em parada cardiorrespiratória (PCR) devem ser reanimados seguindo as orientações gerais de ressuscitação cardiopulmonar (RCP) e podem receber bicarbonato durante a assistência, lidocaína para ritmos chocáveis e emulsão lipídica se refratários às medidas anteriores[10]. A Figura 7 resume as condutas em pacientes com distúrbios de condução associados à cocaína.

O bicarbonato de sódio é a droga de escolha para tratamento de pacientes intoxicados com distúrbios agudos de condução mediados por bloqueio de canais de sódio por atuar diretamente nesse mecanismo, aumentando a concentração de sódio e normalizando a condução cardíaca. Já a emulsão lipídica consiste em uma solução rica em lipídeos (lípides a 20%) que, quando administrada por via endovenosa em pacientes intoxicados por drogas lipofílicas, tem a capacidade de sequestrar a substância tóxica dos tecidos, englobando-a em um "bolsão lipídico" e reduzindo drasticamente a concentração dela no organismo. Além disso, é descrita

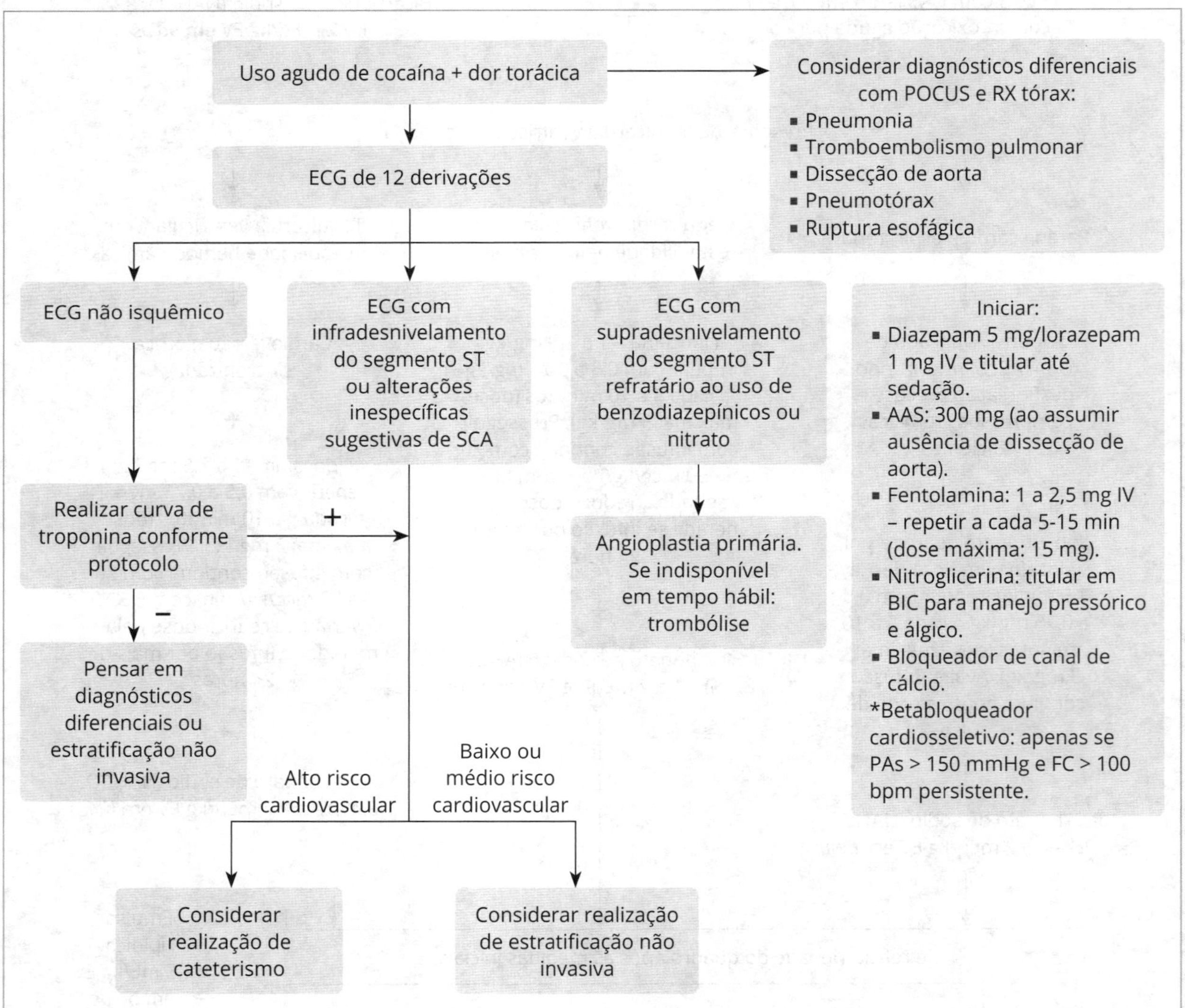

FIGURA 7 Condução clínica de distúrbios de condução eletrocardiográficos em paciente com intoxicação por cocaína.

uma melhora na contratilidade cardíaca pela oferta lipídica intracelular.

Edema agudo de pulmão, dissecção aórtica, acidente vascular cerebral e outras apresentações graves do paciente usuário de cocaína na sala de emergência devem ser conduzidas de acordo com as orientações gerais.

- Paciente com falência orgânica múltipla associada ao uso de cocaína: essa é uma condição rara, porém associada a elevada mortalidade. Pode ocorrer devido ao uso agudo intenso e prolongado da droga e vem sendo associada à presença de adulterantes com potencial tóxico elevado, principalmente o levamisol. Observa-se que o uso de cocaína com levamisol se associa com a presença de vasculites ANCA positivas, falência hepática e renal aguda e quadros de CIVD.

O paciente que já apresenta sinais de falência de dois ou mais sistemas à admissão deve ser tratado conforme a demanda do quadro. Uso de aminas, hemodiálise, correção de distúrbios metabólicos e eletrolíticos e todo o suporte avançado de vida devem ser oferecidos caso necessário e conforme manejo clínico habitual. Não há nenhuma conduta específica, voltada para o tratamento da intoxicação, e o prognóstico é reservado.

Como estratégia de eliminação da cocaína, a diálise e acidificação da urina não são indicadas, em decorrência da rápida distribuição da droga aos tecidos e a rapidez de seu metabolismo.

ACOMPANHAMENTO

Os pacientes que se apresentam às unidades de saúde com sinais e sintomas simpatomiméticos clássicos que se resolvem espontaneamente na ausência de sinais de lesão de órgãos-alvo podem receber alta com segurança após curtos períodos de observação. Quando hipertermia, rabdomiólise ou outros sinais de lesão de órgãos-alvo são evidentes, a internação geralmente é necessária. Os pacientes que usam cocaína têm risco aumentado de morte súbita, provavelmente relacionada em parte a disritmias e isquemia miocárdica. Em uma série, os pacientes com parada cardíaca após fumar crack eram mais jovens, mais propensos a sobreviver e menos propensos a ter sequelas neurológicas do que aqueles de controle.

Para pacientes com dor torácica, um algoritmo de gerenciamento específico foi derivado com base em experiência clínica substancial. Aqueles pacientes com ECGs claramente diagnósticos ou em evolução sugestiva de isquemia ou infarto, biomarcadores cardíacos positivos, arritmias que não sejam taquicardia sinusal, insuficiência cardíaca congestiva ou dor persistente requerem internação. Os pacientes que ficam livres de dor e cujos ECG permanecem estáveis são candidatos à alta se um único marcador cardíaco obtido pelo menos 8 horas após o início da dor torácica for normal. Embora as diretrizes da AHA recomendem 9 a 12 horas de observação para baixa e intermediária, não está claro se as poucas horas extras oferecem benefícios adicionais.

É essencial fornecer um encaminhamento para a abordagem psicossocial da dependência química. O uso repetido de cocaína é o maior fator de risco para futuras complicações cardiovasculares. Além disso, o uso de cocaína em pacientes tratados por lesões traumáticas é um fator de risco para morte subsequente por lesão não intencional.

REFERÊNCIAS

1. Brasil. Ministério da Saúde. Epidemiologia do uso de substâncias psicoativas no Brasil. Fiocruz. [citado 5 ago 2024]. Disponível em: https://www.arca.fiocruz.br/handle/icict/10019. Rio de Janeiro; 2019.
2. UNODOC. Cocaine – a spectrum of products. Cocaine Insights 2. UNODOC. Vienna, 2021.
3. Kudlacek O, Hofmaier T, Luf A, Mayer FP, Stockner T, Nagy C. Cocaine Adulteration. J Chem Neuroanat. 2017;83(4):75-81.
4. Goldfrank LR, Nelson LS, Howland MA, Lewin NA, Smith SW, Hoffman RS. Toxicologic emergencies. 11th ed. New York: Mc Graw Hill; 2019. 1124 p.
5. McCord J, Jneid H, Hollander JE, Lemos JA, Cercek B, Hsue P. Management of cocaine associated chest pain and myocardial infarction. A scientific statement from the American Heart Association Acute Cardiac Care Committee of the Council on Clinical Cardiology. Circulation. 2008;117:1897-907.
6. Brent J, Burkhart K, Dargan PI, Hatten B, Megarbane B, Palmer R, et al. Critical Care toxicology: diagnosis and management of the critically poisoned patient, 2.ed. Cham, Switzerland: Springer; 2017.
7. Zampi G, Pergolini A, Pontillo D, Sommariva L. A tricky electrocardiogram: cocaine induced brugada type 2 phenocopy. Am J Cardiovasc Dis. 2020;10(2):131-5.
8. Mandaz Y, Stone LE, Singh A, Agrawal S, Shirani J, Nanda S. Multiple mechanisms of cocaine-induced Brugada electrocardiogram pattern. Int J Acad Med. 2016;2(2):232-8.
9. Pham D, Addison D, Kayani W, Misra A, Jneid H, Resar J, et al. Outcomes of beta blocker use in cocaine-associated chest pain: a meta-analysis. Emerg Med J. 2018;35(9):559-63.
10. Lavonas EJ, Akpunonu PD, Arens AM, Babu KM, Cao D, Hoffman RS, et al.; American Heart Association. 2023 American Heart Association focused update on the management of patients with cardiac arrest or life-threatening toxicity due to poisoning: an update to the American Heart Association guidelines for cardiopulmonary resuscitation and emergency cardiovascular care. Circulation. 2023;148(16):e149-e184.
11. Walls RM, Hockberger R, Gausche-Hill M, Erickson TB, Wilcox S. Rosen's: emergency medicine concepts and clinical practice, 10th ed. Philadelphia: Elsevier; 2023. 1906 p.
12. United States. Drug enforcement administration: National drug threat assessment. United States Department of Justice; 2019.
13. Andrade A, Campolina D, Dias MB. Toxicologia na prática clínica, 2 ed. Belo Horizonte: Folium; 2013. 247 p.

14. Tintinalli JE, John MA, Yealy DM, Meckler GD, Stapczynski JS, Cline DM, et al. Tintinalli's emergency medicine: a comprehensive study guide, 9th ed. Chicago; McGraw Hill; 2020. 1238 p.
15. Mohamad T, Niraj A, Farah J, Obideen M, Badheka A, Kondur A, et al. Spectrum of electrocardiographic and angiographic coronary artery disease findings in patients with cocaine-associated myocardial infarction. Coron Artery Dis. 2009;20(5):332-6.

10
Hidrocarbonetos

Caio Aguiar Caires
Julio Boriollo Guerra

PONTOS PRINCIPAIS

- A intoxicação por hidrocarbonetos geralmente ocorre por inalação ou ingestão, mas também pode ocorrer irritação e absorção cutaneomucosa, sendo eles tóxicos para praticamente todos os sistemas do corpo.
- Um dado valioso no exame físico é a presença de odor característico, e, em casos de usuários crônicos, presença de lesões irritativas em mãos e mucosas.
- A intoxicação aguda pela substância leva aos sintomas: náusea, anorexia, confusão, torpor e euforia.

INTRODUÇÃO

Os hidrocarbonetos fazem parte de um grupo de compostos orgânicos que são formados principalmente por átomos de carbono e hidrogênio. A maioria dos hidrocarbonetos são derivados do petróleo, como gasolina e querosene, e podem estar presentes em diversos produtos domésticos e ocupacionais como solventes, colas e alguns produtos de limpeza.

Os hidrocarbonetos podem ser divididos em: alifáticos, terpenos, aromáticos e halogenados, que se diferenciam por suas respectivas composições[1]. Primeiramente, os alifáticos consistem em compostos de cadeia linear e incluem butano, propano, querosene e óleo de vedação mineral. Já os terpenos incluem terebintina e óleo de pinho. Os aromáticos são compostos cíclicos que contêm um anel benzênico. Por último, os halogenados que são bromados, fluorados ou clorados, e esse tipo de hidrocarboneto geralmente está associado a um maior grau de toxicidade. A relação entre os tipos de hidrocarbonetos e os produtos domésticos que podem contê-los estão presentes na Tabela 1.

A intoxicação por hidrocarbonetos geralmente ocorre por inalação ou ingestão, mas também pode ocorrer irritação e absorção cutaneomucosa[1], sendo eles tóxicos para praticamente todos os sistemas do corpo. As toxicidades mais importantes acometem órgãos de importância vital, como pulmão, cérebro e coração. Vale ressaltar que o mundo industrializado expõe as pessoas constantemente aos hidrocarbonetos, porém é de conhecimento a existência de uma significativa subnotificação de intoxicações e óbitos, resultado da baixa procura por atendimento e da dificuldade diagnóstica, já que esse tipo de intoxicação muitas vezes não é elencado como hipótese.

A exposição a essas substâncias é uma importante causa de intoxicação em todo o mundo. São comuns intoxicações em ambiente de trabalho, porém essas só são observadas e notificadas quando atingem importante nível de intoxicação, fazendo que os casos leves não sejam notificados. Outro grupo exposto a intoxicação são as crianças de cinco anos de idade ou menos, que representam a maioria das exposições pediátricas, geralmente pelo comportamento exploratório dessa faixa etária. Entre adolescentes e adultos, a exposição a hidrocarbonetos geralmente surge do abuso recreativo de inalantes.

A respeito do uso recreativo, os efeitos de embriaguez e euforia, somados ao baixo custo e à facilidade de acesso, resultam em uma combinação de grande atração para os jovens. Vale destacar o uso do "lança-perfume"

TABELA 1 Tipos de hidrocarbonetos e exemplos

Tipo de hidrocarboneto	Exemplo de produtos
Alifático	Fluido de isqueiro (nafta*) Refis de fluidos para isqueiros e outros (butano) Polidor de móveis (óleo de vedação mineral) Combustível (propano, querosene e gasolina*) Vernizes (aguarrás mineral) Diluente de tinta (aguarrás mineral e outros destilados de petróleo*) Óleo doméstico leve e outros lubrificantes (outros destilados de petróleo*) Óleo doméstico leve e outros lubrificantes (outros destilados de petróleo*) Óleo doméstico leve e outros lubrificantes (outros destilados de petróleo*) Limpadores de carburador (destilados de petróleo*; também podem conter metanol)
Terpeno	Diluente de tinta (aguarrás) Tratamento de gás (aguarrás) Produtos para limpeza de superfícies e madeiras (óleo de pinho)
Aromático	Gasolina (benzeno, xileno e tolueno) Diluentes de tinta (xileno) Cola para modelo ou sapato (tolueno) Soldas líquidas (tolueno) Limpadores de carburador (xileno e tolueno; também podem conter metanol)
Hidrocarbonetos halogenados	Limpadores de teclado de computador (hidrocarbonetos fluorados) Decapantes para pintores (cloreto de metileno [metabolizado em monóxido de carbono] ou tricloroetileno) Removedores de manchas (tricloroetileno) Fluido corretivo para máquina de escrever (tricloroetileno) Fluido corretor de papel (tricloroetano) Limpadores de freio (tetracloroetileno)

Fonte: Aleguas Jr e Lewander, 2024[2].

(cloreto de etila + clorofórmio + essência) e do “loló” (clorofórmio ou triclorometano), drogas muito comuns na América Latina que tem como base hidrocarbonetos halogenados. Atualmente, com a fabricação clandestina do “loló” no Brasil, algumas substâncias estão sendo adicionadas à composição inicial, como éter, benzeno, tolueno, etanol, dentre outros, acarretando riscos ainda maiores, pois o desconhecimento pelo profissional de saúde da composição do produto utilizado dificulta a estimativa do potencial de dano ao paciente.

Outros produtos químicos com hidrocarbonetos voláteis utilizados de maneira recreativa também merecem destaque: colas, laquê, removedores de esmalte, produtos para limpeza doméstica e “thinner”.

No Brasil, os inalantes preenchem o cargo de droga mais consumida após álcool e tabaco, além de ocupar o quinto lugar no ranking de causa primária de morte por uso de drogas entre 15-64 anos em 2017. São as drogas mais utilizadas entre as crianças e adolescentes que vivem nas ruas e um estudo brasileiro realizado com 1.836 alunos de baixo nível socioeconômico entre 9 e 18 anos apontou que 23,4% dos alunos relataram inalação de solventes em algum momento da vida, enquanto 4,9% descreveram uso nos últimos 30 dias[3].

Dessa forma, abordaremos neste capítulo as habilidades necessárias para que se possa suspeitar e reconhecer as intoxicações por esse composto, além do subsequente manejo desse tema de suma relevância em Toxicologia.

APRESENTAÇÃO CLÍNICA

À admissão, o paciente com sinais de intoxicação aguda por hidrocarboneto pode apresentar-se com diferentes quadros clínicos, que vão desde sintomas leves e inespecíficos associados ao uso recreativo até insuficiência respiratória, convulsões ou parada cardiorrespiratória.

Um dado valioso no exame físico desses pacientes é a presença de odor característico, e, em casos de usuários crônicos, presença de lesões irritativas em mãos e mucosas.

A toxicidade por exposição a hidrocarbonetos vai ser definida pela forma de exposição, pela quantidade absorvida e pelo tipo de composto químico. Apesar de serem tóxicos para praticamente todos os sistemas do corpo, sistema nervoso central (SNC), sistema respiratório e sistema cardiovascular são os mais acometidos.

Sistema nervoso central

Os hidrocarbonetos são lipossolúveis, o que permite a passagem deles através da barreira hematoencefálica. Essa característica faz que quase todos os hidrocarbonetos sejam depressores do SNC, podendo agir em receptores específicos, como o bloqueio nicotínico e a interação com os receptores de acetilcolina.

Além disso, as vias GABAérgicas também são estimuladas, apresentando inicialmente excitação do SNC e posteriormente depressão do SNC (através de inibição/estímulo dos receptores N-metil-D-asparto). O uso prolongado de hidrocarbonetos pode também estimular vias dopaminérgicas, provocando sensação de recompensa e dependência[4].

As principais manifestações neurológicas encontradas na exposição a eles são euforia, letargia, torpor, convulsões e coma.

Sistema respiratório

A aspiração broncopulmonar e a pneumonite química são as principais características da ingestão de hidrocarbonetos, podendo estar associada com o achado patológico primário de pneumonia necrotizante grave. Ocorre também a destruição direta dos epitélios das vias aéreas, septos alveolares e capilares pulmonares, além da interferência da diluição da camada de surfactante lipídico. Com isso, alterações secundárias vão incluir atelectasia, inflamação intersticial e formação de membrana hialina[5] (Figura 1).

O risco de aspiração dos compostos de hidrocarbonetos é determinado por três propriedades: viscosidade, tensão superficial e volatilidade. O risco é inversamente proporcional à viscosidade e à tensão superficial e diretamente relacionado à volatilidade. Dessa forma, hidrocarbonetos com viscosidade diminuída, baixa tensão superficial e alta volatilidade têm maior probabilidade de serem aspirados e causarem lesão pulmonar.

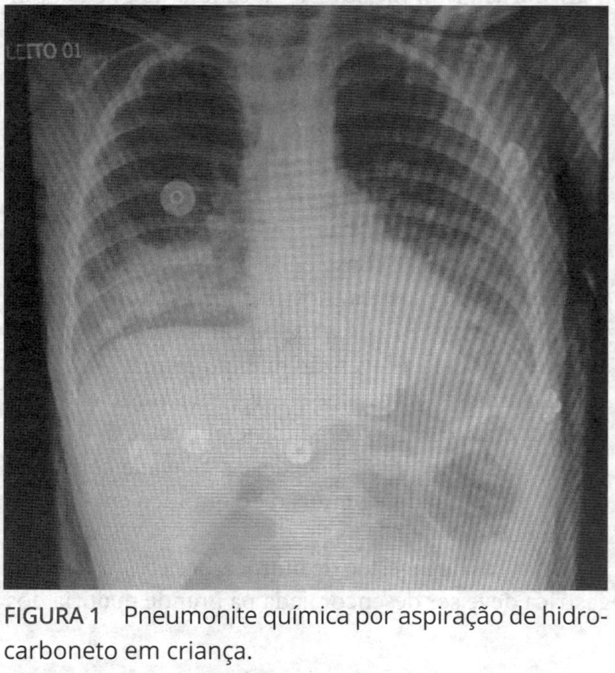

FIGURA 1 Pneumonite química por aspiração de hidrocarboneto em criança.
Fonte: Ana Carolina Costa.

Vale ressaltar que as lesões pulmonares podem também advir de vômitos, associados ao rebaixamento do SNC, podendo gerar aspiração do conteúdo gástrico.

As principais manifestações associadas ao acometimento respiratório são desconforto torácico, irritação de vias aéreas, edema e hiperemia de mucosas, estridor, broncoespasmo, tosse, dispneia, podendo em casos de exposição maciça ou reatividade intensa evoluir com edema agudo de pulmão e hemorragia alveolar. No caso de pneumonite química pode haver febre associada, mesmo na ausência de infecção, relacionada à resposta inflamatória[4].

Sistema cardiovascular

No aparelho cardiovascular, os hidrocarbonetos (especialmente halogenados e aromáticos) sensibilizam o coração às catecolaminas, podendo levar a arritmias malignas (p.ex., fibrilação ventricular ou taquicardia ventricular). O uso pode resultar em alargamento do segmento eletrocardiográfico QT, um marcador de morte súbita em diversas condições clínicas[6].

Acredita-se que essa sensibilização cardíaca às catecolaminas esteja relacionada à inibição dos canais de sódio, cálcio e potássio, resultando em um aumento na duração do intervalo QT e, portanto, na suscetibilidade a pós-despolarizações tardias induzidas por catecolaminas.

A depressão miocárdica também ocorre por mecanismo semelhante ao dos anestésicos inalatórios; há depressão da função ventricular esquerda global, alterando a homeostase do cálcio intracelular (Ca^{2+}) em vários locais dentro do miócito[6].

Além disso, há dano direto por mecanismos ainda não bem esclarecidos. Estudos postmortem em animais demonstraram presença de edema intersticial, hemorragias intramiocárdicas, necrose da banda de contração, rompimento de miofibrilas e miocardite. Metabólitos de alguns hidrocarbonetos, são capazes de provocar anóxia celular.

A confluência dos efeitos descritos – sensibilização a catecolaminas, atuação em canais de sódio, potássio e cálcio e dano miocárdico direto – predispõe a arritmias ventriculares malignas, depressão miocárdica e PCR sem pródromos, sendo, portanto, as manifestações cardíacas a principal causa de óbito nesses pacientes.

Outros sistemas

Além dessas toxicidades descritas, os hidrocarbonetos também podem causar irritação da mucosa gastrointestinal (gerando náuseas e vômitos após a ingestão), hemólise, hepatotoxicidade (principalmente hidrocarbonetos clorados) e irritação dérmica (podendo causar queimaduras).

AVALIAÇÃO DIAGNÓSTICA

Na admissão de um paciente com suspeita ou intoxicação confirmada por hidrocarbonetos, os exames complementares podem trazer informações que auxiliam no manejo dele. Testes de *screening* para a identificação da droga em sangue e urina não são rotineiramente utilizados na prática clínica nem têm utilidade para manejo do paciente.

Em casos de pacientes assintomáticos, sugere-se apenas a realização de radiografia de tórax após 4 a 6 horas para avaliação de pneumonite química.

Já no caso de pacientes sintomáticos, sugere-se a realização dos exames a seguir descritos:

- Eletrocardiograma (ECG): um achado precoce de alteração eletrocardiográfica pode ser a presença de ectopias ou bigeminismo.
- Radiografia de tórax.
- Gasometria arterial: em intoxicações especialmente por hidrocarbonetos aromáticos, pode estar presente acidose metabólica hiperclorêmica.
- Hemograma.
- Glicose sérica.
- Íons (sódio, cloreto, potássio, magnésio e cálcio).
- Urina rotina.
- Aspartato aminotransferase (especialmente em exposição a hidrocarbonetos halogenados).
- Alanina aminotransferase (especialmente em exposição a hidrocarbonetos halogenados).
- Ureia (especialmente em exposição a hidrocarbonetos halogenados).
- Creatinina (especialmente em exposição a hidrocarbonetos halogenados).

DIAGNÓSTICO DIFERENCIAL

Como já dito anteriormente, o odor de solvente, característico em caso de inalação ou ingestão, pode auxiliar na suspeita diagnóstica de intoxicações por hidrocarbonetos.

Diante de um paciente com rebaixamento de nível de consciência, as principais drogas de abuso ou medicamentos que cursam com sintomatologia semelhante são o GHB (ácido gama-hidroxibutírico), o etanol, opioides e o fenobarbital.

Pacientes que se apresentem com arritmias cardíacas ou PCR e suspeita de uso de entorpecentes, cocaína, crack e outras drogas simpatomiméticas também podem cursar com cardiotoxicidade e devem ser investigados.

MANEJO

O atendimento inicial a qualquer paciente em sala de emergência visa à identificação de situações imediatamente ameaçadoras à vida, independentemente do motivo de admissão. Cabe aqui lembrar que, em situações de intoxicação, o agente relacionado pode estar aderido às roupas e à pele do paciente e, dessa forma, devemos avaliar a necessidade de remoção das vestes e limpeza cutânea com água e sabão. Com relação aos equipamentos de proteção individual, nos casos de intoxicação por hidrocarbonetos não há a necessidade de uso de equipamentos de proteção individual direcionados, sendo suficiente o uso de óculos, máscara cirúrgica, luvas de procedimento e ambiente arejado.

No atendimento a paciente em parada cardiorrespiratória, deve-se iniciar imediatamente o suporte básico e avançado de vida (ver adiante particularidades no atendimento avançado a uma PCR por intoxicação por hidrocarbonetos).

Já o atendimento aos pacientes que estão com pulso central, um mnemônico de fácil uso nessas situações é o ABCDE, que deve ser feito imediatamente à admissão do paciente visando ao suporte à vida. Portanto, enquanto é feita a monitorização multiparamétrica do paciente, oferta de oxigênio suplementar, se necessário, punção de acesso venoso e demais medidas iniciais, devemos na avaliação física avaliar e garantir no A (*airways*) a perviedade da via aérea do paciente, ressaltando que inicialmente há preferência pelo manejo não invasivo (uso de manobras como aspiração de secreções em via aérea, manobras manuais de abertura de via aérea como o *jaw thrust*, *chin lift* ou uso da cânula de guedel, por exemplo). No B (*breathing*) avaliamos a ventilação do paciente, fazendo uso da inspeção, palpação, percussão e ausculta pulmonar, visando garantir a boa ventilação do paciente. Já no C (*circulation*) o objetivo é a garantia de parâmetros hemodinâmicos adequados à manutenção da vida, com avaliação da temperatura, perfusão capilar, pulsos periféricos e ausculta cardíaca. No D (*disability*) avaliamos o nível de consciência pela escala de coma de Glasgow, as pupilas e a motricidade apendicular. Por fim, no E (*exposure*) há a exposição do paciente para avaliação global e prevenção de hipotermia.

Na admissão na sala de emergência, o paciente que tenha contato cutâneo com hidrocarbonetos deve ter as roupas removidas e sua pele deve ser lavada com água morna e sabão para a remoção do químico em contato com a pele.

Em casos de ingestão de hidrocarbonetos, a lavagem gástrica deve ser desencorajada na grande maioria dos casos. Por serem líquidos e de absorção rápida, 30 minutos após a ingestão já não estão presentes no estômago; além disso, a descontaminação aumenta muito o risco de pneumonite química, pela volatilidade da substância. O risco de intercorrências como convulsões, arritmias e rebaixamento de nível de consciência associado à toxicidade da droga também faz que esse procedimento seja desaconselhado. Se ainda assim o médico assistente considerar o paciente elegível, a lavagem gástrica só deve ser realizada para hidrocarbonetos halogenados ou aromáticos de toxicidade elevada, ingeridos em grande quantidade e em curto espaço de tempo (até 60 minutos), pesando-se riscos e benefícios, e caso não haja contraindicações.

Já o carvão ativado não traz benefícios em seu uso, pois não adsorve os hidrocarbonetos.

Em pacientes que cursam com sinais de pneumonite química, o tratamento deve ser suportivo. Não há benefícios na administração precoce de antibióticos; geralmente o quadro tem resolução espontânea ou evolução para quadro infeccioso em até 72 horas. O uso de corticoides, apesar de frequente, não tem respaldo na literatura. Na presença de sibilância, podem ser utilizados beta2-agonistas. Pode ocorrer resposta inflamatória pulmonar exacerbada com evolução para insuficiência respiratória, principalmente em quadros de ingestão maciça ou em crianças. Nesses casos a assistência ventilatória deve ser imediata, com avaliação de necessidade de intubação orotraqueal e ventilação mecânica[6].

TRATAMENTO DAS ARRITMIAS

Uma das possíveis manifestações clínicas de cardiotoxicidade envolve a presença de arritmias cardíacas (estáveis ou instáveis), que podem culminar com uma parada cardiorrespiratória. O tratamento das arritmias deve ser considerado conforme sua apresentação (desde que tratados possíveis distúrbios metabólicos):

- Taquicardia ventricular estável: avaliação caso a caso, porém a administração de betabloqueadores venosos (propranolol ou esmolol) pode ser benéfica[7-9].
- Taquicardia ventricular instável: devem ser submetidos a cardioversão elétrica sincronizada imediatamente.
- Parada cardiorrespiratória em ritmos chocáveis (taquicardia ventricular sem pulso ou fibrilação ventricular): por conta da hipersensibilidade catecolaminérgica, o uso de epinefrina deve ser evitada ou postergada. Além disso, sugere-se a escolha e a administração precoce da lidocaína em detrimento da amiodarona como antiarrítmico. Em casos de persistência da parada cardíaca em ritmo chocável, o uso de betabloqueadores venosos (propranolol ou esmolol) pode ser uma opção razoável – cabe ressaltar que ainda não há recomendações de sociedades sobre essa última terapia, porém há alguns relatos de caso com boa resposta ao uso dos betabloqueadores[7-9].

TRATAMENTO DA CRISE CONVULSIVA

Crises convulsivas relacionadas à intoxicação por hidrocarbonetos devem ser tratadas com benzodiazepínicos (no Brasil temos amplamente disponíveis o diazepam ou o midazolam). Em caso de *status epilepticus*, drogas anticonvulsivantes cardiotóxicas ou com efeitos catecolaminérgicos como a fenitoína, a cetamina ou o propofol devem ser evitadas.

ACOMPANHAMENTO

Pacientes assintomáticos por 6 horas após ingestão de pequenas quantidades ou inalação podem receber alta. Aqueles que cursam com sintomas de pneumonite química devem permanecer internados até resolução do quadro respiratório. Estudos mostram que indivíduos que apresentam comprometimento intersticial de mais de 30% dos campos pulmonares têm pior prognóstico. A reação inflamatória pulmonar pode demorar de 3 a 4 semanas para resolução completa.

A presença de sinais de gravidade, convulsões ou alterações eletrocardiográficas demanda observação por pelo menos 24 horas, ou até estabilização do quadro.

APÊNDICE: ALGUNS HIDROCARBONETOS DE IMPORTÂNCIA CLÍNICA

Naftaleno

O naftaleno é um hidrocarboneto aromático que apresenta em sua composição química dois anéis de benzeno. É uma substância de cor branca e de odor muito forte que em temperatura ambiente apresenta-se em estado sólido. O naftaleno por si só não apresenta toxicidade, porém sua metabolização hepática gera metabólitos nocivos. Entre eles, o mais prejudicial à saúde humana é o alfa-naftol, que, através do estresse oxidativo, pode cursar com hemólise e metemoglobinemia. Vale ressaltar que pacientes com deficiência da enzima glicose-6-fosfato desidrogenase (G6PD) apresentam mais chances de desenvolver esses dois quadros, especialmente a hemólise[1]. Já a metemoglobinemia tem mais chance de ocorrer em recém-nascidos.

Não existe consenso na literatura a respeito de uma dose letal específica de naftaleno. Porém, sabe-se que a dose de 2-15 g pode ser letal para adultos e a dose de 80-100 mg/kg pode ser letal em crianças (apesar de existirem relatos de crianças que morreram ingerindo apenas 1 bolinha de naftaleno)[1].

A respeito de exames complementares para condução dos casos suspeitos, é orientado que se solicite: hemograma, bilirrubinas, haptoglobina sérica, LDH, rotina de urina, ionograma e dosagem de metemoglobina.

O tratamento das intoxicações por naftaleno é sintomático e suportivo, visto que ainda não existe antídoto específico. Em casos de hemólise é recomendado prover expansão volêmica, para prevenir lesão renal aguda por hemoglobinúria. Vale ressaltar que uma das complicações da hemólise é a hipercalemia, assim deve-se avaliar a necessidade de medidas de estabilização de membrana e hipocalemiantes. Além disso, deve-se atentar às indicações de hemotransfusão: Hb< 7 ou Hb ≥ 7 com sintomas significativos de anemia. Pacientes com metemoglobinemia sintomática devem receber azul de metileno 1% (1-2 mg/kg, EV, administrado lentamente)[1].

Não é incomum a queixa de ingestão de "bolinhas de naftalina", porém outras substâncias podem ser confundidas como naftalina e terão desfecho e tratamento diferenciados, como é o caso do paradiclorobenzeno (PDB). Este geralmente não está associado a toxicidade significativa, sendo os casos mais graves relacionados à ingestão crônica do produto. Uma das formas de diferenciar essas duas substâncias na prática clínica é através de um teste envolvendo uma solução saturada de água com sal (apresentado na Figura 2). Porém

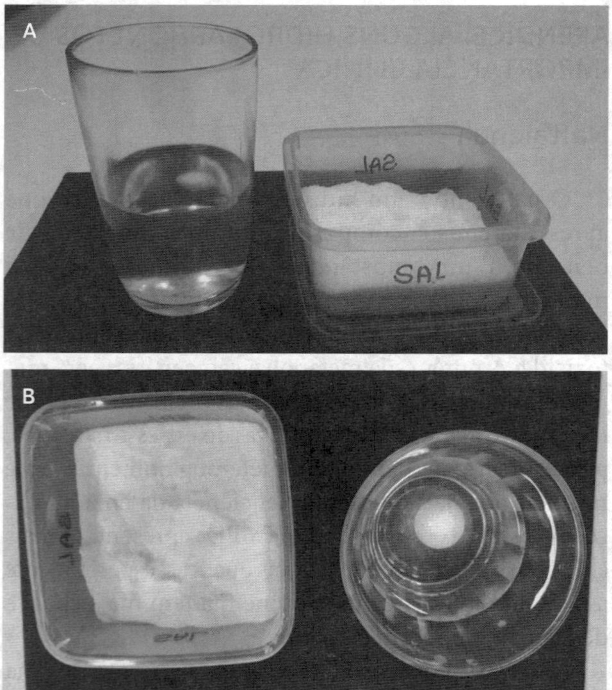

FIGURAS 2 Teste do naftaleno.

esse método só tem utilidade quando o paciente leva o agente intoxicante ao local de atendimento. O teste consiste em colocar a "bolinha" dentro de uma solução saturada com NaCl: caso ela afunde, considera-se que seu componente é de PDB; caso ela flutue, considera-se que seu componente é naftaleno.

Gás liquefeito de petróleo (GLP)

O GLP é composto por uma mistura de gases derivados do petróleo, principalmente propano e butano, que, além de inflamáveis, podem ter ação tóxica. Ele não possui odor natural, por isso é acrescentado a ele mercaptana (um composto à base de enxofre) para revelar sua presença caso haja vazamento. É caracterizado como um asfixiante simples: trata-se de gases inertes, porém, quando presentes em altas concentrações em ambientes fechados, reduzem a disponibilidade do oxigênio[1].

Na prática clínica, vem sendo utilizado como forma de tentativa de autoextermínio (TAE) e é comumente confundido com intoxicação por monóxido de carbono, que também é um gás asfixiante. Este, porém, é fruto da queima de substâncias e tem apresentação e abordagem com peculiaridades.

Na queima incompleta desse gás há também produção de monóxido de carbono.

O tratamento para casos de intoxicação por GLP é suportivo, voltado para a manutenção ventilatória e circulatória do paciente, visto que não há antídoto ou tratamento específico para gases asfixiantes. A descontaminação (retirada de roupas, lavagem dos olhos) se mostra importante à medida que interrompe a exposição ao agente. Além disso, há a oferta de O_2 por máscara a 100%, sempre avaliando a necessidade de intubação para garantir a ventilação e a oxigenação adequada do paciente[1].

É orientado que esses pacientes sejam submetidos a exames laboratoriais (incluindo função renal, função hepática, ionograma e gasometria arterial) e que tenham monitorização eletrocardiográfica de maneira contínua, visto que a hipóxia tem potente influência arritmogênica.

Tolueno

O tolueno é uma das drogas inaladas de maior uso abusivo por conta de seus efeitos neurológicos agudos, incluindo euforia e subsequente depressão. É muito comum em gasolina, solventes, tintas, colas, perfumes, produtos cosméticos como desodorantes. A exposição inalatória ocupacional e o abuso são as principais formas de intoxicação. Os produtos metabólicos do tolueno são o cresol (menos de 1%) e o metabólito intermediário benzaldeído. O benzaldeído é metabolizado a ácido benzoico, o qual se conjuga com a glicina e forma o ácido hipúrico, que é excretado na urina em até 12 horas.

O tolueno é lipofílico e se distribui rapidamente nos tecidos após inalado; é encontrado em concentrações 80 vezes maiores nos tecidos gordurosos (cérebro, medula, fígado e rins) do que no sangue.

A intoxicação aguda pela substância leva aos mesmos sintomas já descritos: náusea, anorexia, confusão, torpor e euforia. Em concentrações mais altas os efeitos sobre o sistema nervoso central podem levar a convulsões e coma. Do ponto de vista metabólico, pode ocorrer acidose metabólica intensa e refratária, hipocalemia grave e rabdomiólise. A hipocalemia aumenta a predisposição a arritmias cardíacas, já citada como complicador das intoxicações por hidrocarbonetos solventes.

A principal particularidade relacionada a esse solvente é a neurotoxicidade relacionada, que, além de sintomas agudos, pode causar um quadro de encefalopatia persistente em usuários crônicos que envolve cérebro, tronco, nervo óptico e cerebelo. A síndrome de demência é caracterizada por apatia, desatenção e memória empobrecida. São comuns alterações visuais, fraquezas musculares e paralisias[10].

Alterações renais e hepáticas podem ocorrer tanto na exposição aguda quanto em usuários crônicos.

O tratamento da intoxicação é suportivo e visa à correção dos distúrbios hidroeletrolíticos, à prevenção de arritmias e às alterações sistêmicas por meio de acompanhamento eletrocardiográfico e laboratorial. As repercussões crônicas também não têm tratamento específico, e o acompanhamento neurológico é desejável.

REFERÊNCIAS

1. Campolina D, Prata PHL. Hidrocarbonetos. In: Filho A, Campolina D, Dias M, Prata P. Toxicologia na prática clínica. 2a. ed. Belo Horizonte: Folium; 2013. p. 363-74.
2. Aleguas Jr A, Lewander WJ. Acute hydrocarbon exposure: clinical toxicity, evaluation, and diagnosis. UpToDate, 2024. Disponível em: https://www.uptodate.com/contents/acute-hydrocarbon--exposure-clinical-toxicity-evaluation-and-diagnosis.
3. Zumiani GL, dos Santos JM, Pereira MM. "Lança perfume": o uso de solventes e drogas inalantes como substâncias de abuso no Brasil. Saúde Ética & Justiça. 2019;24(1):3-9.
4. Dingle HE, Williams SR. Multi-organ system injury from inhalant abuse. Prehosp Emerg Care. 2019;23(4):580-3.
5. Chen YJ, Hsu CC, Chen KT. Hydrocarbon pneumonitis following fuel siphonage: a case report and literature review. World J Emerg Med. 2019;10(2):69-74.
6. Tormoehlen LM, Tekulve KJ, Nañagas KA. Hydrocarbon toxicity: a review. Clin Toxicol (Phila). 2014;52(5):479-89.
7. Gindre G, Le Gall S, Condat P, Bazin JE. late ventricular fibrillation after trichloroethylene poisoning. Ann Fr Anesth Reanim. 1997;16(2):202-3.
8. Mortiz F, de La Chapelle A, Bauer F, Leroy JP, Goullé JP, Bonmarchand G. Esmolol in the treatment of severe arrhythmia after acute trichloroethylene poisoning. Intensive Care Med. 2000;26(2):256.
9. Shakeer SK, Kalapati B, Al Abri SA, Al Busaidi M. Chloral hydrate overdose survived after cardiac arrest with excellent response to intravenous β-blocker. Oman Med J. 2019;34(3):244-8.
10. Camara-Lemarroy CR, Rodríguez-Gutiérrez R, Monreal-Robles R, González-González JG. Acute toluene intoxication-clinical presentation, management and prognosis: a prospective observational study. BMC Emerg Med. 2015;15:19.
11. Nordt SP, Rangan C, Hardmaslani M, Clark RF, Wendler C, Valente M. Pediatric chloral hydrate poisonings and death following outpatient procedural sedation. J Med Toxicol. 2014;10(2):219-22.
12. Wong O, Lam T, Fung H. Two cases of chloral hydrate overdose. Hong Kong J Emerg Med. 2009;16(3):161-7.
13. Kumar S, Joginpally T, Kim D, Yadava M, Norgais K, Laird-Fick HS. Cardiomyopathy from 1,1-difluoroethane inhalation. Cardiovasc Toxicol. 2016;16(4):370-3.
14. Dinsfriend W, Rao K, Matulevicius S. Inhalant-abuse myocarditis diagnosed by cardiac magnetic resonance. Tex Heart Inst J. 2016;43(3):246-8.

11

Lítio e antipsicóticos

Felipe Carvalhaes Pôssas
Stefania Vilela Moreira Reis
Pedro Henrique de Oliveira de Queiroz

PONTOS PRINCIPAIS

- O lítio tem a dose tóxica muito próxima da dose terapêutica.
- Os sintomas tendem a ser mais graves em pacientes usuários crônicos do medicamento.
- Lavagem gástrica tem pouco benefício nesses casos, e o carvão ativado é contraindicado.
- O tratamento é suportivo, associado à hiper-hidratação com alvo de diurese de 2 mL/kg/h, sendo a hemodiálise uma alternativa em casos mais graves.
- Os efeitos tóxicos dos antipsicóticos podem ocorrer tanto em doses terapêuticas quanto em overdoses.
- As manifestações clínicas se dividem em: impregnação neuroléptica, superdosagem aguda e síndrome neuroléptica maligna.
- A condição mais grave é a síndrome neuroléptica maligna, que é composta pela tétrade: alteração do estado mental, rigidez, hipertermia e distonia.
- Atentar a diagnósticos diferenciais clínicos que não podem ser esquecidos ou negligenciados. Exames complementares de imagem ou punção lombar devem ser fortemente considerados.
- Por ser um quadro que leva à alteração do nível de consciência, lavagem gástrica e carvão ativado são pouco ou quase nunca indicados, podendo ser utilizados em casos de coingestão de medicamentos de mais alta letalidade, desde que a segurança da via aérea seja garantida.
- O tratamento é em sua maioria suportivo, podendo-se utilizar biperideno (0,04 mg/kg, EV lento) em casos mais leves de impregnação neuroléptica, podendo evoluir com necessidade de benzodiazepínicos, amantadina ou bromocriptina e dantrolene conforme progressão e piora do quadro de síndrome neuroléptica maligna.

LÍTIO

Introdução

O lítio é prescrito desde a década de 1870 para uma série de condições; inicialmente para o tratamento de gota, depressão e até de insuficiência cardíaca. No entanto, em decorrência de seu perfil de toxicidade significativa, seu uso atual é mais restrito. Atualmente é prescrito para o tratamento de pacientes com transtorno bipolar, para casos de mania aguda e na profilaxia a longo prazo de transtornos bipolares recorrentes. Também é eficaz para diminuir as taxas de suicídio em pacientes com transtornos afetivos.

A intoxicação pela substância é frequente tanto no uso crônico quanto agudo, sendo influenciada por outros fatores não diretamente relacionados à dose ingerida, como volemia e presença de infecções. Isso se dá por seu caráter de depósito nos tecidos e toxicidade cumulativa, o que torna a medicação um importante diagnóstico diferencial em pacientes usuários com sintomas inespecíficos.

Apresentação clínica

Apesar das evidências de eficácia clínica, seu mecanismo de ação permanece indefinido, mas pode refletir alterações nas vias relacionadas ao glutamato, monofosfato de inositol e glicogênio sintase quinase no sistema nervoso central. O lítio demonstrou diminuir a liberação de noradrenalina e dopamina nas terminações nervosas, podendo também aumentar transitoriamente a liberação de serotonina, o que seria responsável por suas propriedades estabilizadoras do humor.

A principal desvantagem do lítio é sua janela terapêutica estreita (0,8-1,2 mEq/L), sendo suas características clínicas de toxicidade observadas nas concentrações plasmáticas próximas ao limite superior do intervalo de referência para concentrações terapêuticas. O lítio tem eliminação renal, sendo 80% reabsorvido nos túbulos proximais. Após a administração oral, o lítio é absorvido completamente dentro de 8 horas, com pico sérico ocorrendo entre 2 e 4 horas. A meia-vida de eliminação plasmática de uma dose única de lítio está entre 12 e 27 horas, variando com a idade do paciente[1].

A intoxicação por lítio é muito comum, sendo mais grave nos pacientes em uso crônico. Geralmente está associada à baixa mortalidade, podendo, entretanto, exigir tratamento intensivo por vários dias. A terapia crônica está associada a alguns efeitos adversos, como fadiga, fraqueza, concentração e memória prejudicadas, vômitos e diarreia. Os pacientes que fazem uso da terapia a longo prazo devem ser rigorosamente acompanhados, com dosagens séricas a cada 3 a 6 meses após a concentração terapêutica ser alcançada.

Ao avaliar a intoxicação por lítio devem ser observados três fatores principais: níveis da concentração sérica do lítio, duração da exposição e tolerância individual. Podemos dividir a intoxicação por lítio em aguda, crônica agudizada ou crônica.

Aguda

Observada quando o indivíduo ingere grande quantidade de lítio, em overdose ou tentativa de autoextermínio. Nestes casos, geralmente o prognóstico é melhor com sintomas mais leves, em decorrência do menor risco de neurotoxicidade, uma vez que não houve tempo suficiente para a droga se acumular no sistema nervoso central (SNC)[1].

Crônica agudizada

Ocorre quando pacientes já fazem uso crônico e ingerem agudamente uma quantidade excessiva. Nesta situação, o risco de neurotoxicidade é maior, pois já existe lítio distribuído para o espaço intracelular no SNC antes do envenenamento. Este risco depende da concentração sérica do lítio antes da overdose, da quantidade tomada de forma aguda e da taxa de eliminação (que depende diretamente da função renal). A intoxicação crônica agudizada também ocorre em pacientes usuários crônicos que apresentem desidratação, elevação de escórias renais ou infecção[2]. Nesses casos há aumento da concentração sérica sem necessariamente aumento de ingesta.

Crônica

Ocorre quando a dosagem do lítio prescrita foi aumentada ou quando sua função renal foi prejudicada, resultando em aumento dos níveis séricos. Nestes casos, podemos ter sintomas mais graves e mais prolongados mesmo em níveis terapêuticos. Outros fatores que podem aumentar o risco de intoxicação crônica são erros de prescrição, de dispensação ou dosagens, além de interações medicamentosas (diuréticos tiazídicos e de alça, AINE e IECA), doenças intercorrentes que prejudicam a função renal (gastroenterite, infecções etc.) ou causas mais crônicas de depleção de volume, como visto na desidratação induzida pelo lítio no *diabetes insipidus* nefrogênico[2].

Os sintomas da intoxicação por lítio podem ser gastrointestinais, como náuseas, vômitos e diarreia; e manifestações neurológicas, como tremor, rigidez, apatia, confusão mental, sedação, mioclonia, fraqueza muscular, ataxia, disartria, rigidez, hiper-reflexia, estupor, convulsões e coma. A insuficiência renal e os distúrbios eletrolíticos são complicações frequentes, decorrentes da nefrotoxicidade da droga.

A neurotoxicidade induzida por lítio ocorre geralmente por causa de seu acúmulo crônico, sendo que a gravidade nem sempre se correlaciona com a concentração sérica da droga[3]. Os quadros crônicos caracterizam-se por um delírio prolongado que persiste bem além da normalização dos níveis séricos do lítio. Geralmente acomete pacientes idosos, em tratamento a longo prazo, com discretas elevações dos níveis séricos. Os principais fatores que contribuem independentemente para o risco da intoxicação crônica são:

- Idade avançada: pode refletir a redução da reserva física relacionada à idade e/ou o aumento da prevalência de polifarmácia associada a essa faixa etária que predispõe a intoxicação por lítio.
- Presença de *diabetes insipidus* nefrogênico: doença renal mais comum, em decorrência do efeito colateral

do lítio, que predispõe o indivíduo à depleção de volume, principalmente de água livre, com consequente ativação do sistema renina-angiotensina, promovendo a reabsorção do lítio.

- Disfunção tireoidiana: a terapia crônica com lítio está associada a um risco aumentado de hipotireoidismo adquirido, que pode causar uma redução na taxa de filtração glomerular. Por outro lado, o hipertireoidismo pode aumentar a reabsorção de lítio, reduzindo assim a quantidade de lítio excretado. O hipotireoidismo está associado ao desenvolvimento de neurotoxicidade grave na intoxicação por lítio.
- Insuficiência renal: a excreção do lítio depende quase exclusivamente da taxa de filtração glomerular, logo a insuficiência renal predispõe o paciente ao desenvolvimento de neurotoxicidade grave caso não seja feito o ajuste apropriado da dose.
- Hiperparatireoidismo: esta é uma complicação conhecida da terapia com lítio, podendo levar à depleção de volume secundária aos efeitos osmóticos da hipercalcemia.

Podemos dividir a intoxicação por lítio de acordo com a Tabela 1.

TABELA 1 Classificação da intoxicação por lítio

Classificação	Sintomas
Leve (1,5 a 2,5 mEq/L)	Predomínio de manifestações gastrointestinais, podendo estar presentes também alteração do paladar, visão turva, poliúria, tontura, tremor leve em repouso, fraqueza muscular e sonolência
Moderado (2,5 a 3,5 mEq/L)	Confusão mental, desmaios, fasciculações, aumento dos reflexos tendinosos profundos, espasmos mioclônicos, hipernatremia, incontinência urinária ou fecal e agitação seguida de estupor
Grave (> 3,5 mEq/L)	Ataxia, convulsões, coma, anormalidades eletrocardiográficas (bradicardia, déficits de condução, prolongamento do intervalo QT e inversão da onda T), hipotensão ou raramente hipertensão, neuropatia periférica, colapso vascular periférico e insuficiência renal

Fonte: modificada Andrade Filho et al., 2013[4].

Avaliação diagnóstica

É importante ressaltar que, além de não estar disponível em tempo hábil na maioria dos serviços de emergência, a dosagem sérica do lítio é apenas um dos parâmetros na avaliação do paciente intoxicado. Deve ser utilizado como um indicador do potencial de gravidade e interpretado em conjunto com a história clínica do paciente, manifestações e função renal. Ressalta-se que nas exposições crônicas, em que grande quantidade da droga pode estar depositada no sistema nervoso central, pode haver alterações neurológicas com uma litemia em valores não tóxicos[2].

Outros exames úteis no manejo do paciente são: glicemia, função renal, ionograma, função tireoidiana, exames para rastreio infeccioso e eletrocardiograma.

As alterações laboratoriais mais frequentes na intoxicação aguda ou crônica agudizada por lítio são: hiponatremia, elevação de escórias renais, acidose metabólica, hiperlactatemia e elevação de creatinofosfoquinase.

Aproximadamente 20% dos pacientes em tratamento a longo prazo com lítio podem apresentar acometimento renal e doenças renais crônicas associadas ao uso. Nefrite intersticial, necrose tubular aguda e aumento da resistência dos ductos coletores ao ADH podem levar à insuficiência renal crônica e *diabetes insipidus*. O acompanhamento de escórias renais e da taxa de filtração glomerular em usuários crônicos é importante[5].

O *diabetes insipidus* relacionado à intoxicação crônica ou presente na fase de recuperação da intoxicação aguda pode ser identificado por meio de avaliação da osmolaridade plasmática e urinária, concentração de sódio urinário e sérico e presença de poliúria[5].

O acompanhamento eletrocardiográfico é importante para a identificação de alterações do complexo QRS e do QT em decorrência da predisposição a arritmias cardíacas.

Diagnóstico diferencial

O entendimento da fisiopatologia da intoxicação por lítio torna perceptível o ciclo vicioso que se forma por causa do baixo limiar entre dose tóxica e terapêutica. Sintomas gastrointestinais podem precipitar a intoxicação em usuários crônicos e ao mesmo tempo podem ser consequência dela.

Pacientes que cursam com sinais infecciosos também têm maior propensão à intoxicação, portanto usuários crônicos de lítio que cursam com quadro de prostração, apatia e sintomas gastrointestinais devem ser investigados tanto para essas alterações orgânicas (desidratação, infecção do trato urinário ou sepse) quanto para intoxicação crônica agudizada por lítio.

Manejo

Não há antídoto específico para o lítio, o tratamento vai depender do grau da intoxicação, destacando-se os pontos a seguir.

Manejo geral e suporte seguindo as diretrizes do ACLS. Estabilização das vias aéreas, respiração e circulação em um ambiente adequado. Medicamentos que promovem a toxicidade do lítio devem ser interrompidos.

A lavagem gástrica não tem benefício, pois os comprimidos de liberação imediata são de rápida absorção, e aqueles de liberação lenta geralmente são dissolvidos no duodeno. Quando presentes no estômago são muito grandes e não passam pelos orifícios da sonda nasogástrica. Apesar da pouca familiaridade no Brasil com a irrigação intestinal com polietilenoglicol, esta é a estratégia mais indicada para descontaminação gástrica em ingestão de metais. Ela é eficaz (pode reduzir a absorção de lítio em pacientes com grandes ingestões agudas, particularmente nos casos de ingestão de preparações com liberação prolongada) e deve ser realizada utilizando-se administração oral de 2 litros/hora em adultos[5].

O carvão ativado é contraindicado, pois não adsorve produtos químicos fortemente ionizados, como o lítio.

A base do tratamento da intoxicação por lítio é a hiperidratação venosa, preferencialmente com soro fisiológico 0,9%, de forma a aumentar o débito urinário do paciente, que deve ser mantido em níveis superiores a 2 mL/kg/h. Esta terapia visa otimizar a perfusão renal e aumentar a excreção de lítio. A solução salina fisiológica tem benefício teórico de reduzir a reabsorção tubular do lítio ao fornecer uma carga adicional de sódio[5]. Avaliações clínicas regulares do equilíbrio hídrico são necessárias para garantir que os pacientes sejam adequadamente reidratados e o máximo de eliminação renal seja obtida. A administração de grande quantidade de solução salina requer cuidado por causa do risco de hipernatremia e congestão. A maioria dos casos de intoxicação responde muito bem à hiperidratação, sobretudo naqueles pacientes com função renal e diurese preservadas. A disfunção renal na presença de oligúria e, consequentemente, baixa tolerância à hiperidratação é um grande fator complicador no tratamento da intoxicação por lítio, sendo essa uma situação preditora da necessidade de hemodiálise.

A remoção extracorpórea do lítio pela hemodiálise intermitente é uma alternativa terapêutica, sobretudo nos casos de intoxicações graves. O lítio tem várias propriedades físicas que o torna facilmente dialisável: é uma molécula pequena, não ligante às proteínas plasmáticas e com pequeno volume de distribuição. Essas características colocam a intoxicação por lítio em uma das situações em que a remoção extracorpórea da droga é mais bem indicada e realizada com sucesso[6].

A hemodiálise é recomendada nas seguintes situações[6]:

- Presença de disfunção renal associada a nível sérico de lítio maior que 4,0 mEq/L.
- Presença de rebaixamento do nível de consciência, crises convulsivas ou arritmias cardíacas ameaçadoras à vida.

A hemodiálise pode ser considerada nas seguintes situações:

- Nível sérico de lítio maior que 5,0 mEq/L.
- Presença de confusão mental.
- Quando o tempo estimado para se obter nível sérico de lítio menor que 1 mEq/L, mediante tratamento conservador com a hiperidratação, for maior que 36 horas.

A interrupção da hemodiálise é recomendada quando:

- O nível sérico de lítio for menor que 1,0 mEq/L.
- Houver melhora do quadro clínico.
- Após realização de 6 horas contínuas de diálise nos casos em que a litemia não está disponível.

Recomenda-se ainda a realização de uma nova dosagem sérica da droga 12 horas após o término da hemodiálise, para auxiliar na decisão quanto à continuidade do tratamento dialítico.

Em decorrência da propriedade de redistribuição da droga, por mobilização dos depósitos teciduais, não é incomum uma elevação da litemia pós-diálise. Nesse caso, é importante repetir a dosagem de lítio 12 horas após o procedimento e caso o paciente mantenha sinais de gravidade ou os critérios citados acima, avaliar nova sessão.

A alcalinização urinária, apesar de muito empregada há algumas décadas, parece oferecer mais desvantagens do que benefício e não é recomendada para aumentar a excreção da substância.

Acompanhamento

Pacientes em intoxicação aguda podem receber alta com a resolução dos sintomas e das alterações laboratoriais. A dosagem de lítio para controle é desejável, mas não imprescindível nesse caso.

Pacientes usuários crônicos devem fazer acompanhamento ambulatorial dos níveis de lítio após melhora do quadro e devem ser avaliados pelo psiquiatra para substituição da droga, principalmente em vigência de alterações associadas à dose terapêutica.

O acompanhamento ambulatorial periódico de alterações renais e tireóideas, assim como dos níveis de lítio, é recomendado em pacientes usuários da medicação.

INTOXICAÇÃO POR ANTIPSICÓTICOS

Introdução

Medicamentos antipsicóticos são usados desde a década de 1950 principalmente para tratar agitação, alucinações e manifestações de psicose decorrentes de doenças psiquiátricas (esquizofrenia, mania bipolar) ou de outras condições clínicas como demências, *delirium* e abstinência alcoólica. Podem ser usados ainda para tratamento de uma série de condições não psiquiátricas como náuseas e vômitos, vertigem, prurido, enxaqueca, neuralgia pós-herpética e soluços. Podem ser divididos em antipsicóticos de primeira geração, convencionais ou típicos (também conhecidos como neurolépticos) e antipsicóticos de segunda geração ou atípicos (Tabela 2).

TABELA 2 Principais antipsicóticos disponíveis no mercado

Primeira geração ou típicos
Haloperidol
Droperidol
Clorpromazina
Flufenazina
Trifluoperazina
Perfenazina
Tioridazina
Pimozida
Flupentixol
Segunda geração ou atípicos
Clozapina
Olanzapina
Quetiapina
Asenapina
Risperidona
Lurasidona
Ziprasidona
Paliperidona
Aripiprazol

Fonte: elaborada pelos autores.

O mecanismo de ação da maioria dos antipsicóticos, seja de primeira ou de segunda geração, parece ser o bloqueio pós-sináptico dos receptores de dopamina D2 em diferentes regiões do sistema nervoso central. Porém, os agentes de segunda geração exibem menor afinidade de ligação e antagonizam seletivamente os receptores D2 mesolímbicos[7], mais do que os receptores nigroestriatais (cujo bloqueio produz sintomas extrapiramidais como distonia aguda, parkinsonismo, acatisia e discinesia tardia) e mesocorticais (cujo bloqueio leva ao comprometimento neurocognitivo e à acentuação dos sintomas negativos da esquizofrenia como embotamento afetivo, retraimento social, anedonia e avolição). Por esse motivo, os antipsicóticos de segunda geração tratam os sintomas positivos e negativos da esquizofrenia e têm baixa propensão a causar efeitos colaterais extrapiramidais em doses clinicamente eficazes.

Os antipsicóticos também bloqueiam uma variedade de outros receptores do sistema nervoso central e periférico. O bloqueio dos receptores muscarínicos de acetilcolina produz boca seca, sedação, taquicardia, constipação e retenção urinária. O antagonismo dos receptores alfa-1 adrenérgicos pode causar taquicardia e hipotensão e o bloqueio dos receptores de H1 contribui para a sedação. Essa classe pode ainda afetar canais iônicos cardíacos, levando a distúrbios de condução e repolarização ventricular[7].

São rapidamente absorvidos após a administração oral. Porém, em superdosagem, pode ocorrer atraso nas concentrações séricas máximas, particularmente se os efeitos anticolinérgicos retardarem a motilidade intestinal. Possuem alto volume de distribuição e são altamente lipofílicos, sendo capazes de penetrar rapidamente no cérebro. As meias-vidas de eliminação variam de 6 a 24 horas conforme o agente e há grande variabilidade entre os indivíduos. Não há dose tóxica estabelecida para a maioria dos agentes e os efeitos tóxicos podem ocorrer tanto em doses terapêuticas quanto em overdose.

Apresentação clínica

Uma ampla gama de manifestações clínicas está associada à exposição a agentes antipsicóticos e pode-se dividir em três cenários clínicos distintos: impregnação neuroléptica, superdosagem aguda e síndrome neuroléptica maligna.

A impregnação neuroléptica caracteriza-se por manifestações extrapiramidais agudas como reações distônicas agudas e acatisia. Trata-se de uma reação idiossincrática não dose-dependente e que pode ocorrer com qualquer medicação antipsicótica (mais frequente entre os de primeira geração) e em qualquer dose, mesmo com uso terapêutico habitual. As reações distônicas são espasmos musculares sustentados afetando mais comumente o pescoço (30%), a língua (17%) ou a mandíbula (15%). Menos comumente podem ocorrer movimentos coreoatetoides, opistótono, crise oculogírica e distonia respiratória[8]. A acatisia é uma inquietação psicomotora aguda passível de supressão com controle voluntário. O paciente experimenta uma sensação de mal-estar e incapacidade de ficar parado.

Em superdosagem aguda (Tabela 3), os antipsicóticos exibem uma toxicidade leve a moderada na maioria dos pacientes e a mortalidade é baixa. As manifestações geralmente começam com 1 a 2 horas após a ingestão e atingem o pico em 4 a 6 horas. A resolução da toxicidade geralmente ocorre em 12 a 48 horas, mas pode levar até 5 dias dependendo do agente e da presença de outros intoxicantes.

Infelizmente, não há sinais patognomônicos da intoxicação aguda. As pupilas podem estar normais, mióticas ou midriáticas. As alterações do estado mental variam de sonolência, confusão mental e letargia a torpor e coma. Delírios e agitação paradoxal podem ocorrer. A redução do limiar convulsivo pode precipitar crises convulsivas em pacientes previamente predispostos ou cointoxicados por agentes estimulantes. Em decorrência do bloqueio colinérgico, pode haver pele e mucosas secas, hipertermia leve, taquicardia, retenção urinária e redução da motilidade intestinal. O bloqueio alfa-adrenérgico pode levar à hipotensão. Por efeito sobre os receptores cardíacos – canais de potássio dependentes de voltagem e canais de sódio – podem ocorrer anormalidades de condução cardíaca como alargamento dos intervalos QRS e QT, respectivamente, e arritmias ventriculares (*torsades de pointes*)[9,10]. Cabe ressaltar que as manifestações extrapiramidais agudas não são comuns em cenários de overdose por antipsicóticos.

TABELA 3 Principais manifestações clínicas observadas na overdose por antipsicóticos

Órgão ou sistema	Sinal ou sintoma
Pupilas	Normais, mióticas ou midriáticas
Pele e mucosas	Hipertermia leve Pele e mucosas secas
Sistema nervoso	Sonolência leve Confusão mental Letargia Disartria Hiporreflexia Delírios Agitação psicomotora paradoxal Convulsão Coma
Cardiopulmonar	Hipotensão (mais comum) Hipertensão (raro) Taquicardia sinusal, taquicardia supraventricular ou taquicardia ventricular (*torsades de pointes*) Bradicardia (raro) Bloqueio atrioventricular (raro) Prolongamento do intervalo QT Prolongamento do intervalo QRS Depressão respiratória
Gastrointestinais	Náuseas Vômitos Dor abdominal Redução da motilidade intestinal
Outros	Retenção urinária

Fonte: elaborada pelos autores.

A síndrome neuroléptica maligna (SNM) representa uma emergência neurológica grave associada ao uso de agentes antipsicóticos, cuja incidência varia de 0,02 a 3% entre os pacientes usuários desta classe de psicofármacos. É mais frequentemente observada com agentes de primeira geração, no entanto todas as classes de medicamentos antipsicóticos são implicadas, incluindo os de segunda geração. Também pode ser desencadeada pelo uso de drogas antieméticas como metoclopramida e domperidona e pela suspensão de medicação antiparkinsoniana (agonistas dopaminérgicos). Embora a maioria dos pacientes sejam adultos jovens, foi descrita em todas as faixas etárias e a idade não é um fator de risco. As distribuições de idade e sexo correspondem à distribuição da exposição a agentes antipsicóticos. Embora a causa de SNM não seja completamente elucidada, o bloqueio de receptores de dopamina no hipotálamo é o cerne das teorias de sua patogênese.

Os sintomas da SNM geralmente se desenvolvem durante as primeiras 2 semanas de terapia antipsicótica e é um fenômeno idiossincrático, podendo ocorrer após uma única dose ou após o tratamento com o mesmo agente na mesma dose por muito tempo. Não é dose-dependente, porém doses mais altas representam um fator de risco, assim como escalonamento de dose recente ou rápido, mudança de um agente para outro ou administração parenteral[4].

A SNM é definida pela tétrade de manifestações clínicas:

- Alteração do estado mental: é o sintoma inicial em 82% dos pacientes, porém é frequentemente subestimado dado o fator de confusão atribuído à comorbidade psiquiátrica do paciente. Manifesta-se por confusão, delírios, catatonia e mutismo. Se não identificada e tratada, pode evoluir para torpor e coma.
- Rigidez muscular: descrita como em "cano de chumbo", isto é, uma hipertonia generalizada com resistência estável em todas as amplitudes de movimento. O tremor sobreposto pode gerar o fenômeno da "roda dentada". Outras anormalidades motoras incluem distonia, opistótono, trismo, coreia, disfagia e disartria.
- Hipertermia: temperaturas superiores a 38ºC são típicas (em 87% dos casos) e temperaturas ainda mais altas, superiores a 40ºC são comuns (em 40% dos casos). Pode representar um sintoma menos consistente em casos de SNM associada a antipsicóticos de segunda geração.

- Disautonomia: manifesta-se com taquicardia (88%) e labilidade pressórica (61%). Podem ocorrer taquipneia, diaforese e arritmias cardíacas.

Embora existam registros de um curso clínico típico da SNM com alterações do estado mental aparecendo primeiro, seguido de rigidez, hipertermia e disfunção autonômica, há uma variabilidade substancial na apresentação clínica, podendo levar à confusão diagnóstica inicial. Atualmente, a mortalidade é estimada entre 10 e 20% e decorre das complicações sistêmicas e das manifestações disautonômicas.

Diagnósticos diferenciais

Os pacientes em overdose de medicamentos antipsicóticos podem ser clinicamente indistinguíveis daqueles que tiveram overdose de uma ampla variedade de medicações com propriedades sedativas como antidepressivos tricíclicos, benzodiazepínicos, anticonvulsivantes e benzodiazepínicos. Não existem dados clínicos patognomônicos desta situação. Porém, na ausência de fenômenos cardiovasculares, os cuidados de suporte fornecem tratamento eficaz tanto para os envenenamentos por antipsicóticos quanto para os demais imitadores.

Outras condições não toxicológicas podem produzir depressão do sistema nervoso central como hipoglicemia, insuficiência hepática, meningoencefalites, acidente vascular cerebral, traumatismo cranioencefálico, sepse e distúrbios hidroeletrolíticos graves.

Inúmeros transtornos neurológicos alternativos (Tabela 4) devem ser considerados no paciente com suspeita de SNM, pois muitos deles têm implicações prognósticas e de tratamento que não podem ser negligenciadas.

TABELA 4 Principais diagnósticos diferenciais de síndrome neuroléptica maligna

Infecção de sistema nervoso central	Feocromocitoma
Estado de mal epiléptico	Tireotoxicose
Encefalite autoimune ou paraneoplásica	Intoxicação por ecstasy, cocaína e anfetaminas
Hidrocefalia aguda	Porfiria aguda
Vasculite de sistema nervoso central	Síndrome serotoninérgica
Lesão medular aguda	Hipertermia maligna
Tétano	Catatonia maligna
Infecções sistêmicas	

Fonte: elaborada pelos autores.

Avaliação diagnóstica

A suspeita clínica de impregnação neuroléptica geralmente é fundamentada pelo dado da história clínica de uso terapêutico ou acidental (na faixa etária pediátrica) de agente antipsicótico associada às manifestações extrapiramidais agudas já descritas (distonia e acatisia).

No caso de overdose com agentes antipsicóticos, como em contexto de tentativa de autoextermínio, a informação do uso intencional da medicação pode ser coletada com o próprio paciente, com familiares e acompanhantes ou com a equipe de atendimento pré-hospitalar que deve se atentar à presença de cartelas de medicação supostamente consumidas na cena e a eventuais outras medicações a que o paciente poderia ter tido acesso. Histórico de depressão, ideação suicida e tentativas prévias de autoextermínio devem suscitar o diagnóstico de intoxicação exógena intencional.

Neste cenário, a avaliação laboratorial do paciente intoxicado deve contemplar:

- Glicemia capilar: para descartar hipoglicemia como causa de qualquer alteração aguda do estado mental.
- Perfil metabólico básico (eletrólitos, função renal e glicose): para rastreio de distúrbios hidroeletrolíticos graves, acidose metabólica e lesão renal aguda.
- Eletrocardiograma: para rastrear alterações de condução como prolongamento dos intervalos QRS e QT corrigido (QTc).
- Teste de gravidez: para mulheres em idade reprodutiva.
- Dosagem sérica de outros agentes intoxicantes (como paracetamol, anticonvulsivantes e salicilatos): conforme a suspeita clínica de intoxicação concomitante.

Não existe nenhum teste clinicamente útil para diagnóstico de intoxicação antipsicótica e os níveis séricos da droga não têm relação com a gravidade das manifestações clínicas. A alteração eletrocardiográfica mais comum é a taquicardia sinusal. Entretanto, outras anormalidades podem ocorrer como prolongamento do intervalo QTc, depressão do segmento ST, achatamento da onda T e arritmias supraventriculares e ventriculares. Haloperidol, droperidol, risperidona, quetiapina e ziprasidona estão associados a prolongamento do intervalo QTc e risco de *torsades de pointes*[9,10].

O diagnóstico de síndrome neuroléptica maligna é feito em paciente em uso de medicação associada e que desenvolve a síndrome clínica típica (alteração mental, rigidez, hipertermia e disautonomia). Embora não haja teste diagnóstico específico para SNM, anormalidades laboratoriais típicas ajudam a confirmar o diagnóstico.

A creatinofosfoquinase (CPK) é tipicamente superior a 1.000 UI/L e pode chegar a 100.000 UI/L. No entanto, deve-se ter cautela em sua interpretação, pois o nível sérico pode ser normal se a rigidez não estiver claramente desenvolvida e elevações leves a moderadas podem ser frequentemente observadas em pacientes com psicose aguda ou crônica, seja decorrente de injeções intramusculares ou de restrições físicas. Níveis de CPK superiores a 1.000 UI/L são provavelmente mais específicos para SNM e o grau de elevação da enzima guarda relação com a gravidade e o prognóstico da doença.

Outras alterações laboratoriais inespecíficas podem ocorrer na SNM[11]:

- Leucocitose (inclusive com desvio à esquerda).
- Elevações de transaminases, lactato-desidrogenase (LDH) e fosfatase alcalina.
- Alterações eletrolíticas como hipocalcemia, hipomagnesemia, hipercalemia, hipo ou hipernatremia e acidose metabólica.
- Insuficiência renal aguda decorrente de rabdomiólise.

Em pacientes com suspeita de SNM, estudos de neuroimagem e punção lombar são necessários para exclusão de lesões estruturais e infecção de SNC. Eletroencefalograma (EEG) pode ser realizado para descartar estado de mal epiléptico não convulsivo. Na SNM, a tomografia e a ressonância de encéfalo são tipicamente normais, o liquor é classicamente normal, porém uma hiperproteinorraquia discreta pode ser observada e o EEG pode mostrar lentificação generalizada de ondas[11].

Manejo

Impregnação neuroléptica

As manifestações extrapiramidais agudas como distonia e acatisia são tratadas com biperideno 0,04 mg/kg, EV lento (em pelo menos 2 minutos). Pode ser repetido em 30 minutos e até de 6/6 horas se houver recorrência dos sintomas. Outro agente que pode ser utilizado é a difenidramina (25 a 50 mg em adultos e 0,5 a 1 mg/kg em crianças). A resposta costuma ser dramática e ocorre rapidamente após a administração intravenosa das drogas[4]. Pode-se considerar terapia por via oral por 2 ou 3 dias para prevenção de recorrência. Benzodiazepínicos podem ser utilizados como adjuvantes a esses agentes para distonias agudas. Não há espaço para medidas de descontaminação gastrointestinal neste cenário.

Superdosagem aguda

O tratamento da superdosagem aguda de antipsicóticos é essencialmente suportivo. A abordagem geral, como de qualquer paciente envenenado, inicia-se com a estabilização das vias aéreas, respiração e circulação. O paciente requer monitorização cardíaca contínua, acesso intravenoso, eletrocardiograma (ECG) e reavaliação contínua do estado mental.

A hipotensão deve ser inicialmente tratada com *bolus* EV de cristaloide como solução fisiológica. A hipotensão refratária a volume deve ser manejada com agonista alfa-adrenérgico de ação direta como norepinefrina[4].

O prolongamento do complexo QRS, assim como na intoxicação por tricíclicos, é tratado com bicarbonato de sódio 1 a 2 mEq/kg, EV em *bolus*. O tratamento do prolongamento do intervalo QT consiste em monitorização cardíaca e correção de distúrbios hidroeletrolíticos, particularmente hipocalemia e hipomagnesemia. Embora muitos antipsicóticos prolonguem o intervalo QT, a ocorrência de taquiarritmias ventriculares como o *torsades de pointes* é incomum e segue a abordagem padrão que envolve administração de sulfato de magnésio (1 a 2 g, EV) e terapia elétrica. É importante evitar a administração de medicamentos que possam prolongar ainda mais a repolarização ventricular como agentes antiarrítmicos do grupo IA (procainamida), IC (flecainida e propafenona) e III (amiodarona, sotalol e ibutilida). Um agente do grupo IB como a lidocaína pode ser utilizado[4].

Pacientes com estado mental profundamente deprimido requerem intervenção agressiva com intubação orotraqueal e ventilação mecânica invasiva. O naloxone não reverte a depressão do SNC induzida por antipsicóticos, porém a administração empírica pode ser realizada em pacientes com quadro de rebaixamento do sensório, miose e suspeita de intoxicação por opioides. O antídoto benzodiazepínico flumazenil não é eficaz no manejo da overdose por antipsicóticos e não deve ser administrado em pacientes com envenenamento desconhecido. As convulsões que ocorrem no contexto de overdose de antipsicóticos são tratadas com benzodiazepínicos. São geralmente autolimitadas e antiepilépticos tradicionais como fenitoína não são indicados.

Os efeitos anticolinérgicos dos antipsicóticos podem contribuir para agitação e alteração do nível de consciência. Benzodiazepínicos são geralmente adequados para controlar esses sintomas. A fisostigmina, um inibidor da acetilcolinesterase de curta ação, não deve ser utilizada de rotina e apresenta eventos adversos potenciais como bradicardia, broncoespasmo e bradipneia.

Nenhum estudo mostrou que a descontaminação gastrointestinal com carvão ativado melhora o resultado ou acelera a recuperação da overdose por antipsicóticos e, portanto, ela não é indicada de rotina. Pode ser considerada em intoxicações associadas a outros agentes de maior potencial de letalidade como tricíclicos, betabloqueadores e anticonvulsivantes. Está formalmente contraindicada em pacientes sedados ou incapazes de proteger suas vias aéreas, a menos que a intubação orotraqueal seja realizada primeiro. Em decorrência da lipofilicidade, da alta ligação a proteínas e do grande volume de distribuição, a hemodiálise não é útil para o tratamento da overdose por antipsicóticos.

Síndrome neuroléptica maligna

A remoção do agente causador é o tratamento individual mais importante. Recomenda-se que outros agentes psicotrópicos potencialmente contribuintes como lítio, agentes anticolinérgicos e serotoninérgicos também sejam descontinuados, se possível. Quando o precipitante é a interrupção de terapia dopaminérgica, esta deve ser reintroduzida[8].

As terapias gerais de suporte são fundamentais para a manutenção da estabilidade cardiorrespiratória. A perda insensível de líquidos por hipertermia e diaforese é importante, e a manutenção da euvolemia deve ser assegurada. O paciente deve receber hidratação venosa vigorosa para prevenção de insuficiência renal aguda decorrente de rabdomiólise, podendo-se considerar alcalinização urinária. Hipotensão arterial deve ser corrigida com solução cristaloide e, em caso de refratariedade, suporte vasopressor com noradrenalina. Em caso de hipertensão severa, recomenda-se o uso de anti-hipertensivos como clonidina ou nitroprussiato, tendo este último a vantagem adicional de facilitar a perda de calor induzida pela vasodilatação sistêmica. O controle da hipertermia deve ser alcançado com métodos físicos (como compressas frias e cobertores resfriados), podendo-se lançar mão de medidas mais agressivas como lavagem gástrica com água gelada. Deve-se corrigir distúrbios hidroeletrolíticos e ácido-básicos. Agitação psicomotora ou convulsões podem ser manejadas com benzodiazepínicos[8].

As recomendações para tratamentos específicos em SNM são baseadas em relatos de casos e experiência clínica, não havendo dados extraídos de ensaios clínicos robustos. Uma abordagem razoável (Tabela 5) é começar com benzodiazepínicos (como diazepam ou lorazepam) em casos leves e associar bromocriptina ou amantadina em casos moderados e graves. Se houver rigidez muscular grave ou refratária ou elevação importante de CPK, recomenda-se o uso de dantrolene.

A bromocriptina é um agonista da dopamina prescrito para restauração do tônus dopaminérgico. Doses de 2,5 mg por via enteral a cada 6 a 8 horas são tituladas até dose máxima de 40 mg/dia. Sugere-se que seja continuado por 7 a 14 dias após o controle da SNM e descalonado lentamente. A amantadina é usada como alternativa à bromocriptina, pois tem efeitos dopaminérgicos e anticolinérgicos. A dose inicial é de 100 mg por via enteral a cada 12 horas e pode ser titulada até a dose de 400 mg/dia. Sugere-se que seja continuada por 10 dias e então reduzida gradualmente[12].

TABELA 5 Síndrome neuroléptica maligna e seu manejo clínico

Características clínicas
Exposição recente a agente antagonista de dopamina (antipsicótico ou antiemético) ou retirada do agente agonista de dopamina (antiparkinsoniano)
Tétrade clínica: alteração do estado mental, rigidez muscular generalizada, hipertermia e instabilidade autonômica
Elevação de creatinofosfoquinase (CPK) é típica
Diagnóstico clínico, sem nenhum teste laboratorial confirmatório
Manejo
Tratamento geral
Interrupção da terapia com antagonista de dopamina (ou retomada do agonista)
Interrupção de agentes contribuintes potenciais (lítio, agentes anticolinérgicos e serotoninérgicos)
Manutenção da estabilidade cardiorrespiratória: intubação orotraqueal, ventilação mecânica, ressuscitação volêmica, antiarrítmicos, conforme a necessidade
Manutenção da euvolemia
Hidratação venosa vigorosa e alcalinização urinária se rabdomiólise
Controle térmico com métodos físicos como cobertores térmicos e compressas geladas
Uso de benzodiazepínicos para tratamento de agitação ou convulsões
Profilaxia tromboembólica
Tratamento específico
Casos leves (hipertermia até 38°C associada a confusão mental e rigidez leves): ▪ Lorazepam 1 a 2 mg, IM ou EV, a cada 4 a 6 horas ▪ Diazepam 10 mg, EV, a cada 8 horas
Casos moderados (hipertermia até 40°C associada a confusão mental e rigidez leve a moderada) associar: ▪ Bromocriptina 2,5-7,5 mg por via enteral a cada 6 a 8 horas até dose máxima de 40 mg/dia ▪ Amantadina 100 mg por via enteral a cada 12 horas até a dose máxima de 400 mg/dia
Casos graves (hipertermia > 40°C associada a torpor ou coma e rigidez grave) associar: ▪ Dantrolene 1 a 2,5 mg/kg a cada 6 até a dose máxima de 10 mg/kg/dia.
Complicações
Desidratação
Distúrbios hidroeletrolíticos
Rabdomiólise
Insuficiência renal aguda
Arritmias cardíacas
Infarto agudo do miocárdio

(continua)

TABELA 5 Síndrome neuroléptica maligna e seu manejo clínico (*continuação*)

Broncoaspiração e pneumonia
Sepse
Tromboembolismo venoso (trombose venosa profunda/ tromboembolismo pulmonar)
Insuficiência hepática
Coagulação intravascular disseminada
Disfunção de múltiplos órgãos
Sequelas cognitivas

Fonte: elaborada pelos autores.

O dantrolene é um relaxante muscular de ação direta útil no tratamento da SNM. Doses de 1 a 2,5 mg/kg a cada 6 horas são tipicamente usadas em adultos, podendo chegar à dose máxima diária de 10 mg/kg. É capaz de proporcionar redução da rigidez e da produção de calor minutos após a administração. Sugere-se o uso por 10 dias, seguido com uma redução gradual. Deve ser evitado em pacientes com anormalidades da função hepática[12].

A eletroconvulsoterapia é geralmente reservada para casos refratários e que não respondem às terapias descritas. Embora considerada uma opção de tratamento razoável, não há dados prospectivos, randomizados e controlados que comprovem sua eficácia.

Acompanhamento

Pacientes que apresentaram manifestações extrapiramidais agudas decorrentes do uso terapêutico ou acidental de antipsicóticos podem receber alta após período de observação assintomático de 12 horas desde a última administração de medicação (biperideno ou difenidramina).

Como a meia-vida de eliminação dos antipsicóticos varia de 6 a 24 horas e os efeitos anticolinérgicos podem causar absorção gastrointestinal prolongada, a recuperação de uma overdose aguda pode levar de 1 a 3 dias e geralmente esses pacientes demandam internação hospitalar. Casos que evoluem com alterações de condução cardíaca ou rebaixamento do nível de consciência devem ser manejados em cenário de UTI. A maioria destes pacientes quando adequadamente manejada sobrevive ao episódio. Após a estabilização clínica, o paciente deve ser encaminhado para avaliação e cuidados psiquiátricos.

Pacientes com suspeita de SNM devem ser preferencialmente manejados em UTI. As taxas de mortalidade relatadas variam de 5 a 20%, e a gravidade da doença e a ocorrência de complicações médicas são os mais importantes preditores de mortalidade. A maioria dos episódios leves cursam com recuperação dentro de 10 a 14 dias, porém sintomas motores e catatonia residual podem persistir por meses. A maioria dos pacientes se recupera sem sequelas neurológicas, exceto quando há hipoxemia ou hipertermia graves por tempo prolongado.

É difícil quantificar o risco de recorrência de SNM com a reintrodução de um agente antipsicótico. Se for necessário seu uso, recomenda-se que aguarde pelo menos 2 semanas após a resolução do quadro e que sejam utilizados agentes de potência mais baixa e em doses mais baixas que possam ser tituladas lentamente. Sugere-se evitar uso concomitante de lítio e desidratação.

REFERÊNCIAS

1. Ott M, Stegmayr B, Salander Renberg E, Werneke U. Lithium intoxication: Incidence, clinical course and renal function: a population-based retrospective cohort study. J Psychopharmacol. 2016;30(10):1008-19.
2. Eyer F, Pfab R, Felgenhauer N, Lutz J, Heemann U, Steimer W, et al. Lithium poisoning: pharmacokinetics and clearance during different therapeutic measures. J Clin Psychopharmacol. 2006;26(3):325-30.
3. Hlaing PM, Isoardi KZ, Page CB, Pillans P. Neurotoxicity in chronic lithium poisoning. Intern Med J. 2020;50(4):427-32
4. Andrade Filho A, Campolina D, Dias M. Toxicologia na prática clínica, 2.ed. Belo Horizonte: Folium; 2013.
5. Baird-Gunning J, Lea-Henry T, Hoegberg LCG, Gosselin S, Roberts DM. Lithium poisoning. J Intensive Care Med. 2017;32(4):249-63.
6. Decker BS, Goldfarb DS, Dargan PI, Friesen M, Gosselin S, Hoffman RS, et al.; EXTRIP Workgroup. Extracorporeal treatment for lithium poisoning: systematic review and recommendations from the EXTRIP Workgroup. Clin J Am Soc Nephrol. 2015;10(5):875-87.
7. Huhn M, Nikolakopoulou A, Schneider-Thoma J, et al. Comparative efficacy and tolerability of 32 oral antipsychotics for the acute treatment of adults with multi-episode schizophrenia: a systematic review and network meta-analysis. Lancet. 2019;394:939.
8. White, SR. Acute dystonic reaction and the neuroleptic malignant syndrome. J Pharm Practice. 2005;18:175.
9. Reilly JG, Ayis SA, Ferrier IN, et al. QTc-interval abnormalities and psychotropic drug therapy in psychiatric patients. Lancet. 2000;355:1048.
10. Buckley NA, Whyte IM, Dawson AH. Cardiotoxicity more common in thioridazine overdose than with other neuroleptics. J Toxicol Clin Toxicol. 1995;33:199.
11. Strawn JR, Keck PE Jr, Caroff SN. Neuroleptic malignant syndrome. Am J Psychiatry. 2007;164:870.
12. Modi S, Dharaiya D, Schultz L, Varelas P. Neuroleptic malignant syndrome: complications, outcomes, and mortality. Neurocrit Care. 2016; 24:97.
13. Meltzer E, Steinlauf S. The clinical manifestations of lithium intoxication. Isr Med Assoc J. 2002;4(4):265-7.
14. Burns MJ. The pharmacology and toxicology of atypical antipsychotic agents. J Toxicol Clin Toxicol. 2001;39:1.
15. Picard LS, Lindsay S, Strawn JR, et al. Atypical neuroleptic malignant syndrome: diagnostic controversies and considerations. Pharmacotherapy. 2008;28:530.

12
Opioides

Alexandra Rodrigues de Freitas
Juliana Sartorelo Carneiro Bittencourt Almeida
Rodrigo Ganem Sugino

PONTOS PRINCIPAIS

- Droga muito utilizada na prática clínica para manejo de dor e sedação.
- Representa um grave problema de saúde pública internacional, principalmente nos Estados Unidos, onde o uso recreativo e os casos de dependência atingem índices epidêmicos.
- A tolerância ao opioide em usuários crônicos se dá apenas em relação ao controle álgico e à euforia, e não em relação à capacidade depressora do sistema nervoso central.
- A intoxicação é marcada pela tríade: alteração do nível de consciência, depressão respiratória e miose puntiforme.
- A bradipneia levando a hipóxia e hipercapnia é o principal mecanismo de morte.
- Procedimentos como lavagem gástrica e carvão ativado devem ser individualizados, ponderando risco-benefício, e, se indicado, garantir segurança das vias aéreas.
- O antídoto para intoxicações com opioides é a naloxona, um antagonista dos receptores opioides. Quando bem indicado impacta positivamente o prognóstico.
- Deve ser administrada principalmente em situações de bradipneia ou apneia (FR ≤12 irpm, apneia ou parada cardiorrespiratória).

INTRODUÇÃO

Desde tempos remotos, as substâncias extraídas da planta *Papaver somniferum* (papoula) têm sido utilizadas tanto para fins recreativos quanto medicinais. Na Europa, no século XVI, o ópio era consumido tanto como analgésico como por seus outros efeitos como hipnose, euforia, torpor e sensação de bem-estar. Na metade do século XIX, Inglaterra e China disputavam o comércio de ópio nos portos, a chamada "Guerra do Ópio". A morfina foi isolada pela primeira vez em 1806, o que agravou o vício na substância. Após essa data, outros alcaloides foram identificados e sintetizados como a codeína (1832), a papaverina e a heroína (1874)[1]. A heroína foi produzida com o intuito de reduzir os efeitos indesejáveis da morfina, porém os efeitos mais intensos acabaram por demonstrar um potencial muito maior de vício.

As substâncias tratadas neste capítulo são denominadas opiáceos e opioides. Os opiáceos são derivados diretamente do ópio, que é uma das principais substâncias extraídas da papoula, podendo ser naturais ou semissintéticos, como a morfina, enquanto os opioides englobam tanto os opiáceos quanto os compostos sintéticos (Tabela 1).

A heroína é a principal droga de abuso consumida mundialmente, apesar dessa estatística ser influenciada principalmente pelos países desenvolvidos da Europa e da América do Norte. Os Estados Unidos vivem uma grave epidemia de uso de opioides já há algumas décadas. Em 2010, 67,8% das admissões no departamento de emergência por overdose relacionada à substância envolveu opioides prescritos e 16,1% envolveram heroína[1,2].

Na América do Sul, o Brasil é o maior consumidor de opioides; cerca de 1,3% da população já fez uso dessa

TABELA 1 Principais opioides e suas particularidades

Tipos de opioide	Meia-vida	Particularidades
Morfina	2-4 horas	Um dos opioides mais antigos e ainda muito utilizado para o tratamento da dor aguda e crônica. Pode causar náusea, vômito, sedação e constipação.
Codeína	2,5-4 horas	Usada principalmente para tratar a dor leve a moderada e a tosse. A codeína é frequentemente combinada com outros medicamentos, como o paracetamol. Pode causar sonolência, náusea e constipação.
Oxicodona	3-4 horas	Usada para tratar a dor moderada a grave. A oxicodona é frequentemente combinada com outros medicamentos, como o paracetamol ou o ibuprofeno. Pode causar sonolência, náusea, constipação e depressão respiratória. A oxicodona tem um alto potencial de abuso e pode levar à dependência e à overdose.
Hidrocodona	3-4 horas	Usada para tratar a dor moderada a grave. A hidrocodona é frequentemente combinada com outros medicamentos, como o paracetamol ou o ibuprofeno. Pode causar sonolência, náusea, constipação e depressão respiratória.
Fentanil	3-5 horas	Usado principalmente para tratar a dor aguda e crônica grave. O fentanil é muito potente e tem um alto risco de overdose. Pode causar sonolência, náusea, constipação e depressão respiratória.
Tramadol	5-7 horas	Usado para tratar a dor leve a moderada. O tramadol tem um mecanismo de ação diferente dos outros opioides e pode ser menos propenso a causar dependência e depressão respiratória. Pode causar sonolência, náusea e constipação.
Metadona	24-36 horas	Usada principalmente para tratar a dor crônica e para ajudar no tratamento da dependência de opioides. A metadona tem um longo tempo de meia-vida e pode causar sedação, sudorese, constipação e alterações no ritmo cardíaco.
Buprenorfina	24-42 horas	Usada principalmente para ajudar no tratamento da dependência de opioides. A buprenorfina tem um potencial menor de causar dependência do que outros opioides e também pode ser utilizada para tratar a dor crônica. Pode causar sonolência, náusea e constipação.

Fonte: elaborada pelos autores.

substância ao menos uma vez na vida, sendo o perfil de usuários mais comum mulheres entre 18 e 34 anos. Em uma pesquisa da Associação Médica Brasileira de 2012, evidenciou-se que entre os médicos a taxa de uso nocivo era de 4% e sua dependência, de 22,7%[3].

Entre 2014 e 2018 foram comercializados cerca de 60.675.488 opioides no país, sen=do os analgésicos à base de codeína os mais prescritos, seguido do cloridrato de tramadol, que, juntos, representaram em torno de 95% das prescrições legais. São Paulo é o estado que mais comercializa o medicamento. Entre os anos de 2009 e 2015 sua prescrição no Brasil teve um aumento de mais de 400%[4].

Apesar do aumento significativo do uso em território brasileiro, a maior parte das overdoses, intoxicações e tentativas de autoextermínio documentadas ainda ocorrem por outras medicações. Há, porém, um alerta geral por conta do uso recreativo recente de fentanil e também do aumento de pacientes dependentes de analgésicos opioides para controle de dor.

APRESENTAÇÃO CLÍNICA

Os receptores opioides distribuem-se por todo o sistema nervoso central e periférico, sendo os principais: mu, kappa, sigma e delta (Tabela 2). Cada grupo desses receptores apresenta diferentes especificidades para fármacos com os quais ocorrem as ligações. Os fármacos agem como agonistas dos receptores específicos pré-sinápticos ou pós-sinápticos, localizados geralmente no sistema nervoso central (cérebro e medula espinhal) e no sistema periférico, aos quais têm como ligantes naturais as endorfinas, dinorfinas e encefalinas. Essas interações podem provocar principalmente os efeitos de analgesia, hipnose e euforia[1].

Mu, kappa e delta são subtipos de receptores opioides que compartilham um efeito analgésico comum nos circuitos cerebrais. O receptor mu se associa a euforia e a estímulos recompensadores, e é um dos principais envolvidos no potencial viciante da droga. Os receptores kappa se localizam no hipotálamo, substância cinzenta periaquedutal, ligam-se às dinorfinas e desencadeiam efeitos disfóricos, antirrecompensa e sedação. Os receptores opioides delta, localizados em gânglios da base, ligam-se às encefalinas, induzem à redução dos níveis de ansiedade e atenuam sintomas depressivos. Seu papel exato no abuso de outras drogas ainda não está claro[1].

O desenvolvimento de tolerância envolve a progressiva incapacidade dos receptores mu de propagar um sinal após a ligação da droga. Ligantes nativos endógenos promovem ciclagem de receptores, e esse processo envolve o desacoplamento dos receptores da proteína G e sua posterior endocitose. Os receptores então retornam à membrana em um processo que ressensibiliza a célula à ligação de opioides. Esse processo dinâmico de endocitose e reciclagem é necessário para limitar a tolerância de um receptor endógeno, já que sua secreção é cíclica e a depuração é rápida. Diferentemente dos ligantes endógenos, os analgésicos opioides facilitam a tolerância por se ligarem persistentemente e dessensibilizarem os receptores à medida que inibem a reciclagem deles. Usuários crônicos de opioide desenvolvem resistência apenas em relação a controle álgico e euforia, e não em relação ao efeito depressor do sistema nervoso central.

TABELA 2 Receptores opioides

Mu1	Analgesia supraespinhal e periférica
	Sedação
	Euforia
Mu 2	Analgesia supraespinhal
	Depressão respiratória
	Bradicardia
	Dependência física
	Constipação intestinal
Kappa 1	Analgesia espinhal
	Miose
	Diurese
Kappa 2	Disforia
	Efeitos psicomiméticos
Kappa 3	Analgesia supraespinhal
Sigma	Analgesia espinhal e supraespinhal
	Modulação da função do receptor
	Inibição da liberação da dopamina
	Desilusão
	Alucinação
Delta	Alteração do comportamento afetivo

Fonte: modificada de Shaocheng, 2018[1].

Os opioides são bem absorvidos no trato gastrointestinal, assim como por outras vias de administração (intramuscular, subcutânea e respiratória). O pico plasmático no caso da maioria das substâncias para ingestão é de em torno de 2 horas, mas, no caso de superdosagem, tanto pico plasmático quanto meia-vida são alterados, pois a absorção é mais prolongada por diminuição do peristaltismo e retardo no esvaziamento gástrico[5].

A principal via de metabolização dos opioides é a hepática, de modo que indivíduos com hepatopatias prévias, ou alguma disfunção orgânica com comprometimento hepático, podem apresentar dificuldades na metabolização das drogas, sendo possível até mesmo acúmulo e intoxicação por opioides em doses terapêuticas.

Heroína e morfina têm uma meia-vida relativamente curta: 2-3 min e 2–3 h, respectivamente. Sintomas de abstinência como sudorese, dor abdominal, diarreia e desejo por drogas surgem algumas horas depois[2].

As manifestações clínicas relacionadas ao uso de opioides, seja de maneira intencional ou não, variam de acordo com a dose administrada e a via de administração. Estão presentes no mercado em apresentações isoladas ou em combinação com outras substâncias como paracetamol, AAS, etanol, antidepressivos ou atropina, podendo ocasionar grande variedade de apresentações e tornar mais complexa a identificação e o manejo da intoxicação.

Os efeitos de seu uso variam desde controle de dor, depressão do sistema nervoso central e periférico, até a sensação de euforia, sendo este último um uso recreativo/abusivo que pode facilitar o desenvolvimento de dependência. A principal droga de derivação opioide de uso recreativo no mundo é a heroína, porém, por conta de seu elevado custo, no Brasil sua utilização é menos comum, sendo mais prevalente o uso de morfina e fentanil.

A superdose de analgésicos opioides abrange uma variedade de achados clínicos. Apesar da toxidrome clássica ser composta por apneia, estupor e miose, nem todos esses achados estão presentes de modo consistente (Figura 1). A depressão respiratória é o sintoma determinante na caracterização da intoxicação e representa a principal causa de morte. Administração de doses terapêuticas de opioides em pessoas sem tolerância causa declínio perceptível em todas as fases da atividade respiratória, com extensão do declínio dependente da dose administrada. Na superdosagem, uma frequência respiratória de 12 respirações por minuto ou menos em um paciente que não está em sono fisiológico sugere fortemente intoxicação aguda por opioides, particularmente quando acompanhada de miose ou estupor[2].

No contexto dessa intoxicação, a falha de oxigenação (saturação de oxigênio inferior a 90% enquanto o paciente está respirando ar ambiente e com ventilação adequada) pode ser causada por edema pulmonar, que se torna aparente mais tarde no curso clínico. A fisiopatologia do edema não está bem esclarecida; uma causa provável é a tentativa de inspiração contra uma glote fechada levando a uma diminuição da pressão intratorácica, que causa extravasamento de líquido. Alternativamente, lesão pulmonar aguda com injúria da membrana alvéolo-capilar também pode estar envolvida na gênese dessa alteração[6]. Em outra vertente, postula-se que as respostas vasoativas simpáticas ao

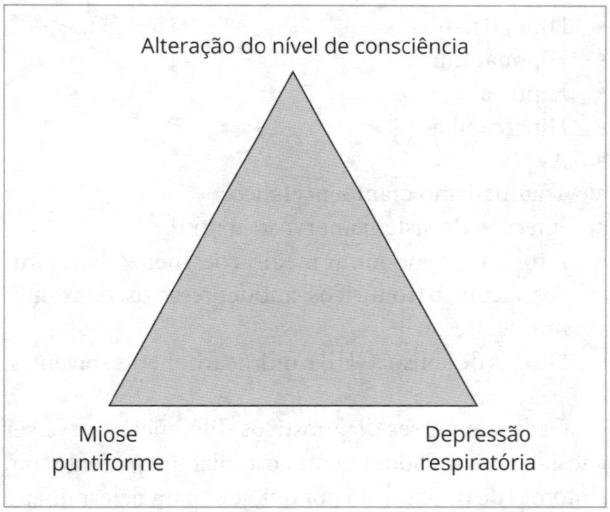

FIGURA 1 Tríade narcótica.

estresse em um paciente que voltou a despertar após reversão da intoxicação culminam em extravasamento de capilares. Alguns estudos associam o edema pulmonar à administração de naloxona, e essa associação será discutida posteriormente.

Geralmente, os pacientes costumam apresentar sonolência, fala arrastada, torpor e coma, podendo cursar também com alucinações e disforia, tendo em vista o acometimento de diferentes receptores.

A hipotermia pode surgir de um estado persistentemente sem resposta em um ambiente frio. Além disso, as pessoas que estiveram deitadas imóveis por rebaixamento do sensório podem desencadear quadro de rabdomiólise, insuficiência renal mioglobinúrica e síndrome compartimental[7].

As convulsões têm sido associadas à superdosagem de tramadol, propoxifeno e meperidina[7].

É importante estar ciente de que a intoxicação aguda por opioides também pode cursar com episódios de crises convulsivas (mais comuns no uso de morfina, meperidina, propoxifeno e heroína). Há também efeitos cardiovasculares e gastrointestinais, como náuseas, dor abdominal, hipotensão ortostática e arritmias ventriculares. Pacientes que apresentem náusea e vômitos, associados a rebaixamento sensorial importante, podem evoluir com pneumonia por aspiração e outras complicações respiratórias. Várias dessas manifestações podem ser decorrentes da contaminação cruzada do derivado opioide com outras substâncias, ou do uso concomitante de outras medicações.

ABORDAGEM DIAGNÓSTICA

Pacientes com suspeita de intoxicação medicamentosa que adentram o departamento de emergência devem ser prontamente monitorizados e examinados. Muitas vezes, a história clínica pode ser difícil de coletar pelo rebaixamento sensorial, não colaboração, agitação ou falta de acompanhante, o que reforça a necessidade de um exame físico extremamente cuidadoso.

Na última década no Brasil, adolescentes e jovens têm recorrido ao uso recreativo de uma mistura de opioides, xaropes e refrigerante conhecida como "*lean*", "*syrup*" ou "*purple drink*", já muito utilizada nos Estados Unidos desde a década de 1960 associada à cultura rapper. Essa bebida, consumida frequentemente em festas privadas ou reuniões de amigos, pode causar intoxicações graves, e o diagnóstico deve ser suspeitado diante de sintomas compatíveis em contextos como o descrito. Caso haja suspeita, o uso do antídoto está indicado.

Acompanhamento gasométrico, investigação de rabdomiólise e elevação de escórias renais são importantes principalmente em pacientes encontrados desacordados e com bradipneia. A avaliação dos níveis de aminotransferases é importante, pois em pacientes com comprometimento hepático pode haver prejuízo na metabolização da droga[8].

É importante investigar a coingestão de substâncias, principalmente paracetamol, presente em muitas formulações conjuntas. Na suspeita de intoxicação por ambas as drogas, a dosagem de paracetamol deve ser realizada, e, em sua ausência, ser avaliado início de tratamento com o antídoto (N-acetilcisteína).

Análises qualitativas de urina para drogas de abuso (triagens toxicológicas) raramente afetam as decisões sobre o atendimento ao paciente e têm pouco papel na avaliação imediata e no manejo da intoxicação. Em primeiro lugar, a naloxona nunca deve ser negada a um paciente com apneia porque os resultados dos testes qualitativos não estão disponíveis. Em segundo lugar, a gestão de overdose de opioides, independentemente do agente causador, varia pouco. Finalmente, muitos compostos opioides (como metadona, hidromorfona, meperidina) não estão inclusos no padrão dos testes qualitativos, o que gera resultados falso-negativos[8].

Mesmo medidas quantitativas de concentrações de drogas são inúteis em casos de superdosagem porque pacientes que receberam prescrição de doses elevadas de opioides analgésicos podem ter concentrações séricas terapêuticas que excedem em muito as faixas de referência. E pacientes não usuários podem apresentar sintomas mesmo em uso de doses terapêuticas, a depender de sensibilidade individual e padrão dos receptores acometidos.

DIAGNÓSTICOS DIFERENCIAIS

A intoxicação por opioides pode levar a uma variedade de sintomas semelhantes aos de outras condições clínicas. O diagnóstico diferencial é importante para determinar a causa dos sintomas e fornecer o tratamento adequado. Hipoglicemia é um diagnóstico diferencial importante a se considerar, pois pode causar alteração do nível de consciência. A hiponatremia também pode ser uma causa de sintomas semelhantes, pois pode afetar a função cerebral e levar a confusão e convulsões. A hipóxia e a hipercapnia são diagnósticos diferenciais importantes a serem considerados na síndrome narcótica, pois podem ser tanto causa como consequência da intoxicação. Acidente vascular cerebral (AVC) e traumatismo craniano são outros diagnósticos diferenciais importantes a serem considerados. É importante realizar uma anamnese e um exame físico detalhados à procura de sinais sugestivos de trauma ou déficits neurológicos focais, além de considerar a extensão propedêutica com exames de imagem para descartar causas orgânicas de rebaixamento[9].

A miose isoladamente não é suficiente para inferir o diagnóstico de intoxicação por opioides. Existem diversos diagnósticos diferenciais tanto orgânicos como AVC de ponte, até ingestão de outras substâncias como álcool e barbitúricos que cursam com miose. A ingestão de polissubstâncias pode produzir pupilas normais ou midriáticas.

Por outro lado, overdose de drogas antipsicóticas, agentes anticonvulsivantes, etanol e outros sedativos agentes hipnóticos podem causar miose e coma, mas a depressão respiratória que define a toxicidade dos opioides geralmente está ausente.

O gama-hidroxibutirato (GHB) e os hidrocarbonetos solventes são as principais drogas de abuso que entram no diagnóstico diferencial na suspeita de uso recreativo. Ambos podem cursar com rebaixamento de nível de consciência e miose, e o GHB, na coingestão com álcool, leva a uma depressão respiratória importante. Nesse caso específico, o teste terapêutico com naloxona pode ser benéfico, caso a substância envolvida seja desconhecida, pois o despertar do paciente após administração do medicamento fala a favor do uso de substâncias narcóticas.

Infecções do sistema nervoso central também devem ser consideradas como um diagnóstico diferencial, pois podem levar a sintomas neurológicos e rebaixamento neurossensorial. Uma avaliação cuidadosa do histórico médico e dos sintomas do paciente pode ajudar, o histórico de presença de dor crônica, paciente oncológico, familiares que façam uso de medicações opioides ou mesmo um prontuário médico que indique visitas repetidas ao hospital por quadro de dor podem levantar suspeitas de intoxicação por opioide.

Em resumo, os diagnósticos diferenciais para intoxicação por opioides incluem:

- Hipoglicemia.
- Hiponatremia.
- Hipóxia.
- Hipercapnia.
- AVC.
- Traumatismo cranioencefálico.
- Infecção do sistema nervoso central.
- Intoxicação por outras medicações: benzodiazepínicos, álcool, barbitúricos, antidepressivos, relaxantes musculares.
- Drogas de abuso: GHB e hidrocarbonetos solventes.

Cada um desses diagnósticos diferenciais deve ser considerado cuidadosamente ao avaliar um paciente com sintomas de intoxicação por opioides para determinar o diagnóstico correto e fornecer o tratamento adequado.

MANEJO

Pacientes com suspeita de intoxicação exógena devem ser prontamente direcionados à sala de emergência para avaliação médica. Várias intoxicações cursam com alterações precoces neurológicas, cardíacas e/ou respiratórias, como é o caso da intoxicação por opioide, na qual o paciente pode apresentar-se ou evoluir para quadro de rebaixamento de nível de consciência e bradipneia com consequente hipoxemia.

Como já mencionado anteriormente, os pacientes com quadro clínico de síndrome narcótica devem ser monitorizados na sala de emergência, e deve-se manter atenção rigorosa para miose puntiforme, depressão neurológica e depressão respiratória, sendo essa última o principal parâmetro para mensurarmos a gravidade da intoxicação e consequentemente indicar o uso do antídoto: naloxona.

Inicialmente, o paciente deve ser estabilizado como um todo, como qualquer outro paciente direcionado ao departamento de emergência, atentando-se a via aérea, respiração, circulação, manifestações neurológicas e outros possíveis diagnósticos. Ao monitorizar o paciente, a glicemia capilar deve ser realizada prontamente, e, se apresentar valores < 70mg/dL, a administração endovenosa de glicose hipertônica estará indicada.

A descontaminação gastrointestinal e o uso de carvão ativado devem ser reservados para pacientes que sejam admitidos dentro de 1 hora após a ingestão; caso haja elegibilidade para os procedimentos pelo tempo, deve-se ainda pesar riscos e contraindicações antes de realizá-los. Pacientes com rebaixamento progressivo de nível de consciência, sinais de hipoxemia ou insuficiência respiratória ou qualquer instabilidade devem ser prioritariamente estabilizados e a descontaminação nunca deve ocorrer naqueles que não tenham via aérea patente e sensório adequado[9]. Não há indicação de carvão ativado seriado.

Pacientes que estão intoxicados por formulações de opioides de ação prolongada ou de liberação prolongada apresentam depressão respiratória ou necessidade de infusão de naloxona ou intubação orotraqueal devem ser internados em uma unidade de terapia intensiva.

Pelo grande volume de distribuição dos opioides no organismo, hemodiálise, diurese forçada e outras medidas similares não estão indicadas.

Uso do antídoto específico

A naloxona é o antídoto nas intoxicações por opioides. É um antagonista de ação curta, que desempenha atividade em todos os receptores opioides, conseguindo dessa forma reverter os efeitos analgésicos, depressores respiratórios e neurológicos e também os efeitos cardiovasculares e de reatividade pupilar. A administração da naloxona está indicada formalmente em casos em que o paciente apresente frequência respiratória ≤ 12 irpm, apneia ou parada cardiorrespiratória.

A dose indicada de naloxona obedece a alguns critérios, descritos na Tabela 3.

É importante ressaltar que a dose de naloxona necessária para reverter os efeitos da síndrome narcótica irá depender da quantidade e do tipo de opioide utilizado, e que podem ser necessários repiques da dose de naloxona a cada 20-60 minutos, até que o paciente mantenha frequência respiratória adequada. O início da ação da naloxona é inferior a 2 minutos quando é administrada por via intravenosa, e sua duração aparente de ação é de 20 a 90 minutos, período bem menor do que o de muitos opioides, por isso muitas vezes são necessárias doses adicionais[10].

O uso contínuo de naloxona deve ser realizado por pacientes que necessitem de repiques constantes para resgate ventilatório ou que tenham se intoxicado com opioides de meia-vida muito longa como a metadona. A dose preconizada é de 2/3 da dose efetiva para reversão do efeito tóxico por hora. Exemplo:

Naloxona – solução em bomba de infusão contínua
Exemplo:
Dose para reversão inicial da depressão respiratória: 9 mg
Dose por hora: 6 mg (2/3 da dose)
Solução: 18 mg de naloxona + 500 mL de SF0,9% – 165 mL/h

TABELA 3 Critérios e doses para administração de naloxona

Situação	Dose	Recomendações
Paciente > 12 anos e adultos, em apneia ou depressão respiratória importante (FR ≤ 12 irpm)	Dose inicial: 0,4 mg EV Após 2 minutos, se não houver reversão: administrar 0,8 mg EV Após mais 2 minutos, se ainda sem reversão: administrar mais 0,8 mg EV Se ainda sem reversão após 2 minutos e totalizando 2 mg de naloxona, administrar uma dose extra de 2 mg EV.	Dose máxima **total** a ser administrada de 10 mg. Em pacientes que não respondam ou tenham resposta débil à administração, proceder intubação e avaliar diagnósticos diferenciais e complicações.
Crianças < 12 anos em apneia ou depressão respiratória importante (FR ≤ 12 irpm ou FR abaixo da referência, conforme faixa etária).	Dose inicial: 0,1 mg/kg EV Se não reversão: repetir dose em intervalos de 120/120 segundos, até dose máxima administrada de 2 mg. Se mantiver sem reversibilidade, avaliar diagnósticos diferenciais.	Dose máxima **total** a ser administrada de 10 mg. Em pacientes que não respondam ou tenham resposta débil à administração, proceder intubação e avaliar diagnósticos diferenciais e complicações.
Pacientes usuários crônicos de opioides em apneia ou depressão respiratória importante (FR ≤ 12 irpm ou FR abaixo da referência, conforme faixa etária).	Iniciar com ½ dose habitual: 0,02 mg EV no adulto e 0,05 mg/kg em menores de 12 anos. Repiques devem ser cautelosos em função do aparecimento dos sintomas de abstinência.	Assim que houver normalização da frequência respiratória, cessar administração.
Pacientes com depressão neurológica, sem depressão respiratória	0,04 a 0,05 mg EV, podendo ser repetido de 2/2 minutos até reversão dos sintomas.	Dose máxima **total** a ser administrada de 10 mg. Em caso de depressão respiratória com Glasgow >8, sem risco de morte, manter observação dos dados vitais, sem necessidade de administração do antídoto.
Pacientes em PCR	Iniciar com administração de 2 mg EV Dose máxima 20 mg	Pode ser realizada por via intramuscular, intraóssea, subcutânea, inalatória e via tubo.

Fonte: elaborada pelos autores, baseada em Boyer, 2013[8].

Essa dose deve ser titulada a fim de garantir a estabilidade do paciente e deve ser mantida por até 10 horas.

As crianças que ingerem formulações de opioides frequentemente ingerem uma dose mais elevada do que os adultos por quilograma de peso corporal e, portanto, requerem doses maiores de naloxona para reverter os efeitos da overdose.

Em pacientes com dependência de opioides, os níveis plasmáticos de naloxona são inicialmente mais baixos, o volume de distribuição é maior e a meia-vida de eliminação é mais longa do que em pacientes sem dependência.

A naloxona pode ser administrada com segurança em qualquer paciente, incluindo aqueles com dependência de opioides, pois os sinais de abstinência de opioides (por exemplo, bocejo, lacrimejamento, piloereção, diaforese, mialgias, vômitos e diarreia) são desagradáveis, mas não ameaçam a vida. Além disso, pacientes com tolerância a opioides frequentemente apresentam uma resposta a baixas doses de naloxona que são suficientes para restaurar a respiração sem provocar abstinência[8].

Em pacientes que apresentam resposta débil, parcial ou não respondem à naloxona, além de investigar diagnósticos diferenciais é necessário aventar a hipótese da presença de complicações relacionadas geralmente a hipóxia prolongada, broncoaspiração ou encefalopatia desencadeadas por períodos de longa permanência em situação de hipoxemia e coma associadas à intoxicação. Nesses casos, a prioridade é a estabilização do paciente, a proteção da via aérea, a investigação propedêutica e o tratamento de complicações associadas[7].

A interpretação da resposta positiva à naloxona deve ser cautelosa, pois algumas substâncias respondem parcialmente e de maneira autolimitada a ela, como o etanol, barbitúricos, a clonidina e a clorpromazina. Caso haja suspeita de intoxicação por essas medicações, a naloxona não está indicada e pode gerar uma sensação de falsa tranquilidade, pois, nesses casos, seu efeito é fugaz e incompleto.

A hipoxemia persistente após a administração de naloxona pode significar a presença de edema pulmonar por pressão negativa. Os casos leves são resolvidos com cuidados de suporte, mas os pacientes com hipoxemia grave frequentemente se beneficiam da intubação orotraqueal e ventilação.

O papel da naloxona no desenvolvimento do EAP é motivo de contradições. O edema pulmonar está presente em quase todos os casos fatais de intoxicação por opioides, incluindo aqueles que não recebem naloxona. Além disso, estudos mostraram que o edema pulmonar não se desenvolve em pacientes que recebem grandes doses de naloxona por meio de infusão contínua[9]. Acredita-se que essa associação tenha sido considerada, pois os sinais auscultatórios de edema pulmonar, muitas vezes obscuros em pacientes com apneia ou bradipneia importante, tornam-se aparentes somente após o restabelecimento da respiração através da administração da naloxona.

ACOMPANHAMENTO

Pacientes que respondam positivamente à naloxona devem ser observados por pelo menos 4 a 6 horas antes da alta ser considerada.

Crianças de 3 anos de idade ou menos que foram expostas a qualquer analgésico opioide devem ser internadas por 24 horas, mesmo que a ingestão desses agentes não possa ser confirmada. A recomendação se justifica, pois a superdosagem de opioides em crianças é frequentemente caracterizada por um início tardio de toxicidade, intoxicação inesperadamente grave e efeitos tóxicos prolongados.

Pacientes idosos também têm maior suscetibilidade aos efeitos dos opioides e devem ser observados de perto. Uma condição coexistente (insuficiência renal, doença pulmonar obstrutiva crônica ou apneia do sono) pode exacerbar os efeitos inibitórios dos opioides na respiração; mudanças relacionadas à fisiologia (p.ex., diminuição do volume sistólico, levando à diminuição do fluxo sanguíneo) e na composição corporal (levando à redução da ligação do fármaco ao plasma de proteínas) podem causar intoxicação inesperada e persistente. Esses efeitos farmacocinéticos inclusive têm sido implicados na falha da naloxona em reverter com sucesso os casos de intoxicação causada por analgésicos opioides de ação curta.

À alta os pacientes devem ser referenciados para avaliação psicológica e psiquiátrica se a intoxicação for em contexto de tentativa de autoextermínio e para ajuste das medicações de dor, em caso de erro de administração ou sensibilidade excessiva a doses terapêuticas dos opioides.

APÊNDICE: ABSTINÊNCIA DE OPIOIDES

A abstinência de opioides se manifesta como hiperalgesia, ansiedade, náuseas, hipertensão, taquicardia e piloereção, ocorrendo como resultado da liberação de norepinefrina e epinefrina. Isso pode se desenvolver gradualmente pela cessação de seu uso ou exclusivamente pela administração de um antagonista opioide (naloxona) ou agonista parcial (p.ex., buprenorfina)[11].

Diferentemente da abstinência por etanol ou benzodiazepinicos, a fisiologia da abstinência de opioides é desconfortável, mas raramente leva a sintomas ameaçadores à vida.

O tratamento é realizado com medicamentos agonistas e/ou antagonistas opioides, que apresentam comprovada eficácia para tratar a dependência de opioides, com efeitos específicos para cada tipo de medicamento. A terapia com agonistas opioides visa reduzir a intensidade da euforia e abstinência, e a terapia com antagonistas opioides pode prevenir o uso indevido de medicamentos de substituição de opioides.

A metadona, um agonista dos receptores um, é a melhor escolha para manter os pacientes em programas de tratamento, pois, por sua meia-vida longa, substitui o uso de opioides de ação rápida e intensa, facilitando o manejo da dependência à medida que sua dose é reduzida progressivamente. A buprenorfina – um agonista parcial – é uma alternativa mais segura em relação à metadona por conta da menor depressão respiratória. A naltrexona é usada em combinação com a buprenorfina, pois pode diminuir os desejos e a impulsividade[12].

REFERÊNCIAS

1. Shaocheng W. Historical review: opiate addiction and opioid receptors. Cell Transplantation. 2018;28(3):233-238.
2. Strain E. Opioid use disorder: epidemiology, pharmacology, clinical manifestations, course, screening, assessment, and diagnosis. Uptodate; 2022.
3. Associação Médica Brasileira (org.). Abuso e dependência dos opioides e opiáceos. São Paulo: AMB; 2012. 30 p. (Projeto Diretrizes).
4. Castro RL, Zanin L, Moraes LA, Ramacciato JC, Bergamaschi CC, Flório FM. Perfil de dispensação de opioides no Brasil entre os anos de 2014 e 2018. Research, Society and Development. 2022;11(3):e9911326240.
5. Stolbach A, Hoffman R. Opioid intoxication in adults. Uptodate; 2022.
6. Dezfulian, et al. Opioide associated out of hospital cardiac arrest: distinctive clinical features and implications for health care and public responses: a scientific statement from the American Heart Association. Circulation. 2022;143:e836-870.
7. Alaei S, Omidian H. Opioid overdose, interventions, and challenges. Bioimpacts. 2022;12(3):179-81.
8. Boyer EW. Management of opioid analgesic overdose. N Engl J Med. 2013;367(2):146-55.
9. Nelson LS, Howland MA, Lewin NA, Smith SW, Goldfrank LR, Hoffman RS. Goldfrank's toxicologic emergencies, 11.ed. New York: McGraw-Hill Education; 2022.
10. Clarke SFJ, Dargan PI, Jones AL. Naloxone in opioid poisoning: walking the tightrope. Emerg Med J. 2005;22:612-6.
11. Dunne RB. Prescribing naloxone for opioid overdose intervention. Pain Management, Future Science Group. 2018;8(3):197-208.
12. Heung Y, Reddy A. How to use methadone in an era of an opioid epidemic. Curr Treat Options Oncol. 2020;21(4):30.
13. Andrade, AF, Campolina D, Dias, MB. Toxicologia na prática clínica, 2.ed. Belo Horizonte; 2013. p. 511-7.

13
Pesticidas

Juliana Sartorelo Carneiro Bittencourt Almeida
Vitor Ramalho Arruda Silva
Vittoria Crepaldi Fares

PONTOS PRINCIPAIS

- Por ser um país voltado à produção agrícola, há grande circulação de pesticidas em todo o território brasileiro, estando associados a intoxicações por via cutânea, inalatória, digestiva, dentre outras.
- A triagem à intoxicação deve envolver a busca pelo agente, qual a exposição sofrida, a dose ingerida, o tempo decorrente desde a exposição, sinais e sintomas clínicos e particularidades do paciente em questão.
- Toda exposição intencional deve ser considerada significante.
- Os pacientes devem sofrer descontaminação cutânea (p. ex., retirada de roupas embebidas em pesticidas e lavagem com água e sabão).
- A equipe deve estar com equipamento de proteção individual para evitar contaminação.
- Todos os pacientes devem receber avaliação sistemática para garantir a patência das vias aéreas, manejo ventilatório e hemodinâmico, avaliação neurológica e exposição para descontaminação e avaliação de sinais que podem auxiliar no diagnóstico.
- Métodos diagnósticos e tratamentos específicos (antídotos) são inerentes a cada composto e devem ser individualizados conforme a história e a apresentação clínica.

INTRODUÇÃO

O Brasil está entre os maiores consumidores de pesticidas desde 2008, concentrando sozinho 86% de todos os pesticidas utilizados na América Latina. De acordo com a Agência Nacional de Vigilância Sanitária (Anvisa), dos 50 pesticidas mais utilizados aqui, 22 são proibidos pela União Europeia. Em 2013, a taxa de intoxicação exógena por pesticidas no país foi de 6,23 casos por 100.000 habitantes[1].

No ano de 2015, foram registrados 97 óbitos decorrentes de intoxicação por agrotóxicos no Brasil, sendo que 77 destes (79,38%) se deram por tentativa de autoextermínio. As regiões com maior número de casos registrados foram a sudeste e a nordeste. Ao todo, foram registrados 3.337 casos de intoxicação por agrotóxicos no país neste mesmo ano, sendo a faixa etária mais acometida entre 30 e 39 anos, com 289 casos de intoxicação na faixa etária entre 1 e 4 anos[2].

As "Diretrizes brasileiras para o diagnóstico e tratamento de intoxicações agudas por agrotóxicos"[1] do Ministério da Saúde recomendam para a prevenção de intoxicações acidentais as condutas citadas na Tabela 1.

CRITÉRIOS GERAIS DE ABORDAGEM DIAGNÓSTICA

A triagem à intoxicação deve envolver a busca pelo agente, qual a exposição sofrida, a dose ingerida, o tempo decorrente desde a exposição, sinais e sintomas clínicos e particularidades do paciente em questão. Toda exposição intencional deve ser considerada como significante. É importante determinar o agente e a quantidade utilizada, além da via de exposição.

TABELA 1 Condutas recomendadas para prevenção de intoxicações acidentais

Reduzir e eliminar possíveis fontes domésticas de exposição ou contato
Evitar estocar substâncias tóxicas em casa ou ao alcance das crianças
Aumentar a atenção e o cuidado às crianças
Não armazenar agrotóxicos de maneira inapropriada, como em garrafas de refrigerante ou utensílios que chamem a atenção de crianças
Não reutilizar embalagens de agrotóxicos
Descartar de acordo com a indicação no rótulo do produto
Para a prevenção de acidentes relacionados ao trabalho recomenda-se:
Fornecer equipamento de proteção individual (EPI) e vestimentas adequadas aos riscos e que não propiciem desconforto térmico prejudicial ao trabalhador, bem como vestimentas de trabalho em perfeitas condições de uso, devidamente higienizadas, responsabilizando-se pela descontaminação destas ao final de cada jornada de trabalho, e substituindo-as sempre que necessário
Orientar quanto ao uso correto dos dispositivos de proteção
Disponibilizar local adequado para a guarda da roupa de uso pessoal
Fornecer água, sabão e toalhas para higiene pessoal
Garantir que nenhum dispositivo de proteção ou vestimenta contaminados sejam levados para fora do ambiente de trabalho
Garantir que nenhum dispositivo ou vestimenta de proteção sejam reutilizados antes da devida descontaminação
Vedar o uso de roupas pessoais quando da aplicação de agrotóxicos
Vedar a manipulação de quaisquer agrotóxicos, adjuvantes e produtos afins por menores de 18 anos, maiores de 60 anos e gestantes
Afastar a gestante das atividades com exposição direta ou indireta a agrotóxicos imediatamente após ser informado da gestação
Vedar o trabalho em áreas recém-tratadas, antes do término do intervalo de reentrada estabelecido nos rótulos dos produtos, salvo com o uso de equipamento de proteção recomendado
Vedar a entrada e a permanência de qualquer pessoa na área a ser tratada durante a pulverização aérea
Fornecer instruções suficientes aos que manipulam agrotóxicos, adjuvantes e afins, e aos que desenvolvem qualquer atividade em áreas onde possa haver exposição direta ou indireta a esses produtos, garantindo os requisitos de segurança previstos

Fonte: Brasil, 2020[1].

A presença de frascos próximos ao paciente pode ser de grande valia para a suspeição da intoxicação. A identificação do produto, seja pela presença física ou por meio de fotografias, ajuda na identificação, bem como leitura de rótulos e bulas. A procura em *sites* de busca pelo princípio ativo das substâncias, utilizando-se a sigla FISPQ (Ficha de Informação de Segurança de Produtos Químicos) ou a Ficha Técnica, pode auxiliar trazendo informações que podem direcionar a conduta.

O contato com o Centro de Informação e Assistência Toxicológica (CIATox) local é recomendado, já que pode haver protocolos e testes padronizados – segundo a literatura, situações em que houve suporte do CIATox apresentaram uma redução média em 3,43 dias de internação[3].

MANEJO: ORIENTAÇÕES GERAIS

Para a maioria dos agentes herbicidas, o manejo inicial segue as diretrizes padrões. A estabilização hemodinâmica e de vias aéreas deve ser prioridade dentro do manejo inicial. A lavagem gastrointestinal, geralmente pouco recomendada, pode ser utilizada nos casos de ingestão precoce (menos de 60 minutos), desde que não tenha havido diluição do composto em solventes orgânicos e corrosivos e o carvão ativado pode ser utilizado para pacientes que se apresentam dentro das duas primeiras horas após a ingestão de herbicidas que são conhecidamente de alta toxicidade. A indução de vômito não é recomendada, porém, se este for espontâneo, não deve ser inibido. São poucos os herbicidas que apresentam antídotos diretos.

A diurese forçada (expansão volêmica seguida de administração de furosemida) não é recomendada, uma vez que não tem eficácia comprovada para este tipo específico de agente, além de poder causar sobrecarga hídrica, edema agudo pulmonar e distúrbios eletrolíticos.

Se a intoxicação foi realizada por meio cutâneo, a retirada de roupas, sapatos e acessórios é recomendada, bem como a descontaminação usando água e sabão. Se o agente utilizado for em pó ou sólido, remover a maior parte dos resíduos da superfície cutânea antes de iniciar a lavagem. Considerar cobrir os ferimentos antes de realizar a lavagem e ter atenção redobrada com a hipotermia.

Para a descontaminação ocular, lavar os olhos mantendo fluxo contínuo, com pálpebras abertas, de preferência evertidas, e com fluxo no sentido medial para lateral, para evitar lesões no bolsão lacrimal. Evitar contaminar o olho contralateral realizando rotação da cabeça.

Pontos iniciais do atendimento: estabilização inicial, seguindo ABCDE. Controle avançado de via aérea, dispositivos de oxigenação conforme necessidade, acessos venosos e reposição hidroeletrolítica, descontaminação, eliminação facilitada, se indicado, e terapia específica com antídotos.

A seguir, são detalhadas a apresentação clínica e as condutas para os principais agrotóxicos envolvidos em intoxicações.

Piretroides e piretrinas

Os piretroides são compostos sintéticos obtidos a partir da modificação química das moléculas de piretrinas, compostos naturais que existem em flores de crisântemo. Seu uso não está restrito apenas à agricultura, uma vez que estes compostos estão presentes em formulações para controles de insetos, na veterinária e no tratamento de parasitoses em humanos. São os mais frequentes no ambiente doméstico (inseticidas em *spray*, pastilhas para tomada, pesticidas para pulgas etc.)[3].

Apresentam grande volume de distribuição, acumulando-se principalmente em tecidos como cérebro, fígado, rins, tecido adiposo e sistema gastrointestinal. Sua metabolização se dá principalmente no fígado e sua excreção é bastante rápida, pelas fezes e urina.

Os piretroides são conhecidos por interagir com os canais de sódio voltagem-dependentes, além de agir com os receptores do GABA (ácido gama-aminobutírico), que são responsáveis pela hiperexcitabilidade encontrada no envenenamento grave.

O reconhecimento da toxíndrome causada pelos piretroides é dificultado pela grande variedade de formulações contendo estes compostos, além de sua sintomatologia se assemelhar a diversas outras intoxicações. Por estar em formulações com hidrocarbonetos solventes, há diferenças na absorção e existem poucos estudos que abordem esta questão. O veículo presente em sua formulação é o butóxido de piperonila, que possui um efeito sinérgico que aumenta a eficácia do ingrediente ativo.

Apresentação clínica

Na exposição oral, pode-se encontrar: dor de garganta, disfagia, náusea, vômitos, dores abdominais, sialorreia, bradicardia ou taquicardia, hipotensão arterial, extrassístoles ventriculares, cefaleia, midríase, bradipneia, dispneia, broncorreia, crepitações, cianose, fasciculação, astenia e adinamia. Pode ocorrer reação de hipersensibilidade, *rash*, prurido e até mesmo sinais de anafilaxia moderada a grave.

Nos casos de inalação dos compostos, podem estar presentes sinais de irritação das vias aéreas superiores, tosse, dispneia, zumbido, cefaleia, tontura, náuseas, pneumonia eosinofílica aguda, convulsões tônico-clônicas.

A intoxicação por piretroides pode trazer alterações eletrocardiográficas, como: alterações de onda T, prolongamento do intervalo QT, alterações de ritmo e extrassístoles.

O contato pela via dérmica apresenta absorção de menos de 1% deste composto e pode gerar: parestesias, eritema multiforme, dermatite de contato e prurido. O contato com a mucosa ocular pode causar ardor, irritação local e edema periorbital.

Na grande maioria das exposições os sintomas gastrointestinais e a reação de hipersensibilidade prevalecem, sendo raros os casos que evoluem com gravidade ou se apresentam com sinais e sintomas ameaçadores à vida.

Abordagem diagnóstica

Não existem métodos diagnósticos direcionados e em caso de sintomas intensos, o paciente deve ser monitorizado quanto aos parâmetros hematológicos e metabólicos. Em ingestão maciça, pode haver acidose metabólica.

Na maioria das intoxicações os sintomas são leves e não há necessidade de acompanhamento laboratorial. Na presença de sintomas gastrointestinais importantes, a avaliação de volemia e distúrbios hidroeletrolíticos é desejável.

Manejo

Não existe antídoto para este tipo de intoxicação e suas manifestações clínicas dependem da via de exposição. O passo inicial é a descontaminação, no caso da exposição dérmica, com lavagem com água e sabão em abundância e no caso da exposição ocular, a lavagem com solução salina deve ser realizada durante 10 a 15 minutos. A descontaminação gastrointestinal não é recomendada, nem o uso de carvão ativado.

A estabilização clínica, envolvendo parâmetros hemodinâmicos e proteção de vias aéreas, é fundamental, associada ao tratamento sintomático. Podem ser utilizados anti-histamínicos para reações cutâneas; a dermatite pode ser tratada com corticoides tópicos, beta-agonistas e corticoides para o controle de crises asmáticas[3]. O tratamento de anafilaxia deve seguir o protocolo de anafilaxia como qualquer outra substância; sintomas gastrointestinais devem ser abordados com o uso de antieméticos e antiespasmódicos.

Sinais de gravidade, como convulsões, edema agudo de pulmão e acidose metabólica, apesar de raros, devem ser abordados segundo preceitos de suporte avançado de vida, não havendo medidas específicas relacionadas ao envenenamento.

Organofosforados e carbamatos

Os organofosforados e os carbamatos fazem parte do grupo dos inibidores da colinesterase que são amplamente utilizados como pesticidas tanto no contexto agropecuário como no contexto de controle de pragas urbanas. Carbamatos também são encontrados em agentes farmacológicos como fisostigmina, piridostigmina e neostigmina.

O mecanismo toxicológico, a forma de absorção, a apresentação clínica e o tratamento são abordados detalhadamente no Capítulo "Intoxicação por anticolinesterásicos".

Glifosato

O glifosato é um herbicida não seletivo pós-emergente amplamente utilizado na agropecuária, podendo ser utilizado em culturas alimentares e não alimentares. Patenteado inicialmente pela empresa de biotecnologia agrícola Monsanto no início dos anos 1970 sob a marca Roundup, hoje já é encontrado em formulações genéricas. É comercializado sob apresentações de 1 a 5% ou 30 a 50%.

É o herbicida mais utilizado no mundo, sendo que em 2014 foram comercializadas 488 toneladas no Brasil segundo dados do Ministério da Agricultura, Pecuária e Abastecimento. Entre os anos de 2007 e 2016 foram registrados 6.408 casos de intoxicação relacionada ao glifosato, com aumento progressivo nos últimos anos e afetando majoritariamente homens adultos jovens.

Apresentação clínica

O glifosato pode ser absorvido por via cutânea, oral e respiratória. Entretanto, a forma mais comum de exposição é a via cutânea, porém de baixa capacidade de absorção. Após ingestão ou contato com o produto ele é rapidamente metabolizado, com um pico sérico de 2 horas, depositando-se posteriormente nos rins, no fígado, no cólon e no intestino delgado. É excretado pela urina e nas fezes em quase sua totalidade em até 48 horas[4].

Sua toxicidade aguda é baixa para humanos, podendo causar majoritariamente sintomas gastrointestinais. A maioria dos sintomas graves está relacionada a adjuvantes utilizados nas formulações, como por exemplo os surfactantes.

Atualmente, o maior ponto de preocupação é a capacidade de depósito em sua forma metabolizada, o ácido amino-metilfosfônico (Ampa), nos solos, na água, na vegetação e em animais. Seus efeitos crônicos à saúde humana e seu potencial carcinogênico também são de grande preocupação à saúde pública[5].

Sua forma de toxicidade em humanos não está bem descrita. A formulação é irritante e altas concentrações são corrosivas, causando lesões diretas no trato gastrointestinal. Pacientes admitidos após ingestão oral de glifosato apresentam-se majoritariamente com sintomas gastrointestinais leves como náusea, vômito e diarreia. Formulações de maior concentração podem ocasionar ulceração, isquemia e necrose da parede intestinal e estão relacionados à hemorragia digestiva. Casos de exposição cutânea, ocular e respiratória podem apresentar sintomas leves e sem efeitos locais graves. Existe uma relação entre dose ingerida e gravidade do caso, mas sem dose tóxica estabelecida.

Em casos de intoxicações graves por ingestão de grandes quantidades, o paciente pode apresentar falência multissistêmica, incluindo hipotensão, disritmias, insuficiência renal e hepática, hipocalemia, pancreatite, edema pulmonar, pneumonite, alteração do nível de consciência, convulsões e acidose metabólica relacionada ao choque. Os sintomas podem ser transitórios ou progressivos, evoluindo ao longo de 12 a 72 horas para choque refratário, insuficiência respiratória e morte. A hipotensão está relacionada a hipovolemia, choque distributivo e toxicidade cardiovascular direta[3].

Avaliação diagnóstica

Não há testes diagnósticos específicos para intoxicação por glifosato, então é necessária uma boa história clínica e, caso possível, avaliação da rotulagem. Exames de rotina podem não ser necessários em casos de exposição ocupacional leve, e a solicitação deve ser guiada conforme sintomas e gravidade do caso. É recomendada a monitorização de função renal e hepática, potássio, lactato e distúrbios ácido-base em casos graves, por pelo menos 48 a 72 horas. Em pacientes com insuficiência respiratória a realização de radiografia de tórax é desejável. A realização de endoscopia digestiva alta na maioria das vezes não é recomendada, haja vista a não alteração de manejo do caso, e é relacionada a maior risco de perfuração intestinal na mucosa inflamada.

O diagnóstico diferencial de intoxicação por glifosato inclui ingestão de cáusticos, organofosforados, carbamatos, paraquat e diquat.

Manejo

Os pacientes admitidos por exposição via cutânea a herbicidas que contenham glifosato apresentam-se em sua maioria assintomáticos e não necessitam de período de observação, considerando sua baixa absorção cutânea. Para ingestão oral é recomendado um período mínimo de 6 horas de observação em caso de pequenas quantidades ou produtos pouco concentrados e se o paciente mantiver-se assintomático; ou 24 horas se ocorrerem sintomas gastrointestinais, de acordo com a possibilidade de evolução de gravidade do caso[3].

O tratamento é suportivo e não existem antídotos específicos para glifosato ou substâncias adjuvantes ao herbicida[3]. Diálise pode ser necessária em casos de insuficiência renal aguda, mas sem evidência como medida de remoção de princípio ativo. Emulsão lipídica pode ser uma opção em casos de choque refratário, e oxigenação por membrana extracorpórea (ECMO) pode ser utilizada como medida suportiva.

Ácido 2,4 diclorofenoacético (2,4-D)

O ácido 2,4 diclorofenoacético (2,4-D) é um herbicida seletivo do grupo dos clorofenoxi. Foi introduzido no mercado em 1942 e, em decorrência de sua seletividade para plantas de folhas largas, vem desde então sendo usado para o controle de ervas daninhas tanto no contexto agroindustrial quanto no contexto doméstico[1].

O agente laranja, um desfolhante popularmente usado durante a Guerra do Vietnã, era composto de uma mistura de partes iguais de 2,4-D e 2,4,5-T (ácido ,4,5-triclorofenoxiacético). No Brasil, entre 2007 e 2017 foram registradas 768 notificações de intoxicações por 2,4-D, sendo 118 destas relacionadas à tentativa de suicídio e as demais relacionadas a acidentes ou ao uso habitual. Foram registradas 22 mortes decorrentes dessas intoxicações, 17 delas por intoxicação intencional[1].

Apresentação clínica

A exposição acidental aguda ao 2,4-D por via cutânea ou ocular não costuma acarretar riscos à saúde humana, podendo apenas causar irritação local ou conjuntivite química. A maioria dos casos graves relacionados à intoxicação aguda caracteriza-se por ter ingesta oral.

O 2,4-D é altamente hidrossolúvel, assim após a ingesta ele é rapidamente absorvido e distribuído, e após 24 horas da ingestão apresenta-se completamente absorvido. Sua meia-vida pode durar de 10 a 33 horas, e até 75% da dose inicial é eliminada nos primeiros quatro dias. A principal via de excreção é a urinária, e até 80% da substância é eliminada na sua forma não metabolizada. Por ser um ácido fraco, a distribuição tecidual do 2,4-D é teoricamente alterada pelo PH sanguíneo, visto que um pH mais ácido aumenta a porção não ionizada da substância, que é lipofílica, aumentando sua capacidade de ligação aos tecidos.

Estudos demonstraram potencial teratogênico para o 2,4-D, incluindo a indução de abortos espontâneos, baixo peso ao nascer, malformações esqueléticas e urogenitais, assim como possível associação com sarcoma de tecidos moles e linfoma não Hodgkin e toxicidade ao sistema endócrino. A International Agency for Research on Cancer (IARC) classifica o 2,4-D como possível carcinogênico para humanos, e a Anvisa classificou o 2,4-D como extremamente tóxico. Sua dose letal mediana é estimada em 640 mg/kg[1].

A ingestão de 2,4-D pode ocasionar lesão direta à mucosa do trato gastrointestinal (TGI), ocasionando vômitos e diarreia. Nos casos graves, a absorção sistêmica causa disfunção de múltiplos órgãos, sugerindo que sua ação é inespecífica e que interfere no funcionamento fisiológico adequado. Os mecanismos propostos incluem ruptura das membranas celulares, desacoplamento da fosforilação oxidativa e inibição do metabolismo da acetil coenzima A.

O desacoplamento da fosforilação oxidativa interrompe a função mitocondrial. A resposta fisiológica inicial ao desacoplamento é aumentar a respiração mitocondrial para manter o suprimento de ATP, o que aumenta a produção de calor e a frequência respiratória. À medida que o ATP cai, há aumento da glicólise, causando hipoglicemia e acidose lática. Se a disfunção mitocondrial persistir, haverá hipertermia e ATP insuficiente para funções celulares essenciais, incluindo bombas de transporte ativo, como Na^+, K^+-ATPase. Isso é seguido por uma perda de regulação iônica e de volume celular que, se persistente, é irreversível e leva à morte celular.

As manifestações clínicas dependem da via de exposição, da sua duração e da quantidade da substância. Para casos de exposição cutânea e ocular são esperados apenas irritação local, desconforto ocular, redução da acuidade visual e fotofobia. Já para casos de ingestão oral o paciente pode apresentar desde sintomas leves de irritação de TGI a falência multissistêmica[6].

Os sintomas mais comuns de ingesta oral são relacionados à irritação direta do trato gastrointestinal como náusea, vômito, diarreia e dor abdominal. Esses podem ser leves e autolimitados ou mais graves, causando desidratação, distúrbios hidroeletrolíticos e até lesão direta de mucosa com necrose e hemorragia digestiva. Outros possíveis achados incluem distúrbios neuromusculares (mialgia, rabdomiólise, fraqueza, miopatia, miotonia e fasciculações), efeitos no sistema nervoso central (agitação, sedação, confusão, miose), taquicardia, hipotensão, lesão renal aguda e hipocalcemia. Choque é uma apresentação comum em casos graves e pode ser decorrente de vasoplegia, cardiotoxicidade com disfunção miocárdica e arritmias, ou hipovolemia[6].

Abodagem diagnóstica

Testes comerciais para quantificação de intoxicação por herbicidas clorofenoxi não estão disponíveis ou validados clinicamente. O diagnóstico de intoxicação por 2,4-D é clínico e se dá por base na história de ingestão do produto e identificação do composto.

Exames laboratoriais em pacientes que se apresentam sintomáticos incluem eletrólitos com dosagem de cálcio, função renal, creatinofosfoquinase (CPK), gasometria arterial, e Urina I para avaliação de mioglobinúria. Não há correlação bem estabelecida entre a normalidade dos exames iniciais e o prognóstico do paciente.

Manejo

Assim como outros herbicidas de uso comercial ou industrial, sua absorção por via de exposição habitual, como a cutânea, não costuma gerar sintomas graves, mas para casos sintomáticos ou com ingestão oral do produto é recomendado um período mínimo de 24 a 48 horas de observação e monitorização, visto que um quadro sintomático inicial leve não impede a progressão para intoxicação grave.

O tratamento é suportivo e não existem antídotos específicos para o 2,4-D. Alguns trabalhos relacionam o uso endovenoso de bicarbonato de sódio e a hiperidratação como estratégias de eliminação possíveis, por possuir excreção urinária e ser considerado um ácido fraco, reduzindo também desta maneira os efeitos tóxicos renais pela rabdomiólise. Ainda assim, essas estratégias só devem ser avaliadas em pacientes sujeitos a ingestões maciças e com sinais de gravidade.

Em casos graves, a hemodiálise de urgência é recomendada, visto que os herbicidas do grupo clorofenoxi são hidrossolúveis e com alta concentração de substância livre sérica. Sua ligação a proteínas é saturável, sendo provavelmente eliminado em processos de hemodiálise ou plasmaférese.

Após a alta os pacientes devem ser acompanhados ambulatorialmente e deve ser solicitada uma eletroneuromiografia para avaliação de possíveis alterações neuropáticas e neuromusculares.

Paraquat

O paraquat (dicloreto de 1,1-dimetil-4,4-bipiridino) é um herbicida de contato, o que permite a destruição de ervas daninhas de folha larga e do tipo gramíneas. É encontrado a baixos preços e apresenta grande eficácia sem efeito poluente para os solos. Por causa dessas características, é largamente utilizado. A taxa de mortalidade nos casos de intoxicação por este composto varia de 50 a 90%, podendo chegar próximo a 100% nos casos de intoxicação intencional[7].

Apresenta-se como uma solução aquosa turva, não inflamável, com boa estabilidade quando acondicionado em polietileno. A grande maioria dos casos fatais é devida à ingestão do produto, porém há referência de um pequeno número de casos de contaminação cutânea, principalmente em casos de exposição prolongada em que a barreira cutânea é rompida.

A exposição profissional ao paraquat não acarreta nenhum perigo para a saúde se as precauções de segurança forem respeitadas. O paraquat pode ser absorvido via percutânea, sobretudo se a pele se encontrar lesada.

Ele é um composto quaternário de amônio com potencial cáustico. Sua fisiopatologia não está bem esclarecida, mas o dano tecidual com formação de radicais livres e espécies reativas a oxigênio provoca lesões de membranas, tecidos, proteínas e DNA. Quanto maior a oferta de oxigênio maior o potencial de dano associado à substância.

Apresentação clínica

O paraquat é muito solúvel em água e insolúvel em solventes orgânicos não polares. Não é explosivo ou inflamável. Não se liga às proteínas plasmáticas, tendo volume de distribuição de 1 a 2 L/kg de peso, possuindo forte fixação nos tecidos, especialmente tecido pulmonar, onde se acumula nas células alveolares através de um transportador de poliamina dependente de energia, havendo também recirculação do composto para a circulação sistêmica. Sua excreção se dá por duas vias: aparelho digestivo (via menos importante) e renal, sendo seu *clearance* superior ao da creatinina. A maior parte é eliminada nas fezes sem alterações, sendo que a absorção se dá em apenas 5 a 20%, com pico sérico entre 30 minutos e 4 horas. A dose letal é estimada em 15 a 20 mL de solução a 20%, porém há casos descritos de intoxicações com doses de até 1 mL[8].

No caso das exposições tópicas, o paraquat causa irritação dolorosa nos olhos, com formação de pseudomembranas. Na pele, pode haver descamação e úlceras, dependendo da concentração da fórmula, do tempo de exposição e do quão adequada foi a descontaminação.

A toxicidade maior está relacionada a casos de ingestão. Inicialmente há acometimento gastrointestinal; pode haver náuseas, vômitos e dores na cavidade oral e abdominal, e em até 12 horas podem surgir úlceras orais e necrose das mucosas. Nos casos mais graves, pode haver mediastinite e ruptura esofágica. Em seguida há evolução para insuficiência renal precoce, seguida de alterações hepáticas e cardíacas, sendo as lesões pulmonares tardias as principais relacionadas a óbito[9].

A excreção renal pode levar à insuficiência precoce desse órgão por causa da fixação de doses tóxicas nos glomérulos e mais de 90% de sua dose é excretada dentro das primeiras 24 horas. O mecanismo de lesão gera necrose tubular aguda em decorrência da toxicidade direta no túbulo proximal, levando a oligúria, hematúria, proteinúria e glicosúria. Se o paciente sobreviver, a recuperação renal ocorre de 7 a 10 dias após a exposição. Nessa fase inicial, há também hepatotoxicidade e lesão cardíaca direta[9].

Nos pulmões, o paraquat, na presença de oxigênio, sofre uma redução parcial de sua forma catiônica, sendo que seus efeitos tóxicos se explicam em grande parte por uma reação de oxirredução, por meio da lesão de pneumócitos tipo II e resposta inflamatória local intensa ocorrendo necrose celular inespecífica. Há pneumonite e hemorragia, seguida por inflamação e fibrose dos tecidos. Geralmente esses sintomas são mais tardios, sendo identificados a partir do sétimo dia da intoxicação. Os sintomas respiratórios são muito marcantes, podem evoluir para síndrome da angústia respiratória aguda (SARA) e fibrose pulmonar irreversível, que progride por semanas a meses, levando geralmente à morte entre a segunda e a quarta semana da exposição[9].

No sistema nervoso central, o paraquat atravessa a barreira hematoencefálica, lesando principalmente os neurônios dopaminérgicos do núcleo estriado. Doses muito elevadas levam a ataxia, ansiedade, convulsões e diminuição do nível de consciência.

Abordagem diagnóstica

A presença de bipiridil no sangue confirma a exposição e a dosagem de ditiolato urinário também é um método diagnóstico[7]. Apesar de sua eficácia, esses testes não são amplamente disponíveis na maioria dos hospitais.

Há outro teste, de fácil execução, que pode ser realizado com *kit* fornecido pela própria produtora do paraquat (Figura 1). Adiciona-se à urina bicarbonato de sódio e ditionato de sódio para que ocorra mudança na coloração – azul para paraquat e verde para diquat. Este teste tem valor preditivo positivo alto e é de fácil execução e confiabilidade se realizado nas primeiras horas após a ingestão.

Devem ser solicitados hemograma, eletrólitos, provas de função hepática, ácido úrico, função renal, sendo a acidose metabólica de ânion-*gap* elevado um achado de maior gravidade. A creatinina deve ser acompanhada, sendo que elevação em > 0,05 mg/dL/h pode ter 100% de sensibilidade para predizer óbito como desfecho. Acompanhamento gasométrico também é importante.

É preciso ter atenção no acompanhamento desses pacientes, pois as alterações clínicas e laboratoriais podem aparecer tardiamente, após as primeiras 24 horas, subestimando-se a gravidade da intoxicação. Muitos pacientes, por desconhecimento do profissional que realiza o atendimento, recebem alta precoce e retornam ao hospital já sem condições de abordagem.

A endoscopia digestiva alta (EDA) para avaliação da extensão das lesões mucosas causadas pelas propriedades cáusticas da substância pode ser realizada entre 12-24 horas da ingestão e permite orientações a respeito da gravidade do acometimento local.

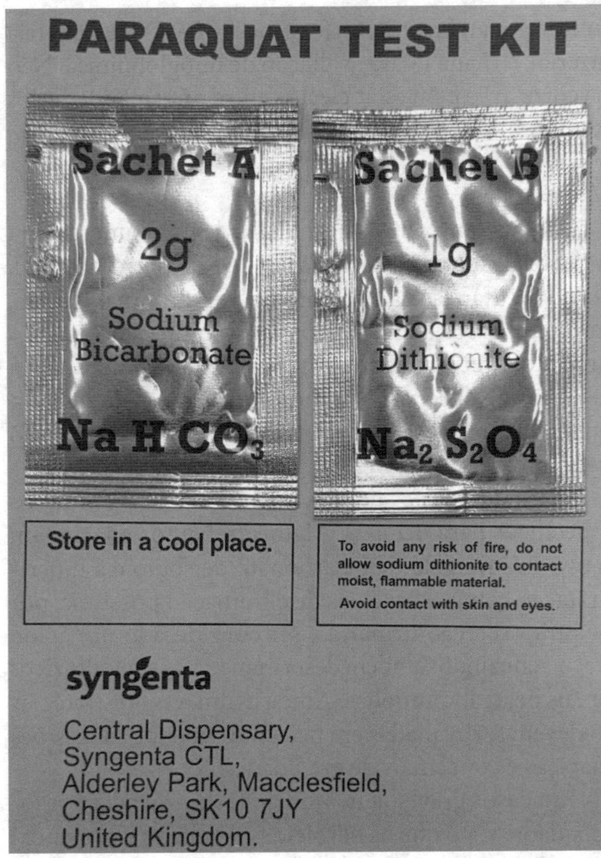

FIGURA 1 *Kit* para detecção do paraquat na urina.
Fonte: Felipe Carvalhaes Pôssas.

A tomografia de tórax é útil para o acompanhamento das lesões pulmonares e pode mostrar alterações geralmente a partir do quinto dia da exposição. Podem ser encontrados sinais de lesão pulmonar, como opacidade em vidro fosco, fibrose, consolidações e efusão pleural.

Manejo

Ainda há poucas evidências de medidas que realmente tenham eficácia em reduzir a mortalidade. Os pacientes que têm menor concentração plasmática do composto e apresentam-se à emergência logo após a exposição têm maiores chances de sobrevivência. Relato de ingestão concomitante de alimentos e de vômitos precoces também são associados a melhor prognóstico.

A lavagem gástrica pode ser realizada nos primeiros 60 minutos após a ingestão, pois apesar da propriedade corrosiva a substância apresenta elevada toxicidade sistêmica[7].

O carvão ativado é recomendado para todos os pacientes que possam ter ingerido paraquat e quanto mais cedo for administrado, maior a taxa de sucesso. Associada ao carvão, a terra de Fuller (Figura 2) também tem efeito sobre a absorção da substância no trato gastrointestinal e deve ser administrada na dose de 60 g

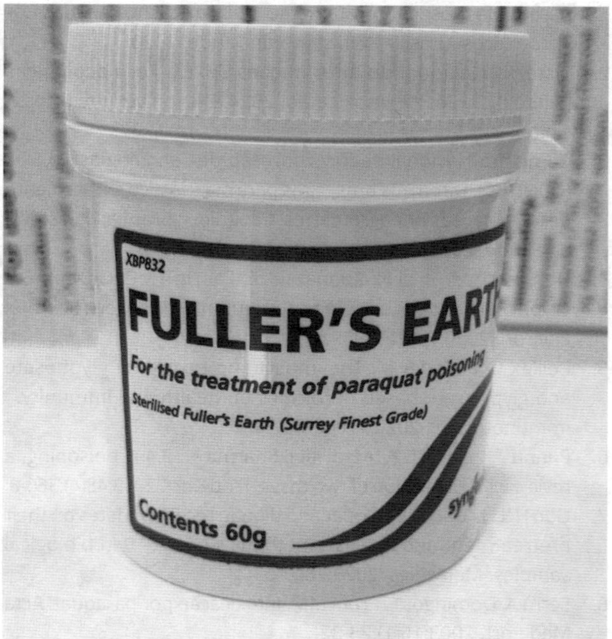

FIGURA 2 Terra de Fuller.
Fonte: Felipe Carvalhaes Pôssas.

diluída em 200 mL de água ou manitol. Essas estratégias devem ser utilizadas de maneira intercalada, de 4/4 horas por 12 a 24 horas[7].

Uma recomendação de inegável importância sobre essa intoxicação é a restrição em relação ao uso de oxigênio na assistência ventilatória. O gás acelera o processo de oxidação celular e consequentemente a inflamação e a fibrose pulmonar. Em vigência de esforço respiratório, dispneia ou dessaturação, o uso de fontes de oxigênio como cateteres, máscaras e O_2 por ventilação mecânica deve ser postergado ao máximo, pois o oxigênio piora o prognóstico desses pacientes[7]. Uma hipoxemia permissiva deve ser tolerada em virtude dessa característica da intoxicação.

Apesar de seus benefícios serem discutíveis, a hemodiálise ou a hemoperfusão com filtro de carvão estão indicadas em caso de ingestão, se iniciadas precocemente, e devem ser mantidas por 2 a 5 dias[9]. A segunda demonstra maiores benefícios, apesar de se associar a efeitos colaterais como distúrbios hidroeletrolíticos e destruição plaquetária.

Além das estratégias de descontaminação e excreção, existe o tratamento medicamentoso. Há duas correntes que discorrem sobre esse tema, bastante contraditórias. A primeira reconhece que a letalidade é muito alta e que nenhum tratamento provavelmente será eficaz e visa fazer intervenções mínimas de baixo risco (carvão, fluidos, suporte e talvez um antioxidante). A segunda, utilizando a mesma prerrogativa da alta letalidade, conclui que nenhum tratamento provavelmente será pior do que a doença e defende a realização de hemoperfusão em filtro de carvão ou hemodiálise, imunossupressão e antioxidantes.

As principais medidas farmacológicas têm como objetivo reduzir a resposta inflamatória (uso de corticoides e imunossupressores) e promover a ação antioxidante (N-acetilcisteína e vitamina C). Uma revisão recente da Cochrane concluiu que evidências de baixa certeza sugerem que os glicocorticoides com ciclofosfamida, além do tratamento padrão, podem reduzir ligeiramente a mortalidade em pessoas hospitalizadas com intoxicação oral por paraquat[10]. Nesse contexto, deve-se pesar o risco/benefício, pois o uso dessas medicações coloca os pacientes em maior risco de infecção.

A escolha de quais intervenções devem ser administradas a um paciente é melhor avaliada caso a caso pelo médico em consulta aos recursos disponíveis. Em geral, um regime de tratamento abrangente é razoável em pacientes que se apresentam precocemente (dentro de 6 horas após o envenenamento). Em contraste, o tratamento ativo parece inútil para pacientes com disfunção de múltiplos órgãos já instalada, ou mais de 12 horas de ingestão.

Detalhes sobre medicações, dose e critérios de uso estão descritos na Tabela 2.

Acompanhamento

A letalidade da intoxicação é alta e todo caso de intoxicação por paraquat deve ser tratado como potencialmente fatal.

Pacientes com diagnóstico de certeza de intoxicação por paraquat devem permanecer em ambiente hospitalar por no mínimo 7 dias. Como já citado, as alterações multiorgânicas são progressivas acometendo o TGI, os rins, o fígado, o coração e o pulmão, sendo que as alterações pulmonares tendem a ser tardias e a ocorrer a partir do sétimo dia.

Em pacientes sem a certeza da intoxicação ou que cursam assintomáticos desde a admissão, a alta pode ser avaliada após 24 a 48 horas, se não houver nenhuma alteração clínica ou laboratorial nesse período de observação.

A recuperação da função renal geralmente ocorre após as primeiras 2 semanas e em caso de sobrevivência o quadro de fibrose pulmonar pode ser irreversível.

TABELA 2 Tratamento da intoxicação por paraquat

Estratégia	Orientação
Suporte avançado de vida	Uso de cristaloides e aminas se necessário para tratamento do choque, proteção de via aérea se rebaixamento do sistema nervoso central, medidas gerais de tratamento a condições ameaçadoras à vida
Descontaminação	Lavagem gástrica em até 60 minutos, carvão ativado intercalado com terra de Fuller de 4/4 horas por 12 a 24 horas
Assitência ventilatória	Hipoxemia permissiva Postergar oferecimento de oxigênio, preferir baixas doses, tolerar algum grau de desconforto venitlatório Se intubado, instituir PEEP com a menor FIO_2 possível
Excreção	Hemoperfusão com filtro de carvão ou hemodiálise, o mais precocemente possível, e manter por 2 a 5 dias
Imunossupressores	Ciclofosfamida: 1 g/dia por 2 dias, seguida de metilprednisolona: 1 g/dia por 3 dias
Antioxidantes	N-acetilcisteína: 300 mg/kg/dia, EV Vitamina C: 1 g diluído em 500 mL de solução injetável de glicose (SGI 5%) seguida por 4 g/dia por 14 dias

EV: endovenoso; FiO_2: fração de oxigênio inspirado; PEEP: pressão expiratória final positiva. Fonte: elaborada pelos autores.

REFERÊNCIAS

1. Brasil. Ministério da Saúde. Secretaria de Vigilância em Saúde. Departamento de Saúde Ambiental, do Trabalhador e Vigilância das Emergências em Saúde Pública. Diretrizes Brasileiras para o Diagnóstico e Tratamento de Intoxicações Agudas por Agrotóxicos. Brasília: Ministério da Saúde; 2020.
2. Sistema Nacional de Informações Tóxico-Farmacológicas (Sinitox). Dados de intoxicação; 2024. Disponível em: https://sinitox.icict.fiocruz.br/dados-de-agentes-toxicos.
3. Comissão Nacional de Incorporação de Tecnologias no SUS (CONITEC). Diretrizes brasileiras para diagnóstico e tratamento de intoxicações por agrotóxicos. Capítulo 5. Brasília: Ministério da Saúde; 2018.
4. De Castilhos Ghisi N, Zuanazzi NR, Fabrin TMC, Oliveira EC. Glyphosate and its toxicology: A scientometric review. Sci Total Environ. 2020;733:139359.
5. Peillex C, Pelletier M. The impact and toxicity of glyphosate and glyphosate-based herbicides on health and immunity. J Immunotoxicol. 2020;17(1):163-74.
6. Pannu AK, Saroch A, Agrawal J, Sharma N. 2,4-D poisoning: a review with illustration of two cases. Trop Doct. 2018;48(4):366-8.
7. Guo H, Li L, Gao L. Paraquat and diquat: recent updates on their pretreatment and analysis methods since 2010 in biological samples. Molecules. 2023;28(2):684.
8. Serra A, Domingos F, Prata MM. Intoxicação por paraquat. Acta Med Port. 2003;16(1):25-32.
9. Nelson LS, et al. (eds.). Goldfrank's toxicologic emergencies, 11.ed. New York: McGraw Hill; 2019.
10. Li LR, Chaudhary B, You C, Dennis JA, Wakeford H. Glucocorticoid with cyclophosphamide for oral paraquat poisoning. Cochrane Database Syst Rev. 2021;6:CD008084.
11. Gawarammana IB, Buckley NA. Medical management of paraquat ingestion. Br J Clin Pharmacol. 2011;72(5):745-57.
12. Magalhães N, Carvalho F, Dinis-Oliveira RJ. Human and experimental toxicology of diquat poisoning: Toxicokinetics, mechanisms of toxicity, clinical features, and treatment. Hum Exp Toxicol. 2018;37(11):1131-60.
13. Silva DO, Ferreira MJM, Silva SA, Santos MA, Hoffmann-Santos HD, Silva AMC da. Exposição aos agrotóxicos e intoxicações agudas em região de intensa produção agrícola em Mato Grosso, 2013. Epidemiol Serv Saúde. 2019;28(3):e2018456.
14. Tintinalli JE, Stapczynski J, Ma O, Yealy DM, Meckler GD, Cline DM (eds.). Tintinalli's emergency medicine: a comprehensive study guide, 9.ed. New York: McGraw.

14
Hipnóticos sedativos

Thamyres de Carvalho Rufato
Júlia Alcântara Costa

PONTOS PRINCIPAIS

- A toxíndrome relacionada envolve grande variedade de medicamentos e está associada principalmente à alteração do nível de consciência, podendo variar quanto a sua intensidade, a depender da quantidade, do tipo de medicamento utilizado, da coingesta de outros medicamentos ou da associação ao álcool.
- Os benzodiazepínicos são a classe de medicamentos mais comumente associada às intoxicações nesta toxíndrome.
- Medidas de descontaminação gástrica não são indicadas, pois as evidências atuais não as associam à melhora na evolução ou desfecho.
- Hipoglicemia é um dos principais diagnósticos diferenciais ou complicadores a ser descartado.
- O tratamento baseia-se em medidas suportivas.
- O flumazenil, antídoto dos benzodiazepínicos, não deve ser utilizado de maneira rotineira, podendo estar associado a episódios convulsivos.

INTRODUÇÃO

A toxíndrome sedativa-hipnótica se refere a uma grande variedade de medicamentos que cursam principalmente com alteração do nível de consciência, variando quanto a sua intensidade. Trata-se de uma síndrome inibitória que envolve geralmente os benzodiazepínicos, zolpidem, propofol, dexmedetomidina, gabapentina e pregabalina. Barbitúricos, etanol e outros ácidos também são considerados desencadeantes da toxíndrome, porém serão abordados em capítulos específicos.

A classe está envolvida em grande parcela das intoxicações no mundo. Nos Estados Unidos, segundo o Boletim Anual dos Centros de Intoxicação, em 2021, esteve entre as 5 principais envolvidas em envenenamentos, sendo elas: analgésicos (11,2%), produtos de limpeza doméstica (7,49%), cosméticos/produtos de higiene pessoal (5,88%), antidepressivos (5,61%) e sedativos/hipnóticos/antipsicóticos (4,73%)[1]. No contexto de intoxicações por coingestão de substâncias, a classe foi a segunda mais prevalente. Revisões de casos de autointoxicação no Reino Unido e na Espanha também identificaram que analgésicos, benzodiazepínicos e antidepressivos eram os mais comumente encontrados em casos de envenenamento.

No Brasil, os benzodiazepínicos são os mais envolvidos em intoxicações exógenas, sendo mulheres mais afetadas que homens. Em estudo realizado pelo Centro de Informações Toxicológicas do Distrito Federal (CIATox-DF), de 2011 a 2016, que englobou um total de 5914 pacientes, os benzodiazepínicos foram responsáveis por 12,8% de todas as ocorrências em apresentação isolada, tendo o clonazepam como o principal responsável pelas intoxicações. Junto a antipsicóticos, anticonvulsivantes e outros psicotrópicos, são a segunda causa de óbito por ingestão de substâncias no país (36%) e a principal causa entre as mulheres[2].

A seguir, na Tabela 1 há as medicações a serem abordadas neste capítulo, suas doses tóxicas e meia-vida.

TABELA 1 Medicamentos sedativos-hipnóticos, dose tóxica e meia-vida

Medicamento	Dose tóxica	Meia-vida
Alprazolam	0,05 mg/kg	15 horas
Bromazepam	0,7 mg/kg	20 horas
Clobazam	1,5 mg/kg	79 horas
Clonazepam	0,6 mg/kg	40 horas
Diazepam	0,7 mg/kg	48 horas
Lorazepam	0,2 mg/kg	20 horas
Midazolam	1 mg/kg	2,5 horas
Pregabalina	10 mg/kg	6,3 horas
Gabapentina	150 mg/kg	5-7 horas
Zolpidem	0,7 mg/kg	2,4 horas
Propofol	2,5 mg/kg	286 minutos

Fonte: ToxBase[3].

AVALIAÇÃO DIAGNÓSTICA

Nessa toxíndrome os pacientes se apresentam com diversos graus de rebaixamento do nível de consciência, podendo variar de sedação leve ao coma profundo. Alterações em demais sistemas variam com a quantidade, o tipo de medicamento utilizado, a coingesta de outros medicamentos ou a associação ao álcool. O paciente pode apresentar-se com dados vitais normais (mais comumente associados ao uso isolado de benzodiazepínicos ou zolpidem) ou com quadro de hipotensão, bradicardia e bradipneia (mais associado ao uso de barbitúricos e propofol). Outras alterações também podem ser vistas, por exemplo, nistagmo ou miose.

A coleta detalhada da história clínica com o próprio paciente e com o acompanhante é crucial. Deve-se perguntar a última hora que o paciente foi visto acordado e bem, sua profissão, medicações de uso contínuo, comorbidades e se houveram tentativas de autoextermínio anteriores. Notas de suicídio também auxiliam no diagnóstico.

A grande maioria das intoxicações não requer exames específicos para o diagnóstico. Porém, no paciente que chega com alteração do nível de consciência indiferenciada, após confirmação da glicemia capilar, podemos dosar níveis séricos de álcool, fenobarbital ou outros anticonvulsivantes, não esquecendo de descartar causas orgânicas ou trauma.

Se houver ingesta de múltiplos medicamentos, é importante realizar uma revisão laboratorial básica contendo hemograma, função hepática e renal, íons, coagulograma, gasometria com lactato e CK. A tomografia computadorizada (TC) de crânio também pode ser considerada, a depender da avaliação clínica. Eletrocardiograma deve ser realizado à admissão e seriado conforme alteração inicial ou se paciente sintomático.

DIAGNÓSTICOS DIFERENCIAIS

Todas as condições que cursem com alteração do nível de consciência devem ser consideradas diagnósticos diferenciais. A hipoglicemia deve ser a primeira condição a ser identificada e rapidamente corrigida, podendo estar associada a quadros de intoxicação, piorando a apresentação do paciente à admissão.

Causas orgânicas devem sempre ser um diagnóstico diferencial importante, devendo ser aventadas em situação de coma indiferenciado, ou pacientes com quadro de intoxicação com sintomas prolongados e não responsivos ao tratamento, ou quadros com evolução diferente do habitual. As principais condições a serem observadas estão listadas na Tabela 2.

Intoxicações por barbitúricos podem cursar com coma mais profundo, associados com ou sem comprometimento hemodinâmico. Nessas circunstâncias, deve-se ter como diagnóstico diferencial quadros de choque séptico com disfunção orgânica, eventos neurológicos agudos ou trauma.

TABELA 2 Principais diagnósticos diferenciais dos benzodiazepínicos

Intoxicações	Condições clínicas
Etanol Fenobarbital Gama-hidroxibutirato (GHB) Quetiapina Gabapentina Zolpidem Trazodona	Hipoglicemia *Delirium* Meningite Acidente vascular cerebral (AVC) Encefalites Sepse Estado pós-ictal ou *status epilepticus* não convulsivo Trauma

MANEJO

O manejo do paciente intoxicado baseia-se em medidas de suporte. A avaliação inicial deve seguir o mnemônico MOVE, seguido do ABCDE. O paciente deve ser monitorizado em leito do setor de emergência; oxigênio deve ser ofertado somente se houver dessaturação; e dois acessos venosos periféricos devem ser instituídos. A glicemia capilar deve sempre ser medida e corrigida com glicose a 50%.

O paciente deve ter garantida a patência das vias aéreas, seja por manobras manuais de abertura (como *jaw thrust* ou *chin lift*), seja por meio de medidas como cânulas naso/orofaríngeas e intubação orotraqueal. Embora infrequente, é importante estar atento à necessidade de suporte ventilatório e suplementação de oxigênio, principalmente se houver intoxicação associada a outras drogas. A necessidade de suporte hemodinâmico com cristaloides ou aminas é pouco comum, mas pode estar associada a condições clínicas subjacentes. A avaliação neurológica deve incluir a Escala de Coma de Glasgow, avaliação das pupilas e seus reflexos, e a avaliação de déficits neurológicos, que são importantes para o diagnóstico diferencial com acidente vascular cerebral. Por fim, é essencial examinar o tronco, as extremidades e o couro cabeludo do paciente em busca de sinais de trauma, além de procurar por frascos/cartelas em suas vestes que possam fornecer informações adicionais sobre seu quadro clínico. Em 2023, o estudo multicêntrico randomizado *Non-invasive Airway Management of Comatose Poisoned Emergency Patients* (NICO)[4] incluiu 225 pacientes com uma pontuação na Escala de Coma de Glasgow inferior a 9, por conta de causas potencialmente reversíveis, como intoxicação exógena. Os pacientes foram designados para uma estratégia invasiva com intubação traqueal ou para uma observação clínica. Os resultados indicaram que a observação clínica oferece um benefício clínico significativo, reduzindo a taxa de eventos adversos em 8,6%.

Eletrocardiograma de admissão deve ser realizado, pois muitas vezes o paciente intoxicado apresenta associação de múltiplas drogas, muitas vezes de caráter cardiotóxico.

A via mais comum de intoxicação de hipnóticos-sedativos é a oral. Apesar disso, a descontaminação gástrica, que inclui lavagem gástrica e administração de carvão ativado, não se associa a benefícios na grande maioria dos casos, sendo os barbitúricos (que serão abordados separadamente em outro capítulo) uma das poucas exceções. Geralmente são grupos de medicações com baixo grau de toxicidade (como os benzodiazepínicos) e associadas a rebaixamento do nível de consciência, o que aumenta o risco do procedimento sem garantir benefício. De acordo com o documento oficial de posicionamento dos Centros de Toxicologia da Europa e América do Norte[5], ambos os procedimentos não se associam à melhora na evolução ou no desfecho e não seriam recomendados para ingestão de benzodiazepínicos, nem em situações de coingestão de substâncias. Como trata-se de procedimentos que não devem ser realizados rotineiramente e precisam ser individualizados de acordo com cada situação, em caso de dúvidas, o ideal seria entrar em contato com o centro toxicológico de referência e discutir a necessidade de medidas de descontaminação gástrica.

ACOMPANHAMENTO

Pacientes adultos assintomáticos após ingestão acidental podem receber alta hospitalar depois de observação de 4 a 6 horas. Em caso de tentativa de autoextermínio ou pacientes sintomáticos, o tempo de observação é até a melhora completa dos sintomas, e, se houver a presença de sintomas cardiovasculares, o paciente deve permanecer por 24 horas após estar completamente assintomático. Idealmente, esses pacientes precisam passar por avaliação e encaminhamento para um centro de referência psicológico/psiquiátrico a fim de acompanhamento ambulatorial.

As particularidades de algumas classes são descritas a seguir.

Benzodiazepínicos

Os benzodiazepínicos (BZDs) são os medicamentos sedativos-hipnóticos mais utilizados atualmente por sua segurança terapêutica. Presentes no mercado desde a década de 1960, estão disponíveis em mais de 50 apresentações diferentes. São muito versáteis, podendo ser utilizados no tratamento de ansiedade, insônia, agitação psicomotora, síndrome de abstinência, epilepsia e sedação em procedimentos médicos.

Têm seu efeito por meio da modulação do receptor de ácido gama-aminobutírico A (GABA-A), que é o principal neurotransmissor inibitório do sistema nervoso central (SNC). Ele atua potencializando suas ações inibitórias através da sua ligação ao receptor, assim, não altera a síntese, a liberação ou o metabolismo do GABA. Essa ligação aumenta a frequência do fluxo de íons cloreto pelo canal iônico GABA, gerando hiperpolarização pós-sináptica e diminuição da capacidade de iniciar um potencial de ação. A baixa incidência de depressão respiratória relacionada ao uso dos BZDs ingeridos por via oral parece estar relacionada à baixa densidade de sítios de ligação no centro respiratório do tronco cerebral[6].

São metabolizados no fígado pelas enzimas CYP2c19 e CYP3A4 e, por isso, podem interagir com drogas que são metabolizadas pelas enzimas CYP450, que conseguem prolongar ou diminuir os efeitos clínicos dos BZDs (Tabela 3). Inibidores da enzima CYP3A4 diminuem sua metabolização e aumentam os efeitos dos BZDs. O lorazepam não sofre metabolismo hepático, e, por isso, possuem menos interações medicamentosas.

Os BZDs são divididos de acordo com a meia-vida de eliminação (conforme a Tabela 4):

- Ação curta: são medicamentos com meia-vida inferior a 12 horas. Seu principal representante é o

TABELA 3 Interações medicamentosas com os benzodiazepínicos (BZD)[7]

Prolongam o efeito dos BZD (inibidores fortes)	Reduzem o efeito dos BZD (indutores fortes)
Claritromicina Itraconazol Cetoconazol Atazanavir	Carbamazepina Fenitoína Fenobarbital Primidona Rifampicina Efeito mais fraco: dipirona, dexametasona

midazolam, que tem início de efeito muito rápido e duração de ação mais curta do que outros BZDs, o que explica seu uso preferencial em sedação para procedimentos. Ele não tem sua depuração afetada pela idade ou presença de doença hepática.

- Ação intermediária: meia-vida entre 12 e 24 horas. Seus principais representantes são o alprazolam, o bromazepam e o lorazepam.
- Ação prolongada: meia-vida superior a 24 horas. São medicamentos que possuem metabólicos farmacologicamente ativos, acumulam-se nos tecidos e têm sua depuração prejudicada em idosos ou pacientes com doença hepática. Seu principal representante é o diazepam.

TABELA 4 Principais representantes dos benzodiazepínicos de acordo com o tempo de ação

Ação rápida	Ação intermediária	Ação longa
Midazolam	Alprazolam Bromazepam Lorazepam	Clobazam Clonazepam Diazepam Flunitrazepam

As principais características clínicas dessa intoxicação consistem em depressão do SNC com sinais vitais normais, podendo estar presente também fala arrastada, nistagmo ou ataxia (mais prevalente em crianças). Em crianças pode haver também quadro de irritabilidade e agitação paradoxal, o que pode tornar o diagnóstico mais difícil. O comprometimento respiratório é incomum em quadros de intoxicação oral isolada, porém, quando associado ao uso de etanol ou opioides, há um maior risco de complicações, com piora do estado comatoso, podendo associar-se a depressão respiratória[7].

Depressão respiratória com uso isolado de BZDs são mais comuns em administrações venosas por conta de um rápido aumento de suas concentrações no SNC. As doses necessárias para produzir comprometimento respiratório são difíceis de prever e dependem de muitos fatores, incluindo tolerância, peso, idade, coingesta de outros medicamentos e questões genéticas.

O diagnóstico é baseado na história clínica associada aos sintomas de depressão do sistema nervoso central. Como o paciente geralmente se apresenta no departamento de emergência (DE) com sedação leve, ele muitas vezes informa sobre o uso do medicamento, ou a ingestão é testemunhada por terceiros que trazem cartelas/frascos com conteúdo faltante. Pode-se notar fragmentos de pílula em orofaringe, porém isso é mais comum em crianças.

O lorazepam e o diazepam de administração intravenosa possuem como veículo para sua administração o propilenoglicol, que pode estar associado a toxicidade, pois trata-se de um álcool tóxico. Os casos de intoxicação se caracterizam por hiperosmolaridade, acidose metabólica com ânion-*gap* aumentado, injúria renal aguda que pode progredir para falência de múltiplos órgãos. Pode ocorrer com doses habituais e em pacientes com função renal normal, porém está mais associado quando utilizado em doses acima da faixa recomendada de 0,1 mg/kg/h e/ou insuficiência renal. Um *gap* osmolar >10 mmol/L sugere que a concentração sérica de propilenoglicol é alta o suficiente para causar toxicidade. No tratamento de abstinência alcoólica ou *delirium tremens* com o uso frequente de diazepam venoso, por exemplo, deve-se estar atento a tal complicação. O tratamento consiste na descontinuação do agente agressor e, se for grave, hemodiálise[8]. O midazolam intravenoso não utiliza esse veículo em sua composição, sendo o medicamento mais seguro para uso em pacientes com insuficiência renal ou naqueles com necessidade de elevadas doses de BZDs.

Na ausência de história clínica sugestiva clara, a intoxicação por BZDs deve ser considerada um diagnóstico de exclusão. Devemos sempre ter em mente condições clínicas que cursem com rebaixamento do nível de consciência para que possamos intervir em tempo hábil a fim de melhorar o desfecho do paciente. É um diagnóstico diferencial que sempre deve ser considerado, mesmo em situações de elevada suspeição clínica de intoxicação, a hipoglicemia.

Existem testes de detecção de BZDs na urina, mas, em sua grande maioria, são qualitativos com baixa sensibilidade e especificidade para sua identificação. Sua utilização na prática clínica não altera o tratamento (predominantemente suportivo) ou o desfecho do paciente, portanto seu uso não é necessário para o manejo clínico. Já o exame sérico não é muito disponível nos DEs, sendo mais utilizados em departamentos forenses.

Para auxiliar no diagnóstico diferencial dessas condições, pode-se solicitar exames laboratoriais de acordo com a suspeição clínica, por exemplo, ionograma, função renal e hepática, gasometria arterial e lactato. Exames de imagem também podem ser necessários, sendo a mais amplamente disponível e de fácil acesso no DE a tomografia computadorizada. No caso de pacientes que estão em sedação profunda ou com alteração do centro respiratório podemos considerar dosagem de outros medicamentos para diagnóstico diferencial do quadro, como dosagem de etanol, fenobarbital e ácido valproico, a depender da disponibilidade de seu serviço.

Por se tratar de um medicamento de alta segurança, que apresenta melhora após observação e pouca necessidade de medidas de suporte, além de baixa morbimortalidade quando utilizado isoladamente, não recomendamos a realização de lavagem gástrica ou o uso de carvão ativado. Os riscos associados a esses procedimentos são maiores do que os benefícios. A realização desses procedimentos não oferece benefícios adicionais no desfecho, mas pode aumentar o risco de aspiração e complicar o manejo das vias aéreas. No caso de coingestão, a decisão deve ser individualizada e pautada pela toxicidade do medicamento em associação, lembrando sempre de garantir a segurança da via aérea antes de sua administração.

Os benzodiazepínicos possuem um antídoto amplamente difundido chamado flumazenil. O flumazenil é um antagonista competitivo inespecífico do receptor dos BZDs e serve para reverter sua sedação nos seguintes cenários clínicos[9-11]:

- Sedação de procedimentos em pacientes que não são usuários crônicos de BZDs.
- Crianças com ingesta isolada de BZD com depressão grave do SNC ou ataxia isolada, desde que ela não faça uso crônico do medicamento para condições epileptogênicas.

Nessas situações pode ser utilizado na dose de 0,2 mg EV e com administração por 1 a 2 minutos. Espera-se uma resposta em 2 a 5 minutos com pico de efeito em aproximadamente 6 a 10 minutos após a administração. Doses subsequentes são de 0,3 mg e 0,5 mg EV a cada 1 a 2 minutos até a dose máxima cumulativa de 1 mg, ou até que o efeito desejado seja alcançado. Não é recomendado o de solução em bomba de infusão[9-11].

O flumazenil não deve ser utilizado nas seguintes situações[9-11]:

- Por pacientes com quadro de obnubilação indiferenciada.
- Alteração do nível de consciência com crise convulsiva suspeito ou confirmado, pois o flumazenil reduz o limiar convulsivo.
- Quando houver qualquer suspeita de coingesta de medicamentos pró-convulsivantes.
- Por pacientes em uso crônico de BZDs.
- Intoxicação iatrogênica de BZD em pacientes epilépticos.

Pacientes intoxicados por benzodiazepínicos podem ser liberados quando assintomáticos. Em situações de autoextermínio, avaliar equipe de psicologia/psiquiatria para acompanhamento a longo prazo. Se a intoxicação estiver associada a outras classes de medicamentos, a decisão de liberação deve ser individualizada com base no quadro clínico.

Zolpidem

O zolpidem é um fármaco hipnótico não benzodiazepínico (imidazopiridina) de curta ação, que ganhou participação no mercado e se tornou um dos medicamentos mais prescritos para o tratamento da insônia. As vendas desse medicamento aumentaram aproximadamente 560% entre 2011 e 2018 no Brasil. Acreditava-se que o zolpidem era mais seguro e com menos dependência do que os benzodiazepínicos, porém seu uso, mesmo em doses terapêuticas, foi associado a comportamento dissociativo bizarro, sonambulismo, amnésia anterógrada, alucinações e suicídio. Vem sendo comumente utilizado como droga de "Boa noite, Cinderela" em situações de abuso sexual[12].

Apesar de não relacionado estruturalmente à classe dos benzodiazepínicos, o zolpidem se liga preferencialmente ao sítio de ligação dos BZDs no cérebro que contém o neurotransmissor GABA A subtipo α1, tendo menos afinidade para sítios de ligação dos BZDs que contenham outras isoformas α. Por isso, eles apresentam um potente efeito hipnótico com menor potencial de gerar dependências e menor ação sobre situações epileptogênicas[12].

Apresenta metabolização hepática pela enzima CYP3A4, e, da mesma forma como ocorre nos BZDs, outros medicamentos metabolizados pela enzima CYP450 podem interferir em seu metabolismo e alterar seu tempo de ação.

Em intoxicações isoladas, o paciente apresenta-se com sonolência e depressão do SNC sem depressão respiratória. Coma profundo e depressão do sistema respiratório são extremamente raros, e, quando ocorrem, também estão associados à coingesta de demais medicamentos.

O diagnóstico é baseado na história e na apresentação clínica do paciente; exames para dosagem de seu nível sérico são utilizados em departamentos forenses, não sendo utilizados em contexto de emergência, além de não alterar a conduta, já que o tratamento se baseia em medidas suportivas. O paciente geralmente refere a ingesta dos medicamentos, ou foi presenciada por familiares que trazem cartelas/frascos com conteúdo faltante. Em casos de intoxicações por elevadas doses, ou em ingesta de múltiplos medicamentos, exames laboratoriais devem ser solicitados, incluindo: hemograma com plaquetas, ionograma, função renal e hepática, CK total e dosagem de meta-hemoglobina.

Quanto ao diagnóstico diferencial, deve-se ter em mente todos os medicamentos que cursem com sedação leve sem depressão do sistema respiratório, sendo o principal diagnóstico diferencial os benzodiazepínicos. Condições clínicas também devem ser excluídas, como hipoglicemia, AVE ou sepse.

O manejo baseia-se em medidas suportivas, como já foi apresentado no início deste capítulo. Medidas de descontaminação gástrica e carvão ativado não são indicados. ECG deve ser realizado à admissão e repetido conforme sintomatologia. Intoxicações mais graves por zolpidem podem estar relacionadas a quadro de meta-hemoglobinemia[12]. Seus principais sintomas e tratamentos são descritos na Tabela 5.

TABELA 5 Meta-hemoglobinemia: principais sintomas e manejo clínico[7]

Nível sérico	Sintomas	Tratamento
0-10%	Sintomatologia improvável	Não necessita de tratamento
10-30%	Cianose central cinza-azulada, fadiga, tontura, cefaleia	Oxigênio a alto fluxo + suspensão da droga e observação
30-50%	Fraqueza generalizada, taquipneia e taquicardia	Azul de metileno 2 mg/kg EV lentamente durante 5 minutos
50-70%	Estupor, coma, convulsões, depressão respiratória, arritmias cardíacas, acidose metabólica	
> 70%	Potencialmente fatal	

Por utilizar os receptores dos benzodiazepínicos sem utilização de demais subunidades responsáveis pelo efeito epileptogênico, o uso de flumazenil reduz o efeito hipnótico e cognitivo associado à intoxicação, porém esse uso reduz limiar convulsivo e predisposições e quadros epileptiformes[12,13], por isso é contraindicado em cointoxicações por medicamentos pró-convulsivos (p.ex., antidepressivos tricíclicos), ou em pacientes previamente epilépticos.

Em caso de exposição ao medicamento, o paciente deve permanecer em observação mínima de 4 h ou até que esteja completamente assintomático. Em contexto de autoextermínio, o paciente deve ser devidamente avaliado por equipe de psicologia e psiquiatria e referenciado para acompanhamento a longo prazo a fim de evitar recorrências. Em casos de coingestão com outros medicamentos, principalmente se houver alterações eletrocardiográficas, repercussão hemodinâmica ou alteração hepática, o paciente deve permanecer internado por pelo menos 24 h após a resolução completa do quadro.

Propofol

O propofol é um medicamento sedativo-hipnótico de administração intravenosa introduzido no mercado em 1977. Sua ação consiste em potencializar a atividade inibitória central do GABA A, bloquear canais iônicos no tecido cortical cerebral e nos receptores nicotínicos centrais, além de inibir a sinalização de lisofosfatidato em receptores de mediadores lipídicos. Ademais, exerce efeito depressor sobre o sistema cardiovascular através de uma ação direta e pela redução dos tônus das catecolaminas, assim como pela inibição dos barorreceptores; atua também na musculatura lisa dos vasos e contribui para a redução da pré e pós-carga. Esse fármaco é empregado na sedação para procedimentos médicos, na indução e manutenção de anestesia geral e no tratamento de *status epilepticus*.

Disponível comercialmente em soluções de 1% e 2%, o propofol é apresentado como uma emulsão leitosa branca contendo 10% de óleo de soja, glicerol e fosfato de ovo purificado. Sua meia-vida de distribuição varia entre 2 e 4 minutos, enquanto a meia-vida de eliminação varia de 1 a 3 horas. Em crianças, doses maiores são necessárias pelo maior volume de distribuição no compartimento central e maior depuração, enquanto o oposto ocorre em idosos. Os efeitos adversos mais associados ao uso desse medicamento incluem: dor no local na injeção, bradicardia, cefaleia, náuseas, vômitos e, mais raramente, movimentos epileptiformes, convulsões e reações alérgicas. Pode ocorrer urina verde.

Infusões contínuas de propofol, tipicamente por mais de 48 horas com infusões entre 4 e 5 mg/kg/h ou mais, podem estar associadas com uma condição ameaçadora à vida chamada de "síndrome da infusão de propofol", evento extremamente grave e quase sempre fatal[14]. Nessa condição, o paciente apresenta acidose metabólica grave, arritmia cardíaca, rabdomiólise, hipertrigliceridemia e insuficiência renal. Normalmente o quadro se inicia com um novo bloqueio de ramo direito e elevação convexa do seguimento ST em derivações precordiais ao ECG. Fatores precipitantes dessa condição incluem: pacientes jovens, lesão cerebral grave (especialmente em contexto de trauma), comprometimento respiratório, uso concomitante de glicocorticoideos ou catecolaminas, reposição inapropriada de carboidratos e doença mitocondrial não diagnosticada. O tratamento é realizado com a suspensão imediata do medicamento, manejo suportivo e diálise. Quando a diálise não pode ser empregada, a mortalidade é próxima de 100%[14].

Além disso, por ser composto por uma emulsão leitosa à base de soja, está associado a vários eventos adversos, sendo eles: comprometimento da funcionalidade dos macrófagos, hipertrigliceridemia, reações anafilactoides mediadas por histamina e comprometimento da coagulação e da funcionalidade das plaquetas. É também meio fértil para diversos organismos como enterococos, pseudomonas, estafilococos, estreptococos e algumas espécies de cândida, podendo predispor à sepse.

Por ser condição que se inicia logo após infusão ou em pacientes sedados em infusão contínua, há menos dúvidas quanto ao diagnóstico diferencial, mas devemos pensar em situações de choque grave ou quadros sépticos com lesões orgânicas múltiplas. Deve-se dosar níveis séricos de provas hepáticas, renais, hemograma, coagulograma, íons, CK e gasometria arterial com lactato. Exame de imagem neurológico (TC de crânio) deve ser considerado como importante ferramenta para diagnóstico diferencial com causas orgânicas neurológicas.

Por ser de administração venosa e associado a rebaixamento profundo do nível de consciência, não é indicada a lavagem gástrica ou o uso do carvão ativado. Deve-se manter segurança e patência das vias aéreas, suporte ventilatório conforme necessário, suporte hemodinâmico com cristaloides e aminas e vigilância neurológica. Em caso de alargamento do QRS ou bradiarritmia com instabilidade hemodinâmica, deve-se administrar 1-2 mEq/kg de bicarbonato de sódio e repetir conforme resposta. Atropina em doses usuais também deve ser realizada. Se convulsões, o melhor medicamento a ser realizado são os benzodiazepínicos, e, caso o paciente não apresente resposta, deve-se dar preferência a barbitúricos, evitando o uso de fenitoína. Se desenvolvimento de rabdomiólise, tratar com medidas usuais, mantendo alvo de diurese $\geq$ 1 mL/kg/h. Deve-se avaliar indicação e condições clínicas para hemodiálise

Conforme descrito anteriormente, é uma condição gravíssima e ameaçadora à vida, por isso a alta deve ser condicionada à resolução do quadro. Para casos mais leves nos quais o paciente necessite de observação e monitorização, ele deve ser avaliado por um período mínimo de 4 horas após a exposição.

Dexmedetomidina

A dexmedetomidina é um agonista α2-adrenérgico que aumenta a liberação pré-sináptica de catecolaminas, primariamente no *locus ceruleus*. É utilizada para sedação superficial e está associada a menos episódios de *delirium* e a menor necessidade do uso de opioides no pós-operatório. Ela promove uma "sedação cooperativa", na qual o paciente está sedado, porém em condições de manter interação com o profissional de saúde. Também possui efeitos analgésicos.

Tem efeito mínimo nos receptores gabaérgicos e, por isso, não está associado à depressão do sistema respiratório. Por reduzir o fluxo simpático central, seu uso deve ser desencorajado em pacientes dependentes de elevado tônus simpático para manutenção de estabilidade hemodinâmica[7]. Os efeitos adversos mais comuns relacionados a seu uso são náuseas, boca seca, bradicardia e efeitos variados sobre a pressão arterial (geralmente hipertensão seguida por hipotensão). Redução da taxa de infusão reduz o efeito hemodinâmico. Há relatos de casos de hipoglicemia em crianças.

O tratamento consiste na suspensão da infusão do medicamento, medidas de monitorização, aferição de glicemia capilar e realização de eletrocardiograma. Avaliação sistemática seguindo o mnemônico ABCDE para garantir patência das vias aéreas, manejo ventilatório e hemodinâmico e avaliação neurológica seriada. Não se recomenda a realização de medidas de descontaminação gástrica. Episódios de bradicardia devem ser manejados com atropina (0,5 a 1,2 mg) e, em caso de hipotensão, utilizar cristaloides e aminas conforme evolução e necessidade clínica. Se houver presença de convulsões, o paciente deve receber BZDs como primeira linha, porém, se refratário, deve-se dar preferência aos barbitúricos, evitando o uso de fenitoína[7].

Os pacientes expostos a esse medicamento devem ser observados por no mínimo 4 horas após a exposição, e, se houver alteração eletrocardiográfica ou associação com medicamentos cardiotóxicos, o paciente deve permanecer em observação por pelo menos 24 horas. A alta do paciente deve estar condicionada à melhora clínica e à resolução do quadro que originou o procedimento e/ou a internação.

Gabapentina e pregabalina

A gabapentina e a pregabalina são medicações usadas para tratamento de dor neuropática, fibromialgia, ansiedade, transtorno de estresse pós-traumático e síndrome das pernas inquietas. Apresentam semelhança estrutural com o ácido gama-aminobutírico (GABA) e atuam ligando-se à subunidade alfa-2-delta de um canal de cálcio, inibindo influxo pré-sináptico de cálcio e liberando neurotransmissores excitatórios. A pregabalina também modula a liberação de glutamato, noradrenalina e substância P.

O uso dessas drogas a longo prazo pode causar tolerância, dependência e sintomas de abstinência se a terapia for interrompida. Os sintomas de abstinência ocorrem com a parada abrupta do uso da medicação, podendo o paciente apresentar-se com quadro de ansiedade, insônia, diaforese, desconforto gastrointestinal, tremor, diarreia, agitação, *delirium*, desorientação, paranoia e alucinações. Raramente causa convulsão[15,16].

Pacientes com intoxicação isolada de gabapentina ou pregabalina costumam apresentar dados vitais normais, leve sonolência, tontura e ataxia. Se houver overdose importante (acima de 50 gramas) ou insuficiência renal, os pacientes podem apresentar sinais de depressão mais pronunciada do SNC, como letargia ou coma (principalmente se coingestão medicamentosa), mioclonias, convulsões, alucinações visuais e auditivas, agitação psicomotora, miopatias e rabdomiólise.

O manejo da intoxicação deve ser realizado de acordo com o que foi abordado no início do capítulo. A dosagem sérica não é realizada com frequência no DE pela ausência de correlação clínica; sendo assim, é utilizado apenas em testes forenses. É importante identificar diagnósticos diferenciais como hipoglicemia e intoxicação por opioides[15,16].

Em pacientes com intoxicação grave por gabapentinoide com insuficiência renal grave, pode ser realizada a hemodiálise intermitente, que deve ser mantida até melhora clínica[15,16].

Pacientes assintomáticos devem permanecer de 4 a 6 horas em observação e os sintomáticos devem ser liberados após melhora completa dos sintomas. É necessária a avaliação psiquiátrica/psicológica com encaminhamento para acompanhamento ambulatorial.

REFERÊNCIAS

1. Gummin DD, Mowry JB, Beuhler MC, Spyker DA, Rivers LJ, Feldman R, et al. 2021 Annual Report of the National Poison Data System© (NPDS) from America's Poison Centers: 39th Annual Report. Clin Toxicol (Phila). 2022;60(12):1381-643.
2. Martins JF. Perfil epidemiológico das intoxicações por benzodiazepínicos registradas entre 2011 e 2016 no Centro de Informações Toxicológicas do Distrito Federal. 2018. 72 f., il. Trabalho de Conclusão de Curso [Bacharelado em Farmácia]. Brasília: Universidade de Brasília; 2018.
3. TOXBASE®. The National Poisons Information Service. Benzodiazepines. In: Toxbase managements. Disponível em: http://www.toxbase.org/Index-AZ/F-Products/benzodiazepines/?UD=OK.
4. Freund Y, Viglino D, Cachanado M, Cassard C, Montassier E, Douay B, et al. Effect of noninvasive airway management of comatose patients with acute poisoning: a randomized clinical trial. JAMA. 2023;330(23):2267-74.
5. Vale JA, Kulig K; American Academy of Clinical Toxicology; European Association of Poisons Centres and Clinical Toxicologists. Position paper: gastric lavage. J Toxicol Clin Toxicol. 2004;42(7):933-43.
6. Potokar J, Coupland N, Wilson S, et al. Avaliação da sensibilidade do receptor GABA(A)benzodiazepínico (GBzR) em pacientes em uso de benzodiazepínicos. Psicofarmacologia (Berl). 1999;146:180.
7. Nelson LS, Goldfrank LR. Goldfrank's toxicologic emergencies. New York: McGraw-Hill; 2019.
8. Wilson KC, Reardon C, Farber HW. Toxicidade de propilenoglicol em paciente recebendo diazepam intravenoso. N Engl J Med. 2000;343:815.
9. Shalansky SJ, Naumann TL, Englander FA. Efeito do flumazenil na depressão respiratória induzida por benzodiazepínicos. Clin Pharm. 1993;12:483.
10. Weinbroum AA, Flaishon R, Sorkine P, et al. Uma avaliação de risco-benefício do flumazenil no tratamento da overdose de benzodiazepínicos. Drug Saf. 1997;17:181.
11. Seger DL. Flumazenil – tratamento ou toxina. J Toxicol Clin Toxicol 2004;42:209.
12. Garnier R, et al. Acute zolpidem poisoning: analysis of 344 cases. J Toxicol Clin Toxicol. 1994;32:391-404.
13. Lheureux P, et al. Zolpidem intoxication mimicking narcotic overdose: response to flumazenil. Hum Exp Toxicol. 1990;9:105-7.
14. Barbosa FT. Síndrome da infusão do propofol. Rev Bras Anestesiol. 2007;57(5):539-42.
15. Klein-Schwartz W, Shepherd JG, Gorman S, Dahl B. Characterization of gabapentin overdose using a poison center case series. J Toxicol Clin Toxicol. 2003;41:11.
16. Bouchard J, Yates C, Calello DP, et al. Extracorporeal treatment for gabapentin and pregabalin poisoning: systematic review and recommendations from the EXTRIP Workgroup. Am J Kidney Dis 2022;79:88.
17. Superintendência de Vigilância em Saúde. Gerência de Vigilância Ambiental e Saúde do Trabalhador. Centro de Informações e Assistência Toxicológica. Setembro, 2020.
18. Burillo-Putze G, Munne P, Dueñas A, et al. National multicentre study of acute intoxication in emergency departments of Spain. Eur J Emerg Med 2003;10:101.
19. Camidge DR, Wood RJ, Bateman DN. The epidemiology of self-poisoning in the UK. Br J Clin Pharmacol 2003;56:613.

Seção XIX

Ultrassonografia para o emergencista

COORDENADORES DA SEÇÃO:

Bianca Domingues Bertuzzi

Daniel Fontana Pedrollo

1

Ultrassonografia à beira do leito das partes moles – celulite, abscesso, corpo estranho e infecção necrosante de partes moles

Rafael Lima Mc Gregor von Hellmann

PONTOS PRINCIPAIS

- O diagnóstico da fasciíte necrosante em seus estágios iniciais é desafiador, devido à ausência de manifestações cutâneas, requerendo assim um alto grau de suspeição clínica.
- Lesões que contêm corpos estranhos geralmente ocorrem na mão ou no pé, nos quais a probabilidade de lesões iatrogênicas são elevados.
- Os músculos aparecem com uma aparência fusiforme em varreduras longitudinais e uma aparência pontilhada em varreduras transversais

INTRODUÇÃO

Infecções da pele e tecidos moles (IPTM), que englobam condições como celulite e abscesso, são diagnósticos frequentes no pronto-socorro. Essas infecções variam de celulite simples a fasciíte necrosante e são categorizadas em:

- Formas não purulentas: exemplos são celulite e erisipela.
- Formas purulentas: incluem foliculite, furúnculos, carbúnculos e abscessos.

Anualmente, aproximadamente 6 milhões de pacientes procuram o pronto-socorro com diagnóstico de celulite ou abscesso. A incidência anual de celulite oscila entre 22 e 50 por 1.000 pessoas, somando mais de 14 milhões de casos nos Estados Unidos a cada ano[1]. Menos de 10% desses pacientes necessitam de internação. Dentre os que são hospitalizados, a taxa de mortalidade é de 2,5%. Contudo, após os 55 anos, a taxa de hospitalização e a gravidade da doença aumentam significativamente. O surgimento de *Staphylococcus aureus* resistente à meticilina (MRSA) provocou inicialmente um aumento nos casos de abscessos e celulite purulentos. Visitas ao pronto-socorro devido a essas condições aumentaram em 50% de 1997 a 2005. No entanto, essas visitas diminuíram nos anos subsequentes[2].

AVALIAÇÃO MÉDICA DE INFECÇÕES DA PELE E TECIDOS MOLES

Emergencistas avaliam diariamente pacientes com essas infecções. O diagnóstico de celulite, baseado somente no exame físico, é direto quando há sinais de eritema, calor e dor. Da mesma forma, a identificação de um abscesso subcutâneo é evidente na presença de flutuação. No entanto, em alguns casos, os achados clínicos não são tão evidentes.

Utilização de ultrassonografia em infecções de tecidos moles

As indicações clínicas para o uso da ultrassonografia no manejo dessas infecções incluem:

- Detecção de um abscesso subcutâneo oculto.
- Localização de um local ideal para incisão e drenagem.

- Avaliação de processos inflamatórios para determinar se são resultado de uma artrite ou tendinite adjacentes, ao invés de celulite.

Em muitos casos, a ultrassonografia conduz a uma mudança no tratamento. Revisão sistemática recente alterou o manejo correto em 10% dos pacientes, com um NNT de 10. Um achado consistente nos estudos foi a revelação de um abscesso inesperado, que posteriormente foi confirmado por um procedimento de drenagem. Além disso, a adição da ultrassonografia ao exame físico isolado aumentou significativamente a precisão na detecção de abscessos superficiais, evitando procedimentos invasivos desnecessários e fornecendo orientações sobre se os pacientes precisam de mais imagens ou consultas[3].

Outro fator importante do uso do ultrassom é a capacidade de diminuir o tempo de desfecho do paciente, Lin et al. encontraram uma redução de 73 min em média ao usar o ultrassom[4].

A sensibilidade da ultrassonografia (US) é de 94,6%, a especificidade de 85,4% para diagnosticar abscesso. Excluindo pacientes pediátricos, o valor da sensibilidade sobe para 98% e a especificidade para 91%. Em pacientes pediátricos, a sensibilidade é de 89% e a especificidade de 80%. É interessante notar a alteração dos valores, dependendo da probabilidade pré-teste do paciente. Caso o paciente tivesse probabilidade elevada de celulite ou abscesso, a especificidade era maior. No entanto, em pacientes com probabilidade pré-teste intermediária, ao adicionar o uso do ultrassom à beira do leito na avaliação, a sensibilidade de 43% subiu para 77% e a especificidade subir de 42% para 61%, como relatado por Marin et al[5]. Em revisão sistemática recente, a sensibilidade no grupo de probabilidade intermediária foi de 91,9% e a especificidade de 76,9% para o diagnóstico de abscesso ou celulite[3].

FASCIÍTE NECROSANTE

A fasciíte necrosante (FN), também referida como infecções necrosantes de tecidos moles, é caracterizada pela necrose rapidamente progressiva da fáscia, muitas vezes poupando a pele sobreposta e o músculo subjacente. O diagnóstico da FN em seus estágios iniciais é desafiador, devido à ausência de manifestações cutâneas, requerendo assim um alto grau de suspeição clínica. A FN nos membros tem uma taxa de mortalidade de 30%, mesmo com os recentes avanços no tratamento e no cuidado ao paciente criticamente enfermo. Um diagnóstico precoce da FN é crucial para a intervenção cirúrgica, o que diminui a morbidade e mortalidade do paciente[6].

Apresentação ultrassonográfica da fasciíte necrosante

A fasciíte necrosante se manifesta na ultrassonografia como um espessamento fascial difuso com ou sem irregularidades, e uma aparência semelhante a paralelepípedos no tecido subcutâneo, representando edema subcutâneo juntamente com fluido hipo ou isoecoico ao longo dos planos fasciais e uma camada ecogênica de acúmulo de ar sobre a camada profunda da fáscia, resultando em sombreamento acústico subsequente. Além disso, o acúmulo anormal de líquido nos planos fasciais é um indicador prognóstico desfavorável. A especificidade e sensibilidade do uso da ultrassonografia no diagnóstico da fasciíte necrosante são de 88,2% e 93,3%, respectivamente[6-8].

CORPO ESTRANHO

O correto diagnóstico e manejo de uma lesão que abriga um corpo estranho em tecidos moles pode ser desafiador, especialmente quando o objeto é radiotransparente. Muitas vezes, lesões que contêm corpos estranhos ocorrem na mão ou no pé, nos quais a probabilidade de lesões iatrogênicas devido à exploração cega e o potencial de complicações infecciosas subsequentes são elevados. Mesmo localizados em tecidos moles superficiais, corpos estranhos podem inicialmente não causar sintomas e serem facilmente negligenciados.

Em uma revisão retrospectiva de 200 pacientes encaminhados por corpos estranhos retidos, 38% foram erroneamente diagnosticados na primeira consulta. Mesmo com alta suspeita, uso liberal de radiografia e exploração, um corpo estranho em tecidos moles pode passar despercebido, com consequências possivelmente infecciosas e médico-legais para o paciente e o profissional. Corpos estranhos são uma das principais causas de reclamações de negligência contra emergencistas nos Estados Unidos. A prevalência aumenta em climas e estações mais quentes.

Materiais como metal e vidro são radiopacos e geralmente aparentes em radiografias. Vidro é responsável por 15% dos corpos estranhos retidos. No entanto, outros corpos estranhos, particularmente materiais orgânicos como madeira ou espinhos, são quase sempre radiotransparentes. O plástico também é geralmente radiotransparente. Tomografia ou ressonância podem ser úteis na avaliação de corpos estranhos suspeitos, mas são caros, demorados e nem sempre disponíveis. Além disso, a sensibilidade da tomografia para a detecção de corpos estranhos de madeira é baixa. A ultrassonografia oferece vantagens neste cenário, sendo especialmente eficaz para detecção de corpos estranhos de madeira[9].

Em um estudo experimental, emergencistas identificaram 29 de 30 corpos estranhos e residentes de emergência identificaram 60 de 70 corpos estranhos. Em um estudo experimental, enfermeiros detectaram 47 de 60 corpos estranhos após uma sessão de treinamento de POCUS de 2 horas[10].

Indicações clínicas

As indicações clínicas para o uso da ultrassonografia no manejo de um corpo estranho suspeito em tecidos moles incluem:

- Detecção e localização de um corpo estranho.
- Remoção do corpo estranho.

EQUIPAMENTO PARA ANALISAR OS TECIDOS MOLES

Um transdutor de linear com uma alta faixa de frequência (7-12 MHz) é adequado para a maioria dos propósitos de varredura. Um transdutor curvilíneo pode ser usado para examinar estruturas mais profundas. Vários métodos podem ser usados para criar janelas para melhor exame superficial, como uso do gel copioso, uma luva cheia de água ou um tanque de água. Para otimizar as imagens, é crucial ajustar o ganho, a frequência e as zonas focais. A comparação com a parte contralateral é importante para diferenciar estruturas normais de anormais. Para estruturas vasculares, podemos usar uma técnica de compressão graduada e funções Doppler para acessar a patência e o status do fluxo dentro dos vasos e nos linfonodos.

Técnica de varredura

- O controle do sonografista sobre o transdutor é particularmente importante na ultrassonografia de tecidos moles, pois frequentemente são necessários movimentos finos e controlados. O transdutor pode ser estabilizado apoiando parte da mão, como o dedo mínimo ou o aspecto ulnar, contra o corpo do paciente.
- Em muitos casos, é útil começar a varredura a uma curta distância da área de interesse para obter uma compreensão da aparência da anatomia normal e não envolvida. Em seguida, o transdutor pode ser deslizado em direção à área de interesse.
- As imagens devem ser obtidas em ambos os planos, longitudinal e transversal, o que fornecerá a maior quantidade de informações e permitirá uma localização precisa.
- Pode ser útil visualizar o lado contralateral do corpo do paciente para obter informações sobre a aparência normal das estruturas.

Sonoanatomia dos tecidos moles

Uma compreensão profunda da anatomia regional da área de interesse é essencial ao avaliar um abscesso. Os abscessos subcutâneos podem ser encontrados quase em qualquer lugar e são comumente vistos na mão, rosto, pescoço, antebraço, virilha, extremidade inferior, nádegas e região perianal. Eles podem estar localizados próximos a veias, artérias, nervos, tendões, ossos e músculos.

Três estruturas hiperecogênicas e contínuas podem ser visualizadas como marcos de sonoanatomia para os tecidos moles e estruturas musculoesqueléticas nas extremidades. A camada superficial é a pele e a derme, a camada intermediária é a fáscia, e a camada mais profunda é a superfície cortical do osso. A superfície cortical pode ser ainda mais confirmada ao rotacionar o transdutor para criar uma superfície hiperecogênica com uma sombra acústica. O tecido subcutâneo está localizado entre a pele e a fáscia e é composto por gordura anecoica e tecidos hiperecogênicos discretos. A maioria das infecções de tecido mole podem ocorrer nesta parte.

Os músculos estão localizados abaixo da fáscia. As fibras musculares são estruturas alongadas e envolvidas por um epimísio hiperecogênico externo. Os elementos musculares são hipoecogênicos e cercados pelo tecido conectivo ecogênico. Os músculos aparecem com uma aparência fusiforme em varreduras longitudinais e uma aparência pontilhada em varreduras transversais. Os tendões, ligamentos e nervos têm sonoanatomia semelhante: um padrão ecogênico e fibrilar em varreduras no eixo longo e um padrão ecogênico e pontilhado em varreduras no eixo transversal.

Os elementos neurais são hipoecogênicos, e os tecidos conectivos circundantes são ecogênicos. Podemos rastrear o nervo ao longo de seu trajeto da parte distal para a parte proximal. Os tendões, ligamentos, músculos e nervos têm anisotropia e devem ser examinados perpendicularmente para evitar a interpretação errônea de artefatos como patologias anormais. Os vasos têm um padrão anecoico, oval ou redondo em varreduras no eixo transversal e um padrão anecoico e tubular em varreduras no eixo longo. Em contraste com as veias, as artérias têm uma parede mais espessa, hiperecogênica e consistente com uma natureza pulsátil. Os ossos são hiperecogênicos na superfície cortical e têm uma sombra acústica em varreduras no eixo transversal. A interrupção da superfície cortical contínua é a característica marcante para o diagnóstico de fratura.

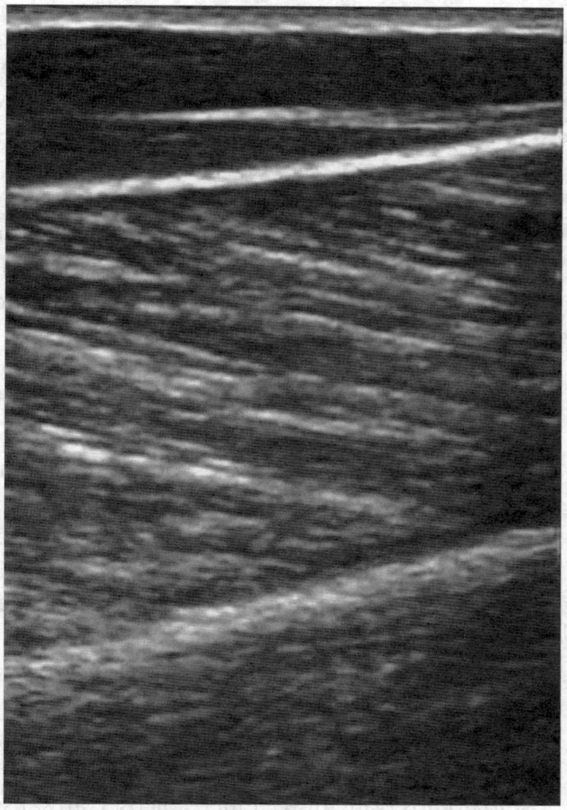

FIGURA 1 Tecido normal e suas camadas (em ordem: epiderme, subcutâneo, fáscia, músculo e osso).

PADRÕES PATOLÓGICOS

Infecção de tecidos moles

Celulite

A celulite é o tipo mais comum de infecção de tecidos moles e está confinada no compartimento subcutâneo. A celulite é um diagnóstico clínico. A familiaridade com a aparência sonográfica da celulite é importante por duas razões. Primeiro, uma borda de tecido celulítico quase sempre circunda uma cavidade de abscesso. Segundo, a celulite é o diagnóstico usual de exclusão ao realizar ultrassom em uma infecção de pele e tecido mole não diferenciada. Celulite é uma infecção difusa da pele e do tecido subcutâneo. As alterações incluem pele espessada e anormalmente hiperecoica e aumento da ecogenicidade do tecido subcutâneo. O sinal do paralelepípedo, ou "*cobblestoning*", também é comum, caracterizado como áreas de edema hipoecoico que atravessam a gordura subcutânea em um padrão reticular.

A comparação com o membro não afetado pode ajudar a reconhecer descobertas sutis. Em pacientes com linfedema crônico, o tecido subcutâneo parece hiperecoico em relação ao tecido normal, mas a pele não está tão espessada ou indistinta quanto na celulite. Além disso, bandas horizontais proeminentes de líquido edematoso hipoecoico serão vistas atravessando o tecido subcutâneo. Os linfonodos regionais em áreas com celulite geralmente se tornam aumentados e muito sensíveis, e é importante reconhecer sua aparência sonográfica e não confundir com abscessos.

Abscesso

Um abscesso subcutâneo pode ter várias aparências sonográficas, mas quase sempre será cercado por tecido mole edematoso ou celulite. Os abscessos geralmente são esféricos ou elípticos e demonstram realce acústico posterior. Podem exibir padrões sonográficos variados, mas comumente aparecem hipoecoicos. Ocasionalmente, o abscesso pode parecer irregular ou lobulado. Às vezes, um abscesso pode ser tão grande que a imagem não se encaixa no campo de visão do transdutor; assim, é possível trocar de transdutor para visualizar melhor a estrutura. Os abscessos podem

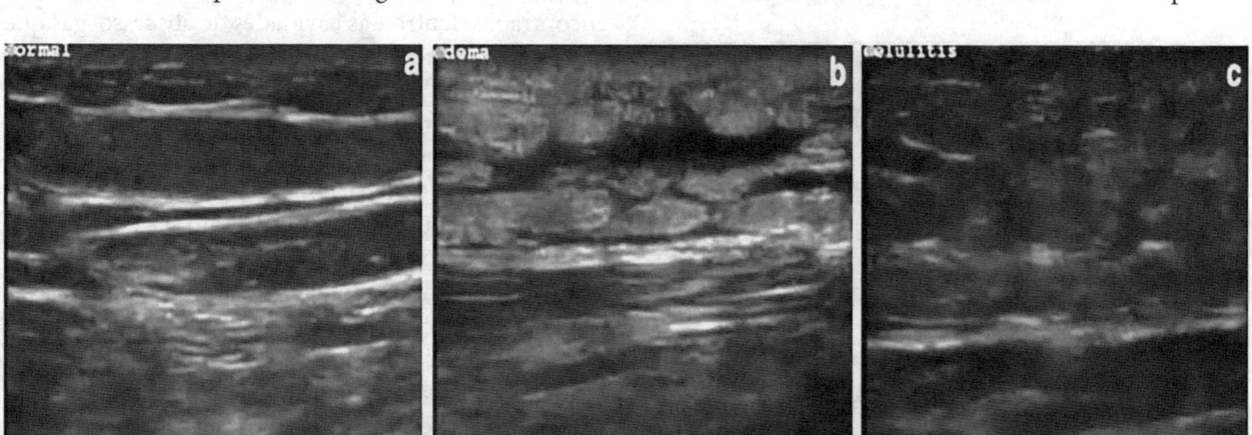

FIGURA 2 Diagnóstico diferencial de espessamento subcutâneo e líquido fascial. A: Normal; B: edema periférico; C: celulite.
Fonte: Magalhães et al., 2020[7].

conter detritos hiperecoicos, septos ou bolhas de gás. A pressão suave do transdutor sobre o local do abscesso pode induzir um movimento giratório do material purulento dentro da cavidade do abscesso (chamado de "flutuância ultrassônica").

Uma coleção anormal de fluido pode ser difícil de detectar quando o conteúdo do abscesso é isoecoico. Se uma coleção de líquido hipoecoico for vista adjacente a um osso longo, o diagnóstico de osteomielite deve ser considerado.

O POCUS demonstrou alterar a conduta do paciente em até metade dos pacientes com abscesso. O POCUS também pode melhorar a precisão diagnóstica da infecção de tecidos moles em pacientes pediátricos[4,5]. O abscesso é uma forma mais grave de infecção de tecidos moles e possui vários e possíveis tipos mistos de ecogenicidade interna ao redor do tecido subcutâneo inflamado e espessado. O POCUS pode ser usado para diagnosticar abscessos ocultos, decidir a rota segura para incisão ou drenagem de abscesso e evitar complicações durante a evacuação do abscesso de maneira estática ou dinâmica.

Infecção necrosante de partes moles

É uma infecção de tecidos moles rara, mas grave, caracterizada por necrose tecidual, especialmente da fáscia. Ela segue um curso rapidamente progressivo e requer detecção precoce e tratamento agressivo para um desfecho favorável. O desafio muitas vezes reside em seu diagnóstico, que pode ser complexo quando baseado apenas em sintomas e sinais clínicos.

Embora a ultrassonografia (US) tenha sido empregada em alguns casos para fins diagnósticos, é crucial notar que não houve um estudo sistemático sobre sua utilidade para diagnosticar a fasciíte necrosante. Portanto, confiar apenas nos achados da US pode ser enganoso e potencialmente prejudicial. Ela nunca deve ser o único método para descartar a doença.

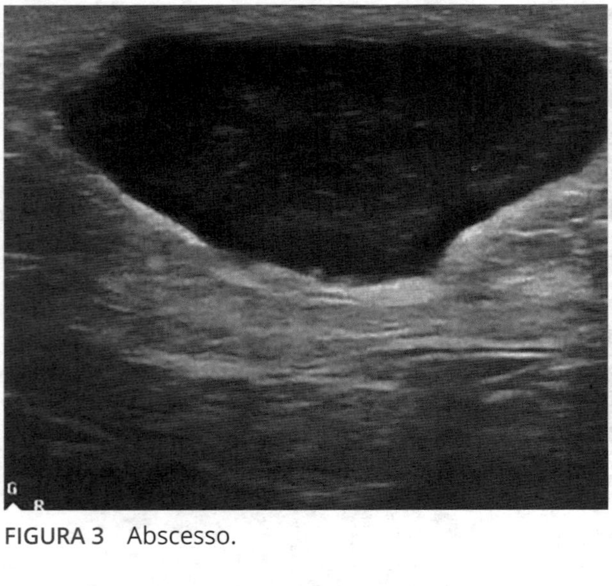

FIGURA 3 Abscesso.

Achados sonográficos potenciais:

- Aumento marcante da espessura da pele: isto é um aumento notável na espessura da camada da pele, que pode ser visto como uma camada ecogênica mais densa na imagem da US.
- Edema e aumento da ecogenicidade dos tecidos gordurosos superficiais com coleções de líquido entrelaçadas: os tecidos gordurosos abaixo da pele podem parecer edemaciados e exibir uma aparência mais "branca" ou mais brilhante (maior ecogenicidade) na ultrassonografia. As coleções de fluido podem se manifestar como áreas hipoecoicas (mais escuras) em meio ao tecido gorduroso, indicando bolsões de líquido ou inflamação.
- Enfisema subcutâneo: refere-se à presença de gás nas camadas de tecido abaixo da pele, particularmente ao longo dos planos fasciais. Quando visualizado na US, o enfisema subcutâneo se apresenta como pontos brilhantes e hiperecoicos, com subsequente sombreamento "sujo" (áreas de intensidade de eco reduzida) atrás deles. O sombreamento é chamado de "sujo" porque não é tão bem definido como se veria com estruturas mais densas, como ossos. Artefatos de reverberação, que aparecem como linhas equidistantes repetindo abaixo da área de gás, também são uma característica encontrada.

Interpretação e implicações clínicas

É essencial distinguir entre o gás visto na fasciíte necrosante e aquele observado em outras condições. Enquanto pequenas bolhas de gás podem às vezes ser encontradas dentro das cavidades de abscesso, gás que não está confinado dentro de um abscesso discreto ou gás que parece seguir os planos fasciais é um sinal significativo de alerta para a fasciíte necrosante.

Morrison et al. usaram ultrassonografia para avaliar pacientes do departamento de emergência com gangrena de Fournier e encontraram gás subcutâneo escrotal em todos os casos. Os autores concluíram que a ultrassonografia à beira do leito foi muito útil na avaliação desses pacientes.

Fozard et al.[11] recomendam a exploração sonográfica para avaliação fascial (SEFE) como uma avaliação sistemática das extremidades para fasciíte necrosante. No entanto, os mesmos princípios também podem se aplicar a outras partes do corpo.

Exames SEFE incluem quatro passos:

- Escanear todos os compartimentos fasciais usando um transdutor linear, mesmo se não houver alterações óbvias na pele.
- A presença de ambos: espessamento subcutâneo difuso e fluido fascial superior a 2 mm é diagnóstico de fasciíte necrosante.
- Procurar achados como ar subcutâneo ou estrutura de tecido muscular anormal.
- Marcar a área dos achados de US na pele do paciente e consultar a cirurgia para exploração.

Castleberg et al.[12] recomendam procurar espessamento subcutâneo, ar e fluido fascial (exame STAFF) através da ultrassonografia para casos suspeitos de FN. Uma combinação de exame SEFE e exame STAFF é uma forma sistemática de diagnosticar a fasciíte necrosante usando ultrassonografia *point-of-care* (POCUS) em situações de emergência e de recursos limitados.

Martínez-Doménech et al.[13] descreveram o uso do POCUS na FN causada pela picada da aranha *Loxosceles rufescens*, que possui propriedades necrotóxicas. Isso sugere a possibilidade de usar o POCUS para monitorar o progresso da envenenização e diagnóstico de FN não infecciosa.

Portanto, o resumo dos achados de ultrassonografia no diagnóstico de fasciíte necrosante é:

- Espessamento subcutâneo.
- Coleção de ar.
- Fluido fascial.
- Espessamento irregular da fáscia.
- Papel na avaliação de trombose venosa profunda, corpos estranhos e abscessos.
- Papel no monitoramento da progressão da fasciíte necrosante.

Cistos

A ultrassonografia pode ajudar a diferenciar massas sólidas de císticas. Cistos ganglionares são uma massa cística comum que surge das bainhas tendinosas e articulações. Eles são preenchidos com um material gelatinoso. Na ultrassonografia, aparecem anecoicos e podem causar realce acústico posterior. Pode ser possível rastrear o cisto até sua origem na bainha do tendão ou espaço articular.

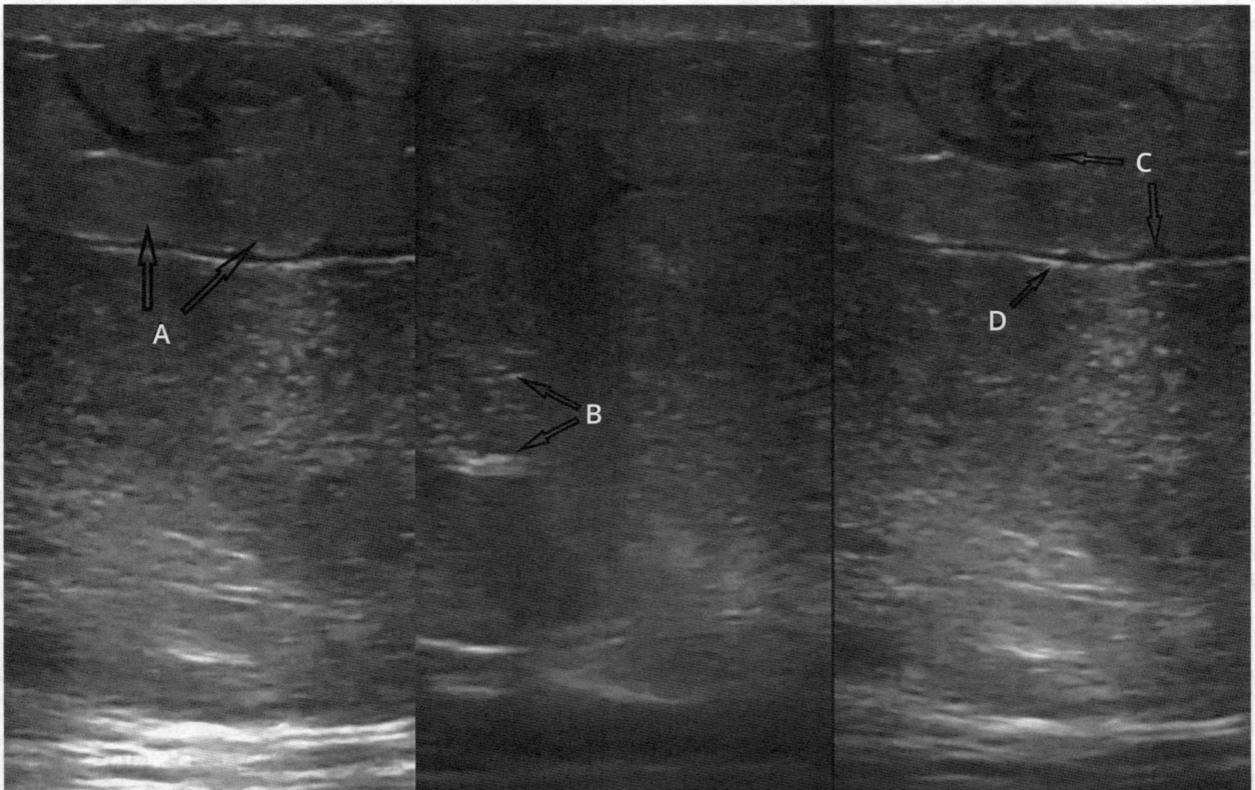

FIGURA 4 Imagem do ultrassom à beira do leito. A: Padrão em paralelepípedo (*cobblestone*) do tecido subcutâneo. B: Ar com sombra acústica posterior. C: Coleção de fluido. D: Fáscia irregular e espessa.

Fonte: Golubykh et al., 2023[14].

Corpo estranho

O sucesso na detecção de corpos estranhos em tecidos moles também depende do tamanho do corpo estranho. As características do teste de ultrassom relatadas em vários estudos devem, portanto, ser interpretadas com uma consciência do tamanho do corpo estranho experimental sendo imaginado. Pequenos fragmentos de vidro e espinhos de cactos foram difíceis de detectar em um relatório, e podem ter excedido os limites da resolução do transdutor de ultrassom. Variações nas taxas de detecção com dois comprimentos diferentes de palitos de dente de madeira inseridos em pés de cadáver recentemente descongelados foram relatadas. A sensibilidade diminuiu de 93% para detectar um fragmento de 5,0 mm de comprimento para 87% para detectar um de 2,5 mm de comprimento. As especificidades foram uniformemente altas em todos os estudos, indicando que é raro identificar falsamente um corpo estranho quando nenhum está presente[10].

Embora possa parecer intuitivo que a experiência e a expertise do provedor seriam um determinante crucial para o sucesso da localização do corpo estranho, há pouca evidência experimental para apoiar essa suposição. Em séries clínicas, a madeira é o material radiolúcido mais comum relatado. Em outra série de casos de pacientes avaliados por suspeita de corpos estranhos de madeira nos pés, os 10 corpos estranhos de madeira descobertos com ultrassom estavam localizados entre 0,4 e 1,4 cm da superfície da pele.

O ultrassom também pode ser utilizado para detectar e recuperar um pedaço errante de joia de piercing de língua ou bochecha que se tornou acidentalmente embutido abaixo da superfície da pele ou para detectar um corpo estranho radiolúcido suspeito em um paciente que se envolveu em comportamento de autoinserção.

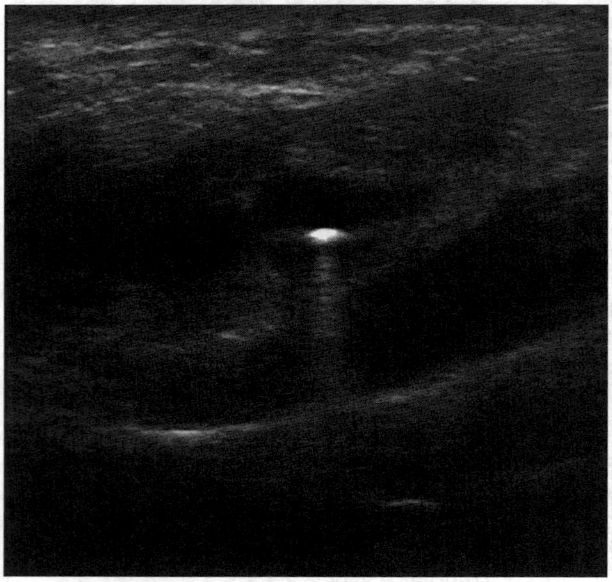

FIGURA 5 Corpo estranho.

Como as feridas nas mãos e nos pés são as lesões mais comuns que podem abrigar um corpo estranho subcutâneo, o conhecimento profundo da anatomia das mãos e pés é essencial para o médico que examina essas regiões. Dada a profundidade relativamente superficial dos tecidos moles nessas regiões anatomicamente complexas e dadas as múltiplas interfaces acústicas presentes, os médicos devem praticar a varredura em mãos e pés normais para se familiarizar com a aparência sonográfica normal dessas áreas frequentemente lesionadas. A utilidade de examinar a extremidade contralateral não lesionada para comparação quando se encontra uma descoberta sonográfica confusa não pode ser superestimada.

Técnica ultrassonográfica

Use o transdutor de matriz linear de frequência mais alta disponível ao procurar corpos estranhos subcutâneos, já que a maioria será encontrada a até 2 cm da superfície da pele. Um transdutor curvilíneo de 7,5 MHz, como um transdutor endocavitário, também pode funcionar adequadamente para esta aplicação e tem a vantagem adicional de ter uma pegada de contato com a pele menor e arredondada para varredura nos espaços entre os dedos.

ALTERAÇÕES ULTRASSONOGRÁFICAS

Os corpos estranhos dos tecidos moles exibem uma variedade de padrões sonográficos, dependendo do material envolvido, do tamanho do corpo estranho e do tempo que o corpo estranho está presente no tecido. Materiais comuns como madeira, vidro, metal, plástico e cascalho geralmente aparecem hiperecoicos, com quantidades variáveis de sombreamento acústico posterior e artefatos associados que são dependentes do material e da forma.

A inflamação ao redor do corpo estranho torna-se óbvia para aqueles com maior tempo de retenção e cria um "anel de halo" hipoecoico circundante. As superfícies dos corpos estranhos são sempre hiperecogênicas. Diferentes tamanhos e naturezas dos corpos estranhos podem apresentar vários artefatos, como sombras acústicas e caudas de cometa[9].

MANEJO DE CORPOS ESTRANHOS NO DEPARTAMENTO DE EMERGÊNCIA

Antes de tentar a remoção no pronto-socorro, as indicações para consultar um especialista incluem:

- Estruturas significativamente profundas.
- Recuperação malsucedida que requer mais dissecção.
- Compromisso neurovascular.
- Objetos localizados perto de estruturas vasculares.
- Preocupações com a síndrome compartimental.

Visão geral da abordagem no pronto-socorro:

- Curativo transparente (Tegaderm®) pode ser colocado sobre uma laceração para evitar mais contaminação do local da ferida.
- Uma almofada de suporte pode ser usada para elevar o transdutor: encha uma luva com água para ajudar a identificar corpos estranhos muito superficiais.
- Uma técnica alternativa é colocar a extremidade em um banho de água com a sonda colocada logo abaixo da superfície da água, mas não precisa tocar a pele, pois a água atua como um meio de ultrassom para melhorar a visualização.
- Usar o ultrassom para a retirada em tempo real.
- Identificar objetos e estruturas circundantes críticas.
- Segure a sonda de ultrassom no eixo longo.
- Introduza o dispositivo de recuperação e use a orientação por ultrassom para obter o corpo estranho.
- Remova lentamente o corpo estranho na mesma direção em que foi introduzido – evite danificar estruturas críticas próximas.
- Confirme a recuperação completa do corpo estranho por inteiro.

Mensagens importantes:

- O escaneamento meticuloso e completo das estruturas deve ser sempre realizado para melhor delineamento do que é abscesso, linfonodo, tendão e nervo, por exemplo, a fim de evitar lesões procedurais iatrogênicas.
- Para otimizar a imagem, pode ser usada uma luva com água acima da estrutura que se deseja visualizar ou imersão em banho de água da parte do corpo desejada.
- Ao usar anestésico local, evite fazê-lo em cima do local que o ultrassom será utilizado, pois a introdução de ar dentro da estrutura poderá atrapalhar na qualidade da imagem.
- Após a remoção de um corpo estranho, a melhor prática é reescanear, quando possível, para garantir que não há corpos estranhos retidos adicionais.
- Ao identificar um abscesso, sempre exclua que não seja um linfonodo; para isso, use o color-Doppler (não há fluxo no abscesso), faça compressão longitudinal e observe a presença de movimento dentro da estrutura, corroborando o diagnóstico de abscesso.

REFERÊNCIAS

1. Raff AB, Kroshinsky D. Cellulitis: A Review. JAMA. 2016;316(3):325-37.
2. Long B, Gottlieb M. Diagnosis and management of cellulitis and abscess in the emergency department setting: an evidence-based review. J Emerg Med. 2022;62(1):16-27.
3. Gottlieb M, Avila J, Chottiner M, Peksa GD. Point-of-care ultrasonography for the diagnosis of skin and soft tissue abscesses: a systematic review and meta-analysis. Ann Emerg Med. 2020;76(1):67-77.
4. Lin MJ, Neuman M, Rempell R, et al. Point-of-care ultrasound isvassociated with decreased length of stay in children presenting to thevemergency department with soft tissue infection. J Emerg Med. 2018;54:96-101.
5. Marin JR, Bilker W, Lautenbach E, et al. Reliability of clinical examinations for pediatric skin and soft-tissue infections. Pediatrics. 2010;126:925-30.
6. Gan RK, Sanchez Martinez A, Abu Hasan MAS, Castro Delgado R, Arcos González P. Point-of-care ultrasonography in diagnosing necrotizing fasciitis: a literature review. J Ultrasound. 2023;26(2):343-53.
7. Magalhães L, Martins SRP, Nogué R. The role of point-of-care ultrasound in the diagnosis and management of necrotizing soft tissue infections. Ultrasound J. 2020;12(1).
8. Cardona-Castro W, Zuluaga-Gómez M, González-Arroyave D, Ardila CM. Accuracy of point-of-care ultrasonography in the diagnosis of necrotizing fasciitis: a case report. Biomed Rep. 2022;17:98.
9. Mohammadi A, Ghasemi-Rad M, Khodabakhsh M. Non-opaque soft tissue foreign body: sonographic findings: BMC Med Imaging. 2011;11(9):1-4.
10. Nienaber A, Harvey M, Cave G. Accuracy of bedside ultrasound for the detection of soft tissue foreign bodies by emergency doctors. Emerg Med Australas. 2010;22:30-4.
11. Fozard J, Shafer K, Kehrl T. Sonographic exploration for fascial exploration (SEFE) in necrotizing fasciitis: a case report. Ultrasound J. 2020;12(1):24.
12. Castleberg E, Jenson N, Dinh VA. Diagnosis of necrotizing faciitis with bedside ultrasound: the STAFF Exam. West J Emerg Med. 2014;15(1):111-3.
13. Martínez-Doménech A, García-Legaz-Martínez M, Valenzuela-Oñate C, Pérez-Pastor G. Alfageme-Roldán F, Sánchez-Carazo JL, et al. Ultrasonography for early detection of non-infectious necrotizing fasciitis secondary to cutaneous loxoscelism. J Eur Acad Dermatol Venereol. 2019;33:e239-e241.
14. Golubykh K, Kalra K, Kovalenko I, Pathak R, Ramesh N. Point-of-care ultrasound in life-threatening skin and soft-tissue infections. Chest. 2023;164(4):e117-e121.
15. Lahham S, Shniter I, Desai M, Andary R, Saadat S, Fox JC, et al. Point of Care Ultrasound in the Diagnosis of Necrotizing Fasciitis. Am J Emerg Med. 2022;51:397-400.

2

Particularidades na ultrassonografia à beira do leito na pediatria

Gabriela Fontanella Biondo
Renata Silva Duarte dos Santos
João Carlos Batista Santana

PONTOS PRINCIPAIS

- A ausência de deslizamento pleural sugere, mas não é um achado específico de pneumotórax.
- Fluido puramente anecoico tem sido associado ao transudato e ao hemotórax, podendo apresentar coágulos organizados semelhantes a tecidos moles.
- Na população pediátrica, a sensibilidade para detecção de pneumonias por ultrassom é ainda maior do que em adultos.

INTRODUÇÃO

A ultrassonografia *point-of-care* (POCUS) trata-se de uma modalidade de imagem não invasiva, que fornece visualização de imagens em tempo real, permitindo a realização de diagnósticos rápidos e precisos à beira do leito; por este motivo, vem ganhando cada vez maior aceitação e aplicação nas mais diversas especialidades médicas, e a pediatria é uma destas áreas. Hoje em dia podemos encontrar aparelhos de ultrassonografia portáteis nas emergências, unidades de terapia intensiva e enfermarias; no entanto, esta tecnologia não se restringe apenas ao ambiente intra-hospitalar e a situações críticas, sendo também utilizada no atendimento ambulatorial.

Desde o início do uso da ultrassonografia *point-of-care*, foram estabelecidas seis aplicações básicas em emergências adultos e pediátricas, dentre elas: FAST, cardíaca, aneurisma da aorta abdominal, vesícula biliar, pélvica e exames renais. Com o passar dos anos e o avanço nas pesquisas e conhecimento das técnicas pelos profissionais, foi incluída a avaliação de abdome pediátrico. Nele é realizado o US nos pacientes com suspeita de intussuscepção, apendicite e estenose hipertrófica do piloro.

Neste capítulo serão abordados o conceito de POCUS e as suas principais aplicações no cenário da emergência pediátrica. Por ser um tema bastante extenso, optou-se por apresentar as generalidades das aplicações desta ferramenta ao emergencista pediátrico.

ULTRASSOM PULMONAR

O ultrassom (US) pulmonar é uma das mais comuns práticas do emergencista pediátrico, visto que as emergências respiratórias são as mais encontradas nesse setor, principalmente nos meses de inverno e nas crianças mais jovens.

Por meio deste exame podemos identificar atelectasias, consolidações, pneumotórax, derrame pleural, hemotórax e até confirmar a posição do tubo orotraqueal. É um exame não invasivo, sem radiação e quando comparado à radiografia de tórax o US pulmonar tem maior sensibilidade (91-100% *versus* 38-68%) e especificidade semelhante (78-100% *versus* 89-95%)[1].

Para realização desse exame podemos utilizar os transdutores convexos ou lineares; este último tem a vantagem de ser de alta frequência, fornecendo melhor definição, sem atingir grandes profundidas, o que é possível haja vista o menor tamanho do tórax das crianças. Deve-se realizar o exame com o paciente em decúbito dorsal ou sentado. O transdutor é posicionado na vertical, com o marcador direcionado ao polo cefálico e cada hemitórax é dividido em três áreas: anterior, lateral e posterior – delimitadas pela linha paraesternal –, axilar anterior e axilar posterior (Figura 1)[2,3].

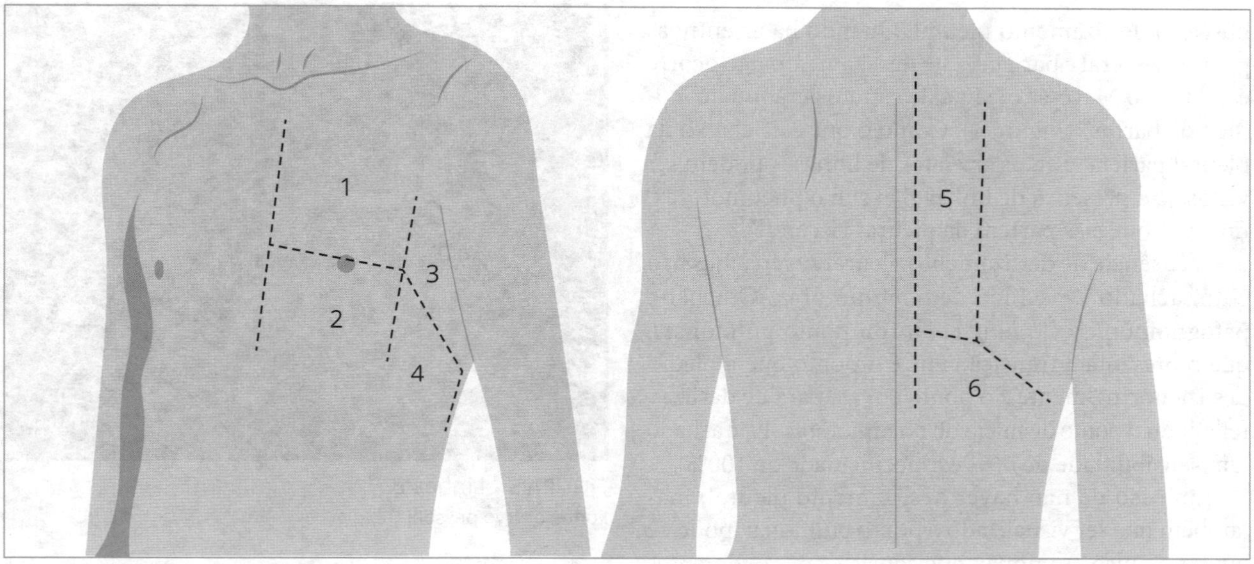

FIGURA 1 Áreas pulmonares.
Fonte: adaptada de Souza et al., 2019[4].

IMAGENS ULTRASSONOGRÁFICAS: ARTEFATOS E SINAIS

Pulmão normal

Linha e deslizamento pleural

A linha pleural tem aspecto ultrassonográfico hiperecogênico. Encontra-se abaixo das costelas e representa seus folhetos parietal e visceral. É possível visualizar sua movimentação ou deslizamento durante as incursões respiratórias e este achado pode ser confirmado no modo M, através do sinal da praia (Figura 2), em que o mar representa os tecidos superficiais e a areia, o deslizamento das pleuras[5,6].

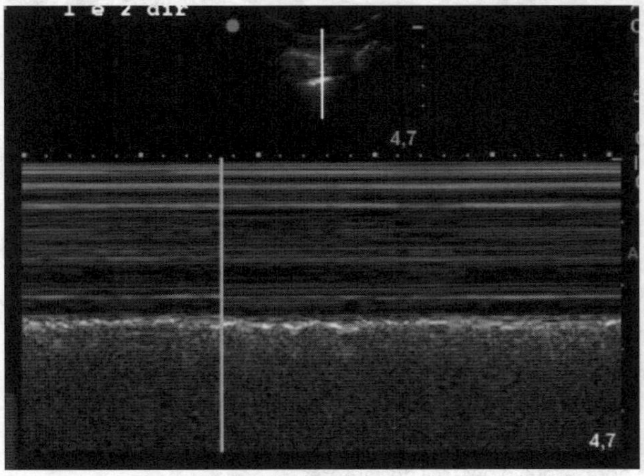

FIGURA 2 Sinal da praia.
Fonte: acervo pessoal.

Linhas A

São artefatos de linhas hiperecoicas horizontais, paralelas à linha pleural e equidistantes entre si. Formam-se em virtude da diferença de pressão entre a pleura e o pulmão. Estão presentes em pulmões normais, aerados (Figura 3).

Patologias pulmonares

Pneumotórax

O ar tende a ocupar as regiões mais anteriores e superiores do tórax, então é nesta região que devemos

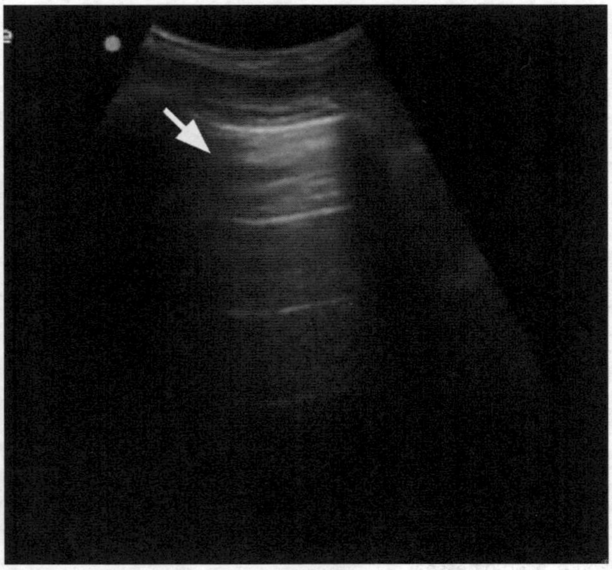

FIGURA 3 Linhas A.
Fonte: acervo pessoal.

buscar o deslizamento pleural. Quando há ar entre as pleuras visceral e parietal, este deslizamento não ocorre e, no modo M, vê-se o "sinal da estratosfera" ou do "código de barras" (Figura 4). Como o que está abaixo da pleural parietal é ar, os artefatos de linhas A podem ser vistos, já a presença de linhas B exclui o pneumotórax, uma vez que elas partem da pleural visceral[5,6].

A ausência de deslizamento pleural sugere, mas não é um achado específico de pneumotórax. O achado patognomônico é o *lung point* (ou ponto pulmonar), que representa a transição entre o ponto que a pleura desliza normalmente e o ponto em ela para de deslizar, refletindo o ponto de início do pneumotórax. Este achado tem sensibilidade de 66% e especificidade de 100%[3].

Em caso de não haver deslizamento pleural, mas também não ser visualizado o ponto pulmonar, pode-se buscar o pulso pulmonar, que consiste em movimentos pleurais de vibrações sincronizadas com o ritmo cardíaco. A presença de pulso pulmonar indica que as pleuras estão juntas, descartando o pneumotórax.

Síndromes intersticiais

Na presença de edema intersticial, surge o artefato denominado linha B. São linhas verticais que surgem na pleura, movimentam-se junto com ela e apagam as linhas A. Até três linhas B num espaço intersticial podem ser encontradas em situações de normalidade[5].

As linhas B devem ser interpretadas de acordo com o contexto clínico do paciente. Se forem localizadas, podem ser compatíveis com pneumonia ou contusão pulmonar. Se forem difusas, podem significar pneumonia intersticial, congestão pulmonar, fibrose intersticial e síndrome da angústia respiratória aguda (SARA) (Figura 5).

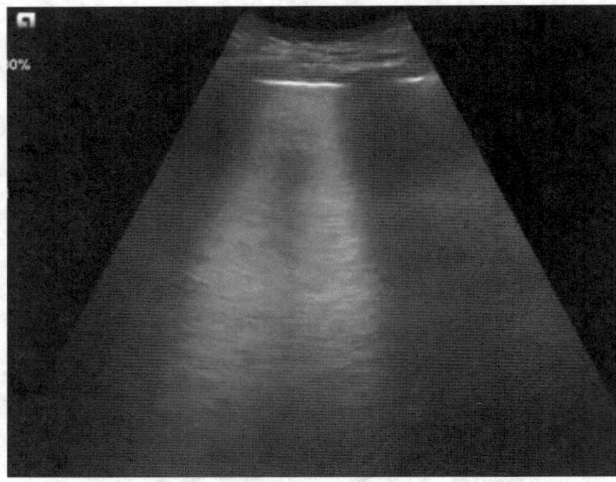

FIGURA 5 Linhas B.
Fonte: acervo pessoal.

Derrame pleural e toracocentese

Em pediatria, semelhante à população adulta, o líquido tende a acumular-se nas bases posteriores do pulmão (regiões 4 e 6), apresentando-se como uma imagem hipoecogênica ou anecoica acima da linha diafragmática. A USG tem alta sensibilidade para detectar derrames pequenos, de até 10 mL e é útil para guiar a toracocentese (Figura 6)[7].

O sinal do deslizamento pulmonar estará ausente (sinal da cortina) e o parênquima pulmonar apresentará graus variados de aeração, dependendo do volume do derrame e da compressão causada por ele. O fluido pode ser analisado quanto à sua ecotextura. Fluido puramente anecoico tem sido associado ao transudato e ao hemotórax, podendo apresentar coágulos organizados semelhantes a tecidos moles. O fluido que se apresenta

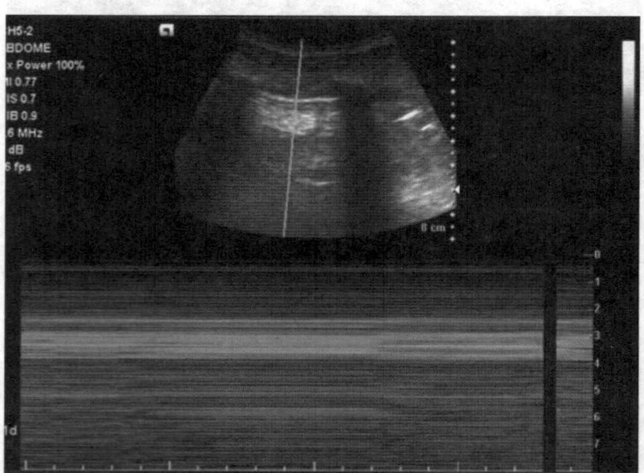

FIGURA 4 Sinal da estratosfera ou código de barras.
Fonte: acervo pessoal.

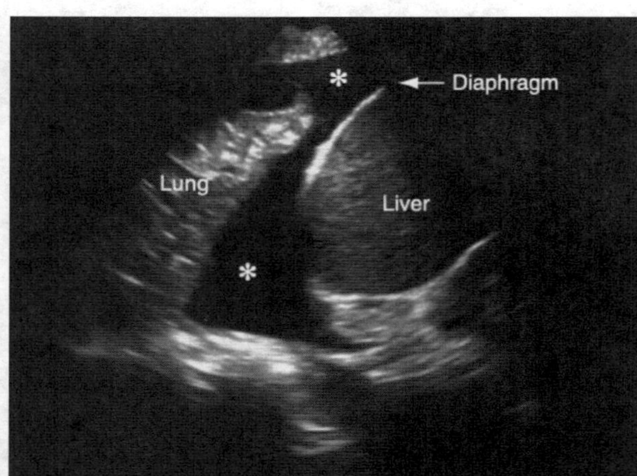

FIGURA 6 Derrame pleural.
Fonte: arquivo pessoal dos autores.

com partículas flutuantes, fibras organizadas e septações tem sido consistentemente associado ao empiema. Já o hemotórax traumático apresenta partículas hiperecoicas rodopiantes (bolhas de ar) com pneumotórax associado.

A toracocentese guiada por US é mais segura, pois permite a identificação precisa da maior bolsa de líquido, a medição da parede torácica e da espessura do derrame e o posicionamento preciso da agulha a uma distância segura do parênquima pulmonar. Deve-se utilizar o transdutor linear e nas crianças maiores o convexo; o paciente deve estar em decúbito dorsal ou lateral (lado afetado para cima), com braço ipsilateral para cima ou sobre o tórax; a cabeceira deve estar entre 30 e 45°[8] e a distância entre a pleura visceral e a parietal deve ser de pelo menos 10 mm ou 1 cm. Após identificar o derrame, deve-se marcar o local para punção ou realizá-la com visualização direta da agulha. Deve-se cobrir o transdutor com gel e bainha estéreis e puncionar a borda superior da costela inferior para não pegar o feixe vasculonervoso.

Consolidações

São áreas hipoecogênicas, com bordos mal definidos, associados a artefatos nas áreas adjacentes, como caudas de cometa[9]. Na população pediátrica, a sensibilidade para detecção de pneumonias por ultrassom é ainda maior do que em adultos, dada a melhor acessibilidade do pulmão pediátrico à pegada do transdutor, aos ossos não calcificados e ao tamanho relativamente maior das consolidações, atingindo a pleura visceral de forma mais consistente. Um estudo recente mostrou uma sensibilidade geral de 86% e especificidade de 89% no diagnóstico de pneumonia. Na análise de subgrupo daqueles pacientes com consolidação maior que 1 cm, a sensibilidade permaneceu em 86%, mas a especificidade aumentou para 97%.

As pneumonias são principalmente um processo alveolar, não havendo obstrução inicial das vias aéreas e o fluxo de ar faz que as secreções se movam no interior da árvore brônquica durante a inspiração e a expiração. Esse movimento das secreções pode ser visto no ultrassom como o sinal do "broncograma aéreo dinâmico" (Figura 7).

A consolidação do parênquima pulmonar o torna cada vez menos aerado, até ter uma ecogenicidade semelhante ao tecido hepático, sendo denominada hepatização pulmonar.

A diferenciação entre consolidação e atelectasia é difícil na USG. A atelectasia consiste em uma consolidação com broncogramas aéreos estáticos, lineares, com fluxo sanguíneo ausente ao doppler. O ideal é correlacionar a história e exame físico[5].

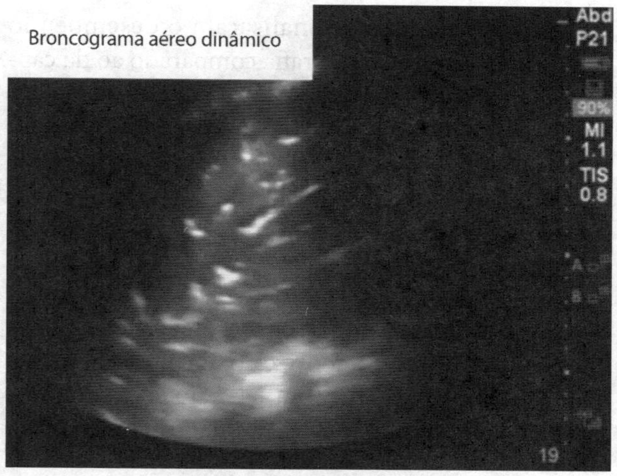

FIGURA 7 Broncograma aéreo dinâmico.
Fonte: arquivo pessoal dos autores.

PROCEDIMENTOS

Confirmação do posicionamento do tubo endotraqueal (TET)

Utiliza-se o transdutor linear, com o marcador para a direita do paciente, na fúrcula esternal. Pode-se utilizar a USG simultaneamente à intubação orotraqueal, avaliando o alargamento da glote à medida que o TET passa ou pode-se avaliar sob visualização direta. O sinal da "dupla traqueia" é um sinal indicativo de intubação esofágica, demonstrando a presença de sombra acústica posterior ao esôfago, localizado lateralmente à traqueia[8] (Figura 8).

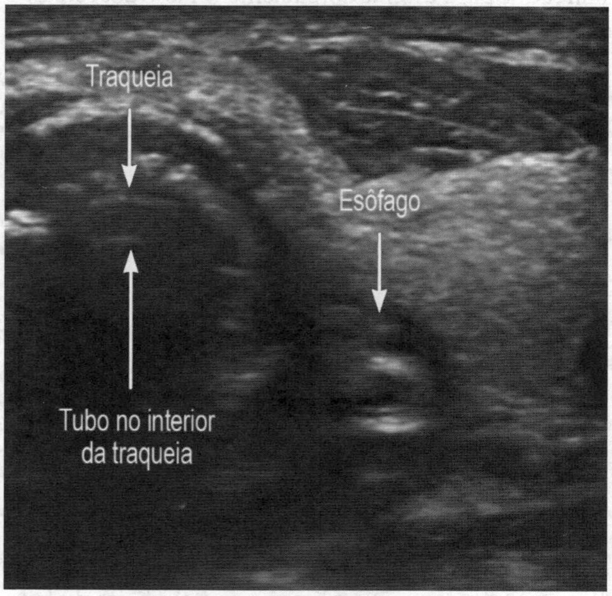

FIGURA 8 Tubo endotraqueal na traqueia.
Fonte: arquivo de imagens dos autores.

Duas metanálises[10,11] analisaram o desempenho diagnóstico da ultrassonografia comparado ao da capnografia para determinar a posição endotraqueal do tubo. Os resultados são surpreendentes e mostraram uma sensibilidade de 93 a 98% e uma especificidade de 97 a 98%.

Punção lombar

Com paciente sentado ou em decúbito lateral, usa-se o transdutor linear ou convexo (pacientes obesos ou maiores) ao nível de L3-4 ou L4-5 no eixo transversal (marcador cranial) e longitudinal (marcador para direita).

O plano longitudinal inclui as abordagens mediana, quando o transdutor é colocado diretamente sobre os processos espinhosos posteriores, e a abordagem paramediana, quando o transdutor está fora da linha média.

Os pacientes devem estar sentados ou em decúbito lateral e pode-se fazer a punção lombar por técnica estática (assistida por ultrassom) ou dinâmica (guiada por ultrassom).

Punção suprapúbica (PSP)

Punções suprapúbicas são comumente realizadas em pediatria, já que infecção do trato urinário é uma causa comum de febre nos lactentes. Realizar uma PSP guiada por US torna o procedimento muito mais seguro.

Com o paciente em decúbito dorsal, deve-se localizar a sínfise púbica. Utiliza-se o transdutor convexo na linha média superiormente à sínfise púbica com o marcador para direita do paciente (eixo transversal) e medir a largura da bexiga da esquerda para a direita e a altura (anterior-posterior) e, em seguida, girar o marcador 90° cranialmente (eixo longitudinal) e medir a profundidade (Figura 9). Calcular o volume da bexiga através da seguinte fórmula:

Volume da bexiga = (largura × altura × profundidade) × 0,75

Volumes ≥ 3 cm³ são adequados para coleta.

Agulha no sentido cefálico, em um ângulo de 10-20°, transdutor para a direita. Agulha é vista como uma estrutura hiperecoica.

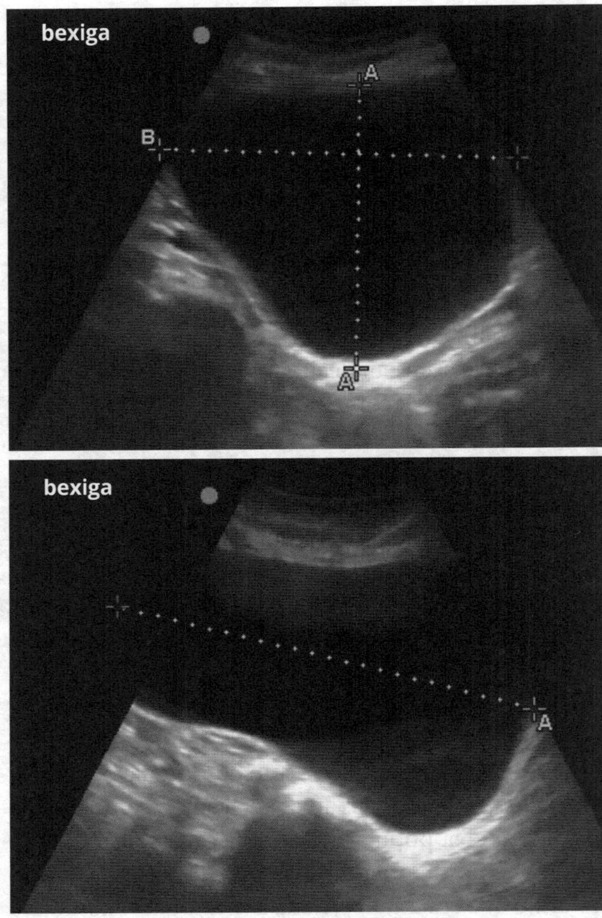

FIGURA 9 Medida da profundidade.
Fonte: acervo pessoal.

US *point-of-care* no politrauma

O FAST (*focused assessment with sonography for trauma*) foi a primeira aplicação do US à beira do leito em adultos vítimas de trauma abdominal contuso. O objetivo do FAST é detectar líquido livre que provavelmente representa sangue no paciente vítima de trauma agudo. Para este fim, a sensibilidade do método é de 80%, segundo metanálise de 2007 desenvolvida por Holmes[12].

Devido à importância do diagnóstico de pneumotórax e hemotórax nos traumas, a investigação dessas áreas foi incluída no FAST e, por isso, ele passou a ser chamado de E-FAST, ou seja, FAST estendido. O US se mostrou mais sensível do que a radiografia de tórax para a detecção de pneumotórax e hemotórax[13].

Em pacientes politraumatizados, instáveis hemodinamicamente e com E-FAST positivo, está indicada a laparotomia exploradora[14]. Já nas crianças estáveis hemodinamicamente, recomenda-se ampliar a investigação com tomografia de abdome se o mecanismo de trauma exigir, mesmo que o exame do E-FAST seja negativo. Isso poque, em pediatria, lesões em órgãos sólidos podem cursar sem sangramento na cavidade abdominal em até 37% das vezes[15].

A fim de uniformizar e facilitar as avaliações, foram descritas as questões-chave para o exame: Existe líquido/sangue no abdome? Existe líquido/sangue no pericárdio? Existe líquido/sangue no tórax? Existe pneumotórax?

O E-FAST é realizado com o paciente na posição supina e as janelas que devem ser avaliadas são: pulmonar, cardíaca (subxifoide), hepatorrenal (quadrante superior direito), esplenorrenal (quadrante superior esquerdo) e pélvica. Deve-se iniciar o exame pela janela pulmonar ou pela janela subxifoide, pois o pneumotórax e o tamponamento cardíaco são patologias que podem levar à morte rapidamente.

A parte abdominal do exame E-FAST é realizada com o paciente em posição supina e com um transdutor curvilíneo de baixa frequência (2 a 5 MHz). Isso garante boa penetração e visualização adequada das estruturas anatômicas em questão. Para crianças menores, o transdutor Phased Array (2-8 MHz) também pode ser usado. Para a parte pulmonar, um transdutor linear de frequência mais alta (5-10 MHz) é preferível, já que os pulmões são mais superficiais em comparação aos órgãos sólidos abdominais. Alternativamente, o transdutor abdominal de baixa frequência pode ser utilizado para adquirir imagens pulmonares. Ao realizar a ultrassonografia nos quadrantes superiores direito e esquerdo, o marcador deve ser angulado posteriormente, cerca de 10°, a fim de escanear ao longo do eixo longitudinal dos rins. Veja as Figuras 10 a 12.

Para a maioria dos pacientes, o local mais sensível para a detecção de líquido intra-abdominal é a porção mais dependente da cavidade peritoneal – a bolsa de Morison ou o quadrante superior direito. É importante observar que, em crianças menores, sua porção mais dependente pode ser a pelve, e não a bolsa de Morison. Também é importante frisar que, no espaço esplenorrenal, o líquido tende a se acumular inferior ou superiormente ao rim ou abaixo do diafragma, pois o ligamento frenocólico impede que o líquido livre realmente se acumule entre o baço e o rim.

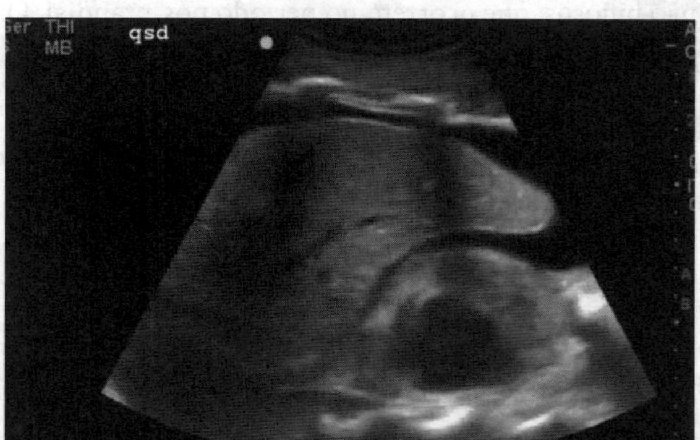

FIGURA 10 Espaço hepatorrenal ou de Morrison.
Fonte: acervo pessoal.

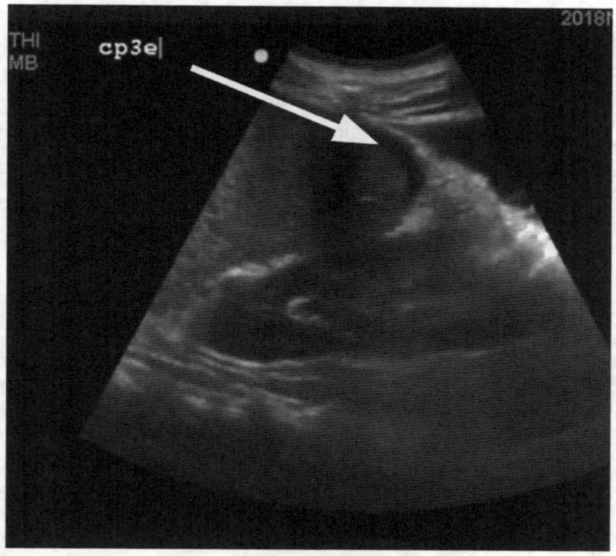

FIGURA 11 Espaço esplenorrenal: transdutor no quadrante superior esquerdo, em posição longitudinal, com o marcador para cima. Exame positivo.
Fonte: acervo pessoal.

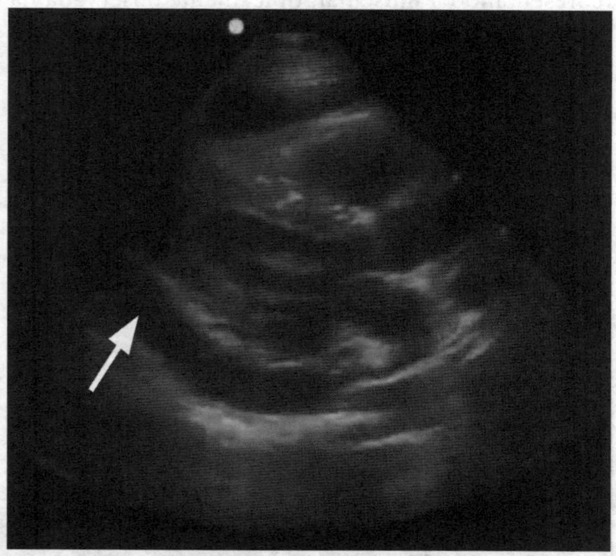

FIGURA 12 Janela suprapúbica: transdutor na região suprapúbica, em posição transversal, com o marcador para direita do paciente. Exame positivo (direita).
Fonte: acervo pessoal.

Ultrassom abdominal

Os sintomas gastrointestinais como vômito, diarreia e dor abdominal são queixas frequentes nas emergências pediátricas; na maior parte dos casos, estão relacionados a doenças autolimitadas, mas eventualmente podem representar condições mais graves.

A ultrassonografia abdominal na emergência pediátrica pode ser útil para identificar patologias que cursam com obstrução intestinal, sendo as mais comuns: intussuscepção, apendicite aguda e estenose hipertrófica pilórica.

Intussuscepção

A intussuscepção é a forma mais comum de obstrução intestinal em crianças. O diagnóstico realizado pela tríade clássica de dor abdominal, vômitos e fezes sanguinolentas ou pelas radiografias abdominais ocorre apenas em 50% dos casos. Um estudo realizado por Riera et al.[16] evidenciou uma sensibilidade de 85% e uma especificidade de 97% em exames realizados por emergencistas pediátricos após uma hora de treinamento teórico-prático.

Para realização do exame deve-se utilizar o transdutor linear de alta frequência (5-10 MHz). A intussuscepção é evidenciada na US pela alternância de camadas hiperecoicas, representando a mucosa e hipoecoicas, representando a muscular, tipicamente observada na flexura hepática (Figura 13). A imagem formada no plano transversal é chamada de sinal do alvo e, no plano longitudinal, de pseudorrim. O diâmetro do intestino intussusceptado deve exceder 3 cm e não deve haver peristaltismo no seu interior. Quando a intussuscepção causa obstrução, o intestino proximal pode se apresentar dilatado, com paredes espessadas que podem conter líquido no seu interior[17]. Na colocação de Doppler, um fluxo ausente ou diminuído sugere isquemia ou infarto[18].

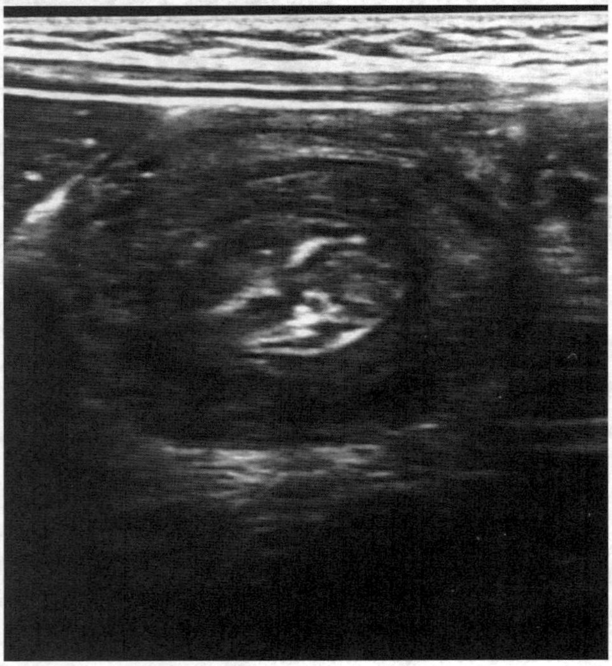

FIGURA 13 Sinal do alvo.
Fonte: arquivo pessoal dos autores.

Apendicite

Apendicite aguda resulta na obstrução do lúmen apendicular, promovendo inflamação distal e distensão, sendo a emergência cirúrgica mais comum em crianças.

O exame é realizado com o paciente na posição supina. O transdutor deve ser colocado no quadrante inferior direito e gentilmente deve-se forçá-lo para baixo, a fim de deslocar o ar e as alças intestinais. Utiliza-se o transdutor linear de alta frequência (5 a 10 MHz).

Achados consistentes com apendicite aguda são: visualização de uma alça em fundo cego com lúmen não compressível, diâmetro medindo pelo menos 6 mm e ausência de peristaltismo[19]. Podem ser encontrados alguns sinais secundários, como fluido ao redor do apêndice ou fecalito.

Um estudo realizado por Elikashvilli et al.[20] evidenciou que a sensibilidade e especificidade do exame realizado por emergencistas pediátricos é similar a dos radiologistas – 60% *versus* 62,5% e 94% *versus* 99%, respectivamente. Não se tem bem definido qual é o melhor exame de imagem para a detecção da apendicite em crianças. O US não é tão sensível quanto a tomografia computadorizada (TC); porém, não emite raios ionizantes e pode ser realizada à beira do leito.

Estenose hipertrófica do piloro

A estenose hipertrófica do piloro (EHP) é caracterizada por uma hipertrofia da musculatura pilórica que causa estreitamento e alongamento do canal pilórico. A apresentação clássica consiste em vômitos frequentes não biliosos, que ocorrem no período pós-prandial. O diagnóstico pode ser realizado por meio da história clínica detalhada e do exame físico. No entanto, nos estágios iniciais da doença, esse diagnóstico pode ser confundido com outras patologias, como doença do refluxo gastresofágico.

O exame deve ser realizado com o paciente na posição supina ou em decúbito lateral direito. Como é uma patologia que acomete crianças muito pequenas, indica-se a utilização do transdutor linear. Se o estômago estiver vazio, a criança deve ingerir um pouco de água, o que permitirá a visualização do fluxo em direção ao piloro[21]. O piloro deverá ser medido transversal e longitudinalmente. No plano longitudinal, uma medida superior a 15 mm indica estenose hipertrófica do piloro. No plano transversal, o piloro aparece como um sinal do "alvo", com o centro de mucosa ecogênica circundado de muscular hipoecoica. Se a medida exceder 3 mm, será considerada estenose hipertrófica do piloro[22].

Um estudo realizado por Sivitz et al.[23] mostrou que emergencistas pediátricos diagnosticam acuradamente o piloro após 45 minutos de aula teórico-prática com sensibilidade e especificidade de 100%.

REFERÊNCIAS

1. Davis JJ, Wessner CE, Potts J, Au AK, Pohl CA, Fields JM. Ultrasonography in undergraduate medical education: a systematic review. J Ultrasound Med. 2018;37(11):2667-79.
2. Lichtenstein DA. Lung ultrasound in the critically ill. Ann Intensive Care. 2014;4(1):1
3. Volpicelli G, Boero E, Sverzellati N, Cardinale L, Busso M, Boccuzzi F, et al. Semi-quantification of pneumothorax volume by lung ultrasound. Intensive Care Med. 2014;40(10):1460-7
4. Souza TH, Nadal JAH, Peixoto AO, Pereira RM, Giatti MP, Soub ACS, et al. Lung ultrasound in children with pneumonia: interoperator agreement on specific thoracic regions. Eur J Pediatr. 2019;178(9):1369-77.
5. Lichtenstein D. Novel approaches to ultrasonography of the lung and pleural space: where are we now? Breathe (Sheff). 2017;13(2):100-11.
6. Lichtenstein DA. BLUE-protocol and FALLS-protocol: two applications of lung ultrasound in the critically ill. Chest. 2015;147(6):1659-70.
7. Brogi E, Gargani L, Bignami E, Barbariol F, Marra A, Forfori F, et al. Thoracic ultrasound for pleural effusion in the intensive care unit: a narrative review from diagnosis to treatment. Crit Care. 2017;21(1):325.
8. Doniger SJ (ed.). Pediatric emergency and critical care ultrasound. Cambridge: University Prining House; 2013.
9. Stadler JAM, Andronikou S, Zar HJ. Lung ultrasound for the diagnosis of community-acquired pneumonia in children. Pediatr Radiol. 2017;47(11):1412-9.
10. Das SK, Choupoo NS, Haldar R, Lahkar A. Transtracheal ultrasound for verification of endotracheal tube placement: a systematic review and meta-analysis. Can J Anaesth. 2015;62(4):413-23.
11. Chou EH, Dickman E, Tsou PY, Tessaro M, Tsai YM, Ma MHM, et al. Ultrasonography for confirmation of endotracheal tube placement: a systematic review and meta-analysis. Resuscitation. 2015;90:97-103.
12. Holmes J F, Gladman A, Chang C H. Performance of abdominal ultrasonography in pediatric blunt trauma patients: a meta-analysis. J Pediatr Surg. 2007;42(9):1588-94.
13. Hegenbarth MA. Bedside ultrasound in the pediatric emergency department: basic skill or passing fancy? Clin Ped Emerg Med. 2004;5(4):201-16.
14. Kirkpatrick AW, Sirois M, Laupland KB, Liu D, Rowan K, Ball CG, et al. Hand-held thoracic sonography for detecting post-traumatic pneumothoraces: the Extended Focused Assessment with Sonography for Trauma (EFAST). J Trauma. 2004;57:288-95.
15. Ma OJ, Mateer JR. Emergency ultrasound. Columbus: McGraw-Hill; 2003.
16. Riera A, Hsiao AL, Langhan ML, Goodman TR, Chen L. Diagnosis of intussusception by physician novice sonographers in the emergency department. Ann Emerg Med. 2012;60(3):264-8.
17. Fox JC, Boysen M, Gharahbaghian L, Cusick S, Ahmed SS, Anderson CL, et al. Test characteristics of focused assessment of sonography for trauma for clinically significant abdominal free fluid in pediatric blunt abdominal trauma. Acad Emerg Med. 2011;18(5):477-82.
18. Glomb N, D'Amico B, Rus M, Chen C. Point-of-care ultrasound in resource-limited settings. Clin Ped Emerg Med. 2015;16(4):256-261.
19. Brunhild M. Diagnosis of appendicitis by a pediatric emergency medicine attending using point-of-care ultrasound: a case report. Hawaii Med J. 2010;69(9):208-11.
20. Elikashvili I, Tay ET, Tsung JW. The effect of point-of-care ultrasonography on emergency department length of stay and computed tomography utilization in children with suspected appendicitis. Acad Emerg Med. 2014;21(2):163-70.
21. Figueiredo SS, Araújo Júnior CR, Nóbrega BB, Jacob BM, Esteves E, Teixeira KISS. Estenose hipertrófica do piloro: caracterização clínica, radiológica e ecográfica. Radiol Bras. 2003;36(2):111-6.
22. Rodrigues FHR, Caldeira Filho ML, Campos RSR, Torres SM, Silva, VYNE, Kashiwabara TGB, et al. Estenose hipertrófica do piloro. Braz J Surg Clin Res. 2014;6(3):57-9.
23. Sivitz AB, Tejani C, Cohen SG. Evaluation of hypertrophic pyloric stenosis by pediatric emergency physician sonography. Acad Emerg Med. 2013;20(7):646-51.

3

Bloqueios periféricos guiados por ultrassonografia

Osmar Colleoni
Camila Ribas Stefanello

PONTOS PRINCIPAIS

- A escolha do anestésico local é habitualmente baseada na duração desejada da anestesia, porém devemos individualizar a indicação e a anatomia de cada bloqueio.
- A suplementação de oxigênio deve ser instituída em qualquer paciente com suspeita de intoxicação por anestésicos locais.
- O bloqueio do plano eretor da espinha é uma técnica introduzida recentemente

INTRODUÇÃO

A primeira aplicação hipodérmica de opiáceos em pontos dolorosos foi realizada por Alexander Wood, em 1853, dando início ao uso de anestésicos locais com o intuito de produzir insensibilidade ou reduzir a transmissão do impulso nervoso local. Em 1868, Moreno e Maiz realizaram o primeiro bloqueio sensitivo de um nervo periférico por infiltração em rãs e, em 1884, foi descrita a primeira anestesia local por Carl Köller. Esse último publicou uma série de casos em Viena com a instilação de uma solução de cocaína no olho de pacientes, permitindo tocar a conjuntiva com uma agulha sem sentir dor, é considerado até hoje o descobridor da anestesia tópica e realizador do primeiro bloqueio regional para cirurgias oftalmológicas. Somente em 1904 foi produzido o primeiro anestésico local, a procaína, e, em 1943 é sintetizada a lidocaína a partir de extrato de gramínea *Arundo donax*, sendo esse o anestésico local de maior uso nos dias de hoje.

No final dos anos 1970 foram introduzidos métodos anatômicos para identificação de nervos periféricos e, consequentemente, a realização de bloqueios. Infelizmente, a anatomia não é exatamente previsível e a presença de variabilidades anatômicas levou a baixos índices de sucesso. Ao longo dos anos, o desenvolvimento e o uso de neuroestimuladores auxiliaram na realização com melhor qualidade e menor taxa de complicação; porém, evidências atuais demonstram superioridade incontestável do ultrassom como auxiliar na realização do procedimento na população adulta e pediátrica[1,2].

A primeira publicação sobre a utilização do ultrassom em bloqueios periféricos ocorreu em 1978 por Grange et al., que descreveram o uso do Doppler para detectar o fluxo sanguíneo de vasos e auxiliar no bloqueio do plexo braquial por via supraclavicular (o conhecimento da aparência ultrassonográfica de estruturas neurais era pobre e a tecnologia ainda não permitia a visualização direta do plexo). Só em 1994 Kapral et al. utilizaram o ultrassom diretamente para identificar o plexo braquial e realizar seu bloqueio, sendo essa a primeira descrição de um bloqueio regional ecoguiado.

Bloqueios anestésicos guiados por ecografia no departamento de emergência (DE) foram pela primeira vez descritos em 2006 com a publicação de uma série de 11 casos de bloqueios dos nervos radial, mediano e ulnar ao nível de antebraço para reparo de lesões em mão no departamento de emergência[3]. Neste artigo pioneiro, os bloqueios foram realizados por médicos emergencistas ou residentes após um treinamento teórico-prático de 1 hora com excelentes resultados e sem complicações. Desde então, a implementação de técnicas de bloqueio regional no departamento de emergência tem sido um dos focos do American College of Emergency Phisicians (ACEP)[4,5].

O uso de bloqueios como um dos pilares da analgesia multimodal no DE (Figura 1) reduz o uso de opioides endovenosos e, consequentemente, efeitos indesejados dessa classe de drogas, como a alteração do nível de consciência, além de prover analgesia prolongada[6]. Entre os principais usos dos bloqueios guiados por ultrassonografia no DE estão: redução de fraturas e luxações, reparo de lacerações extensas e/ou complexas, realização de procedimentos como drenagem de tórax e até redução de parafimose[6].

Atualmente, em alguns centros de trauma, até 70% dos bloqueios são realizados fora do bloco cirúrgico, sendo 45% realizados por emergencistas, 45% por anestesiologistas e 10% por outras especialidades[7]. Uma revisão sistemática com metanálise recente demonstrou que ao compararmos analgesia e sedação procedural com bloqueios anestésicos para a redução de fraturas e luxações no DE não há diferença significativa na analgesia obtida, bem como na satisfação dos pacientes. Além disso, há menor taxa de efeitos adversos e menor tempo de permanência no DE quando optamos por técnicas de bloqueio em detrimento de sedoanalgesia procedural[8].

FISIOLOGIA E FARMACOLOGIA DOS ANESTÉSICOS LOCAIS

A membrana do neurônio em repouso, devido a sua seletividade e a bomba Na^+-K^+ ATPase, é totalmente permeável ao influxo de potássio e quase impermeável ao sódio, estabelecendo uma diferença de potencial entre o intra e extracelular. O intracelular é rico em íons K^+ (que não se difundem para o exterior da membrana) e o extracelular, em íons Na^+, mantendo a negatividade do meio intracelular quando comparado ao extracelular.

De forma simplificada, variações para mais ou para menos dessa negatividade dependem do fluxo de íons (principalmente sódio e potássio) através da membrana que ocorre com a ativação causada por quaisquer estímulos físico, químico ou elétrico. Ocorre aumento da permeabilidade ao sódio até atingir o potencial de deflagração, quando a permeabilidade ao sódio aumenta drasticamente, desencadeando o potencial de ação com grande entrada de cargas positivas para o intracelular e invertendo-se a polaridade da membrana, gerando o estímulo nervoso. Anestésicos locais (AL) interrompem a condução nervosa por reduzir ou eliminar temporariamente a permeabilidade da membrana celular dos neurônios aos íons sódio.

Além do bloqueio dos canais de sódio, os anestésicos locais podem interferir (quando em doses mais altas) nos canais de potássio e cálcio, fato esse altamente relacionado aos seus efeitos tóxicos.

Quimicamente, anestésicos locais são alcaloides e, portanto, comportam-se como bases fracas, apresentando-se em dois estados: apolar/não ionizada (neutro/molecular) e polar/ionizada (catiônico/hidrofílico).

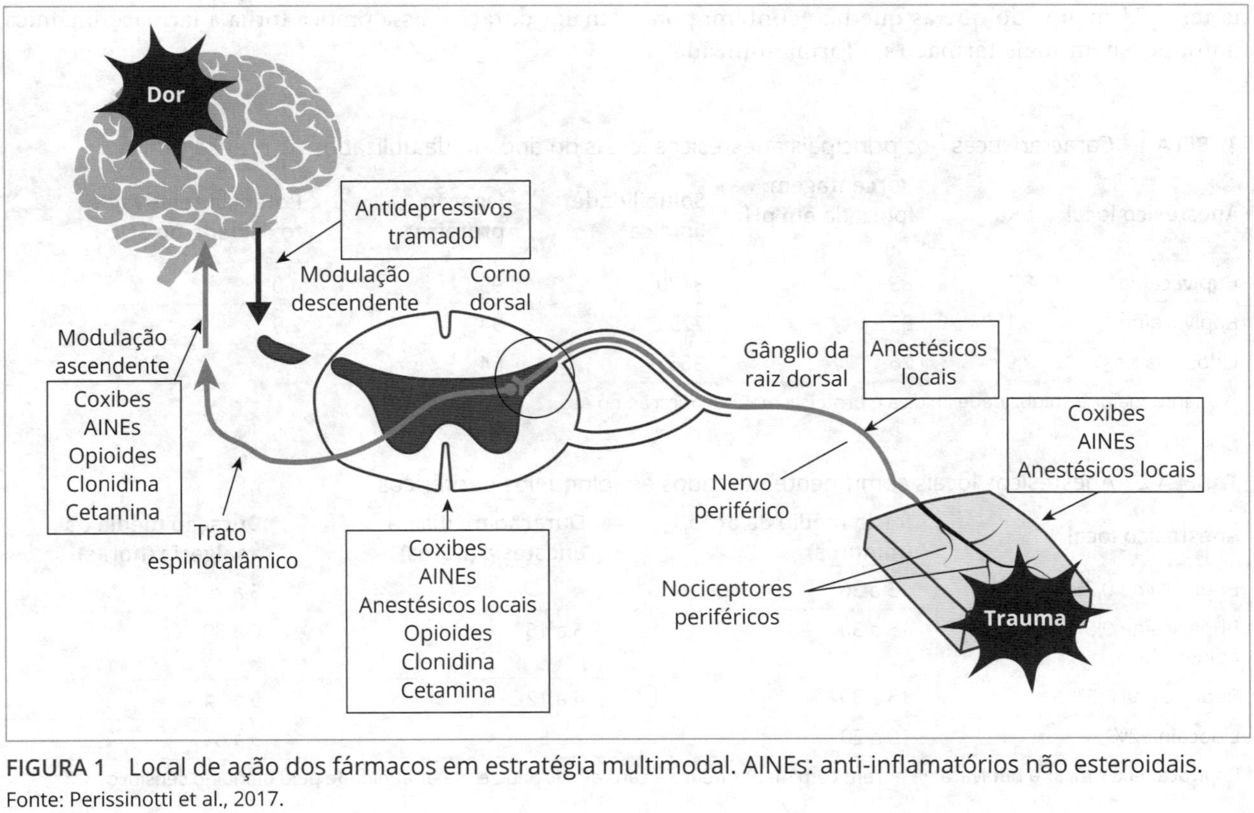

FIGURA 1 Local de ação dos fármacos em estratégia multimodal. AINEs: anti-inflamatórios não esteroidais.
Fonte: Perissinotti et al., 2017.

Sob o ponto de vista farmacodinâmico, a forma polar bloqueia o canal de sódio pelo interior e a forma neutra permite a entrada da droga na célula: a droga atravessa a membrana lipídica da célula para, no meio intracelular, atuar nos canais de sódio. É importante lembrar que quanto mais lipossolúvel é um AL, mais potente sua ação e mais tóxica sua molécula.

O pKa dos anestésicos locais define o pH no qual as duas formas, polar e apolar, coexistem em equilíbrio. Como o pH dos tecidos difere do pKa dos AL, haverá maior proporção de uma das formas, a ionizada ou não ionizada. No pH fisiológico, próximo de 7,4, todos os anestésicos locais apresentam sua forma ionizada em maior proporção, visto que o pKa de todos os AL é maior que 7,4. A lidocaína, por exemplo, possui pKa de 7,9, por isso em pH fisiológico apenas 25% da droga apresenta-se na sua forma não ionizada. A bupivacaína possui pKa de 8,1, por isso em pH fisiológico haverá uma fração ainda menor da forma não ionizada, aproximadamente 15%.

A porção não ionizada atravessa a membrana mais facilmente que a ionizada. Assim, a droga com maior fração não ionizada em pH fisiológico alcança seu sítio efetor de forma mais rápida. Isso explica por que a lidocaína tem menor tempo de latência que a bupivacaína e seu tempo para instalação do bloqueio é menor, por exemplo. No interior da célula, o pH é mais baixo, causando dissociação e aumentando a forma polar, que se liga ao interior do canal de sódio.

Da mesma forma, soluções que contêm epinefrina têm pH menor do que as que não contêm; portanto, possuem mais fármaco na forma ionizada e, consequentemente, velocidade de instalação mais lenta. Aumentar a proporção de AL não ionizado, facilitando sua entrada na célula, pode ser obtida por meio de redução do pKa do fármaco (com aquecimento da solução, por exemplo) ou aumento do pH do meio, em geral, por meio da alcalinização com bicarbonato. Caso o pH seja aumentado além do permitido, a quantidade de base aumentará muito e, sendo a base insolúvel em água, pode resultar em precipitação do fármaco.

Além do pH da solução, o pH do tecido também influencia na absorção do AL. Em locais com grande acúmulo de material purulento, o pH local é mais ácido, fazendo com que o anestésico permaneça em sua forma ionizada, sendo menos absorvido.

Menos de 1% de todas as reações adversas a AL são realmente alergias mediadas por IgE, sendo a maioria dos casos causados por ésteres. Reações alérgicas por amidas, como lidocaína e bupivacaína (mais utilizadas na prática clínica) são muito raras, sendo importante lembrar que não há alergia cruzada entre as classes de AL.

A escolha do anestésico local é habitualmente baseada na duração desejada da anestesia, porém devemos individualizar a indicação e a anatomia de cada bloqueio. A bupivacaína, por exemplo, apresenta maior potência em relação à ropivacaína e à lidocaína, porém também maior toxicidade.

É frequente na prática clínica a mistura de anestésicos locais (lidocaína e bupivacaína, por exemplo) visando reduzir o tempo para início do bloqueio e sua maior duração. Essa prática torna a farmacodinâmica

TABELA 1 Características dos principais anestésicos locais do tipo amida utilizados na prática clínica

Anestésico local	pKa	Porcentagem Ionizada em pH 7,4	Solubilidade lipídica*	Ligação proteica*	Potência relativa de toxicidade no SNC
Bupivacaína	8,1	83	3420	95	4,0
Ropivacaína	8,1	83	775	94	2,9
Lidocaína	7,9	76	366	64	1,0

* Quanto maior a solubilidade lipídica e proteica, maior a duração do AL.

TABELA 2 Anestésicos locais comumente utilizados em bloqueios periféricos

Anestésico local	Início médio da ação (minutos)	Duração média da anestesia (horas)	Duração média da analgesia (horas)
Bupivacaína 0,25%	15 a 30	-	5 a 26
Bupivacaína 0,5% com epinefrina	15 a 30	5 a 15	6 a 30
Ropivacaína 0,5%	15 a 30	4 a 12	5 a 24
Lidocaína 2%	10 a 20	2 a 5	3 a 8

Ropivacaína é similar a bupivacaína porém com menor neuro e cardiotoxicidade e maior afinidade pelo bloqueio sensitivo.

da mistura imprevisível não sendo recomendada sua utilização rotineira.

Quanto ao cálculo da dose máxima de anestésicos locais, devemos levar algumas particularidades em consideração:

- Considerar o peso ideal do paciente e não seu peso real.
- Reduzir a dose em pacientes com risco de alta absorção, como gestantes e em pacientes com sensibilidade aumentada aos anestésicos locais, como idosos.
- Reduzir a dose em pacientes com baixos níveis de alfa-1-ácido-glicoproteína, como neonatos e gestantes.
- Reduzir a dose em pacientes com risco de excreção reduzida de anestésicos locais, como insuficiência renal, hepática ou cardíaca.
- A administração repetida do anestésico local pode provocar taquifilaxia (tolerância aguda à ação analgésica).

A adição de um vasoconstritor como a epinefrina a um AL é comum e pode reduzir a taxa de absorção local em até 50% e seu nível do pico plasmático[9], aumentando o tempo de ação em 30 a 50% por reduzir sua absorção e eliminação. Caso uma solução comercial com epinefrina não esteja disponível, podemos preparar 10 mL de anestésico local com adrenalina da seguinte forma:

- Diluímos 1 mL (1 mg) de adrenalina em 9 mL de solução estéril, obtendo 10 mL de uma solução de adrenalina 0,1 mg/mL.
- Adicionamos 0,5 mL (0,05 mg) da solução de adrenalina 0,1 mg/mL à 9,5 mL de anestésico local, obtendo 10 mL de uma solução de anestésico local com adrenalina 0,005 mg/mL.

A adrenalina também pode ser um marcador de injeção intravascular inadvertida do anestésico local causando variações na pressão arterial e na frequência cardíaca, aumentando a segurança do procedimento.

MATERIAIS E TÉCNICA

Com relação à agulha de escolha, devemos ter preferência por agulhas de ponta romba próprias para bloqueios periféricos ou então agulhas de raquianestesia com ponta não cortante e bisel curto (como a agulha de Tuohy) e com calibre entre 20 e 22G. Os principais benefícios são:

- Menor risco de injeção intraneural ou intrafascicular (principal causa de lesões nervosas em bloqueios nervosos periféricos).
- Redução do risco de injeção intravascular (principal causa de toxicidade sistêmica de anestésicos locais).
- Redução do risco de posicionamento inadvertido em espaço subaracnóide durante a realização de bloqueios proximais (como no bloqueio de plexo braquial por via interescalênica).

Durante o procedimento, o paciente deve permanecer em ambiente monitorizado (oximetria de pulso, pressão não invasiva e cardioscopia) e com pronta disponibilidade de acesso à fonte de oxigênio, materiais para manejo das vias aéreas, medicamentos de emergência e emulsão lipídica. A reavaliação clínica, principalmente com reavaliação constante do estado mental, é imprescindível.

Além do uso do ultrassom, algumas técnicas de injeção devem ser implementadas visando reduzir o risco de injeção intravascular pois também auxiliam na detecção precoce caso esta ocorra:

- Administração lenta: 1 a 2 mL da solução de AL a cada 30 a 45 segundos.
- Aspiração antes da injeção do AL: observamos a presença de sangue na seringa se ocorrer posicionamento intravascular da ponta da agulha.
- Utilização do Doppler para identificação de vasos, evitando a punção inadvertida deles.
- Uso de soluções de anestésicos locais com adrenalina: as soluções industriais que incluem adrenalina

TABELA 3 Doses máximas de anestésicos locais

Anestésico local	Dose máximas em mg/kg (sem adrenalina)	Dose máximas em mg/kg (com adrenalina)	Dose máxima total
Lidocaína	5	7	500 mg
Ropivacaína	3	3,5	300 mg
Levobupivacaína	2	3	-
Bupivacaína	2	3	175 mg

Lembrar: 1% = 10 mg/mL.

possuem concentração de 1:200.000 ou 1:400.000. Além de reduzir a absorção sistêmica, pode ser um marcador precoce de injeção intravascular. Doses de 15 mcg de adrenalina EV resultam em um aumento de 10 ou mais batimentos na frequência cardíaca.

- Evitar a realização de bloqueios periféricos em pacientes sedados: tais pacientes serão incapazes de relatar sintomas precoces da intoxicação por anestésicos locais como *tinnitus*, parestesia perioral e tontura.

CONCEITO DE ANISOTROPIA

Dentre os diferentes artefatos e conceitos físicos envolvidos na obtenção da imagem de ultrassom, a anisotropia é a mais importante quando realizamos o bloqueio de nervos periféricos. Para alguns tecidos (como nervos e tendões), o ângulo de insonação possui imensa relação na reflexão e, consequentemente, na imagem obtida. Para nervos, a melhor imagem é obtida quando a estrutura é insonada em ângulo reto (90 graus), variações de apenas 10 ou 20 graus podem resultar em um nervo impossível de ser identificado.

INTOXICAÇÃO POR ANESTÉSICOS LOCAIS

A toxicidade sistêmica por anestésicos locais, apesar de baixa prevalência, aproximadamente 0,03% (ou 0,27 episódios a cada 1.000 bloqueios de nervos periféricos)[10] é uma complicação ameaçadora à vida e pode ocorrer em decorrência da injeção intravascular inadvertida ou por absorção sistêmica do anestésico local. Seu risco pode ser reduzido utilizando a menor dose efetiva de anestésico e com técnicas seguras de injeção, como o uso do ultrassom.

Sinais e sintomas podem ocorrer mais de 15 minutos após a injeção de anestésicos locais e são divididos por sistema acometido:

- Sistema nervoso central: *tinitus*, parestesia perioral, sabor metálico na boca, agitação, disartria, convulsões, inconsciência e parada respiratória;
- Sistema cardiovascular: hipotensão, bradicardia, arritmias ventriculares e parada cardiorrespiratória.

Manejo da intoxicação por anestésicos locais

Consiste principalmente no manejo das convulsões, manejo cardiovascular conforme protocolos do suporte avançado de vida em cardiologia (ACLS) e administração precoce de emulsão lipídica a 20%[11,12].

A suplementação de oxigênio deve ser instituída em qualquer paciente com suspeita de intoxicação por

TABELA 4 Fatores de risco para toxicidade sistêmica por anestésicos locais

Baixa massa muscular
Extremos de idade (< 4 meses e > 79 anos)
Doenças cardíacas preexistentes ou deficiência de carnitina
Insuficiência renal e/ou hepática
Gestantes
Local de injeção altamente vascularizado

anestésicos locais. Quanto à ressuscitação cardiovascular, algumas peculiaridades devem ser observadas como reduzir a dose de adrenalina para ≤ 1 mcg/kg, evitar vasopressina, bloqueadores do canal de cálcio, betabloqueadores e lidocaína, sendo a amiodarona o antiarrítmico de primeira linha[11].

Pacientes estáveis hemodinamicamente apenas com crises convulsivas podem ser manejados com benzodiazepínicos endovenosos.

Conforme protocolo da American Society of Regional Anesthesia and Pain Medicine (ASRA), a dose de emulsão lipídica a 20% é de 1,5 mL/kg (máximo de 100 mL) em *bolus* de 2 a 3 minutos seguida de infusão de 0,25 mL/kg/min (máximo de 250 mL em 15 a 20 minutos). Se o paciente permanecer instável, deve-se repetir o *bolus* inicial e dobrar a infusão inicial. A dose máxima de emulsão lipídica é de 12 mL/kg. Após obter a estabilidade cardiovascular, devemos manter a infusão por pelo menos mais 15 minutos, e o paciente permanecer monitorizado por mais 6 horas. Caso haja falha no manejo da intoxicação com o uso de emulsão lipídica, o *bypass* cardiopulmonar deve ser considerado (Figura 2).

BLOQUEIOS DO PLEXO CERVICAL

Podem ser realizados habitualmente pelas abordagens interescalênica, supraclavicular e infraclavicular.

Anatomia

O plexo braquial localiza-se entre os músculos escalenos anterior e médio, profundo ao músculo esternocleidomastóideo e à fáscia cervical profunda (pré-vertebral). É formado por ramos anteriores dos nervos espinhais de C5 a T1 que formam seus troncos superior (C5-C6), médio (C7) e inferior (C8-T1), podendo ser visualizado na ultrassonografia a cerca de 1 a 3 cm de profundidade. Próximo à borda lateral da primeira costela se reorganizam como troncos lateral, posterior e medial, em nível de axila, sofre nova reorganização e se dividem nos nervos musculocutâneo, axilar, mediano, radial e

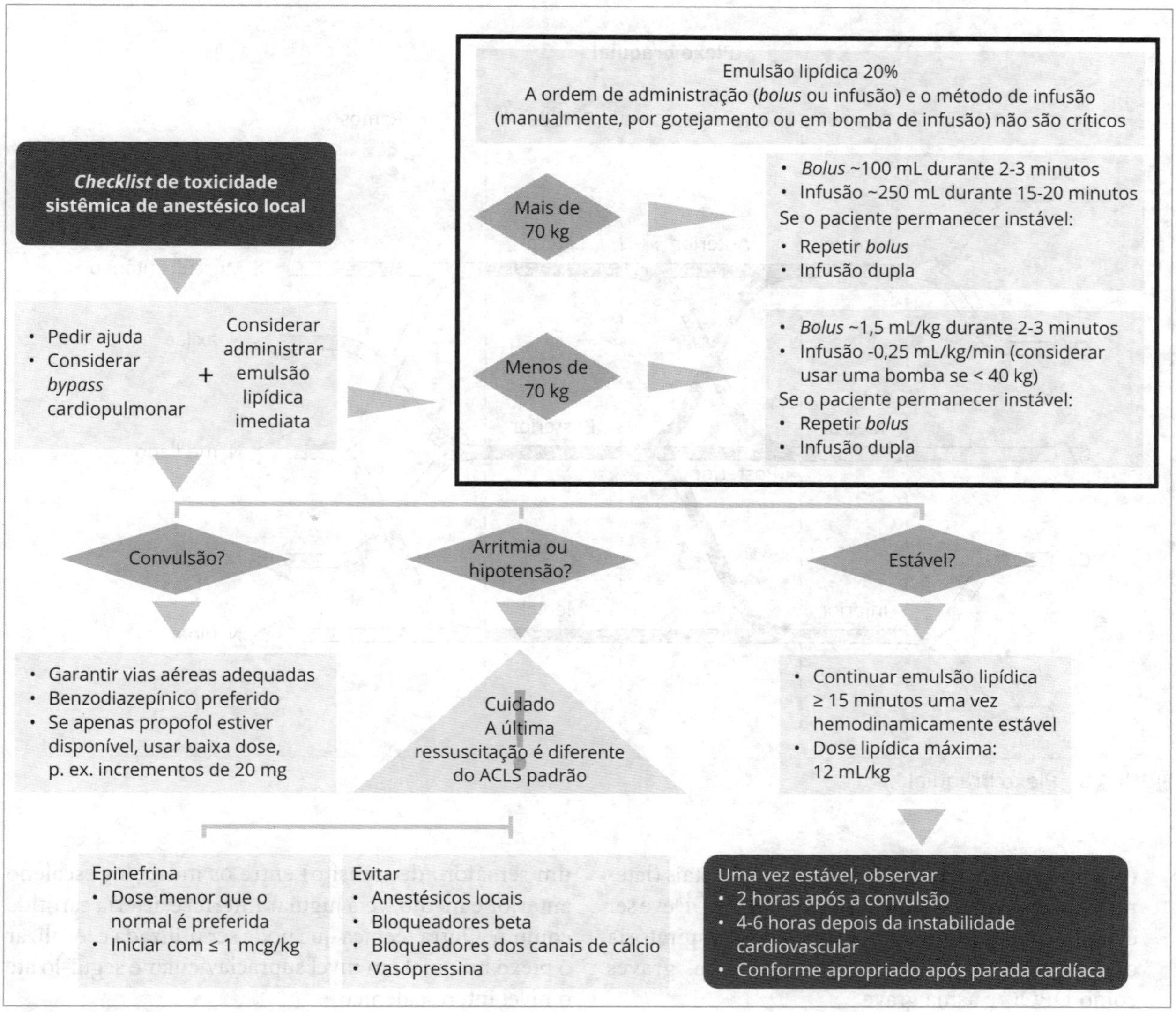

FIGURA 2 Manejo da intoxicação por anestésicos locais.
Fonte: Neal et al., 2021[13].

ulnar, provendo inervação sensitiva e motora para os membros superiores.

BLOQUEIO INTERESCALÊNICO DO PLEXO BRAQUIAL

Indicação

Analgesia do ombro, dois terços laterais da clavícula e terço proximal do braço, com pouco efeito distal; geralmente há falha de bloqueio na porção ulnar do antebraço, punho e mão. Idealmente utilizado para procedimentos como: redução de luxação glenoumeral, drenagem de abscessos de deltoide e analgesia de fraturas de terço proximal e médio de úmero. Pouco utilizado em pacientes pediátricos em decorrência da alta taxa de complicações e poucas indicações, sendo preferidas as abordagens supra e infraclavicular nestes pacientes[12].

Principais riscos e efeitos adversos

- Lesão do plexo braquial com comprometimento dos nervos mediano, radial, frênico, dorsal da escápula e torácico longo.
- Bloqueio do nervo laríngeo-recorrente, resultando em obstrução da via aérea por paralisia da prega vocal ipsilateral.
- Injeção epidural ou espinhal e síndrome de Horner (tríade de ptose palpebral parcial, miose e anidrose).
- Bloqueio do nervo frênico ipsilateral e consequente paralisia do hemidiafragma, sendo esse o efeito adverso mais comum. Sua incidência pode ser reduzida

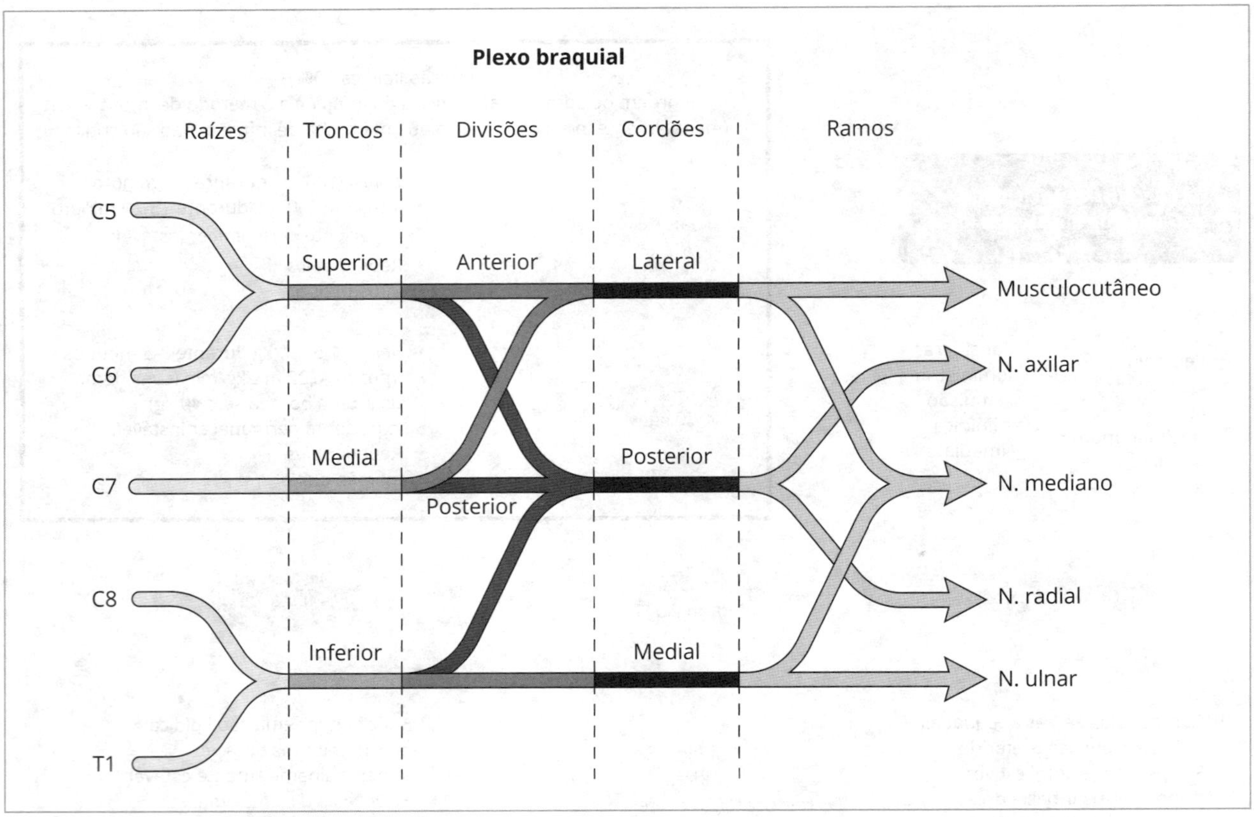

FIGURA 3 Plexo braquial.

(porém não evitada) com punções mais distais (laterais) e baixos volumes anestésicos (< 10 mL). Deve ser evitado em pacientes com insuficiência respiratória ou outras condições pulmonares crônicas graves como DPOC e asma grave.

Posicionamento do paciente

Decúbito dorsal, semissentado ou decúbito semilateral com a cabeça voltada cerca de 30 graus para o lado contralateral ao bloqueio, expondo o triângulo superior do pescoço.

Posicionamento do probe

Posicionar o probe na transversal no nível de laringe (cartilagem cricóidea), movendo o transdutor linear em direção à borda posterior do músculo esternocleidomastóideo transversalmente à linha sagital, sobre a fenda interescalênica[14]. Se houver dificuldade em localizar as raízes nervosas, pode-se procurar o plexo braquial no nível supraclavicular e subir até a região em que as raízes estarão mais individualizadas. Nessa região as estruturas observadas são os músculos eternocleidomastóideo, escalenos anterior e médio, além das raízes nervosas C5, C6 e C7 (estruturas redondas hipoecoicas que lembram um semáforo de trânsito) entre os músculos escaleno anterior e médio, veia jugular interna e artéria carótida comum. Outra técnica que pode ser utilizada é localizar o plexo braquial em nível supraclavicular e segui-lo até o nível interescalênico.

Técnica de agulhamento

Inserção da agulha pelo aspecto posterolateral do pescoço com direcionamento anteromedial. Posicionar a ponta da agulha lateralmente às raízes, sem tocá-las, e aplicar de 10 a 15 mL de AL após confirmação da posição da ponta da agulha com um pequeno volume de AL (1 a 2 mL).

BLOQUEIO SUPRACLAVICULAR DO PLEXO BRAQUIAL

Indicação

Classicamente provê anestesia do terço médio do braço até a mão, porém, pode causar anestesia de todo o membro superior, incluindo ombro, caso o nervo supraescapular seja envolvido. Pode ser utilizado para analgesia de procedimentos como redução de fraturas de úmero distal e rádio, bem como para redução de

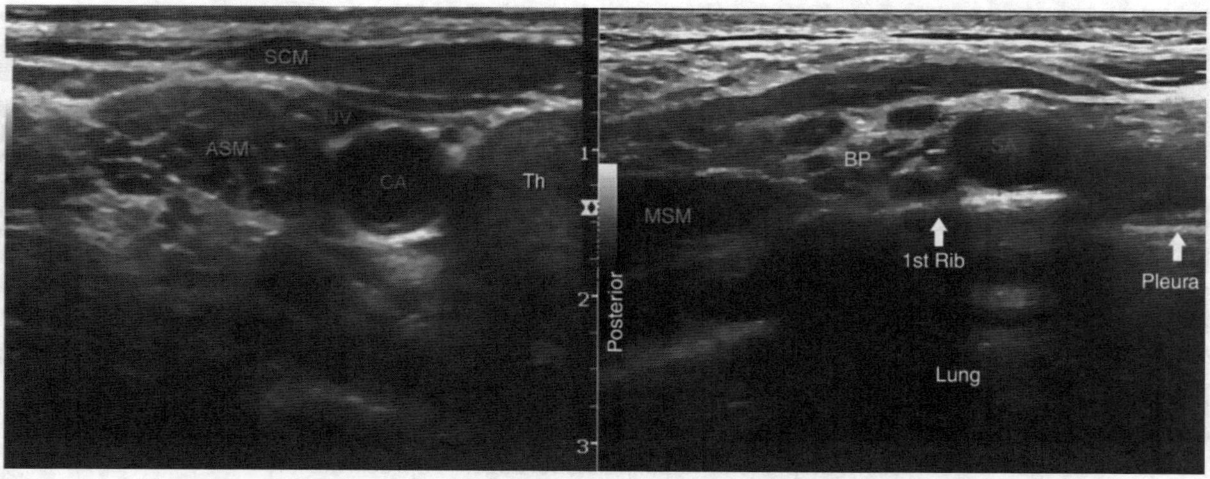

FIGURA 4 Imagem de ultrassom do plexo braquial pela abordagem interescalênica à nível da cartilagem cricóidea. ASM: músculo escaleno anterior; BP: plexo braquial; CA: artéria carótida; IJV: veia jugular interna; SCM: músculo esternocleidomastóideo. Fonte: Gautier et al., 2024[18].

luxações de cotovelo, sutura de lesões extensas (exceto da face medial do braço, que é inervada por T2) e drenagem de abscessos.

Principais riscos e efeitos adversos

- Menor risco de bloqueio do nervo frênico, quando comparado com a abordagem interescalênica; porém, é uma complicação que pode ocorrer nesta abordagem.
- Apesar de incomum, o risco de pneumotórax deve ser observado.
- Lesão de plexo por injeção intraneural, bem como lesões dos nervos supraescapular e torácico longo.

Posicionamento do paciente

Decúbito dorsal, semissentado ou decúbito semilateral com a cabeça voltada para o lado contralateral ao bloqueio. O braço deve ser posicionado de forma relaxada ao longo do tronco, expondo a clavícula.

Posicionamento do probe

Posicionar o probe sobre a fossa supraclavicular, lateral ao músculo esternocleidomastóideo, de forma oblíqua, seguindo a curvatura da clavícula, podendo observar: primeira costela, linha pleural, troncos ou conjunto de divisões do plexo braquial (conjunto de pequenos círculos hipoecoicos agrupados e circundados por estroma hiperecoico, semelhante a um cacho de uvas) e vasos subclávios. O plexo braquial fica situado em posição anterolateral à artéria subclávia. Durante a execução desse bloqueio deve-se ter cautela na obtenção da imagem, de forma que a linha pleural fique o mais longe possível do local do bloqueio para evitar um pneumotórax.

Técnica de agulhamento

Inserção da agulha em plano com o pobre, de lateral para medial, com inclinação de aproximadamente 30 graus, atravessando o músculo omo-hióideo em direção ao chamado "*corner pocket*". Posicionar a ponta da agulha lateralmente ao conjunto de troncos nervosos, sem tocá-los, e aplicar de 15 a 20 mL de AL após confirmação da posição da ponta da agulha com um pequeno volume de AL (1 a 2 mL). Volumes de até 20 mL são suficientes para analgesia, porém volumes próximos de 30 mL são necessários para bloqueio total com anestesia do membro.

BLOQUEIO INTERCOSTAL

Indicação

Os nervos espinais de T2 a T12, após emergirem de seus respectivos forames dividem-se em ramos posterior e anterior e são responsáveis por inervar a parede torácica e o abdome superior. Os ramos dorsais fornecem inervação para a pele e os músculos da região paravertebral e os ramos ventrais continuam lateralmente como nervos intercostais; seu bloqueio pode ser realizado em diferentes níveis ao longo do trajeto do nervo. A distribuição da anestesia é unilateral e ao longo do segmento inervado, possuindo boa indicação em fraturas de arcos costais, analgesia para realização de toracotomia, introdução de drenos pleurais e controle da dor no herpes zoster e na neuralgia pós-herpética.

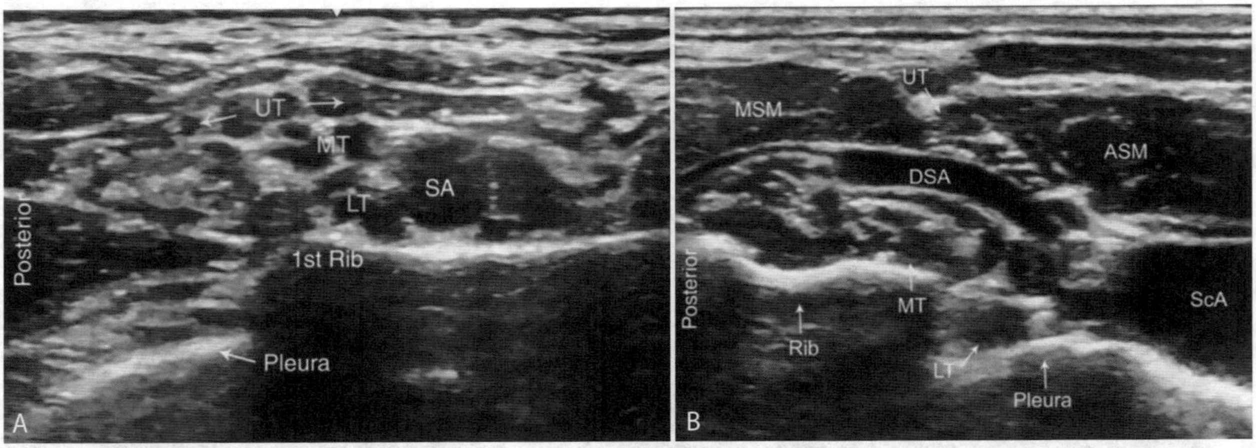

FIGURA 5 Imagem de ultrassom do plexo braquial pela abordagem supraclavicular.
AS: artéria subclávia; LT: tronco inferior; MT: tronco médio; UT: tronco superior. Fonte: Bendtsen, 2024[19].

Posicionamento e técnica

Paciente em posição sentada ou decúbito lateral com o probe na posição parassagital identificando as costelas. O local de entrada da agulha é imediatamente abaixo da margem inferior da costela, entre o ângulo costal e a linha axilar posterior, proximal à saída do ramo lateral, para garantir o bloqueio completo do nervo intercostal. A agulha pode ser posicionada em plano ou fora, penetrando os músculos intercostais externos e internos. No local devem ser infundidos de 3 a 5 mL de AL.

BLOQUEIO DO PLANO ERETOR DA ESPINHA (*ESP BLOCK*)

Indicação

O bloqueio do plano eretor da espinha é uma técnica introduzida recentemente e suas indicações ainda estão sendo estudadas. Sua principal aplicabilidade no DE é para analgesia de fraturas de múltiplos arcos costais, haja vista que o anestésico se difunde por vários níveis de dermátomos. É um bloqueio fascial; logo, o sucesso depende do volume de anestésico local injetado entre o músculo e o processo transverso.

Técnica

Com o transdutor com orientação sagital e paramediano a cerca de 2 cm da linha média identificamos as três camadas dos músculos eretores da espinha (trapézio, romboide e eretor da espinha), o processo transverso da costela e o espaço paravertebral. A agulha deve ser inserida com orientação de cranial para caudal até que a ponta da agulha tenha contato com o processo transverso. Neste local, são infundidos de 20 a 30 mL de AL após confirmação da posição da ponta da agulha com um pequeno volume (1 a 2 mL). A propagação do anestésico deve ocorrer profundamente ao músculo eretor da espinha e superior ao processo transverso.

Trata-se de uma técnica segura, haja vista que, bem identificadas as referências anatômicas, o local da injeção é distante do neuroeixo, de estruturas vasculares importantes e da pleura.

BLOQUEIO DO NERVO FEMORAL

Indicação

O nervo femoral é o maior ramo do plexo lombar, formado pelas raízes de L2 a L4, que no nível do quinto corpo vertebral lombar sai do músculo psoas na direção medial para lateral, profundamente à fáscia ilíaca e entra no compartimento anterior abaixo do ligamento inguinal; encontra-se anterior ao músculo iliopsoas e lateral à artéria e veia femoral. Seu bloqueio provê boa analgesia para o fêmur, parte da articulação coxofemoral, região anteromedial da coxa até o joelho e região medial do tornozelo. Está indicado principalmente para analgesia em fraturas de fêmur, lesões patelares e outros procedimentos dolorosos na região inervada por este nervo.

Técnica

Posiciona-se o paciente em decúbito dorsal, com os membros inferiores estendidos e com o membro a ser bloqueado discretamente rotado externamente. Posicionar o probe em posição oblíqua, paralelo à prega femoral. Na ultrassonografia são observados: o nervo femoral (estrutura ovalada ou triangular hiperecogênica), músculo iliopsoas, fáscias lata e ilíaca, além da artéria e veia femorais, ficando o nervo logo lateral à artéria.

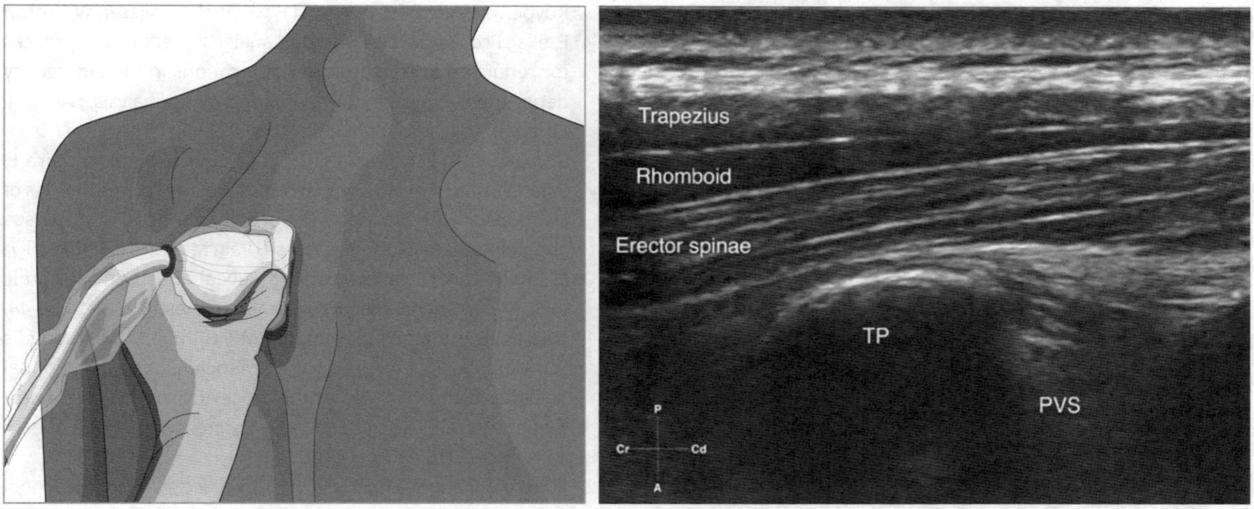

FIGURA 6 Posicionamento do probe e imagem para realização do bloqueio do plano eretor da espinha.
PVS: espaço paravertebral; TP: processo transverso.
Fonte: NYSORA, 2024[20].

Introduzir a agulha, em plano, com inclinação de 30 graus atravessando as duas fáscias e posicionando a ponta da agulha acima e abaixo do nervo femoral. Infundir de 10 a 15 mL de AL adjacente ao nervo femoral após confirmação da posição da ponta da agulha com um pequeno volume (1 a 2 mL). O anestésico deve ser infundido dentro do compartimento delimitado pela fáscia ilíaca e ao redor do nervo.

Seus principais efeitos adversos e riscos são punção vascular e fraqueza do quadríceps femoral, com alto risco de queda caso o paciente tente se levantar.

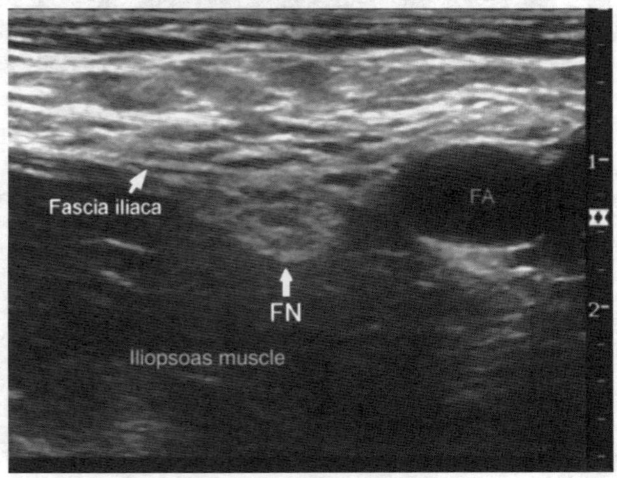

FIGURA 7 Janela acústica para bloqueio femoral.
FA: artéria fermoral; FN: nervo femoral.
Fonte: Atchabahian et al., 2024[21].

BLOQUEIO DO NERVO CIÁTICO POR ABORDAGEM POPLÍTEA

Indicação

Os nervos tibial e fibular comum constituem o nervo ciático. O bloqueio do nervo ciático no nível da fossa poplítea resulta em anestesia do membro inferior abaixo do joelho, tanto motor quanto sensitivo, principalmente de terço médio e distal de perna, pé e tornozelo, com exceção da face medial da perna e do pé (inervados pelo nervo safeno). Idealmente, é utilizado em fraturas de tíbia e fíbula distal, bem como redução de fraturas do maléolo lateral (o medial é inervado pelo nervo femoral).

Técnica

Com o paciente em decúbito ventral ou lateral (pode também ser realizado em decúbito dorsal com elevação do membro e apoio do pé), posicionamos o transdutor na região posterior do joelho, em posição transversa. Identificamos então a artéria e veia poplíteas e nervos tibial, fibular comum e isquiático, sendo que os nervos se encontram mais superficiais e laterais aos vasos poplíteos. Progredimos o probe em direção cranial até identificar a união do nervo fibular comum e tibial, formando o nervo isquiático. Nesse ponto de união, introduzimos a agulha em plano, de lateral para medial, posicionando a ponta da agulha próximo à bainha comum que envolve os nervos. Infundir 15 a 20 mL de anestésico local após confirmação da posição da ponta da agulha. O principal risco da técnica são a punção vascular e a lesão nervosa por injeção intraneural inadvertida.

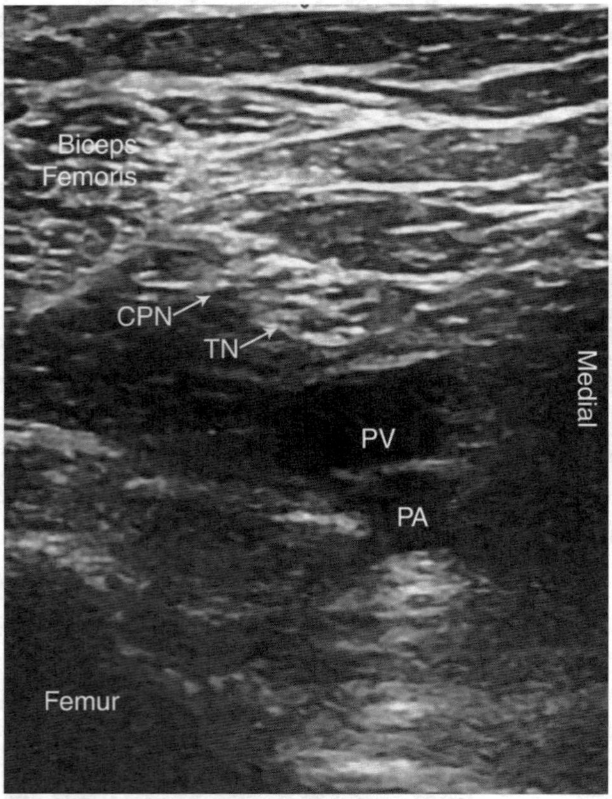

FIGURA 8 Janela acústica para ciático por abordagem poplítea.

CPN: nervo fibular comum; PA: artéria poplítea; PV: veia poplítea; TN: nervo tibial.

Fonte: Hadzic et al., 2024[22].

REFERÊNCIAS

1. Abrahams MS, Aziz MF, Fu RF, Horn JL. Ultrasound guidance compared with electrical neurostimulation for peripheral nerve block: a systematic review and meta-analysis of randomized controlled trials. Br J Anaesth. 2009;102(3):408-17.
2. Guay J, Suresh S, Kopp S. The use of ultrasound guidance for perioperative neuraxial and peripheral nerve blocks in children. Cochrane Database Syst Rev. 2019;2(2):CD011436.
3. Liebmann O, Price D, Mills C, Gardner R, Wang R, Wilson S, et al. Feasibility of forearm ultrasonography-guided nerve blocks of the radial, ulnar, and median nerves for hand procedures in the emergency department. Ann Emerg Med. 2006;48(5):558-62.
4. Ultrasound Guidelines: Emergency, point-of-care and clinical ultrasound guidelines in medicine. Ann Emerg Med. 2017;69(5):e27-e54.
5. American College of Emergency Physicians. Policy Statment: Ultrasound-Guided Nerve Blocks. Dallas; 2021.
6. Wilson C. Feeling blocked? Another pain management tool in the emergency department. Ann Emerg Med. 2018;72(2):120-6.
7. Puype L, Desmet M, Helsloot D, Van Belleghem V, Verelst S. The use of peripheral nerve blocks for trauma patients: a survey in Belgian emergency departments. Eur J Emerg Med. 2021;28(5):402-3.
8. Kuypers MI, Veldhuis LI, Mencl F, van Riel A, Thijssen W, Tromp E, et al. Procedural sedation and analgesia versus nerve blocks for reduction of fractures and dislocations in the emergency department: A systematic review and meta-analysis. J Am Coll Emerg Physicians Open. 2023;4(1):e12886.
9. Corvetto MA, Echevarria GC, De La Fuente N, Mosqueira L, Solari S, Altermatt FR. Comparison of plasma concentrations of levobupivacaine with and without epinephrine for transversus abdominis plane block. Reg Anesth Pain Med. 2012;37(6):633-7.
10. El-Boghdadly K, Pawa A, Chin KJ. Local anesthetic systemic toxicity: current perspectives. Local Reg Anesth. 2018;11:35-44.
11. Neal JM, Barrington MJ, Fettiplace MR, Gitman M, Memtsoudis SG, Morwald EE, et al. The Third American Society of Regional Anesthesia and Pain Medicine Practice Advisory on Local Anesthetic Systemic Toxicity: Executive Summary 2017. Reg Anesth Pain Med. 2018;43(2):113-23.
12. Roberts S. Peripheral nerve blocks for children. New York School of Regional Anesthesia. NYSORA; 2024. Disponível em: https://www.nysora.com/foundations-of-regional-anesthesia/sub-specialties/pediatric-anesthesia/peripheral-nerve-blocks-children.
13. Neal JM, Neal EJ, Weinberg GL. American Society of Regional Anesthesia and Pain Medicine Local Anesthetic Systemic Toxicity checklist: 2020 version. Reg Anesth Pain Med. 2021;46(1):81-2.
14. Ma OJ. Ma and Mateers emergency ultrasound. Fourth edition. ed. New
15. Piovesan EJ, Werneck LC, Kowacs PA, Tatsui CE, Lange MC, Vincent M. Anesthetic blockade of the greater occipital nerve in migraine prophylaxis. Arq Neuropsiquiatr. 2001;59(3-A):545-51.
16. Hadzic A, Lopez A, Balocco AL, New York School of Regional Anesthesia. Hadzic's peripheral nerve blocks and anatomy for ultrasound-guided regional anesthesia. 3rd. ed. New York: McGraw Hill; 2020.
17. Perissinotti DMN, Grossmann E, Posso IdP, Vall J, Junior JOdO, Souza JBd, et al. Tratado de dor da Sociedade Brasileira Para Estudo da Dor. São Paulo: Atheneu; 2017.
18. Gautier PE, Vandepitte C, Gadsden J. Ultrasound-guided interscalene brachial plexus nerve block. NYSORA; 2024 Disponível em: https://www.nysora.com/techniques/upper-extremity/intescalene/ultrasound-guided-interscalene-brachial-plexus-block/.
19. Bendtsen TF, Lopes AM, Vandepitte C. Ultrasound-guided supraclavicular brachial plexus nerve block. NYSORA; 2024. Disponível em: https://www.nysora.com/topics/regional-anesthesia-for-specific-surgical-procedures/upper-extremity-regional-anesthesia-for-specific-surgical-procedures/anesthesia-and-analgesia-for-elbow-and-forearm-procedures/ultrasound-guided-supraclavicular-brachial-plexus-block/.
20. NYSORA. Erector spinae plane nerve block. NYSORA; 2024. Disponível em: https://www.nysora.com/erector-spinae-plane-block/.
21. Atchabahian A, Leunen I, Vandepitte C, Lopez AM. Ultrasound-guided femoral nerve block. NYSORA; 2024. Disponível em: https://www.nysora.com/techniques/lower-extremity/ultrasound-guided-femoral-nerve-block/.
22. Hadzic A, Lopez AM, Vandepitte C, Sala-Blanch X. Ultrasound-guided popliteal sciatic nerve block. NYSORA; 2024. Disponível em: https://www.nysora.com/techniques/lower-extremity/ultrasound-guided-popliteal-sciatic-block/.

4

Ecocardiograma à beira do leito avançado

Rafael Lima Mc Gregor von Hellmann

PONTOS PRINCIPAIS

- O exame básico geralmente inclui a avaliação da função ventricular esquerda, derrame pericárdico e avaliação da veia cava inferior.
- A fração de ejeção pode permanecer inalterada mesmo em condições de volume sistólico reduzido se o volume diastólico final também estiver reduzido.
- A ultrassonografia à beira do leito pode detectar a presença de derrame pericárdico rapidamente.

INTRODUÇÃO

O avanço da medicina de emergência como especialidade no Brasil e no mundo tem sido potencializado pelo uso cada vez mais comum da ultrassonografia à beira do leito. Esta ferramenta, como uma extensão do exame físico, supera os limites da inspeção, palpação, percussão e ausculta tradicionais, aumentando a acurácia e acelerando o diagnóstico.

O treinamento em ultrassonografia à beira do leito (*point-of-care ultrasound* – POCUS) começa com perguntas binárias simples, como se há uma disfunção ventricular ou líquido livre. No entanto, conforme avança o treinamento, exames mais complexos se tornam possíveis.

No cuidado de pacientes críticos, o uso do POCUS se estabeleceu como uma competência essencial para profissionais de saúde. Dentre os exames que o POCUS permite, o ecocardiograma é crucial para a avaliação de pacientes com choque, dispneia e dor torácica.

O objetivo principal do ecocardiograma focado é uma avaliação rápida e eficiente do paciente sintomático. Ele pode ser usado para identificar derrame pericárdico, avaliar a função cardíaca global, examinar a veia cava inferior, detectar disfunções do ventrículo direito e até orientar procedimentos como pericardiocentese e colocação de marca-passo transvenoso.

Existem, no entanto, algumas condições e situações nas quais o ecocardiograma focado básico pode não ser suficiente. Nestes casos, exames mais avançados e ferramentas complementares podem ser utilizadas à beira do leito.

Deve-se enfatizar que um ecocardiograma à beira do leito, seja focado ou avançado, nunca substituirá uma avaliação completa por um cardiologista ecocardiografista, que passou por um treinamento intensivo e tem a capacidade de fornecer uma avaliação ecocardiográfica completa.

A prática da ecocardiografia por médicos que não são cardiologistas tem se tornado comum em todo o mundo, especialmente em ambientes onde o atendimento de pacientes com doenças agudas é realizado. No entanto, a literatura ainda não chegou a um consenso sobre quais aplicações específicas devem ser incluídas no conjunto de habilidades para esses médicos[1].

Considerando a vasta gama de aplicações da ecocardiografia em diferentes cenários de pacientes agudamente enfermos e as diferenças nos protocolos publicados tanto em relação à metodologia de ensino quanto à verificação de competência, torna-se crucial uma reflexão cuidadosa sobre como e quando implementar o ecocardiograma avançado à beira do leito. Neste livro, pretendemos abordar essa discussão, fornecendo orientações práticas para profissionais que buscam desenvolver ainda mais suas habilidades e compreensão da ecocardiografia focada em situações de emergência.

DEFINIÇÕES

A ecocardiografia à beira do leito é referida na literatura de várias maneiras, sendo o termo "ecocardiograma focado" o mais comum. O ecocardiograma completo, por sua vez, é conduzido por um cardiologista especialista em ecocardiografia no laboratório de ecocardiografia. Existe também o ecocardiograma limitado, que é frequentemente realizado à beira do leito por um ecocardiografista. Neste tipo de exame, alguns detalhes podem ser omitidos, mas ainda inclui técnicas avançadas de imagem[1-4].

O ultrassom cardíaco focado (FoCUS), definido em 2014 pela International Liaison Committee on Focused Cardiac Ultrasound (ILC-FoCUS), é um termo universal para um exame ecocardiográfico transtorácico realizado por médicos em diversos locais de atendimento, englobando uma variedade de especialidades, incluindo a medicina de emergência. Este exame é orientado para objetivos e problemas específicos, é limitado em seu escopo, simplificado, sensível ao tempo, repetível e qualitativo ou semiquantitativo[2-4]. Os alvos sugeridos do FoCUS incluem a dimensão e função sistólica do ventrículo esquerdo (VE), a função sistólica do ventrículo direito (VD), o estado volêmico, o derrame pericárdico e a fisiologia do tamponamento, além de anormalidades valvulares graves e grandes massas intracardíacas.

O ecocardiograma focado é subdividido em básico e avançado. No entanto, não existe uma definição universal na literatura sobre quais avaliações são realizadas em cada um. O exame básico geralmente inclui a avaliação da função ventricular esquerda, derrame pericárdico e avaliação da veia cava inferior. Já a definição de ecocardiograma focado avançado não é universalmente aceita na literatura; portanto, neste capítulo discutiremos alguns exames que fazem parte da avaliação do paciente em estado grave e que podem auxiliar na tomada de decisões.

Os médicos de emergência podem aprender a realizar um ecocardiograma focado avançado? A resposta é um sim definitivo. Estudos demonstraram que, com treinamento adequado, os profissionais de emergência podem dominar modalidades avançadas de ecocardiografia, incluindo avaliações complexas e subjetivas, como diastologia e anormalidades regionais do movimento da parede (RWMA). Quando as imagens obtidas por profissionais de emergência são revisadas por um cardiologista, ou quando um ecocardiograma completo é realizado posteriormente, existe um alto nível de concordância para achados clínicos graves ou com risco de vida. No entanto, como seria de se esperar, os profissionais de emergência tendem a ser menos precisos na classificação da gravidade de determinadas condições, como, por exemplo, diferenciar a regurgitação mitral leve ou moderada do VE.

MEDIDA DO FLUXO DA VIA DE SAÍDA DO VENTRÍCULO ESQUERDO (VTI DA VSVE)

No cenário da emergência, raramente temos dispositivos invasivos capazes de nos ajudar a guiar a ressuscitação dos pacientes. Esses dispositivos são caros e têm riscos associados à sua instalação. Além disso, avaliar a função cardíaca, débito e volume sistólico pelo exame clínico não é confiável. Dessa forma, o uso da ultrassonografia à beira do leito é fundamental. O Colégio Americano de Medicina de Emergência definiu a avaliação hemodinâmica como uma das 12 competências no uso do ultrassom à beira do leito. Uma das ferramentas que podem ser utilizadas é a integral velocidade-tempo (ou *velocity time integral* [VTI]). Essa técnica permite avaliar de maneira não invasiva o volume sistólico e o débito cardíac[o3-5].

A importância da VTI

A VTI é uma medida fundamental obtida por meio do ecocardiograma Doppler, que é utilizada para avaliar o volume sistólico do ventrículo esquerdo. A VTI é a distância que um volume de sangue viaja durante cada batimento cardíaco e é expressa em centímetros. Ela é importante porque nos dá uma ideia sobre a quantidade de sangue que está sendo efetivamente ejetada pelo coração durante cada ciclo cardíaco. Em condições clínicas, como insuficiência cardíaca e choque, a VTI pode ser um indicador valioso da resposta do paciente ao tratamento[5,6]. Além disso, ela permite a avaliação dinâmica da função cardíaca, uma vez que pode ser medida repetidamente ao longo do tempo, oferecendo assim informações atualizadas e em tempo real sobre o status hemodinâmico do paciente.

Embora a fração de ejeção seja uma medida bem conhecida e frequentemente utilizada para avaliar a função cardíaca, ela apresenta limitações significativas. Por exemplo, a fração de ejeção pode permanecer inalterada mesmo em condições de volume sistólico reduzido se o volume diastólico final também estiver reduzido. Além disso, a fração de ejeção pode variar com as mudanças na pré-carga e pós-carga, sem que isso necessariamente represente uma alteração na contratilidade miocárdica. A VTI, por outro lado, é menos afetada por tais variações e fornece uma avaliação mais direta e precisa do volume sistólico. Portanto, em muitos casos clínicos, a VTI pode ser uma ferramenta mais útil e informativa para avaliar a função cardíaca do que a fração de ejeção.

Técnica da VTI

A etapa inicial envolve posicionar corretamente o paciente. O ideal é que o paciente esteja em decúbito lateral esquerdo, com o braço esquerdo acima da cabeça. Utilize o transdutor setorial (cardíaco) e, se disponível no aparelho de ultrassom, altere o *preset* para cardíaco. A janela apropriada é a apical de 5 câmaras. Para obtê-la, comece com a janela apical de 4 câmaras, isto é, posicione o transdutor na linha axilar anterior abaixo do mamilo esquerdo ou da dobra infra mamária. Mova o transdutor anterior e cefalicamente para incluir o trato de saída do ventrículo esquerdo (LVOT, do inglês *left ventricular outflow tract*). Em seguida, acione o botão do power Doppler e posicione paralelamente ao fluxo subaórtico no LVOT, aproximadamente 5 mL proximal à válvula aórtica e com um ângulo inferior a 20° em relação ao eixo do LVOT[6-8]. No menu do aparelho, selecione a opção LVOT VTI ou equivalentes. Em alguns aparelhos, talvez seja necessário pressionar novamente o botão do *power* Doppler para visualizar a imagem com ondas. Nosso foco será na imagem com deflexão negativa. Verifique se toda a amplitude da onda gerada aparece na imagem, ajustando, se necessário, a amplitude da onda. Quando a imagem surgir, realize o contorno da onda, começando no eixo horizontal, seguindo toda a onda e terminando ao tocar novamente o eixo horizontal. Caso haja variabilidade visível na amplitude das ondas (como em arritmias, por exemplo), é necessário realizar a aferição em pelo menos 3 a 5 batimentos e calcular a média.

Cálculo do volume sistólico e débito cardíaco a partir da VTI

Para calcular o volume sistólico, inicialmente precisamos medir a área seccional da via de saída do ventrículo esquerdo. Esse cálculo é baseado na fórmula da área do círculo: πr^2. O raio do círculo é obtido pela divisão do diâmetro aferido da aorta por dois. Essa aferição deve ser realizada na janela paraesternal longa, capturando uma imagem no meio da sístole, mensurando a distância entre as partes internas da via de saída do ventrículo esquerdo ou entre os pontos de inserção dos folhetos aórticos. Após encontrar o raio da via de saída e inseri-lo na fórmula πr^2, esse valor será multiplicado pelo valor obtido da VTI. Para calcular o débito cardíaco (L/min), basta multiplicar esse valor pela frequência cardíaca do paciente. Vale salientar que erros nas aferições são potencializados ao quadrado, o que pode gerar um resultado impreciso para o volume sistólico.

Choque

A VTI é particularmente útil em casos de choque, auxiliando na identificação da etiologia e no refinamento do manejo clínico do paciente. Os valores normais da VTI situam-se entre 17 e 23. Quando a VTI é inferior a esse intervalo, devemos considerar choque cardiogênico, obstrutivo ou hipovolêmico. Quando o valor está acima do normal e o paciente apresenta sinais de má perfusão, é necessário considerar choque séptico como uma potencial causa. Em pacientes com choque inicial, a utilização da VTI contribuiu para reduzir o tempo total de administração de drogas vasoativas, ventilação mecânica e tempo de permanência em UTI.

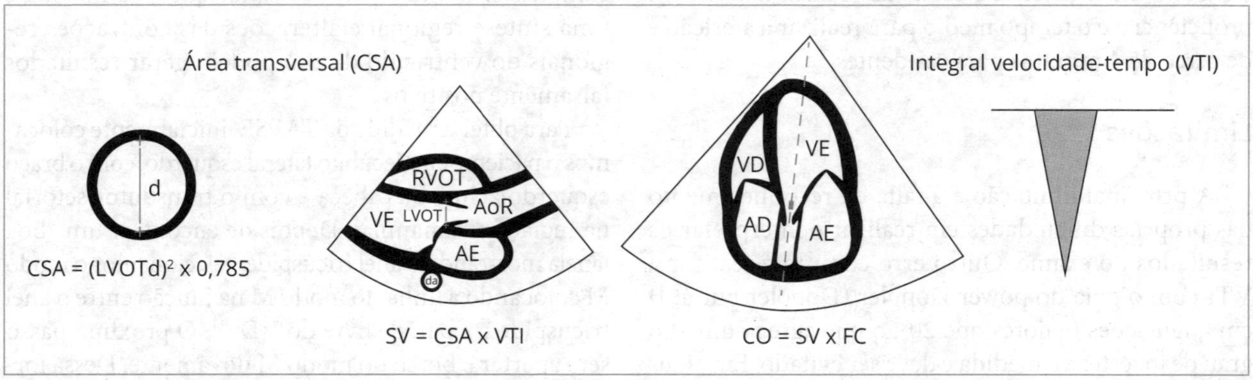

FIGURA 1 Representação esquemática do cálculo do volume sistólico (SV) e débito cardíaco (CO) através da ecografia transtorácica.

AoR: raiz da aorta; CSA: área transversal; da: aorta descendente; FC: frequência cardíaca; AE: átrio esquerdo; VE: ventrículo esquerdo; LVOT: via de saída do ventrículo esquerdo; d: diâmetro; AD: átrio direito; VD: ventrículo direito; RVOT: via de saída do ventrículo direito; VTI: integral velocidade-tempo.

Fonte: Blanco, 2020[13].

Responsividade a fluidos

Reduzir a avaliação da volemia dos pacientes a uma única medida é impossível. Entretanto, a VTI pode auxiliar na compreensão do perfil do paciente e orientar o tratamento. Uma estratégia para avaliar a responsividade a fluidos usando a VTI envolve a elevação passiva das pernas e a obtenção de uma aferição antes e depois. Se a diferença for igual ou superior a 15%, podemos dizer que o paciente é responsivo a fluidos. Contudo, a manobra de elevação de pernas é complexa de realizar, principalmente em departamentos de emergência brasileiros, nos quais muitas vezes não existem macas capazes de realizar a elevação das pernas[5-7]. Uma alternativa é realizar uma infusão de volume e reavaliar a VTI.

Estratificação de risco

Em pacientes com doenças graves, como insuficiência cardíaca descompensada, embolia pulmonar e síndrome coronariana aguda, a utilização da VTI pode auxiliar na estratificação do paciente no departamento de emergência, facilitando a definição de seu prognóstico hospitalar. Uma VTI menor que 10 está associada a um prognóstico pior e está altamente correlacionada com mortalidade intra-hospitalar e parada cardíaca. Em pacientes com insuficiência cardíaca com fração de ejeção preservada, uma VTI < 15,8 está associada a desfechos piores. Já em pacientes com embolia pulmonar, uma VTI abaixo do normal está associada a mortalidade intra-hospitalar e descompensação cardíaca.

Incorporação na prática clínica

Estudos indicam que, com treinamento adequado, o médico emergencista é capaz de realizar a VTI com proficiência; e o tempo médio para realizar a aferição é de cerca de 4 minutos para residentes.

Limitações

A principal limitação é a falta de reconhecimento das próprias dificuldades em realizar e interpretar os resultados do exame. Outro erro comum é realizar a VTI com o guia do power Doppler (Doppler pulsátil) em angulações maiores que 20°, o que agrega um alto grau de incerteza à medida e deve ser evitado. Em algumas situações, a janela de visualização e a compleição do paciente não permitem a aferição adequada da VTI.

O cálculo da VTI pressupõe que o fluxo é laminar; portanto, algumas situações, como fibrilação atrial, insuficiência aórtica ou alterações anatômicas que modifiquem a via de saída, podem interferir significativamente na aferição do volume sistólico.

Em resumo, a VTI é uma ferramenta valiosa para avaliar a função cardíaca e ajudar na gestão de pacientes em choque ou com outras doenças graves. Embora possua algumas limitações, com treinamento adequado pode ser um método não invasivo eficaz para avaliação hemodinâmica à beira do leito.

Excursão sistólica do plano do anel tricúspide (TAPSE)

A disfunção ventricular direita é uma causa de morbidade importante em pacientes criticamente doentes; no entanto, seu diagnóstico não é tão simples. Nesse sentido, a excursão sistólica do plano do anel tricúspide (*tricuspid annular plane systolic excursion* – TAPSE) é uma medida de grande aplicabilidade, podendo ajudar a identificar essa patologia no cenário de emergência.

A movimentação sistólica da base da parede livre do VD (ventrículo direito) é um dos movimentos mais inquestionáveis em um exame ecocardiográfico normal. O ventrículo direito tem uma musculatura menos espessa e suporta poucas alterações súbitas de pressão se comparado ao ventrículo esquerdo. Alterações súbitas de pressão no VD intercorrem na embolia pulmonar, tamponamento cardíaco, miocardiopatia séptica e infarto agudo do miocárdio, por exemplo.

A TAPSE avalia a função longitudinal do ventrículo direito e tem uma característica de ser facilmente obtida. Valores inferiores a 16 mm indicam disfunção sistólica. Diferentemente do ventrículo esquerdo, o ventrículo direito apresenta uma contração base-ápice mais intensa, permitindo que a medida da TAPSE seja correlacionada com precisão a outras avaliações ecocardiográficas mais complexas. Contudo, vale ressaltar que essa medida é uma síntese regional e alterações das contrações regionais do ventrículo direito podem gerar resultados falsamente positivos.

Para obter a medida da TAPSE, inicialmente colocamos o paciente em decúbito lateral esquerdo, com o braço esquerdo acima da cabeça e com o transdutor setorial na região inframamilar. Depois de encontrar uma boa janela mostrando o anel tricúspide, selecionamos o modo M colocando a linha do modo M na junção entre o anel tricúspide e a parede livre do VD[6-11]. O próximo passo será apertar o botão do modo M novamente. Dessa forma, uma nova imagem em formato de onda será gerada, correspondendo ao movimento do coração. A diferença entre a base e o ápice dessa onda será a TAPSE, que é a amplitude de movimentação do anel da tricúspide. É relevante mencionar que ao medir a TAPSE se utilize a mesma linha da base até o ápice, para não incluir a espessura da valva na aferição.

Tamponamento cardíaco

Classicamente diagnosticado pela tríade de Beck, raramente vista nos cenários de emergência, o tamponamento é um diagnóstico que deve ser pensado principalmente quando a causa do choque não está óbvia. Nesse sentido, o uso da ultrassonografia à beira do leito pode detectar a presença de derrame pericárdico rapidamente.

No tamponamento cardíaco a cronologia do derrame é mais importante do que a quantidade de volume dentro do saco pericárdico. Derrames pequenos e agudos podem sim ser a causa de um tamponamento cardíaco.

Em pacientes criticamente doentes, a primeira janela para avaliar a possibilidade de tamponamento cardíaco é a subxifóidea. O volume normal de líquido pericárdico é 5 a 10 mL. A separação dos dois folhetos ocorre com volumes maiores que 15 a 35 mL.

A avaliação do tamponamento deve seguir algumas etapas:

- Quantificação do volume.
- Avaliação de colapso atrial e ventricular.
- Uso do Doppler.

Quantificação do volume

Apesar de não ter relação direta com o tamponamento, a aferição do volume permite monitorar a resposta do paciente aos tratamentos aplicados. O diâmetro máximo deve ser aferido durante a diástole e a medida vai de uma extremidade do saco pericárdico até o início do ventrículo.

Avaliação do ventrículo direito e veia cava

O colapso da parede livre do átrio direito durante a diástole ventricular é um marcador sensível de tamponamento. É mais visualizado na janela apical 4 câmaras ou subxifóidea. Nas situações de tamponamento, o colabamento ocorre em fases mais terminais da diástole, por vezes continuando na sístole ventricular.

O colapso da parede livre do ventrículo direito do início para o meio da diástole é um sinal específico para tamponamento cardíaco. Isso ocorre inicialmente na região da via de saída do VD; porém, com o aumento da pressão intrapericárdica, acontece o colabamento da base do ventrículo direito. O colapso ventricular pode ser visto na janela subxifóidea e paraesternais.

Outro achado que pode acontecer no tamponamento envolve o septo cardíaco. Na janela paraesternal longa, pode ser visto o movimento do septo em direção ao VE durante a inspiração e para o VD durante a expiração. Além disso, com volumes de derrame volumosos, o coração pode ser visto dançando/nadando (responsável pelo sinal no eletrocardiograma da alternância elétrica).

A veia cava inferior tem papel fundamental na fisiopatologia do tamponamento e facilita o diagnóstico. Paciente com derrame pericárdico volumoso, mas com veia cava mostrando grande variação respiratória, dificilmente apresenta fisiopatologia do tamponamento. Dessa forma, na maioria dos casos, o paciente com tamponamento apresenta uma veia cava inferior pletórica, isto é, com diminuição da variação respiratória e dilatada[11-13].

É possível também verificar a presença de fluxo reverso na veia hepática com o Doppler colorido, por meio do sinal da ambulância. Usualmente, ao colocar o color Doppler na veia hepática a sua coloração é somente azul ou vermelha, a depender das configurações utilizadas. Caso a veia hepática apresente alternância de coloração no Doppler é possível pensar em fluxo reverso da veia hepática, sinal condizente com a fisiopatologia do tamponamento, mas também presente em outras doenças, como regurgitação tricúspide e insuficiência ventricular direita.

Doppler

Apesar do uso de o Doppler necessitar de um maior treino e experiência pelo examinador, ele é mais sensível para diagnosticar tamponamento do que o ultrassom 2D.

Em razão da relação pulmão-coração, as alterações pressóricas do tamponamento causam variações respiratórias nos fluxos transvalvares.

O Doppler pulsátil será utilizado para aferir o fluxo tricúspide e mitral. Para realizar essas aferições deve-se colocar a linha do Doppler no meio da válvula, a velocidade de varredura deve ser diminuída para 25 mm/s e duas medidas do pico da onda devem ser realizadas: uma na inspiração e outra na expiração.

TABELA 1 Achados no tamponamento cardíaco pelo POCUS 2D e Doppler

Parâmetros	Achados no tamponamento cardíaco
Ultrassom 2D	Derrame pericárdico
	Veia cava inferior pletórica
	Colabamentos atrial e ventricular direitos
	Movimento paradoxal do septo
	Sinal do coração dançante
Doppler	Variação do fluxo transvalvar mitral > 25%
	Variação do fluxo transvalvar tricúspide > 40%

Na análise do fluxo mitral, se a diferença for maior que 25% entre a inspiração e expiração, pode indicar tamponamento. Já na análise da válvula tricúspide essa diferença deve ser pelo menos de 40% para sugerir tamponamento. No entanto, há algumas limitações importantes do uso do Doppler. Essas variações não são patognomônicas de tamponamento, podendo ocorrer em: hipovolemia grave, doenças obstrutivas pulmonares, insuficiência ventricular direita e embolia pulmonar. Além disso, essas aferições têm uma menor discriminabilidade em pacientes em ventilação mecânica.

AVALIAÇÃO DAS ANORMALIDADES REGIONAIS DO MOVIMENTO VENTRICULAR

Conforme recomendado pelas diretrizes da ACA/AHA para o tratamento de angina instável e IAMSST (classe de recomendação 1A), estratégias invasivas precoces são indicadas para pacientes com alto risco de eventos clínicos - sendo um desses fatores de risco os achados anormais em ecocardiografia. A avaliação das anormalidades regionais do movimento da parede ventricular (ARMV) por meio da ecocardiografia é recomendada quando a história clínica e o exame físico sugerem a possibilidade de oclusão coronariana aguda, especialmente quando o ECG é equívoco e os biomarcadores são negativos. Demonstrou-se que tanto as anormalidades globais quanto as regionais do movimento da parede podem ser identificadas de maneira precisa por médicos de emergência, utilizando o ecocardiograma à beira do leito. Esses achados podem prevenir atrasos no encaminhamento dos pacientes para a sala de cateterismo e, assim, preservar o miocárdio[7].

As ARMV estão fortemente associadas ao infarto agudo do miocárdio e são preditivas de complicações hospitalares, mais do que os métodos convencionais. Os médicos de emergência podem identificar rapidamente uma ARMV relacionada à isquemia coronariana significativa com uma precisão diagnóstica razoavelmente alta (sensibilidade de 88%, especificidade de 92%), assim como a localização das ARMV em casos de STEM[I8-11].

O que são anormalidades regionais do movimento da parede ventricular?

São alterações na contratilidade do miocárdio em sofrimento. Podem ser crônicas em pacientes com infarto prévio, bloqueio de ramo esquerdo, uso de marca-passo e takotsubo, por exemplo, ou novas no contexto de síndromes coronarianas agudas. O movimento normal do miocárdio é visto na ultrassonografia pelo espessamento e afilamento durante as contrações cardíacas. As alterações são caracterizadas, como hipocinesias, discinesias ou acinesias. Hipocinesia é a redução da contratilidade do miocárdio em um ou mais segmentos. Acinesia é a ausência de movimento/contração do miocárdio em um ou mais segmentos. Discinesia é o movimento paradoxal "para fora" do miocárdio em um determinado segmento.

Indicações clínicas para a avaliação das ARMV

A avaliação das ARMV deve ser imediatamente considerada quando o médico de emergência tiver uma grande preocupação com angina instável ou infarto agudo do miocárdio sem elevação do segmento ST, baseado na história clínica e exame físico, especialmente quando o ECG é inconclusivo para isquemia cardíaca. Para tal avaliação, o ventrículo esquerdo é dividido em 17 segmentos, embora os médicos de emergência geralmente diferenciem apenas três segmentos.

Correlação entre o ECG e as ARMV

A correlação do ECG com as imagens de ecocardiografia é útil para determinar a presença de ARMV. Uma ARMV anterior (região da artéria descendente anterior) deve corresponder a alterações no ECG em V1 e V2. Uma ARMV lateral (região da artéria circunflexa) deve corresponder a alterações no ECG em V5, V6, I e aVL. Uma ARMV inferior (região da artéria coronária direita) deve corresponder a alterações no ECG em II, III e aVF.

Como obter as janelas de visualização?

Idealmente, devem ser obtidas pelo menos três janelas básicas (paraesternal longa e curta e 4 câmaras). A janela paraesternal curta deve estar ao nível dos músculos papilares.

Próximas etapas

A identificação de uma ARMV pode frequentemente sugerir a presença de um trombo coronariano de tamanho moderado em um paciente com dor torácica. Ainda que a adoção de estratégias invasivas baseadas apenas na identificação de uma ARMV seja motivo de controvérsia, a consulta com um cardiologista, a realização de uma ecocardiografia de referência e a série de testes de biomarcadores são medidas prudentes.

Avaliação das evidências

As ARMV são frequentemente um dos primeiros sinais clínicos de isquemia coronariana, antecipando alterações no ECG e eventos trombóticos agudos.

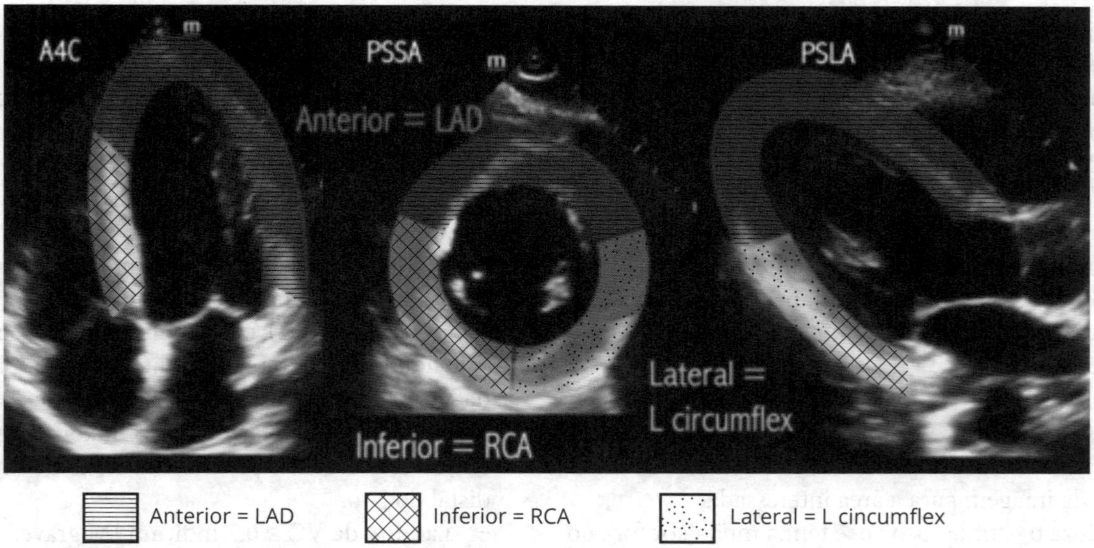

FIGURA 2 Anormalidades regionais do movimento ventricular e sua correlação com acometimento arterial coronariano.

A4C: apical de 4 câmaras; PSSA: paraesternal eixo curto (*short axis*); PSLA: paraesternal eixo longo (*long axis*); LAD: artéria descendente anterior (*left anterior descending*); RCA: artéria coronária direita (*right coronary artery*); L circumflex: = artéria circumflexa (*left circumflex artery*).

Quando avaliada em combinação com a história clínica e os achados físicos, acredita-se que a avaliação das ARMV com ecocardiografia pode melhorar o diagnóstico e auxiliar na estratificação do risco para síndromes coronarianas agudas.

Considerações, advertências e limitações

Ao avaliar ARMV com ultrassonografia à beira do leito, é importante ter algumas ressalvas em mente. Profissionais de emergência iniciantes podem ter dificuldade em obter imagens claras e não devem basear suas decisões em imagens de qualidade insuficiente. Mesmo para os profissionais de emergência mais experientes, a diferenciação entre ARMV novas e antigas pode ser um desafio. Infartos anteriores podem resultar em áreas de miocárdio afinado, acinético, discinético ou aneurismático. Além disso, variantes cardíacas mecânicas e elétricas podem imitar uma ARMV aguda. Especificamente, condições como miocardite focal, bloqueio de ramo esquerdo, ritmos de marca-passo, aneurismas ventriculares, cardiomiopatia de takotsubo e cirurgias cardíacas prévias podem dificultar a distinção aguda das ARMV.

Avaliação de insuficiência mitral e aórtica na emergência

No cenário da emergência, vários são os fatores que dificultam a avaliação pela ausculta das doenças valvares. Nesse sentido, o ultrassom pode ajudar a identificar algumas dessas alterações.

O estudo das alterações valvulares é complexo e para sua avaliação completa é necessária a realização de um ecocardiograma formal por um ecocardiografista capacitado.

O objetivo é instrumentar o emergencista para que seja capaz de reconhecer alterações que possam justificar o estado atual do paciente ou ajudar no manejo. Por exemplo, em pacientes com suspeita de dissecção de aorta, a presença de insuficiência aórtica pode corroborar esse diagnóstico. Assim como em pacientes com dor torácica e edema pulmonar, a análise da válvula mitral é importante para avaliar a presença de insuficiência mitral secundária à síndrome coronariana aguda.

Definição

- IM: regurgitação sanguínea do ventrículo esquerdo para o átrio esquerdo durante a sístole por má coaptação dos folhetos mitrais.
- IA: regurgitação sanguínea da aorta para o ventrículo esquerdo durante a diástole ventricular.
- Clínica: variável, podendo ser assintomático até choque cardiogênico.
- Mecanismo: primária (doença valvar intrínseca) ou secundária (funcional).
- Etiologia: infecciosa, degenerativa, isquêmica, dentre outras.
- Objetivo do emergencista: identificar insuficiência mitral e insuficiência aórtica aguda grave.

- Quando suspeitar: pacientes com dispneia, dor torácica e choque.
- Exame: a avaliação completa das alterações valvares é complexa. No entanto, o ultrassom à beira do leito pode ajudar a identificar a disfunção, principalmente grave.
- Ultrassom 2-D: observar a coaptação e o movimento das válvulas, o aspecto (espessamento, calcificações, vegetações) e as funções e os tamanhos ventriculares e atriais.

Doppler colorido

Ajuste da imagem: diminuir a profundidade, diminuir o setor da imagem para a área interessada.

Reduza o ganho: caso você tenha muita cor fora do local a ser avaliado ou muita distorção (confluência de cores azul e vermelho sem separação quando o fluxo ultrapassa a velocidade máxima configurada, gerando identificação incorreta de uma frequência de sinal).

Aumente o ganho de cor para obter manchas aleatórias. Quando você enxergar manchas, diminua o ganho até que as manchas desapareçam.

- Colocar o limite da velocidade do fluxo sanguíneo entre 40 e 70 cm/s.
- Usar o menor setor do *color* que inclua a válvula e a câmara de interesse.

Diagnóstico de regurgitação mitral

O Doppler colorido é capaz de diagnosticar a presença de insuficiência mitral. Para a avaliação detalhada dessa patologia são necessárias várias aferições, que devem ser realizadas por ecocardiografista especialista.

Na emergência, a presença de grande espaço entre os folhetos durante a sístole, músculo papilar rompido e fluxo regurgitante de coloração azul em direção ao átrio podem indicar regurgitação mitral.

Para avaliar a gravidade da regurgitação mitral algumas variáveis podem ser usadas no cenário da emergência:

- Área do jato retrógrado: Se o jato ocupar mais de 50% do átrio pode-se dizer que a insuficiência é grave.
- Direção do fluxo regurgitante
  - Central: visto usualmente em insuficiência mitral funcional em razão de uma disfunção sistólica global do VE.
  - Excêntrica: o jato é direcionado para as paredes do átrio esquerdo, é mais acurado que a área do jato para insuficiência grave.
- Zona de convergência do fluxo: É o aumento do fluxo antes de entrar pelo orifício da válvula mitral. O cálculo da área é de difícil realização para o não ecocardiografista. No entanto, estimativas visuais podem ser realizadas:
  - Sem zona de convergência: insuficiência mitral leve.
  - Visível, mas menor que 4 mm: IM moderada.
  - Maior que 1 cm: Sugere IM grave.
- *Vena contracta* (VC): corresponde a região em que a velocidade do fluxo regurgitante é maior. A largura da VC é um bom marcador de gravidade. Deve ser medida perpendicularmente ao fluxo regurgitante entre a convergência proximal do fluxo e a expansão distal do jato.
  - Largura da VC ≥ 0,7 indicam IM grave.

Diagnóstico de insuficiência aórtica

Na emergência, a avaliação da insuficiência aórtica é fundamental em situações de dissecção de aorta.

Inicialmente, deve-se avaliar o tamanho da raiz da aorta e a presença de *flap* de dissecção na janela paraesternal longa (PLAX).

O tamanho da raiz da aorta pode ser quantificado visualmente. A regra do 1/3 estabelece que, na PLAX, 1/3 da tela é ocupado pela via de saída do VD (ventrículo direito), 1/3 pela raiz aórtica e 1/3 restante pelo AE (átrio esquerdo).

Depois, deve-se avaliar a válvula aórtica:

- Anatomia: espessamento, calcificação, vegetação.
- Fisiologia: movimentação dos folhetos.

Doppler colorido

O Doppler colorido pode ser utilizado no cenário de emergência para quantificar visualmente a presença de insuficiência aórtica grave.

- Largura do jato na via de saída do ventrículo esquerdo (VE): a via de saída do VE é a área entre o folheto anterior da válvula mitral e o septo ventricular.
  - Na janela paraesternal longa o tamanho do jato pode estimar a gravidade. A área da via de saída do VE será dividida pela área do jato regurgitante que ocupa essa área. Uma proporção < 25% geralmente indica regurgitação aórtica (RA) leve, 25% a 64% indica moderada e ≥ 65% indica IA (insuficiência aórtica) grave.
- *Vena contracta*: é a porção mais estreita do jato, mais bem visualizada na janela janela paraesternal longa com zoom no local.

- VC < 0,3: IA leve.
- VC 0,3-0,6: IA moderada.
- VC > 0,6: IA grave.

▪ Zona de convergência do fluxo: É o aumento do fluxo antes de entrar pelo orifício da válvula mitral. O cálculo da área é de difícil realização para o não ecocardiografista. No entanto, estimativas visuais podem ser realizadas:
  - Sem zona de convergência: insuficiência aórtica leve.
  - Visível, mas menor que 4 mm: IA moderada.
  - Maior que 1 cm: Sugere IA grave.

REFERÊNCIAS

1. Henry J, Haji D. Expanding our FoCUS: the utility of advanced echocardiography in the emergency department. Australasian J Ultrasound Med. 2019;22(1):6-11.
2. Labovitz AJ, Noble VE, Bierig M, Goldstein SA, Jones R, Kort S, et al. Focused cardiac ultrasound in the emergent setting: a consensus statement of the American society of Echocardiography and American College of Emergency Physicians. J Am Soc Echocardiography. 2010;23(12):1225-30.
3. Sun X, Zhang, H, Aike B, Yang S, Yang Z, Dong L, et al. Tricuspid annular plane systolic excursion (TAPSE) can predict the outcome of isolated tricuspid valve surgery in patients with previous cardiac surgery? J Thor Dis. 2016;8(3):369-374.
4. Nowak-Machen M, Schmid E, Hilberath JN, Blumenstock G, Shekar PS, Kling S, et al. Tricuspid annular plane systolic excursion (TAPSE) predicts poor outcome in patients undergoing acute pulmonary embolectomy. Heart Lung Vessel. 2015;7(2).
5. McCanny P, Colreavy F. Echocardiographic approach to cardiac tamponade in critically ill patients. J Crit Care. 2017;39:271-7.
6. Kirkpatrick JN, Grimm R, Johri AM, Kimura BJ, Kort S, Labovitz AJ, et al. Recommendations for echocardiography laboratories participating in cardiac point of care cardiac ultrasound (POCUS) and critical care echocardiography training: report from the American Society of Echocardiography. J Am Soc Echocardiography. 2020;33(4):409-422.e4.
7. Ta K, Aw C, Hilr K, Mg A, Kmn S. Echocardiographic comparison of regional wall motion abnormality between patients with acute anteroseptal and acute extensive anteior ST segment elevation myocardial infarction. Bangladesh Med Res Counc Bull. 2015;41.
8. American College of Emergency Physicians (ACEP). Policy statement ultrasound guidelines: emergency, point-of-care, and clinical ultrasound guidelines in medicine. ACEP; 2016.
9. Fowler NO. Cardiac tamponade: a clinical or an echocardiographic diagnosis? Circulation. 1993;87(5):1738-41.
10. Pellegrini JA, Mendes CL, Gottardo PC, Feitosa K, John JF, Oliveira AC, et al. Use of bedside echocardiography in the care of critically ill patients – a joint consensus document of the Associação de Medicina Intensiva Brasileira, Associação Brasileira de Medicina de Emergência, and Sociedade Brasileira de Medicina Hospitalar. Part 1 – Competence in bedside echocardiography. JBMEDE. 2022;3(2):e23008.
11. Pierard LA, Badano L, Zamorano JL; Scientific Document Committee of the European Association of Cardiovascular Imaging. Recommendations for the echocardiographic assessment of native valvular regurgitation: an executive summary from the European Association of Cardiovascular Imaging. Eur Heart J Cardiovasc Imaging. 2013;14(7):611-44.
12. Lancellotti P, Tribouilloy C, Hagendorff A, Moura L, Popescu BA, Agricola E, et al.; European Association of Echocardiography. European Association of Echocardiography recommendations for the assessment of valvular regurgitation. Part 1: aortic and pulmonary regurgitation (native valve disease). Eur J Echocardiogr. 2010;11(3):223-44.
13. Blanco P. Calculation of the SV and CO by TTE. Rationale for using the velocity-time integral and the minute distance for assessing the stroke volume and cardiac output in point-of-care settings. Ultrasound. 2020;12(21).

5

Ultrassonografia à beira do leito em pacientes hemodinamicamente instáveis

Rafael Lima Mc Gregor von Hellmann

PONTOS PRINCIPAIS

- O ultrassom à beira do leito (POCUS) é uma ferramenta capaz de auxiliar na tomada de decisões em pacientes instáveis.
- A avaliação cardíaca ultrassonográfica se inicia com a visualização da função contrátil global e o tamanho relativo das câmaras cardíacas.
- O líquido que estiver abaixo da aorta torácica descendente será considerado derrame pleural.

INTRODUÇÃO

O choque é uma emergência médica que exige tratamento imediato; no geral, as informações sobre esses pacientes são limitadas. Se não for tratado, pode levar à falência múltipla de órgãos e à morte. O choque ou instabilidade hemodinâmica ocorre quando há um desbalanço entre a oferta de oxigênio e a demanda corporal. Na emergência, é um cenário comum e responsável por aumentar a mortalidade intra-hospitalar de maneira independente.

Pacientes com instabilidade hemodinâmica podem ser categorizados em três grupos: pré-parada, intraparada ou pós-parada. Neste capítulo não será abordado o uso da ultrassonografia (USG) durante a parada cardiorrespiratória.

O estado de choque é subdivido em mecanismos de acordo com sua fisiopatologia: distributivo (anafilaxia e sepse), obstrutivo (pneumotórax, tamponamento e embolia pulmonar), cardiogênico (infarto agudo do miocárdio, miocardite) e hipovolêmico (hemorragia, diarreia).

Muitas vezes, as causas de choque podem se sobrepor e a capacidade de cooperação do paciente ser mínima, o que torna o diagnóstico clínico ainda mais difícil. Dessa forma, ultrassom à beira do leito (POCUS) é uma ferramenta capaz de auxiliar na tomada de decisões em pacientes instáveis. Ele pode ajudar a diagnosticar a causa e tratá-la, por exemplo.

O exame no paciente instável pode ser realizado somente com o transdutor convexo. No entanto, recomenda-se utilizar os demais sempre que disponíveis para melhorar a qualidade da imagem e, portanto, a avaliação.

Neste capítulo, será apresentada uma breve revisão integrada da abordagem ultrassonográfica do paciente instável.

PROTOCOLOS DO USO DE ULTRASSOM À BEIRA DO LEITO EM PACIENTES CRÍTICOS E EVIDÊNCIAS

O uso da USG na medicina tem mais de 50 anos. Hoje, os aparelhos estão mais portáteis, mais disponíveis e com uma qualidade de imagem melhor. No entanto, somente no ano de 2001 Rose et al. publicou o primeiro algoritmo de abordagem integrada. Hoje, existem vários protocolos, cada um com seu mnemônico e acrônimo diferentes (p. ex., RUSH, ACES, FOCUS, SIMPLE, UHP, SLICE, SHoC, dentre outros). No geral, a maior diferença é a ordem das etapas que serão realizadas.

Evidências do POCUS

- Estudo retrospectivo de 411 pacientes com dor torácica, dispneia ou hipotensão: houve concordância adequada entre POCUS e ecocardiograma para avaliação de disfunção de ventrículo direito[1].
- Análise post hoc de ensaio clínico randomizado em 103 pacientes com choque não diferenciado: a sensibilidade e especificidade de ventrículo direito hiperdinâmico para sepse foi de 33% e 94%, respectivamente[2].
- Estudo observacional prospectivo de 108 pacientes com hipotensão não diferenciada apresentou boa correlação entre diagnóstico ultrassonográfico e diagnóstico final[3].
- Em estudo observacional prospectivo de 110 pacientes críticos com choque não diferenciado, o uso do ultrassom foi associado a aumento da sobrevida em 28 dias, redução da infusão de fluidos e mais dias livres de terapia renal substitutiva[4].
- Em um ECR de 273 pacientes com choque não diferenciado, mais da metade com sepse, o ultrassom não alterou mortalidade, volume de fluidos ou taxa de tomografias[5].
- Em uso observacional multicêntrico prospectivo com 1.015 pacientes, foi realizado ecocardiograma em apenas 43% nas primeiras 24 horas. 75% dos pacientes com choque obstrutivo e 58% com choque cardiogênico tiveram seu manejo alterado graças ao ultrassom[6].

Metanálise de Yoshida et al.[7] demonstrou uma sensibilidade de 82% e especificidade de 98% para diagnóstico de choque obstrutivo, 78% de sensibilidade e 96% de especificidade para diagnóstico choque cardiogênico, 90% de sensibilidade e 92% de especificidade para diagnóstico de choque hipovolêmico e 79% de sensibilidade e 96% de especificidade para diagnóstico de choque distributivo. A razão de chances positiva foi de 10 para a maioria dos choques e de 40 para choque obstrutivo. Enquanto a razão de chances negativa foi de 0,2 para cada tipo de choque.

Assim, as evidências recentes demonstram que o ultrassom é um aliado fundamental na avaliação de pacientes instáveis.

Por que usar o POCUS no paciente instável?

- Vantagens da ultrassonografia à beira do leito: portátil, rápido, economicamente benéfico, não expõe o paciente a radiação ionizante. Pode ser usado para diagnóstico e tratamento. Além de poder ser repetido inúmeras vezes no mesmo paciente.
- Desvantagens: necessita de treinamento formal, sensibilidade e especificidade limitadas para algumas etiologias de choque e ser operador-dependente.

Estruturas a serem identificadas e seus achados esperados em pacientes instáveis

Pericárdio

Tamponamento cardíaco considerado usualmente um diagnóstico clínico pela tríade de Beck, é raramente identificado na prática clínica. A USG à beira do leito permite realizar o diagnóstico de maneira mais precoce, inclusive orientando a pericardiocentese. Quando um paciente se apresenta com instabilidade hemodinâmica e derrame pericárdico com sinais de tamponamento e não identificamos outra causa do choque, estamos autorizados a realizar a pericardiocentese de alívio.

Os sinais sugestivos de tamponamento são progressivamente: colabamento da parede livre do átrio direito durante a sístole e colabamento da parede ventricular direita durante a diástole. Isso acontece porque o volume de líquido extracardíaco exerce pressão suficiente para impedir o enchimento ventricular. Vale frisar que o colabamento é diferente de contração atrial. Na contração, as paredes permanecem com seu formato convexo, enquanto no colabamento há a formação de uma concavidade na parede. O colabamento atrial é mais sensível, mas estados de hipovolemia grave e doença pulmonar obstrutiva podem apresentar esse achado. É importante perceber a duração do colabamento atrial. Quanto mais tempo do ciclo cardíaco ele estiver colabado, maior é a chance de ser causado pelo derrame pericárdico. Colabamentos nas fases iniciais da diásto-

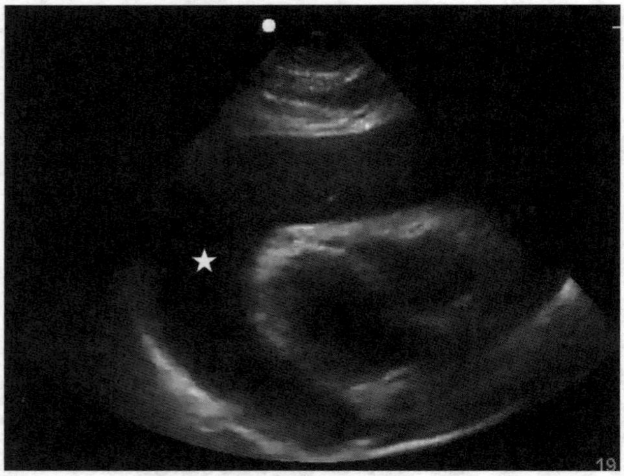

FIGURA 1 Janela paraesternal longa com derrame pericárdico volumoso marcado pela estrela.
Fonte: acervo pessoal.

le podem indicar outras condições como causa. Esses sinais ultrassonográficos são de difícil visualização no modo-B; dessa forma, é aconselhável gravar um vídeo para analisar a abertura e fechamento das válvulas. Uma outra forma de avaliação desses sinais é através do modo-M, que é útil para determinar as dimensões das cavidades e espessura das paredes.

Dessa forma, quando há tamponamento cardíaco, o volume de sangue para o VE diminui e, por consequência, o débito cardíaco; o que resulta em instabilidade hemodinâmica. É importante frisar que nessa situação a veia cava inferior deve estar túrgida, isto é, sem ou com mínima variação respiratória para corroborar o diagnóstico de tamponamento[8].

Outro fator comumente visto na prática clínica é desconsiderar derrames pericárdicos pequenos como causadores de choque. A relação volumétrica depende do tempo. Ou seja, derrames pericárdicos agudos causados por trauma, por exemplo, podem ser pequenos e com repercussões graves. Derrames com diâmetro circunferencial de 5 mm (tão pequenos quanto 80 mL) são capazes de causar tamponamento. Quando o derrame pericárdico é detectado, o ideal é que seu tamanho seja aferido e essa aferição se faz durante a diástole. Quando possuem menos do que 1 cm e não são circunferenciais são considerados derrames pequenos. Menores do que 1 cm, porém circunferenciais, são classificados como moderados. Maiores do que 1 cm são considerados derrames grandes.

Derrames pericárdicos falsos-positivos

Gordura epicárdica, derrame pleural e vasos posteriores ao coração (aorta descendente, vasos pulmonares ou seio coronário, por exemplo). A gordura epicárdica não é circunferencial, costuma estar visível anteriormente, isto é, mais próxima ao transdutor na janela subxifóidea, move-se com o miocárdio, é irregular, sua ecogenicidade demonstra granulação e afina ao se aproximar do ápice cardíaco. Já para diferenciar o derrame pleural do derrame pericárdico necessitamos prestar atenção na janela paraesternal longa. O líquido que estiver abaixo da aorta torácica descendente será considerado derrame pleural. O líquido que estiver acima da aorta torácica descendente será considerado derrame pericárdico.

Caso o paciente apresente derrame pericárdico e dor torácica, é imperativo avaliar a possibilidade de dissecção de aorta ascendente. Nesse sentido, a identificação de um *flap* intimal pode ser observada em até 80% dos casos. A presença de insuficiência aórtica também pode ser avaliada e corrobora para o diagnóstico de dissecção. A dilatação da raiz aórtica (> 4 cm) pode sugerir o diagnóstico também.

Ventrículo esquerdo (VE)

A avaliação cardíaca ultrassonográfica se inicia com a visualização da função contrátil global e o tamanho relativo das câmaras cardíacas. Existem várias formas de mensurar a função ventricular esquerda; porém, uma abordagem qualitativa é mais rápida e tão precisa quanto realizar medidas. Estudos mostram que os emergencistas são capazes de estimar corretamente a função esquerda com treinamento adequado. Para realizar essa avaliação, o médico deverá observar o movimento e o espessamento do miocárdio do VE, assim como o movimento do folheto anterior da mitral em direção ao septo. É necessário fazer essa avaliação em pelo menos duas janelas para determinar a função cardíaca, pois alterações segmentares em uma janela podem falsear a função contrátil global.

A estimativa qualitativa é dividida em três grupos: gravemente reduzida, reduzida e normal. Apesar de parecer simples, essa estimativa é suficiente para pacientes críticos.

Função contrátil diminuída pode sugerir etiologia cardiogênica do choque, como IAM e miocardite. É possível avaliar a contratilidade segmentar, porém isso requer maior nível de treinamento e habilidade. É importante relembrar que todos os estados de choque podem levar a diminuição da força de contração cardíaca em estágios mais avançados.

Um ventrículo esquerdo contraindo vigorosamente, com as paredes se tocando durante a sístole, ou seja, hiperdinâmico sugere compensação fisiológica para um choque hipovolêmico, distributivo ou até obstrutivo. Um ventrículo hiperdinâmico não é sinônimo de um ventrículo taquicárdico.

Especialmente em situações em que o ventrículo está hiperdinâmico, mas o paciente não está taquicárdico, pode significar perda substancial de volume e incapacidade de manter o cronotropismo compensatório, indicando grandes chances de desfecho negativo. Nesse sentido, o emergencista deve pensar em causas como trauma, sepse, cetoacidose diabética, estado hiperosmolar, além de questionar o uso de betabloqueador ou bloqueadores do canal de cálcio.

Isso não significa que um VE com contração reduzida esteja com volemia adequada ou até hipervolêmico. Pacientes com baixa contratilidade cardíaca podem necessitar de ressuscitação volêmica, porém de forma parcimoniosa. Disfunções ventriculares crônicas esquerdas (sistólica ou diastólica) têm pressões de enchimento elevadas e podem se deteriorar rapidamente se permanecerem hipovolêmicas. No entanto, pode ser necessário diminuir a volemia desses pacientes para melhorar o acoplamento ventricular. Sendo assim, é indispensável associar as avaliações cardíacas a outras janelas e ao contexto clínico do paciente.

Ventrículo direito (VD)

Embolia pulmonar é um diagnóstico clínico que pode ser desafiador. O POCUS é fundamental nos casos em que há disfunção ventricular direita e choque obstrutivo. A ultrassonografia à beira do leito não é capaz de diagnosticar a embolia em si, mas sugerir a sua presença. O foco na análise é o ventrículo direito e espera-se que ele tenha um volume igual ou maior que o do VE, paredes finais e esteja hipocinético. O fundamental para uma análise completa é observar o septo interventricular e como ele interage com o ventrículo esquerdo. Isto é, com o aumento da pressão ventricular direita, o septo começa a se retificar e, depois, abaular o ventrículo esquerdo, diminuindo a volume diastólico e, portanto, o sistólico, gerando a instabilidade. Esse movimento é chamado de movimento paradoxal do septo. Usualmente o septo na diástole ventricular tende a se movimentar em direção ao ventrículo direito, pois tem menor pressão, porém, em casos de aumento da pressão arterial pulmonar, o septo se afasta do ventrículo direito na diástole e se aproxima do VE. Esse aumento de pressão também pode causar a retificação do septo interventricular. Esse sinal é classicamente conhecido como sinal do D, pela forma que o VE fica.

A razão ventrículo direito-esquerdo usualmente é menor que 0,66. Essa medida é realizada no final da diástole, na altura das válvulas tricúspide e mitral. Em

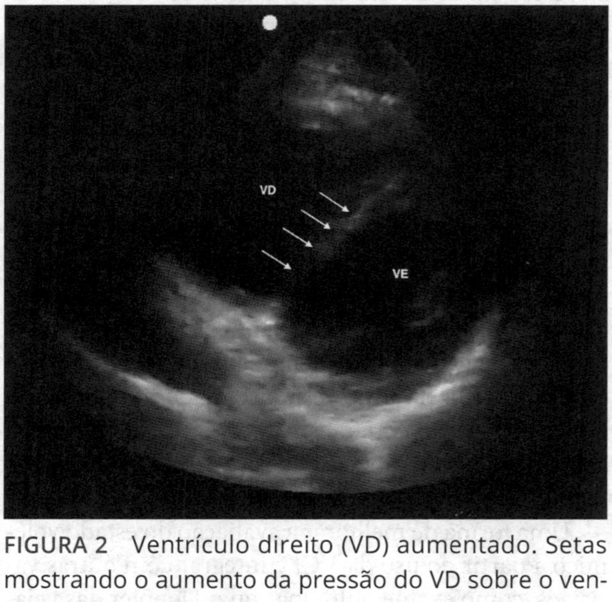

FIGURA 2 Ventrículo direito (VD) aumentado. Setas mostrando o aumento da pressão do VD sobre o ventrículo esquerdo (VE).
Fonte: acervo pessoal.

pacientes com *cor pulmonale* agudo esse valor quase sempre é maior do que 1.0, ou seja, eles podem estar com o mesmo tamanho. Alguns autores citam que o diâmetro da base do VD deve ser menor do que 4 cm.

Outro sinal possível de ser visualizado é o sinal de McConnell, ele não é exclusividade da embolia pulmonar, mas de estados com disfunção ventricular direita, como IAM de VD. Nesse sinal, a parede livre do VD está hipocinética, com exceção do ápice ventricular. Esse achado pode ajudar a diferenciar disfunção ventricular direita aguda de disfunção ventricular direita crônica. A insuficiência tricúspide pode ajudar a diferenciar se o sinal de McConnell tem sua origem no TEP (tromboembolismo pulmonar) ou no IAM (infarto agudo do miocárdio) de VD. Na insuficiência tricúspide há regurgitação concomitantemente ao aumento da pressão da artéria pulmonar.

Assim como no tamponamento, em casos de embolia pulmonar, a veia cava inferior é importante, pois em casos de suspeita de TEP, espera-se que a veia cava esteja túrgida e com pouca ou mínima variação respiratória, isto é, quando o diâmetro varia menos que 50% durante uma inspiração profunda.

É importante perceber que alguns achados do TEP agudo podem ocorrer em pacientes com hipertensão pulmonar crônica; no entanto, esses pacientes apresentarão um ventrículo direito com paredes mais espessas, em geral ≥ 7 mm, enquanto na disfunção aguda essa espessura é menor que 5 mm.

A presença de uma massa intracardíaca ou trombo são raras causas de choque; no entanto, pode ajudar no diagnóstico do choque obstrutivo. A presença no VD confirma a suspeição de TEP. Os trombos podem estar atrelados às válvulas, átrios ou nas paredes cardíacas. Enquanto as massas podem ser pedunculadas, estarem no átrio ou ventrículo. As massas podem causar a oclusão da via de saída ventricular ou atrial.

Aorta ascendente

É possível observar em alguns casos de dissecção de aorta ascendente o *flap* da dissecção. A janela supraesternal pode ser usada para isso.

Janelas abdominais

O ultrassom abdominal costuma não ser lembrado em pacientes instáveis hemodinamicamente, mas é fundamental em causas de choque oculto.

Pacientes com aneurisma de aorta abdominal (AAA) roto apresentam uma taxa de erro inicial de diagnóstico entre 30 e 60%. A clássica tríade de dor lombar, massa abdominal pulsátil e hipotensão é rara na prática clínica. Esse é um problema facilmente evitá-

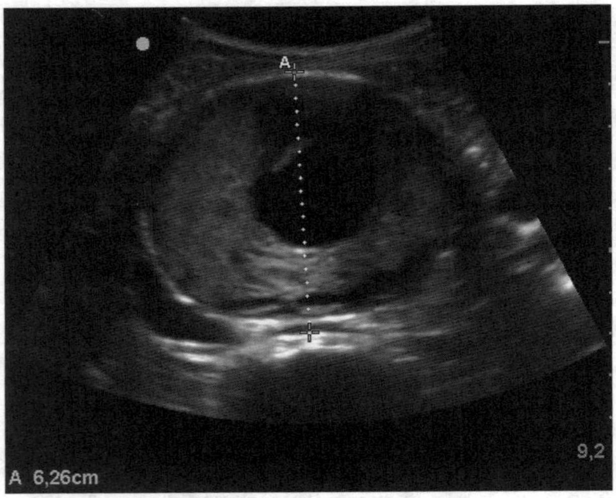

FIGURA 3 Aneurisma de aorta abdominal com 6,26 cm.
Fonte: acervo pessoal.

vel, já que a US tem uma sensibilidade e especificidade próxima de 100% para o diagnóstico. Um estudo mostrou que mesmo em pacientes com parada cardiorrespiratória por AAA roto, 28% deles sobreviveram. Isso demonstra a importância de realizar tal exame mesmo em pacientes muito graves.

Utiliza-se o transdutor convexo (baixa frequência) para realizar a varredura da aorta abdominal. É importante ir desde o início da aorta abdominal, isto é, começar o exame na região epigástrica e seguir até a bifurcação das ilíacas, observando o diâmetro e a forma do vaso. Fundamental olhar no eixo transversal e no longitudinal, para avaliar aneurismas saculares e fusiformes.

A presença de aneurisma de aorta abdominal é definida quando o diâmetro é maior que 3 cm; no entanto, as rupturas ocorrem com maior frequência em aneurismas maiores que 5 cm. Vale ressaltar que o sangramento da dissecção da aorta abdominal é retroperitoneal e, portanto, não se espera um FAST positivo. Nesse sentido, sinais de dissecção de aorta abdominal e hipotensão são suficientes para realizar o diagnóstico.

Em pacientes idosos com sepse e hipotensão sem um foco claro definido, a avaliação da vesícula biliar é recomendada. Nesses pacientes, colecistite e colangite podem ser responsáveis por 25% das sepses abdominais. O emergencista treinado tem plena capacidade de realizar o exame. Os achados esperados são cálculo impactado no infundíbulo, presença de líquido perivesicular e espessamento de parede > 3 mm, Murphy sonográfico e distensão da vesícula > 40 mm.

Pneumoperitônio é outro diagnóstico em que o ultrassom pode ajudar a diagnosticar de maneira rápida e com uma sensibilidade melhor que a radiografia abdominal. Em geral, suas imagens são adquiridas no quadrante superior direito. O achado mais comum é o *enhanced peritoneal stripe sign* (sinal da faixa peritoneal aprimorada). Isso ocorre quando o ar dentro do espaço peritoneal sobe e causa um "eco" da faixa peritoneal geralmente única e hiperecoica que separa a parede abdominal do fluido peritoneal subjacente e dos órgãos cheios de fluido. Caso o pneumoperitônio seja muito volumoso, será difícil adquirir imagens dos órgãos abdominais por interferência. No exame, é como se houvesse linhas A pulmonares dentro do abdome.

Imprescindível é o uso do USG para detecção de líquidos intraperitoneais; a abordagem mais comum utilizada é o FAST (*focused assessment sonography for trauma*), quase sinônimo de procurar líquidos dentro da cavidade abdominal. Esse exame é capaz de detectar volumes de líquidos mínimos, como 100 mL. Todo paciente instável, vítima ou não de trauma, deve ter seu abdome verificado com o POCUS. Mulheres com dor abdominal, em que gravidez ectópica pode ser um diagnóstico diferencial, devem ter seu abdome avaliado com USG para detectar líquido livre.

Veia cava inferior (VCI)

No geral, é adquirida por meio da imagem subxifóidea e deve ser aferida na visão longitudinal, 2 cm abaixo da junção da veia hepática com a veia cava, mas pode ser visualizada próximo à janela hepatorrenal. A aferição do tamanho e sua variação respiratória foi usada durante muito tempo como indicador de fluido-responsividade, pois é um marcador substituto para PVC (pressão venosa central) e, portanto, para a pressão atrial direita. É um exame controverso, não há evidência adequada sobre medi-la no modo-M ou modo-B, sobre seu tamanho normal e suas mudanças em pacientes ventilando espontaneamente. Além disso, a composição corporal e gases intestinais podem dificultar adquirir imagens adequadas. Seu significado parece ser maior em casos extremos, isto é, em um paciente com alta suspeição de tamponamento cardíaco são raros os casos em que a veia cava estaria colapsando. Quando colabando, isto é, suas paredes se tocando, sugere um estado hiperdinâmico ou hipovolêmico. Uma metanálise recente[9] demonstrou que a VCI não é capaz de predizer fluido-responsividade, apresentando pouca correlação com o estado volêmico do paciente, principalmente em pacientes respirando espontaneamente.

Uma forma de melhorar a avaliação do estado volêmico a partir do uso da VCI é integrar com outras variáveis, como exame pulmonar ou o Doppler das veias renais, hepática e porta.

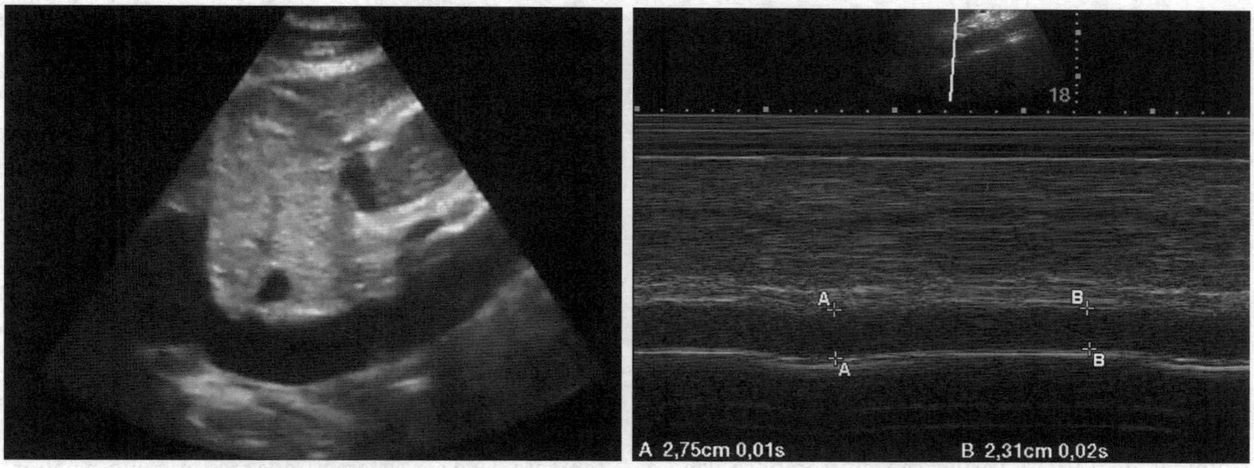

FIGURA 4 Veia cava inferior túrgida – modo B e modo M evidenciando a pouca variabilidade durante a ventilação.
Fonte: acervo pessoal.

Janelas pulmonares

A avaliação pulmonar com o ultrassom é superior à radiografia de tórax em pacientes instáveis. No ultrassom pulmonar algumas entidades são procuradas: pneumotórax, intubação seletiva, síndromes intersticiais e derrame pleural. Não há na literatura nenhuma definição formal de quantas ou quais zonas devem ser necessariamente examinadas para definir a presença de alterações. O protocolo BLUE é o mais utilizado.

Pneumotórax é um diagnóstico em que o ultrassom tem sensibilidade e valor preditivo negativo acima de 98 e 100%, respectivamente. Usualmente, utilizam-se os transdutores linear ou convexo para realizar o exame. O emergencista observará a ausência de deslizamento pleural no modo-B e o clássico sinal do código de barras no modo-M. É importante relembrar que adesões pleurais, bolhas, intubação seletiva e atelectasias podem se apresentar com ausência de deslizamento pleural. O sinal mais específico é o ponto pulmonar (*lung point*), ou seja, o exato local em que é possível ver o deslizamento pleural e a ausência dele no mesmo espaço intercostal. A presença de linhas B ou pulso pulmonar exclui o pneumotórax. Caso o pneumotórax seja muito volumoso, pode não ver possível identificar o ponto pulmonar. Assim, a procura pelo ponto pulmonar não pode atrasar as medidas necessárias em caso de pneumotórax hipertensivo.

As síndromes intersticiais (SI) são divididas em difusa e focal. O exame nas SI consiste em dividir cada hemitórax em 4 regiões, 2 anteriores e 2 laterais.

Edema pulmonar não costuma ser a causa do choque diretamente; no entanto, sua presença ou ausência pode fornecer informações importantes para o diagnóstico. Os sinais clássicos da ausculta pulmonar estão ausentes em mais de 50% dos pacientes que se apresentam com dispneia na emergência. No ultrassom, a presença de linhas B é sensível para o diagnóstico de edema pulmonar, porém pouco específica, isto é, contusão pulmonar, infarto pulmonar, fibrose, dentre outras causas podem se apresentar como linha B. A presença de síndrome intersticial difusa, isto é, pelo menos dois campos pulmonares em cada hemitórax com linhas B, associada à instabilidade hemodinâmica, indica com maior probabilidade a origem cardiogênica do choque. No entanto, pneumonias extensas podem causar choque séptico e cardiomiopatia séptica, confundindo o examinador.

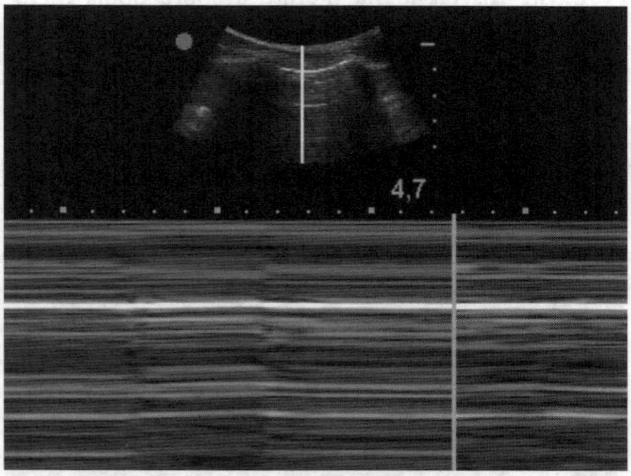

FIGURA 5 Modo M mostrando o sinal do código de barras – pneumotórax.
Fonte: acervo pessoal.

Derrame pleural pode ser rapidamente reconhecido com o ultrassom. Diferentes patologias podem causar o derrame, como trauma, insuficiência cardíaca, pneumonia e câncer, por exemplo. Assim, seu achado ajuda no contexto clínico do paciente em choque. Em casos de derrame pleural volumoso, a VCI pode estar túrgida em razão da resistência ao retorno venoso.

Janelas de extremidades

Membros: a avaliação de trombose venosa profunda (TVP) com ultrassom à beira do leito apresenta uma sensibilidade de 98 a 100%. Em pacientes com TEP confirmado, a realização do exame para investigar TVP identificou 76% desses pacientes com trombose; no entanto, somente 31% dos pacientes tinham sintomas de TVP. A verificação de trombose venosa profunda é essencial, já que na presença de TVP um aumento de VD em paciente com queixa de dispneia sela o diagnóstico presuntivo de embolia pulmonar.

Existe discussão na literatura sobre quais métodos (Doppler e/ou compressão) e quantos pontos são observados para detecção de trombose pelo médico emergencista. Uma metanálise de 2013 demonstrou uma sensibilidade e especificidade de 96% quando o emergencista realiza o exame para TVP. No entanto, um estudo[10]. demonstrou uma especificidade menor. Nesse sentido, advoga-se a realização de um exame mais completo, envolvendo veia femoral comum, veia femoral comum na junção da safena, veia femoral comum na altura da bifurcação da artéria femoral, veia poplítea e veias tibiais e fibulares.

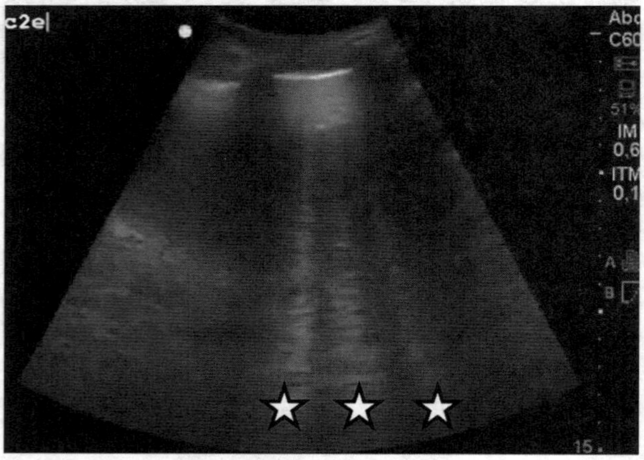

FIGURA 6 Segundo quadrante esquerdo pulmonar evidenciando a presença de linhas B pulmonares (estrelas brancas).
Fonte: acervo pessoal.

Protocolo RUSH

A abordagem do paciente instável hemodinamicamente deve ser sistematizada, assim como na abordagem ao trauma iniciada pelo clássico ABCDE. No uso da USG é essencial manter um padrão. Diferentes protocolos e estratégias foram desenvolvidos ao longo do ano, evidências comparando essas estratégias são escassas e possivelmente não mostrarão diferença clinicamente significativa. Dessa forma, a abordagem sistematizada neste capítulo é o protocolo RUSH, publicada inicialmente em 2010. Duas revisões sistemáticas[1,13] sugerem que o exame RUSH foi útil ao diagnóstico, principalmente como uma ferramenta de inclusão e não exclusão da causa do choque.

RUSH é um nome mnemônico para *Rapid Ultrasound for Shock and Hypotension* (ultrassom rápido para choque e hipotensão); em inglês, o termo *rush* significa "pressa", em uma tradução literal. Esse algoritmo divide as causas de choque entre aquelas que afetam a bomba, o tanque e os tubos, nesta ordem. Um mnemônico que ajuda a lembrar as estruturas e a ordem delas é HI MAP (algo como pressão arterial média alta – que é o que buscamos na correção dos estados de choque): coração, veia cava inferior, espaço de Morrison, aorta e pulmões/pneumotórax.

A bomba é avaliada observando inicialmente o saco pericárdico, depois a contratilidade do VE e depois o tamanho do VD em relação ao VE. A avaliação

TABELA 1

RUSH	Choque hipovolêmico	Choque cardiogênico	Choque obstrutivo	Choque distributivo
Bomba	Coração hiperdinâmico e câmaras pequenas	Coração hipocinético Coração dilatado	Derrame pericárdico Disfunção de VD Trombo cardíaco	Coração hiperdinâmico (sepse inicial) Coração hipocinético (sepse tardia)
Tanque	VCI pequena e com variação > 50% Fluido peritoneal ou pleural	VCI túrgida Edema pulmonar Derrame pleural Ascite	VCI túrgida Ausência de deslizamento pleural (pneumotórax)	VCI normal ou pequena Fluido peritoneal ou pulmonar (foco séptico)
Tubos	Aneurisma abdominal Dissecção de aorta	Normal	Trombose venosa profunda	Normal

das estruturas cardíacas é realizada por meio das quatro janelas tradicionais: paraesternal longa, paraesternal curta, subxifóidea e apical 4 câmaras.

A prioridade inicial na primeira etapa (bomba) é avaliar o saco pericárdico e a presença de tamponamento cardíaco. O próximo passo é a avaliação da contratilidade do VE. Por último, avalia-se a presença de disfunção de VD.

O tanque é avaliado para determinar o volume intravascular efetivo, observando a VCI, a cavidade abdominal, por meio do FAST usualmente, e os pulmões são avaliados para a identificação de derrame pleural, pneumotórax ou edema pulmonar. Gravidez ectópica também pode ser cogitada através da avaliação do tanque.

Os tubos são avaliados por meio da identificação de aneurisma de aorta abdominal e depois trombose venosa profunda.

A mesma abordagem pode ser usada para pacientes pediátricos; no entanto, as fontanelas são lugares potenciais de sangramento em crianças que sofreram trauma ou apresentam coagulopatia. Portanto, sua avaliação faz parte do exame pediátrico.

É importante frisar que as evidências para mudança de mortalidade, redução do tempo de internação e dados bioquímicos ao utilizar a USG são escassas. Isso não significa que não devemos usar o POCUS, mas devemos reconhecer suas limitações e como isso pode impactar nossa prática e nosso paciente.

Alguns autores advogam a introdução do VTI (*velocity time integral*) no algoritmo do RUSH, principalmente nos casos de disfunção cardíaca, com objetivo de melhorar a precisão do exame. Essa ferramenta será discutida no capítulo de ecocardiograma avançado.

CASO CLÍNICO

Mulher, 45 anos, sem comorbidades, vem à emergência com dor no peito e alteração do nível de consciência. Sinais vitais: FC = 121, PA = 84 × 56 mmHg, FR = 22, Tax = 36,8°C. Você inicia seu atendimento solicitando que a equipe de enfermagem monitorize e garanta um acesso venoso para a paciente. Qual é a próxima etapa a ser realizada? Quais são suas hipóteses diagnósticas? Ela necessita de alguma intervenção imediata?

Resolução do caso clínico

Após a paciente ser monitorizada, você pega o aparelho de ultrassom e realiza o protocolo RUSH. Você inicia o exame pelo coração, visualiza na apical 4 câmaras um VD maior que um VE. Depois, na janela paraesternal curta, você observa o sinal do D. Em seguida, observa a veia cava inferior, que está túrgida e sem variação, apesar do esforço respiratório da paciente. Logo, as cavidades abdominal e pulmonar são analisadas, sem sinais de derrame ou pneumotórax. Assim, você parte para analisar a aorta, sem alterações, e analisará as duas pernas para avaliar TVP. Você encontra um trombo móvel na junção da veia femoral comum com a safena. A partir desses resultados, a principal hipótese é de TEP. Na medida em que a paciente está hipotensa, você opta por iniciar trombolítico.

REFERÊNCIAS

1. Taylor RA, Moore CL. Accuracy of emergency physician-performed limited echocardiography for right ventricular strain. Am J Emerg Med. 2014;32(4):371-4.
2. Jones AE, Craddock PA, Tayal VS, Kline JA. Diagnostic accuracy of left ventricular function for identifying sepsis among emergency department patients with nontraumatic symptomatic undifferentiated hypotension. Shock. 2005;24(6):513.
3. Volpicelli G, Lamorte A, Tullio M, Cardinale L, Giraudo M, Stefanone V, et al. Point-of-care multiorgan ultrasonography for the evaluation of undifferentiated hypotension in the emergency department. Intens Care Med. 2013;39(7):1290-8.
4. Kanji HD, McCallum J, Sirounis D, MacRedmond R, Moss R, Boyd JH. Limited echocardiography-guided therapy in subacute shock is associated with change in management and improved outcomes. J Crit Care. 2014;29(5):700-5.
5. Atkinson PR, Milne J, Diegelmann L, Lamprecht H, Stander M, Lussier D, et al. Does point-of-care ultrasonography improve clinical outcomes in emergency department patients with undifferentiated hypotension? an international randomized controlled trial from the SHoC-ED Investigators. Ann Emerg Med. 2018;72(4):478.
6. Flower L, Waite A, Boulton A, et al. The use of echocardiography in the management of shock in critical care: a prospective, multi-centre, observational study. Intens Care Med. 2024.
7. Yoshida T, Yoshida T, Noma H, Nomura T, Suzuki A, Mihara T. Diagnostic accuracy of point-of-care ultrasound for shock: a systematic review and meta-analysis. Crit Care. 2023;27(1)200.
8. Ma J, Mateer J, Reardon R, Joing S. Emergency Ultrasound. Third edition. New York: McGraw Hill; 2014. Chapter 8 – Critical Care.
9. Orso D, Paoli I, Piani T, Cilenti FL, Cristiani L, Guglielmo N. Accuracy of ultrasonographic measurements of inferior vena cava to determine fluid responsiveness: a systematic review and meta-analysis. J Intensive Care Med. 2020;35(4):354-63.
10. García JP, Alonso JV, García PC, Rodríguez Fr, López MAA, Muñoz-Villanueva MC. Comparison of the accuracy of emergency department-performed point-of-care-ultrasound (POCUS) in the diagnosis of lower-extremity deep vein thrombosis. J Emerg Med. 2018;54(5):656-64.
11. Pellegrini JA, Mendes CL, Gottardo PC, Feitosa K, John JF, Oliveira AC, et al. Use of bedside echocardiography in the care of critically ill patients – a joint consensus document of the Associação de Medicina Intensiva Brasileira, Associação Brasileira de Medicina de Emergência, and Sociedade Brasileira de Medicina Hospitalar. Part 1 – Competence in bedside echocardiography. JBMEDE. 2022;3(2):e23008.

6

POCUS na trombose venosa profunda

Natascha Kokay Nepomuceno

PONTOS PRINCIPAIS

- A lesão do endotélio tem como fatores de risco a idade avançada, o histórico de eventos tromboembólicos, tabagismo e traumas no local, incluindo procedimentos e o uso de cateter venoso.
- Coágulos em veias superficiais ou veias varicosas terão apresentação semelhante aos coágulos em veias profundas, mas não indicam o mesmo tratamento.
- Diversas técnicas são descritas para a realização da avaliação do trajeto venoso; desde análises em dois pontos anatômicos até a avaliação de todo o membro inferior.

INTRODUÇÃO

A trombose venosa profunda (TVP) e o tromboembolismo pulmonar (TEP) são espectros da mesma doença, o tromboembolismo venoso (TEV). Aproximadamente dois terços dos casos de TEV são constituídos por TVP, sendo 80 a 95% em membros inferiores, e um terço por TEP[1,2].

Em decorrência dos riscos do TEV, possível evolução para instabilidade hemodinâmica, alta prevalência em ambientes críticos e as complicações da anticoagulação, diagnosticar a TVP com precisão é fundamental.

O diagnóstico através da ultrassonografia à beira do leito é uma ferramenta útil para o médico emergencista, tendo em vista sua praticidade, rapidez, ausência de radiação ionizante e alta sensibilidade, especificidade e acurácia, mesmo quando comparado ao estudo ultrassonográfico formal.

O protocolo à beira do leito foi avaliado em múltiplos estudos randomizados e consiste na técnica de compressão do sistema venoso profundo em, pelo menos, dois pontos anatômicos (veia femoral comum e veia poplítea).

A avaliação do sistema venoso distal à veia poplítea, ou seja, na panturrilha, apesar de considerada trombose venosa profunda, é controversa. A incidência de propagação proximal e o risco de TEP são baixos; quando comparadas as duas estratégias (avaliação em dois pontos *vs.* avaliação de todo o membro inferior) a incidência de TEV sintomático em 3 meses foi semelhante, levantando o questionamento sobre a necessidade de anticoagular esses pacientes, particularmente no departamento de emergência. Além disso, a taxa de resolução espontânea de trombose neste sítio pode chegar até a 50% dos casos. A avaliação do sistema venoso distal à veia poplítea não é recomendada pelo American College of Radiology e não será abordada neste capítulo.

FISIOPATOLOGIA E APRESENTAÇÃO CLÍNICA

A formação de trombos envolve três aspectos fisiopatológicos principais (tríade de Virchow): estase sanguínea, lesão endotelial e hipercoagulabilidade.

A estase sanguínea ocorre com a imobilização (especialmente se maior ou igual a 3 dias), tal como em pós-operatórios, cirurgias de grande porte, fraturas com imobilização de extremidades e viagens prolongadas. Outros fatores podem aumentar a estase sanguínea, tais como a idade avançada, gravidez e condições patológicas, a exemplo da insuficiência cardíaca congestiva (ICC), a doença pulmonar obstrutiva crônica (DPOC) e varizes.

A lesão do endotélio tem como fatores de risco a idade avançada, o histórico de eventos tromboembólicos, tabagismo e traumas no local, incluindo procedimentos e o uso de cateter venoso.

O estado de hipercoagulabilidade é associado a presença de neoplasias, trombofilias, gravidez, tabagismo, obesidade e uso de estrogênio (reposição hormonal ou contraceptivos).

Para predição clínica de trombose venosa, o Escore de Wells (Tabela 1) é um método bem estabelecido na prática clínica e permite estimar a probabilidade pré-teste.

A apresentação clínica envolve fatores de risco e achados no exame físico, embora estes sejam pouco sensíveis e específicos, uma vez que apenas 20 a 40% dos pacientes com clínica sugestiva têm TVP confirmada[2-4].

Os sinais ao exame físico de trombose venosa profunda envolvem a dor em membro inferior, edema, eritema e empastamento de panturrilha, especialmente quando os sinais e sintomas são unilaterais.

ANATOMIA

O conhecimento necessário da anatomia do sistema venoso dos membros inferiores para a execução da ultrassonografia é relativamente simples e a identificação das estruturas é fundamental para a correta execução do exame.

As principais estruturas são:

- Veia femoral comum.
- Veia safena magna.
- Bifurcação da veia femoral (veia femoral profunda e superficial).
- Veia poplítea.
- Trifurcação da veia poplítea.

O vaso mais proximal é a veia femoral comum, tributária direta da veia ilíaca externa, logo após esta deixar a pelve. A veia safena magna é uma importante tributária da veia femoral comum e integra o sistema venoso superficial. A veia femoral comum se bifurca, em seguida, em veia femoral profunda e veia femoral (anteriormente nominada de veia femoral superficial e assim citada neste capítulo)[5].

Atenção: apesar do nome, a veia femoral superficial integra o sistema venoso profundo. Coágulos neste vaso devem, portanto, ser tratados como trombose venosa profunda.

Em seguida, a veia femoral superficial adentra o canal do músculo adutor e segue na porção posterior do joelho, transformando-se em veia poplítea. Ao nível da panturrilha, a veia poplítea se trifurca em veia tibial anterior, veia tibial posterior e veia peroneal.

O EXAME

Indicações, contraindicações e preparo

A principal indicação do exame ultrassonográfico à beira do leito é a suspeita clínica de TVP ou TEP. Não existem contraindicações formais, mas há o risco teórico de deslocamento do coágulo à compressão do vaso.

Para a realização do exame, o paciente deve estar na posição supina com rotação externa da perna a ser examinada para melhor visualização das estruturas. Ao colocar um suporte, como um travesseiro ou coxim, embaixo do joelho do paciente, a posição é mais

TABELA 1 Escore de Wells para trombose venosa profunda

Achados clínicos	Escore
Câncer ativo ou câncer tratado nos últimos seis meses	1
Paresia, paralisia ou imobilização recente nos membros inferiores	1
Acamado recente por mais de 3 dias ou cirurgia maior nas últimas 4 semanas	1
Palpação dolorosa ao longo do trajeto de veias do sistema venoso profundo	1
Edema de toda a extremidade	1
Edema de panturrilha com circunferência medindo pelo menos 3 cm mais que a circunferência da panturrilha contralateral com medida realizada 10 cm abaixo da tuberosidade da tíbia	1
Edema depressível (cacifo positivo) apenas na perna sintomática	1
Veias colaterais superficiais não varicosas	1
TVP prévia documentada	1
Presença de diagnóstico diferencial mais provável: linfedema, celulite, alterações articulares, tromboflebite superficial, ruptura muscular, cisto de Baker	–2

Baixa probabilidade < 2 pontos.
Moderada/alta probabilidade maior ou igual a 2 pontos.
Fonte: Albricker et al., 2022.

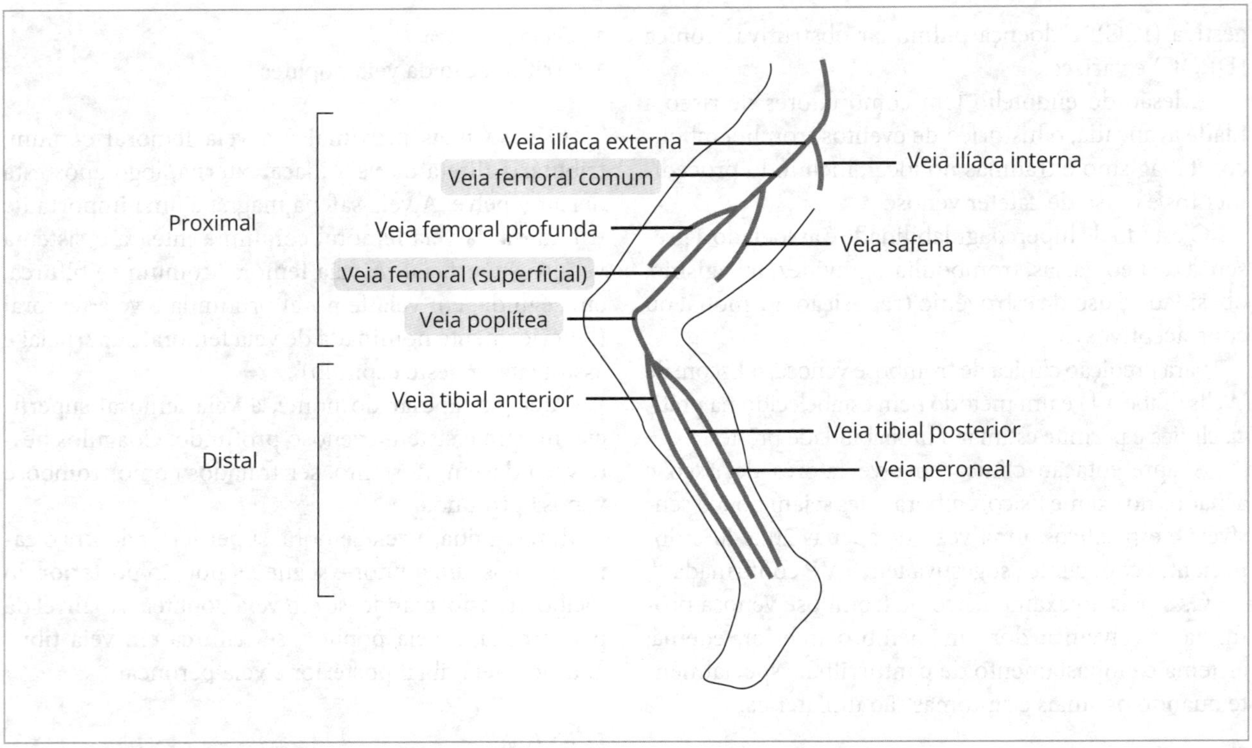

FIGURA 1 Anatomia venosa do membro inferior.

bem tolerada (Figura 2). Para a avaliação da veia poplítea, o exame pode ser realizado na posição supina.

O transdutor tipicamente utilizado é o linear, de alta frequência (5-15 MHz), por sua melhor resolução para estruturas superficiais. Em pacientes com grande quantidade de tecido subcutâneo ou edema de membros inferiores, um transdutor convexo de baixa frequência, que permite maior penetração no tecido, pode ser utilizado. O *preset* do aparelho deve ser configurado no modo venoso.

Idealmente o exame é realizado ao lado direito do paciente, com a mão direita segurando o transdutor e a mão esquerda livre para ajustar o aparelho. A orientação do transdutor deve estar direcionada à direita do paciente.

Técnica e execução

A avaliação é realizada com a técnica de compressão do trajeto venoso no modo bidimensional (modo B). O probe/transdutor deve estar posicionado paralelamente à pele, em um corte transversal, e deve ser realizada pressão sistemática no trajeto venoso. A pressão deve ser suficiente para tensionar a artéria ao lado.

Veias sem conteúdo patológico apresentam-se como estruturas anecoicas, com paredes lisas e com compressibilidade completa; a compressibilidade do vaso é o sinal mais sensível e específico para exclusão de TVP.

Se a veia não for completamente compressível, presume-se a existência de um trombo intraluminal. Antes da compressão, é possível visualizar imagem ecogênica no interior do vaso, especialmente se o trombo for subagudo ou crônico.

Avaliação do trajeto venoso

Diversas técnicas são descritas para a realização do exame; desde análises em dois pontos anatômicos até a avaliação de todo o membro inferior. Para um exame completo no departamento de emergência, é fundamental a análise de pelo menos duas regiões, descritas a seguir:

Veia femoral comum

Envolve a visualização da veia femoral comum e da safena magna. A compressão da veia femoral deve ser realizada 1 a 2 cm superiormente à junção safenofemoral e, após, deve-se deslizar o probe distalmente até a junção safenofemoral (Figura 4), com compressão de ambas, femoral e safena magna.

Dica: para localizar a veia femoral comum, comece posicionando o probe entre a sínfise púbica e a crista ilíaca anterossuperior, paralelamente ao ligamento inguinal.

Alguns autores recomendam que, após a compressão das veias femoral comum e safena magna, o probe deve ser deslizado distalmente para a localização e compressão da veia femoral superficial (Figura 5).

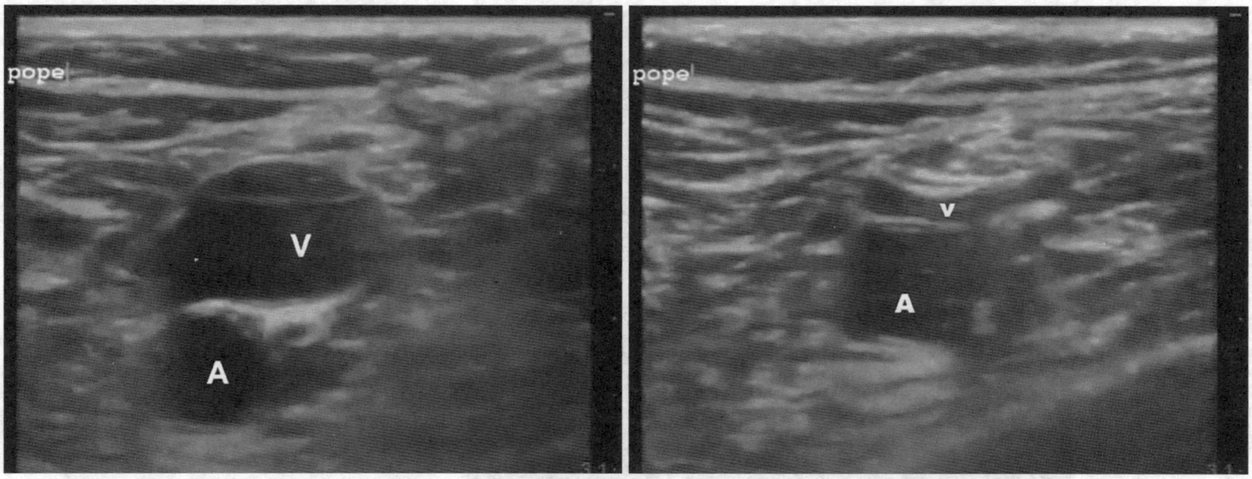

FIGURA 2 Exame normal. Compressibilidade completa da veia femoral comum à compressão do probe (imagem direita). A: artéria poplítea. V: veia poplítea.

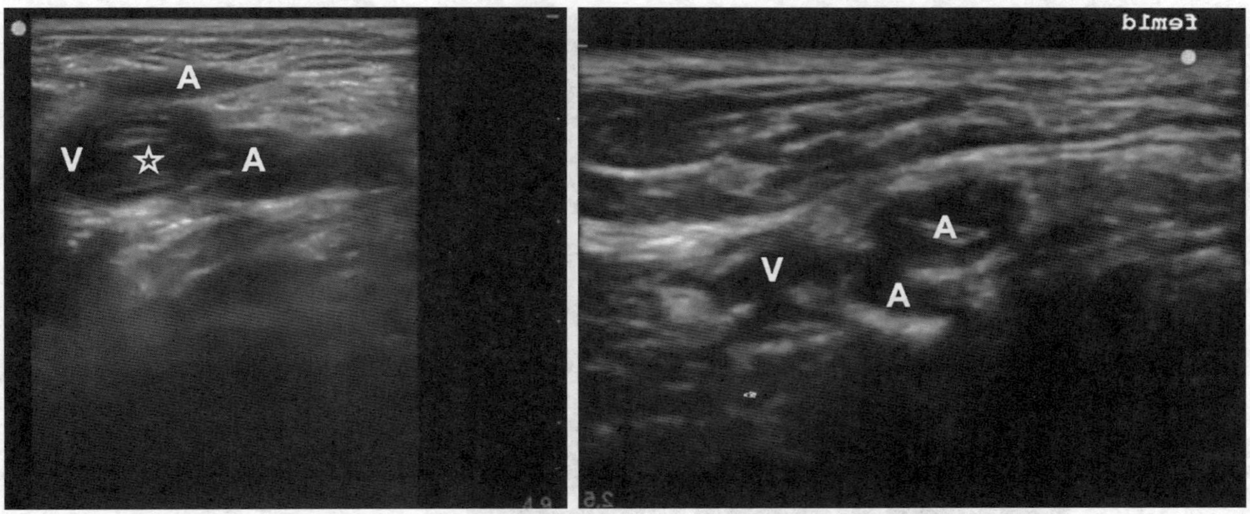

FIGURA 3 Imagem esquerda: Presença de imagem ecogênica no interior do vaso (estrela) com ausência de compressibilidade da veia femoral comum. Imagem direita: veia femoral comum sendo comprimida. A: artéria; V: veia.

Dica: a artéria bifurca-se em artéria femoral superficial e profunda antes da bifurcação da veia femoral em profunda e superficial.

Fossa poplítea

A segunda região a ser analisada é a fossa poplítea (Figura 6). A veia poplítea deve ser avaliada em toda a sua extensão.

Dica: em caso de dificuldade para encontrar a veia poplítea, comece palpando os dois tendões posteriores do joelho (tendão do bíceps femoral e semitendíneo) e posicione o probe entre as duas estruturas.

Alguns autores sugerem a varredura até a trifurcação da veia poplítea (Figura 7).

FALSOS-POSITIVOS

Linfonodos

Algumas estruturas podem simular a presença de um coágulo intraluminal. A estrutura mais comum é o linfonodo, que se apresenta com o centro ecogênico e um halo hipoecogênico ao redor. A dúvida pode ser sanada ao mover o probe longitudinalmente e notar a forma esférica do linfonodo, ao contrário da forma longitudinal do vaso.

Trombose e tromboflebite superficial

Coágulos em veias superficiais ou veias varicosas terão apresentação semelhante aos coágulos em veias pro-

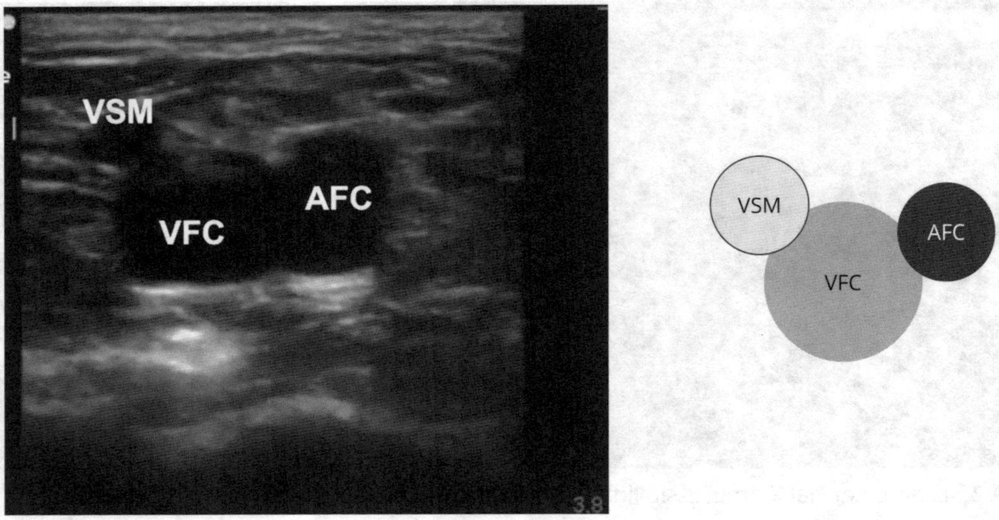

FIGURA 4 Visualização da primeira região – junção safenofemoral.
AFC: artéria femoral comum. VFC: veia femoral comum. VSM: veia safena magna.

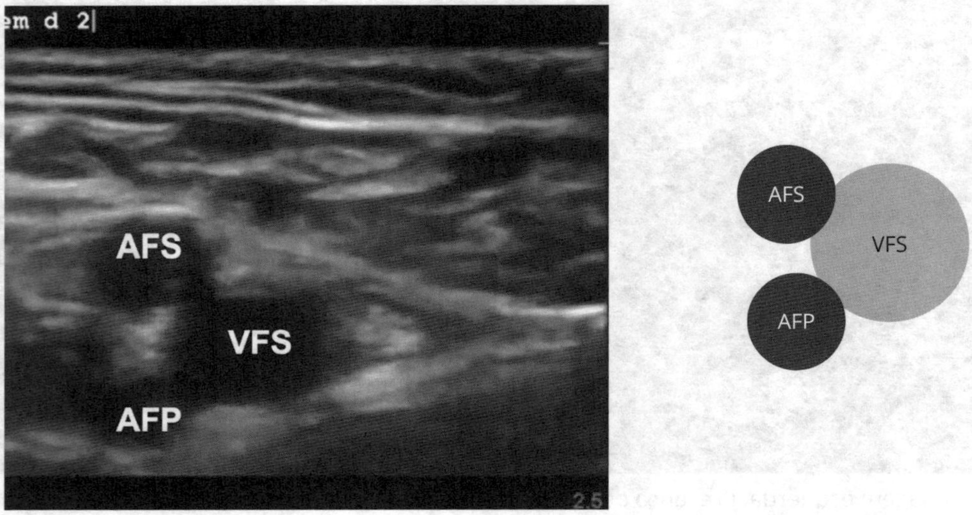

FIGURA 5 Visualização da segunda região – veia femoral superficial e artérias femorais.
AFP: artéria femoral profunda; AFS: artéria femoral superficial; VFS: veia femoral superficial.

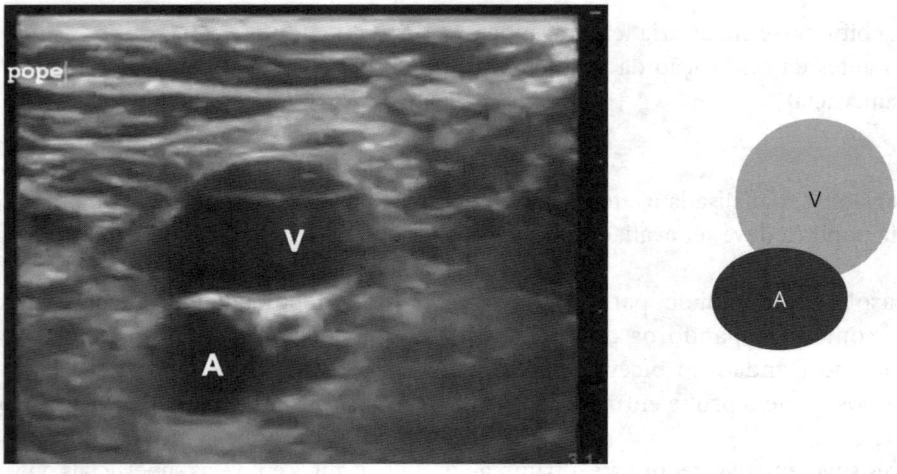

FIGURA 6 Visualização da terceira região – região poplítea. V: veia poplítea A: artéria poplítea. Nessa imagem a veia está anterior à artéria, porém não é incomum a artéria estar anterior à veia.

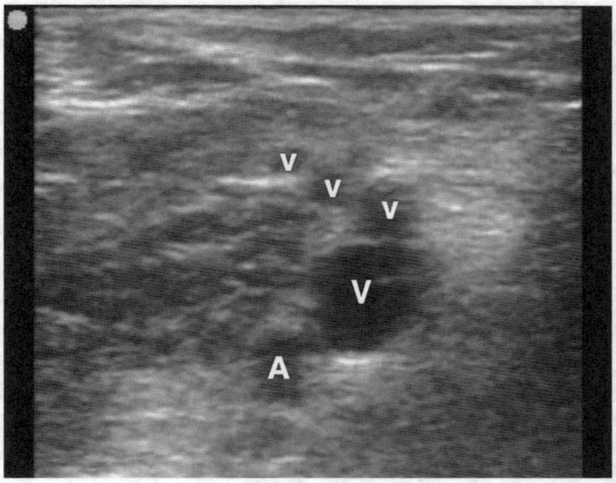

FIGURA 7 Trifurcação da veia poplítea em tibial anterior, posterior e veia peroneal. A: artéria poplítea; V: veia.

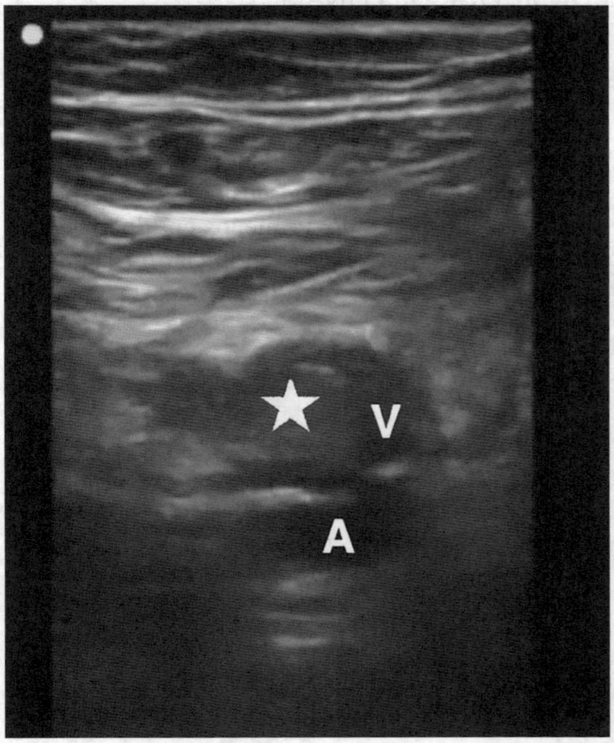

FIGURA 8 Ausência de compressibilidade venosa à compressão do transdutor e presença de material ecogênico (estrela) no interior do vaso.
A: artéria poplítea; V: veia poplítea.

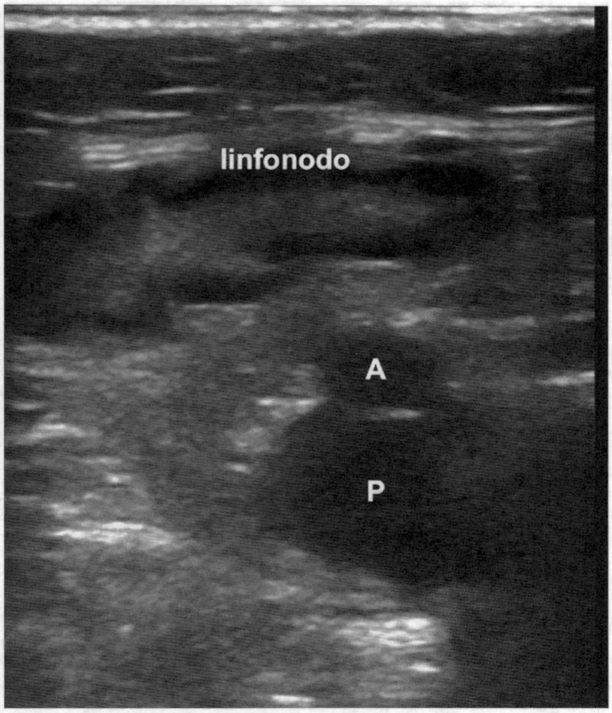

FIGURA 9 Anteriormente aos vasos poplíteos podemos ver um linfonodo.
A: artéria poplítea. V: veia poplítea.

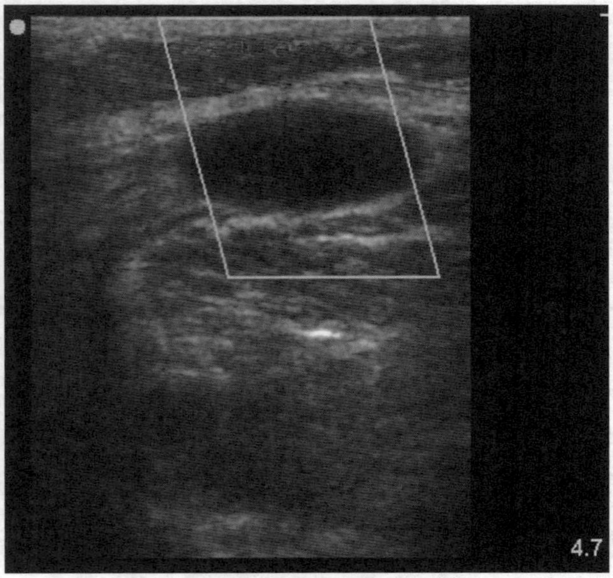

FIGURA 10 Cisto de Baker em região poplítea. Estrutura circular anecoica com bordas bem definidas nos planos transversal e longitudinal. Ausência de fluxo ao Doppler.

fundas, mas não indicam o mesmo tratamento. A exceção são trombos na veia safena magna em até 2 a 4 cm da junção safenofemoral, que devem ser tratados como TVP, pelo alto risco de propagação central. A principal diferenciação entre veias superficiais e profundas é que as veias profundas acompanham as artérias.

Cisto de Baker

O cisto de Baker é uma estrutura formada por líquido sinoval, que surge na fossa poplítea, geralmente secundária a lesões degenerativas do joelho (Figura 10). A avaliação ultrassonográfica dinâmica, com var-

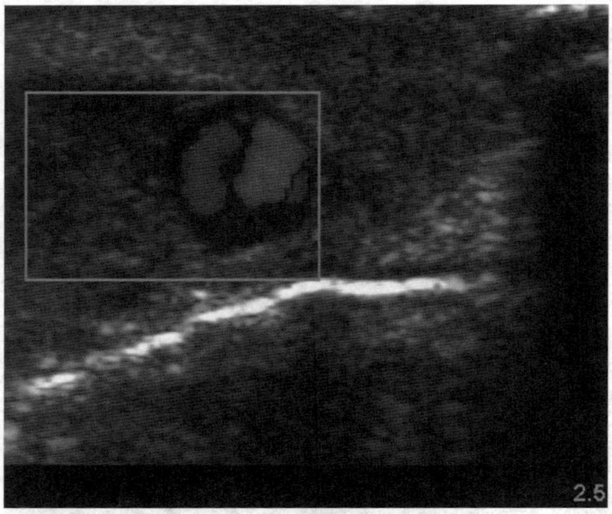

FIGURA 11 Pseudoaneurisma em artéria braquial, com fluxo yin-yang (cores).

redura da região, visualização longitudinal e aplicação do Doppler, auxilia no diagnóstico diferencial.

Aneurismas e pseudoaneurismas

O aneurisma da artéria poplítea é o aneurisma mais comum nos membros inferiores e é tipicamente causado por aterosclerose. A clínica pode ser semelhante à TVP, principalmente por dor unileral no membro. À visualização ultrassonográfica, apresentam-se como estruturas dilatadas e hipoecoicas contínuas ao vaso.

Aneurismas venosos no membro inferior são raros. A grande maioria (75%) são aneurismas saculares e apresentam-se como uma dilatação da veia, com ou sem presença de trombo ecogênico.

Pseudoaneurismas geralmente ocorrem após procedimentos médicos. No modo bidimensional, o pseudoaneurisma é visto como uma estrutura anecoica, geralmente cercado por um hematoma e, no modo Doppler colorido, o fluxo dentro do pseudoaneurisma adquire uma característica yin-yang (Figura 11). Se muito extenso, pode levar a trombose de veias próximas pela estase do fluxo.

Bursite do iliopsoas

É um processo inflamatório ao redor do tendão do iliopsoas. Pode simular TVP se inflamado, com acúmulo de líquido. No Doppler, não há fluxo.

DOPPLER COLORIDO

A avaliação com Doppler é complementar e pode ser utilizada em um estudo mais detalhado. É possível realizar a avaliação de fluxo através da variação com a compressão da panturrilha e a variação a partir do ciclo respiratório. Deve-se observar o vaso no modo Doppler espectral (pulsado).

A primeira técnica avalia a variação do fluxo com o aumento do retorno venoso após a compressão das veias distais ao segmento analisado. Observando o vaso com o Doppler, realiza-se uma pressão na panturrilha e, normalmente, espera-se um aumento rápido do retorno venoso, o que indica que não há obstrução ao fluxo no segmento distal.

Na variação com a respiração, espera-se alteração do fluxo conforme o ciclo respiratório, com redução da amplitude na inspiração e aumento na expiração. São avaliadas as veias proximais ao probe, como as veias cava e ilíaca.

CONSIDERAÇÕES FINAIS

A tomada de decisão baseada na apresentação do paciente, probabilidade pré-teste, d-dímeros e ultrassonografia à beira do leito é segura e deve ser encorajada na emergência. O exame ultrassonográfico à beira do leito apresenta boa sensibilidade e especificidade quando realizado ao menos em duas regiões anatômicas e permite afastar ou iniciar o tratamento da trombose venosa profunda no departamento de emergência.

REFERÊNCIAS

1. Albricker ACL, Freire CMV, Santos SN, Alcantara ML, Saleh MH, Cantisano AL, et al. Diretriz conjunta sobre tromboembolismo venoso – 2022. Arq Bras Cardiol. 2022;118(4):797-857.
2. Ortel TL, Neumann I, Ageno W, Beyth R, Clark NP, Cuker A, et al. American Society of Hematology 2020 guidelines for management of venous thromboembolism: treatment of deep vein thrombosis and pulmonary embolism. Blood Adv. 2020;4(19):4693-738.
3. White RH. The epidemiology of venous thromboembolism. Circulation. 2003;107(23Suppl1):I4-8.
4. Blaivas M, Lambert MJ, Harwood RA, Wood JP, Konicki J. Lower-extremity Doppler for deep venous thrombosis: can emergency physicians be accurate and fast? Acad Emerg Med. 2000;7(2):120-6.
5. Blaivas M, Lambert MJ, Harwood RA, Wood JP, Konicki J. Lower-extremity Doppler for deep venous thrombosis: can emergency physicians be accurate and fast? Acad Emerg Med. 2000;7:120-6.
6. Frazee BW, Snoey ER, Levitt A. Emergency department compression ultra- sound to diagnose proximal deep vein thrombosis. J Emerg Med. 2001;20:107-12.
7. Jang T, Docherty M, Aubin C, Polites G. Resident-performed compression ultrasonography for the detection of proximal deep vein thrombosis: fast and accurate. Acad Emerg Med. 2004;11:319-22.

8. Jacoby J, Cesta M, Axelband J, et al. Can emergency medicine residents detect acute deep venous thrombosis with a limited, two-site ultrasound examination? J Emerg Med. 2007;32:197-200.
9. Burnside PR, Brown MD, Kline JA. Systematic review of emergency physician-performed ultrasonography for lower-extremity deep vein thrombosis. Acad Emerg Med. 2008;15:493-8.
10. Bernardi E, Camporese G, Buller H, et al. Serial 2-point ultrasonography plus D-dimer vs whole-leg color-coded Doppler ultrasonography for diagnosing suspected symptomatic deep vein thrombosis: a randomized controlled trial. JAMA. 2008;300:1653-9.
11. Naringrekar H, Sun J, Ko C, Rodgers SK. It's not all deep vein thrombosis: sonography of the painful lower extremity with multimodality correlation. J Ultrasound Med. 2019;38(4):1075-89.

7
Acessos vasculares

Guilherme Pozueco Zaffari

PONTOS PRINCIPAIS

- O uso do ultrassom é amplamente recomendado para evitar complicações da inserção de um cateter venoso central.
- O melhor transdutor para guiar a punção de um acesso venoso central é o transdutor de alta frequência (5-15 MHz), que permite uma imagem de alta resolução de estruturas anatômicas superficiais.
- Diante de pacientes obesos ou com pneumotórax, recomenda-se buscar um sítio de punção com maior chance de sucesso do procedimento.
- A confirmação do posicionamento do cateter e a exclusão de pneumotórax pode ser efetuada com o ultrassom para avaliação pulmonar, avaliação das veias jugulares internas e análise de janela cardíaca, com o auxílio do teste de microbolhas.
- O cateter de linha média *(midline catheter)* e o cateter central de inserção periférica (*peripherally inserted central catheter – PICC*) são opções para obtenção de acesso à rede venosa periférica.

INTRODUÇÃO

O acesso venoso central refere-se à colocação de um cateter por uma veia central, comumente na veia jugular interna, veia subclávia ou veia femoral. Quando o cateter venoso central (CVC) é inserido na região central através de uma veia periférica, é chamado de cateter central inserido perifericamente[1]. Os cateteres podem ser classificados de acordo com o seu tempo de permanência (curta, média ou longa) e número de lúmens (simples, duplo ou triplo)[2].

A obtenção de acesso vascular, seja periférico ou central, é um procedimento rotineiro na emergência. Principalmente em pacientes críticos, o acesso venoso é essencial para administração de drogas, fluidos, transfusão de hemoderivados, hemodiálise, nutrição parenteral e injeção de contraste, sempre buscando uma inserção rápida, efetiva e com o mínimo de complicações. Um estudo prospectivo com 107 pacientes demonstrou que em 39% dos casos houve falha na primeira tentativa de canulação de cateter venoso periférico (CVP) no contexto de emergência[3]. Portanto, a escolha da técnica de canulação é crucial para o sucesso do procedimento.

A orientação por ultrassom (US) em tempo real é amplamente recomendada para a instalação do acesso venoso central, pois aumenta as taxas de sucesso e reduz o número de complicações mecânicas[4]. Pela técnica tradicional, o CVC é inserido através de referenciais anatômicos e palpação da artéria justaposta à veia. Entretanto, uma ampla revisão sistemática de 2015 demonstrou aumento de 57% de sucesso na primeira tentativa e redução de 71% de complicações associadas comparando a inserção de CVC em veia jugular guiada por US *vs.* a colocação por referencial anatômico[5]. Um estudo brasileiro que avaliou 11 revisões sistemáticas também corrobora o uso do US, principalmente em relação à redução de complicações pós-punção[6].

Quanto ao uso do US para o acesso venoso periférico, ainda há pouca evidência que corrobora o seu uso diante da técnica tradicional, porém há indícios de maior taxa de sucesso na primeira tentativa de canulação e ausência de qualquer dano aparente ao paciente[7].

Muitos pacientes podem ter variações anatômicas e até mesmo trombose venosa (especialmente pacientes oncológicos e com múltiplas comorbidades). Isso faz com que a identificação desses achados seja imprevisível pela técnica tradicional. Por esse motivo, o US pode facilmente identificar as estruturas anatômicas e confirmar a patência da veia, bem como evitar uma punção arterial inadvertida[8]. Além disso, o US pode ser utilizado em diferentes momentos do procedimento: escolha do sítio de punção, orientação e localização da ponta da agulha e detecção precoce de complicações relacionadas à inserção (como pneumotórax e hematomas)[9].

Em algumas situações o uso do US é limitado. Por exemplo, em pacientes obesos, em que há uma difícil visualização do vaso devido à redução da resolução da imagem pelo aumento da profundidade; em pacientes com enfisema subcutâneo, o ar impede a transmissão das ondas de ultrassom, o que também interfere na resolução da imagem. Em ambos os casos recomenda-se buscar um sítio diferente de punção para maior chance de sucesso do procedimento[9].

TRANSDUTOR E CONFIGURAÇÕES DO EQUIPAMENTO

O melhor transdutor para guiar a punção de um acesso venoso central é o transdutor de alta frequência (5-15 MHz), que permite uma imagem de alta resolução de estruturas anatômicas superficiais. A maioria dos transdutores possuem um marcador que sinaliza a orientação da sua posição em relação à imagem gerada na tela. Convencionalmente, a marcação é posicionada ao lado esquerdo do examinador, gerando uma imagem correspondente à esquerda da tela[10]. O Doppler com cores e o Doppler com onda pulsátil são ferramentas também essenciais para diferenciação de artérias e veias. O transdutor cardíaco e o curvilíneo de baixa frequência geralmente não são adequados para uso. Na população pediátrica, o transdutor linear pequeno em forma de "taco de hóquei" é o mais adequado, caso disponível[1].

Para melhor visualização das estruturas, podemos também ajustar os seguintes parâmetros do aparelho:

- Ganho: aumenta ou reduz o brilho da imagem através da amplificação das ondas de ultrassom recebidas.
- Profundidade: propicia melhor visualização de estruturas profundas ou superficiais, conforme necessário.
- Frequência: melhora resolução da imagem.
- Foco: otimiza a visualização da estrutura-alvo.

Vale lembrar que alguns aparelhos já possuem configurações pré-estabelecidas pelo fabricante com uma regulagem geral desses parâmetros para melhor visualização de estruturas vasculares (*preset*)[2].

ACESSO VENOSO CENTRAL

Técnica

Para facilitar a lembrança de todos os passos, na passagem de um CVC guiado por US, de forma simplificada, podemos utilizar a técnica dos 5 P's: pré-escaneamento, preparação, punção, posicionamento e pós-procedimento.

Pré-escaneamento

Refere-se à avaliação e à investigação do sítio de punção ideal, otimizando tanto os parâmetros do ultrassom quanto o posicionamento do paciente. Para o sítio da VJI, por exemplo, recomenda-se a posição de Trendelenburg, que aumenta o retorno venoso, contribuindo assim para a melhor visualização da veia, principalmente em pacientes hipovolêmicos.

Os vasos devem ser avaliados nos planos transversal e longitudinal, garantindo uma visualização completa de suas características, como calibre, tortuosidades, estenoses e presença de válvulas. Sempre apresentarão um conteúdo anecoico e bem delimitado comparativamente aos tecidos e estruturas adjacentes.

Para diferenciarmos uma veia de uma artéria, podemos utilizar a técnica combinada de compressibilidade e pulsatilidade do vaso. Através de uma compressão sutil com o transdutor, a veia, por ter uma parede mais fina que a artéria, será facilmente colabada. Entretanto, para garantir que estamos diante de uma veia, devemos verificar a ausência de pulsatilidade dela, pois, em alguns casos, a artéria também pode ser colabável, porém com pulsatilidade presente. Outra forma de diferenciação é através do ultrassom com Doppler, em que o fluxo arterial é amplo e pulsátil e o venoso se apresenta de forma linear e com menor amplitude. Vale ressaltar que vasos com trombose intraluminal não colabam, sendo necessário, portanto, buscar um sítio de punção alternativo[2,11].

Sítio de punção

A escolha do local de inserção do CVC depende principalmente das características do paciente, do risco de complicações e da técnica utilizada (com US em tempo real ou através de referenciais anatômicos).[12] É importante avaliar a localização, o tamanho e a permeabilidade da veia, sendo particularmente relevante em pacientes com histórico de instrumentação anterior ou trombose venosa profunda na região do local de acesso.

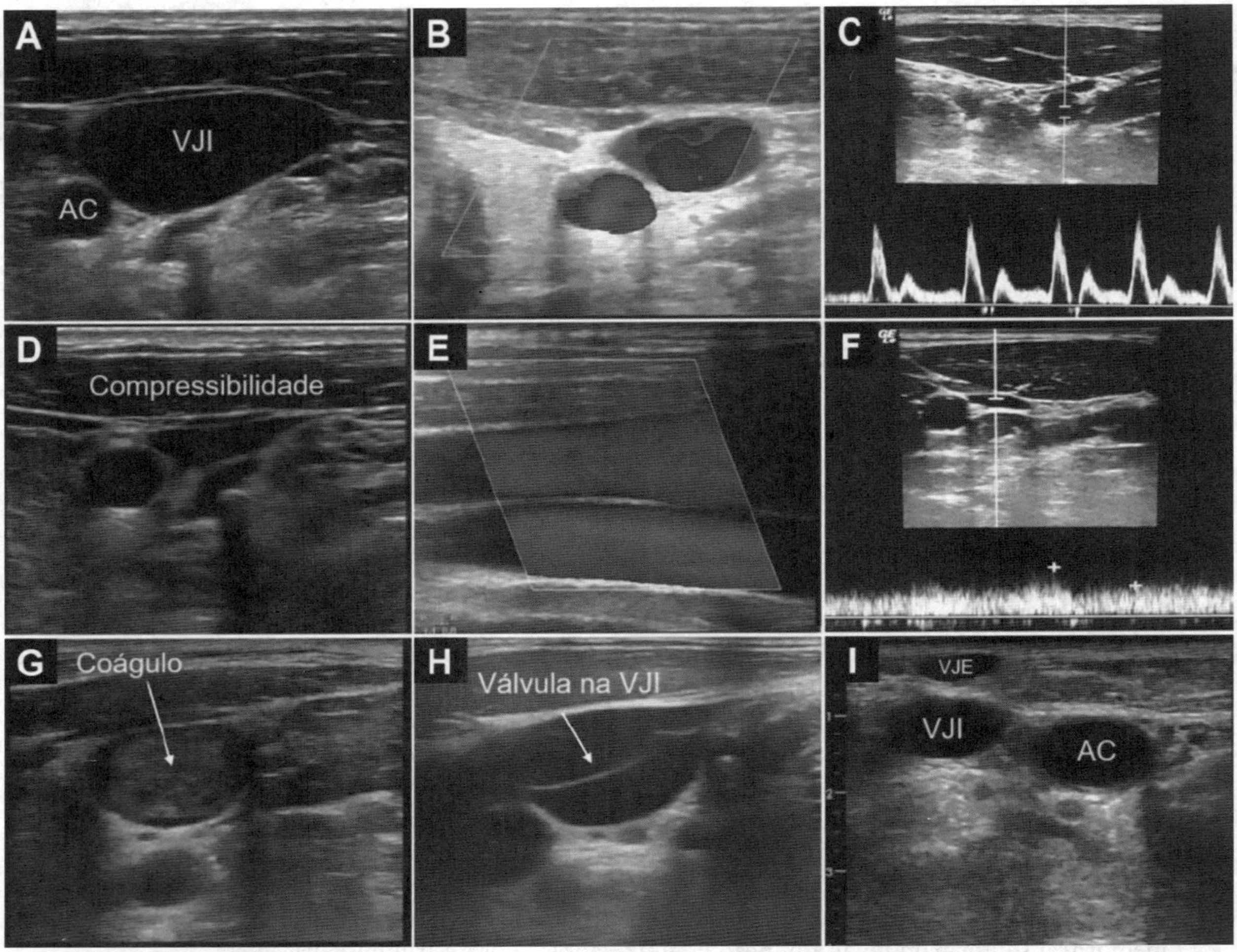

FIGURA 1 Avaliação da veia jugular interna (VJI) por meio de imagens de ultrassom: A: VJI de parede fina. B: VJI compressível em comparação com a artéria carótida (AC). C e D: Eixos curto e longo com Doppler colorido para visualizar o fluxo sanguíneo. E e F: Doppler de onda pulsátil para diferenciar entre artéria e veia avaliando o fluxo sanguíneo. G: Coágulo na VJI impedindo sua compressão. H: Válvula na VJI logo acima da clavícula (não confundir com *flap* de dissecção). I: Veia jugular externa (VJE) sobreposta à VJI.

Fonte: traduzida e adaptada de Leibowitz et al., 2020[1].

Recomenda-se que o sítio de escolha não esteja contaminado ou potencialmente contaminado, como, por exemplo, pele queimada ou infectada, região inguinal, área adjacente a traqueostomia ou próximo à ferida cirúrgica aberta. Para minimizar o risco de infecção, deve-se dar preferência por locais em regiões superiores do corpo, sempre que possível[13]. Um ensaio clínico randomizado multicêntrico com um total de 3.471 inserções de CVC demonstrou que o sítio da subclávia, quando comparado ao jugular ou femoral, foi associado a menor risco de infecção de corrente sanguínea e trombose sintomática, porém com maior risco de pneumotórax.[14]

Preparação

Neste momento devemos preparar os materiais para realização do procedimento. A técnica de passagem de CVC com uso do US é um procedimento estéril. Já com os materiais necessários separados (Figura 2), faremos a limpeza e antissepsia do local de punção com solução degermante inicialmente e posterior solução alcoólica, preferencialmente com clorexidina, por apresentar algumas evidências que sugerem menores taxas de infecção de cateter associadas ao seu uso[13]. Em seguida, devemos salinizar as vias do acesso, testando sua perviedade. Para utilizar o US, envolvemos o transdutor e o cabo com plástico estéril, lembrando de adicionar gel condutor na superfície do transdutor, que ficará coberto pelo plástico. É necessária aplicação cuidadosa do gel no transdutor antes de colocá-lo em uma manga estéril para evitar o aprisionamento de bolhas de ar. Aplique uma solução estéril de soro fisiológico ou solução de clorexidina na pele para melhorar o contato e formação da imagem. Com a barreira estéril colocada, o transdutor está pronto para uso.

TABELA 1 Sítios de inserção de cateter venoso central

Sítio de punção	Posição do paciente	Referenciais anatômicos	Prós	Contras
Jugular	Decúbito dorsal, em Trendelenburg com a cabeça rodada para o lado contralateral ao lado da punção	Clavícula, porção esternal e clavicular do músculo esternocleidomastóideo (triângulo de Sedillot). A VJI situa-se no ápice do triângulo.	Sítio compressivo em caso de punção inadvertida da carótida	Risco de pneumotórax
Subclávia	Decúbito dorsal, em Trendelenburg	Ponto de junção do terço médio e distal da clavícula. Localiza-se abaixo da clavícula, inferiormente à artéria subclávia	Em pacientes chocados, não altera tanto sua distensibilidade	Sítio não compressivo e com maior risco de pneumotórax
Femoral	Decúbito dorsal, com o membro inferior ipsilateral com leve rotação externa	Artéria femoral abaixo do ligamento inguinal. A veia femoral situa-se medialmente à artéria	Sítio compressivo; maior facilidade de posicionamento do paciente	Maior risco de infecção, maior incidência de trombose

VJI: veia jugular interna; VS: veia subclávia.
Fonte: adaptada de Velasco, 2021[2].

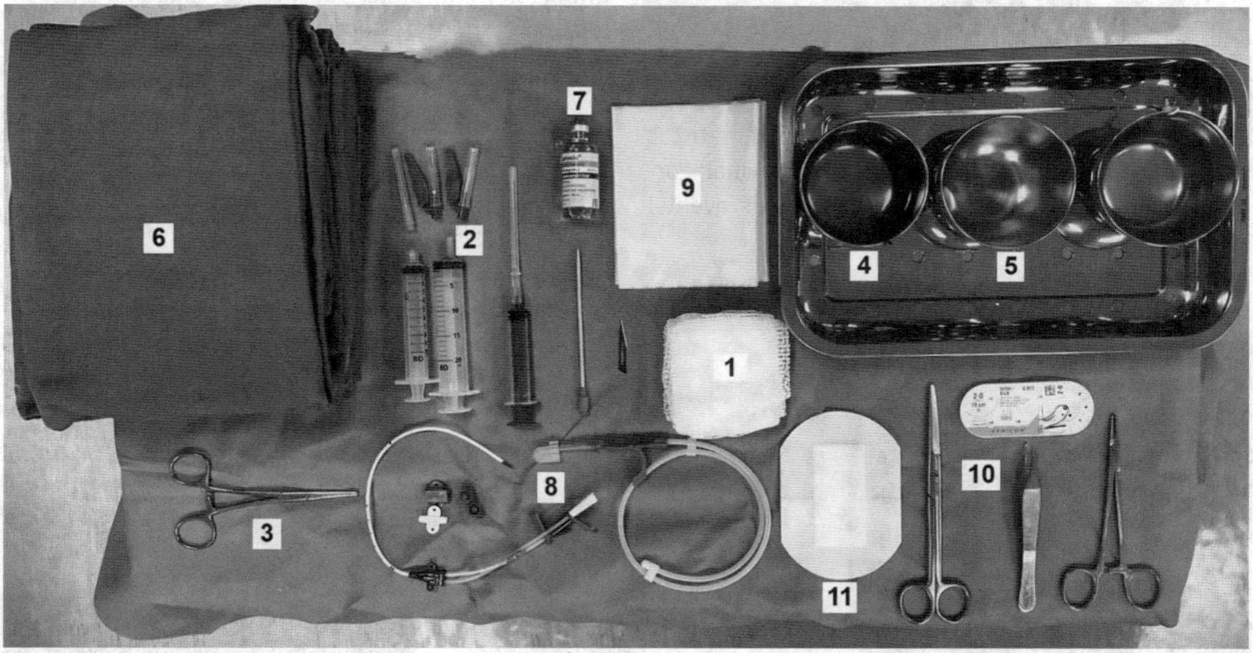

FIGURA 2 Materiais necessários para acesso venoso central. 1: Gazes estéreis; 2: agulhas e seringas estéreis; 3: pinça para assepsia; 4: solução alcoólica com clorexidina; 5: soro fisiológico para salinização do acesso; 6: campos cirúrgicos estéreis; 7: lidocaína 1%; 8: *kit* de de cateter venoso central: cateter (mono, duplo, triplo lúmen), fio-guia, seringa agulha de punção, dilatador, bisturi, peças para fixação; 9: capa estéril para transdutor; 10: material cirúrgico para fixação do cateter (porta-agulha, pinça e tesoura); 11: fita microporosa/película de filme para curativo.

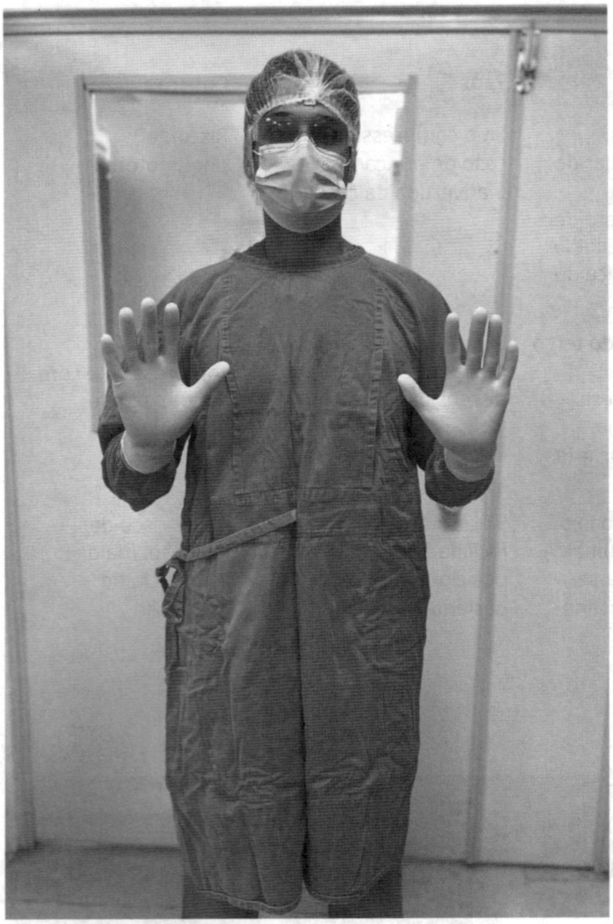

FIGURA 3 Equipamentos de proteção individual: gorro, máscara, óculos de proteção, luvas estéreis, avental estéril.

Punção

Antes de realizarmos a punção, o transdutor pode ser posicionado em relação à agulha utilizando-se de três técnicas: *in-plane*, *out-of-plane* e *oblíqua*.

A imagem transversal e longitudinal dos vasos é definida de acordo com a relação espacial entre o transdutor e o vaso. Por outro lado, a imagem da agulha por ultrassom é definida como *in-plane* (no mesmo plano) ou *out-of-plane* (fora do plano) com base na relação posicional entre o eixo da agulha e o plano do feixe de ultrassom. De forma prática, quando o vaso é visualizado no eixo transversal, a punção geralmente é realizada fora do plano. Da mesma forma, a punção do vaso *in-plane* é normalmente realizada visualizando o vaso no eixo longo. É possível também utilizar a combinação dessas técnicas, visualizando o vaso de forma *oblíqua* com a agulha permanecendo no mesmo plano, o que permite acompanhar a trajetória da agulha e todo o seu comprimento.[10] Descrição detalhada das técnicas nas Figuras 4, 5 e 6.

A inserção inicial da agulha e sua localização é um passo importante, pois avançar a agulha antes de localizá-la pode resultar em punção inadvertida de outras estruturas adjacentes, aumentando o risco de complicações. A ponta da agulha será detectada no eixo curto como um ponto brilhante, por vezes apresentando um artefato de reverberação ou de sombreamento. No eixo longo, conseguimos delinear o seu comprimento conforme vamos aprofundando na pele. Sendo assim,

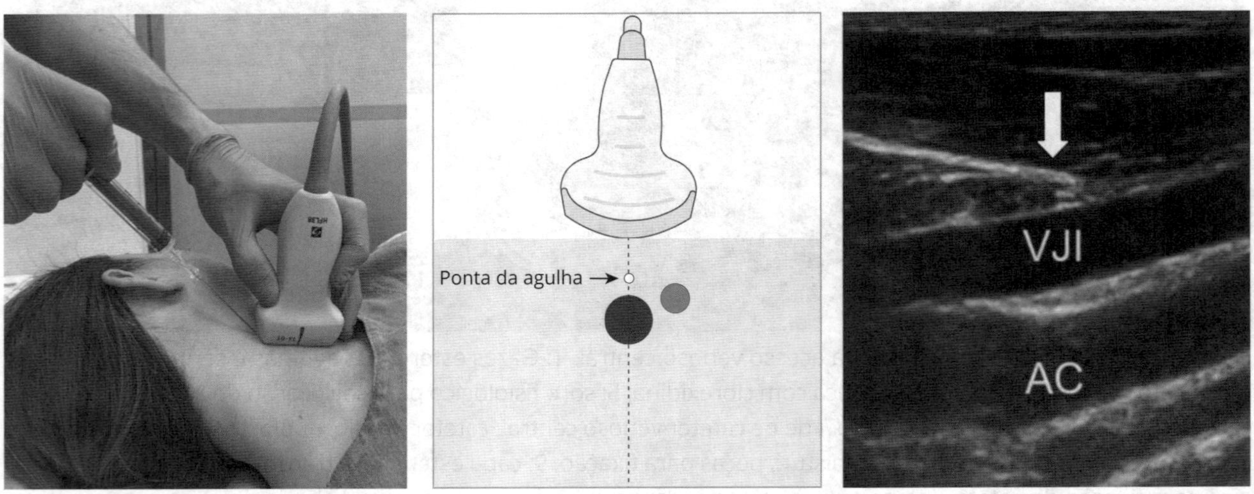

FIGURA 4 Técnica *out-of-plane* – Posicione o transdutor perpendicularmente ao eixo do vaso; introduza a agulha com angulação de 45° a uma distância do transdutor igual à profundidade da veia; acompanhe a ponta da agulha até o trajeto de inserção no vaso; aspire com a seringa para garantir o refluxo de sangue.

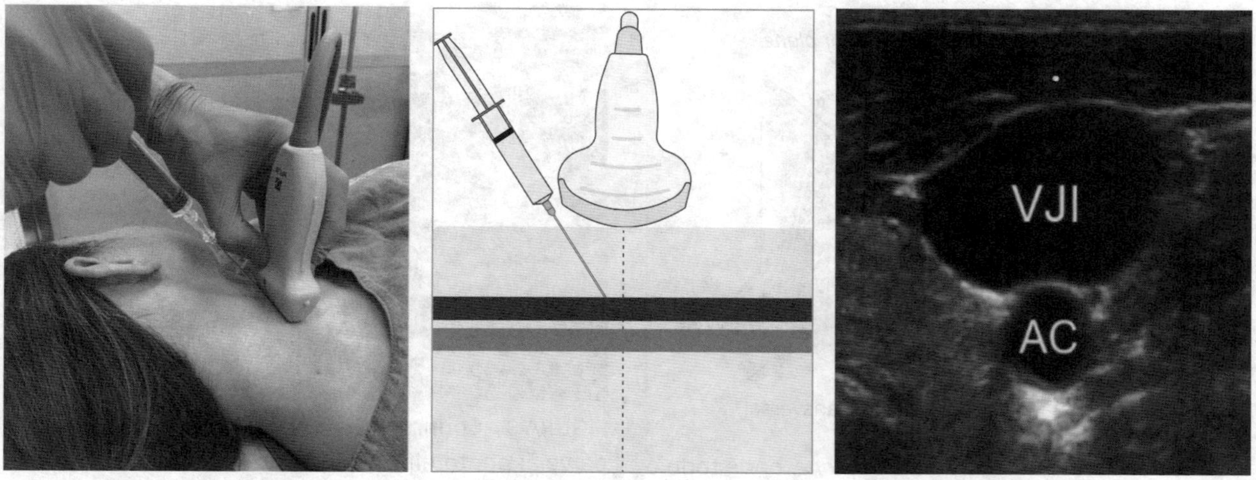

FIGURA 5 Técnica *in-plane* – Posicione o transdutor paralelamente ao eixo do vaso; introduza a agulha com angulação de 45° o mais próximo do transdutor; acompanhe a agulha em todo o seu comprimento até o trajeto de inserção no vaso; aspire com a seringa para garantir o refluxo de sangue.

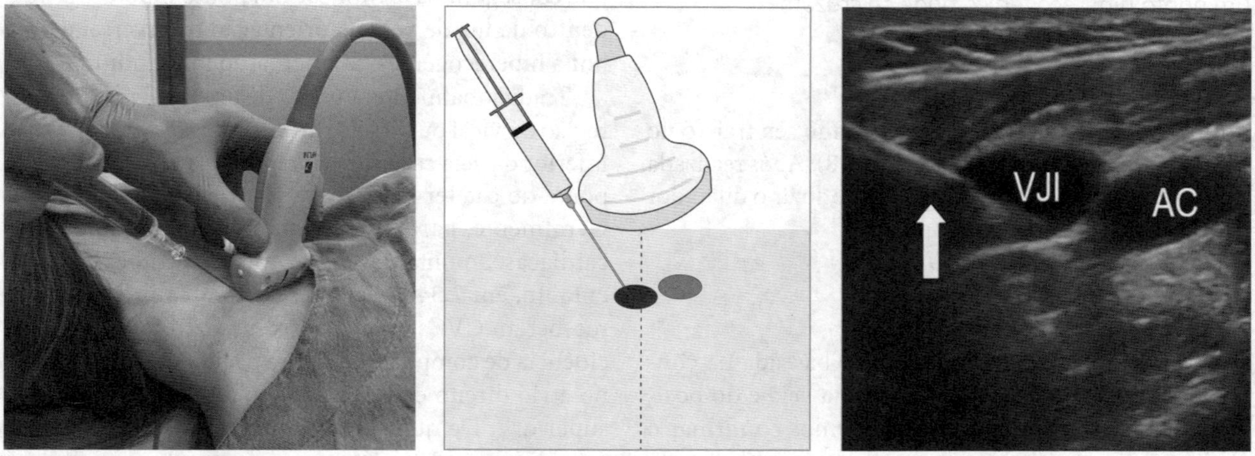

FIGURA 6 Técnica oblíqua – Após a obtenção da imagem transversal, gire o transdutor 45° para conseguir a orientação oblíqua. A punção é realizada na borda cefálica lateral do transdutor e é avançada em direção à veia jugular interna. Nesta orientação, conseguimos acompanhar todo o comprimento da extensão da agulha, mantendo a visualização da artéria e da veia simultaneamente.

o uso do transdutor deve ser dinâmico para garantir que a ponta da agulha esteja constantemente à vista à medida que se aproxima do vaso. Se perdemos a imagem da agulha, devemos deslizar o transdutor distalmente no caso de punção *out-of-plane* e látero-lateral no caso de punção *in-plane* até encontrá-la.

Posicionamento

Após realizada a punção, deve-se introduzir o fio-guia por dentro do lúmen da agulha. O revestimento de plástico que recobre o fio deve ser utilizado para endireitar a ponta em forma de J e inseri-lo na agulha. Com o polegar, deslize o fio 3-5 cm a partir do revestimento de plástico até que esteja bem dentro da agulha. Retire o revestimento de plástico 3-5 cm, prenda o fio-guia com o polegar e, em seguida, avance o conjunto fio-revestimento. O fio-guia deve ser inserido em um ângulo mais paralelo possível ao vaso para garantir que a sua ponta progrida adequadamente. Caso após a punção não seja possível realizar a progressão do fio-guia, reconfirme o posicionamento da agulha dentro do vaso por meio da aspiração com a seringa, reduza a angulação da agulha e gire 90° para ambos os sentidos, tentando realizar a progressão do fio-guia concomitantemente. É importante ressaltar que a profundidade do fio-guia parece estar associada à incidência de arritmia. Profundidades de 15 a 17,5 cm antes da dilatação do tecido estão associadas a uma menor incidência de arritmia em comparação a 20 cm.[15] Após inserido, devemos checar o seu

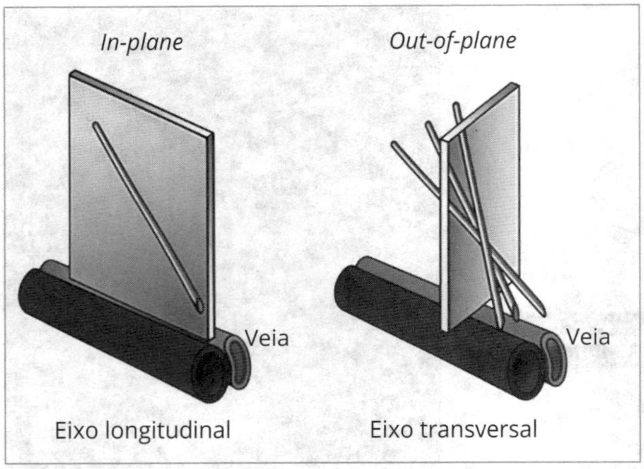

FIGURA 7 Ilustração da punção *in-plane,* onde todo o eixo e a ponta da agulha podem ser visualizados nas duas dimensões da imagem formada. Na punção *out--of-plane,* as abordagens da agulha estão fora do plano da imagem transversal e só produzirão a imagem de um ponto hiperecogênico onde se cruzam.
Fonte: adaptada de Rose et al., 2014[11].

posicionamento com o US, visualizando seu trajeto no eixo transversal e longitudinal (Figura 8). Após realizada a progressão do fio-guia, deve-se introduzir o dilatador e posteriormente o cateter.[13]

Pós-procedimento

A inserção apropriada do CVC é baseada na confirmação da sua localização dentro da veia e do posicionamento da sua ponta. Não podemos confirmar o posicionamento na veia por meio das características do sangue que reflui pelas vias do cateter, pois tal julgamento não é confiável, visto que uma aparência escura e não pulsátil pode representar sangue arterial em pacientes chocados. A melhor forma de confirmarmos é através da checagem com o ultrassom após a inserção do cateter, em

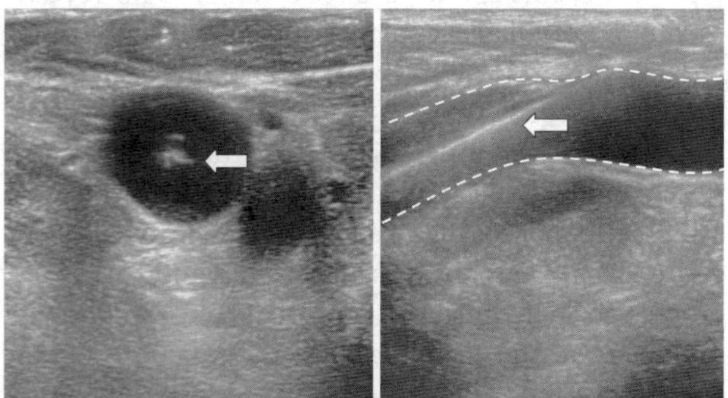

FIGURA 8 Checagem do posicionamento do fio-guia nos eixos transversal e longitudinal, respectivamente.

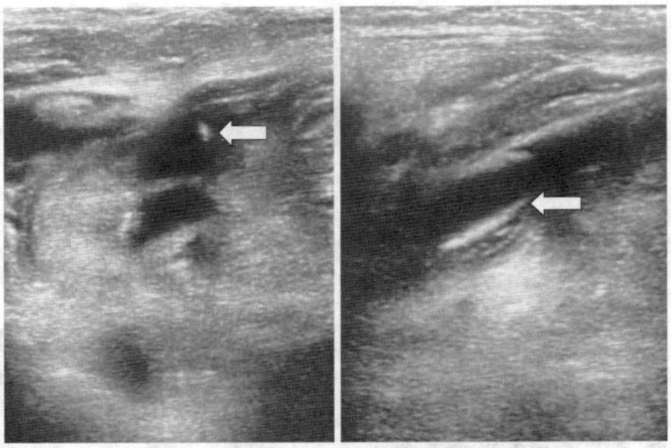

FIGURA 9 Confirmação da posição do cateter dentro da veia: ponto hiperecogênico dentro da luz do vaso na visualização transversal e linha hiperecogênica na visualização longitudinal.

que conseguimos identificar um ponto hiperecogênico dentro da luz da veia na orientação transversal e uma linha hiperecogênica na orientação longitudinal.

Tradicionalmente, a ponta de um CVC inserido em região cervical ou torácica deve ser posicionada na parte inferior da veia cava superior, porém a posição ideal da ponta do cateter permanece controversa na literatura. Geralmente, para limitar arritmias ou complicações cardíacas, a ponta deve estar fora do átrio direito. No entanto, em 2.348 pacientes de terapia intensiva que receberam CVCs, não foi encontrada diferença na incidência de complicações entre pacientes com o cateter no átrio direito e pacientes com a ponta na veia cava superior[16]. De qualquer forma, o US permite avaliar quando a ponta do cateter está dentro do átrio direito.

Outra maneira de confirmar a inserção venosa do CVC é através do teste com microbolhas, que serve como uma triagem à beira do leito, com alta sensibilidade e moderada especificidade para detectar o mau posicionamento do CVC[17-19]. Maiores detalhes da técnica são descritos na Figura 10.

Junto ao teste de microbolhas, devemos avaliar o deslizamento pulmonar para descartar a presença de pneumotórax. Em comparação à radiografia de tórax, o US tem maior sensibilidade para detectar pneumotórax, portanto permite uma confirmação mais rápida[18]. Uma meta-análise observou que o US tem adequada precisão para detectar o mau posicionamento do CVC e lesões iatrogênicas[20]. O posicionamento do CVC na jugular interna guiado por US pode não necessitar rotineiramente da radiografia de tórax para confirmação, devido às baixas taxas de complicações. No entanto, ainda são necessários mais estudos para que a confirmação por US torne a radiografia desnecessária[21].

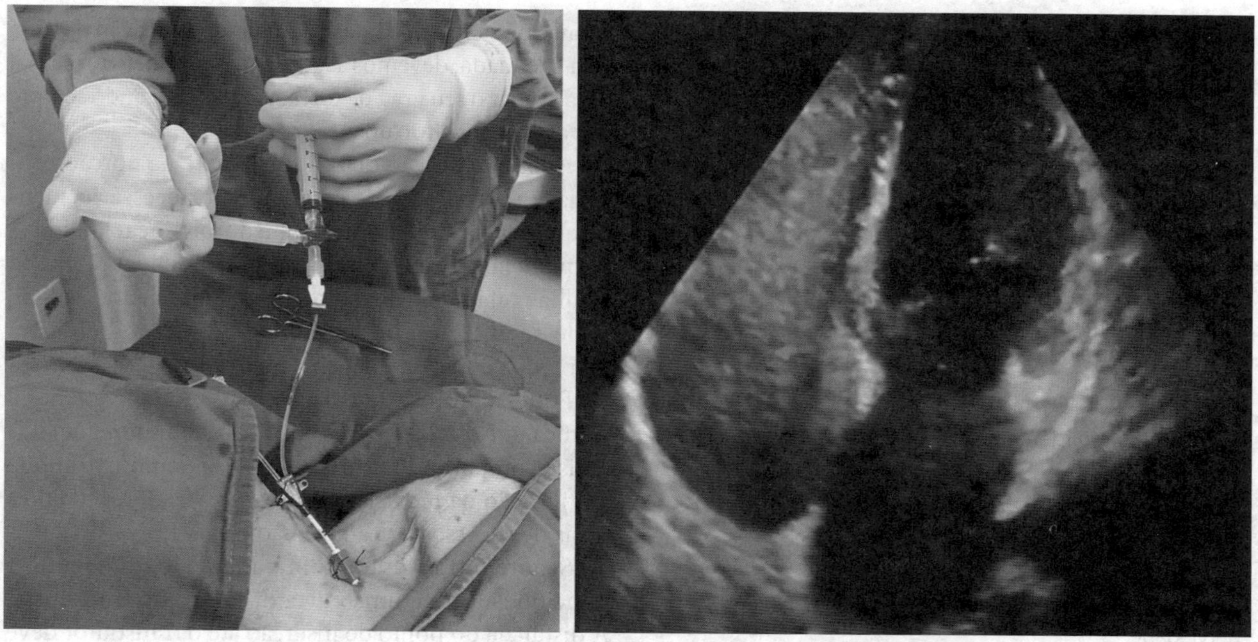

FIGURA 10 Teste com microbolhas – Obtenha uma janela subxifóidea ou quatro câmaras do coração. Agite a solução salina utilizando duas seringas conectadas por uma dânula e injete 5 a 10 mL. A presença de bolhas no átrio direito e no ventrículo direito confirma que o cateter está no sistema venoso, porém a localização exata da ponta do cateter geralmente não pode ser confirmada.

Uso do ultrassom para confirmação do posicionamento de um CVC

1. Avalie o pulmão para descartar pneumotórax (deslizamento pleural presente).
2. Avalie a veia jugular interna contralateral para excluir que o CVC esteja direcionado cranialmente.
3. Injete uma solução salina na via distal do cateter enquanto visualiza o átrio direito na ecocardiografia (janela quatro câmeras ou subxifóidea). O surgimento de bolhas dentro do átrio direito confirma que o cateter está dentro do átrio ou do sistema venoso.

ACESSO VENOSO PERIFÉRICO

A inserção de um CVP guiado por US, muitas vezes, pode ser mais desafiadora do que a inserção de um CVC. Se a veia periférica é visível ou palpável, a canulação através de referenciais anatômicos geralmente é direta e em 95% das vezes há sucesso na primeira tentativa[22]. Entretanto, o uso do US em comparação à técnica tradicional aumenta as taxas de sucesso e reduz o número de tentativas necessárias tanto em pacientes adultos quanto pediátricos.[23] Como a localização e o diâmetro das veias periféricas variam consideravelmente entre cada paciente, a canulação de veias periféricas profundas que não são visíveis e palpáveis a partir da superfície da pele se torna mais difícil. É neste cenário que o US ajuda o operador a visualizar a anatomia do sítio de interesse. Identificar o tamanho e a direção das veias e estruturas circundantes, como artérias e nervos, facilita a canulação bem-sucedida e previne complicações.

Técnica

O primeiro passo na inserção de um CVP guiado por US é examinar a anatomia venosa do membro superior do paciente, utilizando um torniquete na região proximal para determinar um local adequado.

Como já descrito previamente na técnica de acesso venoso central, é importante diferenciar as veias de artérias realizando uma leve compressão do vaso com o transdutor, buscando aqueles que são compressíveis e sem pulsatilidade, podendo ser avaliado também se a veia-alvo possui algum trombo intraluminal, o que impede a oclusão completa do vaso. O fluxo colorido por Doppler pode ser usado para distinguir uma artéria por seu fluxo pulsátil, enquanto uma veia periférica terá um fluxo de velocidade mais baixa. As veias do antebraço e da fossa antecubital são preferidas em relação às do braço, pois apresentam melhor longevidade do cateter nesses locais[24].

O procedimento de passagem de CVP deve ser realizado com técnica o mais estéril possível. Alguns profissionais optam por utilizar gel para ultrassom estéril como uma camada adicional de proteção em caso de contato acidental. Especialmente para cateteres com tempo de permanência mais longo, como cateteres de

TABELA 2 *Checklist* para passagem de acesso venoso central

Local de inserção: ☐ Jugular ☐ Subclávia ☐ Femoral Número de lúmens: ☐ 1 ☐ 2 ☐ 3 ☐ 4 Lado: ☐ Esquerdo ☐ Direito
Antes de iniciar o procedimento
1. Identificar o paciente e explicar sobre o procedimento, quando possível.
2. Avaliar alergias do paciente (especialmente látex, lidocaína e heparina).
3. Checar contraindicações relativas à passagem de acesso? (distúrbios de coagulação, plaquetopenia – optar por sítio compressível).
4. Posicionar o paciente de acordo com o sítio de punção.
5. Colocar gorro e máscara.
6. Escovar as mãos e colocar paramentação estéril, incluindo avental e luvas.
7. Limpar o local de punção com solução alcoólica e colocar campos estéreis.
8. Salinizar vias do cateter com salina estéril, testando a perviedade.
9. Envolver o transdutor do ultrassom com capa ou material estéril.
Durante o procedimento
10. Realizar anestesia local utilizando o ultrassom como guia.
11. Realizar a punção guiada pelo ultrassom, sempre buscando identificar a ponta da agulha.
12. Desconectar a agulha, introduzir o fio-guia pelo lúmen da agulha e, em seguida, retirar apenas a agulha, sempre segurando o fio-guia.
13. Confirmar o posicionamento do fio-guia dentro do vaso com o ultrassom.
14. Introduzir o dilatador pelo fio-guia e retirá-lo.
15. Introduzir o cateter através do fio-guia e posicionar o cateter.
16. Checar o fluxo de sangue pelas vias do cateter e lavá-las em seguida.
17. Fixar o cateter com fio de nylon.
18. Limpar o local e realizar curativo.
Após o procedimento
19. Confirmar posicionamento do cateter com técnica de microbolhas e raio X de tórax.
20. Realizar ecografia pulmonar para excluir pneumotórax.

Fonte: adaptada de Velasco, 2021[2]; American Society of Anesthesiologists, 2020[13].

linha média e PICC (abordados em maiores detalhes adiante), deve-se utilizar técnica asséptica semelhante à utilizada na inserção de um CVC.

Após a identificação de uma veia-alvo, meça a profundidade do vaso em relação à superfície da pele; veias periféricas muito rasas (< 0,3 cm) ou profundas (> 1,2-1,5 cm) estão associadas a taxas mais altas de falha na canulação[24,25]. Veias com um diâmetro de 0,4 cm ou mais estão igualmente associadas a taxas mais altas de canulação bem-sucedida[26]. Após a identificação de uma veia adequada, devemos segui-la no seu trajeto proximal para avaliar o seu grau de tortuosidade, buscando sempre os vasos menos tortuosos.

Após a aplicação de um torniquete na porção proximal e a preparação do equipamento necessário, identifique a veia-alvo com o transdutor linear de baixa frequência e a centralize na tela. Coloque a ponta da agulha exatamente no meio do transdutor. Para facilitar, pode-se utilizar a linha do modo M como guia para marcar o centro da imagem (Figura 11).

Pode-se utilizar tanto a técnica *in-plane* quanto a técnica *out-of-plane* para punção, porém uma meta-análise comparando as duas técnicas demonstrou que a utilização da técnica *out-of-plane* parece ter maiores taxas de sucesso para a inserção de CVP[27].

Segure o transdutor com a mão não dominante e puncione a pele a uma curta distância do transdutor. A distância do ponto de inserção até o transdutor deve ser aproximadamente a mesma que a profundidade da veia, utilizando um ângulo entre 30° e 45° (Figura 12)[28].

Após a ponta da agulha penetrar na pele, o próximo passo é identificá-la na imagem. Isso geralmente requer que o transdutor seja inclinado ligeiramente em direção à agulha. Se a ponta da agulha estiver em uma trajetória adequada para atingir a veia (verificada através do ponto hiperecoico mais distal na tela), ela pode ser avançada lentamente sob a orientação do US. Avance a agulha junto com o transdutor visualizando a ponta da agulha o tempo todo (Figura 12).

Assim que a ponta da agulha tiver perfurado a parede do vaso e for visível dentro da veia, avance o transdutor e, na sequência, a agulha e o cateter juntos por 1 a 2 mm, garantindo que a ponta do cateter esteja inteiramente dentro da luz do vaso. Diminua progressivamente o ângulo da agulha para torná-lo mais paralelo à veia,

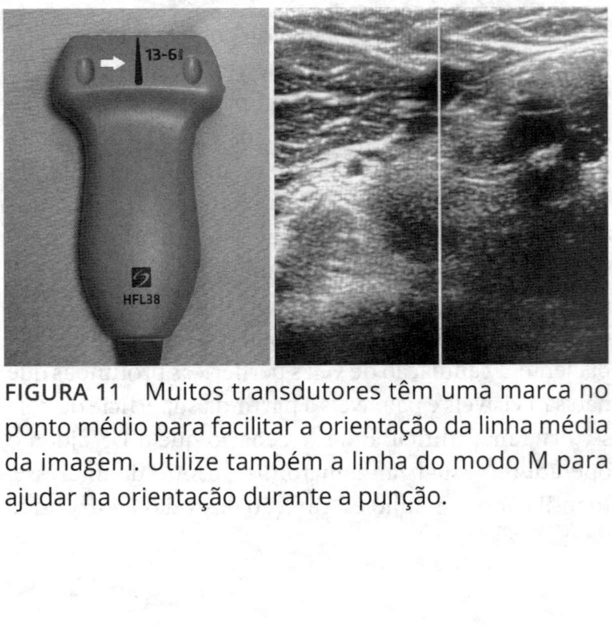

FIGURA 11 Muitos transdutores têm uma marca no ponto médio para facilitar a orientação da linha média da imagem. Utilize também a linha do modo M para ajudar na orientação durante a punção.

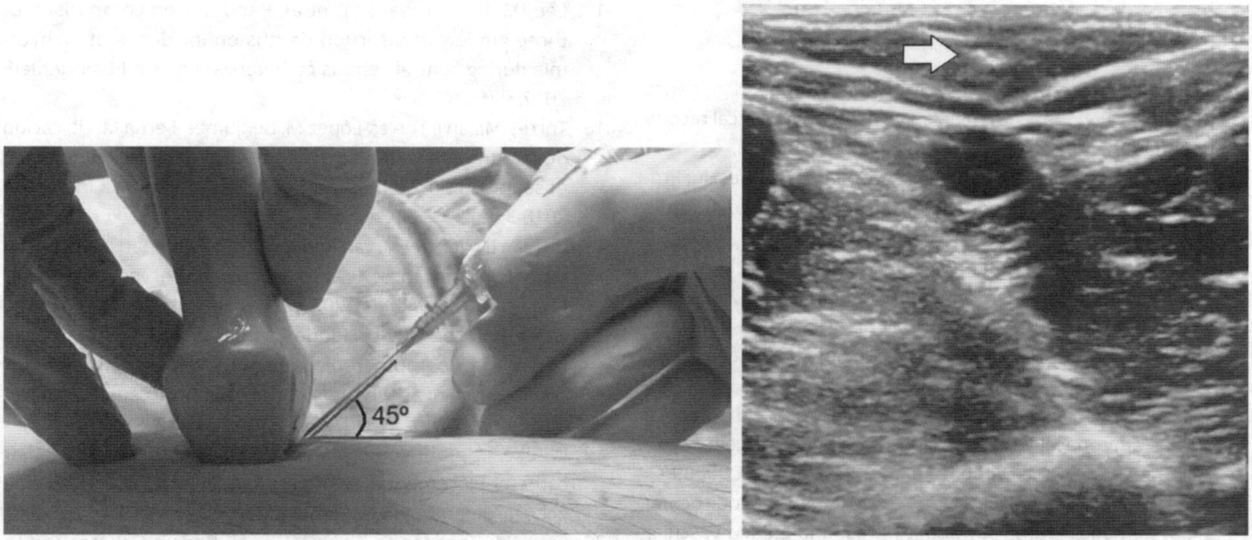

FIGURA 12 Demonstração do ponto de inserção do cateter na pele com angulação de 30 a 45° e identificação da ponta da agulha assim que penetra na pele.

mantendo a ponta da agulha como um alvo no centro da veia, para que a sua parede posterior não seja transfixada. Dessa maneira, inserimos o cateter em quase sua totalidade antes de retirar a agulha, garantindo, assim, o seu adequado posicionamento. Depois, deslize o cateter sobre a agulha, largue o transdutor de lado, solte o torniquete e confirme a presença de refluxo de sangue no cateter. Retire a agulha e descarte-a com segurança. Salinize o cateter e fixe o dispositivo no local.

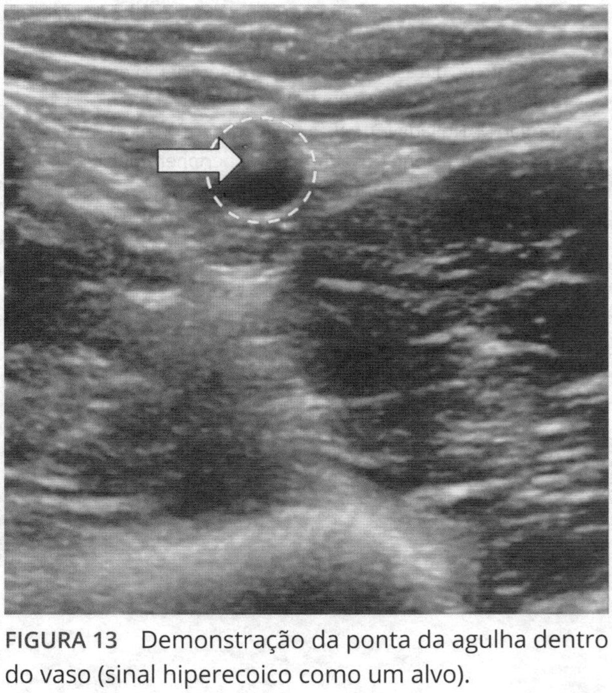

FIGURA 13 Demonstração da ponta da agulha dentro do vaso (sinal hiperecoico como um alvo).

Para confirmar o posicionamento do cateter dentro do vaso podemos injetar 5 a 10 mL de solução salina enquanto visualizamos com o US a veia em eixo transversal a alguns centímetros proximalmente ao local de inserção do cateter.

Cateter de linha média (*midline catheter*) e cateter central de inserção periférica (*peripherally inserted central catheter* – PICC)

O cateter de linha média é mais longo e flexível do que um CVP tradicional e, normalmente, é inserido utilizando fio-guia sob a orientação do US. Ele difere do PICC, pois a sua extremidade situa-se antes da veia axilar, enquanto o PICC é mais longo, chegando até a veia cava superior. O PICC é um dispositivo de acesso vascular inserido perifericamente com lúmen único ou duplo. Seu tempo de permanência é mais longo do que o CVP ou cateter de linha média, apresentando taxas mais baixas de infecção em comparação aos CVCs[28].

De forma análoga, em muitos aspectos, a inserção do cateter de linha média e do PICC equipara-se à inserção de um CVC, utilizando-se técnica asséptica e a técnica de Seldinger para punção. Por este motivo, o passo a passo da inserção não será abordado em detalhes. Geralmente, a veia basílica é a primeira escolha, uma vez que é superficial, possui menos válvulas e geralmente menos tortuosa do que a veia cefálica. A veia braquial costuma ser a segunda opção. Para inserção do PICC, deve-se medir a distância no braço estendido do paciente, do ponto de inserção na veia-alvo até o terceiro espaço intercostal (topografia da veia cava superior inferior).

REFERÊNCIAS

1. Leibowitz A, Oren-Grinberg A, Matyal R. Ultrasound guidance for central venous access: current evidence and clinical recommendations. J Intens Care Med. 2020;35(3):303-321.
2. Velasco TI, Alencar JCG, Petrini CA. Acessos vasculares. In: Procedimentos com ultrassom no pronto-socorro. 1ª ed. Barueri: Manole. 2021. p. 140-9.
3. Witting MD. IV access difficulty: Incidence and delays in an urban emergency department. J Emerg Med. 2012;42(4):483-7.
4. Bodenham A, Babu S, Bennett J, et al. Association of Anaesthetists of Great Britain and Ireland: Safe vascular access. Anaesthesia. 2016;71(5):573-585.
5. Brass P, Hellmich M, Kolodziej L, et al. Ultrasound guidance versus anatomical landmarks for internal jugular vein catheterization. Cochrane Database of Syst Rev. 2015;1:CD006962.
6. Attie GA, Flumignan CDQ, Silva MA de M, et al. What do cochrane systematic reviews say about ultrasound-guided vascular access?. São Paulo Med J. 2019;137(3):284-91.
7. Tada M, Yamada N, Matsumoto T, et al. Ultrasound guidance versus landmark method for peripheral venous cannulation in adults. Cochrane Database of Syst Rev. 2022;2:CD013434.
8. Saugel B, Scheeren TWL, Teboul JL. Ultrasound-guided central venous catheter placement: A structured review and recommendations for clinical practice. Crit Care. 2017;21:1.
9. Spencer TR, Pittirut M. Rapid Central Vein Assessment (RaCeVA): a systematic, standardized approach for ultrasound assessment before central venous catheterization. Journal of Vascular Access. 2019;20(3):239-249.
10. Lamperti, M, Bodenham AR, Pittiruti M, et al. International evidence-based recommendations on ultrasound-guided vascular access. Intens Care Med. 2012;38(7):1105-17.
11. Rose JS, Bair AE, Parikh AK. Vascular access. In: Ma OJ, Mateer JR Reardon RF, et al. Ma & Mateers's emergency ultrasound, 3rd Ed. New York: McGraw-Hill; 2014. p. 632-44.
12. Barsuk J H, Cohen ER, Nguyen D, et al. Attending physician adherence to a 29-component central venous catheter bundle checklist during simulated procedures. Crit Care Med. 2016;44(10):1871-81.
13. American Society of Anesthesiologists. Practice Guidelines for Central Venous Access 2020: an updated report by the American Society of Anesthesiologists Task Force on Central Venous Access. Anesthesiology. 2020;132:8-43.
14. Parienti JJ, Mongardon N, Mégarbane B, et al. Intravascular Complications of Central Venous Catheterization by Insertion Site. NEJM. 2015;373(13):1220-1229.
15. Lee JM, Lee J, Hwang JY, et al. Randomized comparison of three guidewire insertion depths on incidence of arrhythmia during central venous catheterization. Am J Emerg Med. 2017;35(5):743-8.
16. Torres-Millán J, Torres-López M, Benjumea-Serna M. Ubicación de la punta del catéter venoso central en aurícula derecha: descripción en 2.348 pacientes críticos. Medicina Intensiva. 2010;34(9):595-599.
17. de Man L, Wentzel M, van Rooyen C, et al. Comparison between ultrasound and chest X-ray to confirm central venous catheter tip position. SA J Radiol. 2023;27:1.
18. Gekle R, Dubensky L, Haddad S et al. Saline flush test: can bedside sonography replace conventional radiography for confirmation of above-the-diaphragm central venous catheter placement? J Ultras Med. 2015;34(7):1295-1299.
19. Weekes AJ, Johnson DA, Keller, SM, et al. Central vascular catheter placement evaluation using saline flush and bedside echocardiography. Acad Emerg Med. 2014;21(1)65-72.
20. Smit JM, Raadsen R, Blans MJ, et al. Bedside ultrasound to detect central venous catheter misplacement and associated iatrogenic complications: A systematic review and meta-analysis. Crit Care. 2018;22:1.
21. Hourmozdi JJ, Markin A, Johnson B, et al. Routine chest radiography is not necessary after ultrasound-guided right internal jugular vein catheterization. Crit Care Med. 2016;44(9):e804-e808.
22. McCarthy ML, Shokoohi H, Boniface KS, et al. Ultrasonography versus landmark for peripheral intravenous cannulation: a randomized controlled trial. Ann Emerg Med. 2016;68(1):10-8.
23. Berlanga-Macías C, Díez-Fernández A, Martínez-Hortelano JA, et al. Ultrasound-guided versus traditional method for peripheral venous access: an umbrella review. BMC Nursing. 2022;21:1.
24. Fields JM, Dean AJ, Todman RW, et al. The effect of vessel depth, diameter, and location on ultrasound-guided peripheral intravenous catheter longevity. AJEM. 2012;30(7):1134-40.
25. Bahl A, Hang B, Brackney A, et al. Standard long IV catheters versus extended dwell catheters: a randomized comparison of ultrasound-guided catheter survival. AJEM. 2019;37(4):715-21.
26. Witting MD, Schenkel SM, Lawner BJ, et al. Effects of vein width and depth on ultrasound-guided peripheral intravenous success rates. J Emerg Med. 2010;39(1):70-5.
27. Gottlieb M, Holladay D, Peksa GD. Comparison of short- vs long--axis technique for ultrasound-guided peripheral line placement: a systematic review and meta-analysis. Cureus. 2018;10:5.
28. Millington SJ, Hendin A, Shiloh AL, et al. Better with ultrasound: peripheral intravenous catheter insertion. Chest. 2020;157(2):369-75.

8

Avaliação pulmonar básica

Lucas Rossetto
Nathália Soares Meier

PONTOS PRINCIPAIS

- A presença de deslizamento pulmonar exclui pneumotórax na janela estudada; entretanto, a ausência deste sinal pode ter muitas causas além do pneumotórax, como atelectasia pulmonar total, aderências pleuroparenquimatosas, intubação monopulmonar e bolhas ou bolhas subpleurais.
- A ausência de deslizamento pulmonar é um achado inespecífico, encontrado em diversas patologias.
- O derrame pleural é identificado principalmente nas áreas dependentes da gravidade, posicionando o transdutor convexo na linha axilar posterior, acima do diafragma, onde encontramos um espaço anecoico entre as pleuras.

INTRODUÇÃO

Até meados da década de 1990 o uso do aparelho de ultrassonografia à beira do leito era exclusivo aos médicos cardiologistas e ginecologistas. Foi a partir dos trabalhos de Lichtenstein que a ultrassonografia pulmonar teve sua inserção na prática clínica. Pensava-se que os artefatos gerados pelos aparelhos, devido à impedância acústica extremamente baixa do ar, inviabilizariam seu uso e interpretação. Porém, em 1995 Lichtenstein publicou seu primeiro artigo ilustrando o "sinal de deslizamento pleural", sugerindo que sua ausência poderia corresponder ao pneumotórax[1,2]. A partir disso, o conhecimento sobre a interpretação dos artefatos gerados pela reflexão do feixe de ultrassom ao encontrar a interface tecidos moles e ar foi ampliado; somado aos dados clínicos, possibilitou o diagnóstico de diversas patologias, como pneumonia, derrame pleural, contusão, hemotórax, síndromes intersticiais e edema pulmonar, principalmente em um cenário de emergência, em que a avaliação de insuficiência respiratória é urgente e demanda tomadas de decisões imediatas.

ANATOMIA

Conforme descrito por Moore et al., a caixa torácica é coberta por pele, fáscia e músculos, cuja função é proteger os conteúdos da cavidade torácica e propiciar a função mecânica da respiração. É dividida em três compartimentos: duas cavidades pulmonares, que acomodam os pulmões e as pleuras, e um compartimento central, o mediastino, que acomoda as demais estruturas torácicas: corações, partes torácicas dos grandes vasos, parte torácica da traqueia, esôfago, timo e linfonodos. Cada pulmão é revestido por um saco pleural seroso constituído por duas pleuras: a visceral, que está aderida ao pulmão, e a pleura parietal, que está aderida à parede interna da caixa torácica. O espaço potencial entre essas duas lâminas contém o líquido pleural, que mantém lubrificado o local, permitindo o deslizamento das pleuras durante a respiração. A pleura visceral divide os pulmões em lobos, sendo que o direito possui três lobos e o esquerdo dois lobos, cada um recebendo seu próprio suprimento brônquico, arterial e venoso.

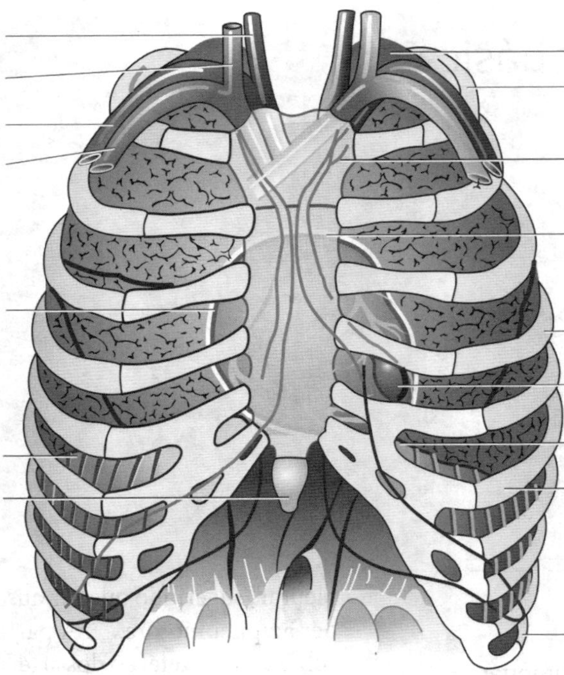

FIGURA 1 Relação anatômica do coração na caixa torácica.

TÉCNICA

A frequência da onda sonora se relaciona de maneira direta com a resolução da imagem e inversamente com a profundidade; sendo assim, para avaliação pulmonar o probe curvilíneo de baixa frequência 2-5 MHz é capaz de gerar imagens adequadas, pois garante que as ondas sonoras penetrem na caixa torácica e no parênquima pulmonar. A avaliação de pleura pode ser feita com probe linear com frequência mais alta, tendo em vista que se encontra mais superficial.

Posicione o paciente em decúbito ventral, conforme tolerância do paciente. Posiciona-se o aparelho de ultrassom a direita do paciente; assim, usa-se a mão direita para segurar o probe e a mão esquerda para manipular os botões do ultrassom.

ARTEFATOS DE IMAGEM

O feixe de ultrassom é quase completamente refletido de volta ao transdutor ao encontrar a interface entre tecido mole e ar ao nível da linha pleural; sendo assim, mesmo em um pulmão normal e saudável não são geradas imagens anatômicas, mas sim artefatos de imagem na janela ultrassonográfica[2,4]. Em decorrência disso, é necessário desativar os filtros avançados, especialmente os harmônicos de tecidos e de composição espacial, pois esses recursos foram desenvolvidos para eliminar os artefatos que prejudicam a qualidade da imagem anatômica.

Sinal do morcego

Inicie o exame pulmonar com orientação vertical do transdutor para visualizar pelo menos duas costelas como pontos de referência. Localizamos as duas costelas de cada lado do espaço intercostal como linhas hiperecoicas com sombra acústica posterior. Entre as costelas, encontra-se uma linha horizontal hiperecoica profunda aos músculos intercostais, produzindo o "sinal do morcego".

Deslizamento pulmonar e sinal da praia

O deslizamento pulmonar é um brilho na linha pleural, análogo a "formigas marchando em linha reta", sendo gerado pela reflexão do feixe de ultrassom no ar contido no parênquima aerado, e o movimento representa a pleura visceral deslizando contra a pleura parietal. O exame do pulmão normal é também obtido no modo M como "sinal de praia". A presença de deslizamento pulmonar exclui pneumotórax na janela estudada; entretanto, a ausência deste sinal pode ter muitas causas além do pneumotórax, como atelectasia pulmonar total, aderências pleuroparenquimatosas, intubação monopulmonar e bolhas ou bolhas subpleurais.

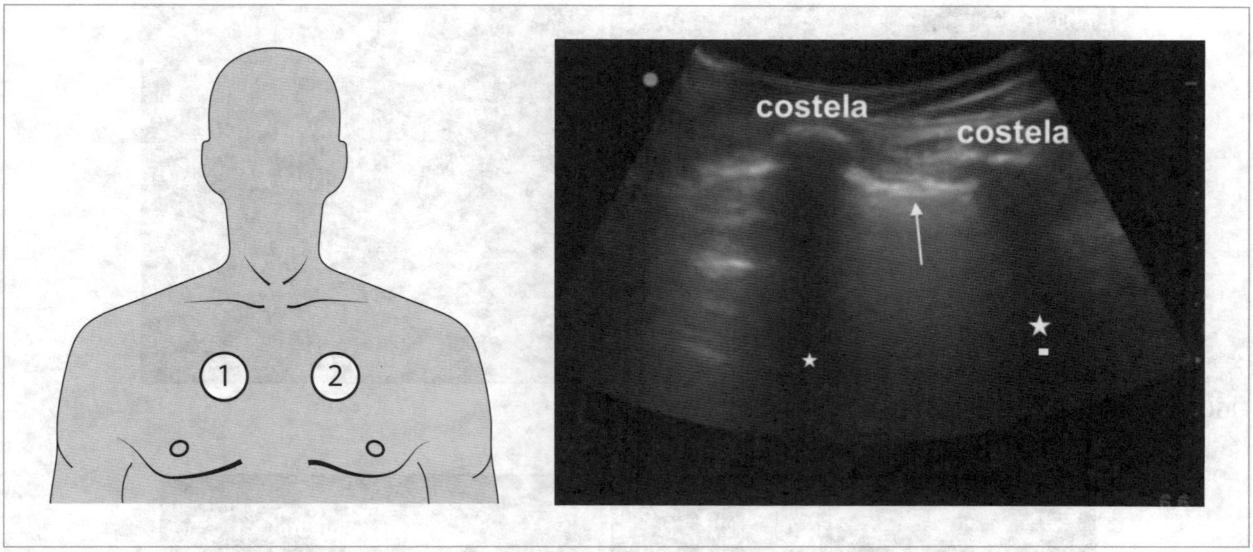

FIGURA 2 Imagem da esquerda mostra os números 1 e 2. Esses são os campos pulmonares onde se coloca o transdutor para fazer a avaliação da linha pleural. A imagem da direita mostra as duas costelas com suas respectivas sombras (estrela) e a linha pleural (seta). A linha formada com as duas costelas e a linha pleural foi denominada de sinal do morcego, por parecer um morcego voando.

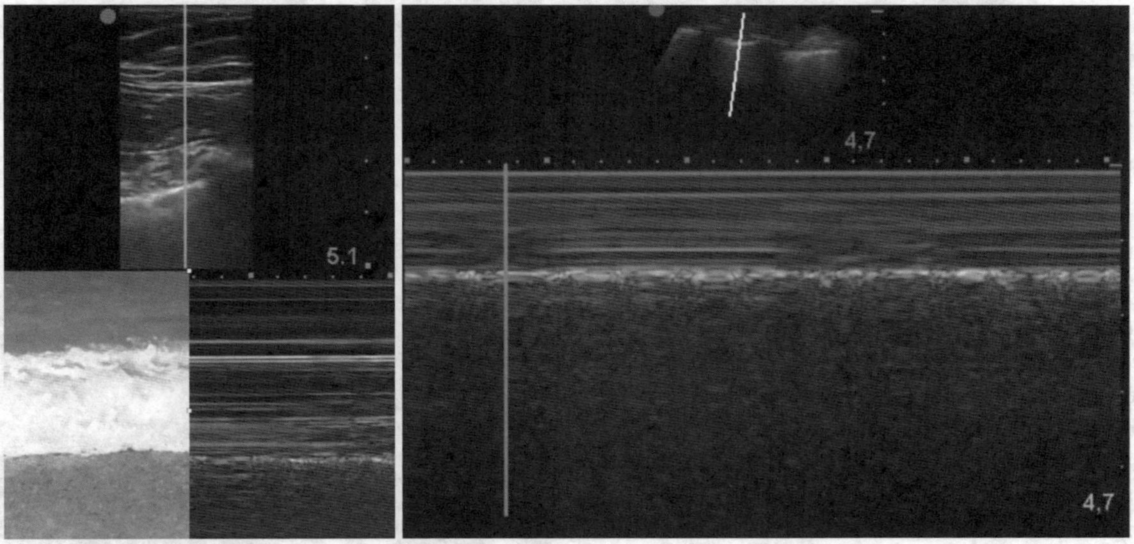

FIGURA 3 Imagem mostrando o sinal da praia pelo modo M.

Sinal de cortina

Nas janelas diafragmáticas, observa-se durante a inspiração o pulmão aerado escondendo o fígado ou o baço e na expiração reaparecimento desses órgãos. Encontra-se em pulmões saudáveis e arejados.

Linhas A

As linhas A são repetições horizontais da linha pleural exibidas em intervalos regulares, separadas pela distância equivalente à espessura da parede torácica.

São observados sempre que há parênquima aerado. São geradas pela reverberação da onda entre o transdutor e a linha pleural. O brilho dos artefatos diminui com a profundidade à medida que a energia é perdida através de reflexões repetidas.

Linhas B

De acordo com a primeira conferência de consenso internacional sobre LUS, as linhas B foram definidas como "artefatos discretos de reverberação hiperecoica

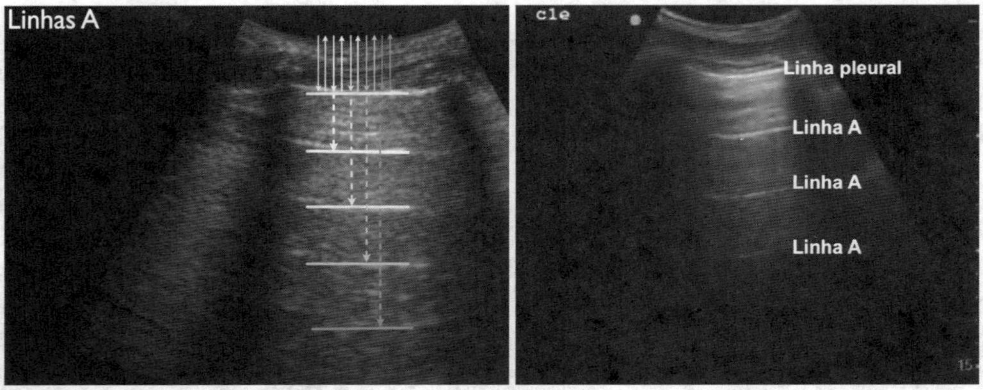

FIGURA 4 Linhas A.

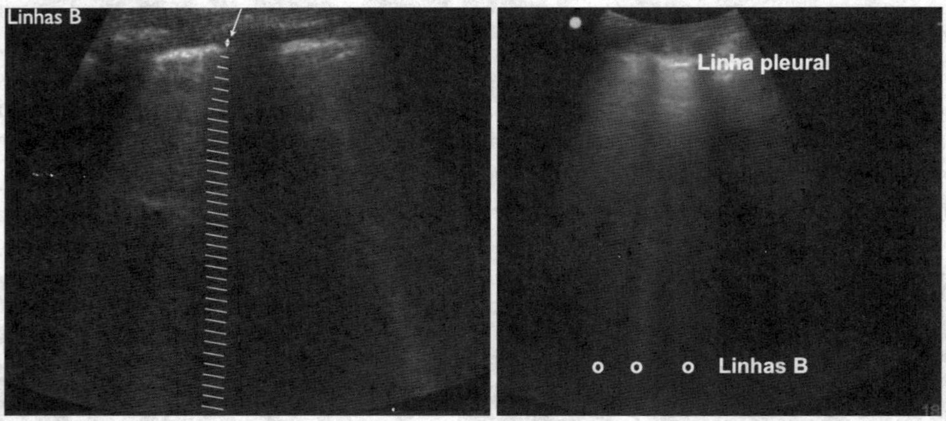

FIGURA 5 Linhas B.

vertical, semelhantes a laser, que surgem da linha pleural (anteriormente descrita como "caudas de cometa"), estendem-se até a parte inferior da tela sem desbotar, e movem-se em sincronia com o deslizamento do pulmão.

Representam as múltiplas reflexões de ondas sonoras aprisionadas entre ar e água no interstício pulmonar.

Esta definição funciona em todas as situações e evita confusão com outros artefatos em cauda de cometa que não sejam linhas B. Até três linhas B por campo pulmonar é considerado algo normal.

Quando há grande quantidade de fluido intersticial, mais difícil é delimitar cada linha B por campo pulmonar, nesta ocasião é possível observar o padrão de "linhas B confluentes".

Linhas C

São imagens hipoecogênicas subpleurais sugestivas de consolidação pulmonar.

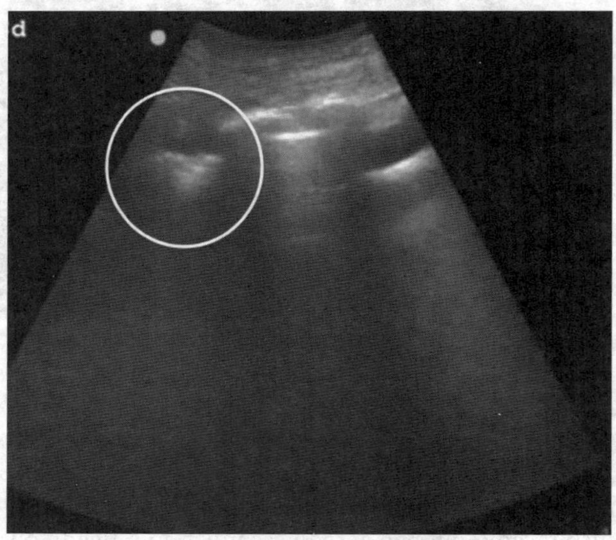

FIGURA 6 Linhas C – consolidação subpleural (círculo).

Falsas linhas B (linhas Z e E)

As linhas Z são verticais, mal definidas, e surgem da linha pleural. Diferem-se das linhas B por serem menos ecogênicas que a linha pleural, mais curtas e não apagam as linhas A. Não se movem claramente com o deslizamento pulmonar. Não possuem significado patológico.

As linhas E não surgem de linha pleural e sim são decorrentes do ar contido no subcutâneo, por isso não apresentam variação respiratória e ainda apagam linhas A.

ACHADOS ANORMAIS

Pneumotórax

A avaliação começa com o paciente em posição supina, iniciando a exploração dos campos das áreas menos dependentes de gravidade, progredindo mais lateralmente.

Os sinais ultrassonográficos de pneumotórax incluem:

- Presença de ponto pulmonar.
- Ausência de deslizamento pulmonar.
- Ausência de linhas B.
- Ausência de pulso pulmonar – caracterizado pelo movimento rítmico sutil de pleura visceral sobre a parietal com oscilações cardíacas.

Como descrito anteriormente, a ausência de deslizamento pulmonar é um achado inespecífico, encontrado em diversas patologias. Entretanto, o achado do "*lung point*", ou ponto pulmonar, é altamente específico para diagnóstico de pneumotórax, sendo identificado no modo B como a transição do deslizamento para o não deslizamento e no modo M como a transição de imagem de praia para imagem em código de barras ou estratosfera.

A avaliação ultrassonográfica é superior à radiografia torácica anterior em decúbito dorsal para excluir pneumotórax, com sensibilidade de 92 a 100%, especificidade de 91 a 99%, valor preditivo positivo de 89 a 92% e valor preditivo negativo de 93 a 100%[2-6].

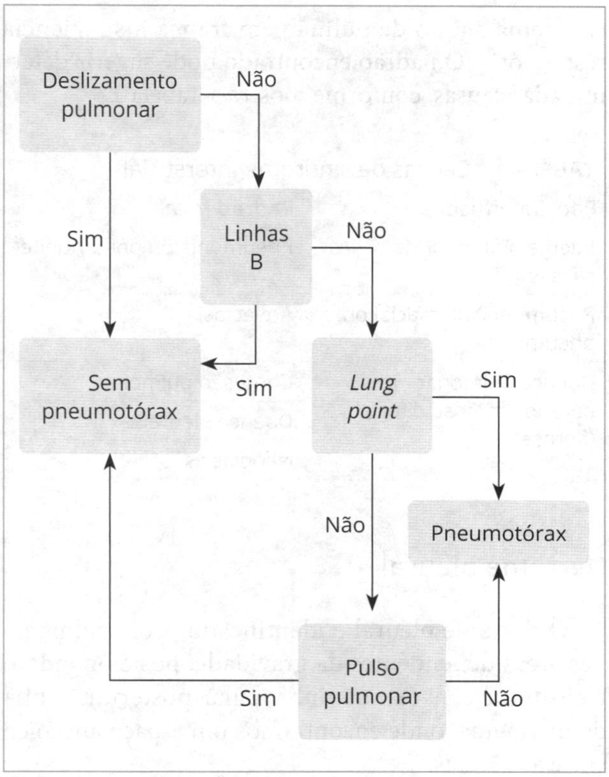

FIGURA 8 Deslizamento pulmonar.

Síndrome intersticial

Caracteriza-se pela presença do padrão de linhas B, quando há mais de 3 linhas B por campo analisado. Recomenda-se dividir o tórax em 8 campos para varredura completa, porém, em situações de extrema urgência, pode-se usar o método de 2 campos anteriores (ápices pulmonares), principalmente em pacientes com suspeita

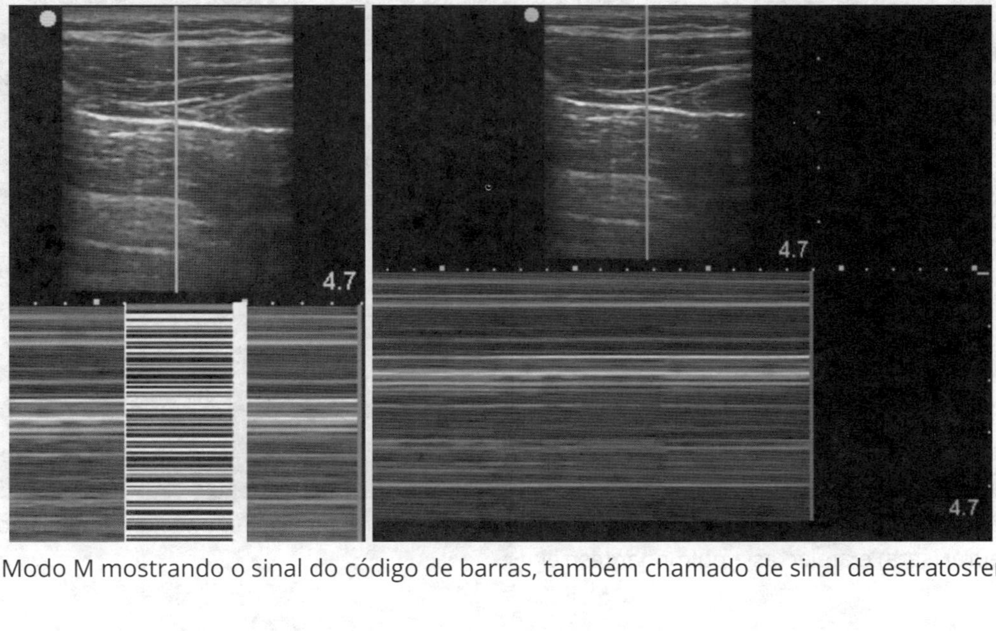

FIGURA 7 Modo M mostrando o sinal do código de barras, também chamado de sinal da estratosfera.

de edema agudo de pulmão em franca insuficiência respiratória. O padrão encontrado pode sugerir determinadas causas, conforme mostra a Tabela 1.

TABELA 1 Causas de síndrome intersticial

Padrão difuso	Padrão focal
Edema pulmonar de várias causas	Pneumonia ou pneumonite
Pneumonia intersticial ou pneumonite	Atelectasia
Doença pulmonar parenquimatosa difusa (fibrose)	Contusão pulmonar
	Doença pleural
	Neoplasias

Derrame pleural

O derrame pleural é identificado principalmente nas áreas dependentes da gravidade, posicionando o transdutor convexo na linha axilar posterior, acima do diafragma, onde encontramos um espaço anecoico entre as pleuras.

Comparado à radiografia anteroposterior, o ultrassom se mostrou mais preciso para diagnóstico de derrame pleural, com sensibilidade de 88 a 94%, especificidade de 96 a 100%, valor preditivo positivo de 92 a 100% e acurácia de 90 a 93%[5-7].

Como demonstrado por Wang et al., algumas características ultrassonográficas do derrame pleural, como ecogenicidade, septação e espessamento pleural, podem indicar alto risco de derrame pleural exsudativo, conforme descrito na Tabela 2.

TABELA 2 Características ultrassonográficas do derrame pleural que podem indicar alto risco de derrame pleural exsudativo

Transudato	Exsudato
Anecoico	Complexo
Bilateral	Septado
	Espessamento pleural > 3 mm
	Sinal do plâncton
	Sinal do hematócrito

Um estudo incluiu 81 pacientes em ventilação mecânica com derrame pleural a fim de desenvolver método para estimar o volume do derrame pleural – foi encontrada uma correlação positiva na medida da distância máxima entre a pleura parietal e visceral no final da expiração (Set) e volume do derrame (V), simplificando a fórmula Volume = 20 × Set (mm), o que permite a realização de toracocentese em pacientes de alto risco com mais segurança.

Sinais ultrassonográficos de derrame pleural:

- Sinal sinusoide: identificado como uma onda senoidal no modo M, é um sinal dinâmico que mostra a variação da distância entre a pleura parietal e a pleura visceral durante os ciclos respiratórios.
- Sinal de hematócrito: no hemotórax, é possível observar no modo B a presença de camadas no recesso costofrênico, isso se deve aà alta contagem de hematócrito do derrame.
- Sinal de água-viva ou *jelllyfish*: pulmão colapsado movendo-se no derrame pleural.

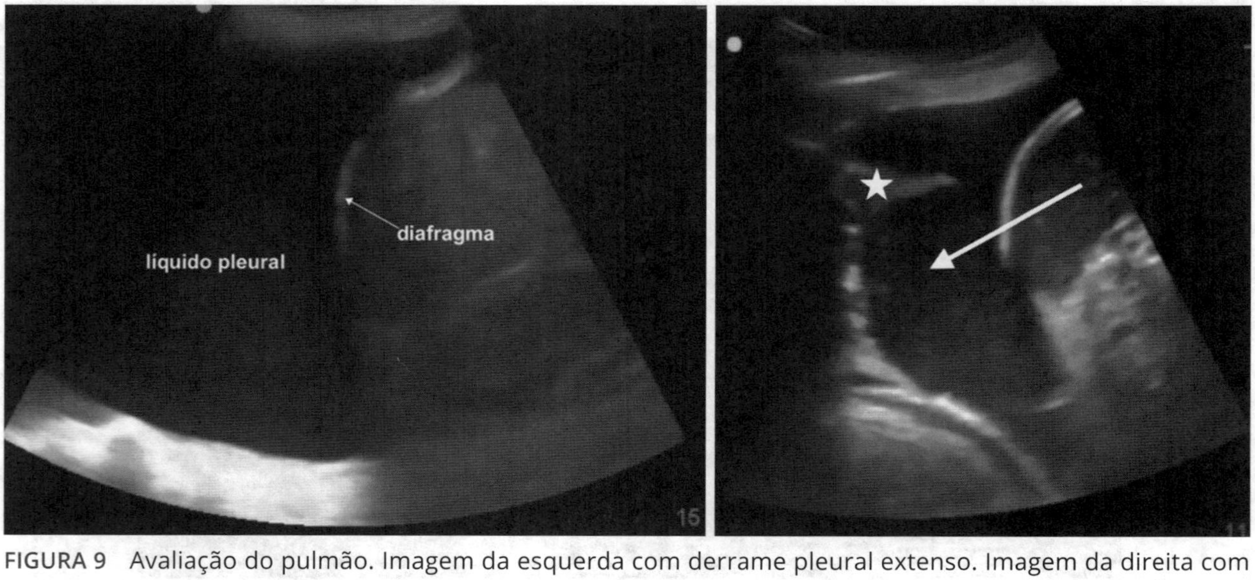

FIGURA 9 Avaliação do pulmão. Imagem da esquerda com derrame pleural extenso. Imagem da direita com derrame pleural (seta) e atelectasia pulmonar (estrela).

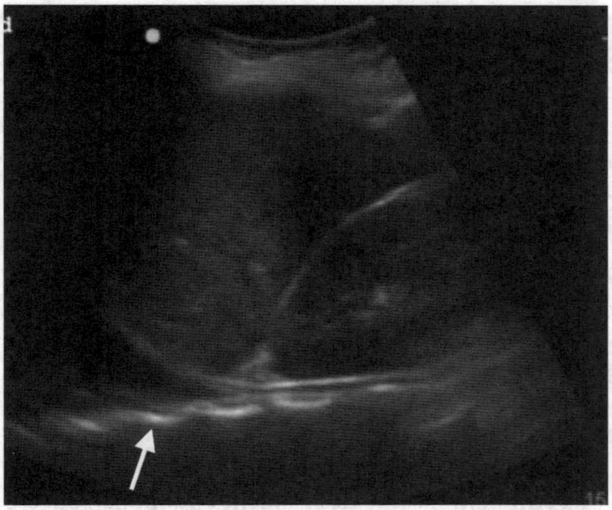

FIGURA 10 Sinal da coluna vertebral (seta). Com líquido pleural a coluna vertebral é visível além do diafragma.

- Sinal da coluna vertebral: o ar do pulmão impede a passagem de onda sonora; devido a isso, a coluna é visível até região infradiafragmática. Com líquido pleural, a coluna vertebral é visível além do diafragma.
- Sinal quádruplo: é formado pelas sombras das costelas junto com a distância interpleural.
- Sinal de plâncton: ocorre em derrames exsudativos ou hemotórax, são detritos flutuantes dentro do líquido pleural que giram com a respiração ou movimento cardíaco.

Consolidação/atelectasia

As consolidações pulmonares ocorrem devido ao preenchimento dos alvéolos por líquido, cuja etiologia é variável, incluindo pneumonia, contusão pulmonar, embolia pulmonar, neoplasias, atelectasia por compressão ou obstrutiva.

Sinais ultrassonográficos sugestivos de consolidação:

- Linhas B focais.
- Consolidações subpleurais.
- Sinal do fragmento ou "*Shred*": borda do pulmão consolidado ao encontrar ar apresenta irregularidades.
- "Hepatização pulmonar": consolidação de aparência densa.
- Broncograma aéreo dinâmico.
- A presença de padrão de consolidação com broncograma aéreo estático sugere atelectasia.

PROTOCOLOS

Lichtenstein descreveu dois protocolos para aplicação da ultrassonografia pulmonar na prática: o protocolo de ultrassonografia pulmonar à beira do leito em emergência (BLUE), para pacientes que se apresentam com insuficiência respiratória aguda; e o protocolo de administração de fluidos pela ultrassonografia pulmonar (FALLS), para o manejo do choque[5-9].

Para aplicar, é necessário conhecimento dos sinais ultrassonográficos:

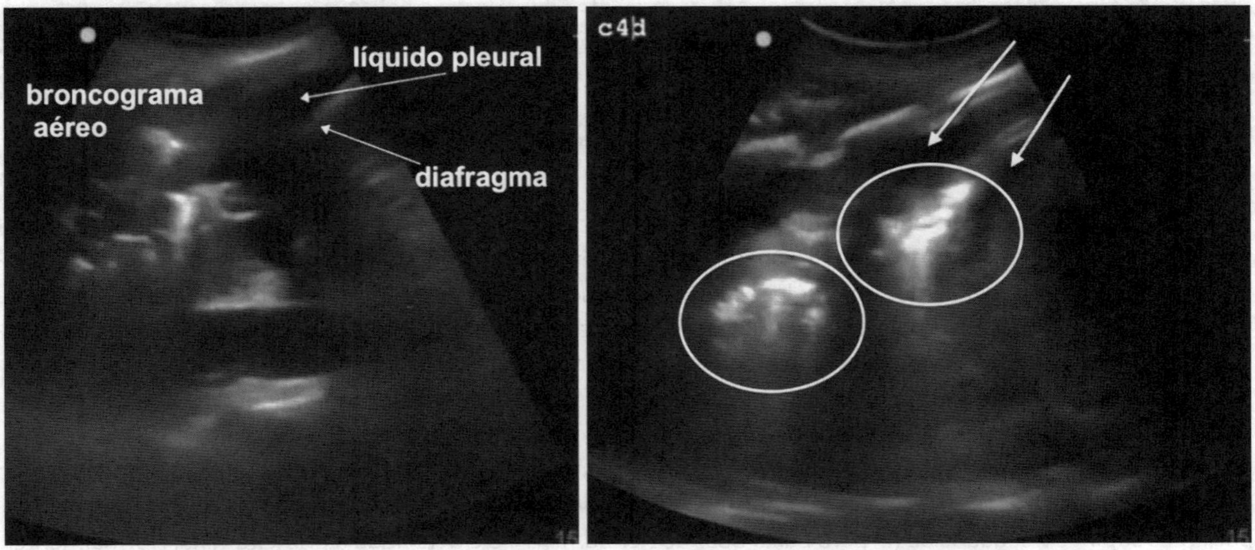

FIGURA 11 Avaliação do pulmão. Derrame pleural e broncograma aéreo. Na imagem da direita broncograma aéreo (círculos) e derrame pleural (setas).

- Pulmão normal (sinal de morcego, deslizamento pulmonar, linhas A).
- Derrames pleurais (sinal quádruplo e sinusoide).
- Consolidações pulmonares (sinal de fragmento e hepatização do tecido).
- Síndrome intersticial ("cauda de cometa").
- Pneumotórax (sinal da estratosfera e ponto pulmonar).

Protocolo BLUE

Realiza-se a varredura três pontos em cada hemitórax: um anterior, um anterolateral e caudal, e um posterolateral e caudal, além de incluir a análise venosa dos membros inferiores para trombose venosa profunda (TVP)[10]. Cada ponto será analisado quanto à presença ou ausência de deslizamento pulmonar, presença de linhas A ou linhas B e presença de consolidações. No ponto posterolateral buscam-se achados compatíveis com derrame e/ou consolidação limitada às regiões posterolaterais.

Os achados são agrupados conforme combinação das linhas A e B:

- Perfil A: linhas A com deslizamento pulmonar. Exclui pneumotórax e deve seguir investigação com pesquisa por TVP. Se houver TVP, sugere diagnóstico de embolia pulmonar. Se a TVP estiver ausente, em seguida, comece uma busca por derrame pleural/consolidação nos campos inferiores, se presente, sugere pneumonia.
- Perfil A': linhas A com ausência de deslizamento pulmonar. Este perfil sugere a presença de pneumotórax. Deve-se realizar uma busca pelo ponto pulmonar (100% específico).
- Perfil B: linhas B e deslizamento pulmonar. Sugere edema agudo de pulmão.
- Perfil B': linhas B em campos anteriores sem deslizamento pulmonar, podendo corresponder pneumonia externa.
- O perfil A/B: um pulmão com linhas A e outro com linhas B, sugestivo de pneumonia.

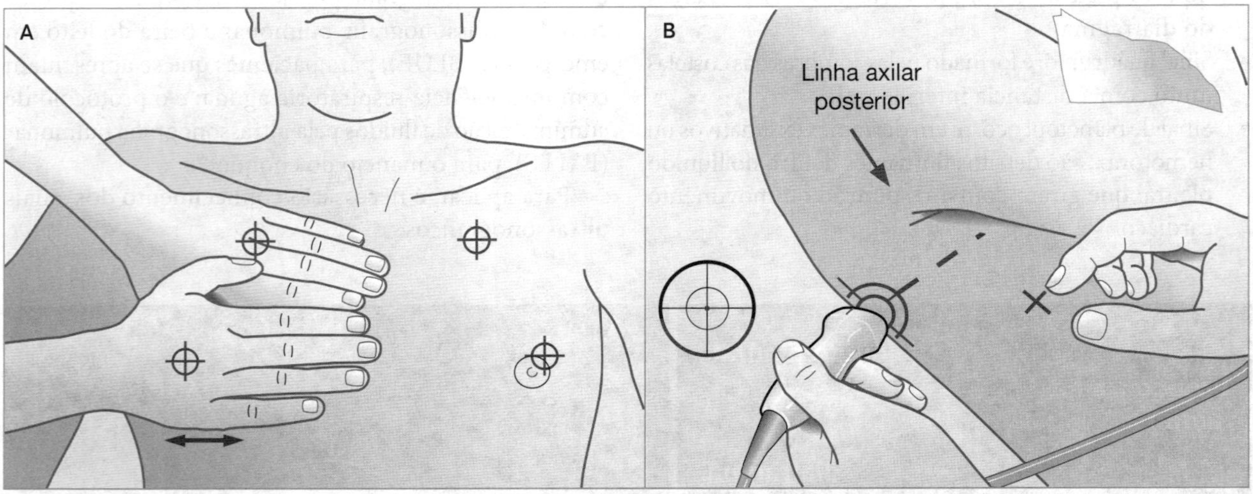

FIGURA 12 Ultrassonografia pulmonar de cabeceira em emergência (BLUE)-pontos. Esta figura mostra os pontos padronizados usados no protocolo BLUE. Duas mãos (aproximadamente do tamanho do paciente) são aplicadas da seguinte forma: dedo mínimo superior logo abaixo da clavícula, pontas dos dedos na linha média e mão inferior logo abaixo da mão superior (polegares excluídos). O ponto cunhado "ponto BLUE superior" está no meio da mão superior. O "ponto BLUE inferior" está no meio da palma inferior. Esses quatro pontos seguem aproximadamente a anatomia do pulmão e evitam o coração tanto quanto possível. O ponto síndrome pleural e/ou alveolar posterolateral (PLAPS) é construído a partir da linha horizontal continuando o ponto BLUE inferior e a linha vertical continuando a linha axilar posterior. A intersecção, rigorosamente, é o ponto PLAPS, mas o usuário pode mover a sonda em duas direções: (1) o mais posteriormente possível para obter mais informações posteriores nesses pacientes supinos e sedados ou (2) para baixo quando nenhum PLAPS é detectado à primeira vista. Normalmente, após dois espaços intercostais, a sonda escaneia o abdômen. Como os seis pontos do ECG, os pontos BLUE do sexo ajudam na análise reproduzível. Eles foram suficientes para fornecer a precisão de 90,5% do protocolo BLUE.
Fonte: adaptada de Lichtenstein, 2015[3].

TABELA 3 Acurácia do Protocolo BLUE

Mecanismo de dispneia	Perfil do Protocolo BLUE	Sensibilidade, %	Especificidade, %	VPP, %	VPN, %
Edema pulmonar hemodinâmico agudo	Perfil B	97	95	87	99
DPOC exacerbada ou asma aguda grave	A sem TVP e sem PLAPS	89	97	93	95
Embolia pulmonar	Perfil A com TVP	81	99	94	98
Pneumotórax	Perfil A' (com *lung point*)	88	100	100	99
Pneumonia	Os quatro perfis	89	94	88	95
	Perfil B'	11	100	100	70
	Perfil A/B	14.5	100	100	71.5
	Perfil C	21.5	99	90	73
	Perfil A sem V-PLAPS	42	96	83	78

BLUE: ultrassom pulmonar à beira do leito em emergência; VPN: valor preditivo negativo; PLAPS: síndrome alveolar e/ou pleural posterolateral; VPP: valor preditivo positivo; TVP: trombose venosa profunda.
Fonte: adaptada de Lichtenstein, 2015[3].

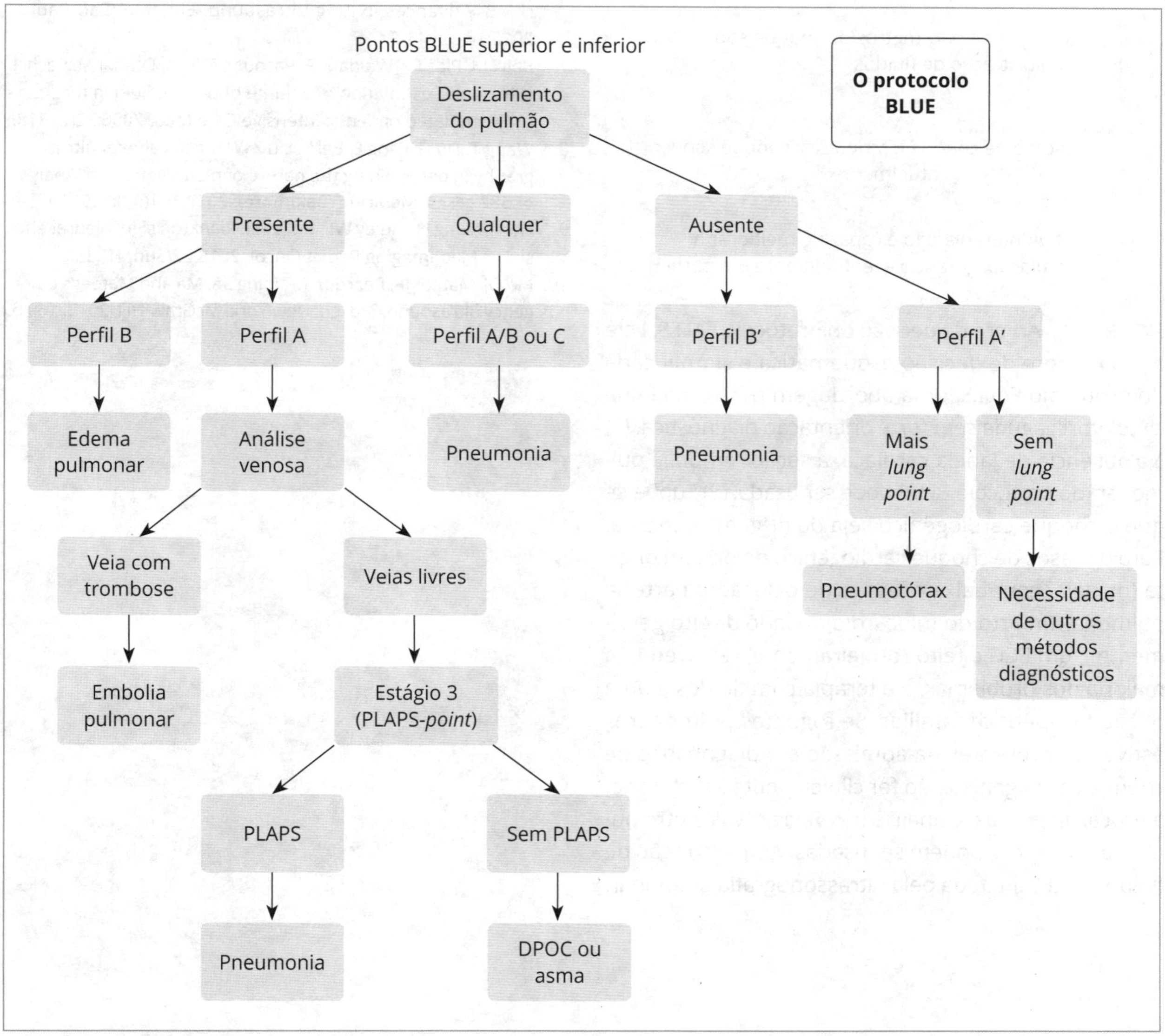

FIGURA 13 Protocolo BLUE.
Fonte: Lichtenstein, 2015[3].

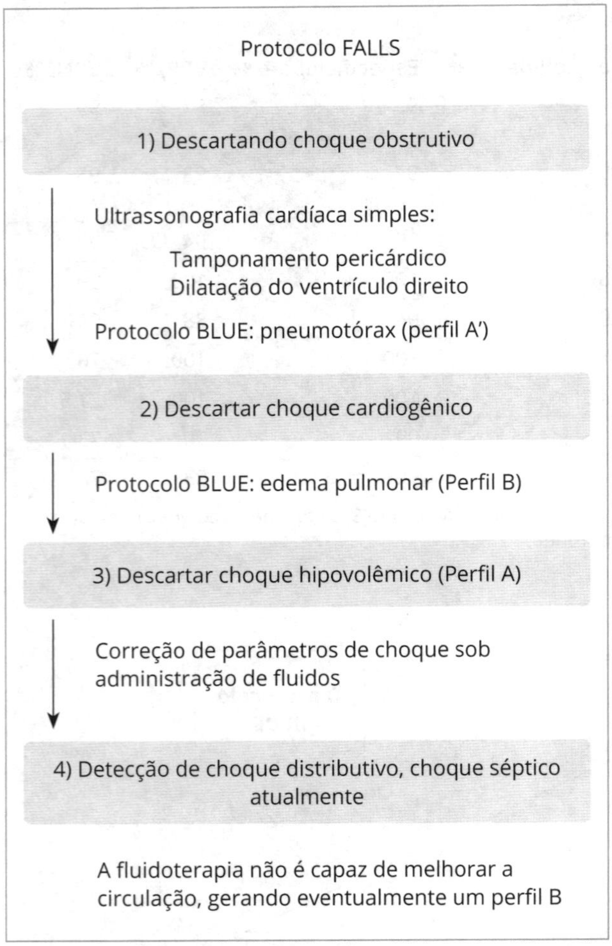

FIGURA 14 Árvore de decisão do protocolo FALLS. Esta é uma árvore de decisão esquemática e simplificada do protocolo FALLS, uma abordagem para uma falha circulatória aguda sem forte orientação diagnóstica. (1) Na ausência de janela cardíaca, a seção "embolia pulmonar" do protocolo BLUE pode ser usada. (2) Supõe-se que o choque cardiogênico seja de origem esquerda. Para os casos de choque cardiogênico de origem direita (ou seja, com baixa pressão de oclusão da artéria pulmonar (infarto do miocárdio do lado direito geralmente)), um ECG é feito rotineiramente, resolvendo a maioria dos problemas, e a terapia com fluidos é uma opção terapêutica familiar. Se foguetes pulmonares estiverem presentes na admissão e o diagnóstico de choque cardiogênico não for clinicamente satisfatório, a ecocardiografia e a análise das veias cavas, entre outras ferramentas, podem ser usadas. Administração de fluidos FALLS limitada pela ultrassonografia pulmonar.

REFERÊNCIAS

1. Lichtenstein DA, Menu Y. A bedside ultrasound sign ruling out pneumothorax in the critically ill. Lung sliding. Chest. 1995;108(5):1345-8.
2. Rambhia SH, D'Agostino CA, Noor A, Villani R, Naidich JJ, Pellerito JS. Thoracic ultrasound: technique, applications, and interpretation. Curr Probl Diagn Radiol. 2017;46(4):305-16.
3. Lichtenstein DA. BLUE-protocol and FALLS-protocol: two applications of lung ultrasound in the critically ill. Chest. 2015;147(6):1659-70.
4. Mojoli F, Bouhemad B, Mongodi S, Lichtenstein D. Lung ultrasound for critically ill patients. Am J Respir Crit Care Med. 2019;199(6):701-714. Erratum in: Am J Respir Crit Care Med. 2020;201(8):1015. Erratum in: Am J Respir Crit Care Med. 2020;201(11):1454.
5. Demi L, Wolfram F, Klersy C, De Silvestri A, Ferretti VV, Muller M, et al. New International Guidelines and consensus on the use of lung ultrasound. J Ultrasound Med. 2023;42(2):309-44.
6. Francisco MJ Neto, Rahal A Junior, Vieira FA, Silva PS, Funari MB. Advances in lung ultrasound. Einstein (Sao Paulo). 2016;14(3):443-8.
7. Balik M, Plasil P, Waldauf P, Pazout J, Fric M, Otahal M, Pachl J. Ultrasound estimation of volume of pleural fluid in mechanically ventilated patients. Intensive Care Med. 2006;32(2):318.
8. Wang T, Du G, Fang L, Bai Y, Liu Z, Wang L. Value of ultrasonography in determining the nature of pleural effusion: Analysis of 582 cases. Medicine (Baltimore). 2022;101(33):e30119.
9. Han J, Xiang H, Ridley WE, Ridley LJ. Plankton sign: pleural effusion. J Med Imaging Radiat Oncol. 2018;62(Suppl1):35.
10. Ma OJ, Mateer JR, Reardon RF, Joing SA. Ma and Mateer's emergency ultrasound, 3rd. ed. New York: McGraw-Hill, 2013. 169 p.

9

O uso da ultrassonografia à beira do leito na dissecção de aorta e do aneurisma de aorta abdominal

Pedro Alves do Amaral Mansur
Lucas Oliveira J. e Silva
Rafael Lima Mc Gregor von Hellmann

PONTOS PRINCIPAIS

- A dissecção aórtica é a separação da camada média da parede aórtica causada por uma laceração na camada íntima, com hemorragia dentro e ao longo da parede da aorta.
- A ultrassonografia à beira-do-leito (POCUS) é um exame para detectar a presença de aneurisma de aorta abdominal, não para diagnosticar aneurisma de aorta abdominal roto (AAAr).
- A manipulação do transdutor pode ser definidora para a aquisição das imagens necessárias. Simples movimentos, principalmente na região do tórax, são responsáveis por diferenciar uma ótima insonação de um exame sem sucesso e laborioso.

INTRODUÇÃO

Doenças de etiopatogenia vascular são classicamente hiperagudas, possuem abordagens tempo-sensíveis e índices de morbimortalidade consideráveis, apresentando-se dentro de grandes síndromes e, por vezes, com sintomatologias inespecíficas.

Entre as diversas aortopatias, a síndrome aórtica aguda (SAA), especialmente a dissecção aórtica (DA), e o aneurisma de aorta abdominal roto (AAAr), conhecidos como "catástrofes aórticas", possuem a maior relevância e importância neste capítulo. Ambas apresentam características que se confundem com outras patologias cotidianas, peculiaridades em sua investigação e prognóstico e tratamento majoritariamente antagônico a outras patologias vasculares (como infarto agudo do miocárdio, tromboembolismo pulmonar) e entre si.

Ambas possuem diferenças em epidemiologia, fisiopatologia, tratamentos e complicações. Contudo, originam-se do mesmo vaso, compartilham a mesma anatomia, possuem sintomatologia e diagnósticos diferenciais semelhantes e estão comumente associadas a casos em que houve atrasos ou erros diagnósticos.

A literatura demonstra que a mortalidade e morbidade causadas por essas patologias tendem a ser reduzidas com o diagnóstico precoce a partir da admissão no departamento de emergência. Com enfoque no uso da ultrassonografia à beira-do-leito (POCUS) como principal ferramenta para tal, há a necessidade de saber indicá-lo e aplicá-lo nesses casos, podendo otimizar todo o fluxo de atendimento dos pacientes com quadro clínico sugestivo. Desta forma, neste capítulo discutiremos o uso e implicação do POCUS no AAA e no AAAr, e na SAA haverá enfoque na DA.

ANEURISMA DE AORTA ABDOMINAL E ANEURISMA DE AORTA ABDOMINAL ROTO

O AAA é uma doença relativamente comum em pacientes com mais de 50 anos. A prevalência varia de 1,3% para homens de 45 a 54 anos e até 12,5% para homens de 75 a 84 anos. Para as mulheres, a prevalência varia de 0% nas mais jovens a 5,2% nas faixas etárias mais velhas[1,4].

A ruptura de um AAA, dependendo dos fatores de risco, apresenta prevalência de 3,2 a 11,3 a cada 100 mil pessoas/ano. Possui alta letalidade e mortalidade, onde cerca de 50% morrem antes mesmo de receberem atendimento intra-hospitalar e, dos que são assistidos, apenas 20% sobrevivem[5,6]. Em diversos cenários, só 50% dos casos são abordados cirurgicamente, e entre estes há em média 43% de mortalidade.

É responsável por cerca de 9.000 mortes por ano nos Estados Unidos e, na década de 1990, foi a 15ª causa de morte geral e 10ª causa entre homens acima dos 55 anos. Outrossim, está sendo observada menor incidência de AAAr, e está ocorrendo maior sobrevida geral e pós-cirúrgica em centros especializados.

Embora seja difícil estimar o número exato de AAA não diagnosticados, ele é mais frequentemente diagnosticado erroneamente como nefrolitíase. O diagnóstico errôneo de AAAr tem alta prevalência na literatura, com estimativas entre 30 e 60% dos casos.

Por definição, aneurisma é uma dilatação focal da artéria que excede o diâmetro normal em pelo menos 50%, e, para ser considerado aneurisma verdadeiro, o enfraquecimento e a degradação da arquitetura da parede devem envolver todas as três camadas – íntima, média e adventícia[5,6]. A aorta e, particularmente, sua porção abdominal possuem maior tendência ao desenvolvimento de aneurismas verdadeiros, reforçando o porquê de o AAA ser o mais prevalente entre todas as topografias possíveis.

Mesmo com a grande correlação com doenças ateroscleróticas, não é possível afirmar que esse mecanismo seja primordial para o desenvolvimento da parede aórtica aneurismática. Atualmente, a base fisiopatológica degenerativa é a mais aceita, além de causas genéticas, inflamatórias, infecciosas e traumáticas associadas.

A identificação clínica do AAA é fundamentada no diâmetro aórtico. A dimensão aneurismática é diretamente proporcional ao risco de ruptura mesmo que ainda imprecisa. Dentro da normalidade, o diâmetro aórtico afunila-se progressivamente de 2,8 cm no tórax, 2 cm no abdome e 1,5 cm nas artérias ilíacas. Logo, por convenção, 3 cm compreende o valor que define a presença de AAA.

Há duas morfologias mais comuns do AAA: fusiforme e sacular. Aneurismas fusiformes representam aumento geral do diâmetro, enquanto os aneurismas saculares possuem característica focal, mais delimitada, excêntrica ou concêntrica (Figura 1). Cerca de 90% dos AAA são infrarrenais, 40% estendem-se às artérias ilíacas e 10% suprarrenais. Entre 12 e 23% dos pacientes com AAA possuem aneurismas de aorta torácica.

Do ponto de vista prático, a suspeita do AAAr pelo POCUS é pautada na visualização de um AAA maior ou igual a 3 cm e sintomatologia compatível. Além de que, se houver um diâmetro ainda maior, trombo luminal ou sinais indiretos de ruptura, aumenta a probabilidade de AAAr.

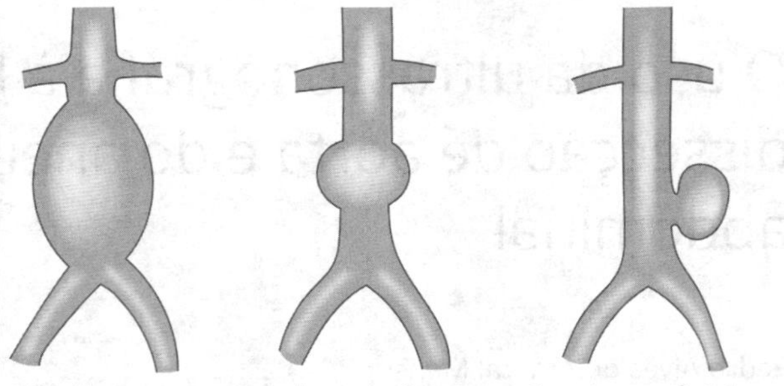

FIGURA 1 Morfologias do aneurisma de aorta abdominal.
Fonte: adaptada de Cronenwett e Rutherford, 2014.

SÍNDROME AÓRTICA AGUDA

A SAA, que engloba a DA, o hematoma intramural (HIM) e a úlcera aterosclerótica penetrante (UAP), na população geral possui incidência variável de 5-15 casos a cada 100 mil pessoas por ano, afetando majoritariamente homens na sétima década de vida.

A DA, representando 60-90% dos casos, ocorre em 2 a 3,5 casos por 100 mil pessoas-ano, é o subtipo mais comum da SAA e uma doença altamente letal. Tem prognóstico tempo-dependente, com aumento de até 2% por hora na mortalidade durante o período hiperagudo, atingindo 50% nas primeiras 48 horas; 75% dos óbitos ocorrem nas primeiras 2 semanas[6-10].

As dissecções do tipo A, que envolvem a aorta ascendente, são as mais comuns e constituem uma verdadeira emergência cirúrgica, com alta mortalidade caso não seja operada. As dissecções do tipo B, que envolvem apenas a aorta descendente, tradicionalmente são consideradas uma doença médica (no sentido de que não são cirúrgicas); no entanto, isso tem mudado com o desenvolvimento de terapias endovasculares. Para os pacientes que receberam manejo terapêutico adequado, medicamentoso e cirúrgico, a mortalidade intra-hospitalar varia entre 11-26% e 8-9%, respectivamente, em 1 ano. Embora sejam menos prevalentes, o HIM (6-34%) e a UAP (2-7%) também apresentam altas taxas de morbimortalidade.

A prevalência de casos com diagnóstico errôneo na SAA atinge níveis de até 40%[11]. De maneira oposta, a literatura atual demonstra que apenas 3% de todas as angiotomografias realizadas na suspeita de SAA são positivas e 0,3% dos casos com sintomas suspeitos se confirma[11,12]. A fisiopatologia de base frequentemente envolve a doença aterosclerótica, e, de maneira comum às três condições (DA, HIM, UAP), existe uma ruptura da camada íntima ou média da aorta.

A DA é a separação da camada média da parede aórtica causada por uma laceração na camada íntima, com hemorragia dentro e ao longo da parede da aorta. À medida que o sangue penetra na camada média, ocorre uma divisão progressiva da parede aórtica e separação da íntima e da média, criando um verdadeiro e um falso lúmen, onde a pressão mais alta pode levar à compressão e obstrução do verdadeiro lúmen, resultando em má perfusão dos tecidos. Quando a dissecção envolve a raiz da aorta, a função da válvula aórtica pode ser prejudicada, e a transudação de líquido através da fina parede de um falso lúmen adjacente para o espaço pericárdico pode causar derrame pericárdico. Este é mais provável de ocorrer com a ruptura de uma dissecção ascendente no saco pericárdico, resultando em acúmulo sanguíneo rápido. O HIM ocorre por provável sangramento da *vasa vasorum*, gerando hematoma na camada medial sem lesão intimal com morfologia circular ou em crescente. A UAP é a ulceração de uma placa aterosclerótica levando fluxo sanguíneo à camada medial.

Há vários fatores de risco para a DA. Pacientes mais idosos possuem risco maior, assim como homens são mais comumente acometidos do que mulheres. Hipertensão arterial sistêmica é o fator de risco mais comum, presente em mais de 70% dos pacientes[5,9]. Em pacientes mais jovens, os fatores de risco mais comuns são válvula bicúspide e doenças do tecido conjuntivo, além de história prévia de cirurgia da aorta. Entre as doenças do tecido conjuntivo, destacam-se a síndrome de Marfan (praticamente todos os pacientes vão ter alguma aortopatia durante a vida), síndrome de Loeys-Dietz e síndrome de Ehlers-Danlos.

Quanto à definição temporal, o último registro internacional de DA (*International Registry of Acute Aortic Dissecction* – IRAD) e a última diretriz da American Heart Association (AHA) a definem como: hiperaguda (< 24 horas do início dos sintomas), aguda (1-14 dias), subaguda (15-90 dias) e crônica (> 90 dias). Além da definição temporal, a DA pode ser definida do ponto de vista anatômico e do acometimento da aorta.

TABELA 1 Classificação de Stanford

Tipo A	Todas as dissecções que envolvem a aorta ascendente, independentemente do local de ruptura
Tipo B	Todas as dissecções que não envolvem a aorta ascendente

SONOANATOMIA

A aorta é a maior artéria do corpo humano, sendo o conduto inicial e comum de toda a circulação arterial. Entre as variadas esquematizações, podemos segmentá-la em quatro: aorta ascendente, arco aórtico, aorta descendente e aorta abdominal, com a divisão entre as cavidades torácica e abdominal marcada pelo hiato aórtico do diafragma.

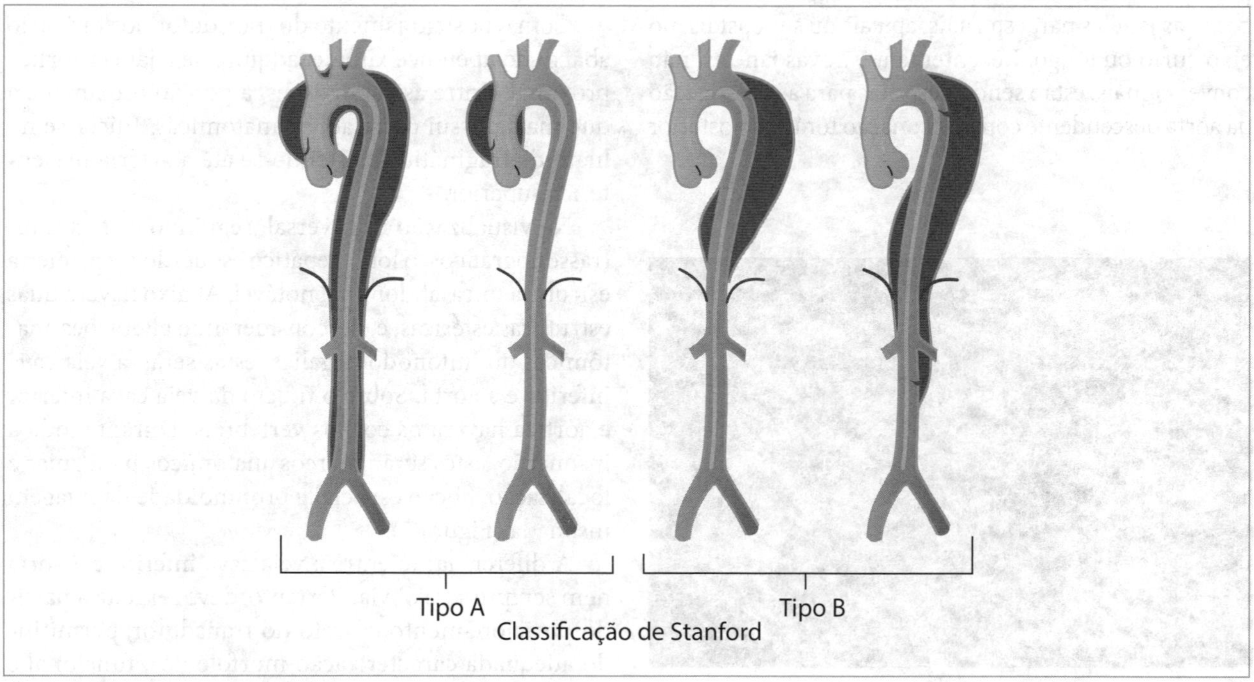

FIGURA 2 Classificação de Stanford.
Fonte: adaptada de Isselbacher et al., 2022.

O primeiro segmento aórtico é a aorta ascendente, que se subdivide em raiz da aorta, composta pelo anel aórtico, seios de Valsalva e junção sinotubular, e a aorta tubular ascendente. Logo após a via de saída do ventrículo esquerdo, a aorta ascendente inicia-se no anel aórtico e estende-se até o tronco braquiocefálico (no passado conhecida como artéria inominada). Comumente, o transdutor na janela paraesternal eixo longo esquerdo ou direito permite a visualização da raiz da aorta e início da aorta tubular ascendente (Figura 3).

A partir do tronco braquiocefálico, inicia-se o arco aórtico. Em sua extensão, há os outros dois vasos supraórticos: artéria carótida comum esquerda e artéria subclávia esquerda. Devido à sua localização anatômica, a não rotineira janela supraesternal é fundamental para que haja visualização adequada. Com o paciente realizando extensão cervical e o transdutor posicionado na região da fúrcula esternal em eixo longitudinal com o marcador entre 15 e 30° para a esquerda, é possível notar o formato em cajado da aorta com visualização parcial das aortas ascendente e descendente, além de toda a extensão do arco aórtico, os três vasos supraórticos e, por vezes, a artéria pulmonar direita (Figura 4).

O ligamento arterioso é o marco anatômico que separa o arco aórtico do segmento descendente da aorta. A aorta descendente tem relativamente grande extensão intratorácica comparada aos demais segmentos, estendendo-se até o diafragma, mas com importante limitação para a sua visualização. Aplicando-se também para os outros segmentos, a variação das janelas já mencionadas pode permitir a visualização do segmento descendente, como as janelas paraesternais, apicais ou subcostais, no eixo curto ou longo. Recentemente, novas janelas, não convencionais, estão sendo descritas para a investigação da aorta descendente com a insonação torácica posterior

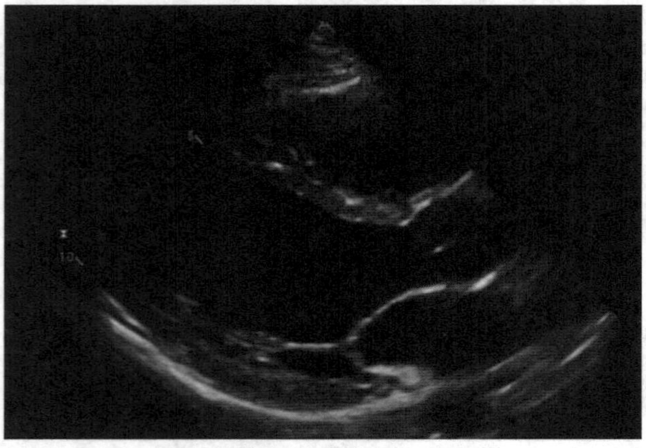

FIGURA 3 Janela paraesternal eixo longo com visualização da raiz aórtica.

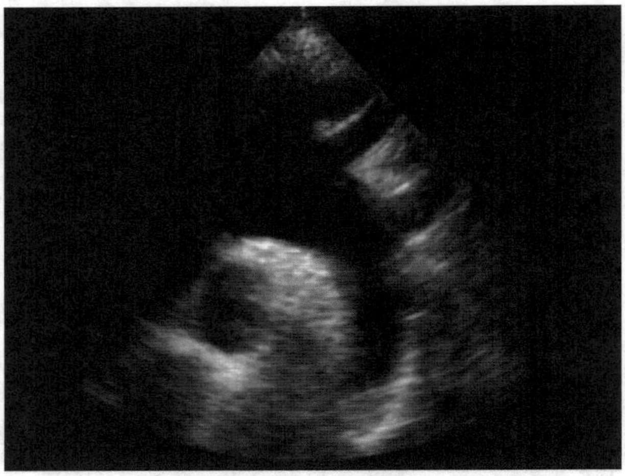

FIGURA 4 Janela supraesternal com visualização da aorta em cajado, artéria carótida comum esquerda, artéria subclávia esquerda e inferiormente a artéria pulmonar direita.

na linha interescapular esquerda, descrita como LISA (*left interscapular approach*).

A aorta abdominal inicia-se após o hiato diafragmático na altura de T12 no espaço retroperitoneal. Anatomicamente posterior à aorta abdominal estão os corpos vertebrais e, à direita, encontra-se a veia cava inferior. Na direção craniocaudal, há anteriorização progressiva do trajeto aórtico. Sonograficamente, pode ser dividida em quatro porções: aorta abdominal proximal, medial, distal e a bifurcação das ilíacas.

Com o posicionamento do transdutor no epigástrio abaixo do apêndice xifoide, adquire-se a janela aórtica proximal. Entre as subdivisões, a porção proximal é a que mais possui correlações anatômicas. Inicia-se no hiato diafragmático e estende-se até a artéria mesentérica superior.

Na visualização transversal, seguindo os feixes ultrassonográficos, o lobo hepático esquerdo é a primeira estrutura intra-abdominal notável. Abaixo haverá duas estruturas esféricas, e, desconsiderando alterações anatômicas ou linfonodomegalias, estas serão a veia cava inferior e a aorta. Sobre o trajeto da veia cava inferior e aórtica haverá os corpos vertebrais. Durante toda a insonação, estes serão marcos anatômicos para guiar a localização, noção espacial e profundidade da imagem insonada (Figura 5).

A diferenciação entre a veia cava inferior e a aorta nem sempre será óbvia. Portanto, deve ser feita a partir do posicionamento correto do transdutor, permitindo adequada caracterização morfológica, funcional e das correlações anatômicas. Percorrendo o epigástrio inferiormente, se perderá parte do lobo hepático e o

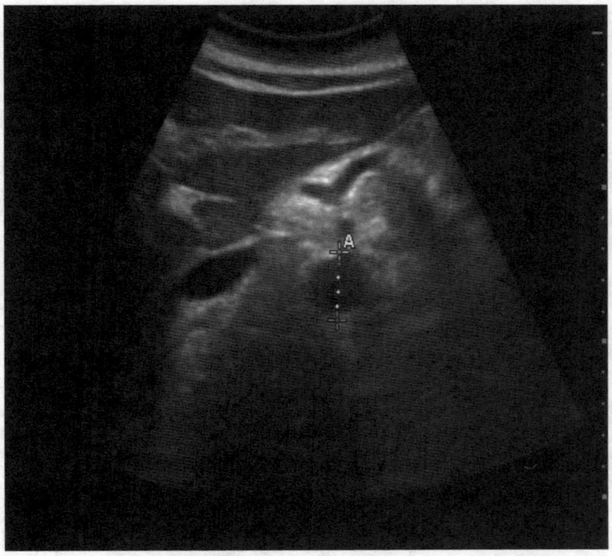

FIGURA 5 Janela da aorta abdominal proximal transversal. Visualizam-se a borda hepática, a veia cava inferior e a sombra do corpo vertebral.

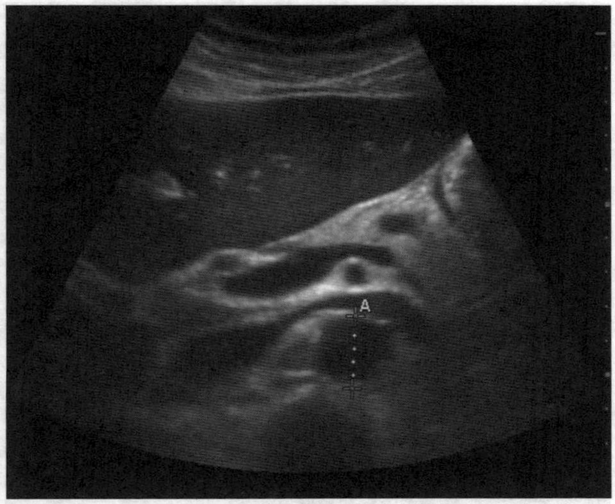

FIGURA 7 Janela da aorta abdominal proximal transversal demonstrando as correlações anatômicas da artéria mesentérica superior.

tronco celíaco será visualizado, descrito como "sinal da gaivota" devido aos dois ramos mais visíveis: artéria hepática e artéria esplênica (Figura 6). Comumente a artéria gástrica não é visualizada.

O ramo seguinte é a artéria mesentérica superior (AMS). Sua visualização é permeada por outros vasos e pelo corpo do pâncreas. Seguindo os feixes ultrassonográficos, anteriormente temos o corpo pancreático, seguido da veia esplênica, que se localiza à frente da AMS. Posteriormente à AMS, por vezes, visualiza-se a veia renal esquerda, anterior à aorta (Figura 7).

A janela aórtica medial está na região do mesogástrio, inicia-se logo após a AMS e estende-se à ramificação das artérias renais, não havendo outros marcos anatômicos relevantes (Figura 8).

Próximo à cicatriz umbilical, temos a janela aórtica distal, logo após o nível das artérias renais. Essa porção é infrarrenal, logo compreende 90% dos AAA e estende-se até próximo à bifurcação para as artérias ilíacas comuns (Figura 9).

Logo após, normalmente na altura de T4, inferior à cicatriz umbilical, visualiza-se a última porção, onde ocorre a bifurcação da aorta abdominal nas artérias ilíacas comuns (Figura 10).

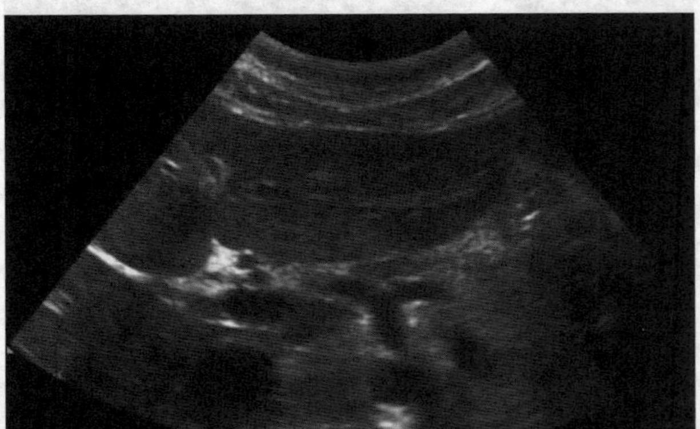

FIGURA 6 Sinal da gaivota – ramificação do tronco celíaco.

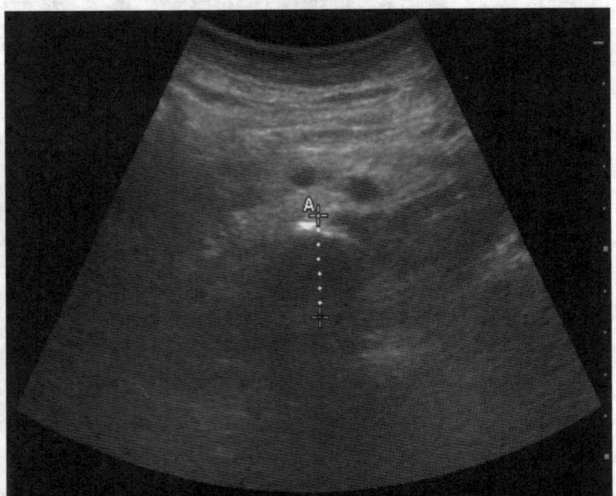

FIGURA 8 Janela da aorta abdominal medial transversal.

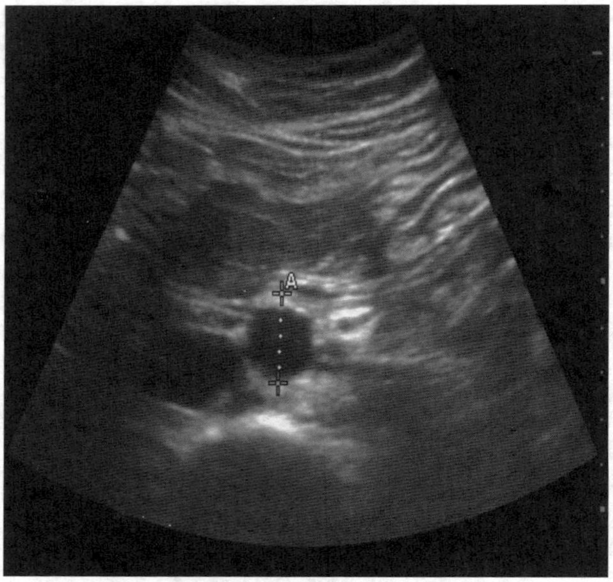

FIGURA 9 Janela distal da aorta abdominal transversal.

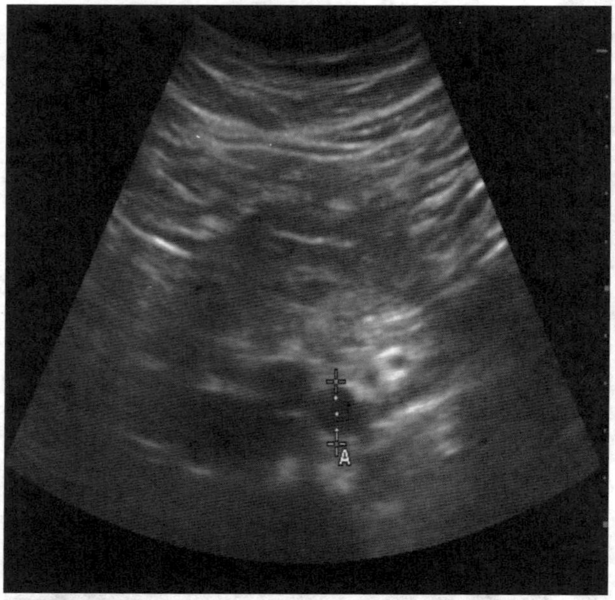

FIGURA 10 Janela da bifurcação das ilíacas transversais.

Na visualização longitudinal, pode-se visualizar boa parte da anatomia mencionada sob outra perspectiva, mas com as mesmas observações, reforçando a diferenciação entre a aorta e a veia cava inferior. Na região epigástrica, a janela aórtica proximal terá visualização alongada da aorta com a ramificação do tronco celíaco e AMS, ambos se projetando anterior e caudalmente, respectivamente (Figura 11). Prosseguindo até a cicatriz umbilical nas janelas inferiores, é possível acompanhar o trajeto aórtico até a bifurcação nas artérias ilíacas comuns (Figuras 12 e 13).

INSONAÇÃO

O transdutor será escolhido de acordo com a área insonada. Para todas as janelas acima do diafragma/abdome, o transdutor setorial possui as características mais adequadas para permitir a insonação entre os espaços intercostais e esternais. Nas estruturas abdominais, mesmo sendo possível utilizar o transdutor setorial, o transdutor curvilíneo é o indicado.

A manipulação do transdutor pode ser definidora para a aquisição das imagens necessárias. Simples movimentos, principalmente na região do tórax, são responsáveis por diferenciar uma ótima insonação de um exame sem sucesso e laborioso. Além dos movimentos de deslizamento, báscula, rotação e lateralização, a compressão é imprescindível para a dispersão de

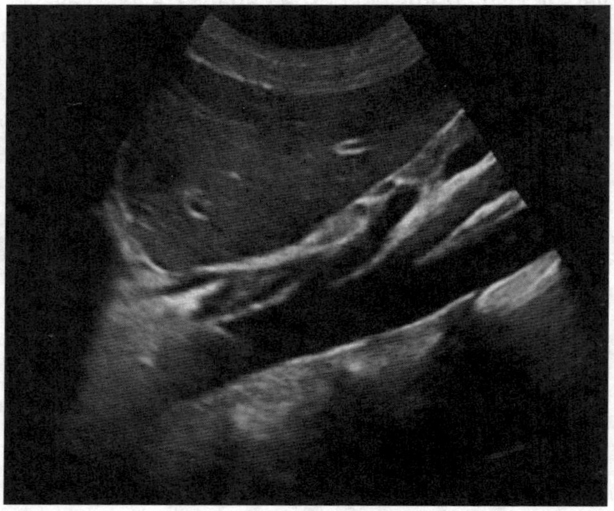

FIGURA 11 Janela aorta abdominal proximal longitudinal.

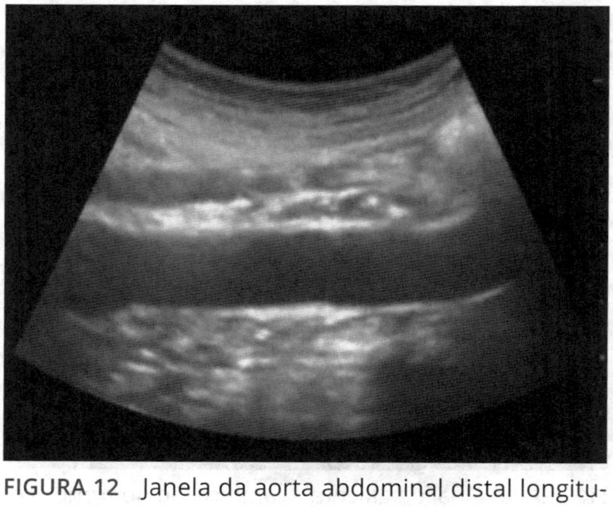

FIGURA 12 Janela da aorta abdominal distal longitudinal.

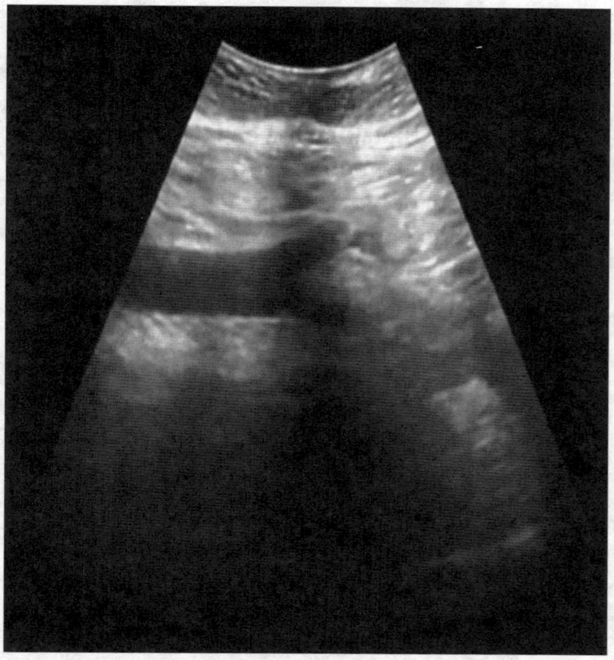

FIGURA 13 Janela da bifurcação ilíaca longitudinal.

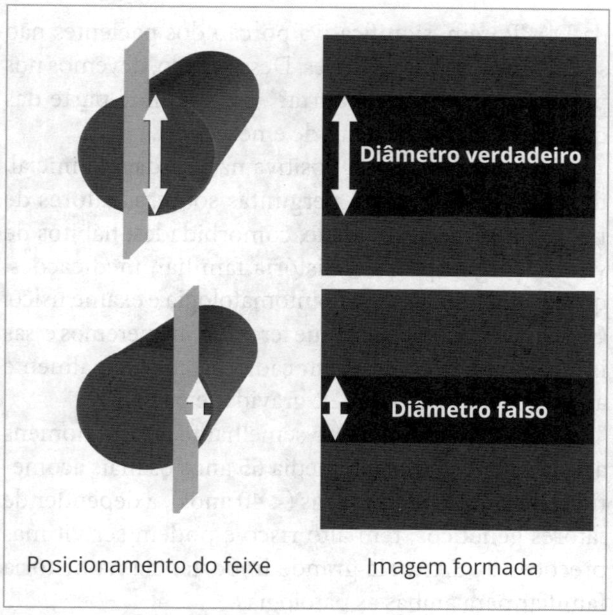

FIGURA 14 Efeito do cilindro.
Fonte: Noble e Nelson, 2011.

artefatos e diferenciação das estruturas vasculares no exame abdominal.

Buscando a melhor visualização, há janelas preferíveis na identificação dos segmentos aórticos. Nos segmentos torácicos, usam-se as janelas cardíacas tradicionais (paraesternal e apical), janela supraesternal e, se necessário, a janela paraesternal direita e subcostal. Insonação paraesternal de espaços intercostais mais acima podem gerar melhor detalhamento da raiz aórtica.

Para a aorta abdominal, na grande maioria dos casos segue-se a linha média anterior do abdome, criando as janelas aórticas proximal, medial e distal. Em situações nas quais haja limitação para colocação do transdutor ou visualização adequada, podem-se tentar janelas paramedianas ou visualização coronal a partir das linhas axilares.

De preferência, tanto o eixo curto (axial) quanto o eixo longo (longitudinal) devem ser explorados durante a insonação. Movimentos de báscula no eixo longitudinal auxiliam na busca por aneurismas saculares, mas para as medições é crucial que haja alinhamento adequado no eixo, evitando o efeito do cilindro da porção contida no feixe sonográfico (Figura 14).

Com o enfoque nas estruturas vasculares, devemos ajustar a profundidade para ter na mesma imagem tanto as referências anatômicas quanto o objeto de estudo. O sangue intravascular em situações não patológicas possui ecogenicidade anecóica, logo o ganho necessário deve ser ajustado para acentuar essa característica, permitindo melhor diferenciar características patológicas frequentes, como *flap* intimal na DA e trombo mural ou fluxo turbulento no AAA.

As medições devem ser realizadas na perpendicular entre as paredes aórticas, durante a diástole e seguindo os referenciais necessários. Por convenção, medições da aorta torácica estão entre as "bordas" do vaso mais próximas ao transdutor, portanto, entre a borda anterior externa e a borda posterior interna. Na medição da aorta abdominal, mede-se entre a borda anterior externa e borda posterior externa. O diâmetro anteroposterior (altura) é a medida mais importante, podendo ser realizada em eixo axial ou longitudinal.

O aperfeiçoamento do exame também acontece através do posicionamento e da cooperação do paciente. O decúbito dorsal é suficiente na maioria dos casos. Nas janelas da aorta torácica, o decúbito lateral esquerdo permite melhor visualização cardíaca e aórtica. Na janela supraesternal, é essencial que haja hiperextensão cervical. Para a insonação interescapular, é preciso expor o dorso do paciente. Na avaliação abdominal, flexão dos membros inferiores gera menor tensão da parede abdominal, e o decúbito lateral esquerdo ou direito desloca as alças intestinais sobrepostas à aorta.

CENÁRIO CLÍNICO

Frequentemente é ensinado que "hipotensão, dor abdominal e massa abdominal pulsátil são sinônimos de AAAr" e que a dor torácica abrupta severa com irradiação para o dorso com déficit de pulsos é o protótipo da DA. Porém, significativa porção dos pacientes não se encaixa nessas descrições. Desse modo, devemos nos perguntar "pode ser a aorta?" para grande parte das queixas no departamento de emergência.

Caso a resposta seja positiva na abordagem inicial, devemos direcionar as perguntas sobre os fatores de risco conforme sexo, idade, comorbidades, hábitos de vida, cirurgias prévias, história familiar, medicações, queixa atual, sinais vitais, sintomatologia e exame físico. Obviamente, a ordem em que teremos ou queremos essas informações irão variar em cada caso, principalmente ao considerar a acuidade e gravidade presente.

O perfil demográfico é semelhante, sendo homens acima dos 50 anos e em média 65 anos os mais acometidos. Pacientes mais jovens (< 40 anos), a depender de fatores genéticos, têm alto risco e podem ser vítimas precoces da SAA. Há grande importância na história familiar para ambas as patologias.

Tem-se marcante associação entre AAAr com doença cardiovascular e aterosclerótica, sendo tabagismo, hipertensão e diabetes os principais. Entretanto, esses fatores de risco comuns não são tão significantes como se poderia esperar para SAA, tendo as doenças genéticas, exposições e gatilhos externos, maior relevância. Vale-se ressaltar também a importância de questionar história de doença aórtica, em acompanhamento ou com abordagem cirúrgica prévia.

Instabilidade hemodinâmica transitória ou sustentada são frequentes. Por exemplo, em sintomatologia de baixo débito inexplicada (como síncope), hipotensão, choque ou parada cardiorrespiratória, deve-se obrigatoriamente colocar AAAr e DA como diagnósticos a serem explorados de maneira multiorgânica e sistemática[14-16].

Entre os sinais vitais, a pressão arterial é um marcador de gravidade e alvo terapêutico. Frequentemente os pacientes estão hipertensos, e a presença de hipotensão mesmo que transitória é sinônimo de maior morbidade. Nos casos de suspeita ou confirmação de AAAr, o paciente não deve ser considerado estável, haja vista elevada probabilidade de descompensação hemodinâmica súbita. Caso o quadro hipotensivo seja no contexto de SAA, o tamponamento cardíaco é a principal preocupação.

Outras manifestações na SAA são consideradas apresentações críticas, como síndrome coronariana aguda, acidente vascular cerebral, insuficiência cardíaca congestiva, derrame pericárdico, isquemia mesentérica ou de membros. No AAAr, sangramento gastrintestinal e insuficiência cardíaca de alto débito são complicações raras devido a fístulas aortoentérica e aortocaval, respectivamente[14-18].

Apresentações não críticas possuem maior prevalência, variando entre oligossintomáticas a pacientes com queixas expressivas. Dor no tronco (tórax, abdome e dorso) talvez seja o sintoma mais notável e comum entre as duas patologias. A identificação das características semiológicas da dor pode ajudar a fortalecer a hipótese. Contudo, dor abrupta, intensa e que irradia ou migra não está presente em todos os casos – além de pacientes que não referem dor ativamente ou não estão capazes, devido ao estado pouco responsivo ou comatoso.

Também há os sinais clínicos classicamente descritos, entretanto estes podem estar presentes em pacientes hígidos e outras patologias ou ausentes em casos comprovados, portanto não têm precisão para excluir ou confirmar a suspeita clínica. Além disso, queixas inespecíficas como mal-estar geral, prostração, náuseas e vômitos, lipotimia, tontura e dispneia acompanham e podem dificultar a abordagem diagnóstica.

APLICABILIDADE DO POCUS

A etapa da insonação no exame físico já é imprescindível para diversas apresentações clínicas e queixas nos atendimentos de emergência. No manejo de possíveis casos de catástrofes aórticas, o POCUS é consagrado para identificação de AAA e suspeição de AAAr, embora na SAA, especialmente na DA, mesmo tendo descrição na literatura há décadas, só ganhou maior notoriedade na última década.

É crucial o entendimento de que o POCUS é um exame para detectar a presença de AAA, não para diagnosticar AAAr. Há alterações sonográficas que podem sugerir a ruptura mas raramente estarão presentes ou serão visualizadas, principalmente pela baixíssima sensibilidade de detecção (< 5%) e o sangramento poder estar contido no retroperitônio, área de inviável visualização. Logo, visualizando o AAA na suspeita de ruptura este paciente deve ser manejado como tal.

Duas revisões sistemáticas demonstraram sensibilidade e especificidade acima de 97% para identificação de AAA no POCUS realizado por emergencistas tanto na avaliação geral de dor abdominal quanto na suspeição de AAAr. Outros trabalhos também reforçam a alta acurácia, baixa variabilidade inter-observador, proficiência com breve treinamento formal e correlação com o diâmetro aórtico descrito na tomografia computadorizada (TC).

O corpo de evidência do uso do POCUS na avaliação de SAA ainda está em processo de consolidação e validação. Contudo, os *guidelines* norte-americano e europeu sobre doenças aórticas assim como a associação europeia de ecocardiografia colocam a realização do POCUS como opção, recomendação e integrado ao algoritmo de avaliação inicial dos casos suspeitos. Do mesmo modo, outros protocolos como o *Rapid Ultrasound for Shock and Hypotension* (RUSH), *Focused*

Ultrasound in Intensive Care Haemodynamics (FUSIC HD) também associam a insonação aórtica durante avaliação hemodinâmica ecográfica.

Dos poucos trabalhos que buscavam avaliar diretamente o impacto do POCUS na avaliação das SAA, a maioria era retrospectiva e com amostra pequena. Outrossim, os resultados apontavam para significativa implicação no tempo para diagnóstico, redução de erro diagnóstico, melhores desfechos e redução de mortalidade. E nos últimos anos, novos estudos, revisões sistemáticas e metanálises vêm sendo publicados.

Em uma subanálise secundária do *Diagnostic Accuracy of the Aortic Dissection Detection Risk Score Plus D-Dimer for Acute Aortic Syndromes* (ADvISED trial), trabalho multicêntrico prospectivo que avaliou o uso do *Aortic Dissection Detection Risk Score* (ADD-RS), buscou-se analisar a efetividade da integração do ECOTT na suspeita de SAA. O trabalho demonstrou e enfatizou a capacidade da associação entre ADD-RS ≤ 1, D-dímero negativo (< 500) e o ECOTT sem sinais sonográficos diretos ou indiretos de SAA serem capazes de descartar com segurança a hipótese de SAA. Paralelamente, a visualização de sinais sonográficos diretos determina alto risco, similar à ADD-RS ≥ 2, direcionando para o acompanhamento da avaliação diagnóstica complementar necessárias.

Recentemente, pelo mesmo grupo de autores foi publicado "*The PROFUNDUS study*", o primeiro trabalho que buscou prospectivamente avaliar a aplicação, implementação e desfechos da associação do POCUS e D-dímero na avaliação probabilística para descartar ou definir o diagnóstico de SAA. Os resultados validam as prerrogativas da subanálise do *ADvISED trial*, definindo adequadamente a probabilidade pré-teste dos casos e, principalmente, ao demonstrar que o grupo definido como "descartados para SAA" pelo protocolo do estudo não apresentou nenhum óbito e diagnóstico de SAA em 30 dias. Além de evitar a necessidade de 2 a cada 5 angiotomografias, identificando os raros casos com D-dímero < 500 mas considerado de alto risco devido achados do POCUS e contexto clínico e, por fim, demonstrando superioridade do D-dímero corrigido pela idade sobre o valor de corte convencional.

Paralelamente, o *SPEED Protocol*, estudo multicêntrico prospectivo, analisou durante 10 anos a acurácia diagnóstica da avaliação da aorta torácica e abdominal na suspeita de DA a partir de três sinais sonográficos: *flap* intimal, raiz aórtica > 3,5 cm e derrame pericárdico, demonstrando sensibilidade geral de 93,2%.

É importante notar que ambos os trabalhos apresentam entraves para validação externa em decorrência de limitações analíticas inerentes às metodologias utilizadas, realização do POCUS por médicos com treinamento formal com experiência prática e serem centros de referência para SAA.

Deve-se atentar nos dados para maior acurácia, sensibilidade e especificidade na identificação de sinais diretos e indiretos de DA, majoritariamente do tipo Stanford A, e a demonstração da limitada utilidade e praticidade dos sinais diretos de HIM e UAP, por este motivo não sendo abordados neste capítulo.

Ademais, é considerável que a integração do POCUS na suspeita de catástrofes aórtica pode impactar no manejo de recursos para o paciente, determinando prioridade em seu cuidado e maior acurácia.

PASSO A PASSO E ALTERAÇÕES

Em busca de fortalecer a segurança do paciente visando a melhores desfechos e otimização de recursos, sugerimos a aplicação sistematizada do POCUS na suspeita de catástrofes aórticas. Na literatura encontram-se algoritmos individuais para AAA/AAAr e SAA, porém, como já mencionado, ambas as patologias possuem espectro clínico similar (epidemiologia, sintomatologia, prognóstico), por isso uma abordagem integrada poderá incrementar a avaliação do médico emergencista.

A insonação iniciará nas janelas torácicas, e na janela paraesternal esquerda eixo longo é possível analisar a presença de derrame pericárdico e sinais de tamponamento cardíaco e comparar o diâmetro entre a via de saída do ventrículo direito (VSVD), raiz da aorta (RA) e átrio esquerdo (AE), que em situações normais são semelhantes. A medição da raiz da aorta fundamenta a primeira avaliação aórtica quantitativa. A partir de 4 cm, a dilatação aórtica é classificada como um sinal indireto e deve ser considerada fator de risco para DA. Deve-se procurar ativamente, a partir da RA e em toda a extensão da aorta por *flap* intimal, o principal sinal direto de DA. Outro sinal indireto bem avaliado na janela paraesternal esquerda eixo longo é a presença de regurgitação aórtica. Ainda nesse janelamento, é possível visualizar uma pequena porção em corte transversal da aorta descendente posterior ao AE, avaliando seu diâmetro e presença de *flap* intimal.

Na janela paraesternal esquerda eixo curto, novamente buscaremos por sinais de derrame pericárdico, e haverá melhor caracterização da morfologia da valva aórtica e nova avaliação de regurgitação. A presença de valva aórtica bicúspide é considerada fator de risco importante para SAA, portanto a descrição morfológica da valva é imprescindível. Na janela apical, quatro câmaras e cinco câmaras repetem-se na mesma avaliação do espaço pericárdico e função valvar aórtica, respectivamente. Com a insonação supraesternal, nos dois eixos há nova avaliação do diâmetro e busca pela presença de *flap*.

Caso seja factível, deve-se realizar avaliação direta da aorta descendente na LISA.

Prosseguindo para a janela subcostal, novamente checamos a presença de derrame pericárdico na subcostal quatro câmaras, e em seguida o foco será na avaliação da aorta abdominal. A partir da região subxifoide, as janelas aórticas abdominais serão avaliadas para presença de *flap* ou HIM, mas obrigatoriamente devem-se fazer as medições do diâmetro das quatro porções. De forma complementar, na presença de AAA, as janelas utilizadas no protocolo FAST podem ser insonadas na busca de líquido livre intra-abdominal. Em resumo, na suspeita de catástrofes aórticas, durante a insonação aórtica buscam-se sinais diretos ou indiretos de SAA e a definição do diâmetro da aorta abdominal.

Se houver ADD-RS ≤ 1, D-dímero negativo e ausência de sinais de SAA, pode-se descartar a hipótese de SAA. Na presença de sinal direto de SAA, especialmente *flap* intimal, o paciente é considerado alto risco, análogo à ADD-RS > 1, e deve-se realizar o exame de imagem mais adequado para o caso (angiotomografia ou ecografia transesofágica). Caso confirmado, indica-se a avaliação da cirurgia cardíaca em SAA Stanford A e da cirurgia vascular em SAA Stanford B associada ao manejo medicamentoso. Em situação de instabilidade hemodinâmica, a avaliação rápida para tamponamento cardíaco é essencial, e, caso seja negativa, deve-se priorizar a realização mais precoce da angiotomografia torácica e abdominal[18-20].

Se a aorta abdominal for visualizada em sua totalidade e o diâmetro for inferior a 3 cm, a hipótese de AAA/AAAr está descartada. Qualquer medição > 3 cm confirma o diagnóstico de AAA e demanda avaliação imediata pela cirurgia vascular. No contexto de instabilidade hemodinâmica, há preferência para encaminhamento urgente ao centro cirúrgico pela provável ruptura. Em paralelo, realiza-se o manejo hemodinâmico (como ressuscitação volêmica). Afastada a suspeita de instabilidade, deve-se realizar angiotomografia de aorta abdominal.

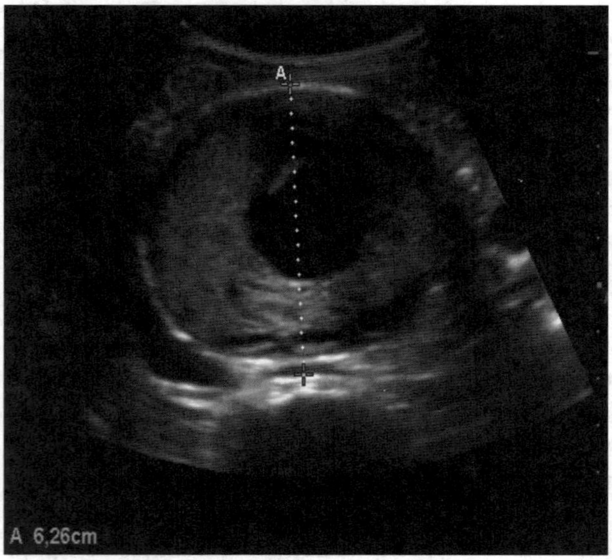

FIGURA 15 Achados do POCUS sugestivos de AAAr. Diâmetro > 3 cm associado à presença de trombo mural e líquido periaórtico.

Paraesternal eixo longo

- Derrame pericárdico?
  - Sinais de tamponamento?
- VSVD, RA e AE.
  - Proporção dos diâmetros.
- VSVE e RA.
  - Diâmetro.
  - *Flap*?
  - Valva aórtica – regurgitação aórtica?
- Aorta descendente.
  - Diâmetro.
  - *Flap*?

Paraesternal eixo curto

- Derrame pericárdico?
  - Sinais de tamponamento?
- Nível da valva aórtica.
  - Morfologia da valva – bicúspide?
  - *Flap*?

Apical

Apical 4 câmaras.
- Derrame pericárdico?
  - Sinais de tamponamento?

Apical 5 câmaras.
- Valva aórtica – regurgitação aórtica?

Supraesternal

- Arco aórtico + artéria braquiocefálica + artéria carótida comum esquerda + artéria subclávia esquerda.
  - *Flap*?
  - Diâmetro.

Subxifoide

#4C.
- Derrame pericárdico?
  - Sinais de tamponamento?

#Aorta.

- Diâmetro.
- *Flap*?
- Hematoma mural?

Abdome

- Aorta abdominal – proximal, medial, distal, bifurcação.
  - Diâmetro.
  - Hematoma mural?
- Líquido livre abdominal?

REFERÊNCIAS

1. Isselbacher EM, Preventza O, Black JH, Augoustides JG, Beck AW, Bolen MA, et al. 2022 ACC/AHA Guideline for the Diagnosis and Management of Aortic Disease: A Report of the American Heart Association/American College of Cardiology Joint Committee on Clinical Practice Guidelines. Circulation. 2022;24:E334-E482.
2. Erbel R, Aboyans V, Boileau C, Bossone E, di Bartolomeo R, Eggebrecht H, et al. 2014 ESC guidelines on the diagnosis and treatment of aortic diseases. Eur Heart J. 2014;35(41):2873-926.
3. Roudaut RP, Billes MA, Gosse P, Deville C, Baudet E, Fontan F, et al. Accuracy of m-mode and two-dimensional echocardiography in the diagnosis of aortic dissection: an experience with 128 cases. Clin Cardiol. 1988;11(8):553-62.
4. Sobczyk D, Nycz K. Feasibility and accuracy of bedside transthoracic echocardiography in diagnosis of acute proximal aortic dissection. Cardiovasc Ultrasound. 2015;13:15.
5. Takekawa H, Tsukui D, Kobayasi S, Suzuki K, Hamaguchi H. Point-of-care ultrasound for stroke patients in the emergency room. J Med Ultrason. 2022;49(4):581-92.
6. Morello F, Bima P, Castelli M, Nazerian P. Acute aortic syndromes: an internist's guide to the galaxy. In Eur J Intern Med. 2022;106:45-53.
7. Rubano E, Mehta N, Caputo W, Paladino L, Sinert R. Systematic review: emergency department bedside ultrasonography for diagnosing suspected abdominal aortic aneurysm. Acad Emerg Med. 2013;20(2):128-38.
8. MacGillivray TE, Gleason TG, Patel HJ, Aldea GS, Bavaria JE, Beaver TM, et al. The Society of Thoracic Surgeons/American Association for Thoracic Surgery clinical practice guidelines on the management of type B aortic dissection. Ann Thorac Surg. 2022;113(4):1073-92.
9. Thomas W, Henry J, Chew JE, Premaratne M, Blecher G, Haji DL. Review article. Accuracy of emergency physician performed point-of-care ultrasound of the thoracic aorta: a systematic review and narrative synthesis of the literature. Emerg Med Australas. 2023;35(5):720-30.
10. Moore AG, Eagle KA, Bruckman D, Moon BS, Malouf JF, Fattori R, et al. The SPSS guide to data analysis for PDD/PC. Am J Cardiol. 1989;96(6).
11. Jaynstein D, Baeten R, Bafuma P, Krakov R, Biggs D, She T, et al. Point-of-care ultrasound assessment of the abdominal aorta by physician assistant students: a pilot study. Emerg Radiol. 2021;28(2):245-50.
12. Lewiss RE, Egan DJ, Shreves A. Vascular abdominal emergencies. Emerg Med Clin N Am. 2011;29(2):253-72.
13. Cecconi M, Chirillo F, Costantini C, Iacobone G, Lopez E, Zanoli R, et al. The role of transthoracic echocardiography in the diagnosis and management of acute type A aortic syndrome. Am Heart J. 2012;163(1):112-8.
14. Fernando SM, Tran A, Cheng W, Rochwerg B, Strauss SA, Mutter E, et al. Accuracy of presenting symptoms, physical examination, and imaging for diagnosis of ruptured abdominal aortic aneurysm: Systematic review and meta-analysis. Acad Emerg Med. 2022;29(4):486-96.
15. Lema P, Kim J, St. James E. Overview of common errors and pitfalls to avoid in the acquisition and interpretation of ultrasound imaging of the abdominal aorta. J Vasc Diagn Inter. 2017;5:41-6.
16. Cronenwett JL, Rutherford RB. Rutherford's Vascular Surgery. 8. ed. Filadélfia: Saunders/Elsevier; 2014.
17. Felix AS, MDT, Monteiro TS, Cola MCT, Castro R, Merke N. A New Kid on the Block in POCUS: "LISA". Int J of Cardiovasc Sci. 2022.
18. Noble VE, Nelson BP. Manual of Emergency and Critical Care Ultrasound. 2. ed. Cambridge University Press; 2011.
19. Morello F, Bima P, Castelli M, Capretti E, de Matos Soeiro A, Cipriano A, et al.; PROFUNDUS Study Investigators. Diagnosis of acute aortic syndromes with ultrasound and d-dimer: the PROFUNDUS study. Eur J Intern Med. 2024 :S0953-6205(24)00234-6.
20. Gibbons RC, Smith D, Feig R, Mulflur M, Costantino TG. The sonographic protocol for the emergent evaluation of aortic dissections (SPEED protocol): A multicenter, prospective, observational study. Acad Emerg Med. 2024;31(2):112-8.

Seção XX

Emergências pediátricas

COORDENADORES DA SEÇÃO:

João Carlos Batista Santana

Denise Leite Chaves

Patricia Miranda do Lago

1

Febre sem foco infeccioso definido

Denise Leite Chaves
Patricia Miranda do Lago

PONTOS PRINCIPAIS

- Os potenciais benefícios do tratamento da febre com antipirético incluem a melhora do desconforto e a diminuição da perda insensível de água, o que pode diminuir o risco de desidratação.
- Existem as causas não infecciosas, e a reação vacinal é bem frequente.
- A maioria das crianças com febre e pneumonia tem alguma anormalidade no exame físico: tosse, taquipneia, ausculta anormal, oximetria de pulso baixa, retrações e/ou batimento de asas nasais sugerindo doença do trato respiratório.

INTRODUÇÃO

A febre é uma queixa comum no serviço de emergência pediátrica, representando de 20 a 25% da procura por atendimento[1,2]. A criança febril gera ansiedade nos pais e cuidadores e, por vezes, também na equipe médica. O manejo nem sempre é fácil, pois cuidadores e médicos pesam riscos e custos diferentemente.

A grande maioria das crianças apresenta-se sem quadro sistêmico ou sinais de toxemia, muitos com sinais e sintomas localizados. Porém, em 20% das crianças, não é possível a identificação da causa da febre, e esses pacientes terão abordagem diferente conforme a faixa etária, como veremos no decorrer deste capítulo[1,2].

Define-se como febre sem sinais localizatórios (FSSL) um evento febril no qual a história clínica, o exame físico e exames laboratoriais, dentro dos primeiros 7 dias de doença, não permite definir a origem da febre.

DEFINIÇÕES

A febre é definida como uma temperatura axilar maior ou igual a 37,4°C (ou, para alguns autores, 37,8°C), sendo o método mais difundido para aferição – é menor que 0,5°C em relação às temperaturas bucal e timpânica e menor que 0,8 a 1°C que a retal. A palpação materna do filho é um método útil e confiável de detecção de febre e não deve ser subestimado[2].

A febre ocorre quando o organismo modula a elevação da temperatura corporal acima de valores considerados normais, secundária a um aumento do ponto de termorregulação do hipotálamo, como resposta a uma doença ou agressão patológica. É uma reação inespecífica a diversas etiologias: infecções, neoplasias, drogas ou reações imunológicas.

O aumento da temperatura corporal desencadeia resposta imunológica específica e inespecífica. Há atuação dos leucócitos, cujo mecanismo de ação é mais bem desencadeado por temperatura corporal de 38 a 40°C, há liberação de citocinas pirogênicas, com aumento da atividade do interferon e, consequentemente, há inibição do crescimento bacteriano e viral. Por outro lado, quando a temperatura se encontra acima de 40°C, há perda da resposta imune. Associados a um aumento da temperatura corporal estão um aumento do consumo de oxigênio, elevação da frequência cardíaca e diminuição do limiar convulsivo. Esses fatores podem ser prejudiciais a pacientes com comorbidades como pneumopatas, cardiopatas e pacientes extremamente graves.

A maioria dos pacientes que se consultam na emergência encontra-se em fase prodrômica de uma doença infecciosa benigna ou com doença aguda autolimitada. A minoria tem infecção bacteriana grave, quais sejam: bacteriemia oculta, pneumonia, infecção do trato urinário ou meningite bacteriana.

TRIAGEM DO PACIENTE FEBRIL

A superlotação dos serviços de emergência pode comprometer a segurança ao atendimento dos pacientes graves. Há necessidade em priorizar aqueles cujo atraso na avaliação pode acarretar aumento da morbidade e mortalidade.

Não existe padronização na escolha de ferramenta para avaliação inicial no momento da classificação de risco. Existem diferentes sistemas usados internacionalmente. Cada serviço deve eleger um método que seja familiarizado por toda a equipe para a identificação do paciente prioritário no atendimento.

A American Academy of Pediatrics, no ano 2000, introduziu o Triângulo de Avaliação Pediátrica (TAP), que permite uma avaliação em 30 a 60 segundos, sem utilizar qualquer dispositivo, apenas avaliação visual e auditiva. Proporciona uma avaliação inicial da circulação, respiração, funções metabólicas e cerebrais.

POR QUE TRATAR A FEBRE?

Não há nenhuma evidência de que a redução da febre diminua a morbidade ou a mortalidade de uma doença febril, com uma possível exceção à criança com condições de base que limite a habilidade de tolerar aumento da demanda metabólica, ou que a terapia antipirética diminua a recorrência de convulsões febris[1-4].

Os potenciais benefícios do tratamento da febre com antipirético incluem a melhora do desconforto e a diminuição da perda insensível de água, o que pode diminuir o risco de desidratação. Agentes antipiréticos também apresentam efeito analgésico, o que pode aumentar seu efeito global.

Já as possíveis desvantagens do tratamento da febre incluem atraso na identificação de uma doença subjacente ou toxicidade por drogas, e é incerto se o tratamento da febre não aumenta o risco ou leva a complicações de certos tipos de infecção.

DESAFIOS DA FEBRE NA CRIANÇA: COMO INICIAR A INVESTIGAÇÃO

Sabe-se que a grande maioria (cerca de 80%) das crianças trazidas à emergência por febre apresenta infecção viral autolimitada e que muitas delas apresentam sinais e sintomas localizados[3-6]. Por outro lado, um número menor, mas não insignificante de crianças, especialmente as menores de 3 meses de vida, poderão apresentar infecção bacteriana invasiva (IBI), incluindo bacteriemia, meningite bacteriana, infecção urinária, pneumonia, artrite séptica, osteomielite e enterites.

A avaliação de lactentes jovens é desafiadora, pois se sabe que o sistema imune é relativamente imaturo nos 2 a 3 primeiros meses de vida; as respostas quimiotáticas, como atividade das opsoninas, função dos macrófagos e atividade dos neutrófilos são diminuídas, os torna mais suscetíveis à infecção bacteriana.

Já a avaliação e o manejo dos lactentes e crianças que se apresentem doentes (toxêmicos) ou que tenham um foco evidente de infecção na chegada ao serviço de emergência não deixam dúvidas do manejo a ser seguido, uma vez que a abordagem é direcionada à queixa ou ao achado clínico. Por outro lado, as crianças ou lactentes febris que se apresentam em bom estado geral e sem foco de localização tornam-se um dilema quanto ao manejo diagnóstico e à conduta.

Para início da investigação, a anamnese deve ser dirigida à queixa da febre, devendo considerar a idade da criança, intensidade e tempo de duração, se houve tremores/calafrios, diminuição do apetite, alteração de comportamento (irritabilidade, letargia), sintomas e sinais associados, contato com doentes (família, creche), conferir estado vacinal e, em recém-nascidos, investigar história neonatal.

Entre as crianças que procuram o serviço de emergência por febre, aproximadamente 55 a 60% terão uma infecção viral ou bacteriana ao exame físico[4-7]. As causas incluem otite média aguda, enteroviroses, influenza, covid-19, laringite e bronquiolite.

Existem as causas não infecciosas, e a reação vacinal é bem frequente. Causas não infecciosas são infrequentes e incluem doença de Kawasaki, febre por drogas, disfunção do sistema nervoso central, causas malignas (como leucemia) e condições inflamatórias crônicas (como doença inflamatória intestinal, artrite idiopática juvenil).

A IBI ocorre quando há identificação de bactérias em líquidos normalmente estéreis (sangue, liquor, urina, líquido articular) em uma criança com sinais clínicos de toxemia. A incidência de IBI tem sido estimada de 6% a 10% em crianças menores de 3 meses de vida e de 5% a 7% nas crianças entre 3 e 36 meses de vida[5-7]. A epidemiologia da IBI mudou nas últimas duas décadas em função da vacinação rotineira contra o *Haemophilus influenzae* tipo B (Hib) e o *Streptococcus pneumoniae* (PCV10 ou PCV13).

TESTES LABORATORIAIS NA TRIAGEM DO RISCO DE INFECÇÃO BACTERIANA INVASIVA

Não existe nenhum teste ideal para identificação da criança febril com IBI, mas muitos estudos têm sido realizados com contagem do número total de leucócitos, contagem do número absoluto de neutrófilos, número de bastões, proteína C-reativa (PCR), interleucinas (IL) (IL-6, IL-1 e IL-8) e procalcitonina sérica (PCT)[4-6].

O número total de leucócitos permanece como o teste mais comum de *screening* para IBI, e vários algoritmos sugerem o ponto de corte entre 15.000 e 20.000/mm^3 para estratificar o risco como alto ou baixo para infecção bacteriana grave. Entretanto, é um indicador de menor valor que os marcadores inflamatórios e não tem valor isoladamente como teste de exclusão para infecção grave.

Marcadores inflamatórios como PCR e PCT são exames de uso incerto, não rotineiro, mas podem ser bons medidores. Os leucócitos têm menor poder discriminatório do que esses mediadores inflamatórios. Alguns pontos de corte têm sido usados e podem ser úteis na predição de uma infecção bacterina grave (IBG)[6-8]:

- Para detectar IBG: PCR > 80 mg/L, PCT > 2 ng/mL, com especificidade de 90% e sensibilidade de 40% a 50%.
- Para descartar IBG: PCR < 20 mg/L, PCT < 0,5 ng/mL, com especificidade de 70% e sensibilidade de 80%.

Os níveis de PCT sérica aumentam mais rapidamente na infecção bacteriana (a elevação se inicia em 4 horas, e o pico ocorre entre 8 e 24 horas) quando comparados com PCR e outros biomarcadores, como as IL. Além disso, os níveis de PCT sérica correlacionam-se com gravidade da doença e mortalidade. O nível normal é de < 0,1 ng/mL, sendo > 0,2 ng/mL indicativo de infecção bacteriana. Com meia-vida breve, a eliminação desse mediador ocorre entre 22 e 35 horas.

A PCR é de liberação hepática, um pouco mais lenta, com sua elevação a partir de 12 horas do início da infecção, e seu pico ocorre em 36 horas. Sua elevação ocorre tanto em infecções virais quanto bacterianas. Um estudo de revisão sistemática sugere que uma PCR sérica > 80 mg/dL indica uma probabilidade de 72% de IBG, contribuindo para a tomada de decisão de admissão e de prosseguimento da investigação[7]. Contudo, um nível < 80 mg/dL ainda está associado a um risco de 15% para infecção grave. Somente com um nível < 20 mg/dL é que o risco de infecção grave cai para 5%[5-8].

Outras endotoxinas e citoquinas (TNF, IL-1) são indetectáveis nas primeiras 24 horas.

Nem todos os biomarcadores respondem do mesmo modo nas diferentes condições. Desse modo, sabe-se que a PCR e principalmente a PCT são muito úteis na avaliação de jovens lactentes, mas que esses mesmos testes não mostram a melhor *performance* para identificar crianças febris de 3 a 24 meses quanto ao maior risco para BO. A PCT parece ser promissora e pode ter alguma utilidade na identificação de IBI, mas ainda não está claro o seu benefício além dos rotineiros testes de *screening*, justificando sua inclusão na avaliação da criança febril.

Regras de decisão clínica ou preditivas devem usar dados clínicos (história, exame físico) e laboratoriais para conduzir a um diagnóstico, prever desfechos e conduzir a um melhor manejo do paciente, reduzindo custos desnecessários enquanto são mantidas a qualidade do atendimento e a satisfação e segurança do paciente. Surge, então, a necessidade de criar normas ou protocolos de atendimento nos serviços de emergência para avaliação e manejo da criança febril menor de 36 meses.

AVALIAÇÃO DA FEBRE – CONSIDERAÇÕES

Das crianças levadas à unidade básica de saúde ou emergência hospitalar, cerca de 55 a 60% terão uma infecção viral ou bacteriana identificável ao exame físico. Ao avaliarmos a criança, lembrar que o estado geral nem sempre é um dado confiável, assim como o grau da temperatura axilar é um dado que nem sempre prediz a gravidade.

Em razão disso, devemos considerar um dado relevante – a faixa etária, considerando particularidades imunológicas. Nosso maior desafio é identificar o paciente de risco para IBI: bacteriemia, meningite bacteriana, infecção do trato urinário (ITU), pneumonia, outras (artrite séptica, osteomielite, enterite). A incidência nos lactentes abaixo de 3 meses é de 6 a 10%, já nas crianças de 3 meses a 3 anos cai para 5% a 7%.

Por razões didáticas, dividiremos o manejo da criança febril sem foco aparente em subgrupos, considerando as particularidades imunológicas de cada faixa etária segundo as diretrizes propostas mais recentemente, como a seguir: de 7 a 21 dias, de 21 a 3 meses, de 3 a 36 meses.

MANEJO DA CRIANÇA FEBRIL DE 7 DIAS A 3 MESES

O grande desafio do emergencista é identificar os pacientes de maior risco para infecções graves. Nessa faixa etária, a sintomatologia clínica não é tão evidente quanto nas crianças maiores; além disso, a imunização ainda não está completa, aumentando a chance de infecções graves. Existem vários protocolos sugerindo o manejo desses pacientes com idade inferior a 3 meses, porém o que temos utilizado em nossa prática é o *step by step*, também sugerido pela American Academy of Pediatrics (Tabela 1)[9-10]. Vale ressaltar que o manejo nessa faixa etária é baseado em consensos de especialistas do que em evidências mais robustas (Tabela 2)[9].

TABELA 1 Manejo da criança febril

	Rochester	Philadelphia	Step by step	Boston
Idade	**0-60 dias**	**29-56 dias**	**21-90 dias**	**28-89 dias**
Inclusão	Boa aparência, sem infecção focal, a termo, normal, PMH, sem ABX pós-natal	Boa aparência, sem infecção focal	Termo previamente saudável, com boa aparência com base no triângulo de avaliação pediátrica, sem fonte clara de febre no H&P	Boa aparência, sem infecção focal, sem ABX ou imunizações em 48 horas
Testes necessários	Hemograma completo Urinálise Cultura de fezes se houver sintomas	Hemograma completo Urinálise Punção lombar Radiografia torácica se houver sintomas Cultura de fezes se houver sintomas	Hemograma completo Urinálise Procalcitonina Proteína C-reativa	Hemograma completo Urinálise Punção lombar Radiografia torácica se houver sintomas
"Baixo risco"	WBC = 5-15.000 ANC < 1500/mm² UA ≤ 10 WBC/hpf	WBC < 15.000 Faixa Neutrófilos < 0,2 UA < 10 leucócitos/hpf LCR < 8 leucócitos/mm² Coloração de Gram negativa RXT sem infiltração Fezes: sem sangue ou poucos leucócitos	CAN < 10 mm³ UA sem leucócitos Procalcitonina < 0,5 ng/mL PCR < 20 mg/L	WBC < 20.000 UA < 10 WBC/hpl LCR < 10 WBC/mm³ CXR sem infiltrado
Tratamento de baixo risco	Alta para casa Acompanhamento 24 horas	Alta para casa se o paciente mora a menos de 30 minutos do hospital Acompanhamento de 24 horas	Alta para casa	Casa se a família estiver disponível por telefone Ceftriaxona IM empírica 50 mg/kg na consulta e 24 horas depois
Desempenho de critérios de baixo risco	VPL 98,9% (97,2-99,6)	VPL 100% (99-100)	VPL 99,3 (98,5-99,7)	VPL 94,6% (92,2-96,4)

TABELA 2 Principais recomendações para a prática

Recomendação clínica	Nível de evidência	Comentários
Recém-nascidos com menos de 28 dias de vida com febre superior a 38°C devem ser submetidos a uma avaliação diagnóstica, incluindo história completa, exame físico, hemograma completo, hemoculturas, punção lombar, exame de urina e urocultura.	C	Opinião de um especialista
Para crianças febris com mais de 28 dias de idade ou menos de 3 meses, a avaliação diagnóstica deve incluir história completa, exame físico e urinálise. A punção lombar pode ser considerada, mas não é sugerida para todos os bebês nesta faixa etária.	C	Diretriz de consenso validada pelo American College of Emergency Physicians
Em crianças febris com mais de 28 dias, a necessidade de radiografia de tórax é determinada pela apresentação clínica e exames laboratoriais. A radiografia não é recomendada para chiado no peito sugestivo de bronquiolite ou asma.	C	Diretriz de consenso validada pelo American College of Radiology
Crianças febris com mais de 2 meses e menos de 3 anos devem ser avaliadas quanto a possível infecção do trato urinário se nenhuma outra fonte de febre tiver sido identificada.	C	Opinião de um especialista

A: evidências consistentes e de boa qualidade orientadas ao paciente; B: evidência orientada para o paciente inconsistente ou de qualidade limitada; C: consenso, evidência orientada para a doença, prática usual, opinião de especialistas ou série de casos. Para obter informações sobre o sistema de classificação de evidências SORT, acessar https://www.aafp.org/afpsort.

Os pacientes com comprometimento do estado geral, em sepse, sepse grave ou choque séptico devem ter um manejo rápido e agressivo, com início precoce de antibioticoterapia e volume quando necessário, conforme protocolos descritos em outro capítulo deste livro. Vários protocolos, para manejo da criança febril sem foco, têm sido propostos. O protocolo de *step by step* busca identificar as crianças que apresentam maior risco, após a vacinação para pneumococo ter sido incluída nos calendários vacinais, o que diminuiu muito a chance de infecção bacteriana grave[10]. Os bebês com 7 dias a 21 dias são identificados como de risco, devendo ser tratados com antibioticoterapia precoce após a coleta de exames (Figura 1).

O nível de risco para IBI determina o manejo das crianças febris com 29 a 90 dias. As crianças com bom aspecto e febris, sem foco no exame físico, devem ser manejadas segundo o seu risco para infecção. As crianças febris com comorbidades (cardiopatias congênitas, oncológicas, dependentes de tecnologia) ou com provas inflamatórias alteradas devem receber atenção especial. Nesse caso, são coletadas todas as culturas e liquor e iniciado antibiótico de amplo espectro empírico.

Nas crianças com 29 a 90 dias sem fatores de risco e sem foco de infecção, deve ser obtida a coleta de urina e provas inflamatórias. A infecção urinária é a maior causa de IBG nessa faixa etária. É sempre importante ressaltar que as infecções virais são as mais prevalentes nessa faixa etária e a radiografia de tórax somente deve ser solicitado quando houver sintomatologia respiratória.

MANEJO DA CRIANÇA FEBRIL DE 3 A 36 MESES

A maioria das crianças que se encontram em bom estado geral e não têm nenhuma fonte de infecção identificável ao exame físico tem uma doença viral autolimitada. Infecções bacterianas que podem não estar

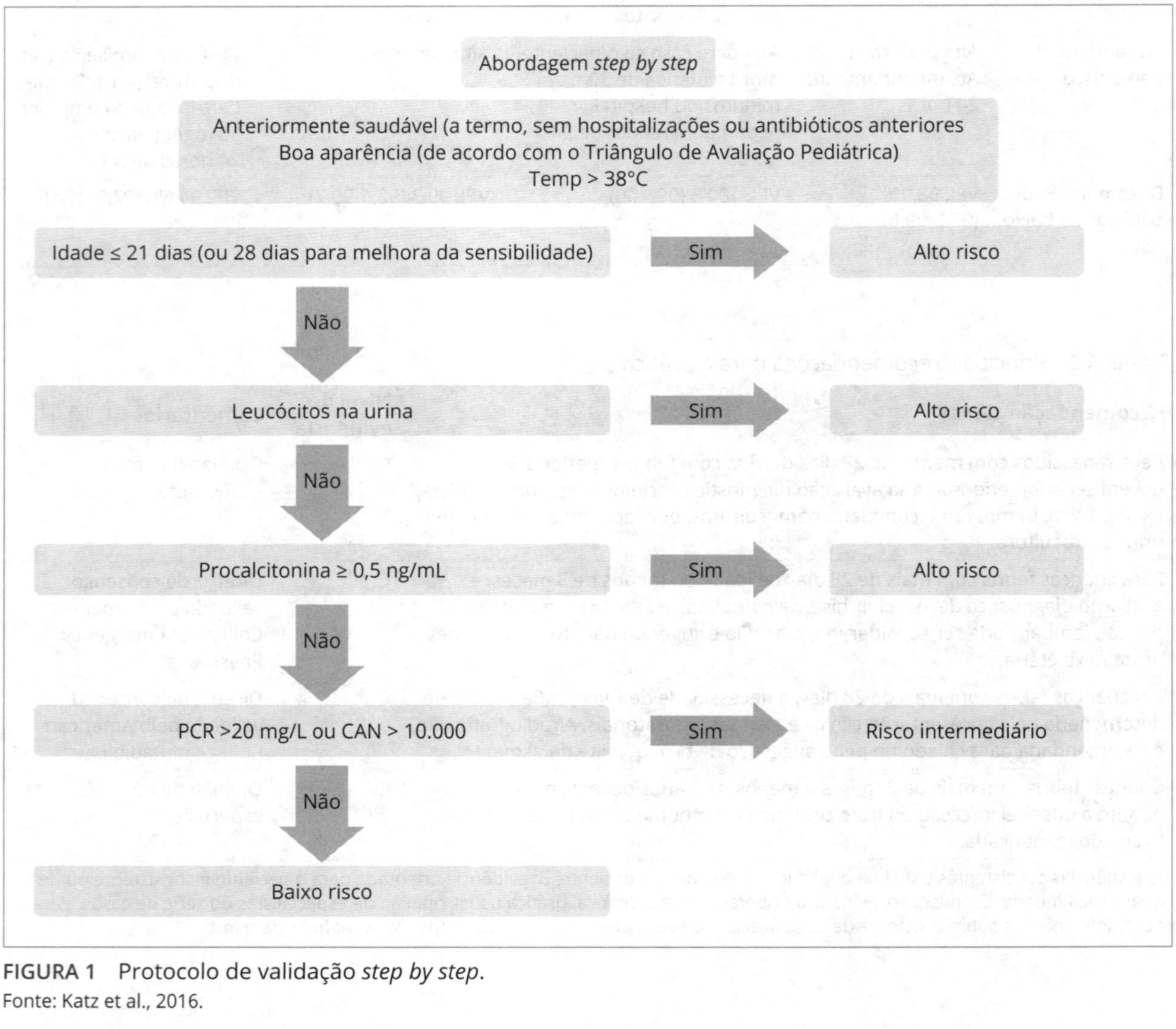

FIGURA 1 Protocolo de validação *step by step*.
Fonte: Katz et al., 2016.

clinicamente aparentes, apesar de um cuidadoso exame físico, podem incluir ITU, bacteriemia e pneumonia.

Diante de uma criança que se apresenta em bom estado geral na emergência, podemos nos guiar pelo grau da temperatura axilar. Se < 39°C, adotamos uma conduta mais conservadora. Não se solicitam exames, nem são prescritos antibióticos; recomendam antitérmicos e revisão clínica em 48 horas se mantiver febre.

Já nas crianças com temperatura ≥ 39°C teremos uma conduta mais intervencionista, dependendo da faixa etária, do estado vacinal e do quadro clínico.

INFECÇÃO DO TRATO URINÁRIO

Com uma prevalência de cerca de 8 a 10% em crianças pequenas com febre ≥ 39°C, ITU é a infecção bacteriana oculta mais comum entre lactentes febris e crianças pequenas. Portanto, justifica-se fortemente investigar ITU nessa faixa etária.

A prevalência de ITU é influenciada por fatores demográficos como sexo, idade e presença de circuncisão. Além disso, a presença de outra fonte potencial de febre não exclui a possibilidade de ITU em pacientes com anormalidades urológicas. Em crianças menores de 2 anos de idade, a ITU pode se apresentar com sintomas inespecíficos, podendo a febre ser a única manifestação.

Em meninas de 3 a 24 meses, a probabilidade de ITU é de cerca de 5 a 17%, com febre ≥ 39°C, sem foco, independentemente da duração, o que justifica o teste de urina. Em lactentes masculinos de 3-24 meses não circuncidados, com febre alta, a ocorrência de ITU é semelhante às meninas, o que justifica também a realização do exame de urina. Por outro lado, nos circuncidados com febre alta, a probabilidade de ITU cai para menos de 1%, e o exame de urina não está indicado, a menos que haja história prévia de ITU ou anomalia geniturinária conhecida.

O método recomendado para coleta de amostra de urina depende de a criança já ter controle esfincteriano e bom treinamento. Se não, deve ser coletada amostra por cateterismo preferentemente ou punção suprapúbica, na impossibilidade da sondagem.

BACTERIEMIA OCULTA

A BO é definida como o isolamento de uma bactéria em uma hemocultura obtida de uma criança febril aparentemente bem. O risco de BO nesses pacientes depende de seu estado de imunização.

Por outro lado, bacteriemia que ocorre num paciente gravemente doente com uma infecção focal (como meningite, artrite séptica ou celulite) em geral é facilmente identificável. O risco de sepse em uma criança aparentemente doente, febril e sem foco infeccioso evidente é bastante alto. O reconhecimento e tratamento de sepse e choque séptico devem ser feitos de imediato.

Risco pelo *status* vacinal

O risco de BO numa criança com febre sem uma fonte identificável é fortemente influenciado pelo seu estado vacinal.

Completamente imunizada

A incidência de BO numa criança com febre, sem foco, é < 1%. O grau de proteção geralmente é atingido quando a criança recebeu pelo menos a série primária de imunização (duas ou três doses da vacina conjugada contra *S. pneumoniae* e duas ou três doses da vacina conjugada contra *H. influenzae*. Portanto, com base nesse critério, qualquer criança abaixo de 6 meses é incompletamente imunizada.

Dada a diminuição da prevalência de BO na era pós-vacinas conjugadas, recomenda-se uma abordagem menos agressiva na avaliação e manejo da criança com imunização completa mínima, febril (≥ 39°C) com boa aparência e sem foco de infecção.

Não imunizadas ou incompletamente imunizadas

A frequência de BO em crianças de 3-36 meses, com febre ≥ 39°C, boa aparência, previamente à disponibilidade das vacinas conjugadas, é de 3 a 11%. Se não tratadas, a BO progride para IBI, incluindo meningite, cerca de 5% desses pacientes dependendo do patógeno específico.

Uma vez estabelecida a imunização de rotina com vacinas conjugadas, a imunidade de rebanho promove alguma proteção para as crianças incompletamente ou não imunizadas. Entretanto, similar às crianças pequenas na era pré-vacinas conjugadas, esses pacientes ainda apresentam um risco substancial para BO e subsequente IBI. Além disso, resposta à terapia antipirética, presença de otite média aguda ou infecção de vias aéreas superiores inespecífica ao exame não diminuem esse risco. Fatores que aumentam o risco para BO pneumocócica incluem idade mais jovem, febre elevada, elevação do número total de leucócitos ou de contagem absoluta de neutrófilos.

Microbiologia

Antes da disponibilidade das vacinas conjugadas pneumocócicas e Hib, os patógenos predominantes

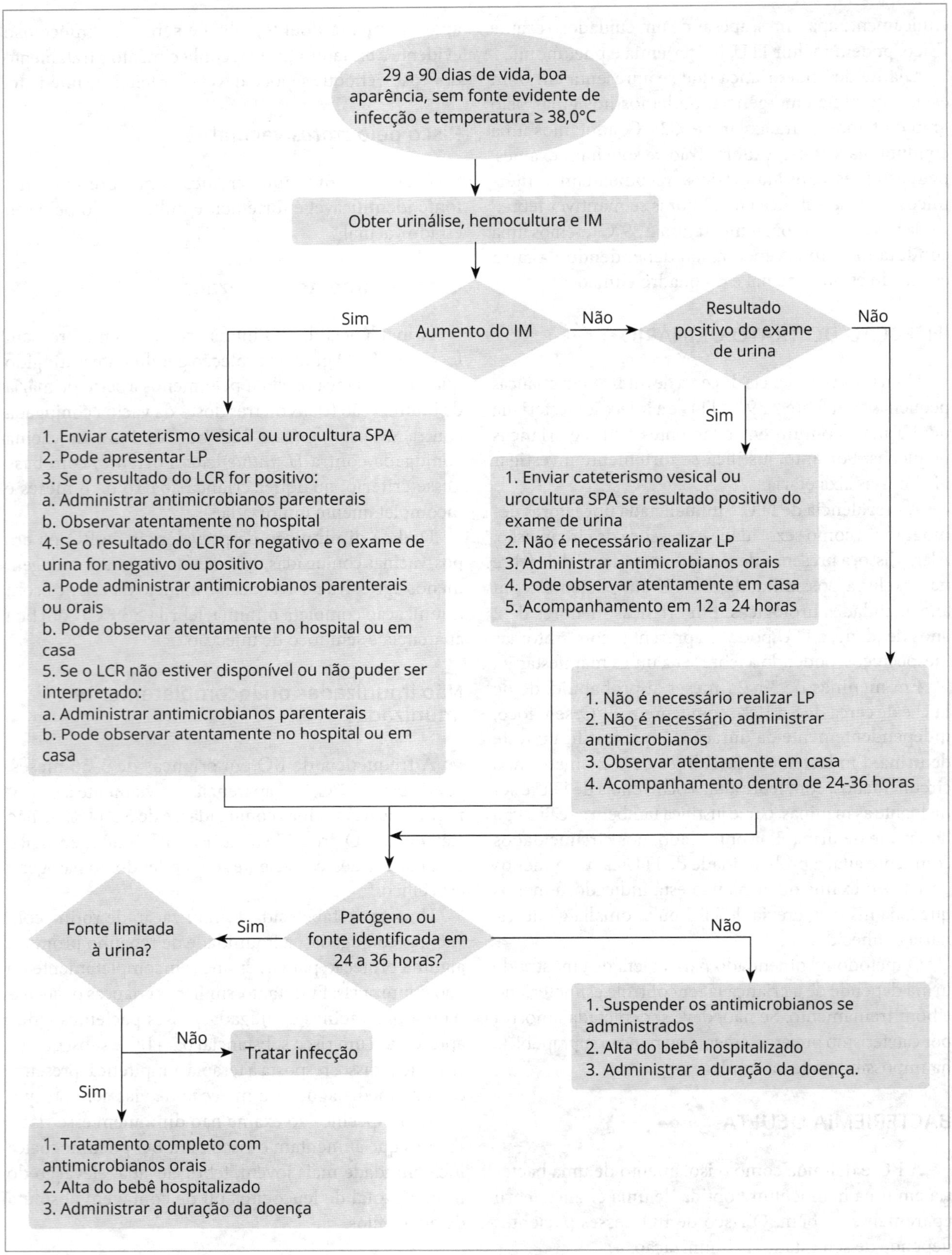

FIGURA 2 Manejo das crianças febris com 29 a 90 dias de vida.

eram *S. pneumoniae* (80%) e Hib (20%). *Neisseria meningitidis* e outros patógenos (*Staphylococcus aureus*, *Streptococcus* grupo A beta-hemolítico, *Streptococcus* do grupo B, *Salmonella* sp. *e Escherichia coli*) representavam um pequeno número de casos. Na era pós-vacinas conjugadas, patógenos além do *S. pneumoniae* causam a maioria dos casos de bacteriemia – *E. coli* e *S. aureus* são organismos frequentemente isolados. A maioria dos relatos de BO também inclui casos devido a *Neisseria meningitidis*, *Streptococcus* do grupo A e *Salmonella* sp. Com esses patógenos, há menos evidências disponíveis para orientar o uso de parâmetros laboratoriais (isto é, contagem de leucócitos > 15.000/microL) para prever o risco de bacteriemia.

PNEUMONIA

A maioria das crianças com febre e pneumonia tem alguma anormalidade no exame físico: tosse, taquipneia, ausculta anormal, oximetria de pulso baixa, retrações e/ou batimento de asas nasais sugerindo doença do trato respiratório. No entanto, um exame físico confiável numa criança pequena pode ser um desafio e a pneumonia pode não ser aparente. Estudos observacionais publicados demonstram forte associação entre leucocitose e pneumonia desde a era pré-vacinação pneumocócica. Um deles relata a ocorrência de pneumonia radiográfica em 20-30% de crianças < 5 anos, com febre ≥ 39°C, sem evidência clínica de pneumonia, mas com contagem total de leucócitos ≥ 20.000/microL. Outro estudo observacional também demonstrou que 41% das crianças entre 3 e 36 meses com contagem do número total de leucócitos > 25.000/microL tinham pneumonia segmentar ou lobar na radiografia de tórax. Essa associação entre leucocitose e pneumonia permanece forte, mesmo na era pós-vacina pneumocócica conjugada.

MANEJO CLÍNICO

Crianças clinicamente doentes

Crianças febris previamente sadias que se apresentam clinicamente doentes ou com sinais vitais instáveis devem ser manejadas para sepse presumida ou choque séptico: rápida estabilização, avaliação para infecção grave e tratamento empírico com antibiótico intravenoso ainda na primeira hora de atendimento.

Crianças com achados clínicos de doença inflamatória multissistêmica pediátrica relacionada à covid-19 justificam avaliação para exposição ou infecção por

TABELA 3 Manejo da febre sem foco em crianças de 3 a 36 meses

BEG	BEG	Doente, REG/MEG
Imunização incompleta (BO 5%)	Imunização completa (BO < 1%)	Imunização incompleta (BO 5%)
Hemograma PCT (se disponível)		Saudável prévio SV instáveis: taquicardia, má perfusão
Hemocultura (?) se LT > 15.000 ou PMN > 10.000		Manejo para sepse/choque séptico
EQU/urocultura ▪ Meninas < 24 meses. ▪ Meninos < 6 meses. ▪ Não circuncidados < 12 meses.	EQU/urocultura ▪ Meninas < 24 meses. ▪ Meninos < 6 meses. ▪ Não circuncidados < 1 ano.	Todas as culturas: Hemocultura, Urocultura Liquor
Radiografia de tórax: PMN > 20.000 Radiografia de tórax: PMN > 20.000		
LT > 15.000, PMN > 10.000 PCT > 0,5 ng/mL: ceftriaxona/clindamicina		
EQU alterado: antibiótico	EQU alterado: antibiótico	
Exames de sangue/urina: sem alterações – alta sem antibiótico Retorno orientado		
Hemocultura positiva: reavaliação/tratamento		Oxigenoterapia Ressuscitação volêmica Antibiótico (na 1ª hora)
Internar	Alta e reavaliação clínica	Internar

BA: bacteriemia oculta; BEG: bom estado geral; EQU: exame qualitativo de urina; ITU: infecção do trato urinário; LT: leucócitos totais; PCT: procalcitonina sérica; PMN: polimorfonucleares; REG: estado geral regular; SV: sinais vitais; TGU: trato geniturinário.

coronavírus 2 da síndrome respiratória aguda grave (SARS-CoV-2).

Crianças clinicamente bem

O objetivo da avaliação da criança pequena febril, sem foco aparente de infecção, que se apresenta em bom estado geral é determinar o risco de uma infecção bacteriana oculta e a necessidade de investigação adicional e/ou antibioticoterapia. Essa abordagem difere em aspectos importantes da avaliação da febre em recém-nascidos e lactentes menores de 3 meses, em pacientes imunocomprometidos, doença de Kawasaki atípica (febre de 5 dias ou mais) e febre de origem desconhecida (febre com duração de mais de 7 dias).

O histórico de imunização vacinal determina a subsequente avaliação da criança com febre sem foco, pois aquela não imunizada ou com imunização incompleta é de muito maior risco para BO. A anamnese deve ser minuciosa, investigando sintomas associados ao quadro febril, identificando condições médicas de risco para infecção invasiva, uso de drogas imunossupressoras ou anormalidades anatômicas que possam predispor a infecções. O exame físico deve ser cuidadoso e atento a sinais muitas vezes sutis que sugiram um foco infeccioso.

Exames laboratoriais

A abordagem laboratorial da criança de 3 a 36 meses de idade, com febre ≥ 39 °C, sem foco, será guiada pelo estado vacinal.

Crianças com imunização incompleta ou não vacinadas

A literatura recomenda:

- Procalcitonina sérica (PCT).
- Hemograma completo.
- Hemocultura: seria indicada para pacientes com PCT ≥ 0,5 ng/mL, número total de leucócitos ≥ 15.000/microL ou número absoluto de neutrófilos ≥ 10.000/ microL. Para evitar múltiplas coletas, já se obtém amostra para hemocultura junto com os exames iniciais.
- Exame qualitativo de urina ou fita teste e urocultura em pacientes selecionados.
- Radiografia de tórax em crianças com número total de leucócitos ≥ 20.000/microL.

A PCT tem melhor acurácia diagnóstica para IBI (bacteriemia ou meningite) em crianças com febre sem foco quando comparadas ao número total de leucócitos ou número absoluto de neutrófilos.

Crianças com imunização completa

Como há baixo risco para BO, exames sanguíneos como hemograma, PCT ou PCR não são recomendados. Entretanto, o risco de ITU permanece significativo, o que justifica a investigação por fita teste rápida ou exame qualitativo de urina e urocultura em pacientes selecionados:

- Meninas menores de 24 meses de idade.
- Meninos não circuncidados menores de 12 meses.
- Meninos circuncidados menores de 6 meses.
- Crianças com história prévia de ITU, anomalias urogenitais ou febre prolongada (48 horas).
- Crianças com sinais ou sintomas de ITU que devem ser investigados (como disúria, poliúria, dor abdominal, dor nas costas ou incontinência urinária súbita).

REFERÊNCIAS

1. Sanders S, Barnett A, Correa-Velez I, Coulthard M, Doust J. Systematic review of the diagnostic accuracy of C-reactive protein to detect bacterial infection in nonhospitalized infants and children with fever. J Pediatr. 2008;153(4):570-4.
2. Aronson PL, McCulloh RJ, Tieder JS, Nigrovic LE, Leazer RC, Alpern ER, et al. Application of the Rochester Criteria to identify febrile infants with bacteremia and meningitis. Pediatr Emerg Care. 2019;35(1):22-7.
3. Arora R, Mahajan P. Evaluation of child with fever without source. Pediatr Clin N Am. 2013;60(5):1049-62.
4. Cruz AT, Mahajan P, Bonsu BK, Bennett JE, Levine DA, Alpern ER, et al. Accuracy of complete blood cell counts to identify febrile infants 60 days or younger with invasive bacterial infections. JAMA Pediatr. 2017;171(11):e172927.
5. Mintegi S. Point-of-care C-reactive protein at triage for children in the emergency department. Arch Dis Child. 2018;103(5):411-2.
6. Martinez E, Mintegi S, Vilar B, Martinez MJ, Lopez A, Catediano E, et al. Prevalence and predictors of bacterial meningitis in young infants with fever without a source. Pediatr Infect Dis J. 2015;34(5):494-8.
7. Katz AL, Webb SA; Committee on Bioethics. Informed consent in decision-making in pediatric practice. pediatrics. 2016;138(2):e20161485.
8. Norman-Bruce H, Umana E, Mills C, et al. Diagnostic test accuracy of procalcitonin and C-reactive protein for predicting invasive and serious bacterial infections in young febrile infants: a systematic review and meta-analysis. Lancet Child Adolesc Health. 2024;8(5):358-68.
9. Waterfield T, Lyttle MD, Munday C, et al. Validating clinical practice guidelines for the management of febrile infants presenting to the emergency department in the UK and Ireland. Arch Dis Child. 2022;107(4):329-34.
10. Gomez B, Mintegi S, Bressan S, et al. Validation of the "Step-by-Step" Approach in the management of young febrile infants. Pediatrics. 2016;138(2):e20154381.

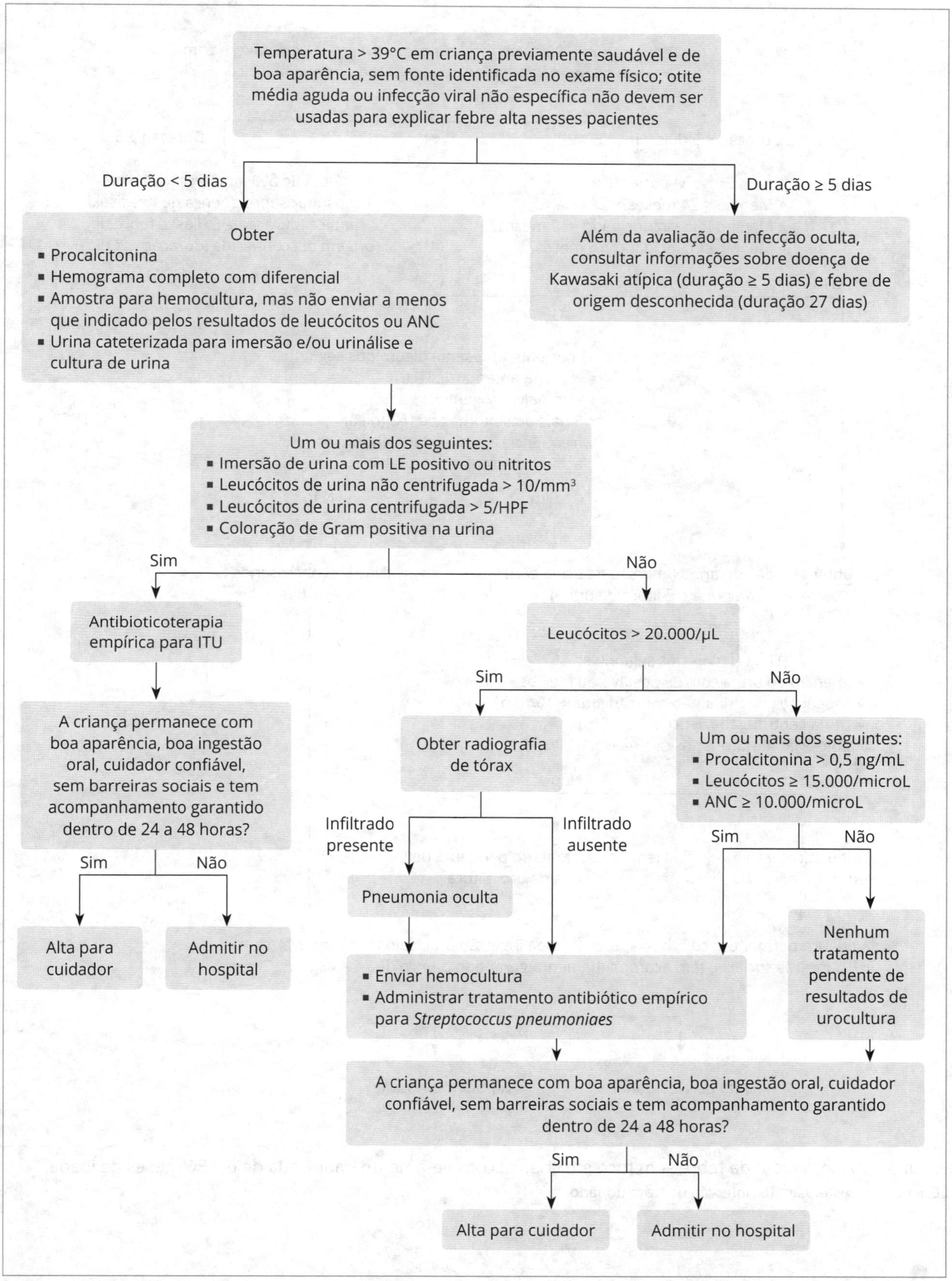

FIGURA 3 Abordagem da febre sem foco em criança de 3 a 36 meses de idade, não imunizada ou com vacinação incompleta.

LE: leucócitos esterase; ITU: infecção do trato urinário.

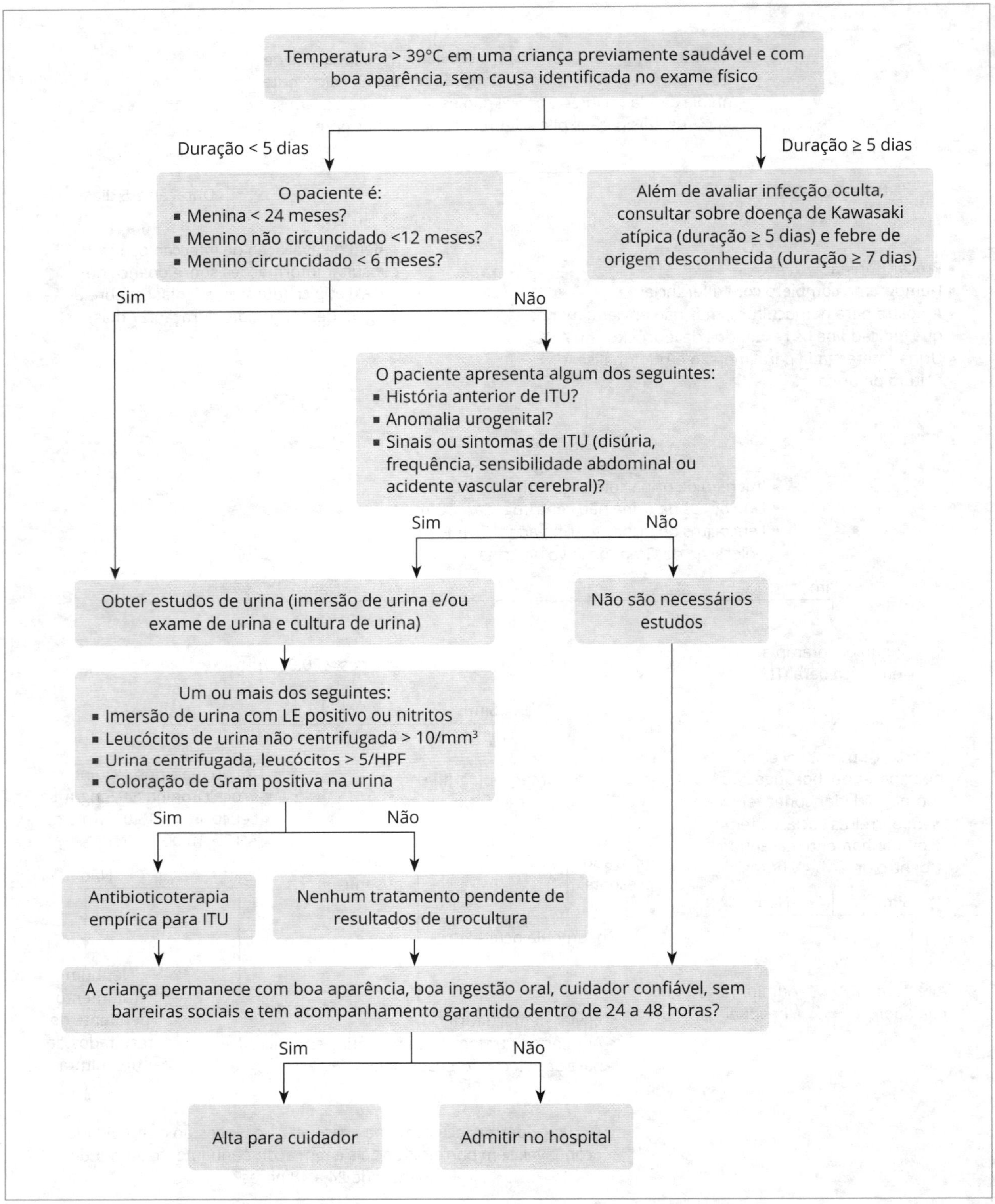

FIGURA 4 Abordagem da febre sem foco em criança completamente imunizada de 6 a 36 meses de idade.
LE: leucócitos esterase; ITU: infecção do trato urinário.

2

Asma aguda grave

João Carlos Batista Santana
Francisco Bruno
Sérgio Luís Amantéa

PONTOS PRINCIPAIS

- O objetivo deste capítulo é abordar o tratamento da asma aguda grave (AAG) na sala de emergência pediátrica de forma sistematizada, orientando o médico tanto na identificação de riscos e sinais clínicos de gravidade quanto no manejo terapêutico mais adequado.
- Mesmo sendo uma das enfermidades crônicas mais prevalentes em Pediatria, a conceituação de asma aguda é bastante heterogênea devido aos diferentes graus de severidade clínica, que variam de acordo com a resposta inflamatória, a hiper-reatividade brônquica e a obstrução luminal das vias aéreas inferiores a partir de inúmeros estímulos.

INTRODUÇÃO

A asma aguda grave (AAG) é uma crise pouco responsiva ao manejo convencional da enfermidade, composto por oxigenoterapia, broncodilatadores e corticoides e indicando admissão hospitalar. No degrau seguinte está a asma crítica, ou seja, enfermidade com episódios de tanta gravidade que necessitam de cuidados mais intensivos. Por fim, mantendo a linha evolutiva de gravidade, ficam os casos de asma quase fatal, aqueles que acabam por exigir ventilação mecânica[1-5].

APRESENTAÇÃO CLÍNICA E AVALIAÇÃO DIAGNÓSTICA

As manifestações clínicas da asma aguda têm relação direta com as alterações fisiopatológicas que vão se estabelecendo ou revertendo durante a crise. O grande avanço no conhecimento do processo de instalação da asma foi reconhecê-la como uma enfermidade inflamatória, somada à hiper-resposta bronquiolar e à obstrução luminal, diminuindo o diâmetro dessas vias aéreas e tornando-a potencialmente fatal em função de hipoxemia e rápida evolução para insuficiência respiratória. A obstrução severa afeta a mecânica pulmonar, com aumento do trabalho muscular visualizado pelo uso de musculatura acessória. A pressão transpulmonar chega a mais de 50 cmH_2O. A expiração torna-se ativa com fluxo baixo e tempo de expiração longo. A criança aumenta o volume respiratório para facilitar o fluxo expiratório, resultando em hiperinsuflação dinâmica e alçaponamento ou represamento de ar[6].

A avaliação de gravidade da asma aguda deve ser feita essencialmente por critérios clínicos, ainda que seja possível realizar a espirometria e definir a gravidade da doença em crianças acima de 5 anos. Nesses casos, um pico de fluxo expiratório entre 50 e 80% refere-se à asma leve a moderada, e outro < 50% já deve ser classificado como AAG. As crianças com controle insuficiente da asma têm remodelação estrutural, com hipertrofia da musculatura, espessamento das membranas e deposição de colágeno, resultando em redução da complacência pulmonar[6].

O sofrimento respiratório agudo é inicialmente percebido pela inspeção semiológica propriamente dita. O exame do tórax e do abdome da criança é obrigatório.

Determinadas evidências, como padrão respiratório, coloração das extremidades e atividade mental, podem fornecer rápida orientação para diagnóstico, avaliação de gravidade e tratamento. Os descompassos na fala das crianças, variando de silêncio até frases incompletas, também deve ser levado em consideração. Crianças com dificuldade de completar frases em função da crise, em geral, têm saturação de oxigênio ($SatO_2$) < 92%, declínio do estado mental e/ou tórax silencioso. Qualquer uma dessas condições impõe que o tratamento contra a asma seja imediato e invasivo[1-14].

A presença de sibilos é clássica na AAG, todavia não é patognomônica e nem sempre é observada. Tanto a sibilância difusamente distribuída quanto o tórax silencioso podem ser sugestivos de insuficiência respiratória. Os demais ruídos detectáveis por ausculta pulmonar podem estar diminuídos em diversas partes do tórax por causa de tampão mucoso, pneumotórax, pneumonia e/ou derrame pleural.

Não existe característica clínica que seja preditiva de maior severidade da AAG, nem mesmo da sua evolução. A exacerbação aguda da asma ou crise asmática poderia ser confirmada pelo pico de fluxo expiratório ou o volume expiratório forçado em 1 segundo diminuídos em crianças maiores de 5 anos. Como visto anteriormente, pela dificuldade na obtenção de uma avaliação da função pulmonar em crianças graves, determinados aspectos clínicos devem ser considerados indicativos de severidade da doença. Achados como taquicardia, taquipneia, uso de musculatura acessória, retrações intercostais, sibilância e $SatO_2$ de 92-95% definem o caso como moderado. Crianças com dificuldade de completar frases, sibilos inspiratórios e expiratórios e $SatO_2$ < 92% são considerados graves[15,16].

A asma tem efeito também no sistema cardiovascular, pois a pressão intratorácica negativa aumenta o retorno venoso e causa enchimento do ventrículo direito. Quando ocorre o aumento da pressão inspiratória negativa e expiração prolongada se estabelece uma marcada redução do retorno venoso e do débito do ventrículo direito, a alta pressão inspiratória negativa causa aumento da pós-carga do ventrículo esquerdo, avaliado na aferição do pulso paradoxal, com valores acima de 20 mmHg na asma severa. A taquicardia, na maior parte das vezes, se correlaciona com a gravidade da doença, contudo também pode ser sustentada pelo uso dos broncodilatadores. A presença adicional de pulso paradoxal, hipercapnia e acidose respiratória justifica a oxigenoterapia (clássica, de alto fluxo ou ventilação artificial não invasiva ou mesmo invasiva). Havendo má resposta à oxigenoterapia, o paciente pode evoluir com agitação, apatia, sonolência, alteração do estado mental ou apneia. Ainda que sejam pouco utilizados, vários escores preditivos podem dar suporte à avaliação clínica, resposta ao tratamento, como PIS (escore de índice pulmonar), PASS (escore de severidade da asma pediátrica), CAS (escore de asma na criança) e PRAM (medida de avaliação respiratória pediátrica)[1-4,7,9-13,17].

Para a avaliação complementar de pacientes com AAG não se recomenda a solicitação de radiografia de tórax ou gasometria arterial, exceto quando diante de uma criança com insuficiência respiratória importante, com $SatO_2$ < 90% e/ou radiografia suspeita de pneumotórax ou outro diagnóstico da mesma dimensão. Por sua vez, a ultrassonografia à beira do leito deve ser considerada para a identificação precoce de consolidações, atelectasias ou qualquer outra área obstrutiva ou que altere mais a relação ventilação e perfusão. A avaliação contínua ou frequente das condições clínicas permanece a semiotécnica mais recomendável.

MANEJO

A maioria das agudizações da asma não necessita de intervenções mais invasivas, contudo os casos mais resistentes devem ser inicialmente tratados em unidades de emergência. Assim, revisar a história clínica e realizar um exame físico completo fazem parte da avaliação rápida da severidade da doença. A infecção viral é o principal desencadeante das crises, especialmente nos 6 primeiros anos de vida; posteriormente, a atopia passa a desempenhar um papel importante nesses quadros iniciais. Os refluxos esofágicos e as microaspirações também têm relevância na gênese do broncoespasmo. Independentemente do fator desencadeante, os objetivos do manejo terapêutico da AAG são redução do estresse respiratório e melhora da oxigenação e da função pulmonar[1,3,6,17,18].

A abordagem inicial obrigatória é feita com monitorização contínua dos sinais vitais, hidratação e uso da terapêutica convencional de primeira linha (oxigenoterapia, droga de efeito broncodilatador e corticoide para ação anti-inflamatória). As indicações para internação de um paciente pediátrico na sala de emergência são imprecisas, entretanto determinados aspectos devem ser considerados, como resposta inadequada após 1 hora da administração de beta-2-agonista, $SatO_2$ sustentada abaixo de 92% em ar ambiente, pico de fluxo expiratório < 10% do que o esperado e antecedentes de múltiplas visitas à emergência[1-5].

A oxigenoterapia é recomendada sempre que a $SatO_2$ estiver abaixo de 92%. A maioria das crianças melhora com o uso de beta-2-agonista por via inalatória, pela nebulização ou pelo uso de inaladores dosimetrados com espaçador, mais recomendados para crianças com asma leve a moderada. Na AAG, o paciente não tem força suficiente para a inspiração da medicação, sendo mais recomendado o nebulizador com oxigênio. O beta-2-agonista tem efeito curto por via inalatória e, também por isso, pode ser repetida a cada 20 minutos.

O corticoide suprime a inflamação e pode até ser considerado a medida mais efetiva para o controle da crise. A preferência é por uso sistêmico, por via oral, se houver condições. O efeito máximo é atingido após 6 horas da administração. A comparação ao uso com a via inalatória na emergência mostra que a administração sistêmica estaria relacionada com redução das taxas de internação hospitalar. Utiliza-se prednisolona, via oral, 1 mg/kg/dia, ou hidrocortisona, intravenosa (IV), 5 mg/kg de ataque e manutenção de 2 mg/kg/dose, a cada 6 horas. A absorção local (tópica, inalatória) é reduzida devido à broncoconstrição e presença de *plugs* de secreção, fatos que sustentam a preferência pela via sistêmica[2,3,6].

Ainda que controverso, o brometo de ipratrópio, derivado quaternário da atropina, também é utilizado neste momento inicial. Os anticolinérgicos causam broncodilatação pela inibição do broncoespasmo mediado pelos colinérgicos (mecanismo de ação dependente), bloqueiam a interação da acetilcolina com receptores muscarínicos na musculatura brônquica e reduzem o edema e a secreção. Ainda que tenha efeito curto, parece que a adição do anticolinérgico ao beta-agonista produziria aumento da broncodilatação, mas esse é um efeito que pouco tem sido demonstrado na prática[6,16].

As drogas beta-2-agonistas provocam rápida broncodilatação nas vias aéreas de médio e largo calibre, aumentam o AMPc (inibe a liberação de cálcio intracelular), inibindo a contração muscular e revertendo a broncoconstrição, estimulam o transporte mucociliar, modulam a liberação de mediadores inflamatórios dos mastócitos e colaboram com o aumento da contratilidade diafragmática. Os beta-2-agonistas seletivos (albuterol ou salbutamol, terbutalina, metaproterenol, isoetarina, fenoterol, bitolterol, pirbuterol, salmeterol) são mais utilizados contra a obstrução brônquica do que as drogas não seletivas (isoproterenol, adrenalina, efedrina). O segundo grupo apresenta mais efeitos adversos, como hipertensão arterial, taquicardia e outras arritmias, tremores, ansiedade, irritabilidade, insônia, retenção urinária, hipocalemia e morte súbita.

O sulfato de salbutamol tem sido a droga broncodilatadora mais utilizada em nosso meio, principalmente em crianças maiores e/ou com recorrências de crises. O salbutamol é uma mistura racêmica de 1:1 de isômeros R e S. O isômero R (ativo) é responsável pela atividade broncodilatadora e é rapidamente metabolizado. O isômero S tem mais lenta metabolização e sido associado aos efeitos adversos. O seu uso inalatório pode ser realizado de três maneiras: nebulizador a jato, inalador dosimetrado e nebulizador com malha vibratória. No manejo inicial desses pacientes na sala de emergência, optamos pelo uso de inalador dosimetrado com dose de 1 jato cada 2,5 kg até 10 jatos. Se o paciente é hipoxêmico, a preferência é por nebulizador a jato ou de malha vibratória. O nebulizador de malha vibratório tem custo mais elevado e é menos disponível em nosso meio. Conta com maior deposição em relação a outras formas de administração (10-15% em relação a 3% das outras formas) por transportar partículas menores da droga (2-6 mcg de salbutamol). Não adiciona gás, dilui ou altera a pressão do circuito da criança em ventilação e pode ser usada de forma contínua, conectada à seringa e bomba de infusão. Pode ser utilizada em pacientes com cateter nasal de alto fluxo (CNAF), ventilação não invasiva (VNI) e ventilação mecânica invasiva (VMI), sem abrir o circuito[6,7,11,19,20].

As doses mais elevadas e frequentes de beta-2-agonistas têm se mostrado eficazes e seguras. A reversão dos sintomas resultantes do broncoespasmo pode ser percebida em poucas horas. A dose inicial preconizada de fenoterol ou salbutamol é de 0,15 mg/kg, podendo atingir um máximo de 5 mg/dose ou 20 gotas, diluídos em 3 a 4 mL de solução fisiológica, com fluxo de oxigênio entre 6 e 8 L por minuto. A frequência das inalações ou nebulizações depende da intensidade da crise e da própria resposta clínica do paciente, podendo ser tão constante quanto três vezes por hora (terapêutica de resgate). Diante de quadros mais graves, com hipercapnia sustentada e já em uso de nebulizações com pequenos intervalos, pode-se optar pelo uso de nebulizações contínuas, com doses de 0,15 a 0,5 mg/kg/h, num máximo de 30 mg/h. Após a estabilização das condições respiratórias, pode-se usar o salbutamol em nebulização intermitente (2,5 mg/dose), com diminuição progressiva da frequência, ou seja, a cada hora, 2 horas, 3 horas e 4 horas. Os resultados clínicos têm sido relatados como semelhantes aos de quando se emprega beta-2-agonista por via aerossol dosimetrado e espaçador. Os seus efeitos broncodilatadores através da via inalatória parecem ser mais persistentes quando são usadas doses maiores e intervalos de administração menores.

Estudos utilizando *bolus* de salbutamol IV são limitados em mostrar a melhora do quadro de asma na infância, mas a análise da farmacocinética e dinâmica mostra que, com essa forma de administração, se atinge nível sérico mais alto do isômero R, com a possibilidade de melhora do quadro de broncoconstrição. O uso contínuo de salbutamol, seja inalatório ou IV, parece promover maior acúmulo do isômero S, com mais efeitos adversos. Sugere-se uma dose em *bolus* de 1,5 mcg/kg/min (máximo 750 mcg) por 15 minutos seguida de 0,5 a 1 mcg/kg/min, continuamente. A dose pode ser aumentada até 10 mcg/kg/min conforme a resposta e os efeitos adversos. A falta de uma avaliação acurada, mesmo com alguns escores de gravidade da asma, dificulta decisões quanto à dose ou troca de medicações e sua pronta resposta. Na comparação com o uso IV, o beta-2-agonista por nebulização contínua (mesmo que somente 15-25% da dose cheguem aos pulmões) é considerado equivalente para o tratamento de AAG. Doses maiores resultam em mais eventos mais comuns do salbutamol, que são taquiarritmias, irritabilidade, tremores, hipocalemia e hiperglicemia[1-5,7,10,11,19,20].

O uso de drogas beta-2-agonistas IV pode ser considerado quando não ocorre uma resposta adequada ao tratamento clássico ou à nebulização contínua. Nos casos de AAG progressiva, há diminuição do fluxo respiratório e do volume corrente, prejudicando a chegada do fármaco até as pequenas vias aéreas. O emprego da via IV pode representar uma alternativa ao uso direto dessa via respiratória. Outra vantagem seria colaborar com um sono sem interrupções para os pacientes. Para acelerar o efeito terapêutico do beta-2-agonista IV, têm-se recomendado diferentes esquemas. Num deles, a dose inicial é de 2-10 mcg/kg administrada por 10 minutos, seguida por infusão contínua de 0,1 a 10 mcg/kg/min. Em outro, inicia-se com dose contínua de 0,5-1 mcg/kg/min, sem infusão de ataque. Num terceiro, a dose preconizada de salbutamol seria entre 0,15 e 0,45 mg/kg/h, num máximo de 20 mg/h. Há evidências de que as respostas ao salbutamol IV não são uniformes. Cada indivíduo tem diferente metabolismo, assim as respostas clínicas são variáveis, sugerindo que doses devam ser individualizadas e avaliadas regularmente. Pacientes afrodescendentes ou obesos parecem ter respostas menos evidentes ao salbutamol IV. Geralmente, a dose pode ser aumentada de 0,2 a 0,4 mcg/kg/min a cada 15 a 30 minutos, dependendo da resposta clínica e da presença ou não de reações adversas[1-7,9-11,20].

Enquanto esses pacientes estiverem recebendo tratamento com beta-2-agonista IV, deverão ser monitorizados continuamente quanto a sinais vitais, respostas fisiológicas e eventos clínicos adversos. As principais reações adversas relacionadas incluem taquicardia, arritmias, hipotensão diastólica, isquemia miocárdica, prolongamento do intervalo QT, hipocalemia, hiperglicemia, acidose láctica, cetose, tremores, agitação motora e náuseas[1-11].

Autores sugerem o uso de adrenalina subcutânea para AAG. No passado, essa droga injetável já foi muito empregada em sala de emergência como tratamento para crises agudas de asma ou exacerbações que não respondiam aos tratamentos convencionais. Atualmente, mesmo com o arsenal de medicamentos que podem aliviar os sintomas de asma, naquelas situações em que o tratamento farmacológico parece não estar revertendo a broncoconstrição, pode ser que a adrenalina subcutânea seja uma das alternativas. Evidentemente, esse procedimento só pode ser feito em paciente hospitalizado e monitorizado[21,22].

A terapêutica de segunda linha pode ser iniciada tão logo se perceba deterioração clínica do paciente, porém sem substituir o manejo inicial. Esses medicamentos de segunda linha (sulfato de magnésio por inalação ou IV, sulfato de salbutamol IV) não têm demonstrado superioridade sobre os tradicionais, mas têm revertido a crise de diversos pacientes e evitado transferências precoces às unidades de tratamento intensivo pediátrico (UTIP). A falta de uma avaliação acurada, mesmo com a utilização de alguns escores de gravidade da asma, dificulta a avaliação quanto à dose ou troca de medicações e sua pronta resposta. A necessidade de internação em UTIP e ventilação mecânica pode ser considerada uma má resposta ao manejo terapêutico convencional e até o alternativo com salbutamol IV ou sulfato de magnésio IV. Mas não há estudo robusto que evidencie isso[9,23-25].

Há uma tendência mundial em apontar o sulfato de magnésio como droga de primeira linha no manejo da asma, portanto como manejo alternativo já está bem estabelecido. O salbutamol IV tem sido usado com parcimônia, sempre com o paciente monitorizado. Por sua vez, as xantinas são uma terapêutica alternativa, mas estão associadas a diversos eventos adversos e, portanto, têm indicações bastante limitadas. Outros medicamentos alternativos e efetivos são os sedoanalgésicos e os bloqueadores neuromusculares, bastante úteis em hipoventilação controlada e hipercapnia permissiva[1-32].

O sulfato de magnésio é uma droga antiasmática alternativa cada vez mais empregada nas unidades de emergência em crianças com AAG, por via IV (quando rapidamente atinge níveis séricos) ou por nebulização (também com rápido início de ação). Sua ação é de antagonismo fisiológico do cálcio, fazendo relaxamento da musculatura brônquica e, assim, broncodilatação. Relatos referem que o sulfato de magnésio estabiliza células T, inibindo a degranulação de mastócitos e, portanto, limitando a produção de mediadores inflamatórios. A dose inicial preconizada nos casos de maior gravidade é de 50 mg/kg (dose máxima, 2 g), em *bolus*, infundida durante 20 a 30 minutos, seguida de infusão contínua (25-75 mg/kg/h), durante 4-6 horas, por uma ou duas vezes. Logo após a infusão, uma dose maior pode ser utilizada a fim de a concentração sérica do magnésio atingir entre 3 e 5 mg/dL. O seu nível sérico depende da velocidade da duração da infusão. Conforme a resposta ao sulfato de magnésio, repetimos a dose de ataque. A sua eliminação é basicamente urinária, o que explica tão poucos eventos adversos do seu uso[1-9,20,23,24,27-29].

Os poucos ensaios clínicos envolvendo sulfato de magnésio na AAG em crianças já demonstram evidências de que o seu uso precoce estaria relacionado com melhora significativa de função pulmonar mesmo em um curto prazo e diminuição da necessidade de hospitalizações e do uso de ventilação invasiva. Com o sulfato de magnésio, o início da resposta clínica se dá em minutos e, em geral, já pode ser observada durante a infusão inicial. Da mesma forma, alguns autores observaram que o seu emprego em crianças com AAG por infusão de 4 horas parece ter melhores resultados do que aquelas que receberam dose única, em *bolus*, havendo maior reversão do broncoespasmo, menores custos e menor permanência hospitalar[1,7,8,21,22,24,25,29,32].

Os efeitos adversos mais comuns do sulfato de magnésio incluem hipotensão arterial, náusea e rubor facial. Situações de toxicidade são incomuns, mas devem-se monitorar fraqueza muscular, arreflexia, alterações visuais, xerostomia e sonolência. Algumas dessas manifestações são mais evidentes quando os níveis séricos de magnésio atingem 9 mg/dL. As arritmias cardíacas e a depressão respiratória ocorrem quando esses níveis estão maiores que 12 mg/dL[1,23-25,29].

O terceiro grupo de drogas alternativas para tratamento da AAG são as metilxantinas, formadas pela metilação de xantinas e que têm a teofilina como o fármaco mais conhecido. A combinação da teofilina com etilenodiamina resulta em um sal hidrossolúvel, a aminofilina. A sua administração pode ser feita pelas vias oral, retal ou IV. A absorção por via oral é bastante boa, ao contrário daquela que ocorre por via retal, que é imprevisível. A administração da teofilina IV pode ser contínua ou intermitente. Os mecanismos de ação das xantinas são multivariados e ainda não foram totalmente esclarecidos, mas, possivelmente, têm efeito inotrópico nos músculos respiratórios e exercem uma função imunomoduladora e anti-inflamatória. Atualmente, essas drogas estariam indicadas somente em asma aguda crítica que progressivamente evolui para falência respiratória, apesar do uso de beta-2-agonistas, corticoides, ipratrópio e sulfato de magnésio. A dose de ataque da aminofilina (5-7 mg/kg) é administrada em 20 minutos, tempo necessário para atingir níveis terapêuticos. Logo após, segue-se a infusão contínua (0,5-1 mg/kg/hora) ou mesmo intermitente a cada 6 horas. Os níveis séricos adequados da aminofilina devem permanecer entre 10 e 20 μg/mL, considerando-se que os níveis tóxicos (acima de 20 μg/mL) também são facilmente atingidos. Inclusive, essa estreita janela terapêutica é a principal justificativa para a não recomendação ao uso dessa droga[2,4,20,33,34].

Os principais efeitos adversos das xantinas incluem náuseas, vômitos, diarreia, gastrite, úlcera gástrica ou duodenal, hemorragia digestiva, taquiarritmias cardíacas, hipertermia, alcalose respiratória, hipocalemia, hiperglicemia, irritabilidade, hiperatividade, discinesias, cefaleia, insônia, crises convulsivas, encefalopatia tóxica, dano cerebral e óbito[1,4,9,20,33,34].

Muitas vezes, quando há resposta insuficiente às tentativas terapêuticas de broncodilatação, a evolução para asma aguda crítica indica internação em UTIP. Alguns critérios para isso devem ser considerados, como antecedentes pessoais de asma quase fatal ou de ventilação mecânica, inabilidade de falar frases, sonolência, iminente fadiga muscular e lactato elevado. Em nosso serviço, com pacientes já fazendo uso adequado de oxigenoterapia e corticoide, consideramos internação em UTIP quando há falha na resposta clínica ao uso insistente de beta-2-agonista inalatório, associado ou não à administração de sulfato de magnésio IV; sinais de deterioração clínica, como fadiga, alteração do sensório, esforço respiratório importante, taquipneia, taquicardia, $SatO_2 < 90\%$; necessidade de suporte ventilatório não invasivo ou invasivo[1,5,11,15,19,20].

Quando todos esses medicamentos já tiverem sido usados, uma alternativa muito sugerida é a quetamina – anestésico dissociativo com efeito broncodilatador devido ao aumento na circulação de catecolaminas, relaxamento muscular direto e inibição do tônus vagal. Também tem indicação para ser usado na adaptação de máscara de VNI (VNI-BiPAP), para a intubação e/ou qualquer procedimento que necessite de sedação em pacientes asmáticos. Os efeitos adversos relacionados ao uso de quetamina, como aumento da secreção pulmonar, laringoespasmo e alucinações, limitam o seu uso rotineiro.

Quando ocorre a progressão da insuficiência respiratória por resposta inadequada à terapêutica até aqui estabelecida, deve-se pensar em cuidados mais intensivos, considerando-se as indicações para CNAF, VNI-BiPAP e VMI de acordo com a resposta clínica. O uso de CNAF aumenta a capacidade residual funcional, diminui a resistência na via aérea, produz uma pressão mínima na nasofaringe e melhora o *clearance* de CO_2. Ainda que não precise de uma sedação adjunta, os resultados de CNAF em asma moderada ou grave ainda são muito limitados[12,13,30,35-39].

A VNI parece ser mais efetiva se usada precocemente, entretanto é um recurso muito dependente da cooperação da criança. Para ajuste da máscara e adaptação à VNI, costumeiramente é necessário o uso de sedativos como quetamina, dose de 1 mg/kg (máximo de 50 mg). A manutenção da sedação é feita com dexmedetomidina (0,3-1 mcg/kg/h) ou clonidina nas mesmas doses. A maioria dos estudos não mostrou associação entre o uso da VNI e a redução da necessidade de ventilação mecânica. A ventilação artificial é um método invasivo que oferece riscos ao paciente, por isso deve ser criteriosamente indicada. Ainda assim, quando indicada, a intubação endotraqueal não deve ser postergada[1-7,11-14,28,30,35-39].

Para a intubação do paciente com asma, a rotina deve ser a mesma, considerando-se o propofol 1 mg/kg (midazolam 0,5 mg/kg), quetamina (2 mg/kg) e rocurônio (1 mg/kg). A preferência é por tubo endotraqueal com *cuff* para evitar escape. Utiliza-se a ventilação com modo a pressão controlada, limitando a pressão de pico < 50 cmH_2O, desde que a pressão platô seja < 28 cmH_2O e corresponda a um volume corrente de 8-12 mL/kg, ajustada ao peso ideal do paciente. Para permitir um tempo expiratório prolongado e reduzir o alçaponamento de ar, utiliza-se uma frequência respiratória baixa (relação I:E = 1:3-1:4; com FR = 10-15). Fisiologicamente, na AAG há broncoconstrição, inflamação, aumento da resistência e redução do fluxo expiratório, resultando numa hiperinsuflação dinâmica, denominada de auto-PEEP. Assim, PEEP real é imprevisível. O paciente com ventilação assistida tem tempo expiratório curto em função da frequência respiratória aumentada e um volume minuto alto. Assim, precisa de força para vencer esse auto-PEEP, pode ter uma respiração irregular e, por isso mesmo, requer sedação mais efetiva com relaxante muscular, clonidina ou dexmedetomidina e quetamina. Dentro da linha de cuidados intensivos, na medida em que a ventilação mecânica não consegue ser efetiva, pode-se pensar em anestésicos inalatórios, heliox e oxigenação por membrana extracorpórea (ECMO)[1,11].

ACOMPANHAMENTO

A maior parte dos episódios de asma aguda na infância tem um prognóstico clínico favorável, entretanto algumas crises evoluem com manifestações exacerbadas e precisam ser atendidas em serviços de emergência. Cerca de um sexto desses casos não apresenta boa resposta clínico-terapêutica, fato decorrente de dificuldade ou atraso diagnóstico, subestimação da gravidade, má elaboração do plano terapêutico inicial e inadequação do próprio tratamento. Os pacientes que apresentam resposta insuficiente à terapêutica antiasmática de primeira linha preconizada devem permanecer em sala de observação, ser monitorizados continuamente e iniciar com tratamento mais intensivo e/ou alternativo. Os casos de mais graves têm relação com maior ocorrência de comorbidades respiratórias, maior tempo para recuperação e prolongamento do tempo de permanência hospitalar. Ainda assim, a mortalidade por asma na infância é um evento incomum.

REFERÊNCIAS

1. Shein SL, Speicher RH, Proença Filho JO, et al. Contemporary treatment of children with critical and near-fatal asthma. Rev Bras Ter Intensiva. 2016;28(2):167-78.
2. Nievas IFF, Anand KJS. Severe acute asthma exacerbation in children: a stepwise approach for escalating therapy in a pediatric intensive care unit. J Pediatr Pharmacol Ther. 2013;18(2):88-104.
3. Carroll CL, Sala KA. Pediatric status asthmaticus. Crit Care Clin. 2013;29:153-166.
4. Wener RRL, Bel EH. Severe refractory asthma: an update. Eur Respir Rev. 2013;22:227-35.
5. Newth CJL, Meert KL, Clark AE, Moler FW, Zuppa AF, Berg RA, et al. Fatal and near-fatal asthma in children: the critical care perspective. J Pediatr 2012;161(2):214-21.
6. Leung JS. Paediatrics: how to manage acute asthma exacerbations. Drugs Context. 2021;10:12-7.
7. Santana JC, Barreto SSM, Piva JP, Garcia PC. Controlled study on intravenous magnesium sulfate or salbutamol in early treatment of severe acute asthma attack in children. J Pediatr (Rio J). 2001;77(4):279-87.
8. Gross Júnior M, Lago PM, Santana JCB, Biondo GF, Zandoná B, Chiaradia FO, et al. Use of magnesium sulfate in continuous infusion in patients with severe acute asthma, in a pediatric emergency room. Pediatr Pulmonol. 2021;56(7):1924-30.
9. Hasegawa K, Tsugawa Y, Brown DF, Camargo Jr CA. Childhood asthma hospitalizations in the United States, 2000-2009. J Pediatr. 2013;163(4):1127-33.e3.
10. Andrzejowski P, Carroll W. Salbutamol in paediatrics: pharmacology, prescribing and controversies. Arch Dis Child Educ Pract Ed. 2016;101:194-7.
11. Rehder KJ. Adjunct therapies for refractory status asthmaticus in children. Respir Care. 2017;62(6):849-65.
12. Fedor KL. Noninvasive respiratory support in infants and children. Respir Care. 2017;62(6):699-717.
13. Silva PS, Barreto SSM. Ventilação mecânica não invasiva na crise de asma aguda grave em crianças: níveis de evidências. Rev Bras Ter Intensiva. 2015;27(4):390-6.
14. Bhogal SK, McGillivray D, Bourbeau J, Benedetti A, Bartlett S, Ducharme FM, et al. Early administration of systemic corticosteroids reduces hospital admission rates for children with moderate and severe asthma exacerbation. Ann Emerg Med. 2012;60:84-91.
15. Mahesh S, Ramamurthy MB. Management of acute asthma in children. Indian J Pediatr. 2022;89(4):366-72.
16. Global Initiative for Asthma. 2022 GINA report, global strategy for asthma management and prevention. [acesso em junho de 2024]. Disponível em: https://ginasthma.org/gina-reports.
17. Bohn D, Kissoon N. Acute Asthma. Pediatr Crit Care Med. 2001;2(2):151-63.
18. Brusselle GG, Koppelman GH. Biologic therapies for severe asthma. N Engl J Med. 2022;386:157-71.
19. Boeschoten SA, Buysse CMP, de Winter BCM, van Rosmalen J, de Jongste JC, de Jonge RC, et al. Efficacy of a loading dose of IV salbutamol in children with severe acute asthma admitted to a PICU: a randomized controlled trial. Eur J Pediatr. 2022;181(10):3701-9.

20. Stulce C, Gouda S, Said SJ, Kane JM. Terbutaline and aminophylline as second-line therapies for status asthmaticus in the pediatric intensive care unit. Pediatr Pulmonol. 2020;55(7):1624-30.
21. Cheuk DKL, Chau TCH, Lee SL. A meta-analysis on intravenous magnesium sulphate for treating acute asthma. Arch Dis Child. 2005;90:74-7.
22. Marques L, Vale N. Salbutamol in the management of asthma: a review. Int J Mol Sci. 2022;23(22):14207.
23. Irazuzta JE, Paredes F, Pavlicich V, Domínguez SL. High-dose magnesium sulfate infusion for severe asthma in the emergency department: efficacy study. Pediatr Crit Care Med. 2016;17:e29-e33.
24. Irazuzta JE, Chiriboga N. Magnesium sulfate infusion for acute asthma in the emergency department. J Pediatr. 2017;93(Suppl 1):19-25.
25. Mohammed S, Goodacre S. Intravenous and nebulised magnesium sulphate for acute asthma: systematic review and meta-analysis. Emerg Med J. 2007;24:823-30.
26. Baggott C, Hardy JK, Sparks J, Sabbagh D, Beasley R, Weatherall M, et al. Epinephrine (adrenaline) compared to selective beta-2-agonist in adults or children with acute asthma: a systematic review and meta-analysis. Thorax. 2022;77(6):563-72.
27. Lieberman JA. Ann Allergy Asthma Immunol. 2023;130(4):411-2.
28. Argent AC, Biban P. What's new on NIV in the PICU: does everyone in respiratory failure require endotracheal intubation? Intensive Care Med. 2014;40(6):880-4.
29. Schuh S, Zemek R, Plint A, Black KJL, Freedman S, Porter R, et al. Magnesium use in asthma pharmacotherapy: a pediatric emergency research. Pediatrics. 2012;129(5):852-59.
30. Baudin F, Buisson A. Nasal high flow in management of children with status asthmaticus: a retrospective observational study. Ann Intensive Care. 2017;7:55-64.
31. Johnson PN, Drury AS, Gupta N. Continuous magnesium sulfate infusions for status asthmaticus in children: systematic review. Front Pediatr. 2022:10:853574.
32. Schuh S, Sweeney J, Freedman SB, Coates AL, Johnson DW, Thompson G, et al. Magnesium nebulization utilization in management of pediatric asthma (MagNUM PA) trial: study protocol for a randomized controlled trial. Trials. 2016;17:261-71.
33. Dalabih AR, Bondi SA, Harris ZL, Saville BR, Wang W, Arnold DH. Aminophylline infusion for status asthmaticus in the pediatric critical care unit setting is independently associated with increased length of stay and time for symptom improvement. Pulm Pharmacol Ther. 2014;27(1):57-61.
34. Saint GL, Semple MG, Sinha I, Hawcutt DB. Optimizing the dosing of intravenous theophylline in acute severe asthma in children. Pediatr Drugs. 2018;20:209-214
35. Coletti KD, Bagdure DN, Walker LK, Remy KE, Custer JW. High flow nasal cannula utilization in pediatric critical care: an observational study. Respir Care. 2017;62(8):1023-29.
36. Baudin F, Poyan R. High-flow nasal cannula in the pediatric ICU: popular or efficient? Respir Care. 2017;62(8):1116-17.
37. Milési C, Essouri S, Pouyau R, Liet JM, Afanetti M, Portefaix A, et al. High flow nasal cannula (HFNC) versus nasal continuous positive airway pressure (nCPAP) for the initial respiratory management of acute viral bronchiolitis in young infants: a multicenter randomized controlled trial (TRAMONTANE study). Intensive Care Med. 2017;43(2):209-16.
38. Usala C, Wilson P. Noninvasive ventilation use in pediatric status asthmaticus. J Asthma. 2022;59(7):1338-42.
39. Gates RM, Haynes KE, Rehder KJ, Zimmerman KO, Rotta AT, Miller AG. High-flow nasal cannula in pediatric critical asthma. Respir Care. 2021;66(8):1240-6.

3

Sepse e choque séptico

Jordana Hendler Bertotto
Ana Paula Pereira da Silva
Patricia Miranda do Lago

PONTOS PRINCIPAIS

- Pacientes com apresentações mais graves de sepse podem ter uma aparência tóxica e alterações no estado mental, como irritabilidade ou sonolência.
- A escolha da antibioticoterapia empírica de amplo espectro deve levar em consideração vários fatores, incluindo a idade da criança, as características e o foco de infecção, as comorbidades e os padrões de resistência antimicrobiana locais.
- Nas situações de choque refratário, com necessidade de drogas vasoativas, de forma ideal, o paciente deve ser transferido para uma UTI para monitorização avançada e ajuste de drogas vasopressoras/inotrópicas.

INTRODUÇÃO

A sepse é uma síndrome clínica resultante de uma resposta desregulada do organismo a um insulto infeccioso. Essa resposta pode variar desde uma manifestação excessiva e incontrolada de atividade pró-inflamatória, com apresentação clínica clássica, até uma manifestação frustra secundária à ausência de resposta inflamatória, como no caso de pacientes imunossuprimidos ou com "imunoparalisia", em que a apresentação clínica pode ser silenciosa e insidiosa[1,2].

A sepse representa um problema mundial, uma das principais causas de morte em crianças, e pode ser consequência de infecções comuns, como pneumonia e diarreia[3-5]. A taxa de mortalidade pode variar de 5-32%, de acordo com a região e a qualidade dos sistemas de saúde. Em países em desenvolvimento, uma criança com sepse grave tem quatro vezes mais chance de morrer do que em países desenvolvidos[5-7]. Em um estudo recente envolvendo diagnóstico de sepse em departamento de emergência (DE) pediátrica de países da América Latina, a mortalidade foi de 10%[5].

Em média, crianças pequenas apresentam de três a seis doenças febris por ano, e a ansiedade dos pais em relação à febre é comum, procurando atendimento médico em 20-40% das vezes[6]. Embora a maioria das crianças com febre tenha doença leve e autolimitada, provavelmente de causa viral, 5% a 10% têm infecção bacteriana grave[7,8]. A infecção é responsável por quase um terço dos atendimentos de emergência, 40% das internações e 25% das mortes em crianças em todo o mundo[3]. Muitas crianças febris apresentam sinais de alerta para sepse, como taquicardia e taquipneia, com apenas poucas delas necessitando de investigação ou tratamento para sepse verdadeira, o que torna ainda mais desafiador o reconhecimento precoce e o diagnóstico de sepse em crianças no DE[7].

As diretrizes atuais sugerem o uso de um "pacote de reconhecimento" contendo ferramentas de gatilho para identificação precoce, além de um "pacote de ressuscitação e estabilização" para melhorar os desfechos[1,2,3,9]. Neste capítulo, abordaremos as definições e ferramentas para diagnóstico precoce de sepse e disfunção orgânica, o tratamento direcionado na primeira hora na sala de emergência, através de metas de ressuscitação e monitorização contínua, e os cuidados após estabilização.

DIAGNÓSTICO E RECONHECIMENTO PRECOCE

Em 2005, um consenso realizado na Conferência Internacional de Sepse Pediátrica, baseado na opinião de especialistas, definiu critérios específicos para síndrome da resposta inflamatória sistêmica (SRIS) e falência orgânica[10]. Desde então, inúmeros estudos têm sido conduzidos, fornecendo dados importantes sobre a epidemiologia, reconhecimento e tratamento da sepse em crianças[11,12]. A existência de diferentes apresentações e gravidade progressiva torna difícil uma definição única adequada para a sepse e choque séptico. A definição mais utilizada até os dias atuais ainda é baseada na SRIS, mas apresenta limitações importantes, pois SRIS é uma resposta inflamatória generalizada que pode estar presente em casos sem infecção e ausente em casos de infecção.

Em 2016, foram atualizados os critérios de definição de sepse e choque séptico em pacientes adultos (Sepsis-3), utilizando critérios hemodinâmicos como hipotensão, uso de vasopressores e hipoperfusão, mas foram excluídos estudos pediátricos, restringindo sua aplicabilidade em pediatria[9,11]. Uma força-tarefa foi convocada em 2019 para adaptar o escore SOFA, utilizado para medir a disfunção orgânica em adultos, para pacientes pediátricos, sendo chamado "pSOFA"[11]. No entanto, estudos posteriores revelaram que o Sepsis-3 adaptado para pediatria apresenta baixa sensibilidade, deixando de identificar ao menos 18% dos casos diagnosticados pelo critério de 2005 na população pediátrica[12]. Logo, o Sepsis-3 adaptado para a pediatria não é adequado para identificar casos de sepse em crianças, mas pode ser utilizado para prever a mortalidade e identificar casos mais graves.

Em fevereiro de 2020, foram publicadas as novas diretrizes da *Surviving Sepsis Campaign* para o manejo de crianças com sepse, com 77 declarações no total, das quais apenas seis são recomendações fortes e nove são declarações de melhores práticas[1,13]. A escassez de ensaios randomizados em sepse pediátrica limitou a capacidade de fazer fortes recomendações a favor ou contra. As diretrizes foram baseadas em revisões sistemáticas da literatura, seguidas por avaliações rigorosas das evidências e discussões no painel de especialistas para fornecer orientação para a maioria dos cenários relevantes.

Definições

As definições de sepse, sepse grave e choque séptico conforme o consenso de sepse pediátrica de 2005[10] ainda são as mais utilizadas devido à falta de critério mais sensível e específico. As definições estão descritas na Tabela 1, e as definições de disfunção orgânica estão descritas na Tabela 3.

Ferramentas de triagem

As manifestações clínicas da sepse em crianças podem ser bastante inespecíficas. Em recém-nascidos e crianças com atraso no desenvolvimento, a sepse pode se manifestar apenas como uma redução na aceitação de alimentos, letargia ou diminuição do tônus muscular. Pacientes com apresentações mais graves podem ter uma aparência tóxica e alterações no estado mental, como irritabilidade ou sonolência. É importante ressaltar que

TABELA 1 Critérios definidos no Consenso de Sepse Pediátrica

Sepse: SRIS na presença de infecção suspeita ou comprovada.
Sepse grave: sepse associada à disfunção cardiovascular, síndrome do desconforto respiratório agudo ou disfunção em dois ou mais sistemas de órgãos (disfunção neurológica, hematológica, renal ou hepática).
Choque séptico: sepse com disfunção cardiovascular que persiste apesar da administração de ≥ 40 mL/kg de fluido isotônico em 1 hora.
SRIS: presença de pelo menos dois dos seguintes critérios, incluindo necessariamente item 1 e/ ou 4. 1. Febre ou hipotermia (temperatura >38,5°C ou < 36°C). 2. Taquicardia ou bradicardia (para menores de 1 ano de idade).* 3. Taquipneia ou necessidade de ventilação mecânica para um processo pulmonar agudo.* 4. Leucocitose, leucopenia ou > 10% leucócitos imaturos.*

* Valores de referência conforme a idade (Tabela 1)[13].

SRIS: síndrome da resposta inflamatória sistêmica. Fonte: Goldstein et al., 2005[10]; Balamuth et al., 2022[13].

TABELA 2 Valores de referência conforme a idade

Idade	Taquicardia	Taquipneia	Leucócitos (103/mm3)	Hipotensão (PA sistólica)
1 mês a 1 ano	> 180 bpm	> 34 irpm	> 17,5 e < 5,0	< 75 mmHg
2 a 5 anos	> 140 bpm	> 22 irpm	> 15,5 e < 6,0	< 74 mmHg
6 a 12 anos	> 130 bpm	> 18 irpm	> 13,5 e < 4,5	< 83 mmHg
13 a 17 anos	> 110 bpm	> 14 irpm	> 11,0 e < 4,5	< 90 mmHg

TABELA 3 Critérios de disfunção orgânica

Disfunção	Critérios
Cardiovascular	Apesar de infusão de > 40 mL/kg de cristaloide na 1ª hora: ▪ Hipotensão (PA < percentil 5 ou PS < 2 DP) ou ▪ Apresenta necessidade de medicação vasoativa para manter PA ou dois dos seguintes: acidose metabólica não explicada (BE < -5 mEq/L); lactato > 2 vezes o valor de referência; DU < 1 mL/kg/h; tempo de enchimento capilar > 2 segundos; gradiente de temperatura central/periférica > 3°C
Respiratória	PaO_2/FiO_2 < 300 sem cardiopatia congênita cianótica ou doença pulmonar crônica ou $PaCO_2$ > 65 ou 20 mmHg acima do basal ou necessidade de ventilação não invasiva ou invasiva não eletiva
Neurológica	Glasgow < 11 ou alteração aguda do nível de consciência com queda do Glasgow ≥ 3 pontos do basal
Hematológica	Plaquetas < 80.000 mm^3 ou queda em 50% do maior valor registrado nos 3 últimos dias ou RNI > 2
Renal	Creatinina sérica > 2 vezes valores normais ou aumento de 2 vezes o basal
Hepática	Bilirrubina total > 4 mg/dL (exceto recém-nascido) ou ALT > 2 vezes o valor normal

ALT: alanina aminotransferase; BE: excesso de base; DP: desvio-padrão; DU: débito urinário; PA: pressão arterial; PS: pressão sistólica. Fonte: Goldstein et al., 2005[10].

sinais de choque presentes indicam que a capacidade de compensação do organismo da criança está no limite, logo o tratamento deve ser iniciado imediatamente[1,2,13].

Não há uma ferramenta universalmente aceita para triagem de sepse pediátrica, mas há várias opções disponíveis. A implementação dessas ferramentas deve levar em consideração a epidemiologia e os processos locais, além de condições que aumentam o risco de sepse. Aproximadamente metade dos casos de sepse pediátrica ocorre em pacientes com comorbidades e recém-nascidos de baixo peso[5-7]. Apesar do foco no reconhecimento precoce da sepse, a taxa de mortalidade não diminuiu significativamente nos últimos anos. Para crianças imunocomprometidas, o aumento do uso de cateteres de longa permanência e do uso de imunossupressores pode ter melhorado a sobrevida de pacientes com câncer e outras doenças crônicas, mas pode ter contribuído para a falta de redução da taxa de mortalidade da sepse[5-7].

O uso do *Pediatric Assessment Triangle* (PAT) (Figura 1) como primeira avaliação do paciente na emergência ajuda a determinar a gravidade e a urgência para iniciar as intervenções. Essa ferramenta avalia a aparência e o estado neurológico e respiratório do paciente, permitindo uma avaliação inicial do estado cardiopulmonar, neurológico e metabólico[14]. Embora não tenha sido criado especificamente para triagem de sepse, o PAT pode ajudar a identificar os pacientes mais graves.

As diretrizes atuais sugerem que seja implementada uma triagem sistemática para reconhecer a sepse e o choque séptico em tempo hábil em crianças agudamente enfermas, possibilitando o início imediato da terapia. Este processo deve ser personalizado de acordo com o perfil de pacientes, recursos e funcionamento de cada instituição. Essas ferramentas devem ser baseadas em sinais de alerta, achados de infecção e condições de risco dos pacientes para desencadear avaliação rápida adicional. A Figura 2 é uma sugestão para reconhecimento precoce de sepse em DE pediátrica.

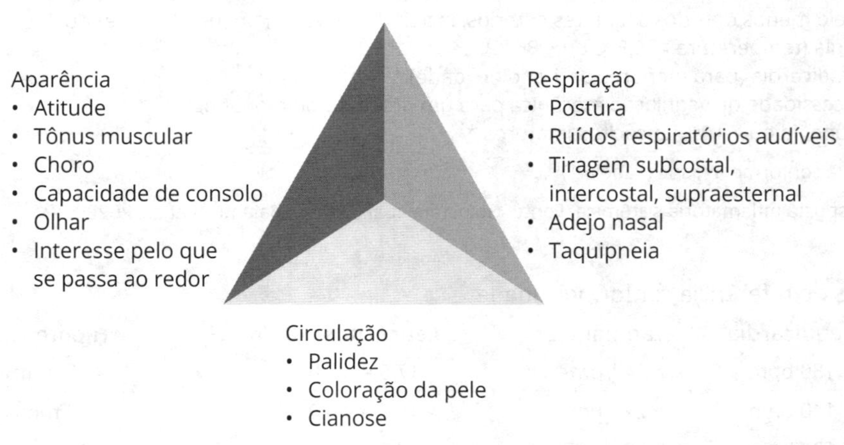

FIGURA 1 Triângulo de avaliação pediátrica.

Esta criança pode ter sepse?

1. Avalie os sinais vitais:

Há alterações sugestivas de SIRS? → Não → Segue com a rotina da emergência

Idade	Taquicardia	Taquipneia	Hipotensão (PA sistólica)
1 mês a 1 ano	> 180 bpm	> 34 mrpm	< 75 mmHg
2 a 5 anos	> 140 bpm	> 22 mrpm	< 74 mmHg
6 a 12 anos	> 130 bpm	> 18 mrpm	< 83 mmHg
13 a 17 anos	> 110 bpm	> 14 mrpm	< 90 mmHg

↓ Sim

2. Avalie sinais de infecção:

- Febre ou hipotermia
- Alterações respiratórias (tosse, esforço respiratório, dor torácica ou murmúrios na ausculta pulmonar)
- Alterações gastrintestinais (dor abdominal, distensão, vômitos, diarreia, redução da ingesta)
- Alterações urinárias (redução do débito urinário)
- Alterações na pele e articulações (dor ou edema articular, *rash* cutâneo)
- Presença de apneia, icterícia, redução da aceitação de via oral, redução de diurese ou de evacuações (especialmente para recém-nascidos)

e/ou

3. Avalie condições de risco para sepse:

- Idade menor de 3 meses
- Imunossupressão
- Doença cardíaca, pulmonar ou neuromuscular
- Atraso de desenvolvimento
- Acesso venoso de longa permanência ou outros tipos de invasão, como sonda de demora
- História de hospitalização ou cirurgia recentes
- Pacientes imunocomprometidos (portadores de malignidade hematológica, síndromes de imunodeficiência, neutropenia, pancitopenia, medicamentos para rejeição de transplantes ou desnutrição grave)

↓ Sim

Inicie as medidas iniciais para sepse

↓

Avalie sinais de choque

- Alterações de perfusão
- Tempo de enchimento capilar > 2 segundos
- Redução de pulsos periféricos
- Redução do débito urinário
- Saturação de oxigênio < 94%
- Pele moteada
- Extremidades frias
- Alterações do estado mental como irritabilidade, letargia e confusão

↓ Sim: Inicie as medidas para choque séptico imediatamente

↓ Não: Mantenha-se atento, pois esta criança pode vir a apresentar sinais precoces de choque

FIGURA 2 Reconhecimento precoce de sepse em departamento de emergência pediátrica.
Fonte: elaborada pelas autoras.

TRATAMENTO DA PRIMEIRA HORA

As diretrizes de 2020 definem um pacote de ações para o tratamento da sepse que inclui (Tabela 4)[1,2,7,9]:

- Ressuscitação hídrica precoce.
- Obtenção de acesso vascular rápido.
- Coleta de hemoculturas.
- Início rápido de antibióticos de amplo espectro.
- Dosagem do lactato sérico.
- Administração precoce de drogas vasoativas se sinais de choque persistente.

TABELA 4 Resumo das medidas indicadas para o tratamento da primeira hora

1. Garantir via aérea e oferecer O_2 se Sat < 92%.
2. Monitorização básica: monitorização contínua da FC, FR, oximetria de pulso, medições frequentes da pressão arterial e controle do débito urinário.
3. Obtenção de dois acessos venosos periféricos. Se não houver possibilidade de acesso venoso, considerar punção intraóssea.
4. Infusão volêmica: infusão de até 40-60 mL/kg de soro fisiológico ou Ringer lactato. Reavaliar após cada infusão de 10-20 mL/kg e suspender após melhora da perfusão, FC e sensório ou aparecimento de crepitantes na ausculta pulmonar ou hepatomegalia (sinais de sobrecarga de volume).
5. Coleta de laboratório inicial: hemograma com plaquetas, PCR, hemocultura (2 amostras), gasometria venosa e lactato. As culturas, principalmente a hemocultura, devem ser coletadas antes do início dos antibióticos, sem atrasar seu início. Devem ser coletadas culturas de todos os sítios suspeitos de infecção.
6. Início precoce de antibióticos de amplo espectro, usando doses de ataque recomendadas (Quadro 4).
7. Avaliar a presença de foco infeccioso e abordar o mais brevemente possível. Exemplos: exploração de ferida operatória, drenagem de abscesso, retirada de cateter venoso central com hiperemia ou drenagem purulenta, drenagem de empiema, retirada de dispositivos invasivos etc.
8. Início de drogas vasoativas se não houver resposta com a ressuscitação hídrica de 40-60 mL/kg na primeira hora. Na ausência de monitorização avançada, epinefrina 0,1-0,2 mcg/kg/min para choque frio e norepinefrina 0,05 a 0,2 mcg/kg/min para choque quente. Pode ser iniciado em acesso periférico, utilizando concentração mais diluída e com observações frequentes da patência do acesso, na ausência de acesso central.

FC: frequência cardíaca; FR: frequência respiratória; PCR: proteína C-reativa; Sat: saturação.

Monitorização e oxigenação

A monitorização básica inicial inclui monitorização contínua da frequência cardíaca, frequência respiratória, oximetria de pulso, medições frequentes da pressão arterial (intervalo de 15 em 15 minutos) e controle do débito urinário.

Assegurada a patência da via aérea e a presença de respiração e circulação espontânea, deve-se administrar O_2 suplementar. O fornecimento de O_2 pode ser feito através de oxigenoterapia por óculos nasal, máscara não reinalante, cateter nasal de alto fluxo ou ventilação não invasiva, com o objetivo de manter a saturação de oxigênio acima de 92-94%, devendo-se evitar a hipóxia e a hiperóxia[1].

O uso de ventilação mecânica pode ser necessário em situações de choque séptico refratário a fluidos e resistente a catecolaminas para proteger as vias aéreas e auxiliar na ventilação e oxigenação. Entretanto, em alguns casos, pode ser mais adequado transferir a criança para um centro com mais recursos do que iniciar a ventilação mecânica em situação de risco, principalmente naqueles que não apresentam insuficiência respiratória e estão respondendo às medidas iniciais do choque.

A intubação endotraqueal deve ser precedida pela sequência rápida de intubação, pois é um momento de potencial descompensação hemodinâmica dos pacientes em choque. Se possível, deve-se garantir previamente a pré-carga adequada com fluidos e/ou administrar inotrópicos devido à presença frequente de hipovolemia relativa/absoluta e/ou disfunção miocárdica. Da mesma forma, drogas para facilitar a intubação podem acentuar a disfunção hemodinâmica[2]. Entre as medicações para sedação, a cetamina é a mais comumente empregada para a população pediátrica. Temos evitado o uso de etomidato como sedativo devido à associação que ocorreu com insuficiência suprarrenal.

O uso da radiografia de tórax pode atrasar o diagnóstico de síndrome de desconforto respiratório agudo (SDRA), e a ecografia vem sendo adotada como alternativa, mas sua utilidade em identificar quais crianças podem se beneficiar de ventilação mecânica não está definida.

Acesso venoso

O acesso venoso deve ser obtido em 5 minutos em pacientes com choque séptico, e, preferencialmente, devem ser obtidos dois acessos do maior calibre possível. Se não for possível obter acesso venoso nesse período, a obtenção de um acesso intraósseo está indicado. A colocação de cateter intravenoso periférico ou profundo guiado por ultrassom e acesso por cateter venoso umbilical são alternativas se as habilidades estiverem imediatamente disponíveis[1-3].

Ressuscitação volêmica

A ressuscitação volêmica é um dos pilares do tratamento, pois proporciona melhora do débito cardíaco e da perfusão dos órgãos. O seu principal objetivo é melhorar a qualidade dos pulsos, o tempo de enchimento capilar, o estado mental e a diurese, ou seja, parâmetros clínicos que demonstram melhora da perfusão tecidual. A hipovolemia intravascular relativa é comum no choque séptico e se deve à vasodilatação e ao extravasamento capilar[1,9,15].

A escolha do tipo de fluido, a velocidade de infusão e o volume são discutidos na ressuscitação volêmica inicial. Os cristaloides balanceados têm sido sugeridos como primeira linha pelas últimas diretrizes, porém o soro fisiológico continua sendo o mais difundido nos serviços pediátricos. A recomendação a favor da solução balanceada se baseia em evidências indiretas em adultos, e os estudos na população pediátrica ainda são inconsistentes[16].

As soluções cristaloides são divididas em solução salina normal (NaCl 0,9% ou solução fisiológica) e solução cristaloide balanceada (como Ringer lactato e Plasma Lyte). A solução fisiológica apresenta alto teor de cloreto e sódio, enquanto a solução balanceada apresenta baixo teor de cloreto, que é substituído por tampões como lactato, acetato, gluconato ou malato, os quais são excretados ou metabolizados em bicarbonato. Grandes volumes de solução fisiológica podem promover acidose metabólica hiperclorêmica; por outro lado, as soluções balanceadas apresentam uma ação neutra ou alcalinizante sobre o pH[17].

A *Surviving Sepsis Campaign* recomenda, com qualidade de evidência muito baixa, o uso de soluções cristaloides balanceadas em vez de solução salina normal como a primeira linha para ressuscitação volêmica na sepse pediátrica[1]. Estudos pediátricos demonstram redução da incidência de lesão renal e necessidade de terapia substitutiva renal com o uso de soluções balanceadas, mas sem impacto na mortalidade[17]. O aumento da mortalidade e insuficiência renal estaria associado a um cloro sérico acima de 125 mEq/L ou aumento de 5 mEq/L do cloro sérico em 24 horas. Assim, a discussão permanece, e os resultados de um estudo internacional em curso, com previsão de término em 2025 com crianças atendidas em DE e suspeita de choque séptico, são aguardados com grande expectativa. Até o momento, a ressuscitação inicial pode ser feita com solução fisiológica, mas, nas situações refratárias com necessidade de reposição acima de 40-60 mL/kg devemos levar em consideração o uso de soluções balanceadas.

O uso de albumina não é recomendado como terapia inicial em *bolus*, em razão do risco de infecção sanguínea, presença de alto teor de cloreto, além do seu alto custo e falta de disponibilidade. Outros tipos de coloides também não devem ser usados na sepse pediátrica, como soluções de hidroxietilamido e fluidos derivados de gelatina, que demonstraram riscos de anafilaxia, coagulopatia e lesão renal em adultos, além de não terem resultados consistentes sobre o seu benefício[1].

Em relação ao volume, de acordo com as últimas diretrizes, recomenda-se administrar 10-20 mL/kg de fluido por *bolus* em 20 minutos, com reavaliação posterior, e um volume total de 40-60 mL/kg durante a primeira hora de tratamento. Em locais com recursos limitados, a recomendação é administrar 10-20 mL/kg de fluido em 30 minutos, com monitorização rigorosa após cada infusão de volume quanto à resposta clínica e sinais de sobrecarga hídrica, podendo chegar a 40 mL/kg na primeira hora. Além disso, tem-se discutido o uso preferencial de alíquotas de 10 mL/kg, que permitem avaliação clínica mais frequente e uso de droga vasoativa mais precoce conforme a necessidade, especialmente em pacientes com cardiopatia com risco de edema agudo de pulmão[1,7].

A Organização Mundial da Saúde (OMS) recomenda uso de terapia em *bolus* em sistemas de saúde sem acesso a cuidados intensivos apenas em casos de hipotensão ou presença de choque. Essa recomendação é baseada principalmente no estudo FEAST, realizado em hospitais da África e que demonstrou mortalidade maior entre as crianças que receberam fluidoterapia em *bolus* comparados com o grupo controle que recebeu terapia de manutenção[18]. No entanto, nesse estudo 57% das crianças tinham malária e 32% tinham anemia grave (Hb < 5 g/dL). Houve atraso na chegada ao hospital, com muitas crianças estando em uma fase tardia do choque, ou em choque cardiogênico, o que limita a terapia com fluidos em *bolus*. Isso não permite a generalização desses achados para outros ambientes. O que pode se concluir desse estudo é que o uso da fluidoterapia deve ser sempre guiado pela resposta do paciente, a ser reavaliado após cada infusão de volume.

O acesso à terapia intensiva deve ser entendido como acesso local ou por transporte inter-hospitalar, independentemente de esse cuidado ser fornecido por uma unidade de terapia intensiva (UTI) formal ou não; ou seja, deve ser entendido como a disponibilidade de ventilação mecânica, avaliação hemodinâmica contínua e outros aspectos da terapia intensiva.

Após cada infusão de fluido, a criança deve ser reavaliada. Se mantiver sinais de perfusão inadequada de órgãos-alvo, fluido adicional pode ser indicado, ou o início de drogas vasoativas. A criança também deve ser reavaliada para sinais de sobrecarga hídrica, e a terapia, descontinuada se surgirem esses sinais. A sobrecarga hídrica pode ser identificada através de crepitantes na ausculta pulmonar ou piora do padrão respiratório, com aumento da frequência respiratória, radiografia de tórax com evidência de edema pulmonar ou hepatomegalia. A ecografia à beira do leito também pode ser útil nessa avaliação, através da avaliação da veia cava com pouca variação ao longo do ciclo respiratório, o que indica uma circulação repleta de fluidos, e da ecografia pulmonar, capaz de avaliar a presença de edema pulmonar.

O início de drogas vasoativas deve ser realizado se sinais de choque persistem após 40-60 mL/kg de fluidoterapia na primeira hora ou antes, se surgirem sinais de sobrecarga hídrica ou disfunção miocárdica[1,7]. Se o paciente está apresentando melhora hemodinâmica com a ressuscitação volêmica, ela deve continuar até que a perfusão tecidual, o fornecimento de oxigênio e a pressão arterial estejam adequados, independentemente do uso de drogas vasoativas, a menos que se desenvolvam sinais de sobrecarga hídrica.

Quanto à necessidade de transfusão sanguínea, para hemodinamicamente instáveis sugere-se manter limiar de hemoglobina acima de 9g/dL, e, para crianças hemodinamicamente estáveis, acima de 7 g/dL[1,2].

Antibioticoterapia

O tratamento adequado com antibióticos é considerado um dos pilares mais importantes no manejo de crianças com sepse, e o atraso na administração tem sido associado ao aumento da mortalidade.

Tempo para administração do antibiótico

As diretrizes de choque séptico, há mais de uma década, recomendam de forma consistente a administração de antibióticos dentro de 60 minutos a partir do diagnóstico da sepse grave ou do choque séptico; no entanto, as evidências para essa recomendação são limitadas[1,19].

O atraso na administração do antibiótico está associado ao aumento da mortalidade. Para cada hora de atraso estima-se um aumento na mortalidade de 0,3% para sepse, de 0,4% para sepse grave e de 1,8% para choque séptico[19]. Um estudo retrospectivo em crianças demonstrou chance aumentada de internação em UTI e mortalidade com um atraso superior a 3 horas, enquanto a mortalidade entre os pacientes que o receberam na primeira hora e em 3 horas não foi diferente. Sendo assim, não está definido um limite de tempo claro após o qual o risco de mortalidade ou outros resultados adversos aumenta, mas parece que isso acontece após 3 horas, e o benefício da terapia antimicrobiana dentro de 1 hora após o reconhecimento foi mais proeminente em coortes com predominância de pacientes com choque séptico[19].

As diretrizes atuais recomendam que, em crianças "com choque séptico", a terapia antimicrobiana deve ser iniciada o mais rápido possível e, idealmente, dentro de 1 hora após o reconhecimento. Para crianças sem sinais clínicos de choque, o que corresponde à maioria das apresentações no DE, deve-se iniciar a terapia antimicrobiana o mais rápido possível após o reconhecimento da sepse, permitida até 3 horas para a investigação diagnóstica adequada. No entanto, a avaliação diagnóstica deve ser realizada rapidamente e se, durante a avaliação, o paciente apresentar sinais de uma provável infecção ou evidência de choque séptico/disfunção orgânica, a terapia antimicrobiana deve ser imediatamente administrada[1,2,7,19].

Coleta de culturas

Outro ponto fundamental é que exames de culturas devem ser coletados de todos os focos suspeitos de infecção, de preferência antes do início da antibioticoterapia. Entretanto, essas coletas não devem atrasar, de forma significativa, o início do tratamento.

A coleta de hemocultura é importante no diagnóstico de bacteriemia e tem implicação no tipo e duração da antibioticoterapia. Devem ser coletadas duas amostras periféricas pareadas. Se o paciente possui acesso venoso central, devem ser coletadas uma amostra de cada via do cateter e outra amostra periférica de forma pareada. Por meio de uma hemocultura positiva, conseguimos direcionar o tratamento e definir o(s) antibiótico(s) mais apropriado(s), diminuindo as chances de resistência bacteriana. A coleta de outras culturas, como urina, liquor, aspirado traqueal, drenagem de secreções, também deve ser obtida o mais rapidamente possível, dependendo do foco de infecção suspeito[1,2,7,19].

Escolha da antibioticoterapia

A escolha da antibioticoterapia empírica de amplo espectro deve levar em consideração vários fatores, incluindo a idade da criança, as características e o foco de infecção, as comorbidades e os padrões de resistência antimicrobiana locais. Pacientes com internação hospitalar recente ou atual devem receber terapia empírica que considere infecção hospitalar ou colonização conhecida, bem como qualquer exposição recente a antimicrobianos. Além disso, devem-se considerar doenças subjacentes concomitantes, falência crônica de órgãos, presença de dispositivos internos, imunossupressão ou outra forma de imunocomprometimento, infecção recente conhecida ou colonização com patógenos específicos[1].

A sepse em crianças é mais comumente causada por bactérias Gram-negativas ou Gram-positivas, embora a prevalência varie de acordo com idade, região geográfica, localização (comunidade *versus* hospital) do início da sepse e outros fatores do paciente. Infecções fúngicas invasivas são restritas a imunocomprometidos e recém-nascidos prematuros. Certas condições específicas colocam os pacientes em risco de patógenos atípicos ou resistentes, exigindo regimes empíricos diferenciados. Para crianças em risco de infecções bacterianas multirresistentes, regimes antimicrobianos empíricos de amplo espectro podem exigir mais de um agente para cobrir amplamente esses patógenos potenciais[1,19]. A terapia antimicrobiana inicial sugerida inclui:

- Crianças previamente saudáveis com sepse adquirida na comunidade sem fatores de risco: cefalosporina de terceira geração (por exemplo, ceftriaxona) pode ser suficiente. Em locais onde a incidência de pneumococo resistente é maior, está indicada a associação de vancomicina.
- Crianças imunocomprometidas ou com sepse adquirida no hospital: a terapia antimicrobiana deve ser mais ampla, pelo alto risco infecção por estafilococo resistente à meticilina e germes Gram-negativos. Deve-se começar uma cefalosporina antipseudomonas de terceira geração ou superior (por exemplo, cefepima), um carbapenêmico de amplo espectro (por exemplo, meropeném) ou uma penicilina/inibidor de betalactamase (por exemplo, piperacilina/tazobactam), em associação a vancomicina sempre que houver suspeita de infecção por estafilococo.
- Recém-nascidos: a ampicilina combinada com uma cefalosporina de terceira geração oferece cobertura para infecção perinatal incluindo estreptococos do grupo B e *Listeria*. Como o líquido cefalorraquidiano nem sempre pode ser obtido nas primeiras horas devido à instabilidade clínica ou trombocitopenia, o

TABELA 5 Antibioticoterapia empírica em crianças com sepse

Condições da criança/ foco infeccioso	Domiciliar	Nosocomial (> 72 horas de internação)
Bacteriemia sem foco definido ou possibilidade de acometimento do sistema nervoso central	Ceftriaxona 100 mg/kg/dia 1 x/dia	Cefepima 150 mg/kg/dia a cada 8 horas
Paciente imunocomprometido sem foco definido	Cefepima 150 mg/kg/dia a cada 8 horas	1ª opção: cefepima 150 mg/kg/dia a cada 8 horas 2ª opção: piperacilina/tazobactam 240 mg/kg/dia a cada 8 horas para crianças de 2-9 meses e 300 mg/kg/dia a cada 8 horas > 9 meses 3ª opção: meropeném 60 mg/kg/dia a cada 8 horas e 120 mg/kg/dia a cada 8 horas se suspeita de infecção do sistema nervoso central Considerar a associação de vancomicina 40-60 mg/kg/dia a cada 6 horas
Pneumonia	1ª opção: ampicilina 400 mg/kg/dia a cada 6 horas 2ª opção: cefuroxima 150 mg/kg/dia a cada 8 horas	Cefepima 150 mg/kg/dia a cada 8 horas
Infecção de trato urinário	Cefuroxima 150 mg/kg/dia a cada 8 horas	Cefepima 150 mg/kg/dia a cada 8 horas
Infecção de trato gastrintestinal	1ª opção: ampicilina 200 mg/kg/dia a cada 6 horas + gentamicina 7,5 mg/kg/dia 1 x/dia + metronidazol 40 mg/kg/dia a cada 8 horas 2ª opção: amoxicilina-clavulanato 90 mg/kg/dia a cada 8 horas 3ª opção: cefuroxima 150 mg/kg/dia a cada 8 horas + metronidazol 40 mg/kg/dia a cada 8 horas	1ª opção: cefepima 150 mg/kg/dia a cada 8 horas + metronidazol 40 mg/kg/dia a cada 8 horas 2ª opção: piperacilina/tazobactam 240 mg/kg/dia a cada 8 horas para crianças de 2-9 meses e 300 mg/kg/dia a cada 8 horas > 9 meses 3ª opção: meropeném 60 mg/kg/dia a cada 8 horas
Pele	Oxacilina 200 mg/kg/dia a cada 6 horas	Considerar vancomicina 40-60 mg/kg/dia conforme sensibilidade local dos estafilococos

* Associar vancomicina 60 mg/kg/dia a cada 6 horas se suspeita de infecção por *Staphylococcus aureus* resistente à meticilina nas infecções nosocomiais ou em comunidades onde prevaleçam pneumococos resistentes à ceftriaxona. Fonte: elaborado pelas autoras.

aciclovir deve ser adicionado como agente antiviral contra infecções por herpes-simples, porque pode simular meningite e encefalite e o tratamento iniciado precocemente limita as complicações tardias.

- Criança com infecção intra-abdominal suspeita ou documentada: a terapia deve incluir ampla cobertura para patógenos gastrointestinais, incluindo bactérias anaeróbias, com combinação de penicilina/inibidor de betalactamase, ou carbapenêmicos, ou adição de clindamicina ou metronidazol.
- Crianças com maior risco de infecção resistente a antibióticos devido à infecção ou colonização passada ou uso recente de antibióticos de amplo espectro: devem receber um regime terapêutico empírico individualizado.

Como a maioria das culturas microbiológicas apresenta crescimento dentro de 24 a 36 horas após a coleta quando um patógeno está presente, o tratamento empírico deve ser reavaliado e direcionado para a sensibilidade microbiana. No entanto, muitas crianças não têm um patógeno isolado, devido ao pré-tratamento com antibióticos, ou ausência de bacteriemia (por exemplo, pneumonia bacteriana apesar de infecção bacteriana verdadeira), ou sepse relacionada a infecções virais. Assim, a decisão de continuar, restringir ou interromper a terapia antimicrobiana deve ser tomada com base no julgamento clínico[1,9].

Vasopressores e inotrópicos

No manejo hemodinâmico no choque, o objetivo é fornecer uma oferta de oxigênio supranormal (acima do limite crítico) e aumentar a pressão arterial média (PAM) para um nível que permita ao débito cardíaco alcançar a perfusão orgânica adequada para todos os órgãos. As drogas vasoativas devem ser usadas nas situações de choque refratário à fluidoterapia, através de uma abordagem guiada por objetivos[1]. Não existe nenhum dado pediátrico identificando quando o choque se torna "fluido refratário", e a orientação é iniciar terapia vasoativa após infusões de 40 a 60 mL/kg se o paciente continua a ter evidências de hipoperfusão, ou antes, se apresentar sinais de sobrecarga hídrica[9,13].

Metas de ressuscitação

Os parâmetros básicos de hemodinâmica incluem frequência cardíaca, pressão arterial sistólica (PAS) e PAM. Ainda não há estudos que determinem alvos hemodinâmicos específicos em crianças com choque séptico. Em adultos com choque séptico, uma PAM de cerca de 65 mmHg (5º percentil) pode ser eficaz, mas não há um consenso para recomendar um determinado alvo de PAM para crianças. Procuramos manter uma PAM maior que o percentil 50 para a idade, mas uma pressão arterial mais baixa pode ser aceitável se outras variáveis hemodinâmicas, como o estado mental, a perfusão, o débito urinário e o lactato, estiverem melhorando.

Medidas como pressão venosa central (PVC), pressão de perfusão (PAM-PVC) e saturação venosa central de O_2 necessitam de instalação de um acesso venoso central que nem sempre é possível no DE na primeira hora, ficando reservados para a terapia intensiva. Os biomarcadores também podem ser usados como adjuvantes na determinação do estado de sepse grave. O mais comum é o lactato, e a medição seriada tem sido usada para avaliar a gravidade da doença como um indicador de má perfusão tecidual e danos aos órgãos-alvo.

A ecografia é uma ferramenta acessível e usada com frequência por muitos profissionais de emergência para outras condições e deve ser empregada mais comumente para avaliar parâmetros hemodinâmicos, incluindo índice cardíaco e/ou resistência vascular sistêmica e medição da veia cava inferior para determinar o estado intravascular de forma objetiva[1,3].

Escolha do agente vasopressor/inotrópico

Em recomendações anteriores, a dopamina foi sugerida como agente de primeira linha, mas nos últimos anos surgiram dados de que a adrenalina pode ser um agente inicial mais benéfico. Estudos demonstraram maior taxa de mortalidade nas crianças que receberam dopamina quando comparadas com as que receberam adrenalina[20].

As novas diretrizes colocam a adrenalina e a noradrenalina como vasopressores de primeira linha para sepse refratária a fluidos, com insuficiência de dados para recomendar qualquer uma delas especificamente[1,3,20]. As recomendações anteriores diferenciavam entre choque quente por elevado débito cardíaco com baixa resistência vascular sistêmica (pulsos amplos, enchimento capilar rápido, extremidades quentes, pressão de pulso ampla) *versus* choque frio por baixo débito cardíaco e vasoconstrição periférica (pulsos finos, enchimento capilar lento, extremidades frias, pressão de pulso estreita, pele rendilhada) para selecionar vasopressores, indicando noradrenalina para choque quente e adrenalina para choque frio ou indiferenciado, embora houvesse poucos dados para apoiar essas recomendações[1,9].

Tem sido demonstrado que pacientes com sepse comunitária com choque refratário a volume frequentemente apresentam comprometimento na função miocárdica e vasoconstrição periférica, por isso a adrenalina (dose inicial de 0,1-0,2 mcg/kg/min) deveria ser considerada primeira escolha. Por outro lado, pacientes com choque séptico com provável infecção hospitalar (infecção relacionada a cateter, imunossuprimidos, portadores de doenças oncológicas) apresentam, predominantemente, um quadro de vasoplegia com índice cardíaco elevado (choque quente), sendo, por isso, utilizada a noradrenalina (dose inicial de 0,05-0,2 mcg/kg/min[1]. A adrenalina tem efeito inotrópico e vasodilatador periférico quando em doses mais baixas, enquanto em doses mais altas, superiores a 0,3 mcg/kg/min (em alguns pacientes, a partir de 0,1 mcg/kg/min), predomina o efeito vasoconstritor sistêmico. A dose usual de noradrenalina é de 0,05-1 mcg/kg/min e tem efeito predominantemente vasoconstritor, mas, se não houver melhora e necessidade de dose superior a 0,4 mcg/kg/min, deve-se considerar a associação de vasopressina. A cada ajuste, deve-se revisar a necessidade de fluidoterapia, transfusão de concentrado de hemácias ou associação de outra droga inotrópica como dobutamina ou milrinona[1].

Nas situações de choque refratário, com necessidade de drogas vasoativas, de forma ideal, o paciente deve ser transferido para uma UTI para monitorização avançada e ajuste de drogas vasopressoras/inotrópicas. No que diz respeito à segurança de administração periférica de inotrópicos, a infusão de curto prazo através de acesso venoso periférico é segura e pode ser uma alternativa antes do estabelecimento de um acesso venoso central, utilizando concentração mais diluída da droga, com monitoramento da patência do acesso para diminuir o risco de efeitos adversos. Portanto, o acesso vascular não deve atrasar o início da administração de drogas vasoativas, que deve ser iniciado ainda no DE se necessário.

MONITORIZAÇÃO E REAVALIAÇÃO

Após o manejo inicial, é importante avaliar regularmente a resposta do paciente às medidas terapêuticas realizadas, reavaliando a eficácia das intervenções iniciais e realizando ajustes na terapia conforme o necessário. O monitoramento e a reavaliação são partes críticas do cuidado do paciente com sepse e devem ser realizados com frequência para garantir o tratamento adequado e a melhoria do estado clínico do paciente.

- Verificação de sinais vitais frequentes, incluindo frequência cardíaca, pressão arterial, frequência respiratória, temperatura e oximetria de pulso.
- Controle da diurese e equilíbrio hidroeletrolítico.
- Monitoramento da glicemia capilar e tratamento da hipoglicemia.
- Monitoramento do ácido láctico sérico em intervalos regulares.
- Monitoramento das funções renal e hepática, incluindo a medição da creatinina, bilirrubina e enzimas hepáticas.
- Monitoramento de parâmetros hematológicos, incluindo contagem de plaquetas, hemoglobina e hematócrito.
- Monitoramento da coagulação, incluindo o tempo de protrombina, tempo de tromboplastina parcial ativada e fibrinogênio.
- Avaliação do estado mental e neurológico do paciente.

REFERÊNCIAS

1. Menon K, Schlapbach LJ, Akech S, Argent A, Chiotos K, Chisti MJ, et al. Pediatric sepsis definition: a systematic review protocol by the Pediatric Sepsis Definition Taskforce. Crit Care Explor. 2020;2(6):e0123.
2. Cruz AT, Lane RD, Balamuth F, Aronson PL, Ashby DW, Neuman MI, et al. Updates on pediatric sepsis. J Am Coll Emerg Physicians Open. 2020;1(5):981-93.
3. Hilarius KWE, Skippen PW, Kissoon N. Early recognition and emergency treatment of sepsis and septic shock in children. Pediatr Emerg Care. 2020;36(2):101-6
4. Sankar J, Dhochak N, Kumar K, Singh M, Sankar MJ, Lodha R. Comparison of International Pediatric Sepsis Consensus Conference versus Sepsis-3 definitions for children presenting with septic shock to a tertiary care center in India: a retrospective study. Pediatr Crit Care Med. 2019;20(3):e122-e129.
5. Fustiñana A, Yock-Corrales A, Casson N, Galvis L, Iramain R, Lago P, et al. Adherence to pediatric sepsis treatment recommendations at emergency departments: a multicenter study in Latin America. Pediatr Emerg Care. 2022;38(9):e1496-e1502.
6. Craig JC, Williams GJ, Jones M, Codarini M, Macaskill P, Hayen A, et al. The accuracy of clinical symptoms and signs for the diagnosis of serious bacterial infection in young febrile children: prospective cohort study of 15 781 febrile illnesses. BMJ. 2010;340:c1594.
7. Paul R. Recognition, diagnostics, and management of pediatric severe sepsis and septic shock in the emergency department. Pediatr Clin North Am. 2018;65(6):1107-18.
8. Foo CPZ, Seabrook JA, Sangha G, Foster JR. Presumed systemic inflammatory response syndrome in the pediatric emergency department. Pediatr Emerg Care. 2019;35(8):522-6.
9. Weiss SL, Peters MJ, Alhazzani W, Agus MSD, Flori HR, Inwald DP, et al. Surviving Sepsis Campaign International Guidelines for the management of septic shock and sepsis-associated organ dysfunction in children. Pediatr Crit Care Med. 2020;21(2):e52-e106.
10. Goldstein B, Giroir B, Randolph A. International pediatric sepsis consensus conference: definitions for sepsis and organ dysfunction in pediatrics. Pediatr Crit Care Med. 2005;6(1):2-8.
11. Singer M, Deutschman CS, Seymour CW, Shankar-Hari M, Annane D, Bauer M, et al. The Third International Consensus Definitions for Sepsis and Septic Shock (Sepsis-3). JAMA. 2016;315(8):801-10.
12. Matics TJ, Sanchez-Pinto LN. Adaptation and validation of a Pediatric Sequential Organ Failure Assessment Score and

evaluation of the Sepsis-3 definitions in critically ill children. JAMA Pediatr. 2017;171(10):e172352.

13. Balamuth F, Scott HF, Weiss SL, Webb M, Chamberlain JM, Bajaj L, et al. Validation of the Pediatric Sequential Organ Failure Assessment Score and Evaluation of Third International Consensus Definitions for sepsis and septic shock definitions in the pediatric emergency department. JAMA Pediatr. 2022;176(7):672-8.
14. Dieckmann RA, Brownstein D, Gausche-Hill M. The pediatric assessment triangle: a novel approach for the rapid evaluation of children. Pediatr Emerg Care. 2010;26(4):312-5.
15. Davis AL, Carcillo JA, Aneja RK, Deymann AJ, Lin JC, Nguyen TC, et al. American College of critical care medicine clinical practice parameters for hemodynamic support of pediatric and neonatal septic shock. Crit Care Med. 2017;45(6):1061-93.
16. Fernández-Sarmiento J, Alcalá-Lozano C, Barrera PA, Erazo Vargas SC, Gómez Cortes LB, Reyes CM. Association between unbalanced solutions and acute kidney injury during fluid resuscitation in children with sepsis. J Intensive Care Med. 2022;37(5):625-32.
17. Barhight MF, Brinton J, Stidham T, Soranno DE, Faubel S, Griffin BR, et al. Increase in chloride from baseline is independently associated with mortality in critically ill children. Intensive Care Med. 2018;44(12):2183-91.
18. Maitland K, Kiguli S, Opoka RO, Engoru C, Olupot-Olupot P, Akech SO, et al. Mortality after fluid bolus in African children with severe infection. N Engl J Med. 2011;364(26):2483-95.
19. Niederman MS, Baron RM, Bouadma L, Calandra T, Daneman N, DeWaele J, et al. Initial antimicrobial management of sepsis. Crit Care. 2021;25(1):307.
20. Ventura AM, Shieh HH, Bousso A, Góes PF, Fernandes ICFO, de Souza DC, et al. Double-blind prospective randomized controlled trial of dopamine versus epinephrine as first-line vasoactive drugs in pediatric septic shock. Crit Care Med. 2015;43(11):2292-302.

4

Doença falciforme

Ana Paula Pereira da Silva
Juliana Ritondale Sodré de Castro
Luiza Foschiera
João Carlos Batista Santana

PONTOS PRINCIPAIS

- A crise vaso-oclusiva é a principal manifestação clínica da doença falciforme e pode ocorrer em pacientes com idade inferior a 6 meses e apresentar recorrência ao longo da vida.
- A base do tratamento inclui analgésicos, como anti-inflamatórios, opioides e medicações adjuvantes.
- A avaliação diagnóstica do paciente com DF febril deve ser orientada pela história clínica e exame físico.

INTRODUÇÃO

A doença falciforme (DF) é uma enfermidade de grande relevância clínica, que cursa com crises de tão grande repercussão clínica que necessita de atendimento em local de referência especializado. Têm-se observado significativos avanços no que se refere ao reconhecimento precoce e manejo imediato de suas complicações agudas, especialmente de crises álgicas difusas, síndrome torácica aguda, acidente vascular cerebral e infecções[1].

A DF é a enfermidade autossômica recessiva mais comum no mundo. No Brasil, a prevalência varia de 60 mil a 100 mil casos por ano, proporcionalmente diferente entre os estados brasileiros. No Rio Grande do Sul, a incidência é de 1:11 mil nascidos vivos[1,2].

Trata-se de uma enfermidade de grande relevância clínica, com manifestações sistêmicas caracterizadas por hemólise crônica e complicações agudas que podem levar a risco de morte e graus variáveis de disfunção orgânica. Os episódios de dor aguda são a principal causa de visitas ao departamento de emergência e internações hospitalares de pacientes com DF[1-3].

Houve melhora na expectativa de vida das crianças com DF nas últimas décadas, não apenas pela triagem neonatal, que levou ao diagnóstico e acompanhamento médico precoce, mas também pela cobertura vacinal para *Streptococcus pneumoniae* e pela profilaxia com penicilina. Com a redução da mortalidade, nos deparamos hoje com o objetivo principal de melhorar a qualidade de vida e diminuir a morbidade desses pacientes[1].

A característica clínica mais significativa é a presença de episódios de dor aguda, a principal razão para visitas ao departamento de emergência e internações desses pacientes com DF. Além de manejar esses episódios de dor aguda, o emergencista deve estar alerta para outras manifestações, comorbidades e complicações, algumas com risco de vida.

Observaram-se significativos avanços em relação ao diagnóstico e à terapêutica, fatos que conduziram a um melhor tratamento da crise álgica e, consequentemente, colaboraram com condições para uma melhor qualidade de vida aos pacientes e a seus familiares. Analgesia contínua, hidratação venosa parcimoniosa, oxigenoterapia em casos selecionados e antibioticoterapia são as bases comuns do tratamento das complicações da DF. Ainda assim, todo tratamento deve ser individualizado.

A DF abrange um grupo de enfermidades genéticas autossômicas recessivas caracterizadas pela presença da hemoglobina S (HbS) nas hemácias, secundária a uma mutação simples do códon 6 do gene da cadeia da betaglobina, que resulta em determinada troca de aminoácidos. A DF pode ser homozigota (HbSS – anemia falciforme), DF com hemoglobina C (HbSC), DF com talassemia (HbS/talassemia) e outras condições heterozigotas mais raras (HbSD, HbSE, HbSO). Geralmente, crianças com HbSS e HbS/betatalassemia apresentam complicações agudas com maior frequência e gravidade. Já o traço falcêmico (HbAS) é uma condição benigna, um estado de carreador, não considerado DF propriamente dita.

A troca dos aminoácidos glutamina pela valina na cadeia da betaglobina, que ocorre na patogênese da DF, determina profundas alterações nas propriedades físico-químicas da Hb quando desoxigenada. A HbS é polimerizada quando desoxigenada, e esses polímeros de Hb levam à rigidez e ao eritrócito em forma de foice, o qual sofre hemolisação com facilidade. A célula em foice resulta em aumento da viscosidade sanguínea e diminuição do fluxo sanguíneo, com formação de trombos (doença vaso-oclusiva) e destruição precoce de hemácias (anemia hemolítica). Esse mecanismo explica os dois primeiros processos fisiopatológicos da doença: a vaso-oclusão e a anemia hemolítica.

APRESENTAÇÃO CLÍNICA E DIAGNÓSTICOS DIFERENCIAIS

As principais causas de atendimento em salas de emergência para os pacientes com DF são crise álgica, desidratação e sepse. Os episódios vaso-oclusivos são os motivos mais comuns de atendimento em pronto-socorro e internações hospitalares em pacientes com DF em função das crises álgicas. A dor aguda por vaso-oclusão é causada pelo aprisionamento de eritrócitos e leucócitos na microcirculação, gerando obstrução vascular e isquemia tecidual. A vaso-oclusão é resultado da interação entre eritrócito e endotélio vascular, gerando oclusão microvascular episódica, seguida de restauração do volume sanguíneo, que promove lesão tecidual mediada pela reperfusão. O ciclo de isquemia e reperfusão causa estresse oxidativo e inflamatório, aumentando a síntese de citocinas inflamatórias, podendo causar leucocitose.

A crise vaso-oclusiva é a principal manifestação clínica da DF e pode ocorrer em pacientes com idade inferior a 6 meses e apresentar recorrência ao longo da vida. Entre os fatores que podem precipitar essas crises, estão hipóxia, desidratação e frio[4].

A primeira manifestação da crise vaso-oclusiva é a dactilite isquêmica, a síndrome mão-pé, em lactentes com idade < 6 meses, observada principalmente em lactentes e crianças pequenas entre 6 meses e 2 anos. Está frequentemente associada à febre e pode levar até 1 semana para se resolver completamente. Em crianças maiores, classicamente a dor aguda da vaso-oclusão ocorre em extremidades (crises dos ossos longos) e no dorso, embora possa ocorrer em qualquer lugar. Pode ser migratória e geralmente é contínua e progressiva. A crise dos ossos longos costuma causar impotência funcional do membro, pode estar associado a edema, calor e dor no local e costuma estar associada a febre e leucocitose em razão do processo inflamatório. Menos frequentemente, pode ocorrer dor torácica, devendo-se realizar o diagnóstico diferencial com síndrome torácica aguda (STA) (Tabela 1).

TABELA 1 Diagnóstico diferencial da crise álgica

Complicação	Manifestações clínicas
Síndrome torácica aguda	Tosse, dispneia, febre, dor torácica, hipóxia
Artrite séptica/osteomielite	Dor localizada, calor, edema, restrição de mobilização
Isquemia mesentérica/sequestro esplênico	Pode ser confundida com dor abdominal Aumento de baço com anemia no sequestro esplênico
Acidente vascular cerebral	Alteração de consciência

A crise vaso-oclusiva é diagnosticada por meio do quadro clínico, e a dor é avaliada com o uso de escalas apropriadas para a faixa etária. Por se tratar de pacientes com dor crônica, os escores de dor autorreferidos podem não se correlacionar de forma confiável com alterações nos sinais vitais, como taquicardia, hipertensão ou taquipneia. Além disso, os pacientes podem mostrar comportamento que os emergencistas consideram inconsistente com a dor, incluindo andar, conversar ou ter uma aparência calma, embora ainda relatem altos níveis de dor.

Exames laboratoriais e radiológicos podem auxiliar na pesquisa de fatores desencadeantes da crise álgica e no diagnóstico diferencial. É importante descartar outras complicações da DF que podem se manifestar inicialmente, como crise álgica, infecção, STA e sequestro esplênico. Em casos de dor abdominal, devemos estar atentos ao diagnóstico diferencial, como abdome agudo cirúrgico (ex.: apendicite) e isquemia mesentérica. A dor localizada, acompanhada ou não de sinais flogísticos e febre, deve alertar para a possibilidade de osteomielite. Em contraste com a crise álgica, em que a dor ocorre em múltiplas regiões, com característica migratória, a dor da osteomielite é fixa.

TRATAMENTO

O manejo da crise álgica inclui:

- Priorização dos pacientes na triagem.

- Avaliação precoce por meio das escalas de dor utilizadas no serviço de emergência.
- Analgesia adequada, repetindo a dose com frequência até que a dor seja controlada.

O atendimento deve ser feito ainda na primeira hora de chegada à emergência. A base do tratamento inclui analgésicos, como anti-inflamatórios, opioides e medicações adjuvantes. Em caso de dor leve a moderada, recomendam-se paracetamol e anti-inflamatório, se não houver contraindicação (insuficiência renal, discrasia sanguínea, doença péptica). Em caso de dor moderada a intensa, iniciar opioide parenteral (morfina) rapidamente, com ou sem anti-inflamatórios. Caso seja difícil obter acesso venoso, o opioide deve ser administrado por via subcutânea. A administração de medicação intramuscular deve ser evitada.

Crises álgicas simples (crise óssea unifocal ou bifocal sem febre) podem ser tratadas com analgesia simples (paracetamol dipirona), anti-inflamatórios e acompanhamento ambulatorial com escalas analógica e visual da dor.

Crises álgicas graves (formas multifocais acompanhadas por febre e bastante dolorosas, aliviadas somente com opioides) devem seguir determinado manejo[3]. A febre, mesmo caracterizando o processo inflamatório, deve ser tratada inicialmente como infecção potencialmente grave, sobretudo pelo pneumococo. Assim, orientam-se coleta de hemocultura e início de antibioticoterapia que cubra esse germe. Considerar oferta de oxigenoterapia nasal apenas se hipoxemia, para manter uma saturação acima de 94%. Deve-se atentar a eventuais complicações (síndrome torácica aguda, trombose pulmonar, hipoventilação por opioide). Para controle da dor, prescrever opioides e acompanhar com escalas analógicas e visuais da dor.

Os opioides têm sido a base da analgesia para episódios dolorosos agudos porque a maioria dos pacientes já é orientada quanto ao uso de analgésicos não opioides no domicílio antes de procurar atendimento hospitalar. É importante fazer o manejo agudo da dor com resgate de opioide em *bolus* até melhora do escore da dor, mantendo uma analgesia fixa que pode incluir desde o uso de morfina em infusão contínua nos casos mais graves até a associação de opioide (morfina em *bolus* ou morfina por via oral) com analgésico comum (dipirona, cetoprofeno, ibuprofeno ou paracetamol). O resgate pode ser feito com morfina em dose de 0,05 a 0,1 mg/kg e, após, a cada 15 a 30 minutos, usando-se de 25% a 50% da dose inicial até a diminuição de 2 pontos no escore da dor. Estudo indicou uma associação entre crianças com DF recebendo segunda dose 30 minutos após a primeira de opioide e diminuição das hospitalizações, reforçando a importância do manejo imediato das queixas álgicas. Para os pacientes internados com resposta refratária ou necessidade de doses elevadas de morfina em infusão contínua, uma opção é a associação de cetamina em dose baixa (0,1 a 0,3 mg/kg/hora com o máximo de 1 mg/kg/hora). O seu uso pode diminuir a tolerância e potencialmente reverter a hiperalgesia e a alodinia induzidas por opioides. Mais uma alternativa para a retirada de morfina em infusão contínua nos pacientes refratários é a associação de metadona por via oral, opioide para tratamento da dor intensa bastante utilizado no tratamento dos sintomas de abstinência, em razão da sua ação mais duradoura. As doses dos analgésicos mais utilizados estão apresentadas na Tabela 2.

A codeína e o tramadol não são recomendados na faixa etária pediátrica, em razão de sua metabolização errática, com risco de eventos adversos graves.

A reposição hídrica intravenosa deve ser considerada apenas em pacientes suspeitos de hipovolemia, de tal forma que o clássico uso em pacientes euvolêmicos não é mais indicado. Acredita-se que o aumento da tonicidade do fluido extracelular impacte negativamente o fluxo de hemácias falciformes em condições de hipóxia em microcapilares e aumente a adesão ao endotélio. A sobrecarga de fluidos na DF também coloca os pacientes em risco de desenvolver STA.

O uso de corticoide não está indicado por estar associado a rebote da crise álgica com a sua suspensão, assim como outras complicações. A oxigenoterapia é indicada somente se houver saturação abaixo de 95%. Não se deve indicar transfusão de concentrado de hemácias para tratamento da crise álgica, a menos que o paciente apresente outra condição que indique sua utilização[5].

Pacientes com episódios dolorosos agudos podem ter alta da emergência se a dor for adequadamente controlada. Sugere-se a manutenção de analgesia fixa com anti-inflamatório não esteroide, como ibuprofeno ou cetoprofeno, por 3 a 5 dias. Entretanto, deve-se evitar seu uso em pacientes com risco de toxicidade renal, pacientes com úlcera péptica e anticoagulação, em que podem sobrepor o benefício de uso dessa medicação.

Febre

A febre é a segunda causa mais comum que leva pacientes com anemia falciforme a uma consulta de emergência, ficando atrás apenas de crise álgica. Sepse é causa importante de mortalidade nesses pacientes, pelo risco aumentado de infecção grave. A oclusão vascular e o aumento da viscosidade sanguínea resultam em asplenia funcional e deficiência imunológica na infância, levando a um aumento da suscetibilidade ao longo da vida a infecções bacterianas graves, principalmente por

TABELA 2 Drogas analgésicas utilizadas com controle da crise álgica

Droga	Dosagem	Indicação	Considerações especiais
Paracetamol	10-15 mg/kg/dose a cada 4 a 6 horas por via oral	Dor leve	Risco de hepatotoxicidade com superdosagem
Dipirona	15 mg/kg dose até a cada 6 horas por via oral 0,03 mL/kg/dose da solução 500 mg/mL da dipirona intravenosa/ intramuscular	Dor leve	Risco de discrasia sanguínea. Pode provocar insuficiência renal transitória, especialmente em nefropatas. O efeito analgésico ocorre em 30 a 60 minutos após a administração. Não deve ser usada em crianças < 3 meses ou < 5 kg
Ibuprofeno	10 mg/kg/dose até a cada 6 horas por via oral	Dor leve	Deve ser evitado em crianças < 6 meses devido ao risco de lesão renal
Cetoprofeno	0,5 mg/kg/dose, 3 a 4 x/dia. A dose máxima diária não deve exceder 2 mg/kg. Vias oral e intravenosa	Dor leve/ moderada	Não deve ser usado em crianças < 6 meses de idade
Morfina oral	Dose varia conforme a intensidade da dor: - Dor moderada: 0,1 mg/kg/dose a cada 4 a 6 horas. - Dor mais intensa: 0,2 mg/kg/dose a cada 4 a 6 horas.	Dor moderada/ intensa	A morfina oral tem biodisponibilidade de cerca de 1/3, resultando em não mais do que 40% da dose administrada com efeito analgésico
Morfina endovenosa	O início do efeito analgésico em 10-15 minutos, e a dose padrão inicial é de 0,05-0,2 mg/kg por via intravenosa, podendo ser seguida de uma infusão contínua (IC) de 0,01 a 0,02 mg/kg/h	Dor intensa	Estimula a liberação de histamina e inibe respostas simpáticas compensatórias, podendo causar prurido, broncoconstrição e hipotensão. Efeitos colaterais gastrointestinais também são observados, como náuseas e vômitos, além do aumento do tônus e redução da motilidade gastrintestinal.
Metadona	A dose utilizada é de 0,1 a 0,2 mg/kg a cada 4 a 6 horas, com dose máxima de 10 mg. Uso oral	Dor intensa	Usada no tratamento dos sintomas de abstinência aos opioides, devido à sua ação mais duradoura. O efeito cumulativo pode levar a sedação mais prolongada. Alternativa para a retirada de morfina IC nos pacientes refratários ao tratamento
Ketamina	0,1 a 0,3 mg/kg/h, com o máximo de 1 mg/kg/h Uso endovenoso	Uso associado à morfina em infusão contínua para dor intensa	Anestésico dissociativo com efeitos analgésicos, anestésicos e amnésicos. Deve ser considerada adjuvante a terapia com morfina IC e pode ser usada em pacientes dependentes ou tolerantes a opioides. O fenômeno de emergência após sedação (choro, sonhos lúcidos, alucinações) é mais comum em adolescentes, quando a droga é administrada por via intramuscular ou em altas doses

bactérias encapsuladas como pneumococo, hemófilos, salmonela e menigococo.

A avaliação diagnóstica do paciente com DF febril deve ser orientada pela história clínica e exame físico. Devem-se buscar sinais e sintomas focais como infecção respiratória, de sistema nervoso central, musculoesquelética, assim como excluir complicações da DF, como STA, crise álgica, acidente vascular cerebral, sequestro hepático e esplênico (Figura 1). A avaliação laboratorial inclui a coleta de hemograma para identificação de pacientes de risco. Na ausência de sinais ou sintomas de infecção localizados, hemoculturas, urinálise e cultura de urina devem ser consideradas, especialmente em crianças < 2 anos. Patógenos virais também podem causar doença sistêmica grave, e painéis de diagnóstico molecular para patógenos virais também podem ser apropriados. As hemoculturas, bem como todos os outros materiais de cultura clinicamente indicados, devem ser obtidas rapidamente, e a administração de antibióticos deve ser precoce.

A administração empírica de antibióticos após a obtenção de hemocultura nos pacientes febris é uma prática padrão em grande parte das emergências. Entretanto, estudos demonstram que os resultados das hemoculturas nesses pacientes raramente são positivos, e é sabido que o uso excessivo de antibióticos pode resultar em resistência bacteriana[6].

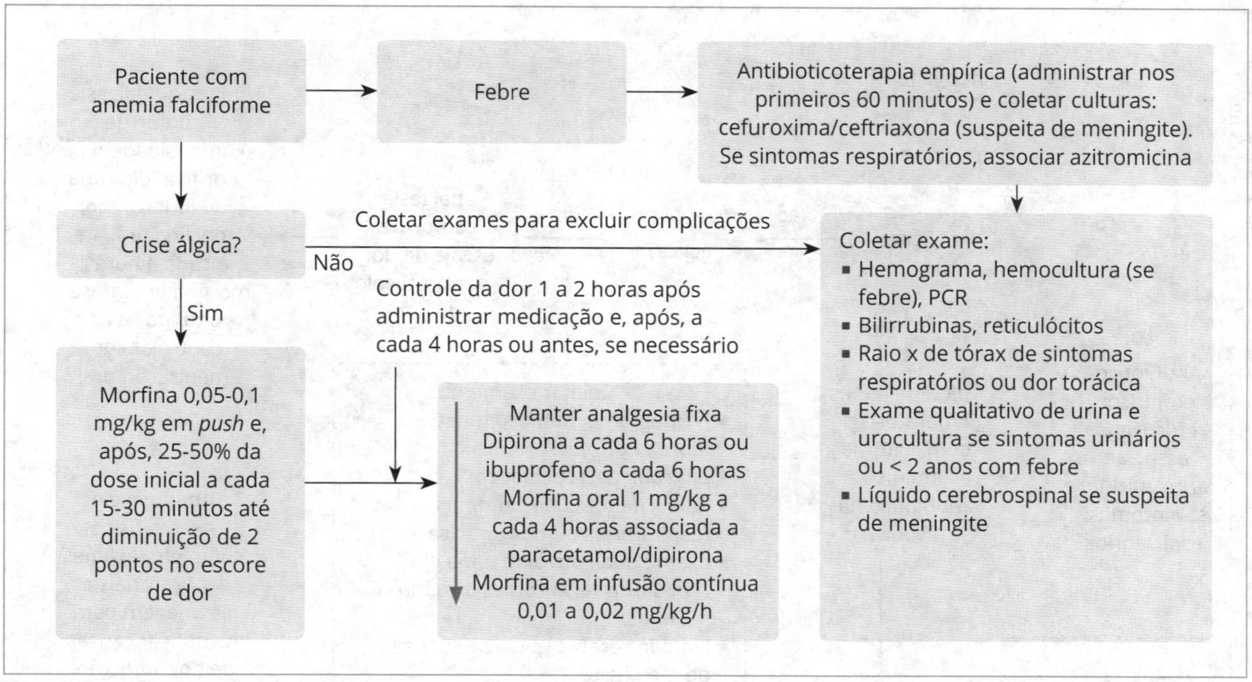

FIGURA 1 Manejo da crise álgica e febre na emergência.

O manejo ambulatorial pode ser considerado em pacientes estáveis de baixo risco quando é possível o acompanhamento próximo (dentro de 24 horas), sem febre persistente, após adequada avaliação no ambiente da emergência e coleta de hemocultura. Deve ser prescrito antibiótico empírico antipneumococo e com cobertura para bactérias Gram-negativas entéricas (ex.: ceftriaxona). São considerados fatores de risco:

- Leucócitos totais > $30.000/mm^3$ ou < $5.000/mm^3$.
- Febre > 40°C.
- "Aparência doente", instabilidade hemodinâmica.
- Complicações como síndrome torácica aguda.
- Hb ≤ 5g/dL ou redução > 2 g/dL do valor basal.
- Capacidade de entendimento da família.

A internação hospitalar deve ser fortemente considerada para pacientes febris sem uma fonte identificada, na presença de fatores de risco ou de complicações associadas a DF, como pacientes com meningite ou infecção osteoarticular. Se indicada hospitalização, devem ser realizados monitorização e suporte hemodinâmico. O O_2 suplementar serve para manter saturação de O_2 entre 90 e 94%, além de manter cobertura antibiótica empírica e ajustar conforme resultado de culturas. A alta hospitalar com antibiótico por via oral pode ser considerada após de 24 a 48 horas afebril.

Síndrome torácica aguda

Causa comum de internação hospitalar em pacientes com DF, é definida como o aparecimento de um novo infiltrado pulmonar na radiografia de tórax, acompanhado de febre e sintomas respiratórios, incluindo tosse, taquipneia e dor torácica. É o resultado de hipóxia e inflamação, levando ao aumento da adesão de eritrócitos falciformes na microvasculatura pulmonar. Parcela significativa ocorre por causa desconhecida, e outra parcela está associada à infecção; minoria de casos é devida a embolia pulmonar gordurosa e infarto pulmonar direto ou vaso-oclusão. Em crianças, o principal fator desencadeante é a infecção. Dados recentes sugerem que os vírus são responsáveis pela maioria dos eventos em pediatria, e infecção por *Mycoplasma pneumoniae* vem crescendo em frequência[6].

A STA pode ocorrer em qualquer faixa etária, mas é mais comum em crianças, com a maior prevalência entre 2 e 5 anos. Em cerca de 40-50% dos casos, a STA ocorre durante uma internação, com mais de 80% dos pacientes tendo sido internados por crise álgica. Pode evoluir para uma insuficiência respiratória, com 13% dos pacientes necessitando de ventilação mecânica[7]. Também está associada a internações mais prolongadas, diminuição da sobrevida em longo prazo e aumento da incidência de desenvolvimento de lesão pulmonar crônica.

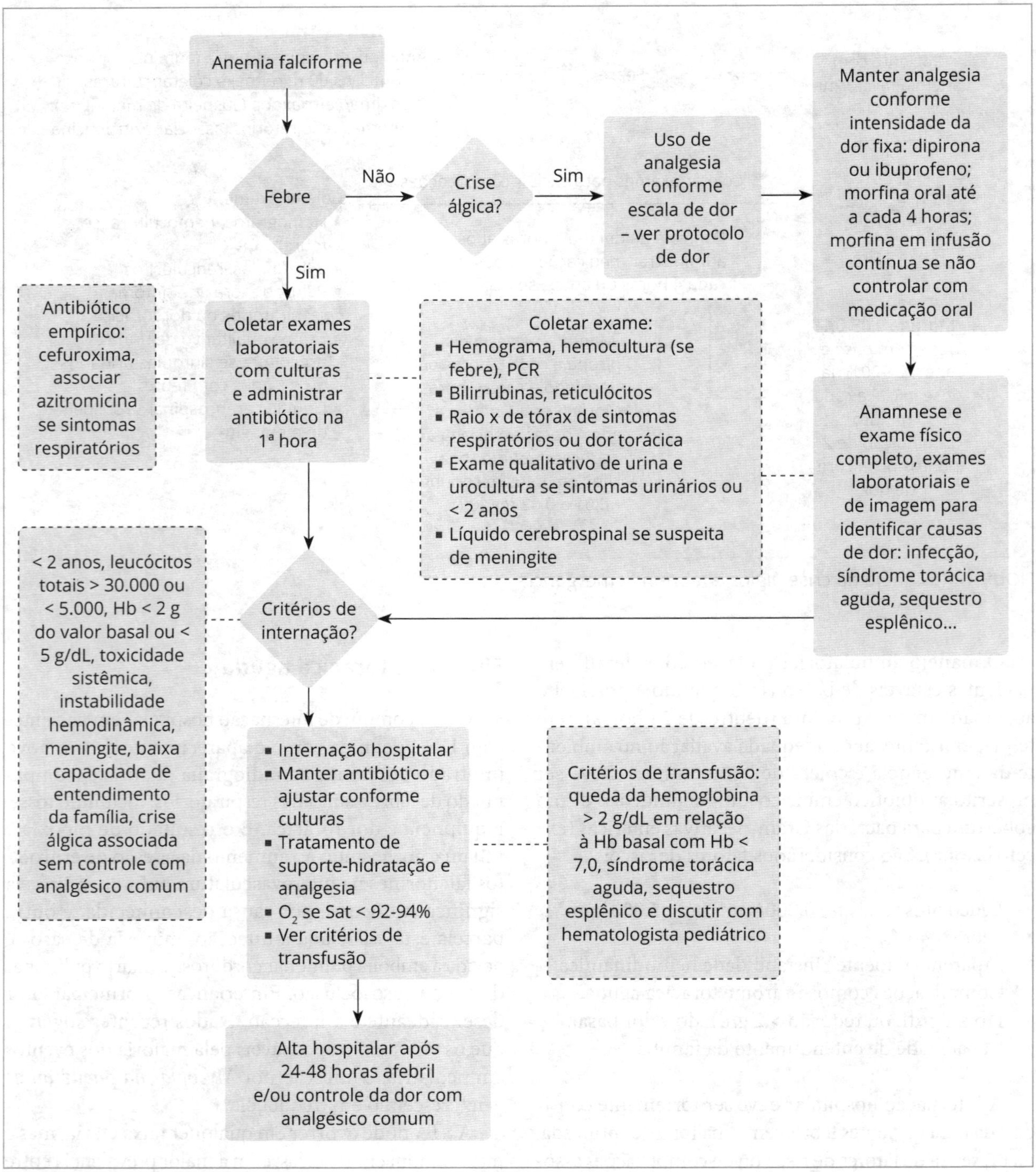

FIGURA 2 Anemia falciforme.

A hipoventilação causada por dois cenários clínicos comuns coloca o paciente em risco de STA: imobilização (dor) ou efeitos colaterais de opioides (sonolência). Edema pulmonar causado por hidratação endovenosa excessiva pode levar à STA, mas os dados não são conclusivos.

Na apresentação clínica inicial, o paciente pode apresentar febre (80%) e sintomas respiratórios, incluindo tosse, taquipneia, dor torácica e retração intercostal com o uso de musculatura acessória. A hipóxia severa é um bom preditor para gravidade e evolução[8]. Os sintomas na apresentação são dependentes da idade, com sibilância, tosse e febre, sendo mais comuns em pacientes menores de 10 anos. Dor e dispneia são mais frequentes em adultos.

Radiografia de tórax faz parte da avaliação inicial de todo paciente com DF que apresenta febre e/ou sintomas respiratórios. Em todo paciente febril, deve-se coletar hemocultura e realizar *screening* para *Mycoplasma pneumoniae* e vírus dependendo da época do ano (vírus respiratório sincicial e *influenza*). O tratamento consiste em:

- Antibioticoterapia (de início precoce): deve cobrir os agentes bacterianos mais frequentes: *Streptococcus pneumoniae, Haemophilus influenzae, Chlamydia pneumoniae* e *Mycoplasma pneumoniae*. Tem-se utilizado a associação de cefalosporina (cefuroxima ou cefotaxima) e macrolídeos (azitromicina) para o tratamento empírico inicial, com ajuste posterior conforme resultado das culturas.
- Hidratação endovenosa: *bolus* de líquidos endovenosos são reservados a pacientes com hipovolemia ou hipertonicidade. Paciente euvolêmico deve receber hidratação na taxa de manutenção.
- Analgesia com monitorização através de escores clínicos: evitando o uso excessivo de opioide e o subtratamento da dor.
- Fisioterapia respiratória para prevenção e tratamento: se atelectasia resultante de hipoventilação ou hiper--reatividade brônquica.
- Oxigenioterapia: para pacientes com hipóxia.
- Beta-2-agonista: nos casos de exacerbação de asma.
- Corticoide: não é recomendado de rotina por estar associado a rebote após a sua suspensão, exceto se houver exacerbação da asma, quando se deve seguir as orientações dos guidelines de manejo da asma.
- Transfusão: a decisão deve considerar os riscos e benefícios do procedimento, e deve haver consenso entre o emergencista e o hematologista. Quando o paciente apresenta aumento da frequência respiratória, com aumento do esforço respiratório, necessidade de oxigenoterapia para manter a saturação de O_2 > 92% e diminuição da concentração da Hb em 1-2g/dL, é indicada a transfusão sanguínea. A transfusão deve ser limitada para aumentar o nível da Hb para 11 g/dL. A exsanguineotransfusão é recomendada aos pacientes com insuficiência respiratória e hipoxemia apesar do uso de oxigênio, a fim de aumentar os níveis de HbA > 70%. Se a exsanguineotransfusão não estiver disponível, recomenda-se transfusão simples.
- Ventilação não invasiva (VNI): não há evidências suficientes para recomendá-la aos pacientes com STA. Piora da hipóxia, dispneia severa e aumento da hipercapnia levando a aumento da acidose respiratória são indicações de VNI. Cerca de 13% necessitam de ventilação mecânica e 3% morrem.

Sequestro esplênico

Rara complicação, caracterizada por diminuição aguda no nível de Hb, que pode resultar em colapso circulatório. É mais comum na população pediátrica (mais comum com HbSS), porque ainda não sofreram autoinfarto do baço, mas também podem ser vistos na idade adulta (HbSC e outros).

Deve ser considerado quando há aumento esplênico e colapso circulatório. A maioria dos pacientes apresenta início súbito de dor intensa no quadrante superior esquerdo do abdome. Pode estar associado a náusea, vômito, febre e calafrios. Esses sintomas são inespecíficos e podem ser confundidos com outras causas de dor abdominal aguda. Os pacientes devem ser ressuscitados com fluidos intravenosos e transfusão de sangue. O objetivo é elevar a Hb até 7g/dL. Nesses pacientes, está indicada esplenectomia porque o sequestro esplênico recorre em quase 50%.

Priapismo

É uma emergência urológica, caracterizada por ereção peniana total ou parcial prolongada com duração de pelo menos 4 horas não relacionado ao estímulo sexual.

A DF é a principal causa de priapismo em crianças. A etiologia envolve a vaso-oclusão com lesão isquêmica por obstrução microvascular. Ocorrem anemia e aumento de marcadores de hemólise sérica (reticulócitos, bilirrubina indireta, lactato desidrogenase e aspartato aminotransferase)[9].

Hidratação e analgesia por opiáceos são geralmente necessários. Opções típicas de tratamento incluem a injeção de fenilefrina nos corpos cavernosos, terbutalina subcutânea ou pseudoefedrina oral. Se essas terapias não forem bem-sucedidas, deve ser realizada consulta urológica emergente para aspiração ou avaliação para colocação de *shunt*.

Complicações vasculares

Os acidentes vasculares cerebrais (AVC) são relativamente frequentes em crianças com DF e mais comuns em crianças do que em adultos. Podem ocorrer em crianças a partir dos 2 anos. Infartos cerebrais silenciosos (ICS) associados a doença de pequenos vasos são mais comuns do que AVC evidentes[10]. Observa-se que pacientes sintomáticos têm vasculopatia principalmente nas artérias de médio e grande calibre, desencadeada por anemia, leucocitose, hipóxia e alteração do fluxo sanguíneo cerebral.

O estudo STOP (*Stroke Prevention Trial in Sickle Cell Anemia*) mostrou que, em pacientes com aumento das velocidades do Doppler transcraniano, transfusão profilática de sangue para manutenção manter HbS abaixo de 30% pode reduzir o risco de AVC para menos de 1%[11]. Além disso, transplante de medula óssea mieloablativo parece oferecer um benefício significativo na limitação vasculopatia cerebral.

Os pacientes com diagnóstico suspeito ou confirmado têm indicação de transfusão sanguínea que deve preferencialmente ser feita nas primeiras 2 horas de início dos sintomas. Nos casos de AVC hemorrágico, verificar a necessidade de abordagem neurocirúrgica pelo exame de imagem.

CONSIDERAÇÕES FINAIS

O grande impacto sobre a qualidade de vida dos pacientes com DF foi determinado pela implantação nacional do Programa Nacional de Triagem Neonatal, que proporcionou diagnóstico adequado e, com isso, direcionou programas específicos de imunizações, uso de antibioticoprofilaxia e planos terapêuticos com transfusões sanguíneas e uso de hidroxiureia.

A DF é uma enfermidade de grande relevância clínica e elevada morbidade que cursa com crises tão significativas que requer atendimento em local de referência especializado. Muitos avanços têm ocorrido no manejo desses pacientes, seja no campo diagnóstico, seja no terapêutico, envolvendo especialmente manejo de crises álgicas, STA, AVC e infecção.

Assim, é importante que o emergencista seja qualificado para reconhecimento precoce, manejo dessas complicações e encaminhamento adequado para o especialista. Ainda que cada proposta terapêutica deva ser individualizada, os serviços de saúde devem ter protocolos para melhor assistência desses pacientes, envolvendo analgesia contínua, hidratação intravenosa cuidadosa, oxigenoterapia e antibioticoterapia direcionada. Os avanços para tratamento e diagnóstico, além de tratar a crise propriamente dita, proporcionam condições para uma melhor qualidade de vida a pacientes e familiares.

REFERÊNCIAS

1. Santana JCB, Silva APP, Lago PM. Doença falciforme: situações de emergência. In: Associação de Medicina Intensiva Brasileira, Sociedade Brasileira de Pediatria; Piva JP, Carvalho WB, organizadores. PROTIPED Programa de Atualização em Terapia Intensiva Pediátrica: Ciclo 13. Porto Alegre: Artmed Panamericana; 2022. (Sistema de Educação Continuada a Distância, v. 4).
2. Sakano TMS. Doença falciforme. In: Sociedade Brasileira de Pediatria; Simon Junior H, Pascolat G, organizadores. PROEMPED Programa de Atualização em Emergência Pediátrica: Ciclo 2. Porto Alegre: Artmed Panamericana; 2019, p. 111-37. (Sistema de Educação Continuada a Distância, v. 3).
3. Brandow AM, Carroll CP, Creary S, Edwards-Elliott R, Glassberg J, Hurley RW, et al. American Society of Hematology 2020 guidelines for sickle cell disease: management of acute and chronic pain. Blood Adv. 2020;4(12):2656-701.
4. Cooper-Sood JB, Hagar W, Marsh A, Hoppe C, Agrawal AK. Adjuvant low-dose ketamine for paediatric and young adult sickle cell vaso-occlusive episodes in the emergency department. Br J Haematol. 2022;198(1):207-9.
5. Muslu CS, Kopetsky M, Nimmer M, Visotcky A, Fraser R, Brousseau DC. The association between timely opioid administration and hospitalization in children with sickle cell disease presenting to the emergency department in acute pain. Pediatr Blood Cancer. 2020;67(9):e28268.
6. Brandow AM, Carroll CP, Creary S, Edwards-Elliott R, Glassberg J, Hurley RW, et al. American Society of Hematology 2020 guidelines for sickle cell disease: management of acute and chronic pain. Blood Adv. 2020;4(12):2656-701.
7. Shihabuddin BS, Scarfi CA. Fever in children with sickle cell disease: are all fevers equal?. J Emerg Med. 2014;47(4):395-400.
8. Rees DC, Williams TN, Gladwin MT. Sickle-cell disease. Lancet. 2010;376(9757):2018-31.
9. Silva APP. Repensando o manejo da síndrome torácica na síndrome falcêmica. In: Santana JCB, Borges LAA, Coester A, editores. Série brasileira de medicina de emergência. Emergência pediátrica – ABRAMEDE. São Paulo. Atheneu; 2018. p. 53-63.
10. Steiner ME, Zantec ND, Stanworth SJ, Parker RI, Valentine SL, Lehmann LE, et al. Recommendations on RBC transfusion support in children with hematologic and oncologic diagnosis from the Pediatric Critical Care Transfusion and Anemia Expertise Initiative. Pediatr Crit Care Med. 2018;19(9S Suppl1):S149-S156.
11. Lee MT, Piomelli S, Granger S, et al. Stroke Prevention Trial in Sickle Cell Anemia (STOP): extended follow-up and final results. Blood. 2006;108(3):847-852.

5

Ressuscitação neonatal

Marcelo Pavese Porto
Denise Leite Chaves
João Gabriel Ognibeni Porto

PONTOS PRINCIPAIS

- Todas as ações de reanimação do recém-nascido seguem o ABC da reanimação: A de *airways,* manter a via aérea pérvia; B de *breathing*, iniciar a ventilação; C de *circulation*, manter a circulação.
- As ações para manutenção da permeabilidade da via aérea envolve manter o recém-nascido em decúbito dorsal e a cabeça em leve extensão, com cuidado para não fazer hiperextensão nem flexão da cabeça.
- A via de administração preferencial das drogas e expansor volumétrico é a veia umbilical.

INTRODUÇÃO

Estima-se que no mundo ocorram em torno de 2,5 milhões de óbitos de recém-nascidos (RN) por ano, o que corresponde a aproximadamente 45% das mortes de crianças abaixo de 5 anos[1]. A asfixia perinatal é responsável por 30 a 35% dessas mortes neonatais, o que representa 1 milhão de óbitos por ano[1,2]. No Brasil, morrem cerca de 10 neonatos por dia, por causas relacionadas à asfixia perinatal, sendo essa a terceira causa básica de mortes de crianças abaixo de 5 anos, ficando atrás somente da prematuridade e das anomalias congênitas[2]. No ano de 2021, conforme dados do DataSUS, entre as 18.402 mortes neonatais precoces (entre 0 e 6 dias de vida), em 20% a causa do óbito esteve relacionada à asfixia perinatal, hipóxia ao nascer ou aspiração de mecônio. Se considerarmos apenas os neonatos com peso de nascimento ≥ 2.500g, essas causas foram responsáveis pela morte de 4 RN por dia[2,3].

A transição da vida intrauterina para a extrauterina depende de diversas modificações fisiológicas que acontecem de maneira rápida e se completam quase totalmente ao nascimento. Em função da magnitude e complexidade dessas adaptações, o nascimento pode ser considerado um dos momentos de maior risco para o ser humano. Portanto, é imprescindível que o emergencista conheça as modificações fisiológicas que o RN necessita fazer, esteja treinado para identificar dificuldades na transição e realizar de forma pronta e eficiente manobras que permitam que a adaptação ocorra com sucesso e sem risco de morte ou asfixia neonatal[1-3].

A reanimação adequada ao nascimento é uma das oito intervenções estratégicas que visam diminuir a mortalidade infantil em nível mundial. O atendimento ao parto por profissionais de saúde habilitados pode reduzir em 20 a 30% as taxas de mortalidade neonatal e a utilização das técnicas de reanimação, uma redução adicional de 5 a 20% nessas taxas, levando à diminuição de até 45% das mortes neonatais por asfixia[1-3]. O Brasil, por intermédio da Sociedade Brasileira de Pediatria, tem o segundo maior Programa de Reanimação Neonatal do mundo, e todos os pediatras devem fazer o treinamento, pois a responsabilidade e o impacto do atendimento do RN em sala de parto são enormes e determinam o futuro da criança e da família e têm uma repercussão social muito importante. Saiba mais no *link* www.sbp.com.br/especiais/reanimacao[2].

As práticas de reanimação em sala de parto são baseadas nas diretrizes publicadas pelo International Liaison Committee on Resuscitation (ILCOR) e são originadas, após processo de revisão sistemática por especialistas dos cinco continentes, das melhores evidências científicas disponíveis. A partir do documento do ILCOR, cada país adapta as condutas às suas especificidades e necessidades. A reanimação do RN apresenta três pilares essenciais: garantir uma ventilação adequada, manter a normotermia e realizar um trabalho coordenado em equipe treinada.

Este capítulo vai abordar a ressuscitação do neonato ≥ 34 semanas de idade gestacional em sala de parto e até o momento da alta hospitalar, já que a reanimação nesse momento único na vida segue padrões que diferem da ressuscitação nas demais faixas etárias. De acordo com as diretrizes propostas pela American Heart Association em 2020, as normas de reanimação neonatal se aplicam durante a primeira hospitalização e, após a alta hospitalar, a reanimação de neonatos (até 30 dias de vida) e crianças segue as diretrizes propostas no PALS (*Pediatric Advanced Life Support*), abordada em outro capítulo deste livro. Fora do ambiente da sala de parto e ainda durante a primeira internação, a reanimação do RN segue a mesma sequência e as mesmas indicações discutidas a seguir[4].

TRANSIÇÃO FISIOLÓGICA DA VIDA INTRAUTERINA PARA EXTRAUTERINA

Durante a vida intrauterina, o feto é dependente da placenta para obter nutrientes e realizar trocas gasosas. A placenta é um sistema de baixa resistência vascular em contraposição à alta resistência vascular dos pulmões fetais; em consequência, ocorre *shunt* da direita para a esquerda por meio do forame oval e do canal arterial, o que caracteriza a circulação fetal. Aproximadamente 90% do sangue que chega ao ventrículo direito do feto é desviado pelo canal arterial e não entra nos pulmões, seguindo pela aorta descendente, artérias umbilicais e placenta para ser oxigenado e receber nutrientes[6].

Ao nascer, a partir do clampeamento do cordão, o RN necessita fazer modificações fisiológicas rápidas na função cardiopulmonar para suprir as exigências da vida extrauterina. De forma resumida, devem ocorrer clareamento do fluido alveolar; expansão pulmonar, com abertura dos espaços alveolares, o que leva ao estabelecimento da capacidade residual funcional e liberação de surfactante, com diminuição da tensão superficial alveolar e estabilização da capacidade residual funcional. A remoção do sistema de baixa resistência vascular da placenta resulta em aumento da pressão sanguínea sistêmica do neonato. Além disso, a expansão pulmonar reduz tanto a resistência vascular pulmonar como a pressão da artéria pulmonar. Em decorrência dessas duas modificações, há inversão do *shunt* direita-esquerda pelo canal arterial para o *shunt* esquerda-direita, o que leva a aumento do fluxo nas artérias pulmonares e pulmões, aumento do volume de ejeção do ventrículo esquerdo e aumento na oxigenação cerebral. Com a elevação da perfusão e expansão pulmonar, ocorre aumento da saturação de oxigênio neonatal, o que estimula o fechamento do canal arterial. Também, o acréscimo do fluxo arterial pulmonar aumenta o retorno venoso ao átrio esquerdo e eleva a pressão atrial esquerda. À medida que aumenta a pressão atrial esquerda e a atrial direita diminui, o *shunt* pelo forame oval reduz até que seja fechado quando a pressão atrial esquerda for maior que a atrial direita.

LEMBRAR

A maioria dos neonatos fazem a transição sem problemas; no entanto, cerca de 10% dos RN necessitará de alguma assistência para iniciar a respiração e 1% a 3% de todas as manobras mais agressivas de reanimação[2]. Embora seja um número percentual pequeno de RN que necessitará de alguma assistência para iniciar a respiração, em números absolutos estamos falando de uma quantidade enorme de RN. Segundo dados do DataSUS, no Brasil, em 2021 nasceram quase 2,7 milhões de RN, o que corresponde a cerca de 270 mil neonatos por ano que exigirão algum tipo de intervenção para iniciar a respiração espontânea[3].

ATENDIMENTO AO RECÉM-NASCIDO COM 34 SEMANAS OU MAIS DE IDADE GESTACIONAL

A função primordial da ressuscitação cardiopulmonar em qualquer faixa etária é manter a oxigenação e perfusão tecidual adequadas, especialmente nos órgãos nobres (cérebro, coração, pulmões, rins e adrenais). Dentro desse contexto, é importante notar que o RN apresenta uma baixa saturação de oxigênio ao nascer, em torno de 63% com 1 minuto de vida[5-7]. Isso se dá pelo fato de que ele nasce com os pulmões colabados, alvéolos fechados e arteríolas pulmonares constritas, portanto as ações iniciais devem estar voltadas a garantir a adequada expansão pulmonar, expansão alveolar e dilatação arteriolar pulmonar. Sendo assim, todas as ações de reanimação do RN seguem o ABC (sigla derivada do inglês) da reanimação: A de *airways,* manter vias aéreas pérvias; B de *breathing*, iniciar a respiração; C de *circulation*, manter a circulação.

Em todo nascimento é indispensável que esteja presente um profissional de saúde dedicado exclusivamente ao atendimento do RN e que seja treinado em reanimação neonatal, apto a realizar os passos iniciais e a ventilação com máscara facial. Havendo risco de asfixia, é necessária uma equipe treinada, com um pediatra ou emergencista habilitado a realizar todos os procedimentos de reanimação.

Antes de iniciar o atendimento propriamente dito, o emergencista deve realizar a anamnese materna, identificando os possíveis fatores de risco para asfixia (Tabela 1), checar se todos os equipamentos necessários à assistência do neonato estão presentes e funcionando adequadamente e se a sala de parto está na temperatura ambiente adequada, que deve estar entre 23 e 26°C. A relação dos equipamentos necessários para atendimento adequado do RN em sala de parto está regulamentada na Portaria n. 371 do Ministério da Saúde, de 7 de maio de 2014[4].

TABELA 1 Fatores perinatais relacionados ao risco de reanimação

Fatores pré-natais	Fatores relacionados ao trabalho de parto e ao parto
Ausência de pré-natal	Trabalho de parto prematuro
Idade materna < 16 ou > 35 anos	Líquido amniótico meconial
Idade gestacional < 37 ou > 41 semanas	Corioamnionite
Hipertensão na gestação	Rotura de membranas > 18 horas
Diabetes	Período expulsivo > 2 horas
Infecção materna	Trabalho de parto > 24 horas
Doenças maternas	Apresentação anômala
Aloimunização ou anemia fetal	Descolamento prematuro de membranas
Óbito fetal ou neonatal prévio	Placenta prévia
Hidropsia fetal	Prolapso de cordão
Polidrâmnio ou oligoâmnio	Hipertonia uterina
Rotura prematura de membranas	Anestesia geral
Gestação múltipla	Uso de opioides < 4 horas antes do parto
Crescimento intrauterino restrito	Bradicardia fetal
Macrossomia	Sangramento intraparto significativo
Malformação fetal	Uso de fórcipe ou extração a vácuo
Uso de drogas ilícitas, álcool ou tabaco	Parto cesáreo
Diminuição de atividade fetal	Parto taquitócico
Sangramento de 2° ou 3° trimestres	

Fonte: adaptado de Almeida et al., 2022.

LEMBRAR

Estar preparado é o primeiro e mais importante passo para fazer uma reanimação neonatal com sucesso.

Depois de o bebê nascer, o que é definido pela extração completa do concepto da cavidade uterina, o emergencista deve avaliar, independentemente do aspecto do líquido amniótico, se o RN está com boa vitalidade, ou seja, iniciou a respirar ou chorar e tem movimentação ativa, para decidir quando clampear o cordão umbilical. Se os dois sinais estiverem presentes (RN com boa vitalidade), clampear o cordão entre 1 e 3 minutos de vida e depois posicionar o RN no tórax ou abdômen materno para prevenir a perda de calor. Estudos têm demonstrado que o clampeamento do cordão em tempo superior a 60 segundos facilita a transição cardiorrespiratória, além de aumentar os níveis de hemoglobina e a concentração de ferritina sérica nos primeiros 3 a 6 meses de vida, podendo reduzir a anemia do lactente. Se o neonato não apresentar boa vitalidade (não iniciou a chorar ou respirar ou está sem movimentação ativa), sugere-se fazer estímulo tátil delicado no dorso até no máximo duas vezes e, se não houver resposta, clampear o cordão e levar imediatamente à mesa de reanimação (berço de reanimação previamente aquecido). Um ponto discutido pelos diferentes consensos nessa situação refere-se à ordenha de cordão; esse procedimento não deve ser realizado em RN prematuros abaixo de 28 semanas, pois aumenta consideravelmente o risco de hemorragia peri-intraventricular e lesão cerebral. Em relação aos RN a termo, a American Heart Association também não recomenda a ordenha do cordão, somente para fins de pesquisa; no entanto, o Conselho Europeu de Ressuscitação, nas diretrizes publicadas em 2021, sugere que, na impossibilidade de realizar o clampeamento tardio, a ordenha seja realizada[8]. Outras situações em que o clampeamento imediato do cordão é necessário são quando tratar-se de descolamento prematuro de placenta, placenta prévia ou nó de cordão.

Se ao nascimento o RN apresentar boa vitalidade, deve ser mantido em contato pele a pele com a mãe, prover-lhe calor, assegurar que as vias aéreas se mantenham pérvias, avaliar continuamente a vitalidade e estimular o início do aleitamento materno.

No entanto, na situação em que o RN não apresenta boa vitalidade (não está chorando ou respirando ou não apresenta movimentos respiratórios regulares e/ou apresenta tônus muscular flácido), após o clampeamento do cordão, deve ser levado à mesa de reanimação para serem realizados, em no máximo 30 segundos, os passos iniciais de estabilização/reanimação. Esses passos iniciais compreendem ações que objetivam manter a normotermia (temperatura entre 36,5 e 37,5°C) e as vias aéreas pérvias. A manutenção do calor se inicia antes do nascimento, com a temperatura da sala mantida entre 23 e 25°C; depois o RN deve ser recepcionado em campos aquecidos e ter o corpo e a cabeça, principalmente a região da fontanela, secos com compressas aquecidas e, após, cobre-se a cabeça com touca. O ato de secar pode auxiliar na transição respiratória, já que, por meio de estímulo tátil, estimula mecanorreceptores. Após secar o RN, não se pode esquecer de retirar os campos úmidos! Além de prevenir a hipotermia, que aumenta a morbimortalidade, deve-se evitar a hipertermia (temperatura > 37,5°C), pois pode agravar a lesão cerebral em RN asfixiados[6-8].

As ações para manutenção da permeabilidade das vias aéreas envolvem manter o RN em decúbito dorsal e a cabeça em leve extensão, com cuidado para não realizar hiperextensão nem flexão da cabeça. A aspiração das vias aéreas não deve ser feita de rotina, sendo reservada para quando há excesso de secreções, em que há suspeita de obstrução das vias aéreas. Nesse caso, deve-se aspirar a boca e as narinas, utilizando sonda traqueal nº 8 ou nº 10, com movimentos suaves, primeiro na boca e depois nas narinas e sem introduzir na faringe posterior. Evidências demonstram que a aspiração de oro e nasofaringe logo após o nascimento tem como consequência saturações de oxigênio mais baixas nos RN aspirados.

LEMBRAR

Durante todo o processo de reanimação do RN, deve-se cuidar para manter a normotermia (temperatura axilar entre 36,5°C e 37,5°C), sem deixar ocorrer hipotermia nem hipertermia[2,5].

Ao terminarem os passos iniciais de reanimação, a frequência cardíaca (FC) e a respiração devem ser avaliadas. Todas as decisões quanto à estabilização e reanimação dependem da avaliação simultânea da respiração e da FC. A avaliação da respiração é feita por meio da observação da expansão torácica ou do choro. A respiração adequada deve ser rítmica e regular, suficiente para manter a FC acima de 100 bpm. A FC é o principal fator para indicar e avaliar o sucesso das diversas manobras de reanimação. Portanto, é fundamental que se possa verificá-la de forma confiável, rápida e acurada; o ILCOR considera que a única forma de avaliação que contempla esses requisitos é o monitor elétrico cardíaco. No entanto, trabalhos questionam o uso isolado do monitor cardíaco como monitorização da FC, já que nem todos os serviços o terão disponível – há a possibilidade de ocorrer atividade elétrica sem pulso, e alguns trabalhos demonstraram atraso na leitura do monitor. Portanto, sugere-se que a FC seja mensurada com estetoscópio em associação ao monitor cardíaco. Após os passos iniciais, avaliar a FC pela ausculta com estetoscópio, auscultar por 6 segundos e multiplicar o valor por 10; se a FC estiver > 100 bpm, está adequada; se < 100 bpm, há necessidade de avançar nos procedimentos de reanimação. A partir desse momento, a FC deve ser monitorada também com monitor cardíaco.

Independentemente da forma de avaliação, a FC é considerada adequada se estiver ≥ 100 bpm; abaixo de 100 bpm, considera-se bradicardia. A respiração é avaliada por meio de inspeção do tórax, observando-se a expansão do tórax ou a presença de choro. Considera-se que a respiração está adequada se houver movimentos rítmicos e regulares e que sejam suficientes para manter a FC ≥ 100 bpm. SE o RN estiver em apneia, ou com respiração irregular ou ainda, em *gasping*, a respiração estará inadequada.

LEMBRAR

O boletim de Apgar não é utilizado para indicar a necessidade de manobras de reanimação no RN, mas serve para avaliar a sua eficácia e deve ser determinado no 1º e 5º minutos de vida. Se < 7 no 5º minuto, deve ser realizado a cada 5 minutos, enquanto durarem os procedimentos de reanimação.

Se o RN apresentar apneia, respiração irregular ou *gasping* ou, ainda, FC < 100 bpm após os passos iniciais, deve ser iniciada a ventilação com pressão positiva.

VENTILAÇÃO COM PRESSÃO POSITIVA

A ventilação com pressão positiva (VPP) deve ser iniciada ainda no 1º minuto de vida, chamado minuto de ouro (*golden minute*), e, a partir de sua indicação, deve-se iniciar a monitoração da saturação de oxigênio, feita por meio de oxímetro de pulso colocado em sítio pré-ductal, no pulso radial direito ou palma da mão direita do RN. Para que se consiga uma leitura mais rápida e confiável do oxímetro de pulso, o monitor deve ser ligado, sem o cabo conectado, para que ele faça sua autochecagem; depois, coloca-se o sensor no pulso radial ou na palma da mão direitos e, então, se liga o cabo ao monitor; ainda assim, a leitura confiável pode demorar entre 1 e 2 minutos, desde que haja débito cardíaco adequado e perfusão periférica. Para realizar a VPP, utiliza-se balão autoinflável com capacidade em torno de 240 mL, reservatório de O_2 e válvula de escape para limitar a pressão inspiratória, ou ventilador mecânico manual em T, que permite o controle da pressão máxima, pressão inspiratória (PIP), provê pressão expiratória final positiva (PEEP) e permite a titulação do O_2 ofertado, se tiver misturador de gases (*blender*).

Em relação à interface entre o balão ou ventilador mecânico manual em T e o RN, pode-se utilizar máscara facial, que deve ser de material maleável, transparente, com borda acolchoada, espaço morto menor que 5 mL e cobrir o nariz, a boca e a ponta do queixo, para que se obtenha um selo entre a face e a máscara e não haja escape de ar; ou cânula traqueal, que deve ser transparente, com diâmetro uniforme, sem balão, com linha radiopaca e marcador da corda vocal; ou máscara laríngea.

A máscara facial é a interface mais utilizada na reanimação neonatal, em função da sua disponibilidade universal e seu uso corrente pelos profissionais de saúde que atuam em reanimação. Contudo, há uma série de problemas associados ao seu uso, principalmente o escape de ar, que pode ocorrer em até 50% a 70% do volume de ar pela região perioral, além de ocorrer irregularidade no volume corrente[8,9]. Outra complicação possível é a ocorrência do reflexo trigeminal-cardíaco, levando à apneia em 10% das aplicações da máscara facial, especialmente na primeira aplicação. É fundamental utilizar uma máscara facial de tamanho adequado para o RN, que garanta o melhor ajuste entre máscara e face. Esse ajuste pode ser mais bem obtido se a máscara facial for aplicada no sentido do queixo para o nariz, envolvendo-se as bordas com os dedos indicador e polegar, formando a letra "C", e aplicando-se uma leve pressão na borda, enquanto os dedos médio, anular e mínimo formam a letra "E".

A máscara laríngea tem surgido como alternativa à máscara facial. Sua inserção, após breve treinamento, pode ser obtida em 5 segundos. Estudos que compararam as duas máscaras na VPP em RN com idade gestacional ≥ 34 semanas mostraram que a máscara laríngea obteve maior sucesso na reanimação neonatal, com menor tempo para alcançar FC > 100 bpm e menor duração da VPP e diminuiu a indicação de intubação traqueal, sem diferença na mortalidade[5-8]. Embora seja uma interface que demonstre vantagens e seja promissora, tem a limitação de que o seu menor tamanho no Brasil seja para RN acima de 2.000 g, correspondentes, na realidade, à maioria daqueles com idade gestacional ≥ 34 semanas.

A cânula traqueal ou tubo endotraqueal é uma interface reservada para a reanimação avançada em sala de parto. Estima-se que o sucesso da intubação em sala de parto ocorra em 40% a 50% das tentativas e é dependente da habilidade e experiência do médico que fará o procedimento[6-9]. É imprescindível que se conte com cânulas adequadas à idade gestacional (Tabela 2) e peso do RN. Estas devem ter diâmetro uniforme, linha radiopaca e marcador de corda vocal e não devem ter balonete. Deve-se deixar à disposição uma cânula de diâmetro menor e outra maior que a escolhida. A utilização de fio-guia não é obrigatória na intubação do RN; revisão sistemática recente com 232 RN em 304 tentativas iniciais de intubação não mostrou diferença na taxa de sucesso com ou sem a utilização do fio-guia, independentemente do peso de nascimento ou da experiência do médico[7].

O objetivo da VPP é atingir e manter uma FC > 100 bpm. É importante saber que a ventilação efetiva provoca inicialmente a elevação da FC, depois a melhora do tônus muscular e, finalmente, o estabelecimento da respiração espontânea.

A VPP com balão autoinflável e máscara facial deve ser realizada na frequência de 40 a 60 movimentos/minuto (mpm), utilizando-se a regra prática proposta pelo Programa de Reanimação Neonatal (PRN) da Sociedade Brasileira de Pediatria: "aperta/solta/solta, aperta/solta/solta...". A pressão deve ser individualizada e preferencialmente monitorada com manômetro. Geralmente se inicia com 20 cmH_2O, e excepcionalmente é necessário o emprego de pressões maiores. Deve-se observar o tórax do RN, que deve parecer estar respirando normalmente, sem hiperexpansão. Na VPP com ventilador mecânico manual em T, utiliza-se fluxo gasoso entre 5 e 15 L/minuto, limite de pressão máxima do circuito entre 30 e 40 cmH_2O, PIP entre 20 e 25 cmH_2O, PEEP de 5 cmH_2O e frequência de 40 a 60 mpm, que pode ser atingida com a regra prática do PRN "oclui/solta/solta, oclui/solta/solta".

Em ambas as formas de ventilação, inicia-se com ar ambiente (FiO_2 de 0,21), e a saturação de O_2 deve ser

TABELA 2 Material para intubação traqueal conforme idade gestacional ou peso estimado e ponto de fixação no lábio superior

Idade gestacional (semanas)	Peso estimado (g)	Cânula	Lâmina	Fixação no lábio superior (cm)
28 a 34	1.000 a 2.000	3,0	0	7 a 8
35 a 38	2.000 a 3.000	3,5	1	8 a 9
> 38	> 3.000	3,5 a 4.000	1	9 ou mais

Fonte: adaptada de Almeida et al., 2022.

monitorada por oxímetro de pulso. Os valores-alvo da saturação estão demonstrados na Tabela 3. A utilização de ar ambiente para iniciar a VPP é fundamentada em metanálise de 10 ensaios clínicos randomizados ou quase-randomizados com 2.164 RN com 35 ou mais semanas de gestação que demonstrou que a VPP com ar ambiente, comparada àquela iniciada com O_2 100%, associa-se à redução em 27% da mortalidade intra-hospitalar, sem diferença na incidência de encefalopatia hipóxico-isquêmica ou na presença de sequelas no neurodesenvolvimento com 1-3 anos[7]. Além disso, RN ventilados em ar ambiente iniciaram a ventilação espontânea mais rápido que os ventilados com altas concentrações de O_2. Outro ponto a ser considerado é que o processo fisiológico de transição em RN saudáveis requer 5 minutos ou mais para que se atinja saturação > 90%. Portanto, deve-se utilizar oxigênio de forma criteriosa e racional.

TABELA 3 Valores de saturação de O_2 pré-ductal alvo segundo o tempo de vida

Minutos de vida	$SatO_2$ pré-ductal
Até 5	70 a 80%
5 a 10	80 a 90%
> 10	85 a 95%

Fonte: Almeida et al., 2022.

Se o RN não melhorar com a VPP em ar ambiente, ou seja, não atingir FC > 100 bpm ou mantiver $SatO_2$ abaixo dos níveis desejáveis, a primeira atitude é revisar se a técnica de VPP está sendo empregada de forma correta. Verificar, principalmente, se não há escape de ar entre a máscara e a face do RN, se há acúmulo de secreções, revisar a posição da cabeça, observar se a boca do RN está levemente aberta e se a pressão que está sendo utilizada é suficiente. Se houver erro na técnica, corrigi-la e fazer um novo ciclo de 30 segundos de ventilação em ar ambiente, para aí então, persistindo FC < 100 bpm ou $SatO_2$ baixa, iniciar a oferta de O_2. O oxigênio deve ser aumentado para 40% e, depois, em quotas de 20 pontos percentuais a cada 30 segundos, sempre mirando a saturação-alvo para o tempo de vida do RN. O uso de concentrações altas de O_2 em RN ≥ 34 semanas associa-se ao atraso para iniciar a respiração espontânea e à maior mortalidade quando comparadas com VPP em ar ambiente. Nunca se deve ultrapassar $SatO_2$ >95%, pois saturações acima desse nível estão associadas a valores elevados e não previsíveis de pressão parcial arterial de O_2[7-9]. Portanto, o O_2 suplementar deve ser cuidadosamente titulado e diminuído o mais rápido possível, conforme a oximetria de pulso. Mais importante que o uso de O_2 é a ventilação com técnica correta!

LEMBRAR

A ventilação pulmonar é o procedimento mais importante e efetivo na reanimação do RN em sala de parto e dela depende o sucesso das próximas etapas que se fizerem necessárias.

Se, apesar do emprego de técnica correta de VPP e do uso de O_2 suplementar, o RN não melhorar, ou seja, a FC estiver < 100 bpm ou não houver respiração espontânea efetiva, indica-se a inserção de máscara laríngea (que pode ser utilizada desde o início da VPP) e intubação traqueal. Deve-se salientar que, de cada 10 RN que recebem VPP com máscara facial com técnica adequada, 9 melhoram e não necessitam de outros procedimentos de reanimação[7].

A máscara laríngea estabelece uma via aérea segura e evita o escape de ar, permitindo a entrada adequada de ar aos pulmões. Deve ser inserida com o RN bem-posicionado, com a cabeça em leve extensão. As indicações para VPP com cânula traqueal incluem, além da não melhora do RN (FC < 100 bpm), VPP com máscara facial prolongada e necessidade de massagem cardíaca, ou ainda, presença de hérnia diafragmática congênita que necessite de VPP.

Estima-se que o sucesso da intubação em sala de parto ocorra em cerca de 50% das tentativas. As complicações, principalmente quando a intubação é feita por médicos pouco experientes, incluem hipoxemia, apneia, bradicardia, pneumotórax, lesão de tecidos moles, perfuração de traqueia ou esôfago e infecção. A tentativa de intubação deve durar 30 segundos no máximo, e, antes de ser tentada novamente, reinicia-se a VPP até estabilizar o paciente.

A cânula deve ficar posicionada no terço médio da traqueia e sua localização obrigatoriamente confirmada. O principal indicador de que a cânula está na traqueia é o aumento da FC; mas, antes de ela ocorrer, verifica-se a expansão torácica e ausculta das regiões axilares e gástrica. Essa verificação subjetiva pode demorar até 60 segundos para que o emergencista se dê conta de que a cânula está mal posicionada. Sendo assim, a detecção de dióxido de carbono (CO_2) exalado é recomendada. Para cálculo da distância entre a ponta da cânula e a marca em centímetros a ser fixada no lábio superior, utiliza-se a idade gestacional, conforme a Tabela 2. Se a idade gestacional for desconhecida, pode-se usar a regra prática "peso estimado em kg + 6", o que dará a marca a ser fixada no lábio superior. Os parâmetros de VPP com máscara laríngea ou com cânula traqueal (frequência e pressões) são os mesmos que com máscara facial, e o objetivo, também atingir FC > 100 bpm com saturação adequada.

Após 30 segundos de VPP com cânula traqueal, avaliam-se FC, respiração e saturação; se o RN apresentar FC > 100 bpm e ventilação espontânea e regular, pode-se extubar o RN e suspender a VPP. Considera-se falha da VPP com cânula traqueal se o RN mantiver FC < 100bpm ou não retomar a ventilação espontânea, ou se a $SatO_2$ for indetectável ou estiver abaixo da saturação-alvo para os minutos de vida. Na situação de não melhora com a VPP com cânula ou se houver breve melhora com piora subsequente, devem-se considerar as seguintes complicações: deslocamento ou obstrução do tubo endotraqueal, desconexão do equipamento de ventilação da cânula ou da fonte de gases, eventual mau funcionamento do equipamento (balão ou ventilador mecânico manual com peça em T) ou, ainda, pneumotórax. Esses problemas devem ser revisados e, se estiverem ocorrendo, corrigidos; se, apesar da correção, o RN não melhorar, pode-se aumentar a oferta de O_2. Se, após a correção dos possíveis problemas o RN não melhorar e apresentar FC < 60 bpm, estará indicada a realização de massagem cardíaca coordenada com a ventilação.

DICA CLÍNICA

Quando for intubar o RN, não fique muito próximo (colado) à cabeça; posicione-se de forma que seu cotovelo esquerdo fique alinhado com o ombro, sem fazer abdução do braço. Introduza a lâmina do laringoscópio deslizando na língua e eleve o laringoscópio fazendo movimento de flexão do braço, movendo o cotovelo, mas deixando o punho fixo, sem movimento de alavanca (báscula).

MASSAGEM CARDÍACA

Nesse ponto da ressuscitação, o RN apresenta um grau de asfixia que pode desencadear vasoconstrição periférica, hipoxemia tecidual, hipocontratilidade miocárdica, bradicardia e, eventualmente, assistolia. Na maioria dos pacientes, a ventilação adequada reverte esse quadro. No entanto, naqueles em que não há reversão, apesar de a VPP parecer efetiva, é possível que a hipoxemia e a consequente acidose metabólica levem à diminuição de fluxo sanguíneo para as artérias coronárias, reduzindo a função miocárdica e comprometendo o fluxo sanguíneo pulmonar, com inadequação da hematose e piora da hipoxemia. A massagem cardíaca pode reverter esse quadro.

Considerando que a massagem cardíaca reduz a efetividade da ventilação pulmonar, procedimento mais eficaz na reanimação neonatal, ela estará indicada quando, após 30 segundos de VPP com cânula traqueal, técnica adequada e O_2 entre 60 e 100%, a FC estiver < 60 bpm. As compressões só devem ser iniciadas quando a via aérea for assegurada e a expansão e ventilação pulmonar estiverem bem estabelecidas. Devem ser realizadas no terço inferior do esterno, logo abaixo da linha intermamilar e poupando o apêndice xifoide, com o reanimador posicionado atrás da cabeça do RN, para facilitar o acesso ao coto umbilical, caso seja necessário o cateterismo da veia umbilical, utilizando a técnica dos dois polegares, preferencialmente sobrepostos, com o restante das mãos englobando o tórax e dando suporte ao dorso durante a massagem. Essa técnica é mais eficiente, pois gera um maior pico de pressão sistólica e de perfusão coronariana, além de não sair do local correto e de ser menos cansativa, comprimindo 1/3 do diâmetro anteroposterior do tórax. É fundamental permitir a reexpansão plena do tórax após a compressão para proporcionar o enchimento das câmaras ventriculares e coronárias, sempre com o contato dos polegares com o tórax do RN, no local correto de aplicação da massagem cardíaca, durante os movimentos de compressão e de liberação. A VPP, sempre com cânula traqueal e O_2 100%, deve ser sincronizada com a massagem cardíaca, mantendo-se uma relação de 3:1, ou seja, 3 massagens para 1 ventilação, o que dará 120 eventos em 1 minuto (90 compressões e 30 ventilações). Faz-se a massagem cardíaca por 60 segundos antes de reavaliar o RN, pois esse é o tempo mínimo para que a massagem efetiva possa restabelecer a perfusão coronariana. Se a FC estiver > 60 bpm, suspende-se a massagem e retoma-se a VPP no ritmo anterior, até que a FC esteja > 100 bpm. Se não estiver > 60 bpm, revisar a técnica, corrigir o que estiver errado e repetir mais um ciclo de massagem sincronizada com VPP. Se não houver melhora, deve ser feito cateterismo venoso umbilical de urgência e aplicada adrenalina[10-12].

ATENÇÃO

Ao avaliarmos se a FC está acima ou abaixo de 100 bpm para decisão de iniciar a VPP, qualquer FC < 100 bpm é igual na decisão, então a ação a ser tomada é iniciar VPP; somente iniciada a VPP, revisada e corrigida a técnica, se for o caso, ventilar com O_2, inserir a máscara laríngea ou intubar o RN e ventilar. Se nesse momento FC < 60 bpm, estará indicada a massagem cardíaca, jamais no início do processo de reanimação.

MEDICAÇÕES

Drogas são raramente necessárias na reanimação do RN, pois a bradicardia em geral é resultado de insuflação pulmonar inadequada ou de hipoxemia profunda; assim, estabelecer uma ventilação pulmonar adequada é o principal passo a ser corrigido. Apenas 1 a 3 em 1.000 nascidos vivos necessitarão de medicações durante a reanimação, o que somente será eficaz se a VPP tiver sido aplicada corretamente no início do processo de ressuscitação do RN, iniciando-se dentro do primeiro minuto de vida.

Na situação de FC < 60 bpm, após 60 segundos de massagem cardíaca com técnica adequada, sincronizada com VPP com cânula traqueal e O_2 100%, indica-se adrenalina (1:10.000 = 1mL de adrenalina em 9 mL de soro fisiológico). A primeira dose, enquanto é realizado o cateterismo venoso umbilical, pode ser feita por via traqueal (0,05 a 0,1 mg/kg = 0,5 a 1 mL/kg da diluição). As doses seguintes serão na veia umbilical, em intervalos de 3 a 5 minutos, a primeira dose de 0,01 a 0,03 mg/kg (0,1 a 03mL/kg) e as seguintes, sempre 0,03 mg/kg. Para facilitar e minimizar erros, podem-se considerar as seguintes doses para o uso de adrenalina: por via traqueal, 0,1 mg/kg (1 mL/kg) e, por via endovenosa, 0,02 mg/kg (0,2 mL/kg). Doses acima de 0,1 mg/kg não devem ser aplicadas no período neonatal, pois levam à hipertensão pulmonar, diminuição da função miocárdica e piora do quadro neurológico. Se não houver melhora da bradicardia com a adrenalina, assegurar-se de que a massagem e a VPP estão corretas e considerar o uso de expansor de volume[13-14].

O expansor de volume estará indicado sempre que houver suspeita de hipovolemia (história de perda sanguínea materna, ou sinais de choque hipovolêmico, como palidez, má perfusão e pulsos fracos) ou quando o RN não melhorou após mais de uma dose de adrenalina. Utiliza-se soro fisiológico 0,9% na dose de 10 mL/kg, aplicados em 5 a 10 minutos, podendo ser repetido a critério clínico. Outros expansores possíveis são Ringer lactato e sangue total.

O bicarbonato de sódio não deve ser utilizado na reanimação do RN, em função de ser uma solução hiperosmolar, o que aumenta o risco de hemorragia intracraniana, especialmente em prematuros. Desencadear hipernatremia e gerar CO_2 quando infundido podem piorar a pressão de perfusão coronariana e, consequentemente, a função miocárdica, exacerbando a acidose e levando a aumento da mortalidade. Tanto o ILCOR como o European Resuscitation Council consideram que o uso do bicarbonato de sódio pode ser considerado em reanimações muito prolongadas, quando as medidas tomadas não tenham permitido o restabelecimento da circulação espontânea e desde que a ventilação pulmonar adequada esteja estabelecida e as compressões cardíacas coordenadas com a VPP sendo feitas corretamente. A dose é de 1 a 2 mmMol/kg (2 a 4 mL/kg) em infusão lenta. Outra medicação que pode ser considerada na situação de reanimação prolongada é a glicose, para evitar hipoglicemia. Pode ser administrada na dose de 250 mg/kg (2/5 mL/kg de glicose a 10%) em *push*.

LEMBRAR
Somente 1 ou 3 em 1.000 nascidos vivos necessitam de reanimação avançada (ventilação mais massagem cardíaca e drogas), que só poderá ter sucesso se a VPP com máscara facial tiver sido aplicada corretamente.

A via de administração preferencial das drogas e expansor volumétrico é a veia umbilical. Nos casos excepcionais, em que o cateterismo umbilical não for possível ou o profissional que estiver reanimando não for habilitado a fazer o procedimento, a via intraóssea é uma alternativa viável, com resultado hemodinâmico semelhante ao da via endovenosa. No entanto, uma revisão sistemática do uso da via intraóssea em RN demonstrou risco de graves complicações associadas ao procedimento como fraturas ósseas, isquemia de membros, osteomielite, extravasamento de fluidos, síndrome compartimental e amputação[7-12].

CONSIDERAÇÕES ÉTICAS NA ASSISTÊNCIA AO RECÉM-NASCIDO ≥ 34 SEMANAS

O primeiro aspecto a ser considerado é com relação a quando não iniciar a reanimação na sala de parto. Só há sustentação para essa decisão quando se tratar de malformações congênitas letais ou potencialmente letais, em que haja diagnóstico prévio e, preferencialmente, se houve discussão anterior com os pais. Se não há certeza quanto a reanimar ou não o RN, todos os procedimentos devem ser executados e registrados em prontuário.

O segundo aspecto refere-se a quando interromper uma reanimação prolongada. Não há evidências de que qualquer duração específica dos esforços de reanimação possa predizer, de modo consistente, o óbito ou as sequelas graves ou moderadas nos sobreviventes. O índice de Apgar 0 ou 1 aos 10 minutos é um forte preditor de mortalidade ou de morbidade grave, especialmente neurológica. Entretanto, estudos recentes mostram, principalmente em RN submetidos à hipotermia terapêutica, desfechos favoráveis naqueles com assistolia aos 10 minutos. Em relação aos sobreviventes com 20 minutos ou mais de reanimação avançada, os dados são mais limitados; séries de casos mostram poucos sobreviventes intactos após 20 minutos sem FC detectável. As

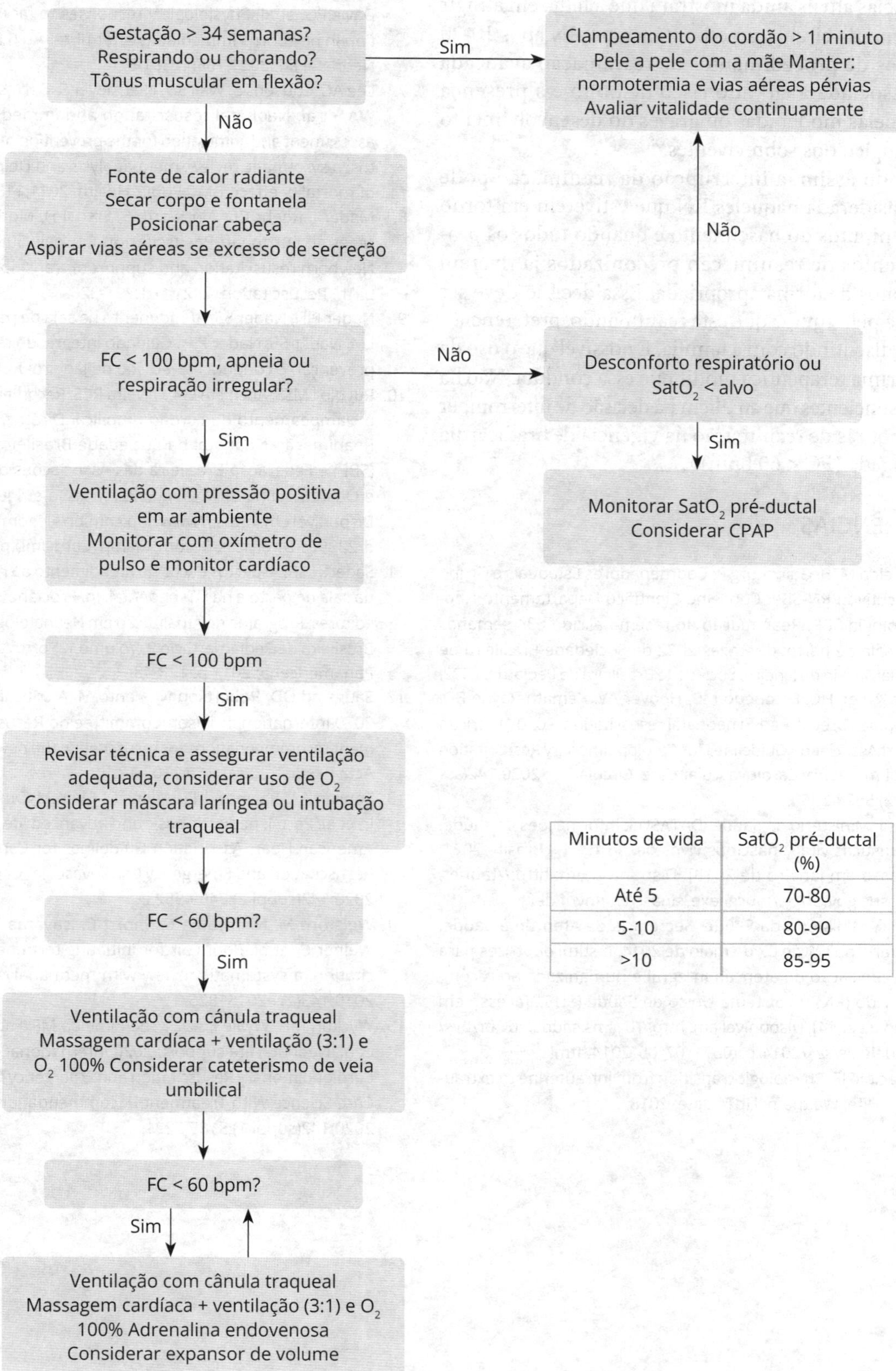

Minutos de vida	$SatO_2$ pré-ductal (%)
Até 5	70-80
5-10	80-90
>10	85-95

FIGURA 1 Fluxograma da reanimação neonatal do recém-nascido ≥ 34 semanas (PRN-SBP).
Fonte: adaptada de Almeida et al., 2022.

evidências atuais ainda mostram que a falha em atingir o retorno da circulação espontânea no RN após 10-20 minutos de procedimentos de reanimação avançada está associada a elevado risco de óbito e à presença de sequelas moderadas ou graves do desenvolvimento neurológico dos sobreviventes.

Sendo assim, a interrupção da reanimação pode ser considerada naqueles RN que estiverem em torno de 20 minutos do nascimento e quando todos os procedimentos de reanimação preconizados já tiverem sido feitos de forma apropriada. Essa decisão deve ser tomada pela equipe que está reanimando, preferencialmente discutindo com a família. É possível que o uso da hipotermia terapêutica modifique essa conduta. Não há dados suficientes que auxiliem na decisão de interromper as manobras de reanimação na vigência de bradicardia prolongada (FC < 60 bpm)[15].

REFERÊNCIAS

1. Almeida MFB, Guinsburg R; Coordenadores Estaduais e Grupo Executivo PRN-SBP; Conselho Científico Departamento Neonatologia SBP. Reanimação do recém-nascido ≥34 semanas em sala de parto: diretrizes 2022 da Sociedade Brasileira de Pediatria. Rio de Janeiro: Sociedade Brasileira de Pediatria; 2022.
2. Aziz K, Lee HC, Escobedo MB, Hoover AV, Kamath-Rayne BD, Kapadia VS, et al. Part 5: neonatal resuscitation: 2020 American Heart Association Guidelines for Cardiopulmonary Resuscitation and Emergency Cardiovascular Care. Circulation. 2020;142(suppl 2):S524-S550.
3. Brasil. Ministério da Saúde. DATASUS. Informações de saúde. Estatísticas vitais: nascidos vivos desde 1994 – Brasil - 2021. [acesso em janeiro de 2019]. Disponível em: http://tabnet.datasus.gov.br/cgi/tabcgi.exe?sinasc/cnv/nvuf.def
4. Brasil. Ministério da Saúde. Secretaria de Atenção à Saúde. Portaria n. 371 de 07 de maio de 2014. Institui diretrizes para a organização da atenção integral e humanizada ao recém-nascido (RN) no Sistema Único de Saúde (SUS). [acesso em julho de 2024]. Disponível em: http://bvsms.saude.gov.br/bvs/saudelegis/sas/2014/prt0371_07_05_2014.html
5. Caraciolo JF. Physiologic transition from intrauterine to extrauterine life. Waltham: UpToDate; 2018.
6. Gaertner VD, Rüegger CM, O'Currain E, Kamlin COF, Hooper SB, Davis PG, et al. Physiological responses to facemask application in newborns immediately after birth. Arch Dis Child Fetal Neonatal Ed. 2021;106(4):381-5.
7. Lee AC, Cousens S, Wall SN, Niermeyer S, Darmstadt GL, Carlo WA, et al. Neonatal resuscitation and immediate newborn assessment and stimulation for the prevention of neonatal deaths: a systematic review, meta-analysis and Delphi estimation of mortality effect. BMC Public Health. 2011;11(Suppl 3):S12.
8. Madar J, Roehr CC, Ainsworth S, Ersdal H, Morley C, Rüdiger M, et al. European Resuscitation Council Guidelines 2021: Newborn resuscitation and support of transition of infants at birth. Resuscitation. 2021;161:291-326.
9. Nader PJH, Nader SS. Atendimento na sala de parto. In: Nunes LM, Nader SS, Nader PJH. Cuidado integral do recém-nascido: prevenção e condutas. 2. ed. Rio de Janeiro: Rubio; 2023.
10. Rugolo LMSS, Anchieta LM, Oliveira RCS. Recomendações sobre o clampeamento do cordão umbilical-Diretriz. Programa de Reanimação Neonatal da Sociedade Brasileira de Pediatria (SBP) e Federação Brasileira das Associações de Ginecologia e Obstetrícia (FEBRASGO). 2022. [acesso em julho de 2024]. Disponível em: https://www.sbp.com.br/fileadmin/user_upload/23396c-Diretrizes-Recom_Clamp_CordUmb.pdf
11. Sadeck LSR. Aspectos éticos no atendimento ao recém-nascido: na sala de parto e na UTI neonatal. In: Procianoy RS, Leone CR, editores. Programa de Atualização em Neonatologia – Sociedade Brasileira de Pediatria, Ciclo 9, Volume 1. Porto Alegre: Artmed/Panamericana; 2011 p. 123-48.
12. Saugstad OD, Robertson NJ, Vento M. A critical review of the 2020 International Liaison Committee on Resuscitation treatment recommendations for resuscitating the newly born infant. Acta Paediatr. 2021;110:1107-12.
13. Topjian AA, Raymond TT, Atkins D, Chan M, Duff JP, Joyner BL Jr, et al. Part 4: pediatric basic and advanced life support: 2020 American Heart Association Guidelines for Cardiopulmonary Resuscitation and Emergency Cardiovascular Care. Circulation. 2020;142(suppl 2):S469-S523.
14. Welsford M, Nishiyama C, Shortt C, Isayama T, Dawson JA, Weiner G, et al. Room air for initiating term newborn resuscitation: a systematic review with meta-analysis. Pediatrics. 2019;143(1):e20181825.
15. Wyckoff MH, Wyllie J, Aziz K, de Almeida MF, Fabres J, Fawke J, et al. Neonatal life support: 2020 International Consensus on Cardiopulmonary Resuscitation and Emergency Cardiovascular Care Science With Treatment Recommendations. Circulation. 2020;142(suppl 1):S185-S221.

6

Crise convulsiva

João Carlos Batista Santana
Joelma Gonçalves Martin
Bianca Zandoná
Luis Felipe Maya Amador

PONTOS PRINCIPAIS

- Alguns indicativos fortes de crise convulsiva que ajudam na diferenciação diagnóstica são: desvios da cabeça e do olhar, enrolação da língua ou mordida, movimentos ritmados, presença de fase pós-ictal, incontinência fecal ou urinária e sonolência.
- No recém-nascido, o principal objetivo com relação às crises convulsivas deve ser direcionado para tratar a causa do episódio a fim de prevenir lesões cerebrais futuras.
- É importante detectar casos de trauma não acidental (abuso) em pacientes sintomáticos com ferimento na cabeça e alteração do nível de consciência

INTRODUÇÃO

A crise convulsiva na infância é uma condição que oferece risco à vida da criança ou pode resultar em significativas sequelas neurológicas, caracterizando, portanto, uma emergência clínica[1,2]. A crise deve ser tratada imediata e intensivamente, a fim de evitar uma condição de maior gravidade, que é o estado de mal convulsivo (*status epilepticus*). Esse estado epiléptico é definido como uma convulsão generalizada, no passado considerada como tendo duração maior do que 30 minutos, ou repetidos episódios tônico-clônicos que venham a ocorrer por esse período ou mais – porém, sem qualquer sinal de recuperação da consciência entre os espasmos. Na prática, uma criança com crise convulsiva que já persiste por mais de 5 minutos deve receber a mesma atenção destinada ao paciente em *status epilepticus*, objetivando abolir a crise e minimizar os danos cerebrais que, na dependência da duração e da intensidade do estímulo nocivo, podem ser irreversíveis.

Essa definição, inclusive, tem sido tema de inúmeras discussões clínicas. O ponto principal, entretanto, é que a crise convulsiva é uma urgência médica e, portanto, exige cuidados intensivos por profissionais e equipes devidamente treinadas.

DIAGNÓSTICO CLÍNICO E LABORATORIAL

O primeiro aspecto a observar na unidade de emergência é se o episódio de fato é de crise convulsiva. Anamnese e exame físico são fundamentais. É importante fazer a diferenciação do episódio convulsivo com síncope, pseudoconvulsão (crise psicogênica não epiléptica conhecida como PNES), distúrbios dos movimentos (distonias, mioclonias, tremores), narcolepsia, intoxicação medicamentosa, pausas respiratórias, BRUE (*brief, resolved, unexplained event*), hipertonicidade e sepse, por exemplo. Alguns indicativos fortes de crise convulsiva que ajudam na diferenciação diagnóstica são: desvios da cabeça e do olhar, enrolação da língua ou mordida, movimentos ritmados, presença de fase pós-ictal, incontinência fecal ou urinária e sonolência. A história pessoal de convulsões também direciona diagnóstico e tratamento. Mesmo em doentes crônicos, é difícil distinguir novos de diferentes padrões de comportamento. Achados recentes, como febre, infecções de vias aéreas ou gastrintestinais ou mesmo sinais meníngeos podem indicar a necessidade de exames complementares. A presença de febre pode confundir a hipótese diagnóstica, que pode variar desde meningite bacteriana até algo relativamente benigno, como uma convulsão febril. A própria crise convulsiva aumenta o metabolismo e gera aumento da temperatura corporal. Nos casos de pacientes já reconhecidos como epilépticos, o aumento de peso, mudanças no regime de administração das drogas anticonvulsivantes ou infecções são as causas mais frequentes para o ressurgimento das crises convulsivas[3].

As convulsões febris são breves, comuns e benignas, geralmente generalizadas e tônico-clônicas. Entretanto, é importante pontuar que, em geral, seu diagnóstico é de exclusão. Para pensarmos nesse diagnóstico, antes mesmo de descartarmos outras possibilidades, a crise febril mais comum, conhecida como simples, tem as seguintes características: idade entre 6 meses e 5 anos, duração de até 15 minutos, elevação abrupta da temperatura e apenas um episódio em 24 horas. Quando a convulsão febril é complexa, inclui duração maior que 15 minutos, idade fora da faixa etária supracitada, episódio focal e recorrência dentro das 24 horas[3]. A crise convulsiva febril deve ser totalmente manejada pelo médico pediatra e não necessita de exames complementares, nem consultoria com especialistas. Não há evidências de que antitérmicos previnam crises convulsivas. Vale pontuar que as orientações da American Academy of Pediatrics são que, mesmo quando a crise febril se apresente com as características clássicas, um primeiro episódio no primeiro ano de vida sugere punção liquórica (PL), visto que a meningite em pacientes menores que 1 ano de vida se apresenta de forma inespecífica e, para pacientes entre 12 e 18 meses de vida, essa suspeita diagnóstica deve sempre ser levantada. A partir dos 18 meses de vida, em geral, o paciente tem sinais mais claros de infecção de sistema nervoso central (SNC), e a punção nessa faixa etária dependerá de forte suspeita clínica[4,5].

Também é importante detectar casos de trauma não acidental (abuso) em pacientes sintomáticos com ferimento na cabeça e alteração do nível de consciência. A tomografia de crânio (TC) pode ser útil para identificar rapidamente as lesões que necessitam de procedimento cirúrgico. A ressonância magnética é um exame de neuroimagem com maior sensibilidade, capaz de detectar lesões parenquimatosas, subagudas ou crônicas, e/ou com hemorragias que a TC não consegue definir.

Infecção no SNC em criança apresenta sinais clínicos de baixa sensibilidade e, por isso mesmo, pode evoluir com complicações sem a percepção da real gravidade clínica. Deve-se insistir que, diante da suspeita clínica, é fundamental que se inicie o tratamento antibiótico tão logo quanto possível. Nos locais onde não se possa fazer a PL, recomenda-se que, mesmo assim, administrem-se as primeiras doses de antibiótico antes de transferir o paciente.

A presença de crise convulsiva em pacientes com necessidades especiais ou antecedentes de epilepsia antiga é um desafio para o emergencista: deve-se determinar se houve alguma novidade que tenha mudado a rotina do paciente. Nesses casos, sempre são necessárias as dosagens séricas das drogas anticonvulsivantes. Também é essencial perceber se há possibilidade de infecção no SNC. Nos pacientes com derivação ventriculoperitoneal (DVP), além desses cuidados, é importante a avaliação do médico neurocirurgião.

A abordagem para diagnóstico etiológico da crise convulsiva deve considerar a faixa etária do paciente:

- Recém-nascidos (< 1 mês): convulsões podem ser discretas e até de pior prognóstico que as clássicas infecções neonatais; deve-se considerar também a possibilidade de drogadição e/ou toxicodependência materna, com retirada súbita da substância ativa.
- Lactentes: investigar a dieta, as fórmulas lácteas utilizadas e a diluição que pode se associar com hiponatremia, hipocalcemia e hipoglicemia.
- 6 meses a 5 anos: hipoglicemia nos menores pode desencadear crises; nos maiores, é importante investigar arritmias cardíacas e prolongamento do QT. Trauma não acidental é uma preocupação constante e sempre deve ser aventado; tumores cerebrais primários também podem ocorrer em crianças, com ou sem manifestações de comprometimento prévio do SNC; o uso recente de vacinas e imunobiológicos também pode resultar em crise convulsiva; a presença de exantema cutâneo pode auxiliar no diagnóstico e sugerir etiologia viral; desidratação acompanhada de distúrbio eletrolítico (hiponatremia, hipocalcemia) é causa comum de convulsão; erros inatos do metabolismo e intoxicações exógenas sempre devem ser pensados como possibilidades.

Dessa forma, os exames complementares, especialmente imagens, glicemia, eletrólitos e eletrocardiograma (ECG), devem ser realizados o mais breve possível, baseados nos achados clínicos e na faixa etária do paciente. Quanto ao radiodiagnóstico, devem-se evitar as radiações ionizantes (TC, por exemplo), optando-se pela ressonância magnética. Por sua vez, a TC é apropriada em enfermos agudamente doentes e/ou inconscientes, ou seja, quando os pacientes necessitam de uma intervenção mais urgente. Sempre que houver suspeita clínica de meningite ou encefalite, devem-se indicar a PL e a coleta de líquido cefalorraquidiano (LCR). Nesses casos, diante da suspeita de concomitância de hipertensão intracraniana, a PL deve ser postergada e o paciente, ser submetido a uma neuroimagem. A antibioticoterapia empírica deve ser iniciada tão logo se tenha a suspeita clínica, o que também vale para o tratamento antiviral (aciclovir). A suspeita de encefalite herpética deve ser levantada quando o paciente tem antecedentes de infecções causadas por herpes-vírus ou contato com pacientes contaminados ou mesmo na dependência da gravidade da crise[4].

Especialmente em recém-nascidos, a abordagem de crises convulsivas na sala de emergência é bastante peculiar. As convulsões durante o período neonatal que frequentemente se apresentam em prematuros e em recém-nascidos a termo durante a primeira semana de vida são consideradas um desafio importante para a equipe médica, devido à presença de movimentos ou manifestações inespecíficas que podem ser o primeiro ou, possivelmente, o único sinal clínico de um distúrbio do SNC[5]. Da mesma forma que em crianças maiores, as principais etiologias de convulsões em neonatos são alterações hipóxico-isquêmicas, metabólicas e infecciosas. Nos recém-nascidos, as crises convulsivas se classificam de acordo com as manifestações motoras: podendo ser episódios tônico-clônicos, mioclônicos e espasmos epilépticos. É importante mencionar que, nessa fase, as crises se caracterizam por movimentos predominantemente focais, difíceis de distinguir de eventos paroxísticos não convulsivos também comuns nessa faixa etária[6].

TRATAMENTO E DESAFIOS

Abordagem terapêutica inicial

As convulsões tônico-clônicas em crianças são mais dramáticas que aquelas que ocorrem em adultos. Em todos os prontos-socorros, a crise convulsiva febril é o tipo mais frequentemente encontrado nos serviços de emergência.

A avaliação inicial de crises convulsivas na emergência pediátrica deve seguir os princípios da reanimação cardiorrespiratória e cerebral, verificando-se a permeabilidade de vias aéreas e condições hemodinâmicas (A, B, C). Devem-se posicionar adequadamente a cabeça e o pescoço, mantendo-se o objetivo de manter a via aérea alinhada, além de aspirar as secreções. Administrar oxigenoterapia na maior concentração possível, preferencialmente por máscara, e obter um ou dois acessos venosos para administração de drogas e cristaloide isotônico, além de realizar o hemoglicoteste. O insucesso na obtenção de via venosa por mais de 90 segundos indica a necessidade da via intraóssea. A hipoglicemia é uma urgência e, portanto, deve ser imediatamente tratada com SG 10%, IV/IO, 2-4 mL/kg em recém-nascidos e lactentes; nas crianças maiores até a adolescência, usa-se 1 a 2 mL/kg de SG 25%. Após o tratamento inicial, checar a glicemia a cada 15 minutos. Em recém-nascidos, essa é uma situação bastante comum. Outros distúrbios eletrolíticos podem ser avaliados em seguida. Como já visto, em paralelo, através de entrevista breve e exame físico, tenta-se afastar outros diagnósticos diferenciais de crise convulsiva ou elucidar as condições clínicas associadas[7]. É essencial reconhecer sinais clínicos de gravidade, destacadamente má perfusão periférica, taquicardia, anisocoria etc.

A maioria das convulsões cessa em 5 minutos, entretanto devem ser reconhecidas e tratadas o mais brevemente possível. A única exceção seria relacionada a pacientes já conhecidos pela equipe médica e que, sabidamente, cessam suas crises espontaneamente após algum tempo de evolução. Nessa mesma linha, indivíduos com antecedentes de *status epilepticus* e que costumam ser tratados em unidades de emergência ou unidade de terapia intensiva pediátrica e/ou submetidos à ventilação mecânica devem receber uma terapêutica mais rápida e agressiva.

Deve-se saber que muitos pacientes fazem uso domiciliar de anticonvulsivantes de uso retal (diazepam, por exemplo), o que dificulta a avaliação médica inicial e aumenta o risco posterior de impregnação pelas drogas. Além disso, o manejo clínico deve ser individualizado, sendo bastante distinto tratar um paciente em seu primeiro episódio de crise convulsiva ou outro com já com antecedentes de convulsão. Nesse momento, a partir da estabilização hemodinâmica, é fundamental realizar anamnese com familiares e exame físico completo, incluindo a avaliação neurológica[8].

Normalmente, o exame neurológico não exibe anormalidades focais. A paralisia do Todd (déficit neurológico focal na fase estável) resulta na obrigação de se pensar em acidente vascular cerebral, lesão na coluna vertebral ou outros danos nos pares cranianos. Em geral, é um processo autolimitado.

No recém-nascido, o principal objetivo com relação às crises convulsivas deve ser direcionado para tratar a causa do episódio a fim de prevenir lesões cerebrais futuras. A anamnese é mais específica, tentando-se identificar riscos para possível lesão anóxica, como líquido amniótico meconial, Apgar baixo e anormalidades placentárias. A presença de macrossomia, obesidade materna e apresentação fetal anormal parece estar relacionada com anoxia e hemorragia intracraniana[9].

Para o recém-nascido com convulsões, devem-se solicitar: hemograma, proteína C-reativa, qualitativo de urina, eletrólitos, funções hepática e renal, enzimas musculares e pesquisa do grupo STORCH, exames importantes para descartar patologia infecciosa e metabólica como causa de crise convulsiva. Em caso de suspeita ou comprovação de quadro infeccioso, devem-se solicitar exames culturais, realizar punção lombar e iniciar prontamente antibioticoterapia ou antiviral do tipo aciclovir, caso herpes-simples seja a suspeita diagnóstica. A RNMI (ressonância nuclear magnética de crânio) é o estudo de eleição em todos os neonatos que apresentaram crise convulsiva para descartar hemorragia intracraniana, acidente vascular cerebral isquêmico, malformações cerebrais e evidência de dano isquêmico hipóxico. O eletroencefalograma (EEG) é o exame padrão-ouro para o diagnóstico etiológico da crise.

Manejo do estado epiléptico em lactentes e crianças

1. Iniciar com benzodiazepínicos, que são drogas potentes, efetivas e de rápido início de ação

O midazolam é muito eficaz na interrupção aguda das convulsões, o que ocorre frequentemente em menos de 1 minuto. Tem meia-vida curta no SNC, com duração de cerca de 30 minutos e com menores índices de depressão respiratória. Além da administração intravenosa, a sua maior hidrossolubilidade permite que seja administrado por vias intramuscular, intranasal, oral, bucal ou retal. Assim, é um agente útil quando o acesso intravenoso não pode ser estabelecido. Com exceção do midazolam, o uso de diazepínicos por via intramuscular está contraindicado em função de absorção errática.

O uso de diazepam é clássico e ainda recomendado. É um fármaco com alta lipossolubilidade, atravessa rapidamente a barreira hematoencefálica e é eficaz para cessar as crises. Um efeito sobre a atividade convulsiva pode ser observado rapidamente após a administração. No entanto, devido à subsequente redistribuição da droga no tecido adiposo, a duração do efeito anticonvulsivante agudo do diazepam é menor do que 20 minutos. Sua eficácia é considerada inferior à do midazolam por qualquer via. O diazepam tem sido a droga de primeira escolha em muitos ambientes, especialmente fora do departamento de emergência, porque é estável na forma líquida por longos períodos à temperatura ambiente. Contrariamente, o diazepam não é recomendado no período neonatal por competir com a bilirrubina na ligação com a albumina, podendo, assim, predispor à encefalopatia bilirrubínica[5,8].

O lorazepam parece ser tão eficaz quanto o diazepam, com menos depressão respiratória e maior tempo de ação (12-24 horas contra 1 hora). Entretanto, é um fármaco pouco disponível no nosso meio. O tempo desde a injeção até o efeito máximo do lorazepam pode ser de até 2 minutos. A duração efetiva da ação, de 4 a 6 horas, é mais longa do que o diazepam devido à sua redistribuição menos pronunciada no tecido adiposo. A administração retal de lorazepam pode ser eficaz quando o acesso intravenoso não pode ser alcançado. Nas situações sem acesso venoso, as opções alternativas são de infusão intraóssea ou retal, utilizando-se somente o diazepam nesta última. A absorção via retal do lorazepam é duvidosa.

O tratamento com doses de benzodiazepínicos menores que as recomendadas tem sido associado a uma menor probabilidade de cessação das crises, porém doses maiores aumentam o risco de depressão respiratória. Já existe uma formulação de *spray* nasal de diazepam aprovado pelo U.S. Food and Drug Administration, também disponível, indicado para o tratamento de atividade convulsiva em pacientes com idade igual ou superior a 6 anos.

As doses recomendadas para esses diazepínicos variam de acordo com a fonte. O midazolam é usado de 0,1-0,4 mg/kg, se por vias intravenosa ou intraóssea; se intramuscular, bucal ou nasal, de 0,2-0,6 mg/kg (dose máxima: 10 mg); se por via retal, 0,5-1 mg/kg. O diazepam varia de 0,2 mg/kg, por via intravenosa ou intraóssea, a 0,5 mg/kg, por via retal (dose máxima de 10 mg). O lorazepam pode ser dado de 0,05-0,1 mg/kg, até o máximo de 4 mg, por via intravenosa ou intraóssea.

2. Após 5 a 10 minutos de crise convulsiva persistente ou se iniciar uma nova convulsão, deve-se usar novamente um benzodiazepínico

Se ainda não houver acesso venoso ou intraósseo, entretanto, pode-se optar pelo uso do paraldeído por via retal, 0,4 mL/kg, diluído em 50:50. O uso de paraldeído intramuscular deve ser evitado pelo risco de injúria ao nervo ciático e de abscessos. Também uma segunda dose de diazepam por via retal pode ser uma alternativa, entretanto, com maior risco de depressão respiratória.

3. Se as convulsões continuarem por 5-10 minutos após a segunda injeção de benzodiazepínicos, a administração de um medicamento anticonvulsivante de ação prolongada será indicada

Como o início da ação dessas drogas é retardado, pode ser útil administrar uma dose adicional de benzodiazepínico enquanto o anticonvulsivante de segunda etapa ainda estiver sendo administrado.

A fenitoína é um fármaco de ação prolongada amplamente utilizada no tratamento de convulsões agudas e crônicas em crianças. Sua principal vantagem é prevenir a recorrência de crises por longos períodos. A sua dose inicial é de 20-30 mg/kg, intravenosa ou intraóssea, e deve ser infundida lentamente (1 mg/kg/min, numa taxa máxima de 50 mg/min), até uma dose máxima é de 1.000 mg. A fenitoína não é solúvel em água, o que contribui em grande parte para os seus efeitos colaterais, de hipotensão a arritmias cardíacas. Assim, a frequência cardíaca e a pressão arterial devem ser monitoradas durante a infusão. Essas complicações são menos comuns em crianças do que em adultos. A fenitoína não deve ser infundida juntamente com qualquer fluido intravenoso contendo dextrose, pois pode formar um precipitado. Alguns autores desaconselham o uso da fenitoína em pacientes já usuários habituais desse medicamento[9].

Uma droga mais recente, a fosfenitoína, é um pró-fármaco de fenitoína, com 100% de biodisponibilidade e rápida conversão à fenitoína após administração intravenosa ou intramuscular. É um fármaco livremente solúvel em soluções aquosas, não precipita em diluentes intravenosos e pode ser infundido três vezes mais rapidamente que a fenitoína. Teoricamente, deve atingir níveis séricos terapêuticos mais rapidamente do que outros fármacos. Suas principais reações adversas seriam hipotensão arterial e arritmias cardíacas. A prescrição de 75 mg de fosfenitoína é equivalente a 50 mg de fenitoína. Sua dose máxima pode atingir 1.500 mg[10]. Tanto a fenitoína quanto a fosfenitoína podem ser menos efetivas para o tratamento de crises convulsivas devido à intoxicação exógena e podem intensificar convulsões causadas por cocaína ou teofilina. Nesses casos, as medicações de segunda escolha devem ser o levetiracetam, valproato ou fenobarbital.

O fenobarbital intravenoso também tem rápido início de ação e parece ter eficácia similar à da fenitoína. A sua dose é de 18-20 mg/kg, IV, lento, 1 mg/kg/min, na diluição em SF 0,9% de 10 mg/mL. Outros agentes de terceira linha e alternativos à fenitoína ou fenobarbital têm sido indicados, como o levetiracetam (40 mg/kg, IV/IO) e o ácido valproico (40 mg/Kg, IV/IO)[10].

4. Se persistirem as crises, é recomendável a presença de pediatras emergencistas, intensivistas ou anestesistas na sala

Com 30-40 minutos de crise, é possível recomendar o uso de indução anestésica rápida com tiopental. Nos casos em que as crises persistem após todo esse manejo, ainda que não existam estudos consistentes, os anestésicos inalatórios, como isoflurano, podem ser úteis nesses casos. O propofol tem sido proposto para os casos mais resistentes, todavia parece ter um efeito paradoxal pró-convulsivante em alguns pacientes, tornando a sua indicação bastante questionável. A quetamina tem sido usada com bastante frequência, destacadamente nos casos de maior resistência[11,12].

Em geral, quando há falha do controle da convulsão com as drogas de segunda linha, a despeito da correção das causas, torna-se necessário adquirir via aérea definitiva antes ainda de progredir com medicamentos, pelo risco de depressão respiratória. Assim, ao decidir a intubação orotraqueal, as drogas para sequência rápida de intubação também devem ser adequadamente escolhidas. A atropina como pré-medicação pode ser indicada nas seguintes situações: menores de 1 ano, em choque e que receberão a segunda dose da succinilcolina e nos menores de 5 anos que usarão succinilcolina como bloqueador neuromuscular. A indução pode ser feita com etomidato (0,3 mg/kg), que tem ação neuroprotetora e mantém a estabilidade hemodinâmica. Não usar em pacientes com choque séptico, pelo risco de necrose da suprarrenal. A quetamina (1-2 mg/kg) é opção particularmente interessante aos pacientes chocados e com broncoespasmo. O midazolam também pode ser usado em doses habituais, com o cuidado específico quanto à instabilidade hemodinâmica. Quanto ao bloqueio neuromuscular, pode-se usar rocurônio (1 mg/kg) ou succinilcolina (1 mg/kg), evitando-a em situações de risco de hipercalemia, como politrauma, insuficiência renal aguda, grandes queimados e doenças neuromusculares.

Em recém-nascidos, o tratamento das crises convulsivas continua se baseando em medicações antigas, de eficácias questionáveis e muitos efeitos colaterais. Porém, devido à falta de evidências, o modelo terapêutico para essa faixa etária ainda é composto por fenobarbital, fenitoína e midazolam. O fenobarbital é de primeira linha, com menos efeitos adversos e baixo custo. A sua dose de ataque é de 20 mg/kg, IV, em 10 a 15 minutos, podendo-se repetir doses de 5-10 mg/kg a cada 15 minutos, se necessário, num máximo de 40 mg/kg/dia. A manutenção deve se iniciar 12 horas depois do ataque, na dose de 4-6 mg/kg/dia, por via intravenosa ou oral, em duas doses. A fenitoína é tratamento de segunda linha, indicada nas crises que não cederam com fenobarbital. A dose de ataque da fenitoína é de 10 a 20 mg/kg, IV, a 0,5 mg/kg/min, sob monitorização cardíaca devido ao risco de arritmia. A sua dose de manutenção é de 5 a 8 mg/kg/dia, a cada 12 ou 8 horas. O midazolam é o medicamento de eleição quando a crise não melhora com fenobarbital e fenitoína. A dose inicial do midazolam é 0,15-1 mg/kg/h, por via intravenosa. Após 12 horas sem crise, suspender lentamente na base de 1/3 da dose a cada 2 horas. O tiopental é indicado na convulsão refratária na dose de ataque de 2-5 mg/kg, IV; sua dose de manutenção é de 10 mcg/kg/minuto, e aumentar até 100 mcg/kg/minuto). Outra opção é o pentobarbital na dose de 5 a 15 mg/Kg em *bolus*, seguido de infusão contínua de 0,5-5 mg/kg/hora. O levetiracetam também pode ser útil em crises refratárias ao tratamento comum, numa dose de ataque de 10 mg/kg, IV, a cada 12 horas, podendo ser aumentado até 60 mg/kg/dia[12,13].

Fatores que influenciam a escolha da medicação

O conhecimento da resposta anterior do paciente à medicação anticonvulsivante e o uso atual da medicação

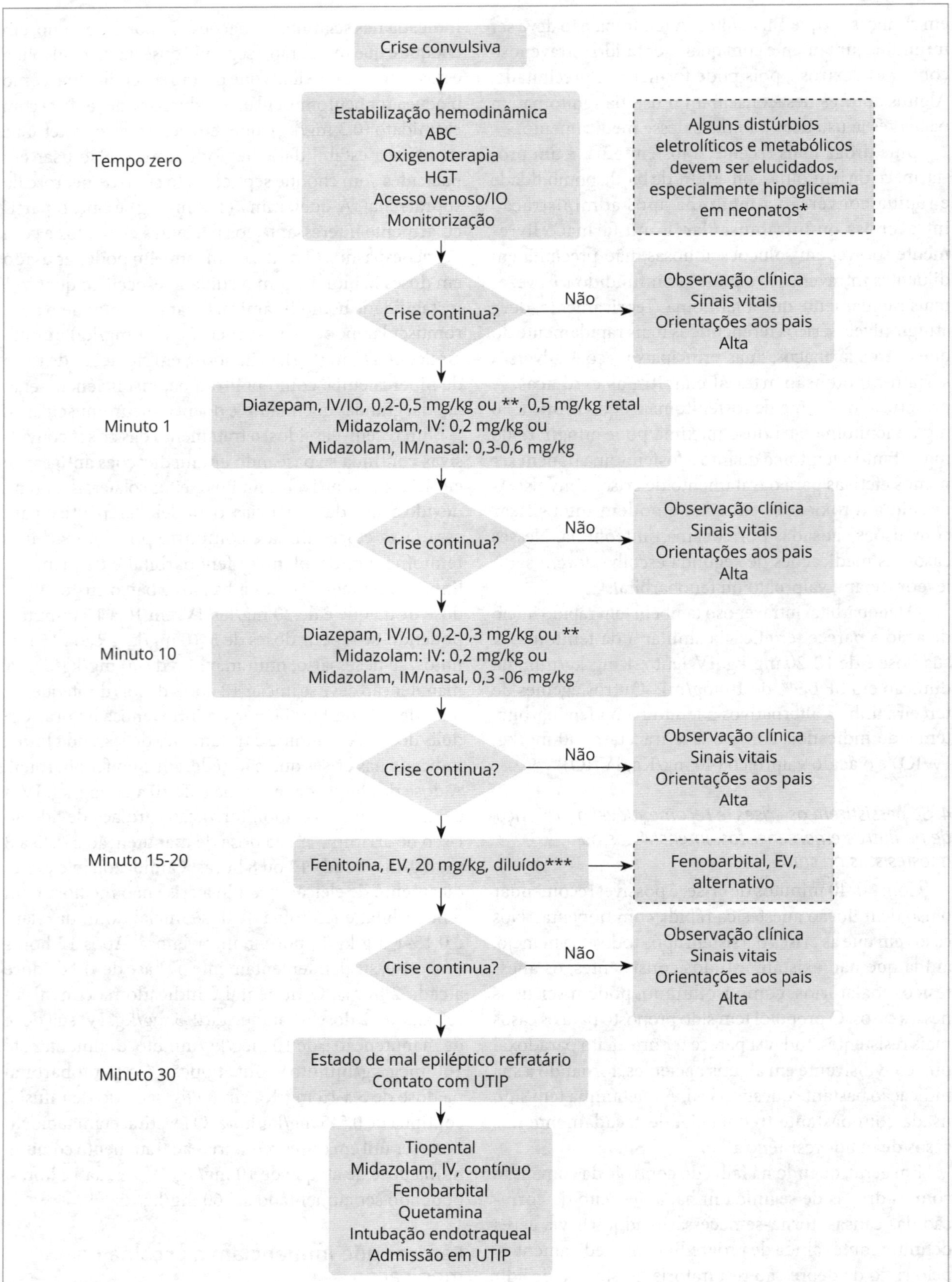

FIGURA 1 Fluxograma de avaliação e manejo da crise convulsiva em crianças > 1 mês.

ABC: *airways, breathing, circulation*; EV: endovenoso; HGT: hemoglobina glicada; IM: intramuscular; IO: intraósseo; IV: intravenoso; UTIP: unidade de terapia intensiva pediátrica.

podem orientar a abordagem do tratamento[14,15]. Ao decidir a terapia anticonvulsivante inicial para tônico-clônica, as seguintes questões devem ser consideradas:

- Resposta anterior: se a criança tiver história de crise convulsiva anterior, é útil saber qual medicamento anticonvulsivante foi eficaz para interromper as convulsões. Se a criança não respondeu à fenitoína, por exemplo, outra droga, como fenobarbital ou valproato, seria preferível.
- Trauma: no cenário de trauma, o levetiracetam é em geral o anticonvulsivante preferido para o tratamento; a fenitoína também pode ser uma escolha razoável.
- Adesão à medicação anticonvulsivante: se a criança estiver em terapia medicamentosa anticonvulsivante de longo prazo, deve-se determinar se a medicação foi esquecida recentemente ou se as prescrições não foram modificadas.

Conduta no pós-crise imediato

Após ceder a crise convulsiva, determinadas orientações devem ser preferenciais:

- Posicionar o paciente em decúbito lateral esquerdo.
- Garantir vias aéreas pérvias.
- Preservar as condições hemodinâmicas.
- Qualificar e complementar a história clínica.
- Realizar exame físico detalhado, procurando identificar obstrução de vias aéreas, hipoxemia, necessidade de oxigenoterapia, sepse, meningite, trauma craniano, intoxicação exógena, entre outras.
- Pesquisar, no Centro de Informações Toxicológicas (CIT), se houver hipótese de intoxicação exógena.
- Devem-se considerar possíveis indicações de hospitalização após a primeira crise epiléptica: menores de 1 ano; Glasgow < 15 (mais de 1 hora); aparecimento de outras manifestações neurológicas; persistência de irritabilidade, prostração, vômitos, disfunção respiratória; presença de fontanela tensa; crise prolongada (mais de 30 minutos); motivos sociais.

ACOMPANHAMENTO

Diante das crises convulsivas mais prolongadas nas salas de emergência, devemos abordá-las com protocolos preestabelecidos, a fim de interrompê-las brevemente, determinar o diagnóstico etiológico e, com isso, melhorar o prognóstico. Posteriormente, medidas educativas aos familiares e cuidadores diminuem as chances de novas crises. A adesão ao tratamento antiepiléptico é essencial, de tal maneira que a interrupção brusca da medicação pode precipitar uma crise de imprevisível intensidade.

REFERÊNCIAS

1. Abend NS, Loddenkemper T. Pediatric status epilepticus management. Curr Opin Pediatr. 2014;26(6):668-74.
2. Brophy GM, Bell R, Classen J, Alldredge B, Bleck YP, Glauser T, et al. Guidelines for the evaluation and management of status epilepticus. Neurocrit Care. 2012;17(1):3-23.
3. Chang AK, Shinnar S. Nonconvulsive status epilepticus. Emerg Med Clin N Am. 2011;29(1):65-72.
4. Chamberlain JM, Kapur J, Shinnar S, Elm J, Holsti M, Babcock L, et al. Efficacy of levetiracetam, fosphenytoin, and valproate for stablished status epilepticus by age group (ESETT): a double-blind, responsive-adaptive, randomized controlled trial. Lancet. 2020;395(10231):1217-24.
5. Galimi R. Nonconvulsive status epilepticus in pediatric populations: Diagnosis and management. Minerva Pediatr. 2012;64(3):347-55.
6. Glauser T, Shinnar S, Gloss D, Alldredge B, Arya R, Bainbridge J, et al. Evidence-based guideline: treatment of convulsive status epilepticus in children and adults: report of the Guideline Comittee of the American Epilepsy Society. Epilepsy Curr. 2016;16(1):48-61.
7. Hampers LC, Spina LA. Evaluation and management of pediatric febrile seizures in the emergency department. Emerg Med Clin North Am. 2011;29:83-93.
8. Keros S, Buraniqi E, Alex B, Antonetty A, Fialho H, Hafeez B, et al. Increasing ketamine use for refractory status epilepticus in US pediatric hospitals. J Child Neurol. 2017;32(7):638-46.
9. Patel AD, Vidaurre J. Complex febrile seizures: a practical guide to evaluation and treatment. J Child Neurol. 2013;28(6):762-7.
10. Pisani F, Facini C, Bianchi E, Giussani G, Piccolo B, Beghi E. Incidence of neonatal seizures, perinatal risk factors for epilepsy and mortality after neonatal seizures in the province of Parma, Italy. Epilepsia. 2018;59(9):1764-73.
11. Rosati A, L'Erario M, Ilvento L, Cecchi C, Pisano T, Mirabile L, et al. Efficacy and safety of ketamine in refractory status epilepticus in children. Neurology. 2012;79(24):2355-8.
12. Shearer P, Riviello J. Generalized convulsive status epilepticus in adults and children: treatment guidelines and protocols. Emerg Med Clin N Am. 2011;29:51-64.
13. Singh A, Stredny CM, Loddenkemper T. Pharmacotherapy for pediatric convulsive status epilepticus. CNS Drugs. 2020;34(1):47-63.
14. Angus W. Management of convulsive status epilepticus in children. Waltham: UpToDate; 2023.
15. Wilkes R, Tasker RC. Intensive care treatment of uncontrolled status epilepticus in children: systematic literature search of midazolam and anesthetic therapies. Pediatr Crit Care Med. 2014;15:632-9.

7

Dor abdominal

Jordana Vaz Hendler Bertotto
Thiago Barth Bertotto

PONTOS PRINCIPAIS

- Causas comuns de dor abdominal em crianças incluem constipação, infecções virais, gastroenterite, intolerância alimentar e cólicas infantis. Essas condições em geral não são graves e podem ser tratadas com medidas simples e orientações.
- Existem também causas mais graves de dor abdominal em crianças que requerem atenção médica imediata. Entre elas estão apendicite, obstrução intestinal, torção testicular (em meninos), pancreatite, invaginação intestinal e doença inflamatória intestinal. Essas condições exigem uma avaliação cuidadosa e tratamento adequado.
- A abordagem diagnóstica é baseada na caracterização da dor, nos sintomas associados e nas condições médicas anteriores do paciente, juntamente aos achados do exame físico, sendo possível distinguir os pacientes sem sinais de gravidade, que receberão orientações e serão liberados do hospital, daqueles com algum fator de gravidade, que necessitarão de exames complementares e manejo imediato.

INTRODUÇÃO

A dor abdominal é um sintoma frequente em crianças e que leva pais e cuidadores a buscarem atendimento nas emergências em todo o mundo[1]. É uma queixa desafiadora devido à variedade de causas possíveis e à necessidade de diferenciar entre casos benignos e aqueles com risco de vida que requerem intervenção médica imediata. Para otimizar o manejo desses pacientes, é fundamental compreender a epidemiologia para as diferentes faixas etárias, a associação com condições prévias e o reconhecimento dos sinais de alarme[11].

Para a maioria das crianças, as causas da dor abdominal são condições leves e autolimitadas: gastroenterite, constipação e outras doenças virais. Um estudo recente de prevalência conduzido na Austrália trouxe importantes *insights* sobre a abordagem da dor abdominal em pacientes pediátricos nas emergências. Os resultados revelaram que apenas cerca de 15% dos pacientes com essa queixa apresentavam uma patologia intra-abdominal clinicamente significativa, ou seja, uma condição que requer intervenção médica ou cirúrgica. Desses casos, a metade foi diagnosticada com apendicite. Os resultados desse estudo também evidenciaram que a dor abdominal inespecífica foi o diagnóstico mais comum no momento da alta[6].

Frequentemente, o diagnóstico definitivo durante a primeira avaliação é uma tarefa desafiadora, especialmente quando os pacientes se apresentam precocemente no curso da doença ou apresentam sinais sutis e atípicos. No entanto, é crucial para os médicos emergencistas identificar e diferenciar sinais e sintomas que, caso passem despercebidos, podem trazer consequências catastróficas. Crianças que apresentam sinais de obstrução intestinal (como distensão abdominal e/ou vômito bilioso) ou irritação peritoneal (como defesa à palpação) podem ter problemas graves que requerem diagnóstico e tratamento imediatos. Por isso, o emergencista pediátrico deve estar familiarizado com as diferentes patologias e avaliar o paciente mediante uma abordagem sistemática, usando dos exames complementares de maneira criteriosa[3,4].

APRESENTAÇÃO CLÍNICA

Anamnese

Ao avaliar uma criança com dor abdominal, algumas variáveis da história clínica podem auxiliar na identificação da causa. Essas variáveis incluem a idade e o sexo do paciente, localização e caracterização da dor abdominal, bem como sintomas associados, história médica pregressa com ênfase em condições preexistentes e cirurgias abdominais prévias. Para meninas na puberdade, também é importante obter informações sobre a história ginecológica, como o início da puberdade, último período menstrual e atividade sexual.

Avaliação conforme a faixa etária

As condições que causam dor abdominal podem variar de acordo com a faixa etária da criança. Em recém-nascidos, é importante considerar as doenças congênitas e suas complicações. Bebês com má rotação intestinal podem apresentar episódios de vômitos decorrentes de volvo, evoluindo rapidamente com piora clínica. Atresias intestinais podem causar desconforto abdominal decorrente da distensão dos segmentos a montante. Enterocolite necrosante pode manifestar-se inicialmente como desconforto e distensão abdominal que evolui para piora clínica e sinais de sepse. Alergias alimentares também podem ser diagnosticadas nessa faixa etária, cursando com dor abdominal e irritabilidade, além da presença de raias de sangue nas fezes.

Entre 2 meses e 2 anos de idade, a intussuscepção, hérnias encarceradas e complicações da doença de Hirschsprung são causas importantes a serem consideradas. A intussuscepção ocorre quando um segmento de intestino avança pela luz do adjacente. A maioria dos casos é precedida por infecção viral com aumento dos linfonodos mesentéricos, e os segmentos mais comumente envolvidos são o íleo e o ceco. O fator predisponente pode ser também um divertículo de Meckel. Hérnias encarceradas ocorrem principalmente nas primeiras semanas após o diagnóstico da hérnia ou como primeira manifestação. É caracterizada por um abaulamento irredutível na região inguinal, associado a dor e desconforto. A doença de Hirschsprung caracteriza-se pela ausência de células nervosas no intestino distal. Em consequência disso, episódios de constipação grave podem levar ao desenvolvimento de colite e obstrução intestinal, o que costuma ser agravado após a introdução alimentar ou naqueles em que a cirurgia ainda não foi realizada.

Em pré-escolares e escolares, a apendicite é mais comum (principalmente em crianças com mais de 5 anos), embora também seja necessário considerar condições menos frequentes, como ingestão de corpos estranhos e obstrução devido a aderências de cirurgias anteriores.

Em adolescentes, a apendicite continua sendo uma causa relevante, assim como colecistite, pancreatite, doenças anexiais em meninas e torção de testículo em meninos. Uma população especial que requer atenção na emergência pediátrica são as meninas adolescentes com dor abdominal. Nesses casos, a abordagem diagnóstica deve incluir condições relacionadas ao desenvolvimento dos órgãos reprodutivos. Durante o exame físico, é possível identificar achados sugestivos de hematocolpo, como uma massa perirretal devido ao acúmulo de sangue na vagina causado por um hímen imperfurado ou anomalias no desenvolvimento perineal, como a ausência do terço distal da vagina. Além disso, para as adolescentes sexualmente ativas, é importante considerar a possibilidade de doença inflamatória pélvica e gravidez ectópica. A dismenorreia, que causa dor abdominal recorrente durante a menstruação, também deve ser considerada como uma possível causa[5].

TABELA 1 Causas de dor abdominal por faixa etária

Faixa etária	
Recém-nascidos	Volvo, enterocolite necrosante, alergias alimentares
Lactentes (2 meses a 2 anos)	GEA, constipação funcional, intussuscepção, hérnias encarceradas e complicações da doença de Hirschsprung
Pré-escolares e escolares	GEA, constipação funcional, ITU, ingestão de corpos estranhos e obstrução devido a aderências de cirurgias anteriores.
Adolescentes	Apendicite, ITU, colecistite, pancreatite, doenças anexiais em meninas e torção de testículo em meninos

GEA: gastroenterite aguda; ITU: infecção do trato urinário.

Caracterização da dor abdominal

Quanto à caracterização da dor abdominal em crianças, especialmente naquelas com menos de 2 anos, é esperado que elas não consigam descrever ou identificar exatamente onde sentem a dor abdominal. Isso pode levar a uma interpretação exagerada ou inadequada de sintomas como "dor abdominal" pelos pais ou cuidadores, os quais podem inferir que a criança está com dor abdominal com base em comportamentos como levantar as pernas ou ficar inconsolável. À medida que a criança entra na idade pré-escolar, ela pode ser capaz de descrever a dor e outros sintomas, mas essas descrições podem não ser consistentemente confiáveis. Somente a partir dos 5 anos de idade, as crianças geralmente têm a capacidade de caracterizar o início, a frequência, a duração e a localização precisa de seus sintomas abdominais.

Alguns diagnósticos podem estar associados de acordo com os padrões de dor (Tabela 2).

TABELA 2 Padrão de dor abdominal conforme o diagnóstico

Apendicite	Periumbilical, migrando para o quadrante inferior direito, progressiva
Apendicite rota, torção ovariana	Aguda, grave, focal, com sinais de peritonismo
Intussuscepção	Intermitente, com cólica
Gastroenterite	Difusa ou vaga, em cólica
Hepatite e colecistite	Quadrante superior direito, constante, intensa, que pode irradiar para o ombro ou dorso (na hepatite, a dor pode ser de leve intensidade)
Pancreatite	Dor constante periumbilical e/ou subxifoide, em faixa, muitas vezes irradiando para as costas
Cálculo renal	Dor no flanco irradiando para o abdome lateral médio a inferior, moderada-grave, recorrente
Constipação	Intermitente, muitas vezes do lado esquerdo

A dor de origem visceral costuma ser de localização imprecisa e variável. Apenas quando a inflamação atinge o peritônio é que a dor se torna bem localizada. Com a progressão da peritonite, surgem sinais involuntários de defesa abdominal, culminando com o achado de abdômen em tábua. Na avaliação de crianças com irritação peritoneal, como no caso da apendicite aguda, a dor é intensificada pelos movimentos como tossir ou pular, e elas preferem ficar deitadas e caminham com dificuldade. Um sinal de alívio da dor após um episódio de êmese pode indicar condições localizadas no intestino delgado, como na obstrução intestinal alta ou na gastroenterite. Já a melhora da dor após uma evacuação sugere uma condição colônica, como constipação crônica ou colite causada por diferentes fatores.

Febre

Febre é um sintoma comum associado à dor abdominal em crianças e geralmente está associada a uma causa infecciosa subjacente, como gastroenterite, infecção do trato urinário ou faringite. Pode ainda estar presente em pacientes com apendicite, podendo se manifestar inicialmente como febre baixa, usualmente após 24-48 horas do início dos sintomas. Entre as infecções bacterianas que podem estar relacionadas à dor abdominal, estão a faringite estreptocócica, que em geral apresenta sintomas como dor de garganta, dor de cabeça e vômitos e que também pode apresentar dor abdominal; infecções do trato urinário, que podem ocasionalmente manifestar-se com vômitos ou, em menor frequência, diarreia em crianças mais novas; e pneumonia do lobo inferior, normalmente acompanhada por sintomas respiratórios como taquipneia ou tosse.

Diarreia

Quando uma criança apresenta diarreia e dor abdominal, é comum que a causa seja gastroenterite viral. Infecções do trato urinário também podem causar diarreia em crianças. Embora seja menos frequente, crianças com apendicite ocasionalmente podem ter diarreia, mas em geral são fezes mucoides em vez de diarreia líquida abundante. No caso de intussuscepção, é possível que as fezes contenham sangue, muitas vezes misturado com muco, apresentando uma aparência semelhante à da geleia de groselha. Se houver diarreia sanguinolenta acompanhada de dor abdominal, é sugerida a possibilidade de enterite bacteriana, síndrome hemolítico-urêmica (SHU), divertículo de Meckel ou doença inflamatória intestinal.

Exame físico

A avaliação de uma criança com dor abdominal requer um exame físico completo, que englobe a verificação dos sinais vitais, um exame abdominal detalhado e um exame físico geral. É fundamental prestar atenção especial ao estado geral da criança, sua aparência e hidratação, bem como examinar a condição da pele, a faringe, o tórax, o coração e a região genital. Essa abordagem abrangente proporciona uma avaliação mais completa e ajuda a identificar possíveis causas da dor abdominal.

Exame abdominal

Realizar um exame físico adequado em crianças com dor abdominal em um ambiente de emergência pode ser bastante desafiador. Colocar a criança em uma posição confortável, como no colo de um cuidador, pode ajudar a criar um ambiente mais calmo. É recomendado realizar o exame abdominal antes de partes do exame que possam causar ansiedade ou desconforto, como examinar os ouvidos ou a garganta, para que a criança se sinta mais relaxada durante o exame abdominal.

Durante esse exame, é essencial avaliar a presença de distensão abdominal, que pode indicar obstrução ou a presença de massa no abdome. Os ruídos intestinais podem estar diminuídos, como no caso do íleo em resposta à irritação peritoneal causada pela apendicite, ou aumentados, como na gastroenterite ou obstrução intestinal. Durante a percussão do abdome, podem ser observadas alterações no som, como aumento do som timpânico (indicando intestino distendido), som maciço (indicando presença de massa) ou macicez móvel (indicando ascite). A palpação suave nos quatro quadrantes do abdome pode ajudar a localizar a dor abdominal, e é útil pedir às crianças mais velhas para indicar com o dedo o local onde sentem mais dor. A presença de dor localizada à palpação sugere um processo inflamatório intra-abdominal. Sinais de irritação peritoneal, como rigidez à percussão, defesa à palpação e defesa involuntária, podem ser observados em casos de apendicite ou colecistite. É importante observar que, nos casos de intussuscepção, as crianças podem parecer bem entre os episódios de dor ou cólica abdominal, nos estágios iniciais. Crianças em bom estado geral, que não sentem desconforto à palpação abdominal profunda, não apresentam dor localizada e não apresentam achados extra-abdominais são menos propensas a doenças graves.

Exame geral

Além do exame abdominal, o exame físico geral desempenha um papel importante no diagnóstico da dor abdominal em crianças. Algumas observações podem ser úteis nesse sentido. Por exemplo, a presença de erupção equimótica típica nas extremidades inferiores e nádegas pode sugerir púrpura de Henoch-Schönlein (PHS), condição que pode se apresentar com dor abdominal. Além disso, crianças com faringite estreptocócica podem ter dor abdominal, juntamente com exsudato faríngeo. Outras condições, como pneumonia do lobo inferior ou derrame pleural, também podem causar irritação diafragmática e dor abdominal, geralmente acompanhadas de sintomas respiratórios como taquipneia, sinais de esforço respiratório e crepitantes na ausculta pulmonar. Em casos de miocardite e pericardite, a dor abdominal pode ser resultado do baixo débito cardíaco, levando à insuficiência mesentérica e/ou congestão hepática. Pacientes com hematúria por doença calculosa podem sentir dor abdominal durante a migração do cálculo, de início mais alta, em flanco ou dorso, e migrando em direção à região inguinal ou escrotal. É essencial fazer um exame minucioso da região inguinal/geniturinária em meninos com dor abdominal[7].

A dor abdominal ainda pode ser um achado inespecífico de uma série de condições que normalmente apresentam características distintivas, como na cetoacidose diabética, que se apresenta com desidratação, taquipneia, poliúria e perda de peso, mas que, especialmente, em crianças pequenas, pode se apresentar com dor abdominal e vômitos. Essas observações adicionais no exame físico geral auxiliam no diagnóstico diferencial e na identificação de possíveis causas da dor abdominal em crianças.

Presença de sinais obstrutivos

A dor abdominal frequentemente pode estar associada a sintomas obstrutivos: vômitos biliosos, distensão abdominal e interrupção da eliminação de gases e fezes. Um achado semiológico importante nessa avaliação é que as causas de obstrução mecânicas costumam apresentar peristalse de luta com ruídos hidroaéreos aumentados, enquanto causas de origem metabólicas, como íleo séptico ou distúrbios hidroeletrolíticos, apresentam redução dos ruídos hidroaéreos. Em recém-nascidos, deve-se sempre excluir a possibilidade de volvo intestinal. Já em crianças entre 2 meses e 2 anos, intussuscepção está entre as principais causas de abdômen obstrutivo. Crianças com histórico de cirurgias abdominais devem ter sempre, como primeira hipótese, bridas intestinais. Em países em desenvolvimento, como o Brasil, é importante considerar a obstrução por bolo de áscaris. É importante salientar que a presença de vômitos, sem outros sinais obstrutivos, está frequentemente associada a dor abdominal em diversas outras causas: gastroenterites, apendicites em sua fase inicial, intoxicações e infecções urinárias.

Presença de sinais inflamatórios

Sinais inflamatórios abdominais costumam estar presentes em casos que, em sua maioria, irão necessitar de manejo médico. Sinais involuntários de defesa abdominal (abdômen em tábua, defesa involuntária à palpação) costumam estar presentes em estágios mais avançados de um processo inflamatório intra-abdominal como apendicite ou úlcera gástrica perfuradas. Raramente a ingestão de um corpo estranho pode causar danos teciduais e perfuração intestinal, apresentando então sinais de irritação peritoneal. A colecistite e a pancreatite são causas incomuns em crianças, mas que têm apresentado aumento da incidência nos últimos anos.

Úlcera péptica é incomum em crianças, mas pode ser causa de dor abdominal principalmente em crianças que recebem corticoides ou anti-inflamatórios não esteroidais de forma crônica ou com frequência. Crianças pequenas se apresentam mais comumente com sangramento ou perfuração, enquanto crianças mais velhas apresentam sintomas semelhantes aos adultos, como dor epigástrica após a alimentação.

A linfadenite mesentérica é a inflamação dos gânglios mesentéricos secundário a infecções virais ou bacterianas e mais raramente a doenças inflamatórias intestinais e linfoma. Frequentemente simula um quadro de apendicite, com dor na fossa ilíaca direita, tornando um desafio o diagnóstico diferencial entre as duas patologias. Linfonodos mesentéricos maiores que 0,8 cm, na presença de um apêndice normal, indicam esse diagnóstico. O quadro é autolimitado, em que apenas analgesia e hidratação são necessárias.

Massas abdominais

A palpação abdominal de uma massa pode sugerir uma variedade de condições, de um quadro de constipação à presença de tumores ou abscessos intra-abdominais. Uma criança com fezes endurecidas, padrão infrequente de evacuação e episódios anteriores de constipação, sem outros sinais preocupantes, provavelmente terá constipação como causa da dor abdominal. Por outro lado, crianças febris ou que tenham sido submetidas a cirurgia abdominal recente podem ter um abscesso intra-abdominal. Tumores sólidos são causas raras de dor abdominal em crianças e em geral se manifestam como massas indolores, exceto quando ocorre sangramento intratumoral ou torção anexial, como no caso de um tumor ovariano. O tumor de Wilms e o neuroblastoma são mais comuns em lactentes, enquanto o envolvimento leucêmico ou linfomatoso do fígado, baço ou linfonodos retroperitoneais é mais frequente em crianças mais velhas.

Condições preexistentes

Crianças com doença de Hirschsprung podem apresentar complicações da doença de base como obstrução e enterocolite. Esses episódios costumam acontecer após quadros de alterações do padrão evacuatório, má adesão ao tratamento da constipação ou interrupção das irrigações retais. A colecistite pode ser causa de dor abdominal em adolescentes ou crianças com predisposição para a formação de cálculos, como portadores de anemia falciforme, obesidade ou fibrose cística, comumente precedida por diversos episódios de cólica biliar. Pacientes com *diabetes mellitus* podem apresentar dor abdominal aguda durante descompensações da doença. Ainda, crianças com anemia falciforme podem se apresentar com dor abdominal por crise vaso-oclusiva, desencadeadas por condições estressoras: frio, desidratação, infecções ou menstruação. Crianças com doença inflamatória intestinal ou doenças de má absorção, como a doença celíaca, podem apresentar dor abdominal recorrente, mais comuns em casos com má adesão ao tratamento. As doenças inflamatórias intestinais geralmente têm início subagudo, mas eventualmente podem se apresentar como um quadro de dor abdominal aguda, acompanhada de diarreia e perda de peso.

POCUS

O ultrassom à beira do leito (POCUS) permite obter imagens em tempo real para correlacionar com os sinais e sintomas do paciente. O seu uso e a capacidade diagnóstica têm sido discutidos, e os médicos emergencistas são incentivados a se familiarizar com o método, pois é uma tecnologia segura e útil na avaliação dos pacientes. O ultrassom abdominal à beira do leito pode ser usado para identificar apendicite aguda, intussuscepção intestinal, derrames pleurais, abscessos abdominais e, também, para distinguir entre gravidez normal e gravidez ectópica em uma paciente adolescente com queixa de dor abdominal. O POCUS feito por médicos de emergência pediátrica treinados pode ser crucial na redução do tempo para diagnóstico e tratamento definitivo, diminuindo a morbidade e a permanência hospitalar prolongada. No entanto, um POCUS negativo é insuficiente para descartar muitas patologias, sendo necessárias outras investigações para realizar o diagnóstico[2].

AVALIAÇÃO DIAGNÓSTICA

Crianças com dor abdominal em bom estado geral e exame físico normal geralmente não necessitam de investigação complementar com exames laboratoriais ou de imagem. Se os exames repetidos continuarem sem alterações e a criança tolerar a alimentação, ela pode receber alta com orientação para reavaliação em caso de persistência ou piora dos sintomas. Em um estudo descritivo prévio, menos da metade dos pacientes atendidos em emergências por dor abdominal precisou de exames laboratoriais, sendo os mais comuns exame de urina, hemograma e proteína C-reativa. Cerca de um terço dos pacientes é submetido a exames de imagem, sendo a ultrassonografia abdominal a modalidade mais utilizada devido à boa especificidade. No entanto, é importante ressaltar que a interpretação da ultrassonografia abdominal pode variar com a habilidade do examinador, tornando-a subjetiva em alguns casos. A tomografia computadorizada (TC) deve ser reservada para situações específicas, uma vez que envolve exposição à radiação ionizante. Exames laboratoriais e radiográficos devem ser realizados quando a história e/ou o exame físico mostrarem achados focais ou sugerirem diagnósticos preocupantes, como massa intra-abdominal, peritonite, obstrução intestinal ou infecção. A escolha dos exames deve levar em consideração a idade da criança e os diagnósticos suspeitados.

Exames laboratoriais

Exames laboratoriais podem auxiliar no diagnóstico e no direcionamento adequado do manejo da dor abdominal em crianças. Um leucograma elevado sugere infecção ou inflamação (como apendicite), embora um leucograma normal não exclua esses processos. Um valor de leucócitos acima de 20 mil sugere apendicite perfurada, abscesso periapendicular ou pneumonia lobar. Em crianças com dor abdominal superior, alterações de enzimas hepáticas, lipase ou amilase sugerem hepatite, colecistite ou pancreatite, respectivamente.

É recomendada a avaliação com fita reagente de urina (para sangue, nitritos, esterase leucocitária, glicose, cetonas e proteínas) para a maioria das crianças com dor abdominal. Um exame de urina formal deve ser enviado quando a fita reagente estiver alterada. A hematúria pode ocorrer em pacientes com urolitíase, PHS, SHU e infecção do trato urinário (ITU). A piúria geralmente indica uma ITU, mas um pequeno número de leucócitos (10 a 20/campo) pode ser observado na apendicite, provavelmente quando a inflamação irrita a parede da bexiga. Crianças com cetoacidose diabética apresentam glicosúria e cetonúria. Uma criança com síndrome nefrótica e peritonite bacteriana geralmente apresenta proteinúria. O teste de gravidez na urina deve ser feito em meninas pós-menarca com dor abdominal. Acidose metabólica pode ocorrer por desidratação, obstrução intestinal, peritonite ou cetoacidose diabética (CAD). Uma glicemia elevada acompanhada de acidose é consistente com CAD.

Exames de imagem

A obtenção de imagens desempenha um papel crucial na avaliação de crianças com dor abdominal aguda que apresentam sintomas preocupantes, como irritação peritoneal, sinais de obstrução, presença de massas, distensão abdominal ou dor localizada.

Radiografia simples

Em geral, radiografias simples são importantes na detecção de sinais de obstrução (níveis hidroaéreos, distensão de alças ou alça sentinela) ou perfuração (presença de ar livre). Em casos de gastroenterite, é possível observar alças de intestino delgado cheias de líquido. A presença de um fecálito no quadrante inferior direito em uma criança com dor abdominal sugere apendicite, embora esse achado seja pouco comum.

Embora não seja rotineiramente indicada para avaliar a constipação funcional, a radiografia abdominal pode mostrar aumento das fezes em crianças com dor abdominal aguda devido à constipação. A ausência de fezes em quantidades moderadas exclui o diagnóstico de constipação como explicação para a dor abdominal aguda. Para crianças com suspeita de volvo intestinal, uma série de imagens contrastadas do intestino proximal é o melhor exame para o diagnóstico. Uma radiografia de tórax pode revelar pneumonia basal ou sinais de miocardite, como cardiomegalia, como possíveis causas da dor abdominal.

Ultrassonografia

A ultrassonografia (US) é um exame de imagem que oferece a vantagem de não utilizar radiação e pode ser feito à beira do leito, tornando-a útil para diversas condições que causam dor abdominal em crianças. Essas condições incluem apendicite aguda, adenite mesentérica, litíase biliar, problemas geniturinários (como torção ovariana, ruptura de cisto ovariano e torção testicular), nefrolitíase e intussuscepção. Na suspeita de nefrolitíase, a US é a modalidade de imagem recomendada, pois é eficaz na detecção de cálculos renais e ureterais, evitando a exposição à radiação.

A US também é a modalidade de imagem recomendada para crianças com achados atípicos ou duvidosos de apendicite. No entanto, é importante ressaltar que a utilidade da US no diagnóstico de apendicite pode depender da experiência do profissional que faz o exame e variar com base no índice de massa corporal da criança, sendo necessários exames adicionais para o diagnóstico de certeza.

A US é o exame de escolha nos quadros suspeitos de intussuscepção, pois apresenta alta sensibilidade e especificidade. A apresentação clássica da intussuscepção na US é o sinal do alvo. Na invaginação ileocólica, apresentação mais comum, o sinal do alvo está no quadrante inferior direito. A US também pode ser terapêutica nesses casos, sendo realizada a tentativa de redução pneumática ou hidrostática.

Tomografia computadorizada

A TC geralmente não é usada como a modalidade de imagem inicial para dor abdominal em crianças, devido aos riscos de exposição à radiação e à disponibilidade de modalidades alternativas que fornecem imagens precisas para a maioria das causas de dor abdominal nesses pacientes. A exposição à radiação de uma TC abdominal em crianças pode ser significativa, embora protocolos de imagem de baixa dose estejam surgindo para reduzir esse risco. Modalidades alternativas de imagem, como US ou ressonância magnética (RM), frequentemente oferecem resultados equivalentes ou superiores sem exposição à radiação. O uso sequencial de US antes (ou em vez de) de TC pode reduzir a exposição à radiação (por exemplo, em crianças com suspeita de apendicite), especialmente em crianças pequenas. Quando uma TC abdominal é realizada, o médico deve considerar um exame focado e garantir que os parâmetros de energia da TC sejam adequados para crianças em sua instituição.

A TC com contraste é útil para a avaliação de pacientes com dor abdominal aguda quando uma ampla variedade de diagnósticos está sendo considerada (como apendicite com achados atípicos, pancreatite, abscesso intra-abdominal e avaliação de uma massa intra-abdominal). Por exemplo, a TC possui altas sensibilidade e especificidade para o diagnóstico de apendicite e é o teste de imagem mais sensível para nefrolitíase pediátrica, podendo detectar cálculos menores que 5 mm.

Ressonância magnética

A RM está se tornando cada vez mais comum na avaliação de crianças com dor abdominal. Pesquisas indicam que a RM sem o uso de contraste possui uma precisão diagnóstica semelhante à da TC para apendicite, além de não expor a criança à radiação ionizante. No entanto, é importante destacar que a disponibilidade ainda é limitada em muitos lugares, e a necessidade de sedação em crianças pequenas se torna uma barreira para muitos casos, especialmente quando é necessário obter e interpretar os resultados de forma rápida.

ABORDAGEM TERAPÊUTICA

Manejo da dor

É recomendado que crianças com dor abdominal aguda recebam um tratamento analgésico eficaz, de acordo com o nível de desconforto apresentado. Em um estudo, a maioria dos pacientes (mais de 90%) recebeu analgésicos simples, enquanto apenas 10% foram tratados com opioides. Acredita-se que a subutilização de opioides (morfina) ocorra, em parte, devido à falta de documentação adequada do nível de dor e para aguardar a avaliação cirúrgica. No entanto, é importante ressaltar que o uso de opioides não mostrou atrasar o diagnóstico de apendicite. Estudos clínicos mostraram que a administração de morfina em crianças com dor abdominal aguda resulta em redução significativa da dor, sem comprometer o exame físico ou a capacidade de identificar aquelas com condições que requerem intervenção cirúrgica.

Manejo inicial

Todos os pacientes que apresentam sinais de obstrução ou irritação peritoneal devem receber abordagem diagnóstica e tratamento imediatos. Enquanto se aguardam os resultados dos exames, medidas de suporte devem ser tomadas. Pacientes com sinais de obstrução e/ou peritonite sem causa identificada na avaliação inicial devem ser admitidos no hospital para observação e exames seriados[8].

TABELA 3 Características clínicas associadas a condições intra-abdominais graves

Sinais de obstrução (distensão abdominal, vômitos biliosos).
História de cirurgia abdominal prévia (que predispõe a aderências).
Irritação peritoneal/sinais de peritonite (defesa, dor à percussão).

TABELA 4 Medidas de suporte para pacientes com condições intra-abdominais potencialmente graves

Monitoramento dos sinais vitais.
Reposição volêmica com fluidos isotônicos e fluidoterapia de manutenção.
Analgesia/avaliação e controle da dor.
Antibióticos parenterais quando indicado.

Pacientes sem sinais de gravidade poderão ser avaliados clinicamente, sem a necessidade de exames, e liberados com orientações. Nos lactentes pequenos, a cólica é um diagnóstico de exclusão que pode ser diferenciado de outras causas de choro prolongado, por meio de uma história detalhada e exame físico cuidadoso. Nesses pacientes com diagnóstico incerto, um período de observação de 1 a 2 horas, durante o qual nenhum sintoma é observado e a alimentação ocorre normalmente, pode apoiar o diagnóstico de cólica. A dor abdominal funcional é um diagnóstico de exclusão para crianças com dor abdominal recorrente, quando não há outras características preocupantes presentes.

CAUSAS MAIS COMUNS

Gastroenterite

A gastroenterite aguda é uma doença que se caracteriza por um quadro de diarreia, frequentemente acompanhada de febre e vômito. Entre as principais causas virais dessa doença estão o rotavírus e o norovírus. A introdução da vacina contra o rotavírus tem sido efetiva na redução anual da incidência de casos. No entanto, o norovírus está se tornando a principal causa de gastroenterite aguda em todo o mundo, altamente contagioso devido à sua capacidade de resistir a diferentes condições ambientais e agentes desinfetantes.

Embora a gastroenterite aguda seja geralmente considerada uma doença autolimitada, ela ainda resulta em um grande número de consultas médicas e hospitalizações devido à desidratação e distúrbios eletrolíticos. Ao avaliar uma criança com suspeita de gastroenterite aguda, é importante verificar a ingestão recente de líquidos e a diurese e procurar sinais de desidratação. O diagnóstico geralmente é clínico. Para crianças com sinais de gravidade (aparência tóxica ou hipovolemia) ou achados atípicos (como presença de sangue ou muco nas fezes, convulsões), a avaliação laboratorial pode ser útil. A realização de culturas de fezes é indicada apenas em casos específicos, como pacientes imunossuprimidos, diarreia persistente por mais de 2 semanas ou situações em que há um surto de doenças transmitidas por alimentos.

O tratamento da gastroenterite aguda baseia-se na reidratação e no alívio dos sintomas. A reidratação oral é preferencial, mas, em casos mais graves, a hospitalização pode ser necessária para a administração de líquidos intravenosos e uso de medicamentos antieméticos, como a ondansetrona. Além disso, é importante fornecer orientações aos pais e cuidadores sobre a importância da higiene adequada, incentivar a manutenção da amamentação para crianças que ainda recebem aleitamento materno e promover a preparação segura de água e alimentos.

A evidência de benefício para o uso de probióticos é inconsistente. Embora exista uma vacina disponível contra o rotavírus, ainda não há uma vacina específica contra o norovírus, mas pesquisas estão sendo conduzidas nesse sentido. É importante ressaltar que, além das infecções virais, outros fatores, como intolerância alimentar, alergias, intoxicação alimentar e efeitos colaterais de medicamentos, podem causar sintomas semelhantes aos da gastroenterite em crianças. Portanto, é fundamental considerar essas possibilidades durante a avaliação e o tratamento dos casos de dor abdominal aguda na Emergência Pediátrica.

Constipação

A constipação é uma causa comum de dor abdominal, que geralmente os pais e cuidadores não associam ao quadro de constipação. A causa da constipação é funcional em 95% dos casos, e as causas orgânicas são mais comuns em crianças pequenas ou com sinais de alarme (atraso na eliminação de mecônio > 48 horas, distensão abdominal grave, fezes em fita, incontinência urinária, atraso do crescimento e outras). A avaliação inicial deve incluir uma história clínica detalhada, levando em consideração possíveis fatores desencadeantes, como mudanças na dieta e questões psicossociais. O exame físico deve abranger as regiões abdominal, perianal e lombossacral, além de um exame neurológico adequado. O toque retal não é recomendado rotineiramente. A presença de uma massa fecal abdominal palpável ou incontinência fecal pode indicar a necessidade de desimpactação imediata. A incontinência fecal ou *soiling* na constipação ocorre devido ao acúmulo de fezes endurecidas no intestino, resultando em vazamento involuntário de fezes líquidas ou pastosas ao redor da obstrução. A desimpactação é indicada para crianças com grande massa fecal ou incontinência fecal e pode ser realizada com medicamentos orais (polietilenoglicol por via oral ou sonda nasogástrica), retais (enema de fosfato de sódio ou salino) ou uma combinação deles. Durante o atendimento, é fundamental fornecer educação à família sobre a fisiopatologia da constipação, orientar sobre o uso adequado de laxantes e enfatizar a importância de uma dieta rica em fibras, ingestão adequada de água e atividade física. Além disso, garantir que a criança compreenda que não tem controle sobre esses sintomas é essencial para evitar constrangimento e frustração. O tratamento em curto prazo deve incluir medidas para desimpactação e alívio imediato dos sintomas, com o uso de laxantes osmóticos, como polietilenoglicol, como primeira linha de terapia. É importante ressaltar que o cuidado em longo prazo envolve educação contínua, modificações na dieta e no estilo de vida, a fim de prevenir recorrências da constipação funcional.

Apendicite

A apendicite é a emergência cirúrgica mais comum em crianças. O risco estimado ao longo da vida é de 8%, com pico aos 10 anos. Embora várias teorias sobre a patogênese da apendicite já tenham sido criadas, todas elas culminam na inflamação do apêndice. A apresentação clássica da apendicite se inicia com perda de apetite e vaga dor periumbilical, como resultado da dor visceral. A dor é usualmente descrita como migrando para a fossa ilíaca direita, quando o processo inflamatório do apêndice passa a irritar o peritônio local. Neste momento a dor é facilmente expressa à palpação superficial do quadrante inferior direito, junto ao ponto de McBurney. Outros epônimos que descrevem sinais de apendicite incluem Rovsing; dor referida na fossa ilíaca direita durante a palpação do quadrante inferior esquerdo. Sinal do obturador corresponde à dor no quadrante inferior direito ao realizar flexão e rotação interna do quadril direito. Tipicamente, náuseas seguidas de vômito sucedem a dor no quadrante inferior direito, entretanto esse não é um achado confiável em crianças. A história natural da apendicite não tratada costuma ser a perfuração e a formação de abscesso na maioria dos casos. Nesse momento, geralmente após 24-48 horas, os pacientes costumam apresentar febre. Diarreia também é mais comum nessa fase da doença. Dada a dificuldade das crianças em descrever seus sintomas, são mais propensas a se apresentarem já em fase avançada.

Os exames laboratoriais são pouco sensíveis ou específicos para a apendicite. Os laboratoriais normalmente solicitados são aqueles que visam avaliar o processo inflamatório: leucócitos totais, contagem absoluta de neutrófilos e proteína C-reativa. A combinação desses exames tem variadas taxas de especificidade e sensibilidade, e o achado mais comumente encontrado é uma leve elevação na contagem leucocitária (entre 11.000 e 16.000/mm^3). Exames normais não excluem o diagnóstico, principalmente diante de achados consistentes no exame clínico.

A seguir, demonstramos alguns dos escores de risco mais utilizados para predizer risco baseados nos exames clínico-laboratoriais. Entretanto, como nenhum deles foi consistente durante os testes de validação, não são fiéis para isoladamente serem usados como ferramentas diagnósticas. A maioria dos protocolos os utiliza como mecanismo para determinar o destino do paciente: alta, exames de imagem adicionais ou encaminhamento cirúrgico.

Exames de imagem são ferramentas essenciais nos dias de hoje, no intuito de minimizar o risco de apendicectomias negativas e de diagnósticos não realizados.

TABELA 5 Escores de apendicite usados em pediatria

Escore de Apendicite Pediátrica (pontos)	Escore Alvarado (pontos)
Desconforto em QID à percussão, tosse ou salto (2) Perda de apetite (1) Febre (1) Náuseas/ vômitos (1) Dor no QID (2) Migração da dor (1) Contagem de leucócitos acima de 10.000/mm^3 (1) Neutrofilia polimorfonuclear	Dor à descompressão (1) Perda de apetite (1) Febre (1) Náuseas/ vômitos (1) Dor em QID (2) Migração da dor (1) Contagem de leucócitos acima de 10.000/mm^3 (2) Desvio à esquerda (> 75% neutrófilos) (1)
Soma de 6 pontos sugere apendicite	Soma de 7 sugere apendicite

QID: quadrante inferior direito.

Dados de hospitais pediátricos demonstram taxas extremamente baixas de cirurgias brancas quando exames de imagem são utilizados. Radiografia simples de abdômen pode demonstrar fecálito em 5-15% dos casos, mas quase nunca serve como exame determinante para a definição de manejo e não é recomendada, a não ser em suspeita de obstrução intestinal ou pneumoperitônio. O ultrassom de abdômen é um exame rápido de ser realizado à beira do leito, que não exige contraste nem emite radiação, por isso é o de escolha na maioria dos centros pediátricos. Os sinais comuns de apendicite costumam incluir alterações do apêndice (preenchimento de líquido, não compressibilidade, diâmetro > 6mm, presença de apendicolito), líquido periapendicular ou pericecal e aumento da ecogenicidade do tecido periapendicular. Entretanto, como desvantagens, é um exame operador-dependente, com dificuldades para diagnóstico em fases iniciais ou pacientes obesos. Em uma metanálise com 26 trabalhos e 7.448 pacientes, a sensibilidade e a especificidade do ultrassom encontradas foram de 88% e 94%, respectivamente. Devido à radiação despendida, a TC costuma ser reservada para os casos em que a ecografia não fornece informações suficientes para o diagnóstico. A RM é uma alternativa interessante à TC por não emitir radiação e apresentar taxas de sensibilidade e especificidade de 97% para o diagnóstico de apendicite aguda. As desvantagens estão na baixa disponibilidade, alto custo e potencial necessidade de sedação [1,9,10].

O tratamento para a apendicite começa com reposição volêmica e antibióticos de amplo espectro. A cirurgia, antes considerada uma emergência, mostrou-se segura mesmo quando realizada 12-24 horas após o início do tratamento com antibiótico, sem piora dos desfechos.

Intussuscepção

Intussuscepção é a causa mais frequente de obstrução intestinal em lactentes, com pico entre 4 e 9 meses, porém pode acontecer em qualquer idade. É caracterizada por uma invaginação do intestino proximal para dentro do intestino distal e acomete meninos em 2/3 dos casos. Na maioria, especialmente naqueles até 1 ano, a invaginação não apresenta um ponto de início – nesse caso, é classificada como primária ou idiopática. A causa é geralmente atribuída à hipertrofia das Placas de Peyer, e ocorre durante o curso de uma infecção viral. Em alguns casos, a invaginação apresenta uma lesão identificável que serve como ponto de início. A incidência varia entre 1,5% e 12% e cresce em proporção com a idade. A lesão mais associada é o divertículo de Meckel, seguido de pólipos e duplicações.

A apresentação clássica é um lactente do sexo masculino, com dores abdominais intensas e intermitentes, associadas a fezes em "geleia de framboesa" e massa palpável no exame físico, apesar de essa tríade ser observada em menos de 25% dos casos. A dor abdominal é súbita, e a criança pode esticar as pernas em direção ao abdômen ou apresentar episódios de vômitos. Conforme a obstrução intestinal progride, os vômitos se tornam biliosos e o abdômen fica distendido. As fezes com sangue e muco são um sinal de isquemia e geralmente são um sinal tardio.

A radiografia abdominal pode apresentar sinais de suspeição em metade dos casos, porém tem valor limitado na confirmação do diagnóstico. Achados sugestivos incluem massa abdominal, distribuição anormal de gás e fezes e grandes bolhas esparsas de gás. O ultrassom de abdômen é o exame de rastreio adotado pela maioria dos centros, devido à ausência de radiação, baixo custo e facilidade para identificar pontos de início patológicos. O achado clássico é referido como "sinal do alvo", que consiste em anéis alternados de alta e baixa ecogenicidade, representando a parede intestinal e a gordura mesentérica em um corte transverso. Esse método também pode ser usado como guia durante a redução da intussuscepção.

Durante a suspeita de invaginação, a passagem de uma sonda nasogástrica pode ajudar a descomprimir o estômago. Reposição volêmica e repouso intestinal devem ser iniciados. Exames laboratoriais com hemograma completo e eletrólitos devem ser solicitados. Antibióticos de rotina não são necessários. Enemas com ar, contraste ou soro são a primeira opção de tratamento, desde que não haja sinais de perfuração, peritonite ou instabilidade hemodinâmica. Caso o paciente apresente algumas dessas contraindicações, é recomendada a redução cirúrgica da invaginação.

TABELA 6 Características dos principais diagnósticos relacionados com dor abdominal no departamento de emergência

	Apendicite	Intussuscepção	Constipação	Gastroenterite aguda
História clínica	Dor periumbilical que migra para QID, febre, anorexia	Vômito, dor abdominal, irritabilidade, fezes com sangue, letargia	Fezes duras e irregulares, escape fecal, dor abdominal	Diarreia, febre, vômitos, sinais de desidratação
Exame físico	Sinal do obturador e de Rovsing positivos	Massa palpável em quadrantes direitos	Palpação de gases ou fezes	Abdome inocente
Sinais de alarme	Febre alta, sintomas prolongados, sinais de sepse	Sinais de peritonite ou perfuração intestinal	Atraso na eliminação do mecônio (> 48 horas), déficit de crescimento, exame perianal com fístulas ou fissuras	Estado mental alterado, vômitos incoercíveis, sinais de má perfusão
Diagnóstico	US	US: sinal do alvo	Clínico	Cultura de fezes, se necessário
Tratamento	Apendicectomia, hidratação parenteral, antibioticoterapia e manejo da dor	Enema hidrostático ou pneumático guiado por US; redução cirúrgica	Polietilenoglicol e educação dos pais e do paciente	Hidratação endovenosa e reposição de eletrólitos, se necessário

QID: quadrante inferior direito, US: ultrassonografia.

REFERÊNCIAS

1. Benabbas R, Hanna M, Shah J, Sinert R. Diagnostic accuracy of history, physical examination, laboratory tests, and point-of-care ultrasound for pediatric acute appendicitis in the emergency department: a systematic review and meta-analysis. Acad Emerg Med. 2017;24(5):523-51.
2. Conlon TW, Nishisaki A, Singh Y, Bhombal S, De Luca D, Kessler DO, et al. Moving beyond the stethoscope: diagnostic point-of-care ultrasound in pediatric practice. Pediatrics. 2019;144(4):e20191402.
3. Holcomb GW III, Murphy JP, St. Peter SD, editores. Holcomb and Ashcraft's pediatric surgery. 7. ed. Filadélfia: Elsevier; 2022.
4. Hsiao HJ, Wang CJ, Lee CC, Hsin YC, Yau SY, Chen SY, et al. Point-of-care ultrasound may reduce misdiagnosis of pediatric intussusception. Front Pediatr. 2021;9:601492.
5. Le Coz J, Orlandini S, Titomanlio L, Rinaldi VE. Point of care ultrasonography in the pediatric emergency department. Ital J Pediatr. 2018;44(1):87.
6. Lee WH, O'Brien S, Skarin D, Cheek JA, Deitch J, Nataraja R, et al. Pediatric abdominal pain in children presenting to the emergency department. Pediatr Emerg Care. 2021;37(12):593-8.
7. Marin JR, Abo AM, Arroyo AC, Doniger SJ, Fischer JW, Rempell R, et al. Pediatric emergency medicine point-of-care ultrasound: summary of the evidence. Crit Ultrasound J. 2016;8(1):16.

8. Niles LM, Goyal MK, Badolato GM, Chamberlain JM, Cohen JS. US emergency department trends in imaging for pediatric nontraumatic abdominal pain. Pediatrics. 2017;140(4):e20170615.
9. Pan S, Lin C, Tsui BCH. Neonatal and paediatric point-of-care ultrasound review. Australas J Ultrasound Med. 2022;26(1):46-58.
10. Raeisi R, Azizi M, Amiri J, Ghorbanpour M, Esna-Ashari F. Accuracy evaluation of pediatric appendicitis scoring (pas) method in differentiating nonspecific abdominal pain from appendicitis. Int J Prev Med. 2023;14:40.
11. Syrett-Page J, Heaton PA, Jenner L, Paul SP. Acute abdominal surgical presentations in children. Br J Nurs. 2021;30(13):780-6.

8

Bronquiolite viral aguda

Janine Margutti Lanzanova
Cláudio Ricachinevski
João Carlos Santana

PONTOS PRINCIPAIS

- Os agentes etiológicos mais comumente associados com a bronquiolite viral aguda são o vírus sincicial respiratório, parainfluenza (sobretudo tipo 3), influenza e adenovírus.
- Em situações práticas, muitas vezes, é difícil distinguir BVA de um processo de broncoespasmo ou sibilância.
- A maioria das condutas adotadas está voltada para o controle e alívio de sintomatologia e suporte ventilatório até a pronta recuperação da anatomia e da fisiologia pulmonar.

INTRODUÇÃO

A bronquiolite viral aguda (BVA) é a principal causa de internação hospitalar por doença respiratória em lactentes menores de 1 ano. Apresenta-se mais comumente nos primeiros 2 anos de vida, e o diagnóstico é baseado em sinais clínicos. No entanto, o uso desses sinais e de outras medidas, como a oximetria de pulso, pode ser insuficiente para fins diagnósticos, especialmente quando se sobrepõem sinais de outras condições, como pneumonia e sepse.

A BVA é uma afecção infecciosa que se caracteriza como um processo inflamatório obstrutivo das vias aéreas inferiores, classificada como o primeiro episódio de sibilância da criança. Entre os fatores de risco para o desenvolvimento da doença se destacam, além da idade inferior a 6 meses, também prematuridade, desmame precoce, exposição à fumaça do cigarro e convivência em aglomerados populacionais. As três principais formas de transmissão da doença seriam contato íntimo com mãos e objetos contaminados, aerossóis mais grosseiros (tosse e espirros, por exemplos) ou autoinoculação das conjuntivas ou das narinas anteriores[1-3]. Para o manejo terapêutico da BVA, têm sido sugeridas diversas intervenções, incluindo broncodilatadores, corticoterapia e terapia antiviral, mas pouco apoiadas por evidências[1-3].

É importante distinguir os diversos agentes etiológicos da BVA, a fim de buscar evidências para o raciocínio clínico e elucidar hipóteses diagnósticas. Alguns deles têm particularidades clínicas, outros são de grande importância epidemiológica ou de comportamento sazonal. Entretanto, na maior parte das vezes, o diagnóstico etiológico laboratorial não modifica qualquer conduta terapêutica. De qualquer forma, é relevante compreender as principais características de cada vírus causador de bronquiolite e sua relação com as manifestações clínicas.

Os agentes etiológicos mais comumente associados com BVA são o vírus sincicial respiratório (VSR) dos subtipos A e B), parainfluenza (sobretudo tipo 3), influenza e adenovírus. O VSR é, em geral, responsável por 60-80% dos casos de BVA, especialmente durante os meses de outono e inverno. Todavia, na última década, outros vírus também têm sido mais bem diagnosticados como agentes etiológicos da doença, como rinovírus, enterovírus, metapneumovírus e coronavírus. *Mycoplasma pneumoniae* e *Chlamydia pneumoniae* também podem causar BVA[4,5].

Destacadamente, o mais frequente causador de BVA é o VSR, que se transmite com facilidade e cresce de maneira ótima no pH de 7,5, independentemente de ser do grupo A (dominante) ou do B. Apesar de ser um germe sensível à temperatura, pode ser recuperado em materiais contaminados com secreção nasal após mais de 1 hora. Por isso mesmo, essa estabilidade no ambiente hospitalar contribui para considerá-lo um patógeno nosocomial. A transmissão do VSR ocorre após contato ocular ou nasal com secreção contaminada.

Outro agente causador de BVA é o vírus *influenza*, cujo diagnóstico clínico é de baixa sensibilidade, especialmente em crianças com menos de 3 anos. A infecção respiratória causada pelo *influenza* é autolimitada, entretanto pode resultar em outras complicações, como pneumonia, encefalopatia hepática, miosite e convulsão febril. As complicações, as formas mais graves da doença e as taxas de hospitalização ocorrem mais frequentemente em crianças menores de 2 anos e naqueles com fatores de risco associados, como asma, outra doença pulmonar crônica, cardiopatia grave, *diabetes mellitus*, imunocomprometidos e hemoglobinopatias. Alguns estudos têm mostrado que a interrupção da vacinação contra *influenza* parece estar associada ao aumento da mortalidade de crianças de 1 a 4 anos.

Os vírus parainfluenza tipos 1, 2 e 3 parecem ter maior relação com sazonalidade. O parainfluenza 1 pode se associar com surtos ou epidemias, recrudescendo a cada 2 anos e apresentando concomitantes sinais de obstrução respiratória alta ou crupe. As epidemias de parainfluenza 2 são mais erráticas e ocorrem logo após a epidemia do tipo 1. As epidemias de parainfluenza 3 ocorrem anualmente (principalmente na primavera e no verão) e têm um tempo de ocorrência mais prolongado do que os tipos 1 e 2. O comprometimento dos pacientes parece ser semelhante ao do VSR, entretanto com menor gravidade clínica e menores taxas de hospitalização. O parainfluenza 3 produz maior inflamação nas vias aéreas superiores, e suas principais complicações são laringite e otite média. Quando atinge vias aéreas inferiores, o parainfluenza 3 pode provocar pneumonia e BVA, porém com menor incidência que VSR.

O adenovírus é um DNAvírus de grande estabilidade mesmo fora das células do hospedeiro, podendo ser infectante por até 2 semanas à temperatura ambiente. Por outro lado, pode ser destruído por calor (54°C por 30 minutos), detergentes comuns e produtos de higiene das mãos. Hoje, são identificados mais de 51 sorotipos, os quais são costumeiramente isolados na adenoide e outros tecidos linfáticos. Alguns estudos têm demonstrado que o adenovírus é um frequente causador de infecção respiratória aguda e conjuntivite e que tem a capacidade de ficar latente e ocasionar posterior recrudescência. Sua transmissão ocorre através de gotículas das vias aéreas e dos olhos e, no caso específico de adenovírus entérico, pelas fezes. O período de incubação varia de 5 e 10 dias, não sendo comum a sua ocorrência nos primeiros 6 meses de vida, fato que sugere proteção exercida pelos anticorpos maternos. Com 5 anos de idade, 75% das crianças já têm sorologia positiva para adenovírus. Os sorotipos 1-7 são responsáveis pelas doenças respiratórias agudas (2-3% delas).

O rinovírus é bastante comum em infecções respiratórias na infância, muitas vezes envolvido em processos asmáticos. O agente predomina no terceiro ano de vida, associado a sibilância recorrente. Ainda não está definido se a enfermidade causada pelo rinovírus sofre maior influência do hospedeiro (a alteração da resposta imunológica inata predisporia a manifestações clínicas de maior gravidade) ou a repetição das crises broncoespásticas causaria maiores danos às vias aéreas, produzindo uma sibilância persistente.

O coronavírus, que já era reconhecido na pediatria como um agente causador de BVA há cerca de 50 anos, recentemente, na pandemia do SARS-CoV-2, demonstrou maior agressividade clínica. Em geral, a BVA causada pelo coronavírus tem manifestações leves em lactentes e crianças jovens, mas pode também evoluir desfavoravelmente. O seu período médio de incubação varia entre 2 e 7 dias, com febre maior que 38°C e tosse seca e, menos comumente, dispneia progressiva e hipoxemia. Nesses casos, as imagens pulmonares demonstram infiltrado focal e depois difuso ou intersticial.

O metapneumovírus humano é o primeiro membro de um novo gênero de metapneumovírus (família Paramyxoviridae) que infecta humanos. Foi descrito em 2001, relacionado a enfermidades semelhantes às causadas pelo VSR, entretanto com menor gravidade. É um vírus de distribuição universal e que predomina nos meses de outono e inverno. Ocorre predominantemente em crianças com menos de 2 anos de idade, com pico entre 3 e 5 meses. Alguns estudos sorológicos têm demonstrado que todas as crianças maiores de 5 anos exibem anticorpos contra o metapneumovírus, sugerindo um alto nível de transmissão. As suas infecções respiratórias variam entre 1,5 e 10%. Pela diversidade clínica, pode estar associado a resfriado comum, bronquiolite, otite média, asma aguda e pneumonia.

A patogênese da BVA pode variar de acordo com o agente etiológico da doença; entretanto, na maior parte das vezes, os mecanismos envolvidos são resultados de infecção e resposta inflamatória da mucosa respiratória. Os exames histológicos dessas enfermidades revelam necrose do epitélio, inflamação monocitária com edema dos tecidos peribrônquios e obstrução das vias aéreas distais por acúmulo de muco e fibrina. Destacadamente, os lactentes têm maior risco de obstrução e são predispostos à BVA devido ao pequeno calibre das vias aéreas distais e à ausência de imunidade ativa contra os vírus respiratórios, especialmente o VSR. A replicação viral induz a produção de mediadores inflamatórios pelas células epiteliais respiratórias, com edema da superfície mucosa, descamação e aumento da reatividade da musculatura lisa. Os mediadores inflamatórios produzidos pelo epitélio respiratório infectado parecem responder de acordo com o patógeno viral envolvido. Assim, as manifestações clínicas podem ser diversas. A gravidade da doença tem sido variável, e a sua correlação com as cepas envolvidas ainda é inconclusiva[4,5].

O agente etiológico da BVA mais estudado é o VSR, microrganismo com grande afinidade pela parede interna dos bronquíolos. O vírus penetra no organismo através da mucosa nasal, e, após 4 a 5 dias, a criança começa a apresentar coriza hialina e congestão nasal. A evolução, em geral, é favorável, com resolução espontânea do quadro. Entretanto, cerca de 10% dos casos necessitam de atendimento hospitalar. Nesses casos, há maior comprometimento das vias respiratórias. As células epiteliais lesadas dos bronquíolos estimulam a migração de leucócitos e macrófagos para o local, favorecendo uma resposta inflamatória. O interior dos bronquíolos acumula secreções que são bastante responsáveis pela obstrução das vias respiratórias, consistindo em obstáculo ao fluxo de ar.

APRESENTAÇÃO CLÍNICA

A BVA é uma doença de elevada morbidade em todo o mundo. O período de incubação da doença depende muito do agente etiológico (para o VSR, pode variar de 4 a 6 dias), e a excreção do vírus pode durar de 1 a 3 semanas. O quadro inicial é composto por gripe, coriza hialina, obstrução nasal, febre, tosse, sibilância, dispneia progressiva (com piora nos 3-4 primeiros dias), irritabilidade e instabilidade do padrão respiratório, intercalando períodos de acalmia. Os casos mais graves podem ser acompanhados por cianose, taquidispneia, tiragens (furcular, subdiafragmática, intercostal), batimento de asa nasal, expansão torácica diminuída (padrão ventilatório apical) e fase expiratória prolongada. Não são incomuns os estudos que demonstram a associação de sibilância do lactente causada por VSR e rinovírus com desenvolvimento de asma e atopia, especialmente nos casos de recorrência. A ausculta respiratória pode revelar a presença de sibilos difusos, roncos, estertores crepitantes e diminuição de murmúrio vesicular quando da presença de atelectasias mais significativas[1-5].

Como a BVA é basicamente uma doença caracterizada pela hipoxemia, os exames complementares devem ser solicitados para verificar o grau de comprometimento respiratório e o diagnóstico etiológico. Os vírus podem ser detectados de amostras de lavado nasal, com detecção de anticorpos por fluorescência indireta, reação de cadeia da polimerase, radioimunoensaio ou cultura viral. A gasometria arterial é desnecessária para verificar hipoxemia ou mesmo hipercarbia, distúrbios manifestados pela clínica em diferentes fases de evolução, compensação e descompensação. A leucocitose e a elevação da proteína C-reativa também são evidências absolutamente esperadas, não se justificando a solicitação desses exames para fins diagnósticos.

Os achados radiográficos pulmonares mais comuns na BVA são hiperinsuflação, espessamento de trama vasobrônquica e infiltrados grosseiros e migratórios, atribuíveis a atelectasias pós-obstrutivas e secreções de preenchimento peribrônquico e ausência de condensação. O excesso de ar nos pulmões provoca o alargamento dos espaços intercostais. O músculo diafragma se apresenta rebaixado e retificado.

Há pouco tempo, o diagnóstico de BVA era estabelecido exclusivamente por aspectos clínicos e epidemiológicos. Atualmente, cada vez mais, a identificação viral para as doenças respiratórias tem sido incorporada à rotina dos serviços pediátricos, ainda que a maioria das infecções virais ainda não tenha sua etiologia diagnosticada. Não raramente, processos virais, especialmente os de evolução lenta ou mais grave, são interpretados como doenças bacterianas. Assim, um diagnóstico rápido e preciso de etiologia viral evitaria o uso desnecessário de antibióticos. A reação em cadeia da polimerase após transcrição reversa (RT-PCR) e o ensaio de imunofluorescência indireta (IFI) são considerados ferramentas importantes na detecção viral, em função das altas sensibilidade e especificidade. A técnica de detecção de antígenos (imunofluorescência e ELISA) tem a vantagem da facilidade operacional, com possibilidade de elucidação diagnóstica através de secreção nasofaríngea[1-5].

DIAGNÓSTICOS DIFERENCIAIS

Em situações práticas, muitas vezes, é difícil distinguir BVA de um processo de broncoespasmo ou sibilância. Essa, muitas vezes, é a justificativa para se fazer um teste terapêutico com broncodilatadores e pensar na possibilidade de estar diante de lactentes chiadores ou sibilantes, situações frequentes antes dos 2 anos de vida. Aqueles pacientes que respondem aos medicamentos broncodilatadores e com antecedentes de respostas positivas presume-se que sejam lactentes sibilantes. Entre os diagnósticos diferenciais de BVA, devem-se considerar pneumonia afebril do lactente, asma aguda, aspiração de corpo estranho, broncopneumonia, fibrose cística e insuficiência cardíaca.

A hipótese diagnóstica que deve ser diferenciada de BVA é a asma. Na criança asmática ocorrem episódios de sibilância que podem ser precoces, persistentes ou tardios, mas, em geral, o fator desencadeante desses episódios em crianças menores são justamente as infecções de vias aéreas superiores, fator que dificulta a diferenciação. Atualmente, a asma é definida como um processo que compromete as vias aéreas inferiores a partir de inúmeros estímulos, respondendo em diferentes graus de severidade com inflamação, hiper-reatividade brônquica e obstrução luminal dessas vias. Por sua vez, também as malformações congênitas podem produzir sibilância localizada ou difusa, como no caso de anel vascular, malformação extrínseca na qual a traqueia e o esôfago estão circundados por estruturas vasculares. O aumento de câmaras cardíacas e a presença de edema pulmonar por insuficiência cardíaca são condições que também podem levar a sibilância. Nessa mesma linha, a presença de refluxo gastroesofágico pode provocar broncoespasmo recorrente na presença ou não de aspiração de conteúdo gástrico para dentro da árvore brônquica. Quando não há contato desse conteúdo ácido com a mucosa respiratória, um reflexo vagal precoce parece desencadear o aumento da reatividade nas vias aéreas inferiores. A aspiração de corpo estranho necessita de uma investigação semiológica específica e pode ser um quadro tanto agudo quanto crônico. Outra doença que faz parte do diagnóstico diferencial com as BVA é a fibrose cística, uma doença multissistêmica que se caracteriza, essencialmente, por obstrução e infecções de repetição das vias aéreas e por um quadro de má digestão secundária a insuficiência enzimática.

AVALIAÇÃO DIAGNÓSTICA

Na maioria das diretrizes o uso de radiografia de tórax, hemocultura, hemograma, análises de ureia e eletrólitos e urocultura não é recomendado como rotineiro na abordagem de pacientes com suspeita de BVA. No entanto, há recomendações estabelecidas para determinados subgrupos, especialmente para aqueles com apresentações de maior gravidade, casos com comorbidades e situações de incerteza diagnóstica. Os testes de pesquisa viral mais recentemente passaram a ser recomendados somente para o agrupamento de pacientes em coortes ou estudos epidemiológicos[1-5].

Sabe-se que a BVA é uma doença caracterizada pela hipoxemia, com diagnóstico feito por avaliação clínica. Os exames complementares podem ser solicitados para verificar o grau de comprometimento respiratório e o diagnóstico etiológico, mas, na grande maioria das vezes, são desnecessários ou não mudam a conduta. Na gasometria arterial, além da hipoxemia, pode ocorrer retenção de CO_2 que aponta para falência respiratória. O hemograma pode mostrar leucocitose com diferencial normal dos leucócitos, especialmente em lactentes. Os vírus podem ser detectados de amostras de aspirado da secreção nasofaríngea, cujos métodos empregados incluem cultura, detecção do RNA ou pesquisa de antígenos virais, e as técnicas podem ser a de imunofluorescência ou de biologia molecular. A radiografia de tórax evidencia hiperinsuflação, ausência de condensação, espessamento da trama vasobrônquica e infiltrados grosseiros e migratórios, características atribuíveis a atelectasias pós-obstrutivas e secreções de preenchimento peribrônquico. O excesso de ar nos pulmões provoca o alargamento dos espaços intercostais. O músculo diafragma se apresenta rebaixado e retificado.

De qualquer forma, as diretrizes atuais não sugerem a realização rotineira de exames laboratoriais para BVA, e a própria radiografia de tórax deve ser reservada para os casos mais graves. Nos últimos anos, a ultrassonografia pulmonar provou ser uma ferramenta diagnóstica útil no manejo da BVA[6,7].

TRATAMENTO

Apesar de contemplar uma série de estratégias e possibilidades, a BVA carece de um tratamento capaz de mudar o curso clínico da doença. A maioria das condutas adotadas está voltada para o controle e alívio de sintomatologia e suporte ventilatório até a pronta recuperação da anatomia e da fisiologia pulmonar. Dessa forma, uma vez que o paciente apresente quadro de sofrimento respiratório significativo, a suspensão da via oral é mandatória. Com frequências respiratórias acima de 60-70 mpm, principalmente, associadas à obstrução nasal, a opção pela alimentação por sonda nasogástrica e/ou enteral deve ser utilizada. Algumas vezes, em casos de maior comprometimento, há necessidade de suspensão da via oral e instituição da via parenteral. A suspensão da alimentação para a maioria desses pacientes acaba sobrepondo um novo problema, pois essas crianças ficam mais agitadas e pioram o padrão respiratório[1-4].

Oxigenoterapia

A suplementação de oxigênio deve sempre ser considerada para pacientes que necessitem de hospitalização, todavia não há evidência da necessidade de manter o oxigênio em pacientes que não apresentam sinais de hipoxemia. Estudos demonstram que, em pacientes com BVA, iniciar oxigênio com saturação de hemoglobina ($SatO_2$) de 90% é tão efetivo quanto se estiver em 94%. A literatura não mostra consenso em relação ao valor alvo da $SatO_2$ que serviria como parâmetro para a suplementação de oxigênio. A maioria das orientações sugere oxigenoterapia quando a $SatO_2$ estiver abaixo de 92%, ainda que, desde 2014, a American Academy of Pediatrics indique essa suplementação somente a partir de uma $SatO_2$ abaixo de 90%. Na prática, diante de pacientes com BVA leve, costuma-se utilizar oxigênio a 1-3 L/min através de uma cânula nasal[8,9].

Cateter nasal de alto fluxo

A cânula nasal de alto fluxo (CNAF) é uma modalidade de apoio respiratório não invasivo que fornece misturas de gases condicionados (aquecidos e totalmente umidificados) para pacientes por meio de uma cânula nasal. Nos últimos anos, os sistemas envolvendo CNAF têm conquistado uma aceitação maior e são amplamente utilizados em todas as faixas etárias. O objetivo do uso da CNAF é aumentar o volume de ar e oxigênio aquecidos e umidificados, através das vias aéreas, utilizando-se fluxos acima de 4 L/min. Os resultados são redução da resistência inspiratória, eliminação do espaço morto faríngeo e melhora da condutância das vias aéreas e transporte mucociliar. O fluxo alto e contínuo cria um aumento de pressão nas vias aéreas, gerando um aumento modesto na pressão positiva expiratória final (PEEP)[10,11].

Na última década, o uso da CNAF aumentou significativamente como suporte respiratório em pacientes hospitalizados por BVA, seja em salas de emergências, de internação ou mesmo de cuidados intensivos. Diversos estudos demonstram a superioridade do CNAF quando comparado ao cateter nasal para oferta de oxigênio para o paciente com BVA. Todavia, deve-se estar atento aos critérios de definição de insucesso da terapêutica para que não se superestimem as indicações do uso de CNAF e a preconize em casos precoces ou tardios. A indicação precisa para a utilização da CNAF é em BVA de gravidade média. Ou seja, para aqueles pacientes de maior gravidade e insuficiência respiratória, não se deve postergar a intubação orotraqueal.

Quando indicada a CNAF em pacientes com BVA, a $SatO_2$ desejada varia entre 92 e 97%, devendo-se evitar o 100%, principalmente em prematuros. O oxigênio em altas doses pode causar danos nos capilares pulmonares, morte de células epiteliais tipo I, hipertrofia das células epiteliais tipo II, edema intersticial, acúmulo de neutrófilos, produção alterada de surfactante e diminuição da complacência pulmonar. Vários tecidos e órgãos podem ser atingidos além dos pulmões, como o fígado, coração e retina[12]. O modo sugerido de uso da CNAF é:

- Temperatura do gás: 1 a 2°C abaixo da temperatura corporal (35°C).
- Fração de oxigênio (FiO_2): iniciar com FiO_2 de 0,4-0,6 em pacientes hipoxêmicos para manter a saturação entre 92% e 97%.
- Fluxo de gás: a recomendação mais parcimoniosa sugere iniciar com fluxo de 0,5-1 mL/kg/min e ir aumentando até 1,5-2 L/kg/min. Fluxos maiores de 2 L/kg/min não teriam respaldo na literatura e parecem trazer mais desconforto do que benefício em termos de melhora dos desfechos (Tabela 1).

Muitas vezes, é possível distinguir os pacientes que respondem adequadamente ao uso da CNAF nos primeiros 60-90 minutos ou mesmo antes. Os parâmetros objetivos mais utilizados para determinar a resposta clínica do CNAF em pacientes com BVA são a melhora da frequência e da disfunção respiratória e a redução da frequência cardíaca. Manutenção ou aumento das frequências cardíaca e respiratória, esforço respiratório ou da necessidade de O_2 estão ligados aos não respondedores dessa terapia. Como destacado anteriormente, pacientes que não apresentam melhora clínica ou continuam a piorar devem ser escalonados para BiPAP ou intubação endotraqueal. Sempre que for optado pelo BiPAP, deve-se ficar atento ao paciente, com todo o material de intubação preparado[9-11,13].

A média do tempo de uso da CNAF em pacientes com BVA tem sido de 2-4 dias. Primeiramente, a criança deve estabilizar com a mínima quantidade de oxigênio e, posteriormente, baixar o fluxo de ar[14].

As taxas de insucesso são maiores em pacientes com hipercarbia. Modificações na frequência cardíaca e frequência respiratória, associadas a alguns escores de gravidade, alertam sobre os indivíduos não respondedores ao CNAF. Costumeiramente, o paciente com BVA leva 4 horas para diminuir a frequência cardíaca e respiratória após a instalação do cateter[14-19].

Outros estudos também não foram suficientes para demonstrar maiores taxas de sucessos clínicos em casos

TABELA 1 Cânula nasal de alto fluxo

Idade	Peso	Cânula	Fluxo inicial tópico (L/min)	Faixa de fluxo típica (L/min)
0 a 30 dias	< 4 kg	Neonato	4 a 5	2 a 8
1 mês a 1 ano	4-10 kg	Bebê	4 a 10	2 a 20
1 a 6 anos	10-20 kg	Pediátrica pequena	5 a 15	5 a 30
6 a 12 anos	20-40 kg	Pediátrica	10 a 20	5 a 40
> 12 anos	> 40 kg	Pediátrica grande/adulta	20 a 30	5 a 50

de pacientes com BVA e que usaram CNAF em relação aos que utilizaram CPAP ou mesmo ventilação não invasiva (VNI). Entretanto, nessa mesma linha, há referências de que, em pacientes com BVA internados em UTI pediátrica, as taxas de intubação seriam menores a partir do período em que se passou a utilizar a CNAF como modalidade de oferta de oxigenoterapia[14-19].

Por fim, mais recentemente, uma metanálise comparou o uso do CPAP nasal ao CNAF em pacientes internados com BVA em UTI. Os desfechos eram falência respiratória, necessidade de ventilação mecânica, apneia e tempo de internação em UTI. Após análise de três estudos controlados, pacientes em uso de CPAP nasal tiveram menor risco de falência respiratória. Não houve diferença estatística nas outras variáveis[20].

Vários trabalhos tentam identificar fatores ligados ao insucesso do uso da CNAF, e, nesse ponto, destacam-se pacientes menores de 3 meses, prematuros, com imagem radiográfica de atelectasia, retenção de CO_2 e acidose. Também se tem tentado obter essa previsão do insucesso a partir de escores clínicos. Um deles é o índice de Rox ou de oxigenação. Um estudo observacional e prospectivo demonstrou que, após 12 horas de uso de CNAF, aqueles pacientes com índice de Rox maior do que 5,4 teriam indicação de intubação[13,14,20].

$$\text{Índice de Rox} = \frac{SpO_2/FiO_2}{FR}$$

Protocolo de uso

Existem estudos que têm demonstrado vantagens da utilização de protocolos em pacientes submetidos ao CNAF, resultando em desmame mais rápido, menor possibilidade de escalonar a terapia respiratória para VNI ou ventilação mecânica, permanência mais curta em UTI pediátrica e menor tempo de internação hospitalar[21].

Ventilação não invasiva

CPAP (*continuous positive airway pressure*)

Essa modalidade de ventilação fornece uma pressão contínua ao longo de todo o ciclo respiratório, proporcionando aumento da oxigenação, diminuição dos níveis de CO_2, do trabalho respiratório e da fadiga muscular e prevenção do colapso pulmonar. Os primeiros estudos com a utilização do CPAP nasal na BVA envolviam poucos pacientes, eram não randomizados e tinham baixo nível de evidência. Estudos com crianças menores de 6 meses com BVA em UTI pediátrica usando CPAP a 6 cmH_2O tiveram melhora mais rápida do trabalho respiratório e diminuição dos escores de dificuldade respiratória nas primeiras 6 horas quando comparadas com a oxigenoterapia convencional, justificando o uso precoce do CPAP em pacientes mais graves. Por outro lado, revisões sistemáticas envolvendo quantidade maior de pacientes hospitalizados por BVA têm destacado que o CPAP nasal parece diminuir a frequência respiratória quando comparado ao oxigênio nasal, mas não reduz a necessidade de ventilação mecânica. Ainda assim, o CPAP permanece uma estratégia largamente utilizada em pacientes com BVA em emergências e UTI pediátrica[22,23].

BiPAP (*bilevel positive airway pressure*)

Este modo de ventilação tem dois níveis de pressão, uma inspiratória (IPAP), que promove auxílio aos músculos respiratórios, e outra expiratória (EPAP), que auxilia na diminuição da hiperinsuflação dinâmica, na permeabilidade das vias aéreas e na diminuição do trabalho respiratório. Tem sido utilizado como terapia de resgate em pacientes com BVA que não respondem ao uso de CNAF ou CPAP e como tratamento de primeira linha, particularmente em pacientes que se apresentam com apneia. A aplicação da VNI pode ser feita por diferentes tipos de interface, sendo sua escolha um passo primordial nesse modo ventilatório. O tamanho da interface e o posicionamento correto do paciente são importantes para que a ventilação seja eficaz. Outro fator importante envolve é a agitação e o desconforto gerado nesses pacientes submetidos ao CPAP e ao BiPAP, indicando o uso de sedativos adequados, como clonidina e dexmedetomidina[24-26].

Fisioterapia respiratória

Uma variedade de técnicas de fisioterapia respiratória tem sido utilizada em pacientes com diagnóstico de BVA. As três mais usadas atualmente são vibração, percussão com drenagem postural e expiração passiva. As revisões sistemáticas atuais não mostraram qualquer benefício clínico das técnicas de vibração e percussão. Entretanto, a técnica de expiração passiva parece demonstrar melhoras nesses pacientes. A clássica aspiração das vias aéreas, procedimento frequente em ambiente hospitalar para pacientes com BVA, apresenta resultados controversos quanto a benefícios potenciais, visto que alguns têm associado maior tempo de permanência à prescrição regular do procedimento. Geralmente, diretrizes têm indicado apenas aspiração superficial nos pacientes diagnosticados com BVA[10,13,27].

Intervenção farmacológica

Broncodilatadores (alfa e/ou beta adrenérgico)

Embora os broncodilatadores se constituam nos medicamentos mais prescritos para o tratamento de portadores de BVA, do ponto de vista da evidência, a maioria dos ensaios clínicos tem falhado em demonstrar seus benefícios clínicos consistentes. Para alguns autores, os seus potenciais efeitos adversos (taquicardia e tremores) e o próprio custo parecem suplantar os benefícios encontrados. Na maior parte dos estudos com BVA revisados, a medicação mais prescrita tem sido o salbutamol, que, inclusive, tem a sua prescrição aumentada diretamente proporcional ao aumento da idade dos pacientes. Curiosamente, já a partir dos 4 meses, há um aumento no uso de salbutamol de quase 10% ao mês e, aos 11 meses, cerca de 80% dos pacientes recebiam salbutamol como se fossem asmáticos. A epinefrina tem propriedades beta- e alfa-adrenérgicas, com potencial ação farmacológica para reduzir o extravasamento microvascular (capilar e pós-capilar) e o edema sobre a mucosa brônquica e promover broncodilatação por relaxamento da musculatura brônquica. Vários estudos têm sido conduzidos com o fim de demonstrar a ação da epinefrina em pacientes com BVA, mas não apresentam benefícios clínicos. O uso da epinefrina combinado com dexametasona oral também não demonstrou benefício em diminuir necessidade ou tempo de internação. Assim, não há dados que possam suportar o uso de broncodilatadores em pacientes com BVA[13,28,29].

Corticosteroides

O edema de revestimento nas paredes da via aérea dos pacientes com BVA é causado pela inflamação decorrente da infecção viral. Os corticosteroides, teoricamente, poderiam atuar pela atividade anti-inflamatória, reduzindo o edema e aliviando o desconforto respiratório. Entretanto, a maioria dos estudos demonstrou não haver significância estatística no desfecho da internação hospitalar causada pelos corticoides, de tal maneira que não há recomendação para seu uso em BVA[9,10,13,30].

Sulfato de magnésio

O uso de sulfato de magnésio em pacientes com BVA não apresenta evidência clínica demonstrada pela sua ausência de efeito em desfechos como tempo total de hospitalização, dias em ventilação mecânica e tempo de permanência em UTI[31,32].

Antibacterianos

O uso de antibacterianos é elevado em pacientes com BVA, chegando a taxas de 25% dos hospitalizados e mais de 50% dos que são admitidos em UTI pediátrica. A solicitação de radiografias de tórax parece estar relacionada ao uso excessivo de antibióticos. Ainda que a imagem radiográfica em pacientes com BVA possa apresentar atelectasias, espessamento peribroncovascular e áreas de maior condensação, os pacientes com BVA submetidos à radiografia de tórax recebem, no mínimo, 10 vezes mais antibióticos do que aqueles que não o realizam. Deve-se ressaltar, entretanto, que, nos pacientes que apresentam estertores crepitantes unilaterais e febre acima de 39,2°C, deve-se suspeitar de doença bacteriana sobreposta[13,28].

Antivirais e vacinas

A ribavirina não é recomendada pelos seus efeitos tóxicos e hematogênicos nos pacientes. Tem sido desenvolvido estudos com o uso de vacinas RSVpreF intramuscular em mulheres grávidas com o objetivo de prevenir BVA por vírus sincicial respiratório em seus filhos. Tem-se observado a eficácia da vacina com a maior ocorrência de BVA grave em bebês de 90 e 180 dias do grupo placebo em relação àqueles cujas mães receberam a vacina[10,13,33].

Solução salina hipertônica

Estudos baseados no manejo de pacientes com fibrose cística, nos quais a utilização de soluções salinas hipertônicas administradas por via inalatória melhoraria o *clearance* mucociliar e reduziria taxas e tempos de internação, têm tentado aplicar essa mesma terapêutica em pacientes com BVA. Recentes revisões, entretanto, mostraram que a solução salina hipertônica seria muito modesta na diminuição de tempo de hospitalização para os pacientes com BVA (0,4 dia)[30].

CONSIDERAÇÕES FINAIS

A BVA é uma doença que compromete crianças basicamente no seu primeiro ano de vida, com maior gravidade em menores de 6 meses e prematuros. Trata-se de uma doença hipoxêmica e sem broncoespasmo. Assim, o manejo terapêutico elementar é feito com oxigenoterapia e garantia de vias aéreas. Todas as demais medidas têm se mostrado pouco efetivas.

REFERÊNCIAS

1. Schuh S, Babl FE, Dalziel SR, Freedman SB, Macias CG, Stephens D, et al. Practice variation in acute bronchiolitis: A Pediatric Emergency Research Networks study. Pediatrics. 2017;28:e20170842.
2. Franklin D, Babl FE, Schlapbach LJ, Oakley E, Craig S, Neutze J, et al. A randomized trial of high-flow oxygen therapy in infants with bronchiolitis. N Engl J Med. 2018;378(12):1121-31.
3. Kirolos A, Manti S, Blacow R, Tse G, Wilson T, Lister M, et al. A systematic review of clinical practice guidelines for the diagnosis and management of bronchiolitis review of bronchiolitis guidelines. J Infect Dis. 2020;222(Suppl 7):S672-S679.
4. Garcia-Garcia ML, Rey CC, Rabes TR. Pediatric asthma and viral infection. Arch Bronconeumol. 2016;52(5):269-73.
5. Meissner HC. Viral bronchiolitis in children. N Engl J Med. 2016;374(1):62-72.

6. Gori L, Amendolea A, Buonsenso D, Salvadori S, Supino MC, Musolino AM, et al. Prognostic role of lung ultrasound in children with bronchiolitis: multicentric prospective study. J Clin Med. 2022;11(14):4233.
7. Varshney T, Mok E, Shapiro AJ, Li P, Dubrovsky AS. Point-of-care lung ultrasound in young children with respiratory tract infections and wheeze. Emerg Med J. 2016;33(9):603-10.
8. Cunningham S, Rodriguez A, Adams T, Boyd KA, Butcher I, Enderby B, et al. Oxygen saturation targets in infants with bronchiolitis: a double-blind, randomized equivalence trial. Lancet. 2015;386(9998):1041-48.
9. American Academy of Pediatrics. Clinical practice guidelines: the diagnosis management, and prevention of bronchiolitis. Pediatrics. 2014;134(5):e-474-e-1478.
10. Amantéa S, Ricachinevsky C. Terapêutica da bronquiolite viral aguda baseada em evidências. Emerg Ped. 2018;25-38.
11. Rotta A, Slain K, Shein SL. The use of high-flow nasal cannula in the pediatric emergency department. J Pediatr. 2017;93:36-45.
12. Kannikeswaran N, Whittaker P, Sethuraman U. Association between respiratory rate and need for positive pressure ventilation in children on high flow nasal cannula for bronchiolitis. Eur J Pediatr. 2022;181(11):3977-83.
13. Dalziel SR, Haskell L, O'Brien S, Borland ML, Plint AV, Babl FE, et al. Bronchiolitis. Lancet. 2022;400(10439):392-406.
14. Milesi C, Matecki S, Jaber S, Mura T, Jacquot A, Pidoux O, et al. 6 cmH2O CPAP versus conventional oxygen therapy in severe viral bronchiolitis: a randomized trial. Pediatr Pulmonology. 2013;48(1):45-51.
15. Kawaguchi A, Garros D, Joffe A, DeCaen A, Thomas NJ, Schibler A, et al. Variation in practice related use of high flow nasal cannula in critically ill children. Pediatr Crit Care Med. 2020;21(5):e228-e235.
16. Beggs S, Wong ZH, Kaul S, Ogden KJ, Walters JAE. High-flow nasal cannula therapy for infants wih bronchiolitis. Cochrane Database Syst Rev. 2014;(1):CD009609.
17. Franklin D, Babl FE, Schlapbach LJ, Oakley E, Craig S, Neutze J, et al. A randomized trial of high-flow oxygen therapy in infants with bronchiolitis. N Engl J Med. 2018;378(12):1121-31.
18. Kawaguchi A, Yasui Y, deCaen A, Garros D. The Clinical Impact of Heated Humidified High-Flow Nasal Cannula on Pediatric Respiratory Distress. Pediatr Crit Care Med. 2017;18(2):112-9.
19. O'Brien S, Craig S, Babl FE, Borland ML, Oakley E, Dalziel SR, et al. Rational use of high-flow therapy in infants with bronchiolitis. What do the last trials tell us? Paediatric research in emergency departments international collaborative perspective. J Paediatr Child Health. 2019;55(7):746-52.
20. Catano-Jaramilo M, Jamarilo-Bustamante. Continuous positive airway pressure vs high flow nasal cannula in children with acute severe or moderate bronchiolitis. Systematic review and meta-analysis. Med Intensiva. 2022;46(2):72-80.
21. Wizer R, Smith AC, Khallouq BB, Chen JG. A pediatric high-flow nasal cannula protocol standardizes initial flow and expedites weaning. Pediatric Pulmonol. 2021;56(5):1189-97.
22. Alva R, Mirza M, Baiton A, Lazuran L, Samokysh L, Bobinski A, et al. Oxygen toxicity: cellular mechanisms in normobaric. Cell Biol Toxicol. 2023;39(1):111-43.
23. Borges A, Amantéa S. Ventilação mecânica não invasiva na bronquiolite viral aguda: estudo de coorte retrospectiva. Ciênc Saúde. 2017;10(4):232-8.
24. Delacroix E, Millet A, Pin I, Mortamet J. Use of bilevel positive pressure ventilation in patients with bronchiolitis. Pediatr Pulmonol. 2020;55(11):3134-8.
25. Jat KR, Dsouza JM, Mathew JL. Continuous positive airway pressure (CPAP) for acute bronchiolitis in children. Cochrane Database Syst Rev. 2022.
26. Leboucher J, Milési C, Fumagalli A, Wroblewski I, Debillon T, Mortamet G. Prevalence and risk factors of discomfort in infants with severe bronchiolitis. Acta Paediatr. 2022;111(6):1238-44.
27. Filgus M, Garriga G, Rugeles G, Perrotta C, Vilaró J. Chest physiotherapy for acute bronchiolitis in paediatric patients between 0 and 24 months old. Cochrane Database Syst Rev. 2023;4(4):CD004873.
28. Oakley E, Brys T, Borland M, Neutze J, Phillips N, Krieser D, et al. Medication use in infants admitted with bronchiolitis. Emerg Med Australas. 2018;30(3):389-97.
29. Kua K, Lee S. Systemic review and meta-analysis of the efficacy and safety of combined epinephrine and corticosteroid therapy for acute bronchiolitis in infants. Front Pharmacol. 2017;8:396.
30. Zhang L, Klassen T. Nebulised hypertonic saline solution for acute bronchiolitis in infants. Cochrane Database Syst Rev. 2023;4(4):CD006458.
31. Chandelia S, Kumar D, Chadha N, Jaiswal N. Magnesium sulphate for treating acute bronchiolitis in children up to two years old. Cochrane Database Syst Rev. 2023;4:CD004873.
32. Alansari K, Sayyed R, Davidson BL, Al Jawala S, Ghadier M. IV Magnesium sulfate for bronchiolitis. Chest. 2017;152(1):113-9.
33. Kampmann B, Gruber W. Bivalent perfusion f vaccine in pregnancy to prevent rsv illness in infants; MATISSE Study Group. N Engl J Med. 2023;388(16):1451-1464

9

Cianose

Gabriela Fontanella Biondo
João Carlos Batista Santana

PONTOS PRINCIPAIS

- Condições cardíacas, hematológicas, pulmonares, trauma e exposições ambientais são etiologias conhecidas de cianose em crianças.
- A exposição a um ambiente onde a concentração de oxigênio inspirado (FiO_2) é diminuída pode levar à cianose.
- O manejo terapêutico na sala de emergência é o mesmo que deve ser feito em qualquer paciente com estado crítico ou instabilidade hemodinâmica, envolvendo avaliação e suporte de via aérea, de ventilação e de circulação.

INTRODUÇÃO

A cianose em crianças é uma queixa comum no serviço de emergência, e sua incidência declina com a idade. É uma manifestação clínica de hemoglobina (Hb) desoxigenada na circulação, definida por uma descoloração azulada da pele e das mucosas, podendo variar de sintomatologia leve sem comprometimento a uma grave patologia[1,2].

A cianose é caracterizada por uma coloração roxa-azulada dos tecidos, devido a um aumento da concentração de Hb desoxigenada no leito capilar; portanto, a hipóxia ou outras causas de redução das trocas de oxigênio ao nível capilar pulmonar irão causar cianose central ou sistêmica. É mais facilmente percebida nos lábios, leitos ungueais, lóbulos das orelhas, membranas mucosas, pois estes são locais onde a pele é mais fina. Na faixa etária pediátrica, a etiologia mais relacionada com risco de vida, necessitando de manejo imediato, é resultante de distúrbios respiratórios[2,3].

Dois mecanismos resultam em cianose: dessaturação arterial sistêmica de oxigênio e aumento da extração de oxigênio pelos tecidos. Com base nesses mecanismos, dois tipos de cianose são descritos: central e periférica.

- Cianose central: é evidente quando a concentração arterial sistêmica de Hb desoxigenada no sangue excede 5 g/dL (3,1 mmol/L), o que corresponde a cerca de 85% da saturação de oxigênio[1].
- Cianose periférica: pacientes com cianose periférica apresentam saturação arterial sistêmica normal de oxigênio. No entanto, o aumento da extração de oxigênio resulta em ampla diferença de oxigênio arteriovenoso sistêmico e aumento do sangue desoxigenado no lado venoso dos leitos capilares. O aumento da extração de oxigênio resulta do lento movimento do sangue através da circulação capilar. As causas incluem instabilidade vasomotora, vasoconstrição causada pela exposição ao frio, obstrução venosa, pressão venosa elevada, policitemia e baixo débito cardíaco[1].

Condições cardíacas, hematológicas, pulmonares, trauma e exposições ambientais são etiologias conhecidas de cianose em crianças. A idade da criança deve ser levada em consideração para o diagnóstico diferencial. Os neonatos podem ter sinais e sintomas específicos da idade para a doença associada, e as considerações variam com o avançar da idade. Crianças mais velhas podem ter um diagnóstico diferencial similar ao de adultos e incluir outras causas cardíacas[1,2]. A Tabela 1

TABELA 1 Causas de cianose e condições que a mimetizam

Diminuição da FiO2 inspirada	Inalação de fumaça
	Exposição a gás asfixiante
Obstrução das vias aéreas superiores	Crupe
	Traqueíte bacteriana
	Aspiração de corpo estranho
	Epiglotite
	Ruptura traumática (fratura laríngea, queimadura)
Prejuízo da parede torácica ou expansão pulmonar	Pneumotórax
	Pneumotórax aberto
	Compressão esternal
	Tórax instável
	Hemotórax
Doença pulmonar	Asma
	Bronquiolite
	Displasia broncopulmonar
	Pneumonia
	Doença da membrana hialina
	Fibrose cística
	Empiema
Controle desordenado da respiração	Coma
	Convulsões
	Traumatismo craniano grave
	BRUE (*brief, resolved, unexplained event*)
Cardiopatia cianótica	Defeito do septo atrioventricular
	Anomalia de Ebstein
	Síndrome do coração esquerdo hipoplásico
	Atresia pulmonar
	Estenose pulmonar
	Tetralogia de Fallot
	Drenagem anômala total de veias pulmonares
	Transposição dos grandes vasos
	Truncus arteriosus
Desordens vasculares pulmonares	Hipertensão pulmonar do recém-nascido
	Edema pulmonar
	Embolia pulmonar
	Hemorragia pulmonar
	Hipertensão pulmonar
Hematológica	Policitemia
	Metemoglobinemia

(continua)

TABELA 1 Causas de cianose e condições que a mimetizam (*continuação*)

Diminuição da perfusão periférica	Acrocianose
	Choque
	Exposição ao frio
Alterações na coloração da pele	Tatuagens
	Exposição da pele externa ao corante azul
	Grandes lesões pigmentares (por exemplo, manchas mongólicas)
	Tratamento com amiodarona, prata

lista as causas de cianose e condições que mimetizam cianose em crianças.

CAUSAS CARDÍACAS DE CIANOSE

Anormalidades cardíacas podem causar graus variados de cianose, já que o débito cardíaco e as taxas de extração de oxigênio são fatores de definição na fisiologia da cianose. Exemplos disso são derivações intracardíacas ou vasculares, alteração estrutural ou vascular no fluxo sanguíneo pulmonar, descompensação cardíaca com edema pulmonar ou choque. Condições circulatórias podem causar cianose ao misturar sangue oxigenado e desoxigenado[1,3-5].

A cardiopatia congênita cianótica é uma causa comum de cianose central em recém-nascidos. Embora a maioria dos recém-nascidos com cardiopatia congênita cianótica já tenha o diagnóstico intraútero ou logo após o nascimento, ocasionalmente bebês com cianose por doença coronariana não diagnosticada procurarão serviços de emergência, e, entre as queixas, teremos cianose. Especificamente, os lactentes com lesões dependentes de persistência do canal arterial para o fluxo sanguíneo pulmonar (por exemplo, coarctação da aorta, síndrome do coração esquerdo hipoplásico, atresia pulmonar) podem apresentar cianose profunda quando o ducto fecha, geralmente 1 a 2 semanas após o nascimento. Pacientes com suspeita de cardiopatia congênita cianótica devem ser avaliados por um cardiologista pediátrico e realizar ecocardiografia a fim de diagnosticar doenças cardíacas estruturais[3,5].

O edema pulmonar pode resultar de causas cardíacas e não cardíacas e diminui a oxigenação arterial, limitando a difusão de O_2 através dos alvéolos para os capilares pulmonares. O edema pulmonar cardiogênico pode ocorrer como resultado da sobrecarga de volume associada a lesões cardíacas congênitas que desviam o sangue da circulação sistêmica para a pulmonar (por exemplo, comunicação interatrial ou ventricular, persistência do canal arterial); sobrecarga de pressão associada a lesões que criam obstrução ventricular grave (por exemplo, estenose da válvula aórtica ou pulmonar); ou disfunção ventricular. Crianças com edema pulmonar cardiogênico geralmente apresentam estertores inspiratórios na ausculta pulmonar e ritmo de galope com ou sem sopro no exame cardíaco, podendo-se encontrar anormalidades no eletrocardiograma e cardiomegalia na radiografia de tórax[4,6].

A síndrome do desconforto respiratório agudo (SARA) é a forma mais comum de edema pulmonar não cardiogênico. Ela se apresenta com desconforto respiratório grave (dispneia) associado ao aparecimento agudo de infiltrados radiográficos pulmonares difusos e hipoxemia. O edema pulmonar não cardiogênico também pode ocorrer em associação à exposição rápida a altas altitudes, insultos neurológicos (por exemplo, traumatismo craniano, cirurgia intracraniana, sangramento intracraniano), reexpansão de pneumotórax, *overdose* de drogas como heroína, metadona e salicilatos e infecções virais como hantavírus e enterovírus[4,5,7].

A hipertensão pulmonar acontece em qualquer condição que aumente a pressão na artéria pulmonar e cause insuficiência ventricular direita. Em crianças, pode ser idiopática ou secundária a doença cardíaca congênita não tratada, insuficiência cardíaca esquerda por doença cardíaca adquirida (por exemplo, miocardite, doença cardíaca reumática) ou obesidade com apneia obstrutiva do sono. No exame cardíaco, ausculta-se sopro de ejeção sistólica ou, em pacientes gravemente afetados, sopro holossistólico de regurgitação tricúspide. Podem estar presentes também pulso venoso jugular proeminente e ritmo de galope. A hipertensão pulmonar persistente do recém-nascido (HPPN) ocorre quando a resistência vascular pulmonar permanece anormalmente elevada após o nascimento, resultando em desvio da circulação da direita para a esquerda através de vias circulatórias fetais[8].

A embolia pulmonar (EP) raramente é diagnosticada em crianças, mas não é incomum em adolescentes, particularmente mulheres. Os fatores de risco no paciente pediátrico incluem estados hipercoaguláveis como deficiência de proteína C, deficiência de proteína S, doença falciforme, síndrome nefrótica, cateter venoso central de longa permanência, tumores sólidos, doença cardíaca, uso de contraceptivos orais e interrupção da gestação. A EP pode manifestar-se com dor torácica pleurítica, taquipneia, tosse, taquicardia, cianose, dispneia aguda e colapso súbito, no entanto são mais comuns na faixa etária pediátrica manifestações inespecíficas; por essa razão, o diagnóstico deve ser lembrado em crianças criticamente doentes com deterioração cardiorrespiratória súbita e inexplicável[9].

A hemorragia pulmonar suficiente para causar cianose é muito rara em crianças. As causas potenciais incluem histoplasmose aguda, exposição a *Stachybotrys chartarum*, síndrome de Goodpasture, granulomatose de Wegener, hemossiderose pulmonar idiopática, bronquiectasia (especialmente crianças com fibrose cística), pneumonite lúpica e malformações arteriovenosas pulmonares (síndrome de Osler-Weber-Rendu)[2,3].

A síndrome torácica aguda (STA) é uma condição comum em crianças com doença falciforme que frequentemente complica a crise vaso-oclusiva com consequentes hipóxia e cianose. É uma lesão pulmonar aguda definida, caracterizada pelo desenvolvimento de um novo infiltrado alveolar envolvendo pelo menos um segmento pulmonar. Na apresentação clínica inicial, o paciente pode apresentar febre, tosse, taquipneia, dor torácica e esforço respiratório. Não existe uma terapia específica para STA, e o sucesso depende do reconhecimento e tratamento precoces. Deve-se tratar a infecção bacteriana presumida (cobrir *Streptococcus pneumoniae*, *Haemophilus influenzae*, *Chlamydia* e *Mycoplasma pneumoniae*), uso cauteloso de fluidos intravenosos e analgesia para aliviar o desconforto e prevenir atelectasias[9-11].

Os pacientes em choque séptico ou cardiogênico apresentam baixo nível de perfusão. Quando o tempo de trânsito para os glóbulos vermelhos nos leitos capilares é aumentado, há tempo maior para descarregar oxigênio para os tecidos, e ocorre cianose periférica relacionada à perfusão. O tipo e a causa do choque geralmente podem ser determinados a partir de um histórico focado, exame físico completo e estudos diagnósticos selecionados[3,5].

CAUSAS HEMATOLÓGICAS DE CIANOSE

A cianose em crianças pode resultar de anemia e anormalidade na Hb, como as metemoglobinopatias.

Anemia é uma redução na massa de células vermelhas do sangue ou na concentração de Hb sanguínea. Essa redução diminui a Hb efetiva e a capacidade de transporte do oxigênio do sangue. A palidez causada pela anemia geralmente pode ser vista no exame físico quando a concentração de Hb está abaixo de 8-9 g/dL. A concentração de Hb no sangue pode ser reduzida por três mecanismos básicos: redução da produção de eritrócitos, aumento da destruição de eritrócitos (hemólise) e perda sanguínea. Na avaliação de um paciente com anemia, é importante coletar uma história detalhada que possa expor causas genéticas ou de longa duração de anemia, episódios de perda sanguínea ou sinais de hemólise, viagens recentes para regiões com doenças endêmicas (malária) e potencial exposição a drogas ou toxinas[1].

A metemoglobinemia é uma alteração da Hb na qual o componente ferroso (Fe^{++}) do heme é convertido em um estado oxidado férrico (Fe^{3+}). Pode ser congênita ou adquirida. A adquirida resulta do estresse oxidativo de causas endógenas (desidratação grave) ou exógenas (medicações, como os anestésicos locais, sulfonamidas e dapsona). A metemoglobinemia deve ser suspeitada em pacientes com cianose e pO_2 arterial normal, além de oximetria significativamente diferente daquela medida pela gasometria arterial nessa situação[1,12,13].

Os bebês são particularmente suscetíveis a esse estresse por causa dos sistemas enzimáticos imaturos necessários para reduzir a Hb. Os sintomas em pacientes com metemoglobinemia adquirida tendem a ser mais graves do que em pacientes com metemoglobinemia congênita, porque resultam de um comprometimento agudo na oferta de oxigênio aos tecidos que não permite tempo suficiente para que mecanismos compensatórios ocorram. Os primeiros sintomas incluem dor de cabeça, fadiga, dispneia, cianose e letargia. Em níveis mais altos de metemoglobina, podem ocorrer depressão respiratória, consciência alterada, choque, convulsões e morte[12,13].

CAUSAS RESPIRATÓRIAS

Qualquer condição que impeça o oxigênio de atingir os alvéolos ou interrompa seu movimento através da interface alveolar pode causar cianose com risco de vida. Entre as principais causas destacam-se infecção, doença pulmonar intrínseca ou problema das vias aéreas superiores ou inferiores[1].

A exposição a um ambiente onde a concentração de oxigênio inspirado (FiO_2) é diminuída pode levar à cianose. Em pediatria, o cenário mais comum é a inalação de fumaça; nesse caso, com a FiO_2 ambiental e toxicidade da exposição ao monóxido de carbono, o paciente sofre pelo envenenamento por cianeto e pela obstrução das vias aéreas inferiores por partículas de fumaça, e obstrução das vias aéreas superiores por lesão térmica direta é comum. O tratamento inicial consiste na remoção do ambiente asfixiante e na administração imediata de 100% de oxigênio[14].

A obstrução severa da via aérea superior, como corpo estranho, crupe, lesão térmica, epiglotite, traqueíte bacteriana, ruptura traqueal/brônquica ou anormalidades congênitas das vias aéreas, leva rapidamente à diminuição da ventilação alveolar, hipoxemia e cianose. Os achados físicos incluem estridor, alterações na voz ou afonia, salivação, retrações supraesternais e tempo inspiratório prolongado. A abordagem inicial da criança com sintomas graves inclui uma avaliação rápida da função respiratória e identificação das principais características clínicas (como história de lesão, febre e início dos sintomas) que sugerem o diagnóstico e orientam as intervenções terapêuticas[5].

A cianose central indica obstrução grave das vias aéreas e é um achado ameaçador a vida. A condição da criança se deteriora rapidamente se a obstrução das vias aéreas não for aliviada, portanto o tratamento deve ser iniciado imediatamente pelo médico mais experiente disponível.

As secreções nasais podem causar obstrução, e, em crianças com menos de 6 meses de idade que são respiradoras nasais obrigatórias, podem causar cianose. A aspiração de secreções pode restaurar rapidamente a oxigenação normal.

Na presença de algum prejuízo da parede torácica ou expansão pulmonar, a insuficiência respiratória pode se instalar. A cianose se instala rapidamente quando o movimento da parede torácica ou a expansão pulmonar são impedidos ou ineficazes, o que pode ocorrer em politraumatismos, compressão torácica externa (vítimas de colapso ou deslizamento de terra), tórax instável, pneumotórax aberto, pneumotórax hipertensivo ou hemotórax. As características clínicas incluem movimento anormal da parede, equimose ou abrasões da parede torácica, deformidade da parede torácica, enfisema subcutâneo, ferimento aberto no tórax, desvio traqueal, sons respiratórios anormais ou abolidos, sensibilidade à palpação sobre costelas, esterno ou escápula. Os sinais vitais podem refletir hipotensão, que piora rapidamente, taquicardia e hipóxia[1,15,16].

As lesões imediatamente letais devem ser identificadas e tratadas durante a avaliação rápida inicial. As intervenções podem incluir ventilação assistida (tórax instável), descompressão por agulha e/ou toracotomia com dreno (pneumotórax hipertensivo, hemotórax), aplicação de curativo oclusivo fixado em três de quatro lados (pneumotórax aberto) ou (raramente) toracotomia de emergência (hemotórax não responsivo à toracostomia tubular)[15,16].

As infecções bacterianas ou virais como pneumonia, empiema, bronquiolite e coqueluche são doenças pulmonares intrínsecas e por si sós podem causar hipoxemia e cianose. No lactente prematuro, a doença da membrana hialina constitui uma das condições mais comuns que ameaçam a vida e causam cianose. Pacientes muito jovens ou com doença pulmonar intrínseca, como a asma ou a fibrose cística, poderão apresentar exacerbações da doença e sintomas mais graves. O manejo varia com a etiologia, podendo incluir antibióticos, suporte com oxigenoterapia, drenagem torácica e, nos casos mais graves, ventilação mecânica e cuidados intensivos[1,2,17].

CONDIÇÕES NEUROLÓGICAS

As condições neurológicas que resultam em distúrbios respiratórios constituem uma importante causa de cianose central em crianças. As etiologias comuns incluem traumatismo craniano grave, envenenamento, eventos inexplicáveis de resolução breve (BRUE) e convulsões. No entanto, qualquer doença neurológica que resulte em estado mental alterado ou fraqueza pode levar a hipoventilação e cianose[1,18].

O BRUE é caracterizado por um evento súbito e breve que ocorre em crianças menores de 1 ano, com resolução em menos de 1 minuto, sem causa aparente. Deve ser acompanhado de pelo menos uma das seguintes características: cianose central ou palidez da face ou do tronco; apneia (obstrutiva, central ou mista), bradipneia ou dispneia, na ausência de sintomatologia respiratória prévia; hipertonia ou hipotonia; perda da consciência, letargia, sonolência e alteração do estado mental; estado pós-ictal. BRUE só poderá ser diagnosticado após história clínica e exame físico completos que excluam causas subjacentes. A maioria dos sintomas apresentados é benigna e raramente compreende manifestações de uma doença mais grave[2,3,18].

OUTRAS CAUSAS

A acrocianose refere-se à coloração azulada nas mãos e nos pés e ao redor da boca. As membranas mucosas geralmente permanecem rosadas. A acrocianose é uma forma de cianose periférica que comumente reflete alterações vasomotoras benignas nas extremidades afetadas. Não indica patologia, a menos que o débito cardíaco seja extremamente baixo, resultando em vasoconstrição cutânea (por exemplo, miocardite). Nos recém-nascidos, a acrocianose, ou cianose das mãos, pés e área perioral é um comum, principalmente nos primeiros minutos de vida. Os neonatos nascem com alto grau de resistência vascular intrínseca e instabilidade vasomotora. Normalmente, com o reaquecimento, aspiração, posicionamento adequado e oxigenação, a acrocianose permanece confinada à periferia e dura apenas alguns minutos. Em alguns bebês, a acrocianose pode persistir por mais tempo e se tornar cianose central, sendo necessária investigação[1,2].

Bebês sadios podem procurar os serviços de emergência com cianose periférica. Em bebês, as alterações vasomotoras associadas a temperatura, alimentação e agitação ou choro podem produzir cianose periférica transitória[1].

Em crianças com refluxo gastroesofágico significativo, ocorre acrocianose paroxística (especialmente cianose perioral) em associação a breves episódios de flacidez, posicionamento estereotipado ou movimentos tônicos clônicos sugestivos de convulsão ou apneia. Essa constelação de características é chamada síndrome de Sandifer e, normalmente, responde ao tratamento do refluxo gastroesofágico[2,19].

O fenômeno de Raynaud é um tipo específico de acrocianose que causa descoloração branca, azul e vermelha comum nos dedos das mãos após a exposição a mudanças de temperatura (fria ou quente) ou eventos emocionais. A descoloração da pele ocorre porque um espasmo anormal dos vasos sanguíneos causa diminuição do fluxo sanguíneo para os tecidos locais. Inicialmente, os dedos das mãos e dos pés ficam brancos por causa do suprimento sanguíneo diminuído[1,2,20].

A exposição moderada ao frio reduz o tempo de trânsito através dos leitos capilares e permite o aumento do descarregamento de oxigênio do sangue para os tecidos de lactentes e crianças jovens, levando à cianose, especialmente nos lábios e na região perioral. Essa forma de cianose periférica se resolve rapidamente com o aquecimento do paciente[1,2].

A policitemia pode causar cianose devido ao aumento da massa de hemácias e à quantidade relativamente aumentada de Hb desoxigenada. Causas de policitemia em crianças variam de acordo com a idade. A hipóxia crônica decorrente de doença pulmonar ou cardíaca é a causa mais comum de policitemia em crianças fora do período neonatal. A apneia do sono secundária à obesidade e a exposição a altas altitudes são outras etiologias importantes em crianças mais velhas[2,3].

Deve-se ficar atento a condições podem causar pele azulada em crianças e que eventualmente podem ser confundidas com cianose: lesões pigmentares como manchas mongóis ou grandes marcas de nascença, terapêutica medicamentosa (descoloração da pele cinza-azulada da administração de amiodarona), tintura de roupa azul e consumo de alimentos tingidos de cor azul ou púrpura imitando a cianose perioral[1,2].

MANEJO GERAL

Pacientes cianóticos com desconforto respiratório ou má perfusão que se apresentam na emergência pediátrica devem receber imediatamente oxigênio suplementar quando necessário, monitorização da oximetria de pulso e suporte adicional de vias aéreas para garantir sua permeabilidade, avaliação da circulação, visando a etiologias específicas baseadas em avaliações posteriores[1,2,5]. Uma história e um exame físico direcionados fornecem o caminho para a elucidação da causa da cianose, bem como orientam os testes diagnósticos necessários e as condutas a serem tomadas.

- História e exame físico: várias características históricas ajudam a determinar a causa da cianose em crianças. A cianose pode muitas vezes ser menos aparente na pele de pacientes negros ou pardos, por isso o exame deve incluir avaliação dos leitos ungueais, língua e membranas mucosas, menos afetadas pela interferência da pigmentação natural da pele. Os pacientes com cianose periférica em geral apresentam leitos ungueais cianóticos, diminuição da perfusão periférica e extremidades frias em conjunto com uma língua rosada e membranas mucosas orais. A oximetria de pulso pode auxiliar na identificação de cianose, porém fornece leituras imprecisas para pacientes com anemia falciforme, metemoglobinemia ou anemia grave. O oxigênio suplementar é geralmente indicado quando a oximetria de pulso é inferior a 90%[1,2,5].

- Idade: os distúrbios respiratórios predominam como causa de cianose central em crianças com mais de 30 dias de vida. Já as cardiopatias congênitas cianóticas e a policitemia são etiologias muito mais comuns de cianose central com risco de vida em neonatos. A metemoglobinemia é mais provável em lactentes jovens, especialmente naqueles com gastroenterite, devido à produção bacteriana entérica de nitritos ou outra exposição a toxina oxidante, devido à imaturidade dos sistemas enzimáticos necessária para reduzir a metemoglobina. Acrocianose e exposição ao frio são causas comuns de cianose periférica em recém-nascidos saudáveis e lactentes jovens[1,2,12,13].
- Febre: pode estar presente em crianças com causas infecciosas de cianose secundária à obstrução das vias aéreas superiores, doença infecciosa das vias aéreas inferiores ou choque[2,14].
- Exposições: história de inalação de fumaça ou exposição a outros ambientes de baixo oxigênio e crianças com queimaduras em face (narinas, sobrancelhas) sugerem cianose central devido à diminuição do oxigênio inspirado[15,16].
- Medicamentos: a cor azul da pele pode ocorrer em pacientes em tratamento com amiodarona. O uso de prata coloidal pode causar argiria, coloração azul-acinzentada irreversível da pele[1,2].
- Doença pulmonar prévia/exame pulmonar: a exacerbação da doença pulmonar preexistente é uma causa comum de desconforto respiratório e cianose central em crianças. Taquipneia, gemência, retrações intercostais ou furculares, sibilos e murmúrios assimétricos são indicadores inespecíficos de desconforto respiratório na criança com cianose. Deve-se suspeitar, nesse caso, de obstrução das vias aéreas superiores, bronquiolite (em menores de 2 anos), pneumonia ou edema pulmonar[1,17]. A lesão pulmonar traumática pode ter múltiplos achados, incluindo movimentação paradoxal da parede torácica (por exemplo, tórax instável), ferida aberta no peito (pneumotórax aberto), equimose ou abrasões na parede torácica (hemotórax), ar subcutâneo com crepitação (pneumotórax), desvio traqueal (pneumotórax), sons de respiração anormais, sensibilidade focal à palpação sobre costelas, esterno ou escápula (tórax instável)[15,16].
- Exame cardíaco: taquicardia frequentemente acompanha cianose em crianças. A bradicardia é um sinal ameaçador de colapso cardiorrespiratório iminente. Um sopro cardíaco e um segundo som cardíaco alto ou único são ouvidos em muitos pacientes com cardiopatia congênita cianótica e/ou hipertensão pulmonar. Além disso, história previamente conhecida de cardiopatia congênita cianótica não corrigida pode explicar uma cianose central profunda em crianças com exacerbação da doença de base. O uso do ultrassom na sala de emergência pode rapidamente elucidar o diagnóstico e guiar a terapêutica[1,3,6-8].
- Doença neurológica: qualquer condição neurológica que resulte em diminuição do trabalho respiratório pode levar à cianose. Uma história de depressão respiratória relacionada a drogas ou toxinas, lesões do sistema nervoso central, convulsões, períodos de retenção da respiração e doenças neuromusculares deve ser investigada[1,14,18].
- Exame da pele: a vasoconstrição periférica com extremidades frias é encontrada em crianças com cianose periférica causada por exposição ao frio. A cianose central com aparência de coloração cinza na pele é característica da metemoglobinemia. As condições dermatológicas que podem imitar a cianose são frequentemente bem demarcadas (por exemplo, mancha mongólica, tatuagem) ou estão presentes em locais de exposição externa (por exemplo, tintura de roupa azul, pintura de dedo)[1,12,13].

Independentemente da causa da cianose na criança, o manejo terapêutico na sala de emergência é o mesmo que deve ser feito em qualquer paciente com estado crítico ou instabilidade hemodinâmica, envolvendo avaliação e suporte de via aérea, de ventilação e de circulação. Atenção específica deve ser dada à patência das vias respiratórias e à correção de respiração inadequada, que são as prioridades iniciais. As medidas-padrão devem ser iniciadas, incluindo acesso venoso periférico, avaliação laboratorial e monitorização dos sinais vitais, inclusive pressão arterial não invasiva e SaO_2. Um eletrocardiograma (ECG) de 12 derivações deve ser obtido caso haja suspeita de comprometimento cardíaco.

Após a avaliação inicial, a oxigenoterapia suplementar em alta concentração é a intervenção primária mais comum. Por outro lado, o oxigênio suplementar em alguns casos pode piorar o estado hemodinâmico do paciente e não resulta em melhora na oxigenação, especialmente no neonato. Nessa faixa etária, o oxigênio deve ser usado com muito cuidado e criticamente. Portadores de enfermidades dependentes do ducto arterial merecem especial atenção, e, nesses casos, o oxigênio suplementar deve ser restrito. Quando disponível, a avaliação cardiológica deve ser solicitada. Se indisponível, ou na presença de um comprometimento hemodinâmico significativo, a terapia com prostaglandina E1 (PGE1) deve ser iniciada.

A prioridade de tratamento é garantir a reversão da cianose ou diminuir suas complicações. A cianose sempre é motivo de hospitalização, mesmo em sala de observação, até que se estabeleça a origem da manifestação. Os casos menos simples devem ser investigados e, evidentemente, já tratados durante o período inicial de hospitalização.

Também é provável que um paciente cianótico, mesmo que devido a exacerbação de uma causa crônica, como asma, deva ser admitido até a sua estabilização. Os pacientes com "crises cianóticas" por causas sabidamente reversíveis podem receber alta hospitalar, desde que sejam garantidas as condições de um adequado acompanhamento clínico. Dentro dessa mesma linha, pacientes que se mantenham em bom estado geral e sem maiores comprometimentos, como nos casos de acrocianose, também devem receber alta hospitalar[1].

REFERÊNCIAS

1. Stone CK, Humphries RL, Drigalla D, Stephan M. Current diagnosis & treatment: pediatric emergency medicine. New York: McGraw-Hill; 2015. p. 120-5.
2. Hiremath G, Kamat D. Diagnostic considerations in infants and children with cyanosis. Pediatr Ann. 2015;44:76-80.
3. Driscoll DJ. Evaluation of the cyanotic newborn. Pediatr Clin North Am. 1990;37(1):1-23.
4. Attias D, Mansencal N, Auvert B, Vieillard-Baron A, Delos A, Lacombe P, et al. Prevalence, characteristics, and outcomes of patients presenting with cardiogenic unilateral pulmonary edema. Circulation. 2010;122(11):1109-15.
5. Ware LB, Matthay MA. Clinical practice. Acute pulmonary edema. N Engl J Med. 2005;353(26):2788-96.
6. Zaidi, AU, Hutchins, KK, Rajpurkar M. Pulmonary embolism in children. Front Pediatr. 2017:5:170.
7. Woods WA, McCulloch MA. Cardiovascular emergencies in the pediatric patient. Emerg Med Clin North Am. 2005;23(4):1233-49.
8. Nair J, Lakshminrusimha S. Update on PPHN: mechanisms and treatment. Semin Perinatol. 2014;38(2):78-91.
9. Nansseu, JR, Alima Yanda AN, Chelo D, Tatah SA, Awa HDM, Seungue J, et al The acute chest syndrome in cameroonian children living with sickle cell disease. BMC Pediatr. 2015:15:131.
10. Rees DC, Williams TN, Gladwin MT. Sickle-cell disease. Lancet. 2010;376(9757):2018-31.
11. Tonino SH, Nur E, Otten HM, Wykrzykowska JJ, Hoekstra JBL, Biemond BJ. Chest pain in sickle cell disease. Neth J Med. 2013;71(5):265-9.
12. Coughlin K, Flibotte J, Cahill AM, Osterhoudt K, Hedrick H, Vrecenak J. Methemoglobinemia in an Infant After Sclerotherapy With High-Dose Doxycycline. Pediatrics. 2019;143(2):e20181642.
13. Wright RO, Lewander WJ, Woolf AD. Methemoglobinemia: etiology, pharmacology, and clinical management. Ann Emerg Med. 1999;34(5):646-56.
14. Scott JA, Wonodi C, Moïsi, JC, Deloria-Knoll M, DeLuca AN, Karron RA, et al. The definition of pneumonia, the assessment of severity, and clinical standardization in the Pneumonia Etiology Research for Child Health study. Clin Infect Dis. 2012;54 Suppl 2(Suppl 2):S109-16.
15. Weerdenburg KD, Wales PW, Stephens D, Beno S, Gantz J, Alsop J, et al. Predicting thoracic injury in children with multitrauma. Pediatr Emerg Care. 2019;35(5):330-4.
16. Schauer SG, Hill GJ, Connor RE, Stephens D, Oh JS, April MD. The pediatric resuscitative thoracotomy during combat operations in Iraq and Afghanistan: a retrospective cohort study. Injury. 2018;49(5):911-5.
17. Sasidharan P. An approach to diagnosis and management of cyanosis and tachypnea in term infants. Pediatr Clin North Am. 2004;51(4):999-1021.
18. Duncan DR, Growdon AS, Liu E, et al. The impact of the American Academy of Pediatrics brief resolved unexplained event guidelines on gastrointestinal testing and prescribing practices. J Pediatr. 2019;211:112-119.e4.
19. Jilani NZ, Hussain A, Al Ansari K, Powell CVE. Gastro-oesophageal reflux is not a major cause of brief resolved unexplained events in infants. Breathe (Sheff). 2019;15(2):e32-e39.
20. Cooke JP, Marshall JM. Mechanisms of Raynaud's disease. Vasc Med. 2005;10(4):293-307.

10

Suporte básico e avançado de vida em pediatria

Helena Muller
Ana Paula Pereira da Silva

PONTOS PRINCIPAIS

- A principal diferença entre o suporte avançado de vida e o suporte básico de vida é a disponibilidade de recursos a serem utilizados pela equipe treinada em reanimação.
- O ajuste da ventilação mecânica pós-parada cardiorrespiratória deve levar em consideração a patologia de base do paciente, podendo ocorrer evolução para síndrome do desconforto respiratório agudo.
- Equipes de reanimação bem-sucedidas não só têm conhecimento técnico e domínio das habilidades, como também demonstram eficácia na comunicação e na dinâmica de equipe.

INTRODUÇÃO

A partir do ano 2000, as revisões das diretrizes para atendimento de reanimação cardiopulmonar (RCP) passaram a ter uma periodicidade sistemática, com abrangência internacional, resultando nas diretrizes da RCP e do atendimento cardiovascular de emergência. Esse processo ocorre a cada 5 anos, liderado pela American Heart Association (AHA), com a participação de pesquisadores e especialistas de vários países. A última publicação ocorreu em 2020 com 491 recomendações para suporte de vida neonatal, pediátrico e adulto, sendo 161 recomendações de classe 1 (recomendação forte = *COR 1*), 293 de classe 2 (recomendação moderada e fraca = *COR 2*) e 37 de classe 3 (sem benefício ou com dano forte = *COR 3*), incluindo 19 para evidências de nenhum benefício e 18 para evidências de danos. Em relação aos níveis de evidência, apenas 6 das 491 recomendações (1,2%) são baseadas em evidência de nível A (ao menos um estudo clínico randomizado [RCT] de alta qualidade, corroborado por um segundo estudo de alta qualidade ou estudo de registro), o que demonstra os desafios na realização de pesquisa de alta qualidade em ressuscitação[1-3].

A parada cardiorrespiratória (PCR) é a cessação da atividade mecânica cardíaca eficaz, confirmada pela tríade de inconsciência, ausência de pulso central e de respiração. Se adequadamente tratada, pode ser reversível. A PCR muitas vezes está associada a uma condição reversível, que quando identificada e tratada pode melhorar o prognóstico do atendimento. Em contraste com os pacientes adultos, nos quais uma arritmia cardíaca primária é a causa mais provável, nos pacientes pediátricos a PCR ocorre na maioria dos casos (85-90%) como resultado de hipóxia tecidual e acidose progressivas causadas por insuficiência respiratória ou choque, chamada PCR por asfixia. O tratamento agressivo procurando identificar insuficiência cardiovascular antes que o estado da criança evolua para PCR é fundamental[4].

Apesar do aumento na sobrevivência e nas taxas comparativamente boas de bons resultados neurológicos depois de PCR intra-hospitalar (PCRIH) pediátrica (41,1%), as taxas de sobrevivência de PCR extra-hospitalar (PCREH) permanecem ruins, particularmente em bebês (11,4%). No departamento de emergência (DE), podemos receber crianças em PCREH com ou sem atendimento iniciado, ou podemos ter crianças internadas que evoluem para PCRIH. Em todo o mundo, estudos de PCR pediátrica no DE relataram taxas de sobrevivência entre 12,8% e 33,8%[4-8].

O atendimento da PCR requer uma equipe treinada em RCP, um time composto por profissionais das equipes médica, de enfermagem, de fisioterapia, geralmente liderados por um(a) médico(a), que realizam as seguintes tarefas coordenadamente:

- Reconhecimento da PCR.
- Ventilação e oxigenação do paciente.
- Compressão cardíaca.
- Desfibrilação.
- Preparo e infusão das medicações.
- Marcação do tempo.
- Informações periódicas ao(s) acompanhante(s).

As cadeias de sobrevivência de PCRIH e PCREH identificam as diferentes vias de cuidados dos pacientes que sofrem uma PCR. Nesta última atualização, foi criado um sexto elo, que significa recuperação em ambas as cadeias. Esse sexto elo recomenda o acompanhamento em longo prazo dos pacientes pós-PCR e seus familiares (Figuras 1 e 2).

Este capítulo descreve as recomendações para RCP de crianças e adolescentes de acordo com as últimas diretrizes da AHA publicadas em outubro de 2020. Não será abordada a reanimação de recém-nascidos (RN).

SUPORTE BÁSICO DE VIDA (SBV)

O atendimento da PCR inicia-se com a identificação, seguida do SBV, que é a sequência de manobras e procedimentos de reanimação cardiorrespiratória que visa substituir a função cardíaca (compressões torácicas) e respiratória (abertura de via aérea e ventilação). As recomendações de SBV seguem esta divisão de faixa etária:

- Lactentes: menores de 1 ano, exceto RN no período logo após o nascimento. Existem diretrizes específicas para reanimação do RN que se aplicam durante a internação relacionada ao nascimento.
- Crianças: acima de 1 ano até a puberdade. Nesse contexto, define-se puberdade como aparecimento de broto mamário nas meninas e pelos axilares nos meninos.
- Adolescentes e adultos: a partir da puberdade.

A seguir, descreveremos as etapas do SBV.

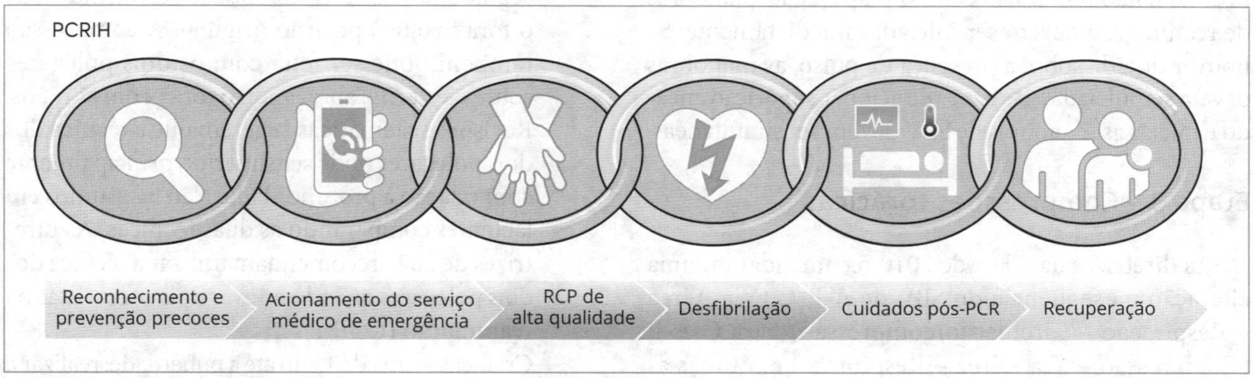

FIGURA 1 Cadeia de sobrevivência em parada cardiorrespiratória intra-hospitalar.
PCR: parada cardiorrespiratória; RCP: ressuscitação cardiopulmonar.

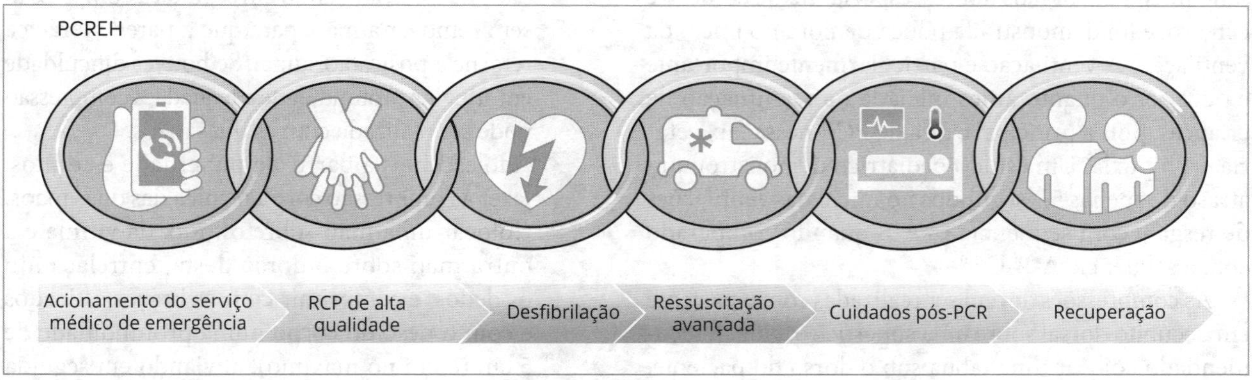

FIGURA 2 Cadeia de sobrevivência em parada cardiorrespiratória extra-hospitalar.
PCR: parada cardiorrespiratória.

Etapa 1 – Segurança do socorrista

No DE, é importante a paramentação da equipe com uso de equipamento de proteção individual (EPI).

Etapa 2 – Identificação da parada cardiorrespiratória

Determinar a inconsciência da vítima, por meio de chamado em voz alta e de estímulo tátil, tocando no ombro em crianças e adolescentes ou nos pés em menores de 1 ano. Se não houver resposta, o socorrista deve pedir ajuda e acionar a equipe de suporte avançado de vida de PCR.

Avaliar a respiração e a presença de pulso central. Observar, através da inspeção torácica, se há respiração efetiva, apneia ou respiração tipo *gasping*, que é um padrão de respiração irregular, ineficaz, com movimentos respiratórios ocasionais. Simultaneamente o socorrista deve avaliar a presença de pulso central, palpando o pulso carotídeo nas crianças maiores de 1 ano e palpando o pulso braquial em menores de 1 ano. Essa manobra não deve demorar mais do que 10 segundos.

Se a vítima não responde, não apresenta respiração normal e não tem pulso central palpável, as manobras de reanimação devem ser iniciadas imediatamente. Se houver dúvida sobre a presença de pulso, as manobras devem ser iniciadas. As ações de acionar suporte avançado e iniciar as manobras de SBV devem ser simultâneas.

Etapa 3 – Compressões torácicas

As diretrizes da AHA de 2010 recomendaram uma alteração na sequência do SBV de A-B-C (Via Aérea – Respiração – Circulação/compressão) para C-A-B (Compressão – Via Aérea – Respiração) em todas as faixas etárias. As diretrizes de 2015 e 2020 confirmaram a sequência C-A-B nas recomendações (*COR 2b*). O início imediato das compressões garante fornecimento de fluxo sanguíneo para órgãos nobres, especialmente coração e cérebro, e foi demonstrada pouca demora no início da ventilação. A ventilação é particularmente importante e deve ser o quanto antes iniciada na reanimação de crianças, pois a principal causa de PCR nessa faixa etária é a hipóxia. Um estudo pediátrico demonstrou um atraso de apenas 5,7 segundos no início das ventilações de resgate com sequência C-A-B quando comparado com a sequência A-B-C[9,10].

As compressões devem ser realizadas com o paciente em decúbito dorsal sobre uma superfície rígida. É recomendado colocar uma tábua sob o dorso do paciente. Nos serviços onde houver disponibilidade, colocar a cama do paciente no "modo PCR".

Para garantir adequado fluxo sanguíneo e aumentar as chances de recuperação da circulação espontânea, é muito importante fazer compressões torácicas de alta qualidade, conforme descrito na Tabela 1. O SBV bem-feito constitui a base de uma RCP de qualidade.

TABELA 1 Características das compressões torácicas de alta qualidade

Frequência: 100-120 compressões por minuto.
Profundidade: 1/3 do diâmetro anteroposterior da caixa torácica = 4 cm nos lactentes, 5 cm nas crianças; após a puberdade, 5 cm e máximo de 6 cm.
Permitir o retorno total do tórax a cada compressão.
Minimizar interrupções das compressões torácicas – quando necessário, não interromper por mais do que 10 segundos.
Evitar ventilação excessiva.

- Técnica das compressões torácicas: a localização correta das compressões é a metade inferior do esterno.
  - Lactentes até 1 ano: colocar dois dedos sobre o esterno, logo abaixo da linha intermamilar, e comprimir o tórax em 4 cm de profundidade. Em seguida, aliviar a compressão, permitindo que o tórax volte à posição original. A compressão também pode ser feita com os dois polegares sobre o esterno, abraçando o tórax com as mãos. Revisões sistemáticas sugerem que a técnica dos dois polegares pode ser superior, principalmente com relação à profundidade. Não há estudos em lactentes comparando as duas técnicas. As diretrizes de 2020 recomendam utilizar a técnica dos dois polegares quando houver dois socorristas na reanimação (*COR 1*).
  - Crianças acima de 1 ano até a puberdade: realizar a compressão com uma mão. Com o braço estendido e perpendicular ao corpo da vítima, comprimir o tórax com o peso do seu corpo em uma profundidade de 5 cm, aliviando em seguida a compressão sem remover a mão, para que a parede torácica retorne à posição original. Se houver dificuldade em atingir a profundidade adequada, a compressão pode ser realizada com as duas mãos.
  - Adolescentes a partir da puberdade e adultos: fazer a compressão com a técnica das duas mãos. Colocar uma mão sobre o tórax da vítima e a outra mão sobre o dorso desta, entrelaçando os dedos, e comprimir com os braços esticados e com o peso do corpo numa profundidade de 5 cm (6 cm no máximo), aliviando em seguida a compressão sem remover as mãos, para que a parede torácica retorne à posição original.

Etapa 3 – Abrir a via aérea e ventilação

Abertura da via aérea deve ser realizada para promover uma ventilação efetiva, pois, em indivíduos inconscientes, a língua pode causar obstrução, devido ao relaxamento da musculatura. A manobra consiste em colocar uma das mãos sobre a testa do paciente e fazer uma extensão da cabeça, enquanto os dedos indicador e médio da outra mão tracionam a parte óssea do queixo para cima. Em lactentes, a extensão exagerada da cabeça pode causar obstrução da via aérea. Em pacientes com suspeita de trauma da coluna cervical, aplicar somente a tração da mandíbula, sem extensão da cabeça. A ventilação deve ser feita através de bolsa-válvula-máscara com uso da técnica C-E, para fixar a máscara e simultaneamente elevar a mandíbula: com o polegar e o dedo indicador, formar um arco (C) sobre a máscara e, com o terceiro, quarto e quinto dedo, formar um E e elevar a mandíbula fazendo pressão sobre a parte óssea. O socorrista deve estar posicionado na cabeceira do paciente. A máscara deve ser de tamanho adequado, cobrindo o nariz e a boca do paciente. Comprimir a bolsa e aplicar as ventilações, observando a elevação do tórax. Utilizar fluxo de oxigênio de 10-15 L/min, sempre com bolsa com reservatório. Na presença de dois socorristas para a via aérea, o primeiro fixa a máscara com a técnica C-E com as duas mãos e o segundo aplica as ventilações.

Etapa 4 – Reanimação sincronizada

Aplicar compressões torácicas efetivas e ventilação de forma sincronizada. A taxa de compressões e ventilações varia de acordo com a faixa etária:

- Lactentes e crianças até a puberdade: 15 compressões: 2 ventilações.
- A partir da puberdade: 30 compressões: 2 ventilações.

É recomendado alternar as funções a cada 2 minutos, especialmente o socorrista responsável pelas compressões, pois a fadiga provoca prejuízo na qualidade da reanimação. A ventilação e a compressão de alta qualidade devem ser mantidos durante o processo de reanimação.

Podemos avaliar a qualidade da ressuscitação nos pacientes com monitorização de pressão arterial média (PAM) invasiva e $ETCO_2$ exalado:

- Quando o paciente está sob capnografia, o nível de CO_2 exalado (*end-tidal* CO_2, $ETCO_2$) pode ser considerado para avaliar a qualidade das compressões torácicas, mas valores específicos para orientar a terapia não foram estabelecidos em crianças (*COR 2b*).
- Nos pacientes que estão em monitorização contínua PAM invasiva, a qualidade da RCP pode ser monitorizada continuamente com base nos valores da PA diastólica (*COR 2a*). Essa orientação é baseada em um estudo observacional prospectivo de crianças com monitorização de PAM invasiva durante os primeiros 10 minutos de RCP, demonstrando taxas mais altas de evolução neurológica favorável quando a PA diastólica estivesse em pelo menos 25 mmHg em lactentes e pelo menos 30 mmHg em crianças.

Etapa 5 – Uso do desfibrilador externo automático (DEA)

O DEA faz parte do SBV, por ser um dispositivo que pode ser empregado por todos os profissionais de saúde e por leigos treinados em RCP em cenário extra-hospitalar. Quando disponível, sempre deve ser utilizado. O aparelho distingue os ritmos chocáveis e não chocáveis, recomendando a desfibrilação quando necessário. Em ritmos chocáveis, pode ser o determinante do sucesso da reanimação. Alguns equipamentos possuem pás pediátricas que fornecem uma carga de energia menor para crianças com menos de 8 anos e menos de 25 kg, aproximadamente. Na ausência de pás pediátricas, o DEA deve ser usado com pás de adulto nas crianças. O tempo sem compressões durante o ajuste do DEA deve ser o mínimo possível, e, após a aplicação do choque, as compressões torácicas devem ser reiniciadas imediatamente. Após 2 minutos, o DEA reavalia o ritmo e a necessidade ou não de desfibrilação.

Suporte avançado de vida (SAV)

A principal diferença em relação ao SBV é a disponibilidade de recursos a serem utilizados pela equipe treinada em reanimação:

- Monitorização do ritmo cardíaco.
- Punções venosa, periférica e central.
- Punção intraóssea.
- Desfibrilação.
- Administração de medicamentos.
- Obtenção de via aérea avançada.
- Drenagem de tórax.

Ressaltamos a importância da monitorização, identificação e tratamento das situações de risco que podem evoluir para PCR, principalmente hipoxemia grave, que é a causa mais comum de PCR em lactentes e crianças. Idealmente, a intervenção deve ocorrer antes da evolução para PCR.

Bradicardia associada a comprometimento hemodinâmico, mesmo com pulso palpável, também pode ser um prenúncio de PCR. Quando a frequência cardíaca (FC) é inferior a 60 bpm, recomenda-se avaliação imediata de um comprometimento cardiopulmonar, cujo manejo inicial depende da identificação da etiologia, considerando-se que fatores corrigíveis que contribuem para a bradicardia. Hipóxia, hipotensão, hipoglicemia, hipotermia, acidose ou intoxicação devem ser identificados e tratados imediatamente.

Simultaneamente à identificação e ao manejo das causas reversíveis de bradicardia, deve ser realizado suporte das vias aéreas, ventilação e oxigenação. Entretanto, se a FC < 60 bpm está associada a comprometimento cardiopulmonar, recomenda-se que a RCP seja iniciada imediatamente. O SAV compreende as seguintes etapas:

- Avaliação do ritmo cardíaco: não chocável ou chocável.
- Acesso vascular.
- Tratamento medicamentoso.
- Manejo de via aérea avançada.
- Identificação e tratamento de causas reversíveis.

Essas etapas de atendimento de PCR são realizadas de modo simultâneo durante o atendimento. Entretanto, para fins didáticos, as etapas serão abordadas separadamente com ênfase nas atualizações da AHA 2020.

Etapa 1 – Verificação do ritmo de parada cardiorrespiratória

Imediatamente após o início do SBV, deve-se realizar a monitorização para definir se a PCR foi com ritmo chocável ou não chocável, o que define o fluxograma de atendimento a ser seguido. Essa primeira verificação pode ser feita através das pás do desfibrilador se o paciente ainda não estiver monitorizado. Podemos ter duas situações:

- Ritmo chocável (5-15% das PCR em Pediatria): fibrilação ventricular (FV) ou taquicardia ventricular sem pulso (TV). Em crianças, as paradas cardíacas são mais tipicamente consequência de insuficiência respiratória progressiva ou choque, sendo os ritmos mais frequentes assistolia ou atividade elétrica sem pulso (AESP), e não eventos arritmogênicos primários. No entanto, FV ou TV também podem ocorrer durante a RCP para assistolia ou AESP após insuficiência respiratória progressiva ou choque, presumivelmente como uma arritmia de reperfusão.
- Ritmo não chocável: assistolia ou AESP. É importante observar que uma linha reta no eletrocardiograma (ECG) nem sempre é indicativa de assistolia, podendo ser uma FV fina, ou ser um eletrodo de ECG frouxo ou desconectado. Deve-se fazer a verificação de cabos, aumentar ganho e verificar outras derivações para confirmar a assistolia. AESP é um termo que descreve qualquer atividade elétrica organizada (sem FV, TV ou assistolia) em um ECG, associada à ausência de pulso palpável.

Uma vez identificado que o ritmo é chocável, a desfibrilação deve ser feita imediatamente. A corrente elétrica irá despolarizar completamente o miocárdio, produzindo assistolia. Esse período de "silêncio elétrico" permite que o marca-passo cardíaco se recupere. Recomendações para administração do choque:

- Não sincronizado.
- A carga de energia elétrica ideal para Pediatria é desconhecida, e a recomendação continua sendo de uma carga inicial de 2 J/kg. Se a FV/TV persistir após a próxima verificação de ritmo (a cada 2 minutos), a segunda carga deve ser de 4 J/kg. Para cargas subsequentes, se houver necessidade, recomenda-se manter 4 J/kg, mas podem ser consideradas cargas mais altas, sem exceder 10 J/kg ou carga elétrica de adulto (200 J, se desfibrilador bifásico, ou 360 J, se desfibrilador monofásico).
- Com relação às pás do desfibrilador, devem-se utilizar as maiores pás manuais que couberem no tórax da criança sem contato entre si. Em geral, a pá pediátrica é utilizada em crianças com menos de 1 ano ou com menos de 10 kg.
- A cada verificação de ritmo (2 minutos), se persistir ritmo chocável, o choque deve ser administrado.

Etapa 2 – Obtenção de acesso vascular

O acesso vascular, quando não estiver presente, deve ser estabelecido imediatamente. Deve-se limitar o tempo gasto na tentativa de obtenção de acesso venoso e, se não for possível obtê-lo imediatamente, deve-se estabelecer o acesso intraósseo (IO).

O acesso endovenoso (EV) periférico é preferencial ao acesso venoso central durante a RCP. A inserção de um acesso central irá requerer a interrupção das compressões cardíacas e está associada a complicações como lacerações vasculares, hematomas/hemorragias e pneumotórax. Entretanto, se já houver cateter venoso central (CVC) colocado, esta será a via preferencial para a administração de medicação e fluidos por proporcionar um início de ação mais rápido e uma concentração de pico mais alta do que a administração venosa periférica.

O acesso IO pode ser estabelecido em todas as faixas etárias e obtido em 30 a 60 segundos. Todo medicamento ou fluido que pode ser administrado por via EV pode ser administrado por via IO. Essa via deve ser mantida por, no máximo, 8 a 12 horas.

A via endotraqueal (ET) para a administração de medicamentos não é recomendada, sendo utilizada apenas excepcionalmente. A absorção de medicamentos pela árvore traqueobrônquica é imprevisível, e a dose ideal dos medicamentos administrados por via ET é desconhecida. A dose de medicação recomendada por via ET é maior do que quando administrada por via EV/IO. A dose de epinefrina é 10 vezes a dose EV/IO (0,1 mL/kg sem diluir), e os demais medicamentos, 2 a 3 vezes a dose EV/IO.

Etapa 3 – Tratamento medicamentoso

Os principais medicamentos utilizados no tratamento da PCR são os vasopressores e os antiarrítmicos.

Adrenalina

Os vasopressores promovem vasoconstrição, com aumento da pressão diastólica aórtica e aumento da pressão de perfusão coronariana, com o objetivo de restaurar a circulação espontânea. A medicação utilizada em PCR é a adrenalina, e as doses estão representadas na Tabela 2. Deve ser administrada precocemente nos ritmos não chocáveis e a partir do segundo choque nos ritmos chocáveis, podendo ser repetidas em intervalos de 3 a 5 minutos administradas por via EV ou IO.

TABELA 2 Dose de adrenalina

Via	Dose
EV/IO	*Bolus* de 0,01 mg/kg (0,1 mL/kg da solução 1:10.000 – diluir 1 ampola (1 mL) em 9 mL de solução salina isotônica; dose máxima de 1mg
ET	*Bolus* de 0,1 mg/kg (0,1 mL/kg da solução 1:1.000 – sem diluição)

Repetir a epinefrina a cada 3 ou 5 minutos de PCR. Geralmente, isso requer administrar epinefrina a cada duas verificações de ritmo (ou seja, uma sim, uma não).

Em situações pré-PCR, quando pacientes em estado crítico apresentam bradicardia persistente a despeito da correção dos fatores desencadeantes (hipóxia, hipotensão, hipoglicemia, hipotermia, acidose ou ingestão tóxica) ou respondeu apenas temporariamente às medidas de correção, ou ainda em casos de bradicardia instável por estimulação vagal durante a intubação traqueal, a adrenalina pode ser administrada.

Antiarrítmicos

Amiodarona ou lidocaína são igualmente aceitáveis para uso nos casos de PCR com ritmos chocáveis refratários ao choque. O antiarrítmico deve ser administrado imediatamente após o terceiro choque. As doses recomendadas estão representadas na Tabela 3.

TABELA 3 Antiarrítmicos na parada cardiorrespiratória

Medicamento	Dose
Amiodarona	*Bolus* EV/IO de 5 mg/kg (dose única máxima de 300 mg). Pode ser repetido o *bolus* de 5 mg/kg até o total de 15 mg/kg (2,2 g em adolescentes) EV em 24 horas
Lidocaína	*Bolus* EV/IO de 1 mg/kg

Atualizações AHA 2020

Destaque para a administração precoce de adrenalina (em até 5 minutos depois do início das compressões torácicas) nos ritmos não chocáveis. Um estudo de crianças com PCRIH que receberam adrenalina para um ritmo não chocável inicial (assistolia e AESP) demonstrou que, para cada minuto de atraso na administração de adrenalina, houve uma redução significativa na recuperação da circulação espontânea (RCE), sobrevivência depois de 24 horas, sobrevivência depois da alta e sobrevivência com resultado neurológico favorável. Os pacientes que receberam adrenalina em até 5 minutos depois do início da RCP, comparados aos que receberam 5 minutos depois do início da RCP, tiveram mais probabilidade de sobreviver à alta. Estudos de PCREH pediátrica demonstraram que a administração mais precoce de adrenalina aumenta as taxas de RCE, de sobrevida depois da internação na unidade de terapia intensiva (UTI), de sobrevida depois da alta e de sobrevida depois de 30 dias.

A importância do monitoramento hemodinâmico invasivo no momento da PCR, utilizando-se PAM invasiva para avaliar e orientar a qualidade das compressões torácicas, com a recomendação de que sejam utilizados os valores de PA diastólica. O objetivo deve ser valores > 25 mmHg em lactentes e > 30 mmHg em crianças.

Etapa 4 – Manejo de via aérea avançada

A obtenção de via aérea avançada durante a reanimação não é uma urgência quando a ventilação com bolsa-válvula-máscara proporciona adequada expansão torácica. O líder da equipe determinará o melhor momento para a intubação, levando em consideração a causa da PCR. Em crianças com PCR devido a causa respiratória e hipóxia, deve-se considerar a via aérea avançada precocemente. Como a inserção da via aérea avançada pode requerer a interrupção das compressões torácicas, o líder da equipe deverá ponderar os benefícios da intubação e os riscos de interromper as compressões. Após a intubação traqueal, a reanimação passa a ser feita com compressões torácicas contínuas, sem pausa para ventilação, mas a frequência de ventilação sofreu alteração na revisão da AHA 2020.

Atualizações AHA 2020

Embora não haja dados sobre a frequência de ventilação ideal durante a RCP para crianças com ou sem via aérea avançada, durante o SAV de lactentes e crianças intubadas, as diretrizes mais recentes consideram aconselhável ter como objetivo 1 ventilação a cada 2 a 3 segundos (20 a 30/min), de acordo com a idade e a condição clínica, em vez da frequência respiratória (FR) recomendada nas diretrizes de 2010 (10/min). Novas evidências sustentam que FR mais elevadas (mínimo 30/min em lactentes com menos de 1 ano; mínimo 20/min nos demais pacientes) resultam em melhores taxas de RCE e de sobrevivência.

De acordo com as novas recomendações, é aconselhável utilizar cânulas com *cuff*. Evidências sustentam menor risco de aspiração e, desde que o tamanho da cânula e a técnica de intubação sejam adequados, com pressão de insuflação do *cuff* abaixo de 20 a 25 cmH_2O, o uso é seguro e reduz a necessidade de reintubação, sendo raros os casos de evolução com estenose subglótica.

Em relação à técnica de intubação adequada, o uso da pressão cricoide não é recomendado de rotina desde que novas evidências sustentam que reduz a probabilidade de sucesso da intubação e não reduz a taxa de regurgitação.

Etapa 5 – Identificação e tratamento de causas reversíveis de parada cardiorrespiratória

As principais causas reversíveis de PCR em pediatria, conhecidos como 6Hs e 5Ts, são descritos na Tabela 4.

Durante todo o atendimento, é importante a revisão das principais causas reversíveis de PCR através da história, exame físico e, quando possível, coleta de exames laboratoriais. Dependendo das possíveis causas, outras medicações podem ser administradas, como glicose hipertônica na hipoglicemia, bicarbonato de sódio e gluconato de cálcio na hipercalemia e em algumas intoxicações e agentes reversores, quando disponíveis, em determinadas intoxicações medicamentosas. O paciente que tem PCR por hipóxia deve ter a via aérea avançada garantida o mais rápido possível. Pneumotórax hipertensivo quando identificado deve ser drenado, assim como o tamponamento cardíaco.

TABELA 4 Causas reversíveis de parada cardiorrespiratória

Hs	Ts
Hipovolemia	Tensão do tórax por pneumotórax
Hipóxia	Tamponamento cardíaco
Hidrogênio, íon (acidose)	Toxinas
Hipoglicemia	Trombose pulmonar
Hipocalemia/ hipercalemia	Trombose coronariana
Hipotermia	

Atualizações AHA 2020

O bicarbonato de sódio pode ser administrado em casos de PCR que cursem com hipercalemia e na PCR por toxicidade de drogas (ex.: antidepressivos tricíclicos) envolvendo bloqueio dos canais de cálcio. Não deve ser administrado em outras situações com base em evidências classificadas pela AHA como *COR 3* (potencialmente nocivo; risco maior que benefício). De acordo com as diretrizes 2021 do *European Paediatric Advanced Life Support*, que em versões anteriores indicava também em casos de PCR prolongada, seu uso está indicado apenas na PCR com hipercalemia aguda sintomática potencialmente letal ou em PCR por *overdose* de antidepressivos tricíclicos. O caráter nocivo que conferiu *COR 3* (segundo a AHA 2020) ao uso de bicarbonato na PCR envolve, em adultos, piora paradoxal da acidose intracelular, de modo que as exceções nessa faixa etária incluem casos em que há associação com hipercalemia e intoxicação por antidepressivos tricíclicos e *overdose* de fenobarbital.

A administração de cálcio de rotina não é recomendada para RCP pediátrica e, mesmo em casos de hipocalcemia, intoxicação por bloqueador de canal de cálcio, hipermagnesemia ou hipercalemia, recebe classificação *COR 3*, devendo portanto ser utilizada com cautela (risco > benefício).

A Figura 3 representa o algoritmo de PCR em pediatria conforme AHA 2020.

REANIMAÇÃO CARDIOPULMONAR EXTRACORPÓREA (E-CPR)

E-CPR é a implantação rápida de ECMO venoarterial em pacientes durante RCP, em casos que não atingem

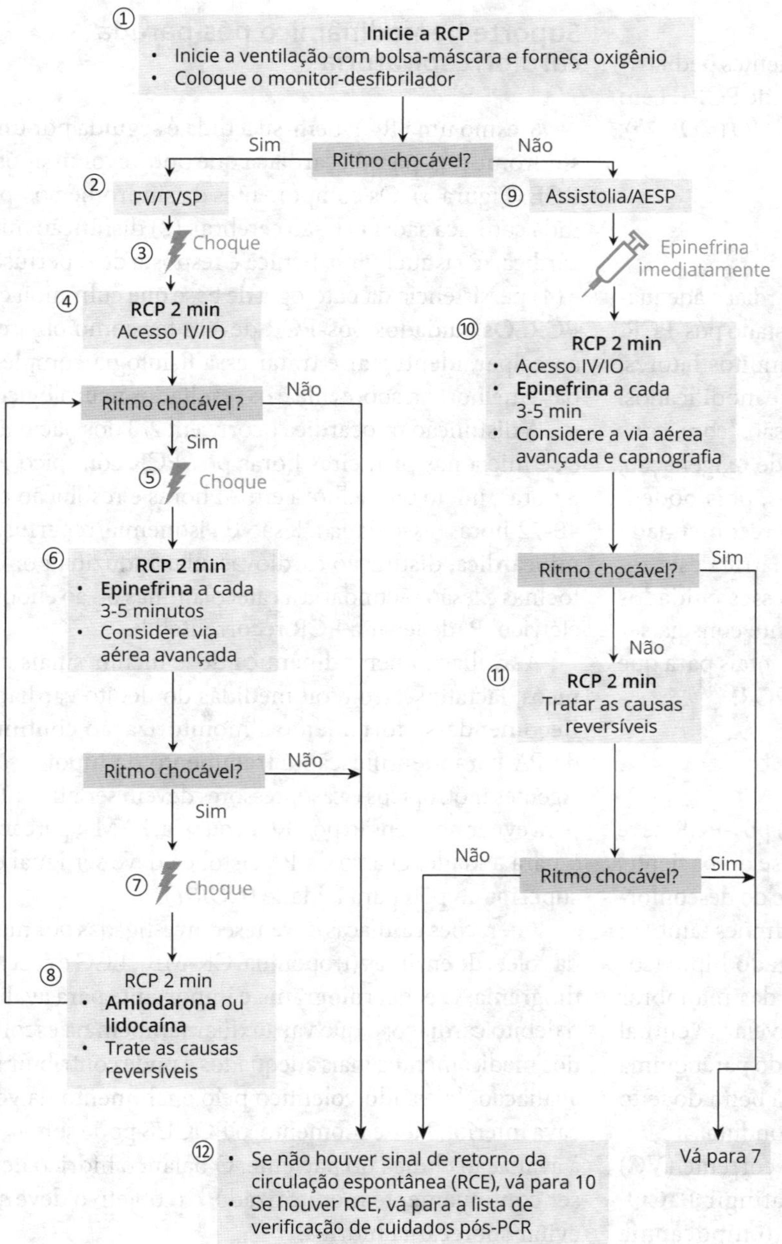

Qualidade da RCP

- Comprima com força (≥ 1/3 do diâmetro torácico anteroposterior) e rapidez (de 100 a 120/min) e aguarde o retorno ideal do tórax
- Minimize as interrupções nas compressões
- Alterne os responsáveis pelas compressões a cada 2 minutos ou antes, em caso de cansaço
- Se estiver sem via aérea avançada, relação compressão-ventilação de 15:2
- Se tiver via aérea avançada, administre compressões contínuas e uma ventilação a cada 2 a 3 segundos

Carga de choque para desfibrilação

- Primeiro choque 2 J/kg
- Segundo choque 4 J/kg
- Choques posteriores ≥ 4 J/kg, máximo de 10 J/kg ou dose para adultos

Tratamento medicamentoso

- Dose IV/VO de epinefrina: 0,01 mg/kg (0,1 mL/kg da concentração de 0,1 mg/dL), dose máxima de 1 mg. Repita a cada 3 a 5 minutos. Se não tiver acesso IV/VO, pode-se administrar a dose endotraqueal: 0,01 mg/kg (0,1 mg/kg da concentração de 1 mg/mL)
- Dose IV/VO de amiodarona: *bolus* de 5 mg/kg durante a PCR. Pode ser repetida em um total de até 3 doses para FV/TV sem pulso refratária ou
- Lidocaína, dose IV/VO: inicial, dose de ataque de 1 mg/kg

Via aérea avançada

- Intubação endotraqueal ou via aérea extraglótica avançada
- Capnografia com forma de onda ou capnometria para confirmar e monitorar o posicionamento do tubo endotraqueal

Causas reversíveis

- Hipovolemia
- Hipóxia
- Hidrogênio (acidemia)
- Hipoglicemia
- Hipo/hipercalemia
- Hipotermia
- Tensão do tórax por pneumotórax hipertensivo
- Tamponamento cardíaco
- Toxinas
- Trombose coronariana
- Trombose pulmonar

FIGURA 3 Algoritmo de parada cardiorrespiratória em pediatria da American Heart Association, 2020.

RCE sustentada. É uma terapia complexa, limitada a serviços com disponibilidade de oxigenação por membrana extracorpórea (ECMO) com protocolos e equipe devidamente treinada e com experiência.

Atualizações AHA 2020

- E-CPR pode ser considerada em pacientes pediátricos com doença cardíaca no contexto de PCRIH em serviços com equipe experiente em ECMO (*COR 2b*).

CUIDADOS PÓS-PARADA CARDIORRESPIRATÓRIA

Quando o paciente recupera o ritmo cardíaco adequado e a circulação espontânea, inicia-se o estado pós-PCR. O desfecho pós-PCR vai depender de muitos fatores, alguns dos quais podem ser controlados e modificados. A identificação e tratamento de hipotensão, febre, convulsões, lesão renal aguda e distúrbios de oxigenação, ventilação e eletrólitos são mandatórios, pois podem afetar o desfecho. A lista de verificação recomendada pela AHA para cuidados pós-PCR pediátrica está representada na Figura 4. Muitas vezes, esses cuidados devem se iniciar no DE até que o paciente consiga ser transferido para uma UTI e são fundamentais para que essa pessoa não evolua para uma nova PCR.

Ventilação pulmonar mecânica

O ajuste da ventilação mecânica (VM) pós-PCR deve levar em consideração a patologia de base do paciente, mas pode ocorrer evolução para síndrome do desconforto respiratório agudo, uma vez que os pulmões também podem ter sido acometidos por um estado hipóxico-isquêmico durante a PCR, a despeito das manobras de RCP. Exames de imagem podem revelar eventual fratura pós-RCP e mostram as condições do parênquima pulmonar. Nesse momento, a ecografia à beira do leito (POCUS) pode auxiliar na tomada de conduta.

A recomendação é ajustar o volume corrente (VC) e a frequência (FR) com objetivo de atingir $PaCO_2$ normal para a idade, evitando-se tanto hipocapnia quanto hipercapnia. O CO_2 exalado ($ETCO_2$) não deve ser utilizado como indicador de normocapnia visando à neuroproteção, a menos que haja uma correlação comprovada com a $PaCO_2$. A FiO_2 deve ser titulada para manter PaO_2 normal. Se não houver gasometria arterial disponível, manter a saturação arterial de oxigênio entre 94% e 99%, considerando-se que uma saturação arterial de hemoglobina de 100% corresponde a uma PaO_2 entre 80 e cerca de 500 mmHg (*COR 2b*). Em casos de doença pulmonar crônica ou doenças cardíacas congênitas, os valores-alvo de $PaCO_2$ e a PaO_2 podem ser diferentes dos valores normais. A oferta de oxigênio deve ser mantida elevada em casos de intoxicação presumida por monóxido de carbono ou anemia grave.

Suporte hemodinâmico pós-parada cardiorrespiratória

Mesmo uma RCP bem-sucedida é seguida por uma síndrome pós-parada cardíaca que pode evoluir após a RCE (Figura 5). Os componentes da síndrome pós-parada cardíaca são: (1) lesão cerebral, (2) disfunção miocárdica, (3) isquemia sistêmica e resposta de reperfusão e (4) persistência da patologia de base que culminou em PCR. Os cuidados pós-PCR devem ter como objetivo antecipar, identificar e tratar essa fisiologia complexa para melhorar a sobrevida e os resultados neurológicos.

A disfunção miocárdica ocorre em 2/3 dos pacientes e se inicia nas primeiras horas pós-PCR com pico em 8 horas, início da melhora em 24 horas e resolução em 48-72 horas, associada a lesão de isquemia/reperfusão miocárdica, disfunção cardiovascular induzida por citocinas e lesão secundária a catecolaminas ou ao choque elétrico. Pode levar a PCR recorrente[11-12].

A avaliação hemodinâmica deve incluir sinais clínicos, lactato sérico e/ou medidas do débito cardíaco. Recomenda-se fortemente a monitorização contínua da PA para identificação e tratamento da hipotensão. Agentes inotrópicos e vasopressores devem ser utilizados para evitar hipotensão pós-RCE, ou seja, PAM < percentil 5 para a idade. O alvo da PA sistólica deve ser igual ou superior ao p50 para a idade (*COR 1*).

Alterações cardíacas devem ser investigadas por meio da coleta de enzimas (troponina, CK-MB), ECG e ecocardiograma. O ecocardiograma é importante para avaliar o débito cardíaco, o que vai auxiliar também na escolha dos medicamentos mais adequados e pode contribuir na avaliação do estado volêmico pelo enchimento da veia cava inferior. Neste momento, o POCUS pode somar-se à avaliação clínica do paciente. O balanço hídrico deve ser continuamente monitorizado, e o objetivo deve ser evitar sobrecarga hídrica.

Alterações renais e hidroeletrolíticas pós-parada cardiorrespiratória

A investigação e correção de distúrbios metabólicos e ácido-base são obrigatórias e importantes para melhorar os desfechos pós-PCR. O hipofluxo durante a PCR pode levar a insuficiência renal aguda, e a terapia de substituição renal precoce muitas vezes é necessária.

Componentes dos cuidados pós-PCR	Verificar
Oxigenação e ventilação	
Meça a oxigenação e tenha como meta a normoxemia entre 94 e 99% (ou a saturação de oxigênio normal/ adequada da criança).	☐
Meça e tenha como meta coma $PaCO_2$ adequada para o quadro subjacente do paciente e limite a exposição à hipocapnia ou hipercapnia grave.	☐
Monitorização hemodinâmica	
Defina metas hemodinâmicas específicas durante os cuidados pós-PCR e revise diariamente.	☐
Monitore com telemetria cardíaca.	☐
Monitore a pressão arterial.	☐
Monitore o lactato sérico, o débito urinário e a saturação de oxigênio venoso central para ajudar a orientar os tratamentos.	☐
Use *bolus* de fluidos parenterais com ou sem inotrópicos ou vasopressores para manter uma pressão arterial sistólica maior que o quinto percentil para idade e sexo.	☐
Controle direcionado da temperatura	
Meça e monitore continuamente a temperatura central.	☐
Evite e trate a febre imediatamente depois da PCR e durante o reaquecimento.	☐
Se o paciente estiver comatoso, aplique o controle direcionado de temperatura (32 a 34°C) seguido por 36 a 37,5°C ou apenas controle direcionado de temperatura (36 a 37,5°C).	☐
Evite os calafrios.	☐
Monitorar a pressão arterial e trate a hipotensão durante o reaquecimento.	☐
Neuromonitoramento	
Se o paciente tiver encefalopatia e os recursos estiverem disponíveis, monitore com eletroencefalograma contínuo.	☐
Trate as convulsões.	☐
Considere exames de imagens do cérebro logo no início para diagnosticar as causas tratáveis da PCR.	☐
Eletrólitos e glicose	
Meça a glicemia e evite a hipoglicemia.	☐
Mantenha os eletrólitos nas faixas normais para evitar possíveis arritmias potencialmente fatais.	☐
Sedação	
Trate com sedativos e ansiolíticos	☐
Prognóstico	
Sempre considere várias modalidades (clínicas e outras) em vez de um único fator preditivo.	☐
Lembre-se de que as avaliações podem ser modificadas por controle direcionado de temperatura ou por hipotermia induzida.	☐
Considere eletroencefalograma em conjunto com outros fatores no período de 7 dias depois da PCR.	☐
Considere exames de imagens neurológicas, como ressonância magnética, durante os primeiros 7 dias.	☐

FIGURA 4 Lista de verificação recomendada para cuidados pós-parada cardiorrespiratória pediátrica.

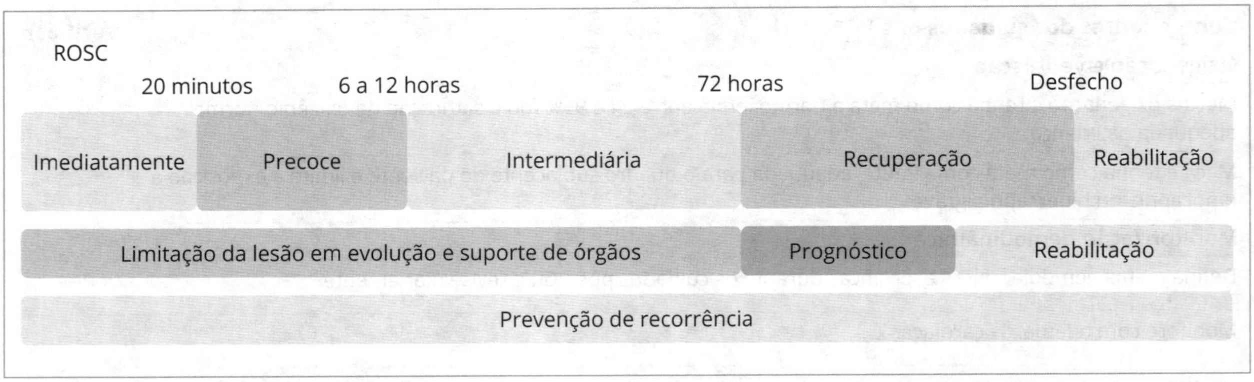

FIGURA 5 Evolução da síndrome pós-parada cardiorrespiratória.

Neurointensivismo

As lesões cerebrais pós-PCR ainda são uma causa importante de morbidade e mortalidade, pois o cérebro tem tolerância limitada a isquemia, hiperemia ou edema. O sistema nervoso central (SNC) pode ter sofrido um insulto hipóxico-isquêmico durante a PCR e pode sofrer lesão por reperfusão no período após a RCE. Avaliações por meio de eletroencefalograma (EEG), exames de imagem e medidas de neuroproteção devem ser prontamente instituídas.

Crises não convulsivas e estado de mal epiléptico não convulsivo são comuns após PCR pediátrica e, assim como o estado de mal epiléptico convulsivo, estão associados a um pior prognóstico. As diretrizes atuais recomendam o monitoramento contínuo de EEG para a detecção de convulsões após PCR em pacientes com encefalopatia persistente. As convulsões clínicas devem ser tratadas, e o estado epiléptico não convulsivo pós-PCR deve ser tratado em conjunto com especialistas.

Atualmente, é consenso que a recuperação pós-PCR pode se estender por meses ou anos após a alta hospitalar. É recomendada a avaliação da necessidade de reabilitação pós-PCR e o encaminhamento dos pacientes para avaliação e acompanhamento neurológico por pelo menos 1 ano após o evento da PCR[13].

Controle de temperatura pós-ROSC

O gerenciamento de temperatura-alvo (*targeted temperature management*, TTM) refere-se à manutenção contínua da temperatura do paciente dentro de uma faixa definida, através da monitoração contínua da temperatura central. Todas as recomendações de TTM visam evitar febre (temperatura central > 37,5°C).

Atualização AHA 2020

Em lactentes e crianças comatosas pós-PCR, recomenda-se temperatura-alvo durante a TTM de 36 a 37,5°C, procurando tratar agressivamente a febre (*COR 2a*). Dois ensaios clínicos randomizados pediátricos de TTM (32 a 34°C por 48 horas seguido por 3 dias de TTM 36 a 37,5°C *versus* TTM 36 a 37,5°C para um total de 5 dias) após PCRIH e PCREH em crianças com coma após RCE não encontraram diferença na sobrevida de 1 ano com um quadro neurológico favorável. Monitoramento contínuo da temperatura central foi usado para os 5 dias de TTM em ambos os ensaios.

QUANDO SUSPENDER AS MANOBRAS DE REANIMAÇÃO CARDIOPULMONAR

Nos casos de ressuscitação bem-sucedida, as manobras de RCP podem ser interrompidas quando houver a recuperação do ritmo cardíaco espontâneo e regular, ou seja, ocorreu RCE. A decisão sobre quando parar as manobras na RCP sem RCE é mais difícil. O momento da suspensão da reanimação deve ser uma decisão conjunta de toda a equipe de suporte avançado que está atendendo o paciente. Alguns fatores associados a um insucesso na RCP incluem:

- Continuação das manobras por mais de 15 a 30 minutos.
- Necessidade de mais de 1 dose de adrenalina (a sobrevida cai de 77,8% para 20,7%).
- PCR por sepse dificulta reanimação bem-sucedida, pois provavelmente já ocorreu hipóxia e acidose metabólica, com disfunção miocárdica e tônus vascular deficiente.
- Ritmo inicial não chocável.

Nenhum fator prognóstico isolado é suficientemente confiável na decisão sobre o momento de suspender as manobras de RCP. A decisão deve ser individualizada em cada caso[14-17].

EQUIPE DE REANIMAÇÃO

Equipes de reanimação bem-sucedidas não só têm conhecimento técnico e domínio das habilidades, como também demonstram eficácia na comunicação e na dinâmica de equipe. O líder deve coordenar a reanimação, mas todos os profissionais têm responsabilidades e devem contribuir com as decisões. A comunicação durante a reanimação deve ser clara e efetiva, assim como em alça fechada. Como sugestão para uma equipe de reanimação em SAV em Pediatria, temos os seguintes integrantes: um líder, uma profissional responsável pela via aérea, um profissional responsável pela administração de medicamentos, dois profissionais para alternar compressões torácicas, um profissional responsável pelo monitor e desfibrilador e um profissional que registra as intervenções realizadas e os medicamentos administrados e controla e avisa os tempos da PCR.

TRATAMENTO PERIÓDICO DAS EQUIPES

As diretrizes da AHA recomendam fortemente treinamento periódico das equipes que atendem PCR nos serviços de saúde. Não há um intervalo mínimo recomendado entre os treinamentos, e cada instituição deve elaborar o seu plano de capacitações. No Hospital de Clínicas de Porto Alegre existe um Programa de Qualificação em Reanimação Cardiorrespiratória, responsável pela capacitação de todos os colaboradores em SBV e SAV de acordo com a área de atuação do profissional.

REFERÊNCIAS

1. Topjian AA, Raymond TT, Atkins D, Chan M, Duff JP, Joyner Jr, BL, et al. On behalf of the Pediatric Basic and Advanced Life Support Collaborators. Part 4: Pediatric Basic and Advanced Life Support. 2020 American Heart Association Guidelines for Cardiopulmonary Resuscitation and Emergency Cardiovascular Care. Circulation. 2020;142(suppl 2):S469-S523.
2. Halperin JL, Levine GN, Al-Khatib SM, Birtcher KK, Bozkurt B, Brindis RG, et al. Further evolution of the ACC/AHA Clinical Practice Guideline Recommendation Classification System. A Report of the American College of Cardiology/American Heart Association Task Force on Clinical Practice Guidelines. Circulation. 2016;133(14):1426-8.
3. Lubrano R, Cecchetti C, Bellelli E, Gentile I, Loayza Levano H, Orsini F, et al. Comparison of times of intervention during pediatric CPR maneuvers using ABC and CAB sequences: a randomized trial. Resuscitation. 2012;83:1473-77.
4. Panchal AR, Bartos JA, Cabañas JG, Donnino MW, Drennan IR, Hirsch KG, et al. Part 3: Adult Basic and Advanced Life Support. 2020 American Heart Association Guidelines for Cardiopulmonary Resuscitation and Emergency Cardiovascular Care. Circulation. 2020;142(suppl 2):S366-S468.
5. Weiss SL, Peters MJ, Agus MSD, Alhazzani W, Choong K, et al. for the Children's Surviving Sepsis Campaign International Guidelines for the Management of Septic Shock and Sepsis-Associated Organ Dysfunction in Children Taskforce. Pediatr Crit Care Med. 2020.
6. Guimarães HP. Destaques das Diretrizes de RCP e ACE de 2020 da American Heart Association. 2020.
7. Van de Voorde P, Turner NM, Djakow J, de Lucas N, Martinez-Mejias A, Biarent D, et al. European Resuscitation Council Guidelines 2021: Paediatric Life Support. Resuscitation. 2021:161:327-87.
8. Molyneux EM. Cardiopulmonary resuscitation in poorly resourced settings: better to pre-empt than to wait until it is too late. Paediatr Int Child Health. 2020;40(1):1-6.
9. Laussen PC, Guerguerian A-M. Establishing and sustaining an ECPR Program. Front Ped. 2018;6:152.
10. Andersen LW, Berg KM, Saindon BZ, Massaro JM, Raymond TT, Berg RA, et al. Time to epinephrine and survival after pediatric in-hospital cardiac arrest. JAMA. 2015;314(8):802-10.
11. Lewis-Newby M, Diekema DS. Ethics in pediatric intensive care. In: Fuhrman BP, Zimmerman JJ, editores. Fuhrman & Zimmerman's Pediatric Critical Care. 5. ed. Filadélfia: Elsevier; 2017; p. 112-21.
12. Torke AM, Bledsoe P, Wocial LD, Bosslet GT, Helft PR. CEASE: a guide for clinicians on how to stop resuscitation efforts. Ann Am Thorac Soc. 2015;12(3):440-5.
13. Silva VMB, Miralha AL, Ferreira A. Suporte Básico de Vida e a Cadeia de Sobrevivência da Criança Vítima de Parada Cardíaca. Publicado online pelo Programa de Reanimação Pediátrica (PALS) da Sociedade Brasileira de Pediatria (SBP). 2019. [acesso em junho de 2024]. Disponível em: https://www.sbp.com.br/imprensa/detalhe/nid/suporte-basico-de-vida-e-a-cadeia-de-sobrevivencia-da-crianca-vitima-de-parada-cardiaca/
14. Skellett S, Maconochie I, Bingham B, Worrall M, Scholefield BR, Johnson M, et al. Paediatric advanced life support guidelines. Resuscitation Council (UK); 2021.
15. Matos RI, Watson RS, Nadkarni VM, Huang HH, Berg RA, Meaney PA, et al. Duration of cardiopulmonary resuscitation and illness category impact survival and neurologic outcomes for in-hospital pediatric cardiac arrests. Circulation. 2013;127(4):442-51.
16. Muller H, Cesar RG. Suporte básico e avançado de vida em pediatria. American Heart Association 2020. In: Sociedade Brasileira de Pediatria. Tratado de pediatria. 5. ed. Barueri: Manole; 2022. p. 842-60. v. 2.
17. Topjian AA, de Caen A, Wainwright MS, Abella BS, Abend NS, Atkins DL, et al. Pediatric post-cardiac arrest care: a scientific statement from the American Heart Association. Circulation. 2019;140(6):e194-e233.

Seção XXI

Ética, gestão e segurança na emergência

COORDENADORES DA SEÇÃO:
Maria Camila Lunardi
Welfane Cordeiro Júnior

1

Aspectos éticos no atendimento de emergência

Maria Camila Lunardi

PONTOS PRINCIPAIS

- Falhas nas políticas de saúde voltadas à rede de atenção básica e de urgência podem trazer um comprometimento individual ao médico exposto nestes setores críticos.
- A publicidade médica é uma questão que tem se destacado como risco importante de infração ética.
- Muitas vezes novas normativas já estão vigentes, porém ainda as antigas podem estar disponíveis sem a comunicação da revogação.

INTRODUÇÃO

A grande exposição, a escassez de recursos, a superlotação e a falta de incentivo em capacitação nos departamentos de emergência com certeza leva o médico emergencista ao risco constante de vulnerabilidade diante de questões éticas. Muitas vezes, esta vulnerabilidade independe da ação profissional, mas o médico pode, mesmo assim, se ver inserido em um contexto de falhas que diretamente lhe prejudicam do ponto de vista legal.

A Medicina de Emergência é uma especialidade que tem como essência características muito heterogêneas e imprevisíveis. Não conseguimos prever qual é a gravidade de um doente que será assistido, ou ainda o número de pacientes que podemos receber em poucos minutos dentro de uma sala de emergência, ou mesmo o número de vítimas de um acidente quando o atendimento pré-hospitalar é acionado. Assim, para que possamos chegar próximo desta previsão, uma das expertises do médico emergencista é a gestão de conflitos, além do desenvolvimento de um *mindset* próprio.

Apesar de todas estas estratégias, sabemos que ainda não temos a possibilidade de superar algo que vai além da nossa capacidade técnica e conhecimento. A crise dos serviços de saúde, presente em todo o país, transforma como porta de entrada os departamentos de emergência, por serem muitas vezes o meio de acesso mais fácil para uma demanda de pacientes sem assistência primária, sobrecarregando e descaracterizando a assistência do emergencista, aumentando assim as chances de falhas. A ineficiência, portanto, do sistema de saúde pode ser a primeira armadilha ética a que estamos sujeitos no atendimento de emergência. Falhas nas políticas de saúde voltadas à rede de atenção básica e de urgência podem trazer um comprometimento individual ao médico exposto nestes setores críticos.

O médico emergencista participa da assistência de pacientes em momentos críticos e muitas vezes de prognósticos indesejáveis; é muitas vezes o portador de notícias difíceis e interlocutor de situações totalmente indesejadas, sem ao menos ter estabelecido um bom vínculo médico-paciente-familiar. A dificuldade de comunicação é certamente um dos principais motivos de denúncias e insatisfação por parte de pacientes e familiares. O ambiente inóspito coopera ainda mais para este distanciamento, tendo o médico mais um obstáculo a ser superado para o estabelecimento de uma boa relação médico-paciente e o desempenho necessário da prática médica.

Além disso, apesar de as infrações éticas serem foco de avaliação por parte dos Conselhos Regionais de Medicina, e de forma recursal, do Conselho Federal de Medicina, sabemos que muitas das denúncias relacionadas ao atendimento em departamentos de emergência ocorrem no âmbito cível e criminal, por serem os meios mais conhecidos pela população como um todo. O que pode, portanto, acarretar ainda mais danos ao médico, podendo ele responder muitas vezes nas três esferas. Neste capítulo, porém, vamos nos focar nas faltas éticas e suas repercussões.

O CÓDIGO DE ÉTICA MÉDICA

As regras que norteiam o bom exercício profissional e a boa prática médica estão contidas no Código de Ética Médica, no qual podemos encontrar todos os direitos e deveres dos médicos frente a situações assistenciais. Diante da prestação de assistência em emergência, porém, nos deparamos com situações em que os "direitos médicos" são mais restritos, visto que a atenção ao paciente é sempre prioridade absoluta.

A Resolução CFM n. 2.217, de 27 de setembro de 2018, modificada pelas Resoluções CFM n. 2.222/2018 e 2.226/2019, dispõe sobre a aprovação da última versão do Código de Ética Médica (CEM) vigente no país. Dividida em capítulos, abrange todos os direitos e deveres que o profissional médico tem durante sua vida profissional. Os casos não diretamente abordados pelo CEM muitas vezes são complementados com outras Resoluções e Pareceres, exarados tanto pelo Conselho Federal quanto pelos Regionais[1].

Diversos pontos podem diretamente contemplar a atuação do médico emergencista e é nosso dever conhecê-los.

No Capítulo I, dos Princípios Fundamentais, praticamente todos os tópicos têm relação direta com o atendimento de emergência; contudo, alguns pontos merecem destaque: o zelo e atenção dada ao paciente, passando desde a capacitação do profissional para o exercício da boa prática médica; seu direito de condições dignas de trabalho, incluindo remuneração; o respeito ao sigilo profissional, inclusive após a morte; entre outros, existe ainda um dos pontos de maior relevância, que transcrevemos[1,2]:

> "VII – O médico exercerá sua profissão com autonomia, não sendo obrigado a prestar serviços que contrariem os ditames de sua consciência ou a quem não deseje, excetuadas as situações de ausência de outro médico, em caso de urgência ou emergência, ou quando sua recusa possa trazer danos à saúde do paciente."

Ou seja, o médico não pode em nenhuma circunstância negar atendimento ao paciente em situação de risco iminente de morte ou agravo da doença. Tal tópico será comentado mais à frente quando as falhas mais propensas que o emergencista está sujeito a cometer forem abordadas[3]. Com certeza todos os pontos devem ser lidos na íntegra e analisados criticamente quanto à exposição individual que estamos sujeitos.

O Capítulo II, dos Direitos dos médicos, traz pontos também importantes quando falamos de condições adequadas para o exercício profissional, tendo o médico o direito a condições dignas de trabalho, e obrigação de denunciar caso estas não ocorram. Tal ponto sabemos ser extremamente complicado, visto que a denúncia muitas vezes confronta com a insegurança de represálias que possam trazer prejuízos ainda maiores profissional; mas é importante destacar que a inércia acarreta prejuízos ainda maiores, tanto individuais quanto aos próprios pacientes; sendo assim, questão delicada.

A partir do Capítulo III, o CEM traz as infrações éticas que podem ser cometidas; tendo sua apresentação feita em artigos. Já no artigo 1º do CEM, o texto trata de ações que podem ser caracterizadas como imperícia, negligência e imprudência. Dizendo:

> "É vedado ao médico:
> Art. 1º Causar dano ao paciente, por ação ou omissão, caracterizável como imperícia, imprudência ou negligência. Parágrafo único. A responsabilidade médica é sempre pessoal e não pode ser presumida."

O peso deste artigo é extremamente importante não só do ponto de vista ético, mas na esfera cível e criminal este é o artigo que mais caracteriza o erro médico, podendo inclusive imputar denúncias relacionadas a situações graves, como homicídio e lesão corporal grave. Cada uma das ações que podem ser cometidas são importantes e graves; porém, uma das mais importantes a se atentar é a imperícia. Na definição da palavra imperícia pelo dicionário Oxford, temos[4]: "Substantivo feminino 1. falta de perícia (de competência, de experiência, de habilidade). 2. falta de habilidade ou experiência reputada necessária para a realização de certas atividades e cuja ausência, por parte do agente, o faz responsável pelos danos ou ilícitos penais advenientes."[4], ou seja, por definição, médicos com perícia para a realização de atendimento em emergência devem ser capacitados a fim de não serem caracterizados como imperitos.

Dentre a centena de artigos que compõem o CEM, temos alguns que são os mais comumente infringidos em atendimentos em departamentos de emergência. Além do artigo 1º, os artigos 32 e 87 estão muitas vezes presentes em infrações éticas cometidas.

> "Art. 32. Deixar de usar todos os meios disponíveis de promoção de saúde e de prevenção, diagnóstico e tratamento de doenças, cientificamente reconhecidos e a seu alcance, em favor do paciente." E "Art. 87. Deixar de elaborar prontuário legível para cada paciente. § 1º O prontuário deve conter os dados clínicos necessários para a boa condução do caso, sendo preenchido, em cada avaliação, em ordem cronológica com data, hora, assinatura e número de registro do médico no Conselho Regional de Medicina."

Recentemente, outro ponto que está se destacando como um risco importante de infração ética é a publicidade médica. O Capítulo XIII é específico sobre a publicidade médica; vários pontos são importantes de serem destacados, desde a divulgação de especialidade sem ter comprovação e registro nos Conselhos Regionais de Medicina (CRM) até a exposição de pacientes e casos clínicos identificáveis que podem também ferir o sigilo médico.

De qualquer forma, é nossa obrigação o conhecimento completo do Código de Ética Médica (CEM), visto que estamos sujeitos a ele em qualquer uma de nossas ações, e seria impossível discorrer sobre todos os artigos dele.

RESOLUÇÕES E PARECERES

Questões levantadas em relação à possibilidade de infração ética podem muitas vezes não estar bem discutidas em artigos do CEM, tanto relacionadas à organização dos serviços, a particularidades da especialidade ou ainda a casos pontuais ou locais; assim, outro recurso que pode ser usado pelo médico emergencista para se guiar são Resoluções e Pareceres produzidos tanto pelo CFM quanto pelos CRM.

Resoluções são normas que regulam matérias de competência privativa, no caso dos Conselhos de Medicina, relacionadas ao caráter ético ou administrativo sobre determinada questão.

Pareceres são análises técnicas de uma situação, que conta com a opinião técnica do parecerista, além de referências e jurisprudências, formando assim um raciocínio ético.

Do ponto de vista hierárquico Resoluções e Pareceres Federais estão acima dos Regionais, além de que a força jurídica de uma Resolução está acima do Parecer, apesar que em casos muito pontuais, muitas vezes, só teremos Pareceres como base de pesquisa e guia.

Diariamente diversos dilemas éticos são vivenciados por médicos emergencistas, questões quanto a não reanimação cardiopulmonar cerebral, a preceitos religiosos, a instituição ou suspensão de tratamentos, entre outras; tais questões, na maioria das vezes, não são completamente contempladas pelo CEM; assim, Resoluções e Pareceres são as referências que responderão a tais perguntas.

Várias Resoluções e centenas de Pareceres estão diretamente relacionados à assistência no departamento de emergência. Nos sites do CFM e dos CRM a pesquisa quanto a estas pode ser facilmente realizada, e naqueles casos em que a pergunta ainda não foi contemplada com uma resposta específica existem nos Conselhos Regionais, departamentos específicos de Consultas e Pareceres, que podem ser consultados e gerar a elaboração de novo parecer, caso seja necessário.

É sempre importante destacar que a temporalidade de resoluções e pareceres deve sempre ser checada. Muitas vezes novas normativas já estão vigentes, porém ainda as antigas podem estar disponíveis sem a comunicação da revogação. Tais dúvidas também podem ser esclarecidas, entrando em contato com os CRM.

CONSIDERAÇÕES FINAIS

Ética é definida como um conjunto de regras e preceitos de ordem valorativa e moral de um indivíduo, de um grupo social ou de uma sociedade[4].

Devemos ter ética em todos os tipos de relações que temos no nosso dia a dia, porém ao falarmos de ética profissional, sabemos que a atenção deve ser ainda maior. O médico emergencista lida o tempo todo com situações desconhecidas e provavelmente com o pior momento ao qual seus pacientes podem estar sujeitos; assim, as chances de falhas podem estar ainda mais destacadas.

Outro ponto de destaque é a chance do insucesso, o que deve ser analisado de maneira muito técnica. Lidar com a morte e piora clínica faz parte da rotina do médico emergencista, e tais desfechos não podem ser caracterizados por falhas ou erros, desde que tenha sido usado de todos os recursos, a melhor prática médica para cada caso e o respeito e dedicação necessários para o caso.

Assim, podemos ser antiéticos apesar do resultado final positivo; logo, todos os médicos devem ser conhecedores das normas que norteiam nossa profissão, e o emergencista deve demonstrar ainda mais atenção, visto que apresenta uma exposição ainda maior em um ambiente muitas vezes pouco controlado e hostil.

REFERÊNCIAS

1. Resolução CFM n. 2.217/2018, de 27 de setembro de 2018. Código de Ética Médica. Brasília: Diário Oficial da União, 27 set. 2018.
2. Resolução CFM n. 2.222/2018, de 11 de dezembro de 2018. Corrige erro material do Código de Ética Médica (Resolução CFM no 2.217/2018) publicado no D.O.U. de 1 de novembro de 2018, Seção I, p. 179. Brasília: Diário Oficial da União, 11 dez. 2018.
3. Resolução CFM n. 2.226/2019, de 21 de março de 2019. Revoga a Resolução CFM no 1.649/2002, os artigos 4º e 5º e seu parágrafo único da Resolução CFM no 2.170/2017 e altera o artigo 72 do Código de Ética Médica, que proíbem descontos em honorários médicos através de cartões de descontos e a divulgação de preços das consultas médicas de forma exclusivamente interna. Brasília: Diário Oficial da União, 5 abr. 2019.
4. Oxford Languages. Disponível em: https://languages.oup.com/google-dictionary-pt/. Acesso em: 21. jun. 2024.

2

Protocolos de classificação de risco

Welfane Cordeiro Júnior
Maria do Carmo Paixão Rausch
Paula Tássia Barbosa Rocha
Gabriela Fontoura Lana Nascimento de Alvarenga

PONTOS PRINCIPAIS

- O sistema de atenção às urgências e emergências deve estar correlacionado com três variáveis: gravidade (risco clínico determinado pela triagem), tempo de resposta de atendimento e recursos necessários.
- A classificação de risco é considerada um processo dinâmico, capaz de identificar quadros agudos que implicam risco de morte[11].
- A validade dos sistemas utilizados leva em consideração a admissão hospitalar (enfermarias e em unidade de terapia intensiva), os índices de mortalidade e o número de recursos utilizados no episódio de urgência.

INTRODUÇÃO

A atenção aos pacientes em situação de urgência e emergência é um dos principais problemas enfrentados pelos sistemas de saúde no mundo. Essa situação se traduz pela enorme carga de trabalho nos serviços de urgência derivada da superlotação dos prontos-socorros, dificuldade de internação dos pacientes, transporte sanitário fragmentado e desorganizado e acúmulo de pacientes de baixo risco nos serviços de emergências[1].

A fragmentação do sistema de saúde hoje se caracteriza por atenção primária pouco resolutiva para as condições crônicas e, menos ainda, para as condições agudas[2]. A situação exposta resulta em alguns impactos negativos, como tempo de espera para atendimento médico prolongado, insatisfação dos pacientes e da equipe do serviço de urgência, aumento de eventos adversos e diminuição da produtividade médica[1].

A expectativa de acesso rápido ao atendimento médico é crescente dentro da cultura de conveniência a que estamos inseridos. Os pacientes querem resolutividade e rapidez tanto em momentos que apresentam alguma ameaça à vida ou apenas por uma demanda não urgente quanto procura por especialidade médica ou exames[3].

Durante muitos anos, os pacientes eram atendidos pelos médicos nos serviços de urgência, seguindo uma lógica perversa: atendimento por ordem de chegada ou por seleção realizada por profissional não capacitado. Essa lógica traz sérios prejuízos à saúde do paciente, ameaçando a sua vida[4].

Diante disso, a classificação de risco ou triagem tem sido adotada para minimizar os riscos dos pacientes que aguardam pelo primeiro atendimento médico. A classificação de risco clínico ou triagem de paciente é uma ferramenta que permite a atribuição rápida de uma prioridade clínica conforme a gravidade do paciente em situação aguda com base nas boas práticas em urgência e emergência[5].

A crescente demanda nas salas de espera das unidades de urgência e emergência ressalta a importância de um sistema de triagem preciso. Nesse sentido, a metodologia de triagem deve ser objetiva, sistematizada, validada cientificamente, baseada nas melhores práticas da urgência e emergência, auditável e sem a pretensão de fazer suposições diagnósticas[6].

Além da previsão de gravidade e de indicar metas de tempo para primeiro atendimento, a classificação de risco gera fluxos específicos na gestão clínica dos pacientes nos serviços de urgência[6]. A triagem permite separar os pacientes de acordo com a prioridade clínica atribuída para que o cuidado necessário seja disponibilizado no tempo adequado para cada nível de gravidade.

O sistema de atenção às urgências e emergências deve estar correlacionado com três variáveis: gravidade (risco clínico determinado pela triagem), tempo de resposta de atendimento e recursos necessários. A classificação de risco está correlacionada com o uso de recursos assistenciais, permitindo a melhor organização e gestão dos fluxos de atendimento, para garantir atendimento rápido, resolutivo e humanizado[7].

O modelo de atenção nas condições agudas deve ter uma linguagem que facilite a comunicação dos pontos de atenção e contar com logística e fluxos que contemplem as três variáveis anteriores. A triagem é o *input* desse processo, uma vez que permite a gestão do percurso do paciente no serviço de urgência conforme a gravidade[6].

HISTÓRICO DOS SISTEMAS DE CLASSIFICAÇÃO DE RISCO

Os sistemas de classificação de risco têm origem nas Guerras Napoleônicas, em que o exército francês iniciou o seu uso, e tinham por objetivo separar os feridos que necessitavam de atendimento mais precoce[8].

Ocorriam muitas mortes evitáveis devido à demora no atendimento. Dominique-Jean Larrey (1766-1842), médico cirurgião das tropas de Napoleão, criou os princípios do atendimento às vítimas ainda em campo de batalha.

Os resultados positivos dessa prática resultaram em diminuição do número de vítimas fatais, além de estabelecer o conceito de acesso, transporte rápido e classificação de risco. O "pai da medicina militar", Dominique Jean-Larrey, projetou as unidades de transporte de feridos, ou "ambulâncias voadoras", como ele as havia nomeado[9].

Com o tempo, o processo de classificação do risco clínico foi aprimorado, mas sempre relacionado às guerras ou grandes catástrofes, até o início da sua utilização na população civil nas primeiras décadas do século XX, quando houve o desenvolvimento de sistemas organizados de Medicina e o aumento da procura pelos serviços de urgência[8,10]. A partir da década de 1980, vários países, entre eles da Europa e os Estados Unidos, criaram e introduziram sistemas de triagem nas unidades de pronto atendimento[2].

CLASSIFICAÇÃO DE RISCO NO MUNDO

A triagem foi inicialmente utilizada pelos militares nos campos de batalha como apoio às guerras[11]. Médicos e enfermeiros que tinham experiência com triagens realizadas nos campos de batalha introduziram com êxito essa atividade nas emergências civis[12].

É importante diferenciar o significado das palavras "triagem" e "classificação de risco". O termo "triagem", aplicado na época, implica escolher os pacientes que serão ou não atendidos pelo médico. Diferentemente da classificação de risco, que atribui uma prioridade clínica e está atrelada ao tempo-alvo do primeiro atendimento médico[12].

A triagem se aperfeiçoou ao longo dos anos, principalmente na década de 1960, com a mudança nas práticas médicas e o aumento da procura pelos serviços de urgência[11]. Na década de 1990, os países de primeiro mundo iniciaram uma tentativa de inverter o modelo do sistema de saúde, o que coincide com o surgimento dos primeiros protocolos de triagem de urgência sistematizados[13].

Vários protocolos de classificação de risco foram empregados no mundo, entre os quais se destacam o protocolo americano (ESI), o canadense (CTS), o australiano (ATS) e o de Manchester (MTS)[11]. Esses quatro modelos de protocolo de classificação de risco são validados cientificamente e considerados mais avançados por ter uma concepção sistêmica, ou seja, são utilizados por uma rede de serviços[13].

CLASSIFICAÇÃO DE RISCO NO BRASIL

No Brasil, os sistemas de triagem foram recomendados em 2002, pela Portaria GM n. 2.048, do Ministério da Saúde, que determina sobre a organização dos sistemas de urgência e emergência. O termo "triagem", utilizado internacionalmente, foi substituído pela Portaria n. 2.048 por "classificação de risco", uma vez que não envolvia diagnóstico, e sim definição de uma prioridade clínica e um tempo de atendimento seguro[14]. Em 2004, a Política Nacional de Humanização (PNH), do Ministério da Saúde, reforça o acolhimento com classificação de risco como ferramenta importante para mudança no modelo de atenção à saúde[5].

A classificação de risco é uma intervenção que pode reorganizar a porta dos serviços de urgência e auxiliar a produção de saúde em rede[11]. Além disso, a classificação de risco é considerada um processo dinâmico, capaz de identificar quadros agudos que implicam risco de morte[11].

A classificação de risco e a priorização da assistência é privativa ao profissional enfermeiro de nível superior que deve ser capacitado para a utilização do protocolo específico adotado pela instituição e que tenha experiência nos serviços de urgência e emergência[15].

Para padronizar o processo de classificação de risco, se faz necessária a adoção de protocolos direcionadores[16]. Na busca de um sistema considerado reprodutível, seguro e validado cientificamente, o Sistema Manchester de Classificação de Risco tornou-se o mais utilizado no Brasil[6].

No ano de 2007, foi iniciada a implementação, no estado de Minas Gerais, do Sistema Manchester como ferramenta de classificação de risco durante projeto desenvolvido pela Secretaria Estadual de Saúde. No mesmo ano, foi criado o Grupo Brasileiro de Classificação de Risco (GBCR), com o objetivo de manter o padrão internacional do Sistema Manchester, garantir a segurança e contribuir para o seu desenvolvimento, nas discussões do Grupo de Referência Internacional[6].

SISTEMAS DE CLASSIFICAÇÃO DE RISCO

Existem vários protocolos direcionadores para classificação de risco no mundo. Entre os mais aceitos na atualidade, estão[13]:

- *Emergency Severity Index* (ESI): modelo de classificação de risco utilizado nos Estados Unidos desde 1999, que utiliza um único algoritmo. A prioridade de atendimento médico é definida conforme os recursos necessários.
- *Australasian Triage Scale* (ATS): desenvolvida na Austrália em meados dos anos 1970, modificada e adotada como política de triagem nos anos 1990, determina o tempo de espera até o primeiro atendimento de acordo com a gravidade.
- *Canadian Triage and Acuity Scale Level* (CTAS): editada em 1998 e baseada em um grupo de eventos-sentinela, é uma escala mais complexa, e o mecanismo de entrada é uma situação predefinida.
- *Manchester Triage System* (MTS): elaborado em 1994, baseia-se em sinais e sintomas-sentinela, além de utilizar metodologia sólida com definições comuns.

Os sistemas de classificação de risco mais utilizados apresentam coincidências nos seus princípios, entretanto diferenciam-se radicalmente no modelo de entrada da queixa principal e em um deles na necessidade de recursos influindo na decisão final.

Na comparação entre os modelos, observa-se que todos utilizam escala de cinco níveis de prioridade. Os modelos de triagem com cinco níveis de prioridade clínica são considerados superiores em relação à validade e reprodutibilidade quando comparados a sistemas com apenas três níveis[13]. Um modelo de triagem efetivo deve ser dinâmico, fácil de entender e fácil de aplicar, além de ter um elevado índice de concordância entre os profissionais classificadores[13].

Ainda não há um padrão-ouro quanto aos sistemas de triagem, por isso a validade dos sistemas utilizados leva em consideração a admissão hospitalar (enfermarias e em unidade de terapia intensiva), os índices de mortalidade e o número de recursos utilizados no episódio de urgência[17]. Além da validade, a confiança e reprodutibilidade dos resultados devem ser os mais elevados possíveis para a produção de dados fidedignos[17].

Emergency Severity Index

O ESI é um instrumento de triagem baseado em um único algoritmo de decisão e avalia tanto a gravidade como a quantidade de recursos a serem utilizados pelos pacientes. O tempo de espera pelo atendimento médico é definido de acordo com o número de recursos que o paciente irá consumir até a decisão médica pela internação ou pela alta[4].

A gravidade é determinada pela estabilidade dos sinais vitais e o potencial de risco para vida, membro ou órgão. Esse modelo depende da experiência prévia do enfermeiro da classificação de risco que irá estimar os recursos necessários conforme as queixas e lesões apresentadas pelo paciente[4]. A definição da quantidade de recursos consumidos pelo paciente permite determinar o destino do mesmo para alta, internação ou cirurgia[4].

O enfermeiro classificador deve primeiramente avaliar a gravidade e verificar os sinais vitais para detectar se existe alteração. Caso o paciente não preencha nenhum critério de gravidade correspondente aos níveis 1 e 2, o profissional deve prosseguir na avaliação da quantidade de recursos necessários para atribuir os níveis 3, 4 ou 5[4].

Pacientes que chegam ao serviço de urgência em condição instável que ameaça a vida são classificados no nível 1, e o atendimento médico e os procedimentos/cuidados intensivos realizados pelo enfermeiro são imediatos e realizados no leito além[4].

Os pacientes classificados no nível 2 são considerados muito graves, necessitam de intervenções, mas o enfermeiro classificador está seguro de que não haverá deterioração da condição. As intervenções realizadas pelo enfermeiro para pacientes classificados em nível 2 incluem: estabelecer acesso venoso, administrar oxigênio suplementar, obter eletrocardiograma (ECG) e realizar a monitorização até a chegada do médico[4]. Nos níveis 3, 4 e 5, a predição da necessidade de recursos é parte fundamental da classificação de risco, uma vez que permite triar os pacientes que consomem mais recursos e passam mais tempo no serviço de urgência na frente daqueles que não utilizam recursos[4].

A verificação dos sinais vitais em pacientes classificados em nível 3 é parte fundamental da avaliação. Alterações dos sinais vitais podem auxiliar na suspeita de condições mais graves que requerem reclassificação do nível 3 para o nível 2[4]. O triador deve estar familiarizado com os padrões de conduta da equipe de atendimento e os protocolos assistenciais e institucionais para identificar os recursos necessários a cada paciente[4].

Australasian Triage Scale

O ATS é uma ferramenta de triagem que visa garantir que os pacientes sejam atendidos conforme a sua urgência clínica e alocados na área de avaliação e tratamento mais adequada[18]. A ATS utiliza cinco categorias, que incluem desde condições que representam risco imediato (categoria 1) até condições de menor gravidade ou crônicas (categoria 5), passíveis de serem manejadas em até 2 horas[18].

O sistema de triagem ATS inclui alguns discriminantes fisiológicos, como situação da via aérea, respiração, circulação, incapacidade funcional (nível de consciência, dor e alteração neurovascular), estado mental e emergenciais oculares[13]. Uma série de modificadores de risco, como mecanismo de lesão, presença de patologias, idade, fatores de risco coronariano e situações de violência pode ser sugestiva de risco[13].

O tempo de avaliação do paciente na triagem utilizando o ATS é de 2 a 5 minutos e deve ser realizado por profissional experiente e devidamente treinado[18]. Esse modelo de triagem é usado apenas para descrever urgência clínica, para identificar gravidade, complexidade e qualidade dos cuidados e outras medidas serem adotadas[18].

Canadian Triage and Acuity Scale Level

A escala de triagem canadense baseou-se na escala australiana e descreve de forma mais completa os sinais e sintomas a serem investigados em cada nível de classificação. A escala canadense classifica os pacientes de acordo com a gravidade para garantir que os mais graves sejam atendidos prioritariamente[19].

A triagem utilizando a CTAS é focada na queixa principal e utiliza dados subjetivos (início do problema, descrição da dor, fatores que agravam ou aliviam o problema, história prévia) e dados objetivos relacionados a avaliação física, sinais vitais, entre outros[19]. Outras informações podem ser necessárias, como alergias e uso de medicações. A aplicação da CTAS dura cerca de 2 a 5 minutos e requer experiência e percepção do enfermeiro na avaliação do paciente[19]. A escala canadense categoriza o risco em cinco níveis relacionados ao tempo para avaliação médica.

O nível de confiabilidade do CTAS foi considerado aceitável em alguns estudos de metanálise, inclusive quando aplicado em realidades diferentes do Canadá[19]. A escala canadense é um instrumento útil para gestão, além de aplicável tanto para classificação de risco nos serviços de urgência como triagem extra-hospitalar[13].

Manchester Triage System

Esse sistema surgiu no Reino Unido na cidade de Manchester em 1996, ano seguinte à concepção do Manchester Triage Group, e foi elaborado por um grupo de profissionais entre médicos, enfermeiros e especialistas. O Sistema Manchester foi amplamente adotado nos hospitais do Reino Unido e posteriormente recomendado pelo National Health Service (NHS)[20].

Após ser recomendado pelo NHS, o Sistema Manchester começa um processo de expansão internacional e atualmente é utilizado em diversos outros países, como Irlanda, Espanha, Itália, Alemanha, Suécia, Holanda, Japão, entre outros[16].

O Protocolo de Manchester utiliza uma metodologia objetiva e sistematizada que permite definir uma prioridade clínica e indicar um tempo de segurança para as primeiras intervenções propedêuticas e terapêuticas, de acordo com a gravidade clínica do paciente[16].

A classificação de risco pelo Protocolo de Manchester parte inicialmente da queixa principal do paciente, isto é, motivo que o levou a procurar o serviço de urgência. A partir desta, seleciona-se o fluxograma mais específico entre as 53 opções do Protocolo de Manchester[16].

Cada um dos 52 fluxogramas de decisão do Protocolo de Manchester possui diversas perguntas, chamadas de discriminadores, que estão distribuídas em cada uma das cinco prioridades clínicas[16]. Os discriminadores devem ser respondidos baseando-se em sinais e sintomas de alerta e quando a resposta for positiva ou não puder ser negada, o classificador deve definir a prioridade clínica[6].

Dentre os 52 fluxogramas, alguns são próprios para vítimas de trauma, como Trauma maior, Trauma cranioencefálico, Trauma toracoabdominal, Quedas, e dois fluxogramas são exclusivos de situações com múltiplas vítimas[6]. A nomenclatura baseia-se em cinco níveis, e para cada nível existem um nome, uma cor e um tempo-alvo para primeiro atendimento médico[6].

O Sistema Manchester de Classificação de Risco não prevê diagnóstico médico, e o tempo de triagem dura em média 3 minutos. O Protocolo de Manchester lida apenas com sinais, sintomas ou situações de alerta apresentadas pelo paciente que direcionam a escolha do melhor discriminador e, consequentemente, a prioridade clínica correspondente[11].

O Protocolo de Manchester não só permite a classificação do risco clínico, como também sustenta o conceito de auditoria interna individual sobre as triagens realizadas pelos profissionais classificadores[11]. O processo de auditoria interna do Sistema Manchester

TABELA 1 Nomenclatura do Sistema Manchester de Classificação de Risco

Número	Nome	Cor	Tempo-alvo
1	Emergente	Vermelho	Imediato
2	Muito urgente	Laranja	Até 10 minutos
3	Urgente	Amarelo	Até 60 minutos
4	Pouco urgente	Verde	Até 120 minutos
5	Não urgente	Azul	Até 240 minutos

Fonte: Sistema Manchester de Classificação de Risco, 2010.

gera qualidade e segurança, pois permite à Instituição acompanhar o desempenho das classificações de risco realizadas, levantar indicadores para melhoria de fluxos, entre outros[6].

O Sistema Manchester de Classificação de Risco tornou-se um componente-chave para organização dos serviços de urgência, qualidade, segurança do paciente e profissional[11]. O *Manchester Triage System* é considerado uma ferramenta pouco específica, mas extremamente sensível e capaz de identificar os pacientes de maior gravidade[12].

É importante referir que, embora os modelos de classificação de risco citados apresentem bons resultados nos serviços de urgência, não são exclusivos para pacientes que sofreram traumas graves, pois apresentam uma concepção mais sistêmica.

CLASSIFICAÇÃO DE RISCO EM SITUAÇÕES COM MÚLTIPLAS VÍTIMAS

As situações que envolvem múltiplas vítimas resultam em desequilíbrio entre oferta e demanda, provocando imensa escassez de recursos frente a uma demanda excessiva e pacientes clinicamente críticos com necessidade de recursos tecnológicos e humanos mais densos para o tratamento[21]. Nas situações de desastres e/ou catástrofes, a essência do atendimento sofre modificações. Nesse cenário, o foco é o grupo e não o indivíduo. Deve-se salvar o maior número de vítimas, utilizando os recursos disponíveis[21].

Com o intuito de garantir um protocolo de triagem aplicável para situações que envolvem múltiplas vítimas, o Sistema Manchester de Classificação de Risco criou o Fluxograma de Avaliação Primária e o Fluxograma de Avaliação Secundária.

A Avaliação Primária define a prioridade clínica logo na chegada do paciente. A classificação é realizada em até 15 segundos, simbolizando a gravidade do paciente em quatro cores: preta (óbito), vermelha (ressuscitação), amarela (crítico) e verde (não crítico). Os pacientes são encaminhados diretamente às áreas de atendimento específicas e de acordo com a prioridade clínica[6].

A Avaliação Secundária é realizada nas áreas amarela e verde, e seu objetivo é certificar se os pacientes apresentaram alguma deterioração em relação à gravidade inicial. Caso haja piora do quadro clínico dos pacientes, recursos devem ser mobilizados para atender às suas novas necessidades[6].

O Sistema Manchester de Classificação de Risco considera a triagem um dos princípios básicos fundamentais nas situações de múltiplas vítimas. O planejamento, organização, padrão, tempo e recursos são premissas fundamentais no atendimento ao paciente, em situações habituais ou em situações de desastres/catástrofes.

CONSIDERAÇÕES FINAIS

A triagem nos serviços de urgência e emergência é vital para todos os sistemas, principalmente nas situações em que há desequilíbrio entre a demanda de atendimento e a oferta de recursos disponíveis.

A classificação de risco ou triagem também é considerada importante ferramenta de gestão do risco clínico, além de contribuir para a organização da rede de atenção às urgências pautada na regionalização, na categorização dos recursos, resolutividade, equidade do acesso e humanização dos serviços de saúde.

Entre os sistemas de triagem, ainda não existe um padrão-ouro, e um modelo de triagem efetivo deve ser dinâmico, fácil, permitir o acesso rápido ao paciente e ter concordância entre profissionais. A validade e confiabilidade dos sistemas de triagem relacionam o nível de gravidade atribuído na classificação de risco com a admissão hospitalar, mortalidade e recursos utilizados por episódio. A triagem permite acesso rápido ao profissional de saúde, reduzindo a ansiedade do paciente e aumentando a satisfação.

Sistemas de classificação de risco, como o Protocolo de Manchester, estão em constante evolução, e diversas estratégias de atendimento têm sido estudadas – algumas têm se tornado solução interessante para os problemas dos serviços de urgência, como a Triagem Telefônica.

REFERÊNCIAS

1. Institute of Medicine. Hospital-Based Emergency Care: At the Breaking Point. Washington, DC: The National Academies Press; 2007.
2. Brasil. Organização Pan-Americana da Saúde. Gerência de Sistemas de Saúde/Unidade Técnica de Serviços de Saúde. As Redes de Atenção à Saúde [Internet]. Brasília, DF: Organização Pan-Americana da Saúde; 2011.
3. Abidova A, Silva AP, Moreira S. Predictors of Patient Satisfaction and the Perceived Quality of Healthcare in an Emergency Department in Portugal. West J Emerg Med. 2020;21(2):391-403.
4. Heisler PA. Aplicação da metodologia kanban como ferramenta adaptada para gestão de "leitos" na emergência. Trabalho de Conclusão de Curso – Fundação Oswaldo Cruz, Porto Alegre, 2012.
5. Brasil. Ministério da Saúde. Secretaria de Atenção à Saúde. Política Nacional de Humanização da Atenção e Gestão do SUS. Acolhimento e classificação de risco nos serviços de urgência. Brasília: Ministério da Saúde; 2009.
6. Jones KM, Marsden J, Windle J. Sistema Manchester de Classificação de Risco. Grupo Brasileiro de Classificação de Risco. 2. ed. Belo Horizonte: Folium; 2018. 207 p. Versão brasileira: Welfane Cordeiro Junior e Maria do Carmo Paixão Rausch.
7. Cordeiro Júnior W. Correlação entre o sistema de classificação de risco de Manchester e o uso de recursos assistenciais nos serviços de urgência em um hospital regional no Estado de Minas Gerais. 122 f. Dissertação (Mestrado em Saúde Coletiva) – Instituto Sírio-Libanês de Ensino e Pesquisa, São Paulo, 2014.
8. Filho LAMS. Revisão Sistemática do Sistema de Triagem de Manchester na estratificação de risco. 36 f. Monografia (Graduação em Medicina) – Universidade Federal da Bahia, Salvador, 2013.
9. Ortiga AMB. Avaliação do serviço de atendimento móvel de urgência em Santa Catarina. Tese (Doutorado) – Universidade Federal de Santa Catarina, Centro de Ciências da Saúde, Programa de Pós-graduação em Saúde Coletiva, Florianópolis, 2014.
10. Gomes MMOR. O perfil do utilizador abusivo dos serviços de urgência Portugueses: um estudo no hospital de São João. 84 f. Dissertação (Mestrado em Gestão das Organizações) – Instituto Politécnico de Porto, 2013.
11. Coutinho AAP, Cecílio LCO, Mota JAC. Classificação de risco em serviços de emergência: uma revisão de literatura sobre o sistema de triagem de Manchester. Rev Med Minas Gerais. 2012;22(2):188-98.
12. Oliveira GN, Vancini-Campanharo CR, Okuno MFP, Batista REA. Acolhimento com avaliação e classificação de risco: concordância entre os enfermeiros e o protocolo institucional. Rev Latino-Am de Enf. 2013;21(2).
13. Jiménez JG. Clasificación de pacientes em los servicios de urgencias y emergencias: hacia um modelo de triaje estructurado de urgencias y emergencias. Revista Científica de la Sociedade Española de Medicina de Urgencias y Emergencias. 2003;15:165-74.
14. Brasil. Ministério da Saúde. Portaria n. 2.048, de 5 de novembro de 2002. Institui a organização dos sistemas de urgência emergência. [acesso em junho de 2024]. Disponível em: https://bvsms.saude.gov.br/bvs/saudelegis/gm/2002/prt2048_05_11_2002.html
15. Brasil. Conselho Federal de Enfermagem. Resolução n. 661, de 11 de março de 2021. Atualiza e normatiza, no âmbito do sistema Cofen/Conselhos Regionais de Enfermagem, a participação da Equipe de Enfermagem na atividade de Classificação de Risco. [acesso em junho de 2024]. Disponível em: https://www.cofen.gov.br/resolucao-cofen-no-661-2021/
16. Guedes HM, Martins JCA, Chianca TCM. Valor de predição do Sistema de Triagem de Manchester: avaliação dos desfechos clínicos de pacientes. Rev Bras Enferm. 2015;68(1):45-51.
17. Gräff I, Goldschmidt B, Glien P, Bogdanow M, Fimmers R, Hoeft A, et al. The German Version of the Manchester Triage System and Its Quality Criteria – First Assessment of Validity and Reliability. PLoS One. 2014;9(2):e88995.
18. Australian College for Emergency Medicine. Triage. [acesso em junho de 2024]. Disponível em: https://acem.org.au/Content-Sources/Advancing-Emergency-Medicine/Better-Outcomes-for-Patients/Triage
19. Oliveira F. Adaptação Cultural e Validação de Conteúdo do Sistema de Triagem de Manchester Versão Inglesa para o Português do Brasil. 166 f. Tese (Doutorado em Enfermagem) – Universidade Federal de Minas Gerais, Belo Horizonte, 2017.
20. Cooke WM, Jinks S. Does the Manchester triage system detect the critically ill? J Accid Emerg Med. 1999;16:179-81.

Índice remissivo

B

D

F

G

N

O

P

U

V